国家科学技术学术著作出版基金资助出版

历代中医古籍图像类编

胡晓峰 主编

上　卷

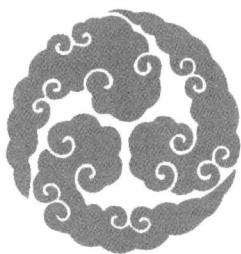

科学出版社

北京

内 容 简 介

本书在对中医古籍图像进行大规模调研收集基础上，对基础理论、诊法、针灸、推拿按摩、本草、内科、女科、儿科、外科、伤科、五官科、养生12类中医古籍（1911年以前成书）中的图像进行初步研究，每类包括正文和图录两部分，其中正文阐述该类别图像的概述、分类和特色图像，图录主要选取展示该类别图像的典型图像。

全书选收图像一万余幅，分为疾病图、诊法图、医疗图、药物图、器具图、养生图、脏腑图、经穴图、部位图、理论图、符咒图、人物图12大类。首次对中医古籍图像分类、特点、价值、作用，以及与学术传承的关系进行了论述。图像资料丰富，阐述得当，图文并茂，文献价值较高，对中医药临床、科研、教学具有重要参考价值。

本书适用于中医药从业人员及中医药文化爱好者阅读参考。

图书在版编目 (CIP) 数据

历代中医古籍图像类编：全2册/胡晓峰主编.—北京：科学出版社，2017.6
国家科学技术学术著作出版基金
ISBN 978-7-03-053775-1

Ⅰ.①历… Ⅱ.①胡… Ⅲ.①中国医药学－古籍－汇编 Ⅳ.① R2-52

中国版本图书馆 CIP 数据核字（2017）第 134014 号

责任编辑：鲍　燕　曹丽英/责任校对：郭瑞芝　张凤琴　何艳萍
责任印制：肖　兴/封面设计：黄华斌

科 学 出 版 社 出版
北京东黄城根北街 16 号
邮政编码：100717
http://www.sciencep.com

中国科学院印刷厂　印刷
科学出版社发行　各地新华书店经销

*

2017 年 6 月第 一 版　开本：889×1194　1/16
2017 年 6 月第一次印刷　印张：84
字数：2 543 000

定价：**698.00 元**（全2册）
（如有印装质量问题，我社负责调换）

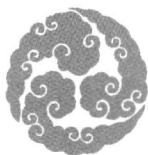

马　序

　　中医药学源远流长，中医古籍是中医药学术传承的重要载体。中医古籍除文字内容外，往往还绘有医药图像，这些图像与文字共同承担着学术传承的重任。因此，在研究中医古代文献时，除了研究它的文字内容，研究者还应关注中医古代文献中的图像内容。医药图像能够在很大程度上弥补文字记载的不足，丰富了中医药学术传承方式方法，不仅可为研究者提供更为确凿的文献依据，也为研究者拓展了更为广阔的研究领域。

　　古代医药图像渊源甚早，马王堆汉墓出土的《导引图》即是其中之一。《隋书·经籍志》等古代书目中著录了多种绘有医药图像的专书及大幅的医药图。传世中医古籍中的医药图像，数量繁多，种类多样，包括脏腑图、经络图、诊断图、病形图、养生图、器械图、本草图等多个类别，是中医古代文献中的宝贵财富，应当加以挖掘和利用。

　　我的学生胡晓峰研究员近年来一直专注于中医古籍中的图像研究，他的研究团队自2008年起承担中医古籍图像研究系列课题。其中"中医古籍图像分类整理研究"课题系统查阅诊法、本草、针灸、推拿、内科、女科、儿科、外科、伤科、五官科、养生、基础等12类中医古籍约2800种，调查登记医药图像近50 000幅，收集医药图像29 000余幅，分为疾病图、诊法图、医疗图、药物图、养生图、器具图、脏腑图、经穴图、部位图、理论图、符咒图、人物图等12类，对中医古籍图像的源流、种类、特点、特色图像等进行了初步研究总结，探讨了古代医药图像与中医药学术传承之间的关系，研究成果荣获2012年度中国中医科学院科学技术奖三等奖。

　　本书在上述研究基础上，修订研究文稿，精选大量中医古籍图像，编辑成册，呈现给读者。不仅丰富了中医药学术传承的内涵，展示了精彩的中医药学术成就，弘扬了传统的中华文化，而且对中医药创新发展有着重要意义，可为当今中医药学术的发展、中医临床科研工作提供借鉴。是为之序。

中国中医科学院　马继兴

2015 年 8 月 22 日

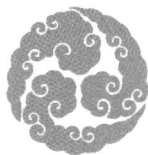

余　序

　　我国历代的中医古籍图像，是文献宝库中不可或缺的传统文化精品。不少论著中的图文并茂或交相融会，更有利于后学者参阅习读，图像教育的特点在于补充文字表述的不足。在近数十年中，中医古籍文献的整理研究同道和学者们，已在若干重大课题整理、研究方面，做出了积极的贡献，大大有利于轩岐医学的传承与弘扬。

　　胡晓峰教授在多年前就重视中医古籍中的绘像、插图，嗣后即酝酿设计、编纂一套突出图像的类编，他邀请组织了相关的专家组成学术团队，并听取团队专家们（包括外省专家）的建言，将之定名为《历代中医古籍图像类编》。经过策划、统筹、组织专家团队和广泛征集现存的中医古籍，现已顺利完稿，确是中医文献界的盛事。这一套图像类编的编成，堪称是"入道弥深，所见弥大"（见西汉·王充《论衡》）。从选题的总貌而言，由于它的系统、全面，突出了类编，使读者易于检索、比较。更主要的是，类编历代中医古籍图像，填补了学术空白，这是首先应予肯定的。

　　编纂《历代中医古籍图像类编》这样的大课题，其难度是可想而知的。首先是征集图书的广泛性，中国中医科学院图书馆是收藏历代古医籍最丰富的单位，但亦并非收罗毕备，需要课题组专家们到全国其他十多个省市和数十个藏书单位征集图书，所选医籍又须符合规范要求。实际上也遵循了先贤韩非子所说的"循名责实"的基本理念，其中选图又重视版本，选优汰劣。至于对图像的分类，编选和文字诠释、说明，又须予以精心斟酌，使读者更易领悟理解；也便于按类查阅、比较。再者，编纂者比较重视选定图像的既定标准，力求取精用宏。我们所见的12类图像，更是古籍未予细分的，这是我们类编专家们的一项学术建树和历史贡献。

　　值得一提的是，《历代中医古籍图像类编》有关章节中的阐论与导读，堪以"精详"二字予以赞颂。因为它使"图像示教"在前贤原著的基础上，得到进一步地阐析与深化。此书反映了中医药文化精粹内涵的一个方面，审阅之余，略抒上述感言以为序。

中国中医科学院

2015 年 9 月 1 日

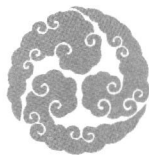

编写说明

　　图像是各种图形和影像的总称。图像是客观对象的一种相似性的、生动性的描述或写真,是人类知识传承中常用的信息载体。古籍中的图像主要是指古代书籍中的绘图画像,又称之为插图,中医古籍图像是指中医古籍中的绘图画像。

　　（1）本书所言中医古籍是指1911年以前成书的古代中医书籍。古代中医书籍数量巨大,汗牛充栋,仅《中国中医古籍总目》（薛清录主编,上海辞书出版社,2007年）记载的1949年以前出版的书目就有13 455种之多,其中1911年以前出版的书目约8600余种。分类为医经、基础理论、伤寒金匮、诊法、针灸推拿、本草、方书、临床各科（内科、女科、儿科、外科、伤科、五官科）、养生、医案医话医论、医史、综合性著作等12类。本次编纂中医古籍图像,仅取其中基础理论、诊法、针灸推拿、本草、临床各科、养生等6类先行发表,故书名定为《历代中医古籍图像类编》。其余6类中医古籍图像,正在整理研究之中。

　　（2）本书参照《中国中医古籍总目》分类及排序,将其针灸推拿分为2类,临证各科分为6类,共分为基础理论、诊法、针灸、推拿按摩、本草、内科、女科、儿科、外科、伤科、五官科、养生12类,每类包括正文和图录两部分,其中正文阐述该类别图像的概述、分类和特色图像,图录主要选取展示该类别图像的典型图像,本书共收图10 000余幅。

　　（3）中医古籍中的图像内容十分丰富,仅收集到的基础理论、诊法、针灸、推拿按摩、本草、内科、女科、儿科、外科、伤科、五官科、养生12类中医古籍中的部分图像就可以分为疾病图、诊法图、医疗图、药物图、器具图、养生图、脏腑图、经穴图、部位图、理论图、符咒图、人物图12大类。本书图像分类统一分为12大类。

　　（4）本书选图原则是在同一类别中,去除重复图像,尽可能广泛收录。同一类别（如外科类）不同古籍中的同一幅图,只收录一次,选取早期版本或图像品质较佳者。同一幅图（如手太阴肺经图）,各书具有独特之处者,如彩色与黑白之区别,如标有经穴名与未标经穴名之不同,酌情予以重复收录。

　　（5）本书正文和图录中所载图像均编有图号,其图号命名方法为:类别号-图分类号-图序号。其中,类别号:基础理论为1、诊法为2、针灸为3、推拿按摩为4、本草为5、内科为6、女科为7、儿科为8、外科为9、伤科为10、五官科为11、养生为12。图分类号:

疾病图为1、诊断图为2、医疗图为3、药物图为4、器具图为5、养生图为6、脏腑图为7、经穴图为8、部位图为9、理论图为10、符咒图为11、人物图为12。图序号：为同一类古籍中所有图像的排序号，不重复，按照图像分类先后连排。

例如，基础理论类古籍中共有图像200幅，其中疾病图有30幅、诊断图20幅、医疗图0幅、药物图0幅、器具图0幅、养生图0幅、脏腑图40幅、经穴图30幅、部位图20幅、理论图60幅、符咒图0幅、人物图0幅。空缺的分类不影响图号接续编排。图号应为1-1-1至1-1-30，1-2-31至1-2-50，1-7-51至1-7-90，1-8-91至1-8-120，1-9-121至1-9-140，1-10-141至1-10-200。

（6）本书所载图像的图名，凡原图有图名的，原则上按照原图名命名；原图名有明显错误者，命名时迳予改正；原图未有图名的，均在本次编纂时根据图像表达的内容给予命名。

（7）本书附有图像书目索引，包括图号(类别号-图分类号-图序号)、图名、书作者、版本、成书时间5项内容，便于读者查阅相关图像信息。书目索引按图号排列，各分类图按成书时间顺序排列。

（8）本书由各编委分别执笔，撰写风格略有差异。由于撰写时以外科图像研究为样稿，故书中部分图像分类定义文字有所重复。

（9）本书导论由胡晓峰编写；基础理论类、诊法类由张丽君编写；针灸类由刘学春、周鸯编写；推拿按摩类由王光涛、孙巧思编写；本草类由孙清伟编写；内科类由张丽君、丁侃编写；女科类由李洪晓、韩素杰编写；儿科类由刘玉玮编写；外科类由胡晓峰编写；伤科类由杨亦周、郭志江编写；五官科类由任旭编写；养生类由程伟、孙灵芝编写。

图像收集过程中，得到多家藏书单位大力支持；王永炎院士、马继兴研究员、李经纬研究员、余瀛鳌研究员为本书初稿提出宝贵意见，在此一并感谢。

书中难免有疏漏之处，敬请读者提出宝贵意见和建议，以便我们进一步修订和完善。

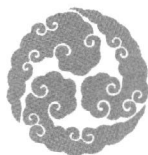

目 录

马序
余序
编写说明

上 卷

下　卷

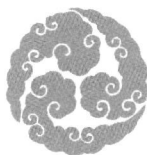

导　　论

图像是各种图形和影像的总称。图像是客观对象的一种相似性的、生动性的描述或写真，是人类知识传承中常用的信息载体。古籍中的图像主要是指古代书籍中的绘图画像，又称之为插图。

中医古籍中的图像是中医文献的重要内容，与中医学术传承密切相关。例如，本草著作中的药物图，针灸著作中的经脉图、穴位图，伤科著作中的手法复位图，养生著作中的练功图，诊法著作中的脉诊图、舌诊图等，在各自学科的学术传承与发展过程中起着至关重要的作用。

多年以来，学者们更多关注的是中医文献中的文字内容，对图像系统研究较为缺少。究其原因，一是图像散在浩瀚古籍之中，寻找不易；二是古籍图像复制费用昂贵，没有经费支持，无法系统收集。文字可以抄写，图像只能复制或临摹，因此限制了相关研究的开展。2009 年，中国中医科学院立项资助"中医古籍图像分类整理研究"课题，研究范围是《中国中医古籍总目》记载的基础理论、诊法、针灸、推拿、本草、内科、女科、儿科、外科、伤科、五官科、养生 12 类中医古籍（1911 年以前成书）中的图像，首次对中医古籍图像进行大规模调研，共对 14 个省市 52 家藏书单位进行实地调研，系统查阅基础理论、诊法、针灸、推拿、本草、内科、女科、儿科、外科、伤科、五官科、养生 12 类中医古籍 2773 种，图像调查表登记的图像有 41 831 幅，收集图像 29 428 幅，对 12 类中医古籍图像的源流、种类、特点、特色图像等进行了初步研究。首次从图像与文字、图像与学术传承、图像与中医学术传承、图像对中医学术传承的作用四个层面论述图像与中医学术传承的关系，归纳概括了中医古籍图像六大特点、五大价值、四大作用，形成中医图像研究的初步理论。拓展了中医文献研究的领域，丰富了中医学术传承的内涵，展示了精彩的中医学术成就，弘扬了传统的中华文化，促进了中医学术传承与发展。课题成果荣获2012 年度中国中医科学院科学技术三等奖。

丰富多彩的中医古籍图像与博大精深的中华文化密不可分，在大力弘扬中华文化的背景下，有关中医古籍图像的研究与展示尤其重要。本书在"中医古籍图像分类整理研究"课题基础上，精简文字，精选图像，将基础理论、诊法、针灸、推拿、本草、内科、女科、儿科、外科、伤科、五官科、养生 12 类中医古籍的图像精华展示给读者，以期对广大中医药工作者有所裨益，对弘扬中医药文化有所贡献。

1.1　中医古籍图像的分类、特点及价值

1.1.1　图像分类

图像分类原则：①根据图像内容进行分类；②应能涵盖全部图像；③类别名称必须具体，不应出现"其他"字样；④各类内容相对独立完整，互不包容；⑤各类别下可分为若干小类。

根据以上分类原则，可将中医古籍图像分为以下 12 类：

（1）疾病图（病位图、病形图、病因图），是用图像描绘各种疾病特性。根据图像侧重点不同，如疾病的部位、形状、病因等，又可分为病位图、病形图、病因图 3 类。病位图是用绘图指明疾病部位。病形图是用绘图描写疾病的形状，多见于形状较为特殊的病症。病因图是用绘图表示发病的原因。

（2）诊法图（脉诊图、望诊图），是用图像表述中医望、闻、问、切等诊断方法。脉诊图是将脉诊部位及所主脏腑用绘图表现。望诊图是将中医望舌、望面、望手等诊断方法用图像绘出。

（3）医疗图（疗法图、推拿图、复位图），是用图像绘出医疗疾病的具体方法。

（4）药物图（药物图、炼丹图），是用图像绘出药物形态，以及与药物相关事物。

（5）器具图，是用绘图如实描绘医疗器具形状，以及器具使用方法。

（6）养生图（练功图、拳法图），是用图像描绘各种养生健身方法。

（7）脏腑图（脏腑图、内景图），是用绘图表现五脏六腑的位置及形态。

（8）经穴图（全身经脉图、局部经脉图、铜人图、穴位图），是用图像标明人体经脉循行路线及相关穴位，主要有十四经脉及其具体穴位。有些穴位图的穴位部位及名称与十四经脉传统经穴不同。

（9）部位图（骨度图、体表部位图），是用绘图标注人身骨骼或重要体表部位的位置及名称。

（10）理论图（五运六气图、太极图、命门图、星象图、子午流注图、方解图、胎产图、禁忌图、五轮八廓图），是用图像表述中医相关理论，以助理论的理解及应用。

（11）符咒图，是特殊描绘的变形文字或图形，用以祈求身体康健。

（12）人物图（作者像、历史人物），是中医药相关人物的画像或照片。

中医古籍图像又可分为两大类，一是学科通用图像，二是学科特色图像。通用图像多在不同学科交叉出现，主要有诊法图、脏腑图、经穴图、部位图、理论图、符咒图、人物图；特色图像多见于单一学科，主要有疾病图、医疗图、药物图、器具图、养生图。特色图像充分体现了学科特点，与临床应用密切相关，是中医古籍图像研究的重点。

1.1.2 图像特点

本书仅就收集到的基础理论、诊法、针灸、推拿、本草、内科、女科、儿科、外科、伤科、五官科、养生 12 类中医古籍中的图像初步分析其特点。

1.1.2.1 数量巨大

随着中医药学的发生发展，以及对疾病认识的深入及治疗经验的不断积累，中医古籍图像经历了从无到有，从少到多的发展过程。早期中医古籍图像数量较少，随着中医学术传承内容不断丰富，中医古籍中的图像数量也在不断增加，至 1911 年以前，中医古籍图像存量巨大。调查结果显示，仅收集到的基础理论、诊法、针灸、推拿、本草、内科、女科、儿科、外科、伤科、五官科、养生 12 类中医古籍中的部分图像就有 29 428 幅之巨，而调查表登记的图像有 41 831 种，中医古籍图像实际数量远大于此。

1.1.2.2 内容丰富

中医古籍图像涉及面广，种类繁多，仅收集到的基础理论、诊法、针灸、推拿、本草、内科、女科、儿科、外科、伤科、五官科、养生 12 类中医古籍中的部分图像就可以分为疾病图、诊法图、医疗图、药物图、器具图、养生图、脏腑图、经穴图、部位图、理论图、符咒图、人物图 12 大类，每类又含若干小类，内容十分丰富。各学科均有特色图像，例如，诊法古籍中的脉诊图、本草古籍中的药物图、针灸古籍中的经脉穴位图、推拿古籍中的推拿手法图、内科古籍中的虫形图、女科古籍中的胎产图、儿科古籍中的痘形图、外科古籍中的器具图、伤科古籍中的手法复位图、五官科古籍中的五轮八廓图、养生古籍中的练功图、基础古籍中的脏腑图等，均各具特色，精彩纷呈。

1.1.2.3 实用性强

中医药学是一门应用科学，绘制图像的目的是为了更好地传承中医药学术，为诊疗疾病、提高健康水平服务，因此其图像具有较强的实用性。脉诊图、药物图、经脉穴位图、推拿手法图、虫形图、胎产图、痘形图、器具图、手法复位图、五轮八廓图、练功图、脏腑图等，均是各学科特色图像，对中医临床具有重要应用价值。例如，手法复位是中医伤科的特色之一，清代《伤科汇纂》中有手法复位图 16 幅，分别为治下巴脱落用手托法图、治颈骨缩进用汗巾提法图、整背骨突出用手提法图、整腰骨陷入用枕矶法图、上肩髎用手两边拉法图、上肩髎用肩头捐法图、上肩髎用带吊住搒法图、拉肘骨用手翻托法图、拉肘骨用脚牮法图、捏腕骨入髎手法图、上大腿髎用手拽法图、上大腿髎用绳倒吊法图、上大腿髎用脚牮法图、上大腿髎用榔头吓法图、推膝盖骨归原手法图、挪脚踝骨入臼手法图，涵盖了下颌关节脱位、颈椎脱位、胸椎脱位、腰椎脱位、肩关节脱位、肘关节脱位、腕关节脱位、髋关节脱位、髌骨脱位、踝关节脱位等 10 种脱位的 16 种复位手法。每图附有歌诀，单纯依靠歌诀很难完成手法操作，配有图像则一目了然，简便易学。

1.1.2.4　时代特征

由于古代封建思想的束缚，中医古籍图像中的人体表现多为男性，或者是无性别的人形图，女性图像较少。封建思想还导致个别图像缺失，例如，《（重刊）刺疗捷法大全》绘有 73 幅挑疗图，另有 1 幅吞珠疗因患病部位在女性隐私处而未绘出，仅留数语："此疗在妇女阴门之内，图不便列，医者当审慎详察，至希留意"。

《伤科汇纂》16 幅手法复位图中，有两幅图表现为在男女授受不亲思想影响下，为女性患者施治时，男性医生不能与患者身体接触，不得已采用绳索牵拉的方法帮助患者复位。两幅图分别为上肩髎用带吊住搒法图，"女子妇人病，授受不相亲，碍难动手捏，权使吊汗巾，不得骤然拉，频将木尺振，俟其心不觉，用力便能伸"；上大腿髎用榔头吓法图，"妇女环跳脱，动手莫相亲，布带胫上系，榔头眼前陈，移轻换其重，挪假变作真，猛然击患处，一吓腿便伸"。

《十药神书》中有 12 幅腧穴定位方法图，都是根据体表解剖标志定位。其中第 12 幅专门针对"妇女缠脚"现象而采取不同的定位穴位方法，图附文字为"妇女缠脚者，短小非自然也，若以量脚绳子之于首，必不及也。今移付于右肩髎穴点，定引绳向下至中指尽处截断，以代量足之用"。

此外，图像中的服饰、家具等物品，也或多或少带有不同历史时期的时代特征。《饮膳正要》为养生避忌、妊娠食忌、乳母食忌、饮酒避忌等篇配制了精美的人物风景版画图 21 幅：饮膳正要卷第一、妊娠食忌、妊娠宜看鲤鱼孔雀、妊娠宜看珠玉、妊娠宜看飞鹰走犬、乳母食忌、饮酒避忌、聚珍异馔、诸般汤煎、神仙服食、春宜食麦、夏宜食绿豆、秋宜食麻、冬宜食黍、五味偏走、食疗诸病、服药食忌、食物利害、食物相反、食物中毒、禽兽变异等。这些图像刻画了宋末元初年民间的屋舍、庭院及房内摆设，细致地描绘了人物的衣着与人物的表情形态，形象地表达出宋末元初民间的养生习惯及相关的养生内容。

1.1.2.5　线条简洁

中医古籍图像是用中国所独有的毛笔、水墨和颜料，依照长期形成的表现形式及艺术法则而创作出的绘画。图像绝大多数为墨线图，采用平面表现形式，画面简洁，具有典型中国画风格。抄本图像的形式有墨线图、朱墨双色图、彩绘图；刻本图像的形式有墨线图、彩色套印图，以及少量墨线图加有手绘朱色点线。

著名画家丰子恺将中国画与西洋画差异概括为五点：中国画盛用线条，西洋画线条都不显著；中国画不注重透视法，西洋画极注重透视法；中国人物画不讲解剖学，西洋人物画很重解剖学；中国画不重背景，西洋画很重背景；中国画题材以自然为主，西洋画题材以人物为主。这些特点在中医古籍图像绘画技巧方面均有体现。

1.1.2.6　艺术生动

中医古籍图像虽然只是医学书籍的插图，但在保证实际应用功能的前提下，尽可能提高艺术性，画面注重美感，人物画面神形兼备，具有较高欣赏性。除少数抄本由作者本人完成外，多数古籍图像是请绘画高手绘制。正如《伤科汇纂》作者胡廷光在自序中所说："余维古人左图右史，并行不悖，大抵论物叙事，无以征信，须赖图以发明，图之重也久矣。爰倩名手，绘上髎手法十六图，则兼写其情而摹其神也"。其 16 幅手法复位图，人物表情生动，动作优美，犹如亲临诊疗现场，在学习诊疗技术的同时，亦有艺术美的享受。有些绘画名家绘制的图像本身就是一幅完美的艺术作品。例如，明代彩绘本《本草品汇精要》和《补遗雷公炮炙便览》中的上千幅彩图是由宫廷画师绘制而成，药物色彩艳丽，人物形象生动，令人目不暇接，叹为观止。

《草木春秋》是以章回演义形式所写的本草学作品。卷首绘有杜仲、金银花、金石斛、金铃子、木通、巴豆大黄、甘国老（即甘草）、决明子、威灵仙、黄连、密陀僧、黄芪、女贞仙、覆盆子、薯蓣仙、木兰、石龙芮、伏鸡子等 18 幅极富想象力的药物拟人图。正如作者云间子所言："予因感之而集众药之名，演成一义，以传于世。虽半属游戏，然其中金石、草木、水土、禽兽、鱼虫之类，靡不森列，以代天地器物之名，不亦当乎"。18 幅图像生动而富有故事性，增加了中医古籍的可读性。

1.1.3　图像价值

1.1.3.1　学术价值

中医古籍图像是中医学术的重要组成部分，是历代医家医疗实践精华的记载与传承。图像传承的学术信息，可以超越时间、空间和地域，也不受语言和文化的限制，展示我国古代医学家的医学水平和精湛技术，传承了中医学的理论和成就，提供了直观可视的原始资料，对中医药学术研究有直接利用的学术价值。

1.1.3.2　文献价值

中医古籍图像将古代中医学术发展各个阶段的经验成果如实记载下来，数量巨大，种类繁多，内容丰富，直观易懂，成为保存历代中医药学术信息的珍贵历史文献，为研究古代中医学术成就提供了重要文献参考。

1.1.3.3　应用价值

中医古籍图像绘制目的是为了更好地传承中医药学术，为诊疗疾病、提高健康水平服务，因此图像具有很强的实用性。脉诊图、药物图、经脉穴位图、推拿手法图、虫形图、胎产图、痘形图、器具图、手法复位图、五轮八廓图、练功图、脏腑图等，均是各学科特色图像，对中医临床具有重要应用价值。

1.1.3.4　创新价值

中医古籍图像保存了丰富的中医学术成就，其中部分内容已经被当代人遗忘或未能发现，通过图像内涵的深入发掘，将有价值的古代经验整理出来，再次应用于当代临床，亦是一种创新过程。在古代图像启发下，总结当代学术经验时，注重采用图像形式，包括现代影像技术，更是中医药学术创新发展的重要体现。

1.1.3.5　艺术价值

中医古籍图像又可称之为中医古籍插图，插图是中国绘画艺术的一个门类，占有较重要的艺术地位。中医古籍图像虽然只是医学书籍的插图，但在保证实际应用功能的前提下，尽可能提高艺术性，画面注重美感，人物画面神形兼备，具有较高欣赏性。除少数抄本的图像是由作者本人绘制外，多数中医古籍图像是聘请绘画高手完成。这些图像既有实用性，又有欣赏性，有些绘画名家绘制的图像本身就是一幅完美的艺术作品，具有较高的艺术价值。

1.2　图像与中医学术传承的关系

1.2.1　图像与文字

宋代文献大家郑樵在《通志·图谱略》中阐述了图像和文字相辅相成的关系，强调图像的重要性："河出图，天地有自然之象；洛出书，天地有自然之理。天地出此二物以示圣人，使百代宪章必本于此而不可偏废者也。图，经也；书，纬也；一经一纬，相错而成文。图，植物也；书，动物也；一动一植，相须而成变化。见书不见图，闻其声不见其形；见图不见书，见其人不闻其语。图，至约也；书，至博也；即图而求易，即书而求难。古之学者为学有要，置图于左，置书于右，索象于图，索理于书，故人亦易为学，学亦易为功，举而措之，如执左契。后之学者离图即书，尚辞务说，故人亦难为学，学亦难为功，虽平日胸中有千章万卷，及寘之行事之间，则茫茫然不知所向"①。

在文化记述与学术传承方面，图像和文字各有所长，图像长于形象展示，文字长于说理论述。相比而言，图像更加直观具象，一目了然，文字则略显抽象，需要领悟理解。对于一些能够看到，但是文字描述不清的具体事物，图像描绘具有文字不可比拟的优越性。由于语言文字在记述传承方面有一定的缺陷，所以才有"只可意会，不可言传"之说。

1.2.2　图像与学术传承

郑樵将学术分为实学和虚学两类，认为后世学术不及夏商周三代，原因是图谱之学失传。"何为三代之前学术如彼，三代之后学术如此？汉微有遗风，魏晋以降，日以陵异。非后人之用心不及前人之用心，实后人之学术不及前人之学术也。……所以学术不及三代，又不及汉者，抑有由也。以图谱之学不传，则实学尽化为虚文矣"②。

以郑樵观点来看，学术中的实学必须要有图谱相佐，没有图谱，实学将转化为虚学，学术也很难传承下去，将会出现一代不如一代的后果。郑樵为强调图谱的重要性有此一说，并非危言耸听。事实上，图像既是学术的重要组成内容，又是学术的主要传载方式。就传载功能而言，图像与文字各有千秋，同等重要；就传载内容而言，图像具有文字无法替代的地位。学术传承不能没有图像，而图像的存在则是学术内容完整传承的根本保证。

1.2.3　图像与中医学术传承

郑樵认为天下之书有16类需要图谱，否则有书无图，不可用也。"今总天下之书，古今之学术，而条其所以为图谱之用者十有六：一曰天文，二曰地理，三曰宫室，四曰器用，五曰车旅，六曰衣裳，七曰坛兆，八曰都邑，九曰城筑，十曰田里，十一曰会计，十二曰法制，十三曰班爵，十四曰古今，十五曰名物，十六曰书。凡此十六类，有书无图，不可用也"③。

中医药学属于自然科学，具有专门实用科学技术，其学术毫无疑问属于实学，其发展传承必然离不开图像。在中医药学术传承过程中，图像与文字缺一不可，图文并茂，成效最好。

中医古籍中存有大量图像，是中医文献的重要内容，对中医学术传承有重要作用。例如，药物形态图有助于鉴别药物种属及具体植物，便于识别及采集，其作用非单纯文字说明所能替代。正如郑樵所说："要

---

①宋·郑樵. 通志·二十略. 北京：中华书局，1995：1825

②宋·郑樵. 通志·二十略. 北京：中华书局，1995：1827

③宋·郑樵. 通志·二十略. 北京：中华书局，1995：1828

别名物者，不可以不识虫鱼草木，而虫鱼之形，草木之状，非图无以别"①。例如，外科类中医古籍中发现的大佛指甲草图，为治疗疔疮的圣药，其药名在本草著作中不见记载，《疔疮要书》仅有十余字介绍，如果没有图像存在，很难确定其科属种类。通过药物形态图可以考证其药物本源，初步判定大佛指甲草应是景天科植物佛甲草的全草，弥补了文字记载不详的缺憾。"凡器用之属，非图无以制器"②。在手工业制造医疗器具的时代，中医古籍中的器具图尤显重要，如果没有器具图像的传承，有些医疗器具就存在失传的危险。

中医学术传承离不开图像，没有图像的学术传承是不完整的学术传承，将会导致学术水平的不断下降。

1.2.4　图像对中医学术传承的作用

图像在中医学术传承过程中的重要作用有四点：一是具象描绘，例如，绘出疾病部位和形状，一目了然，便于疾病诊断和治疗；绘出医疗器具、药物形态等，便于辨别和应用，如疾病图、药物图等。二是抽象说理，与文字相辅相成，使文字叙述更加容易理解，如保元济会图等。三是动作示范，将文字无法表达的动作要点用绘图直观表现，便于实际操作，如手法复位图、练功图等。四是保全学术，弥补文字描述缺失之不足，使学术传承内容更加完整，如 24 种痔疮图等。

中医古籍中存有大量图像，是中医文献的重要内容，对中医学术传承有重要作用。好的中医文献，往往是图文并茂，相辅相成，其学术传承的准确性、完整性、易学性、可读性均高于纯文字著作。中医古籍中的图像直观形象，可以弥补文字描述缺失之不足，与文字记载相辅相成，承担着传承中医学术的重任。

"天下之事，不务行而务说，不用图谱可也。若欲成天下之事业，未有无图谱而可行于世者"③。

古人在千年前得出的结论值得我们中医药工作者高度重视。中医古籍图像承载着中国历代医家临床经验和学术心得，是中医药继承、发展、创新的基础，也是当代中医学术继承发展、学术创新的源泉。

---

①宋·郑樵. 通志·二十略. 北京：中华书局，1995：1830

②宋·郑樵. 通志·二十略. 北京：中华书局，1995：1829

③宋·郑樵. 通志·二十略. 北京：中华书局，1995：1826-1827

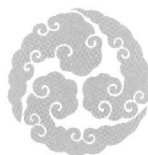

1 基础理论类

1.1 概述

《中国中医古籍总目》收载 1911 年以前基础类中医古籍共计 120 种，其中理论综合 30 种，阴阳五行、五运六气 35 种，藏象骨度 34 种，中医生理 5 种，病源病机 13 种，中医病理 3 种。

书名带有图像的古籍有 23 种：《中西汇参医学图说》《医学图说》《医学门径图说》《素问运气图括定局立成》《医原图说》《素问运气图说》《华佗玄门脉诀内照图》《新刻华佗内照图》《存真图》《尊生图要》《脏腑证治图说人镜经》《脏腑指掌图》《身体图会》《内景图解》《全体图经》《脏腑图说症治要言合璧》《脏腑图说》《骨格图说》《医意内景图说》《中西骨格图说》《五脏六腑图说》《脏腑全图》《五脏次第图》。

本次共查阅基础类中医古籍 102 种，其中有图像的著作 48 种，约占调查总数的 47%。查阅基础类中医古籍图像 1882 幅，迄今已经收集 882 幅，内容十分丰富。

有图像的基础类中医古籍及其图像数量按成书时间顺序排列统计如下：最早有图的基础类中医古籍为明嘉靖刻本《华佗玄门脉诀内照图》，有图 15 幅，包括人身正面（图 1-7-91）、人身背面等。图像最多的基础类中医古籍为清光绪 30 年甲辰（1904）铅印本《体学新编》，多达 364 幅。基础类中医古籍未见彩图。

1.2 分类

基础类中医古籍图像基本分为诊断图、医疗图、脏腑图、经穴图、部位图、理论图、人物图七大类。

1.2.1 诊断图

诊断图共有 13 幅。

《医旨绪余》中有 1 幅，名为脉诊（图 1-2-1）。

《彻剩八编内镜》中有 1 幅，名为诊左手九道图。

《医学寻源》中有 5 幅，名为脏腑色见面部图、肢节色见面部图、小儿面部图、脐风火穴图——仰面、脐风火穴图——伏面。

《松菊堂医学溯源》中有 5 幅，名为有肝脉图、心脉图、脾脉图、肺脉图、肾脉图。

《医学门径图说》中有 1 幅，名为手配地支诊孕胎图。

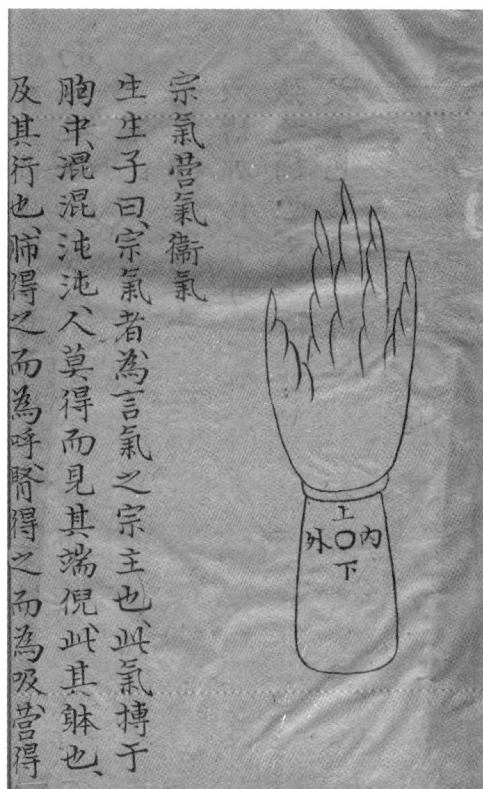

图 1-2-1　脉诊

1.2.2 医疗图

《闇斋姤复遗音》中有 1 幅，名为太乙九宫人身九野忌针合图（图 1-3-14），此图主要表述临床中针灸禁忌的内容。

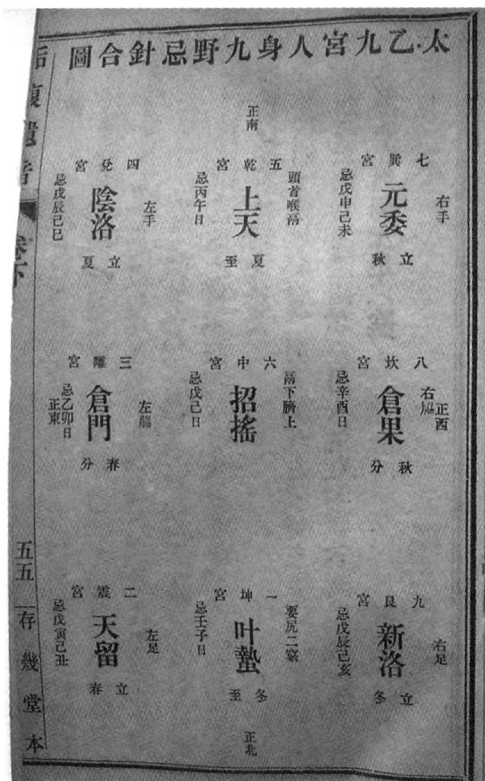

图 1-3-14 太乙九宫人身九野忌针合图

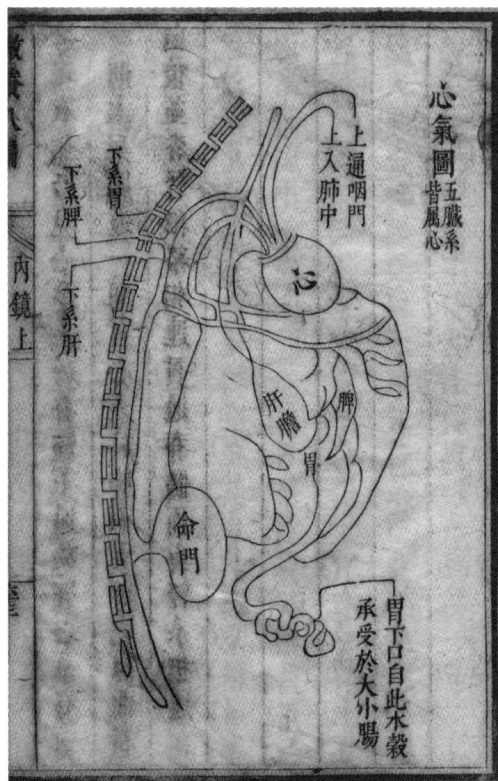

图 1-7-16 心气图

1.2.3 脏腑图

脏腑图共 157 幅。

《彻剩八编内镜》中有 5 幅，分别为肺侧图、心气图（图 1-7-16）、气海膈膜图、河车逆流图等。

《医学寻源》中有 6 幅，分别为内景图、五脏生成喜恶色味之图 - 心脏、五脏生成喜恶色味之图 - 肝脏、五脏生成喜恶色味之图 - 肺脏、五脏生成喜恶色味之图 - 脾脏、五脏生成喜恶色味之图 - 肾脏。

《松菊堂医学溯源》中有 9 幅，分别为肝脏图、心脏图、脾脏图、肺脏图、肾脏图、三焦图、心包络图、小肠腑图、胆腑图。

《医谈传真》中有 30 幅，分别为古传脏腑全图、古传肺图、古传心图、古传脾图、古传肝图、古传肾图、古传胃图、古传小肠图、古传大肠图、古传膀胱图、古传三焦图、王清任考真脏腑十一图 - 肺图、王清任考真脏腑十一图 - 心图、王清任考真脏腑十一图 - 肾图、王清任考真脏腑十一图 - 肝图、王清任考真脏腑十一图 - 脾图、王清任考真脏腑十一图 - 胃图、王清任考真脏腑十一图 - 气府小肠图、王清任考真脏腑十一图 - 大肠图、王清任考真脏腑十一图 - 膀胱图、西洋心图、西洋肺图、西洋肝胆图、西洋脾与网膏图、西洋肝胆内经络图、西洋胃与脾傍肝胆图、西洋肾与精道连膀胱图、西洋肝底连胃与网膏图、西洋胃与小肠大肠合图、陈定泰考真订定脏腑全图。

《医学指归》中有 12 幅，分别为肺脏图、大肠腑图、胃腑图、脾脏图、心脏图、小肠腑图、膀胱腑图、肾脏图、心包络腑图、三焦腑图、胆腑图、肝脏图。

《中西汇参医学》中有 2 幅，分别为男子肾脏丹字图、女子骨脏丹字图。

《医学门径图说》中有 3 幅，分别为正面五脏图、五脏背后图、手太阴肺经图。

《医原图说》中有 9 幅，分别为赵氏命门图、新撰命门图、三焦图、心脏图、心包图、两肾图、命门图、上中下焦图、宗营卫气图。

《华佗玄门脉诀内照图》中有 9 幅，分别为人身正面、人身背面、肺侧、心气、气海膈膜、脾胃包系、小肠、命门大小肠膀胱之系、心系六节。

《脏腑性鉴》中有 13 幅，分别为博物知本总图、肝脏图、胆腑图、心脏图、小肠图、脾脏图、胃腑图、肺脏图、大肠图、肾脏图、膀胱图、三焦图、心包络图。

《医林改错》中有 22 幅，分别为肺、大肠、胃、脾、心包络、心、小肠、膀胱、肾、脾、胆、肝、肾、膀胱、大肠、新改正内景之图、肝胆、胃、气府、三焦、心、肺。

《脏腑经络指掌》中有 3 幅，分别为手太阴肺系图、手阳明大肠腑图、足太阴脾脏图。

《脏腑图说症治要言合璧》中有 13 幅，分别为勋臣肺腑图（图 1-7-138）、勋臣胃腑图、西医胃腑图、勋臣脾脏图、勋臣心脏图、勋臣膀胱图、西医膀胱图、西医脾脏图、勋臣肝胆图、勋臣气府图、西医正面脏腑部位图、西医背面脏腑部位图、西医膈下脏腑图。

《华洋藏象约纂》中有 3 幅，分别为正面脏腑部位图、背面脏腑部位图、剖前身见脏腑图。

《医意内景图说》中有 18 幅，分别为肺前面全状、横断肺见里面有白小孔、肠、胃、脾、纵割断脾、心、横割心、膀胱、肾全状前面之图、肾背面之图、命门、命门、肾经、胆、肝、肝后面、脏腑图。

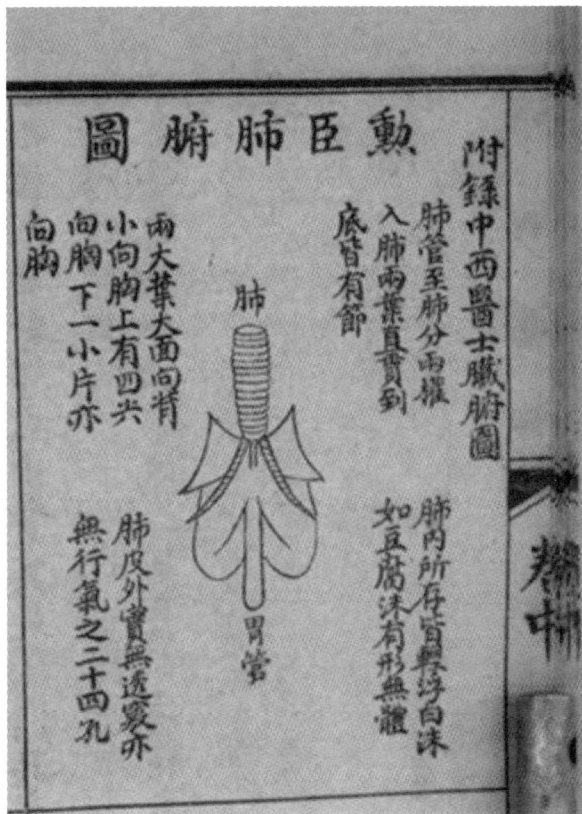

图 1-7-138　勋臣肺腑图

1.2.4　经穴图

经穴图共 53 幅。

《闇斋姤复遗音》中有 8 幅图，分别为头部仰面穴位图（图 1-8-172）、头部伏面穴位图、上肢内侧穴位图、上肢外侧穴位图、人体仰面穴位图、人体伏面穴位图、下肢内侧穴位图、下肢外侧穴位图。

《医学寻源》中有 11 幅图，分别为十二经脉起止图、仰人全图、伏人全图、前面颈穴总图、胸腹总图、后头项穴总图、背部总图、阴手总图、阳手总图、阴足总图、阳足总图。

《松菊堂医学溯源》中有 9 幅，分别为足厥阴肝经铜人图、手少阴心经铜人图、足太阴脾经铜人图、手太阴肺经铜人图、足少阴肾经铜人图、手少阳三焦铜人图、手厥阴心包络铜人图、手太阳小肠经铜人图、足少阳胆经铜人图。

《医学指归》中有 12 幅，分别为手太阴肺经、手阳明大肠经、足阳明胃经、足太阴脾经、手少阴心经、手太阴小肠经、足太阳膀胱经、足少阴肾经、心包络经图、三焦经图、足少阳胆经、足厥阴肝经。

《医学门径图说》中有 1 幅，为手太阴肺经之图。

《脏腑经络指掌》中有 1 幅，为督任冲三脉合图。

《华佗玄门脉诀内照图》中有 1 幅，为十二经脉图。

　　《脏腑图说症治要言合璧》中有 10 幅，分别为头前正面经络图、头后项颈经络图、胸腹经络图、脊背经络图、手膊臂外经络图、手膊臂内经络图、足膝外经络图、足膝内经络图、正面诸经起止全图、背面诸经起止全图。

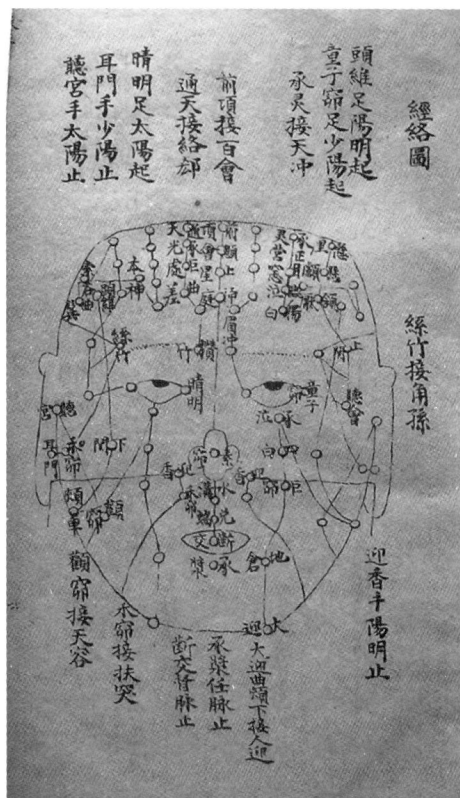

图 1-8-172　头部仰面穴位图　　　　图 1-9-225　王清任考真脏腑十一图 - 膈膜图

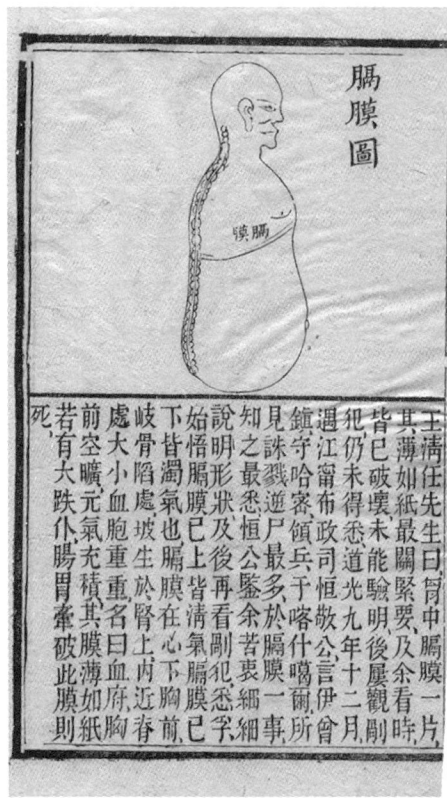

1.2.5　部位图

　　部位图共 209 幅。

　　《医谈传真》中有 9 幅，分别为王清任考真脏腑十一图 - 膈膜图（图 1-9-225）、王清任考真脏腑十一图 - 营总管卫总管图、西洋营卫总管傍脊图、西洋眼形全图、西洋脑形全图、西洋妇人胞肠经系全图、西洋全身骨图、西洋肌理全图、西洋营经血脉全图。

　　《医易一理》中有 2 幅，分别为周身脑气筋图、全体血脉管图。

　　《医林改错》中有 3 幅，分别为会厌、珑管、腰管。

　　《脏腑图说症治要言合璧》中有 15 幅，分别为正面骨度部位图、背面骨度部位图、西医膈膜图、勋臣珑管图、西医胸肋勠图、西医脾胃肝肠脉管图、西医子宫图、西医子宫部位图、西医尻骨盆图、西医子宫内外全图、西医破边阳物图、西医男子全体脉管图、西医女子血脉总管图、西医周身血脉管图、勋臣血脉管图。

　　《华洋藏象约纂》中有 121 幅，分别为剖割背腹图、膈下脏腑图、剖割阑门图、剖腹见脏图、小腹内脏图、心经众管图、心内四房图、心左房门图、破边心部图、心血运行图、肝胆脾胃甜肉图（脾胃肝肠脉管图）、下部各回血管入肝化生胆汁图、肺中三管图、众血运行图、肺经气管图、心肺总管图、内肾血管图、直割内肾图、内肾生尿图、破边胃经图、肠部脉管图、小肠吸液管运行图、破边大肠图、破边膀胱蒂图、膀胱图、脊髓前后根图、脑连脊髓之形图、脊柱横断面图、周身脑气筋图、当面破边脑部图、脑底脉管图、反转脑底图、耳骨部位图、直割眼球图、听小骨图、横割眼球图、目系本源图、眼球图、眼球图、眼侧面图、当面破边眼球图、侧面破边眼球图、眼胞肉图、胞内皮不平如沙粒图、泪核泪管图、眼窠七肉图、鼻脆骨图、横割见鼻图、人舌图、皮内之形图、汗孔图、舌内脑筋脉管图、发管图、当面破边脸项图、横面破边颈部图、正面人骨图、侧面人骨图、正面骷髅图、额骨外形图、耳门骨外图、左右颅顶骨图、额骨内形图、耳门骨内图、枕骨外形图、蝴蝶骨图、耳内四小骨图、枕骨内形图、鼻中上水泡骨图、鼻下水泡骨图、上牙床骨图、首节颈骨图、颈骨图、下牙床骨图、次节颈骨图、背骨图、肩胛骨图、腰骨图、尾骶骨图、胸胁骨图、胯骨图、尻骨盆图、脊骨图、上臂骨图、腕骨图、指掌骨图、大腿骨图 - 前形、脚掌骨图、大腿骨图 - 后形、脑内形图、周身血脉总管图、周身血脉管图、血脉总管图、颈脉管上行图、血脉总管三门图、脉管由心上行图、直割外肾图、横割外肾图、破边阳物图、子宫图、全个子宫、子宫图、破边子宫图、剖验子管图、十二日胚珠、十五日胚胎图、二十一日胚、四十五日 - 六十日成形、孕四十日子宫图、二月胞衣、三月胞衣、四月胎胞图、足月胎图、怀孕足月剖腹所见如此（图 1-9-366）、骨盘图、临产侧视子宫图、破边小腹图、足月孕妇图、足月孖胎图、婴儿脐带胎盆图、婴儿脉管脐带图、胎盘图。

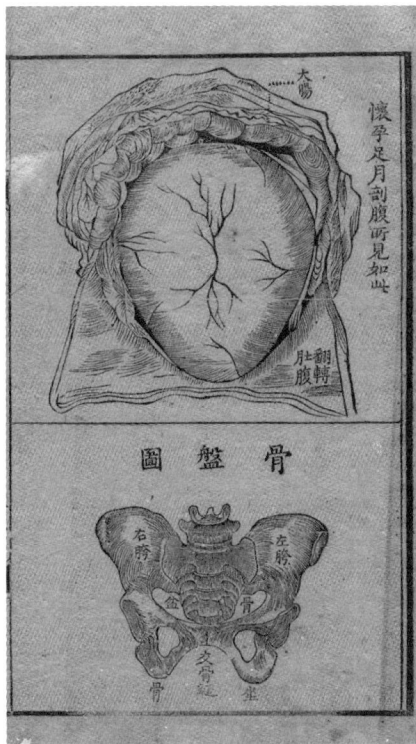

图 1-9-366　怀孕足月剖腹所见如此

《医意内景图说》中有 28 幅，分别为会厌、舌、头颅骨、肋骨、肩胛骨、髆、股骨、髋骨所接、睾丸、眼目、脑髓、胞衣表面、紫河车、初生儿、七冲门、囟、巅、巨骨、尻骨、腋、膝、下肢、跗、上肢、掌、顶威骨、鸠尾下、足。

《中西骨格图说》中有 11 幅，分别为左全身仰面骨格图、左全身合面骨格图、左全身仰面骨格图（遵乾隆三十五年部颁图）、左全身合面骨格图（遵乾隆三十五年部颁图）、骨去土质形图、骨节海绵质图、腿骨海绵质图、骨衣脉血管图、头颅回穴海绵质图、脊骨回穴海绵质图、骨脆放大二百倍图。

《身理启蒙》中有 20 幅，分别为骨架图乃全身骨架由旁面观之式、胸骨图由前面观胸骨脆骨肋骨之式、内脏图、第二图人之身首横竖截面式、腰间脊骨节图式、上肢肌肉图、第四图血中红白轮经显微镜映大之各式、肺图、第七图带连壁户之回血管截面形式、第八图羊心右半式、第九图横截去心之左右上房并诸大管由上视心下半各孔之式、心瓣膜、心、第十二图由腹下视犬膈膜式、第十三图身内胸腹呼时吸时截面形式、第十四图犬之四肋骨并其肋骨相隔处间生之舒缩肌诸片式、皮肤显微图、汗腺显微图、第十七图由背后观胃竖截面之式、胃黏膜显微图。

1.2.6　理论图

理论图共 177 幅，分为五运六气图、五行八卦图、太极图、孕胎图、方解图。

1.2.6.1　五运六气图

五运是以木、火、土、金、水五行之气来概括一年五个季节气象变化的总称，即木运、火运、土运、金运、水运。《素问·天元纪大论》说："甲己之岁，土运统之；乙庚之岁，金运统之；丙辛之岁，水运统之；丁壬之岁，木运统之；戊癸之岁，火运统之。" 六气即风、寒、暑、湿、燥、火各见五行特征。由于暑和火基本属于一类，所以一般不列暑与火，而把火分为君火和相火两种。同时以三阴三阳来概括为厥阴风木、少阴君火、少阳相火、太阴湿土、阳明燥金、太阳寒水。

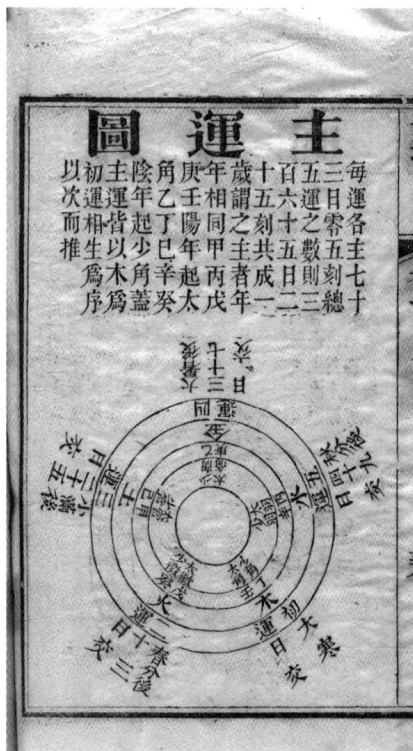

图 1-10-440　主运图

《医门约理》中有 1 幅，名为五运合化图。

《医学溯源》中有 5 幅，名为主运图（图 1-10-440）、客运图、主气图、客气图、司天在泉指掌图。

《素问入式运气论奥》中有 30 幅，名为五运六气枢要之图、六十年纪运图、十干起运诀、十二支司天诀、五行生死顺逆之图、十干之图、十二支图、纳音之图、六化之图、四时气候之图、交六气时日图、日刻之图、标本之图、生成数图、五天气图、五音建运之图、月建图、主气之图、客气之图、天符之图、岁会之图、同天符同岁会之图、南北政图、大少气运相临之图、纪运之图、岁中五运图、手足经图、胜复之图、九宫分野所司之图、六十年客气旁通图。

《运气指明》中有 3 幅，名为六气正对化图、十干化气图、五天五运之图。

《素问运气图括定局立成》中有 8 幅，名为丑未岁气湿化之图、寅申岁气火化之图、卯酉岁气燥化之图、辰戌岁气寒化之图、巳亥岁气风化之图、胜复之图、阳年太过主胜客负之图、阴年不及主负客胜之图。

《运气掌诀录》中有 31 幅，分别为太阳上下加临补泻病证之图、阳明上下加临补泻病证之图、少阳上下加临补泻病证之图、厥阴上下加临补泻病证之图、五运六气主病加临转移之图、运气加临汗差手经指掌之图、运气加临汗差足经指掌之图、运气加临棺墓手经指掌之图、运气加临棺墓足经指掌之图、运气加临脉候尺寸不应图、辰戌太阳寒水之图、卯酉阳明燥金之图、子午少阴君火之图、巳亥厥阴风木之图、寅申少阳相火之图、丑未太阴湿土之图、五运图、六气图、地支冲合图、五运化气图、六气支节图、上太阳日月二星图、中太阳七星图、下太阳四卦之图、阳明五行图、少阳纪字图、太阴母子图、少阴三才图、厥阴两仪图、三阳图、三阴图。

《华佗玄门脉诀内照图》中有 4 幅，为五运之始、六气之纪、五运六气谓上手之图、每岁司天在泉主客气之图。

1.2.6.2　五行八卦图

"五行"具体是指金行、木行、水行、火行、土行。八卦，是阴阳、五行的延续，也或将万物分作为八卦。八卦是：乾、坎、艮、震、巽、离、坤和兑。

《医学启源》有 1 幅，名为气味厚薄寒热阴阳升降之图。

《医旨绪余》中有 2 幅，名为太极图、此中间动气即太极也。

《闇斋姤复遗音》中有 1 幅，名为五行图。

《医学寻源》中有 1 幅，名为画月卦太极图。

《医原图说》中有 38 幅，分别为五官图、人中图、建两仪之体、宣四时之用、阴阳立体图、阴阳成用图、五行之体图、五行之用图、八卦阴阳定体图、八卦阴阳著用图、八卦阴阳生成图、八卦阴阳升降图、八卦阴阳主老土、八卦阴阳用少图、则图立极图、则书示象图、又则书示象图、图书兼则流形图、气化则图图、形化则书图、生生图、中病图、传经图、阴阳图、脏腑图、推原天地图、日升图、月恒图、北斗太极图、建寅图、风雷图、南北二陆、二分昼夜、二至昼夜、昼夜阴阳、节候阴阳、五行生次、五行位次。

《素问运气图说》中有 1 幅，名为五行生克制化图。

《脏腑图说症治要言合璧》中有 10 幅，分别为第一层看法、第二层看法、第三层看法、第四层看法、第五层看法、第六层看法、第七层看法、第八层看法、第九层看法、第十层看法。

《医易通论详解》中有 6 幅，分别为四象图、邵子先天八卦图、八卦图、河图、洛书、后天八卦图。

《虚邪论》中有 2 幅，分别为灵枢九宫八风图、斗历图。

《松菊堂医学溯源》中有 5 幅，分别为阴阳图、伏羲先天八卦次序之图（图 1-10-579）、文王后天八卦次序之图、伏羲八卦方位次序之图、文王八卦方位次序之图。

《医易通说》中有 7 幅，分别为四象图、邵子先天八卦图、八卦图、河图、洛书、地支图、后天八卦图。

《医易一理》中有 2 幅，分别为太极两仪四象八卦配五脏周身图、太极两仪四象八卦督任呼吸天根月窟配人身图。

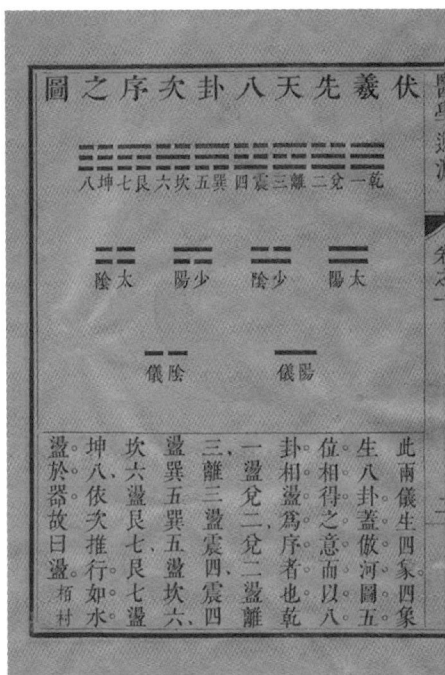

图 1-10-579   伏羲先天八卦次序之图

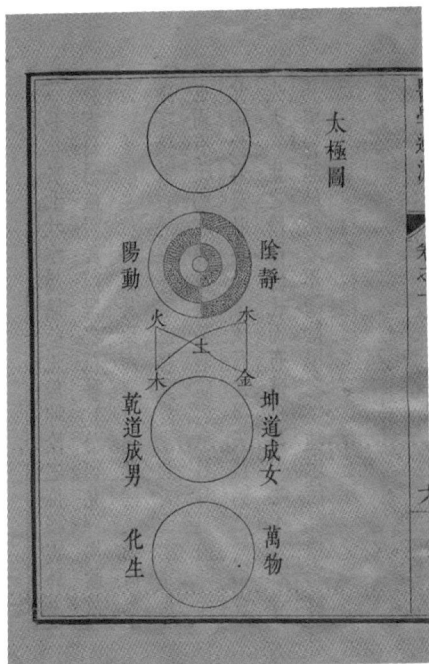

图 1-10-592   太极图

1.2.6.3 太极图

太极图是研究周易学原理的重要的图象。太极图的思想渊源可上推到原始时代的阴阳观念，万物的生长规律无不包含阴阳五行。

《松菊堂医学溯源》中有 1 幅，名为太极图（图 1-10-592）。

《医学门径图说》中有 1 幅，名为太极图。

《医原图说》中有 6 幅，分别为周子太极图、赵氏太极图、人身太极图、命门太极图、脏腑太极图、人道体乾图。

1.2.6.4 孕胎图

孕胎图在《医学门径图说》中有 1 幅，名为胎元图（图 1-10-600）。

1.2.6.5 方解图

方解图在《医原图说》中有 10 幅，分别为六味丸合五行配五脏图（图 1-10-601）、六味丸合河图、六味丸变化图、逍遥散合洛书图、补中益气汤法河图、四君子汤法洛书、四物汤法河图、生脉散图、二陈汤图、六味地黄丸图。

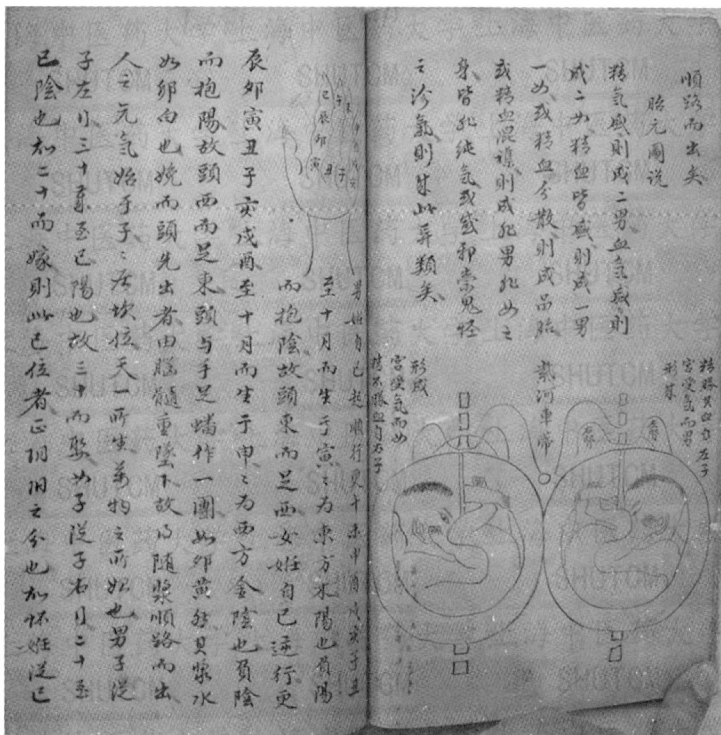

图 1-10-600　胎元图

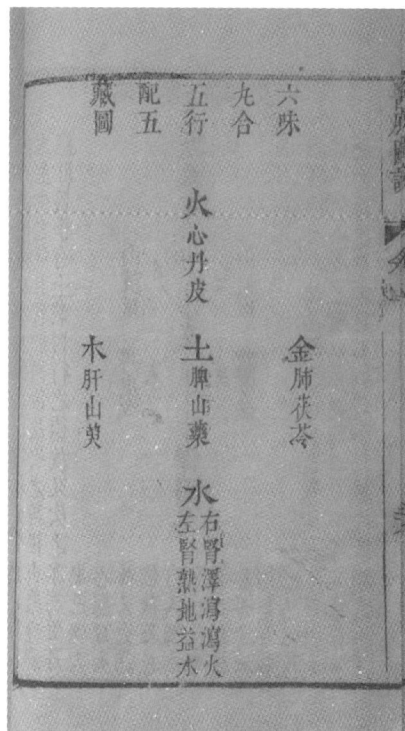

图 1-10-601　六味丸合五行配五脏图

1.2.7　人物图

《医学指归》中有 1 幅，为双湖先生尊照（图 1-12-611）。
《医原图说》中有 1 幅，为水一道人像（图 1-12-612）。

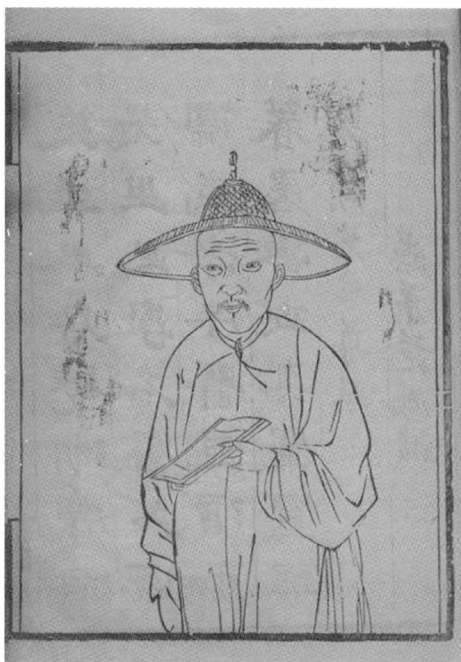

图 1-12-611　双湖先生尊照

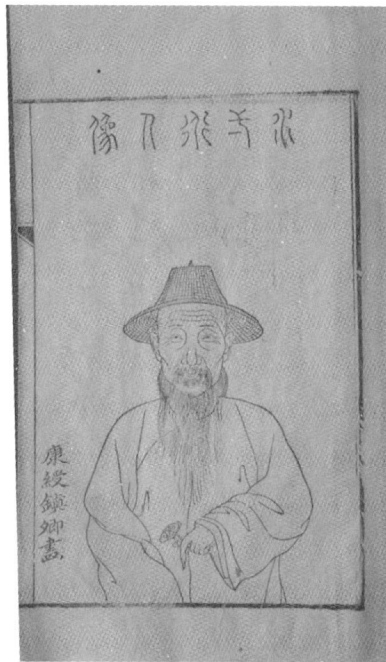

图 1-12-612　水一道人像

1.3　特色图像

1.3.1　五运六气图

运气，是五运六气的简称。运气学说是中国古代研究气候变化及其与人体健康和疾病关系的学说，在中医学中占有比较重要的地位。运气学说的基本内容，是在中医整体观念的指导下，以阴阳五行学说为基础，运用天干地支等符号作为演绎工具，来推论气候变化规律及其对人体健康和疾病的影响。在现存中医书籍中最先论述运气学说的见于《黄帝内经》的天元纪大论、五运行大论、六微旨大论、气交变大论、五常政大论、六元正纪大论、至真要大论等七篇。他如六节脏象论，《黄帝内经素问遗篇》的刺法论、本病论等也有论述。运气学说涉及天文、地理、历法、医学等各方面的知识。基础类中医古籍图像中五运六气图十分丰富，其用图的形式表现干支甲子（天干、地支、五行、三阴三阳六气、甲子）、五运（大运、主运、客运）、六气（十二支化气、主气、客气、客主加临）、运气相合（运气相临的盛衰、天符岁会、太过不及与平气）等之间的关系，便于读者理解和掌握，而且能明显体现不同。

1.3.2　西医解剖图

基础理论古籍图像中有大量的西医解剖图，脏腑图和部位图中尤其多见，这些图出现的古籍成书年代大多在清光绪年间及以后，其描绘和命名都与现代医学的发展密不可分，是现代医学的雏形，它们之所以出现在中医古籍中，足以体现了当时西医传入中国后对于学界思想的影响之大。典型的有《脏腑图说症治要言合璧》《华洋藏象约纂》《身理启蒙》等古籍。图所涵盖的范围大到肉眼可见的人体基本脏器、组织的形状、结构组成，如西医子宫图、肺图、腰间脊骨节图式，小到在显微镜下才能观察到的组织结构，如胃黏膜显微图、骨脆放大二百倍图。

1.4　小结

基础类中医古籍图像基本分为诊断图、医疗图、脏腑图、经穴图、部位图、理论图、人物图七大类。《中国中医古籍总目》收载1911年以前基础类中医古籍共计120种，其中理论综合30种，阴阳五行、五运六气35种，藏象骨度34种，中医生理5种，病源病机13种，中医病理3种。

本研究共查阅基础类中医古籍102种，其中有图像的著作48种，约占调查总数的47%。查阅基础类中医古籍图像1882幅，迄今已经收集882幅，内容十分丰富。

最早有图的基础类中医古籍为明嘉靖刻本《华佗玄门脉诀内照图》，有图15幅。基础类古籍中见到最多的为理论图和脏腑图，可以体现这两类的图像在中医基础学科学术传承发展中的作用之大，尤其是在后期脏腑图融合了西方的思想以后，使得人们对于脏腑及人体内部的认识更加深刻，结合中医最基本的认识，使得中医基础理论发挥的更加完善。基础类中医古籍图像主要涉及理论综合、阴阳五行、五运六气、藏象骨度、中医生理、病源病机等几方面，可以体现基础类中医古籍图像在中医基础理论的起源、发展与传承方面起着很大的作用。理论的内容本身比较枯燥，也比较难以表述，结合图像来表达，不仅通俗易懂，而更重要的是便于理论更好地传承。例如，阴阳五行、五运六气、藏象骨度方面的内容用图像形象直观的表达，意义十分重大。

1.5　图录

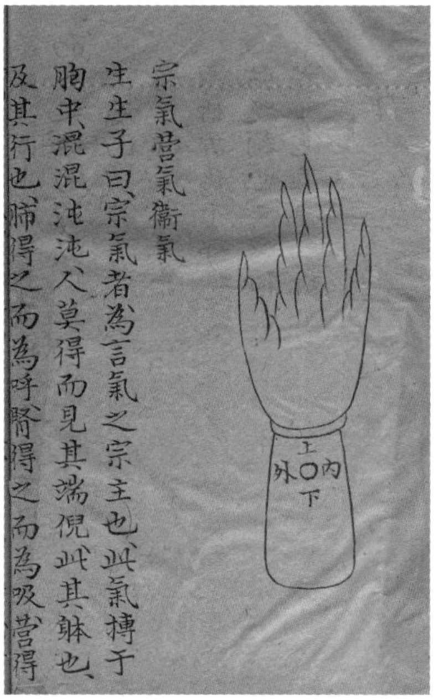

图 1-2-1　脉诊

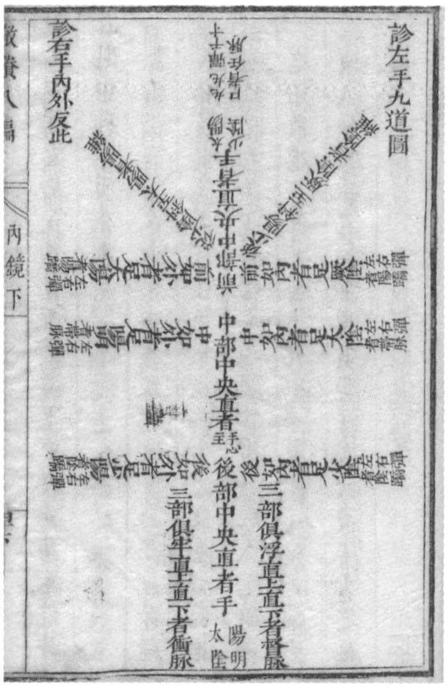

图 1-2-2　诊左手九道图

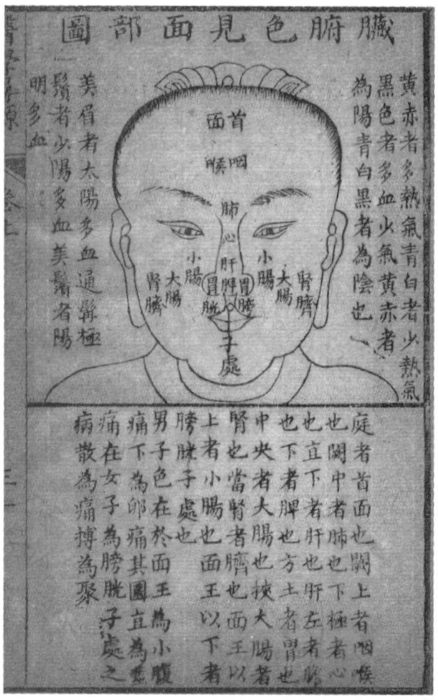

图 1-2-3　脏腑色见面部图

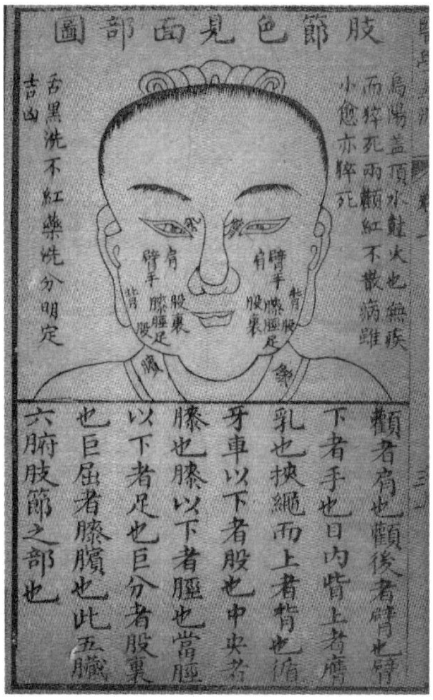

图 1-2-4　肢节色见面部图

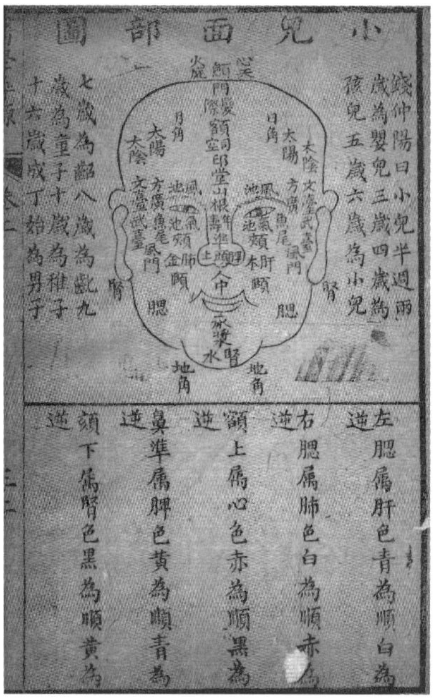

图 1-2-5　小儿面部图

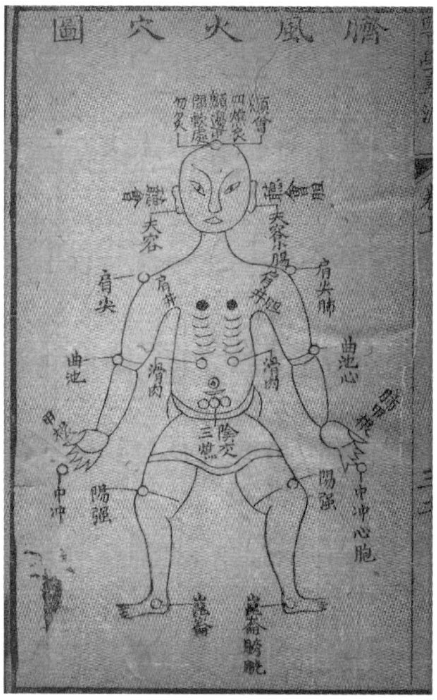

图 1-2-6　脐风火穴图 - 仰面

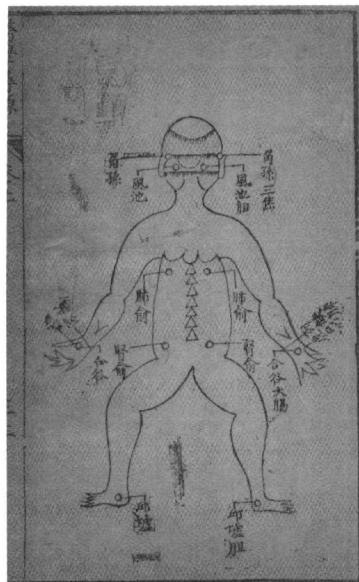

图 1-2-7　脐风火穴图 - 伏面

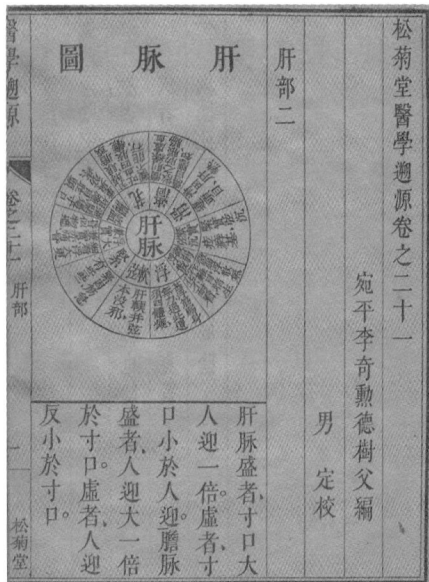

图 1-2-8　肝脉图

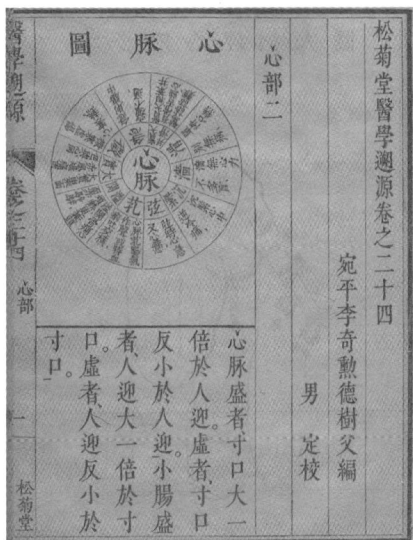

图 1-2-9　心脉图

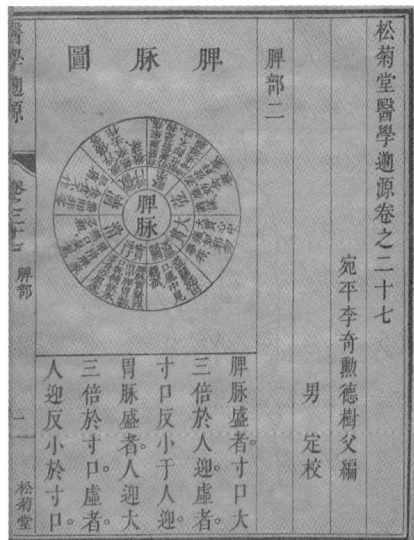

图 1-2-10　脾脉图

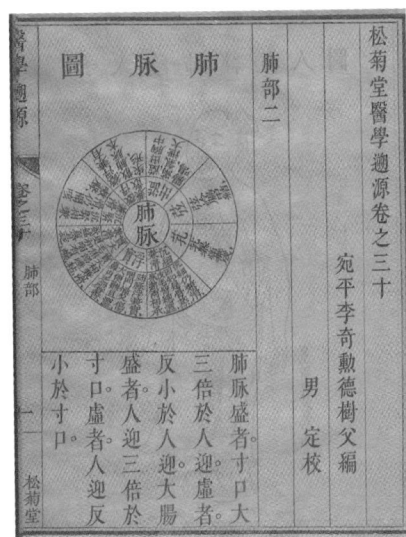

图 1-2-11　肺脉图

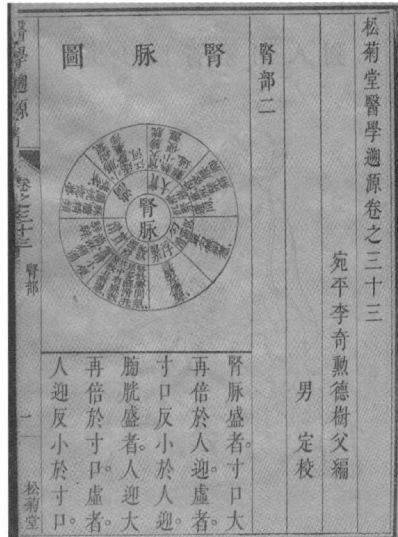

图 1-2-12　肾脉图

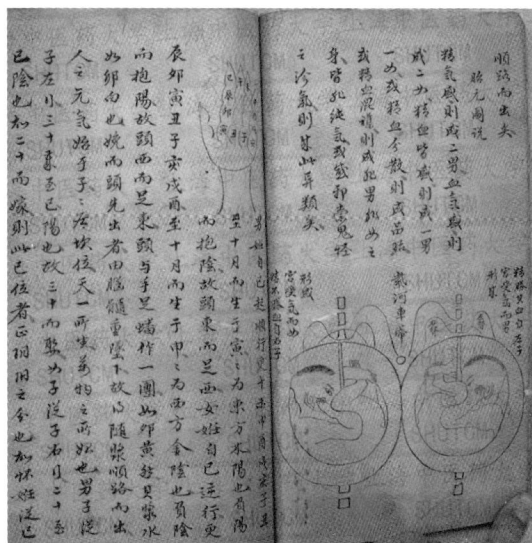

图 1-2-13   手配地支诊孕胎图

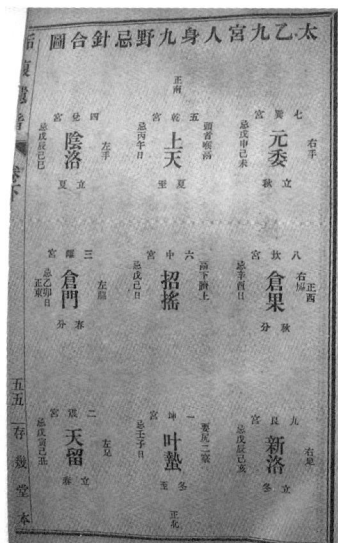

图 1-3-14   太乙九宫人身九野忌
针合图

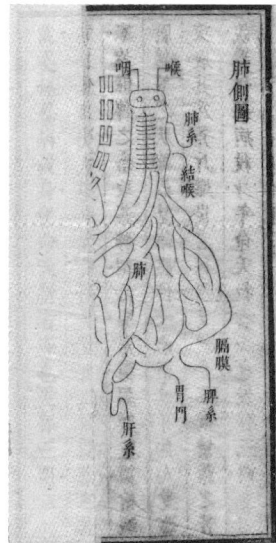

图 1-7-15   肺侧图

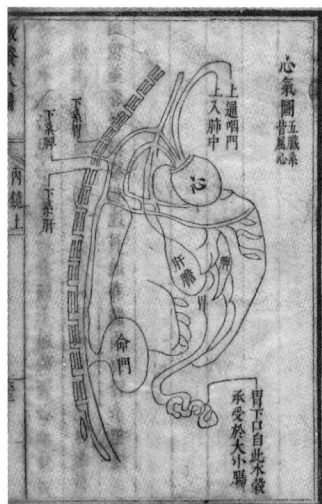

图 1-7-16   心气图

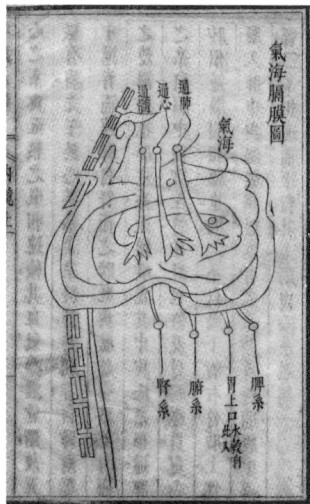

图 1-7-17   气海膈膜图

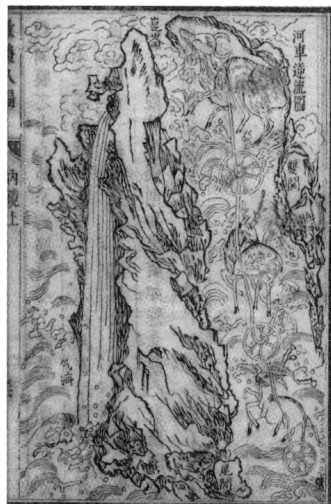

图 1-7-18   河车逆流图

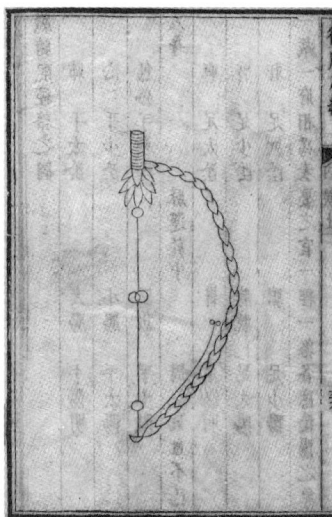

图 1-7-19   肺侧

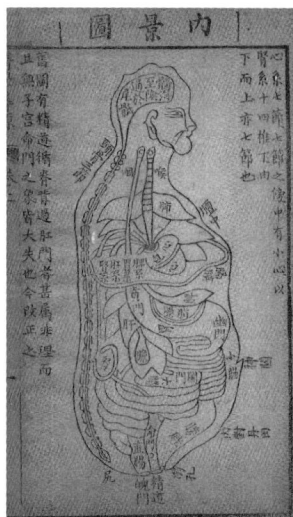

图 1-7-20   内景图

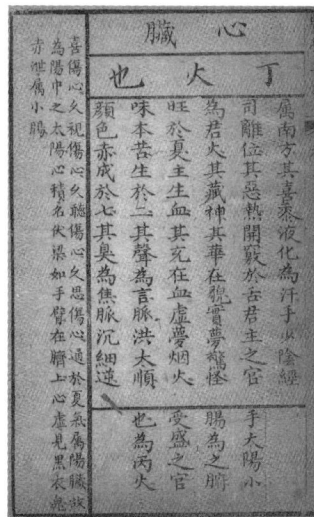

图 1-7-21   五脏生成喜恶色味
之图 - 心脏

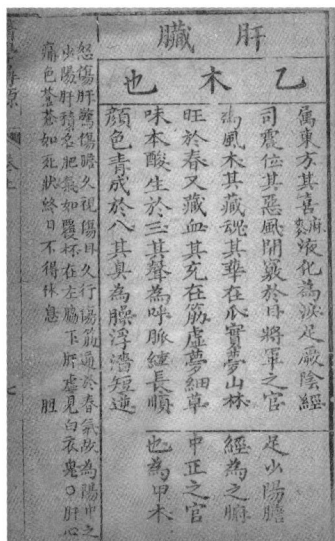

图 1-7-22　五脏生成喜恶色味之图 - 肝脏

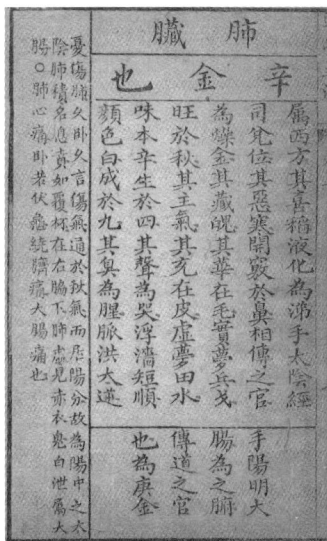

图 1-7-23　五脏生成喜恶色味之图 - 肺脏

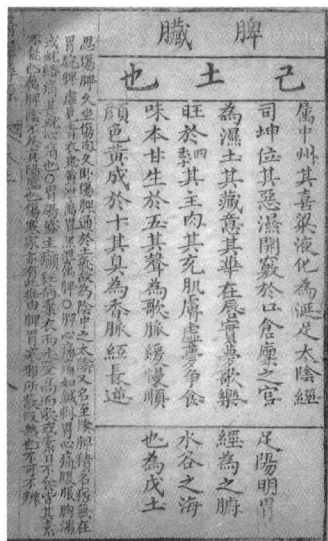

图 1-7-24　五脏生成喜恶色味之图 - 脾脏

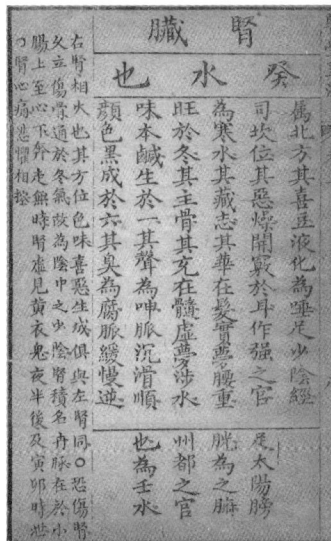

图 1-7-25　五脏生成喜恶色味之图 - 肾脏

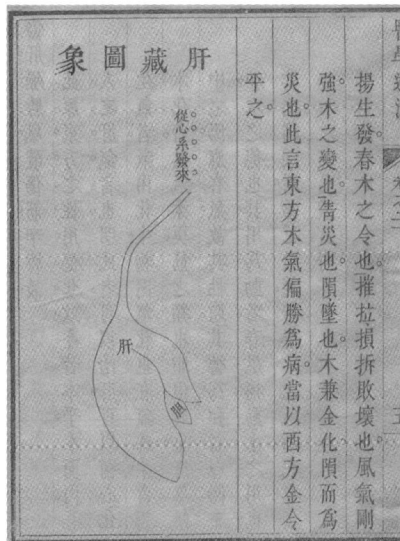

图 1-7-26　肝脏图象

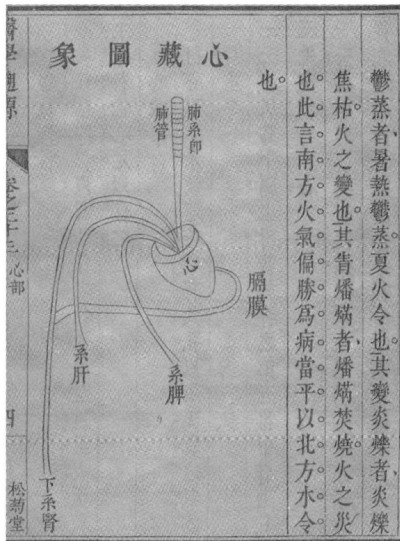

图 1-7-27　心脏图象

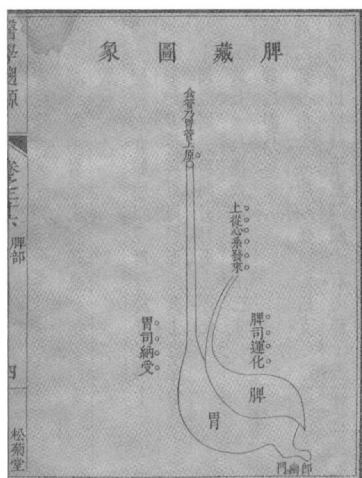

图 1-7-28　脾脏图象

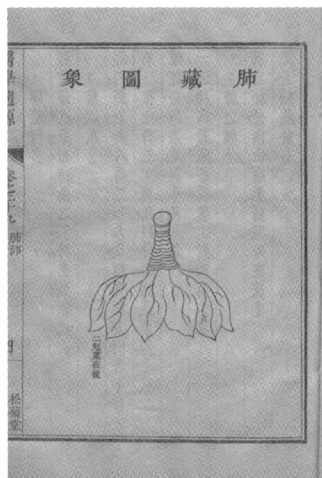

图 1-7-29　肺脏图象

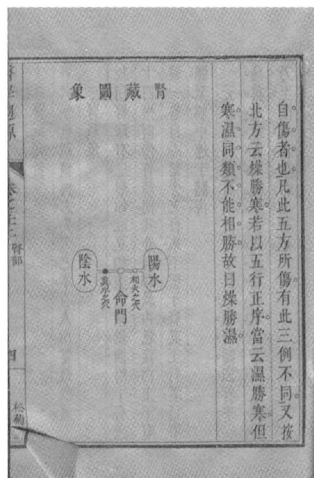

图 1-7-30　肾脏图象

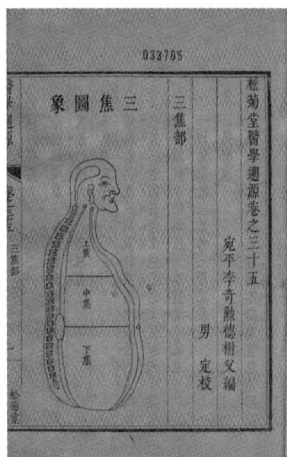
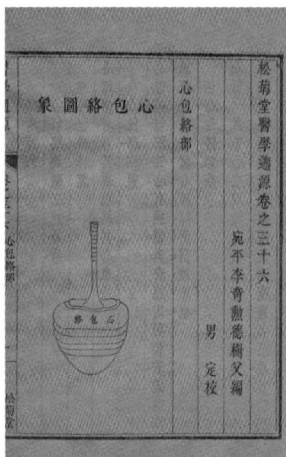
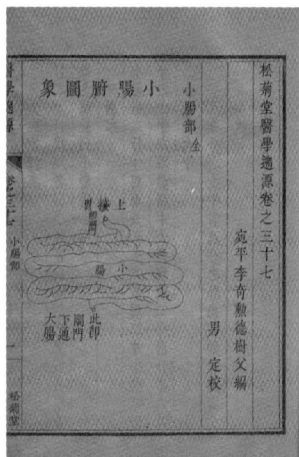
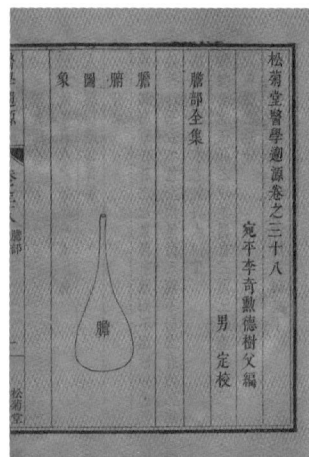

图 1-7-31　三焦图象　　图 1-7-32　心包络图象　　图 1-7-33　小肠腑图象　　图 1-7-34　胆腑图象

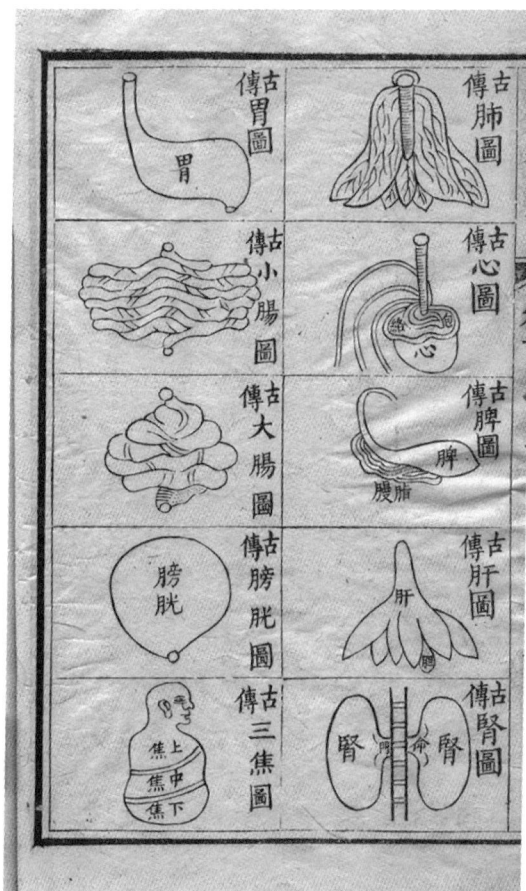

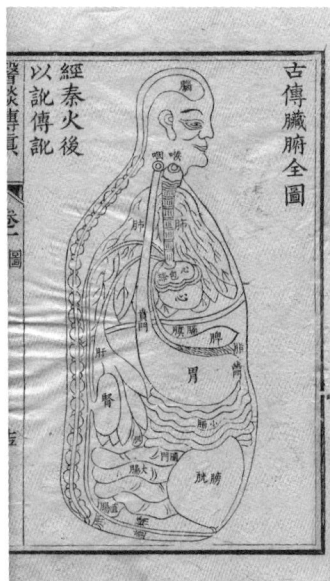

图 1-7-35　古传脏腑全图

图 1-7-36　古传肺图　　图 1-7-37　古传心图
图 1-7-38　古传脾图　　图 1-7-39　古传肝图
图 1-7-40　古传肾图　　图 1-7-41　古传胃图
图 1-7-42　古传小肠图　图 1-7-43　古传大肠图
图 1-7-44　古传膀胱图　图 1-7-45　古传三焦图

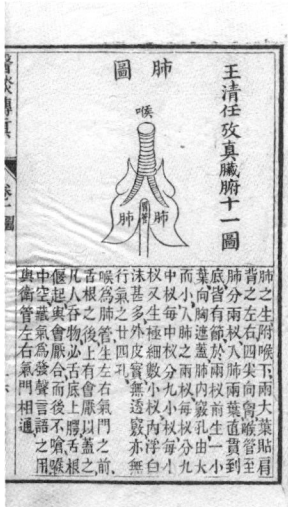

图 1-7-46 王清任考真脏腑十一图 - 肺图

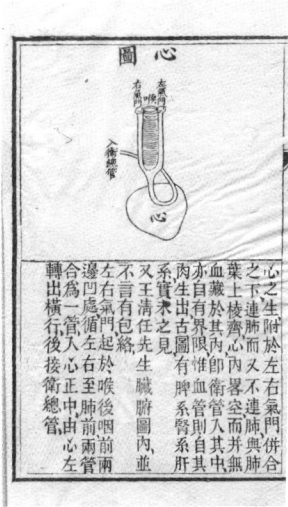

图 1-7-47 王清任考真脏腑十一图 - 心图

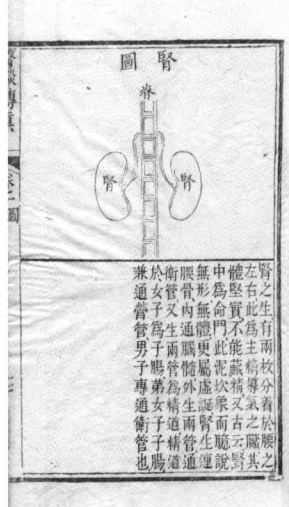

图 1-7-48 王清任考真脏腑十一图 - 肾图

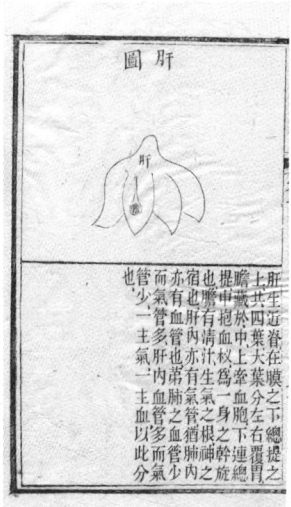

图 1-7-49 王清任考真脏腑十一图 - 肝图

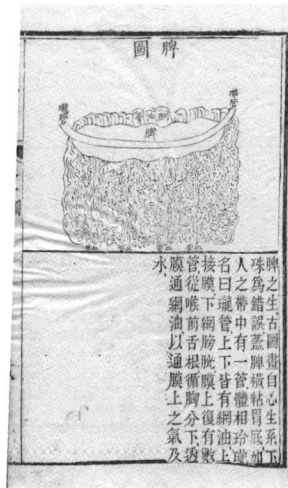

图 1-7-50 王清任考真脏腑十一图 - 脾图

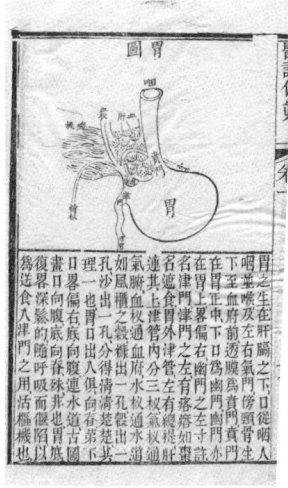

图 1-7-51 王清任考真脏腑十一图 - 胃图

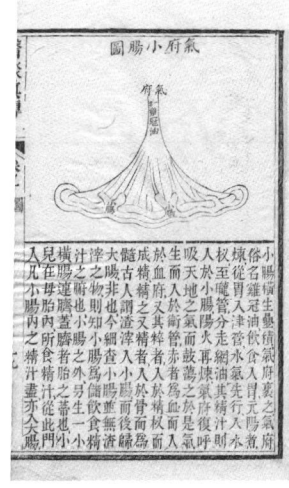

图 1-7-52 王清任考真脏腑十一图 - 气府小肠图

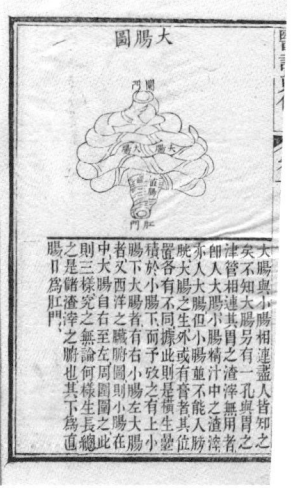

图 1-7-53 王清任考真脏腑十一图 - 大肠图

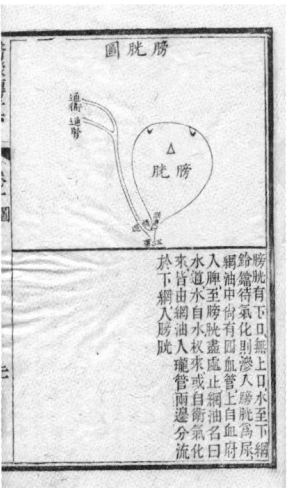

图 1-7-54 王清任考真脏腑十一图 - 膀胱图

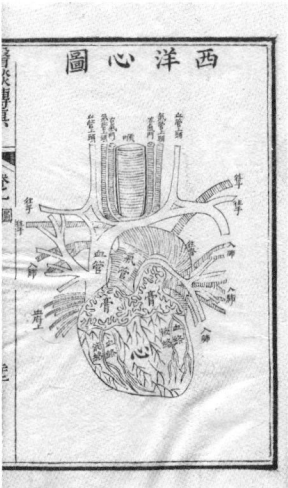

图 1-7-55 西洋心图

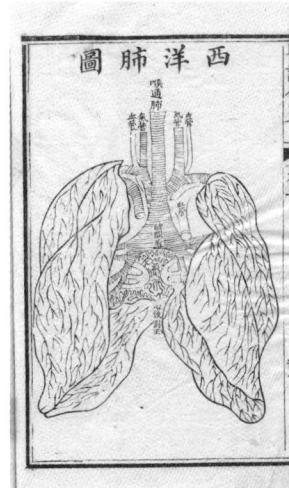

图 1-7-56 西洋肺图

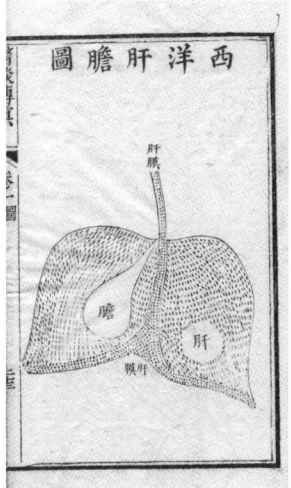

图 1-7-57 西洋肝胆图

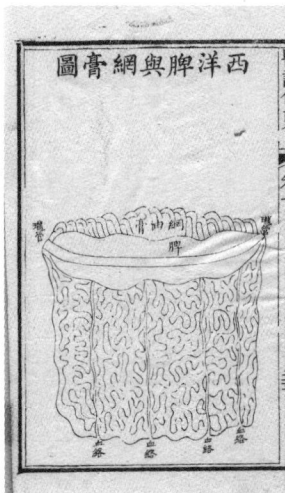

图 1-7-58　西洋脾与网膏图

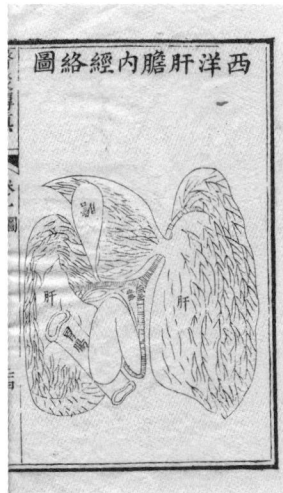

图 1-7-59　西洋肝胆内经络图

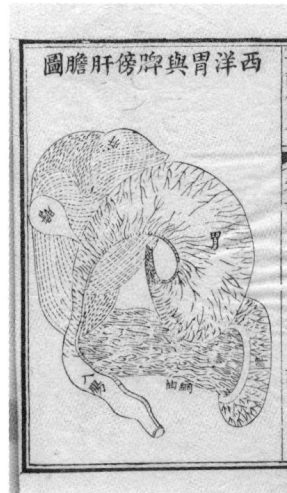

图 1-7-60　西洋胃与脾傍肝胆图

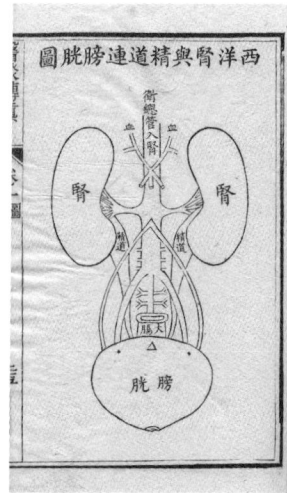

图 1-7-61　西洋肾与精道连膀胱图

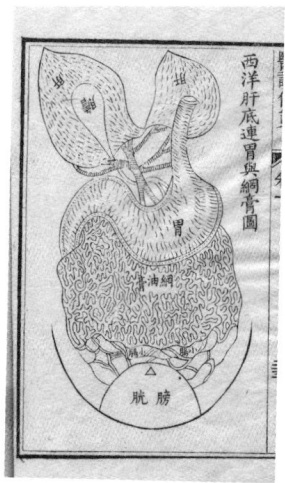

图 1-7-62　西洋肝底连胃与网膏图

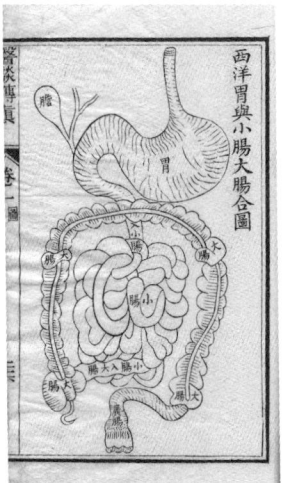

图 1-7-63　西洋胃与小肠大肠合图

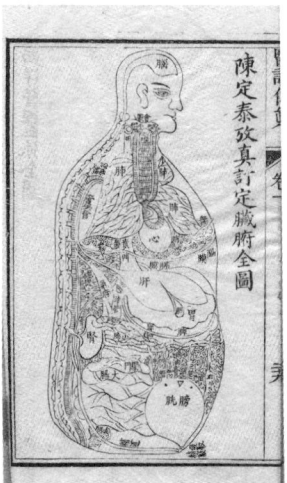

图 1-7-64　陈定泰考真订定脏腑全图

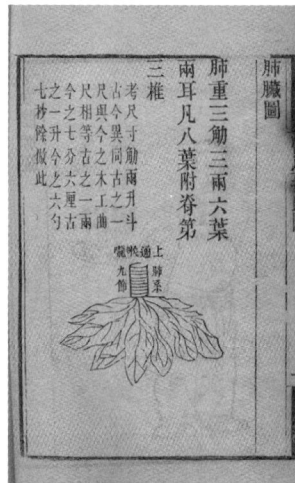

图 1-7-65　肺脏图

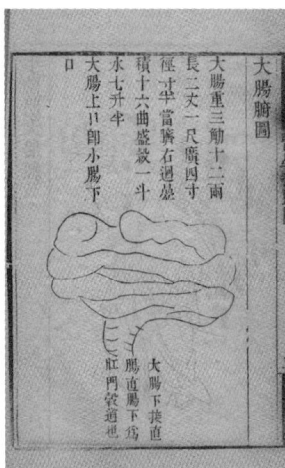

图 1-7-66　大肠腑图

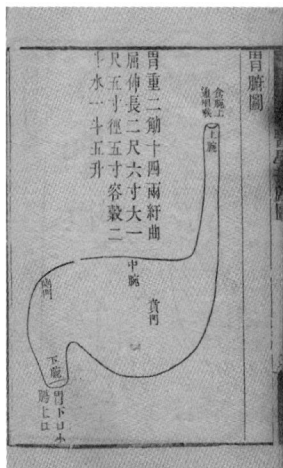

图 1-7-67　胃腑图

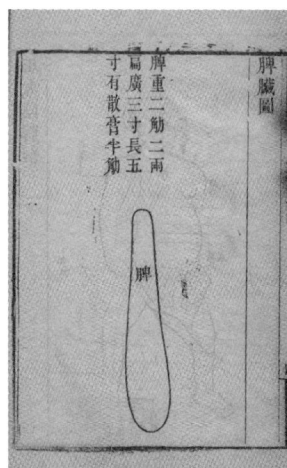

图 1-7-68　脾脏图

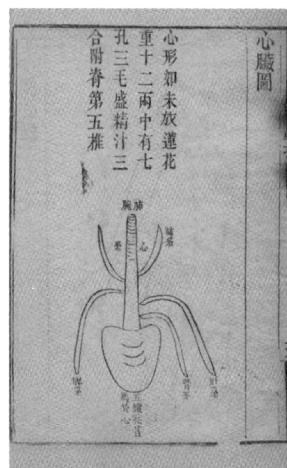

图 1-7-69　心脏图

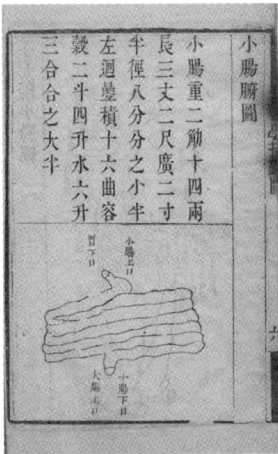

图 1-7-70　小肠腑图

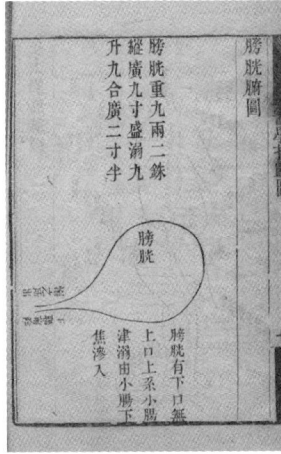

图 1-7-71　膀胱腑图

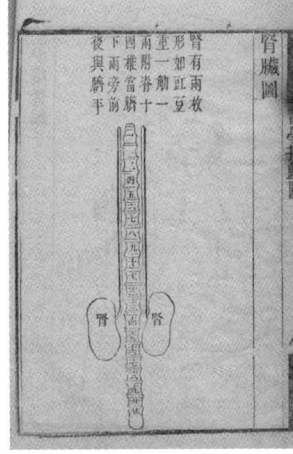

图 1-7-72　肾脏图

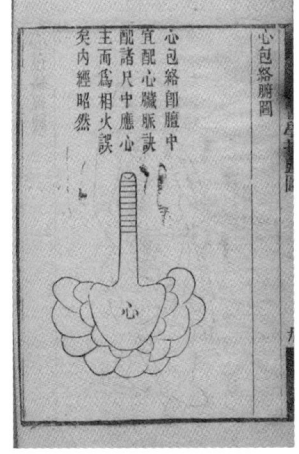

图 1-7-73　心包络腑图

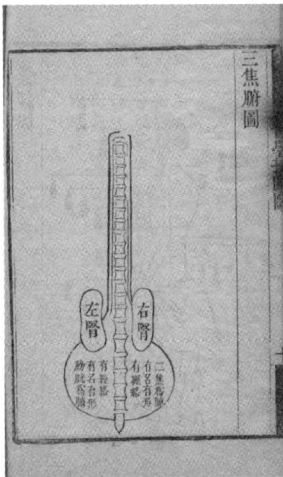

图 1-7-74　三焦腑图

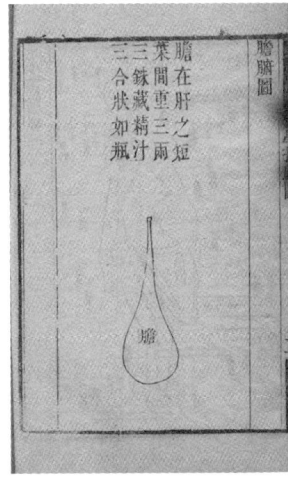

图 1-7-75　胆腑图

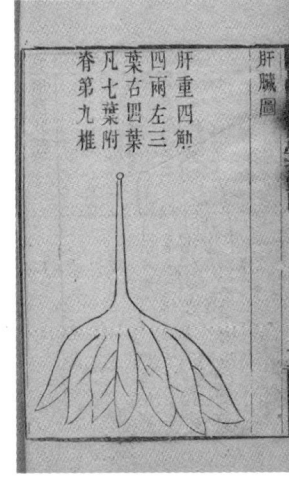

图 1-7-76　肝脏图

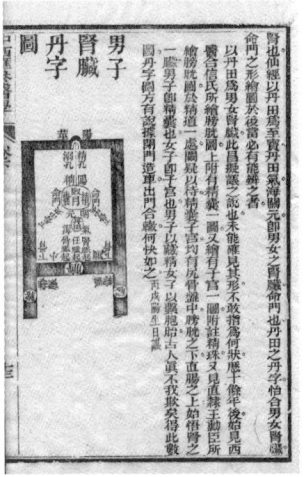

图 1-7-77　男子肾脏丹字图

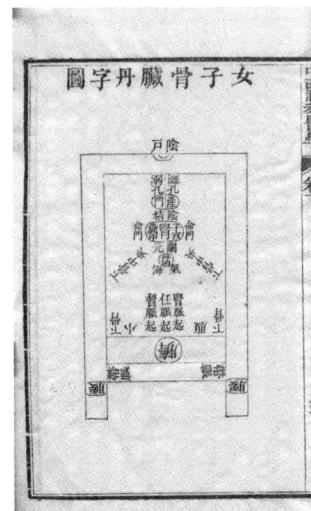

图 1-7-78　女子骨脏丹字图

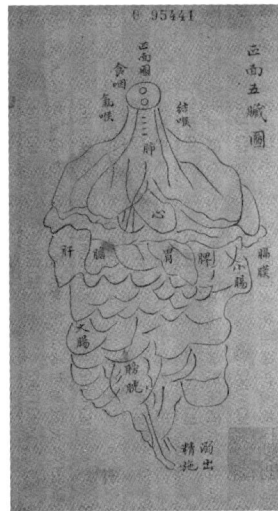

图 1-7-79　正面五脏图

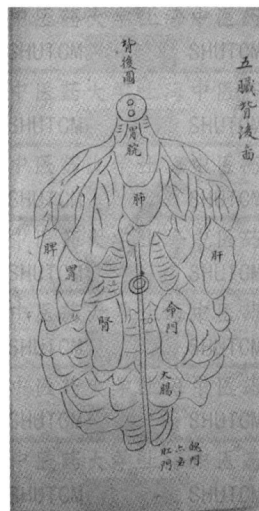

图 1-7-80　五脏背后图

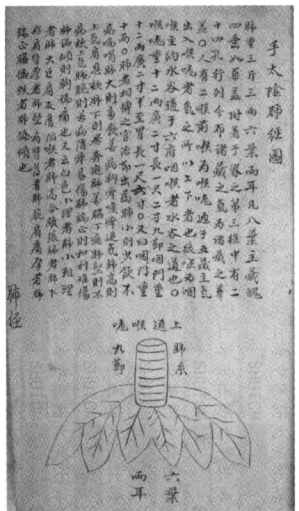

图 1-7-81　手太阴肺经图

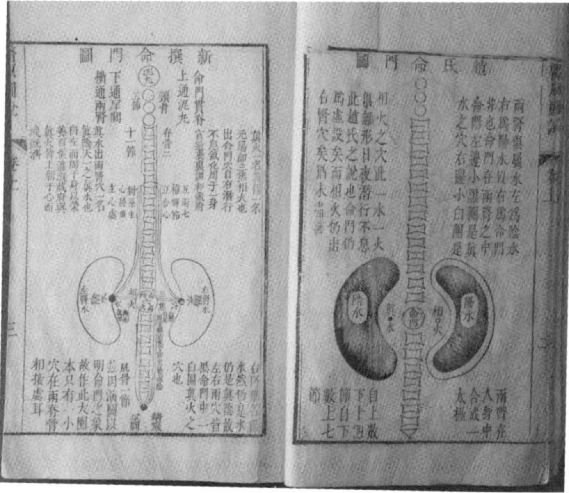
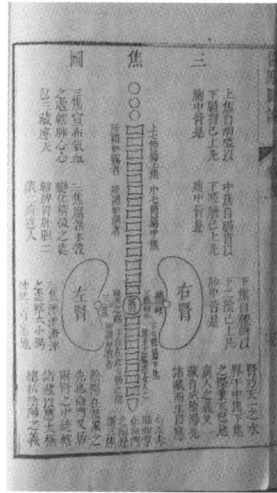
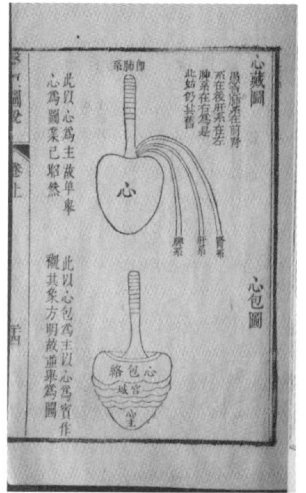

图 1-7-82　赵氏命门图　图 1-7-83　新撰命门图

图 1-7-84　三焦图

图 1-7-85　心脏图

图 1-7-86　心包图

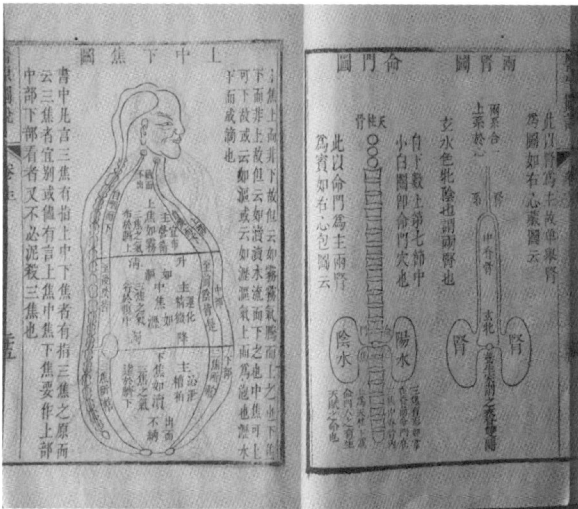
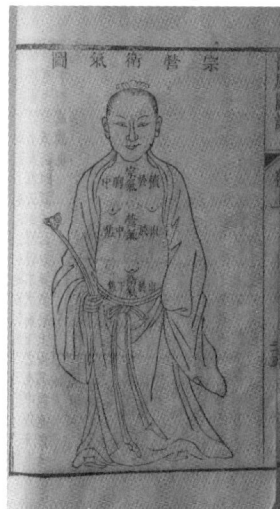
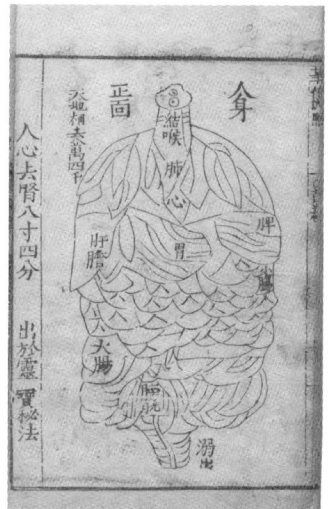

图 1-7-87　两肾图　　图 1-7-88　命门图

图 1-7-89　上中下焦图

图 1-7-90　宗营卫气图

图 1-7-91　人身正面

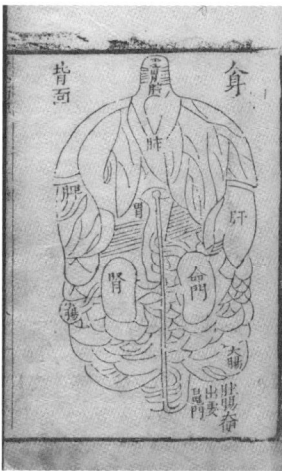
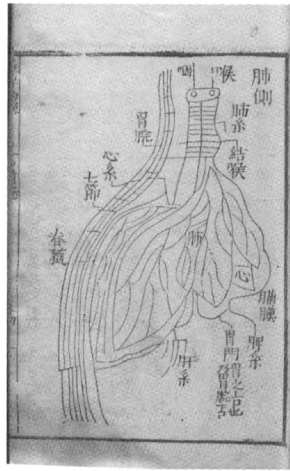
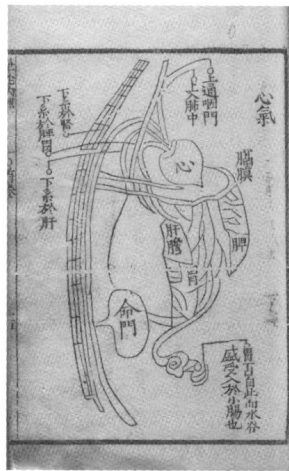
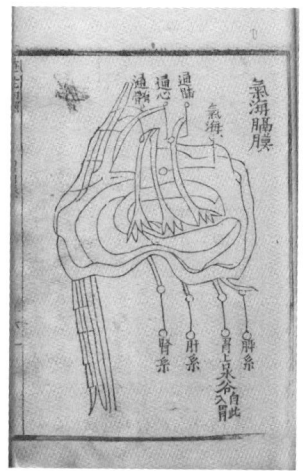

图 1-7-92　人身背面

图 1-7-93　肺侧

图 1-7-94　心气

图 1-7-95　气海膈膜

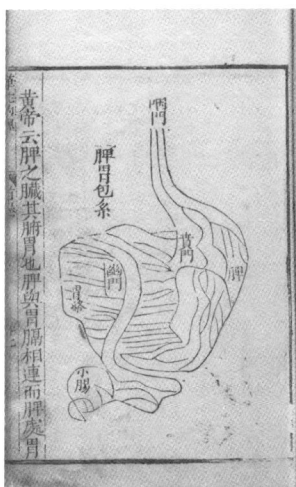

图 1-7-96　脾胃包系

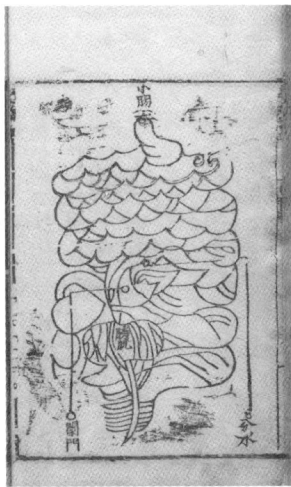

图 1-7-97　小肠

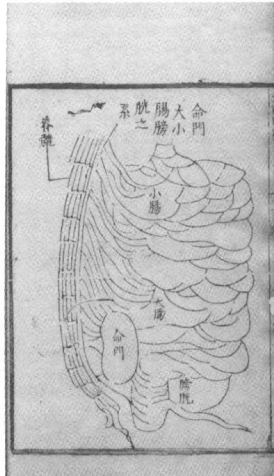

图 1-7-98　命门大小肠膀胱之系

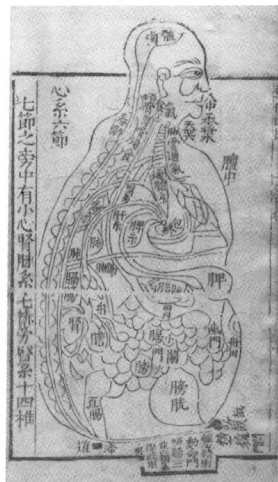

图 1-7-99　心系六节

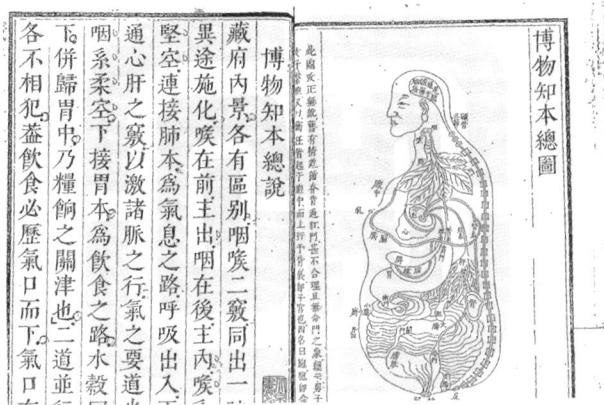

图 1-7-100　博物知本总图

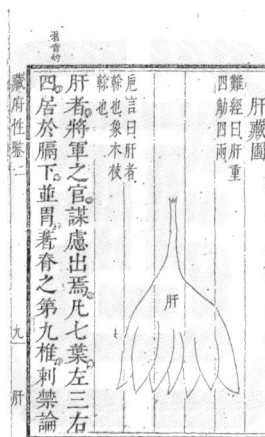

图 1-7-101　肝脏图

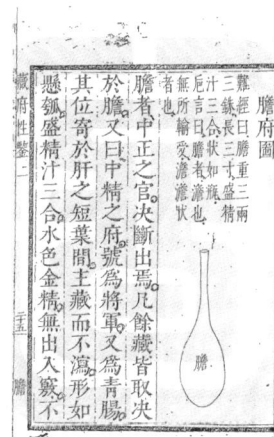

图 1-7-102　胆腑图

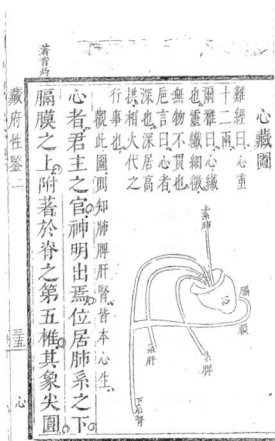

图 1-7-103　心脏图

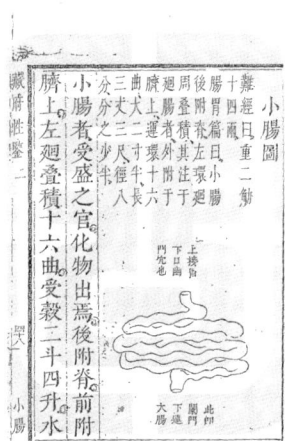

图 1-7-104　小肠图

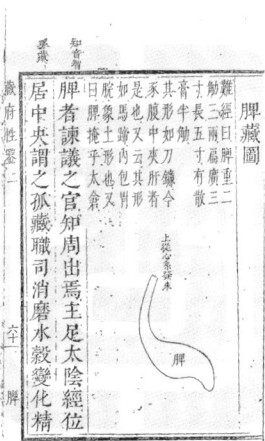

图 1-7-105　脾脏图

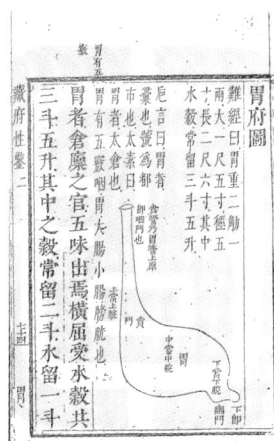

图 1-7-106　胃腑图

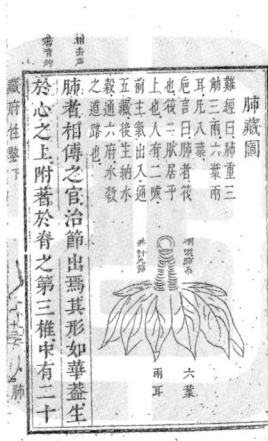

图 1-7-107　肺脏图

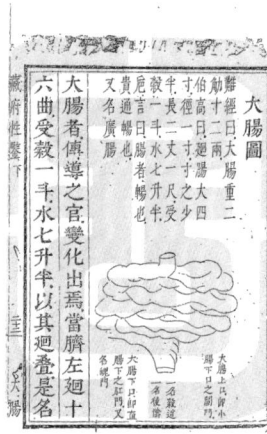

图 1-7-108　大肠图

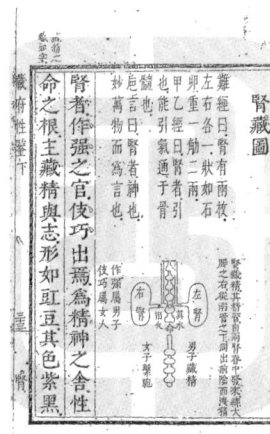

图 1-7-109　肾脏图

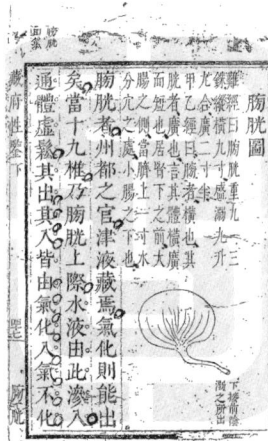

图 1-7-110　膀胱图

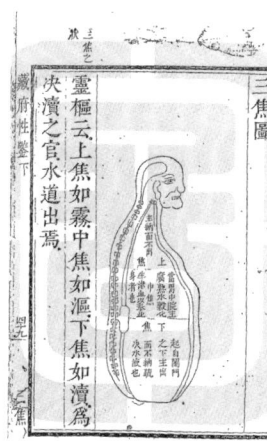

图 1-7-111　三焦图

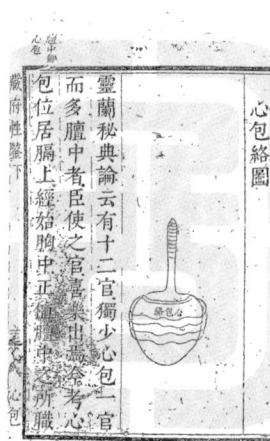

图 1-7-112　心包络图

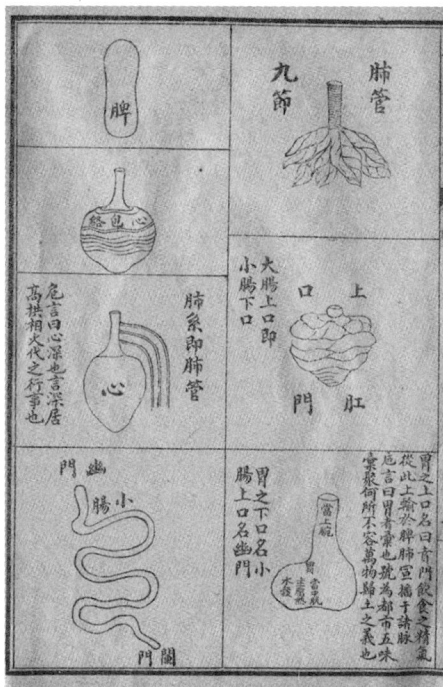

图 1-7-113　肺　　图 1-7-114　大肠
图 1-7-115　胃　　图 1-7-116　脾
图 1-7-117　心包络　图 1-7-118　心
图 1-7-119　小肠

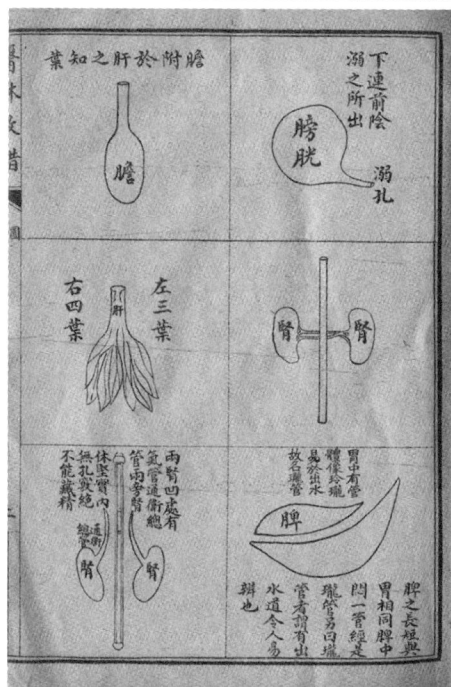

图 1-7-120　膀胱　图 1-7-121　肾
图 1-7-122　脾　　图 1-7-123　胆
图 1-7-124　肝　　图 1-7-125　肾

图 1-7-126　膀胱　图 1-7-127　大肠
图 1-7-128　新改正内景之图
图 1-7-129　肝胆

图 1-7-130　胃　图 1-7-131　气府
图 1-7-132　三焦　图 1-7-133　心　图 1-7-134　肺

图 1-7-135　手太阴肺系图

图 1-7-136　手阳明大肠腑图

图 1-7-137　足太阴脾脏图

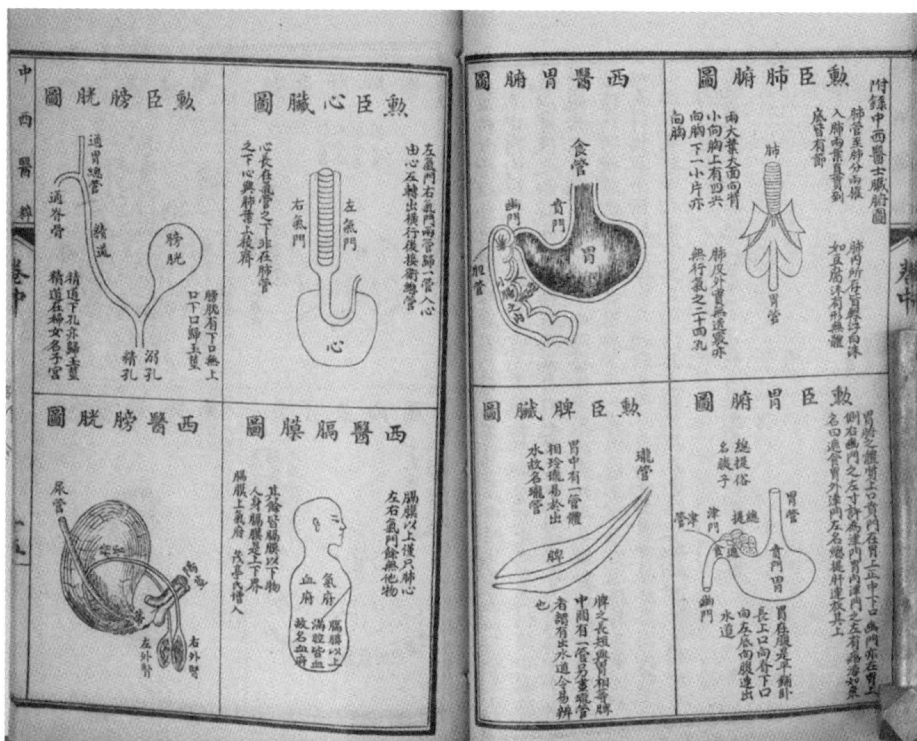

图 1-7-138　勋臣肺腑图　　图 1-7-139　勋臣胃腑图　　图 1-7-140　西医胃腑图
图 1-7-141　勋臣脾脏图　　图 1-7-142　勋臣心脏图　　图 1-7-143　勋臣膀胱图
图 1-7-144　西医膀胱图

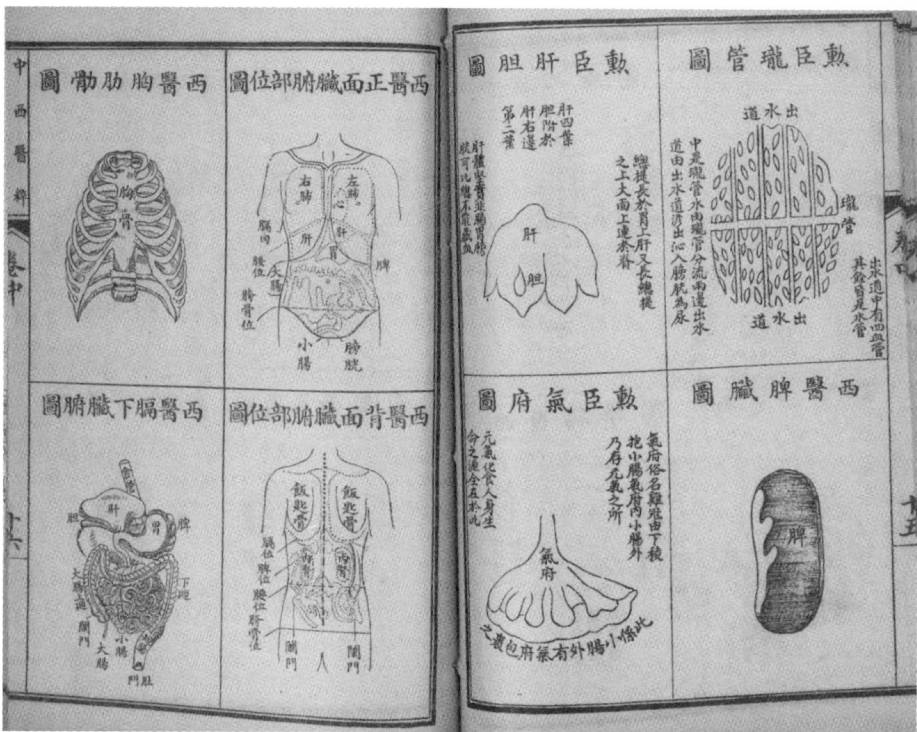

图 1-7-145　西医脾脏图　　图 1-7-146　勋臣肝胆图　　图 1-7-147　勋臣气府图
图 1-7-148　西医正面脏腑部位图　　图 1-7-149　西医背面脏腑部位图
图 1-7-150　西医膈下脏腑图

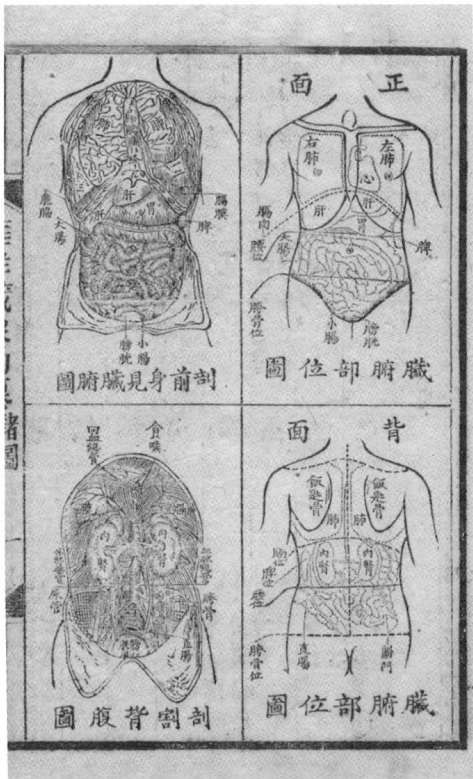

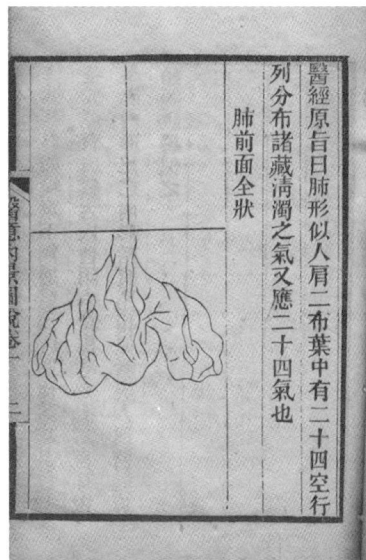

图 1-7-151 正面脏腑部位图
图 1-7-152 背面脏腑部位图
图 1-7-153 剖前身见脏腑图

图 1-7-154 肺前面全状

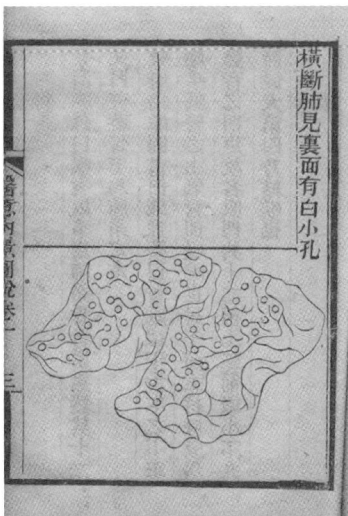

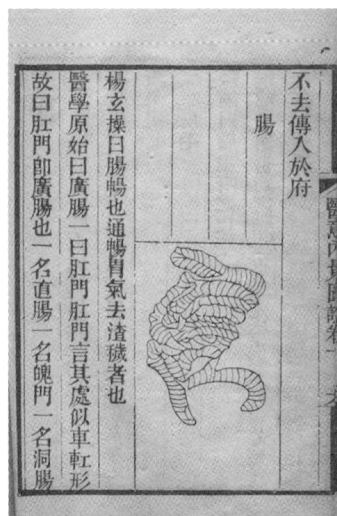

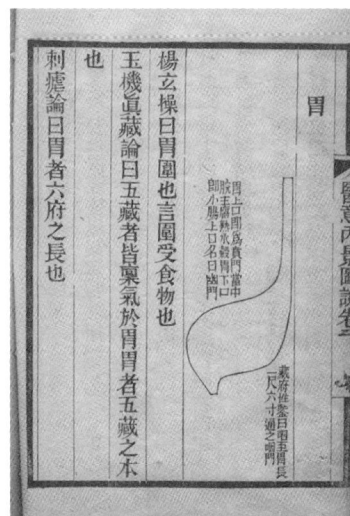

图 1-7-155 横断肺见里面有白小孔 图 1-7-156 肠 图 1-7-157 胃

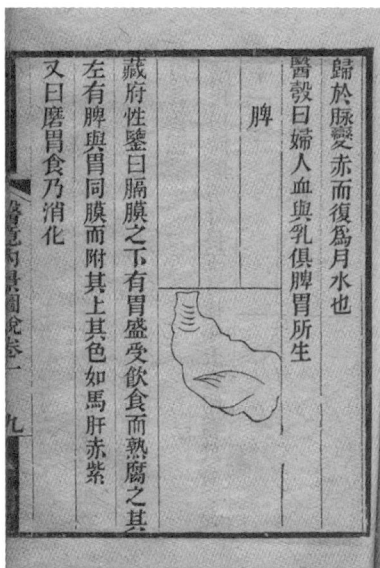

图 1-7-158　脾

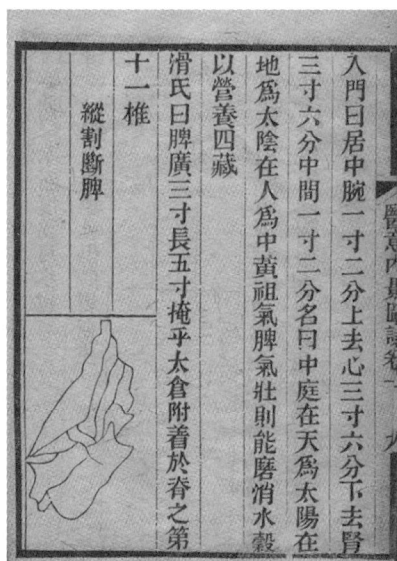

图 1-7-159　纵割断脾

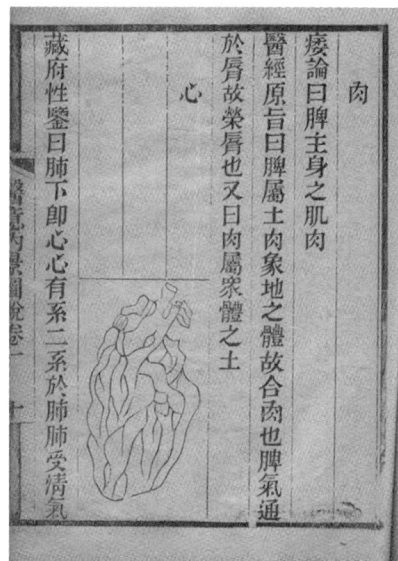

图 1-7-160　心

又曰磨胃食乃消化
藏府性鑒曰膈膜之下有胃盛受飲食而熱腐之其
左有脾與胃同膜而附其上其色如馬肝赤紫
脾
醫統曰婦人血與乳俱脾胃所生
歸於脈變赤而復為月水也

入門曰居中腕一寸二分上去心三寸六分下去腎
三寸六分中間一寸二分名曰心中庭在天為太陽在
地為太陰在人為中黃祖氣脾氣壯則能磨消水穀
以營養四藏
滑氏曰脾廣三寸長五寸掩乎太倉附着於脊之第
十一椎
縱割斷脾

肉
瘻論曰脾主身之肌肉
醫經原旨曰脾屬土肉象地之體故合肉也脾氣通
於脣故榮脣也又曰肉屬宗體之土
心
藏府性鑒曰肺下即心心有系二系於肺肺受清氣

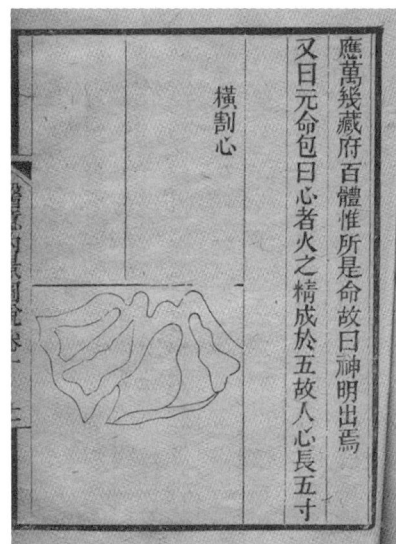

图 1-7-161　横割心

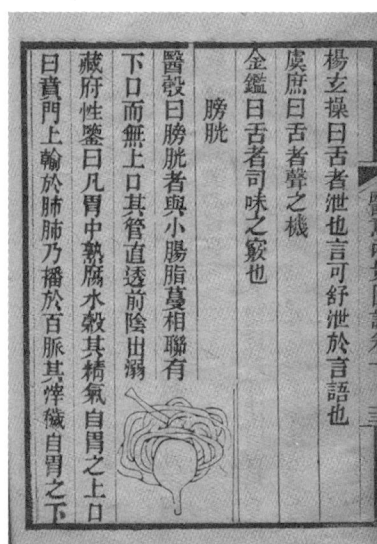

图 1-7-162　膀胱

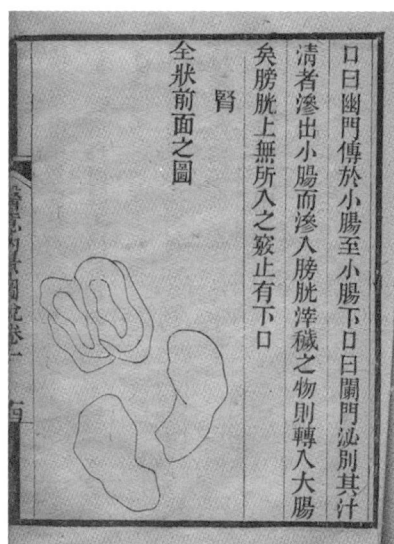

图 1-7-163　肾全状前面之图

應萬幾藏府百體惟所是命故曰神明出焉
橫割心
又曰元命包曰心者火之精成於五故人心長五寸

日幽門上輸於肺肺乃播於百脈其滓穢自胃之下
藏府性鑒曰膀胱者與小腸脂蔓相聯有
下口而無上口其管直透前陰出溺
膀胱
金鑑曰舌者司味之竅也
虞庶曰舌者聲之機
楊玄操曰舌者泄也言可舒泄於言語也

口曰幽門傳於小腸至小腸下口曰闌門泌別其汁
清者滲出小腸而滲入膀胱滓穢之物則轉入大腸
矣膀胱上無所入之竅止有下口
腎
全狀前面之圖

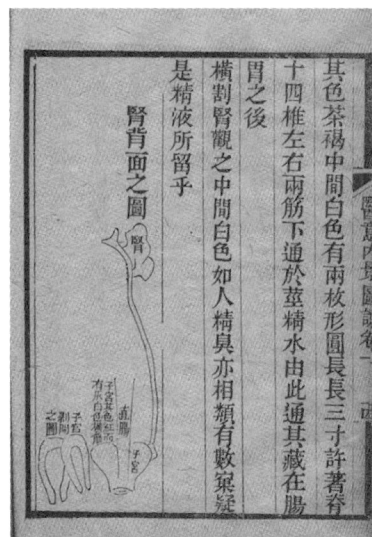

图 1-7-164　肾背面之图

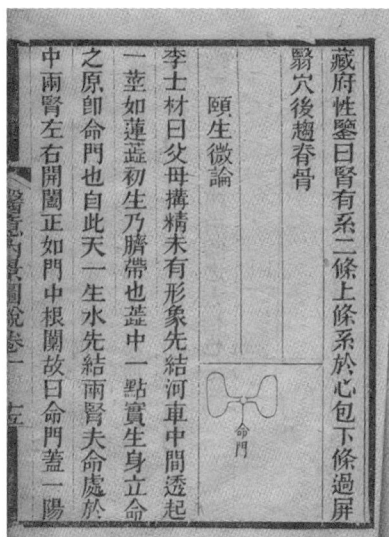

图 1-7-165　命门

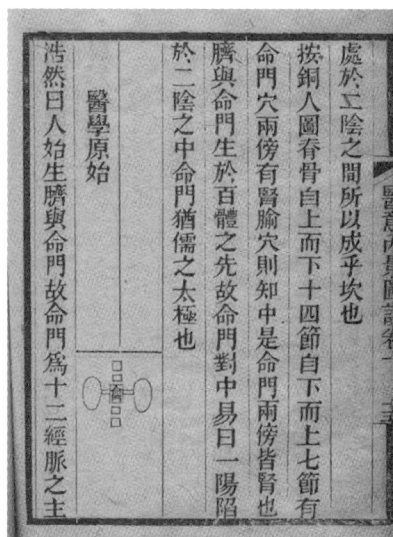

图 1-7-166　命门

其色茶褐中間白色有兩枚形圓長長三寸許著脊
十四椎左右兩筋下通於莖精水由此通其藏在腸
胃之後
橫割腎觀之中間白色如人精具亦相顧有欹窠疑
是精液所留乎
腎背面之圖

藏府性鑒曰腎有系二條上條系於心包下條過屏
翳穴後趨脊骨
頤生微論
李士材曰父母搆精未有形象先結河車中間透起
一莖如蓮蕊初生乃蒂中一點實生身立命
之原即命門也自此天一生水先結兩腎蓋一陽
中兩腎左右開闔正如門中根關故曰命門夫命處於

處於二陰之間所以成乎坎也
按銅人圖脊骨自上而下十四節自下而上七節有
命門穴兩傍有腎腧穴則知是命門兩傍皆腎也
臍與命門生於百體之先故命門對中易曰一陽陷
於二陰之中命門猶儒之太極也
馮然曰人始生臍與命門故命門為十二經脈之主
醫學原始

图 1-7-167　肾经

图 1-7-168　胆

图 1-7-169　肝

图 1-7-170　肝后面

图 1-7-171　脏腑图

图 1-8-172　头部仰面穴位图

图 1-8-173　头部伏面穴位图

图 1-8-174　上肢内侧穴位图

图 1-8-175　上肢外侧穴位图

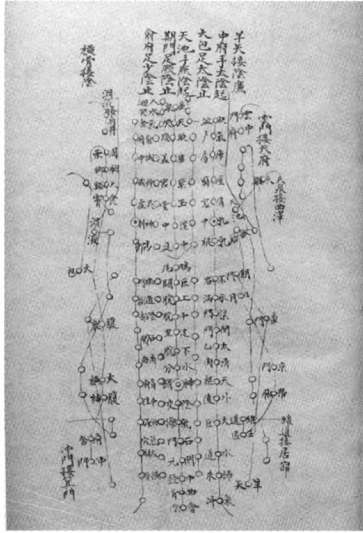

图 1-8-176　人体仰面穴位图

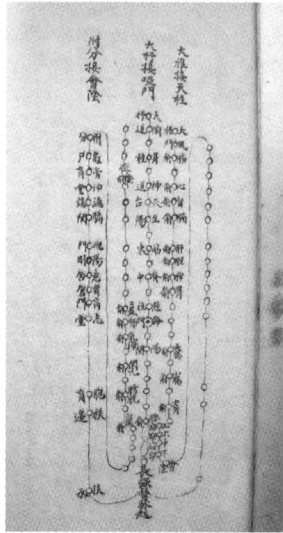

图 1-8-177　人体伏面穴位图

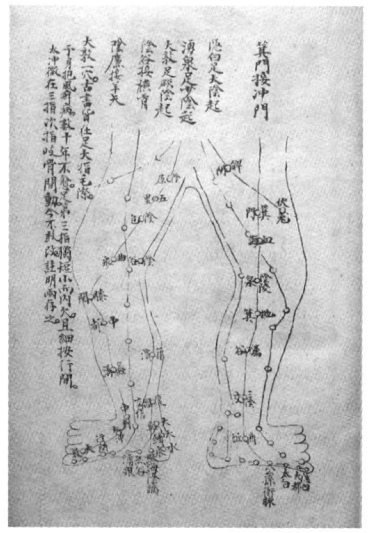

图 1-8-178　下肢内侧穴位图

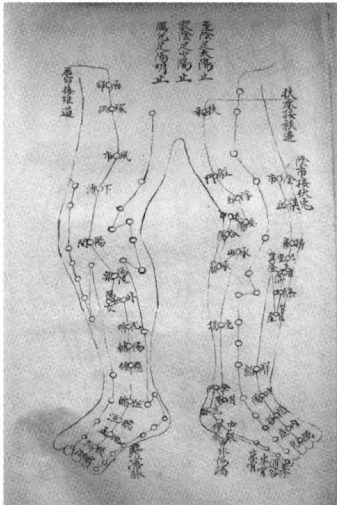

图 1-8-179　下肢外侧穴位图

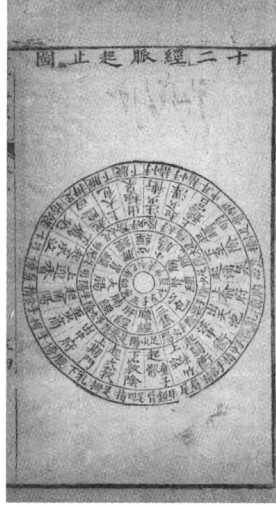

图 1-8-180　十二经脉起止图

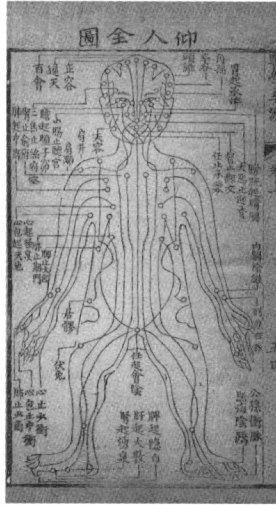

图 1-8-181　仰人全图

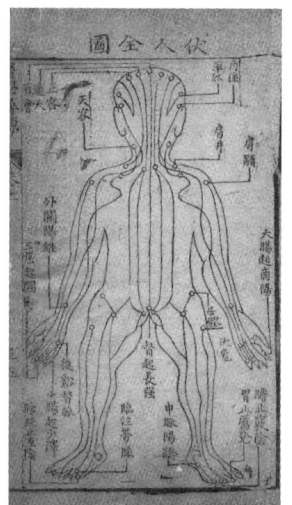

图 1-8-182　伏人全图

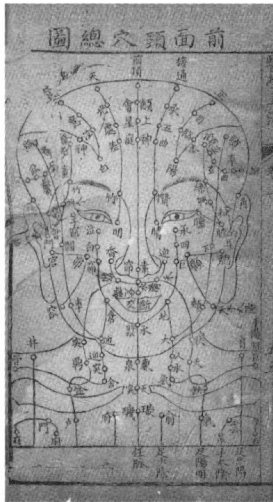

图 1-8-183　前面颈穴总图

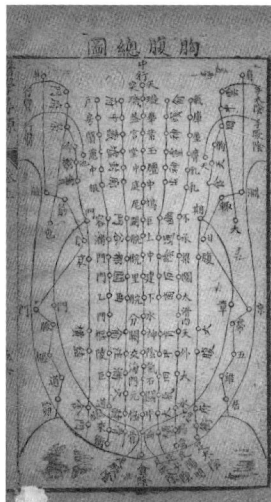

图 1-8-184　胸腹总图

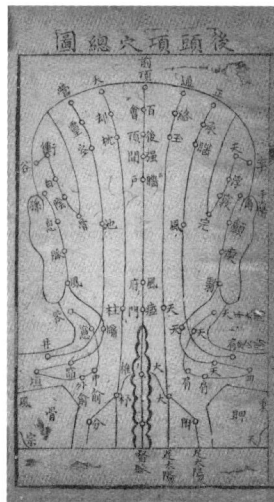

图 1-8-185　后头项穴总图

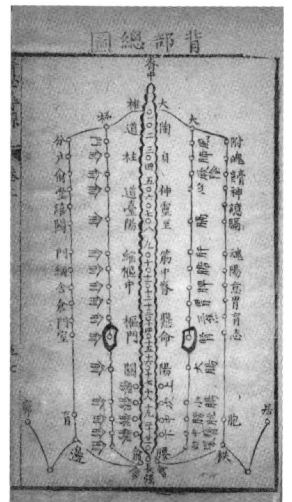

图 1-8-186　背部总图

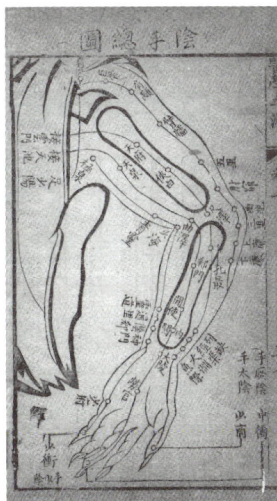

图 1-8-187　阴手总图

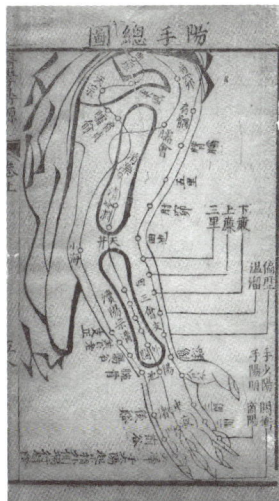

图 1-8-188　阳手总图

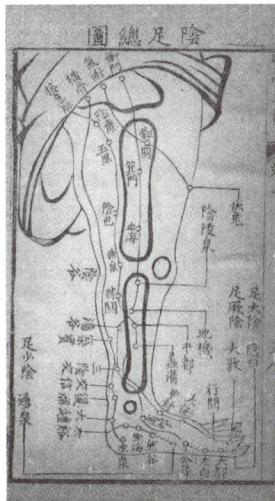

图 1-8-189　阴足总图

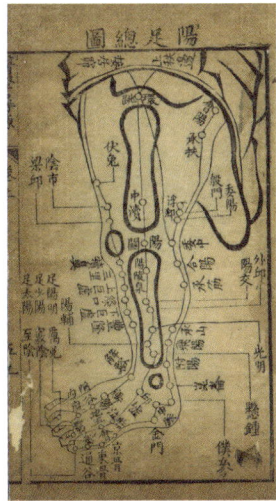

图 1-8-190　阳足总图

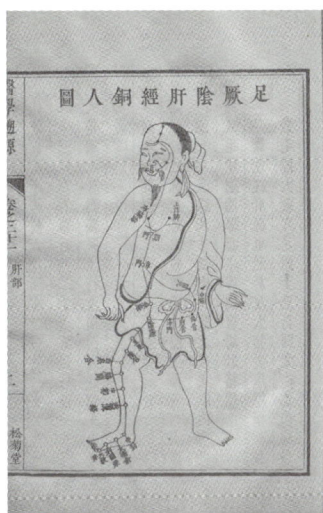

图 1-8-191　足厥阴肝经铜人图

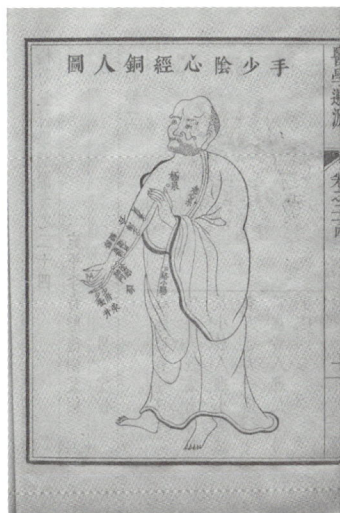

图 1-8-192　手少阴心经铜人图

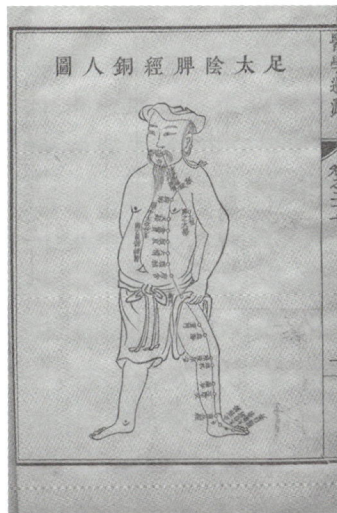

图 1-8-193　足太阴脾经铜人图

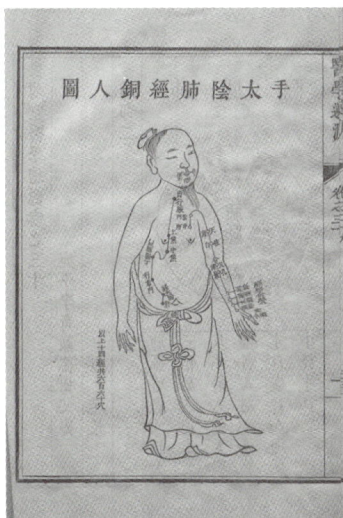

图 1-8-194　手太阴肺经铜人图

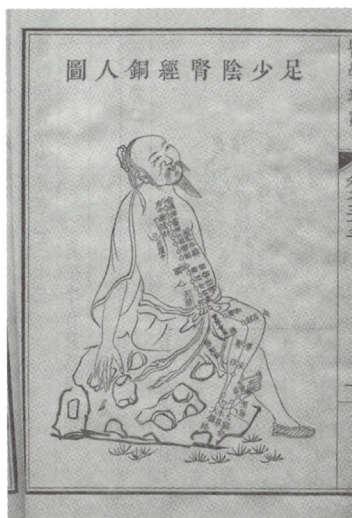

图 1-8-195　足少阴肾经铜人图

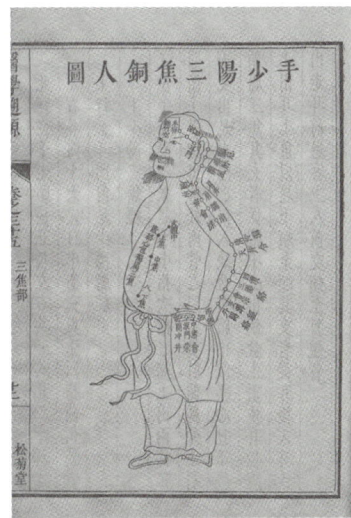

图 1-8-196　手少阳三焦铜人图

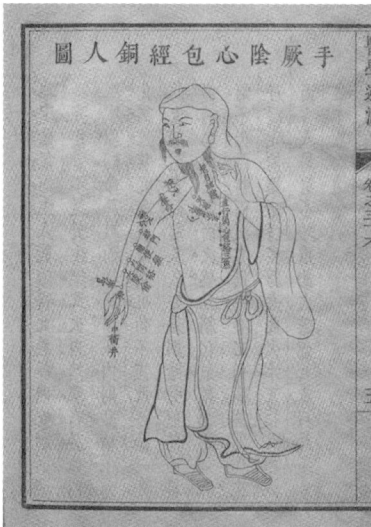

图 1-8-197　手厥阴心包络铜人图

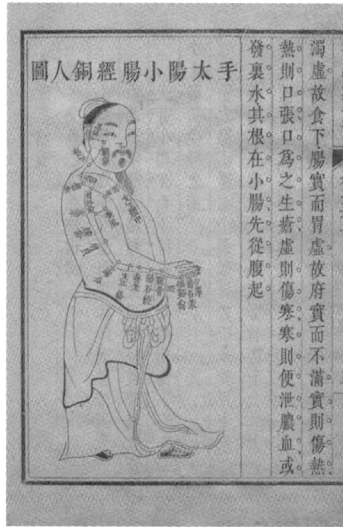

图 1-8-198　手太阳小肠经铜人图

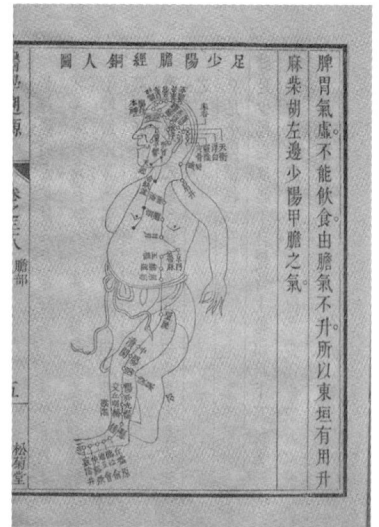

图 1-8-199　足少阳胆经铜人图

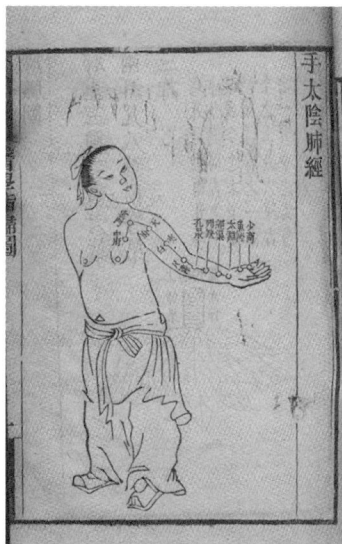

图 1-8-200　手太阴肺经

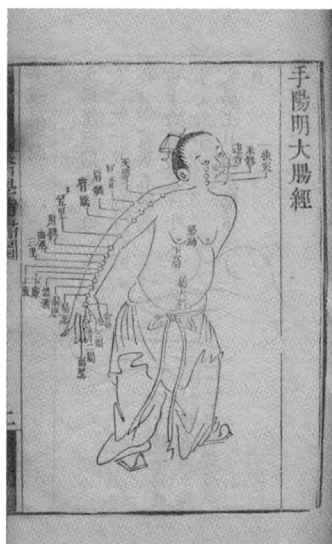

图 1-8-201　手阳明大肠经

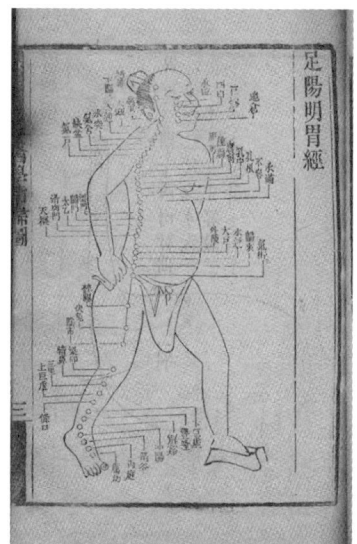

图 1-8-202　足阳明胃经

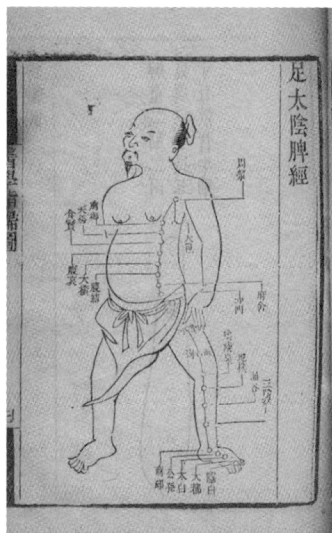

图 1-8-203　足太阴脾经

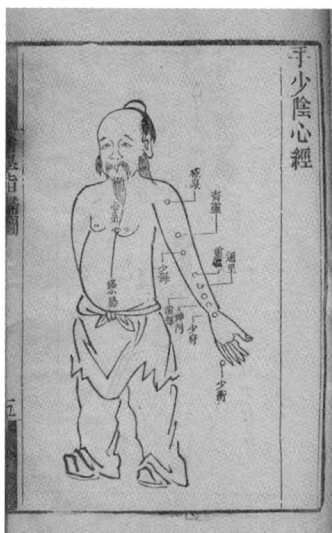

图 1-8-204　手少阴心经

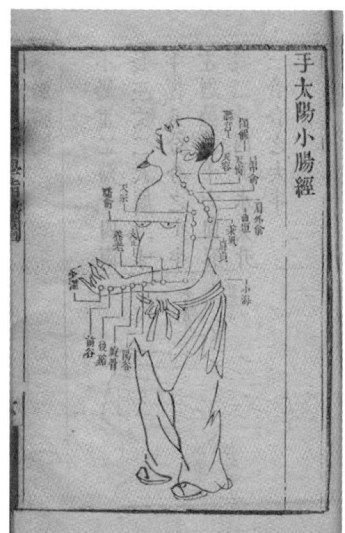

图 1-8-205　手太阳小肠经

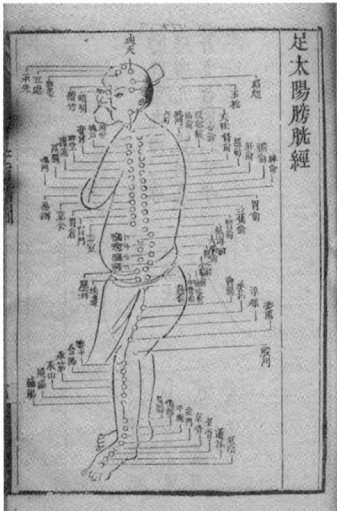
图 1-8-206　足太阳膀胱经

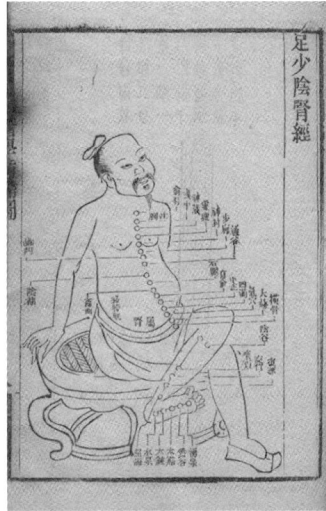
图 1-8-207　足少阴肾经

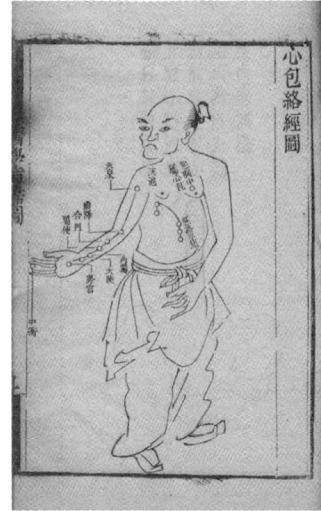
图 1-8-208　心包络经图

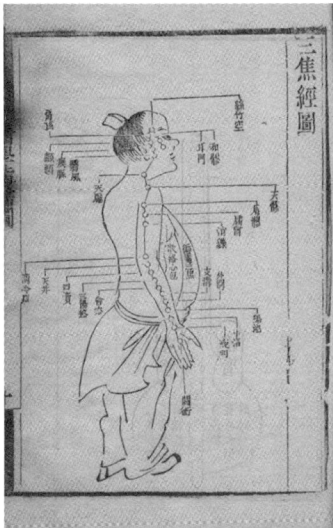
图 1-8-209　三焦经图

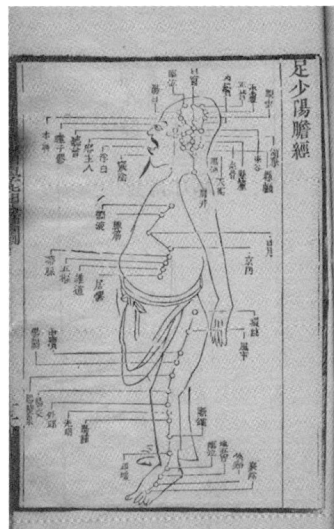
图 1-8-210　足少阳胆经

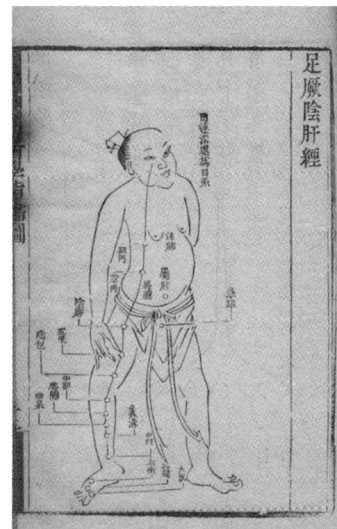
图 1-8-211　足厥阴肝经

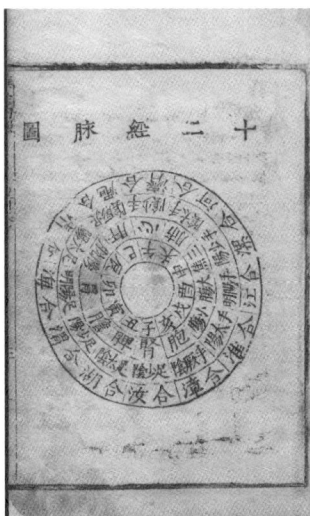
图 1-8-212　十二经脉图

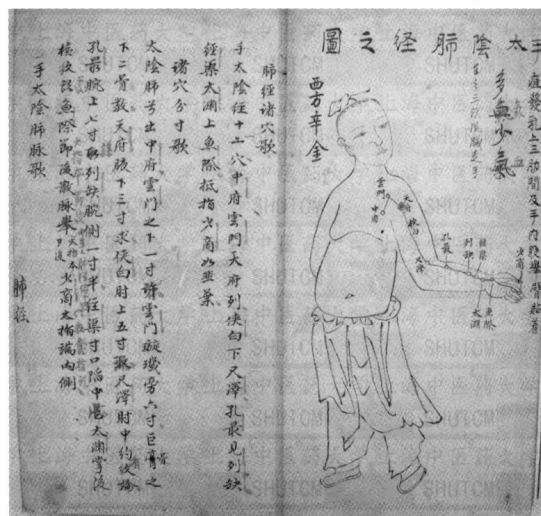
图 1-8-213　手太阴肺经之图

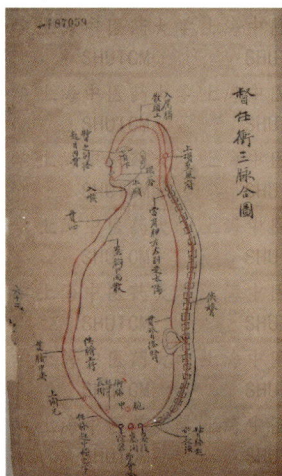

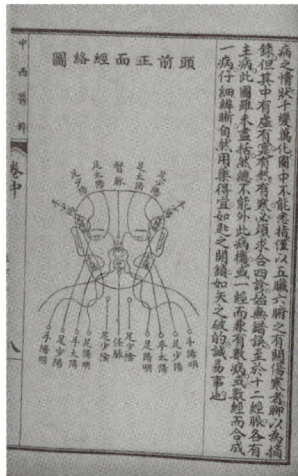

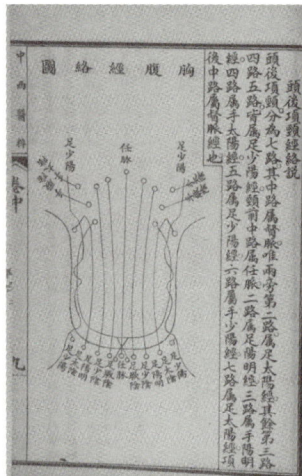

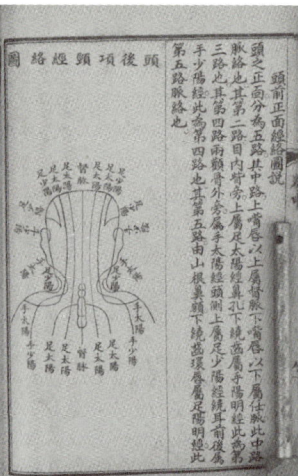

图 1-8-214　督任冲三脉合图　图 1-8-215　头前正面经络图

图 1-8-216　头后项颈经络图　图 1-8-217　胸腹经络图

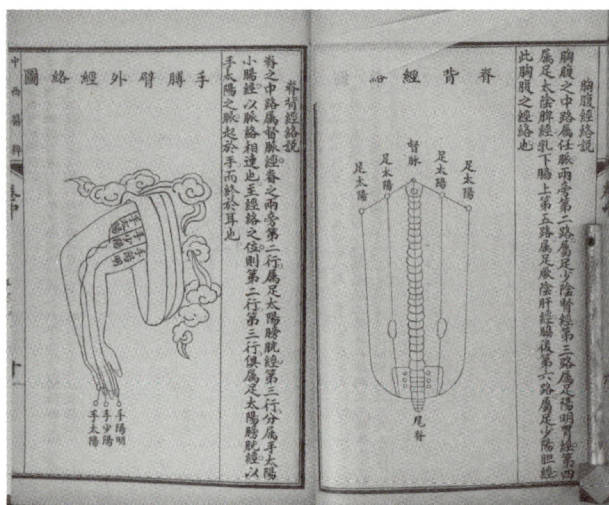

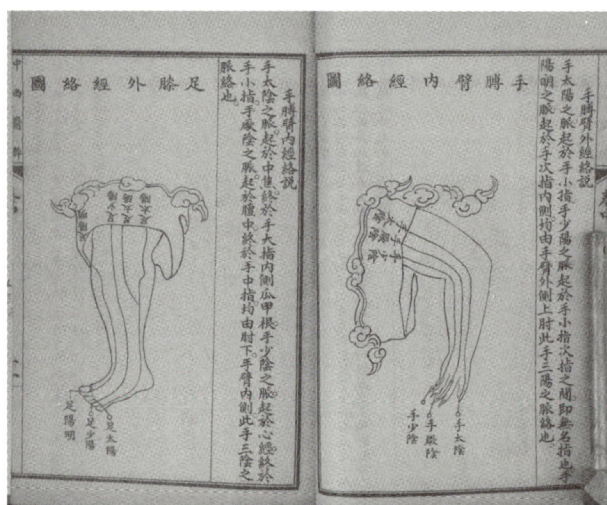

图 1-8-218　脊背经络　图 1-8-219　手膊臂外经络图

图 1-8-220　手膊臂内经络图　图 1-8-221　足膝外经络图

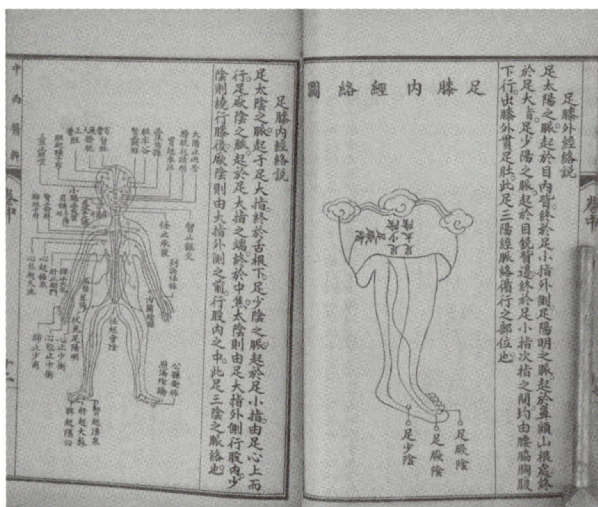

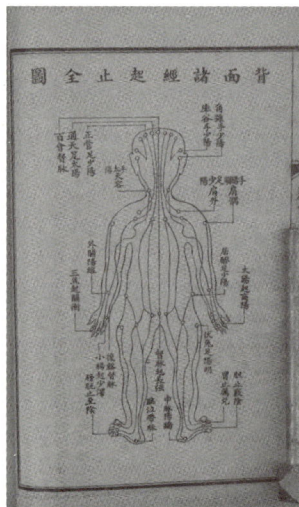

图 1-8-222　足膝内经络图　图 1-8-223　正面诸经起止全图　图 1-8-224　背面诸经起止全图

图 1-9-225　王清任考真脏
腑十一图 - 膈膜图

图 1-9-226　王清任考真脏腑
十一图 - 营总管卫总管图

图 1-9-227　西洋营卫总管
傍脊图

图 1-9-228　西洋眼形全图

图 1-9-229　西洋脑形全图

图 1-9-230　西洋妇人胞肠
经系全图

图 1-9-231　西洋全身骨图

图 1-9-232　西洋肌理全图

图 1-9-233　西洋营经血脉
全图

图 1-9-234　周身脑气筋图

图 1-9-235　全体血脉管图

图 1-9-236　会厌

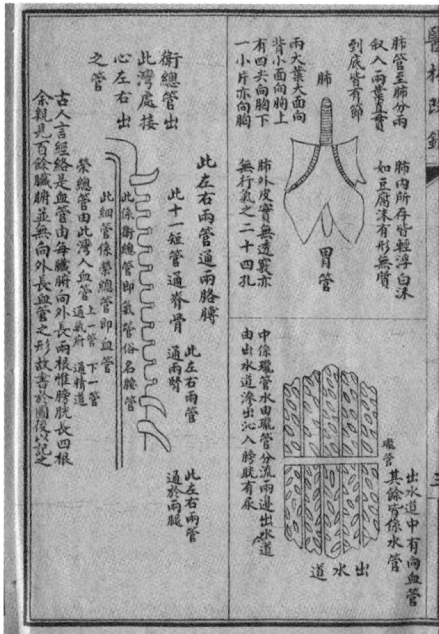

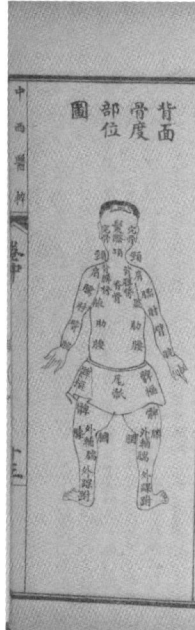

图 1-9-237　珑管　图 1-9-238　腰管　　图 1-9-239　正面骨度部位图　图 1-9-240　背面骨度部位图

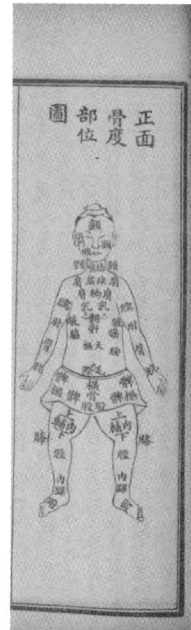

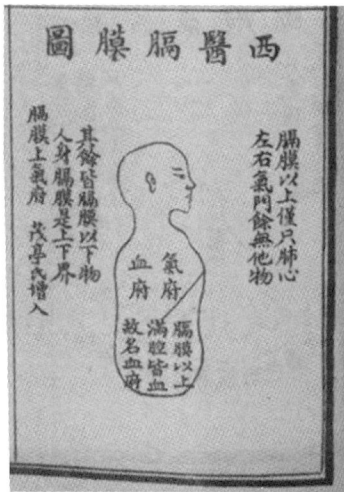

图 1-9-241　西医膈膜图　　图 1-9-242　勋臣珑管图　图 1-9-243　西医胸肋骱图

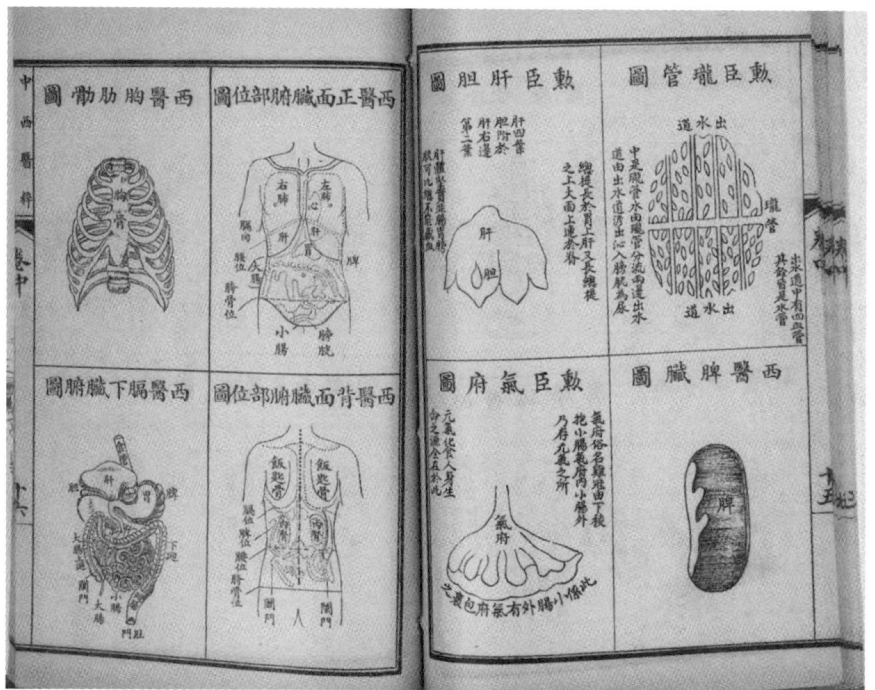

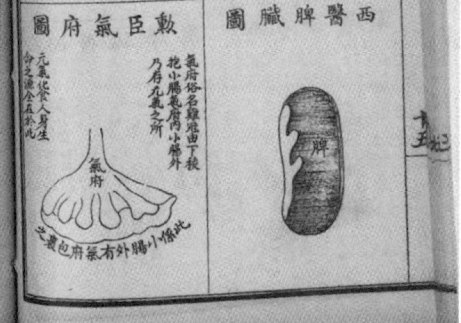

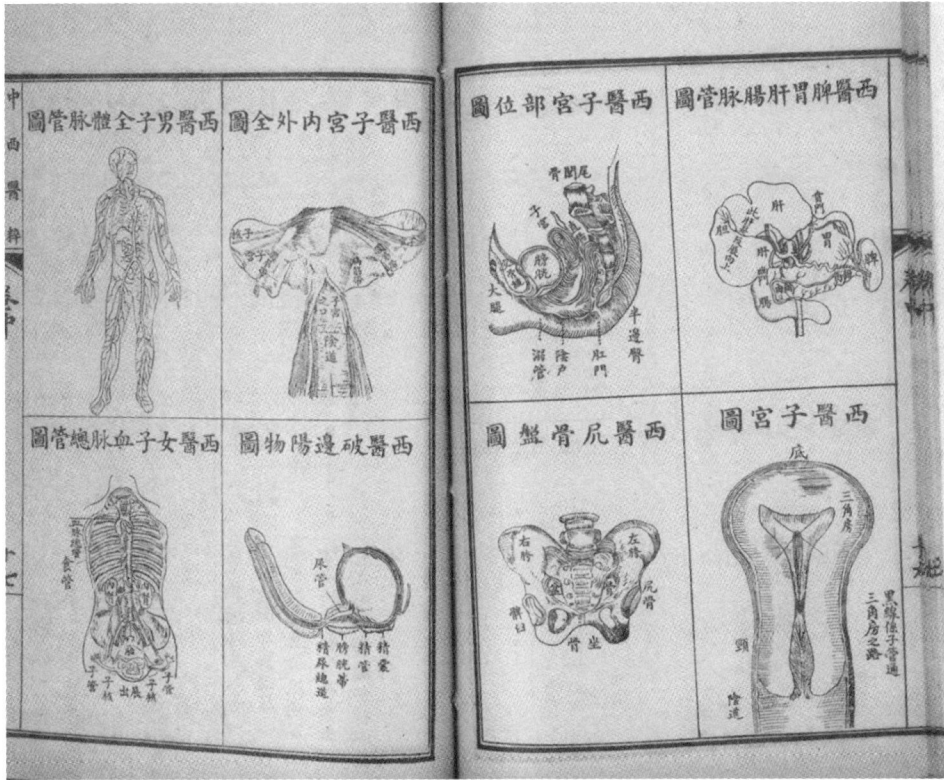

图 1-9-244　西医脾胃肝肠脉管图　图 1-9-245　西医子宫图　图 1-9-246　西医子宫部位图
图 1-9-247　西医尻骨盆图　图 1-9-248　西医子宫内外全图　图 1-9-249　西医破边阳物图
图 1-9-250　西医男子全体脉管图　图 1-9-251　西医女子血脉总管图

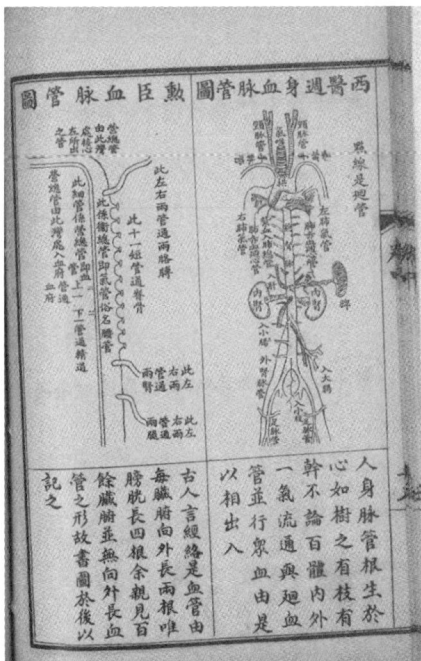

图 1-9-252　西医周身血脉管图
图 1-9-253　勋臣血脉管图

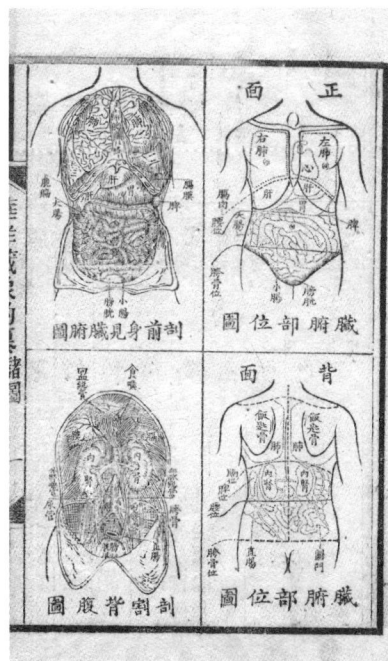

图 1-9-254　剖割背腹图

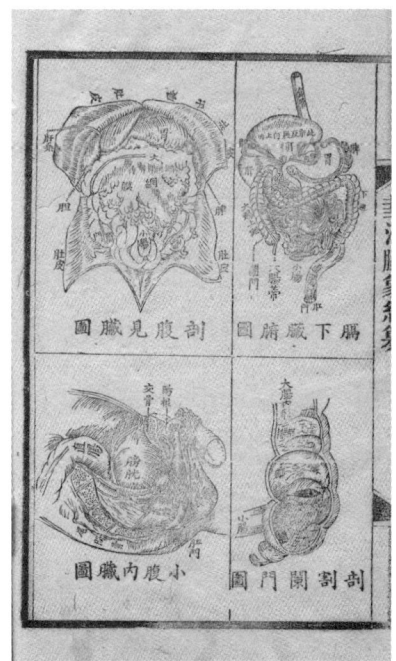

图 1-9-255　膈下脏腑图
图 1-9-256　剖割阑门图
图 1-9-257　剖腹见脏图
图 1-9-258　小腹内脏图

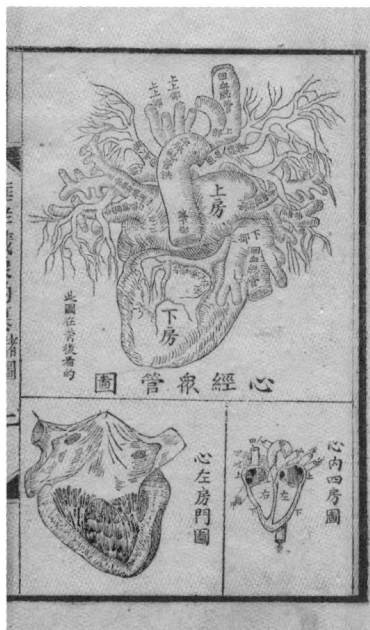

图 1-9-259　心经众管图
图 1-9-260　心内四房图
图 1-9-261　心左房门图

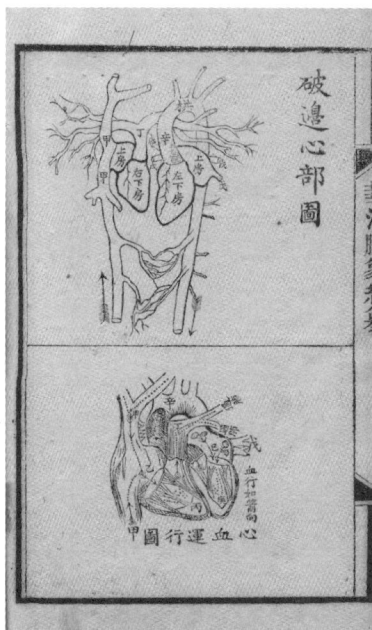

图 1-9-262　破边心部图
图 1-9-263　心血运行图

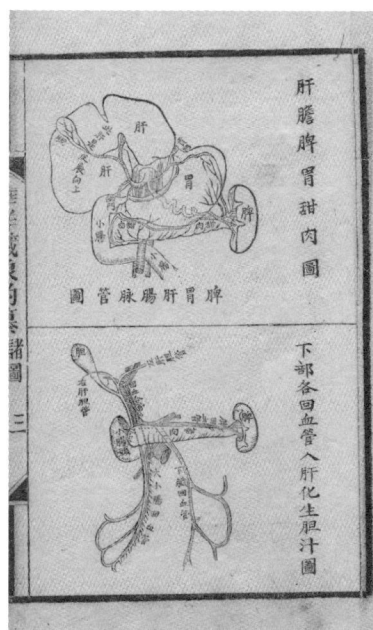

图 1-9-264　肝胆脾胃甜肉图（脾胃
肝肠脉管图）
图 1-9-265　下部各回血管入肝化生
胆汁图

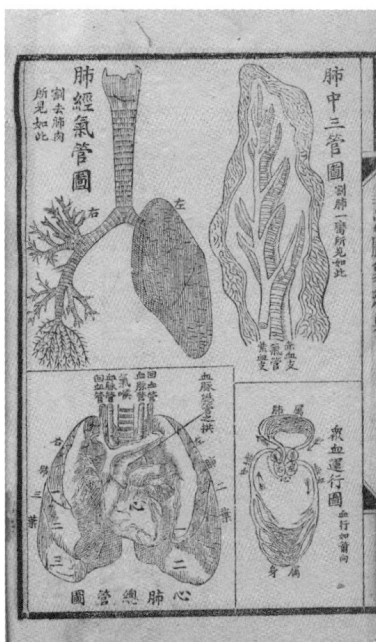

图 1-9-266　肺中三管图
图 1-9-267　众血运行图
图 1-9-268　肺经气管图
图 1-9-269　心肺总管图

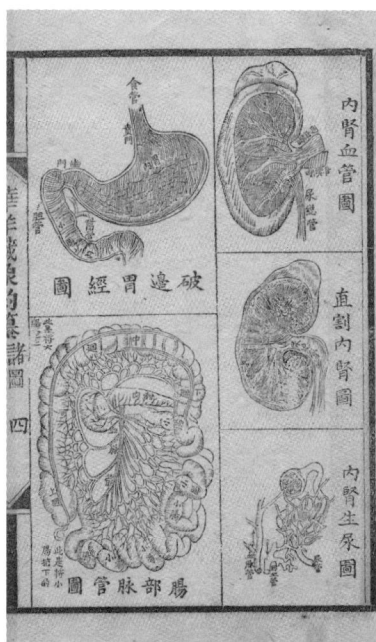

图 1-9-270　内肾血管图
图 1-9-271　直割内肾图
图 1-9-272　内肾生尿图
图 1-9-273　破边胃经图
图 1-9-274　肠部脉管图

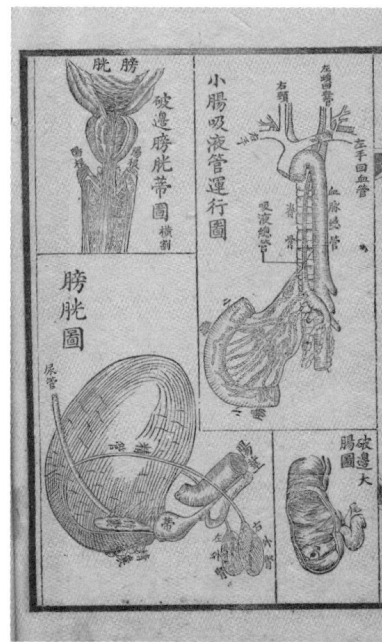

图 1-9-275　小肠吸液管运行图
图 1-9-276　破边大肠图
图 1-9-277　破边膀胱蒂图
图 1-9-278　膀胱图

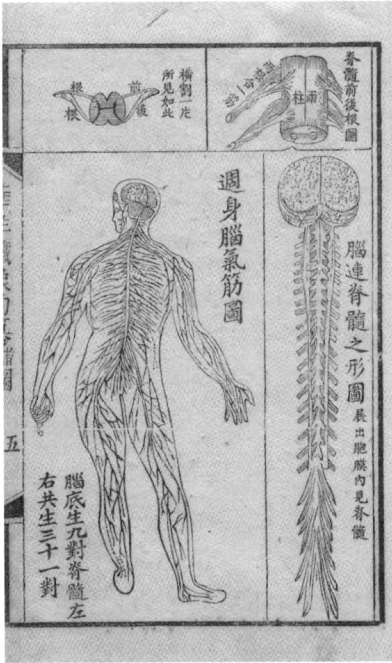

图 1-9-279　脊髓前后根图
图 1-9-280　脑连脊髓之形图
图 1-9-281　脊柱横断面图
图 1-9-282　周身脑气筋图

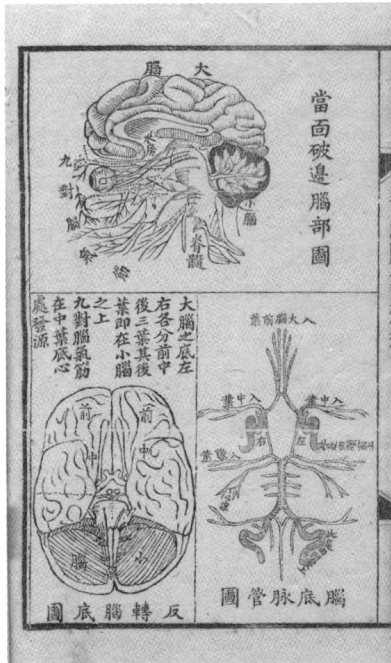

图 1-9-283　当面破边脑部图
图 1-9-284　脑底脉管图
图 1-9-285　反转脑底图

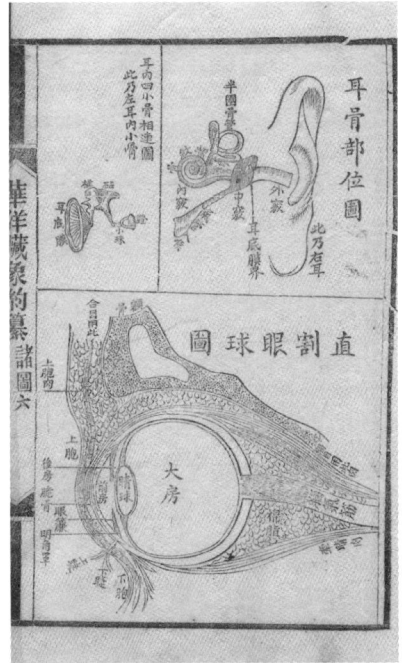

图 1-9-286　耳骨部位图
图 1-9-287　直割眼球图
图 1-9-288　听小骨图

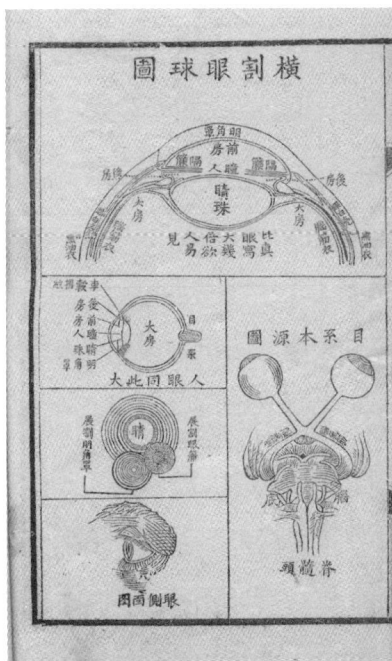

图 1-9-300　鼻脆骨图
图 1-9-301　横割见鼻图
图 1-9-302　人舌图
图 1-9-303　皮内之形图
图 1-9-304　汗孔图
图 1-9-305　舌内脑筋脉管图
图 1-9-306　发管图

图 1-9-289　横割眼球图
图 1-9-290　目系本源图
图 1-9-291　眼球图
图 1-9-292　眼球图
图 1-9-293　眼侧面图

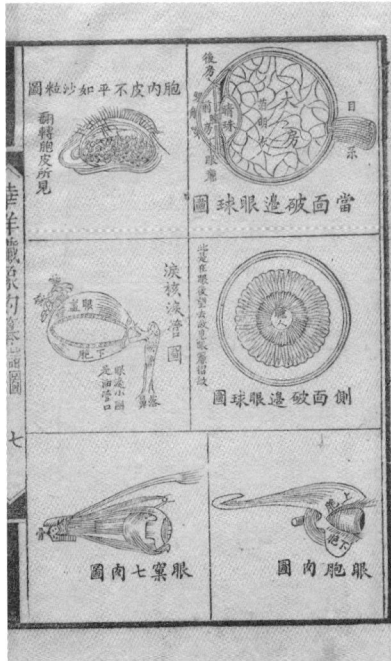

图 1-9-294　当面破边眼球图
图 1-9-295　侧面破边眼球图
图 1-9-296　眼胞肉图
图 1-9-297　胞内皮不平如沙粒图
图 1-9-298　泪核泪管图
图 1-9-299　眼窠七肉图

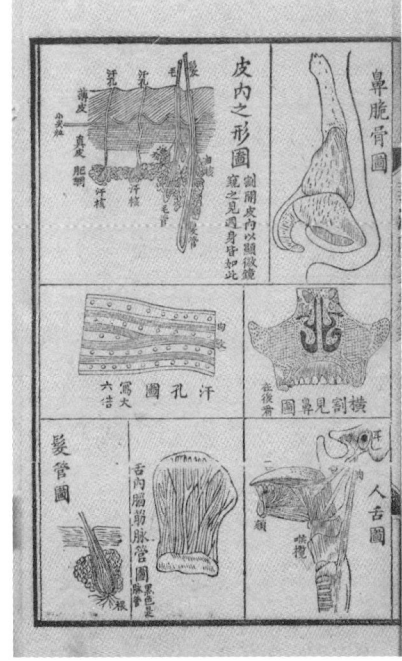

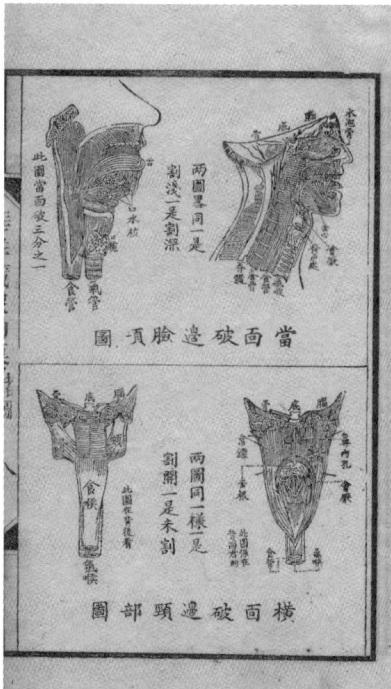

图 1-9-307　当面破边脸项图
图 1-9-308　横面破边颈部图

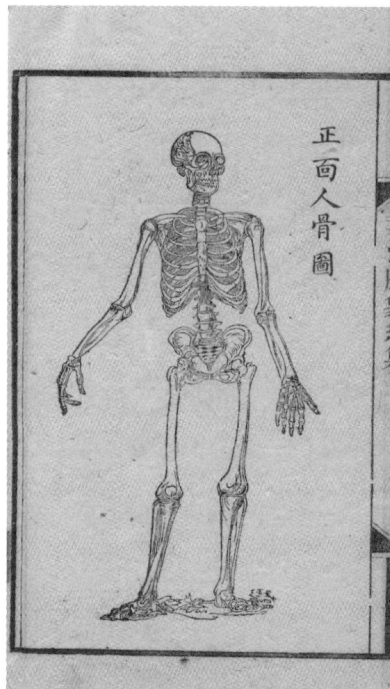

图 1-9-309　正面人骨图

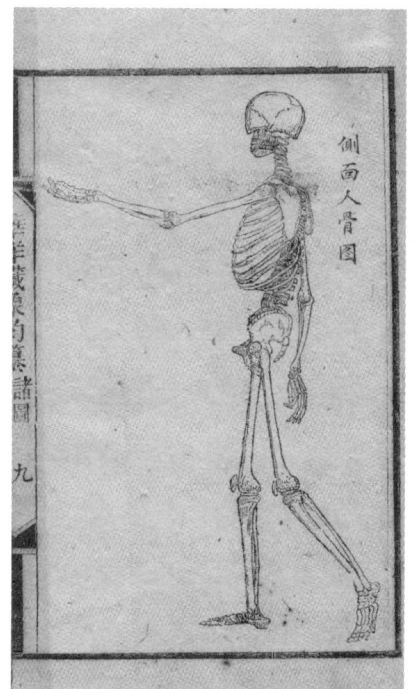

图 1-9-310　侧面人骨图

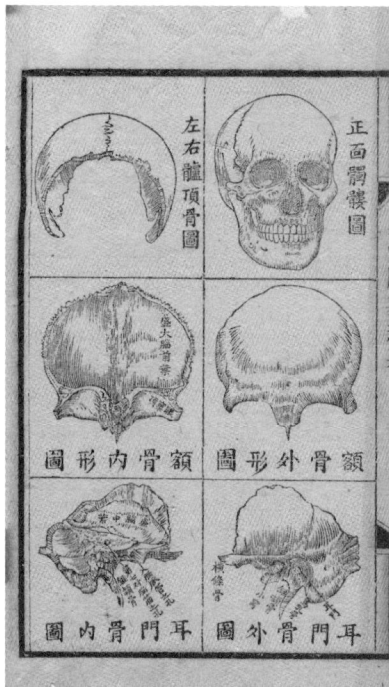

图 1-9-311　正面骷髅图
图 1-9-312　额骨外形图
图 1-9-313　耳门骨外图
图 1-9-314　左右颅顶骨图
图 1-9-315　额骨内形图
图 1-9-316　耳门骨内图

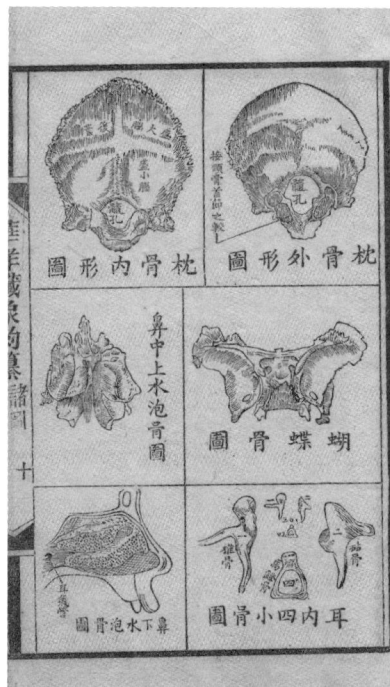

图 1-9-317　枕骨外形图
图 1-9-318　蝴蝶骨图
图 1-9-319　耳内四小骨图
图 1-9-320　枕骨内形图
图 1-9-321　鼻中上水泡骨图
图 1-9-322　鼻下水泡骨图

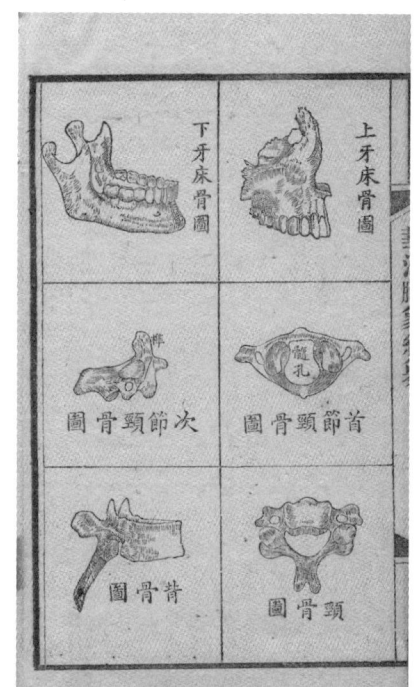

图 1-9-323　上牙床骨图
图 1-9-324　首节颈骨图
图 1-9-325　颈骨图
图 1-9-326　下牙床骨图
图 1-9-327　次节颈骨图
图 1-9-328　背骨图

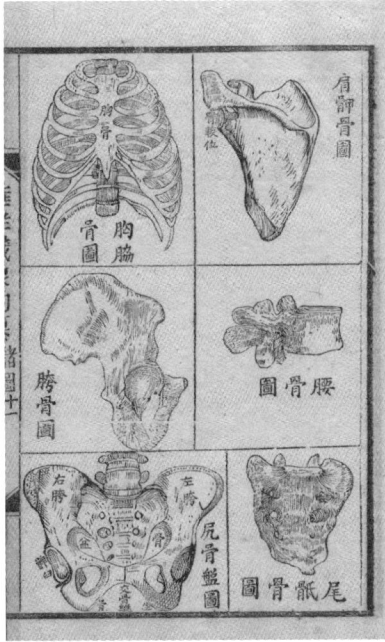

图 1-9-329 肩胛骨图
图 1-9-330 腰骨图
图 1-9-331 尾骶骨图
图 1-9-332 胸胁骨图
图 1-9-333 胯骨图
图 1-9-334 尻骨盆图

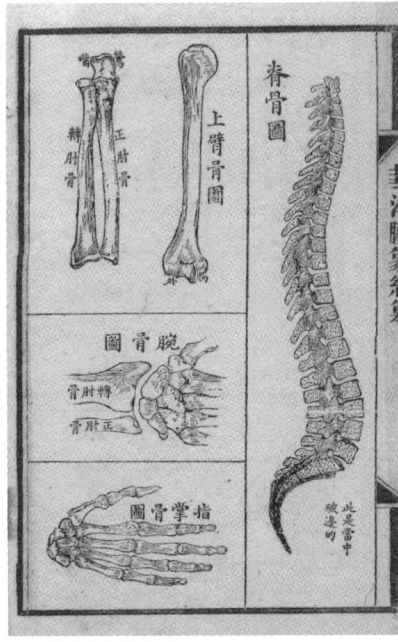

图 1-9-335 脊骨图
图 1-9-336 上臂骨图
图 1-9-337 腕骨图
图 1-9-338 指掌骨图

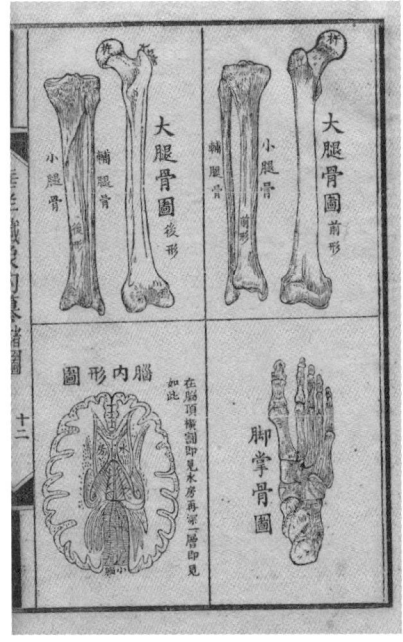

图 1-9-339 大腿骨图
图 1-9-340 脚掌骨图
图 1-9-341 大腿骨图
图 1-9-342 脑内形图

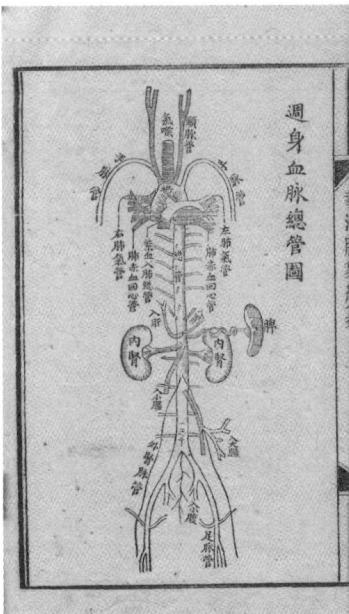

图 1-9-343 周身血脉总管图

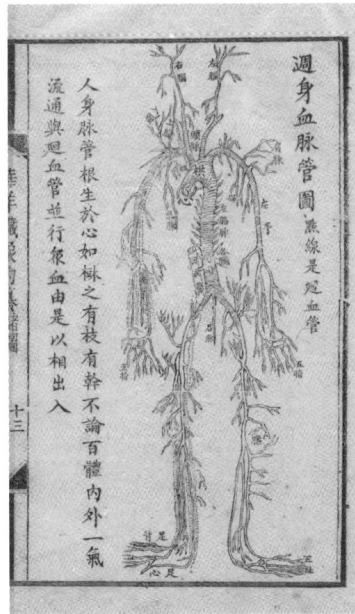

图 1-9-344 周身血脉管图

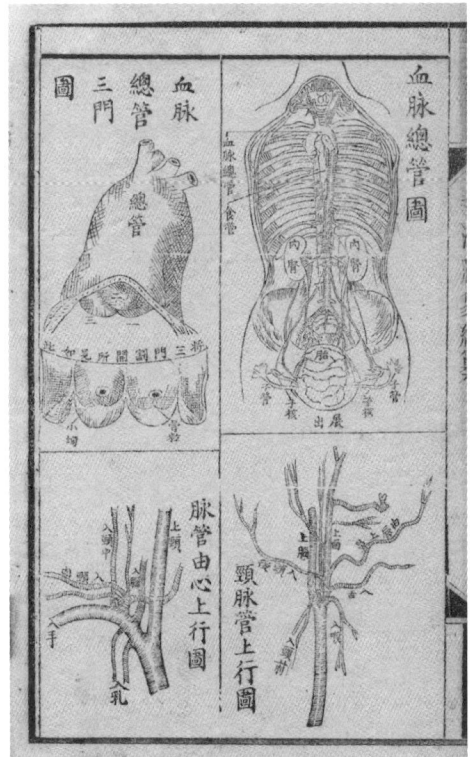

图 1-9-345 血脉总管图
图 1-9-346 颈脉管上行图
图 1-9-347 血脉总管三门图
图 1-9-348 脉管由心上行图

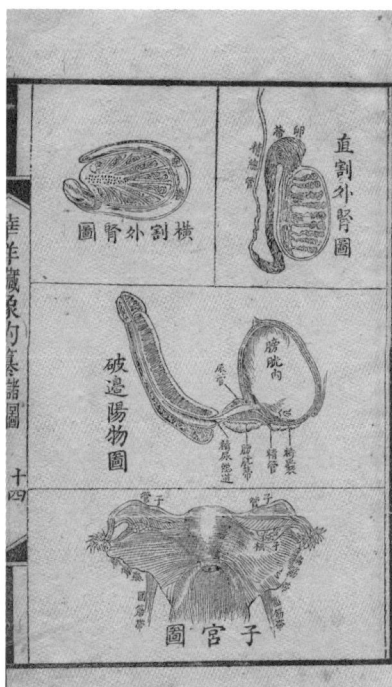

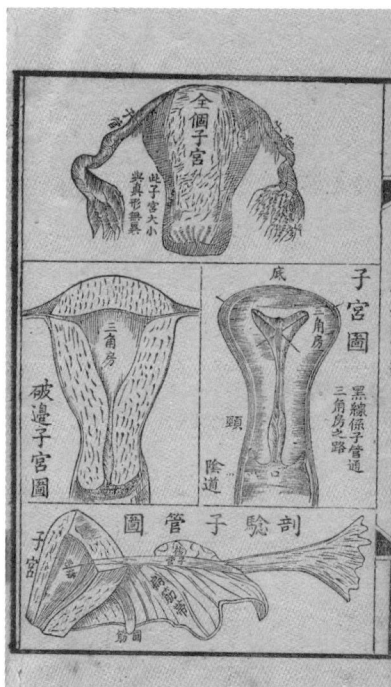

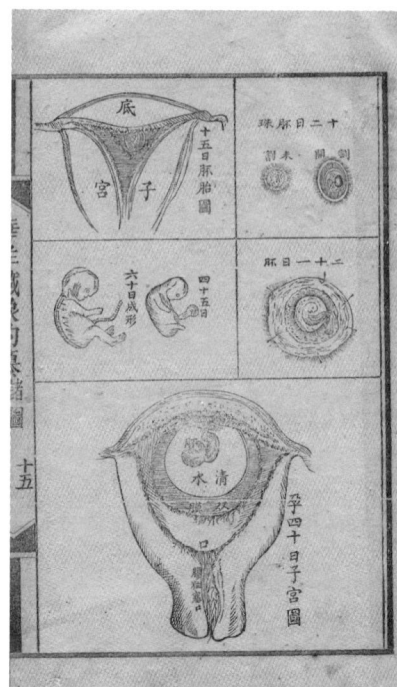

图 1-9-357　十二日胚珠
图 1-9-358　十五日胚胎图
图 1-9-359　二十一日胚
图 1-9-360　四十五日 - 六十日成形
图 1-9-361　孕四十日子宫图

图 1-9-349　直割外肾图
图 1-9-350　横割外肾图
图 1-9-351　破边阳物图
图 1-9-352　子宫图

图 1-9-353　全个子宫
图 1-9-354　子宫图
图 1-9-355　破边子宫图
图 1-9-356　剖验子管图

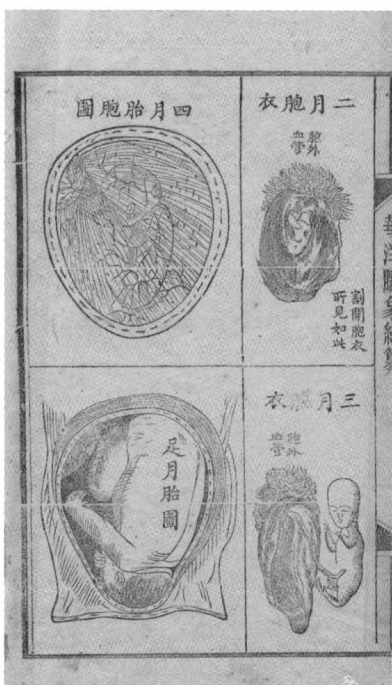

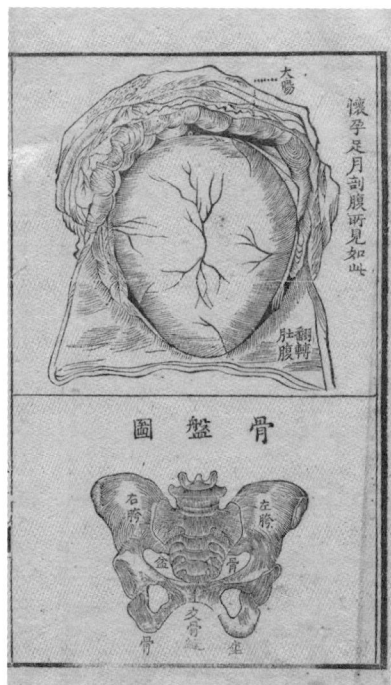

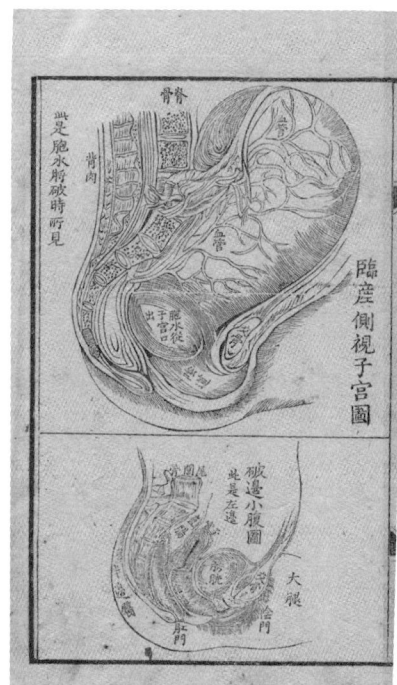

图 1-9-362　二月胞衣
图 1-9-363　三月胞衣
图 1-9-364　四月胎胞图
图 1-9-365　足月胎图

图 1-9-366　怀孕足月剖腹所见如此
图 1-9-367　骨盘图

图 1-9-368　临产侧视子宫图
图 1-9-369　破边小腹图

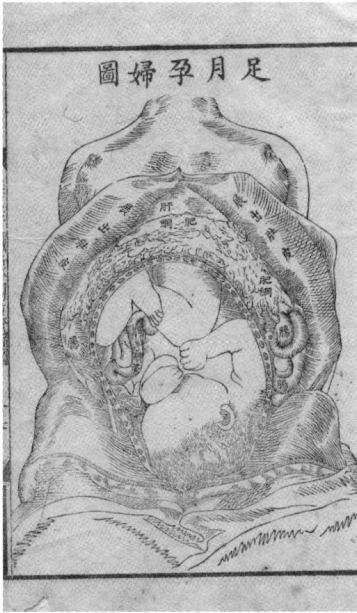

图 1-9-370　足月孕妇图

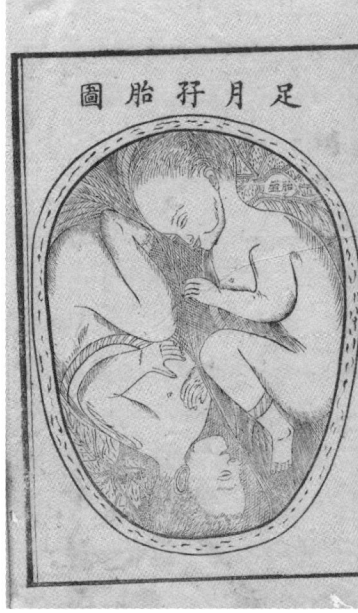

图 1-9-371　足月孖胎图

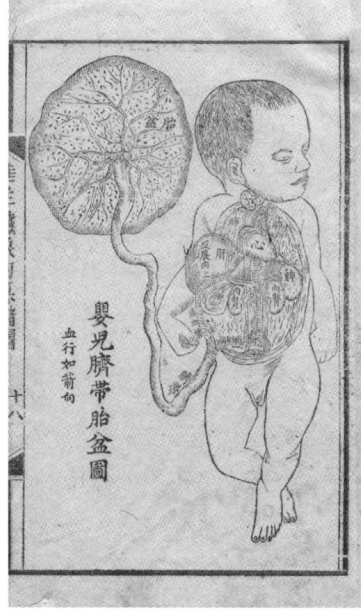

图 1-9-372　婴儿脐带胎盆图

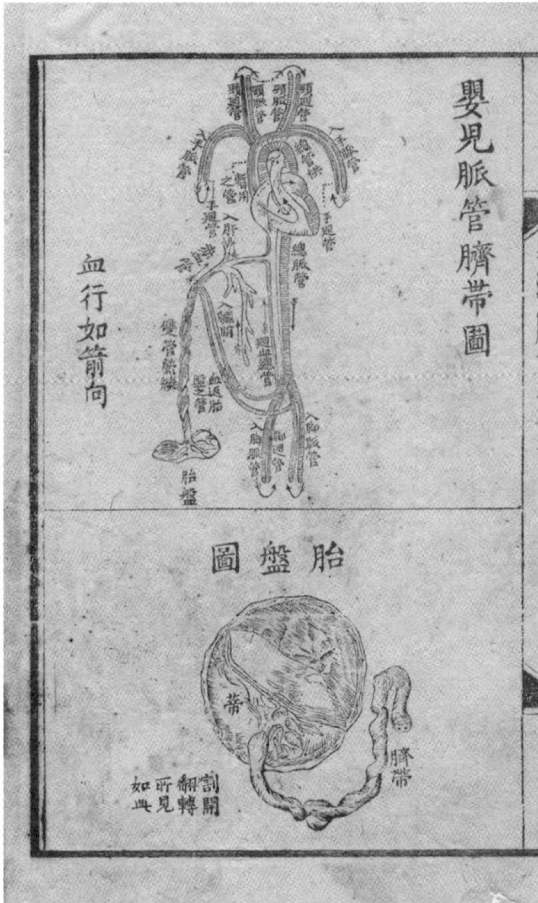

图 1-9-373　婴儿脉管脐带图　图 1-9-374　胎盘图

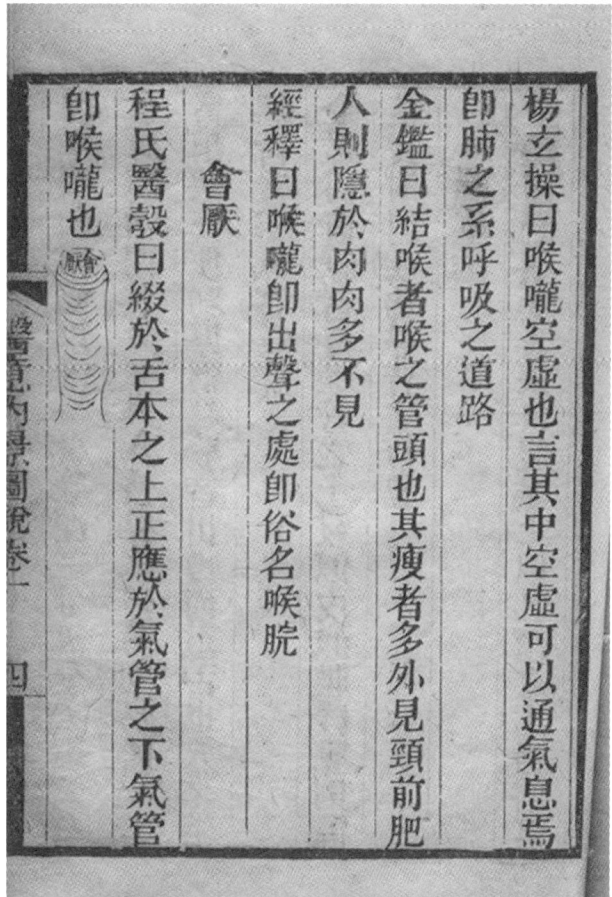

图 1-9-375　会厌

图 1-9-376　舌

图 1-9-377　头颅骨

图 1-9-378　肋骨

图 1-9-379　肩胛骨　图 1-9-380　膊

图 1-9-381　股骨　图 1-9-382　髋骨所接

图 1-9-383　睾丸

图 1-9-384　眼目

图 1-9-385　脑髓

图 1-9-386　胞衣表面

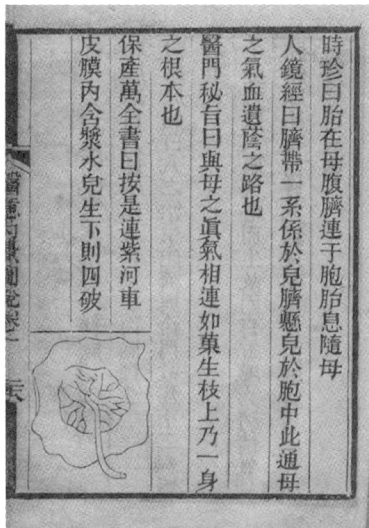

图 1-9-387 紫河车

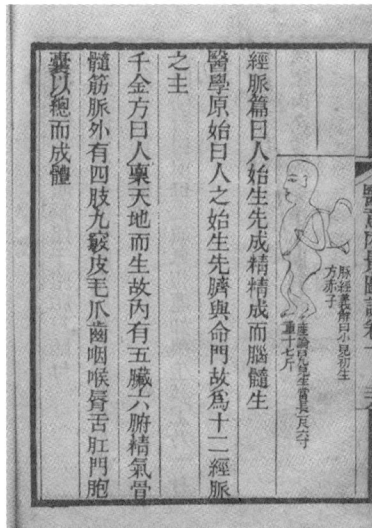

图 1-9-388 初生儿

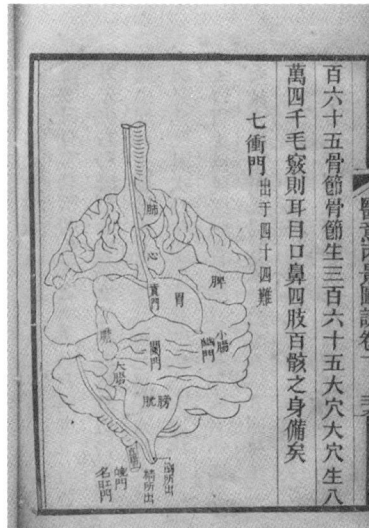

图 1-9-389 七冲门

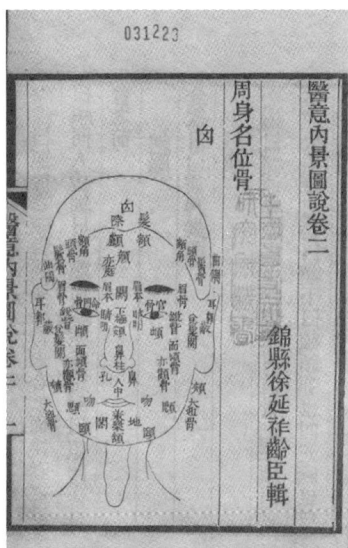

图 1-9-390 囟

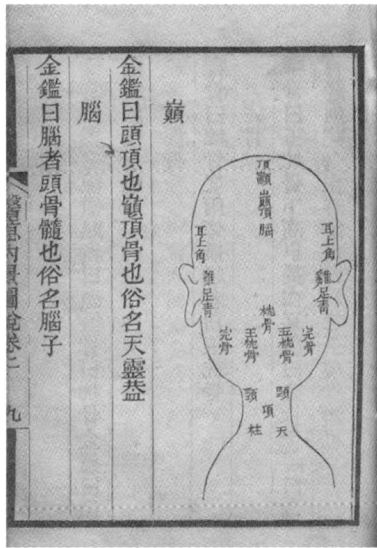

图 1-9-391 巅

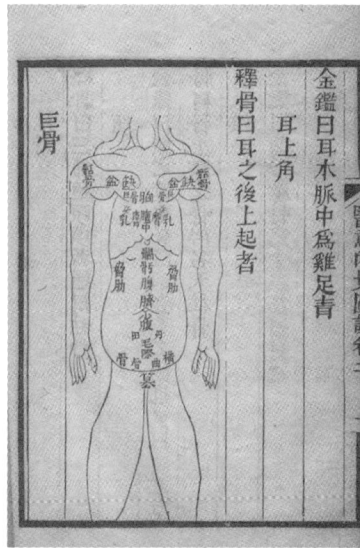

图 1-9-392 巨骨

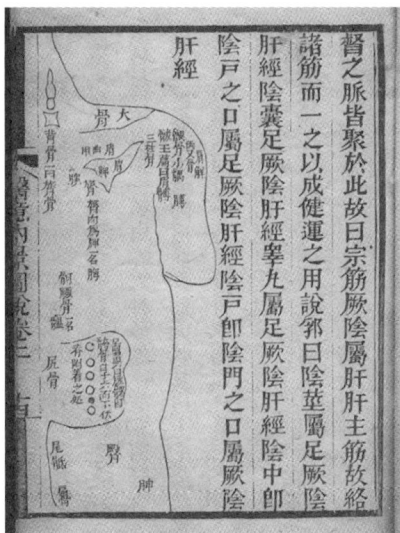

图 1-9-393 尻骨

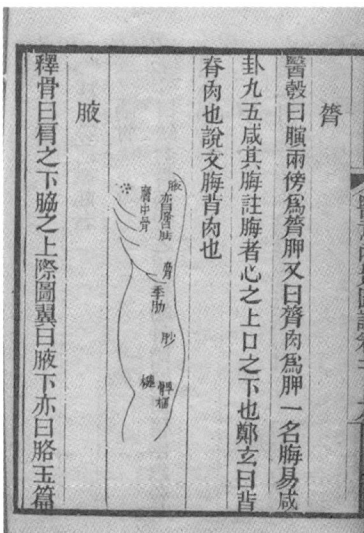

图 1-9-394 腋

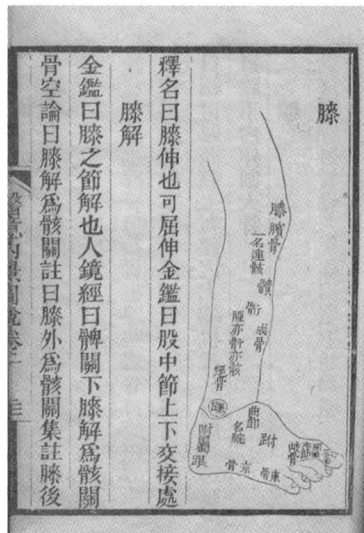

图 1-9-395 膝

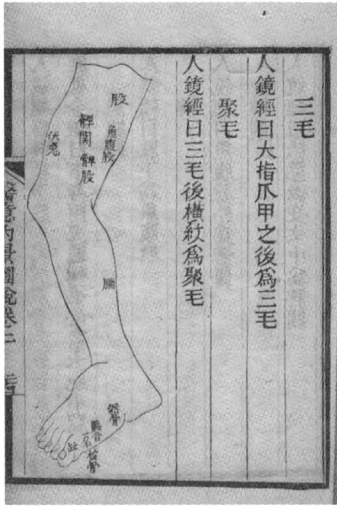

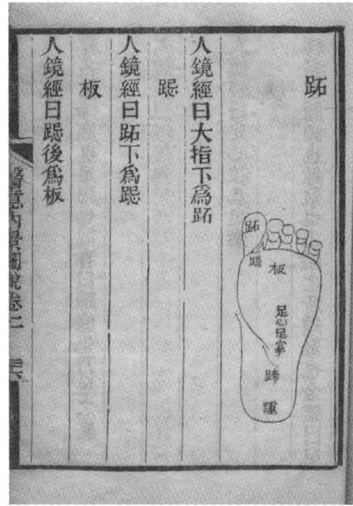

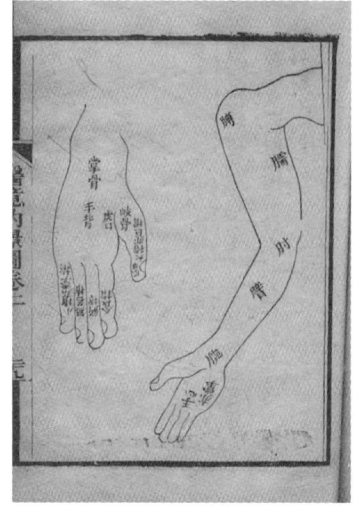

图 1-9-398　上肢

图 1-9-396　下肢

图 1-9-397　跖

图 1-9-399　掌

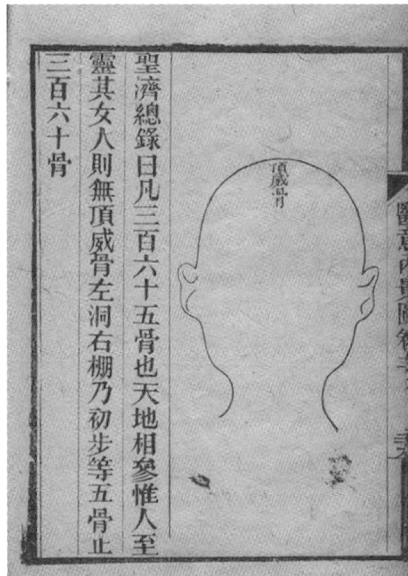

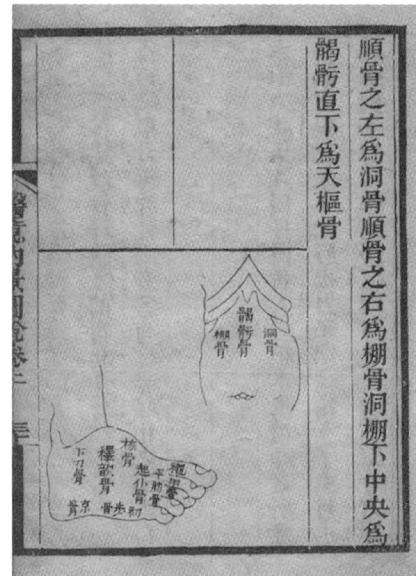

图 1-9-400　顶威骨

图 1-9-401　鸠尾下　图 1-9-402　足

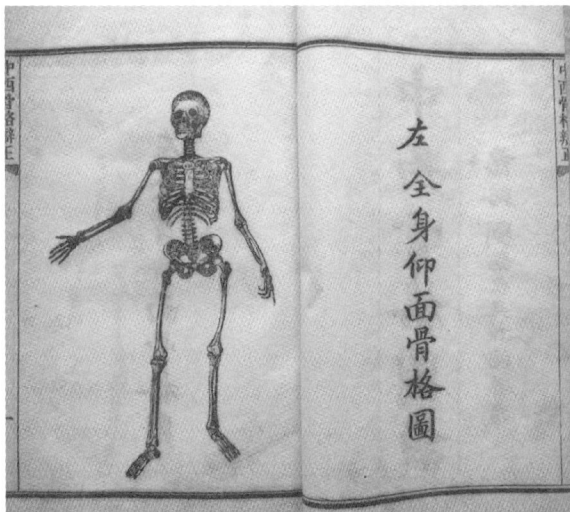

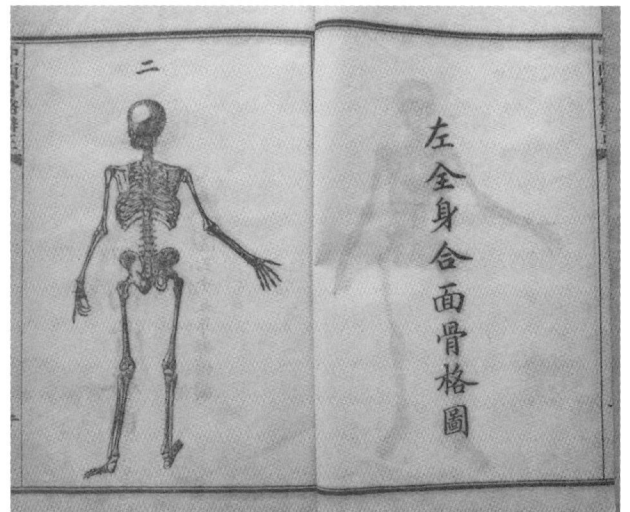

图 1-9-403　左全身仰面骨格图

图 1-9-404　左全身合面骨格图

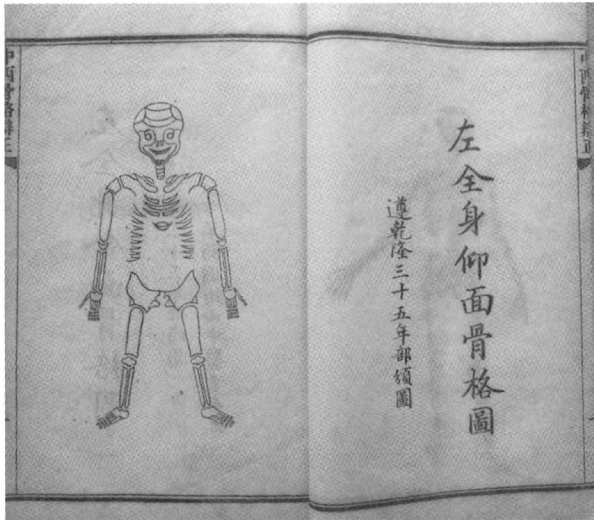

图 1-9-405　左全身仰面骨格图

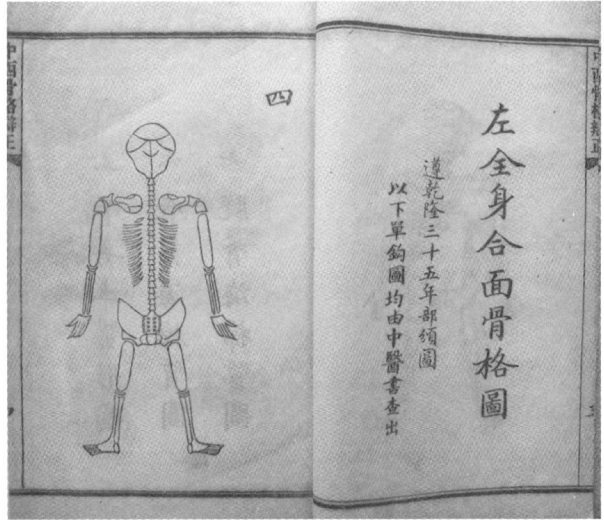

图 1-9-406　左全身合面骨格图

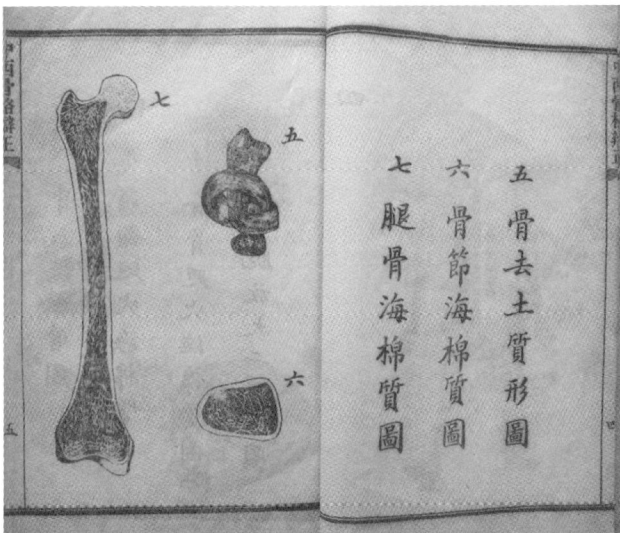

图 1-9-407　骨去土质形图　图 1-9-408　骨节海绵质图

图 1-9-409　腿骨海绵质图

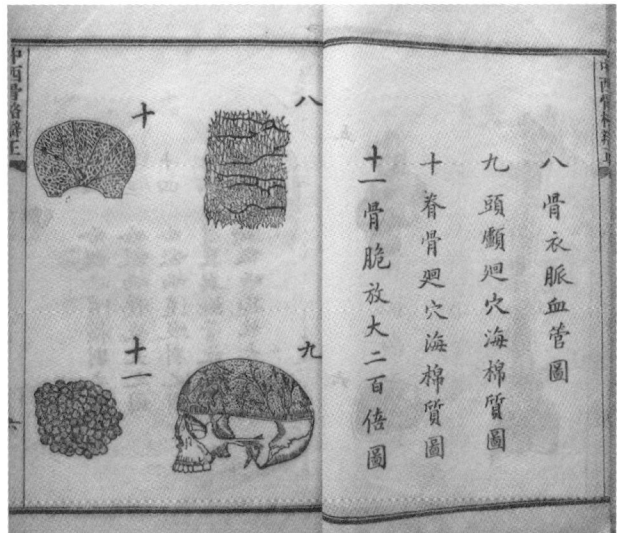

图 1-9-410　骨衣脉血管图　图 1-9-411　头颅回穴海绵质图

图 1-9-412　脊骨回穴海绵质图　图 1-9-413　骨脆放大二百倍图

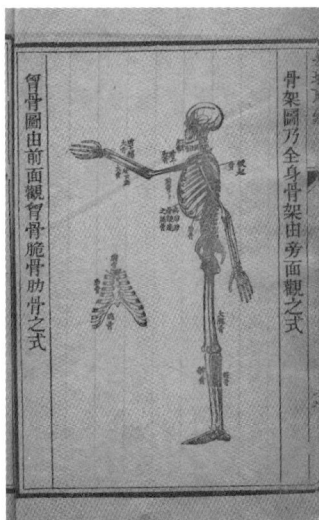

图 1-9-414　骨架图乃
全身骨架由旁面观之式

图 1-9-415　胸骨图由
前面观胸骨脆骨肋骨之式

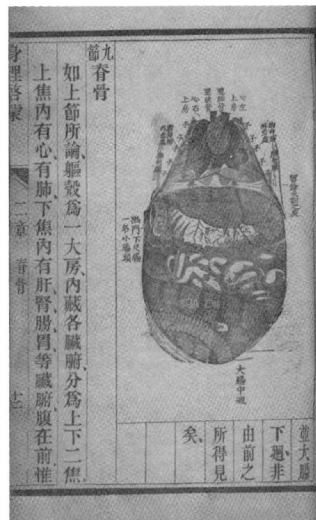

图 1-9-416　内脏图

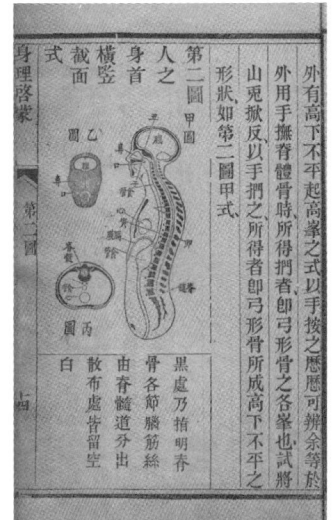

图 1-9-417　第二图人之身首
横竖截面式

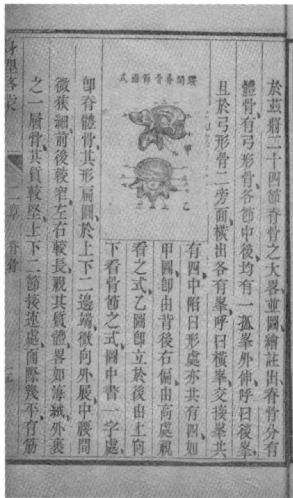

图 1-9-418　腰间脊骨节图式

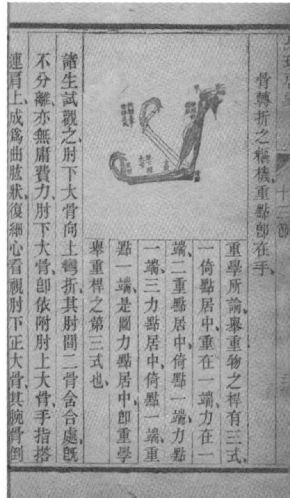

图 1-9-419　上肢肌肉图

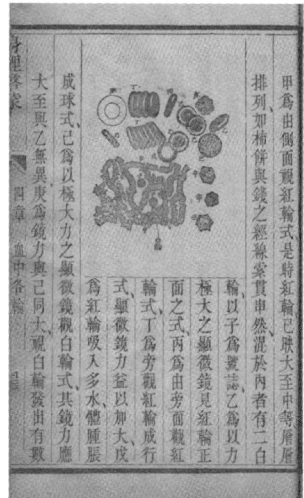

图 1-9-420　第四图血中红白轮经显微镜映大之各式

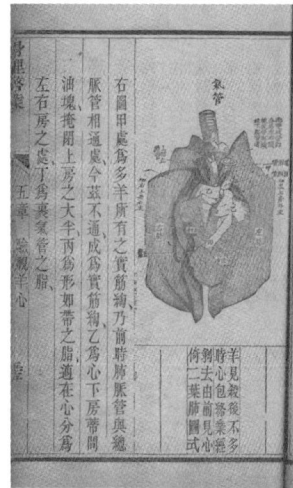

图 1-9-421　肺图

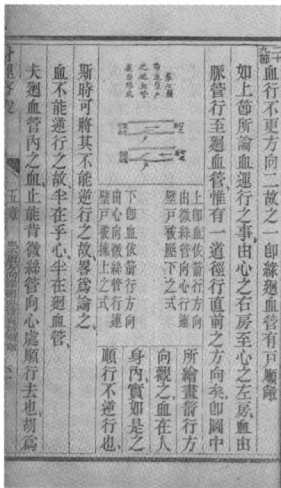

图 1-9-422　第七图带连壁户之回血管截面形式

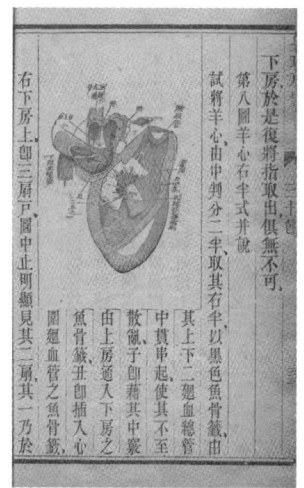

图 1-9-423　第八图羊心右半式

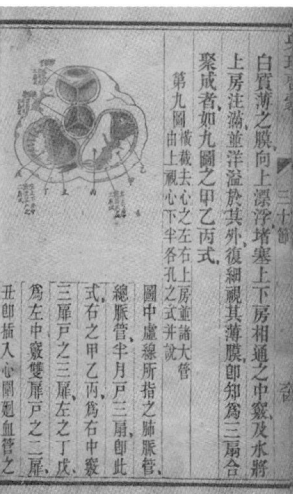

图 1-9-424　第九图横截去心之左右上房并诸大管由上视心下半各孔之式

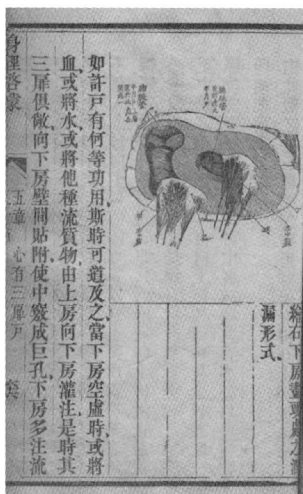

图 1-9-425　心瓣膜

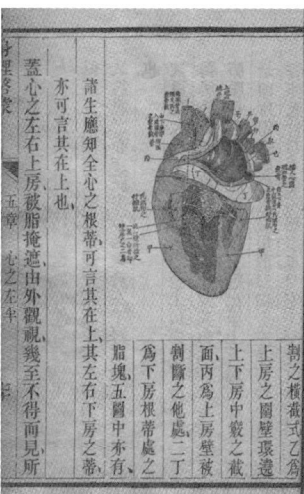

图 1-9-426　心

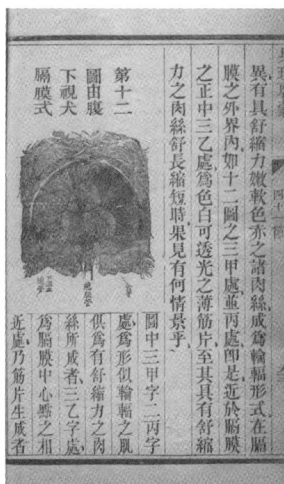

图 1-9-427　第十二图由腹下视犬膈膜式

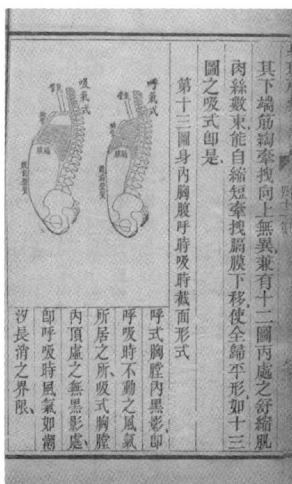

图 1-9-428　第十三图身内胸腹呼时吸时截面形式

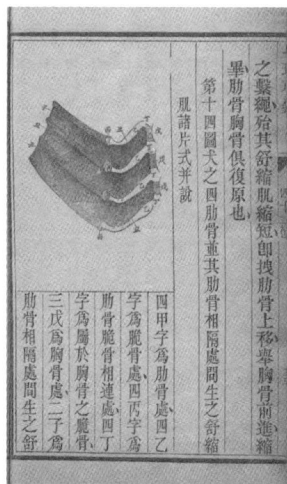

图 1-9-429　第十四图犬之四肋骨并其肋骨相隔处间生之舒缩肌诸片式

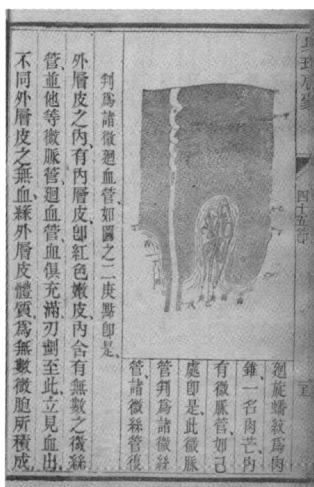

图 1-9-430　皮肤显微图

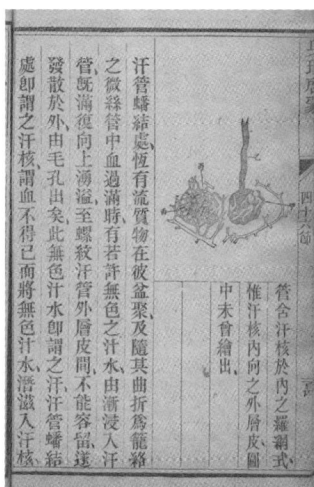

图 1-9-431　汗腺显微图

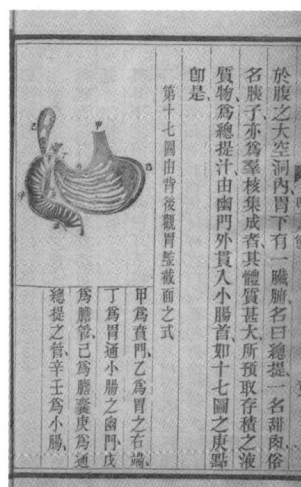

图 1-9-432　第十七图由背后观胃竖截面之式

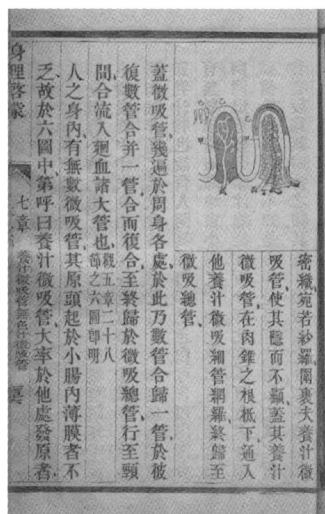

图 1-9-433　胃黏膜显微图

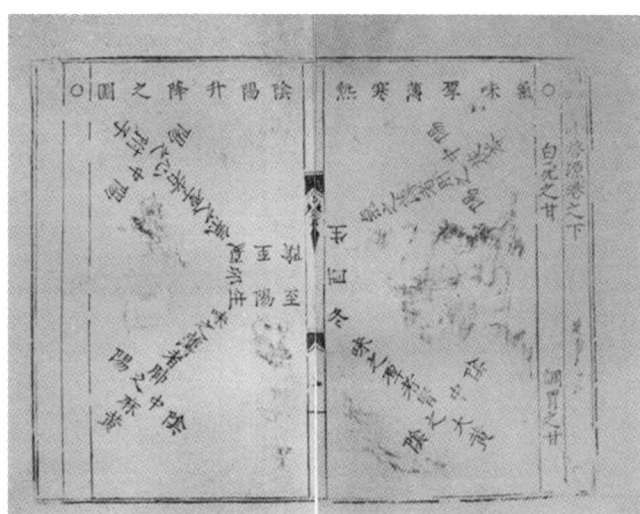

图 1-10-434　气味厚薄寒热阴阳升降之图

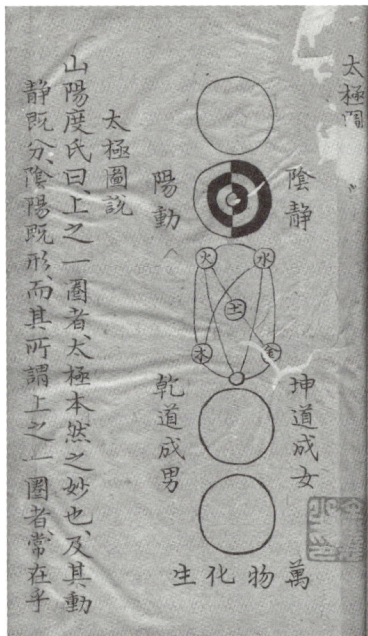

图 1-10-435　太极图

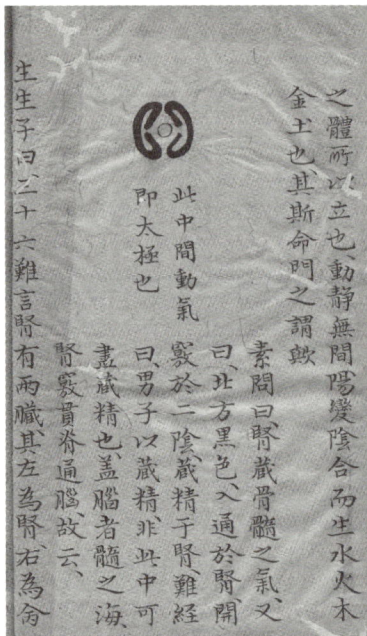

图 1-10-436　此中间动气即太极也

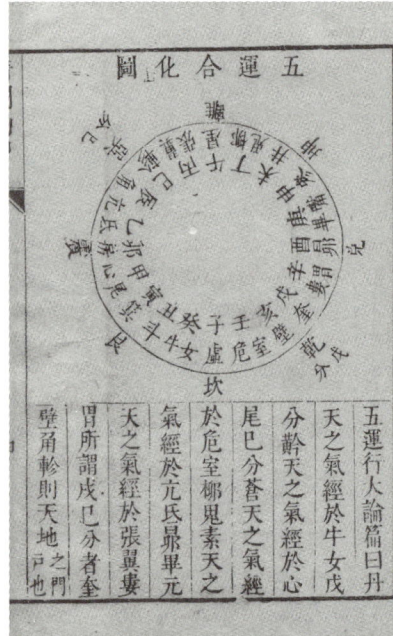

图 1-10-437　五运合化图

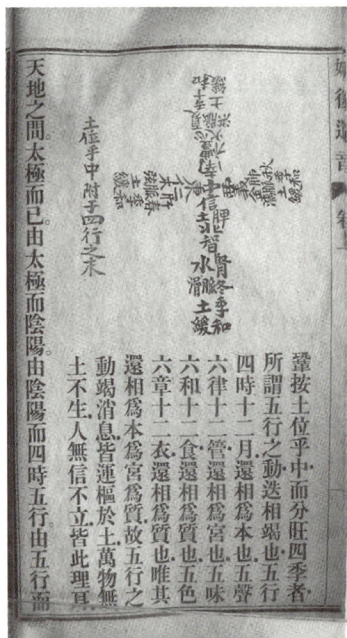

图 1-10-438　五行图

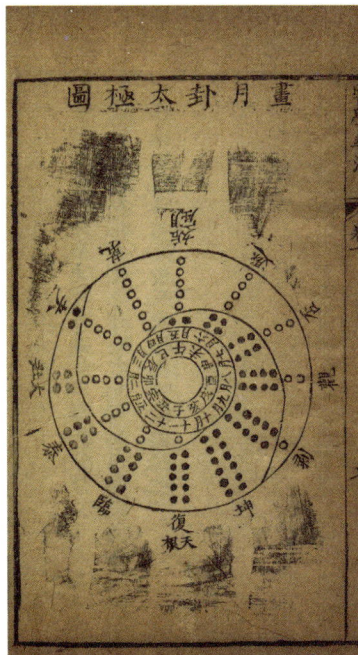

图 1-10-439　画月卦太极图

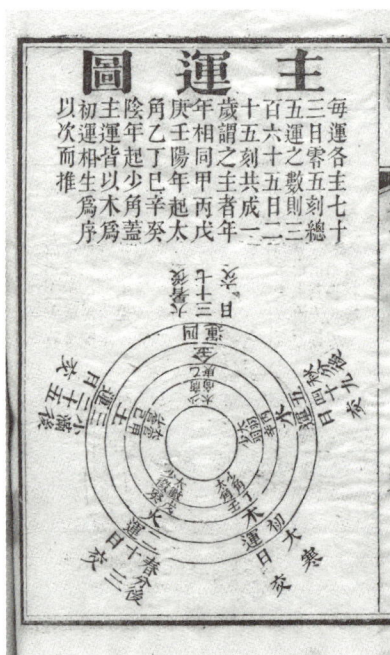

图 1-10-440　主运图

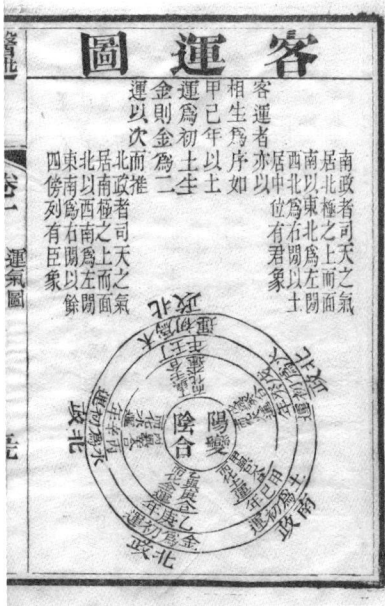

图 1-10-441　客运图

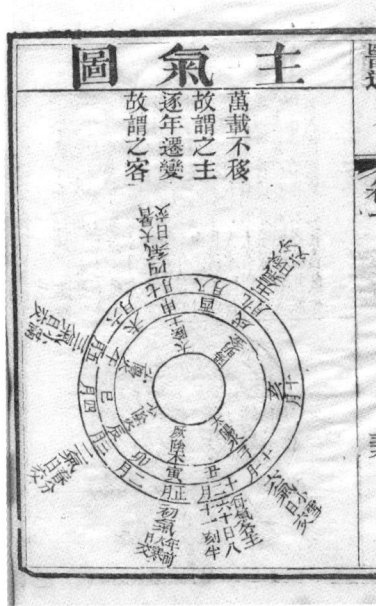

图 1-10-442　主气图

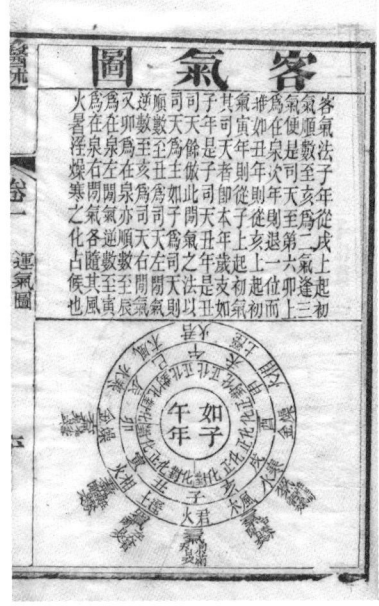

图 1-10-443　客气图

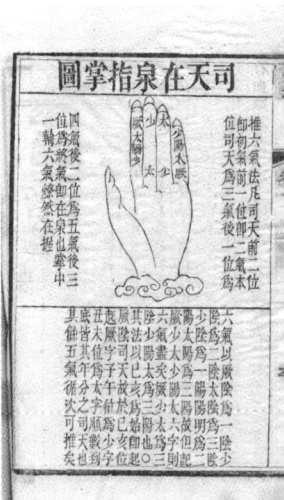

图 1-10-444　司天在泉指掌图

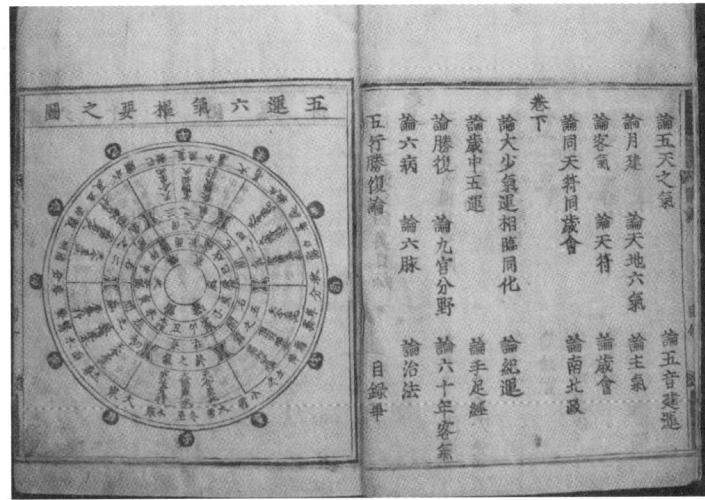

图 1-10-445　五运六气枢要之图

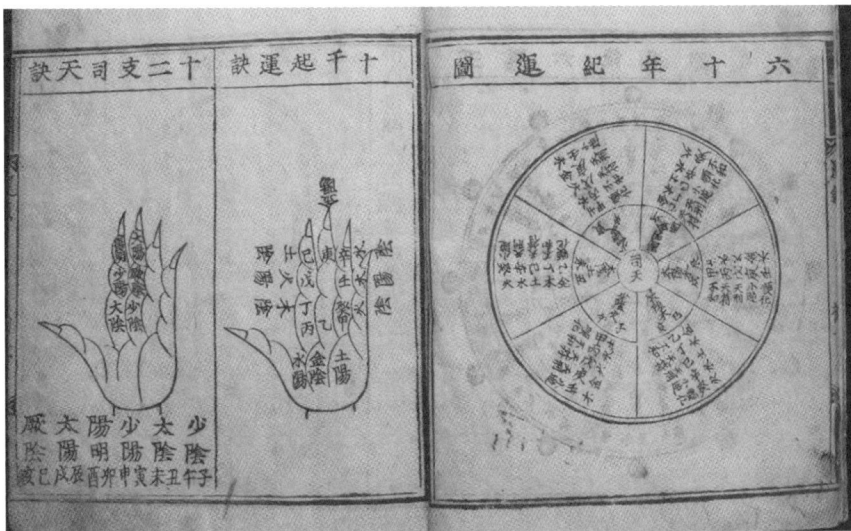

图 1-10-446　六十年纪运图　图 1-10-447　十干起运诀　图 1-10-448　十二支司天诀

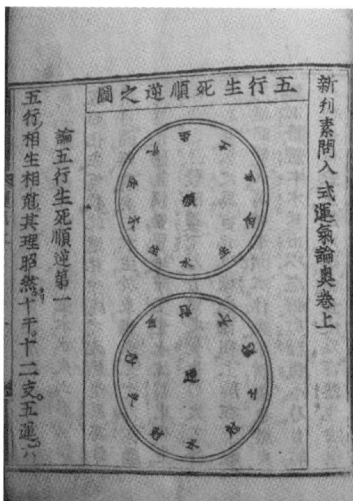

图 1-10-449　五行生死顺逆之图

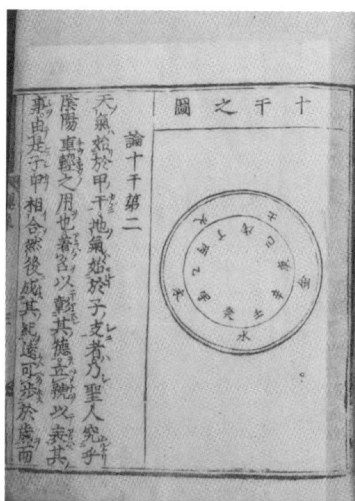

图 1-10-450　十干之图

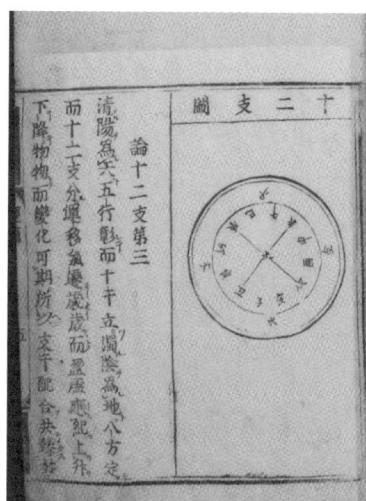

图 1-10-451　十二支图

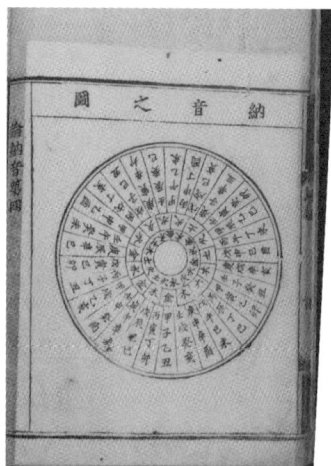

图 1-10-452　纳音之图

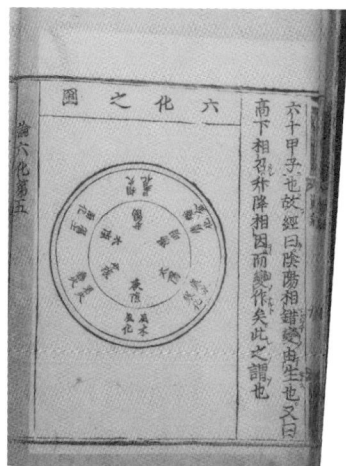

图 1-10-453　六化之图

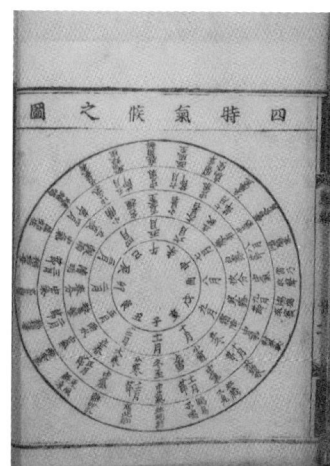

图 1-10-454　四时气候之图

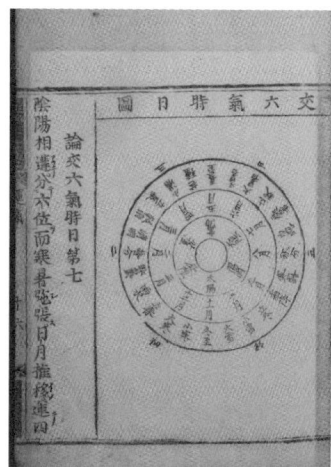

图 1-10-455　交六气时日图

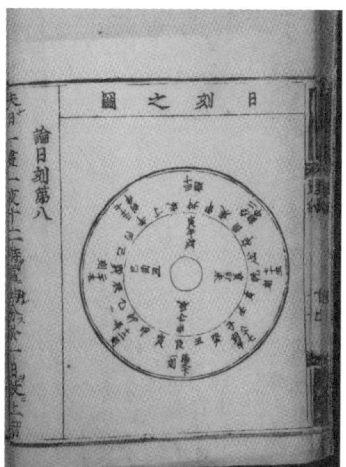

图 1-10-456　日刻之图

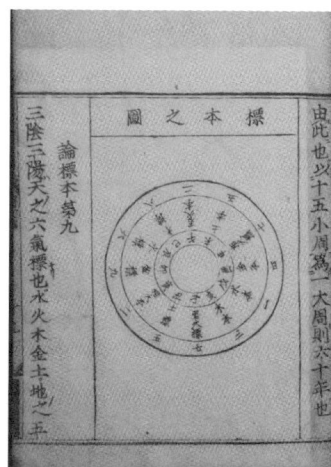

图 1-10-457　标本之图

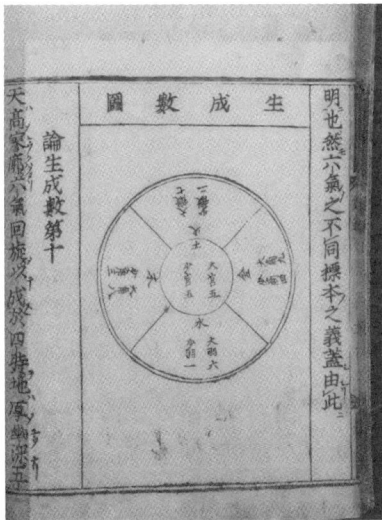

图 1-10-458　生成数图

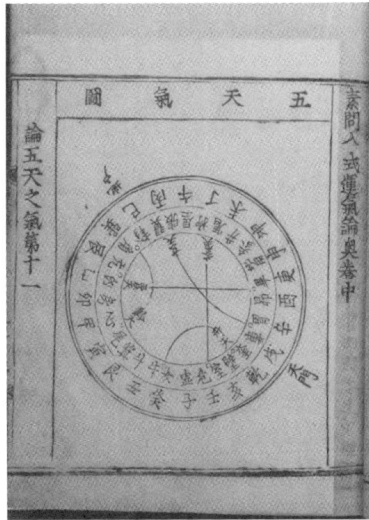

图 1-10-459　五天气图

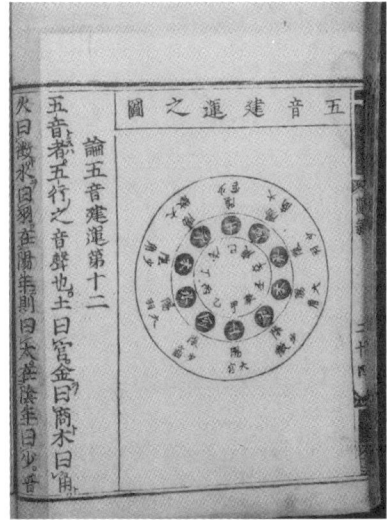

图 1-10-460　五音建运之图

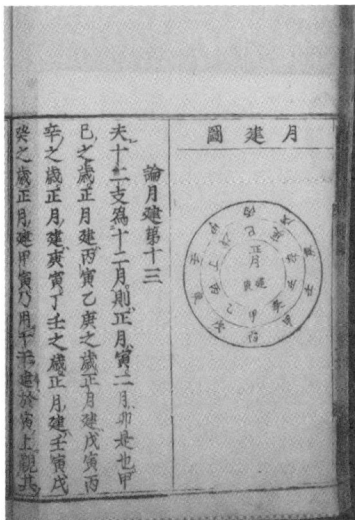

图 1-10-461　月建图

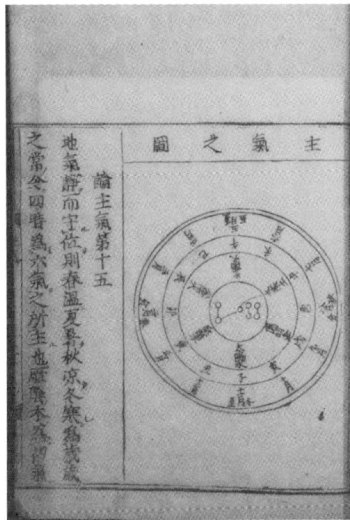

图 1-10-462　主气之图

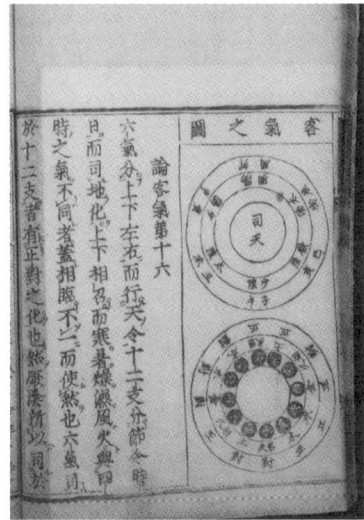

图 1-10-463　客气之图

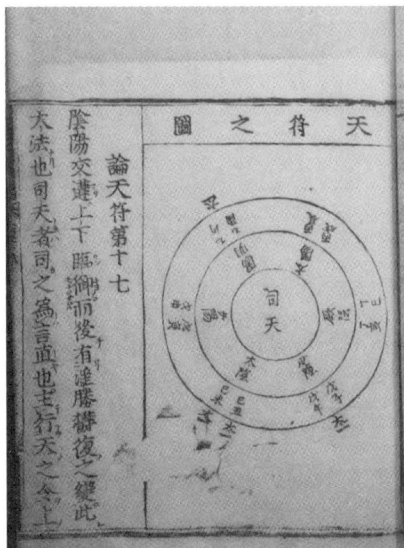

图 1-10-464　天符之图

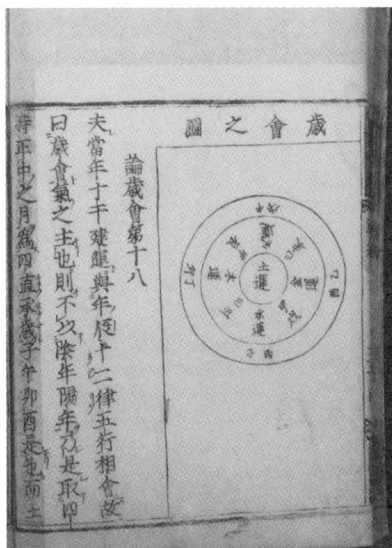

图 1-10-465　岁会之图

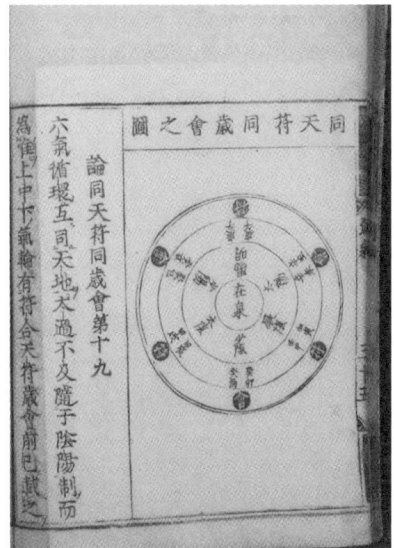

图 1-10-466　同天符同岁会之图

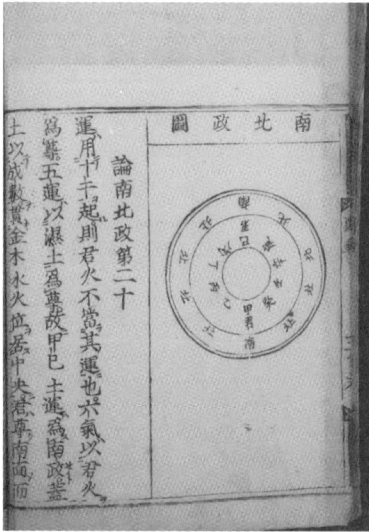

图 1-10-467　南北政图

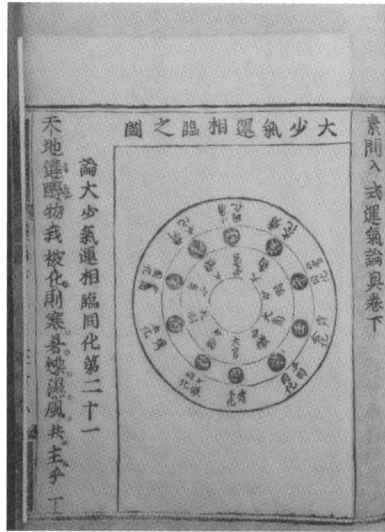

图 1-10-468　大少气运相临之图

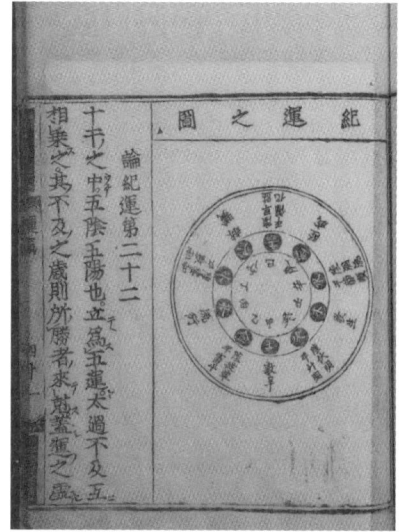

图 1-10-469　纪运之图

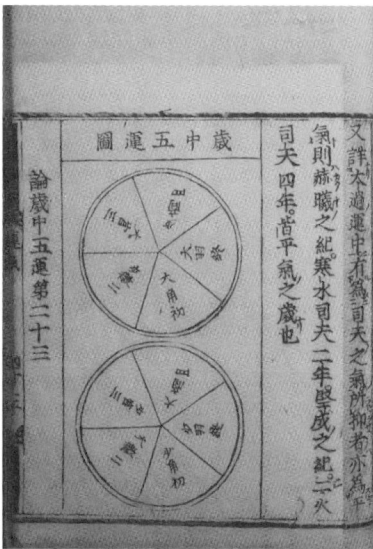

图 1-10-470　岁中五运图

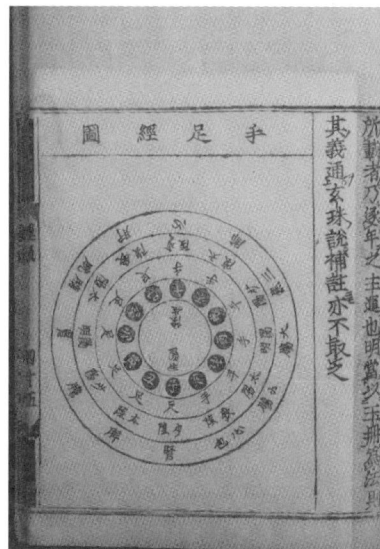

图 1-10-471　手足经图

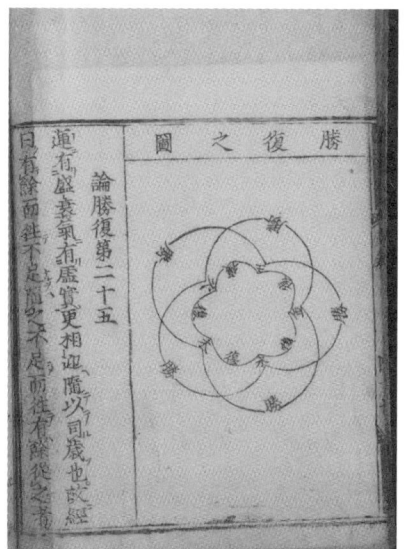

图 1-10-472　胜复之图

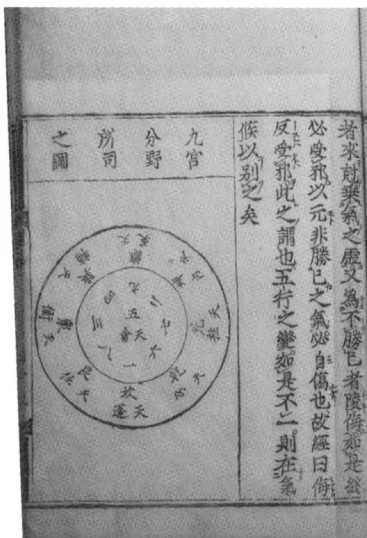

图 1-10-473　九宫分野所司之图

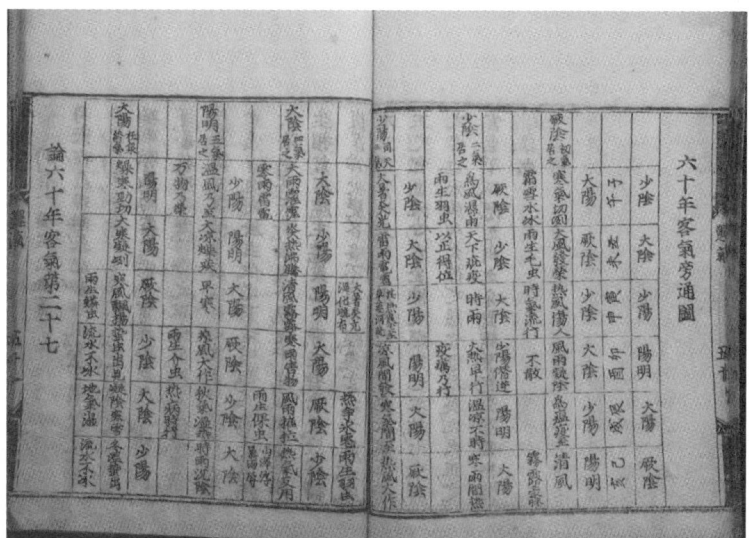

图 1-10-474　六十年客气旁通图

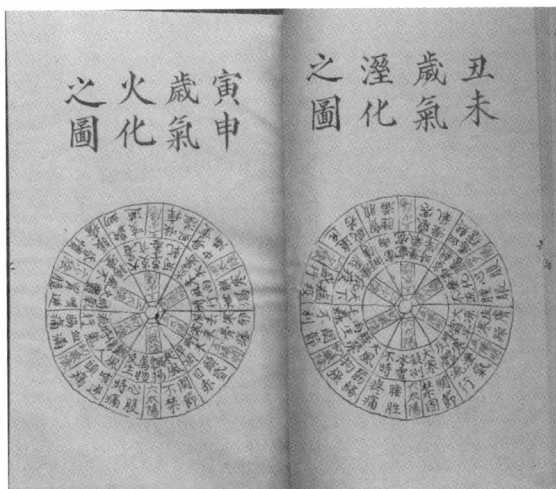

图 1-10-475 丑未岁气湿化之图
图 1-10-476 寅申岁气火化之图

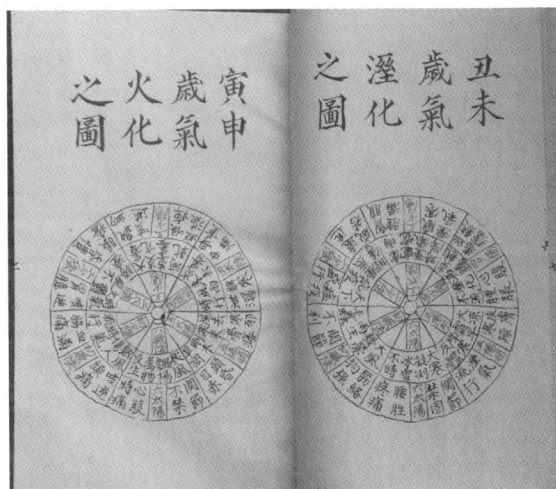

图 1-10-477 卯酉岁气燥化之图
图 1-10-478 辰戌岁气寒化之图

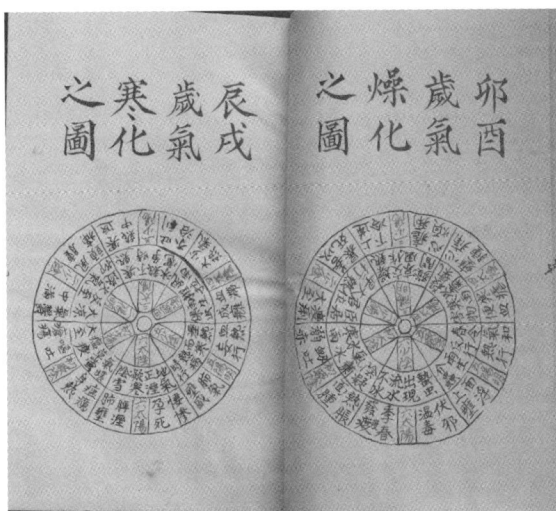

图 1-10-479 巳亥岁气风化之图
图 1-10-480 胜复之图

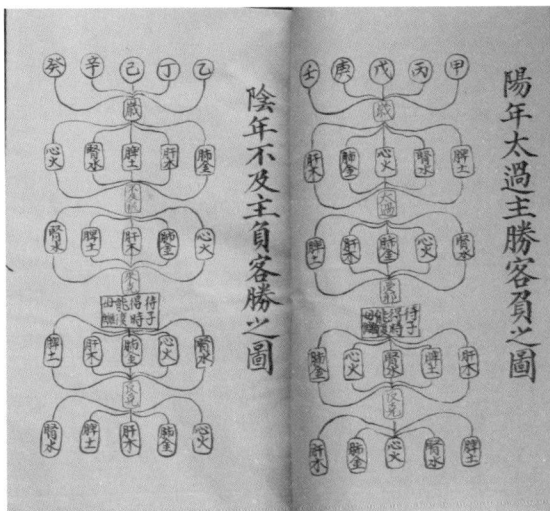

图 1-10-481 阳年太过主胜客负之图
图 1-10-482 阴年不及主负客胜之图

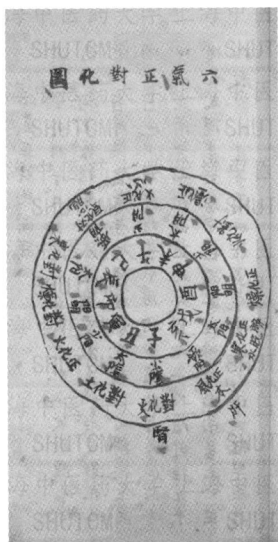

图 1-10-483 六气正对化图
图 1-10-484 十干化气图
图 1-10-485 五天五运之图
图 1-10-486 五官图

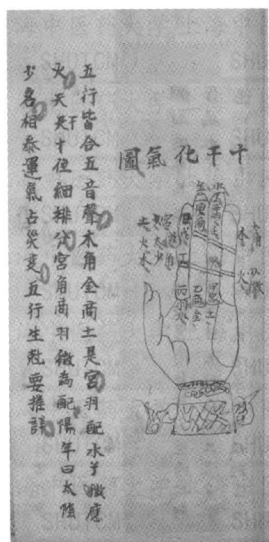

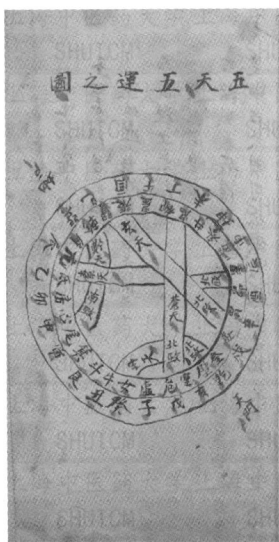

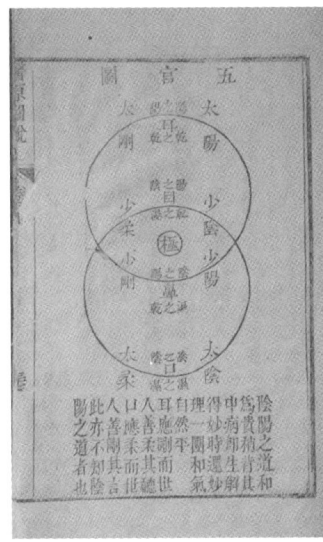

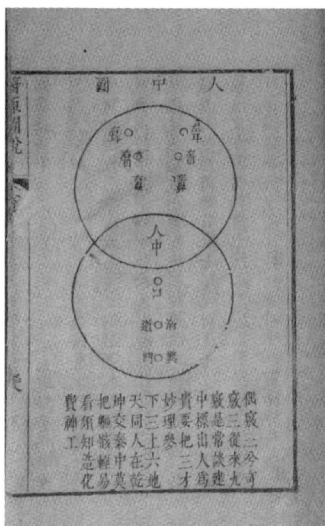

图 1-10-487　人中图　　　图 1-10-488　建两仪之体　图 1-10-489　宣四时之用

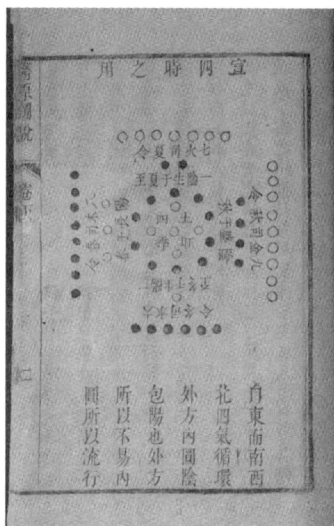

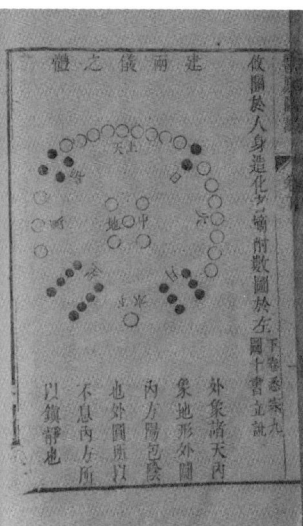

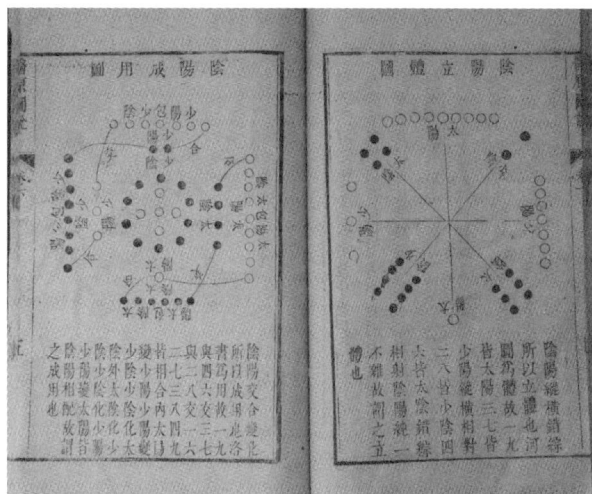

图 1-10-490　阴阳立体图　图 1-10-491　阴阳成用图　　图 1-10-492　五行之体图　图 1-10-493　五行之用图

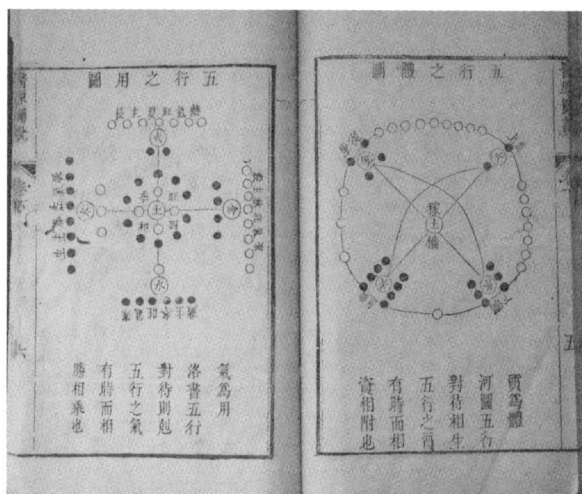

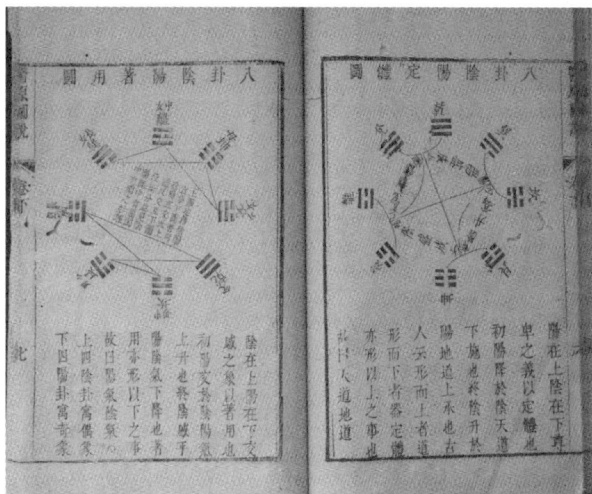

图 1-10-494　八卦阴阳定体图　图 1-10-495　八卦阴阳著用图　　图 1-10-496　八卦阴阳生成图　图 1-10-497　八卦阴阳升降图

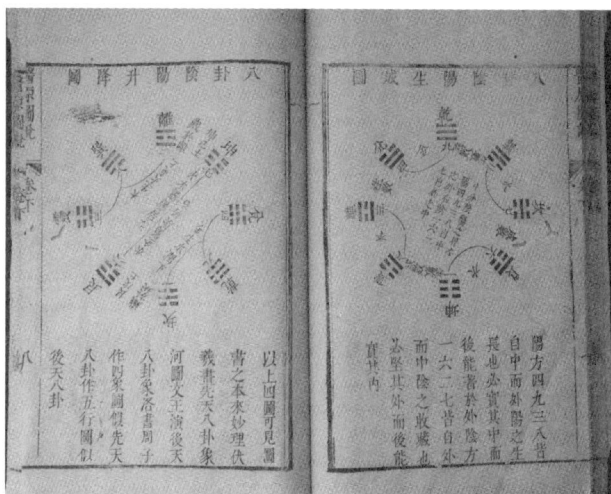

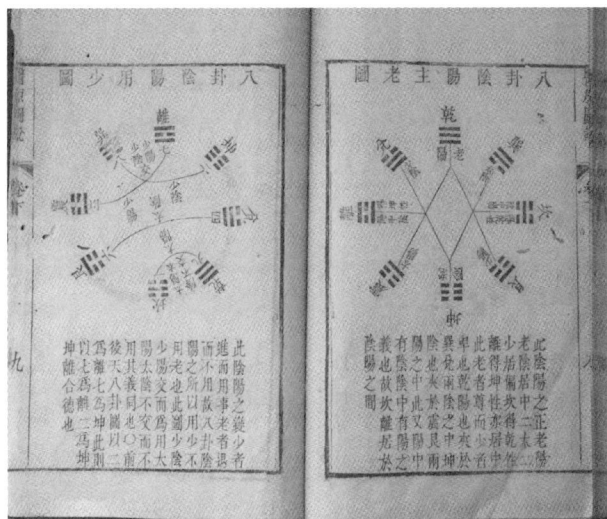

图 1-10-498　八卦阴阳主老图　　图 1-10-499　八卦阴阳用少图

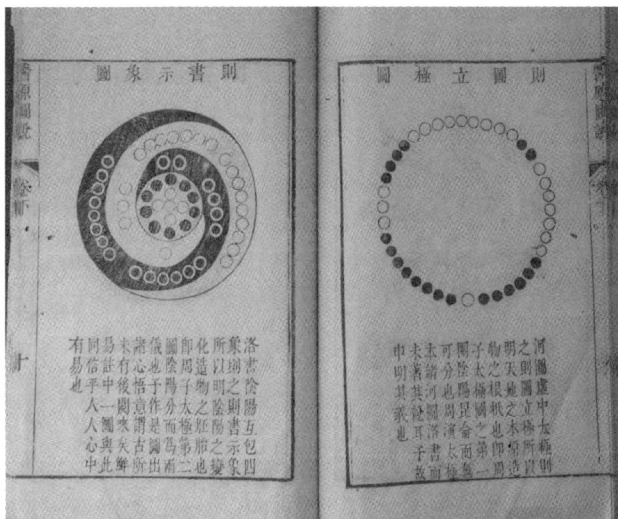

图 1-10-500　则图立极图　　图 1-10-501　则书示象图

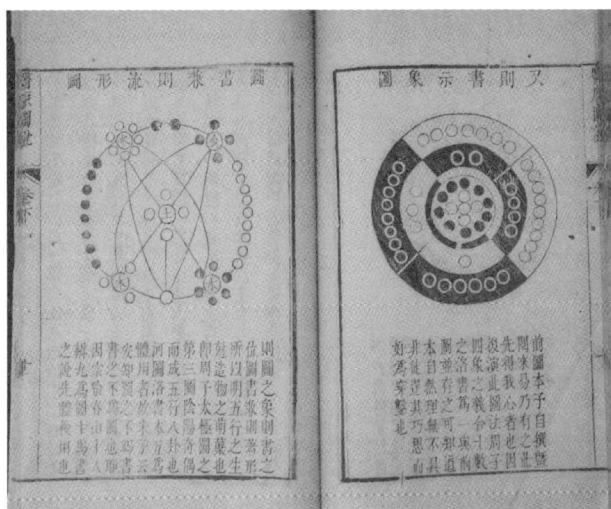

图 1-10-502　又则书示象图
图 1-10-503　图书兼则流形图

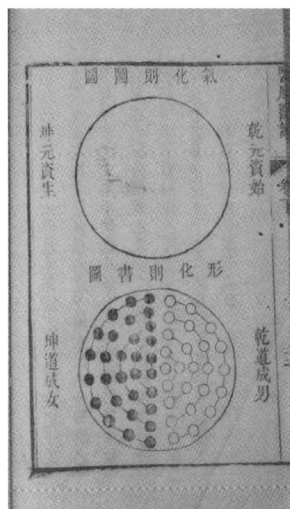

图 1-10-504　气化则图图
图 1-10-505　形化则书图

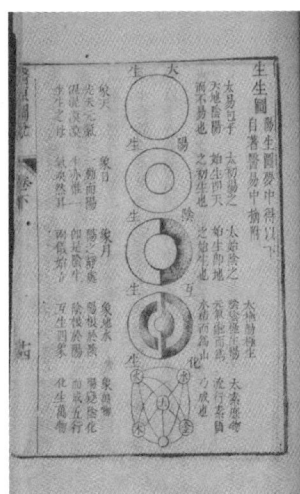

图 1-10-506　生生图

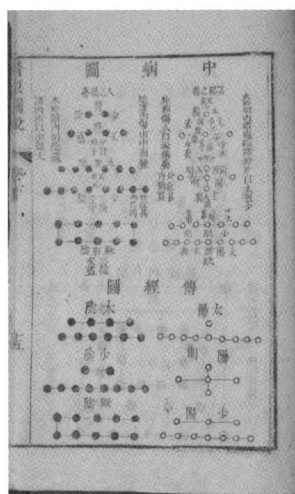

图 1-10-507　中病图
图 1-10-508　传经图

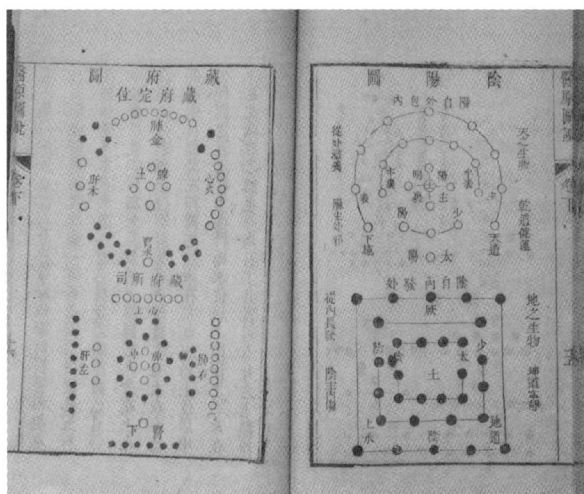

图 1-10-509　阴阳图　　图 1-10-510　脏腑图

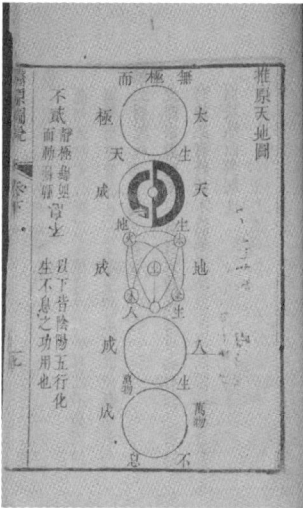

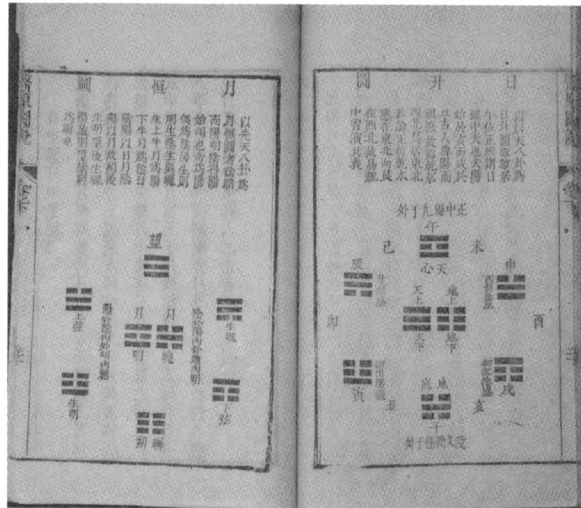

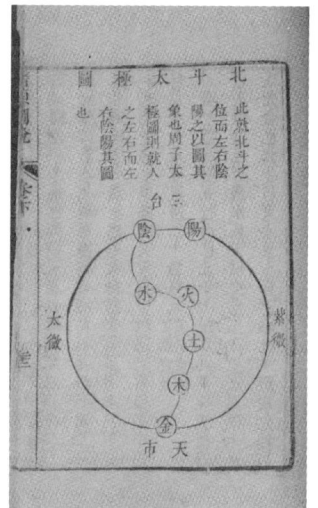

图 1-10-511　推原天地图　　图 1-10-512　日升图　图 1-10-513　月恒图　　　　图 1-10-514　北斗太极图

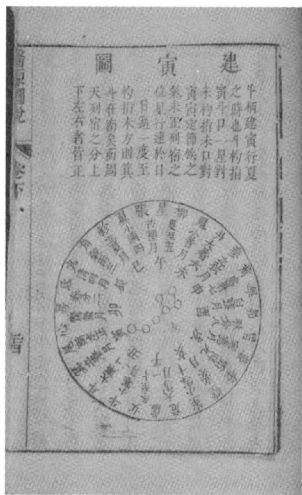

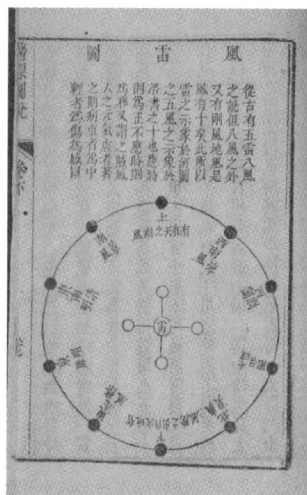

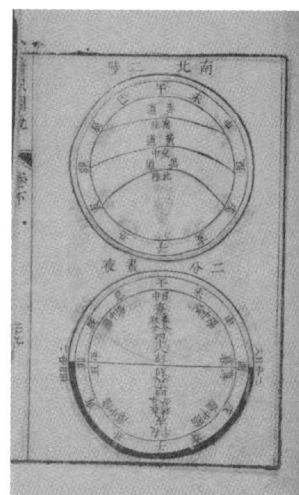

图 1-10-517　南北二陆

图 1-10-515　建寅图　　　　图 1-10-516　风雷图　　图 1-10-518　二分昼夜

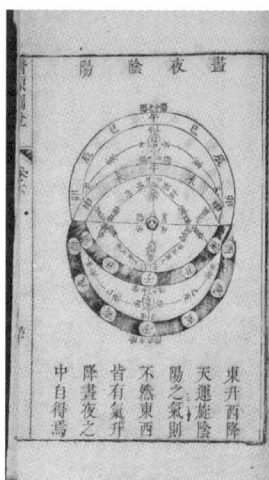

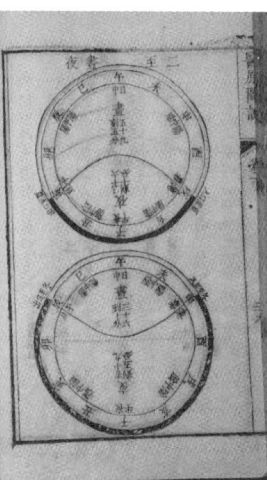

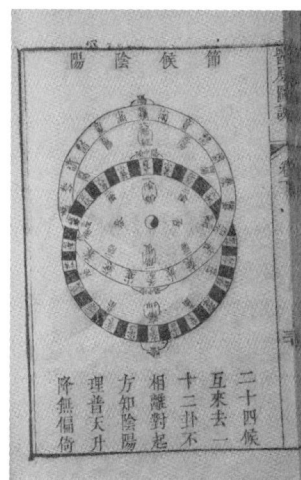

图 1-10-519　二至昼夜　图 1-10-520　昼夜阴阳　　图 1-10-521　节候阴阳

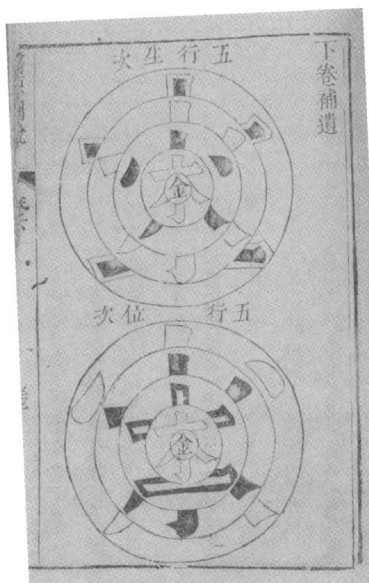

图 1-10-522　五行生次

图 1-10-523　五行位次

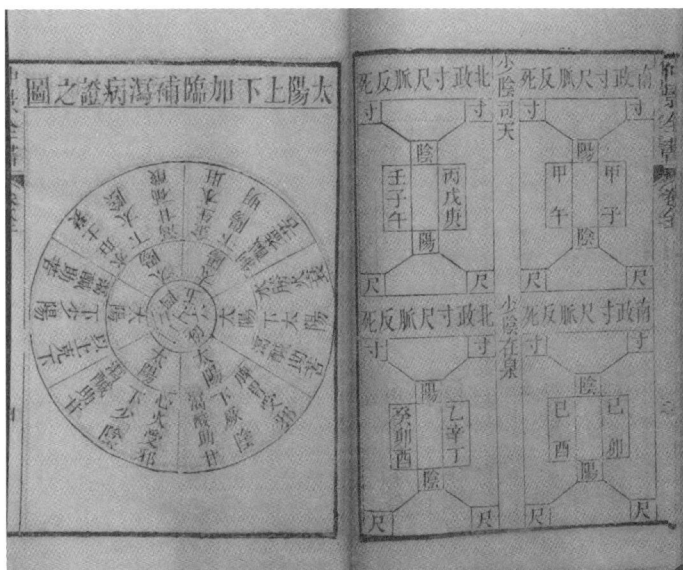

图 1-10-524　太阳上下加临补泻病证之图

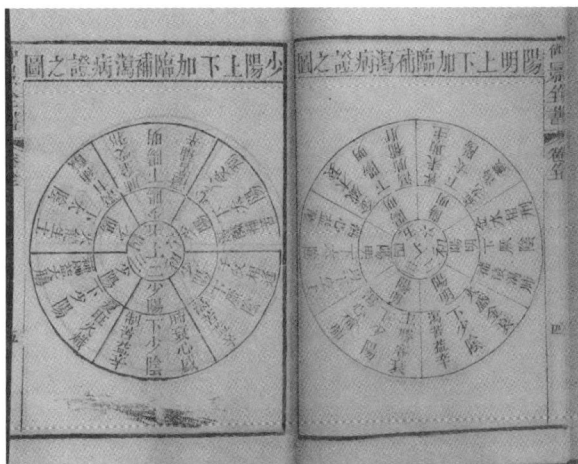

图 1-10-525　阳明上下加临补泻病证之图

图 1-10-526　少阳上下加临补泻病证之图

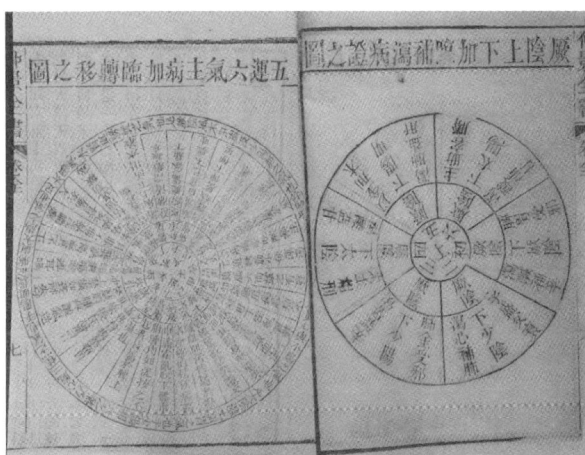

图 1-10-527　厥阴上下加临补泻病证之图

图 1-10-528　五运六气主病加临转移之图

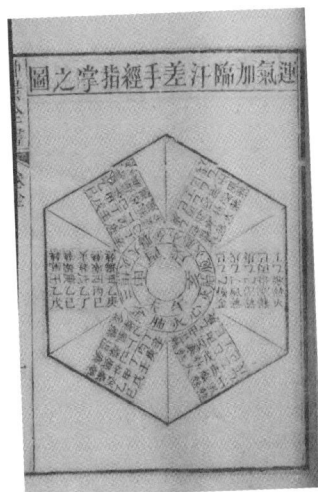

图 1-10-529　运气加临汗差手经指掌之图

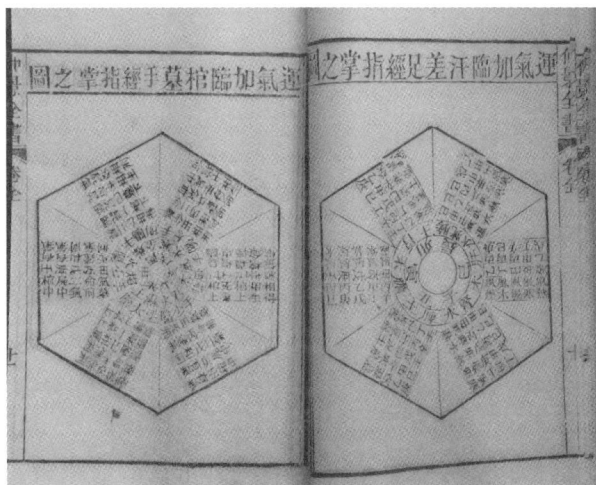

图 1-10-530　运气加临汗差足经指掌之图

图 1-10-531　运气加临棺墓手经指掌之图

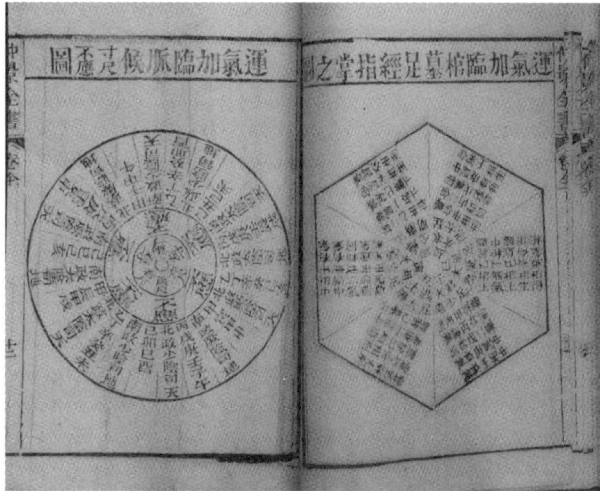

图 1-10-532　运气加临棺墓足经指掌之图
图 1-10-533　运气加临脉候尺寸不应图

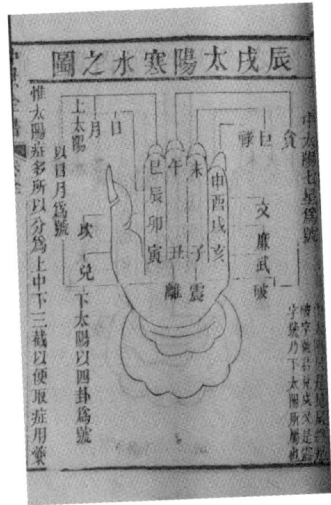

图 1-10-534　辰戌太阳寒水之图

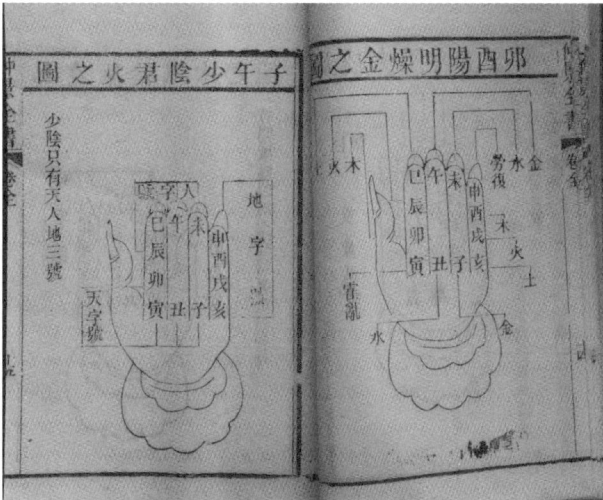

图 1-10-535　卯酉阳明燥金之图
图 1-10-536　子午少阴君火之图

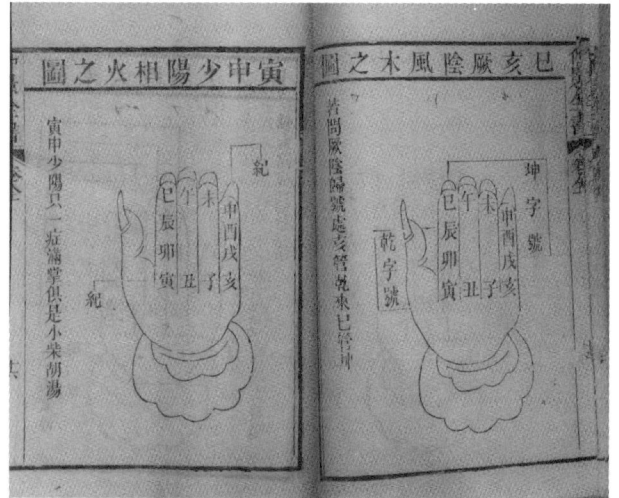

图 1-10-537　巳亥厥阴风木之图
图 1-10-538　寅申少阳相火之图

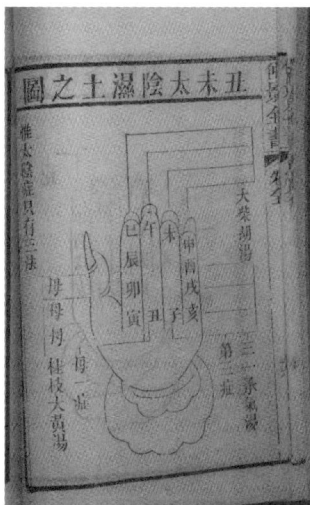

图 1-10-539　丑未太阴湿土之图

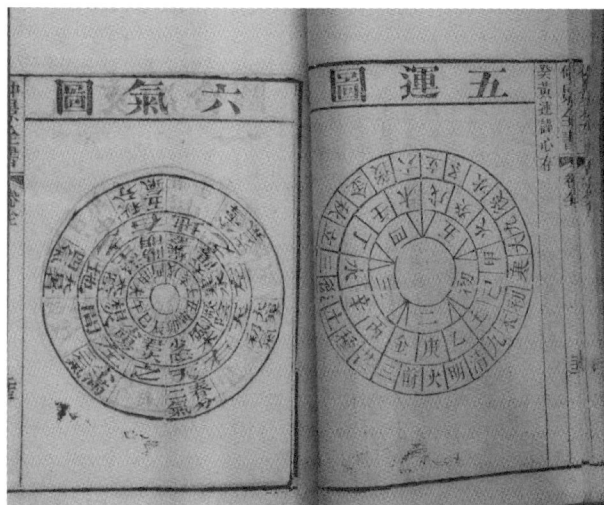

图 1-10-540　五运图　图 1-10-541　六气图

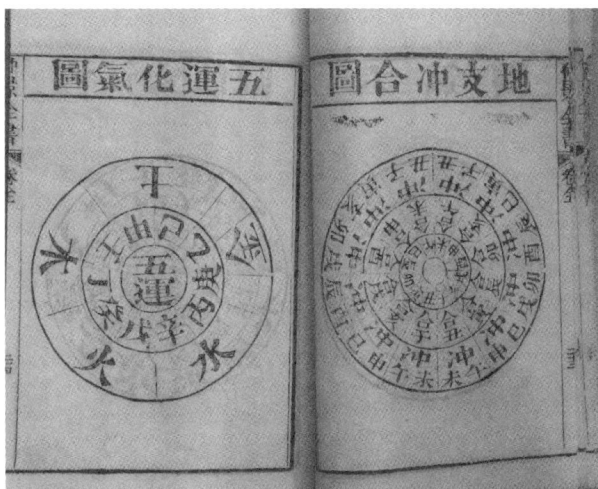

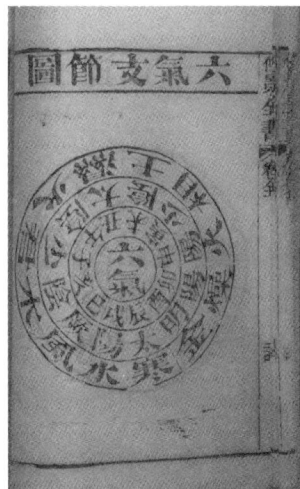

图 1-10-542　地支冲合图　　图 1-10-543　五运化气图

图 1-10-544　六气支节图

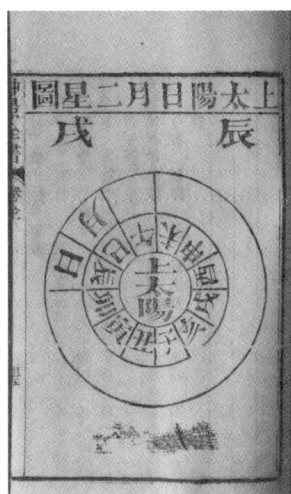

图 1-10-545　上太阳日月二
星图

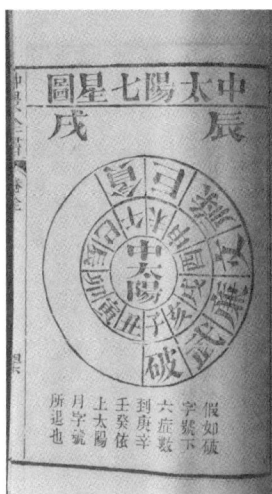

图 1-10-546　中太阳七星图

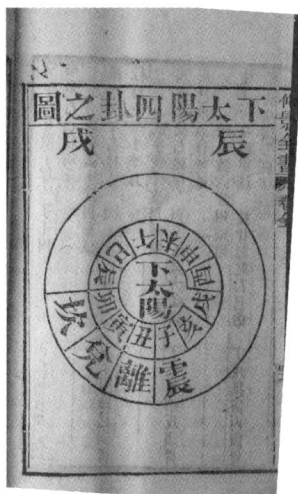

图 1-10-547　下太阳四卦之图

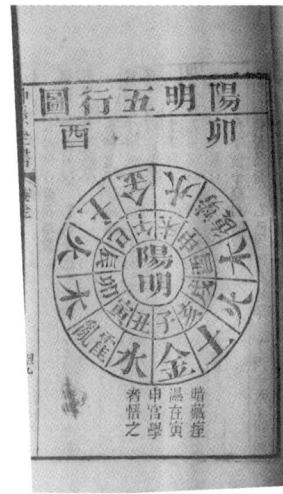

图 1-10-548　阳明五行图

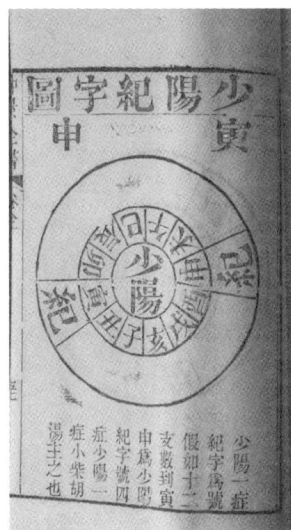

图 1-10-549　少阳纪字图

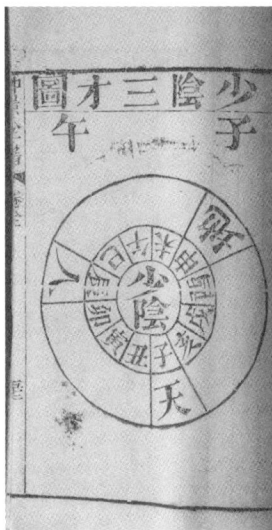

图 1-10-550　太阴母子图　　图 1-10-551　少阴三才图

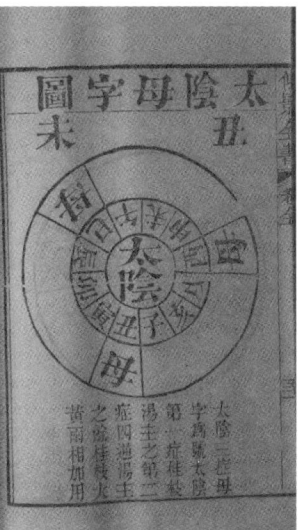

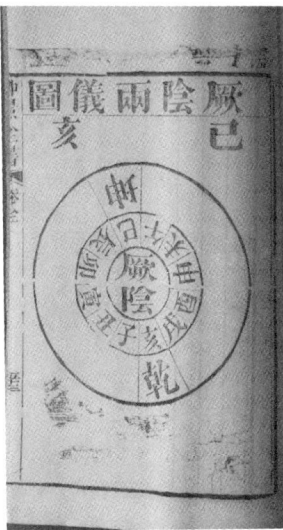

图 1-10-552　厥阴两仪图

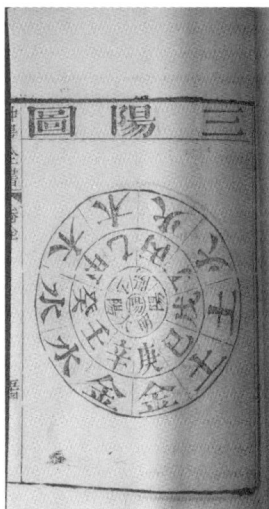

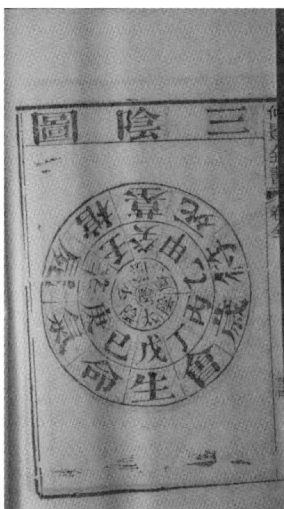

图 1-10-553　三阳图　　　图 1-10-554　三阴图　　　图 1-10-555　五行生克制化图　　　图 1-10-556　五运之始

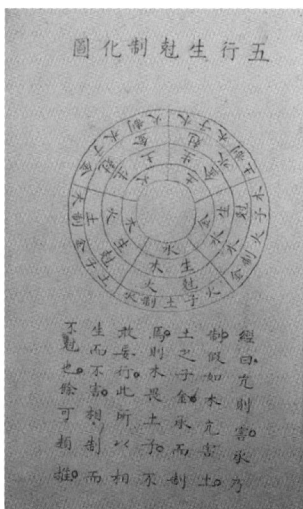

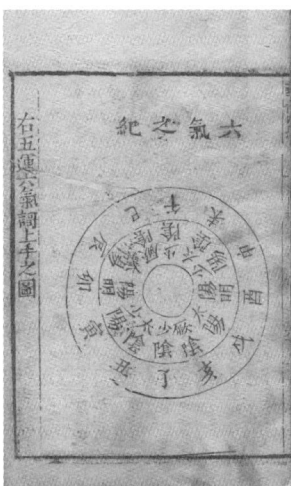

图 1-10-557　六气之纪

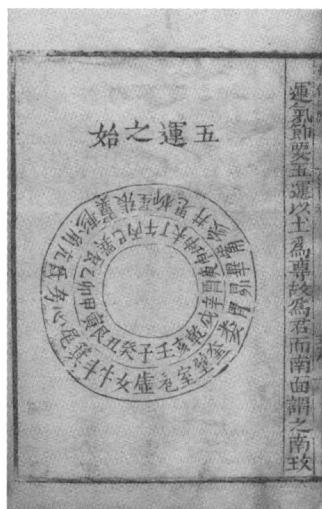

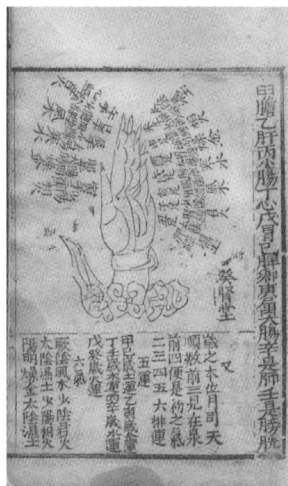

图 1-10-558　五运六气【谓】上手之图

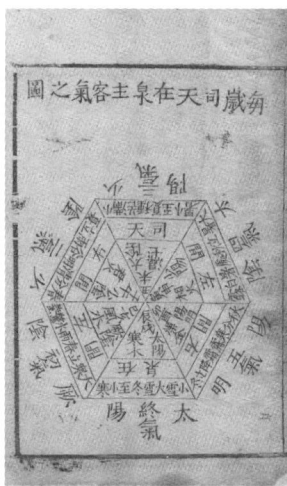

图 1-10-559　每岁司天在泉主客气之图

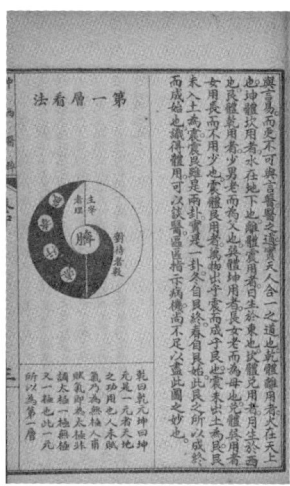

图 1-10-560　第一层看法

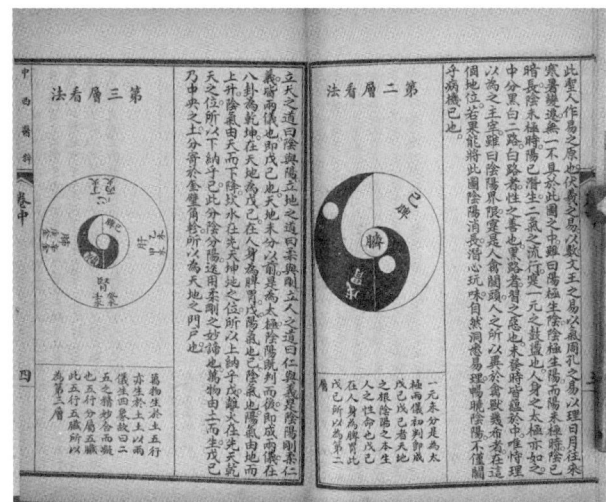

图 1-10-561　第二层看法　　图 1-10-562　第三层看法

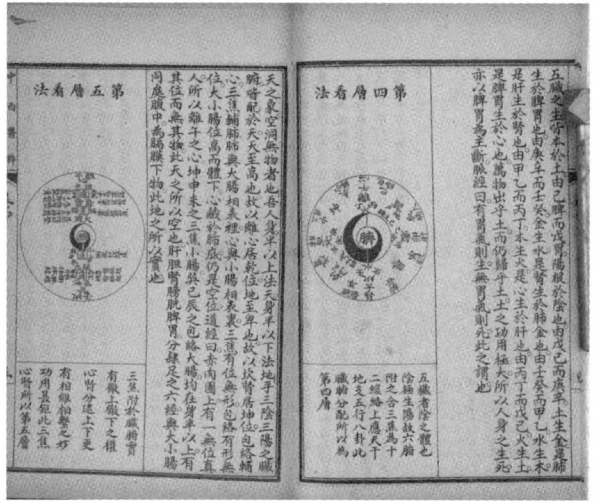

图 1-10-563　第四层看法　　图 1-10-564　第五层看法

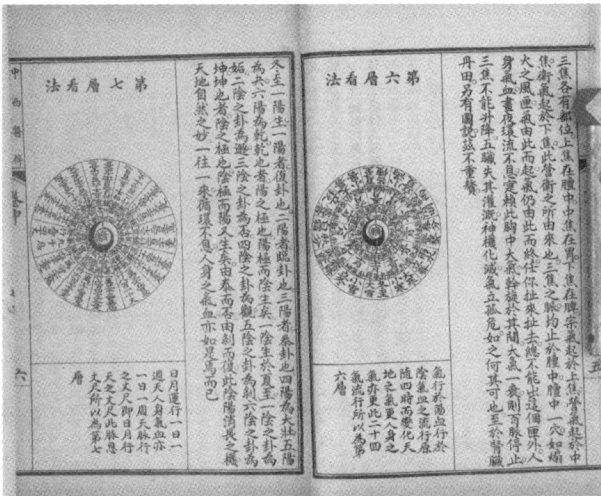

图 1-10-565 第六层看法　图 1-10-566 第七层看法

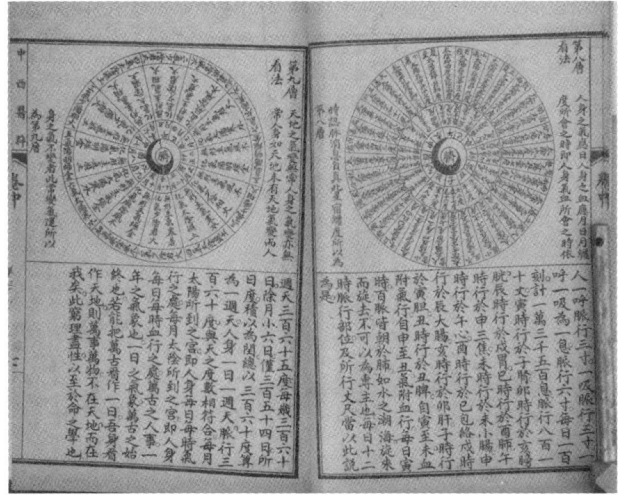

图 1-10-567 第八层看法　图 1-10-568 第九层看法

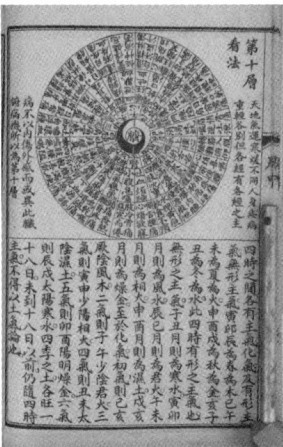

图 1-10-569 第十层看法

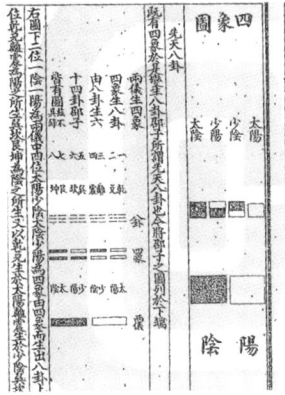

图 1-10-570 四象图

图 1-10-571 邵子先天八卦图

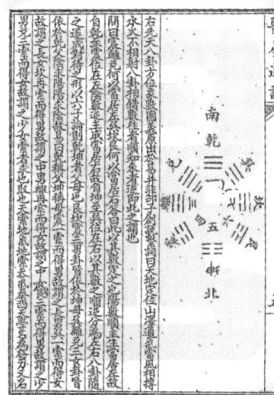

图 1-10-572 八卦图

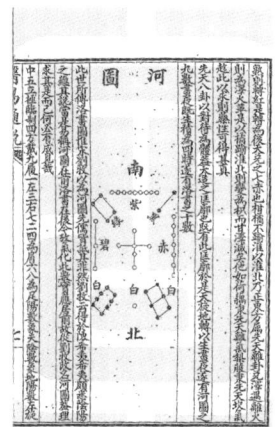

图 1-10-573 河图

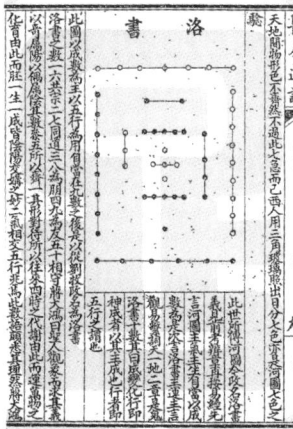

图 1-10-574 洛书

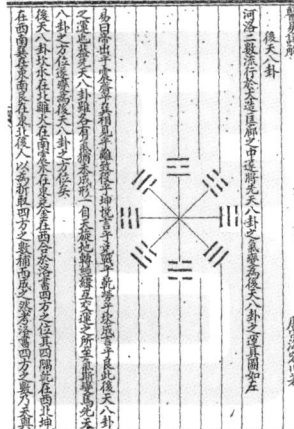

图 1-10-575 后天八卦图

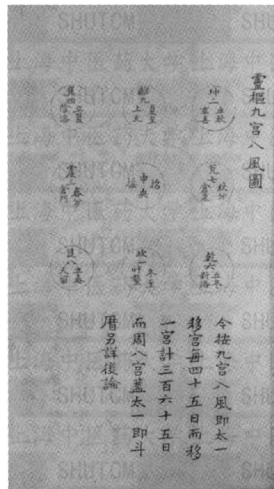

图 1-10-576 灵枢九宫八风图

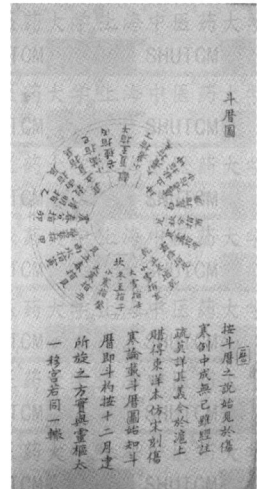

图 1-10-577 斗历图

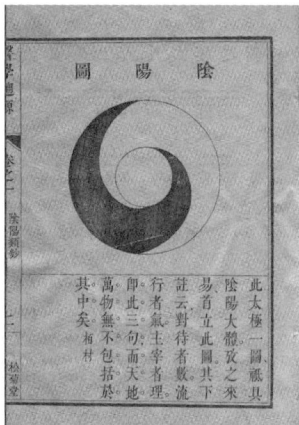

图 1-10-578　阴阳图 5

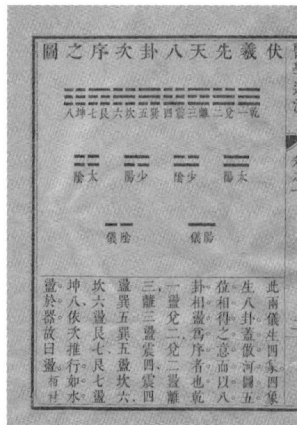

图 1-10-579　伏羲先天八卦次序之图

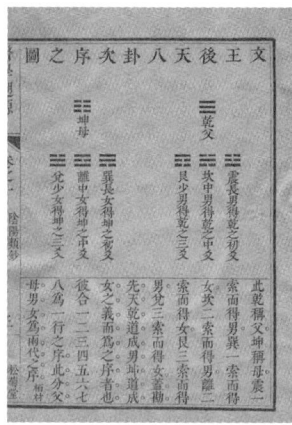

图 1-10-580　文王后天八卦次序之图

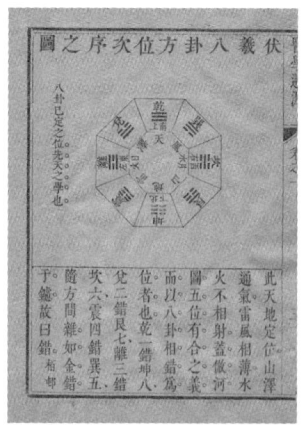

图 1-10-581　伏羲八卦方位次序之图

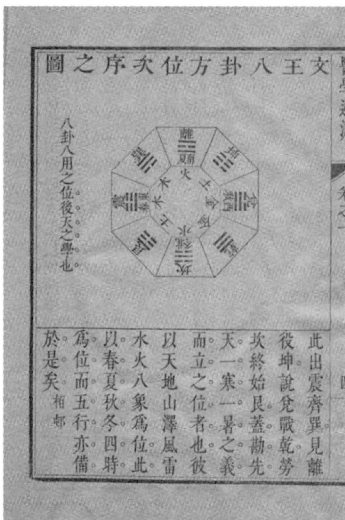

图 1-10-582　文王八卦方位次序之图

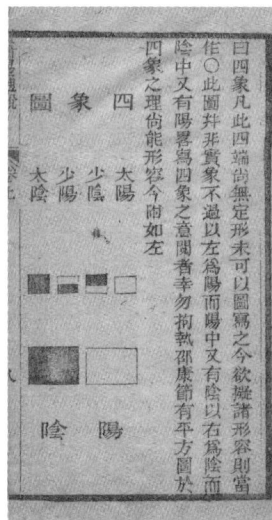

图 1-10-583　四象图

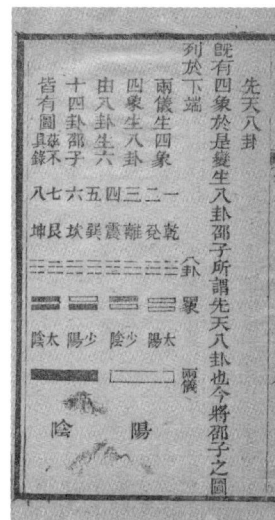

图 1-10-584　邵子先天八卦图

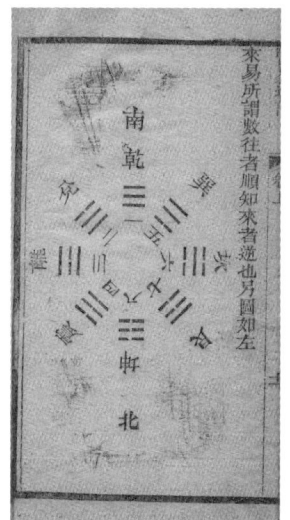

图 1-10-585　八卦图

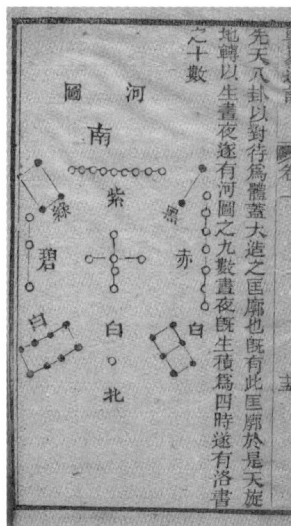

图 1-10-586　河图

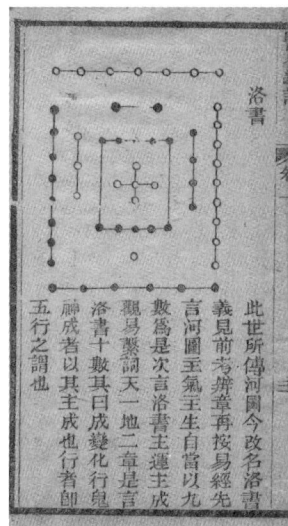

图 1-10-587　洛书

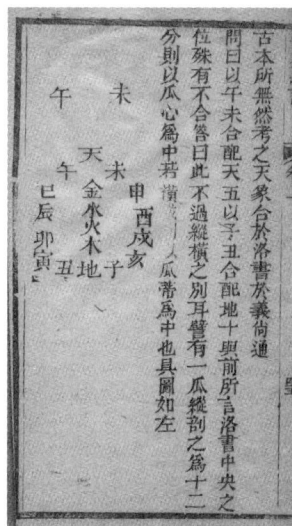

图 1-10-588　地支图

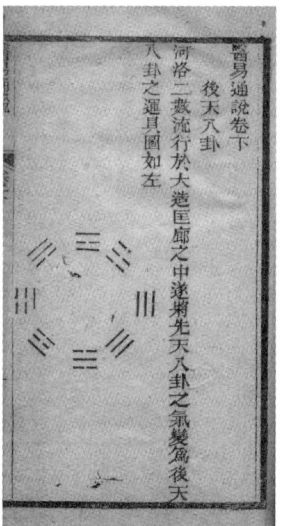

图 1-10-589　后天八卦图

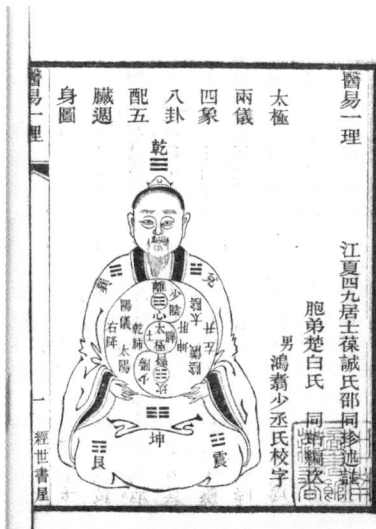

图 1-10-590　太极两仪四象八卦配五脏周身图

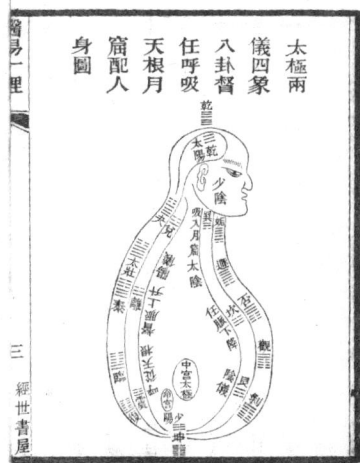

图 1-10-591　太极两仪四象八卦督任呼吸天根月窟配人身图

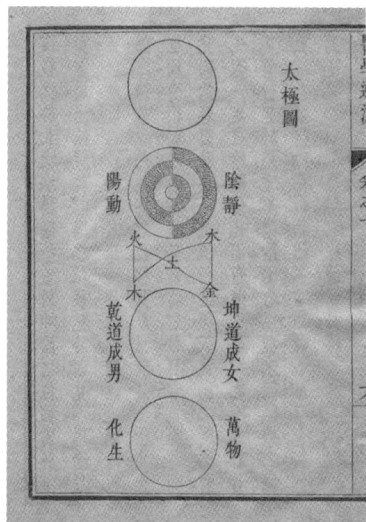

图 1-10-592　太极图

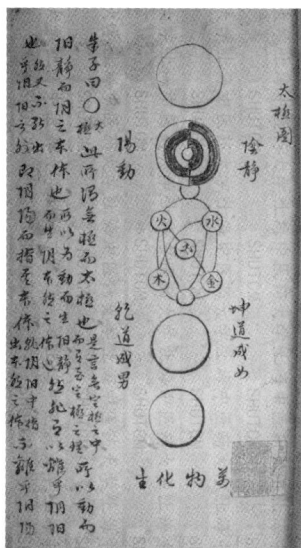

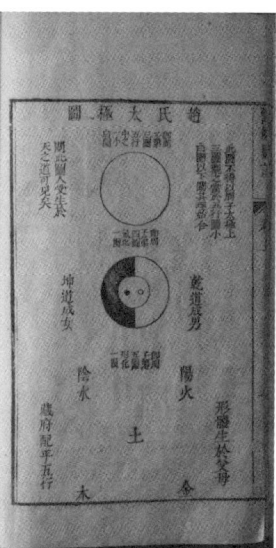

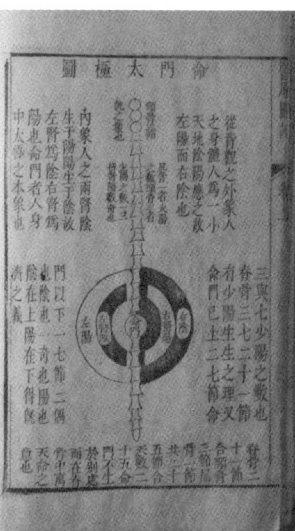

图 1-10-593　太极图

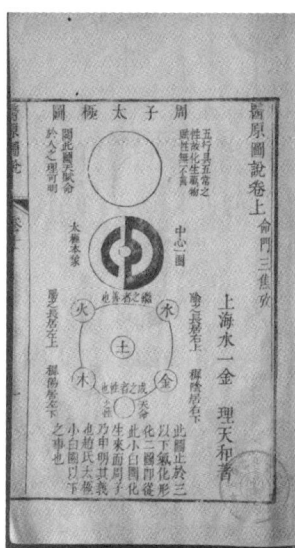

图 1-10-594　周子太极图

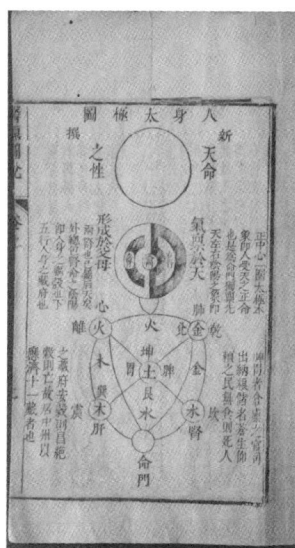

图 1-10-595　赵氏太极图　图 1-10-596　人身太极图

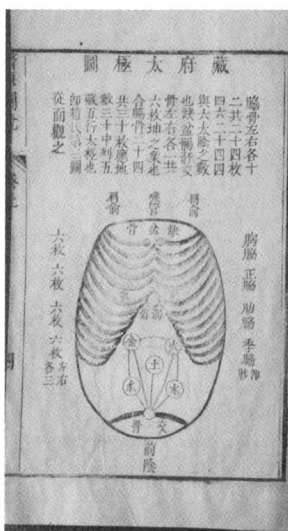

图 1-10-597　命门太极图　图 1-10-598　脏腑太极图

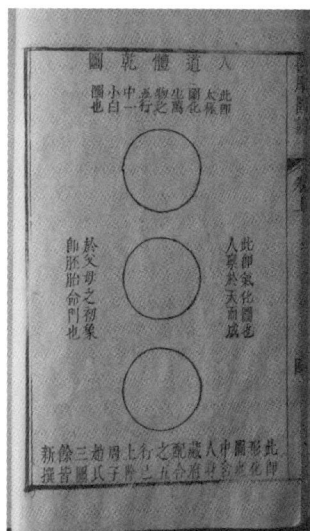

图 1-10-599　人道体乾图

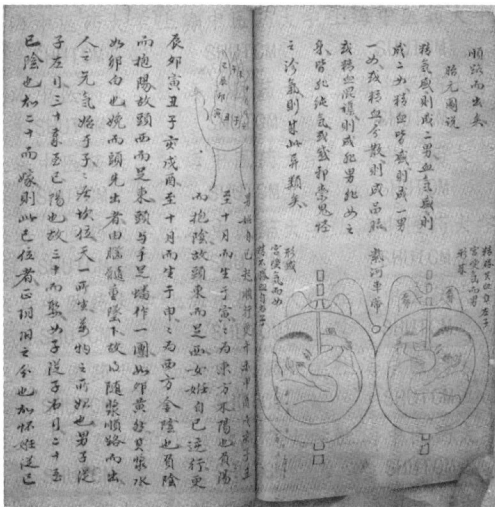

图 1-10-600　胎元图

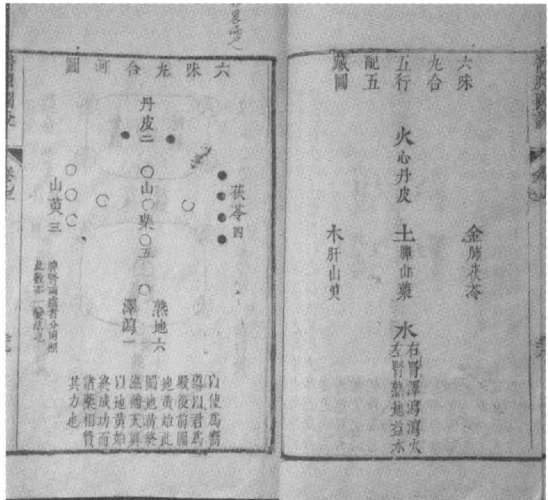

图 1-10-601　六味丸合五行配五脏图

图 1-10-602　六味丸合河图

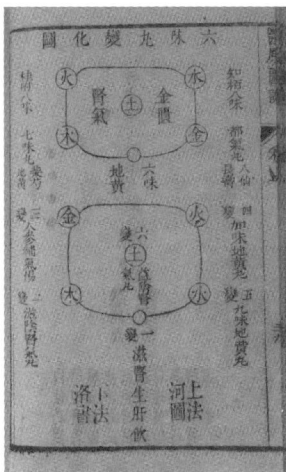

图 1-10-603　六味丸变化图

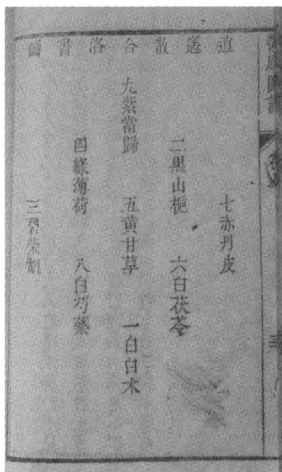

图 1-10-604　逍遥散合洛书图

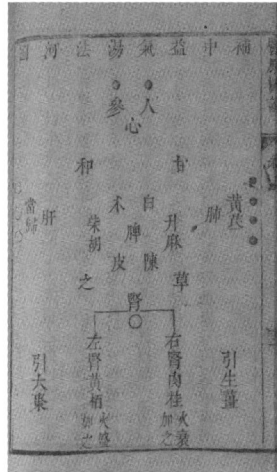

图 1-10-605　补中益气汤法河图

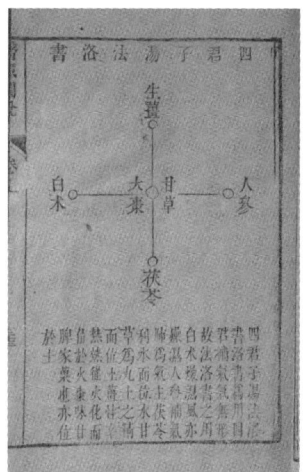

图 1-10-606　四君子汤法洛书

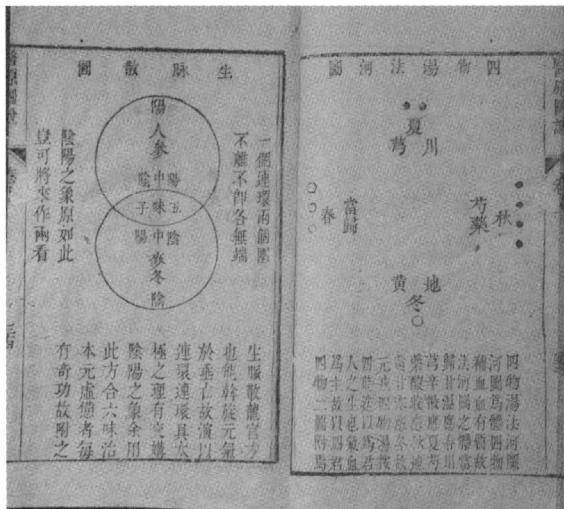

图 1-10-607　四物汤法河图

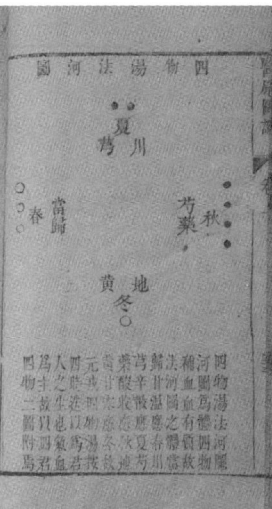

图 1-10-608　生脉散图

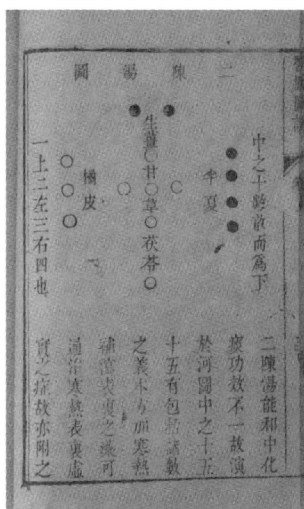

图 1-10-609　二陈汤图

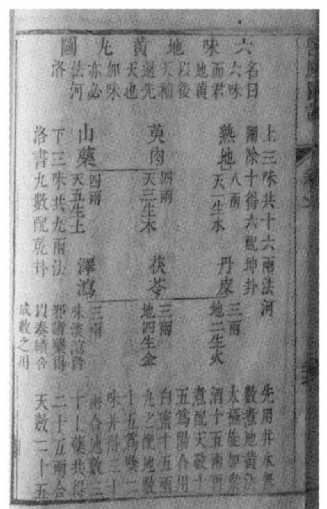

图 1-10-610　六味地黄丸图

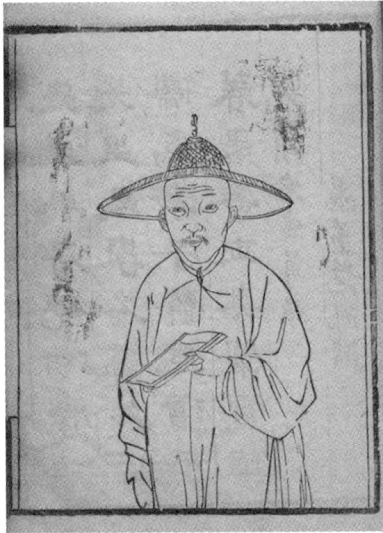

图 1-12-611　双湖先生尊照

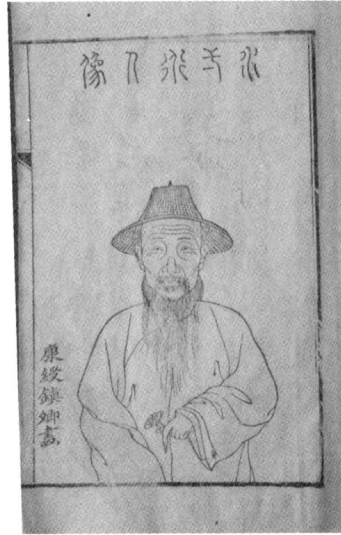

图 1-12-612　水一道人像

（张丽君）

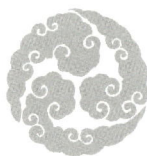

2 诊 法 类

2.1 概述

《中国中医古籍总目》收载 1911 年以前诊法类中医古籍共计 256 种，其中诊法通论 26 种，脉诊 186 种，望诊 6 种，舌诊 29 种，其他诊法 9 种。

书名带有图像的古籍有：《（真传）伤寒舌苔图论》《韩氏舌苔图说》《唇舌症候图》《行医八事图》《脉诀指掌病式图说》《纂图方论脉诀集成》《图注脉诀辨真》《王氏秘传叔和图注释义脉诀评林捷径统宗》《增补王叔和脉诀图注定本》《新增脉诀图象》《脉诀图证汇参》《人元脉影归指图说》《脉要图注》《脉理图》《脉经图注》《金镜伤寒验证舌法图说》《舌鉴图》《舌图辨证》《舌图辨证》（与前面的不是同一著作）等 19 种。

查阅诊法类中医古籍 188 种，其中有图像的著作 96 种，约占调查总数的 51%。查阅诊法类中医古籍图像 2189 幅，迄今已经收集 1750 幅，内容十分丰富。

诊法类中医古籍图像最早见于约成书于 280 年的《脉诀》（《王叔和脉诀》见《体仁汇编》明嘉靖 23 年甲辰（1544）蔡经刻本），共有 2 幅图，为左手诊脉图式（图 2-2-489）和右手诊脉图式，示寸、关、尺，图释标明左、右手寸、关、尺分候脏腑。诊法类图像最多的中医古籍当属《舌鉴辨正》，其成书于 1894 年，相对比较晚，其中共有 150 幅舌图，第一幅为：全舌分经图（图 2-2-399）。其余 149 幅综合以前诸多著作的舌图，如《伤寒点点金书》《伤寒舌鉴》《医法征验录》等，内容更加详尽。此外，《伤寒点点金书》一书中有彩图（图 2-2-212）。

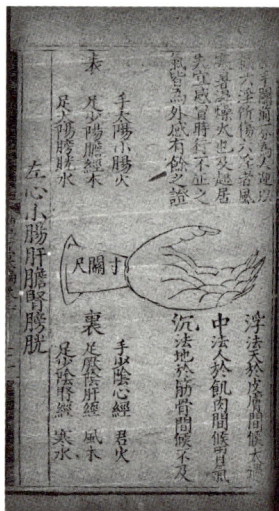

图 2-2-489　左手诊脉图式　　图 2-2-399　全舌分经图　　图 2-2-212　生斑舌

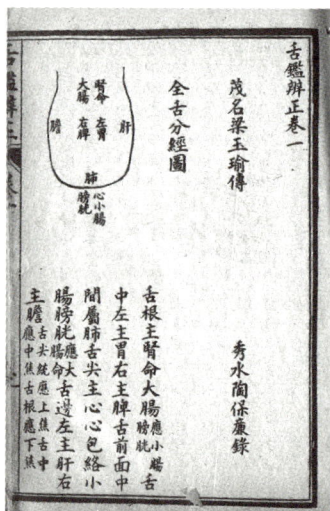

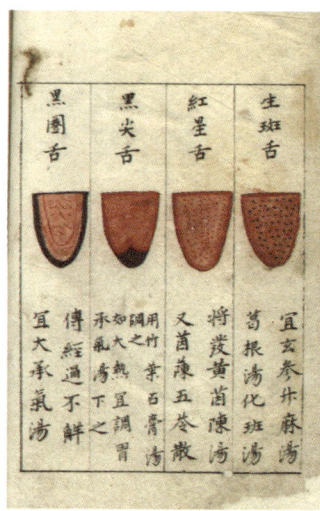

诊法类中医古籍图像内容丰富，特点鲜明，实用性强，值得深入研究与探讨。

2.2　分类

根据诊法类中医古籍图像内容，可以分为诊断图、脏腑图、经穴图、部位图、理论图、人物图六类。

2.2.1　诊断图

诊断图内容十分丰富，共有1274幅，占诊法类中医古籍图像总数的65%以上，足以体现了诊断类中医古籍图像的特点——以诊断图为主，舌象图又占诊断图的50%以上，也充分体现了图像在中医诊断中所发挥的作用，尤其是舌象图对于舌诊的关键作用值得关注。

2.2.1.1　望诊图

望诊图主要分为局部望诊图、全身望诊图和舌象图三部分，为沿用至今的传统望诊方法，望诊图可以更好地表现望诊的部位和望诊时应注意的事项等内容。

（1）局部望诊图

局部望诊图主要包括面部望诊图和望小儿指纹图。

《四诊法》中有2幅：五脏六腑见于面部之图（图2-2-1）、脏腑肢节见于面部之图。

《四诊脉鉴大全》1幅：脏腑肢节部分察色图。

《诊视近纂》1幅：脏腑部分之图。

《四诊抉微》3幅：面部形色诸证之图、肢节见于面部之图、五脏六腑见于面部之图。

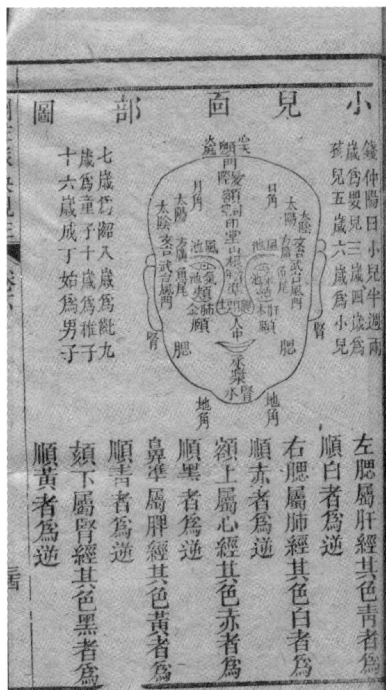

《医灯续焰》3幅：面部图、脏腑色见面部图、肢节色见面部图。

《脉诀汇辨》3幅：面部图、脏腑色见面部图、肢节色见面部图。

《脉诀启悟注释》3幅：面部图、脏腑色见面部图、肢节色见面部图。

《删注脉诀规正》2幅：小儿面部图（图2-2-4）、诊小儿虎口三关脉图。

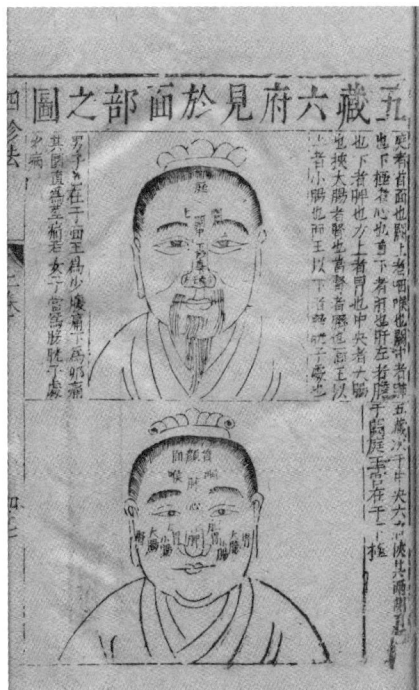

图 2-2-1　五脏六腑见于面部之图　　　　图 2-2-4　小儿面部图

《脉诀筌蹄》2 幅：小儿面部图、诊小儿虎口三关脉图。

《脉诀杂录》2 幅：小儿面部图、虎口三关图。

《脉诀图证汇参》2 幅：小儿面部图、诊小儿虎口三关脉图。

《人元脉影归指图说》2 幅：观形察色脉候、观四季基本生死候。

《脉贯》3 幅：面部图、脏腑色见面部图、肢节色见面部图。

《辨脉指南》1 幅：面部分候脏腑图。

《脉如》1 幅：面部分候脏腑图。

《脉法大成》1 幅：面部分候脏腑图。

《脉要图注》1 幅：指纹图。

《望色启微》2 幅：发明灵枢部分之图、望脏腑肢节部分图。

《形色外诊简摩》2 幅：面部分位图、面部脏腑肢节分位图。

（2）全身望诊图

《脉诀秘传》2 幅：五脏外发见之图（图 2-2-12）、五脏外应之图。

《先天脉镜》2 幅：五脏外发见之图、五脏外应之图。

（3）舌象图

《医法征验录》77 幅：微白淡红滑苔舌（图 2-2-14）、薄白滑苔、厚白滑苔、干厚白苔、白苔黄边、中干红两边黑红、干白苔黑心、白滑苔尖灰刺、白苔满黑刺干、白边中黑、半边白苔、脏结白滑、白苔黑斑、白苔燥裂、白苔黄心、白苔黑根、白苔黄根、白苔双灰色、白苔红心灰根、白苔尖红、白苔中红、白苔双黄、白苔双黑、白尖红根、白苔变黄、似黄丹色、白苔尖灰根黄、白苔尖根俱黑、纯熟白苔、淡白透明、白苔如积粉、纯黄微干舌、微黄苔色、苔黄黑滑、黄苔中黑斑、黄苔中黑通尖、老黄隔瓣、黄尖舌、黄大胀满、黄根白尖、黄根灰尖、黄根白尖短缩、黄苔灰根、黄尖红根、黄尖黑根、黄苔黑刺、边白中尖黑、纯黑色、黑苔瓣底红、黑苔瓣底黑、满黑刺底红、刺底黑色无浆、黑烂自啮舌、中黑边白滑苔、红边中黑滑、通尖黑干边白、黑边晕内微红、中烧舌、中黑无苔干燥、舌至黑边短、灰色重晕、灰黑干刺、纯白直裂、纯黄干燥无浆、纯黑有浆、纯黄底白有浆、前黑无浆后白有浆、前白有浆后黑无浆、黄白滑苔中一点焦干黄、纯黑干燥舌、纯灰舌、纯红色、霉酱色、纯紫色、纯蓝色、绛色、嫩红色。

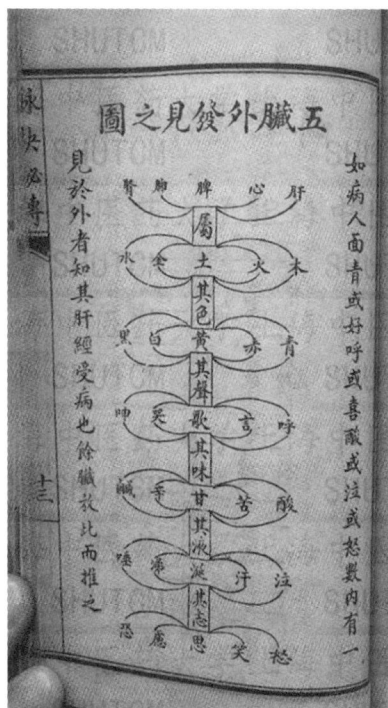

图 2-2-12　五脏外发见之图

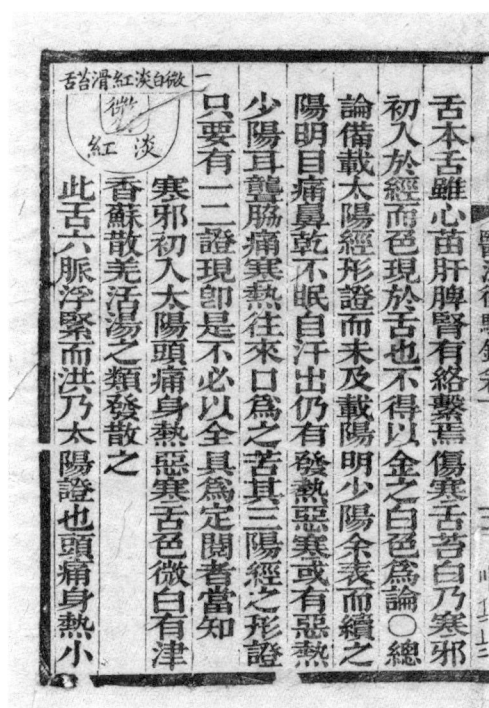

图 2-2-14　微白淡红滑苔舌

《诊断举要》121 幅：微白滑苔、薄白滑苔、厚白滑苔、干厚白苔、白苔中黄、白胎黄边、干白心黑苔、白滑胎尖灰刺舌、白胎成圈点、白胎满黑刺干舌、白滑胎黑心舌、半边白滑苔、脏结白滑苔、白苔黑斑、白胎燥裂、白胎黑根、白尖黄根、白胎双黄舌、白胎双黑舌、白苔双灰色舌、尖白中红根黑舌、白胎尖红、白胎中红、白苔变黄、白尖红根、白苔尖灰根黄舌、白苔尖根俱黑舌、纯熟白胎、淡白透明舌、积粉白苔、微黄胎、纯黄微干、干黄胎、黄黑滑胎、黄胎黑斑、黄苔中黑通尖舌、老黄隔瓣、黄尖舌、黄胎灰根舌、黄尖红根舌、黄尖黑根舌、黄胎黑刺、黄大胀满舌、白根黄尖舌、根黄尖白、黄根灰尖、黄根白尖短缩舌、纯灰舌、中灰舌、灰黑胎干纹裂舌、灰根黄尖中赤舌、灰色重晕舌、灰黑干刺舌、红苔灰尖舌、灰尖干刺舌、灰中黑滑苔、灰苔黄根舌、苔淡灰中紫舌、纯黑胎、黑苔瓣底红舌、瓣底黑舌、满黑刺底红舌、黑烂自啮舌、中黑边白滑苔舌、红边中黑滑舌、通尖黑干边白舌、黑边晕内微红舌、中黑厚心舌、中黑无苔干燥舌、中黑无苔枯瘦舌、黑干短缩舌、两重黑晕舌、两条黑晕舌、无胎淡黑舌、纯红舌、红中淡黑色、红中焦黑舌、红中黑斑舌、红色尖黑舌、红色人字纹裂舌、红断纹裂舌、红内红星舌、深红虫碎舌、红色紫苍舌、红舌微黄根苔、舌中微黄滑苔、红长胀出口外舌、红舔舌、红痿舌、红硬舌、红尖出血舌、红中双灰干舌、红尖白胎根舌、红战舌、红细枯长舌、红短白疱舌、边红通尖黑干舌、红尖紫刺舌、红尖黑根舌、红嫩无津舌、中红舌、舌尖紫疱胎、红内黑纹舌、红生重舌舌、纯紫舌、舌紫中红斑舌、紫上白滑胎、淡紫青筋舌、紫上赤尰干焦舌、紫上黄苔干焦燥舌、紫短舌、紫上黄苔湿润舌、紫尖蓓蕾舌、熟紫老干舌、淡紫带青舌、淡紫灰心舌、纯霉酱色舌、中霉浮厚舌、霉色中有黄胎舌、纯蓝舌、蓝纹舌。

《新增脉诀图象》36 幅舌象图，与《伤寒舌诊》（《敖氏伤寒金镜录》）内容基本相同。

《伤寒点点金书》12 幅：白胎舌、将瘟舌、中焙（原为胎，疑误，参《敖氏伤寒金镜录》和图释改）舌、生斑舌、红星舌、黑尖舌、黑圈舌、人裂舌、虫碎舌、里黑舌、厥阴舌、死现舌。其余 23 幅舌图均无名，但描绘各异，且在正文中对应不同的治疗方法和方剂，根据图后内容可拟名称：尖白根黄舌、弦白心黑舌、尖白胎二分根黑一分舌、白胎中见黑小点乱生舌、两弦灰色中有黑晕痕两条舌、微黄色舌、白胎带黄色舌、将黄微色舌、黄色舌、白胎舌、白胎滑舌、白而胎滑舌、四周白而中有黄舌、黄而有小黑点舌、根黄尖白舌、黄而涩有隔瓣舌、四边微红中央而成黑灰色舌、黄而中有黑点乱生舌、弦红心黑舌、根黑尖黄舌、根黑尖黄微隐见舌、灰色舌、大黑而有乱纹舌。

《伤寒舌诊》（《敖氏伤寒金镜录》）36 幅：白胎舌、将瘟舌、中焙舌、生斑舌、红星舌、黑尖舌、里圈舌、人裂舌、虫碎舌、里黑舌、厥阴舌、死现舌、黄胎舌、黑心舌。其余 22 幅舌图均按照舌图出现的顺序依次命名为十五舌直到三十六舌，根据图像描绘特征，可以判定舌象的基本特点。《敖氏金镜录验舌法》36 幅舌图与其内容相同。

《伤寒舌鉴》120 幅：微白滑胎舌、薄白滑胎舌、厚白滑胎舌、干厚白胎舌、白苔黄心舌、白胎黄边舌、干白胎黑心舌、白滑胎尖灰刺舌、白胎满黑刺干舌、白滑胎黑心舌、半边白滑舌、脏结白滑舌、白苔黑斑舌、白胎燥裂舌、白胎黑根舌、白尖黄根舌、白胎双黄舌、白胎双黑舌、白苔双灰色舌、白尖中红根黑舌、白胎尖红舌、白胎中红舌、白苔变黄舌、白尖红根舌、白苔尖灰根黄舌、白苔尖根俱黑舌、熟白舌、淡白透明舌、白胎如积粉舌、纯黄微干舌、微黄胎舌、干黄舌、黄胎黑滑舌、黄胎黑斑舌、黄苔中黑通尖舌、老黄隔瓣舌、黄尖舌、黄胎灰根舌、黄尖红根舌、黄尖黑根舌、黄胎黑刺舌、黄大胀满舌、黄尖白根舌、黄根白尖舌、黄根灰尖舌、黄根白尖短缩舌、纯黑舌、黑胎瓣底红舌、黑胎瓣底黑舌、满黑刺底红舌、刺底黑舌、黑烂自啮舌、中黑边白滑胎舌、红边中黑滑舌、通尖黑干边白舌、黑边晕内微红舌、中黑厚心舌、中黑无胎干燥舌、黑中无胎枯瘦舌、黑干短舌、纯灰舌、灰中舌、灰黑胎干纹裂舌、灰根黄尖中赤舌、灰色重晕舌、灰黑干刺舌、灰黑尖舌、灰黑尖干刺舌、灰中墨滑舌、灰色多黄根少舌、边灰中紫舌、纯红舌、红中淡黑舌、红中焦黑舌、红中黑斑舌、红内黑尖舌、红色人字纹裂舌、红断纹裂舌、红内红星舌、深红虫碎舌、红色紫疮舌、红中微黄根舌、红中微黄滑舌、红长胀出口外舌、红舔舌、红痿舌、红硬舌、红尖出血舌、红中双灰干舌、红尖白根舌、红舌、红细枯长舌、红短白泡舌、边红通尖黑干舌、红尖紫刺舌、红尖黑根舌、红嫩无津舌、纯紫舌、紫中红斑舌、紫上白滑舌、淡紫青筋舌、紫上赤尰干焦舌、紫上黄胎干燥舌、紫尖蓓蕾舌、熟紫老干舌、淡紫带青舌、淡紫灰心舌、纯霉酱色舌、中霉浮厚舌、紫短舌、紫上黄胎湿润舌、霉黄色黄胎舌、微蓝舌、蓝纹舌、孕妇伤寒白胎舌、孕妇伤寒黄胎舌、孕妇伤寒灰黑舌、孕妇伤寒纯赤舌、孕妇伤寒紫青舌、孕妇伤寒卷短舌。《伤寒舌》与其内容完全相同。白色胎29幅，黄色胎17幅，黑色胎14幅，灰色胎11幅，红色胎26幅，紫色胎12幅，霉酱胎3幅，蓝纹胎2图，妊妇伤寒胎6幅。

《舌苔图说》126幅舌苔图，内容与《诊断举要》和《伤寒舌鉴》的基本相同。描绘方法很简单，没有色彩差异，墨色也无轻重差异。

《伤寒辨舌秘录》36幅，与《伤寒舌诊》（《敖氏伤寒金镜录》）、《伤寒点点金书》描绘基本相似。

《伤寒玉液辨舌色法》45幅。前35幅与《伤寒舌诊》（《敖氏伤寒金镜录》）、《伤寒点点金书》描绘基本相似，后10幅为太阳症、寒死症、心包络、少阴症、厥阴瘟症、瘟里症、手少阴瘟症、两危症、孕痹症、孕伤寒10种病症对应的舌图。

《舌鉴新书》中68幅舌图，与《诊断举要》中描绘的内容基本相似，但在具体命名上有所差异。

《舌图辨证》20幅舌图，很有特色，为：先天八卦图（图2-2-379）、后天八卦图、天干图、地支图、干支会合图、五行生克图、五脏五色图、舌图总论、舌图辨证一图、舌图辨证二图、舌图辨证三图、舌图辨证四图、舌图辨证五图、舌图辨证六图、舌图辨证七图、舌图辨证八图、舌图辨证九图、舌图辨证十图、舌图辨证十一图、舌图辨证十二图。

《舌鉴辨正》150幅舌图，第一幅为：全舌分经图（图2-2-399）。其余149幅综合以前的舌图，更加详尽。

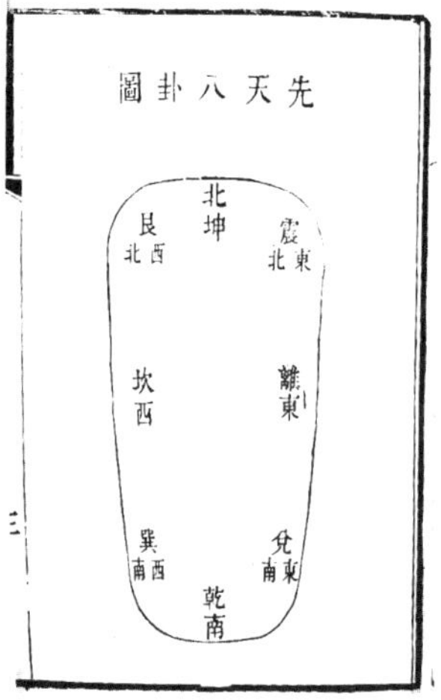

图 2-2-379　先天八卦图 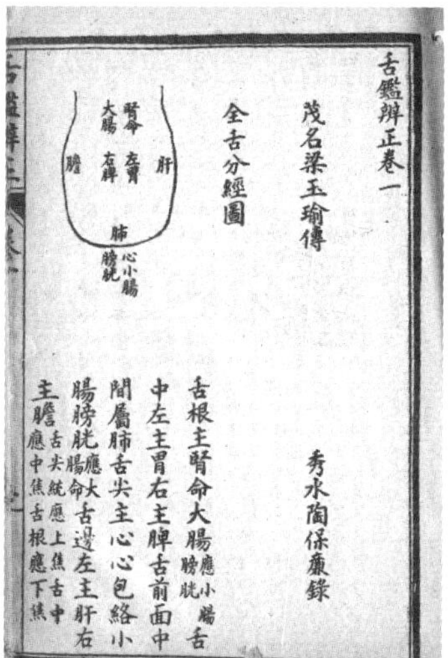　　图 2-2-399　全舌分经图 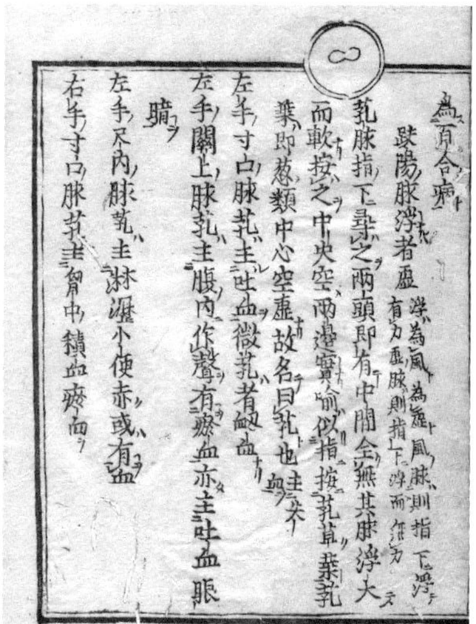　　图 2-2-400　芤脉图

2.2.1.2　诊脉图

脉诊作为切诊中的主要部分，在中医诊断中发挥的作用不容忽视。脉诊图主要分为诊脉部位图、诊脉方法图和脉象图三类。但由于图像表现形式往往不单一，难以截然分开，所以暂不将其分类进行阐释。

《察病指南》中脉象图有32幅，包括：芤脉图（图2-2-400）、滑脉图、实脉图、弦脉图、紧脉图、洪脉图、微脉图、沉脉图、缓脉图、涩脉图、迟脉图、伏脉图、濡脉图、弱脉图、长脉图、促脉图、短脉图、虚脉图、结脉图、牢脉图、动脉图、细脉图、代脉图、数脉图、大脉图，以及七死脉：弹石脉、解索脉、雀啄脉、屋漏脉、虾游脉、鱼翔脉、釜沸脉。

《人元脉影归指图说》中脉象图48幅：浮脉图、芤脉图、滑脉图、实脉图、弦脉图、紧脉图、洪脉图、微脉图、沉脉图、迟脉图、伏脉图、缓脉图、涩脉图、濡脉图、弱脉图、长脉图、短脉图、虚脉图、促脉图、结脉图、代脉图、牢脉图、动脉图、细脉图、阳维脉图、阴维脉图、阳跷脉图、阴跷脉图、冲脉图、任脉图、

督脉图、带脉图，以及十六怪脉图：虾游、鱼翔、偃刀、覆莲、羹上肥、
釜口、雀啄、屋漏、弹石、解索、藤蔓、土丸、翻败、大极、解股、脱尸。

《四诊脉鉴大全》中 4 幅：左手脉图（图 2-2-480）、右手脉图、
左手主气图、右手主气图。

《四诊抉微》中 1 幅：虎口一关脉纹图，图附文字"风关第一节寅位，
气关第二节卯位，命关第三节辰位，虎口叉手处是也"。

《医法征验录》中 2 幅：左手图式、右手图式。

《医学心领》中 1 幅：望小儿食指络脉图。

《诊断学汇编》6 幅：李中梓医宗必一脉法心参图。

《王叔和脉诀》中 2 幅"诊脉图式"，示寸、关、尺，图释标明左、
右寸、关、尺分候脏腑。

《脉法微旨》中 32 幅：表里三阴三阳、九候浮沉、三部脉、二部应候、
男子之脉、女子之脉、阴阳相生、阳覆阴溢、阴盛阳虚、阳盛阴虚、阴
阳相乘、右左气口人迎、伤风之脉、伤寒之脉、中湿之脉、左右推、阴阳绝、
浮则为风、芤则失血、滑则吐逆、实、弦则为痛、紧则为寒、洪则为热、
微则为寒、沉则为冷、缓则为虚为风、涩则为血少、迟则为寒、伏则为
物聚、濡则为湿、弱则为虚。其中左右推为诊脉方法。

《紫虚崔真人脉诀秘旨》2 幅：七表八里之图、六部本位脉。

《玄白子四原正派脉诀》1 幅：脉象纪纲图。

《脉诀刊误集解》中 1 幅，为取关脉上下内外部位示意。

《脉诀指掌病式图说》52 幅：第 1 幅"男女手脉之图"，指明男女脉象区别，图附文字"男子寸脉恒盛，
尺脉恒弱，阳在寸，阴在尺也"，"女子尺脉恒盛，寸脉恒弱，阳在尺，阴在寸也"；第 2 幅"三部九候图"，
图附文字"一部分三候，三三为九候"，三部为"寸、关、尺"，三候为"浮、中、沉"；第 3 幅为"右
手式寸尺内外图"；第 4 幅为"左手式寸尺内外图"，图附文字"左心小肠肝胆肾，右肺大肠脾胃命，
心与小肠居左寸，肝胆同归左关定，肾脉元在左尺中，却与膀胱腑相应，肺与大肠居右寸，脾胃脉从右
关认，心包右尺配三焦，此是医家真要领"；第 5 幅为"阴阳相乘覆溢关格图"，图附文字"阴上逆阳
分曰溢，为外关内格，死；阳下入阴分曰覆，为内关外格，死"；第 6 幅为"左手人迎图"；第 7 幅为"右
手气口图"；第 8 幅为"右手足六经之图"；第 9 幅为"左手足六经之图"；第 10 幅为"己丑己未南政
太阴司天脉图"；第 11 幅图为"甲辰甲戌南政太阴在泉脉图"；第 12 幅图为"南己巳己亥政厥阴司天脉图"；
第 13 幅图为"甲寅甲申南政厥阴在泉脉图"；第 14 幅图为"甲子甲午南政少阴司天脉图"；第 15 幅图
为"己卯己酉南政少阴在泉脉图"；第 16 幅图为"乙丑辛丑丁未癸未岁北政太阴司天脉图"；第 17 幅
图为"丙辰庚辰戊戌壬戌岁北政太阴在泉脉图"；第 18 幅图为"乙巳辛巳丁亥癸亥岁北政厥阴司天脉图"；
第 19 幅图为"丙寅庚寅戊申壬申岁北政厥阴在泉脉图"；第 20 幅图为"己酉己卯南政尺寸脉反之图"；
第 21 幅图为"甲子甲午二岁尺寸相反脉图"；第 22 幅图为"乙卯丁卯癸酉辛酉尺寸相反脉图"；第 23
幅图为"丙子庚子戊子壬午尺寸相反脉图"；第 24 幅图为"己丑己未左右脉交之图"；第 25 幅图为"甲
辰甲戌左右脉交之图"；第 26 幅图为"己亥己巳左右脉交之图"；第 27 幅图为"甲寅甲申左右脉交之图"；
第 28 幅图为"乙巳丁巳辛亥癸亥左右脉交之图"；第 29 ~ 35 幅图均为人体情志患病——"怒、喜、思、忧、
恐、悲、惊"对应的不同脉图；第 36 ~ 43 幅图为足太阳膀胱经脉之图、阳明胃经之图、少阳胆脉之图、
少阳三焦经脉之图、太阴脾经之图、少阴肾经、厥阴肝经之图、厥阴心包络之图，均为六经感伤外邪之
脉；第 44 幅图为"少阴、太阴心肺二经伤燥热脉图"；第 45、46 幅图分别标明脏和腑对应的脉象特点，
脏为阴、脉沉，腑为阳、脉浮；第 47 ~ 52 幅图为心经脉图、肝经脉图、脾经过宫脉图、肺经过宫脉图、
肾经过宫脉图、包络过宫脉图，以表现发生病变所对应的不同脉象。

《图注脉诀辨真》72 幅：左右三部之图、女人背看之图、六部定位之图、覆诊仰诊之图、三部九候

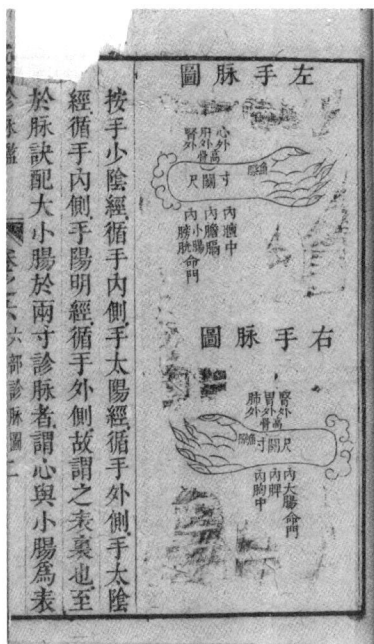

图 2-2-480　左手脉图

之图、脏腑各司之图、智者知治之图、下指定位之图、关前关后病脉之图、息至之图、实邪之图、时脉之图、七表八里之图、脉息度数之图、心脏之图、心脉见于三部之图、心脉之图、肝脏之图、肝脉见于三部之图、肝脉之图、肾脏之图、肾脉见于三部之图、肾脉之图、肺脏之图、肺脉见于三部之图、肺脉之图、脾脏之图、脾脉见于三部之图、脾脉之图、七表寸部脉图、七表关部脉图、七表尺部脉图、七表脉（浮、芤、滑、实、弦、紧、洪）、八里寸部脉图、八里关部脉图、八里尺部脉图、八里脉（微、沉、缓、涩、迟、伏、濡、弱）、九道脉之图、九道脉（长、短、虚、促、结、代、牢、动、细）、左右手诊脉图、五脏轮至数之图、五脏代脉期死之图、诊暴病之图、形证相反之图、诊四时病五行相克之图、诊四时虚实之图、诊伤寒热病之图、热病之图、阴阳二毒之候图、五脏绝死之图、诊妇人有妊之图。

《王氏秘传叔和图注释义脉诀评林捷径统宗》23 幅：脉名尺寸终始一寸九分之图、脉有太过不及覆溢关格之图、脉有阴阳浮沉之图、一阴中有一阳二阳三阳一阳中有一阴二阴三阴之图、脉有轻重之图、脉有阴阳虚实之图、王脉之图、寸口脉平而死之图、别知脏腑病图、一脉十变五邪有刚五脉有微甚之图、五脏止脉图、阳绝补阴阴绝补阳图、损至脉病生死图、四时平脉死脉图、五脏脉体证候疾病图、病有当得反得脉候图、左右手相生之图、男女相反图、脉有伏匿图、形脉相反之图、一脉变为二病之图、脉病诊三虚三实图、心受五邪证病脉无见图。

《壶隐子应手录》1 幅：诊左手九道脉图。

《脉诀炬灯》2 幅：内经三部诊候之图（右手、左手）。

《脉诀汇辨》1 幅：内经分配脏腑诊候之图。

《脉诀秘传》5 幅：右手表里图形、左手表里图形、右手经络图、左手经络图、详证脉照图。

《删注脉诀规正》2 幅：内经三部诊候图（右手、左手）。

《脉诀启悟注释》2 幅：手太阴经分诊五脏六腑之图（左手、右手）。

《脉诀汇纂》1 幅：内经分配脏腑诊候（右手、左手）。

《新增脉诀图象》29 幅：寸关尺（右手、左手）、七表脉象（浮、芤、滑、实、弦、紧、洪）、八里脉象（微、沉、缓、涩、迟、伏、濡、弱）、九道脉（长、短、虚、促、结、代、牢、动、细）、散、革、数。

《持脉大法》3 幅：三关诊脉图。

《脉诀真传》2 幅：右三部脉图、左三部脉图。

《脉诀精选》8 幅：左手脉图、右手脉图、三部九候之图、十二脉形状相类图、七表脉图、八里脉图、九道脉图、七死脉图。

《脉诀图证汇参》1 幅：内经三部诊候图。

《严三点脉法》1 幅：阴阳相生脉有三部、部有四经。

《奇经八脉考》1 幅：诊左手九道图。

《脉理集要》2 幅：候脉图说（右手、左手）。

《脉镜》2 幅：左手部位经脉、右手部位经脉。

《脉便》1 幅：诊左手九道图。

《脉学三书》5 幅：诊左手九道图、左手脉图、右手脉图、人迎神门脉图、气口神门脉图。

《人元脉影归指图说》2 幅：左右手图（右手、左手）。

《脉微》4 幅：一脉分为九道之图、阴阳离合分配六位之图、三部九候之图、寸口之中分为九道图。

《脉法颔珠》1 幅：左右手图。

《诊家正眼》1 幅：内经分配脏腑诊候图。

《脉贯》1 幅：内经分配脏腑诊候图。

《辨脉篇》1 幅：叔和分配脏腑诊图。

《脉确》2 幅：内经切脉之图、订正素问脉位图。

《脉法大成》1 幅：内经分配脏腑诊候图。

《脉要图注》3 幅：部位图、足脉图、指纹图。

《脉理图》1 幅：内经三部诊候图。

《脉法条辨》1 幅：部位图。

《脉法增注释疑》1 幅：金鉴订正脉位图。

《脉理宗经》1 幅：左右手图。

《研思堂家传医宗心法全书》2 幅：诊他人脉、诊自己脉。

《脉理存真》2 幅：内经分配脏腑部位、六脉图。

《脉诊》2 幅：右手脉式、左手脉式。

《内经脉学部位考》1 幅：寸口脉图式。

《脉经图注》1 幅：部位图。

《伤寒点点金书》1 幅：诊脉手法图。

《太素运气脉诀》2 幅：左右手图、双飞蝴蝶脉势之图。

《太素脉秘诀》5 幅：左手寸关尺图、右手寸关尺图、六脉掌图、左手图、右手图。

2.2.2　脏腑图

2.2.2.1　脏腑形态图

《脉诀汇辨》12 幅：肺（图 2-7-699）、大肠、胃、脾、心、小肠、膀胱、肾、心包络、三焦、胆、肝。

《脉诀启悟注释》12 幅：肺、大肠、胃、脾、心、小肠、膀胱、肾、心包络、三焦、胆、肝。

《脉诀秘传》12 幅：脏腑正面图、脏腑背面图、心脏形、肝脏形、胃腑形、大肠腑形、小肠腑形、膀胱腑形、脾脏形、肺脏形、肾脏形、胆腑形。

《删注脉诀归正》3 幅：十二经脏腑手足阴阳表里图、三焦图、命门图。

《脉诀汇纂》12 幅：手太阴肺脏图、手阳明大肠腑图、足阳明胃腑图、足太阴脾脏图、手少阴心脏图、手太阳小肠腑图、足太阳膀胱腑图、足少阴肾脏图、手厥阴心包络图、手少阳三焦腑图、足少阳胆腑图、足厥阴肝脏图。

《脉学三书》12 幅：肝脏图、胆腑图、肺脏图、大肠腑图、脾脏图、胃腑图、心脏图、小肠腑图、肾脏图、膀胱腑图、脏腑正面图、脏腑背面图。

《先天脉镜》12 幅：脏腑正面图、脏腑背面图、心脏形、肝脏形、脾脏形、肺脏形、肾脏形、胆腑形、胃腑形、大肠腑形、小肠腑形、膀胱腑形。

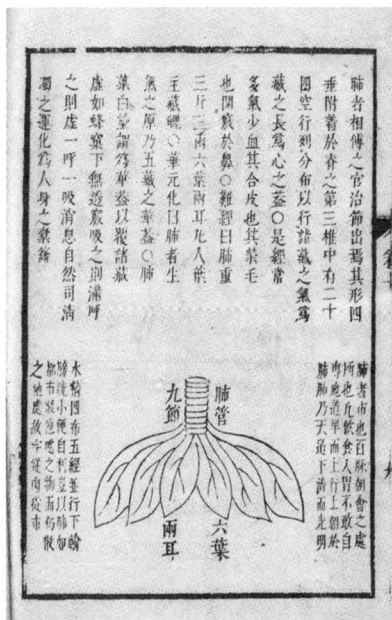

图 2-7-699　肺

《脉贯》12 幅：肺、大肠、胃、脾、心、小肠、膀胱、肾、心包络、三焦、胆、肝。

《脉要图注》12 幅：手少阴心图、手太阴肺图、足厥阴肝图、足少阳胆图、手厥阴心王包络图、足太阴脾图、足阳明胃图、手阳明大肠图、手太阳小肠图、足少阴肾图、手少阳三焦图、足太阳膀胱图。

《脉理图》14 幅：三焦图、十二经脏腑形图（肺、大肠、心、小肠、心包络、三焦、脾、胃、肝、胆、肾、膀胱）、命门图。

《王氏秘传叔和图注释义脉诀评林捷径统宗》有 3 幅，包括：心肺在膈上图、肾脏有两之图、肝去

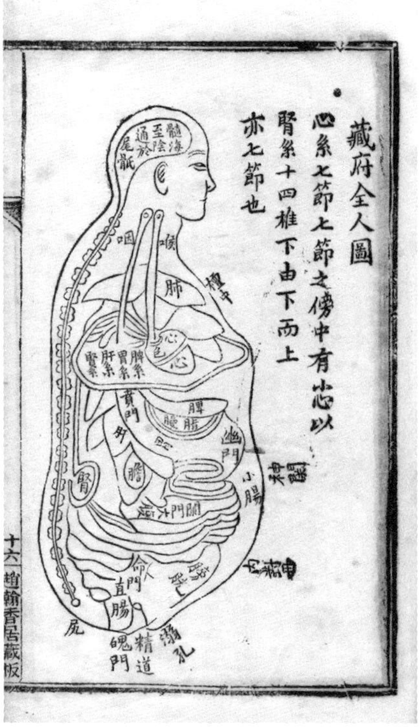

图 2-7-719　脏腑全人图

太阴尚近离太阳不远图。

2.2.2.2　内景图

《脉诀汇辨》1 幅：内景图。
《脉诀启悟注释》1 幅：脏腑全人图（图 2-7-719）。
《删注脉诀归正》1 幅：内景真传图。
《脉诀图证汇参》1 幅：内景真传图。
《脉贯》1 幅：内景图。

2.2.3　经穴图

主要包括经络及穴位名称图。
《四诊抉微》1 幅：玉枕腧穴之图。
《诊断学汇编》1 幅：寸口尺泽图，分别标明"经渠"穴、"列缺"穴、"尺泽"穴的部位。
《王氏秘传叔和图注释义脉诀评林捷径统宗》2 幅：八会之图、十六络穴图。
《脉诀汇辨》14 幅：手太阴肺经、手阳明大肠经、足阳明胃经、足太阴脾经、手少阴心经、手太阳小肠经、足太阳膀胱经、足少阴肾经、手厥阴心包经、手少阳三焦经、足少阳胆经、足厥阴肝经、任脉、督脉。

《脉诀启悟注释》中 14 幅：手太阴肺经、手阳明大肠经（图 2-8-727）、足阳明胃经、足太阴脾经、手少阴心经、手太阳小肠经、足太阳膀胱经、足少阴肾经、手厥阴心包经、手少阳三焦经、足少阳胆经、足厥阴肝经、任脉、督脉。

《脉诀汇纂》12 幅：肺经循行图、大肠经循行图、胃经循行图、脾经循行图、心经循行图、小肠经循行图、膀胱经循行图、肾经循行图、心包经循行图、三焦经循行图、胆经循行图、肝经循行图。

《脉诀秘传》1 幅：输经络孙图。

《删注脉诀归正》2 幅：十四穴动脉图、五脏之腧皆系于背图。

《脉诀图证汇参》2 幅：诸腧法图、诸穴法图。

《脉贯》14 幅：手太阴肺经、手阳明大肠经、足阳明胃经、足太阴脾经、手少阴心经、手太阳小肠经、足太阳膀胱经、足少阴肾经、手厥阴心包经、手少阳三焦经、足少阳胆经、足厥阴肝经、任脉、督脉。

《脉要图注》11 幅：足脉图、列缺穴图、后溪穴图、照海穴图、申脉穴图、公孙穴图、临泣穴图、内关穴图、外关穴图、经脉面图、经脉背图。

《脉理图》2 幅：十四穴动脉图、五脏之腧皆系于背图。

《脉经图注》9 幅：足脉图、列缺穴图、后谿穴图、阴跷照海穴图、申脉穴图、公孙穴图、临泣穴图、内关穴图、外关穴图。

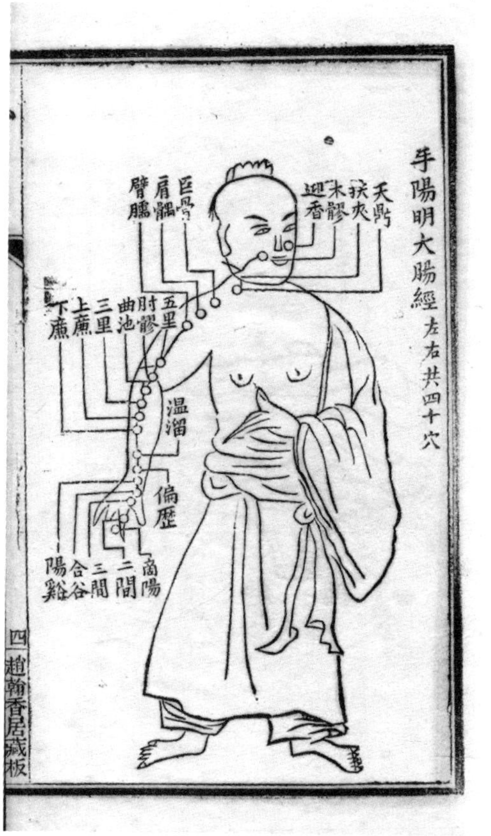

图 2-8-727　手阳明大肠经

2.2.4　部位图

2.2.4.1　人体解剖图

《诊断学汇编》中人体解剖部位图有 17 幅，分别是头面部、头背部、胸腹部、下肢、脚掌、上肢、手掌、髋部等人体部位的骨骼分布及定位图（图 2-9-754）。

2.2.4.2　骨度图

《诊视近纂》中有 2 幅：仰人骨度部位图（图 2-9-775）、伏人骨度部位图。

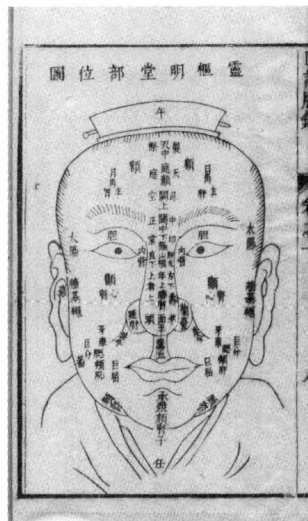

《脉诀汇辨》中 4 幅：仰人骨度部位图、伏人骨度部位图、仰人全图、伏人全图。

《脉诀启悟注释》中 4 幅：仰人骨度部位图、伏人骨度部位图、仰人全图、伏人全图。

《脉学三书》2 幅：十二经动脉图（正面、背面）。

《脉贯》4 幅：仰人骨度部位图、伏人骨度部位图、仰人全图、伏人全图。

《脉要图注》4 幅：同身寸图、形身面图、形身背图、形身侧图。

《脉经图注》3 幅：同身寸图、面图、背图。

2.2.4.3　明堂图

《四诊脉鉴大全》中 1 幅，灵枢明堂部位图（图 2-9-753）。

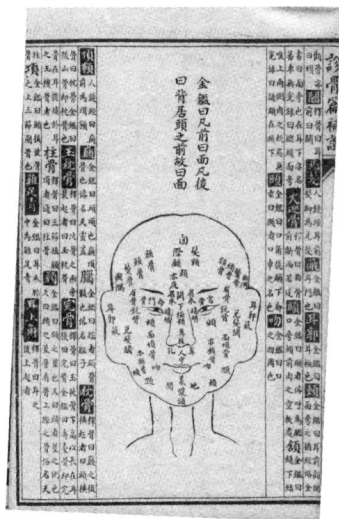

图 2-9-754　人体解剖图　　图 2-9-775　仰人骨度部位图　　图 2-9-753　灵枢明堂部位图

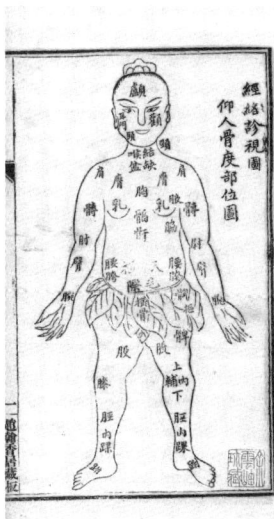

2.2.5　理论图

理论图主要为阐释基本理论的图像，包括五运六气图、八卦图等。因理论图主要以图表的形式来阐释理论，其作用归属不单一，因此在此不细分小类。

《四诊脉鉴大全》中 14 幅：南政司天脉不应图、北政司天脉不应图、天干之生五行之位五音之运生成之数太过不及平运总图、每年司天在泉正化对化之图、每年主气客气之图、子午岁气热化之图、丑未岁气湿化之图、寅申岁气火化之图、卯酉岁气燥化之图、辰戌岁气寒化之图、巳亥岁气风化之图、每年交六气时节日图、先天八卦后天八卦九宫分野总图、九宫八风图。

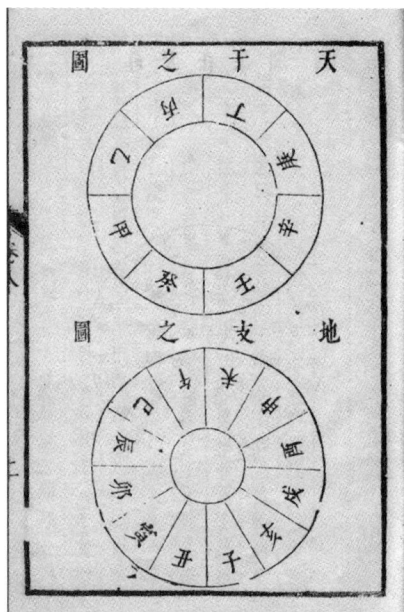

图 2-10-840　天干之图

《四诊抉微》中 12 幅：天干之生五行之位五音之运生成之数太过不及平运总图、每年司天在泉正化对化之图、每年主气客气之图、子午岁气热化之图、丑未岁气湿化之图、寅申岁气火化之图、卯酉岁气燥化之图、辰戌岁气寒化之图、巳亥岁气风化之图、每年交六气时节日图、先天八卦后天八卦九宫分野总图、九宫八风图。

《脉诀汇辨》45 幅：天干之图（图 2-10-840）、司天在泉图、天之五运化图、五天五运图、天地六气之图、六气正化对化之图、标图、本图、南北政图、南政年脉不应图、北政年脉不应图、排山掌法、南北政指掌图、司天在泉左右间气图、南政少阴司天脉图、南政太阴司天脉图、南政厥阴司天脉图、北政少阴司天脉图、北政太阴司天脉图、北政厥阴司天脉图、南政少阴司天尺寸反者图、北政少阴司天尺寸反者图、南政厥阴司天阴阳交者图、南政太阴司天阴阳交者图、北政厥阴司天阴阳交者图、北政太阴司天阴阳交者图、六十年气运相临之图、天符之图、岁会之图、同天符同岁会图、太过不及平运之图、地理之应六节图、逐年主气图、逐年客气图、子午二年客气定局热化之图、丑未二年客气定局湿化之图、寅申二年客气定局火化之图、卯酉二年客气定局燥化之图、辰戌二年客气定局寒化之图、巳亥二年客气定局风化之图、六气分合六部时日诊候之图、十二经脏腑图、十二经脏腑表里图、十二经脉起止图、宗荣卫三气图。

《脉诀启悟注释》2 幅：十六络穴图、宗荣卫三气图。

《脉诀汇纂》7 幅：南政年脉不应图、北政年脉不应图、逐年主气图、逐年客气图、天符之图、岁会之图、南北政指掌图。

《玉函经》1 幅：与天同度与地合纪之图。

《严三点脉法》1 幅：五运六气十二经。

《王氏秘传叔和图注释义脉诀评林捷径统宗》56 幅：经脉营卫周天度数之图、五行相生相胜图、经脉度数流注图、阴阳气绝之图、十二经之图、十五络之图、经别八脉之图、奇经八脉起止图、奇经八脉为病之图、清为营浊为卫营脉中卫脉外图、上中下三焦图、肝肺生熟浮沉之图、五脏声色臭味液及藏七神图、五腑不同之图、五脏上关九窍之图、脏五腑六之图、腑五脏六之图、鼻知香臭耳闻声之图、脏腑长广重大容受之图、不饮食七日死图、七冲门之图、瘟痒相反之图、人面耐寒之图、发明五邪心经为例图、脏腑病异图、脏腑病根不同之图、七传间脏相生相克之图、脏腑治病难易图、脏积腑聚图、五积所得图、五泄之图、伤寒有五之图、癫狂病异之图、头心痛之图、四知之图、脏井荥有五腑独有六图、井始之图、井荥腧经合五行刚柔相配图、出井入合之图、十二经原穴图、阴募阳腧之图、五穴主病之图、补母泻子之图、刺分四时图、刺荣刺卫之图、经脉迎随之图、刺井泻荣之图、因时而刺之图、补水泻火之图、阴阳补泻之图、上工中工治病之图、补泻之图、迎随补泻之图、出内针图、反施补泻之图。

《删注脉诀归正》2 幅：脏腑十二时流注图、五行相生应脉图。

《脉诀纂要》1 幅：六气分合六部时日诊候之图。

《脉诀乳海》12 幅：营行表里图、卫气行合漏水刻数图、营卫周天度数图、河图、洛书、河图左伏羲先天八卦之图、文王后天八卦之图、六十四卦之图、洛书本文生成数图、洛书右转五行相克为用之图、九本洛书图、皇极内篇左右交错九九八十一畴之图。

《脉诀图证汇参》2 幅：脏腑十二时流注图、五行相生应脉图。

《人元脉影归指图说》2 幅：论四时用脉、阴阳入节用脉。

《先天脉镜》1幅：天地分属阴阳图。

《脉法颔珠》2幅：五运图、六气图。

《诊家正眼》1幅：六气分合六部时日诊候之图。

《脉贯》2幅：宗荣卫三气图、六气合六部诊候图。

《辨脉篇》1幅：六气轮年司天总图。

《脉确》2幅：阳病在表自外而内之图、阴病在里自下而上之图。

《脉法大成》1幅：南北政不应之脉。

《脉要图注》25幅：五运合脏腑图、六气合脏腑图、五运节令图、六气节令图、主运图、主气图、客运图、客气司天在泉间气图、五运齐化兼化图、六气正化对化图、岁会之图、天符之图、同天符同岁会图、南政不应脉图——子午、北政不应脉图——子午、南政不应脉图——丑未、北政不应脉图——丑未、南政不应脉图——寅申、北政不应脉图——寅申、南政不应脉图——卯酉、北政不应脉图——卯酉、南政不应脉图——辰戌、北政不应脉图——辰戌、南政不应脉图——巳亥、北政不应脉图——巳亥。

《脉理图》2幅：脏腑十二时流行图、五行相生应脉图。

《脉学归源》2幅：脏腑十二宫分配五运六气图、六气轮年司天总图。

《脉理存真》9幅：周子太极图、两肾命门合周子太极图形、左为肾右为命门合二气图转太极图、难经本义五行子母相生图、人身督任脉手足经脉应洛书先天八卦图、横图应气血流注图、六子应六气图、廷补司天在泉指掌图、图书五奇数应五脏部位图。

《闻鉴录》2幅：痘症八卦方位之图、痘疹八卦方位之图。

《脉简补义》6幅：六气主位图、六气客位图、五运主位图、五运逐年客位图、上中下本标中气图、脏腑应天标本中气图。

《周氏脉学四种》6幅：六气主位图、六气客位图、五运主位图、五运逐年客位图、上中下本标中气图、脏腑应天标本中气图。

《脉经图注》25幅：五运合脏腑图、六气合脏腑图、五运节气图、六气节令图、主运图、主气图、客运图、客气司天在泉间气图、五运齐化兼化图、六气正化对化图、岁会之图、天符之图、同天符同岁会图、南政不应脉图——子午、北政不应脉图——子午、南政不应脉图——丑未、北政不应脉图——丑未、南政不应脉图——寅申、北政不应脉图——寅申、南政不应脉图——卯酉、北政不应脉图——卯酉、南政不应脉图——辰戌、北政不应脉图——辰戌、南政不应脉图——巳亥、北政不应脉图——巳亥。

《太素运气脉诀》6幅：诊法指掌图、推六脉出宫重交图、五运五天南北政图、六气司天在泉图、每年主气之图、十二年客气之图。

《太素脉秘诀》1幅：太极图（图2-10-961）。

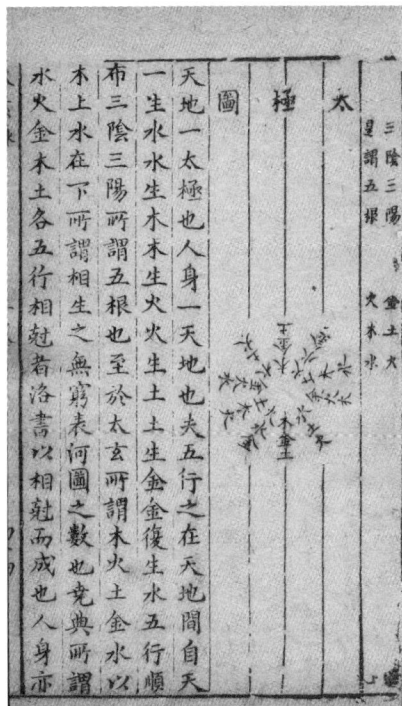

图2-10-961　太极图

2.2.6　人物图

诊断类中医古籍中有两幅人物图，均为作者像。

《脉学三书》1幅：壶隐子小像（图2-12-962）。《脉学三书》作者刘浴德，号壶隐子。

《三指禅》1幅：梦觉道人（图2-12-963）。《三指禅》作者周学霆，号梦觉道人。

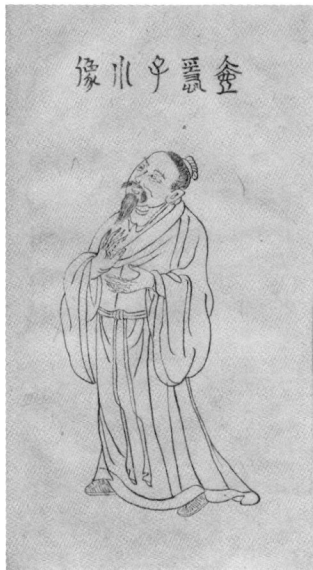

图 2-12-962　壶隐子小像

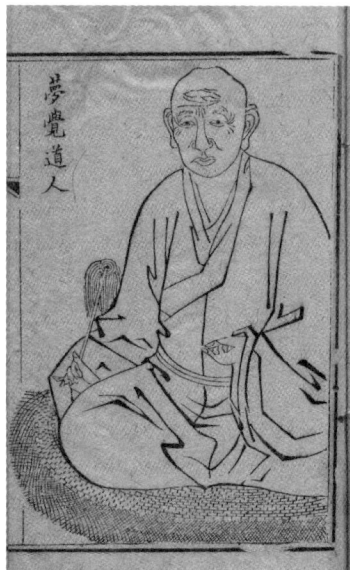

图 2-12-963　梦觉道人

2.3　特色图像

2.3.1　脏腑图

脏腑形态图是诊法类古籍图像的特色之一。脏腑图主要包括五脏图、六腑图、内景图等图像，通过这些图可以观察人体外在现象、征象，以研究人体内在脏腑的生理功能、病理变化及其相互关系。具体如下。

《脉诀汇辨》12 幅：肺、大肠、胃、脾、心、小肠、膀胱、肾、心包络、三焦、胆、肝。

《脉诀启悟注释》12 幅：肺、大肠、胃、脾、心、小肠、膀胱、肾、心包络、三焦、胆、肝。

《脉诀秘传》12 幅：脏腑正面图、脏腑背面图、心脏形、肝脏形、胃腑形、大肠腑形、小肠腑形、膀胱腑形、脾脏形、肺脏形、肾脏形、胆腑形。

《删注脉诀归正》3 幅：十二经脏腑手足阴阳表里图、三焦图、命门图。

《脉诀汇纂》12 幅：手太阴肺脏图、手阳明大肠腑图、足阳明胃腑图、足太阴脾脏图、手少阴心脏图、手太阳小肠腑图、足太阳膀胱腑图、足少阴肾脏图、手厥阴心包络图、手少阳三焦腑图、足少阳胆腑图、足厥阴肝脏图。

《脉学三书》12 幅：肝脏图、胆腑图、肺脏图、大肠腑图、脾脏图、胃腑图、心脏图、小肠腑图、肾脏图、膀胱腑图、脏腑正面图、脏腑背面图。

《先天脉镜》12 幅：脏腑正面图、脏腑背面图、心脏形、肝脏形、脾脏形、肺脏形、肾脏形、胆腑形、胃腑形、大肠腑形、小肠腑形、膀胱腑形。

《脉贯》12 幅：肺、大肠、胃、脾、心、小肠、膀胱、肾、心包络、三焦、胆、肝。

《脉要图注》12 幅：手少阴心图、手太阴肺图、足厥阴肝图、足少阳胆图、手厥阴心王包络图、足太阴脾图、足阳明胃图、手阳明大肠图、手太阳小肠图、足少阴肾图、手少阳三焦图、足太阳膀胱图。

《脉理图》14 幅：三焦图、十二经脏腑形图（肺、大肠、心、小肠、心包络、三焦、脾、胃、肝、胆、肾、膀胱）、命门图。

《王氏秘传叔和图注释义脉诀评林捷径统宗》有 3 幅：心肺在膈上图、肾脏有两之图、肝去太阴尚近离太阳不远图。

“内景图”描绘人体侧面基本脏器分布图景，大概包括髓海至阴通于尾骶、颈骨三节、咽、喉、肺、膻中、肺、心包、心、脾系、胃系、肝系、肾系、贲门、脾、腰脂、胃、肝、胆、幽门、小肠、阑门大腹、肾、神阙、膀胱、丹田、命门、直肠、尻、魄门、精道、溺孔，亦称"内经图"，《脉诀汇辨》《脉诀启悟注释》《删注脉诀归正》《脉诀图证汇参》《脉贯》中均有记载。

2.3.2　舌诊图研究

本次调查诊法类古籍中舌诊图有 800 余幅，占到总图数的大约 1/3。《医法征验录》77 幅、《诊断举要》121 幅、《新增脉诀图像》36 幅、《伤寒点点金书》12 幅、《伤寒舌诊》(《敖氏伤寒金镜录》)36 幅、《敖氏金镜录验舌法》36 幅、《伤寒舌鉴》120 幅、《伤寒舌》120 幅、《舌苔图说》126 幅、《伤寒辨舌秘录》36 幅、《伤寒玉液辨舌法》45 幅、《舌鉴新书》中 68 舌图、《舌图辨证》20 幅、《舌鉴辨正》150 幅。成书最早的为《伤寒舌诊》(《敖氏伤寒金镜录》)。内容基本为描绘白胎、黄胎、黑胎、灰胎、红胎、紫胎、霉酱胎、蓝纹胎、妊妇伤寒胎等几种舌象。

辨舌属于中医望诊中的重要组成部分，为中医临床诊断的重要依据。舌诊的诊病机制，早在《内经》中就有记载，《内经》曰："心在窍为舌"，又曰："足太阴脾之脉络胃，上挟咽，连舌本，散舌下；足少阴肾经之脉，循喉咙，挟舌本"。心、肾、脾、胃之脉皆络于舌，说明舌和内脏的关系密切。现代研究亦认为，心主血，舌质颜色之红淡青紫，可以辨血液之变化；舌连肠胃，舌苔黄白厚薄，可以辨消化道之变化；舌居气管之上，舌苔润燥黏滑，可以辨呼吸道痰液之变化；心主神明，舌之震颤偏斜，可以辨神经系统之变化。舌居口腔之内，感觉灵敏，时刻随病之进退而起变化，反映迅速而确实，所以明于验舌者，望而知病之症结所在，为临床辨证之重要征候。总之，舌诊图的作用有：辨病性、断轻重、决生死等。

临床医生通过实践总结了大量辨舌的经验，根据患者之舌象表现做出病之属寒、属热、阴虚、阳虚，或病在何脏、何腑之诊断。如《辨舌指南》曰："舌者内通五脏，外系经……有病与否，皆可于此决之，如虚实、寒热、真假、阴阳、顺逆、生死。"

但舌诊图并不能代表全部，薛己在刊刻《伤寒金镜录》时，将原来的彩色舌图改成黑白两色，以文字加注的方法替代了原来舌图中的色彩。薛己强调以"意会"的方式去看舌图。自从薛己采用以文字替代舌图中的颜色的做法后，有关舌诊的著作，再也没有出现过彩色的舌图，直到曹炳章的《辨舌指南》出现。后来，舌诊图逐渐简单化与形式化，运用文字的比喻来说明的舌象居多。

2.4　小结

《中国中医古籍总目》收载 1911 年以前诊法类中医古籍共计 256 种，其中诊法通论 26 种，脉诊 186 种，望诊 6 种，舌诊 29 种，其他诊法 9 种。本研究共查阅诊法类中医古籍 188 种，其中有图像的著作 96 种，约占调查总数的 51%。查阅诊法类中医古籍图像 2189 幅，迄今已经收集 1750 幅，内容十分丰富。

诊法类中医古籍图像内容丰富，但从内容上来看，基本集中在四诊中的望诊和切诊这两部分，可以体现古代医家特别重视四诊合参，中医四诊在临床中发挥的重要作用，强调望、闻、问、切四诊合参，如《周礼·天官·疾医》明确记载"以五气、五声、五色视其死生，两之以九窍之变，参之以九藏之动"，这说明当时已能外从气色声音、官窍变化及内从脏腑功能的异常感受等多方面结合起来对患者整体疾病情况做出诊断和预测。总之，诊法类中医古籍图像可以体现中医重视四诊合参的整体性、以表知里的整体观、局部全息系统观。

根据诊法类中医古籍图像内容，可以分为诊断图、脏腑图、经穴图、部位图、理论图、人物图六大类。

诊法类中医古籍图像数量多，种类丰富，最早见于《脉诀》(《王叔和脉诀》)，其中最富特色的是诊法图，包括舌诊图、望诊图、诊脉图等，由于其实用性强，也被历代医家所重视，因此一直被很好地传承与发展，也一直被临床所采用。中医诊法是中医诊病的灵魂所在，诊法图是使得传统诊法得以发扬光大的不可缺少的学术内容。

2.5 图录

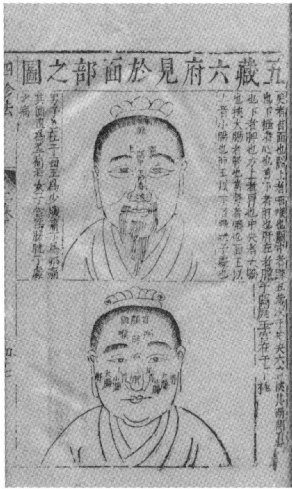

图 2-2-1 五脏六腑见于面部之图

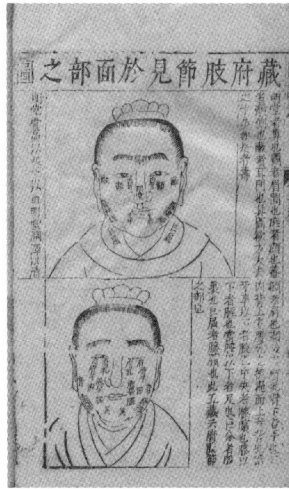

图 2-2-2 脏腑肢节见于面部之图

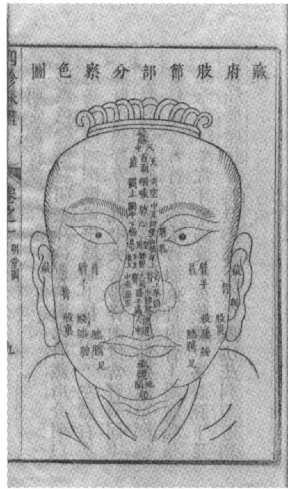

图 2-2-3 脏腑肢节部分察色图

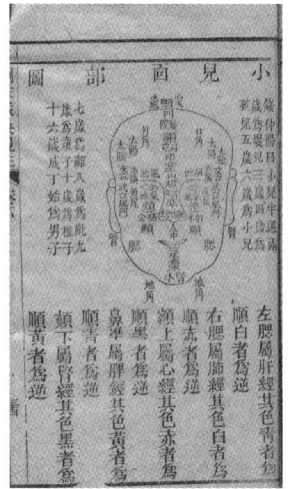

图 2-2-4 小儿面部图

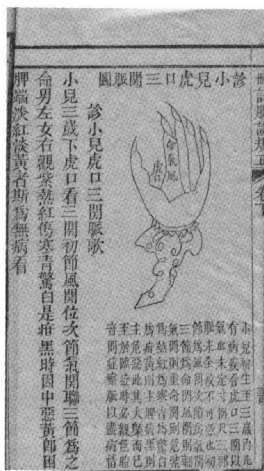

图 2-2-5 诊小儿虎口三关脉图

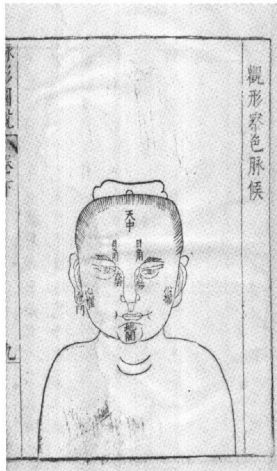

图 2-2-6 观形察色脉候

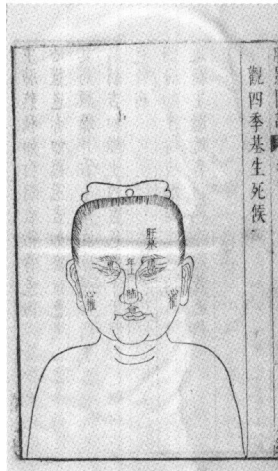

图 2-2-7 观四季基本生死候

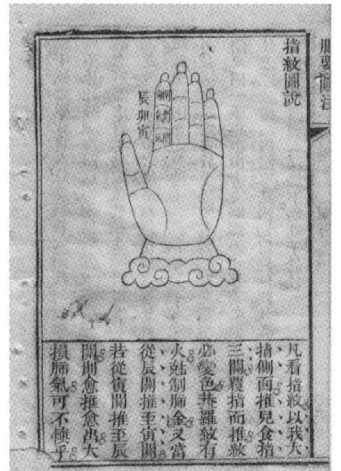

图 2-2-8 指纹图

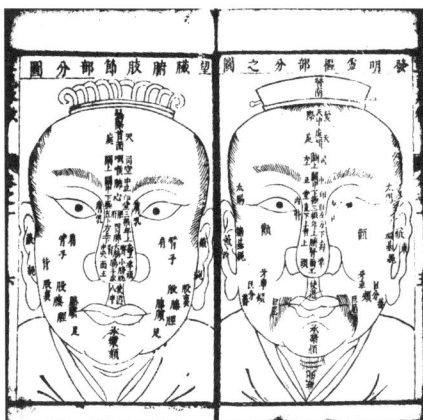

图 2-2-9 发明灵枢部分之图

图 2-2-10 望脏腑肢节部分图

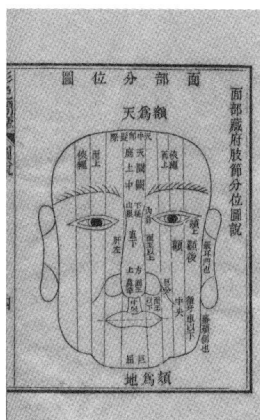

图 2-2-11 面部分位图

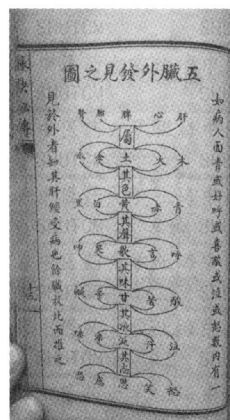

图 2-2-12 五脏外发见之图

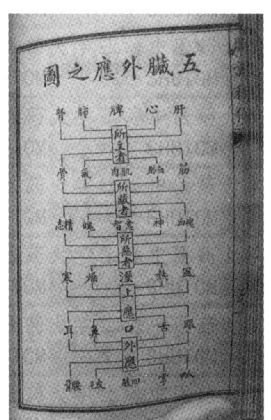

图 2-2-13 五脏外应之图

图 2-2-14　微白淡红滑苔舌

图 2-2-15　薄白滑苔

图 2-2-16　厚白滑苔

图 2-2-17　干厚白苔

图 2-2-18　白苔黄边

图 2-2-19　中干红两边黑红

图 2-2-20　干白苔黑心

图 2-2-21　白滑苔尖灰刺

图 2-2-22　白苔满黑刺干

图 2-2-23　白边中黑

图 2-2-24　半边白苔

图 2-2-25　脏结白滑

图 2-2-26 白苔黑斑

图 2-2-27 白苔燥裂

图 2-2-28 白苔黄心

图 2-2-29 白苔黑根

图 2-2-30 白苔黄根

图 2-2-31 白苔双灰色

图 2-2-32 白苔红心灰根

图 2-2-33 白苔尖红

图 2-2-34 白苔中红

图 2-2-35 白苔双黄

图 2-2-36 白苔双黑

图 2-2-37 白尖红根

图 2-2-38 白苔变黄

图 2-2-39 似黄丹色

图 2-2-40　白苔尖灰根黄

图 2-2-41　白苔尖根俱黑

图 2-2-42　纯熟白苔

图 2-2-43　淡白透明

图 2-2-44　白苔如积粉

图 2-2-45　纯黄微干舌

图 2-2-46　微黄苔色

图 2-2-47　苔黄黑滑

图 2-2-48　黄苔中黑斑

图 2-2-49　黄苔中黑通尖

图 2-2-50　老黄隔瓣

图 2-2-51　黄尖舌

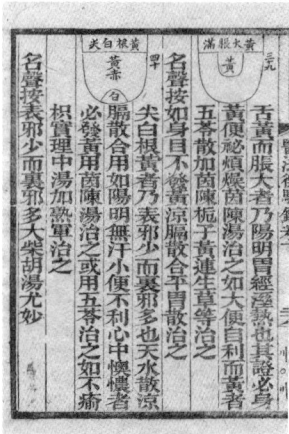

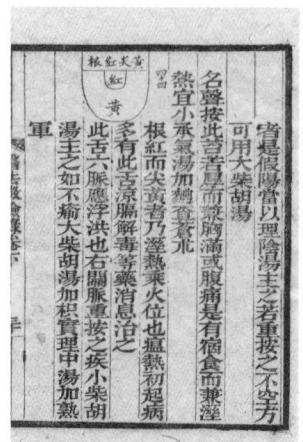

图 2-2-52　黄大胀满
图 2-2-53　黄根白尖
图 2-2-54　黄根灰尖
图 2-2-55　黄根白尖短缩
图 2-2-56　黄苔灰根
图 2-2-57　黄尖红根

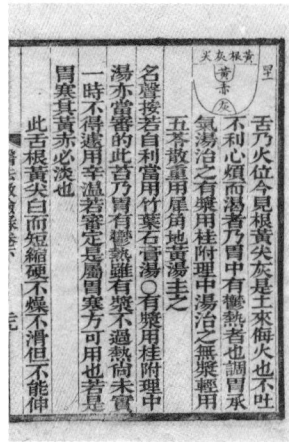

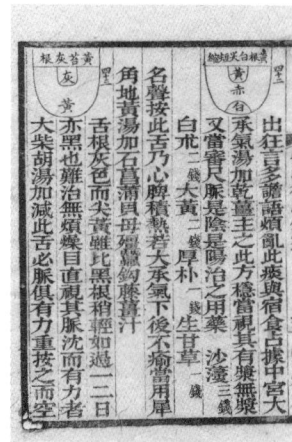

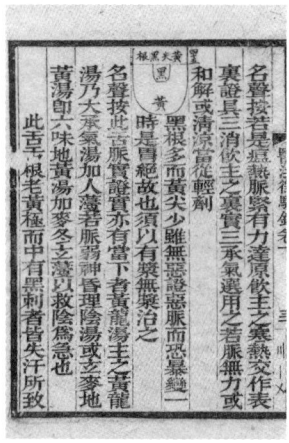

图 2-2-58　黄尖黑根
图 2-2-59　黄苔黑刺
图 2-2-60　边白中尖黑
图 2-2-61　纯黑色
图 2-2-62　黑苔瓣底红

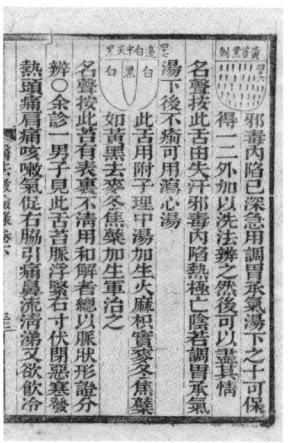

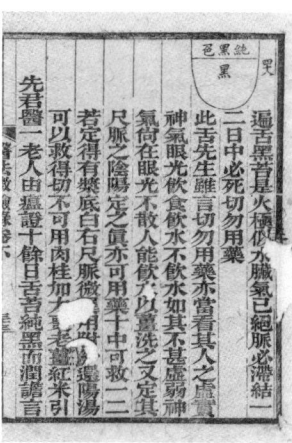

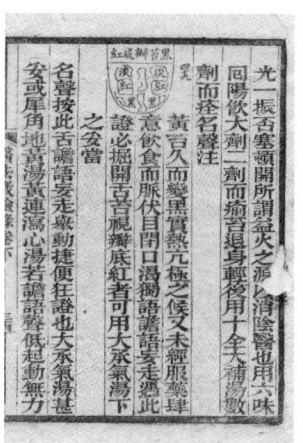

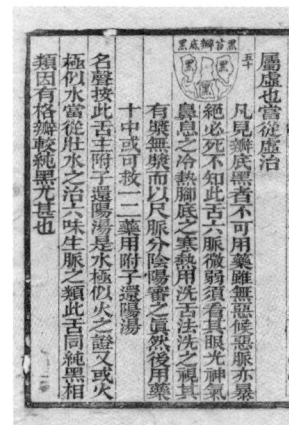

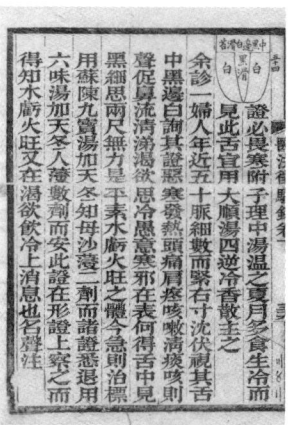

图 2-2-63　黑苔瓣底黑
图 2-2-64　满黑刺底红
图 2-2-65　刺底黑色无浆
图 2-2-66　黑烂自啮舌
图 2-2-67　中黑边白滑苔

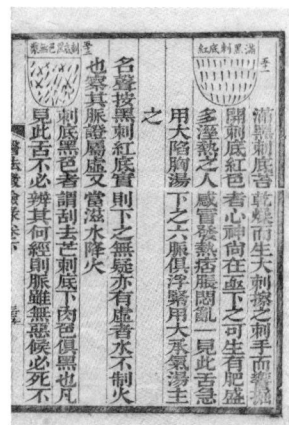

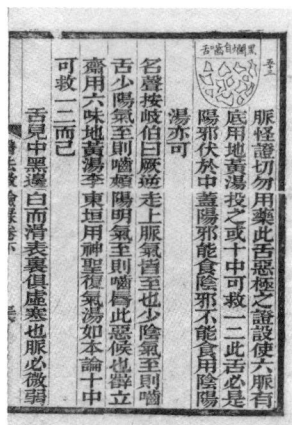

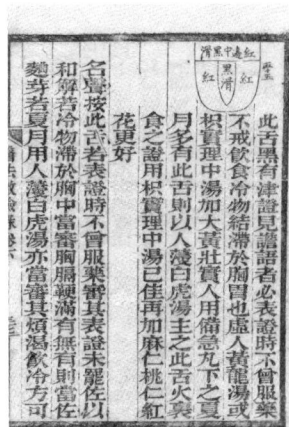

图 2-2-68 红边中黑滑

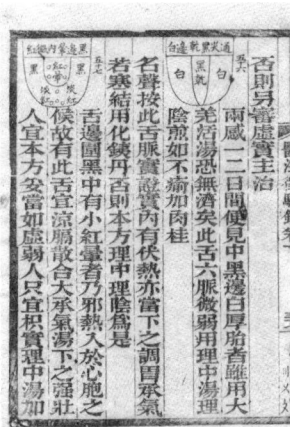

图 2-2-69 通尖黑干边白

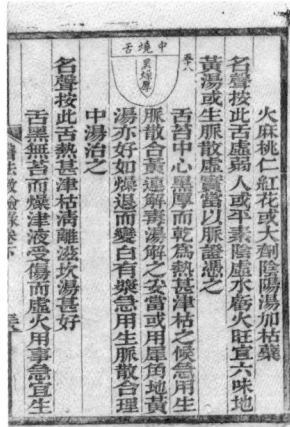

图 2-2-70 黑边晕内微红

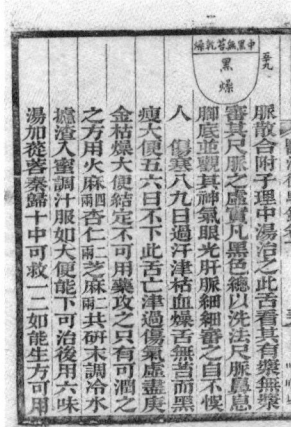

图 2-2-71 中烧舌

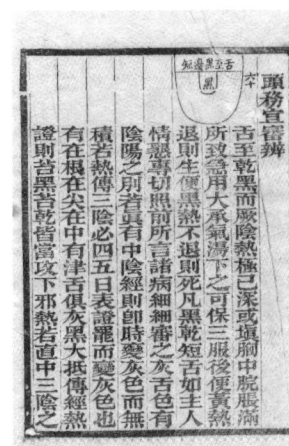

图 2-2-72 中黑无苔干燥

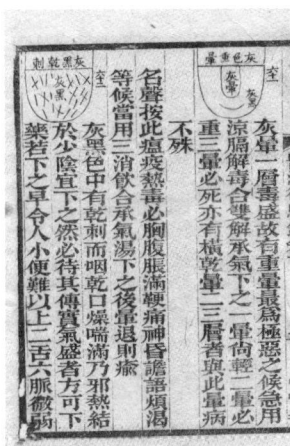

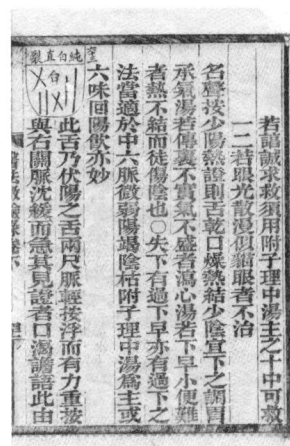

图 2-2-73 舌至黑边短

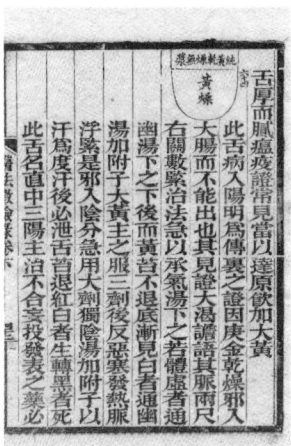

图 2-2-74 灰色重晕

图 2-2-75 灰黑干刺

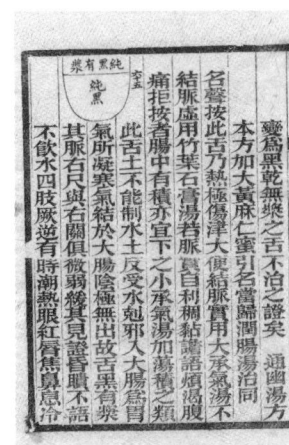

图 2-2-76 纯白直裂

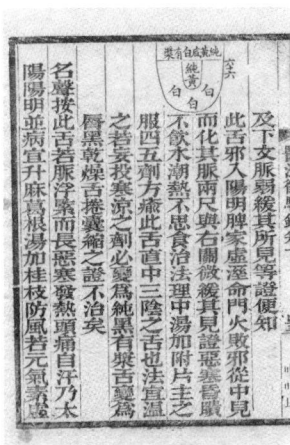

图 2-2-77 纯黄干燥无浆

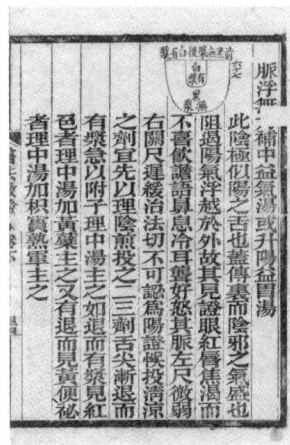

图 2-2-78 纯黑有浆

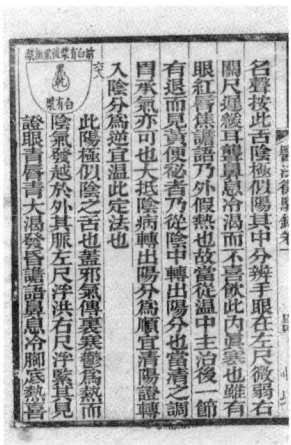

图 2-2-79 纯黄底白有浆

图 2-2-80 前黑无浆后白有浆

图 2-2-81 前白有浆后黑无浆

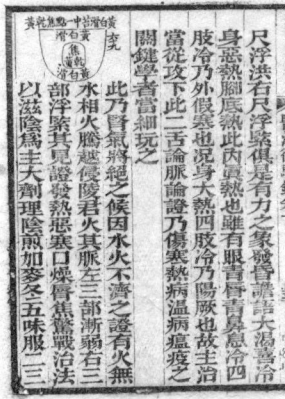

图 2-2-82　黄白滑苔中一点焦干黄

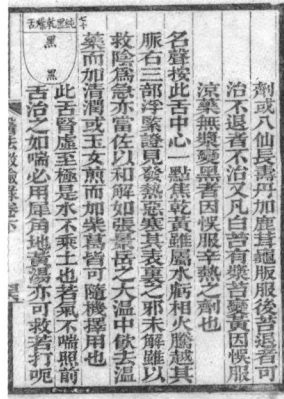

图 2-2-83　纯黑干燥舌

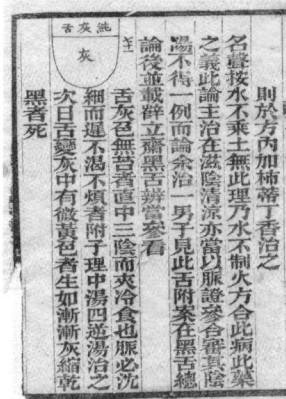

图 2-2-84　纯灰舌

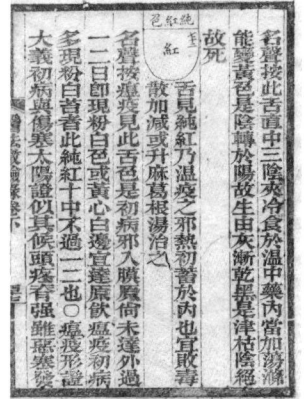

图 2-2-85　纯红色

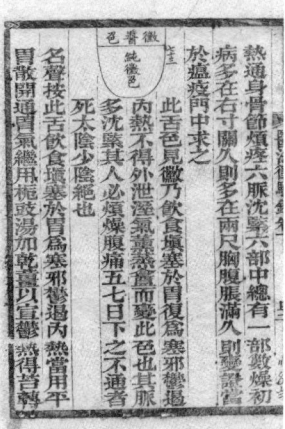

图 2-2-86　霉酱色

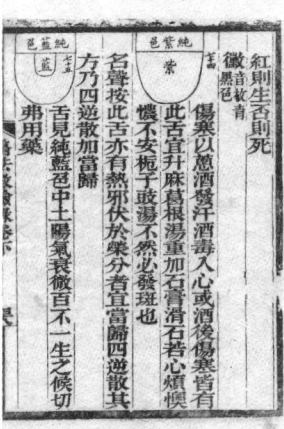

图 2-2-87　纯紫色

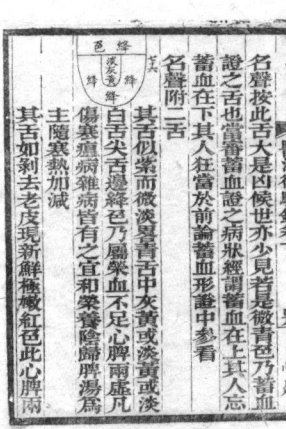

图 2-2-88　纯蓝色

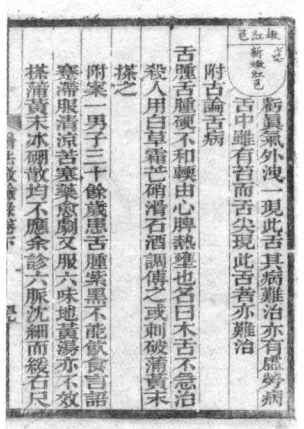

图 2-2-89　绛色

图 2-2-90　嫩红色

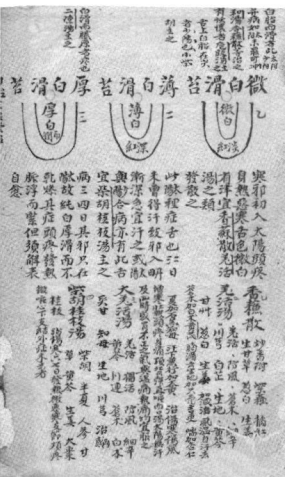

图 2-2-91　微白滑苔
图 2-2-92　薄白滑苔
图 2-2-93　厚白滑苔

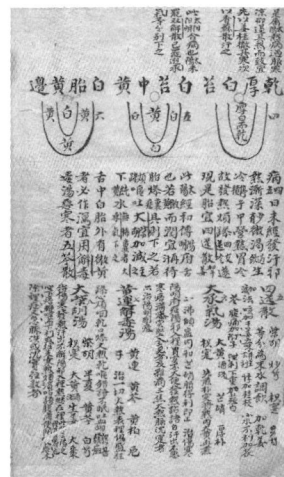

图 2-2-94　干厚白苔
图 2-2-95　白苔中黄
图 2-2-96　白胎黄边

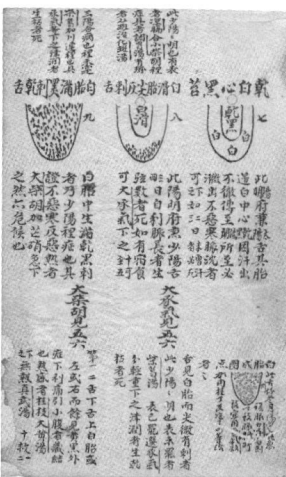

图 2-2-97　干白心黑苔
图 2-2-98　白滑胎尖灰刺舌
图 2-2-99　白胎满黑刺干舌
图 2-2-100　白胎成圈点

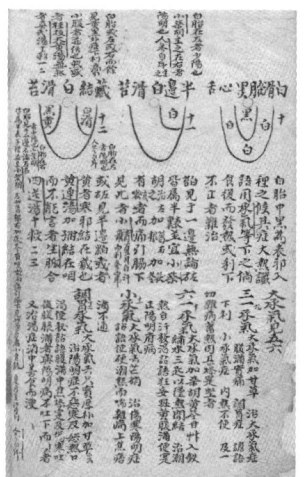

图 2-2-101　白滑胎黑心舌
图 2-2-102　半边白滑苔
图 2-2-103　脏结白滑苔

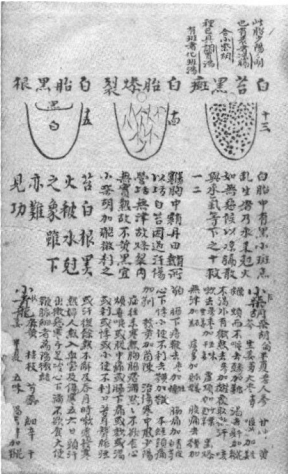

图 2-2-104　白苔黑斑
图 2-2-105　白胎燥裂
图 2-2-106　白胎黑根

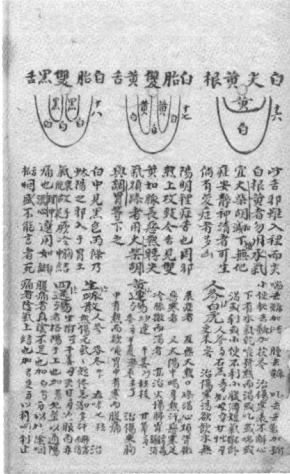

图 2-2-107　白尖黄根
图 2-2-108　白胎双黄舌
图 2-2-109　白胎双黑舌

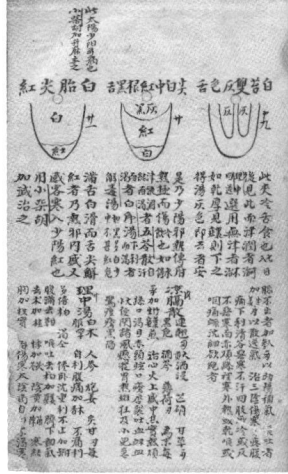

图 2-2-110　白苔双灰色舌
图 2-2-111　尖白中红根黑舌
图 2-2-112　白胎尖红

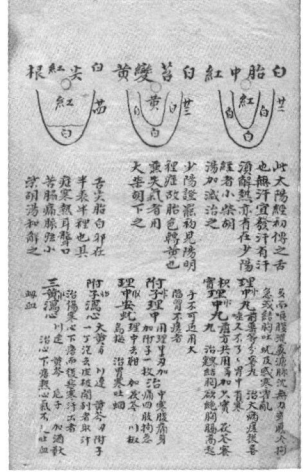

图 2-2-113　白胎中红
图 2-2-114　白苔变黄
图 2-2-115　白尖红根

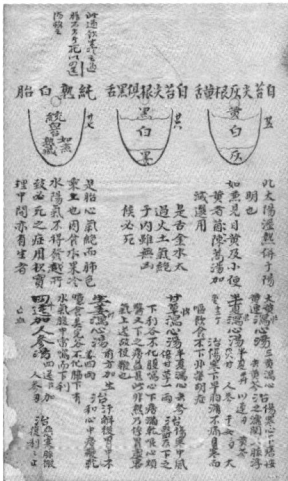

图 2-2-116　白苔尖灰根黄舌
图 2-2-117　白苔尖根俱黑舌
图 2-2-118　纯熟白胎

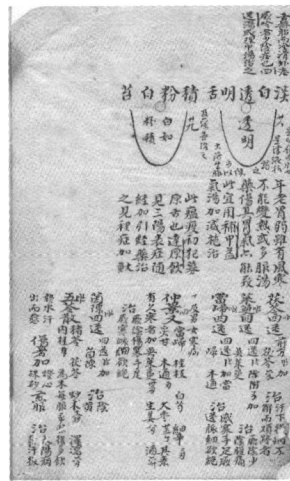

图 2-2-119　淡白透明舌
图 2-2-120　积粉白苔

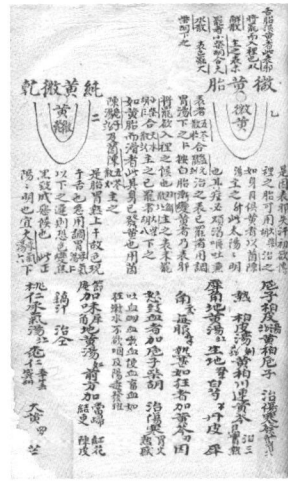

图 2-2-121　微黄胎
图 2-2-122　纯黄微干

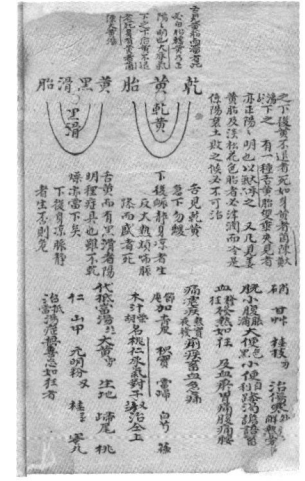

图 2-2-123　干黄胎
图 2-2-124　黄黑滑胎

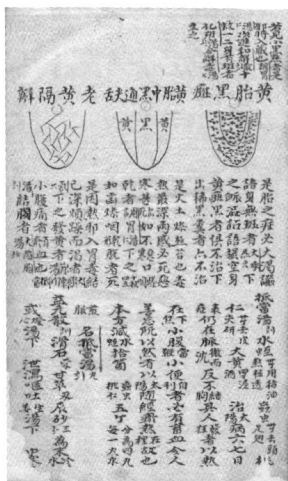

图 2-2-125　黄胎黑斑
图 2-2-126　黄苔中黑通尖舌
图 2-2-127　老黄隔瓣

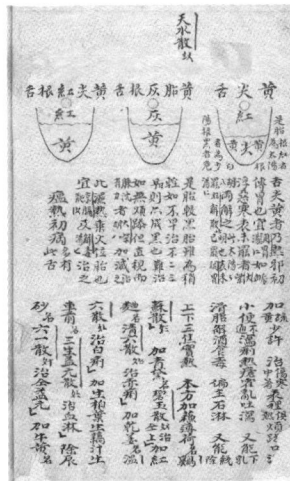

图 2-2-128　黄尖舌
图 2-2-129　黄胎灰根舌
图 2-2-130　黄尖红根舌

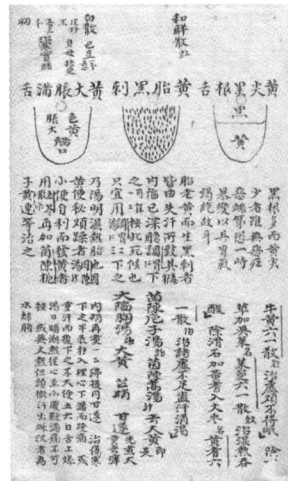

图 2-2-131　黄尖黑根舌
图 2-2-132　黄胎黑刺
图 2-2-133　黄大胀满舌

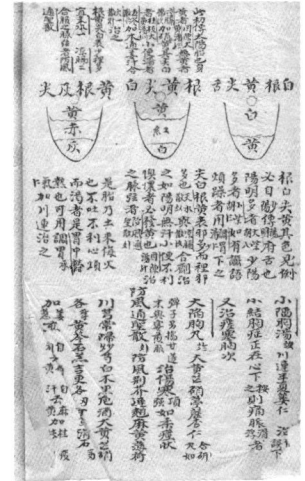

图 2-2-134　白根黄尖舌
图 2-2-135　根黄尖白
图 2-2-136　黄根灰尖

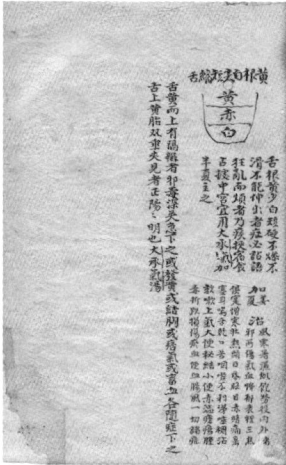

图 2-2-137　黄根白尖短缩舌

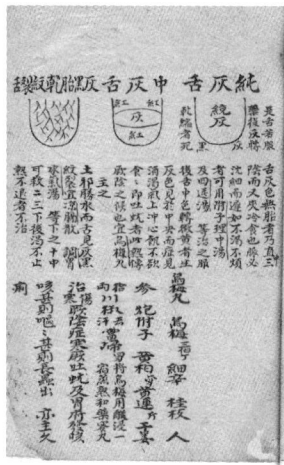

图 2-2-138　纯灰舌
图 2-2-139　中灰舌
图 2-2-140　灰黑胎干纹裂舌

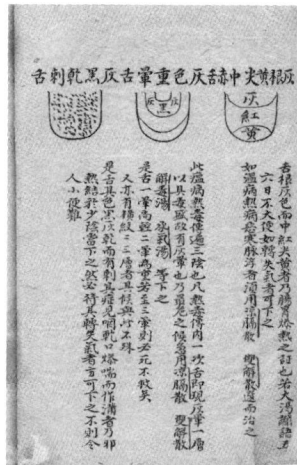

图 2-2-141　灰根黄尖中赤舌
图 2-2-142　灰色重晕舌
图 2-2-143　灰黑干刺舌

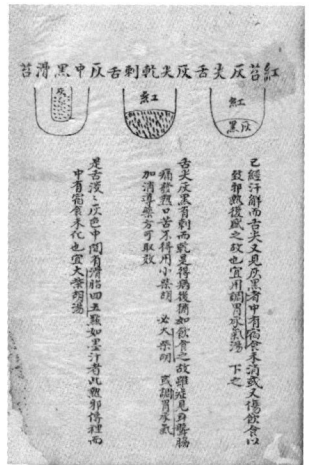

图 2-2-144　红苔灰尖舌
图 2-2-145　灰尖干刺舌
图 2-2-146　灰中黑滑苔

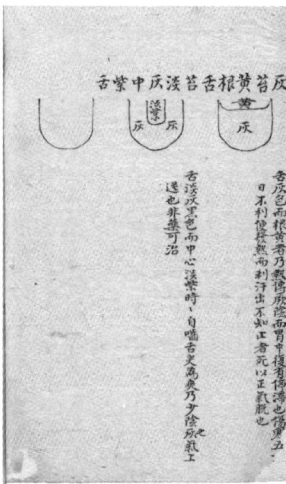

图 2-2-147　灰苔黄根舌
图 2-2-148　苔淡灰中紫舌

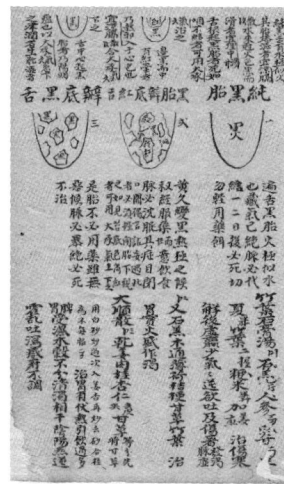

图 2-2-149　纯黑胎
图 2-2-150　黑苔瓣底红舌
图 2-2-151　瓣底黑舌

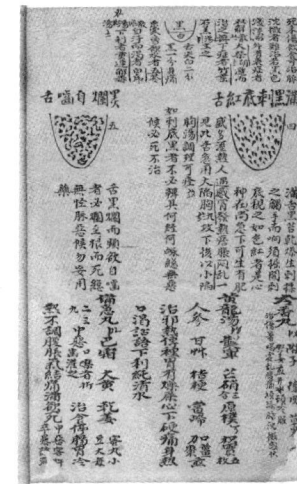

图 2-2-152　满黑刺底红舌
图 2-2-153　黑烂自啮舌

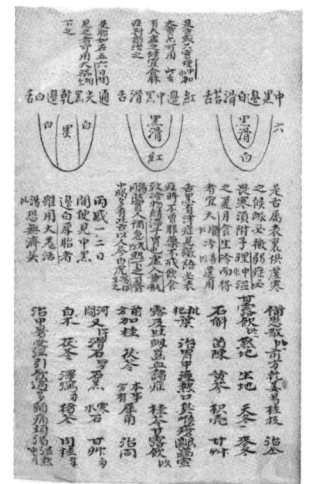

图 2-2-154　中黑边白滑苔舌
图 2-2-155　红边中黑滑舌
图 2-2-156　通尖黑干边白舌

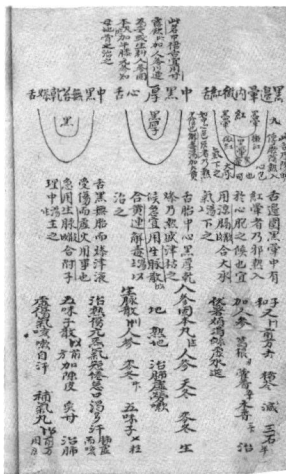

图 2-2-157　黑边晕内微红舌
图 2-2-158　中黑厚心舌
图 2-2-159　中黑无苔干燥舌

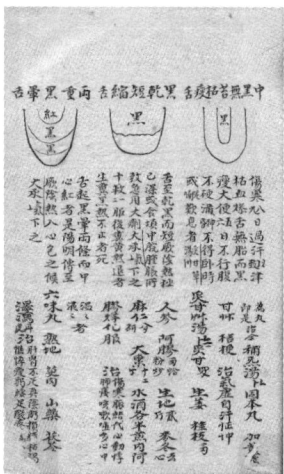

图 2-2-160　中黑无苔枯瘦舌
图 2-2-161　黑干短缩舌
图 2-2-162　两重黑晕舌

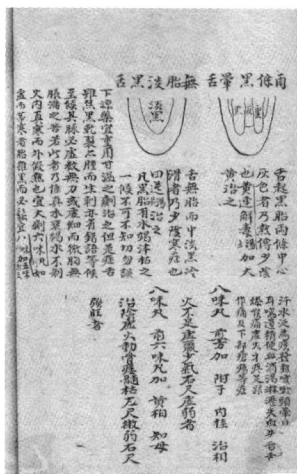

图 2-2-163　两条黑晕舌
图 2-2-164　无胎淡黑舌

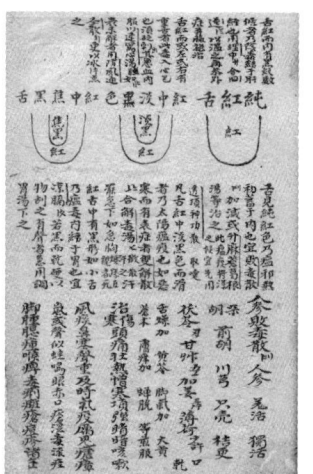

图 2-2-165　纯红舌
图 2-2-166　红中淡黑色
图 2-2-167　红中焦黑舌

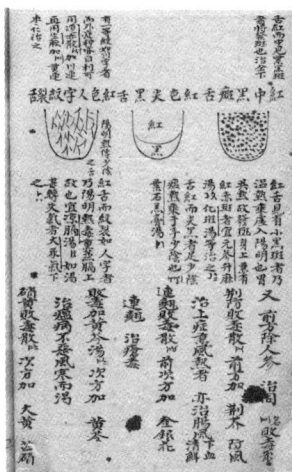

图 2-2-168　红中黑斑舌
图 2-2-169　红色尖黑舌
图 2-2-170　红色人字纹裂舌

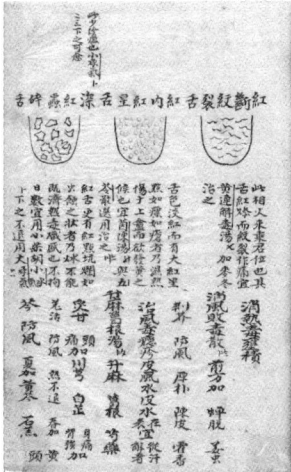

图 2-2-171　红断纹裂舌
图 2-2-172　红内红星舌
图 2-2-173　深红虫碎舌

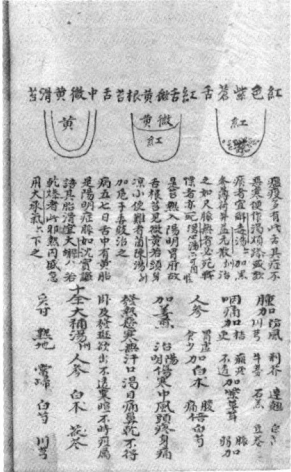

图 2-2-174　红色紫苍舌
图 2-2-175　红舌微黄根苔
图 2-2-176　舌中微黄滑苔

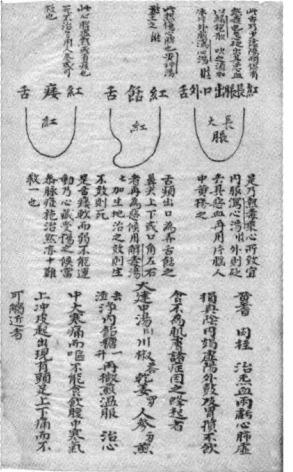

图 2-2-177　红长胀出口外舌
图 2-2-178　红舔舌
图 2-2-179　红痿舌

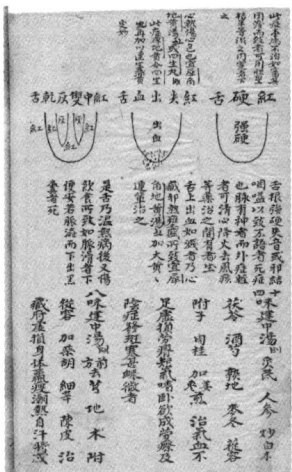

图 2-2-180　红硬舌
图 2-2-181　红尖出血舌
图 2-2-182　红中双灰干舌

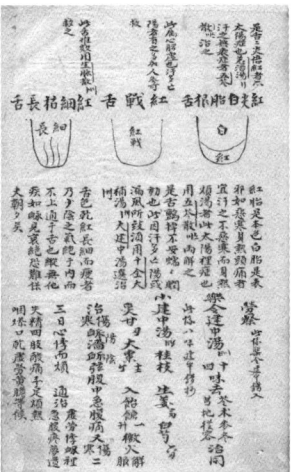

图 2-2-183　红尖白胎根舌
图 2-2-184　红战舌
图 2-2-185　红细枯长舌

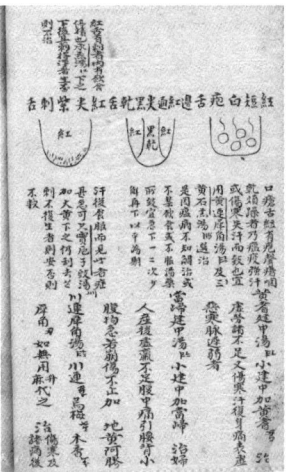

图 2-2-186　红短白疱舌
图 2-2-187　边红通尖黑干舌
图 2-2-188　红尖紫刺舌

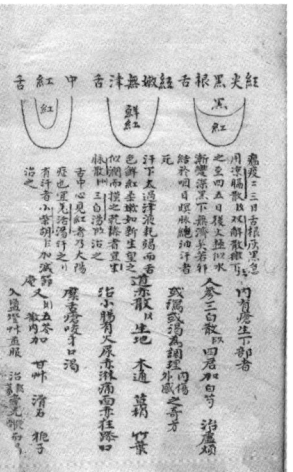

图 2-2-189　红尖黑根舌
图 2-2-190　红嫩无津舌
图 2-2-191　中红舌

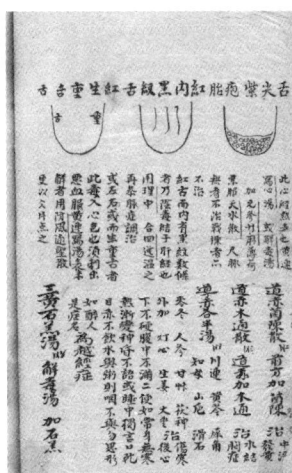

图 2-2-192　舌尖紫疱胎
图 2-2-193　红内黑纹舌
图 2-2-194　红生重舌舌

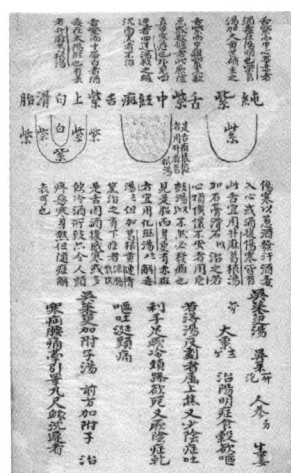

图 2-2-195　纯紫舌
图 2-2-196　舌紫中红斑舌
图 2-2-197　紫上白滑胎

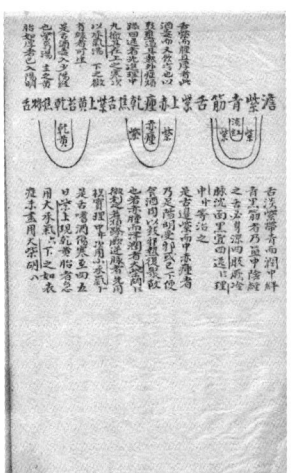

图 2-2-198　淡紫青筋舌
图 2-2-199　紫上赤疸干焦舌
图 2-2-200　紫上黄苔干焦燥舌

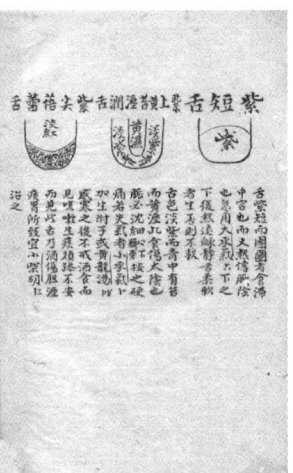

图 2-2-201　紫短舌
图 2-2-202　紫上黄苔湿润舌
图 2-2-203　紫尖蓓蕾舌

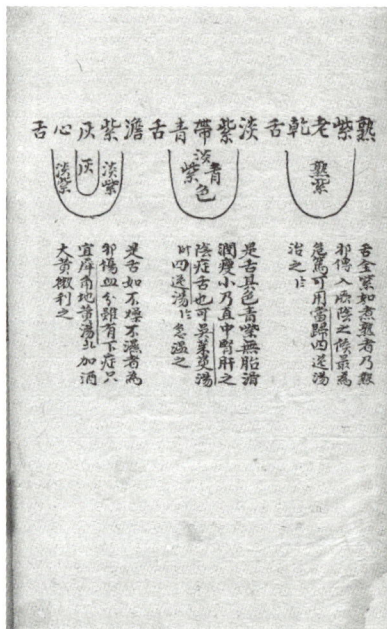

图 2-2-204　熟紫老干舌
图 2-2-205　淡紫带青舌
图 2-2-206　淡紫灰心舌

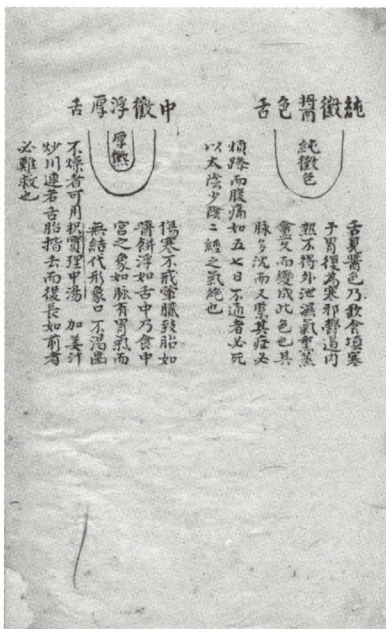

图 2-2-207　纯霉酱色舌
图 2-2-208　中霉浮厚舌

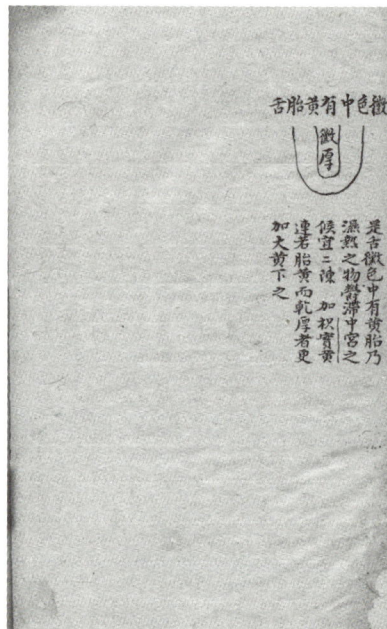

图 2-2-209　霉色中有黄胎舌

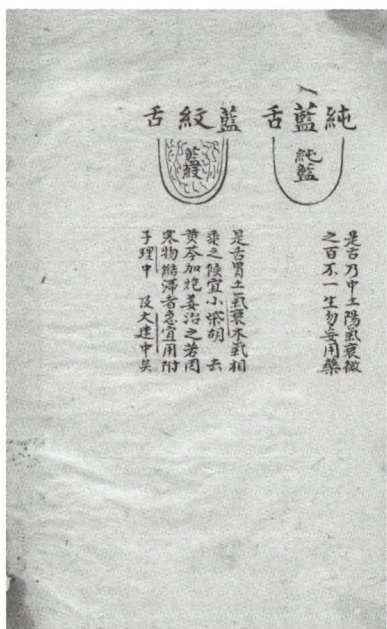

图 2-2-210　纯蓝舌
图 2-2-211　蓝纹舌

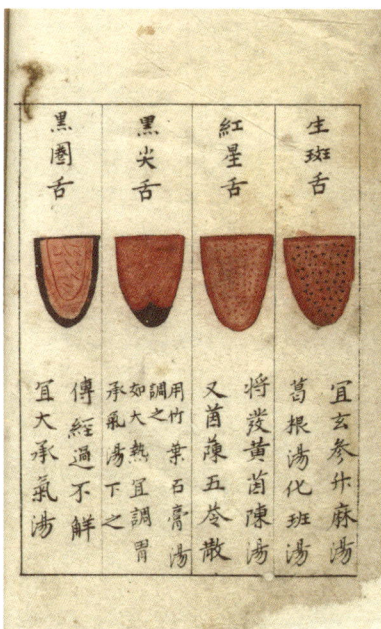

图 2-2-212　生斑舌

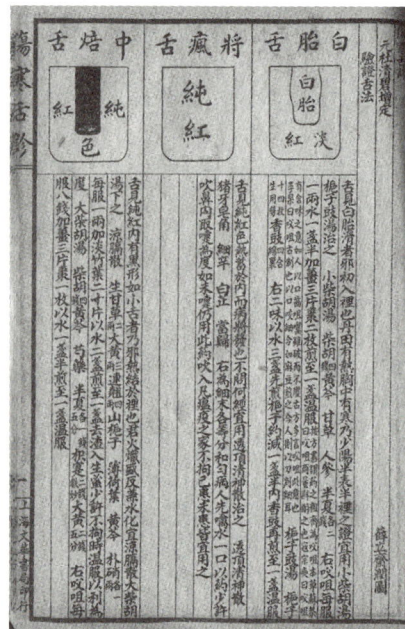

图 2-2-213　白胎舌
图 2-2-214　将瘟舌
图 2-2-215　中焙舌

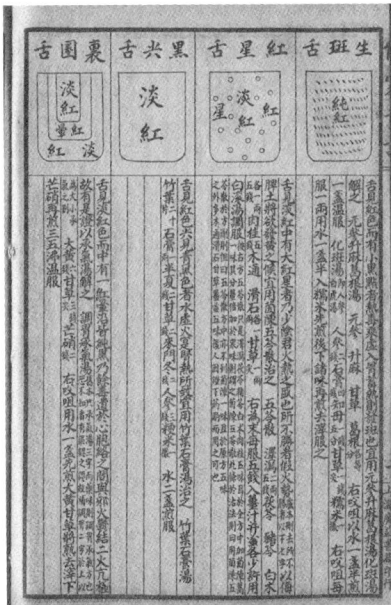

图 2-2-216　生斑舌
图 2-2-217　红星舌
图 2-2-218　黑尖舌
图 2-2-219　里圈舌

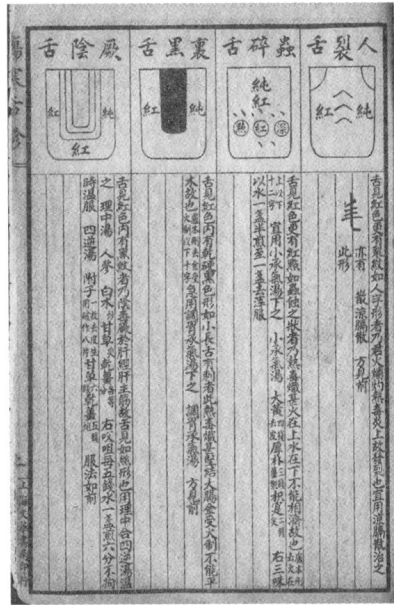

图 2-2-220　人裂舌
图 2-2-221　虫碎舌
图 2-2-222　里黑舌
图 2-2-223　厥阴舌

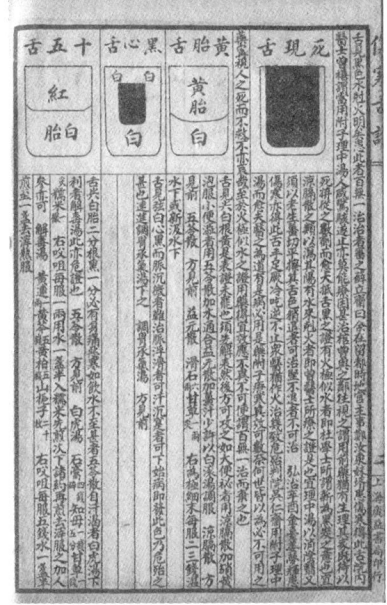

图 2-2-224　死现舌
图 2-2-225　黄胎舌
图 2-2-226　黑心舌
图 2-2-227　十五舌

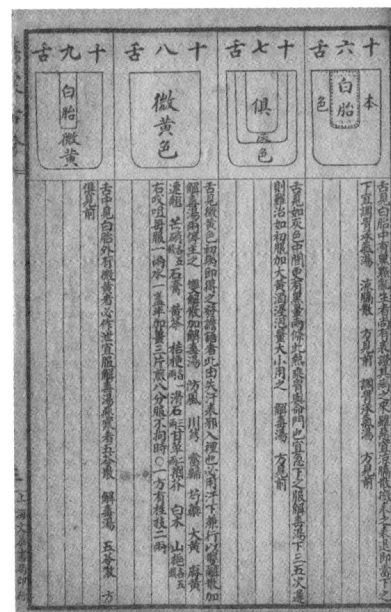

图 2-2-228　十六舌
图 2-2-229　十七舌
图 2-2-230　十八舌
图 2-2-231　十九舌

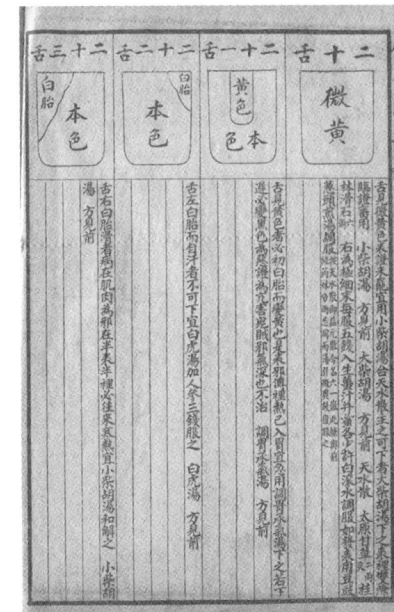

图 2-2-232　二十舌
图 2-2-233　二十一舌
图 2-2-234　二十二舌
图 2-2-235　二十三舌

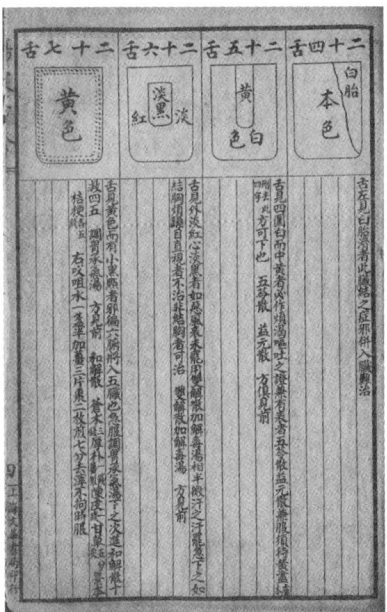

图 2-2-236　二十四舌
图 2-2-237　二十五舌
图 2-2-238　二十六舌
图 2-2-239　二十七舌

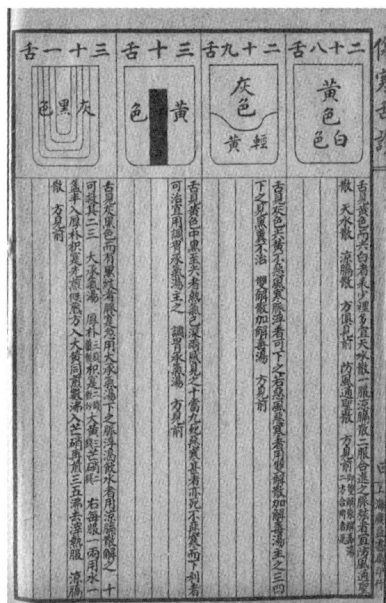

图 2-2-240　二十八舌
图 2-2-241　二十九舌
图 2-2-242　三十舌
图 2-2-243　三十一舌

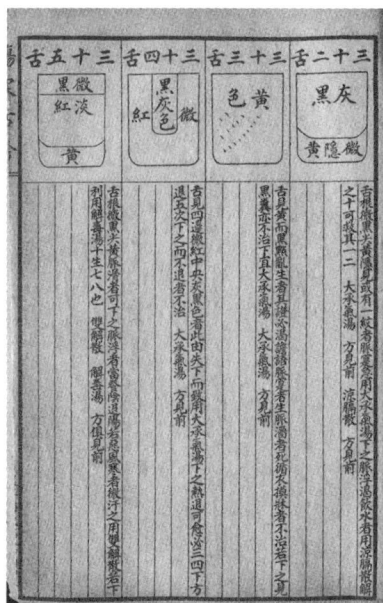

图 2-2-244　三十二舌
图 2-2-245　三十三舌
图 2-2-246　三十四舌
图 2-2-247　三十五舌

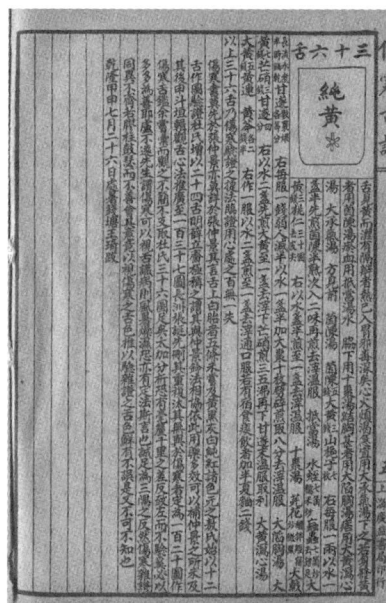

图 2-2-248　三十六舌

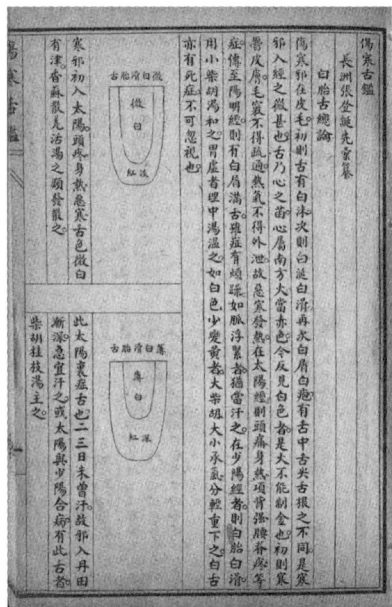

图 2-2-249　微白滑胎舌
图 2-2-250　薄白滑胎舌

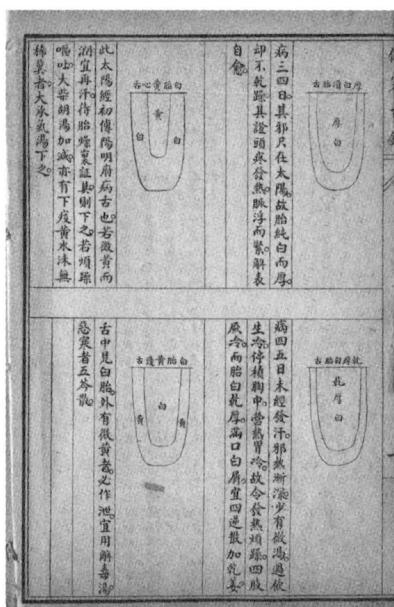

图 2-2-251　厚白滑胎舌
图 2-2-252　干厚白胎舌
图 2-2-253　白苔黄心舌
图 2-2-254　白胎黄边舌

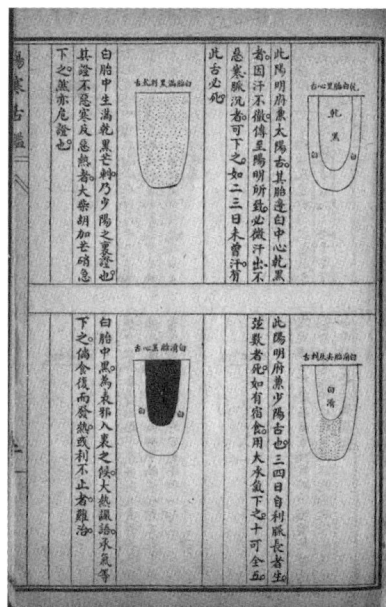

图 2-2-255　干白胎黑心舌
图 2-2-256　白滑胎尖灰刺舌
图 2-2-257　白胎满黑刺干舌
图 2-2-258　白滑胎黑心舌

图 2-2-259　半边白滑舌
图 2-2-260　脏结白滑舌
图 2-2-261　白苔黑斑舌
图 2-2-262　白胎燥裂舌

图 2-2-263　白胎黑根舌
图 2-2-264　白尖黄根舌
图 2-2-265　白胎双黄舌
图 2-2-266　白胎双黑舌

图 2-2-267　白苔双灰色舌
图 2-2-268　白尖中红根黑舌
图 2-2-269　白胎尖红舌
图 2-2-270　白胎中红舌

图 2-2-271　白苔变黄舌
图 2-2-272　白尖红根舌
图 2-2-273　白苔尖灰根黄舌
图 2-2-274　白苔尖根俱黑舌

图 2-2-275　熟白舌
图 2-2-276　淡白透明舌
图 2-2-277　白胎如积粉舌

图 2-2-278　纯黄微干舌
图 2-2-279　微黄胎舌

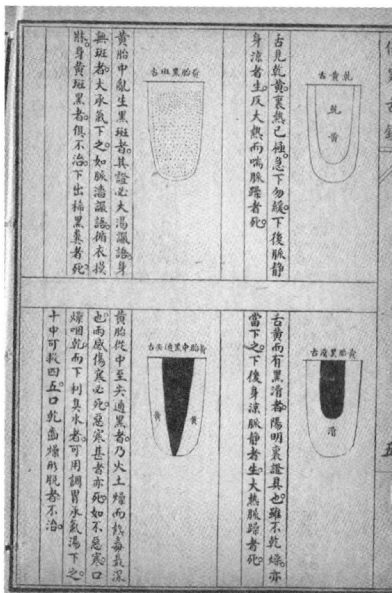

图 2-2-280　干黄舌
图 2-2-281　黄胎黑滑舌
图 2-2-282　黄胎黑斑舌
图 2-2-283　黄苔中黑通尖舌

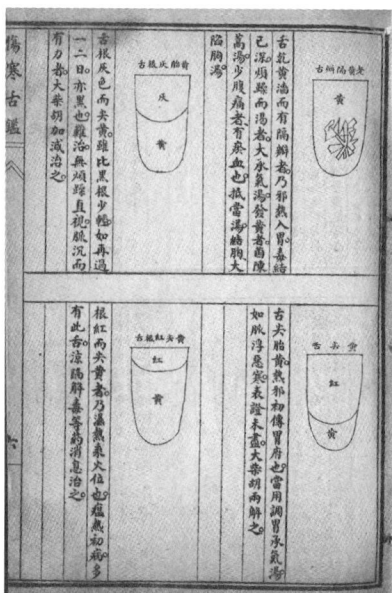

图 2-2-284　老黄隔瓣舌
图 2-2-285　黄尖舌
图 2-2-286　黄胎灰根舌
图 2-2-287　黄尖红根舌

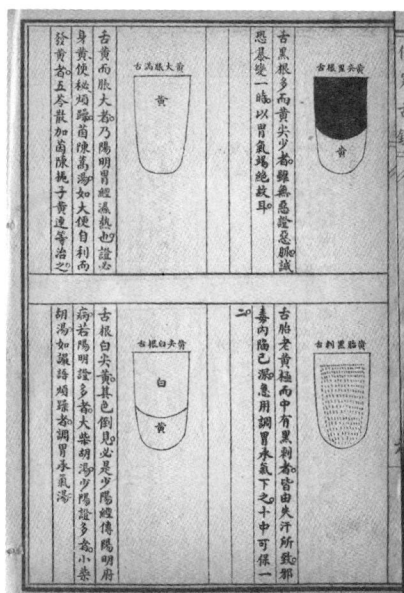

图 2-2-288　黄尖黑根舌
图 2-2-289　黄胎黑刺舌
图 2-2-290　黄大胀满舌
图 2-2-291　黄尖白根舌

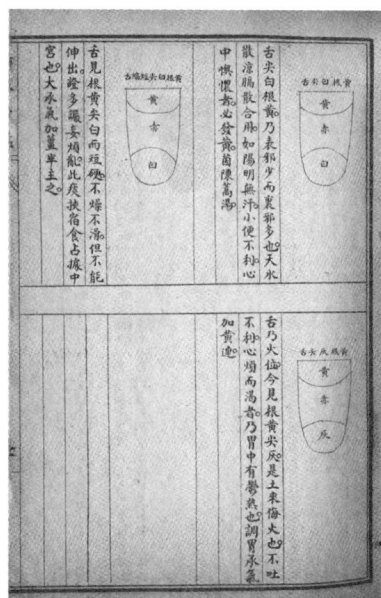

图 2-2-292　黄根白尖舌
图 2-2-293　黄根灰尖舌
图 2-2-294　黄根白尖短缩舌

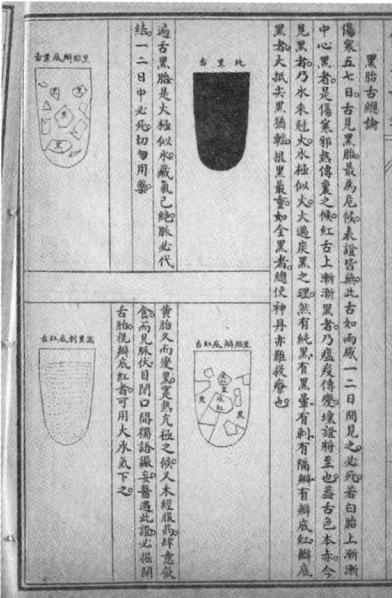

图 2-2-295　纯黑舌
图 2-2-296　黑胎瓣底红舌
图 2-2-297　黑胎瓣底黑舌
图 2-2-298　满黑刺底红舌

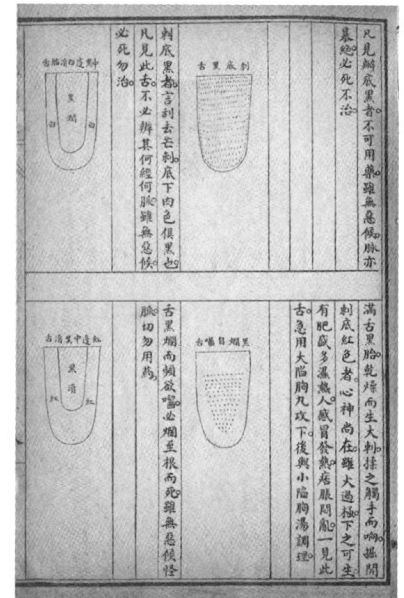

图 2-2-299　刺底黑舌
图 2-2-300　黑烂自啮舌
图 2-2-301　中黑边白滑胎舌
图 2-2-302　红边中黑滑舌

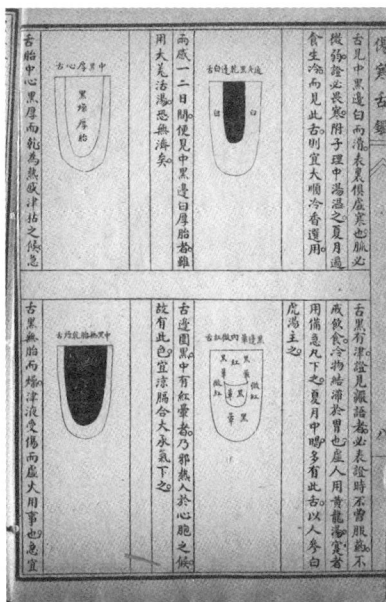

图 2-2-303 通尖黑干边白舌
图 2-2-304 黑边晕内微红舌
图 2-2-305 中黑厚心舌
图 2-2-306 中黑无胎干燥舌

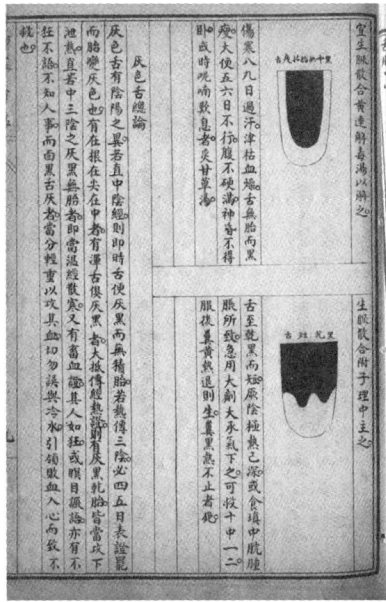

图 2-2-307 黑中无胎枯瘦舌
图 2-2-308 黑干短舌

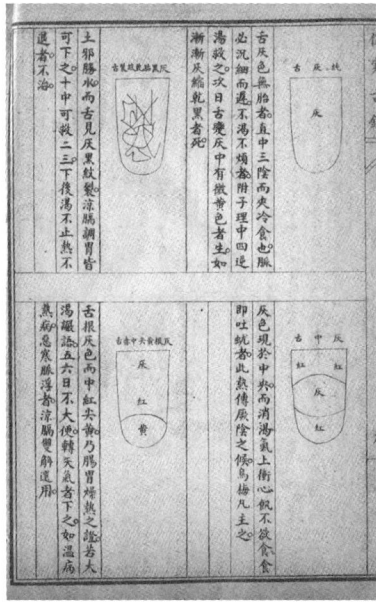

图 2-2-309 纯灰舌
图 2-2-310 灰中舌
图 2-2-311 灰黑胎干纹裂舌
图 2-2-312 灰根黄尖中赤舌

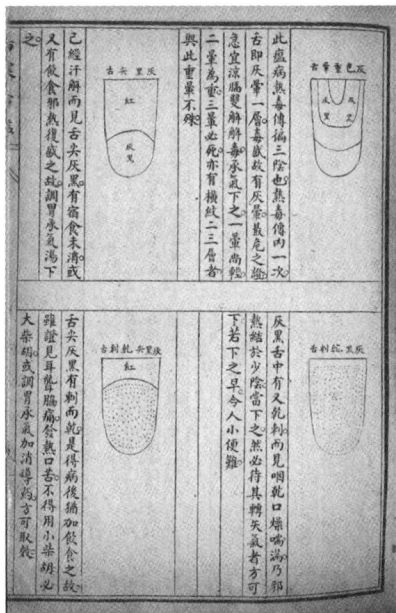

图 2-2-313 灰色重晕舌
图 2-2-314 灰黑干刺舌
图 2-2-315 灰黑尖舌
图 2-2-316 灰黑尖干刺舌

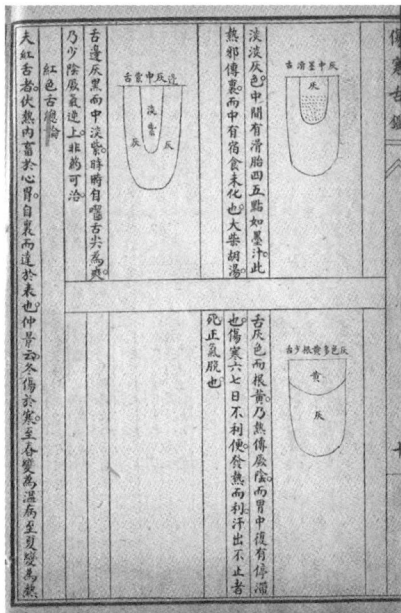

图 2-2-317 灰中墨滑舌
图 2-2-318 灰色多黄根少舌
图 2-2-319 边灰中紫舌

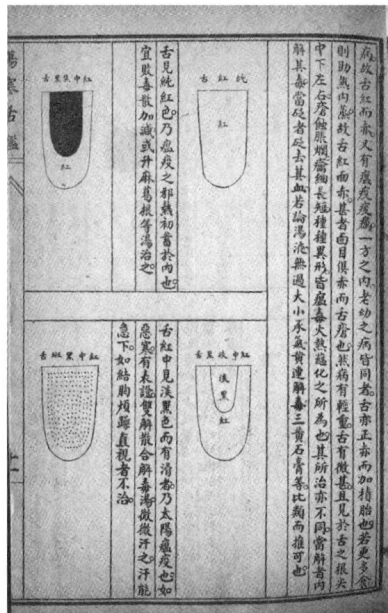

图 2-2-320 纯红舌
图 2-2-321 红中淡黑舌
图 2-2-322 红中焦黑舌
图 2-2-323 红中黑斑舌

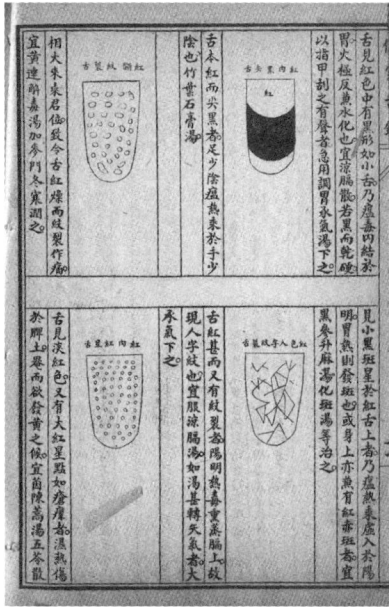

图 2-2-324　红内黑尖舌
图 2-2-325　红色人字纹裂舌
图 2-2-326　红断纹裂舌
图 2-2-327　红内红星舌

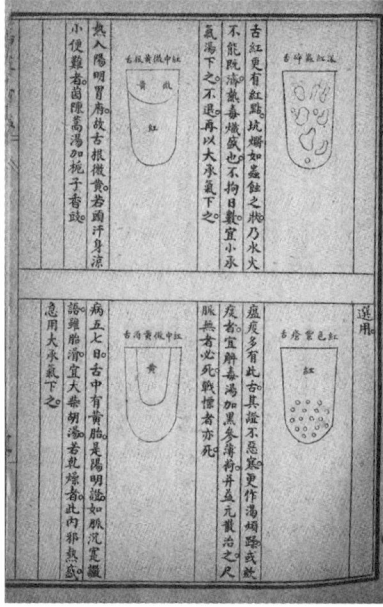

图 2-2-328　深红虫碎舌
图 2-2-329　红色紫疮舌
图 2-2-330　红中微黄根舌
图 2-2-331　红中微黄滑舌

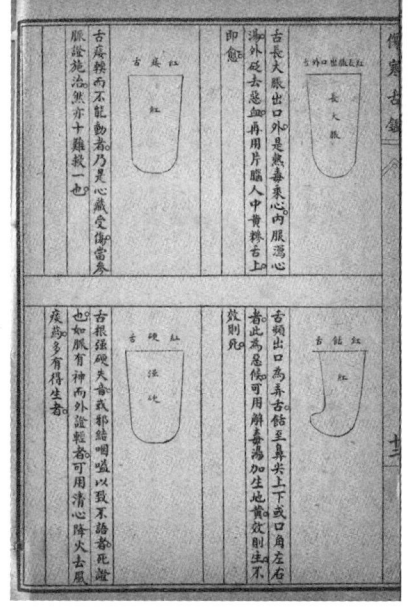

图 2-2-332　红长胀出口外舌
图 2-2-333　红舔舌
图 2-2-334　红痿舌
图 2-2-335　红硬舌

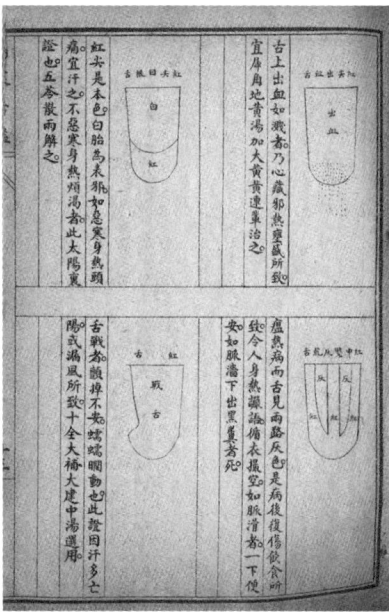

图 2-2-336　红尖出血舌
图 2-2-337　红中双灰干舌
图 2-2-338　红尖白根舌
图 2-2-339　红舌

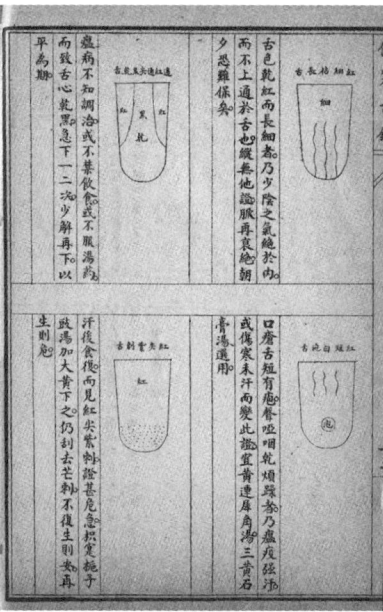

图 2-2-340　红细枯长舌
图 2-2-341　红短白泡舌
图 2-2-342　边红通尖黑干舌
图 2-2-343　红尖紫刺舌

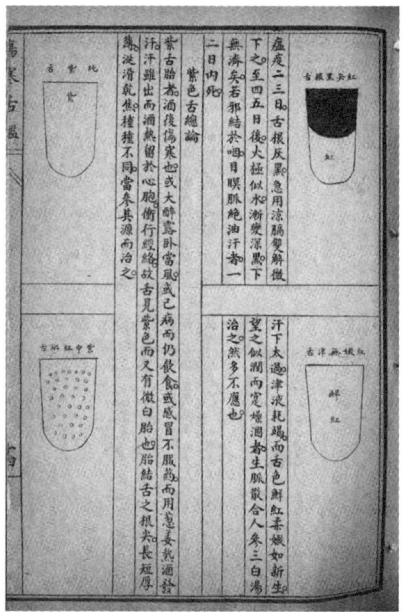

图 2-2-344　红尖黑根舌
图 2-2-345　红嫩无津舌
图 2-2-346　纯紫舌
图 2-2-347　紫中红斑舌

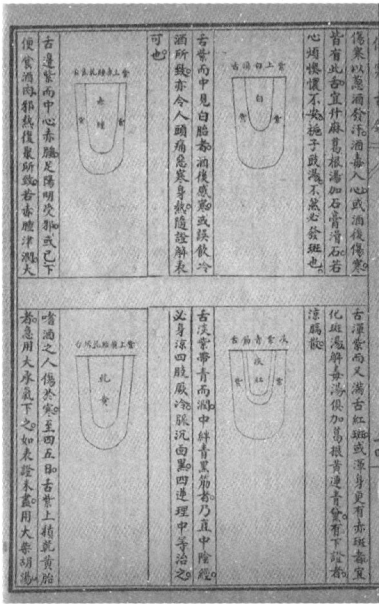

图 2-2-348　紫上白滑舌
图 2-2-349　淡紫青筋舌
图 2-2-350　紫上赤燥干焦舌
图 2-2-351　紫上黄胎干燥舌

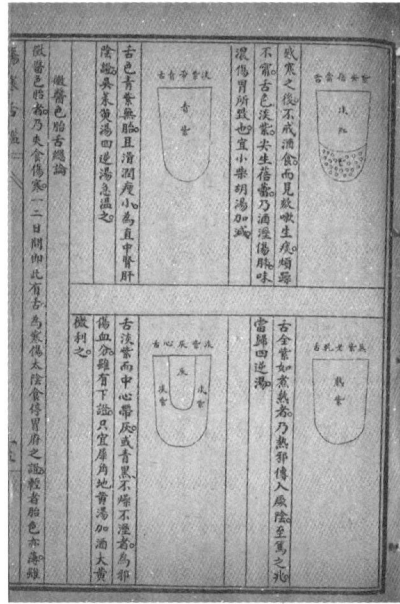

图 2-2-352　紫尖蓓蕾舌
图 2-2-353　熟紫老干舌
图 2-2-354　淡紫带青舌
图 2-2-355　淡紫灰心舌

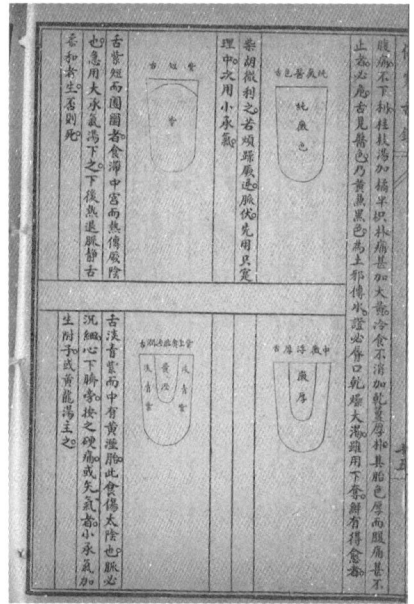

图 2-2-356　纯霉酱色舌
图 2-2-357　中霉浮厚舌
图 2-2-358　紫短舌
图 2-2-359　紫上黄胎湿润舌

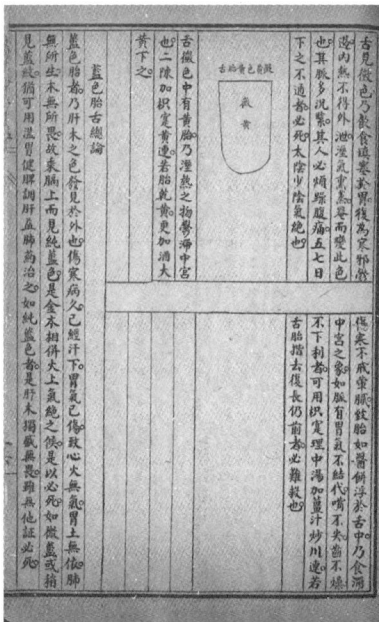

图 2-2-360　霉黄色黄胎舌

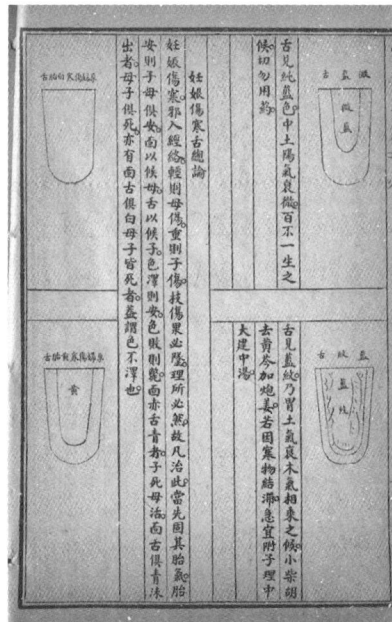

图 2-2-361　微蓝舌
图 2-2-362　蓝纹舌
图 2-2-363　孕妇伤寒白胎舌
图 2-2-364　孕妇伤寒黄胎舌

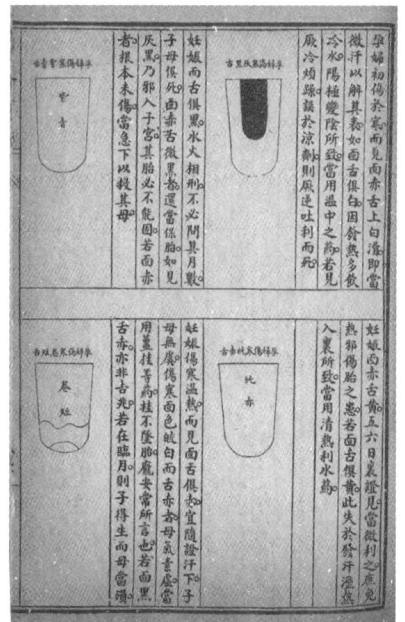

图 2-2-365　孕妇伤寒灰黑舌
图 2-2-366　孕妇伤寒纯赤舌
图 2-2-367　孕妇伤寒紫青舌
图 2-2-368　孕妇伤寒卷短舌

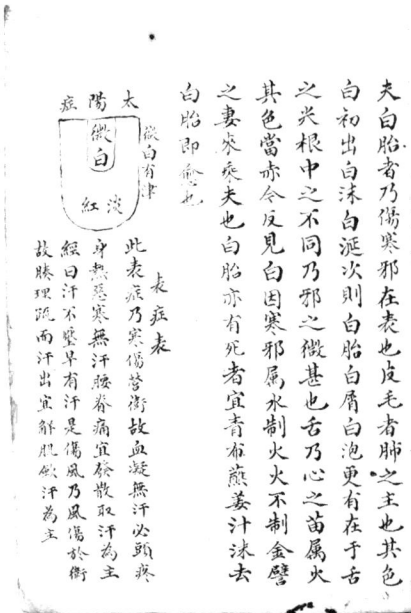

图 2-2-369　太阳症（舌图）

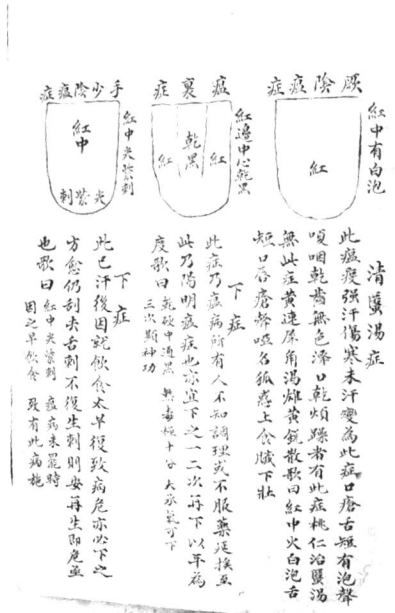

图 2-2-370　寒死症（舌图）　　图 2-2-371　心包络（舌图）
图 2-2-372　少阴症（舌图）　　图 2-2-373　厥阴瘟症（舌图）
图 2-2-374　瘟里症（舌图）　　图 2-2-375　手少阴瘟症（舌图）（从右往左）

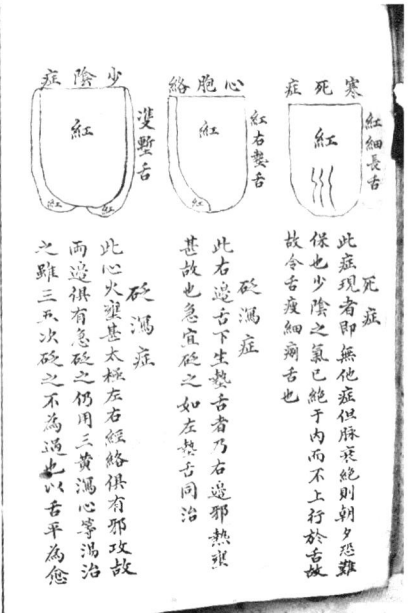

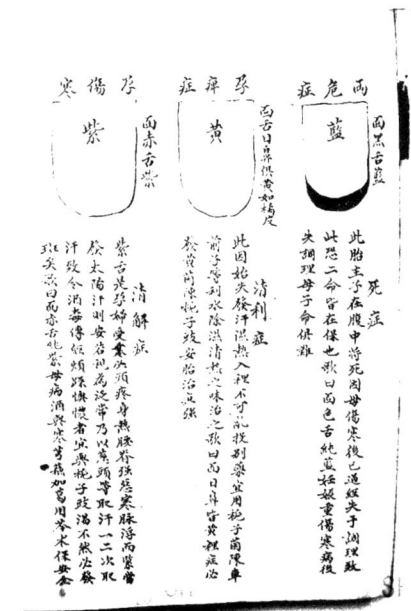

图 2-2-376　两危症（舌图）
图 2-2-377　孕痹症（舌图）
图 2-2-378　孕伤寒（舌图）

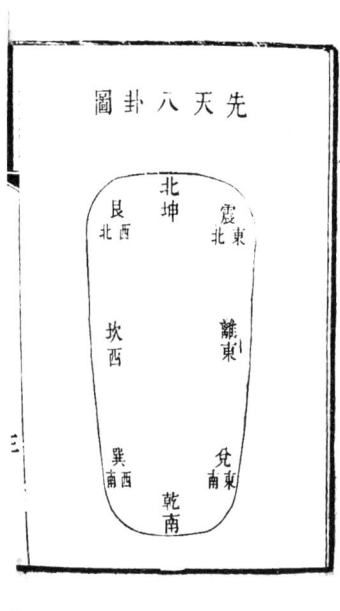

图 2-2-379　先天八卦图　　　　图 2-2-380　后天八卦图

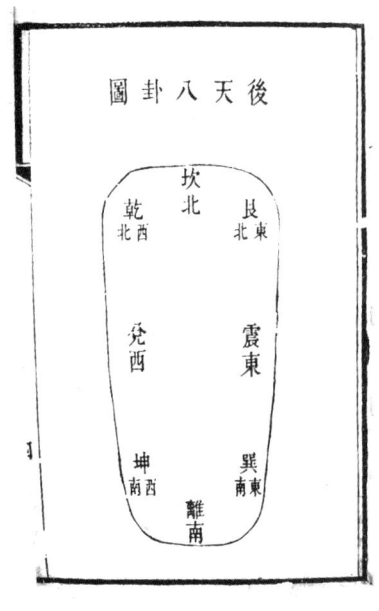

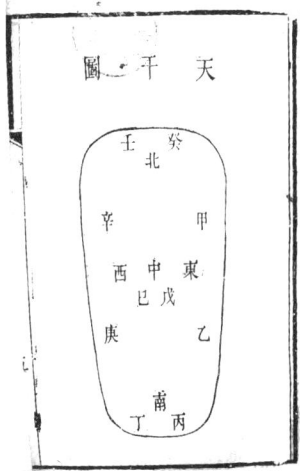

图 2-2-381　天干图

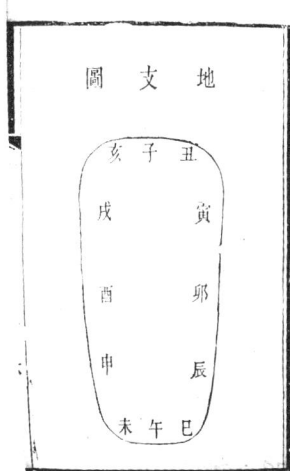

图 2-2-382　地支图

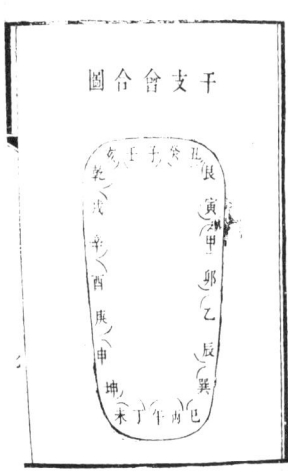

图 2-2-383　干支会合图

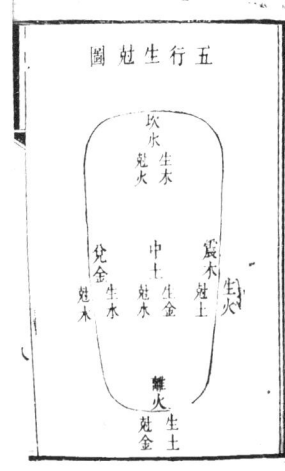

图 2-2-384　五行生克图

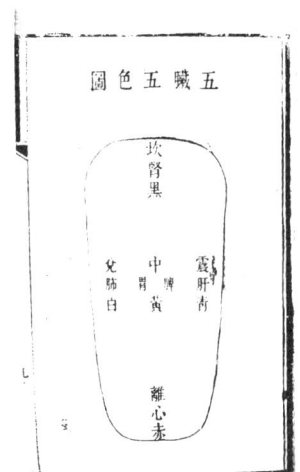

图 2-2-385　五脏五色图

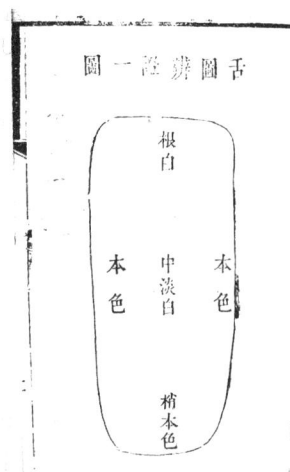

图 2-2-386　舌图总论

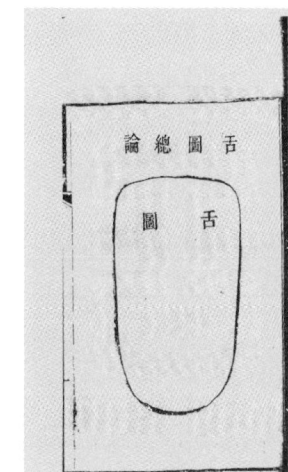

图 2-2-387　舌图辨证一图

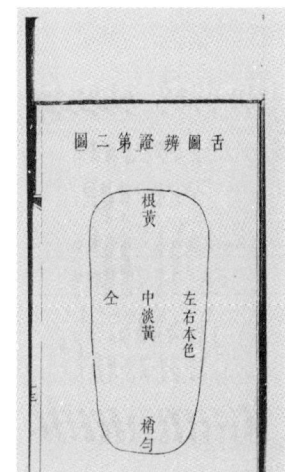

图 2-2-388　舌图辨证二图

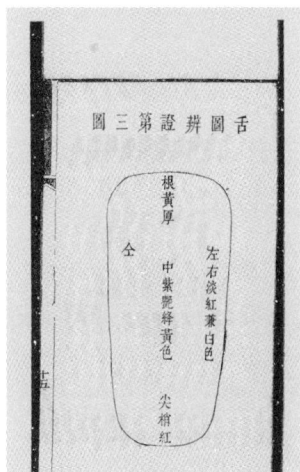

图 2-2-389　舌图辨证三图

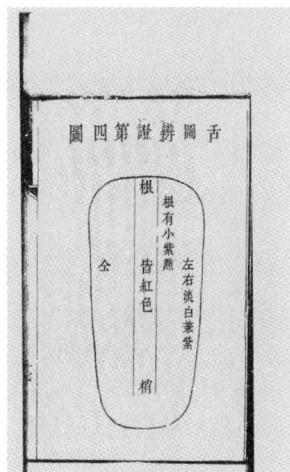

图 2-2-390　舌图辨证四图

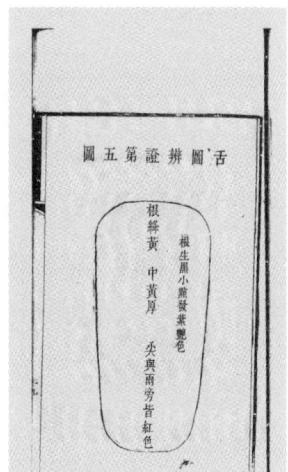

图 2-2-391　舌图辨证五图

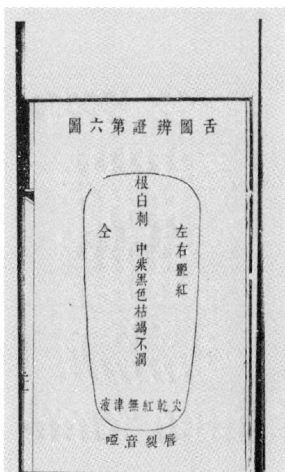

图 2-2-392　舌图辨证六图

图 2-2-393　舌图辨证七图

图 2-2-394　舌图辨证八图

图 2-2-395　舌图辨证九图

图 2-2-396　舌图辨证十图

图 2-2-397　舌图辨证十一图

图 2-2-398　舌图辨证十二图

图 2-2-399　全舌分经图

图 2-2-400　芤脉图

图 2-2-401　滑脉图

图 2-2-402　实脉图

图 2-2-403　弦脉图

图 2-2-404　紧脉图

图 2-2-405　洪脉图

图 2-2-406　微脉图

图 2-2-407　沉脉图

图 2-2-408　缓脉图

图 2-2-409　涩脉图

图 2-2-410　迟脉图

图 2-2-411　伏脉图

图 2-2-412　濡脉图

图 2-2-413　弱脉图

图 2-2-414　长脉图

图 2-2-415　促脉图

图 2-2-416　短脉图

图 2-2-417　虚脉图

图 2-2-418　结脉图

图 2-2-419　牢脉图

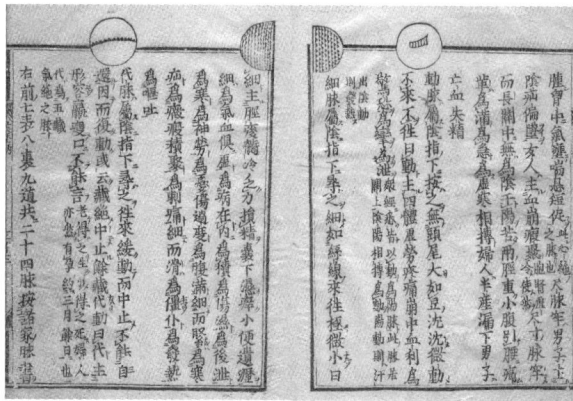

图 2-2-420　动脉图　　　图 2-2-421　细脉图

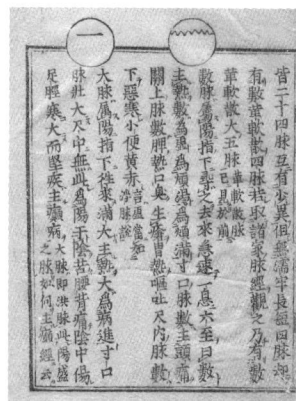

图 2-2-422　代脉图

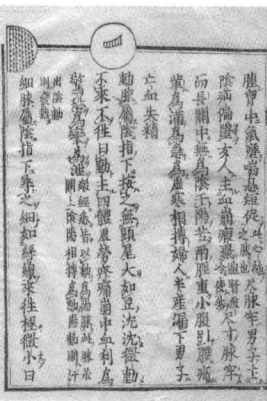

图 2-2-423　数脉图

图 2-2-424　大脉图

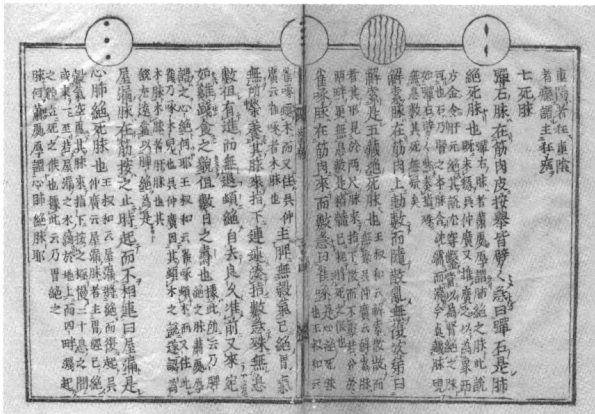

图 2-2-425　弹石脉　　　图 2-2-426　解索脉

图 2-2-427　雀啄脉　　　图 2-2-428　屋漏脉

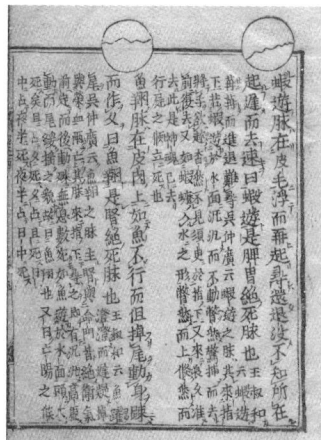

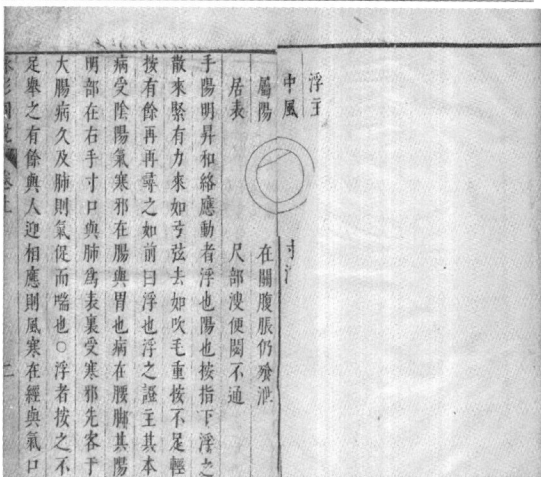

图 2-2-429　虾游脉

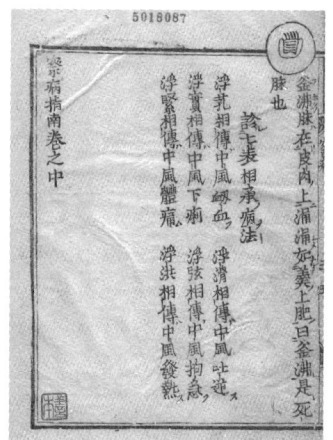

图 2-2-430　鱼翔脉

图 2-2-431　釜沸脉

图 2-2-432　浮脉图

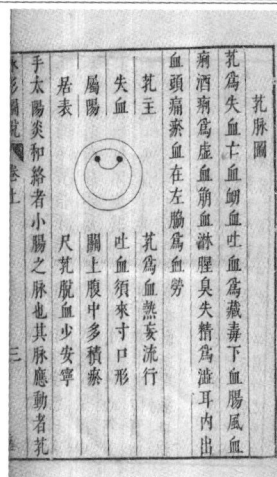

图 2-2-433　芤脉图

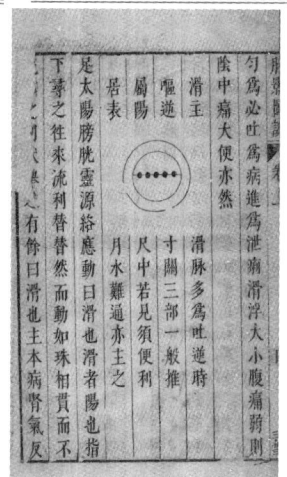

图 2-2-434　滑脉图

图 2-2-435　实脉图

图 2-2-436　弦脉图

图 2-2-437　紧脉图

图 2-2-438　洪脉图

图 2-2-439　微脉图

图 2-2-440　沉脉图

图 2-2-441　迟脉图

图 2-2-442　伏脉图

图 2-2-443　缓脉图

涩主
属裏
随血行荣中其左手寸口得之则少阴上焦冷不相
热无汗而脉濇也阳气有余也则身
竹时一止有力曰濇也濇则血少阴
有骨来往难细而迟去之不利如刮
手少阴冲和其应动者濇也来之不足按之
濇为血滞兼多痹
寸衡关染气定虚
尺濇足中须逆冷
腹中鸣响似雷居

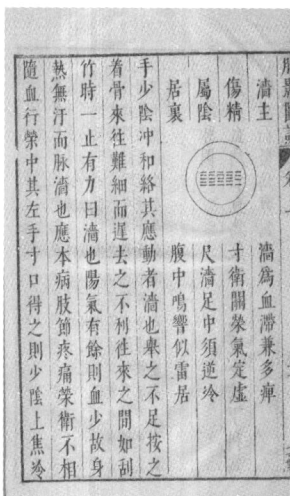

图 2-2-444　涩脉图

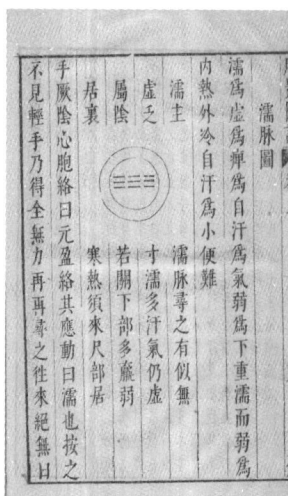

不见轻手乃得全无力再寻之性来来绝无曰
手厥阴心胞络曰元盈应日濡也濡
居裏
属阴
虚乏
濡主
寸濡汗之有似无
若濡关络其应动曰濡也按之
寒热来尺部居
濡为虚冷痹为自汗为气弱阳下重濡而弱为
内热外冷自汗为小便难

图 2-2-445　濡脉图

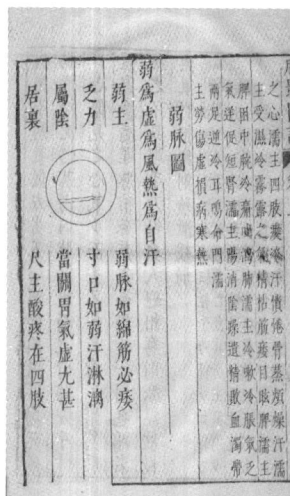

弱为虚为风热为自汗
居裏
属阴
乏力
弱主
寸口如弱汗淋漓
弱脉如绵筋必痠
当关胃气虚尤甚
尺主酸疼在四肢

图 2-2-446　弱脉图

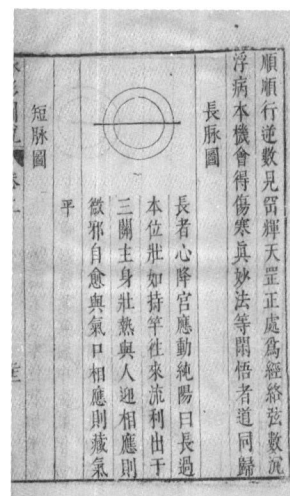

顺顺行逆数见哪哪天罡正虚为经络弦数沉
浮病本懐会得伤寒其妙法等阴悟者道同归
长者心肾宫应勤纯阳日长过
本位壮如持竿性来流利出于
三关主身壮热与人迎相应则
欲邪自愈与气口相应则藏气
平
长脉图

图 2-2-447　长脉图

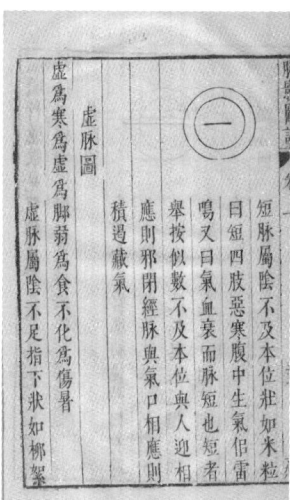

虚为寒为虚为脚弱为食不化为伤暑
虚脉属阴不足指下状如椰蓼
虚脉图
积遇藏气
短脉属阴不及本位壮来粒
曰短四肢恶寒腹中生诸伛雷
鸣又曰荣血衰而脉短也短者
举按似数不及与本位与人迎相
应则邪闭经脉与气口相应
熟则邪闭经脉以气血痹欲留滞

图 2-2-448　短脉图

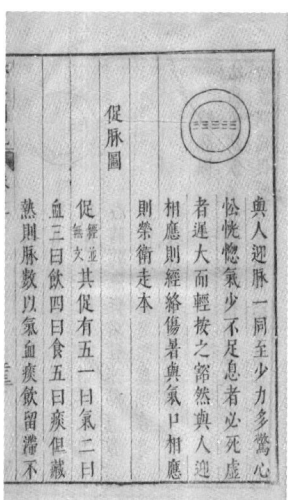

促脉图
与人迎脉一同至少力多惊心
恍惚怵气少不足息者必死虚
者迟大而轻按之窈然与人
相应则经络伤暑与气口相应
则荣卫走本
促热之促又日促非惊脉也从阳
血三日饮四日食五日癞但气
熟则脉数欲留滞不

图 2-2-449　虚脉图

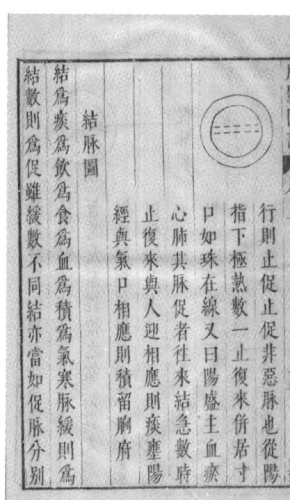

结数则为促难缓数不同结亦当如促脉分别
结为痰为饮为食为积为气寒血痰
行则止促止促非脉也从阳
指下极数一止复来居于
口如连珠心肺促者往来急疾府
止复来与人迎相应则结与气口相应则积胸
经与气口相应则积胸府

图 2-2-450　促脉图

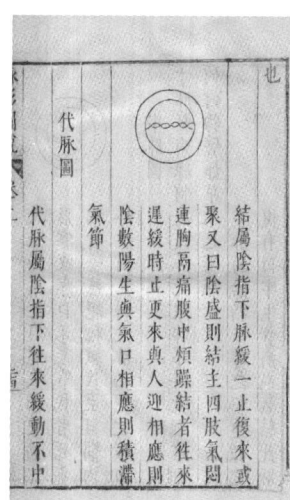

结属阴指下脉缓一止复来或
来又曰阴虚结主四肢气闷
连胸为痛腹中烦躁结主
迟接时正更来残与人迎相
阴数阳生与气口相应则积濡
气节

图 2-2-451　结脉图

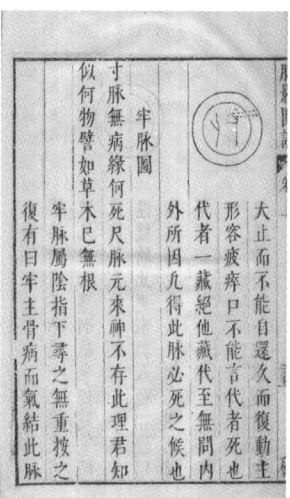

代脉属阴指下寻之无重按之

图 2-2-452　代脉图

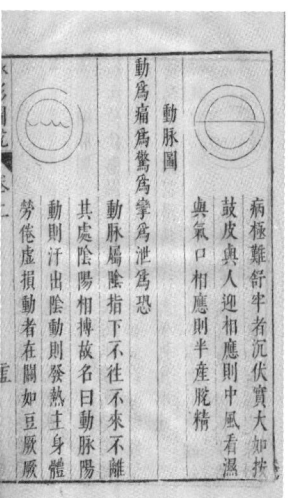

寸脉无病缘何死生
似何物譬如草木已无根
牢脉图
大止而不能曰还久而复动主
形容瘦何不能言代者死也
代者一藏绝他藏代至无间内
牢脉属阴绿指下寻之无重按之
外所困几得此脉必死之候也
复有曰牢主骨病而气结此脉

图 2-2-453　牢脉图

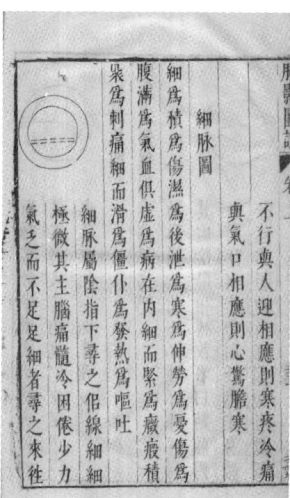

动痛属为惊为掣为泄为恐
动脉图
病极难舒半者沉伏贲大如按
鼓皮与人迎相应则中风看温
与气口相应则半产崩精
其虚属阴相搏故名曰动脉阴阳
动则汗出阴阳相搏故名曰动脉阳
劳倦汗出动者在关如豆厥厥
动则发热主身体重

图 2-2-454　动脉图

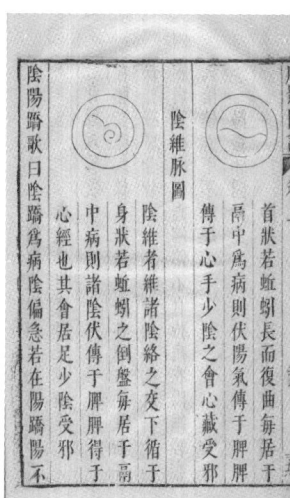

细为积为伤为湿为后泄为寒为伤为
细脉图
腹满刺痛气血俱虚为病在内细而紧为癥瘕积
寞为刺痛细而滑为病痰热熟为藏寒呕吐
细脉属阴指下寻之细细
极微其主脑痛髓冷困倦少力
不行与人迎相应则寒痠疼痛
与气口相应则心惊胆寒

图 2-2-455　细脉图

阴阳躋歌曰阴躋为病阴偏急若在阳躋阳不
首状若瓶纲长而复曲每居于
胛中为病阳伏于胛肝
传于心为病阴偏急在阳躋阳
心经也其会居足少阴藏受邪
不足足细者寿之来往

图 2-2-456　阳维脉图

阴维为维诸阴络之交下循于
阴维脉图
身状若絙蚓之倒鳖每居于胃肝
中病则诸阴自伏传于心手少阴得于

图 2-2-457　阴维脉图

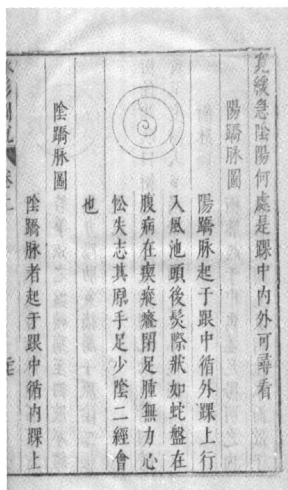

图 2-2-458　阳跷脉图

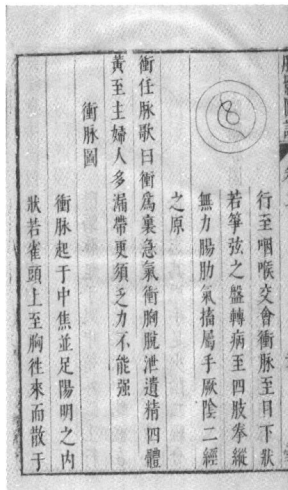

图 2-2-459　阴跷脉图

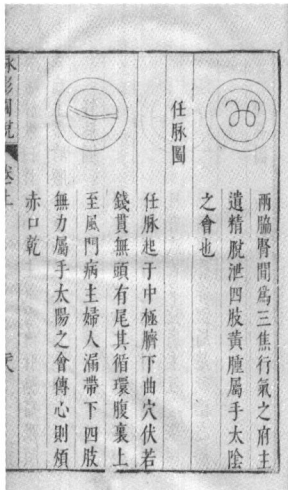

图 2-2-460　冲脉图
图 2-2-461　任脉图

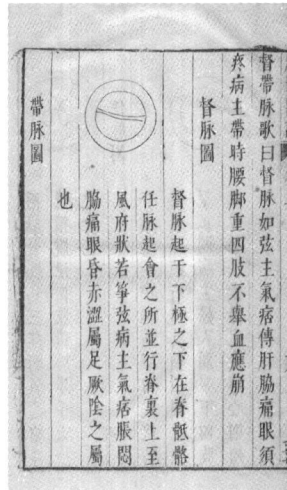

图 2-2-462　督脉图

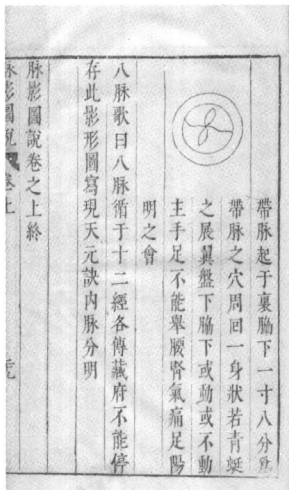

图 2-2-463　带脉图

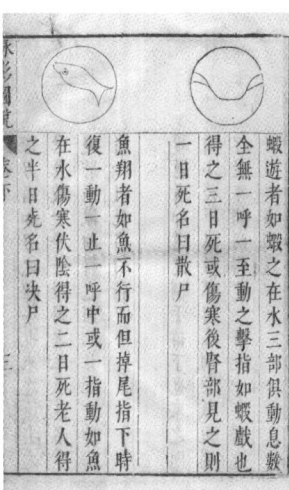

图 2-2-464　虾游（脉）
图 2-2-465　鱼翔（脉）

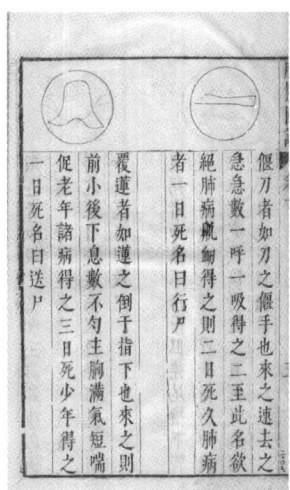

图 2-2-466　偃刀（脉）
图 2-2-467　覆莲（脉）

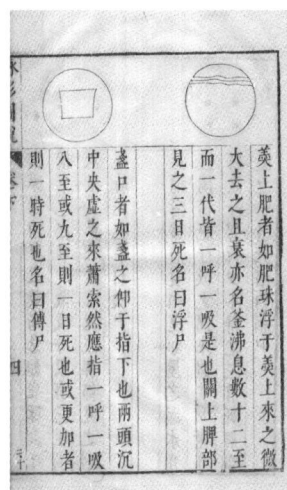

图 2-2-468　羹上肥（脉）
图 2-2-469　盏口（脉）

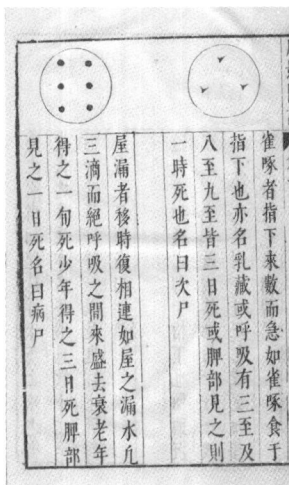

图 2-2-470　雀啄（脉）
图 2-2-471　屋漏（脉）

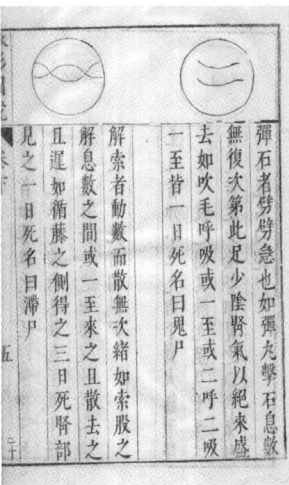

图 2-2-472　弹石（脉）
图 2-2-473　解索（脉）

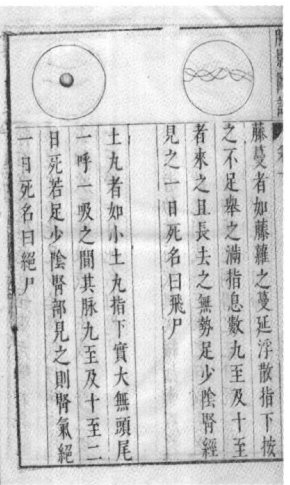

图 2-2-474　藤蔓（脉）
图 2-2-475　土丸（脉）

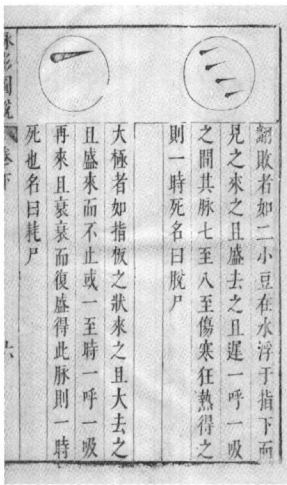

图 2-2-476　翻败（脉）
图 2-2-477　大极（脉）

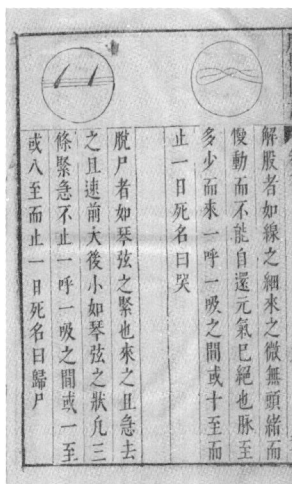

图 2-2-478　解股（脉）
图 2-2-479　脱尸（脉）

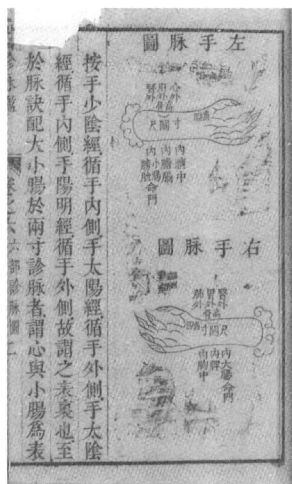

图 2-2-480　左手脉图
图 2-2-481　右手脉图

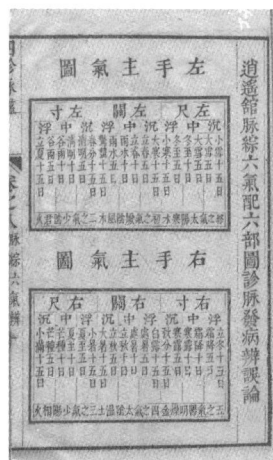

图 2-2-482　左手主气图
图 2-2-483　右手主气图

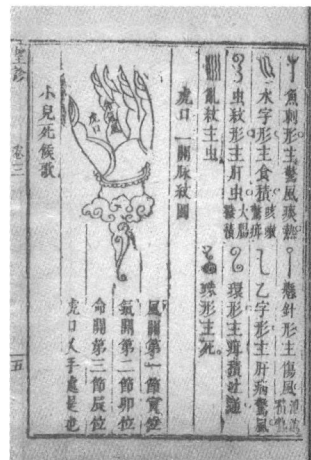

图 2-2-484　虎口一关脉纹图

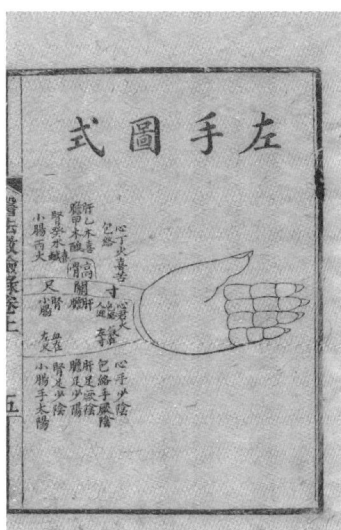

图 2-2-485　左手图式

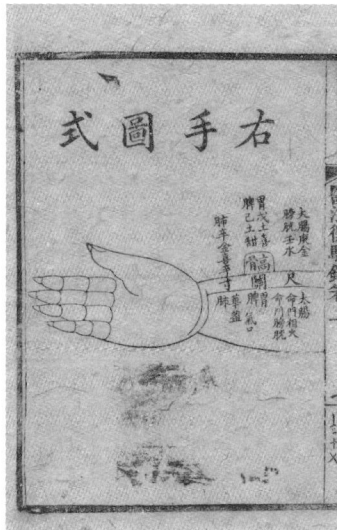

图 2-2-486　右手图式

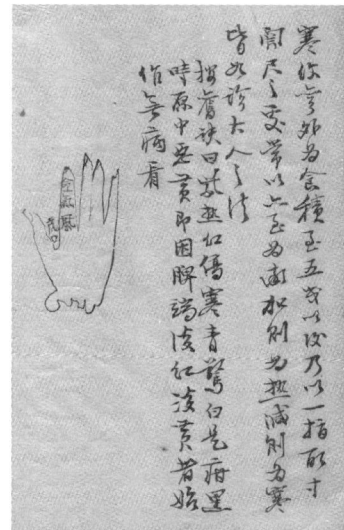

图 2-2-487　望小儿食指络脉图

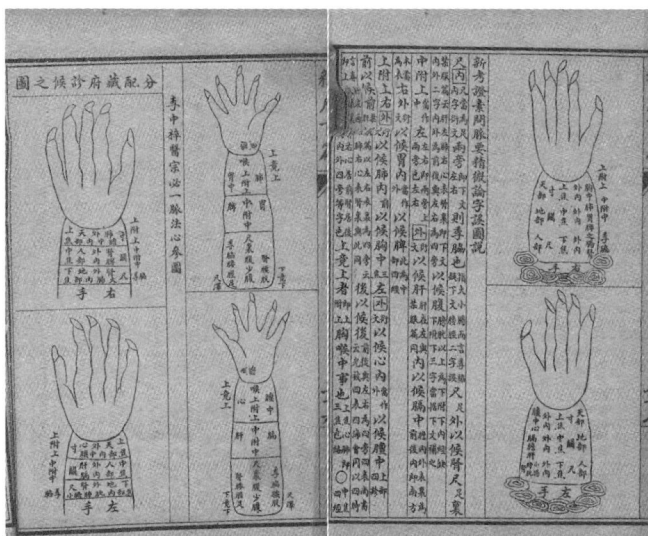

图 2-2-488　李中梓医宗必一脉法心参图

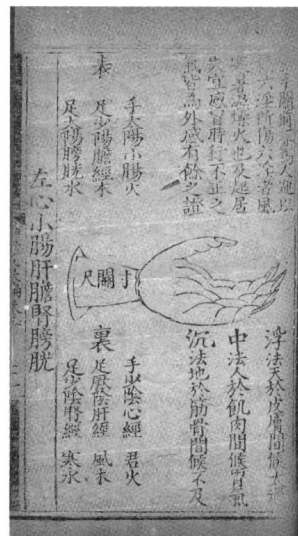

图 2-2-489　左手诊脉图式

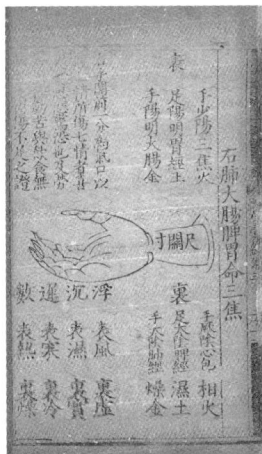

图 2-2-490　右手诊脉图式

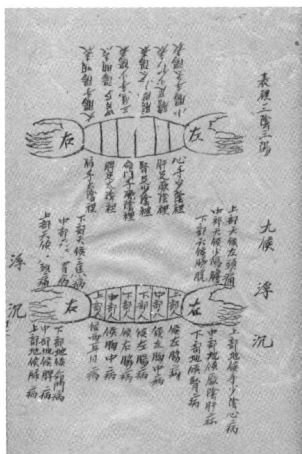

图 2-2-491　表里三阴三阳
图 2-2-492　九候浮沉

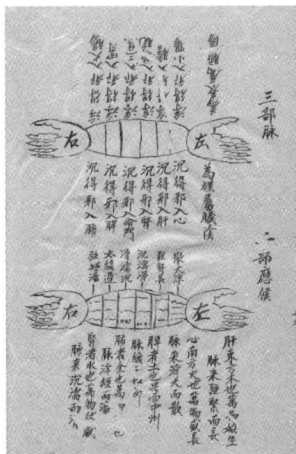

图 2-2-493　三部脉
图 2-2-494　二部应候

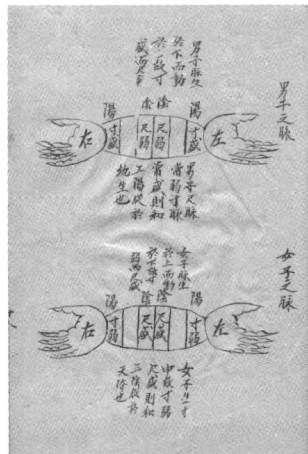

图 2-2-495　男子之脉
图 2-2-496　女子之脉

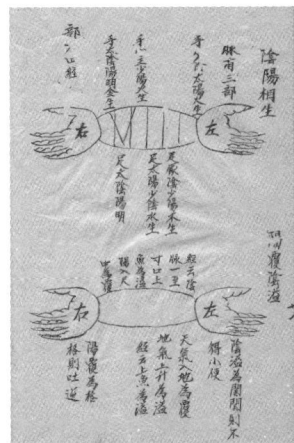

图 2-2-497　阴阳相生
图 2-2-498　阳覆阴溢

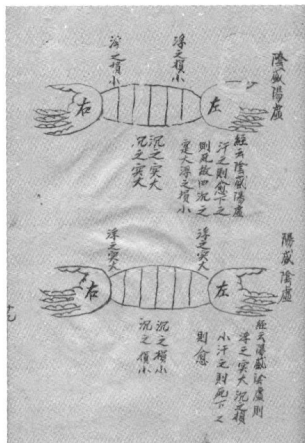

图 2-2-499　阴盛阳虚
图 2-2-500　阳盛阴虚

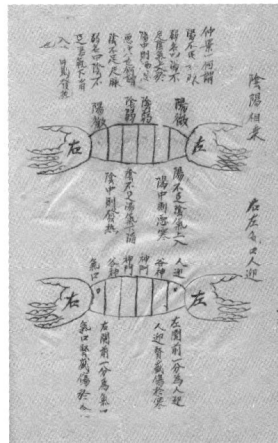

图 2-2-501　阴阳相乘
图 2-2-502　右左气口人迎

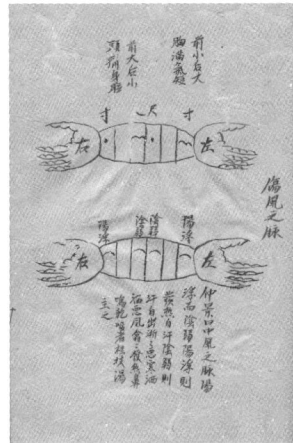

图 2-2-503　伤风之脉

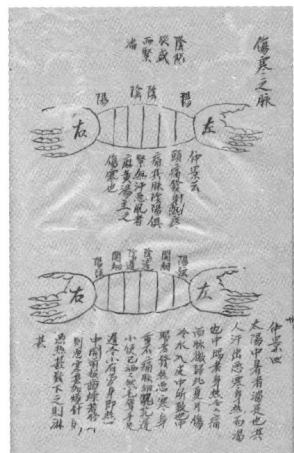

图 2-2-504　伤寒之脉

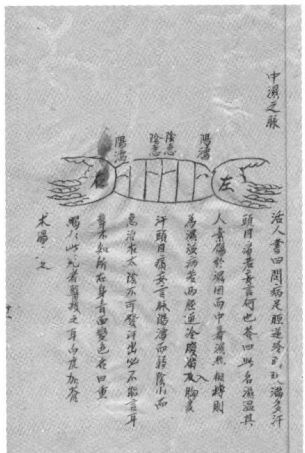

图 2-2-505　中湿之脉

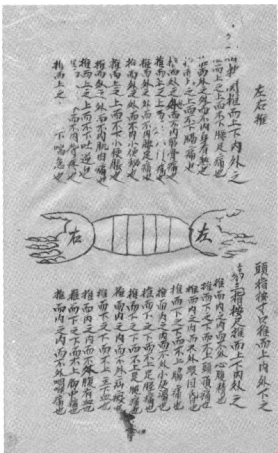

图 2-2-506　左右推

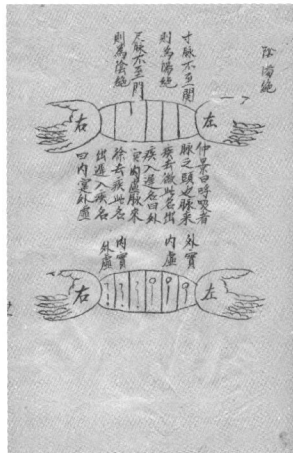

图 2-2-507　阴阳绝

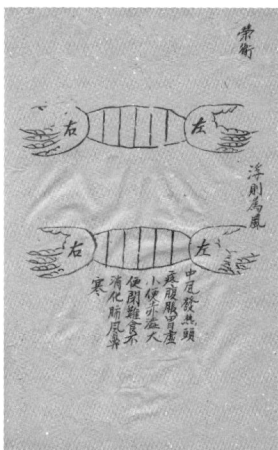

图 2-2-508　浮则为风

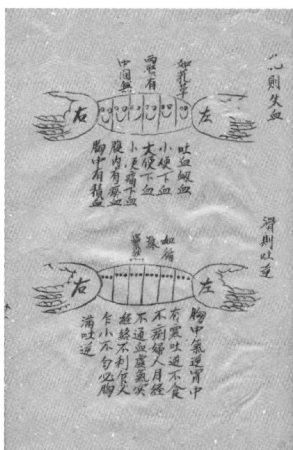

图 2-2-509　芤则失血
图 2-2-510　滑则吐逆

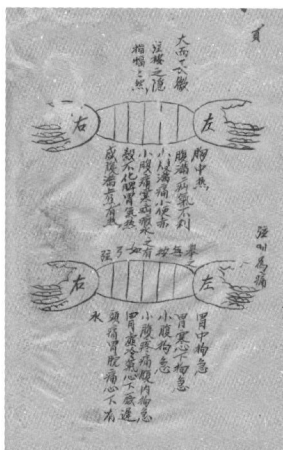

图 2-2-511　实
图 2-2-512　弦则为痛

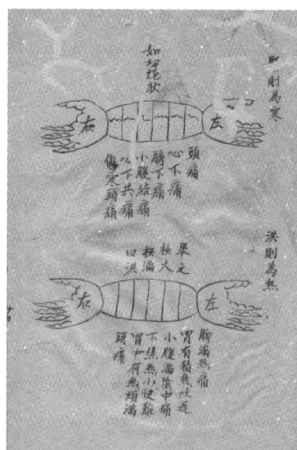

图 2-2-513　紧则为寒
图 2-2-514　洪则为热

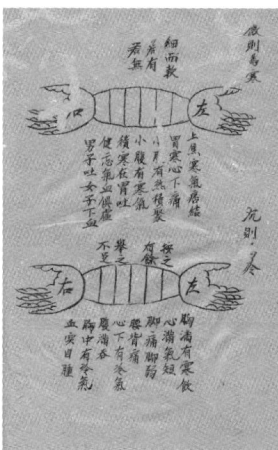

图 2-2-515　微则为寒
图 2-2-516　沉则为冷

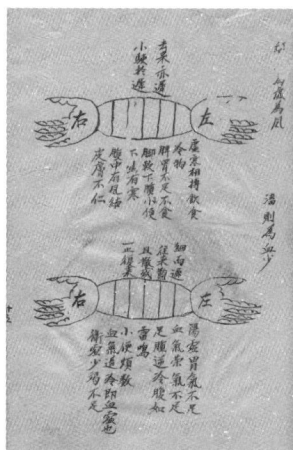

图 2-2-517　缓则为虚为风
图 2-2-518　涩则为血少

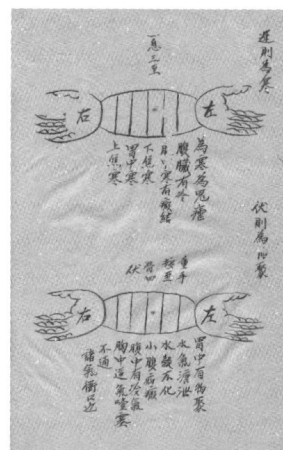

图 2-2-519　迟则为寒
图 2-2-520　伏则为物聚

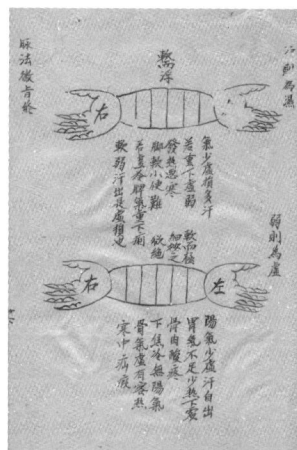

图 2-2-521　濡则为湿
图 2-2-522　弱则为虚

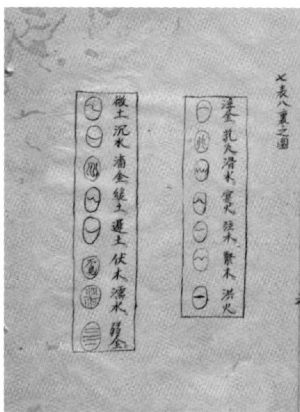

图 2-2-523　七表八里之图

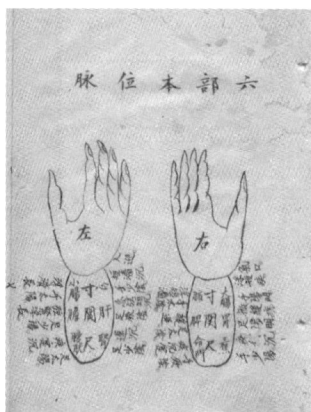

图 2-2-524　六部本位脉

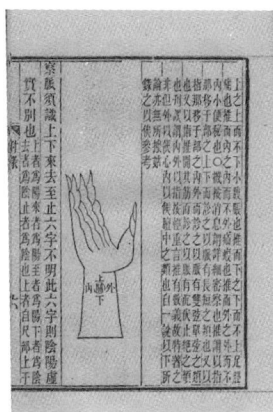

图 2-2-525　取关脉上下内外部位图

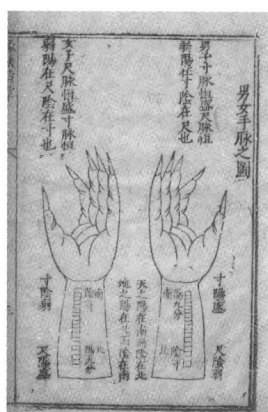

图 2-2-526　男女手脉之图

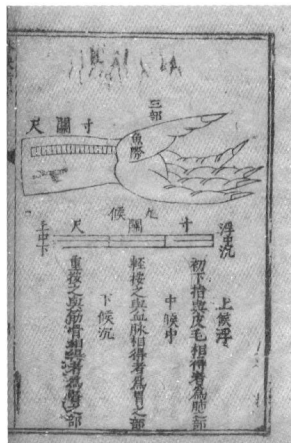

图 2-2-527　三部九候图

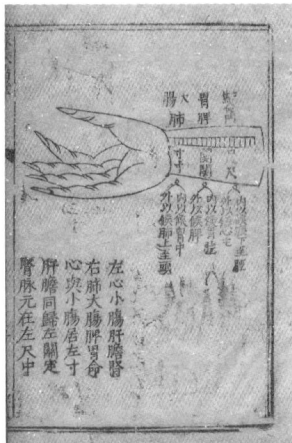

图 2-2-528　右手式寸尺内外图

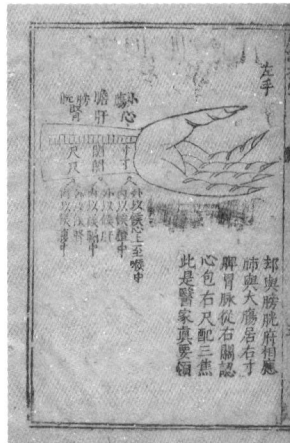

图 2-2-529　左手式寸尺内外图

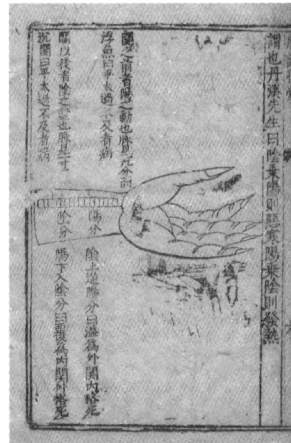

图 2-2-530　阴阳相乘覆溢关格图

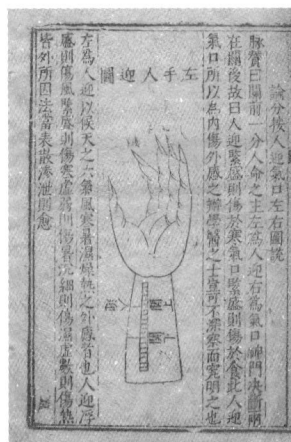

图 2-2-531　左手人迎图

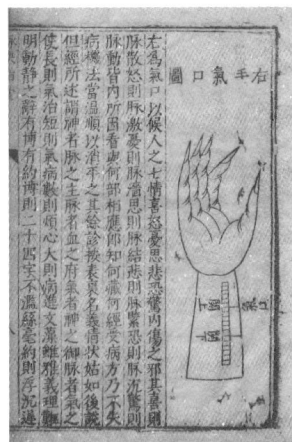

图 2-2-532　右手气口图

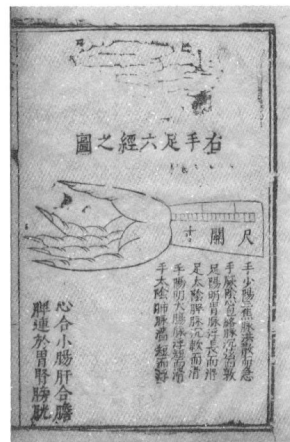

图 2-2-533　右手足六经之图

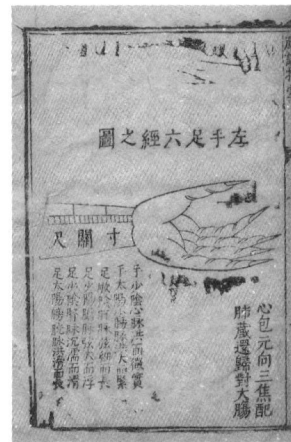

图 2-2-534　左手足六经之图

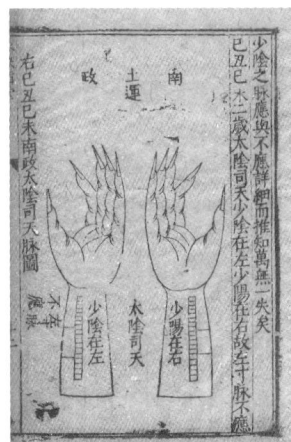

图 2-2-535　己丑己未南政太阴司天脉图

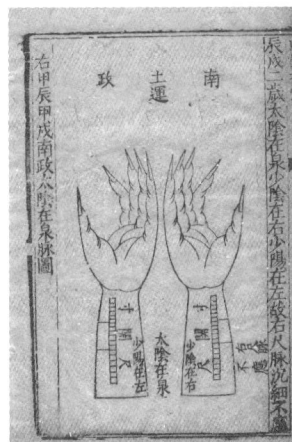

图 2-2-536　甲辰甲戌南政太阴在泉脉图

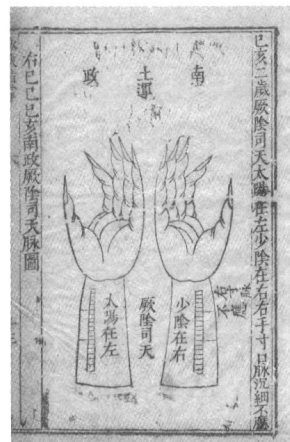

图 2-2-537　己巳己亥南政厥阴司天脉图

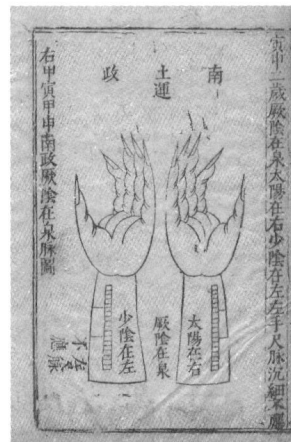

图 2-2-538　甲寅甲申南政厥阴在泉脉图

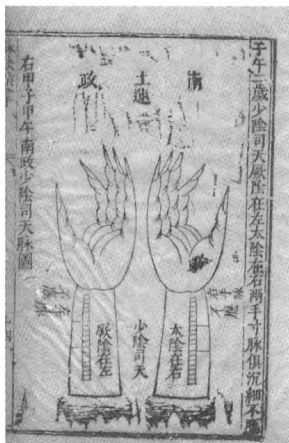

图 2-2-539　甲子甲午南政少阴司天脉图

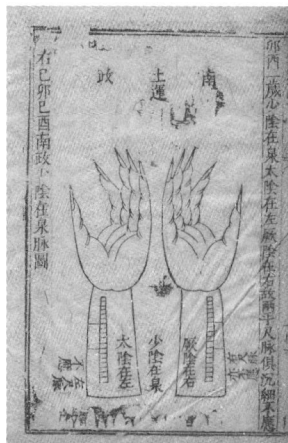

图 2-2-540　己卯己酉南政少阴在泉脉图

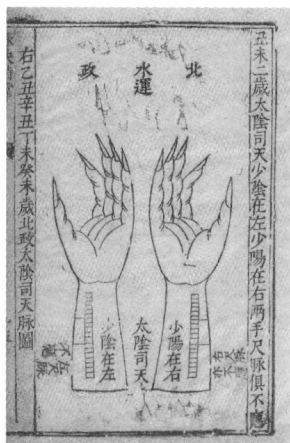

图 2-2-541　乙丑辛丑丁未癸未岁北政太阴司天脉图

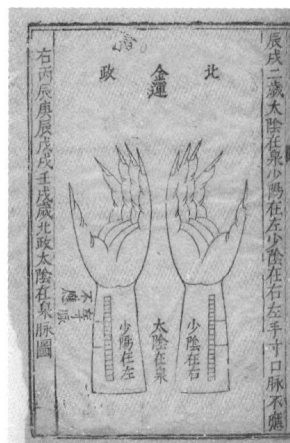

图 2-2-542　丙辰庚辰戊戌壬戌岁北政太阴在泉脉图

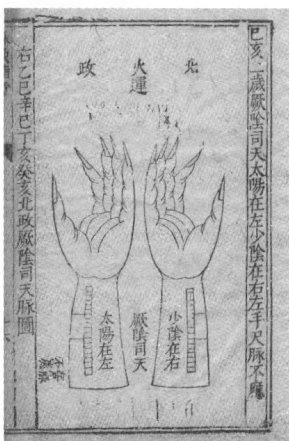

图 2-2-543　乙巳辛巳丁亥癸亥岁 北政厥阴司天脉图

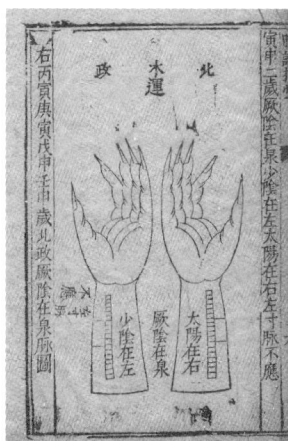

图 2-2-544　丙寅庚寅戊申壬申岁北政厥阴在泉脉图

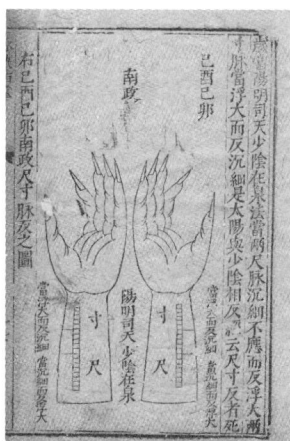

图 2-2-545　己酉己卯南政尺寸脉反之图

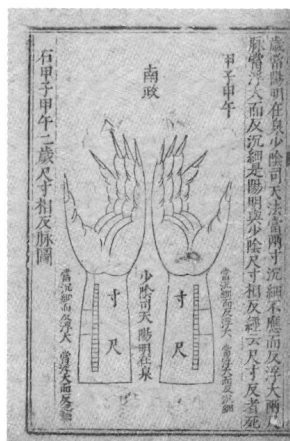

图 2-2-546　甲子甲午二岁尺寸相反脉图

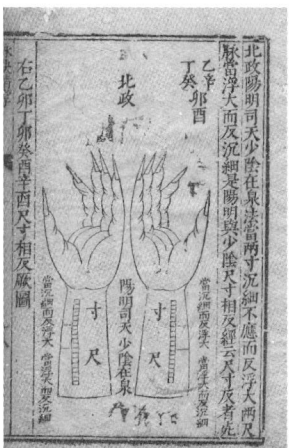

图 2-2-547　乙卯丁卯癸酉辛酉尺寸相反脉图

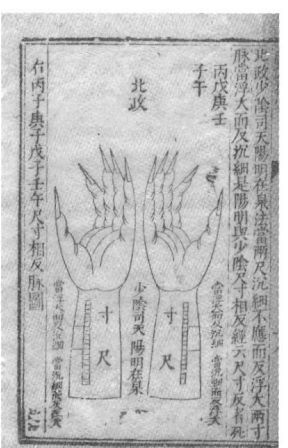

图 2-2-548　丙子庚子戊子壬午尺寸相反脉图

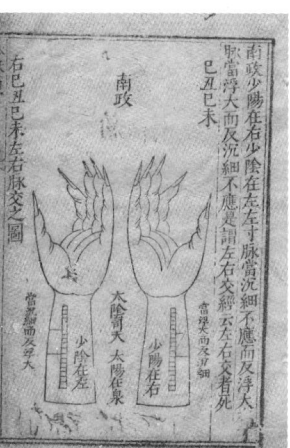

图 2-2-549　己丑己未左右脉交之图

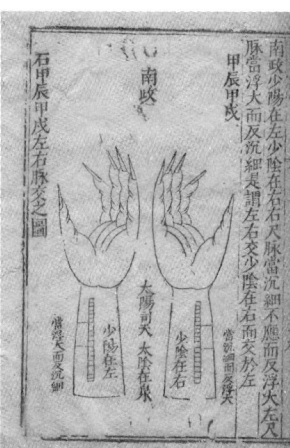

图 2-2-550　甲辰甲戌左右脉交之图

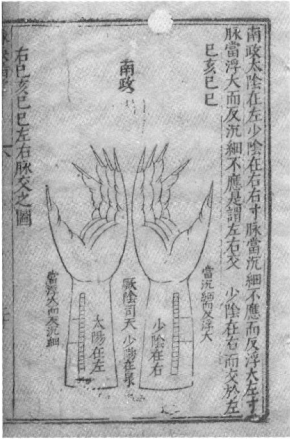

图 2-2-551　己亥己巳左右脉交之图

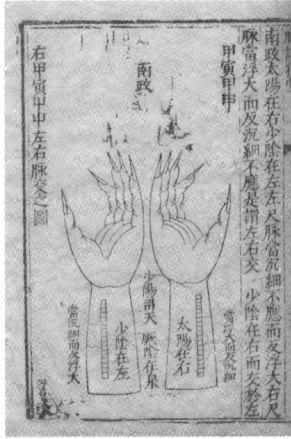

图 2-2-552　甲寅甲申左右脉交之图

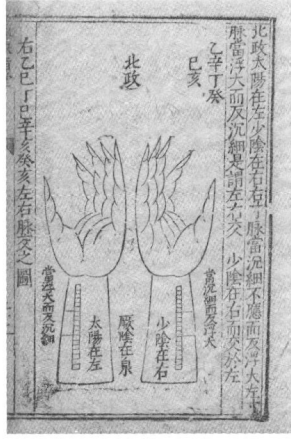

图 2-2-553　乙巳丁巳辛亥癸亥左右脉交之图

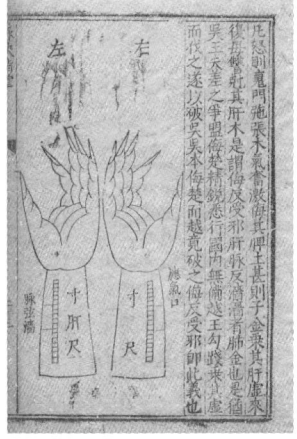

图 2-2-554　怒

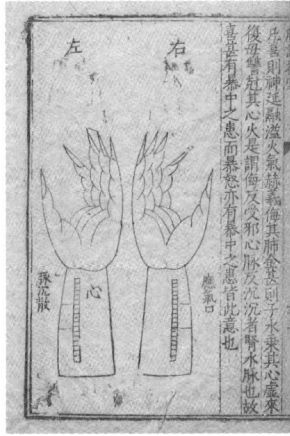

图 2-2-555　喜

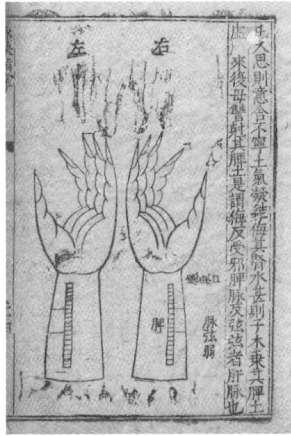

图 2-2-556　思

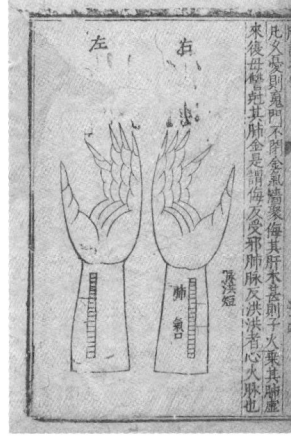

图 2-2-557　忧

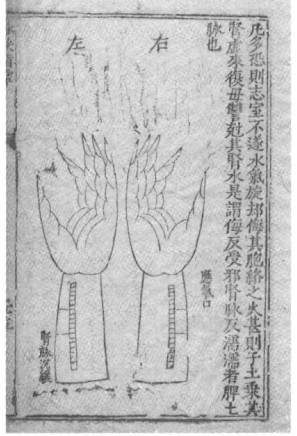

图 2-2-558　恐

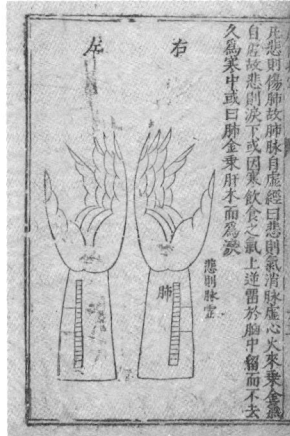

图 2-2-559　悲

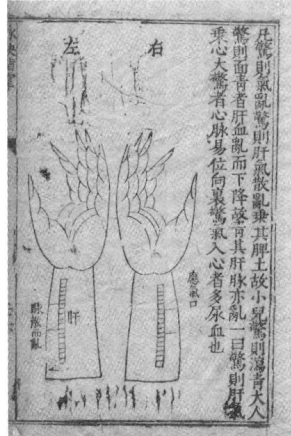

图 2-2-560　惊

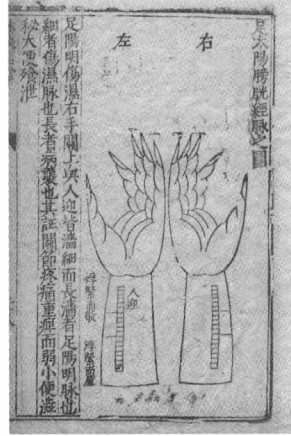

图 2-2-561　足太阳膀胱经脉之图

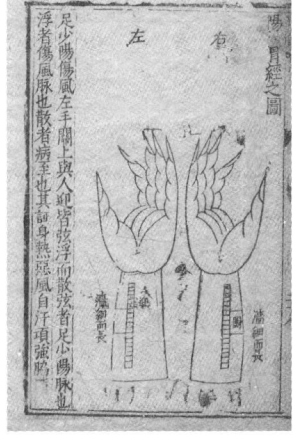

图 2-2-562　阳明胃经之图

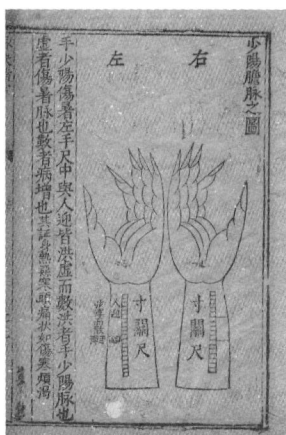

图 2-2-563　少阳胆脉之图

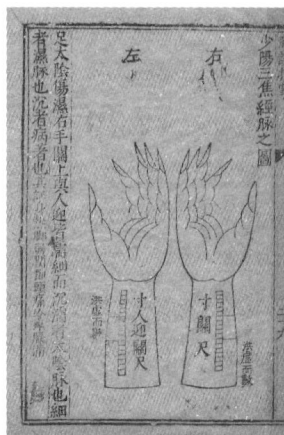

图 2-2-564　少阳三焦经脉之图

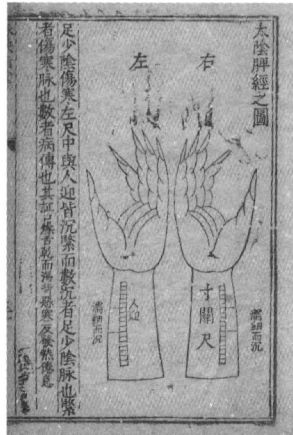

图 2-2-565　太阴脾经之图

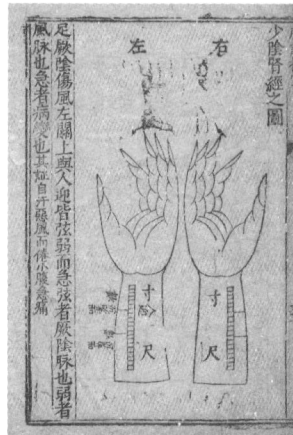

图 2-2-566　少阴肾经之图

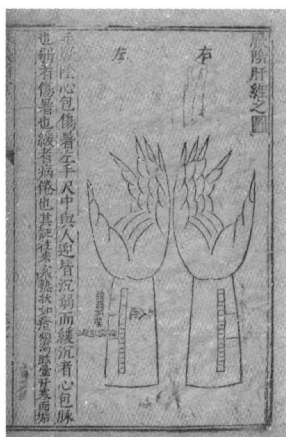

图 2-2-567　厥阴肝经之图

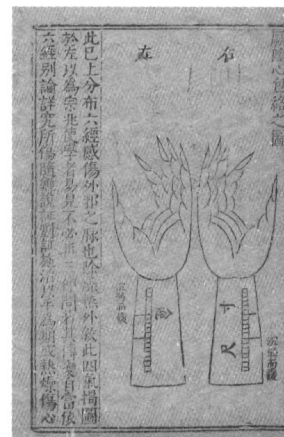

图 2-2-568　厥阴心包络之图

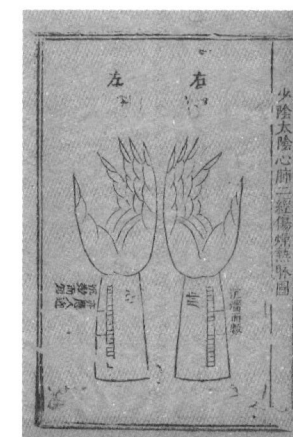

图 2-2-569　少阴、太阴心肺二经伤燥热脉图

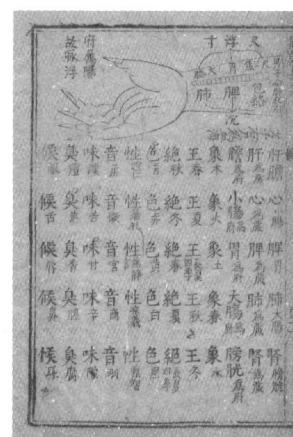

图 2-2-570　诊脉图

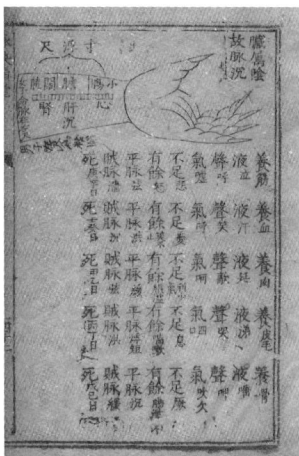

图 2-2-571　诊脉图

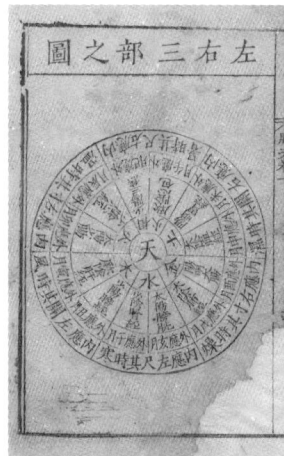

图 2-2-572　左右三部之图

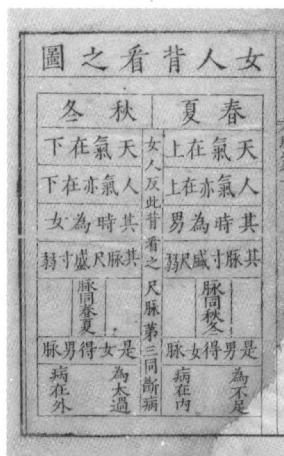

图 2-2-573　女人背看之图

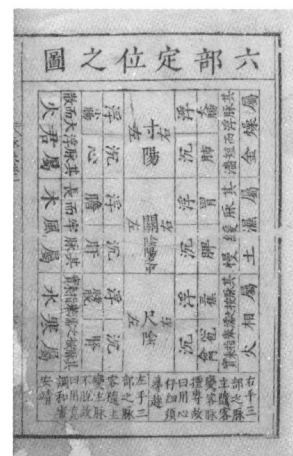

图 2-2-574　六部定位之图

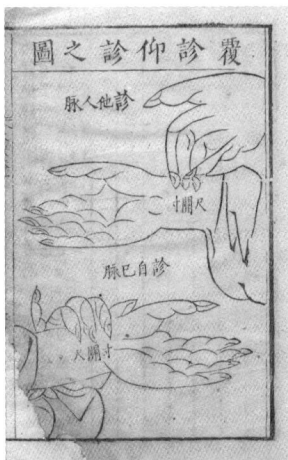

图 2-2-575　覆诊仰诊之图

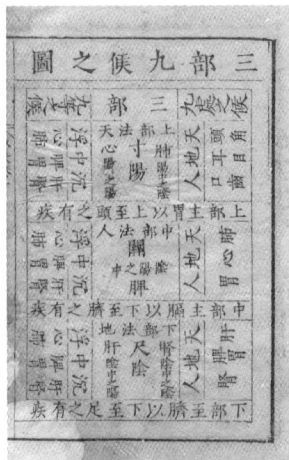

图 2-2-576　三部九候之图

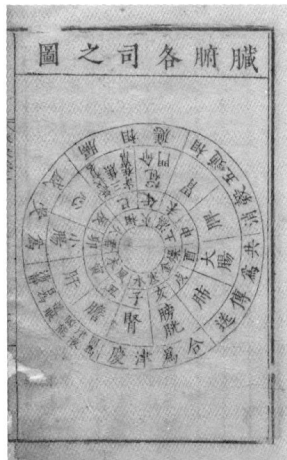

图 2-2-577　脏腑各司之图

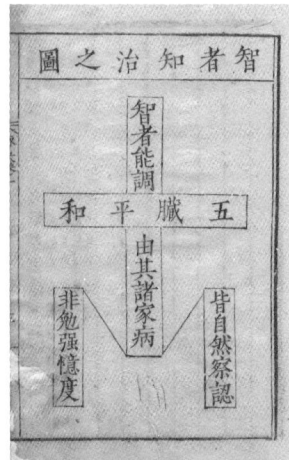

图 2-2-578　智者知治之图

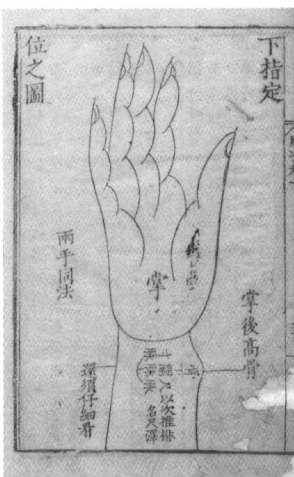

图 2-2-579　下指定位之图

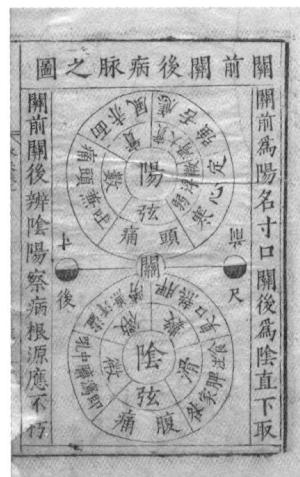

图 2-2-580　关前关后病脉之图

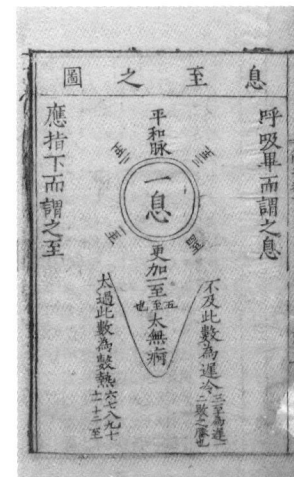

图 2-2-581　息至之图

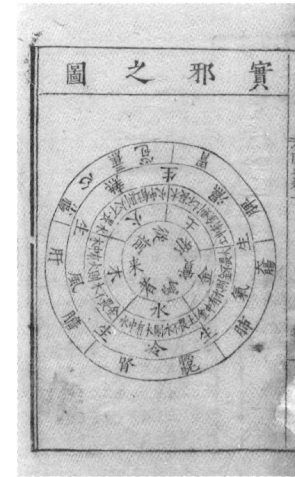

图 2-2-582　实邪之图

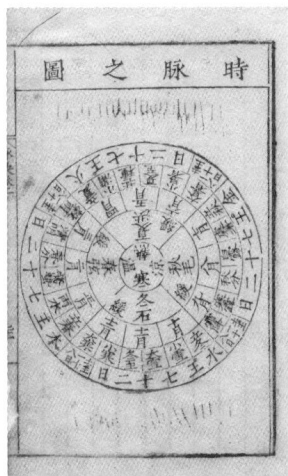

图 2-2-583　时脉之图

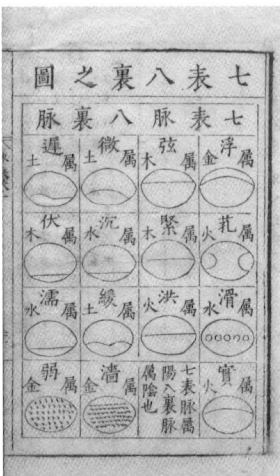

图 2-2-584　七表八里之图

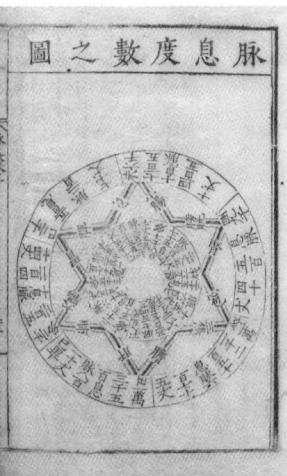

图 2-2-585　脉息度数之图

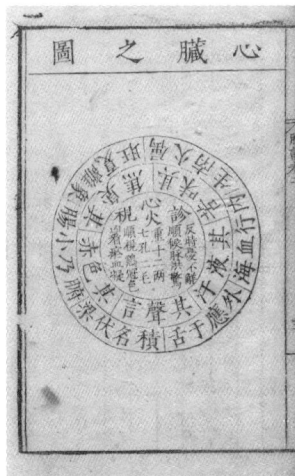

图 2-2-586　心脏之图

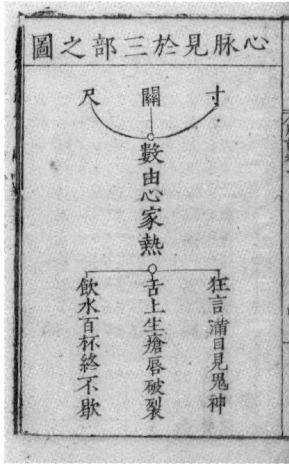

图 2-2-587　心脉见于三部之图

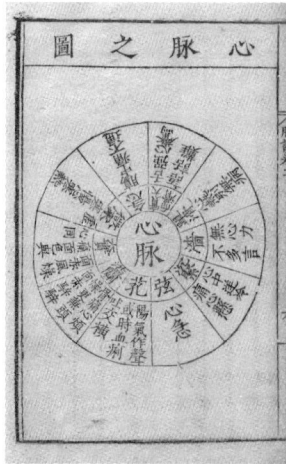

图 2-2-588　心脉之图

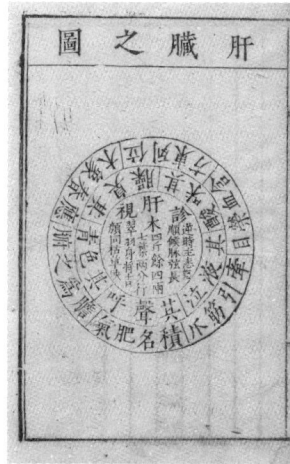

图 2-2-589　肝脏之图

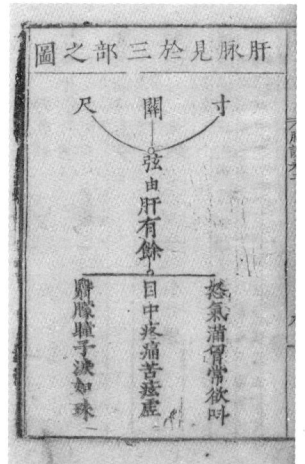

图 2-2-590　肝脉见于三部之图

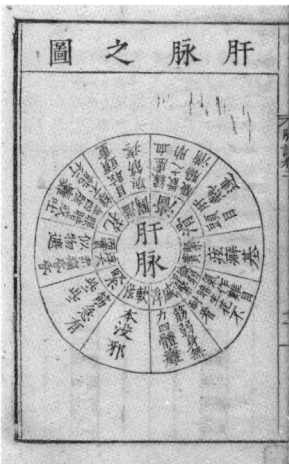

图 2-2-591　肝脉之图

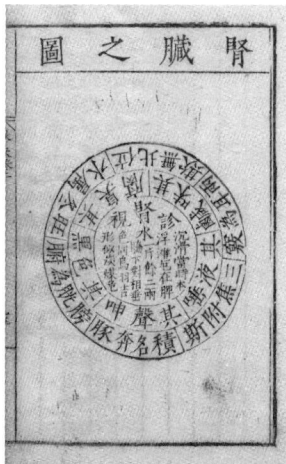

图 2-2-592　肾脏之图

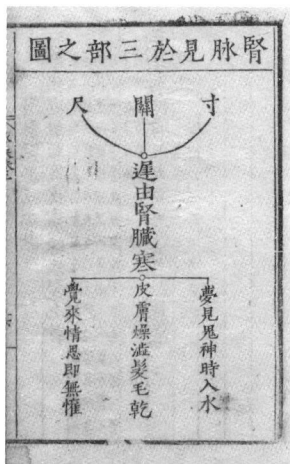

图 2-2-593　肾脉见于三部之图

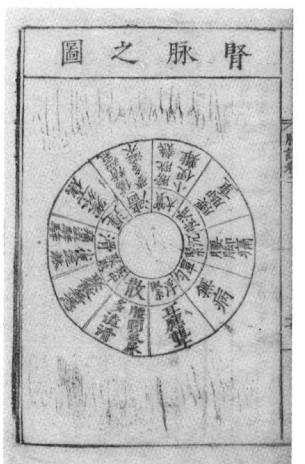

图 2-2-594　肾脉之图

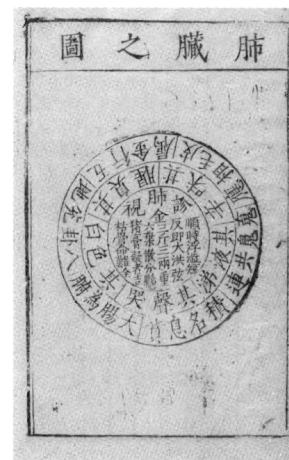

图 2-2-595　肺脏之图

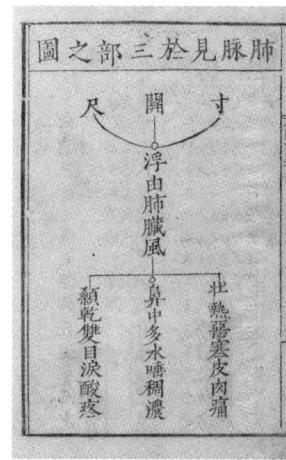

图 2-2-596　肺脉见于三部之图

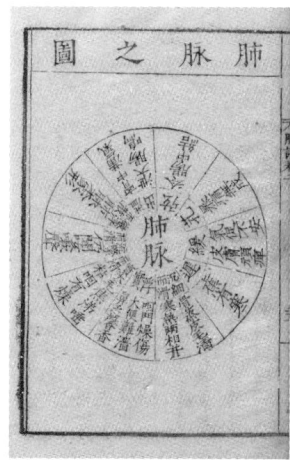

图 2-2-597　肺脉之图

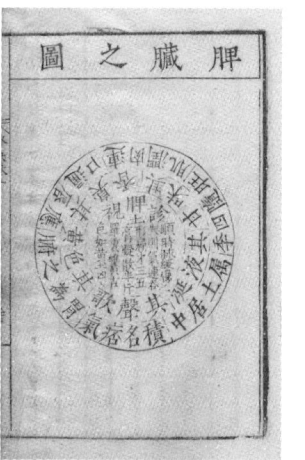

图 2-2-598　脾脏之图

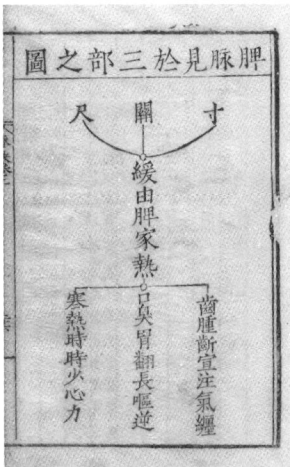

图 2-2-599 脾脉见于三部之图

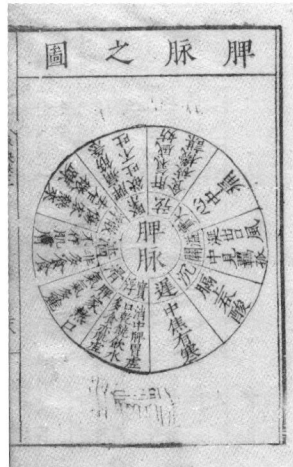

图 2-2-600 脾脉之图

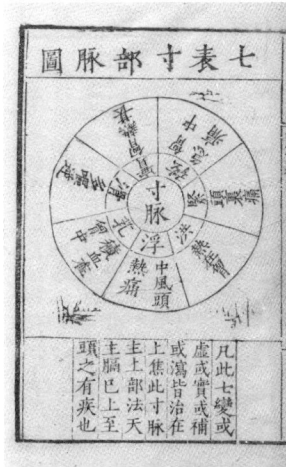

图 2-2-601 七表寸部脉图

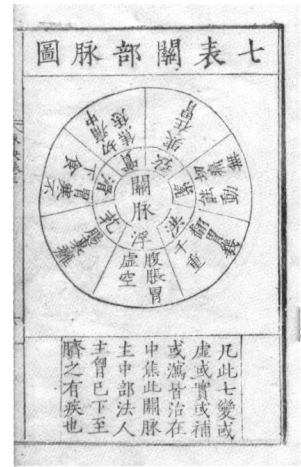

图 2-2-602 七表关部脉图

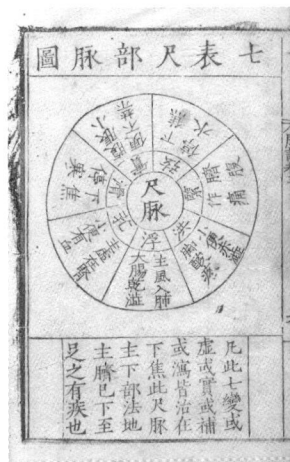

图 2-2-603 七表尺部脉图

图 2-2-604 浮脉图

图 2-2-605 芤脉图

图 2-2-606 滑脉图

图 2-2-607 实脉图

图 2-2-608 弦脉图

图 2-2-609 紧脉图

图 2-2-610 洪脉图

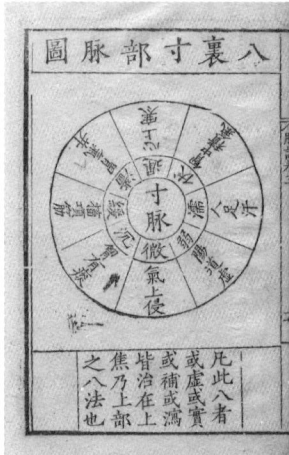

图 2-2-611　八里寸部脉图

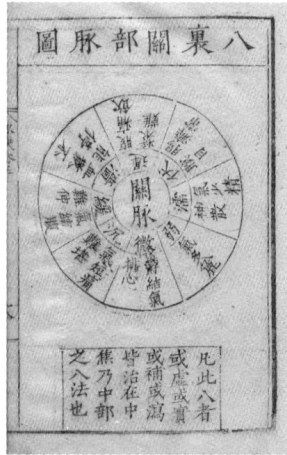

图 2-2-612　八里关部脉图

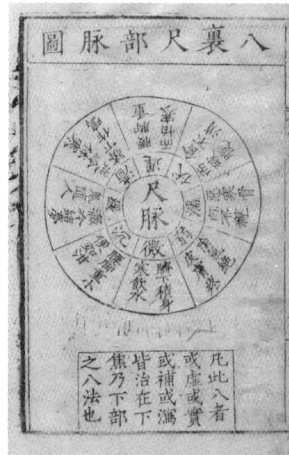

图 2-2-613　八里尺部脉图

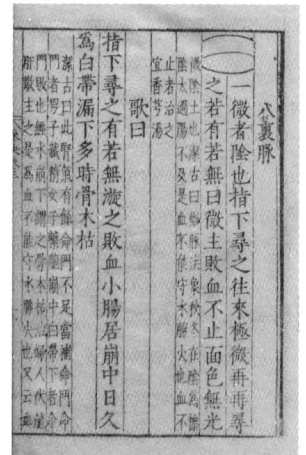

图 2-2-614　微脉图

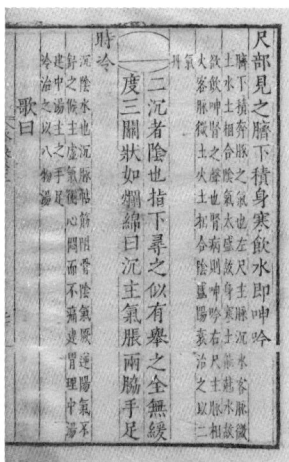

图 2-2-615　沉脉图

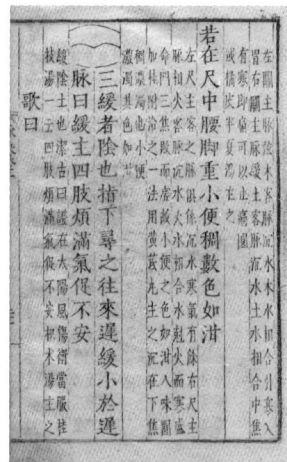

图 2-2-616　缓脉图

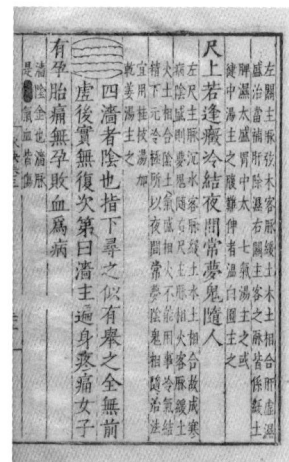

图 2-2-617　涩脉图

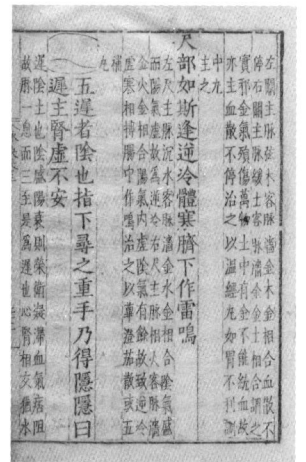

图 2-2-618　迟脉图

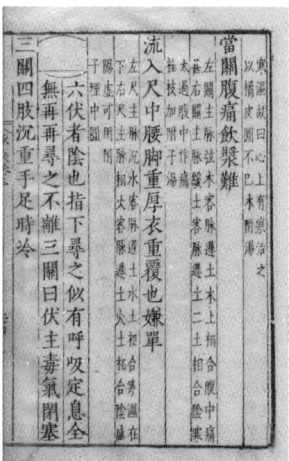

图 2-2-619　伏脉图

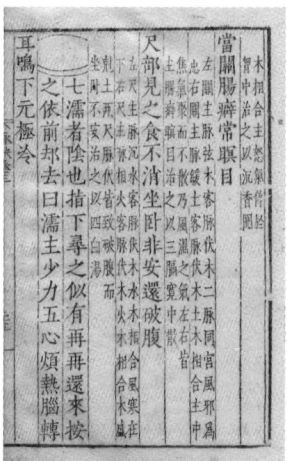

图 2-2-620　濡脉图

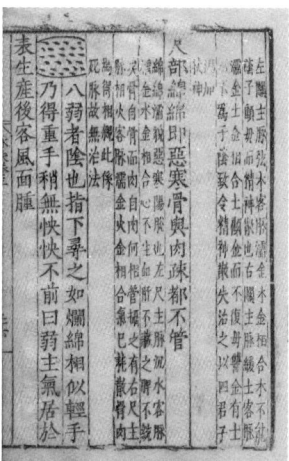

图 2-2-621　弱脉图

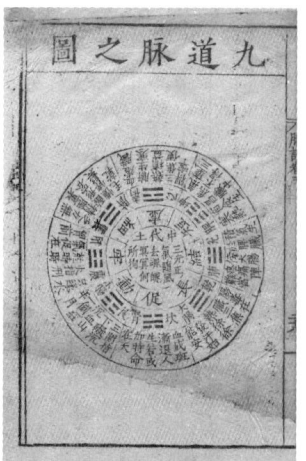

图 2-2-622　九道脉之图

图 2-2-623　长脉图

图 2-2-624　短脉图

图 2-2-625　虚脉图

图 2-2-626　促脉图

图 2-2-627　结脉图

图 2-2-628　代脉图

图 2-2-629　牢脉图

图 2-2-630　动脉图

图 2-2-631　细脉图

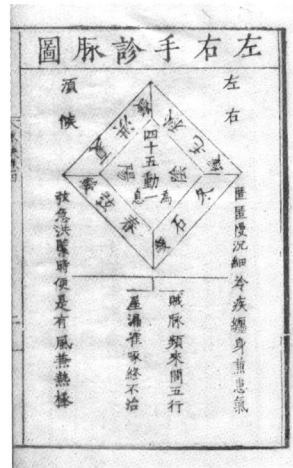

图 2-2-632　左右手诊脉图

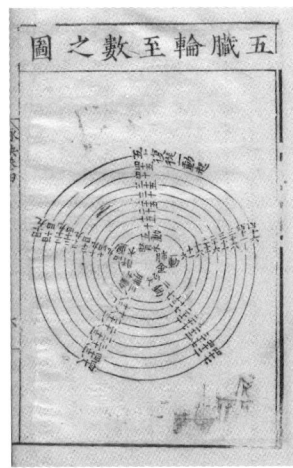

图 2-2-633　五脏轮至数之图

图 2-2-634　五脏代脉期死之图

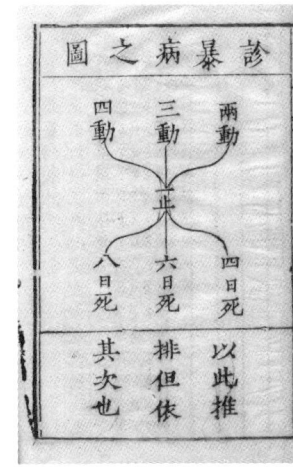

图 2-2-635　诊暴病之图

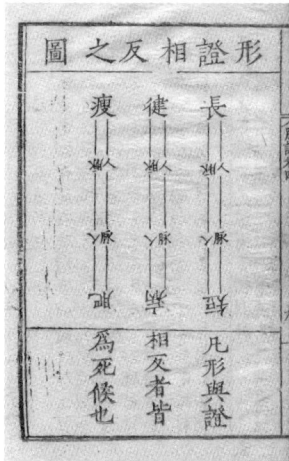

图 2-2-636　形证相反之图

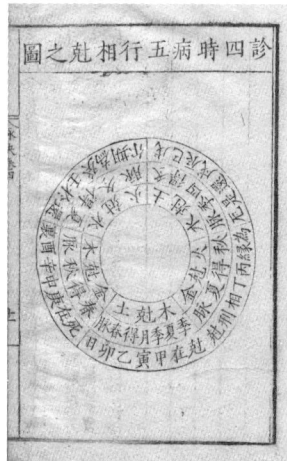

图 2-2-637　诊四时病五行相克之图

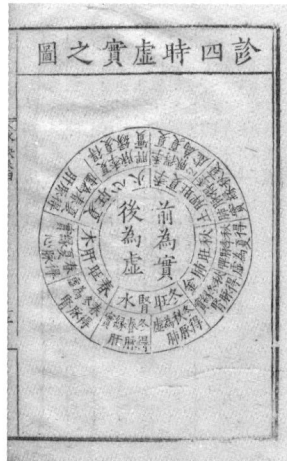

图 2-2-638　诊四时虚实之图

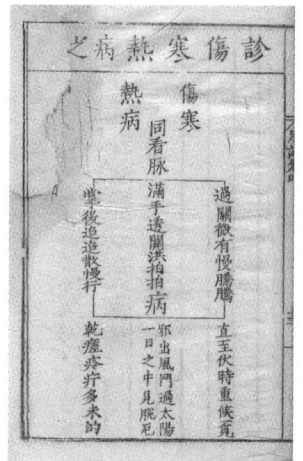

图 2-2-639　诊伤寒热病之图

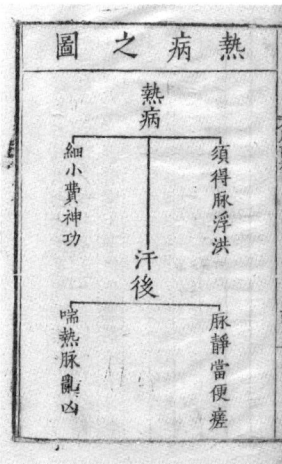

图 2-2-640　热病之图

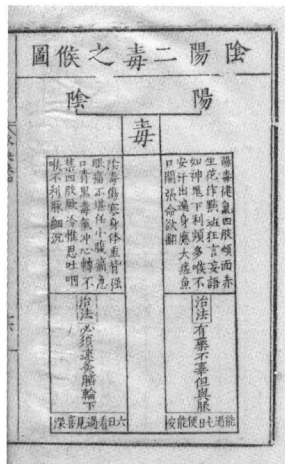

图 2-2-641　阴阳二毒之候图

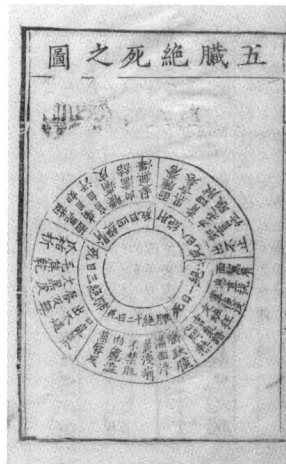

图 2-2-642　五脏绝死之图

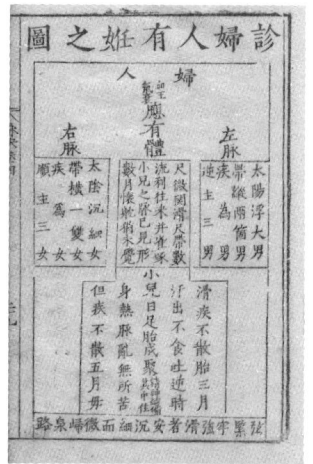

图 2-2-643　诊妇人有妊之图

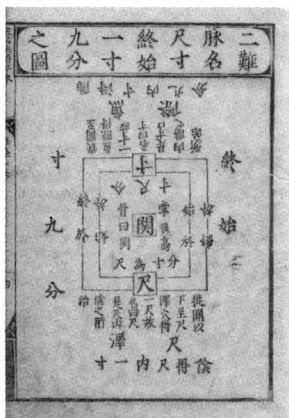

图 2-2-644　脉名尺寸终始一寸九分之图

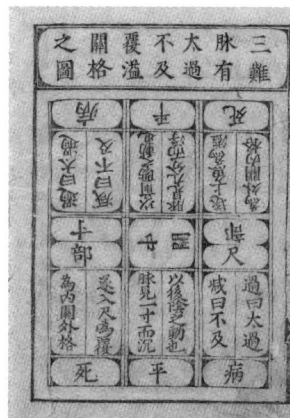

图 2-2-645　脉有太过不及覆溢关格之图

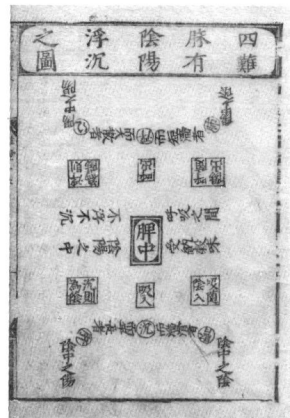

图 2-2-646　脉有阴阳浮沉之图

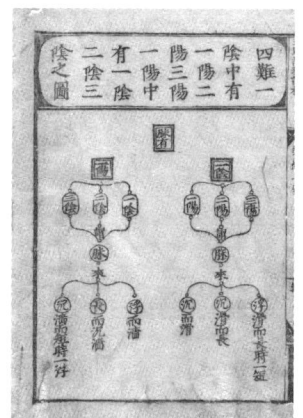

图 2-2-647　一阴中有一阳二阳三阳一阳中有一阴二阴三阴之图

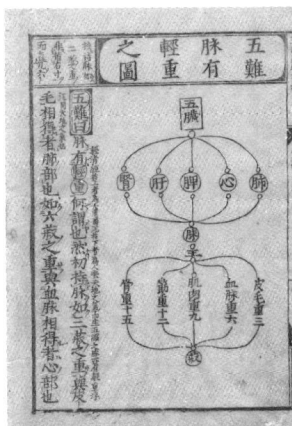

图 2-2-648　脉有轻重之图

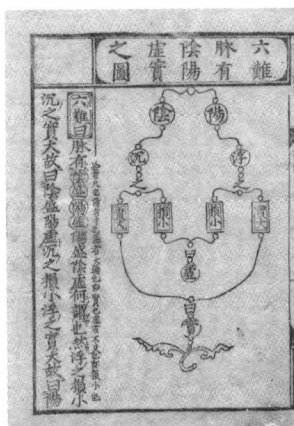

图 2-2-649　脉有阴阳虚实之图

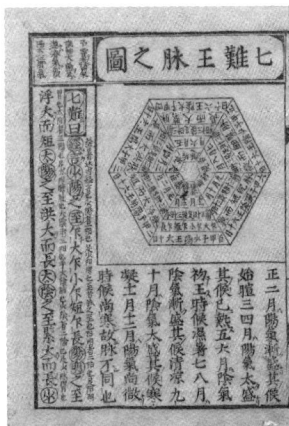

图 2-2-650　王脉之图

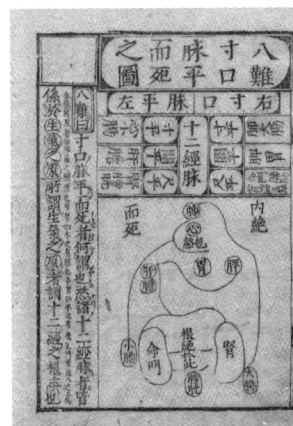

图 2-2-651　寸口脉平而死之图

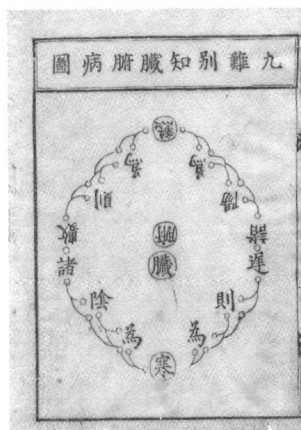

图 2-2-652　别知脏腑病图

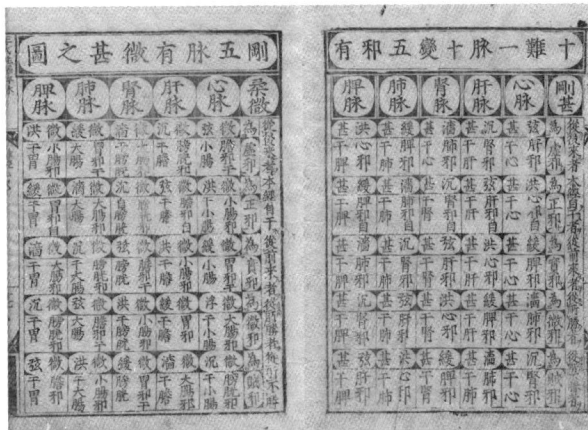

图 2-2-653　一脉十变五邪有刚五脉有微甚之图

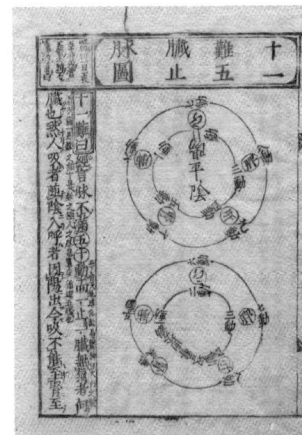

图 2-2-654　五脏止脉图

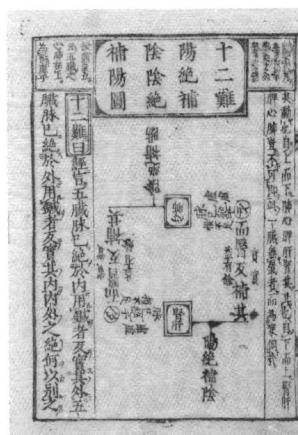

图 2-2-655　阳绝补阴阴绝补阳图

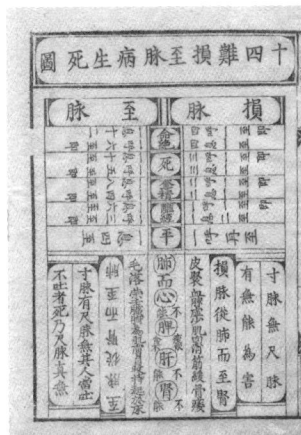

图 2-2-656　损至脉病生死图

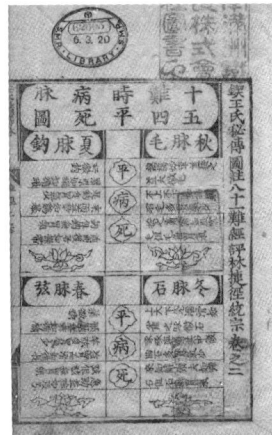

图 2-2-657　四时平脉死脉图

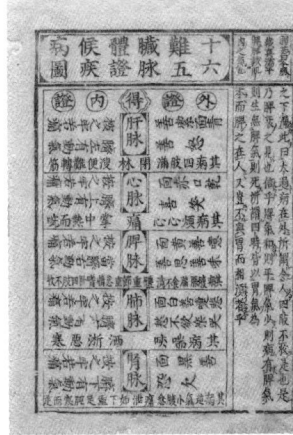

图 2-2-658　五脏脉体证候疾病图

图 2-2-659　病有当得反得
脉候图

图 2-2-660　左右手相生之图

图 2-2-661　男女相反图

图 2-2-662　脉有伏匿图

图 2-2-663　形脉相反之图

图 2-2-664　一脉变为二病
之图

图 2-2-665　脉病诊三虚三
实图

图 2-2-666　心受五邪证病
脉无见图

图 2-2-667　内经三部诊候之图（右手、左手）

图 2-2-668　右手表里图形

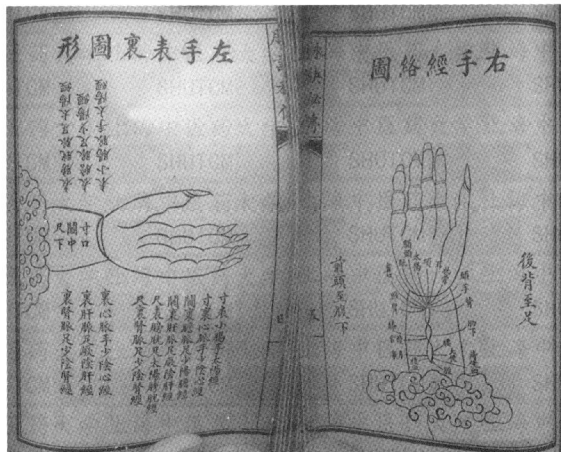

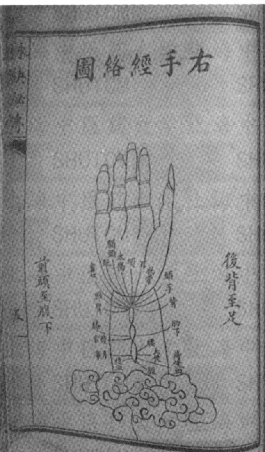

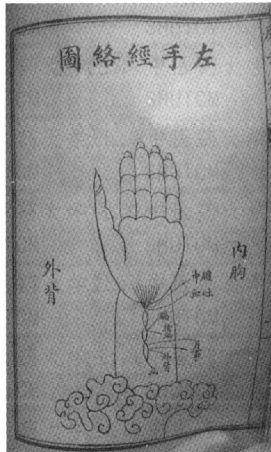

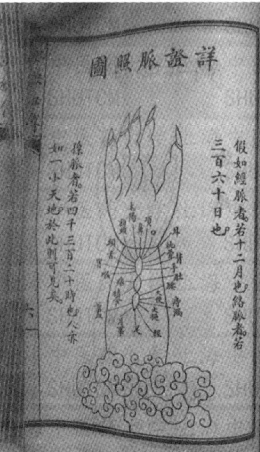

图 2-2-669　左手表里图形　图 2-2-670　右手经络图　　图 2-2-671　左手经络图　图 2-2-672　详证脉照图

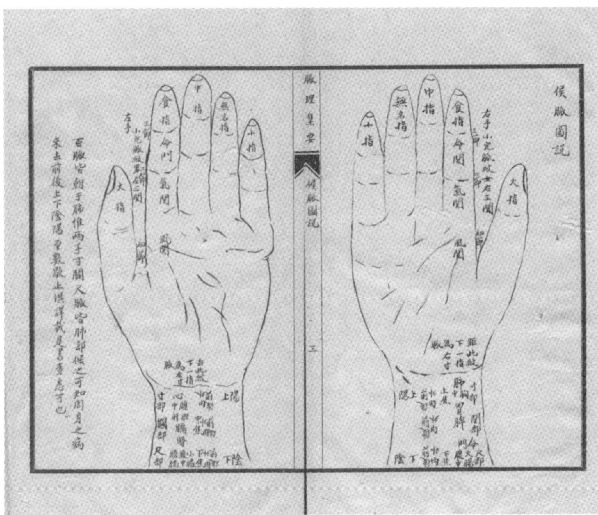

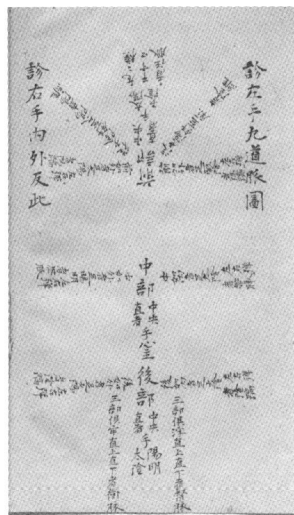

图 2-2-673　候脉图说

图 2-2-674　诊左手九道图

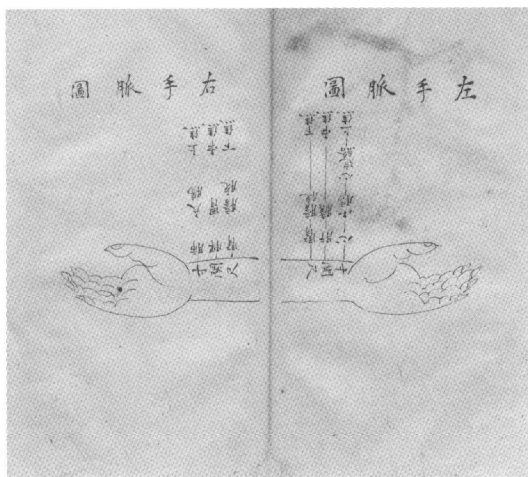

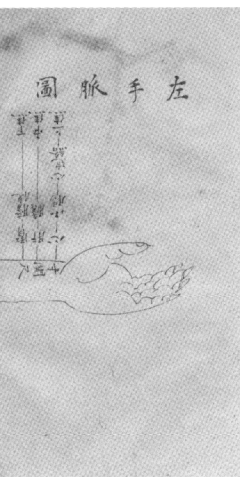

图 2-2-675　左手脉图　图 2-2-676　右手脉图　　图 2-2-677　人迎神门脉图　图 2-2-678　气口神门脉图

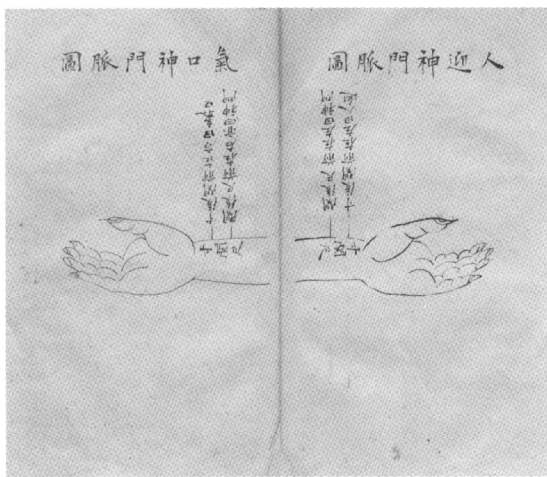

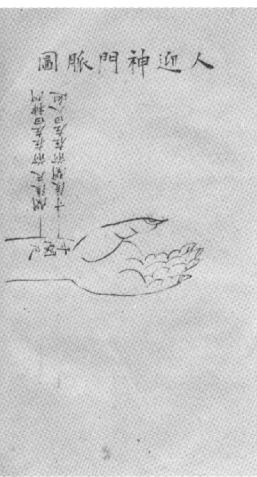

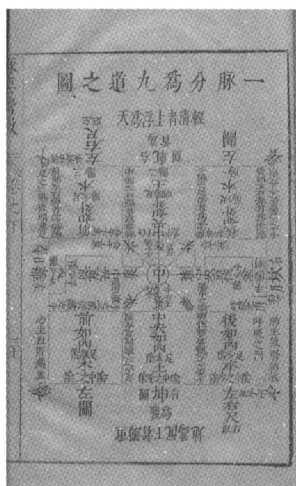

图 2-2-679　一脉分为九道之图

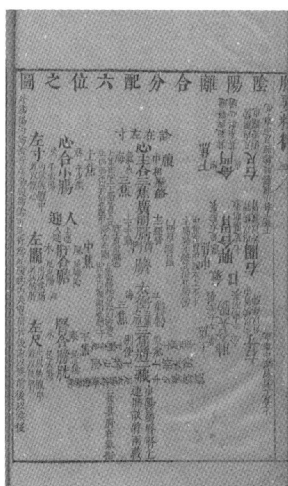

图 2-2-680　阴阳离合分配六位之图

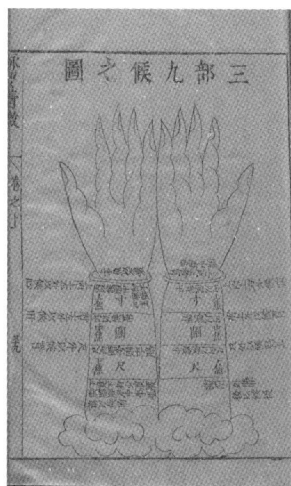

图 2-2-681　三部九候之图

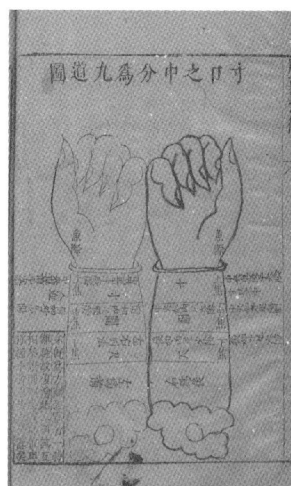

图 2-2-682　寸口之中分为九道图

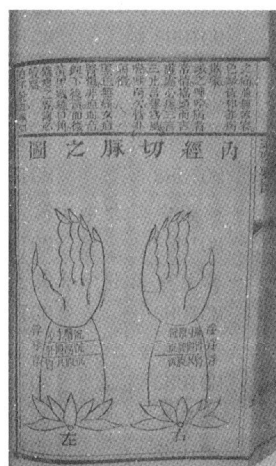

图 2-2-683　内经切脉之图

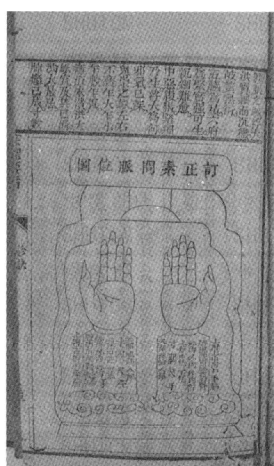

图 2-2-684　订正素问脉位图

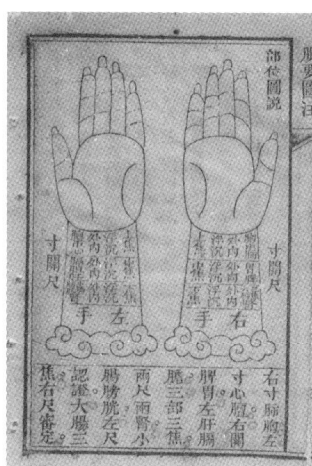

图 2-2-685　部位图说

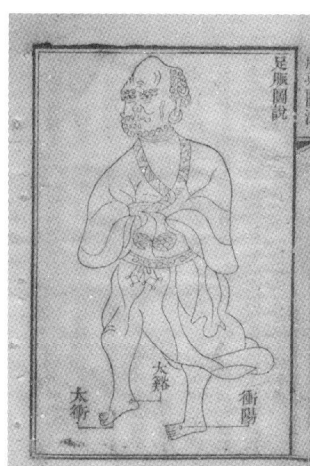

图 2-2-686　足脉图说

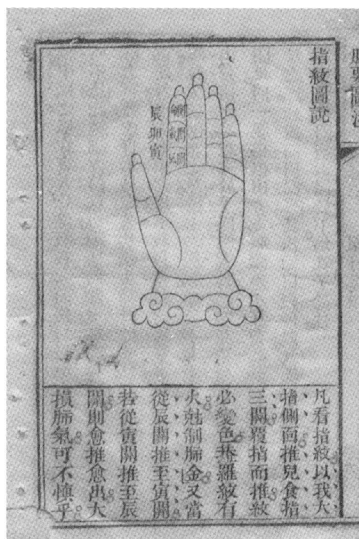

图 2-2-687　指纹图说

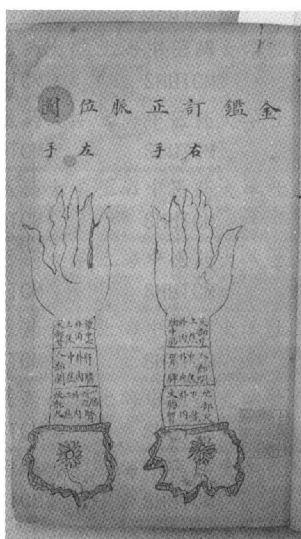

图 2-2-688　金鉴订正脉位图

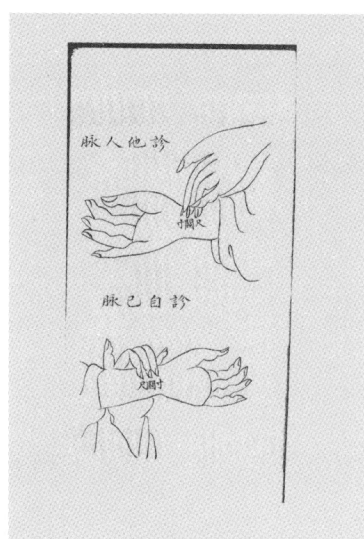

图 2-2-689　诊他人脉

图 2-2-690　诊自己脉

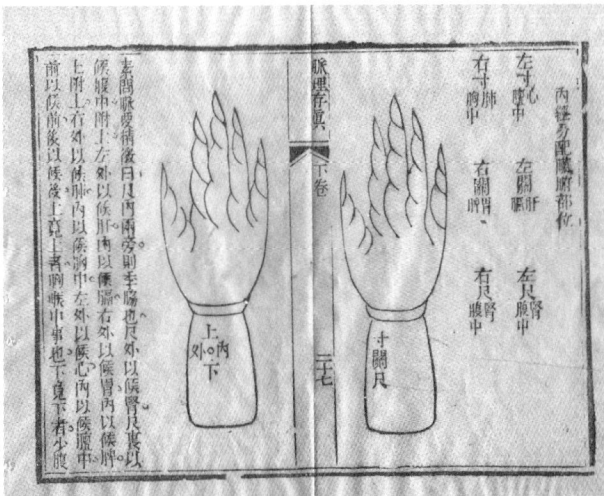

图 2-2-691 内经分配脏腑部位

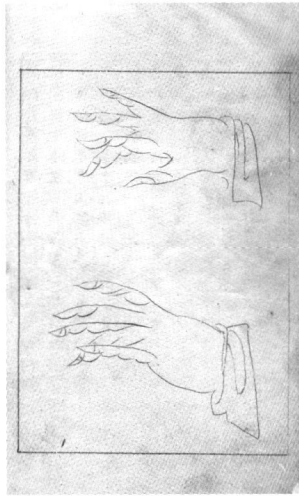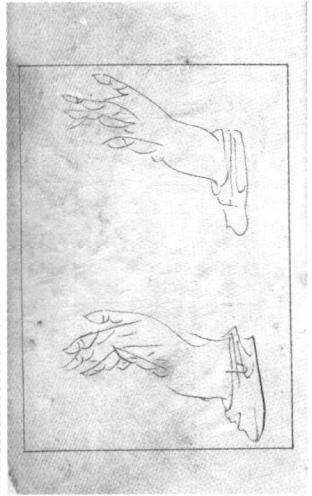

图 2-2-692 诊脉手法图

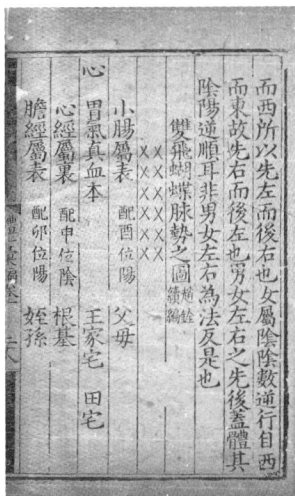

图 2-2-693 双飞蝴蝶脉势
之图

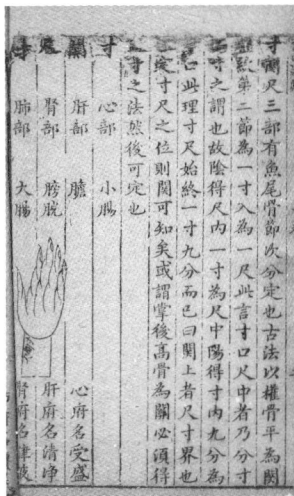

图 2-2-694 左手寸关尺图

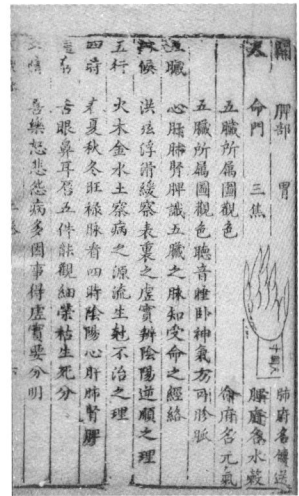

图 2-2-695 右手寸关尺图

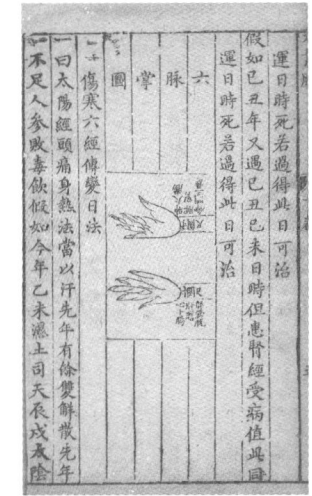

图 2-2-696 六脉掌图

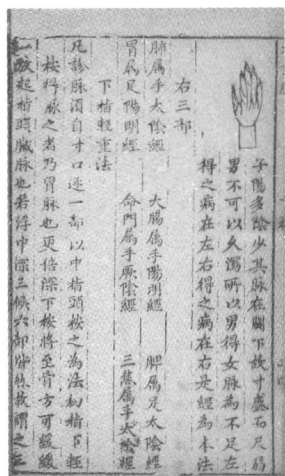

图 2-2-697 左手图

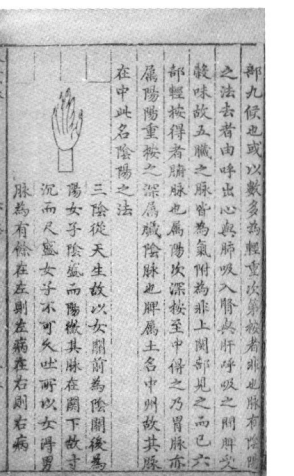

图 2-2-698 右手图

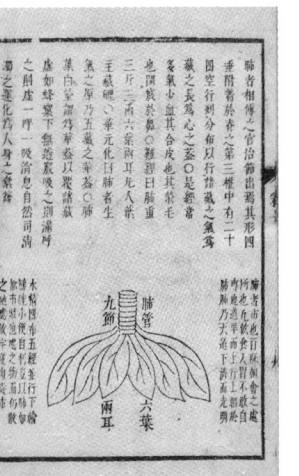

图 2-7-699 肺

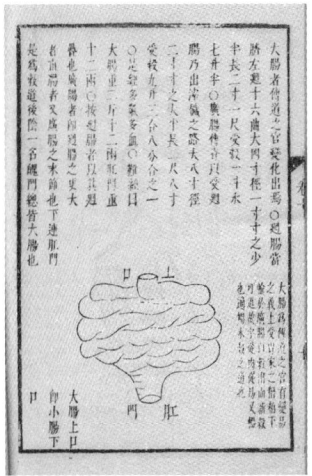

图 2-7-700 大肠

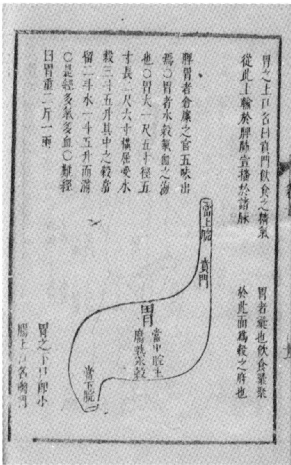

图 2-7-701　胃

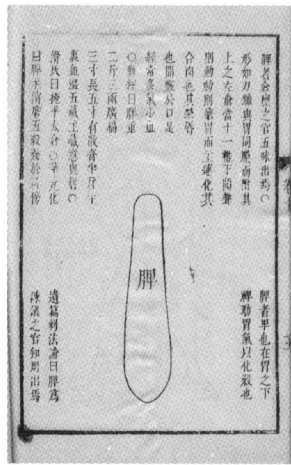

图 2-7-702　脾

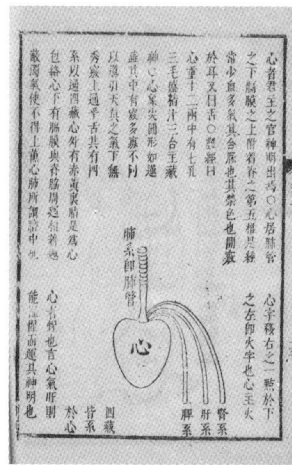

图 2-7-703　心

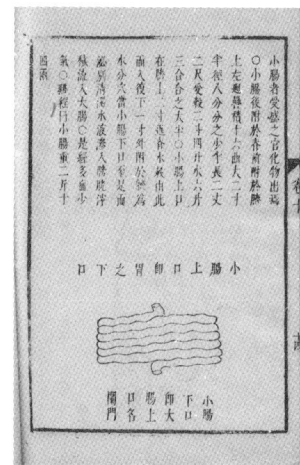

图 2-7-704　小肠

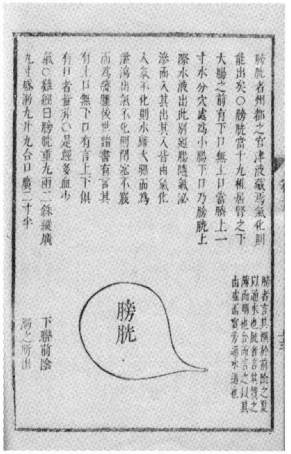

图 2-7-705　膀胱

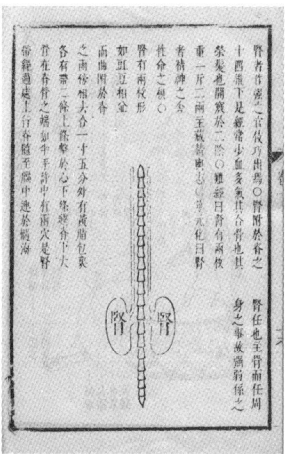

图 2-7-706　肾

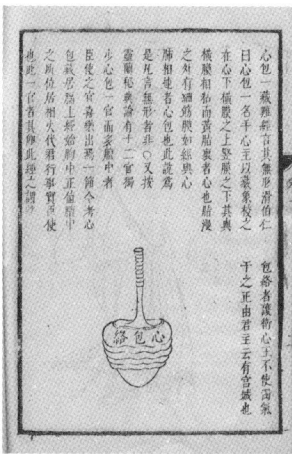

图 2-7-707　心包络

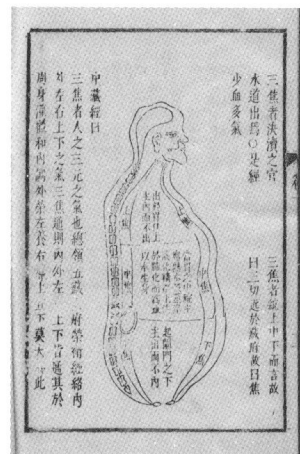

图 2-7-708　三焦

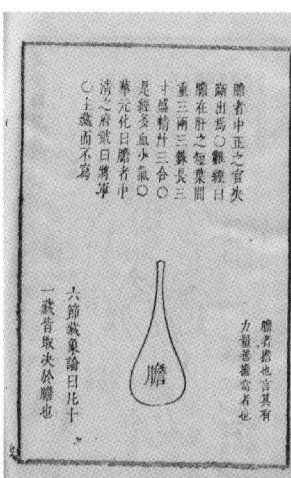

图 2-7-709　胆

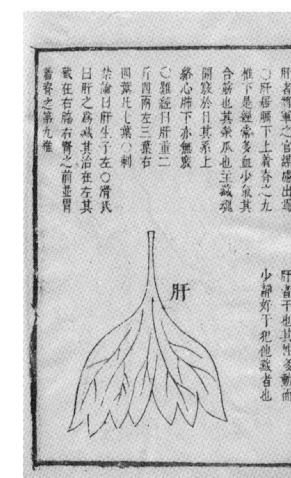

图 2-7-710　肝

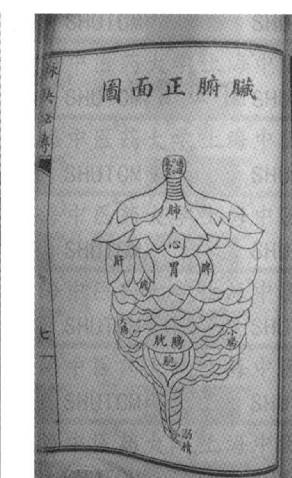

图 2-7-711　脏腑正面图

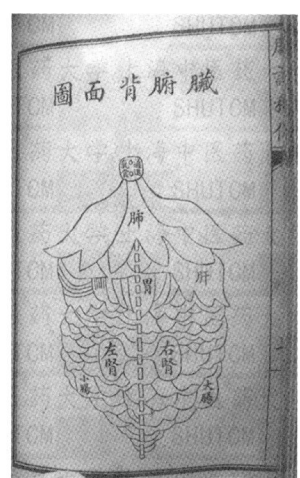

图 2-7-712　脏腑背面图

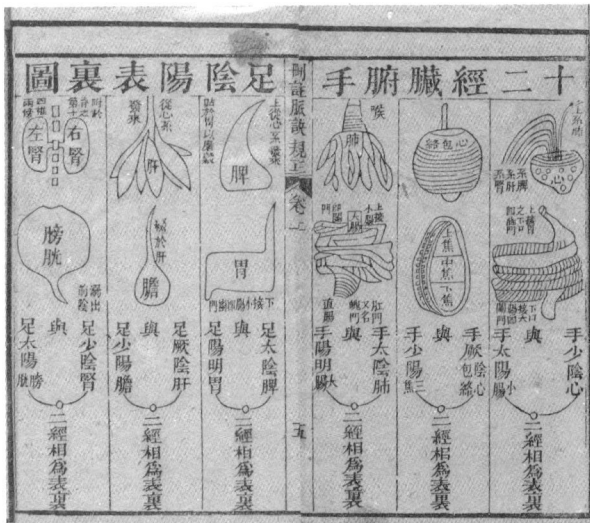

图 2-7-713　十二经脏腑手足阴阳表里图

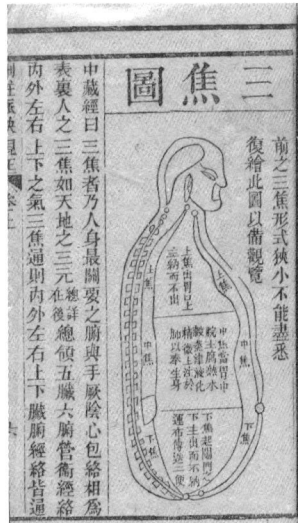

图 2-7-714　三焦图

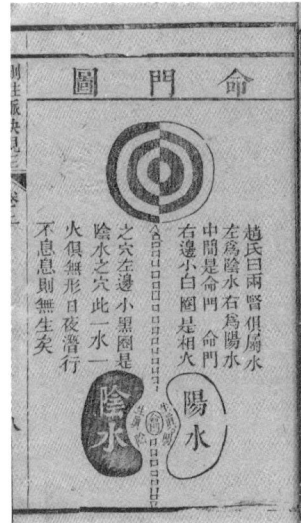

图 2-7-715　命门图

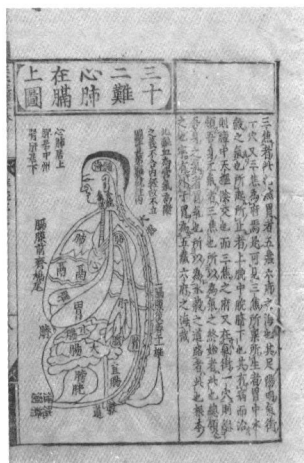

图 2-7-716　心肺在膈上图

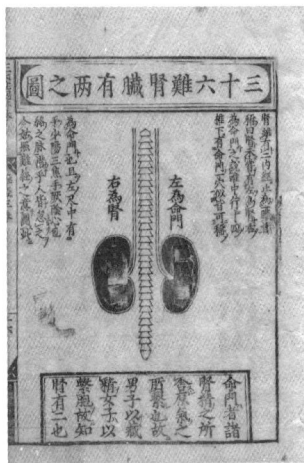

图 2-7-717　肾脏有两之图

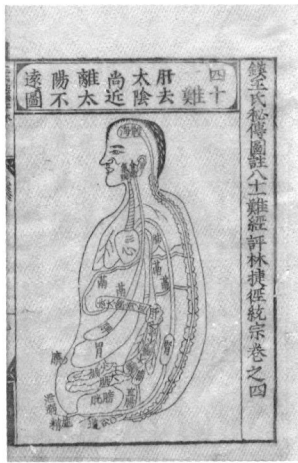

图 2-7-718　肝去太阴尚近离
太阳不远图

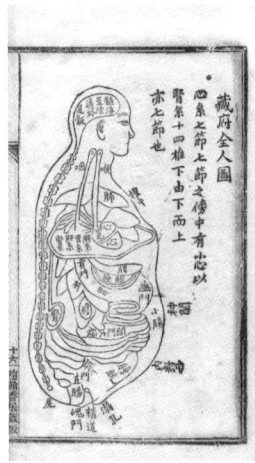

图 2-7-719　脏腑全人图

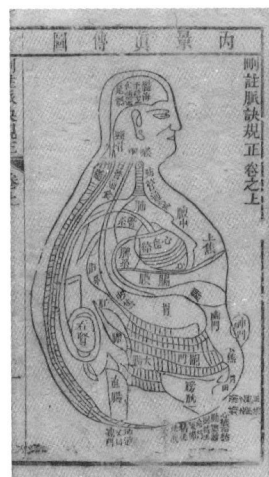

图 2-7-720　内景真传图

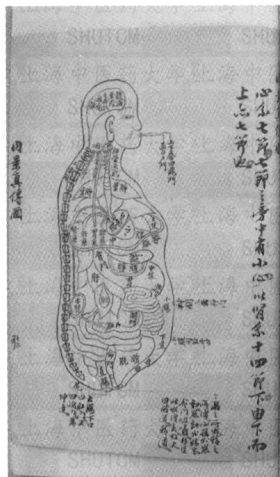

图 2-7-721　内景真传图

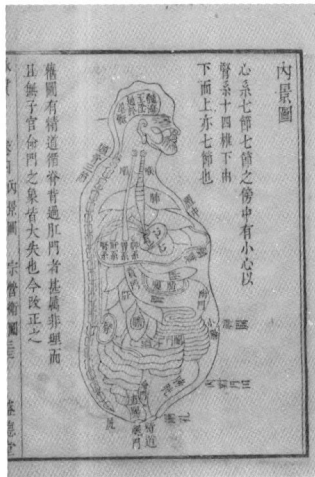

图 2-7-722　内景图

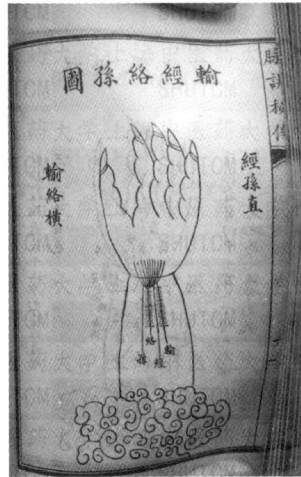

图 2-8-723　输经络孙图

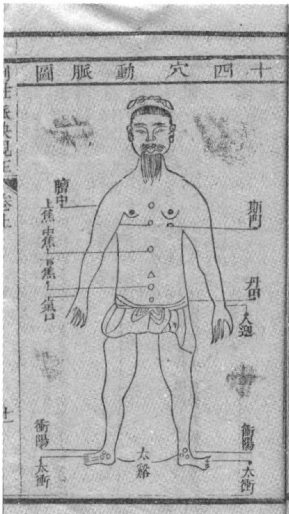

图 2-8-724　十四穴动脉图

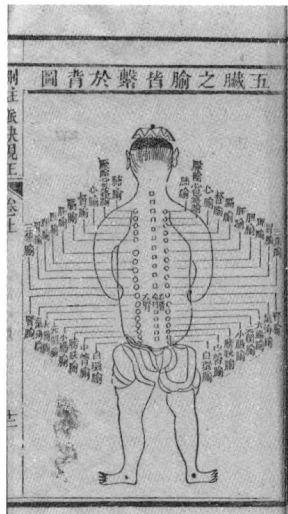

图 2-8-725　五脏之腧皆系于背图

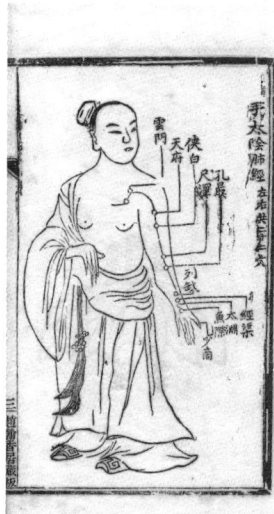

图 2-8-726　手太阴肺经

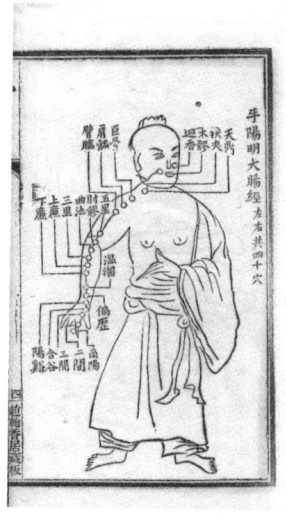

图 2-8-727　手阳明大肠经

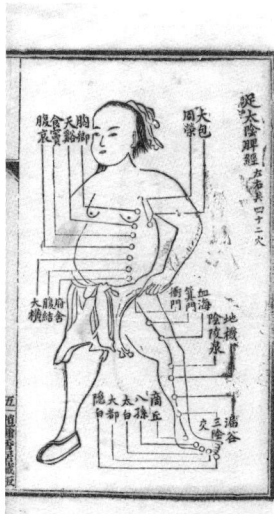

图 2-8-728　足太阴脾经

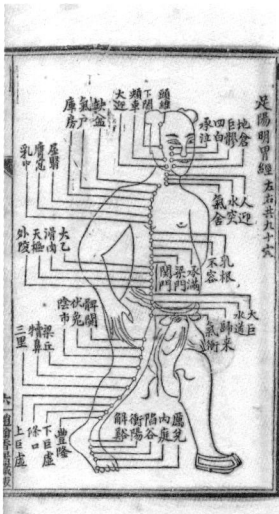

图 2-8-729　足阳明胃经

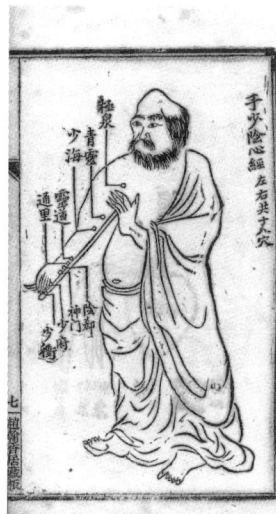

图 2-8-730　手少阴心经

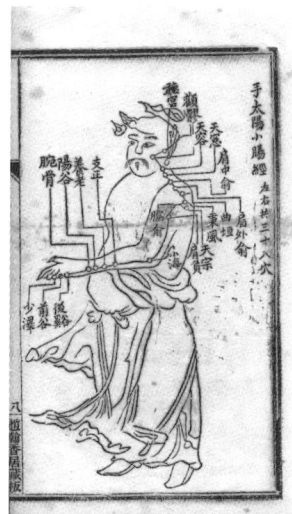

图 2-8-731　手太阳小肠经

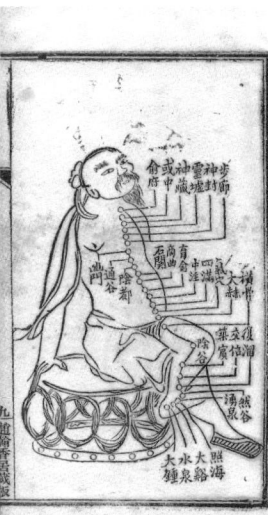

图 2-8-732　足少阴肾经

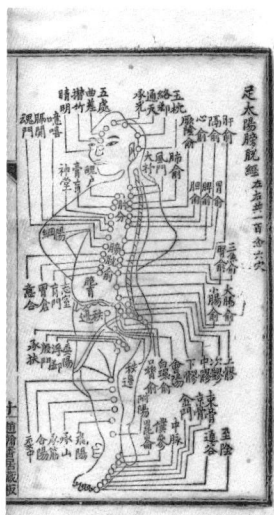

图 2-8-733　足太阳膀胱经

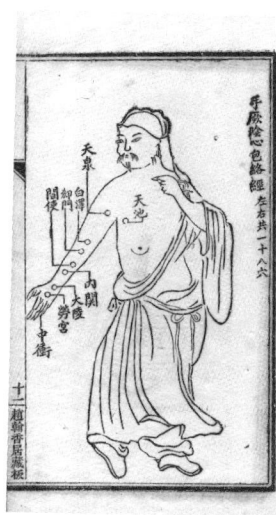

图 2-8-734　手厥阴心包经

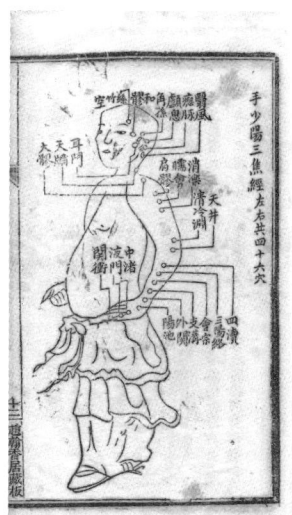

图 2-8-735　手少阳三焦经

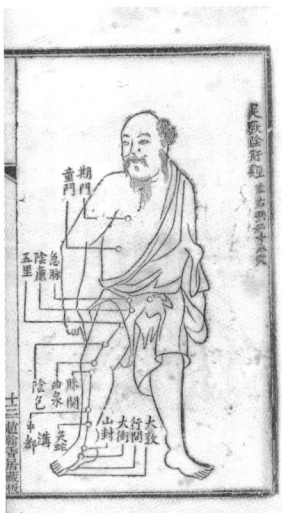

图 2-8-736 足厥阴肝经

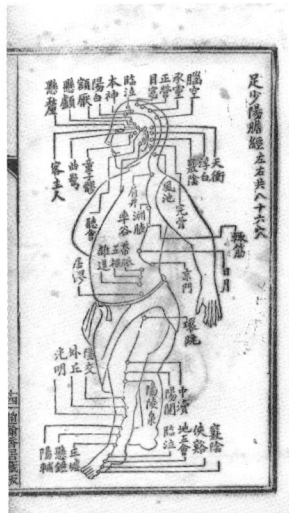

图 2-8-737 足少阳胆经

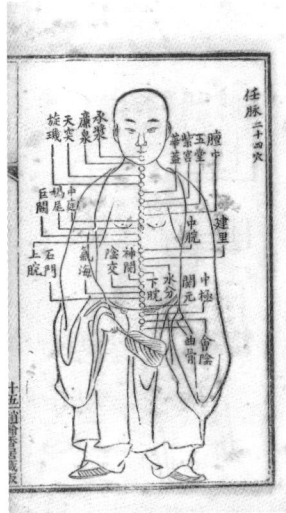

图 2-8-738 任脉

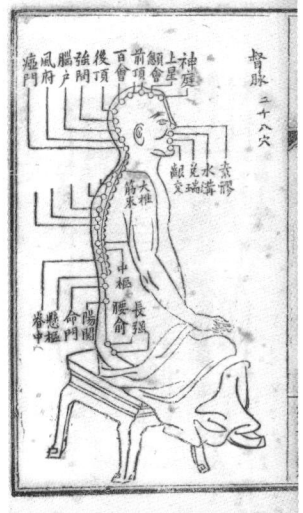

图 2-8-739 督脉

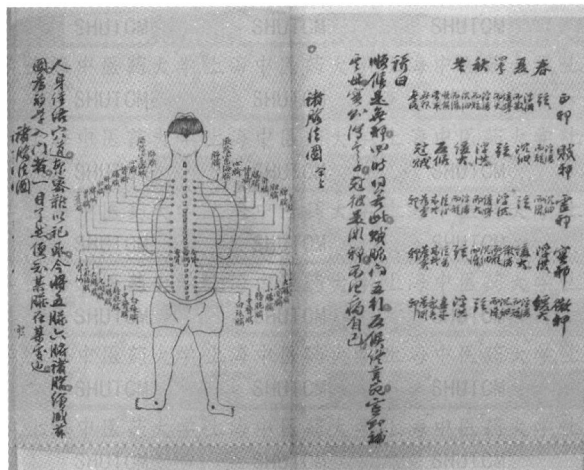

图 2-8-740 诸腧法图

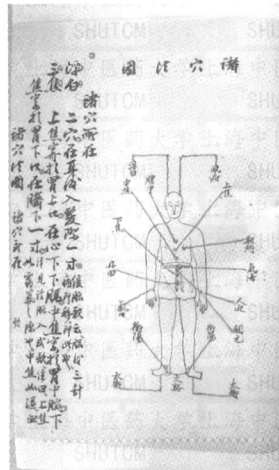

图 2-8-741 诸穴法图

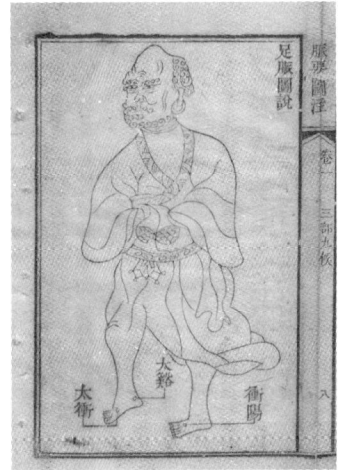

图 2-8-742 足脉图

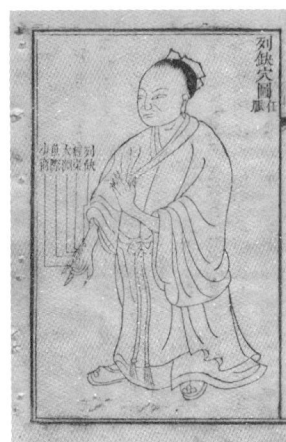

图 2-8-743 列缺穴图

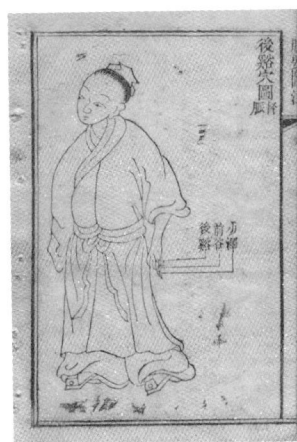

图 2-8-744 后谿穴图

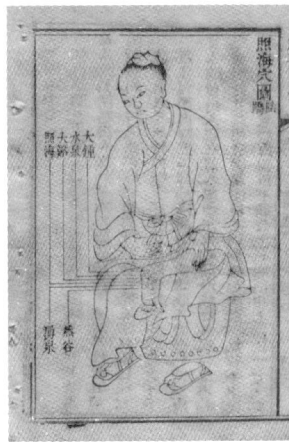

图 2-8-745 照海穴图

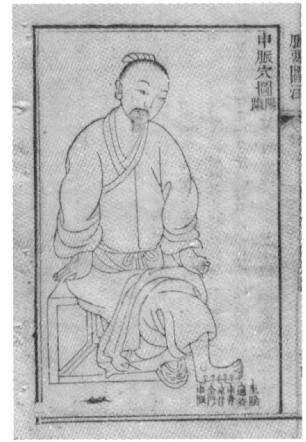

图 2-8-746 申脉穴图

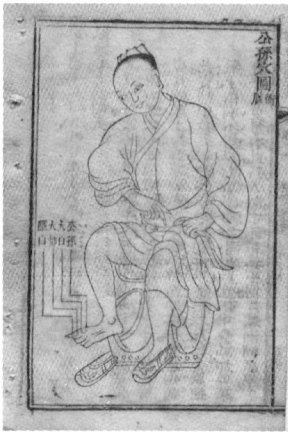

图 2-8-747　公孙穴图

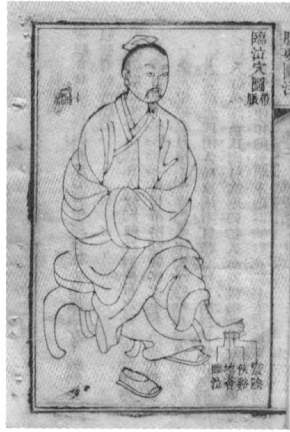

图 2-8-748　临泣穴图

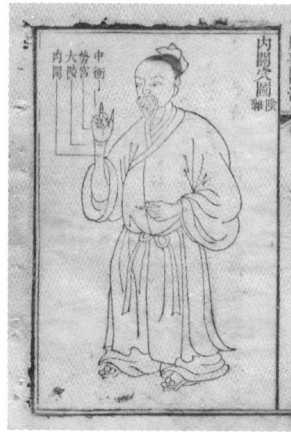

图 2-8-749　内关穴图

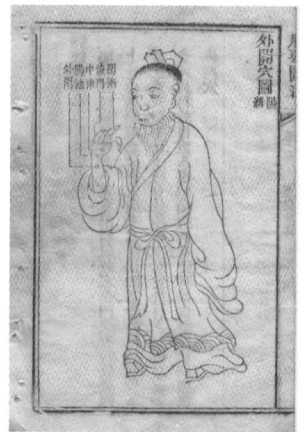

图 2-8-750　外关穴图

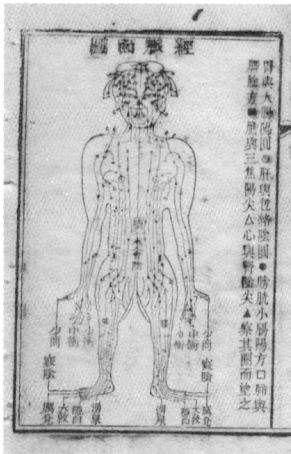

图 2-8-751　经脉面图

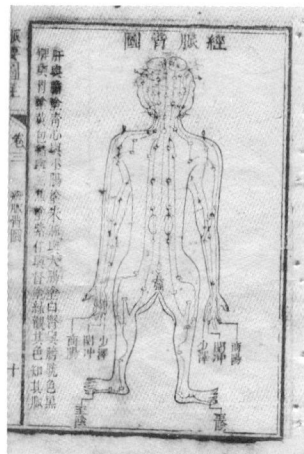

图 2-8-752　经脉背图

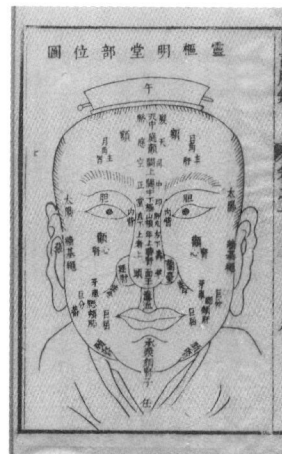

图 2-9-753　灵枢明堂部位图

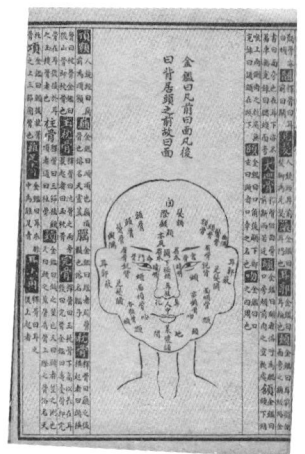

图 2-9-754　人体解剖图

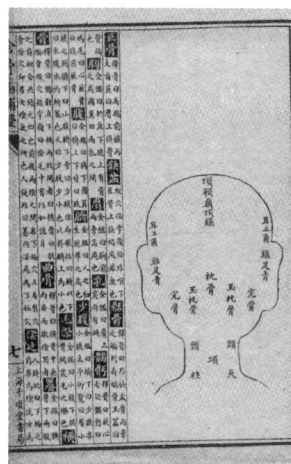

图 2-9-755　人体解剖图

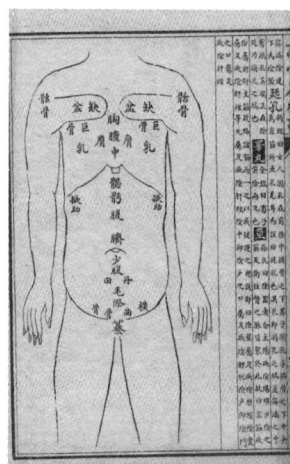

图 2-9-756　人体解剖图

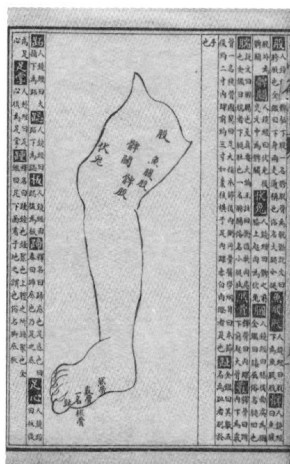

图 2-9-757　人体解剖图

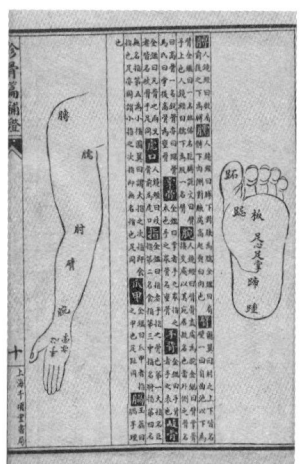

图 2-9-758　人体解剖图

图 2-9-759　人体解剖图

图 2-9-765　人体解剖图
图 2-9-766　人体解剖图
图 2-9-767　人体解剖图
图 2-9-768　人体解剖图

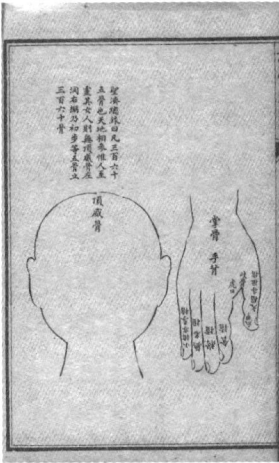

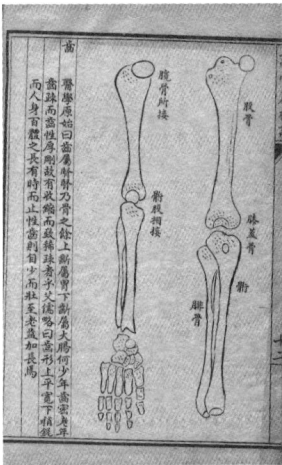

图 2-9-760　人体解剖图
图 2-9-761　人体解剖图

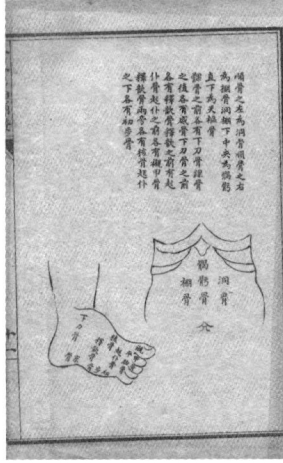

图 2-9-762　人体解剖图
图 2-9-763　人体解剖图

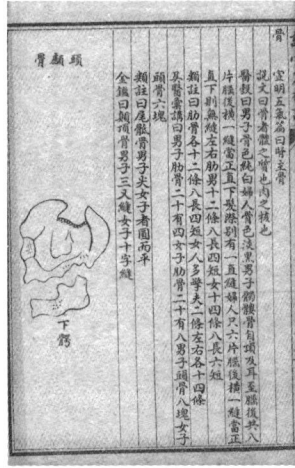

图 2-9-764　人体解剖图

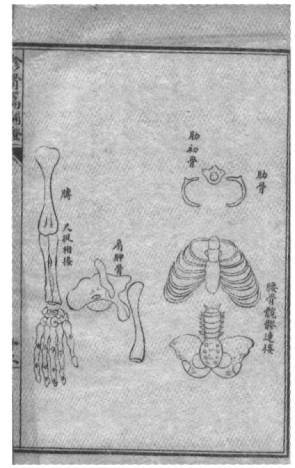

图 2-9-769　人体解剖图
图 2-9-770　人体解剖图

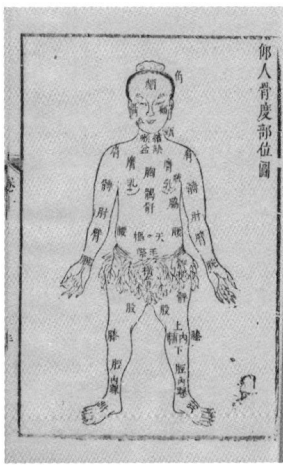

图 2-9-771　仰人骨度部位图

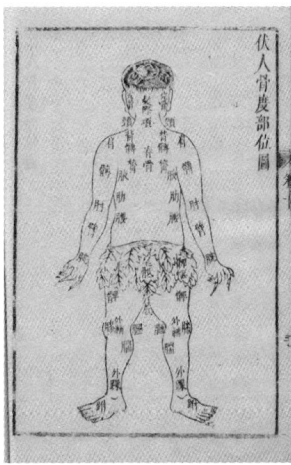

图 2-9-772　伏人骨度部位图

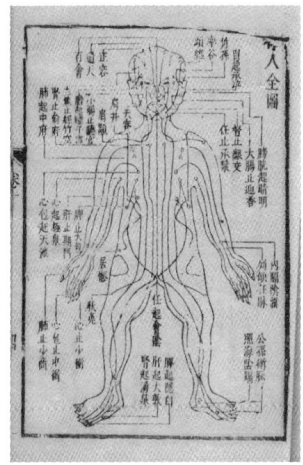

图 2-9-773　仰人全图

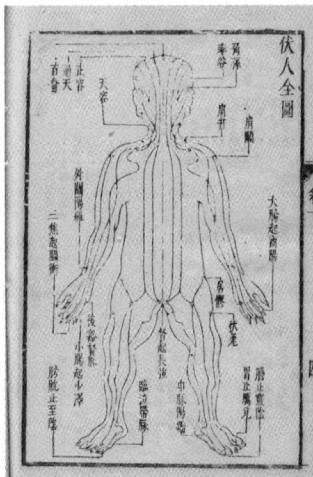

图 2-9-774　伏人全图

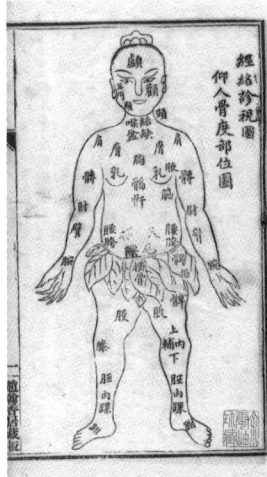

图 2-9-775　仰人骨度部位图

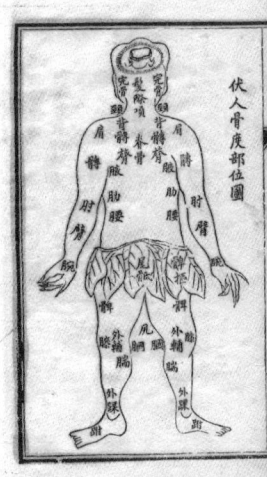

图 2-9-776　伏人骨度部位图

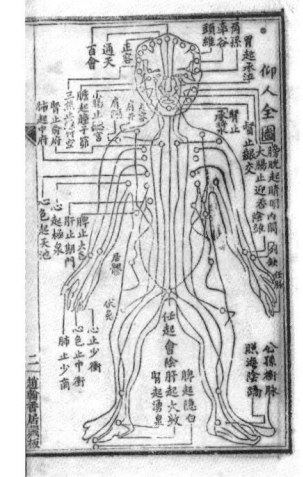

图 2-9-777　仰人全图

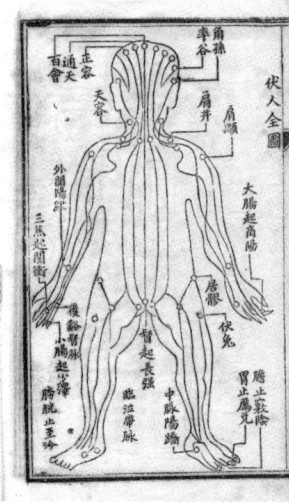

图 2-9-778　伏人全图

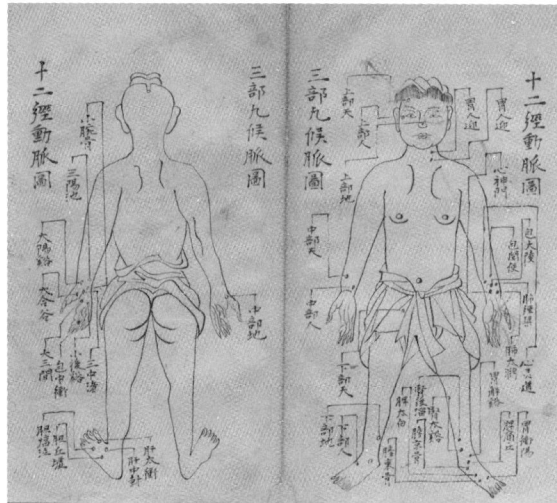

图 2-9-779　十二经动脉图 1
图 2-9-780　十二经动脉图 2

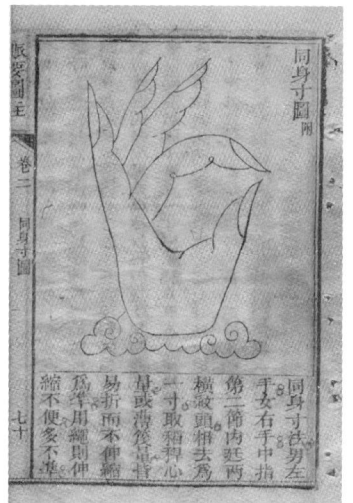

图 2-9-781　同身寸图

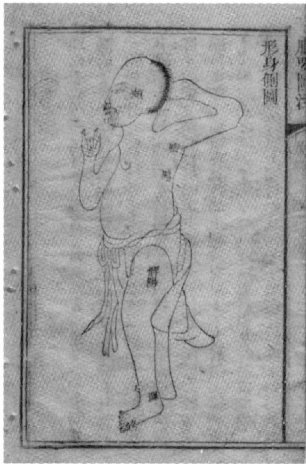

图 2-9-782　形身侧图

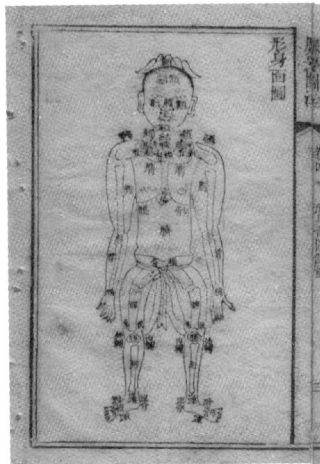

图 2-9-783　形身面图　　　图 2-9-784　形身背图

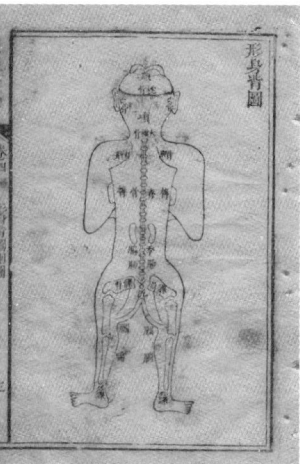

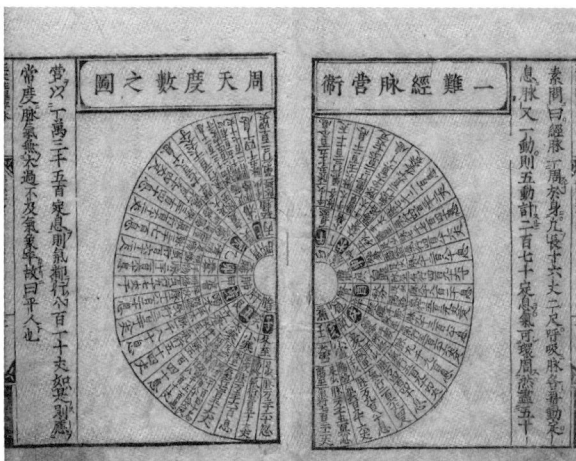

图 2-10-785　经脉营卫周天度数之图

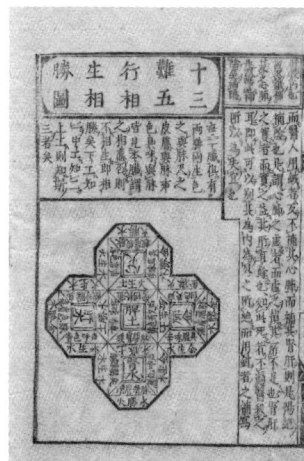

图 2-10-786　五行相生相胜图

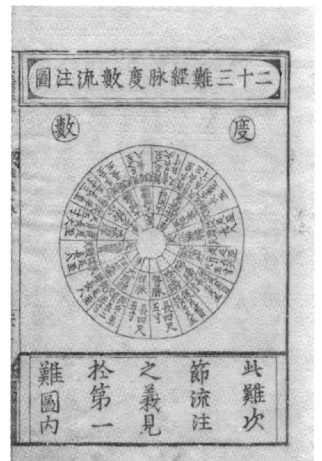

图 2-10-787　经脉度数流注图

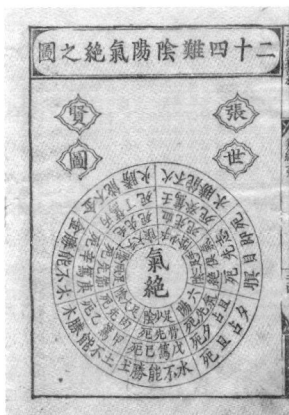

图 2-10-788　阴阳气绝之图

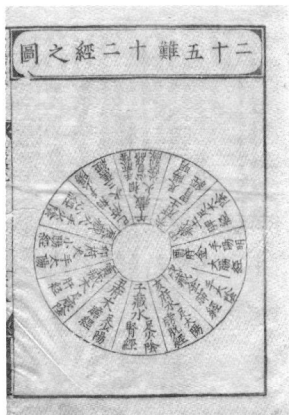

图 2-10-789　十二经之图

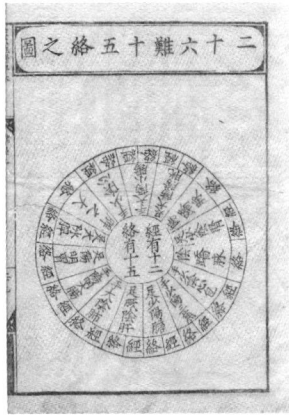

图 2-10-790　十五络之图

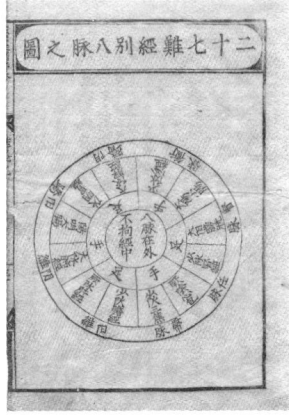

图 2-10-791　经别八脉之图

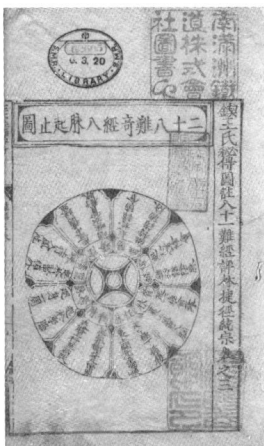

图 2-10-792　奇经八脉起止图

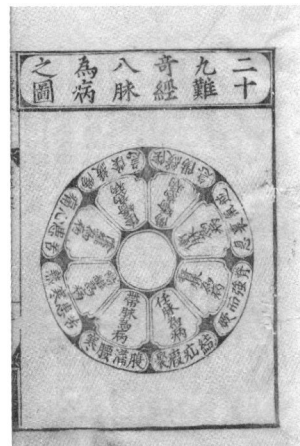

图 2-10-793　奇经八脉为病之图

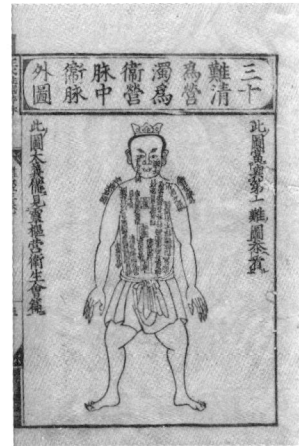

图 2-10-794　清为营浊为卫营脉中卫脉外图

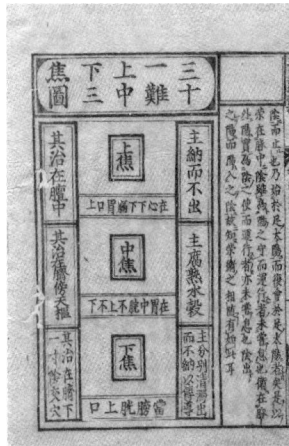

图 2-10-795　上中下三焦图

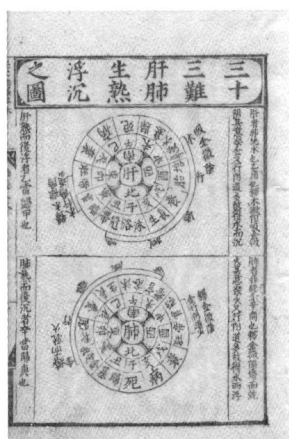

图 2-10-796　肝肺生熟浮沉之图

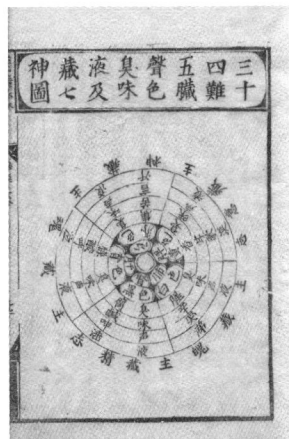

图 2-10-797　五脏声色臭味液及藏七神图

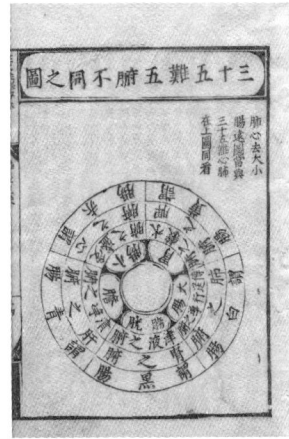

图 2-10-798　五腑不同之图

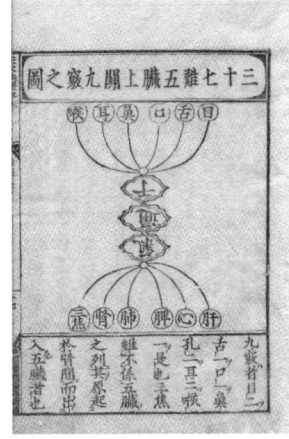

图 2-10-799　五脏上关九窍之图

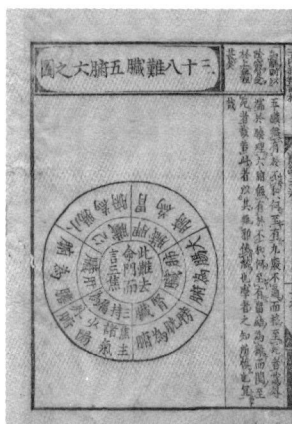

图 2-10-800　脏五腑六之图

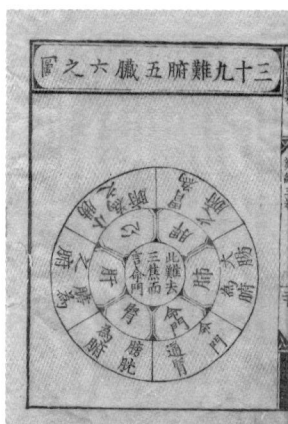

图 2-10-801　腑五脏六之图

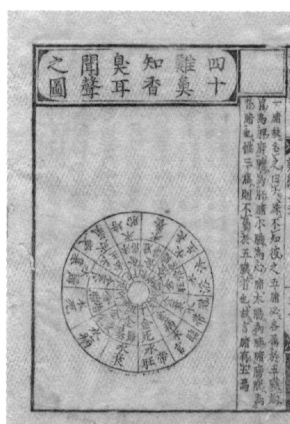

图 2-10-802　鼻知香臭耳闻声之图

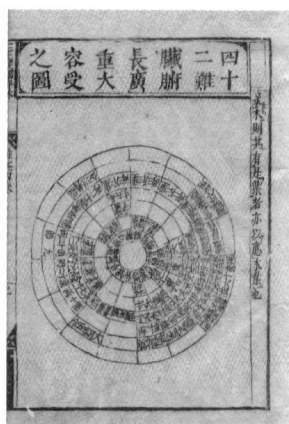

图 2-10-803　脏腑长广重大容受之图

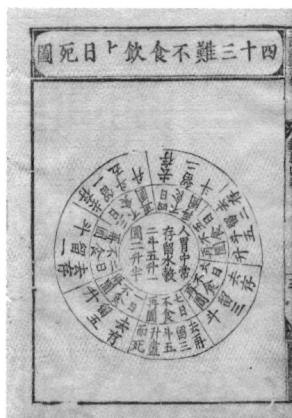

图 2-10-804　不饮食七日死图

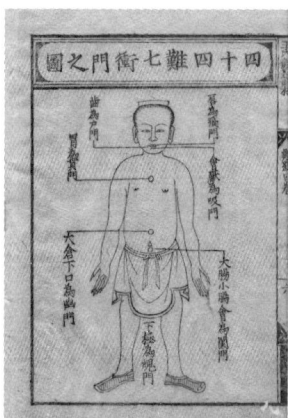

图 2-10-805　七冲门之图

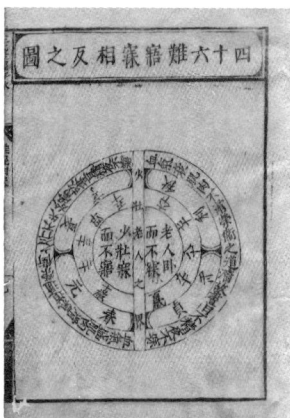

图 2-10-806　瘠寐相反之图

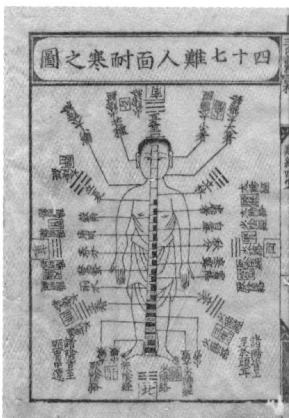

图 2-10-807　人面耐寒之图

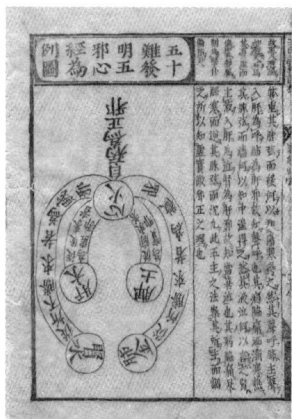

图 2-10-808　发明五邪心经为例图

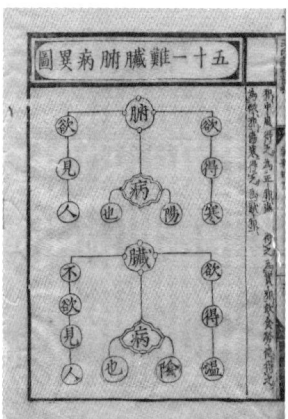

图 2-10-809　脏腑病异图

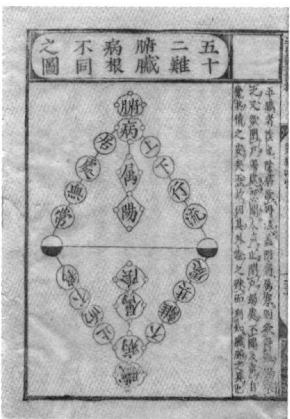

图 2-10-810　脏腑病根不同之图

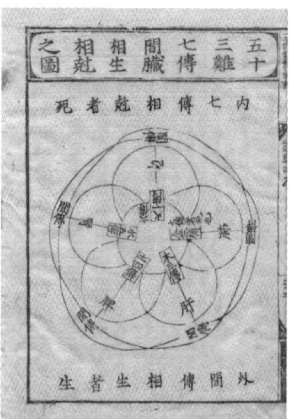

图 2-10-811　七传间脏相生相克之图

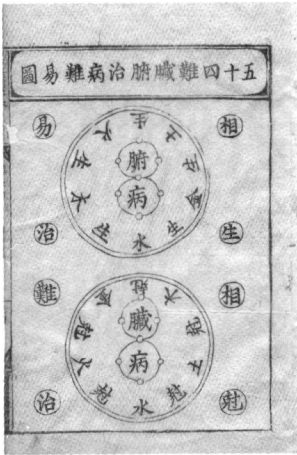

图 2-10-812　脏腑治病难易图

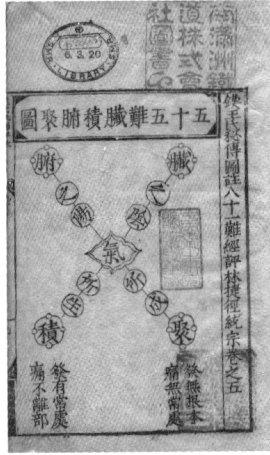

图 2-10-813　脏积腑聚图

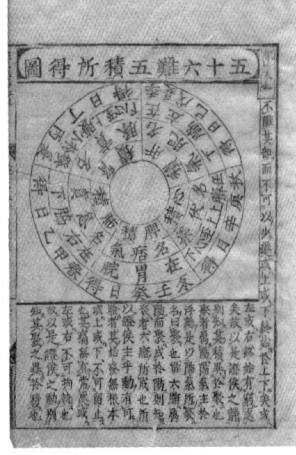

图 2-10-814　五积所得图

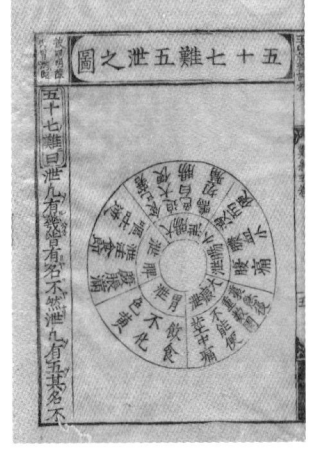

图 2-10-815　五泄之图

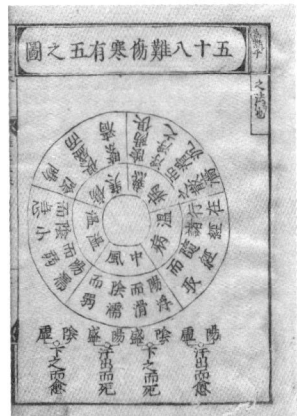

图 2-10-816　伤寒有五之图

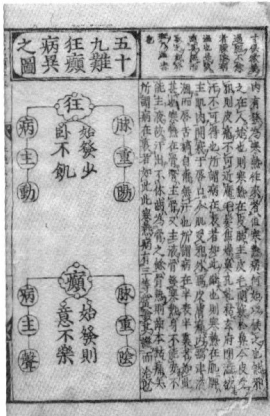

图 2-10-817　癫狂病异之图

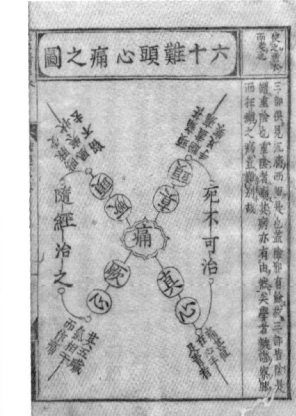

图 2-10-818　头心痛之图

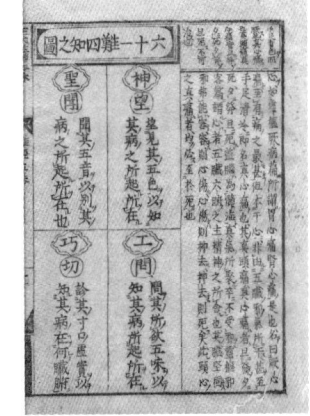

图 2-10-819　四知之图

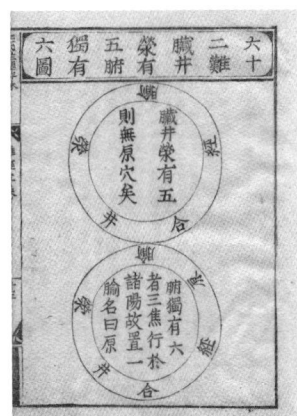

图 2-10-820　脏井荣有五腑独有六图

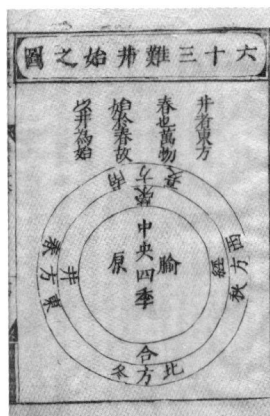

图 2-10-821　井始之图

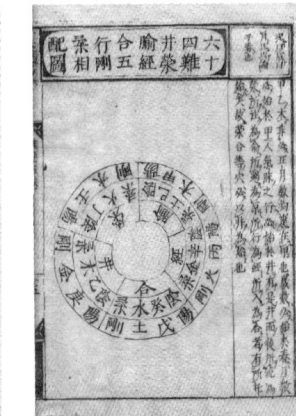

图 2-10-822　井荣腧经合五行刚柔相配图

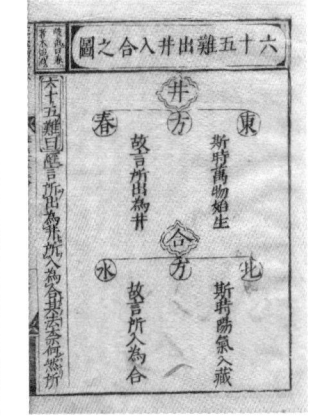

图 2-10-823　出井入合之图

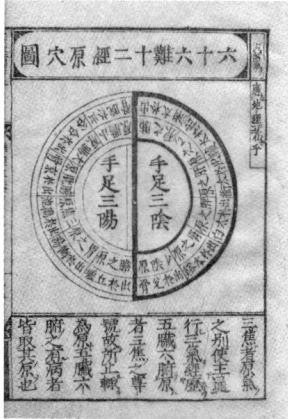

图 2-10-824　十二经原穴图

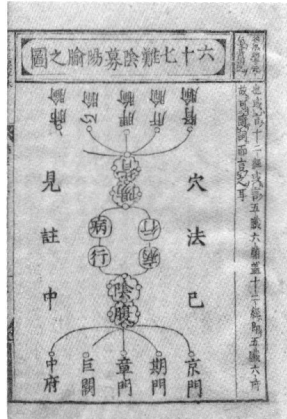

图 2-10-825　阴募阳腧之图

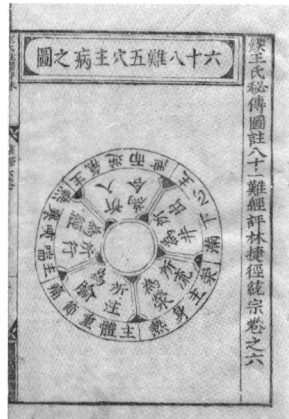

图 2-10-826　五穴主病之图

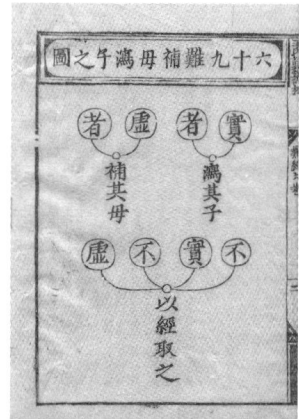

图 2-10-827　补母泻子之图

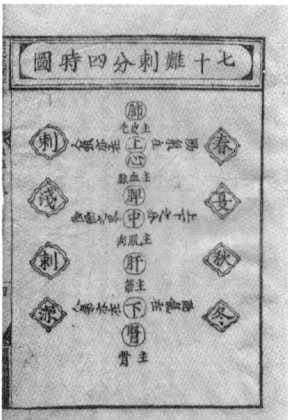

图 2-10-828　刺分四时图

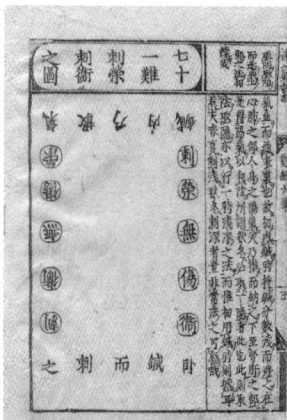

图 2-10-829　刺荣刺卫之图

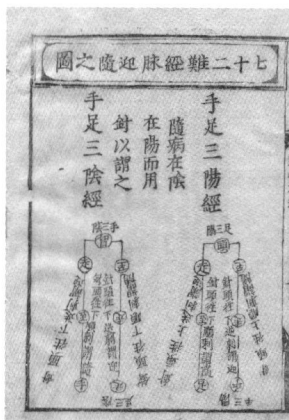

图 2-10-830　经脉迎随之图

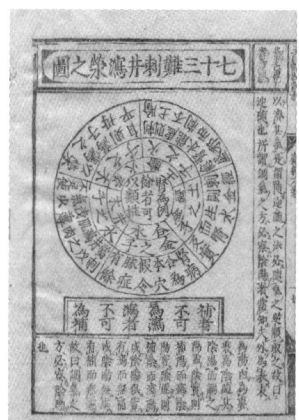

图 2-10-831　刺井泻荥之图

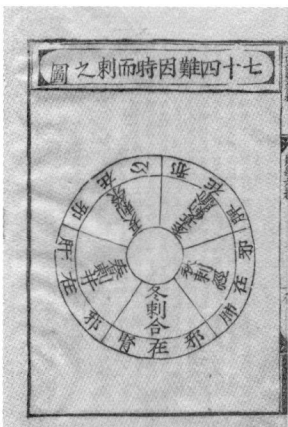

图 2-10-832　因时而刺之图

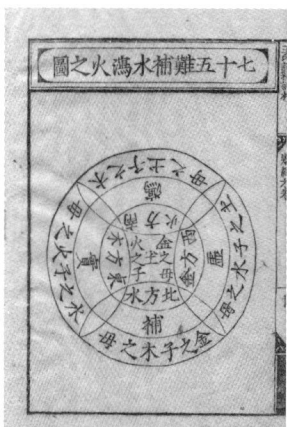

图 2-10-833　补水泻火之图

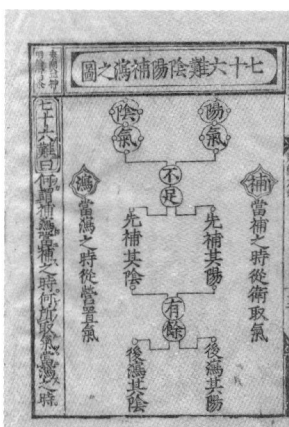

图 2-10-834　阴阳补泻之图

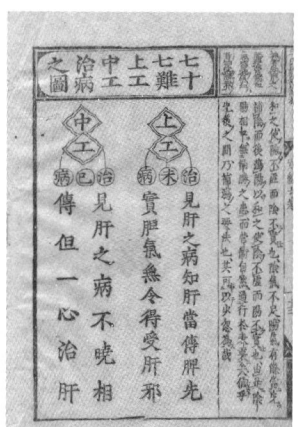

图 2-10-835　上工中工治病之图

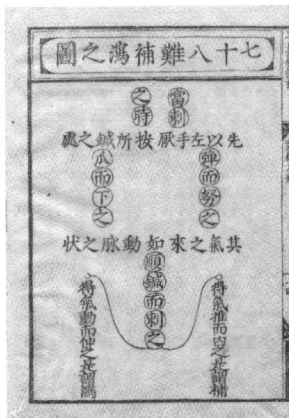

图 2-10-836　补泻之图

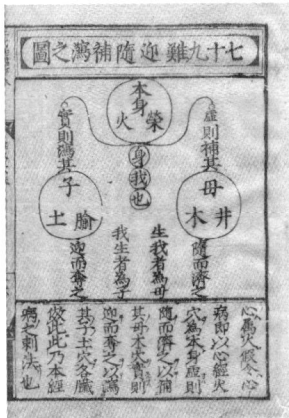

图 2-10-837　迎随补泻之图

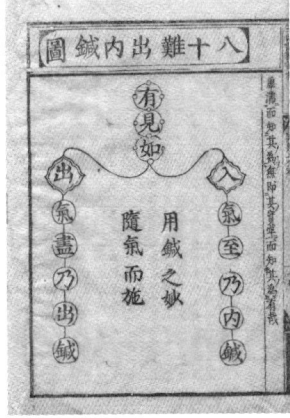

图 2-10-838　出内针图

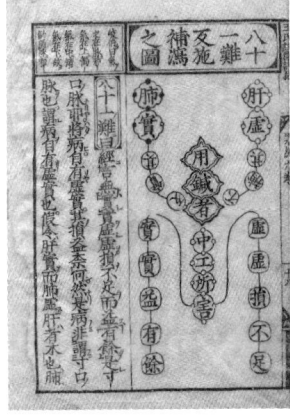

图 2-10-839　反施补泻之图

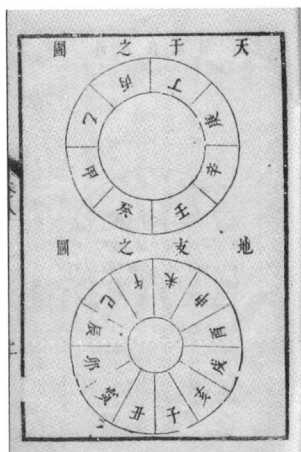

图 2-10-840　天干之图

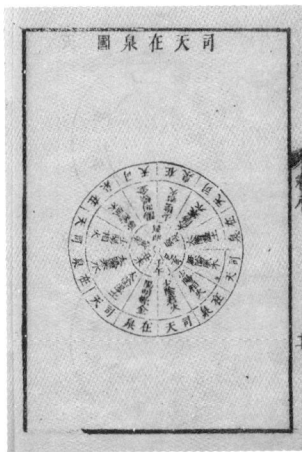

图 2-10-841　司天在泉图

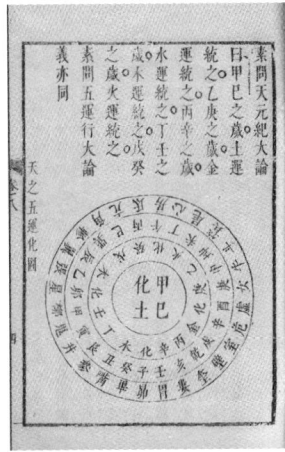

图 2-10-842　天之五运化图

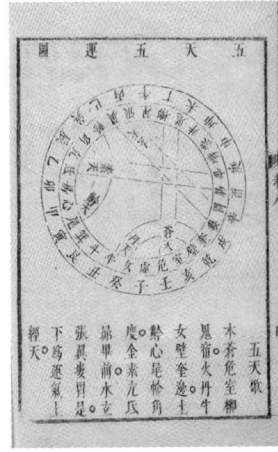

图 2-10-843　五天五运图

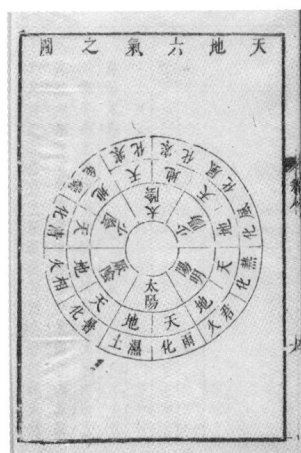

图 2-10-844　天地六气之图

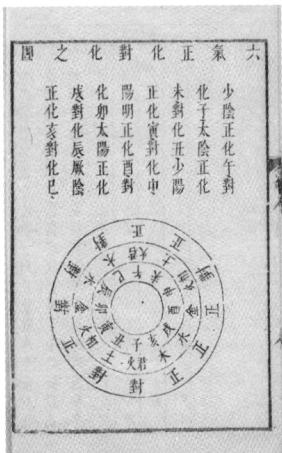

图 2-10-845　六气正化对化之图

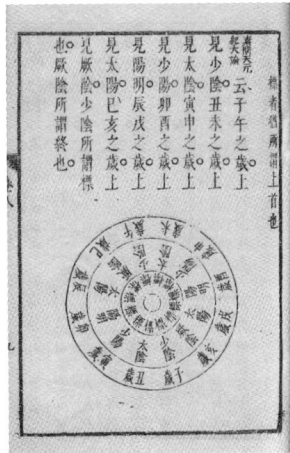

图 2-10-846　标气图

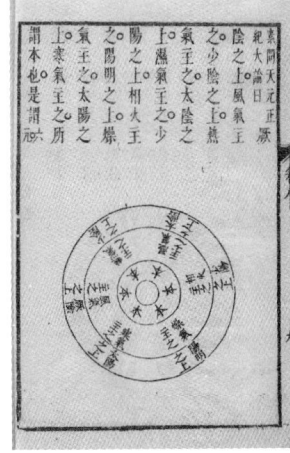

图 2-10-847　本气图

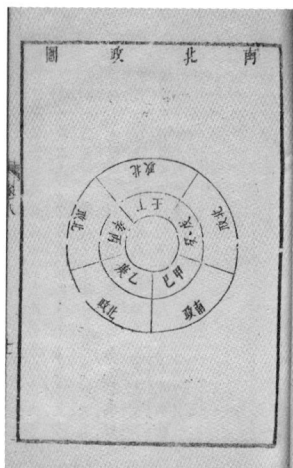

图 2-10-848　南北政图

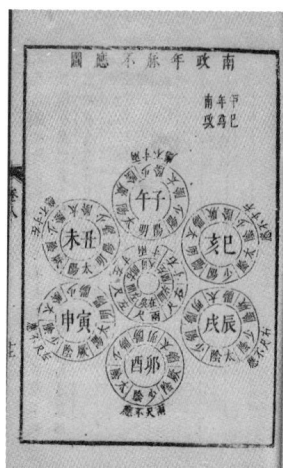

图 2-10-849　南政年脉不应图

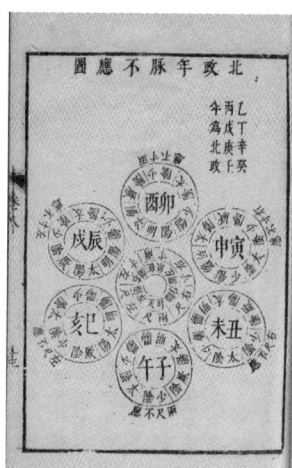

图 2-10-850　北政年脉不应图

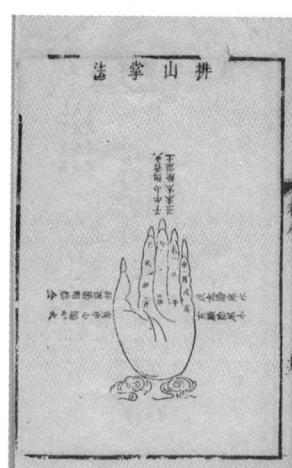

图 2-10-851　排山掌法

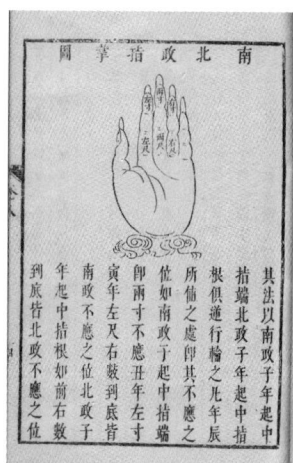

图 2-10-852　南北政指掌图

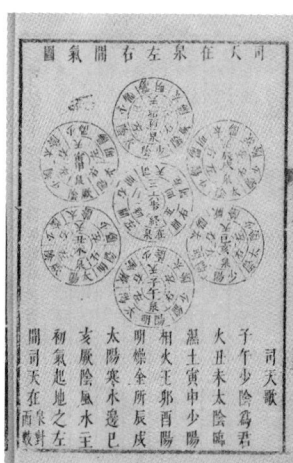

图 2-10-853　司天在泉左右间气图

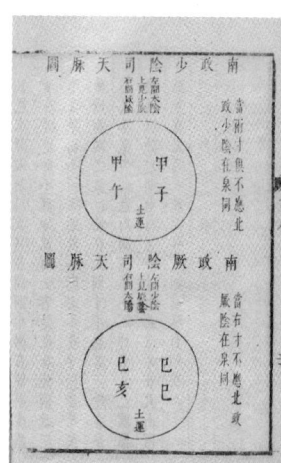

图 2-10-854　南政少阴司天脉图

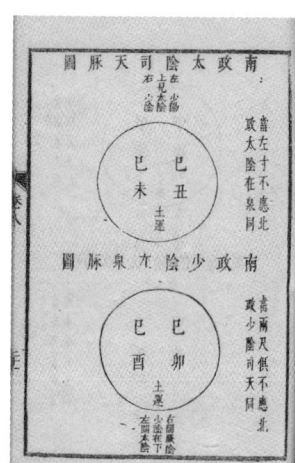

图 2-10-855　南政太阴司天脉图

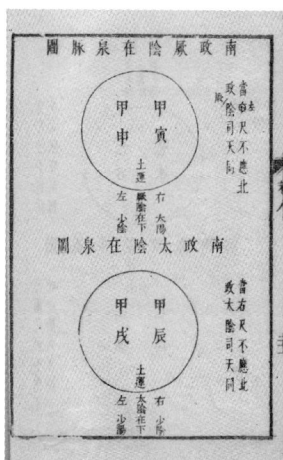

图 2-10-856　南政厥阴司天脉图

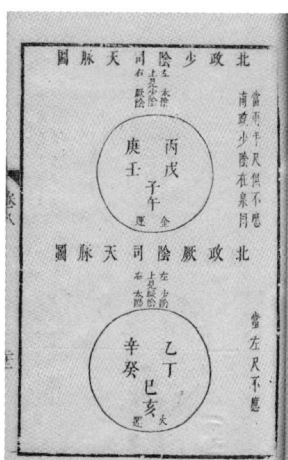

图 2-10-857　北政少阴司天脉图

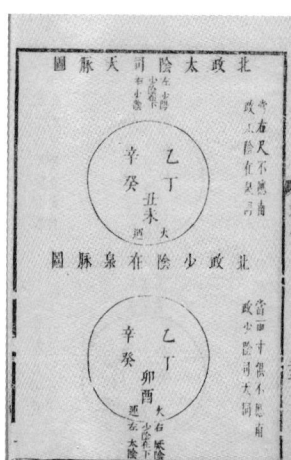

图 2-10-858　北政太阴司天脉图

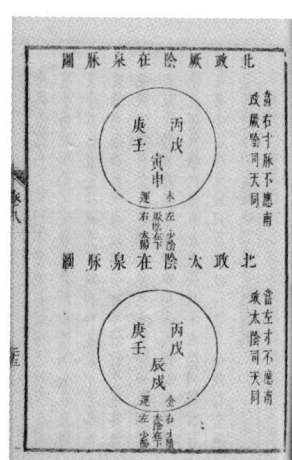

图 2-10-859　北政厥阴司天脉图

图 2-10-860　南政少阴司天尺寸反者图

图 2-10-861　北政少阴司天尺寸反者图

图 2-10-862　南政厥阴司天阴阳交者图

图 2-10-863　南政太阴司天阴阳交者图

图 2-10-864　北政厥阴司天阴阳交者图

图 2-10-865　北政太阴司天阴阳交者图

图 2-10-866　六十年气运相临之图

图 2-10-867　天符之图

图 2-10-868　岁会之图

图 2-10-869　同天符同岁会图

图 2-10-870　太过不及平运之图

图 2-10-871　地理之应六节图

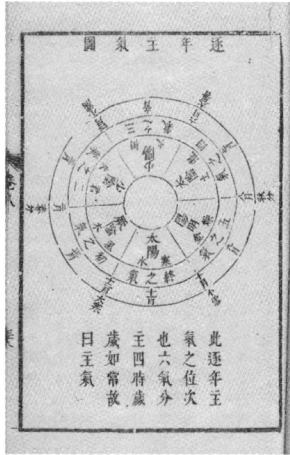

图 2-10-872　逐年主气图

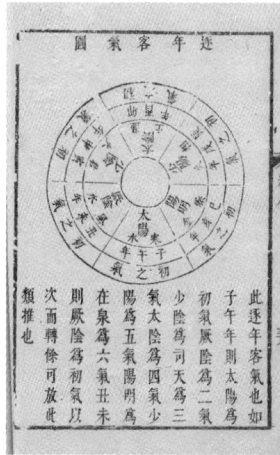

图 2-10-873　逐年客气图

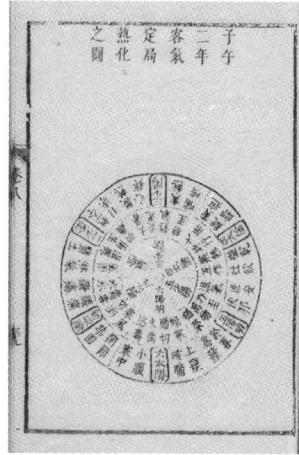

图 2-10-874　子午二年客气定局热化之图

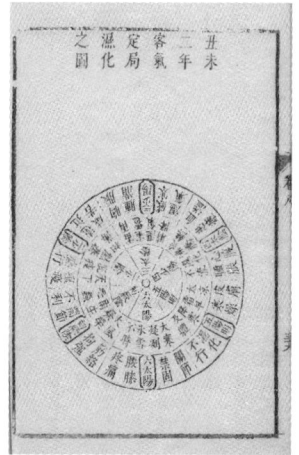

图 2-10-875　丑未二年客气定局湿化之图

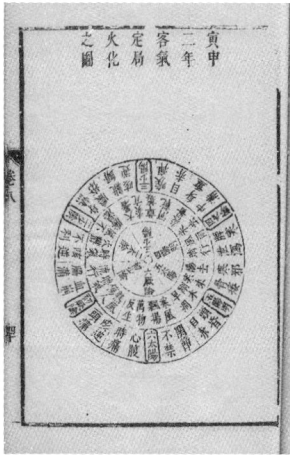

图 2-10-876　寅申二年客气定局火化之图

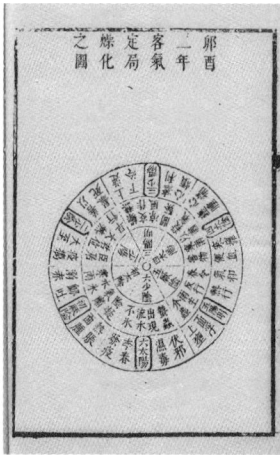

图 2-10-877　卯酉二年客气定局燥化之图

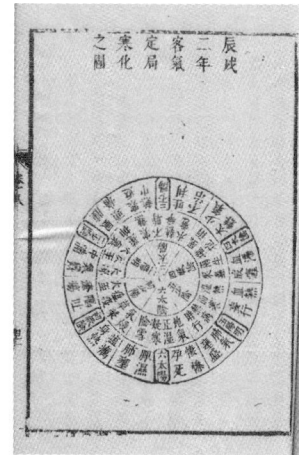

图 2-10-878　辰戌二年客气定局寒化之图

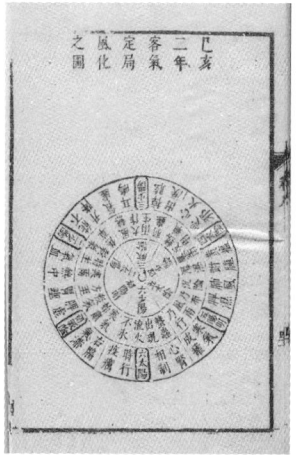

图 2-10-879　巳亥二年客气定局风化之图

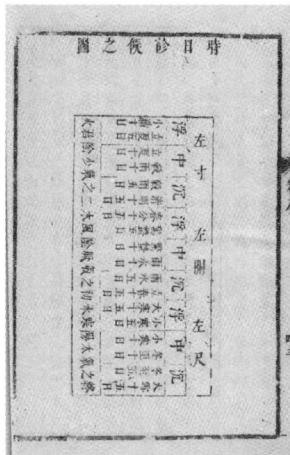

图 2-10-880　六气分合六部时日诊候之图

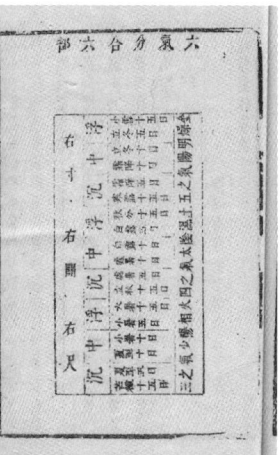

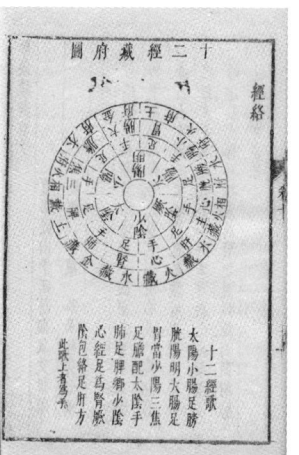

图 2-10-881　十二经脏腑图

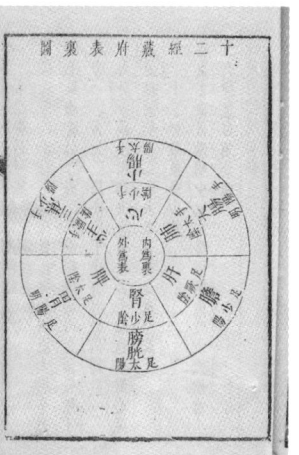

图 2-10-882　十二经脏腑表里图

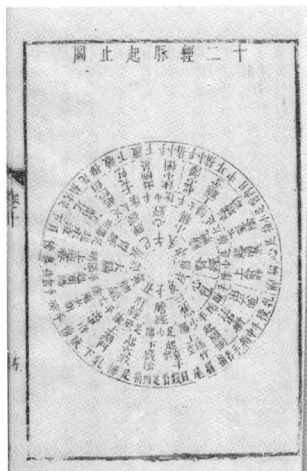

图 2-10-883　十二经脉起止图

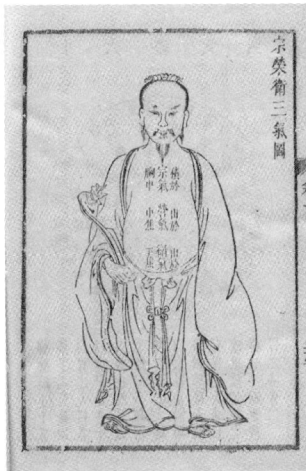

图 2-10-884　宗荣卫三气图

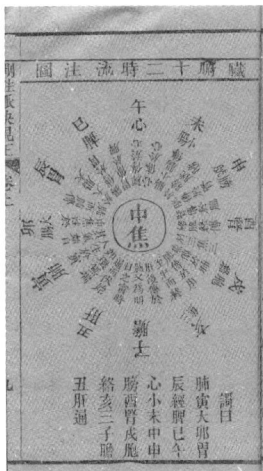

图 2-10-885　脏腑十二时流注图

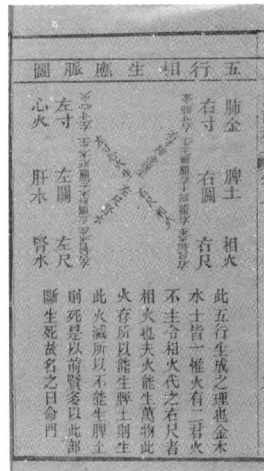

图 2-10-886　五行相生应脉图

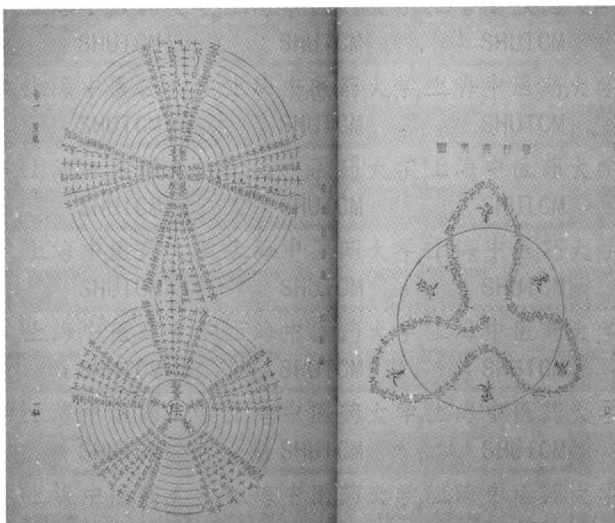

图 2-10-887　营行表里图　图 2-10-888　卫气行合漏水刻数图

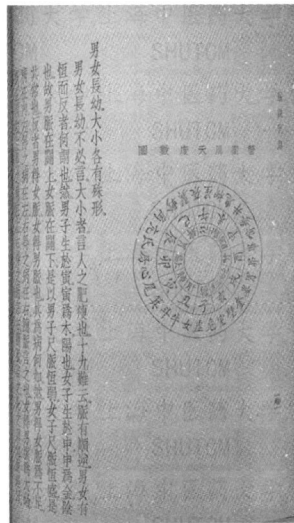

图 2-10-889　营卫周天度数图

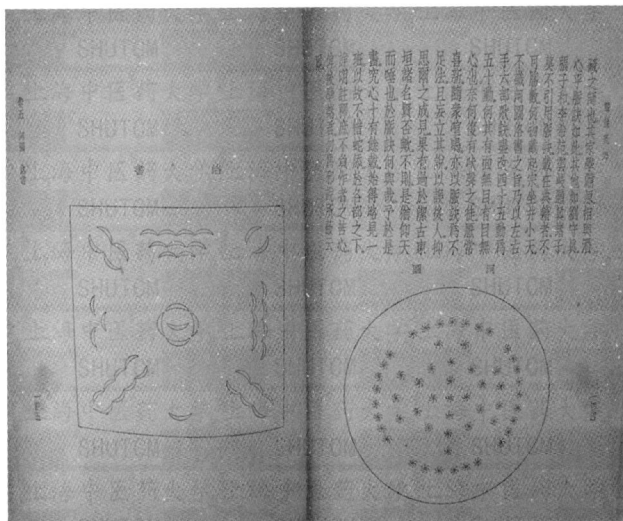

图 2-10-890　河图　图 2-10-891　洛书

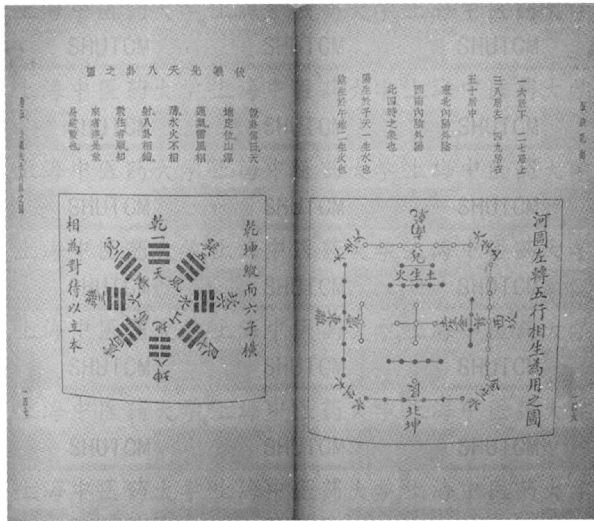

图 2-10-892　河图左转五行相生为用之图

图 2-10-893　伏羲先天八卦之图

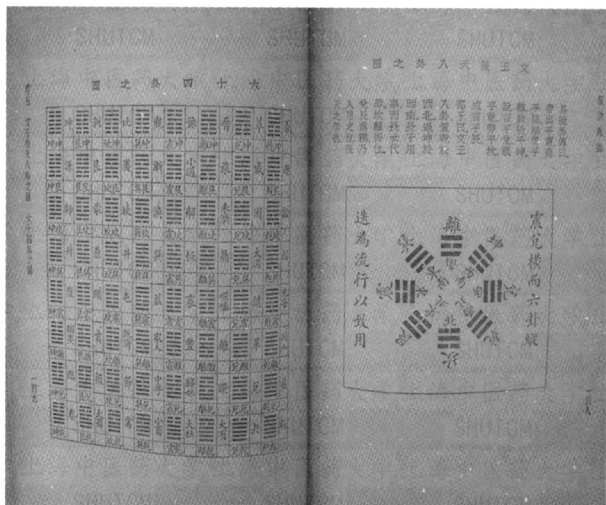

图 2-10-894　文王后天八卦之图　图 2-10-895　六十四卦之图

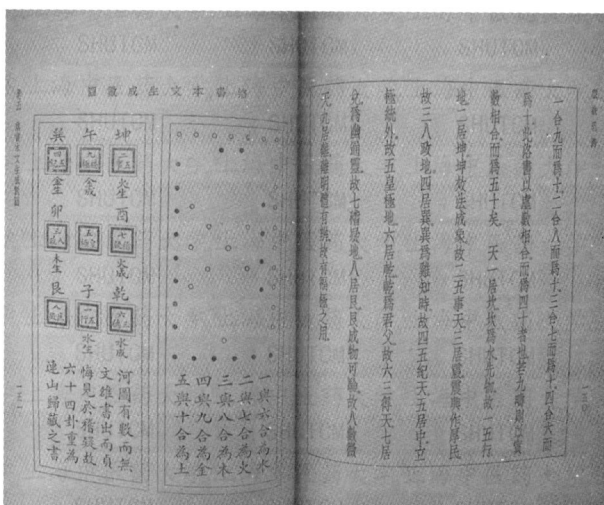

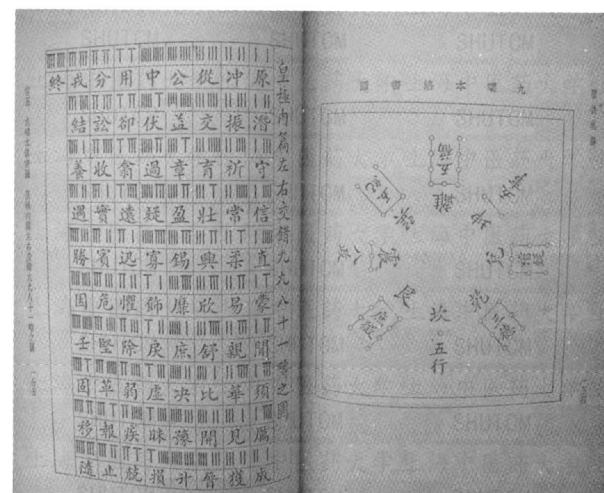

图 2-10-896　洛书本文生成数图

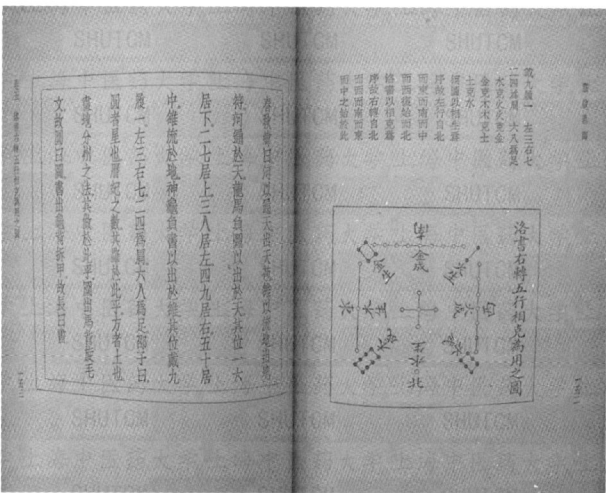

图 2-10-897　洛书右转五行相克为用之图

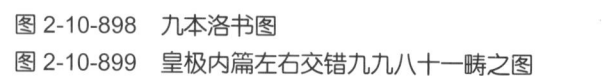

图 2-10-898　九本洛书图

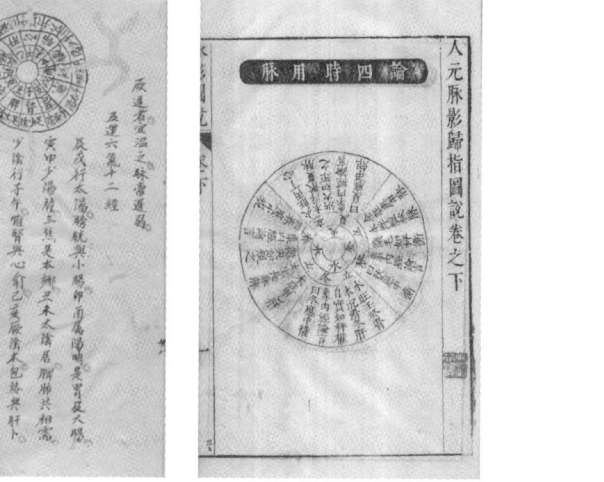

图 2-10-899　皇极内篇左右交错九九八十一畴之图

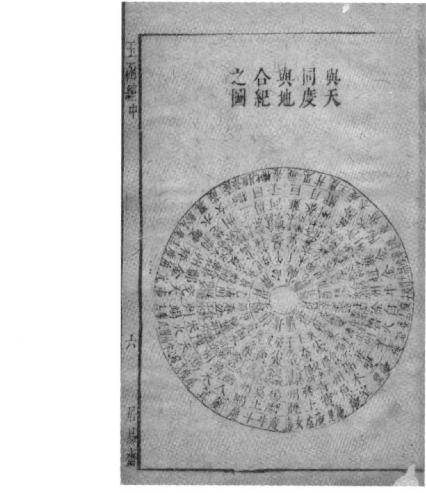

图 2-10-900　与天同度与地合纪之图

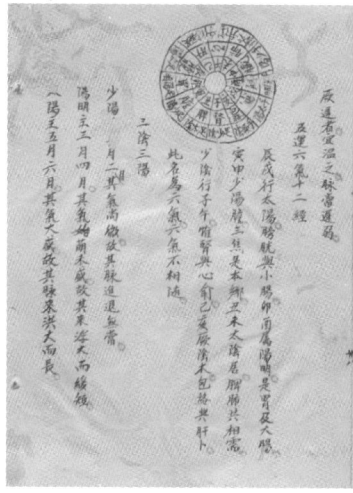

图 2-10-901　五运六气十二经

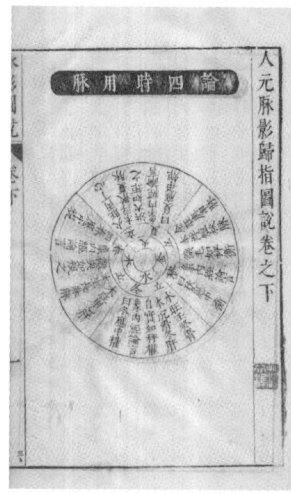

图 2-10-902　论四时用脉

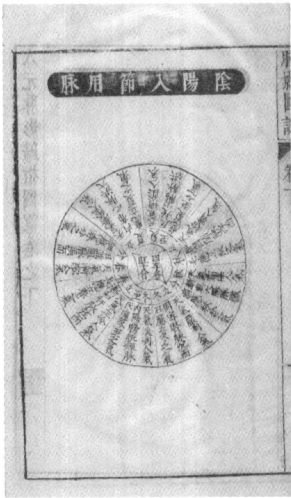

图 2-10-903　阴阳入节用脉

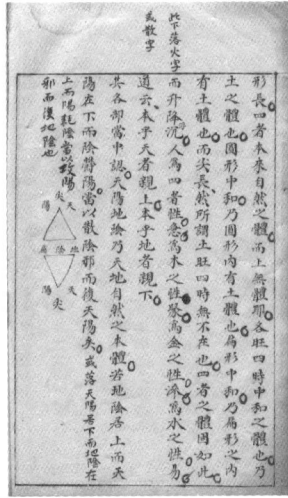

图 2-10-904　天地分属阴阳图

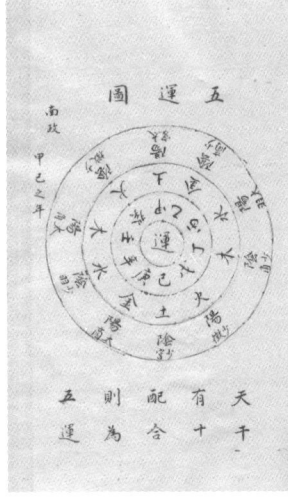

图 2-10-905　五运图

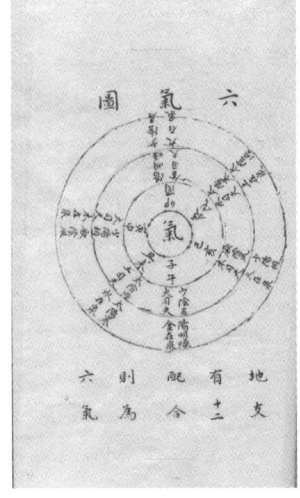

图 2-10-906　六气图

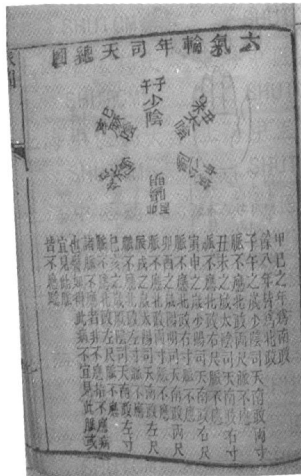

图 2-10-907　六气轮年司天总图

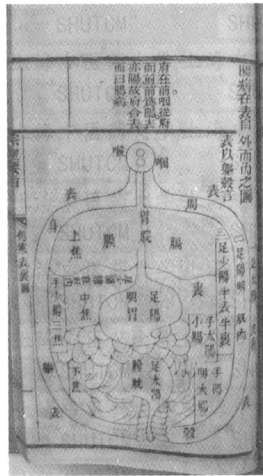

图 2-10-908　阳病在表自外而内之图

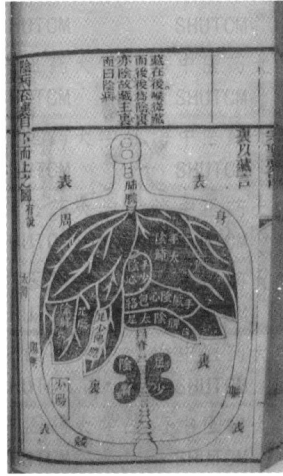

图 2-10-909　阴病在里自下而上之图

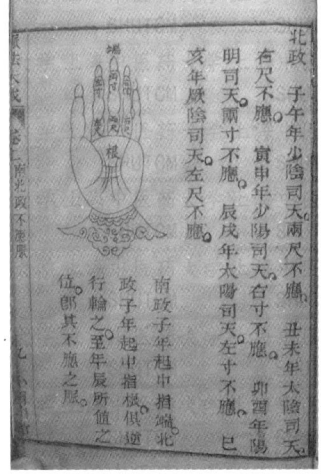

图 2-10-910　南北政不应之脉

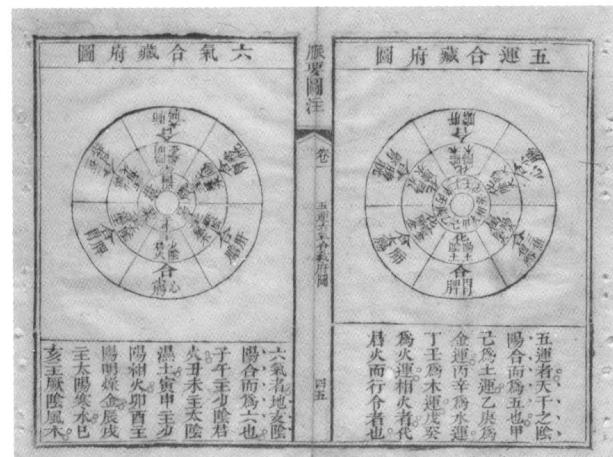

图 2-10-911　五运合脏腑图

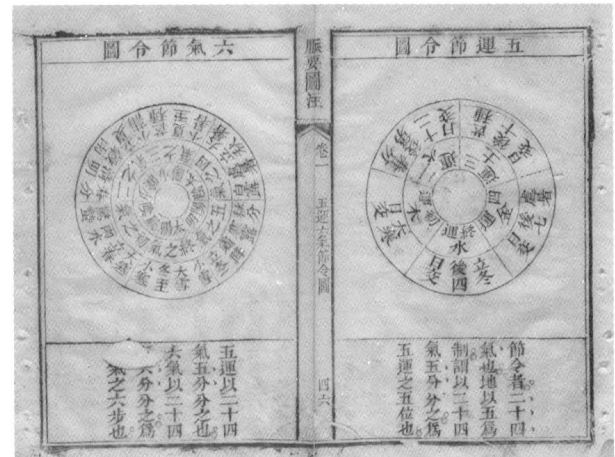

图 2-10-912　六气合脏腑图

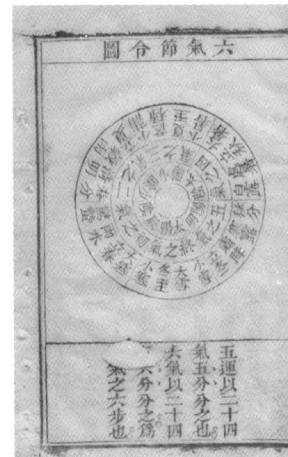

图 2-10-913　五运节令图

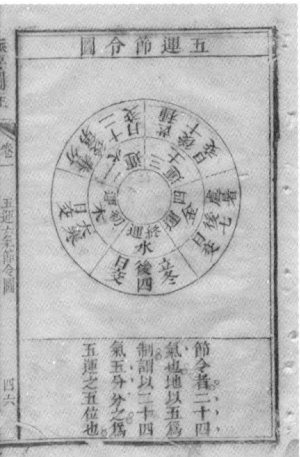

图 2-10-914　六气节令图

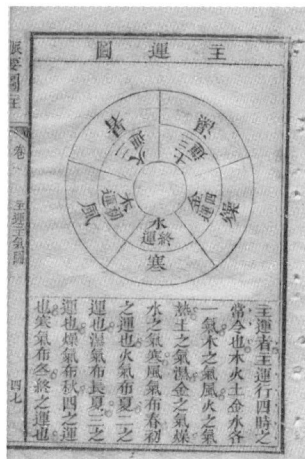

图 2-10-915　主运图

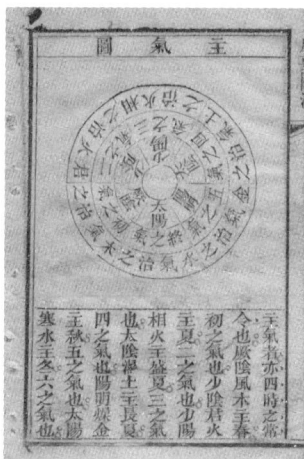

图 2-10-916　主气图

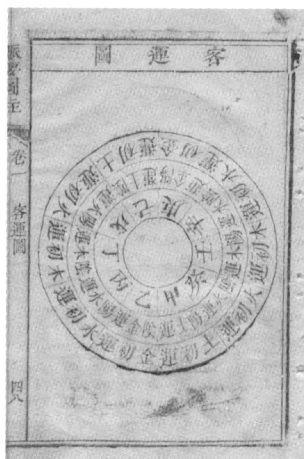

图 2-10-917　客运图

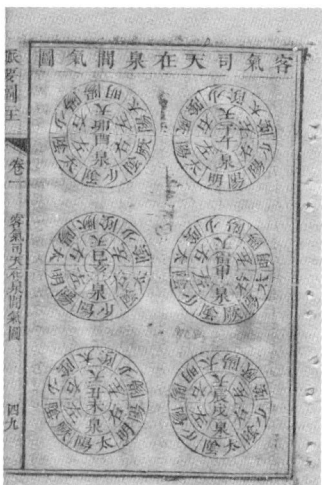

图 2-10-918　客气司天在泉间气图

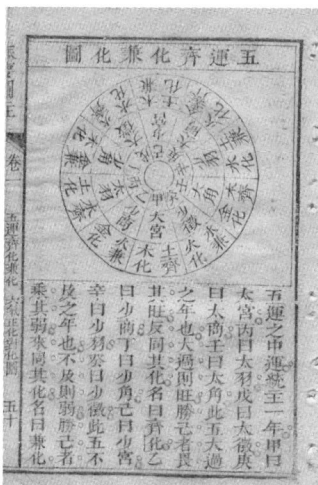

图 2-10-919　五运齐化兼化图

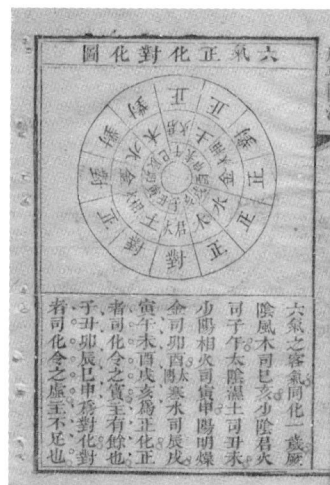

图 2-10-920　六气正化对化图

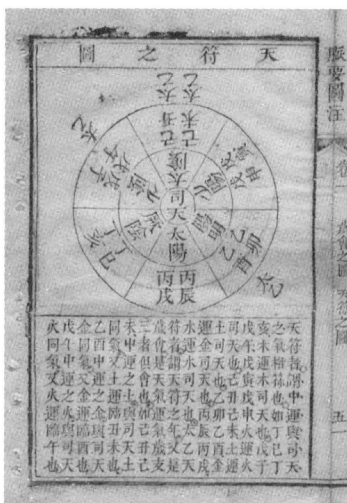

图 2-10-921　岁会之图　图 2-10-922　天符之图

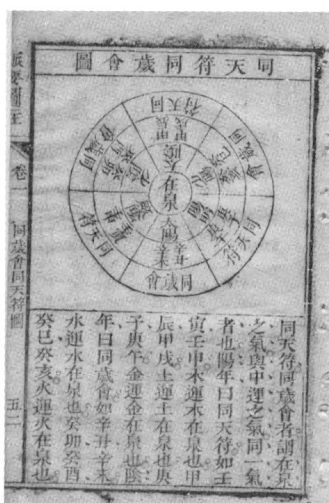

图 2-10-923　同天符同岁会图

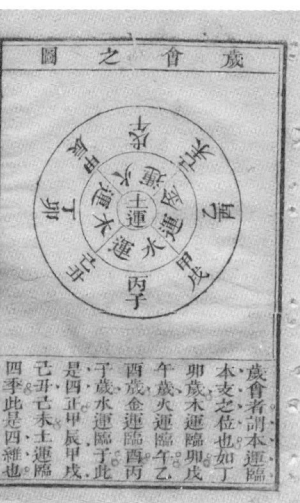

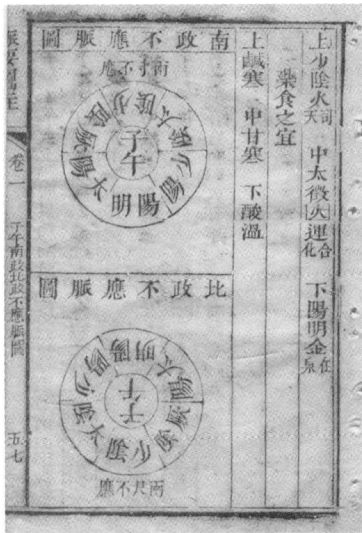

图 2-10-924　南政不应脉图 - 子午
图 2-10-925　北政不应脉图 - 子午

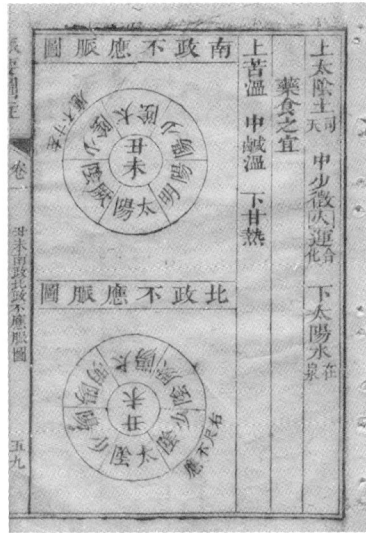

图 2-10-926　南政不应脉图 - 丑未
图 2-10-927　北政不应脉图 - 丑未

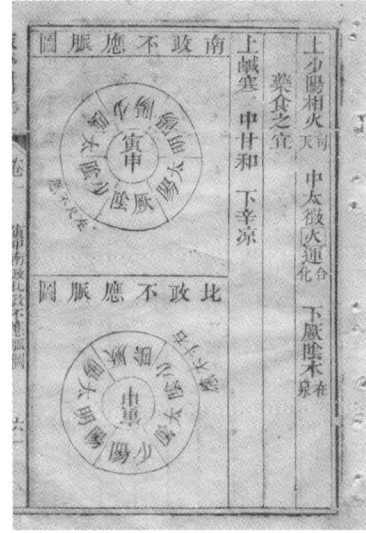

图 2-10-928　南政不应脉图 - 寅申
图 2-10-929　北政不应脉图 - 寅申

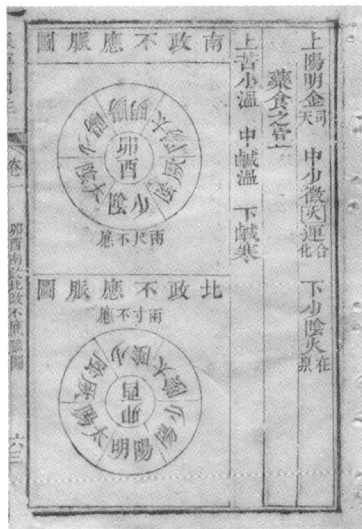

图 2-10-930　南政不应脉图 - 卯酉
图 2-10-931　北政不应脉图 - 卯酉

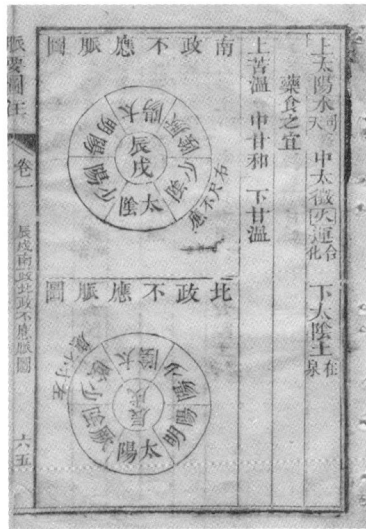

图 2-10-932　南政不应脉图 - 辰戌
图 2-10-933　北政不应脉图 - 辰戌

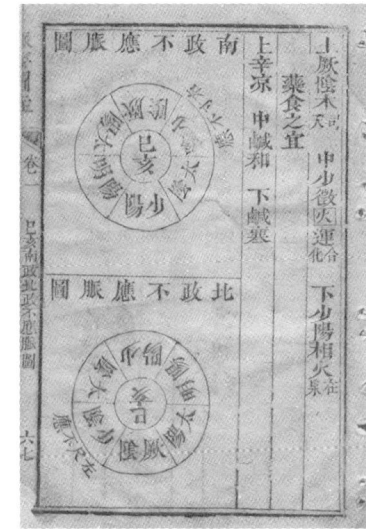

图 2-10-934　南政不应脉图 - 巳亥
图 2-10-935　北政不应脉图 - 巳亥

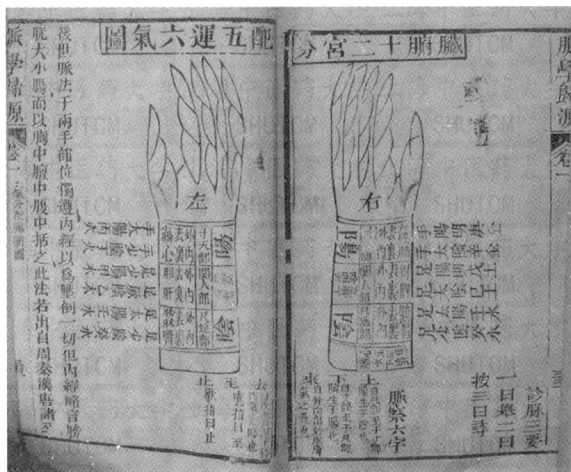

图 2-10-936　脏腑十二宫分配五运六气图

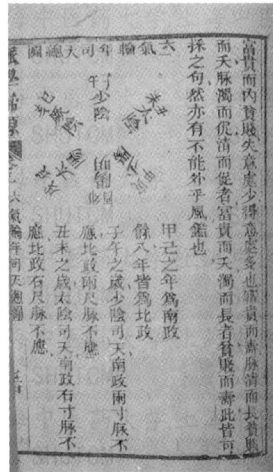

图 2-10-937　六气轮年司天总图

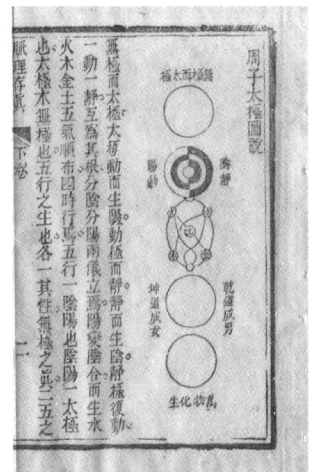

图 2-10-938　周子太极图

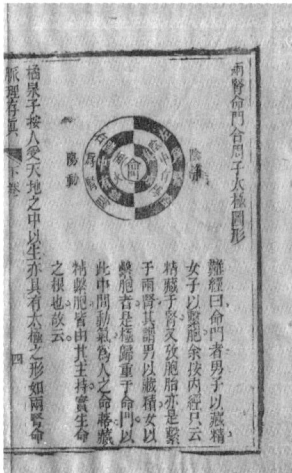

图 2-10-939　两肾命门合周子太极图形

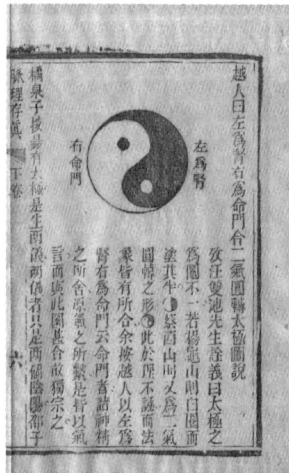

图 2-10-940　左为肾右为命门合二气图转太极图

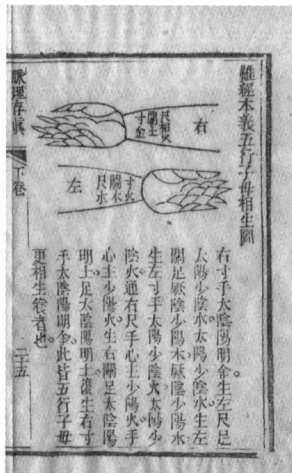

图 2-10-941　难经本义五行子母相生图

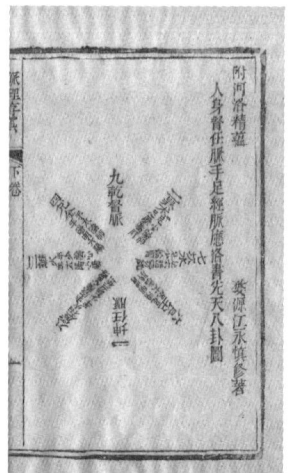

图 2-10-942　人身督任脉手足经脉应洛书先天八卦图

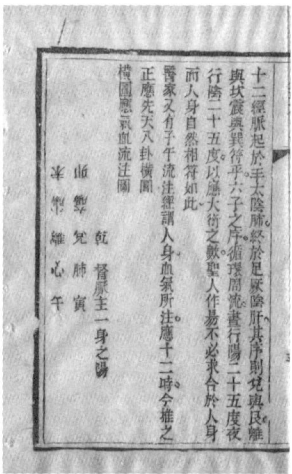

图 2-10-943　横图应气血流注图

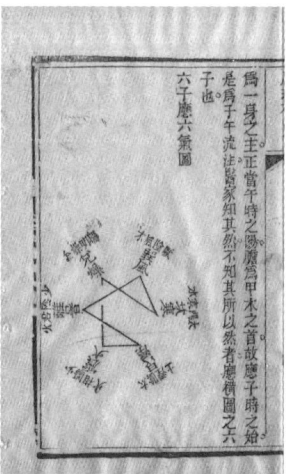

图 2-10-944　六子应六气图

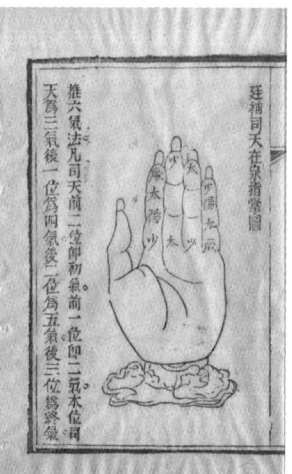

图 2-10-945　廷补司天在泉指掌图

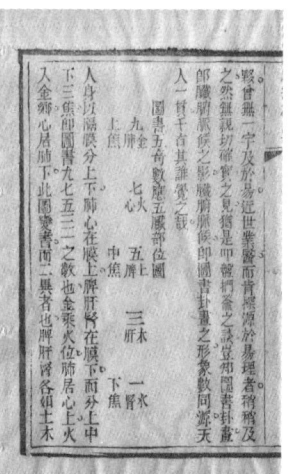

图 2-10-946　图书五奇数应五脏部位图

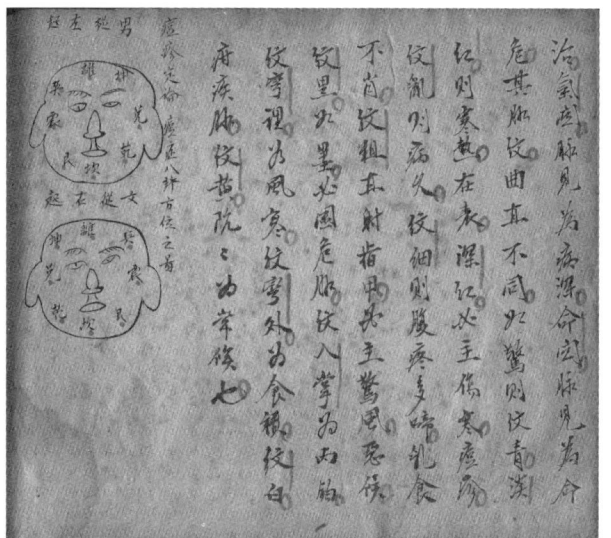

图 2-10-947　痘症八卦方位之图

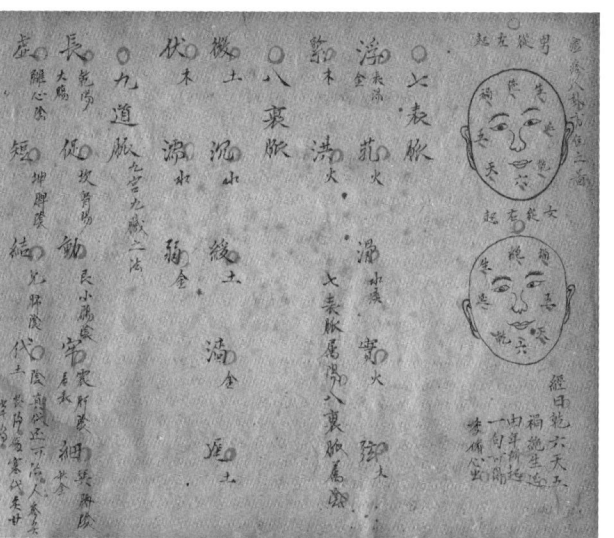

图 2-10-948　痘疹八卦方位之图

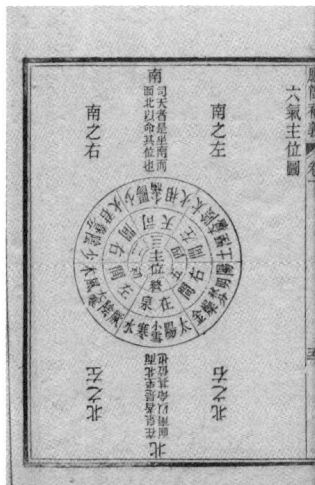

图 2-10-949　六气主位图

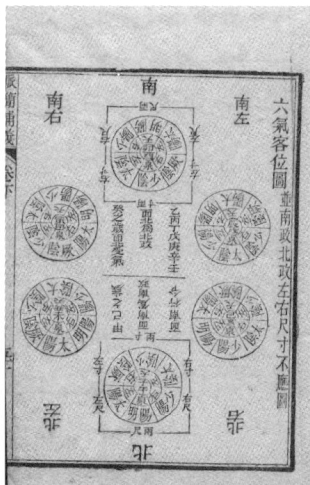

图 2-10-950　六气客位图

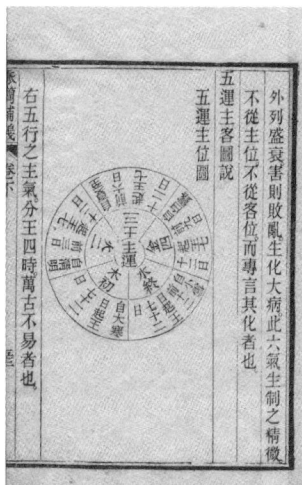

图 2-10-951　五运主位图

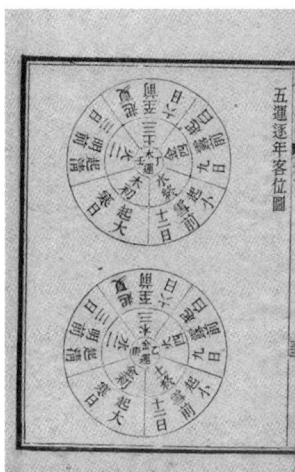

图 2-10-952　五运逐年客位图

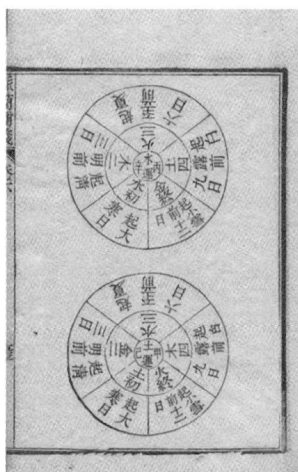

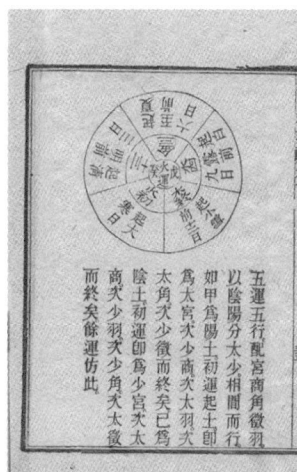

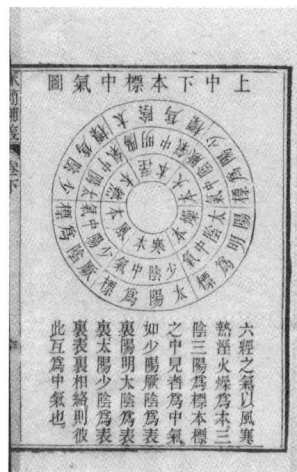

图 2-10-953　上中下本标中
气图

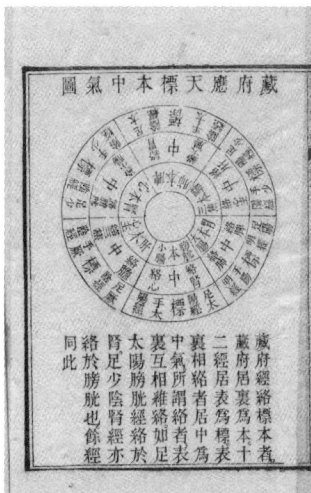

图 2-10-954　脏腑应天标本中
气图

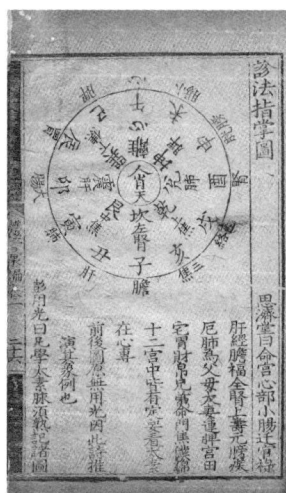

图 2-10-955　诊法指掌图

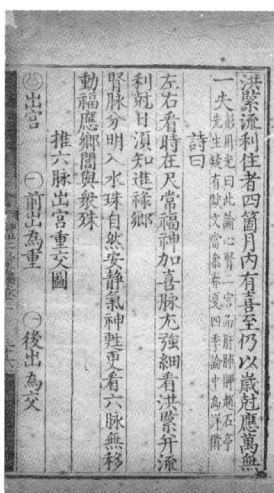

图 2-10-956　推六脉出宫
重交图

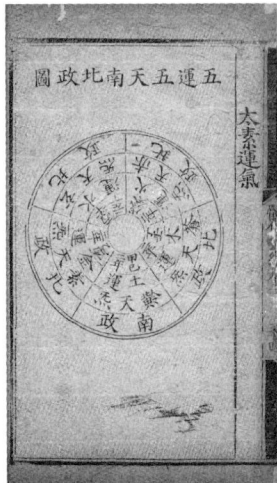

图 2-10-957　五运五天南北政图

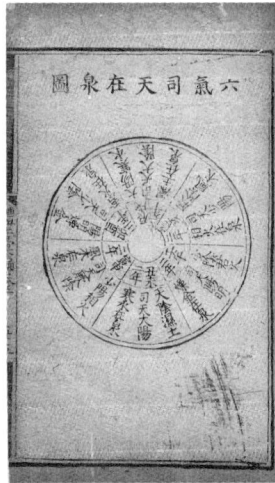

图 2-10-958　六气司天在泉图

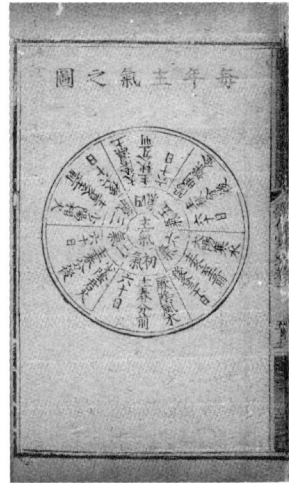

图 2-10-959　每年主气之图

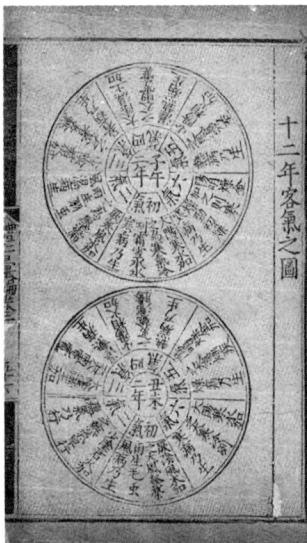

图 2-10-960　十二年客气之图

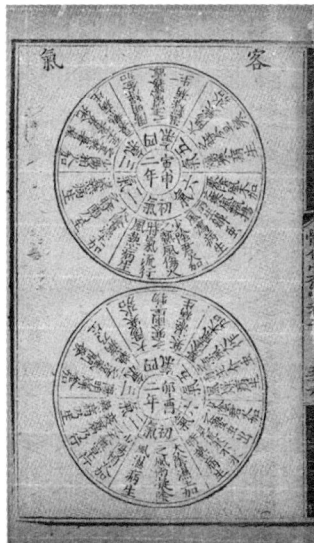

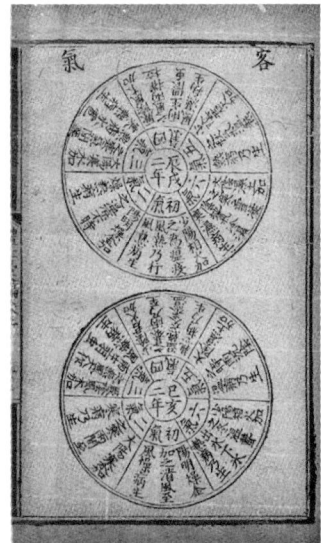

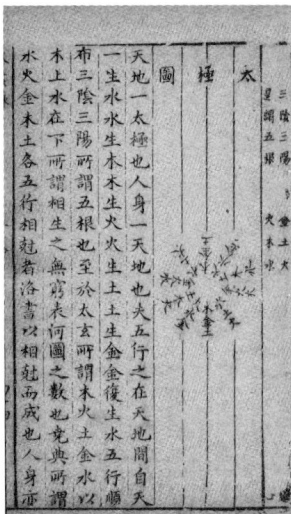

图 2-10-961　太极图

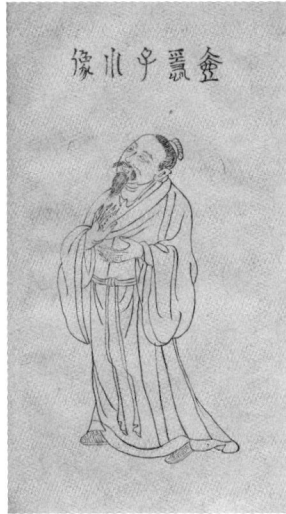

图 2-12-962　壶隐子小像

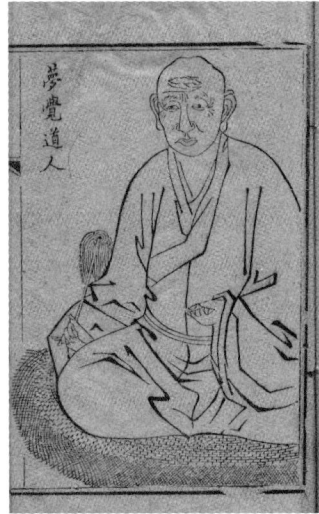

图 2-12-963　梦觉道人

（张丽君）

3 针 灸 类

3.1 概述

《中国中医古籍总目》（薛清录主编，上海辞书出版社，2007 年）收载 1911 年以前针灸类中医古籍共计 158 种，其中针灸通论 50 种，针灸孔穴 73 种，针灸方法 29 种（包括针法 2 种，灸法 18 种，其他针法 9 种），针灸临床 6 种。另有附录在 1911 年的著作 65 种，其中针灸通论 18 种，针灸孔穴 35 种，针灸方法 4 种（包括针法 2 种，灸法 1 种，其他针法 1 种），针灸临床 9 种。书名带有图像的古籍有：《铜人图经徐氏针灸合刻》《针灸图说》《铜人腧穴针灸图经》《新刊补注铜人腧穴针灸图经》《明堂图四幅》《铜人明堂之图四幅》《经络图说》《经穴指掌图》《足经图》《改正内景五脏六腑经络图说》《人体经脉图》《和汉三才图会》《铜人新图》《经络诊视图》《人体经穴脏腑图一卷》《脏腑正伏侧人明堂图四幅》《针灸内篇经络图歌》《经穴图》《经脉图考四卷》《经络图说》《中西汇参铜人图说》《经脉分图四卷》《十二经络图典义》《杨氏家传针灸图像》《十二经经图并见症用法》《明堂图说一卷》《针灸便用图考》共 27 种。

笔者共查阅针灸类中医古籍 153 种，其中有图像的著作 103 种，约占调查总数的 67.3%。调研查阅针灸类中医古籍图像 3308 幅，其中墨线图 3143 幅，彩色图 165 幅。现收墨线图 2635 幅，彩色图 128 幅，内容十分丰富。

针灸类中医古籍的图像最早见于《铜人针灸经 西方子明堂灸经》。该书成书于公元 992 年，初刊年代不详。现存元刊本题名《新编西方子明堂灸经》，其中明正德 10 年（1515）山西平阳府刻本共有图像 33 幅；明山西平阳府重刻本有图 31 幅；明山西平阳府重刻本柯逢时有改正有 30 幅图，各卷分绘正面、侧背面、侧（伏）面的腧穴图、尻神起例图、推十二部人神图、推九部人神图（图 3-8-731）。

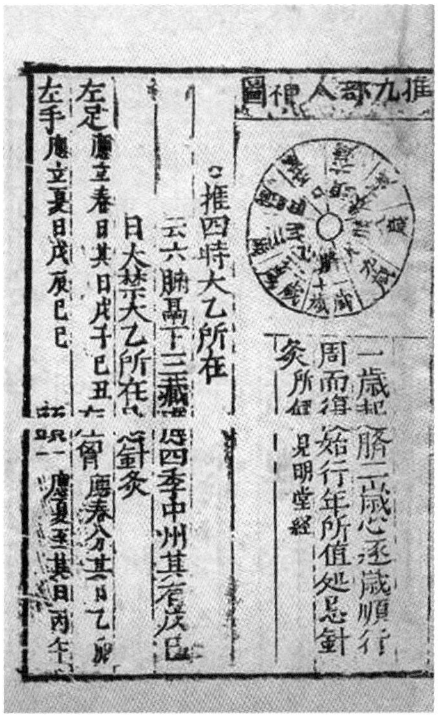

后世医书的图像基本继承了《铜人针灸经七卷 西方子明堂灸经八卷》的绘图特点并且以经络图最多，其次为脏腑图、疾病图、骨度图等；黑白图多，彩图甚少，彩绘图与黑白图的比为 165：3191。经络图包括三类：经穴合一图、经络图、穴位图，其中经穴合一图，占所收集图像的 1/2 左右，其次为穴位图，单纯的经络图最少。

此后随着针灸学的发展，针灸古籍数量不断增加，成书于公元 1368 年的《玉龙歌》是现存图像最多的针灸类古籍。该书总图像数达 208 幅，皆为墨线图。《玉龙歌》又名《一百二十六玉龙歌》，内容主要为针灸歌赋，介绍 120 个腧穴定位及主治，每穴一图，每页两图。每图绘以相应的身体部位及腧穴位置，上书穴位名称，

图 3-8-731　推九部人神图

旁注腧穴归经，下用文字叙述腧穴位置，针刺方法、深度及适应证。另有治五劳七伤和针补泻法图各一幅。

3.2　分类

根据针灸类中医古籍图像内容，可以分为以下 8 类：①疾病图（病位图、病形图）；②诊断图；③医疗图（治疗部位图、针法图、推拿图、取穴图）；④器具图；⑤脏腑图（脏腑图、内景图）；⑥经穴图（全身经穴图、局部经穴图、铜人图）；⑦理论图；⑧符咒图。

3.2.1　疾病图

疾病图是用图像描绘针灸病症。此类图像中医针灸古籍中数量较少，实用性较强，突出了针灸科治疗疾病的学科特点。根据图像侧重点不同，如疾病的部位、形状等，又可分为病位图、病形图两类。

3.2.1.1　病位图

病位图是用绘图指明病变部位。此类图像多描绘痈、疽、疔、发等外科疾病，重点在指明发病部位，对于疾病具体形状很少写实，多以圆圈或圆点来代表，有一图一病，亦有一图多病。此类图像共 46 幅。清抄本《针灸穴法》载图 3 幅，图上用红色圆点标记疽、疮的位置。日本享保 13 年戊申铁研斋刻本《痈疽神秘灸经》载九发图（图 3-1-4）。清光绪元年乙亥宁城汲绠书庄刻本《济世神针》载病位图 43 幅，包括吊角疗（图 3-1-5）、牙车疗、喉旁蝎子疗、眉中心疗、盘蛇疗、正对口疗、偏对口疗、颧胶疗、颧骨疗、颊车疗、颐疗、面岩疗、耳后膀胱疗、耳挹疗、耳垂疗、耳茸疗、后发际疗、插花疗、前发际疗、天门疗、鼻环疗、山根疗、印堂疗、迎香疗、佛顶珠、太阳疗、天庭疗、大头疗、舌尖疗、地仓疗、地合疗、耳下项疗、鼻尖疗、卧胸疗、手掌疗、泪堂疗、肩上插花疗、断跷疗、转骨疗、髁骨疗、鼻梁疗、背脊疗、人中疗。

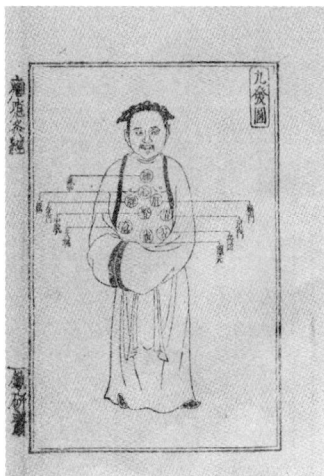

图 3-1-4　九发图

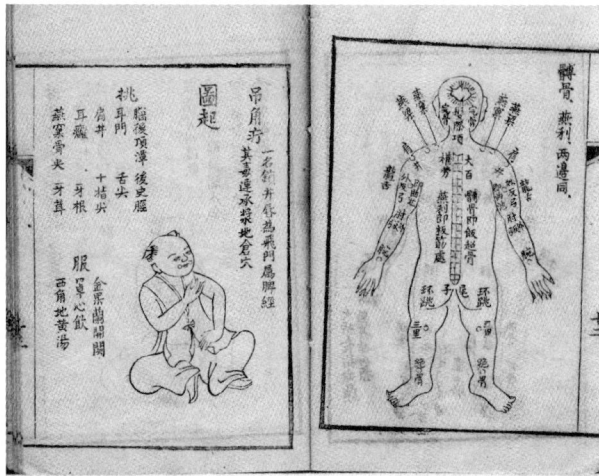

图 3-1-5　吊角疗

3.2.1.2　病形图

病形图是用绘图描写疾病的症状，多见于病形较为特殊的病症。在针灸类书籍中，不仅有单纯的病形图，还有与治疗该病的相应穴位图。

单纯的病形图，如小儿指形图。小儿指形图，通常是对 3 岁以内小儿诊病的重要诊断依据，其诊断部位在食指，通过对其食指络脉的形状变化判断疾病的性质。本类型的图像为"十三指形"图与"横生图"。

"十三指形图"是3岁以内小儿诊病的重要诊断依据，部位在食指。《针灸大成》载图20幅，包括流珠（图3-1-47）、环珠、长珠、来蛇、去蛇、弓反外、弓反里、枪形、针形、鱼骨、鱼刺、水字、乙字、曲虫、如环、长虫、虬文、透关射指形、透关射甲形、勾脉。清光绪25年己亥上海江南机器制造总局石印本《中西汇参铜人图说》载横生图1幅。

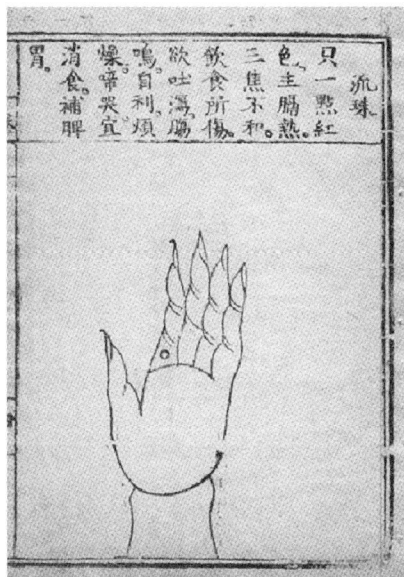

图 3-1-47　流珠

　　病形图与其治疗相应的穴位图较多，病与症状相应，画面形象生动，配以治疗穴位，令医者一目了然，减少了文字叙述的繁琐。明·陈言《秘传常山杨敬斋先生针灸全书》，二卷，绘制了76幅病形图。这些图以伤寒及内科病症为主，眼科、外科等疾病次之，取穴精简。清·李守先《针灸易学》刻印了眼科针灸要穴图像13幅，栩栩如生，包括口眼㖞斜图、内障眼图、正头风及脑痛图、暴赤肿痛眼图、头顶痛图、羞明怕日眼图、头风目眩图、外障眼图、偏正头风图、红肿涩沿眼图、红肿疼痛眼图、迎风流泪图和眼生翳膜图。明抄本《针灸问答》是绘有病形图最多的古籍，如中风半身不遂、中风左瘫右痪、正头风痛及脑痛、偏正头风、头风目眩、头顶痛、醉头风痛、目中生膜、目迎风流泪、睛内障、眼外障、风沿眼红肿涩烂、羞明怕日、眼暴赤肿痛、眼红肿疼痛、鼻流清涕、脑寒鼻出臭秽、鼻衄不止、口眼㖞斜、口内生疮、面颊红肿生疮、舌肿难语、牙痛、耳虚鸣、聤耳生疮出脓、耳聋气闭、手臂麻痹不仁、手臂风冷痛、手臂红肿痛、肩背红肿、十指拘挛两手筋紧不开、手背生疮红肿疼痛、心胸痛、胁肋下痛、腹内痛、肚腹胀满疼痛、两膝红肿疼痛、足弱不能行、红肿脚气生疮、穿根草鞋风、腿股风不能转动举止、浑身浮肿生水、四肢浮肿、单蛊胀、久嗽不愈、消渴、玉茎中痛、脐脉息乳弦、妇人赤白带、阴忽红肿及小便不通病、妇人经绝不来、发背痈疽、男子遗精白浊、霍乱吐泻、健忘、五淋、脾寒发、肾虚腰痛不可忍、目眩晕不能起坐、两膝肿痛莫能动止、寒湿贯注膝痛、两腿筋挛不伸、饮酒头痛、寒热五般疝偏坠、齿风连腮胀痛、先治中风不遂法、手臂风湿难以举动等，共计67幅。

3.2.2　诊断图

　　望闻问切是中医诊断疾病的四大方法。言简意赅的文字描述令人很难理解其中的意义。望诊图、脉诊图在中医古籍中的出现简洁、直观、明确地诠释了其诊断意义。将诊断方法用绘图的形式加以表现即诊断图。诊断图主要见于中医诊法著作，在针灸类著作中较少。这部分图像包括：面部五位图、三关图、六筋图、三部诊候图、诊左手九道图、脉象图。此部分共有图像33幅。

3.2.2.1　望诊图

　　"望而知之，谓之神"。《黄帝内经》认为，通过望诊能明确诊断出疾病的病因、病位、病性、病程、预后等的医生，可以称之为神医。望诊诊断疾病可谓中医诊病的最高境界。清·李学川《针灸逢源》小儿病门的"面部五位图"形象地描绘了小儿面部诊候。《针灸大成》《针灸逢源》《针灸穴法》《中西汇参铜人图说》皆载有面部五位图（图3-2-91），形象地描绘了小儿面部诊候。图示：面上之症额为心，鼻为脾土是其真，左腮为肝右为肺，承浆属肾居下唇。《针灸大成》《针灸穴法》《采艾编翼》均载三关图，该图像为小儿脉诊图，图像示风、气、命三关位置，注有：风关易治，气关难治，命关死候。直透者死。左手应心肝，右手应脾肺。男主左，女主右。三部诊脉图见于《针灸穴法》。《针灸大成》还载有六筋图（图3-2-93）及流珠、环珠、长珠、来蛇、去蛇、弓反里弯向中指、弓反外弯向大指、枪形、针形、鱼骨、鱼刺、水字、乙字、曲虫、如环、曲向里、曲向外、斜向右、斜向左、长虫、虬纹、透关射指、透关射甲、勾脉共24种小儿望指诊断图。

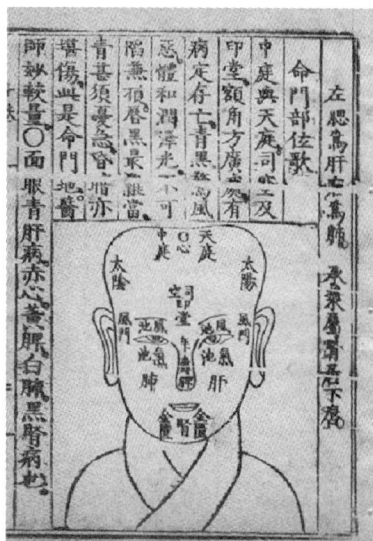

图 3-2-91　面部五位图

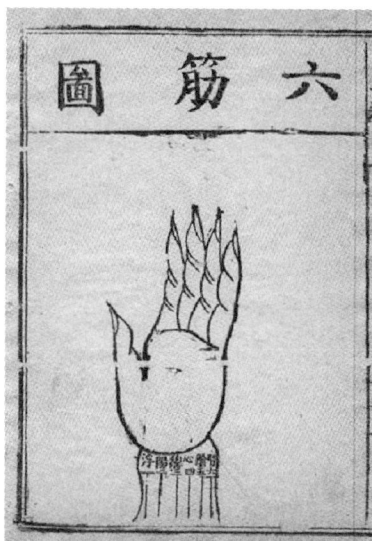

图 3-2-93　六筋图

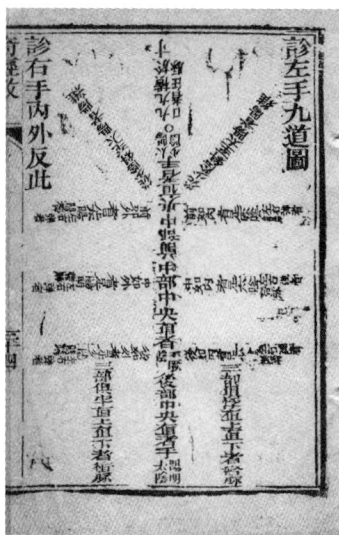

图 3-2-96　诊左手九道图

3.2.2.2　脉诊图

"脉诊图"就是以图像和文字相结合的形式阐明复杂抽象的中医脉诊理论，包括诊脉部位图和脉形图。明万历 5 年，李时珍《奇经八脉考》诊左手九道图（图 3-2-96）：前部中央直者手少阴太阳（前如内者足厥阴，左右弹者，阴跷；从少阴斜至太阳者，阳维；九九横于寸口者，任脉；从少阴斜至太阳者，阳维；前如外者，足太阳，左右弹者，阳跷）；中部中央直者，手厥阴（后如内者，足少阴，左右弹者，阴跷；后如外者，足少阳，左右弹者，阳跷）；后部中央直者，太阴、阳明；三部俱半直上直下者，冲脉；三部俱浮直上直下者，督脉。《针灸穴法》抄于 1911 年，无署名。该书绘有脉诊部位图，图中示脉诊的部位、脉象与脏腑的对应关系，四季与脏腑、脉象的关系等。

3.2.3　医疗图

医疗图是用图像表明医疗方法技术等与疾病治疗相关的内容。这个部分包括治疗部位图、针法图、推拿图、取穴图四类。

3.2.3.1　治疗部位图

治疗部位图是指在治疗疾病时所选取的穴位图示。这部分图像共有 234 幅。见于《针灸易学》《针灸问答》《玉龙歌》《秘传常山杨敬斋先生针灸全书二卷》《刺灸心法要诀》《针灸穴法》《针灸大成》。

《针灸易学》载图 13 幅：口眼㖞斜、内障眼、正头风及脑痛、暴赤肿痛眼、头顶痛、羞明怕日眼、外障眼、头风目眩、红肿涩沿眼、偏正头风、迎风流泪、红肿疼痛眼、眼生翳膜。《针灸问答》则绘制了 69 幅特色疾病治疗图：中风半身不遂、中风左瘫右痪、正头风及脑痛、偏正头风、头风目眩、头顶痛、醉头风痛、目中生膜、目迎风冷泪、睛内障、眼外障、风沿眼红肿涩烂、羞明怕日、眼暴赤肿痛、眼红肿疼痛、鼻流清涕、脑寒鼻出臭秽、鼻血不止、口眼㖞斜、口内生疮、两颊红肿生疮、舌肿难语、牙痛、耳虚鸣、聤耳生疮出脓、耳聋气闭、手臂麻痹不仁、手臂风冷痛、手臂红肿痛、肩背红肿、食指拘挛两手筋紧不开、手背生疮红肿疼痛、心胸痛、胁肋下痛、腹内痛、肚腹胀满疼痛、两膝红肿疼痛、足弱不能行、红肿脚气生疮、穿根草鞋风、腿股风不能转动举止（图 3-3-154）、浑身浮肿生水、四肢浮肿、单蛊胀、久咳不愈、消渴、玉茎中痛、脐腹息气乳弦、妇人赤白带、阴忽红肿及小便不通病、妇人绝经不来、发背痈疽、男子遗精白浊、霍乱吐泻、健忘、气逆发吃、五淋、脾寒发虐、背虚腰痛不可忍、目眩晕不能起生、两膝肿痛莫能动上、寒湿贯注膝痛、两腿筋挛不伸、腰胞项强不能舒、饮酒头痛、寒热五般疝偏坠、齿风连腮胀痛、凡治中风不遂法、手臂风湿难以举动等。

　　治疗部位图中有一类为标注一些要穴的图像，即要穴图（图 3-3-101），见《针灸大成》。图示：印堂穴，治一切惊风不语。颊车，治惊风不语。少海穴，治惊风。中廉穴，治儿惊，抽，掐之。承山，治气吼发热，掐之。涌泉，治惊吐泻，掐之，左转揉之，止吐；右转揉之，止泄；女子反之。三阴交，治惊风。解溪，治小儿内吊，揉、掐之。清刻本《刺灸心法要诀》载要穴图 8 幅，分别为：前面要穴图、后头要穴图、胸腹要穴图、背部要穴图、仰手要穴图、覆手要穴图、阴足要穴图、阳足要穴图。

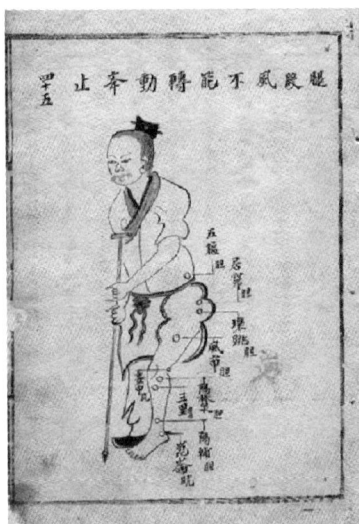

图 3-3-154　腿股风不能转动举止

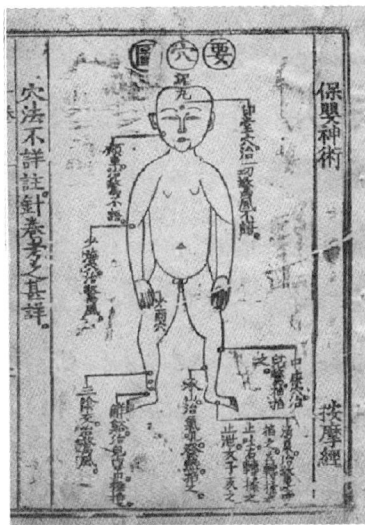

图 3-3-101　要穴图

3.2.3.2　针法图

针法图，是针刺时醒针手法，如针刺补泻图（图 3-3-183），见《玉龙歌》。

3.2.3.3　推拿图

　　推拿图，是推拿按摩科专著中最重要的图示。针灸古籍中这部分图像很少。推拿，又称"按摩"。清·李学川的《针灸逢源》载有 3 幅小儿推拿的手掌推拿图、水底捞月图（图 3-3-190）和手背推拿图（图 3-3-191）。图示推拿部位及其功效。

　　另有，推拿全图 1 幅，见《（增图编纂）针灸医案》。正面图作者绘以成年短发男性，上身和左腿赤裸，胸骨、肋骨、肱骨和桡尺骨，标明推拿穴位：百会、肩井、胁窝、尺泽、大陵、中脘、丹田、胯义、委中。背面图是一成年短发男性，全身赤裸，有肩胛骨和脊柱，标识明确：百会、风府、风池、肺俞、肝俞、胆俞、脾俞、胃俞、三焦俞、肾俞、委中、三里、昆仑、肘、合骨（根据所示部位此穴位应作"合谷"）、太阳三穴、八风。

3.2.3.4　取穴图

　　取穴在使用针灸治疗疾病的过程中尤为重要，怎样才能准确、简便地选取穴位，是针灸治疗疾病的关键。取穴图为此提供了有力的证据，包括尺寸图、骨度图和特殊取穴法。

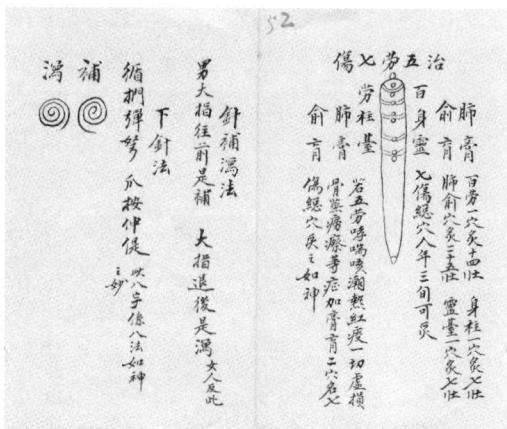

图 3-3-183　针补泻法

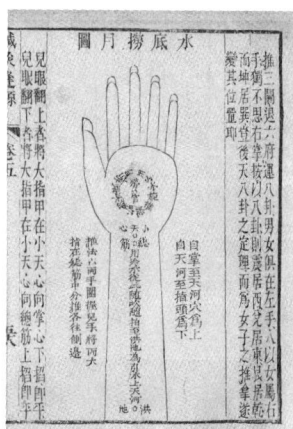

图 3-3-190　水底捞月图

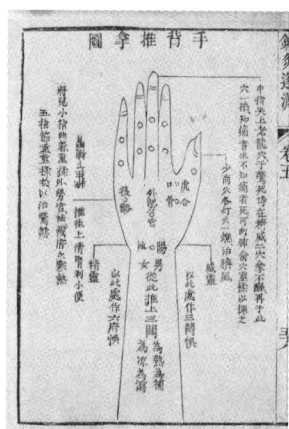

图 3-3-191　手背推拿图

（1）尺寸图

尺寸，是针灸科最常用的取穴方法。古代医家强调因人制宜，量取尺寸时多以患者自身体表某一标志作为尺寸的长度单位，这样可以兼顾身材高矮胖瘦不同病人的相对统一。这种量取方法称之为尺寸，有指寸法、目寸法、口寸法，最常用的是中指同身寸。尺寸图包括：周身寸屈指量法图、周身寸伸指量法图、仰人尺寸图（图 3-7-717）、伏人尺寸图（图 3-7-718），主要见于《铜人图经徐氏针灸合刻》《针灸聚英》《针灸大成》《针灸逢源》《针灸要法》《铜人腧穴针灸图经》《十四经发挥》《经络考》《十四经发挥抄》《十四经穴便览》《人体经脉图》《经穴汇解》《针灸穴法》《中西汇参铜人图说》《灸法秘传》和《太乙神针集解》。

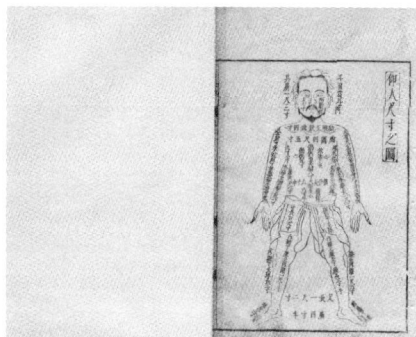

图 3-7-717　仰人尺寸图

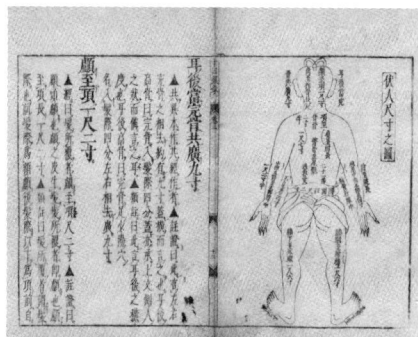

图 3-7-718　伏人尺寸之图

（2）骨度图

骨度图，是用于绘图标注骨度的图像。《灵枢经·骨度篇》所论骨之长短尺寸，其图名常为正人骨度图（图 3-7-722）、伏人骨度部（图 3-7-723）。见《针灸逢源》《经络穴道歌》《经络歌》《循经考穴编》《改正内景五脏六腑经络图说》《人体经脉图》《经络穴位》《脏腑经络辑要》《内经脏腑经络穴名绘图》。

（3）特殊取穴法

清乾隆抄本《凌门传授铜人指穴》载穴法图 17 幅，分别为天星穴法之形（正面、背面各一幅）、秋夫疗鬼十三针之格、回阳九针图、八脉之形、子胆、丑肝、寅肺、卯大肠、辰胃、己脾、午心、未小肠、申膀胱、酉肾、戌心包络、亥三焦。图中用小红点标记穴位位置。《中西汇参铜人图说》亦载回阳九针图 1 幅。

宋抄本《灸膏盲腧穴法》载图 13 幅，分别为正坐伸臂法图、揣椎骨穴定高下法、艾柱大小样式、钩股取穴之图、钩股按穴取平法图、参验求穴法、坐点坐灸法、石藏用取穴别法图、叶元善取穴法图、叶元善卧灸法图、潘琪仰手曲肘取穴法、僧仲闻取穴前法图、僧仲闻取穴后法图。本书所载取穴图大都为在对应姿势的人体上标注位置，除钩股取穴之图，该图为平面示意图，示膏肓穴取法。《铜人徐氏针灸合刻》《铜人腧穴针灸图经》《经络考》均载有取膏肓穴法图（图3-3-195），图为背人像，示膏肓穴位置，均采用钩股取穴法。

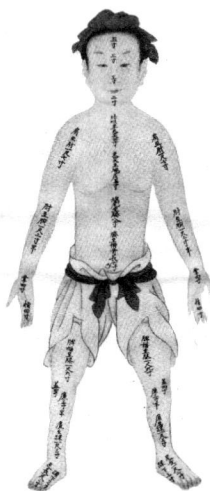

图 3-7-722　正人骨度图

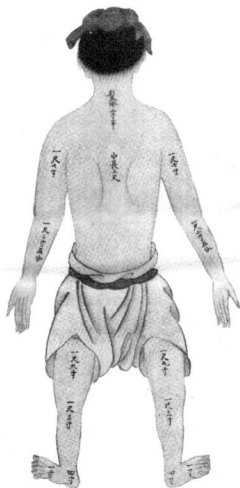

图 3-7-723　伏人骨度图

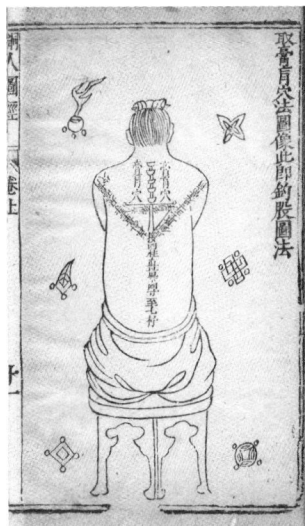

图 3-3-195　取膏肓穴法图像
此即钩股图法

骑竹马灸法图属治疗部位图，因治疗部位与病变部位不一致，文字说明又较难理解，需要借助绘图说明。例如，《铜人图经徐氏针灸合刻》《针灸大成》《痈疽神秘灸经》和《针灸拾录》中的"骑竹马取穴图"（图3-3-198）。骑竹马灸法，"治一切疮疡，即用此法，无有不愈。其法令病人以肘凭几，竖臂腕要直，用篾一条自臂腕中曲处横纹，男左女右，贴肉量起，直至中指尖尽处截断为则，不量指甲。却用竹杠一条，令病人脱衣，正身骑定，前后用两人扛起，令病者脚不着地，又令二人扶之，勿令伛偻。却将前所量臂篾，从竹杠坐处，尾骶骨尽处，直贴脊背，量至篾尽处为则，用墨笔点定，此只是取中，非灸穴也。却用薄篾作则子，量病人中指节，相去两横纹为则，男左女右，截为一则，就前所点记处两边，各量一则，尽处即是灸穴"。如果没有绘图辅助说明，此段文字不容易理解，很难准确找到治疗部位。

崔氏四花穴（图3-3-196），又称"正四花穴"、"经门四花"。记载于多种古代医籍中。其图见于《针灸大成》《铜人图经徐氏针灸合刻》《铜人腧穴针灸图经》和《经络考》。

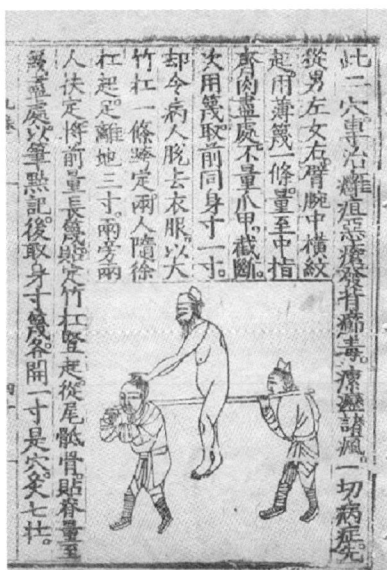

图 3-3-198　骑竹马取穴图

3.2.4　器具图

器具图即用绘图如实描绘医疗器具形状，有些图还绘出器具用法，包括针具图和灸具图。

针灸古籍中所见针具图皆为九针图（图3-4-222，图3-4-230），见《针灸素难要旨》《针灸节要》《针灸大成》《针灸要法》《选针三要集》《十四经发挥抄》和《刺灸心法要诀》。图示九针，即镵针、圆针、鍉针、锋针、铍针、圆利针、毫针、长针、火针，图上注明每种针的形态用途，如《针灸大成》记载：锋针，其刃三隅，长一寸六分，发痼疾刺大者用此。今之三棱针是也。

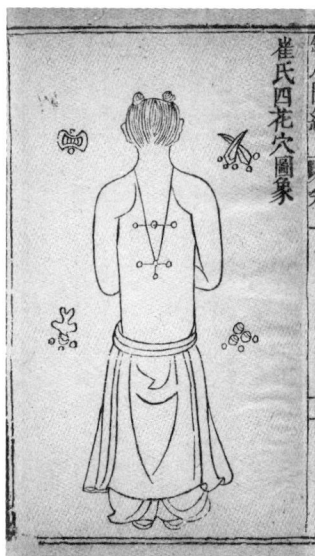

图 3-3-196　崔氏四花穴图像

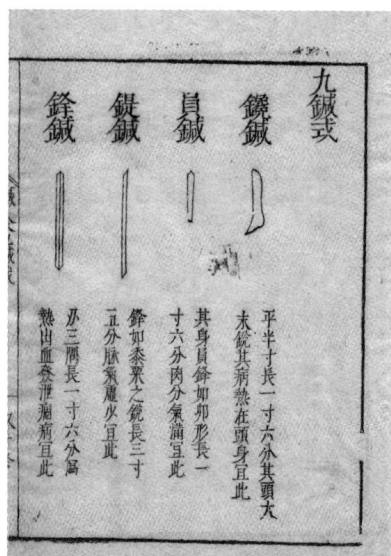

图 3-4-222　镵针

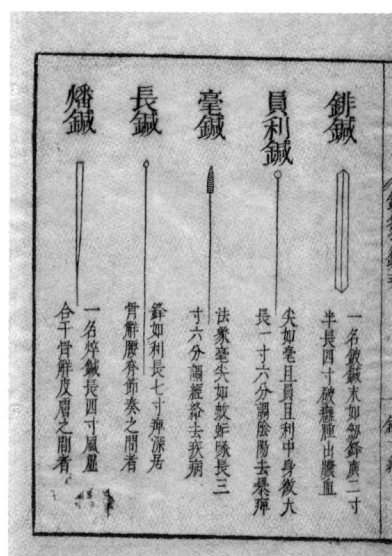

图 3-4-230　燔针

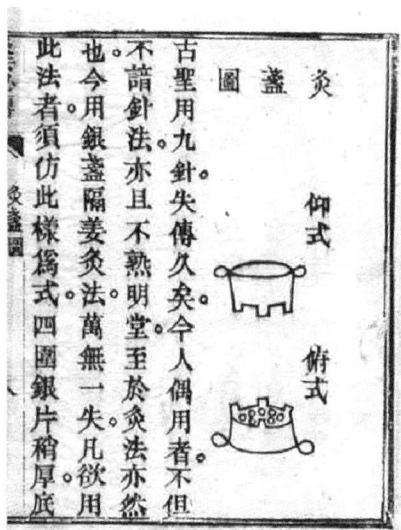

图 3-4-232　灸盏图

除针具之外，清光绪 9 年癸未刘氏刻本乐善堂藏本《灸法秘传》还载有灸具图 1 幅，图名为灸盏图（图 3-4-232），图绘俯式、仰式两种灸盏。图旁文字介绍为：古圣用九针，失传久矣。今人偶用者，不但不谙古法，亦且不熟名堂，至于灸法亦然也。今用银盏隔姜灸法，万无一失。凡欲用此法者，须仿此样式。

3.2.5　脏腑图

脏腑，是人体内部的器官的总称，包括：心、肝、脾、肺、肾为五脏，胃、胆、三焦、膀胱、大肠、小肠为六腑。脏腑图即用绘图形式表示五脏六腑的位置及形态。脏腑图分为脏腑图和内景图两种。

其中脏腑图包括：五脏图（肝、心、脾、肺、肾）、六腑图（胆、小肠、胃、大肠、膀胱、三焦）、五脏正面之图、五脏背面之图、十二经脏腑图、十二经脏腑表里图、欧希范五脏图、五脏总系于心图、梦分（日僧人）流脏腑图、气海膈膜图、阑门水谷泌别图。针灸古籍中的脏腑图像尤其是五脏图和六腑图，皆是附在相应的经络穴位图后面出现的，如手太阴肺经图与肺脏图（图 3-5-233）比邻。见《铜人图经徐氏针灸合刻》《针灸聚英》《针灸大成》《扁鹊针灸纂要》《针灸摘要》《针灸辑要》《铜人腧穴针灸图经》《新刊补注铜人腧穴针灸图经》《经络考》《循经考穴编》《改正内景五脏六腑经络图说》《人体经脉图》《凌门传授铜人指穴》《经穴纂要》《经脉图考》《经络穴位》《中西汇参铜人图说》和《脏腑经络指掌三卷附补遗一卷》。

内景图（图 3-5-277），又名"五脏六腑之图"、"脏腑之图"、"五脏六腑内系之图"、"脏腑内景之图"、"内景全图"、"改正内景之图"等，即古代人体内脏整体解剖图，反映古人对人体解剖、脏腑位置的认识水平，共 13 幅，见于《针灸聚英》《针灸大成》《罗遗编》《经络汇编》《循经考穴编》《经络歌诀》《经络歌》《改正内景五脏六腑经络图说》《经脉图考》《经络穴位》《经络穴道歌》《脏腑经络辑要》和《采艾编翼》。

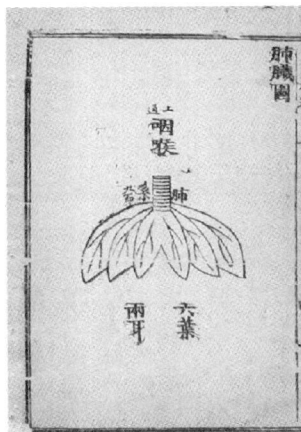

图 3-5-233　肺脏图

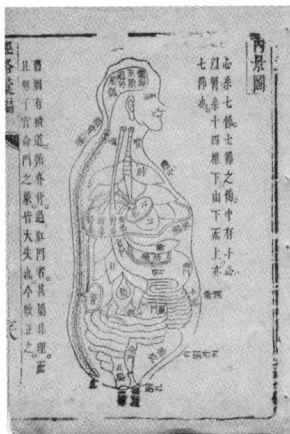

图 3-5-277　内景图

3.2.6　经穴图

经穴图在针灸古籍中最为多见,为针灸类古籍图像的特色图像,通常为十二经脉图,加督脉图、任脉图,共十四经脉及其具体穴位。经络图可分为全身经穴图、局部经穴图、铜人图三类。

3.2.6.1　全身经穴图

全身经穴图,即十四经脉图,计有手太阴肺经图(图 3-6-278)、手阳明大肠经图(图 3-6-279)、足阳明胃经图、足太阴脾经图、手少阴心经图、手太阳小肠经图、足太阳膀胱经图、足少阴肾经图、手厥阴心包络经图、手少阳三焦经图、足少阳胆经图、足厥阴肝经图、任脉图、督脉图,分别标明十四经脉完整的循行线路及穴位,包括:经穴合一图、经络图、穴位图三种。

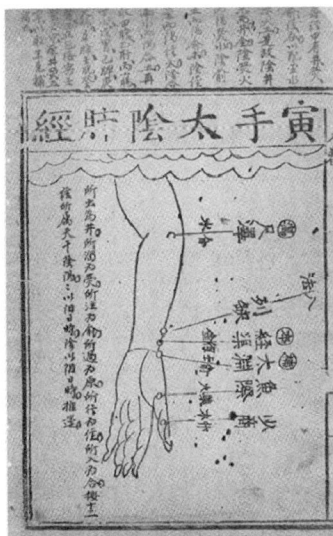

图 3-6-278　寅手太阴肺经

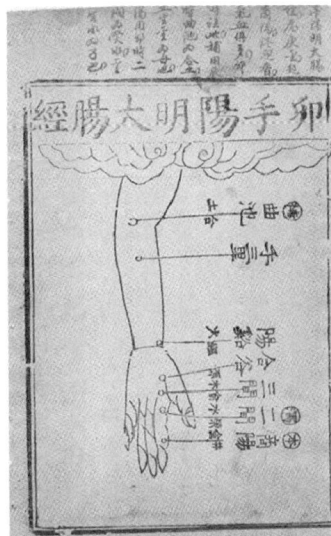

图 3-6-279　卯手阳明大肠经病

(1)经穴合一图:即经络和穴位绘在同一幅图上者,是针灸科中医古籍中图像数量最多的。《脏腑经络穴位铜人图》《针灸集书》《针灸聚英》《针灸大成》《刺灸心法要诀》《罗遗编》《针灸易学》《针灸逢源》《扁鹊针灸纂要》《针灸摘要》《针灸辑要》《铜人腧穴针灸图经》《新刊补注铜人腧穴针灸图经》《十四经发挥》《灵枢经脉翼》《经络考》《经络汇编》《经络图说》《经络穴法》《十四经发挥钞》《十四经穴便览》《经络歌诀》《人体经脉图》《经络发明》《凌门传授铜人指穴》《经穴汇解》《针灸内篇经络图歌》《经络穴位》《针灸穴道图》《十二经分寸歌》《脏腑经络指掌三卷附补遗一卷》《十二奇经循行图》《脏腑经络辑要》《奇经八脉图歌》《内经藏府经络穴名绘考》《采艾编翼》《传吾济世录》《（增图编撰）针灸医案》均有收载，为黑白墨线图。

《经络图说》《人体经脉图》《奇经八脉图歌》《传吾济世录》四书所载为彩图。

此部分图像包括十二经脉经络穴位图、奇经八脉经络穴位图，完整地绘出经脉循行，并在经脉上注明穴位。如手太阴肺经图，图示其循行，并用小黑点注明少商、鱼际、太渊、经渠、列缺、孔最、尺泽、侠白、天府、云门、中府 11 个穴位。

（2）经络图：即仅绘有经脉循行，却不标注穴位名称者。这类图像的数量远远少于经络穴位合一图和穴位图，见《针灸聚英》《经络汇编》《经络穴法》《内经脏腑经络穴名绘考》和《采艾编翼》。如明抄彩绘本《经络穴法》载手太阴肺经、手阳明大肠经、足阳明胃经、足太阴脾经、手太阳小肠之经、足太阳膀胱之经、足少阴肾之经、手少阳三焦之经、足少阳胆之经、足厥阴肝之经、督脉 11 幅经络图。图上仅用红线标出经络循行，并未标明穴位。

（3）穴位图：即腧穴定位图，又称"穴道图"，便于确定腧穴在人体的体表位置，其图像数量仅次于经络穴位合一图，分为十二经脉穴位图、正面穴道图和背面穴道图（图 3-6-707）。见《铜人针灸经七卷西方子明堂灸经》《铜人针灸经》《针灸资生经》《玉龙歌》《神应经》《铜人图经徐氏针灸合刻》《秘传常山杨敬斋先生针灸全书》《针灸大成》《传吾济世录》《刺灸心法要诀》《针灸易学》《针灸逢源》《针灸要法》《针灸集要》《凌门传授铜人指穴》《经穴纂要》《中西汇参铜人图说》《杨氏家传针灸图像》《脏腑经络指掌三卷附补遗一卷》《经络歌》《奇经八脉图歌》《新刊黄帝明堂灸经》《西方子明堂灸经》《采艾编翼》《灸法秘传》《太乙神针方》《太乙神针集解》《项氏耐庵延寿针治病穴道图》和《济世神针》。

这部分图像仅绘图示意穴位在人体的位置，无经脉循行。如《传吾济世录》载足三里(图 3-6-694)、曲池、内庭、合谷、委中、承山、太冲、环跳、昆仑、阳陵泉、通里、列缺 12 个穴位的定位图。

3.2.6.2　局部经穴图

局部经穴图，是指按人体不同部位标明经脉局部循行线路，通常包括：前头面颈穴总图（图 3-6-290）、后头项穴总图、胸腹图、脊背图、手膊臂外图、手膊臂内图、阴足总图（图 3-6-298）、阳足总图。主要见于《刺灸心法要诀》《罗遗编》《针灸辑要》《十四经发挥钞》《十四经穴便览》《经穴汇解》《针灸穴法》《经络穴法》《内经脏腑经络穴名绘图》《采艾编》《传吾济世录》《济世神针》。

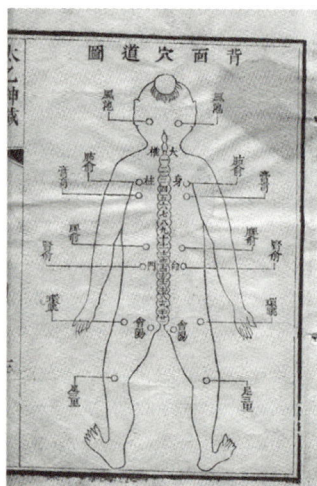

图 3-6-707　背面穴道图

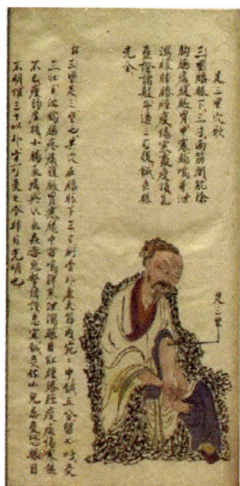

图 3-6-694　足三里穴图

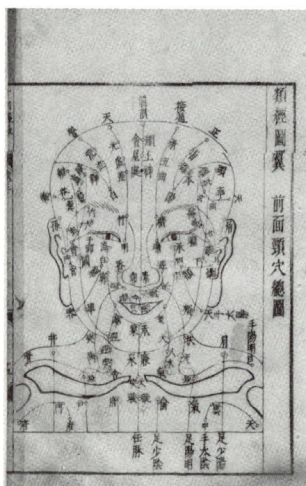

图 3-6-290　前头面颈穴总图

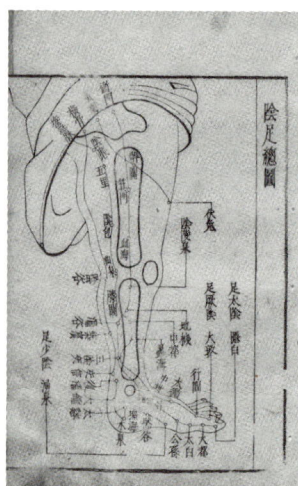

图 3-6-298　阴足总图

其中《经穴汇解》载头面总图、头中行二行三行之图、面总图、头项总图、手部总图、足部总图。

这类图像主要是将人体分成不同的部位，分画出这些部位的经络循行，并标出其上的穴位。

3.2.6.3　铜人图

铜人系指铜质制成的人体经穴模型，铜人图绘有人体十四经脉。明嘉靖 16 年丁酉陶师文刻本《针灸聚英四卷》载面铜人图（图 3-6-388）、背铜人、侧铜人。

3.2.7　理论图

理论图是用图像说明中医基础理论范畴的内容，包括子午流注图、禁忌图、胎产图、井荥输经合流注图。

《针灸大成》曰："子午流注者，谓刚柔相配，阴阳相合，气血循环，时穴开阖也"。子午流注图即用图像说明子午流注理论的相关内容。《针灸大成》《十四经发挥抄》载有手十指以应十日之图（图 3-8-770）、足十二经以应十二月图、五邪举心为例图、推足六十甲子日时穴开图例、八卦顺行图、灵龟八法、灵龟取法飞腾针图 7 幅。清嘉庆《针灸逢源》载阳子午流注图、阴子午流注图两幅。

尻神，是以九宫八卦为依据，按病人年龄推算人神所在部位，属古代针灸禁忌学说，常用绘图标明禁忌关系，属"人神禁忌"。历代医籍对其评论不休，但医籍中记载较多。清·孙广培《太乙神针集解》《针灸大成》绘有九部人神禁忌图（图 3-8-737），用绘图标明坤、震、巽、中宫、干、兑、艮、离、坎等九宫对应的人体部位，提示不同年龄有所禁忌。清康熙刻本《勉学堂针灸集成》载九宫尻神图、九宫图、每月诸神直日避忌旁通图、每月诸神值日避忌旁通图。清嘉庆《针灸逢源》载上中下本标本中气图、藏府应天本标中气图、太乙所在天忌图、九宫尻神图。《新刊铜人针灸经》载推尻神起例图、推二十部人参、九部人神禁忌图、推九部人神图。《铜人腧穴针灸图经》载针灸避忌之图。这部分图像记载了逐日人神所在不宜针灸歌、十二时人神歌、十二支日人神所在歌、九宫尻神歌等针灸禁忌歌诀，表明针灸学的禁忌学说，在身体某些部位施治时，参考针灸禁忌加以注意。

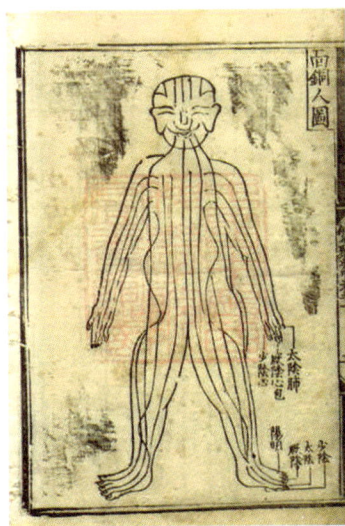

图 3-6-388　面铜人图

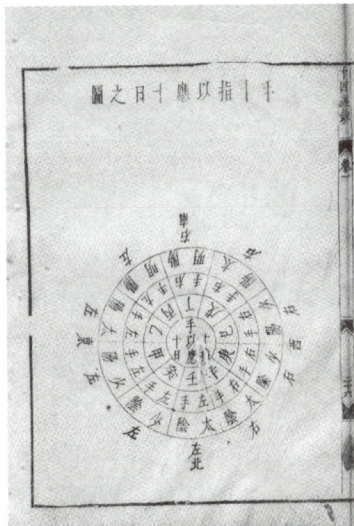

图 3-8-770　手十指以应十日之图

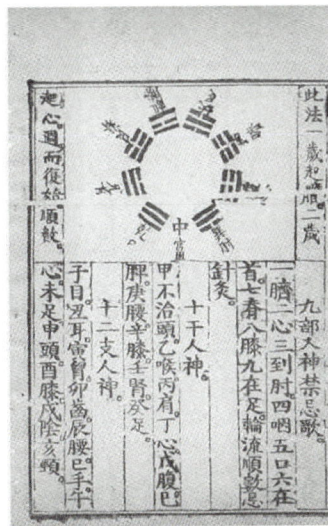

图 3-8-737　九部人神禁忌图

胎产图为妇科古籍图像的特色，在针灸类古籍中极少，《中西汇参铜人图说》载胎图、子宫图、孕四十日子宫图、二十日胚珠、二十一日胚、四十五日、六十日成形、四月胎胞图、解剖子管图、足月胎图（图 3-8-775）、全个子宫、破边子宫图。

除上述理论图外，针灸古籍中尚有一类特别的理论图，即针灸理论图，主要包括经脉起始图、脏腑表里图。《针灸辑要》载十二经起止图（图 3-8-762），《灵枢经脉翼》载手太阴肺起寅之图，《经络汇编》载十二经脏腑表里图、十二经脏腑图、足经起图、手经起始图，《十四经发挥》载手十指以应十日之图，

《脏腑经络辑要》载十二经起始图、十六络脉图。

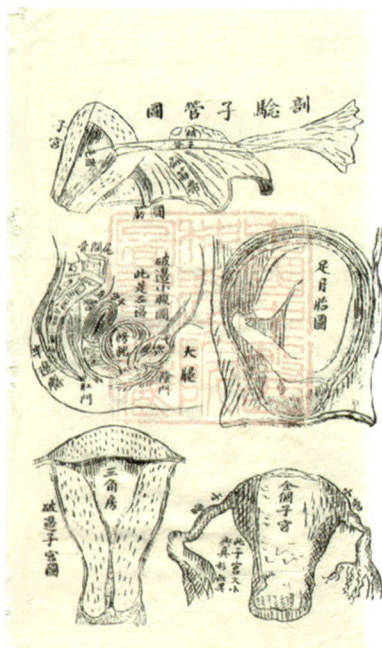

图 3-8-775　足月胎图

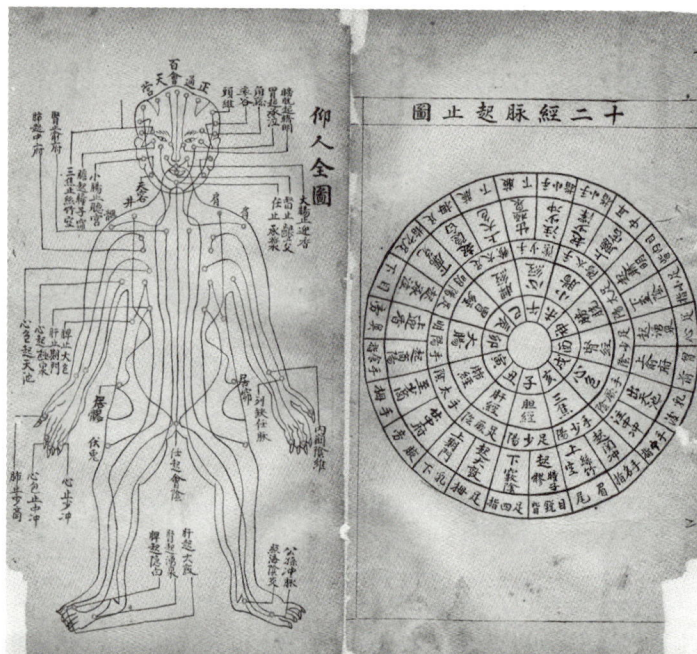

图 3-8-762　十二经起止图

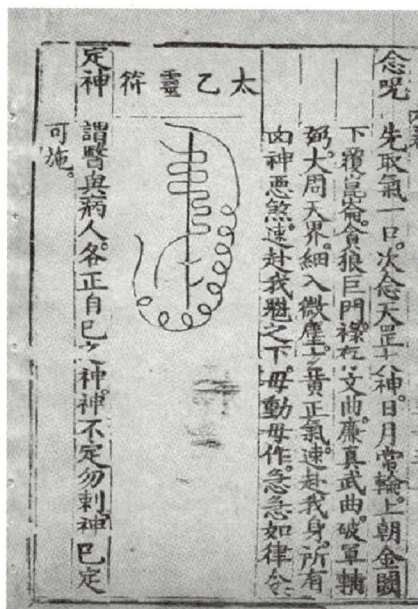

图 3-9-780　太乙灵符

3.2.8　符咒图

符咒图是特殊描绘的变形文字或图形，见于古代医书，用于心理暗示疗法。

针灸类图像中仅载有太乙灵符（图 3-9-780），《针灸大成》《针灸逢源》《针灸要法》《针灸摘要》均载。图旁文字示：定神。谓医与病人，各正自己之神。神不定勿刺，神已定可施。

3.3　特色图像

3.3.1　经络腧穴图

经络腧穴图是针灸类古籍中绘制的最基本图像，是学习针灸者结合文字资料最直接的直观形象，为理解文字资料提供了感官的基础，提高了人们对人体的经络与腧穴的关系、经脉循行的认识。这些图像从人体的不同角度对经络和腧穴进行了绘制，包括：①从人体正面进行绘制的"正面图"，如正人胸膺图、正人肚腹图、正人手太阴图、正人手厥阴图、正人手少阴图、正人足大阴图、正人足阳明图、正人头颈图、正人面部图等。②从人体的背面进行绘制的"伏人图"，如伏人背部图、伏人手阳明图、伏人足太阳图等。③从人体侧面进行绘制的"侧面图"，如侧胁图、侧人手阳明图、侧人足少阳图、侧人足少阴图等。④全面综合的经络腧穴总图，如前面颈穴总图、后头项穴总图、胸腹总图、侧胁肋总图。⑤体现经脉相互衔接关系的流注和起止的图像，如肺经流注图、大肠经流注图、心包经流注图、三焦经流注图、心经流注图、十四经起止图、经络要穴仰俯图、头中行二行三行图、头三行头侧耳上侧图、九宫图等。⑥铜人图：面铜人图、背铜人图、侧铜人图等。

3.3.2　取穴图

取穴在使用针灸治疗疾病的过程中尤为重要，怎样才能准确、简便地选取穴位，是针灸治疗疾病的关键。取穴图为此提供了有力的依据。针灸取穴图包括：①按身体部位取穴，如身部正面取穴图、头后部取穴图、身部背脊取穴图、足内踝取穴图、足外踝取穴图、覆掌取穴图、仰掌取穴图、侧手取穴图、虎口三关图等。②特殊腧穴取穴图，如取膏肓穴法图、崔氏四花穴。为了能更为精准地选取穴位，针灸古籍中还会有"尺寸图"：仰人尺寸图、伏人尺寸图、中指同身寸图、中指屈图、周身尺寸图、伏人骨度图。

3.3.3　子午流注图

子午流注，是针灸于辨证循经，按时取穴的操作规程方法。它是注重时间条件，以自然界周期现象，与人体气血周流的情况相配合的。在《灵枢》经脉篇和营气篇，以及《难经》中都有记载。南唐·何若愚《流注指微赋》，将子午流注的应用和方法，作了概括说明。元·窦汉卿《标幽赋》，内有"一日取六十六穴之法方见开阖，论其五行五脏查时日之旺衰"，由此可见子午流注到了元代已经成为一种独特的针刺方法，如明代的《针灸节要》《医学入门》《针灸大成》等书皆有论述。而《针灸大全》徐凤氏又推而广之着"子午流注逐日按时定穴歌诀"，学者多为习诵以便应用。可知子午流注法由来已久，是千百年来劳动人民所注重的一种高级的针灸疗法。

3.3.4　九针图

器具图记载了历代针具的形状、大小、尺寸，为后世针灸器具的制作和应用提供了有力的证据，如青龙针图、九针图。

九针，针具名，为九种针具的总称，出自《黄帝内经》，即镵针、员针、鍉针、锋针、铍针、员利针、毫针、长针和大针。《灵枢·官针》曰："九针之宜，各有所为；长短大小，各有所施也，不得其用，病弗能移。"其指出九针的形状、用途各异，据情选用，方可去病。九针是古代九种针形的统称。《灵枢·九针十二原》载："九针之名，各不同形。一曰镵针，长一寸六分。二曰员针，长一寸六分。三曰鍉针，长三寸半。四曰锋针，长一寸六分。五曰铍针，长四寸，广二寸半。六曰员利针，长一寸六分。七曰毫针，长三寸六分。八曰长针，长七寸。九曰大针，长四寸。"但《黄帝内经》未绘九针图形，至宋代《济生拔萃》方初绘九针图。见《针灸素难要旨》《针灸大成》《针灸重宝记》《针灸要法》《选针三要集》和《十四经发挥抄》。其形变化可以大致分成 3 个体系，如下图所示：

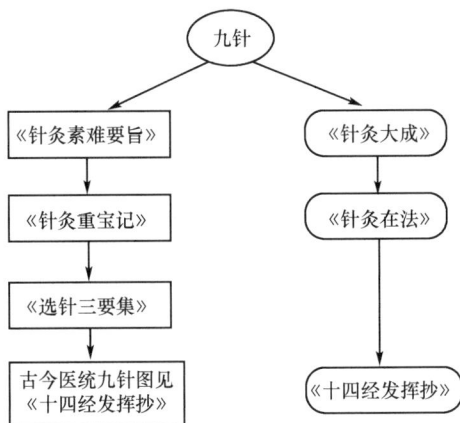

《针灸素难要旨》又名《针灸节要》《针灸要旨》，明·高武撰，刊于 1531 年。《针灸大成》由杨继洲原著、靳贤补辑重编，于明万历二十九年（1601）刊行。两者所绘针具差别甚大。《针灸大成》的成书时间晚于《针灸素难要旨》，《刺络篇》为日·荻元虬子元撰，其成书不早于日·宽正四年，即公元 1792 年。因此推测《针灸素难要旨》所绘针具之形状更早。

3.3.5 膏肓——唯一被单独绘制取穴法的腧穴 ①

膏肓作为病证名、人体部位名，又作为腧穴名被记述，资料丰富。膏肓作为病名首见《左传》。在中医典籍中，膏肓是唯一被系统论述和绘制的腧穴，取穴方法多达 13 种。其中孙思邈的《备急千金要方》首次系统论述了膏肓的取穴方法、治疗范围和治疗方法。

历代论述膏肓取穴法的文字资料颇丰，绘制取穴图的有《针灸大成》（明·杨继洲）、《针灸要法》（佚名）、《针灸摘要》（佚名）、《针灸拾录》（佚名）、《铜人腧穴针灸图经》（宋·王惟一）、《经络考》（明·张三锡）和《灸膏肓俞穴法》（宋·庄绰）等 8 种著作。

宋·王惟一（987—1067）在《铜人腧穴针灸图经》中绘制的取膏肓穴法即钩股取穴图法是现存最早的绘制膏肓取穴法图像。明·张三锡将其收录至《经络考》一书中。北宋医家庄绰（约 1079—1149），首次系统梳理了膏肓资料，图文并茂，编撰成《灸膏肓俞穴法》，是现存最早最系统的单腧穴考证专著。该书记录了唐宋时期孙思邈、王惟一、石藏用、叶元善、潘琪及僧仲等六位医家取膏肓俞的钩股取穴法、钩股按穴取平法、正坐伸臂法、揣骨定穴高下法、参验求穴法、石用之取穴别法、叶潘等取穴别法、叶元善取穴法、叶元善卧灸法图、潘琪仰手曲肘取穴法、僧仲闻取穴前法、僧仲闻取穴后法、定穴相去远近法等 13 种方法，图文并茂，为后世系统研究提供宝贵的资料。

明·杨继洲《针灸大成》中膏肓穴图是与四花穴（膈俞和胆俞）一同绘制的。《针灸要法》《针灸摘要》和《针灸拾录》中膏肓穴取穴法图像与《针灸大成》相似，图像在穴位标注、头饰、发髻、服装和身形等方面几乎完全一致。并且，此三书皆为清代抄本，作者皆佚名，所以这三本书的图像应来自《针灸大成》。

勾股取穴法能简便准确地定位膏肓穴，被绘制最多。取穴方法如下，第五脊椎中心至膏肓为 3 寸，第五脊椎至第七脊椎为 4 寸，第七脊椎至膏肓斜量向上 5 寸，完全符合勾股定理。即直角三角形两直角边的平方和等于斜边的平方。如果用 a、b 和 c 分别表示直角三角形的两直角边和斜边，那么 $a^2+b^2=c^2$。

3.3.6 灸法图

灸法的起源可以追溯到远古时期，它和中医、中药、针灸、按摩、导引等疗法可能是同时出现的。灸法图包括骑竹马灸法图、崔氏四花穴灸法图和灸心气图。由于灸法主要以使用点燃的艾叶为治疗手段，善治寒证，所以灸法来源于天寒地冻的北方。《素问·异法方宜论》记载："北方者，天地所闭藏之域也。其地高陵居，风寒冰冽，其民乐野处而乳食。藏寒生满病，其治宜灸。故灸焫者，亦从北方来。"这段记载说明灸法的发现同寒冷环境的生活习惯关系密切。相传晋代医学家、化学家、炼丹家葛洪的妻子鲍姑因擅长用艾线灸法在广东南海一带专治赘瘤和赘疣而闻名，岭南一带的人称之为"鲍仙姑"。宋·闻人耆老撰《备急灸法》载有用灸法治疗肠痈、疔疮、皮肤中毒风、卒暴心痛、精魅鬼神所淫、夜魇不寤、卒忤死法、自缢、急喉痹、鼻衄、妇人难产、治腰痛甚至不可抬举者等 12 幅图。这些图是对孙思邈治肠痈；黄帝、岐伯、孙思邈治疗疔疮；张文仲、孙思邈、姚和众治疗皮肤中毒风；甄权治卒暴心痛；华佗治精魅鬼神所淫；葛洪、陶弘景、孙思邈治夜魇不寤；扁鹊、孙思邈治卒忤死法；太仓公、孙思邈救自缢；孙思邈、甄权治急喉痹；徐文伯治鼻衄；张文仲治妇人难产等历代有效方法的总结，又通过绘画展示了灸治穴位的准确定位方式，令读者一目了然，熟记于胸。

---

①刘学春.膏肓图文考.中外医学研究.2012，10（5）：150

3.3.6.1　骑竹马灸法图

骑竹马灸法图属取穴方法图，因文字说明又较难理解，需要借助绘图说明以准确取穴。例如，《铜人图经徐氏针灸合刻》《针灸大成》和《针灸拾录》中的"骑竹马灸图"。骑竹马灸法，"治一切疮疡，即用此法，无有不愈。其法令病人以肘凭几，竖臂腕要直，用蔑一条自臂腕中曲处横纹，男左女右，贴肉量起，直至中指尖尽处截断为则，不量指甲。却用竹杠一条，令病人脱衣，正身骑定，前后用两人扛起，令病者脚不着地，又令二人扶之，勿令伛偻。却将前所量臂蔑，从竹杠坐处，尾骶骨尽处，直贴脊背，量至蔑尽处为则，用墨笔点定，此只是取中，非灸穴也。却用薄蔑作则子，量病人中指节，相去两横纹为则，男左女右，截为一则，就前所点记处两边，各量一则，尽处即是灸穴"。如果没有绘图辅助说明，此段文字不容易理解，很难准确找到治疗部位。

3.3.6.2　崔氏四花穴灸法图

崔氏四花穴，又称"正四花穴"、"经门四花"，记载于多种古代医籍中。其图见于《铜人图经徐氏针灸合刻》《铜人腧穴针灸图经》和《经络考》。

3.3.6.3　灸心气图

取灸心气法，先将长草一条，比男左女右手掌内大拇指根横纹量起。至甲内止，以墨点记；次比盐指、中指、四指、小指五指皆比如前法；再加同身寸一寸点定，别用秆草一条，与前所量草般齐，至再加一寸墨上，共结一磊；却令病人正坐，脱去衣，以草分开，加于颈上，以指按定，磊于天突骨上，两边垂向背后，以两条草取般齐，垂下脊中尽处是穴，灸七壮效。其图见《凌门传授铜人指穴》。

3.3.7　针法图

针法图，是针刺时醒针的手法，包括：捻针之图、打针之图和管针之图。见《针灸重宝记》。对于针刺补泻方法更有实际操作方法，如《玉龙歌》针补泻法图，"男人大指往前是补"即逆时针捻针法；"大指退是泻"即顺时针捻针法。

刺法是针灸治疗学治疗方法之一。针灸类古籍图像中有：少商穴刺法和刺络方血法，见《全身百穴歌》和《刺络篇》。

《凌门传授铜人指穴》还有回阳九针图、秋夫疗鬼疗十三针之格、天星穴法之形。

3.3.7.1　回阳九针图

回阳九针穴是治疗阳气脱绝的九种主要穴位，为临床急救常用的有效穴位，用于治疗晕厥、肢冷脉伏、阳虚欲脱时施术可回阳救逆挽救生命，即哑门、劳宫、三阴交、涌泉、太溪、中脘、环跳、（足）三里、合谷。有歌诀为：哑门劳宫三阴交，涌泉太溪中脘接，环跳三里合谷并，此是回阳九针穴。

回阳九针图出《凌门传授铜人指穴》。《凌门传授铜人指穴》所绘回阳九针图，绘画技巧娴熟、细腻，哑门、中脘、劳宫、合谷、环跳、足三里、太溪、三阴交、涌泉等九个穴位皆用朱点标示。《中西汇参铜人图说》一书中的回阳九针图其来源当是《凌门传授铜人指穴》。

3.3.7.2　秋夫疗鬼十三针之格图

秋夫疗鬼疗十三针之格图出《凌门传授铜人指穴》。《南史·张融传》有"秋夫疗鬼"的记载。在《备急千金要方》《流注指微赋》等中也记载了"秋夫疗鬼而获效"的故事，并称这十三个穴为"秋夫疗鬼十三针"。

南北朝时代（420～589年）。以医学立业的徐氏家族，颇有传奇色彩。据史料记载，其创始人徐熙为南朝宋濮阳太守，素好黄老之学，隐于绍兴城南会稽山最高峰。他开始精心研读《扁鹊镜经》一卷，修得高超医术，名震海内。从此，徐家名医辈出，先后诞生了徐熙、徐道度、徐文伯、徐嗣伯、徐之才等七代十二位名医，均精通医术，擅长针灸。

3.3.8　骨度图

骨度是用于中医针灸取穴的方法之一，临床医生可以根据骨度确定穴位的位置。《黄帝内经·骨度篇》对其进行了详细的描述。现存针灸类古籍中，骨度图最早见于明嘉靖 16 年丁酉（1537）陶师文刻本《针灸聚英发挥》，该图明示伏人骨度"项发以下至背骨二寸半、膂骨至尾骶主三尺节长。肩至肘，长一尺七寸。肘至腕，长一尺二寸半。腕至中指本节，长四寸。足长一尺二寸"。元·滑寿（伯仁、撄宁生）原撰，日谷村玄仙编《十四经发挥抄》[日本万治 2 年己亥（1659）吉野屋权兵卫刻本] 十卷，清·汪昂（讱庵）撰《改正内景五脏六腑经络图说》，清·仲山氏编《经络穴位》[清光绪 5 年己卯（1879）抄本]，《循经考穴编》（1916，清康熙抄本），《脏腑经络辑要》（1911，抄本），《针灸辑要》（1911，抄本）。其中《针灸辑要》一书中骨度图为李士材所绘。李士材（1588—1655）是明末著名医学家，而最早的脏腑图见于 1537 年刊行的《针灸聚英发挥》。另外李士材的仰人骨度部位图和伏人骨度部位图与清·仲山氏编《考正穴法》[1879，清光绪 5 年己卯（1879）抄本] 一致。《考正穴法》骨度图当为李士材所绘骨度图。李士材所绘骨度图明示身体的部位：颅、颧、颐、角、耳门、颈、喉结、缺盆等与其他骨度图不同。

3.4　小结

图像的存在使文字表述更丰富多彩，容易理解、接受和应用。针灸类中医古籍的图像最早见于《铜人针灸经　西方子明堂灸经》。后世医书的图像基本继承了该书的绘图特点并且以经络图最多，其次为脏腑图、疾病图、骨度图等。墨线图多于彩绘图。根据针灸类中医古籍图像内容，可以分为以下九类：疾病图、诊断图、医疗图、器具图、脏腑图、经穴图、部位图、理论图、符咒图。

经络穴位图在针灸古籍中最为多见，通常为十二经脉图，加督脉图、任脉图，共十四经脉及其具体穴位。经络图可分为全身经络穴位图、局部经穴位络图、铜人图三类。最早见于《铜人针灸经》。

脏腑，是人体内部的器官的总称，包括：心、肝、脾、肺、肾为五脏，胃、胆、三焦、膀胱、大肠、小肠为六腑。脏腑图包括：五脏图、六腑图。其常与经脉图相携出现，并附着于相应经脉图之后。首见《铜人图经徐氏针灸合刻》，绘画方式简单形象。随着医学的发展、西方解剖医学的传入，以《中西汇参铜人图说》中脏腑图像为代表，其脏腑图的绘制更加精细、更接近现代解剖图。内景图，首见于《针灸聚英》，经多次改正，尤以李士材改正内景之图，使其理论系统更加完善。

经络图和脏腑图在针灸类中医古籍中占有大量的篇幅。究其原因在于明示针灸的经络、穴位、脏腑的形态。并且经络图常常是与脏腑图同时出现的，阐明了两者的表里关系。经络穴位图位于人体表面，绘图有简有繁，在于使得医学者能直观的感受到其存在，结合文字明确定位，以指导临床应用。

根据所收集到的针灸类中医古籍图像结合临床，研究发现针灸科所治疗的疾病在治疗痛证（如卒生翳涉痛、头痛脑痛、头痛连齿等）、眼科疾病（如内障虚眼及中寒多泪、倒睫等）、内科病（如咳嗽、远年咳嗽不愈、痰喘年年宣发、心腹诸病、痞积、积聚痞块法、五淋、尿床法、五脏热极身体热脉弦、骨蒸劳瘵、治虚劳等）、中风偏瘫（如中风足麻痹痿弱不觉、治风痹不能语、偏隧痛）、传染病（如疗霍乱神秘起死法、疗虐病医不能救者、治虐法、治一切虐）、妇科的赤白带下等证疗效显著。其并被后世医书广为传抄。

散在于针灸科中医古籍中的儿科疾病诊治理论图，如虎口察色按脉图、十三指形图、惊风握拳图和按摩手法图等。儿科诊治图的出现为儿科推拿学的发展奠定了基础，为后世推拿学的继承和发展提供了丰富资料。

3.5　图录

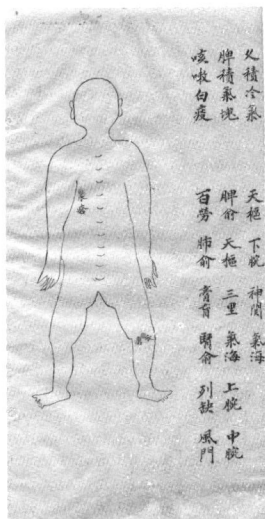

图 3-1-1　疔疮部位图

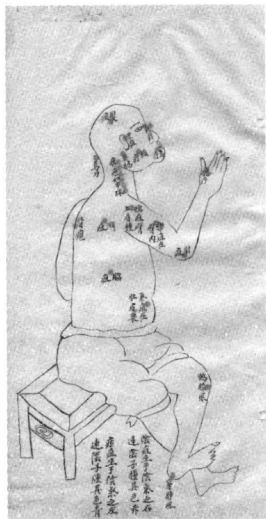

图 3-1-2　侧人疽生部位图

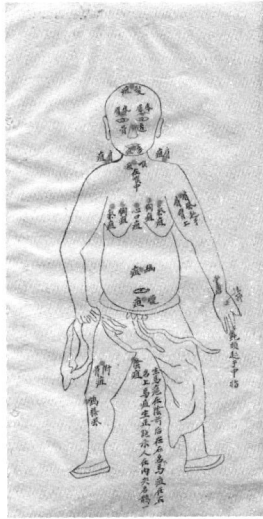

图 3-1-3　正人疽生部位图

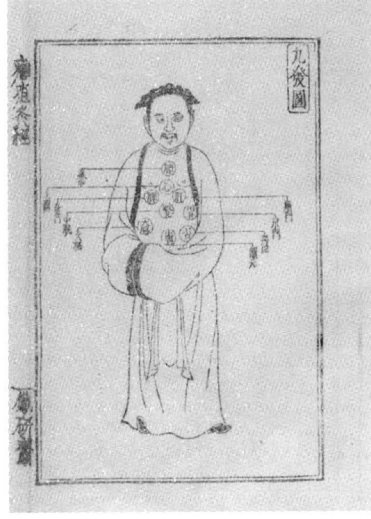

图 3-1-4　九发图

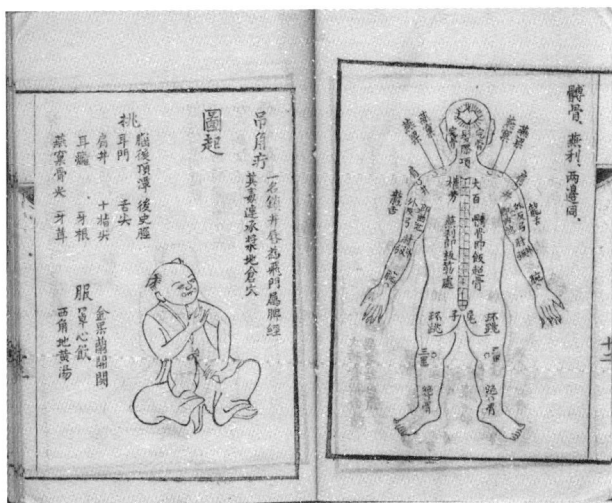

图 3-1-5　吊角疗

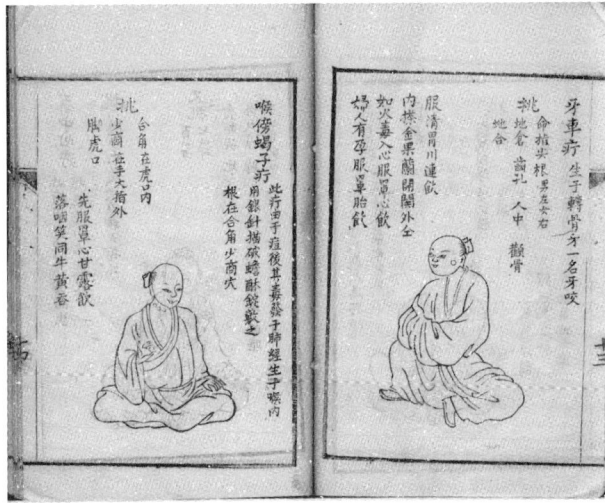

图 3-1-6　牙车疗　图 3-1-7　喉旁蝎子疗

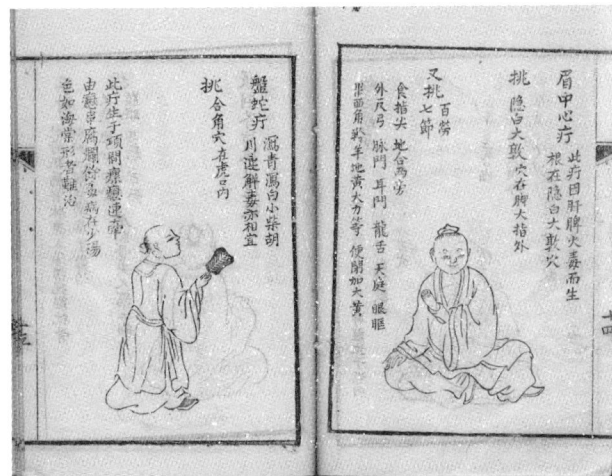

图 3-1-8　眉中心疗　图 3-1-9　盘蛇疗

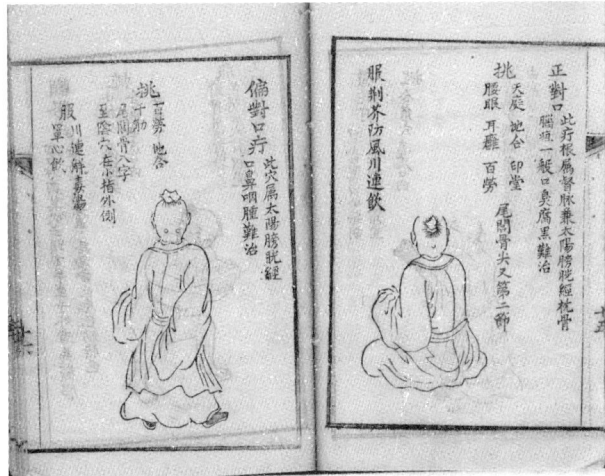

图 3-1-10　正对口－疗图　图 3-1-11　偏对口疗

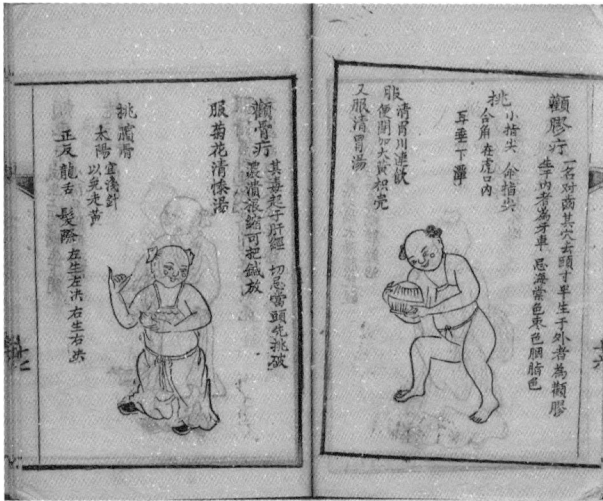

图 3-1-12　颧髎疔　　　图 3-1-13　颧骨疔

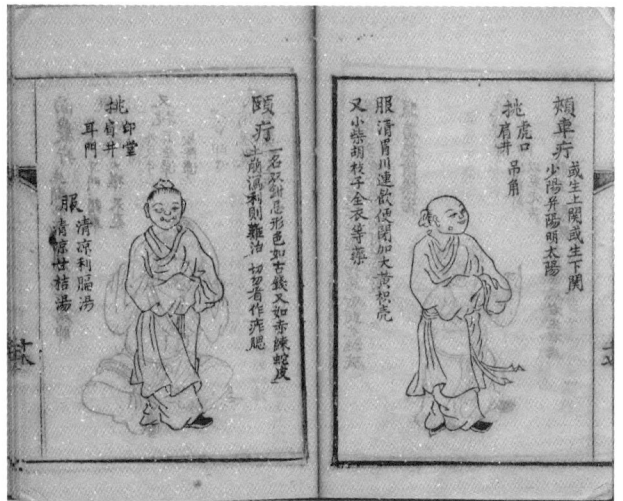

图 3-1-14　颊车疔　　　图 3-1-15　颐疔

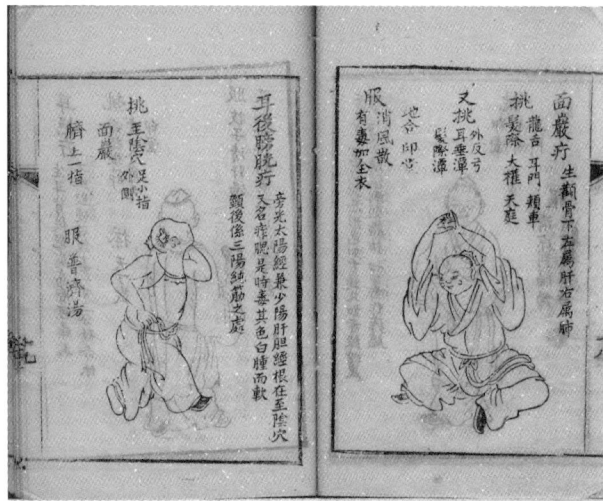

图 3-1-16　面岩疔　图 3-1-17　耳后膀胱疔

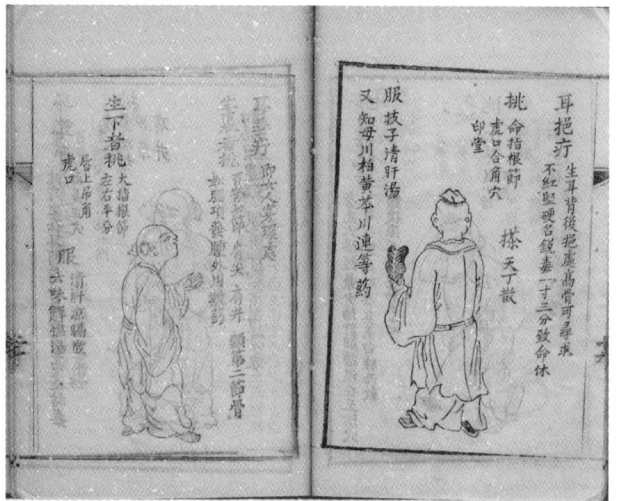

图 3-1-18　耳挺疔　图 3-1-19　耳垂疔

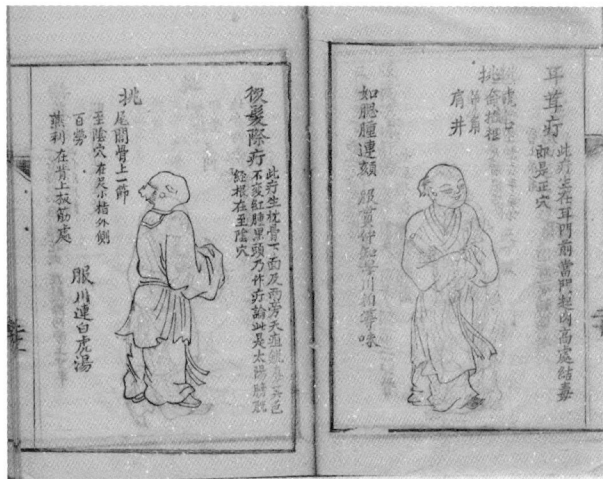

图 3-1-20　耳茸疔　图 3-1-21　后发际疔

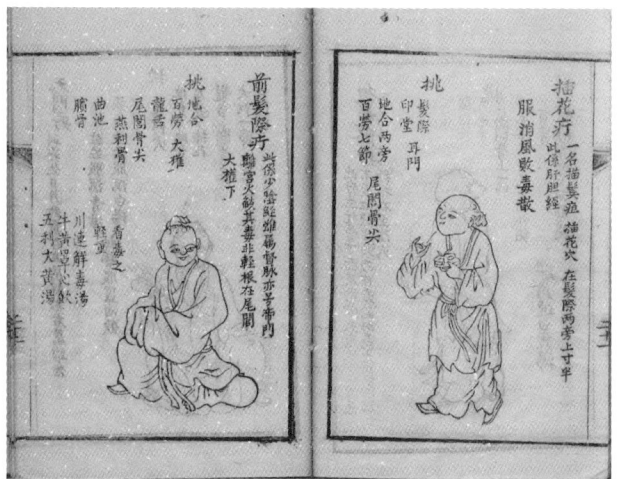

图 3-1-22　插花疔　图 3-1-23　前发际疔

天门疗　此疗生月两角在五属肝水右属肺金
生左眼漏青涕
生右眼漏白涕　神昏服罩心散

挑
　地仓　地合
　龙井　两颊
　龙舌　柿花
　尾子骨尖
　海底穴　上四眼
　天门

服　又西角双鲜汤

鼻环疗　此疗生在笑靥中内紫牙咬外攻鼻身

挑　大椎又下四节

服　滋明草志二方发解老
　两颊

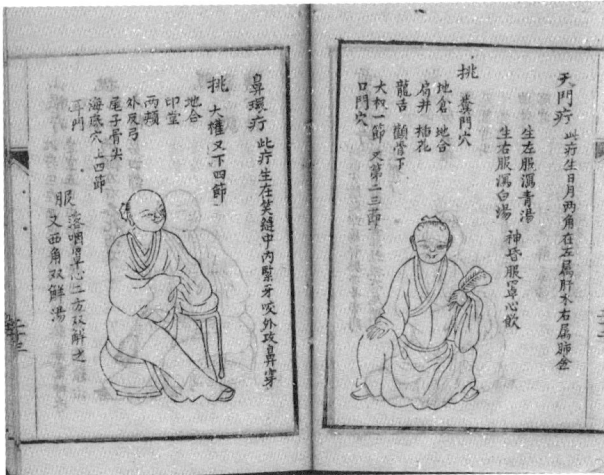

图 3-1-24　天门疗　　图 3-1-25　鼻环疗

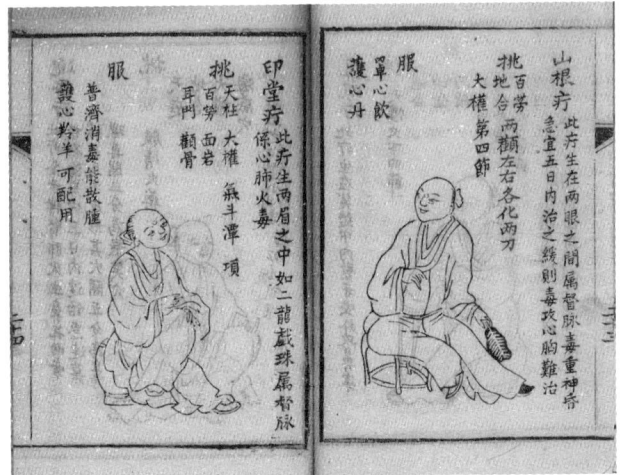

山根疗　此疗生在两眼之间属肾脉　毒重神昏
意至五日内治之线则毒攻心胸难治

挑地合　两颊左右各化两刀
大椎第四节

服
　单心饮
　护心丹

印堂疗　此疗生两眉之中　如二龙戏珠属督脉
条心肺火毒

挑　天柱　大椎　无斗潭　项

挑　百劳　面右　耳门　颧骨

服　普济消毒散能除故腹
　粪清粉羊　可配用

图 3-1-26　山根疗　　图 3-1-27　印堂疗

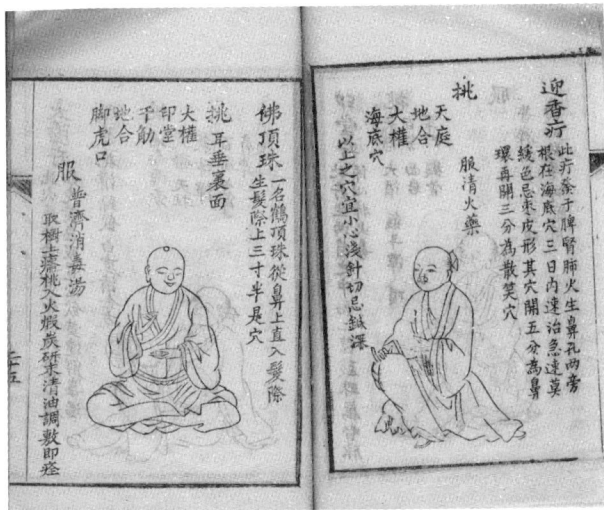

佛顶珠　一名鹤顶珠　从鼻上直入发际

挑
　大椎　印堂
　下勋
　地仓　脚勋
　脚虎口

服　普济消毒汤
　取树上薏桃火煅炭研末清油调敷即痊

迎香疗　此疗亲于脾肾肺火　生鼻孔两旁
　绿色忌求　成形三日内速治急速莫
　环再开三分为散笑穴

挑
　天庭　地合
　根在海底穴
　大椎
　海底穴

以上之穴宜小心浅针切忌钱淫

图 3-1-28　迎香疗　　图 3-1-29　佛顶珠

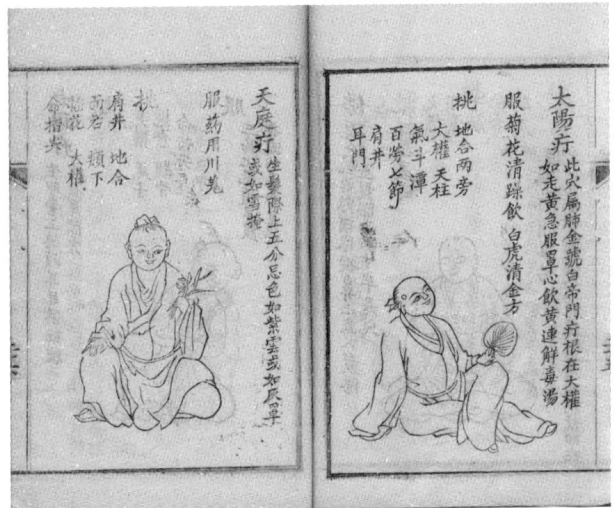

天庭疗　生发际上五分思色如紫黑或加麻草
其穴开五分为鼻

挑
　命指尖
　府井
　柿花
　肩右
　大椎

服药用川芎

太阳疗　此穴属肺金虢白帝门疗根在大椎
如走黄急服草尼饮黄连解毒汤
服菊花清踪饮　白虎清金方

挑
　地合两旁
　大椎　天柱
　百劳　气斗潭
　肩右　大椎
　耳门

图 3-1-30　太阳疗　　图 3-1-31　天庭疗

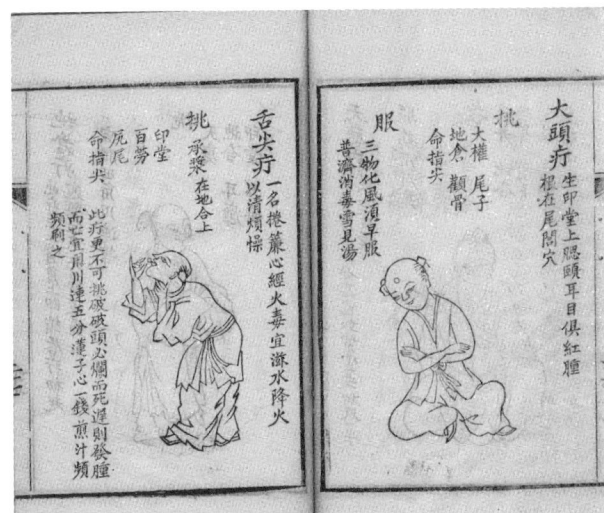

舌尖疗　一名捲薕心经火毒宜源水降火
此疗更不可挑破破头尖烂而死退则毒腫
两宜宜用川连五分莲子心一钱煎汁频
　频刷之

挑　承浆　在地合上

印堂
　百劳
　尾尾
　命指尖

大头疗　生印堂上属头颈耳目俱红肿
　根在尾闾穴

挑
　大椎　尾子
　地仓　颧骨
　命指尖

服　三物化风消早服
　普济消毒汤宜见汤

图 3-1-32　大头疗　　图 3-1-33　舌尖疗

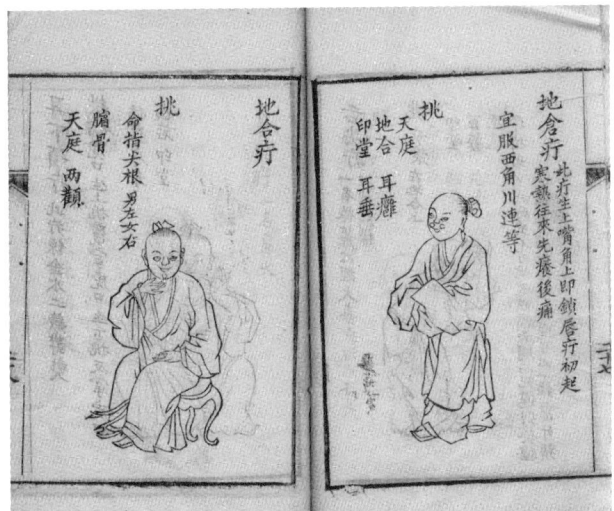

地合疗　此疗生上唇角上即锁唇疗初起
　宜服西角川连等　实热往来先痒后痛

挑
　天庭　地合　印堂
　耳晕　耳垂

地仓疗
　命指尖根　男左女右
　膈骨
　天庭　两颊

挑
　命指尖
　膈骨

图 3-1-34　地仓疗　　图 3-1-35　地合疗

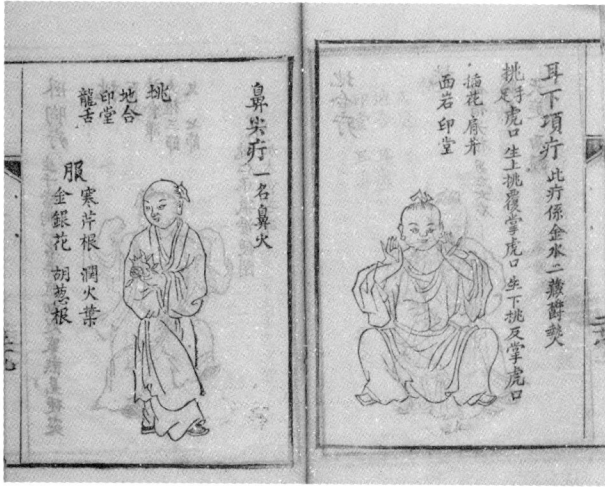

图 3-1-36　耳下项疔　图 3-1-37　鼻尖疔

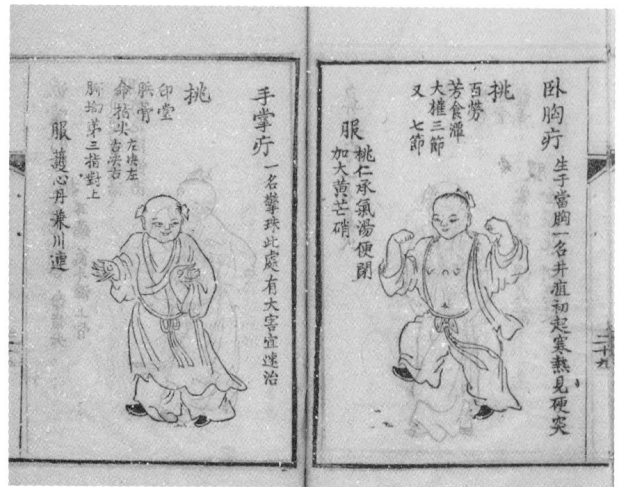

图 3-1-38　卧胸疔　图 3-1-39　手掌疔

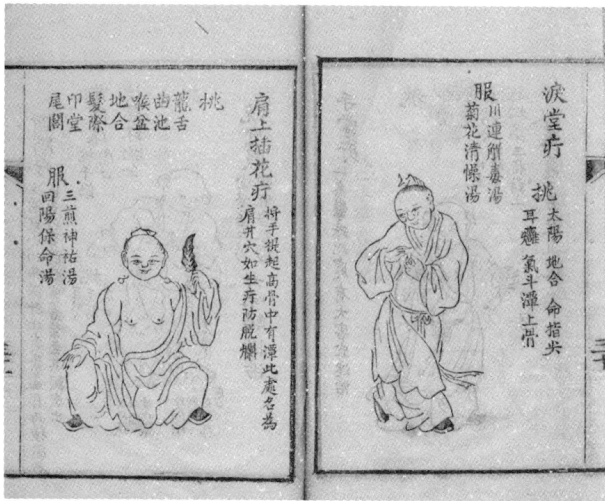

图 3-1-40　泪堂疔　图 3-1-41　肩上插花疔

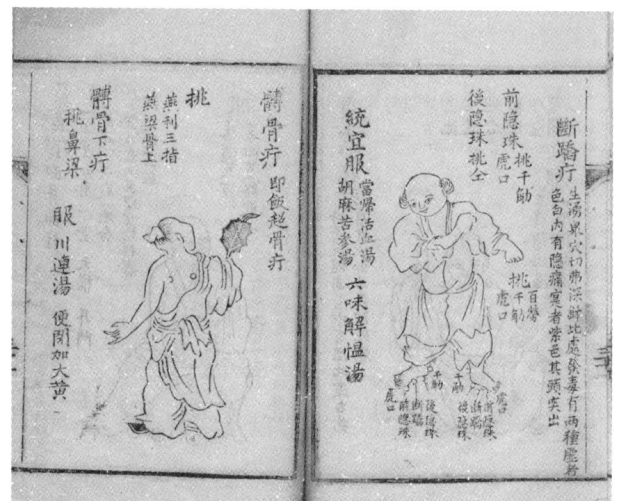

图 3-1-42　断哮疔　图 3-1-43　髀骨疔

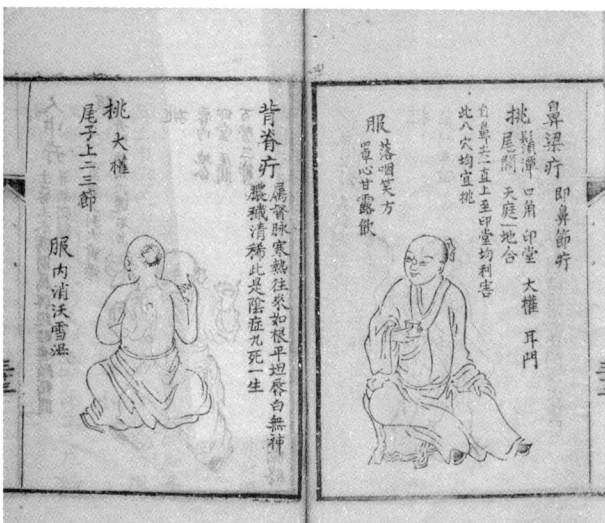

图 3-1-44　鼻梁疔　图 3-1-45　背脊疔

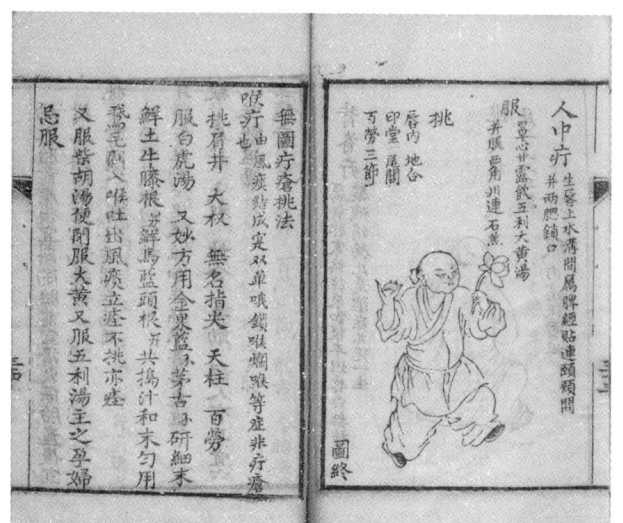

图 3-1-46　人中疔

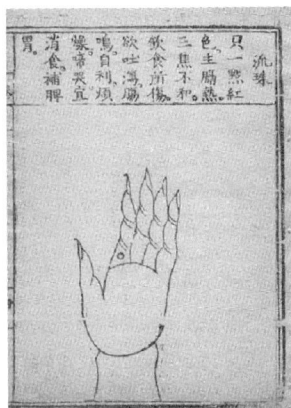

图 3-1-47　流珠

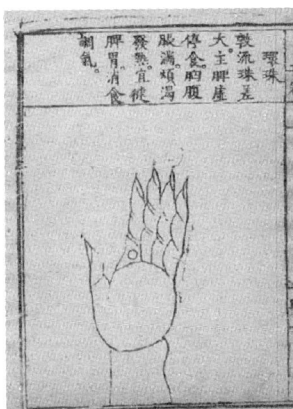

图 3-1-48　环珠

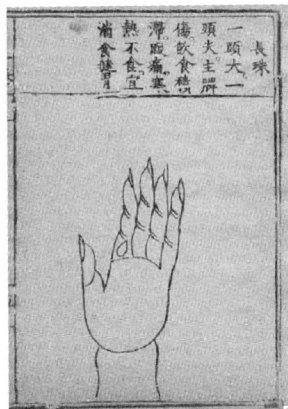

图 3-1-49　长珠

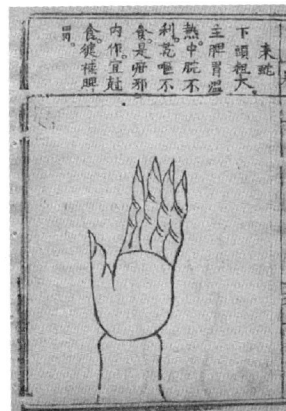

图 3-1-50　来蛇

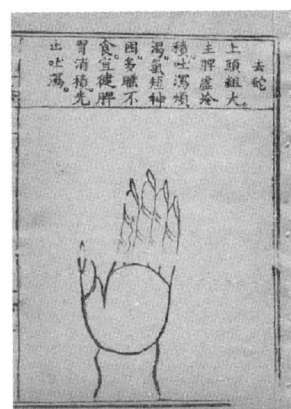

图 3-1-51　去蛇

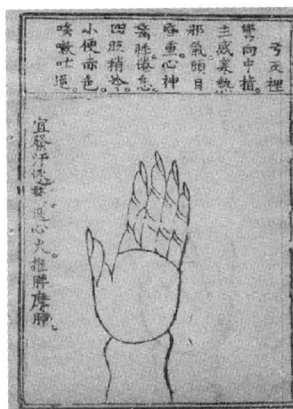

图 3-1-52　弓反里弯向中指

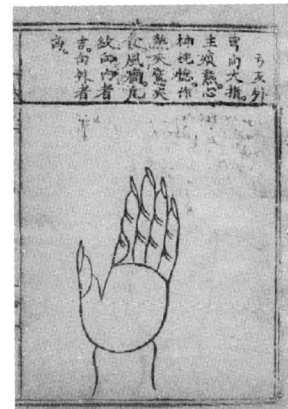

图 3-1-53　弓反外弯向大指

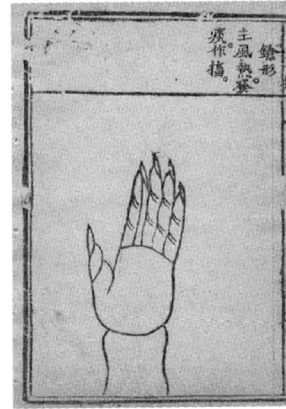

图 3-1-54　枪形

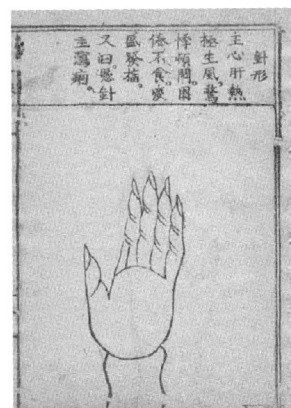

图 3-1-55　针形

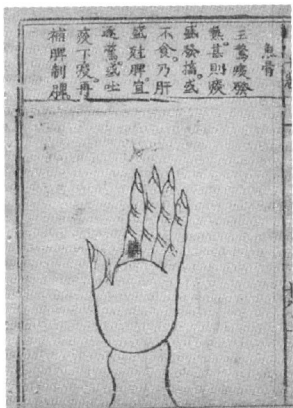

图 3-1-56　鱼骨

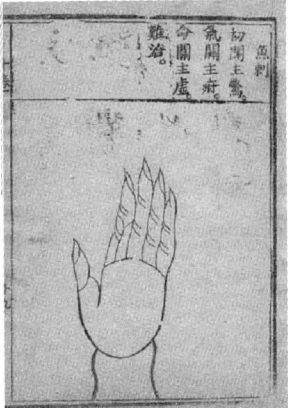

图 3-1-57　鱼刺

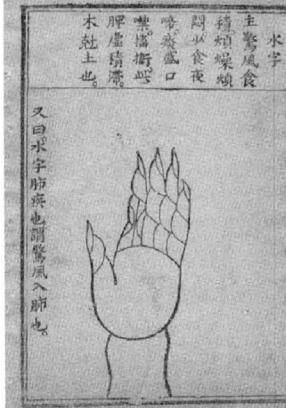

图 3-1-58　水字

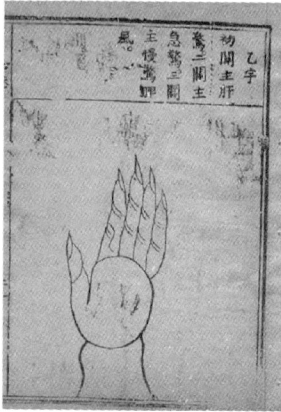

图 3-1-59　乙字

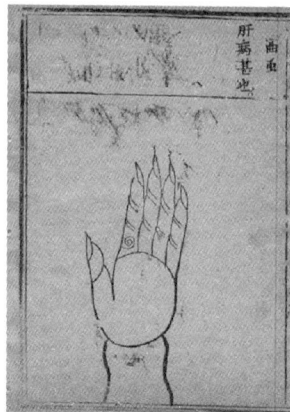

图 3-1-60　曲虫

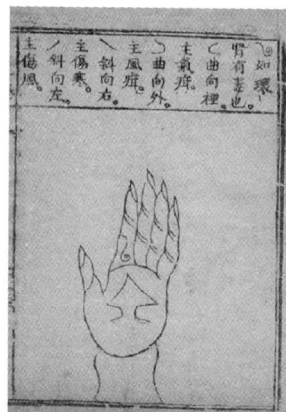

图 3-1-61　如环

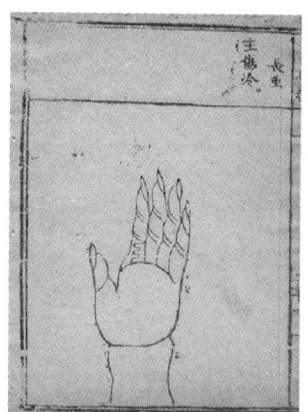

图 3-1-62　长虫

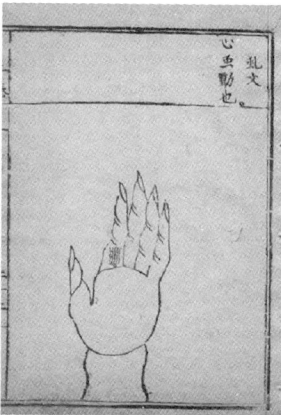

图 3-1-63　虬文

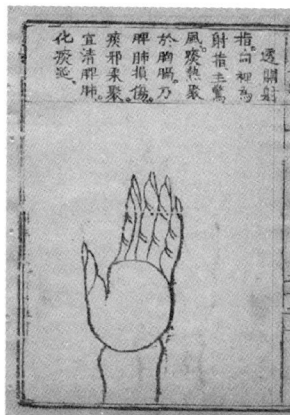

图 3-1-64　透关射指

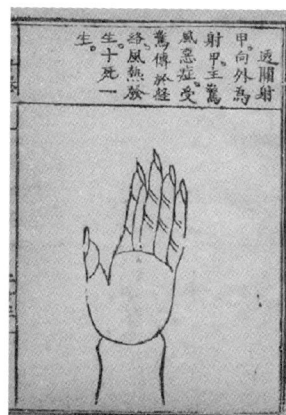

图 3-1-65　透关射甲

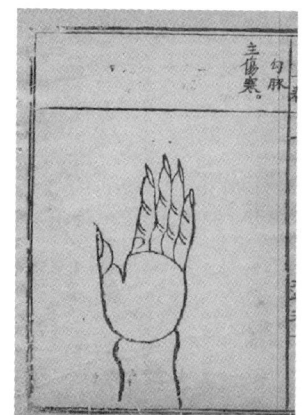

图 3-1-66　勾脉

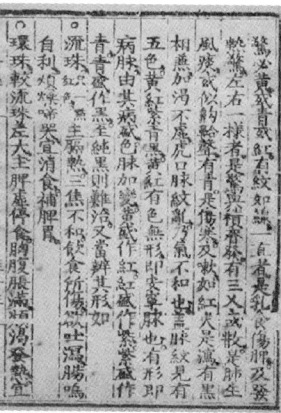

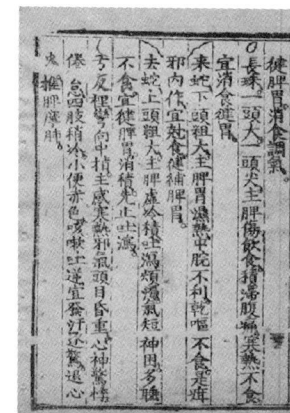

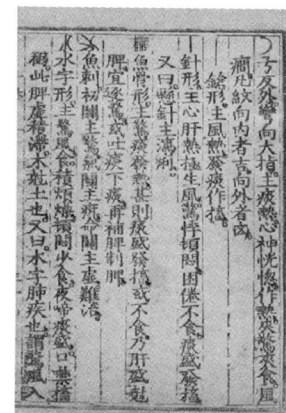

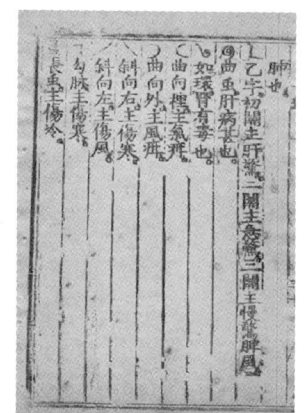

图 3-1-67　流珠
图 3-1-68　环珠

图 3-1-69　长珠
图 3-1-70　来蛇
图 3-1-71　去蛇
图 3-1-72　弓反里弯向中指

图 3-1-73　弓反外弯向大指
图 3-1-74　枪形
图 3-1-75　针形
图 3-1-76　鱼骨形
图 3-1-77　鱼刺
图 3-1-78　水字形

图 3-1-79　乙字
图 3-1-80　曲虫
图 3-1-81　如环
图 3-1-82　曲向里
图 3-1-83　曲向外
图 3-1-84　斜向右
图 3-1-85　斜向左
图 3-1-86　勾脉
图 3-1-87　长虫

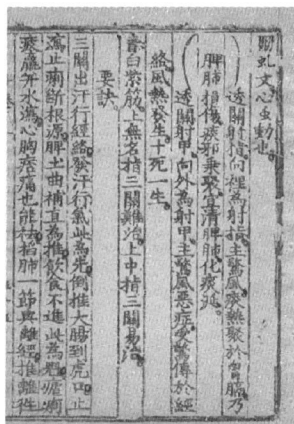

图 3-1-88　透关射指
图 3-1-89　透关射甲

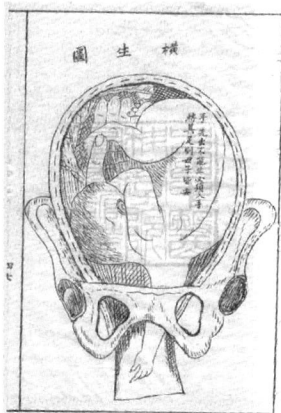

图 3-1-90　横生图

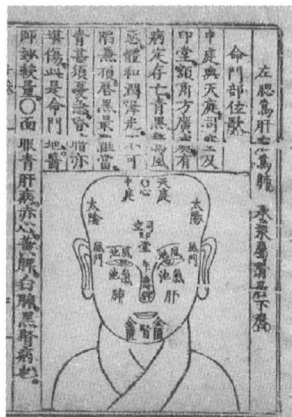

图 3-2-91　面部五位图

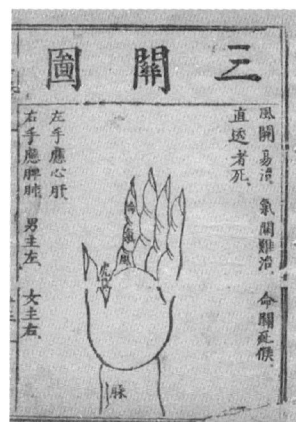

图 3-2-92　三关图

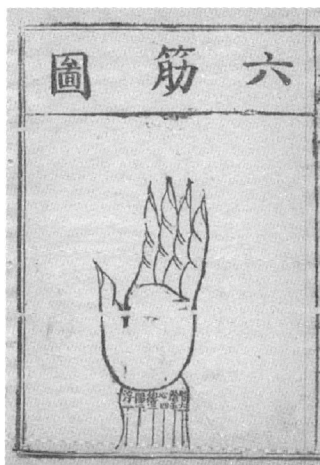

图 3-2-93　六筋图

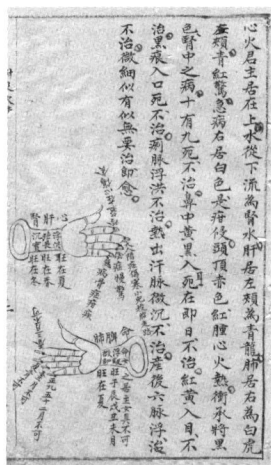

图 3-2-94　三关分脏腑脉图

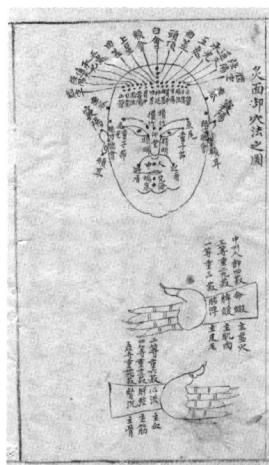

图 3-2-95　三部诊候图

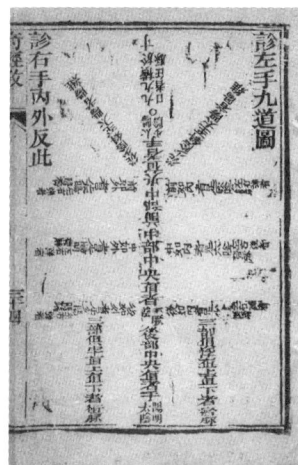

图 3-2-96　诊左手九道图

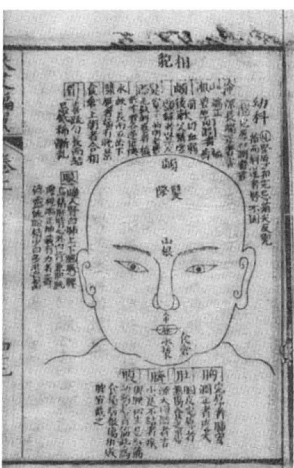

图 3-2-97　面部五位图

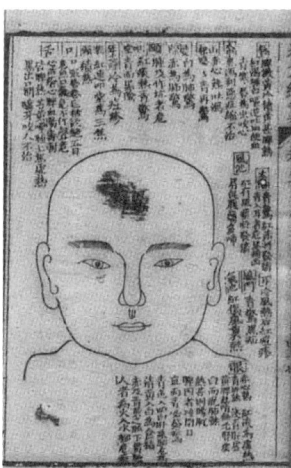

图 3-2-98　面部五位图

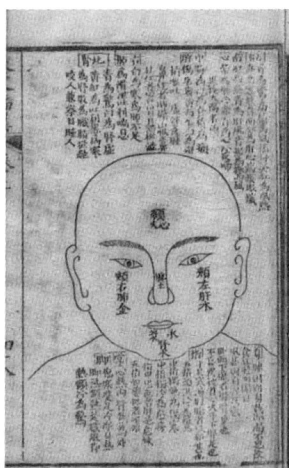

图 3-2-99　面部五位图

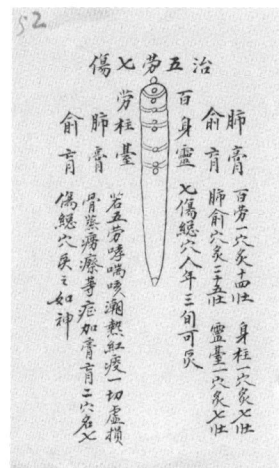

图 3-3-100　治五劳七伤

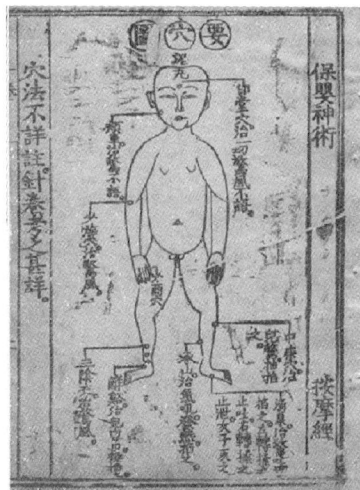

图 3-3-101　要穴图

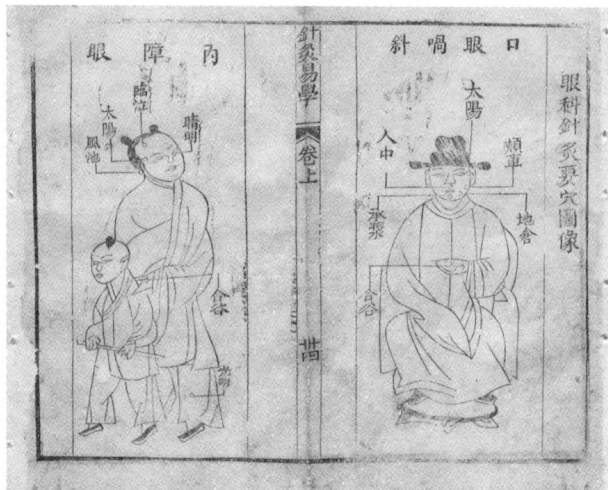

图 3-3-102　口眼㖞斜　图 3-3-103　内障眼

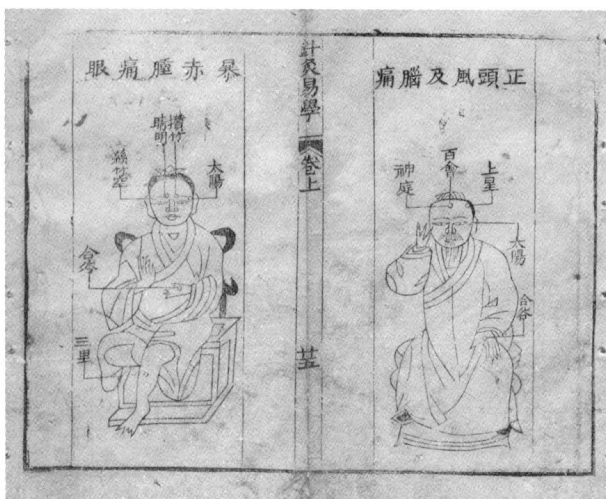

图 3-3-104　正头风及脑痛　图 3-3-105　暴赤肿痛眼

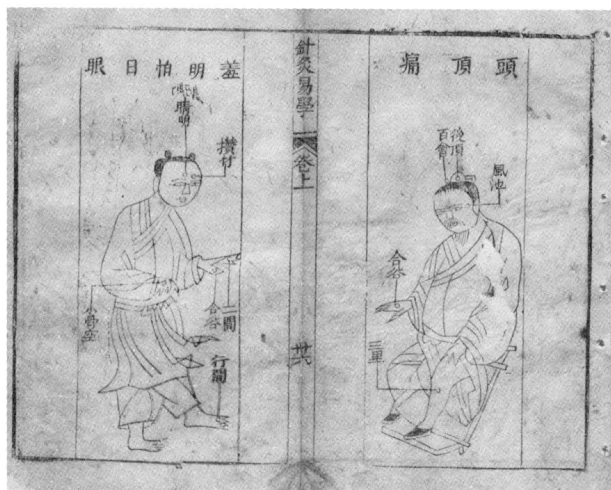

图 3-3-106　头顶痛　图 3-3-107　羞明怕日眼

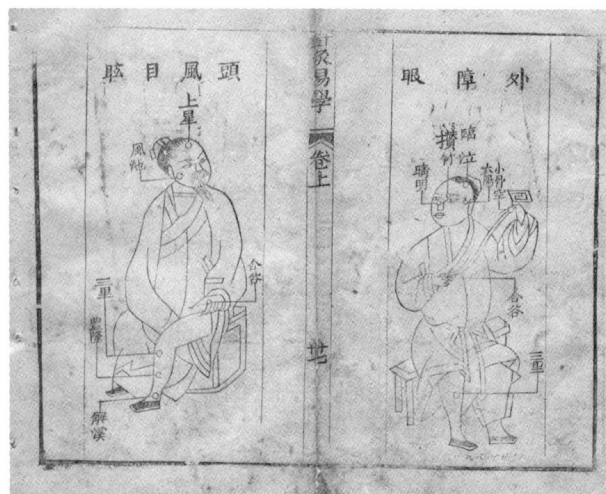

图 3-3-108　外障眼　图 3-3-109　头风目眩

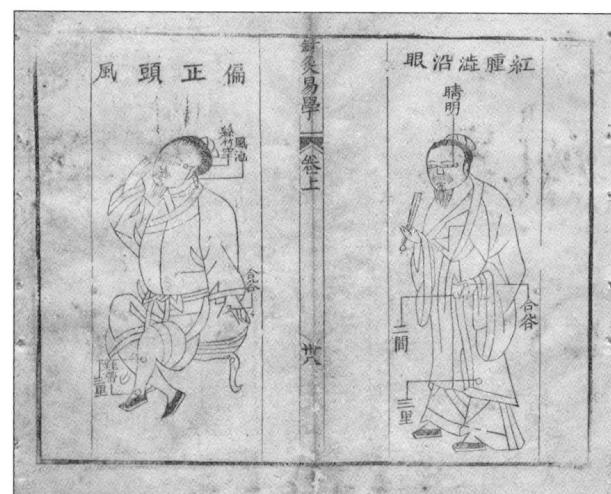

图 3-3-110　红肿涩沿眼　图 3-3-111　偏正头风

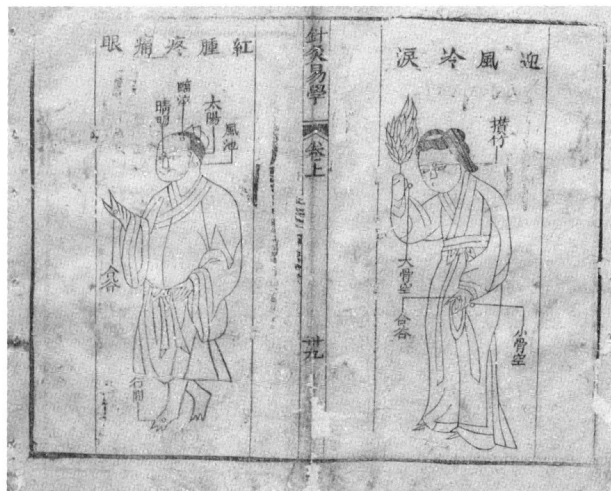

图 3-3-112　迎风冷泪　图 3-3-113　红肿疼痛眼－取穴图

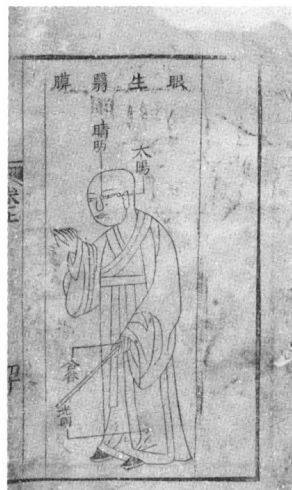

图 3-3-114　眼生翳膜

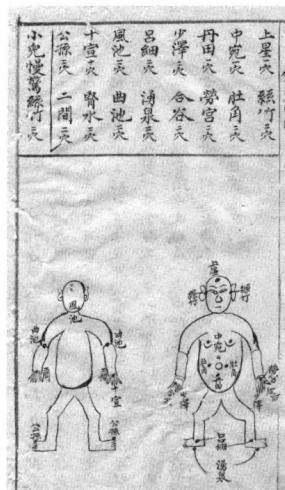

图 3-3-115　小儿慢惊

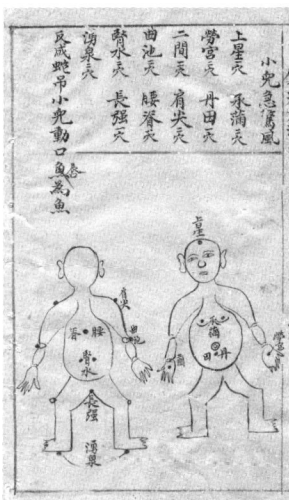

图 3-3-116　小儿急惊风

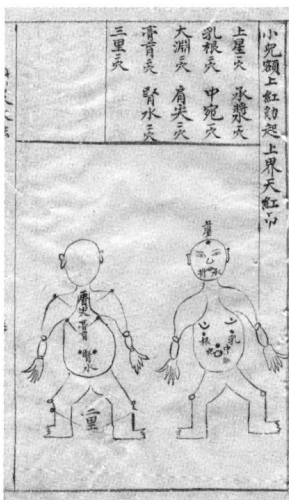

图 3-3-117　小儿额上觞起上界天红吊

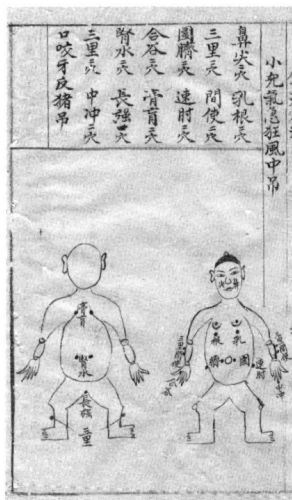

图 3-3-118　小儿气急狂风中吊

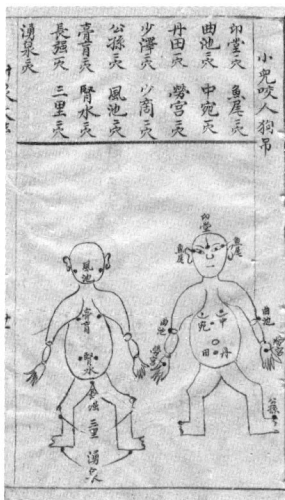

图 3-3-119　小儿咬人狗吊

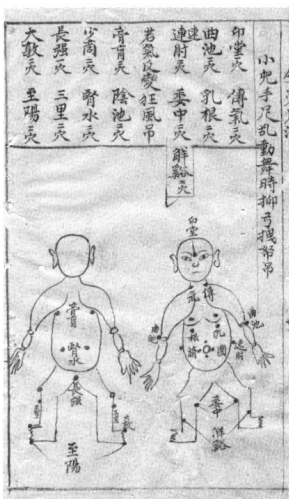

图 3-3-120　小儿手足乱动舞时抑弓拽帑吊

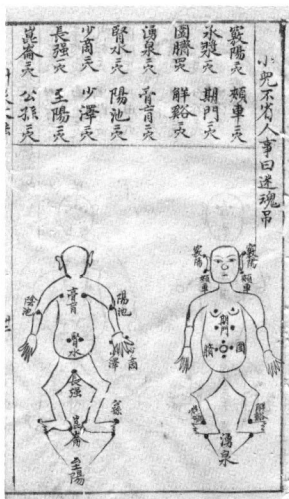

图 3-3-121　小儿不省人事曰迷魂吊

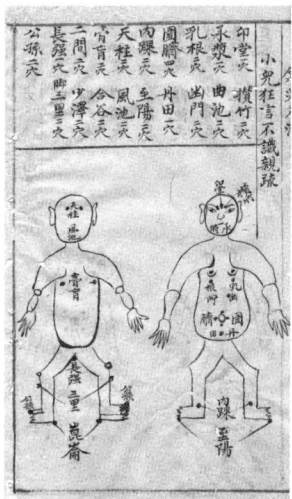

图 3-3-122　小儿狂言不识亲疏吊

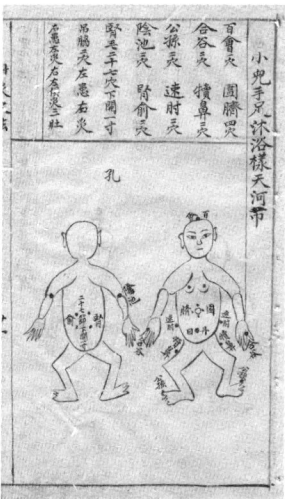

图 3-3-123　小儿手足沐浴样天河吊

图 3-3-124　小儿作猫叫

图 3-3-125　小儿走路惊风射用此穴

图 3-3-126　中风半身不遂

图 3-3-127　中风左瘫右痪

图 3-3-128　醉头风痛

图 3-3-129　风沿眼红肿涩烂

图 3-3-130　鼻流清涕

图 3-3-131　脑寒鼻出臭 X

图 3-3-132　鼻衄不止

图 3-3-133　口内生疮

图 3-3-134　两颊红肿生疮

图 3-3-135　舌肿难语

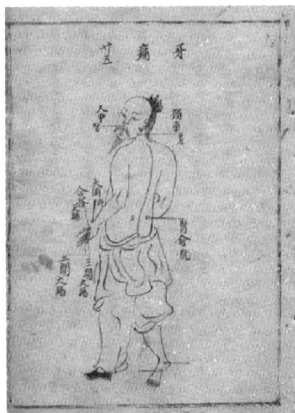

图 3-3-136 牙痛

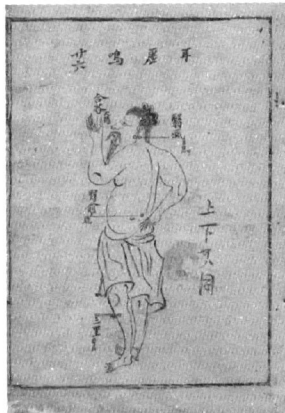

图 3-3-137 耳历鸣

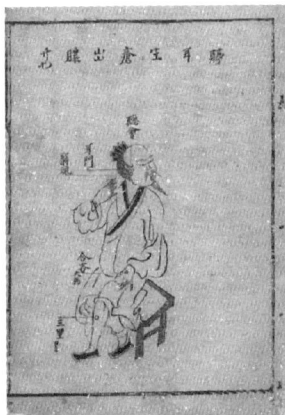

图 3-3-138 聤耳生疮出脓

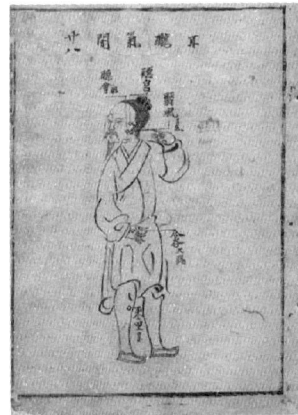

图 3-3-139 耳聋气闭

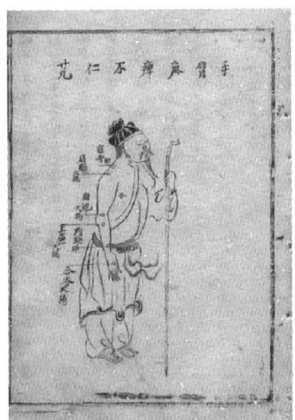

图 3-3-140 手臂麻痹不仁

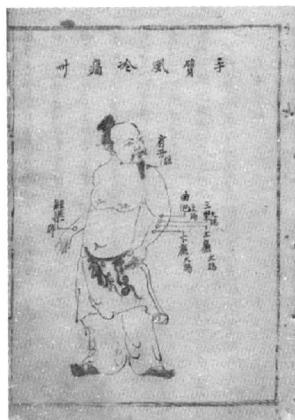

图 3-3-141 手臂风冷痛

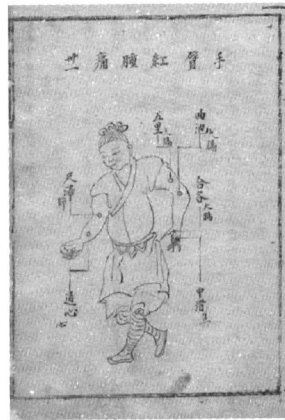

图 3-3-142 手臂红肿痛

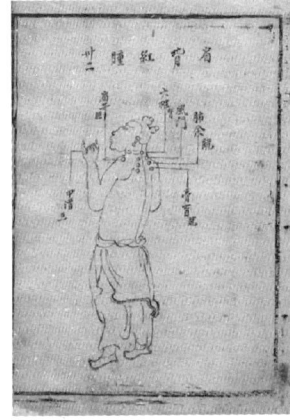

图 3-3-143 肩背红肿

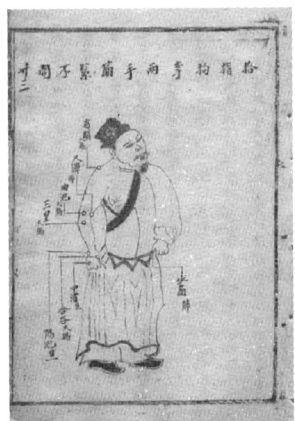

图 3-3-144 十指拘挛两手筋筋不开

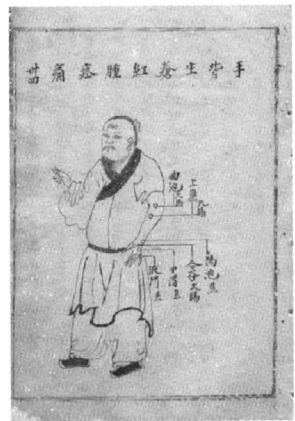

图 3-3-145 手背生疮红肿痉痛

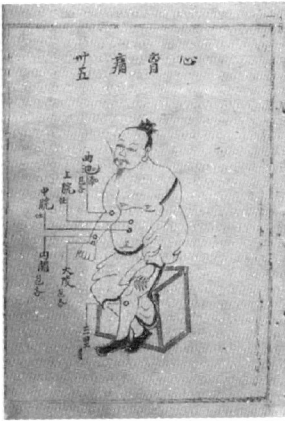

图 3-3-146 心膺痛

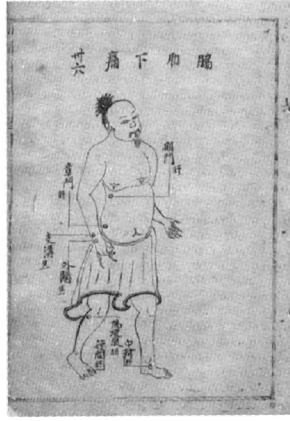

图 3-3-147 胁肋下痛

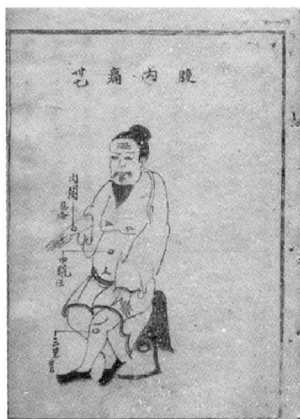

图 3-3-148 腹内痛

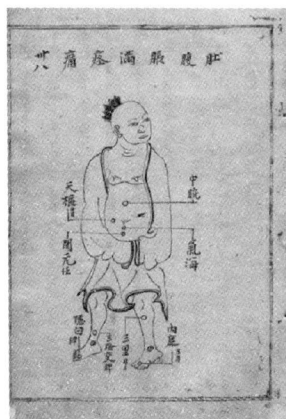

图 3-3-149 肚腹胀满痉痛

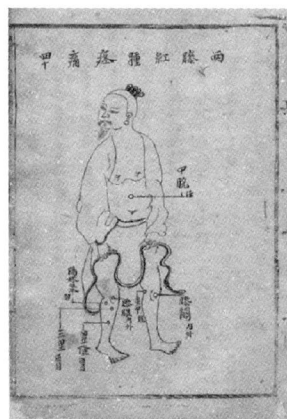

图 3-3-150 两膝红肿痉痛

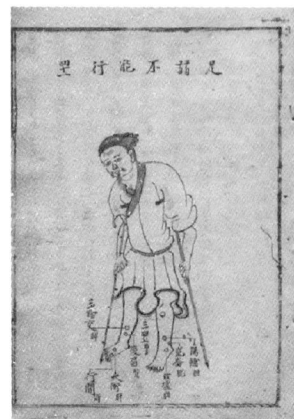

图 3-3-151 足弱不能行

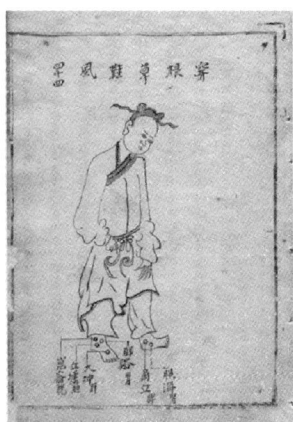

图 3-3-152 红肿脚气生疮

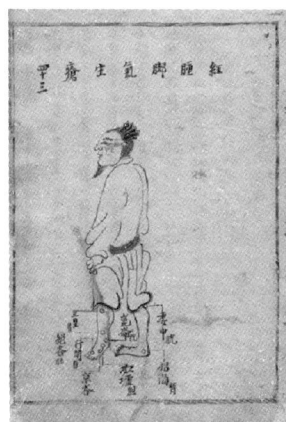

图 3-3-153 穿根草鞋风

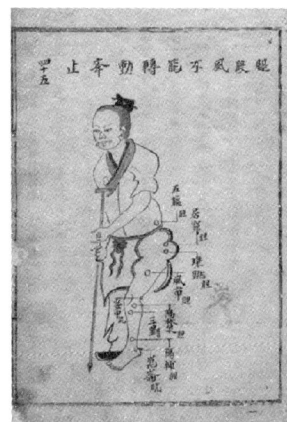

图 3-3-154 腿股风不能转动举止

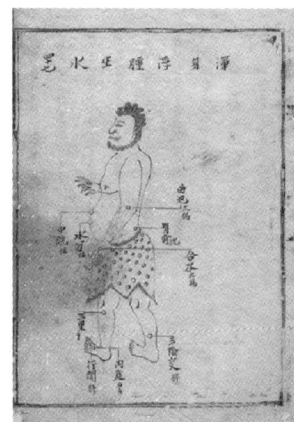

图 3-3-155 浑身浮肿生水

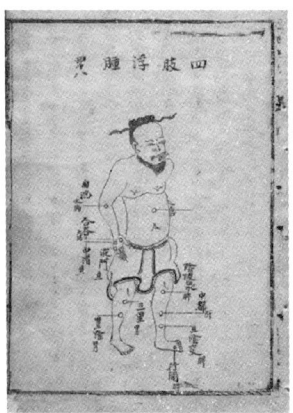

图 3-3-156 四肢浮肿

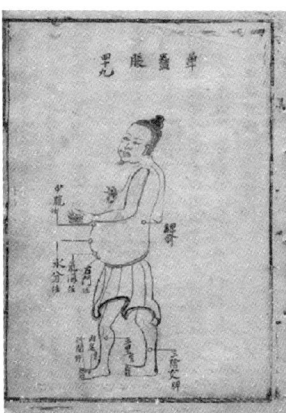

图 3-3-157 单蛊眼

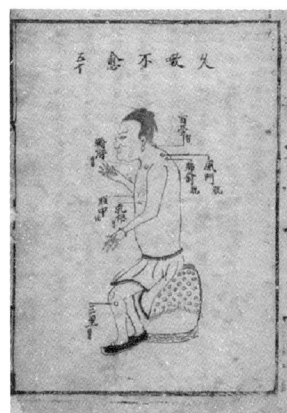

图 3-3-158 火嗽不愈

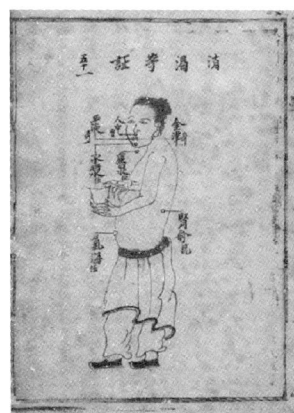

图 3-3-159 消渴等症

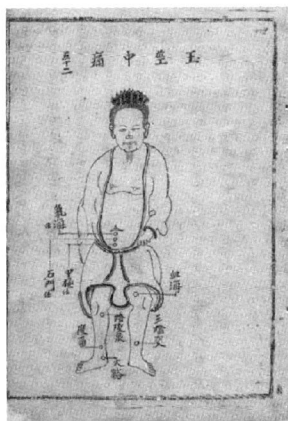

图 3-3-160　玉茎中痛

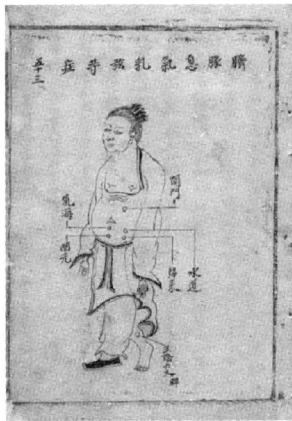

图 3-3-161　脐豚息气乳弦等症

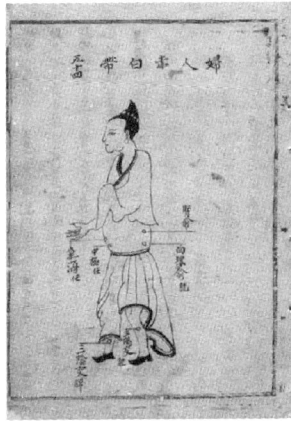

图 3-3-162　妇人赤白带

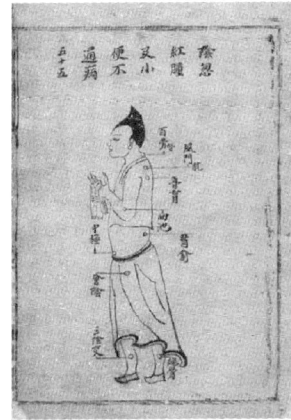

图 3-3-163　阴忽红肿及小便不通病

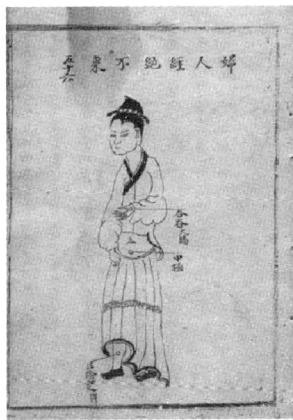

图 3-3-164　妇人经绝不来

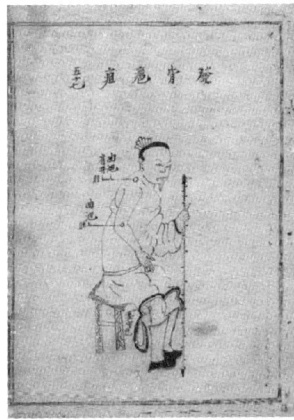

图 3-3-165　发背疱疽

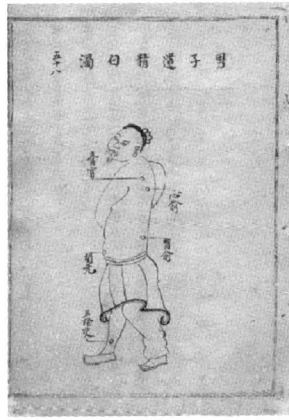

图 3-3-166　男子遗精白浊

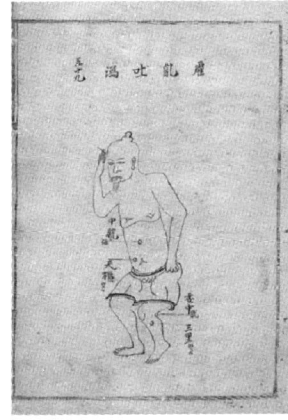

图 3-3-167　霍乱吐泻

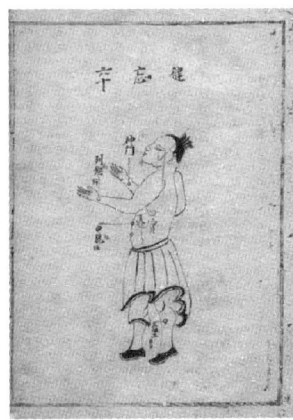

图 3-3-168　健忘

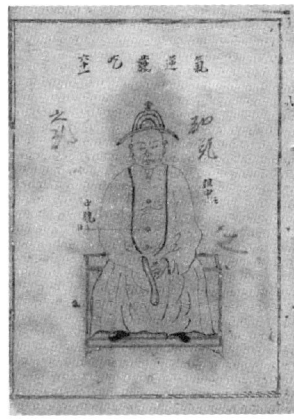

图 3-3-169　气逆发呛

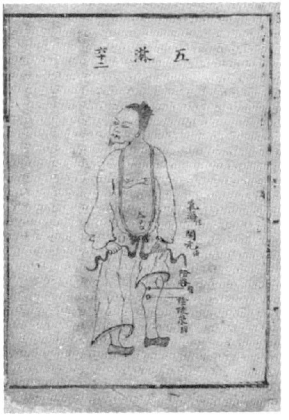

图 3-3-170　五淋

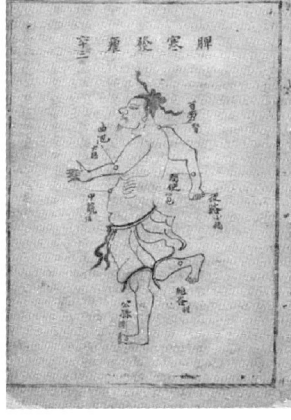

图 3-3-171　脾寒发疟

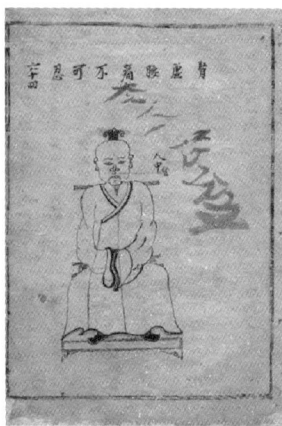

图 3-3-172　肾虚腰痛不可忍

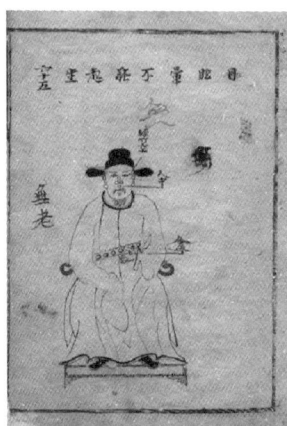

图 3-3-173　目眩晕不能起生

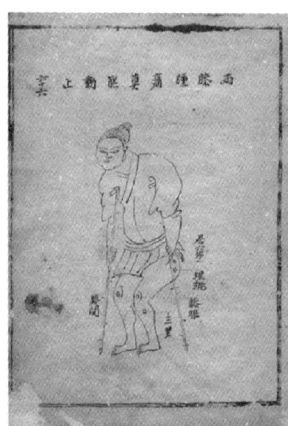

图 3-3-174　两膝肿痛莫能动止

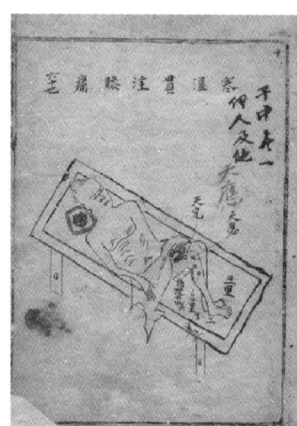

图 3-3-175　寒湿贯注膝痛

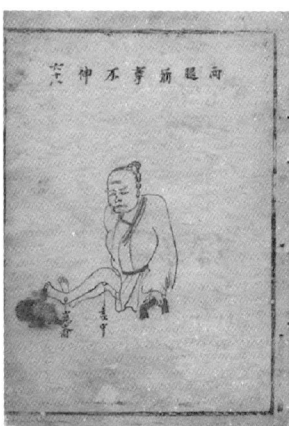

图 3-3-176　两腿筋挛不伸

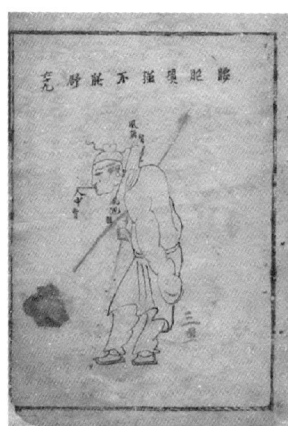

图 3-3-177　腰胫项强不能舒

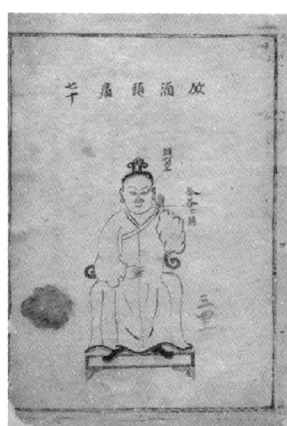

图 3-3-178　饮酒头痛

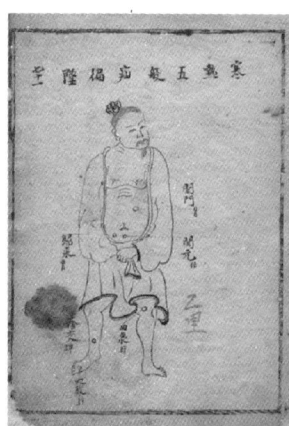

图 3-3-179　寒热五般疝偏坠

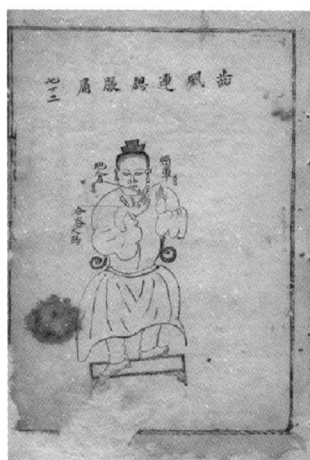

图 3-3-180　齿风连腮胀痛

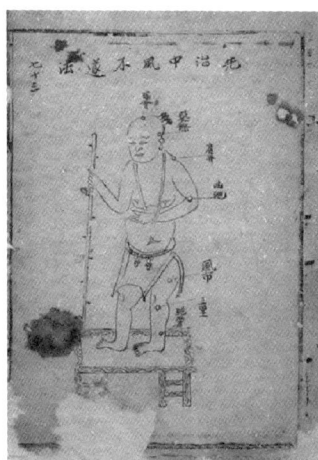

图 3-3-181　治中风不遂法

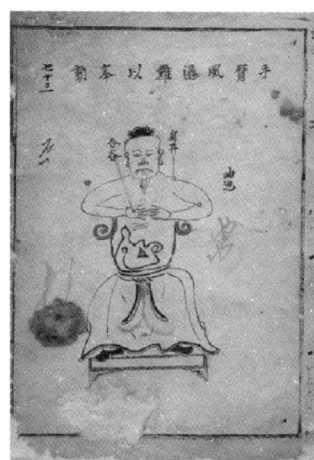

图 3-3-182　手臂风湿难以举动

图 3-3-183　针补泻法

图 3-3-184　男子左手正面之图

图 3-3-185　男子左手背面之图

图 3-3-186　女子右手正面之图

图 3-3-187　女子右手背面之图

图 3-3-188　斗肘图

图 3-3-189　手掌推拿图

图 3-3-190　水底捞月图

图 3-3-191　手背推拿图

图 3-3-192　手臂推拿图

图 3-3-193　推拿全图 - 正面

图 3-3-194　推拿全图 - 背面

图 3-3-195　取膏肓穴法图像此即钓股图法

图 3-3-196　崔氏四花穴图像

图 3-3-197　穴法图

图 3-3-198　骑竹马取穴图

图 3-3-199　灸面部穴法之图

图 3-3-200　针灸胸腹中部穴法之图

图 3-3-201　针灸背部穴法之图

图 3-3-202　双臂穴法图

图 3-3-203　针灸左阴右阳穴法之图

图 3-3-204　天星穴法之形正面图

图 3-3-205　天星穴法之形背面图

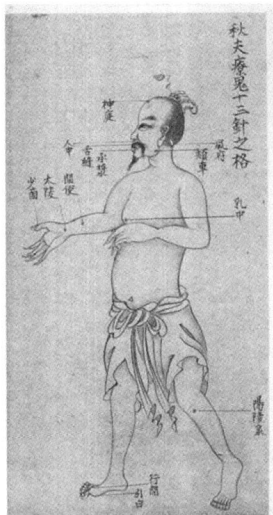

图 3-3-206　秋夫疗鬼十三针之格

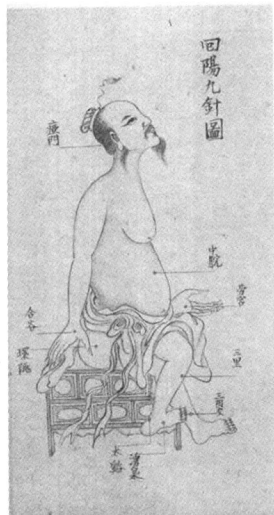

图 3-3-207　回阳九针图

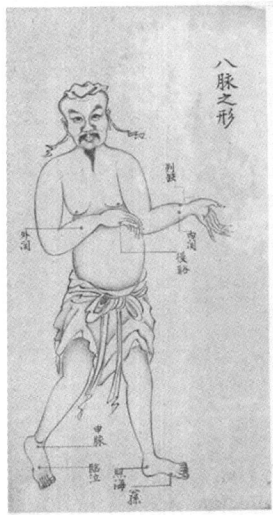

图 3-3-208　八脉之形

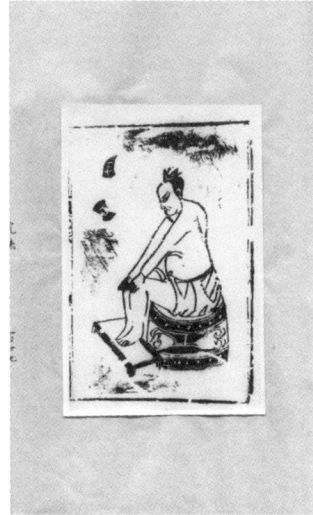

图 3-3-209　坐位取穴图

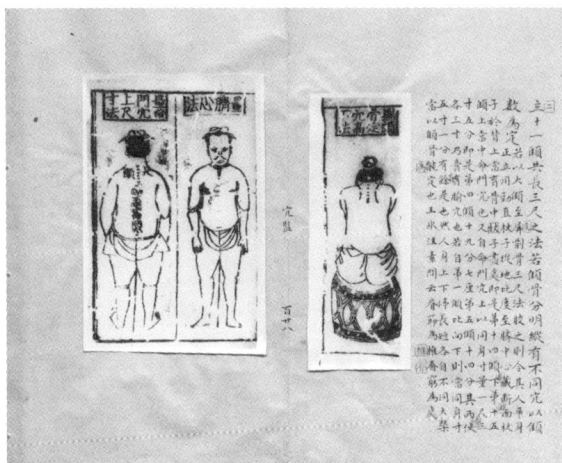

图 3-3-210　揣頔骨定穴高下法

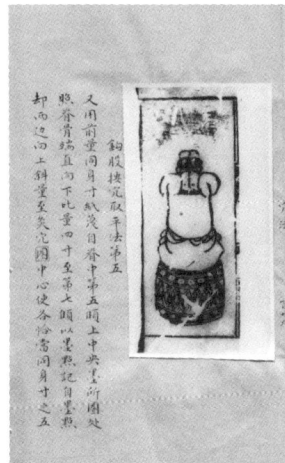

图 3-3-211　钩股按穴取平法第五

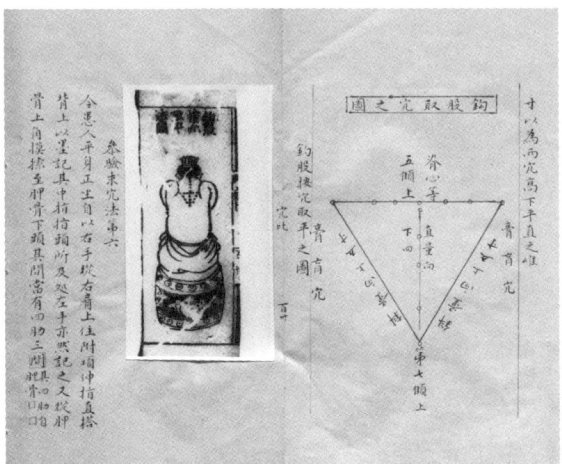

图 3-3-212　钩股取穴之图

图 3-3-213　钩股按穴取平法图

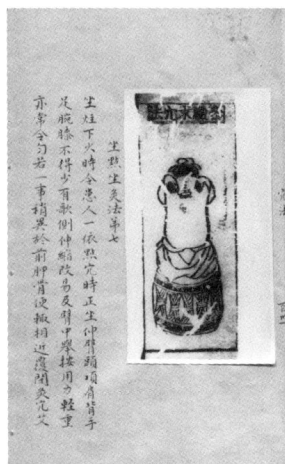

图 3-3-214　钩股求穴法

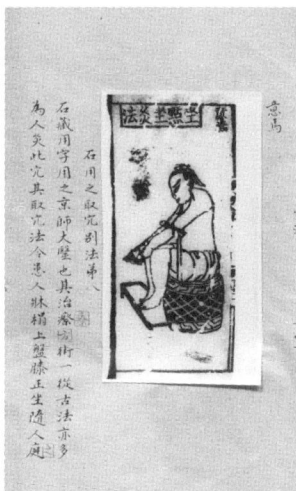
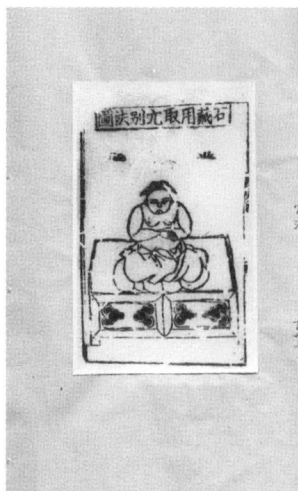
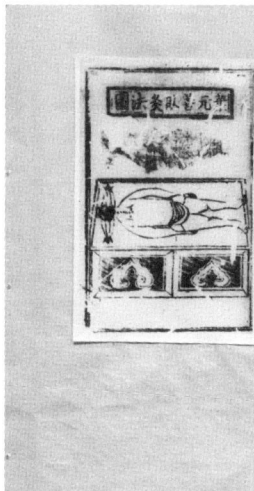
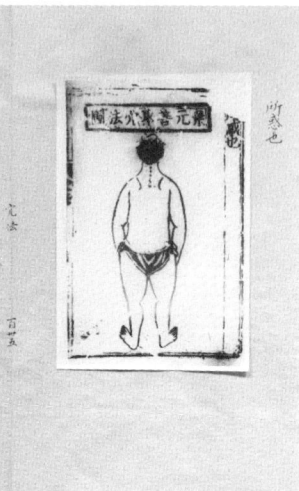

图 3-3-215　坐点坐灸法　　　图 3-3-216　石藏用取穴别法图　　　图 3-3-217　叶元善取穴法图　图 3-3-218　叶元善灸法图

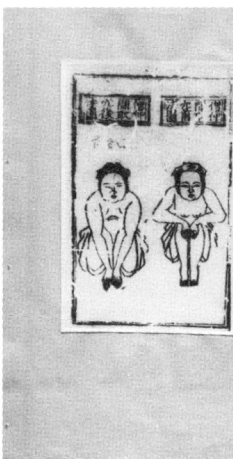
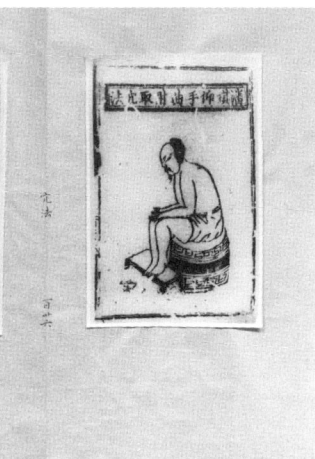
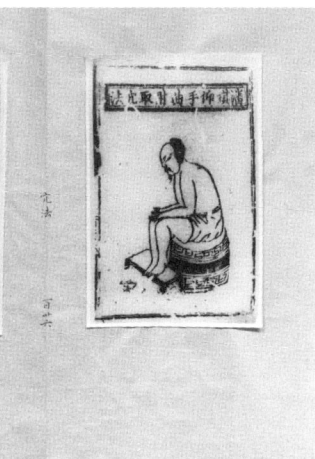
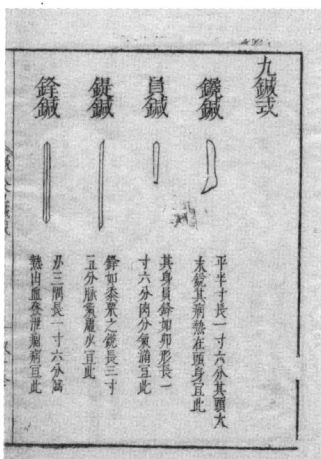
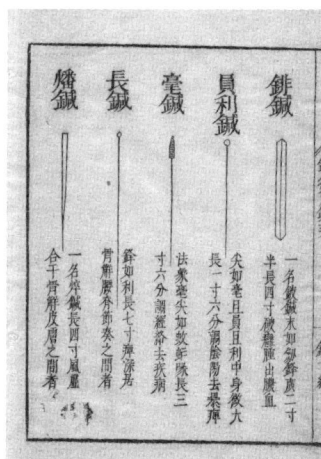

图 3-4-226　铍针

图 3-4-227　员利针

图 3-3-219　潘琪仰手曲肘取穴法　　　图 3-4-222　镵针　　　图 3-4-228　毫针

图 3-3-220　僧仲问取穴前法图　　　图 3-4-223　员针　　　图 3-4-229　长针

图 3-3-221　僧仲问取穴后法图　　　图 3-4-224　锃针　　　图 3-4-230　燔针

　　　　　　　　　　　　　　　　　图 3-4-225　锋针

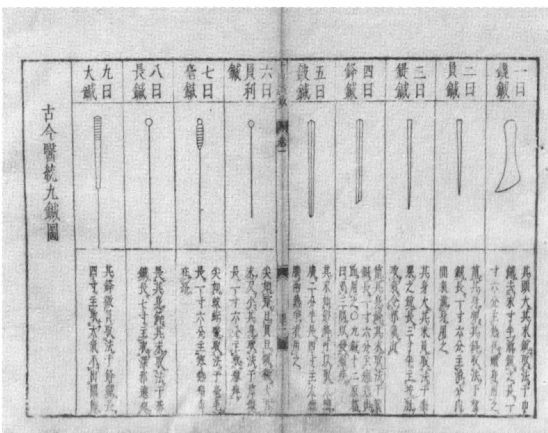
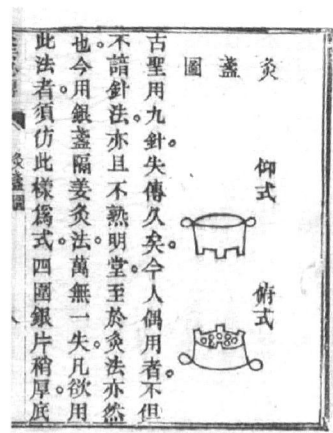
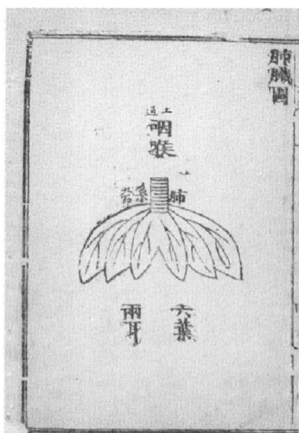

图 3-4-231　古今医统九针图　　　图 3-4-232　灸盏图　　　图 3-5-233　肺脏图

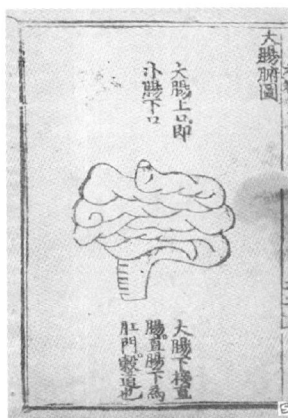

图 3-5-234　大肠腑图

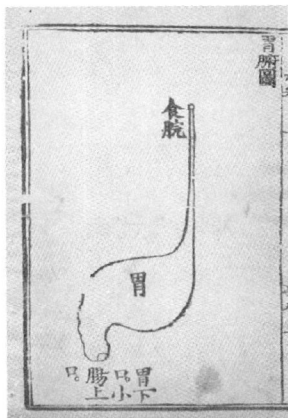

图 3-5-235　胃腑图

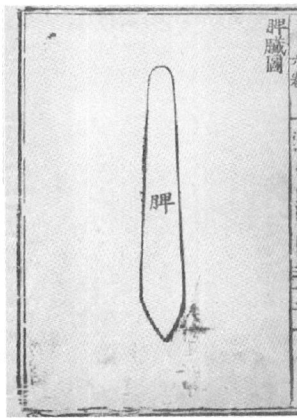

图 3-5-236　脾脏图

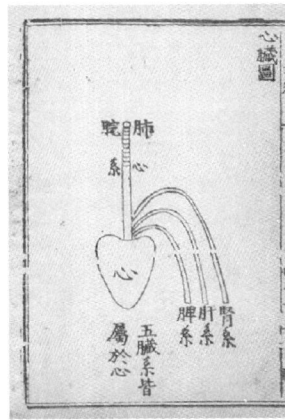

图 3-5-237　心脏图

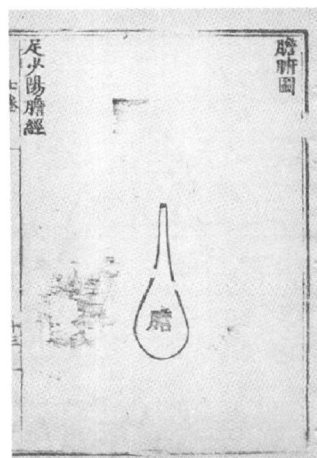

图 3-5-238　胆腑图

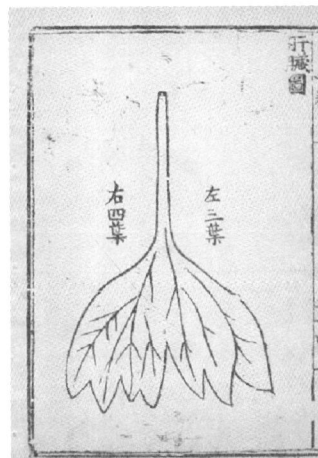

图 3-5-239　肝脏图

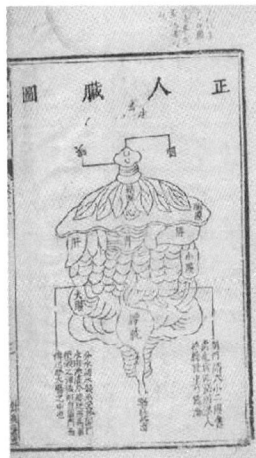

图 3-5-240　正人脏图

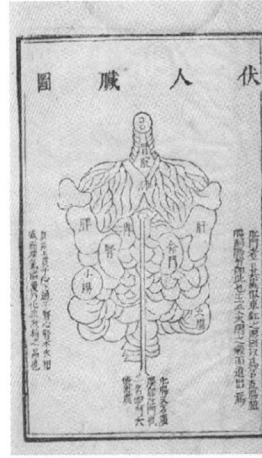

图 3-5-241　伏人脏图

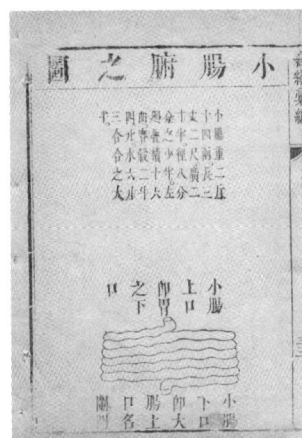

图 3-5-242　小肠腑之图

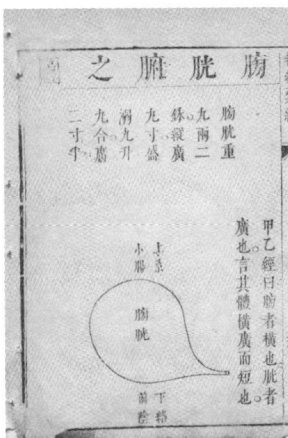

图 3-5-243　膀胱腑之图

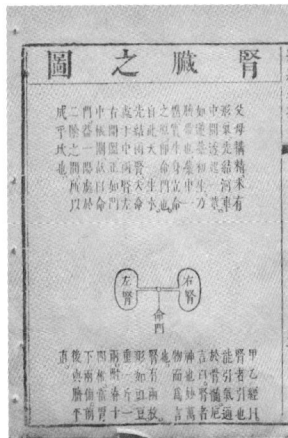

图 3-5-244　肾脏之图

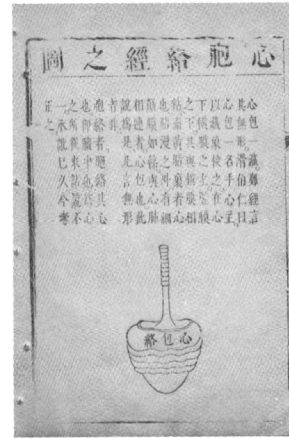

图 3-5-245　心包络经之图

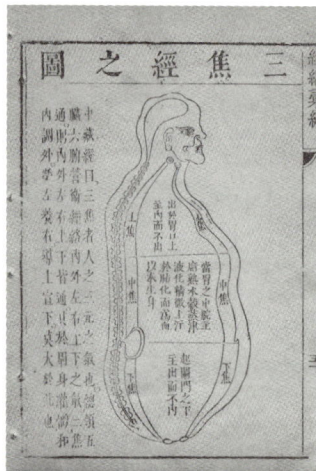

图 3-5-246　三焦经之图

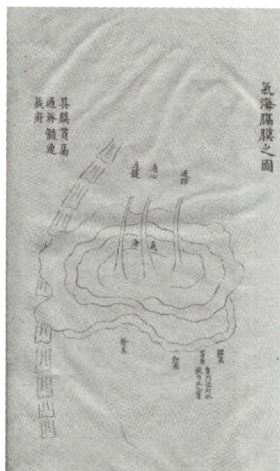

图 3-5-247　气海膈膜之图

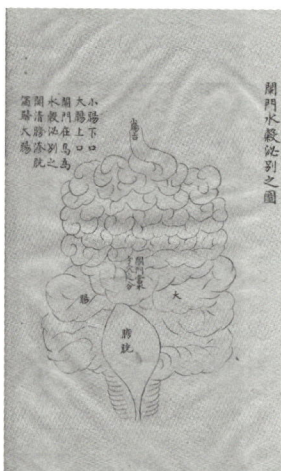

图 3-5-248　阑门水谷泌别之图

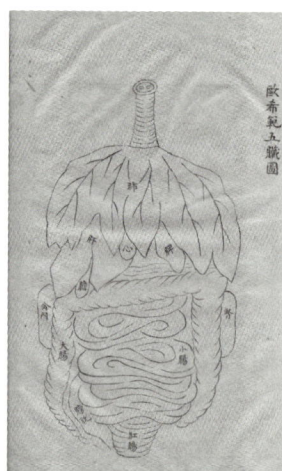

图 3-5-249　欧希范五脏图

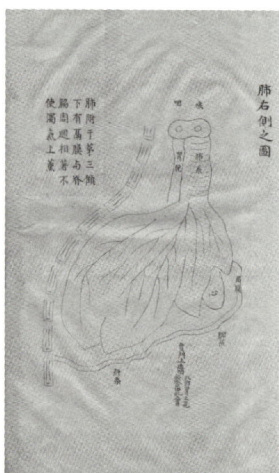

图 3-5-250　肺右侧之图

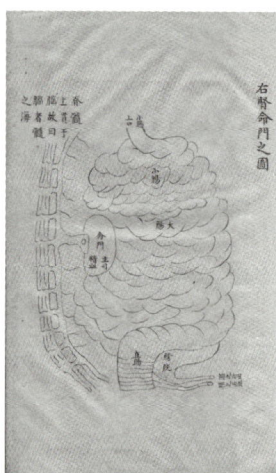

图 3-5-251　右肾命门之图

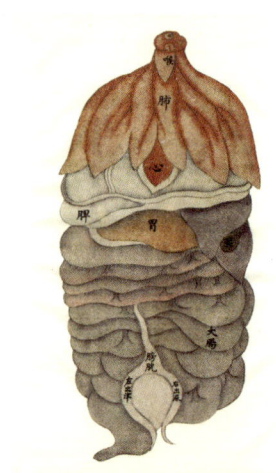

图 3-5-252　正人脏腑彩图

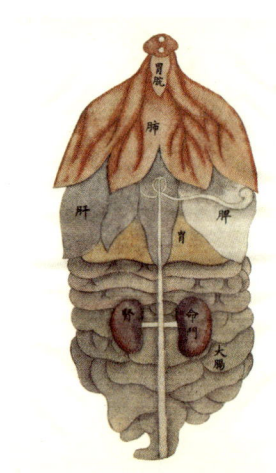

图 3-5-253　伏人脏腑彩图

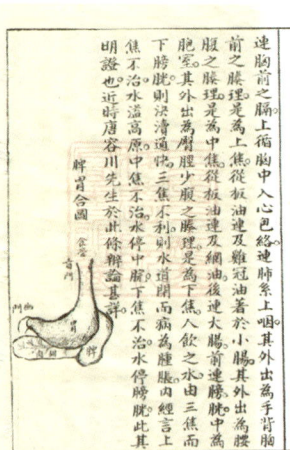

图 3-5-254　脾胃合图

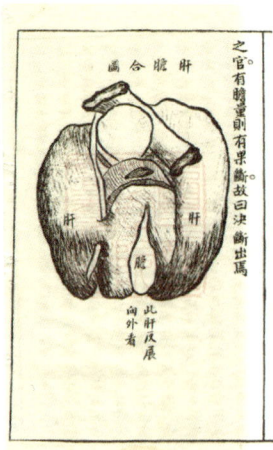

图 3-5-255　肝胆合图

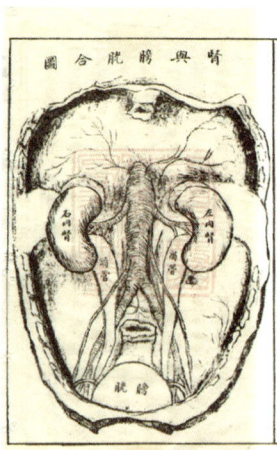

图 3-5-256　肾与膀胱合图

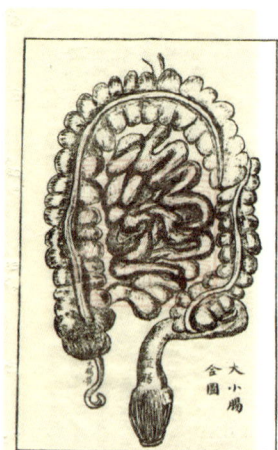

图 3-5-257　大小肠合图

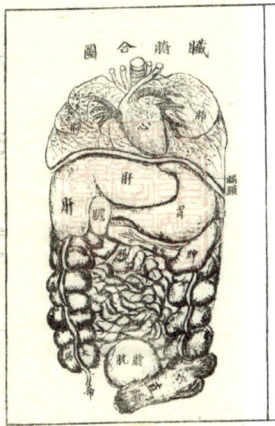

图 3-5-258　脏腑合图

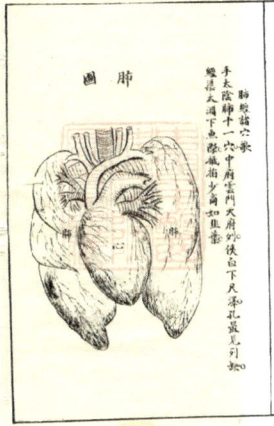

图 3-5-259　肺图

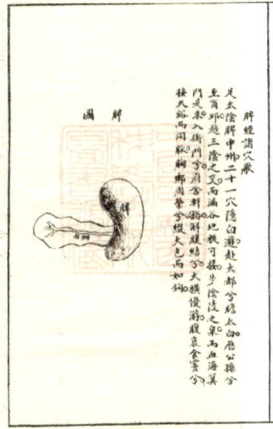

图 3-5-260　脾图

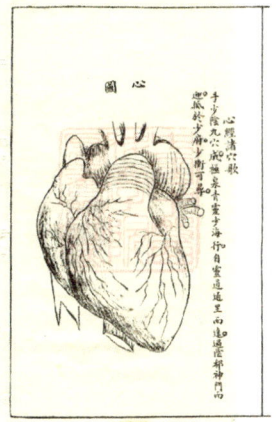

图 3-5-261　心图

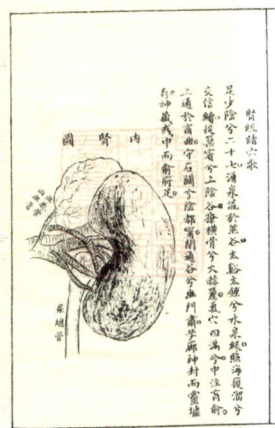

图 3-5-262　内肾图

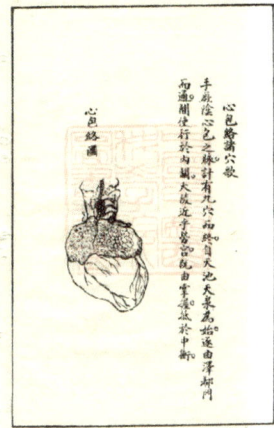

图 3-5-263　心包络图

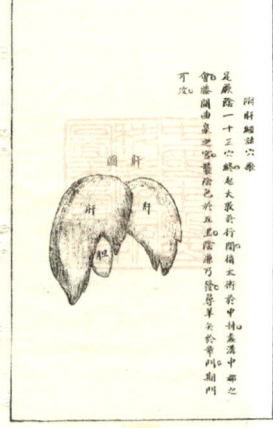

图 3-5-264　肝图

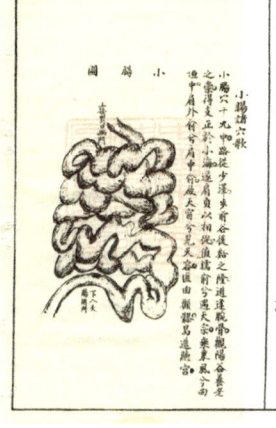

图 3-5-265　小肠图

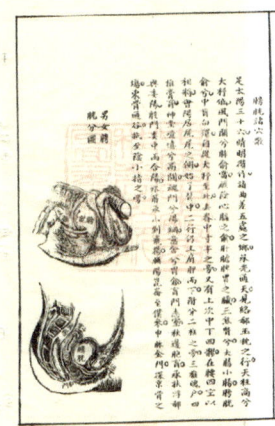

图 3-5-266　男女膀胱分图

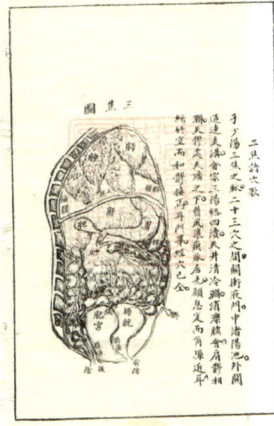

图 3-5-267　三焦图

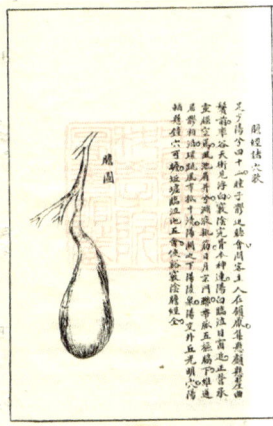

图 3-5-268　胆图

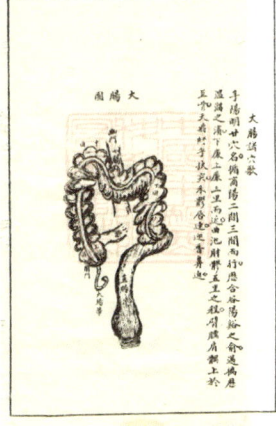

图 3-5-269　大肠图

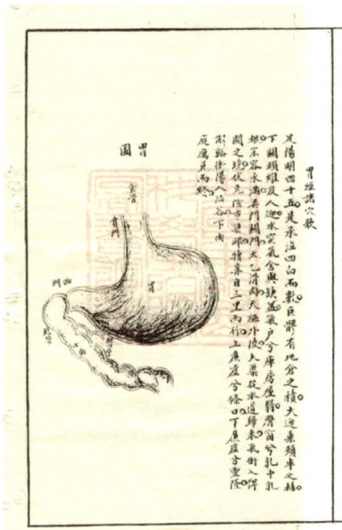

图 3-5-270　胃图

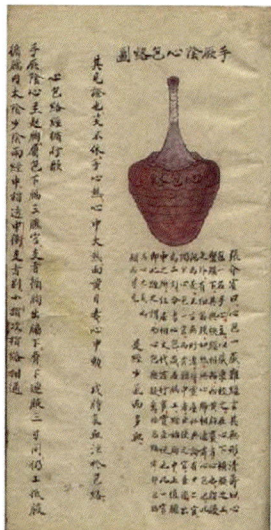

图 3-5-271　手厥阴心包络图

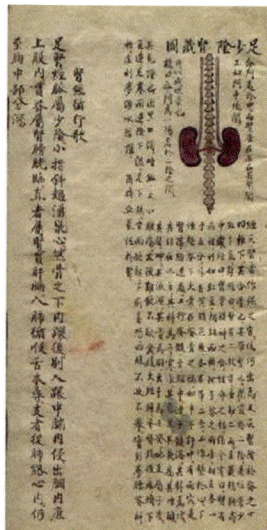

图 3-5-272　足少阴肾经脏图

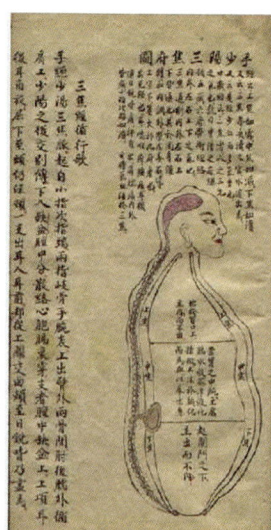

图 3-5-273　手少阳三焦腑图

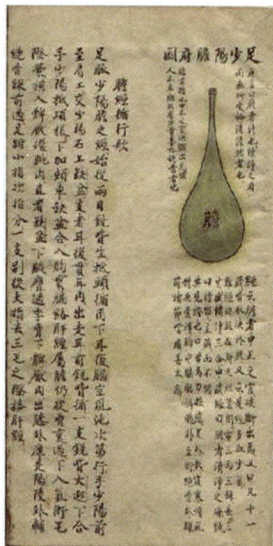

图 3-5-274　足少阳胆腑图

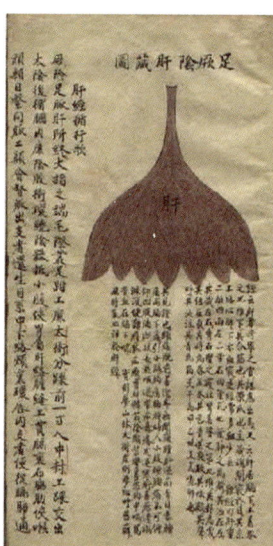

图 3-5-275　足厥阴肝脏图

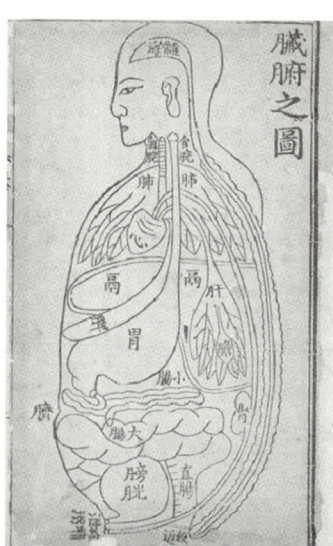

图 3-5-276　脏腑之图

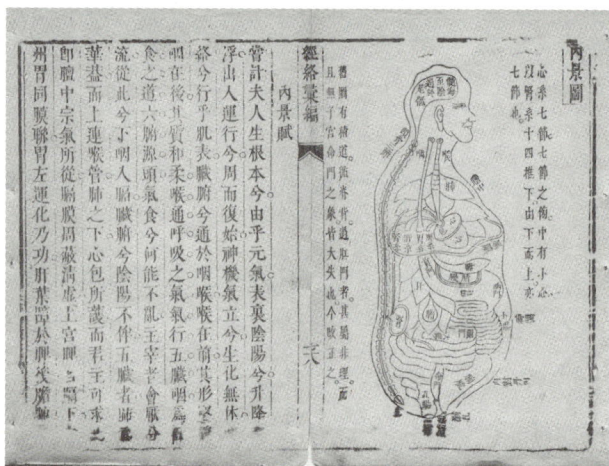

图 3-5-277　内景图

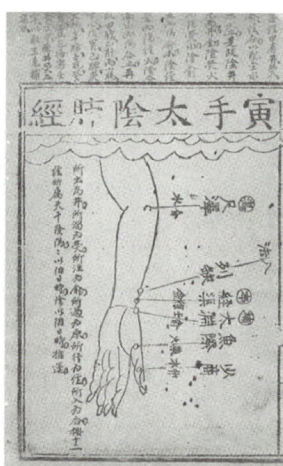

图 3-6-278　寅手太阴肺经

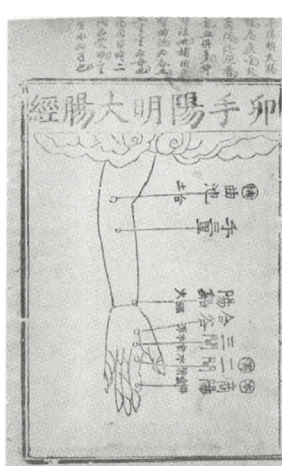

图 3-6-279　卯手阳明大肠经病

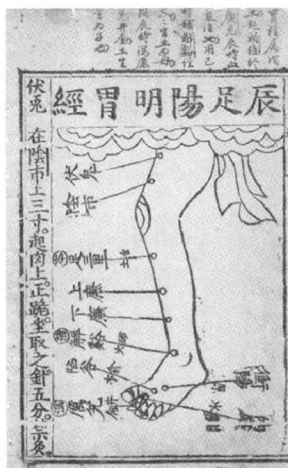

图 3-6-280　辰足阳明胃经

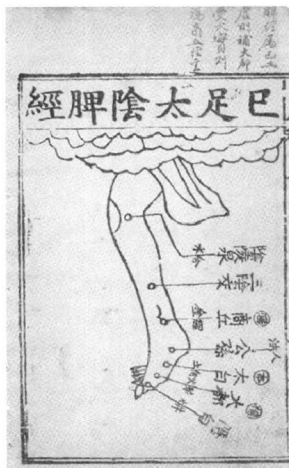

图 3-6-281　巳足太阴脾经

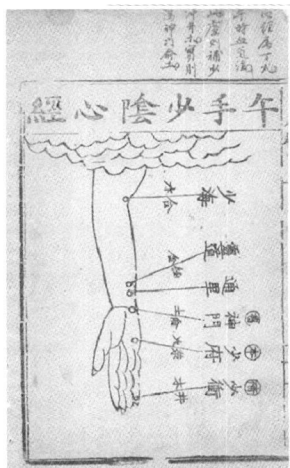

图 3-6-282　午手少阴心经

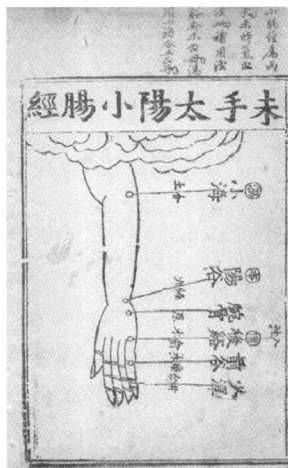

图 3-6-283　未手太阳小肠经

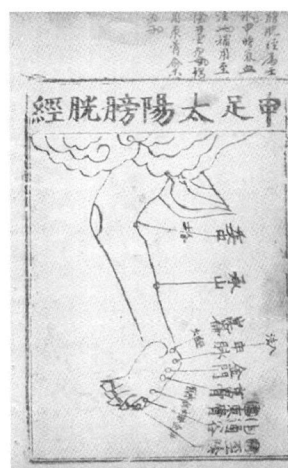

图 3-6-284　申足太阳膀胱经

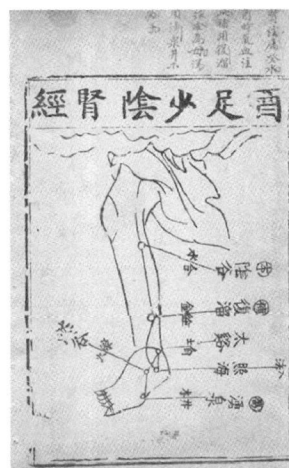

图 3-6-285　酉足少阴肾经

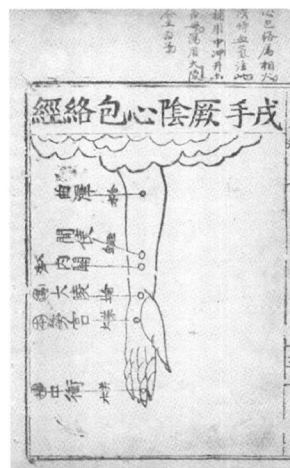

图 3-6-286　戌手厥阴心包络经

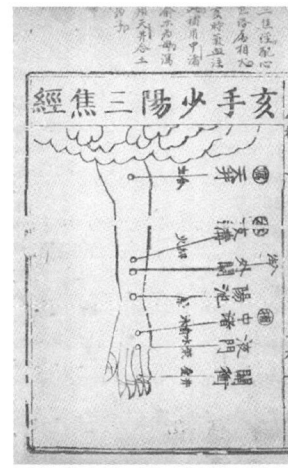

图 3-6-287　亥手少阳三焦经

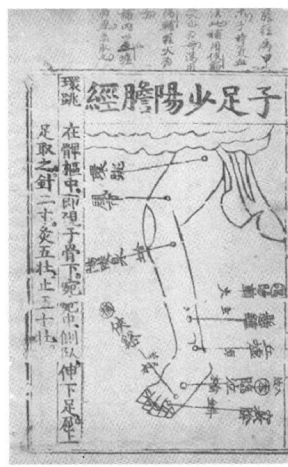

图 3-6-288　子足少阳胆经

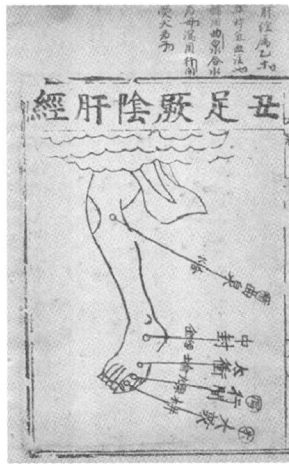

图 3-6-289　丑足厥阴肝经

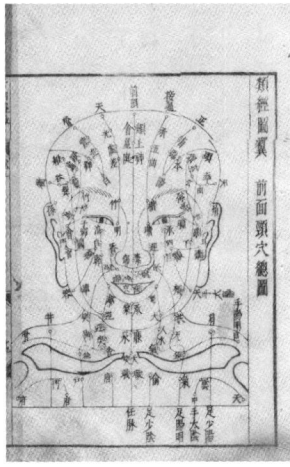

图 3-6-290　前头面颈穴总图

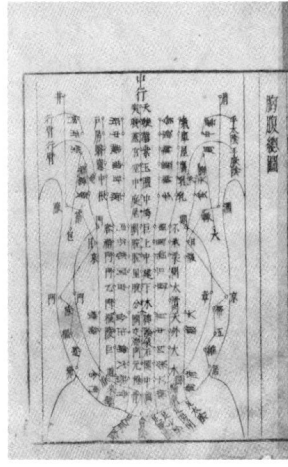

图 3-6-291　胸腹总图

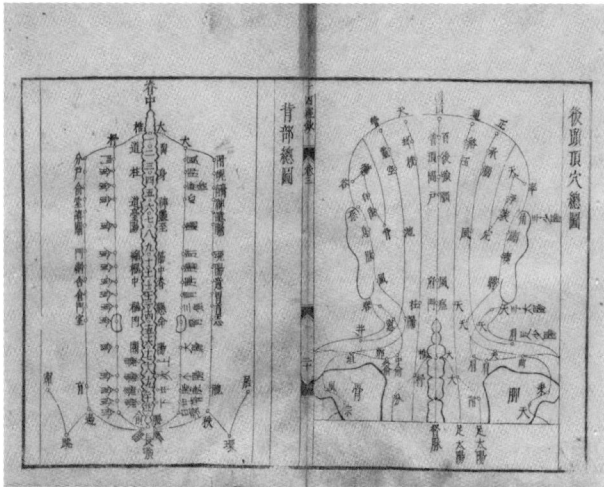

图 3-6-292　后头项穴总图　图 3-6-293　背部总图

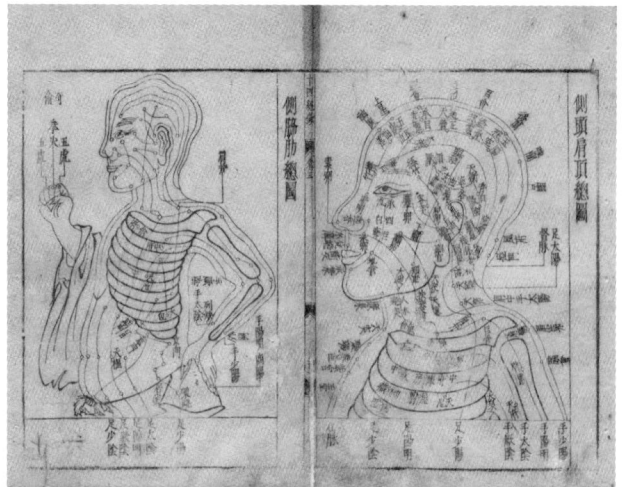

图 3-6-294　侧头肩顶总图　图 3-6-295　侧胁肋总图

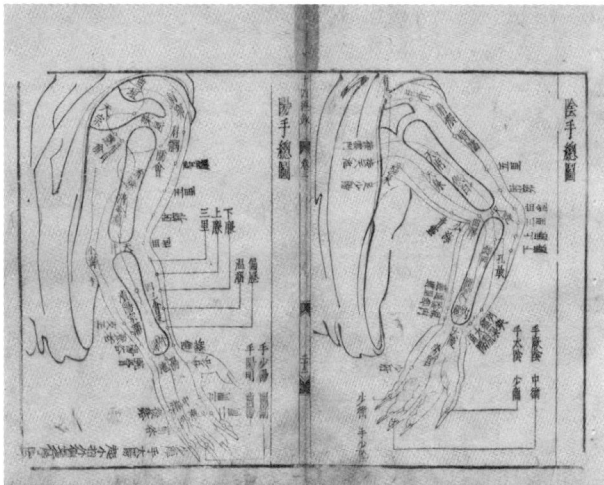

图 3-6-296　阴手总图　图 3-6-297　阳手总图

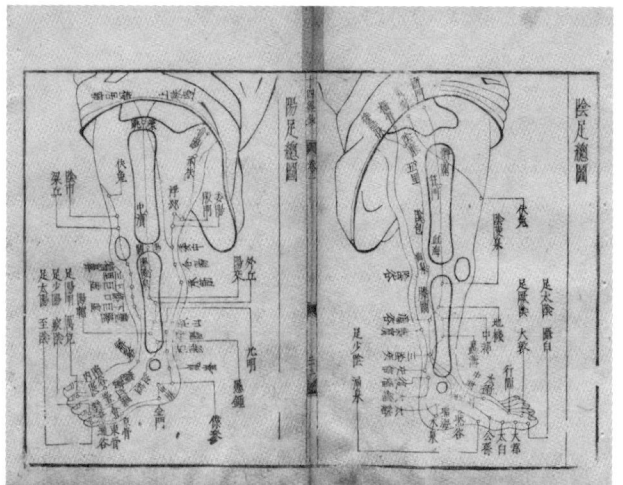

图 3-6-298　阴足总图　图 3-6-299　阳足总图

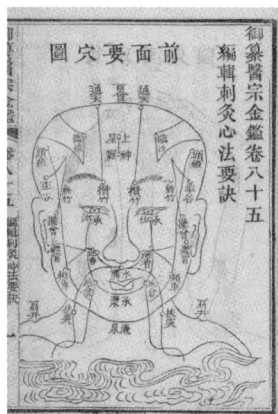

图 3-6-300　前面要穴图　图 3-6-301　后头要穴图　图 3-6-302　胸腹要穴图　图 3-6-303　背部要穴图

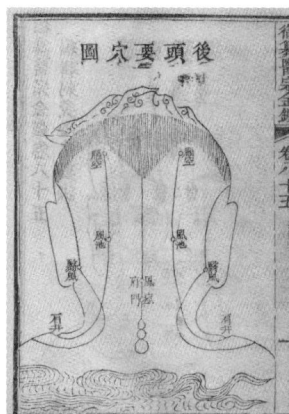

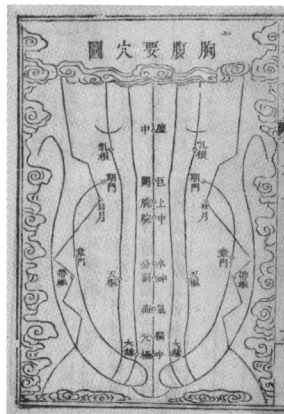

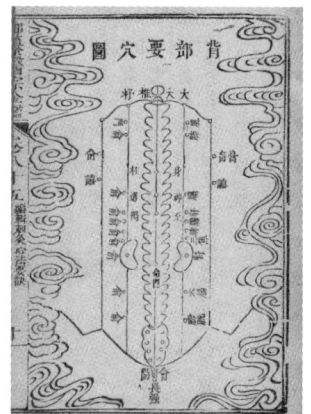

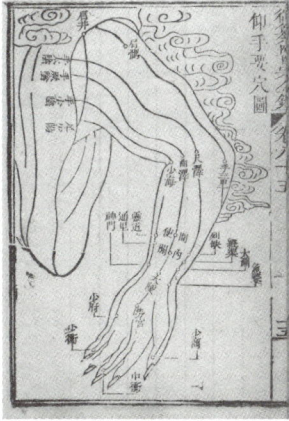

图 3-6-304　仰手要穴图

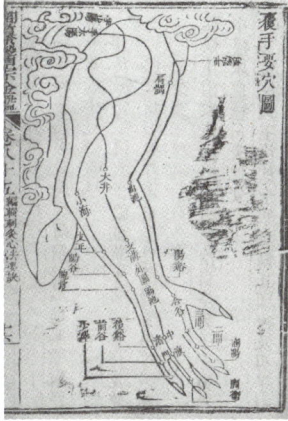

图 3-6-305　覆手要穴图

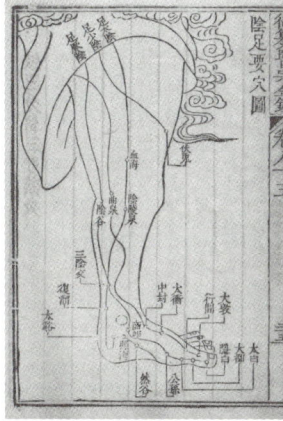

图 3-6-306　阴足要穴图

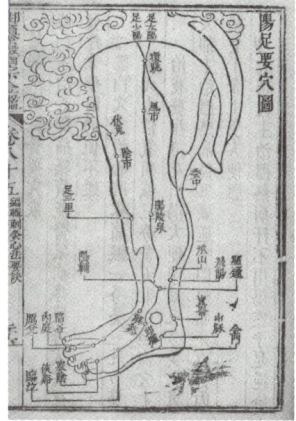

图 3-6-307　阳足要穴图

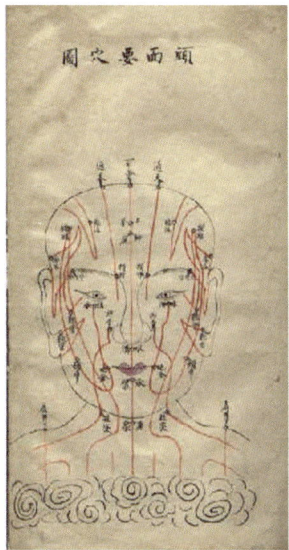

图 3-6-308　头面要穴图

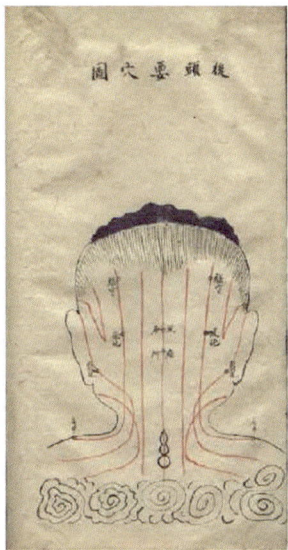

图 3-6-309　后面要穴图

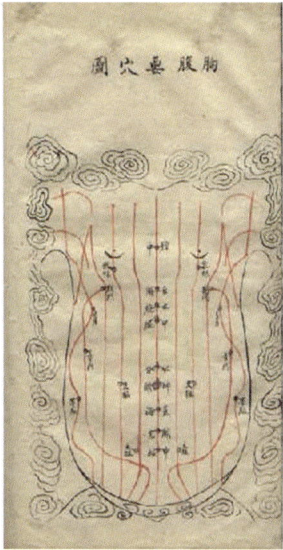

图 3-6-310　胸腹要穴图

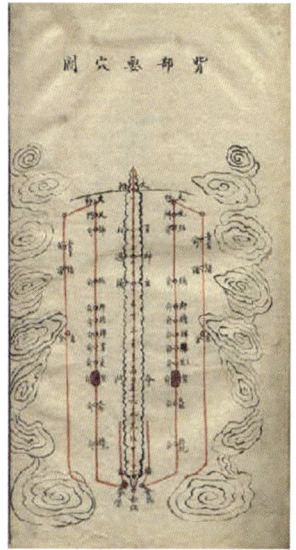

图 3-6-311　背部要穴图

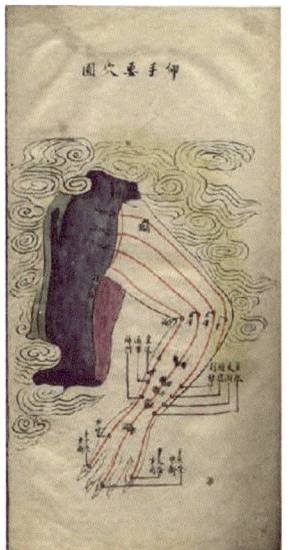

图 3-6-312　仰手要穴图

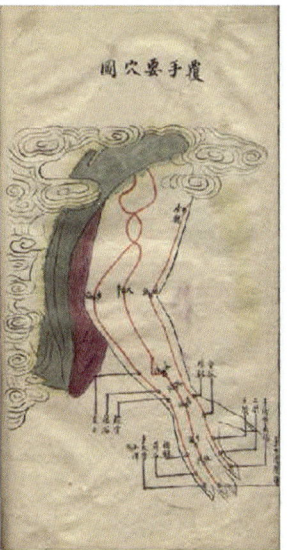

图 3-6-313　覆手要穴图

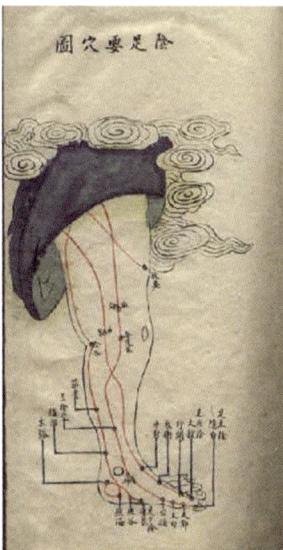

图 3-6-314　阴足要穴图

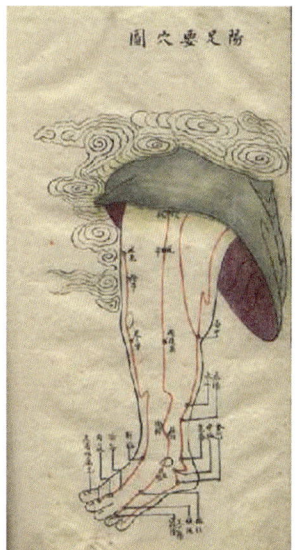

图 3-6-315　阳足要穴图

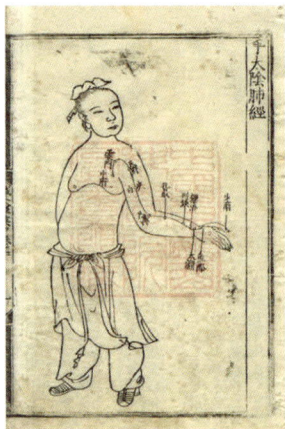

图 3-6-316　手太阴肺经

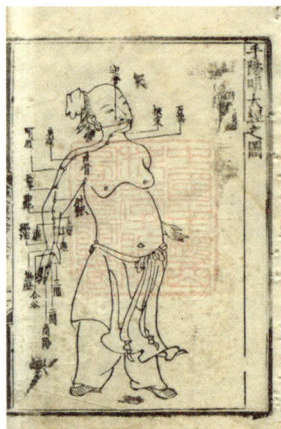

图 3-6-317　手阳明大肠经之图

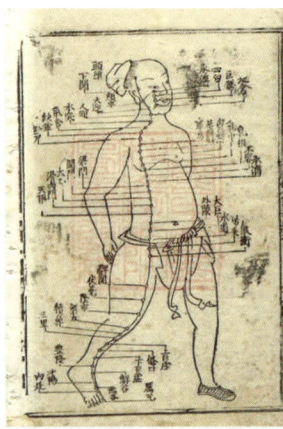

图 3-6-318　足阳明胃经图

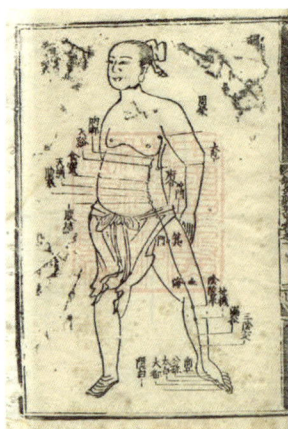

图 3-6-319　足太阴脾经图

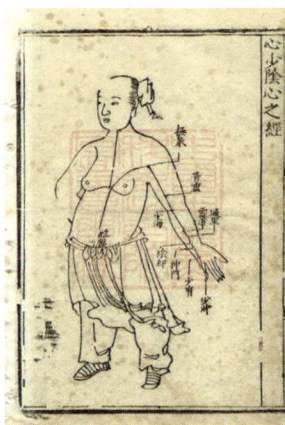

图 3-6-320　足少阴心图经

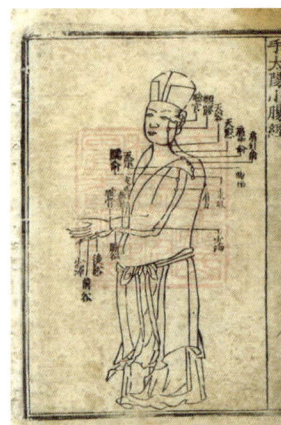

图 3-6-321　手太阳小肠经

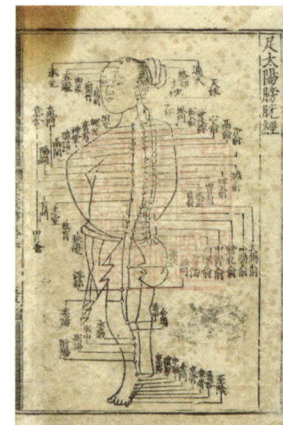

图 3-6-322　足太阳膀胱经

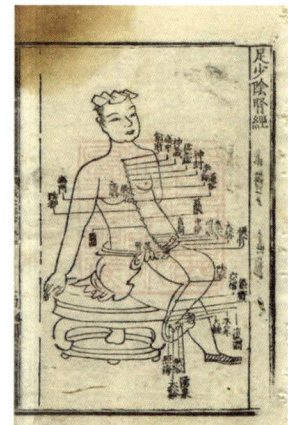

图 3-6-323　足少阴肾经

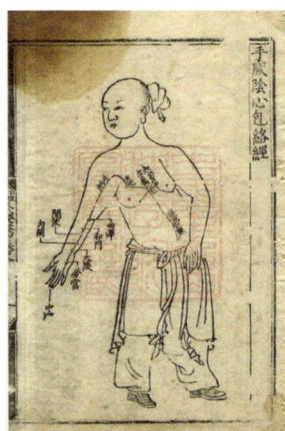

图 3-6-324　手厥阴心包络经

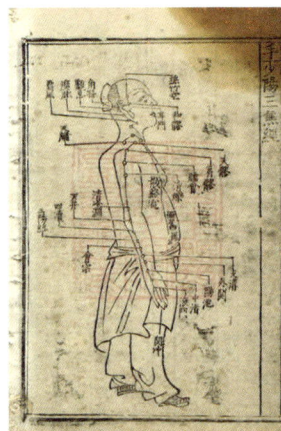

图 3-6-325　手少阳三焦经

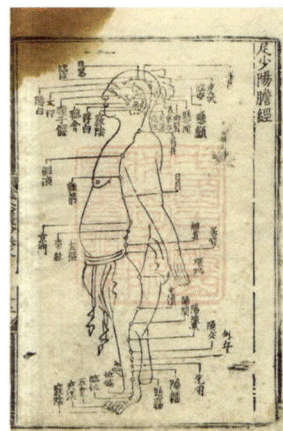

图 3-6-326　足少阳胆经

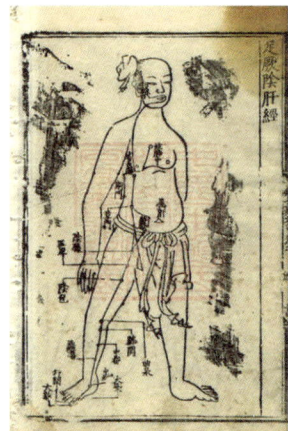

图 3-6-327　足厥阴肝经

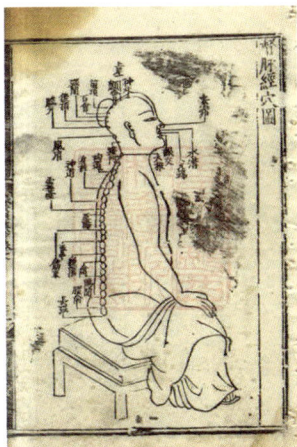

图 3-6-328　督脉经穴图

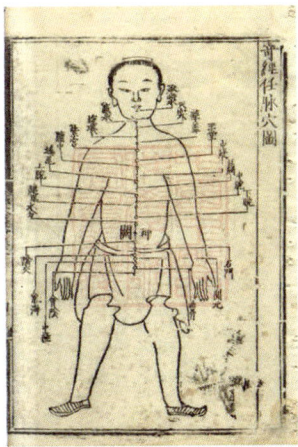

图 3-6-329　奇经任脉穴图

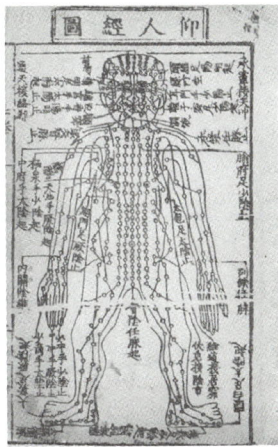

图 3-6-330　仰人经图

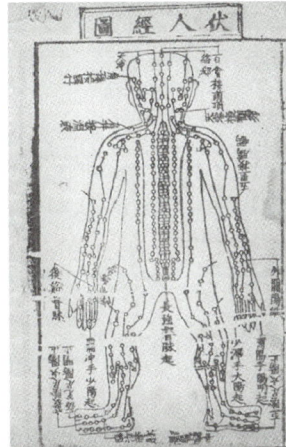

图 3-6-331　伏人经图

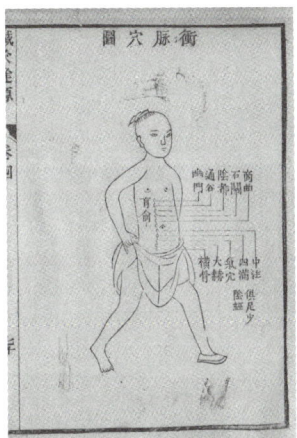

图 3-6-332　冲脉穴图

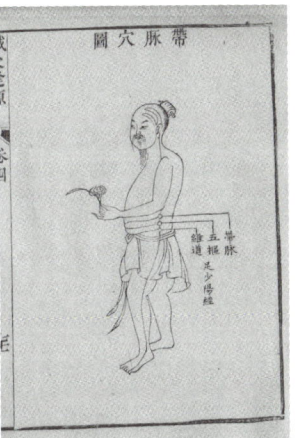

图 3-6-333　带脉穴图

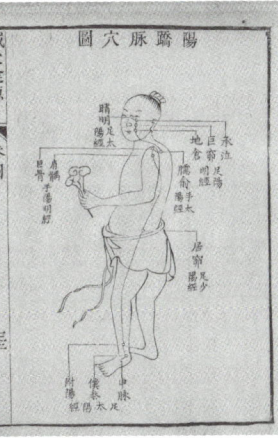

图 3-6-334　阳跷脉穴图

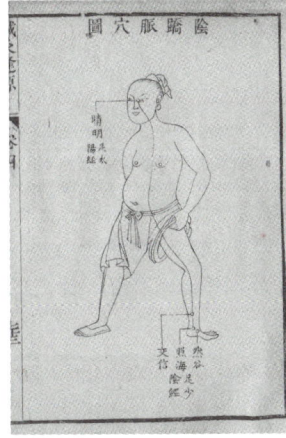

图 3-6-335　阴跷脉穴图

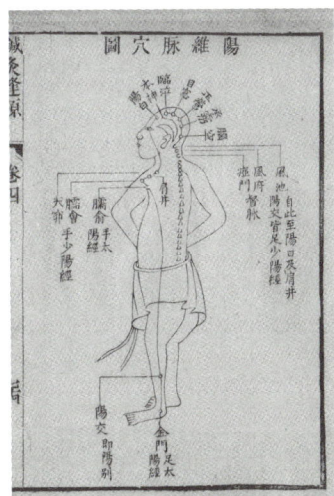

图 3-6-336　阳维脉穴图

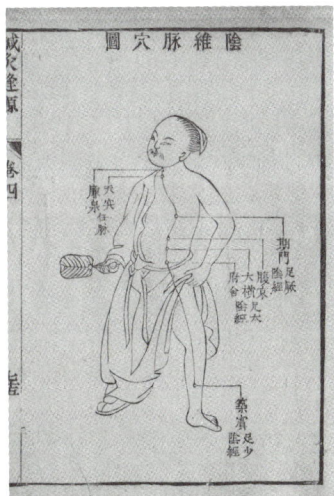

图 3-6-337　阴维脉穴图

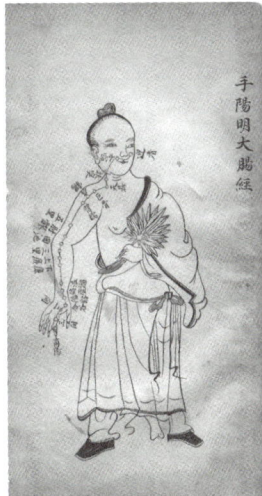

图 3-6-338　手太阴肺经　图 3-6-339　手阳明大肠经

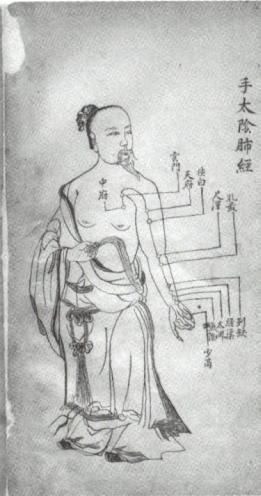

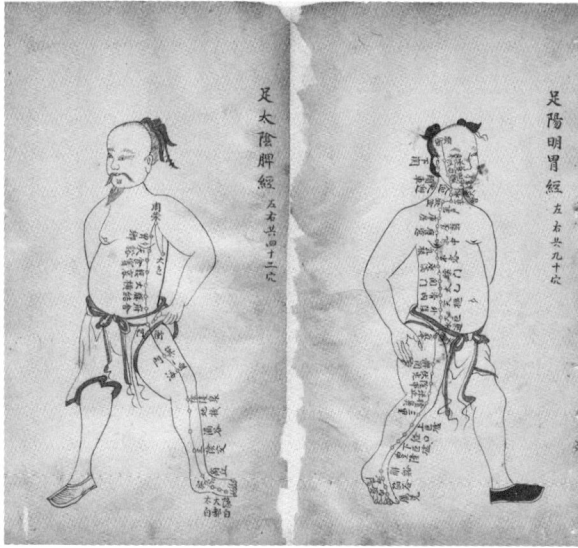

图 3-6-340　足阳明胃经　图 3-6-341　足太阴脾经

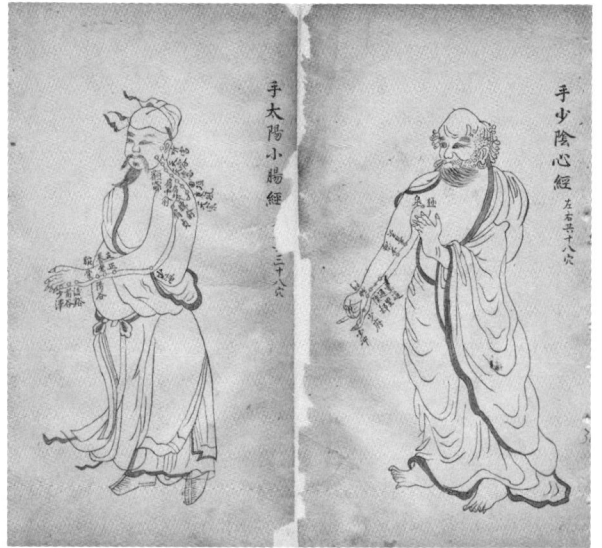

图 3-6-342　手少阴心经　图 3-6-343　手太阳小肠经

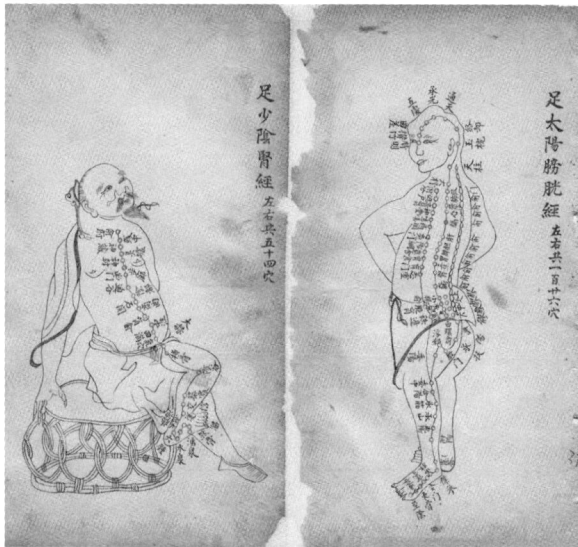

图 3-6-344　足太阳膀胱经　图 3-6-345　足少阴肾经

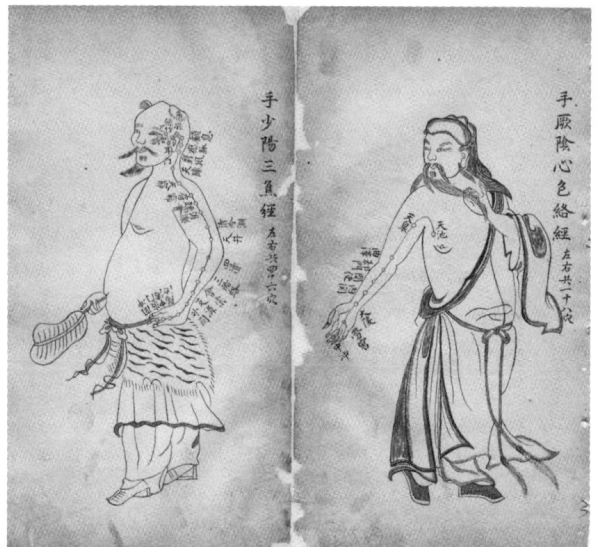

图 3-6-346　手厥阴心包经　图 3-6-347　手少阳三焦经

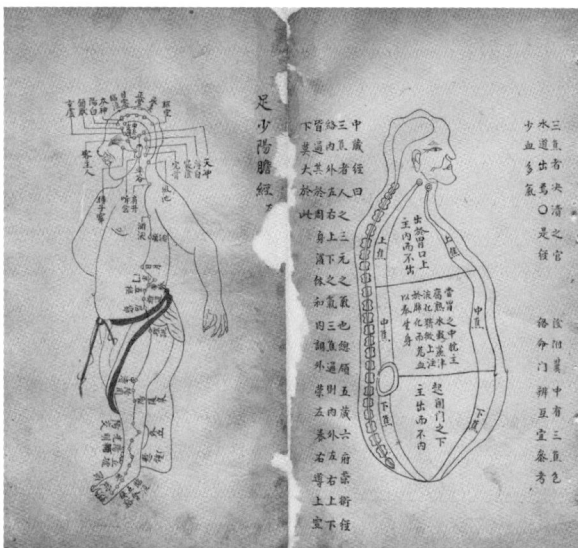

图 3-6-348　足少阳胆经

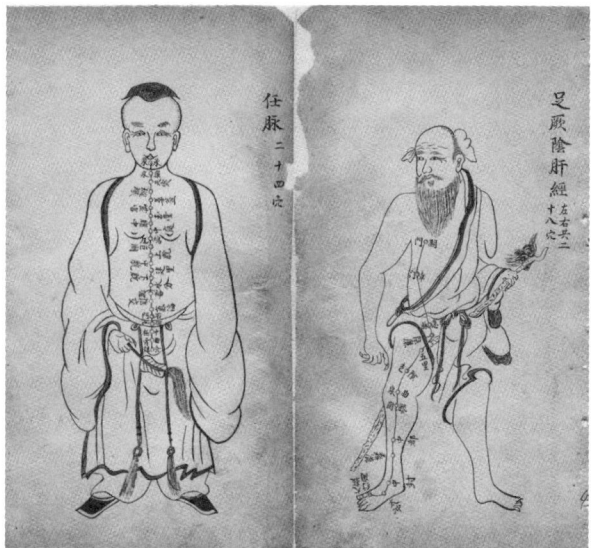

图 3-6-349　足厥阴肝经　图 3-6-350　任脉

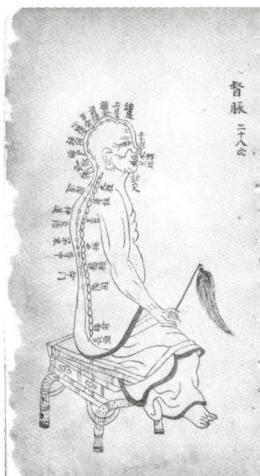
图 3-6-351　督脉

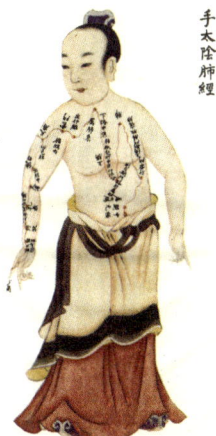
图 3-6-352　手太阴肺经

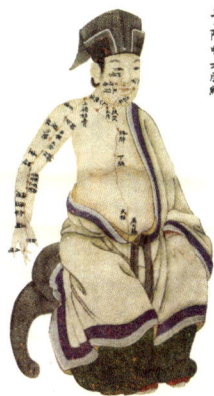
图 3-6-353　手阳明大肠经

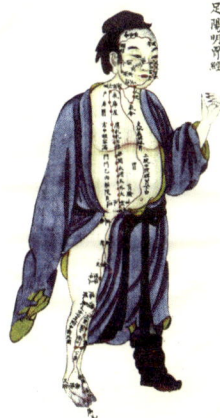
图 3-6-354　足阳明胃经

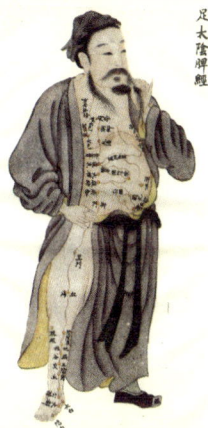
图 3-6-355　足太阴脾经

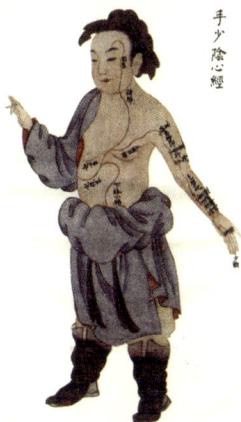
图 3-6-356　手少阴心经

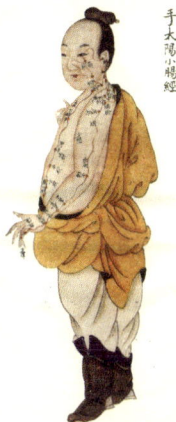
图 3-6-357　手太阳小肠经

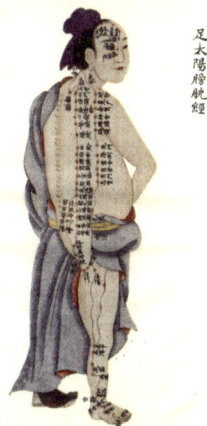
图 3-6-358　足太阳膀胱经

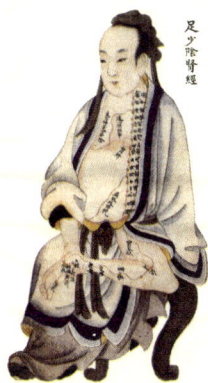
图 3-6-359　足少阴肾经

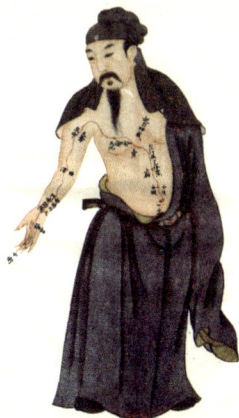
图 3-6-360　手厥阴心包络经

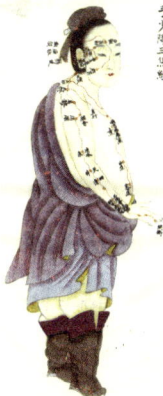
图 3-6-361　手少阳三焦经

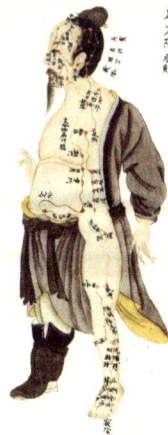
图 3-6-362　足少阳胆经

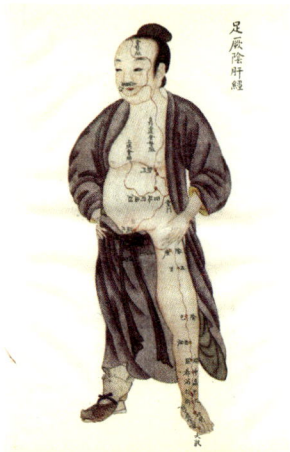

图 3-6-363　足厥阴肝经

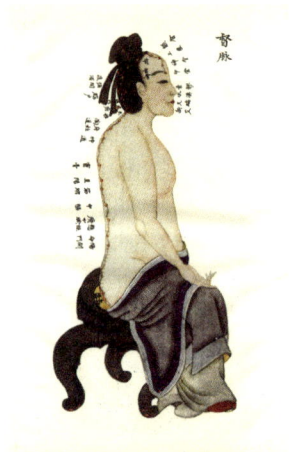

图 3-6-364　督脉

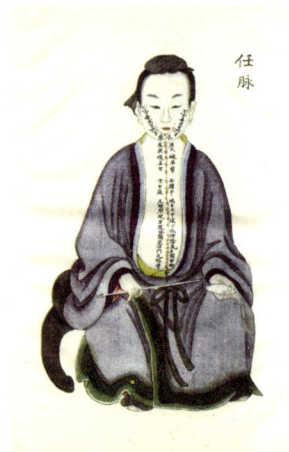

图 3-6-365　任脉

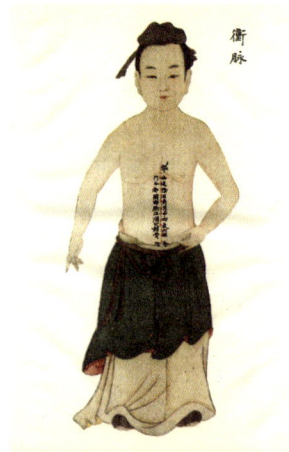

图 3-6-366　冲脉

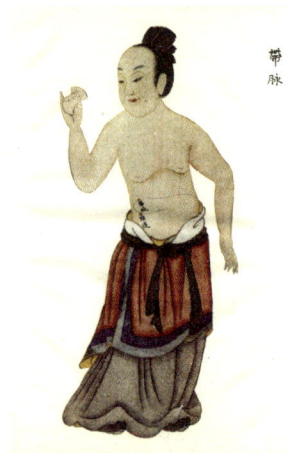

图 3-6-367　带脉

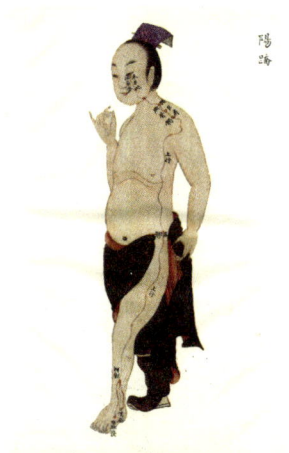

图 3-6-368　阳跷

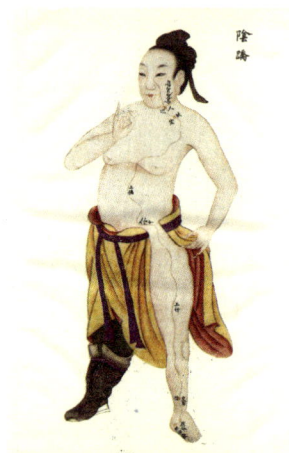

图 3-6-369　阴跷

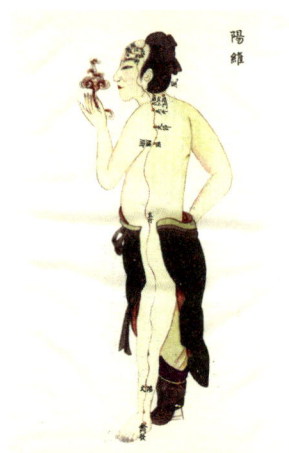

图 3-6-370　阳维

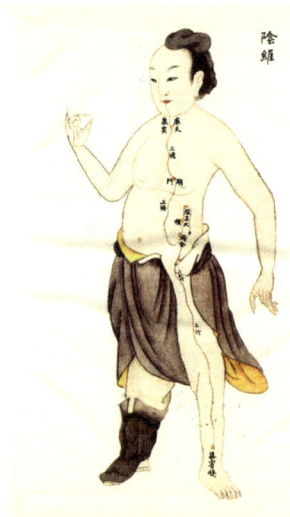

图 3-6-371　阴维

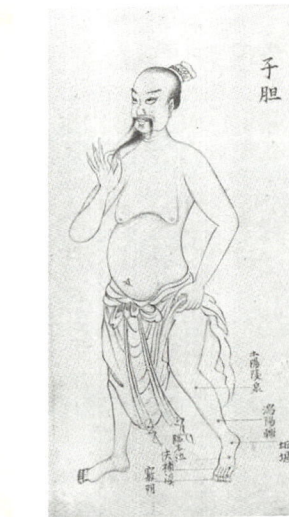

图 3-6-372　子胆

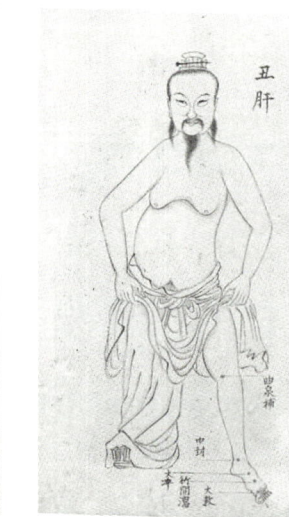

图 3-6-373　丑肝

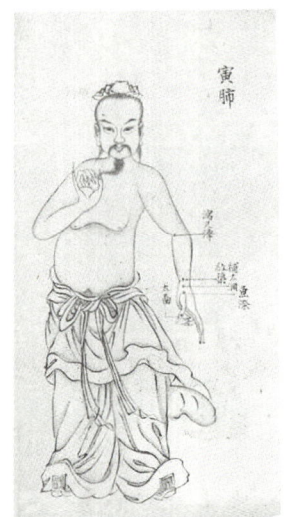

图 3-6-374　寅肺

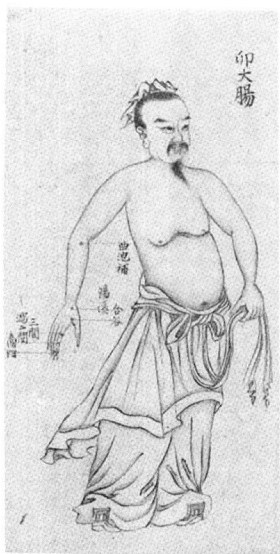

图 3-6-375　卯大肠

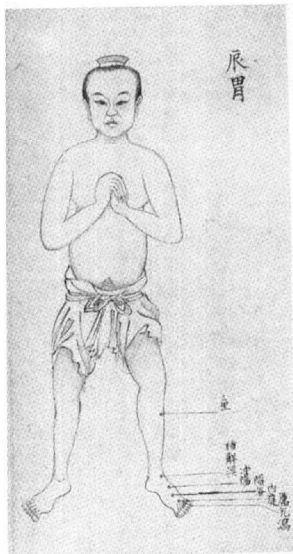

图 3-6-376　辰胃

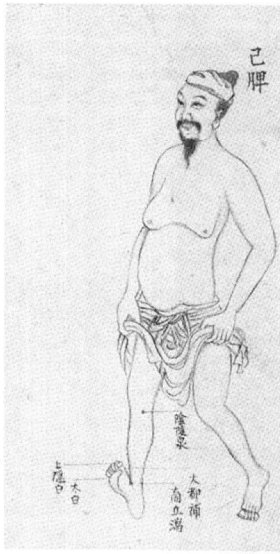

图 3-6-377　己脾

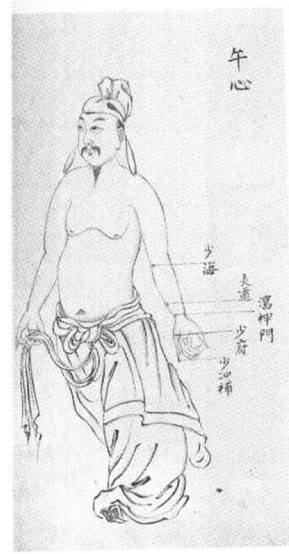

图 3-6-378　午心

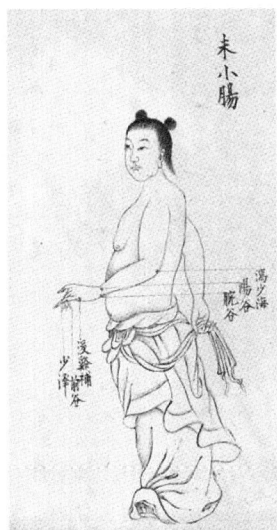

图 3-6-379　未小肠

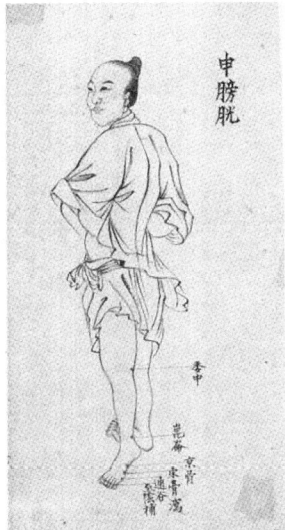

图 3-6-380　申膀胱

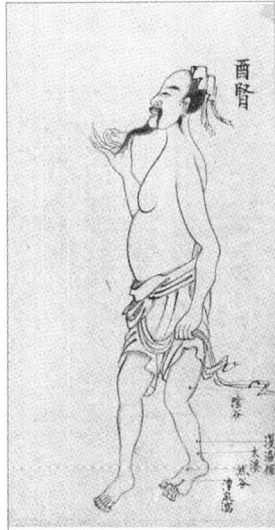

图 3-6-381　酉肾

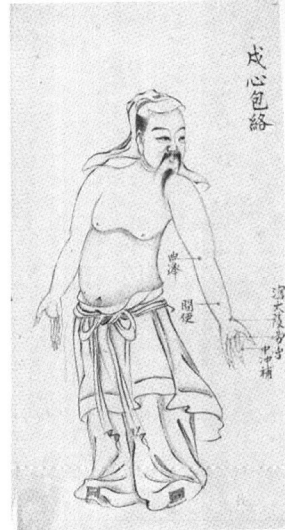

图 3-6-382　戌心包络

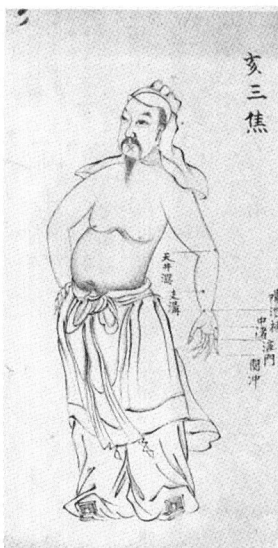

图 3-6-383　亥三焦

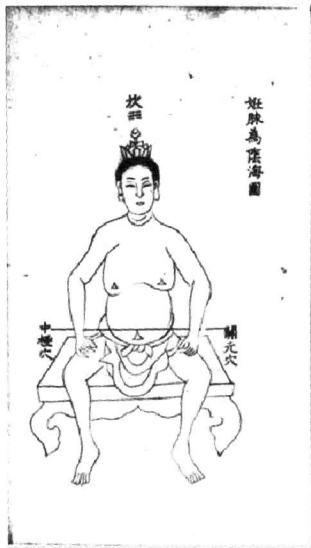

图 3-6-384　任脉为阴海图

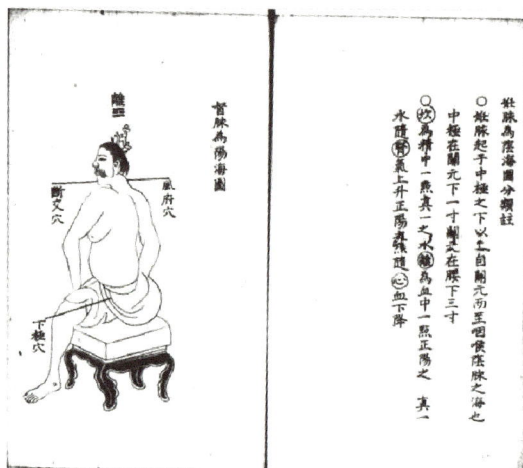

图 3-6-385　督脉为阳海图

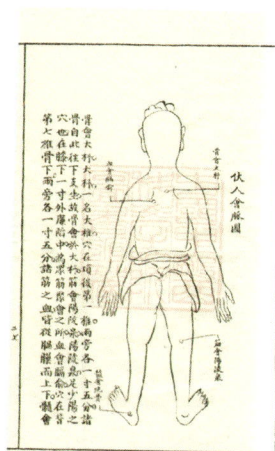

图 3-6-386　伏人会脉图

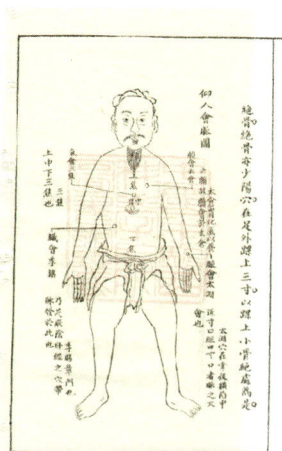

图 3-6-387　仰人会脉图

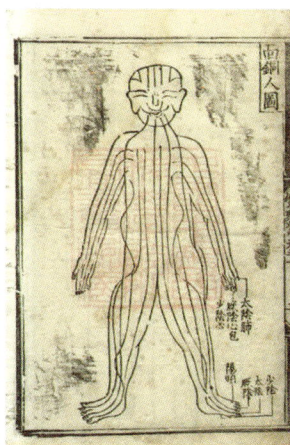

图 3-6-388　面铜人图

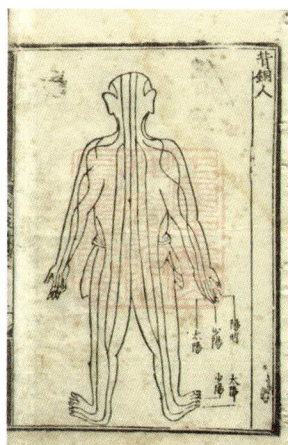

图 3-6-389　背铜人

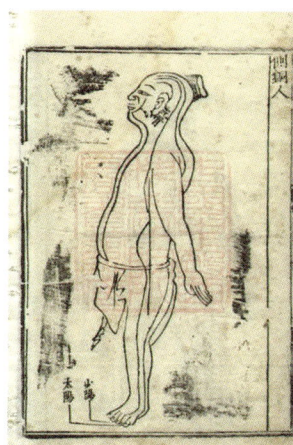

图 3-6-390　侧铜人

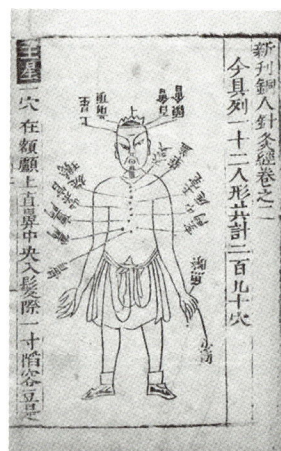

图 3-6-391　正人穴图

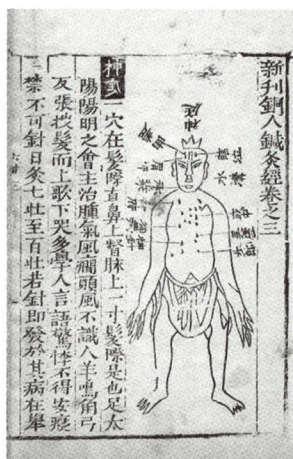

图 3-6-392　正人穴图

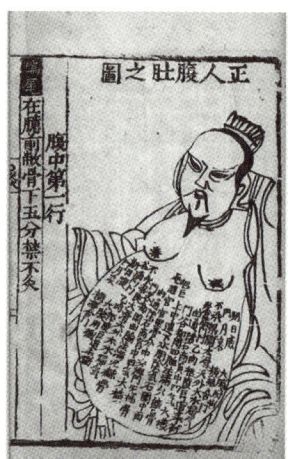

图 3-6-393　正人腹肚之图

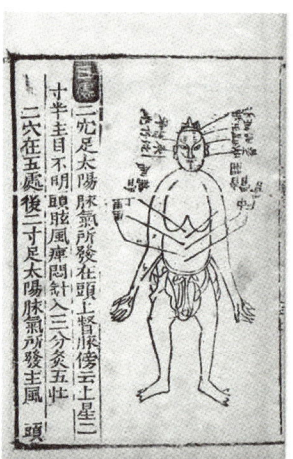

图 3-6-394　正人穴图

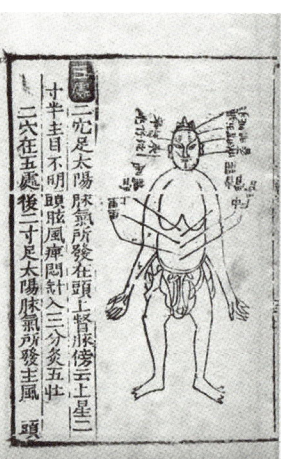

图 3-6-395　正人穴图

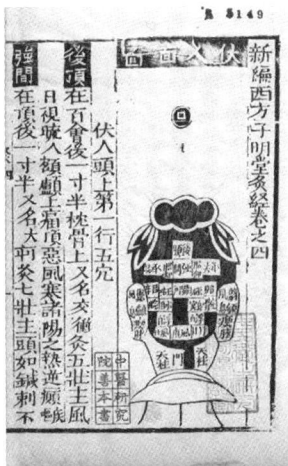

图 3-6-396　伏人面图

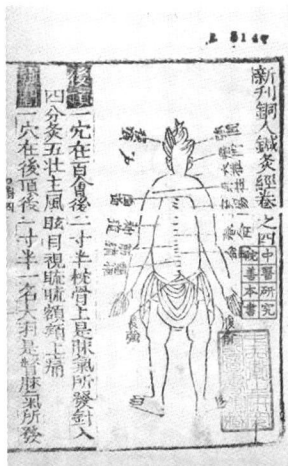

图 3-6-397　伏人穴图

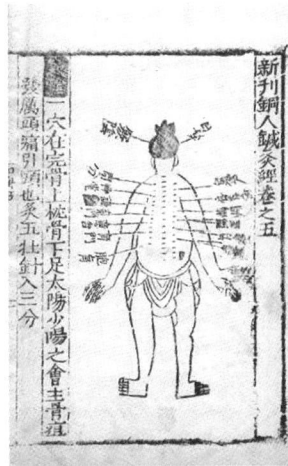

图 3-6-398　伏人穴图

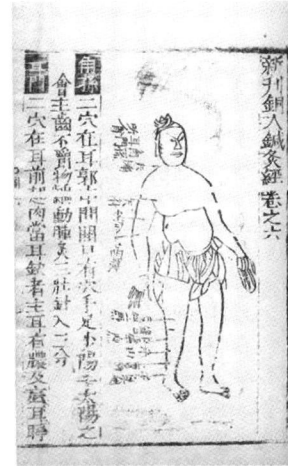

图 3-6-399　正人穴图

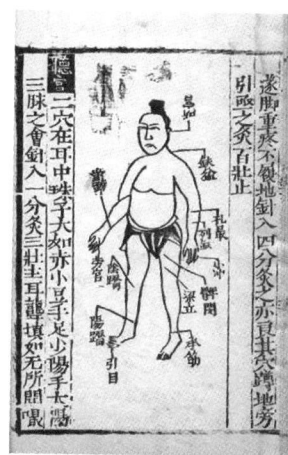

图 3-6-400　正人穴图

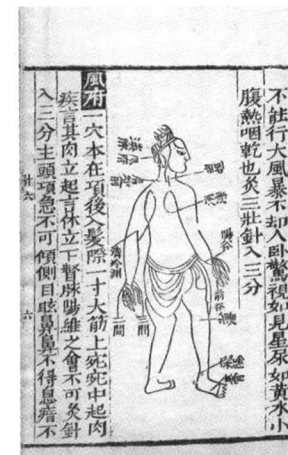

图 3-6-401　侧人穴图

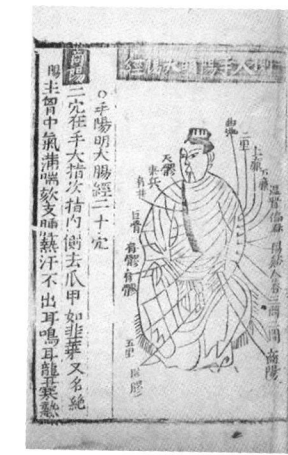

图 3-6-402　侧人手阳明大肠经

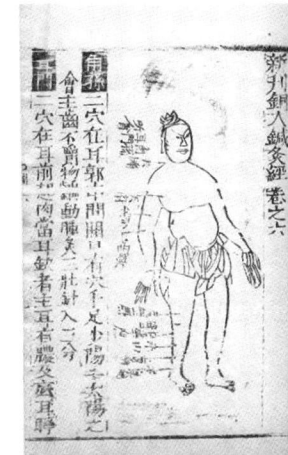

图 3-6-403　侧人穴图

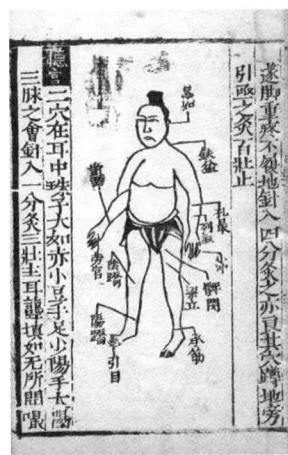

图 3-6-404　侧人穴图

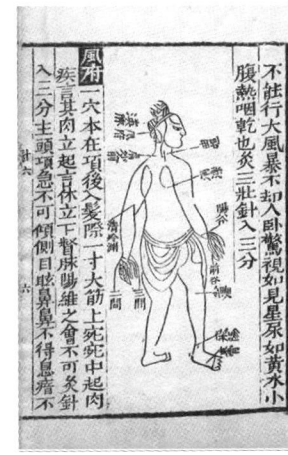

图 3-6-405　侧人穴图

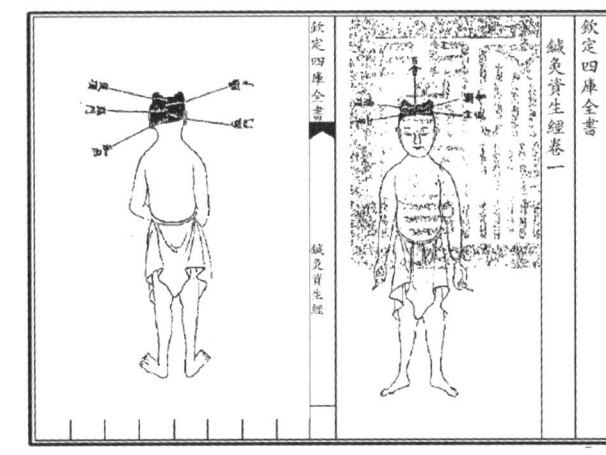

图 3-6-406　偃伏第一行左右二十穴图

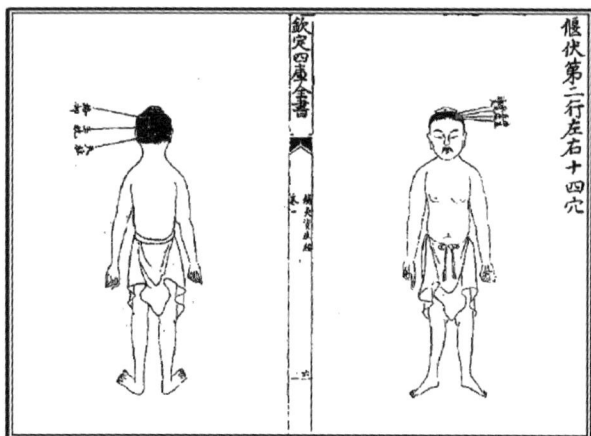

图 3-6-407　偃伏第二行左右十四穴

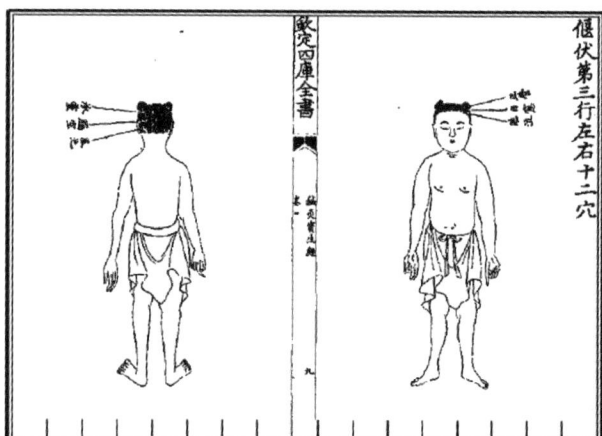

图 3-6-408　偃伏第三行左右十六穴

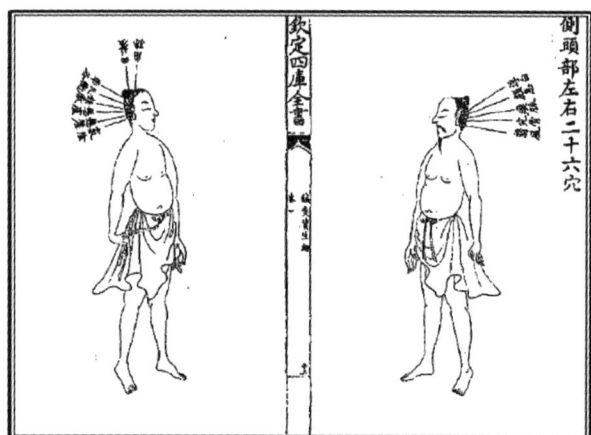

图 3-6-409　侧颈部左右二十六穴

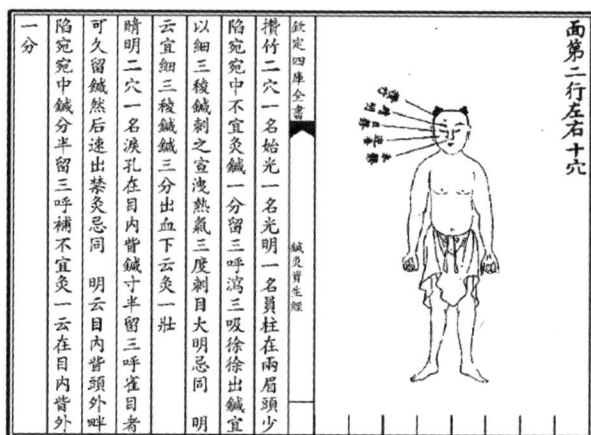

图 3-6-410　面第二行左右十穴

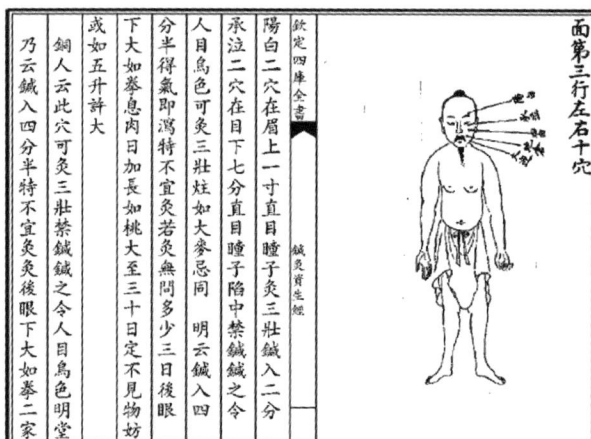

图 3-6-411　面第三行左右十穴

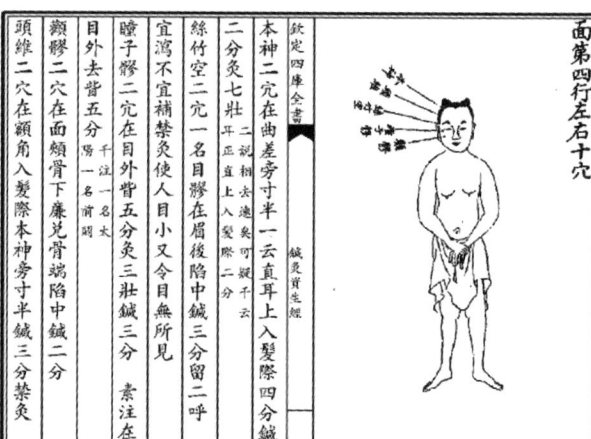

图 3-6-412　面第四行左右十穴

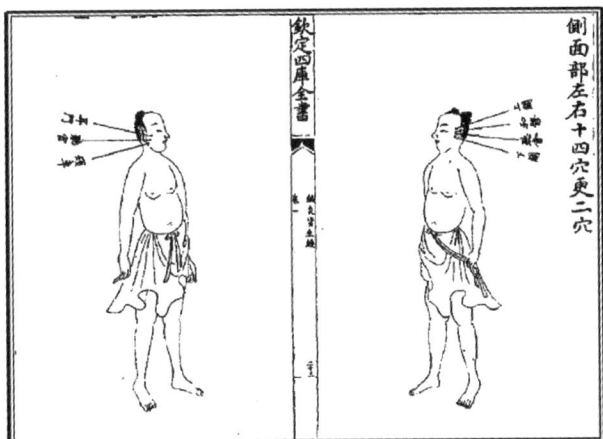

图 3-6-413　侧面部左右十四穴更二穴

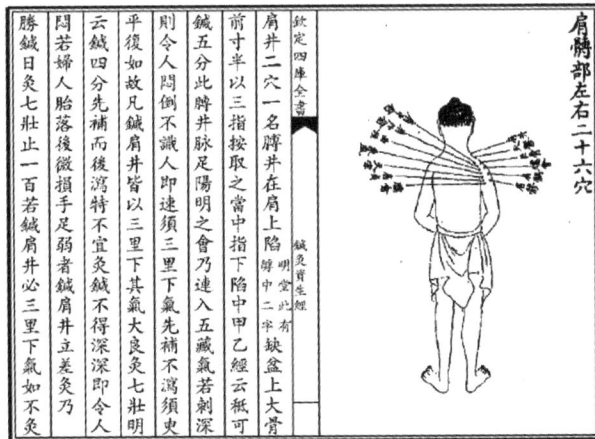

图 3-6-414　肩髆部左右二十六穴

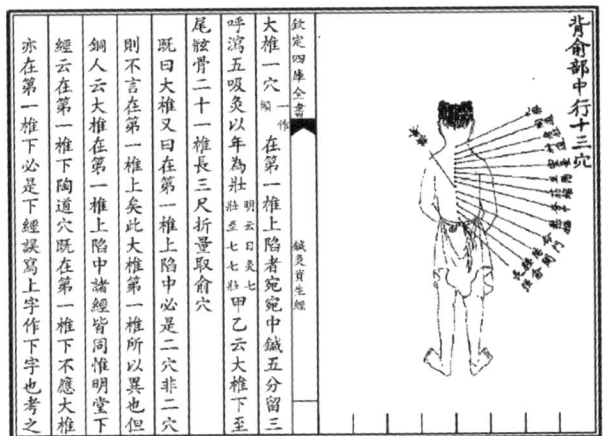

图 3-6-415　背俞部中行十三穴

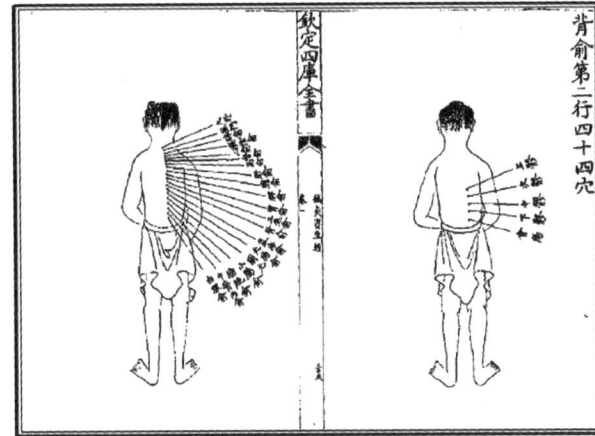

图 3-6-416　背俞第二行四十四穴

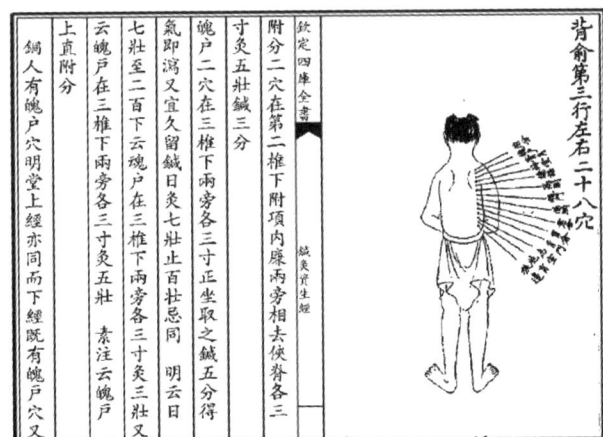

图 3-6-417　背俞第三行左右二十八穴

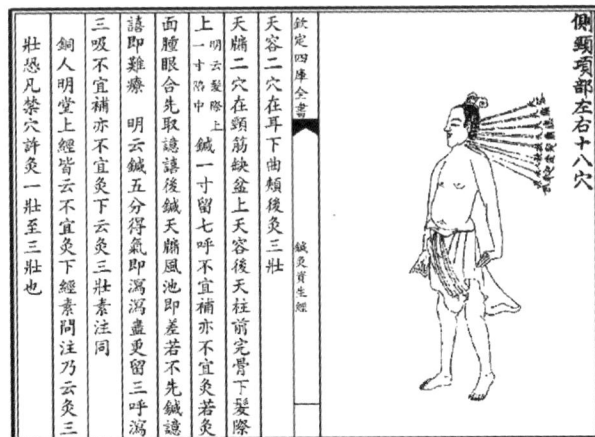

图 3-6-418　侧颈项部左右十八穴

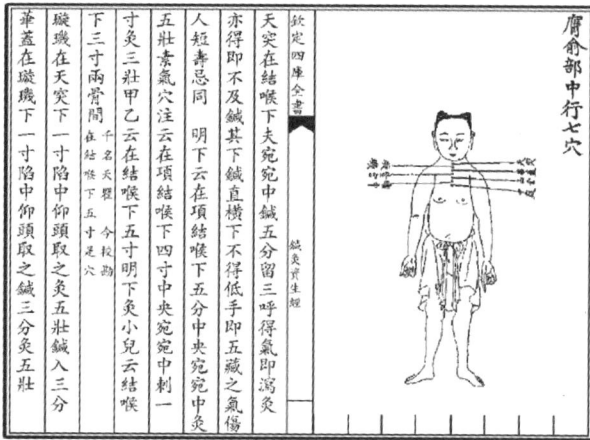

图 3-6-419　膺俞部中行七穴

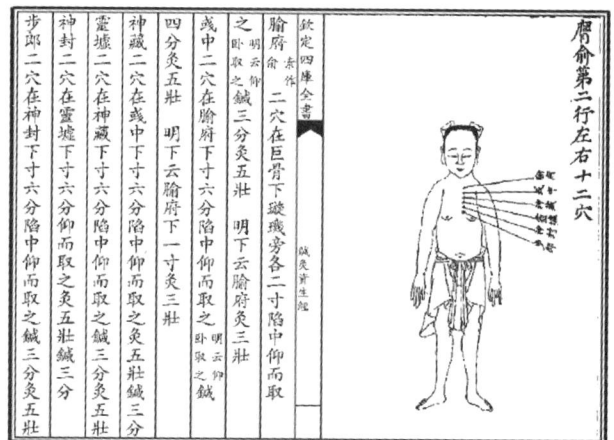

膺俞部中行七穴

钦定四库全书　针灸资生经

天突在结喉下夫宛宛中铖五分留三呼得气即泻灸亦得即不及铖其下铖直横下不得低手五藏之气伤人短寿忌同明下云铖下五分明下五分中央宛宛中灸小儿云结喉

五壮素注云在项结喉下四寸中央宛宛中灸三壮甲乙云在结喉下五寸中央宛宛中

璇玑在天突下一寸陷中仰头取之铖三分灸五壮

华盖在璇玑下一寸陷中仰头取之铖三分灸五壮

下三寸两骨间

图 3-6-420　膺俞第二行左右十二穴

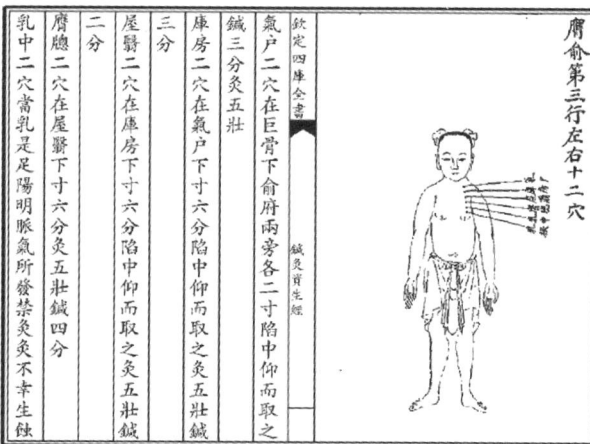

膺俞第二行左右十二穴

钦定四库全书　针灸资生经

俞府二穴在巨骨下璇玑旁各二寸陷中仰而取之铖三分灸五壮明云俞府灸三壮

彧中二穴在俞府下一寸六分陷中仰而取之灸五壮铖三分明云彧府下一寸

神藏二穴在彧中下一寸六分陷中仰而取之灸五壮铖三分

灵墟二穴在神藏下一寸六分陷中仰而取之灸五壮铖三分

神封二穴在灵墟下一寸六分陷中仰而取之铖三分灸五壮

步郎二穴在神封下一寸六分陷中仰而取之灸三壮

图 3-6-421　膺俞第三行左右十二穴

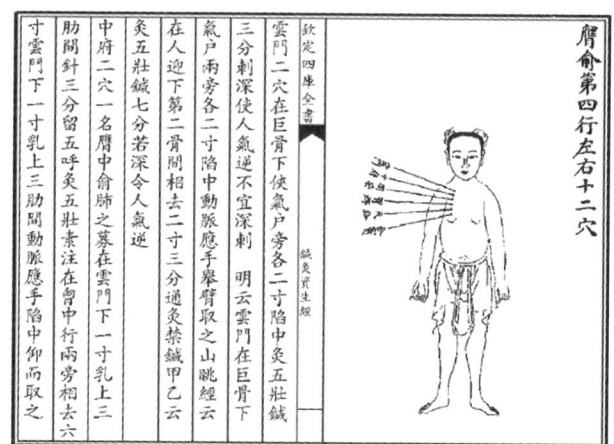

膺俞第三行左右十二穴

钦定四库全书　针灸资生经

气户二穴在巨骨下俞府两旁各二寸陷中仰而取之灸五壮铖三分

库房二穴在气户下一寸六分陷中仰而取之灸五壮铖三分

屋翳二穴在库房下一寸六分陷中仰而取之灸五壮铖三分

膺窗二穴在屋翳下一寸六分灸五壮铖四分

乳中二穴当乳是足阳明脉气所发禁灸灸不幸生蚀

二分

三分

三分

二分

图 3-6-422　膺俞第四行左右十二穴

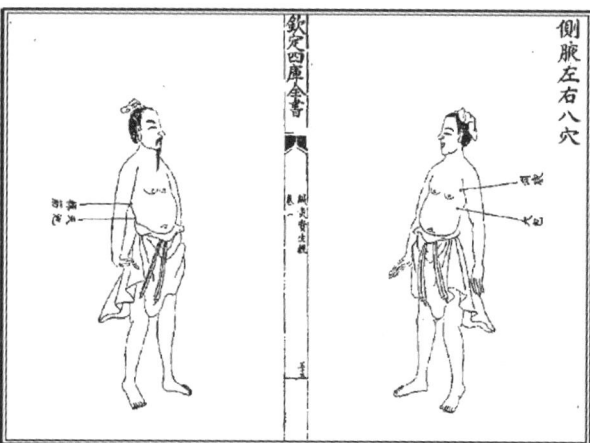

膺俞第四行左右十二穴

钦定四库全书　针灸资生经

云门二穴在巨骨下侠气户旁二寸陷中仰而取之灸五壮铖三分刺深使人气逆不宜深刺明云云门在巨骨下气户两旁各二寸陷中动脉应手举臂取之山眺经云

中府二穴一名膺中俞肺之募在云门下一寸乳上三肋间动脉应手陷中仰而取之

在人迎下第二骨间相去二寸三分通灸禁铖甲乙云

三分刺深使人气逆

气户两旁各二寸陷中

寸云门下一寸乳上三肋间动脉应手陷中仰而取之

肋间针三分留五呼灸五壮素注在云门下一寸

图 3-6-423　侧腋左右八穴

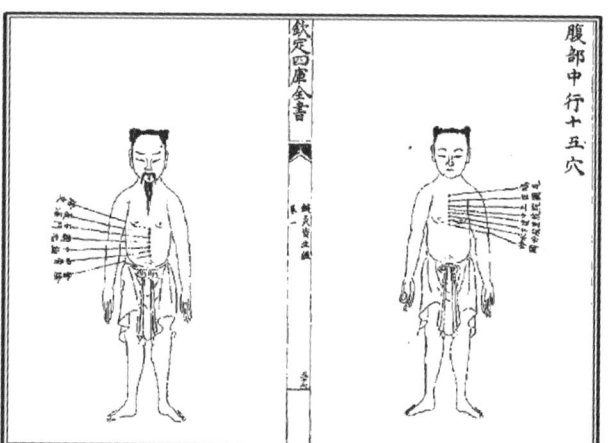

侧腋左右八穴

钦定四库全书　针灸资生经　卷一

图 3-6-424　腹部中行十五穴

腹部中行十五穴

钦定四库全书　针灸资生经　卷一

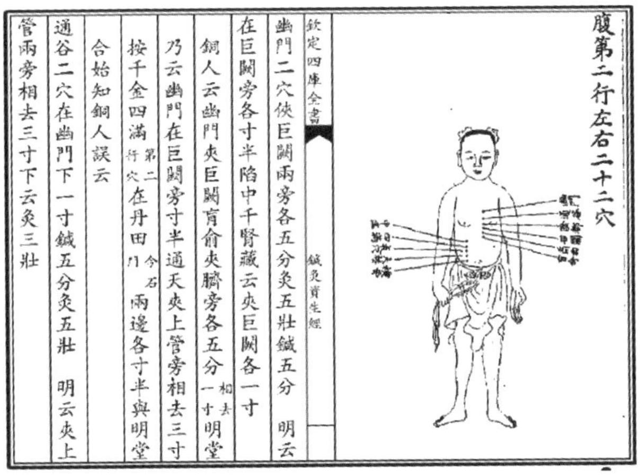

腹第二行左右二十二穴　欽定四庫全書　鍼灸資生經

幽門二穴俠巨闕兩旁各五分灸五壯鍼五分　明云
在巨闕旁各半寸陷中千金鍼臟云夾巨闕兩旁各一寸
銅人云幽門夾巨闕旁寸半俞夾臍旁各五分
乃云幽門在巨闕旁寸半通天夾臍相去一寸明堂
按千金四滿夾臍兩邊各寸半相去三寸
合始知銅人之誤云
通谷二穴在幽門下一寸鍼五分灸三壯　明云夾上
管兩旁相去三寸下云灸三壯

图 3-6-425　腹第二行左右二十六穴

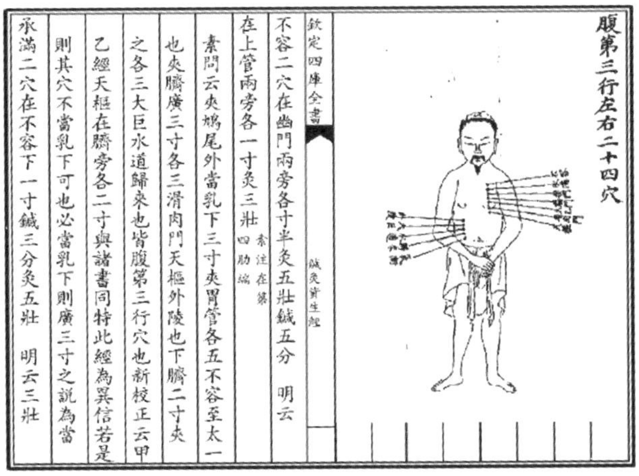

腹第三行左右二十四穴　欽定四庫全書　鍼灸資生經

不容二穴在幽門兩旁各寸半灸五壯鍼五分　明云
在上管兩旁各一寸
承滿二穴在不容下一寸鍼三分灸五壯
乙經天樞在臍旁各二寸與諸書同特此經為異信若是
則其穴不當乳下可也必當腹第三行胃管各五分不容至太一
之各三大巨水道歸來也皆腹第三行天樞外陵也下
也夾臍廣三寸必滑肉門天樞二寸夾
素問云夾鳩尾外當乳下三寸胃管各五分不容至太一
乙夾臍廣三寸也新校正云甲
則廣三寸則此經特異信之說為異當

图 3-6-426　腹第三行左右二十四穴

腹第四行左右十四穴　欽定四庫全書　鍼灸資生經

期門二穴肝之募在不容旁寸半直兩乳
四分灸五壯平肝又云乳下又云乳下二肋端鍼
日月二穴膽之募在期門下五分陷中灸五壯鍼五分
腹哀二穴在日月下寸半直兩乳第二肋端鍼
大橫二穴在腹哀下三寸半直臍鍼三分
當四寸半去臍旁當一寸天樞去臍當三寸大橫去臍
合為六寸難經疏乃云章門在

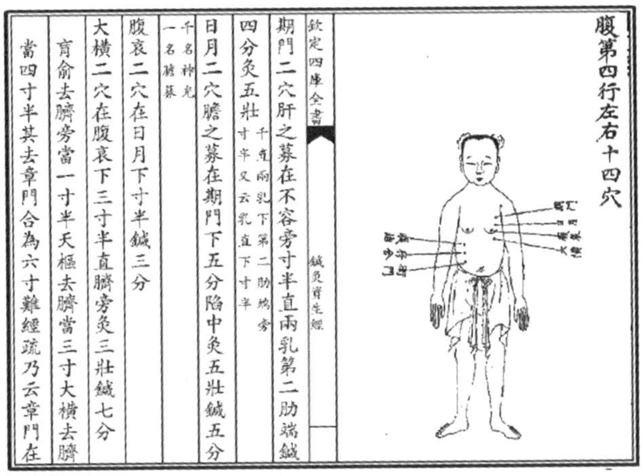

图 3-6-427　腹第四行左右二十四穴

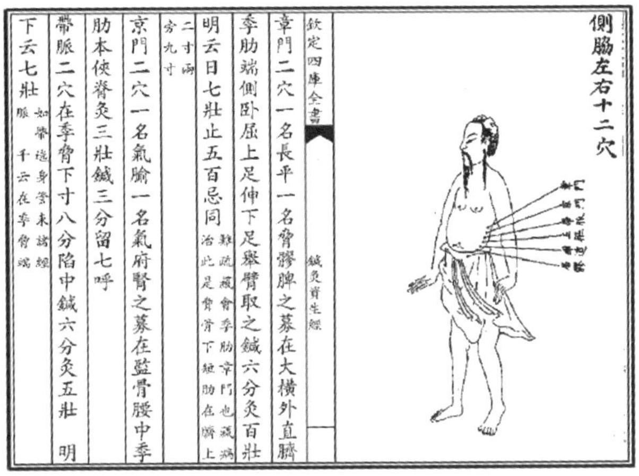

側脅左右十二穴　欽定四庫全書　鍼灸資生經

章門二穴一名長平一名脅髎脾之募在大橫外直臍
季肋端側臥屈上足伸下足舉臂取之鍼六分灸百壯
明云五壯
京門二穴一名氣腧一名氣府腎之募在監骨腰中季
肋本俠脊灸三壯鍼三分留七呼
帶脈二穴在季脅下八分陷中鍼六分灸五壯
下云七壯

图 3-6-428　侧胁左右十二穴

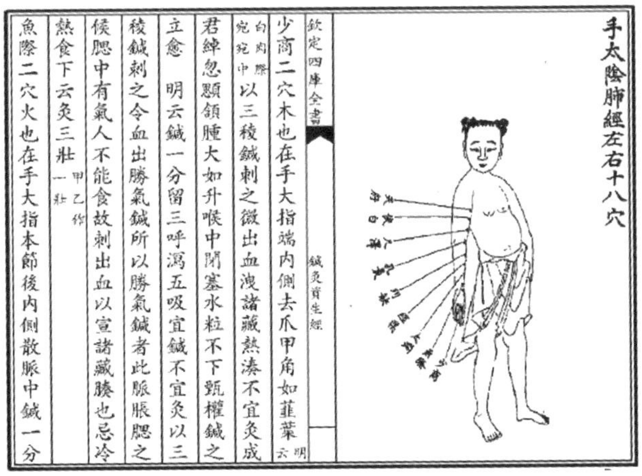

手太陰肺經左右十八穴　欽定四庫全書　鍼灸資生經

少商二穴木也在手大指端內側去爪甲角如韭葉
宛宛中以三稜鍼刺之出血洩諸藏熱湊不宜灸以成
君綽忽頷腫大如升喉中閉塞藏熱不宜鍼灸
立愈明云題頷腫如升喉中閉塞鍼一分留三呼瀉五吸宜鍼
稜鍼刺之令血出勝氣故刺出血以宣諸藏膀胱也忌冷
候腮中有氣人不能食故刺出血以宣諸藏膀胱也忌冷
熱食下云灸三壯
魚際二穴火也在手大指本節後內側散脈中鍼一分

图 3-6-429　手太阴肺经左右十八穴

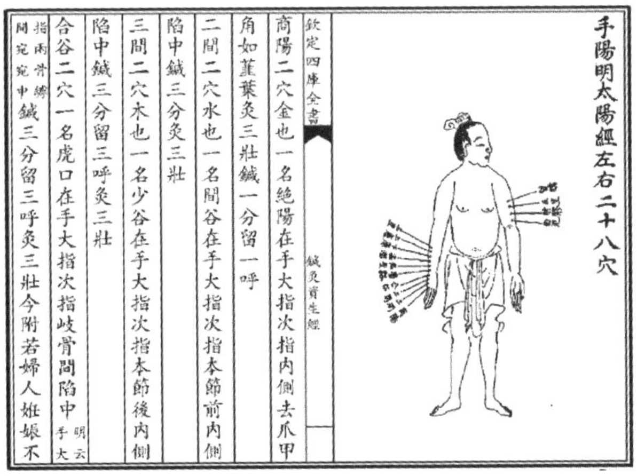

手陽明大腸經左右二十八穴　欽定四庫全書　鍼灸資生經

商陽二穴金也一名絕陽在手大指次指內側去爪甲
角如韭葉灸三壯鍼一分留一呼
二間二穴水也一名間谷在手大指次指本節前內側
陷中鍼三分灸三壯
三間二穴木也一名少谷在手大指次指本節後內側
陷中鍼三分留三呼灸三壯
合谷二穴一名虎口在手大指次指岐骨間陷中鍼
三分留三呼灸三壯今附若婦人姙娠不
同指兩骨罅間　　　　　　　　　　明云手大

图 3-6-430　手阳明大肠经左右二十八穴

图 3-6-431

欽定四庫全書　鍼灸資生經　手少陰心經左右十八穴

少衝二穴木也一名經始在小指內廉端作側去爪甲
如韮葉鍼一分灸三壯　明云一壯
少府二穴火也在手小指本節後陷中直勞宮
鍼二分灸七壯　明云三壯
神門二穴土也一名兌衝在掌後兌骨端陷中灸七壯
灸如小麥壯鍼三分留七呼
陰郤二穴在掌後脈中去腕五分鍼三分灸七壯
　明云七壯
通里二穴在腕後一寸陷中鍼三分灸三壯
　明云七壯

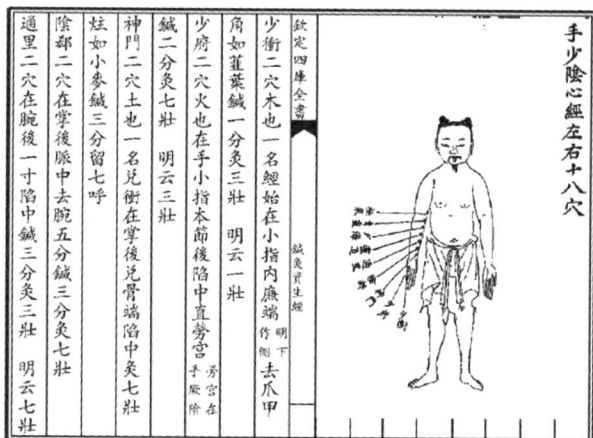

图 3-6-431　手少阴心经左右十八穴

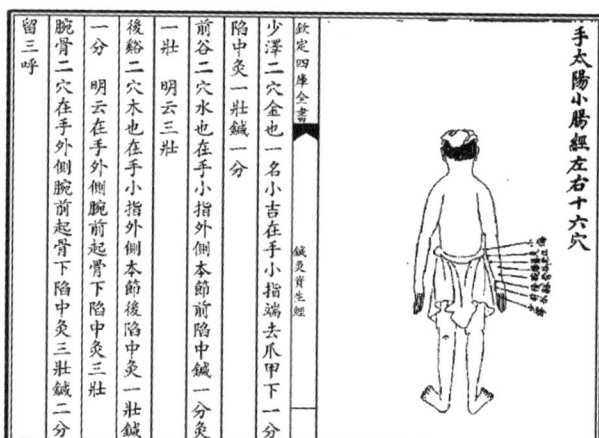

图 3-6-432

欽定四庫全書　鍼灸資生經　手太陽小腸經左右十六穴

少澤二穴金也一名小吉在手小指端去爪甲下一分
陷中灸一壯鍼一分
前谷二穴水也在手小指外側本節前陷中灸三壯鍼一分
一壯　明云三壯
後谿二穴木也在手小指外側本節後陷中鍼一分
明云三壯
腕骨二穴在手外側腕前起骨下陷中灸三壯鍼二分
一分
留三呼

图 3-6-432　手太阳小肠经左右十六穴

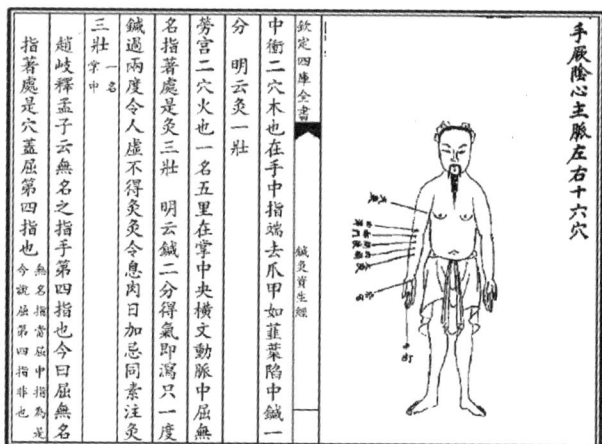

图 3-6-433

欽定四庫全書　鍼灸資生經　手厥陰心主脈左右十六穴

中衝二穴木也在手中指端去爪甲如韮葉陷中鍼一
分　明云灸一壯
勞宮二穴火也一名五里在掌中央橫文動脈即瀉只一度無
名指著處是灸三壯　明云鍼二分得氣即瀉一度
鍼過兩度令人虛不得灸令息肉日加忌同素注灸
趙岐釋孟子云無名之指手第四指也今日屈無
三壯（掌中）
指著處是穴蓋屈第四指也（今說屈第四指非也）

图 3-6-433　手厥阴心主脉左右十六穴

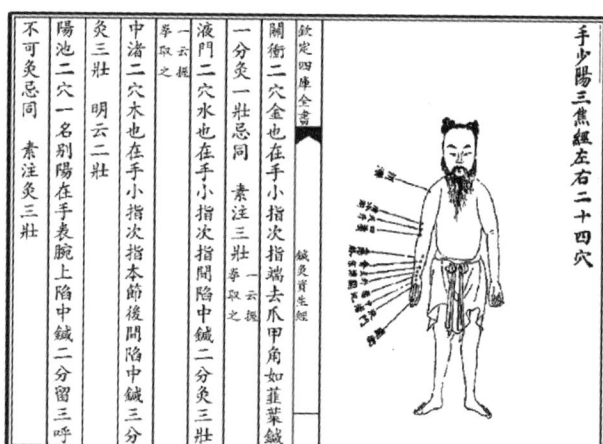

图 3-6-434

欽定四庫全書　鍼灸資生經　手少陽三焦經左右二十四穴

關衝二穴金也在手小指次指端去爪甲角如韮葉鍼
一分灸一壯忌同　素注三壯
液門二穴水也在手小指次指間陷中鍼二分灸三壯
中渚二穴木也一名別陽在手小指次指本節後間陷中鍼三分
陽池二穴一名別陽在手表腕上陷中鍼二分留三呼
灸三壯　明云二壯
不可灸忌同　素注灸三壯

图 3-6-434　手少阳三焦经左右二十四穴

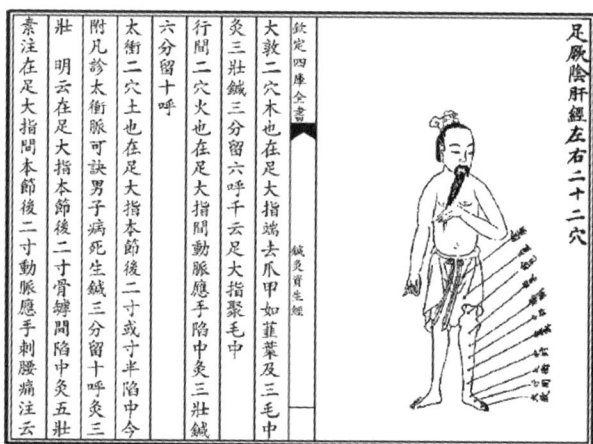

图 3-6-435

欽定四庫全書　鍼灸資生經　足厥陰肝經左右二十二穴

大敦二穴木也在足大指端去爪甲如韮葉及三毛中
灸三壯鍼三分留六呼千云足大指聚毛中
行間二穴火也在足大指間動脈應手陷中灸三壯鍼
六分留十呼
太衝二穴土也在足大指本節後二寸或寸半陷中令
明云在足大指本節後二寸骨罅間陷中灸三壯
壯
附凡診太衝脈可訣男子病死生鍼三分留十呼灸三
素注在足大指間本節後二寸動脈應手刺腰痛注云

图 3-6-435　足厥阴肝经左右二十二穴

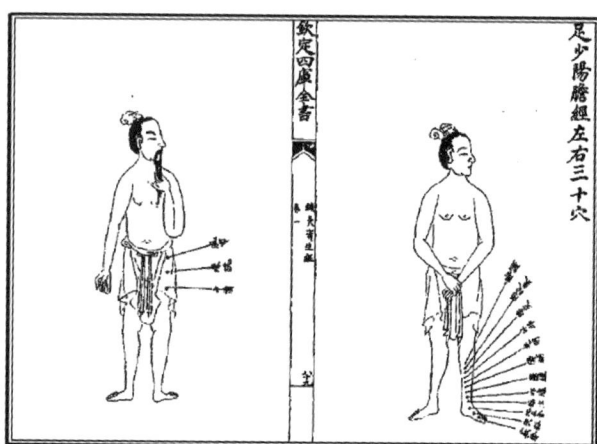

图 3-6-436

欽定四庫全書　鍼灸資生經　足少陽膽經左右三十穴

图 3-6-436　足少阳胆经左右三十穴

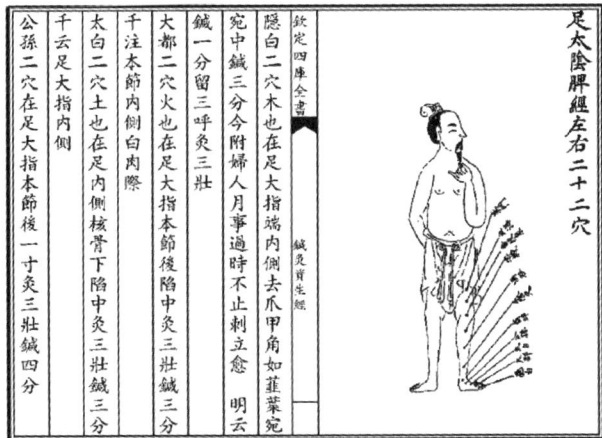

图 3-6-437　足太阴脾经左右二十二穴

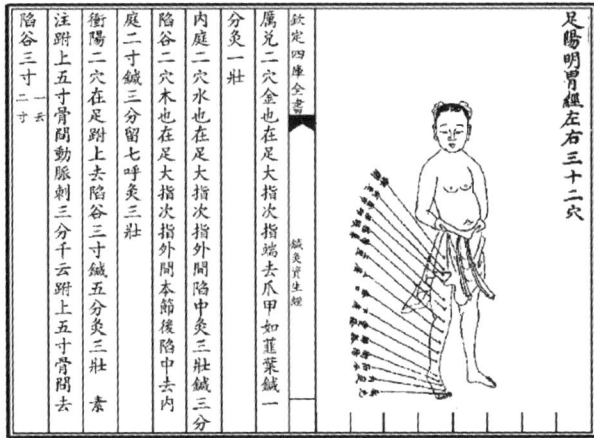

图 3-6-438　足阳明胃经左右三十二穴

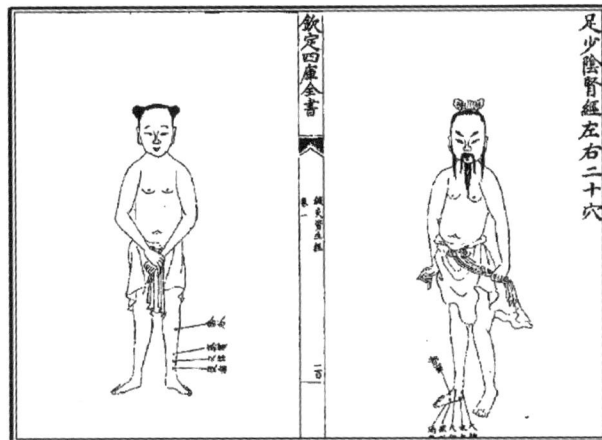

图 3-6-439　足少阴肾经左右二十穴

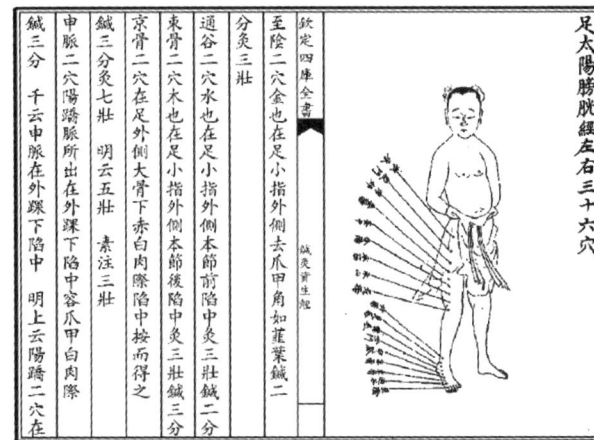

图 3-6-440　足太阳膀胱经左右三十六穴

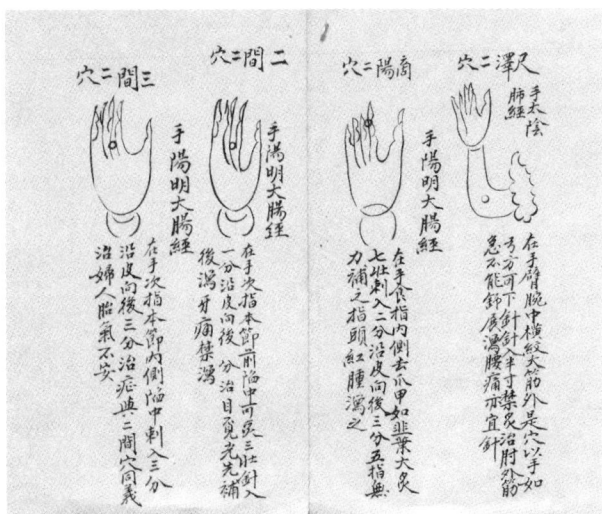

图 3-6-441　尺泽二穴　图 3-6-442　商阳二穴

图 3-6-443　二间二穴　图 3-6-444　三间二穴

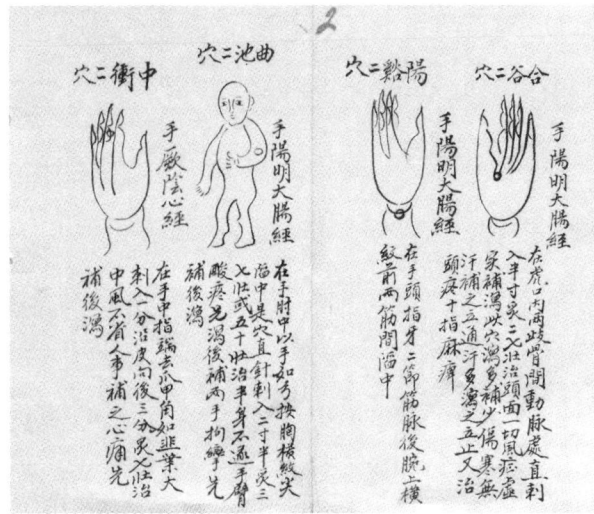

图 3-6-445　合谷二穴　图 3-6-446　阳谷二穴

图 3-6-447　曲池二穴　图 3-6-448　中冲二穴

图 3-6-449　劳宫二穴　　图 3-6-450　间使二穴
图 3-6-451　曲泽二穴　　图 3-6-452　大陵二穴

图 3-6-453　关冲二穴　　图 3-6-454　液门二穴
图 3-6-455　中渚二穴　　图 3-6-456　阳池二穴

图 3-6-457　支沟二穴　　图 3-6-458　天井二穴
图 3-6-459　少冲二穴　　图 3-6-460　神门二穴

图 3-6-461　腕骨二穴　　图 3-6-462　阳谷二穴
图 3-6-463　小海二穴　　图 3-6-464　隐白二穴

图 3-6-465　大都二穴　　图 3-6-466　太白二穴
图 3-6-467　曲泉二穴　　图 3-6-468　历兑二穴

图 3-6-469　内庭二穴　　图 3-6-470　陷谷二穴
图 3-6-471　冲阳二穴　　图 3-6-472　解溪二穴

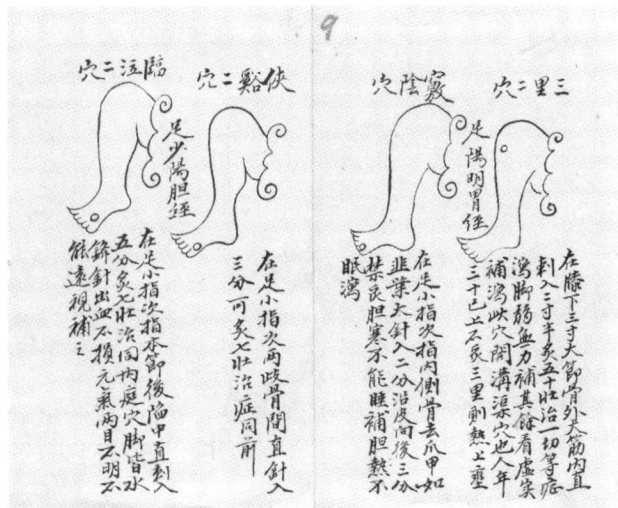

图 3-6-473　三里二穴　　图 3-6-474　窍阴二穴
图 3-6-475　侠溪二穴　　图 3-6-476　临泣二穴

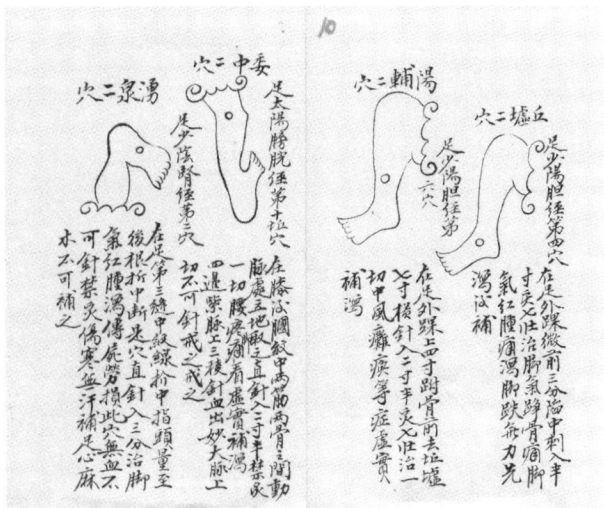

图 3-6-477　丘墟二穴　　图 3-6-478　阳辅二穴
图 3-6-479　委中二穴　　图 3-6-480　涌泉二穴

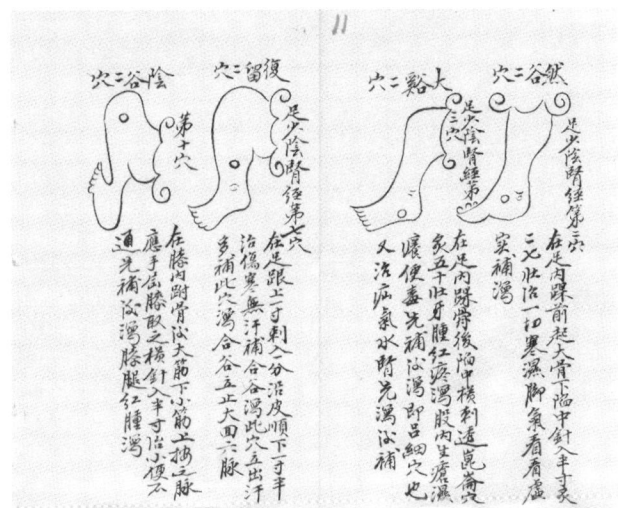

图 3-6-481　然谷二穴　　图 3-6-482　太溪二穴
图 3-6-483　复溜二穴　　图 3-6-484　阴谷二穴

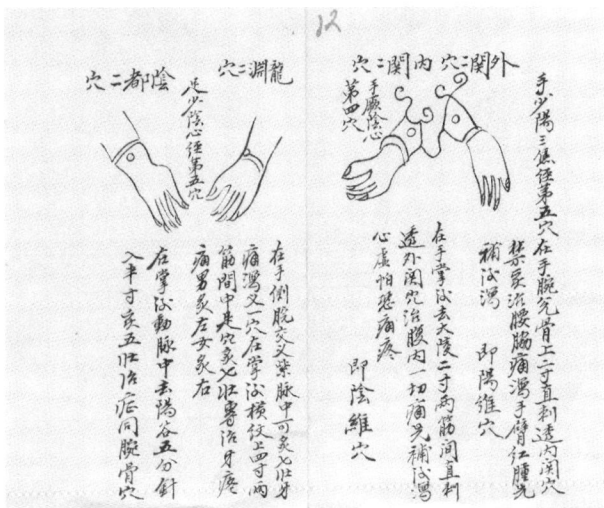

图 3-6-485　外关二穴　　图 3-6-486　内关二穴
图 3-6-487　龙渊二穴　　图 3-6-488　阴都二穴

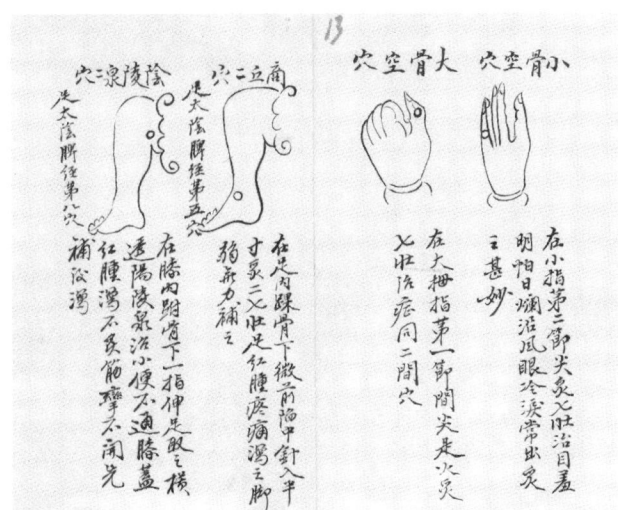

图 3-6-489　小骨空穴　　图 3-6-490　大骨空穴
图 3-6-491　商丘二穴　　图 3-6-492　阴陵泉二穴

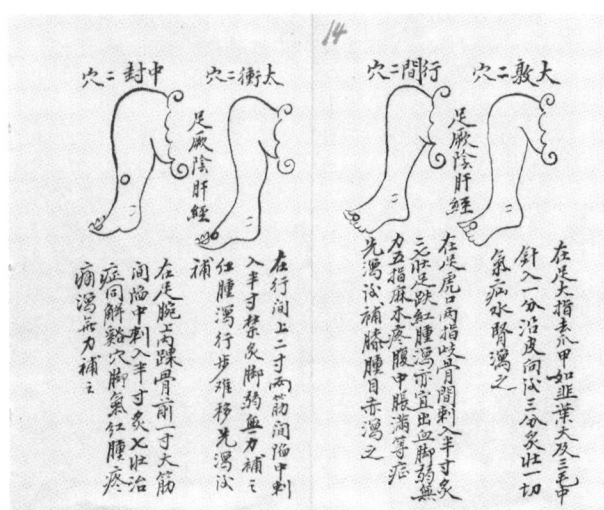

图 3-6-493　大墩二穴　　图 3-6-494　行间二穴
图 3-6-495　太冲二穴　　图 3-6-496　中封二穴

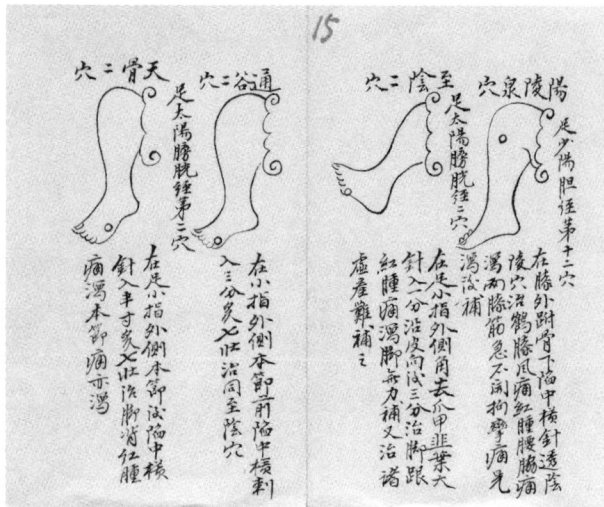

图 3-6-497　阳陵泉穴　　图 3-6-498　至阴二穴
图 3-6-499　通谷二穴　　图 3-6-500　天骨二穴

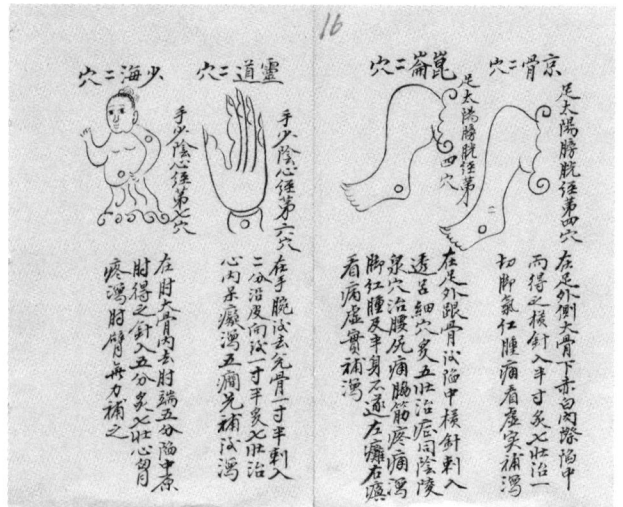

图 3-6-501　京骨二穴　　图 3-6-502　昆仑二穴
图 3-6-503　灵道二穴　　图 3-6-504　少海二穴

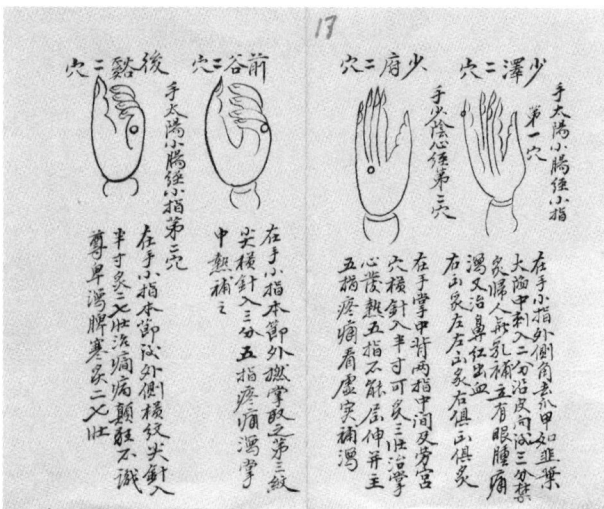

图 3-6-505　少泽二穴　　图 3-6-506　少府二穴
图 3-6-507　前谷二穴　　图 3-6-508　后溪二穴

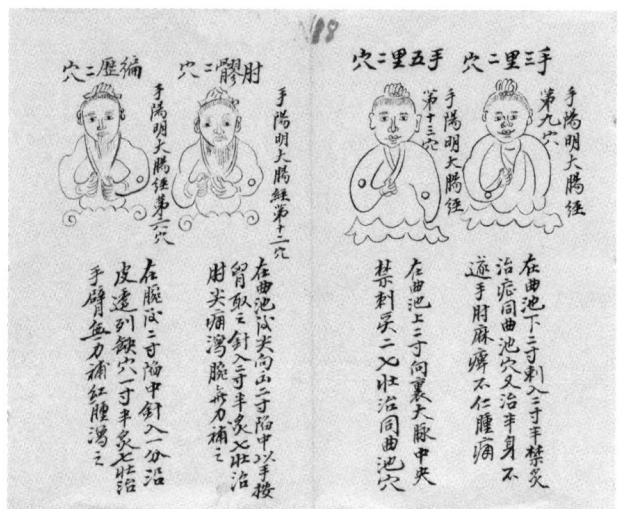

图 3-6-509　手三里二穴　　图 3-6-510　手五里二穴
图 3-6-511　肘髎二穴　　图 3-6-512　偏历二穴

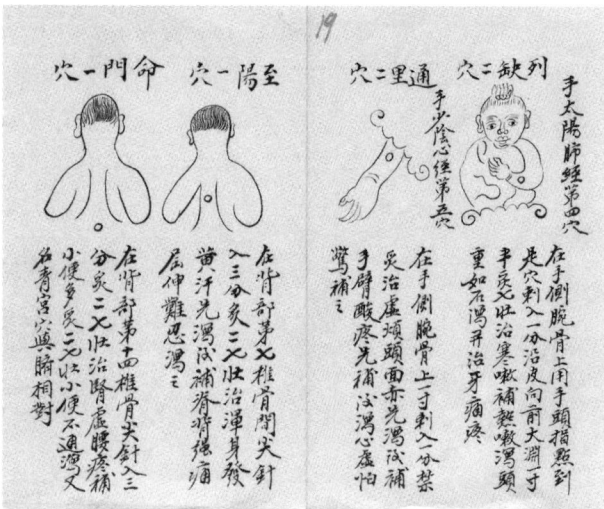

图 3-6-513　列缺二穴　　图 3-6-514　通里二穴
图 3-6-515　至阳一穴　　图 3-6-516　命门一穴

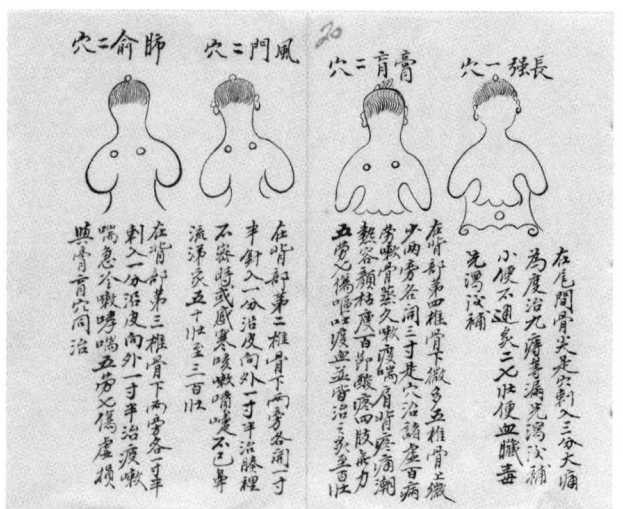

图 3-6-517　长强一穴　　图 3-6-518　膏肓二穴
图 3-6-519　风门二穴　　图 3-6-520　肺俞二穴

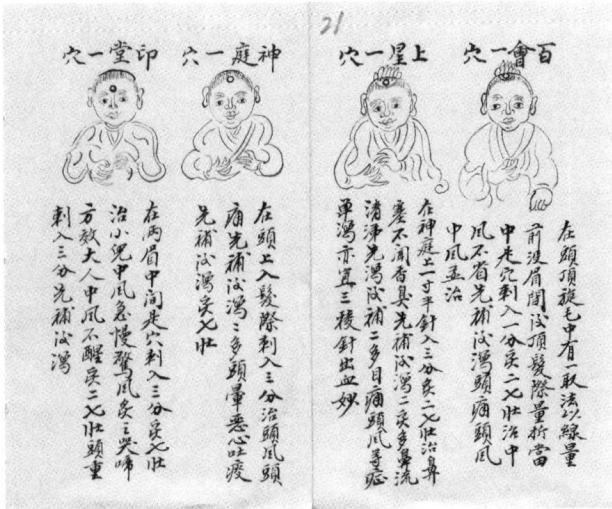

图 3-6-521　百会一穴　　图 3-6-522　上星一穴
图 3-6-523　神庭一穴　　图 3-6-524　印堂一穴

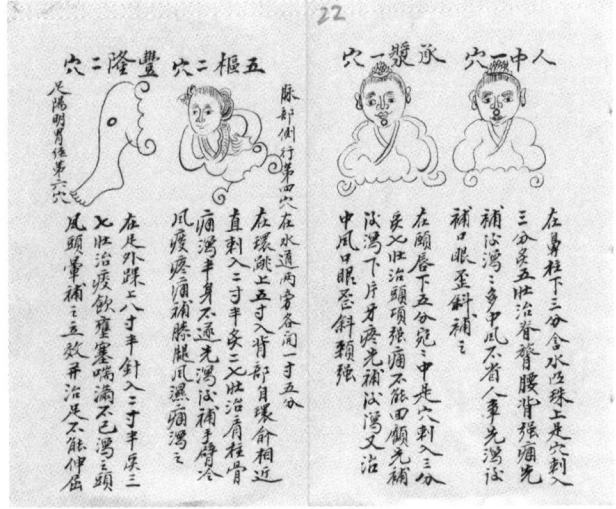

图 3-6-525　人中一穴　　图 3-6-526　承浆一穴
图 3-6-527　五枢二穴　　图 3-6-528　丰隆二穴

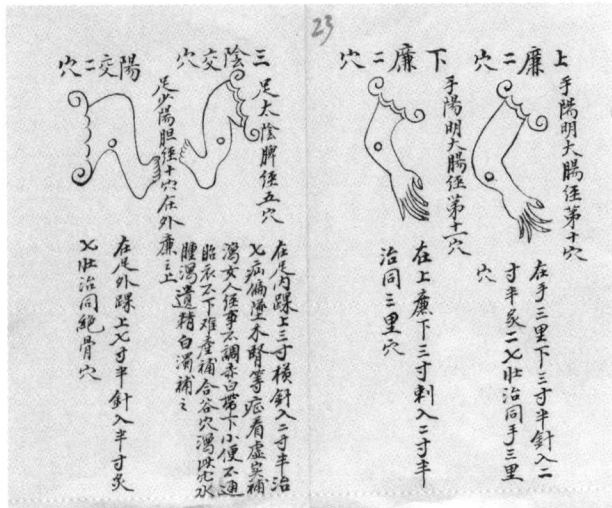

图 3-6-529　上廉二穴　　图 3-6-530　下廉二穴
图 3-6-531　三阴交穴　　图 3-6-532　阳交二穴

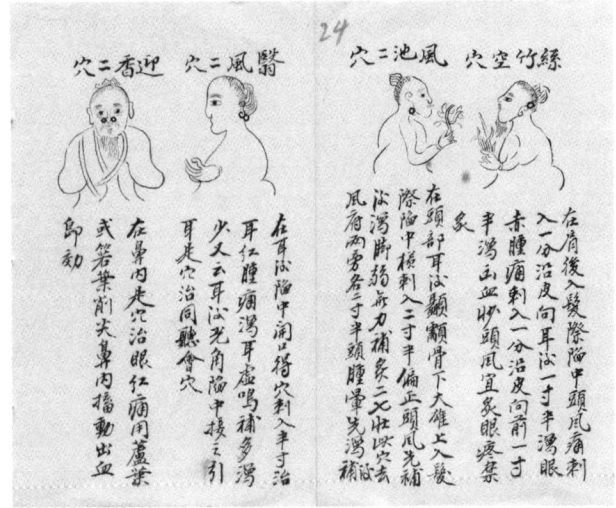

图 3-6-533　丝竹空穴　　图 3-6-534　风池二穴
图 3-6-535　翳风二穴　　图 3-6-536　迎香二穴

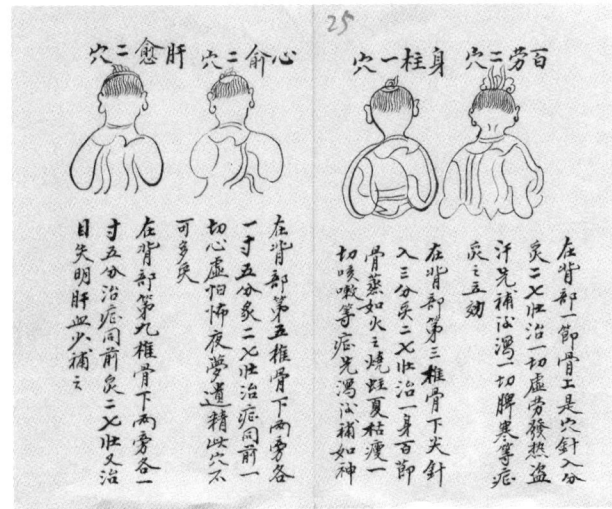

图 3-6-537　百劳二穴　　图 3-6-538　身柱一穴
图 3-6-539　心俞二穴　　图 3-6-540　肝俞二穴

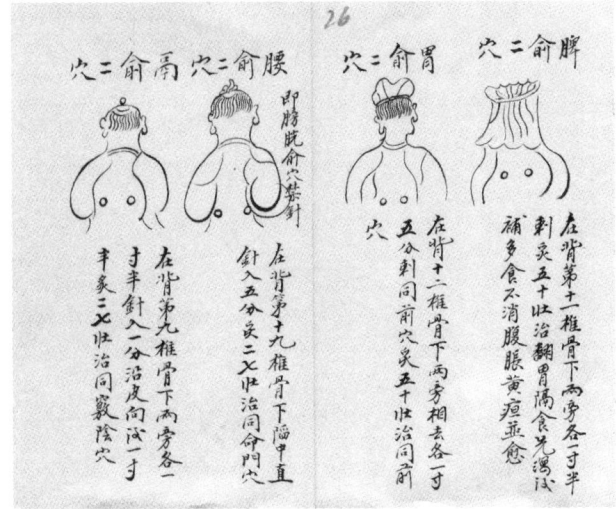

图 3-6-541　脾俞二穴　　图 3-6-542　胃俞二穴
图 3-6-543　腰俞二穴　　图 3-6-544　膈俞二穴

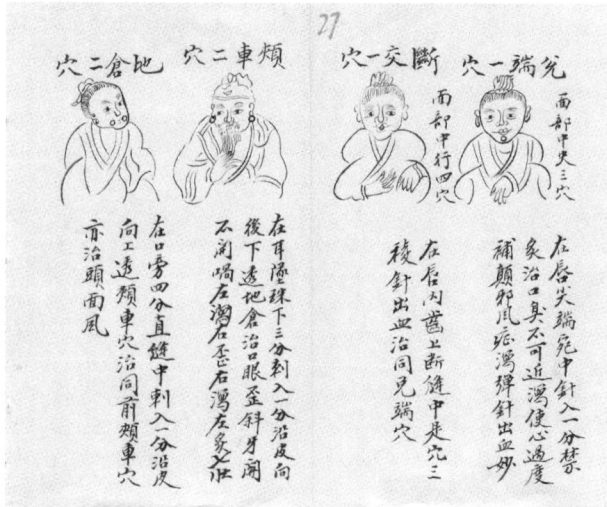

图 3-6-545　兑端一穴　　图 3-6-546　断交一穴
图 3-6-547　颊车二穴　　图 3-6-548　地仓二穴

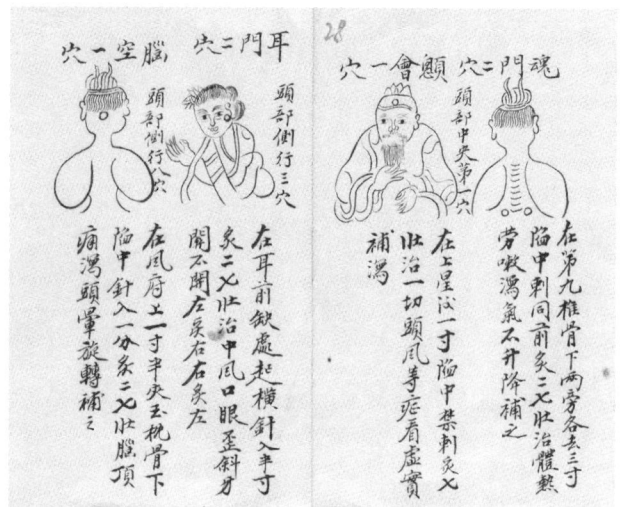

图 3-6-549　魂门二穴　　图 3-6-550　囟会一穴
图 3-6-551　耳门二穴　　图 3-6-552　脑空二穴

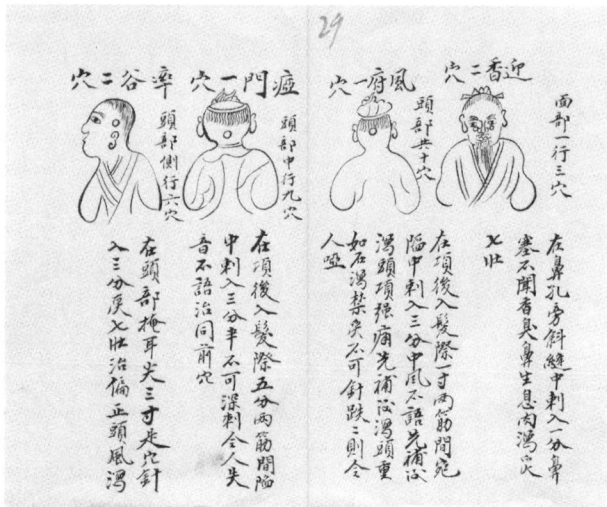

图 3-6-553　迎香二穴　　图 3-6-554　风府二穴
图 3-6-555　哑门一穴　　图 3-6-556　率谷二穴

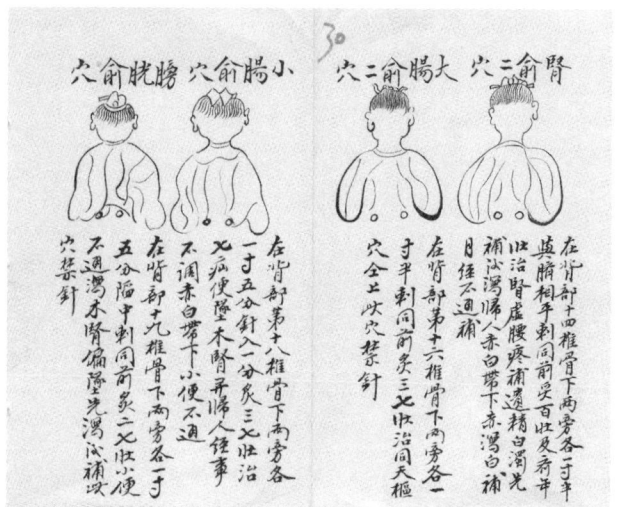

图 3-6-557　肾俞二穴　　图 3-6-558　大肠俞二穴
图 3-6-559　小肠俞穴　　图 3-6-560　膀胱俞穴

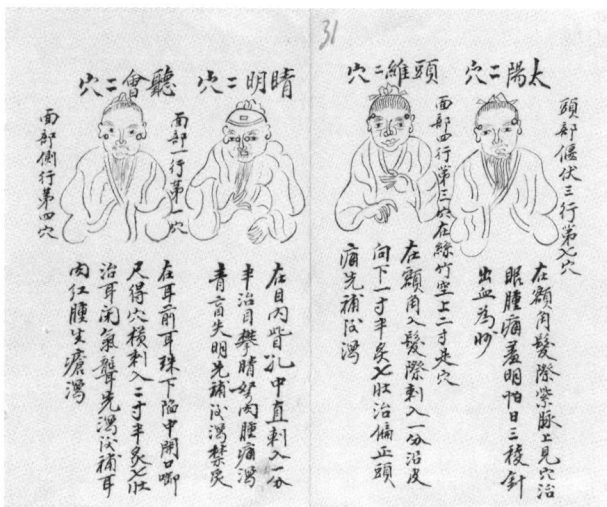

图 3-6-561　太阳二穴　　图 3-6-562　头维二穴
图 3-6-563　睛明二穴　　图 3-6-564　听会二穴

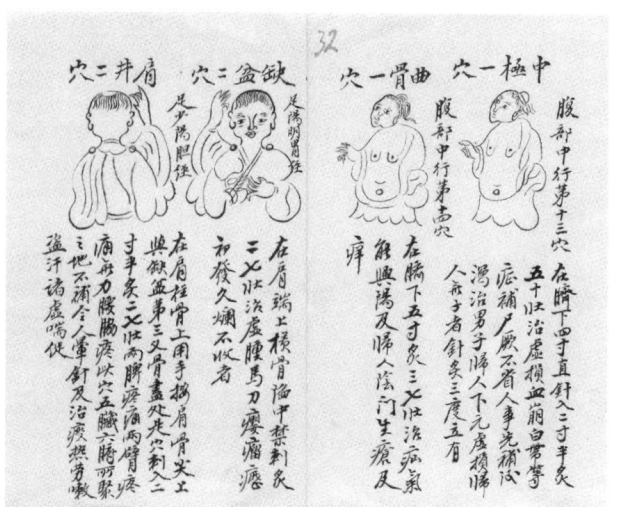

图 3-6-565　中极一穴　　图 3-6-566　曲骨一穴
图 3-6-567　缺盆二穴　　图 3-6-568　肩井二穴

图 3-6-569　脾缝二穴　　图 3-6-570　肩颙二穴
图 3-6-571　听宫二穴　　图 3-6-572　绝骨二穴

图 3-6-573　二白二穴　　图 3-6-574　乳根二穴
图 3-6-575　独阴二穴　　图 3-6-576　水泉二穴

图 3-6-577　白环俞穴　　图 3-6-578　魂户二穴
图 3-6-579　攒竹二穴　　图 3-6-580　童子髎二穴

图 3-6-581　光明二穴　　图 3-6-582　承山二穴
图 3-6-583　仆参二穴　　图 3-6-584　金门二穴

图 3-6-585　子宫二穴　　图 3-6-586　后顶二穴
图 3-6-587　天府二穴　　图 3-6-588　五处二穴

图 3-6-589　前腋缝穴　　图 3-6-590　肩贞二穴
图 3-6-591　曲泉二穴　　图 3-6-592　十宣二穴

图 3-6-593　曲差二穴　　图 3-6-594　海泉一穴
图 3-6-595　带脉二穴　　图 3-6-596　环跳二穴

图 3-6-597　居窌二穴　　图 3-6-598　风市二穴
图 3-6-599　阴市二穴　　图 3-6-600　宽骨四穴

图 3-6-601　廉泉一穴　　图 3-6-602　天突一穴
图 3-6-603　膻中一穴　　图 3-6-604　鸠尾一穴

图 3-6-605　巨阙一穴　　图 3-6-606　上脘二穴
图 3-6-607　中脘一穴　　图 3-6-608　下脘一穴

图 3-6-609　分水二穴　　图 3-6-610　气海一穴
图 3-6-611　石门一穴　　图 3-6-612　关元一穴

图 3-6-613　神阙一穴　　图 3-6-614　海底一穴
图 3-6-615　归来二穴　　图 3-6-616　气冲二穴

图 3-6-617　申脉二穴　　图 3-6-618　照海二穴
图 3-6-619　天应穴　　　图 3-6-620　玄机穴

图 3-6-621　云门二穴　　图 3-6-622　章门二穴
图 3-6-623　中魁二穴　　图 3-6-624　俞府二穴

图 3-6-625　四穴　　　　图 3-6-626　鱼腰二穴
图 3-6-627　鹤顶二穴　　图 3-6-628　梁丘二穴

图 3-6-629　阳络二穴　　图 3-6-630　中都二穴
图 3-6-631　四白二穴　　图 3-6-632　鬼眼二穴

图 3-6-633　足五里穴　　图 3-6-634　血海二穴
图 3-6-635　膝眼二穴　　图 3-6-636　膝关二穴

图 3-6-637　公孙二穴　　图 3-6-638　大钟二穴
图 3-6-639　阴交二穴　　图 3-6-640　五虎四穴

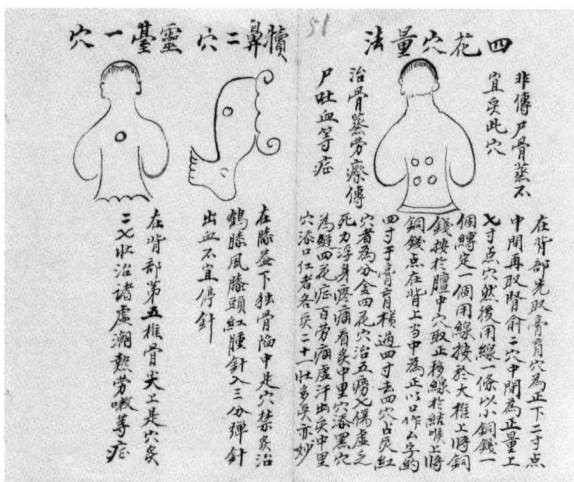

图 3-6-641 犊鼻二穴　图 3-6-642 灵基一穴

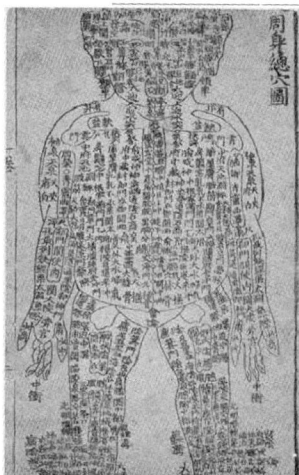

图 3-6-643 周身总穴图

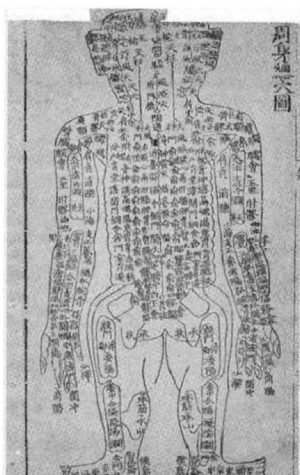

图 3-6-644 周身总穴图

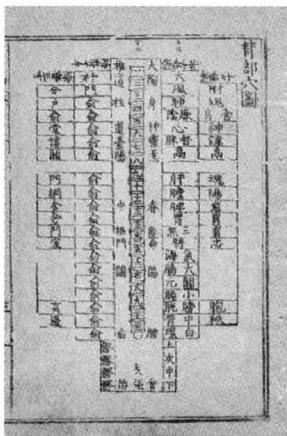

图 3-6-645 背部穴图

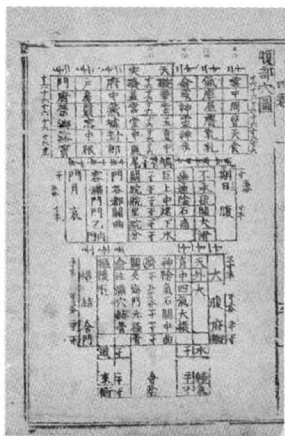

图 3-6-646 腹部穴图

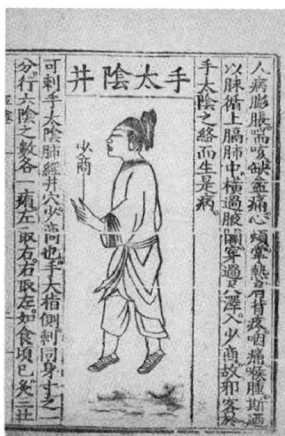

图 3-6-647 手太阴井

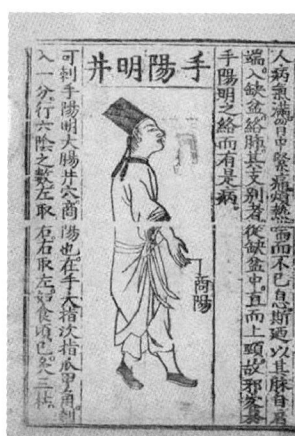

图 3-6-648 手阳明井

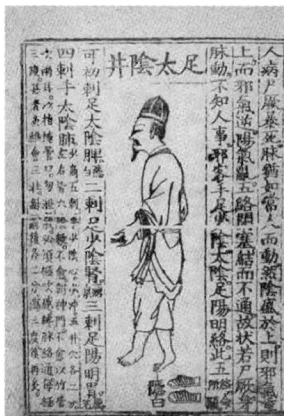

图 3-6-649 足太阴井

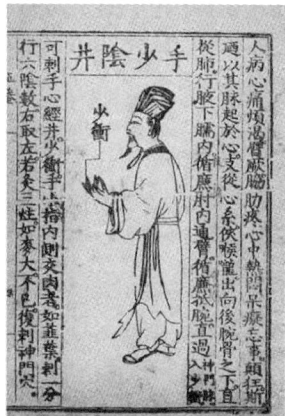

图 3-6-650 手少阴井

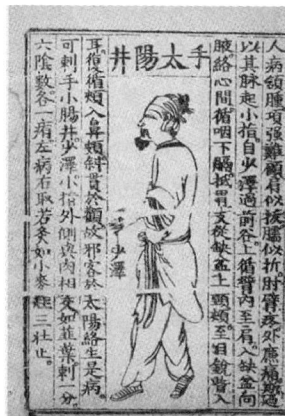

图 3-6-651 手太阳井

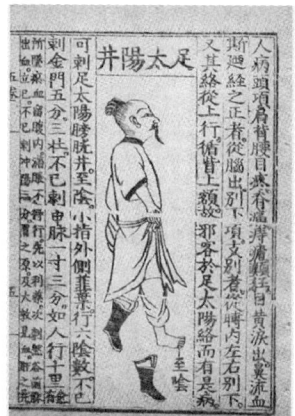

图 3-6-652 足太阳井

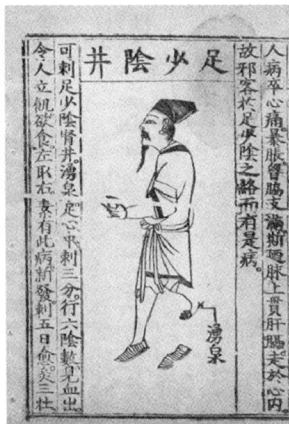

图 3-6-653　足少阴井

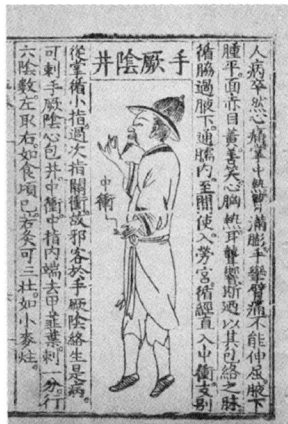

图 3-6-654　手厥阴井

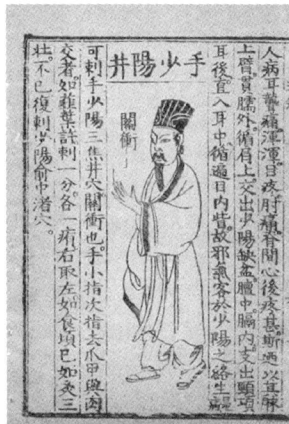

图 3-6-655　手少阳井

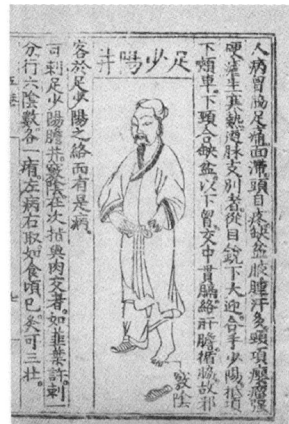

图 3-6-656　足少阳井

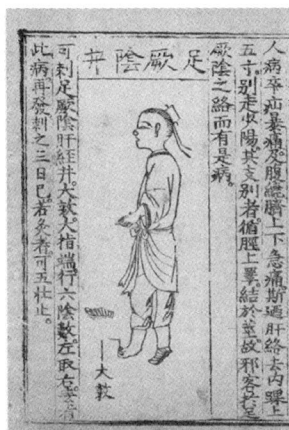

图 3-6-657　足厥阴井

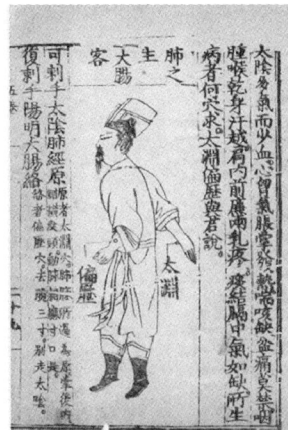

图 3-6-658　肺之主大肠客

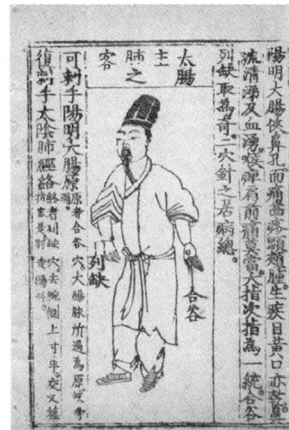

图 3-6-659　太阳主肺之客

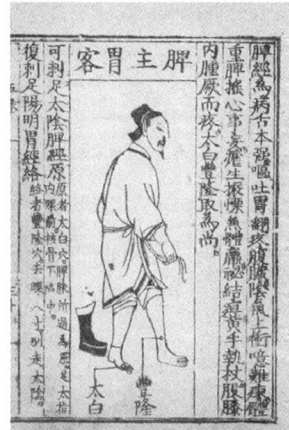

图 3-6-660　脾主胃客

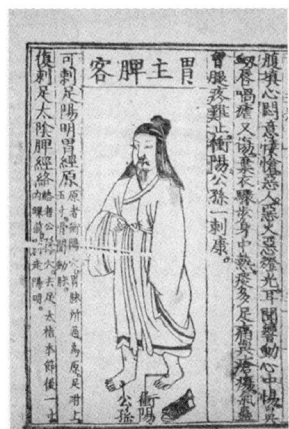

图 3-6-661　胃主脾客

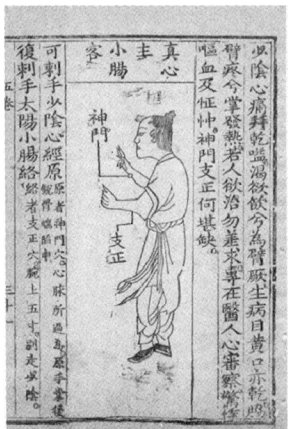

图 3-6-662　真心主小肠客

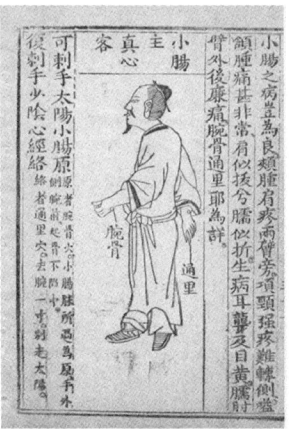

图 3-6-663　小肠主真心客

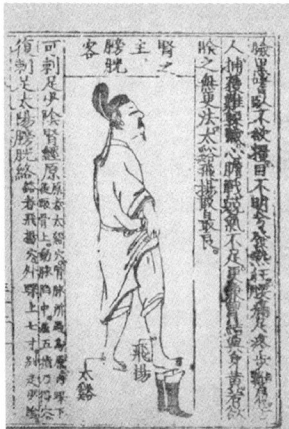

图 3-6-664　肾之主膀胱客

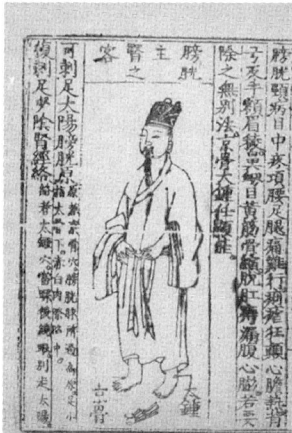

图 3-6-665　膀胱主肾之客

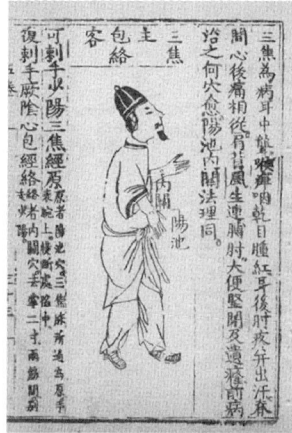

图 3-6-666　三焦主包络客

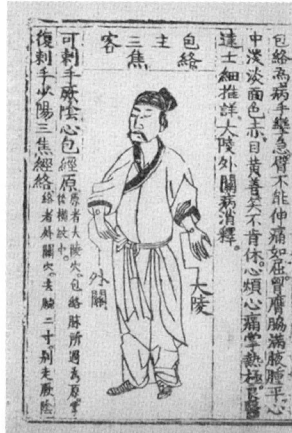

图 3-6-667　包络主三焦客

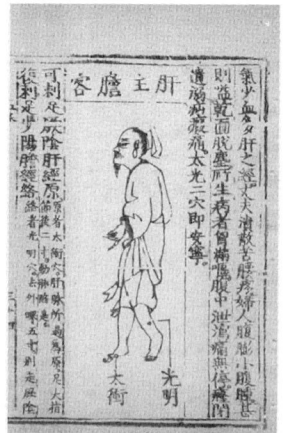

图 3-6-668　肝主胆客

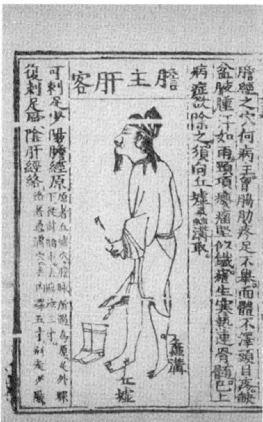

图 3-6-669　胆主肝客

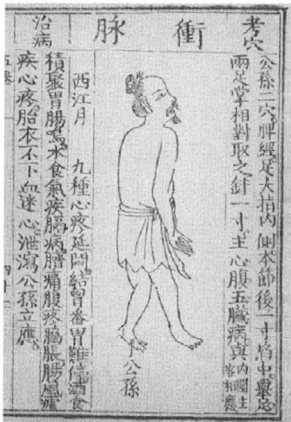

图 3-6-670　冲脉一会穴图

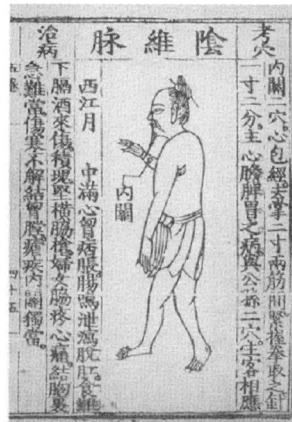

图 3-6-671　阴维脉一会穴图

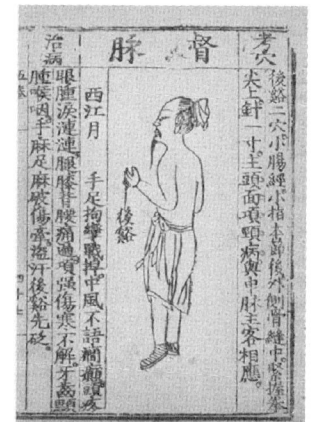

图 3-6-672　督脉一会穴图

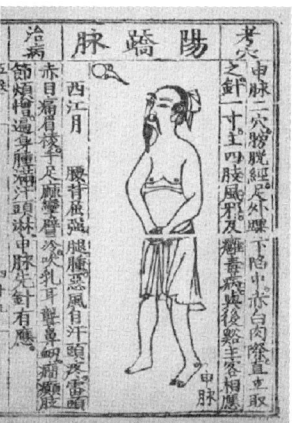

图 3-6-673　阳跷脉一会穴图

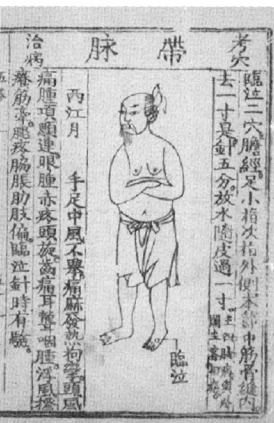

图 3-6-674　带脉一会穴图

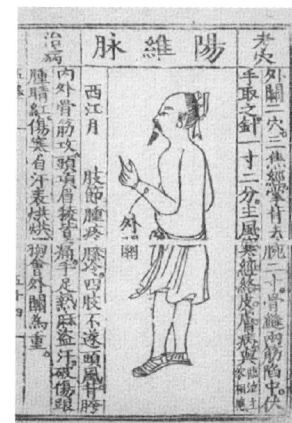

图 3-6-675　阳维脉一会穴图

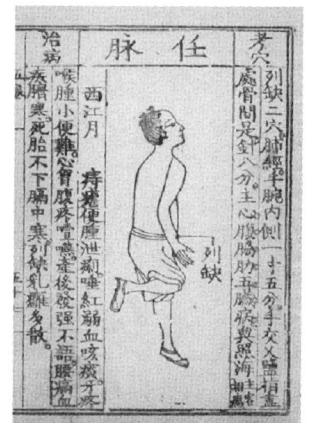

图 3-6-676　任脉一会穴图

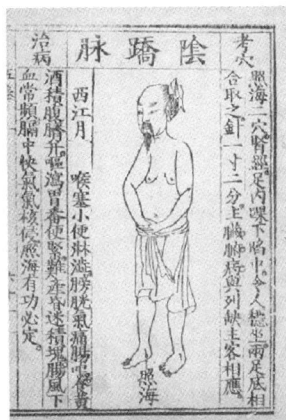

图 3-6-677　阴跷脉—会穴图

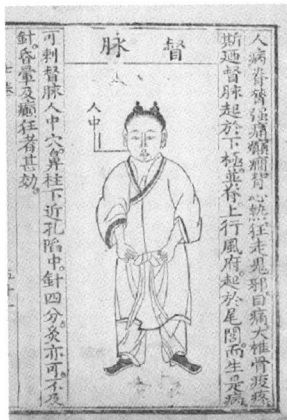

图 3-6-678　督脉—人中穴图

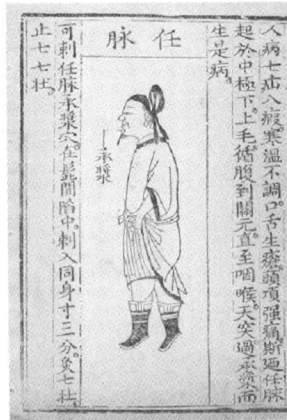

图 3-6-679　任脉—承浆穴图

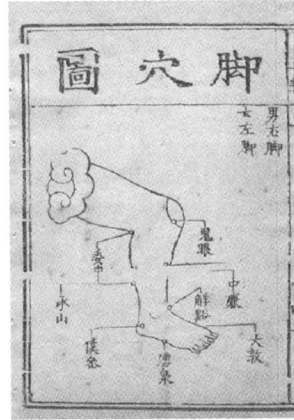

图 3-6-680　脚之图

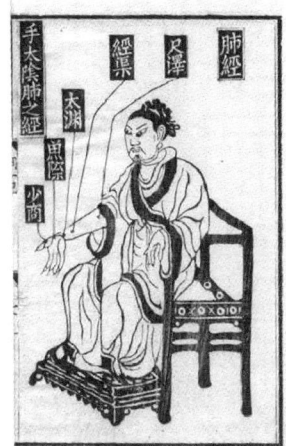

图 3-6-681　手太阴肺之经

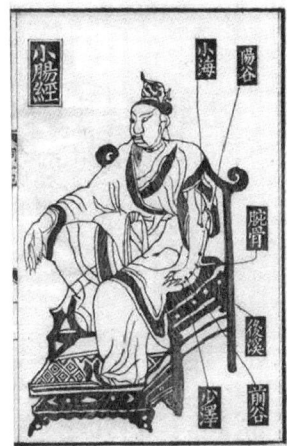

图 3-6-682　小肠经

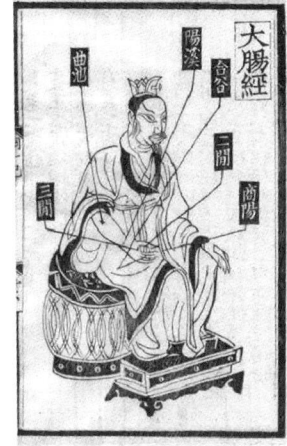

图 3-6-683　大肠经

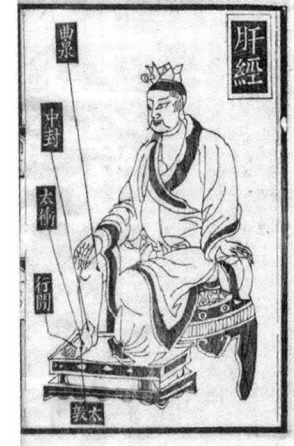

图 3-6-684　肝经

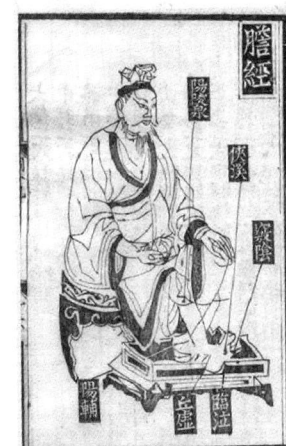

图 3-6-685　胆经

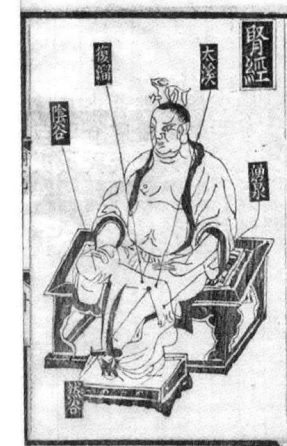

图 3-6-686　肾经

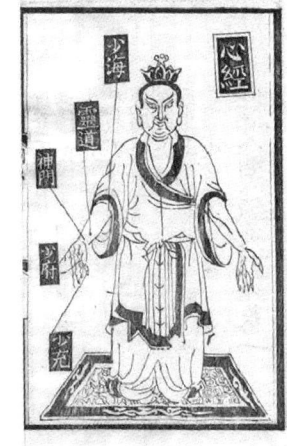

图 3-6-687　心经

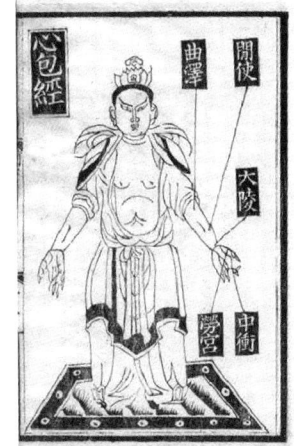

图 3-6-688　心包经

图 3-6-689　膀胱经

图 3-6-690　胃经

图 3-6-691　三焦经

图 3-6-692　脾经

图 3-6-693　奇经八脉

图 3-6-694　足三里穴图

图 3-6-695　内庭穴图

图 3-6-696　曲池穴图

图 3-6-697　合谷穴图

图 3-6-698　委中穴图

图 3-6-699　承山穴图

图 3-6-700　太冲穴图

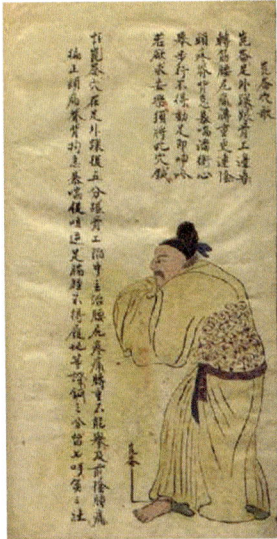

图 3-6-701　昆仑穴图

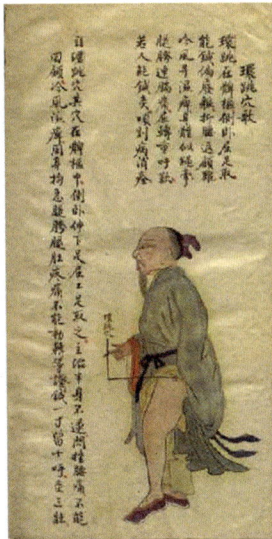

图 3-6-702　环跳穴图

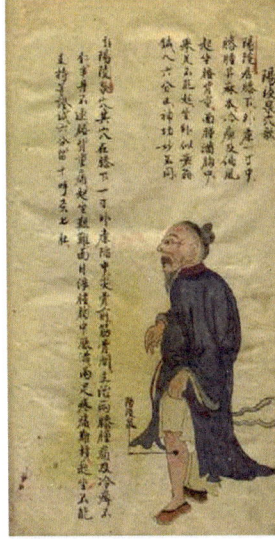

图 3-6-703　阳陵泉穴图

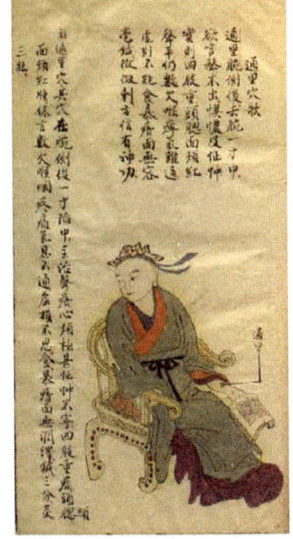

图 3-6-704　通里穴图

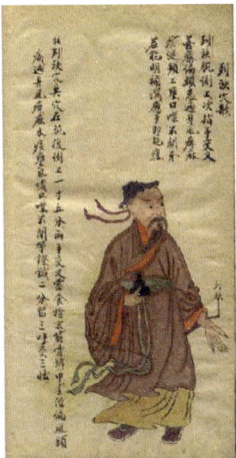

图 3-6-705　列缺穴图

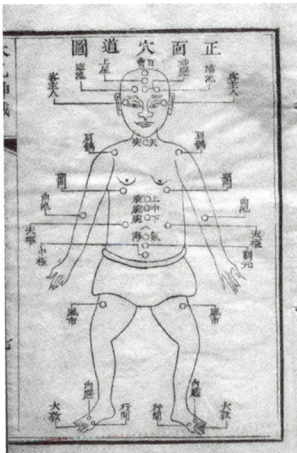

图 3-6-706　正面穴道图

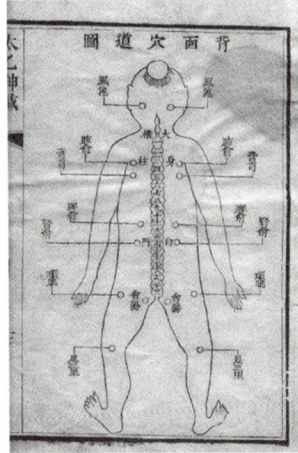

图 3-6-707　背面穴道图

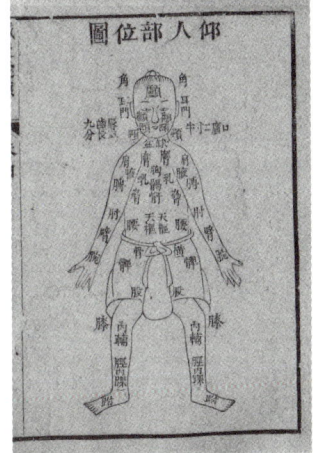

图 3-7-708　仰人部位图

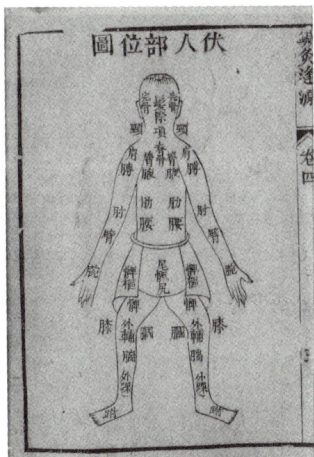

图 3-7-709　伏人部位图

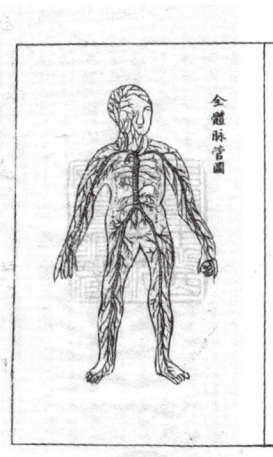

图 3-7-710　全体脉管图

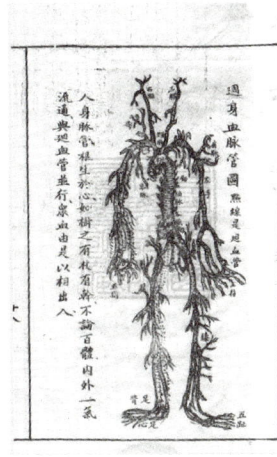

图 3-7-711　周身血脉管图

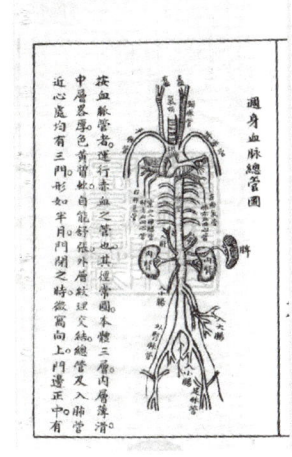

图 3-7-712　周身血脉总管图

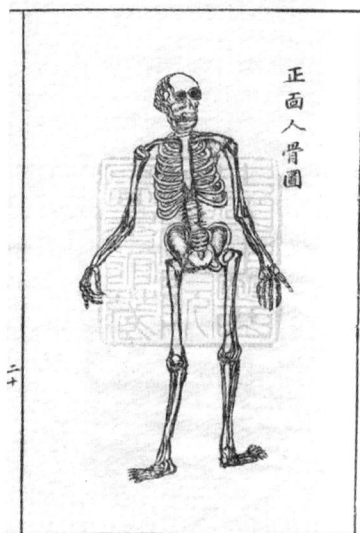

图 3-7-713　正面人骨图

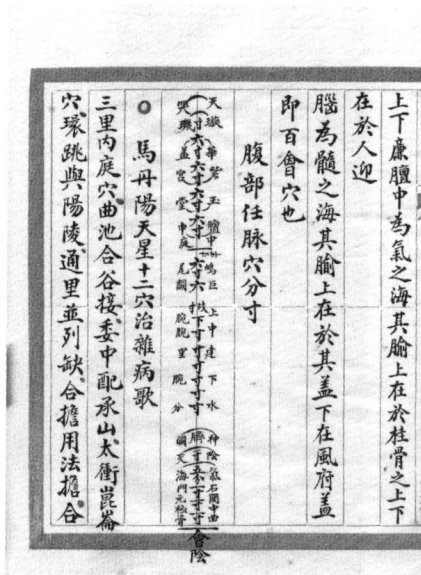

图 3-7-714　腹部任脉穴分寸

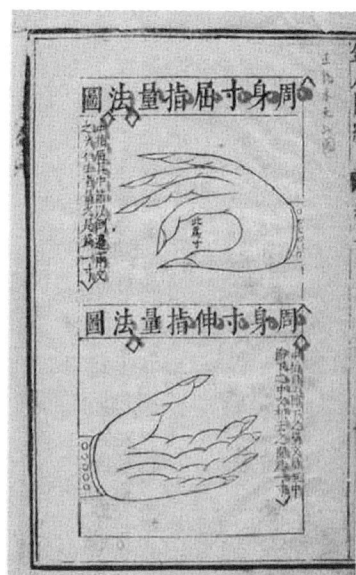

图 3-7-715　周身寸屈指量法图
图 3-7-716　周身寸伸指量法图

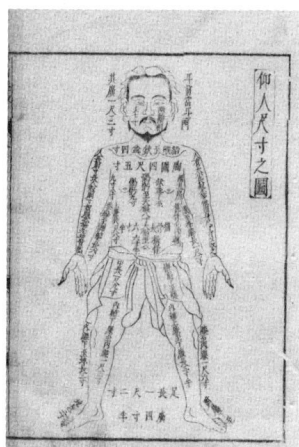

图 3-7-717　仰人尺寸图

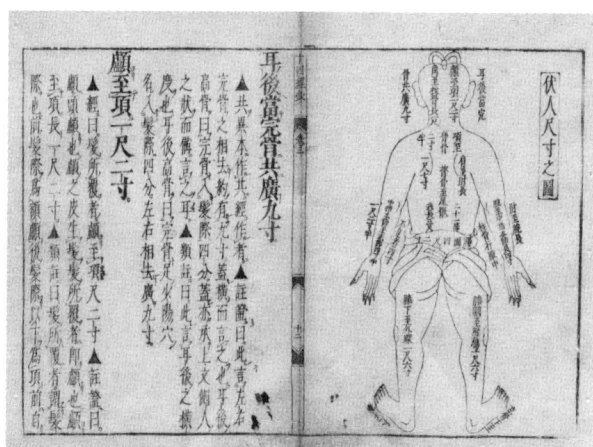

图 3-7-718　伏人尺寸之图

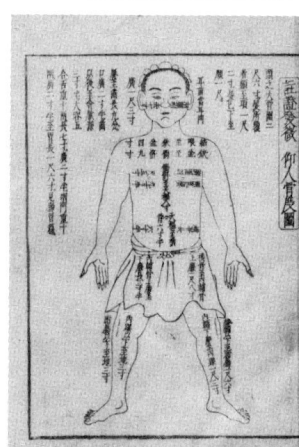

图 3-7-719　注证发微仰人骨度图

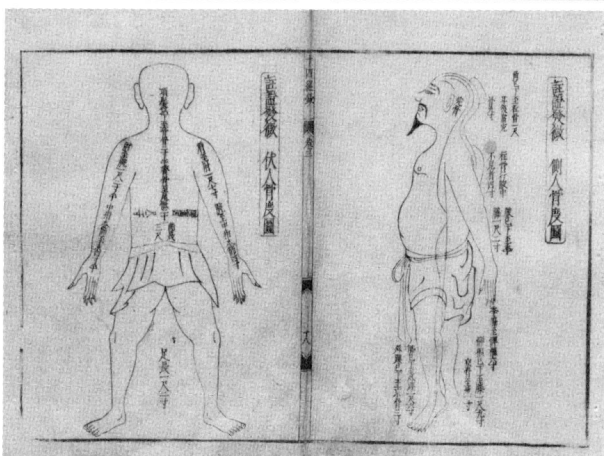

图 3-7-720　注证发微侧人骨度图
图 3-7-721　注证发微伏人骨度图

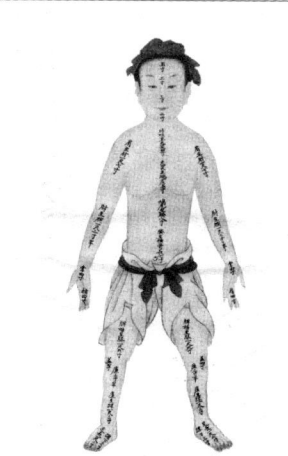

图 3-7-722　正人骨度图

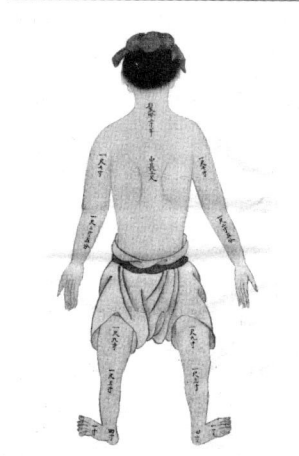

图 3-7-723　伏人骨度图

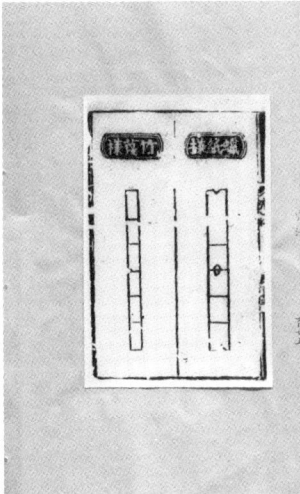

图 3-7-724　蜡纸样
图 3-7-725　竹篾样

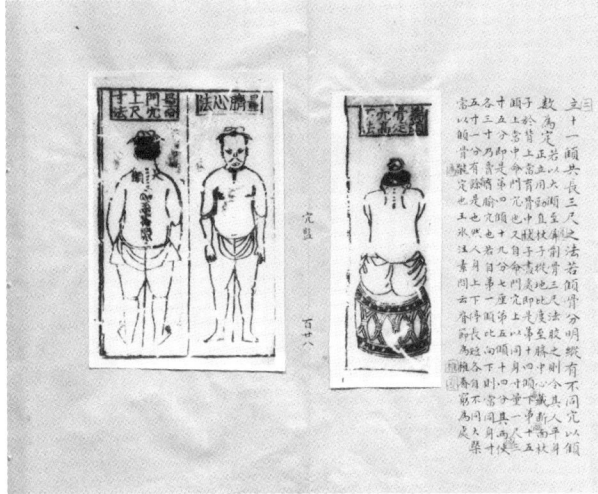

图 3-7-726　量脐心法　图 3-7-727　量命门穴上尺寸法

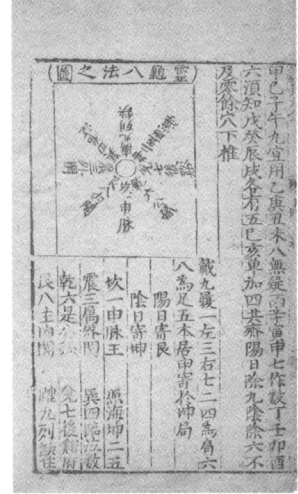

图 3-8-728　灵龟八法之图

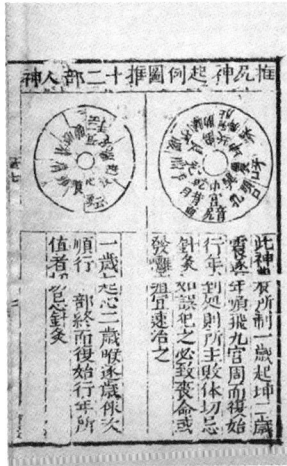

图 3-8-729　推尻神起例图
图 3-8-730　推十二部人神

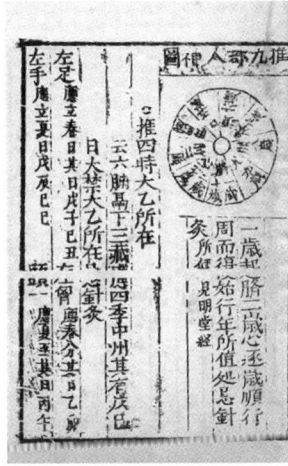

图 3-8-731　推九部人神图

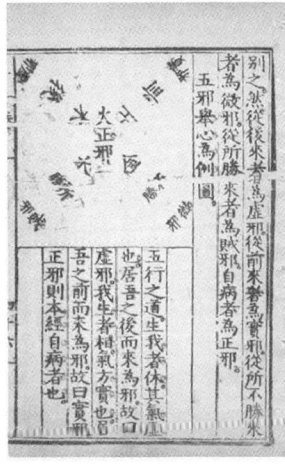

图 3-8-732　五邪举心为例图

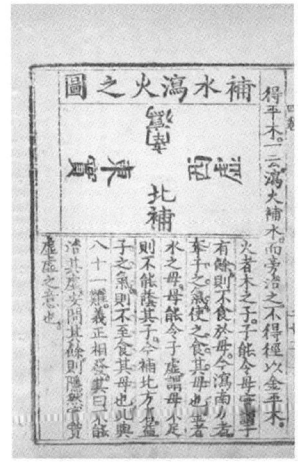

图 3-8-733　补水泻火之图

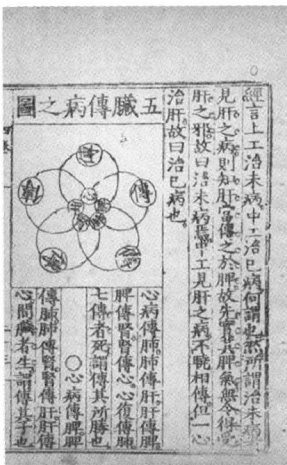

图 3-8-734　五脏传病之图

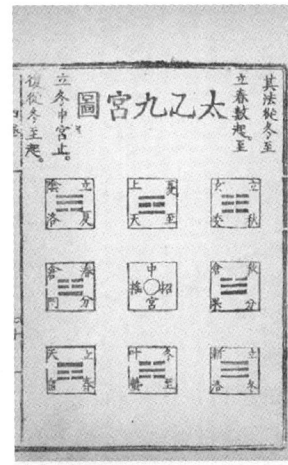

图 3-8-735　太乙九宫格

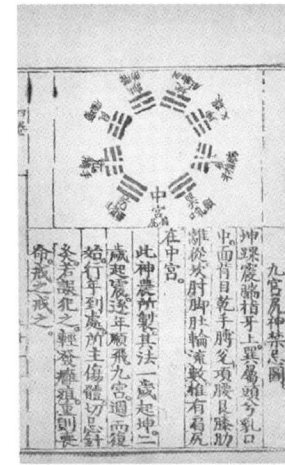

图 3-8-736　九宫尻神禁忌图

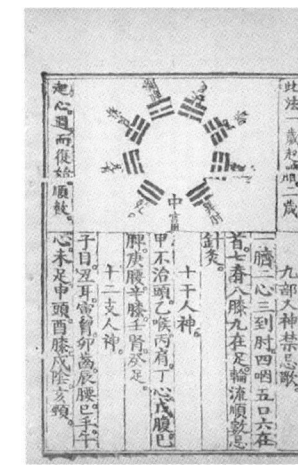

图 3-8-737　九部人神禁忌图

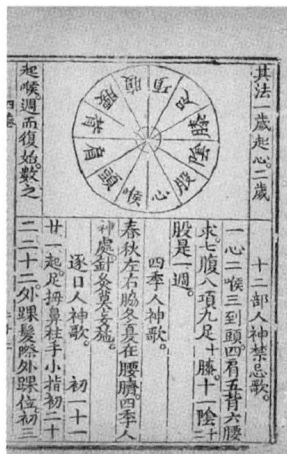

图 3-8-738　十二部人神禁
忌图

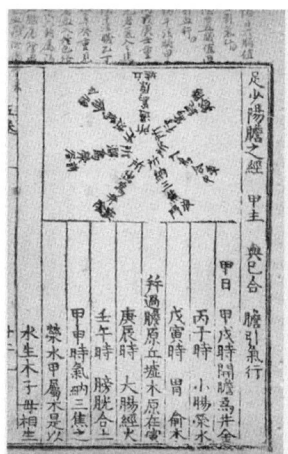

图 3-8-739　足少阳胆之经 -
五输穴图

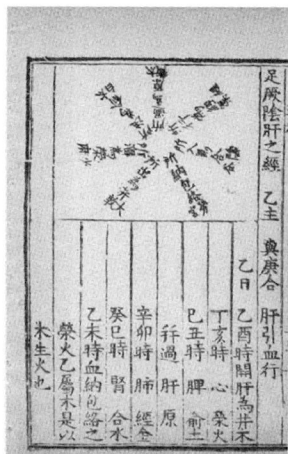

图 3-8-740　足厥阴肝经 - 五
输穴图

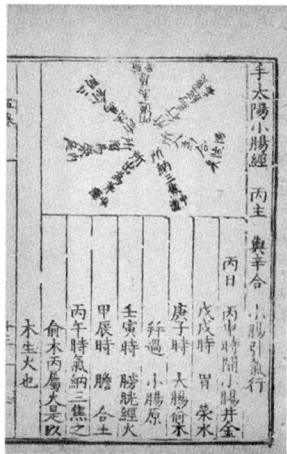

图 3-8-741　手太阳小肠经 -
五输穴图

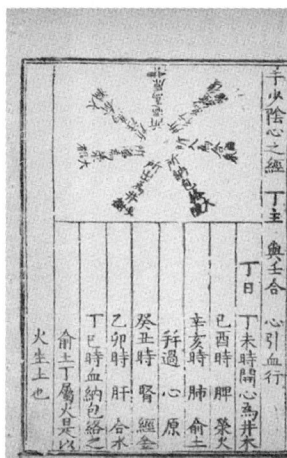

图 3-8-742　手少阴心之经 -
五输穴图

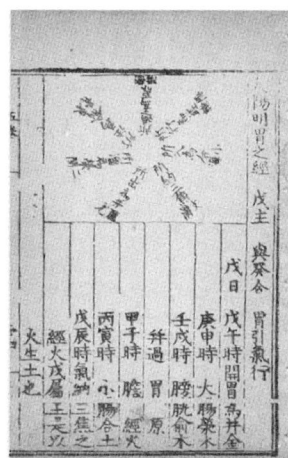

图 3-8-743　手阳明胃之经 -
五输穴图

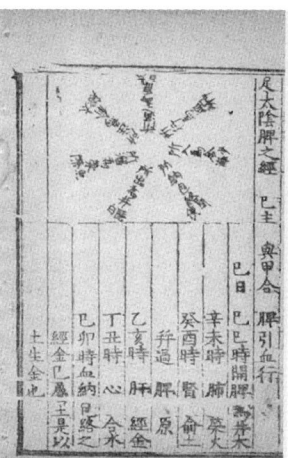

图 3-8-744　足太阴脾之经 -
五输穴图

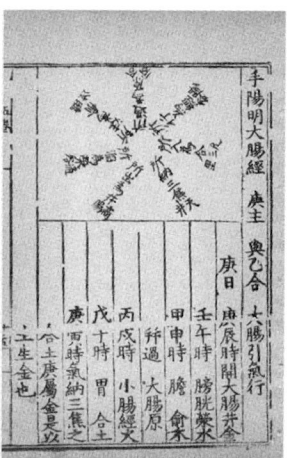

图 3-8-745　手阳明大肠经 -
五输穴图

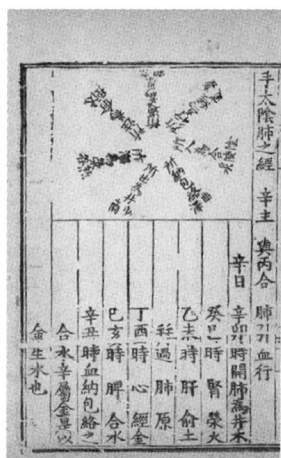

图 3-8-746　手太阴肺之经 -
五输穴图

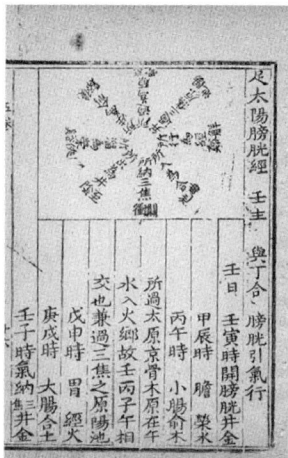

图 3-8-747　足太阳膀胱经 -
五输穴图

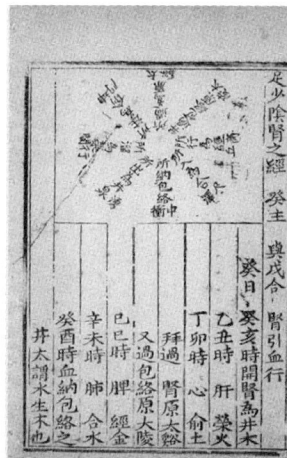

图 3-8-748　足少阴肾之经 -
五输穴图

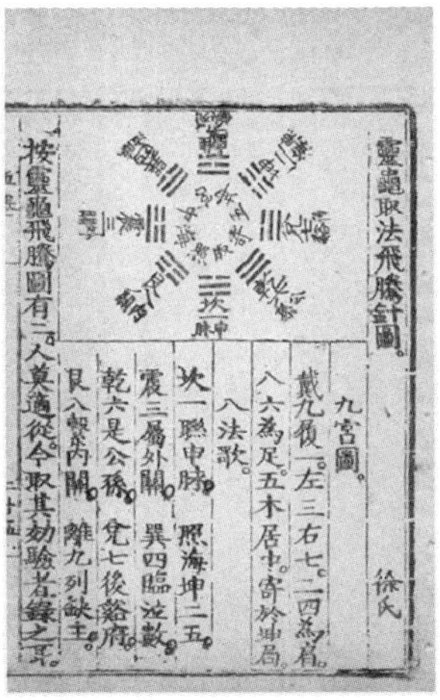

图 3-8-749　灵龟取法飞腾针图

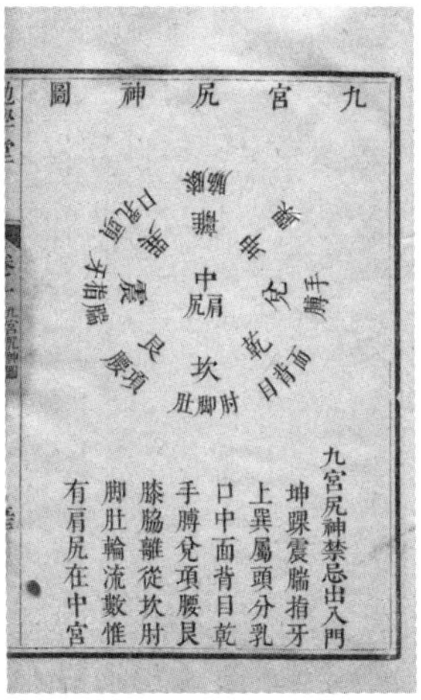

图 3-8-750　九宫尻神图

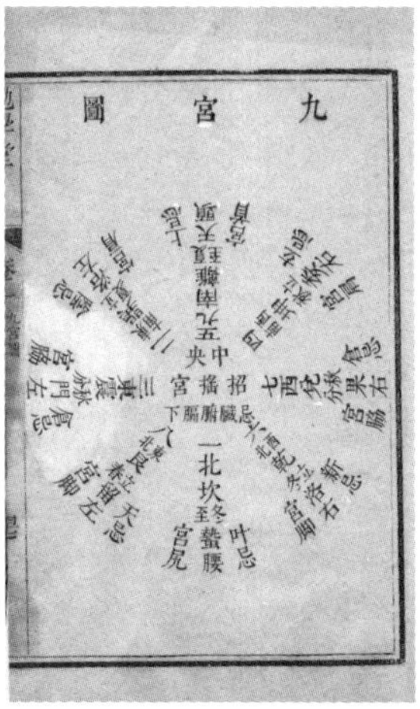

图 3-8-751　九宫图

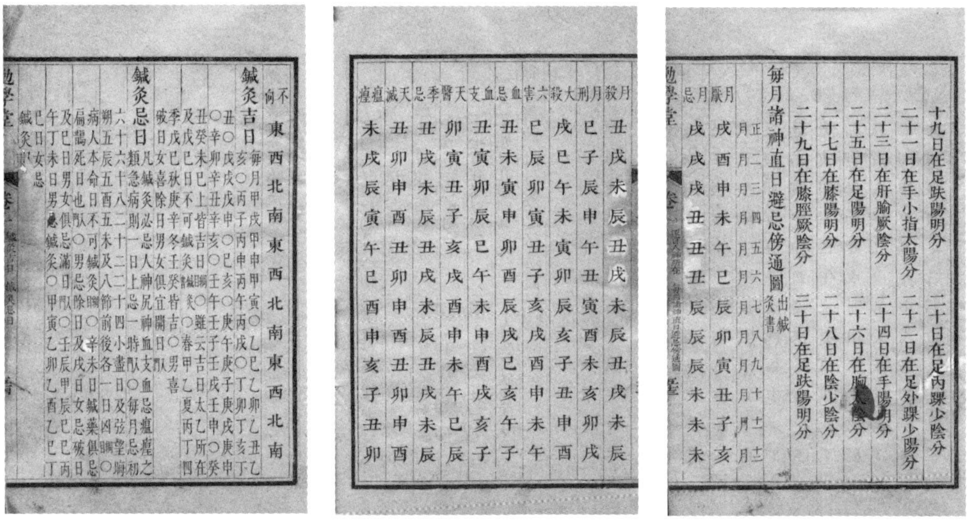

图 3-8-752　每月诸神直日避忌旁通图

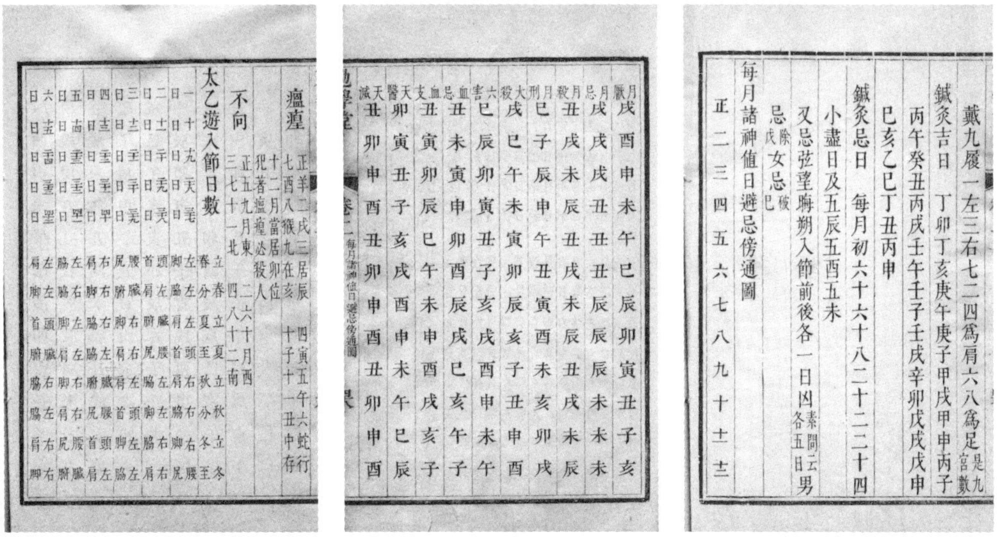

图 3-8-753　每月诸神值日避忌旁通图

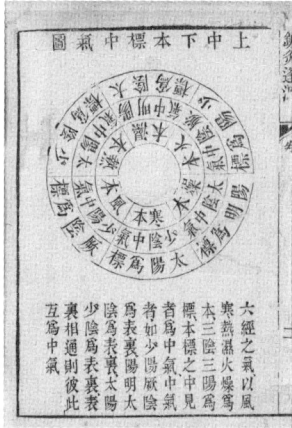

图 3-8-754　上中下本标中气图

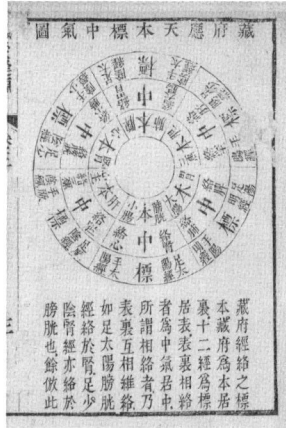

图 3-8-755　藏府应天本标中气图

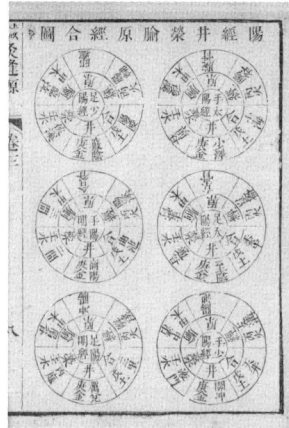

图 3-8-756　阳经井荥腧原经合图

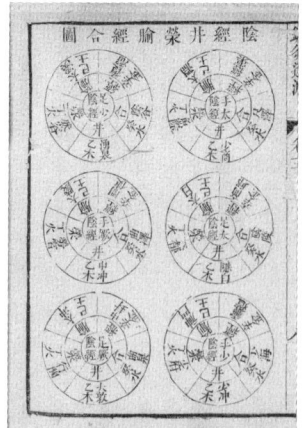

图 3-8-757　阴经井荥腧原经合图

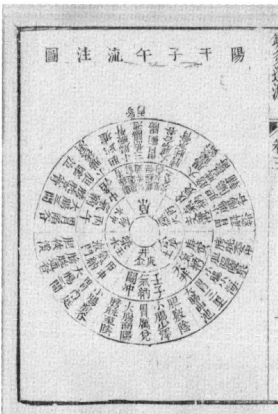

图 3-8-758　阳干子午流注图

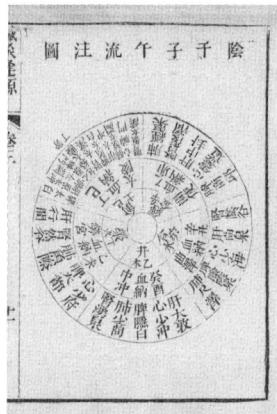

图 3-8-759　阴干子午流注图

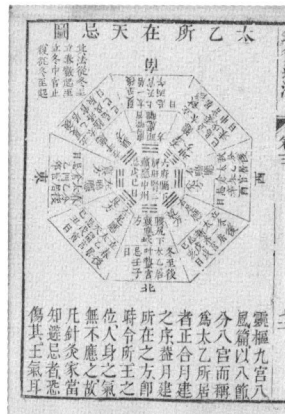

图 3-8-760　太乙所在天忌图

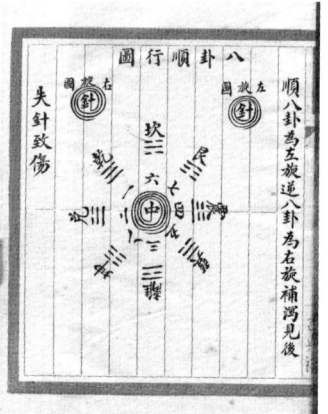

图 3-8-761　八卦顺行图

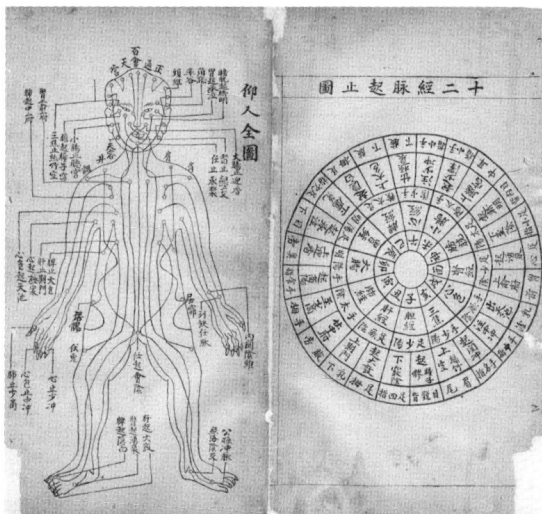

图 3-8-762　十二经起止图

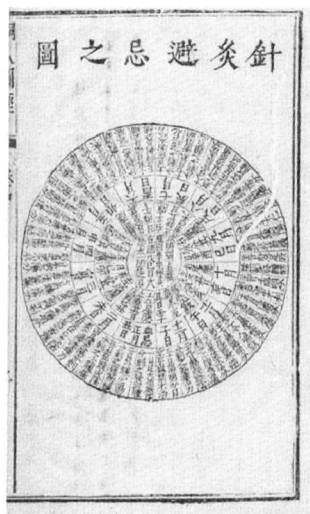

图 3-8-763　针灸避忌之图

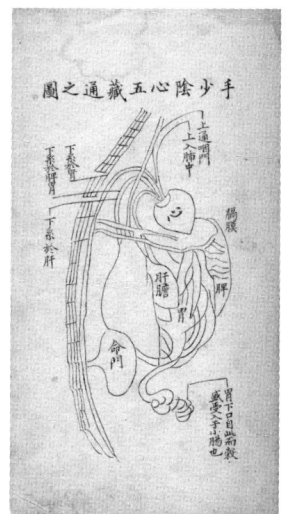

图 3-8-764　手少阴心五脏通之图

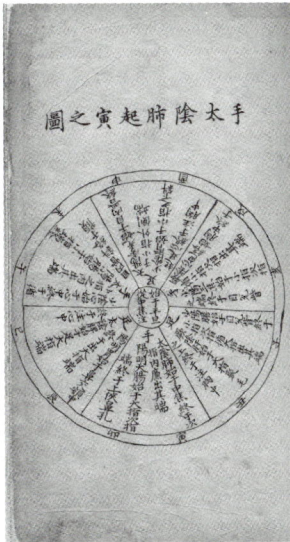

图 3-8-765　手太阴肺起寅之图

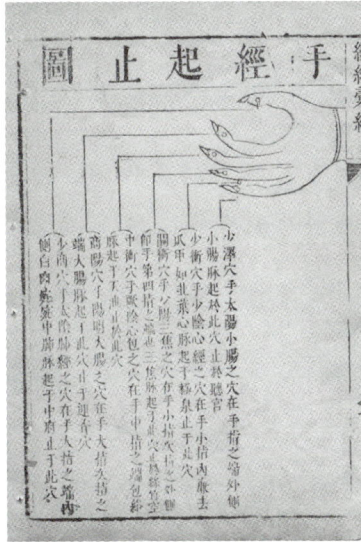

图 3-8-766　手经起止图

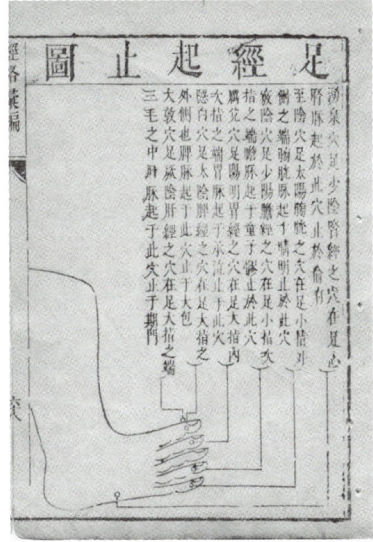

图 3-8-767　足经起止图

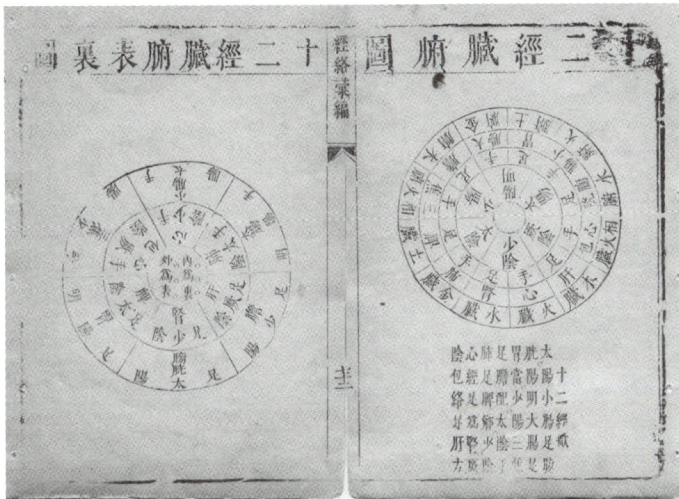

图 3-8-768　十二经脏腑图

图 3-8-769　十二经脏腑表里图

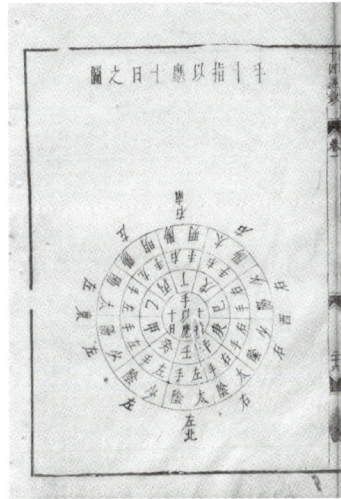

图 3-8-770　手十指以应十日之图

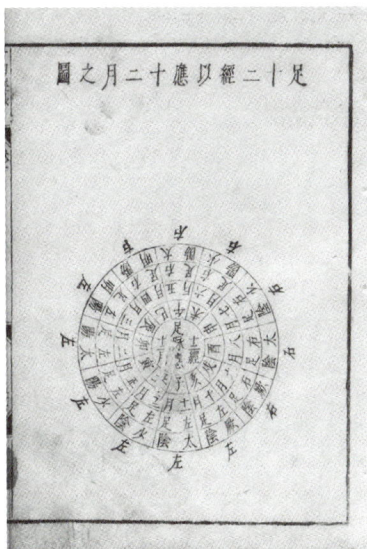

图 3-8-771　足十二经以应十二月之图

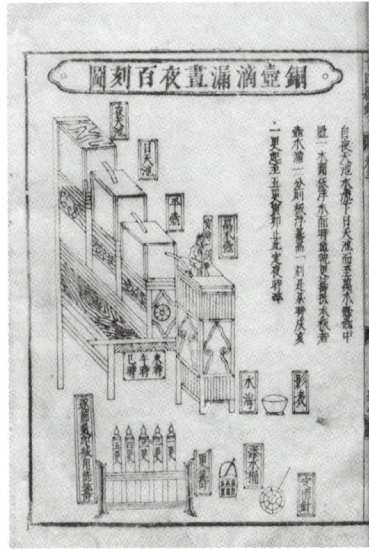

图 3-8-772　铜壶滴漏画夜百刻图

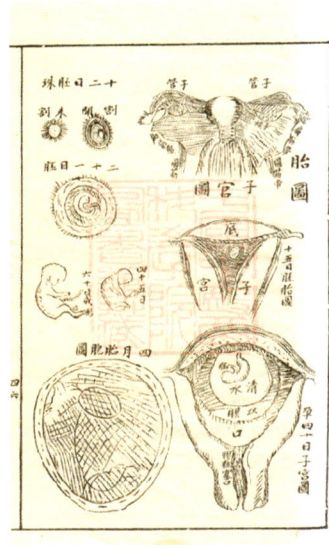

图 3-8-773　胎图

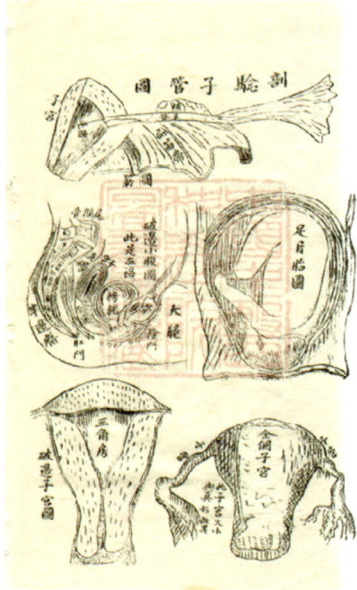

图 3-8-774　解剖子管图

图 3-8-775　足月胎图

图 3-8-776　全个子宫

图 3-8-777　破边小腹图

图 3-8-778　破边子宫图

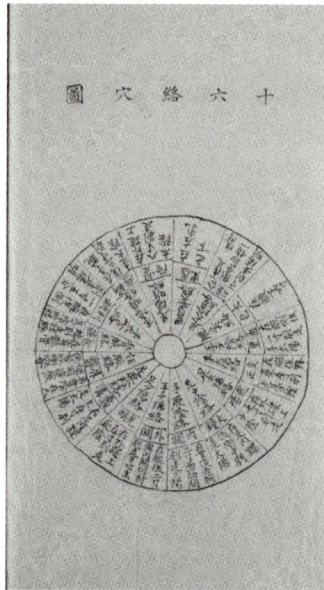

图 3-8-779　十六络穴图

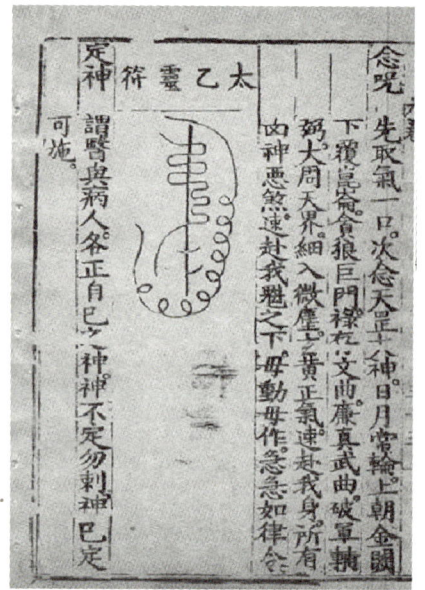

图 3-9-780　太乙灵符

（刘学春　周　鸯）

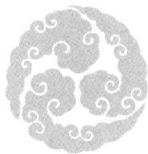

4 推拿按摩类

4.1 概述

《中国中医古籍总目》（薛清录主编，上海辞书出版社，2007 年）收载 1911 年以前推拿按摩类中医古籍共计 25 种。另有附录在 1911 年的著作 29 种，书名均未用"图"字命名。

笔者查阅推拿按摩类中医古籍 30 种，其中 1911 年前专著 18 种，1911 年刊行的专著 12 种。若将所见不同版本书籍计算在内，实际查阅该类古籍各种版本合计 45 种。推拿按摩类中医古籍图像 685 页，827 幅，迄今已经全部收集，内容十分丰富。其中包括日·伏水藤村撰《按摩手引》墨线图 64 幅，但这些图的相关内容不在本文中阐述。

推拿按摩类中医古籍图像丰富，本次调研所见版本皆有图像，而且全部为黑白图，彩图未见。

《小儿推拿秘旨》是现存最早的推拿按摩类科专著，亦是现存最早有图像的中医推拿按摩科古籍，为明·"医林状元"龚廷贤撰，姚国桢补辑，胡连璧校，又名《小儿推拿方脉活婴秘旨全书》《小儿推拿活婴全书》《小儿推拿方脉全书》《新刊太乙秘传急救小儿推拿法》，刊于 1604 年。在广集前人有关小儿推拿按摩疗法成就的基础上，编撰成书。卷上详细论述小儿变蒸、惊风、诸疳、吐泻四病的病因病机及证治，其次叙述儿科的诊法、推拿手法、穴位及图并其他外治方法。卷下将儿科多种疾病编成歌诀，并载述各种疾病的方药治法。现存明万历刻本、多种清刻本和抄本。本次调研所收录的是中国中医科学院图书馆所藏的抄本。该书有诊断图 1 幅：虎口三关察脉图；经络穴位图 6 幅：掌面诸穴图、掌背穴图、右下肢诸穴图、正面图、全身正面图、全身背面图；小儿惊风图 24 幅：撮口惊、缩纱惊、双眼翻、慢惊风、鲫鱼惊、膒胀惊、夜啼惊、脐风惊、挽弓惊、胎惊、乌鸦惊、乌缩惊、月家惊、天吊惊、肚痛惊、看地惊、蛇系惊、潮热惊、马蹄惊、鹰爪惊、水泻惊、撒手惊、内吊惊、迷魂惊。

随着推拿科学术传承内容不断丰富，清代推拿古籍专著中的图像数量不断增加。中医推拿按摩类中医古籍图像最多的书是清·熊应雄编著，陈世凯重编的《推拿广意》，又名《幼科推拿广意》《小儿推拿广意》《推拿保幼录》，中国中医科学院图书馆所藏清光绪 14 年戊子（1888）刻本载图 81 幅。全书在明代推拿科专著《小儿推拿秘旨》《小儿推拿秘诀》《秘传推拿妙诀》的基础上增删而成，以歌诀辨证审候，便于记忆，次加注释，深化理解，附有望诊图 10 幅、虎口三关病形图 50 幅、推拿手法图 21 幅。书成后影响极大，多被后世初学医者诵习。

4.2 分类

根据推拿按摩类中医古籍图像内容，可以分为以下 7 类：诊断图、医疗图、脏腑图、经穴图、部位图、理论图、符咒图。

4.2.1　诊断图

推拿按摩类中医古籍中的诊断图以望诊图为主，包括：虎口三关图、十三指形图、小儿惊风图、惊风握拳图、全目图、面图、耳背图和全舌图。

4.2.1.1　虎口三关图

虎口三关是小儿指纹的三个部位，从掌指横纹向食指端，依次为风关、气关、命关。凡小儿有病者，须视虎口叉手处脉纹之形色，以决病之生死轻重。现存中医推拿古籍中共有虎口三关图 8 幅。

虎口三关察脉图（图 4-2-9）2 幅，见明·龚廷贤撰，姚国桢补辑，胡连璧校《小儿推拿秘旨》《推拿手法要诀》。

虎口三关图，又称"指纹图"（图 4-2-60），共 5 幅，见《推拿广意》1 幅、《小儿推拿直录》2 幅、《小儿推拿秘法》1 幅，《厘正按摩要术》1 幅。

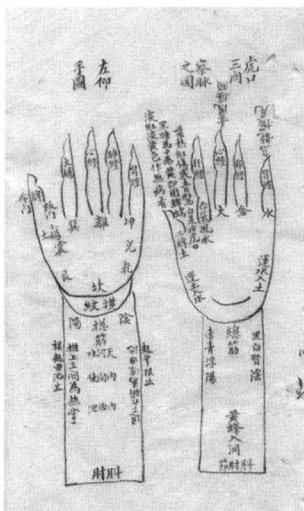

图 4-2-9　虎口三关察脉图

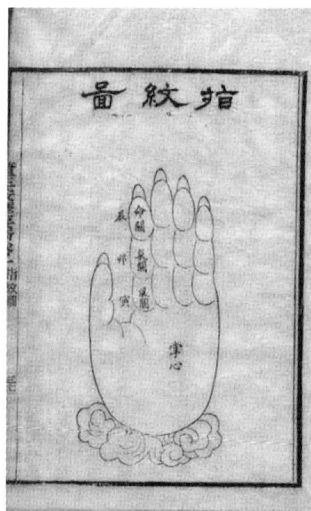

图 4-2-60　指纹图

诊小儿虎口三关脉图 1 幅，见《幼科推拿》。

虎口三关指掌图 1 幅，见《小儿推拿》。

4.2.1.2　十三指形图

《幼科推拿》"十三指形"（图 4-2-1 ～ 4-2-7），是 3 岁以内小儿诊病的重要诊断依据，部位在食指，基本病形 13 个。包括：流珠形、环珠形、长珠形、来蛇形、去蛇形、弓反外形、弓反里形、枪形、鱼骨形、水字形、针形、透关射指形、透关射甲形等 13 个图形。

《推拿广意》图 50 幅。《秘传推拿捷法》《小儿推拿直录》和《幼科推拿》收录的皆是 13 幅，《小儿推拿辑要》图 17 幅，共有十三指形图 106 幅。

4.2.1.3　小儿惊风图

惊风是小儿时期常见的一种急重病证，以临床出现抽搐、昏迷为主要特征。又称"惊厥"，俗名"抽风"。现存中医推拿古籍中共有《小儿推拿秘旨》《幼科推拿》《秘传小儿推拿要诀》和《推拿手法要诀》四种书绘有小儿惊风图。其中，《小儿推拿秘旨》24 幅，《幼科推拿》42 幅，《秘传小儿推拿要诀》24 幅，《推拿手法要诀》2 幅。共 51 种小儿惊风图。图名如下：

撮口惊（图 4-2-54）、缩纱惊、双眼翻、慢惊风、膫胀惊、鲫鱼惊、夜啼惊、脐风惊、挽弓惊、胎惊、乌鸦惊、乌缩惊、月家惊、天吊惊、吐痛惊、看地惊、潮热惊、蛇系惊、马蹄惊、鹰爪惊、水泻惊、撒手惊、内吊惊、迷魂惊、摇鞭风、担竿风、上马风、下马风、鱼口风、蝦蟆风、蛇口风、四马藏风、门扇风、呆爪风（图 4-2-50）、南蛇风、猪婆风、苎麻风、乌纱惊风、肚胀惊风、肚脐惊风、慢惊风、急惊风、锁心惊风、吐逆惊风、撒手惊风、鸡爪风、乌鸦风、天吊风、呕吐惊、肚痛惊、板弓惊等。

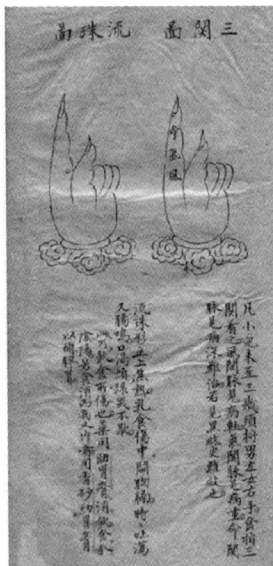

图 4-2-1 流珠形图

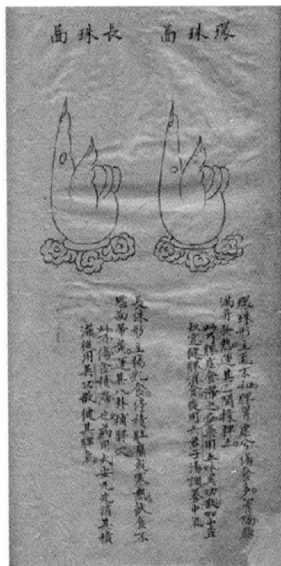

图 4-2-2 环珠长珠形图

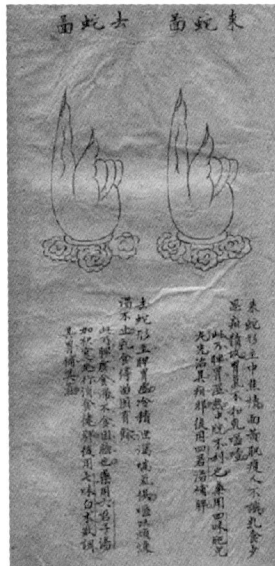

图 4-2-3 来蛇去蛇形图

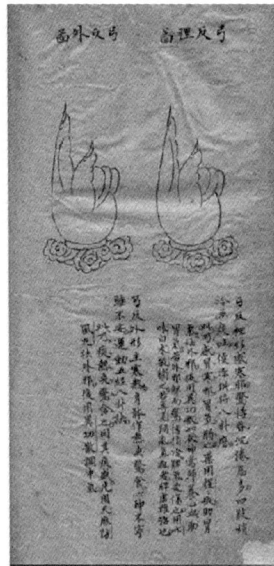

图 4-2-4 弓反外、弓反里形图

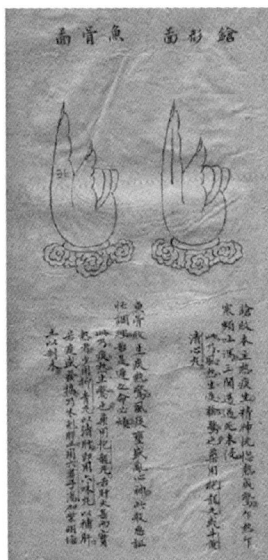

图 4-2-5 枪形、鱼骨形图

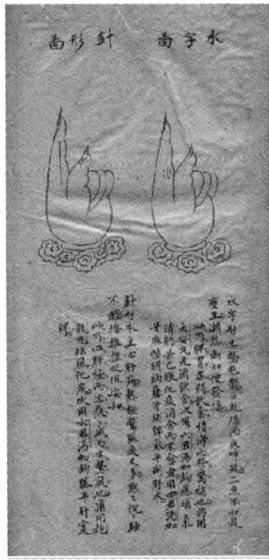

图 4-2-6 水字形、针形图

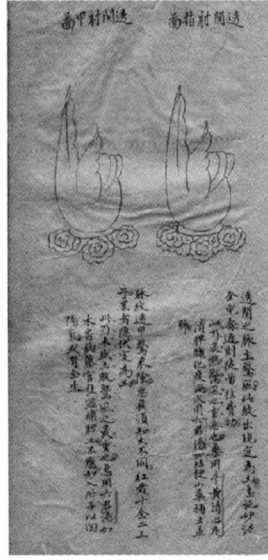

图 4-2-7 透关射指、透关射甲形图

4.2.1.4 惊风握拳图

小儿惊风的顺逆可以通过其握拳方式来判断：大指在外男顺女逆，大指在内女顺男逆，大指内又诸病恶症。惊风握拳图共 5 幅，见清·熊应雄编，陈世凯重编《推拿广意》[清道光 2 年壬午（1822）金阊三友堂刻本]；清·骆如龙撰，骆民新抄订《幼科推拿秘书》[清乾隆 37 年壬辰（1722）宝兴堂刻本]；清·钱懹存《小儿推拿直录》[清乾隆58年癸丑（1793）乐志堂稿本]；清·周松岭撰《小儿推拿辑要》（图4-2-56）[1933、1940年安东诚文信书局铅印本]，以及清·唐系祥撰《推拿指南》[清光绪31年乙巳（1905）经元堂刻本]等五种书。

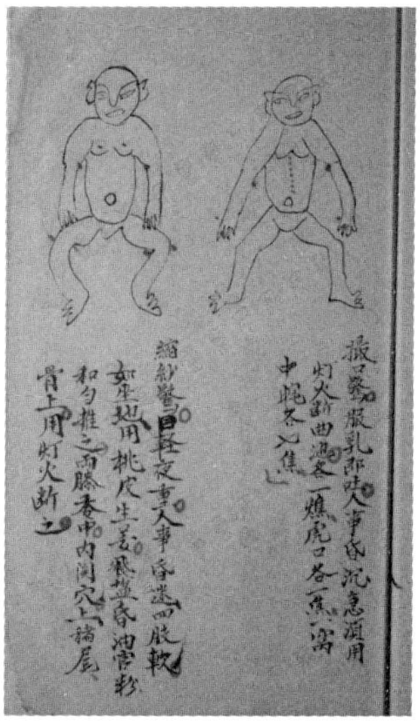

图4-2-54　撮口惊图

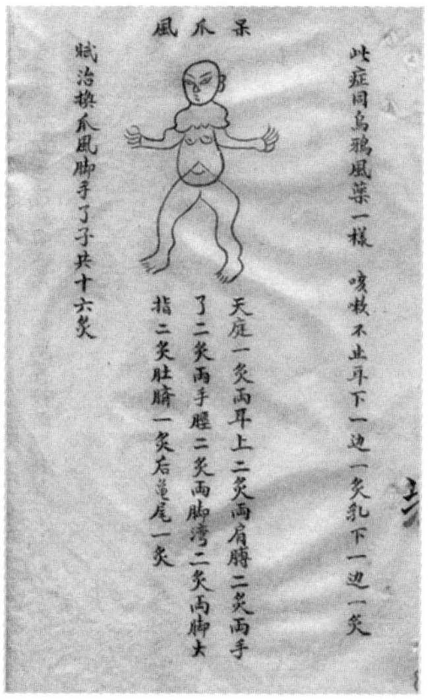

图4-2-50　呆爪风图

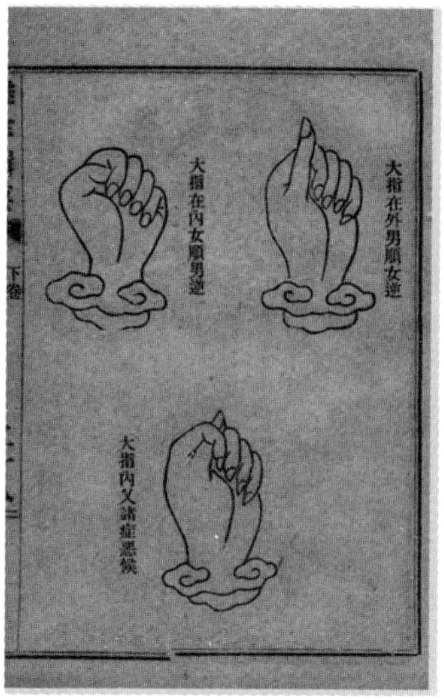

图4-2-56　惊风握拳图

4.2.1.5　全目图

1幅，见《厘正按摩要术》（图4-2-57）。

4.2.1.6　面图

见《小儿推拿秘旨》图141幅、《推拿广意》3幅、《幼科推拿秘书》2幅、《秘传推拿捷法》1幅、《小儿推拿直录》7幅、《推拿摘要辨证指南》3幅、《小儿推拿辑要》2幅、《幼科推拿》3幅、《推拿述略》1幅、《厘正按摩要术》1幅、《推拿法》2幅、《秘传小儿推拿要诀》1幅、《十八穴部位疗法》1幅、《推拿小儿秘诀》3幅、《小儿推拿全书》1幅、《儿科推拿摘要辨证指南》3幅、《保婴术》1幅、《推拿手法要诀》1幅和《小儿推拿秘法》2幅。

4.2.1.7　耳背图

1幅，见《厘正按摩要术》（图4-2-58）。

4.2.1.8　全舌图

1幅，见《厘正按摩要术》（图4-2-59）。

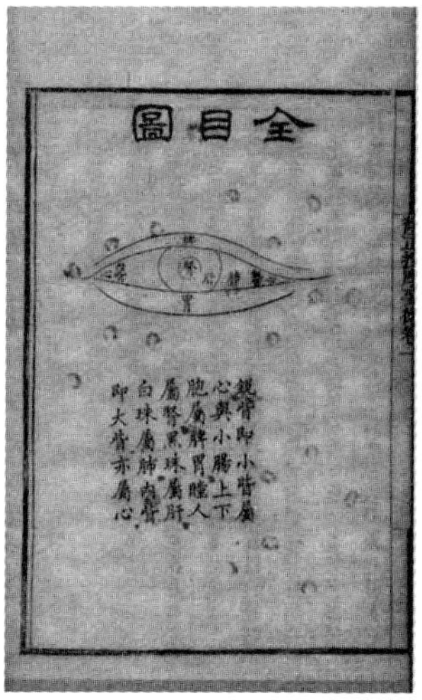

图4-2-57　全目图

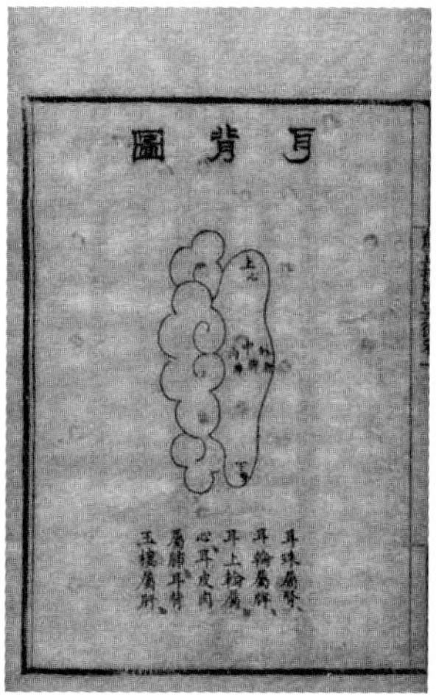

图4-2-58　耳背图

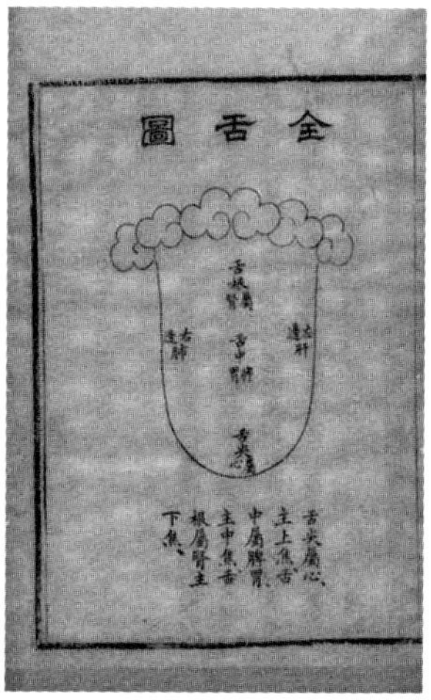

图4-2-59　全舌图

4.2.2 医疗图

医疗图是用图像表明医疗方法技术等与疾病治疗相关的内容。这个部分包括推拿图、灸灯火穴图、小儿惊风治法图和种牛痘式图。

4.2.2.1 推拿图

推拿图包括局部推拿手法图和全身推拿手法图。局部治疗手法图共 204 幅，全身治疗图共 8 幅。

局部推拿手法图

局部推拿图以手部治疗图最多，图名如下所示：黄蜂入洞（图 4-3-77）、水底捞月、按弦搓摩、赤凤摇头、猿猴摘果（桃）、双龙摆尾、二龙戏珠（图 4-3-79）、打马过天河、分阴阳、运五经、运八卦、运劳宫、推坎宫、推攒竹、取天河水、苍龙摆尾、推三关、退六腑、水中捞月、双凤展翅、凤凰展翅、凤凰单展翅、推中指、飞经走气、天门入虎口、补脾土、二龙戏珠、赤凤摇头、推五经、运八卦运水入土运土入水图、板向横横向板图、推十二部人神图、推九部太阳图、分阴阳推三关六腑图、运八卦图、横纹板门图、二扇门二人上马手法、分阴阳、推男三关、屈指补脾土手法图、天河水说法图。另外还有眉端按指法图、幼科铁镜各图推法（面部）。

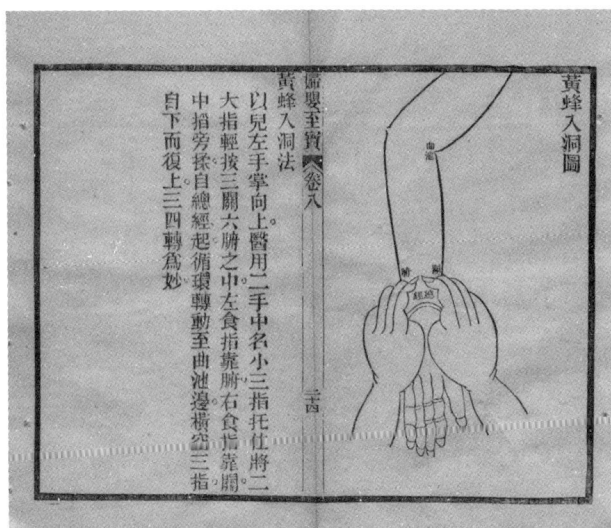

图 4-3-77 黄蜂入洞图

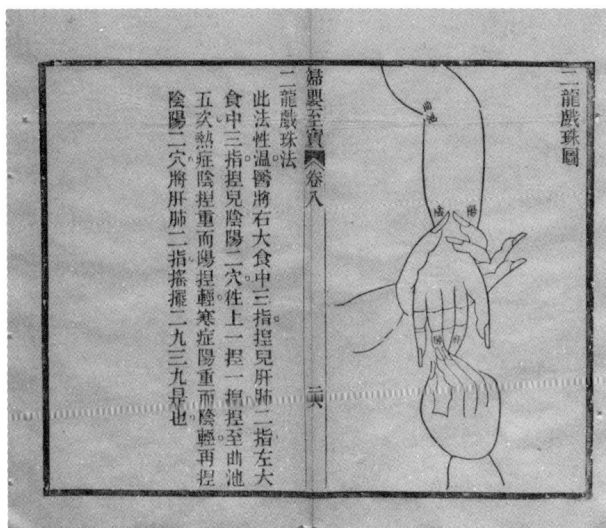

图 4-3-79 二龙戏珠图

《小儿推拿秘诀》共 13 幅。推拿手法总图 1 幅，分图 12 幅：运八卦运土入水图、退六腑手法图、推三关六腑图、天河水手法图、板向横纹向板图、二扇门二人上马图、推三关手法图、推中推指手法图、天门入虎口图、屈指补脾土手法图、分阴阳手法图、旋推背脊骨穴图、天地人三关正门正面图。

《秘传推拿妙诀一卷》补遗一卷，图 11 幅：分阴阳推三关退六腑图、运八卦运土入水运水入土图、板向横横向板图、二扇门二人上马图、分阴阳手法图、推三关手法图、退六腑手法图、天河水手法图、推第二指手法图、屈指补脾手法图、推中指手法图。

《推拿广意》推拿手法图 21 幅：推坎宫图、推攒竹图、运太阳图、运耳背骨图、双凤展翅图、推虎口三关图、男推左手三关六腑图、女推右手三关六腑图、运八卦图、分阴阳图、推五经图、黄蜂入洞图、苍龙摆尾图、二龙戏珠图、赤凤摇头图、猿猴摘果图、凤凰展翅图、飞经走气图、按弦搓摩图、水里捞明月图、打马过天河图。

《小儿推拿直录》图 23 幅：眉端按指法图、男推左手三关六腑图、推女右手三关六腑图、推虎口三关图、推坎宫图、推攒竹图、运两太阳图、运耳背高图、双凤展翅图、猿猴摘果图、凤凰展翅图、推虎口三关图、运八卦图、分阴阳图、推五经图、黄蜂入洞图、苍龙摆尾图、二龙戏珠图、赤凤摇头图、飞经走气图、按弦搓摩图、水里捞明月图、打马过天河图。

《推拿摘要辨证指南》图24幅：推坎宫图、推攒竹图、运两太阳图、运耳背高图、双凤展翅图、推虎口三关图、男左女右手推三关六腑图、运八卦图、分阴阳图、推五经图、黄蜂入洞图、苍龙摆尾图、二龙戏珠图、赤凤摇头图、猿猴摘果图、凤凰展翅图、飞经走气图、按弦搓摩图、水里捞明月图、打马过天河图。幼科铁镜各图推法图、铁镜手掌正面图、铁镜手背正面图、同身尺图。

《厘正按摩要术》图24幅：推坎宫图、推攒竹图、双凤展翅图、分阴阳图、取天河水图、苍龙摆尾图、推三关图、退六腑图、水里捞月图、按弦搓摩图、猿猴摘果图、凤凰展翅图、推中指、飞经走气图、天门入虎口图、补脾土图、二龙戏珠图、赤凤摇头图、运内八卦图、推五经图、打马过天河图、十大手图、运外八卦图、运水入土运土入水图。

《医学玄枢推拿秘诀》图5幅：分阴阳推三关退六腑图、运八卦运土入水运水入土图、天门入虎口图、屈指补脾土手法图、推中指手法图。

《小儿推拿》图14幅：分阴阳推三关退六腑图、运土入水图、板门推内横纹图、二扇门二人上马图、退六腑手法图、天河水手法图、分阴阳手法图、推三关手法图、天门入虎口推大肠、□□□手图、推中指手法图、天门入虎口图、屈指补脾土手法图、推中指手法图。

《推拿小儿秘诀》图20幅：天门入虎口手法图、屈指补脾土手法图、推中指手法图、分阴阳手法图、退六腑手法图、天河水手法图、推三关手法图、双凤展翅图、运八卦图、推五经手法图、黄蜂入洞图、苍龙摆尾图、二龙戏珠图、赤凤摇头图、猿猴摘桃图、凤凰展翅图、飞经走气图、按弦搓摩图、水里捞明月图、打马过天河图。

《小儿推拿全书》图7幅：左右旋推法图、分阴阳图、推天门入虎口图、曲指补脾图、推中指图、推三关图、退六腑图。

《儿科推拿摘要辨证指南》图20幅：推坎宫图、推攒竹图、运两太阳图、运耳背高骨图、双凤展翅图、推虎口三关图、男左女右推三关六幅图、分阴阳图、运八卦图、推五经图、黄蜂入洞图、苍龙摆尾图、二龙戏珠图、赤凤摇头图、猿猴摘桃图、凤凰展翅图、飞经走气图、按弦搓摩图、水中捞月图、打马过天河图。

《保婴推拿秘诀》图2幅：分阴阳手法图、屈指补脾土图。

《保婴要术》图11幅：分阴阳推三关退六腑图说附中指巅拿穴、运八卦运土入水运水入土图说附跪指拿 心穴、板向横横向板图说、二扇门二人上马图说、分阴阳图说、推三关手法图、退六腑手法图天河水手法图、天门入虎口图、屈指补脾土手法图、推中指手法图。

全身推拿手法图

全身推拿手法图：《小儿推拿秘诀》8幅。其中，正面推拿治疗图4幅，背面推拿治疗图4幅。并有文字描述推拿方法，如：用身左右穴，推拿左右相同，但不便并写。急惊推拿自上而下，慢惊自下而上也。头部标有：百会穴、太阳、印堂山根，风门穴拿之即黄蜂入洞是也。牙关穴不开口，拿之即开。上身绘有：走马穴。走马穴拿之汗吐。推拿方法是"往上推吐"。左右各书一"奶"字，旁注"奶舍穴"，奶舍穴拿之咳吐。曲池穴。交骨穴，男拿左，女拿右。交骨穴，急慢惊拿此说，左前拿。脐，左右各书"往下拿泄"。百虫穴，拿止搐。膀胱穴，推上通小便。肚脚穴，拿止泄，止腹痛。鱼肚穴，拿能醒。后承山，目下视，手足制，手跳，拿即止。涌泉穴，两足具推，推不分男左女右，但旋转不同。委中穴，拿脚不缩，方同。膝腕穴，拿发汗。仆吞穴，又名鞋带穴，不省人事，重拿即醒。涌泉穴，推之左转止吐，右转止泄，女反用之。背上穴。肺俞穴，一切风寒，医用大指面，蘸姜汤，旋指推之左右。伤寒骨节痛，从此用指一路旋，推至龟尾。腰俞。腰俞穴，旋推止泄法载左。

4.2.2.2　灸灯火穴图

灯火灸疗法是一种古老而又独特的民间治病简便方法。它是中医热灸疗法之一，属于祖国医学灸治法的范畴。它是以中医经络学说和辨证治理论为依据，采用灯芯草蘸植物油点燃，灼灸一定部位或穴位，从而达到治疗疾病的一种方法。

灸灯火穴图（图4-3-61～4-3-62）：明·周于蕃（岳夫）撰《小儿推拿秘诀》（明万历40年壬子（1612）刻本）1幅，图中明示：用艾丸以为灸、用灯心火为灸、左太阳、右太阳、耳根、肩膊、外鬼眼。膝上有二穴，中分在膝外，左为外，右为内。右膝，左为内，右为外。

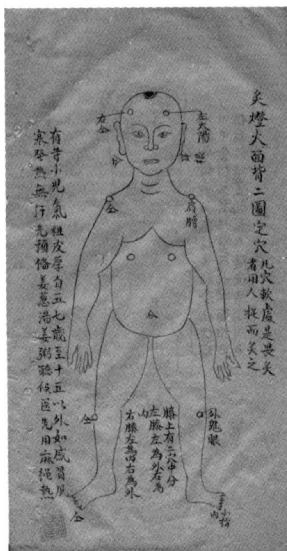

图4-3-61　灸灯火正面图

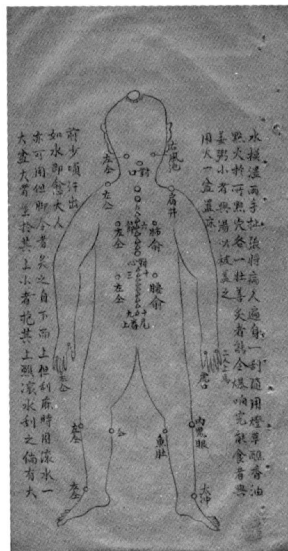

图4-3-62　灸灯火背面图

4.2.2.3　小儿惊风治法图

在中医推拿古籍中，不但绘有小儿惊风病形图，还有小儿惊风治法图。《秘传小儿推拿要诀》[1911，抄本]绘有"二十七惊图形治法"图22幅：天吊惊形、内吊惊形、马蹄惊形、慢惊风形、鹰爪惊风、迷魂惊形、撒手惊风形、担手惊风、月家惊风、肚痛惊风、孩儿惊风、湾弓惊风、看地惊风、老鸦惊风、胎惊风形、乌纱惊风、鲫鱼惊风、肚膨惊风、脐风惊形、潮热惊风、呕逆惊风、水泄惊风形。

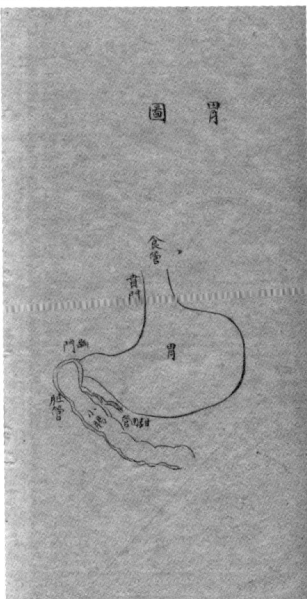

图4-7-89　胃图

4.2.3　脏腑图

脏腑图见《推拿秘要》1幅（图4-7-89）。

4.2.4　经穴图

经络穴位图在推拿按摩古籍中分为穴位图和经脉图。

4.2.4.1　穴位图

穴位图有全身图、掌面图。

（1）全身图：包括正面图、背面图两类。

正面图，又称正照图，共5幅。包括：《小儿推拿秘诀》图2幅（图4-8-90）、《医学玄枢推拿秘诀》图1幅、《幼科推拿》1幅和《小儿推拿》图1幅。

背面图，又称"反照图"，共4幅。包括：《小儿推拿秘诀》图2幅、《医学玄枢推拿秘诀》图1幅和《小儿推拿》图1幅。

（2）掌面图，分阳掌图和阴掌图二种。

1）阳掌图：共42幅。图见下书：《小儿推拿秘旨》《小儿推拿秘诀》《秘传推拿妙诀一卷补遗一卷》《推拿广意》《幼科推拿秘书》《秘传推拿捷法》《小儿推拿直录》《推拿摘要辨证指南》《小儿推拿辑要》（图4-8-101）《推拿总决仿歌》《幼科推拿》《推拿述略》《厘正按摩要术》《推拿法》《推拿指南》《医学玄枢推拿秘诀》《秘传小儿推拿要诀》《小儿推拿》《十八穴部位疗法》《推拿小儿秘诀》《小儿推拿全书》《儿科推拿摘要辨证指南》《幼科推拿秘诀》《保婴推拿秘诀》《小儿推拿秘诀》《保婴要术》《推拿手法要诀》和《小儿推拿秘法》。

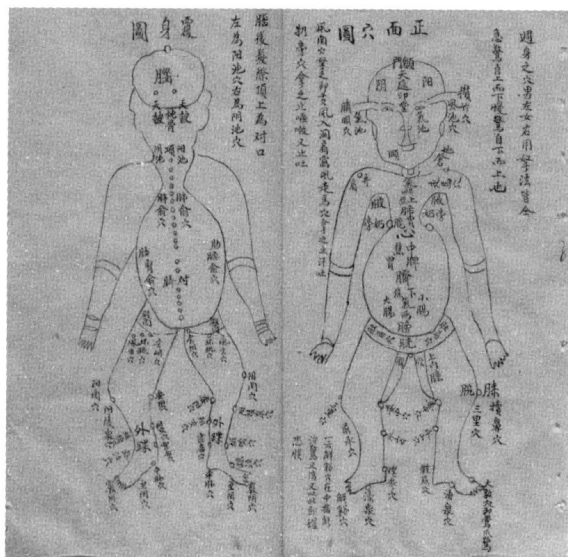

图 4-8-90　正背面穴位图

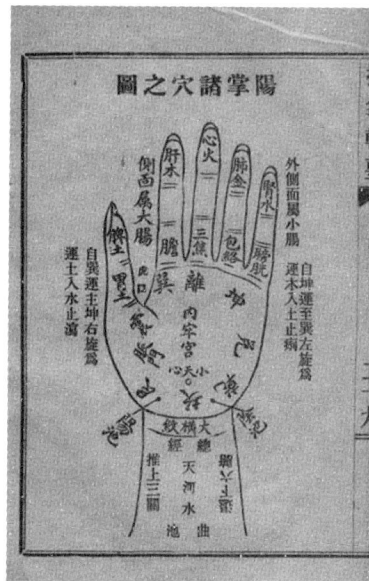

图 4-8-101　阳掌诸穴之图

2）阴掌图：又称"掌背图"，共 26 幅，见《小儿推拿秘旨》《小儿推拿秘诀》《秘传推拿妙诀一卷补遗一卷》《推拿广意》《幼科推拿秘书》《秘传推拿捷法》《小儿推拿直录》《推拿摘要辨证指南》《小儿推拿辑要》（图 4-8-102）《幼科推拿》、《推拿述略》《厘正按摩要术》《推拿指南》《医学玄枢推拿秘诀》《秘传小儿推拿要诀》《小儿推拿》、《十八穴部位疗法》《推拿小儿秘诀》《小儿推拿全书》《儿科推拿摘要辨证指南》《幼科推拿秘诀》《保婴推拿秘诀》《小儿推拿秘诀》《保婴要术》和《推拿手法要诀》。

4.2.4.2　局部经脉图

局部经脉图共 6 幅，计有手太阴肺经图、手阳明大肠经图、足阳明胃经图、足太阴脾经图、手少阴心经图、手厥阴心包络经图、分别标明十四经脉完整的循行线路及穴位，见《推拿秘要》。

4.2.5　部位图

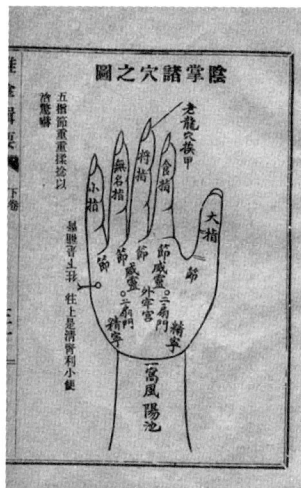

图 4-8-102　阴掌诸穴之图

部位图，指将推拿按摩科必须掌握的基本知识绘制成图，以便查阅，包括同身尺寸图和部位图。

4.2.5.1　同身尺寸图

尺寸图，为针灸科最长用的取穴方法，在推拿按摩类古籍中亦可见。见《推拿摘要辨证指南》1 幅（图 4-9-104），《儿科推拿摘要辨证指南》1 幅。

4.2.5.2　部位图

部位图 87 幅，《小儿推拿秘诀》9 幅、《秘传推拿妙诀》2 幅、《推拿广意》1 幅、《小儿推拿广意》6 幅、《幼科推拿秘书》7 幅、《秘传推拿捷法》10 幅、《推拿辨证摘要》6 幅、《小儿推拿辑要》1 幅、《推拿总诀访歌》2 幅、《推

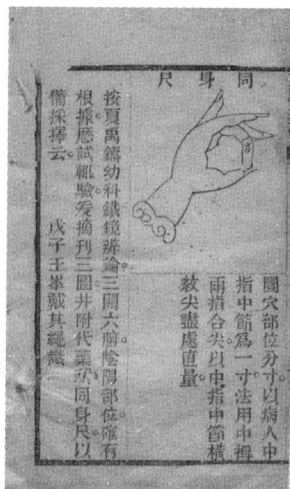

图 4-9-104　同身尺图

拿述略》2 幅、《医学悬枢推拿秘诀》2 幅、《秘传小儿推拿要诀》7 幅、《推拿小儿秘诀》4 幅、《儿科推拿全书》10 幅、《儿科摘要辨证指南》6 幅、《幼科推拿秘诀》4 幅、《保婴要术》5 幅、《推拿手法要诀》3 幅。

4.2.6　理论图

理论图是用图像说明中医基础理论范畴的内容，共有 1 幅，为 "掌心八卦五行图"（见《秘传小儿推拿要诀》）。

4.2.7　符咒图

符咒图是特殊描绘的变形文字或图形，见于古代医书，用于心理暗示疗法。《急救难产速生神效验方》和《幼科推拿秘书》各 1 幅（图 4-11-105）。

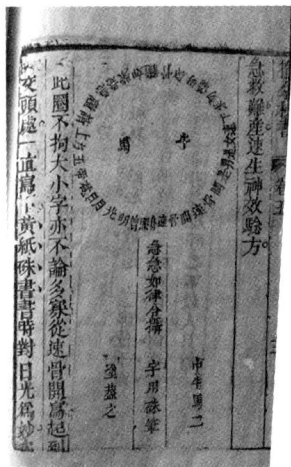

图 4-11-105　符咒图

4.3　特色图像

明代太医院设有推拿科，推拿学在理论和临床方面，都取得了显著的进展。推拿专著刊行，形成小儿推拿独特的理论体系，在疾病诊断和治疗方法多有创新。《小儿推拿秘旨》[明万历杨九如刻本] 是现存最早的推拿学专著，亦是现存最早的儿科推拿学专著。该书载图 19 页，共 31 幅，包括：虎口三关察脉图、掌面诸穴图、掌背穴图、左半身正面图、正面图（面部）、正面图（全身）、背面图和 24 种惊风图。清代推拿科得到快速发展，大量推拿著作刊行，这些著作继承了《小儿推拿秘旨》和《小儿推拿秘诀》的理论体系和图文并茂的著述特色，完善了儿科推拿理论的发展。在图书命名方面，亦体现儿科特点，多冠以 "小儿"、"幼科""保婴" 和 "儿科"，如《小儿推拿秘旨》、《幼科推拿秘书》、《保婴推拿秘诀》和《儿科推拿摘要辨证指南》。小儿科称为 "哑科"，临床诊断与成人不同，产生了以望诊为特点的察色诊脉特俗诊法。"保婴一术。号曰哑科。口不能言。脉无可视。惟形色以为凭。竭心思而施治。故业擅于专门"（《推拿广意》）。小儿推拿又与针灸点状穴位不同，产生了很多与成人按摩手法不同的特有手法。所以本研究将推拿科的创新性图像和特殊性图像合并阐述。

4.3.1　虎口三关图

虎口三关是小儿指纹的三个部位，从掌指横纹向食指端，依次为风关、气关、命关。凡小儿有病者，须视虎口叉手处脉纹之形色，以决病之生死轻重。男先看左手次指内侧，女先看右手次指内侧。其纹色红黄相兼，隐隐不见，为平安无病，若纹色紫属内热，红属伤寒，黄为伤脾，黑为中恶，青主惊风，白主疳证。纹在风关主病轻，气关主病重，若过命关主病危难治。现存中医推拿古籍中共有图 8 幅，包括：虎口三关察脉图 2 幅，虎口三关图 4 幅，虎口三关指掌图 1 幅和诊小儿虎口三关脉图 1 幅。

虎口三关察脉图见《小儿推拿秘旨》《推拿手法要诀》。二图手肘图像相似，图上注文相同。注文由手尖至肘，由右至左依次为："苍龙摇尾、赤凤摇头、紫热、红伤寒、青惊、白是疳、黑肘为中恶、黄即用脾端；水、虎口；运水火土、乾、运土入水；天门、黑白、赤青；黄蜂入洞、肘"。阐明了望虎口三关色脉主病及按摩手法。

虎口三关图见《推拿广意》1 幅、《小儿推拿直录》2 幅、《小儿推拿秘法》1 幅。指纹图 1 幅，见《厘正按摩要术》。虎口三关指掌图见《小儿推拿》。虎口三关图和虎口三关指掌图异名同图。图上皆标注了虎口和风、气、命三关的位置，图下注文为："虎口叉手处是也，三关第二指仄是也，凡关第一节寅位，气关第二节卯位，命关第三节辰位"，指出虎口和风、气、命三关的位置。

诊小儿虎口三关脉图见《幼科推拿》，图示虎口和风、气、命三关的位置，图下注文："小儿出生至三岁内，凡有病疾，看虎口三关，以气血未定，寸关尺三部脉未全，故不可凭也。初节为风关，次节为气关，三节为命关。风关则轻，气关则重，命关则危。紫为热，红为寒，青为惊，白为疳，黄主脾病，黑主危恶，此其大概而已。至于临床症必观色聆音，问症察脉，以尽病情。"阐明诊虎口三关适于刚出生之 3 岁以内的小儿。因此阶段的幼儿寸关尺三脉未发育成熟，故用虎口三关诊法判断疾病的的病因、性质和危重程度。

4.3.2 十三指形图

"十三指形"图，是虎口三关脉之病形图，是 3 岁以内小儿诊病的重要诊断依据，因该病形的基本图像为 13 个，部位在食指，故名十三指形图。该名首见《幼科推拿》，《秘传推拿捷法》又将其称为"辨指形色图"。包括"流珠形、环珠形、长珠形、来蛇形、去蛇形、弓反外形、弓反里形、枪形、鱼骨形、水字形、针形、透关射指形、透关射甲形等 13 个图形。

流珠形，主夹食膈热。三焦不和。气不顺。饮食欲吐或泻。肠鸣自利。烦躁啼哭。

环珠形，主气不和。脾胃虚弱。饮食伤滞。心腹膨胀。烦闷作热。

长珠形，主夹积食。肚腹疼痛。或发寒热。胁肋膨胀。饮食不化。虫动不安。

来蛇形，主中脘不和。积气攻敕。饮食不下。疳气欲传。脏腑不宁。膨满干呕。

去蛇形，主脾胃虚弱。食积吐泻。烦躁气粗。渴烦喘息。饮食不化。神困多睡。

弓反外形，主痰热心神不宁。睡卧不稳。身体作热。夹惊夹食。风痫等症。

弓反里形，主感受寒邪。头目昏重。心神惊悸。沉默倦怠。四指梢冷。咳嗽多痰。小便赤色。

枪形，主邪热痰盛。精神恍惚。睡不安稳。生风发搐。惊风传受。

鱼骨形，主惊风痰热症候。速宜截风化痰。利惊退热。若失于治。必变他症。

水字形，在风关主惊风入肺。咳嗽面赤。气关主膈有虚涎。虚积停滞。命关主惊风。疳疾危笃。

针形，在风关青黑色主水惊。气关赤色主疳积。命关有此五色者。及通度三关。主急慢惊风难治。

透关射指形，主惊风痰热四症。皆聚胸膈而不散。其候虽重。症顺则可治疗。

透关射甲形，主惊风恶候。传入经络。则风热发生。并入八候。虚痰壅塞。危急之症。最难疗治。

《推拿广意》图 50 幅。除 13 幅基本图像意外，还包括：脉如乱丝、形如蛇尾、风脉、气脉、疳积病、惊风气伤寒、此形如环（疳有积聚。气关主疳入胃。吐逆不治。命关无药可治。）、此纹若在风气二关易治、命关通度难治、气疳、风疳、伤寒身热、伤风身热、伤寒、伤哽物、伤食、三枪形主疳积候、脉形如鸥飞主惊风、中焦热病、风候、伤冷证、耳鼻冷疮疳虫、蛔虫、惊风发热、硬物伤胃、惊风发搐、疳、火光、形如曲虫、虎口如云尘色者、惊风死、形在风关、形见关中或手上或面部、形如乱虫、形见风关、风关如乙字形、主惊风。

《秘传推拿捷法》《小儿推拿直录》和《幼科推拿》收录的皆是 13 幅基本图像，注文有别。

《小儿推拿辑要》图 17 幅：鱼刺形、悬针形、水字形、乙字形、曲虫形、环珠形、风关此纹见紫色、此文现在三关不过度者、三关现雨点形、屈向外形、钩向右、钩向左、长虫形、两曲如钩、三曲或上下一头有钩如环、此二阴二阳之脉、两环双钩。

4.3.3 推拿手法图

推拿手法图包括局部推拿手法图和全身推拿手法图。局部治疗图共 204 幅，全身治疗图共 8 幅。

4.3.3.1 局部治疗图

局部治疗图以手部治疗图最多，另外还有眉端按指法图、幼科铁镜各图推法（面部）。见于《小儿推拿秘诀》《秘传推拿妙诀一卷补遗》《推拿广意》《小儿推拿直录》《推拿摘要辨证指南》《厘正按摩要术》《医学玄枢推拿秘诀》《小儿推拿 》《推拿小儿秘诀》《小儿推拿全书》《儿科推拿摘要辨证指南》《保婴推拿秘诀》和《保婴要术》等 13 书。

其中最早见于明·龚廷贤撰，姚国桢补辑，胡连壁校的《小儿推拿秘诀》，载图 11 幅：运八卦运土入水图、退六腑手法图、推三关六腑图、天河水手法图、板向横纹向板图、二扇门二人上马图、推三关手法图、推中推指手法图、天门入虎口图、屈指补脾土手法图、分阴阳手法图、旋推背脊骨穴图、天地人三关正门正面图

收图最多的是《厘正按摩要术》共 24 幅。包括：推坎宫图、推攒竹图、双凤展翅图、分阴阳图、取天河水图、苍龙摆尾图、推三关图、退六腑图、水里捞月图、按弦搓摩图、猿猴摘果图、凤凰展翅图、推中指图、飞经走气图、天门入虎口图、补脾土图、二龙戏珠图、赤凤摇头图、运内八卦图、推五经图、打马过天河图、十大手图、运外八卦图、运水入土运土入水图。

收图最少的是《保婴推拿秘诀》只有分阴阳手法图、屈指补脾土图 2 幅图。

4.3.3.2 全身推拿手法治疗图

全身推拿手法治疗图：《小儿推拿秘诀》8 幅。其中，正面推拿治疗图 4 幅，背面推拿治疗图 4 幅。并有文字描述推拿方法，如用身左右穴，推拿左右相同，但不便并写。急惊推拿自上而下，慢惊自下而上也。头部标有：百会穴、太阳、印堂山根，风门穴拿之即黄蜂入洞是也。牙关穴不开口，拿之即开。上身绘有：走马穴。走马穴拿之汗吐。推拿方法是"往上推吐"。左右各书一"奶"字，旁注"奶舍穴"，奶舍穴拿之咳吐。曲池穴。交骨穴，男拿左，女拿右。交骨穴，急慢惊拿此说，左前拿。脐，左右各书"往下拿泄"。百虫穴，拿止搐。膀胱穴，推上通小便。肚脚穴，拿止泄，止腹痛。鱼肚穴，拿能醒。后承山，目下视，手足制，手跳，拿即止。涌泉穴，两足具推，推不分男左女右，但旋转不同。委中穴，拿脚不缩，方同。膝腕穴，拿发汗。仆吞穴，又名鞋带穴，不省人事，重拿即醒。涌泉穴，推之左转止吐，右转止泄，女反用之。背上穴。肺俞穴，一切风寒，医用大指面，蘸姜汤，旋指推之左右。伤寒骨节痛，从此用指一路旋，推至龟尾。腰俞。腰俞穴，旋推止泄法载左。

4.3.4 小儿惊风图

惊风是小儿时期常见的一种急重病证，以临床出现抽搐、昏迷为主要特征。又称"惊厥"，俗名"抽风"。任何季节均可发生，一般以 1 ~ 5 岁的小儿为多见，年龄越小，发病率越高。其证情往往比较凶险，变化迅速，威胁小儿生命。西医学称小儿惊厥。其中伴有发热者，多为感染性疾病所致，不伴有发热者，多为非感染性疾病所致。《小儿药证直诀·急惊证治》曰："小儿急惊者，本因热生于心；身热面赤引饮，口中气热，大小便黄赤，剧则搐也，盖热甚则风生，风属肝，此阳盛阴虚也。"慢惊"因病后或吐泻，脾胃虚损遍身冷，口鼻气出亦冷，手足时瘛疭，昏睡，睡露惊，此无阳也。""急惊合凉泻，慢惊合温补。"《幼幼新编》："风搐频者，风在表也，易治，易发。搐稀者，风在脏也，难治，宜补脾。"《景岳全书·小儿则·惊风》曰："惊风之要领有二：一曰实证、一曰虚证而尽之矣。盖急惊者阳证也，实证也，乃肝邪有余而风生热，热生痰，痰生客于心膈间则风火相搏，故其形证急暴而痰火壮热者是为急惊，此当先治其标，后治其本。慢惊者阴证也，虚证也，此脾肺俱虚，肝邪无制，因而侮脾生风，无阳之证也，故其形气病气俱不足者是为慢惊，此当专顾脾胃以救元气。虽二者俱名惊风而虚实之有不同，所以急慢之名亦异。凡治此者不可不顾其名以思其义。"对于小儿惊风的分类、诊断，在推拿按摩类古籍有详细而形象的图文解释，如：清·龚廷贤《小儿推拿方脉活婴秘旨全书》[清康熙 53 年刻本]将小儿惊风分为 24 类，撮口惊、缩纱惊、双眼翻、慢惊风、鼓胀惊、鲫鱼惊、夜啼惊、脐风惊、挽弓惊、胎惊、乌鸦惊、乌缩惊、月家经、天吊惊、吐痛惊、看地惊、蛇系惊、马蹄惊、鹰爪惊、水泻惊、撒手惊、内吊惊、迷魂惊。1884 年，《幼科推拿》将小儿惊风分为 42 种惊风，增加了摇鞭风、担竿风、上马风、下马风、鱼口风、蛤蟆风、蛇口风、四马藏风、门扇风、呆爪风、南蛇风、猪婆风、苎麻风等。

《小儿推拿秘旨》24 幅：撮口惊、缩纱惊、双眼翻、慢惊风、臌胀惊、鲫鱼惊、夜啼惊、脐风惊、挽弓惊、胎惊、乌鸦惊、乌缩惊、月家惊、天吊惊、吐痛惊、看地惊、潮热惊、蛇系惊、马蹄惊、鹰爪惊、水泻惊、撒手惊、内吊惊、迷魂惊。

《幼科推拿》42 幅：蛇系惊、马蹄惊、水泄惊风、鲫鱼惊风、乌纱惊风、乌鸦惊风、肚胀惊风、潮热惊风、夜啼惊风、缩纱惊风、肚脐惊风、慢惊风、急惊风、挽弓惊风、天吊风、内吊风、胎惊风、月家惊风、臌胀惊风、锁心惊风、鹰爪惊风、吐逆惊风、撒手惊风、看地惊风、急惊风、慢惊风、摇鞭风、鸡爪风、担竿风、上马风、下马风、鱼口风、虾蟆风、乌鸦风、天吊风、蛇口风、四马藏风、门扇风、呆爪风、南蛇风、猪婆风、苎麻风。

《秘传小儿推拿要诀》24 幅：呕吐惊、缩纱惊、急惊、慢惊、臌胀惊、鲫鱼惊、夜啼惊、脐风惊、板弓惊、胎惊、乌鸦惊、乌缩惊、月家惊、天吊惊、肚痛惊、看地惊、潮热惊、蛇系惊、马蹄惊、鹰爪惊、水泻惊、撒手惊、内吊惊、迷魂惊

《推拿手法要诀》2 幅：撮口惊、缩纱惊。

4.3.5　推拿学专著与儿科

推拿学在理论和临床方面，都取得了显著的进展。推拿专著刊行，形成小儿推拿独特的理论体系，在疾病诊断和治疗方法多有创新。《小儿推拿秘旨》[明万历杨九如刻本] 是现存最早的推拿学专著，亦是现存最早的儿科推拿学专著。该书载图 19 页，共 31 幅，包括：虎口三关察脉图、掌面诸穴图、掌背穴图、左半身正面图、正面图（面部）、正面图（全身）、背面图和 24 种惊风图。清代推拿科得到快速发展，大量推拿著作刊行，这些著作继承了《小儿推拿秘旨》和《小儿推拿秘诀》的理论体系和图文并茂的著述特色，完善了儿科推拿理论的发展。在图书命名方面，亦体现儿科特点，多冠以"小儿"、"幼科""保婴"和"儿科"，如《小儿推拿秘旨》、《幼科推拿秘书》、《保婴推拿秘诀》和《儿科推拿摘要辨证指南》。小儿科称为"哑科"，临床诊断与成人不同，产生了以望诊为特点的察色诊脉特俗诊法。"保婴一术。号曰哑科。口不能言。脉无可视。惟形色以为凭。竭心思而施治。故业擅于专门"（《推拿广意》）。小儿推拿又与针灸点状穴位不同，产生了很多与成人按摩手法不同的特有手法。所以推拿科的创新性图像和特殊性图像皆为配合儿科疾病的诊治而绘制。

4.3.6　现存最早的推拿按摩古籍——《小儿推拿秘旨》

《小儿推拿秘旨》是现存最早的推拿科专著，亦是现存最早有图像的中医推拿按摩古籍，明·"医林状元"龚廷贤撰，又名《小儿推拿方脉活婴秘旨全书》《小儿推拿活婴全书》，刊于 1604 年。在广集前人有关小儿推拿按摩疗法成就的基础上，编撰成书。卷上详细论述小儿变蒸、惊风、诸疳、吐泻四病的病因病机及证治，其次叙述儿科的诊法、推拿手法、穴位及图并其他外治方法。卷下将儿科多种疾病编成歌诀、并载述各种疾病的方药治法。现存明万历刻本、多种清刻本和抄本。本研究所收录的是抄本。该书有 19 页图像，32 幅图。包括：诊断图 1 幅：虎口三关察脉图；经络穴位图 6 幅：掌面诸穴图、掌背穴图、右下肢诸穴图、正面图、全身正面图、全身背面图；小儿惊风图 24 幅：撮口惊、缩纱惊、双眼翻、慢惊风、鲫鱼惊、臌胀惊、夜啼惊、脐风惊、挽弓惊、胎惊、乌鸦惊、乌缩惊、月家经、天吊惊、吐痛惊、看地惊、蛇系惊、潮热惊、马蹄惊、鹰爪惊、水泻惊、撒手惊、内吊惊、迷魂惊。

4.3.7　图像最多的推拿按摩古籍——《推拿广意》

随着推拿科学术传承内容不断丰富，清代推拿古籍专著中的图像数量不断增加。中医推拿科专著图像最多的书是清·熊应雄《推拿广意》，载图 81 幅。全书在明代推拿科专著《小儿推拿秘旨》《小儿推拿秘诀》《秘传推拿妙诀》的基础上增删而成，以歌诀辨证审候，便于记忆，次加注释，深化理解，附有望诊图 10 幅、虎口三关病形图 50 幅、推拿手法图 21 幅。书成后影响极大，多被后世初学医者诵习和传抄。

推拿学在理论和临床方面，都取得了显著的进展。推拿专著刊行，形成小儿推拿独特的理论体系，在疾病诊断和治疗方法多有创新。清代推拿科得到快速发展，大量推拿著作刊行，这些著作继承了《小儿推拿秘旨》和《小儿推拿秘诀》的理论体系和图文并茂的著述特色，完善了儿科推拿理论的发展。在图书命名方面，亦体现儿科特点，多冠以"小儿"、"幼科"、"保婴"和"儿科"，如《小儿推拿秘旨》（1604）、《幼科推拿秘书》（1691）、《保婴推拿秘诀》（1911）和《儿科推拿摘要辨证指南》（1911）。小儿科称为"哑科"，临床诊断与成人不同，

产生了以望诊为特点的察色诊脉特俗诊法。"保婴一术。号曰哑科。口不能言。脉无可视。惟形色以为凭。竭心思而施治。故业擅于专门"(《推拿广意》序)。小儿推拿又与针灸点状穴位不同，产生了很多与成人按摩手法不同的特有手法。推拿按摩类中医古籍中图像中，对经络腧穴图鲜有描绘，特别注重对儿科按摩诊断、特殊经络和手法治疗图的绘制，使晦涩难懂的文字，在简明直观的图像配合下更加简便易学。

4.4 小结

推拿按摩类中医古籍中图像中，对经络腧穴图鲜有描绘，特别注重对推拿按摩手法图的绘制，尤其值得注意的是对儿科疾病的诊断、特殊经络、和手法治疗的文字和图像在其古籍文献中堪称重中之重。明代太医院设有推拿科。推拿学在理论和临床方面，都取得了显著的进展。推拿专著刊行，形成小儿推拿独特的理论体系，在疾病诊断和治疗方法多有创新。《小儿推拿秘旨》[明万历杨九如刻本]是现存最早的推拿学专著，亦是现存最早的儿科推拿学专著。这些著作继承了《小儿推拿秘旨》和《小儿推拿秘诀》的理论体系和图文并茂的著述特色，完善了儿科推拿理论的发展。在图书命名方面，亦体现儿科特点，多冠以"小儿"、"幼科""保婴"和"儿科"，如《小儿推拿秘旨》、《幼科推拿秘书》、《保婴推拿秘诀》和《儿科推拿摘要辨证指南》。小儿科称为"哑科"，临床诊断与成人不同，产生了以望诊为特点的察色诊脉特俗诊法。"保婴一术。号曰哑科。口不能言。脉无可视。惟形色以为凭。竭心思而施治。故业擅于专门"(《推拿广意》序)。小儿推拿又与针灸点状穴位不同，产生了很多与成人按摩手法不同的特有手法。随着推拿科学术传承内容不断丰富，清代推拿古籍专著中的图像数量不断增加。中医推拿科专著图像最多的书是清·熊应雄在明代推拿科专著《小儿推拿秘旨》《小儿推拿秘诀》《秘传推拿妙诀》的基础上增删而成《推拿广意》。书成后影响极大，多被后世初学医者诵习。"凡一切症候，看诀穴道手法字义，逐一为之支分，即解而疑惑难明者，更为图画辨释"(《小儿推拿秘诀·三刻小引》)。其图像与文字、看诀相互印证，使深奥的文字表述更直观、丰富多彩，容易理解、接受和应用。因此，推拿按摩古籍图像资料直观的体现了推拿中医古籍的实用价值。

4.5 图录

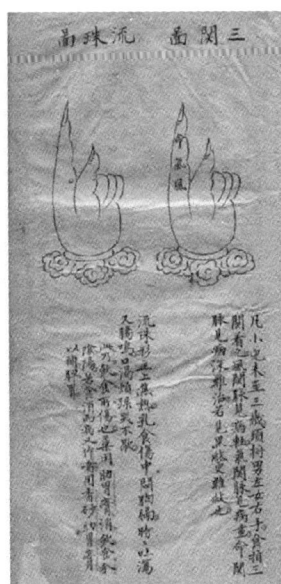

图 4-2-1 流珠形图

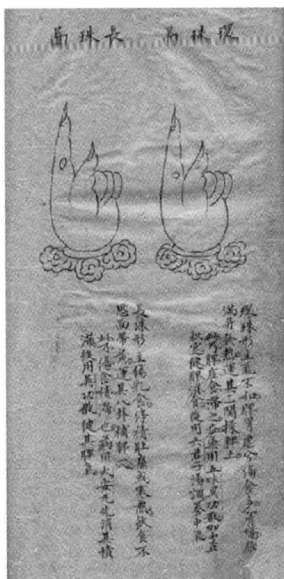

图 4-2-2 环珠长珠形图

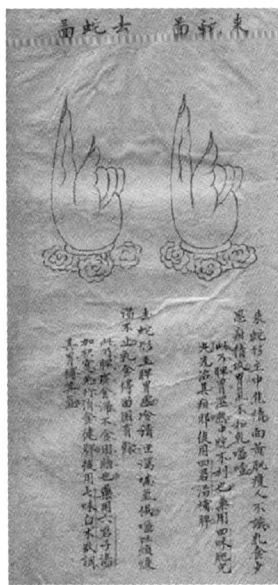

图 4-2-3 来蛇去蛇形图

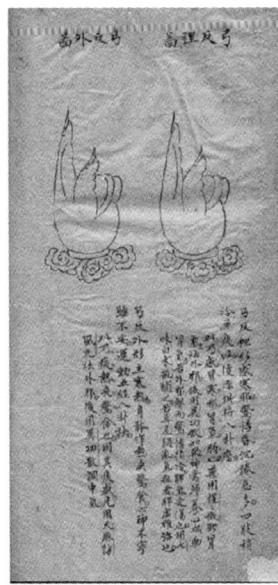

图 4-2-4 弓反外、弓反里形图

图 4-2-5　枪形、鱼骨形图

图 4-2-6　水字形、针形图

图 4-2-7　透关射指、透关射甲形图

图 4-2-8　看风气命三关面诀图

图 4-2-9　虎口三关察脉图

图 4-2-10　心肝部面色之图

图 4-2-11　脾肺部面色之图

图 4-2-12　肾部面色之图

图 4-2-13　面部五色主病图

图 4-2-14　呕吐惊图

图 4-2-15　缩砂惊图

图 4-2-16　急惊图

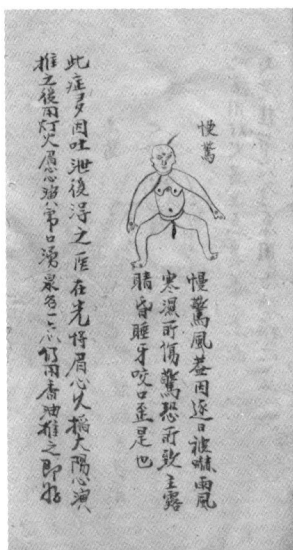

图 4-2-17 慢惊图

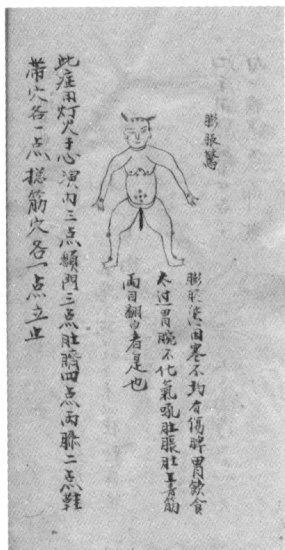

图 4-2-18 膨胀惊图

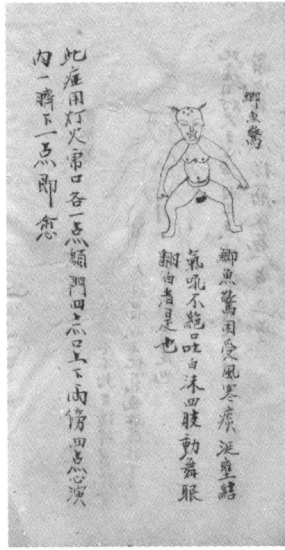

图 4-2-19 鲫鱼惊图

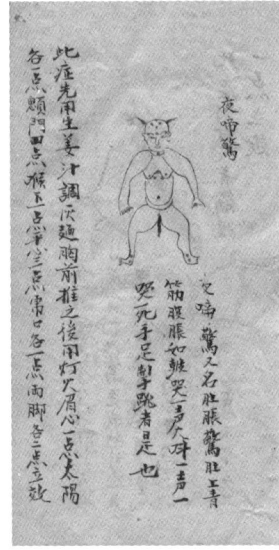

图 4-2-20 夜啼惊图

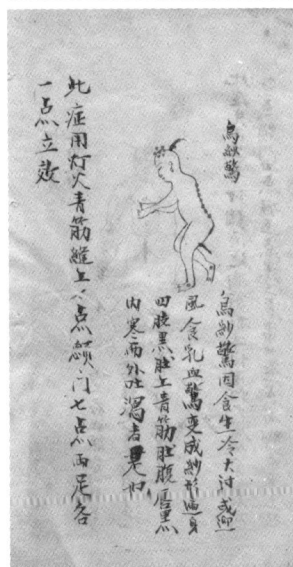

图 4-2-21 乌纱惊图

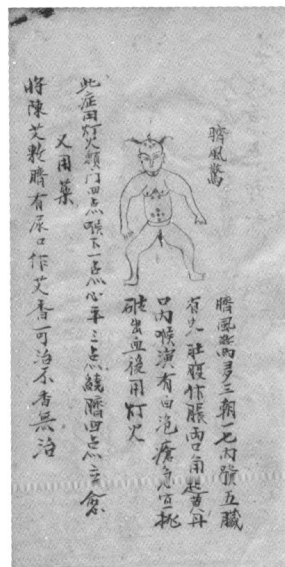

图 4-2-22 脐风惊图

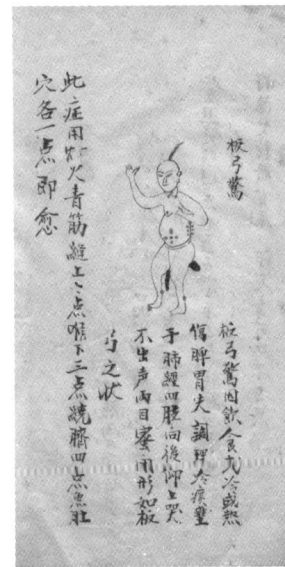

图 4-2-23 板弓惊图

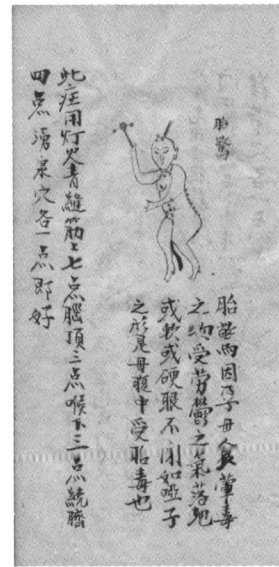

图 4-2-24 胎惊图

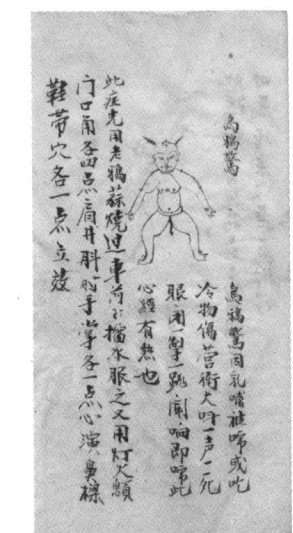

图 4-2-25 乌鸦惊图

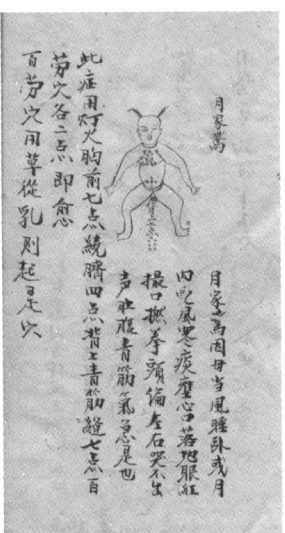

图 4-2-26 月家惊图

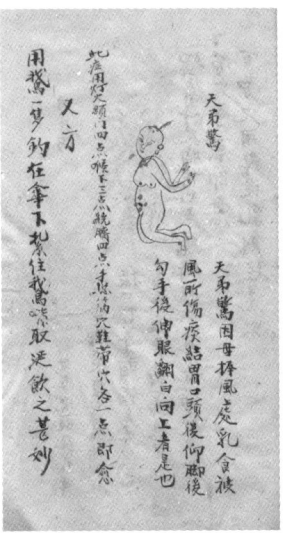

图 4-2-27 天吊惊图

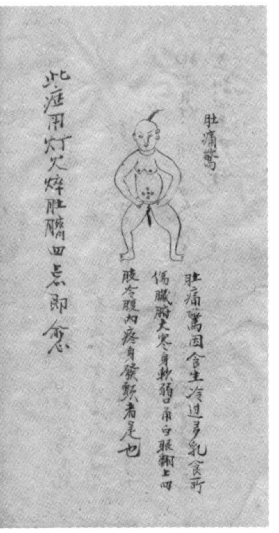

图 4-2-28 肚痛惊图

看地惊

立刻即愈即好

此症用灯火颊门四点喉下二点小肚用各一点烧脐四点……

看地惊因饮食受伤庶疾着惊欲食冷泄不调面目……手撒拳颊口歪……脐四点也

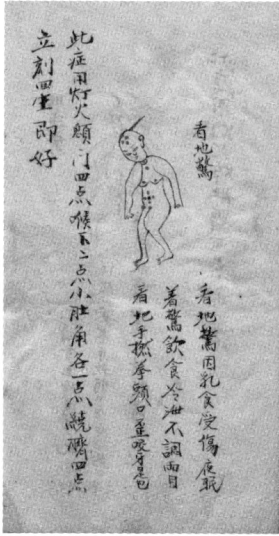

图 4-2-29　看地惊图

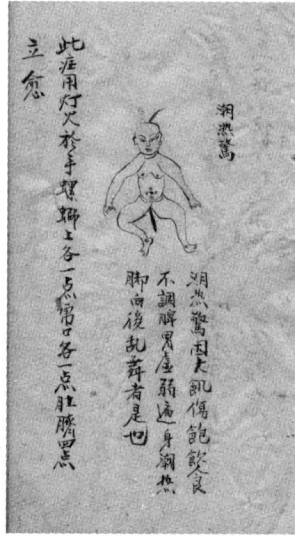

潮热惊

立愈

此症用灯火于手臂弯狮上各一点当口各一点烧脐四点

潮热惊因大凯伤饱饮食不调脾胃虚弱遍身潮热脚向后乱舞者是也

图 4-2-30　潮热惊图

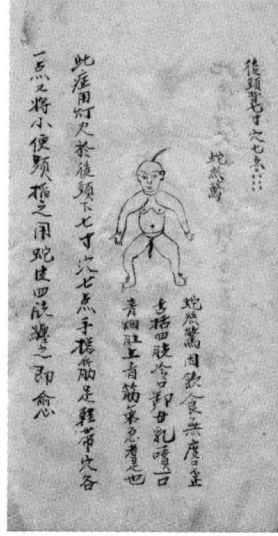

蛇丝惊

此症用灯火茶徐颈下七寸穴七点手搓住足经带穴各……一点之将小便频搓之用蛇丝四院濑之即愈也

蛇丝惊因饮食无度手足正……青筋上青筋乱惊带口……

图 4-2-31　蛇丝惊图

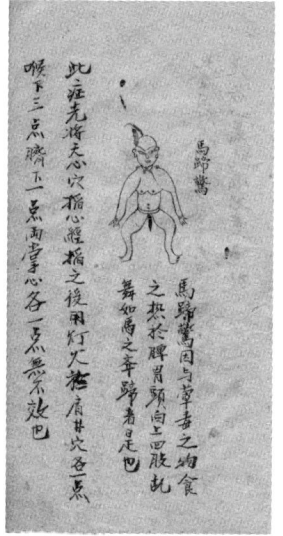

马蹄惊

喉下三点脐下一点即掌心各一点无常跳也

此症先游夭心穴搐心醒搐之热于脾胃颈向上四股乱马蹄惊因……井穴各烧

图 4-2-32　马蹄惊图

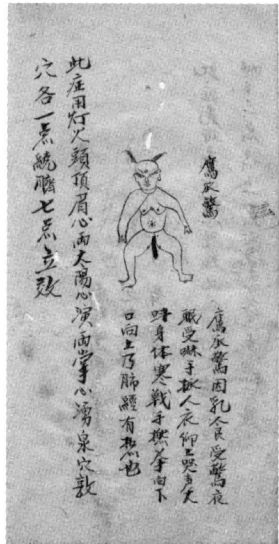

鹰爪惊

穴各一点烧脐七点立效

此症用灯火颈顶肩心两太阳心濑两掌心涌泉穴敖

鹰爪惊因乳食受惊成疾戴受麻手拳人夜卯……吐身体寒战手撒拳向下口向上为肺经有枕也

图 4-2-33　鹰爪惊图

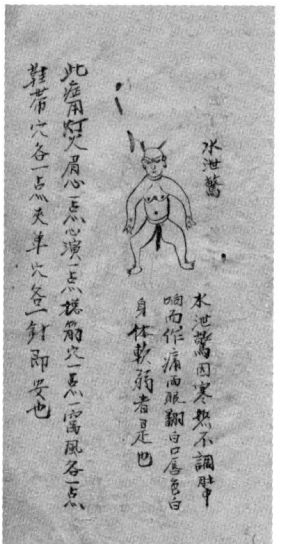

水泄惊

鞋带穴各一点天牢穴各一针即受也

此症用灯火肩心二点心濑一点搐筋穴二点……

水泄惊因寒热不调肚中响向作痛两眼翻白口唇白身体软弱者是也

图 4-2-34　水泄惊图

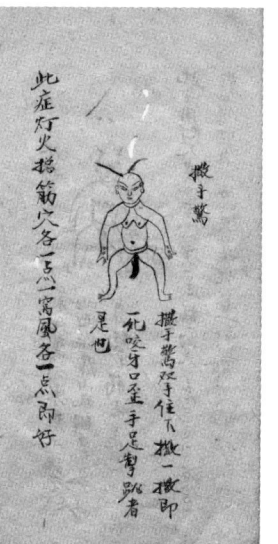

撒手惊

此症灯火搐筋穴各一点心窝风各一点即好

撒手惊因双手佳下撒一……口望手足寄跳者是也

图 4-2-35　撒手惊图

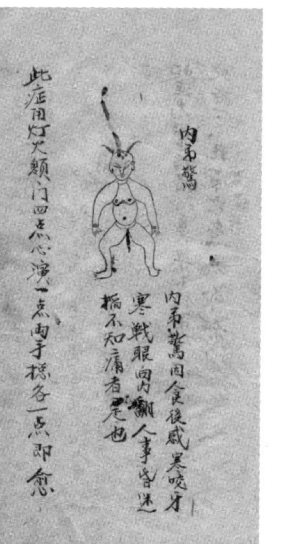

内吊惊

此症用灯火颊门四点心濑一点两手搓各一点即愈

内吊惊因食後感寒咬牙寒战眼肉烂全拿寒迷搐不知痛者是也

图 4-2-36　内吊惊图

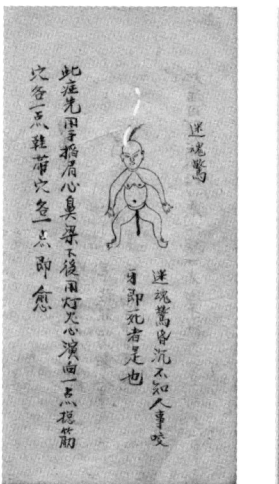

迷魂惊

穴各一点鞋带穴各一点即愈

此症先泅手搐肩心臭梁下後用灯火心濑画一点搐筋

迷魂惊……沉不知人重咬……即死者是也

图 4-2-37　迷魂惊图

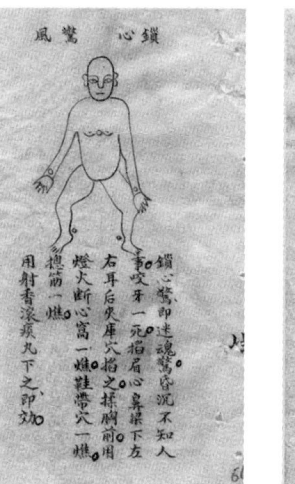

风惊　　心锁

锁心惊即迷魂惊昏沉不知人事不知……右耳後灯火穴一点眉心一……鼻梁下右……

用肘青滚颈丸下之即功

图 4-2-38　锁心惊图

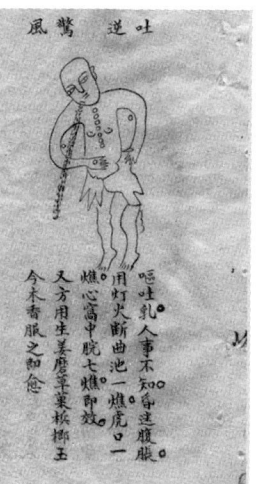

风惊　　逆吐

吐吐乳人事不知昏迷腹痛……用灯火断曲池一燋肚心一燋……心富中院七燋即效

又方用生姜盐桑根柳玉今末香服之即愈

图 4-2-39　吐逆惊图

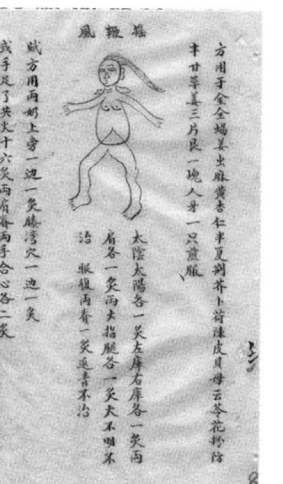

风鞭摇

方用千金楊羊麻黄……丰甘草姜三片……手足灸……蒙左屏右屏各一灸两……肩各一灸两大指脐各……

图 4-2-40　摇鞭风图

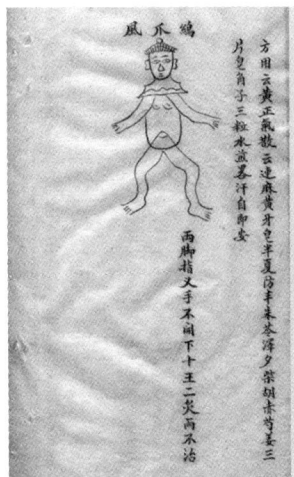

图 4-2-41　鸡爪风图

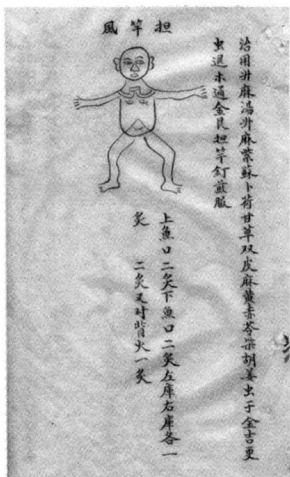

图 4-2-42　担竿风图

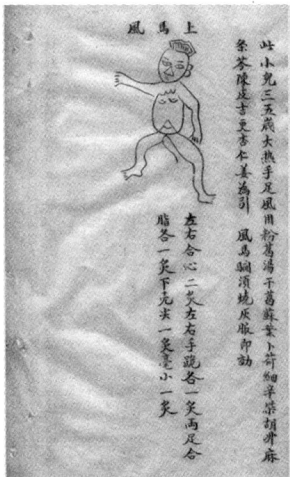

图 4-2-43　上马风图

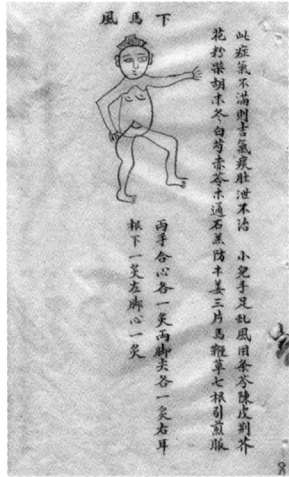

图 4-2-44　下马风图

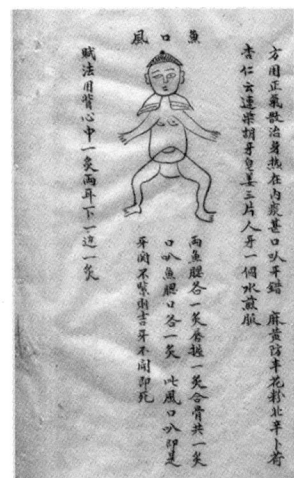

图 4-2-45　鱼口风图

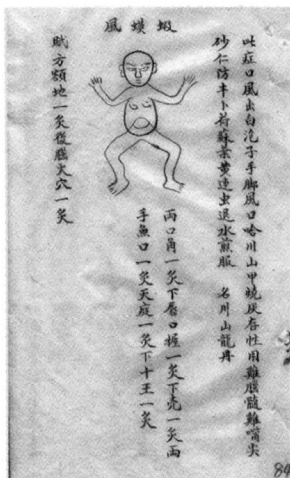

图 4-2-46　蛤蟆风图

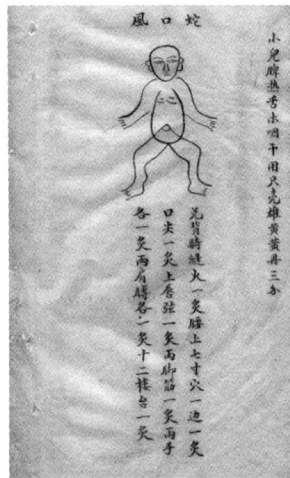

图 4-2-47　蛇口风图

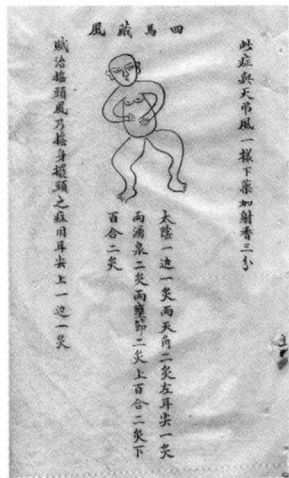

图 4-2-48　四马藏风图

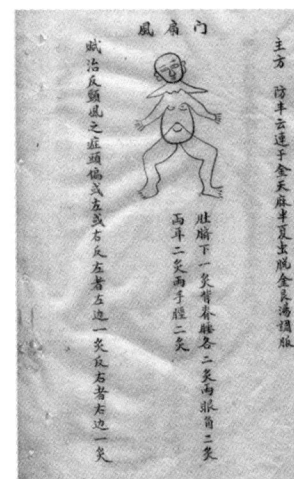

图 4-2-49　门扇风图

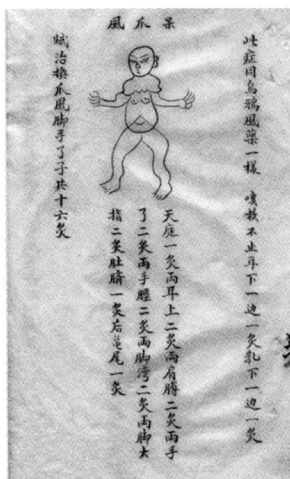

图 4-2-50　呆爪风图

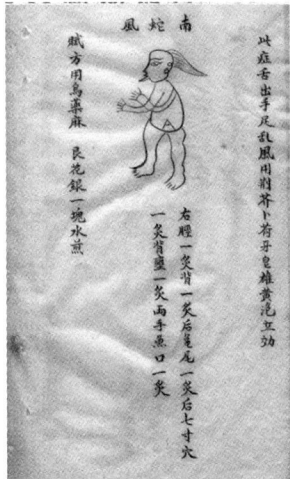

图 4-2-51　南蛇风图

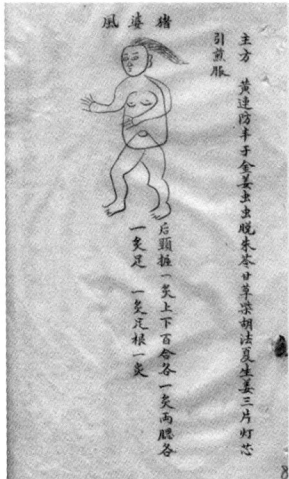

图 4-2-52　猪婆风图

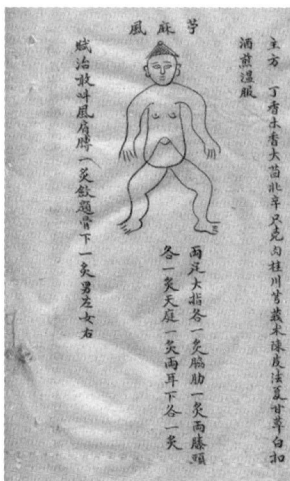

图 4-2-53　苧麻风图

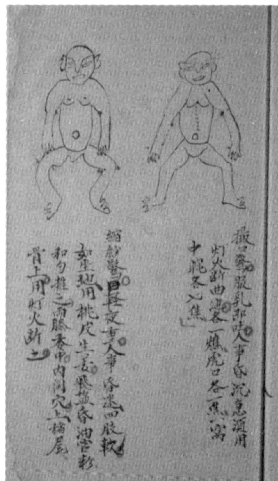

图 4-2-54　撮口惊图

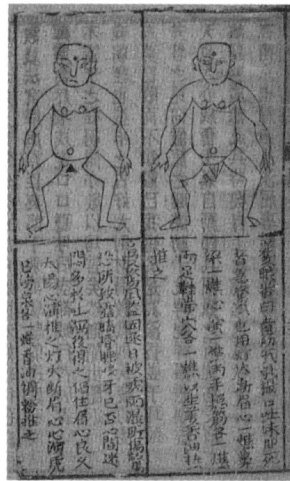

图 4-2-55　双眼翻图

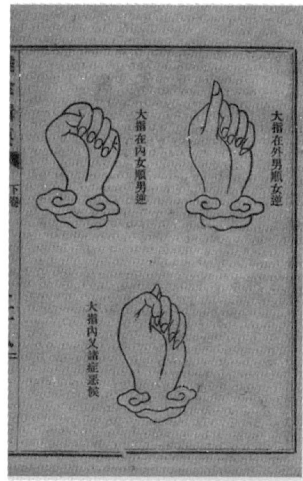

图 4-2-56　惊风握拳图

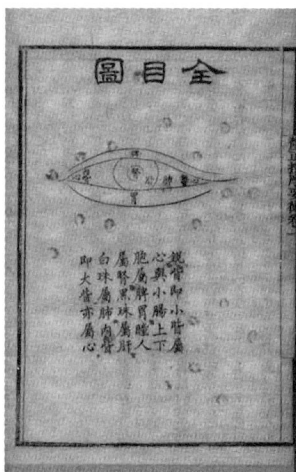

图 4-2-57　全目图

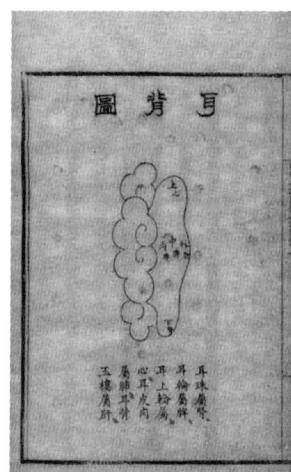

图 4-2-58　耳背图

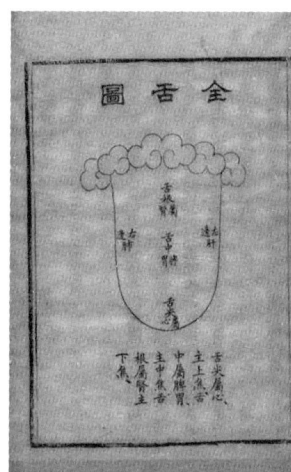

图 4-2-59　全舌图

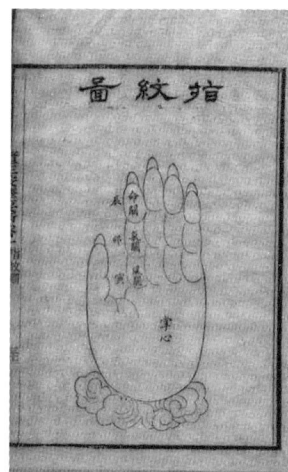

图 4-2-60　指纹图

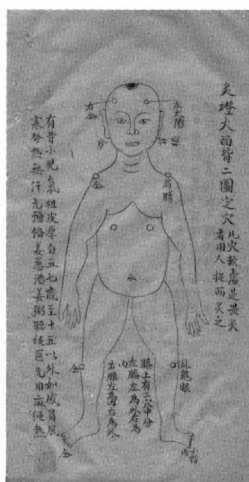

图 4-3-61　灸灯火正面图

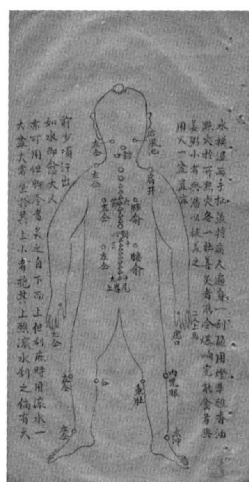

图 4-3-62　灸灯火背面图

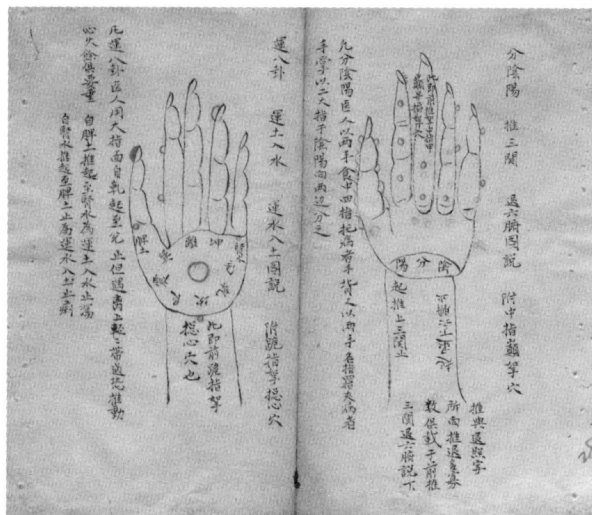

图 4-3-63　运八卦运土入水运水入土图

图 4-3-64　退六腑图

图 4-3-65　天河水手法图

图 4-3-66　二扇门二人上马图

图 4-3-67　分阴阳手法图

图 4-3-68　推中推指手法图

图 4-3-69　天门入虎口图

图 4-3-70　板向横横向板图

图 4-3-71　推三关手法图

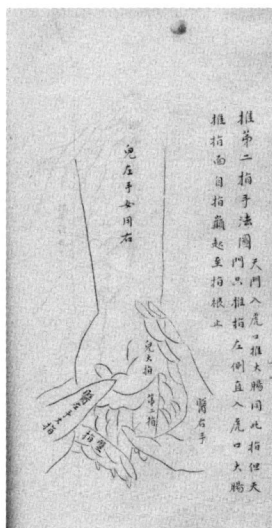

图 4-3-72 推第二指手法图

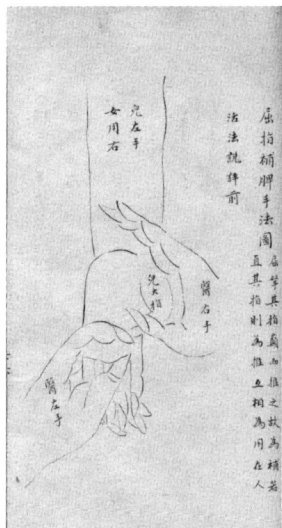

图 4-3-73 屈指补脾手法图

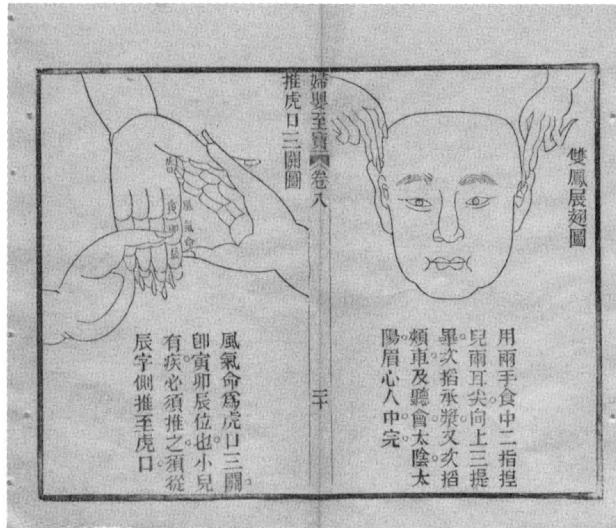

图 4-3-74 双凤展翅图

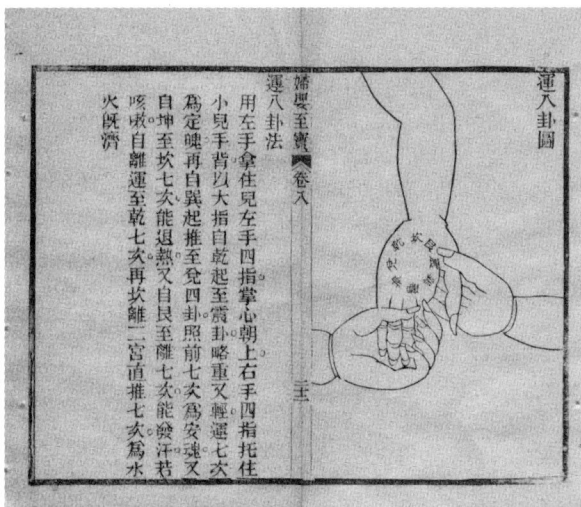

图 4-3-75 运八卦图

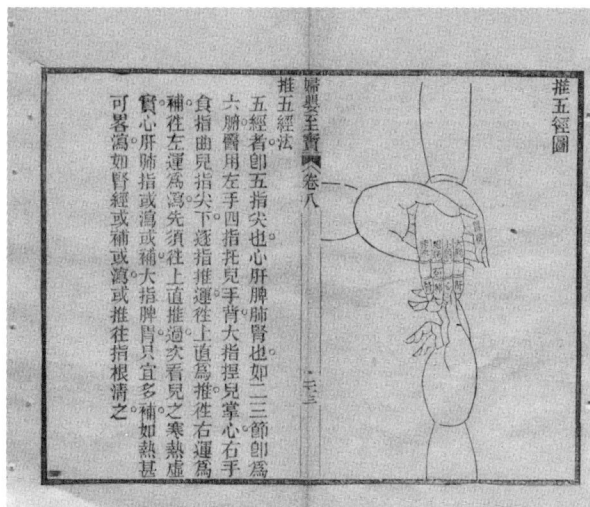

图 4-3-76 推五经图

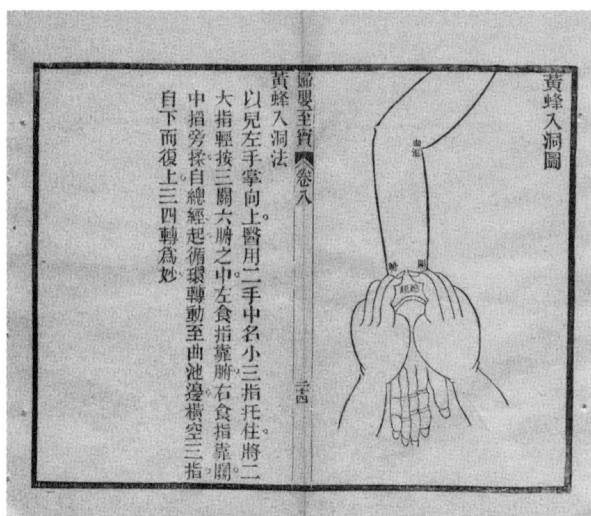

图 4-3-77 黄蜂入洞图

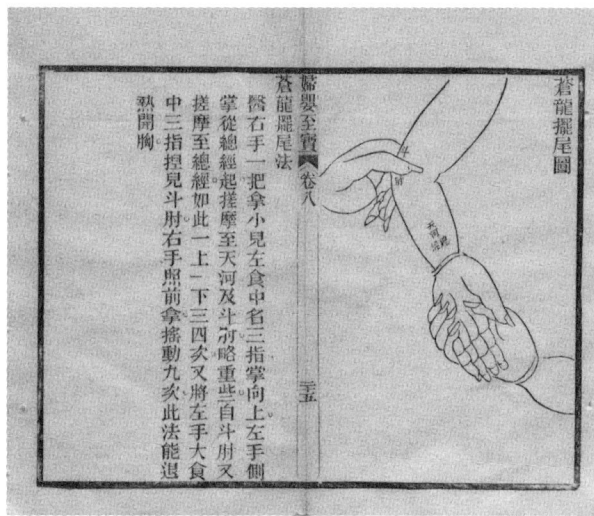

图 4-3-78 苍龙摆尾图

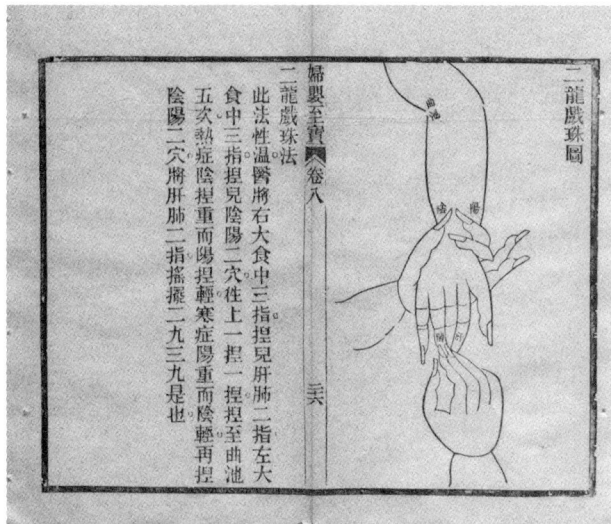

图 4-3-79　二龙戏珠图

二龍戲珠圖

婦嬰至寶　卷八

二龍戲珠法

此法性溫將醫將右大食中三指撮兒陰陽將肝肺二指在大
食中三指撮兒陰陽二穴性上一撮一撮捏至曲池
五次熱症捏重而陽捏輕寒症陽再捏
陰陽二穴將肝肺二指搖擺二九三九是也

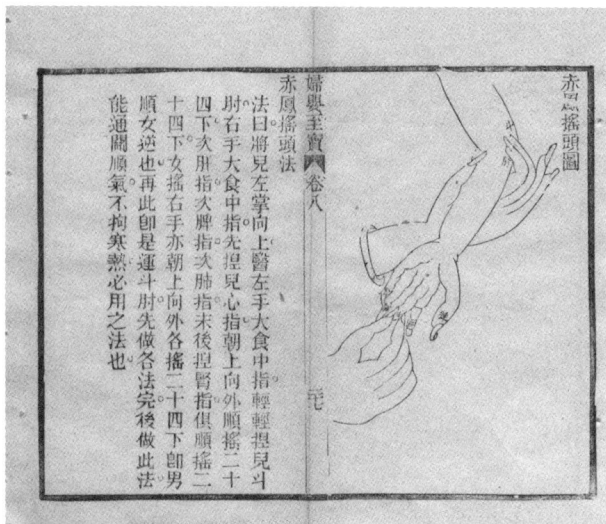

图 4-3-80　赤凤摇头图

赤鳳搖頭圖

婦嬰至寶　卷八

赤鳳搖頭法

法曰將兒左手向上醫左手大食中指輕輕提兒斗
肘右手大食中指先捏兒心指朝上向外順搖二十
四下次將兒肺指末後捏腎指俱順搖二
十四下女搖右手亦朝上向外各搖二十四下部男
順女逆也再以此即是運斗肘先做各法完後做此法也
能通關順氣不拘寒熱必用之法也

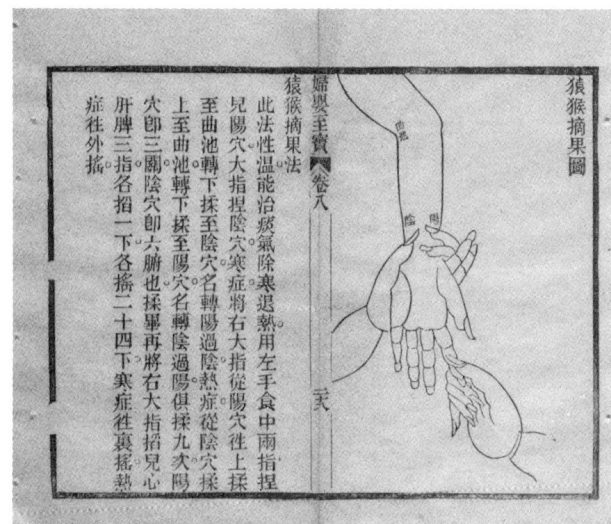

图 4-3-81　猿猴摘果图

猿猴摘果圖

婦嬰至寶　卷八

猿猴摘果法

此法性溫能治痰積氣除寒退熱用左手食中兩指捏
兒陽穴大指捏陰穴寒症將右大指從陽穴性上揉
至曲池轉下揉至陰穴名轉陽過陰熱症從陰穴揉
上至曲池轉下揉至陽穴名轉陰過陽也揉畢再將右大指招兒心
穴即三關陰穴即六腑也將右大指招一下各揉二十四下寒症往裏熱
肝脾三指各招一下各搖二十四下寒症往裏熱
症往外搖

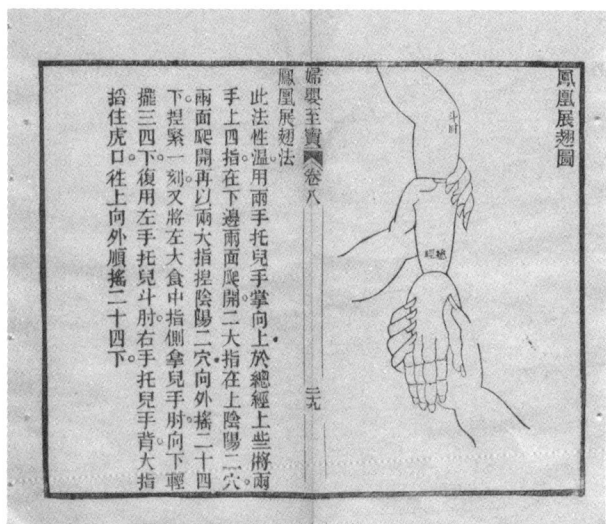

图 4-3-82　凤凰展翅图

鳳凰展翅圖

婦嬰至寶　卷八

鳳凰展翅法

此法性溫用兩手托兒手掌向上於總經上些將兩
手大四指在下邊兩面爬開二大指在上陰陽二穴
兩面爬開再以兩大指捏陰陽二穴向外搖二十四
下提緊一刻又將左大指捏斗肘右手托兒手背大指
擺三四下復將左手托兒斗肘向下
拍住虎口往上向外順搖二十四下

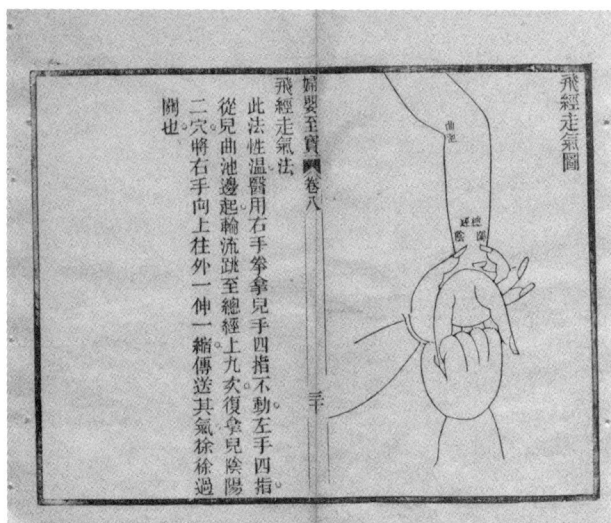

图 4-3-83　飞经走气图

飛經走氣圖

婦嬰至寶　卷八

飛經走氣法

此法性溫醫用右手拿兒手四指不動左手四指
從兒曲池邊起輪流跳至總經上九次復拿兒陰陽
二穴將右手向上拄外一伸一縮傳送其氣徐徐過
關也

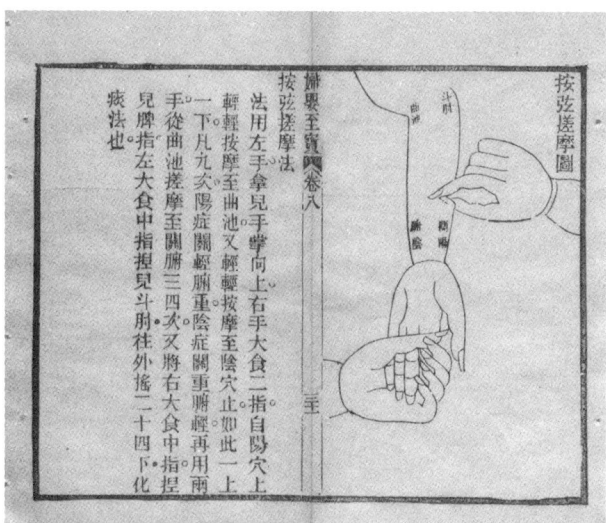

图 4-3-84　按弦搓摩图

按弦搓摩圖

婦嬰至寶　卷八

按弦搓摩法

法用左手拿兒手掌向上右手大食二指自陽穴上
輕輕按摩至曲池又輕輕按摩至陰穴止如此一上
一下凡九次陽症重陰症輕重再用兩
手從曲池搓摩至關脯三四次又將右大食中指
捏兒斗肘往外搖二十四下化
痰法也

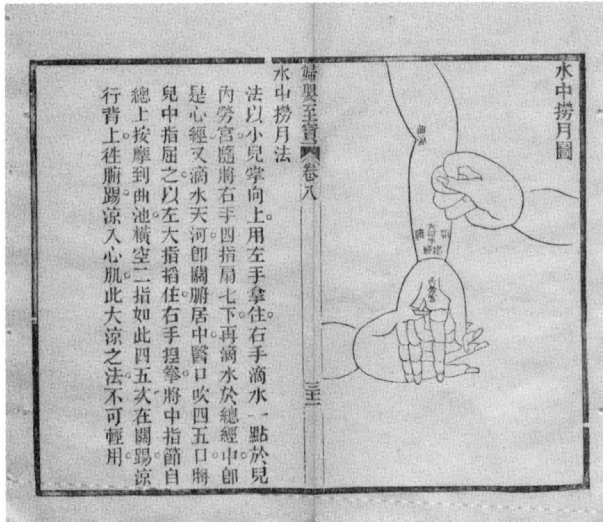

图 4-3-85　水中捞月图

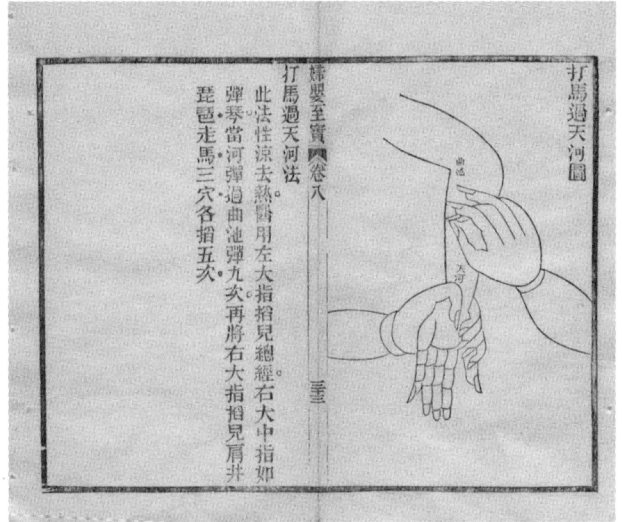

图 4-3-86　打马过天河图

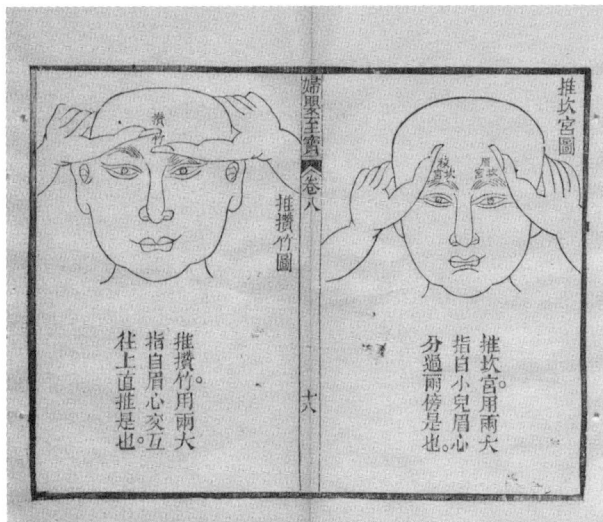

图 4-3-87　推坎宫攒竹图

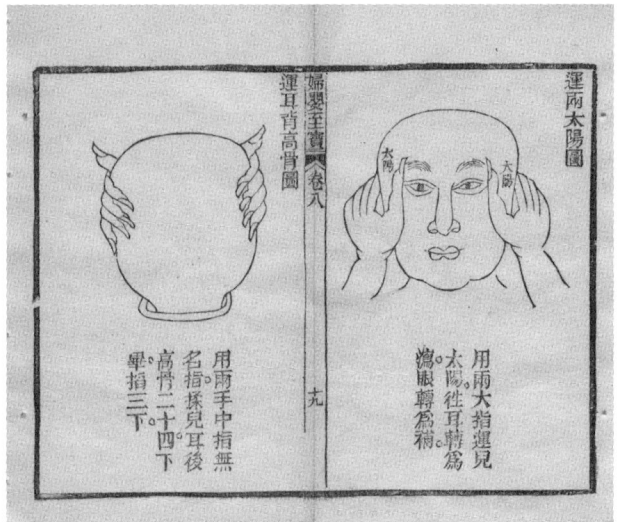

图 4-3-88　运两太阳耳背高骨图

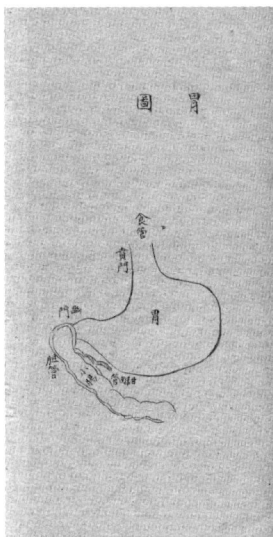

图 4-7-89　胃图

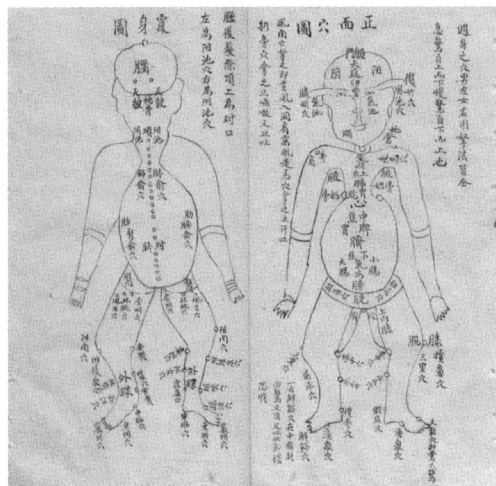

图 4-8-90　正背面穴位图

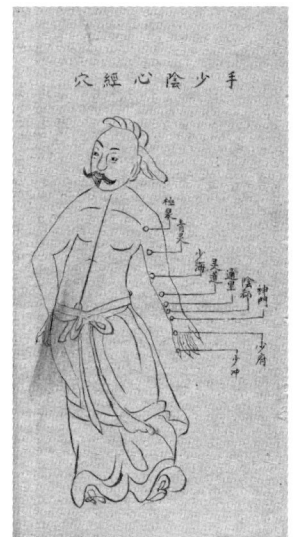

图 4-8-91　手少阴心经图

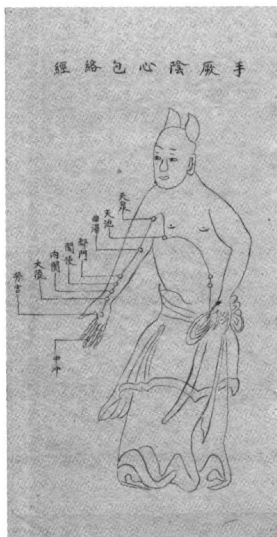
图 4-5-92　手厥阴心包经图

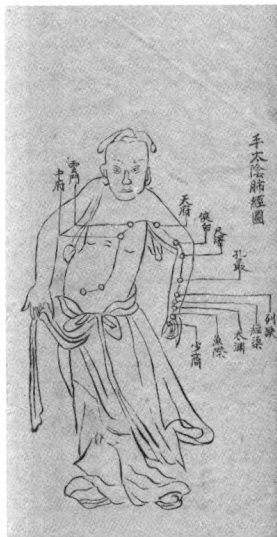
图 4-8-93　手太阴肺经图

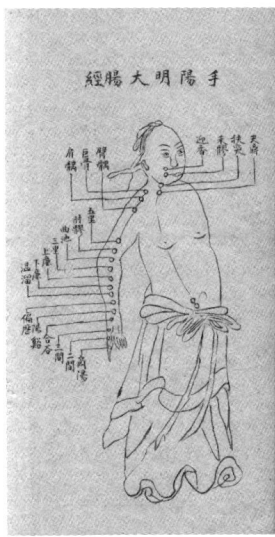
图 4-8-94　手阳明大肠经图

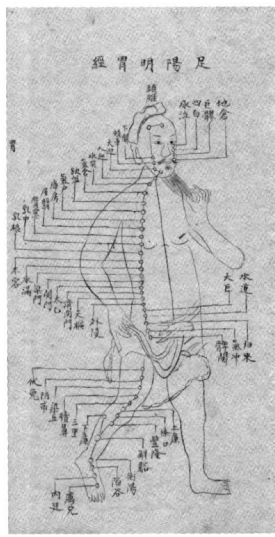
图 4-8-95　足阳明胃经图

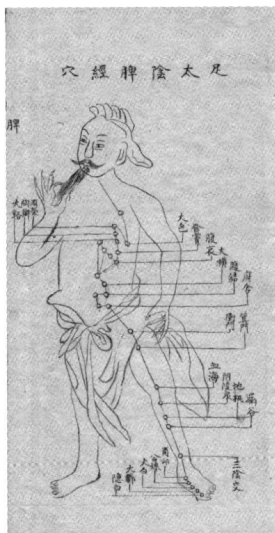
图 4-8-96　足太阴脾经图

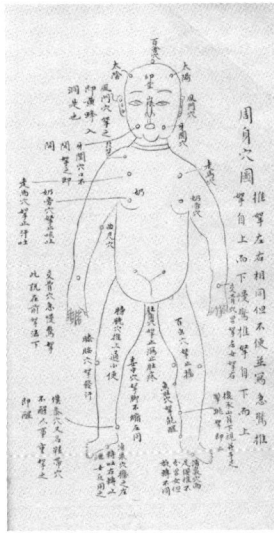
图 4-8-97　周身穴图

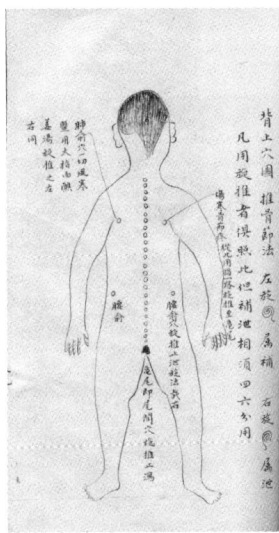
图 4-8-98　背上穴图

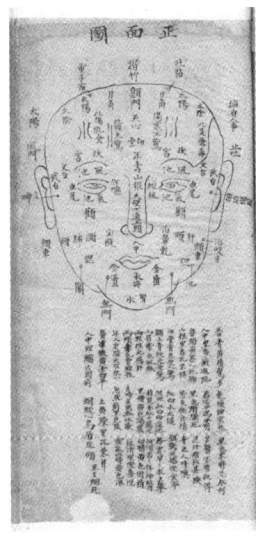
图 4-8-99　头部正面穴位图

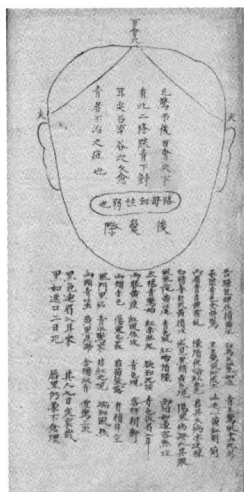
图 4-8-100　头部背面穴位图

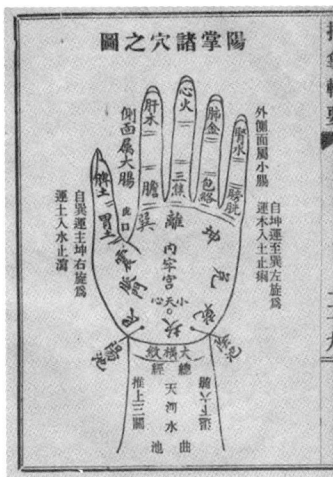
图 4-8-101　阳掌诸穴之图

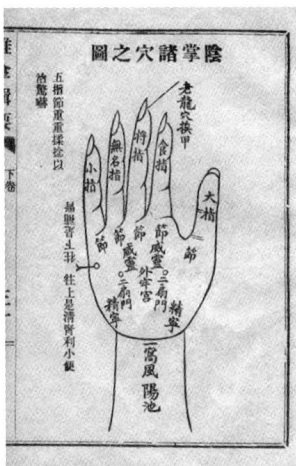
图 4-8-102　阴掌诸穴之图

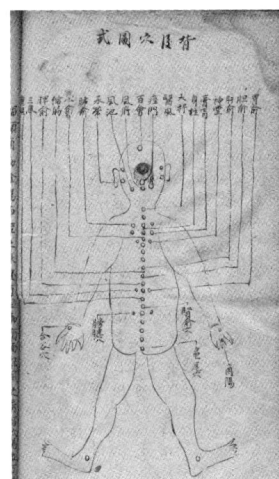
图 4-8-103　背后穴图式

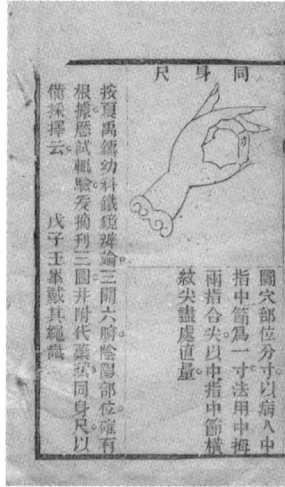

图 4-9-104　同身尺图

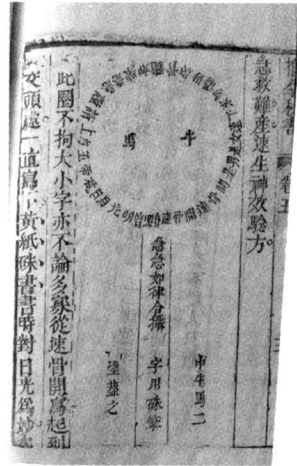

图 4-11-105　符咒图

（王光涛　孙巧思）

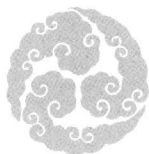

5 本 草 类

5.1 概述

本文调研的中医本草古籍范围，依据《中国中医古籍总目》中"本草"类所收录的1911年（包含1911年）以前的古籍著作，但不包括"国外本草"内容，共计450种。450种中医本草古籍中，1911年以前中医本草古籍378种，包括：本草经30种，综合本草167种，歌括便读63种，食疗本草67种，单味药专类药研究12种，炮制5种，本草谱录22种，杂著12种。另有附录在1911年的著作72种，其中本草经4种，综合本草50种，歌括便读13种，食疗本草1种，本草谱录3种，杂著1种。

书名（包括又名）中带有"图"的古籍有18种，分别为：《新编证类图注本草》（又名《类编图经集注衍义本草》《图经衍义本草》）、《（增广）和剂局方图经本草药性总论》《滇南本草》（又名《滇南草本》《滇南草本图注》）、《滇南本草图说》《本草原始》（又名《本草原始合雷公炮制》《增图本草原始》《新增图考本草原始》）、《本草汇言》（又名《绘图本草纲目汇言》《本草图谱》《本草图解》《本草汇笺》（又名《增补图像本草备要汇笺》）、《简易草药方图说》（又名《草药图经》）、《绘图草木药性歌诀》（又名《草木便方》）、《本草简明图说》《图经节要补增本草歌括》《人参图说》《植物名实图考》《植物名实图考长编》《药会图》（又名《药会图曲谱》）、《稽古摘要》（又名《新增药会图全集》）等。但实际根据所查阅的版本不同，图像有无的情况也是不同的。

实际共调研中医本草古籍278种，约占中医本草古籍的61.78%。其中有图像的著作56种，约占调研中医本草古籍的20.14%。调研查阅中医本草古籍图像15 111幅。

中医本草古籍中的图像内容十分丰富，种类多样，对本草学的学术传承和发展起着至关重要的作用。最早的中医本草古籍专书为何书、产生于何时，已经很难确切考证。但从西汉·司马迁《史记·扁鹊仓公列传》记载公乘阳庆传授淳于意《药论》[1]、东汉·班固《汉书·游侠传》记载西汉末年楼护，能"诵医经、本草、方术数十万言"[2]的史料来看，本草专著最晚应当在公元前2世纪左右已经产生。现在学术界比较公认《神农本草经》是我国现存最早的本草学专著，目前所见版本无图。

根据现存文献记载，魏晋南北朝时便已经出现了一些关于芝草的药物图，晋·葛洪《抱朴子·内篇·仙药》在描述若干木芝后提及"此辈复百二十种，自有图也"[3]。南北朝·陶弘景《本草经集注》"紫芝"条后注："此六芝皆仙草之类，世所稀见，族种甚多，形色瑰异，并载《芝草图》中。"[4]据此可知，至少在晋朝就已经出现了绘制芝草的专门图谱，且绘图数量很多；南北朝时便已经出现了以《芝草图》为名的著作。但芝草只是一类本草药物，且被冠以神草仙药的光环，其图形虽然很多，终究很难说这些图谱或者著作是真正完整意义上的本草图。

在《隋书·经籍志》中载有《芝草图》1卷和《灵秀本草图》6卷。"本草图"一词在书名中的出现，不仅标志着本草图已经成为本草著作的重要组成部分，也标志着在隋朝或者隋朝以前，全面描绘

①汉·司马迁.史记.北京：中华书局，2011：2439

②汉·班固.汉书.北京：中华书局，1962：3706

③梅全喜，等.《抱朴子内篇》《肘后备急方》今译.北京：中国中医药出版社，1997：100

④梁·陶弘景；尚志钧，尚元胜辑校.本草经集注.北京：人民卫生出版社,1994:186

本草图的著作已经出现。《灵秀本草图》也成为正史记载的第一部真正意义上的绘有本草图的本草著作。

唐显庆二年（657），政府组织编修我国乃至世界上第一部药典《新修本草》（一名《唐本草》），由《新修本草》正文、《药图》《图经》三部分组成，其中《图经》25卷，目录1卷。孔志约序说："普颁天下，营求药物……丹青绮焕，备庶物之形容。"①可知该书所绘制的应当是彩色药物图，其资料来源于全国各地。这是我国唐代以前有记载的卷帙最多、药品来源最丰富的彩色药物图谱。但该书药物图系手绘彩图，流传极为不易，后来逐渐散佚。宋·苏颂《本草图经》序中提及《新修本草》的《药图》和《图经》时，云"复有《图》《经》相辅而行，《图》以载其形色，《经》以释其同异……二书失传且久，散落殆尽。虽鸿都秘府，亦无其本"②，不仅表明《药图》的图像与《图经》的文字互相配合，相得益彰，同时也表明《药图》和《图经》在北宋时期就已无存不可得见，无法得知其具体药物图的情况了。

北宋嘉祐六年（1061），苏颂主编的《本草图经》完成，该书受到唐代《新修本草》"取诸药品，绘画成图，别撰《图经》，辨别诸药，最为详备"③经验的启发，经奏请朝廷，向全国征集药图和标本，"以凭照证，画成本草图，并别撰《图经》"④。其共收集药图近千幅，尽管各地所收药图绘制风格不同、水平参差，但绝大多数有较高的科学绘图的写实性。"这些药图在尽可能表现药物基原全貌的前提下，着重表现药用部分。也有少数药图比例失调，甚至带有示意或想象的成分"⑤。最后，苏颂将所有的手绘药物图（或彩绘，或墨线）统一改为墨线图，并雕版刊刻，这使得《本草图经》成为中国本草学史上第一部版刻本草图谱，从此，版刻墨线药物图成为本草古籍图像的主体。惜其刊刻后散佚不存，但是其内容见于宋·唐慎微《经史证类备急本草》（简称《证类本草》）所附的药图及"图经曰"下的小字注文中。而现存的《证类本草》主要版本系统有《经史证类大观本草》（简称《大观本草》）、《政和新修经史证类备用本草》（简称《政和本草》）和《绍兴校定经史证类备急本草》（简称《绍兴本草》），各自所附药图数量不一，以《政和本草》（晦明轩本）的药物图最佳。

南宋·王介的《履巉岩本草》是一部彩绘杭州地区小区域地方本草的图谱，全书共收药206种，实际存202种，一药一图，先图后文，共绘图202幅，多系科学地写生绘图，以山地植物药为多，是现存最早的彩色本草图谱。现传世的是明抄绘本，其药图精美，实属稀见⑥。

到了明代又出现了一部彩绘本草图著作《本草品汇精要》，全书42卷，绘彩图1371幅，由当时宫廷画师参与绘制，工笔重彩，色调艳丽，展现了更多的艺术特质，是我国本草史上现存彩色绘图最多的一部本草著作。书中的药物图多数是以《经史证类备急本草》中的墨线图敷色重绘，也有不少鱼类、介类等平时常见之品重新写生绘制，还有少数图是根据前人文字描述想象虚构而绘制的。该书作为我国古代最后一部药典，据考证目前国内外所发现的传抄本不下16种，仅有4部抄本是完整的，且全部流失于海外，国内所存只是少数几种残卷⑦。除此之外，明·李时珍《本草纲目》是明以前集大成的本草学巨著，其书在撰写文字之时并没有配合绘图，现在看到的明万历二十一年癸巳（1593）金陵胡承龙刻本中附图1110幅，是由李时珍的子孙完成的，可由金陵本图版署名得到证实。

在实际查阅的中医本草古籍中，最早载有图像的本草古籍是成书于南宋绍兴年间（1159）的《绍兴校定经史证类备急本草》，共有图796幅，以版刻墨线药物图为主。当时医官王继先在序中云："形像则本旧绘画，以大纲取识"⑧，由此可知《绍兴校定经史证类备急本草》中的本草图大体上以《经史证类大观本草》为主体。

明万历十九年辛卯（1591）彩绘稿本《补遗雷公炮制便览》绘图1130幅，是查阅到的载有彩图最多的本草著作。清道光二十八年戊申（1848）蒙自陆应谷刻本光绪六年修补印本山西濬文书局藏板的

①唐·苏敬，等；尚志钧辑校.新修本草辑复本.第2版.合肥：安徽科学技术出版社，2004：2

②苏颖等.《本草图经》研究.北京：人民卫生出版社，2011：177

③苏颖，等.《本草图经》研究.北京：人民卫生出版社，2011：179

④宋·唐慎微.重修政和经史证类备用本草.北京：人民卫生出版社，1982：548

⑤尚志钧，等.历代中药文献精华.北京：科学技术文献出版社，1989：213

⑥尚志钧，等.历代中药文献精华.北京：科学技术文献出版社，1989：243-245

⑦明·刘文泰，等.《本草品汇精要》校注研究本.曹晖，校注.北京：华夏出版社，2004：3-18

⑧南宋·王继先，等.绍兴本草校注.尚志钧，校注.北京：中医古籍出版社，2007：9

清·吴其濬《植物名实图考》是查阅到的绘图最多的中医本草古籍，共 1802 幅版刻墨线图，附图多为写生而成，刻绘精审。

5.2　分类

中医本草古籍图像数量巨大，种类丰富，初步分为诊断图、药物图、养生图、脏腑图、经穴图、部位图、理论图、符咒图、人物图等 9 类，现分述之。

5.2.1　诊断图

中医本草古籍中的诊断图可分为望诊图和脉诊图两类，共 75 幅。

5.2.1.1　望诊图

望诊图根据所望部位不同可以分为望面图和舌象图，共 41 幅。

（1）望面图：《本草经疏辑要》所附《朱氏痘疹秘要》中有八卦部位举证图、耳纹图 2 幅，"观部位可知轻重，察颜色以判吉凶"的八卦部位举证图揭示面部部位与八卦、脏腑的对应关系（图 5-2-1），耳纹图上标注"上心，中脾，下肾，内肺，外肝"，图旁附有歌诀"耳后筋纹淡淡红，疏疏磊磊却无凶。若然紫黑青白色，任是轩岐枉费功。耳后红筋只一条，又无枝叶上边高。将来必主心经痘，头面稀疏不用焦"。用于儿科痘疹诊断及预后判断。《本草汇》中有面部图、肢节色见面部图、脏腑色见面部图等 3 幅。

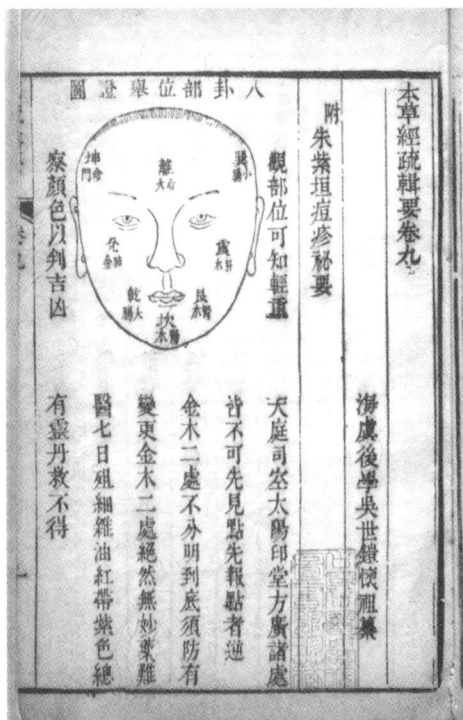

图 5-2-1　八卦部位举证图

（2）舌象图：在中医本草古籍中并不多见，仅在《破气药论》中手绘了白胎舌（图 5-2-6）、将瘟舌、中焙舌、生癍舌、红星舌、黑尖舌、重圈舌、人裂舌、虫碎舌、里黑舌、厥阴舌、死现舌、黄胎舌、黑心舌、十五舌、十六舌、十七舌、十八舌、十九舌、二十舌、廿一舌、廿二舌、廿三舌、廿四舌、廿五舌、廿六舌、廿七舌、廿八舌、廿九舌、三十舌、卅一舌、卅二舌、卅三舌、卅四舌、卅五舌、卅六舌等 36 幅舌象图，图下多写明据相应舌象图而辨证情况和论治方药，如白胎舌图下云："白胎滑者，邪初入里也，丹田有热，胸中有寒，少阳半表半里之证，用小柴胡汤、栀子豉汤治之。"

5.2.1.2　脉诊图

脉诊图共 34 幅。具体而言：抄本《药性赋》书末手绘有分配脏腑脉图 1 幅，绘有左手、右手诊脉部位并标明各部位对应的脏腑。即左手寸（上焦、天部）外候包络，内候心；关（中焦、地部）外候胆，内候肝；尺（下焦、人部）外候膀胱、小肠，内候肾。右手寸（上焦、天部）外候胸中，内候肺；关（中焦、地部）外候胃，内候脾；尺（下焦、人部）外候大肠，内候肾。详言寸关尺与各脏腑的对应关系。

《山公医旨》中脉诊图有 6 幅：①右手表里图形（寸表大肠手阳明经，寸里肺脉手太阴经；关表胃脉足阳明经，关里脾脉足太阴经；尺表三焦手少阳经，尺半表半里心包络手厥阴经，尺里命门）（图 5-2-43）；②左手表里图形（寸表小肠手太阳经，寸里心脉手少阴心经；关表胆脉足少阳胆经，关里肝脉足厥阴肝经；尺表膀胱足太阳膀胱经，尺里肾

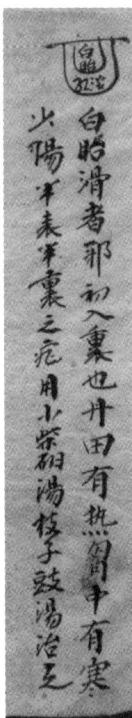

图 5-2-6　白胎舌

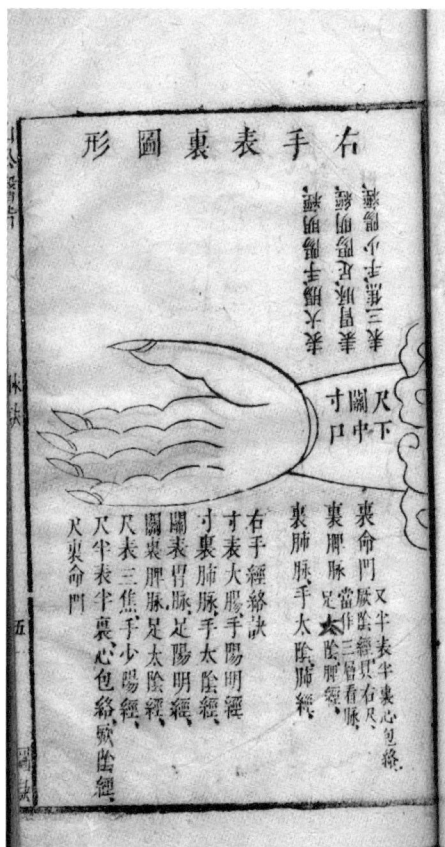

图 5-2-43　右手表里图形

脉足少阴肾经）；③右手经络图（后背至足，前头至腹下）；④左手经络图（内胸，外背）；⑤详症脉照图；⑥输经络孙图（经孙直，输络横）。

抄本《药书摘要》中有 1 幅李士材六气分合六部时日诊候之图，抄本《诚斋食物记》中有 1 幅诊左手九道图，均是关于脉诊的文字图。此外，还要提到的是《类编药性脉法方论》，其中有 2 幅脉诊图（右手图、左手图）和 23 幅极为简略的脉诀图像，即将 23 种常见脉象的由触觉转换为视觉图像形式，实属巧妙，分别是七表浮脉、八里沉脉、十道数脉、十道虚脉、七表洪脉、八里微脉、七表弦脉、八里缓脉、七表滑脉、八里涩脉、十道长脉、十道短脉、十道大脉、十道小脉、七表紧脉、八里弱脉、十道动脉、八里伏脉、十道促脉、十道结脉、七表芤脉、十道牢脉、八里濡脉。

5.2.2　药物图

药物图是指用来描绘药物形态（药物基原和药材）、药物炮制过程和器具，以及与药物相关内容的一大类图像的总称。根据图像内容的侧重点不同，将药物图分为药物形态图、药物炮制图和药物关联图 3 类。其中，药物形态图数量最多，药物炮制图次之，药物关联图相对较少。

5.2.2.1　药物形态图

药物形态图是运用图像直接描绘药物整体或者入药部位的形态，给读者以直观认识，便于辨识药物。此类图像不但是药物图中最多的，也是中医本草古籍图像中数量最大的。因其直观形象，容易理解，故被广泛应用。其中《重修政和经史证类备用本草》是时代较早且最具代表性的综合性本草著作，绘有墨线药物图 931 幅，多为药物形态图。除此之外还有《本草品汇精要》《本草蒙筌》《本草纲目》《本草原始》《本草汇》等本草著作中的药物图也多是药物形态图。根据药物形态图所绘药物具体形态特点的不同，将其再分为药物基原图和药材图两类。

绝大多数药物形态图尽力全面表现药物基原（原动物、植物、矿物整体）的形态，且多为根据实物写生得来，称为"药物基原图"（图 5-4-1947，图 5-4-1948）。还有一些药物形态图只表现药用部位的形态特点，不涉及植物全株或动物全体形态特点，称为"药材图"。

在中医本草古籍的图像发展历史中，药物形态图中的药物基原图始终居于主流地位，而药材图在《重修政和经史证类备用本草》中零星出现，并非主流，至明清出现了几部以药材图为主的本草著作，如明·李中立《本草原始》、明·倪朱谟《本草汇言》、清·郭佩兰《本草汇》。这三本书中既绘制了药物形态图，也较多地绘制了药材图。

5.2.2.2　药物炮制图

药物炮制图，是通过图像描绘药物的加工炮制方法、工艺流程，以及与该炮制过程相关的器具等内容。在本次调查过程中，这部分的图像数量虽远少于药物形态图，但却是极具本草学特色的图像类型。

药物炮制图主要见于《补遗雷公炮制便览》一书中。该书载手绘彩色图 1130 幅，其中就绘有 200 余幅药物炮制图，图像内容包括参与炮制过程的人物、炮制中出现和使用的各种相关器具的形制，以及炮制活动所处的环境背景，生动地展现了炮制的全过程或者主要流程（图 5-4-1773）。此外，《重修政和经史证类备用本草》中有 1 幅药物炮制器具图，即煅水银炉（图 5-4-84）。

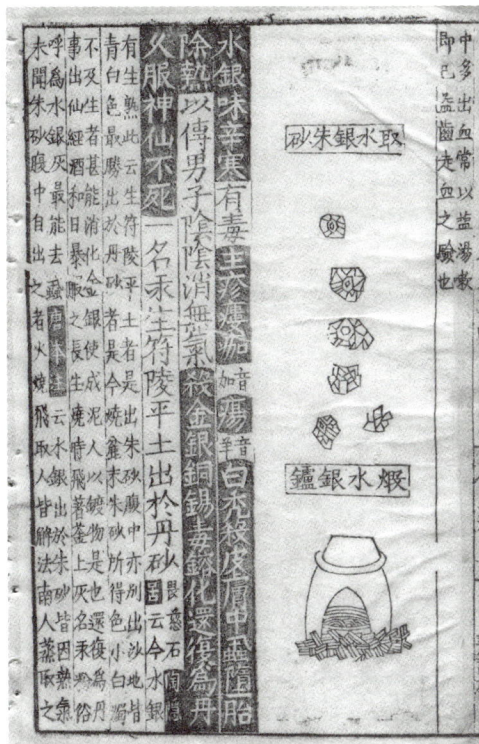

图 5-4-84　煅水银炉

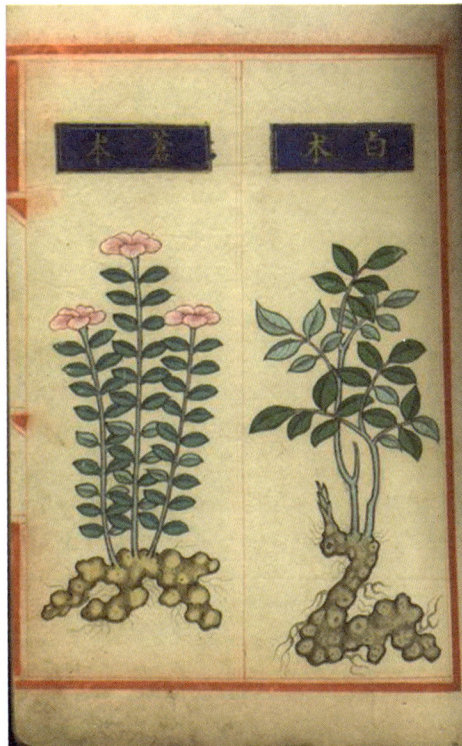

图 5-4-1947　白术　图 5-4-1948　苍术

5.2.2.3　药物关联图

所谓的药物关联图，是以药物为中心，通过图像拓展，更多地表达相关中药文化内容的图像。其特点是想象力丰富，或侧重表意，或偏重写实，虽然不直接描绘药物形态或者药物炮制过程，却能展示与药物相关的诸多内容，如生态环境、产地、运用、民俗、神话传说、对外交流、文学作品等（图 5-4-1916）。《本草品汇精要》《补遗雷公炮制便览》中多见此类图像。

5.2.3　养生图

养生图借助图像形象展现与养生相关的功法姿势等内容，中医本草古籍中共 24 幅。

《山居本草》载二十四节气坐功图，分别为立春正月节坐功图、雨水正月中坐功图、惊蛰二月节坐功图、春分二月中坐功图、清明三月节坐功图、谷雨三月中坐功图、立夏四月节坐功图、小满四月中坐功图、芒种五月节坐功图（图 5-6-2924）、夏至五月中坐功图、小暑六月节坐功图、大暑六月中坐功图、立秋七月节坐功图、处暑七月中坐功图、白露八月节坐功图、秋分八月中坐功图、寒露九月节坐功图、霜降九月中坐功图、立冬十月节坐功图、小雪十月中坐功图、大雪十一月节坐功图、冬至十一月中坐功图、小寒十二月节坐功图、大寒十二月中坐功图。

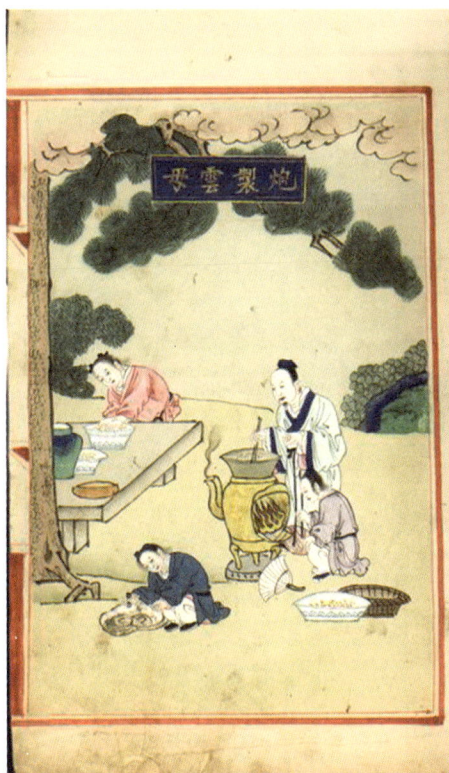

图 5-4-1773　炮制云母

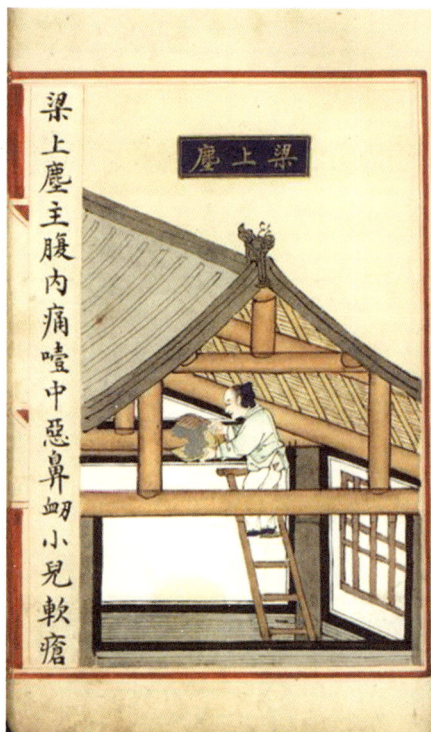

图 5-4-1916　梁上尘

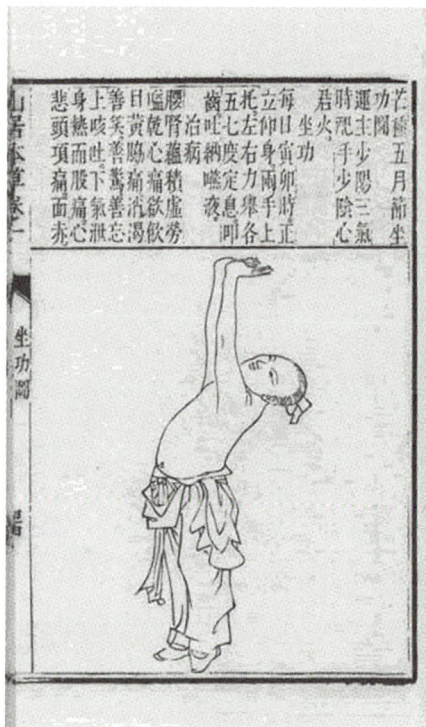

图 5-6-2924　芒种五月节坐功图

　　根据绘制的图像所展示的具体坐功姿势，便于模仿学习。同时，每图上栏细述运气经络、坐功姿态、导引吐纳漱咽、主治之疾等内容，贯穿了养生却病之道，充分体现了中医以预防为主的观念。

5.2.4　脏腑图

　　脏腑图可以分为内景图和脏腑图两类，共有 43 幅。

5.2.4.1　内景图

　　本文所调查中医本草古籍中出现内景图，指人体内脏解剖图，共 3 幅。

　　《本草分经》载周身图 1 幅，《本草汇》载内景图 1 幅（图 5-7-2940），《务中药性》载内景真传图 1 幅。其中前两幅图虽名称不同，但实际内容大同小异。内景真传图相比前两幅图风格差别稍大，但所绘制内容基本相同。

5.2.4.2　脏腑图

　　脏腑图则主要通过绘图展现人体五脏六腑的具体形态结构特点，同时配以文字描述相关脏腑位置、藏象理论及脏腑用药，共 40 幅。

　　《本草汇》中载肺脏之图（图 5-7-2942）、大肠之图、胃腑之图、脾脏之图、心脏之图、小肠腑之图、膀胱腑之图、肾脏之图、心包之图、三焦之图、胆腑之图、肝脏之图等 12 幅图，并附以文字描述相应脏腑的结构位置及藏象理论等。

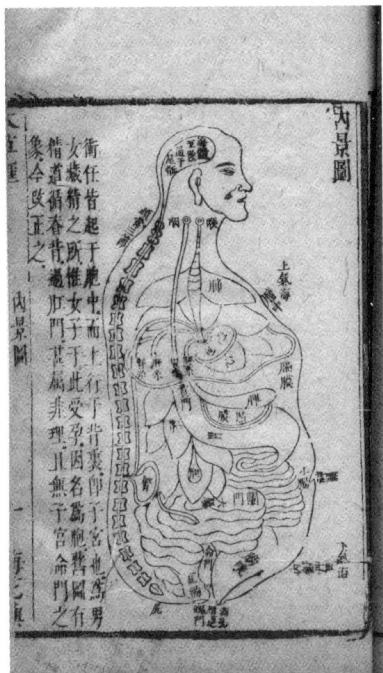

图 5-7-2940　内景图

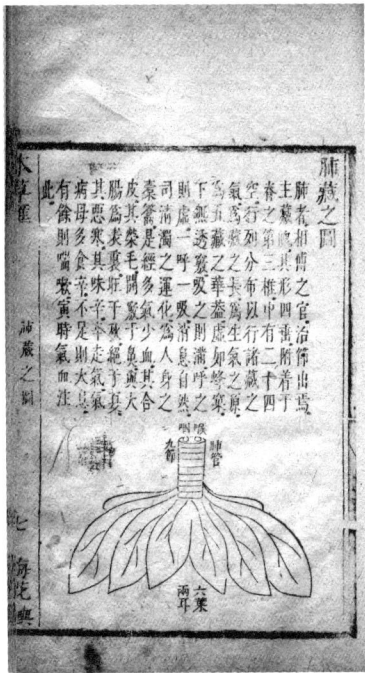

图 5-7-2942　肺脏之图

《务中药性》中有手太阴肺脏图、手阳明大肠腑图、足阳明胃腑图、足太阴脾脏图、手少阴心脏图、手太阳小肠腑图、足太阳膀胱腑图、足少阴肾脏图、手厥阴心包络图、手少阳三焦腑图、足少阳胆经腑图、足厥阴肝脏图等 12 幅图，亦配有文字描述相应脏腑的结构位置及藏象理论等。

《山公医旨》中有脏腑正面图、脏腑背面图、心脏形、肝脏形、胃腑形、大肠腑形、小肠腑形、膀胱腑形、脾脏形、肺脏形、肾脏形、胆腑形等 12 幅图，脏腑正面、背面图展示了脏腑的解剖位置关系，值得指出的是剩余具体的 10 幅脏腑图不仅辅以文字描述了脏腑形态结构及位置，而且从"补"、"泻"、"温"、"凉"、"引经"五个方面注明常用药物名称，直观形象地指导临床用药。

《本草约言》和《药性本草》中均各有 1 幅相同的天地六位藏象之图；《山公医旨》中有五脏外发见之图、五脏外应之图 2 幅，皆是关于藏象理论的文字图。综合来看虽书不同，然实际所绘脏腑图像多相类似。

5.2.5　经穴图

经穴图主要涉及经络图和穴位图，共有 81 幅。其中经络图常见的为全身十二经脉图，加上奇经八脉的督脉、任脉、冲脉图。除标注于经脉之上的穴位归类于经络图中，亦有单独只标穴位的图像，这部分归类到穴位图中，数量不多。

5.2.5.1　经络图

经络图是通过图像描绘人体经络循行及相应的腧穴位置名称，便于后学之人辨识和临床操作，包括十二经脉图，以及任脉图、督脉图、冲脉图等十五种 79 幅。

《本草汇》中载有十二经脉图，即手太阴肺经（图 5-8-2990）、手阳明大肠经、足阳明胃经、足太阴脾经、手少阴心经、手太阳小肠经、足太阳膀胱经、足少阴肾经、手厥阴心包络、手少阳三焦经、足少阳胆经、足厥阴肝经，以及任脉、督脉 14 幅。图中不但描绘了经脉体表和体内循行，还标注部分脏腑络属关系、五输穴及一般腧穴的位置和名称。

《本草分经》中也载有 14 幅图，但是《本草分经》中十二经脉的排列顺序与《本草汇》略有不同，所绘经络图内容也主要是经络体表循行部位、腧穴的位置及名称。另外，《务中药性》中有督脉经图和任脉经图共2幅，督脉经图是侧面图，只是依次列出腧穴名称未明确标明腧穴位置；任脉经图的腧穴未连穴成线，但俱应在经络图之列。

《（新刊官板）本草真诠》中所绘十二经脉图12幅，图中包含相应经脉的腧穴名称及经络循行。需要注意的是，图后所载文字阐明相应经脉的经脉循行、是动病、所生病、补泻温凉报使引经药性等相关内容，尤其是补泻温凉、报使引经药性的内容突出体现了本草学与临床的结合，是值得重视的（图5-8-2982）。

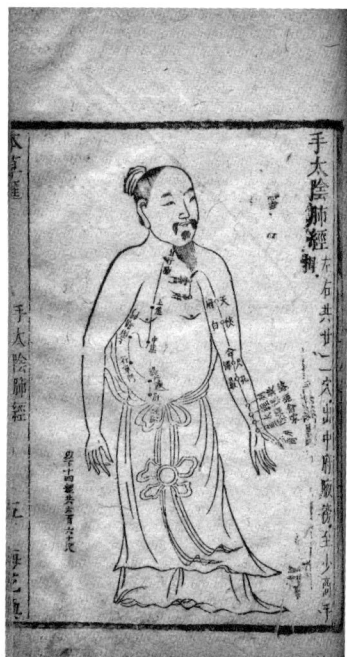

图 5-8-2990　手太阴肺经

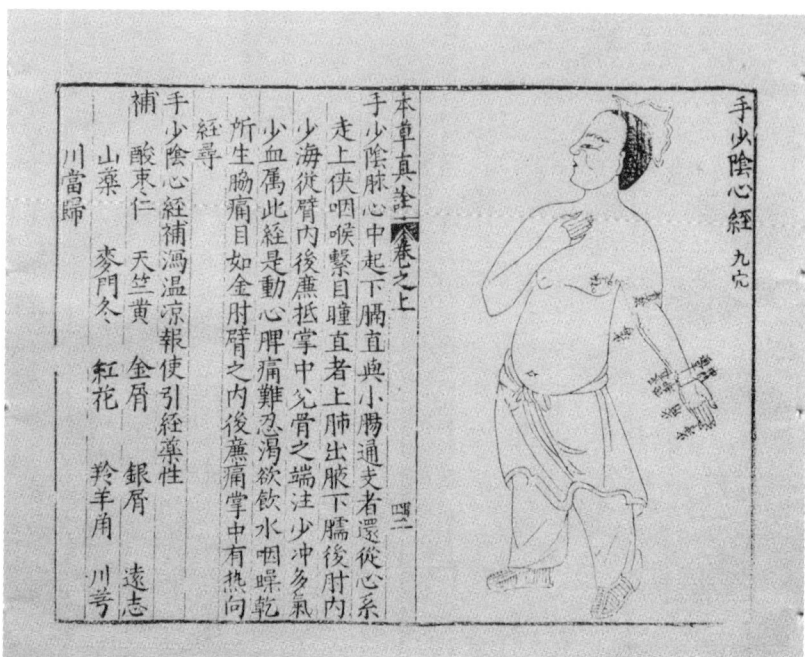

图 5-8-2982　手少阴心经

此外，有两类情况特殊的经络图。具体而言：

《务中药性》中绘有经脉循行图12幅，分别为肺经循行图、大肠经循行图、胃经循行图、脾经循行图（图5-8-3046）、心经循行图、小肠经循行图、膀胱经循行图、肾经循行图、包络循经行图、三焦经循行图、胆经循行图、肝经循行图，图像只标明经络循行及循行的部位名称（如腕、臂、肘、腋等），还有少量重要的腧穴，并未详列所有腧穴。

《寿世医窍》中绘有经脉图25幅，分别是足太阳膀胱-正面（图5-8-3004）、足太阳膀胱-背面（图5-8-3005）、足阳明胃-正面、足阳明胃-背面、足少阳胆-正面、足少阳胆-背面、足太阴脾-正面、足太阴脾-背面、足少阴肾经-正面、足少阴肾经-背面、足厥阴肝-正面、足厥阴肝-背面、手太阴肺-正面、手太阴肺-背面、手阳明大肠-正面、手阳明大肠-背面、手少阴心-正面、手少阴心-背面、少太阳小肠-正面、手太阳小肠-背面、手厥阴心包络、足少阳三焦、冲脉、任脉、督脉等，其经脉循行描绘比较粗糙且无腧穴位置名称，但是于经脉循行之上标注相应的临床病证及用药特点。

5.2.5.2　穴位图

穴位图即在所绘人体整体或局部图像上标注穴位部位及名称，以达到辨识的目的。在所调查的中医本草古籍中，这类图像只在《务中药性》中有2幅，分别是十四缺动脉图、五脏之腧皆系于背图（图5-8-3058）。

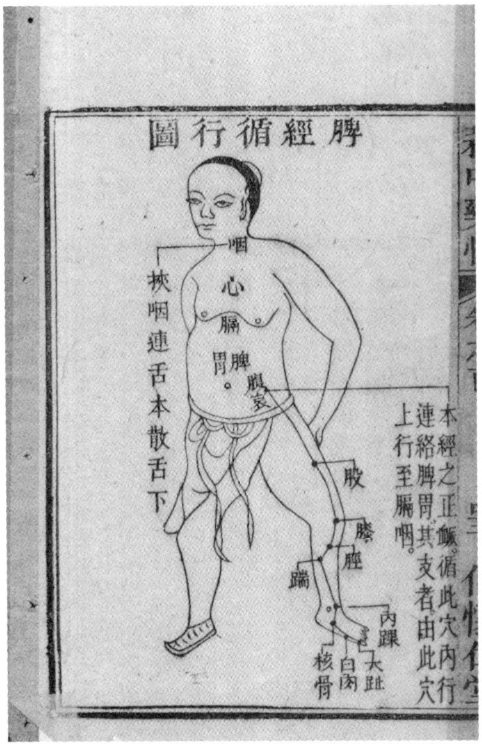

图 5-8-3046　脾经循行图

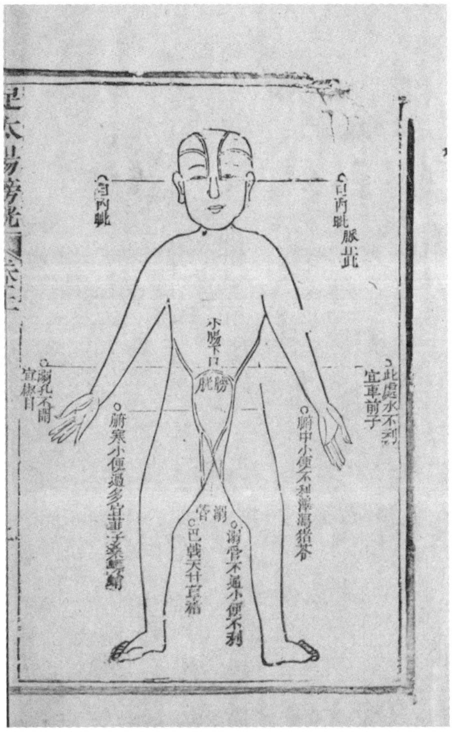

图 5-8-3004　足太阳膀胱（正面）

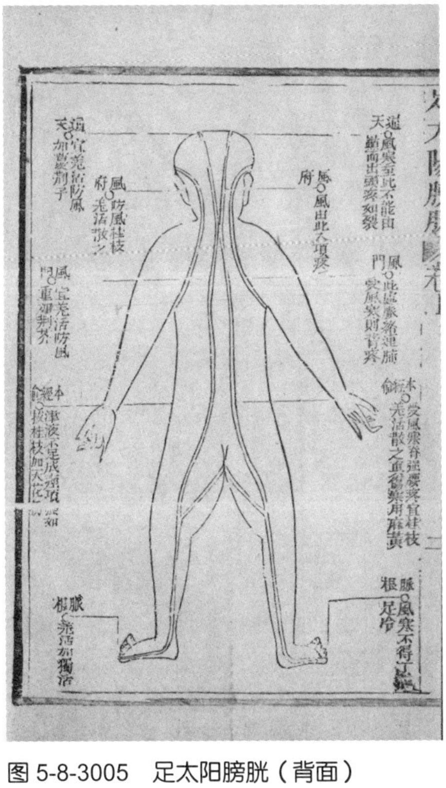

图 5-8-3005　足太阳膀胱（背面）

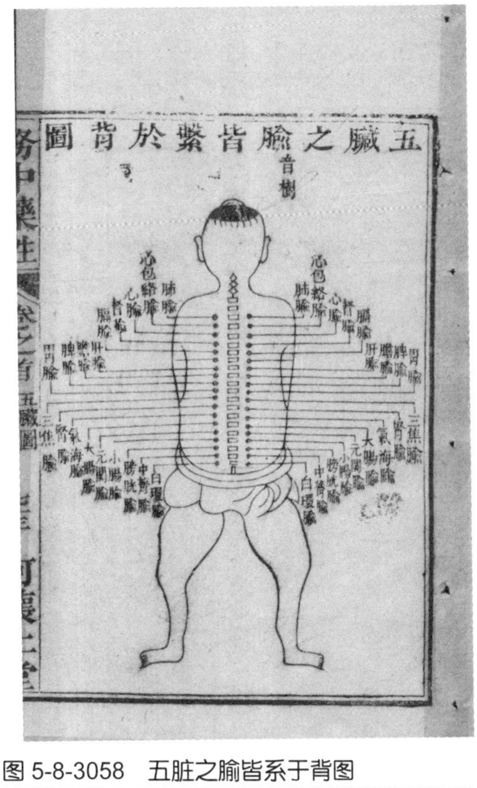

图 5-8-3058　五脏之腧皆系于背图

5.2.6　部位图

部位图是指用绘图标画全身或者局部体表部位名称的图像。有同身尺寸图和体表部位图两种，共5幅。

《务中药性》中有 1 幅中指定同身寸图（图 5-9-3063），其下附有文字"男左女右，手中指第二节，屈指两纹尖相去为一寸。取稻秆心量或薄篾量，皆易折而不伸缩为准，用绳则伸缩不便，故多不准"。

体表部位图是通过绘图标注人体各体表部位名称（如肩、臂、肘、腕等部位名称）的图像。如《本草汇》中仰图、伏图共 2 幅（图 5-9-3059）；《生草药性备要》中前面图、背后图 2 幅。

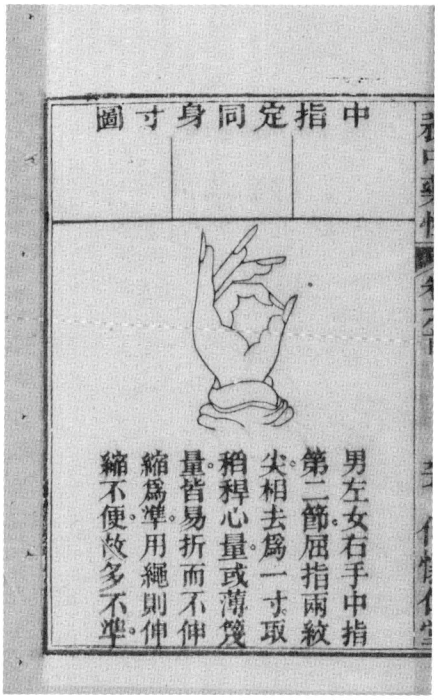

图 5-9-3063　中指定同身寸图

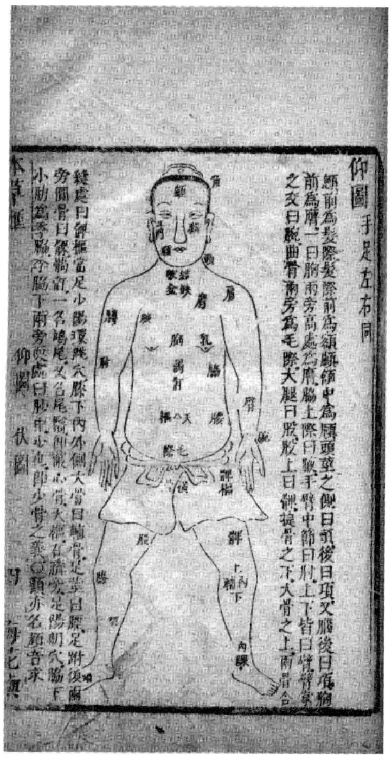

图 5-9-3059　仰图

5.2.7　理论图

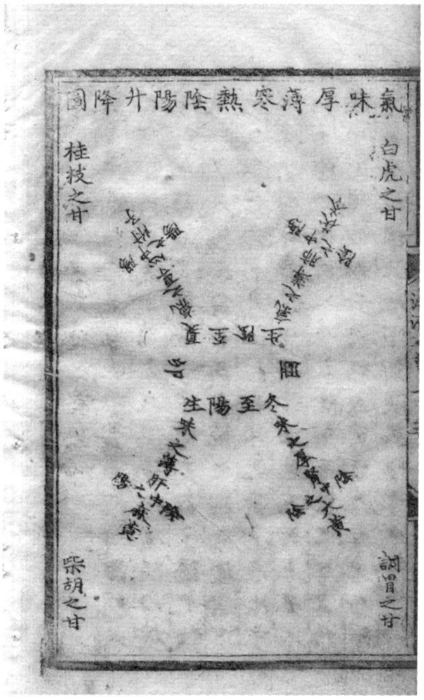

图 5-10-3064　气味厚薄寒热阴阳升降图

理论图主要为阐释中医基础理论或者将中医的基础理论与本草学术内容相结合的图像，包括药性图、五运六气图和星象图，共 43 幅。

5.2.7.1　药性图

该类图像涉及内容以文字构图作为表现形式，其原书仍定名为"图"，主要涉及药学理论，共 23 幅。

《汤液本草》中有文字图 22 幅，分别为气味厚薄寒热阴阳升降图（图 5-10-3064）、寅手肺太阴经向导图、巳足脾太阴经向导图、卯手大肠阳明经向导图、辰足胃阳明经向导图、亥三焦手少阳经向导图、子胆足少阳经向导图、戌心胞手厥阴经向导图、丑肝足厥阴经向导图、未小肠手太阳经向导图、申膀胱足太阳经向导图、午心手少阴经向导图、酉肾足少阴经向导图、天地生万物有厚薄堪用不堪用、火位之气、热反胜之、火位之主、木位之主、金位之主、土位之主、水位之主、寒反胜之等，以理解药物性味、引经，以及五运主岁、六化分治五味，五色所生，五脏所宜等，列文字图以表明其相互关系，并进而推演司岁备物、药味专精、气味生成流布等药学理论。《药性赋》中有 1 幅脏腑虚实用药法则图，以揭示脏腑用药规律。

5.2.7.2 五运六气图

五运六气图见于《（新刊官板）本草真诠》，共13幅，分别是十干纪运之图（图5-10-3086）、阳年太过主胜客负图、阴年不及主负客胜图、地支六气之图、子午年司天客气加主气图、丑未年司天客气加主气年图、寅申年司天客气加主气图、卯酉年司天主气加客气图、辰戌年司天客气加主气图、巳亥年司天客气加主气图、六十年五运六气加临之图、运气加临脉候寸尺不应之图、五运六气主病加临转移之图。

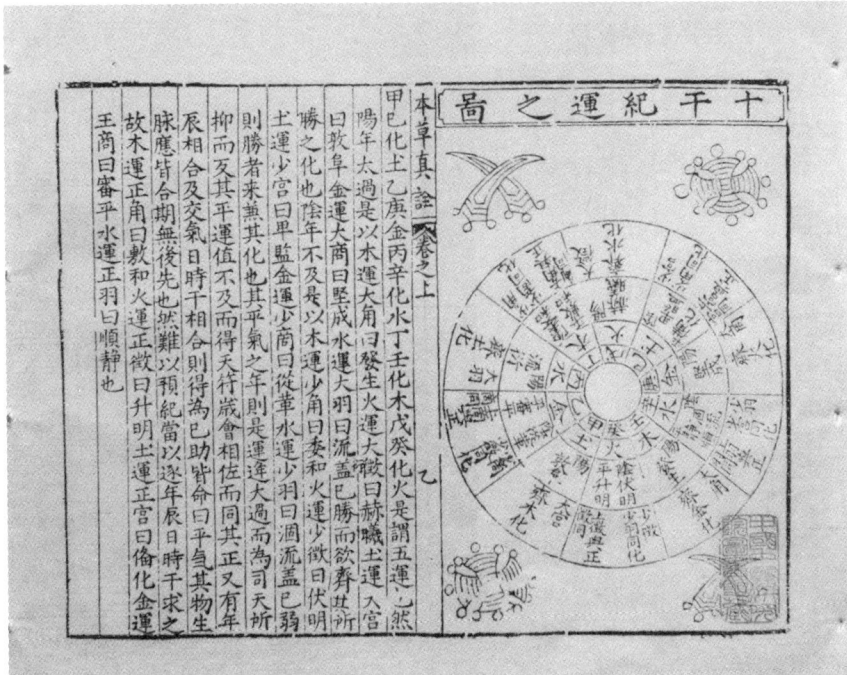

图 5-10-3086　十干纪运之图

5.2.7.3 星象图

星象图是根据中国古代天文学知识所绘制的天体位置图，共7幅，见于《古今图书集成·博物汇编·草木典》，分别是：柳宿图（柳星主草木，天之厨宰，主尚食，和滋味）、败瓜五星饱瓜五星图（败瓜五星主修瓜果之职，饱瓜五星为天子果园也）、稷五星图（稷五星，农正也，取乎百谷之长以为号也）、左更五星图（左更五星主山泽、林薮、竹木、蔬菜之属）、饱瓜败瓜星图（饱瓜五星为天子果园也，败瓜五星主修瓜果之职）、瓠瓜五星图（瓠瓜五星主果食，主种）、积薪星图（积薪星供庖厨之正也，薪者柴草也）（图5-10-3105）。就星象的文化内涵而言，这些图均与植物相关，将星象所主之职能与自然界之草木相联系，反映了传统文化天人相应的观念。

5.2.8 符咒图

"符咒"是符箓与咒语的合称。这类图像共有7幅。《破气药论》中3幅，分别用于治疗喉中诸物搐着、化疮痛、化腿疼胳膊痛；《药性八略》中1幅泻图式（图5-11-3109），用于

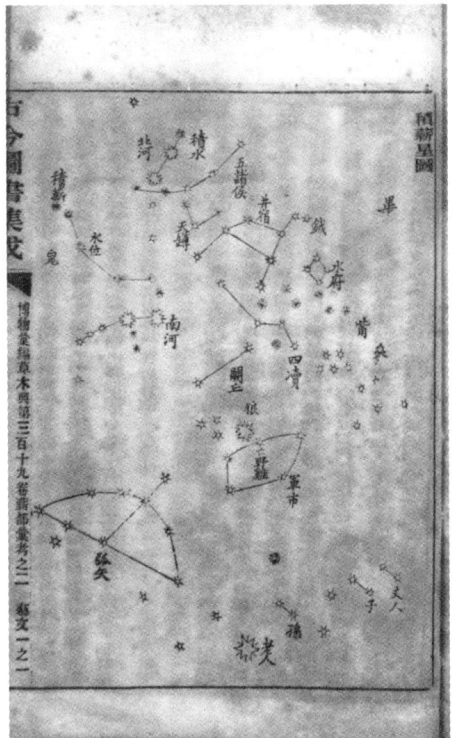

图 5-10-3105　积薪星图

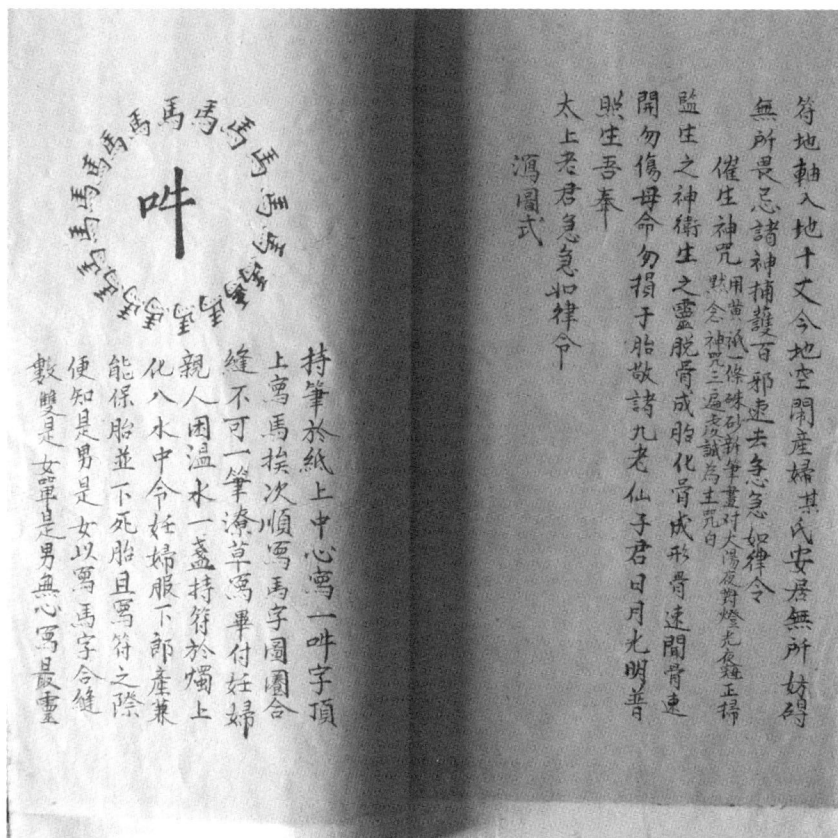

图 5-11-3109　泻图式

妇科保胎、下死胎及断男女；《古今图书集成·博物汇编·草木典》中有长春永寿香印图、福寿香印图、寿算绵长香印图等 3 幅香印图，其图后文："四印如式，印傍铸有边阑提耳，随炉大小取用。先将炉灰筑实平正光整，将印置于灰，以香末整入印面，随以香整筑实空处，多余香末细细整起，无少零落，用手提起香印，存香字炉中。若稍欠缺，以香末补之。焚烧可以永日，小者亦一二时方灭，伴经史、供佛坐不可少也。"

5.2.9　人物图

人物图包括历代名医图、历史人物图和人物风景版画图。其图像内容皆是以人物为主要内容，共58 幅。

5.2.9.1　历代名医图

《补遗雷公炮制便览》绘受教图（图 5-12-3113）1 幅，是根据中医四大经典之一《黄帝内经》中关于黄帝、雷公之间相互讨论医道的记载，描绘了雷公跪受皇帝教诲，众文武大臣侍奉左右的场景。其后 1幅为雷公炮制图，画中雷公居中端坐于树下，四周药工们持有各种器具正在炮制药物，极其形象地描绘了药物炮制的场景。

《（新镌）本草纲目类纂必读》卷首的历代名医源流图，绘伏羲皇帝、神农皇帝（图 5-12-3116）、轩辕黄帝、天师岐伯、太乙雷公、神应王扁鹊、仓公淳于意、医圣张仲景、神医华大王、太医王叔和、皇甫士安、抱朴子葛洪、真人孙思邈、药王韦慈藏等 14 幅画像，并各撰简介及图赞。此外，《珍珠囊指掌补遗药性赋》《（太医院增补）青囊药性赋直解》中各绘有根据历代名医图赞而来的 9 幅图，分别是伏羲皇帝、神农炎帝、轩辕黄帝、天师岐伯、太乙雷公、神应王扁鹊、医圣张仲景、太医王叔和、良医华佗。

1939 年刻本《天宝本草》中载有神农炎帝 1 幅图。

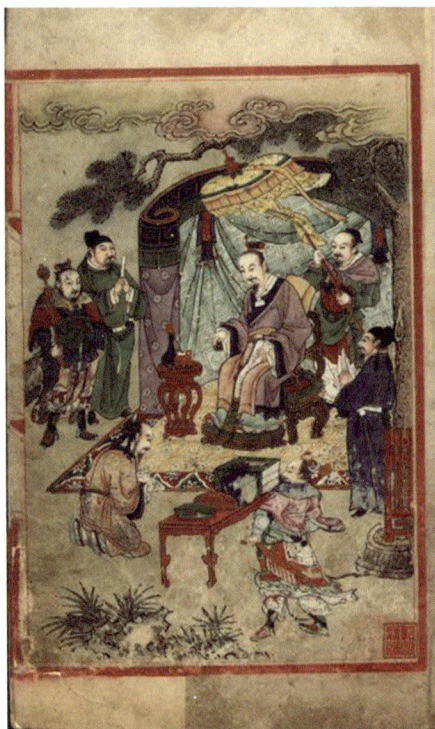

图 5-12-3113　受教图

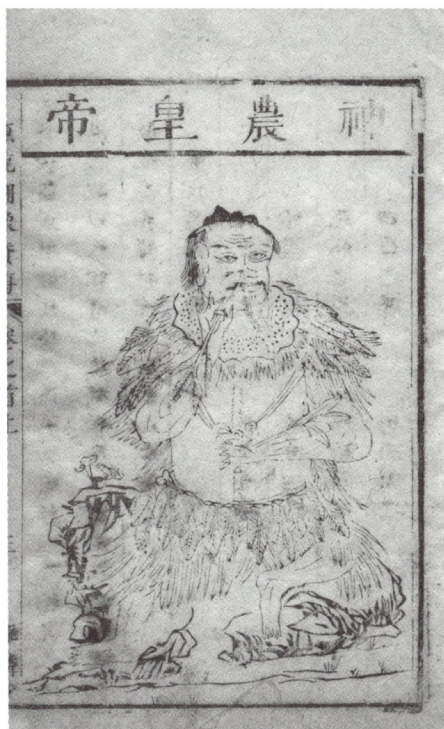

图 5-12-3116　神农皇帝

5.2.9.2　历史人物图

《草木春秋》卷首所绘药物拟人图之前为 2 幅历史人物图：汉帝、管仲（图 5-12-3129，图 5-12-3130）。

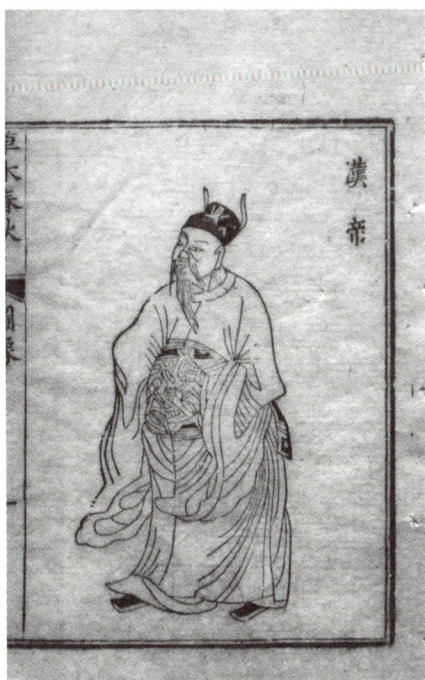

图 5-12-3129　汉帝

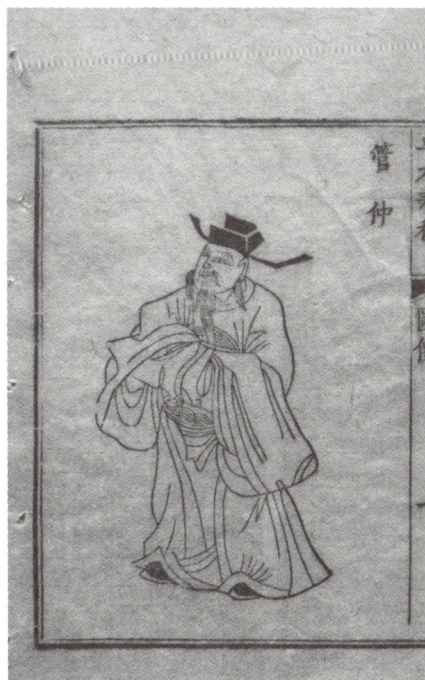

图 5-12-3130　管仲

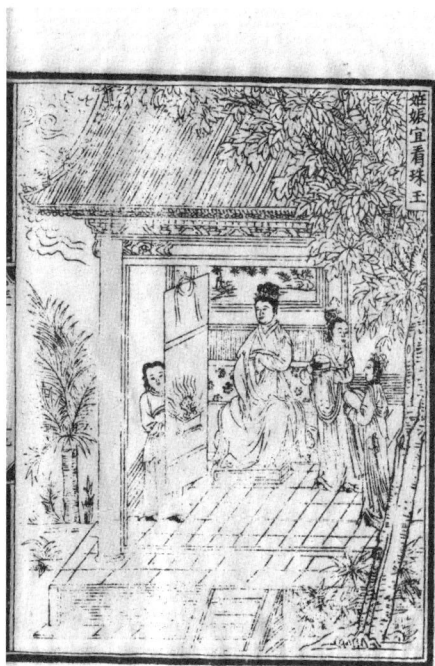

图 5-12-3134　妊娠宜看珠玉

5.2.9.3　人物风景版画图

《饮膳正要》是一部重要的食疗本草专著，其内容偏重于饮食养生，是研究元代食疗养生经验的重要史料。书中为养生避忌、妊娠食忌、乳母食忌、饮酒避忌等篇配制了精美的人物风景版画图 21 幅：养生避忌、妊娠食忌、妊娠宜看鲤鱼孔雀、妊娠宜看珠玉（图 5-12-3134）、妊娠宜看飞鹰走犬、乳母食忌、饮酒避忌、聚珍异馔、诸般汤煎、神仙服食、春宜食麦、夏宜食绿豆、秋宜食麻、冬宜食黍、五味偏走、食疗诸病、服药食忌、食物利害、食物相反、食物中毒、禽兽变异。这些版画刻画了宋代末年民间的屋舍、庭院及房内摆设的图像，细致地描绘了人物的衣着与人物的表情形态，形象地表达出宋末元初民间的养生习惯及相关的养生内容。

5.3　特色图像

中医本草古籍中的药物图是鉴定辨识药物种类、展示制药器具流程、反映本草相关文化等内容的重要手段。这类图像是中医本草古籍中的特色图像，数量最多、学科特点最突出。

具体而言，正是由于药物种类繁多，药物基原和生药材各自具备形态，且形态变化差异较大，在药物认识、采集、鉴别、运用方面，单纯依靠文字描述有很大的局限性。而图像具有直观、形象、易明的特点，弥补了文字描述的不足之处，因此在中医本草古籍中出现了大量本草图，以图释文，直观形象地表现了药物的具体形态。且药物的使用多经过加工炮制，其炮制流程及炮制器具复杂多样，通过图像表达的无限张力也可以更加生动细腻地展现。

就调查的中医本草古籍来看，其中的药物图是复杂和多样的。从插入的形式来看，可以分为版刻图和手绘图，多数中医本草古籍的药物图是版刻墨线图，以《重修经史证类备用本草》931 幅版刻墨线图最具代表性；少数为手绘墨线图，如《本心斋蔬食谱》载 60 幅手绘墨线图；亦有彩色手绘药物图，以《本草品汇精要》《补遗雷公炮制便览》中的彩色药物图为代表。药物图多随文附图，一药一图或者一药数图；或集中附图，置于全书卷首或者每卷开头。

5.3.1　药物形态图

5.3.1.1　药物基原图

以《重修政和经史证类备用本草》为例，其中属于药物形态图的有 900 余幅。绝大多数药物形态图尽力全面表现药物基原（原动物、植物、矿物整体）的形态，且多为根据实物写生得来，可称为药物基原图，如丹砂、黄精、车前子（图 5-4-199）、鹿等。

植物类药物基原图中，既存在一药一图，也存在一药多图的现象，如《重修政和经史证类备用本草》中的黄

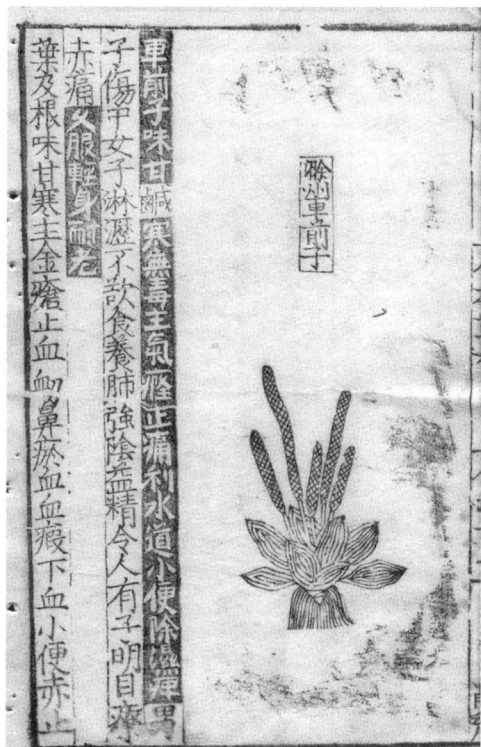

图 5-4-199　滁州车前子

精（图5-4-139~图5-4-142），有滁州黄精、丹州黄精、兖州黄精、荆门军黄精、永康军黄精、解州黄精、商州黄精、洪州黄精、相州黄精等10幅图；人参有潞州人参、威胜军人参、兖州人参、滁州人参4幅图等，根据这些写实的药物基原图所示，可以了解当时同一药物在不同地区的分布情况及形态差别。另外，由于药物基原图为了全面表现药物基原的整体形态特点，许多药用植物全株，尤其高大乔木类植物，被压缩在一幅小图中，失去正确比例，使这些药物形态图带有某种示意图的性质而非写实图的性质，如桂（图5-4-570，图5-4-571）；只有少数药物形态图通过采用截取局部以突显描绘的表现方法来展现高大乔木或藤本植物全株，从而兼顾到药物原来的正确比例，如女贞实（图5-4-594）。

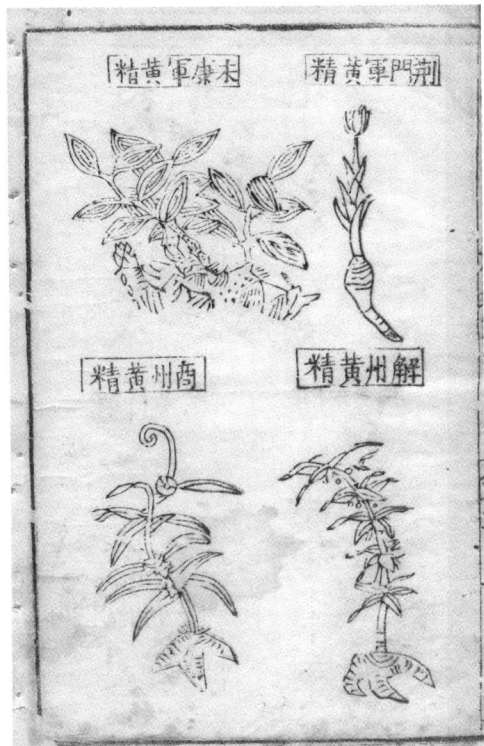

图5-4-139　荆门军黄精　图5-4-140　解州黄精
图5-4-141　永康军黄精　图5-4-142　商州黄精

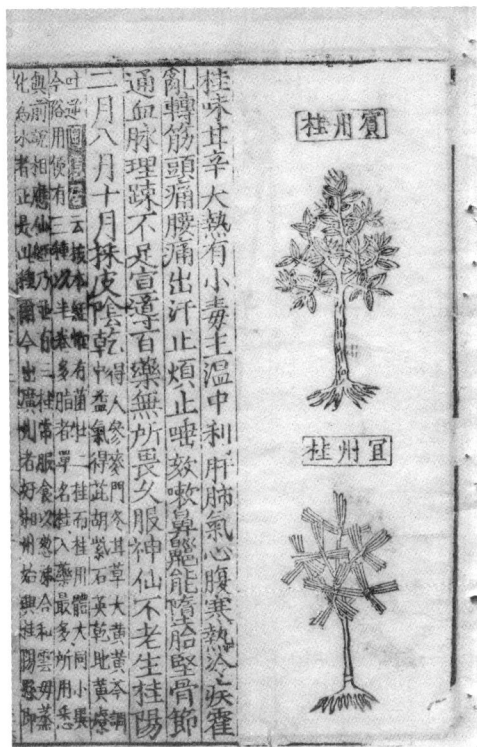

图5-4 570　宾州桂　图5-4-571　宜州桂

动物类药物基原图中，虽然图名是入药的动物局部名称，但实际上绘制的却是动物整体图像，如文州麝香（图5-4-707）、牛黄、熊脂、象牙、郢州獐骨、郢州豹肉、豚卵、猬皮、雷州乌贼骨、鲛鱼皮、蚺蛇胆等。植物类药物也存在这种现象。

在《重修政和经史证类备用本草》中，有少量图像描绘的不是该矿物药的具体形态，而是反映了该矿物的出产地环境等内容，如玉泉、道州石钟乳、阶州水窟雄黄、广州石硫黄（图5-4-78）、荣州土硫黄（图5-4-79）、益州金屑、饶州银屑、饶州生银、金牙、永州石燕、汾州凝水石等10幅图；另外，还有少数需要进行加工提炼的盐、水银等药物，绘制了药物炮制过程图解，如解盐（一）图、解盐（二）图、煅水银炉、阿井等4幅图。

5.3.1.2　药材图

用于临床实践的植物类或动物类药物，虽有植物全株或动物全体入药的，但更多的是局部入药，故在药物形态图中有一类图像只表现药用部位的形态特点，而不涉及植物全株或动物全体形态特点，称为药材图。

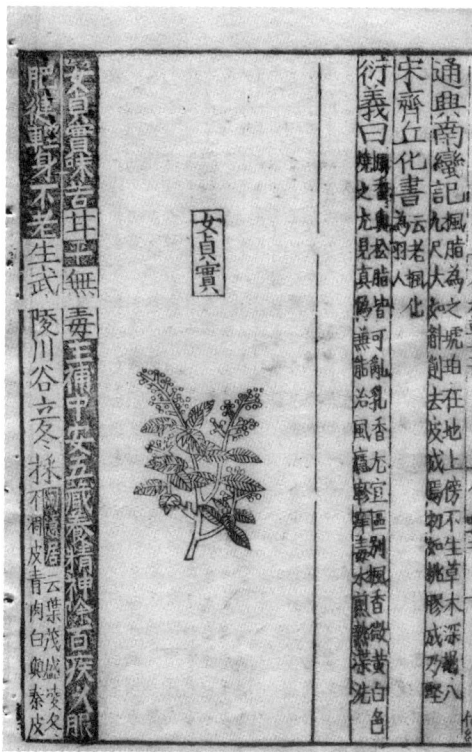

图 5-4-594　女贞实

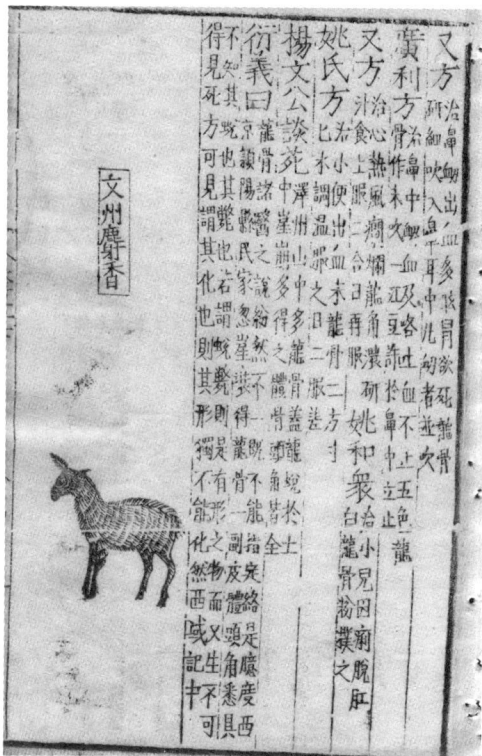

图 5-4-707　文州麝香

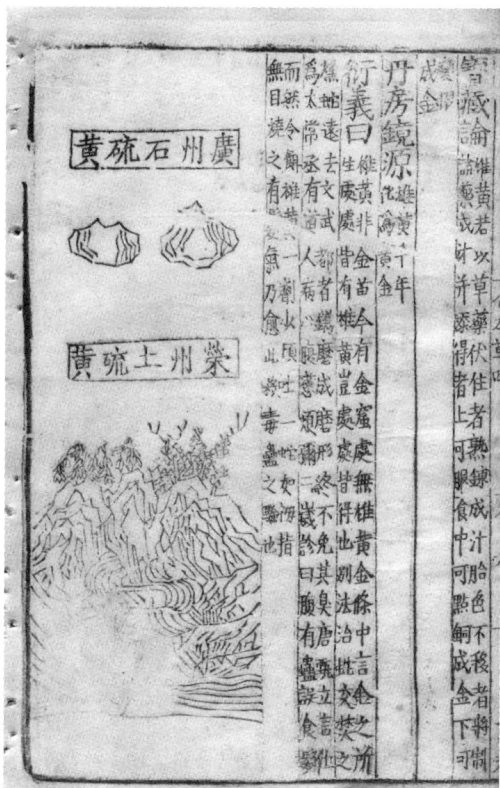

图 5-4-78　广州石硫黄　图 5-4-79　荣州土硫黄

这类着重表现药用部位的药材图虽在《本草图经》中零星出现，也被《重修政和经史证类备用本草》收入，如肉苁蓉（图 5-4-250）、干姜、信州桑黄、龙州猪苓、福州莽草等图，但并非主流，直至明代李中立《本草原始》出现。《本草原始》中药物形态图的最大特点是放弃了表现药物基原形态的模式，转而以表现药用部位的药材图为主，其后明末倪朱谟《本草汇言》、清代郭佩兰《本草汇》中所绘药物形态图也都较多地采用了绘制药材图的方式。

需要强调的是《本草原始》一书，它插入的药物形态图主要以药材为绘图对象，且药材全是当时市售的药材。李中立不仅准确描绘出众多药物的原药材形状，还有时在图旁边用文字加以注解，提示入药部位、采摘时间、道地产地、炮制方法、药物鉴别区分、药物等级辨识等相关药物信息；或者绘图表现药材的横断面，显示药材内部的结构特点。例如，白术（图 5-4-1559）旁的文字："云头术，产歙者，俗称狗头术；浙术俗呼鸡腿术，过夏生油，新昌甚多。入药用根，二月、三月、八月、九月采，暴干。云头术生平壤，形虽肥大，系粪力故也，易生油；狗头术、鸡腿术虽瘦小，得土气充足，甚燥白。凡用不拘州土，惟白为胜。"这样可以更好地指导临床用药，保证药效，故后世临床药书的药材图多沿袭此书。

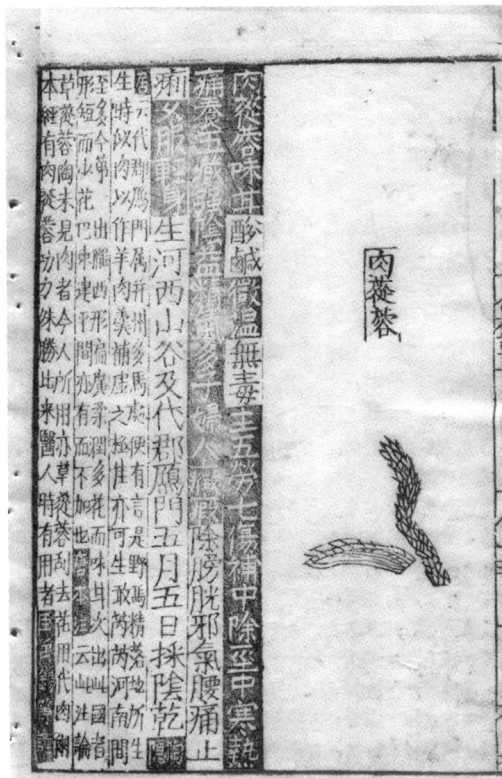

图 5-4-250 肉苁蓉

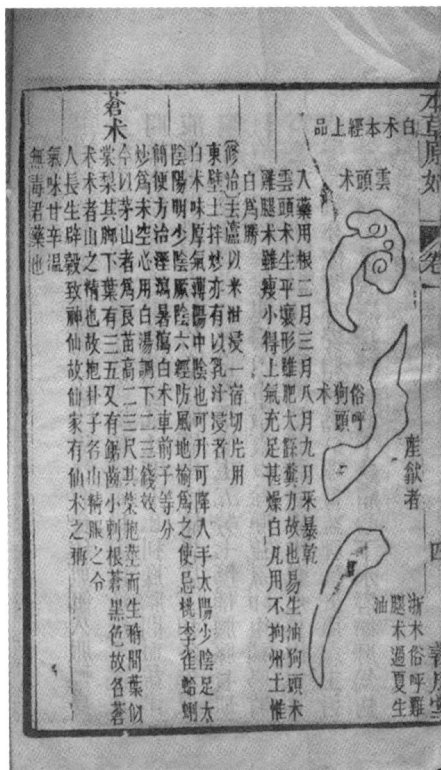

图 5-4-1559 白术

另外，此书的药物形态图除了以药材图为主、药物基原图为辅之外，还存在着药物基原图和药材图合绘的现象，如王不留行和王不留行子、莨菪和莨菪子、鸡头实和鸡头实子仁、杏和杏仁、龟和龟板、鳖和鳖甲等图。同样，《本草汇》和《本草汇言》也有这种情况，如《本草汇》中动物类猪和猪胆、鹿和鹿茸、蚺蛇和蚺蛇胆、龟和龟板、鳖和鳖甲等图。

5.3.1.3　药物形态图的意义和价值

本草学知识的重要任务之一，是保证药物安全、有效。因此就必须确保药物的基原或者生药材的准确、药性功效的切实、用量的适当等，尤以药物基原考订为基础，最为重要。而这个学术问题的解决不仅仅依靠详实的文字描述，更需要写实形象的药物形态图配合。因为文字的表现力毕竟有限，而药物形态图则很好地弥补了文字描述抽象、表现力不足的缺点。

通过药物形态图（包括药物基原图和药材图），人们可以更有效、准确地认识分辨药物、采集药物、运用药物，从而确保临床遣方用药的实际药物疗效，达到治病救人的目的。同时，作为本草文献的重要组成内容，药物形态图更承载了如药物基原鉴定采集、生药材辨别运用等本草重要的学术内容，以其固有的优势在本草学术传承中起着无法替代的重要作用。

5.3.2　药物炮制图

药物炮制图可以分为药物炮制过程图和药物炮制器具图两类。

5.3.2.1　药物炮制过程图

《补遗雷公炮制便览》一书是目前国内现存收载彩绘药物形态图最多的本草著作，同时也绘制了数量最多的药物炮制图。该书出自明万历年间宫廷画师之手，载手绘彩色图 1130 幅，其中依图名而定有

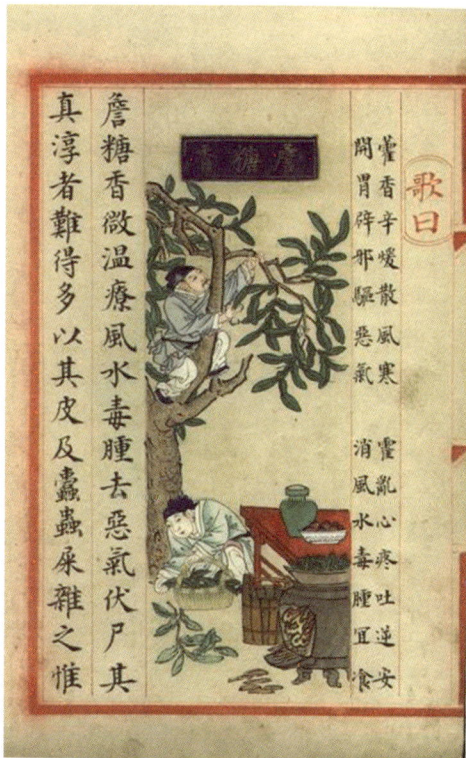

图 5-4-2391　詹糖香

221 幅为药物炮制图。需要注意的是，除了图名有"炮制"或与炮制有关者外，许多图名虽然是药物名，但图像内容实则仍是展现的炮制过程，如詹糖香（图 5-4-2391）。

笔者根据《补遗雷公炮制便览》中所载药物炮制图，并结合书中所收录的《雷公炮炙论》的文字内容（"雷公云"），发现多数药物的炮制情况是能够和文字描述相符合的。但有学者考证，该书所绘制的药物炮制图，不是根据当时炮制的实际情况绘制的，而是依据书中《雷公炮炙论》记载的文字内容，选择"雷公"曾做过论述的药物，结合画师自身所了解的药物炮制情况，再加上艺术构思和加工，来配画药物炮制图的[①]。

在本书卷一"金石部上"的第一味药物"丹砂"条下，除了"丹砂"药物图之外，随之绘制了"炮制丹砂"（图 5-4-1771）。其文"雷公云：凡使宜须细认，取诸般尚有百等，不可一一论之……凡修事朱砂，先于一静室内焚香斋沐，然后取砂，以香水浴，拭干，即碎捣之后，向钵中，更研三伏时，竟取一瓷锅子，着研了砂于内，用甘草、紫背天葵、五方草各剉之，着砂上下；以东流水煮，亦三伏时，勿令水尽阙失，时候约去三分；又入青芝草、山须草半两，盖之，下十斤炭煅，从巳至子时方歇，候冷，再研似粉。如要服则入熬蜜，丸如细麻子许大，空腹服一丸；如要入药中用，则依此法。凡煅自然炭火，五两朱砂，用甘草二两，紫背天葵一镒，五方草自然汁一镒，同东流水煮过"。

结合丹砂炮制的文字描述，可以看出丹砂的炮制流程尽收"丹砂炮制"图中：如图 5-4-1771 所示有四个人，他们各有分工，左上者道人装扮正在焚香祭拜；右上者似是搅拌摊开药物便于自然干燥；右下者则水煮药物进行药汁炮炙；左下者正在细细研粉丹砂。通过这幅药物炮制过程图，我们可以了解到矿物药物的常见炮制方法，如研磨、干燥、药汁制、水飞等工艺方法。同时，根据形象的图像可以感受到矿物炮制与道家炼丹之间的联系，尤其是炼丹的准备礼制如焚香祭拜。

另外，笔者发现有的药物条文其后没有"雷公云"，但仍绘制有相应的药物炮制图，考证其药物炮制图的炮制过程，多与《本草品汇精要》"谨按"（序例中所言："若近代用之获效，舆论昭然者，则曰'谨按'"）[②] 或其"制"，或其"地"的文字描述相符。

如《补遗雷公炮制便览》中水银粉条文下无雷公炮制的文字记载，而《本草品汇精要》水银粉一条之下："水银作轻粉，凡作粉，先要做曲。其作曲之法，以皂矾一斤，盐减半，二味入旧铁锅内，以慢火炒之，仍以铁方铲搅不住手，炒干成曲，

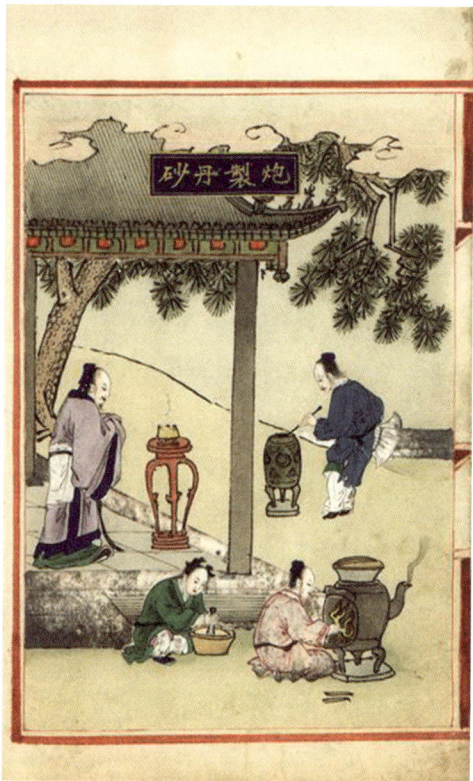

图 5-4-1771　炮制丹砂

　　①肖永芝.《补遗雷公炮制便览》药物采集炮制图研究 // 王淑民，罗维前.形象中医——中医历史图像研究.北京：人民卫生出版社，2007：121

　　②明·刘文泰，等.《本草品汇精要》校注研究本.曹晖，校注.北京：华夏出版社，2004：37

如柳青色。 其升粉法，先置一平台，高三尺余，径二尺，不拘砖垛，以荆紫炭一斤，碎之如核桃大，爇于台上扇炽。每升粉一料，用水银一两二钱，曲二两二钱，内石臼内，石杵研，不见水银星为度，却入白矾粗末二钱，三味搅匀，平摊铁鏊中心，约厚三分许，鹅翎遍插小孔，将澄浆瓦盆覆之，缝以盐泥固济，勿令太实，实则难起。置鏊于炽火上，候微热，以手蘸水，轻抹其缝及盆，复用砖疏立鏊下，周护火气，待火尽，盆温揭之，勿令手重，重则振落其粉，凝于盆底，状若雪花而莹洁，以翎扫之，瓷器收贮。"①视《补遗雷公炮制便览》所绘水银粉的药物炮制图（图5-4-1822）正是与《本草品汇精要》"谨按"中文字描述的基本相符的。

结合《补遗雷公炮制便览》的药物炮制图，可以了解当时的炮制方法。有清除杂质净选（挑选、筛选、风选、水选等），有分离清除非药用部位（刮、削、锯、砍、剁以去根茎、皮壳、毛心、核瓤、头尾足翅、残肉等），有粉碎（捣、研磨、碾、锤、揉搓等），有切制（切片、切断、锯截、剉、刨、劈等），有干燥（风干、阴干、晒干、烘干等），有水制（淋、洗、泡、漂、淘、浸、润、水飞等），有火制（炙、炒、煅、焙、煨、烫、烤等），也有水火共制（蒸、煮、焯、燀、熬胶、干馏等）。除此之外，还有一些特殊的炮炙方法如隔水蒸、童便制草蒿、火煅取竹沥、发芽、发酵、制霜、制曲等，都是古代本草插图中十分有学术价值且极为罕见的。

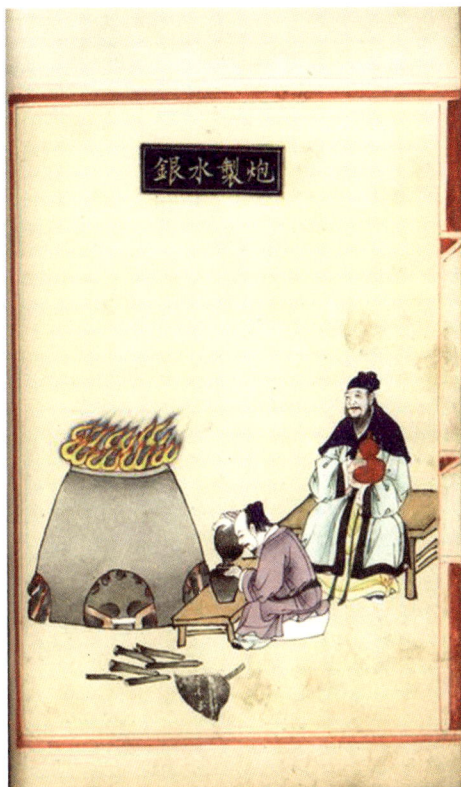

图 5-4-1822　炮制水银

5.3.2.2　药物炮制器具图

药物炮制器具图是指绘制的药物炮制过程中出现和使用的各种器具的形制。

统观《补遗雷公炮制便览》全书，结合具体的主要操作功用将书中绘制的药物炮制器具粗略分为以下内容：

挑选过滤器具：罗筛（竹织、马尾织、绢丝织）、簸箕（大的、小的）、纸（多重滤纸）。

除扫器具：笤帚、刷子、翎羽毛、粗布。

加热器具：炉（火煅炉、普通蒸炉、简易炉）、鼎（一般呈圆形，下有三足）、镬（无足的鼎，与大锅相仿）、铛（一种平底浅锅，或有耳，或无耳）、釜（圆底较小，无足、有足，有耳、无耳，瓷制、陶制，可直接用来煮、炖、煎、炒，可以视为锅的前身）、灶（单口、双口，简易搭造式、砖石堆砌式）、甑（圆锥形、筒形、盆形，木制、陶制，笼状、屉状）、箅子、铁鏊、火炙烘烤架。

切制器具：刀（铡刀、砍刀、菜刀、铜刀、银刀、竹刀、锉刀、除毛刀、屠宰刀，细长式、宽短式、刀头内凹月牙式）、锯、砧板（石制、木制、铁制，长方形、圆形、轻薄式、厚重式）、夹刀剪（长柄、短柄）、镰刀（长柄、短柄）、斧。

挖耕器具：铲（长柄、短柄，铁制）、犁、锄（薅锄、条锄）、笊篱、扁担。

搅持器具：筯（长的、短的、双的、单的，铁制、竹制）、火钳（铁制）、烧火棍（长的、短的，实心的、中空可以吹气助燃的）、勺（长柄、短柄，铁制、木制，汤勺、漏勺、提勺）、舀瓢、搅拌棍、夹子（长柄）。

粉碎压榨器具：研钵（石制、陶制，小的、大的）、杵臼（铁制、石制、木制，小的、大的）、槌（木制）、锤（铁制、铜制、石制，长柄、短柄）、药碾（单人手动操作式船形小药碾、双轮人力转动操作式石槽大药碾）、大型石碓（舂杵米糠使用）、榨油机、木制酿酒器。

干燥器具：筐箩（木制、竹制）、系带（悬挂日晒或阴干）、绢布袋（悬挂日晒或阴干）、新瓦片、

①明·刘文泰，等.《本草品汇精要》校注研究本.曹晖，校注.北京：华夏出版社，2004：41

席垫。

盛贮器具：缸、瓮、坛、罐、瓶、盆（大的、小的，圆的、方的，木制、陶制、瓷制）、盒、匣、盘（瓷盘、木盘，大、中、小）、碗（大、中、小）、碟、壶（酒壶、茶壶）、杯（酒杯、茶杯）、桶（多为木桶，有手提式、手握式、无把手式等）、筐、篮、篓、葫芦、盏（其上贮水，其下升凝灵砂，取水火既济之义）、竹筒（收集树木的分泌物）。

其他器具：烛台、扇子、风箱（拉杆式）、香炉、桌（木制、石制，长的、方的、圆的）、凳（木制、石制，长的、圆的等）、蒲团垫、屏风、帷幔、木梯、架子（晒药架、晾衣架，竹制、木制）、药秤、秤砣、梳子、镜子、钩子、床及床帏、栓桩等。

需要补充说明的是，任何器具的作用并不是单一的，以上是根据器具的主要功用进行分类的，同

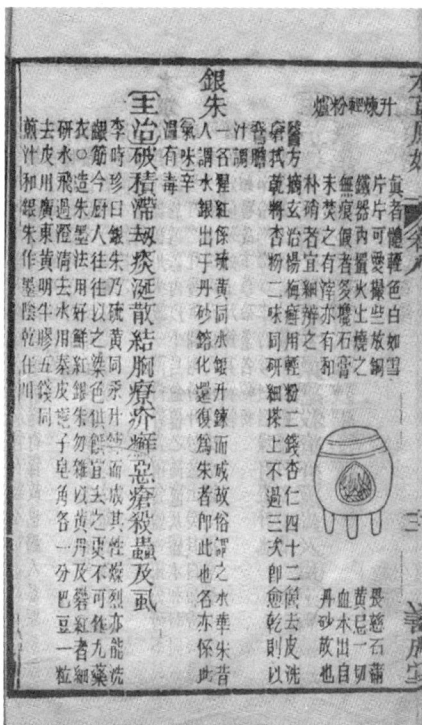

图 5-4-1750　升炼轻粉炉

一炮制器具的其他功用有时也是十分重要且实用的。例如，瓶、罐不仅可以用来盛贮药物、辅料，同时可以用来煅炼、熔化矿物药；纸不仅可以用来过滤还可以用来晾晒药物；簸箕、筐箩、盆既可以盛放拣挑药物，也可以晾晒药物、包裹辅料于药物表面；缸可以用来盛贮药物，也可以淘洗、浸渍药物；大的杵臼既可以捣碎药物，也可以将不同药物进行粉碎搅拌；布袋可以用来盛放干燥药物，也可以淘筛过滤、裹接取汁。还有的器具是由好多炮制器具组合而成的，如鼎锅、鼎罐可以用来焙干、熔化。有的器具是某种器具改造，如鼎去掉容器边沿，成平整板面，可用于药物焙干。有的器具虽然并非严格意义上的炮制器具，但是在炮制过程中却起到十分重要的作用，如桌凳、梯架。如此种种，功能多样、种类繁多，不一而足。

上述的药物炮制器具多包含于药物炮制过程图中，不能截然与药物炮制过程分割开，这里将其单独分出来是为了更好地分析说明。除此之外，还有少量绘制的纯粹的炮制器具，如《重修政和经史证类备用本草》中有 1 幅炮制器具图，即煅水银炉，展示了煅炼水银的器具和方法。此外《本草原始》中除煅水银炉外，又增 1 幅升炼轻粉炉（图 5-4-1750），亦是展示轻粉提炼的器具和方法。

由于炮制器具的形制在《雷公炮炙论》中没有具体记载，且不同的历史时期生产力水平不同，所产生并使用的工具也是不同的。因此，《补遗雷公炮制便览》中所使用的各种药物炮制器具很大程度上是根据明代的炮制所用器具来绘制的，这也从侧面反映了明代的炮制状况和生产力水平。

5.3.2.3　药物炮制图的意义和价值

药物炮制是本草学术的重要组成内容，而炮制的操作流程是十分繁冗复杂的，不仅需要众多人员参与，且所使用的炮制器具也是种类丰富、形态各异的，这些单纯依靠文字描述是十分抽象并难以理解的，正是由于药物炮制图的出现，弥补了仅仅借助文字想象的抽象性，使我们可以更加深刻地理解药物炮制的实际操作，以及应用器具的具体样式。

药物炮制图的出现，丰富了本草插图的内容，扩大了图像表达的本草学术内容，生动形象地展现了药物炮制的流程及当时的炮制工具，利于后学之人正确使用炮制方法，提高药物疗效。同时，形象多彩的药物炮制图较为全面地承载了药物炮制工艺方法及器具形制等本草学术内容，在本草学术的传承过程中起到十分重要的作用。另外，借助药物炮制图中所绘制的亭榭建筑、人物服饰等诸多信息也有助于了解当时社会的生产、生活等情况。

5.3.3 药物关联图

5.3.3.1 药物关联图

所谓的药物关联图，是以药物为中心，通过图像拓展，更多地表达相关中药文化内容的图像。其特点是想象力丰富，或侧重表意，或偏重写实，虽然不直接描绘药物形态或者药物炮制过程，却能展示与药物相关的诸多内容（如生态环境、产地、运用、民俗、神话传说、对外交流、文学作品等）。

《补遗雷公炮制便览》中多见此类图像，如梁上尘、陈壁土（图 5-4-1885）。此外，《重修政和经史证类备用本草》还有玉泉、道州石钟乳、阶州水窟雄黄（图 5-4-77）、荣州土硫黄、益州金屑、饶州银屑、饶州生银、金牙、永州石燕、汾州凝水石等 10 幅图则反映了该矿物的出产地环境；阿井图则提示阿胶制作过程中水来源的特殊性。此外，《本草原始》中珍珠图 1 幅实际所绘为蚌，揭示两者的关系；龙图 1 幅，系根据传说想象所绘之图，现实中并不存在等。

另外，值得注意的是《补遗雷公炮制便览》中的人部药图。所谓的人部药就是使用人身体的某些部位或者代谢物入药。《补遗雷公炮制便览》绘制了 16 幅人部药物关联图，如发髪、乱发、人乳汁、头垢、人牙齿、耳塞、人屎、妇人月水、浣裈汁、人精、怀妊妇人爪甲、天灵盖、人血、人胞、男子阴毛、人胆等。例如，妇人月水（图 5-4-2559），画中一闺中少女，窗帘半遮面，另有一丫鬟怀端木盆，欲将桶中之物（月水）给一长者。男子阴毛图中展示一人不慎被蛇咬，另一人褪裤拔毛以给伤者治疗等。

《草木春秋》是以章回演义形式所写的本草学作品。卷首绘有杜仲、金银花（图 5-4-2899）、金石斛、金铃子、木通、巴豆大黄、甘国老、决明子、威灵仙、黄连、密陀僧、黄芪、女贞仙、覆盆子、薯蓣仙、木兰、石龙芮、伏鸡子等 18 幅极富想象力的药物拟人图。正如作者云间子所言"予因感之而集众药之名，演成一义，

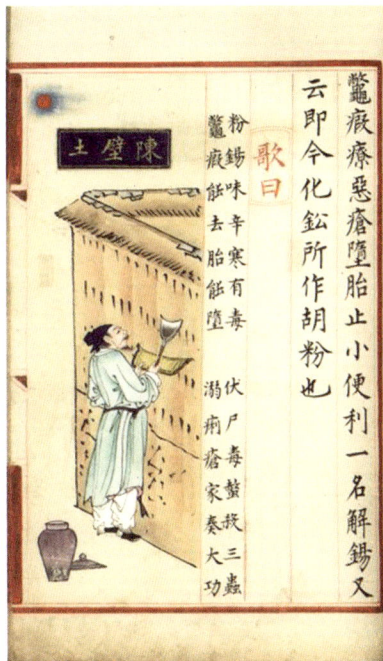

图 5-4-1885　陈壁土

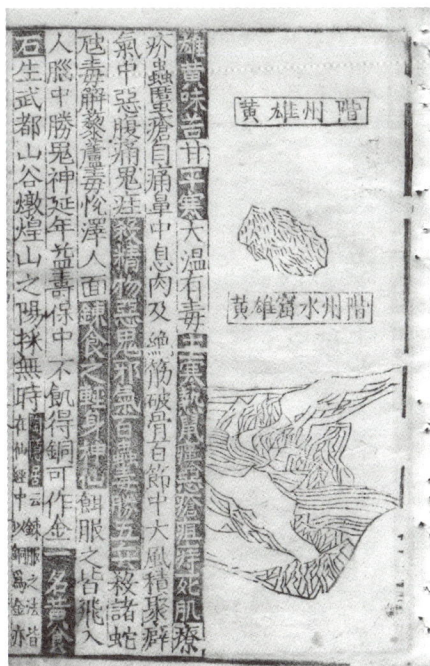

图 5-4-77　阶州水窟雄黄

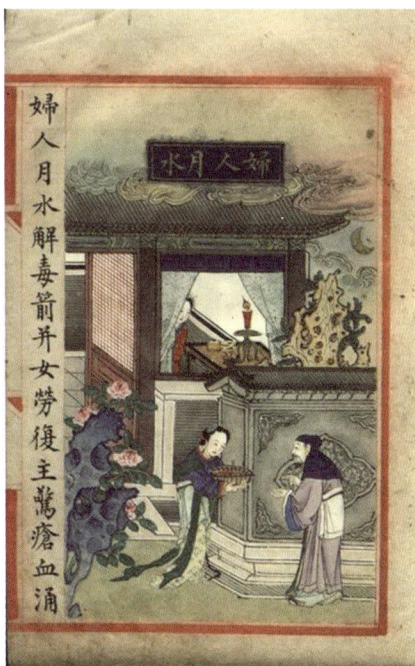

图 5-4-2559　妇人月水

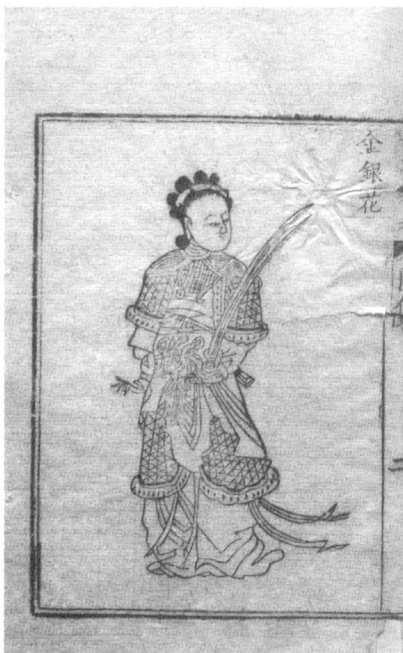

图 5-4-2899 金银花

以传于世。虽半属游戏，然其中金石、草木、水土、禽兽、鱼虫之类，靡不森列，以代天地器物之名，不亦当乎"。这些药物关联图通过文学拟人化的表现方式展现了不同药物各自的药性特点。

虽药物关联图早已出现，但是其数量和表达能力为版刻墨线图所束缚，直到明代宫廷专业画师们的参与，中医本草古籍中彩绘图大量出现，药物关联图才急剧增加，是参与本草图绘制的专业画家们艺术思维的产物。然而正是由于这类药物关联图的出现，将专业画师的艺术思维同中药文化相结合，扩大了药物图的表现范围。

5.3.3.2 药物关联图的意义和价值

药物关联图的出现极大地丰富了药物图表现内容的范围，如药物生长的生态环境、产地、运用、民俗、神话传说、对外交流、文学作品等，这些药物关联图更多展现的是与本草文化相关的内容，承载的是画师们丰富的艺术想象力，不仅完善了本草学术中诸如生态环境、产地内容的图像表达，且对于考察古代的礼俗、民俗、服食、器具等也有一定的价值，从图像角度展现和弘扬了中医药文化。药物关联图，虽数量最少，但在艺术表现张力上却是巨大的，也正是由于它的存在，使得本草学的药物图有了艺术的美学价值，并且传达了许多那个时代的社会民俗风情等中药文化内涵。

5.4 小结

本文调研查阅中医本草古籍278种，图像15 111幅，初步分为诊断图、药物图、养生图、脏腑图、经穴图、部位图、理论图、符咒图、人物图等9类。其中药物图是中医本草古籍图像的主体和特色，又可以分为药物形态图、药物炮制图和药物关联图。而药物形态图又是药物图中数量最多的，分为药物基原图和药材图，在本草图发展的历史中，药物基原图始终居于主流地位。

5.5 图录

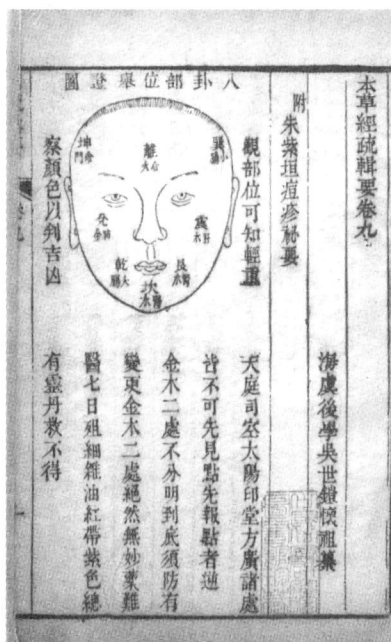

图 5-2-1 八卦部位举证图

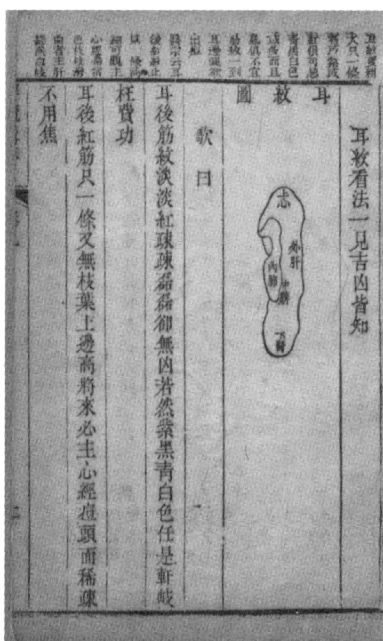

图 5-2-2 耳纹图

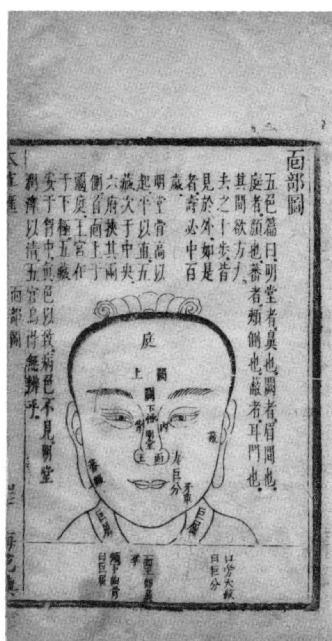

图 5-2-3 面部图

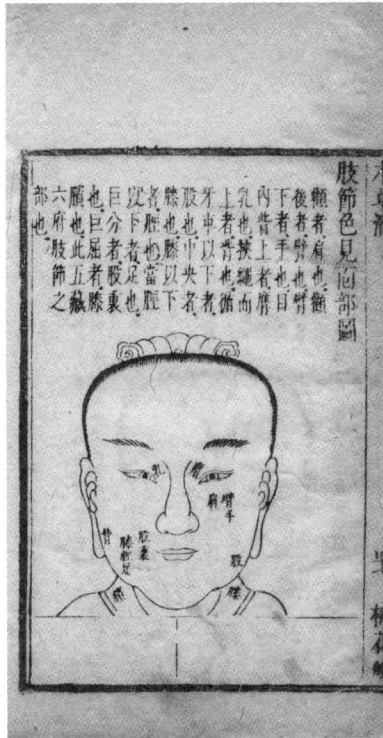

图 5-2-4　肢节色见面部图

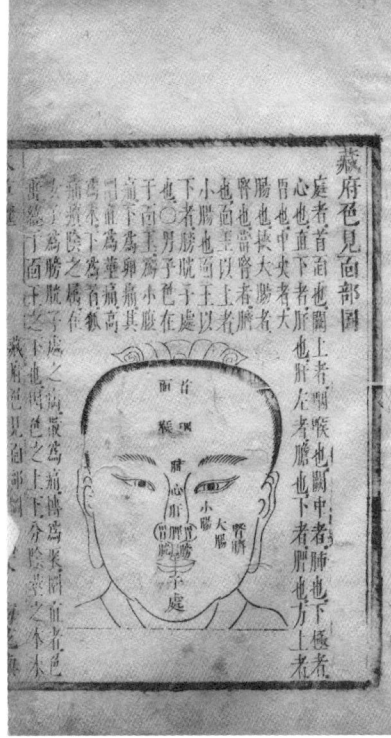

图 5-2-5　脏腑色见面部图

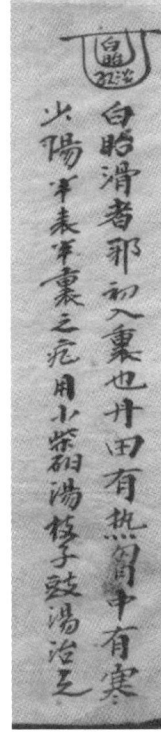

图 5-2-6　白胎舌

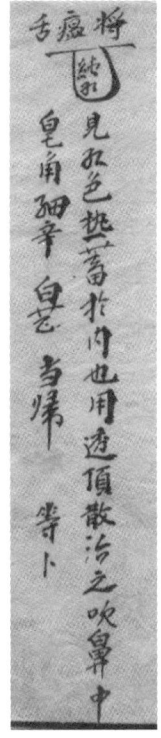

图 5-2-7　将瘟舌

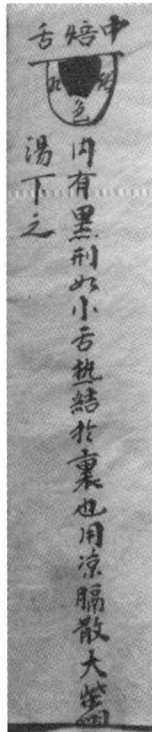

图 5-2-8　中焙舌

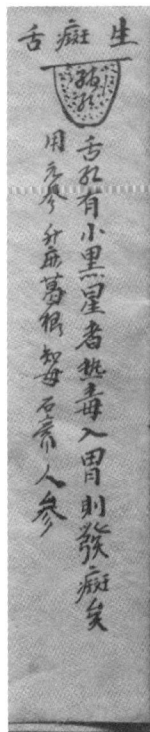

图 5-2-9　生瘢舌

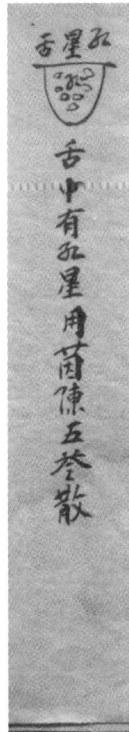

图 5-2-10　红星舌

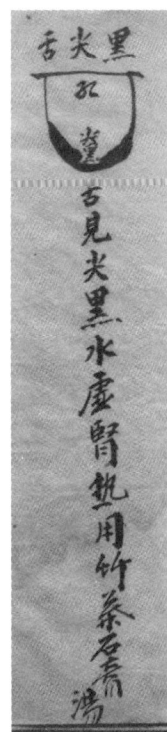

图 5-2-11　黑尖舌

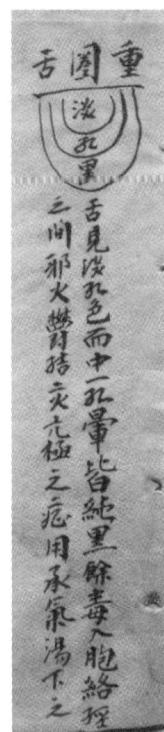

图 5-2-12　重圈舌

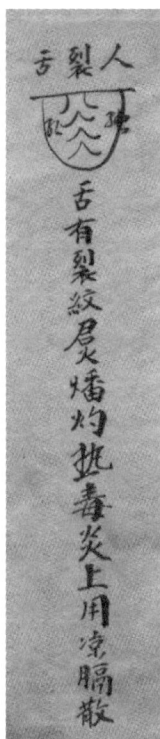

图 5-2-13　人裂舌

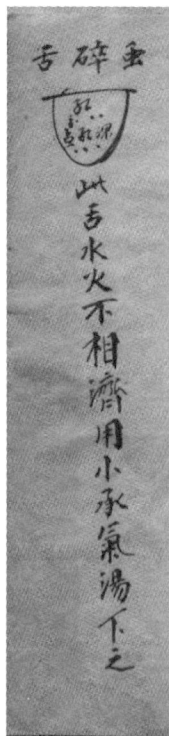

舌有裂纹君火燔灼拔毒炎上用凉膈散

图 5-2-14　虫碎舌

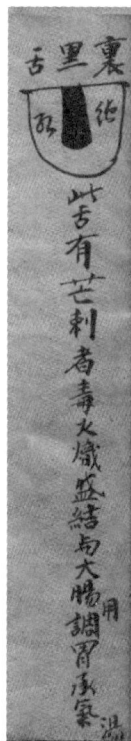

此舌水火不相济用小承气汤下之

图 5-2-15　里黑舌

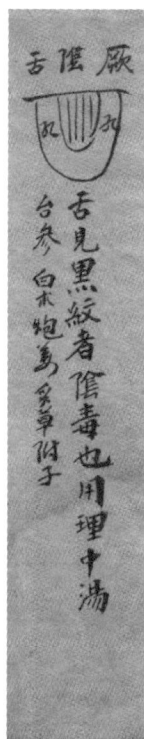

此舌有芒刺者毒火炽盛结与大肠调胃承气用温

图 5-2-16　厥阴舌

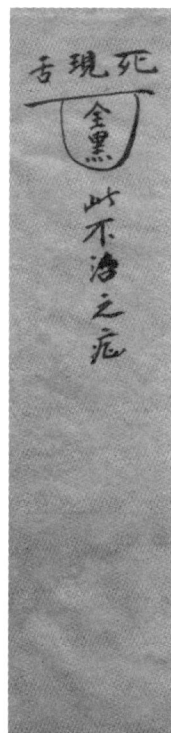

舌见黑纹者阴毒也用理中汤
台参　白术炮姜炙草附子

图 5-2-17　死现舌

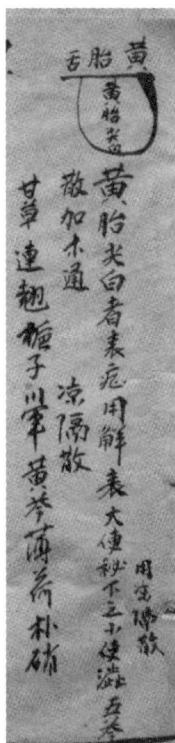

此不治之疮

图 5-2-18　黄胎舌

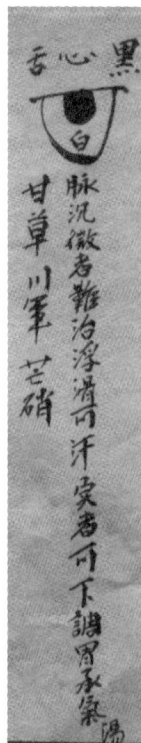

黄胎尖白者表疮用解表大便秘不之小便涩去芩
加木通
凉膈散
甘草连翘栀子川军黄芩薄荷朴硝

图 5-2-19　黑心舌

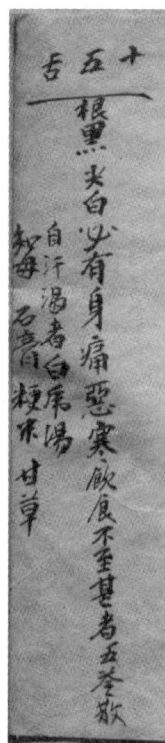

脉沉微者难治浮滑而汗实者可下调胃承气汤
甘草川军芒硝

图 5-2-20　十五舌

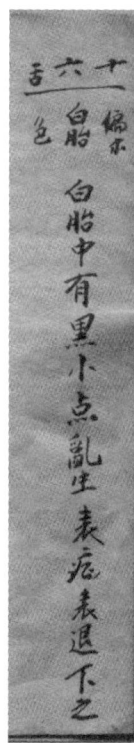

根黑尖白必有身痛恶寒饮食不至甚者五苓散
自汗渴者白虎汤
知母石膏粳米甘草

图 5-2-21　十六舌

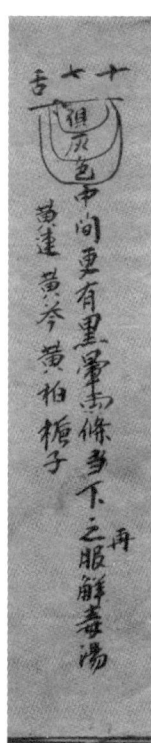

白胎中有黑小点乱生表疮表退下之

图 5-2-22　十七舌

白胎中间更有黑晕或条多下之服解毒汤
黄连黄芩黄柏栀子　再

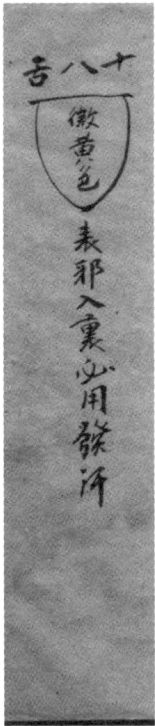

图 5-2-23　十八舌

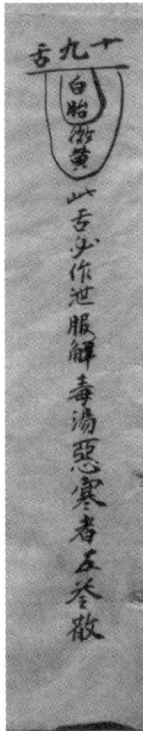

图 5-2-24　十九舌

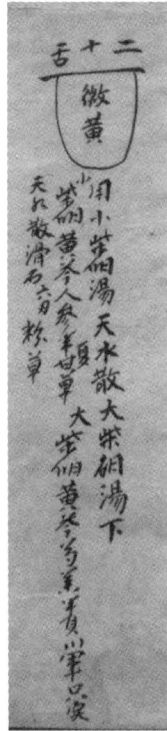

图 5-2-25　二十舌

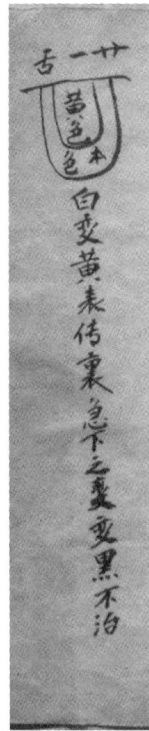

图 5-2-26　廿一舌

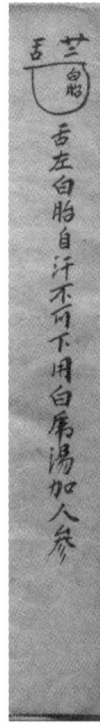

图 5-2-27　廿二舌

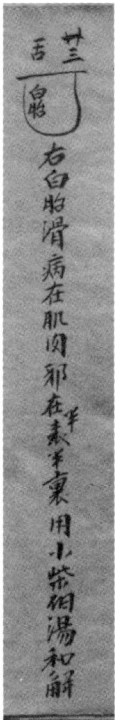

图 5-2-28　廿三舌

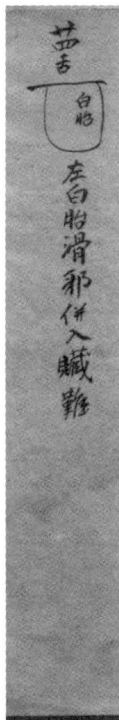

图 5-2-29　廿四舌

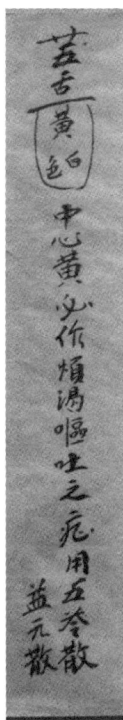

图 5-2-30　廿五舌

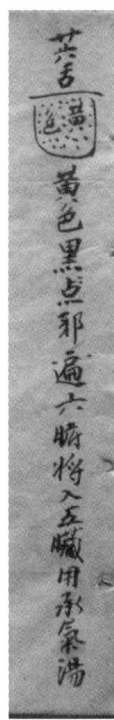

图 5-2-31　廿六舌

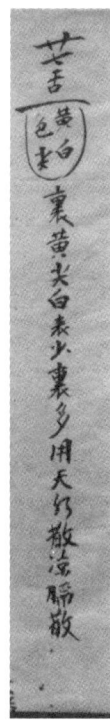

图 5-2-32　廿七舌

廿八舌

（纯黄水）

热已入胃用承气汤身黄茵陈汤 孔在胁内十枣汤 元花大戟甘遂 结胸芫硝大黄 茵陈等 甘遂

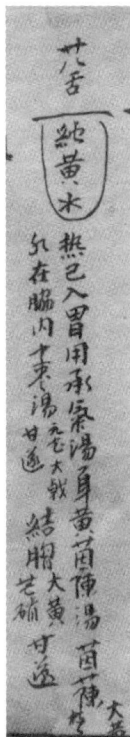

图 5-2-33　廿八舌

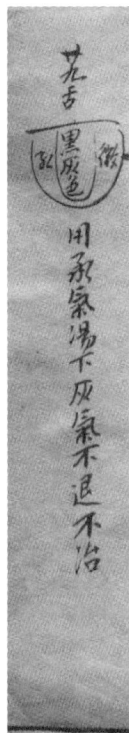

廿九舌

（黑乱色微）

用承气汤下灰气不退不治

图 5-2-34　廿九舌

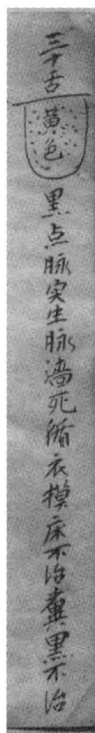

三十舌

（黄色）

黑点脉实生脉汤死循衣摸床不治尽黑不治

图 5-2-35　三十舌

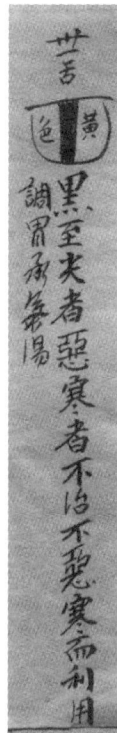

卅一舌

（色黄）

黑至尖者恶寒者不治不恶寒而利用调胃承气汤

图 5-2-36　卅一舌

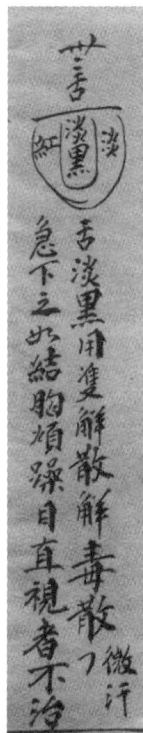

卅二舌

（淡黑淡红）

舌淡黑用准连解散解毒散 微汗 急下之此结胸烦躁目直视者不治

图 5-2-37　卅二舌

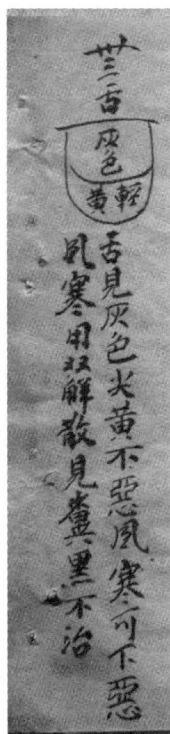

卅三舌

（灰色黄 轻）

舌见灰色火黄不恶风寒用双解散见尽黑不治 凤寒可下不恶

图 5-2-38　卅三舌

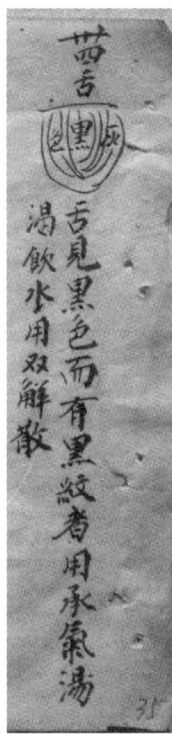

卅四舌

（黑灰色）

舌见黑色而有黑纹者用承气汤 汤饮水用双解散

图 5-2-39　卅四舌

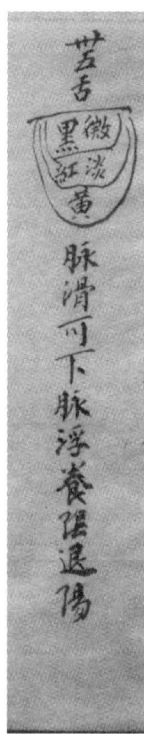

卅五舌

（微淡黑红黄）

脉滑可下脉浮养胃退阳

图 5-2-40　卅五舌

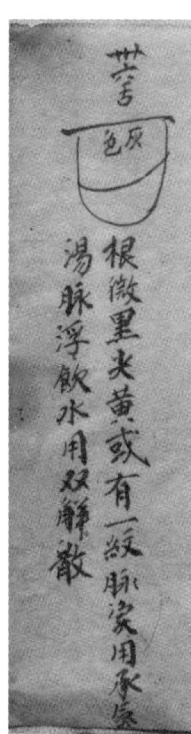

卅六舌

（灰色）

根微黑夹黄或有一纹脉沉用承气汤脉浮饮水用双解散

图 5-2-41　卅六舌

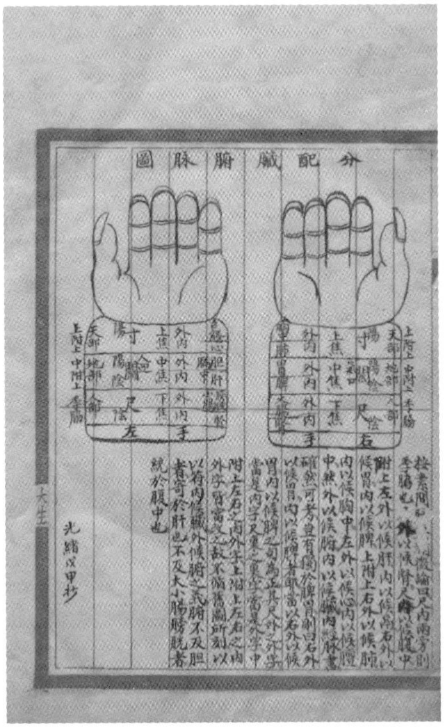

图 5-2-42　分配脏腑脉图

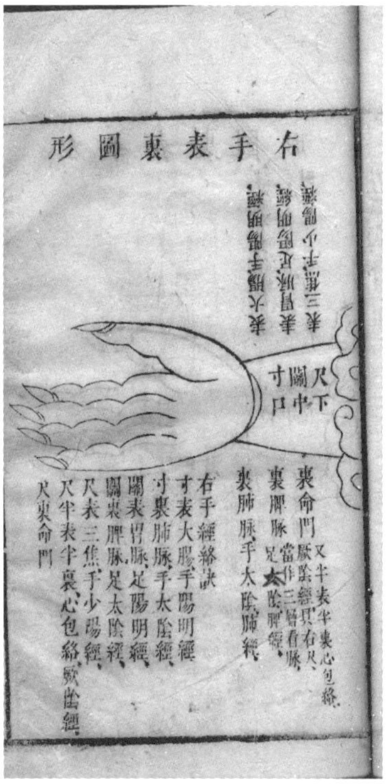

图 5-2-43　右手表里图形

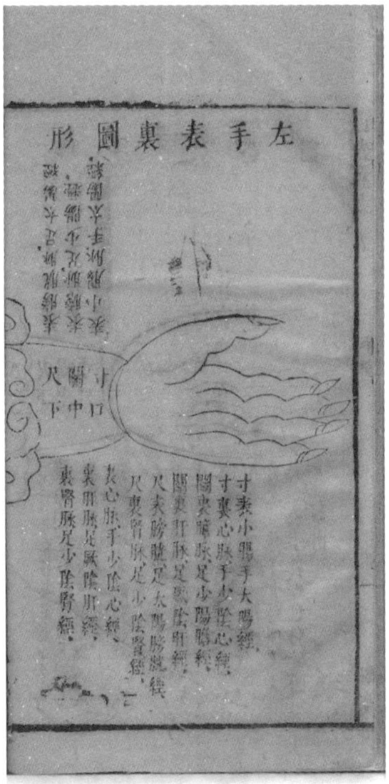

图 5-2-44　左手表里图形

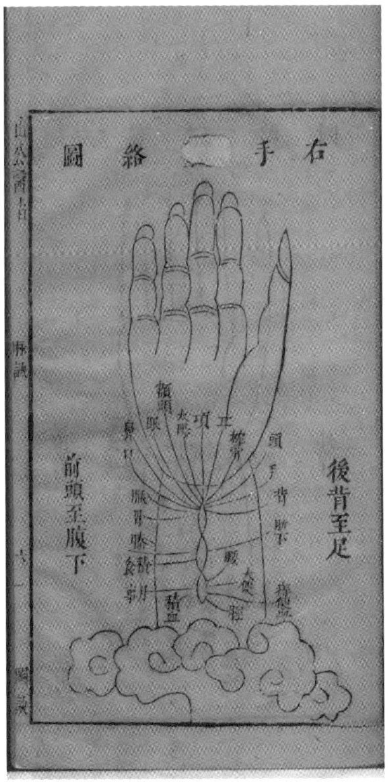

图 5-2-45　右手经络图

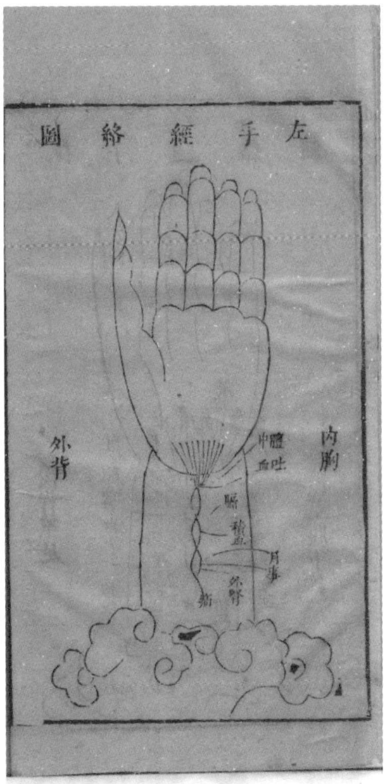

图 5-2-46　左手经络图

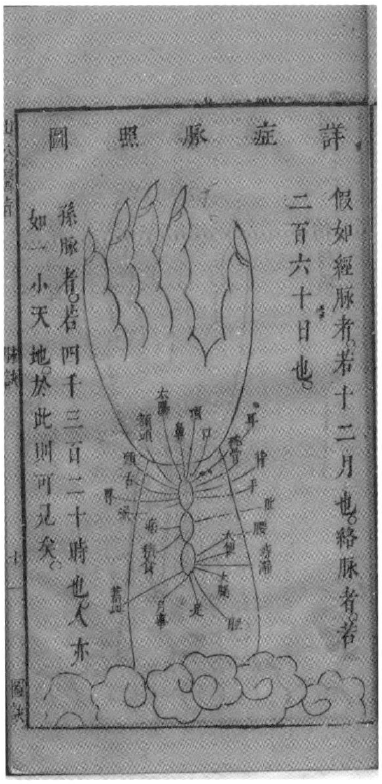

图 5-2-47　详症脉照图

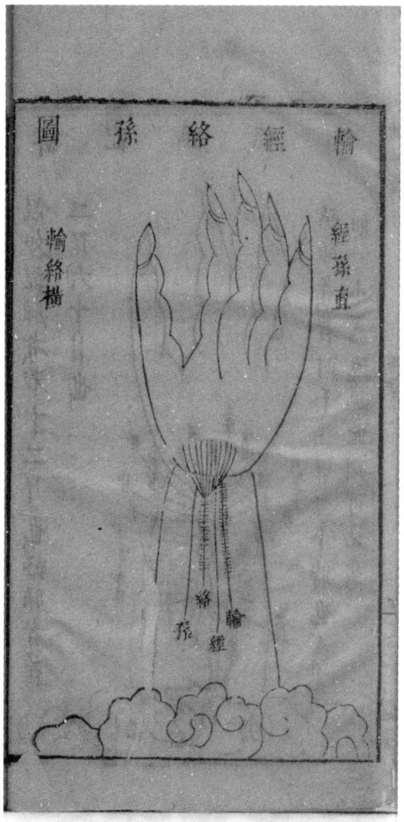

图 5-2-48　输经络孙图

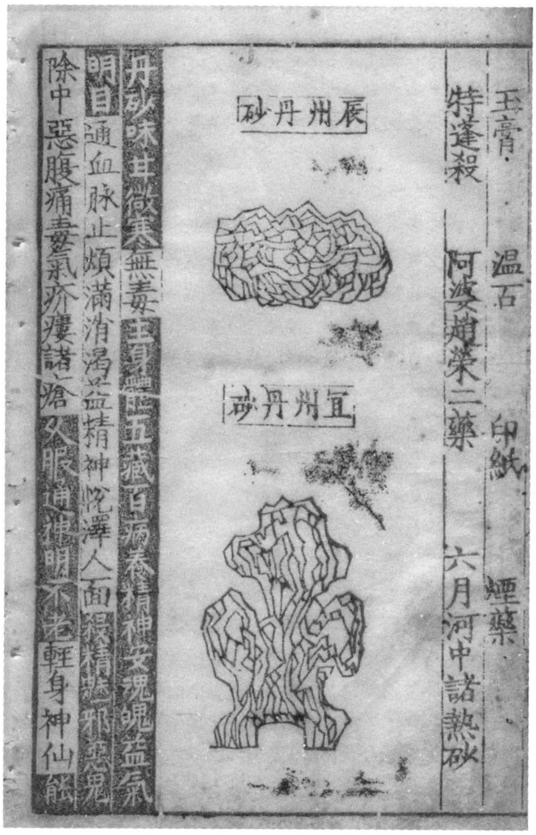

图 5-4-49　辰州丹砂　　图 5-4-50　宜州丹砂

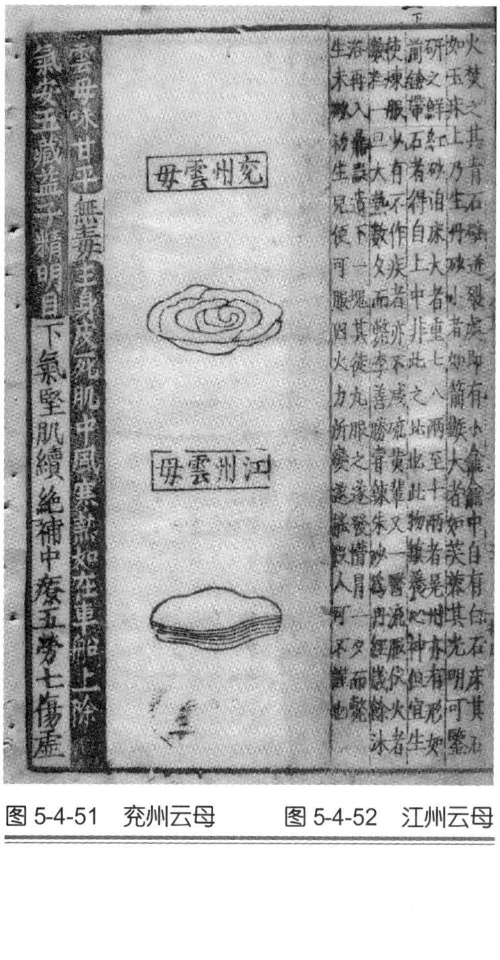

图 5-4-51　兖州云母　　图 5-4-52　江州云母

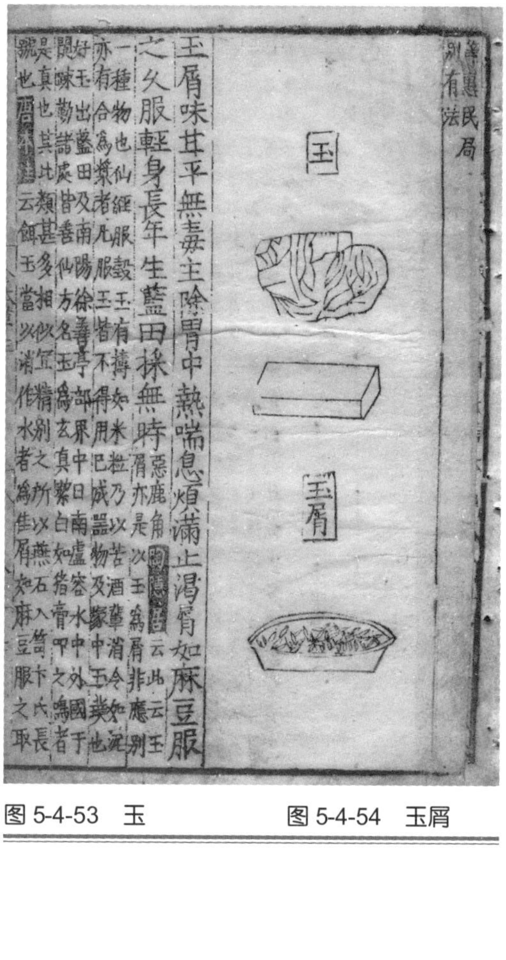

图 5-4-53　玉　　图 5-4-54　玉屑

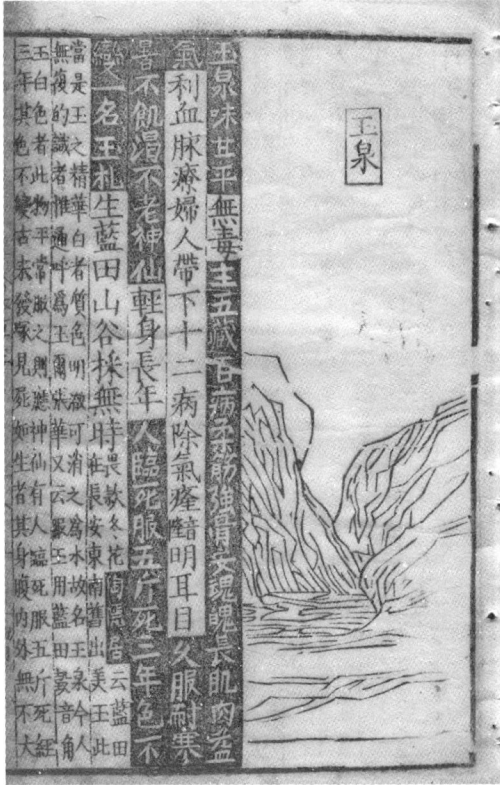

图 5-4-55　玉泉

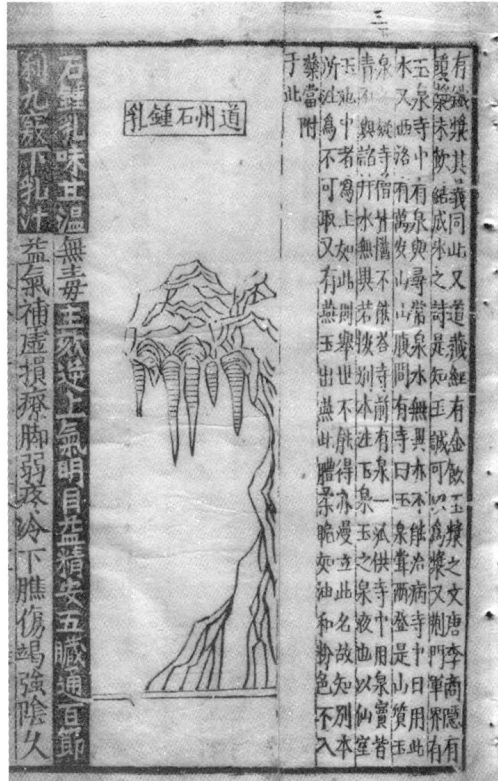

图 5-4-56　道州石钟乳

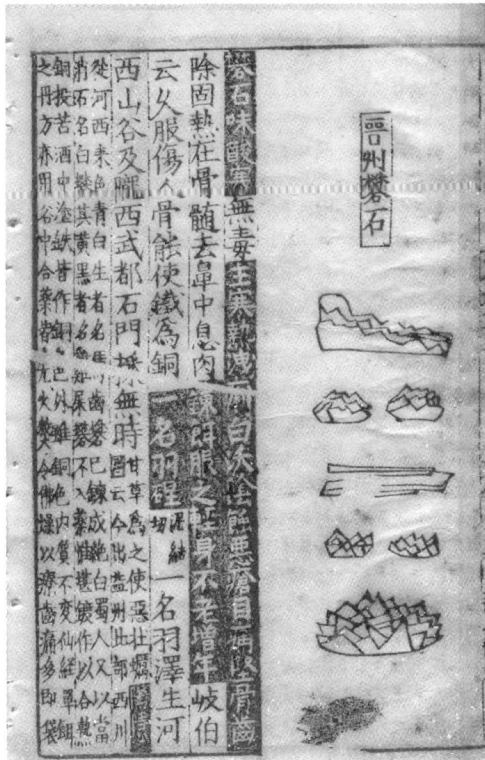

图 5-4-57　晋州矾石

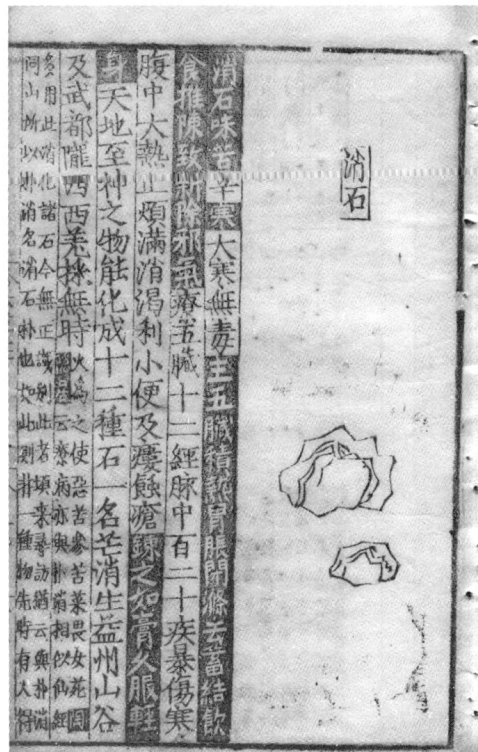

图 5-4-58　消石

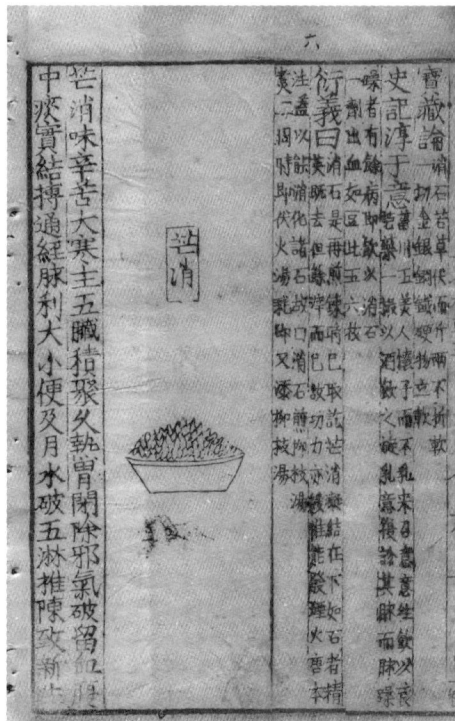

芒消味辛苦大寒主五臟積聚久熱胃閉除邪氣破留血……通經脈利大小便及月水破五淋推陳致新生……

图 5-4-59　芒消

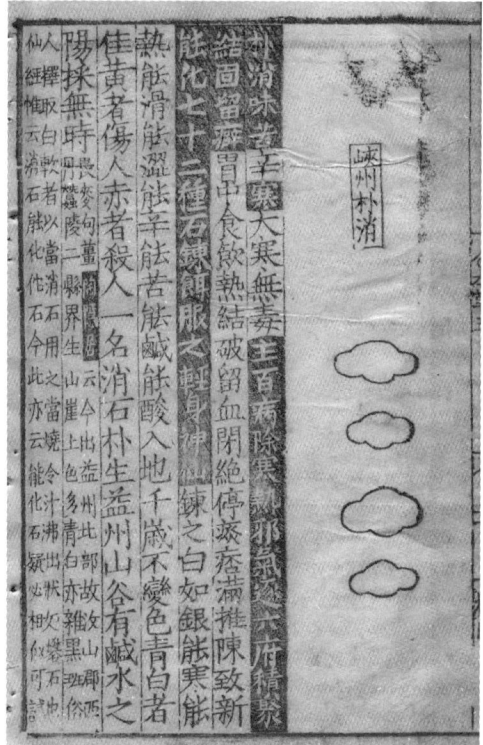

图 5-4-60　峡州朴消

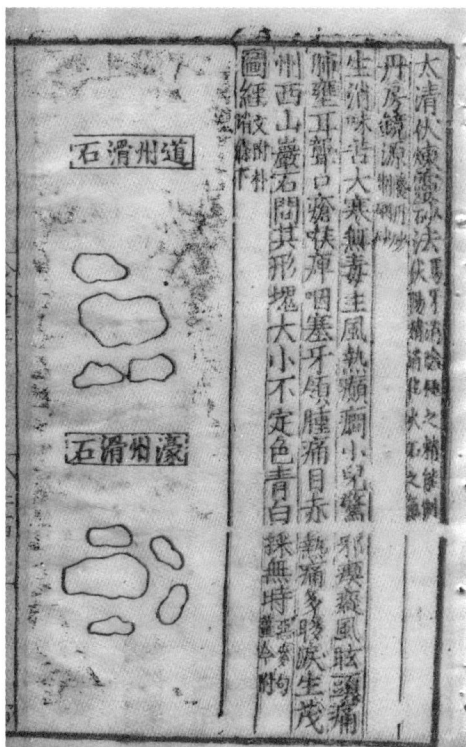

图 5-4-61　道州滑石　　　图 5-4-62　濠州滑石

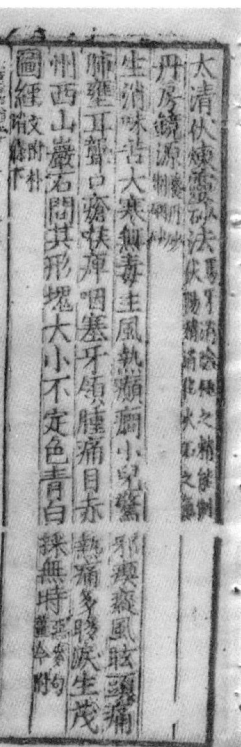

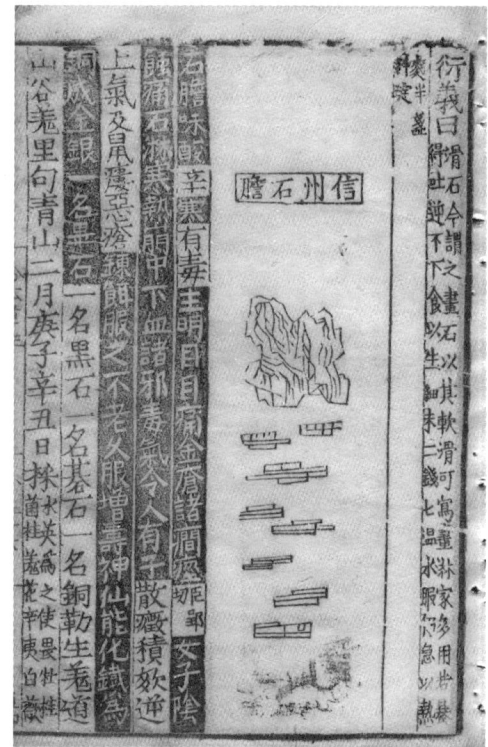

图 5-4-63　信州石胆

空青味甘酸寒大寒無毒主青盲耳聾明目利九竅通血脈
養精神益肝氣療目赤痛去膚翳止淚出利水道下乳汁通
關節破堅積大服輕身延年不老令人不忘志高神仙能化
銅鐵鉛錫作金生益州山谷及越嶲山有銅處銅精熏則生
空青其腹中空三月中旬採亦無時

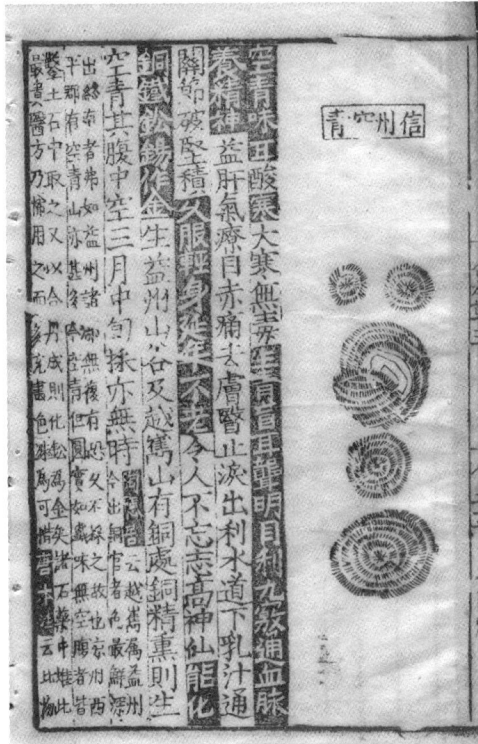

图 5-4-64　信州空青

曾青味酸小寒無毒主目痛止淚出風痺利關節通九竅破
癥堅積聚養肝膽除寒熱殺白蟲療頭風腦中寒止煩渴補
不足盛陰氣久服輕身不老能化金銅生蜀中山谷及越嶲
採無時

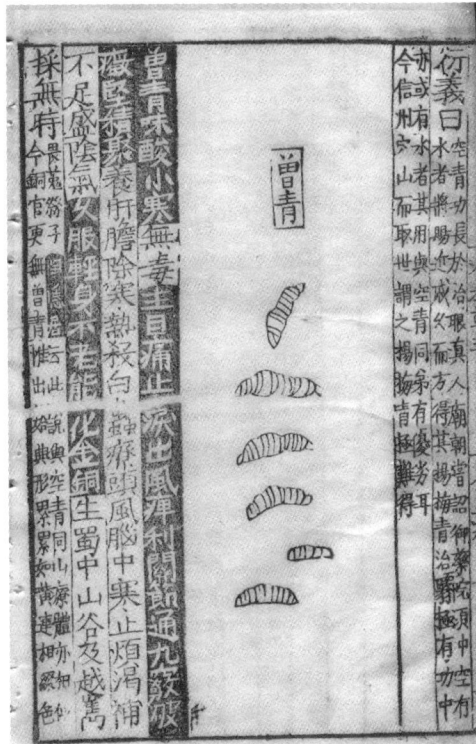

图 5-4-65　曾青

禹餘粮味甘寒平無毒主欬逆寒熱煩滿下赤白血閉癥瘕
大熱療小腹痛結煩疼肢節不利不飢輕身延年一名白餘
粮生東海池澤及山島中或池澤中

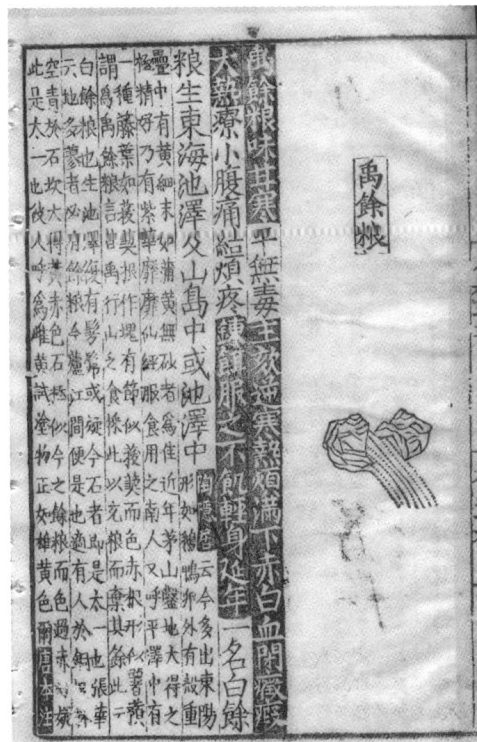

图 5-4-66　禹余粮

白石英味甘辛微溫無毒主消渴陰痿不足欬逆胸膈間久
寒益氣除風濕痺療肺痿下氣利小便補五臟通日月光令
人耐寒熱久服輕身長年生華陰山谷及太山大如指長二三寸
六面如削白澈有光其黃端白稜名黃石英赤端名赤石英
青端名青石英黑端名黑石英二月採亦無時

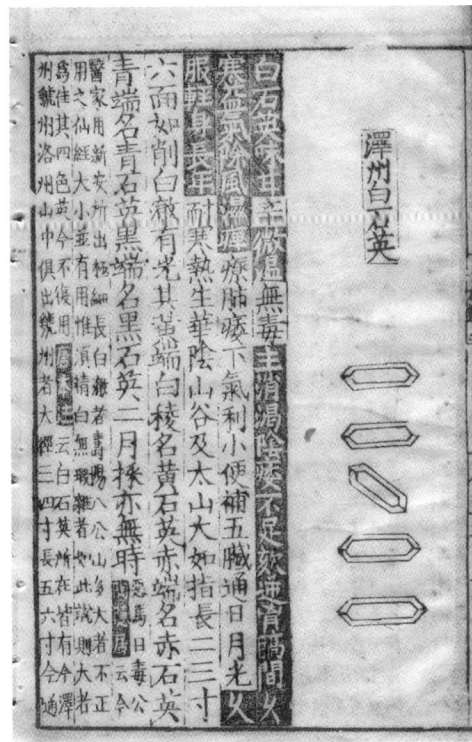

图 5-4-67　泽州白石英

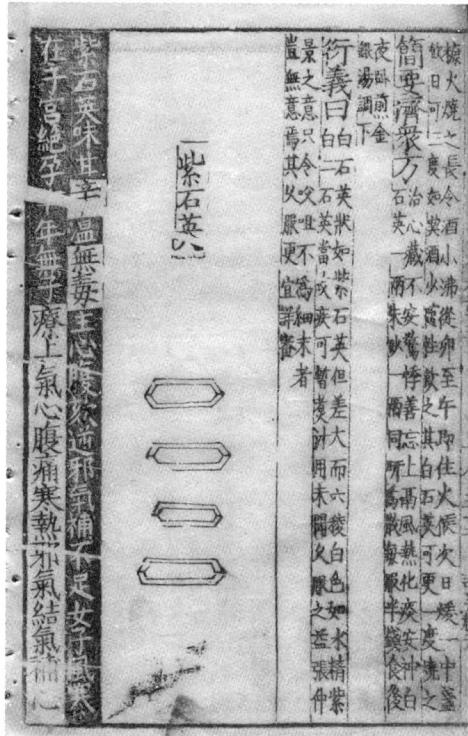

图 5-4-68　紫石英

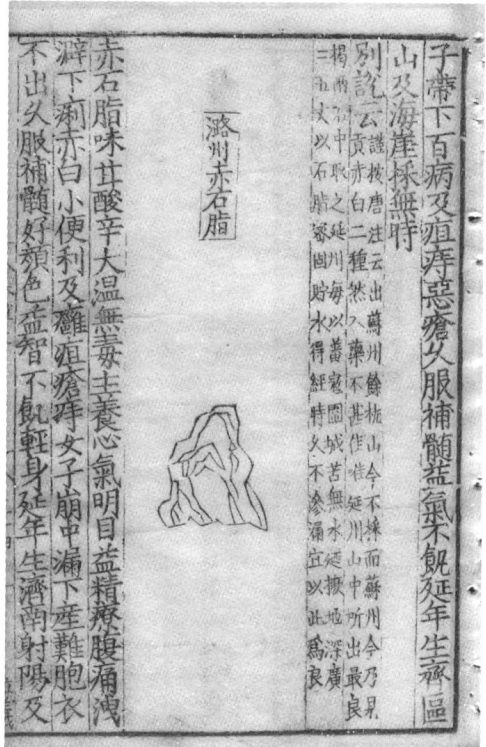

图 5-4-69　潞州赤石脂

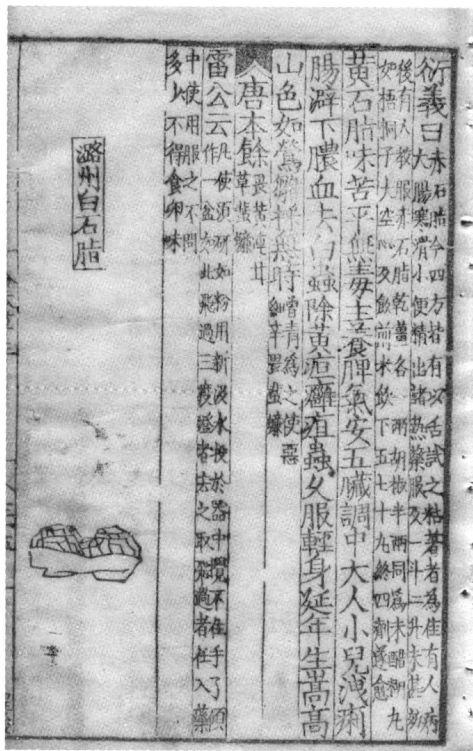

图 5-4-70　潞州白石脂

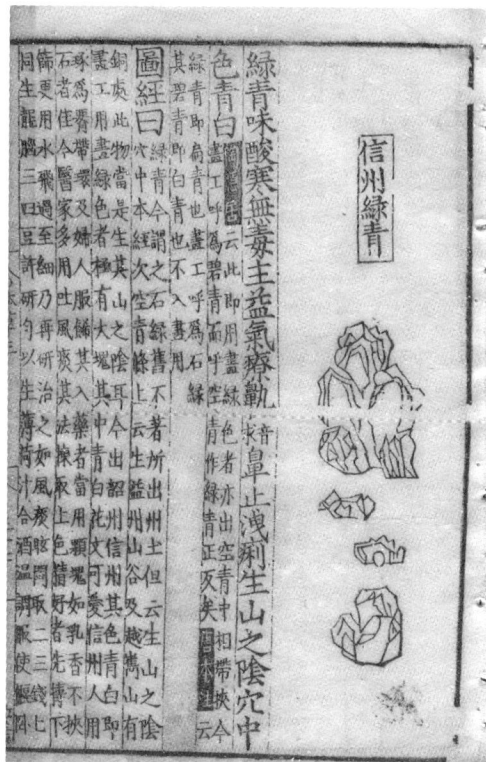

图 5-4-71　信州绿青

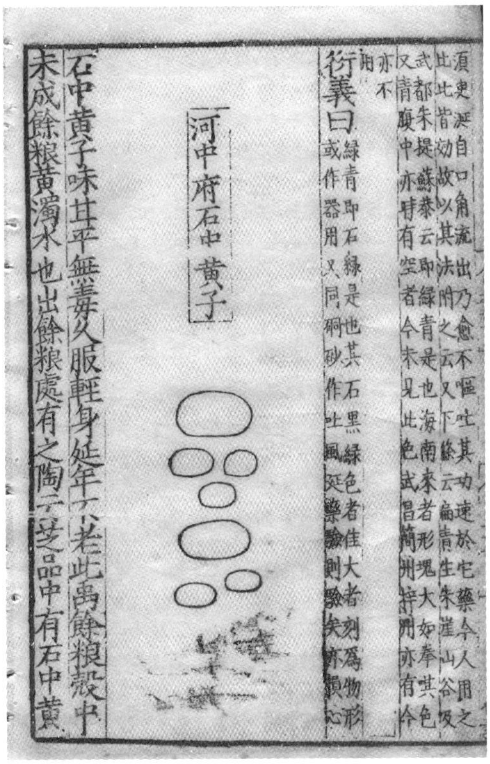

河中府石中黄子

石中黄子味甘平無毒久服輕身延年不老此是餘糧殼中未成餘糧黄濁水也出餘糧處有之陶云……品中有石中黄

衍義曰或作器用又同綠青即石綠是也……

图 5-4-72　河中府石中黄子

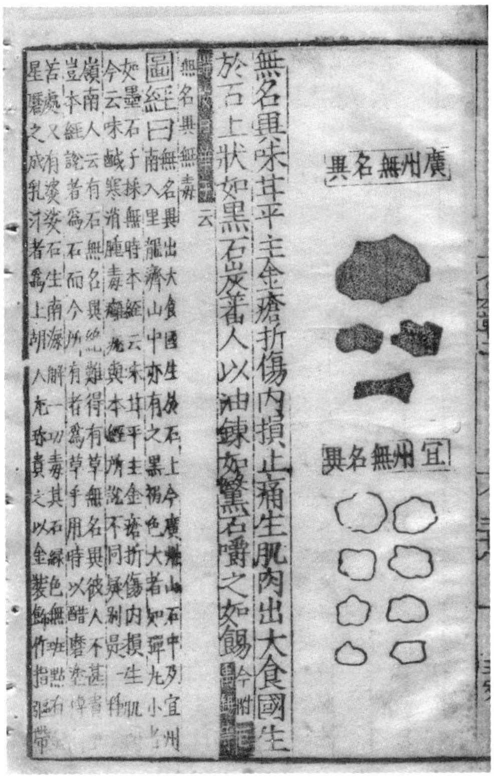

廣州無名異

宜州無名異

無名異味甘平主金瘡折傷內損止痛生肌肉……於石上狀如黑石……以油煉如鱉石……國生

圖經曰無名異……

图 5-4-73　广州无名异　图 5-4-74　宜州无名异

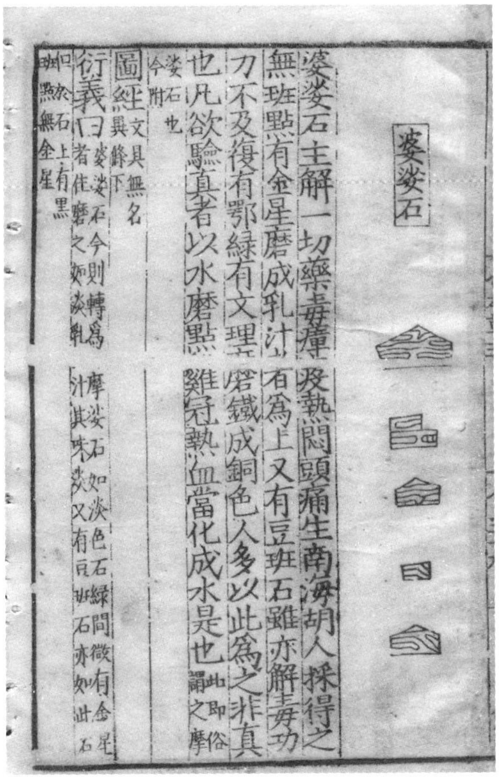

婆娑石

婆娑石主解一切藥毒……南海胡人採得之……無斑點有金星磨成乳汁……

圖經曰婆娑石……

图 5-4-75　婆娑石

雄黄

黃　雄州階

黃　華　窟水州階

雄黄味苦平寒大温有毒主寒熱鼠瘻……殺精物惡鬼……石生武都山谷燉煌山之陽採無時……

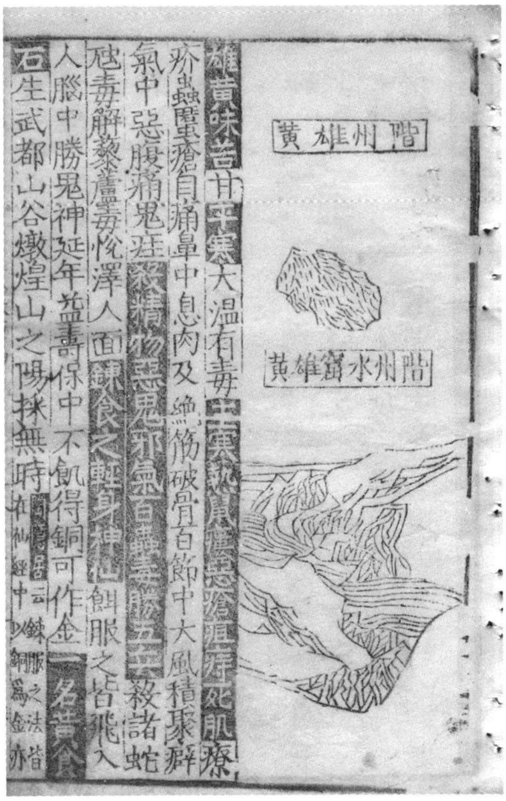

图 5-4-76　阶州雄黄　图 5-4-77　阶州水窟雄黄

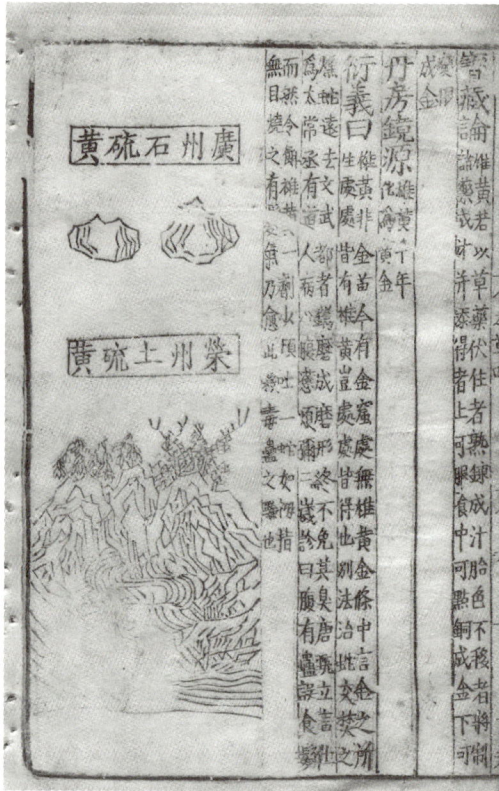

图 5-4-78 广州石硫黄　　图 5-4-79 荣州土硫黄　　图 5-4-80 阶州雌黄

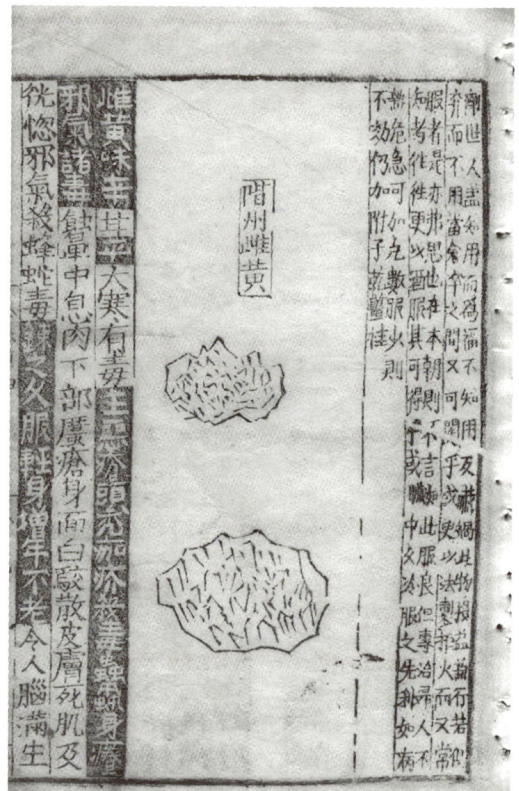

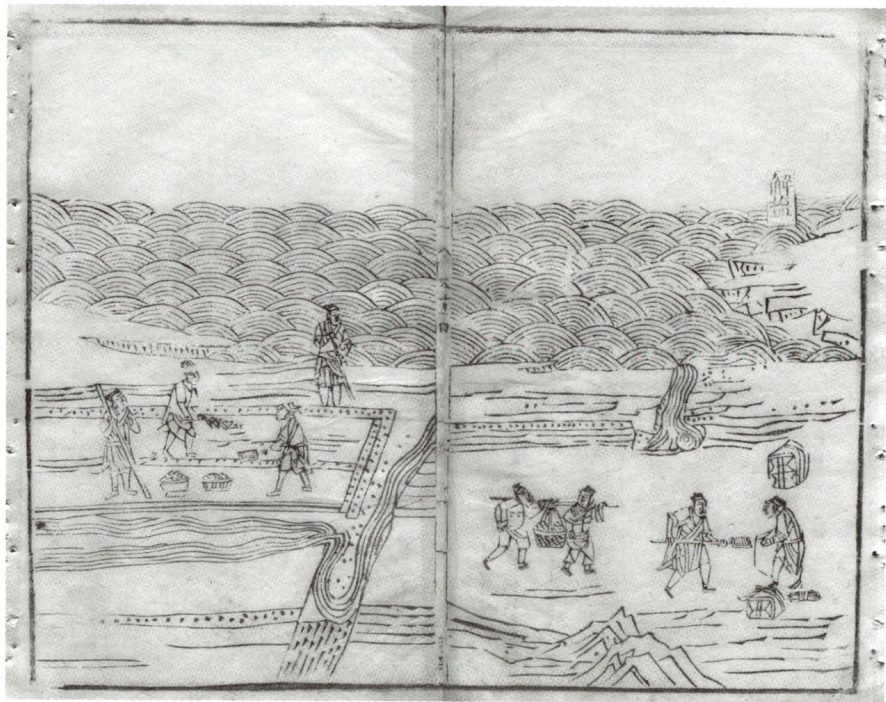

图 5-4-81 解盐

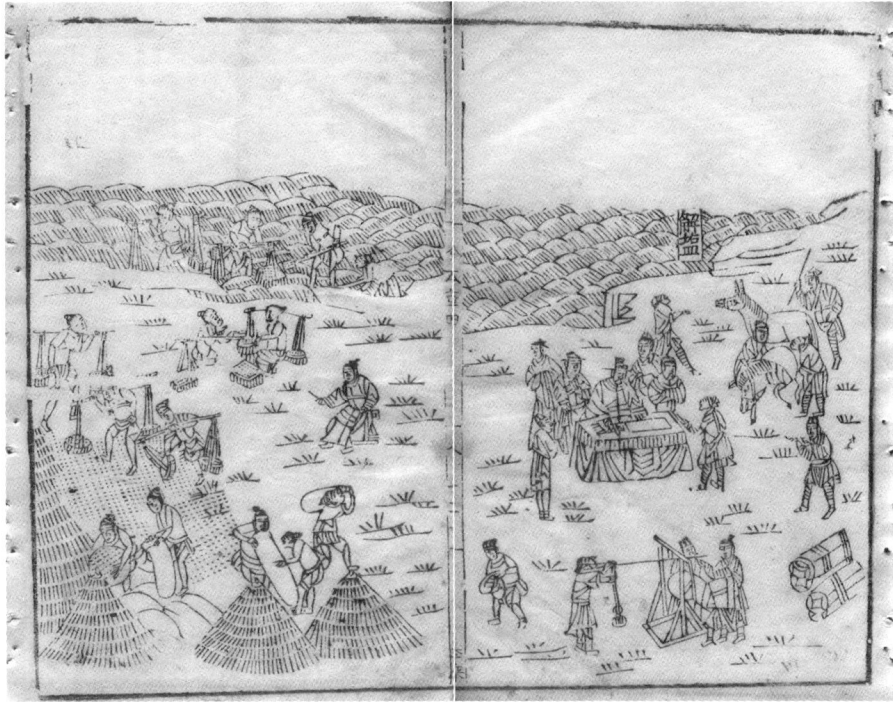

图 5-4-82　解盐

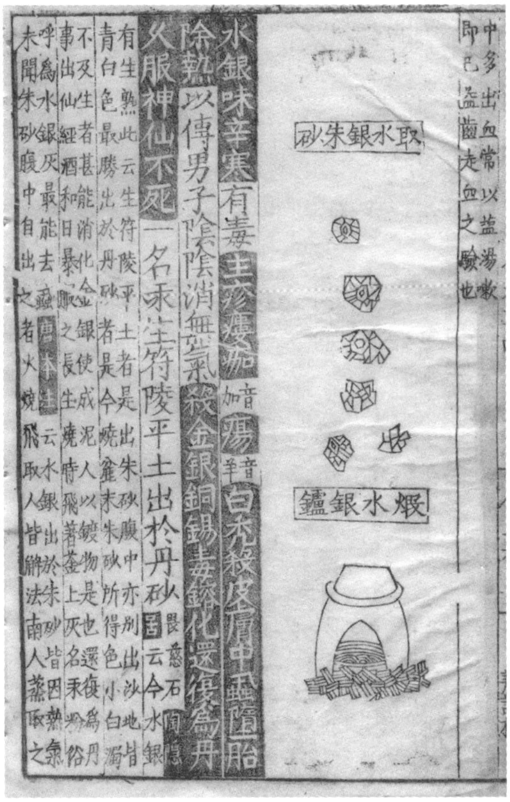

图 5-4-83　取水银朱砂　图 5-4-84　煅水银炉

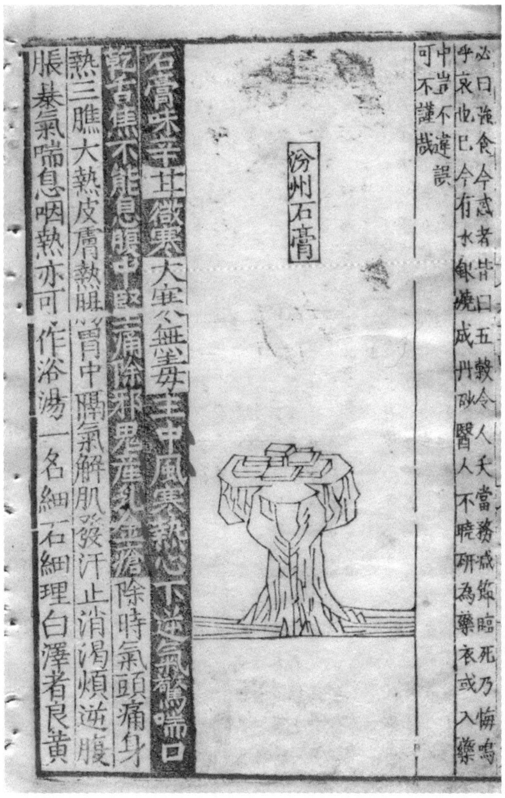

图 5-4-85　汾州石膏

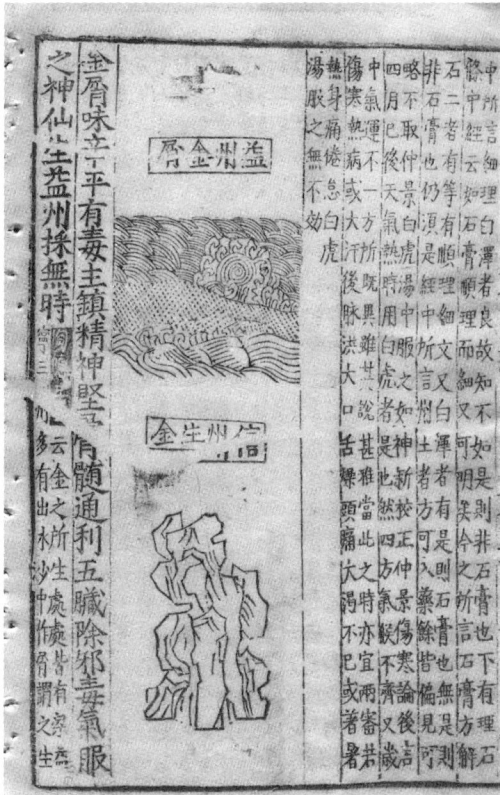

图 5-4-86　益州金屑　图 5-4-87　信州生金

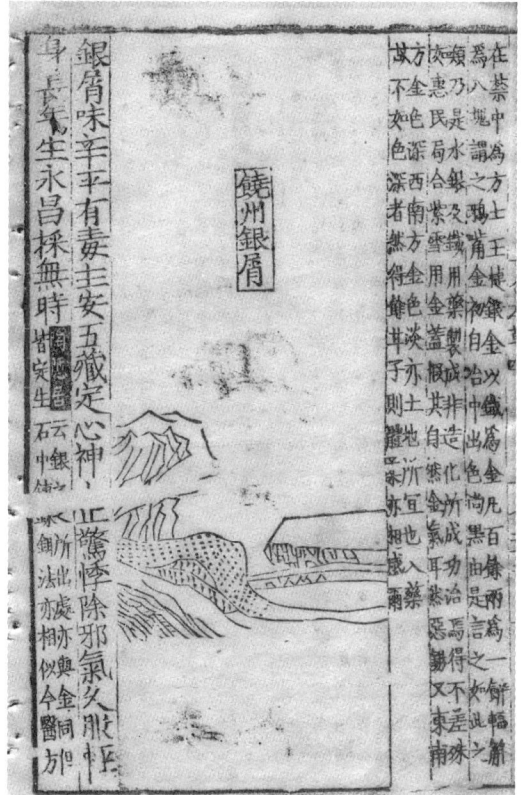

图 5-4-88　饶州银屑

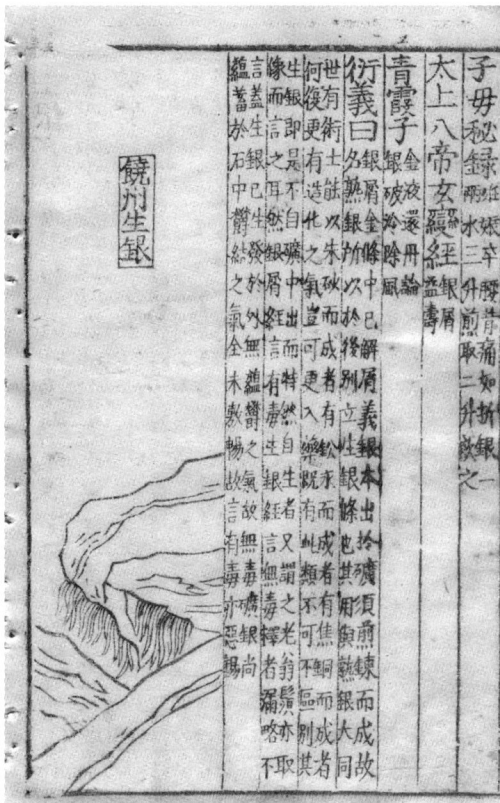

图 5-4-89　饶州生银

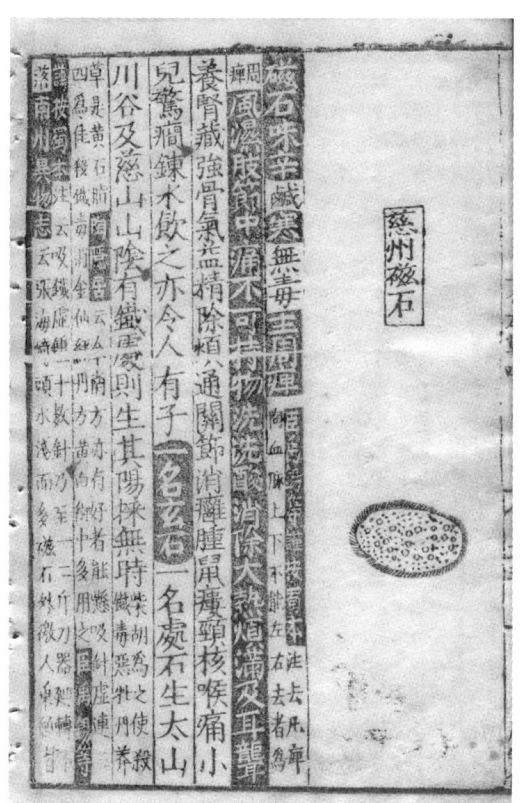

图 5-4-90　慈州磁石

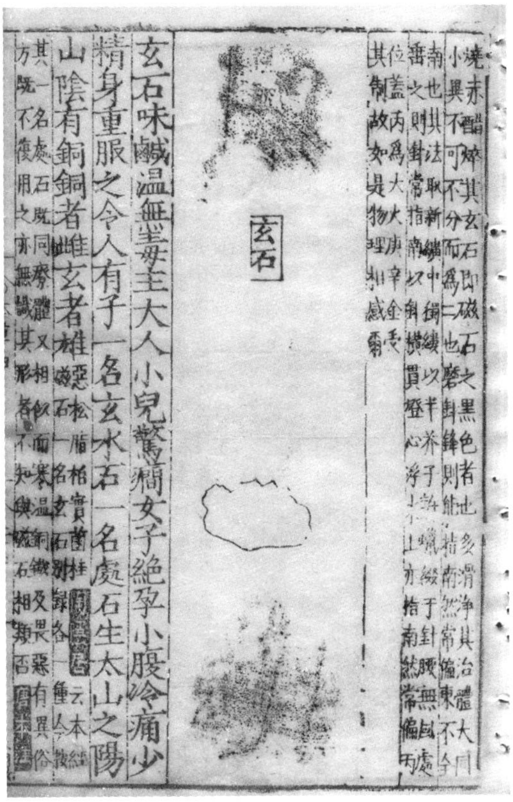
燒赤醋淬其玄石即磁石之黑色者也多滑淨其治體大同小異不可不分而爲二也……

玄石味鹹溫無毒主大人小兒驚癇女子絕孕小腹冷痛少精身重服之令人有子一名玄水石一名處石生太山之陽山陰有銅銅者雌玄者雄

图 5-4-91　玄石

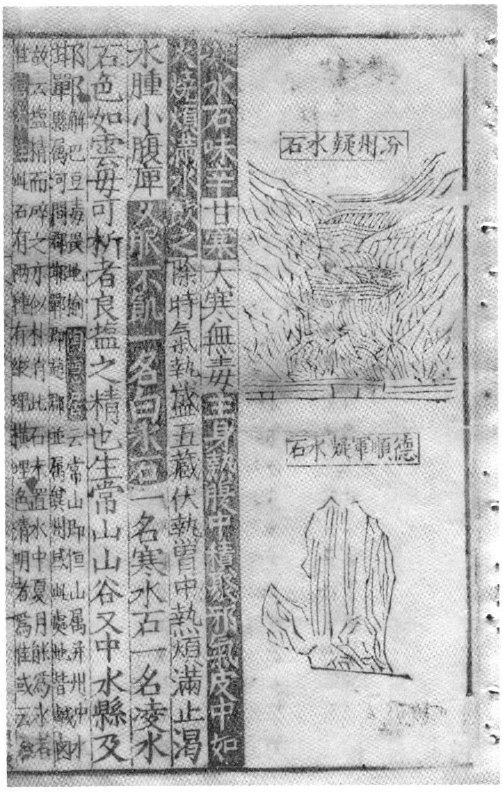
凝水石味辛甘寒大寒無毒主身熱腹中積聚邪氣皮中如火燒爛煩滿水飲之除時氣熱盛五藏伏熱胃中熱煩滿止渴水腫小腹痹久服不飢一名白水石一名寒水石一名凌水石色如雲母可析者良鹽之精也生常山山谷又中水縣及邯鄲

图 5-4-92　汾州凝水石　图 5-4-93　德顺军凝水石

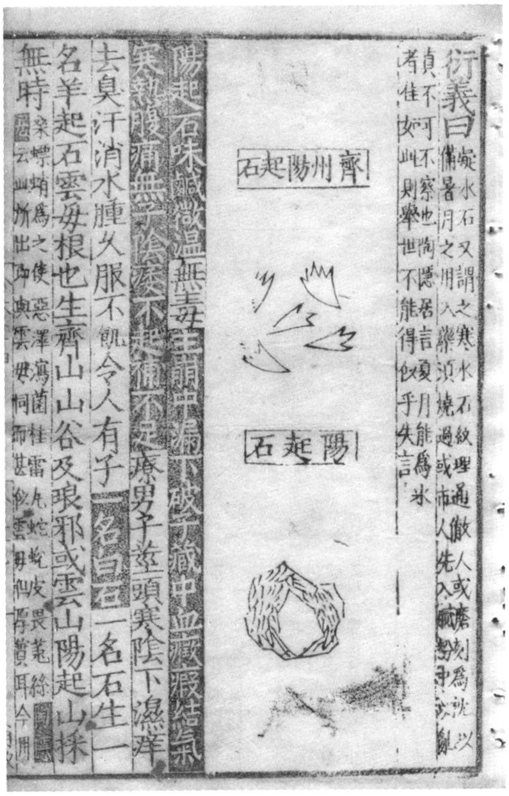
衍義曰凝水石又謂之寒水石……
陽起石味鹹微溫無毒主崩中漏下破子藏中血癥瘕結氣寒熱腹痛無子陰痿不起補不足療男子莖頭寒陰下濕痒去臭汗消水腫久服不飢令人有子一名白石一名石生一名羊起石雲母根也生齊山山谷及琅邪或雲山陽起山採無時

图 5-4-94　齐州阳起石　图 5-4-95　阳起石

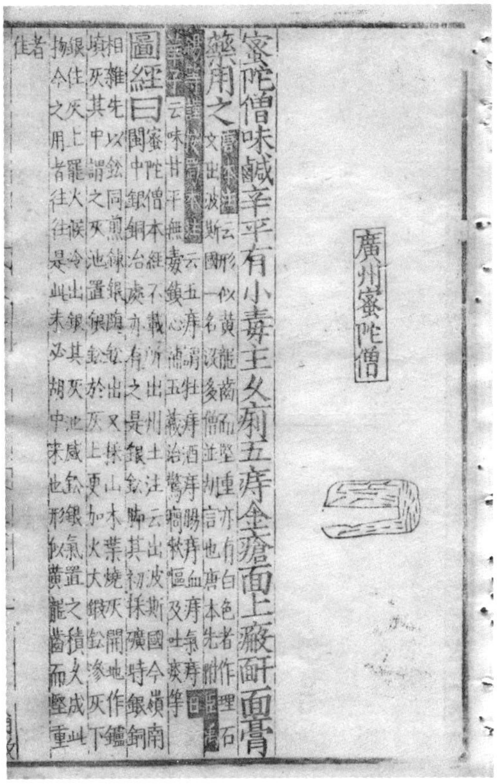
蜜陀僧味鹹辛平有小毒主久痢五痔金瘡面上瘢䵟面膏藥用之
圖經曰蜜陀僧本經不載所出州土注云出波斯國今嶺南閩中銀銅冶處亦有之是銀鉛腳……

图 5-4-96　广州密陀僧

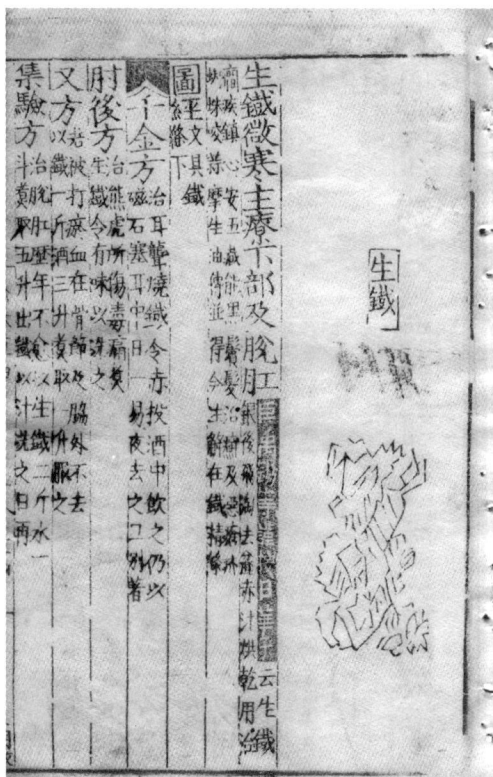

图 5-4-97　生铁

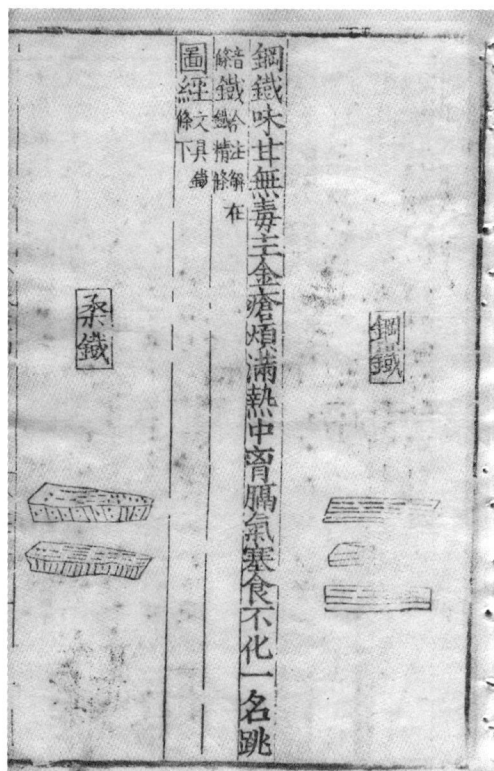

图 5-4-98　钢铁　　　图 5-4-99　柔铁

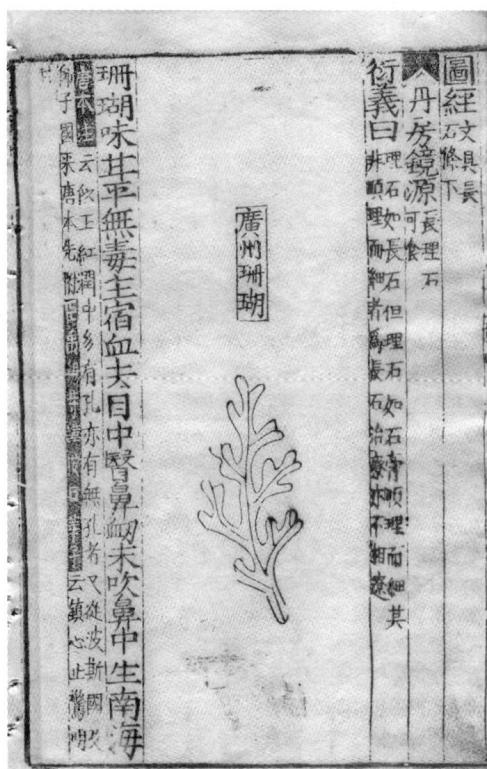

图 5-4-100　广州珊瑚

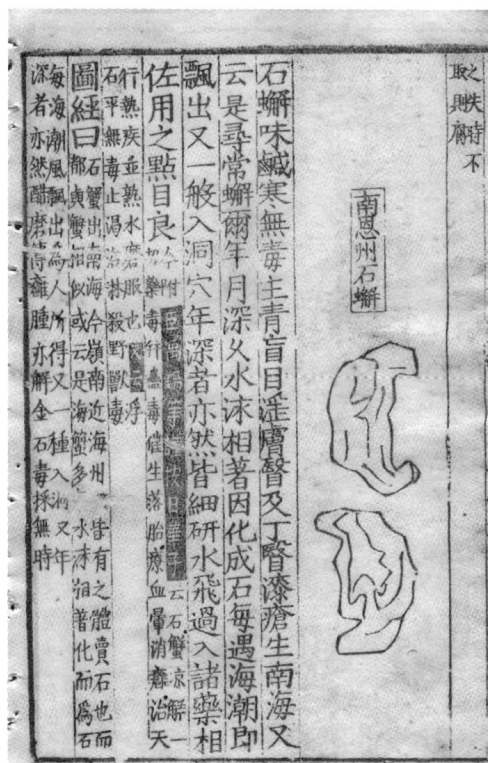

图 5-4-101　南恩州石蟹

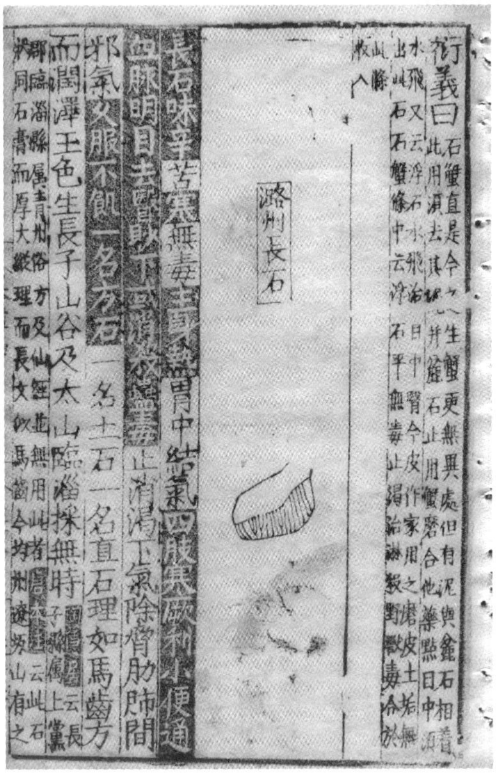

图 5-4-102 潞州长石

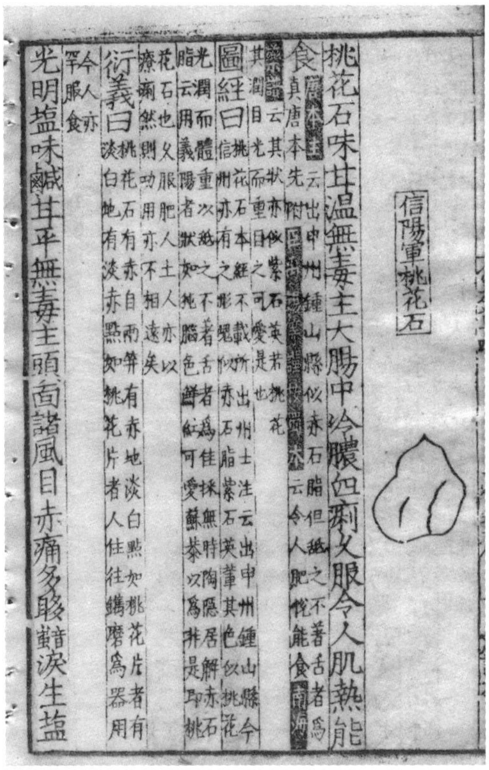

图 5-4-103 信阳军桃花石

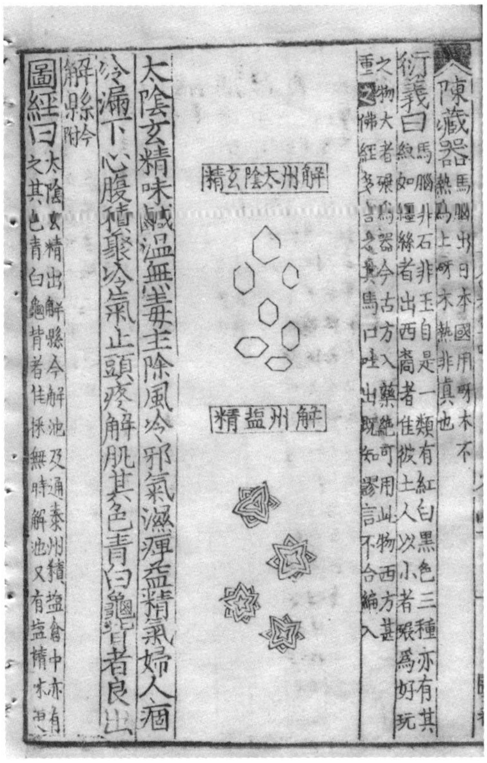

图 5-4-104 解州太阴玄精　图 5-4-105 解州盐精

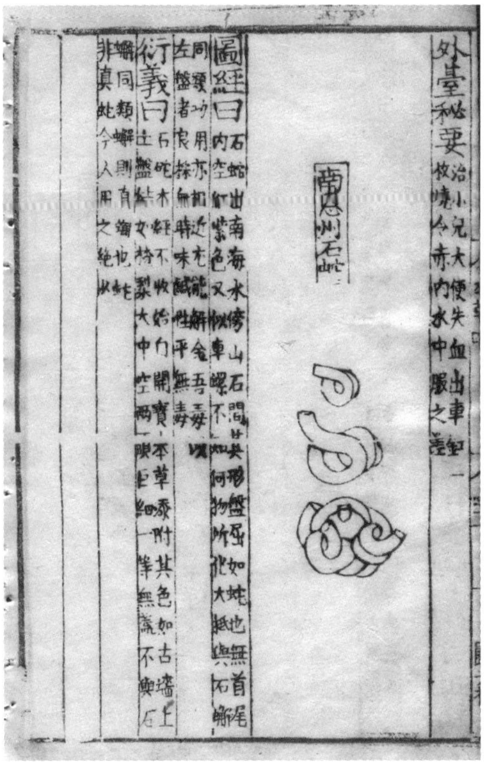

图 5-4-106 南恩州石蛇

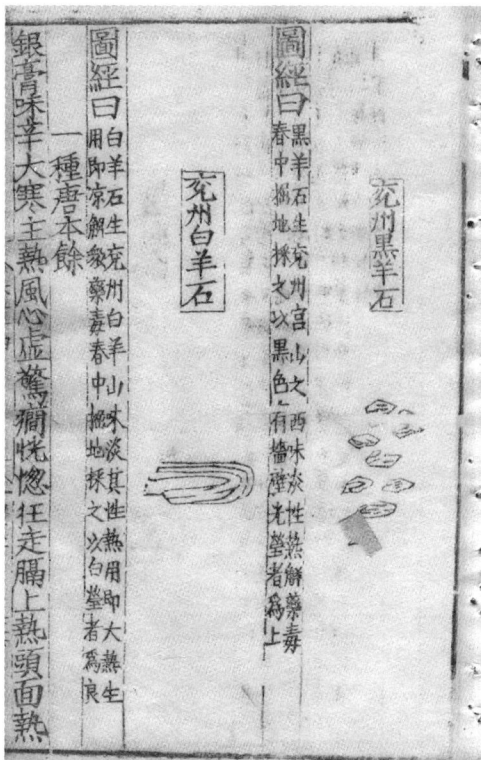

图 5-4-107　兖州黑羊石　图 5-4-108　兖州白羊石　图 5-4-109　石灰

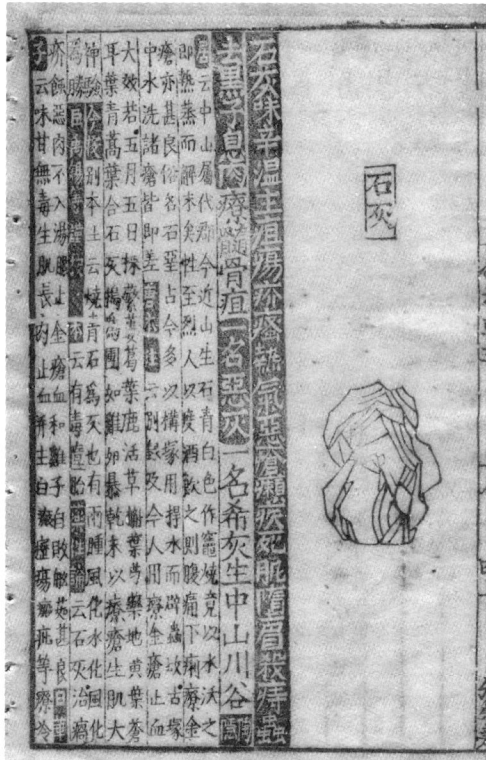

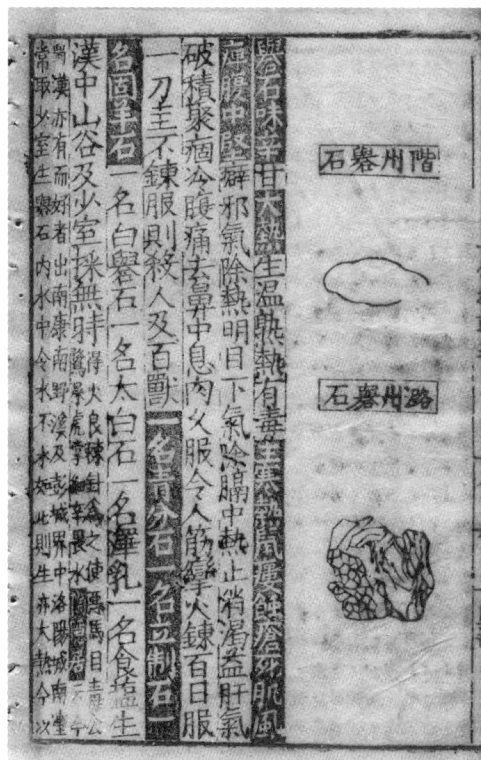

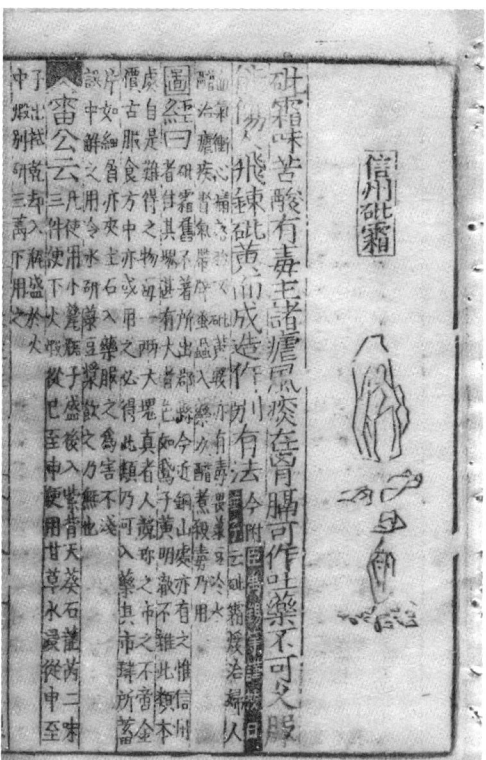

图 5-4-110　阶州礜石　图 5-4-111　潞州礜石　图 5-4-112　信州砒霜

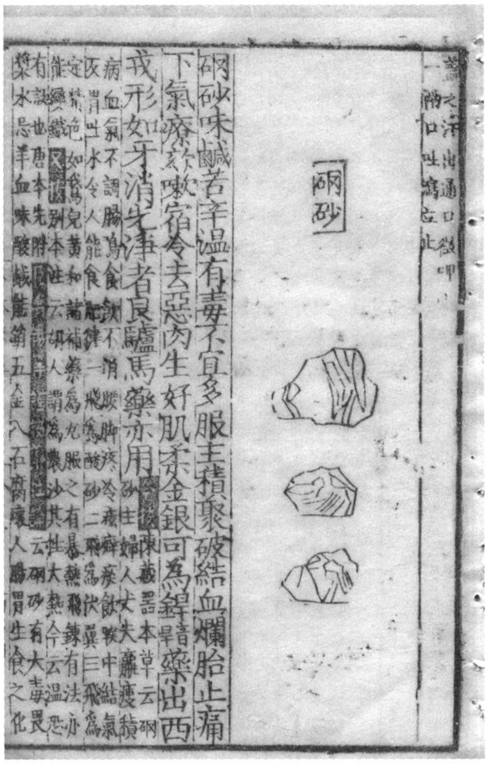

图 5-4-113　硇砂

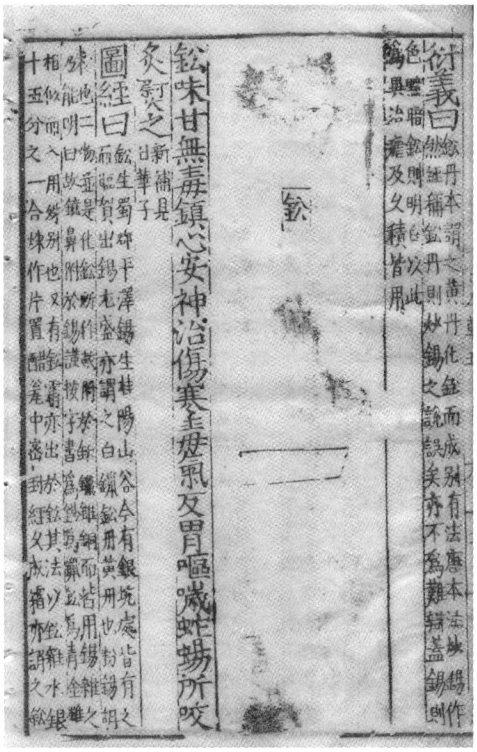

图 5-4-114　铅

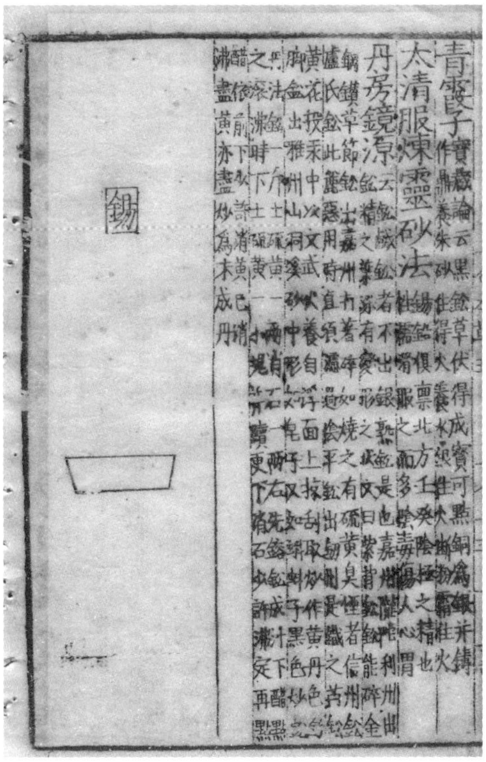

图 5-4-115　锡

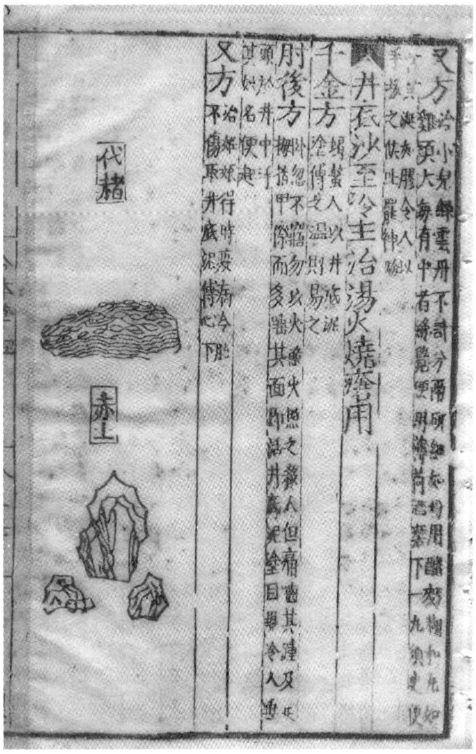

图 5-4-116　代赭　　图 5-4-117　赤土

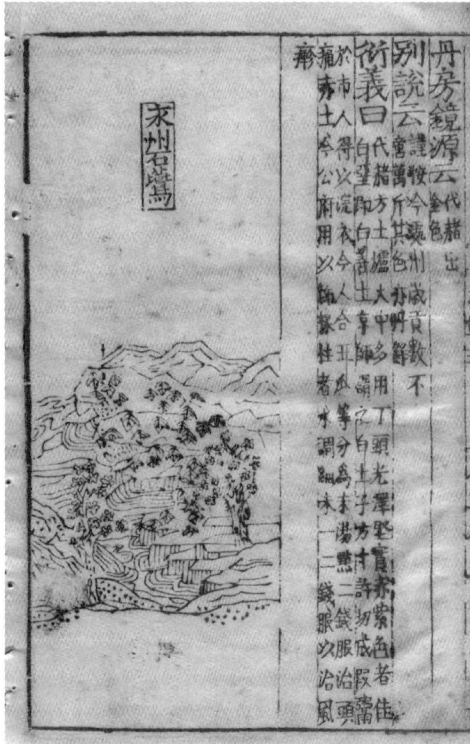

图 5-4-118　永州石燕

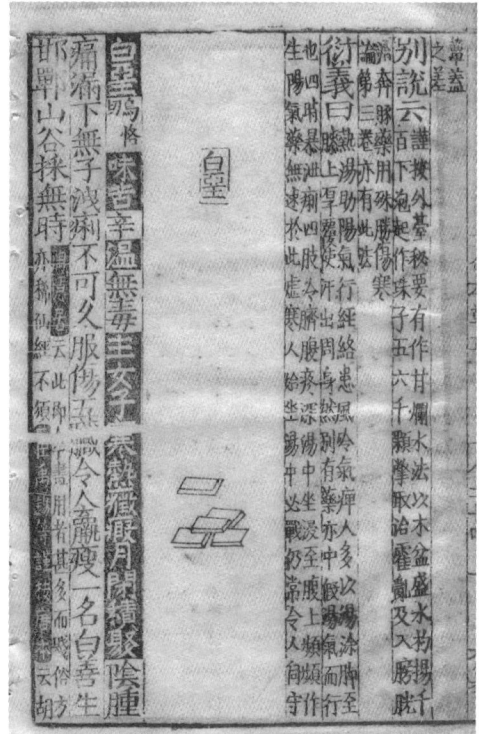

图 5-4-119　白垩

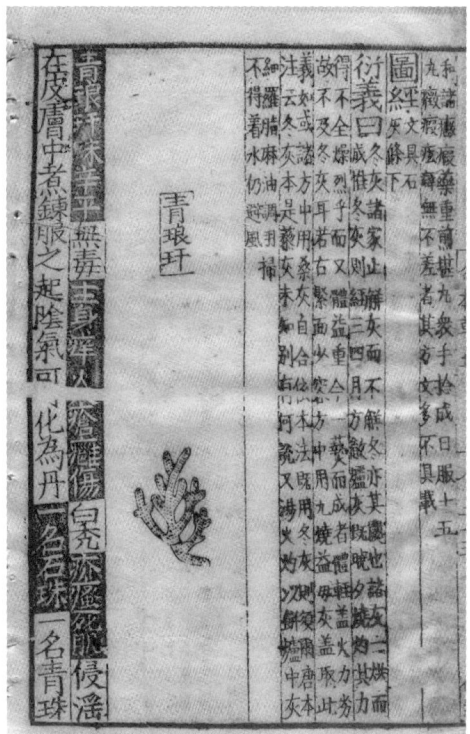

图 5-4-120　青琅玕

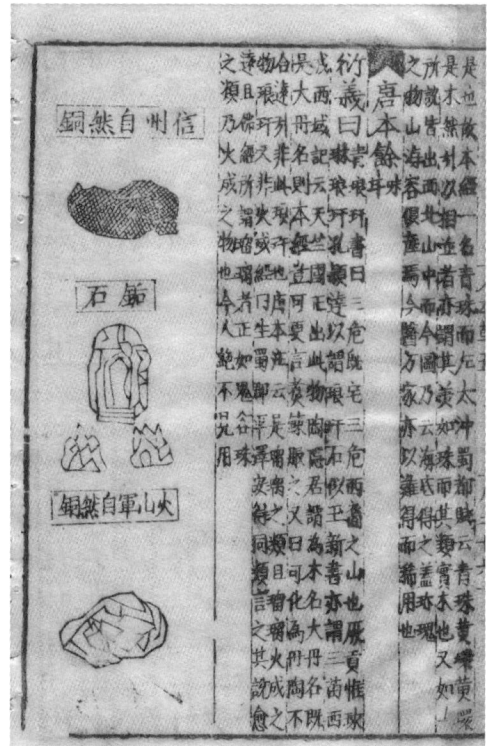

图 5-4-121　信州自然铜　　图 5-4-122　鉐石

图 5-4-123　火山军自然铜

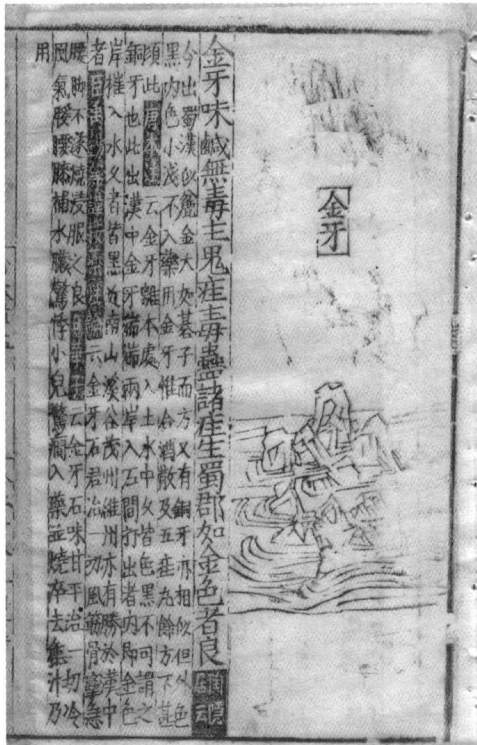

图 5-4-124　金牙

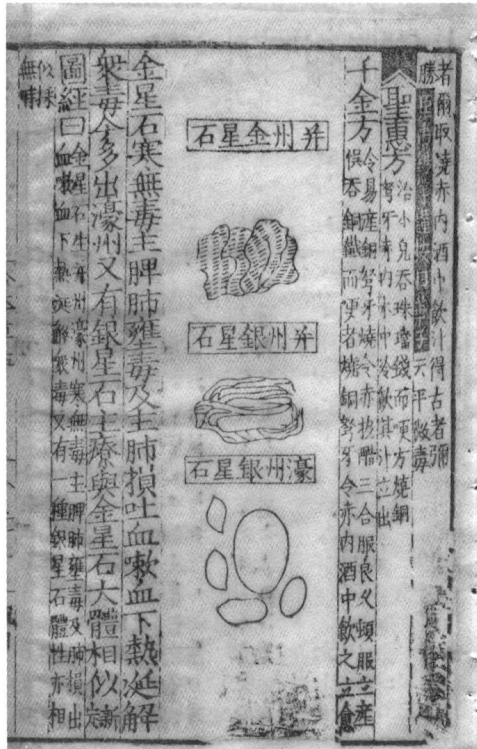

图 5-4-125　并州金星石　图 5-4-126　并州银星石
图 5-4-127　濠州银星石

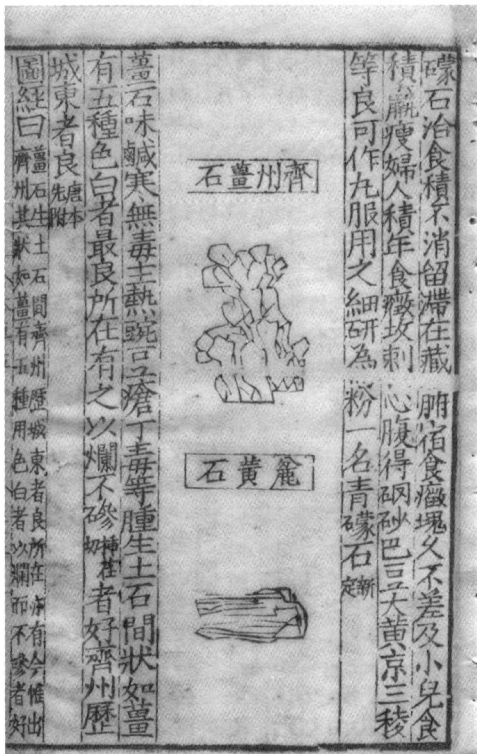

图 5-4-128　齐州姜石　图 5-4-129　粗黄石

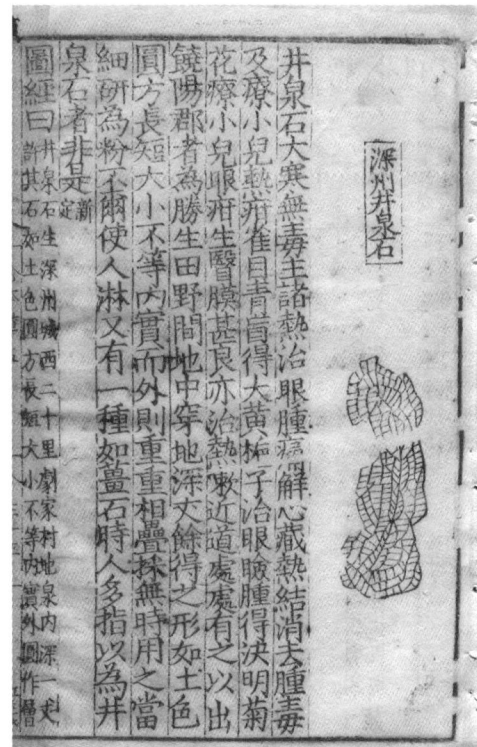

图 5-4-130　深州井泉石

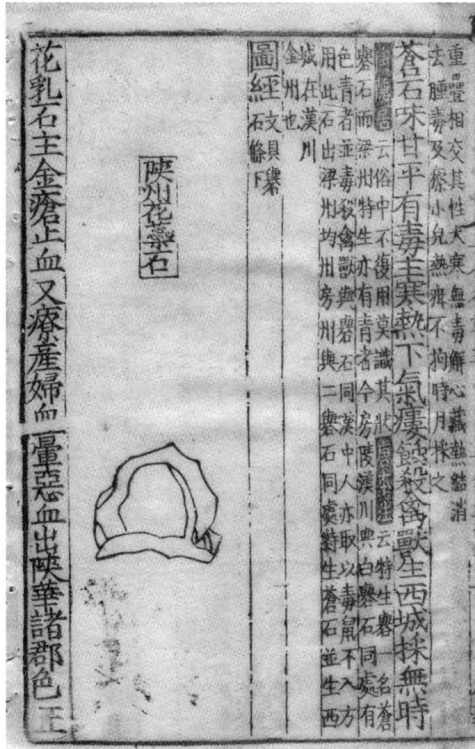

图 5-4-131　陕州花蕊石

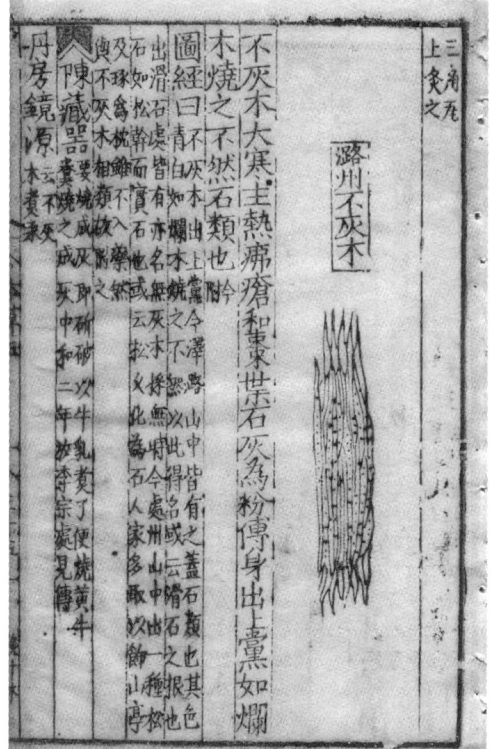

图 5-4-132　潞州不灰木

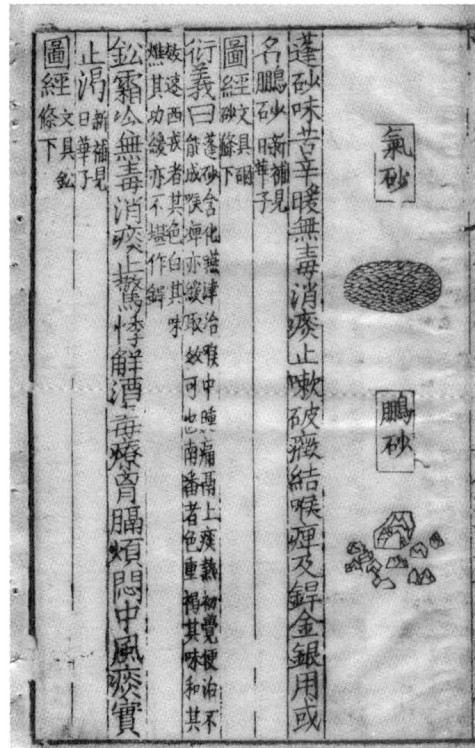

图 5-4-133　气砂　　　图 5-4-134　鹏砂

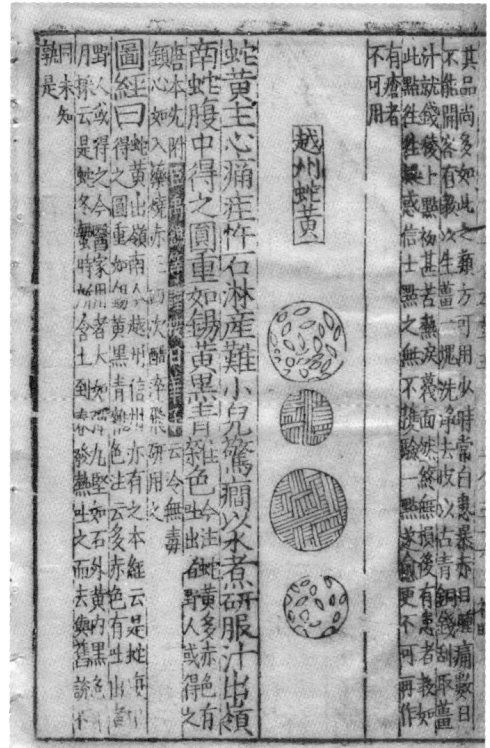

图 5-4-135　越州蛇黄

图 5-4-136　丹州黄精　图 5-4-137　滁州黄精
图 5-4-138　兖州黄精

图 5-4-139　荆门军黄精 图 5-4-140　解州黄精
图 5-4-141　永康军黄精 图 5-4-142　商州黄精

图 5-4-143　洪州黄精　图 5-4-144　解州黄精
图 5-4-145　相州黄精

图 5-4-146　戎州菖蒲　图 5-4-147　衡州菖蒲
图 5-4-148　卫州菖蒲

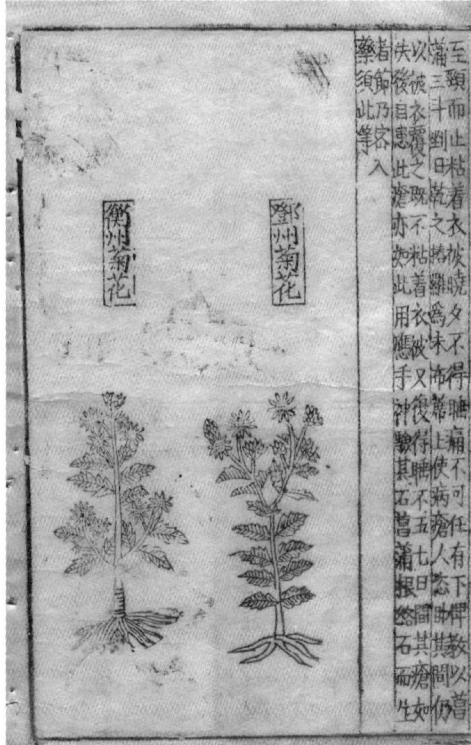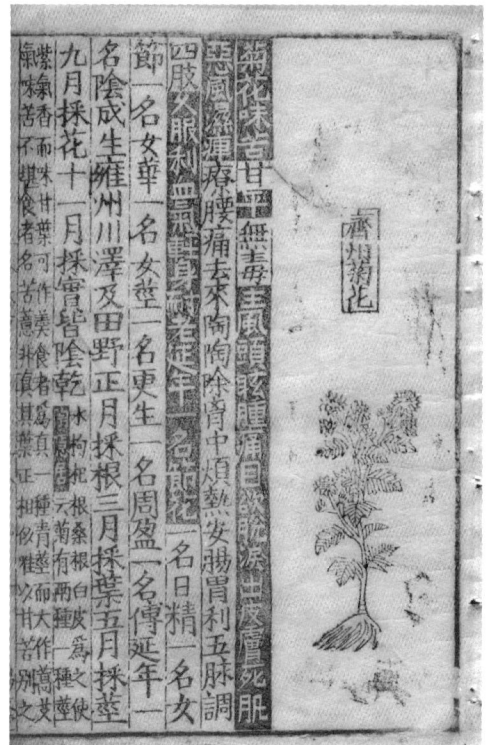

图 5-4-149　邓州菊花　图 5-4-150　衡州菊花　　图 5-4-151　齐州菊花

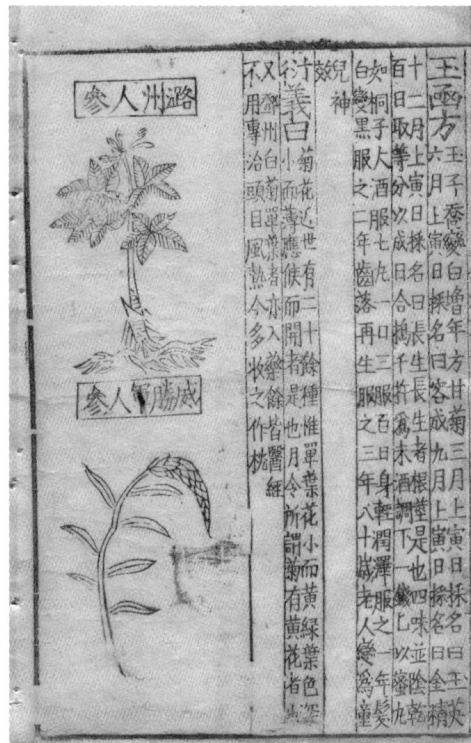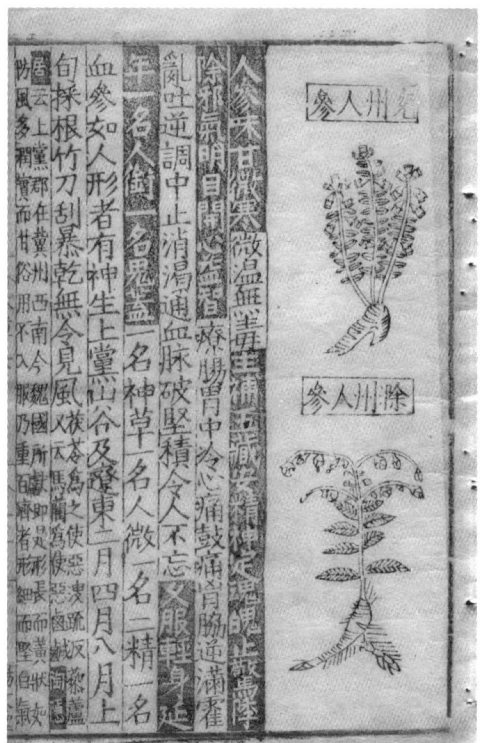

图 5-4-152　潞州人参　图 5-4-153　威胜军人参　　图 5-4-154　兖州人参　图 5-4-155　滁州人参

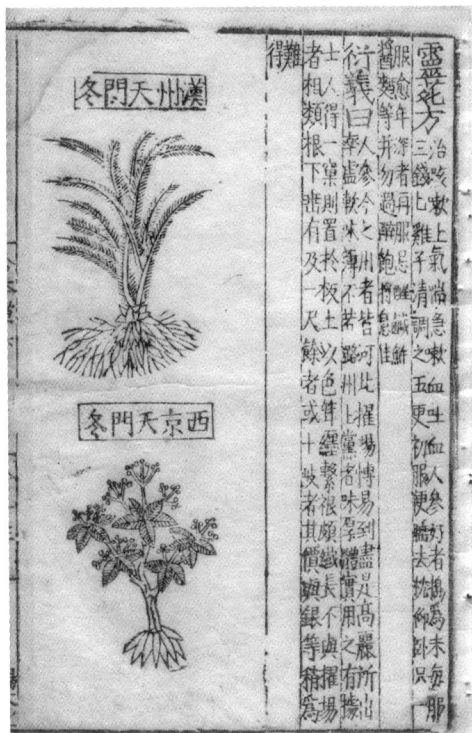

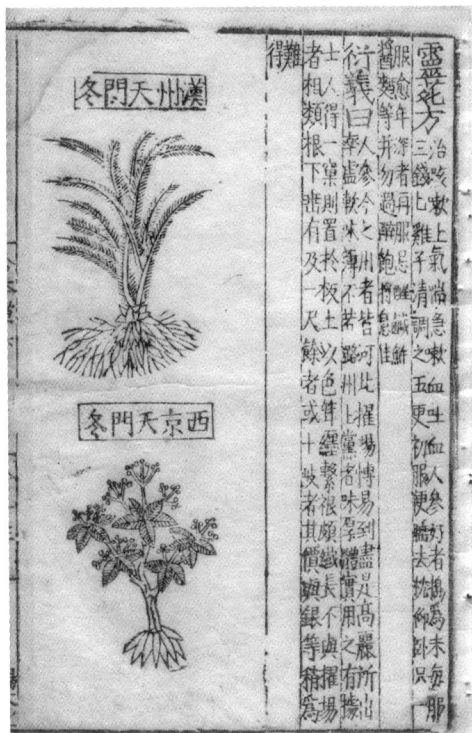

图 5-4-156　汉州天门冬
图 5-4-157　西京天门冬

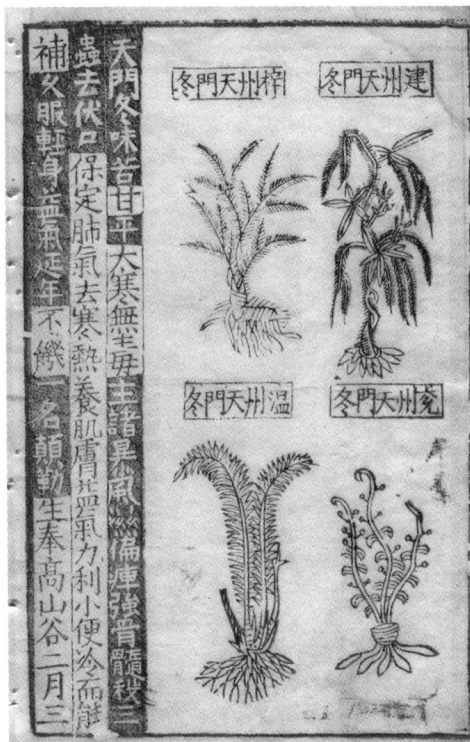

图 5-4-158　建州天门冬　图 5-4-159　兖州天门冬
图 5-4-160　梓州天门冬　图 5-4-161　温州天门冬

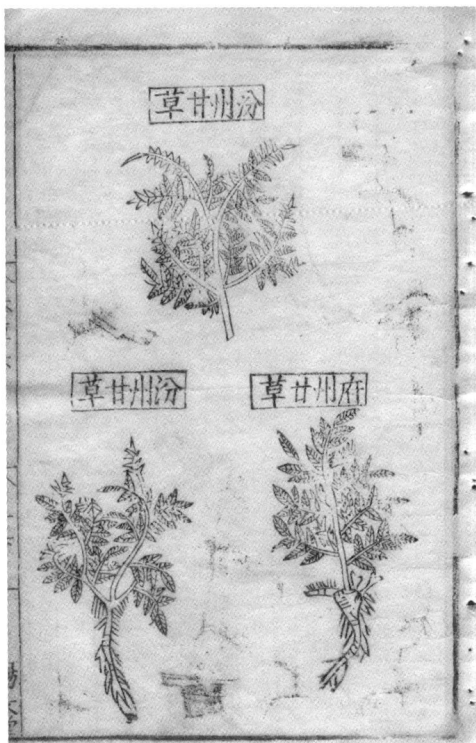

图 5-4-162　汾州甘草　图 5-4-163　府州甘草
图 5-4-164　汾州甘草

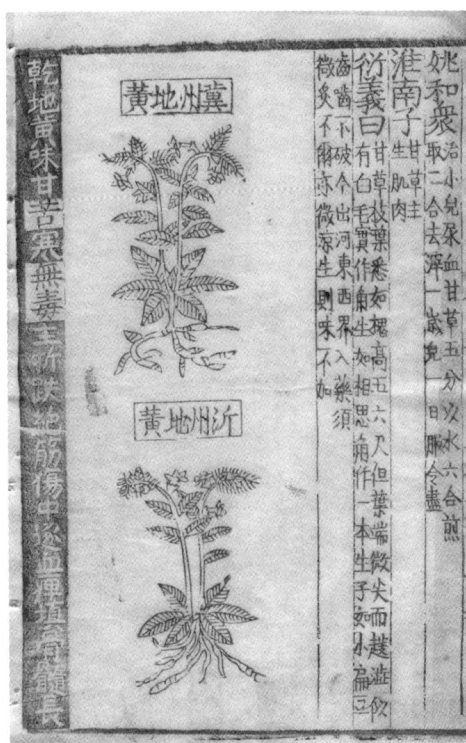

图 5-4-165　冀州地黄　图 5-4-166　沂州地黄

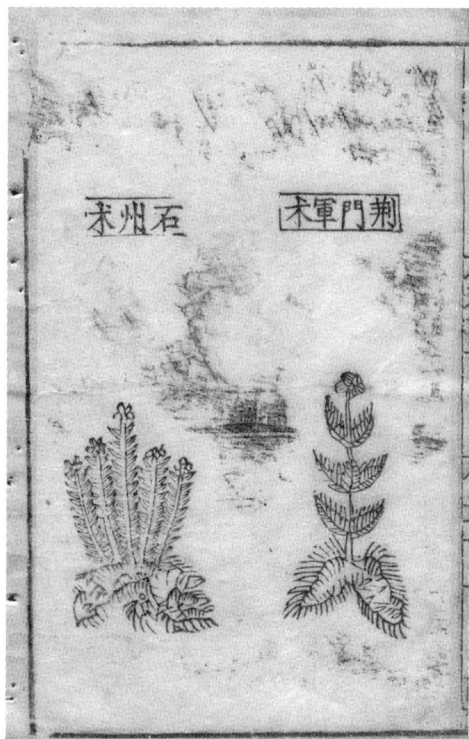

图 5-4-167　荆门军术　图 5-4-168　石州术

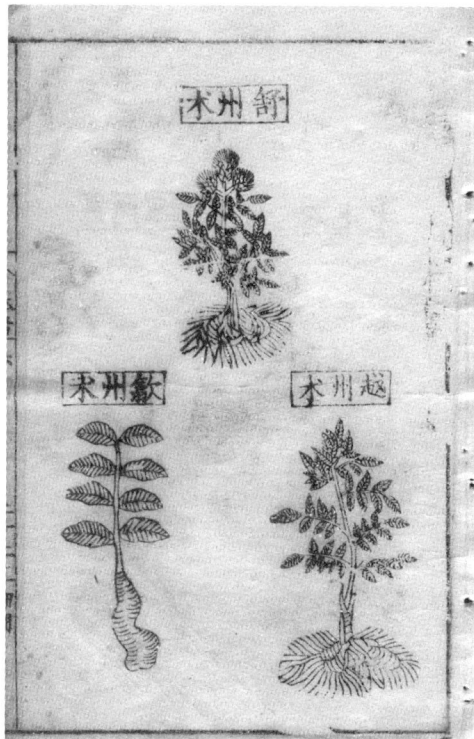

图 5-4-169　舒州术　图 5-4-170　越州术
图 5-4-171　歙州术

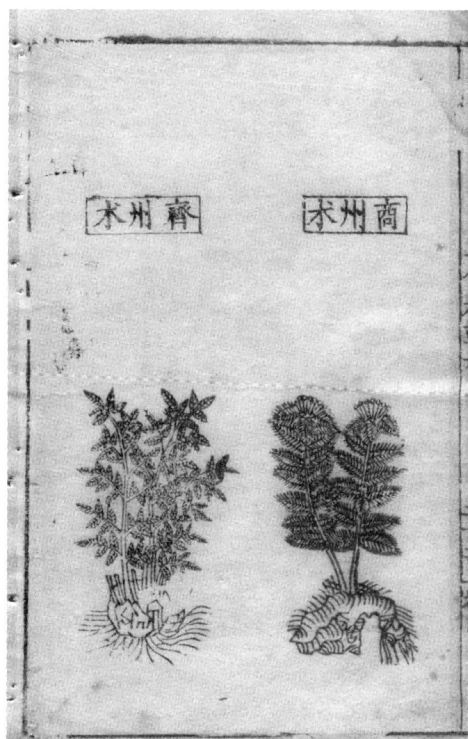

图 5-4-172　商州术　图 5-4-173　齐州术

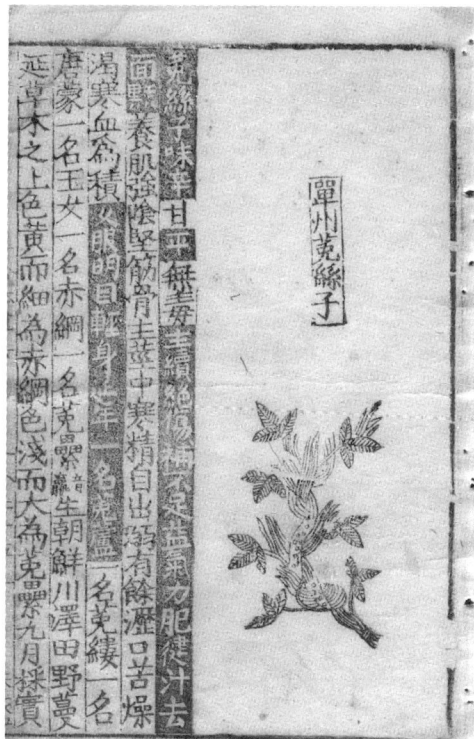

图 5-4-174　单州菟丝子

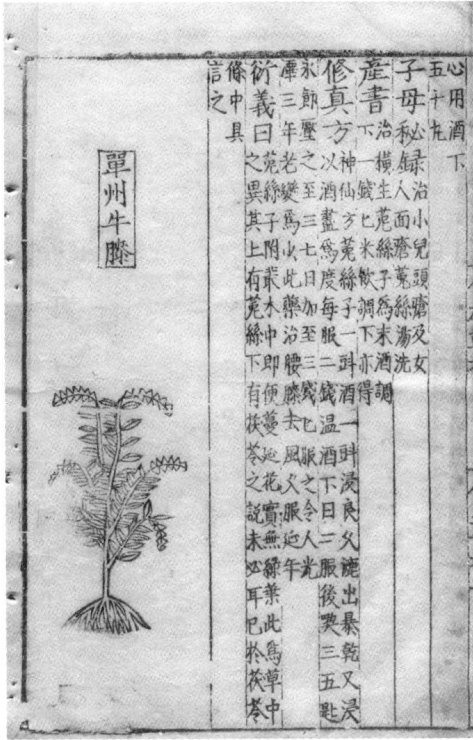

图 5-4-175 单州牛膝

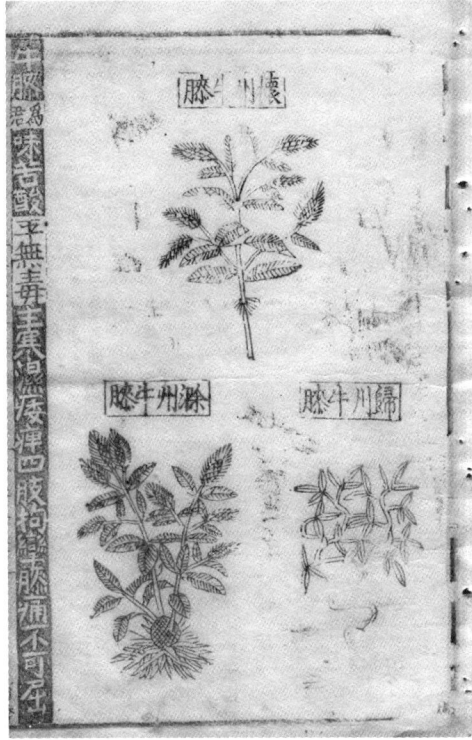

图 5-4-176 怀州牛膝　图 5-4-177 归州牛膝
图 5-4-178 滁州牛膝

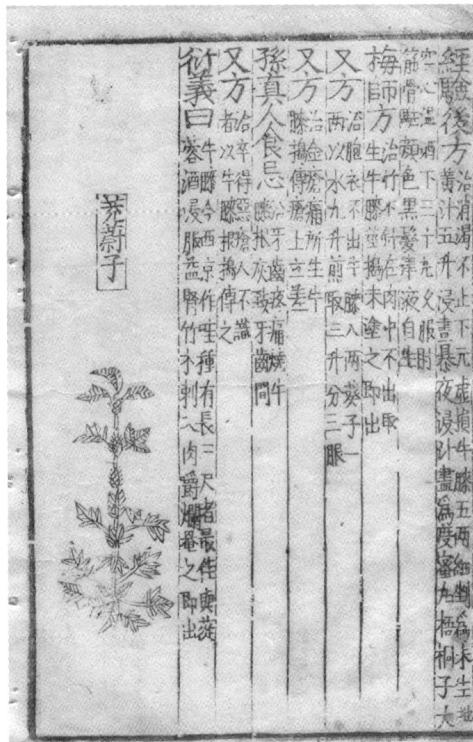

图 5-4-179 茺蔚子

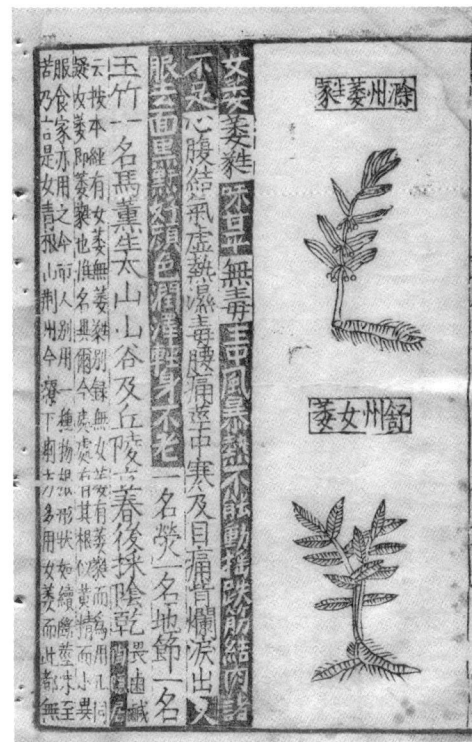

图 5-4-180 滁州萎蕤　图 5-4-181 舒州女萎

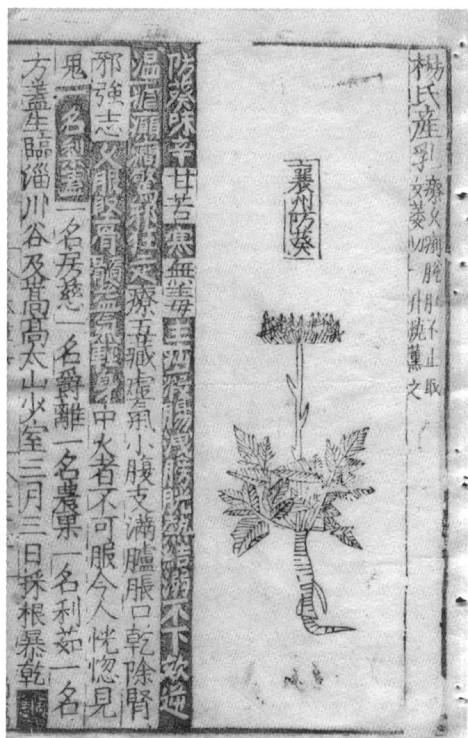

图 5-4-182　襄州防葵

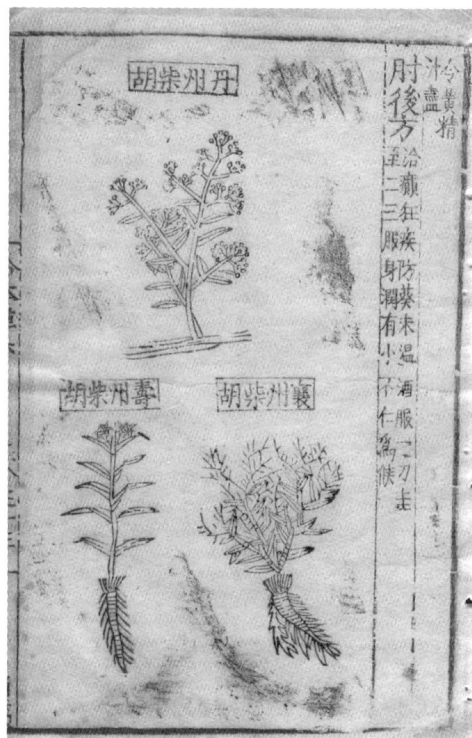

图 5-4-183　丹州柴胡　图 5-4-184　襄州柴胡
图 5-4-185　寿州柴胡

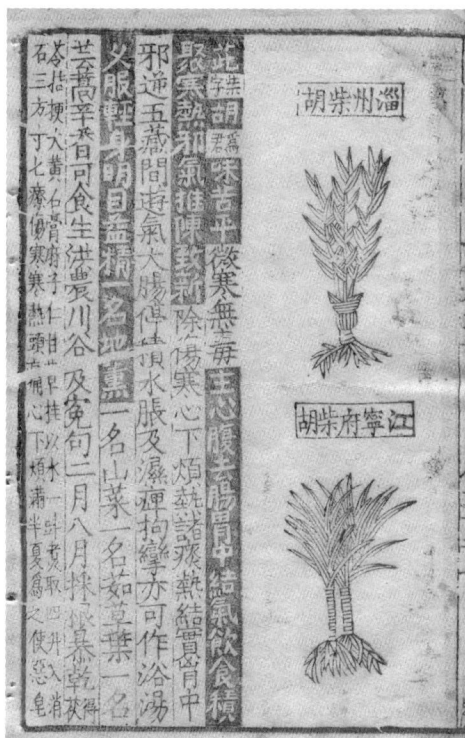

图 5-4-186　淄州柴胡　图 5-4-187　江宁府柴胡

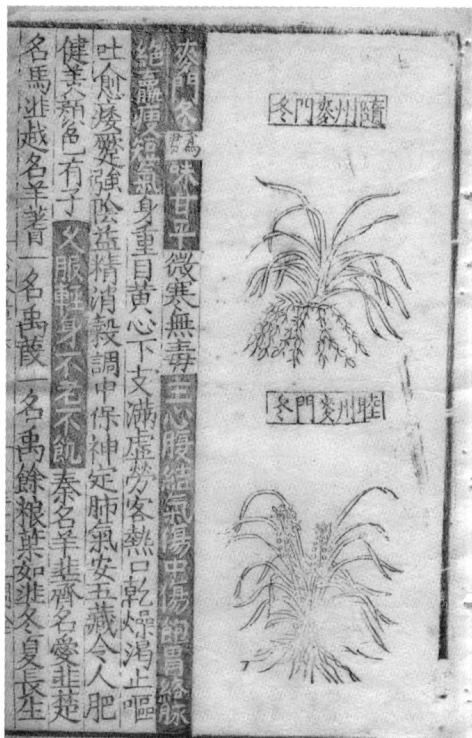

图 5-4-188　随州麦门冬
图 5-4-189　睦州麦门冬

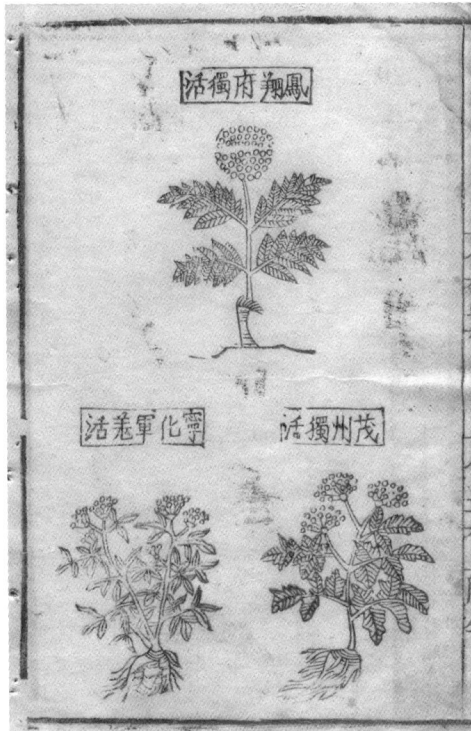

图 5-4-190　凤翔府独活　图 5-4-191　茂州独活
图 5-4-192　宁化军羌活

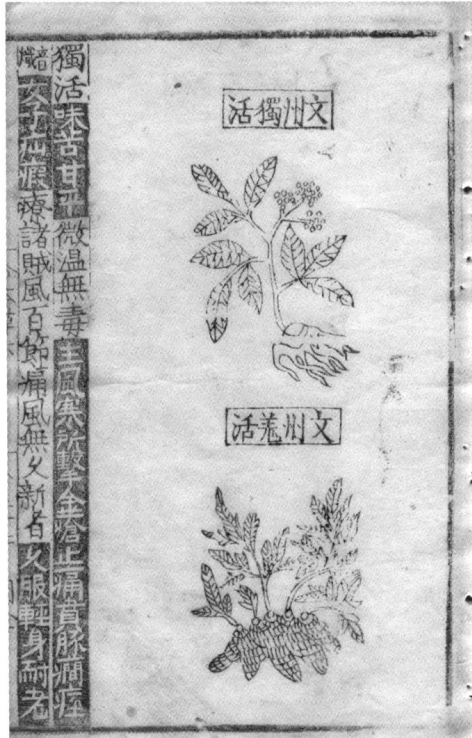

图 5-4-193　文州独活　图 5-4-194　文州羌活

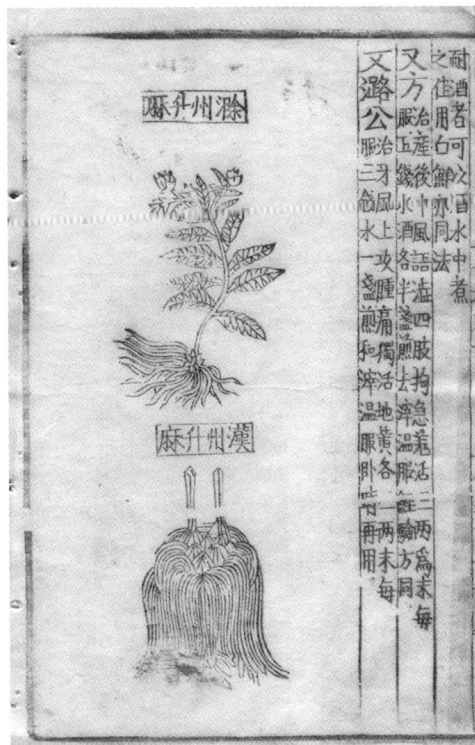

图 5-4-195　滁州升麻　图 5-4-196　汉州升麻

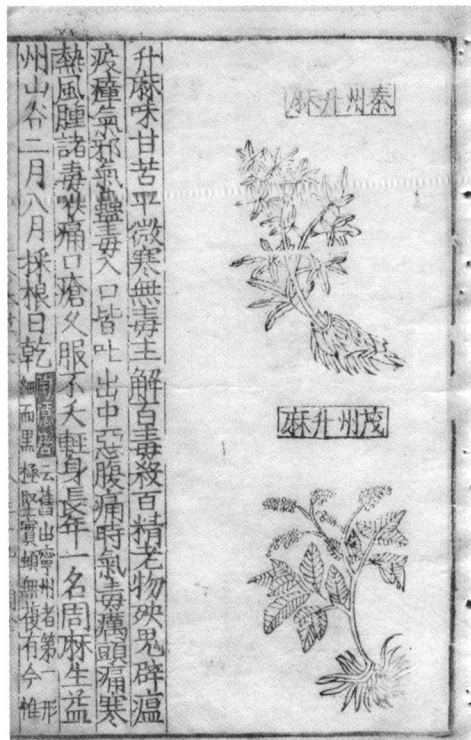

图 5-4-197　秦州升麻　图 5-4-198　茂州升麻

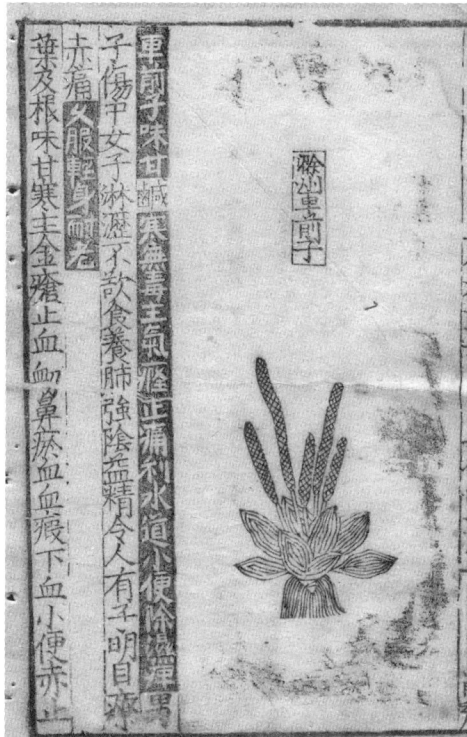

图 5-4-199　滁州车前子

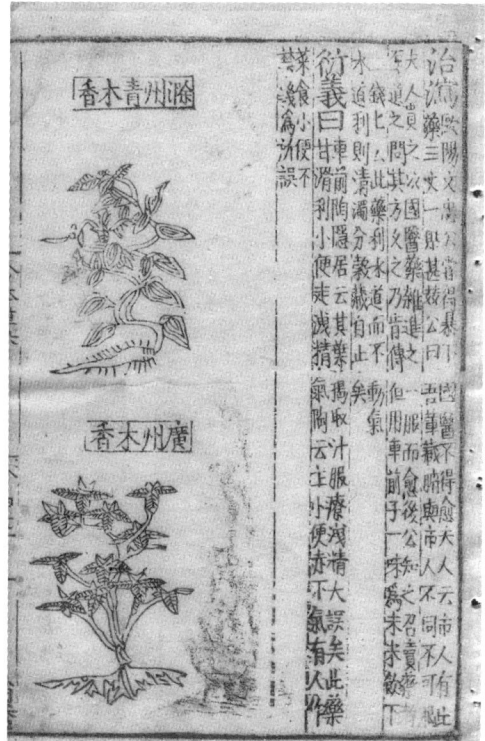

图 5-4-200　滁州青木香　图 5-4-201　广州木香

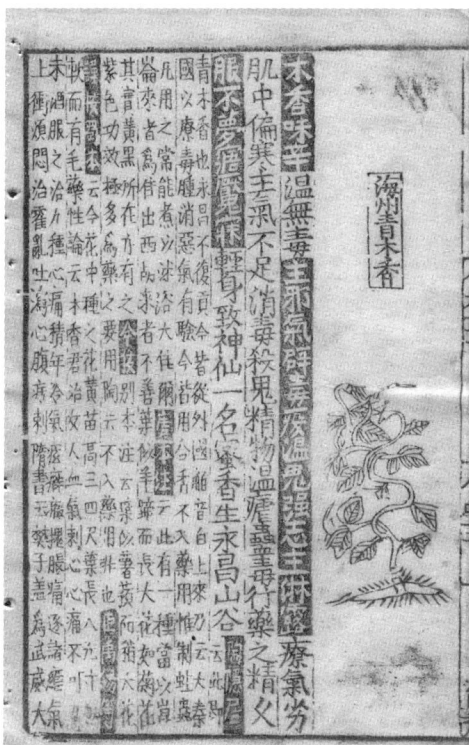

图 5-4-202　海州青木香

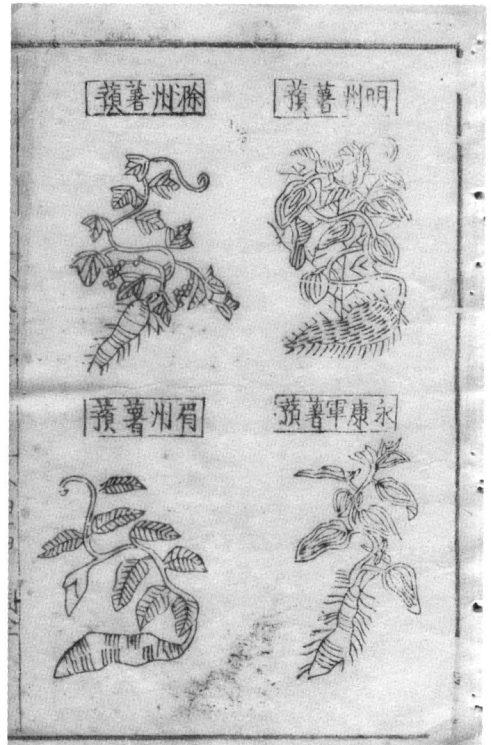

图 5-4-203　明州薯蓣　图 5-4-204　永康军薯蓣
图 5-4-205　滁州薯蓣　图 5-4-206　眉州薯蓣

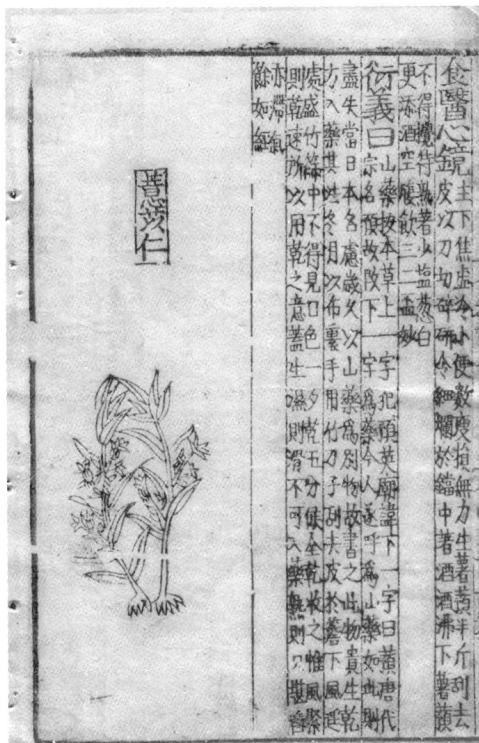

图 5-4-207　薏苡仁

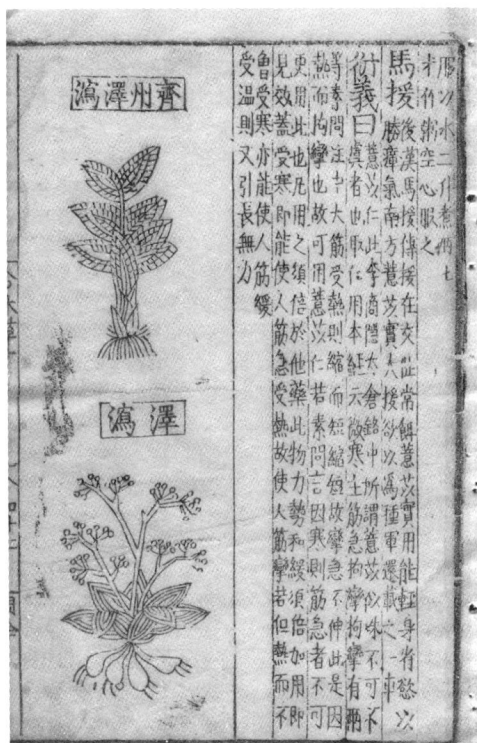

图 5-4-208　齐州泽泻　图 5-4-209　泽泻

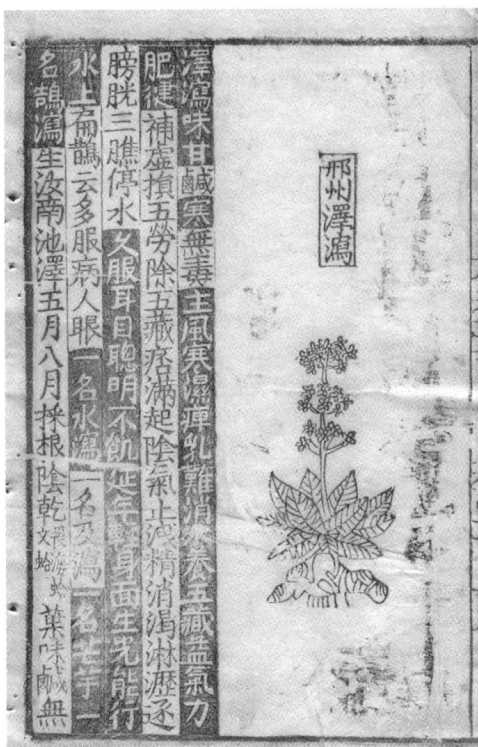

图 5-4-210　邢州泽泻

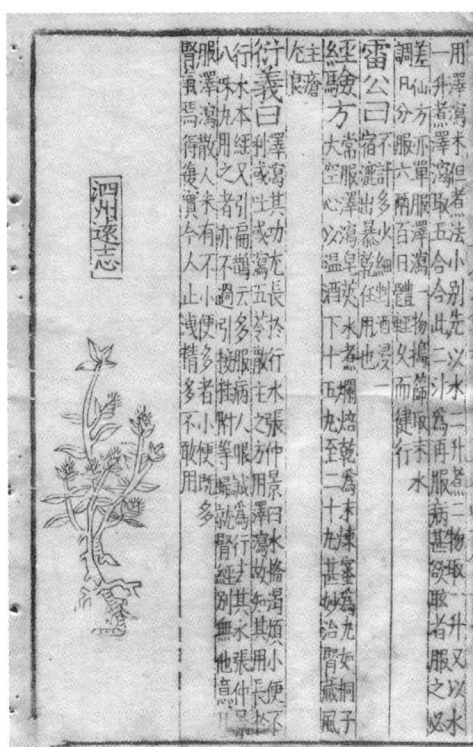

图 5-4-211　泗州远志

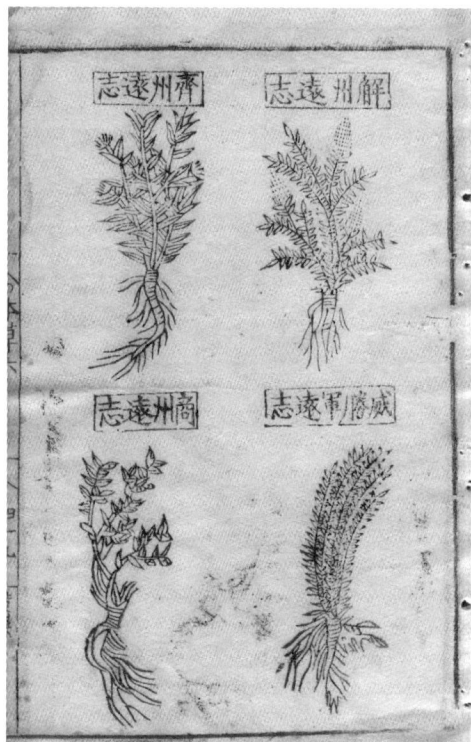

图 5-4-212　解州远志　　图 5-4-213　威胜军远志
图 5-4-214　齐州远志　　图 5-4-215　商州远志

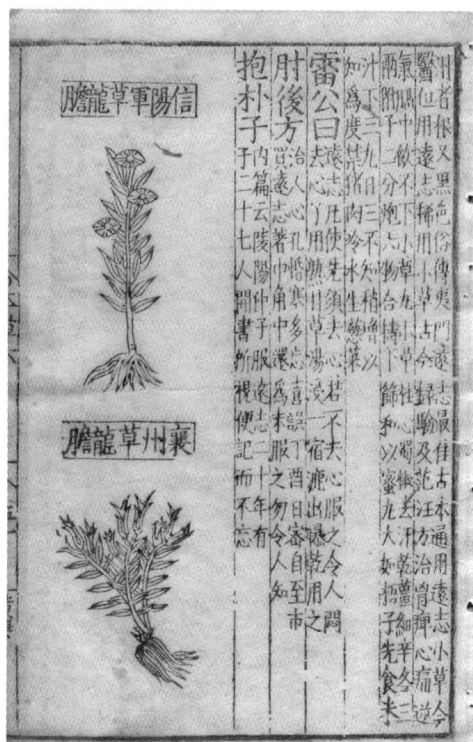

图 5-4-216　信阳军草龙胆
图 5-4-217　襄州草龙胆

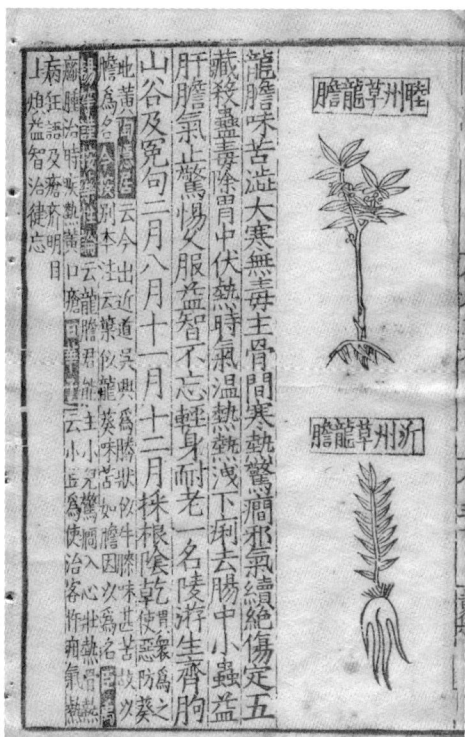

图 5-4-218　睦州草龙胆
图 5-4-219　沂州草龙胆

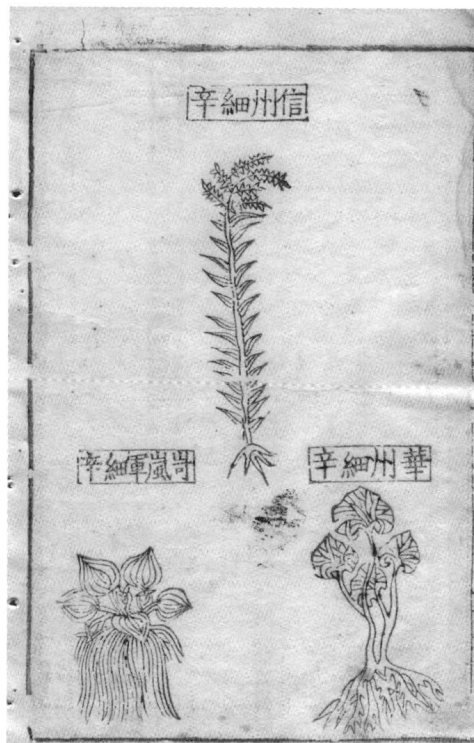

图 5-4-220　信州细辛　图 5-4-221　华州细辛
图 5-4-222　岢岚军细辛

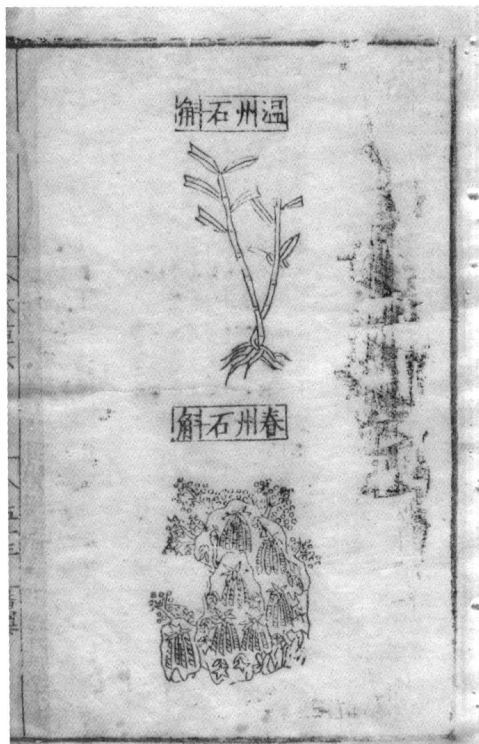

图 5-4-223　温州石斛　　图 5-4-224　春州石斛　　图 5-4-225　滁州巴戟天　　图 5-4-226　归州巴戟天

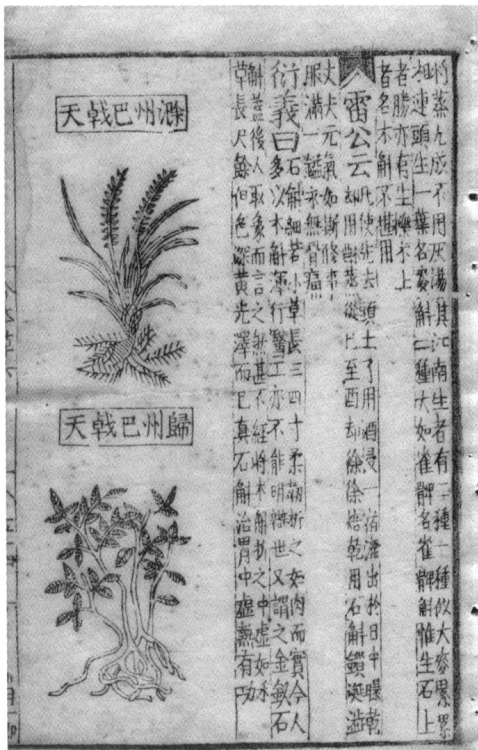

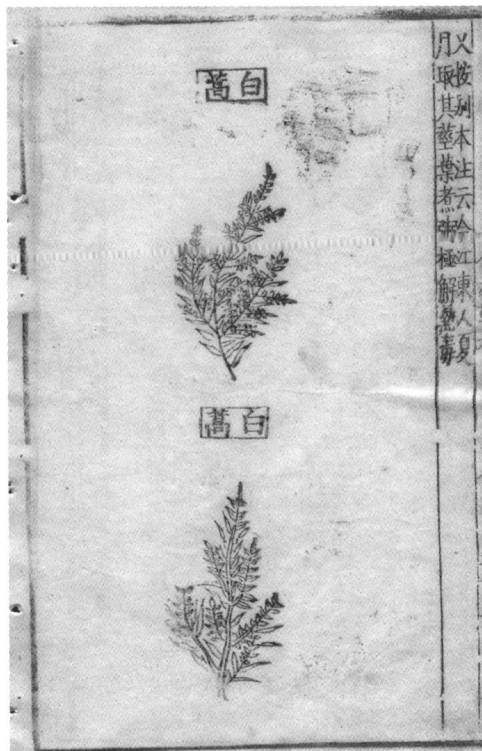

图 5-4-227　白蒿　　　图 5-4-228　白蒿　　　图 5-4-229　兖州赤箭　　图 5-4-230　赤箭

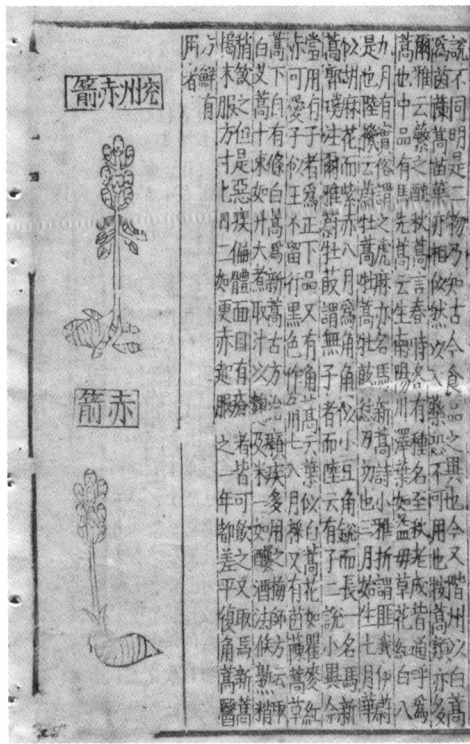

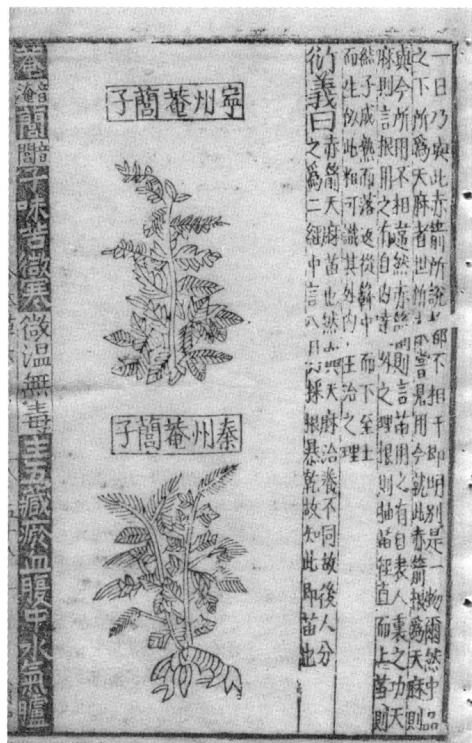

图 5-4-231　宁州菴䕡子　图 5-4-232　秦州菴䕡子　图 5-4-233　蒺藜子

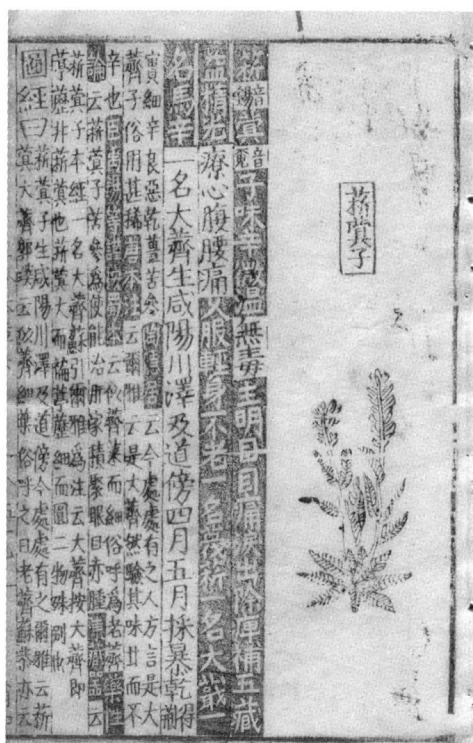

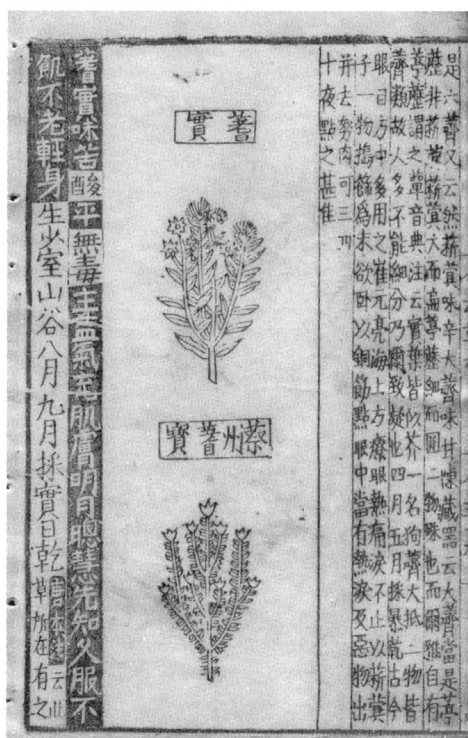

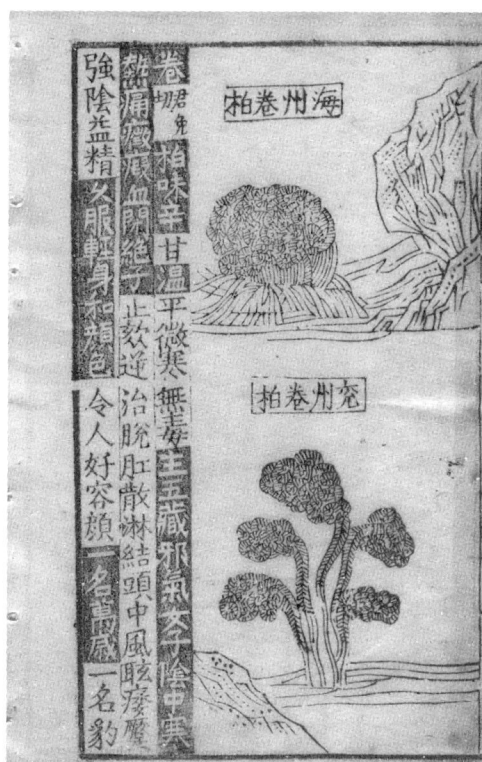

图 5-4-234　菁实　图 5-4-235　蔡州菁实　图 5-4-236　海州卷柏　图 5-4-237　兖州卷柏

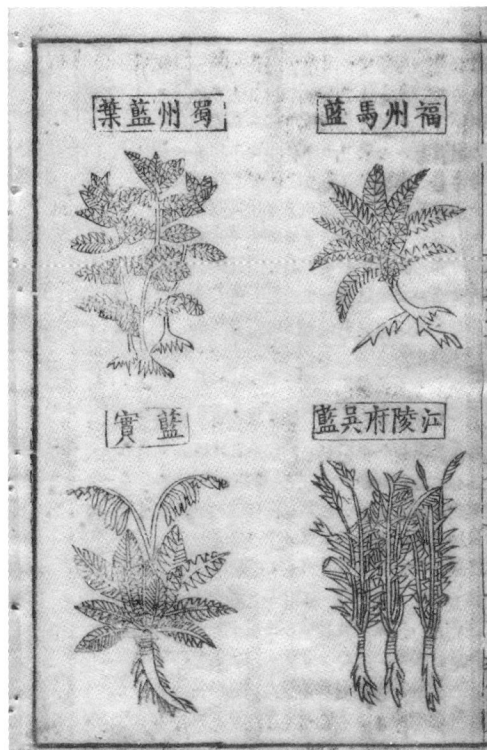

图 5-4-238　福州马蓝　图 5-4-239　江陵府吴蓝
图 5-4-240　蜀州蓝叶　图 5-4-241　蓝实

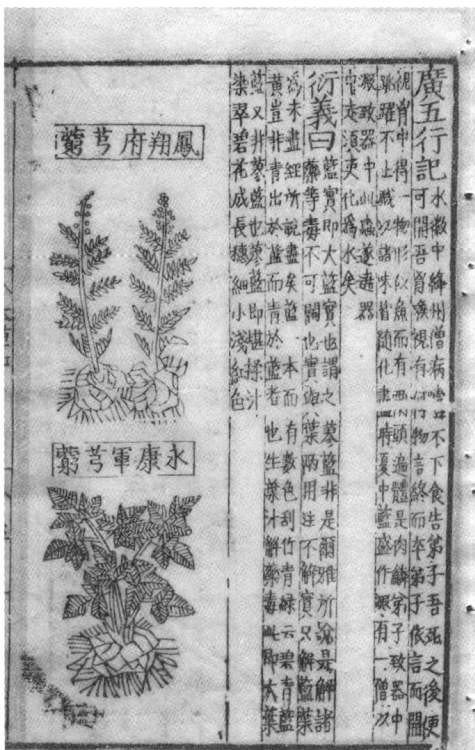

图 5-4-242　凤翔府芎䓖　图 5-4-243　永康军芎䓖

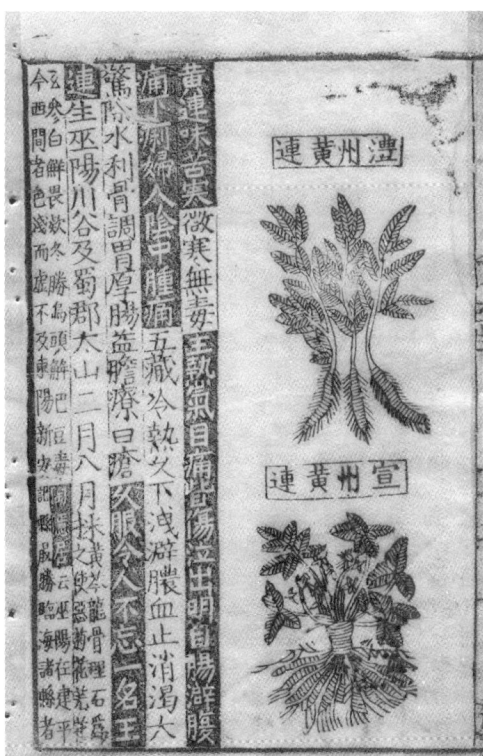

图 5-4-244　澧州黄连　图 5-4-245　宣州黄连

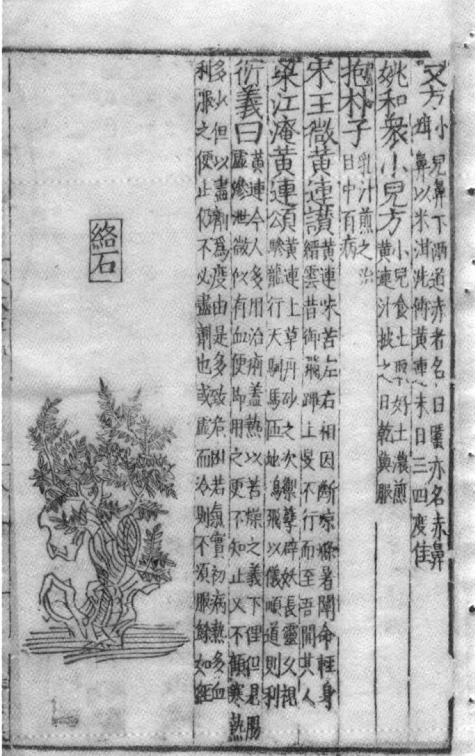

图 5-4-246　络石

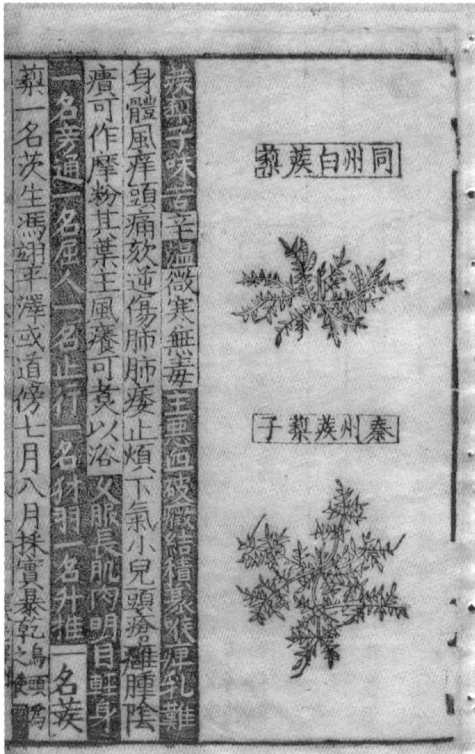

图 5-4-247　同州白蒺藜　图 5-4-248　秦州蒺藜子　图 5-4-249　宪州黄芪

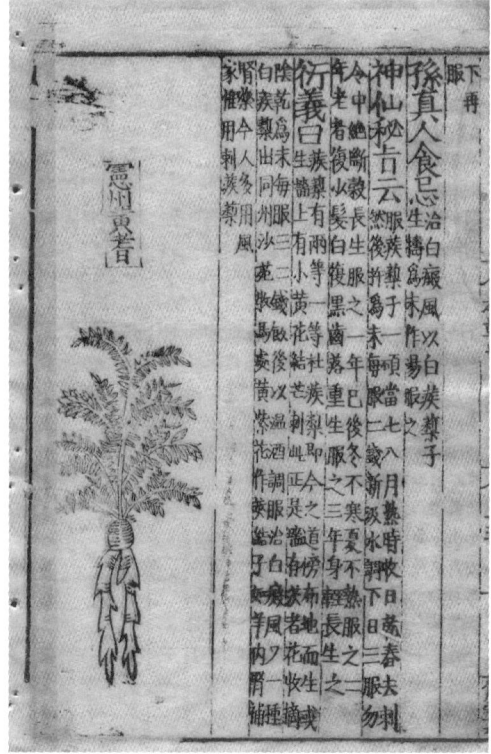

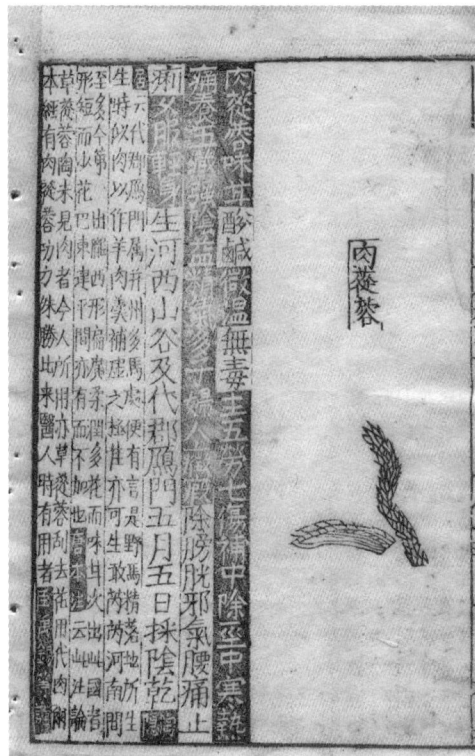

图 5-4-250　肉苁蓉

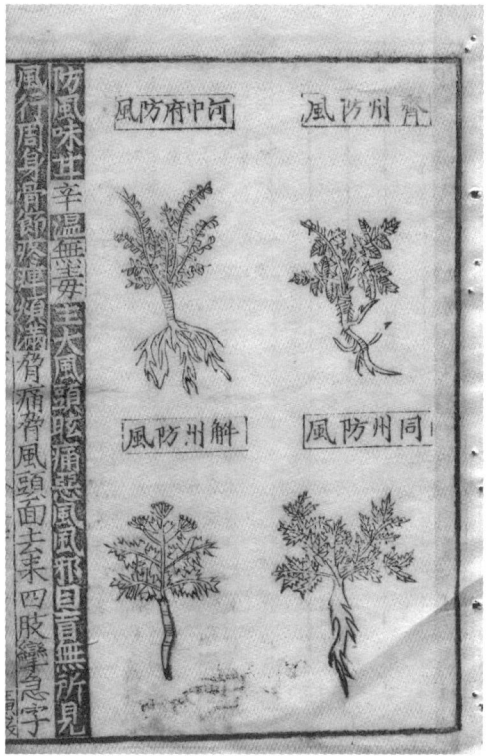

图 5-4-251　齐州防风　图 5-4-252　同州防风
图 5-4-253　河中府防风　图 5-4-254　解州防风

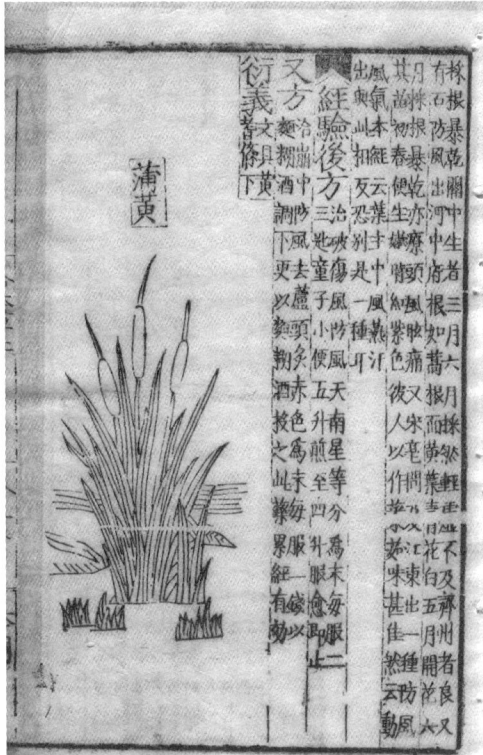

图 5-4-255　蒲黄

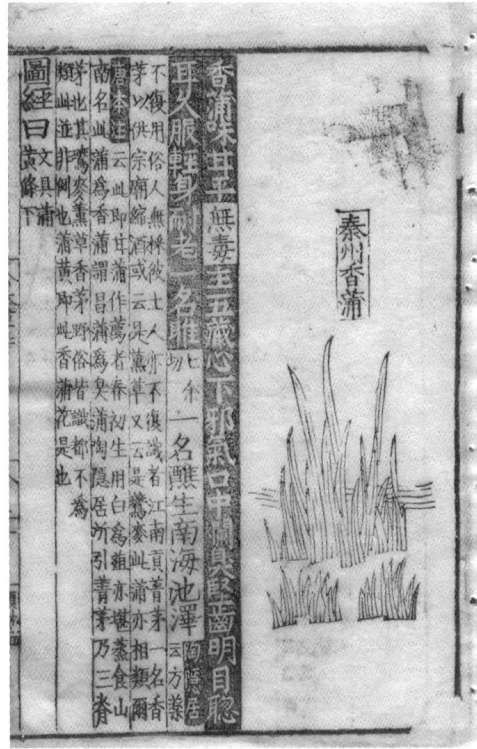

图 5-4-256　秦州香蒲

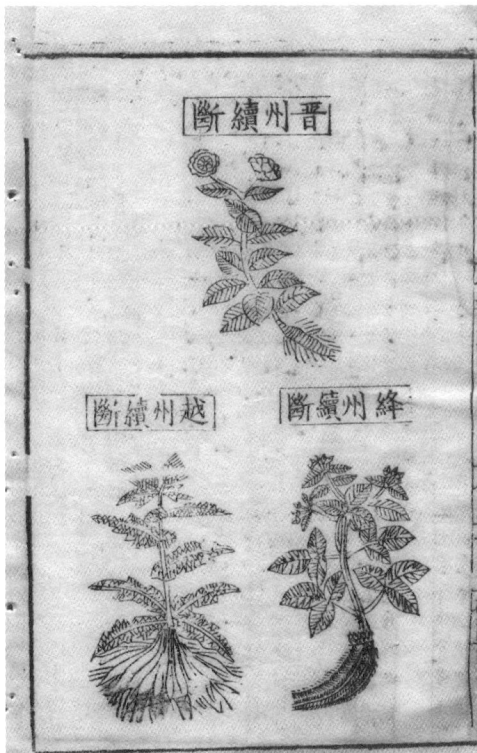

图 5-4-257　晋州续断　　图 5-4-258　绛州续断
图 5-4-259　越州续断

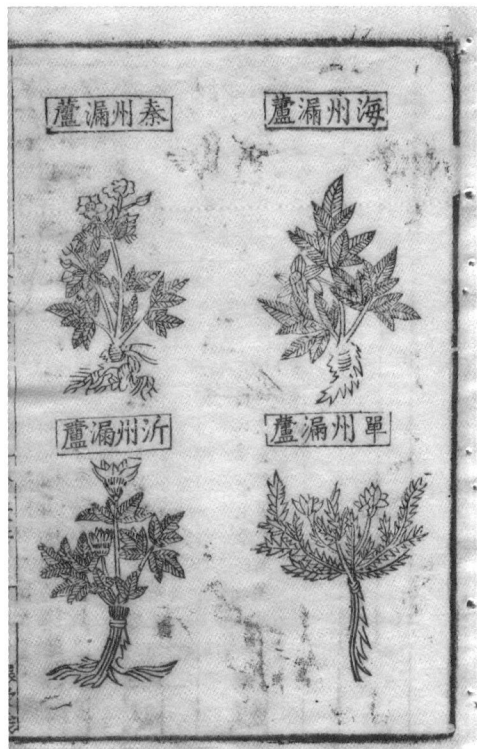

图 5-4-260　海州漏芦　　图 5-4-261　单州漏芦
图 5-4-262　秦州漏芦　　图 5-4-263　沂州漏芦

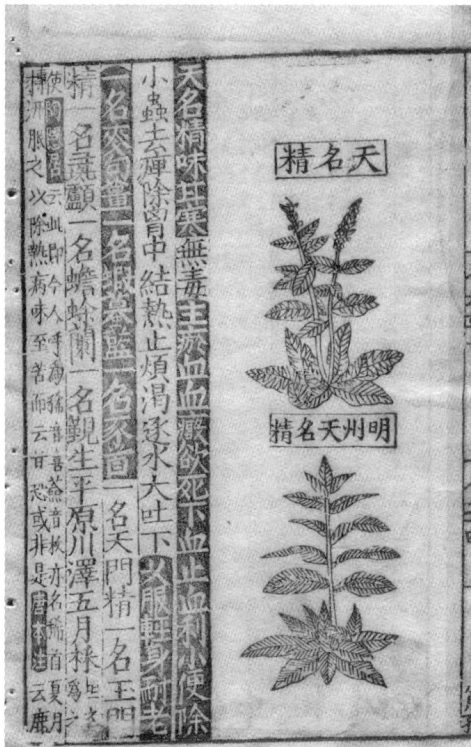

图 5-4-264　天名精　图 5-4-265　明州天名精

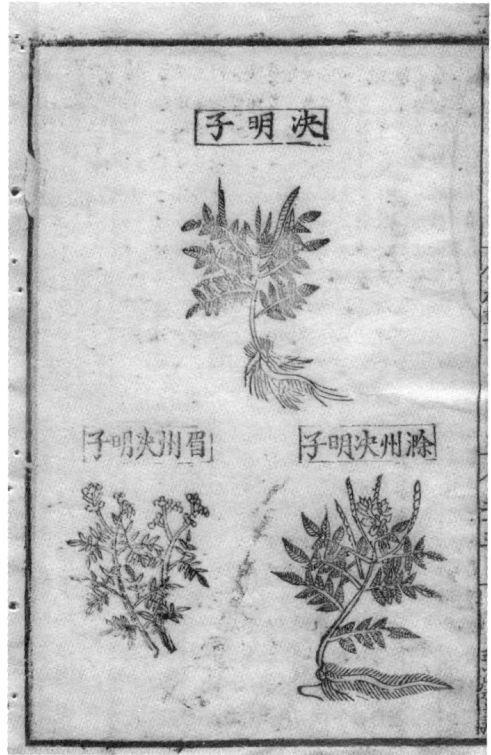

图 5-4-266　决明子　图 5-4-267　滁州决明子
图 5-4-268　眉州决明子

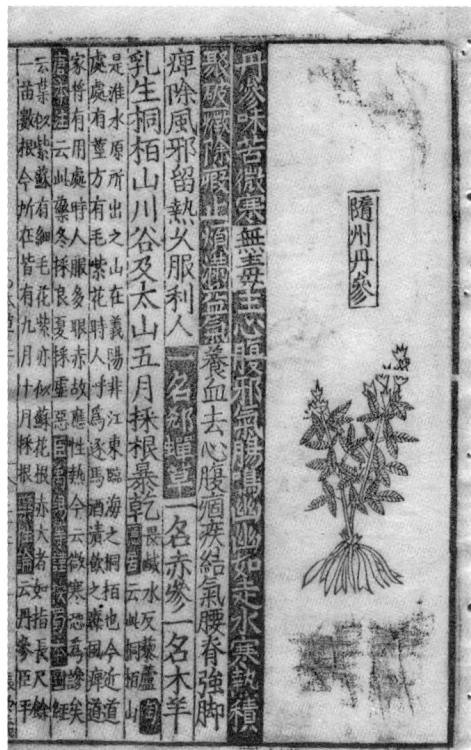

图 5-4-269　随州丹参

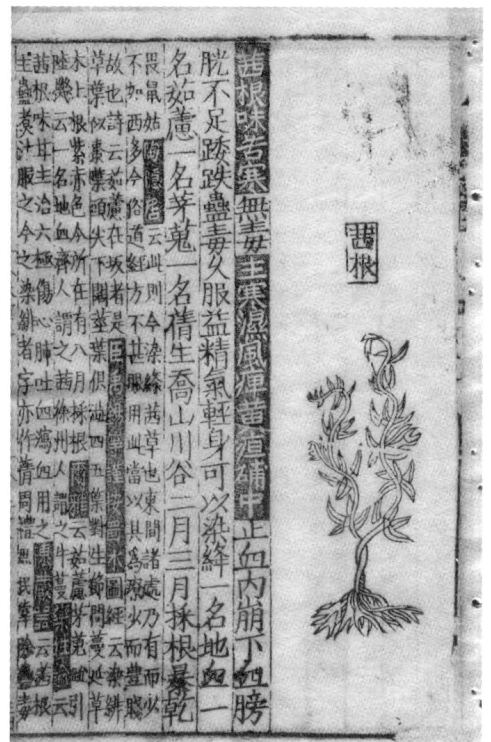

图 5-4-270　茜根

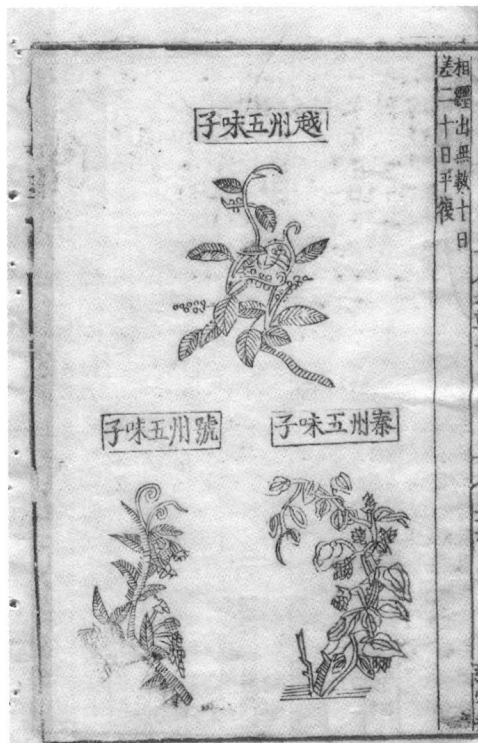

图 5-4-271　越州五味子　图 5-4-272　秦州五味子
图 5-4-273　虢州五味子

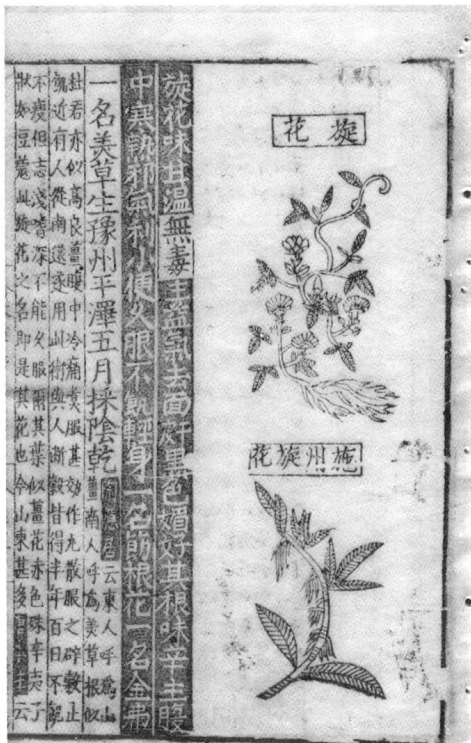

图 5-4-274　旋花　图 5-4-275　施州旋花

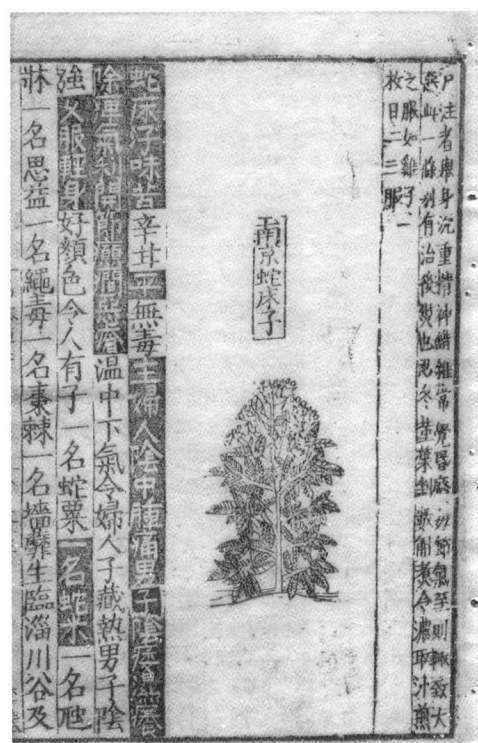

图 5-4-276　南京蛇床子

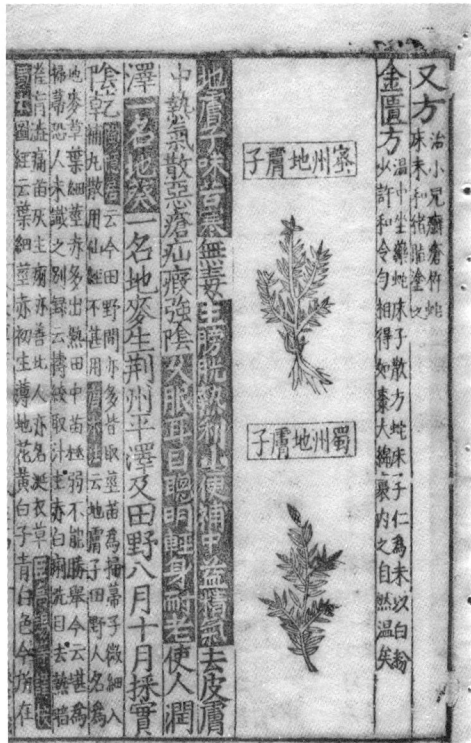

图 5-4-277　密州地肤子　图 5-4-278　蜀州地肤子

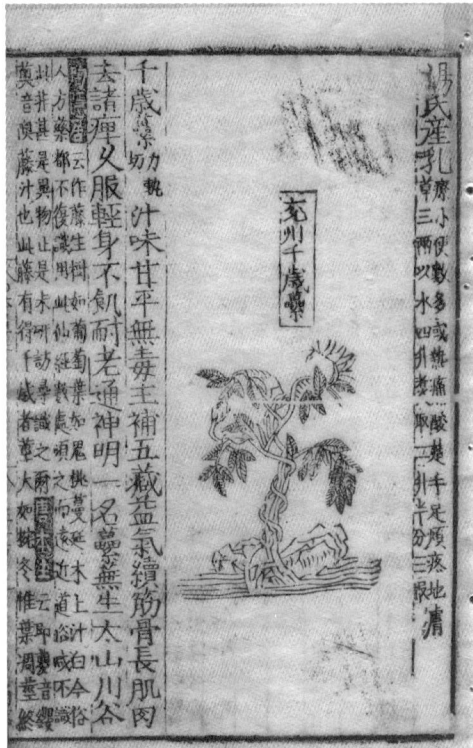

图 5-4-279　兖州千岁虆

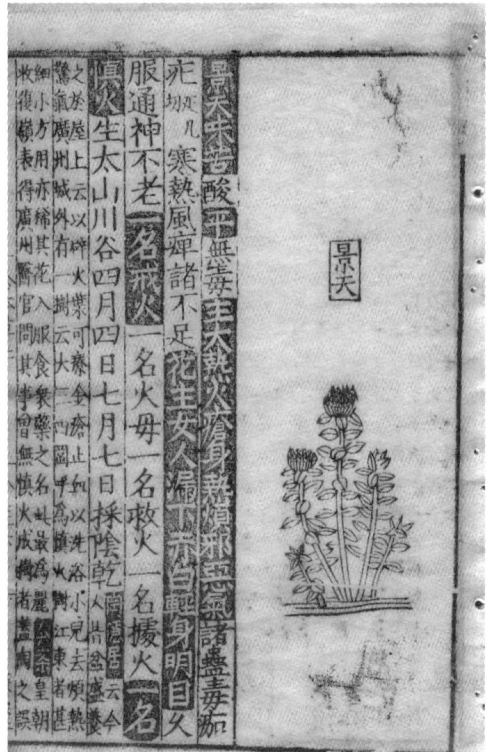

图 5-4-280　景天

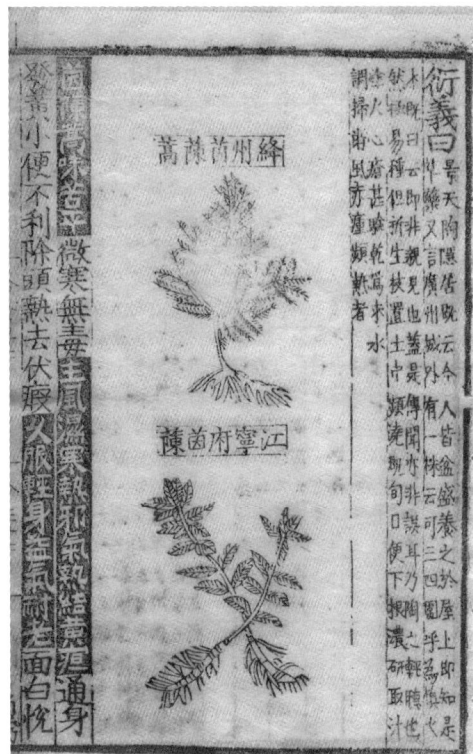

图 5-4-281　绛州茵陈蒿　图 5-4-282　江宁府茵陈

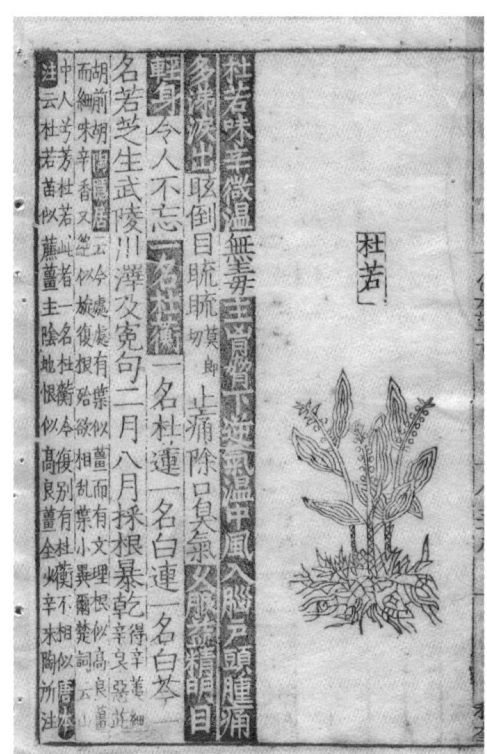

图 5-4-283　杜若

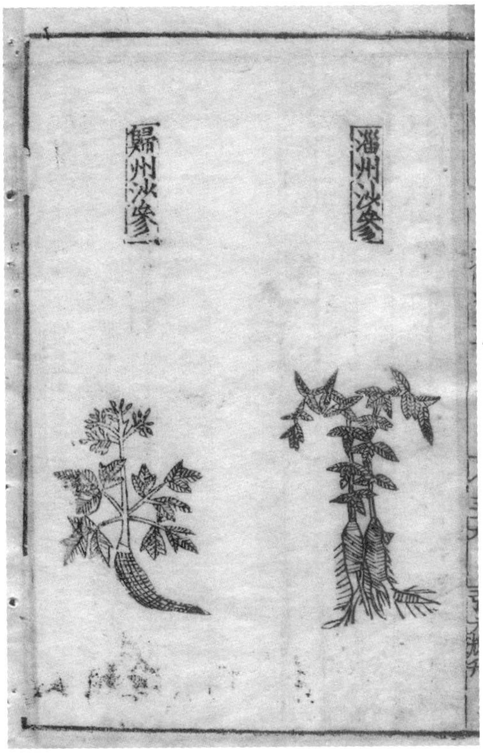

图 5-4-284 淄州沙参　图 5-4-285 归州沙参

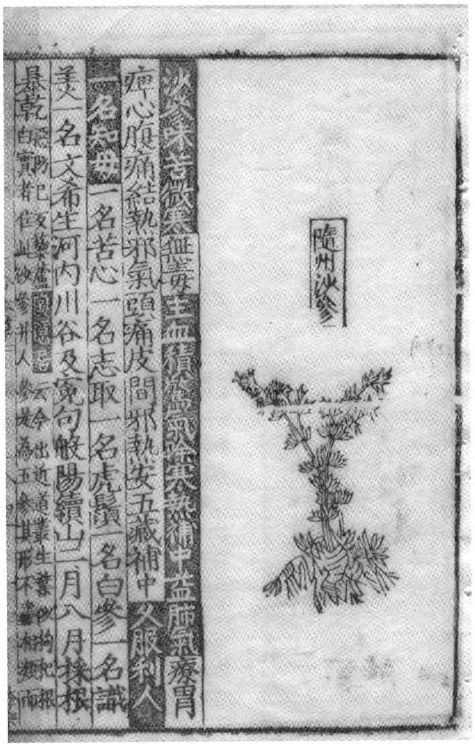

图 5-4-286 随州沙参

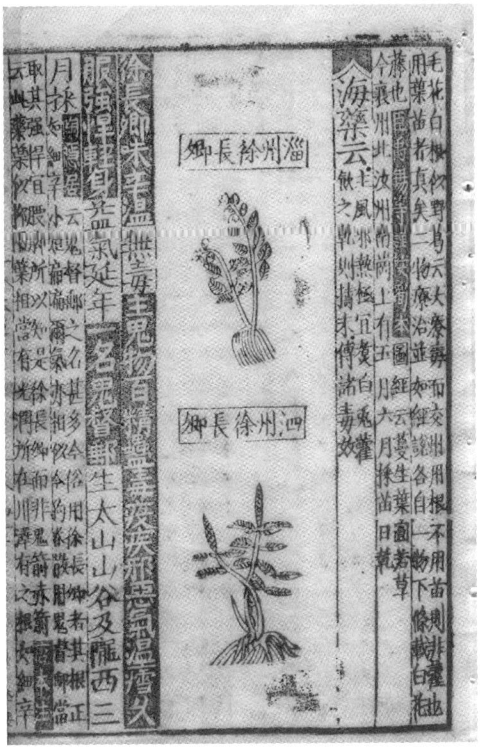

图 5-4-287 淄州徐长卿　图 5-4-288 泗州徐长卿

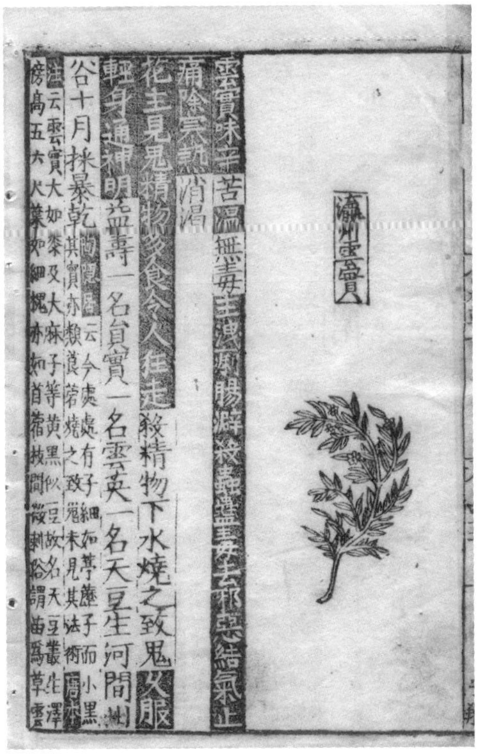

图 5-4-289 瀛洲云实

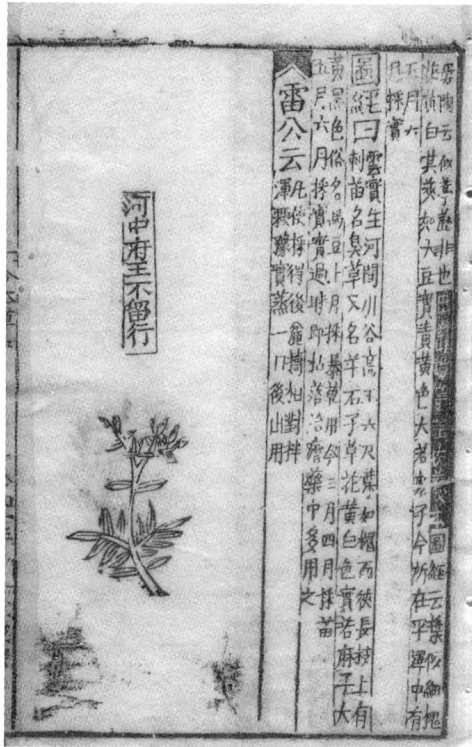

图 5-4-290　河中府王不留行

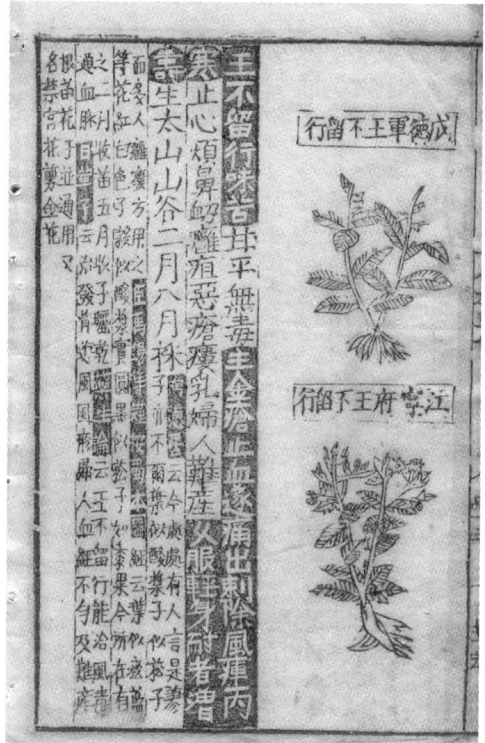

图 5-4-291　成德军王不留行
图 5-4-292　江宁府王不留行

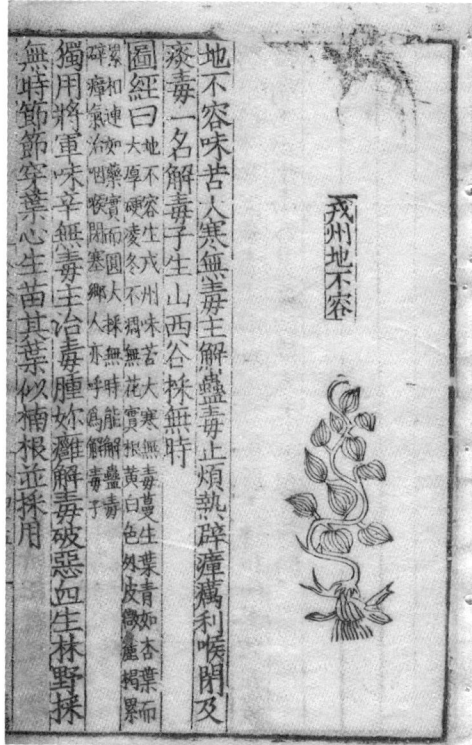

图 5-4-293　戎州地不容

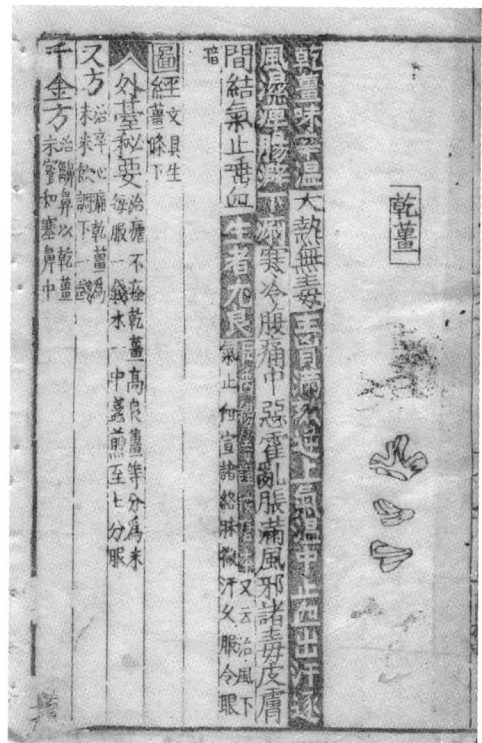

图 5-4-294　干姜

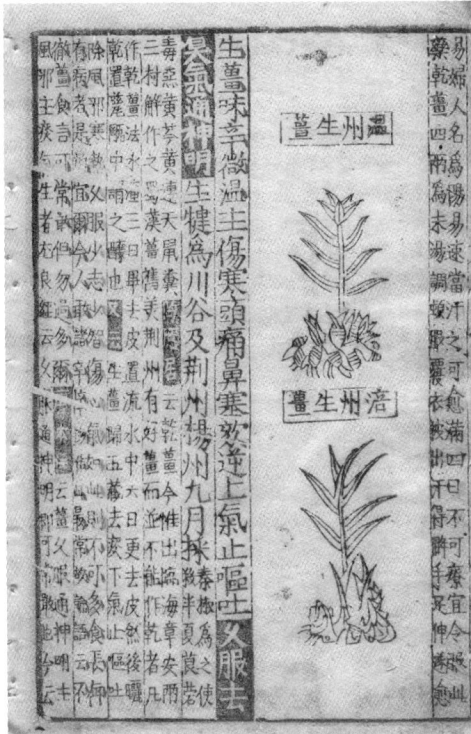

图 5-4-295 温州生姜　图 5-4-296 涪州生姜　图 5-4-297 滁州菜耳

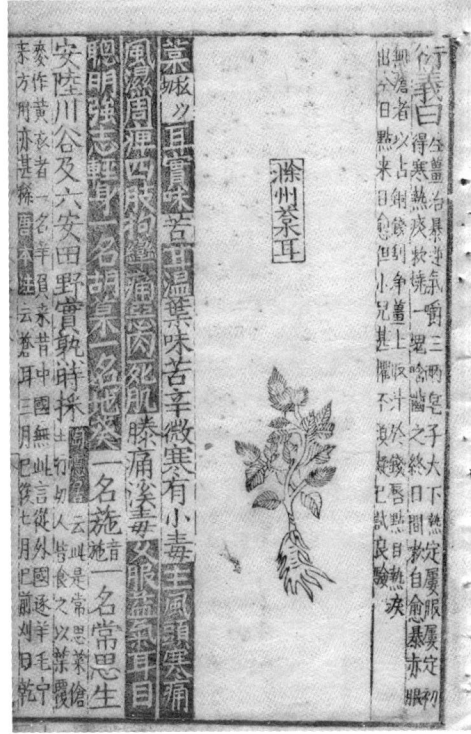

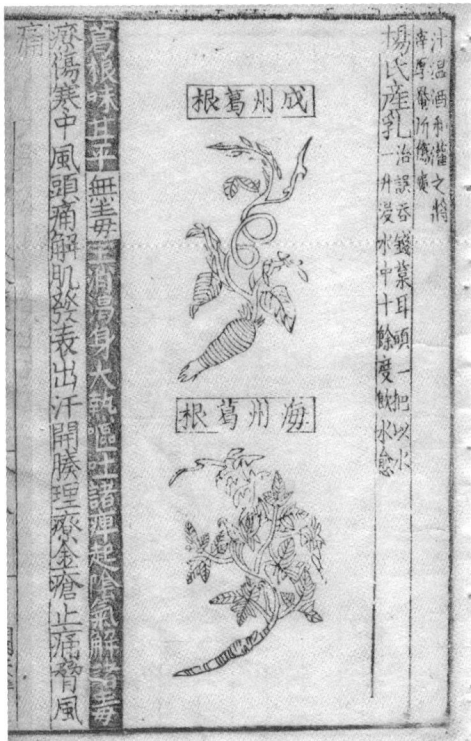

图 5-4-298 成州葛根　图 5-4-299 海州葛根　图 5-4-300 衡州瓜蒌　图 5-4-301 均州瓜蒌

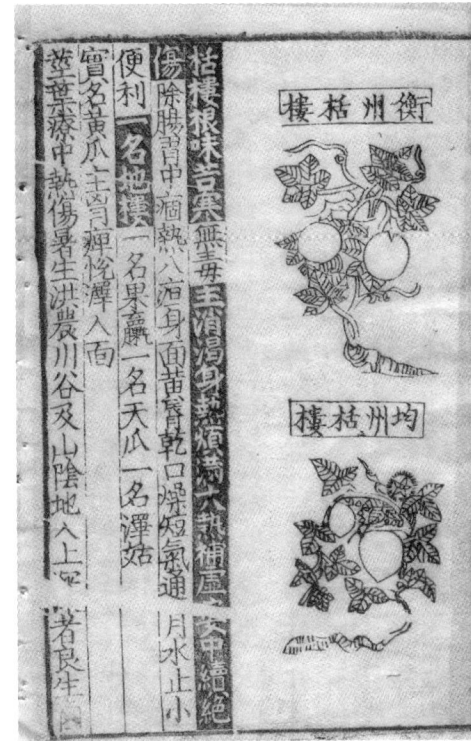

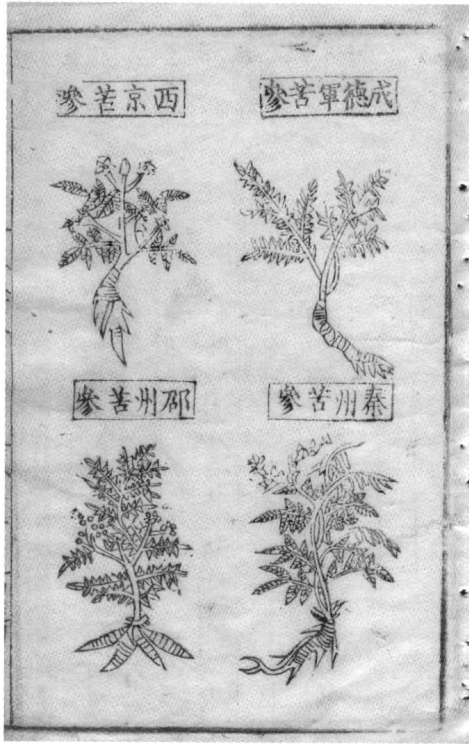

图 5-4-302　成德军苦参　图 5-4-303　秦州苦参
图 5-4-304　西京苦参　图 5-4-305　邵州苦参

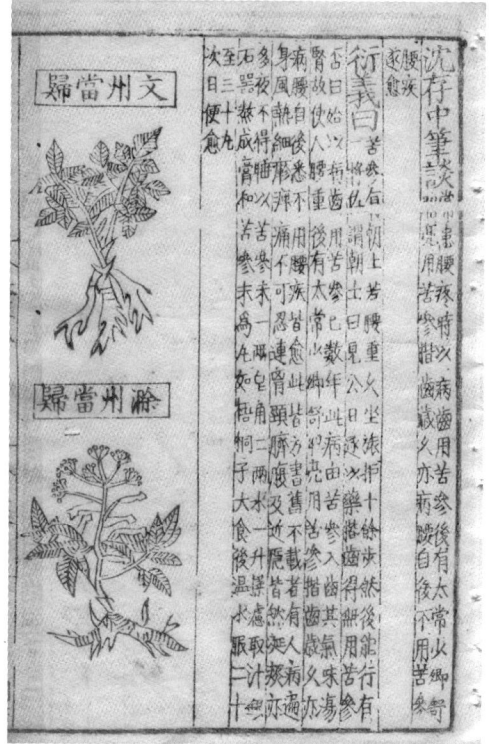

图 5-4-306　文州当归　图 5-4-307　滁州当归

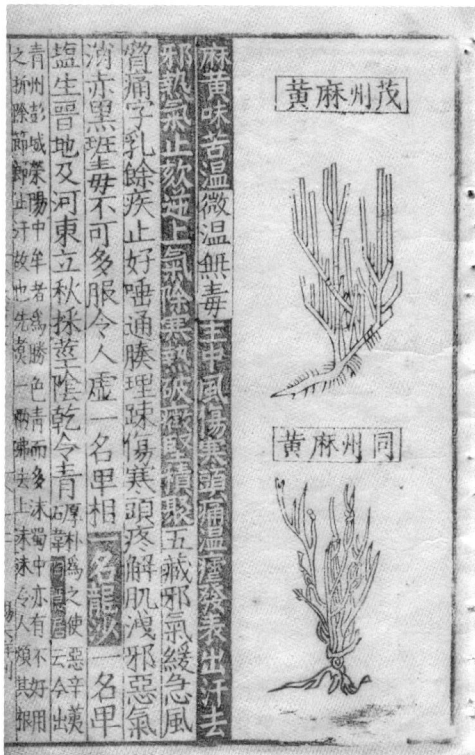

图 5-4-308　茂州麻黄　图 5-4-309　同州麻黄

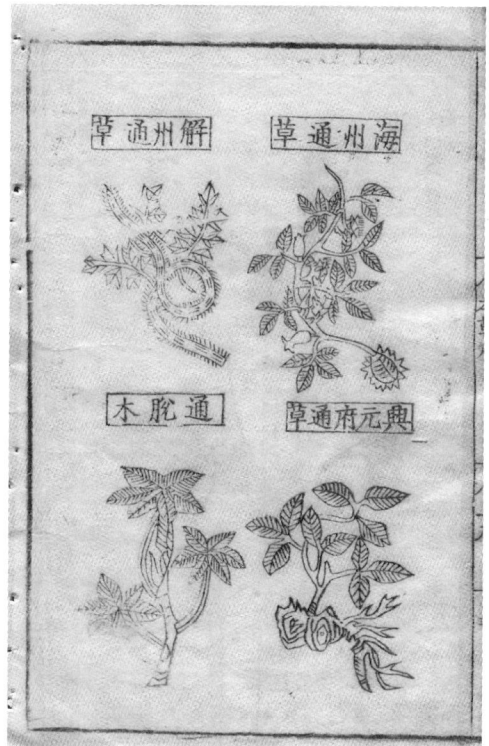

图 5-4-310　海州通草　图 5-4-311　兴元府通草
图 5-4-312　解州通草　图 5-4-313　通脱木

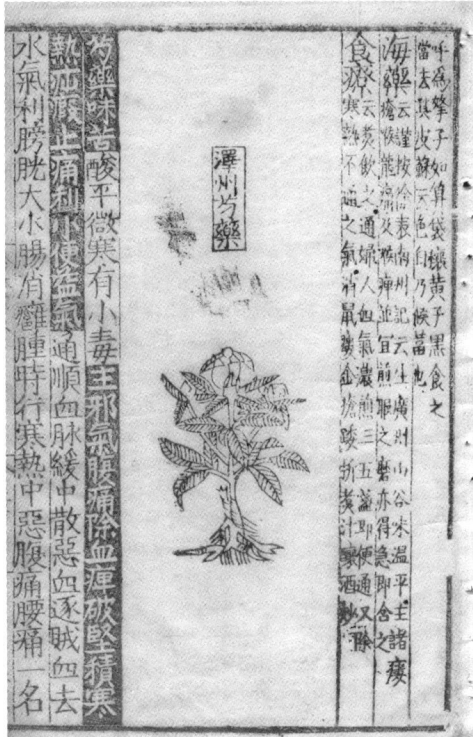

图 5-4-314　泽州芍药

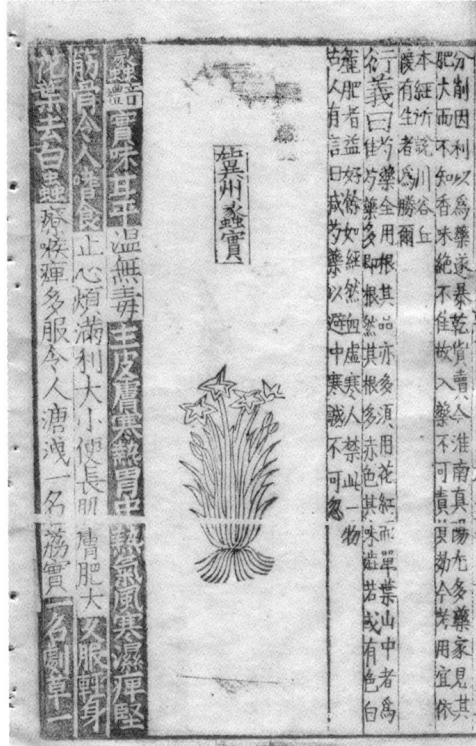

图 5-4-315　冀州蠡实

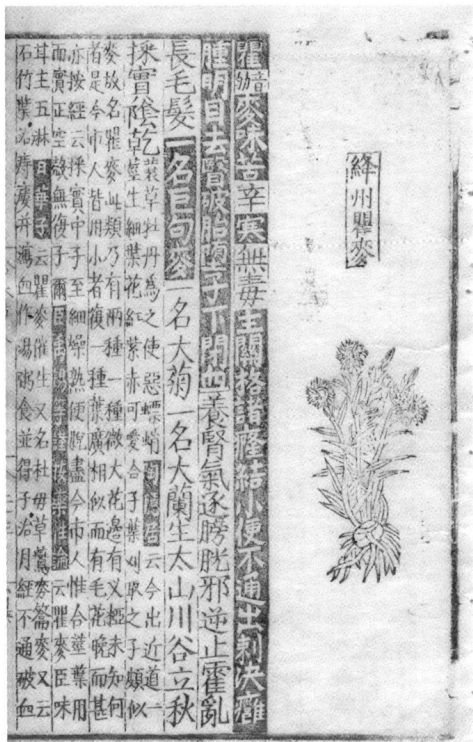

图 5-4-316　绛州瞿麦

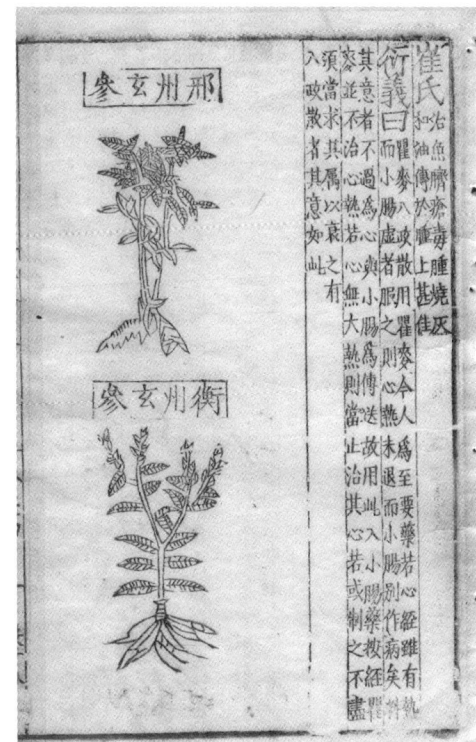

图 5-4-317　邢州玄参　图 5-4-318　衡州玄参

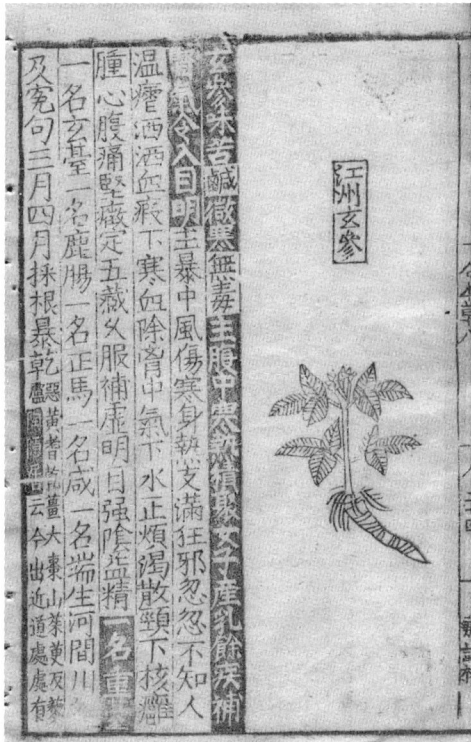

图 5-4-319　江州玄参

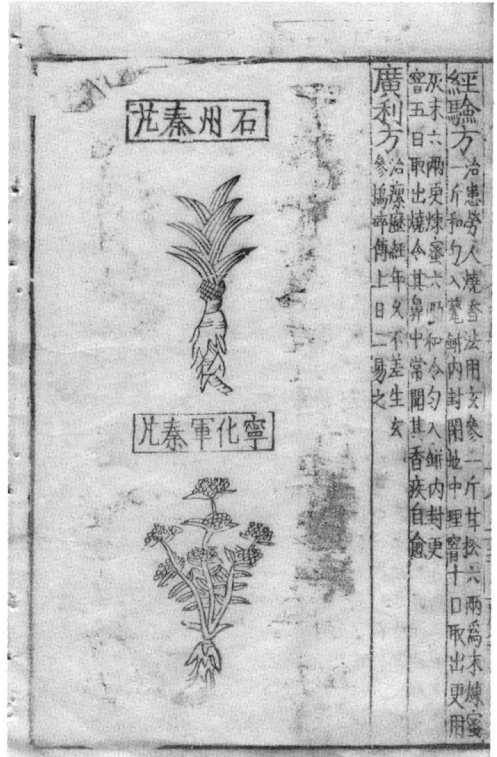

图 5-4-320　石州秦艽　　图 5-4-321　宁化军秦艽

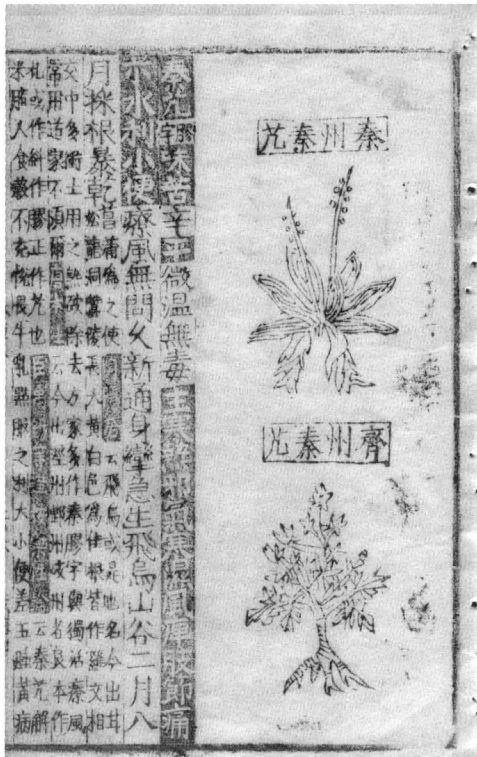

图 5-4-322　秦州秦艽　　图 5-4-323　齐州秦艽

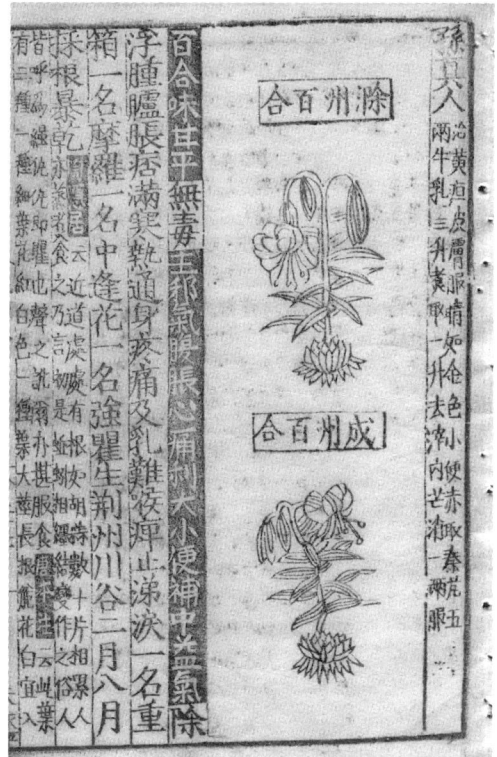

图 5-4-324　滁州百合　　图 5-4-325　成州百合

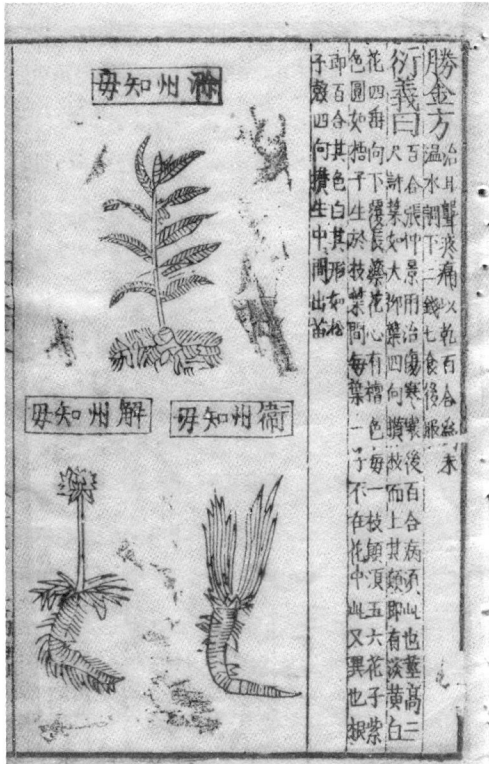

图 5-4-326　滁州知母　图 5-4-327　卫州知母
图 5-4-328　解州知母

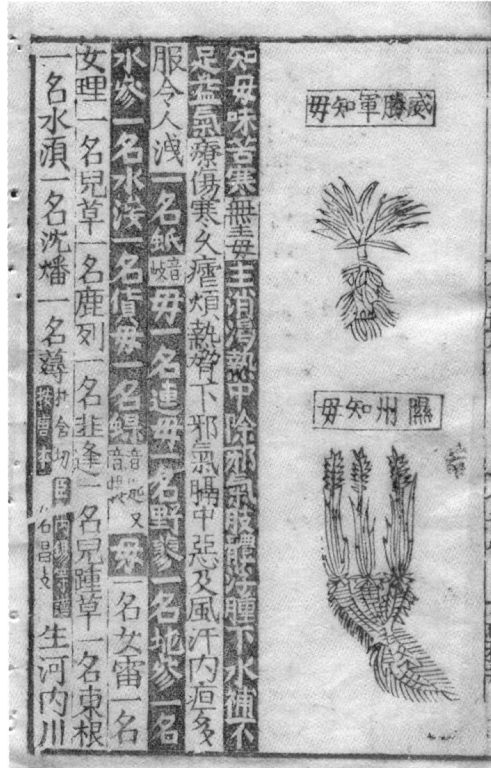

图 5-4-329　威胜军知母　图 5-4-330　隰州知母

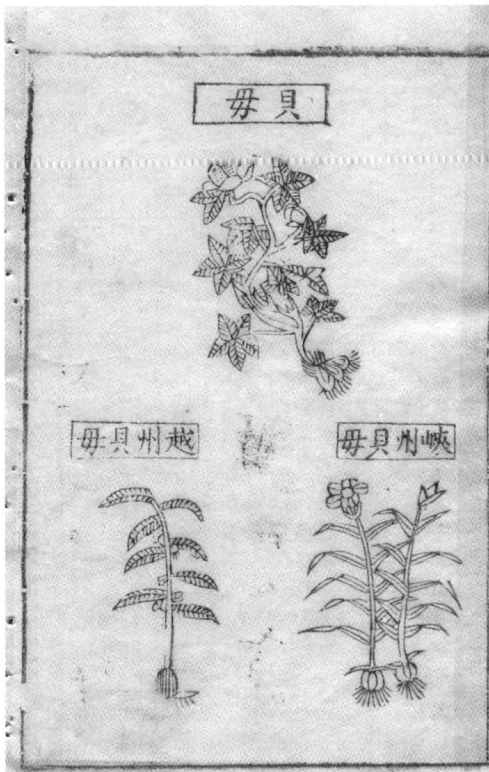

图 5-4-331　贝母　图 5-4-332　峡州贝母
图 5-4-333　越州贝母

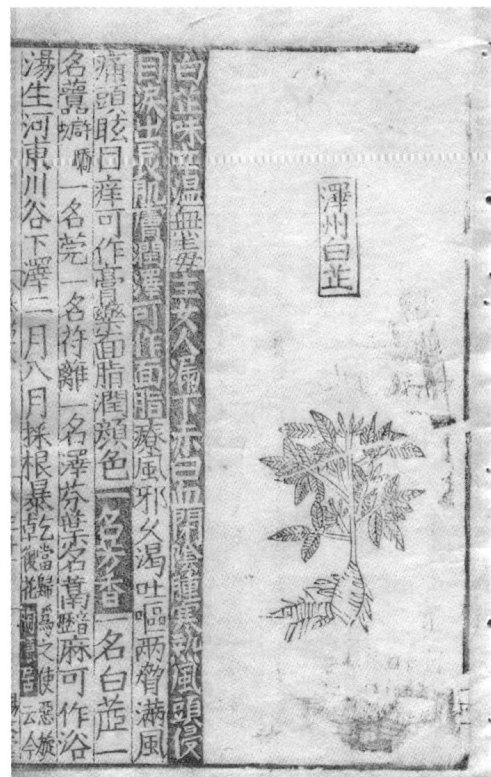

图 5-4-334　泽州白芷

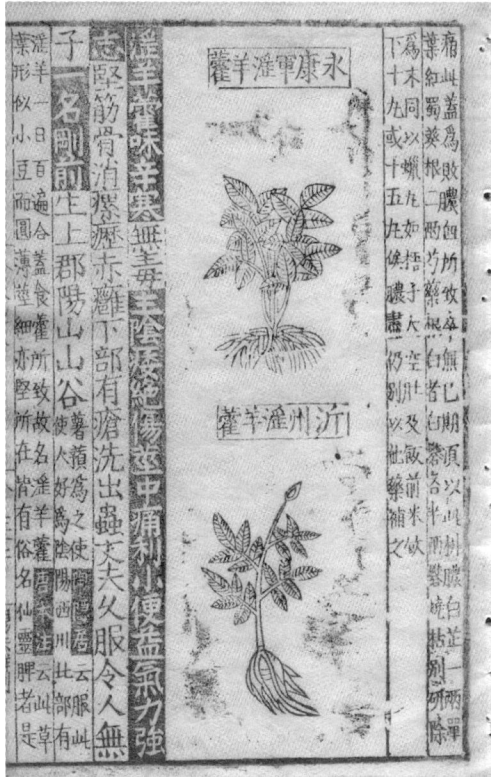

图 5-4-335　永康军淫羊藿
图 5-4-336　沂州淫羊藿

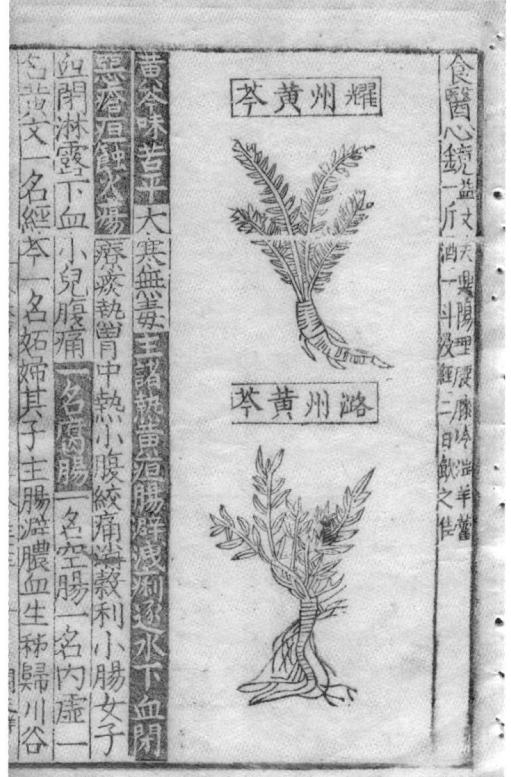

图 5-4-337　耀州黄芩　图 5-4-338　潞州黄芩

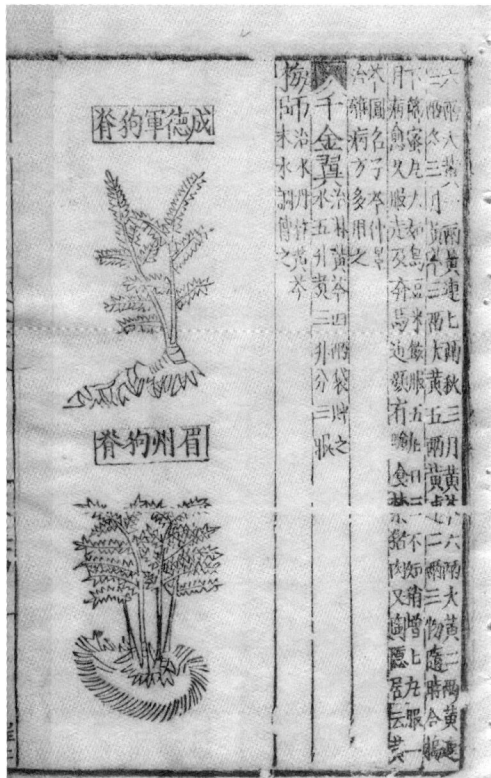

图 5-4-339　成德军狗脊　图 5-4-340　眉州狗脊

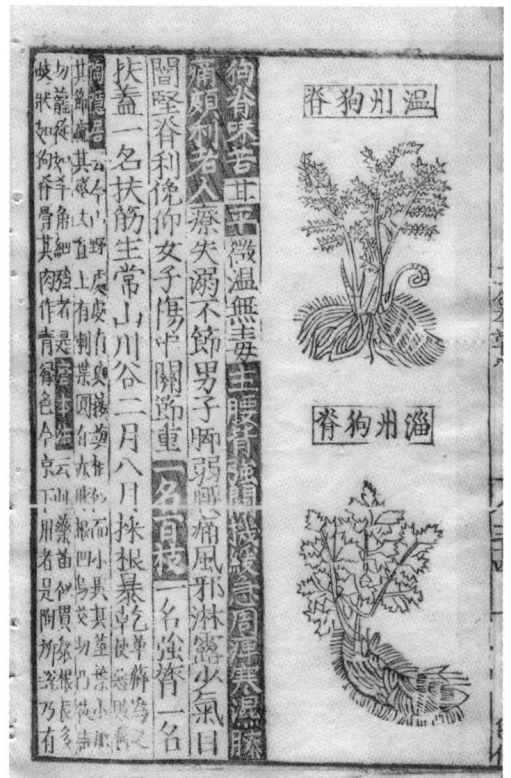

图 5-4-341　温州狗脊　图 5-4-342　淄州狗脊

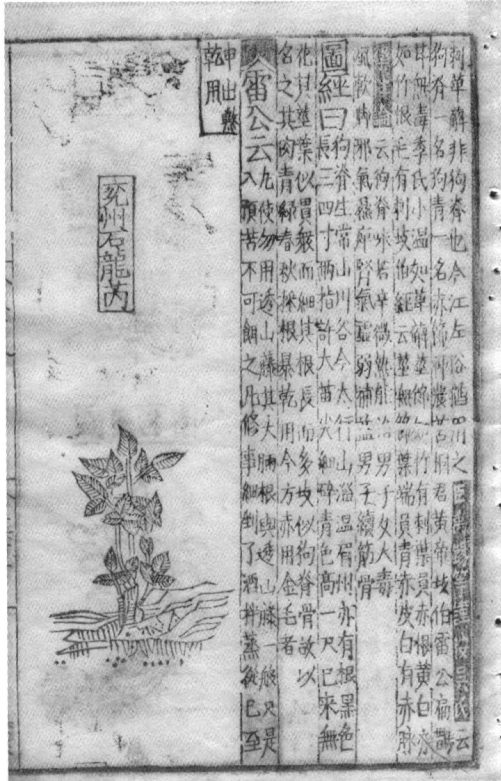

图 5-4-343　兖州石龙芮

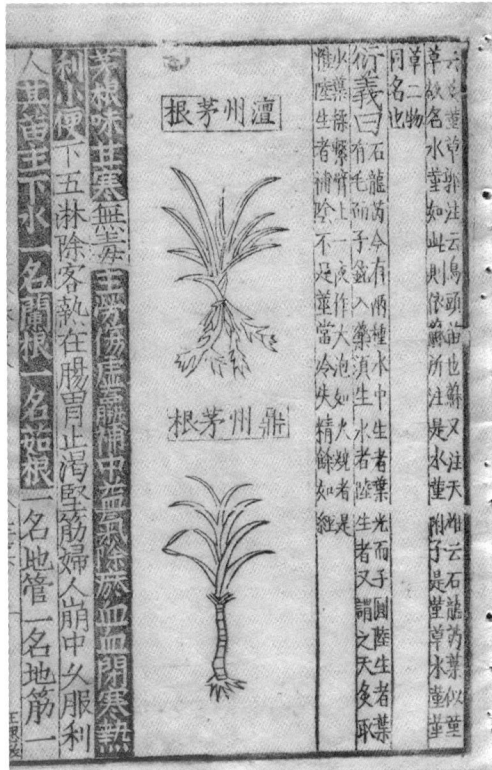

图 5-4-344　澶州茅根　图 5-4-345　鼎州茅根

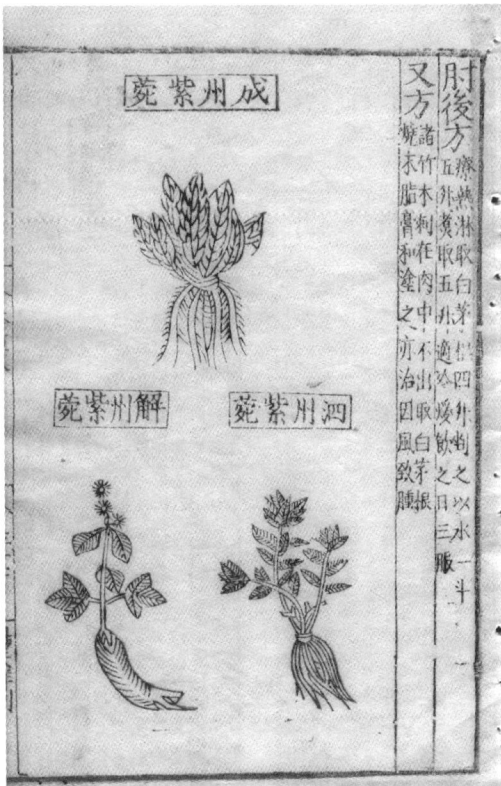

图 5-4-346　成州紫菀　图 5-4-347　泗州紫菀
图 5-4-348　解州紫菀

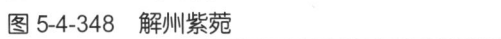

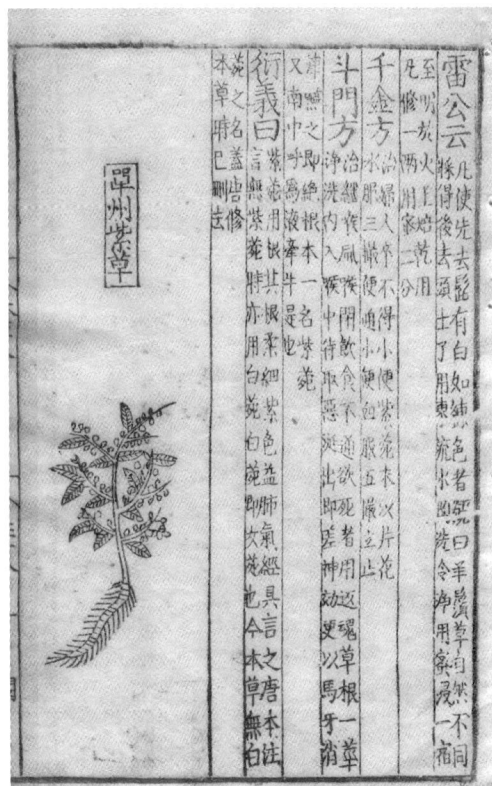

图 5-4-349　单州紫草

紫草

東京紫草

紫草味苦寒無毒主心腹邪氣五疸補中益氣利九竅通水道療腹腫脹滿痛以合膏療小兒瘡及面皶⋯⋯生碭山山谷及楚地三月採根陰乾⋯⋯一名茈戾⋯⋯一名紫丹⋯⋯

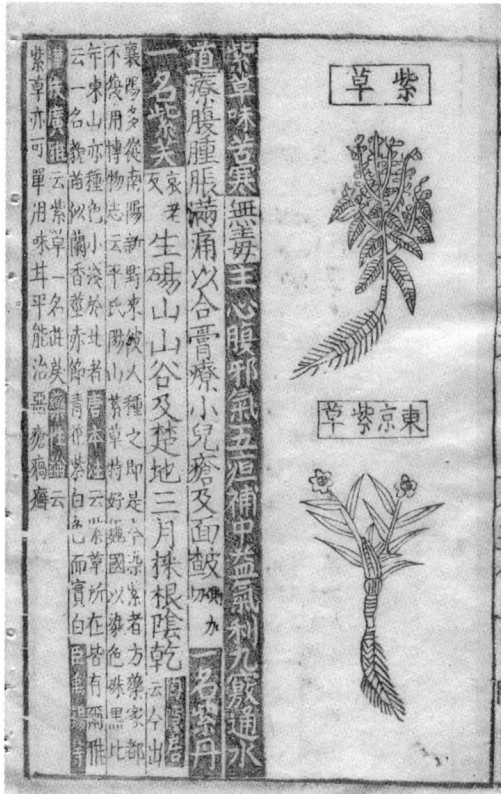

图 5-4-350　紫草　　图 5-4-351　东京紫草

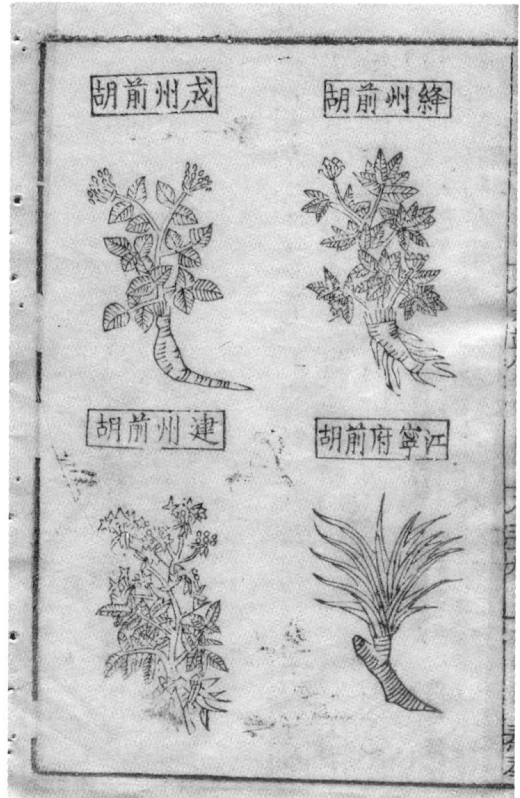

戎州前胡　　絳州前胡

建州前胡　　江寧府前胡

图 5-4-352　绛州前胡　图 5-4-353　江宁府前胡
图 5-4-354　成州前胡　图 5-4-355　建州前胡

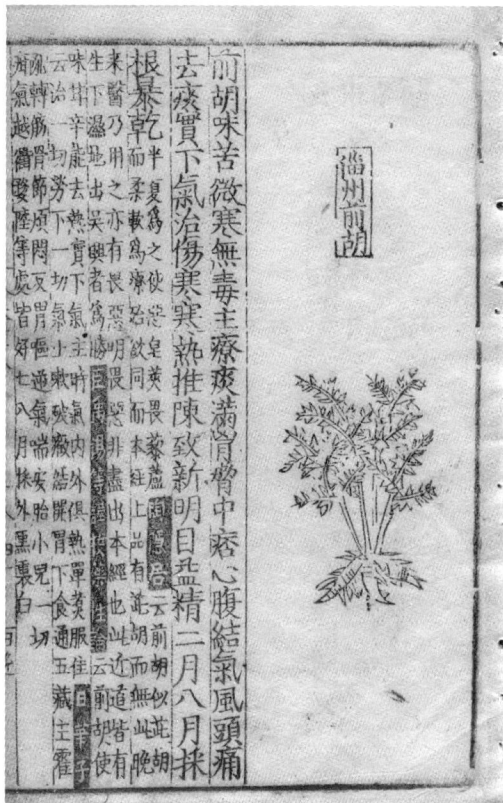

淄州前胡

前胡味苦微寒無毒主療痰滿胷脇中痞心腹結氣風頭痛去痰實下氣治傷寒寒熱推陳致新明目益精二月八月採根暴乾⋯⋯

图 5-4-356　淄州前胡

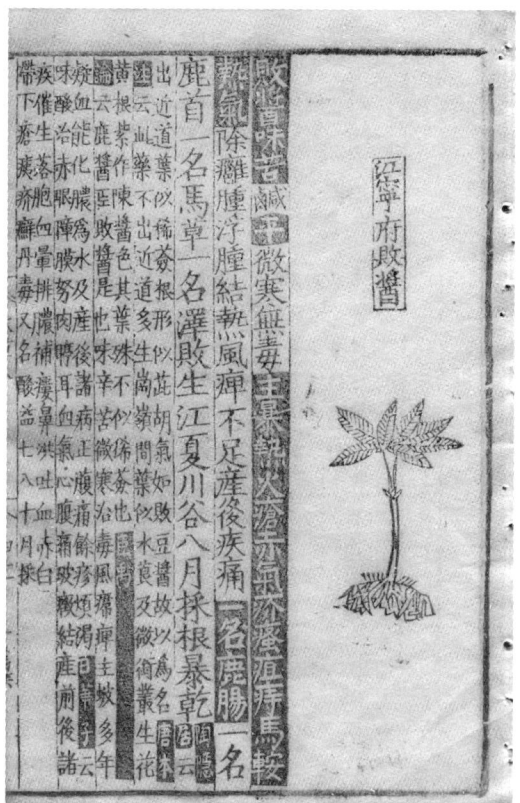

江寧府敗醬

敗醬味苦鹹微寒無毒主暴熱火瘡赤氣疥瘙疽痔馬鞍熱氣陰痒腫浮腫結熱風痺不足產後疾痛一名鹿腸一名馬草一名澤敗生江夏川谷八月採根暴乾⋯⋯

图 5-4-357　江宁府败酱

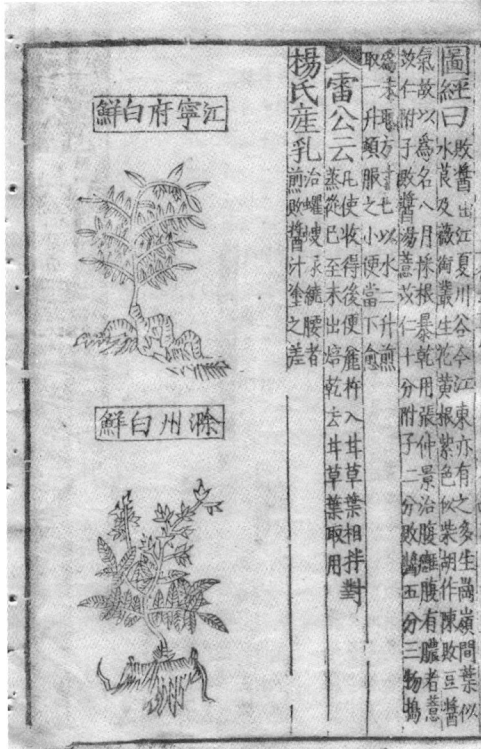

图 5-4-358 江宁府白鲜　图 5-4-359 滁州白鲜

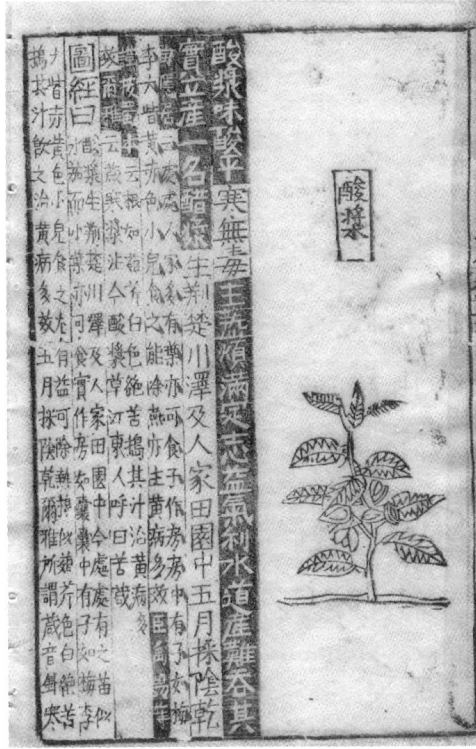

图 5-4-360 酸浆

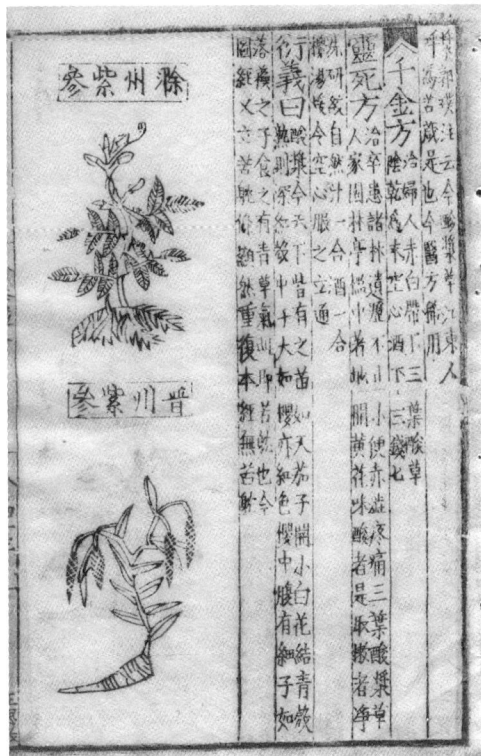

图 5-4-361 滁州紫参　图 5-4-362 晋州紫参

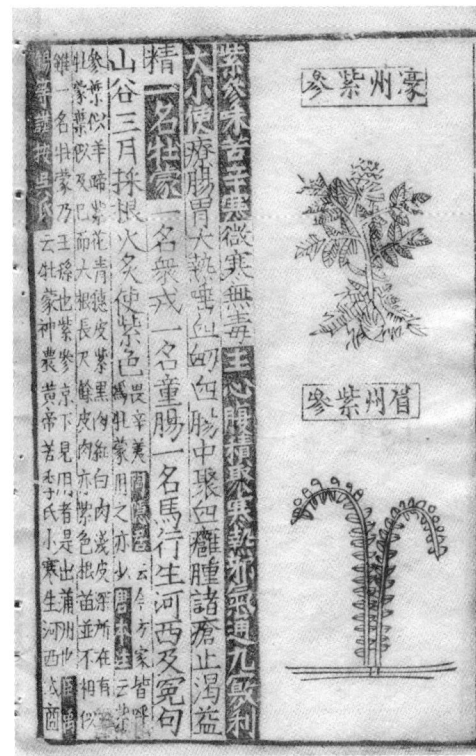

图 5-4-363 濠州紫参　图 5-4-364 眉州紫参

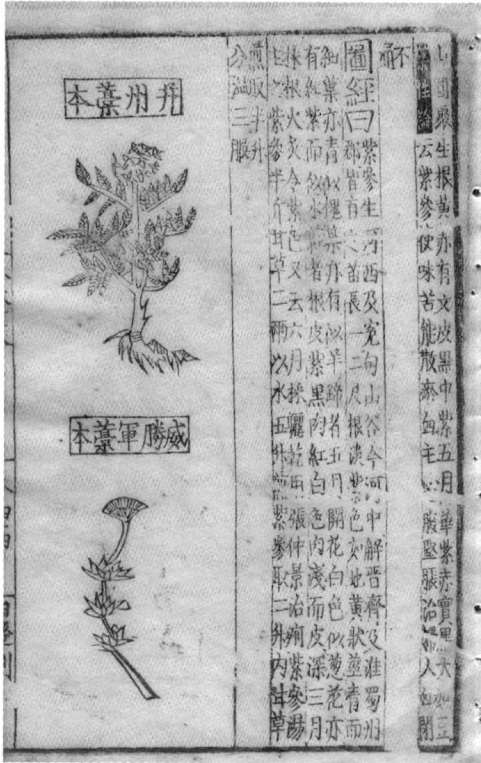

图 5-4-365　并州藁本　图 5-4-366　威胜军藁本

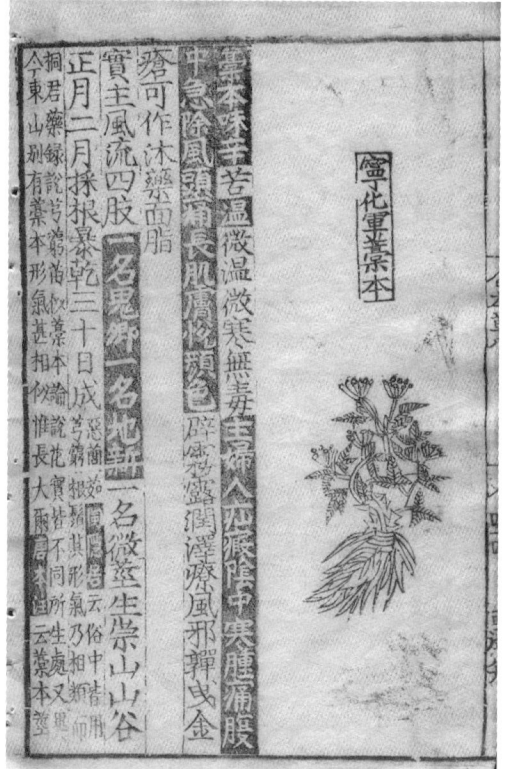

图 5-4-367　宁化军藁本

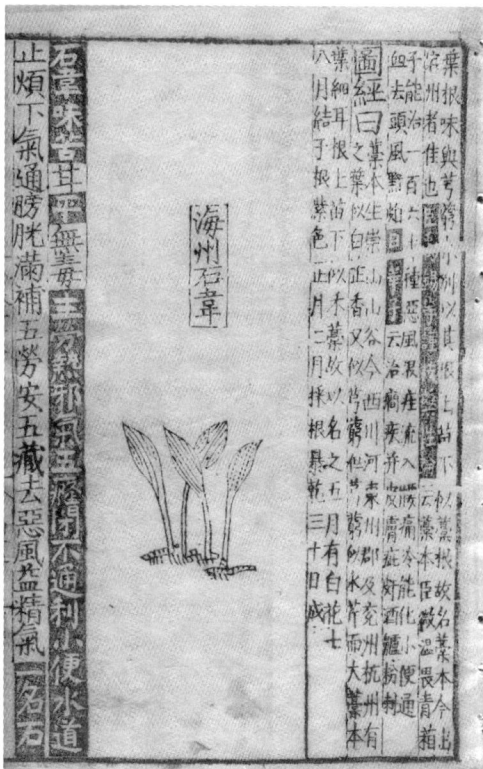

图 5-4-368　海州石韦

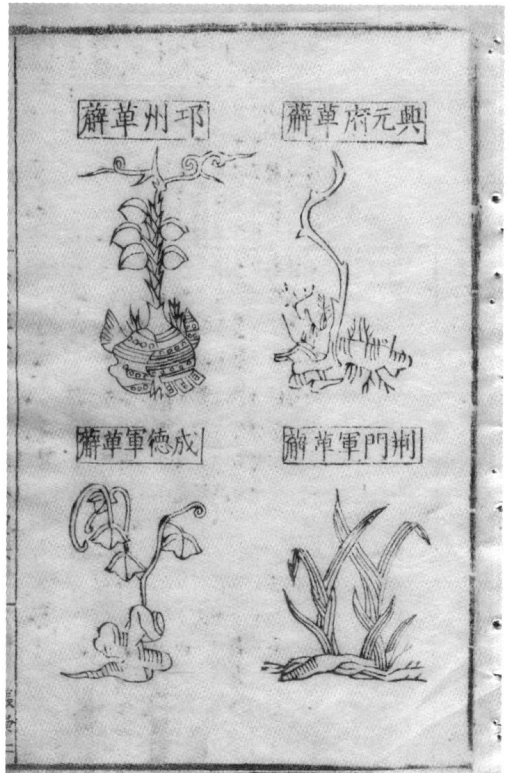

图 5-4-369　兴元府萆薢　图 5-4-370　荆门军萆薢

图 5-4-371　邛州萆薢　图 5-4-372　成德军萆薢

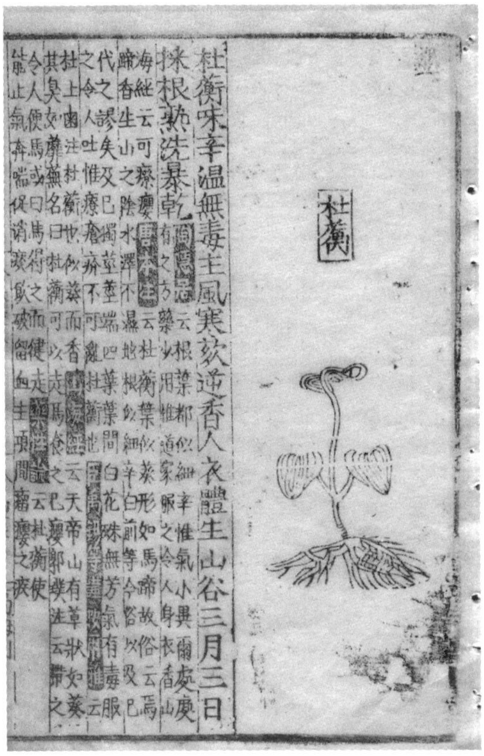

图 5-4-373　杜衡

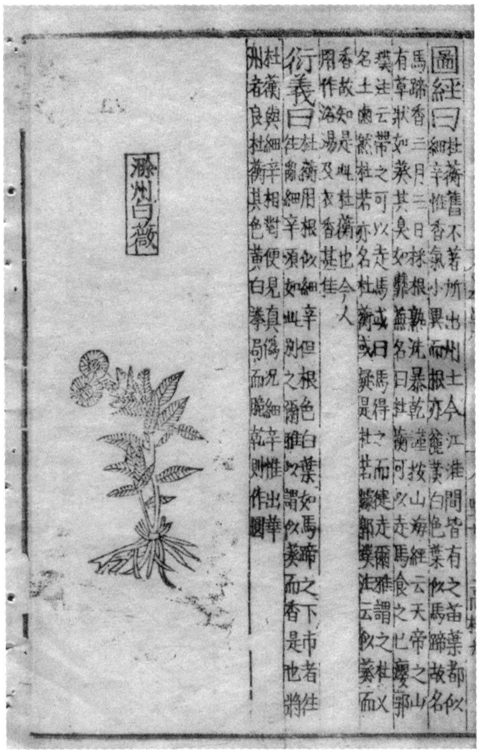

图 5-4-374　滁州白薇

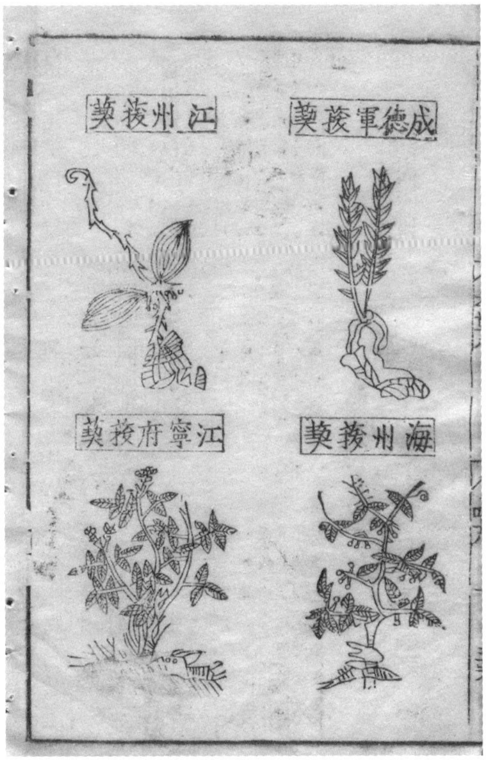

图 5-4-375　成德军菝葜　图 5-4-376　海州菝葜
图 5-4-377　江州菝葜　图 5-4-378　江宁府菝葜

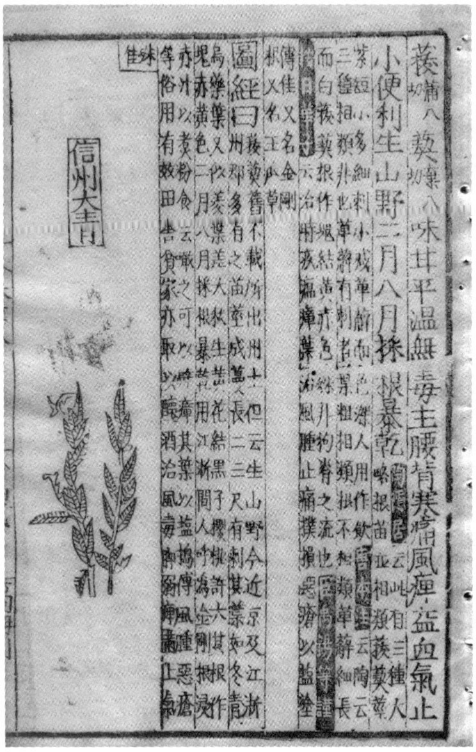

图 5-4-379　信州大青

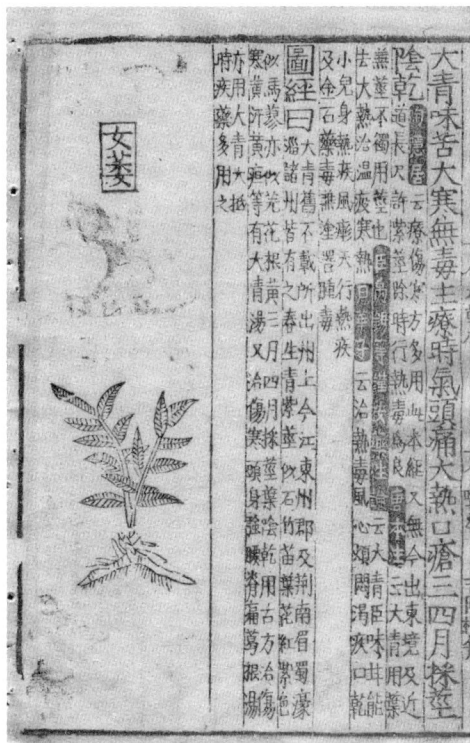

图 5-4-380　女菱

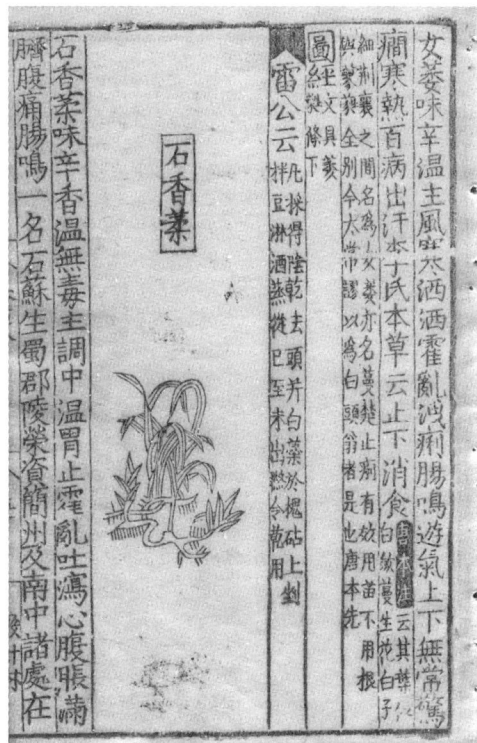

图 5-4-381　石香葇

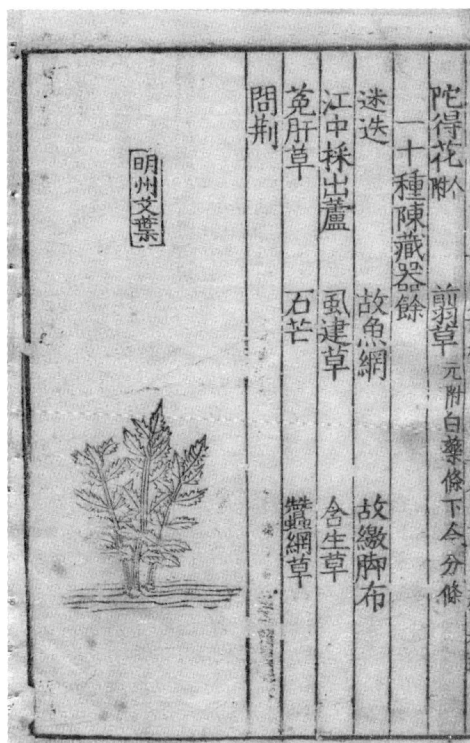

图 5-4-382　明州艾叶

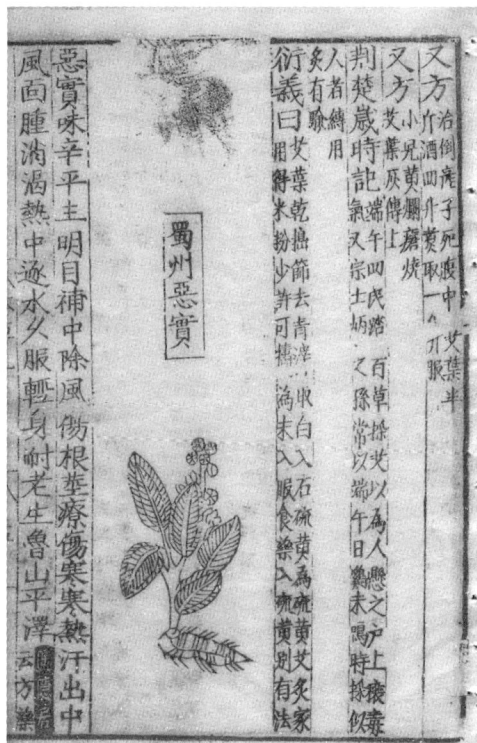

图 5-4-383　蜀州恶实

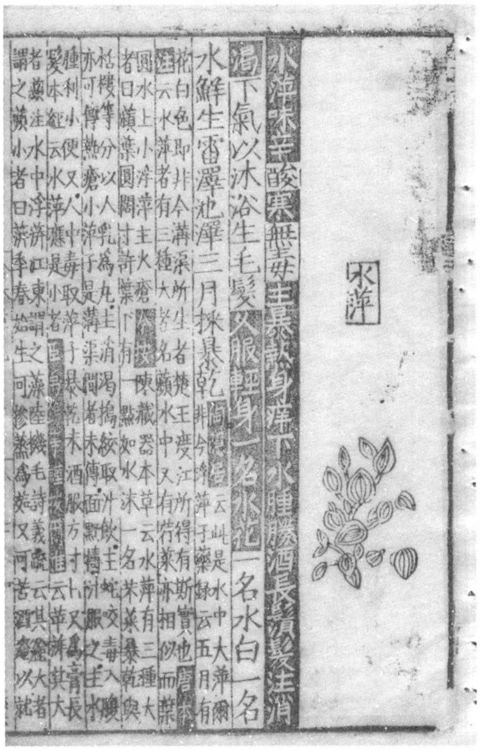

图 5-4-384　水萍

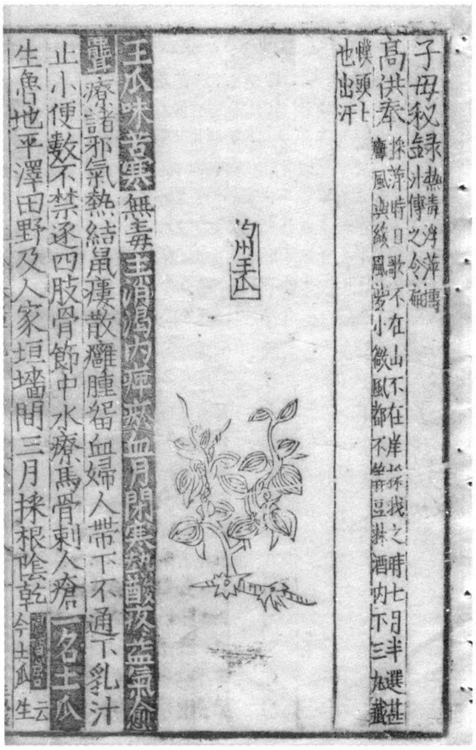

图 5-4-385　均州王瓜

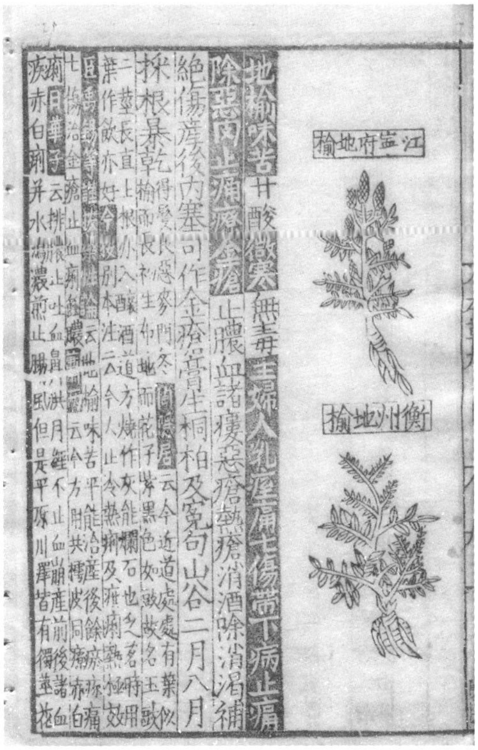

图 5-4-386　江宁府地榆　图 5-4-387　衡州地榆

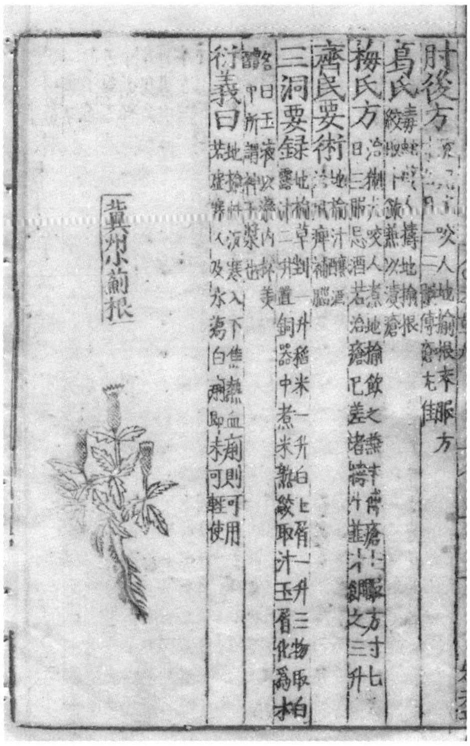

图 5-4-388　冀州小蓟根

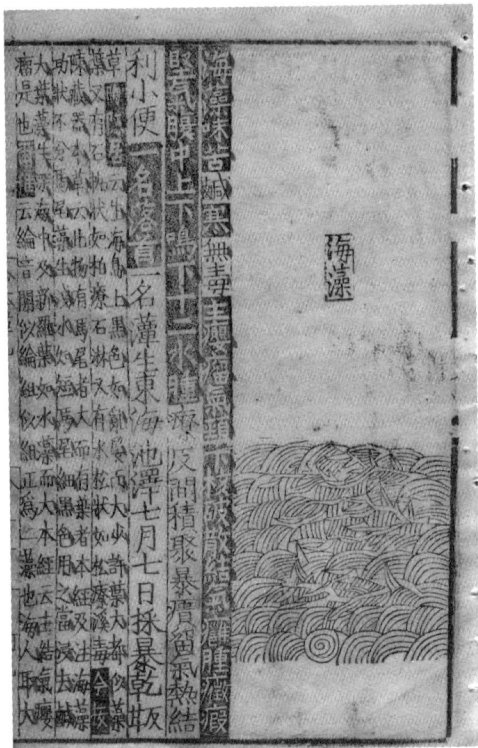

图 5-4-389　海藻

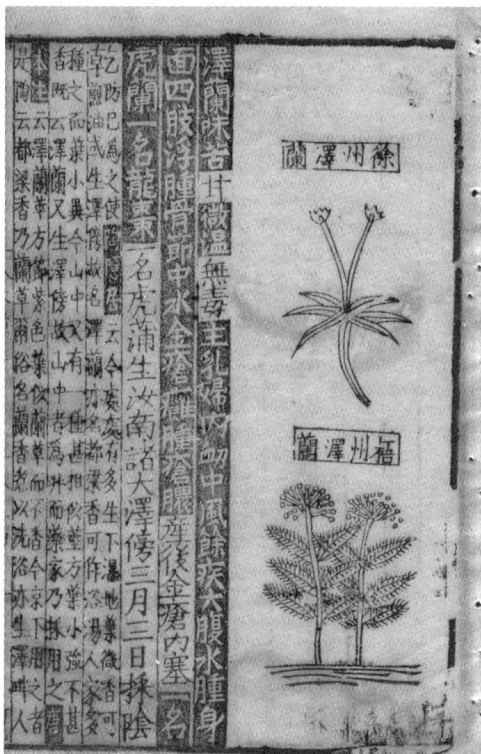

图 5-4-390　徐州泽兰　　图 5-4-391　梧州泽兰

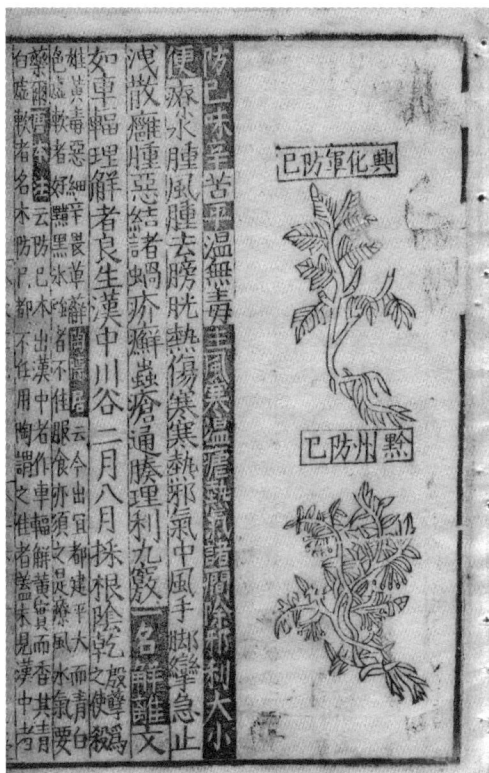

图 5-4-392　兴化军防己　　图 5-4-393　黔州防己

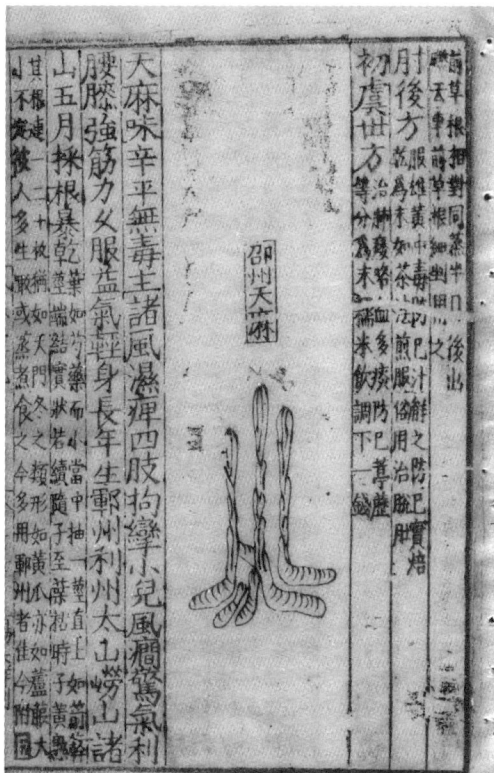

图 5-4-394　邵州天麻

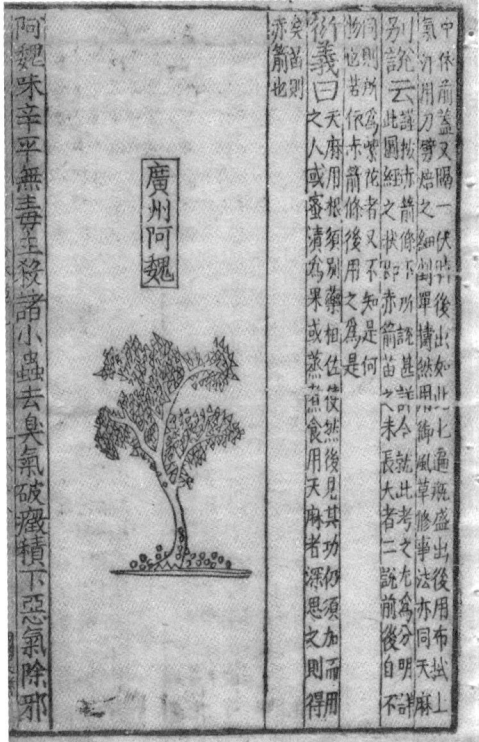

图 5-4-395 广州阿魏

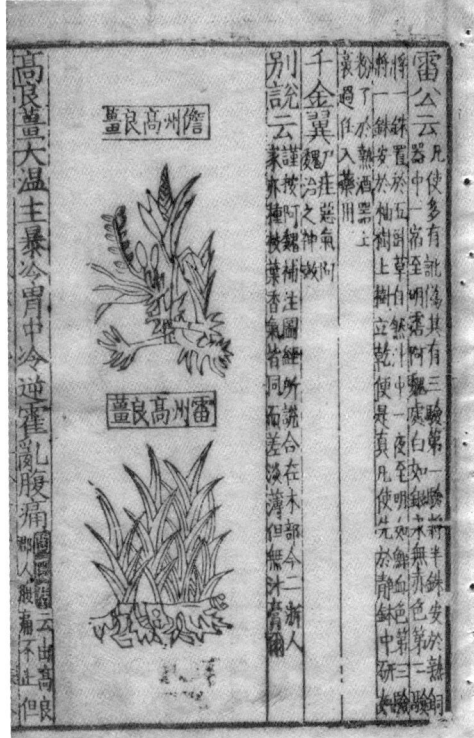

图 5-4-396 儋州高良姜
图 5-4-397 雷州高良姜

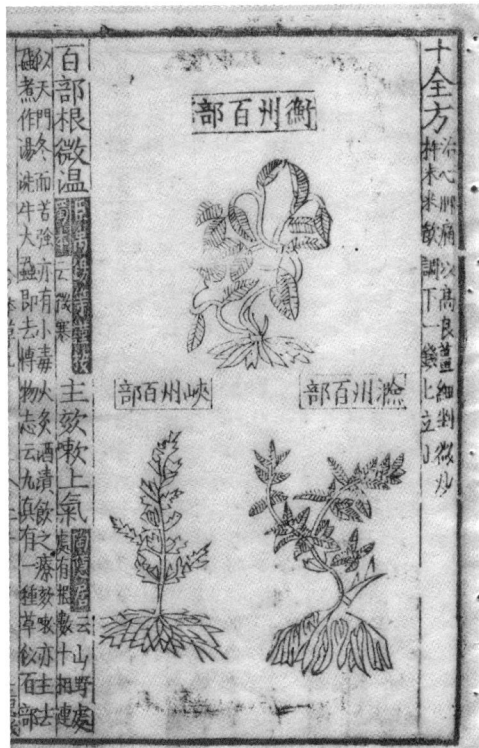

图 5-4-398 衡州百部　图 5-4-399 滁州百部
图 5-4-400 峡州百部

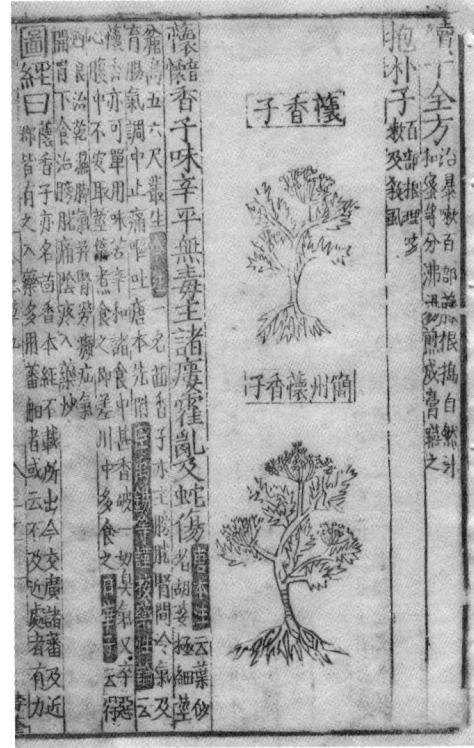

图 5-4-401 蘹香子　图 5-4-402 简州蘹香子

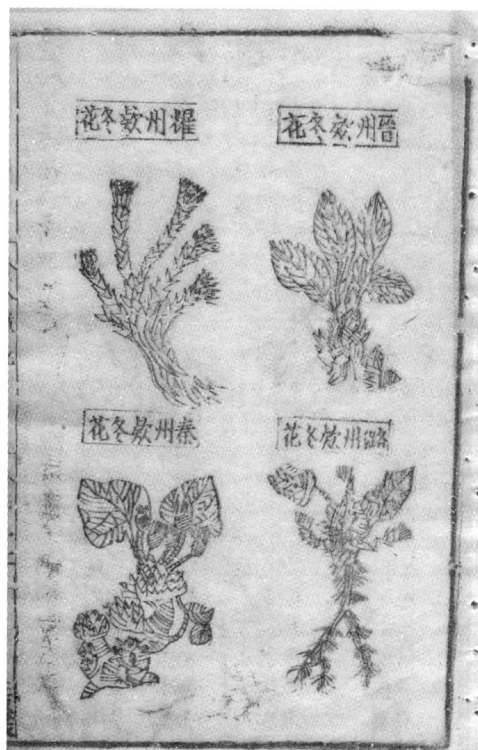

图 5-4-403　晋州款冬花　图 5-4-404　潞州款冬花
图 5-4-405　耀州款冬花　图 5-4-406　秦州款冬花

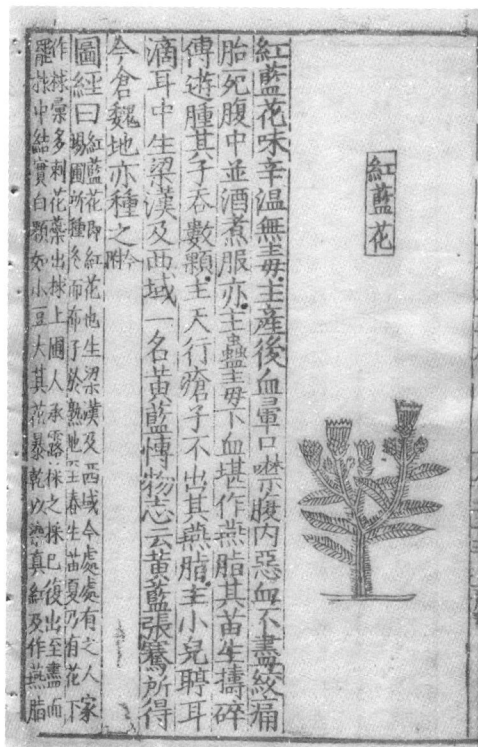

图 5-4-407　红蓝花

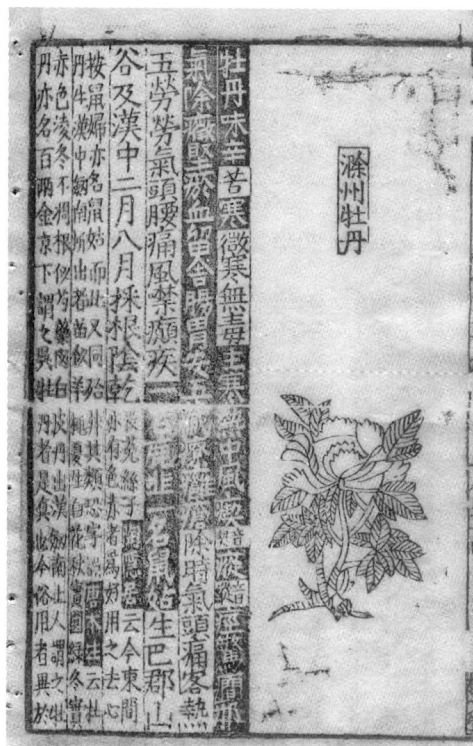

图 5-4-408　滁州牡丹

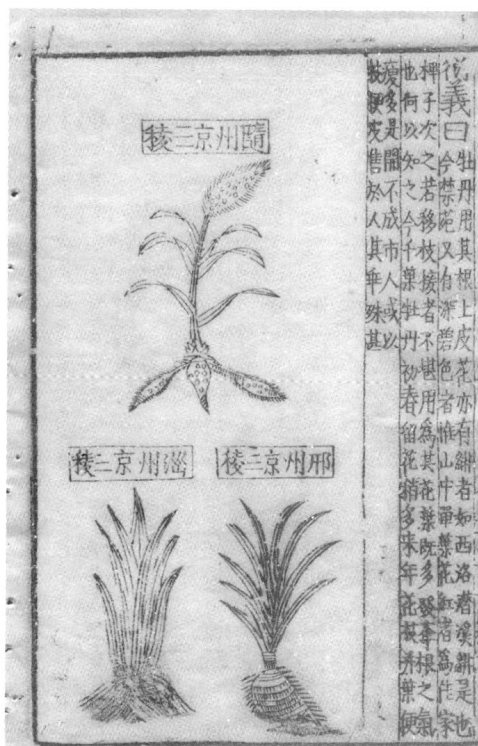

图 5-4-409　随州京三棱　图 5-4-410　邢州京三棱
图 5-4-411　淄州京三棱

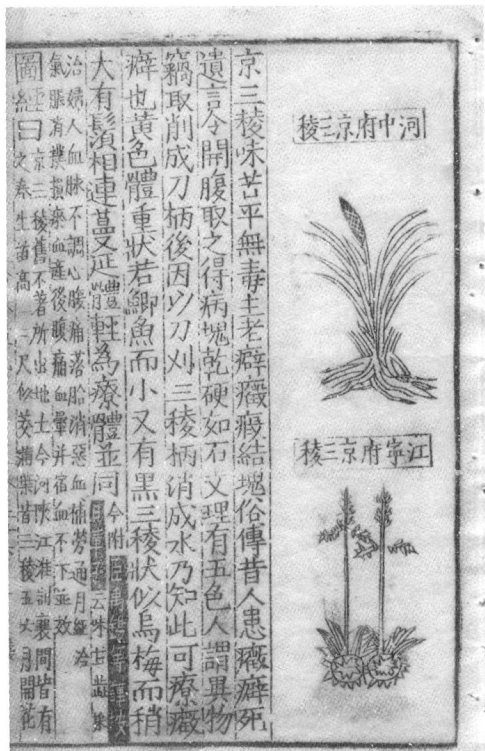

图 5-4-412　河中府京三棱

图 5-4-413　江宁府京三棱

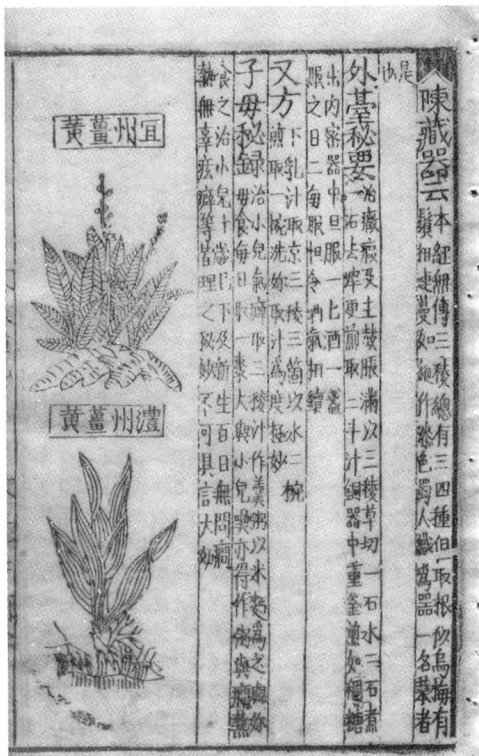

图 5-4-414　宜州姜黄　图 5-4-415　澧州姜黄

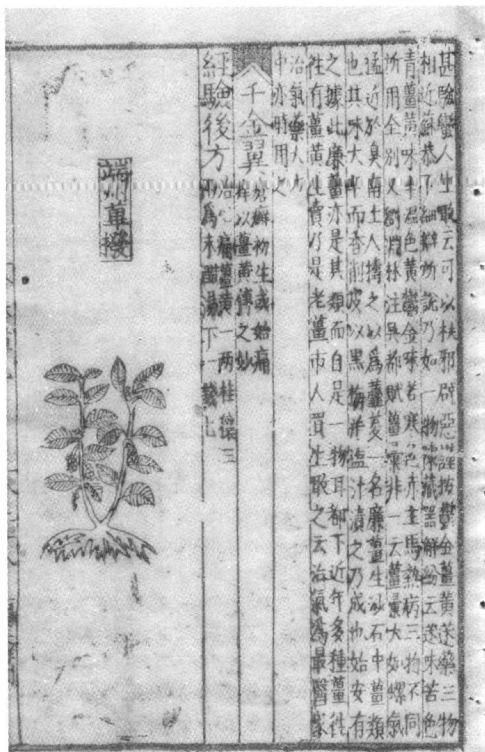

图 5-4-416　端州荜茇

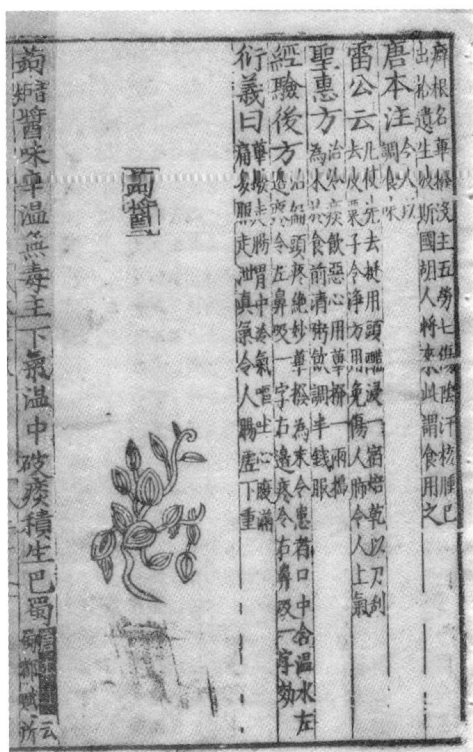

图 5-4-417　蒟酱

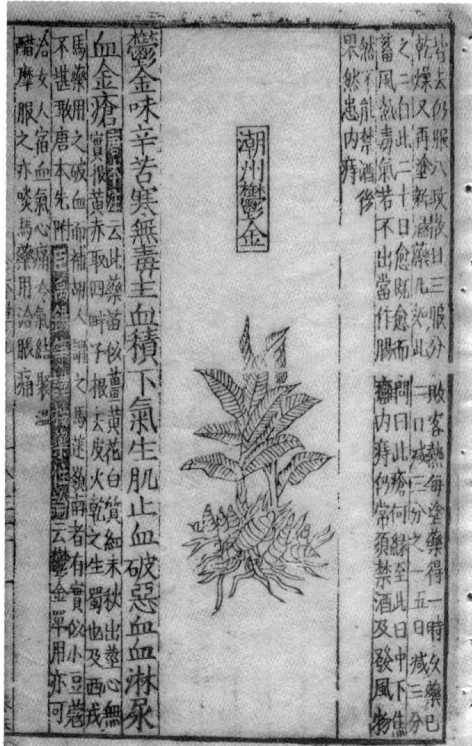

图 5-4-418　潮州郁金

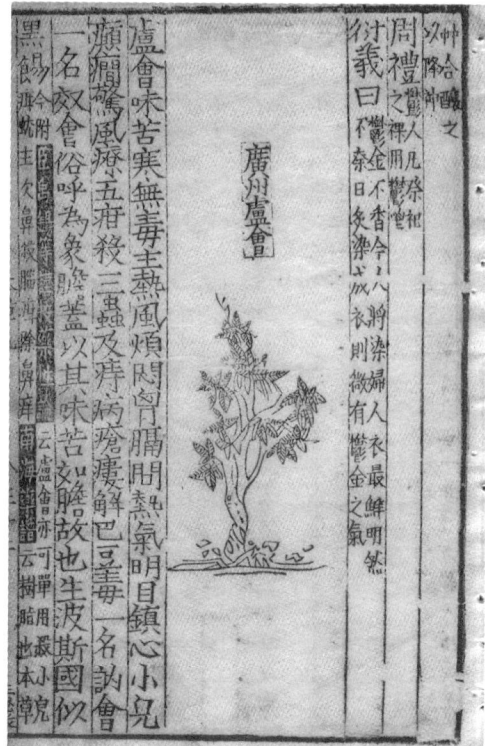

图 5-4-419　广州卢会

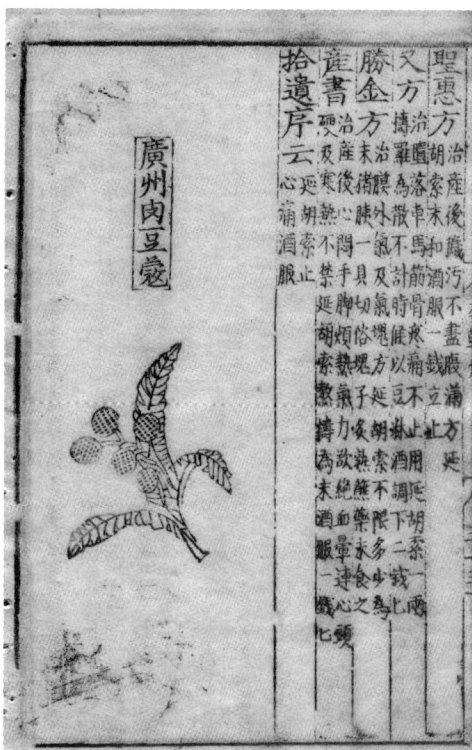

图 5-4-420　广州肉豆蔻

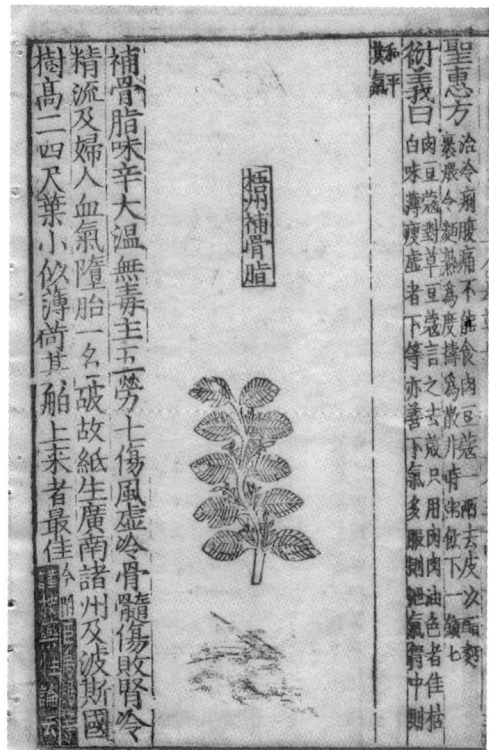

图 5-4-421　梧州补骨脂

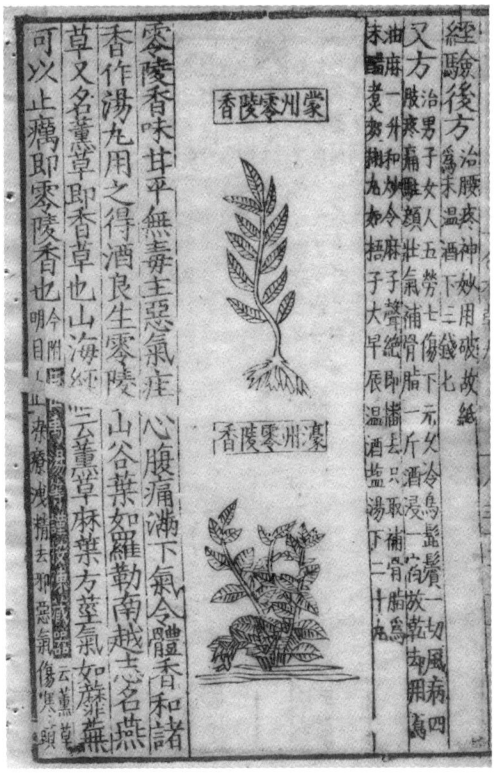

图 5-4-422　蒙州零陵香　图 5-4-423　濠州零陵香

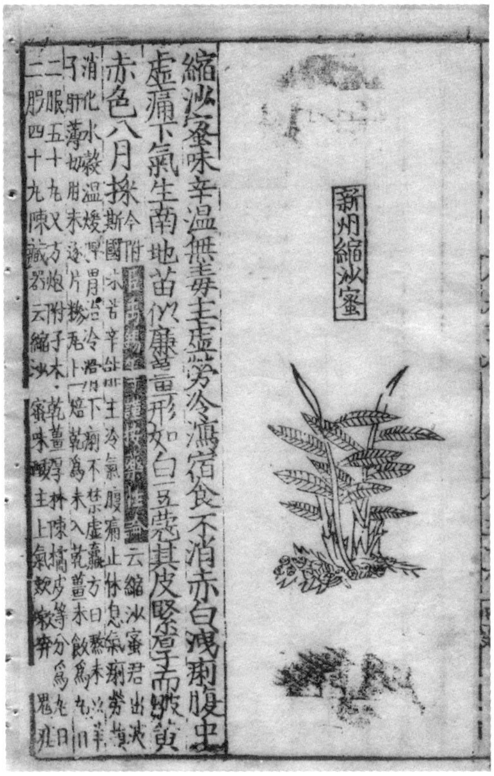

图 5-4-424　新州缩沙蜜

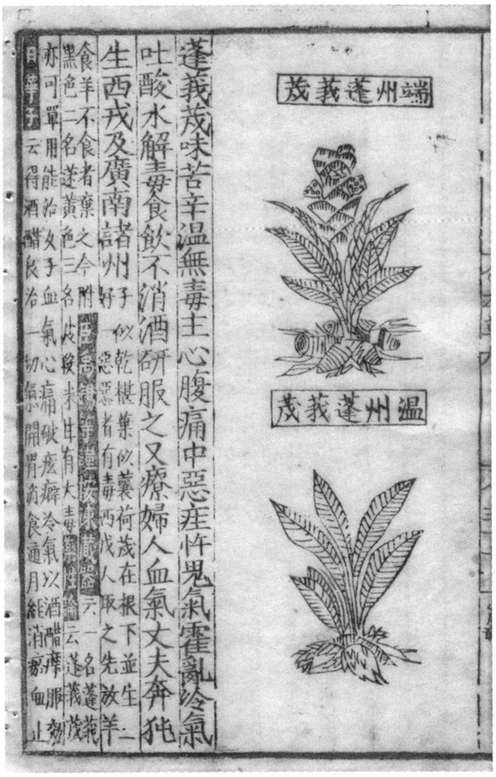

图 5-4-425　端州蓬莪茂　图 5-4-426　温州蓬莪茂

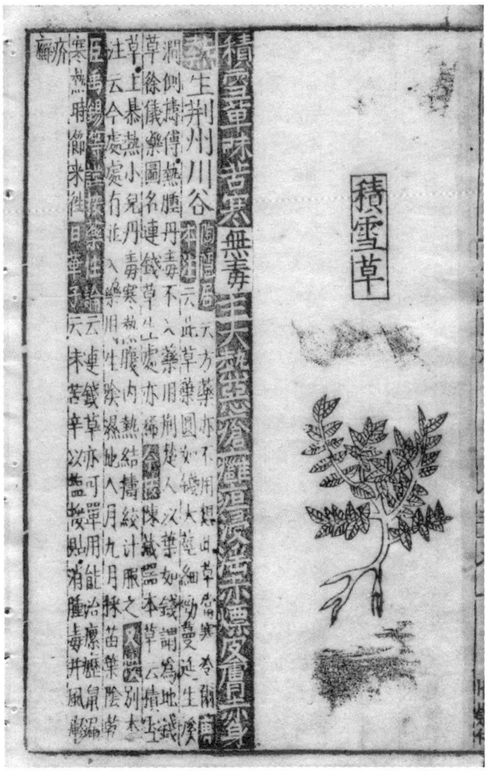

图 5-4-427　积雪草

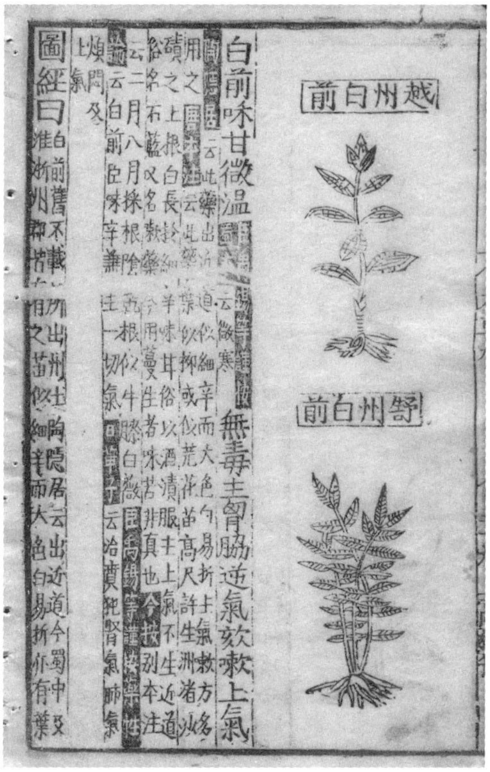

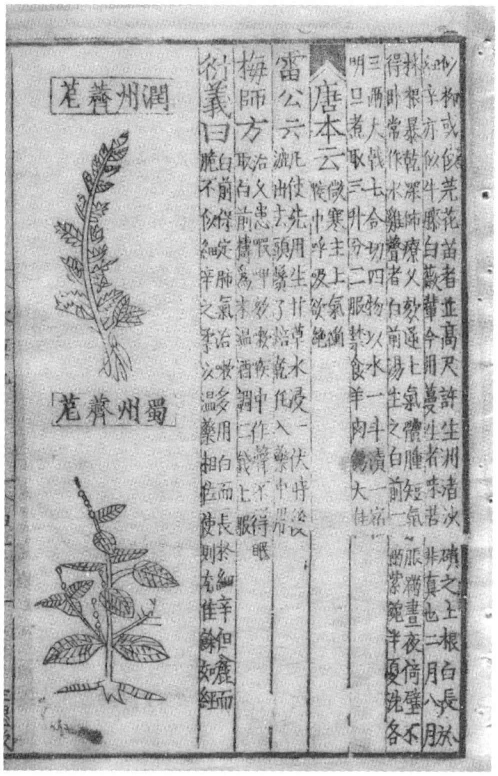

图 5-4-428　越州白前　图 5-4-429　舒州白前

图 5-4-430　润州荠苨　图 5-4-431　蜀州荠苨

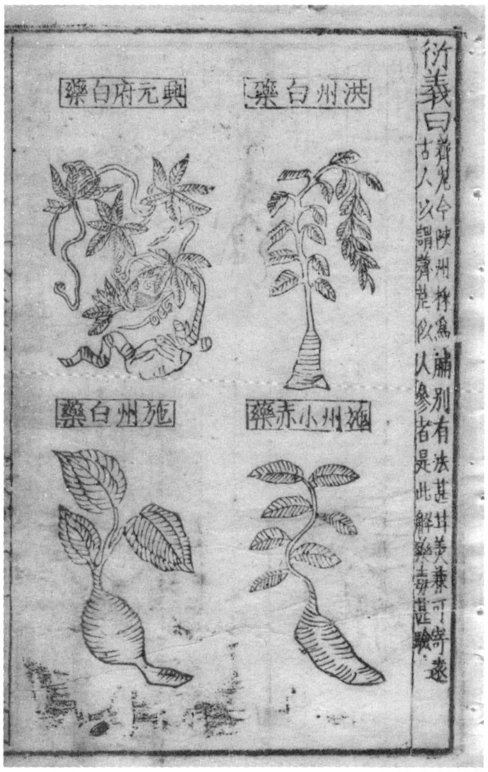

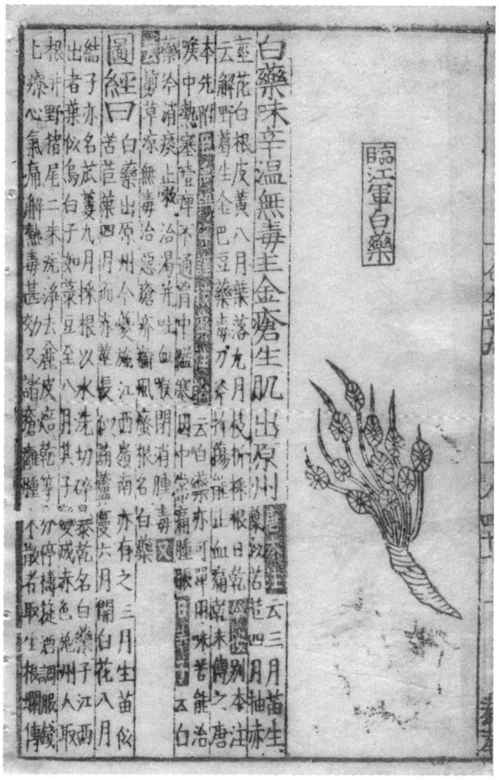

图 5-4-432　洪州白药　图 5-4-433　施州小赤药
图 5-4-434　兴元府白药　图 5-4-435　施州白药

图 5-4-436　临江军白药

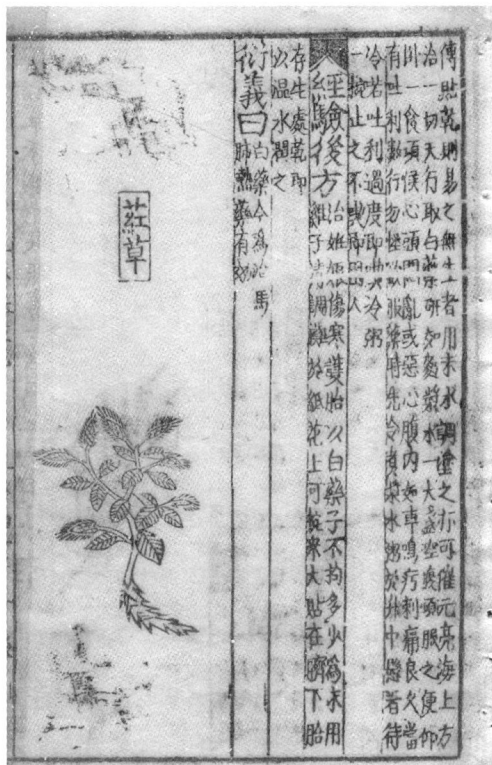

图 5-4-437　莏草

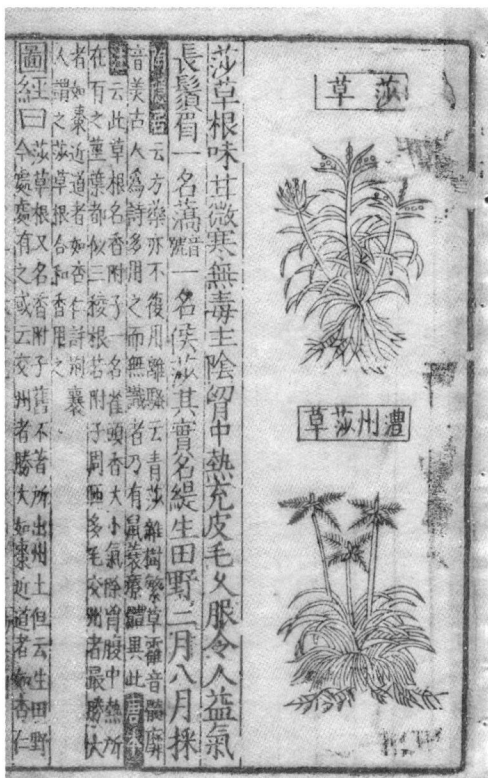

图 5-4-438　莎草　　图 5-4-439　澧州莎草

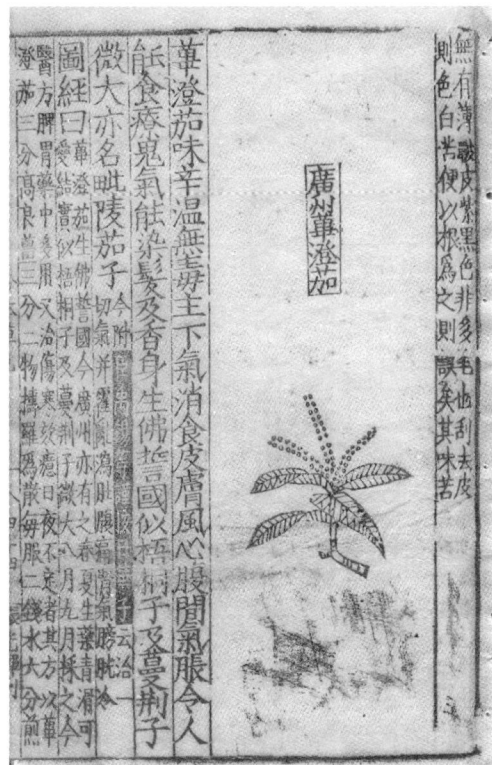

图 5-4-440　广州荜澄茄

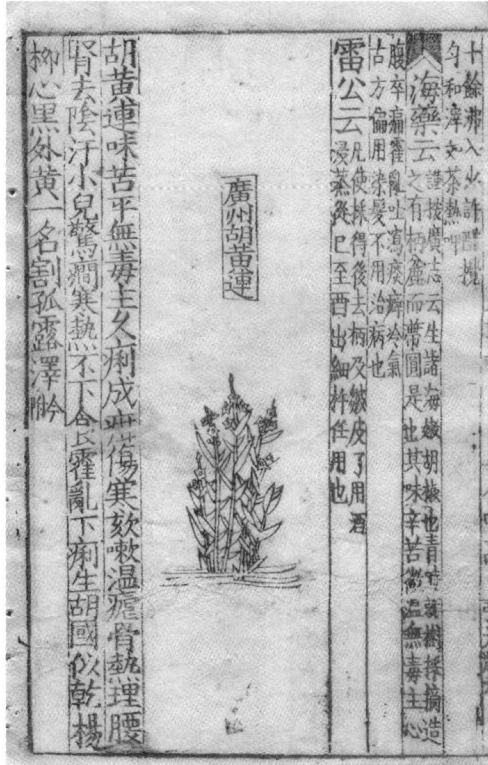

图 5-4-441　广州胡黄连

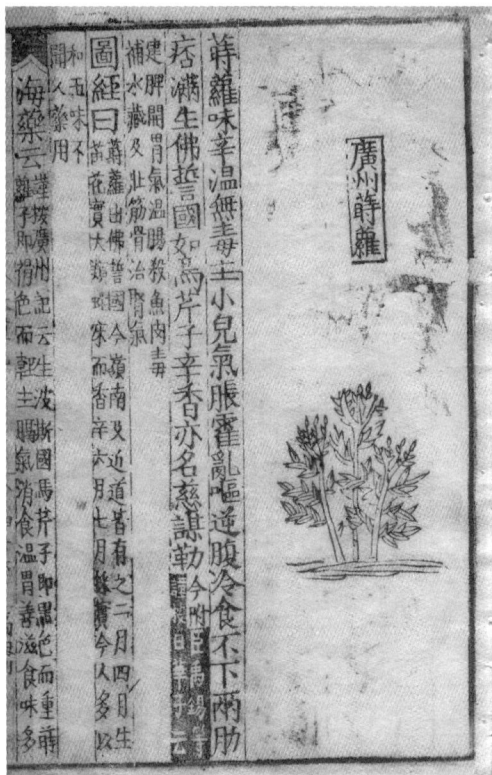

图 5-4-442　广州莳萝

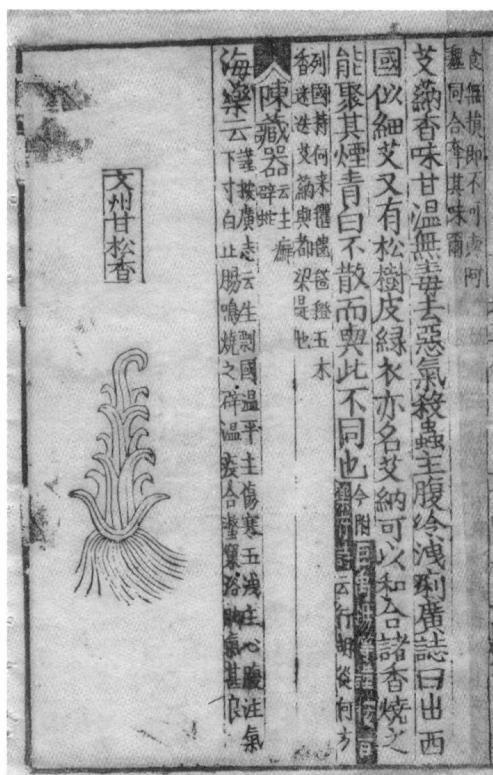

图 5-4-443　文州甘松香

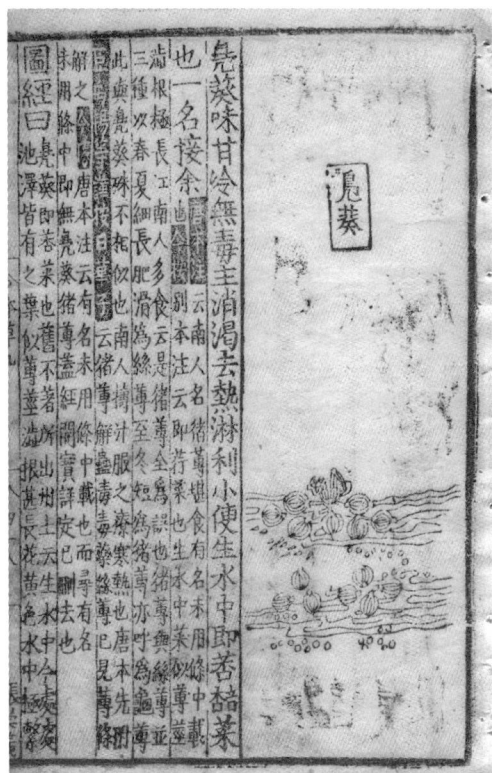

图 5-4-444　凫葵

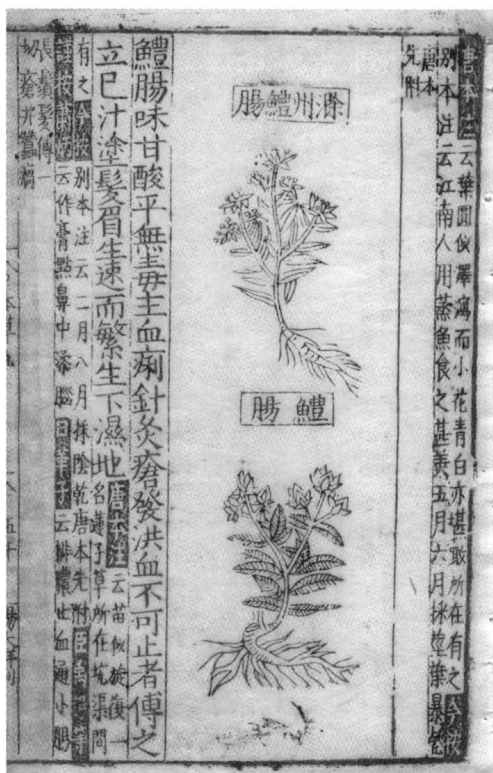

图 5-4-445　滁州鳢肠　图 5-4-446　鳢肠

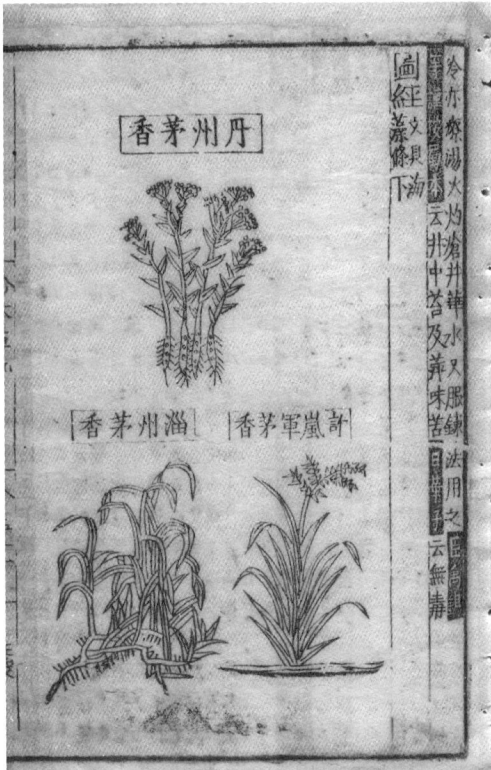

图 5-4-447　丹州茅香　图 5-4-448　岢岚军茅香
图 5-4-449　淄州茅香

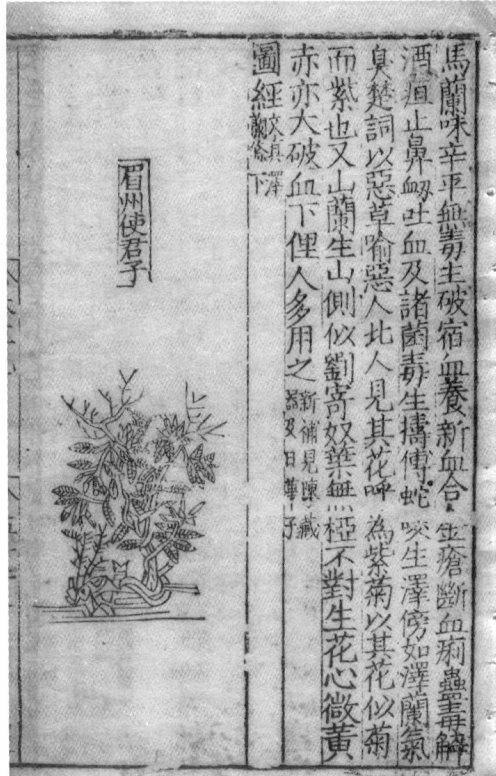

图 5-4-450　眉州使君子

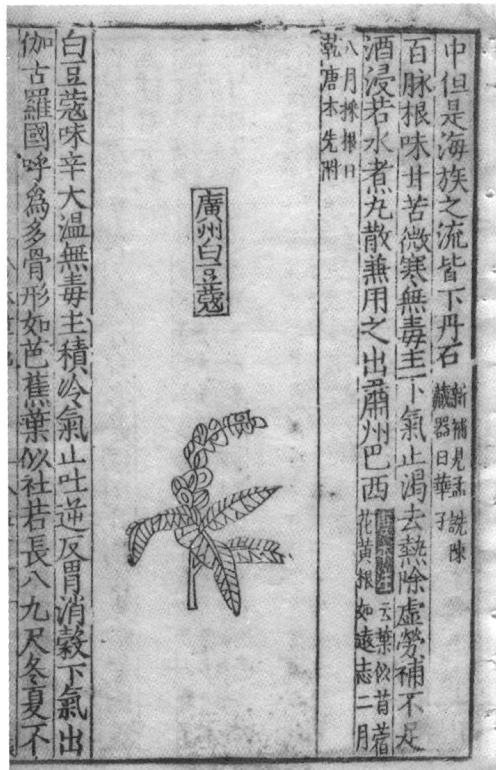

图 5-4-451　广州白豆蔻

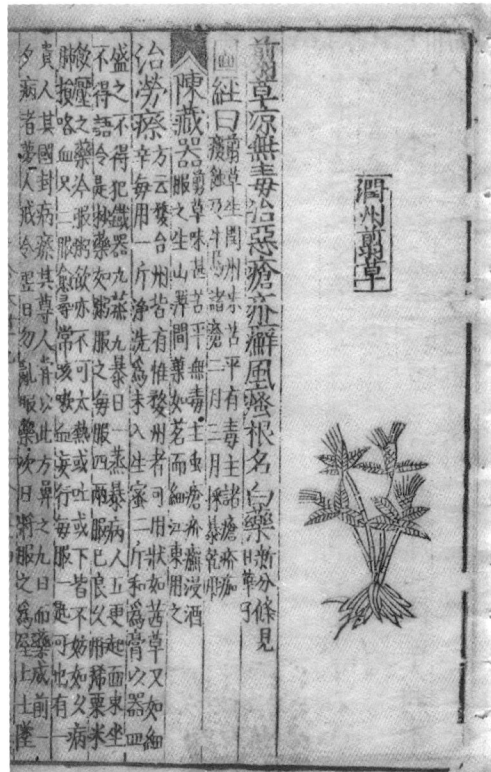

图 5-4-452　润州剪草

子附州梓

花子附州梓

附子味辛甘温大热有大毒主风寒咳逆邪气温中金疮破癥坚积聚血瘕寒湿踒躄拘挛膝痛不能行步脚疼冷弱腰脊风寒心腹冷痛霍乱转筋下痢赤白坚肌骨强阴又堕胎为百药长生犍为山谷及广汉冬月采为附子春采为乌头

乌头（地胆为之使恶藜芦畏防风黑豆甘草黄耆人参乌韭）

右附子可煮末服之五

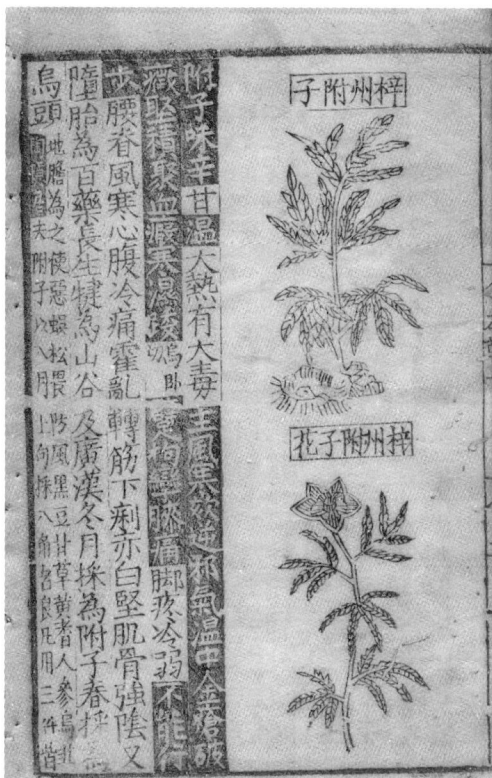

图 5-4-453　梓州附子　图 5-4-454　梓州附子花

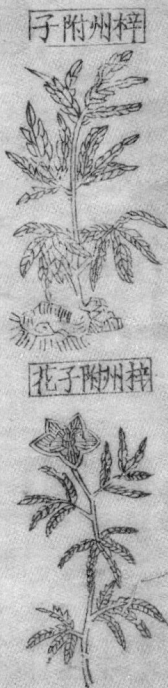

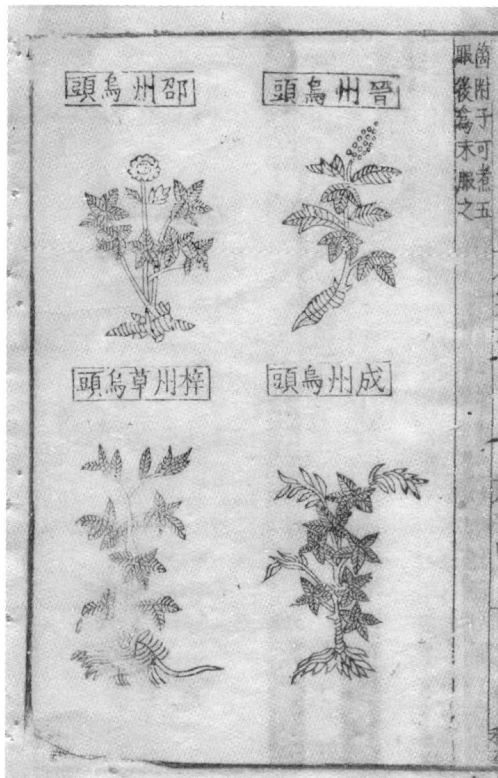

頭烏州晉

頭烏州邵

頭烏州成

頭烏草川梓

图 5-4-455　晋州乌头　图 5-4-456　成州乌头
图 5-4-457　邵州乌头　图 5-4-458　梓州草乌头

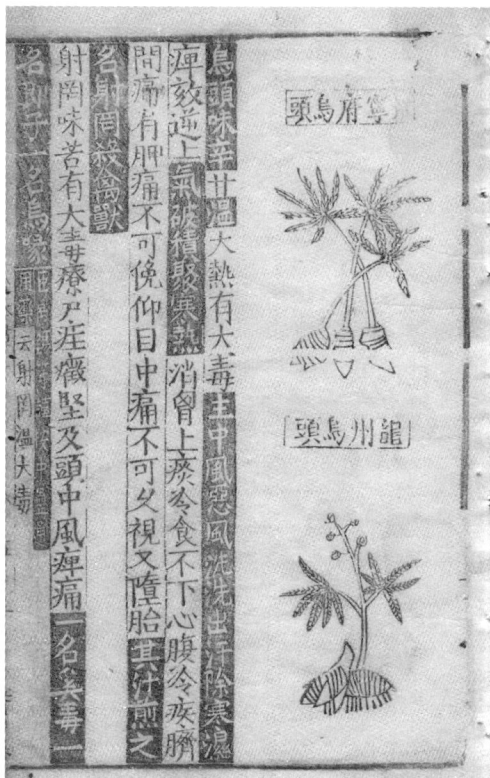

頭烏府寧江

頭烏州龍

乌头味辛甘温大热有大毒主中风恶风洗洗出汗除寒湿痹咳逆上气破积聚寒热消胸上痰冷食不下心腹冷痰脐间痛肩痛不可俯仰目中痛不可久视又堕胎其汁煎之名射罔杀禽兽又疗尸疰癥坚及头中风痹痛一名奚毒一名即子一名乌喙

图 5-4-459　江宁府乌头　图 5-4-460　龙州乌头

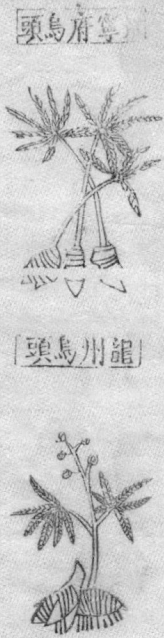

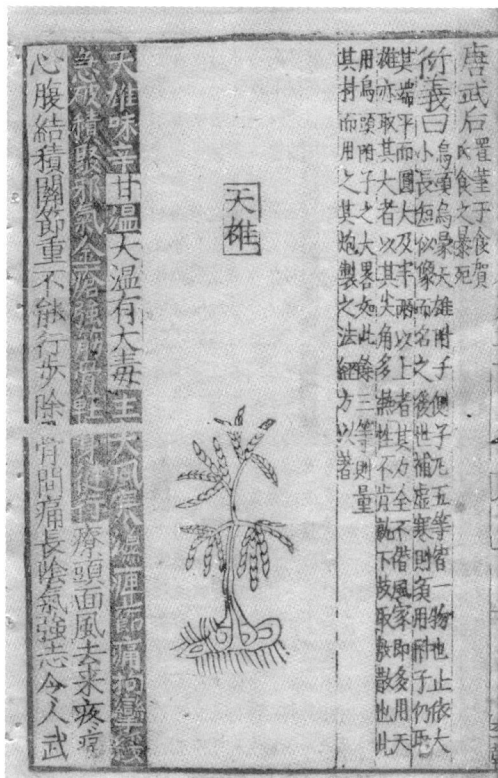

天雄

天雄味辛甘温大热有大毒主大风寒湿痹历节痛拘挛缓急破积聚邪气金疮强筋骨轻身健行疗头面风去来疼痛心腹结积开即重不能行步除骨间痛长阴气强志令人武

唐武后置董于食贳后使世子上...其用乌头大圆长三寸已上者为天雄...

图 5-4-461　天雄

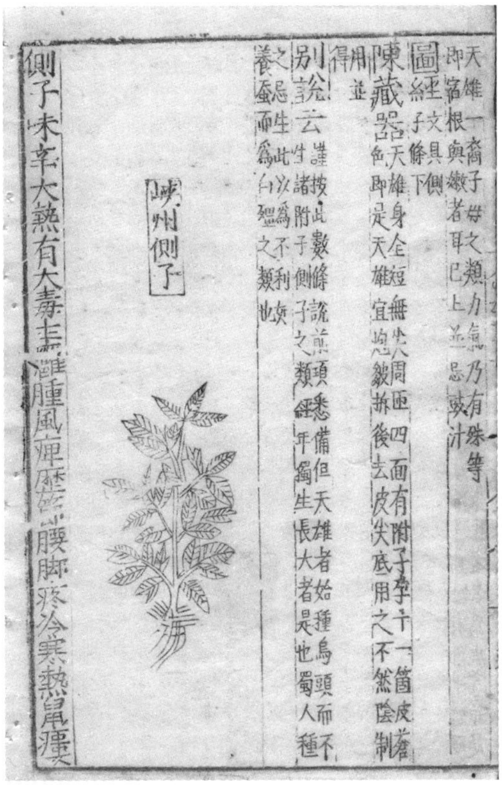

图中标题：峡州侧子

图中标题：齐州半夏

图中标题：冀州虎掌

图中标题：江州虎掌

图中标题：蜀州大黄

图 5-4-462　峡州侧子

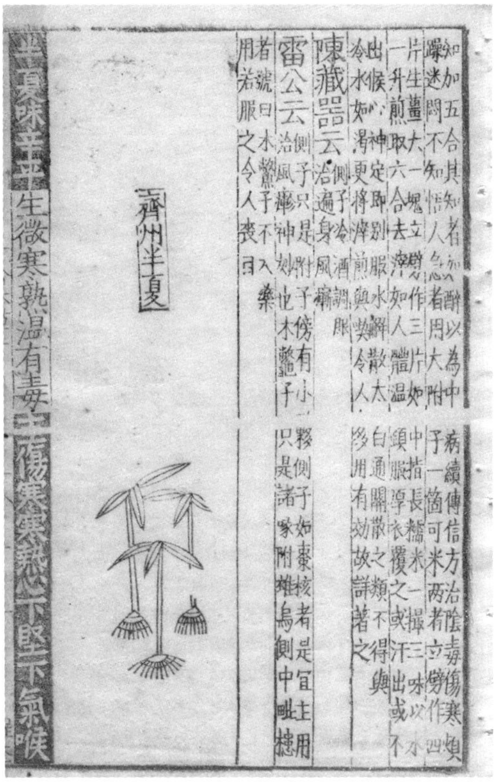

图 5-4-463　齐州半夏

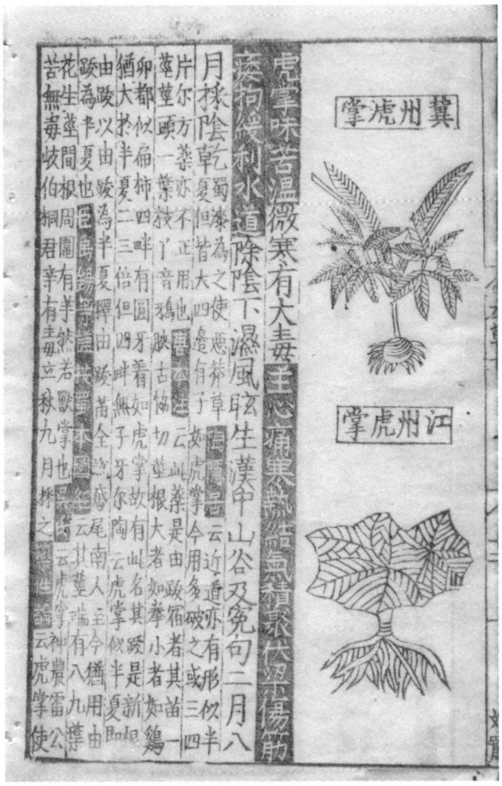

图 5-4-464　冀州虎掌　图 5-4-465　江州虎掌

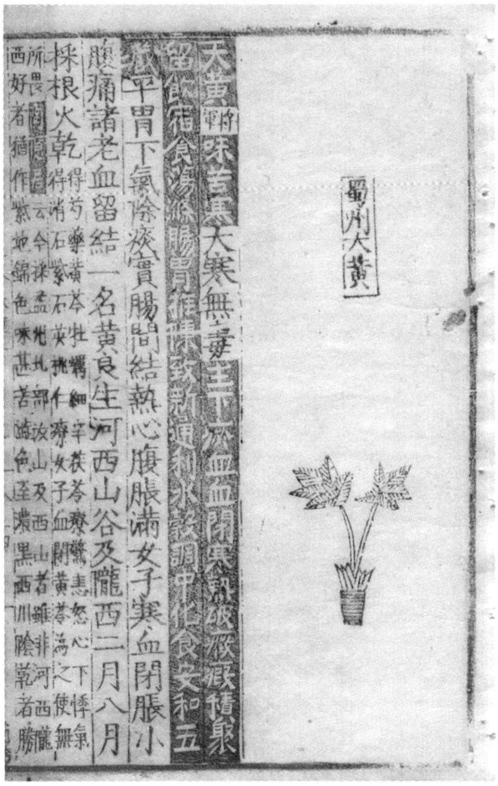

图 5-4-466　蜀州大黄

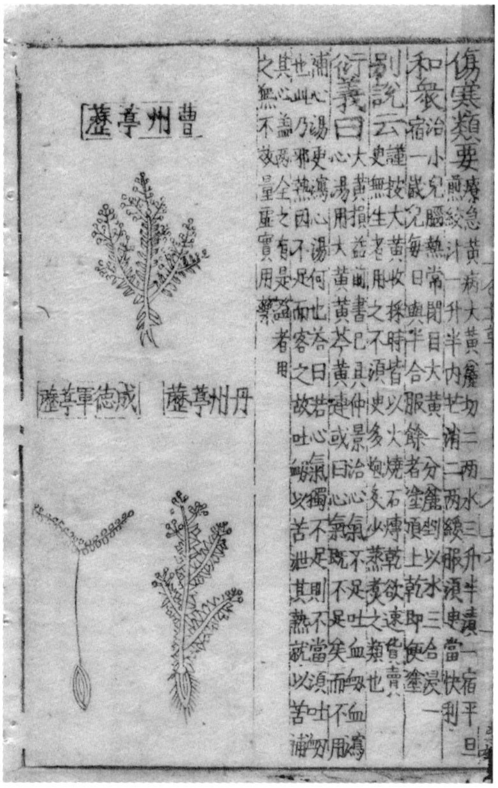

图 5-4-467　曹州葶苈　图 5-4-468　丹州葶苈
图 5-4-469　成德军葶苈

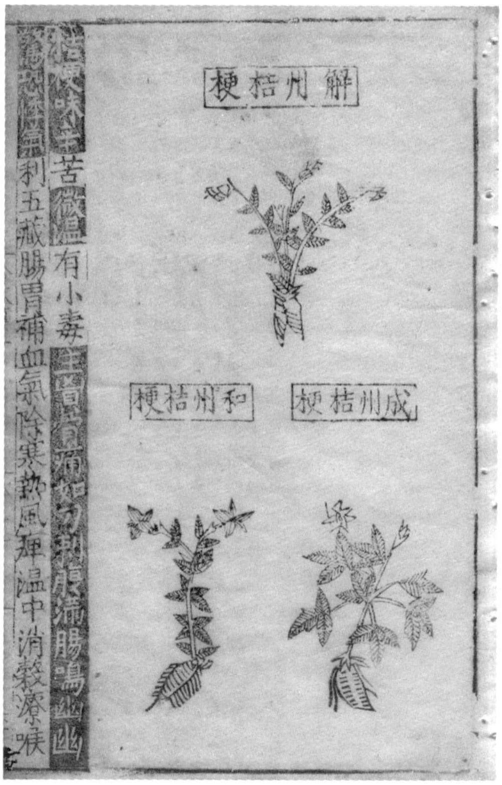

图 5-4-470　解州桔梗　图 5-4-471　成州桔梗
图 5-4-472　和州桔梗

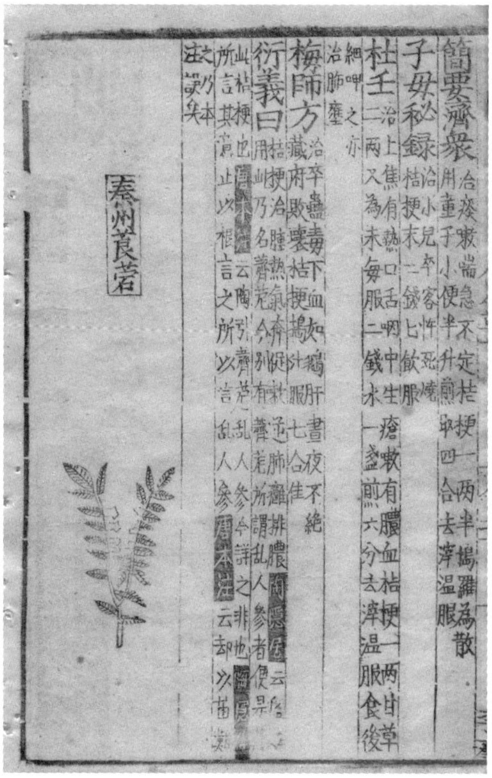

图 5-4-473　秦州莨菪

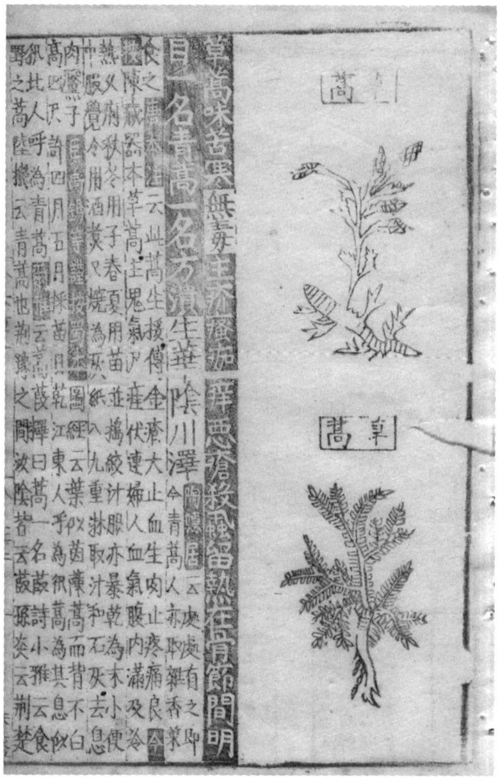

图 5-4-474　草蒿　　图 5-4-475　草蒿

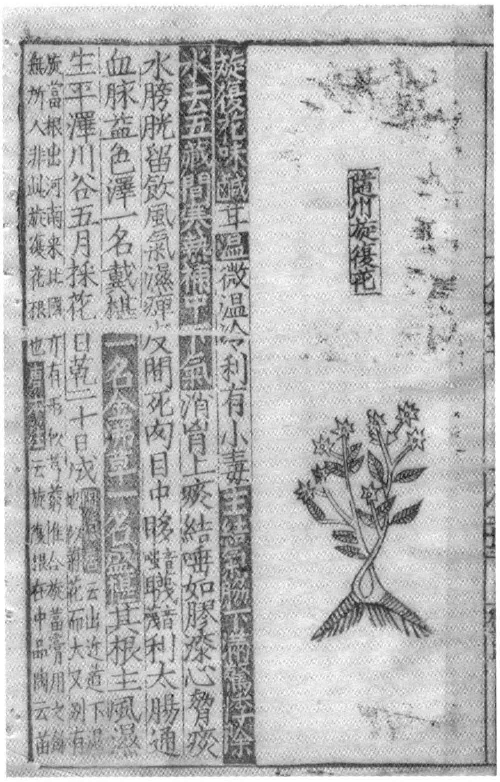
隨州旋復花

旋復花 味鹹甘溫微溫冷利有小毒主結氣脇下滿驚悸除水去五藏間寒熱補中下氣消胷上痰結唾如膠漆心脅痰水膀胱留飲風氣濕痺皮間死肉目中眵䁾利大腸通血脉益色澤一名戴椹 一名金沸草一名盛椹 其根主風濕 生平澤川谷五月採花日乾二十日成

图 5-4-476　随州旋覆花

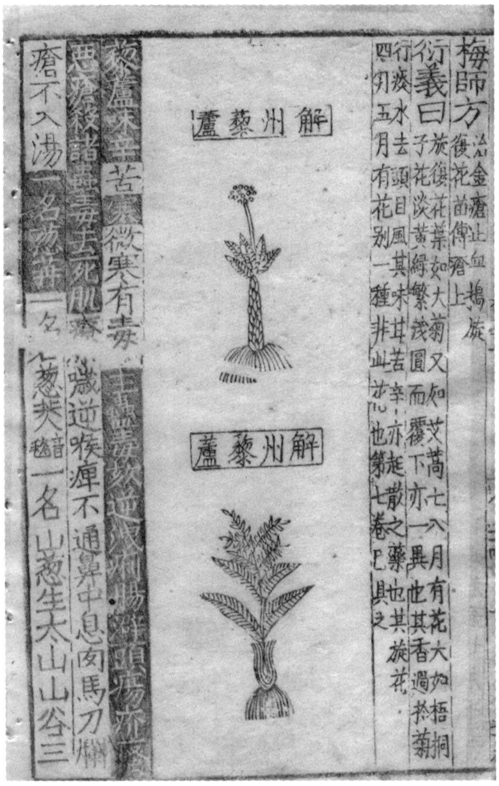
梅師方 治金瘡止血搗旋復花苗傅瘡上

衍義曰 旋復花葉如大菊又如艾蒿七八月有花大如梧桐子花淡黃綠繁茂圓而覆下亦一異也其香過於菊行痰水去頭目風其味甘苦辛亦走散之藥也其 四月五月有花別一種非此花也第七卷已具之

解州藜蘆

解州藜蘆

藜蘆 味辛苦寒微寒有毒 主蠱毒欬逆泄痢腸澼頭瘍疥瘙惡瘡殺諸蟲毒去死肌 療噦逆喉痺不通鼻中息肉馬刀爛瘡不入湯 一名葱苒 一名葱菼 一名山葱 生太山山谷三

图 5-4-477　解州藜芦　图 5-4-478　解州藜芦

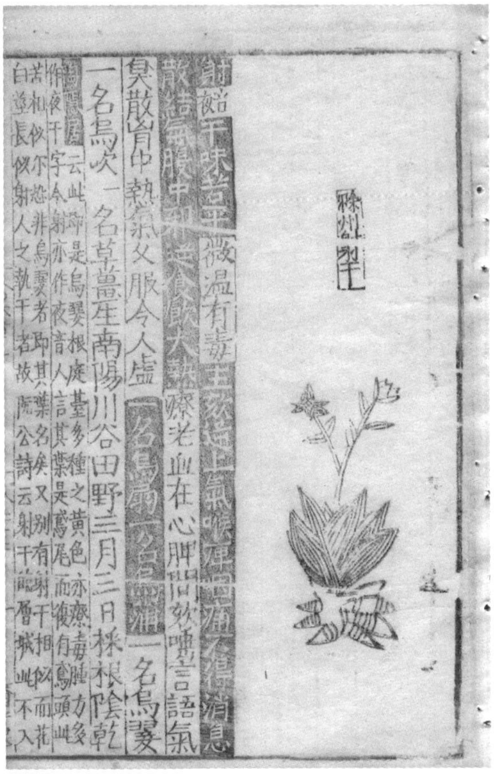
滁州射干

射干 味苦平微溫有毒 主欬逆上氣喉痺咽痛不得消息散結氣腹中邪逆食飲大熱 療老血在心脾間欬唾言語氣臭散胷中熱氣久服令人虛 一名烏扇 一名烏蒲 一名烏吹一名草薑生南陽川谷田野三月三日採根陰乾

图 5-4-479　滁州射干

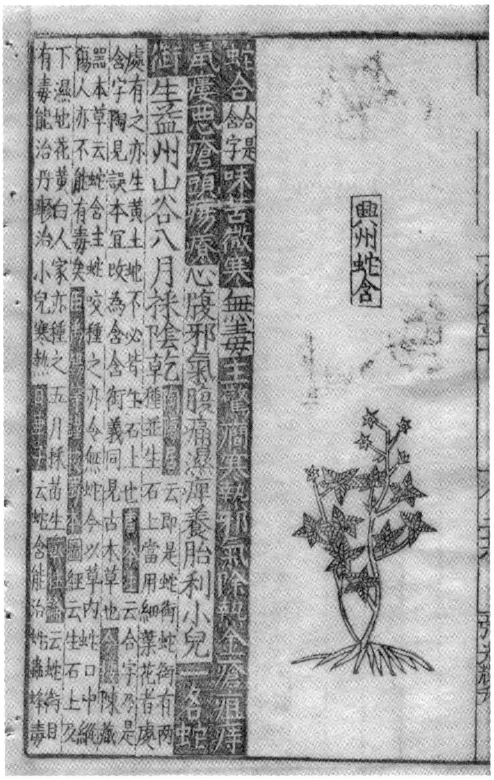
興州蛇含

蛇含 味苦微寒無毒主驚癎寒熱邪氣除熱金瘡疽痔鼠瘻惡瘡頭瘍療心腹邪氣腹痛濕痺養胎利小兒一名蛇銜生益州山谷八月採陰乾

图 5-4-480　兴州蛇含

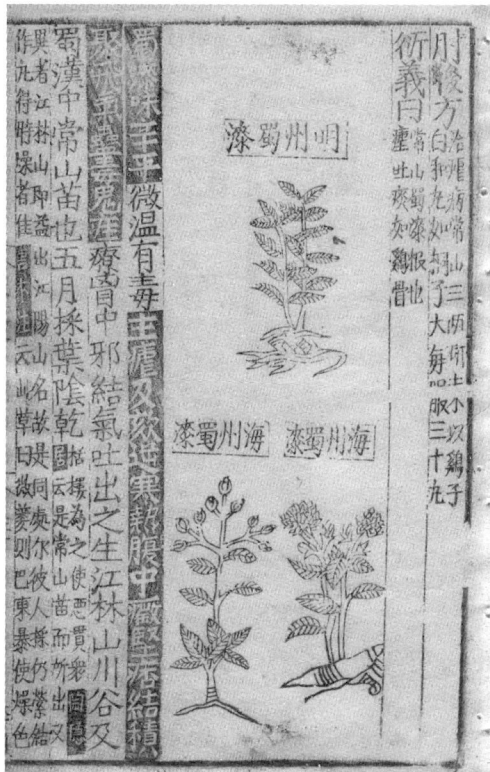

图 5-4-481　明州蜀漆　　图 5-4-482　海州蜀漆

图 5-4-483　海州蜀漆

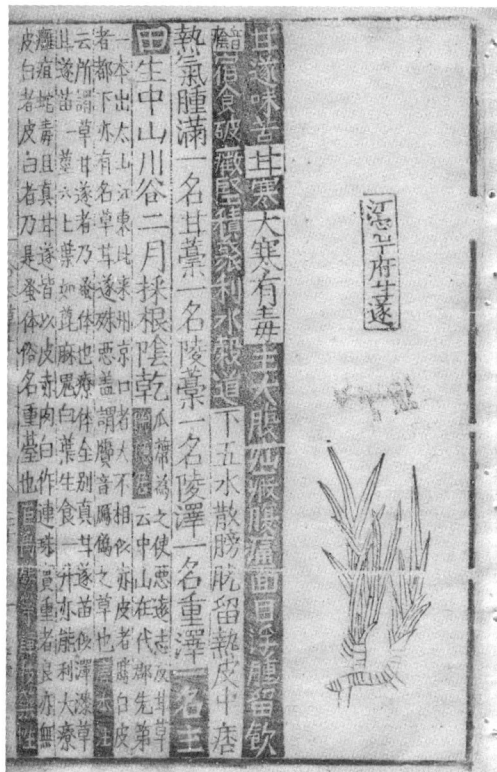

图 5-4-484　江宁府甘遂

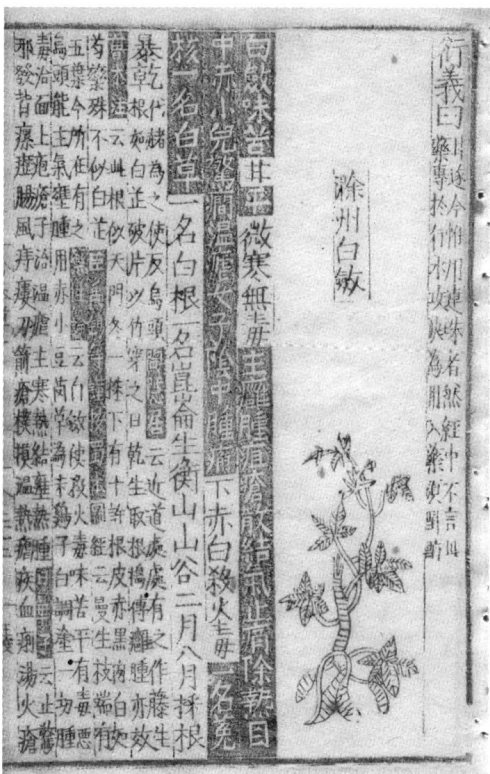

图 5-4-485　滁州白蔹

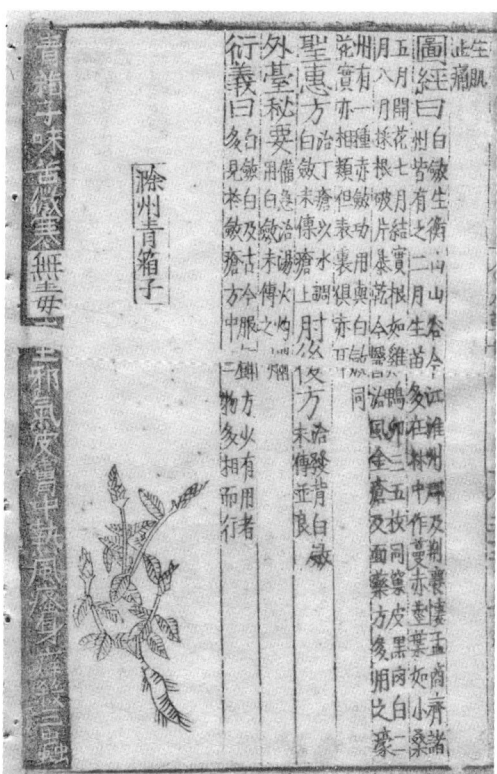

图 5-4-486　滁州青葙子

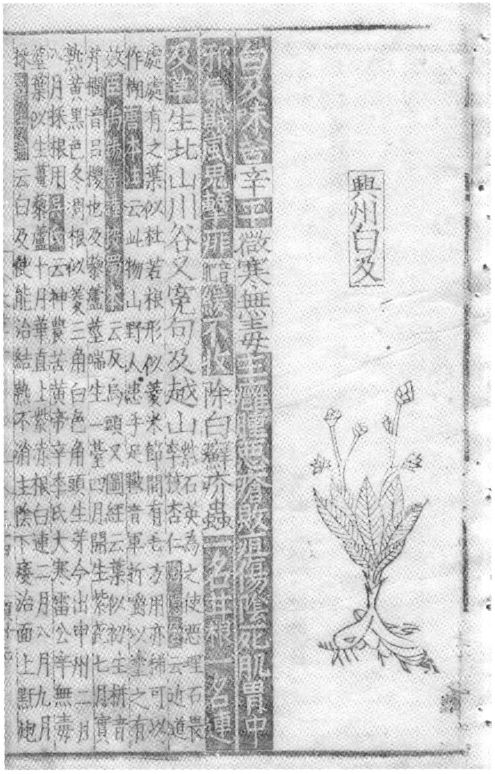

图 5-4-487　兴州白及

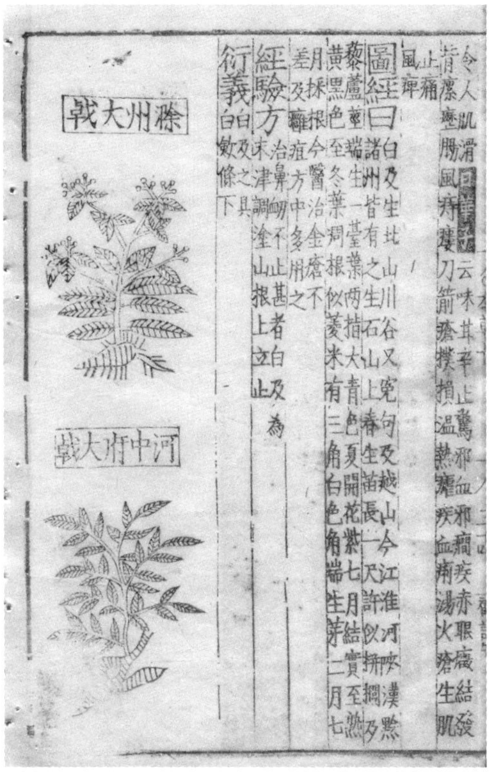

图 5-4-488　滁州大戟　图 5-4-489　河中府大戟

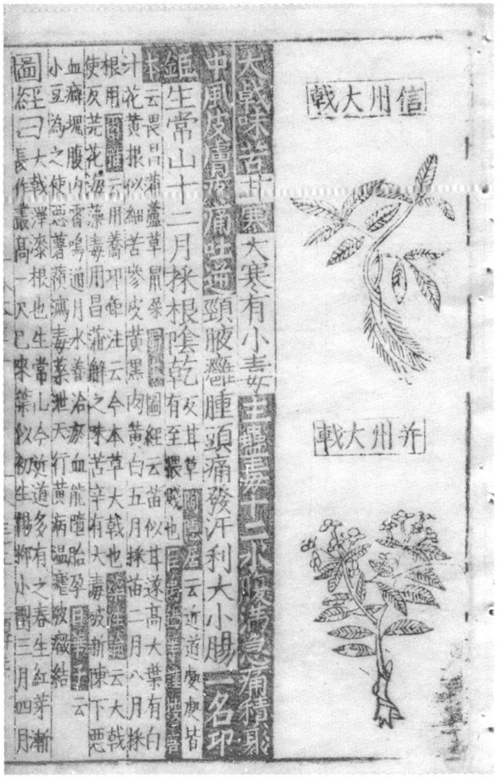

图 5-4-490　信州大戟　图 5-4-491　并州大戟

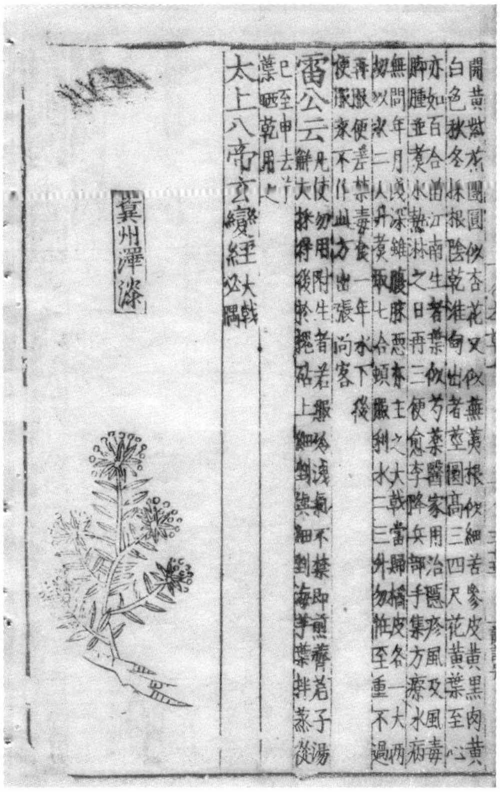

图 5-4-492　冀州泽漆

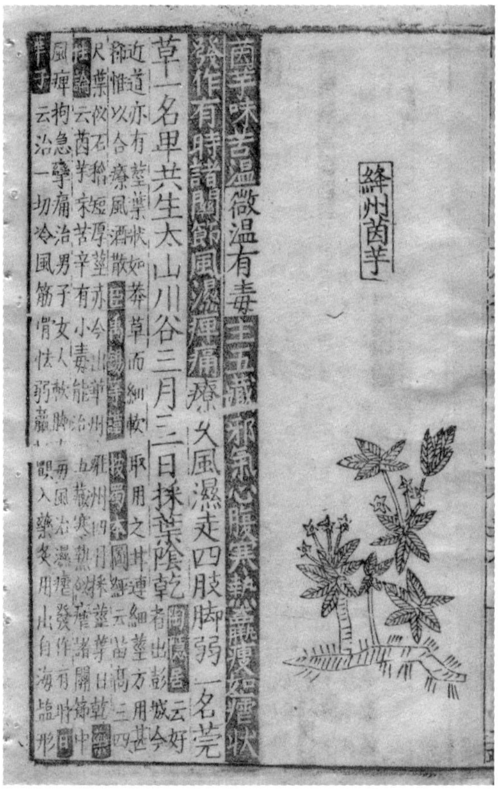

图 5-4-493　绛州茵芋

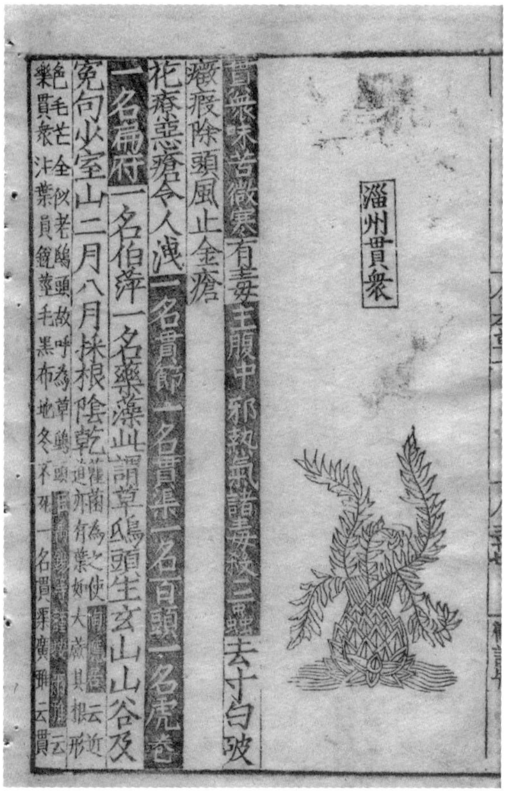

图 5-4-494　淄州贯众

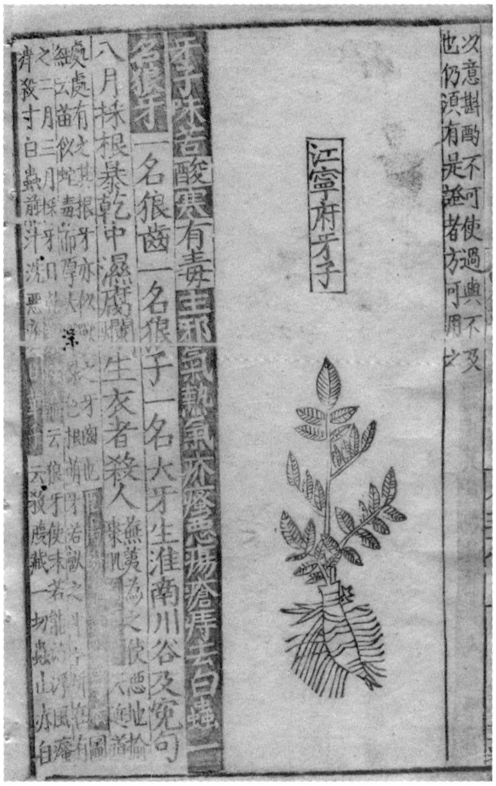

图 5-4-495　江宁府牙子

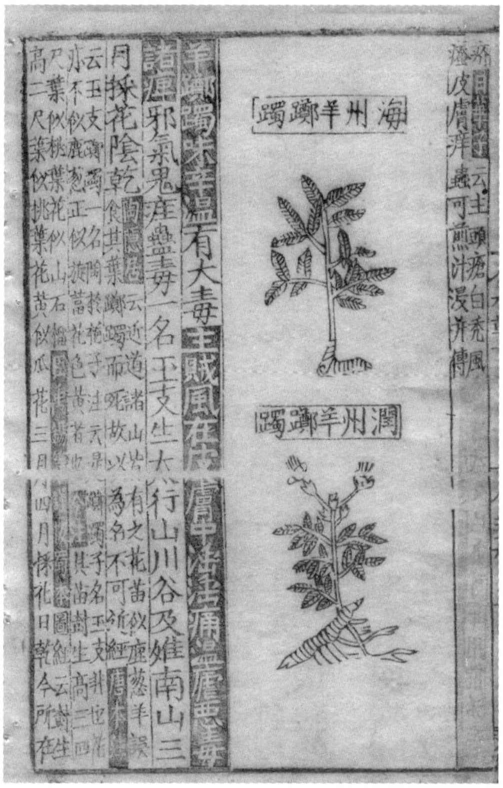

图 5-4-496　海州羊踯躅　图 5-4-497　润州羊踯躅

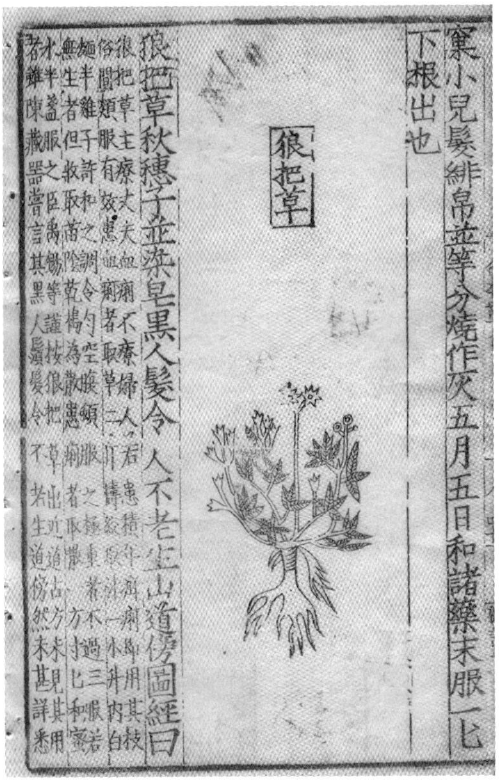

图 5-4-498　狼把草

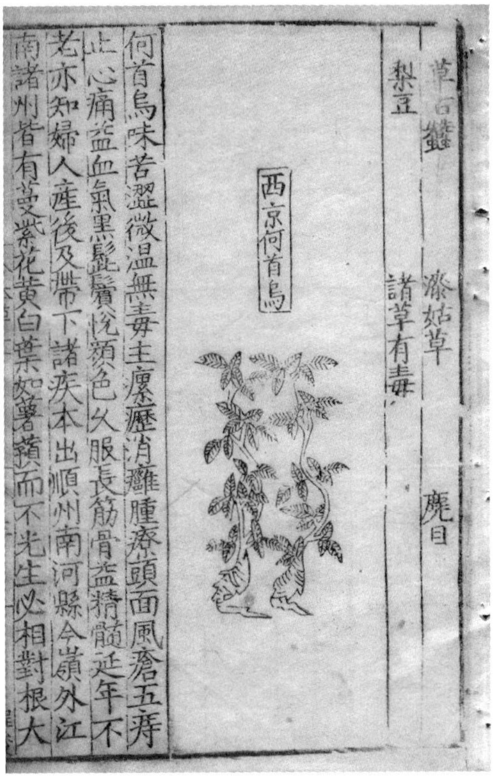

图 5-4-499　西京何首乌

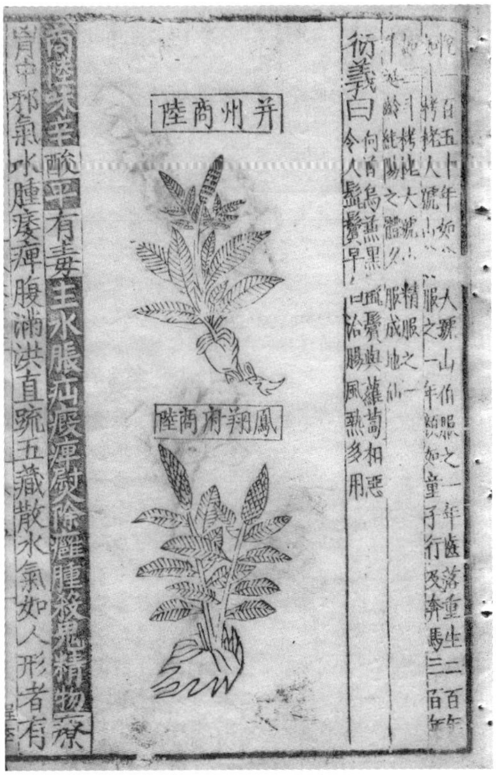

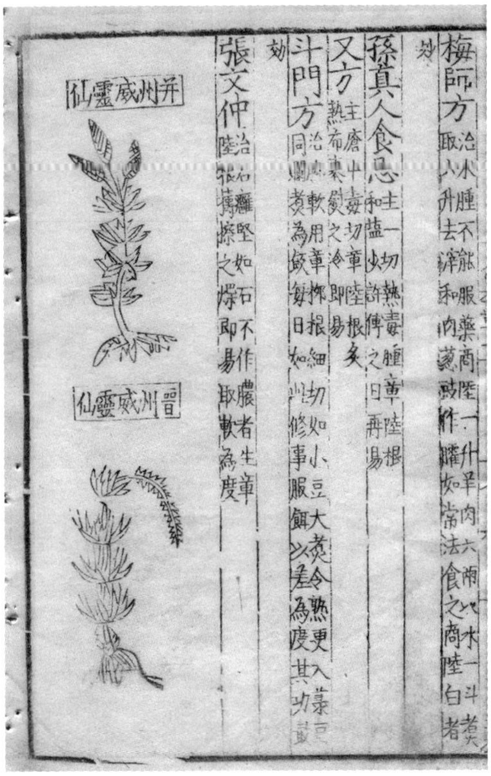

图 5-4-500　并州商陆　图 5-4-501　凤翔府商陆

图 5-4-502　并州威灵仙　图 5-4-503　晋州威灵仙

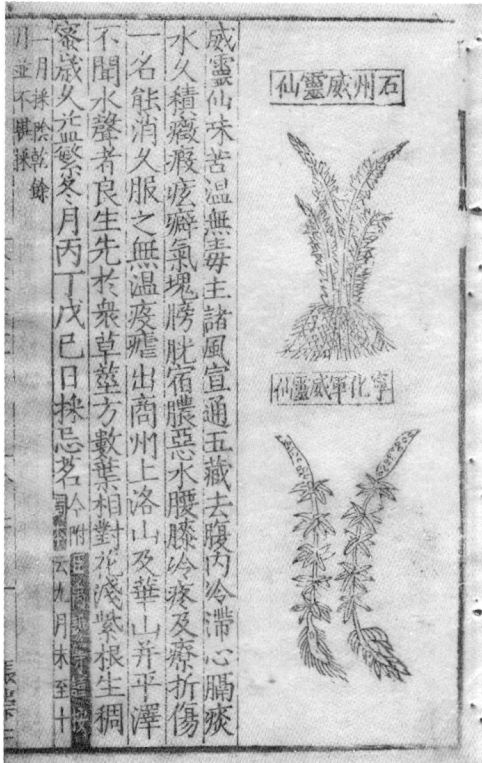

图 5-4-504　石州威灵仙
图 5-4-505　宁化军威灵仙

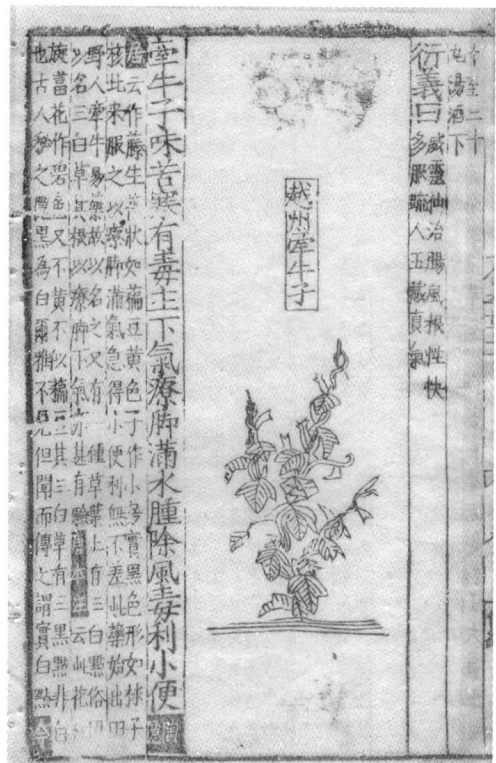

图 5-4-506　越州牵牛子

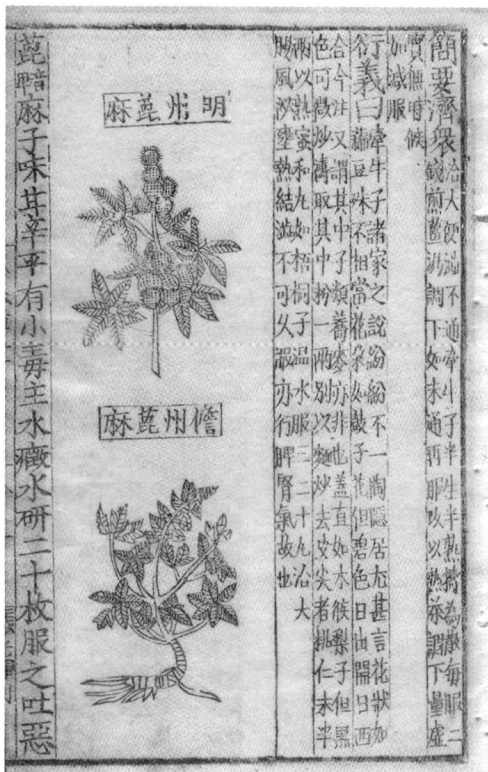

图 5-4-507　明州蓖麻　图 5-4-508　儋州蓖麻

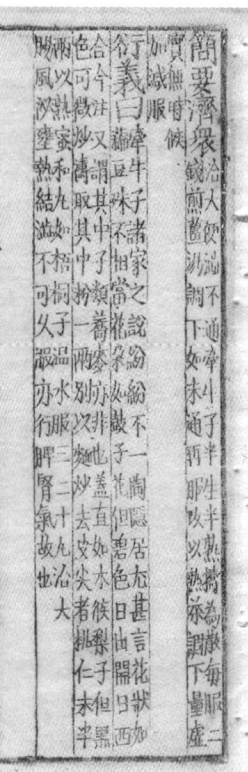

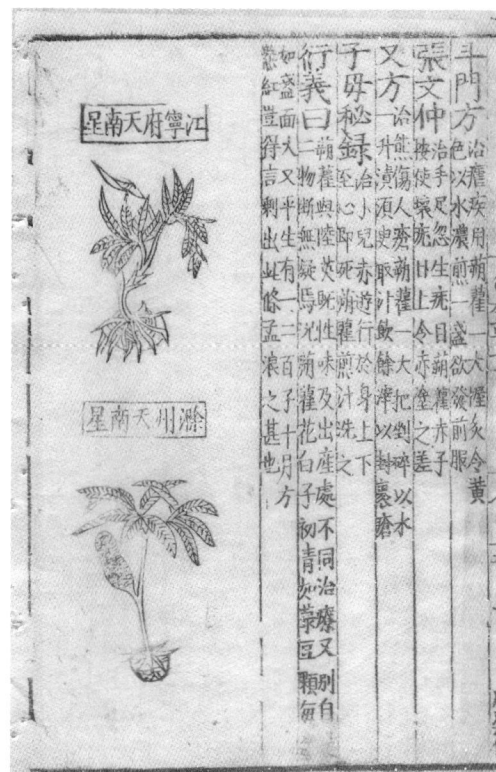

图 5-4-509　江宁府天南星
图 5-4-510　滁州天南星

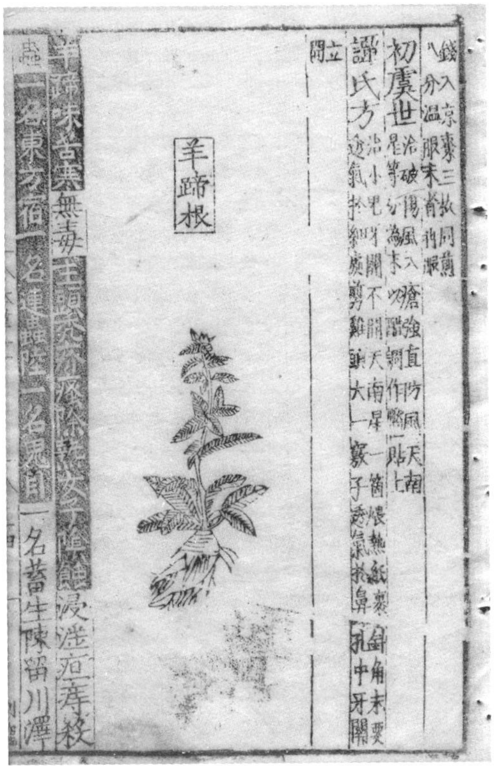

图 5-4-511　羊蹄根

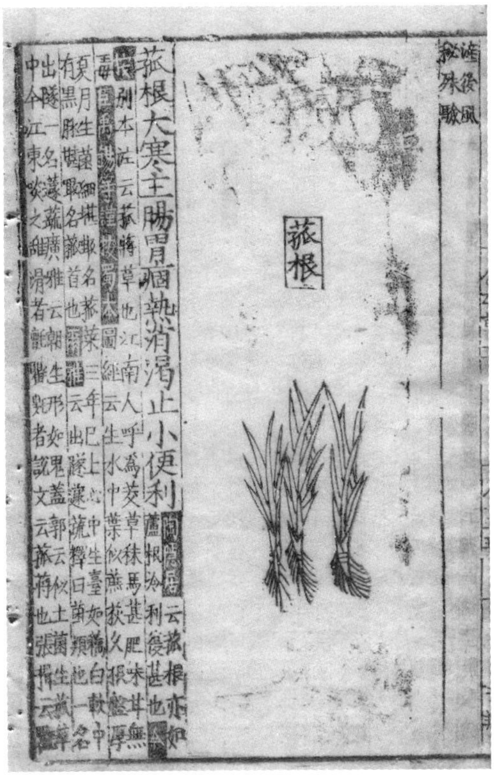

图 5-4-512　菰根

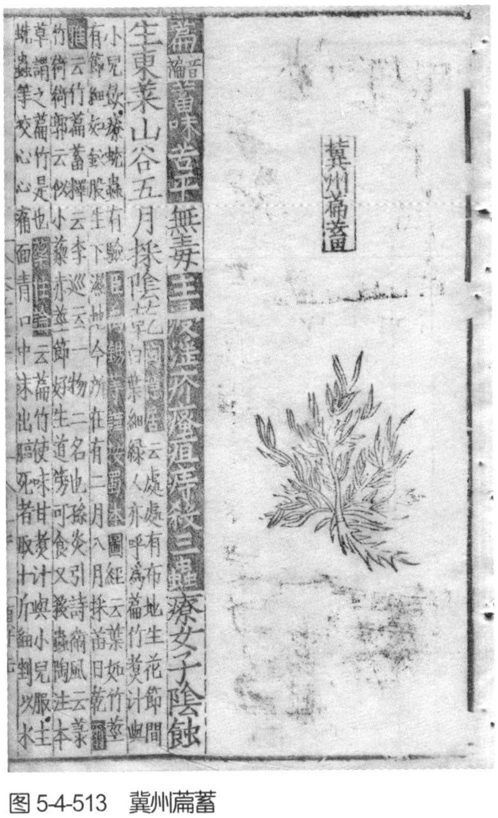

图 5-4-513　冀州萹蓄

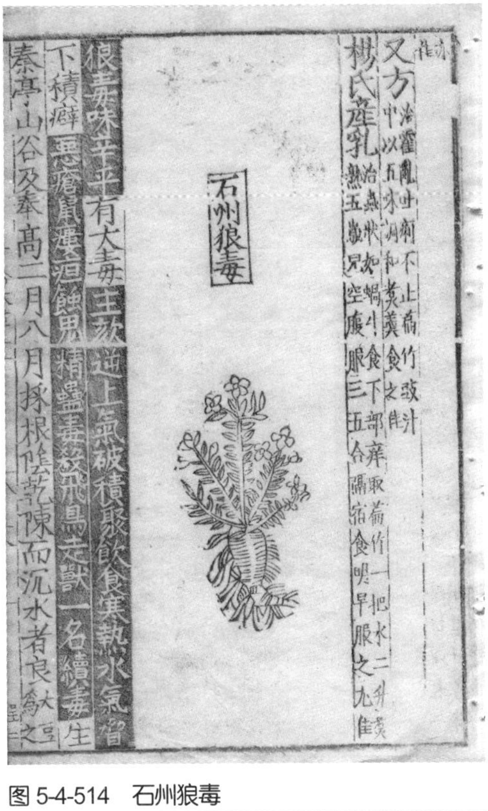

图 5-4-514　石州狼毒

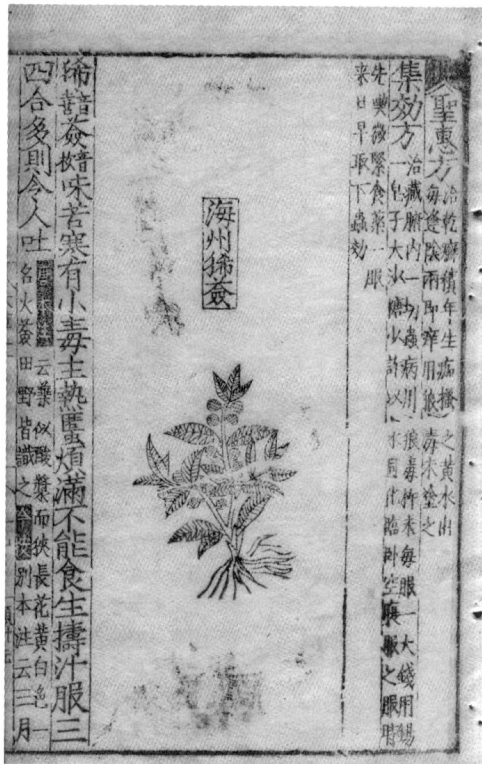

图 5-4-515　海州豨莶

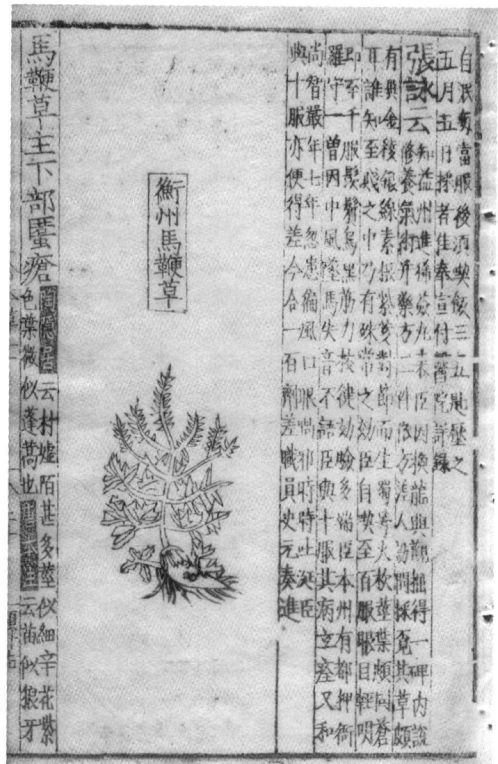

图 5-4-516　衡州马鞭草

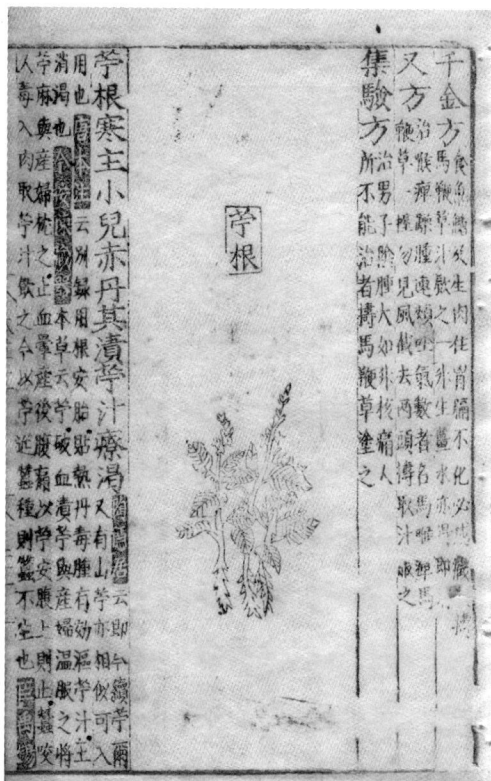

图 5-4-517　苎根

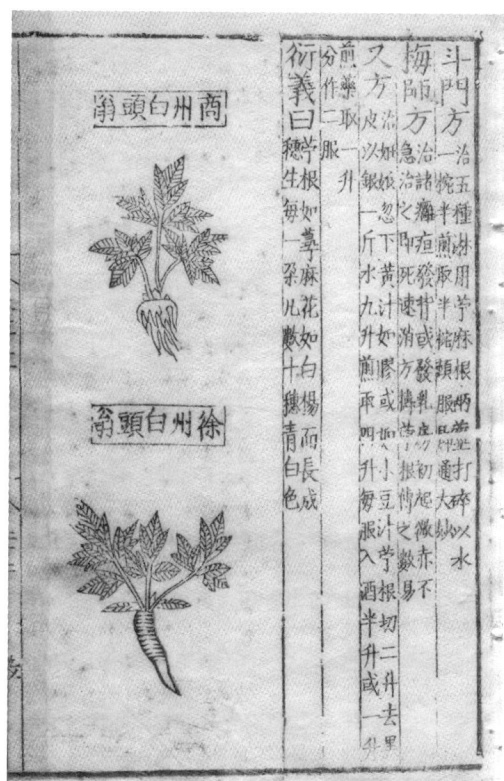

图 5-4-518　商州白头翁　图 5-4-519　徐州白头翁

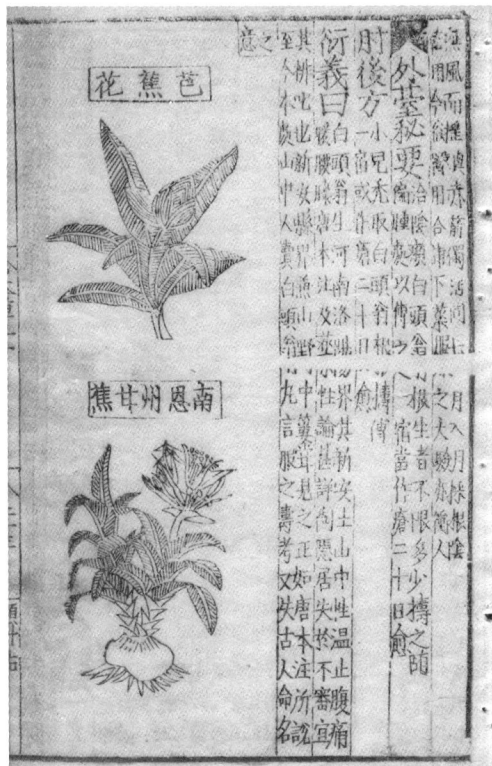

图 5-4-520　芭蕉花　图 5-4-521　南恩州甘蕉

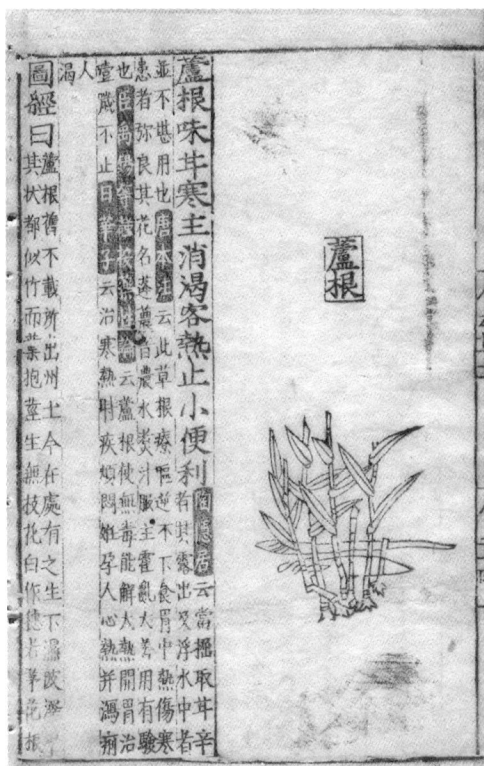

图 5-4-522　芦根

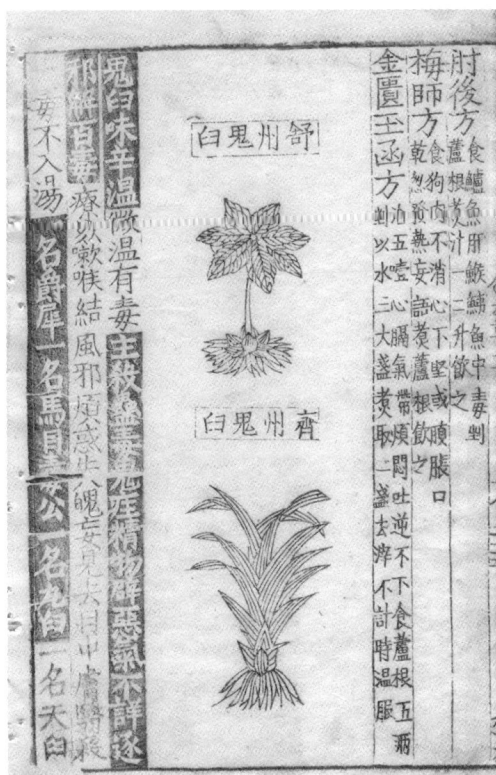

图 5-4-523　舒州鬼臼　图 5-4-524　齐州鬼臼

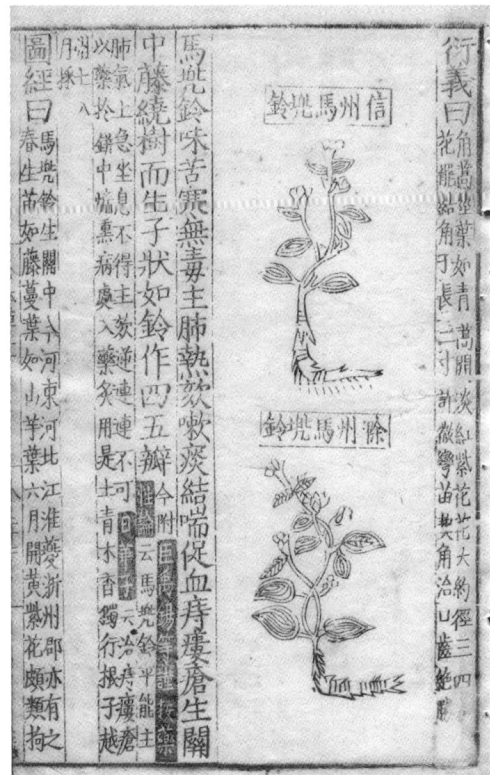

图 5-4-525　信州马兜铃　图 5-4-526　滁州马兜铃

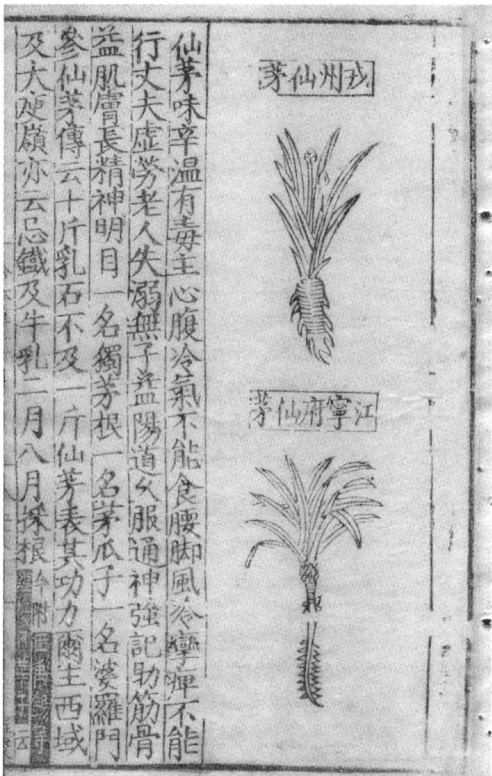

图 5-4-527　戎州仙茅　图 5-4-528　江宁府仙茅

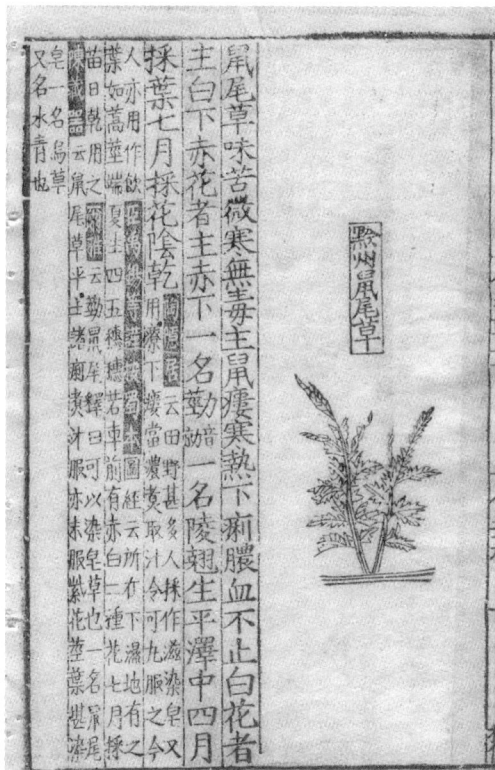

图 5-4-529　黔州鼠尾草

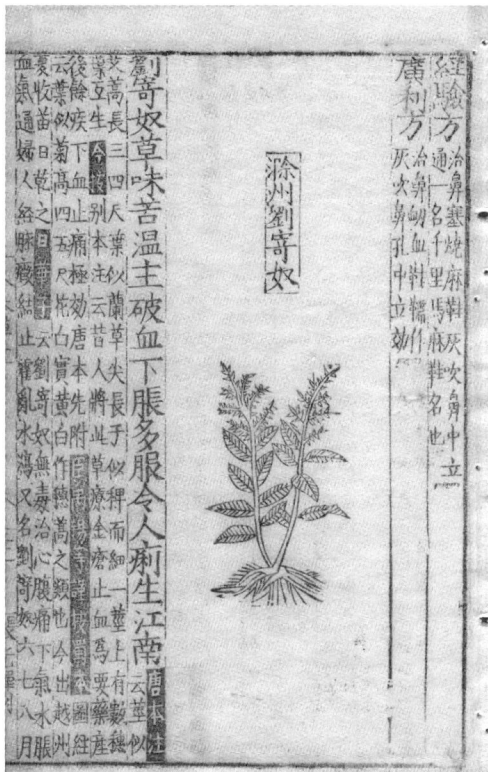

图 5-4-530　滁州刘寄奴

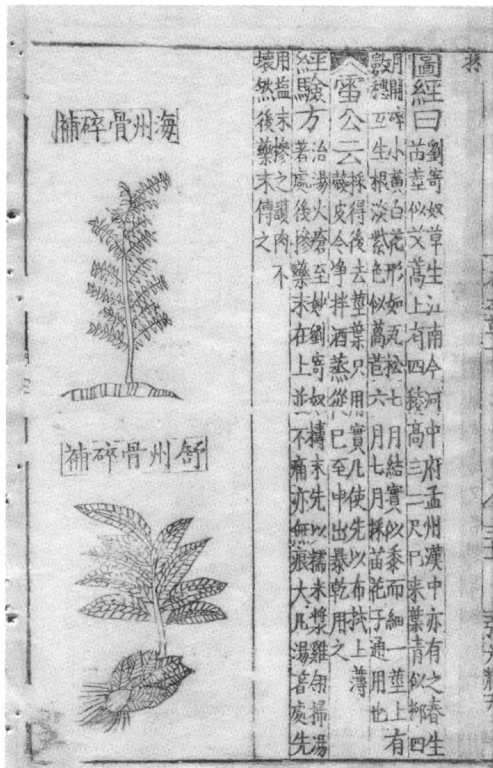

图 5-4-531　海州骨碎补　图 5-4-532　舒州骨碎补

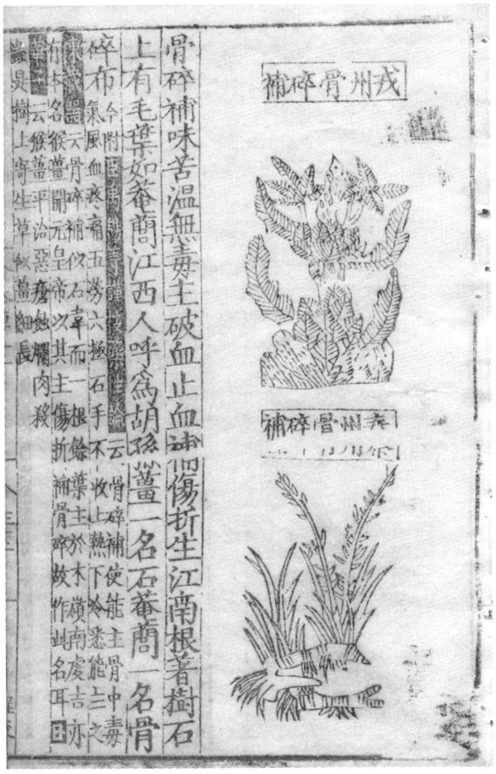

图 5-4-533　戎州骨碎补　图 5-4-534　秦州骨碎补

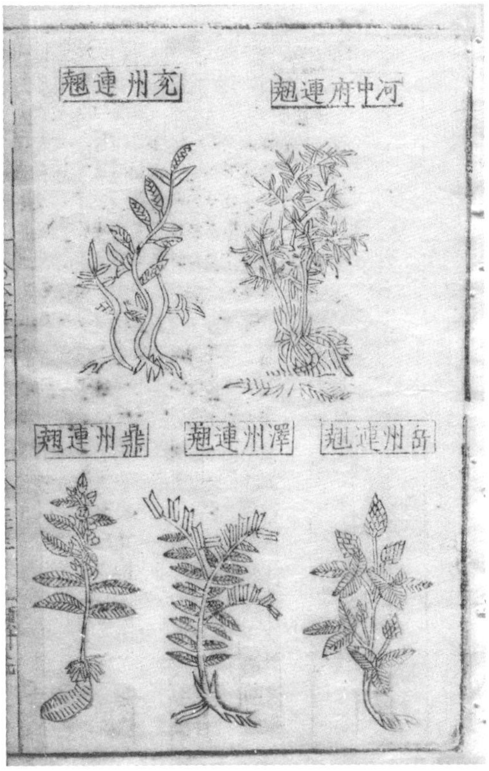

图 5-4-535　河中府连翘　图 5-4-536　岳州连翘
图 5-4-537　兖州连翘　图 5-4-538　泽州连翘
图 5-4-539　鼎州连翘

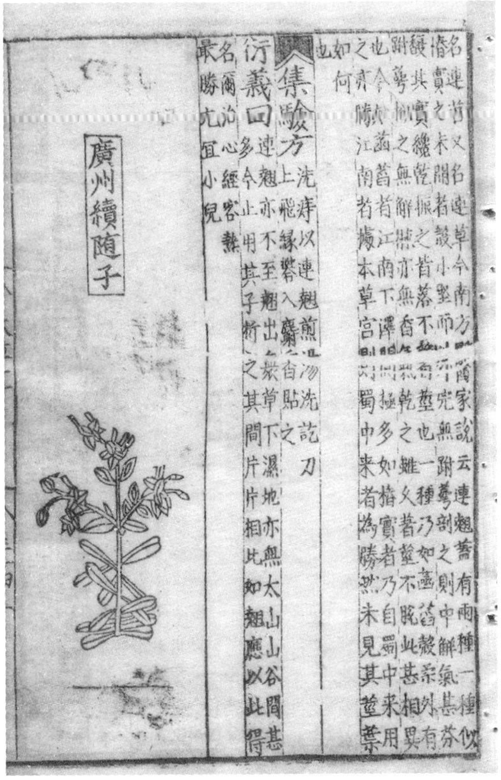

图 5-4-540　广州续随子

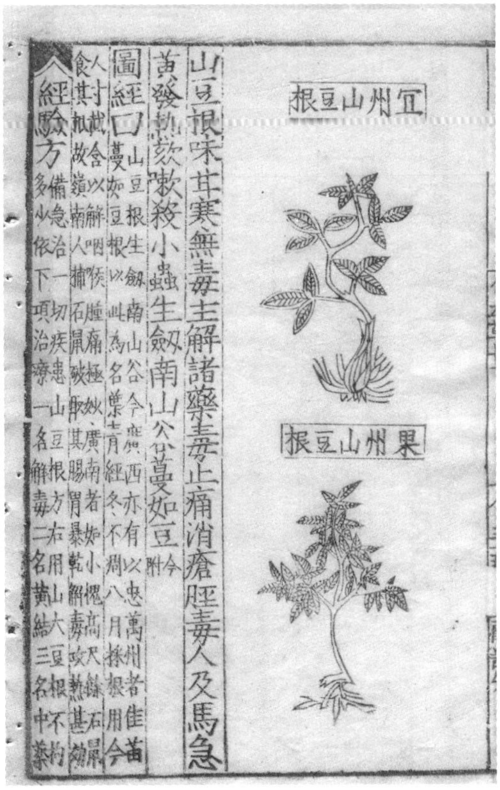

图 5-4-541　宜州山豆根　图 5-4-542　果州山豆根

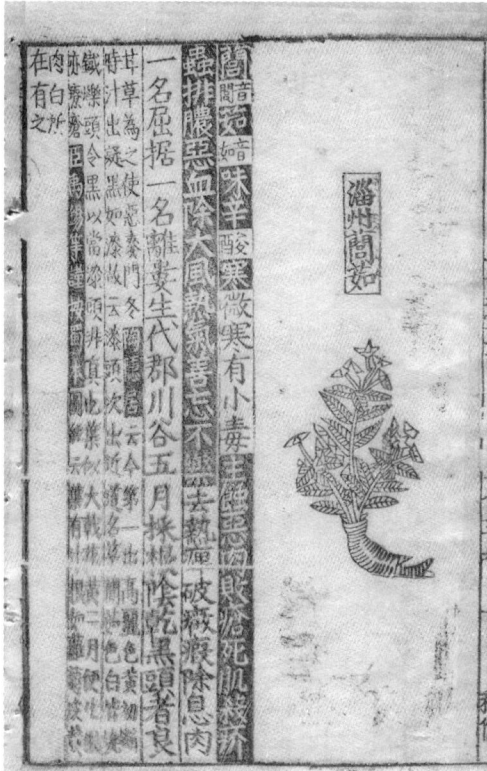

图 5-4-543　淄州菌茹

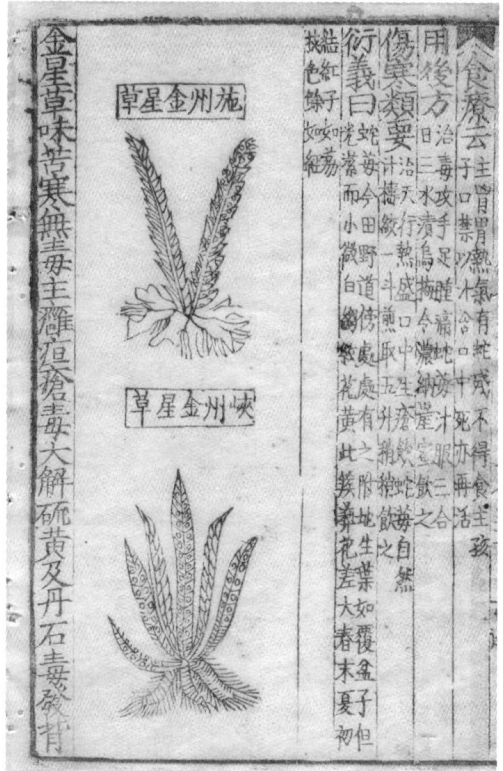

图 5-4-544　施州金星草　　图 5-4-545　峡州金星草

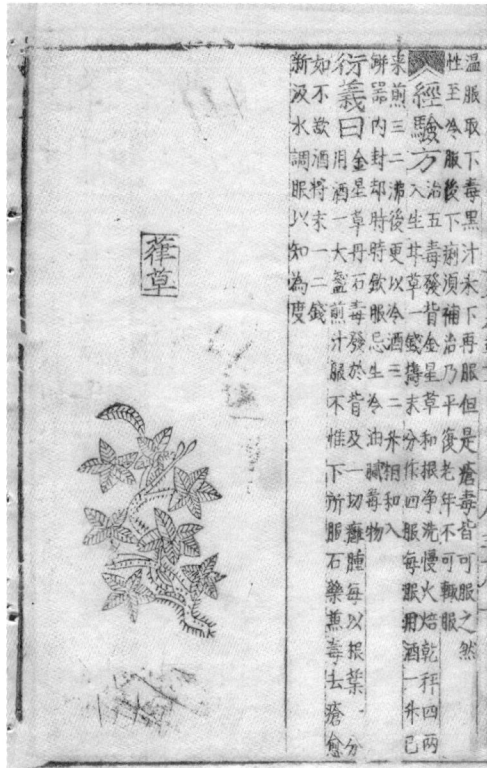

图 5-4-546　藋草

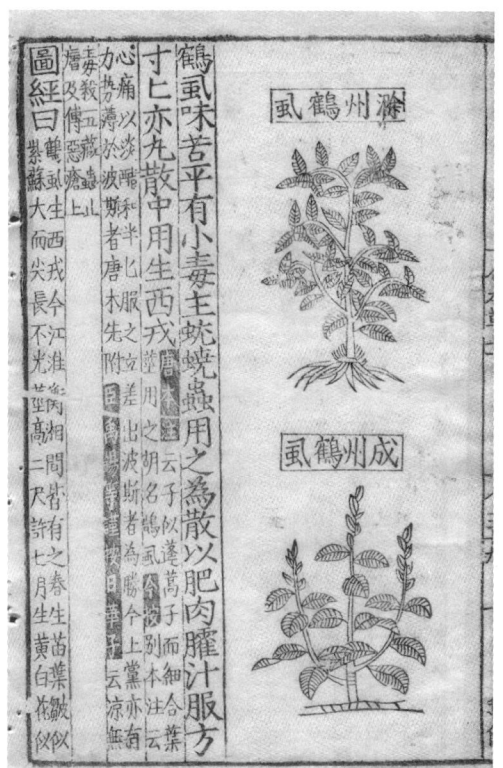

图 5-4-547　滁州鹤虱　　图 5-4-548　成州鹤虱

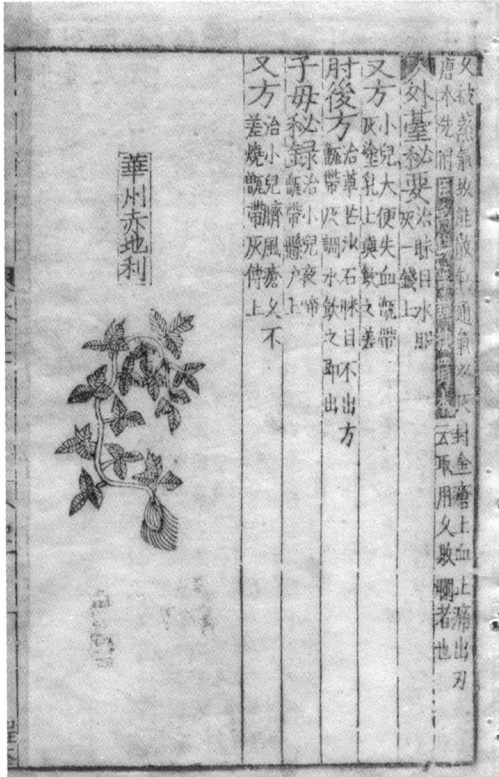

图 5-4-549　华州赤地利

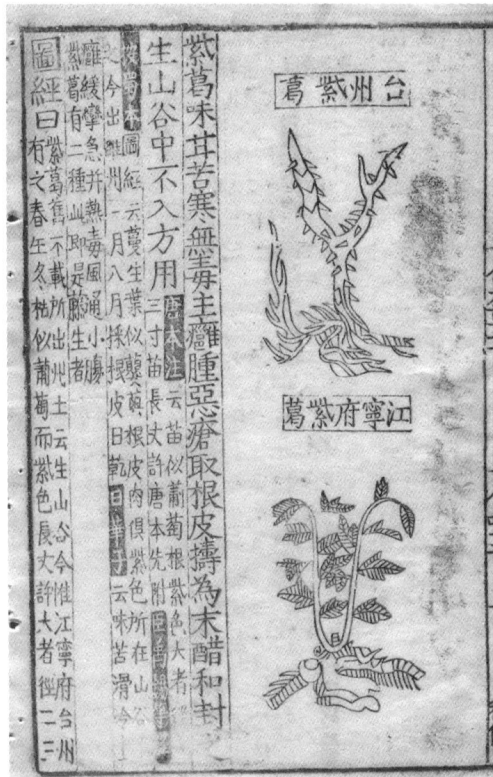

图 5-4-550　台州紫葛　图 5-4-551　江宁府紫葛

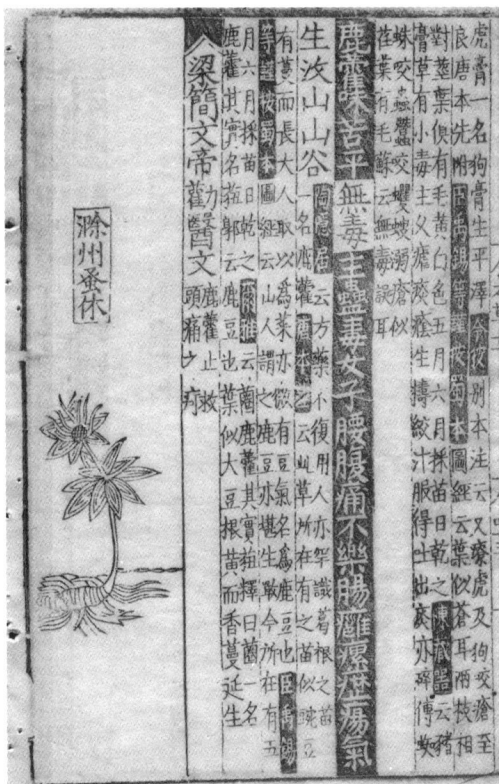

图 5-4-552　滁州蚤休

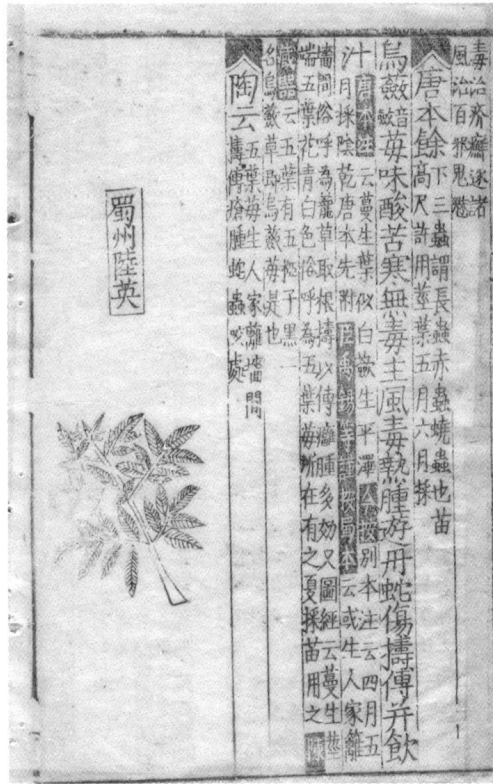

图 5-4-553　蜀州陆英

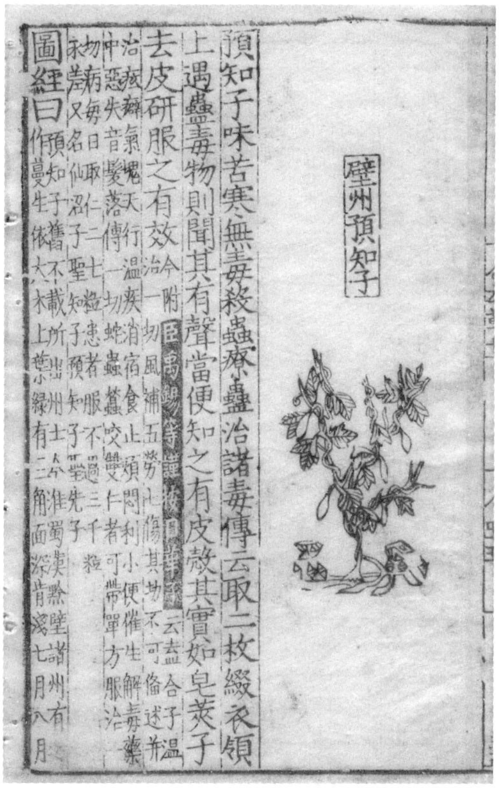

图經曰

預知子味苦寒無毒殺蟲療蠱治諸毒傳云取二枚綴衣領
上遇蠱毒物則聞其有聲當便知之有皮敲其實如皂莢子
去皮研服之有效治……

壁州預知子

图 5-4-554　壁州预知子

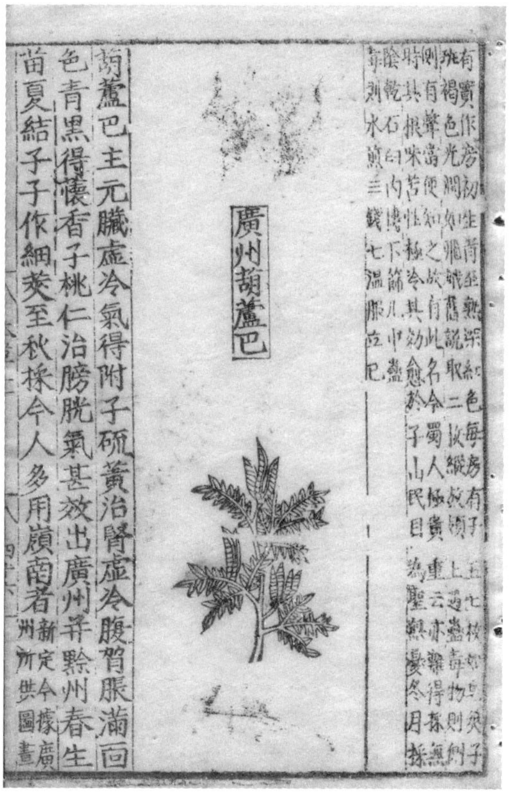

葫蘆巴主元臟虛冷氣得附子硫黃治腎虛冷腹脇脹滿
色青黑得懷香子桃仁治膀胱氣甚效出廣州幷黔州春生
苗夏結子子作細莢至秋採今人多用嶺南者

廣州葫蘆巴

图 5-4-555　广州葫芦巴

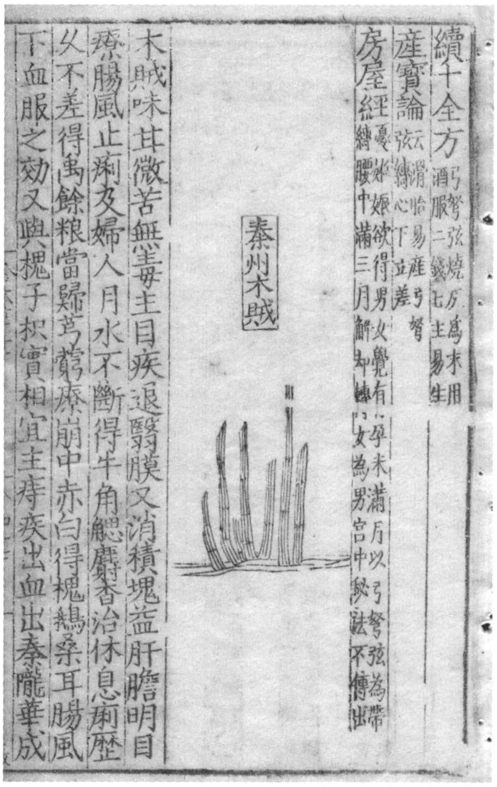

木賊味甘微苦無毒主目疾退翳膜又消積塊益
肝膽明目療腸風止痢及婦人月水不斷得牛
角腮麝香治休息痢……
下血服之効又與槐子枳實相宜主痔疾出血出秦隴華成

秦州木賊

图 5-4-556　秦州木贼

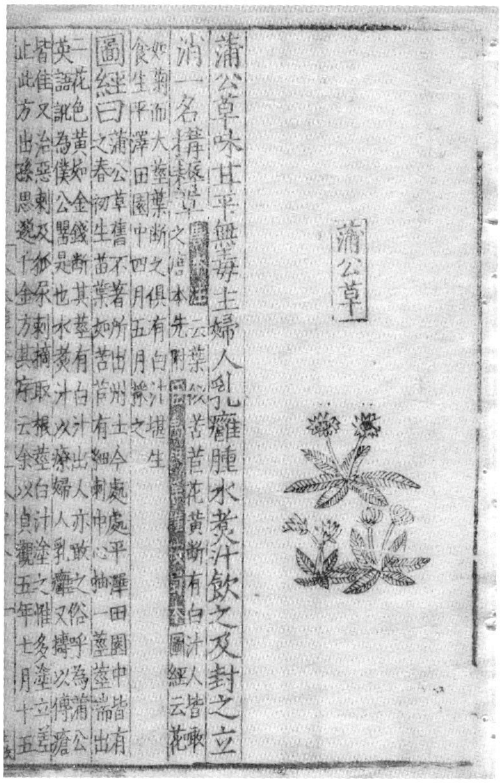

蒲公草味甘平無毒主婦人乳癰腫水煮汁飲之又封之立
消一名搆耨草……
圖經曰蒲公草……

蒲公草

图 5-4-557　蒲公草

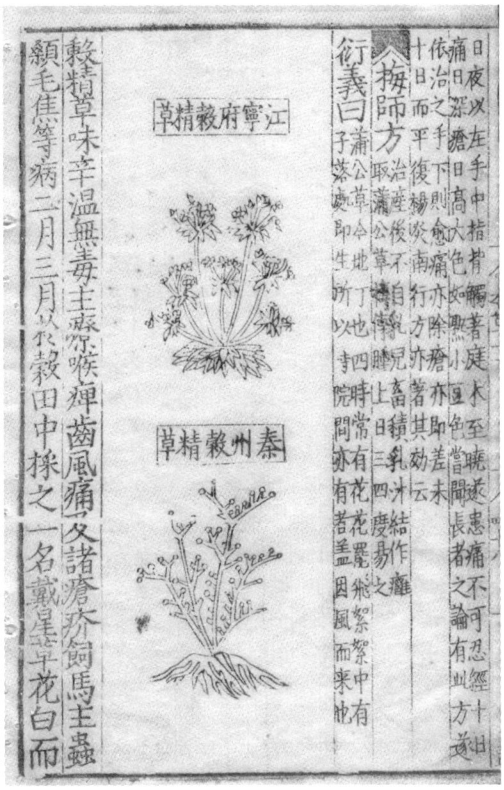

图 5-4-558　江宁府谷精草　图 5-4-559　秦州谷精草

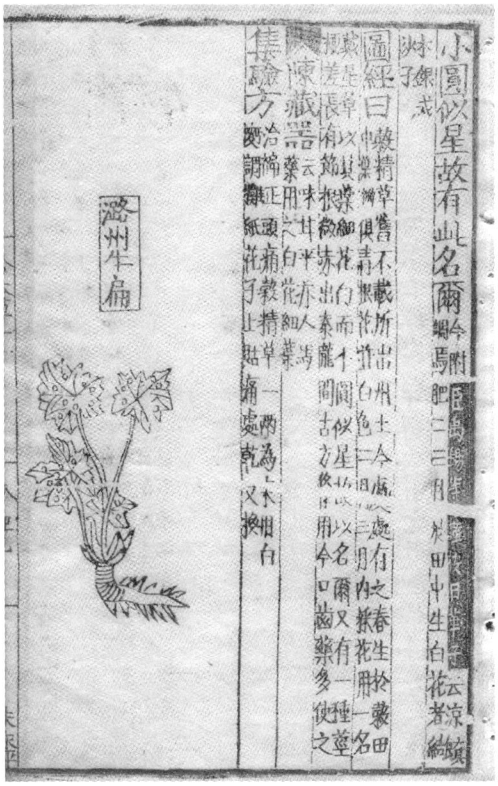

图 5-4-560　潞州牛扁

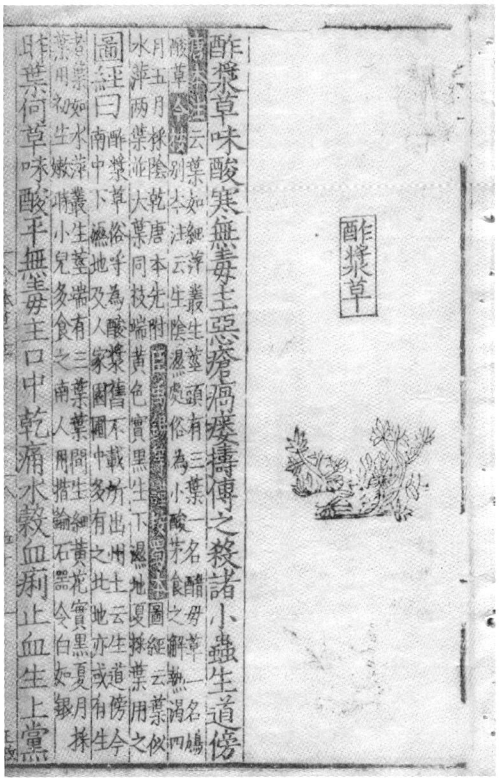

图 5-4-561　酢浆草

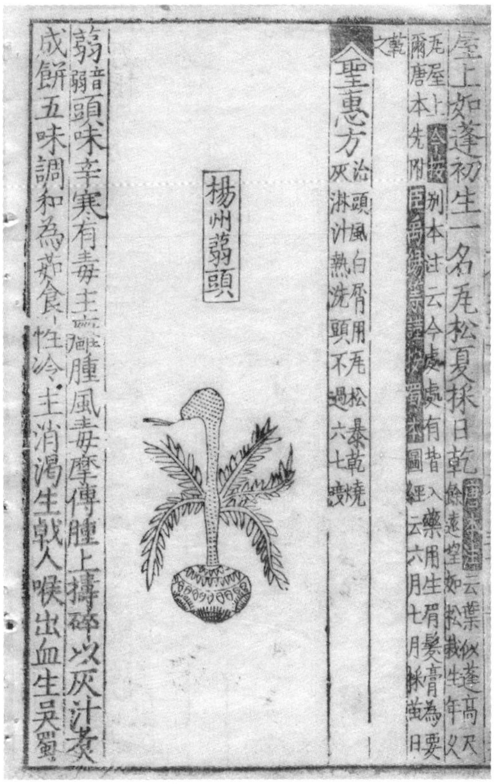

图 5-4-562　杨州蒻头

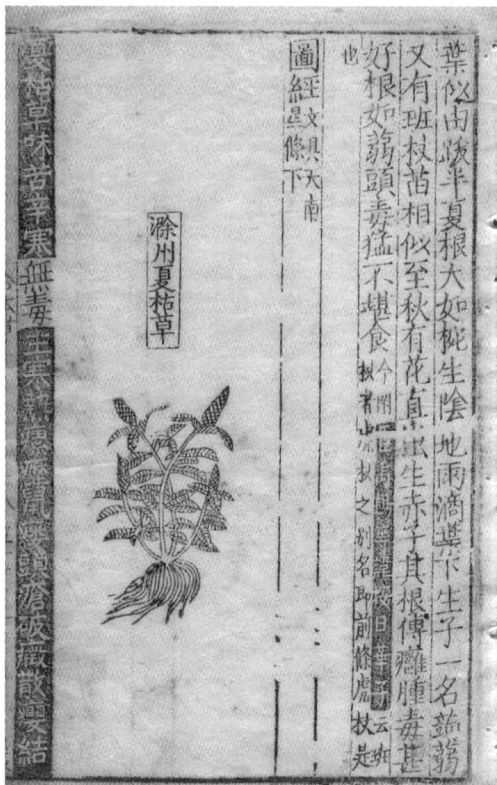

图 5-4-563　滁州夏枯草

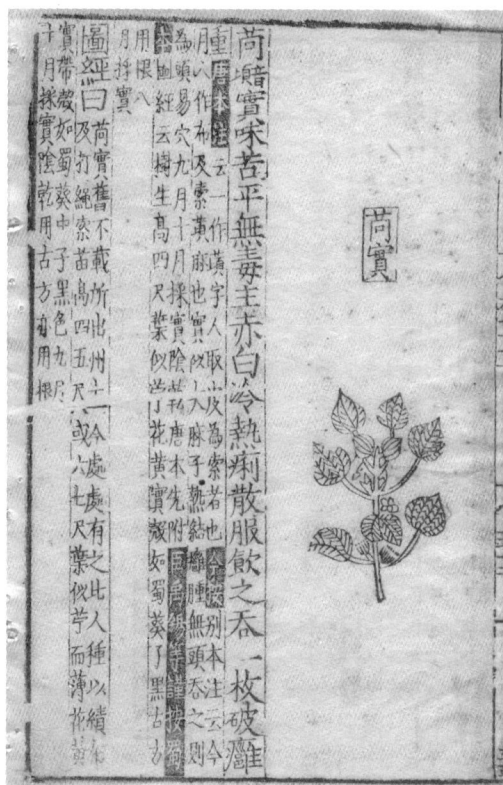

图 5-4-564　苘实

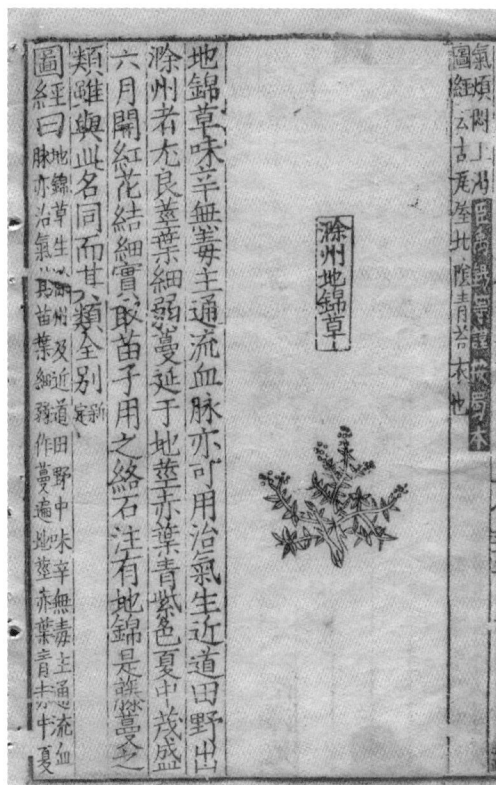

图 5-4-565　滁州地锦草

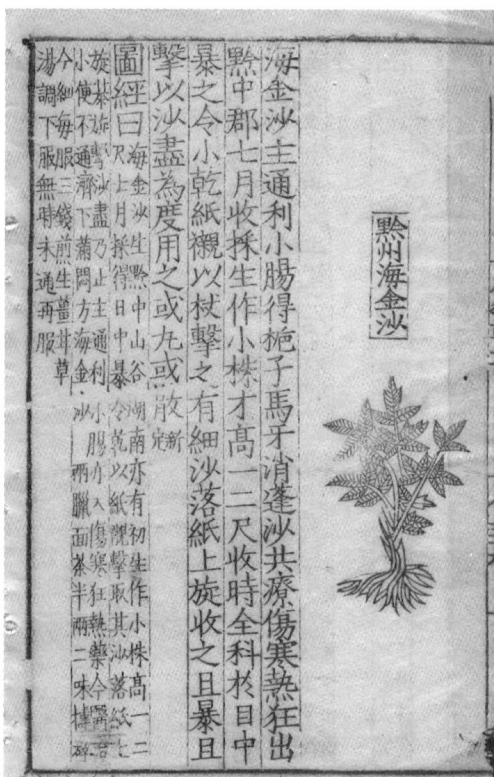

图 5-4-566　黔州海金沙

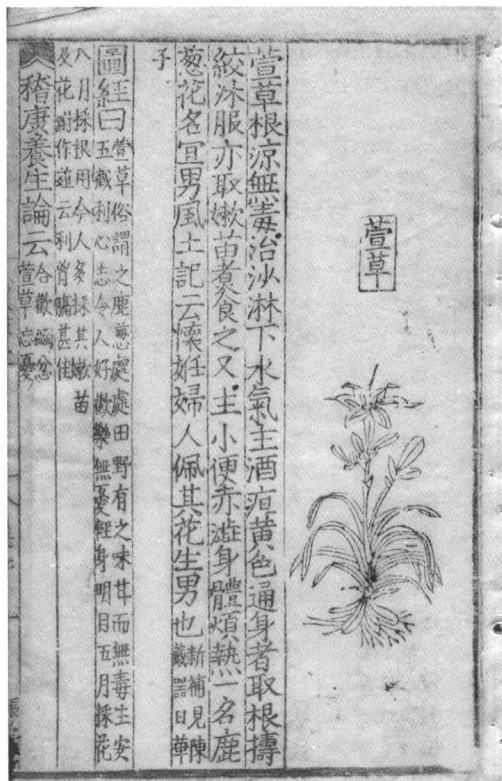

萱草根凉無毒治沙淋下水氣主酒疸黃色一通身者取根搗
絞汁服亦取嫩苗煮食之又主小便赤澁身體煩熱一名鹿
葱花名宜男風土記云懷姙婦人佩其花生男也 新補見陳藏器
图經曰萱草五藏利心肾俗謂之鹿葱花人多採其嫩苗
處處田野有之一味甘好嫩苗樂無毒輕身明目五月採花
及八月採根作葅用云今人多採其嫩苗
嵇康養生論云萱草合歡忘憂

图 5-4-567　萱草

浮爛羅勒
斑珠藤
曼遊藤
石松
木麻
檀桓
那耆悉

靈壽木皮
阿月渾子
龍牙藤
牛妳藤
帝休
木蜜
黃屑

緂木
不彫木
放杖木
爰檬木
河遌木
河遌皮
朗揄皮

花桂

桂

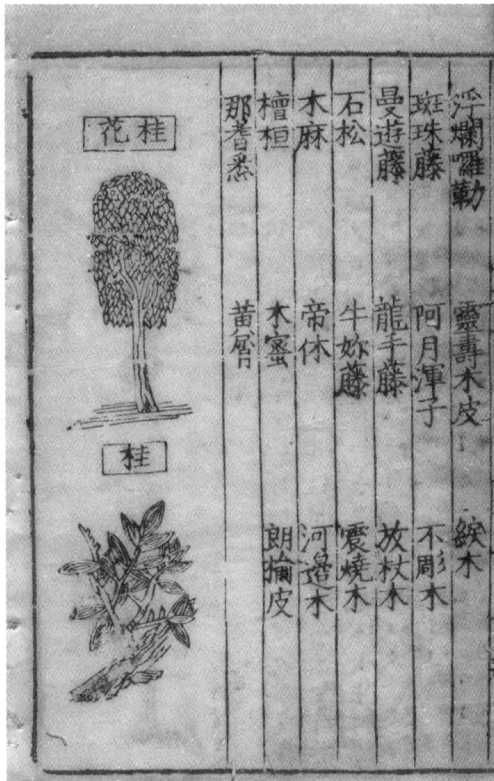

图 5-4-568　桂花　　图 5-4-569　桂

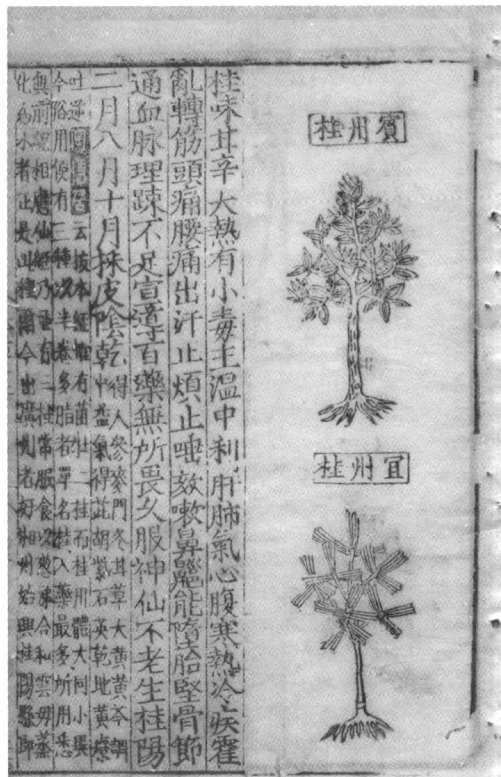

桂味甘辛大熱有小毒主温中利肝肺氣心腹寒熱冷疾霍
亂轉筋頭痛腰痛出汗止煩止唾欬嗽鼻齆能墮胎堅骨節
通血脉理疎不足宣導百藥無所畏久服神仙不老生桂陽
二月八月十月採皮陰乾
图經曰...俗謂...皮用...

貴用桂

宜州桂

图 5-4-570　宾州桂　　图 5-4-571　宜州桂

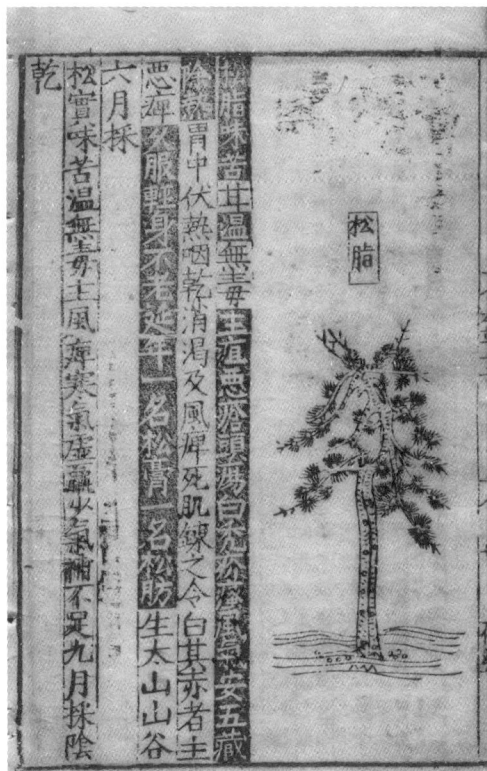

松脂味苦甘温無毒主疽惡瘡頭瘍白秃疥瘙風氣安五藏
除熱...胃中伏熱咽乾消渴及風痺死肌鍊之令白其赤者主
惡痺...久服輕身不老延年一名松膏一名松肪生太山山谷
六月採
松實味苦温無毒主風痺寒氣虛羸...氣補不足九月採陰
乾

松脂

图 5-4-572　松脂

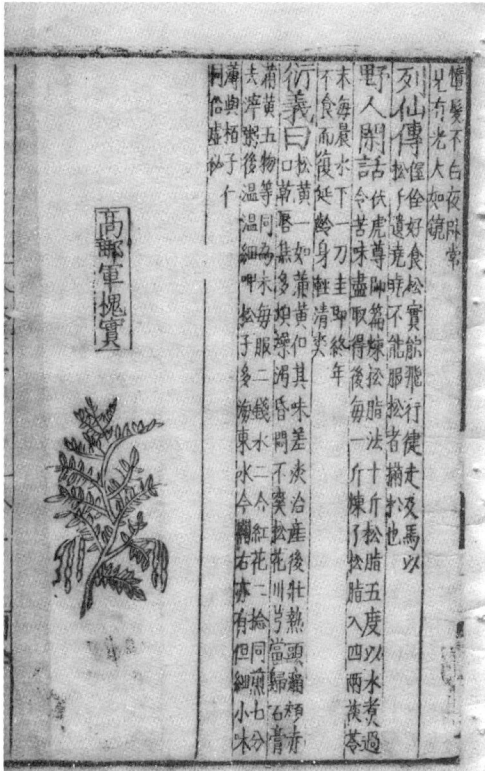

图 5-4-573　高邮军槐实

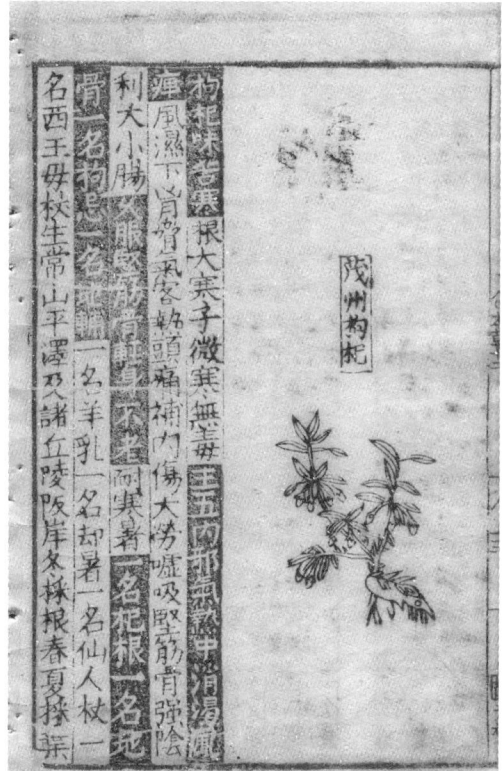

图 5-4-574　茂州枸杞

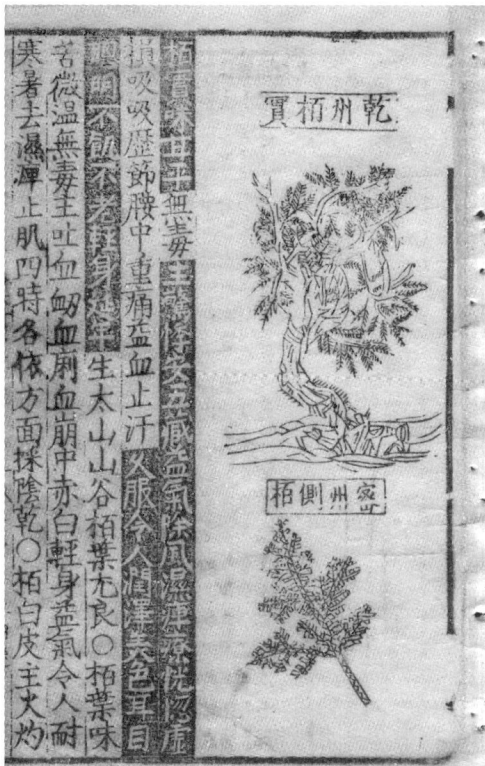

图 5-4-575　乾州柏实　图 5-4-576　密州侧柏

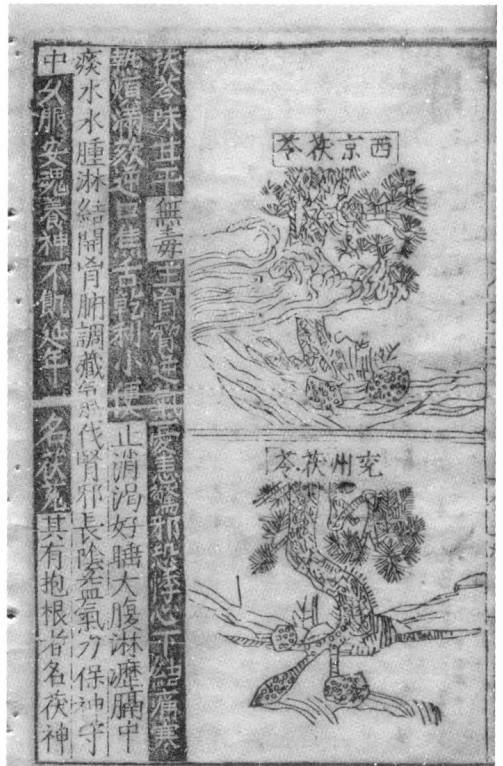

图 5-4-577　西京茯苓　图 5-4-578　兖州茯苓

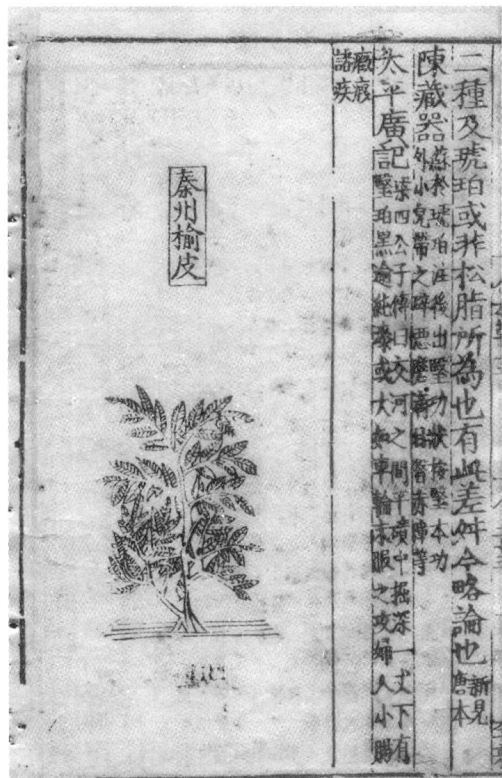

图 5-4-579　秦州榆皮

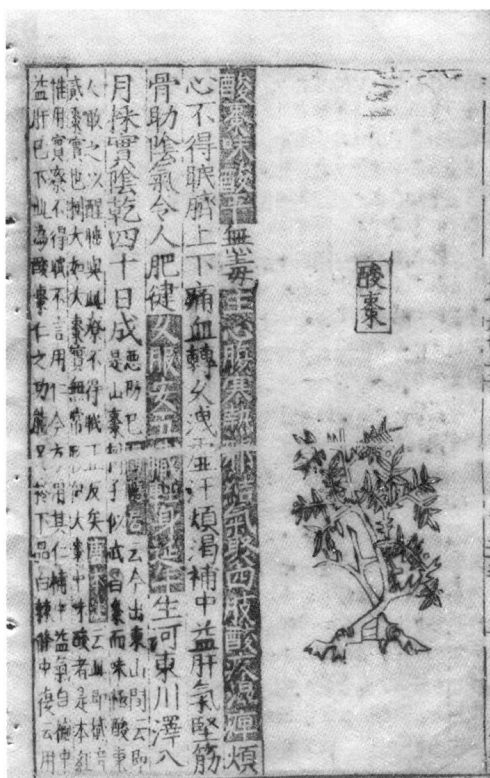

图 5-4-580　酸枣

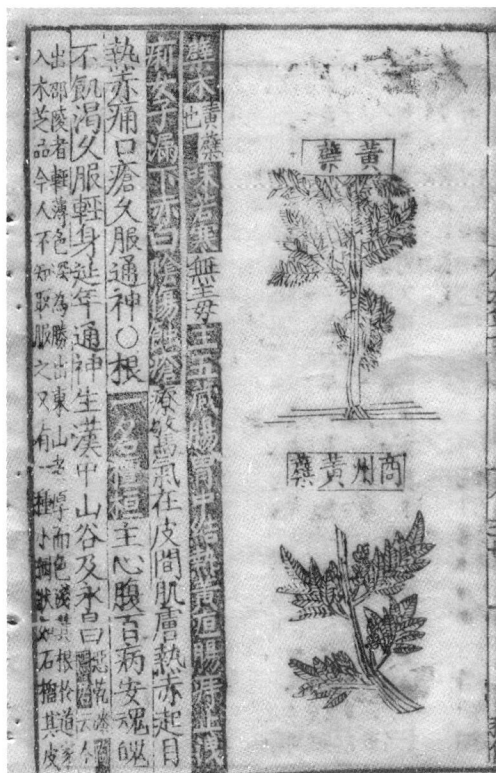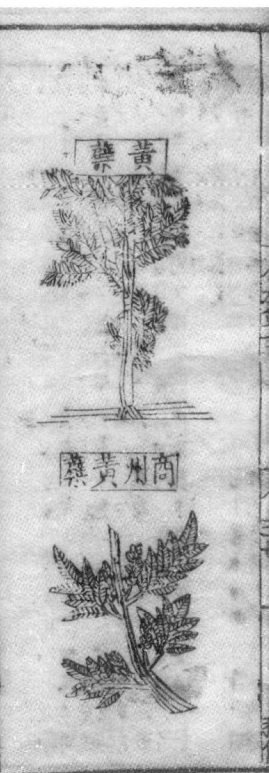

图 5-4-581　黄蘗　　图 5-4-582　商州黄蘗

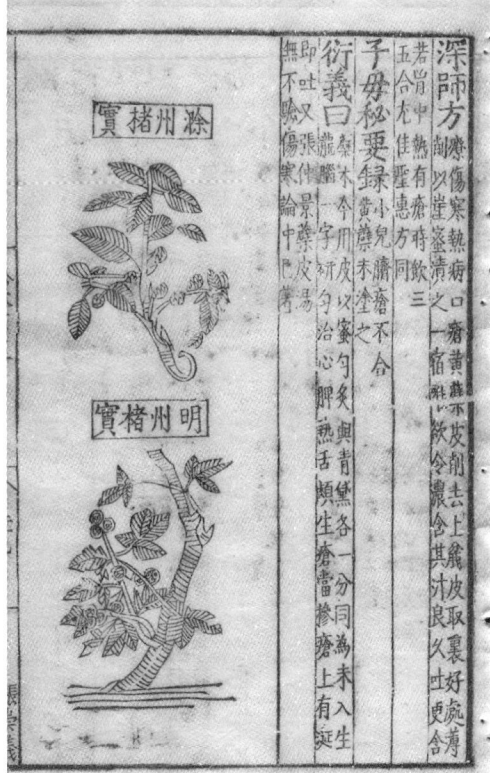

图 5-4-583　滁州楮实　　图 5-4-584　明州楮实

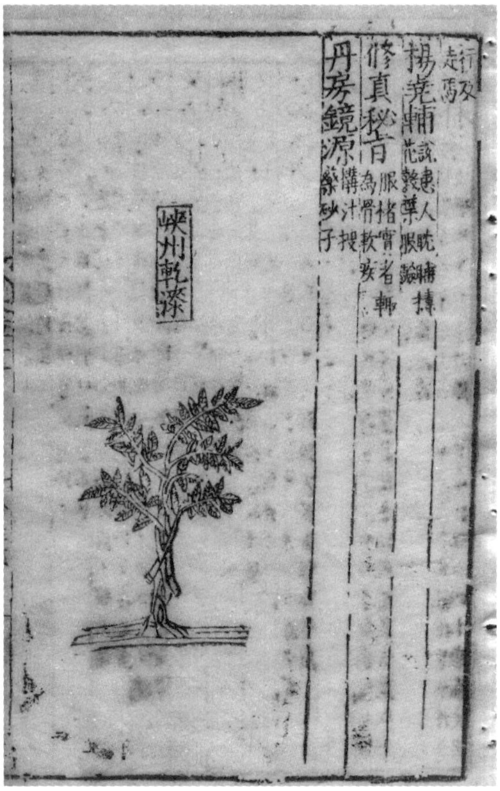

图 5-4-585　峡州干漆

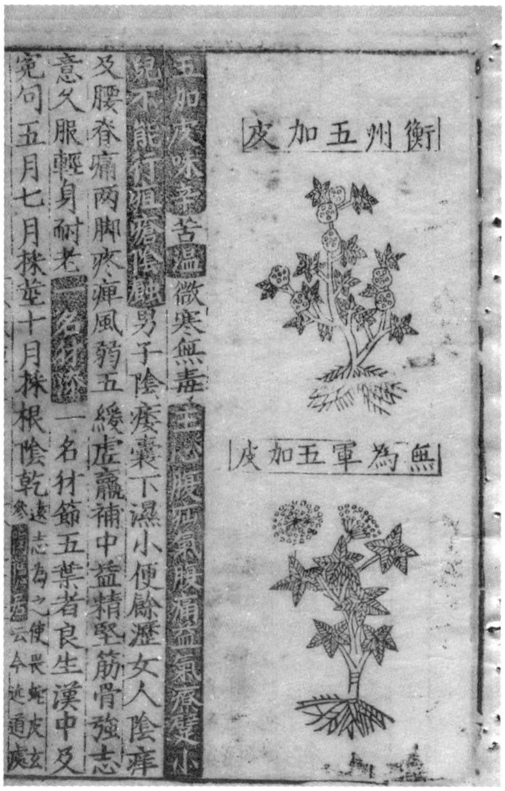

图 5-4-586　衡州五加皮
图 5-4-587　无为军五加皮

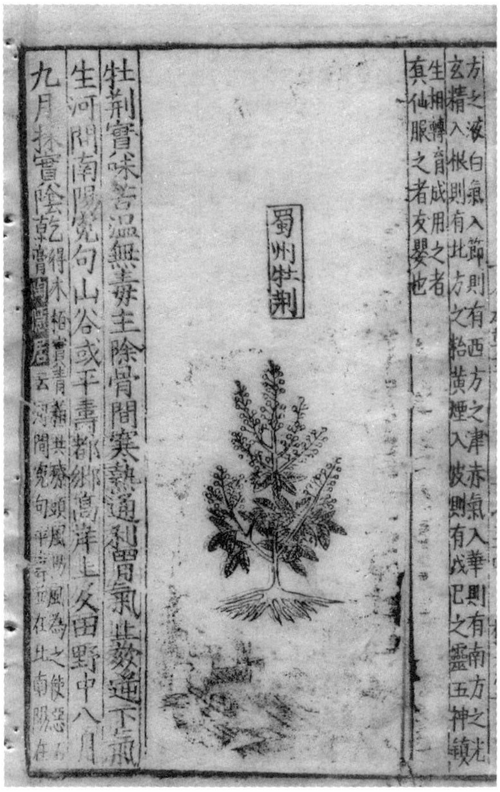

图 5-4-588　蜀州牡荆

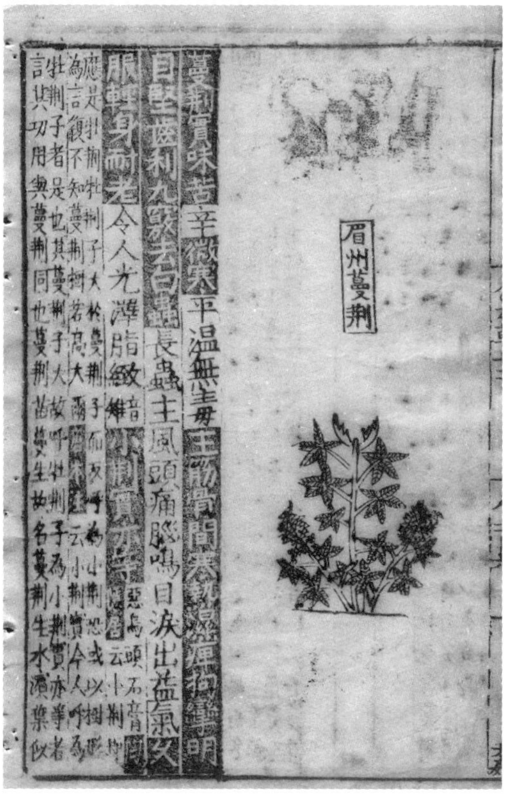

图 5-4-589　眉州蔓荆

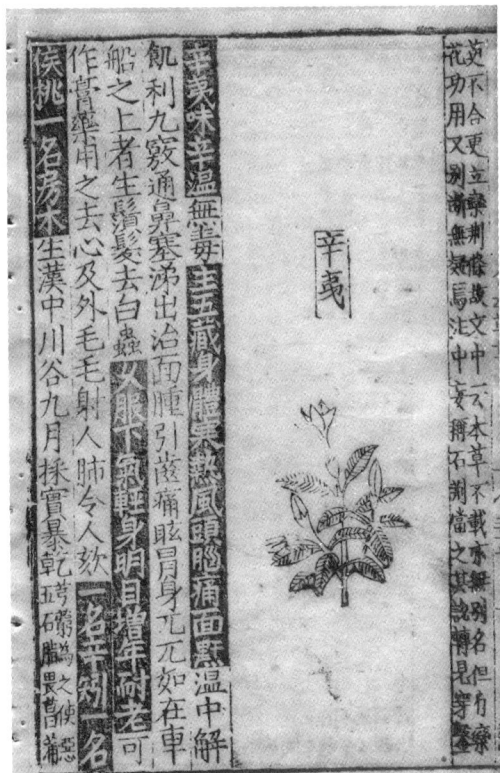

图 5-4-590　辛夷

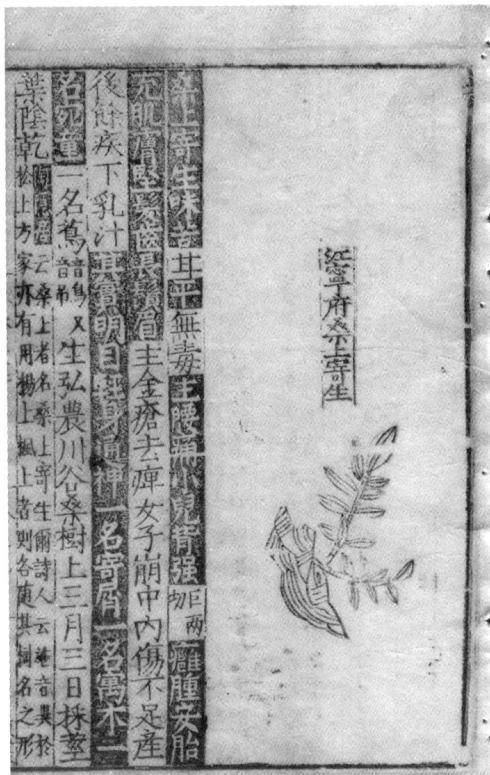

图 5-4-591　江宁府桑上寄生

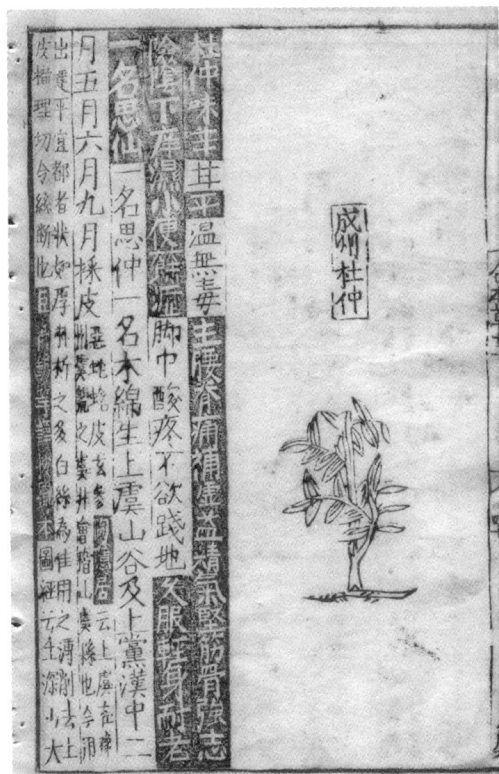

图 5-4-592　成州杜仲

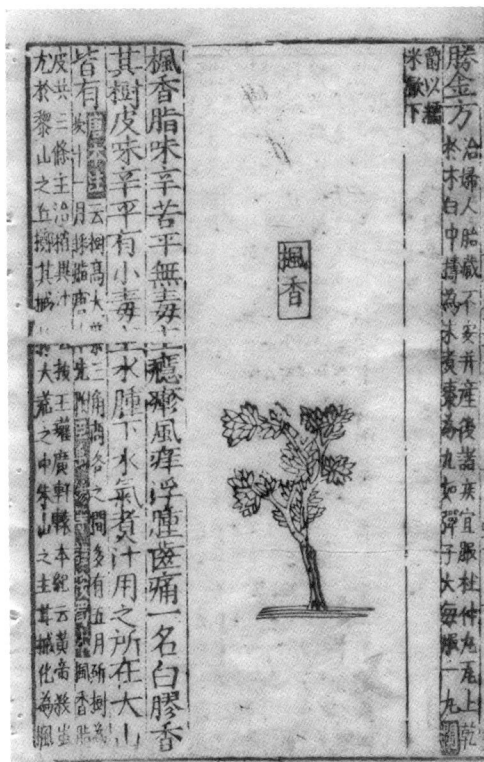

图 5-4-593　枫香

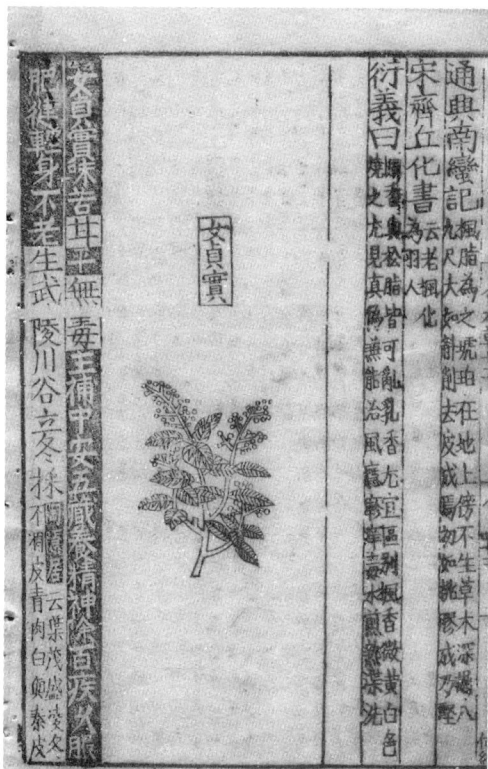

图 5-4-594　女贞实

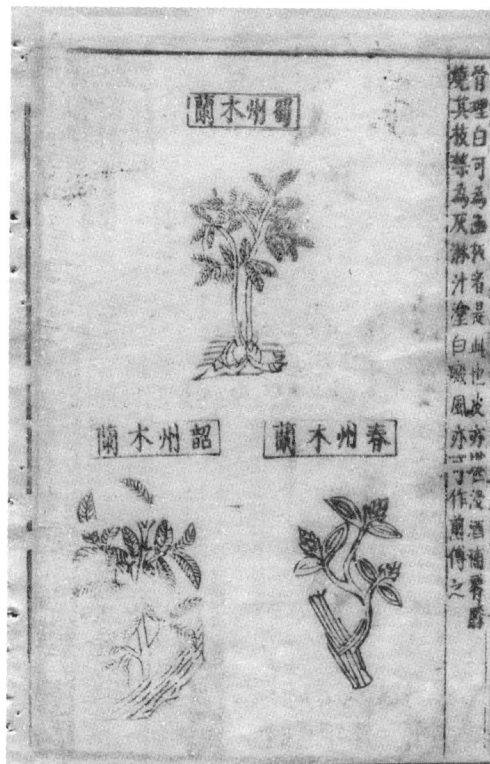

图 5-4-595　蜀州木兰　图 5-4-596　春州木兰
图 5-4-597　韶州木兰

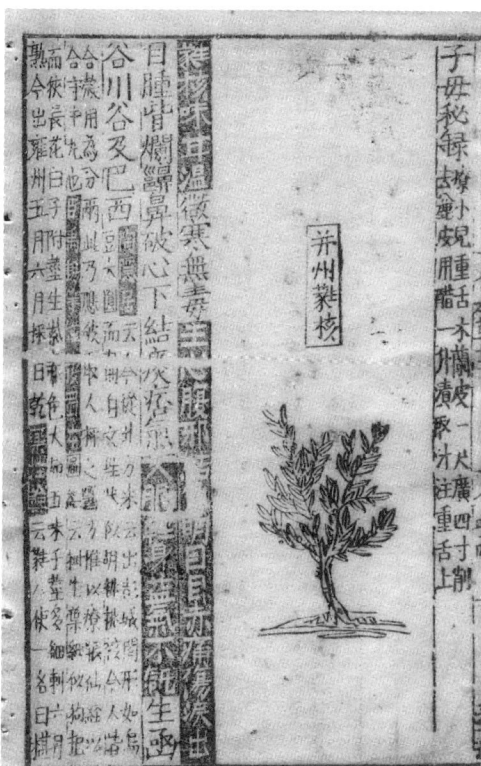

图 5-4-598　并州蕤核

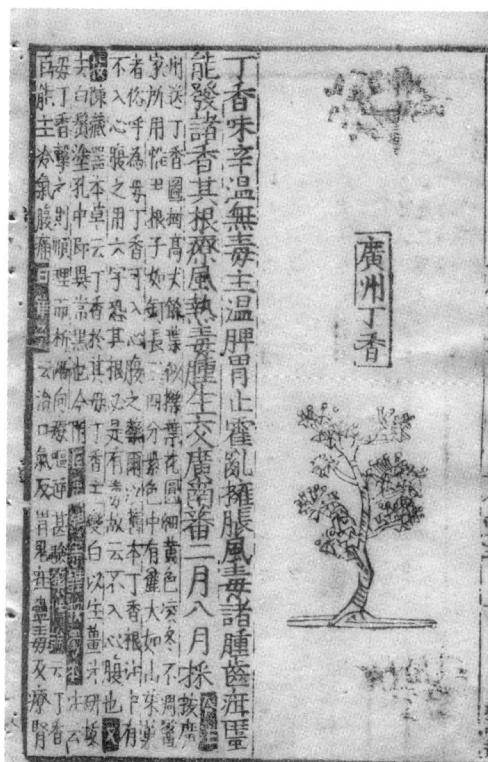

图 5-4-599　广州丁香

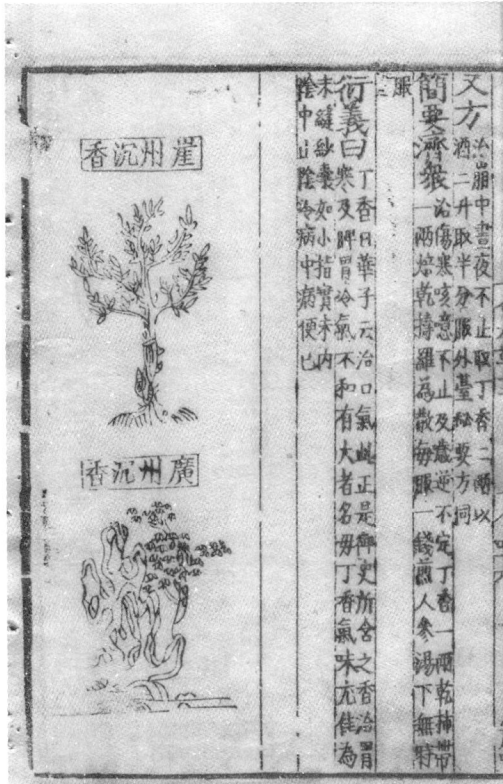

图 5-4-600　崖州沉香　图 5-4-601　广州沉香

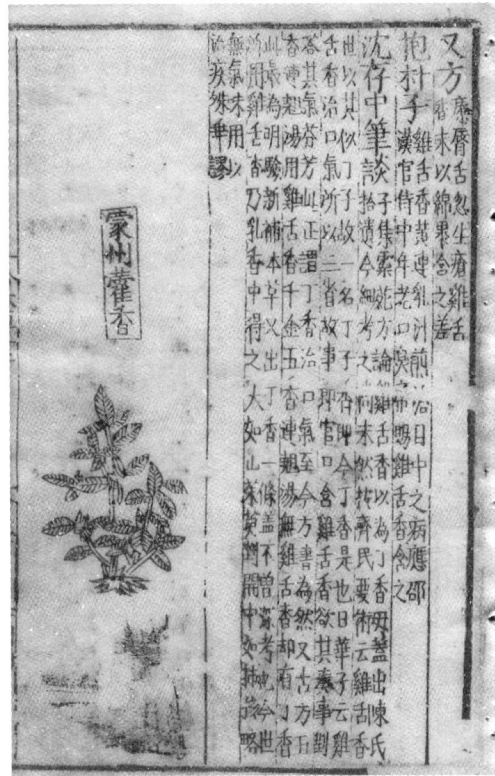

图 5-4-602　蒙州藿香

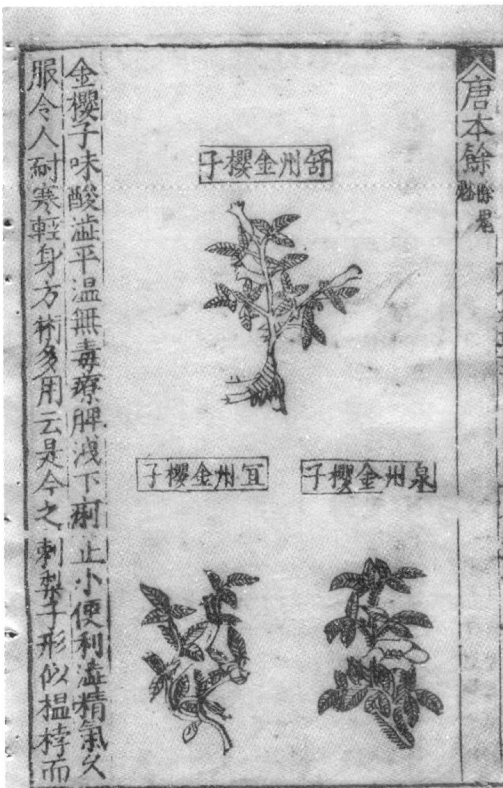

图 5-4-603　舒州金樱子　图 5-4-604　泉州金樱子

图 5-4-605　宜州金樱子

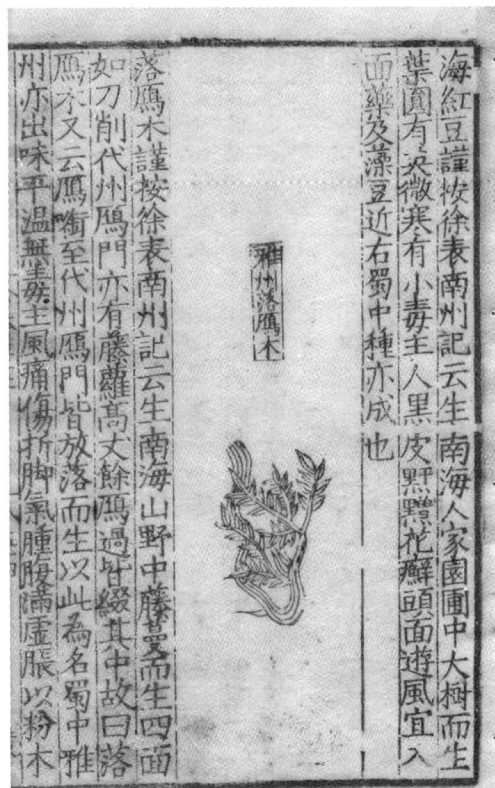

图 5-4-606　雅州落雁木

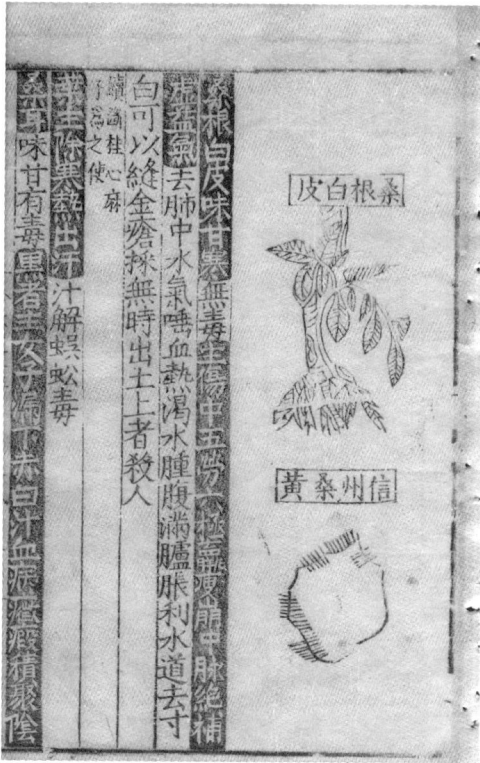

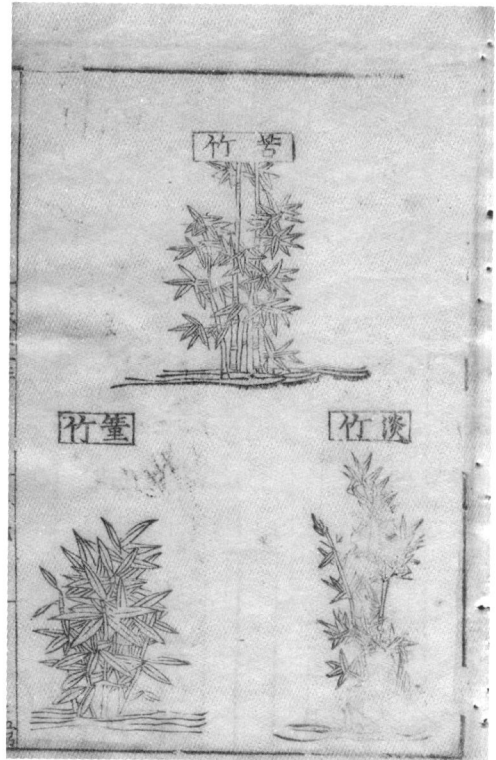

图 5-4-607　桑根白皮　图 5-4-608　信州桑黄

图 5-4-609　苦竹　图 5-4-610　淡竹
图 5-4-611　箽竹

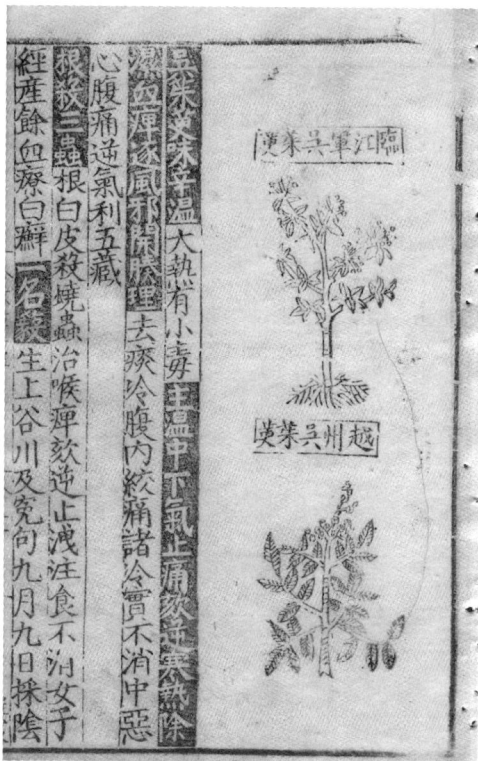

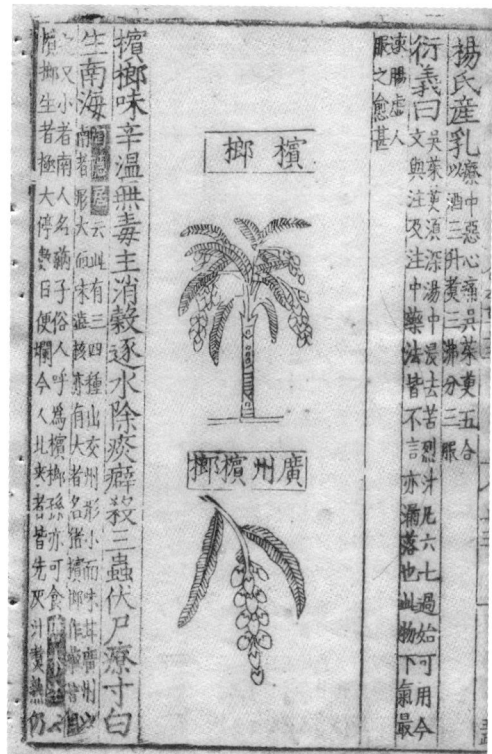

图 5-4-612　临江军吴茱萸
图 5-4-613　越州吴茱萸

图 5-4-614　槟榔　图 5-4-615　广州槟榔

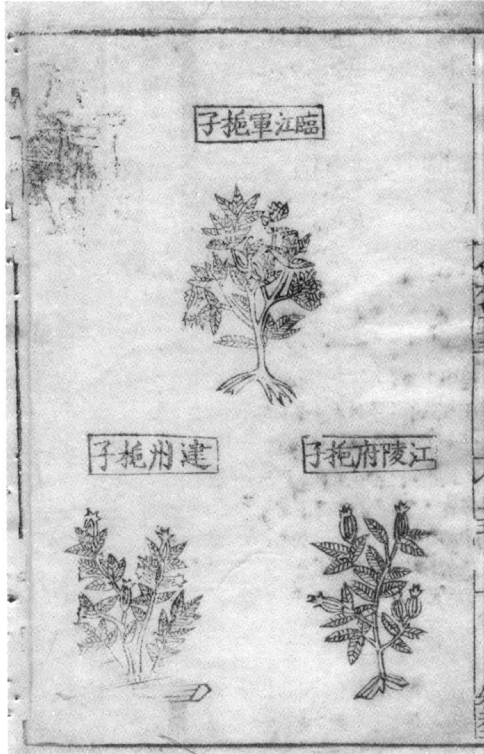

图 5-4-616 临江军栀子 图 5-4-617 江陵府栀子
图 5-4-618 建州栀子

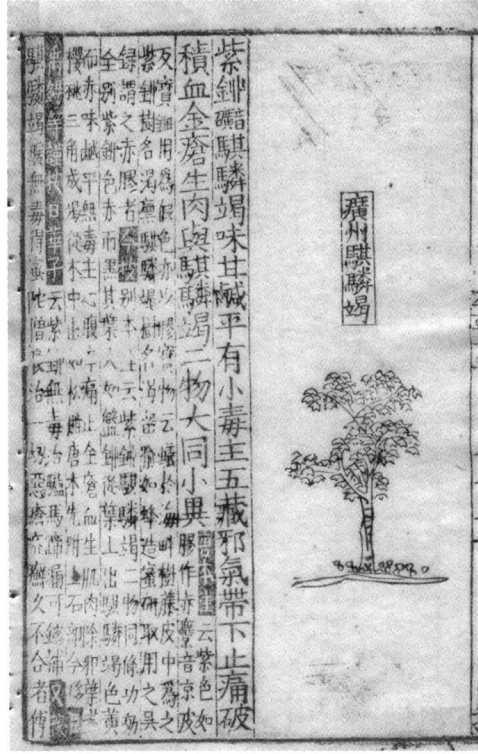

图 5-4-619 广州麒麟竭

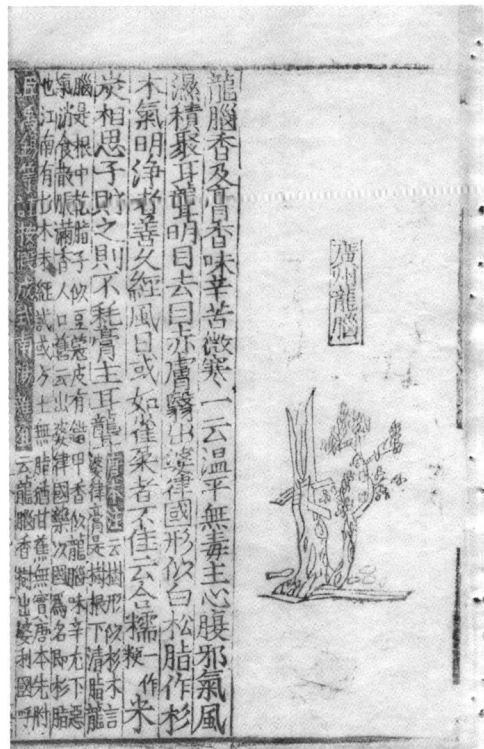

图 5-4-620 广州龙脑

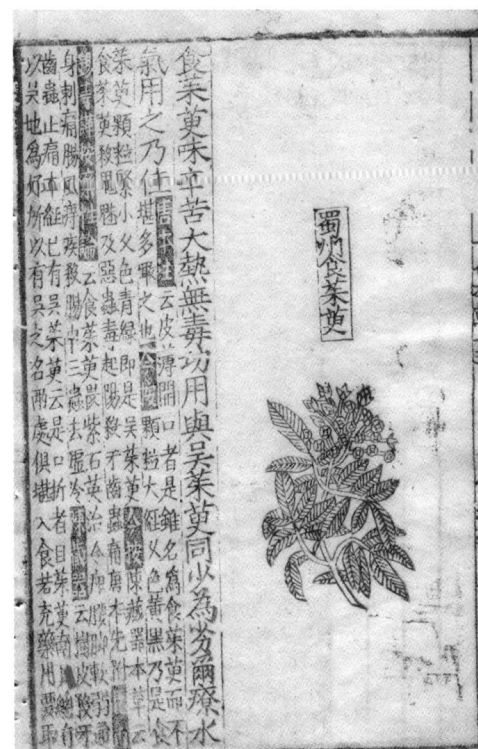

图 5-4-621 蜀州食茱萸

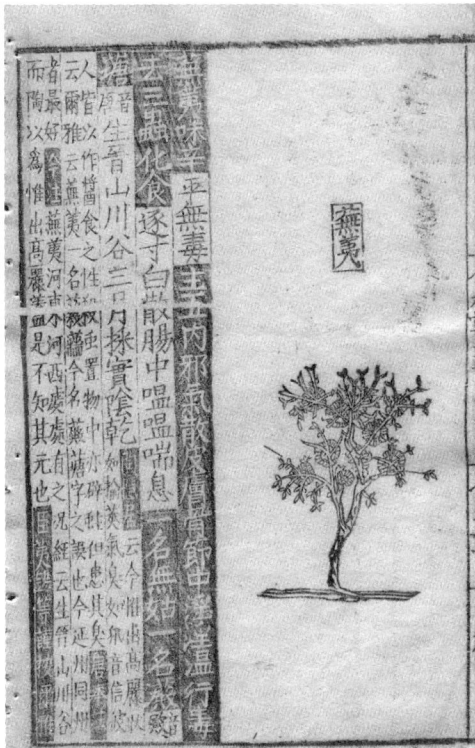

图 5-4-622　芜荑

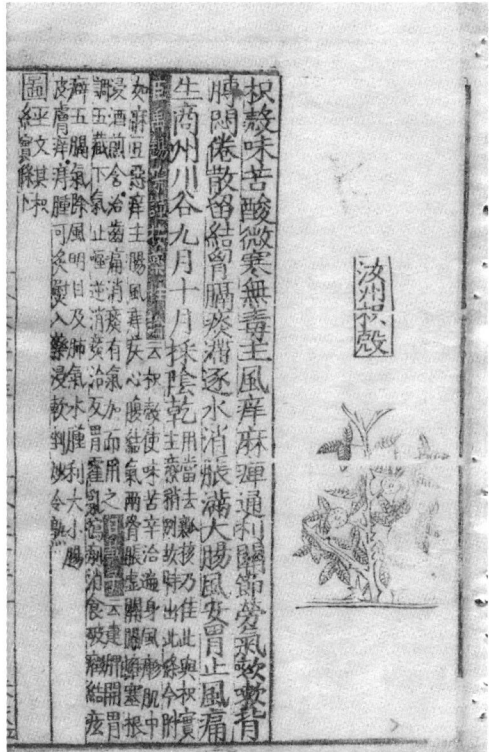

图 5-4-623　汝州枳壳

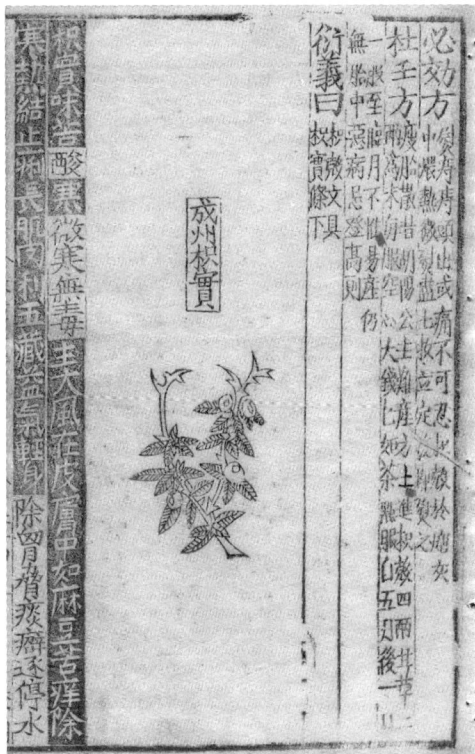

图 5-4-624　成州枳实

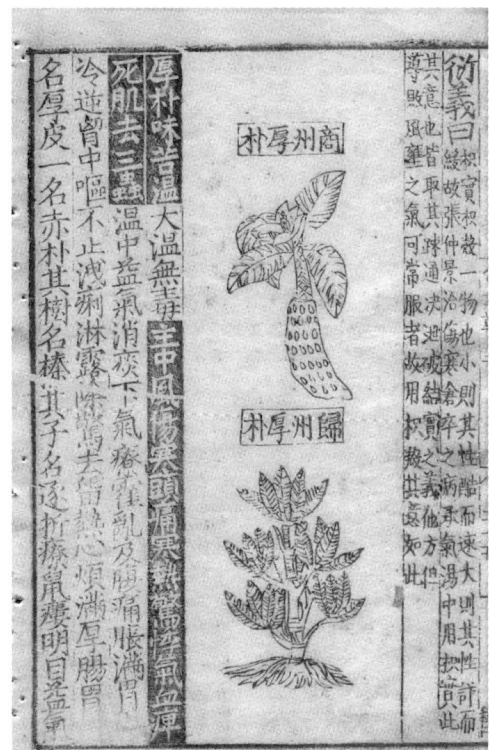

图 5-4-625　商州厚朴　　图 5-4-626　归州厚朴

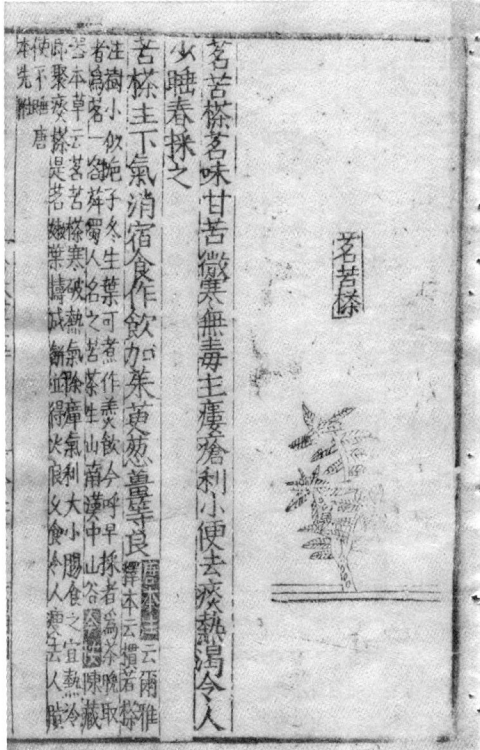

图 5-4-627　茗苦槠

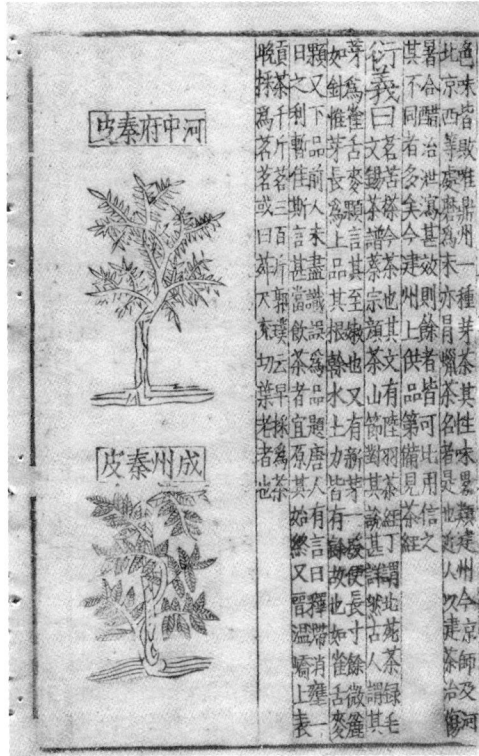

图 5-4-628　河中府秦皮　　图 5-4-629　成州秦皮

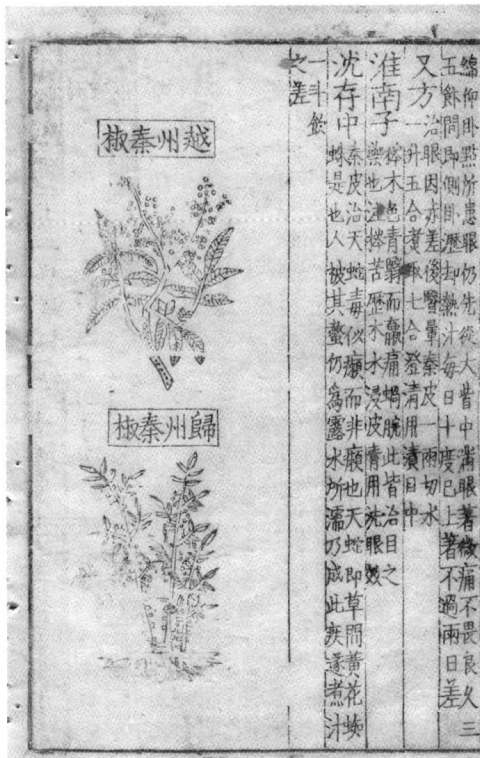

图 5-4-630　越州秦椒　　图 5-4-631　归州秦椒

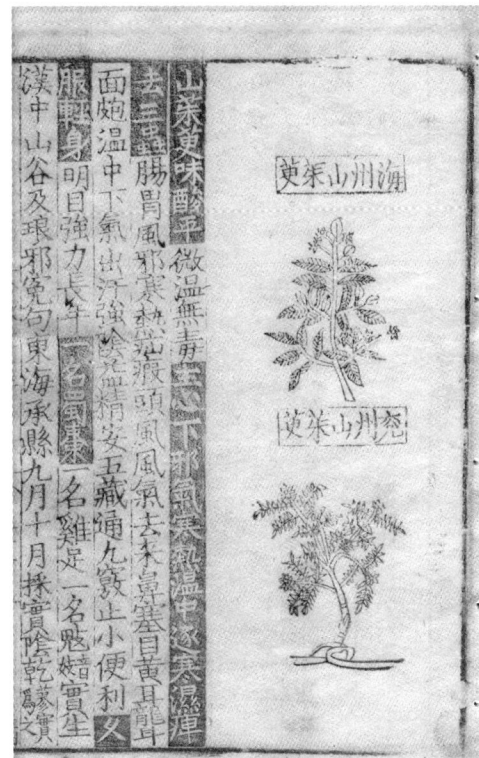

图 5-4-632　海州山茱萸　　图 5-4-633　兖州山茱萸

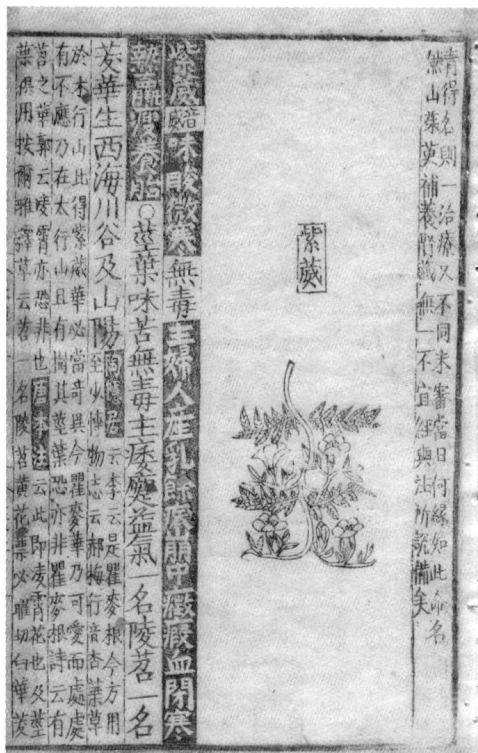

图 5-4-634　紫葳

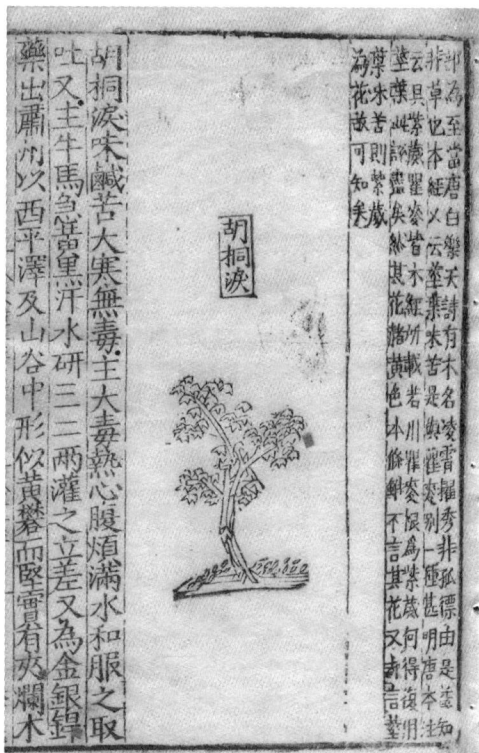

图 5-4-635　胡桐泪

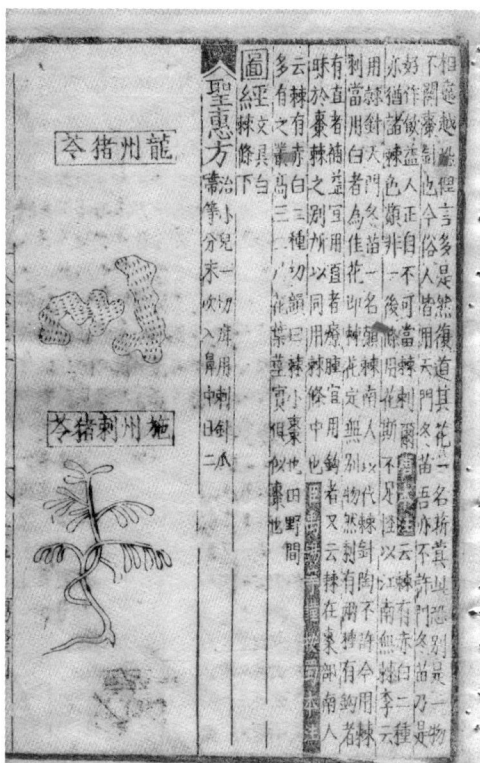

图 5-4-636　龙州猪苓　图 5-4-637　施州刺猪苓

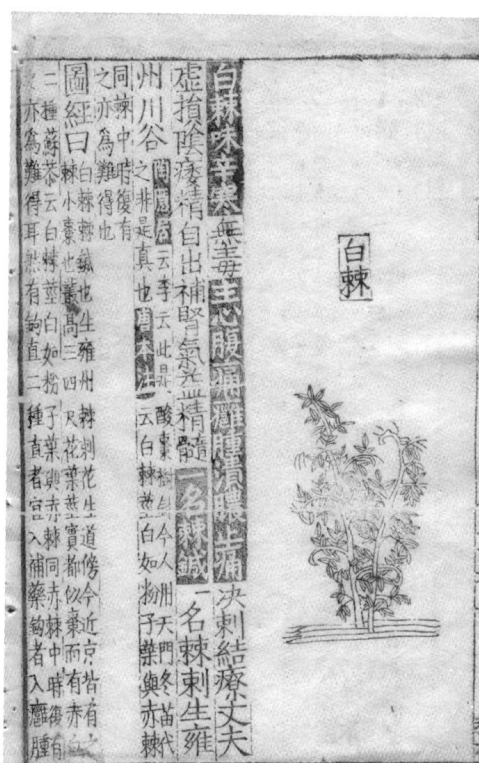

图 5-4-638　白棘

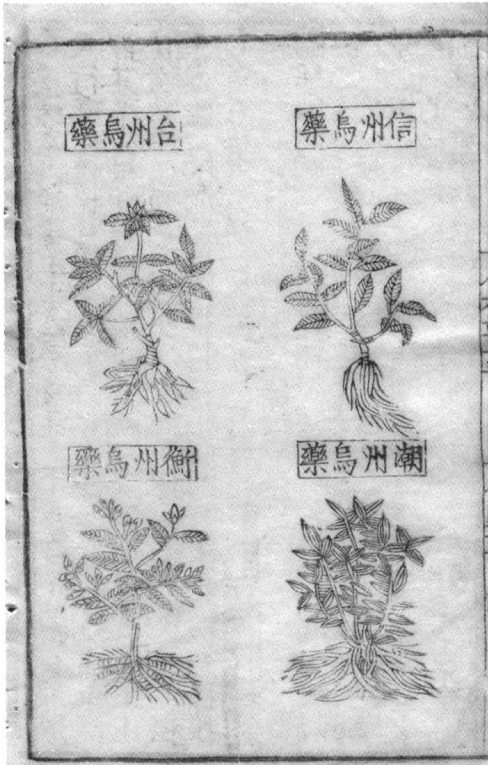

图 5-4-639　信州乌药　图 5-4-640　潮州乌药
图 5-4-641　台州乌药　图 5-4-642　衡州乌药

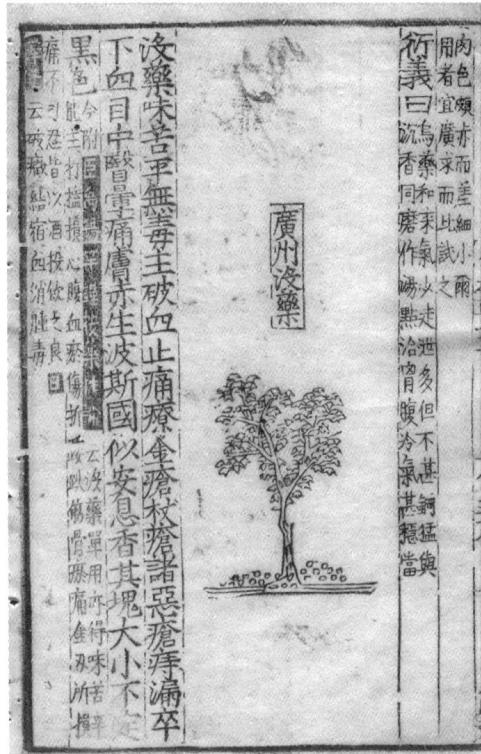

图 5-4-643　广州没药

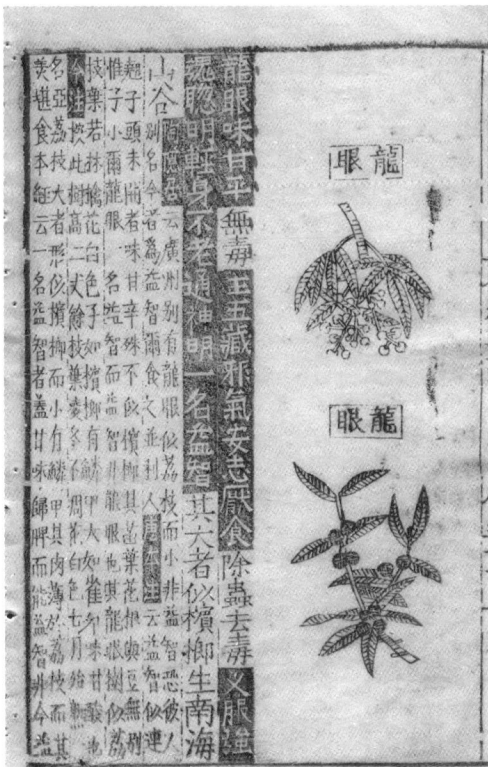

图 5-4-644　龙眼　图 5-4-645　龙眼

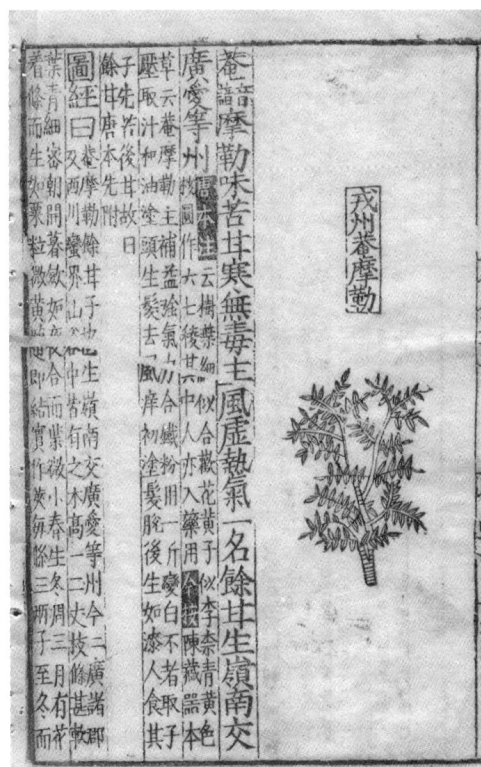

图 5-4-646　戎州菴摩勒

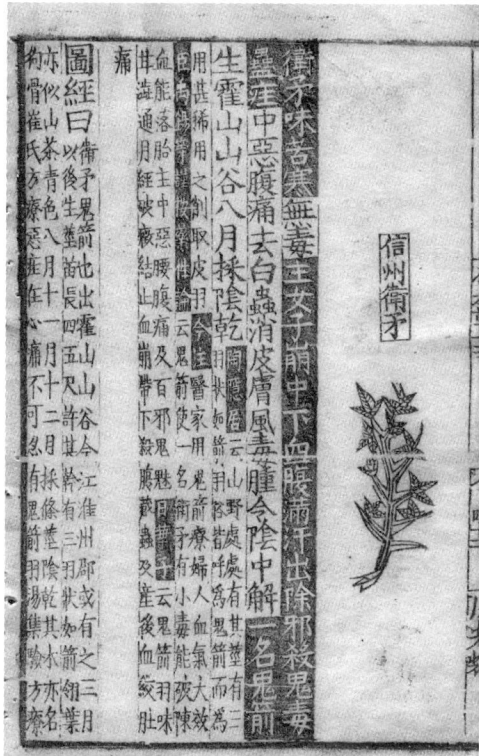

图 5-4-647　信州卫矛

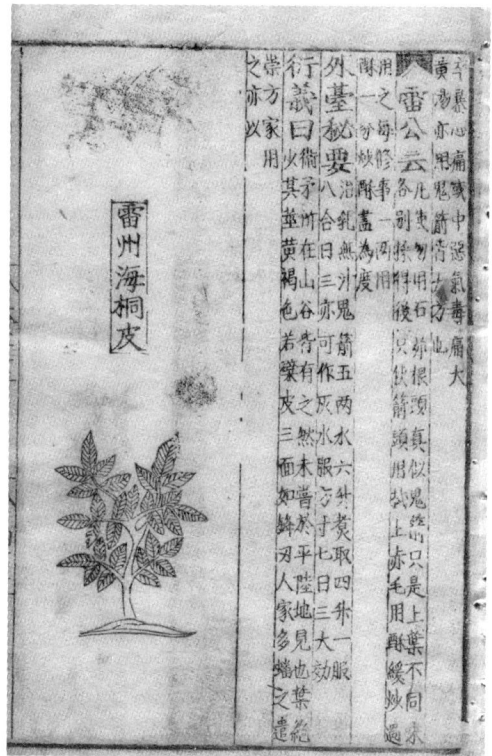

图 5-4-648　雷州海桐皮

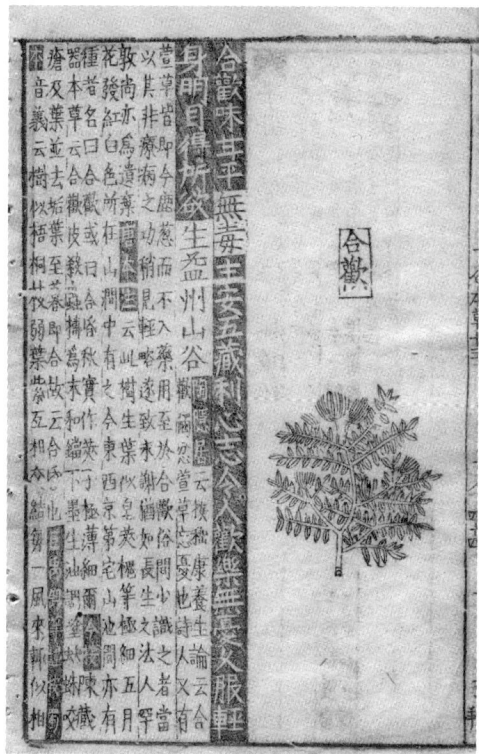

图 5-4-649　合欢

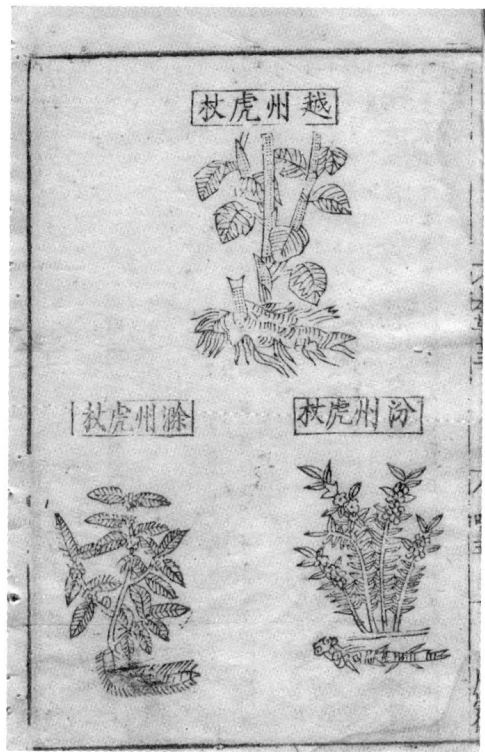

图 5-4-650　越州虎杖　　图 5-4-651　汾州虎杖

图 5-4-652　滁州虎杖

五倍子味苦酸平无毒疗齿宣疳䘌肺藏风毒流溢皮肤作风湿癣疮瘙痒脓水五痔下血不止小儿面鼻疳疮治蛿在处有其子色青大者如拳内多蟲一名百蟲倉二名文

〔陈藏器〕云……泄痢熱湯冷服勝虚

〔图经曰〕五倍子舊不著所出州土云今處處有之其木青黄色其實……

九月采子而暴乾大者如拳内有蟲

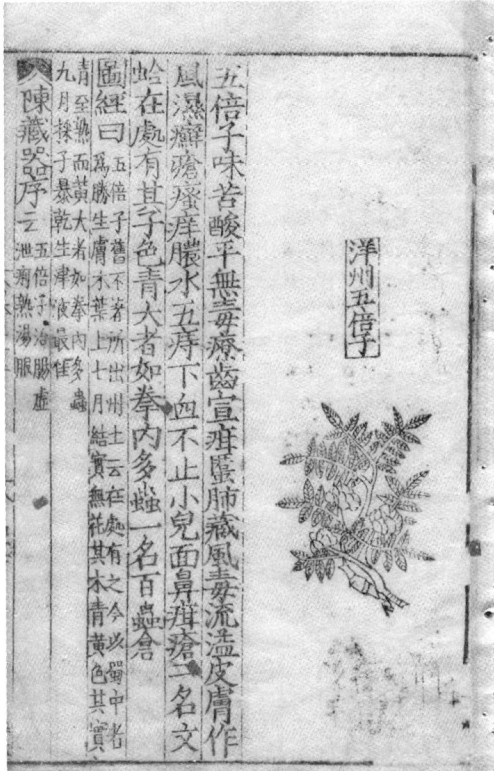

图 5-4-653　洋州五倍子

伏牛花味苦甘平無毒療久風濕痺四肢拘攣骨肉疼痛作……

〔丹房镜源〕……

〔經驗後方〕……五倍末……子和之便家亦可以食

〔衍義曰〕療風毒……眼腫……痛不可忍者或上下瞼赤……風毒……子赤……

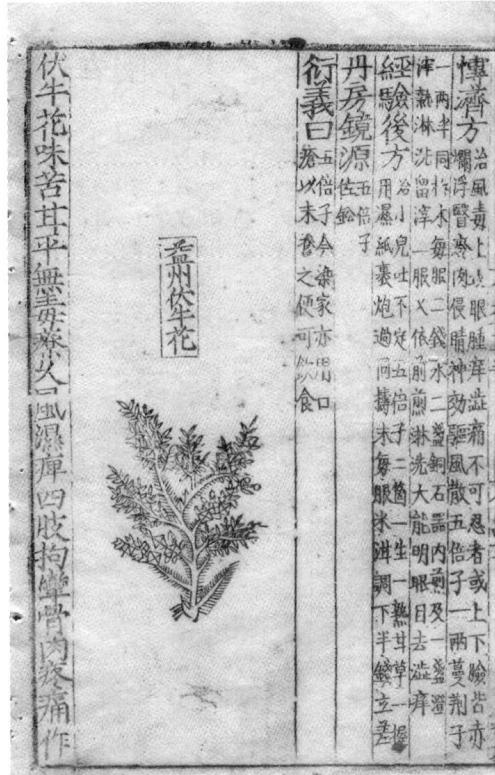

图 5-4-654　益州伏牛花

蜜蒙花味甘平微寒無毒主青盲膚翳赤澁多眵淚消目中赤脈小兒麩豆及疳氣攻眼生益州川谷樹高丈餘葉似冬青葉而厚背色白有細毛二月三月採花

〔图经曰〕蜜蒙花生益州川谷今蜀川皆有之木高丈餘葉似冬青葉而厚背白色有細毛又似橘葉花微……

〔雷公云〕凡使……酒浸……此一宿蒸從巳至酉却拌蜜令勻又蒸之从卯至午出用日乾……

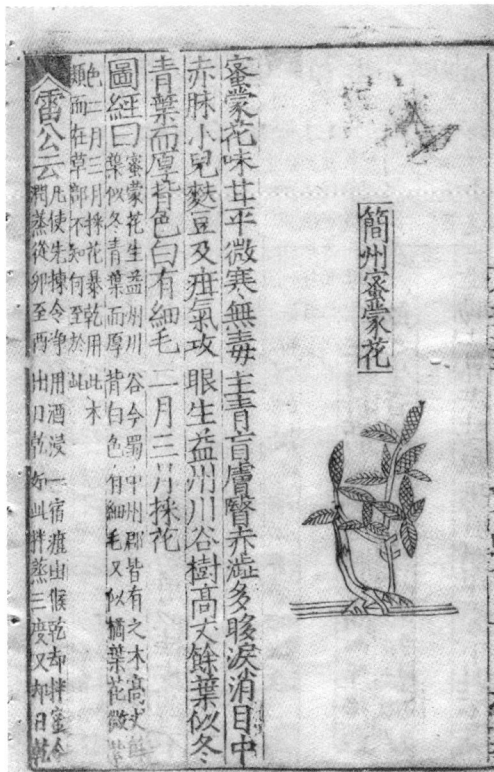

图 5-4-655　简州密蒙花

巴豆味辛温生温熟寒有大毒主傷寒温瘧寒熱破癥瘕結堅積聚宿飲痰澼大腹水脹蕩練五藏六腑開通閉塞利水穀道去惡肉除鬼毒蠱疰邪物殺蟲魚療女子月閉爛胎可練餌之益血脉令人色好變化與鬼神通一名巴菽生巴郡川谷八月採陰乾用之主瘡瘍膿血不利丈夫陰殺斑猫毒……

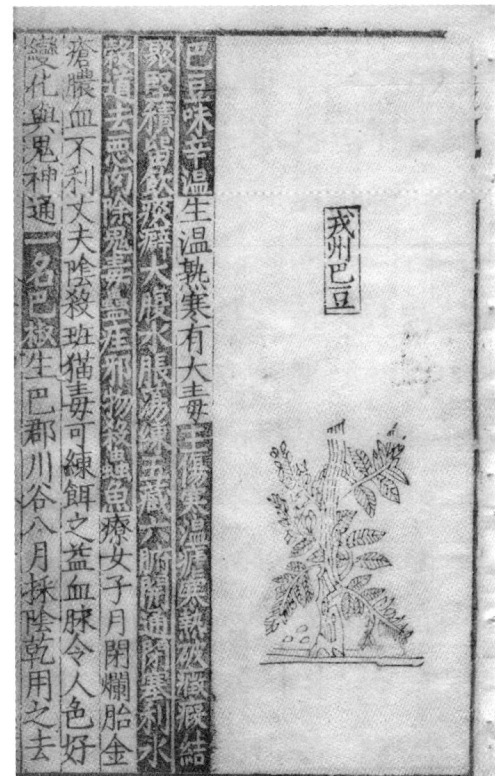

图 5-4-656　戎州巴豆

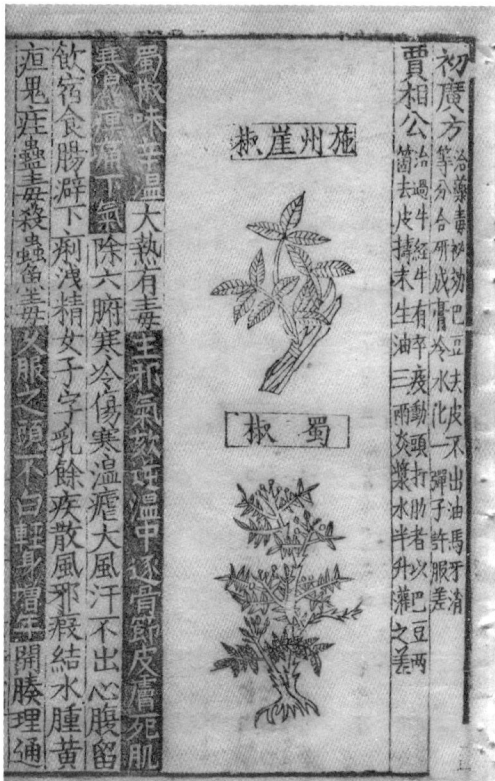

图 5-4-657　施州崖椒　　图 5-4-658　蜀椒

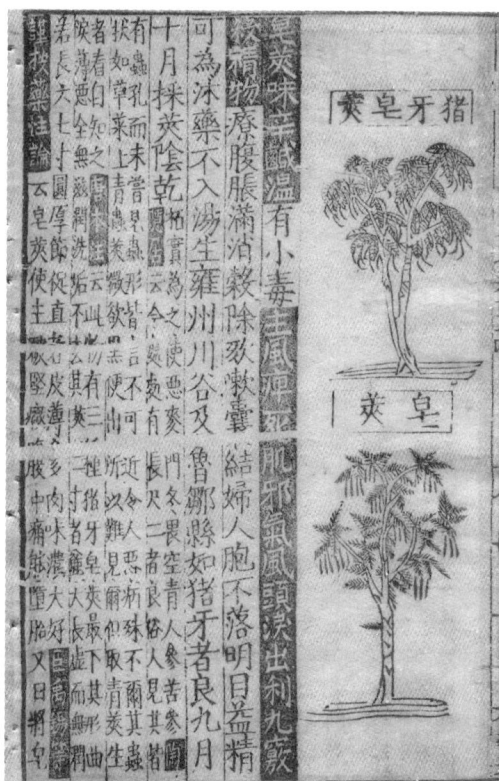

图 5-4-659　猪牙皂荚　　图 5-4-660　皂荚

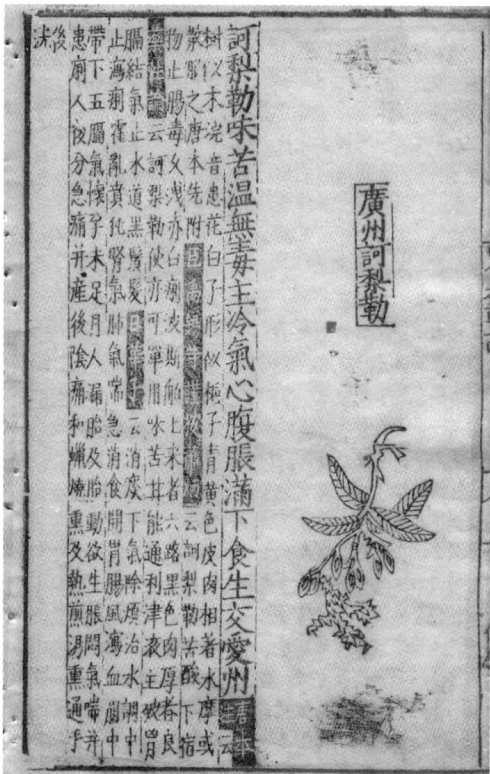

图 5-4-661　广州诃黎勒

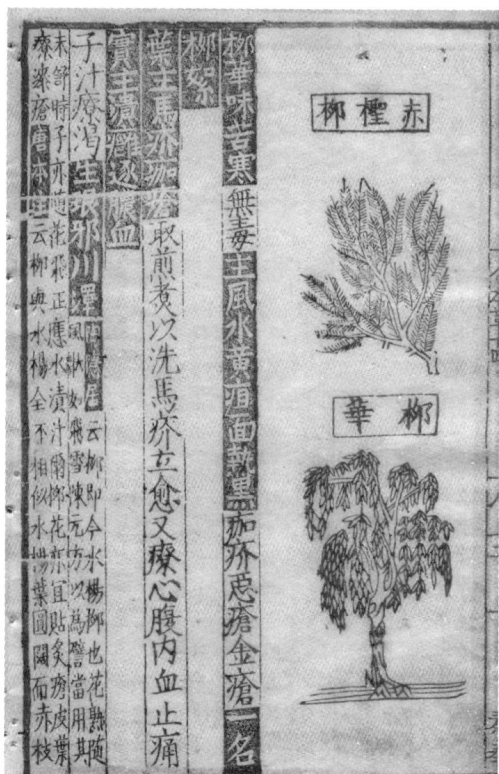

图 5-4-662　赤柽柳　　图 5-4-663　柳华

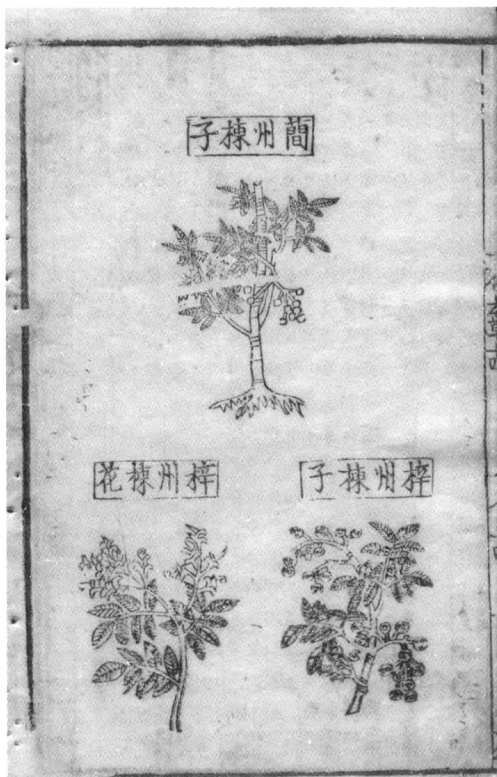

图 5-4-664　简州楝子　图 5-4-665　梓州楝子
图 5-4-666　梓州楝花

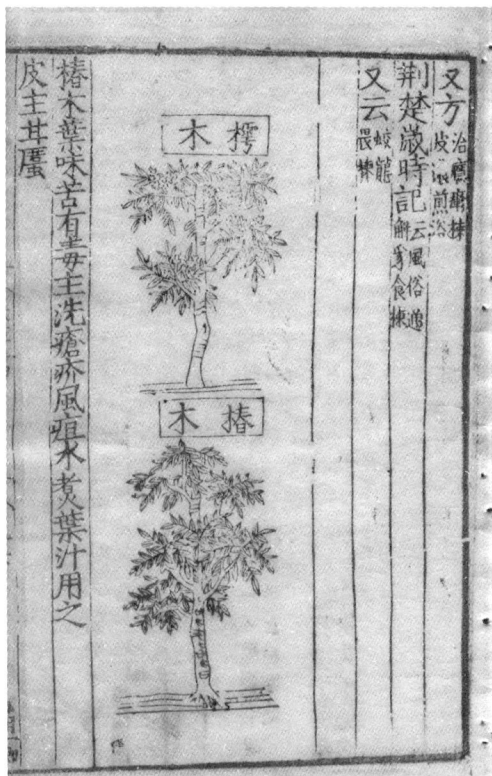

图 5-4-667　樗木　图 5-4-668　椿木

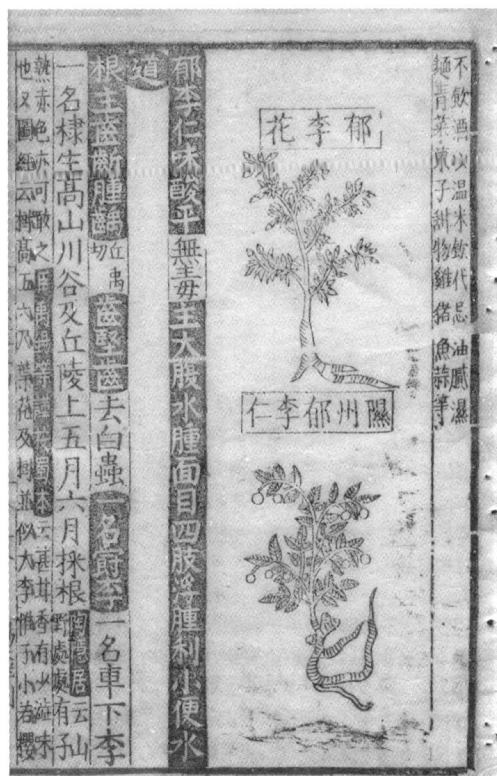

图 5-4-669　郁李花　图 5-4-670　隰州郁李仁

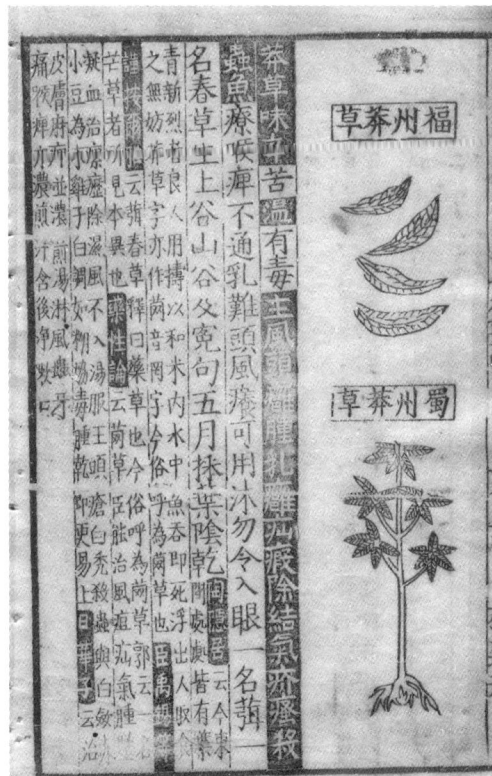

图 5-4-671　福州莽草　图 5-4-672　蜀州莽草

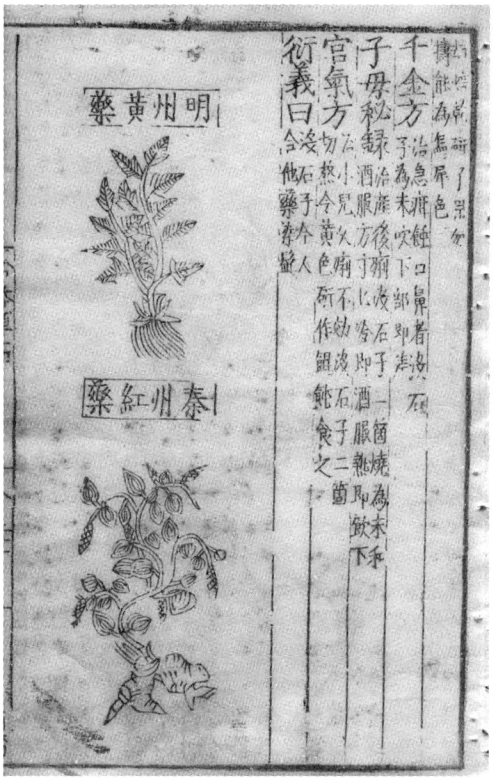

图 5-4-673　明州黄药　图 5-4-674　秦州红药 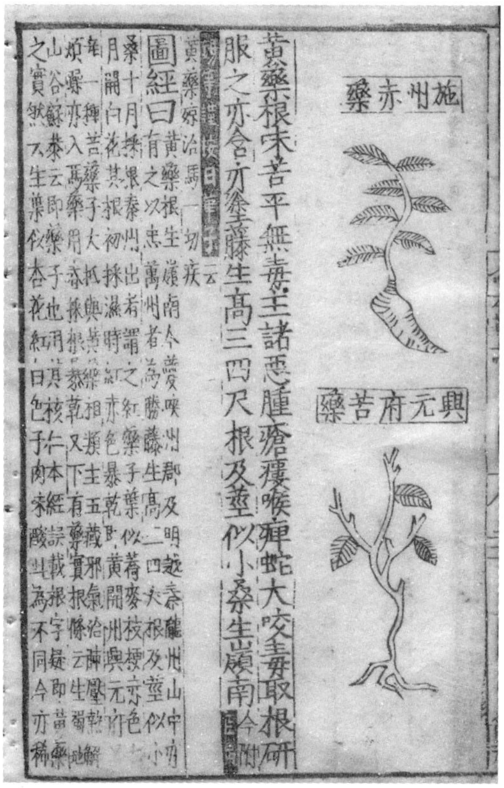　图 5-4-675　施州赤药　图 5-4-676　兴元府苦药

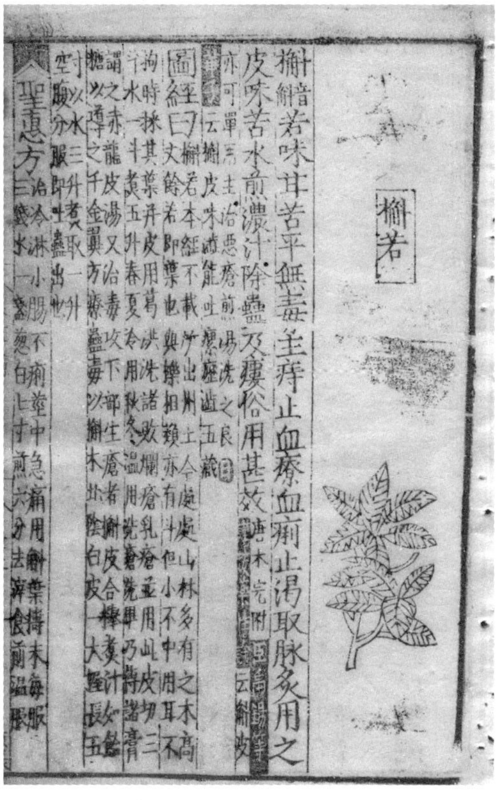

图 5-4-677　槲若

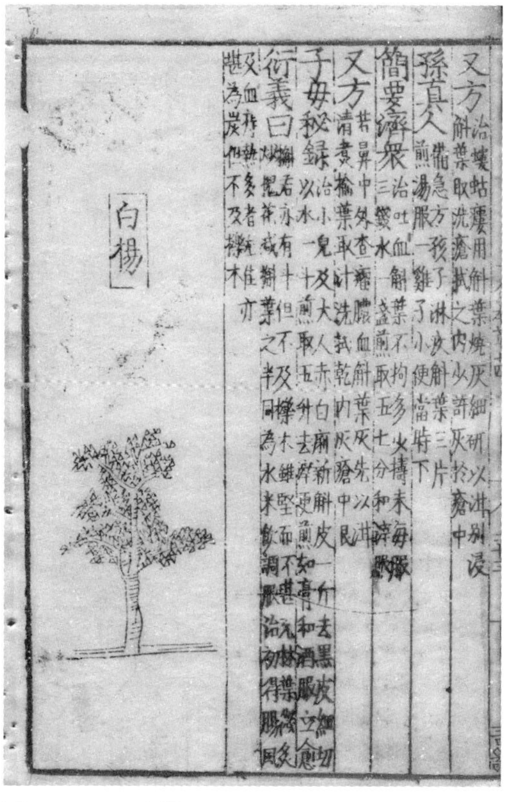

图 5-4-678　白杨

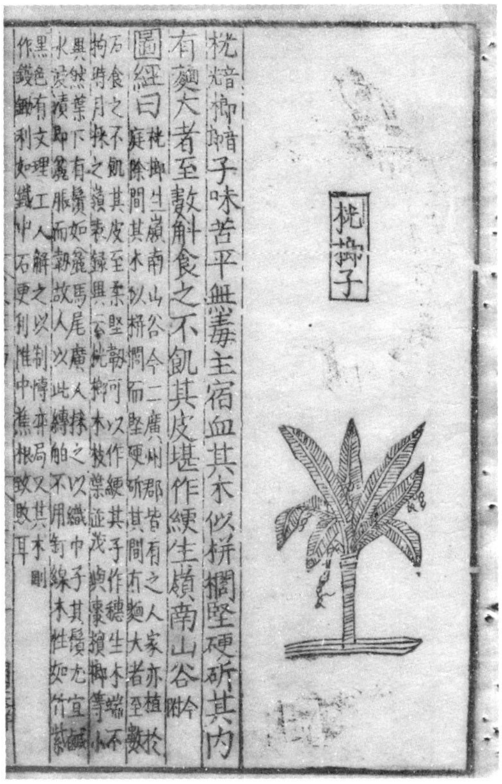

图 5-4-679　桃榔子

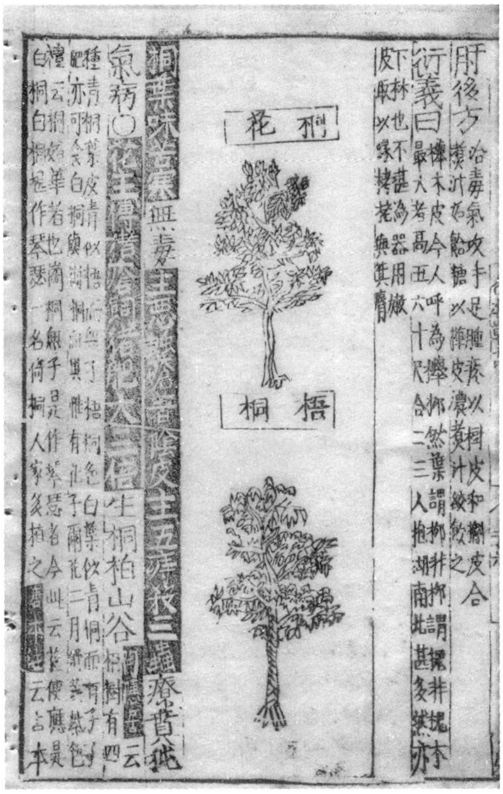

图 5-4-680　桐花　　图 5-4-681　梧桐

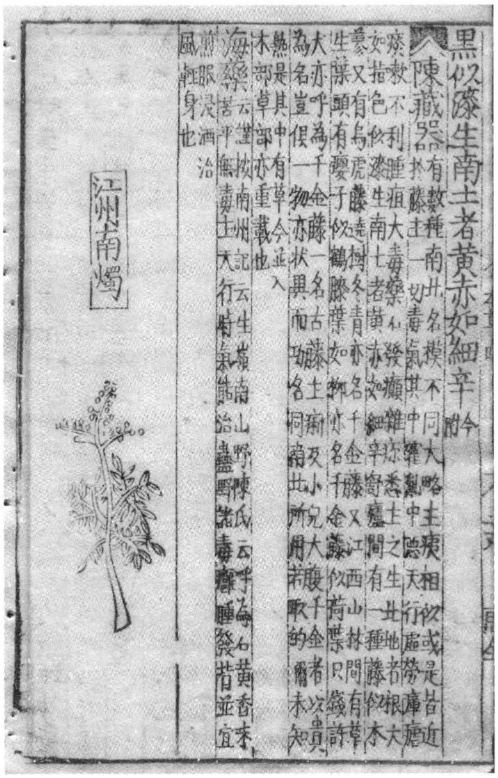

图 5-4-682　江州南烛

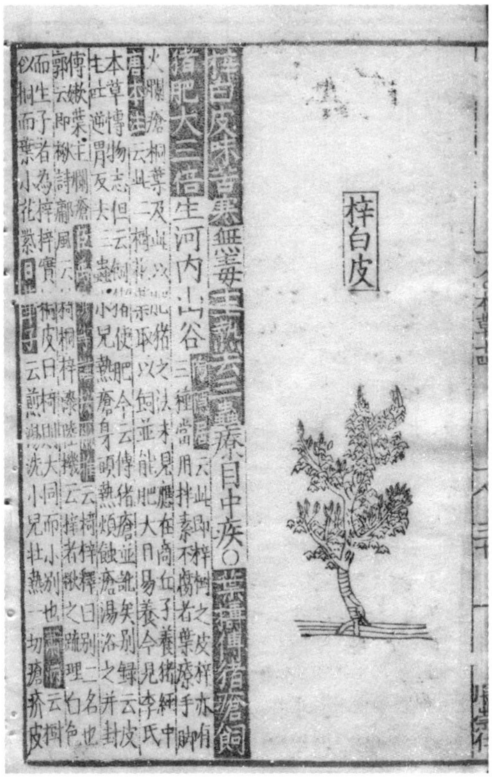

图 5-4-683　梓白皮

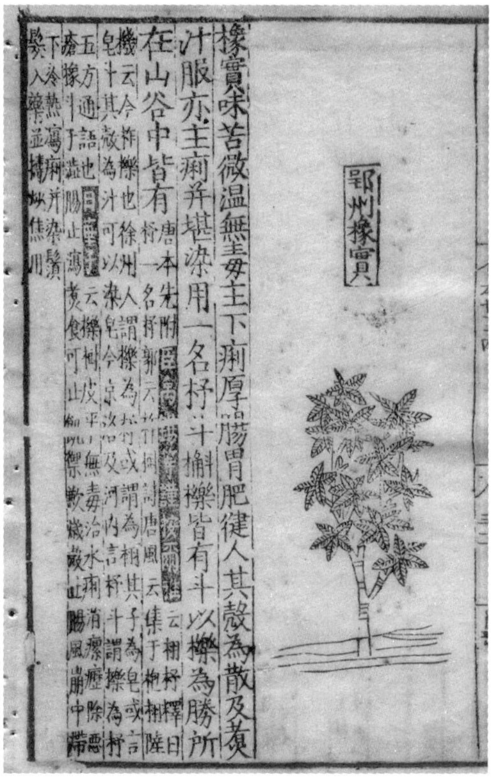

橡实味苦微温无毒主下痢厚肠胃肥健人其殼为散及煮汁服亦主痢并塘涂用一名杼斗以橡实为胜所在山谷中皆有

图 5-4-684　郧州橡实

石南味辛苦平有毒主养肾气内伤阴衰利筋骨皮毛疗脚弱五藏邪气除热女子不可久服令思男实杀蛊毒破积聚逐风痺一名鬼目生华阴山谷二月四月采叶八月采实阴乾

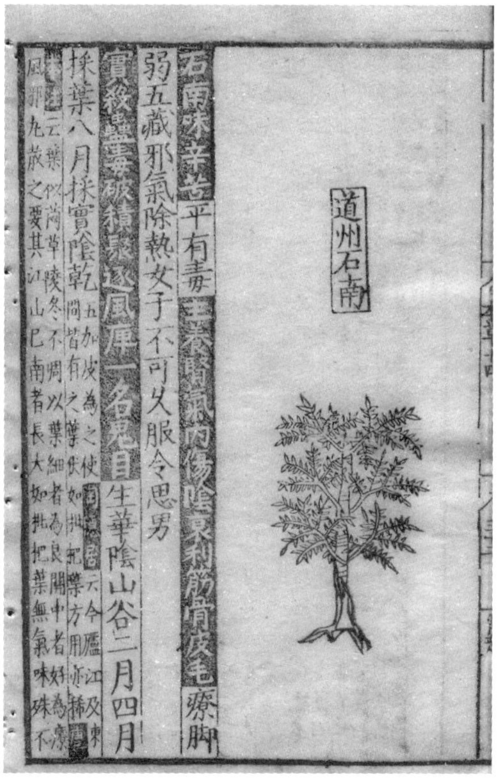

图 5-4-685　道州石南

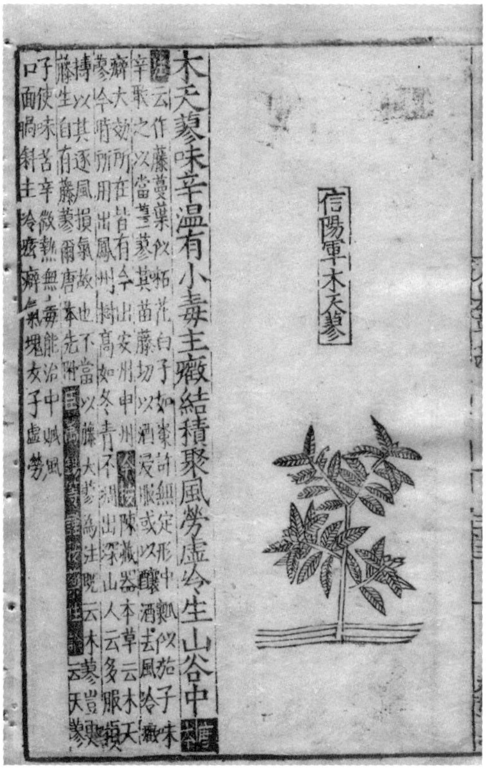

木天蓼味辛温有小毒主癥结积聚风劳虚冷生山谷中

图 5-4-686　信阳军木天蓼

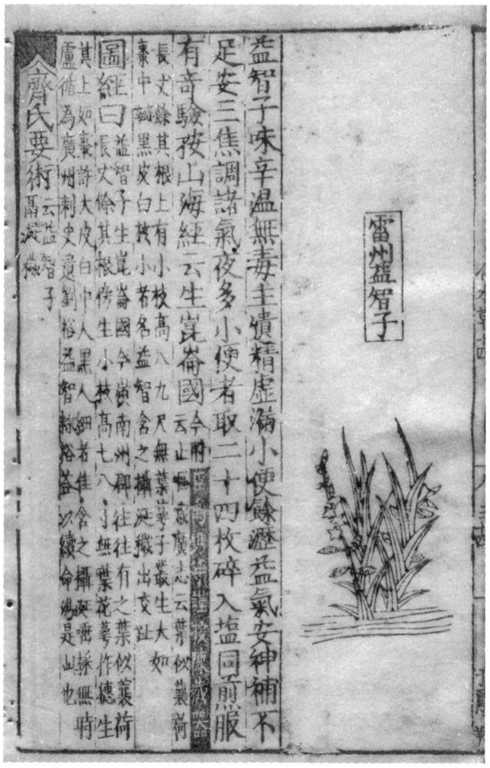

益智子味辛温无毒主遗精虚漏小便余沥益气安神缩不足安三焦调诸气夜多小便者取二十四枚碎入盐同煎服

图 5-4-687　雷州益智子

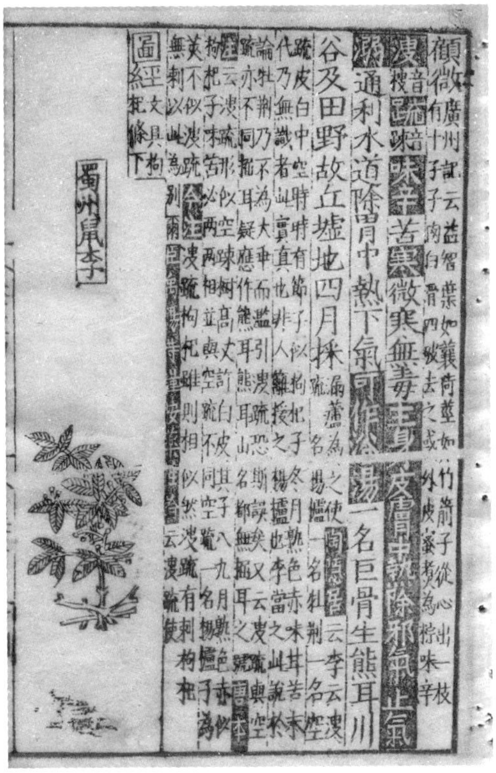

图 5-4-688　蜀州鼠李

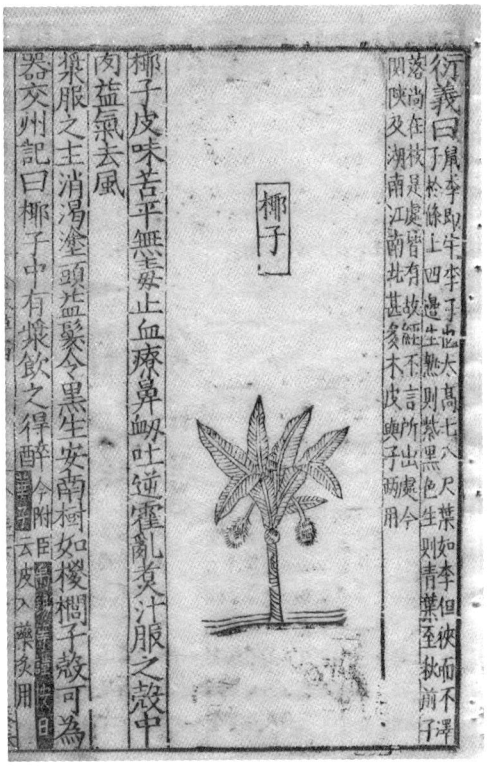

图 5-4-689　椰子

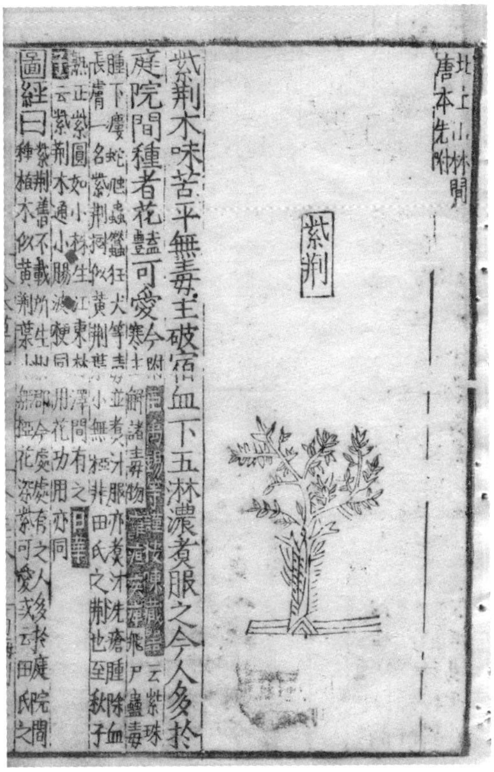

图 5-4-690　紫荆

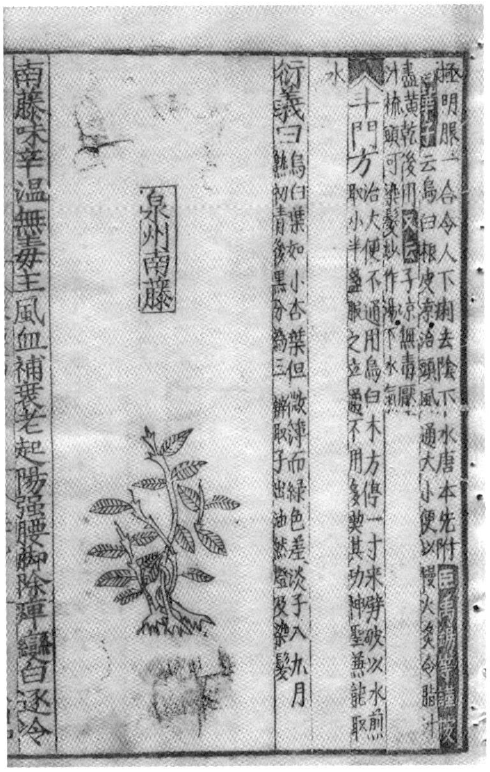

图 5-4-691　泉州南藤

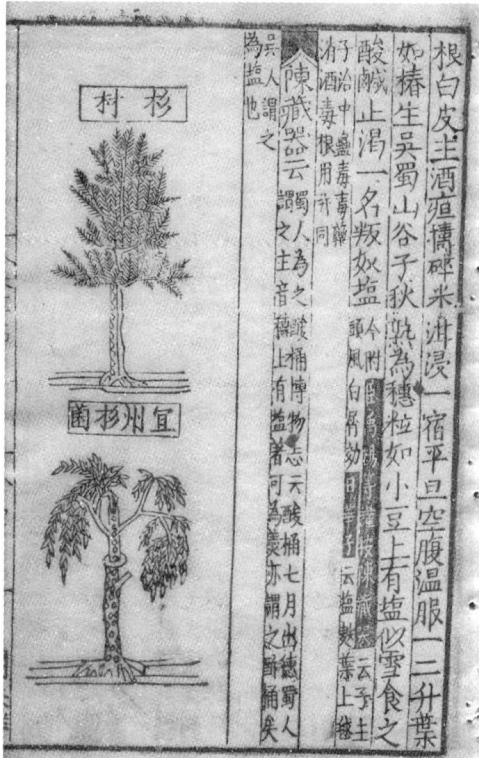

图 5-4-692　杉材　　图 5-4-693　宜州杉菌

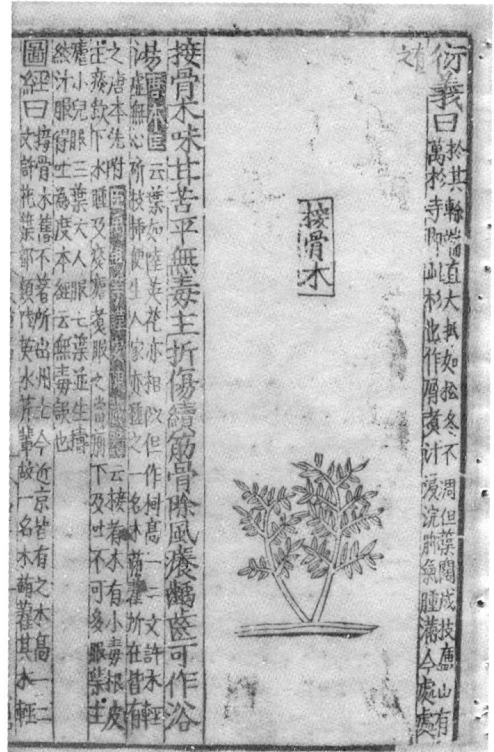

图 5-4-694　接骨木

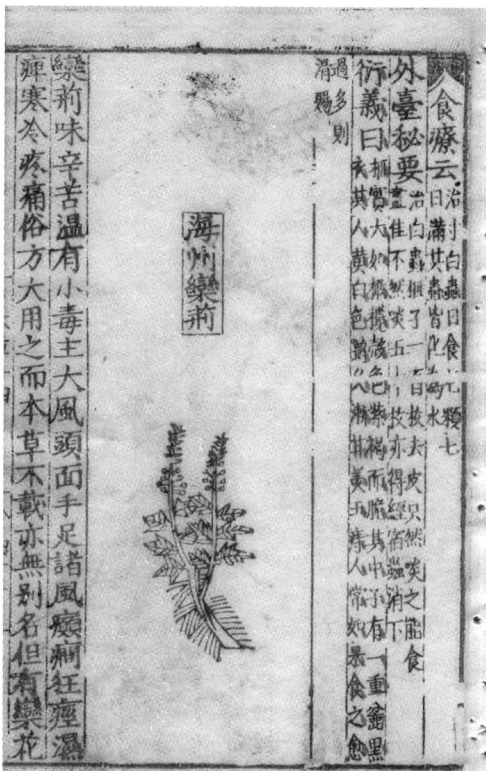

图 5-4-695　海州栾荆

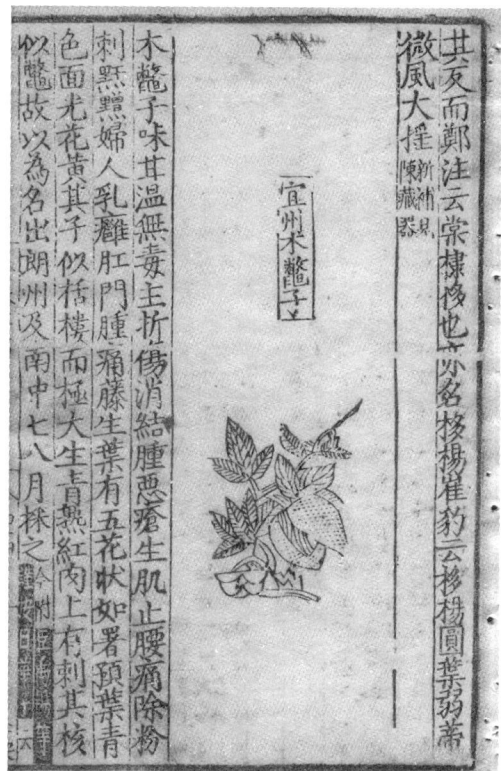

图 5-4-696　宜州木鳖子

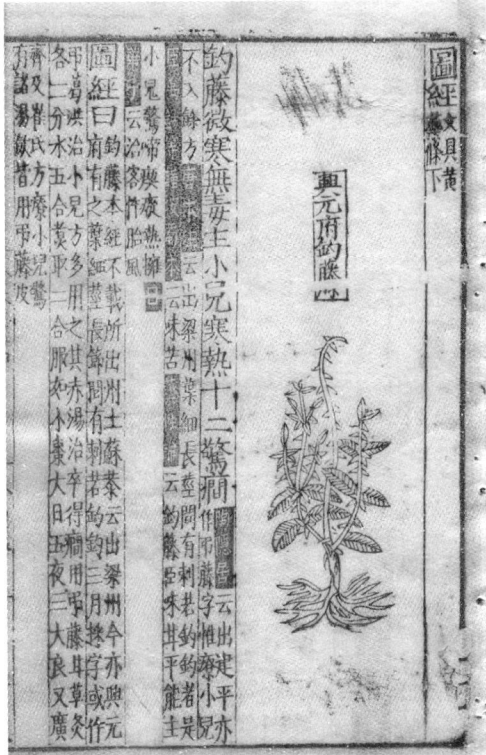

图 5-4-697　兴元府钓藤

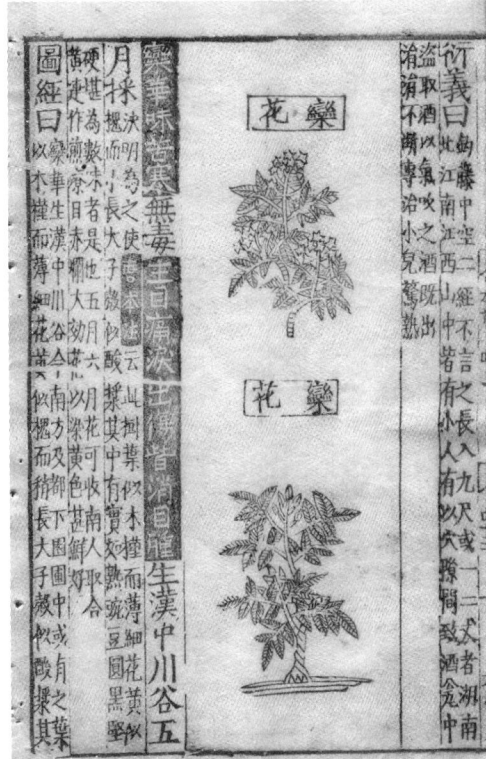

图 5-4-698　栾花　　图 5-4-699　栾花

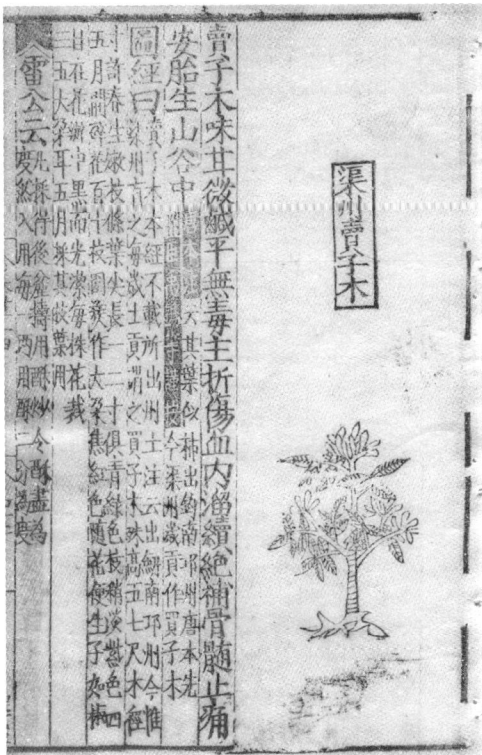

图 5-4-700　渠州卖子木

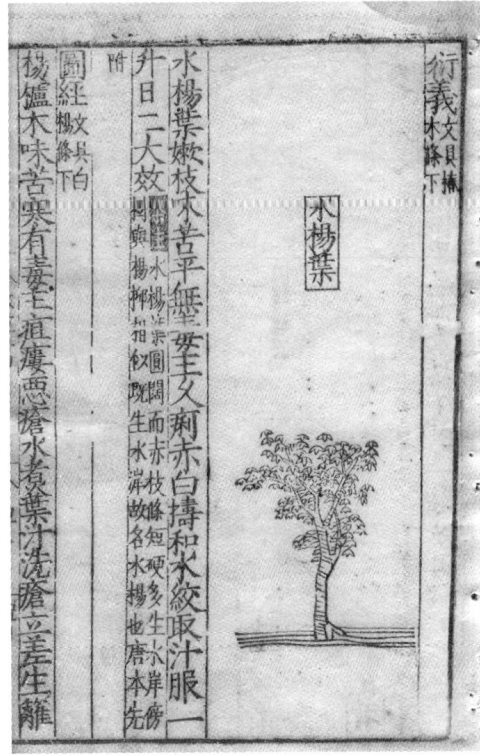

图 5-4-701　水杨叶

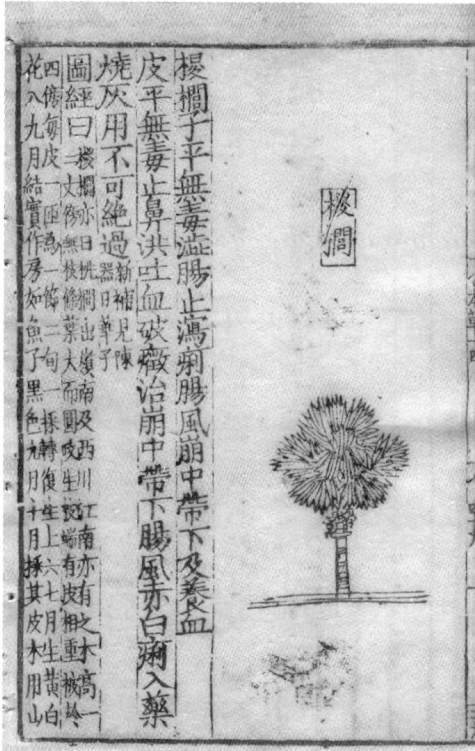

图 5-4-702　棕榈

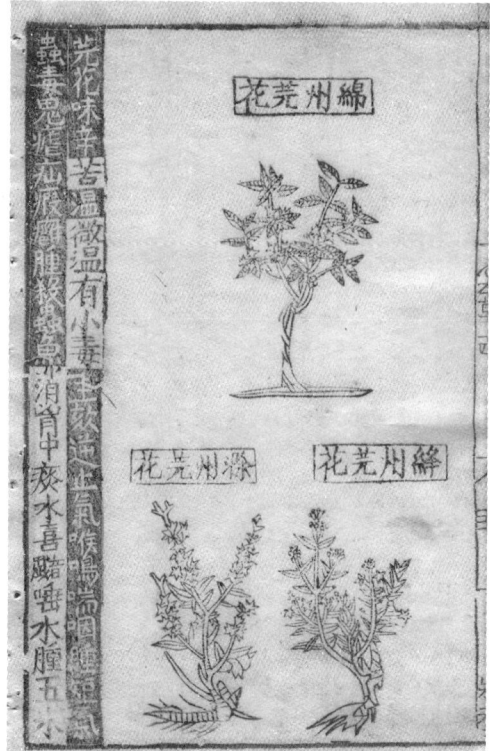

图 5-4-703　绵州芫花　图 5-4-704　绛州芫花
图 5-4-705　滁州芫花

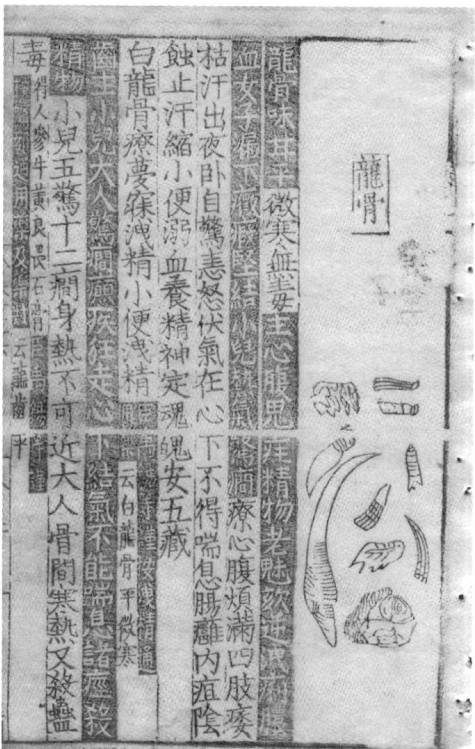

图 5-4-706　龙骨

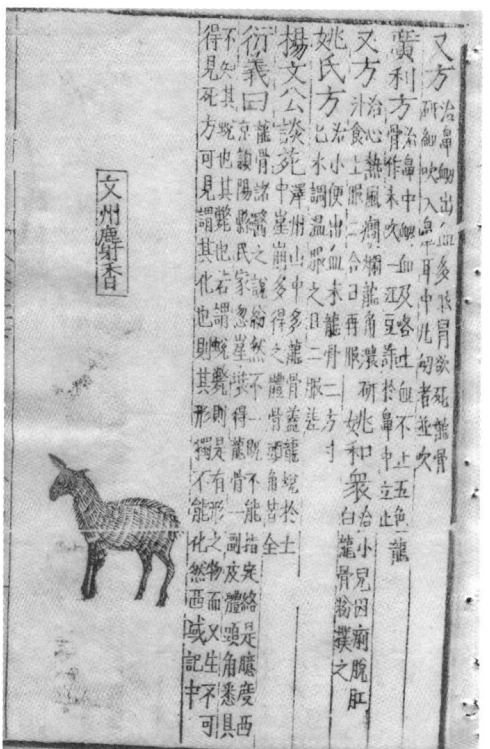

图 5-4-707　文州麝香

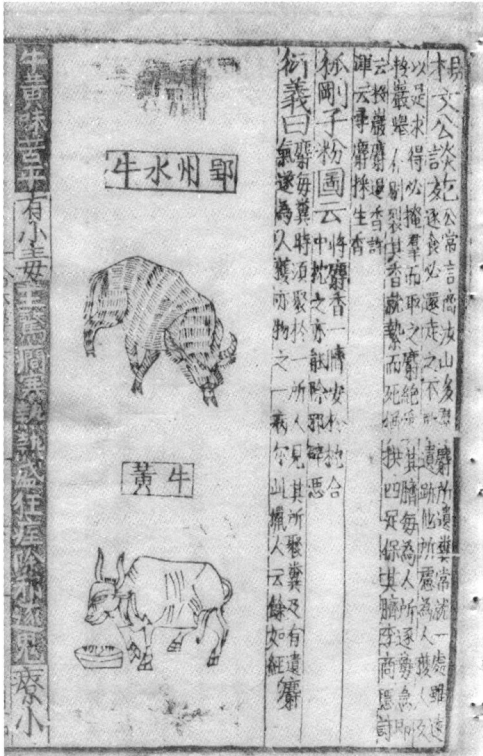

图 5-4-708　郓州水牛　图 5-4-709　牛黄

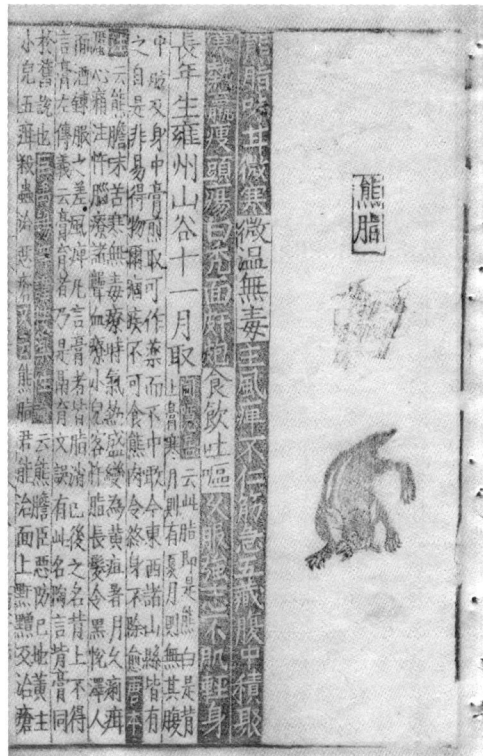

图 5-4-710　熊脂

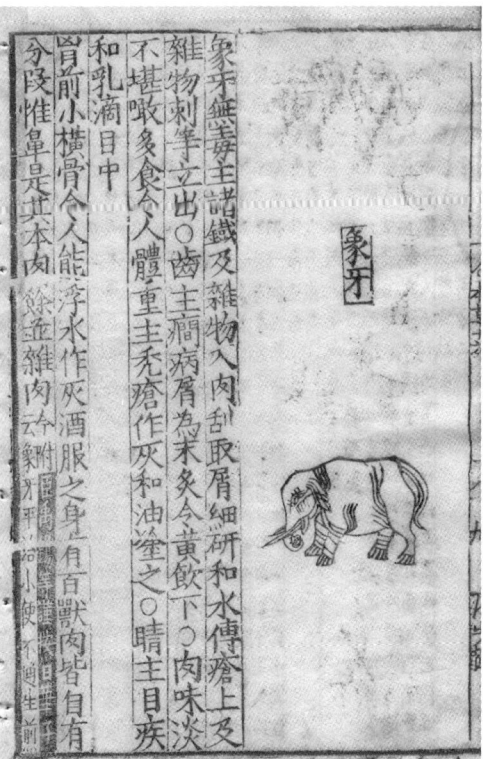

图 5-4-711　象牙

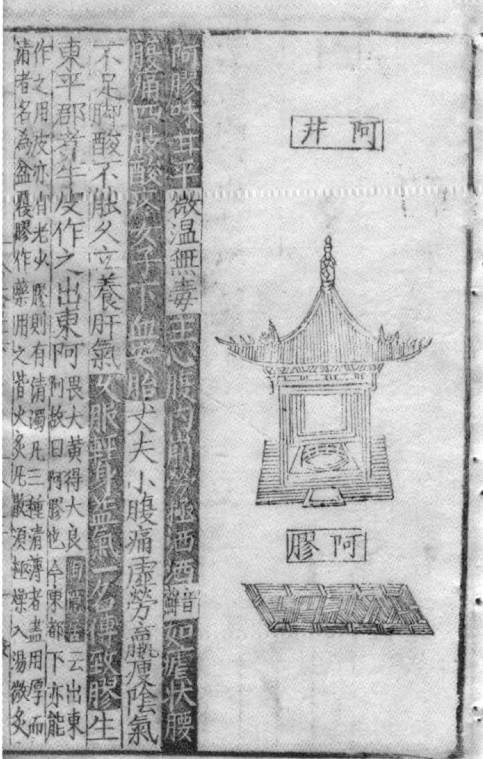

图 5-4-712　阿井　图 5-4-713　阿胶

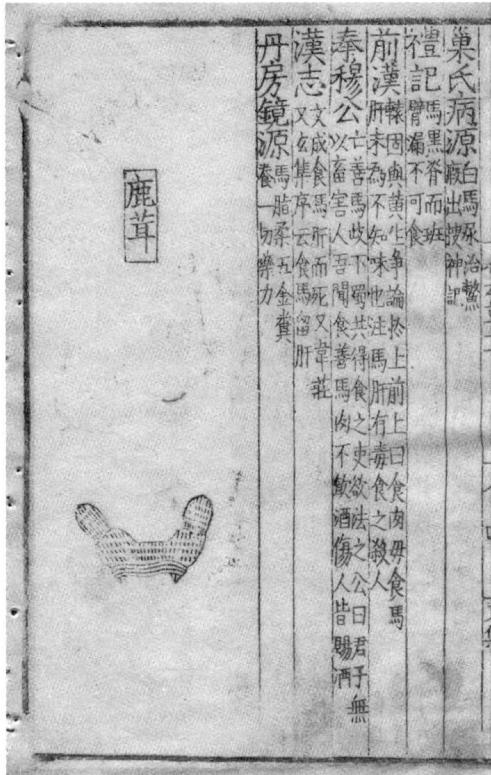

图 5-4-714　鹿茸

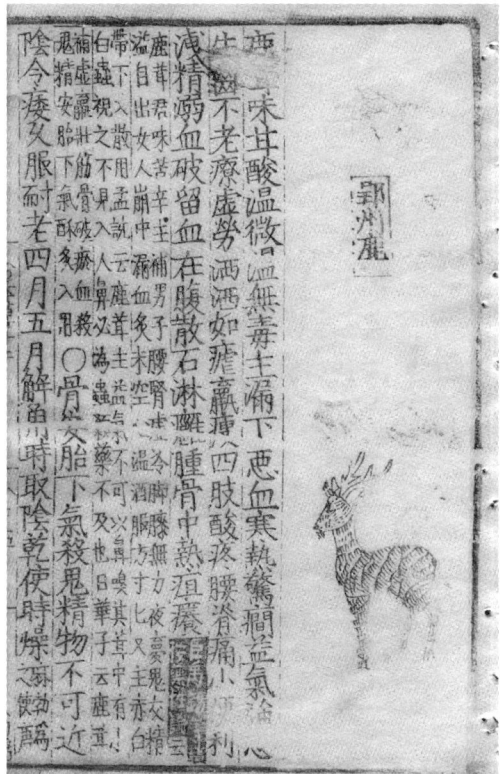

图 5-4-715　郓州鹿

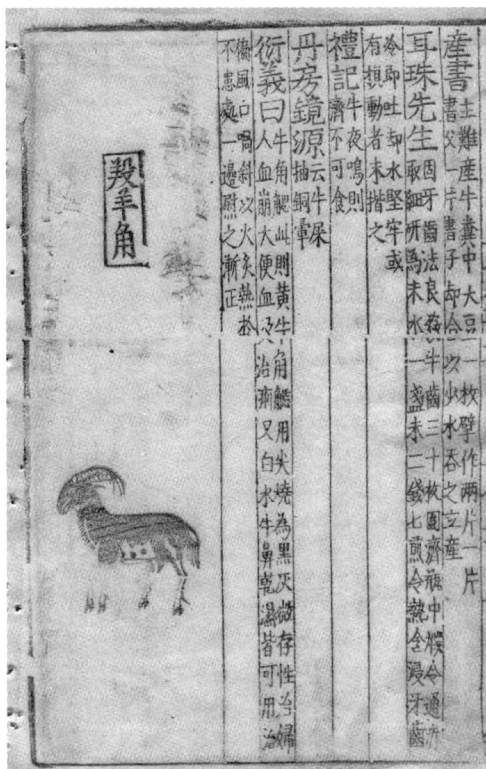

图 5-4-716　羖羊角

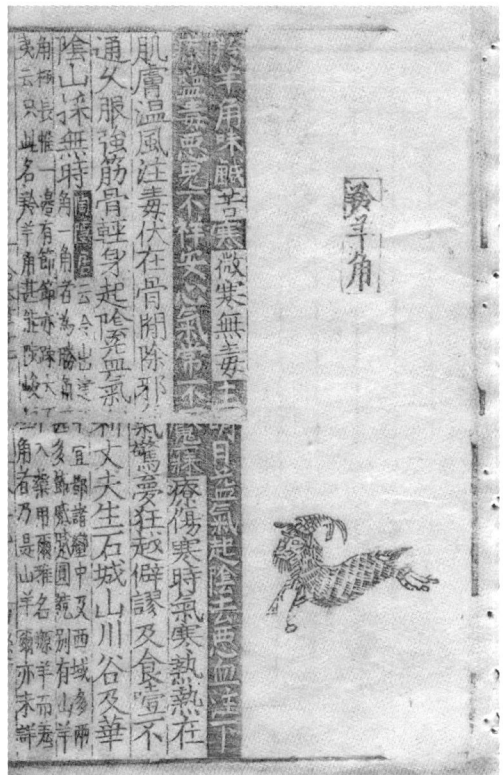

图 5-4-717　羚羊角

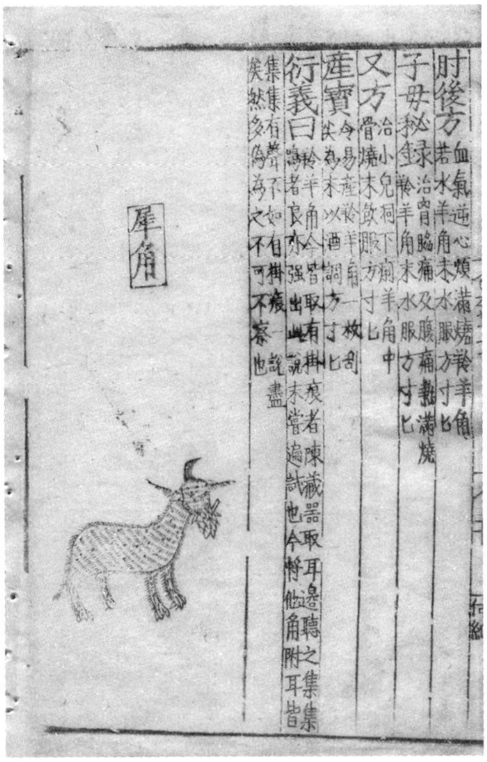

图 5-4-718 犀角

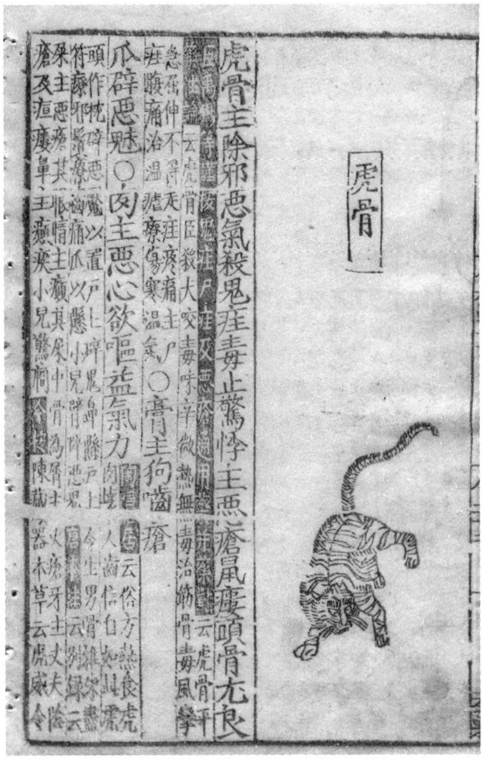

图 5-4-719 虎骨

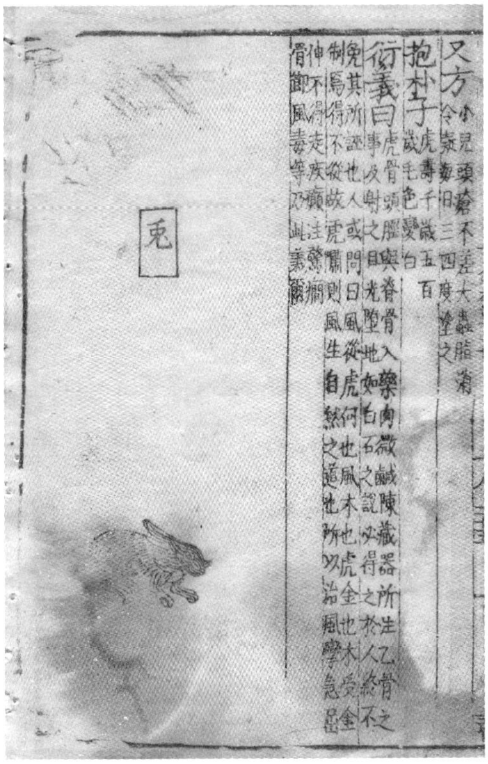

图 5-4-720 兔

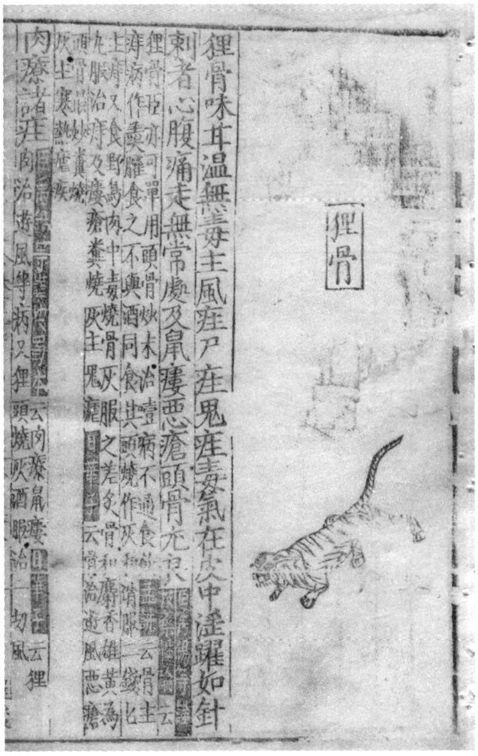

图 5-4-721 狸骨

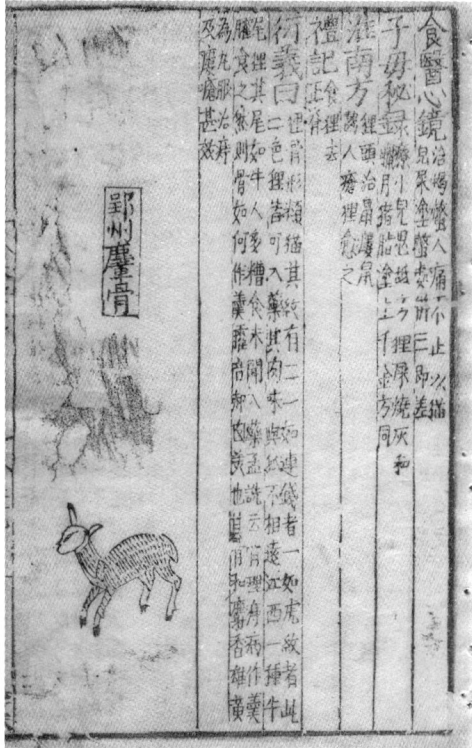

图 5-4-722　鄞州獐骨

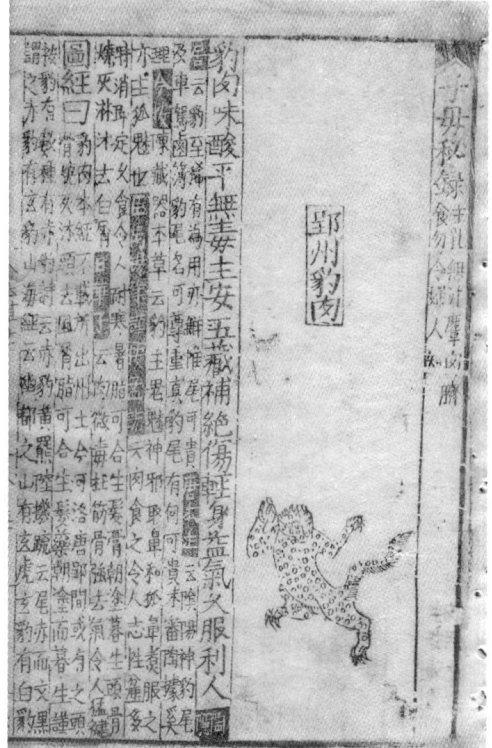

图 5-4-723　鄞州豹肉

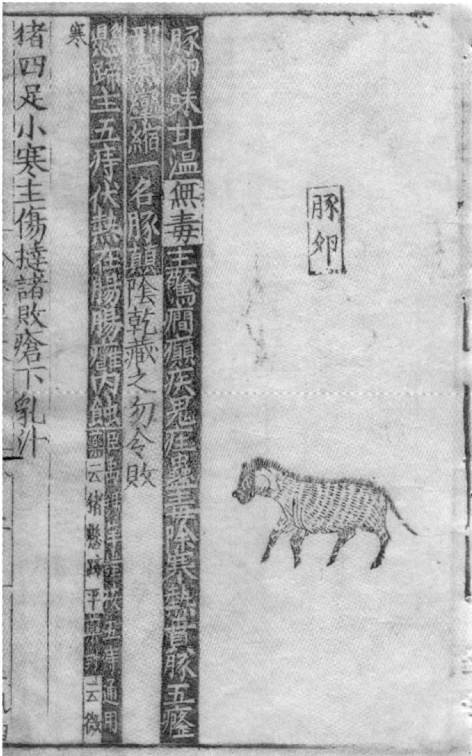

图 5-4-724　豚卵

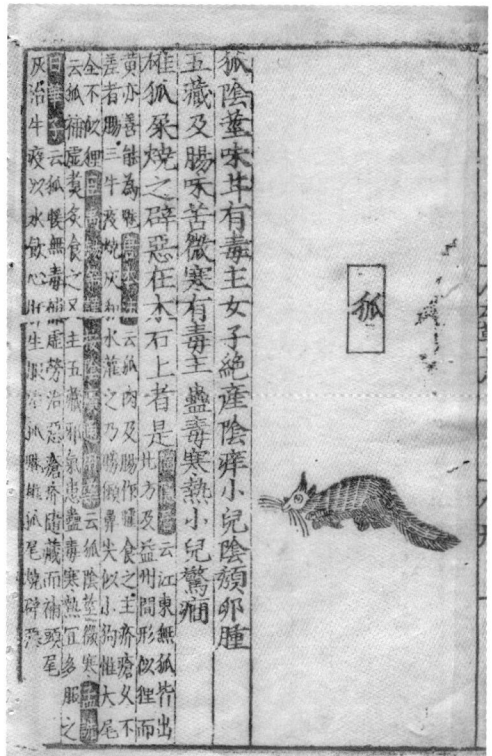

图 5-4-725　狐

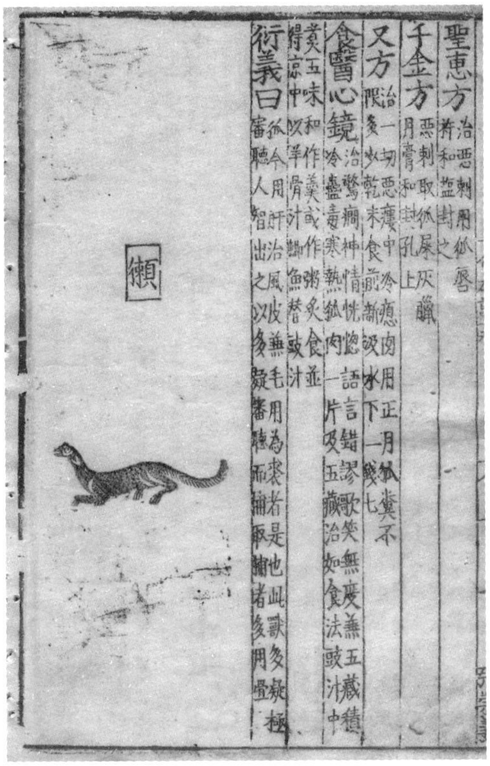

图 5-4-726　獭

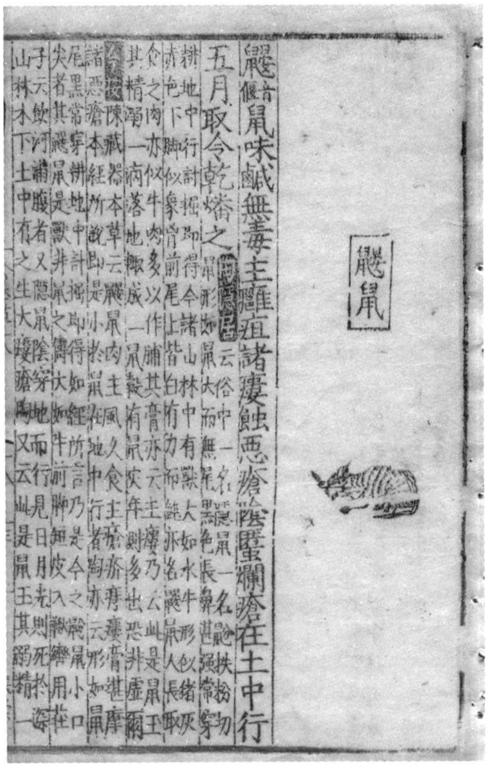

图 5-4-727　鼹鼠

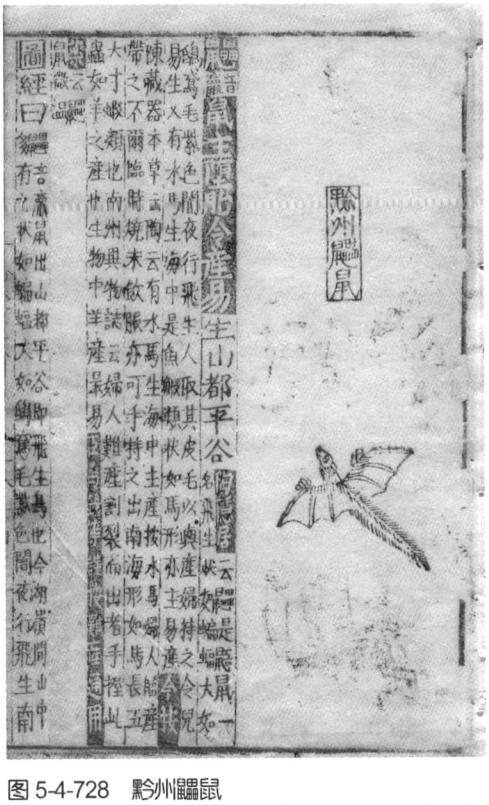

图 5-4-728　黔州颟鼠

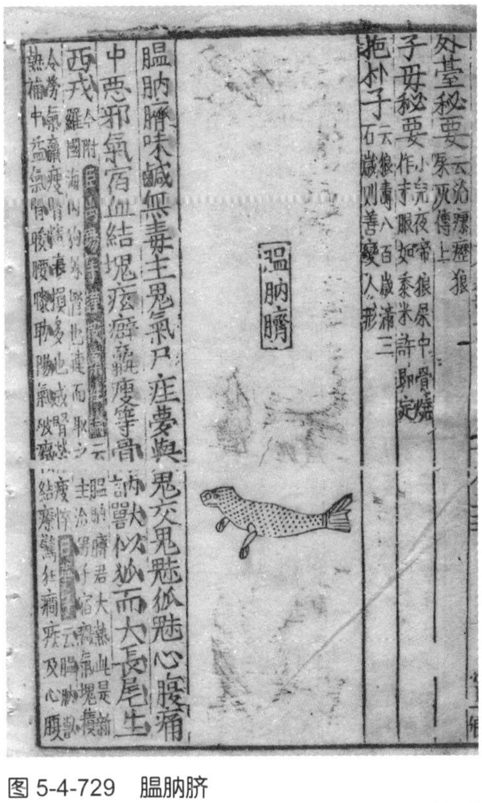

图 5-4-729　腽肭脐

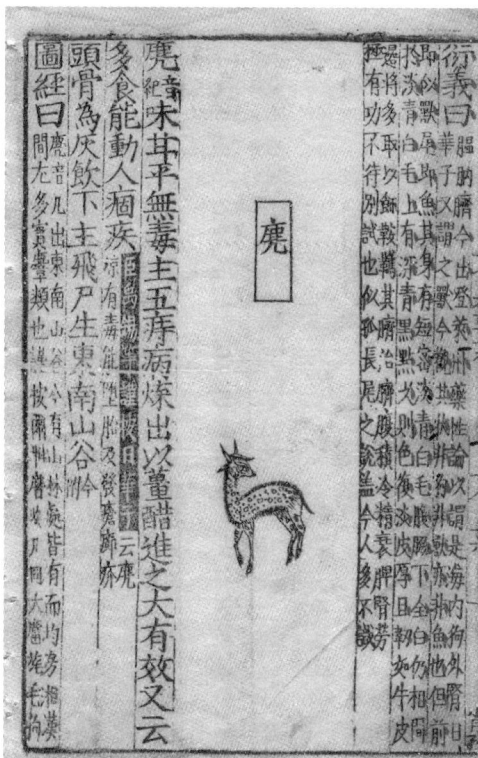

图 5-4-730　麂

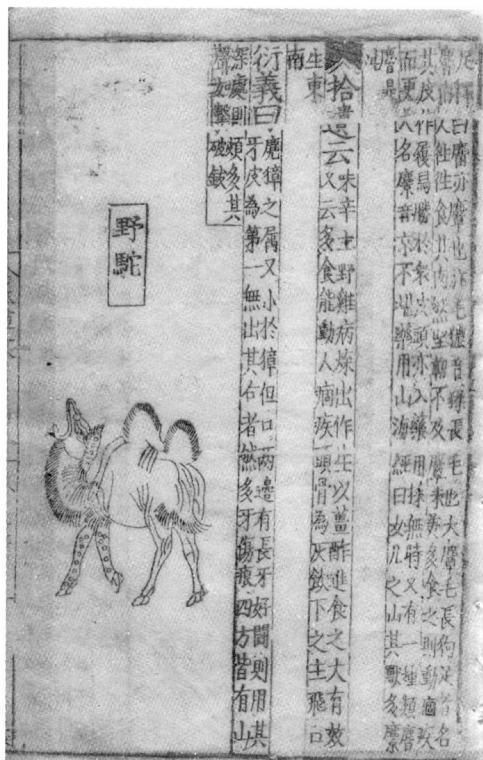

图 5-4-731　野驼

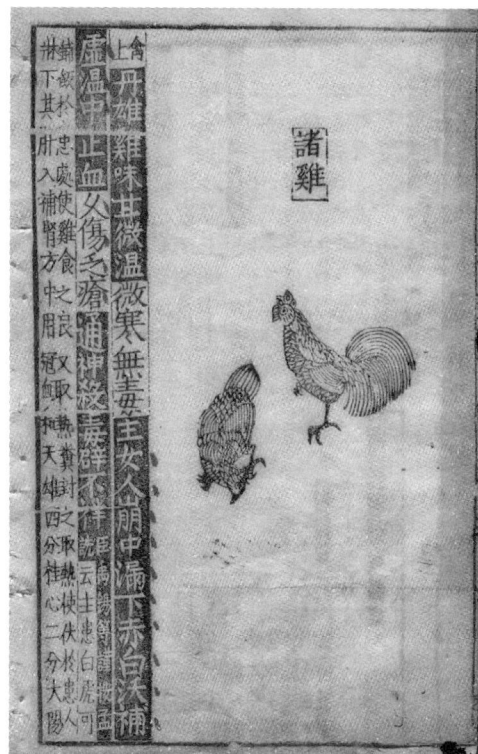

图 5-4-732　诸鸡

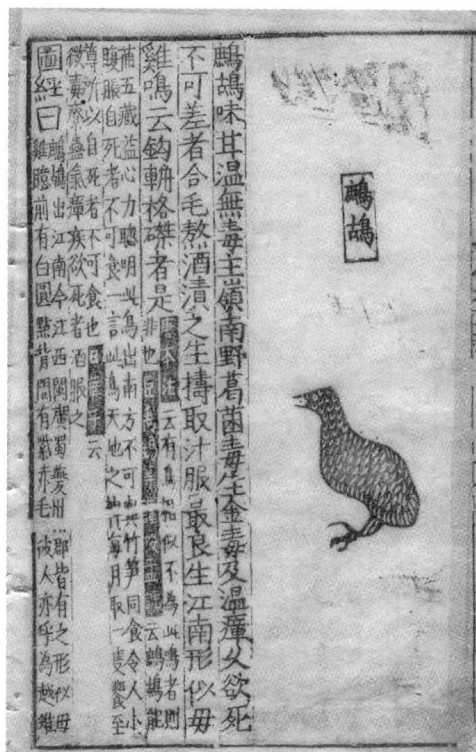

图 5-4-733　鹧鸪

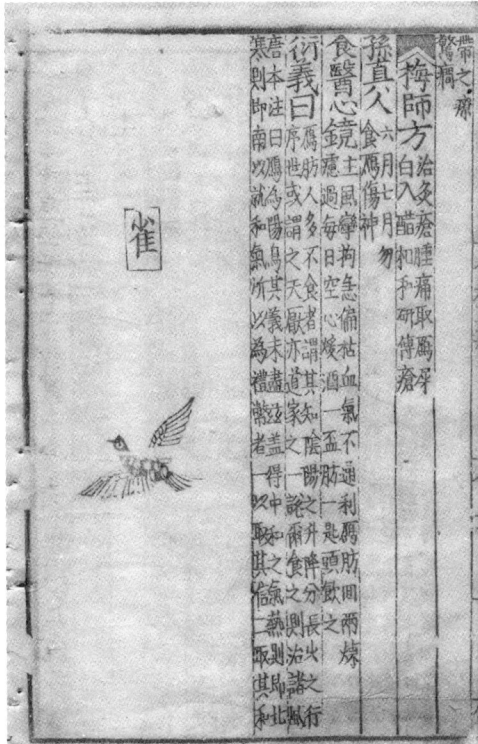

图 5-4-734　雀

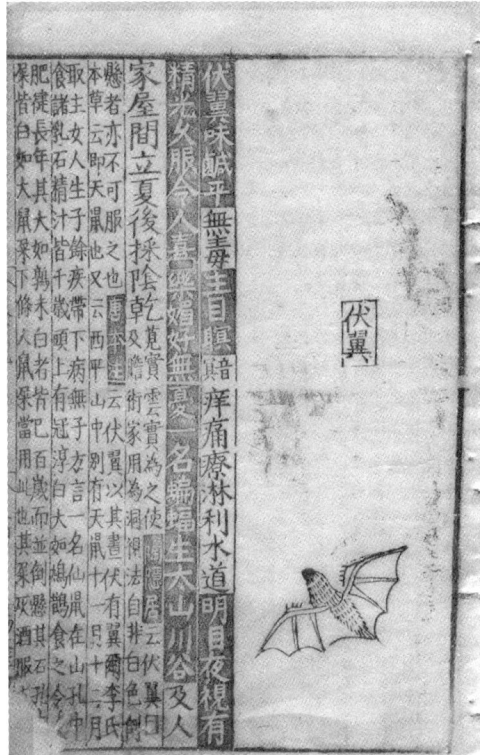

图 5-4-735　伏翼

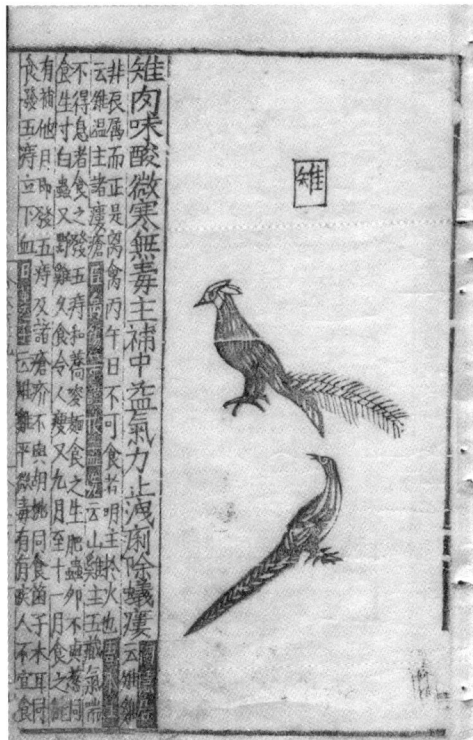

图 5-4-736　雉

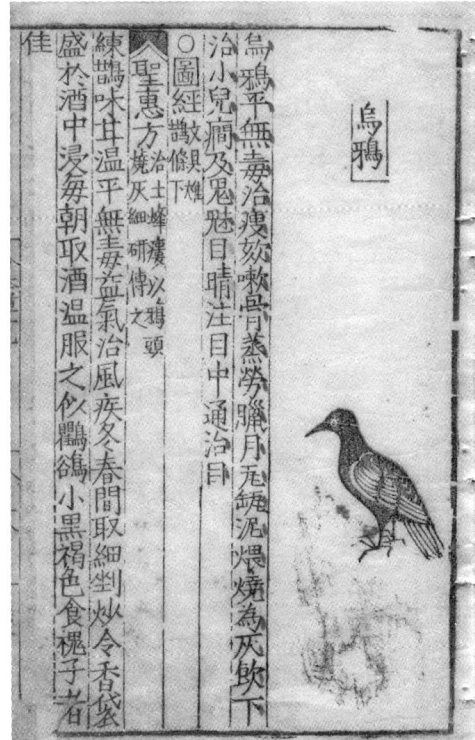

图 5-4-737　乌鸦

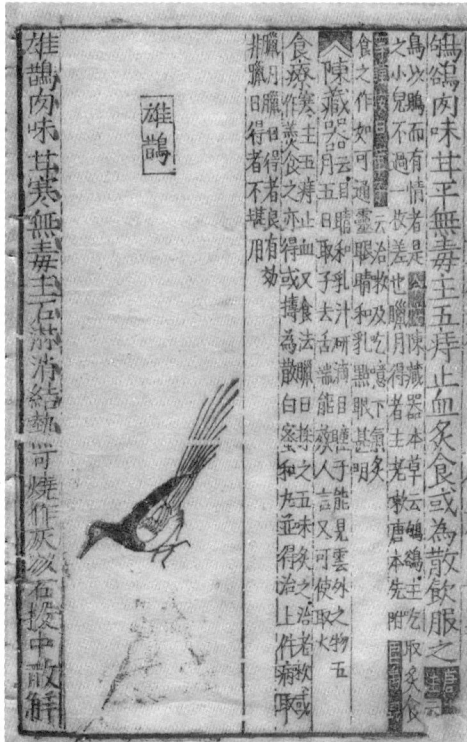

图 5-4-738　雄鹊

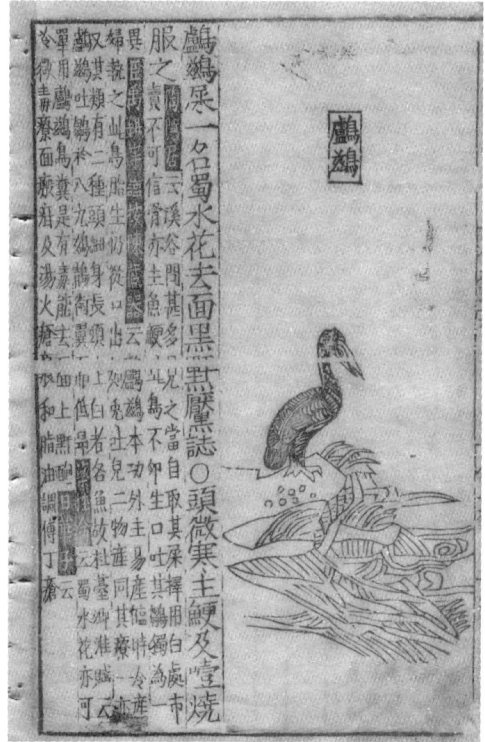

图 5-4-739　鸬鹚

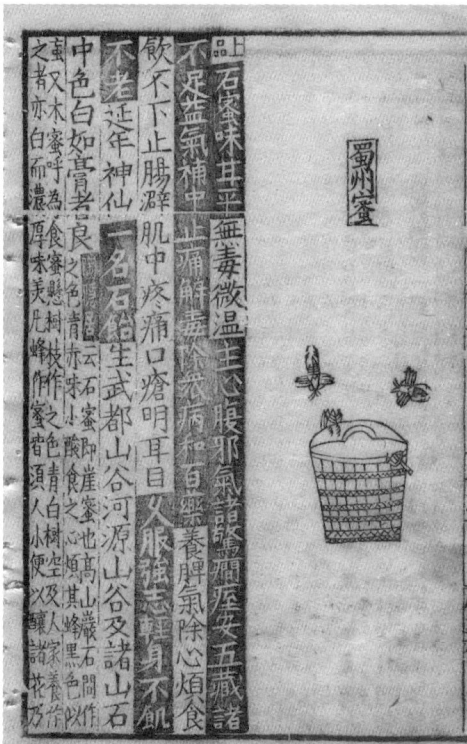

图 5-4-740　蜀州蜜

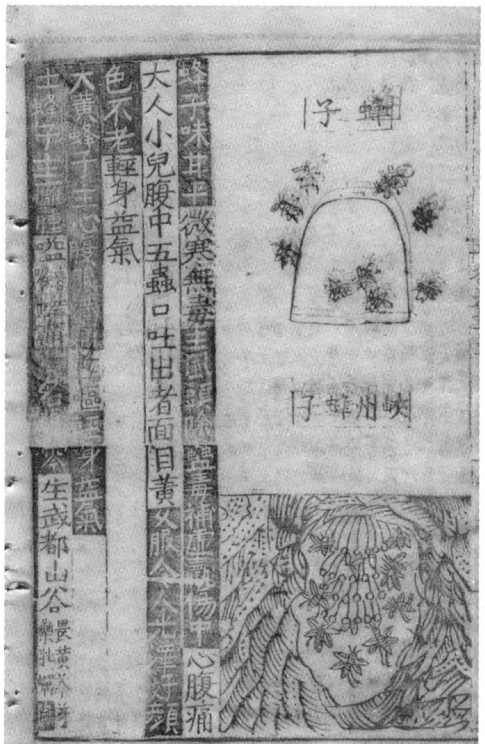

图 5-4-741　蜂子　图 5-4-742　峡州蜂子

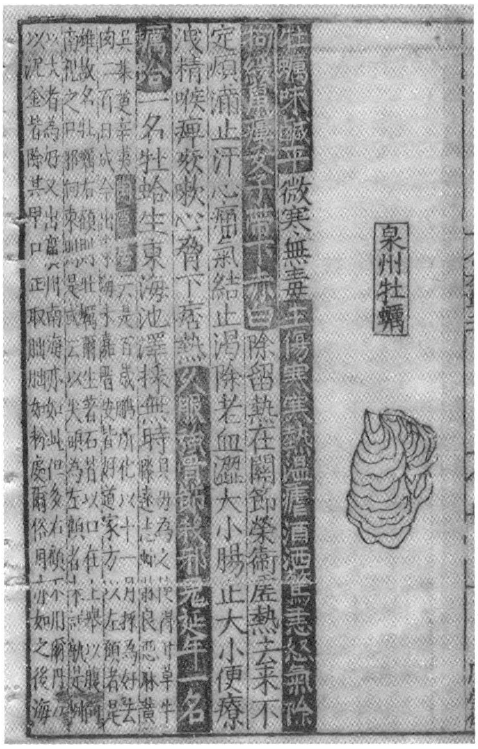
泉州牡蠣

牡蠣味鹹平微寒無毒主傷寒寒熱溫瘧洒洒驚恚怒氣除拘緩鼠瘻女子帶下赤白除留熱在關節榮衛虛熱去來不定煩滿止汗心痛氣結止渴除老血澀大小腸止大小便療泄精喉痹欬嗽心脅下痞熱久服強骨節殺邪鬼延年 一名蠣蛤 一名牡蛤生東海池澤採無時

图 5-4-743　泉州牡蛎

江陵府秦龜

秦龜味苦無毒主除濕痹氣身重四肢關節不可動搖生山之陰土中二月八月取

图 5-4-744　江陵府秦龟

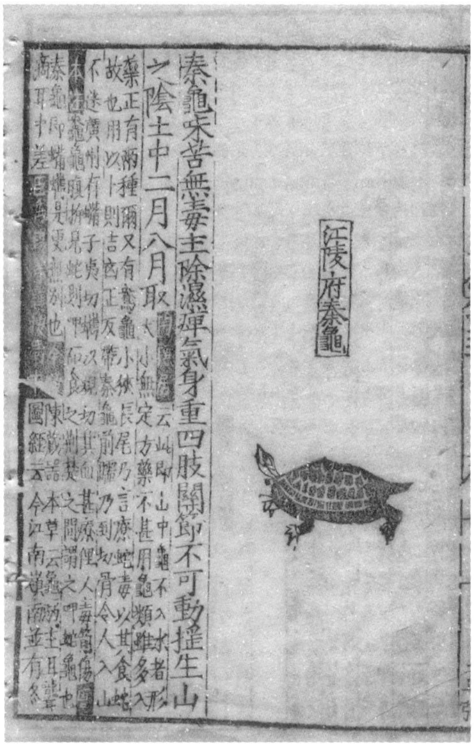

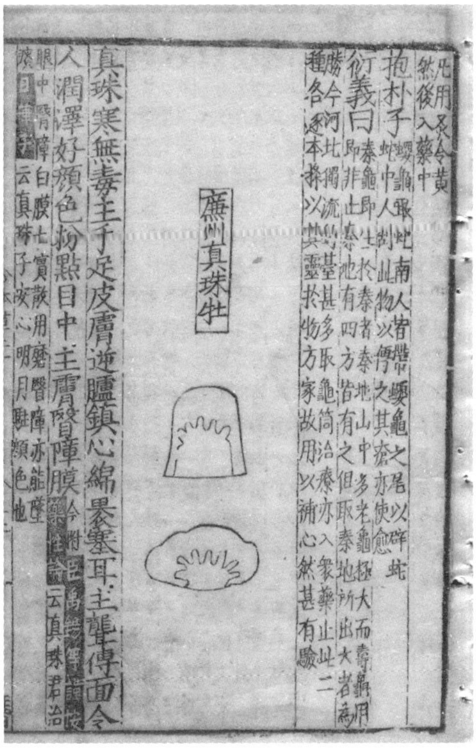
廉州真珠牡

真珠寒無毒主手足皮膚逆臚鎮心綿裹塞耳主聾傅面令人潤澤好顏色粉點目中主膚翳障膜

图 5-4-745　廉州真珠牡

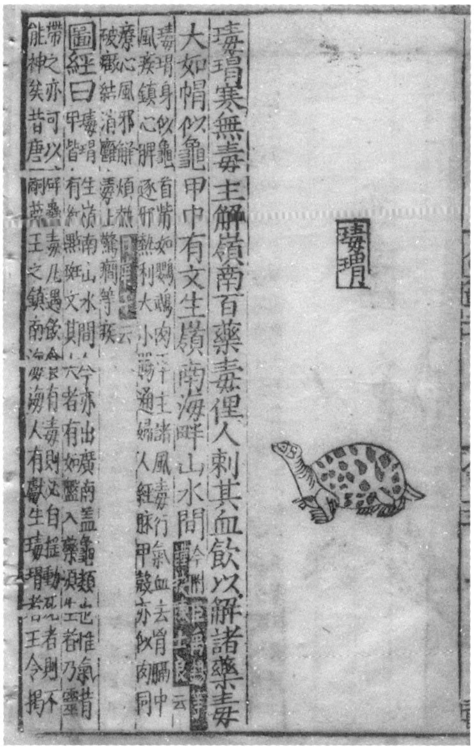
瑇瑁

瑇瑁寒無毒主解嶺南百藥毒俚人刺其血飲以解諸藥毒 大如帽似龜甲中有文生嶺南海畔山水間

图 5-4-746　玳瑁

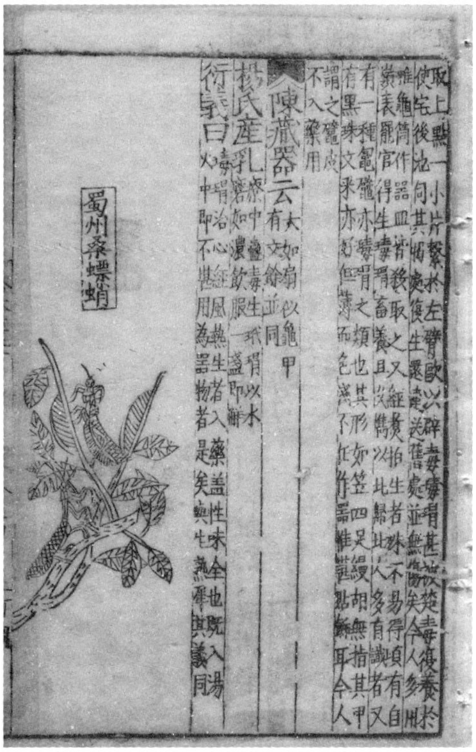

图 5-4-747 蜀州桑螵蛸

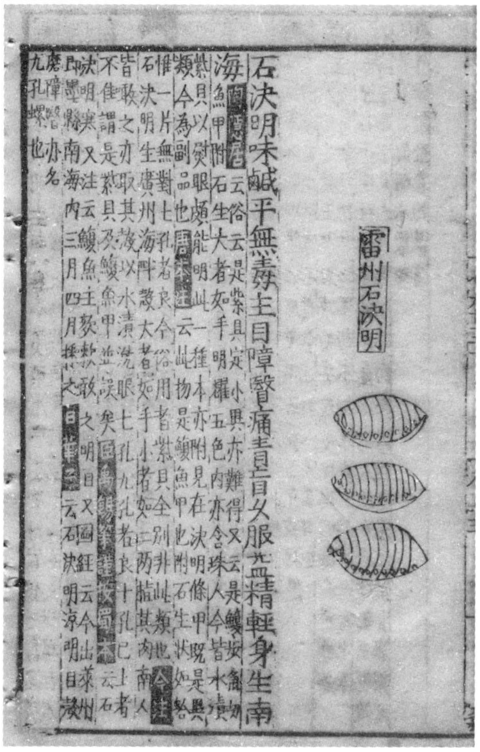

图 5-4-748 雷州石决明

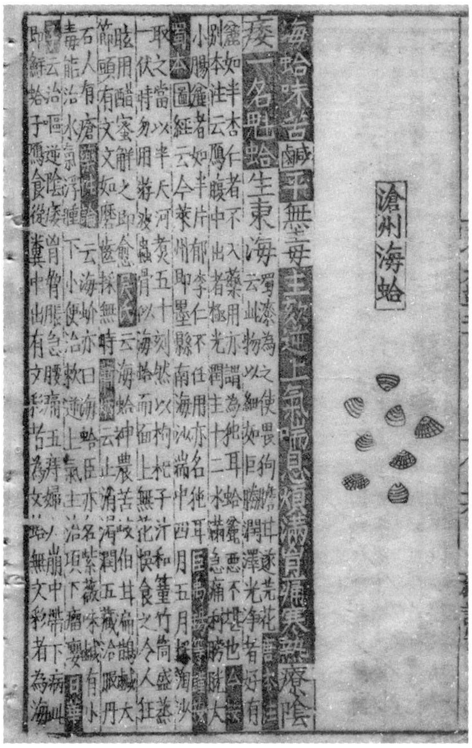

图 5-4-749 沧州海蛤

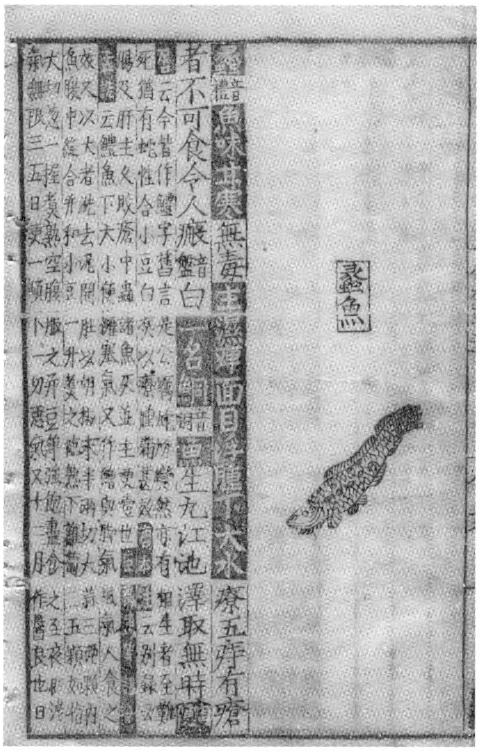

图 5-4-750 鳢鱼

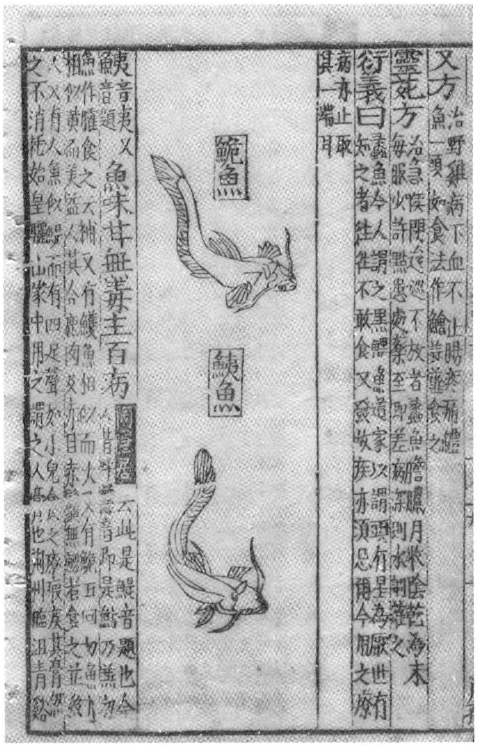

图 5-4-751　鮠鱼　图 5-4-752　鮧鱼

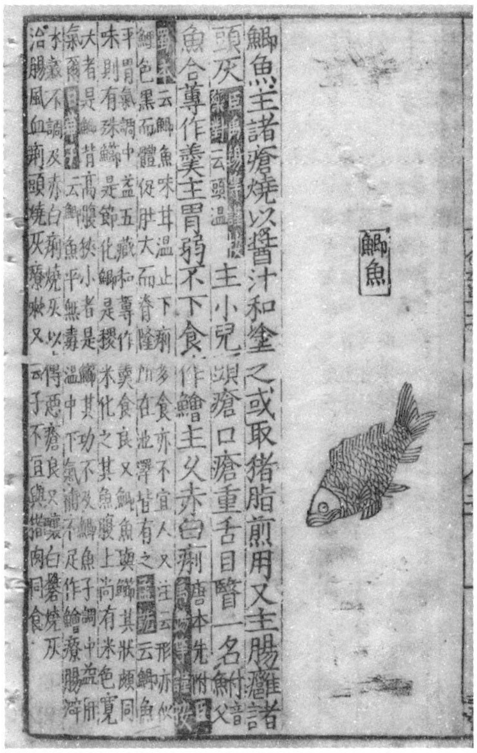

图 5-4-753　鲫鱼

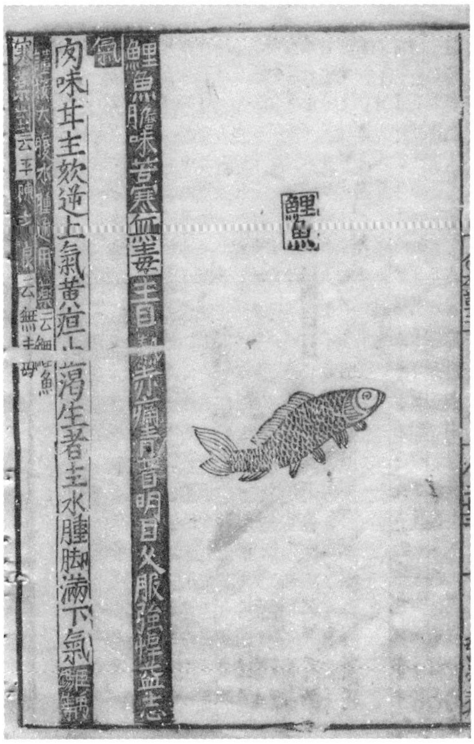

图 5-4-754　鲤鱼

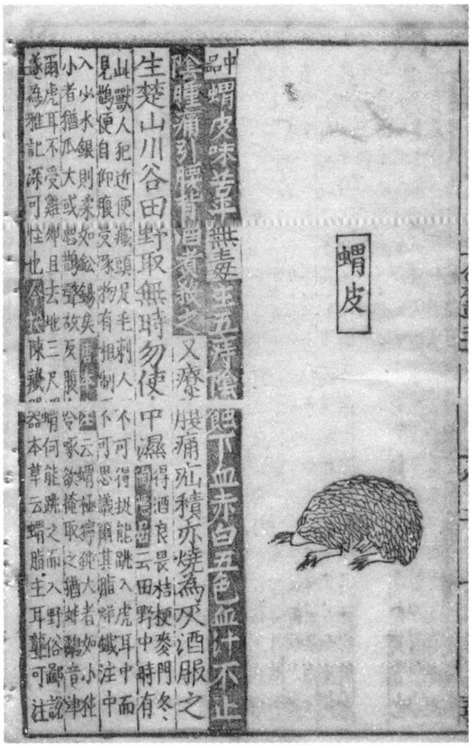

图 5-4-755　猬皮

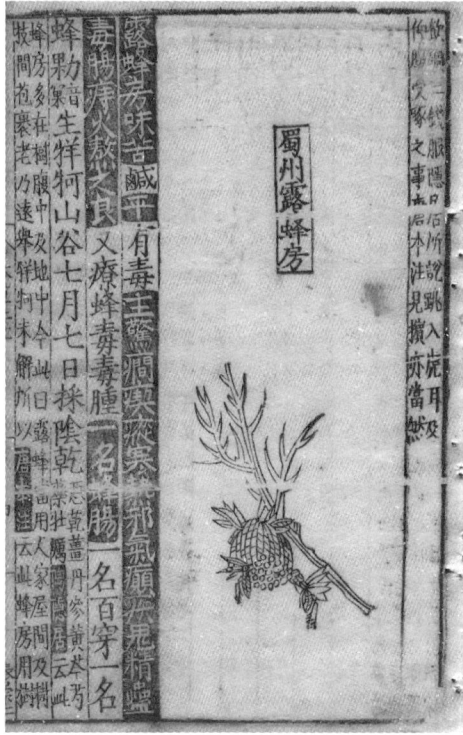

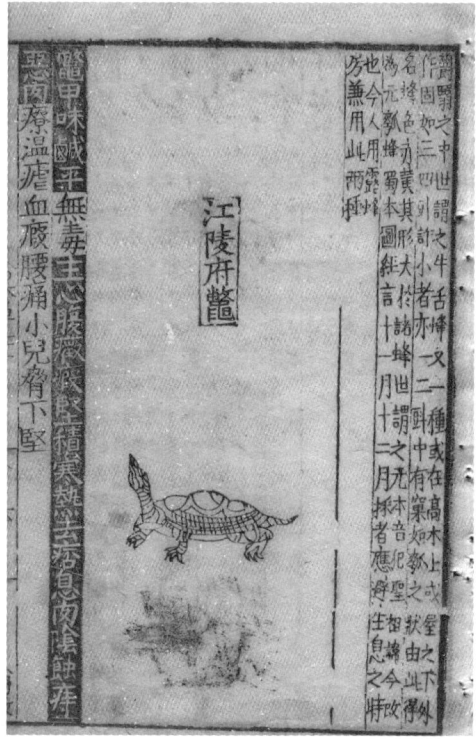

图 5-4-756　蜀州露蜂房　　　　图 5-4-757　江陵府鳖

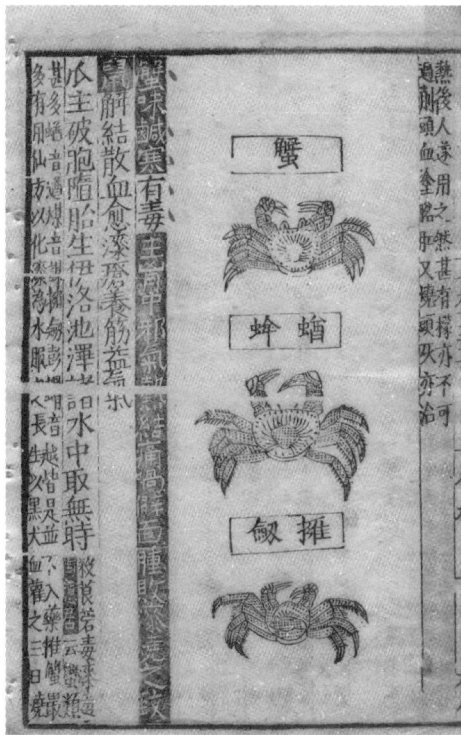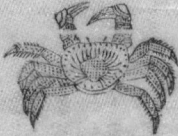

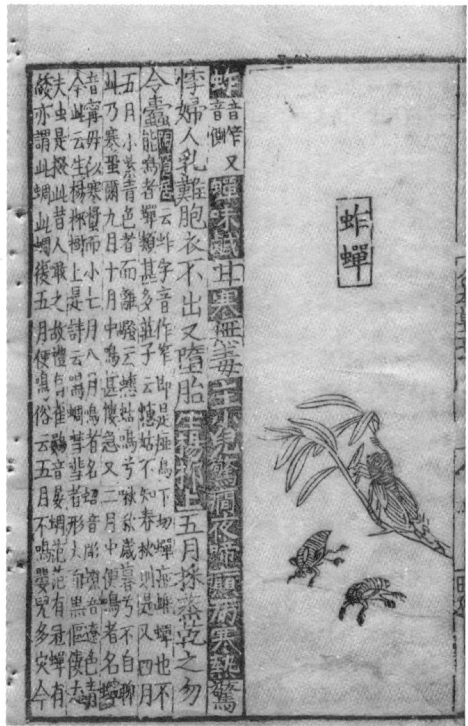

图 5-4-758　蟹　　图 5-4-759　蝤蛑
图 5-4-760　拥剑　　　　　　　　图 5-4-761　蚱蝉

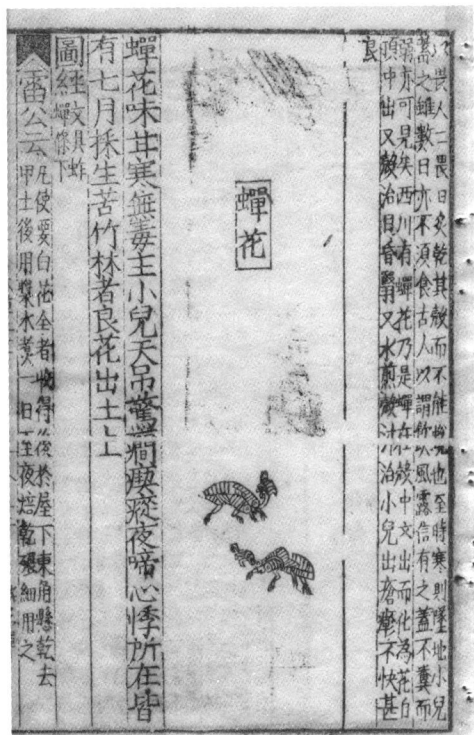

图 5-4-762　蝉花

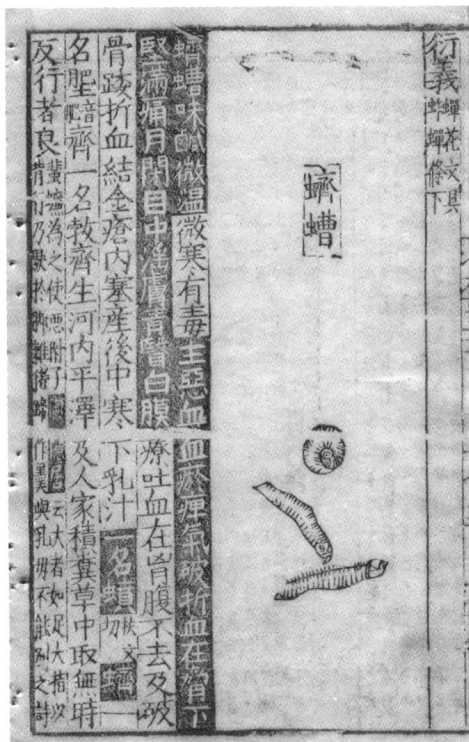

图 5-4-763　蛴螬

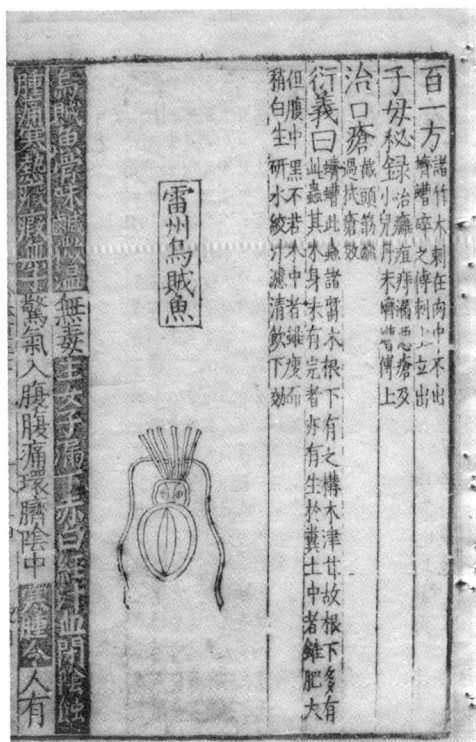

图 5-4-764　雷州乌贼鱼

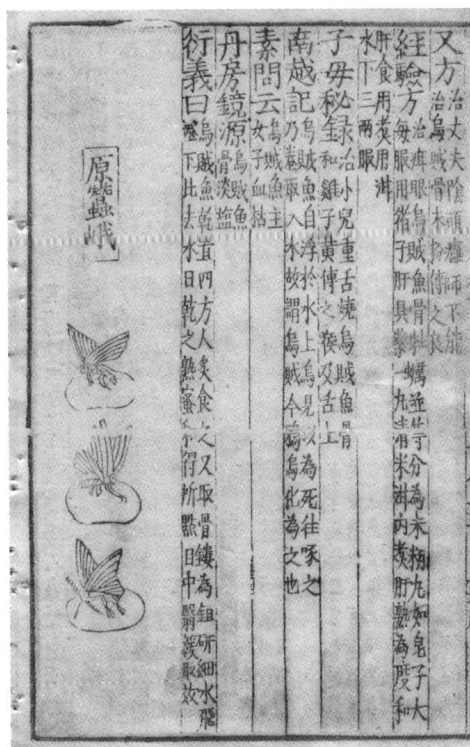

图 5-4-765　原蚕蛾

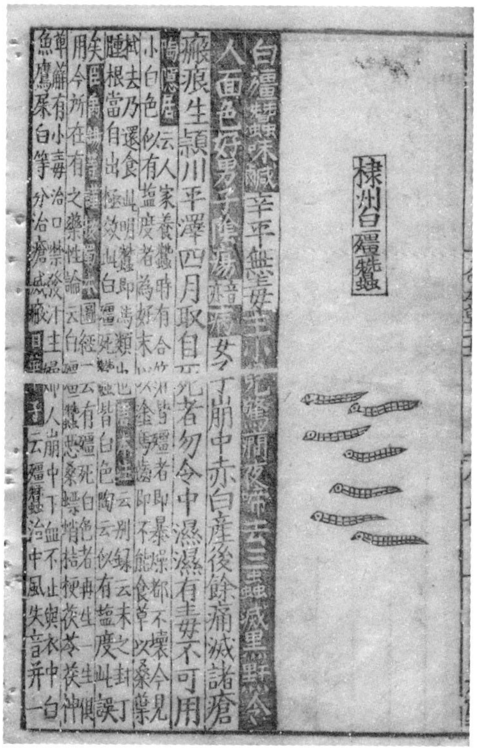

图 5-4-766　棣州白僵蚕

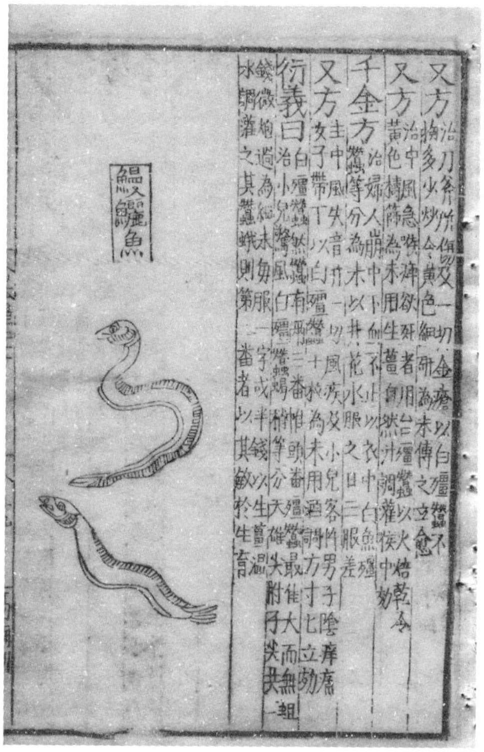

图 5-4-767　鳗鲡鱼

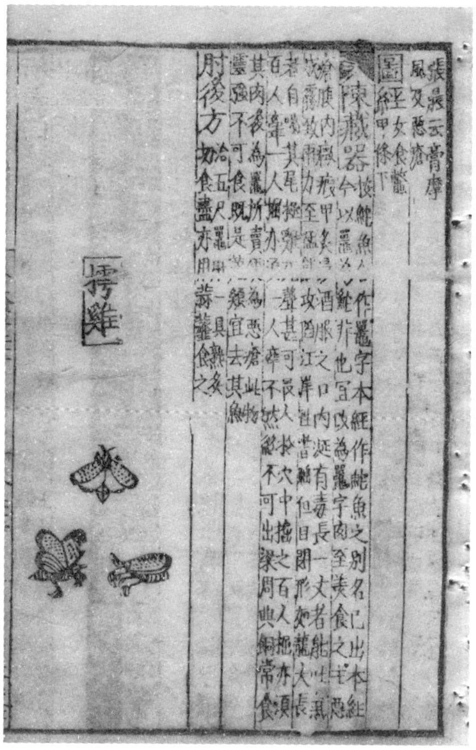

图 5-4-768　樗鸡

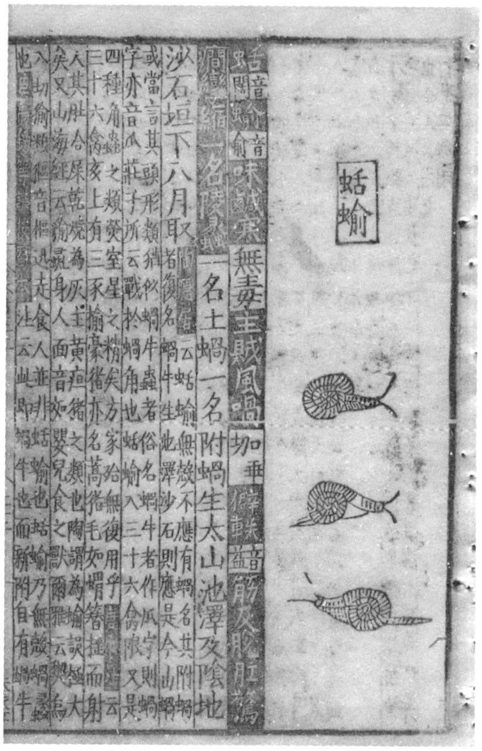

图 5-4-769　蛞蝓

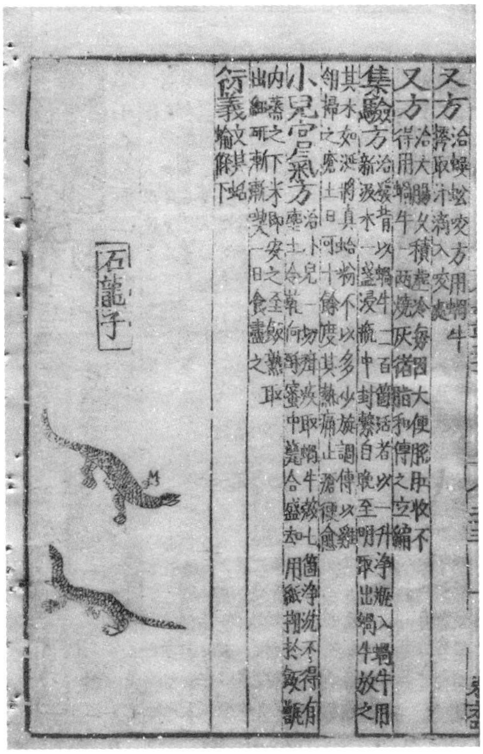

图 5-4-770　石龙子

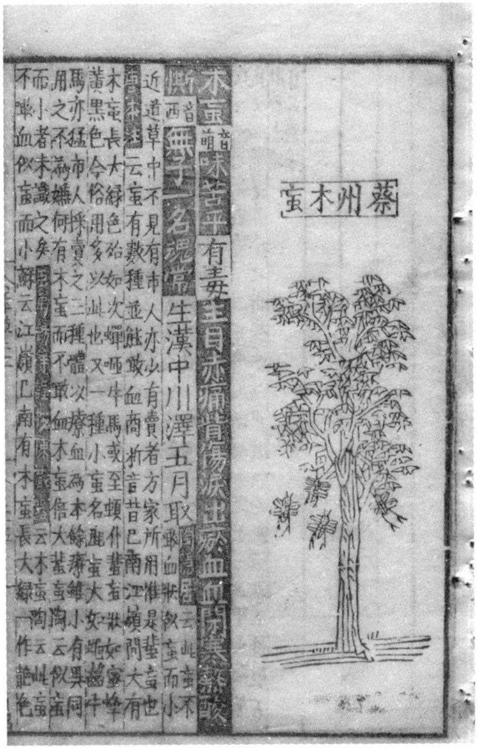

图 5-4-771　蔡州木虻

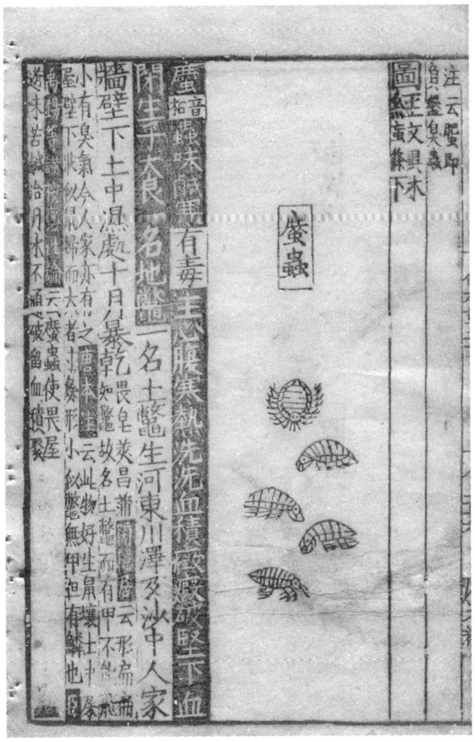

图 5-4-772　䗪虫

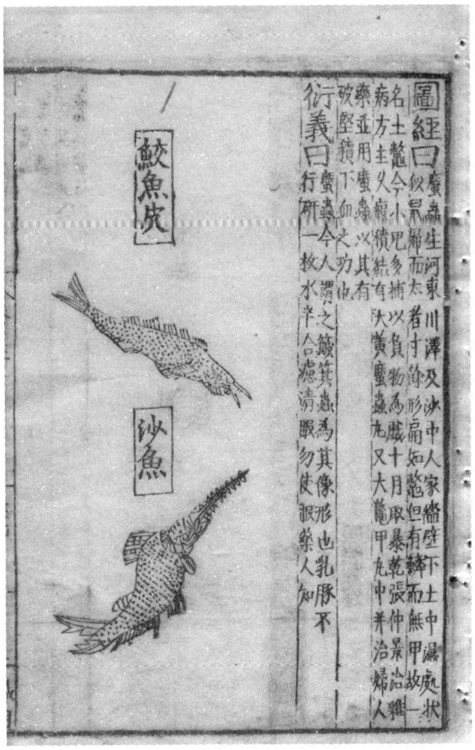

图 5-4-773　鲛鱼皮　　图 5-4-774　沙鱼

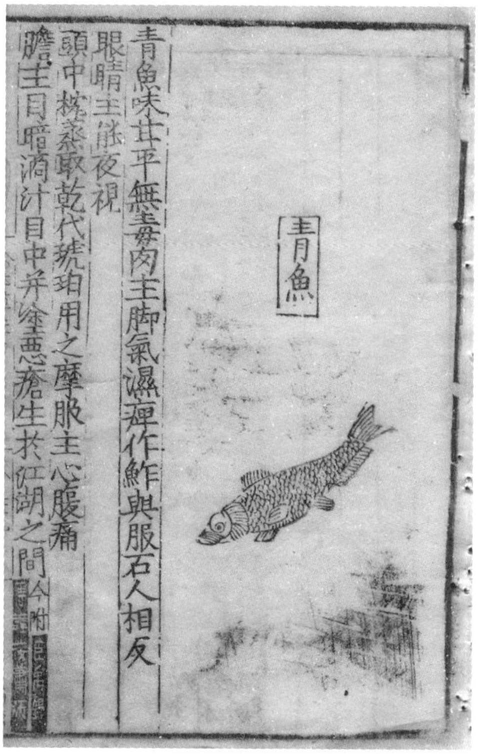

青魚味甘平無毒肉主脚氣濕痺作鮓與服石人相反
眼睛主能夜視
頭中枕蒸取乾代琥珀用之摩服主心腹痛
膽主目暗滴汁目中并塗惡瘡生於江湖之間 今附

图 5-4-775 青鱼

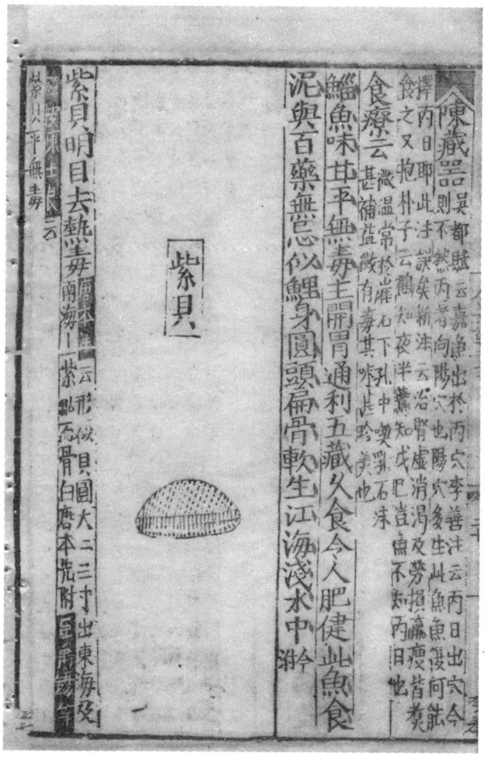

陳藏器 吳都賦云嘉魚出於丙穴李善注云丙日出穴今則不然丙穴向陽穴也陽穴多生此魚魚復何能擇丙日耶此注誤矣新注云治腎虛消渴及勞損羸瘦背痿食之又抱朴子云鶴知夜半鸊知戊巳豈魚不知丙日也
食療云 微温常於崖石下孔中喫乳石沫甚補益微有毒其味甚珍美也
鯔魚味甘平無毒主開胃通利五藏久食令人肥健此魚食泥與百藥無忌似鯉身圓頭扁骨軟生江海淺水中 今附

紫貝明目去熱毒 唐本注云形似貝圓大二三寸出東海及南海

图 5-4-776 紫贝

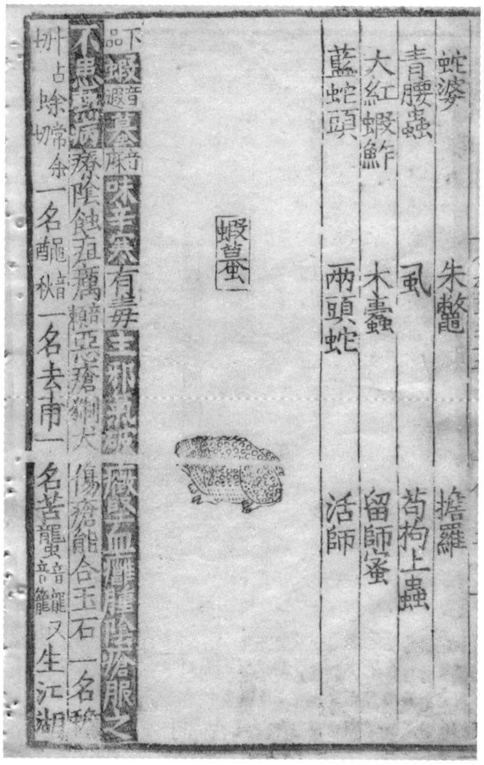

蛇婆 朱鼈 搶羅
青腰蟲 虱 苟杼上蟲
大紅蝦鮓 木蠹 留師蜜
藍蛇頭 兩頭蛇 活師

下品 蝦蟇 味辛寒有毒主邪氣破癥堅血癰腫陰瘡服之不患熱病療陰蝕疽癘惡瘡猘犬傷瘡能合玉石一名蟾蜍一名䶂一名去甫一名苦蠪又生江湖

图 5-4-777 虾蟆

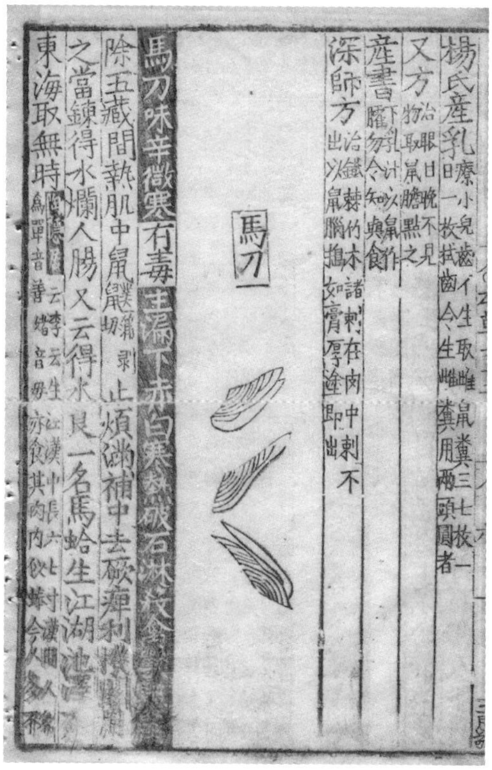

楊氏產乳 療小兒齒不生取雄鼠糞三七枚一日一枚拭齒令生 雄鼠糞用兩頭圓者
又方 治眼目晚不見物取鼠膽點之
產書 下乳汁以鼠作臛勿令知與食
深師方 治鐵棘竹木諸刺在肉中刺不出以鼠腦擣如膏厚塗即出

馬刀味辛微寒有毒主漏下赤白寒熱破石淋殺禽獸賊鼠除五藏間熱肌中鼠鼷止煩滿補中去厥痺利機關
之當鍊得水爛人腸又云得水良一名馬蛤生江湖池澤
東海取無時

图 5-4-778 马刀

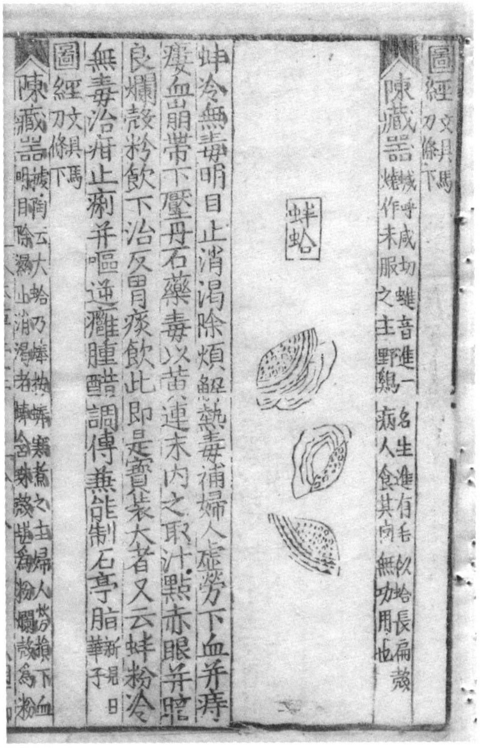

蚌冷無毒明目止消渴除煩解熱毒補婦人虛勞下血并痔瘻血崩帶下壓丹石藥毒以黄連末内之取汁點赤眼并暗良爛殼粉飲下治反胃痰飲此即是蚌大者又云蚌粉冷無毒治疳止痢并嘔逆癰腫醋調傅兼能制石亭脂

图 5-4-779 蚌蛤

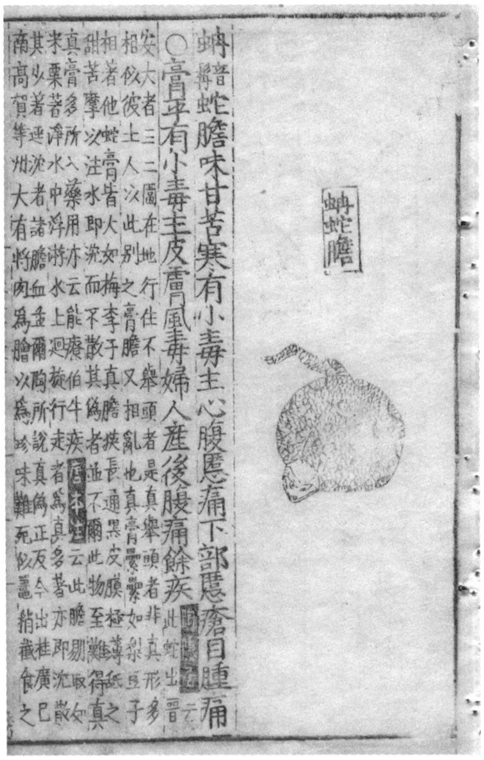

蚺蛇膽味甘苦寒有小毒主心腹䘌痛下部䘌瘡目腫痛

○膏平有小毒主皮膚風毒婦人產後腹痛餘疾

图 5-4-780 蚺蛇胆

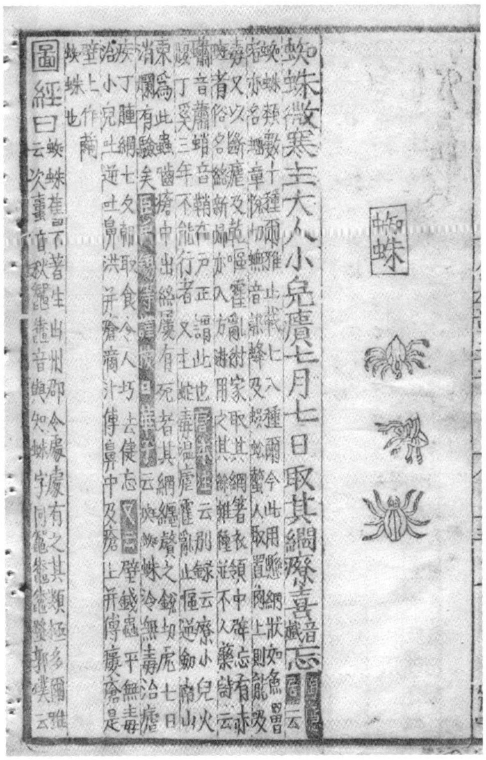

蜘蛛微寒主大人小兒㿉七月七日取其網療喜忘

图 5-4-781 蜘蛛

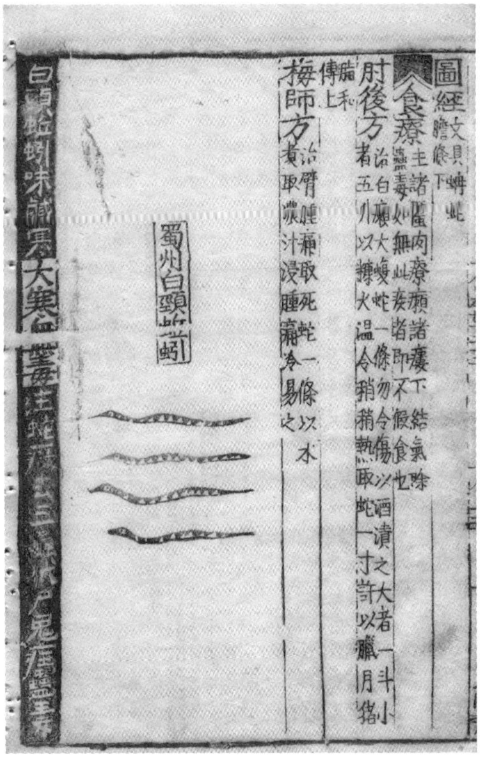

白頸蚯蚓味鹹寒大寒無毒主蛇瘕去三蟲伏尸鬼疰蠱毒

图 5-4-782 蜀州白颈蚯蚓

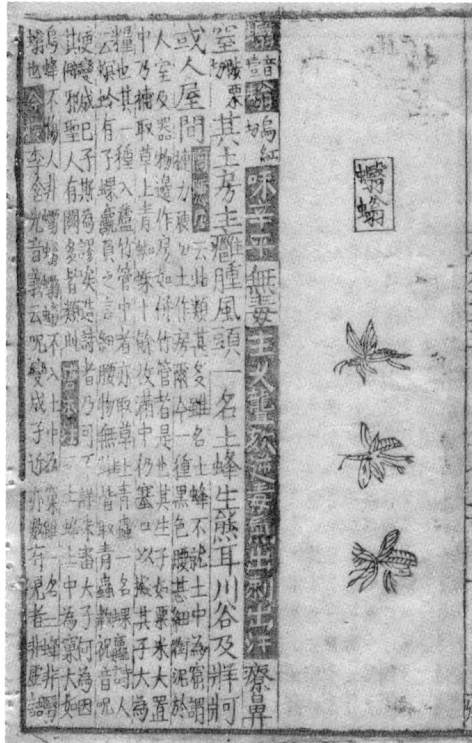

图 5-4-783　蠮螉

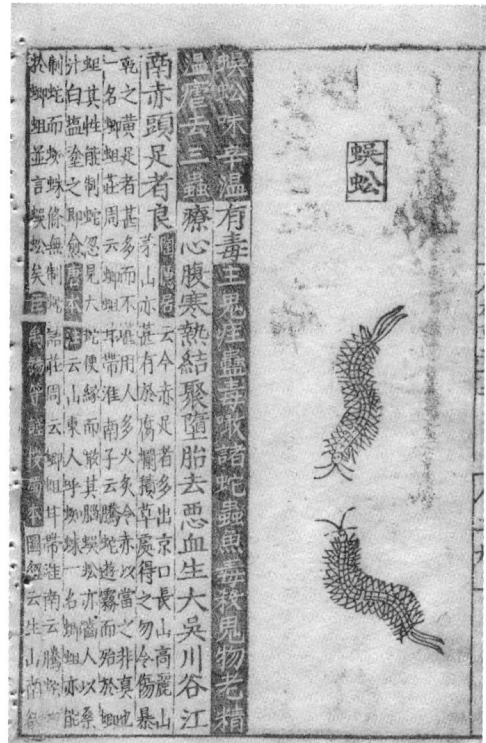

图 5-4-784　蜈蚣

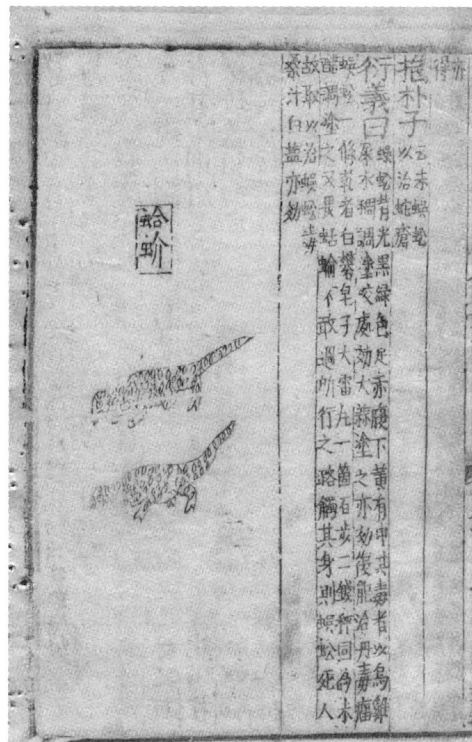

图 5-4-785　蛤蚧

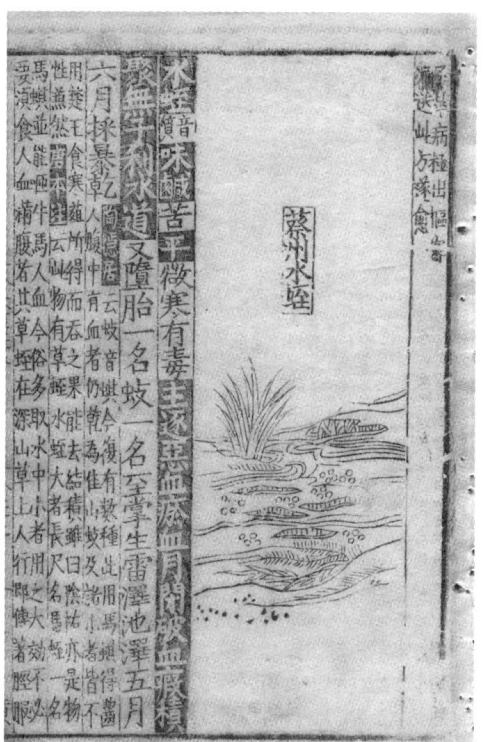

图 5-4-786　蔡州水蛭

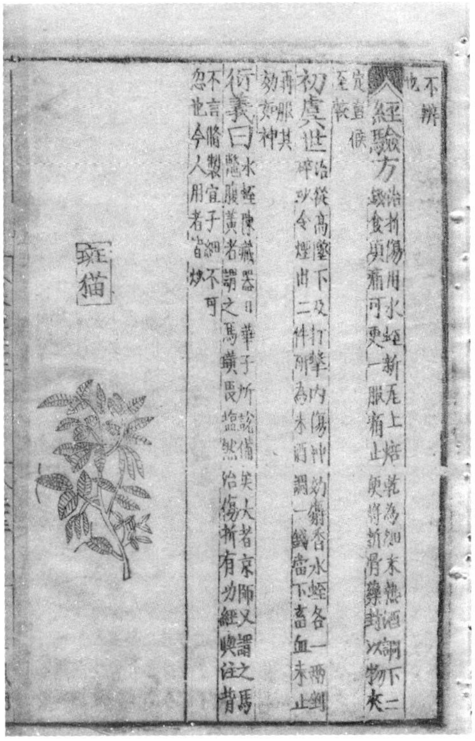

图 5-4-787　斑猫

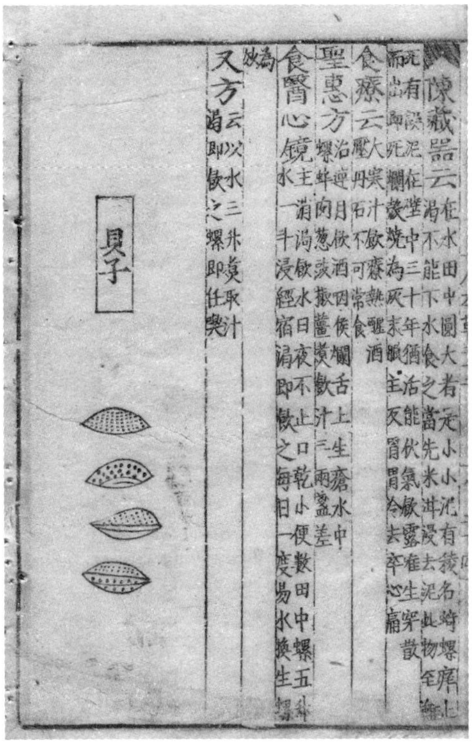

图 5-4-788　贝子

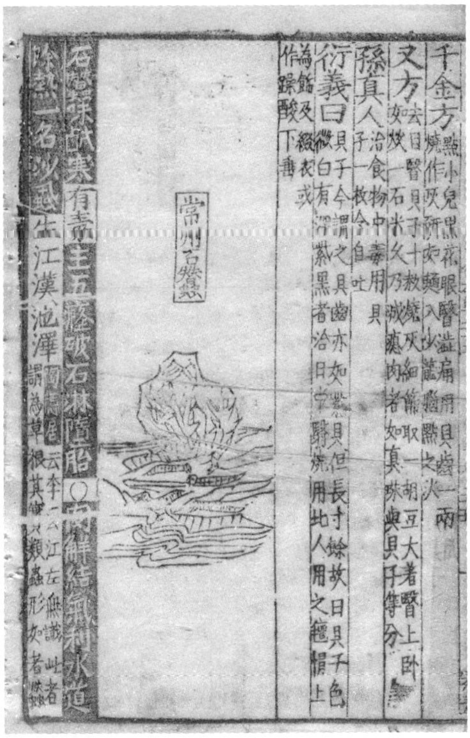

图 5-4-789　常州石蚕

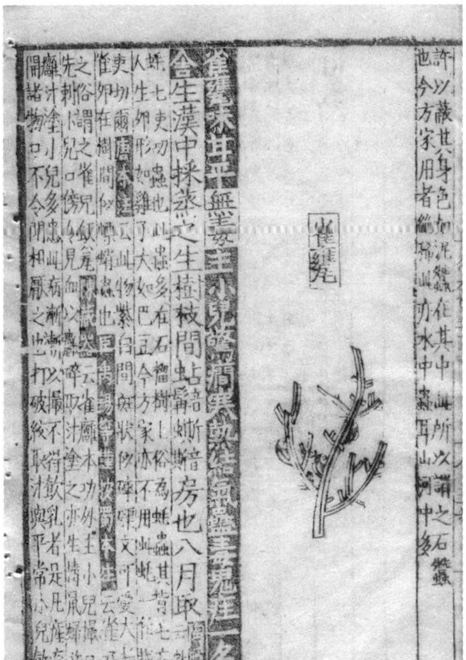

图 5-4-790　雀瓮

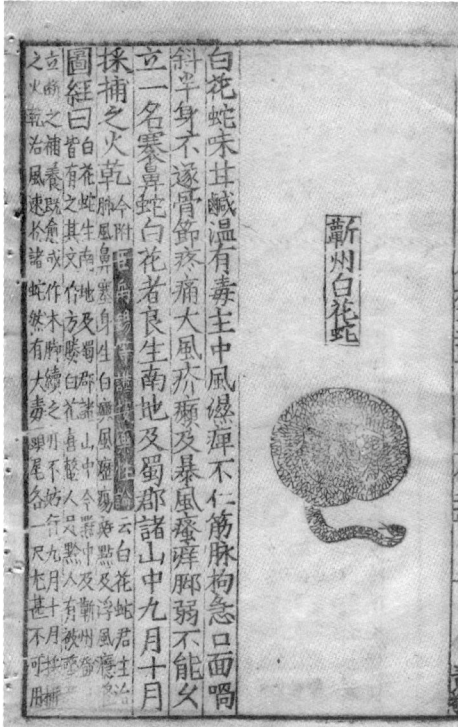

图 5-4-791　蕲州白花蛇

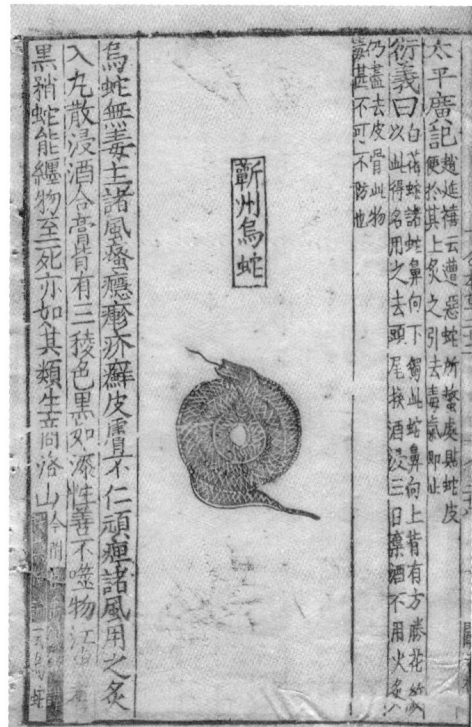

图 5-4-792　蕲州乌蛇

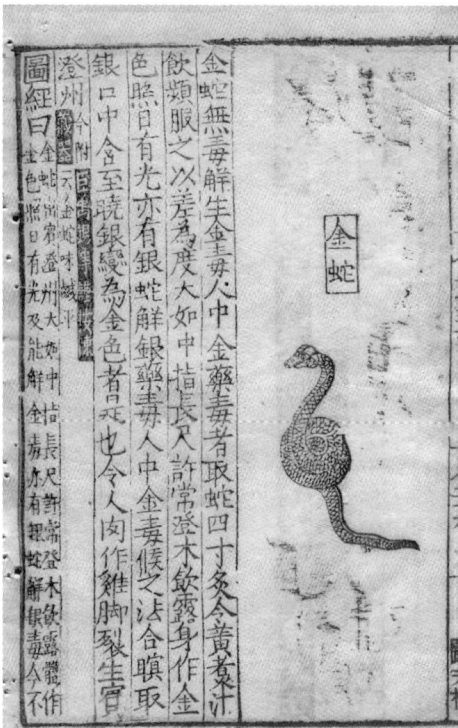

图 5-4-793　金蛇

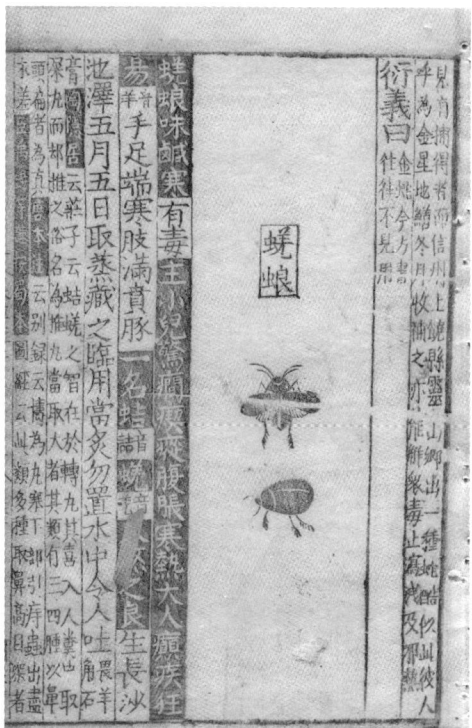

图 5-4-794　蜣蜋

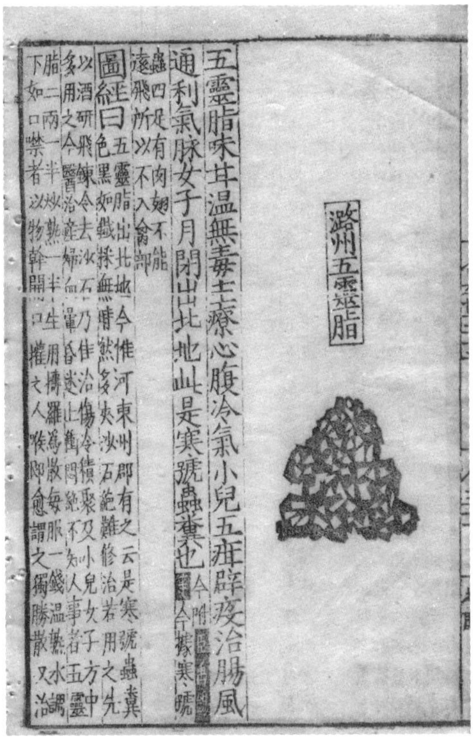

五靈脂味甘溫無毒主療心腹冷氣小兒五疳辟疫治腸風通利氣脈女子月閉

圖經曰五靈脂……今惟河東汾州……

图 5-4-795　潞州五灵脂

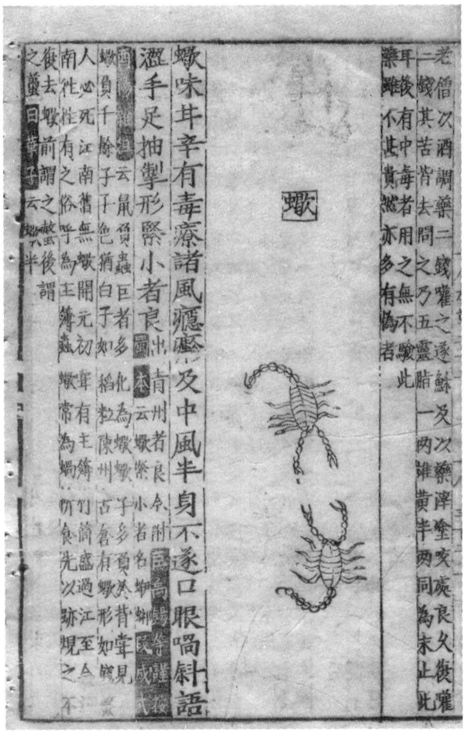

蝎味甘辛有毒療諸風癮疹及中風半身不遂口眼喎斜語

图 5-4-796　蝎

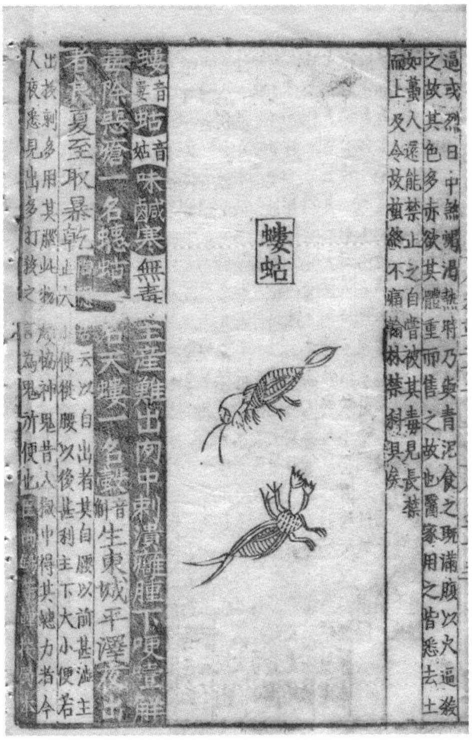

蝼蛄味鹹寒無毒……名蟪蛄……生東城平澤……夏至取暴乾

图 5-4-797　蝼蛄

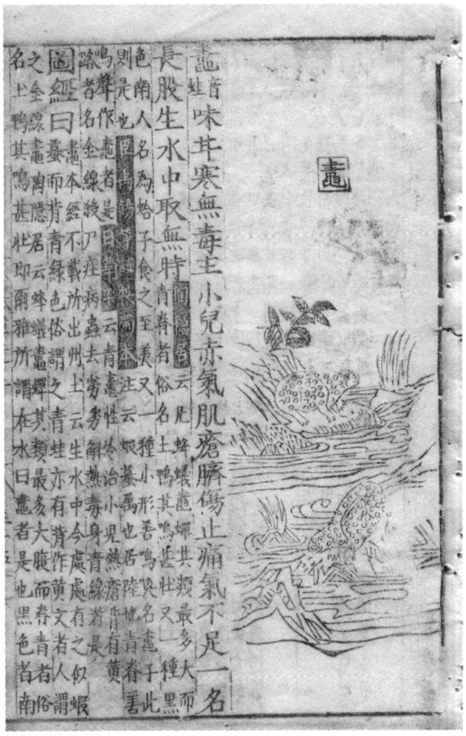

蛙味甘寒無毒主小兒赤氣肌瘡臍傷止痛氣不足一名……生水中取無時

图 5-4-798　蛙

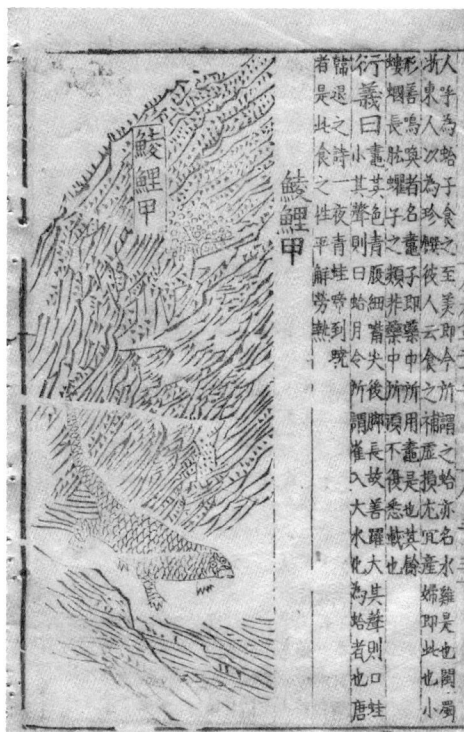

图 5-4-799　鲮鲤甲

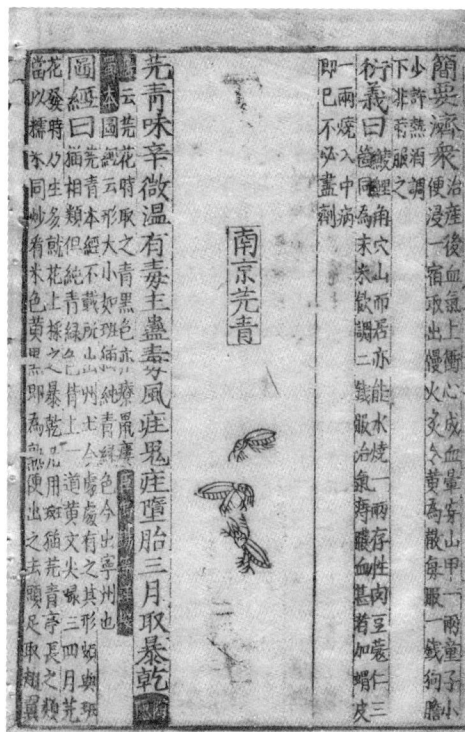

图 5-4-800　南京芫青

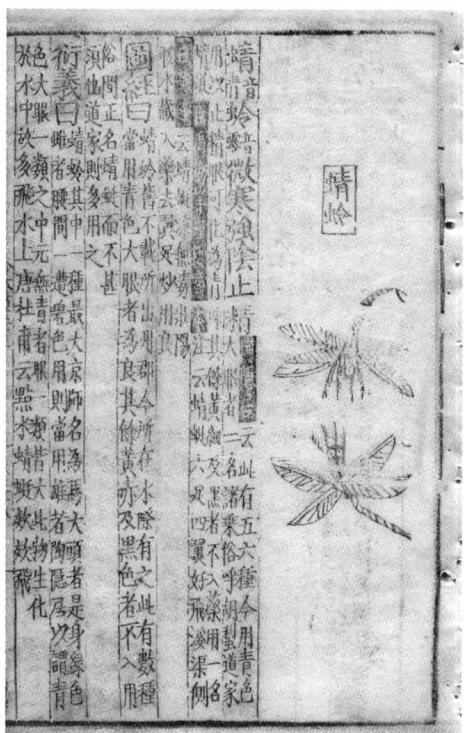

图 5-4-801　蜻蛉

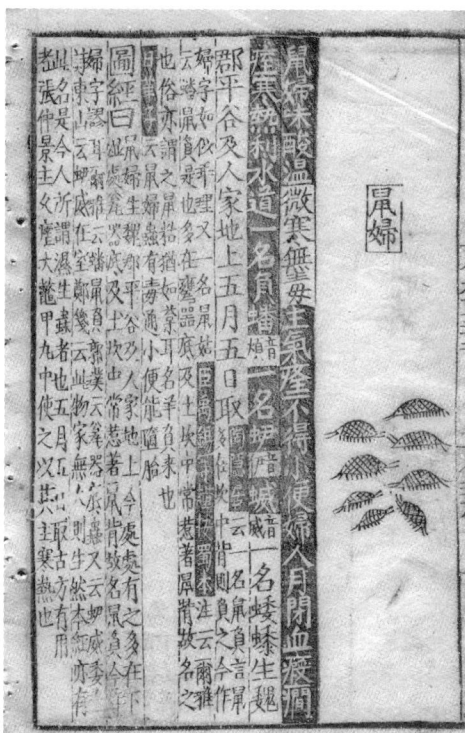

图 5-4-802　鼠妇

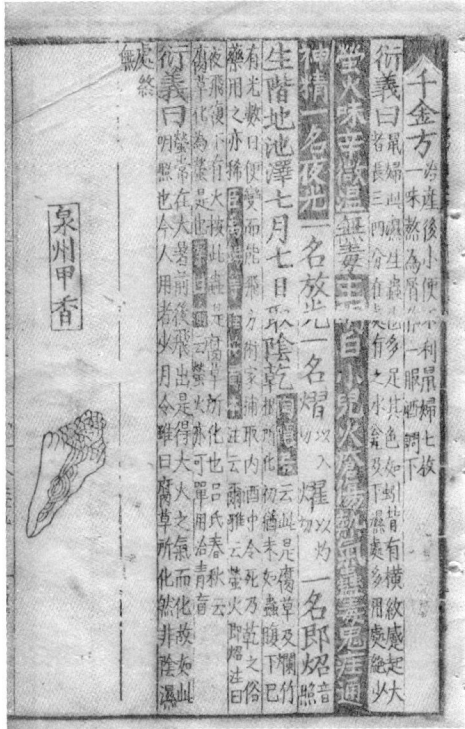

图 5-4-803　泉州甲香

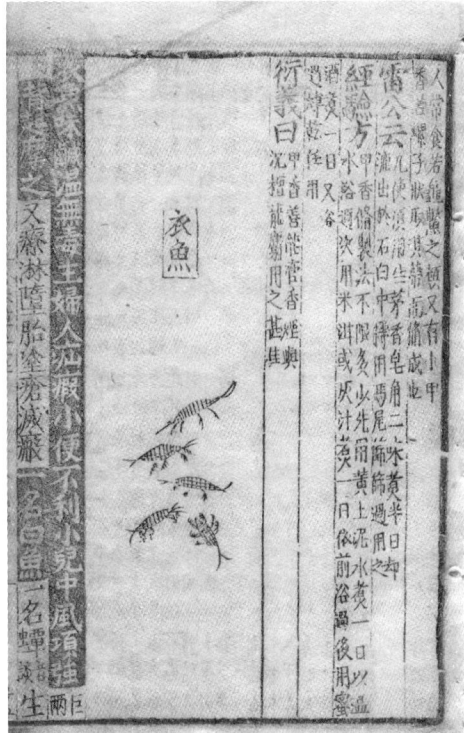

图 5-4-804　衣鱼

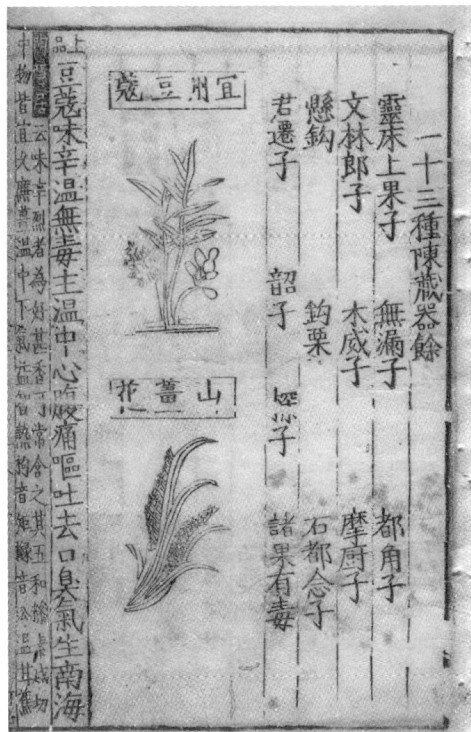

图 5-4-805　宜州豆蔻　图 5-4-806　山姜花

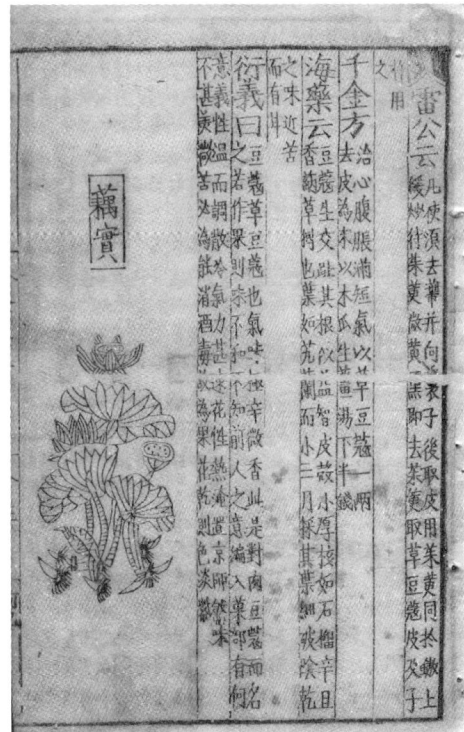

图 5-4-807　藕实

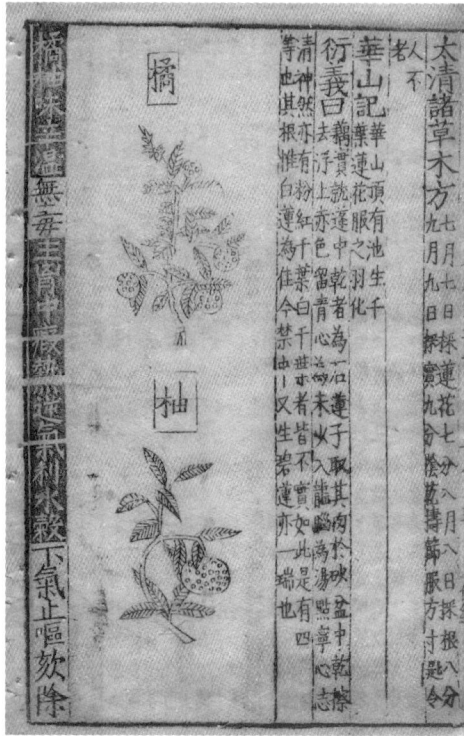
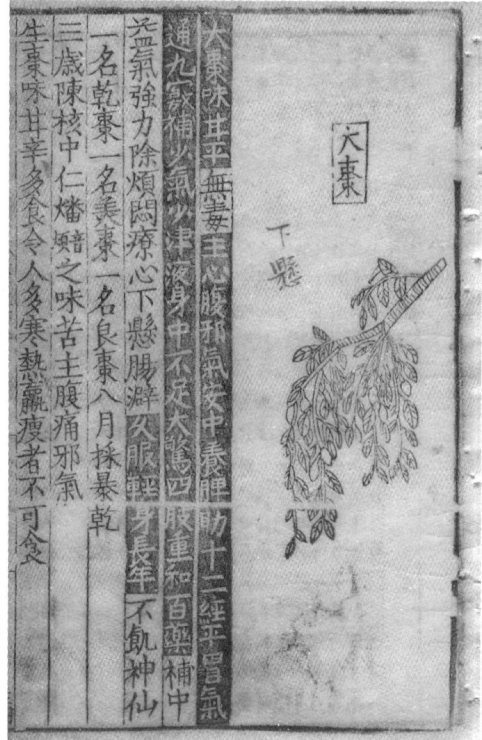

图 5-4-808　橘　　　图 5-4-809　柚　　　　图 5-4-810　大枣

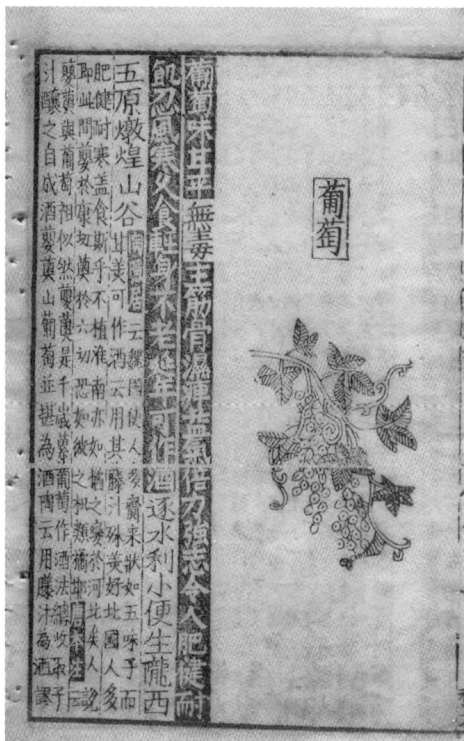
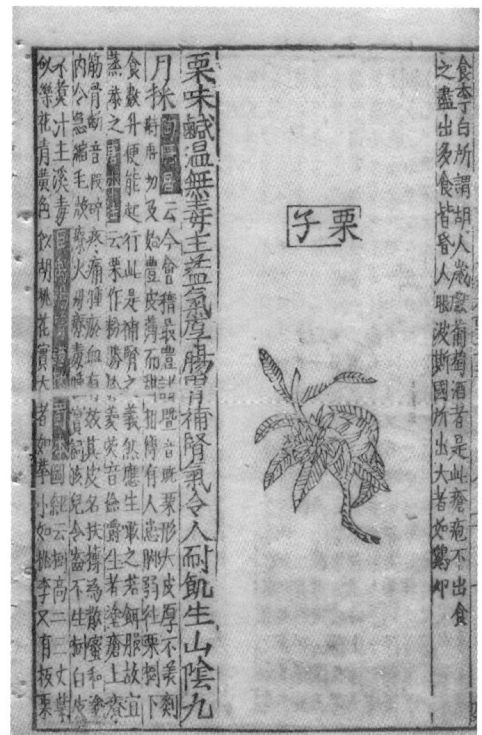

图 5-4-811　葡萄　　　　　　　　　　图 5-4-812　栗子

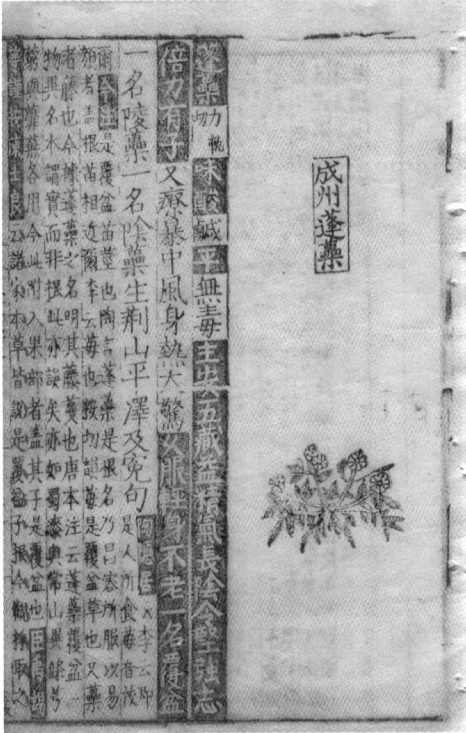

图 5-4-813　成州蓬蘽

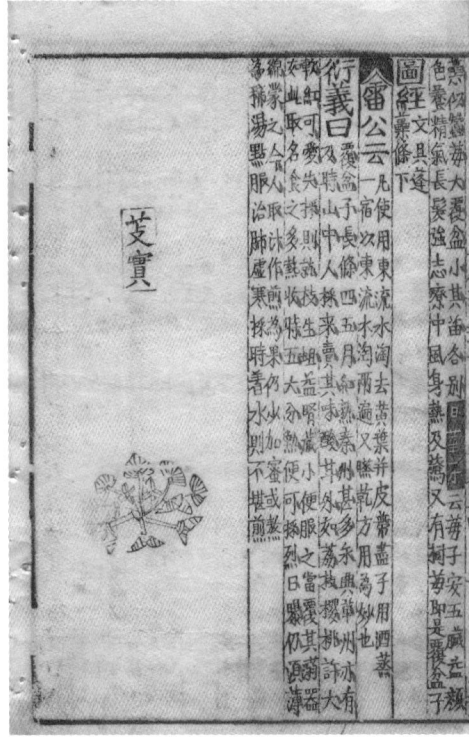

图 5-4-814　芰实

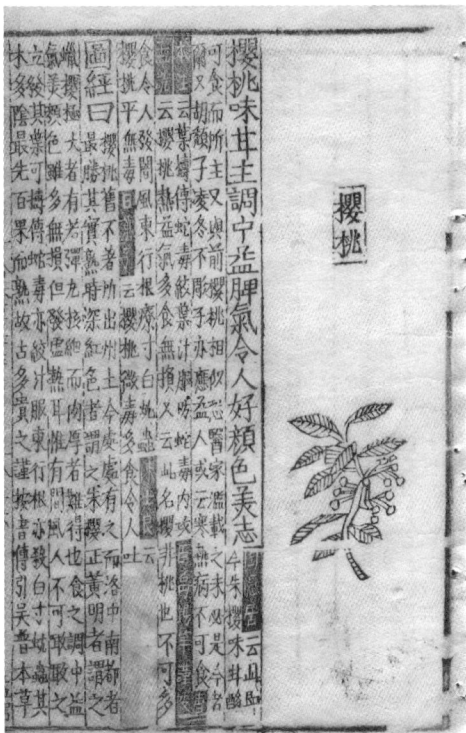

图 5-4-815　樱桃

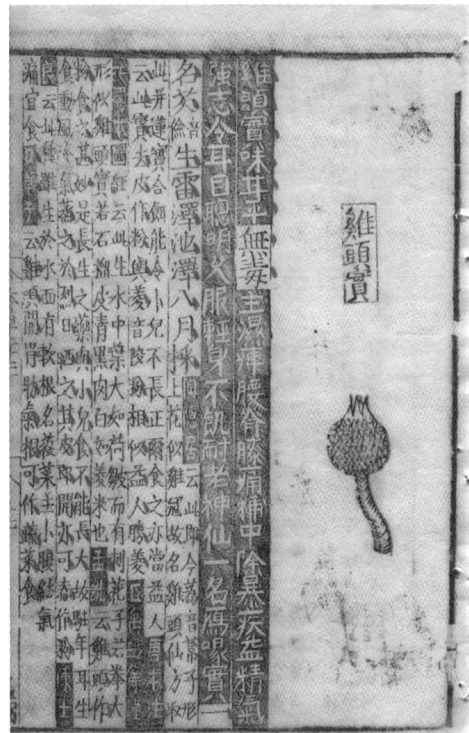

图 5-4-816　鸡头实

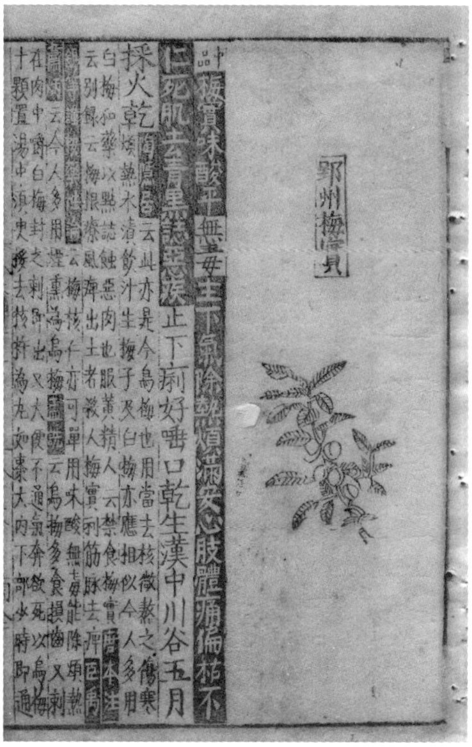

图 5-4-817　郓州梅实

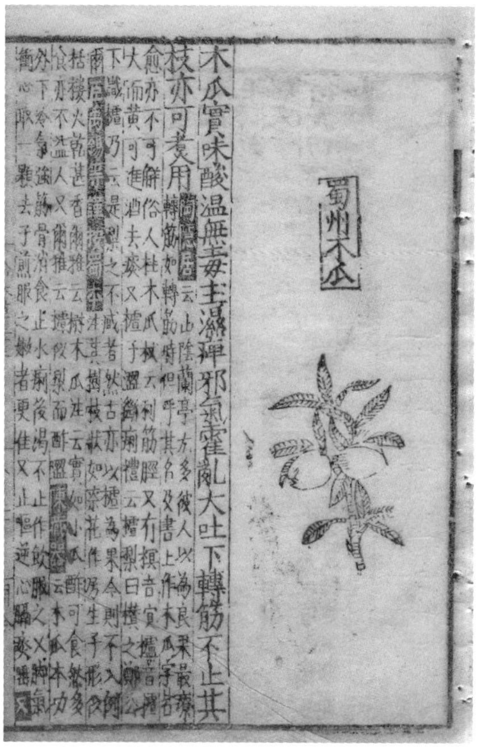

图 5-4-818　蜀州木瓜

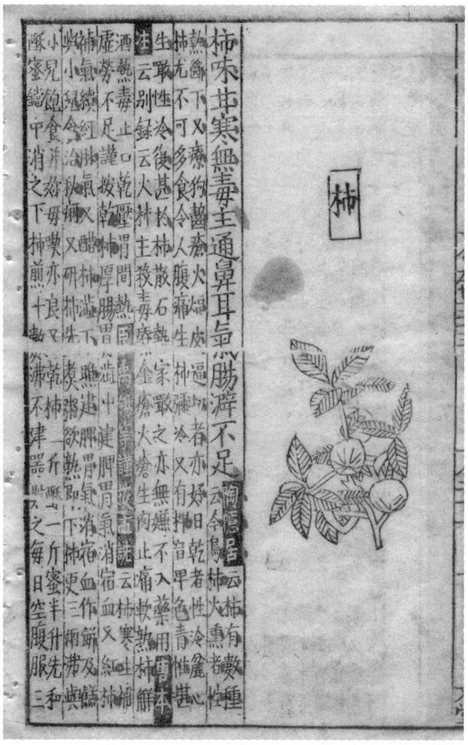

图 5-4-819　柿

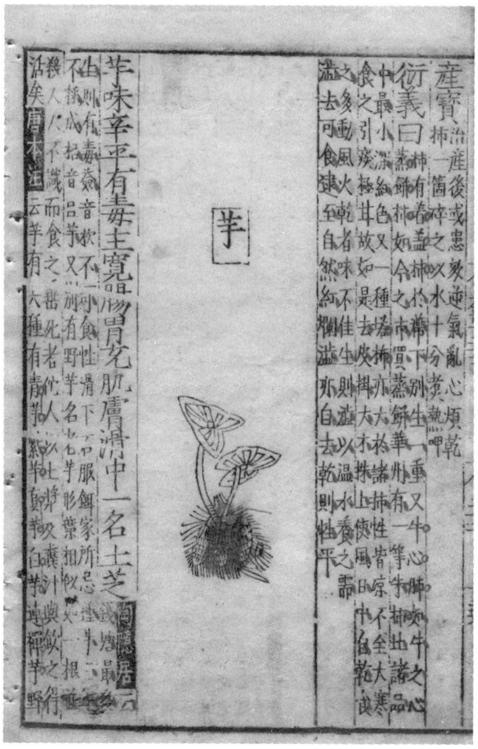

图 5-4-820　芋

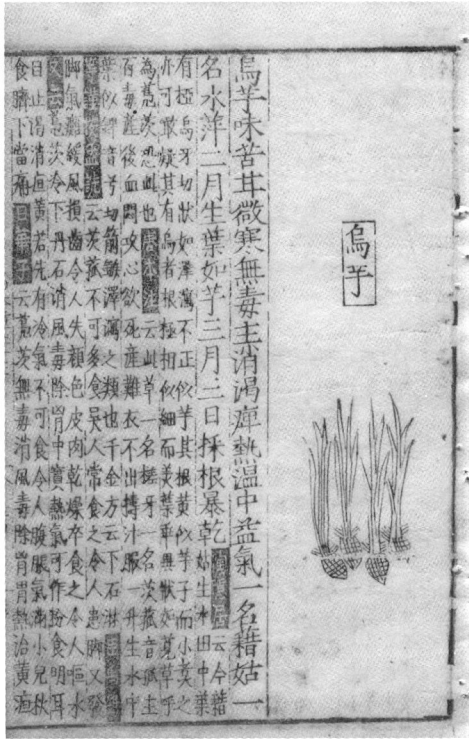

图 5-4-821　乌芋

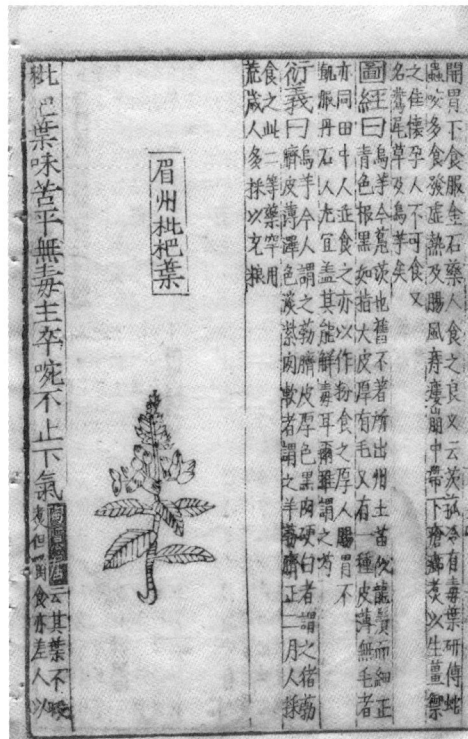

图 5-4-822　眉州枇杷叶

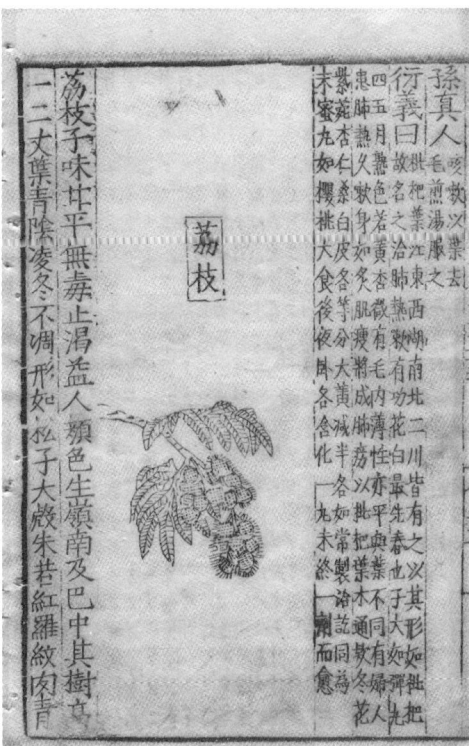

图 5-4-823　荔枝

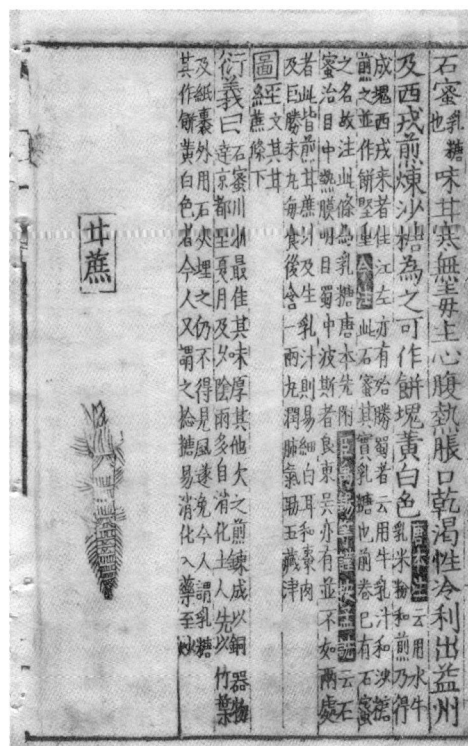

图 5-4-824　甘蔗

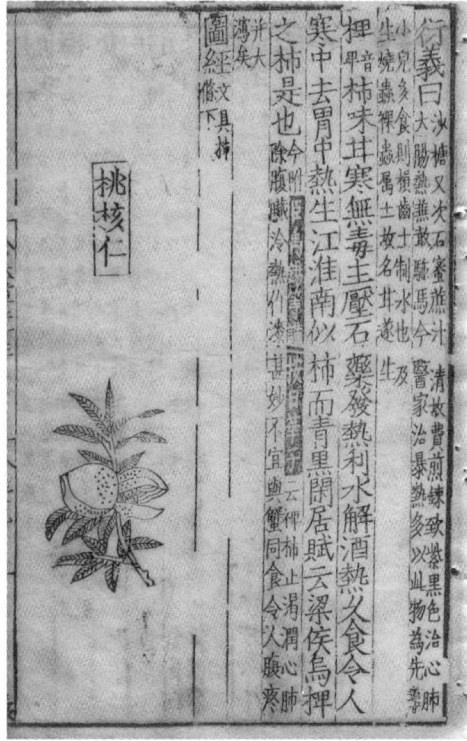

图 5-4-825　桃核仁

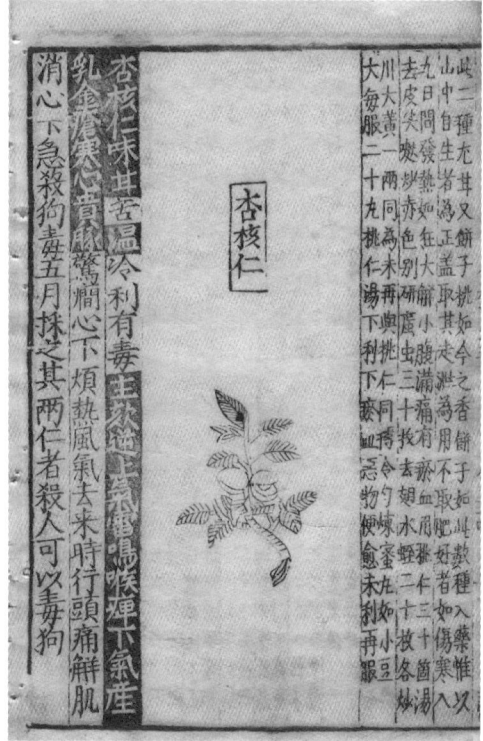

图 5-4-826　杏核仁

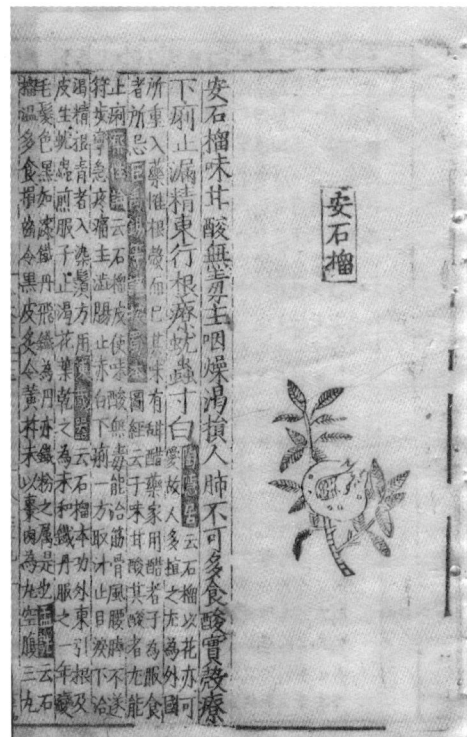

图 5-4-827　安石榴

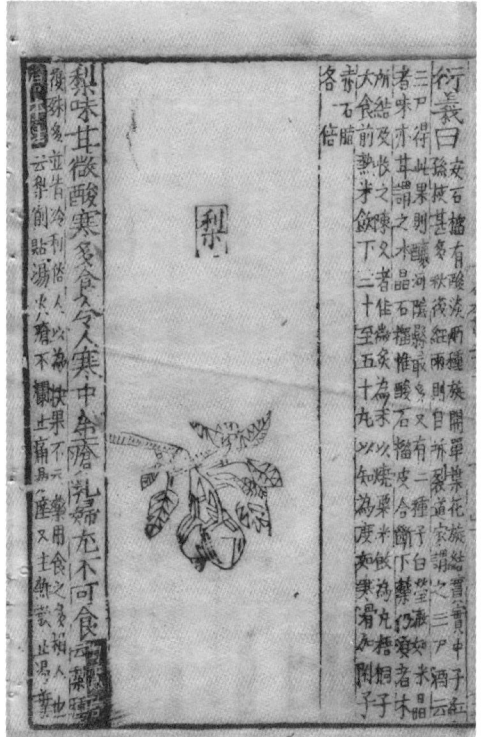

图 5-4-828　梨

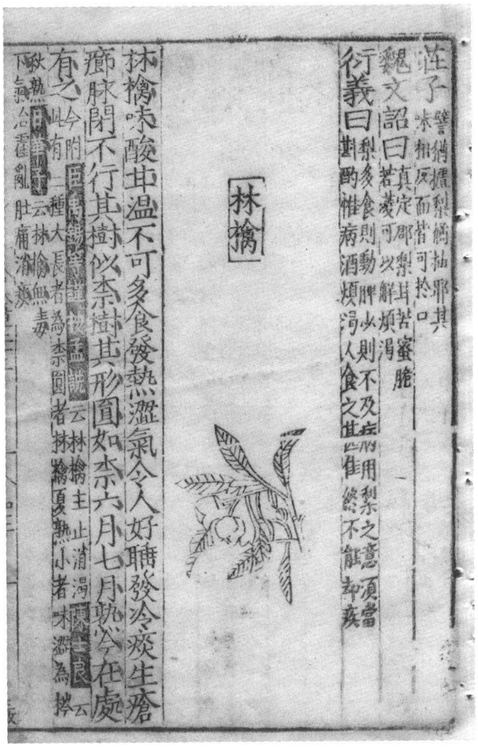

[林檎]

林檎味酸甘温不可多食发热涩气令人好睡发冷痰生疮痈脉闭不行其实似柰而圆六月七月熟味涩

莊子味和㯂梨納而微酸抽其核亦可以柰定邪若蔵定邪以梨蜜脆

魏文詔曰真梨多食病则动酒若梨则以梨解其烦渴則烦渴人食之

衍義曰梨多种惟水梨不及柰用梨之意惟终不能却疾

图 5-4-829 林檎

[蜀州李核仁]

又方

食醫心鏡

食療云温主女萎益顔色

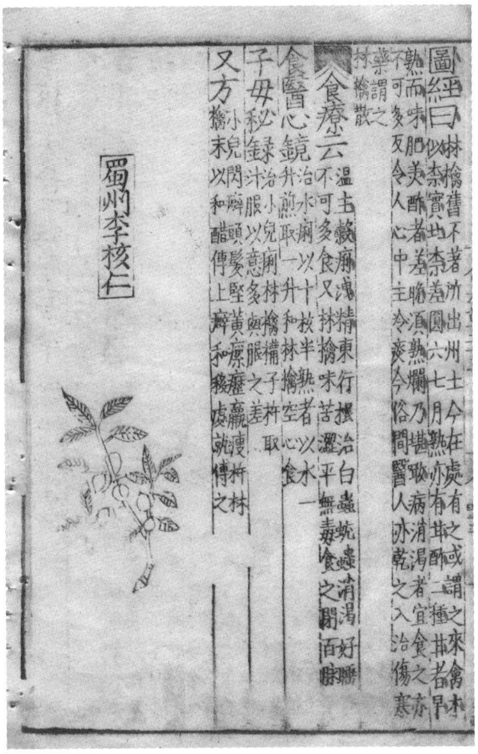

图 5-4-830 蜀州李核仁

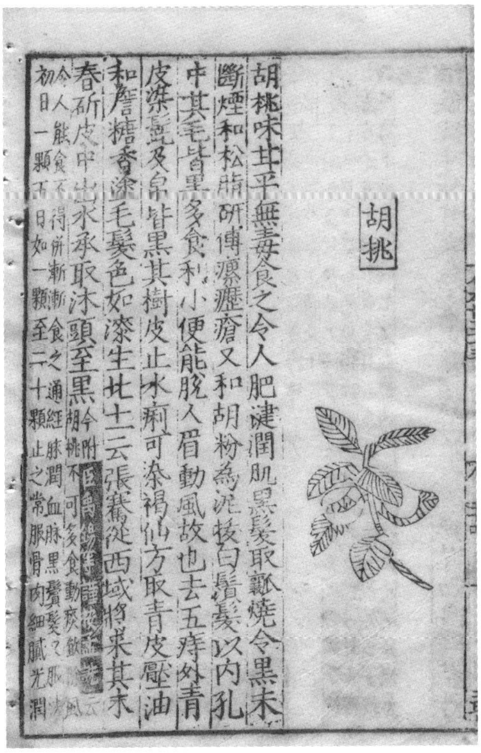

[胡桃]

胡桃味甘平无毒多食之令人肥健润肌黑鬘髪取烧令黑末中其毛皆黑多食利小便能脱入眉髪故也去五痔外青皮染鬚及帛皆黑其树皮能止水痢可染褐仙方取青皮壓油

和膓糖香塗毛髪色如漆生北土

春所产

图 5-4-831 胡桃

[泉州橄榄]

衍義曰

橄欖音敢暨味酸甘温无毒主消酒療咽喉痛鮐蟹毒人煖食此魚肝迷悶者可煮汁服之必解其末作散著魚鲙浮出故

核中仁研傳骨哽炒爛痛其树似木槵子树而高端直其形

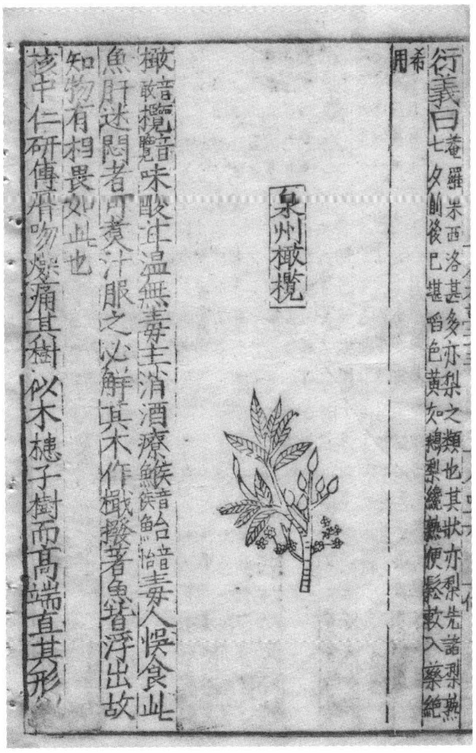

图 5-4-832 泉州橄榄

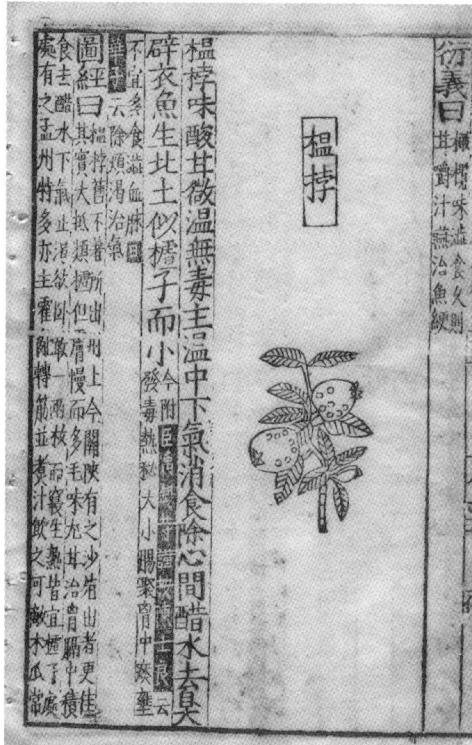

图 5-4-833　榅桲

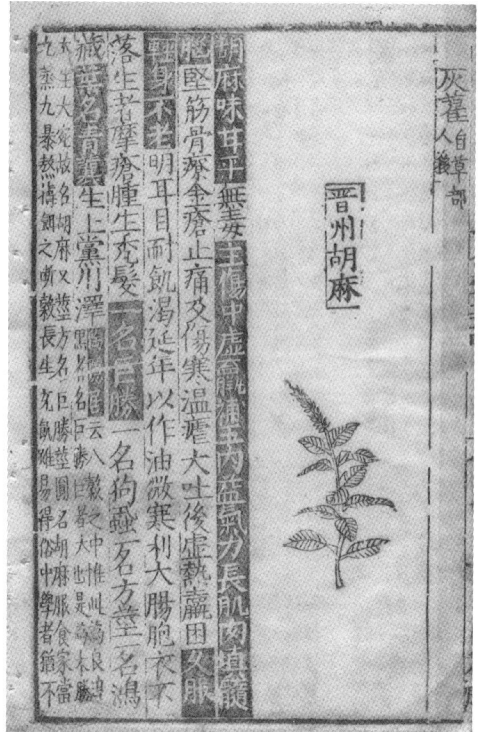

图 5-4-834　晋州胡麻

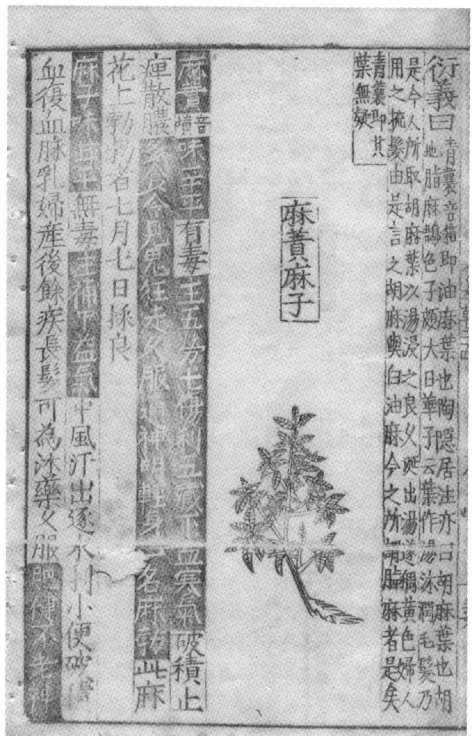

图 5-4-835　麻蕡麻子

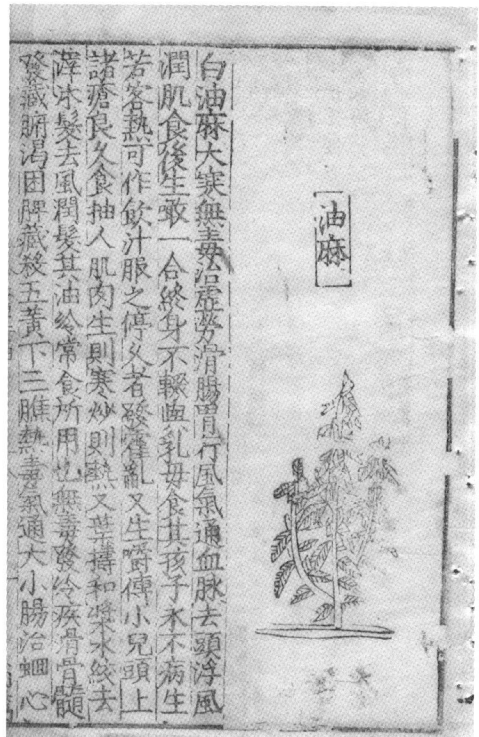

图 5-4-836　油麻

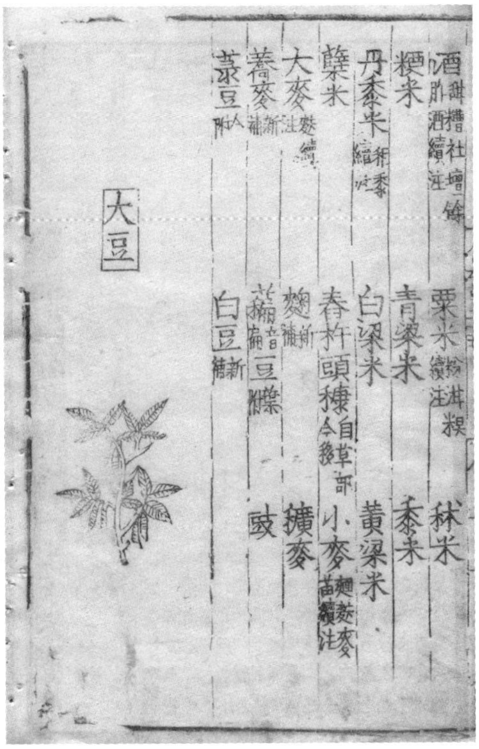
酒 粟米 秫米
粳米 青粱米 黍米
丹黍米 白粱米 黃粱米
糵米 舂杵頭糠 小麥
大麥 麴 穬麥
蕎麥 藊豆 豉
菉豆 白豆
大豆

图 5-4-837 大豆

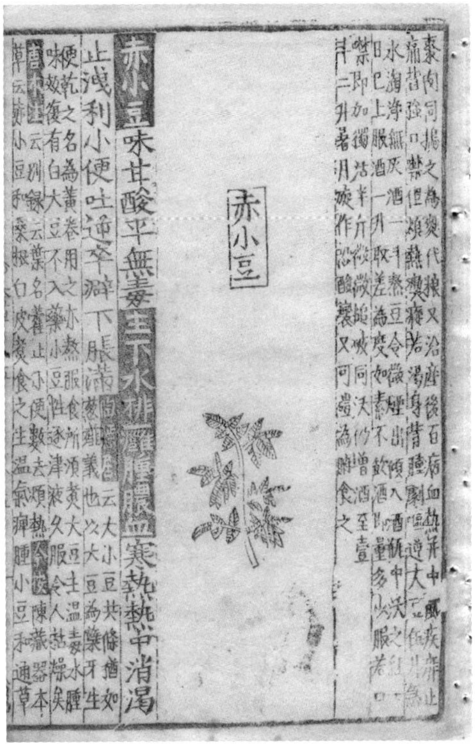
赤小豆味甘酸平無毒主下水排癰腫膿血寒熱熱中消渴止洩利小便吐逆卒澼下脹滿
赤小豆

图 5-4-838 赤小豆

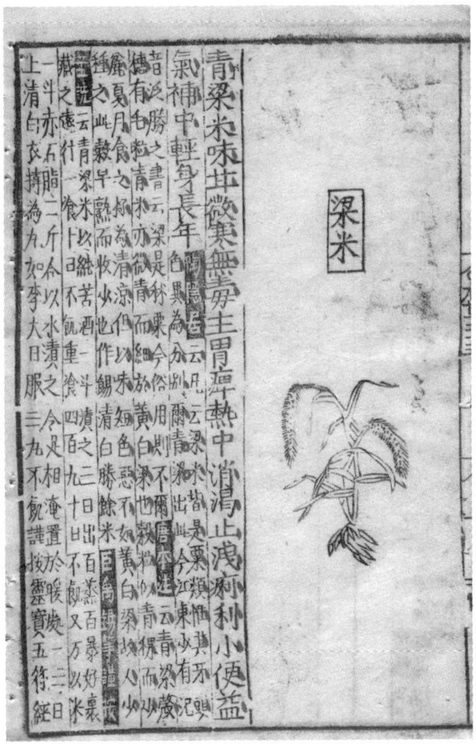
青粱米味甘微寒無毒主胃痺熱中消渴止洩痢利小便益氣補中輕身長年
粱米

图 5-4-839 粱米

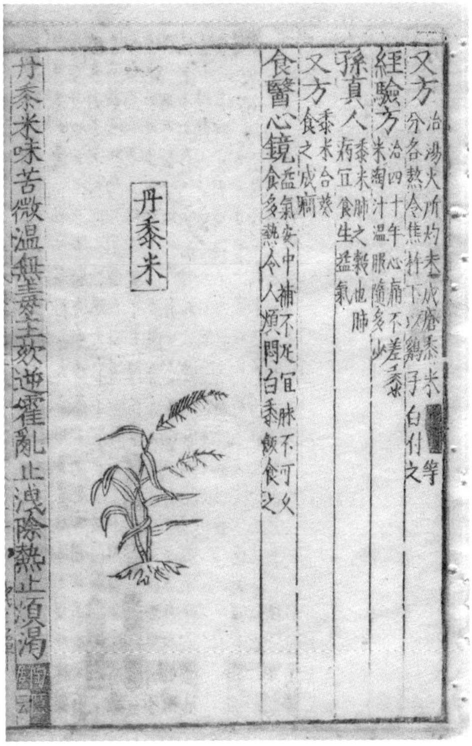
又方
經驗方
孫真人
又方
食醫心鏡
丹黍米味苦微溫無毒主欬逆霍亂止洩除熱止煩渴
丹黍米

图 5-4-840 丹黍米

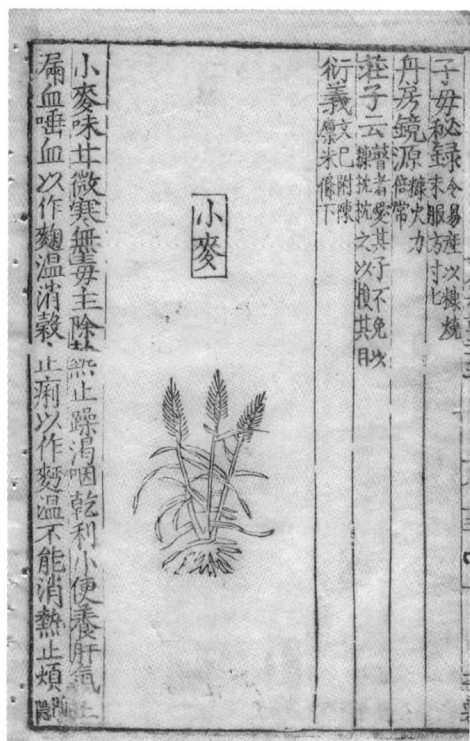

图 5-4-841　小麦

小麥味甘微寒無毒主除熱止躁渴咽乾利小便養肝氣……屬血唾血以作麴溫消穀……止痢以作麴溫不能消熱止煩……

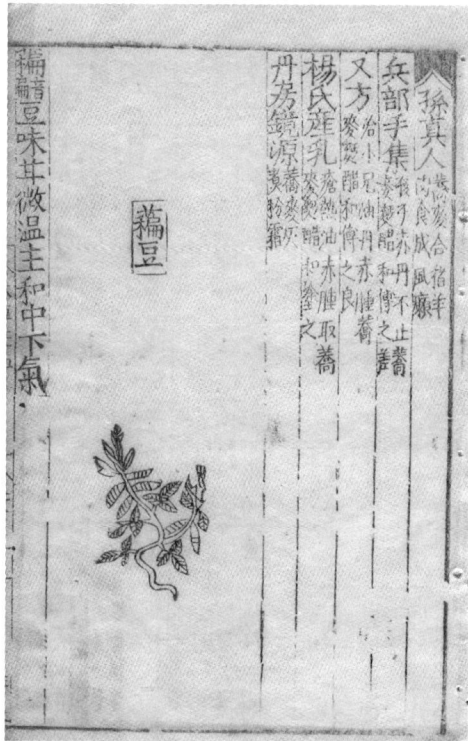

图 5-4-842　藊豆

藊豆味甘微溫主和中下氣

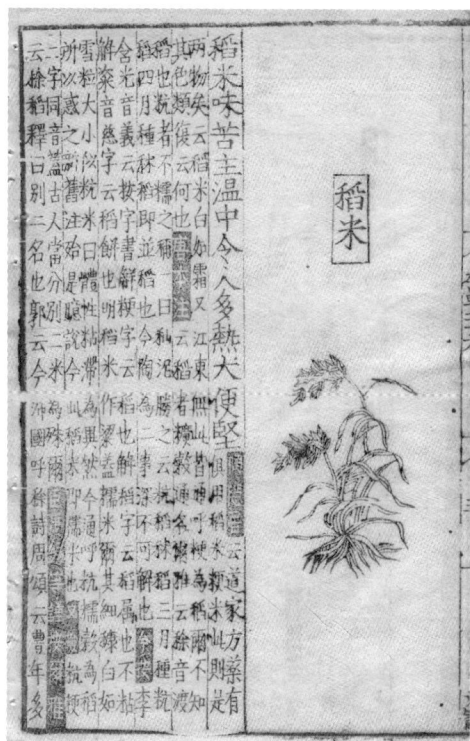

图 5-4-843　稻米

稻米味苦主溫中令人多熱大便堅

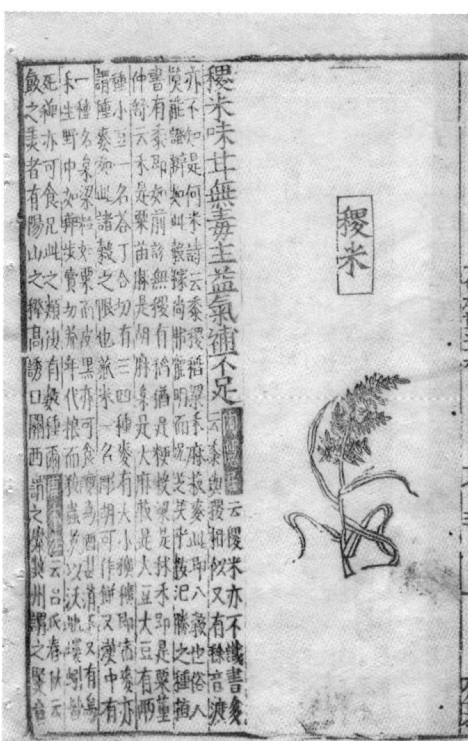

图 5-4-844　稷米

稷米味甘無毒主益氣補不足

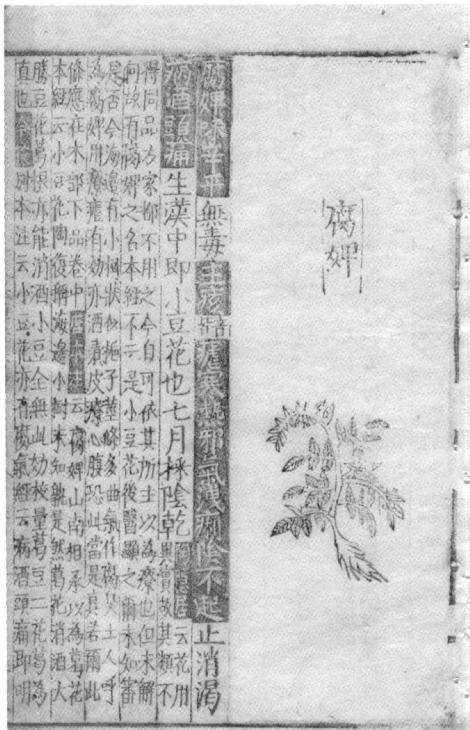

图 5-4-845　腐婢

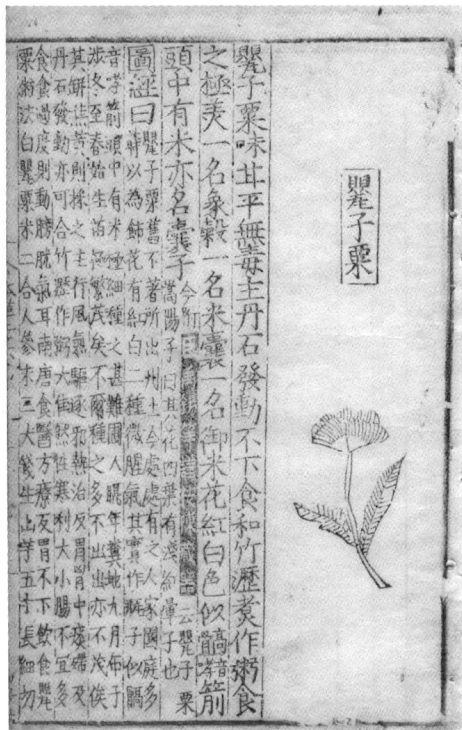

图 5-4-846　罂子粟

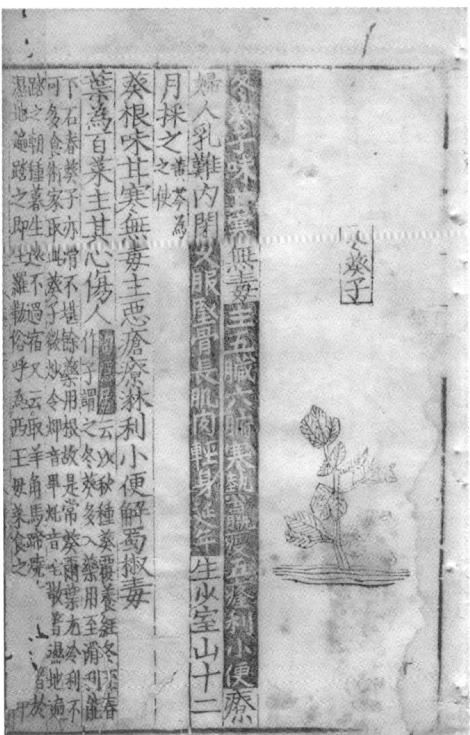

图 5-4-847　冬葵子

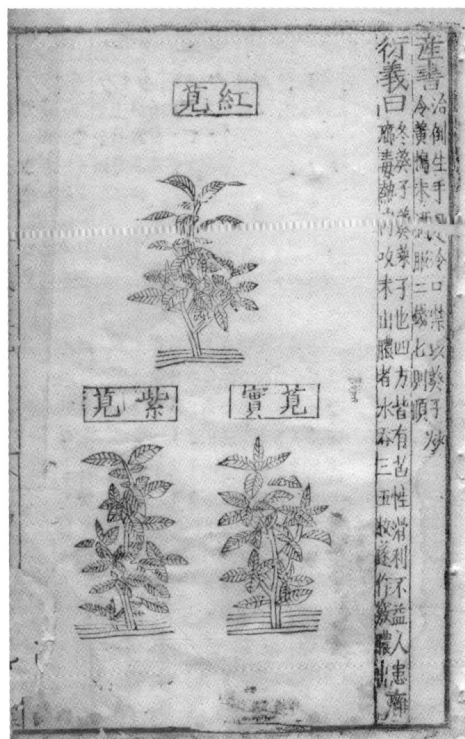

图 5-4-848　红苋　　图 5-4-849　苋实

图 5-4-850　紫苋

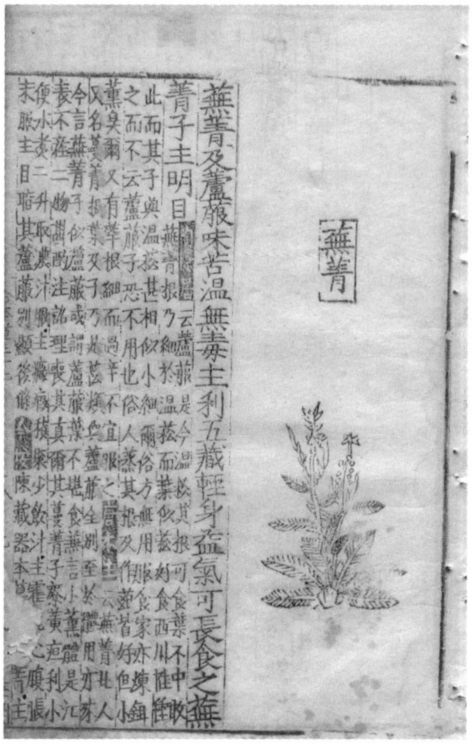

图 5-4-851　芜菁

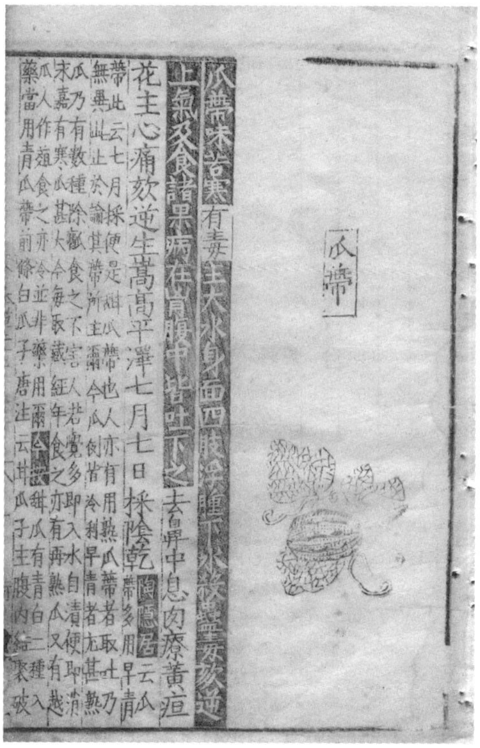

图 5-4-852　瓜蒂

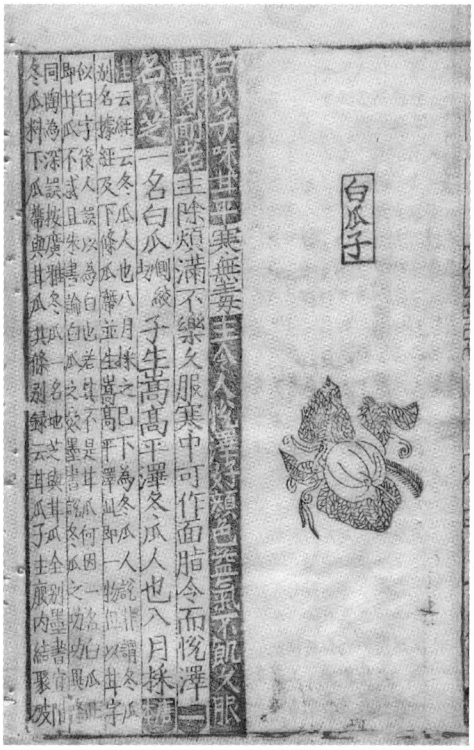

图 5-4-853　白瓜子

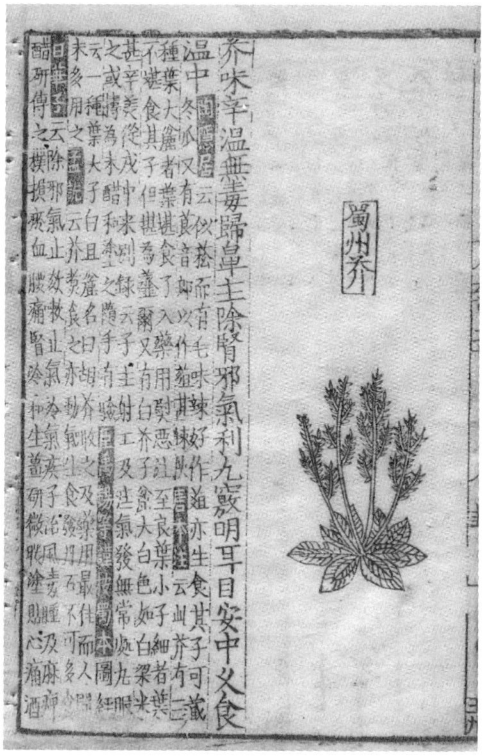

图 5-4-854　蜀州芥

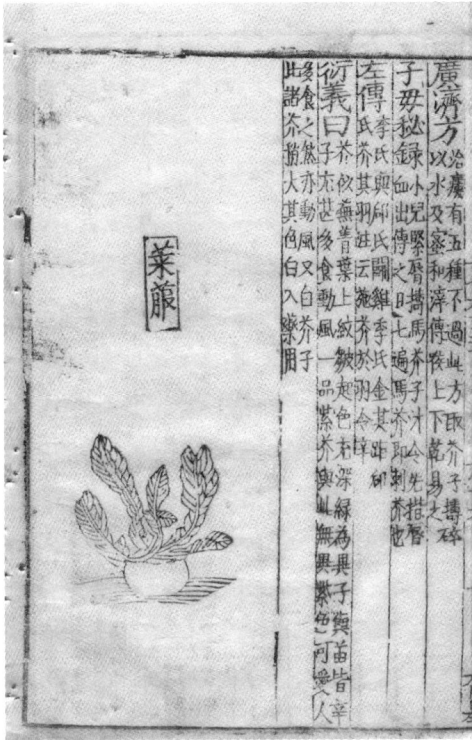

图 5-4-855　莱菔

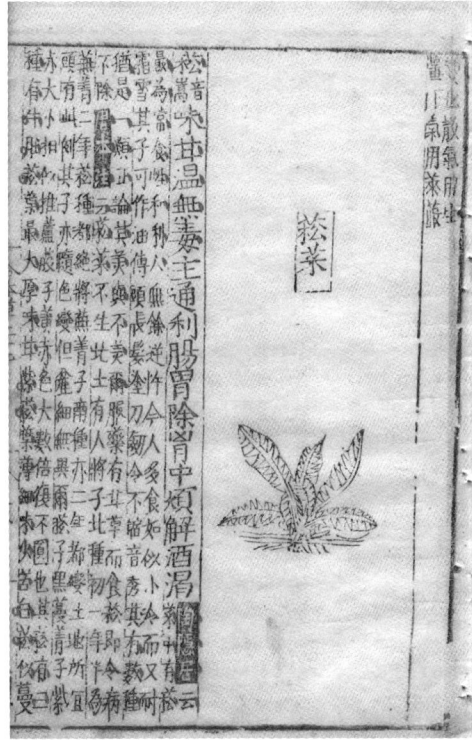

图 5-4-856　菘菜

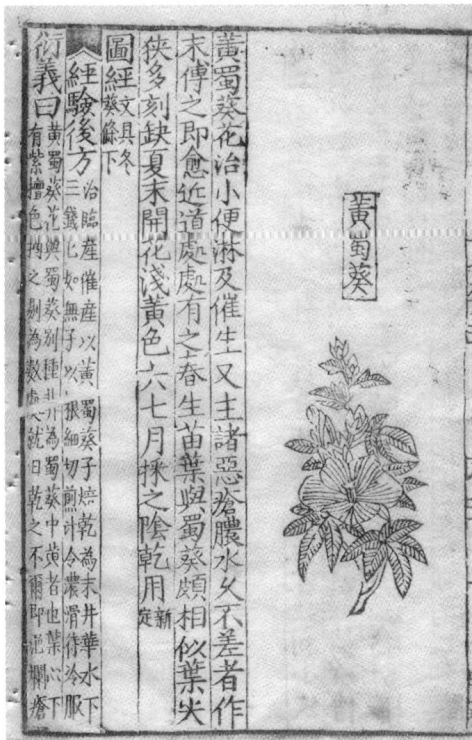

图 5-4-857　黄蜀葵

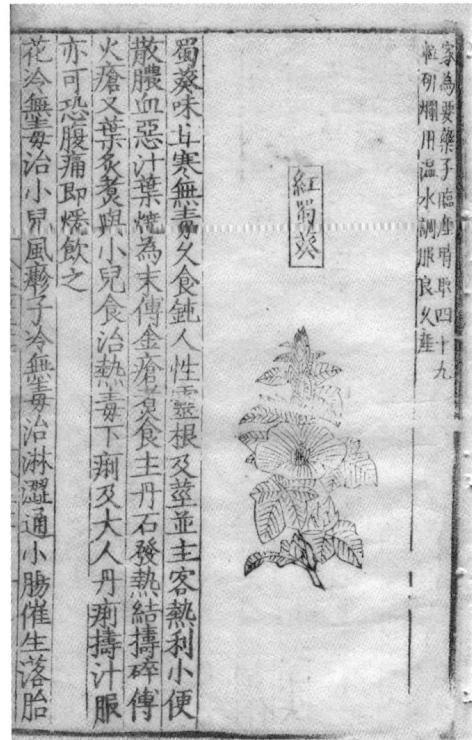

图 5-4-858　红蜀葵

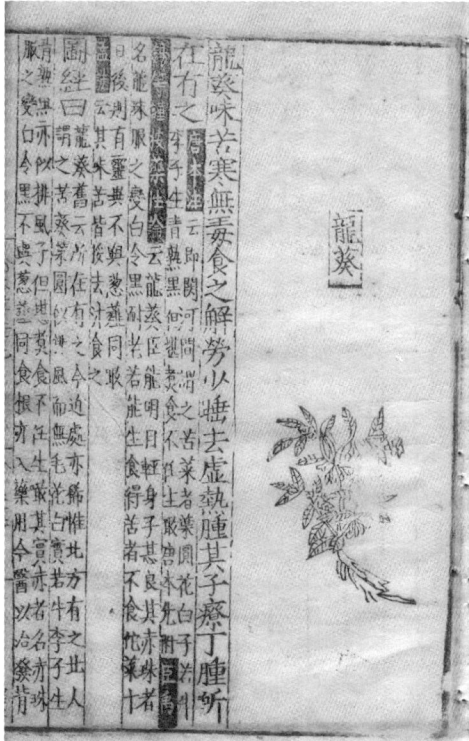

图 5-4-859　龙葵

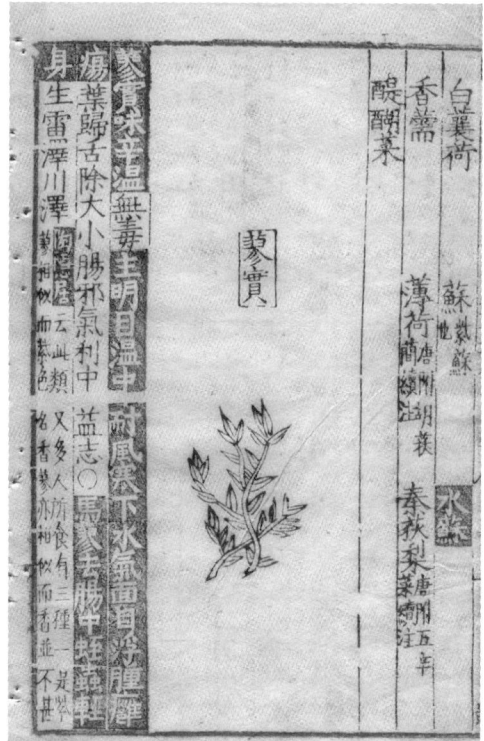

图 5-4-860　蓼实

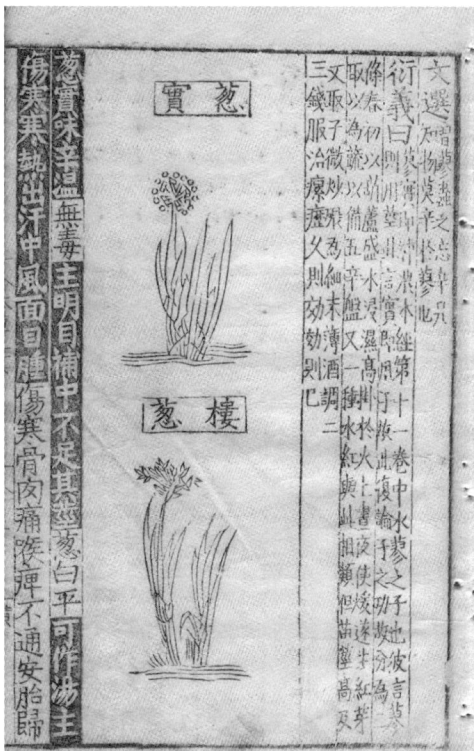
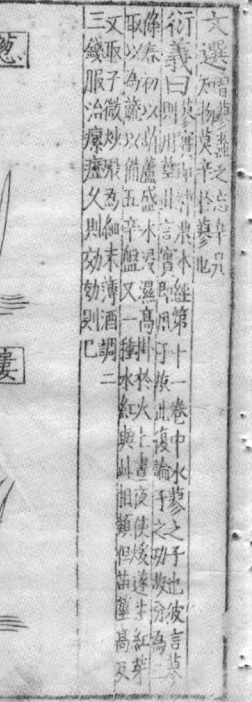

图 5-4-861　葱实　　图 5-4-862　楼葱

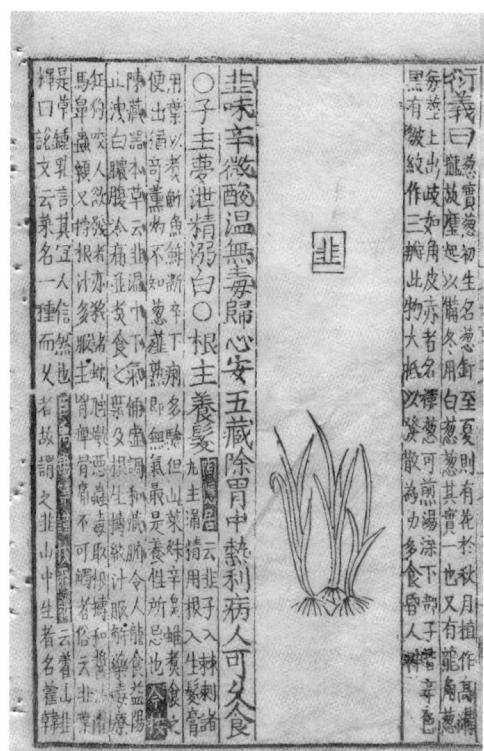

图 5-4-863　韭

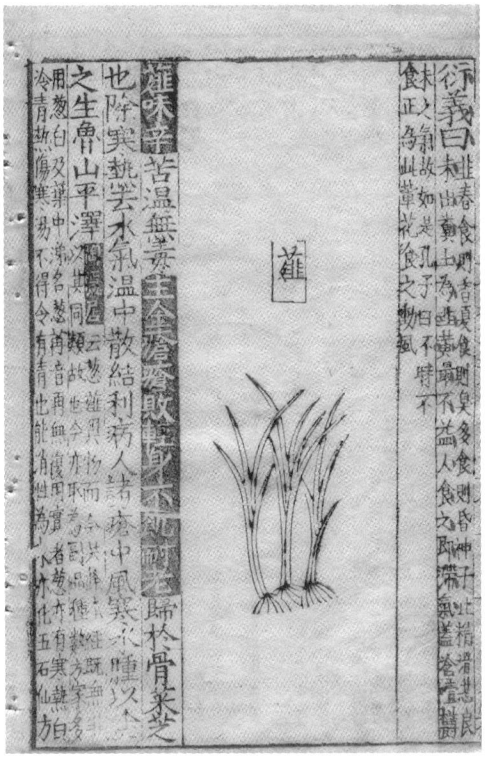

图 5-4-864　薤

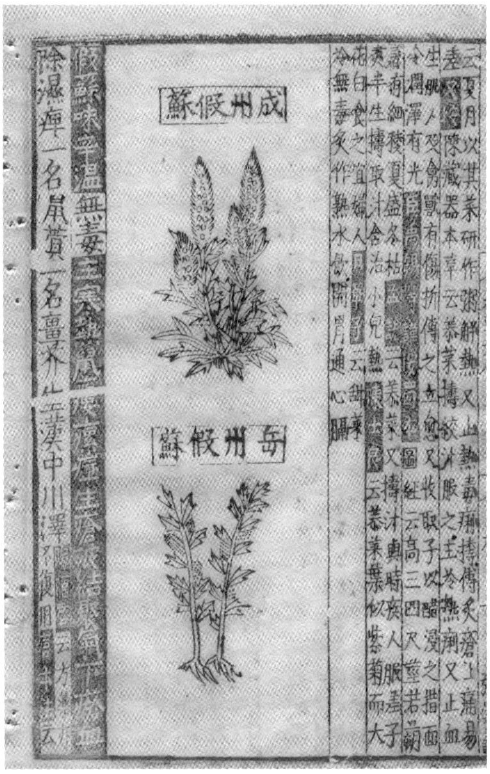

图 5-4-865　成州假苏　图 5-4-866　岳州假苏

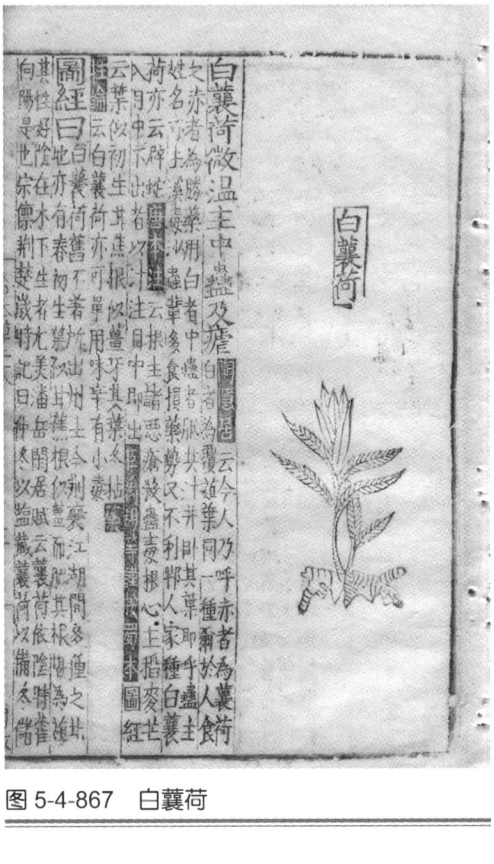

图 5-4-867　白蘘荷

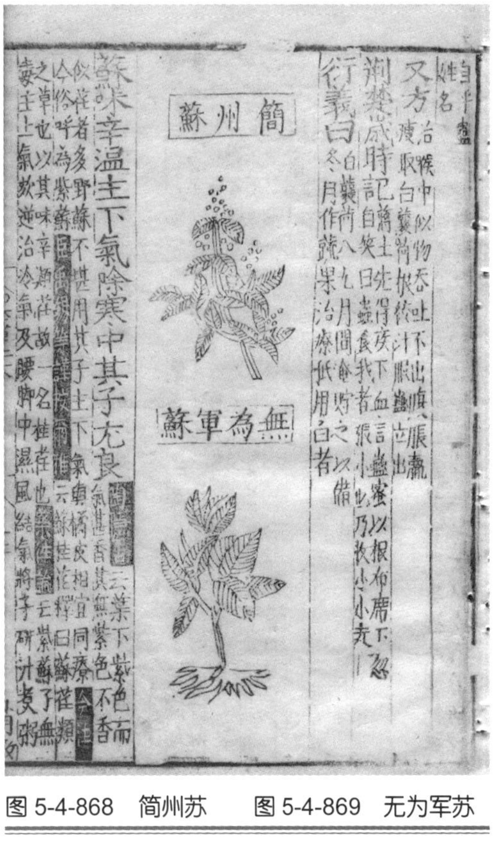

图 5-4-868　简州苏　图 5-4-869　无为军苏

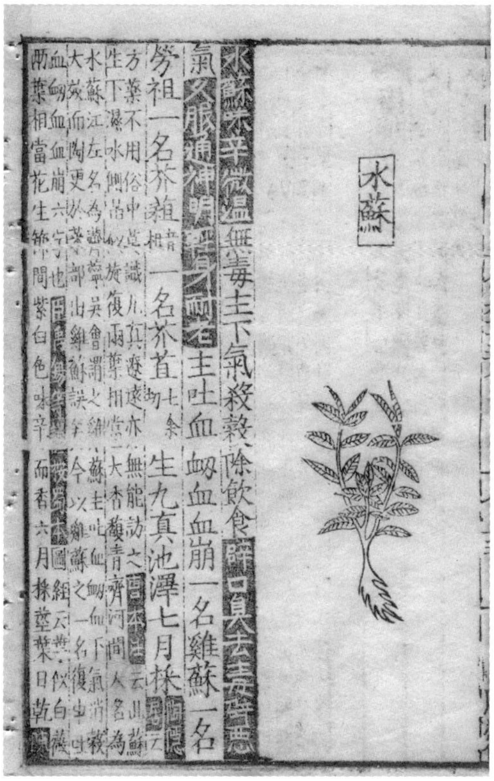

图 5-4-870　水苏

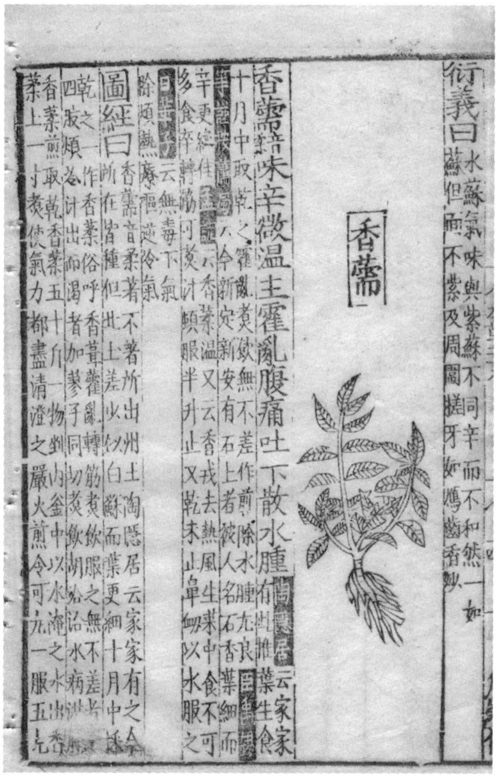

图 5-4-871　香薷

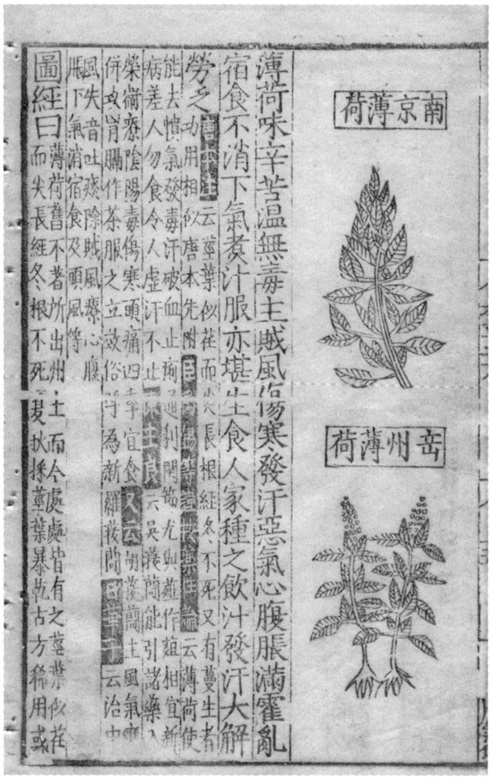

图 5-4-872　南京薄荷　图 5-4-873　岳州薄荷

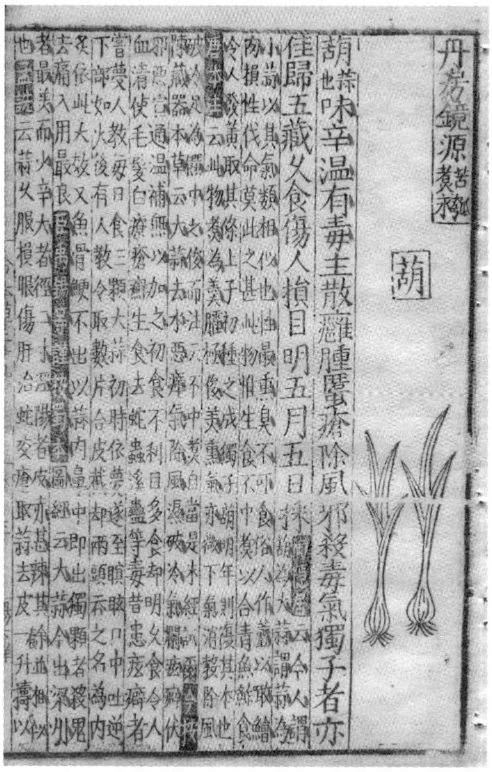

图 5-4-874　葫

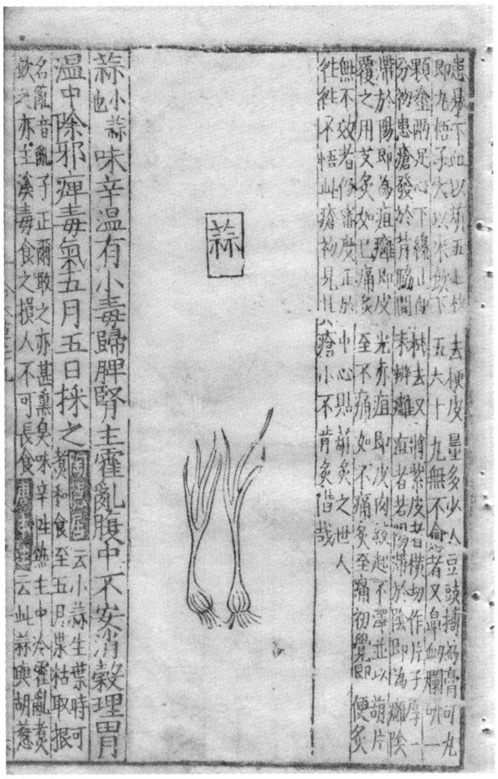

图 5-4-875　蒜

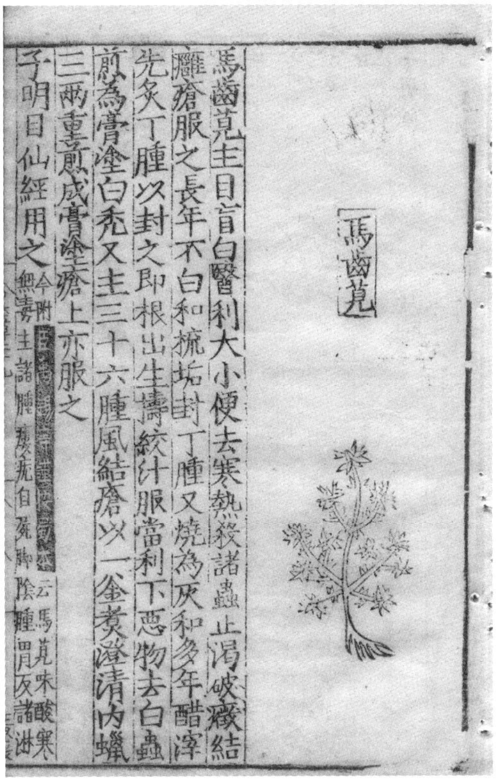

图 5-4-876　马齿苋

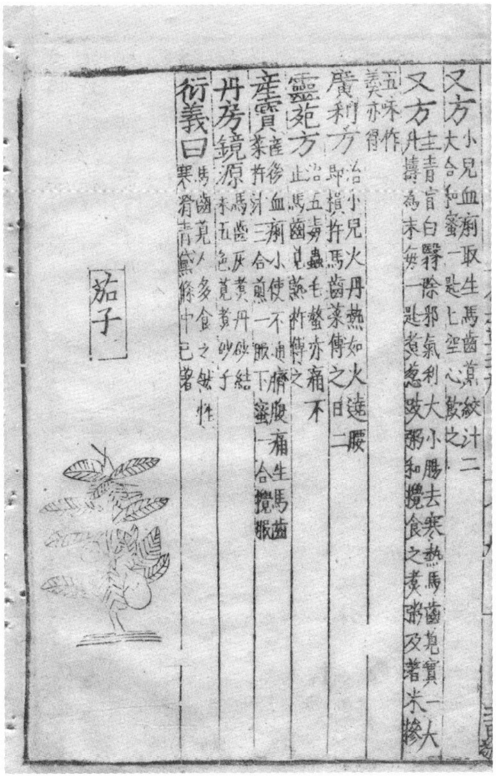

图 5-4-877　茄子

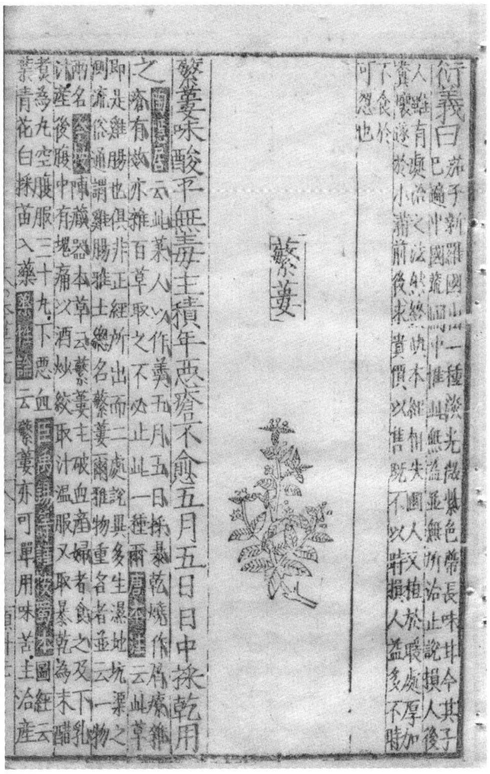

图 5-4-878　蘩蒌

本草圖經本經外草類總七十五種

菜戢州楊

水英

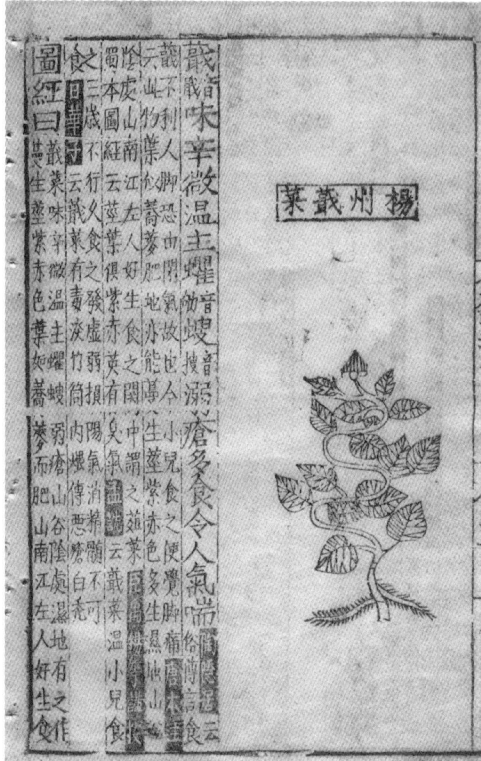

图 5-4-879　杨州戢菜

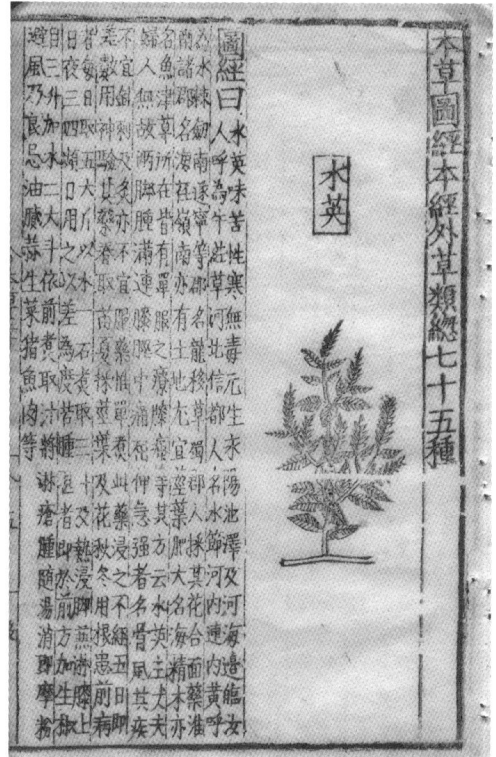

图 5-4-880　水英

麗春草

紫堇

吉州坐拏草

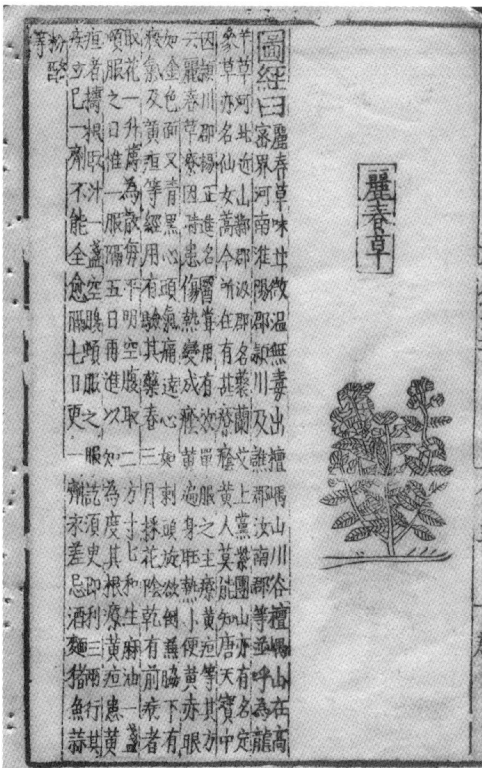

图 5-4-881　丽春草

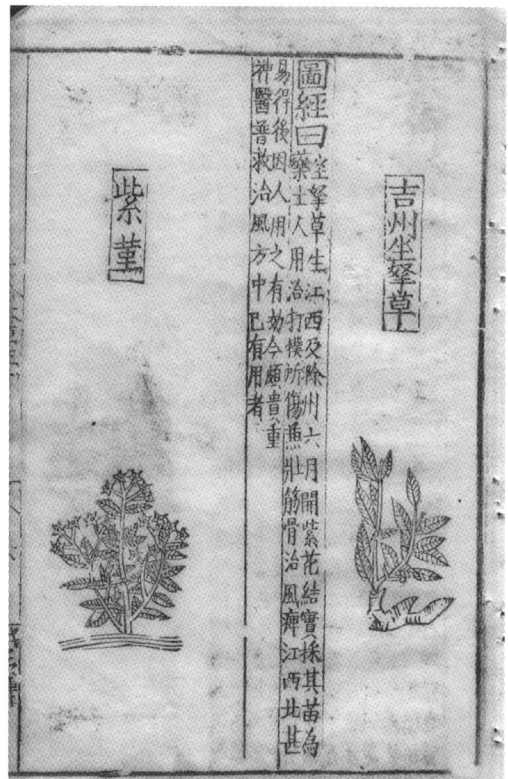

图 5-4-882　吉州坐拏草　　图 5-4-883　紫堇

常州杏叶草

图经曰

筠州水甘草

河中府地柏

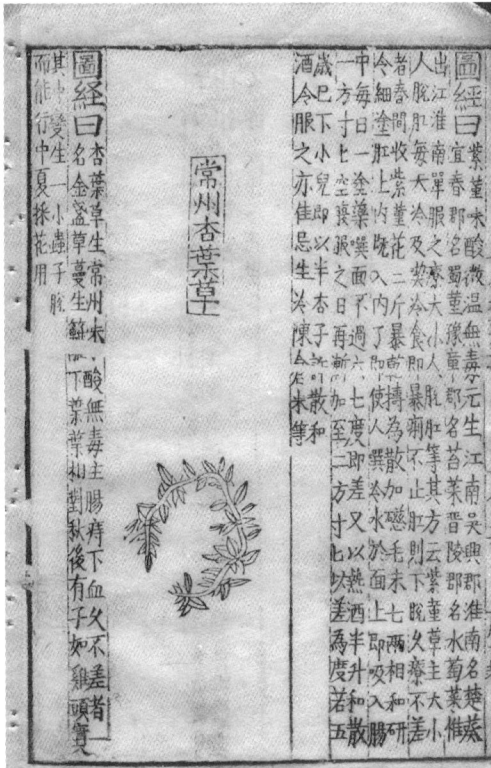

图 5-4-884　常州杏叶草

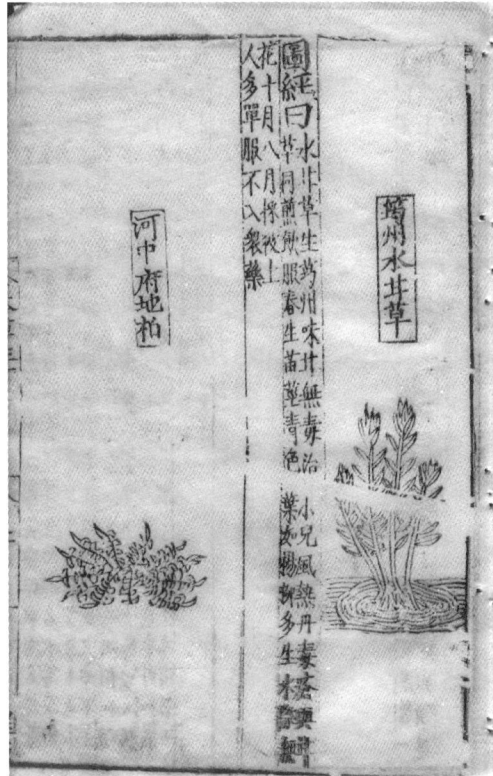

图 5-4-885　筠州水甘草　图 5-4-886　河中府地柏

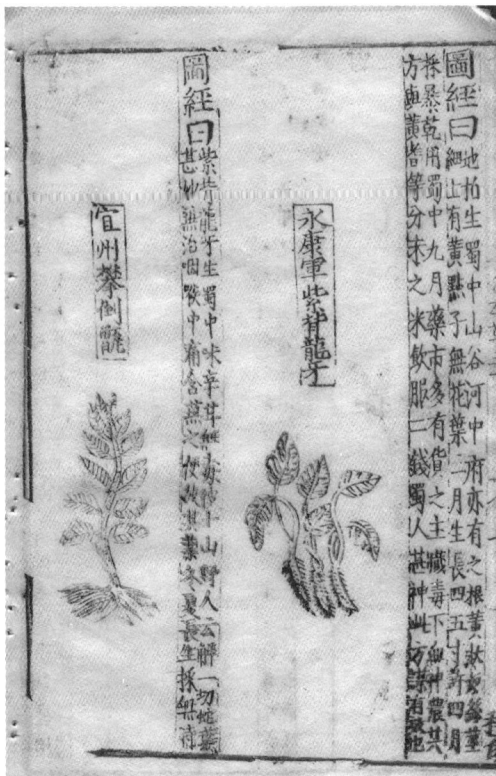

宜州攀倒甑

永康军紫背龙牙

图经曰

筠州佛甲草

秦州百乳草

图经曰

图 5-4-887　永康军紫背龙牙

图 5-4-888　宜州攀倒甑

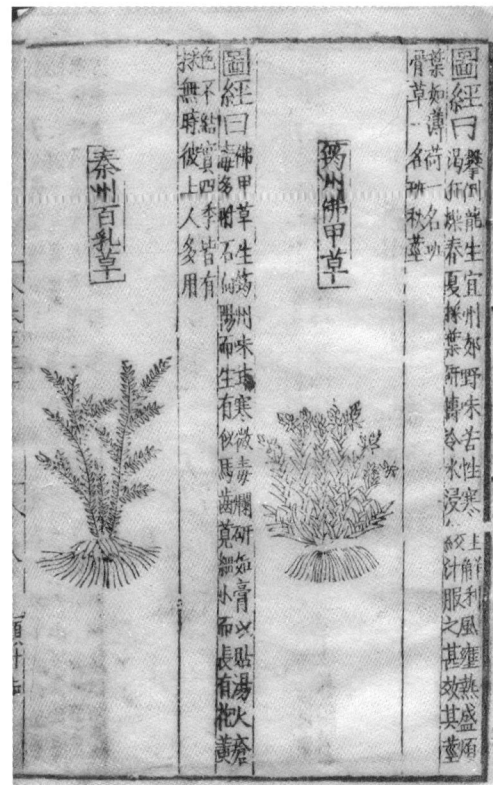

图 5-4-889　筠州佛甲草　图 5-4-890　秦州百乳草

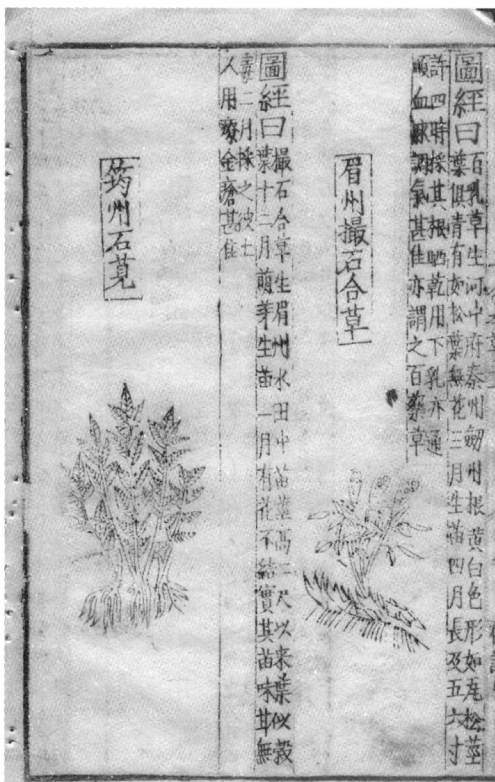

图 5-4-891　眉州撮石合草　图 5-4-892　筠州石苋

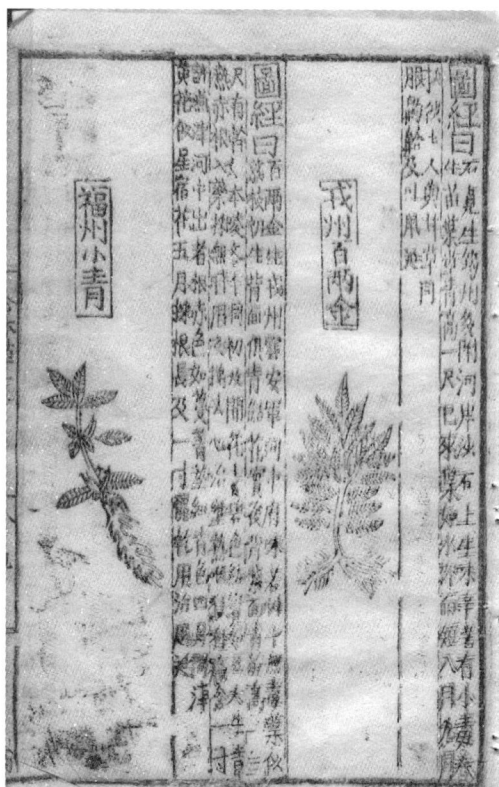

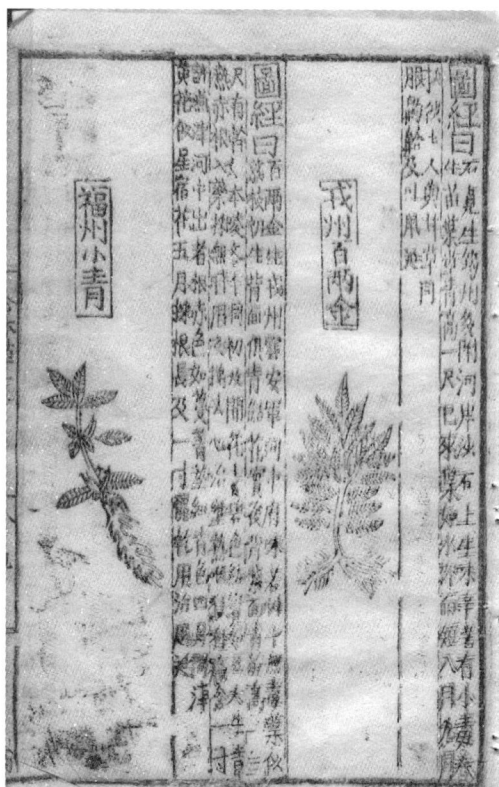

图 5-4-893　戎州百两金　图 5-4-894　福州小青

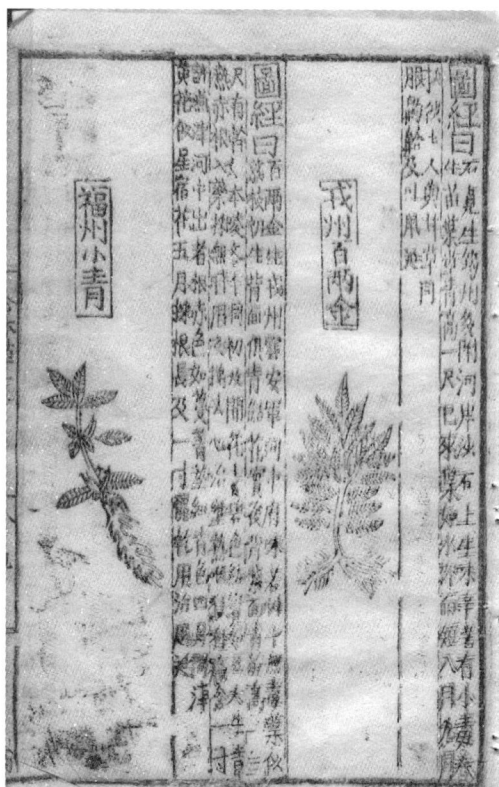

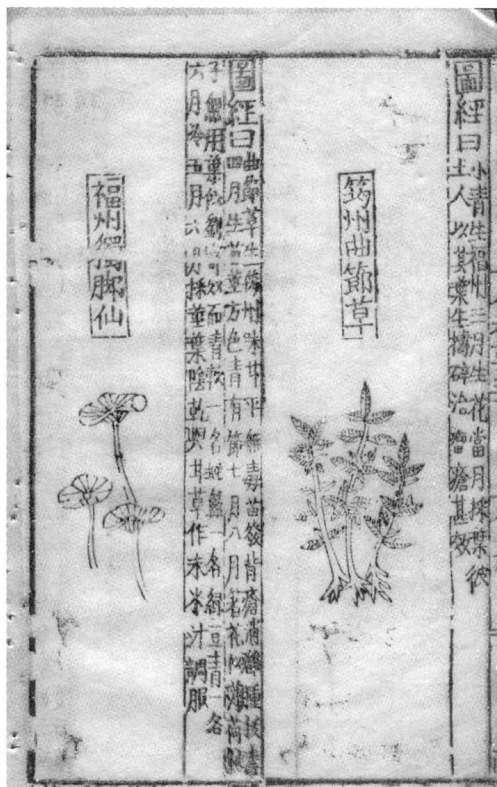

图 5-4-895　筠州曲节草　图 5-4-896　福州独脚仙

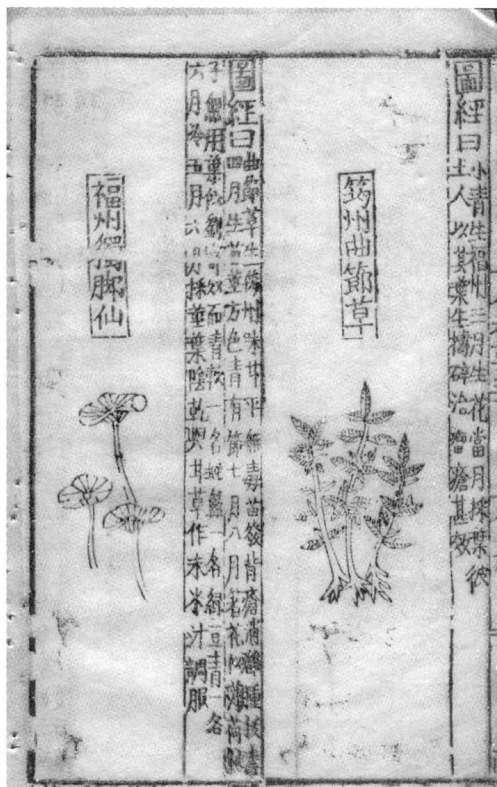

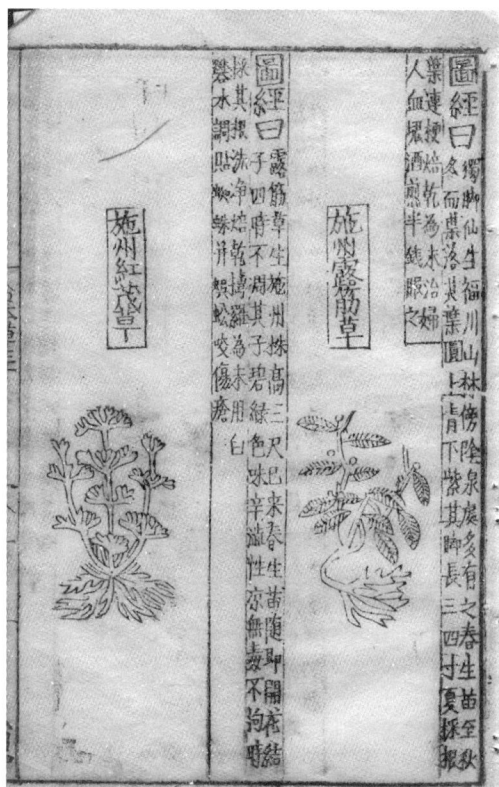

图 5-4-897　施州露筋草　图 5-4-898　施州红茂草

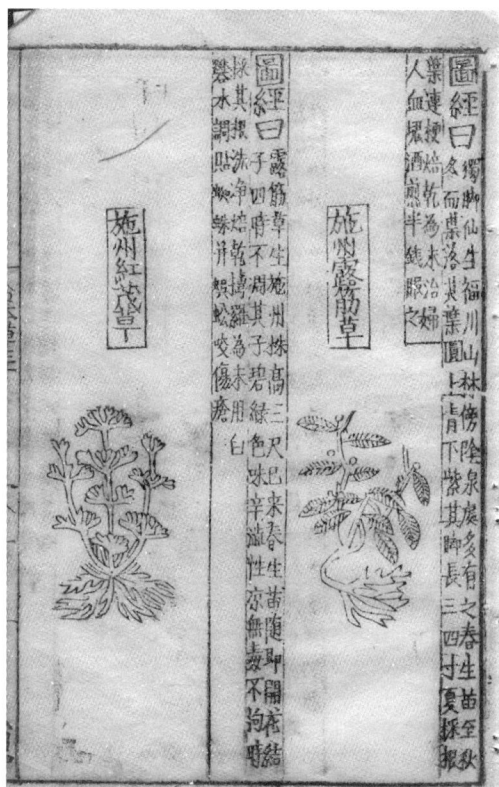

施州半天回

筠州见腫消

密州剪刀草

施州龍牙草

秦州苦芥子

施州野蘭根

施州都管草

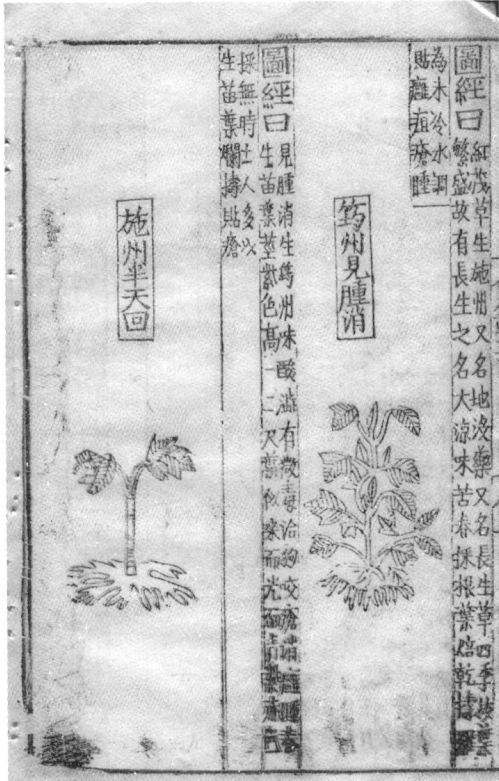

图 5-4-899　筠州见肿消　图 5-4-900　施州半天回

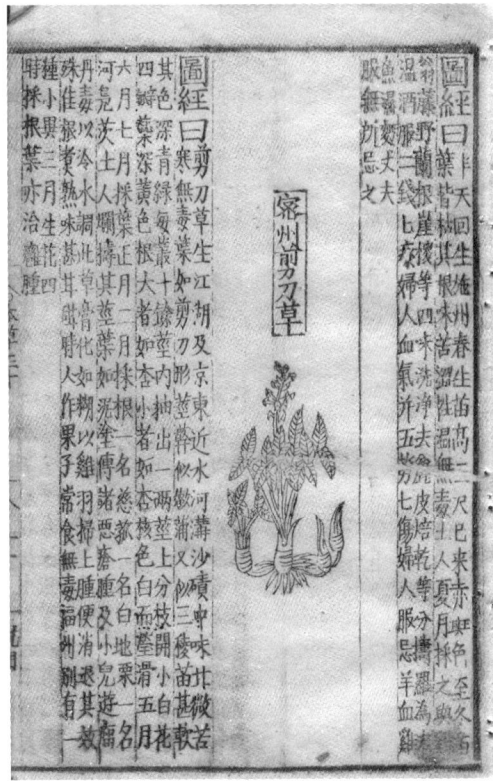

图 5-4-901　密州剪刀草

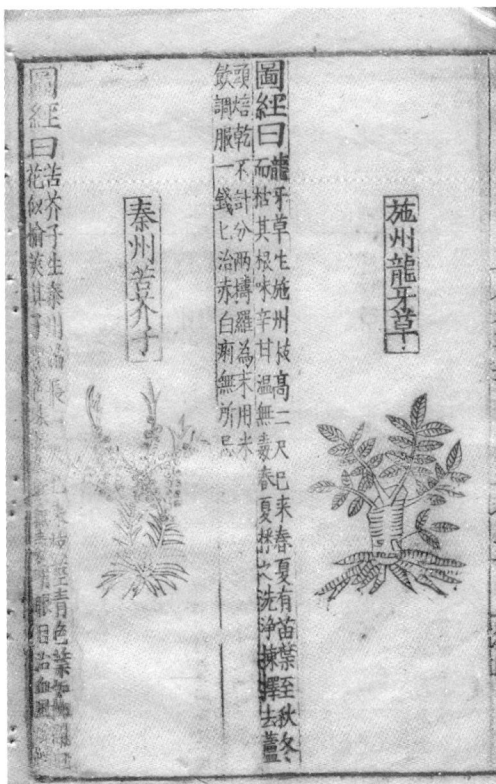

图 5-4-902　施州龙牙草　图 5-4-903　秦州苦芥子

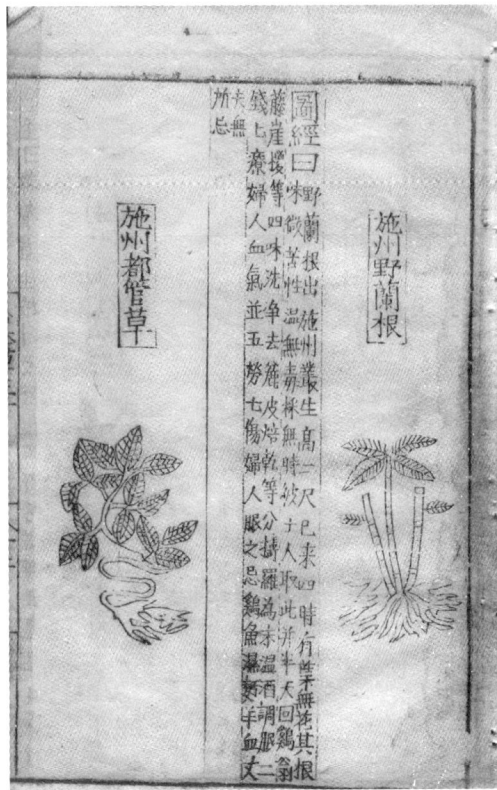

图 5-4-904　施州野兰根　图 5-4-905　施州都管草

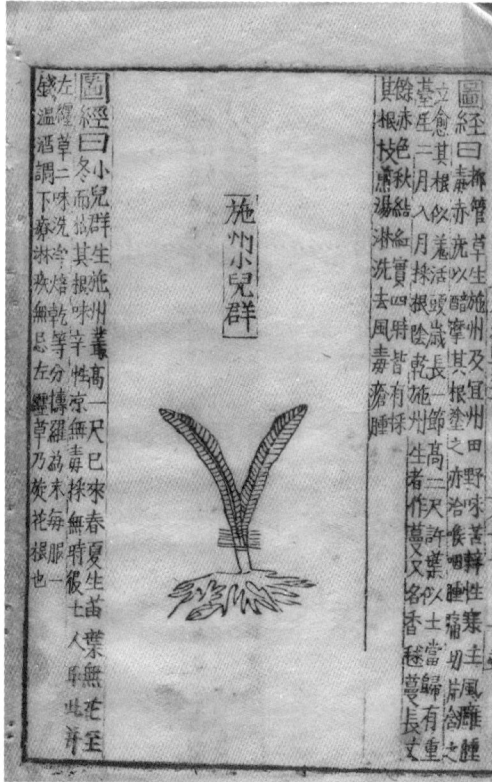

图 5-4-906　施州小儿群

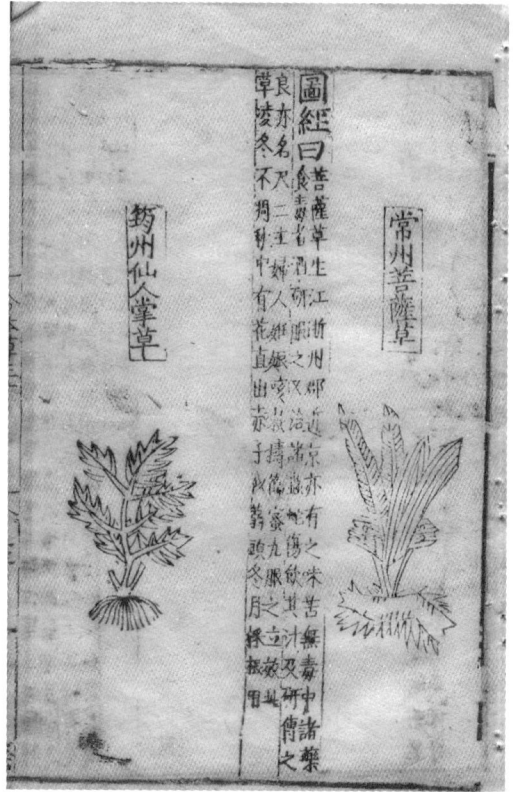

图 5-4-907　常州菩萨草　图 5-4-908　筠州仙人掌草

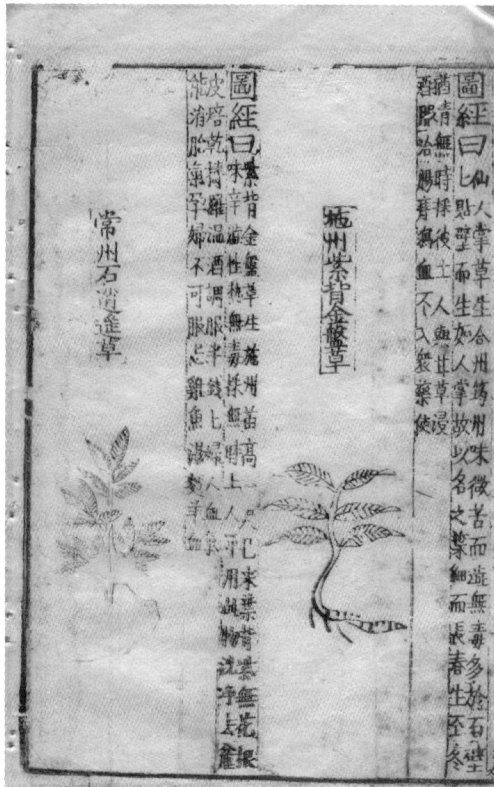

图 5-4-909　施州紫背金盘草

图 5-4-910　常州石逍遥草

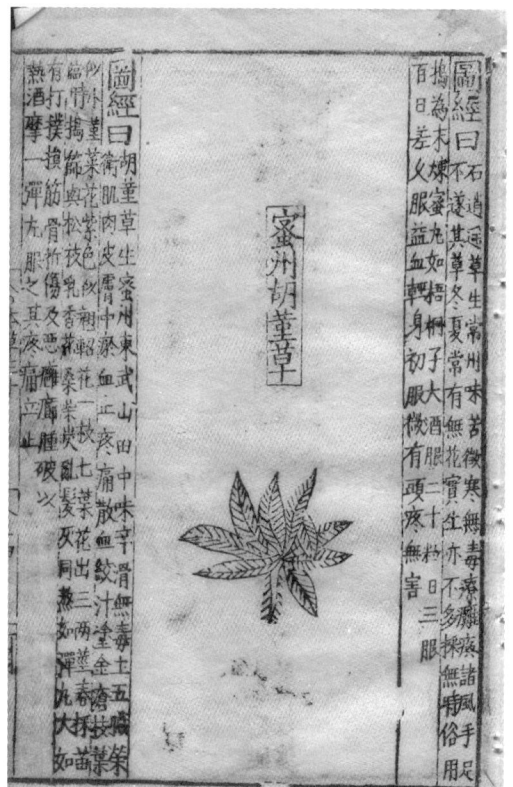

图 5-4-911　密州胡堇草

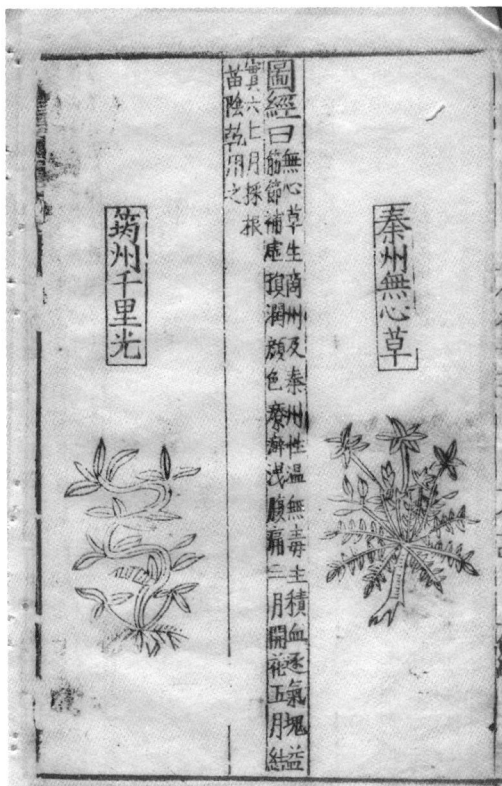

图 5-4-912　秦州无心草　图 5-4-913　筠州千里光

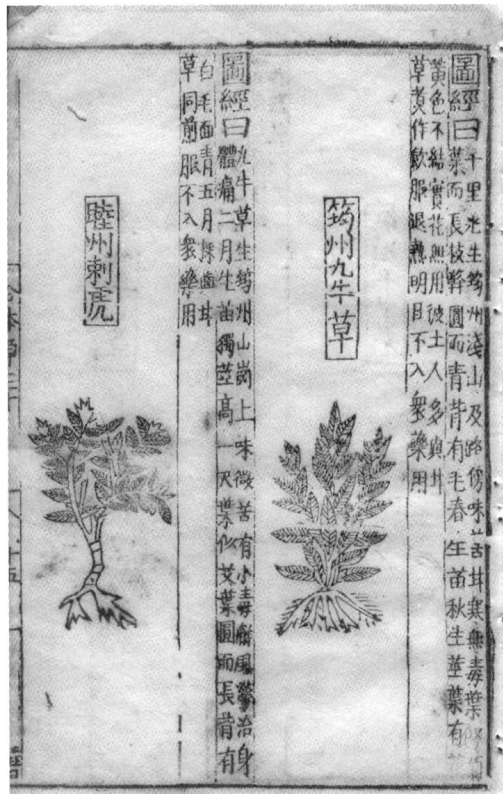

图 5-4-914　筠州九牛草　图 5-4-915　睦州刺虎

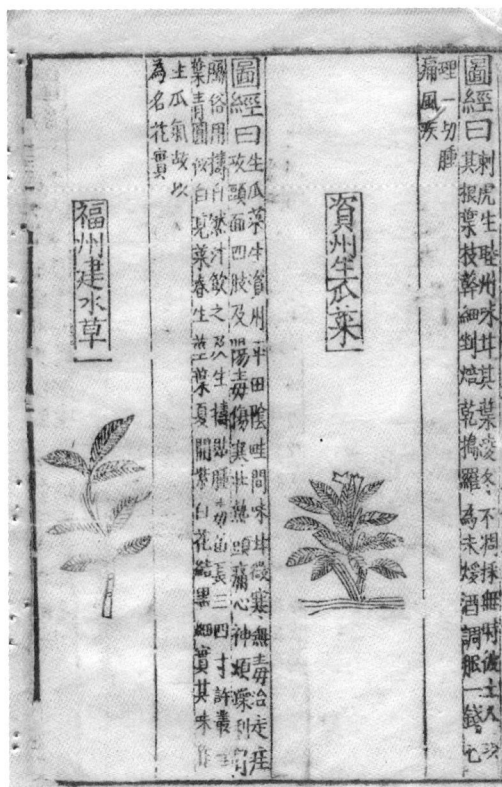

图 5-4-916　资州生瓜菜　图 5-4-917　福州建水草

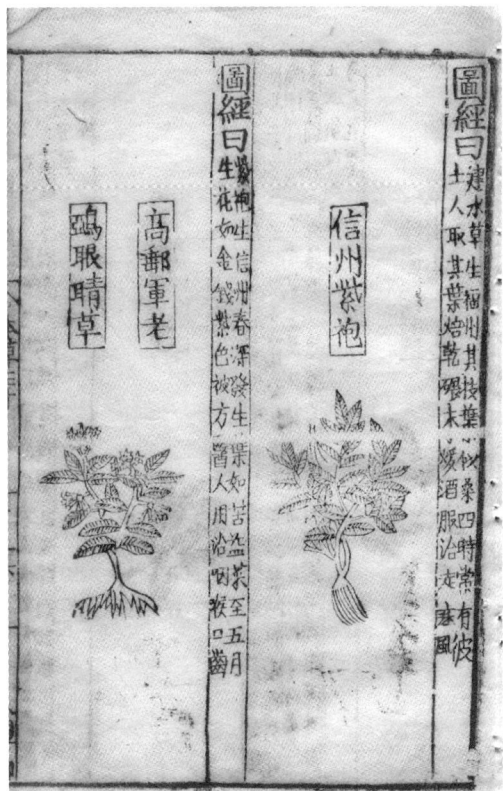

图 5-4-918　信州紫袍
图 5-4-919　高邮军老鸦眼睛草

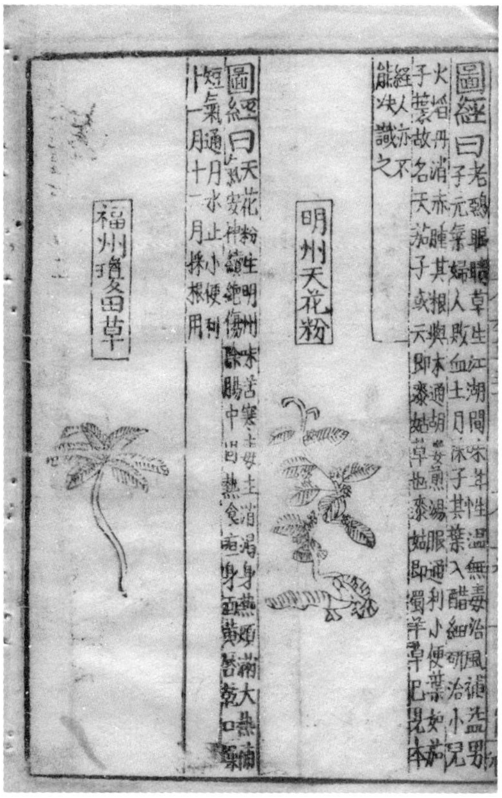

图 5-4-920　明州天花粉　图 5-4-921　福州琼田草

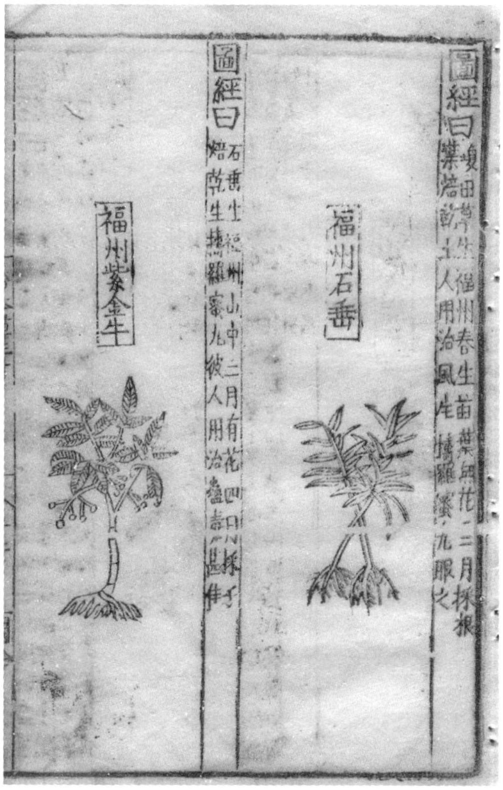

图 5-4-922　福州石垂　图 5-4-923　福州紫金牛

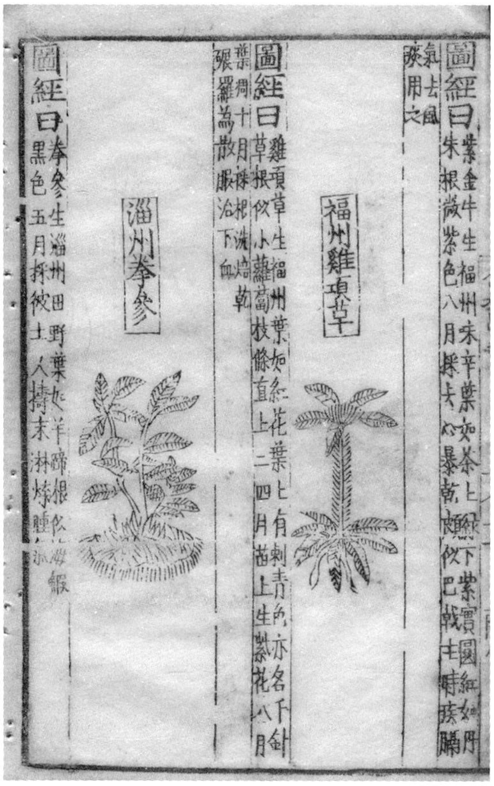

图 5-4-924　福州鸡项草　图 5-4-925　淄州拳参

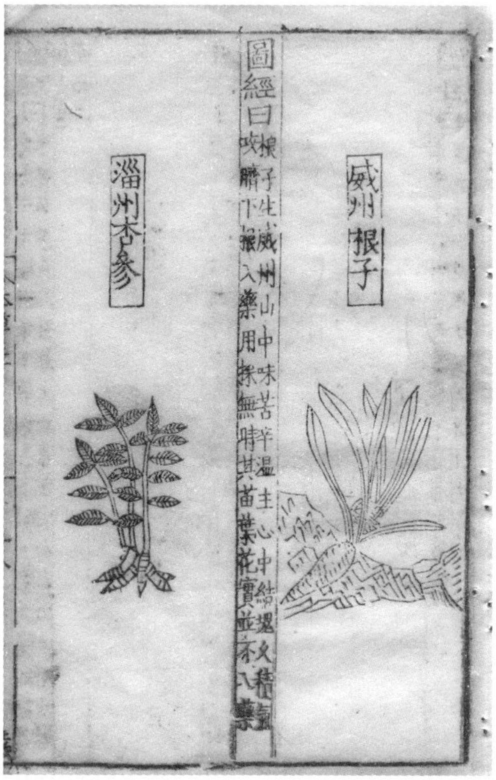

图 5-4-926　威州根子　图 5-4-927　淄州杏参

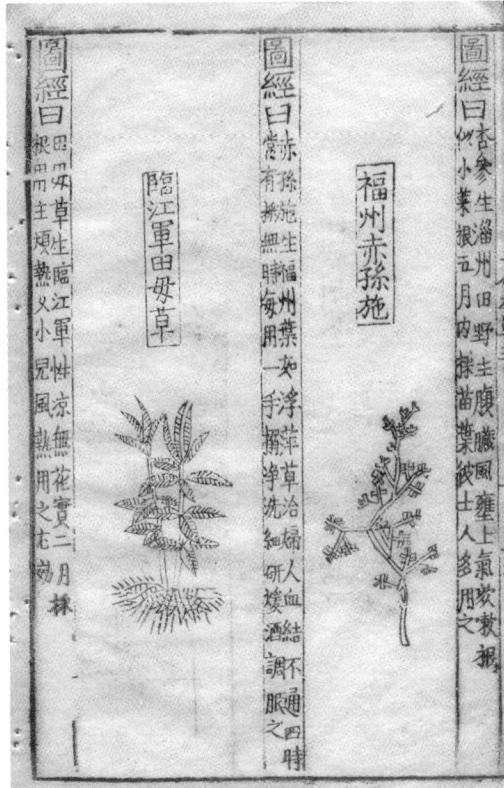

图 5-4-928　福州赤孙施　图 5-4-929　临江军田母草

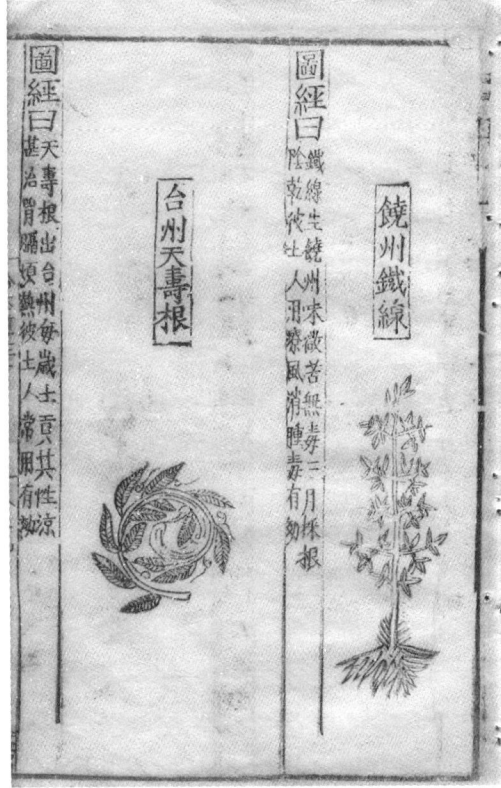

图 5-4-930　饶州铁线　图 5-4-931　台州天寿根

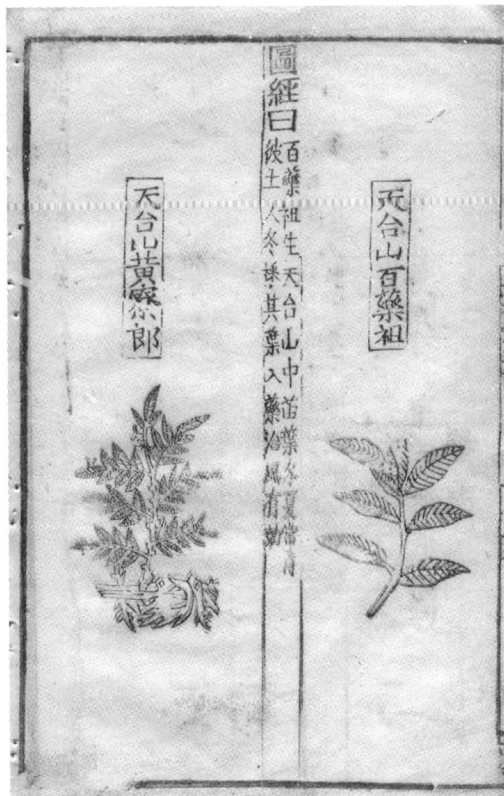

图 5-4-932　天台山百药祖
图 5-4-933　天台山黄寮郎

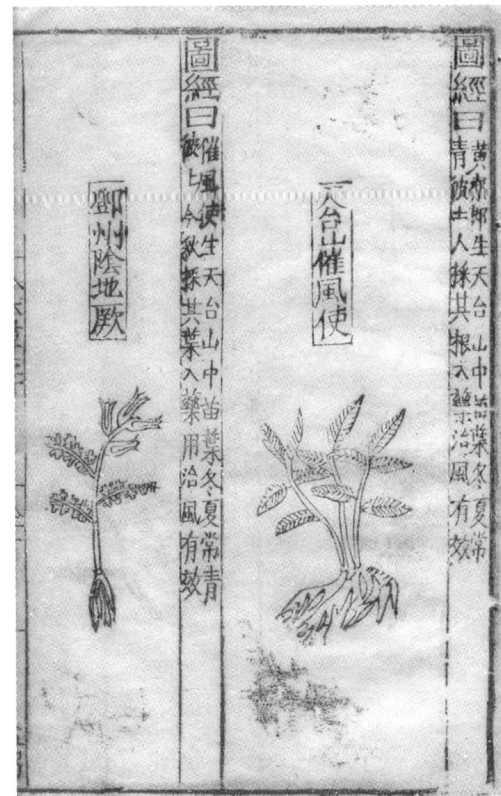

图 5-4-934　天台山催风使
图 5-4-935　邓州阴地厥

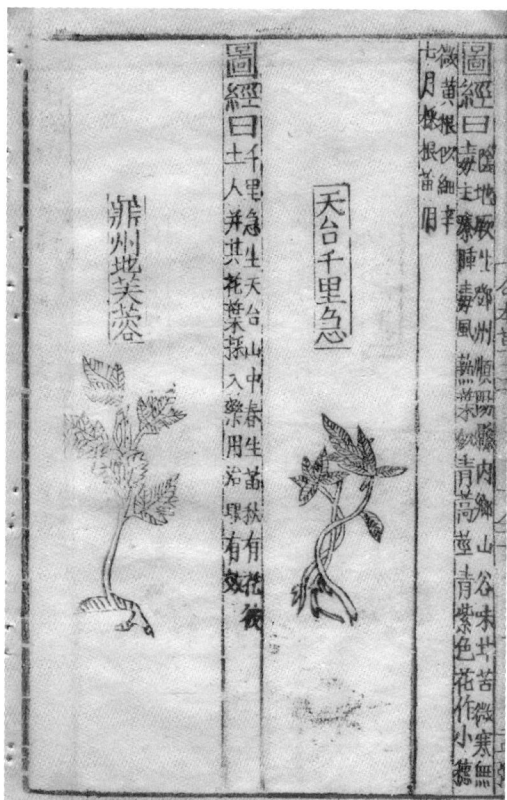

图 5-4-936　天台山千里急　图 5-4-937　鼎州地芙蓉

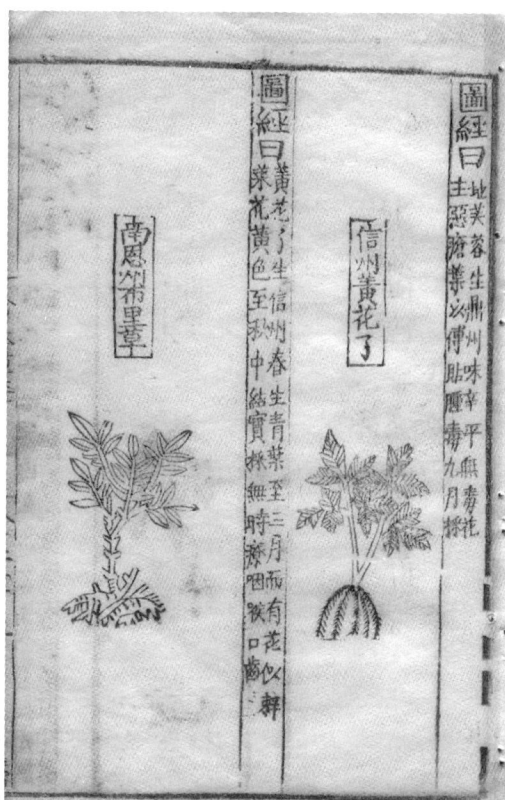

图 5-4-938　信州黄花了　图 5-4-939　南恩州布里草

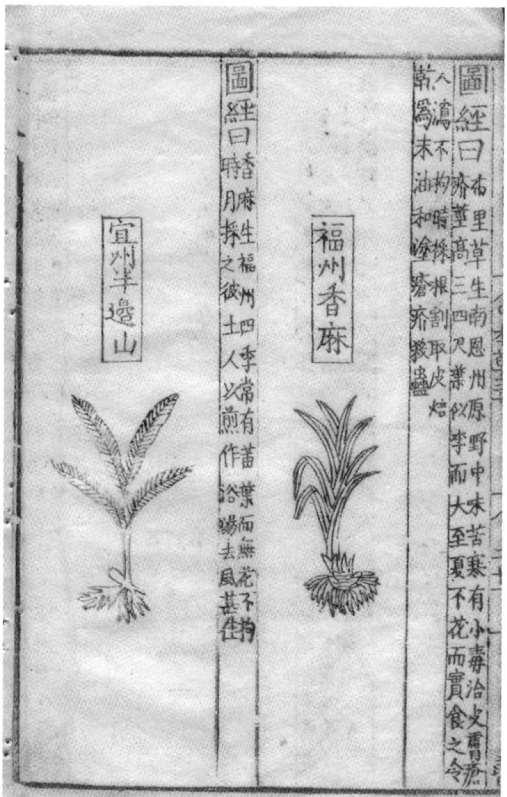

图 5-4-940　福州香麻　图 5-4-941　宜州半边山

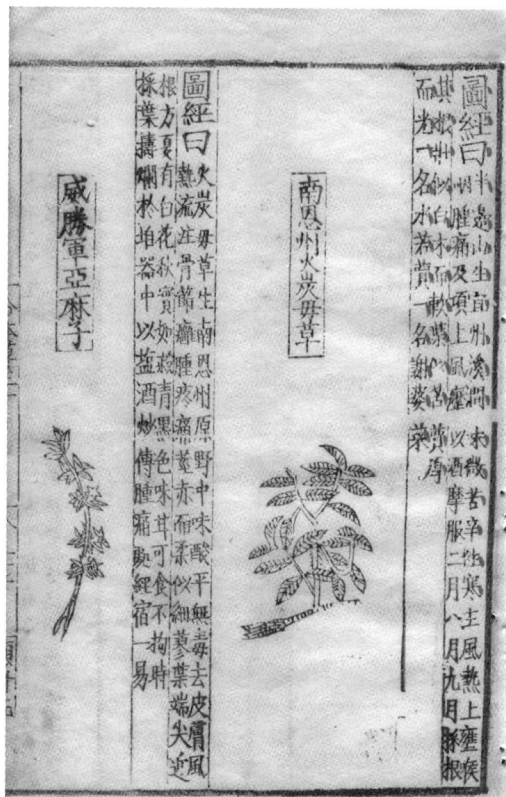

图 5-4-942　南恩州火炭母草

图 5-4-943　威胜军亚麻子

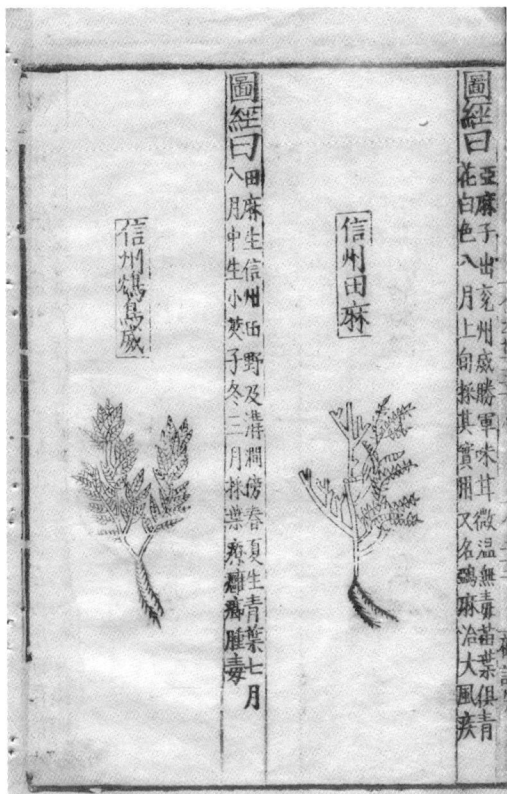

图 5-4-944　信州田麻　图 5-4-945　信州鹀鸟威

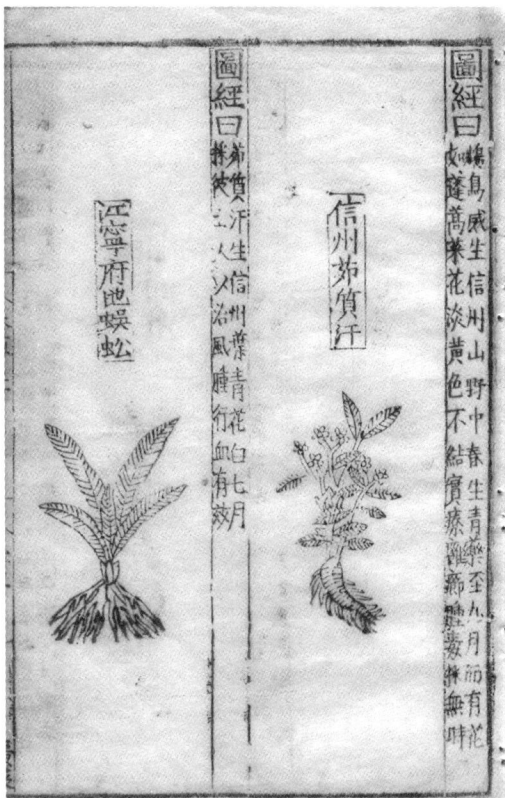

图 5-4-946　信州茆质汗　图 5-4-947　江宁府地蜈蚣

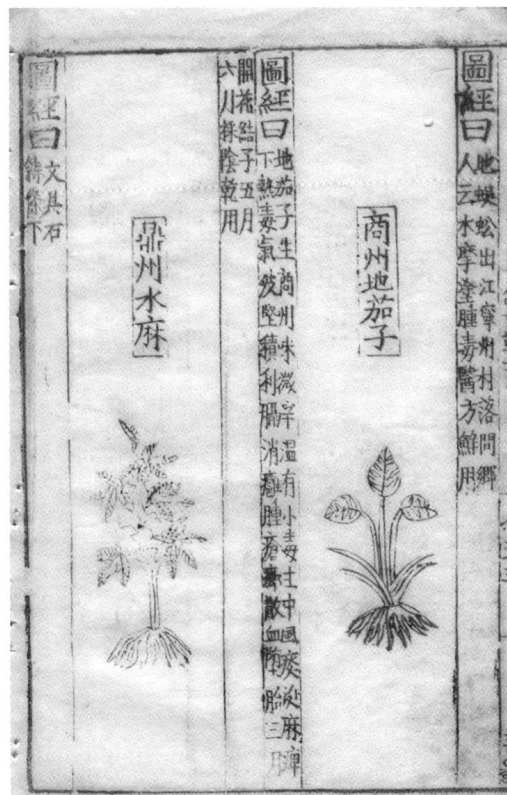

图 5-4-948　商州地茄子　图 5-4-949　鼎州水麻

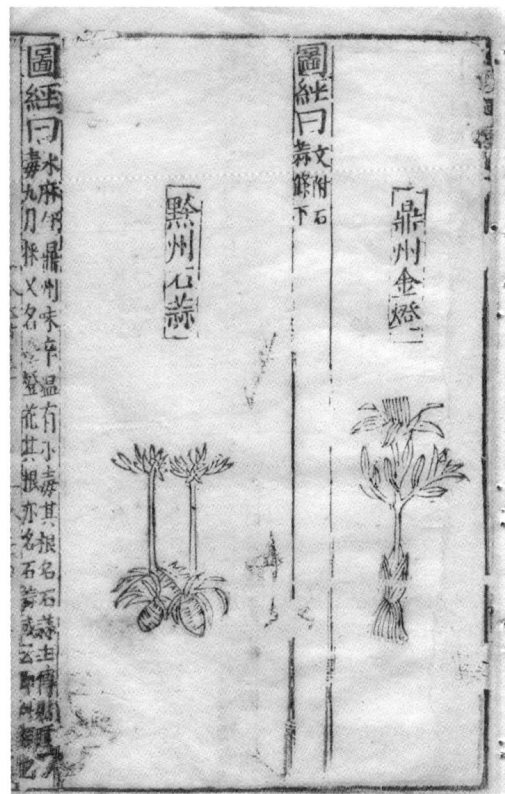

图 5-4-950　鼎州金灯　图 5-4-951　黔州石蒜

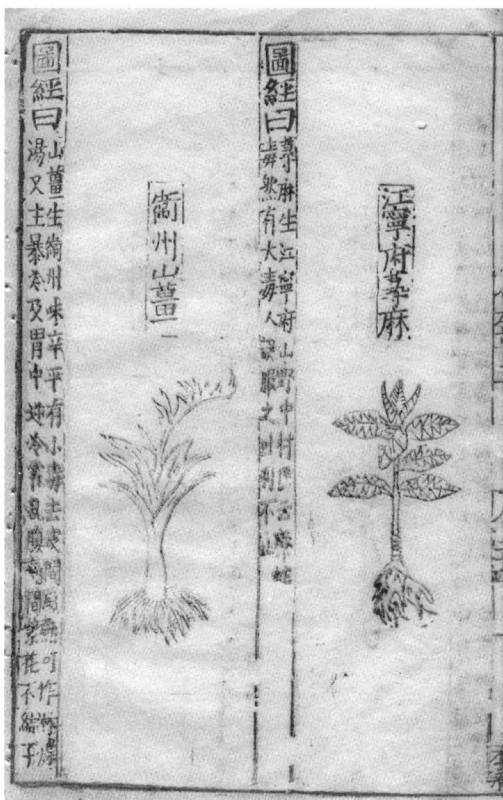

图 5-4-952　江宁府荨麻　图 5-4-953　卫州山姜

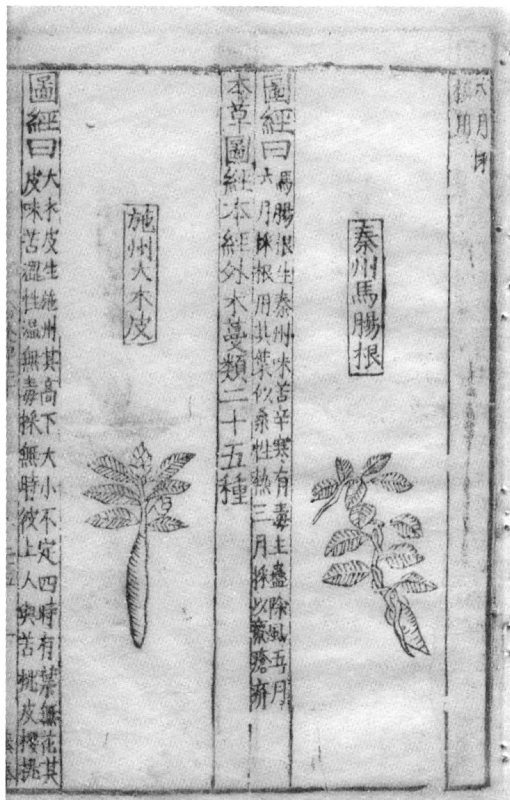

图 5-4-954　秦州马肠根　图 5-4-955　施州大木皮

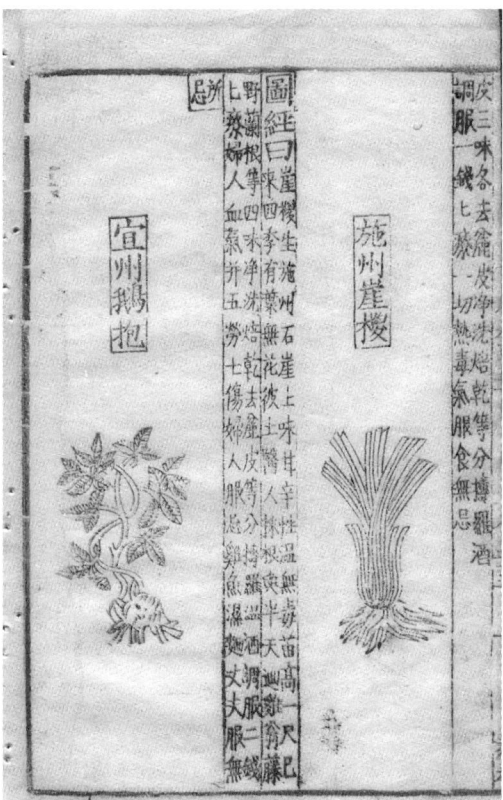

图 5-4-956　施州崖棕　图 5-4-957　宜州鹅抱

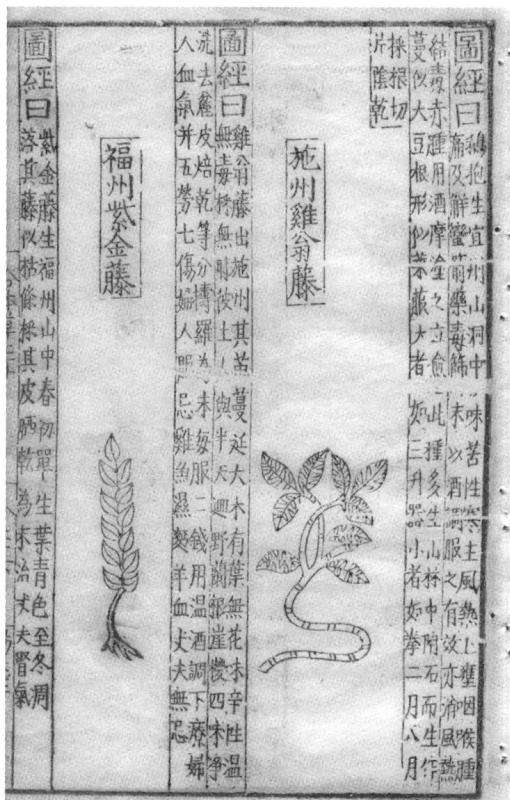

图 5-4-958　施州鸡翁藤　图 5-4-959　福州紫金藤

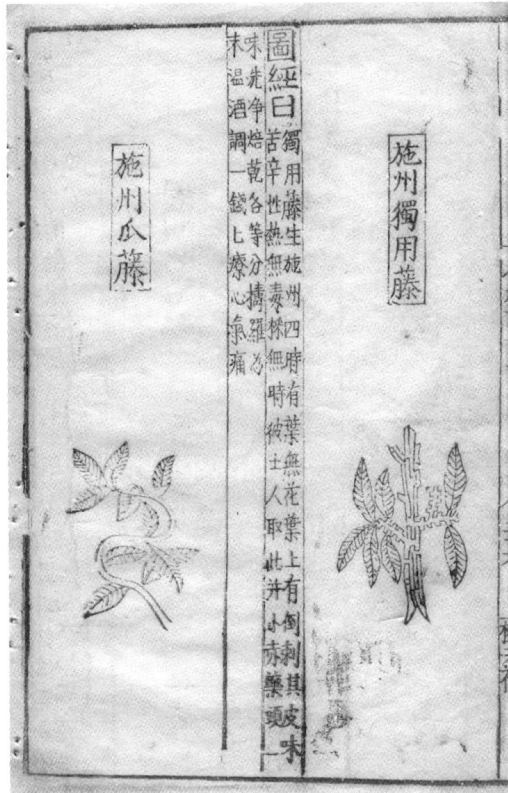

图 5-4-960 施州独用藤　图 5-4-961 施州瓜藤

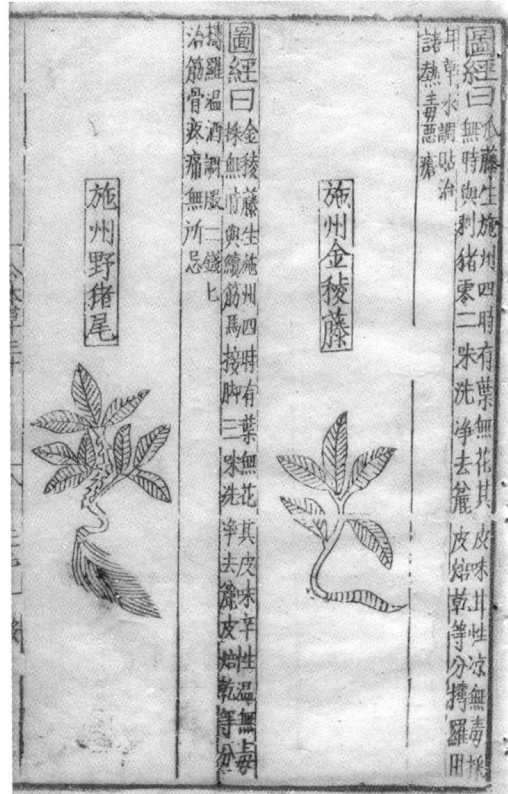

图 5-4-962 施州金棱藤　图 5-4-963 施州野猪尾

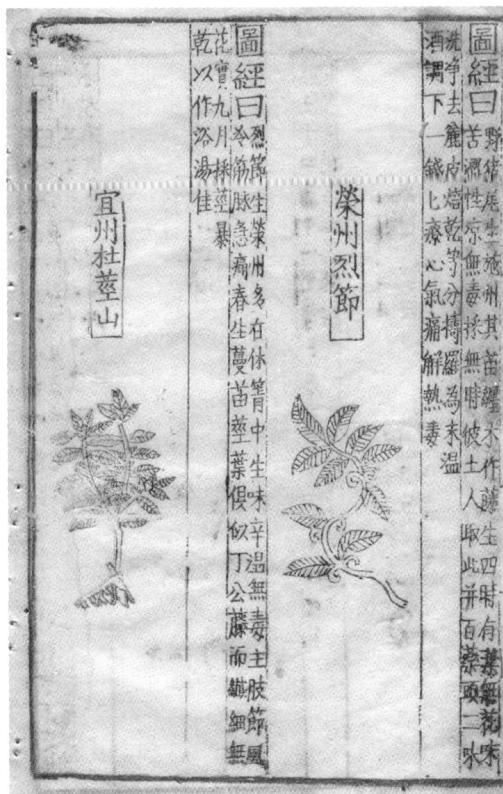

图 5-4-964 荣州烈节　图 5-4-965 宜州杜茎山

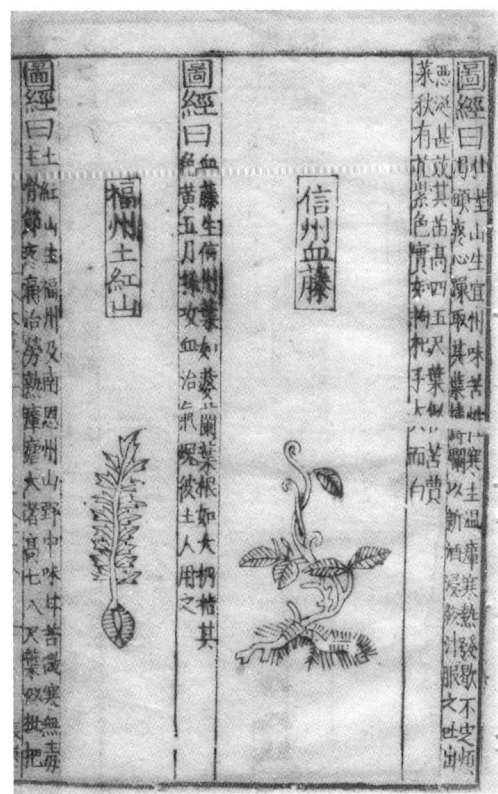

图 5-4-966 信州血藤　图 5-4-967 福州土红山

圖經曰百棱藤冬採發入藥治益肝臟十人用之有效

台州祁婆藤

天台百棱藤

末每服一錢水一盞生薑一片同煎取出去滓令温放冷服之佳

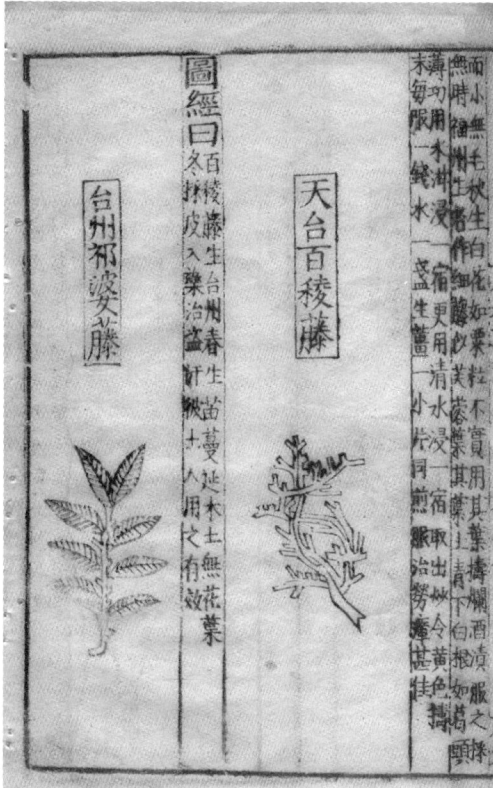

图 5-4-968　天台百棱藤　图 5-4-969　台州祁婆藤

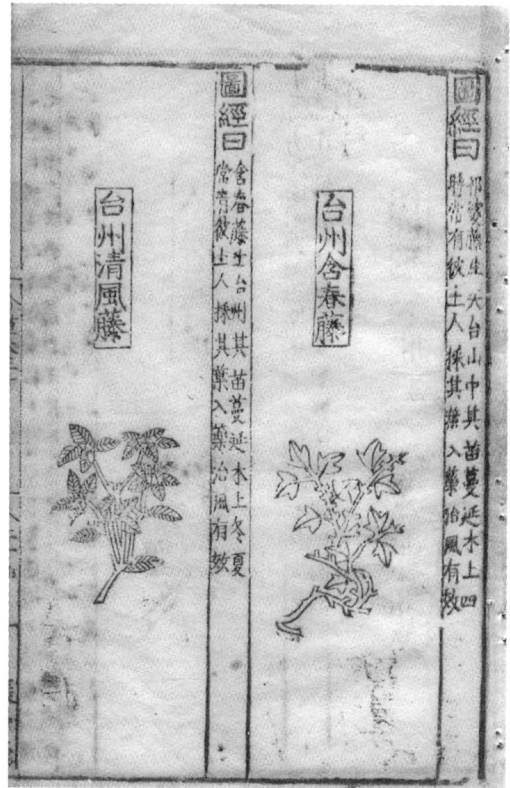

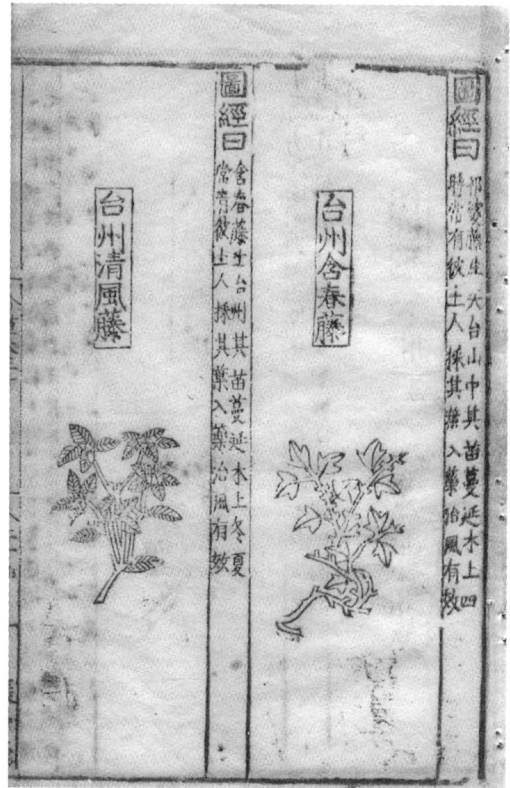

圖經曰含春藤生台州其苗蔓延木上冬夏常茂採其莖葉入藥治風有效

台州清風藤

台州含春藤

圖經曰祁婆藤生天台山中其苗蔓延木上四時采花有效壮人採其莖入藥治風有效

图 5-4-970　台州含春藤　图 5-4-971　台州清风藤

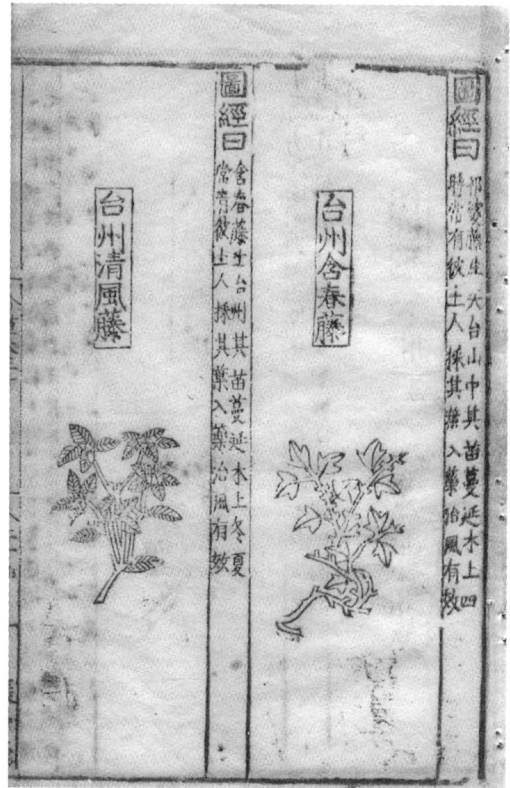

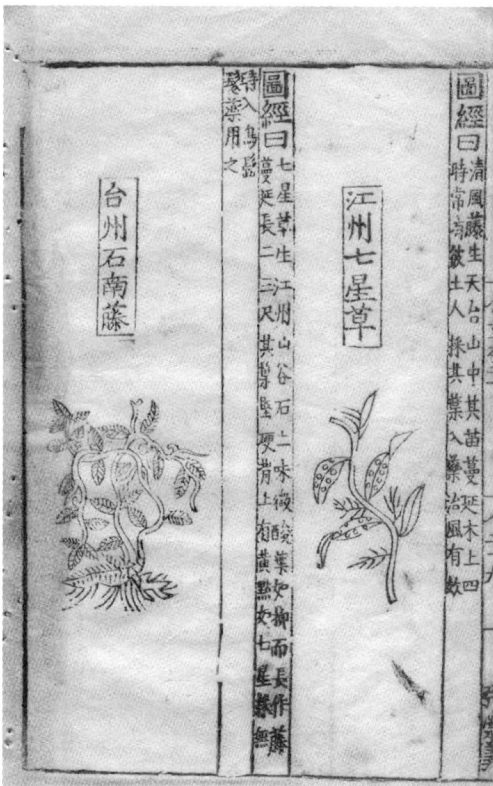

圖經曰七星草生江州山谷石上一味搗爛黃如雞而長作簿傅入烏鰡敷藥用之

台州石南藤

江州七星草

圖經曰清風藤生天台山中其苗蔓延木上四時采花壮人採其莖入藥治風有效

图 5-4-972　江州七星草　图 5-4-973　台州石南藤

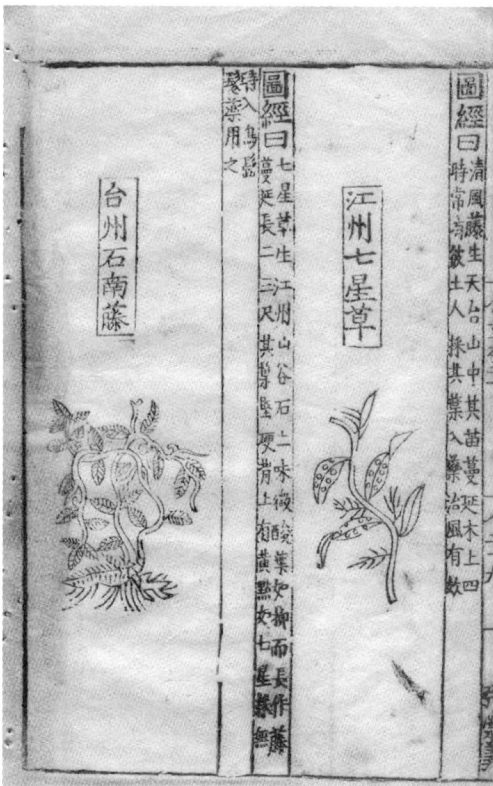

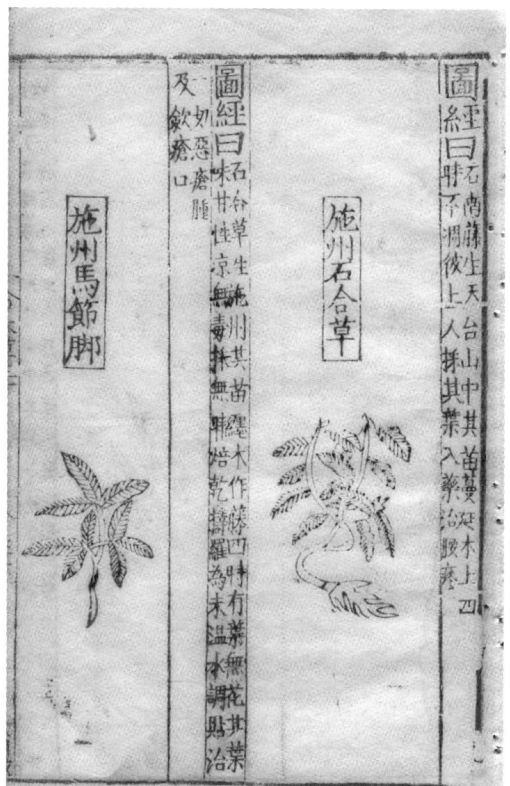

圖經曰石合草生施州其苗蔓木作藤四時有葉無花其葉採無時焙乾搗羅為末溫水調貼治

施州馬節脚

施州石合草

圖經曰石南藤生天台山中其苗蔓延木上四時不凋彼上人採其葉入藥治腰痛

图 5-4-974　施州石合草　图 5-4-975　施州马节脚

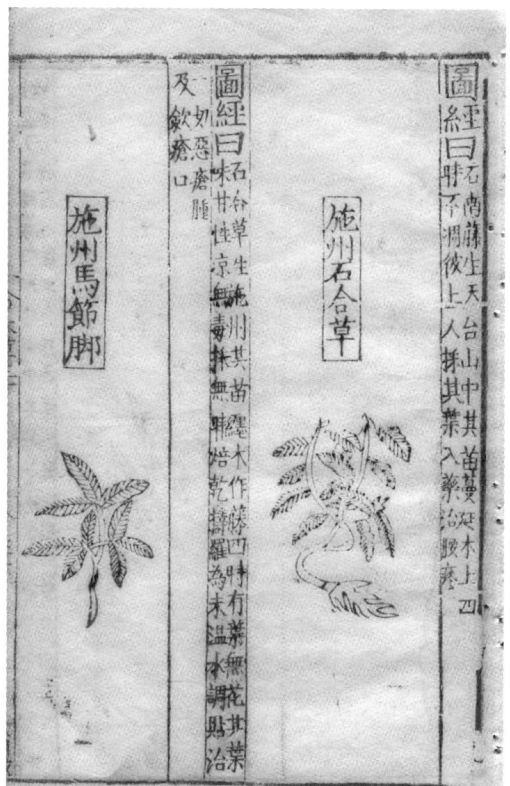

滁州棠毬子

淄州芥心草

圖經曰芥心草生淄州田野初生似漆姑草苗葉彼土人謂之芥心草引蔓白色根……

圖經曰棠毬子出滁州三月採苗葉陰乾彼土人持末敷瘡甚效……

邛州醋林子

圖經曰醋林子出邛州三月開花……

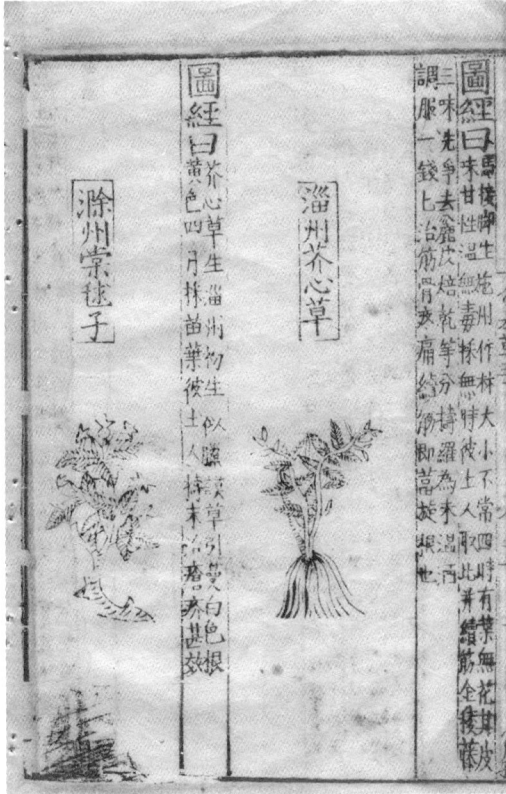

图 5-4-976　淄州芥心草　图 5-4-977　滁州棠毬子

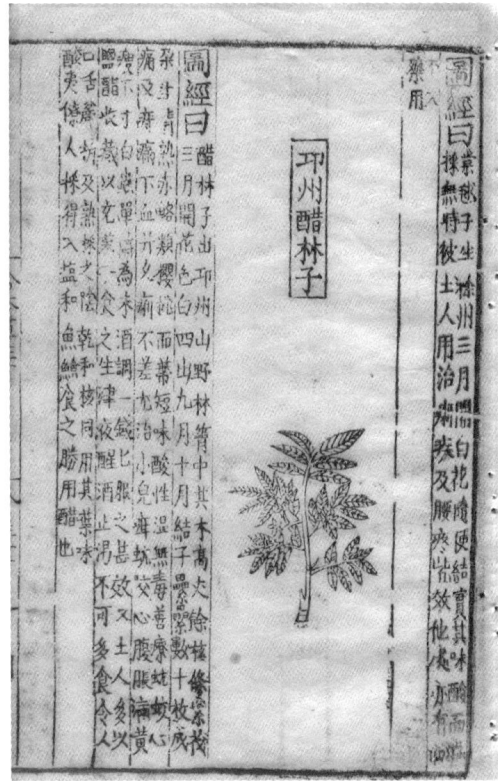

图 5-4-978　邛州醋林子

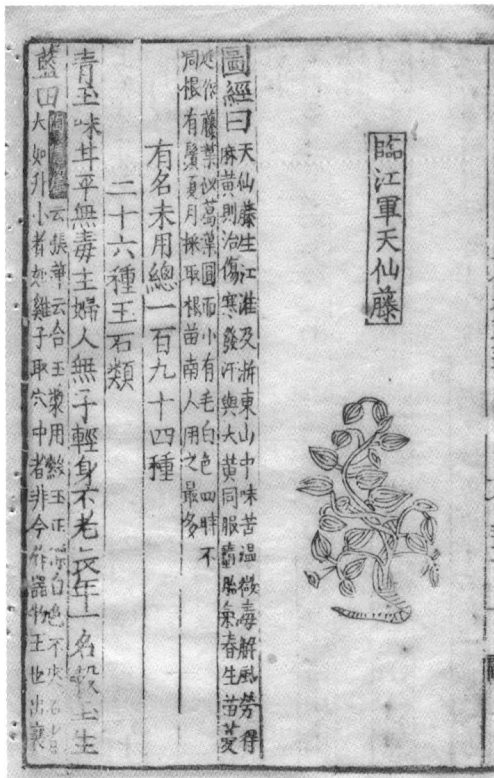

臨江軍天仙藤

圖經曰天仙藤生江淮及浙東山中味苦溫微毒解风劳得……

青玉味甘平無毒主婦人無子輕身不老延年……

藍田……

有名未用總一百九十四種

二十六種玉石類

图 5-4-979　临江军天仙藤

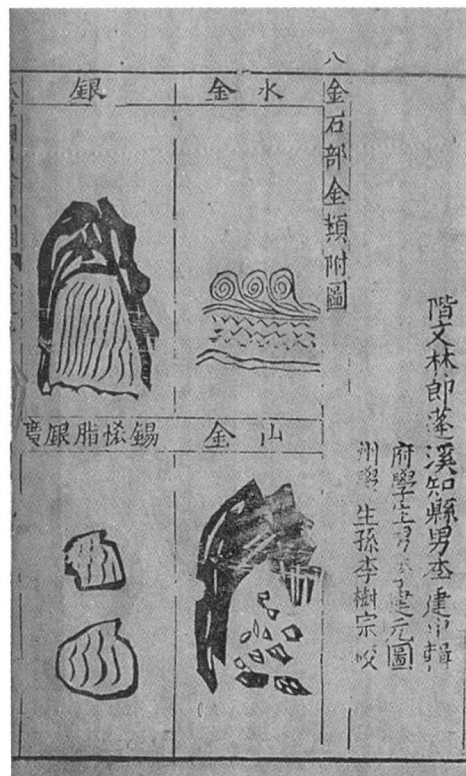

八金石部金類附圖

銀　　金　水

鸎鿒脂　錫　金　山

隋文林郎筆溪知縣男丞建中輯

府學生男丞建元圖

州學生孫李樹宗校

图 5-4-980　水金　　图 5-4-981　山金

图 5-4-982　锡吝脂银矿

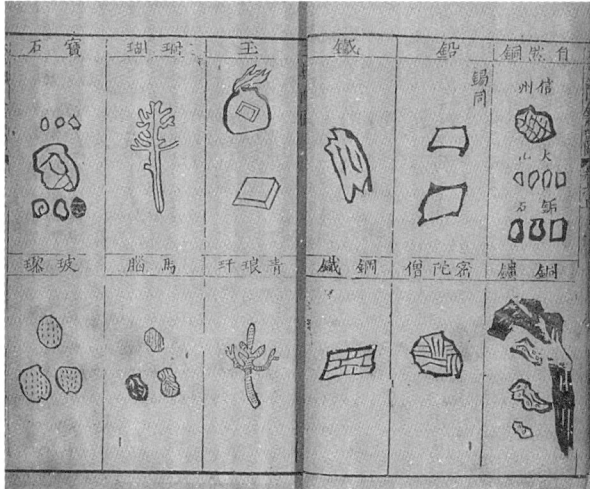

图 5-4-983　铜矿　　图 5-4-984　马脑
图 5-4-985　宝石　　图 5-4-986　玻璃

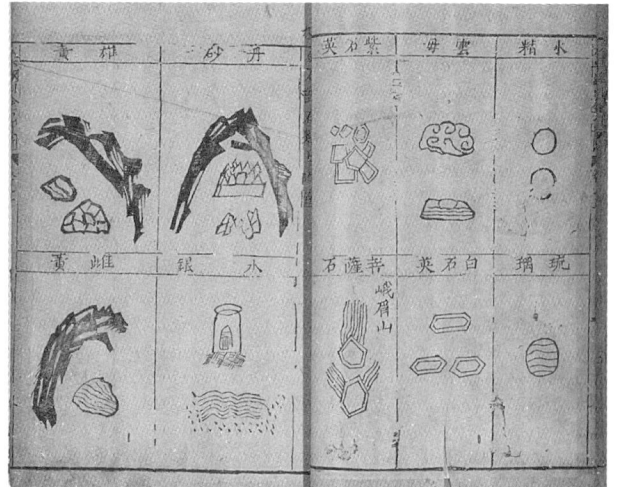

图 5-4-987　水精　　　　　图 5-4-988　琉璃
图 5-4-989　菩萨石

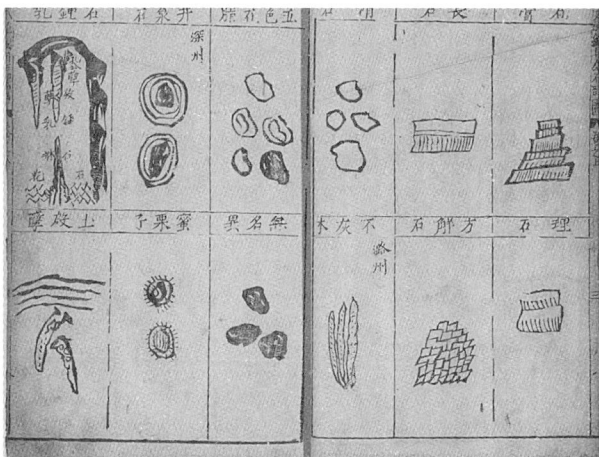

图 5-4-990　理石　　　图 5-4-991　方解石
图 5-4-992　五色石脂　图 5-4-993　蜜栗子
图 5-4-994　土殷孽

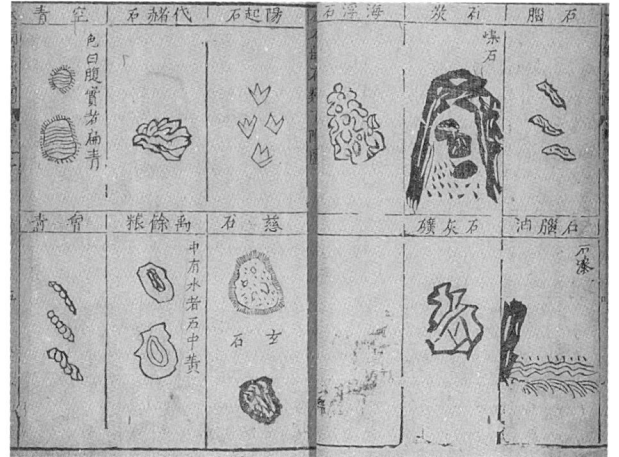

图 5-4-995　石脑　　　图 5-4-996　石脑油
图 5-4-997　石炭　　　图 5-4-998　海浮石

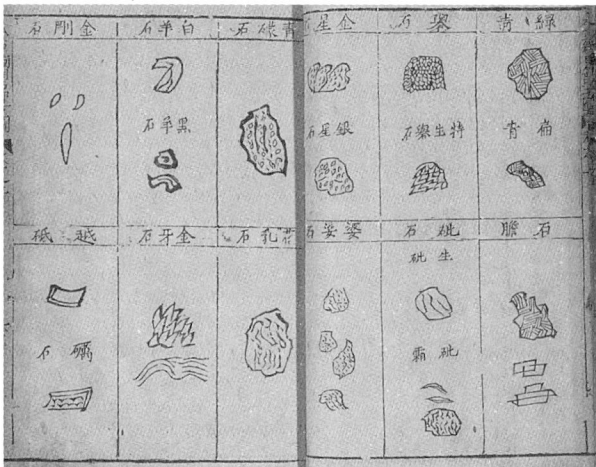

图 5-4-999　礜石　　　　图 5-4-1000　砒石
图 5-4-1001　青礞石　　图 5-4-1002　金牙石
图 5-4-1003　金刚石　　图 5-4-1004　越砥

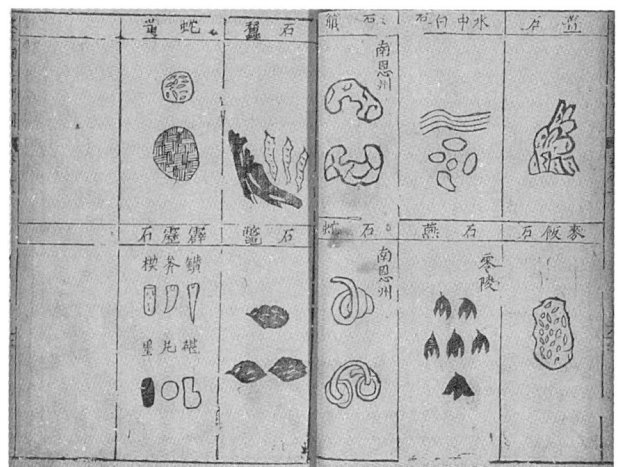

图 5-4-1005　麦饭石　图 5-4-1006　水中白石
图 5-4-1007　石蚕　　图 5-4-1008　石鳖
图 5-4-1009　霹雳石

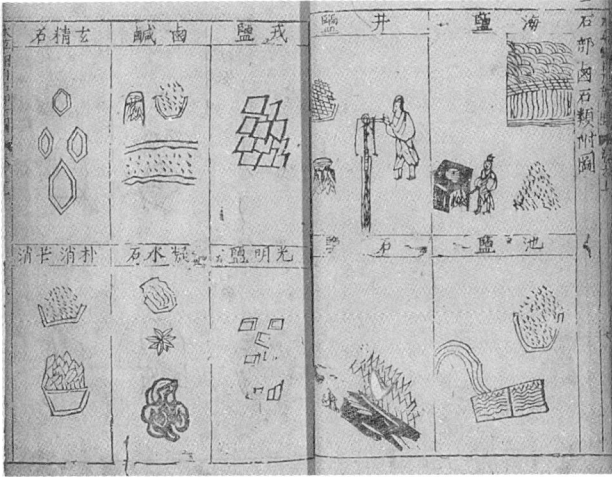

图 5-4-1010　海盐　图 5-4-1011　池盐　图 5-4-1012　井盐
图 5-4-1013　石盐　图 5-4-1014　戎盐　图 5-4-1015　光明盐
图 5-4-1016　卤碱

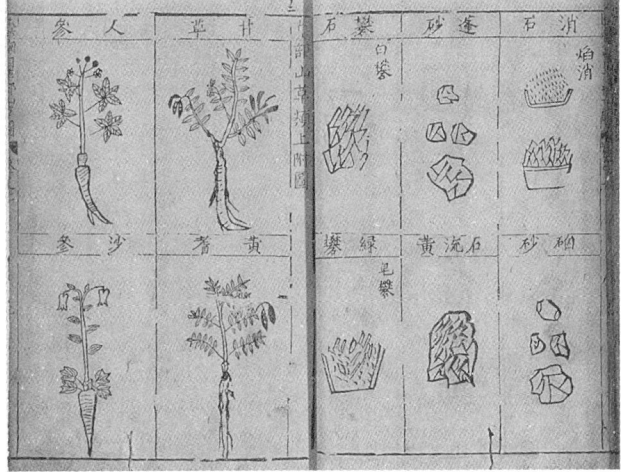

图 5-4-1017　绿矾

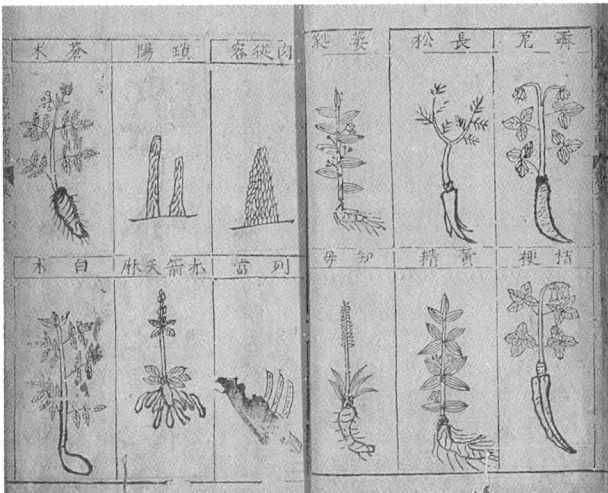

图 5-4-1018　长松　图 5-4-1019　列当　图 5-4-1020　锁阳
图 5-4-1021　苍术　图 5-4-1022　白术

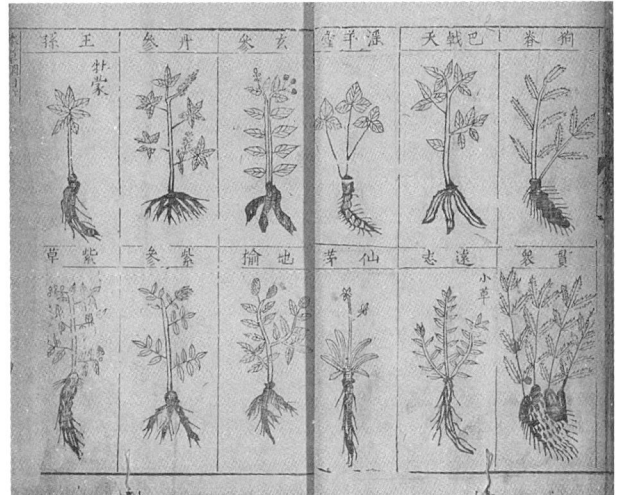

图 5-4-1023　王孙

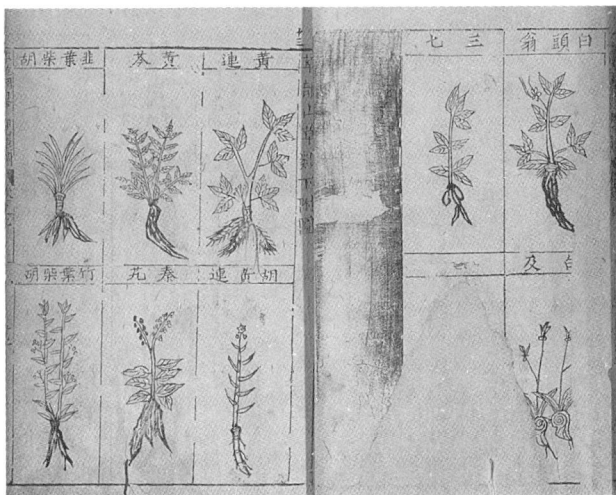

图 5-4-1024　三七　图 5-4-1025　韭叶柴胡
图 5-4-1026　竹叶柴胡

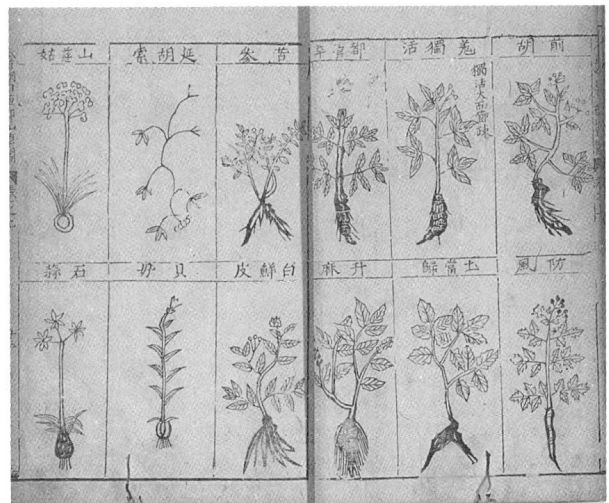

图 5-4-1027　土当归　图 5-4-1028　延胡索
图 5-4-1029　山慈菇

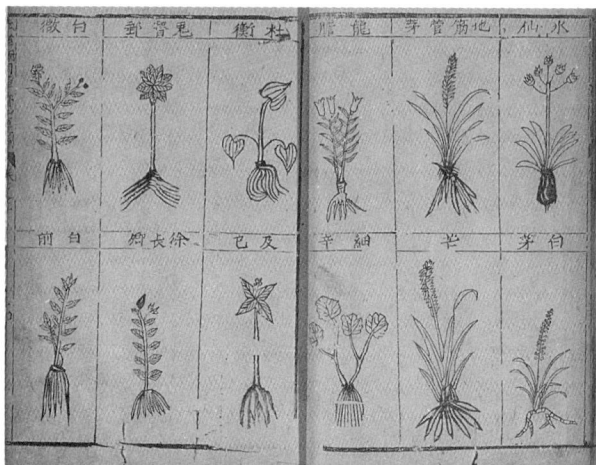

图 5-4-1030　水仙　图 5-4-1031　地筋菅茅
图 5-4-1032　芒　　图 5-4-1033　及己　图 5-4-1034　鬼督邮

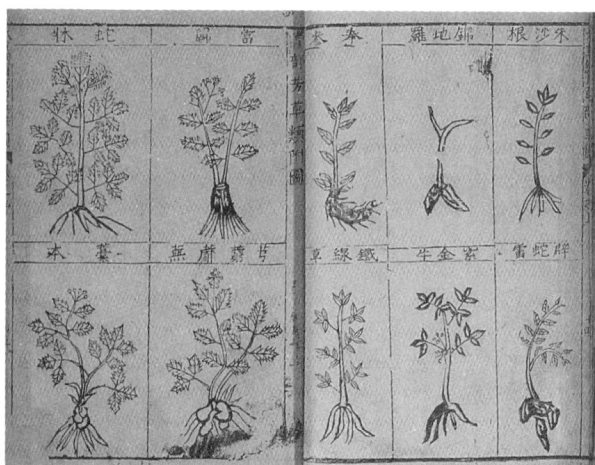

图 5-4-1035　朱砂根　图 5-4-1036　辟蛇雷
图 5-4-1037　锦地罗

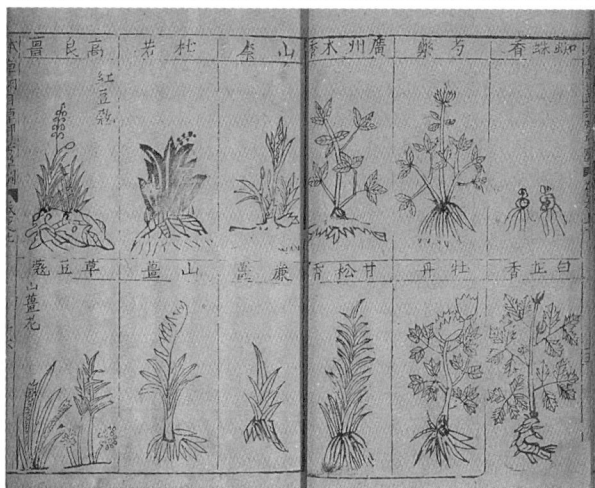

图 5-4-1038　蜘蛛香　图 5-4-1039　山柰
图 5-4-1040　廉姜　　图 5-4-1041　草豆蔻

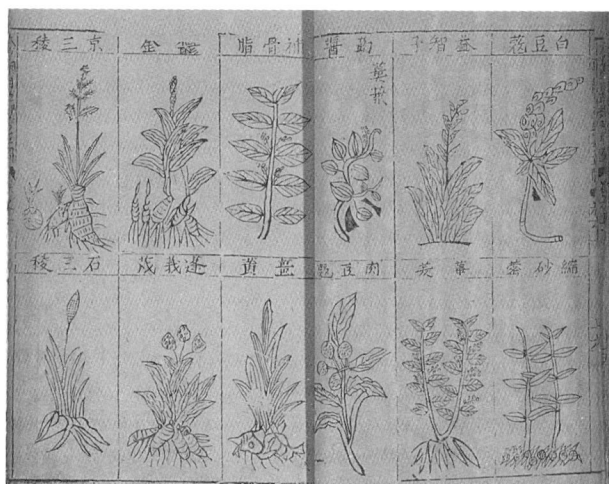

图 5-4-1042　石三棱

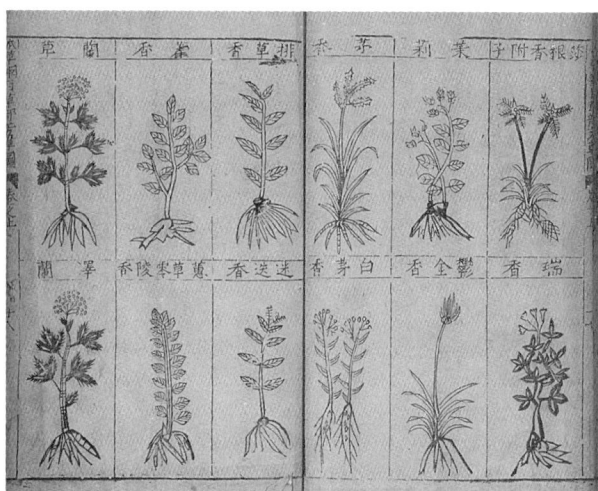

图 5-4-1043　莎根香附子　图 5-4-1044　瑞香
图 5-4-1045　茉莉　　　　图 5-4-1046　郁金香
图 5-4-1047　白茅香　　　图 5-4-1048　排草香
图 5-4-1049　迷迭香　　　图 5-4-1050　兰草

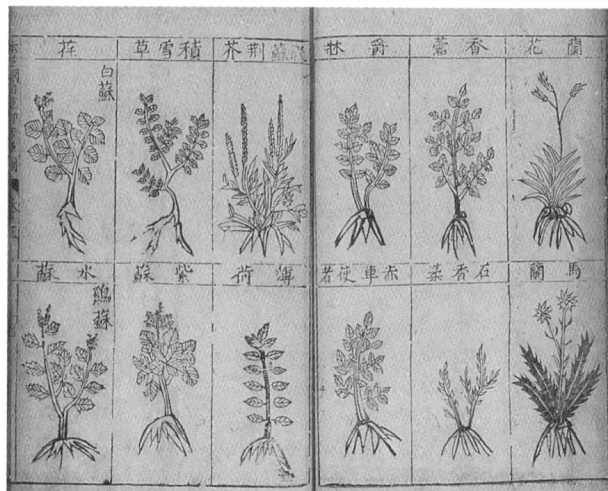

图 5-4-1051　兰花　图 5-4-1052　马兰　图 5-4-1053　爵床
图 5-4-1054　赤车使者　图 5-4-1055　荏

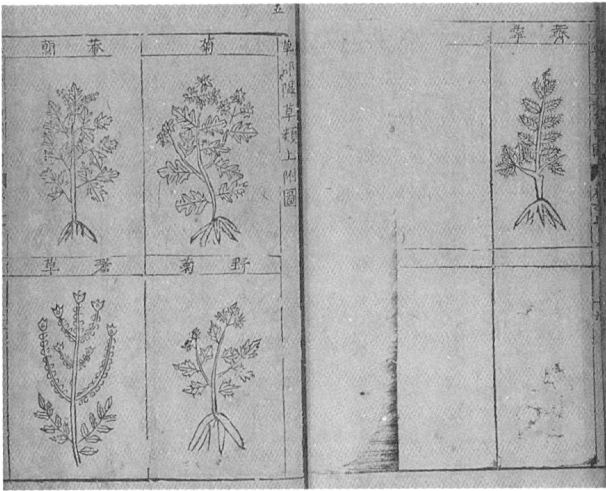

图 5-4-1056　荠苧　图 5-4-1057　野菊
图 5-4-1058　蓍草

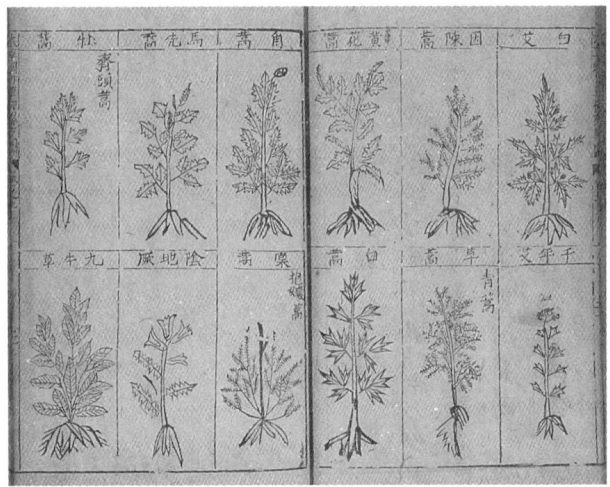

图 5-4-1059　白艾　图 5-4-1060　千年艾
图 5-4-1061　黄花蒿　图 5-4-1062　角蒿
图 5-4-1063　蘪蒿　图 5-4-1064　马先蒿
图 5-4-1065　牡蒿

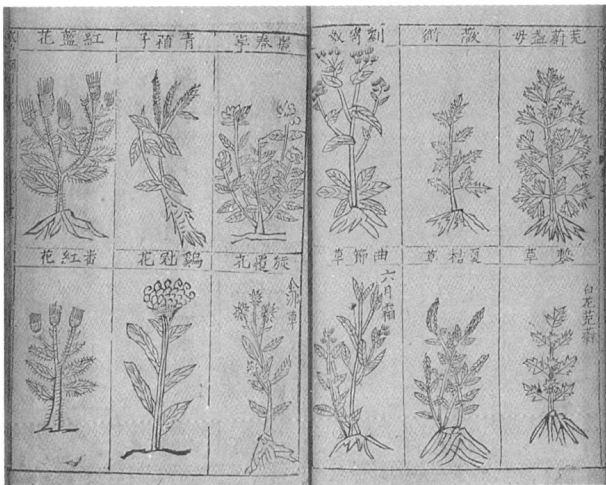

图 5-4-1066　蓥菜　图 5-4-1067　薇衔
图 5-4-1068　鸡冠花　图 5-4-1069　番红花

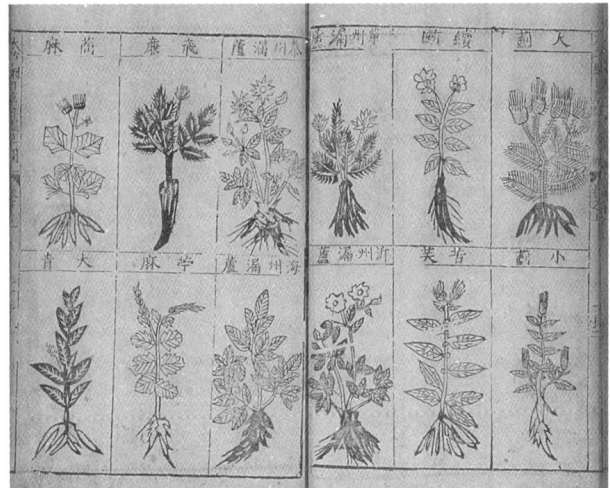

图 5-4-1070　大蓟　图 5-4-1071　苦芺
图 5-4-1072　飞廉

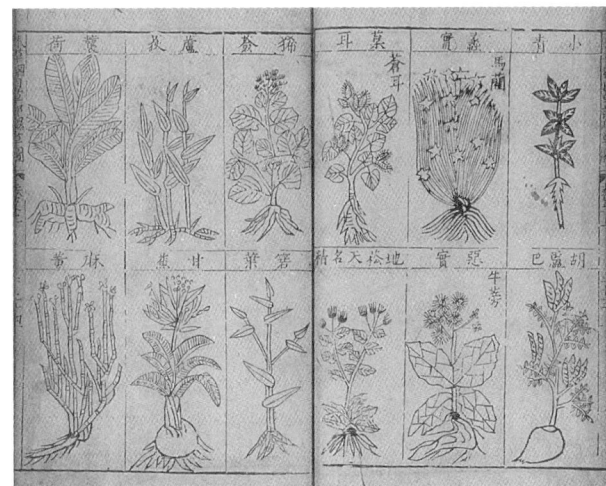

图 5-4-1073　箬叶　　图 5-4-1074　芦荻

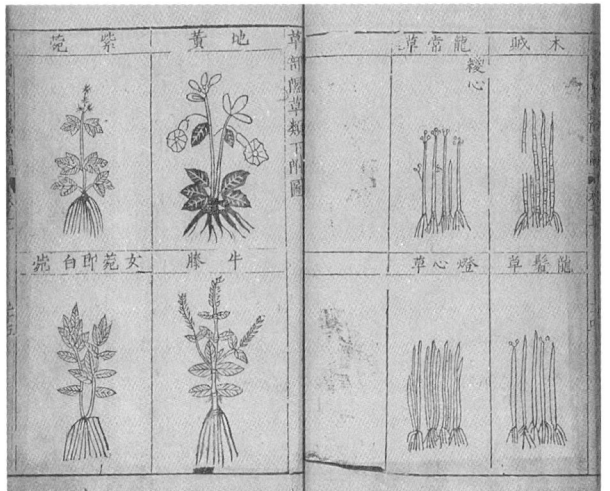

图 5-4-1075　龙须草　图 5-4-1076　龙常草
图 5-4-1077　灯心草　图 5-4-1078　女菀即白菀

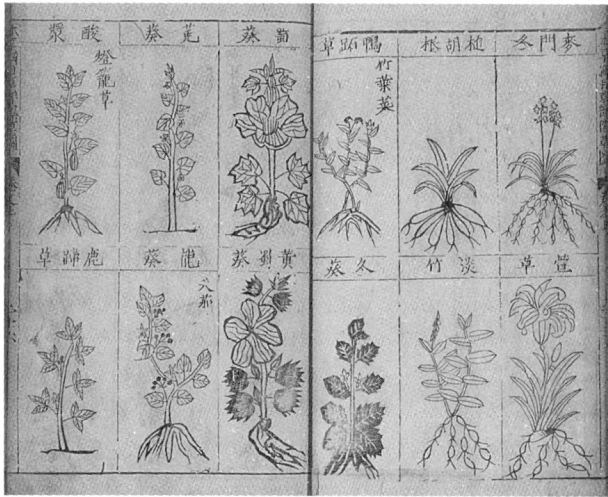

图 5-4-1079　　捶胡根　　图 5-4-1080　　鸭跖草
图 5-4-1081　　菟葵　　图 5-4-1082　　鹿蹄草

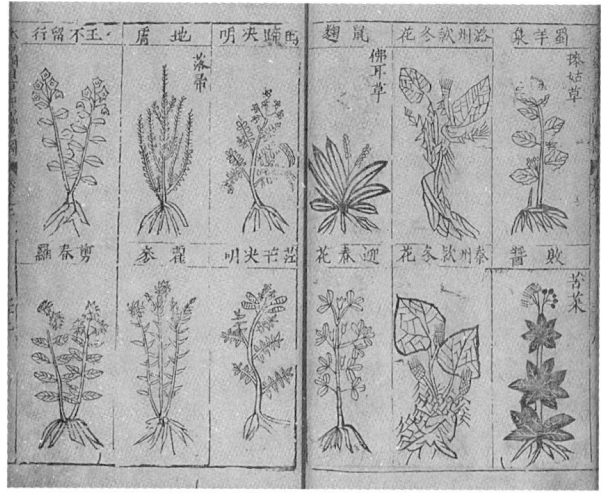

图 5-4-1083　　蜀羊泉　　图 5-4-1084　　鼠曲
图 5-4-1085　　迎春花　　图 5-4-1086　　马蹄决明
图 5-4-1087　　茳芒决明　　图 5-4-1088　　剪春罗

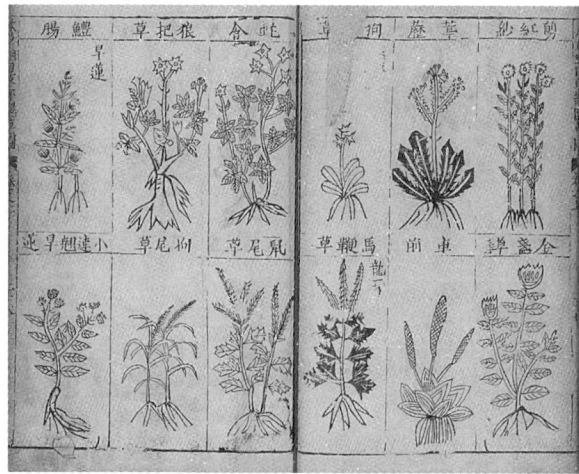

图 5-4-1089　　剪红纱　　图 5-4-1090　　金盏草
图 5-4-1091　　狗舌草　　图 5-4-1092　　狗尾草
图 5-4-1093　　小连翘旱莲

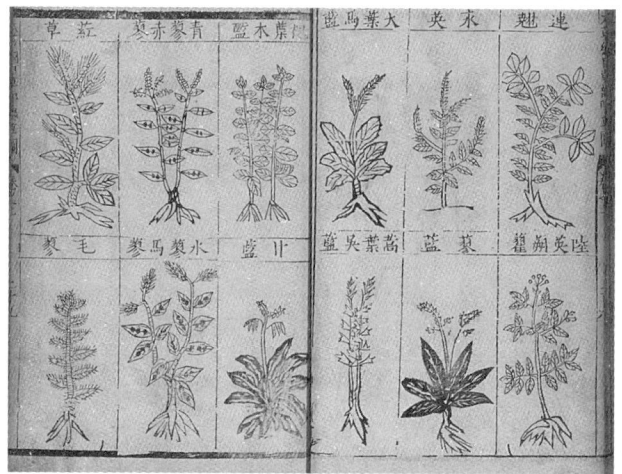

图 5-4-1094　　蓼蓝　　图 5-4-1095　　大叶马蓝
图 5-4-1096　　蒿叶吴蓝　　图 5-4-1097　　槐叶木蓝
图 5-4-1098　　甘蓝　　图 5-4-1099　　青蓼赤蓼
图 5-4-1100　　水蓼马蓼　　图 5-4-1101　　毛蓼

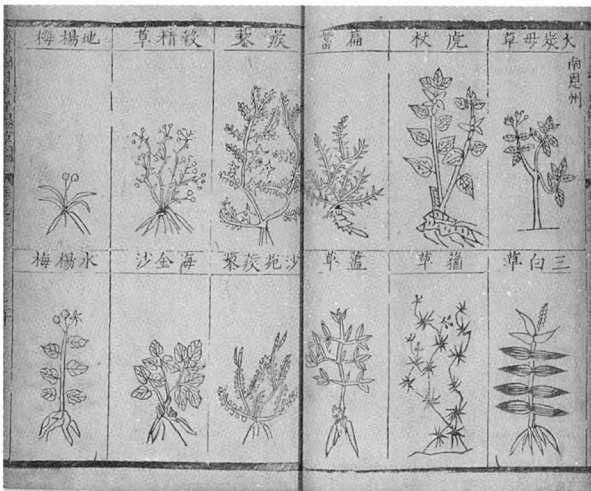

图 5-4-1102　　三白草　　图 5-4-1103　　莸草
图 5-4-1104　　苨草　　图 5-4-1105　　沙苑蒺藜
图 5-4-1106　　地杨梅　　图 5-4-1107　　水杨梅

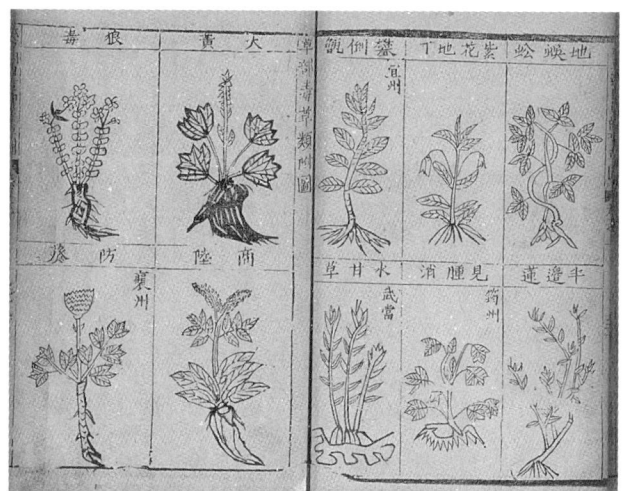

图 5-4-1108　　半边莲　　　　图 5-4-1109　　紫花地丁

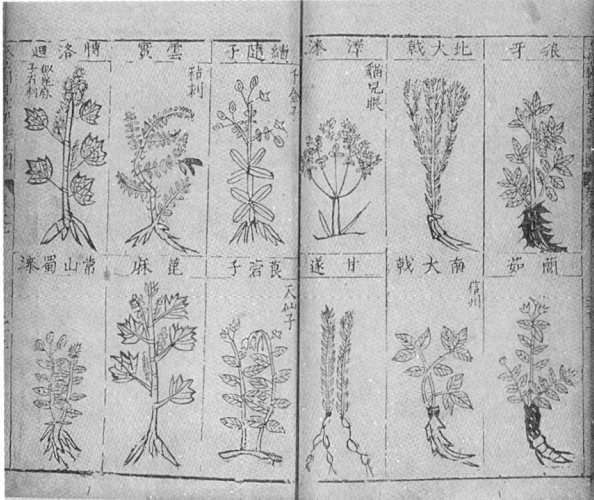

图 5-4-1110　狼牙　　图 5-4-1111　北大戟
图 5-4-1112　南大戟　图 5-4-1113　博洛回

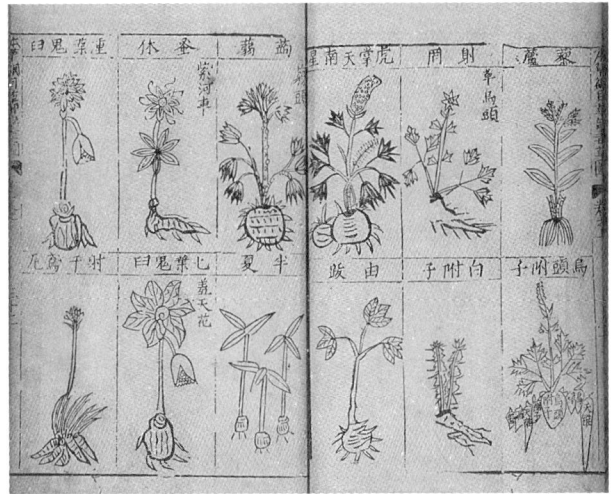

图 5-4-1114　乌头附子　图 5-4-1115　白附子
图 5-4-1116　虎掌天南星　图 5-4-1117　由跋
图 5-4-1118　七叶鬼臼　图 5-4-1119　重叶鬼臼

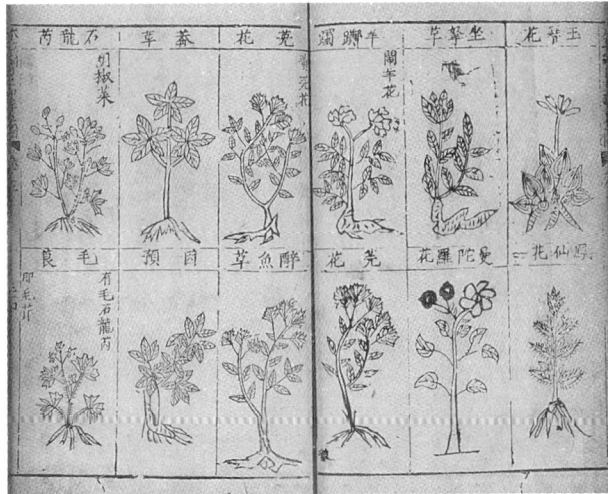

图 5-4-1120　玉簪花　　图 5-4-1121　凤仙花
图 5-4-1122　曼陀罗花　图 5-4-1123　莞花
图 5-4-1124　醉鱼草　　图 5-4-1125　茵蓣
图 5-4-1126　毛茛

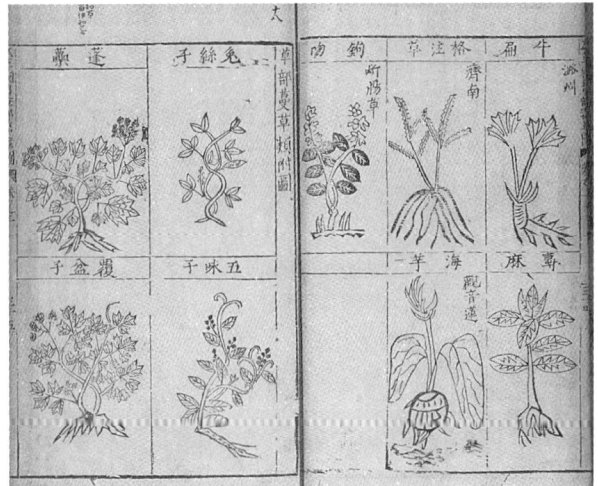

图 5-4-1127　格注草　　图 5-4-1128　海芋
图 5-4-1129　钩吻　　　图 5-4-1130　覆盆子

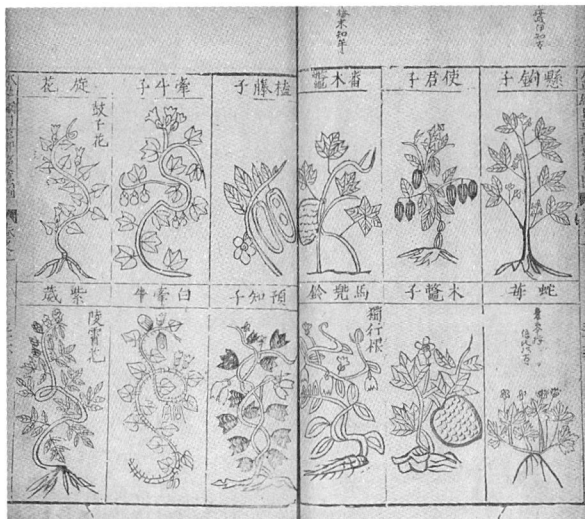

图 5-4-1131　悬钩子
图 5-4-1132　蛇莓
图 5-4-1133　番木鳖
图 5-4-1134　榼藤子
图 5-4-1135　白牵牛

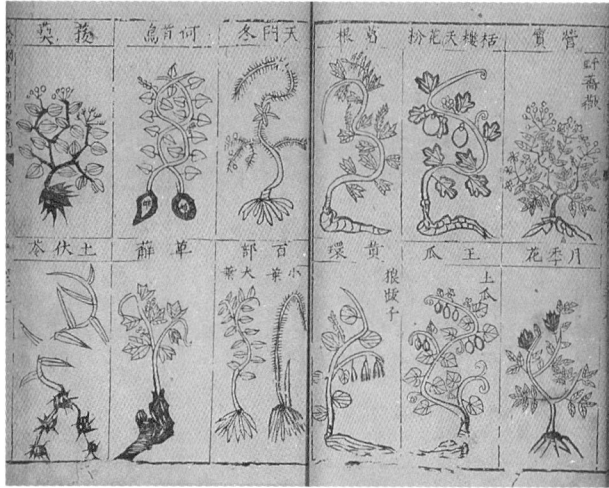

图 5-4-1136　营实　　　图 5-4-1137　月季花
图 5-4-1138　黄环　　　图 5-4-1139　百部
图 5-4-1140　土茯苓

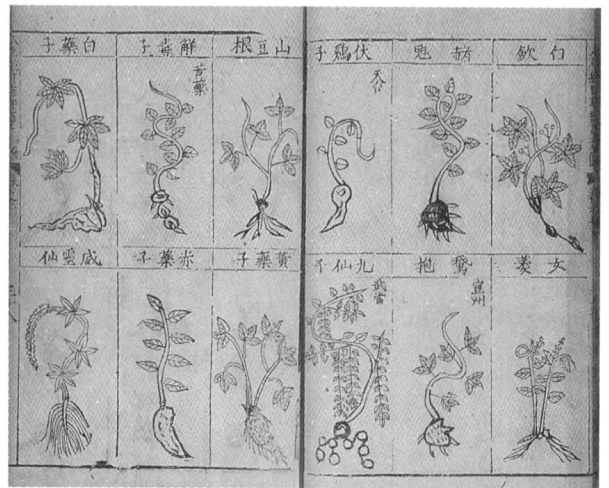

图 5-4-1141　赭魁　　　图 5-4-1142　伏鸡子
图 5-4-1143　九仙子　　图 5-4-1144　解毒子

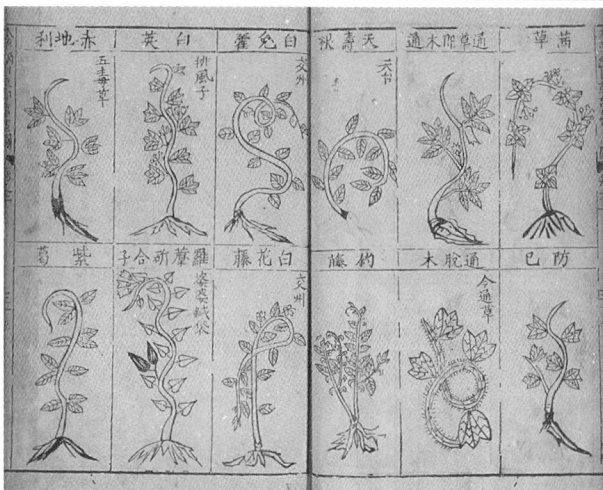

图 5-4-1145　白兔藿　　图 5-4-1146　白花藤
图 5-4-1147　白英　　　图 5-4-1148　萝藦斫合子

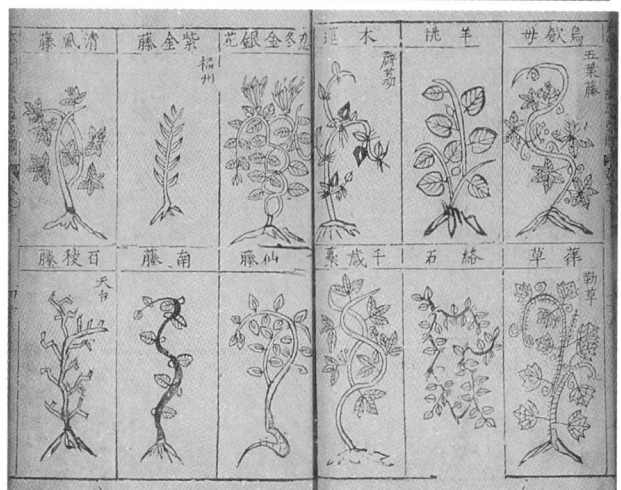

图 5-4-1149　乌蔹莓　　图 5-4-1150　羊桃
图 5-4-1151　木莲　　　图 5-4-1152　忍冬金银花

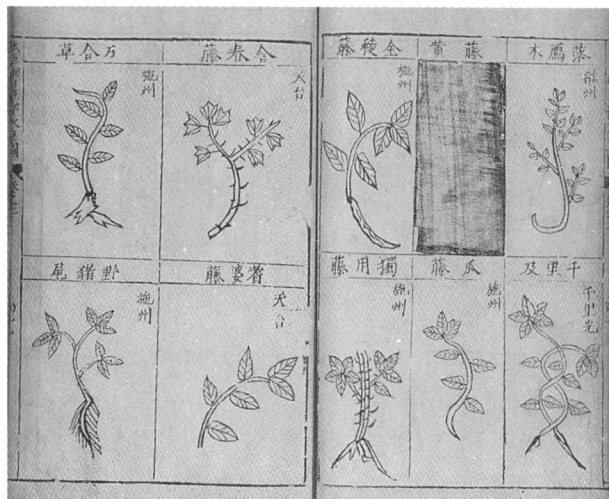

图 5-4-1153　耆婆藤

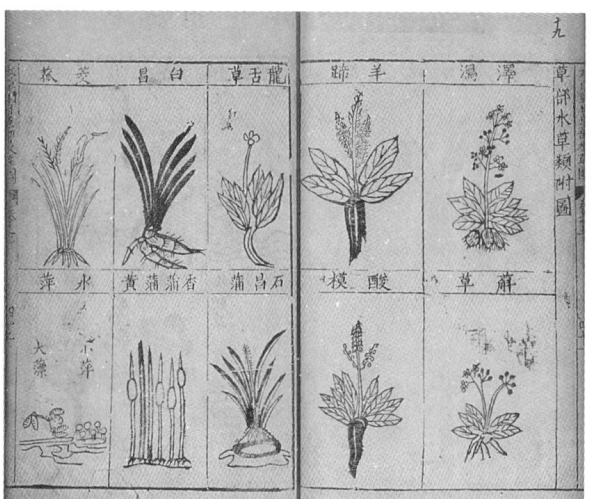

图 5-4-1154　蔚草　　　图 5-4-1155　羊蹄　　　图 5-4-1156　酸模
图 5-4-1157　龙舌草　　图 5-4-1158　白昌　　　图 5-4-1159　茭菰
图 5-4-1160　水萍

图 5-4-1161　蘋　　　　图 5-4-1162　萍蓬草

图 5-4-1163　莼　　　　图 5-4-1164　水蕴海蕴

图 5-4-1165　海带　　　图 5-4-1166　昆布

图 5-4-1167　越王余箅

图 5-4-1168　石长生　　图 5-4-1169　虎耳草

图 5-4-1170　石胡荽　　图 5-4-1171　螺厣草

图 5-4-1172　离鬲草　　图 5-4-1173　仙人草

图 5-4-1174　陟厘　　　图 5-4-1175　石蕊

图 5-4-1176　地衣　　　图 5-4-1177　垣衣

图 5-4-1178　昨叶何草　图 5-4-1179　乌韭

图 5-4-1180　百蕊草　　图 5-4-1181　土马鬃

图 5-4-1182　玉柏　　　图 5-4-1183　石松

图 5-4-1184　马勃

图 5-4-1185　蛇眼草

图 5-4-1186　天芥菜

图 5-4-1187　羊屎柴

图 5-4-1188　墓头回

图 5-4-1189　巨胜

图 5-4-1190　大麻

图 5-4-1191　大麦

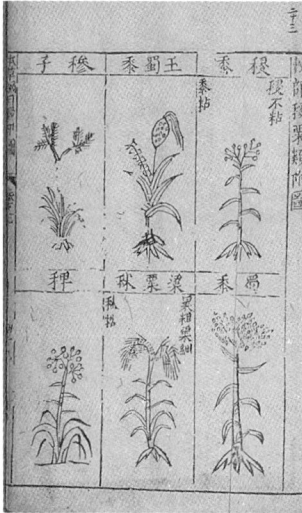

图 5-4-1192　雀麦　　图 5-4-1193　荞麦
图 5-4-1194　苦荞　　图 5-4-1195　蜀黍
图 5-4-1196　玉蜀黍　图 5-4-1197　穄子
图 5-4-1198　稗

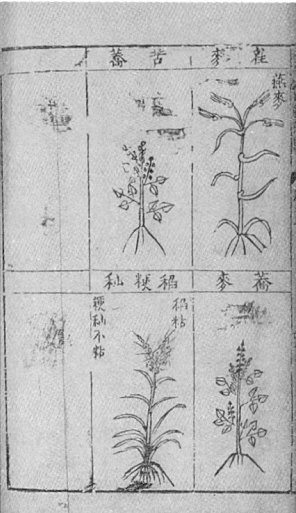

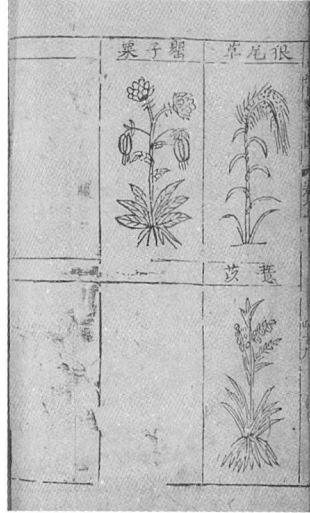

图 5-4-1199　狼尾草

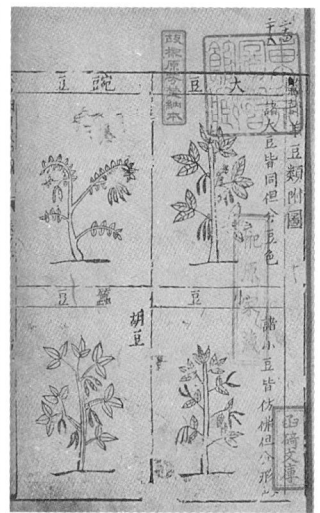

图 5-4-1200　小豆
图 5-4-1201　豌豆
图 5-4-1202　蚕豆

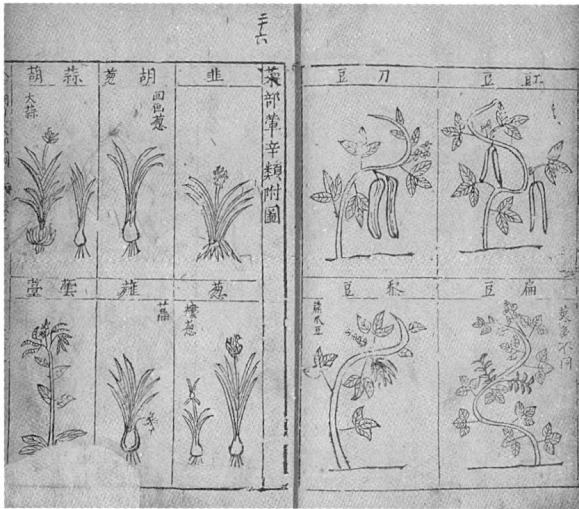

图 5-4-1203　豇豆　　图 5-4-1204　刀豆
图 5-4-1205　黎豆　　图 5-4-1206　胡葱
图 5-4-1207　芸薹

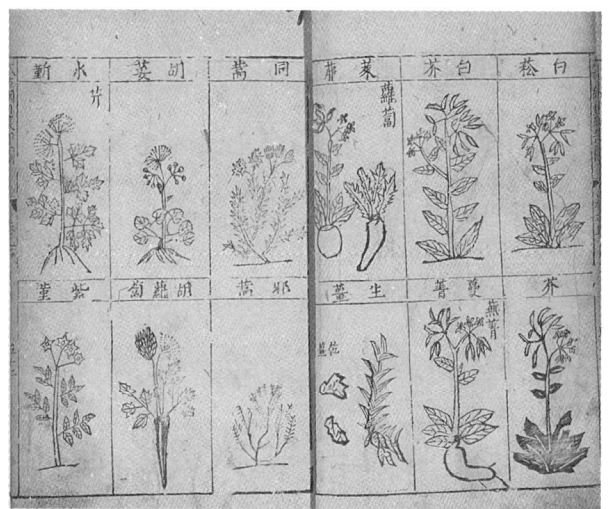

图 5-4-1208　白菘　图 5-4-1209　白芥　图 5-4-1210　蔓菁
图 5-4-1211　茼蒿　图 5-4-1212　邪蒿　图 5-4-1213　胡荽
图 5-4-1214　胡萝卜　图 5-4-1215　水靳

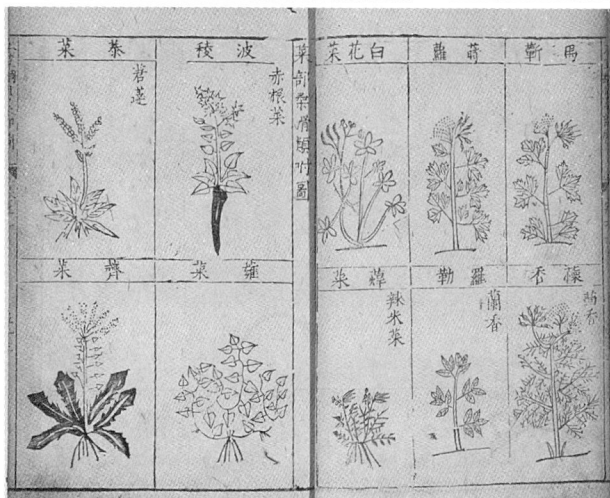

图 5-4-1216　马靳
图 5-4-1217　罗勒
图 5-4-1218　白花菜
图 5-4-1219　蓳菜
图 5-4-1220　菠薐
图 5-4-1221　蕹菜
图 5-4-1222　蒸菜
图 5-4-1223　荠菜

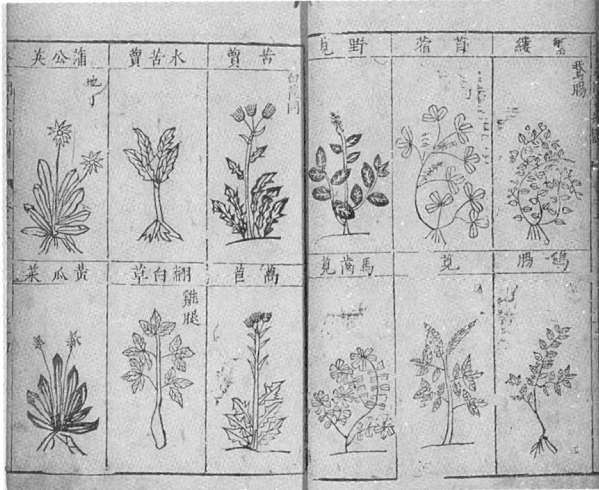

图 5-4-1224　鸡肠　　　　图 5-4-1225　苣蓿
图 5-4-1226　野苋　　　　图 5-4-1227　苦荬
图 5-4-1228　莴苣　　　　图 5-4-1229　水苦荬
图 5-4-1230　翻白草　　　图 5-4-1231　黄瓜菜

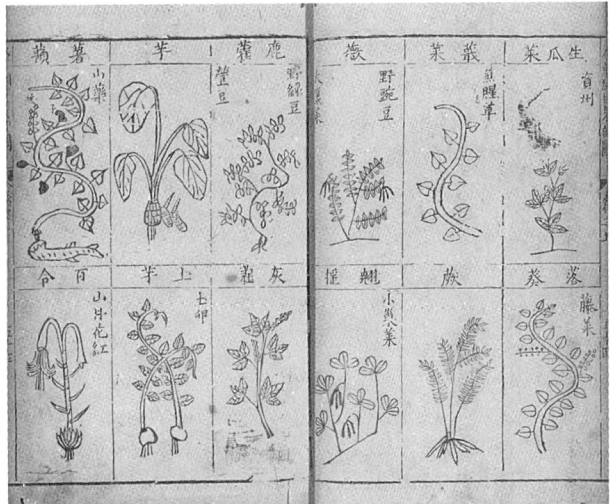

图 5-4-1232　落葵　　图 5-4-1233　蕨
图 5-4-1234　薇　　　图 5-4-1235　翘摇
图 5-4-1236　鹿藿　　图 5-4-1237　灰藋
图 5-4-1238　土芋

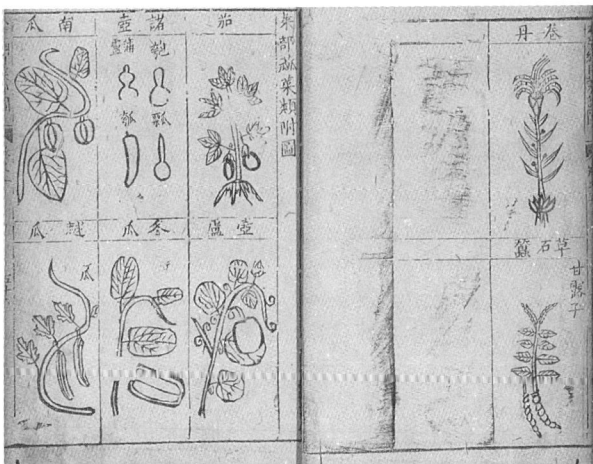

图 5-4-1239　卷丹　　图 5-4-1240　草石蚕
图 5-4-1241　茄　　　图 5-4-1242　壶卢
图 5-4-1243　诸壶　　图 5-4-1244　冬瓜
图 5-4-1245　南瓜　　图 5-4-1246　越瓜

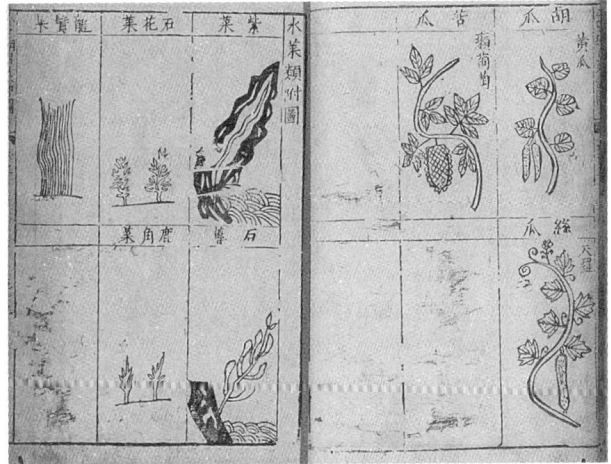

图 5-4-1247　胡瓜　　图 5-4-1248　丝瓜
图 5-4-1249　苦瓜　　图 5-4-1250　紫菜
图 5-4-1251　石莼　　图 5-4-1252　石花菜
图 5-4-1253　鹿角菜　图 5-4-1254　龙须菜

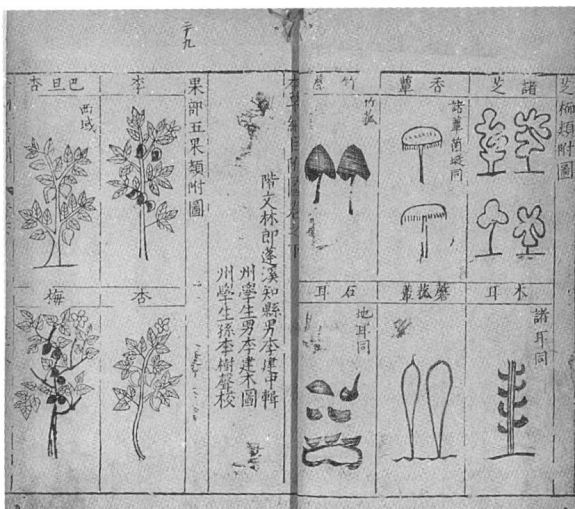

图 5-4-1255　木耳
图 5-4-1256　香蕈
图 5-4-1257　蘑菰蕈
图 5-4-1258　竹蓐
图 5-4-1259　石耳
图 5-4-1260　巴旦杏

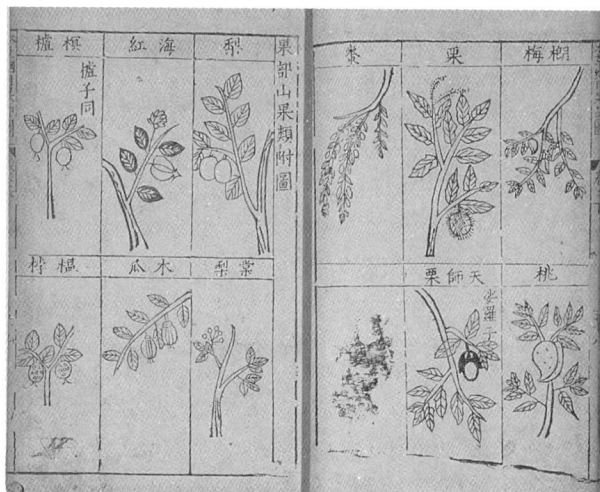

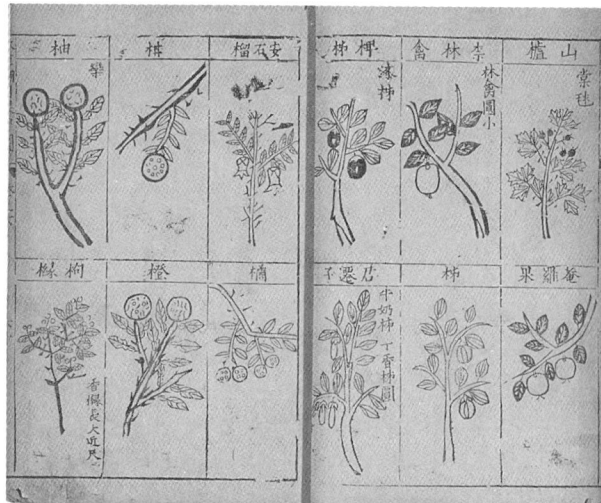

图 5-4-1265　庵罗果　图 5-4-1266　柰林檎

图 5-4-1267　椑柿　图 5-4-1268　君迁子

图 5-4-1269　柑　图 5-4-1270　橙

图 5-4-1271　枸橼

图 5-4-1261　棠梅　图 5-4-1262　天师栗

图 5-4-1263　棠梨　图 5-4-1264　海红

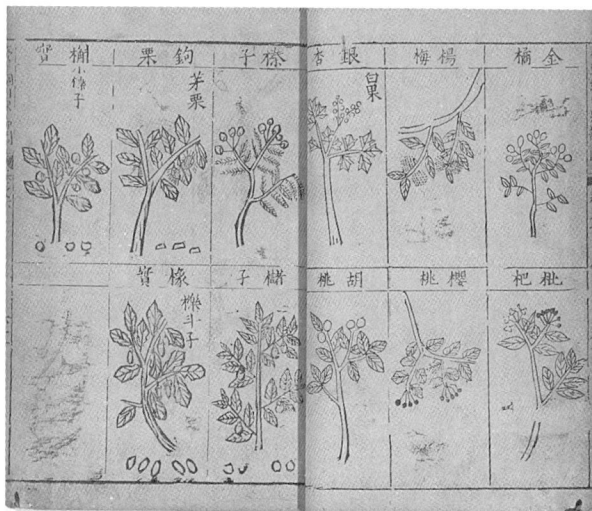

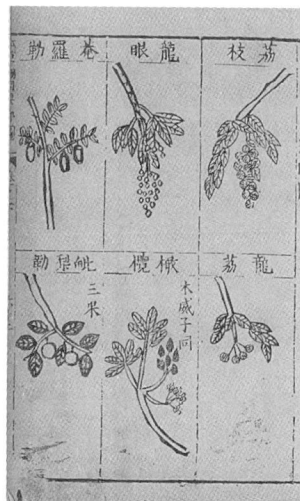

图 5-4-1272　金橘

图 5-4-1273　杨梅

图 5-4-1274　银杏

图 5-4-1275　榛子

图 5-4-1276　楮子

图 5-4-1277　钩栗

图 5-4-1278　橡实

图 5-4-1279　槲实

图 5-4-1280　龙荔

图 5-4-1281　庵摩勒

图 5-4-1282　毗梨勒

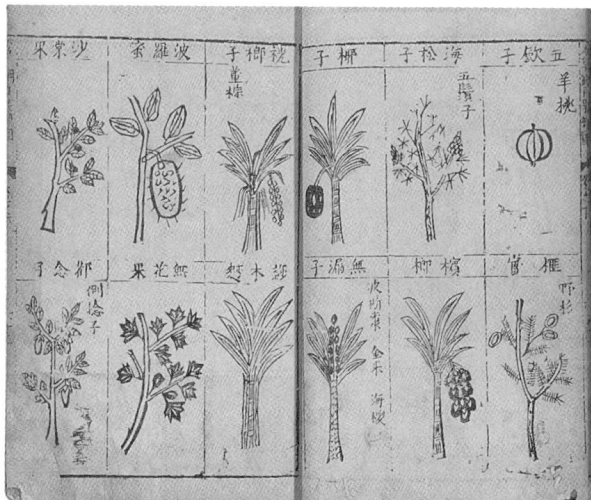

图 5-4-1283　五敛子

图 5-4-1284　榧实

图 5-4-1285　海松子

图 5-4-1286　无漏子

图 5-4-1287　莎木面

图 5-4-1288　波罗蜜

图 5-4-1289　无花果

图 5-4-1290　沙棠果

图 5-4-1291　都念子

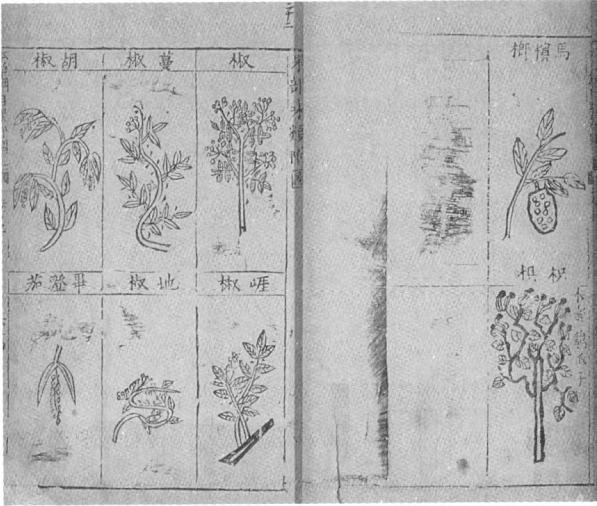

图 5-4-1292　马槟榔　　图 5-4-1293　枳椇
图 5-4-1294　蔓椒　　图 5-4-1295　地椒
图 5-4-1296　胡椒　　图 5-4-1297　毕澄茄

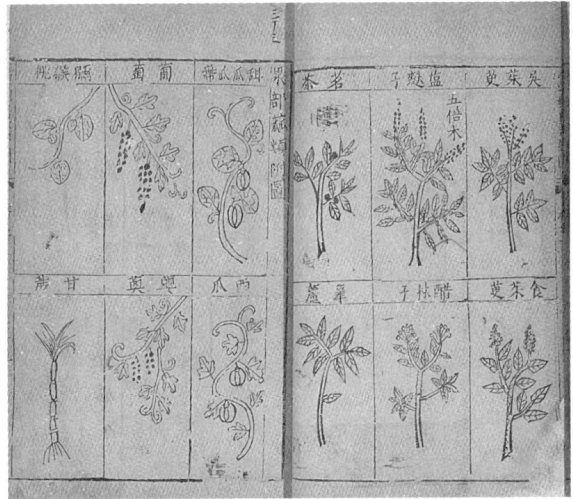

图 5-4-1298　盐麸子　　图 5-4-1299　皋芦
图 5-4-1300　西瓜　　图 5-4-1301　蘡薁
图 5-4-1302　猕猴桃

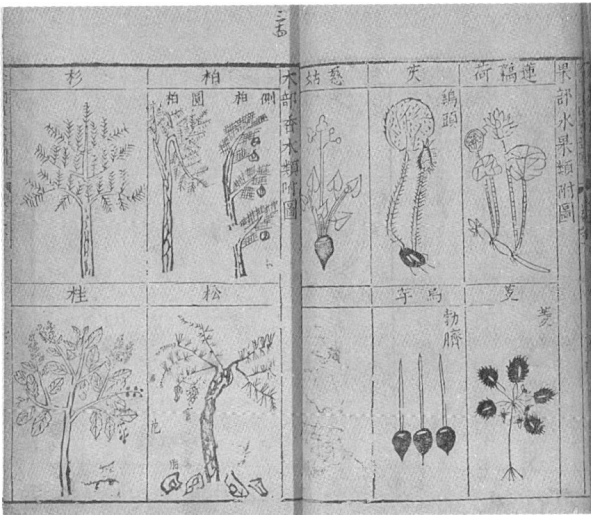

图 5-4-1303　莲藕荷　　图 5-4-1304　慈姑
图 5-4-1305　柏

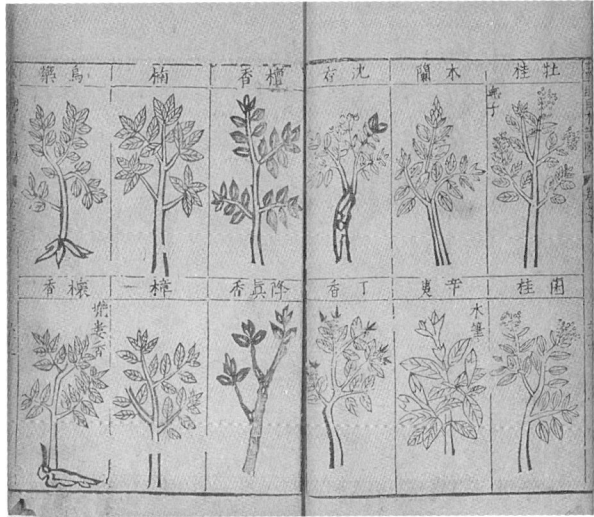

图 5-4-1306　檀香　图 5-4-1307　降真香　图 5-4-1308　楠
图 5-4-1309　樟　图 5-4-1310　櫰香

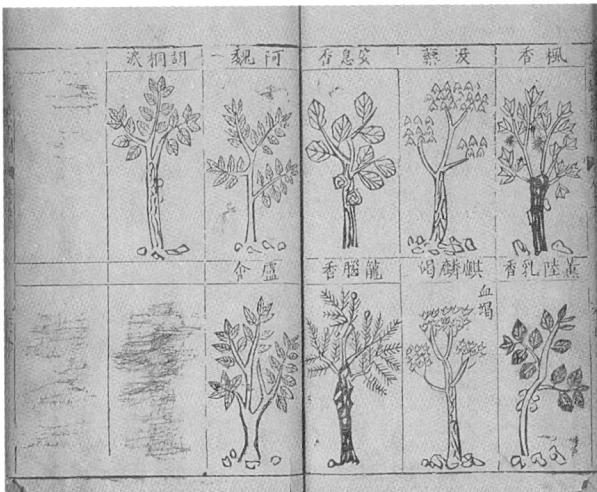

图 5-4-1311　薰陆乳香　　图 5-4-1312　安息香

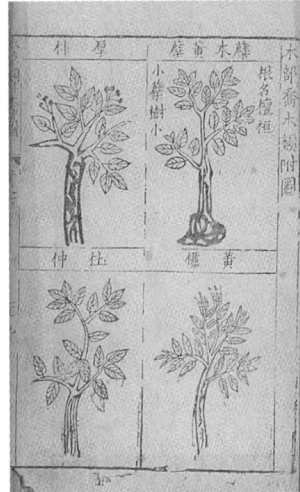

图 5-4-1313　黄栌

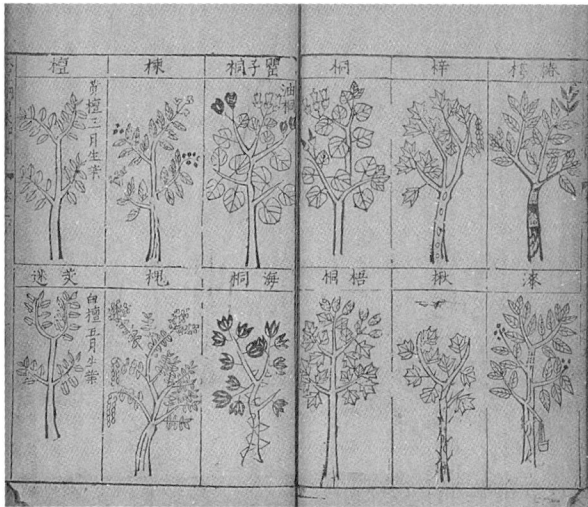

图 5-4-1314　楸　　　　图 5-4-1315　桐

图 5-4-1316　罂子桐　　图 5-4-1317　槐

图 5-4-1318　檀　　　　图 5-4-1319　荚蒾

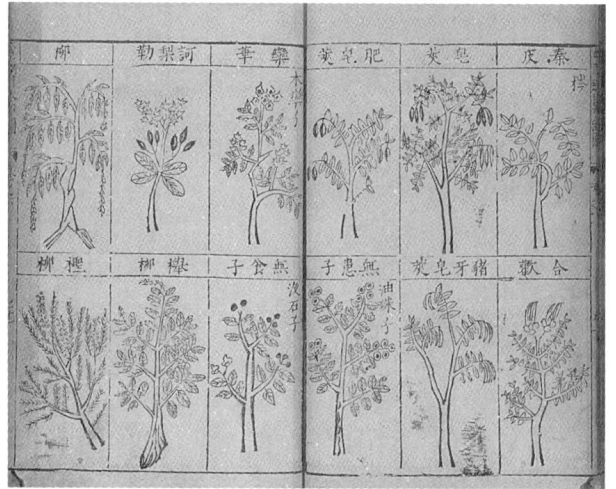

图 5-4-1320　肥皂荚　　图 5-4-1321　无患子

图 5-4-1322　无食子　　图 5-4-1323　榉柳

图 5-4-1324　柳　　　　图 5-4-1325　柽柳

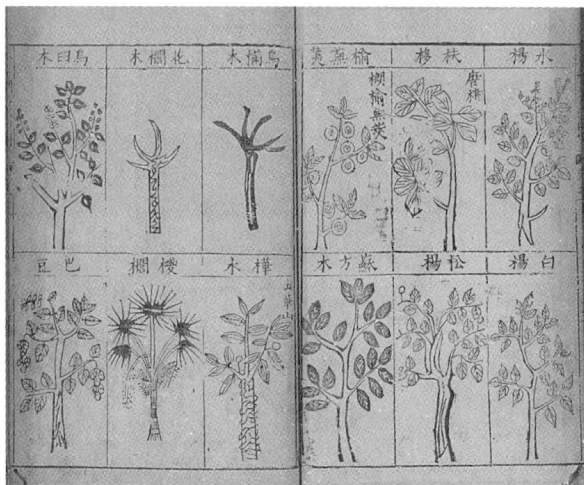

图 5-4-1326　扶栘　　　图 5-4-1327　松杨

图 5-4-1328　苏方木　　图 5-4-1329　乌桕木

图 5-4-1330　桦木　　　图 5-4-1331　花榈木

图 5-4-1332　乌臼木

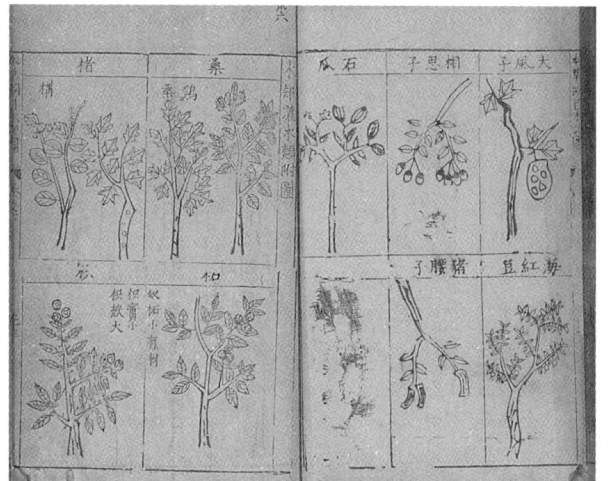

图 5-4-1333　大风子　　图 5-4-1334　海红豆

图 5-4-1335　相思子　　图 5-4-1336　猪腰子

图 5-4-1337　石瓜　　　图 5-4-1338　桑

图 5-4-1339　柘

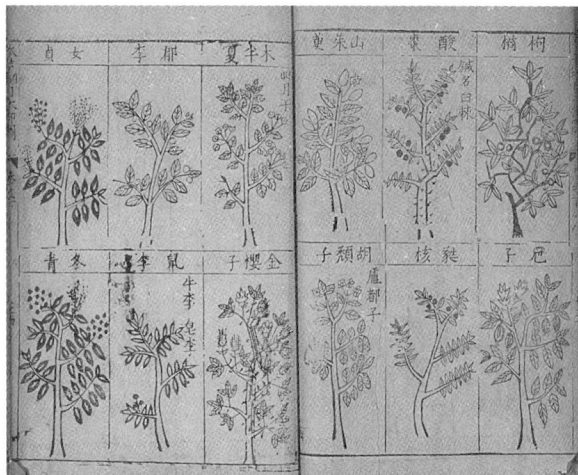

图 5-4-1340　枸橘　　　图 5-4-1341　胡颓子

图 5-4-1342　木半夏　　图 5-4-1343　冬青

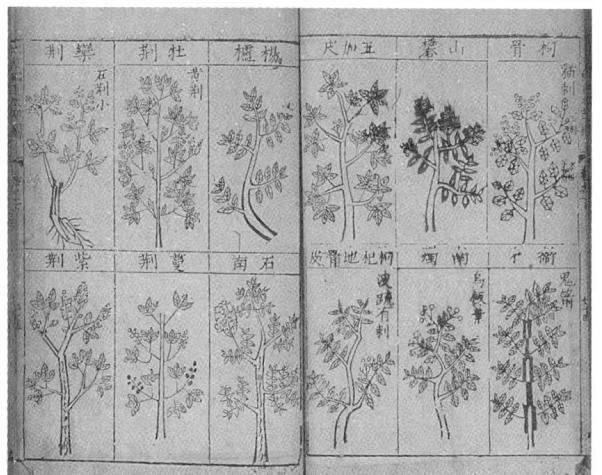

图 5-4-1344　枸骨　图 5-4-1345　山矾

图 5-4-1346　杨栌

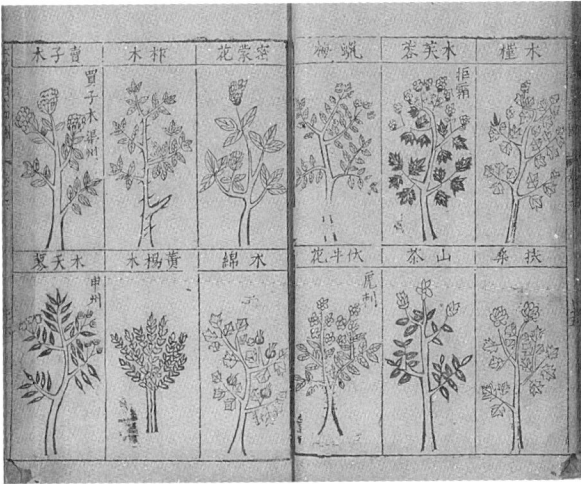

图 5-4-1347　木槿　　图 5-4-1348　扶桑
图 5-4-1349　木芙蓉　图 5-4-1350　山茶
图 5-4-1351　蜡梅　　图 5-4-1352　木绵
图 5-4-1353　柞木　　图 5-4-1354　黄杨木

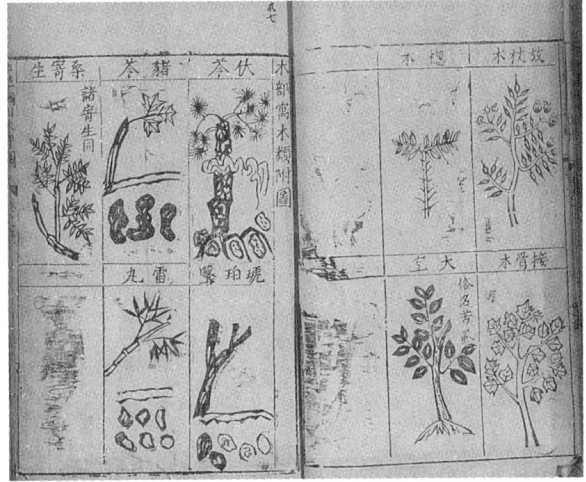

图 5-4-1355　放杖木　图 5-4-1356　椶木
图 5-4-1357　大空　　图 5-4-1358　琥珀瑿
图 5-4-1359　雷丸

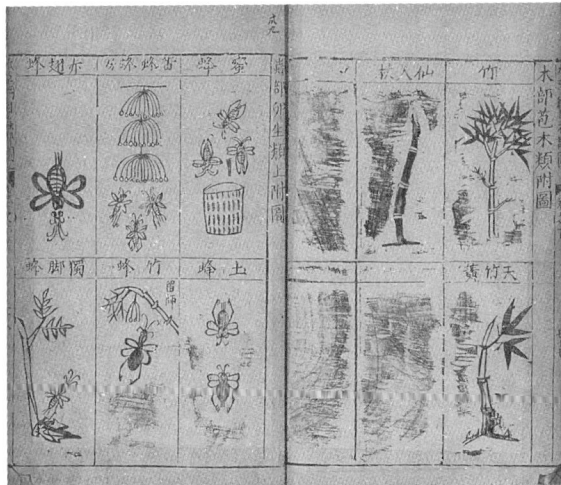

图 5-4-1360　竹　　　图 5-4-1361　天竹黄
图 5-4-1362　仙人杖　图 5-4-1363　土蜂
图 5-4-1364　竹蜂　　图 5-4-1365　赤翅蜂
图 5-4-1366　独脚蜂

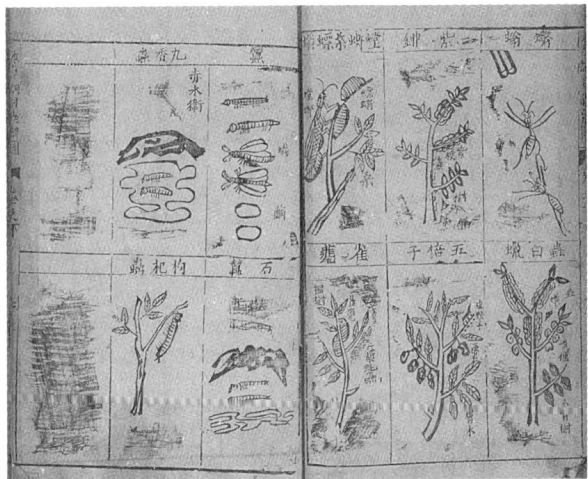

图 5-4-1367　虫白蜡　图 5-4-1368　紫鉚
图 5-4-1369　蚕　　　图 5-4-1370　九香虫

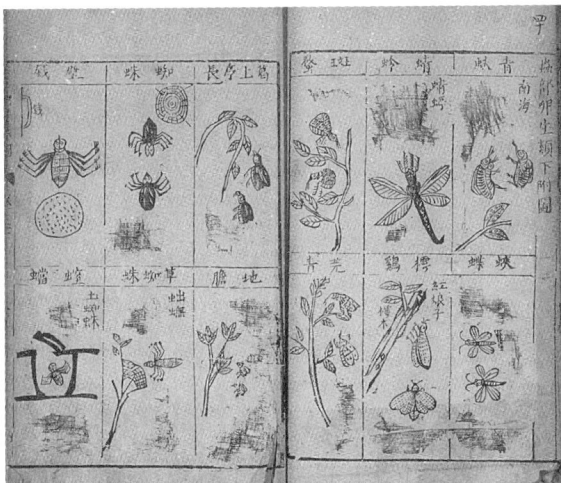

图 5-4-1371　青蚨
图 5-4-1372　蛱蝶
图 5-4-1373　葛上亭长
图 5-4-1374　地胆
图 5-4-1375　草蜘蛛
图 5-4-1376　壁钱
图 5-4-1377　蜣蜋

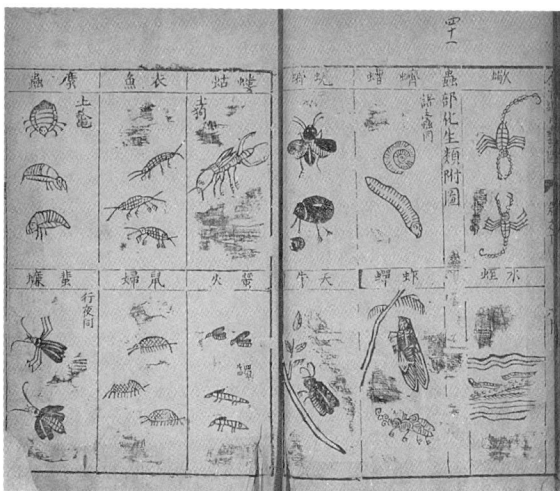

图 5-4-1378　天牛　图 5-4-1379　萤火
图 5-4-1380　蜚蠊

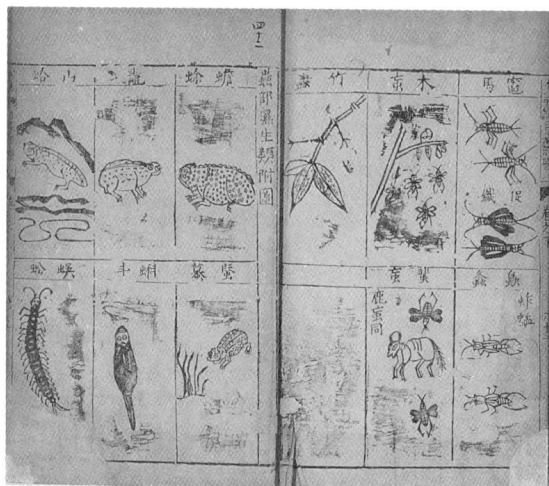

图 5-4-1381　灶马　图 5-4-1382　皇蟊
图 5-4-1383　蜚虻　图 5-4-1384　竹虱
图 5-4-1385　蟾蜍　图 5-4-1386　蝌蚪
图 5-4-1387　山蛤

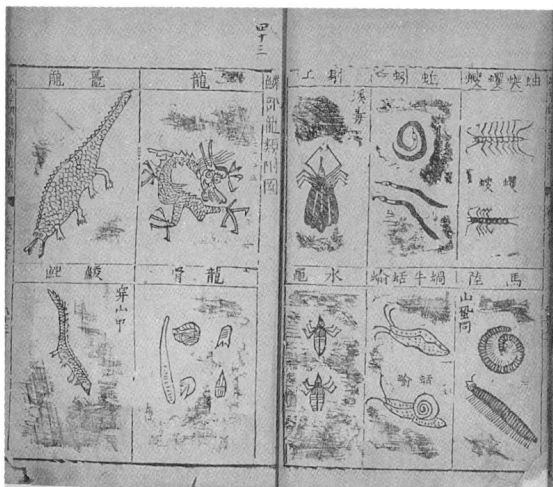

图 5-4-1388　蚰蜒蟋蟀　图 5-4-1389　马陆
图 5-4-1390　射工　图 5-4-1391　水黾
图 5-4-1392　龙　图 5-4-1393　鼍龙

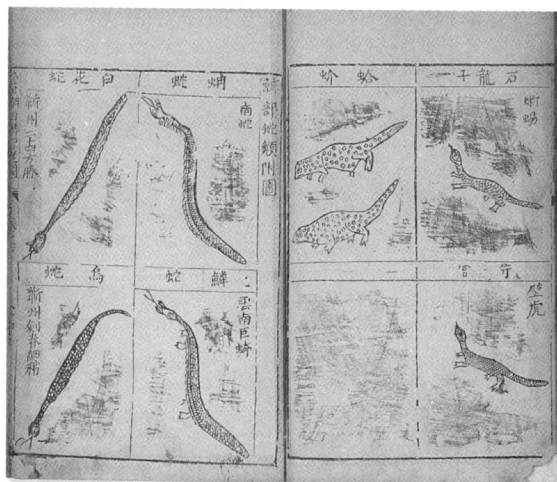

图 5-4-1394　守宫　　　图 5-4-1395　鳞蛇

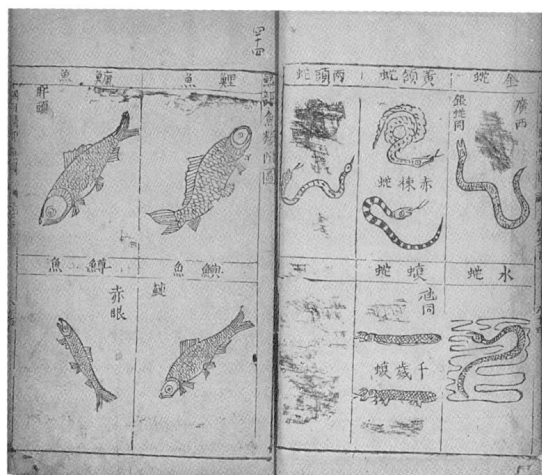

图 5-4-1396　水蛇

图 5-4-1397　黄颔蛇

图 5-4-1398　蝮蛇

图 5-4-1399　两头蛇

图 5-4-1400　鳢鱼

图 5-4-1401　鳝鱼

图 5-4-1402　鳟鱼

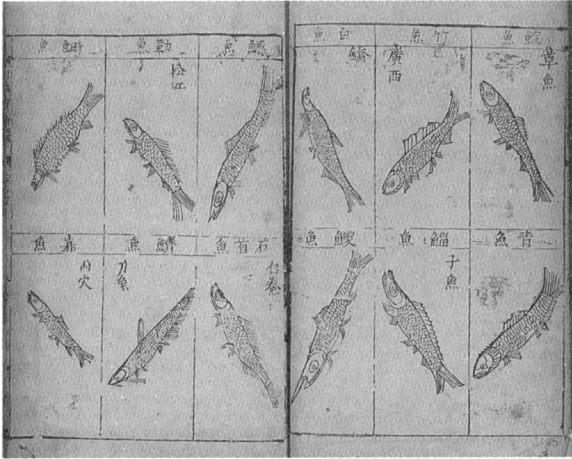

图 5-4-1403　鲩鱼　　图 5-4-1404　竹鱼
图 5-4-1405　鲻鱼　　图 5-4-1406　白鱼
图 5-4-1407　鲹鱼　　图 5-4-1408　鳡鱼
图 5-4-1409　石首鱼　图 5-4-1410　勒鱼
图 5-4-1411　鲚鱼　　图 5-4-1412　鲥鱼
图 5-4-1413　嘉鱼

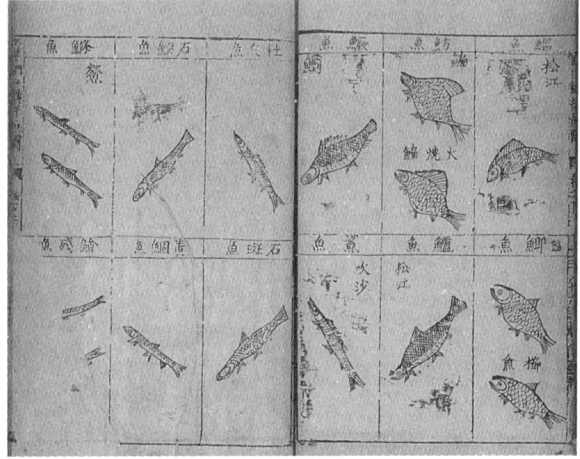

图 5-4-1414　鲳鱼　　图 5-4-1415　鲂鱼
图 5-4-1416　鲈鱼　　图 5-4-1417　鳜鱼
图 5-4-1418　鲨鱼　　图 5-4-1419　杜父鱼
图 5-4-1420　石斑鱼　图 5-4-1421　石鮅鱼
图 5-4-1422　黄鲴鱼　图 5-4-1423　鯮鱼
图 5-4-1424　鲙残鱼

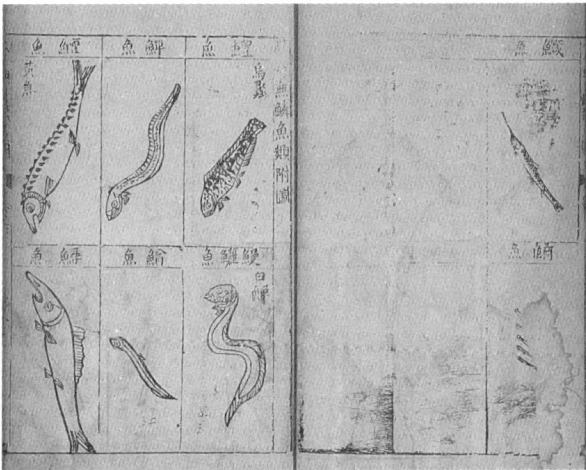

图 5-4-1425　鳡鱼　图 5-4-1426　鳞鱼　图 5-4-1427　鳢鱼
图 5-4-1428　鳝鱼　图 5-4-1429　鳅鱼　图 5-4-1430　鳣鱼
图 5-4-1431　鲟鱼

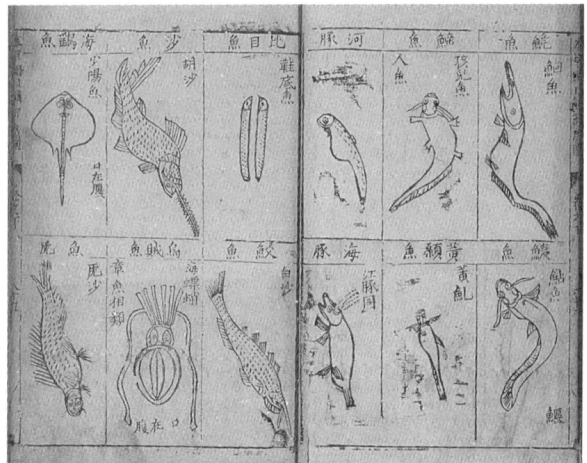

图 5-4-1432　鲔鱼　　图 5-4-1433　黄颡鱼
图 5-4-1434　河豚　　图 5-4-1435　海豚
图 5-4-1436　比目鱼　图 5-4-1437　海鹞鱼
图 5-4-1438　鱼虎

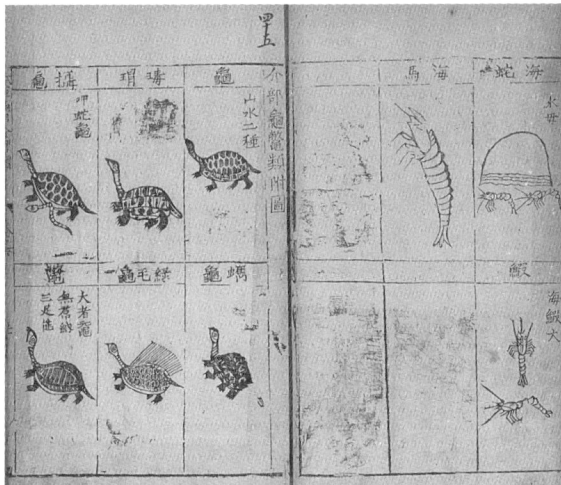

图 5-4-1439　海鮀
图 5-4-1440　虾
图 5-4-1441　蠵龟
图 5-4-1442　绿毛龟
图 5-4-1443　摄龟

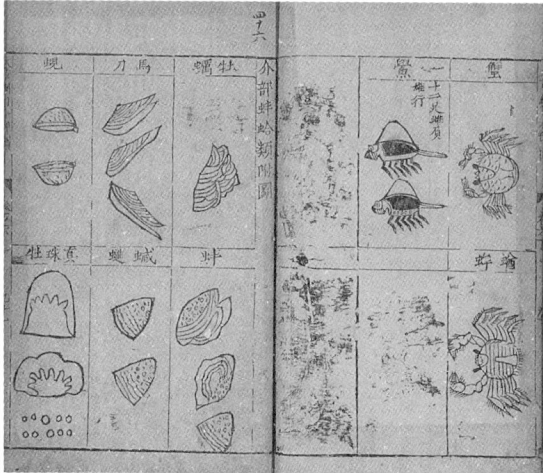

图 5-4-1444　鲎　　图 5-4-1445　蝛蜌
图 5-4-1446　蚬

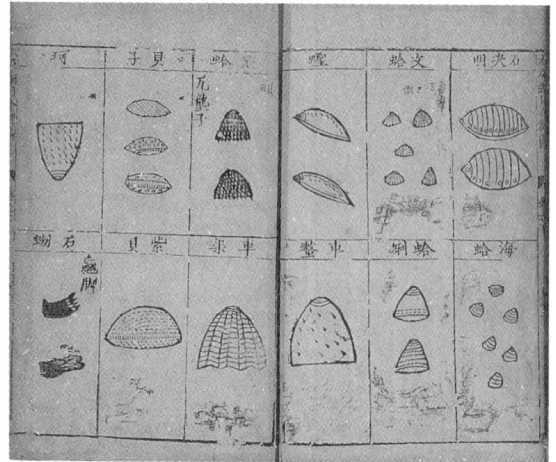

图 5-4-1447　蛤蜊　　图 5-4-1448　蛏
图 5-4-1449　车螯　　图 5-4-1450　魁蛤
图 5-4-1451　车渠　　图 5-4-1452　珂
图 5-4-1453　石蜐

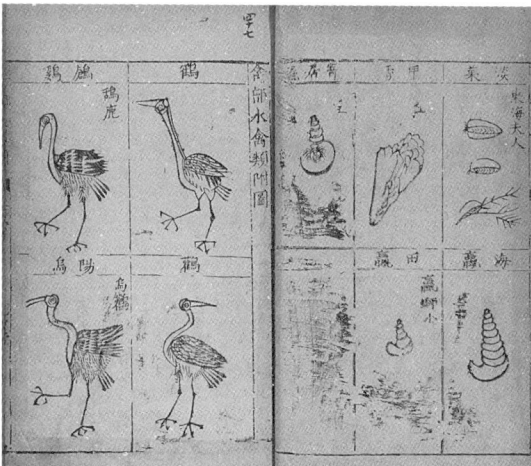

图 5-4-1454　淡菜　　图 5-4-1455　海蠃
图 5-4-1456　田蠃　　图 5-4-1457　寄居虫
图 5-4-1458　鹤　　　图 5-4-1459　鹳
图 5-4-1460　鹙鸡　　图 5-4-1461　阳乌

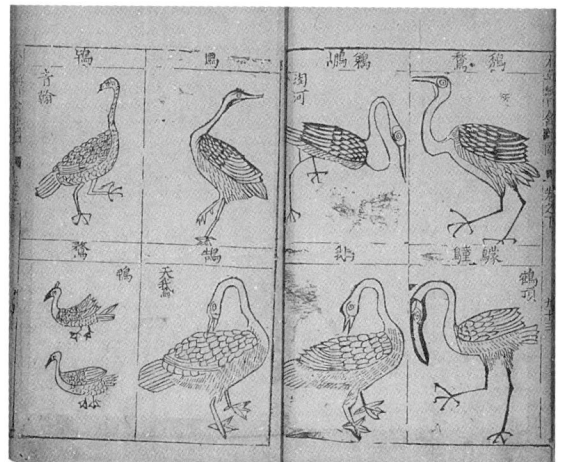

图 5-4-1462　鸬鹚　　图 5-4-1463　鹈鹕
图 5-4-1464　鹈鹕　　图 5-4-1465　鹅
图 5-4-1466　雁　　　图 5-4-1467　鹄
图 5-4-1468　鸨　　　图 5-4-1469　鹜

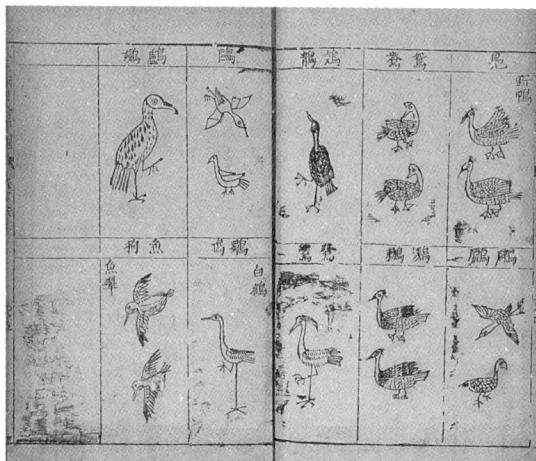

图 5-4-1470　凫

图 5-4-1471　鸊鷉

图 5-4-1472　鸳鸯

图 5-4-1473　溪鸭

图 5-4-1474　䴘䳜

图 5-4-1475　鹭鸶

图 5-4-1476　鸥

图 5-4-1477　鸨母

图 5-4-1478　鱼狗

图 5-4-1479　鹳雉　图 5-4-1480　鷩雉　图 5-4-1481　鹖鸡
图 5-4-1482　白鹇　图 5-4-1483　竹鸡　图 5-4-1484　秧鸡
图 5-4-1485　鹑

图 5-4-1486　鸐　图 5-4-1487　鹌　图 5-4-1488　鸽
图 5-4-1489　巧妇鸟　图 5-4-1490　燕　图 5-4-1491　鼺鼠
图 5-4-1492　寒号虫

图 5-4-1493　斑鸠　图 5-4-1494　鸤鸠　图 5-4-1495　桑鳸
图 5-4-1496　伯劳　图 5-4-1497　鸲鹆　图 5-4-1498　百舌
图 5-4-1499　练鹊　图 5-4-1500　莺　图 5-4-1501　啄木鸟
图 5-4-1502　慈乌

图 5-4-1503　山鹊　图 5-4-1504　鹘嘲　图 5-4-1505　杜鹃
图 5-4-1506　鹦鹉　图 5-4-1507　凤凰　图 5-4-1508　孔雀
图 5-4-1509　鸵鸟　图 5-4-1510　鹰

图 5-4-1511　雕
图 5-4-1512　鹗
图 5-4-1513　鸱
图 5-4-1514　鸱鸺
图 5-4-1515　鸮
图 5-4-1516　鸩
图 5-4-1517　狗
图 5-4-1518　羊
图 5-4-1519　黄羊
图 5-4-1520　牛
图 5-4-1521　马

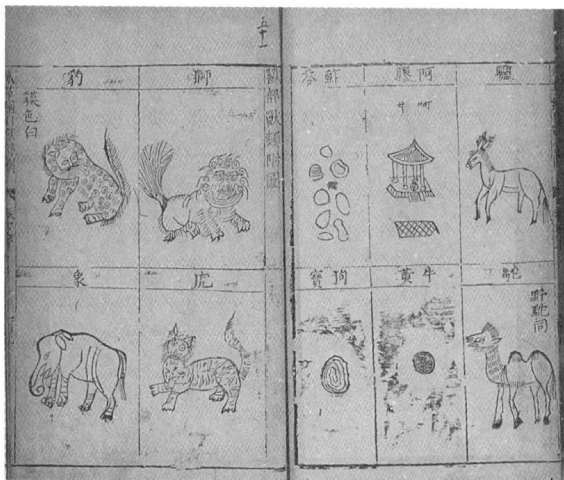

图 5-4-1522 驴　　图 5-4-1523 驼　　图 5-4-1524 牛黄
图 5-4-1525 鲊答　图 5-4-1526 狗宝　图 5-4-1527 狮

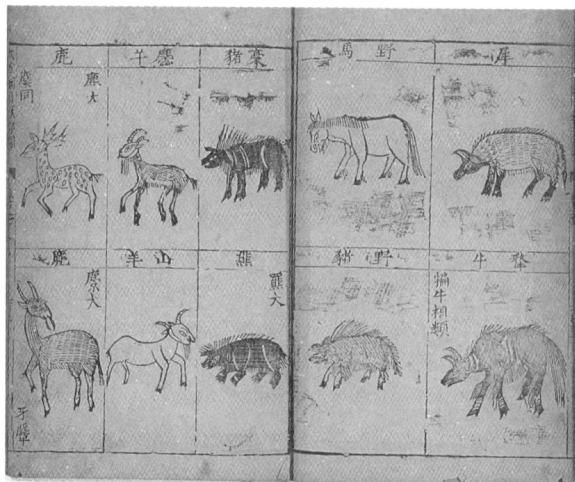

图 5-4-1528 犛牛　　图 5-4-1529 野马
图 5-4-1530 野猪　　图 5-4-1531 豪猪
图 5-4-1532 山羊

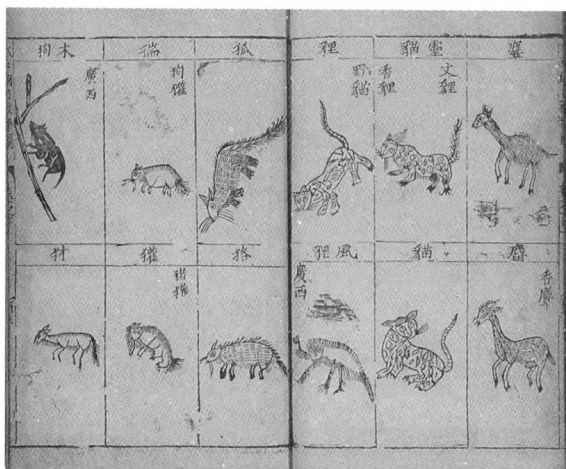

图 5-4-1533 灵猫　图 5-4-1534 猫　　图 5-4-1535 风狸
图 5-4-1536 貂　　图 5-4-1537 猯　　图 5-4-1538 貛
图 5-4-1539 木狗　图 5-4-1540 豺

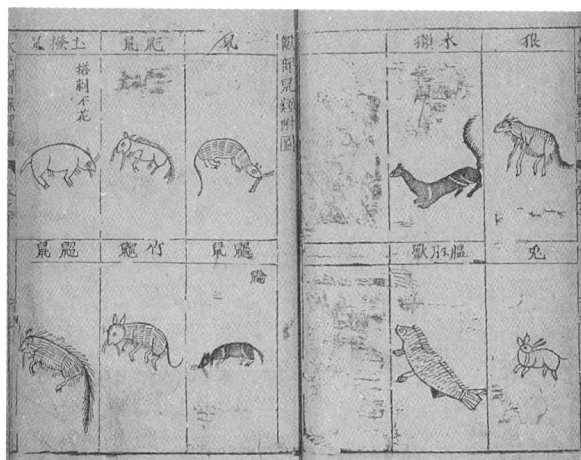

图 5-4-1541 狼　　图 5-4-1542 鼠　图 5-4-1543 鼹鼠
图 5-4-1544 竹䶉　图 5-4-1545 土拨鼠
图 5-4-1546 鼶鼠

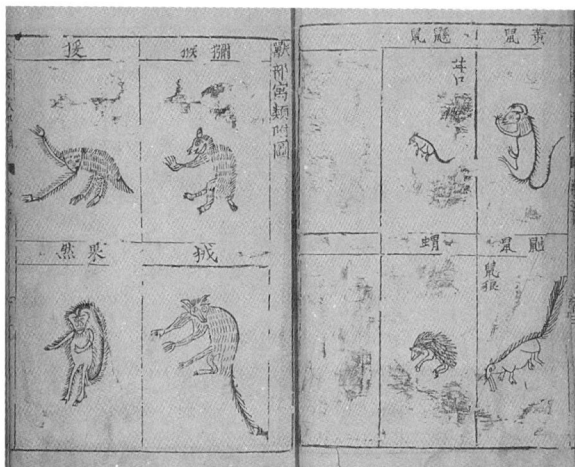

图 5-4-1547 黄鼠　图 5-4-1548 鼬鼠　图 5-4-1549 䶄鼠
图 5-4-1550 猕猴　图 5-4-1551 狨　　图 5-4-1552 猿
图 5-4-1553 果然

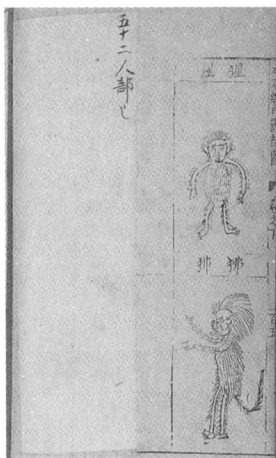

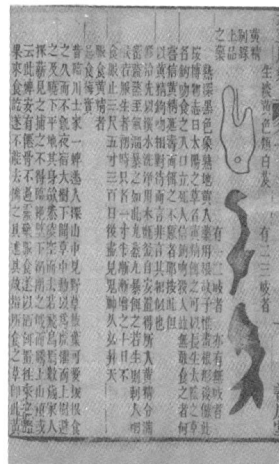

图 5-4-1554 猩猩
图 5-4-1555 狒狒　　　　图 5-4-1556 黄精

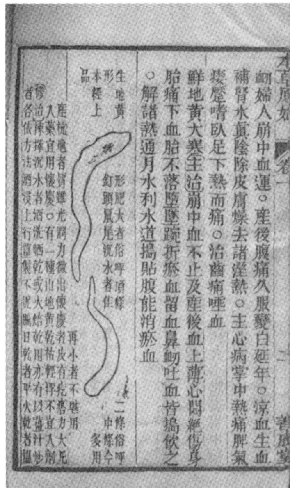

图 5-4-1557　生地黄

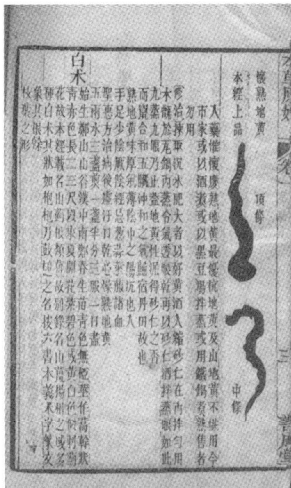

图 5-4-1558　熟地黄

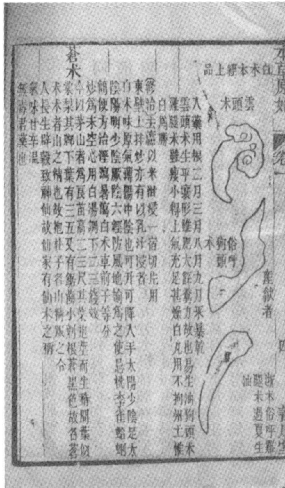

图 5-4-1559　白术

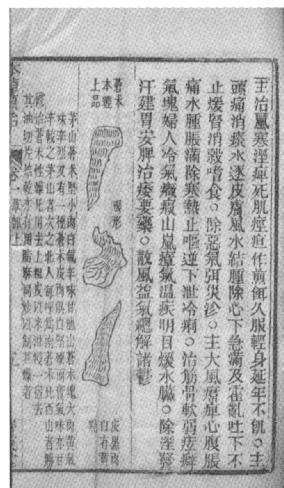

图 5-4-1560　苍术

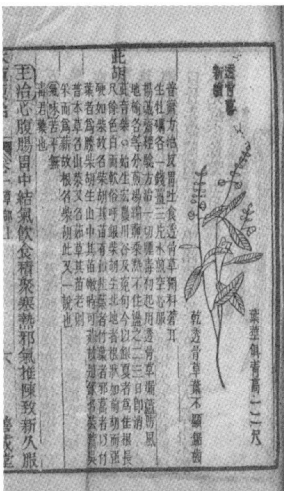

图 5-4-1561　透骨草

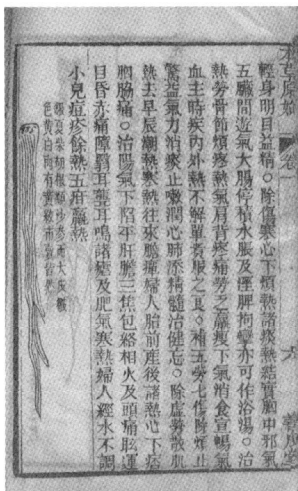

图 5-4-1562　柴胡

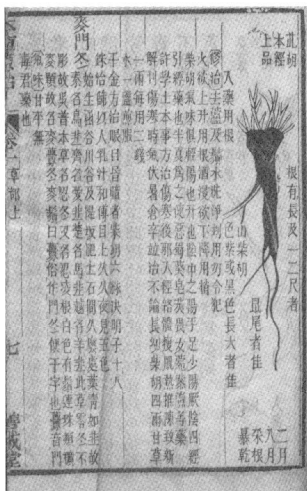

图 5-4-1563　麦门冬

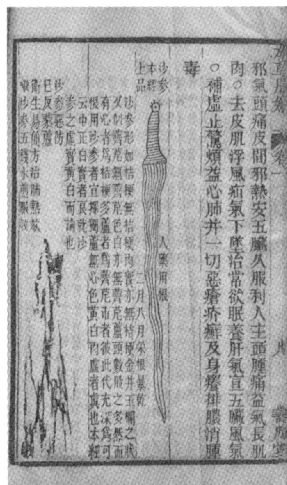

图 5-4-1564　沙参

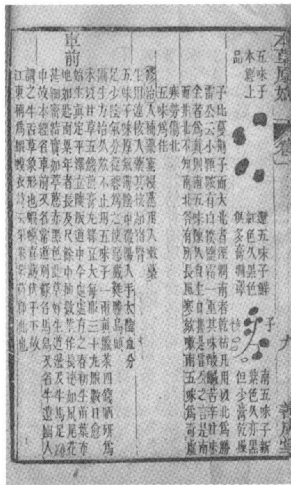

图 5-4-1565　五味子

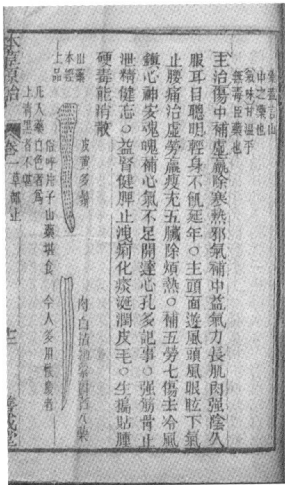

图 5-4-1566　山药

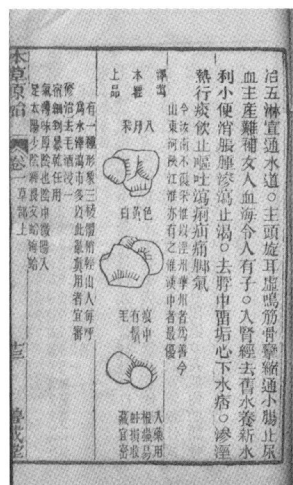

图 5-4-1567　泽泻

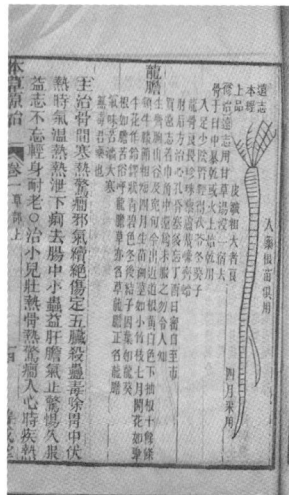

图 5-4-1568　远志

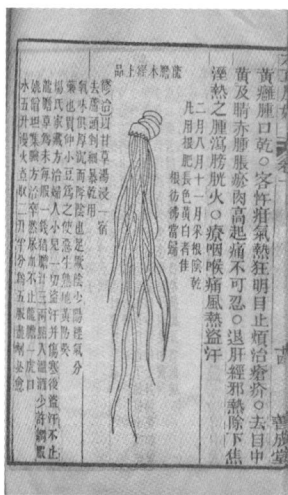

图 5-4-1569　龙胆

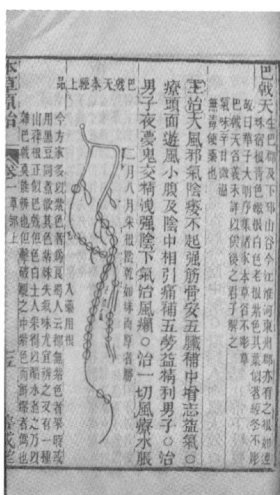

图 5-4-1570　巴戟天

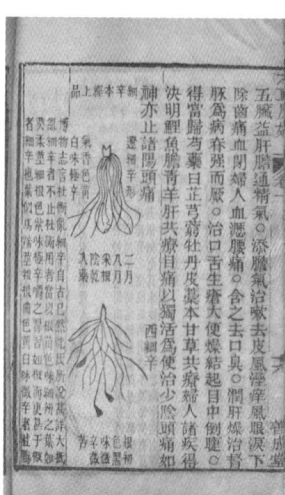

图 5-4-1571　细辛

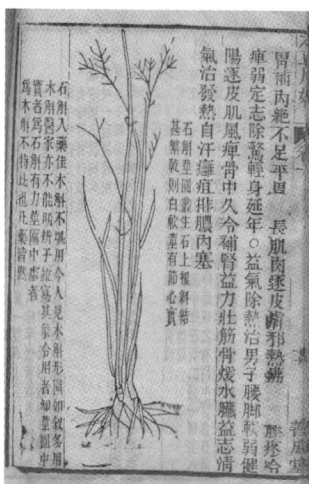

图 5-4-1572　石斛

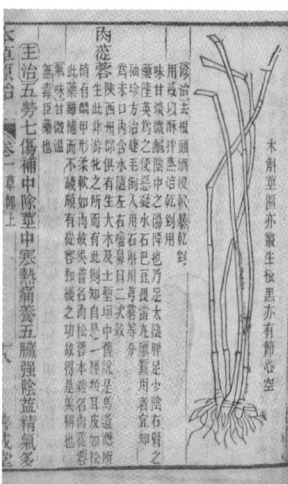

图 5-4-1573　肉苁蓉

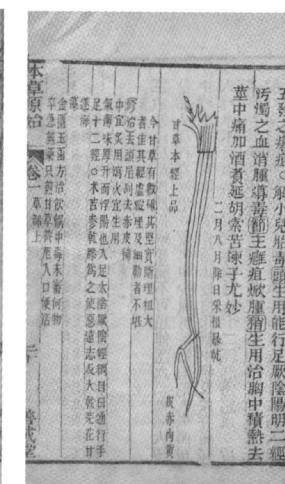

图 5-4-1574　甘草

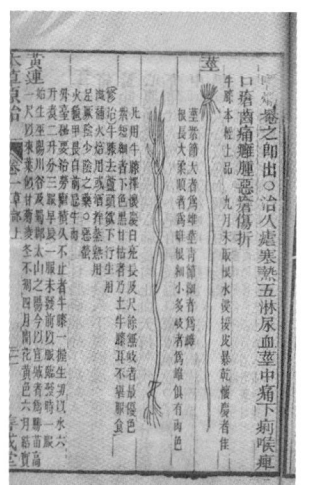

图 5-4-1575　牛膝

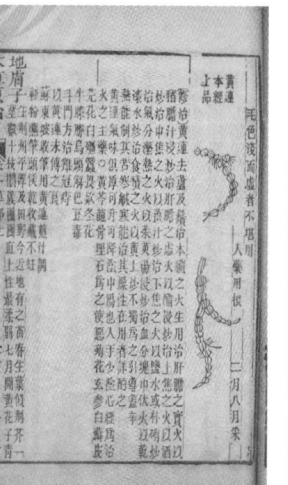

图 5-4-1576　黄连

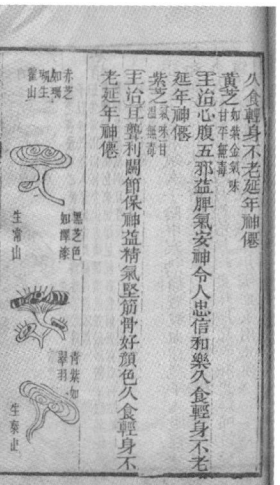

图 5-4-1577a　灵芝

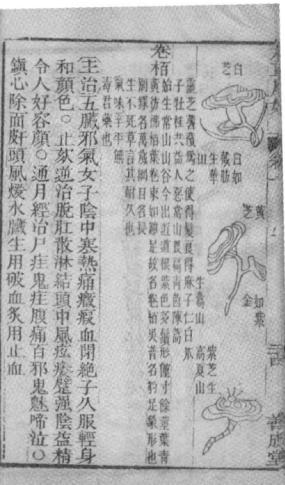

图 5-4-1577b　灵芝

图 5-4-1578　卷柏

图 5-4-1579　芎䓖

图 5-4-1580　青黛

图 5-4-1581　蒺藜子

图 5-4-1582　黄芪

图 5-4-1583　续断

图 5-4-1584　漏芦

图 5-4-1585a　防风

图 5-4-1585b　防风

图 5-4-1586　决明子

图 5-4-1587　丹参

图 5-4-1588　茜草

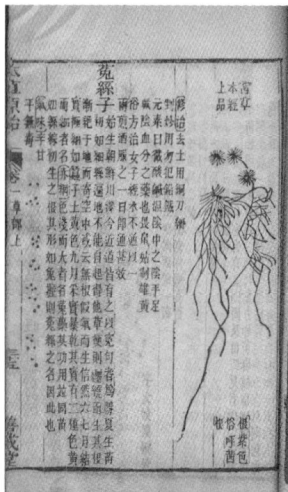

图 5-4-1589　菟丝子

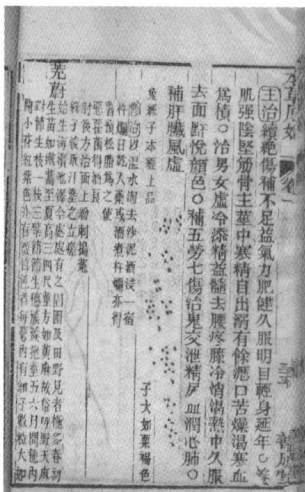

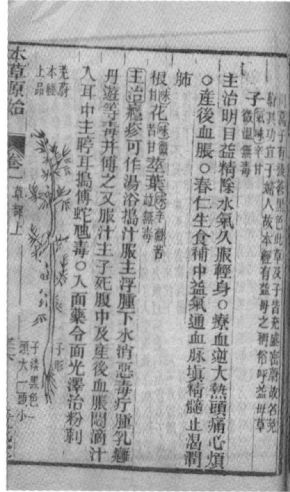

图 5-4-1590　茺蔚

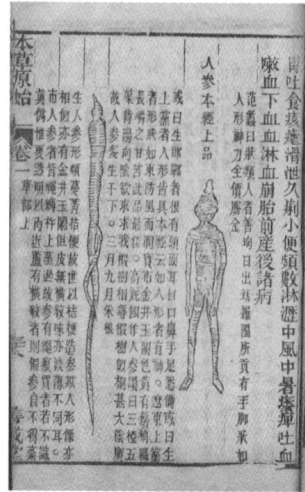

图 5-4-1591a　人参

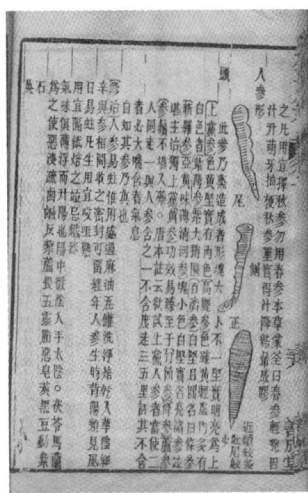

图 5-4-1591b　人参

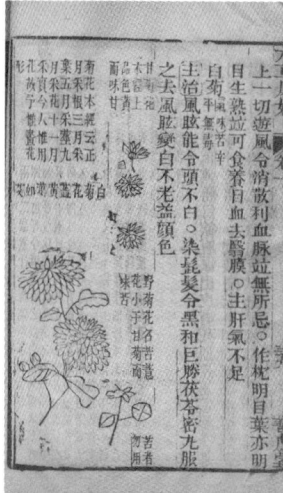

图 5-4-1592　菊花

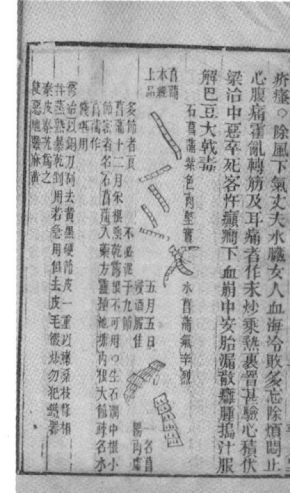

图 5-4-1593　菖蒲

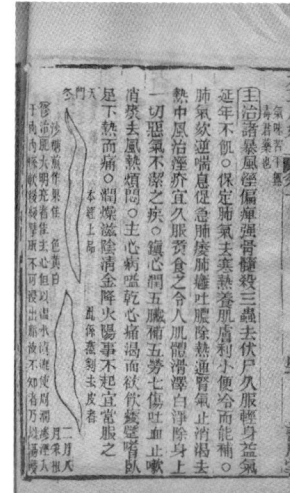

图 5-4-1594　天门冬

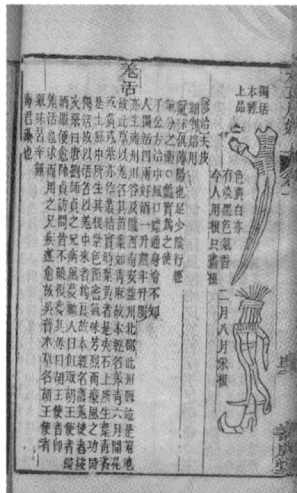

图 5-4-1595　独活

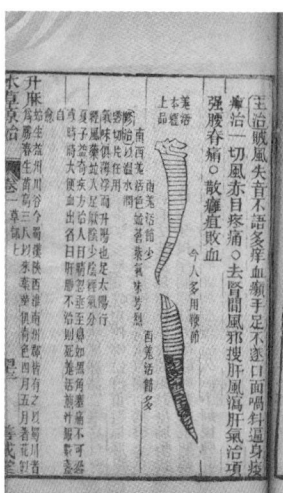

图 5-4-1596　羌活

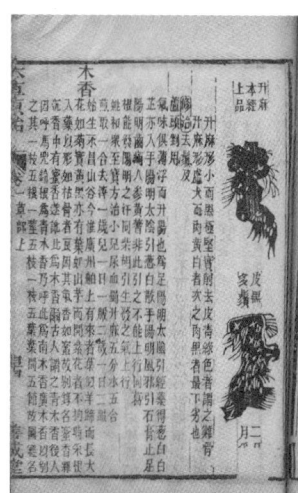

图 5-4-1597　升麻

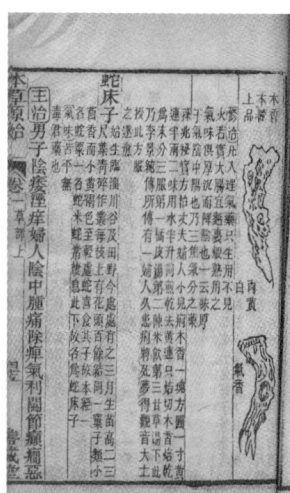

图 5-4-1598　木香

图 5-4-1599　蛇床子

图 5-4-1600　葈耳

图 5-4-1601　葛根

图 5-4-1602　葛花

图 5-4-1603　栝楼

图 5-4-1604　天花粉

图 5-4-1605　苦参

图 5-4-1606　当归

图 5-4-1607　通草

图 5-4-1608　芍药

图 5-4-1609　玄参

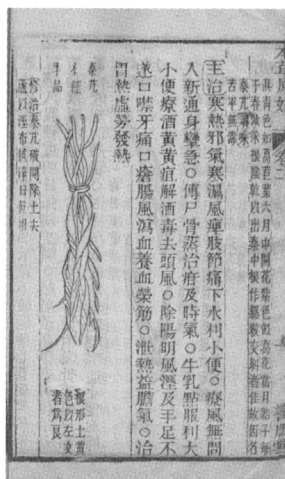

图 5-4-1610　秦艽

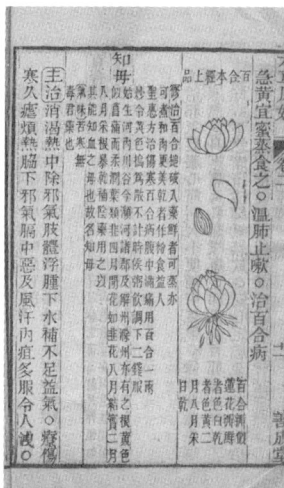

图 5-4-1611　百合

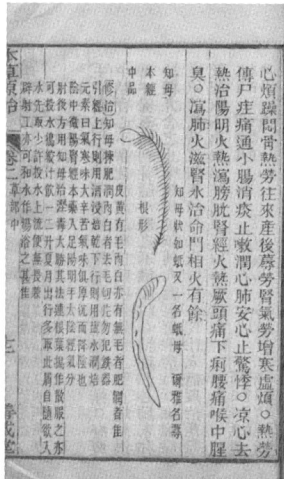

图 5-4-1612　知母

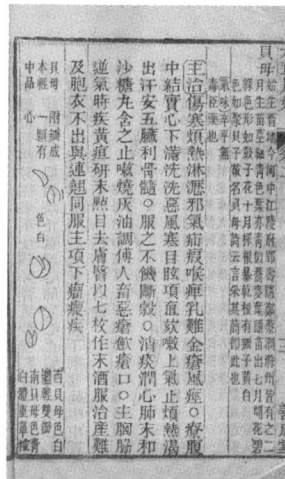

图 5-4-1613　贝母

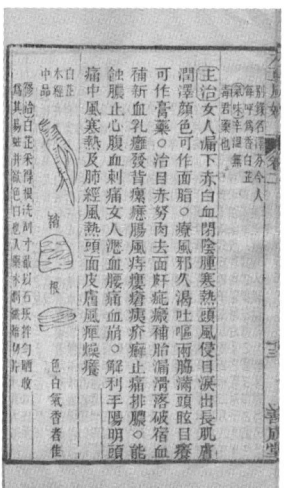

图 5-4-1614　白芷

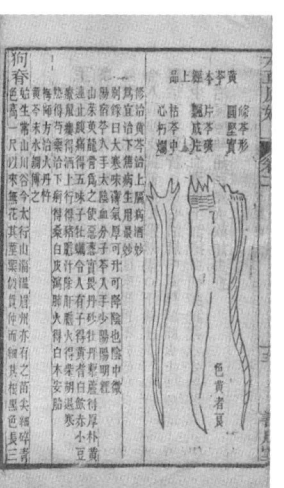

图 5-4-1615　黄芩

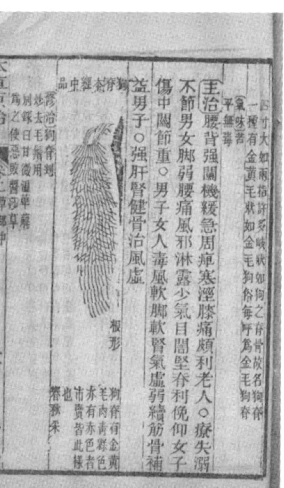

图 5-4-1616　狗脊

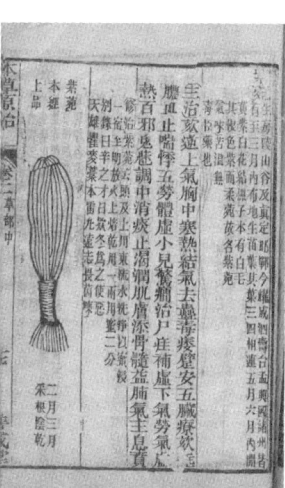

图 5-4-1617　紫菀

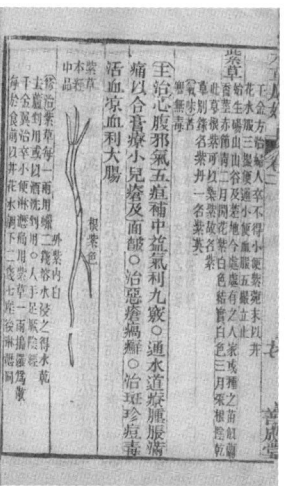

图 5-4-1618　紫草

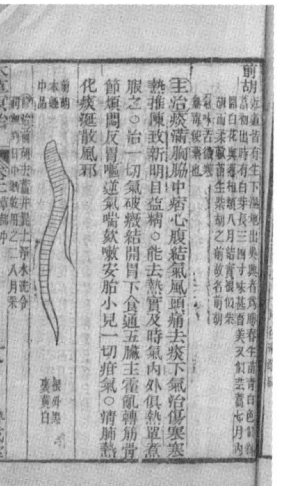

图 5-4-1619　前胡

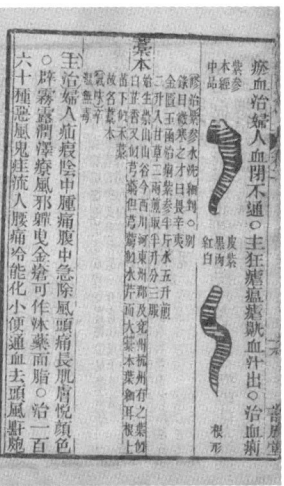

图 5-4-1620　紫参

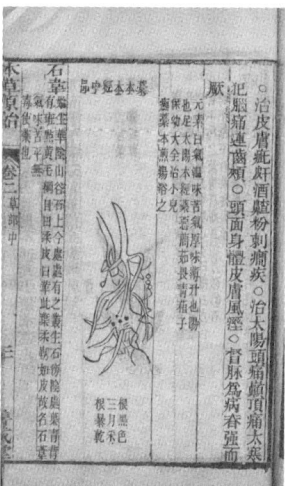

图 5-4-1621　藁本

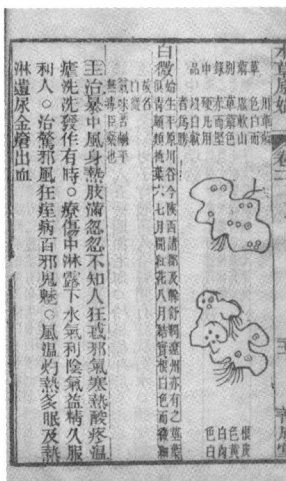

图 5-4-1622　萆薢

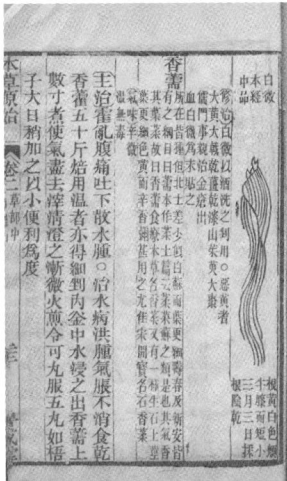

图 5-4-1623　白薇

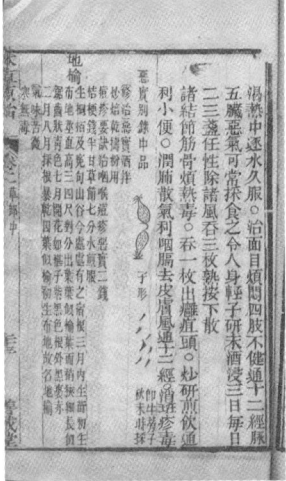

图 5-4-1624　恶实

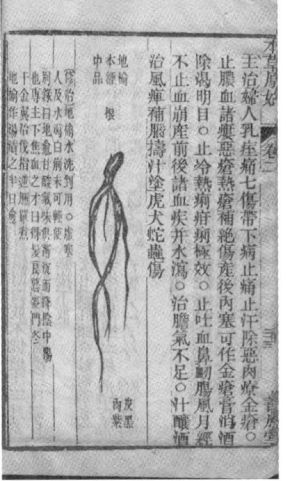

图 5-4-1625　地榆

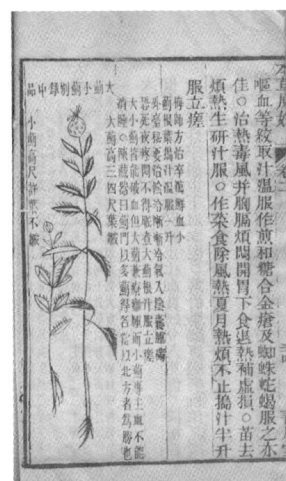

图 5-4-1626　大蓟小蓟

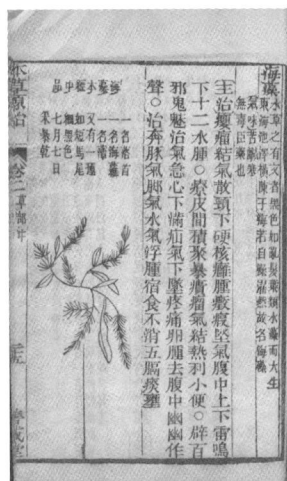

图 5-4-1627　海藻

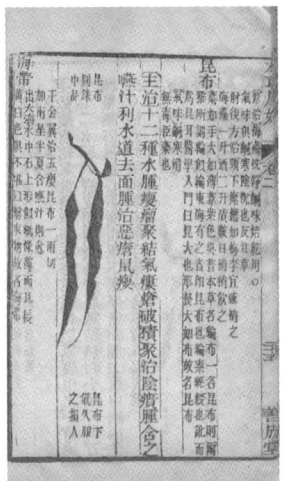

图 5-4-1628　昆布

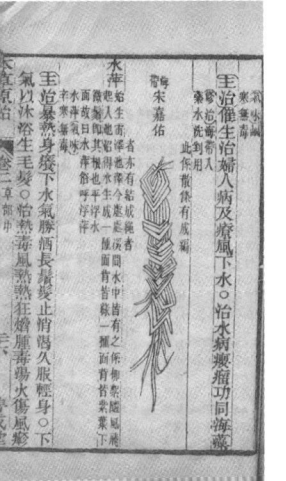

图 5-4-1629　海带

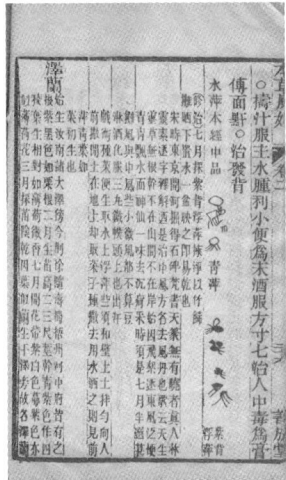

图 5-4-1630　水萍

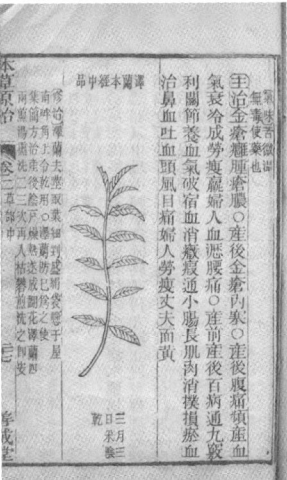

图 5-4-1631　泽兰

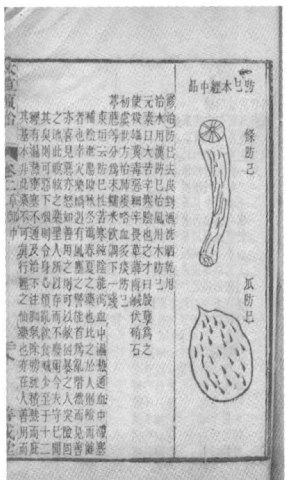

图 5-4-1632　防己

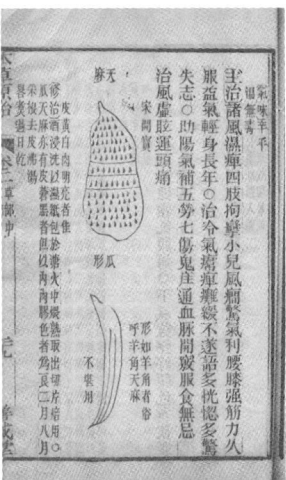

图 5-4-1633　天麻

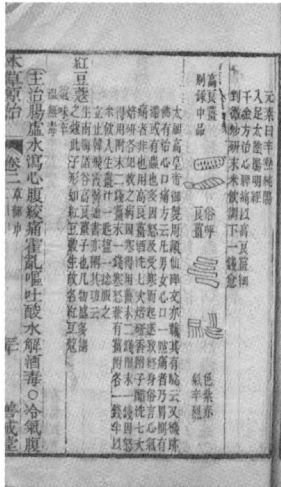

图 5-4-1634　高良姜

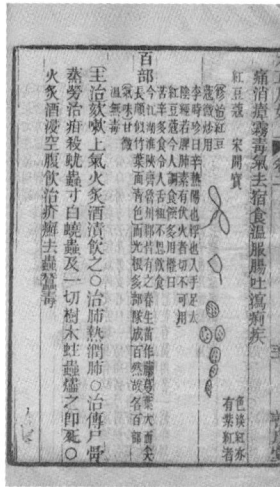

图 5-4-1635　红豆蔻

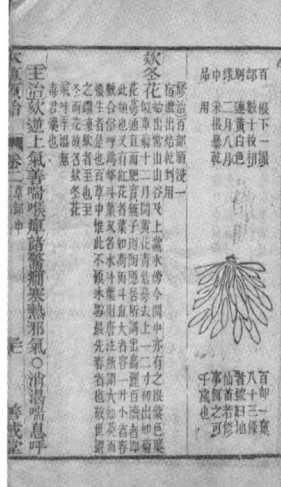

图 5-4-1636　百部

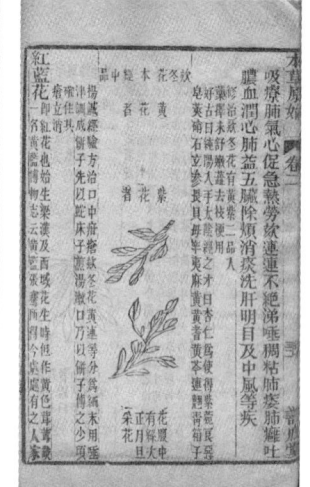

图 5-4-1637　款冬花

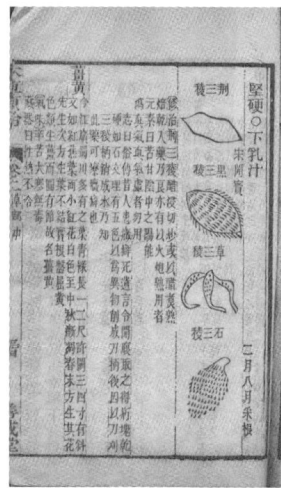

图 5-4-1638　荆三棱

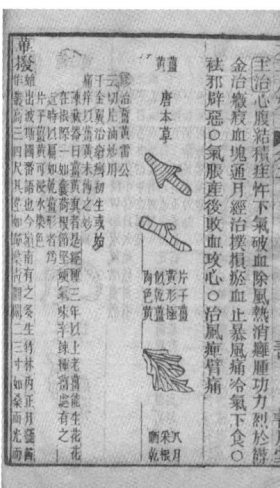

图 5-4-1639　姜黄

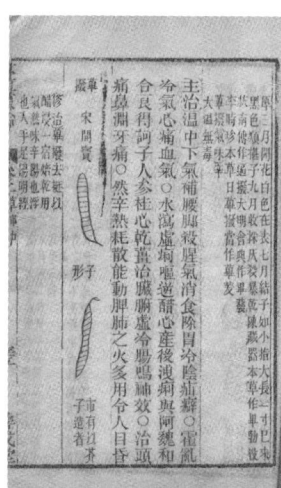

图 5-4-1640　荜拨

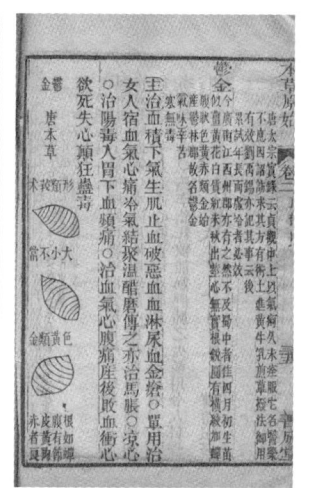

图 5-4-1641　郁金

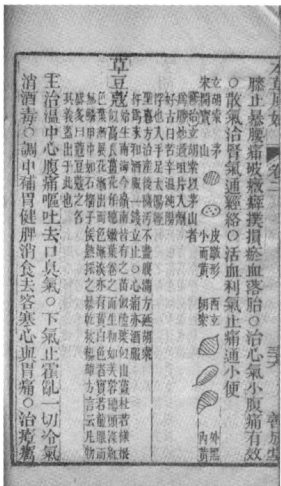

图 5-4-1642　玄胡索

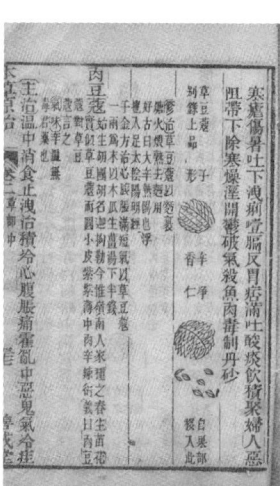

图 5-4-1643　草豆蔻

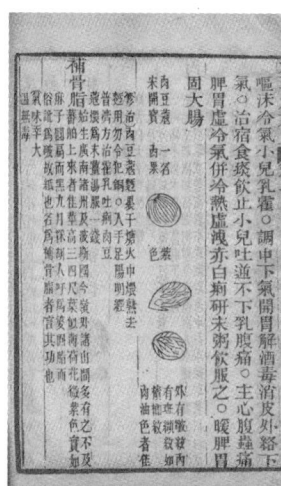

图 5-4-1644　肉豆蔻

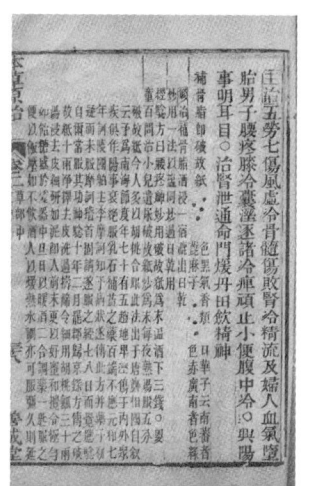

图 5-4-1645　补骨脂

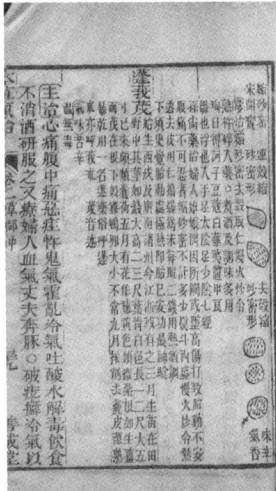

图 5-4-1646　缩砂蜜

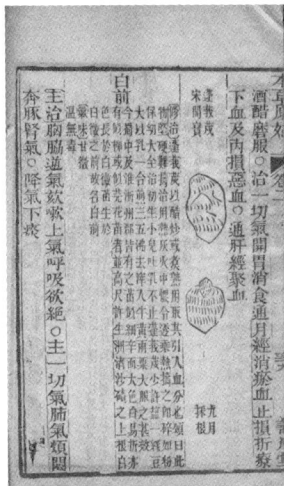

图 5-4-1647　蓬莪茂

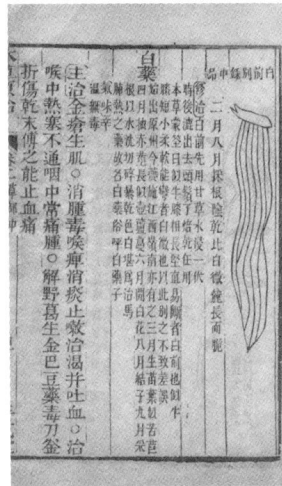

图 5-4-1648　白前

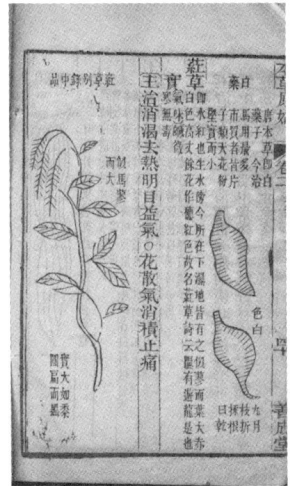

图 5-4-1649　白药

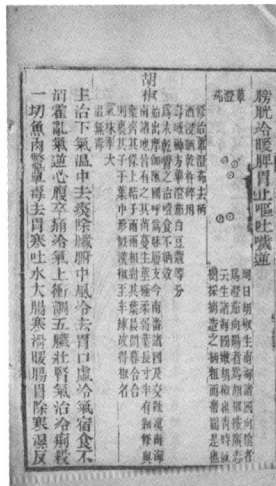

图 5-4-1650　荜澄茄

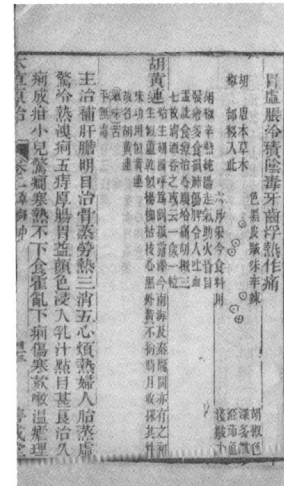

图 5-4-1651　胡椒

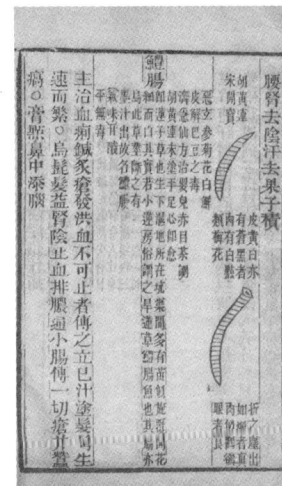

图 5-4-1652　胡黄连

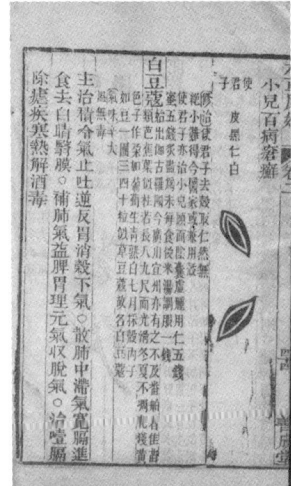

图 5-4-1653　使君子

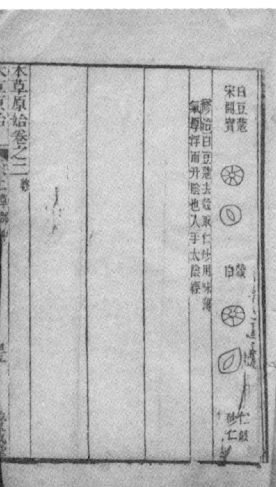

图 5-4-1654　白豆蔻

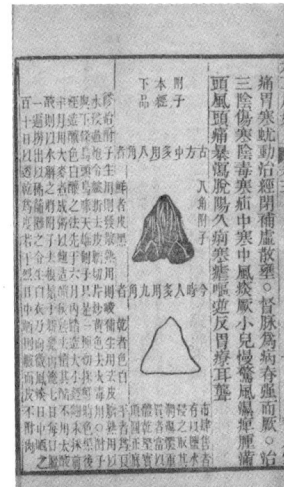

图 5-4-1655　附子

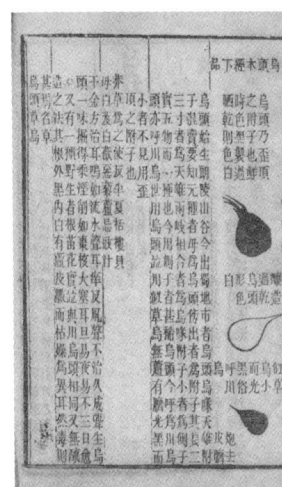

图 5-4-1656　乌头

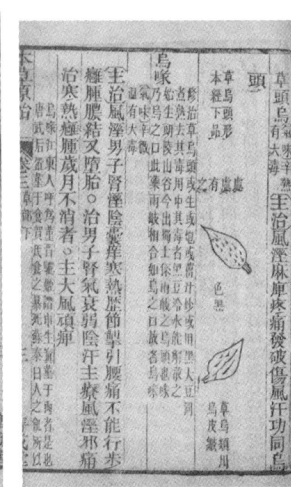

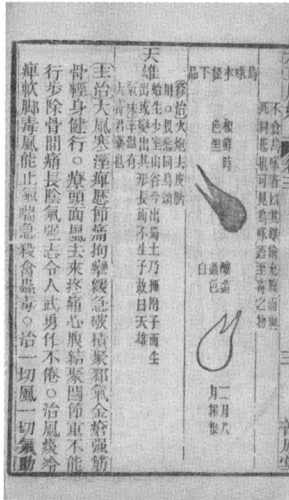

图 5-4-1657　乌喙

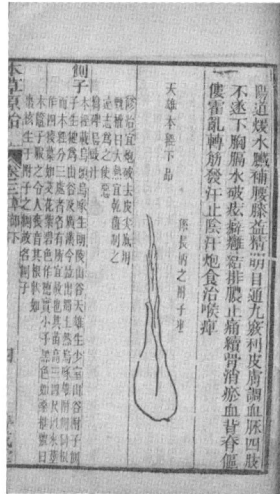

图 5-4-1658　天雄

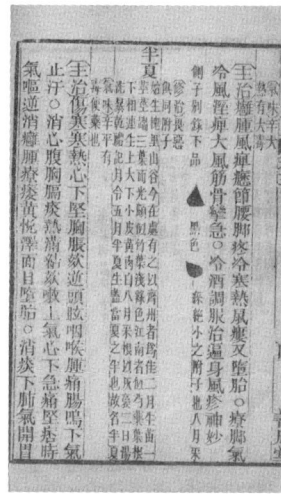

图 5-4-1659　侧子

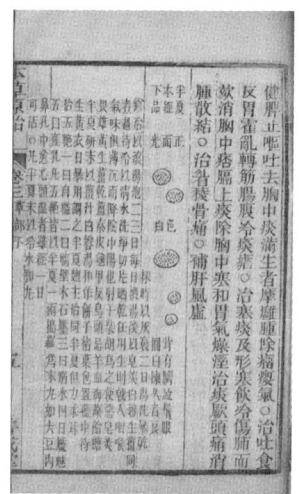

图 5-4-1660　半夏

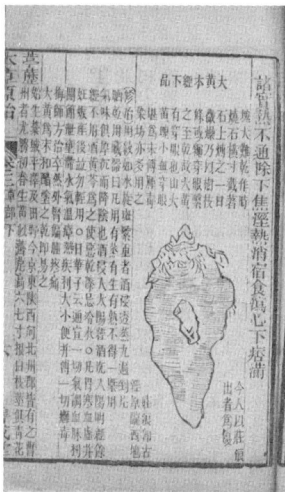

图 5-4-1661　大黄

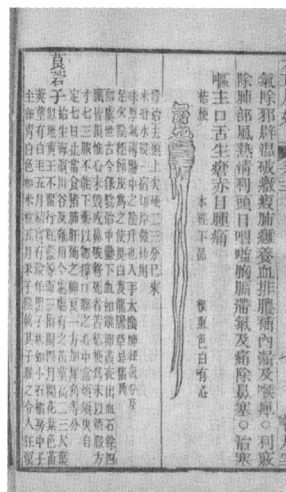

图 5-4-1662　桔梗

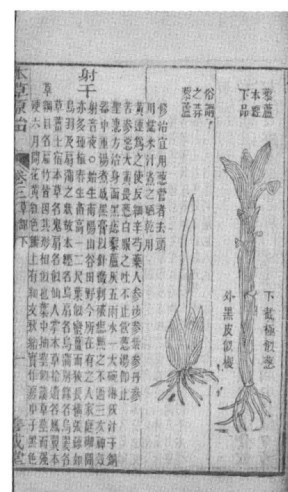

图 5-4-1663　藜芦

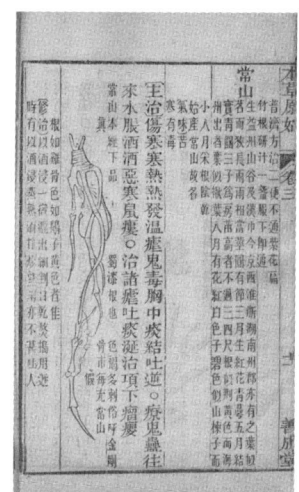

图 5-4-1664　常山

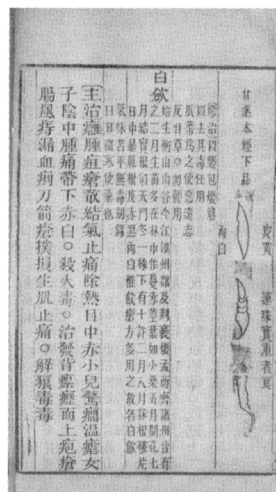

图 5-4-1665　甘遂

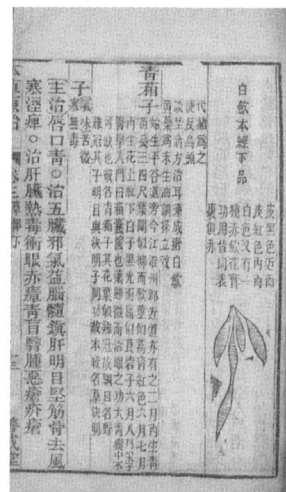

图 5-4-1666　白蔹

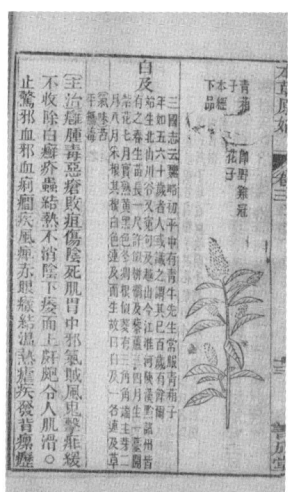

图 5-4-1667　青葙子

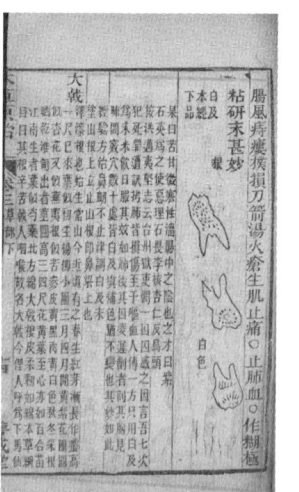

图 5-4-1668　白及

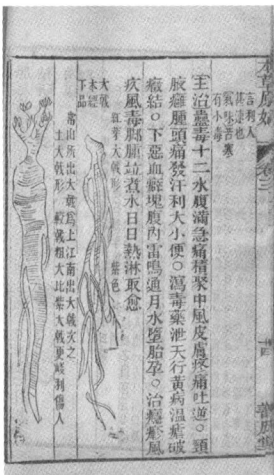

图 5-4-1669　大戟

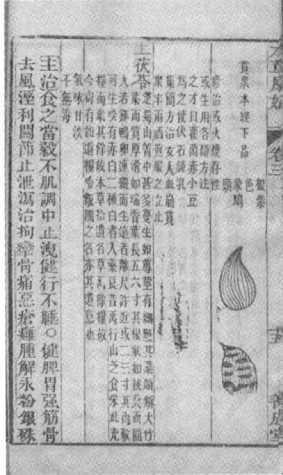

图 5-4-1670　贯众

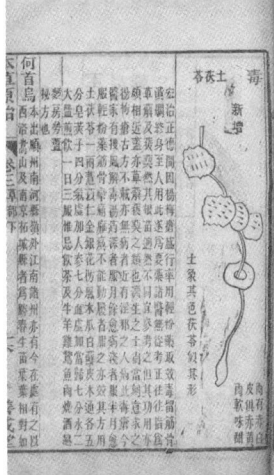

图 5-4-1671　土茯苓

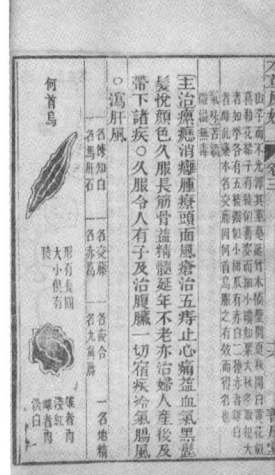

图 5-4-1672　何首乌

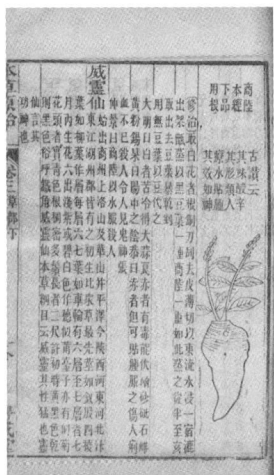

图 5-4-1673　商陆

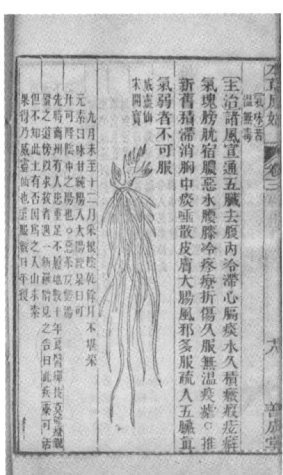

图 5-4-1674　威灵仙

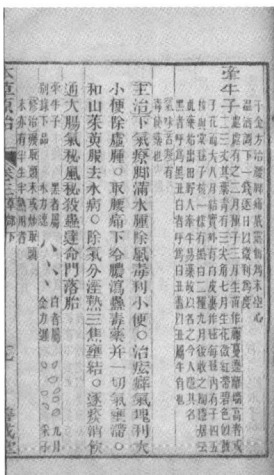

图 5-4-1675　牵牛子

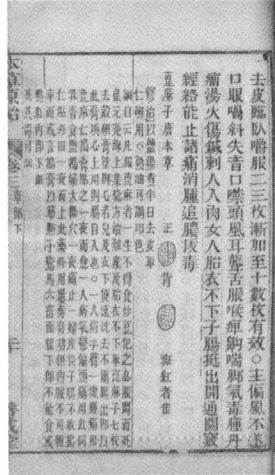

图 5-4-1676　蓖麻子

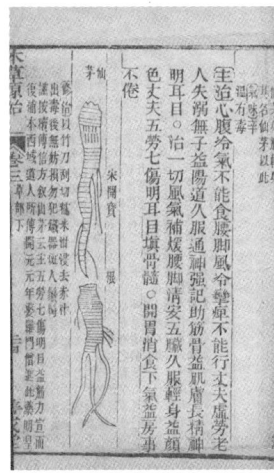

图 5-4-1677　仙茅

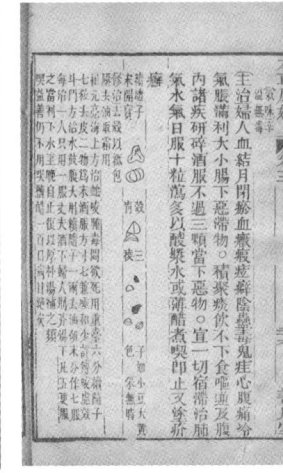

图 5-4-1678　续随子

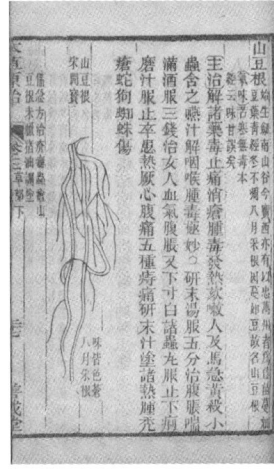

图 5-4-1679　山豆根

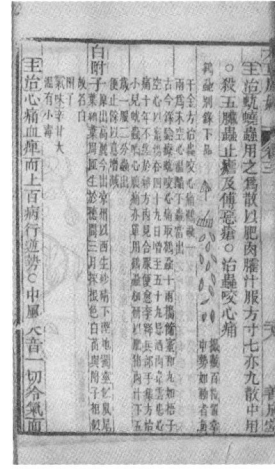

图 5-4-1680　鹤虱

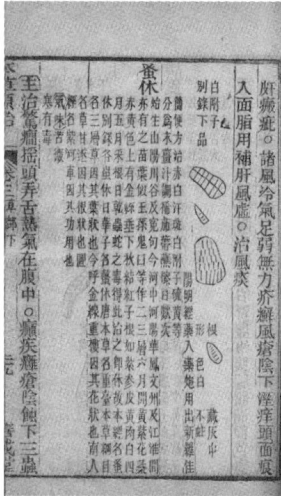

图 5-4-1681　白附子

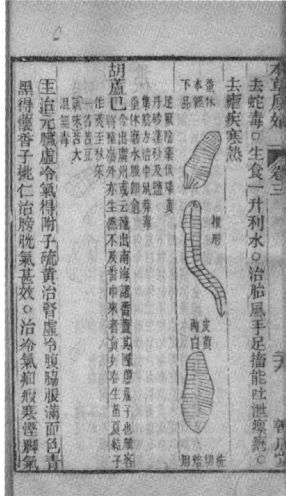

图 5-4-1682　蚤休

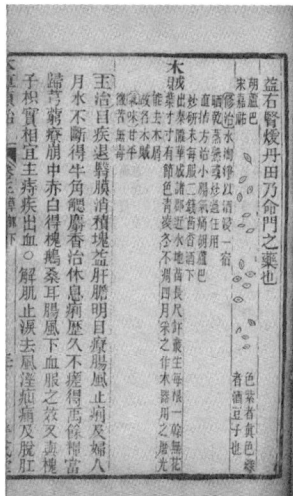

图 5-4-1683　葫芦巴

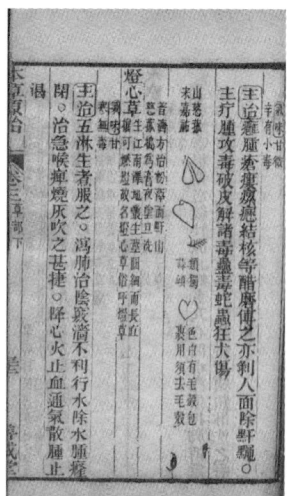

图 5-4-1684　山慈菇

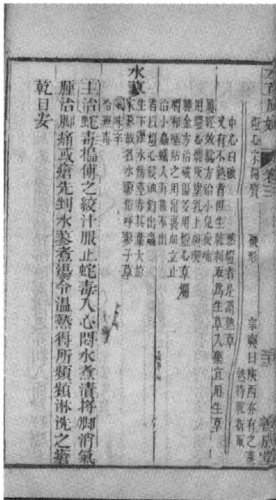

图 5-4-1685　灯心草

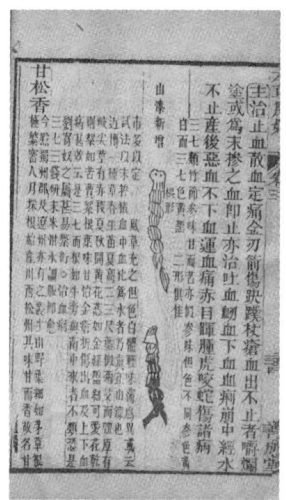

图 5-4-1686　三七

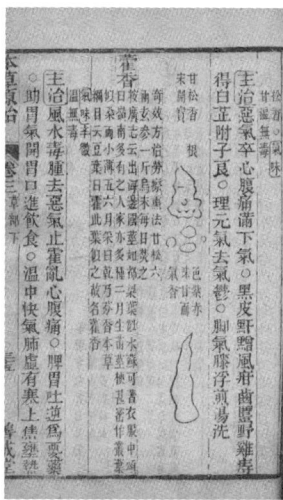

图 5-4-1687　甘松香

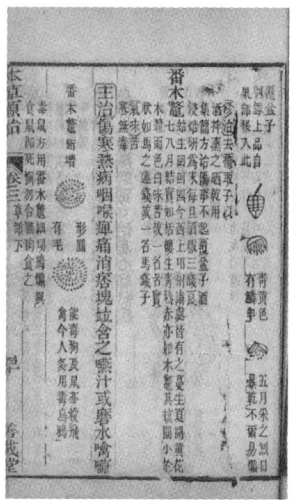

图 5-4-1688　覆盆子

图 5-4-1689　番木鳖

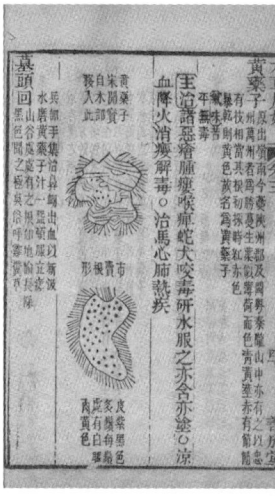

图 5-4-1690　黄药子

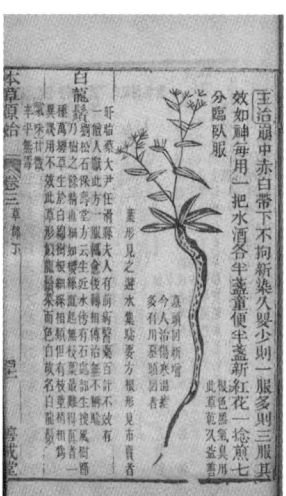

图 5-4-1691　墓回头

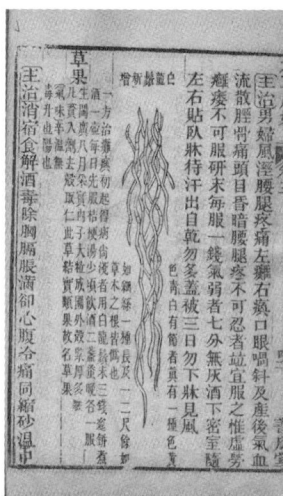

图 5-4-1692　白龙须

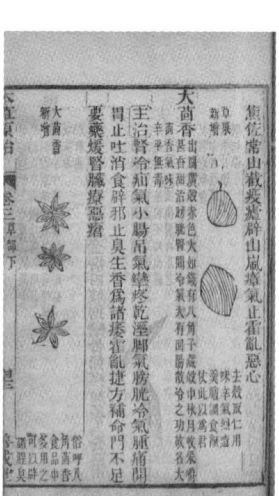

图 5-4-1693　草果

图 5-4-1694　大茴香

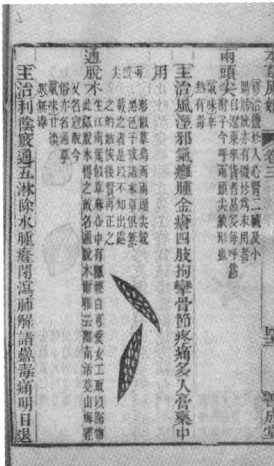

图 5-4-1695　两头尖

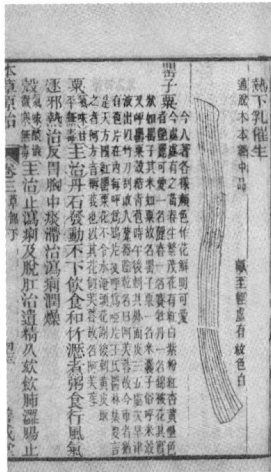

图 5-4-1696　通脱木

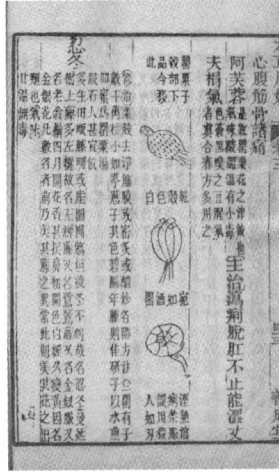

图 5-4-1697　罂子粟

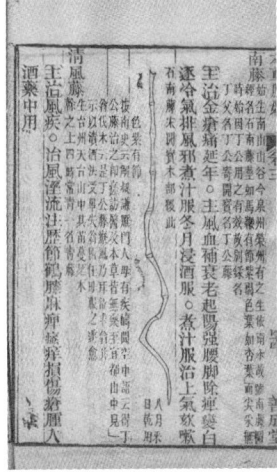

图 5-4-1698　南藤

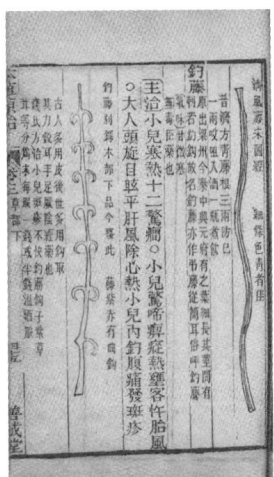

图 5-4-1699　清风藤

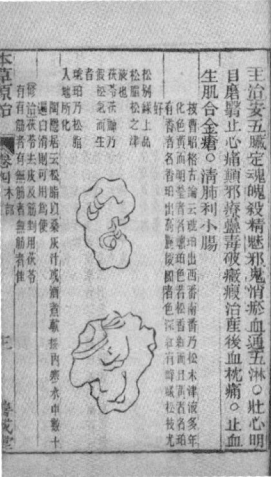

图 5-4-1700　钓藤

图 5-4-1701　琥珀

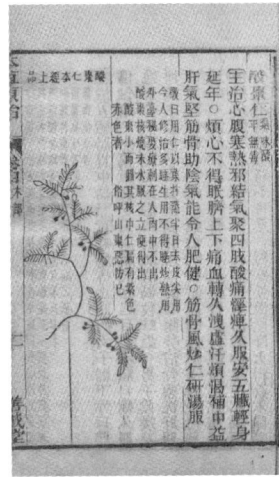

图 5-4-1702　酸枣仁

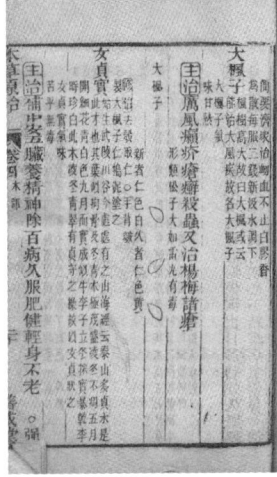

图 5-4-1703　大枫子

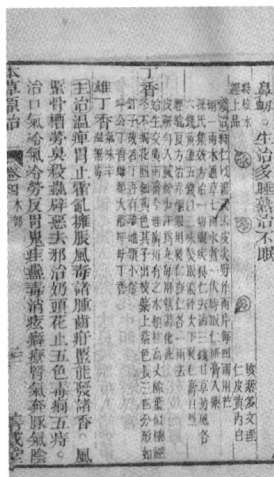

图 5-4-1704　蕤核

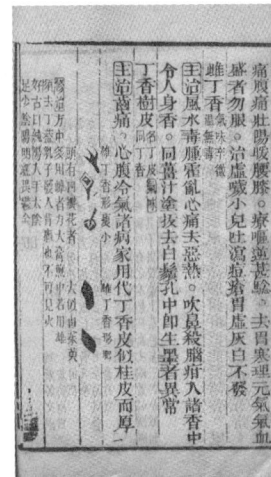

图 5-4-1705　丁香

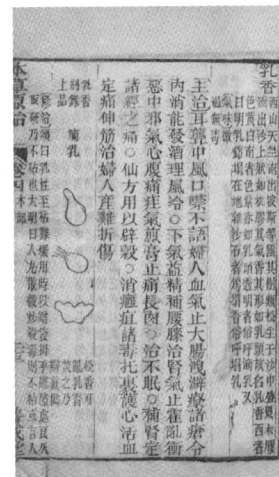

图 5-4-1706　乳香

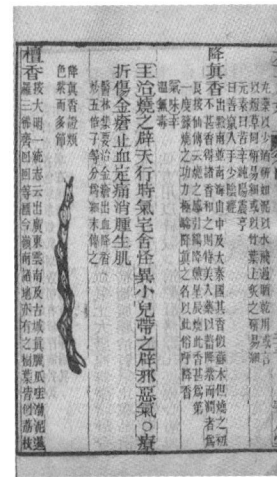

图 5-4-1707　降真香

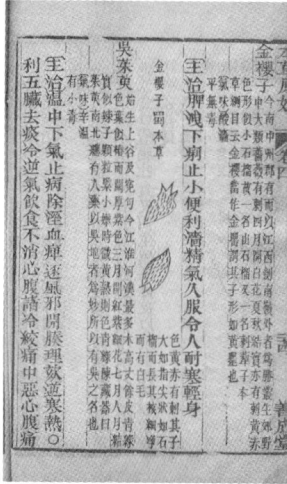

图 5-4-1708　金樱子

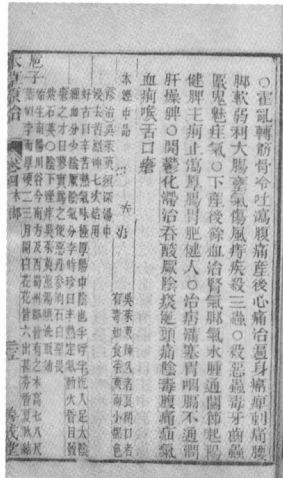

图 5-4-1709　吴茱萸

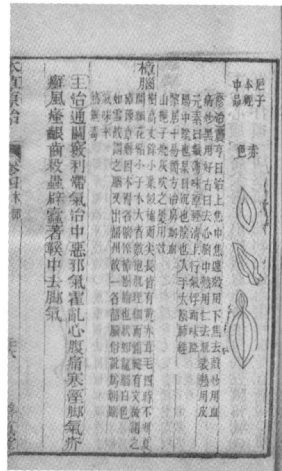

图 5-4-1710　栀子

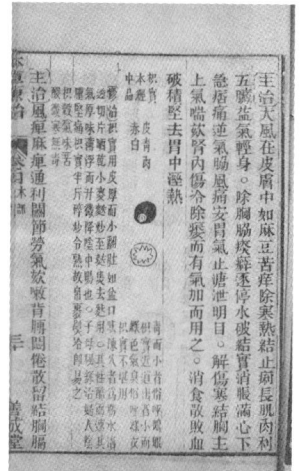

图 5-4-1711　枳实

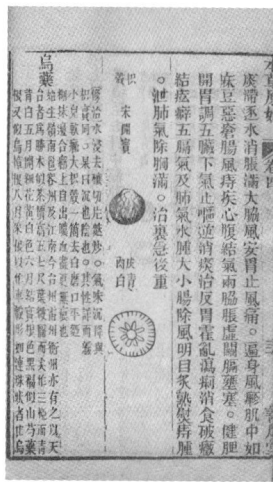

图 5-4-1712　枳壳

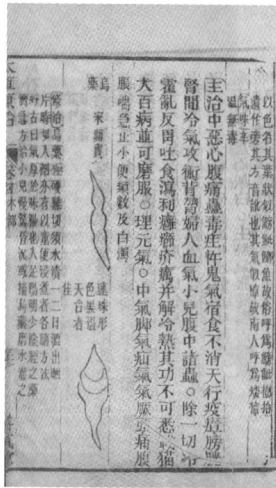

图 5-4-1713　乌药

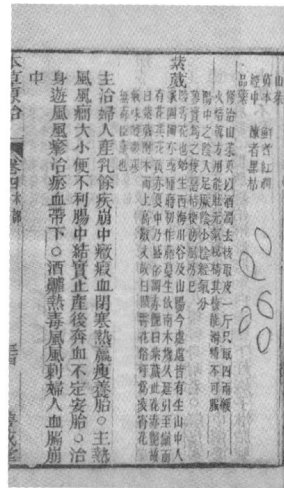

图 5-4-1714　山茱萸

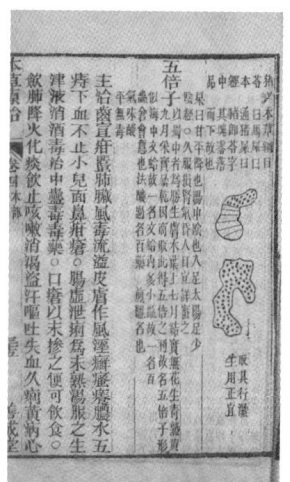

图 5-4-1715　猪苓

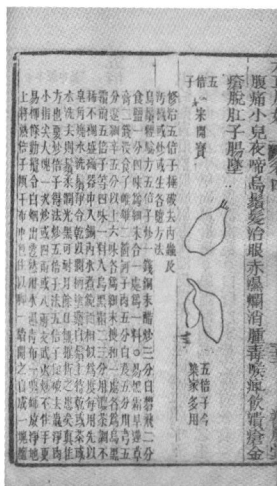

图 5-4-1716　五倍子

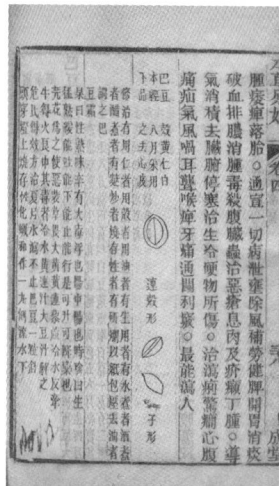

图 5-4-1717　巴豆

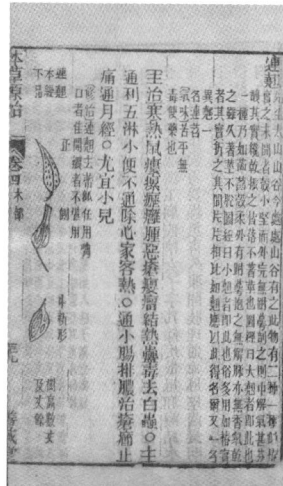

图 5-4-1718　连翘

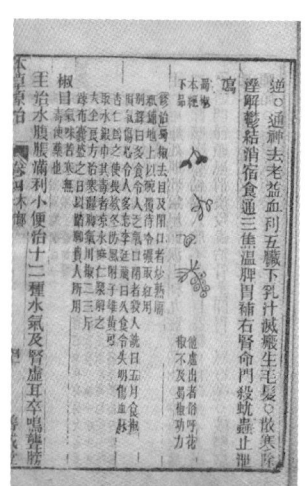

图 5-4-1719　蜀椒

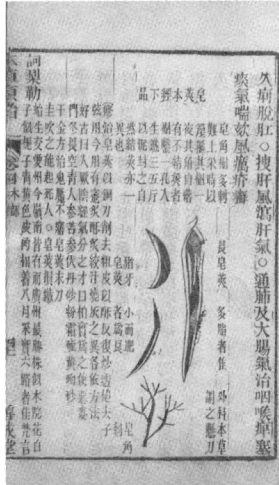

图 5-4-1720　皂荚

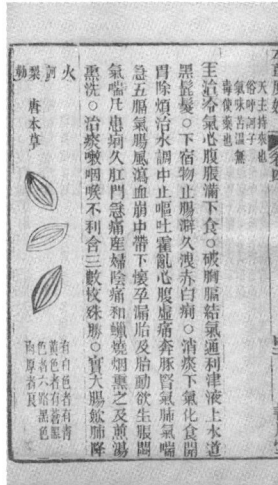

图 5-4-1721　诃黎勒

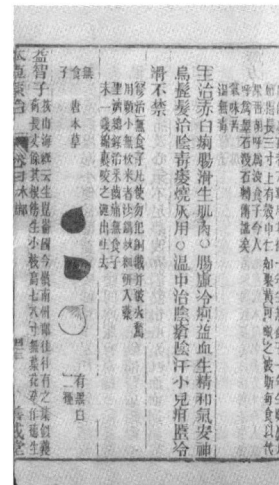

图 5-4-1722　无食子

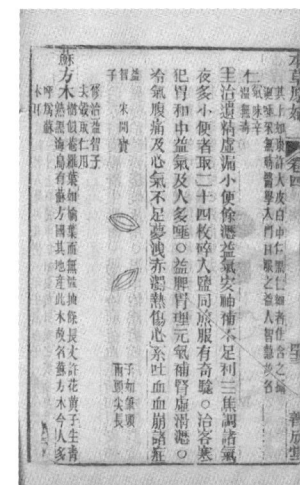

图 5-4-1723　益智子

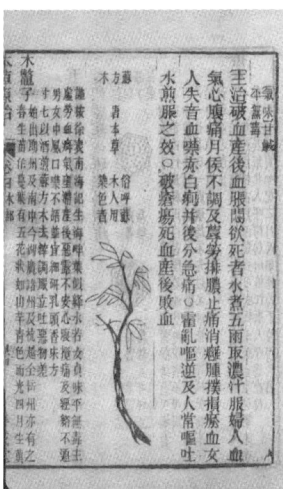

图 5-4-1724　苏方木

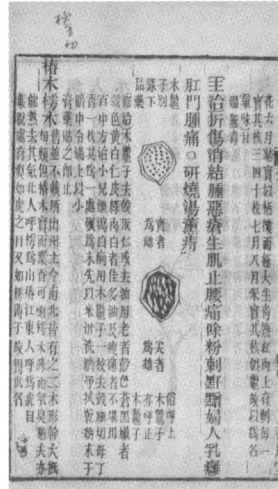

图 5-4-1725　木鳖子

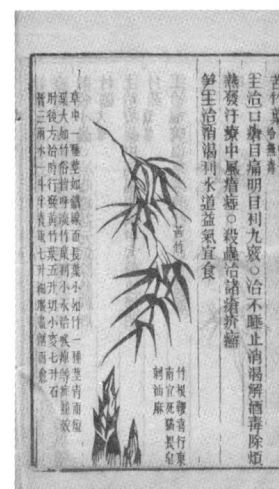

图 5-4-1726　苦竹

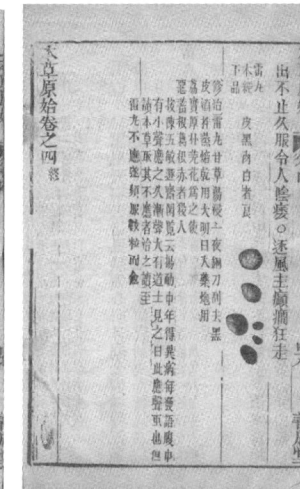

图 5-4-1727　雷丸

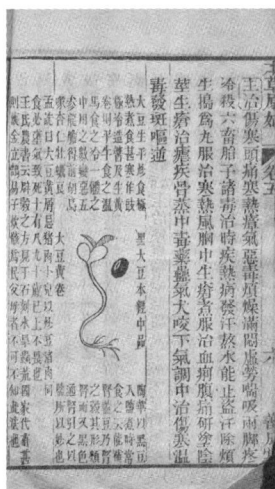

图 5-4-1728　黑大豆

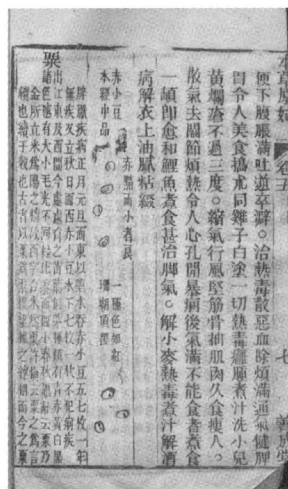

图 5-4-1729　赤小豆

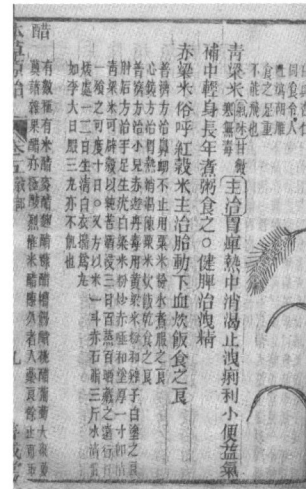

图 5-4-1730　粟

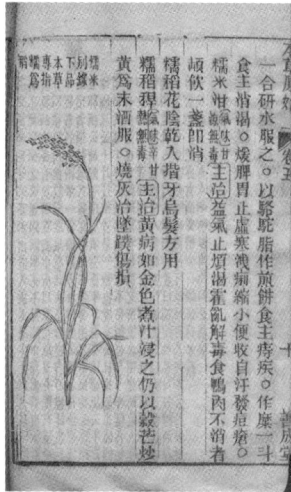

图 5-4-1731　糯米

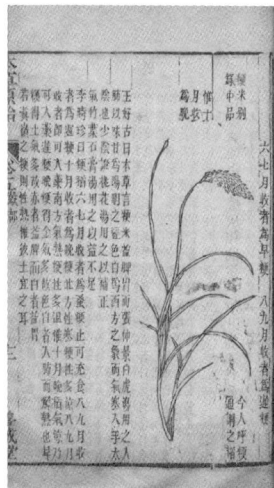

图 5-4-1732　粳米

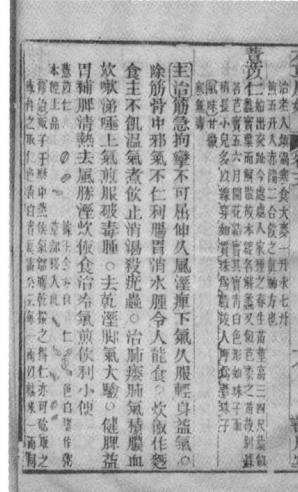

图 5-4-1733　薏苡仁

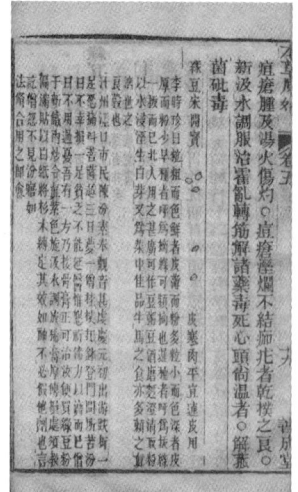

图 5-4-1734　绿豆

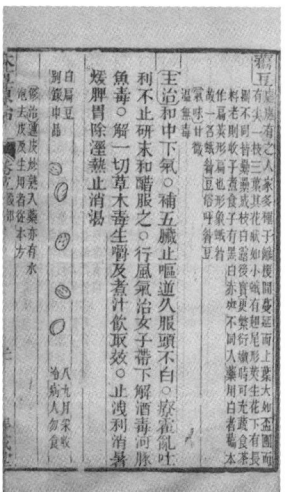

图 5-4-1735　白扁豆

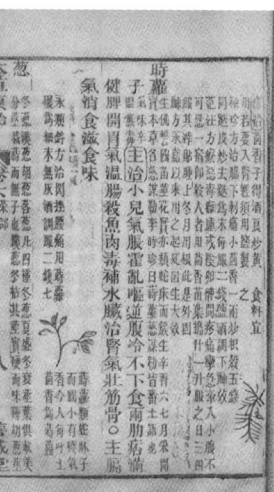

图 5-4-1736　莳萝

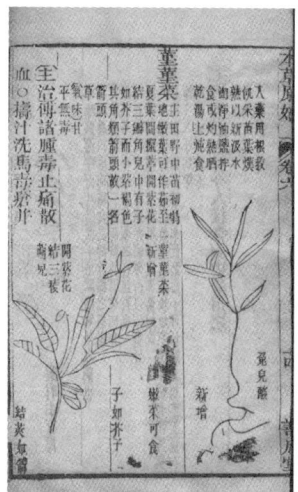

图 5-4-1737　兔儿酸

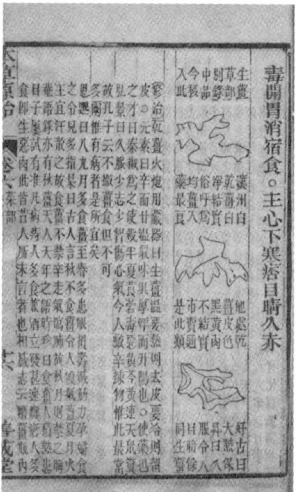

图 5-4-1738　堇堇菜

图 5-4-1739　生姜干姜

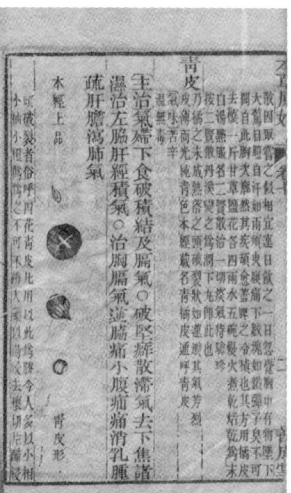

图 5-4-1740　青皮

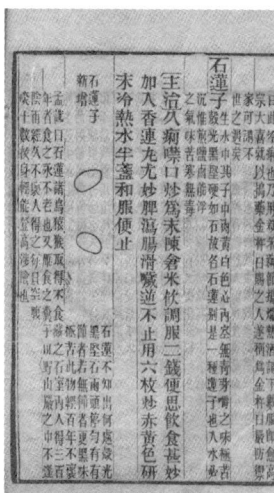

图 5-4-1741　石莲子

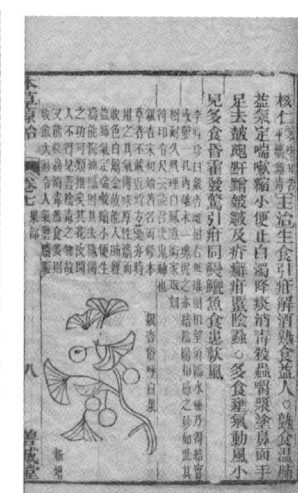

图 5-4-1742　银杏

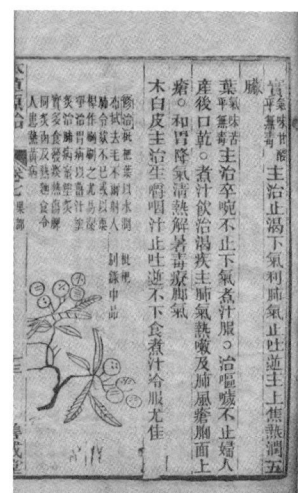

图 5-4-1743　枇杷

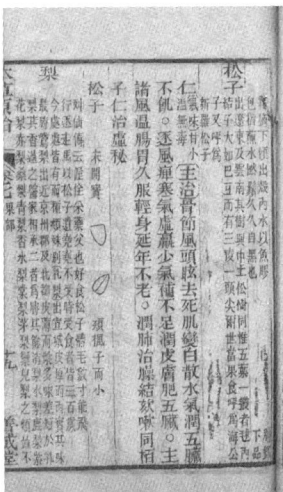

图 5-4-1744　松子

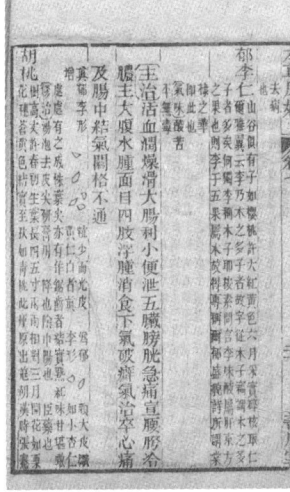

图 5-4-1745　郁李仁

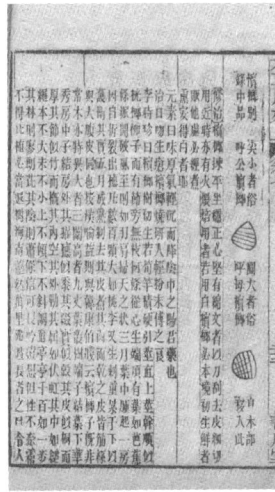

图 5-4-1746　槟郎

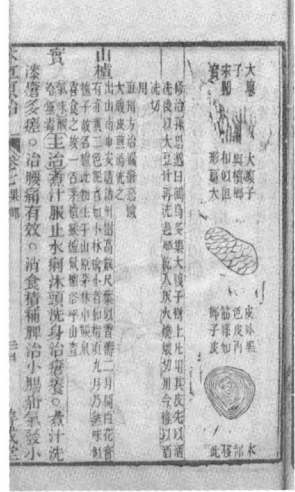

图 5-4-1747　大腹子

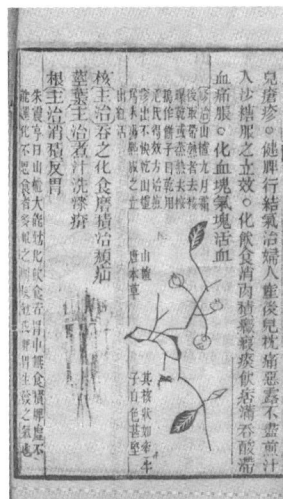

图 5-4-1748　山楂

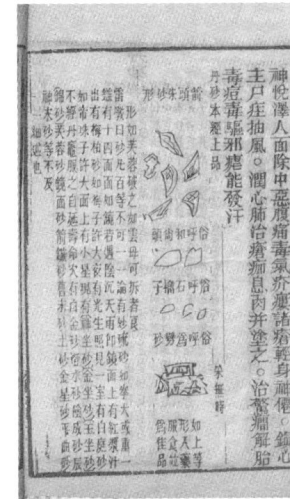

图 5-4-1749　丹砂

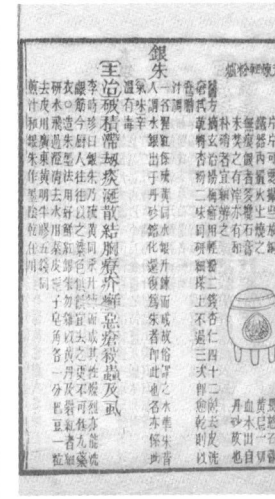

图 5-4-1750　升炼轻粉炉

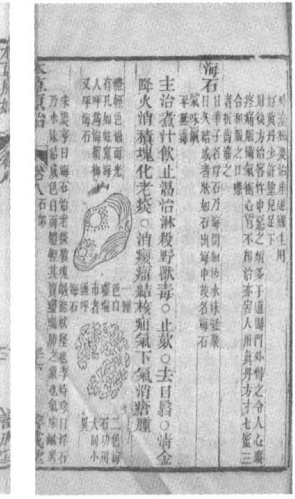

图 5-4-1751　海石

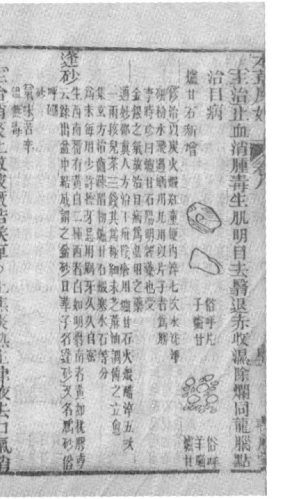

图 5-4-1752　炉甘石

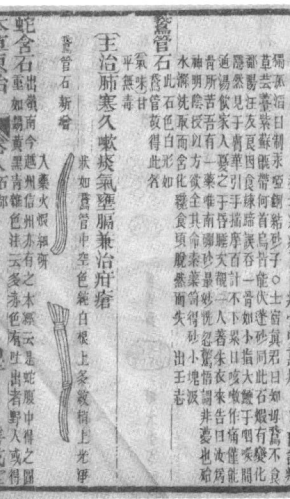

图 5-4-1753　鹅管石

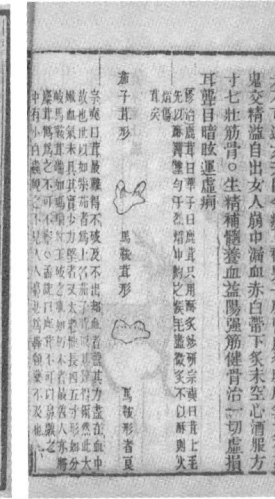

图 5-4-1754　鹿茸

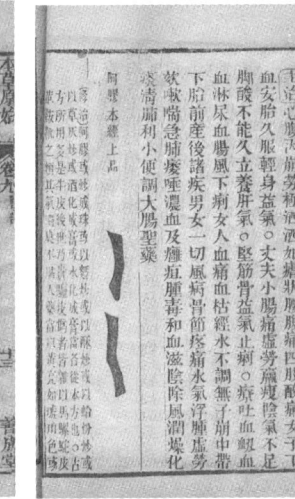

图 5-4-1755　阿胶

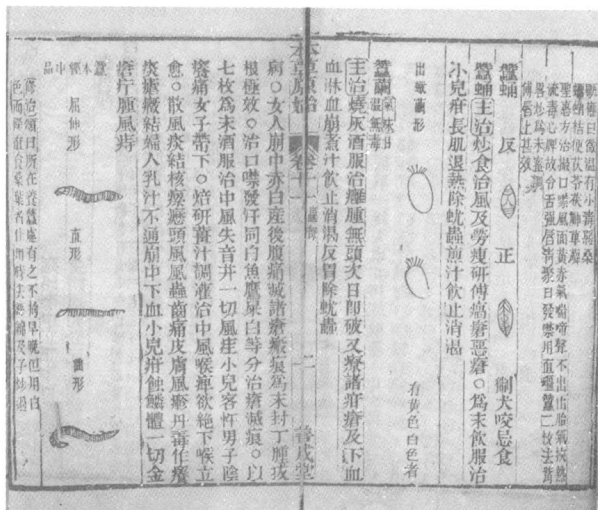

图 5-4-1756　白僵蚕

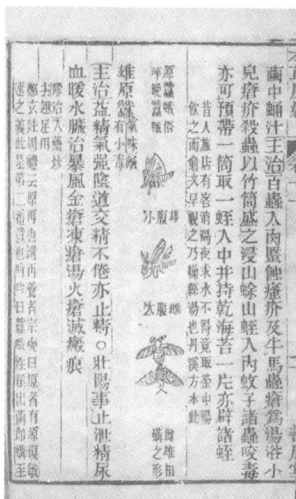

图 5-4-1757　斑蝥

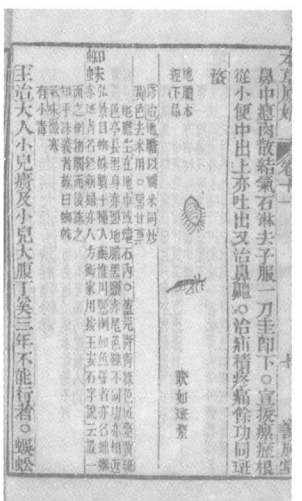

图 5-4-1758　地胆

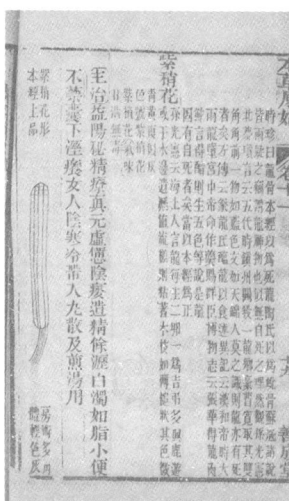

图 5-4-1759　紫稍花

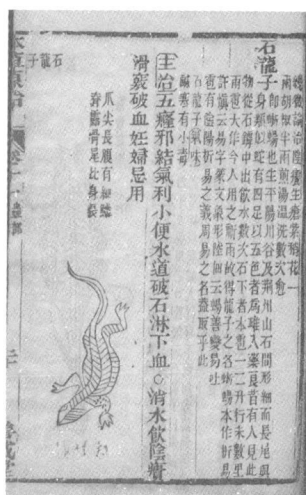

图 5-4-1760　石龙子

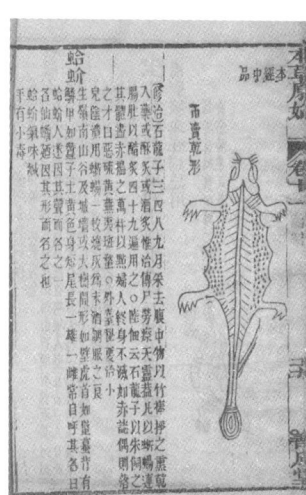

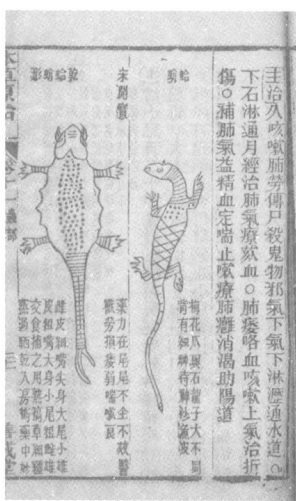

图 5-4-1761　蛤蚧

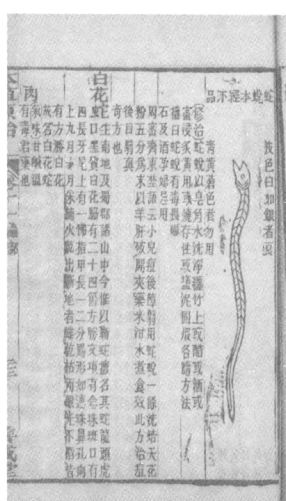

图 5-4-1762　蛇蜕

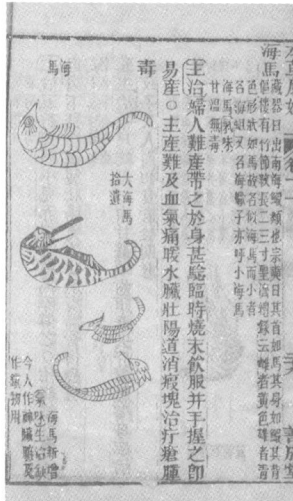

图 5-4-1763　海马

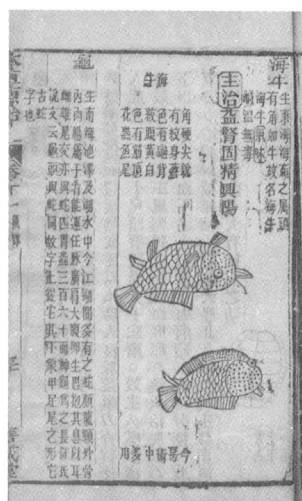

图 5-4-1764　海牛

图 5-4-1765　龟

图 5-4-1766　鳖

图 5-4-1767　瓦垄子

图 5-4-1768　海燕

图 5-4-1769　文蛤

图 5-4-1770　丹砂

图 5-4-1771　炮制丹砂

图 5-4-1772　云母

图 5-4-1773　炮制云母

图 5-4-1774　玉屑

图 5-4-1775　玉泉

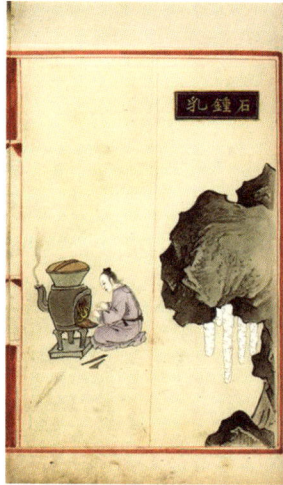

图 5-4-1776　石钟乳

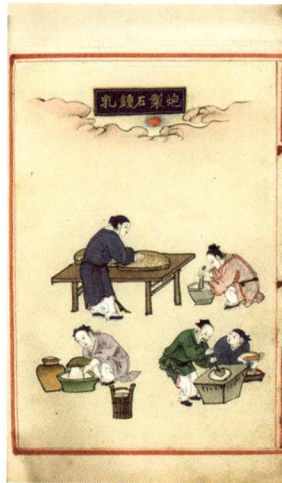

图 5-4-1777　炮制石钟乳

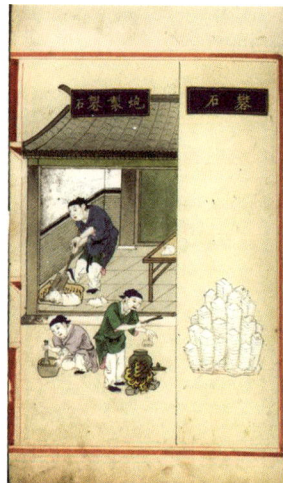

图 5-4-1778　矾石
图 5-4-1779　炮制矾石

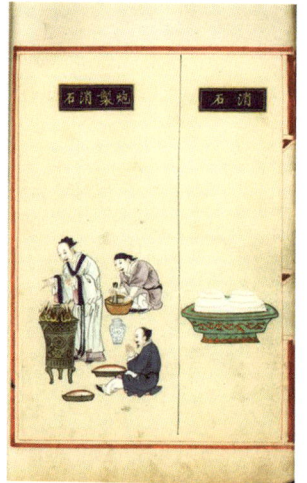

图 5-4-1780　消石
图 5-4-1781　炮制消石

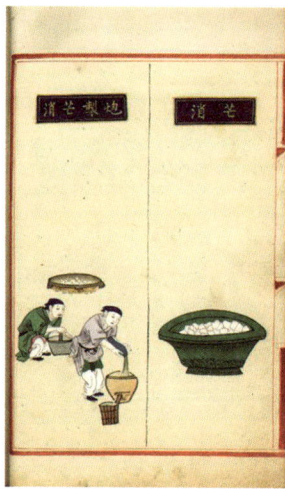

图 5-4-1782　芒消
图 5-4-1783　炮制芒消

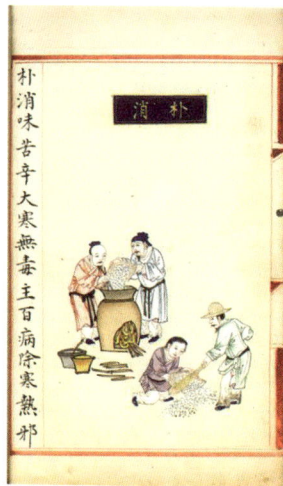

图 5-4-1784　朴消

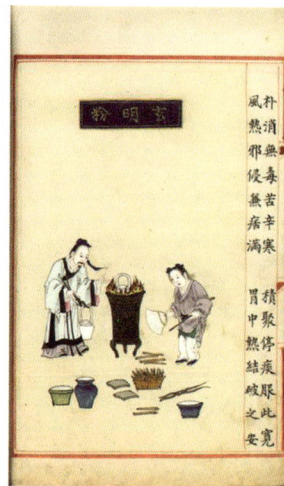

图 5-4-1785　玄明粉

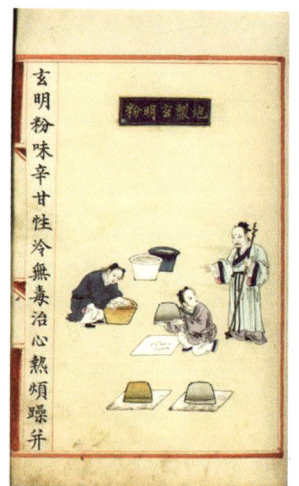

图 5-4-1786　炮制玄明粉

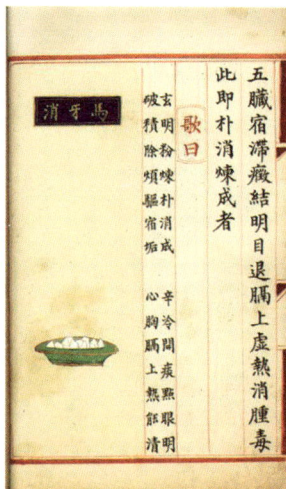

图 5-4-1787　马牙消

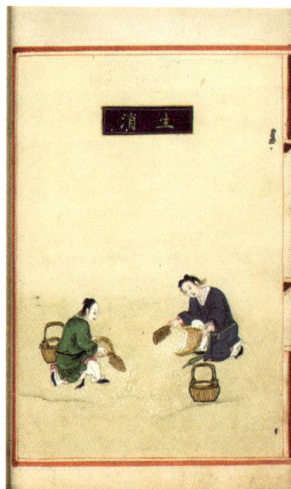

图 5-4-1788　生消

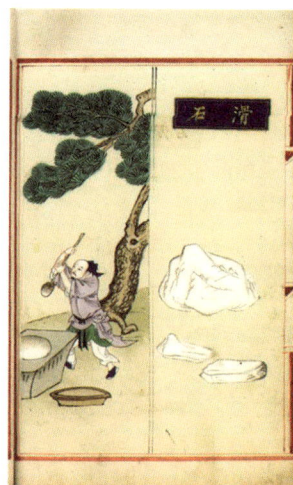

图 5-4-1789　滑石

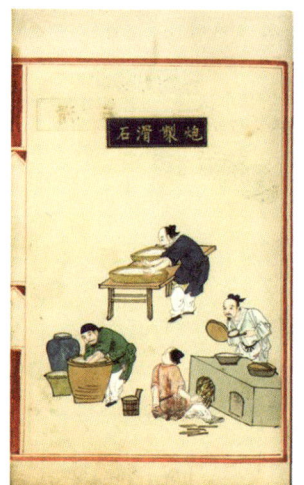

图 5-4-1790　炮制滑石

石膽味酸辛寒有毒主明目目痛金瘡諸…

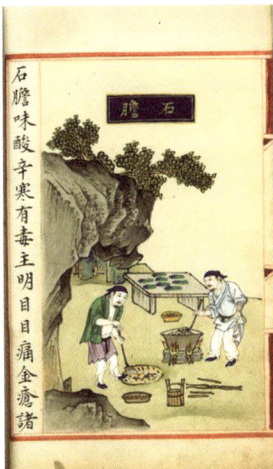

图 5-4-1791　石胆

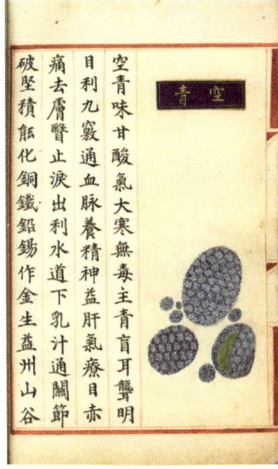

空青味甘酸氣大寒無毒主青盲耳聾明目利九竅通血脉養精神益肝氣療目赤痛去膚瞖止淚出利水道下乳汁通關節破堅積聚能化銅鐵鉛錫作金生益州山谷

图 5-4-1792　空青

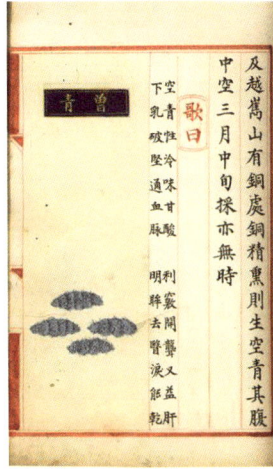

及越嶲山有銅處銅精熏則生空青其腹中空三月中旬採亦無時

歌曰
空青性冷味甘酸下乳破堅通血脉利竅開瞖又益肝明瞖去瞖淚能乾肝

图 5-4-1793　曾青

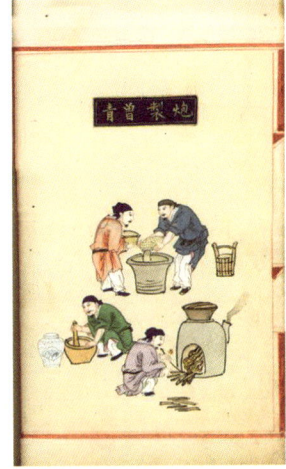

图 5-4-1794　炮制曾青

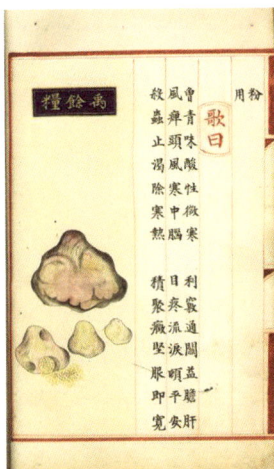

歌曰
曾青味酸性微寒殺蟲止渴除寒熱利竅通關益髓目疼流淚明目肝積聚癥堅眼即平安

图 5-4-1795　禹余粮

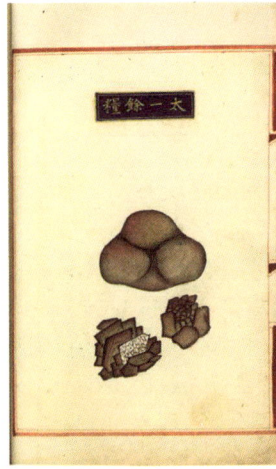

图 5-4-1796　太一余粮

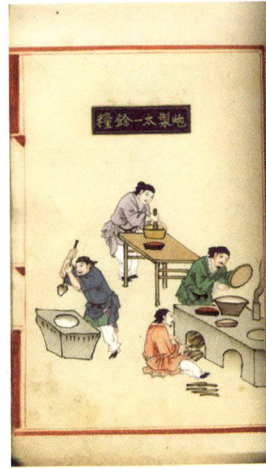

图 5-4-1797　炮制太一余粮

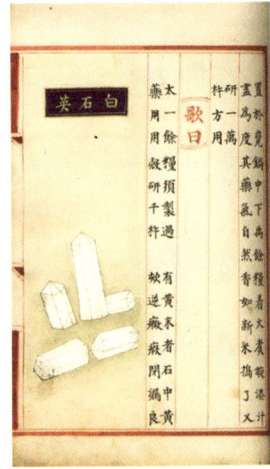

歌曰
太一餘糧製須通敏研千杵有黃米者石中黃

研為度其藥氣自然香如新米擣丁又…
凡採得研銅中下餘糧

图 5-4-1798　白石英

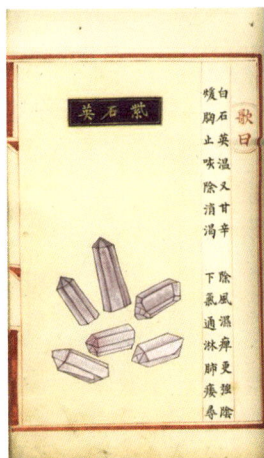

歌曰
白石英溫又甘辛煩脚止咳除消渴下氣溫痺更強陰通淋脚痺春

图 5-4-1799　紫石英

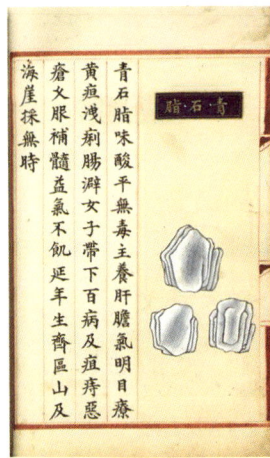

青石脂味酸平無毒主養肝膽氣明目療黃疸浅痢腸澼女子帶下百病及疽痔惡瘡火眼補髓益氣不飢延年生齊區山及海崖採無時

图 5-4-1800　青石脂

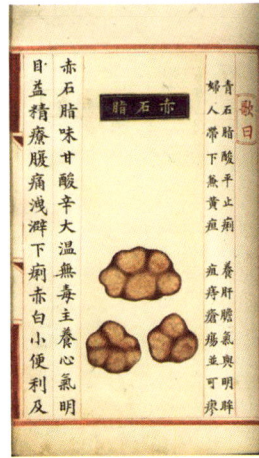

赤石脂味甘酸辛大溫無毒主養心氣明目益精療腹痛浅澼下痢赤白小便利及…

青石脂味酸平止痢婦人帶下無黃疸瘡痔瘍並可求

歌曰

图 5-4-1801　赤石脂

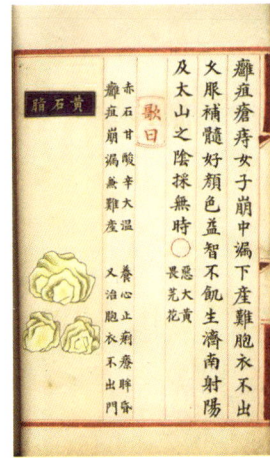

癰疽瘡痔女子崩中漏下產難胞衣不出火眼補髓好顏色益智不飢生濟南射陽及太山之陰採無時

赤石脂味辛大溫癰疽崩漏無顏產又治胞衣不出門

歌曰

图 5-4-1802　黄石脂

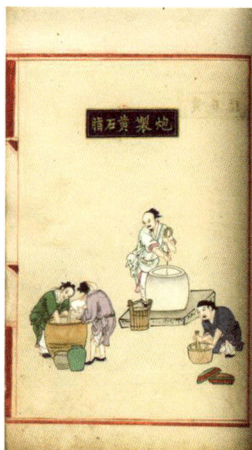

图 5-4-1803　炮制黄石脂

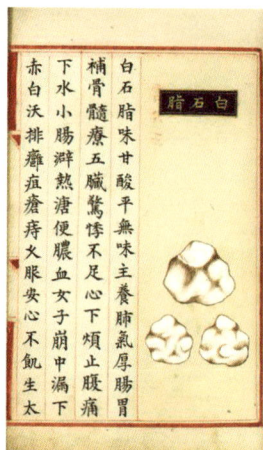

白石脂味甘酸平無味主養肺氣厚腸胃補骨髓療五臟驚悸不足心下煩止腰痛下水小腸澼熱溏便膿血女子崩中漏下赤白沃排癰疽瘡痔火服安心不飢生太

图 5-4-1804　白石脂

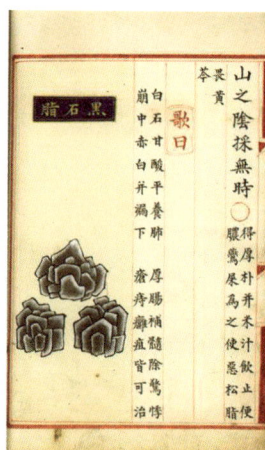

黑石脂

歌曰

白石甘酸平養肺　崩中赤白并漏下　厚腸補髓除驚悸　瘡痔癰疽皆可治

图 5-4-1805　黑石脂

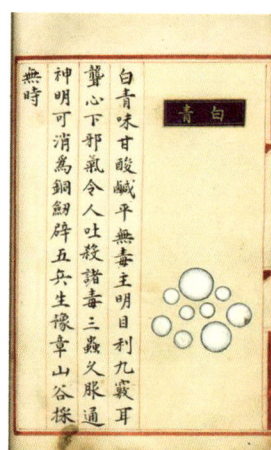

白青味甘酸鹹平無毒主明目利九竅耳聾心下邪氣令人吐殺諸毒三蟲久服通神明可消為銅劍碎五兵生豫章山谷採無時

图 5-4-1806　白青

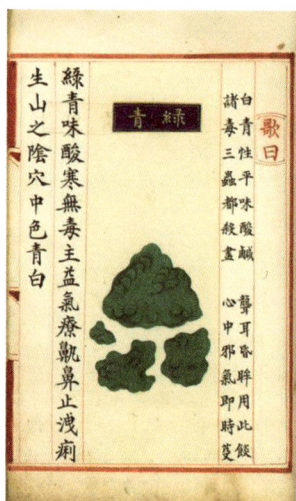

綠青

歌曰

白青性平味酸鹹　諸毒三蟲都殺盡　聾耳昏瞶用此餐　心中邪氣即時變

綠青味酸寒無毒主益氣療瓵鼻止洩痢生山之陰穴中色青白

图 5-4-1807　绿青

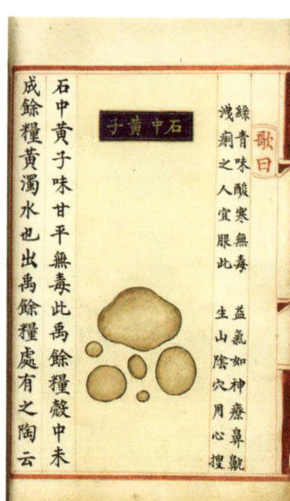

石中黃子

歌曰

綠青味酸寒無毒　益氣如神療瓵鼻　瞶之人宜眼此餐　生山陰穴用心搜

石中黃子味甘平無毒此即禹餘糧殼中未成餘糧黃濁水也出禹餘糧處有之陶云

图 5-4-1808　石中黄子

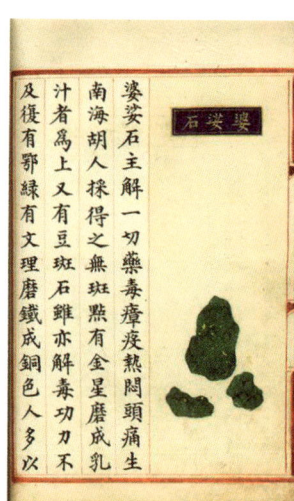

婆娑石

婆娑石主解一切藥毒瘴疫熱悶頭痛生南海胡人採得之無斑點有金星磨成乳汁者為上又有豆斑石亦解毒功刀不及復有郭有文理磨鐵成銅色人多以

图 5-4-1809　婆娑石

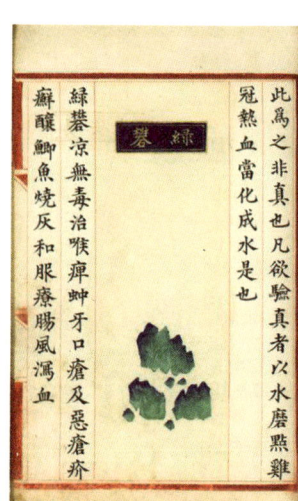

綠礬

歌曰

綠礬涼無毒治喉痹牙口瘡及惡瘡疥癬釀鯽魚燒灰和服療腸風瀉血

此為之非真也凡欲驗真者以水磨點雞冠熱血當化成水是也

图 5-4-1810　绿矾

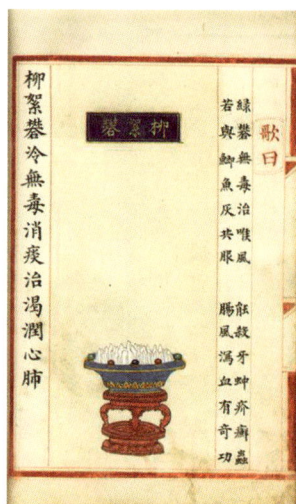

柳絮礬

柳絮礬冷無毒消痰治渴潤心肺

若與綠礬無毒治喉風釀鯽魚灰共服腸風瀉血有奇功

图 5-4-1811　柳絮矾

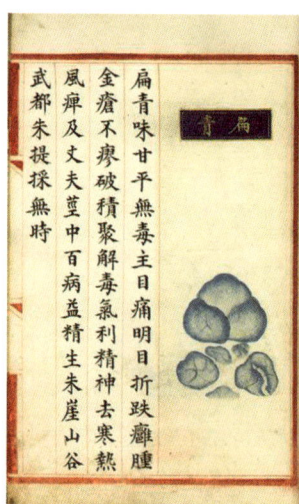

扁青

歌曰

扁青味甘平無毒主目痛明目折跌癰腫金瘡不瘳破積聚解毒氣利精神去寒熱風痹及丈夫莖中百病益精生朱崖山谷武都朱提採無時

图 5-4-1812　扁青

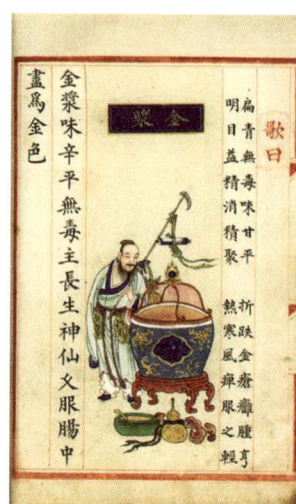

金漿

歌曰

扁青味甘平無毒明目益精消積聚熱寒風痹即之輕

金漿味辛平無毒主長生神仙久服腸中

畫為金色

图 5-4-1813　金浆

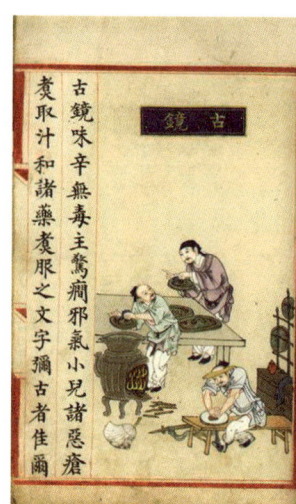

古鏡

古鏡味辛無毒主驚癇邪氣小兒諸惡瘡煮取汁和諸藥煮服之文字彌古者佳爾

图 5-4-1814　古镜

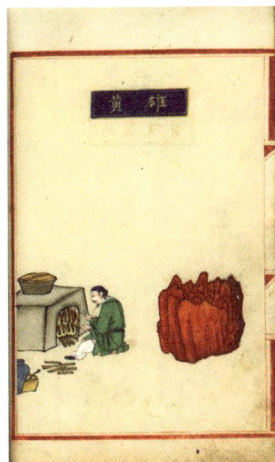

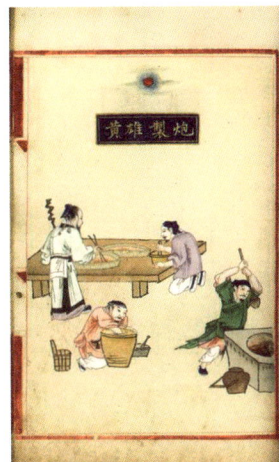

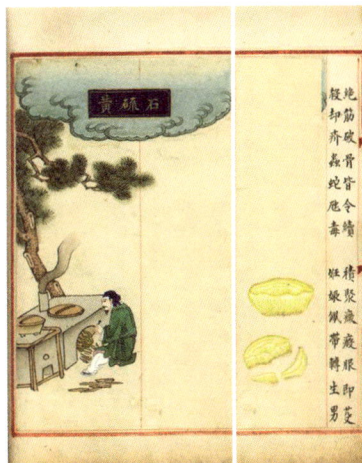

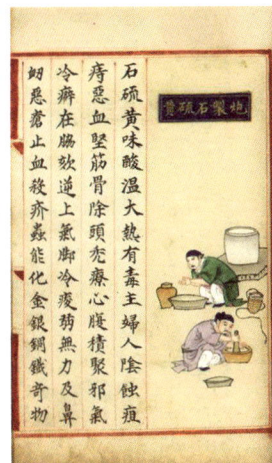

图 5-4-1815 雄黄

图 5-4-1816 炮制雄黄

图 5-4-1817 石硫黄

图 5-4-1818 炮制石硫黄

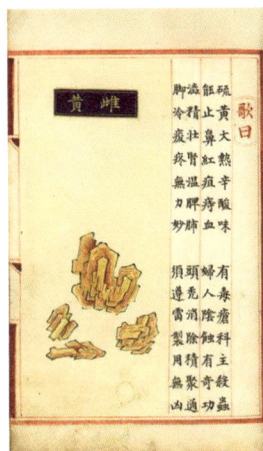

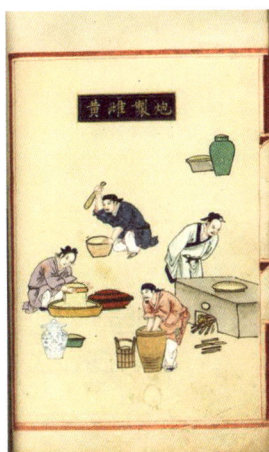

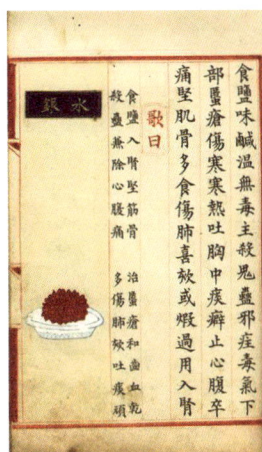

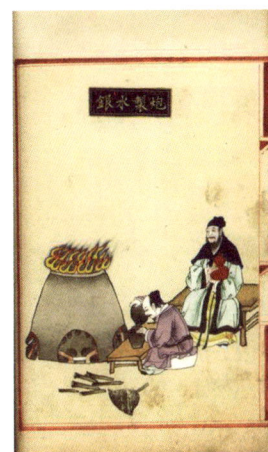

图 5-4-1819 雌黄

图 5-4-1820 炮制雌黄

图 5-4-1821 水银

图 5-4-1822 炮制水银

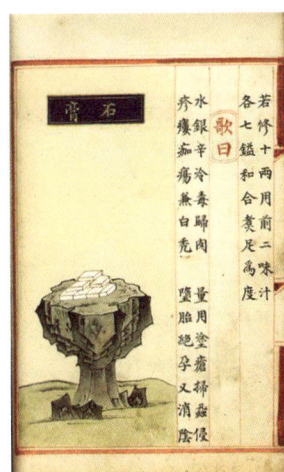

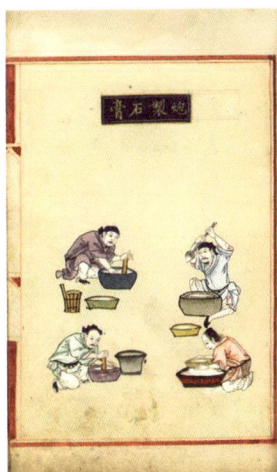

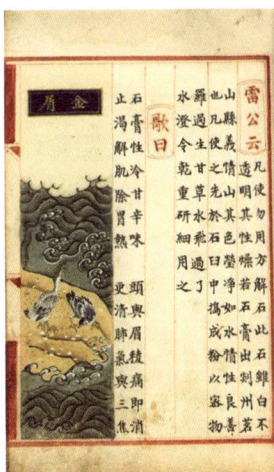

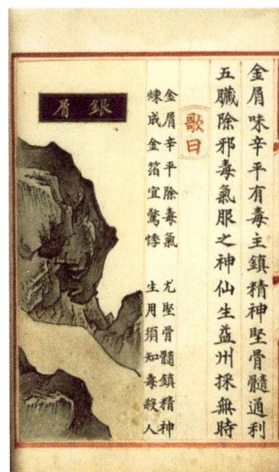

图 5-4-1823 石膏

图 5-4-1824 炮制石膏

图 5-4-1825 金屑

图 5-4-1826 银屑

图 5-4-1827　生银

图 5-4-1828　灵砂

图 5-4-1829　水银粉

图 5-4-1830　磁石

图 5-4-1831　炮制磁石

图 5-4-1832　玄石

图 5-4-1833　绿盐

图 5-4-1834　凝水石

图 5-4-1835　阳起石

图 5-4-1836　孔公孽

图 5-4-1837　殷孽

图 5-4-1838　密陀僧

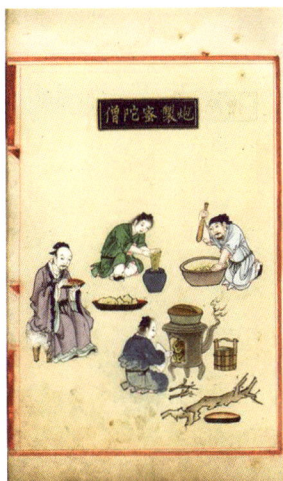

图 5-4-1839　炮制密陀僧

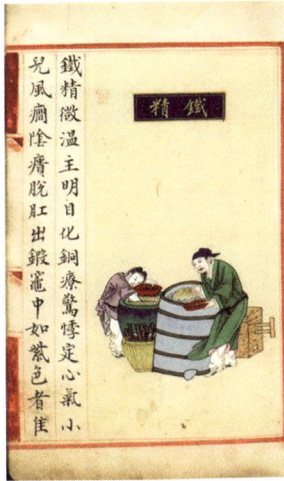

铁精微温主明目化铜疗惊悸定心气小
儿风痫阴㿗脱肛出锻竈中如尘邑者佳

图 5-4-1840　铁精

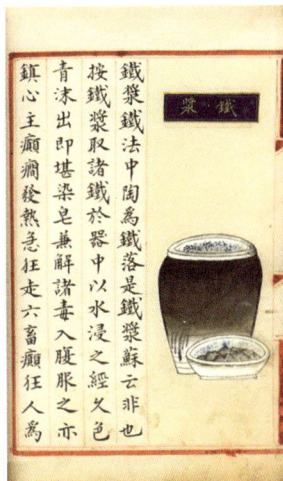

按铁浆法中阎为铁落是铁浆苏云非也
青浆取诸铁於器中以水浸之经久色
青浆出即堪染是无醉诸毒入腹脉之亦
镇心主癫痫发热恶狂走六畜癫狂人为

图 5-4-1841　铁浆

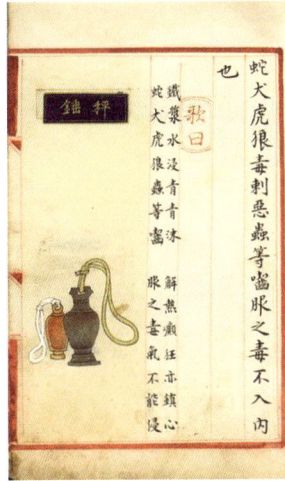

也
蛇犬虎狼毒刺恶蒜等蝎脉之毒不入内
铁浆水浸青沫
蛇犬虎狼毒虫蜇蛊
解热痫狂赤镇心
脉之毒气不能浸

图 5-4-1842　秤锤

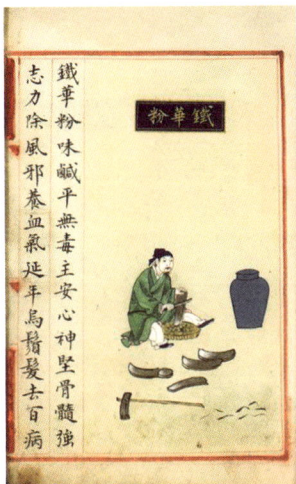

铁华粉味咸平无毒主安心神坚骨髓强
志力除风邪养血气延平乌髭发去百病

图 5-4-1843　铁华粉

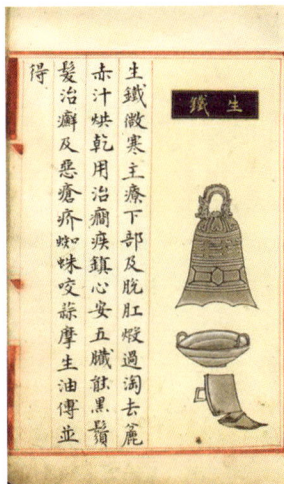

得
生铁微寒主疗下部及脱肛煅过淘去麤
赤汁烘乾用治癣疾镇心安五脏散黑蒜
发治癣及恶疮疥蜘蛛咬蒜摩生油傅並

图 5-4-1844　生铁

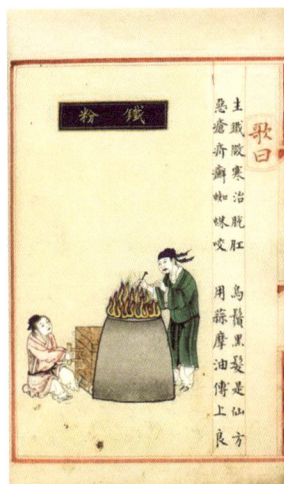

主铁败寒治脱肛
恶疮疥癣蜘蛛咬
用蒜摩油傅上良
乌髭黑发是仙方

图 5-4-1845　铁粉

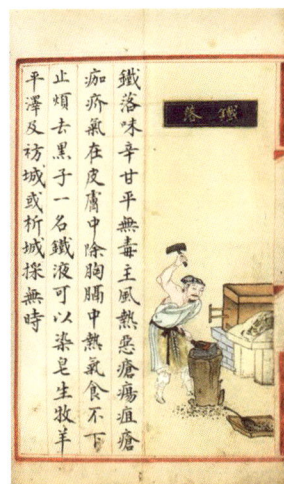

铁落味辛甘平无毒主风热恶疮疡疽疮
痂疥气在皮肤中除胸膈中热气食不下
止烦去黑子一名铁浆可以染皂生牧羊
平泽及访城或析城採无时

图 5-4-1846　铁落

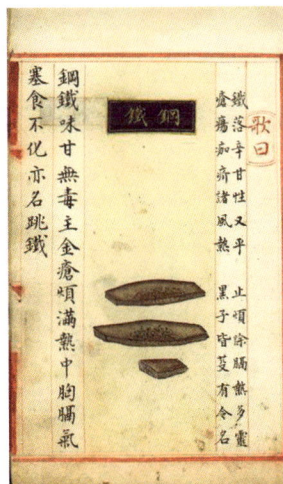

钢铁味甘无毒主金疮烦满熱中胸膈气
寒食不化亦名跳铁
铁落和性又平
疥疮和疮诸风热
黑子亦有令名

图 5-4-1847　钢铁

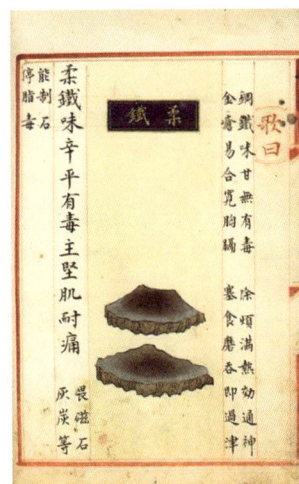

柔铁味辛平有毒主坚肌耐痛
能制石
停脂者
钢铁味甘无有毒除烦满热劲通神
金膏易合宽胸膈
黑子昏芟有令名
畏磁石
厌炭等

图 5-4-1848　柔铁

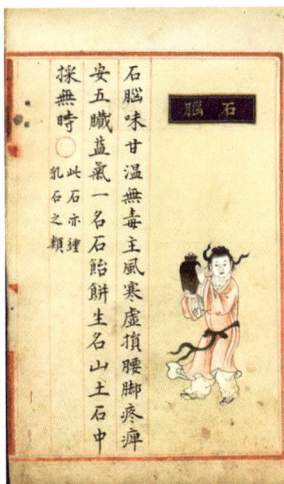

石脑味甘温无毒主风寒虚损腰脚疼痹
安五脏益气一名石饴饼生名山土石中
採无时
一名石中
黄子之类

图 5-4-1849　石脑

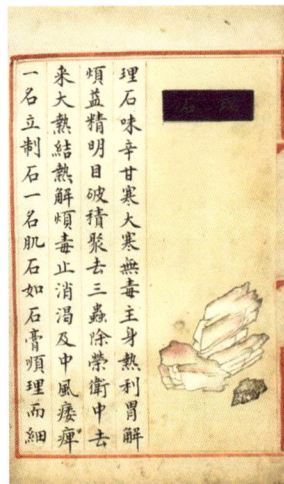

理石味辛甘寒大寒无毒主身热利胃解
烦益精明目破积聚去三蟲除荣衞中去
来大热结热解烦毒止消渴及中风痿痹
一名立制石一名肌石如石膏顺理而细

图 5-4-1850　理石

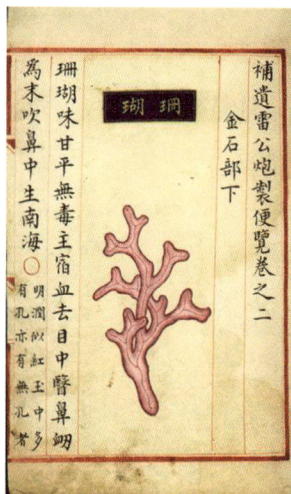

图 5-4-1851　珊瑚

補遺雷公炮製便覽卷之二
金石部下
珊瑚味甘平無毒主宿血去目中瞖鼻衄
為末吹鼻中生南海○明潤似紅玉中多
有孔亦無孔者

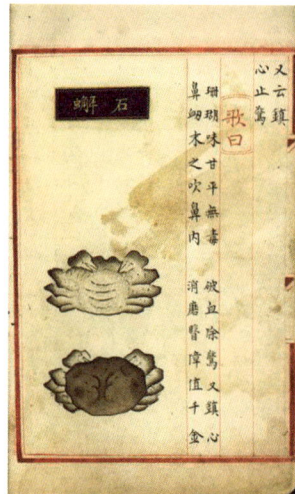

图 5-4-1852　石蟹

又云鎮
心止血
歌曰
珊瑚味甘平無毒
鼻衄木之吹鼻内
破血除瞖又鎮心
消磨瞖障直十金

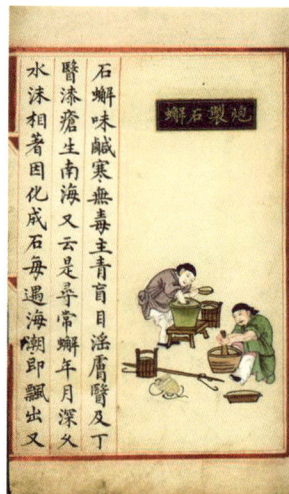

图 5-4-1853　炮制石蟹

石蟹味鹹寒無毒主青盲目淫膚瞖及丁
瞖漆瘡生南海又云是尋常蟹年月深久
水沫相著因化成石每遇海潮即飄出又

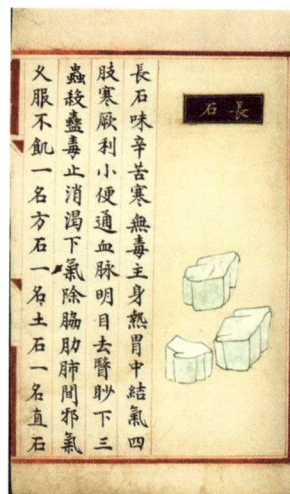

图 5-4-1854　长石

長石味辛苦寒無毒主身熱胃中結氣四
肢寒厥厥利小便通血脉明目去瞖眇下三
蟲殺蠱毒止消渴下氣除胸肋肺間邪氣
久服不飢一名方石一名土石一名直石

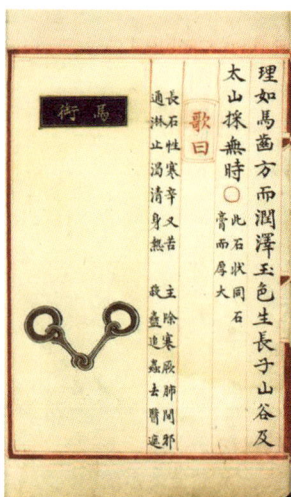

图 5-4-1855　马衔

理如馬齒方而潤澤玉色生長于山谷及
太山採無時○
歌曰
長石性寒辛又苦
通淋止渴清身熱
主蠱除寒厥肺間邪
殺蠱進蟲去瞖遲

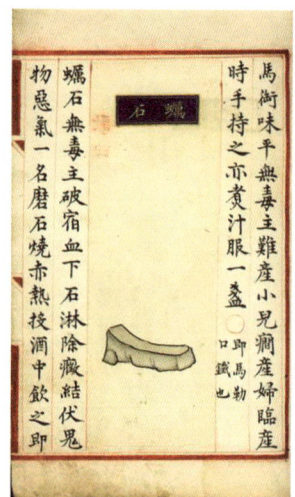

图 5-4-1856　蛎石

蠣石無毒主難產小兒癎產婦臨產
時手持之亦煮汁服一盞○
物惡鼈氣一名磨石燒赤
熱投酒中飲之即
淋除癥結伏尸
一名礜石狀同石
即馬勒口鐵也

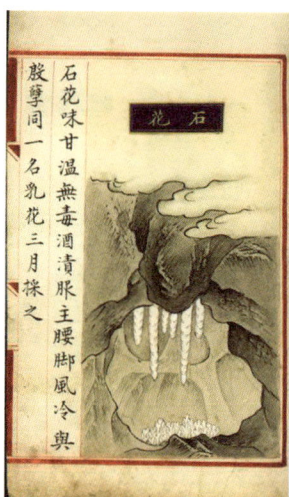

图 5-4-1857　石花

石花味甘溫無毒酒漬服主腰
脚風冷與
胡藞同一名乳花三月採之

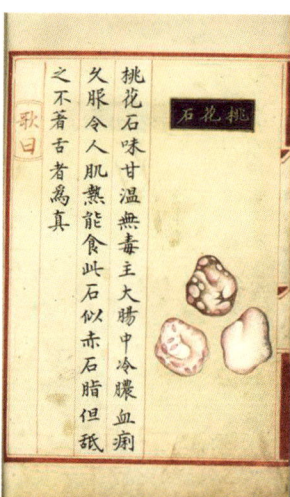

图 5-4-1858　桃花石

桃花石味甘溫無毒主大腸中冷膿血痢
久服令人肌熱能食此石似赤石脂但舐
之不著舌者為真

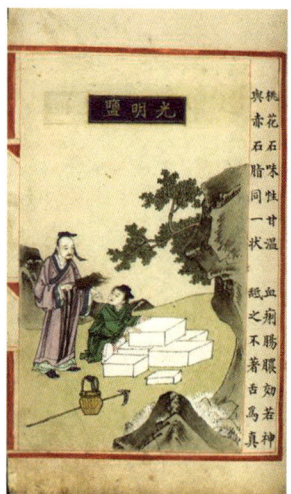

图 5-4-1859　光明盐

桃花石味性甘溫
與赤石脂同一状
痢血眼腸痢如苦神
舐之不著舌為真

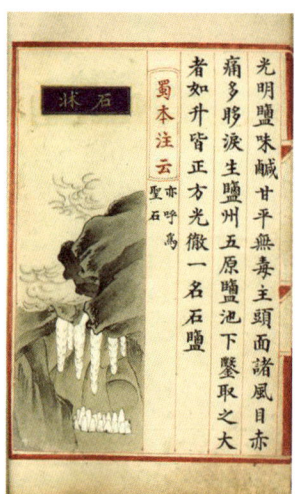

图 5-4-1860　石床

光明鹽味鹹甘平無毒主頭面諸風目赤
痛多眵淚生鹽州五原鹽池下鑿取之大
者如升岩正方光徹一名石鹽
蜀本注云
亦呼為
聖石

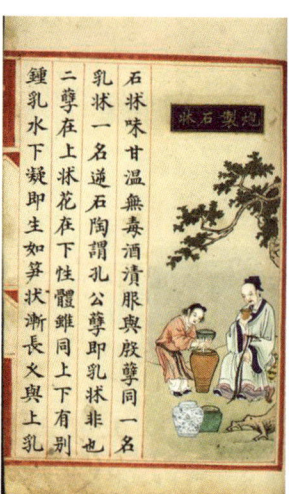

图 5-4-1861　炮制石床

石牀味甘溫無毒酒漬服與殷孽同一名
乳狀一名逆石陶謂孔公孽即乳牀非也
二孽在上牀花在下性體雖同上下有别
鍾乳水下凝即生如筍狀漸長文與上乳

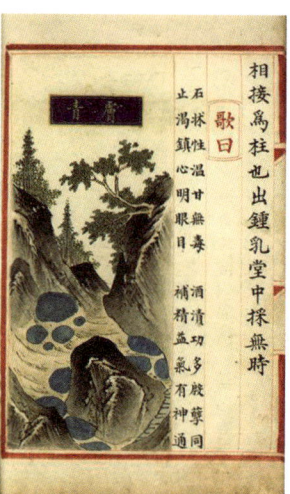

图 5-4-1862　肤青

相接為柱也出鍾乳堂中採無時
歌曰
石牀性溫甘無毒
止渴鎮心明眼目
酒漬多服孽同
補精益氣有神通

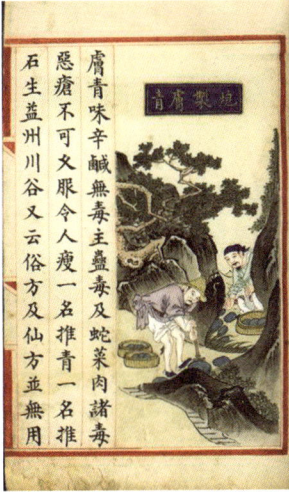

图 5-4-1863　炮制肤青

膚青味辛鹹無毒主蠱毒及蛇菜肉諸毒
惡瘡不可久服令人瘦一名推青一名
石生益州川谷又云俗方及仙方並無用

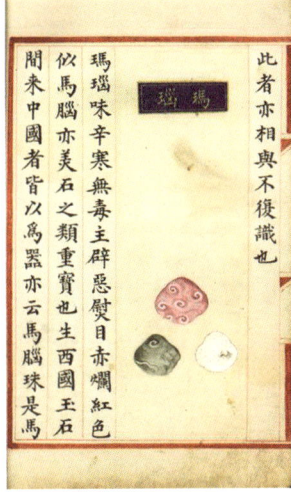

图 5-4-1864　玛瑙

此者亦相與不復識也
瑪瑙味辛寒無毒主辟惡熨目赤爛紅色
似馬腦亦美石之類重寶也生西國玉石
間来中國者皆以為器亦云馬腦珠是馬

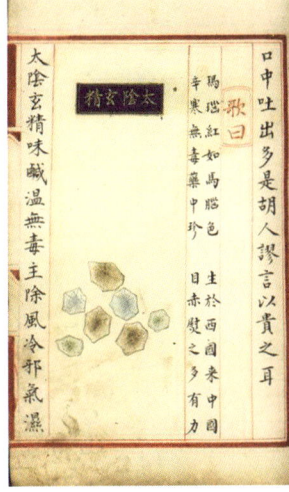

图 5-4-1865　太阴玄精

口中吐出多是胡人謬言以貴之耳
歌曰
馬惱紅如馬腦色
辛寒無毒藥中珍
目赤熨之多有力
太陰玄精味鹹溫無毒主除風冷邪氣濕

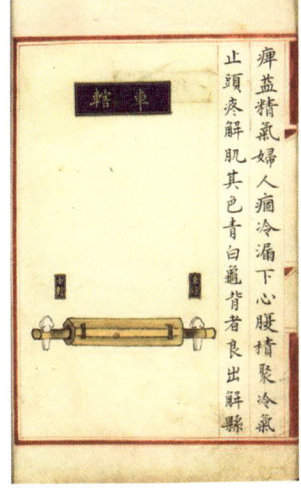

图 5-4-1866　车辖

瘅盍精氣婦人痛冷漏下心腹積聚冷氣
止頭疼解肌其色青白龜背者良出解縣

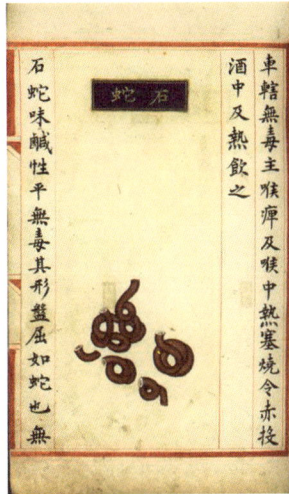

图 5-4-1867　石蛇

酒中及熱歛之
石蛇味鹹性平無毒其形盤屈如蛇也無

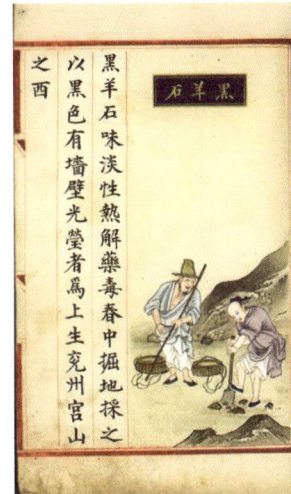

图 5-4-1868　黑羊石

車轄無毒主猴痺及喉中熱塞燒令赤投
之西
黑羊石味淡性熱解藥毒也春中掘地採之
以黑色有墻壁光瑩者為上生克州宕山

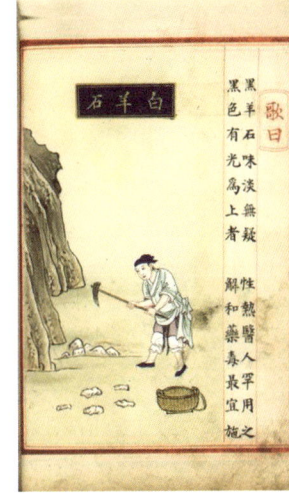

图 5-4-1869　白羊石

歌曰
黑羊石味淡無疑
黑色有光為上者
性熱醫人平用之
解和藥毒最宜施
白羊石味淡其性熱即大熱生用即涼解
諸藥毒春中掘地採之以白瑩者為良生
克州白羊山

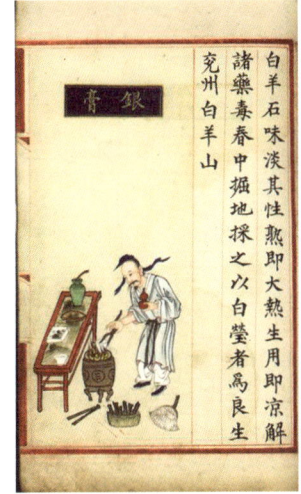

图 5-4-1870　银膏

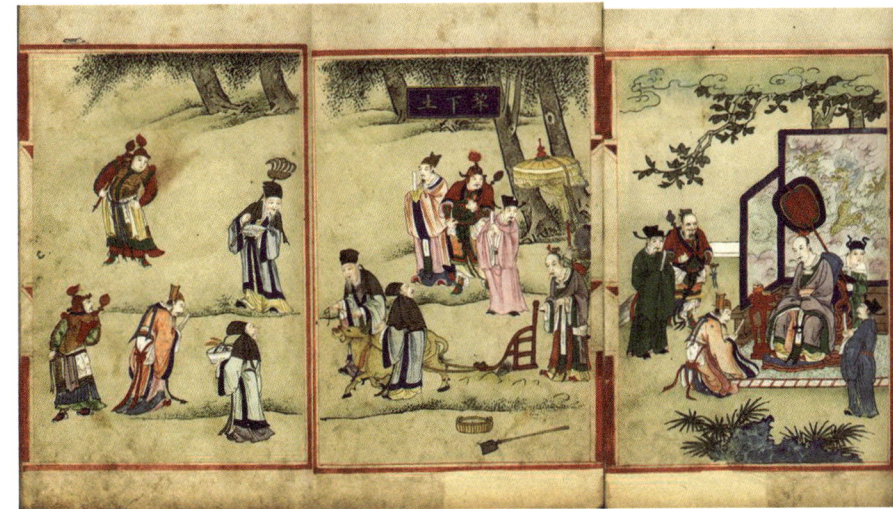

图 5-4-1871　犁下土

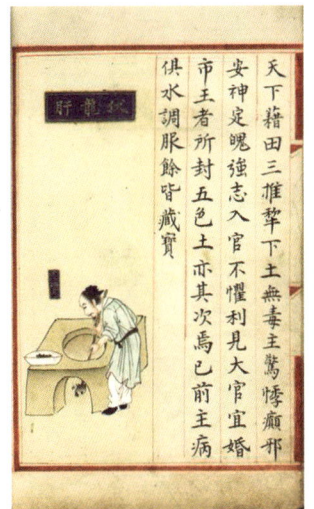

图 5-4-1872　伏龙肝

天下藉田三推犁下土無毒主驚悸癲邪
安神定魄強志入官不懼利見大官宜婚
市王者所封五色土亦其次為已前主病
供水調服餘皆藏實

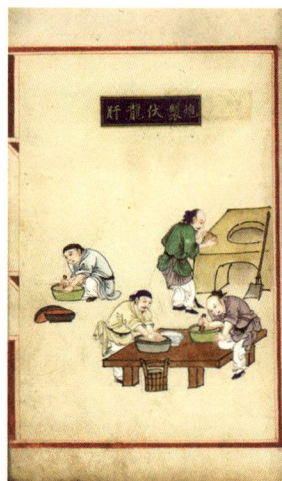

图 5-4-1873　炮制伏龙肝

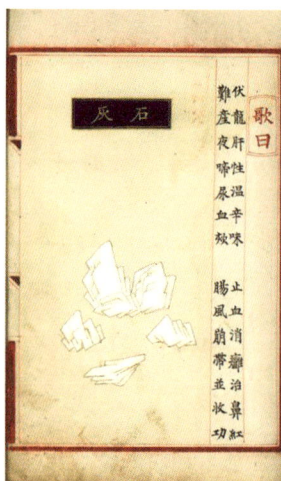

图 5-4-1874　石灰

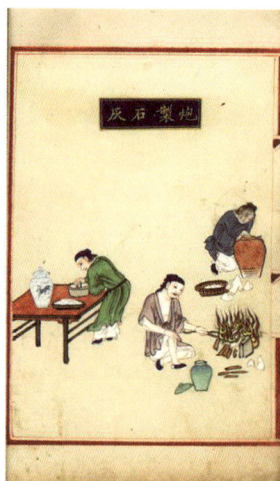

图 5-4-1875　炮制石灰

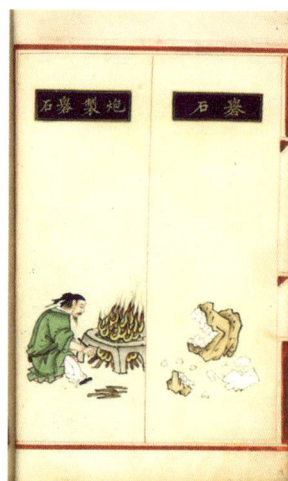

图 5-4-1876　礜石

图 5-4-1877　炮制礜石

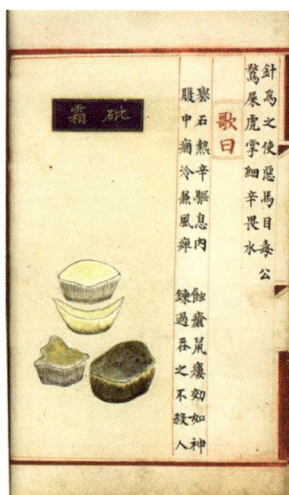

图 5-4-1878　砒霜

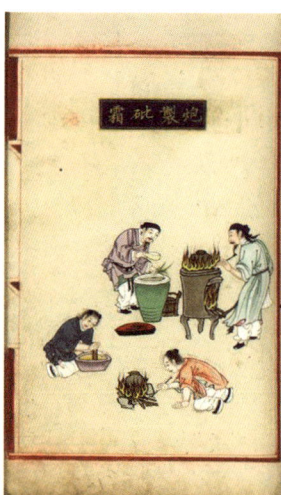

图 5-4-1879　炮制砒霜

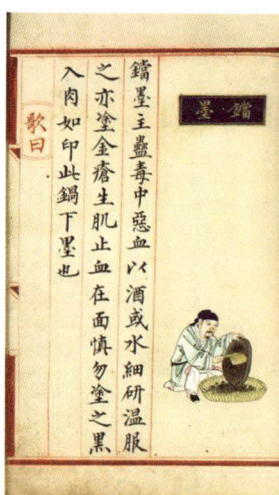

图 5-4-1880　铛墨

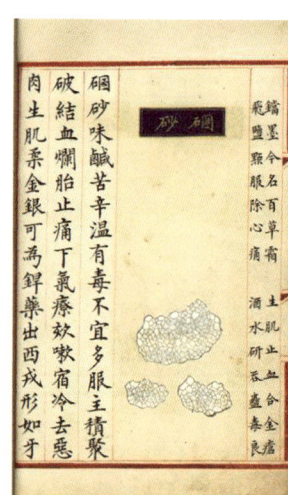

图 5-4-1881　硇砂

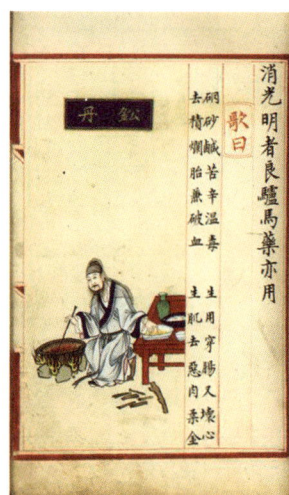

图 5-4-1882　铅丹

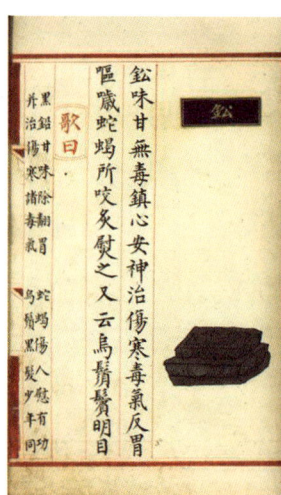

图 5-4-1883　铅

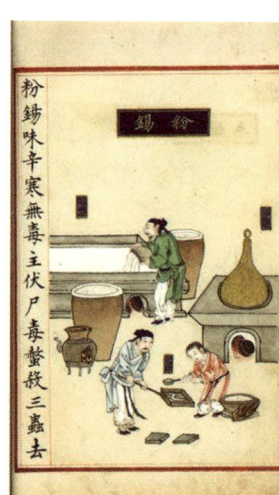

图 5-4-1884　粉锡

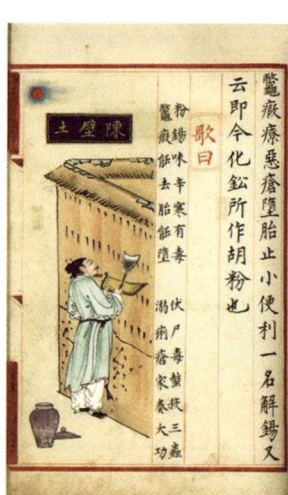

图 5-4-1885　陈壁土

陈壁土主下部瘑脫肛及治小儿脐风又除油污衣胜石灰滑石罩用性平又治瘲痢冷熱赤白热毒東壁者良

歌曰

陈壁土平医浅痢膑壁下部瘡唑治又除油腻污衣裳兼尅虫能治脘肛

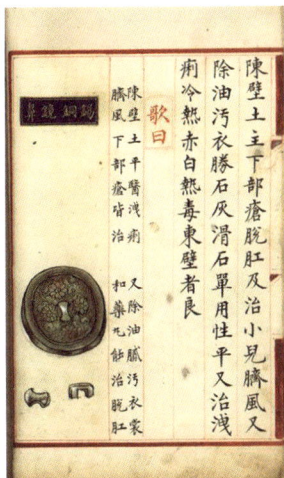

图 5-4-1886　锡铜镜鼻

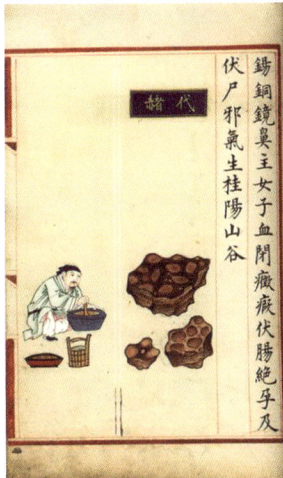

锡铜镜鼻主女子血閉癥瘕伏肠絶孕及伏尸邪氣生桂阳山谷

图 5-4-1887　代赭

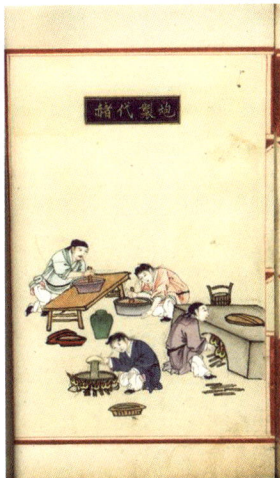

代赭石寒甘且苦膩风疰盅不留停男子强陰兒止鴛

歌曰

女人墮孕漏滿

图 5-4-1888　炮制代赭

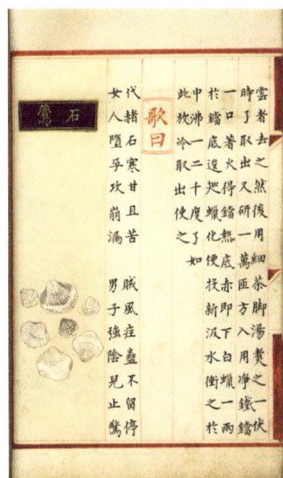

云薺者去之然後研用一細茶脚湯煮之却取出又以好醋方入用净铁鐺一茶脚炭火煅通赤醋淬如此十餘度化作塵粉即於新水中淘澄浄白后取使之如此一兩

图 5-4-1889　石燕

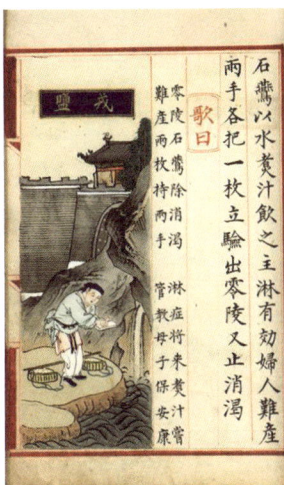

石薺以水煮汁飲之主淋有效婦人難産兩手各把一枚立驗出零陵又止消渴

歌曰

零陵石薺除消渴難産兩枚持兩手淋症将来煮汁嘗保安原

图 5-4-1890　戎盐

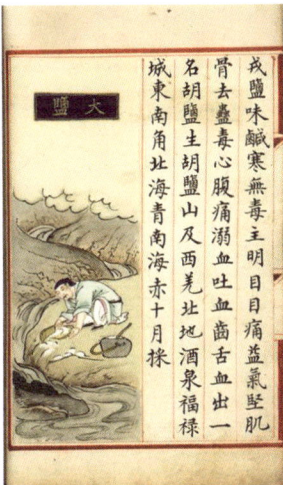

戎盐味鹹寒無毒明目目痛益氣堅肌骨去蠱毒心腹痛溺血吐血齒舌出血名胡盐生胡盐山及西羌北地酒泉福禄城東南角北海青南海赤十月採

图 5-4-1891　大盐

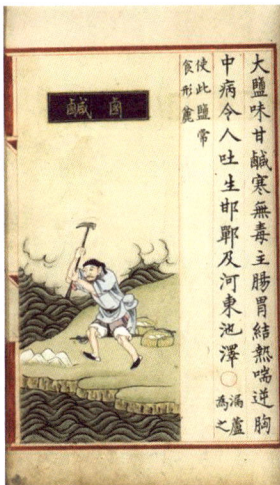

大盐味甘鹹寒無毒主肠胃結熱喘逆胸中病令人吐生邯鄲及河東池澤為之滷

使此盐常食形厥

图 5-4-1892　卤咸

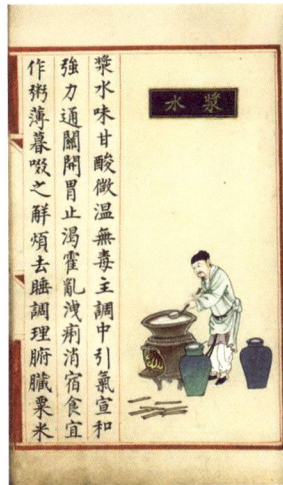

浆水味甘酸微温無毒主調中引氣宣和强力通闗開胃止渴霍亂泄痢消宿食宜作粥薄暮啜之醒煩去睡調理臍粟米

图 5-4-1893　浆水

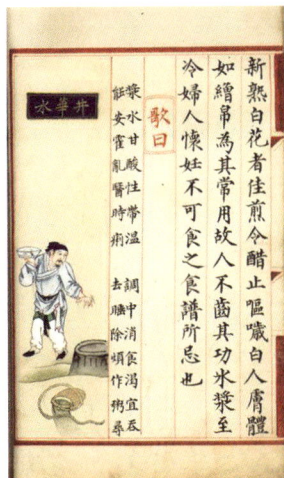

浆水甘鹹性温調中消食泄痢宜五冷婦人懷妊不可食之食譜所忌也

新熟白花者佳煎令醋止嘔噦白人膚體吴面須臾闻立止如縚帛為其常用故人不齒其功水漿至

歌曰

浆水甘鹹性安霍氣時痢去瞘除煩宜陽五

图 5-4-1894　井华水

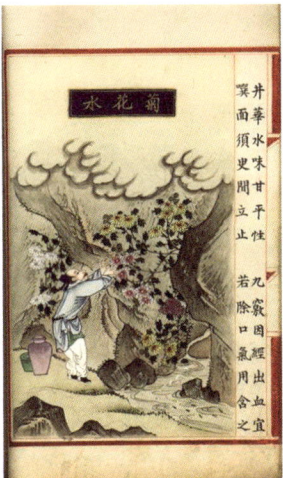

井華水味甘平性兒歛則經出血宜若除口燥用含之

图 5-4-1895　菊花水

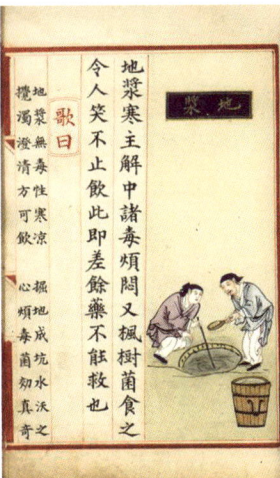

地浆寒主解中諸毒煩悶又楓樹菌食之令人笑不止歛此即差餘藥不能救也

歌曰

地浆無毒性寒涼攪地成坑水沃浆必撅地成坑沃汁宜澄清方可歛毒菌如真奇

图 5-4-1896　地浆

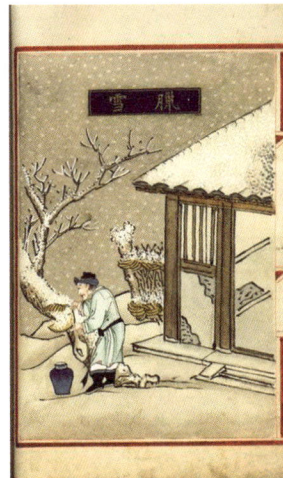

图 5-4-1897　腊雪

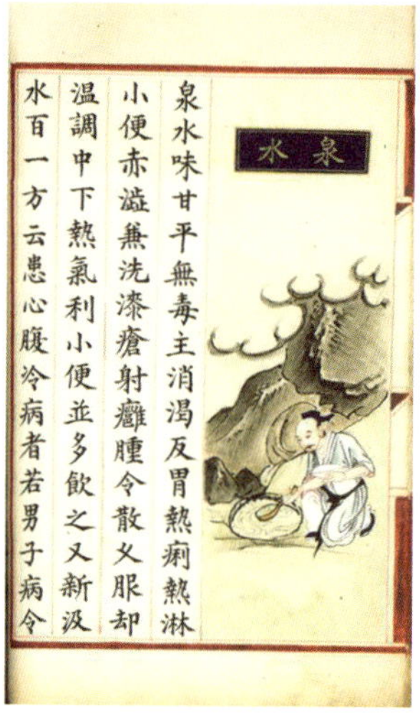

水泉

泉水味甘平無毒主消渴及胃熱痢熱淋
小便赤澀烹洗漆瘡射癰腫令散又服卻
溫調中下熱氣利小便並飲之又新汲
水百一方云患心腹冷病者若男子病令

图 5-4-1898　泉水

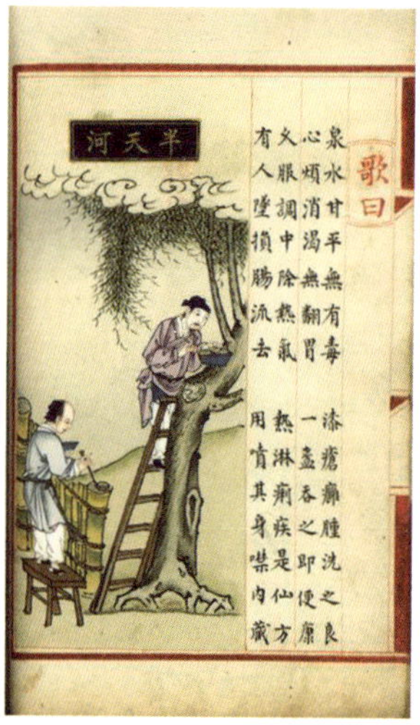

半天河

歌曰

泉水甘平無有胃
有又眼消湯無
人煩調中陰
損中熱去
腸熱氣
淋痢一盞
熱即便
用其身此是仙
内藏方

图 5-4-1899　半天河

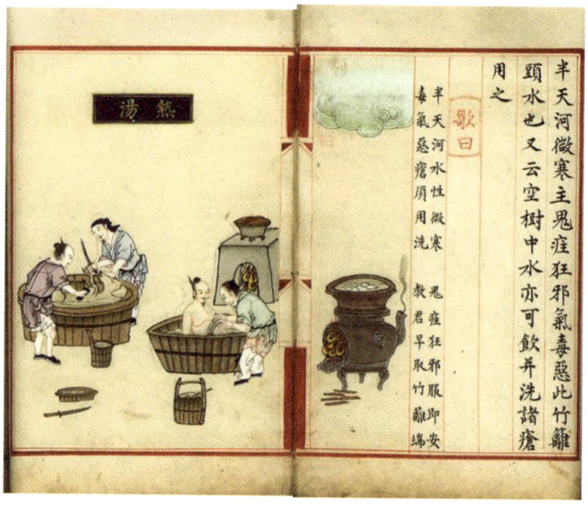

熱湯

歌曰

泉水甘平無有毒
姜熱惡瘡癬用洗
鬼疰狂邪取竹籬
救君早取竹籬
端安

图 5-4-1900　热汤

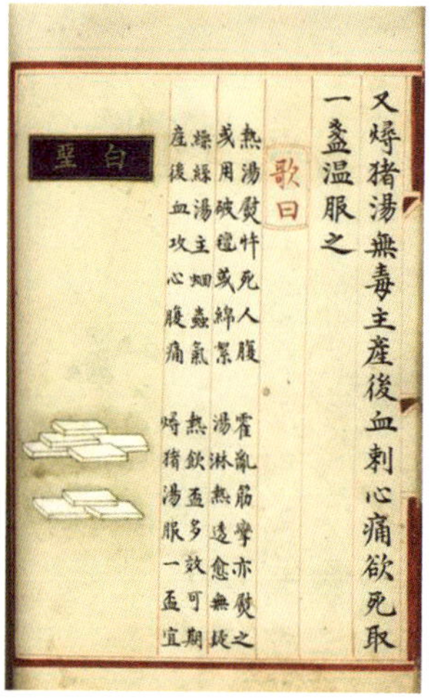

半天河微寒主鬼疰狂邪氣毒惡此竹籬
頭水也又云空樹中水亦可飲并洗諸瘡
用之

图 5-4-1901　白垩（见下）

白垩

歌曰

一盞溫服之

又燖豬湯無毒主產後血刺心痛欲死取
熱湯發汗亦
或用砒人腹
燥爆湯主
血霍亂筋
攻心發熱
熱飲盞
嘔一盞宜

图 5-4-1901　白垩

炮製白垩

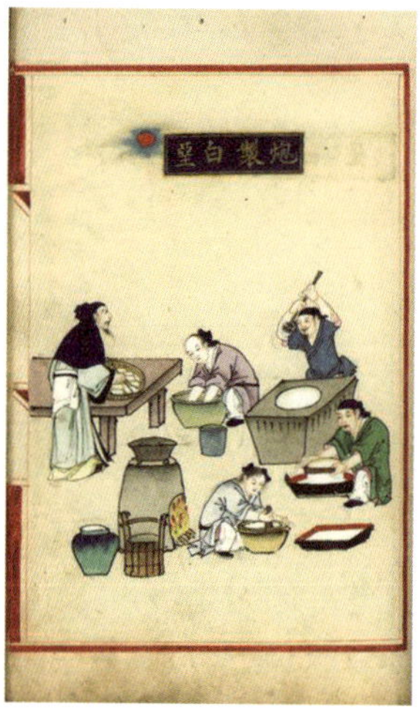

图 5-4-1902　炮制白垩

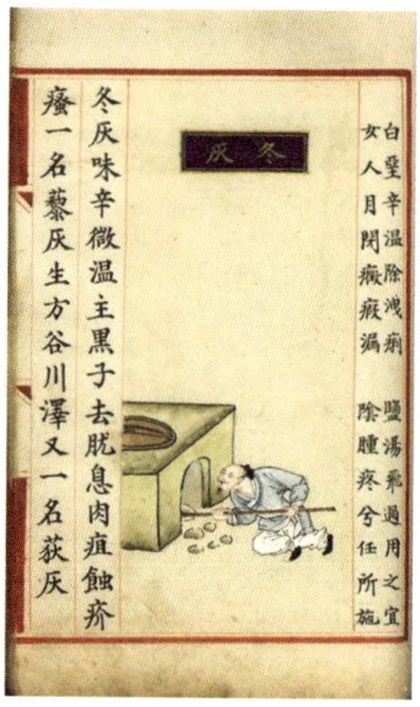

冬灰

冬灰味辛微溫主黑子去肬息肉疽蝕疥
瘡一名藜灰生方谷川澤又一名荻灰

女人月閉癥瘕痃
鹽湯氣通用之宜
除腫疾令任
所施

图 5-4-1903　冬灰

青琅玕

炮製青琅玕

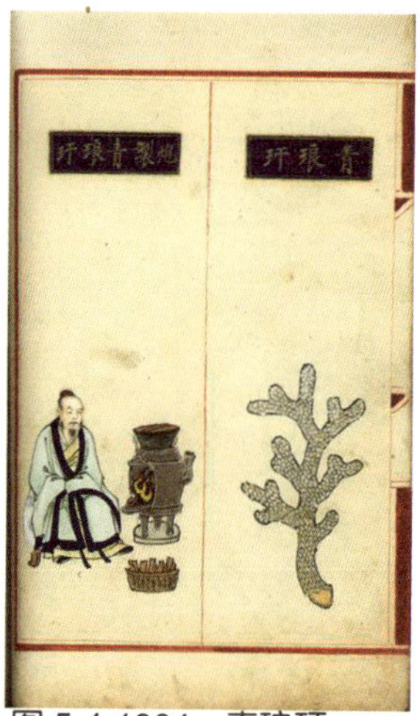

图 5-4-1904　青琅玕
图 5-4-1905　炮制青琅玕

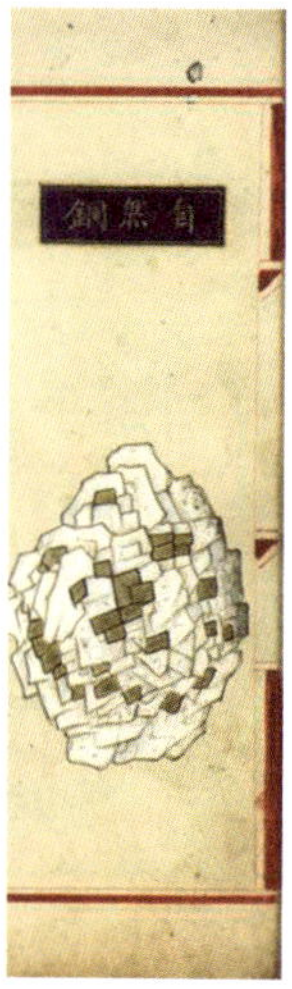

自然銅

炮製自然銅

自然銅味辛平無毒主
產後血散血
邪驚積修筋骨
酒磨筋骨吞下
中即安
宣征

图 5-4-1906　自然铜 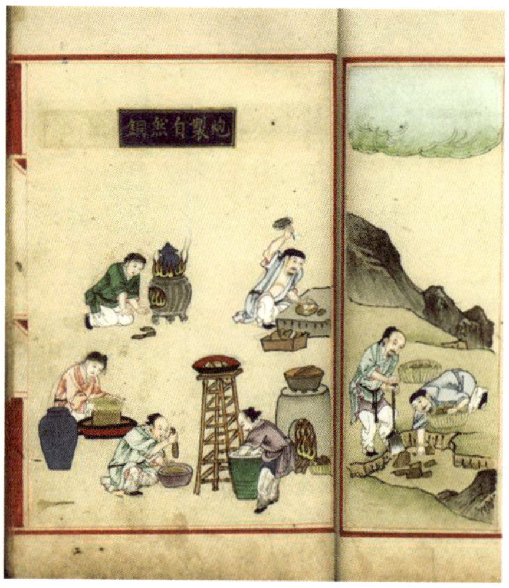
图 5-4-1907　炮制自然铜

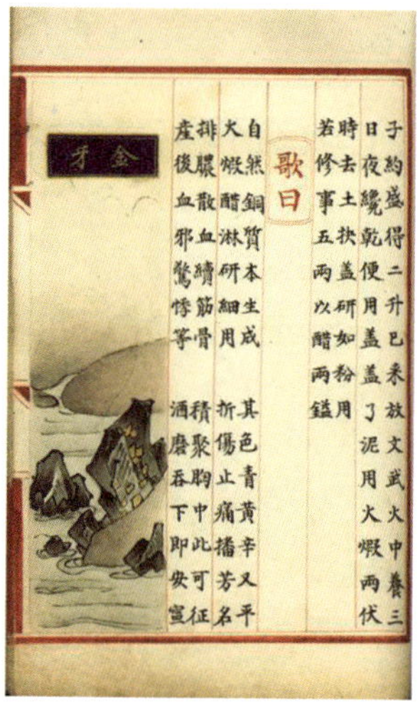

金牙

歌曰

子約盞得
夜鑊二升已
乾便用五末
若時修事土狀放
五兩以酒研如
兩鑊研如粉泥
其色青黃辛
止產排大芳
折傷此名征

图 5-4-1908　金牙

銅礦石

歌曰

金牙味鹹無毒主鬼疰毒諸瘡生蜀郡
如金色者良又有銅牙亦
黑内色少淺不入藥用
鬼疰生身用此
散君空顛把
末飯安

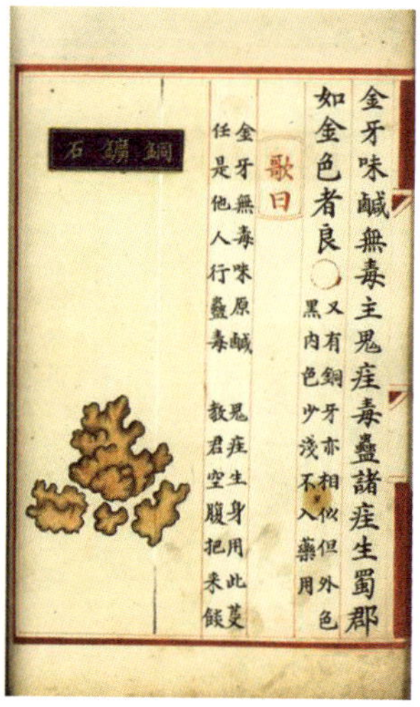

图 5-4-1909　铜矿石

銅弩牙石味酸寒有小毒主丁腫惡瘡爐馬春瘡臭腋石上水磨取汁塗之其丁腫末之傅瘡上良

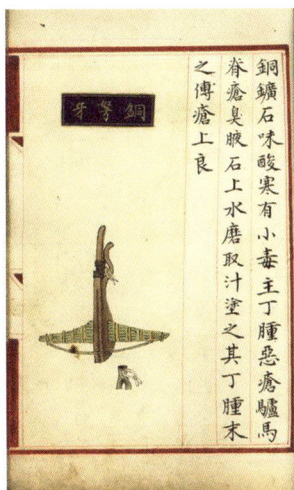

図 5-4-1910　铜弩牙

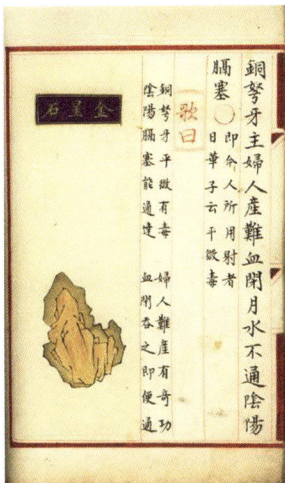

歌曰
銅弩牙平微有毒宏陽膈塞能通達血閉各之即便通
銅弩牙主婦人產血閉月水不通陰陽膈塞〇即令人所用射者日草子云千微善

図 5-4-1911　金星石

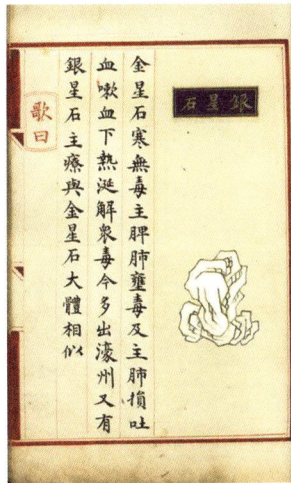

歌曰
銀星石主療與金星石大體相似
金星石寒無毒主肝肺壅熱及主肺傾吐血嗽血下熱涎解衆毒今多出滾州又有

図 5-4-1912　银星石

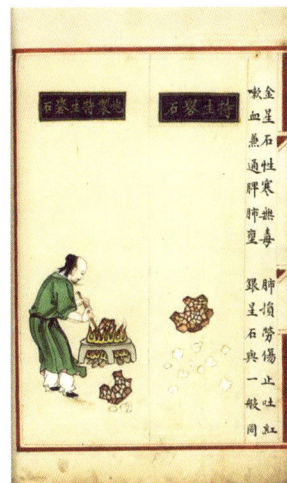

図 5-4-1913　特生礜石
図 5-4-1914　炮制特生礜石

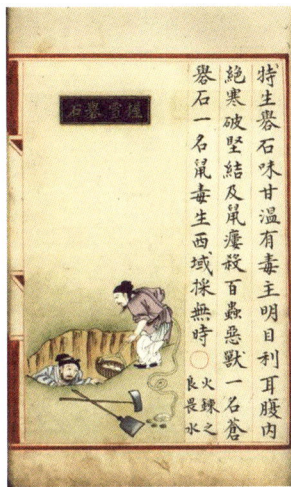

特生礜石味甘溫有毒主明目利耳腹內絕寒破堅結及鼠瘻殺百蟲惡默一名礜石一名鼠毒生西域採無時火練之良晨水

図 5-4-1915　握雪礜石

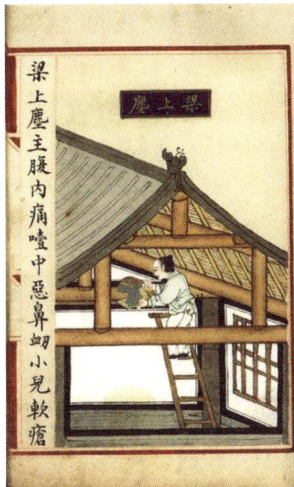

梁上塵主腹內痛噎中惡鼻衄小兒軟瘡

図 5-4-1916　梁上尘

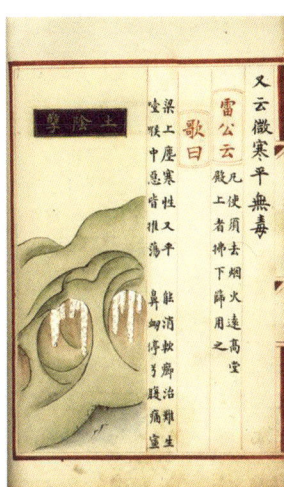

又云微寒平無毒
歌曰雷公云凡使用去煙火達高堂殿上者佛下師用之
土陰孽性又平噎中惡當推瀉鼻衄傅弓腹痛宣生

図 5-4-1917　土阴孽

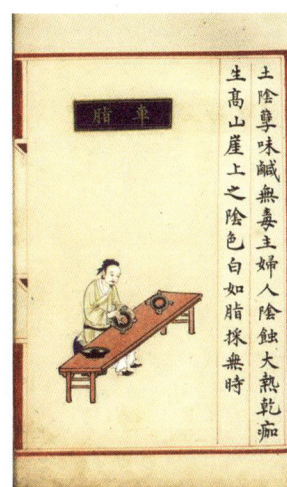

土陰孽味鹹無毒主婦人陰蝕大熱乾痂生高山崖上之陰色白如脂採無時

図 5-4-1918　车脂

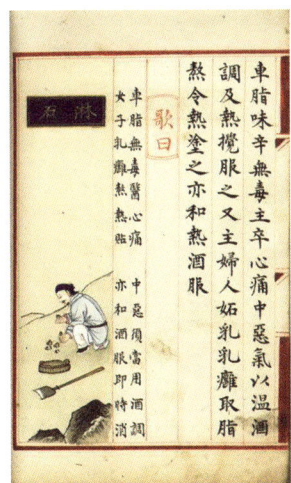

車脂無毒醫心痛亦和酒服即時消
歌曰
車脂味辛溫主心痛中惡氣以溫酒調及熱攪服之又主婦人妬乳乳癰取脂熬令熱塗之亦和熱酒服

図 5-4-1919　淋石

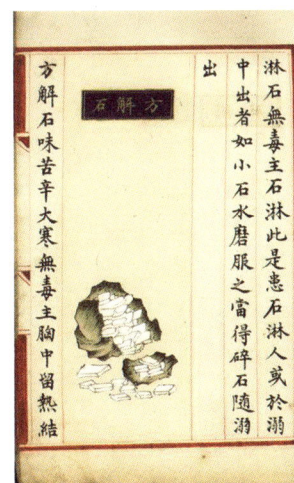

出
淋石無毒主石淋此是患石淋人或於溺中出者如小石水磨服之當得碎石隨溺

図 5-4-1920　方解石

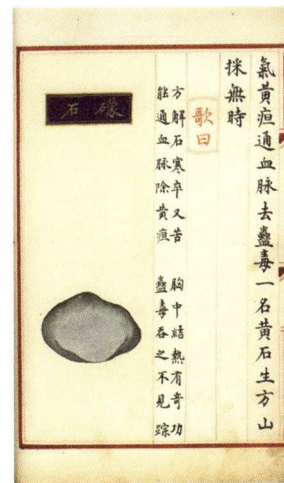

方解石味苦辛大寒無毒主胸中留熱結氣黃疸通血脈去蠱毒

図 5-4-1921　礞石

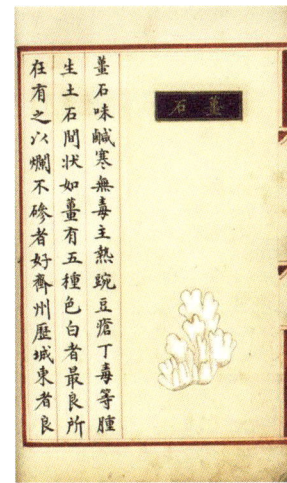

歌曰
方解石寒卒又苦胸中結熱有奇功蠱毒各之不見蹤
礞石無毒卒又苦脹滿通血脈除黃疸蠱毒殺之採無時

図 5-4-1922　姜石

薑石味鹹寒無毒主熱豌豆瘡丁毒等腫一名黃石生方山在有之以爛不磣者好齊州歷城東者良生土石間狀如薑有五種色白者最良所

石泉井製炮　　石泉井

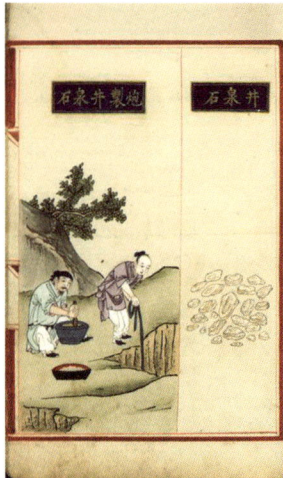

图 5-4-1923　井泉石
图 5-4-1924　炮制井泉石

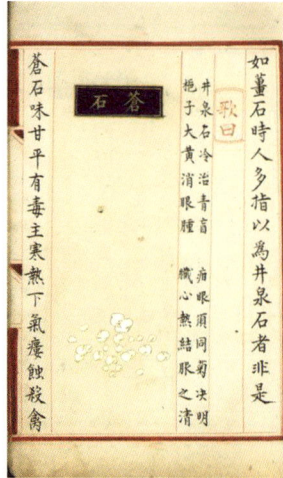

石蒼

歌曰
蒼石味甘平有毒主寒熱下氣瘻蝕殺禽
井泉石冷治青盲疳疳眼同菊决明
拖于大黃消眼腫
臧心熱結眼之清
如董石時人多指以為井泉石者非是

图 5-4-1925　苍石

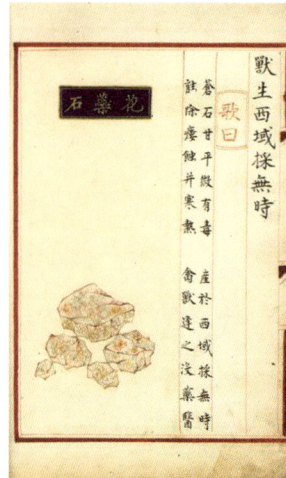

石蕊花

歌生西域採無時
歌曰
蒼石甘平微有毒產於西域採無時
誰除瘡蝕井泉熱
蘅歇達之沒藥醫

图 5-4-1926　花蕊石

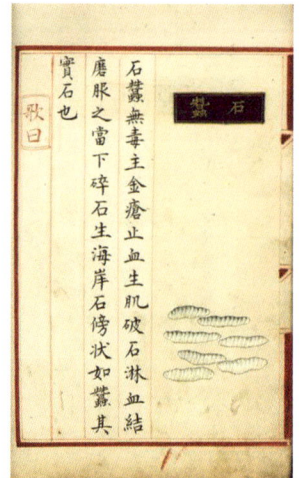

蚕石

歌曰
石蠶無毒主金瘡止血生肌破石淋血結
磨眼之當下碎石生海岸石傍狀如蠶其
實石也

图 5-4-1927　石蚕

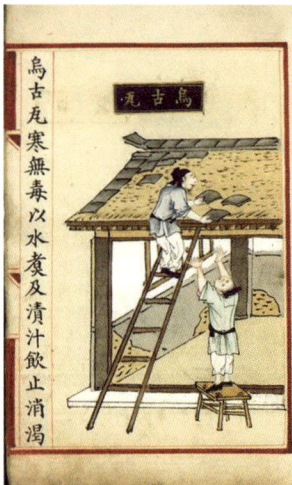

烏古瓦

烏古瓦寒無毒以水煮及漬汁飲止消渴

图 5-4-1928　乌古瓦

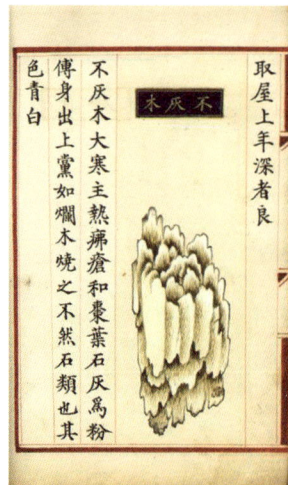

木灰不

取屋上年深者良
不灰木大寒主熱痱瘡和棗薰石灰為粉
傅身出上黨如爛木燒之不燃石類也其
色青白

图 5-4-1929　不灰木

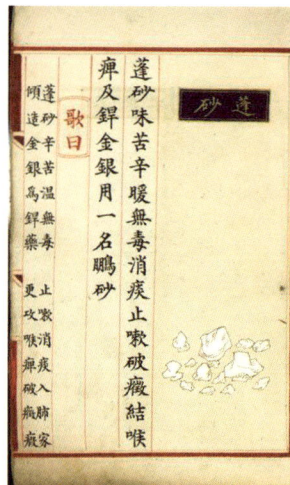

砂蓬

歌曰
蓬砂味苦辛暖無毒消痰止嗽破癥結喉
痺及鈝金銀用一名鵬砂
蓬砂苦温無毒止嗽消痰入更改喉痺破入肺臟家

图 5-4-1930　蓬砂

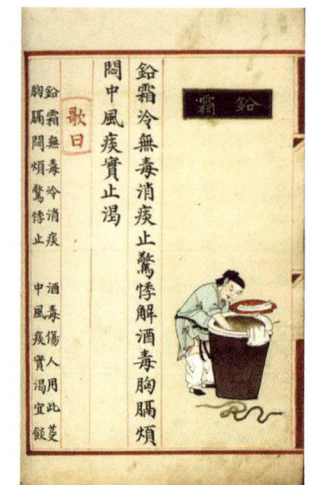

鉛霜

歌曰
鉛霜冷無毒消痰止驚悸解酒毒胸膈煩
悶中風痰實止渴
鉛霜冷消痰止驚悸止酒毒傷人用此中風痰實渴宜蔆

图 5-4-1931　铅霜

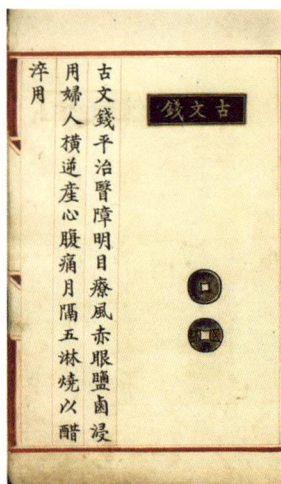

古文錢

古文錢平治瞖障明目療風赤眼鹽鹵浸
用婦人橫逆產心腹痛月隔五淋燒以醋
淬用

图 5-4-1932　古文钱

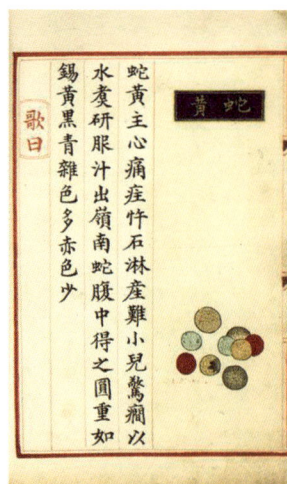

黃蛇

歌曰
蛇黃主心痛疰忤石淋產難小兒驚癇以
水煮研眼汁出嶺南蛇腹中得之圓重如
錫黃黑青雜色多赤色少

图 5-4-1933　蛇黄

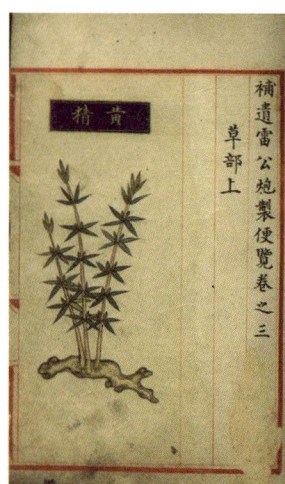

黃精

图 5-4-1934　黄精

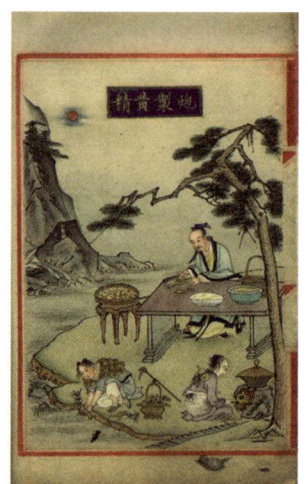

炮製黃精

楠道雷公炮製便覽卷之三
草部上

图 5-4-1935　炮制黄精

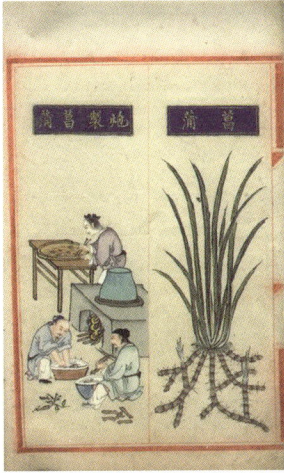

图 5-4-1936　菖蒲
图 5-4-1937　炮制菖蒲

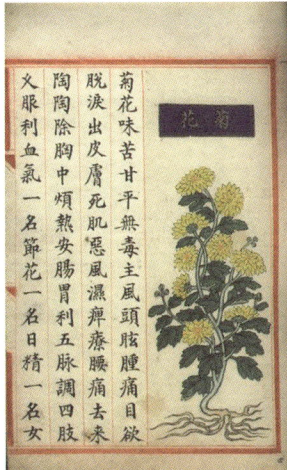

图 5-4-1938　菊花

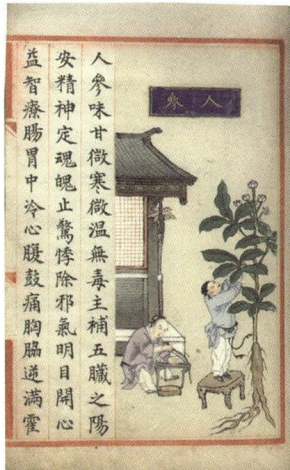

图 5-4-1939　人参

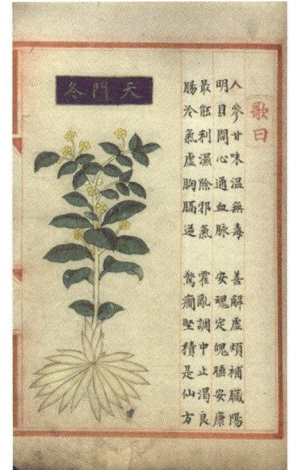

图 5-4-1940　天门冬

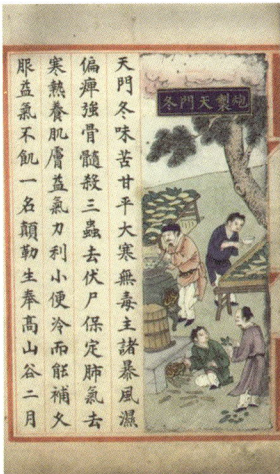

图 5-4-1941　炮制天门冬

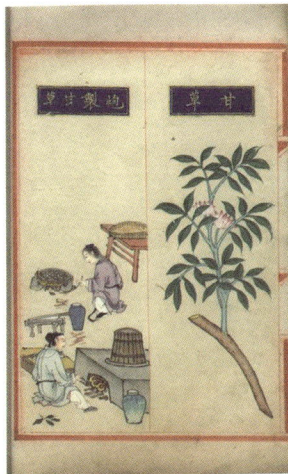

图 5-4-1942　甘草
图 5-4-1943　炮制甘草

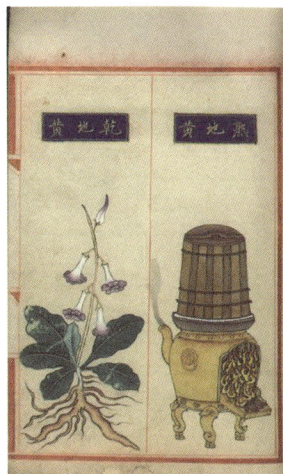

图 5-4-1944　熟地黄
图 7-4-1945　干地黄

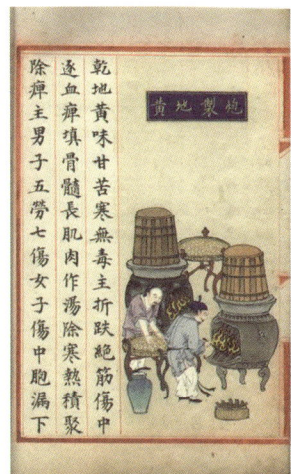

图 5-4-1946　炮制地黄

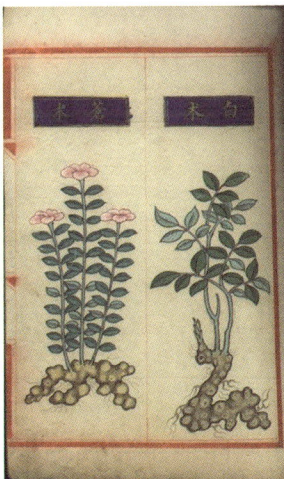

图 5-4-1947　白术
图 5-4-1948　苍术

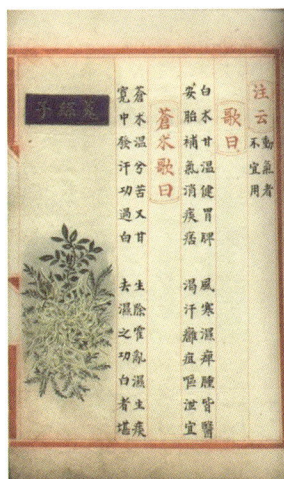

图 5-4-1949　菟丝子

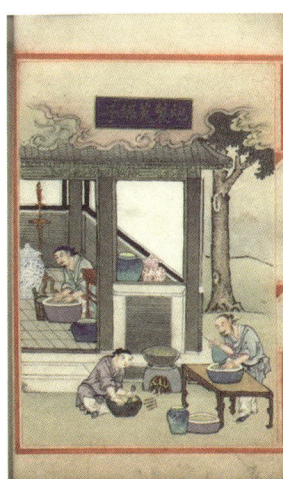

图 5-4-1950　炮制菟丝子

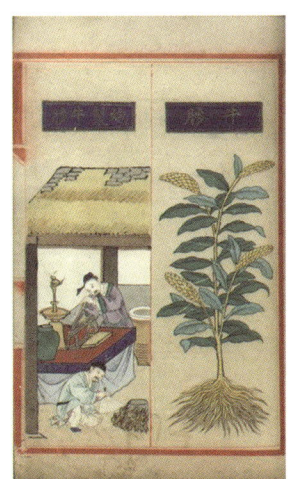

图 5-4-1951　牛膝
图 5-4-1952　炮制牛膝

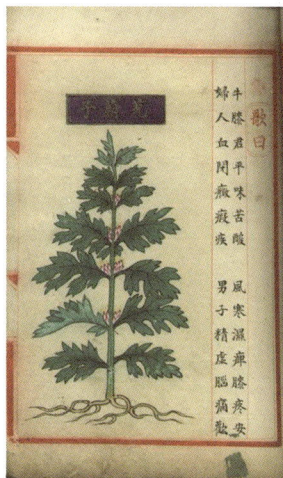

图 5-4-1953　茺蔚子

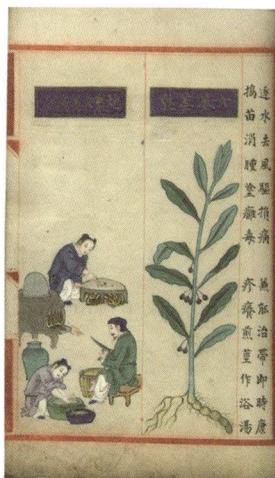

图 5-4-1954　女萎萎蕤
图 5-4-1955　炮制女萎萎蕤

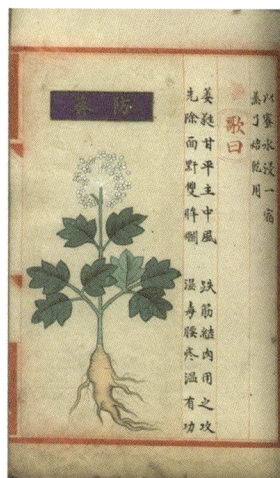

图 5-4-1956　防葵

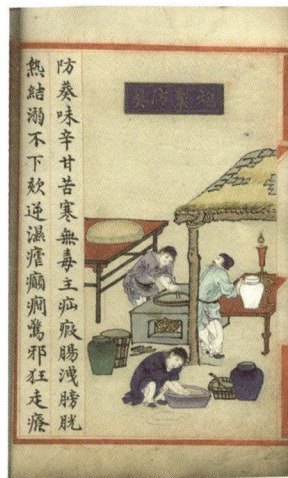

图 5-4-1957　炮制防葵

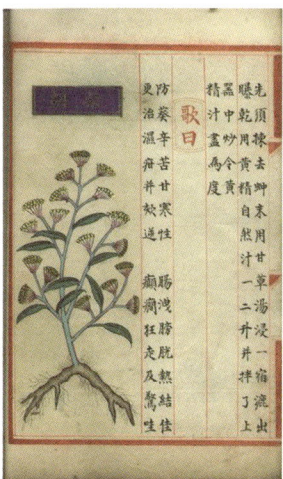

图 5-4-1958　柴胡

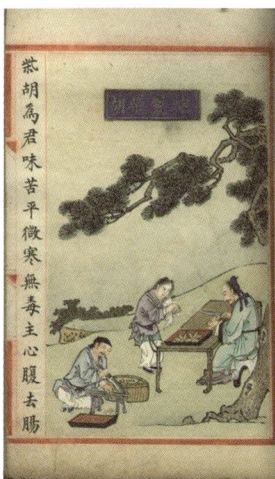

图 5-4-1959　炮制柴胡

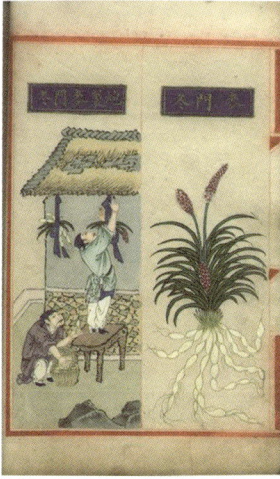

图 5-4-1960　麦门冬
图 5-4-1961　炮制麦门冬

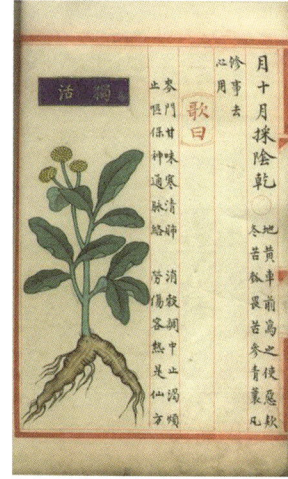

图 5-4-1962　独活

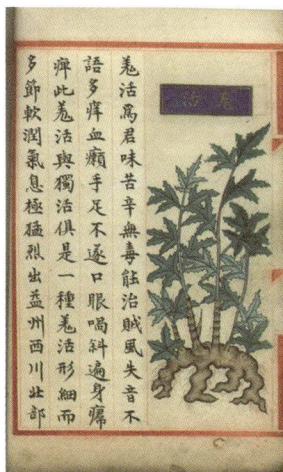

图 5-4-1963　羌活

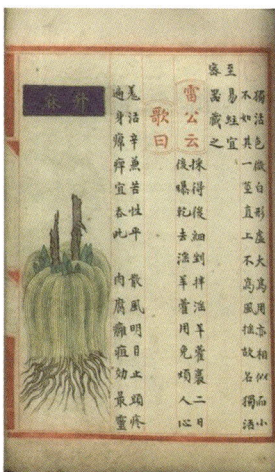

图 5-4-1964　升麻

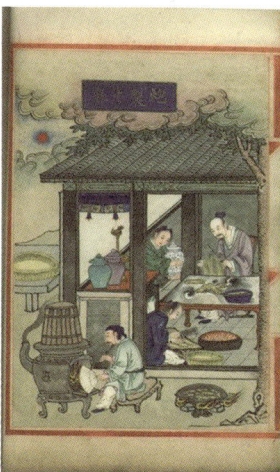

图 5-4-1965　炮制升麻

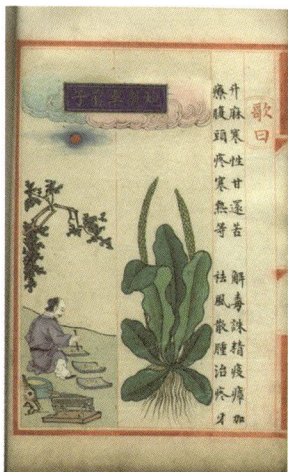

图 5-4-1966　车前子
图 5-4-1967　炮制车前子

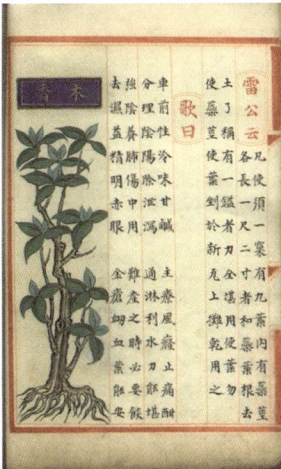

图 5-4-1968　木香

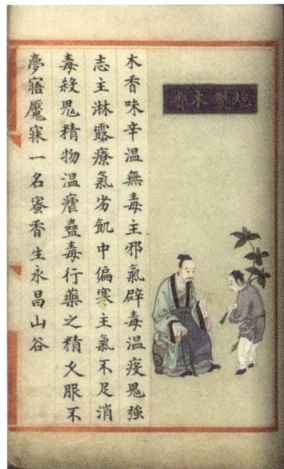

图 5-4-1969　炮制木香

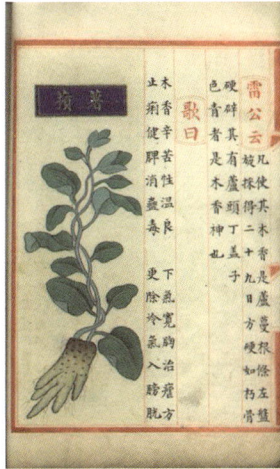

图 5-4-1970　薯蓣

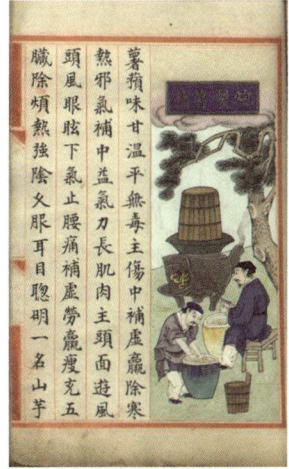

图 5-4-1971　炮制薯蓣

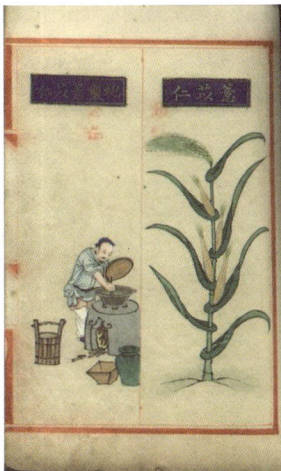

图 5-4-1972　薏苡仁
图 5-4-1973　炮制薏苡仁

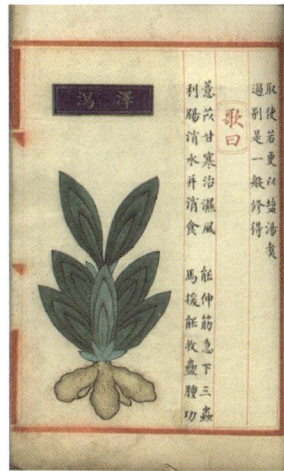

图 5-4-1974　泽泻

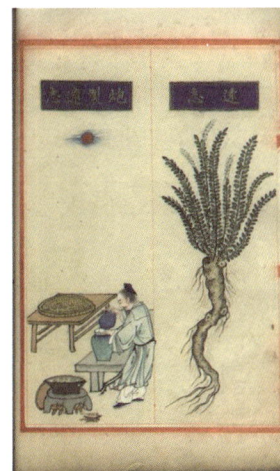

图 5-4-1975　远志
图 5-4-1976　炮制远志

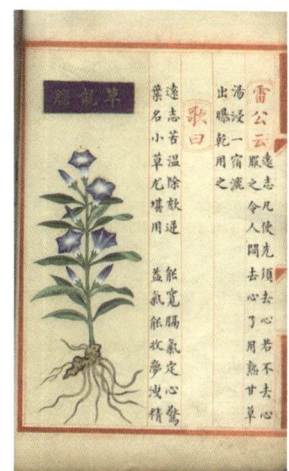

图 5-4-1977　草龙胆

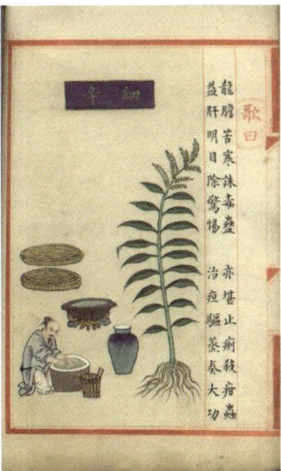

图 5-4-1978　细辛

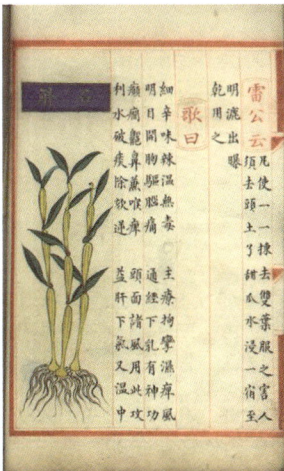

图 5-4-1979　石斛

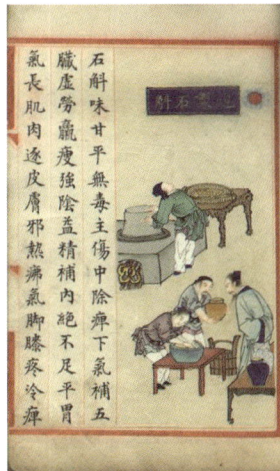

图 5-4-1980　炮制石斛

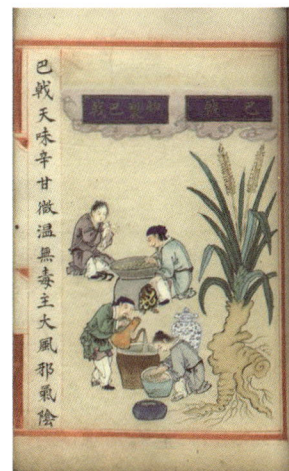

图 5-4-1981　巴戟
图 5-4-1982　炮制巴戟

白英末甘寒無毒主寒熱八疸消渴補中
益氣一名穀菜一名白草生益州山谷春
採葉夏採莖秋採花冬採根又名目草
也夏生葉似王瓜又云方藥不用此

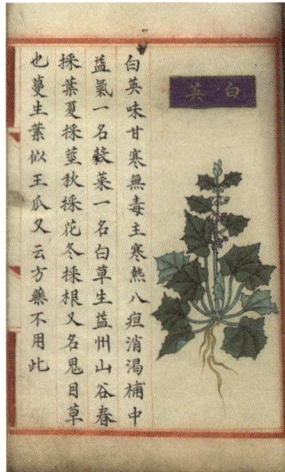

图 5-4-1983　白英

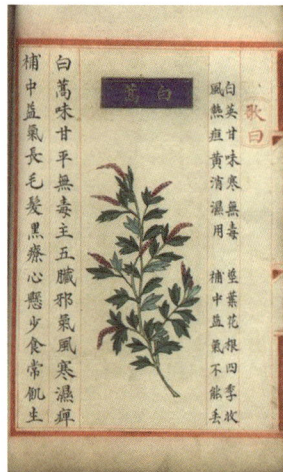

白蒿味甘平無毒主五臟邪氣風寒濕痺
補中益氣長毛髮黑㼐心懸少食常飢生
〔歌曰〕白英甘味寒無毒　莖葉花根四季收
　風熱疸黃消濕用　補中益氣不能羨

图 5-4-1984　白蒿

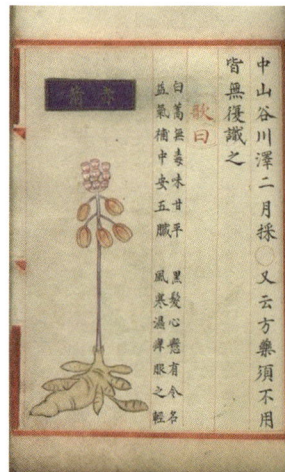

赤箭生陳倉川澤二月採〇又云方藥須不用
〔歌曰〕白蒿無毒味甘平　益氣備中安五臟
　黑髮心懸有令名　風寒濕痺身服之輕
宵無侵識之

图 5-4-1985　赤箭

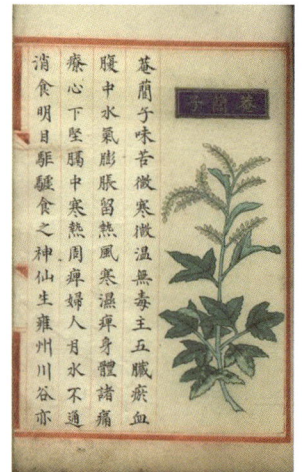

菴藺子味苦微寒微溫無毒主五臟瘀血
腰中水氣膀胱留熱風寒濕痺身體諸痛
療心下堅膈中寒熱周痺婦人月水不通
消食明目驅驢食之神仙生雍州川谷亦

图 5-4-1986　菴藺子

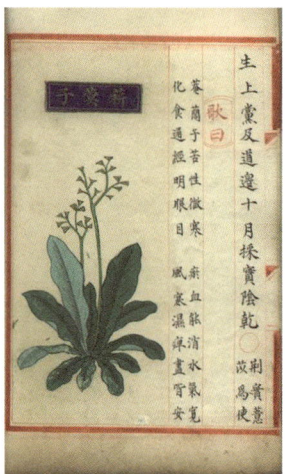

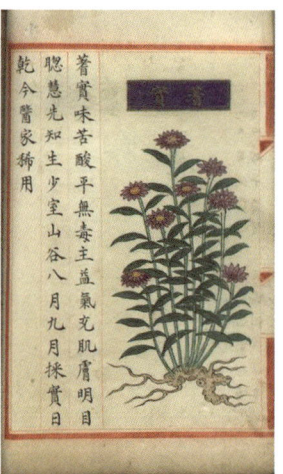

菥蓂子味苦微寒
主血脈消水氣安
風寒濕痺明眼目
益食通經明眼目
〔歌曰〕生上黨反道邊十月採實陰乾
荊實葟藋蒵爲使
菥蓂

图 5-4-1987　菥蓂子

蓍實味苦酸平無毒主益氣充肌膚明目
聰慧先知少室山谷八月九月採實日
乾今蓍家稀用

图 5-4-1988　蓍实

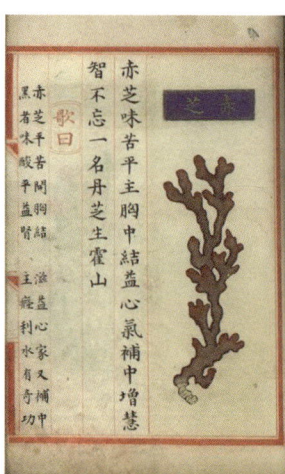

赤芝味苦平主胸中結益心氣補中增慧
智不忘一名丹芝生霍山
黑芝平味酸平益腎
者味苦開胸膈
滋益心家又補中
主癃利水有奇功

图 5-4-1989　赤芝

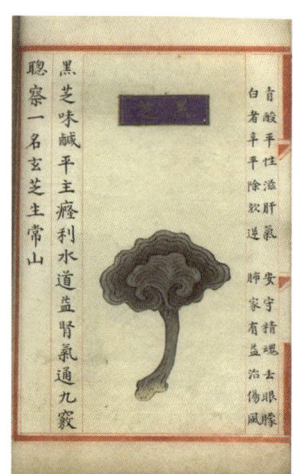

黑芝味鹹平主癃利水道益腎氣通九竅
聰察一名玄芝生常山
青酸平性泄肝氣
白者平平除欲逆
安宇精魂去眼障
肺家有益治傷瘀

图 5-4-1990　黑芝

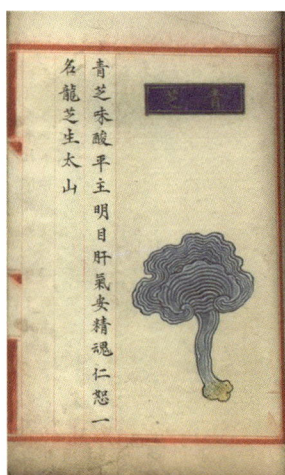

青芝味酸平主明目肝氣安精魂仁恕一
名龍芝生太山

图 5-4-1991　青芝

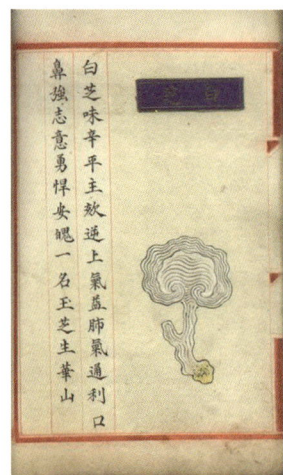

白芝味辛平主欬逆上氣益肺氣通利口
鼻強志意勇悍安魂一名玉芝生華山

图 5-4-1992　白芝

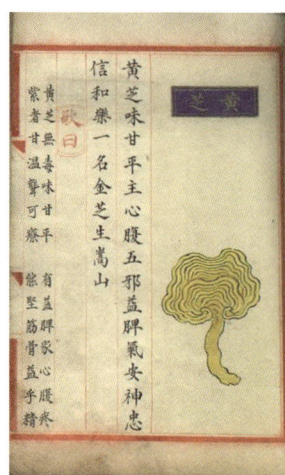

黃芝味甘平主心腹五邪益脾氣安神忠
信和樂一名金芝生嵩山
黃芝無毒味甘平
有益脾家心腹承
能堅筋骨益乎精

图 5-4-1993　黄芝

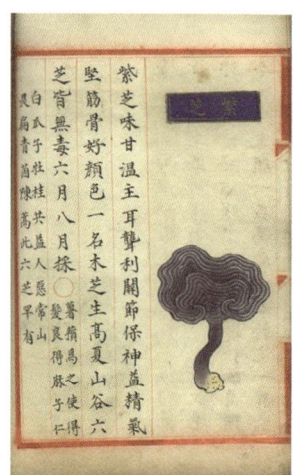

紫芝味甘溫主耳聾利關節保神益精氣
堅筋骨好顏色一名木芝生高夏山谷六
芝宵無毒六月八月採〇蒼蒱爲之使得
白瓜靑子麻桂共益人
爲扁靑陶隱居芝有
高尤六芝草常有

图 5-4-1994　紫芝

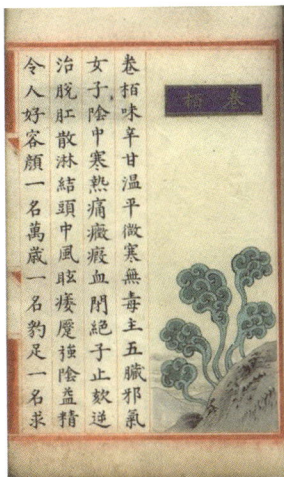

图 5-4-1995　卷柏

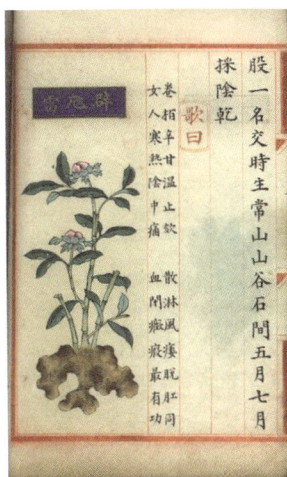

令人好容顏一名萬歲一名豹足一名求
治脫肛散淋結頭中風眩痿躄強陰益精
女子陰中寒熱痛癥瘕血閉絕子止欬逆
卷柏味辛甘溫平微寒無毒主五臟邪氣

图 5-4-1996　辟虺雷

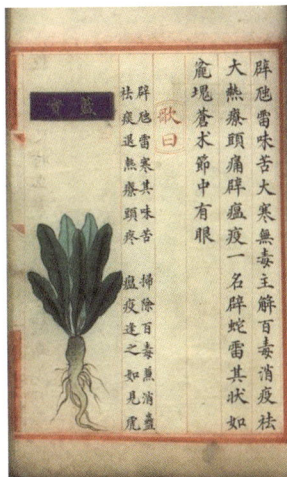

採陰乾
歌曰
女人寒熱陰中痛　血閉瘕疝最有功
卷柏平溫止欬逆　散淋風瘦脫肛同

图 5-4-1997　蓝实

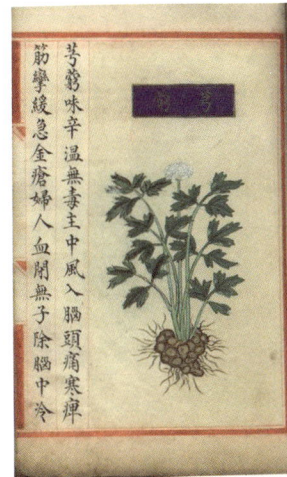

股一名交時生常山山谷石間五月七月
大熱療頭痛辟瘟疫一名辟蛇雷其狀如
寵塊蒼朮節中有眼
歌曰
辟虺雷寒其味苦　婦除百毒消益
祛疫遠熱療頭疼　瘟疫逢之如見虎

图 5-4-1998　芎藭

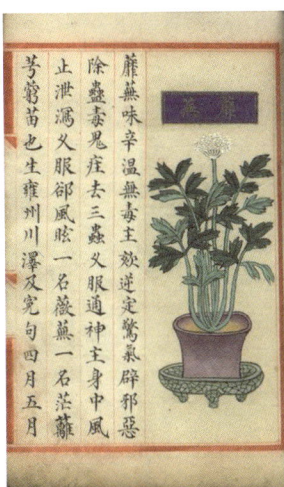

芎藭味辛溫無毒主中風入腦頭痛寒痹
筋攣緩急金瘡婦人血閉無子除腦中冷

图 5-4-1999　蘼芜

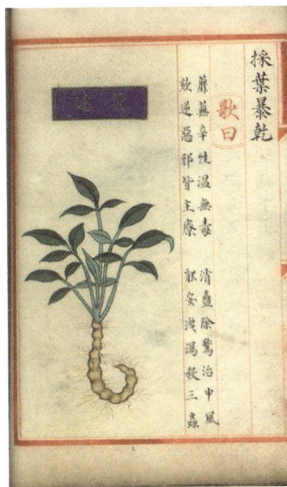

芎藭苗也生雍州川澤及冤句四月五月
止泄瀉叉眼郎風眩一名薇蕪一名茳蘺
除蠱毒鬼疰去三蟲叉服通神主身中風
蘼蕪味辛溫無毒主欬逆定驚氣辟邪惡

图 5-4-2000　黄连

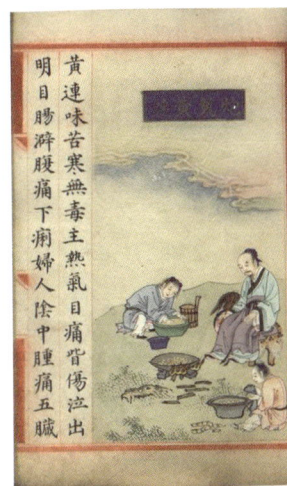

採蒂暴乾
歌曰
欬逆惊邪智主療　鄣安洩瀉殺三蟲
蘼蕪辛溫無毒　消蠱除鬼治中風

图 5-4-2001　炮制黄连

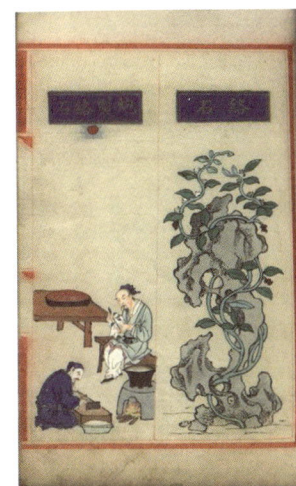

明目腸澼腹腰痛下痢婦人陰中腫痛五臟
黃連味苦寒無毒主熱氣目痛眥傷泣出

图 5-4-2002　络石
图 5-4-2003　炮制络石

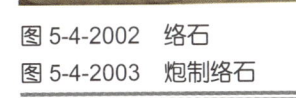

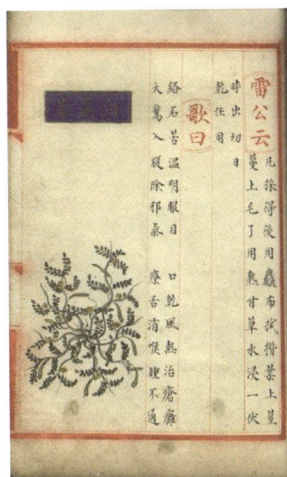

图 5-4-2004　白蒺藜

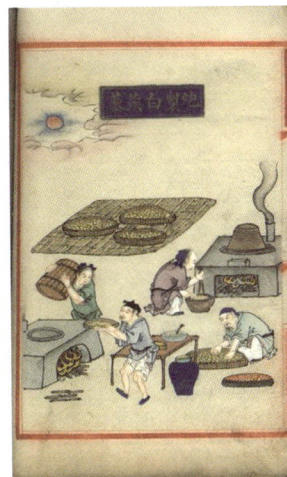

絡石苦溫明眼日　口乾風熱治瘡癰
摩舌消腹堅鞭不遂
乾任初日
嘯出初日
歌曰

图 5-4-2005　炮制白蒺藜

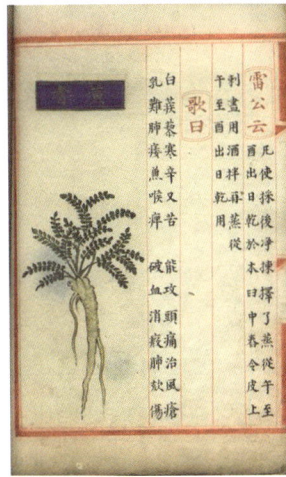

雷公云
尾徐浮淨揀了蒸從午至
莖上毛了用熟甘草水浸一伏

图 5-4-2006　黄芪

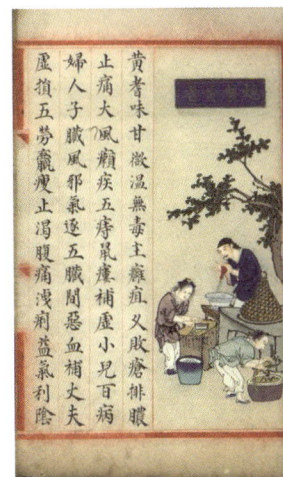

雷公云
見使採後淨揀了蒸從午至
乳拌微炒其焦味辛又苦
能攻頭痛治風瘡
破癥攻消癥癖腫欬傷
歌曰
白蒺藜寒辛

图 5-4-2007　炮制黄芪

婦人子臟風邪氣逐五臟間惡補虛小兒百病
止痛大風癩疾五痔鼠瘻補虛排膿
黃芪味甘微溫無毒主癰疽久敗瘡排膿
盧搗五勞羸瘦止渴腹痛泄利益氣利陰

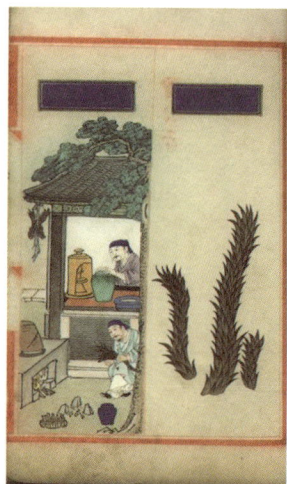

图 5-4-2008　肉苁蓉
图 5-4-2009　炮制肉苁蓉

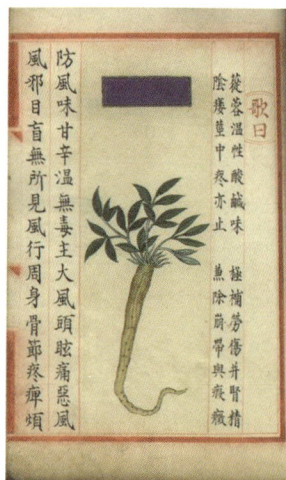

图 5-4-2010　防风

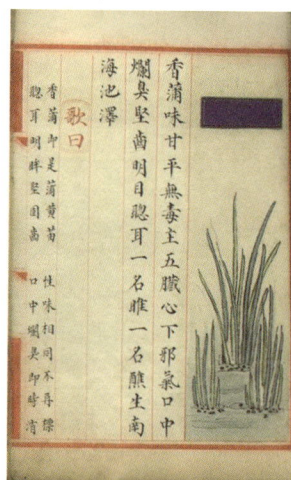

图 5-4-2011　香蒲

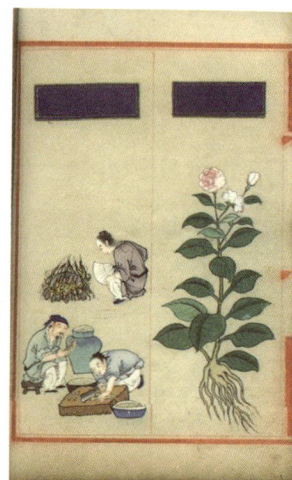

图 5-4-2012　续断
图 5-4-2013　炮制续断

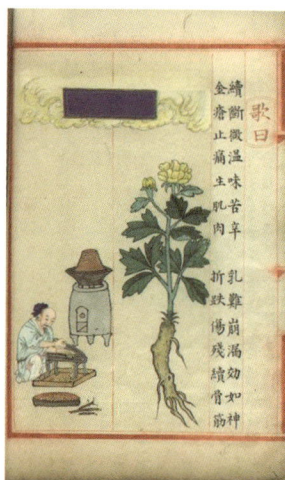

图 5-4-2014　漏芦
图 5-4-2015　炮制漏芦

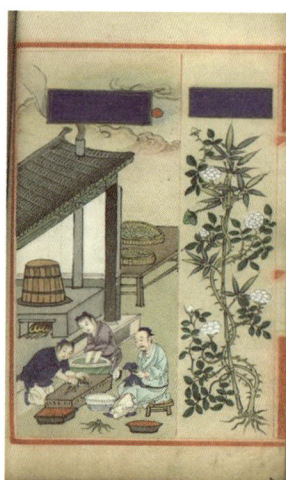

图 5-4-2016　营实
图 5-4-2017　炮制营实

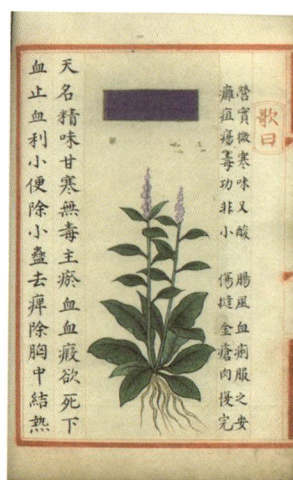

图 5-4-2018　天名精

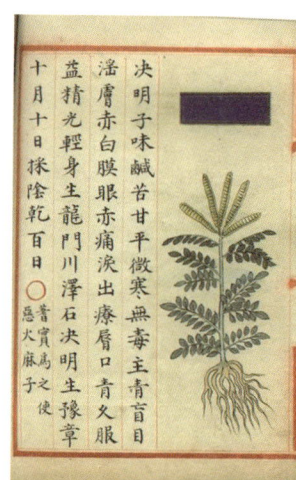

图 5-4-2019　决明子

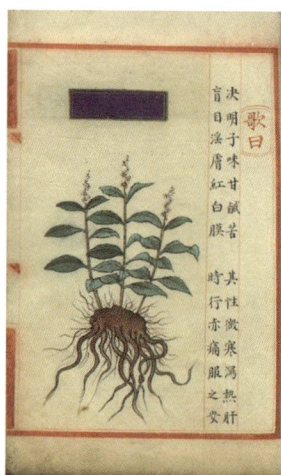

图 5-4-2020　丹参

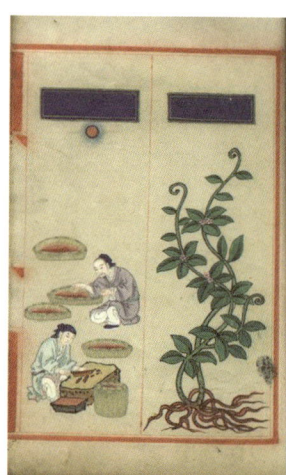

图 5-4-2021　茜根
图 5-4-2022　炮制茜根

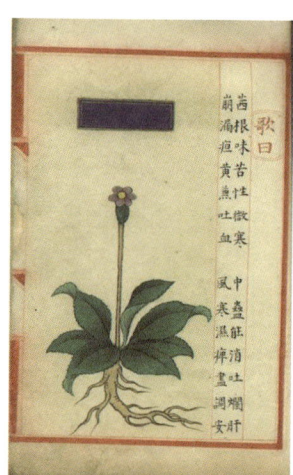

图 5-4-2023　飞廉

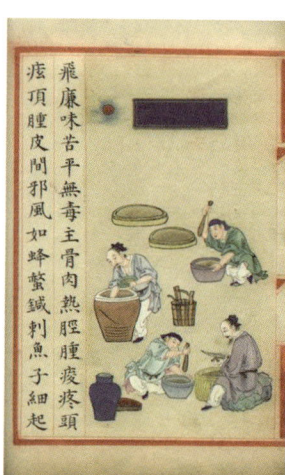

图 5-4-2024　炮制飞廉

五味子温酸益气 五味子温酸益气 ...（此处文字略）

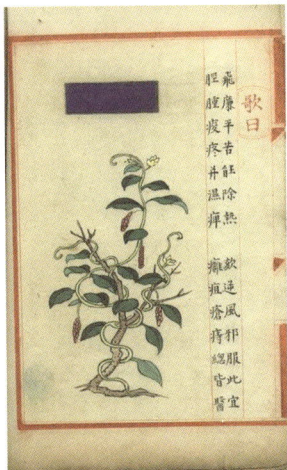

图 5-4-2025　五味子

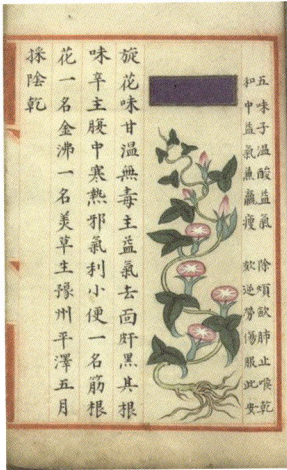

图 5-4-2026　旋花

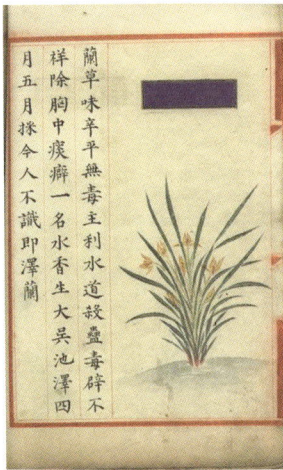

图 5-4-2027　兰草

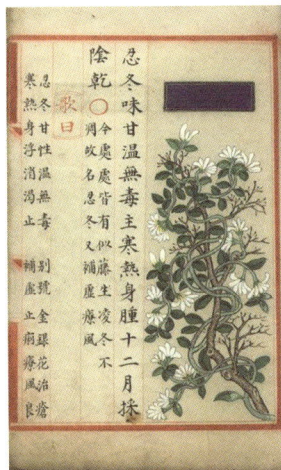

图 5-4-2028　忍冬

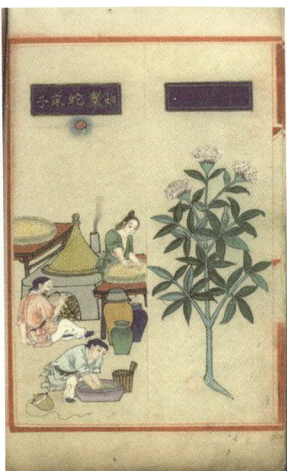

图 5-4-2029　蛇床子
图 5-4-2030　炮制蛇床子

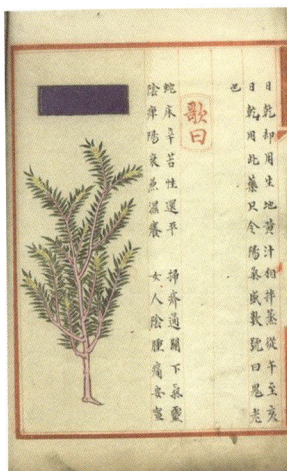

图 5-4-2031　地肤子

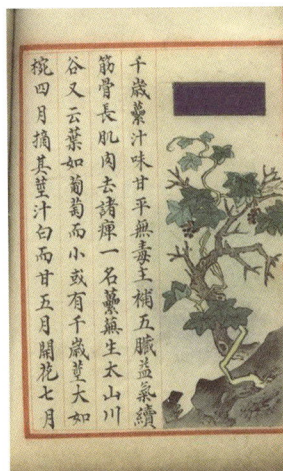

图 5-4-2032　千岁蔂

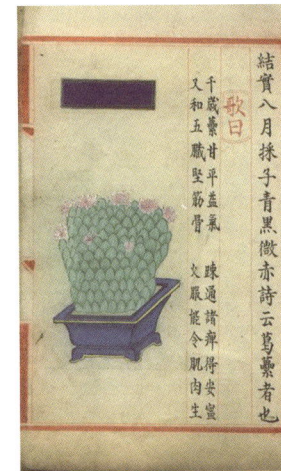

图 5-4-2033　景天

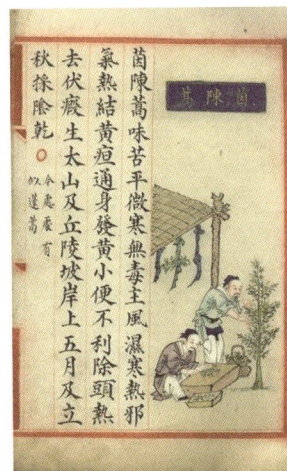

图 5-4-2034　茵陈蒿

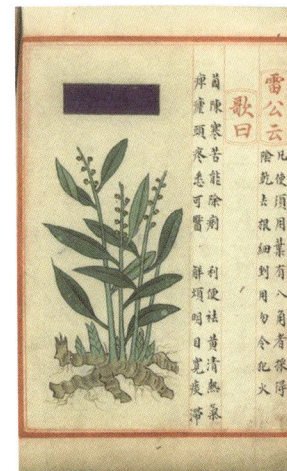

图 5-4-2035　杜若

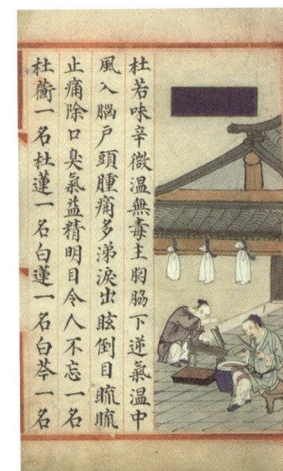

图 5-4-2036　炮制杜若

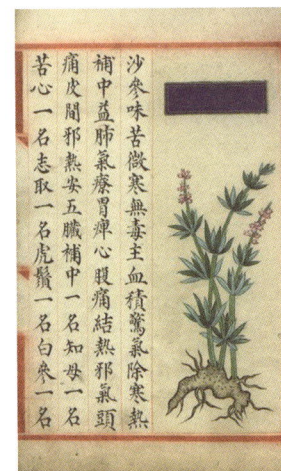

图 5-4-2037　沙参

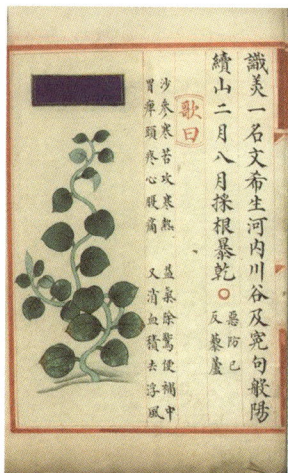

图 5-4-2038　白兔藿

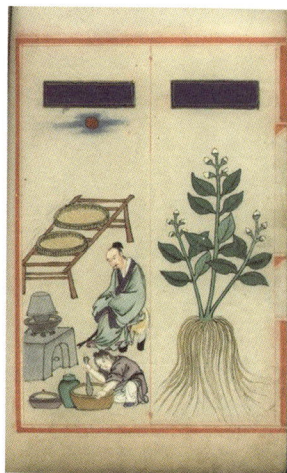

图 5-4-2039　徐长卿
图 5-4-2040　炮制徐长卿

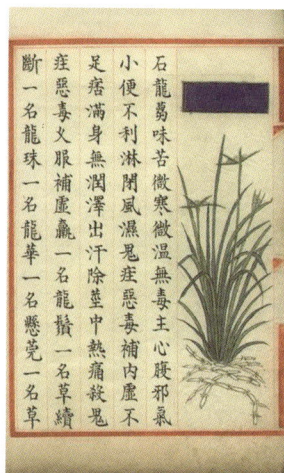

图 5-4-2041　石龙刍

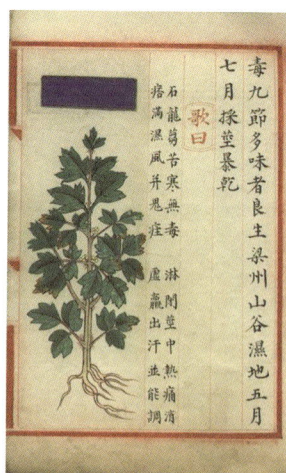

图 5-4-2042　薇衔

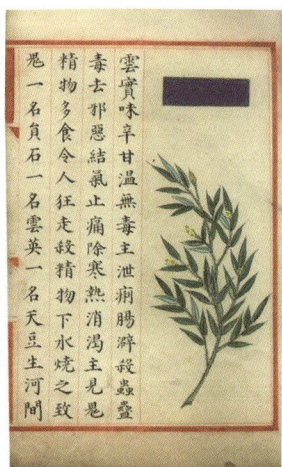

图 5-4-2043　云实

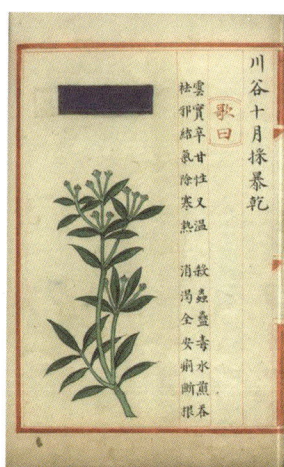

图 5-4-2044　王不留行

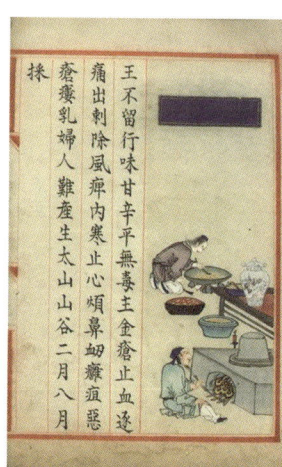

图 5-4-2045　炮制王不留行

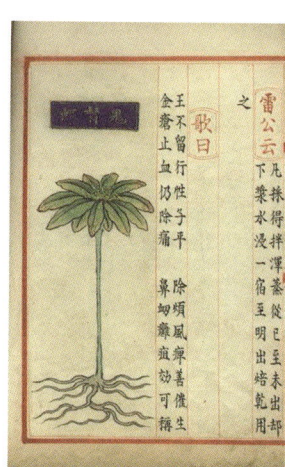

图 5-4-2046　鬼督邮

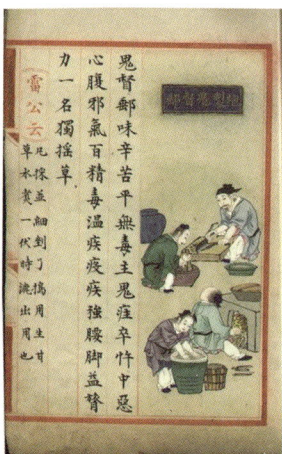

图 5-4-2047　炮制鬼督邮

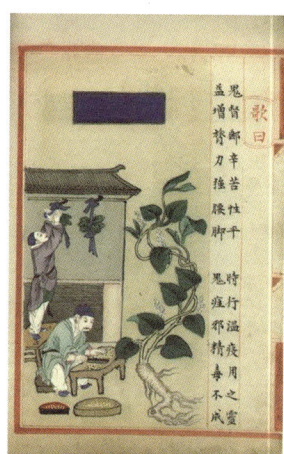

图 5-4-2048　白花藤

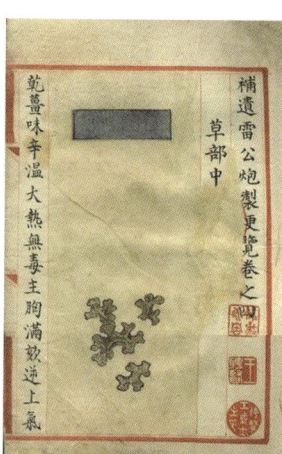

图 5-4-2049　干姜

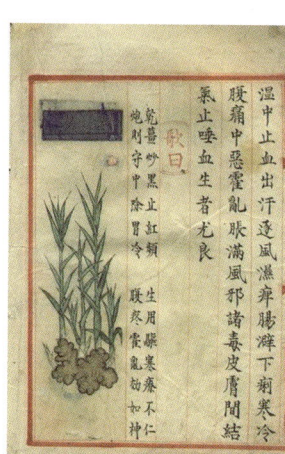

图 5-4-2050　生姜

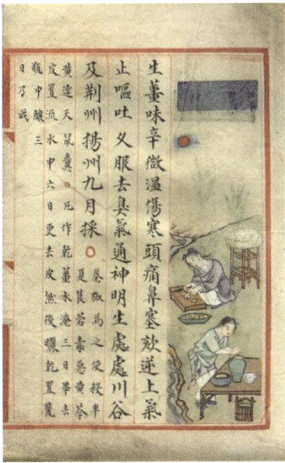

图 5-4-2051　炮制生姜

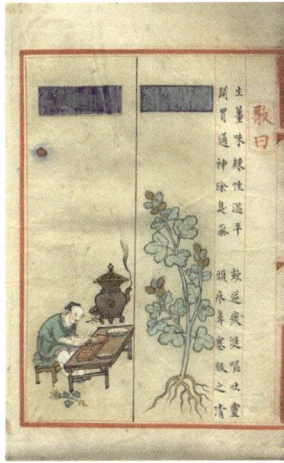

图 5-4-2052　菜耳实
图 5-4-2053　炮制菜耳实

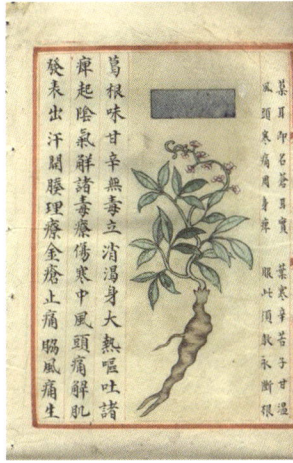

图 5-4-2054　葛根

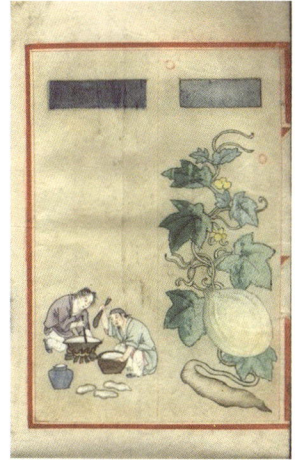

图 5-4-2055　瓜蒌根
图 5-4-2056　炮制瓜蒌根

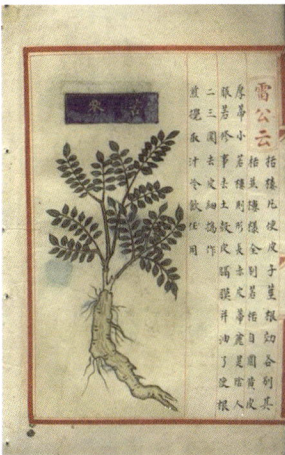

图 5-4-2057　苦参

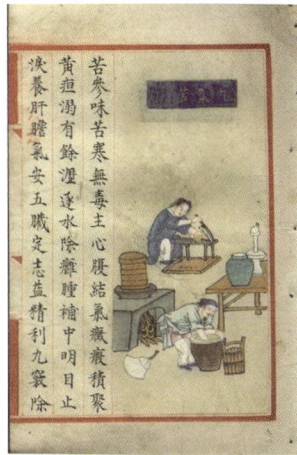

图 5-4-2058　炮制苦参

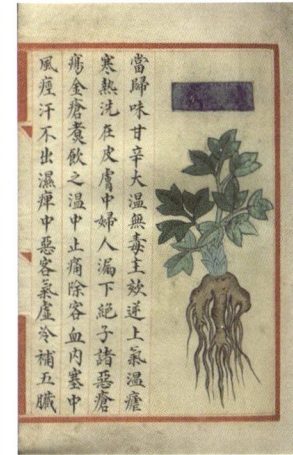

图 5-4-2059　当归

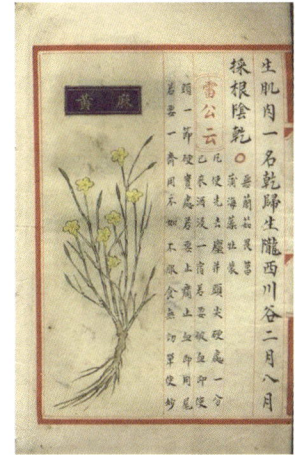

图 5-4-2060　麻黄

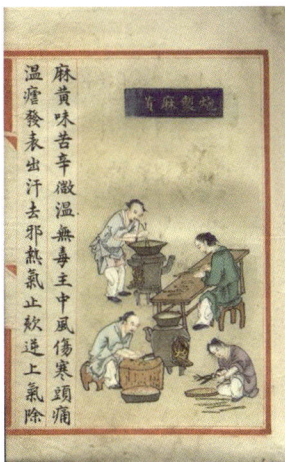

图 5-4-2061　炮制麻黄

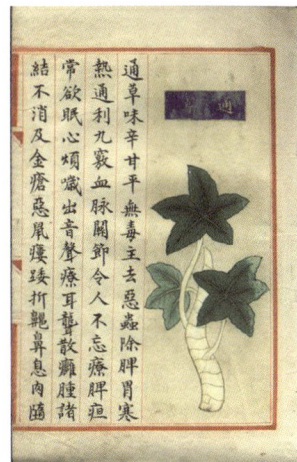

图 5-4-2062　通草

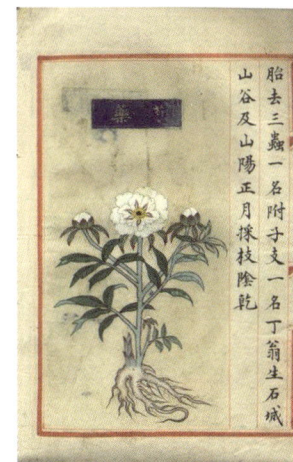

图 5-4-2063　芍药

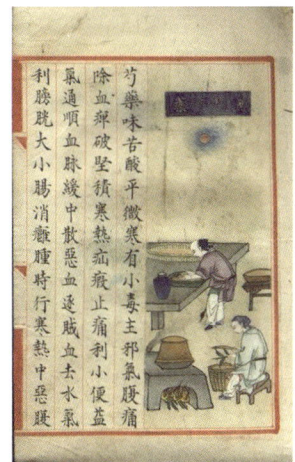

图 5-4-2064　炮制芍药

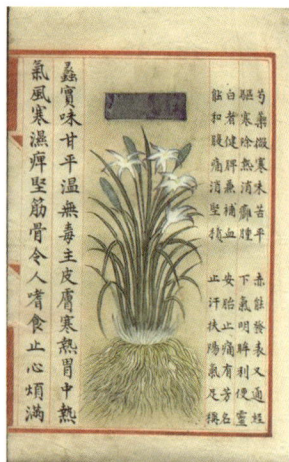

图 5-4-2065　蠡实

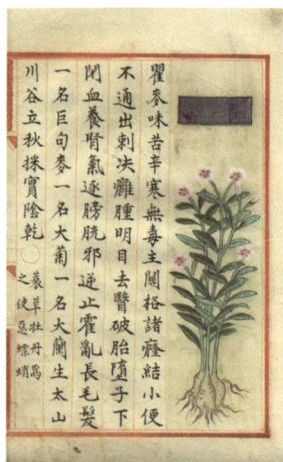

图 5-4-2066　瞿麦

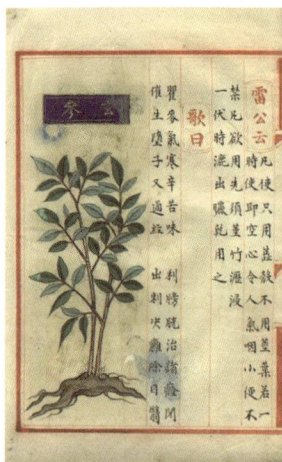

图 5-4-2067　玄参

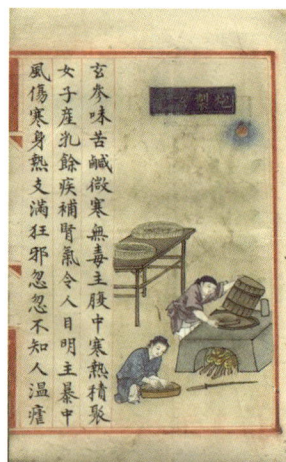

图 5-4-2068　炮制玄参

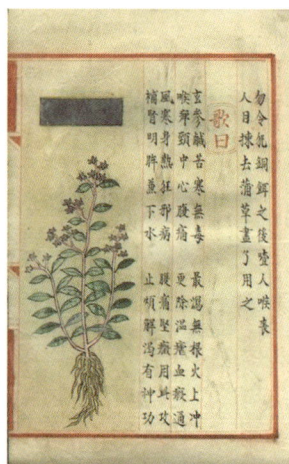

图 5-4-2069　秦艽

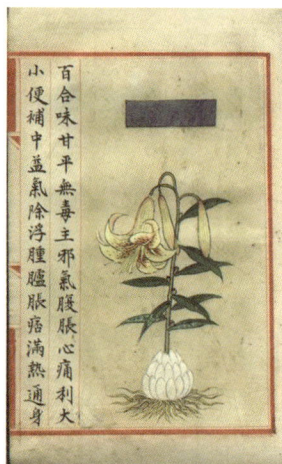

图 5-4-2070　百合

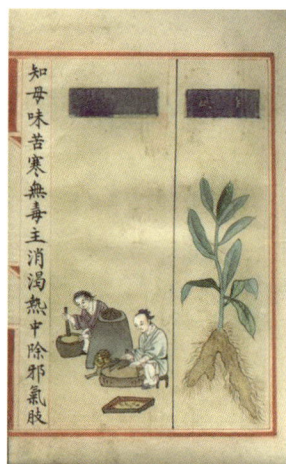

图 5-4-2071　知母

图 5-4-2072　炮制知母

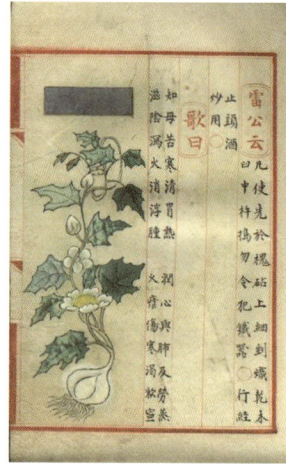

图 5-4-2073　贝母

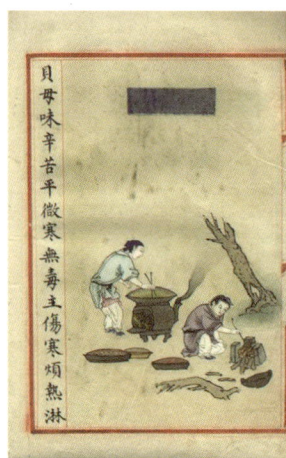

图 5-4-2074　炮制贝母

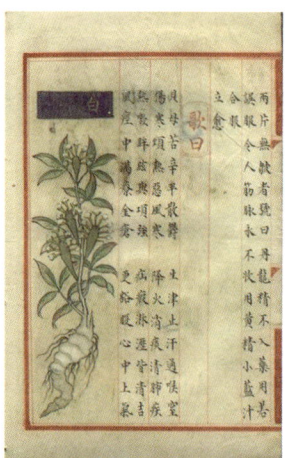

图 5-4-2075　白芷

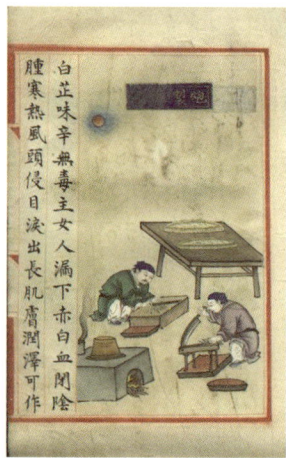

图 5-4-2076　炮制白芷

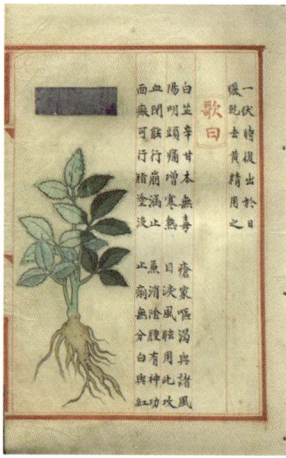

图 5-4-2077　淫羊藿

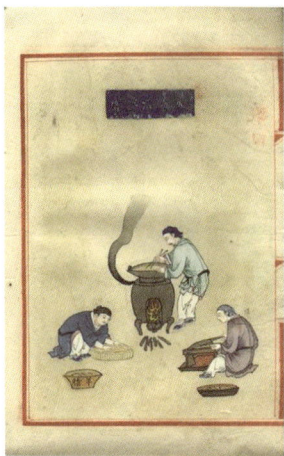

图 5-4-2078　炮制淫羊藿

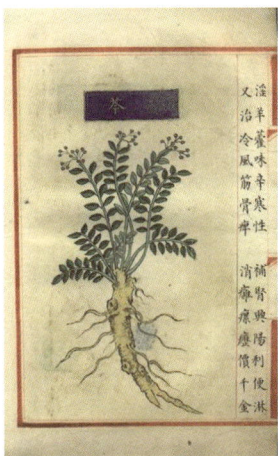

图 5-4-2079　黄芩

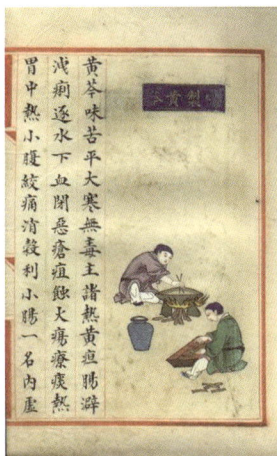

图 5-4-2080　炮制黄芩

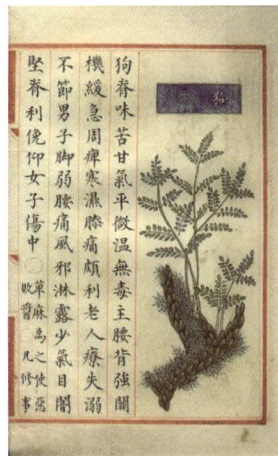

图 5-4-2081　狗脊

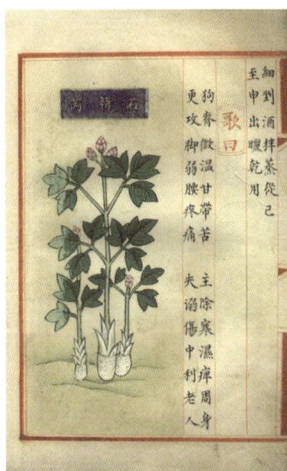

图 5-4-2082　石龙芮

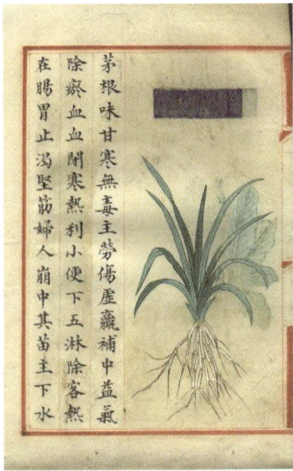

图 5-4-2083　茅根

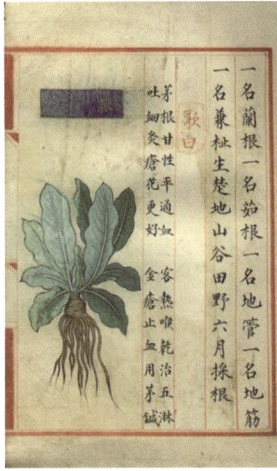

图 5-4-2084　紫菀

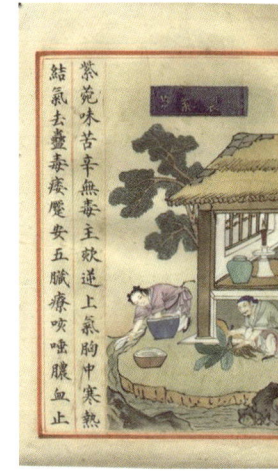

图 5-4-2085　炮制紫菀

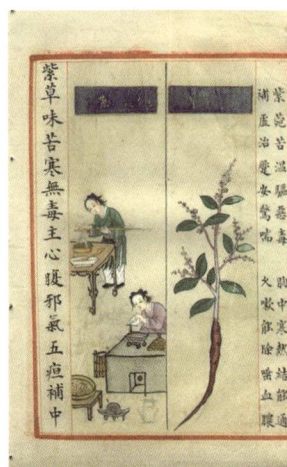

图 5-4-2086　紫草
图 5-4-2087　炮制紫草

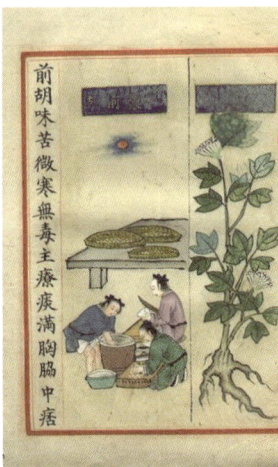

图 5-4-2088　前胡
图 5-4-2089　炮制前胡

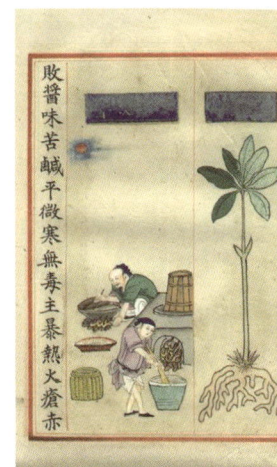

图 5-4-2090　败酱
图 5-4-2091　炮制败酱

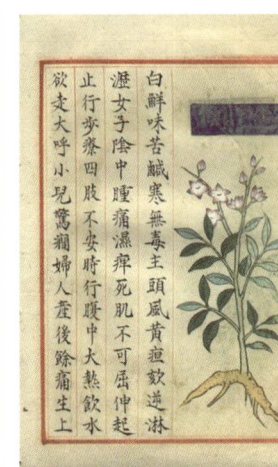

图 5-4-2092　白鲜

谷川谷及宽句四月五月採根陰乾
苗桔梗花
苓草薢花
歌曰
白蘚及鹹苦性寒澀
女人陰腫疼淋沥涩
齐葡风癞湿痹安
頭风血逆及驚癇
螺惡

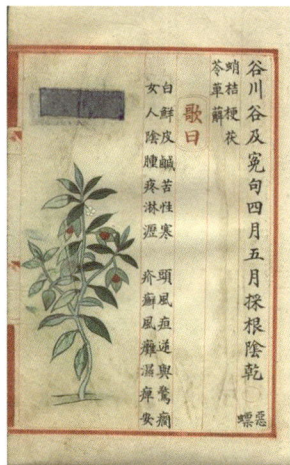

图 5-4-2093　酸浆

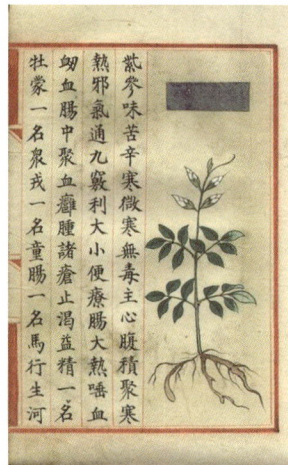

蓼參味苦辛寒微寒無毒主心腹積聚寒
熱邪氣通九竅利大小便療腸大熱唾血
衄血腸中聚血癰腫諸瘡止渴益精一名
牡蒙一名泉戎一名童腸一名馬行生河

图 5-4-2094　紫参

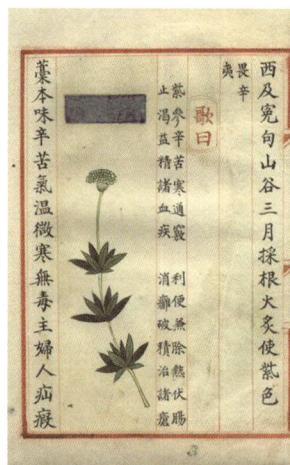

西及宽句山谷三月採根大炙使紫色
畏青
歌曰
藁本味辛苦氣溫微寒無毒主婦人疝瘕
蓼參味苦寒通血癥
止渴益精諸血疾
消利便無除腸
癥破積治諸瘡伏腸

图 5-4-2095　藁本

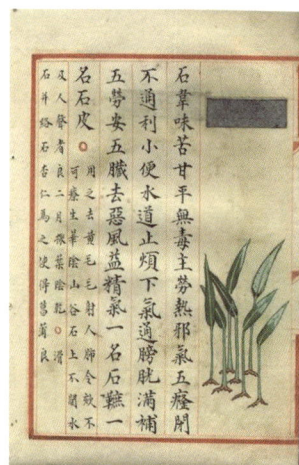

石韋味苦甘平無毒主勞熱邪氣五癃閉
不通利小便水道去惡風益精氣通膀胱滿補
五勞安五臟去惡風益精氣一名石韀一名石皮
名石井用之去黄毛毛射人肺令咳不可療也生華
石井陰山谷石上不聞水及人家井上杵甚良

图 5-4-2096　石韦

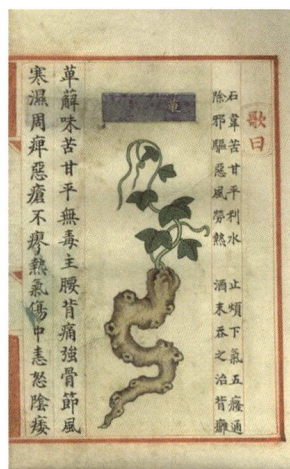

草薢味苦甘平無毒主腰背痛強骨節風
寒濕周痹惡瘡不瘳熱氣傷中恚怒陰痿
石草甘平利水
除邪氣恶風勞熱
止煩下氣五癃通
酒末盞之治背癖
歌曰

图 5-4-2097　萆薢

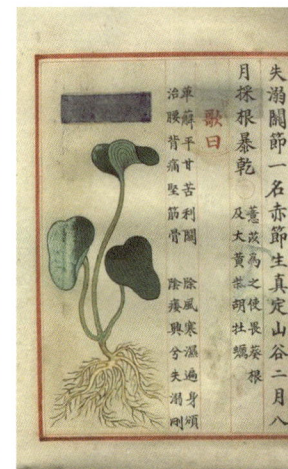

失溺關節一名赤節生真定山谷二月八
月採根暴乾
草薢平甘苦利關
治腰背痛堅筋骨
除風寒溫通身煩
陰痿興令失溺剛
歌曰

图 5-4-2098　杜蘅

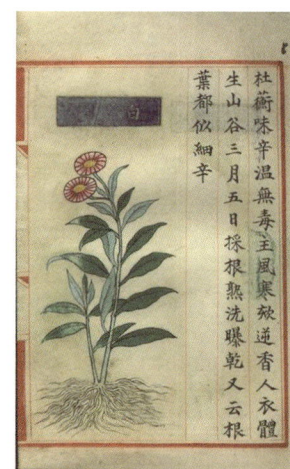

杜蘅味辛溫無毒主風寒欬逆香人衣體
生山谷三月五日採根熟洗曝乾又云根
葉都似細辛
及大黄荼胡牡蠣根
蒓薮為之使長葖根

图 5-4-2099　白薇

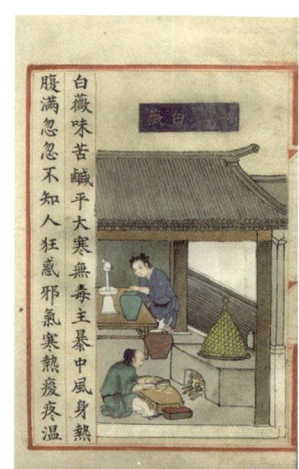

白薇味苦鹹平大寒無毒主暴中風身熱
腹滿忽忽不知人狂惑邪氣寒熱癥疼溫

图 5-4-2100　炮制白薇

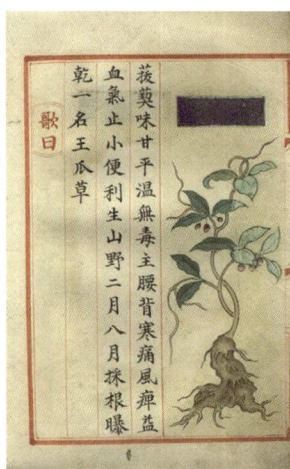

菝葜味甘平溫無毒主腰背寒痛風痹益
血象止小便利生山野二月八月採根曝
乾一名王瓜草
歌曰

图 5-4-2101　菝葜

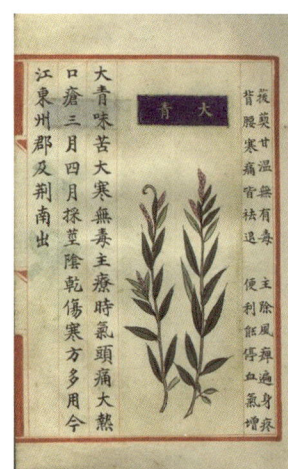

大青味苦大寒無毒主療時氣頭痛大熱
口瘡三月四月採莖陰乾傷寒方多用今
江東州郡及荊南出
菝葜甘溫無有毒主
背腰寒痛宿枯退
便利飲得血
歌曰

图 5-4-2102　大青

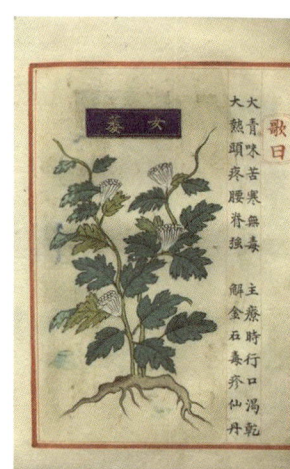

大青味苦寒無毒主療時行口渴乾
大熱頭疼腰脊強
解金石毒乔仙丹
歌曰

图 5-4-2103　女菱

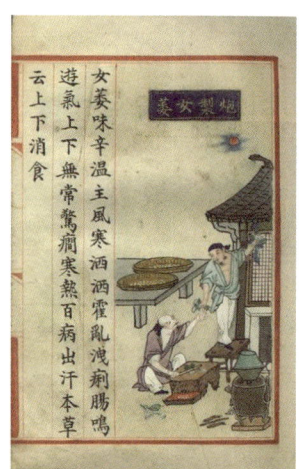

女菱味辛溫主風寒洒洒霍亂泄痢腸鳴
遊氣上下無常驚癇寒熱百病出汗本草
云上下消食

图 5-4-2104　炮制女菱

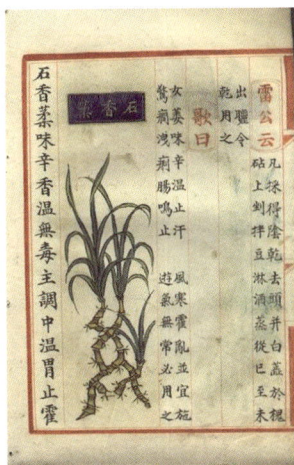

図 5-4-2105　石香菜

石香菜味辛香温无毒主调中温胃止霍
乱吐泻肠鸣止腹痛下气鸣止汗风寒霍乱转筋常宜用之

雷公云
凡采得阴乾
去头并根砧
上剉拌豆淋酒蒸从巳至未

歌曰

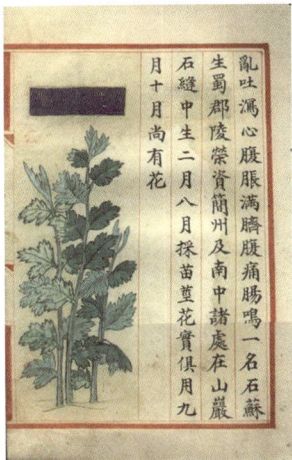

図 5-4-2106　艾叶

乱吐漏心腹胀满脐痛腰痛肠鸣一名石蕲
生蜀郡陵荣资简州及南中诸处在山巖
石缝中生二月八月采苗茎花实俱用九
月十月尚有花

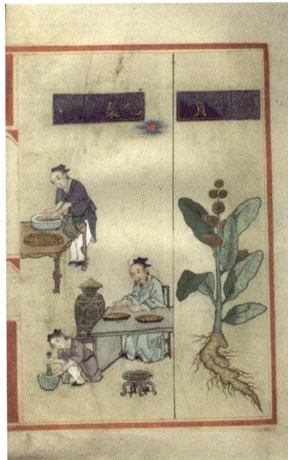

図 5-4-2107　恶实
図 5-4-2108　炮制恶实

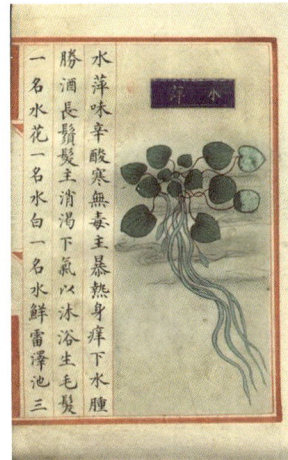

図 5-4-2109　水萍

水萍味辛酸寒无毒主暴热身痒下水肿
胜酒长须发主消渴下气以沐浴生毛髮
一名水花一名水白一名水鲜雷泽池三

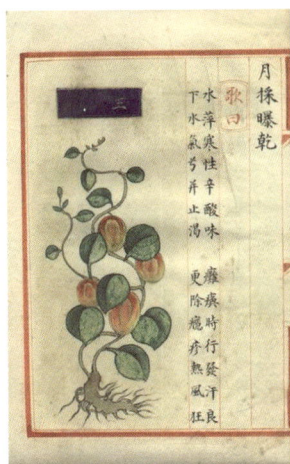

図 5-4-2110　王瓜

水萍寒性辛酸味
下水气亏斗止渴
更除癥疬疗热风狂
瘫痪时行热汗良

月采曝乾

歌曰

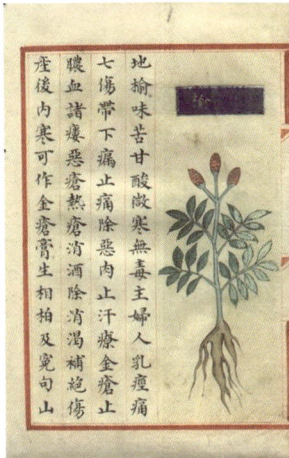

図 5-4-2111　地榆

地榆味苦甘酸微寒无毒主妇人乳痓痛
七伤带下病止痛除恶肉止汗疗金疮止
脓血诸瘻恶疮热疮消酒除消渴补绝伤
产后内塞可作金疮膏生相柏及寃句山

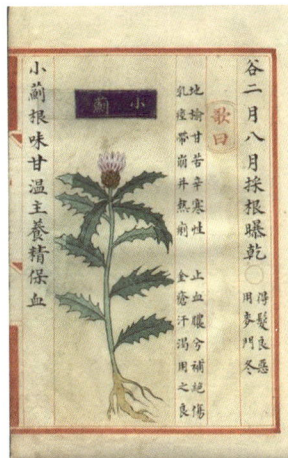

図 5-4-2112　小蓟

小蓟根味甘温主养精保血

谷二月八月采根曝乾

地榆甘苦辛微寒性
止血又腰亏补绝伤
金疮汗渴用之之良

歌曰

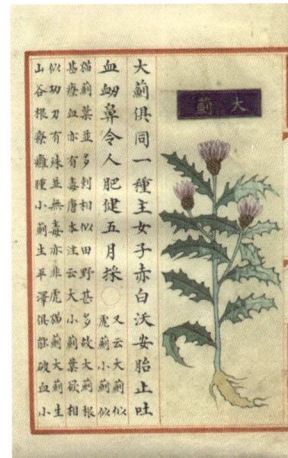

図 5-4-2113　大蓟

大蓟俱同一种主女子赤白沃安胎止吐
血卹卹草令人肥健五月采

歌曰

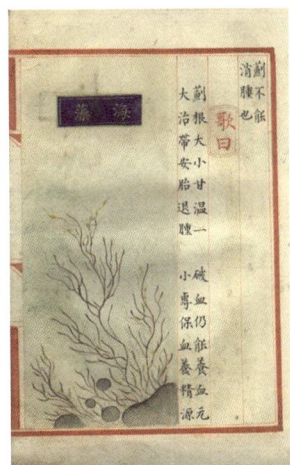

図 5-4-2114　海藻

蓟不能
消肿也

大蓟根大小甘温一
大治带安胎退肿
破血仍能养血元
小专保血养精源

歌曰

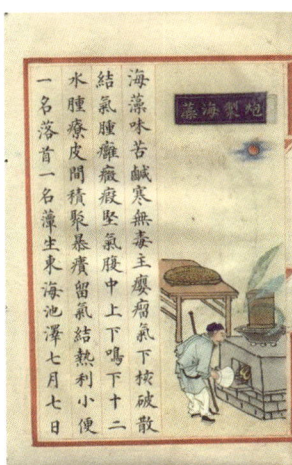

図 5-4-2115　炮制海藻

海藻味苦咸寒无毒主瘿瘤气下披破散
结气痈肿癥瘕坚气腹中上下鸣下十二
水肿疗皮间积聚暴饔留气结热利小便
一名落首一名藻生东海池泽七月七日

炮制海藻

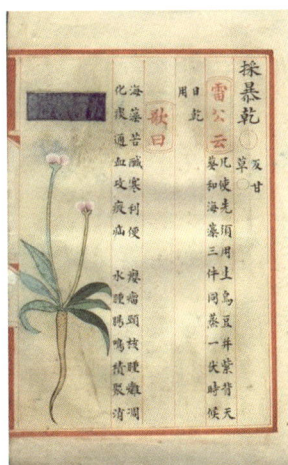

図 5-4-2116　泽兰

采曝乾

雷公云
凡使先须用
ルルルル
水和海藻三件同蒸一伏时候天

化硬软通血攻痈肿
海藻头枝咸嗽消
水肿鸣嗽消

歌曰

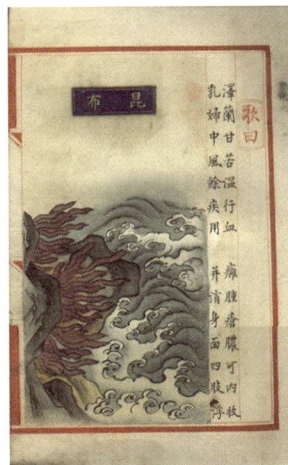

図 5-4-2117　昆布

泽兰甘苦温行血
乳妇中风疗身面
併消身面四肢肿

歌曰

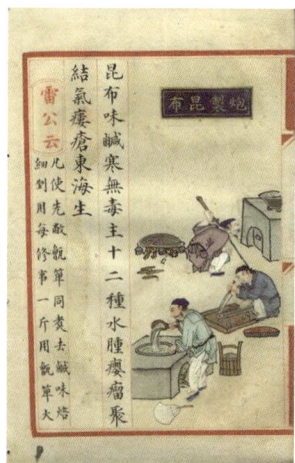

图 5-4-2118 炮制昆布

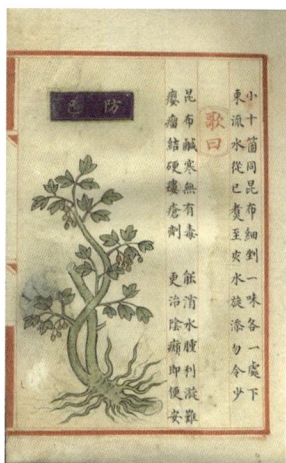

图 5-4-2119 防己

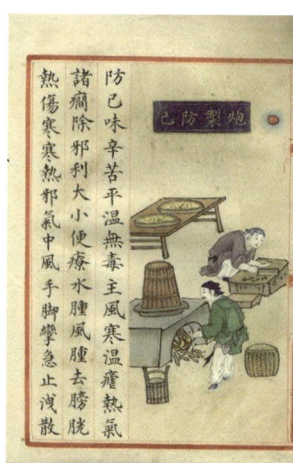

图 5-4-2120 炮制防己

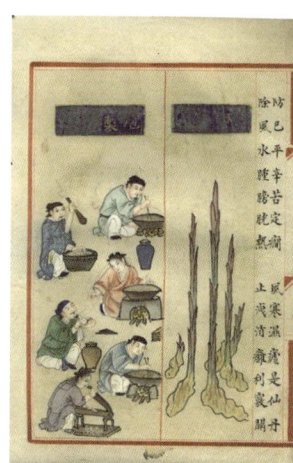

图 5-4-2121 天麻
图 5-4-2122 炮制天麻

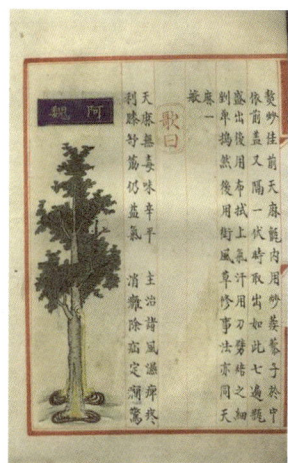

图 5-4-2123 阿魏

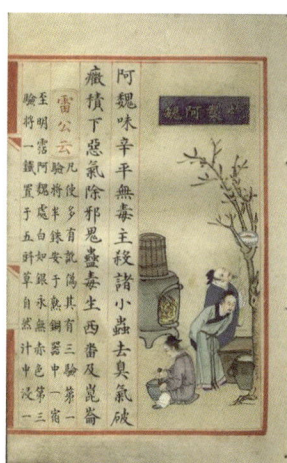

图 5-4-2124 炮制阿魏

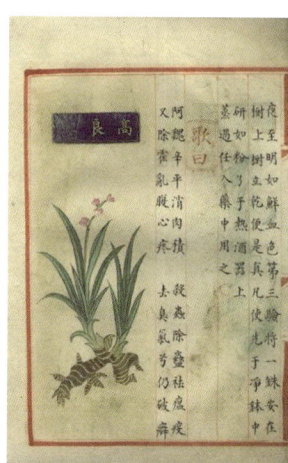

图 5-4-2125 高良姜

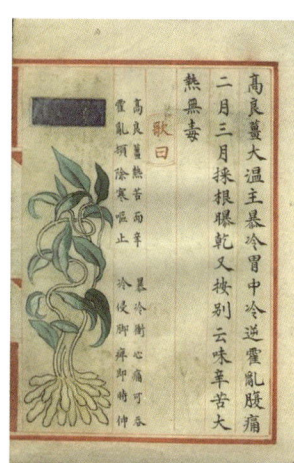

图 5-4-2126 百部

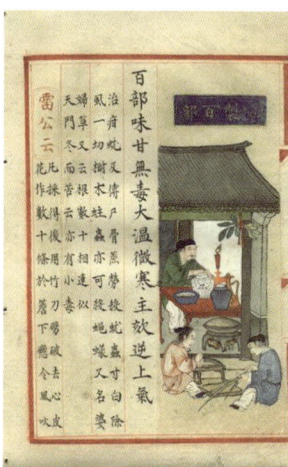

图 5-4-2127 炮制百部

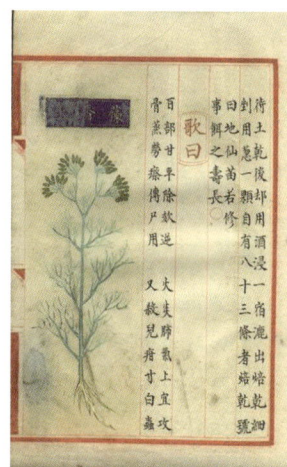

图 5-4-2128 懷香子

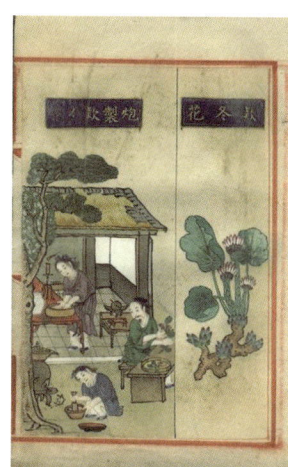

图 5-4-2129 款冬花
图 5-4-2130 炮制款冬花

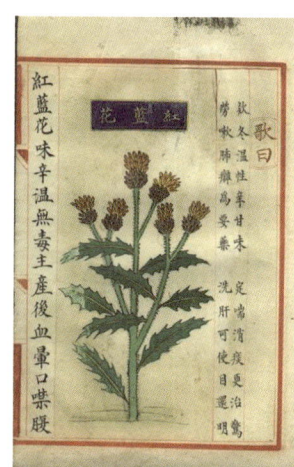

图 5-4-2131 红蓝花

牡丹味辛苦微寒無毒主寒熱中風瘈瘲痙

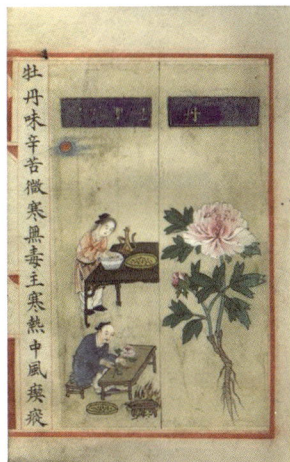

图 5-4-2132　牡丹
图 5-4-2133　炮制牡丹

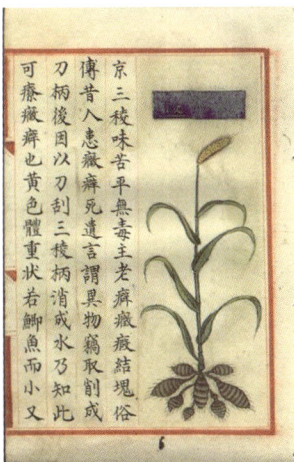

京三棱味苦平無毒主老癖癥瘕結塊俗
傳昔人患癥癖死遺言謂其物腹堅取成
刀柄後因以刀刮三棱柄消戒水乃知此
可療癥癖也黃色體重狀若鯽魚而小又

图 5-4-2134　京三棱

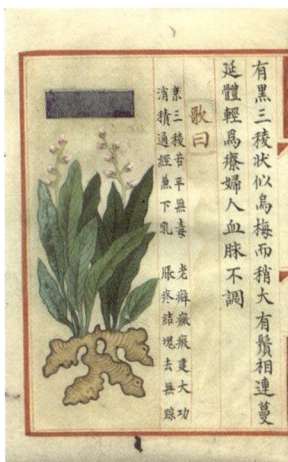

歌曰
京三棱苦平無毒
老癖癥瘕建大功
消積過經豚疼結塊去無蹤
延體輕馬療婦人血脉不調
有黑三棱狀似烏梅而稍大有鬚相連蔓

图 5-4-2135　姜黄

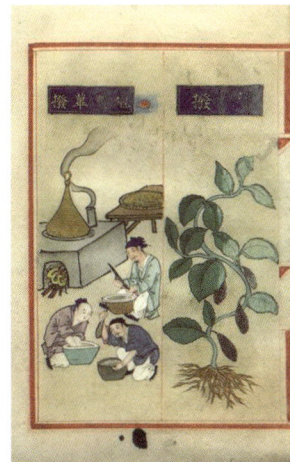

图 5-4-2136　荜茇
图 5-4-2137　炮制荜茇

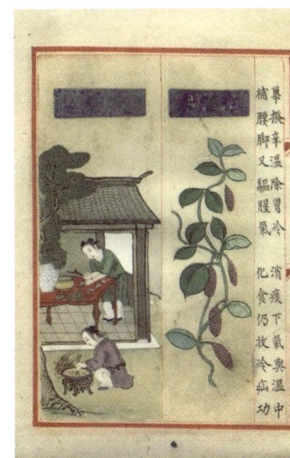

蓽撥辛溫除胃冷
補腰脚又驅腥氣
消痰下氣奧溫中
化食仍收冷病功

图 5-4-2138　蒟酱
图 5-4-2139　炮制蒟酱

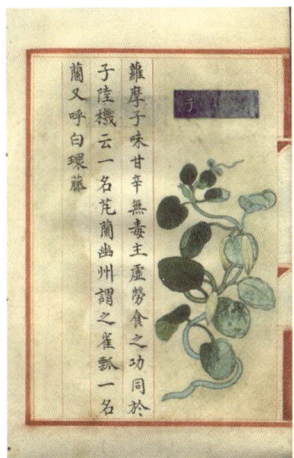

蘿摩子味甘辛無毒主虛勞食之功同於
于陸機云一名芄蘭幽州謂之雀瓢一名
蘭又呼白環藤

图 5-4-2140　萝摩子

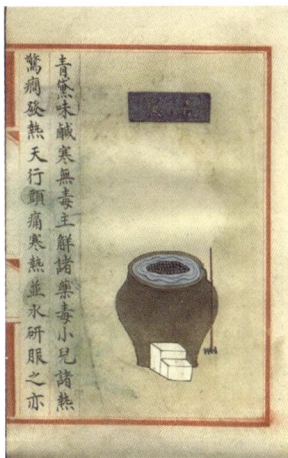

青黛味鹹寒無毒主鮮諸藥毒小兒諸熱
驚癎破熱天行頭痛寒熱並水研服之亦

图 5-4-2141　青黛

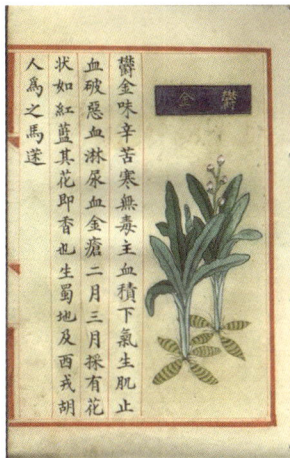

鬱金味辛苦寒無毒主血積下氣生肌止
血破惡血淋尿血金瘡二月三月採有花
狀如紅藍其花即香也生蜀地及西戎胡
人為之馬蓮

图 5-4-2142　郁金

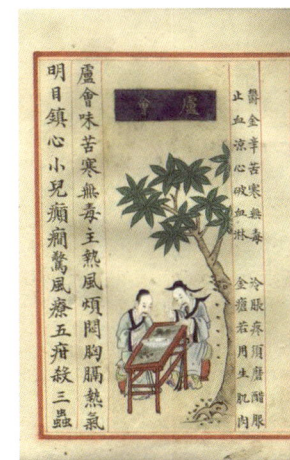

盧會味苦寒無毒主熱風煩悶胸膈熱氣
明目鎮心小兒癲癎驚風療五痔殺三蟲
止血涼心破血淋
金瘡若門生肌肉
冷脹痰痛脣瘡醋服

图 5-4-2143　卢会

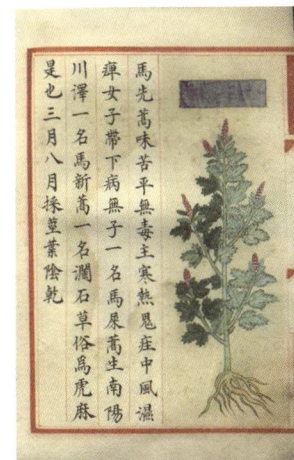

馬先蒿味苦平無毒主寒熱鬼疰中風濕
痺女子帶下病無子一名馬尿蒿生南陽
川澤一名馬新蒿一名爛石草俗為虎麻
是乙三月八月採莖葉陰乾

图 5-4-2144　马先蒿

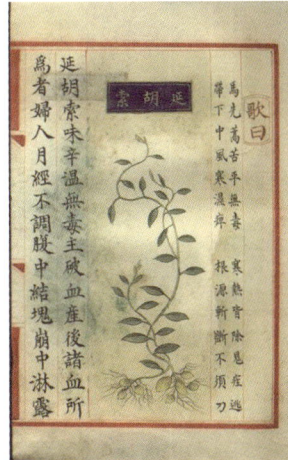

歌曰
馬先蒿苦平無毒
寒熱鬼疰鬼疰在逐
豚下中風寒濕痺
根濕新斬不順刀
延胡索味辛溫無毒主破血產後諸血所
為者婦人月經不調腹中結塊崩中淋露

图 5-4-2145　延胡索

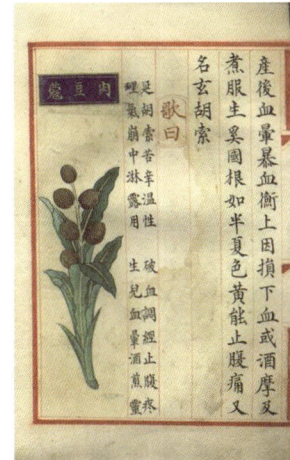

歌曰
肉蔻苦辛溫性
鯉豚中淋露用
破血調經止腹疼
生肌血暈酒煎重
產後血暈暴血衝上困損下血或酒摩又
煮服主冥圖根如半夏色黃能止腹痛又
名玄胡索

图 5-4-2146　肉豆蔻

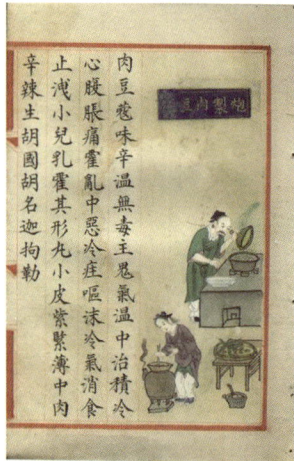

图 5-4-2147　炮制肉豆蔻

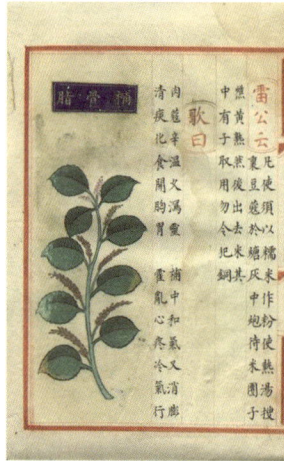

图 5-4-2148　补骨脂

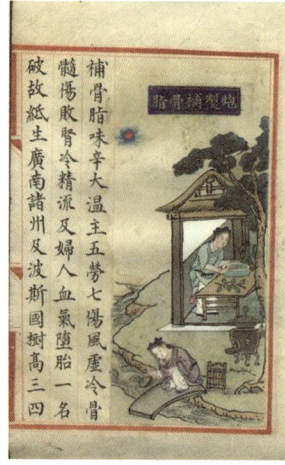

图 5-4-2149　炮制补骨脂

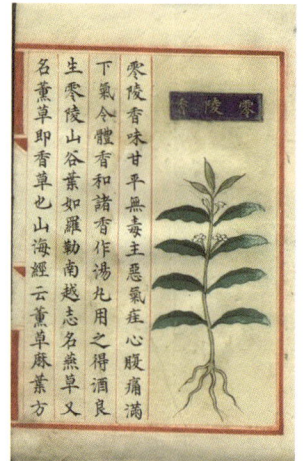

图 5-4-2150　零陵香

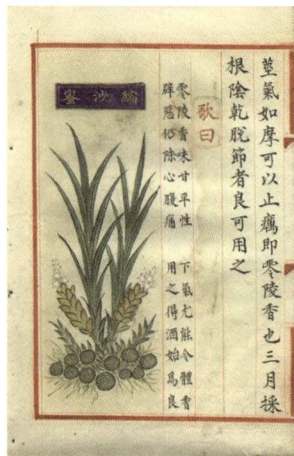

图 5-4-2151　缩沙蜜

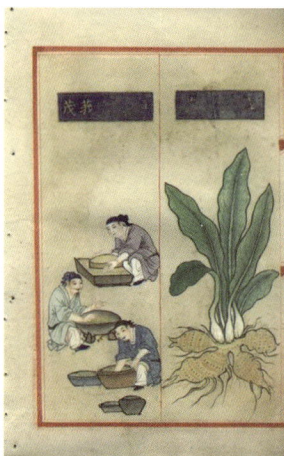

图 5-4-2152　蓬莪茂

图 5-4-2153　炮制蓬莪茂

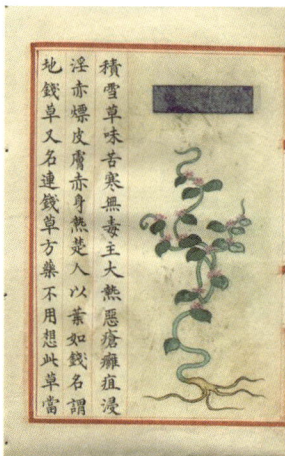

图 5-4-2154　积雪草

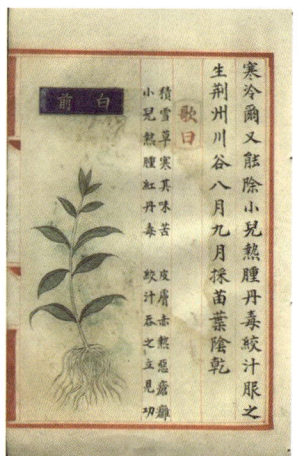

图 5-4-2155　白前

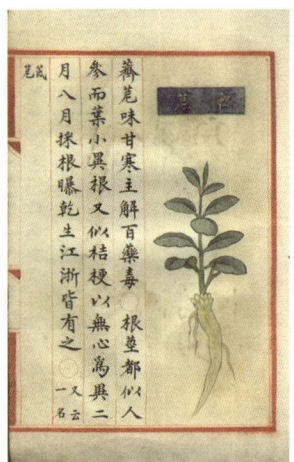

图 5-4-2156　荠苨

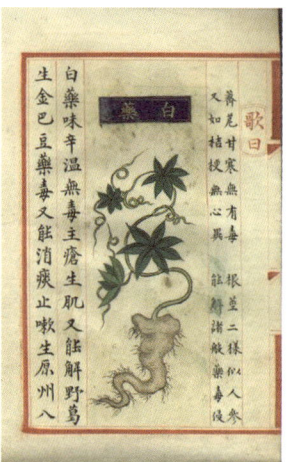

图 5-4-2157　白药

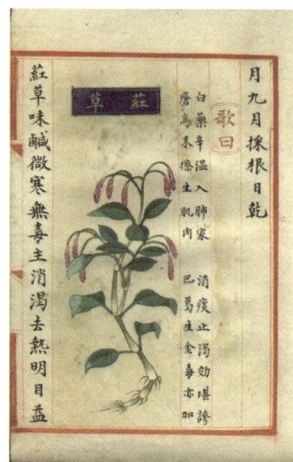

图 5-4-2158　荭草

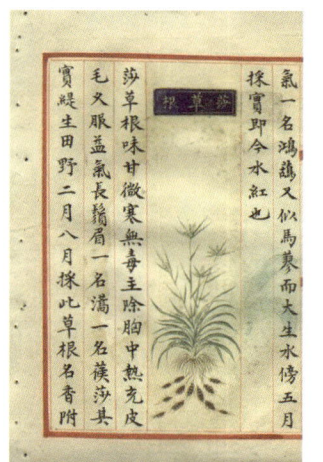

图 5-4-2159　莎草根

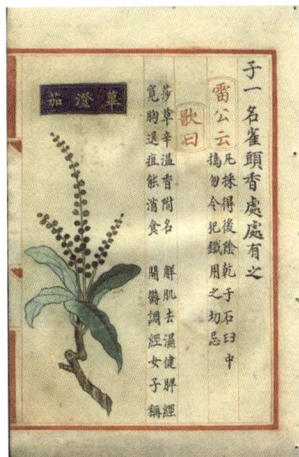

图 5-4-2160　荜澄茄

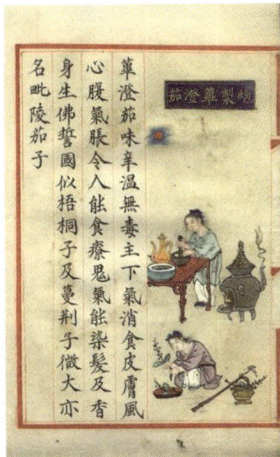

图 5-4-2161　炮制荜澄茄

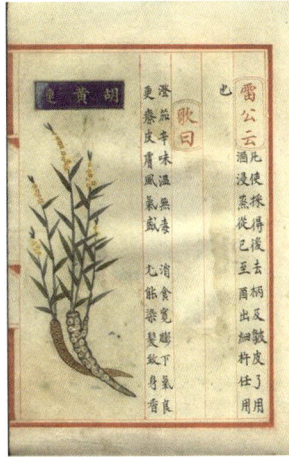

图 5-4-2162　胡黄连

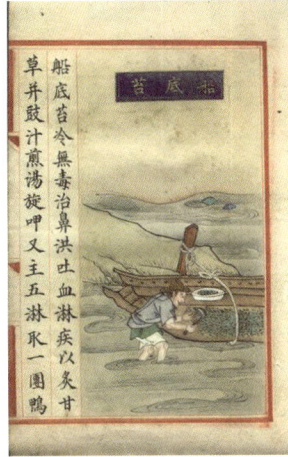

图 5-4-2163　船底苔

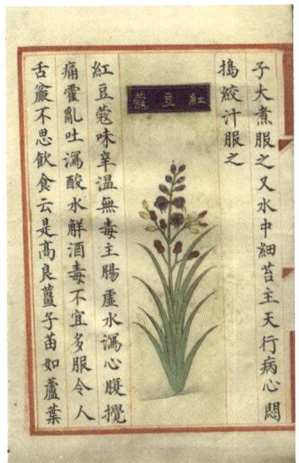

图 5-4-2164　红豆蔻

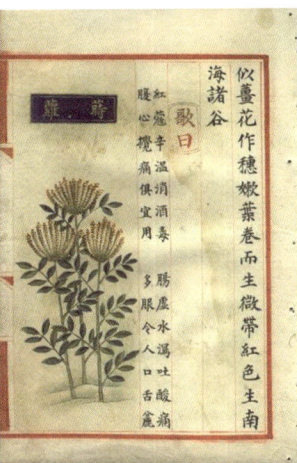

图 5-4-2165　莳萝

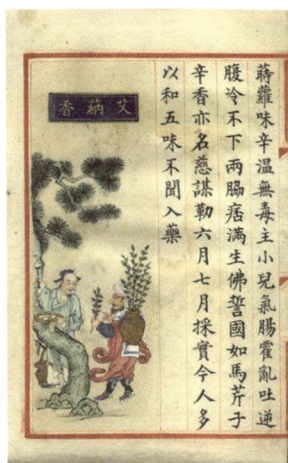

图 5-4-2166　艾纳香

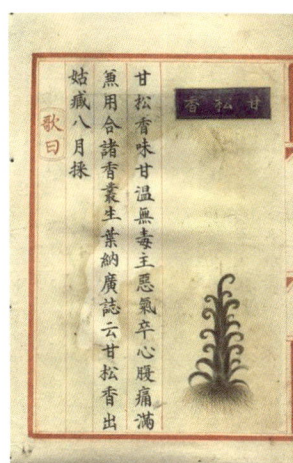

图 5-4-2167　甘松香

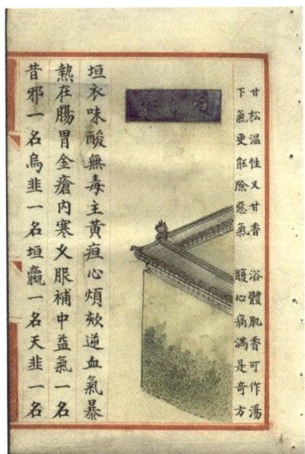

图 5-4-2168　垣衣

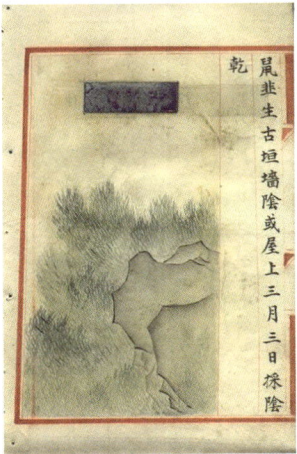

图 5-4-2169　陟厘

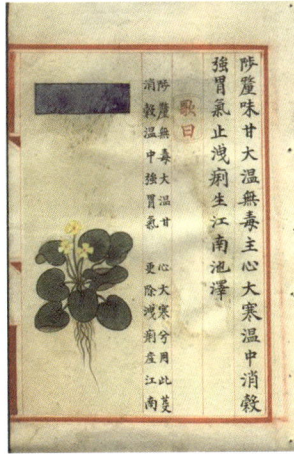

图 5-4-2170　凫葵

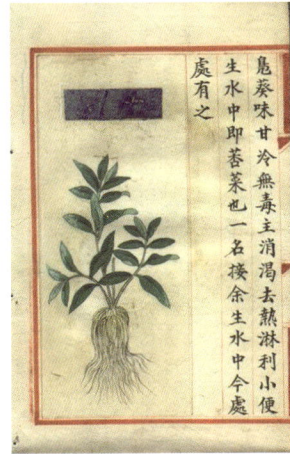

图 5-4-2171　女菀

王孫味苦平無毒主五臟邪氣寒濕痹四肢疼痛膝冷痛療百病益氣吳名白功草楚名王孫齊名長孫一名黃孫一名黃昏一名海孫一名蔓延生海西川山谷及汝南

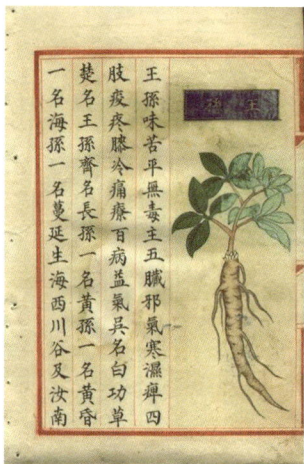

图 5-4-2172　王孙

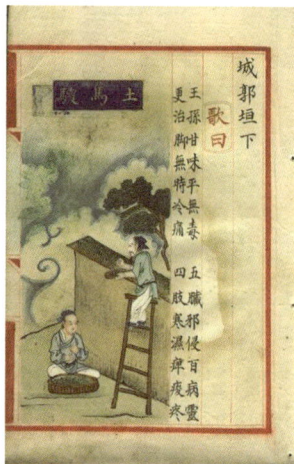

城郭垣下
歌曰
王孫甘味平無毒
更治腳無將冷痛
五臟邪侵百病靈
四肢寒濕痹疼寒

图 5-4-2173　土马鬃

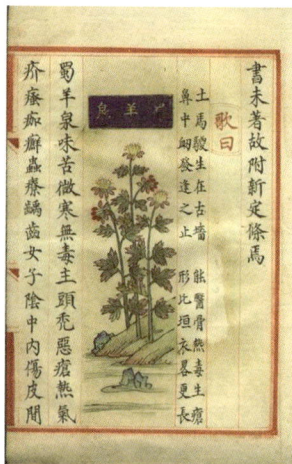

書未著故附新定條焉
蜀羊泉味苦微寒無毒主頭禿惡瘡熱氣疥瘙痴癬蟲療齲齒女子陰中內傷皮間
歌曰
土馬鬃生在古墻
鼻中細發達之上
形比垣衣葉更長

图 5-4-2174　蜀羊泉

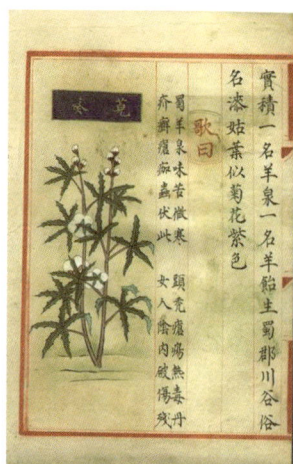

實積一名羊泉一名羊飴生蜀郡川谷俗名漆姑葉似菊花紫色
歌曰
蜀羊泉味微寒無毒丹
疥瘙痴癬蟲
頭禿瘡熱
女人陰肉破傷殘

图 5-4-2175　菟葵

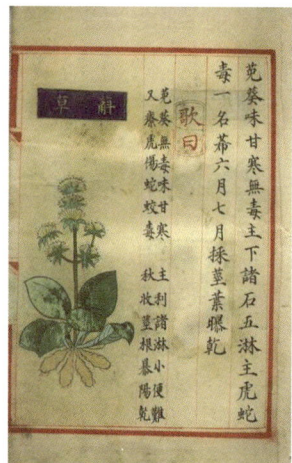

菟葵甘寒無毒主下諸石五淋主虎蛇毒一名菭六月七月採莖葉曝乾
歌曰
菟葵無毒味甘寒
又療虎陽蛇蛇毒
主利諸淋小便難
秋收莖根曝陽乾

图 5-4-2176　蒴草

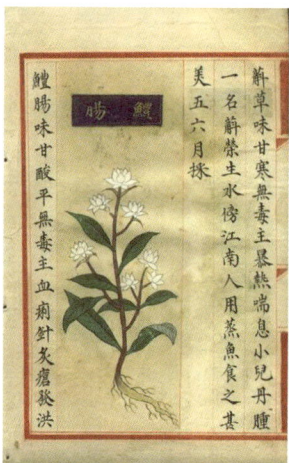

鱧腸味甘寒無毒主暴熱喘息小兒丹腫一名薊腸生水傍江南入用蒸魚食之甚美五六月採
歌曰
鱧腸味甘酸平無毒主血痢針灸瘡發洪

图 5-4-2177　鳢肠

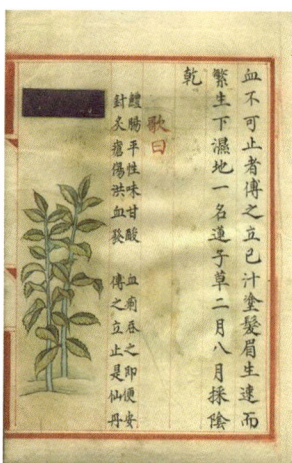

血不可止者傅之立已汁塗髮眉生速而繁生下濕地一名道于草二月八月採陰乾
歌曰
鱧腸平性味甘酸
血痢岳之即便安
傅之立止是仙丹

图 5-4-2178　爵床

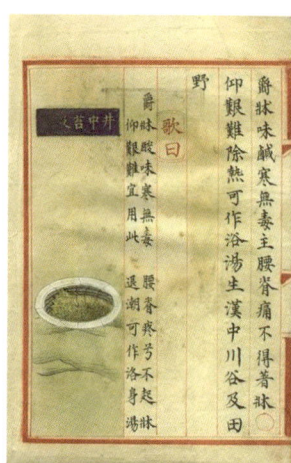

野
爵床味鹹寒無毒主腰脊痛不得著床仰艱難除熱可作浴湯生漢中川谷及田
歌曰
爵床肢酸味寒無毒
腰脊疼弓不起
遠湖可作身湯

图 5-4-2179　井中苔及萍

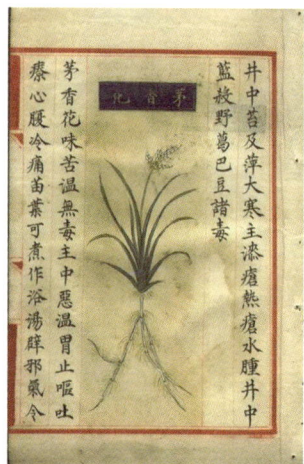

茅香花味苦溫無毒主中惡溫胃止嘔吐療心腹冷痛苗葉可煮作浴湯辟邪氣令藍救野蔓巴豆諸毒

图 5-4-2180　茅香花

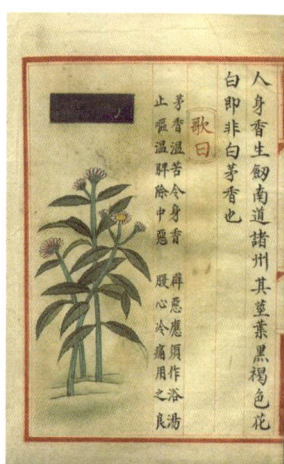

井中苔及萍大寒主漆瘡熱瘡水腫井中白即非白茅香也
歌曰
茅香溫苦令身香
止嘔溫胃除中惡
辟惡麁頹除之湯
腰心冷痛作浴湯
人身香生嶺南道諸州其莖葉黑褐色花

图 5-4-2181　马兰

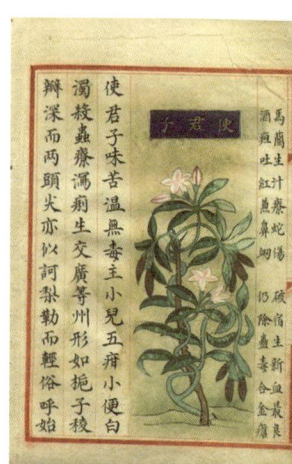

馬蘭生新垣最良
濁瓶吐虹鼻衄嘔
辟邪蟲療濁痢生交廣等州形如柜子稜瓣深而兩頭尖亦似訶梨勒而輕俗呼始
使君子味苦溫無毒主小兒五疳小便白

图 5-4-2182　使君子

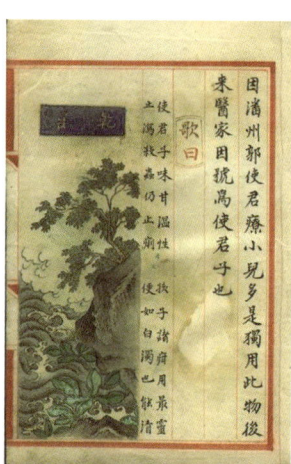

困澘州郡使君療小兒多是獨用此物效來醫家因揽嵩使君子也
歌曰
使君子味甘溫
止諸府留熱重
拔子諸府景重
使如白調也

图 5-4-2183　干苔

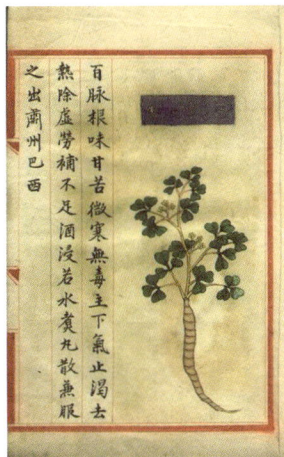

百脉根味甘苦微寒无毒主下气止渴去
热除虚劳补不足酒浸若水煎丸散无服
之出闽州巴西

图 5-4-2184　百脉根

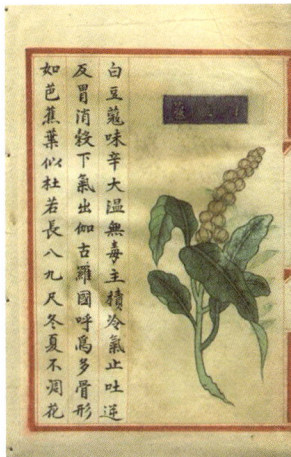

白豆蔻味辛大温无毒主积冷气止吐逆
反胃消谷下气出伽古罗国呼为多骨形
如芭蕉叶似杜若长八九尺冬夏不凋花

图 5-4-2185　白豆蔻

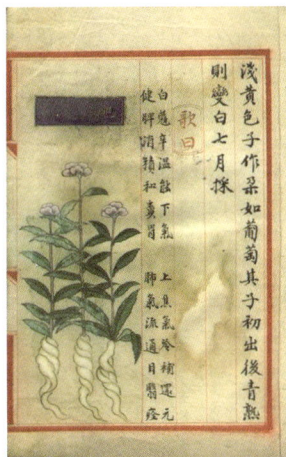

淡黄色子作采如葡萄其子初出後青熟
则变白七月探
歌曰
白蔻辛温　散下气
健脾开胃　真胃
即气流通目翳除

图 5-4-2186　地笋

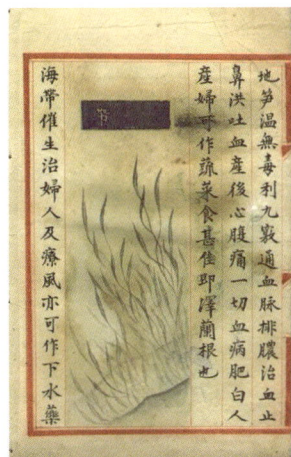

地笋温无毒利九窍通血脉排脓治血止
鼻洪吐血产後心腹痛一切血病肥白人
产妇呼作蔬菜食甚佳即泽兰根也
海带催生治妇人及疗风亦可作下水药

图 5-4-2187　海带

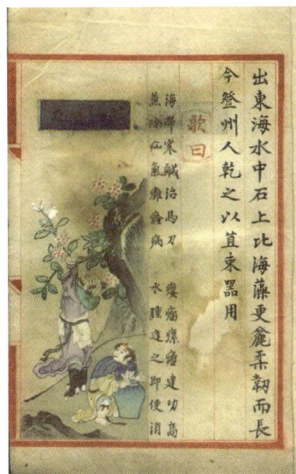

出东海水中石上比海藻更龛柔翔而长
今登州人乾之以茸束器用
歌曰
海带味咸　能治瘿
冰水仙气　能散疝

图 5-4-2188　陀得花

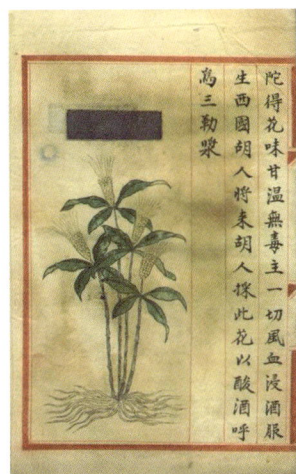

陀得花味甘温无毒主一切风血浸酒服
生西国胡人将来胡人探此花以酿酒呼
为三勒浆

图 5-4-2189　剪草

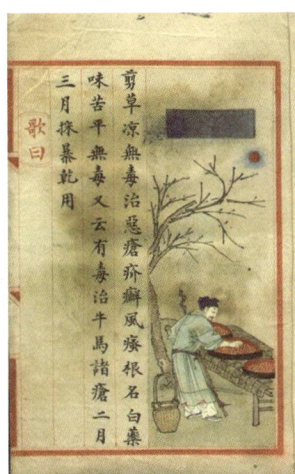

剪草凉无毒治恶疮疥癣风癞根名白藥
味苦平无毒又云有毒治牛马诸疮二月
三月探暴乾用
歌曰

图 5-4-2190　炮制剪草

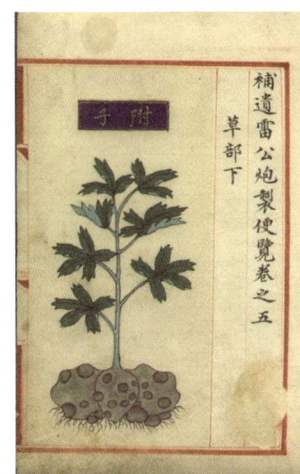

补遗雷公炮制便览卷之五
草部下
附子

图 5-4-2191　附子

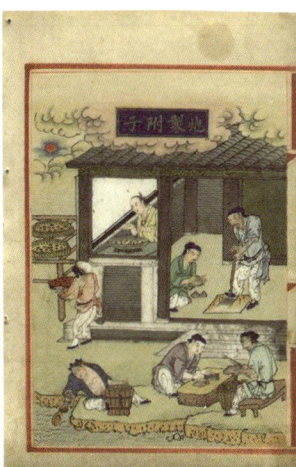

炮製附子

图 5-4-2192　炮制附子

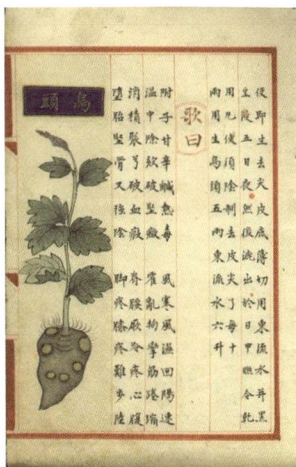

乌頭
歌曰
附子甘辛　大热
主破癥坚　血瘕
风寒咳逆　阴疼
脚膝痿弱　拘挛

图 5-4-2193　乌头

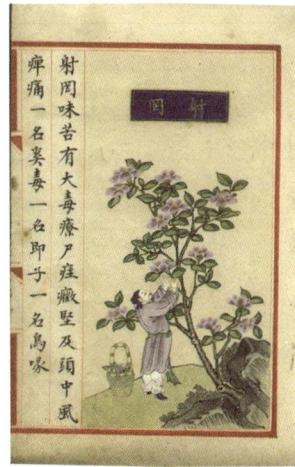

射罔味苦有大毒疗尸疰癥坚及头中风
痹痛一名姜芋一名即子一名乌喙
射罔

图 5-4-2194　射罔

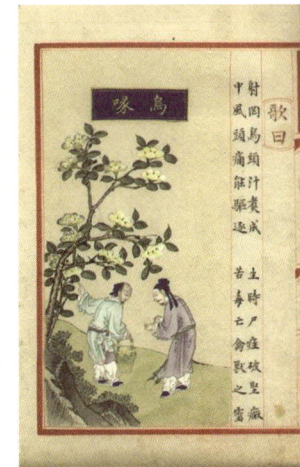

乌喙
歌曰
射罔乌头汁煎成
中风喉痹能驱逐
苦辛大热救败疮

图 5-4-2195　乌喙

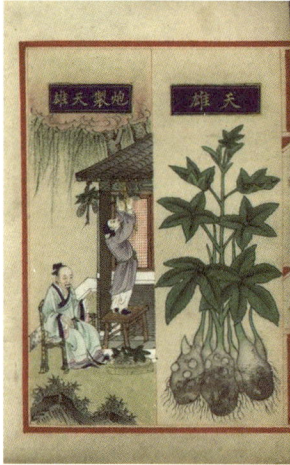

图 5-4-2196　天雄
图 5-4-2197　炮制天雄

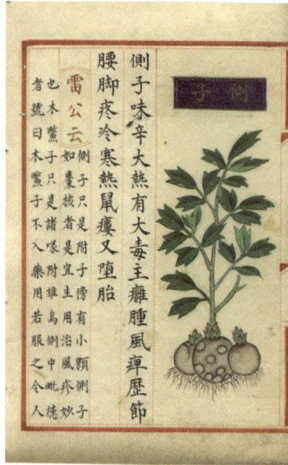

图 5-4-2198　侧子

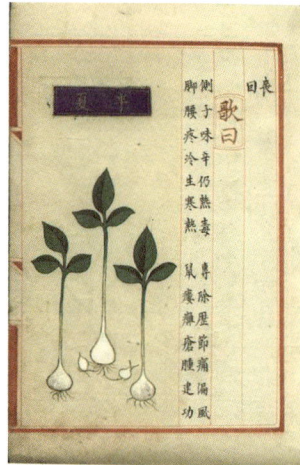

图 5-4-2199　半夏

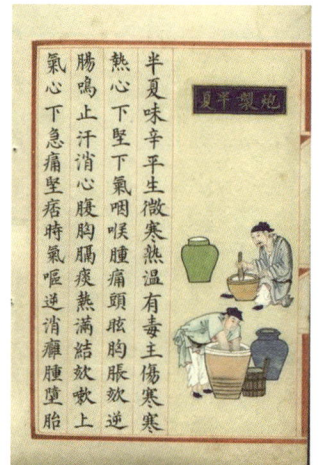

图 5-4-2200　炮制半夏

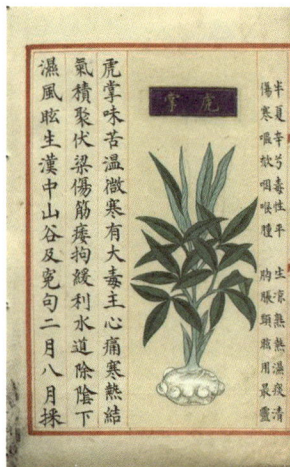

图 5-4-2201　虎掌

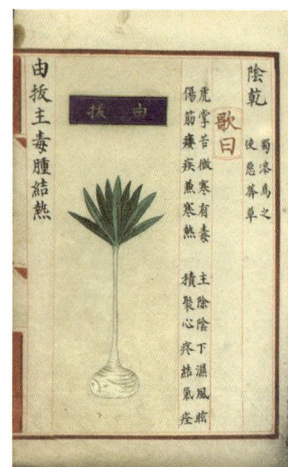

图 5-4-2202　由跋

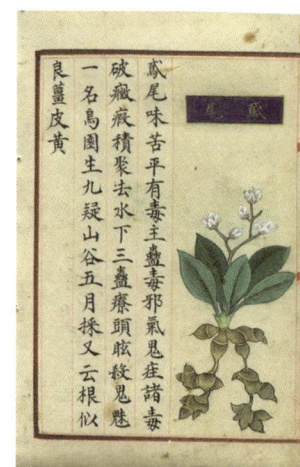

图 5-4-2203　鸢尾

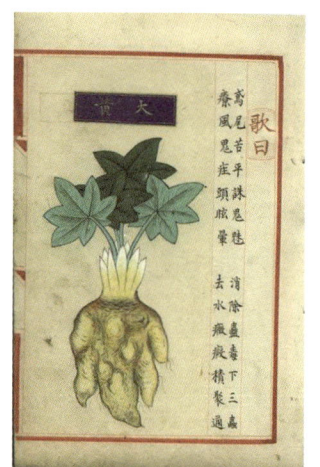

图 5-4-2204　大黄

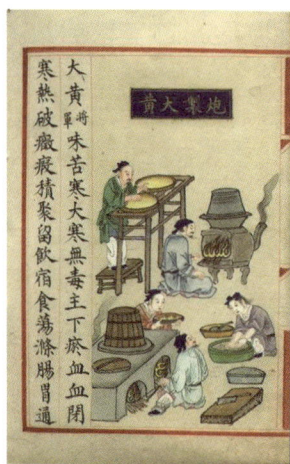

图 5-4-2205　炮制大黄

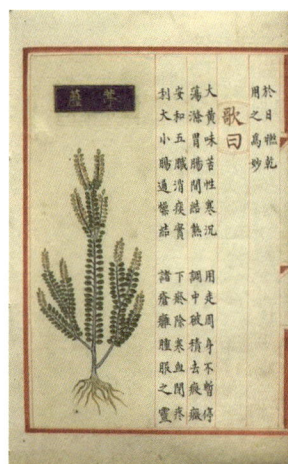

图 5-4-2206　葶苈

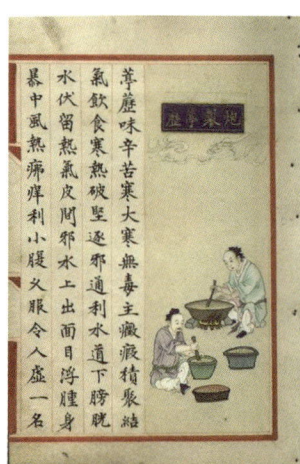

图 5-4-2207　炮制葶苈

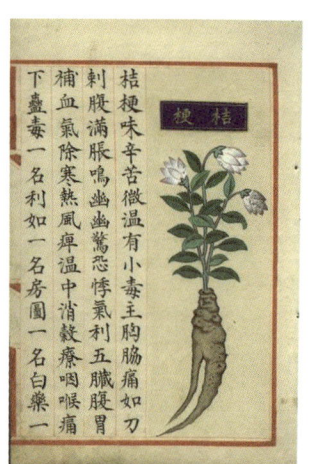

图 5-4-2208　桔梗

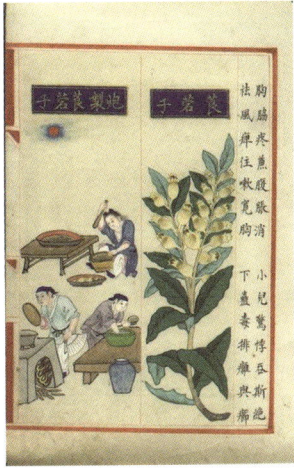

图 5-4-2209　莨菪子
图 5-4-2210　炮制莨菪子

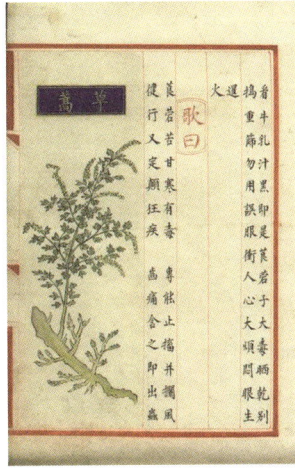

图 5-4-2211　草蒿

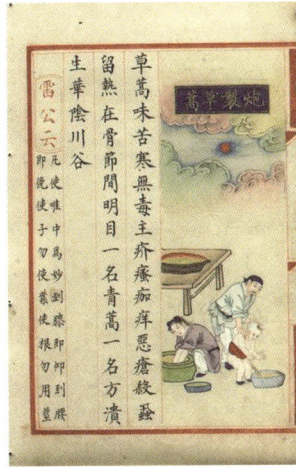

图 5-4-2212　炮制草蒿

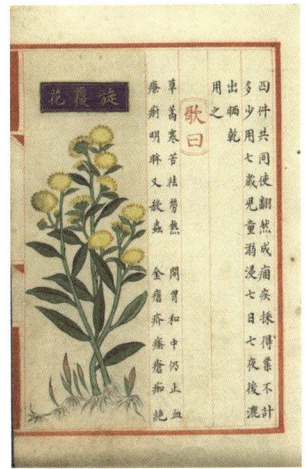

图 5-4-2213　旋覆花

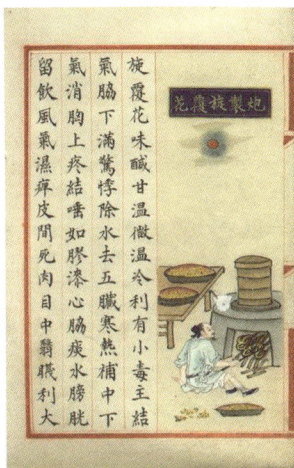

图 5-4-2214　炮制旋覆花

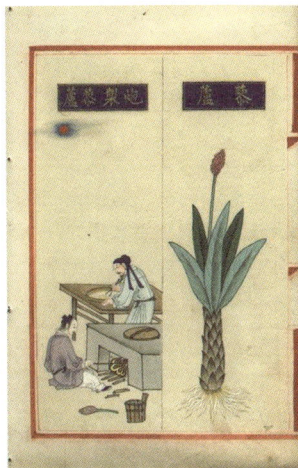

图 5-4-2215　藜芦
图 5-4-2216　炮制藜芦

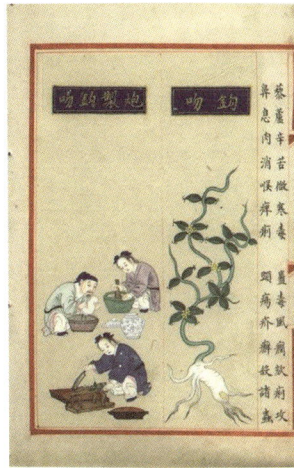

图 5-4-2217　钩吻
图 5-4-2218　炮制钩吻

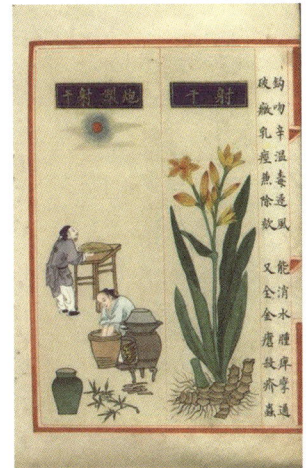

图 5-4-2219　射干
图 5-4-2220　炮制射干

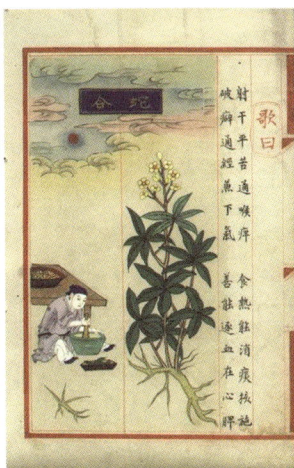

图 5-4-2221　蛇含
图 5-4-2222　炮制蛇含

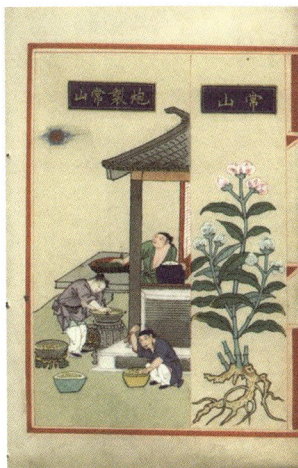

图 5-4-2223　常山
图 5-4-2224　炮制常山

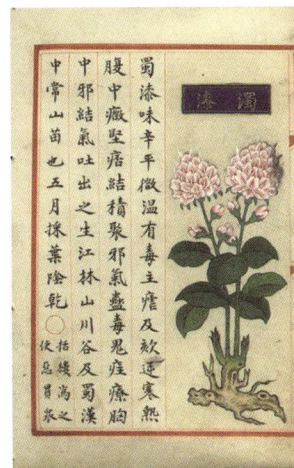

图 5-4-2225　蜀漆

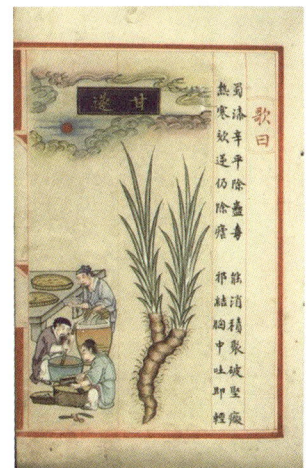

图 5-4-2226　甘遂
图 5-4-2227　炮制甘遂

图 5-4-2228　白蔹

图 5-4-2229　青葙子

图 5-4-2230　炮制青葙子

图 5-4-2231　藋菌

图 5-4-2232　白及

图 5-4-2233　大戟

图 5-4-2234　炮制大戟

图 5-4-2235　泽漆

图 5-4-2236　茵芋

图 5-4-2237　赭魁

图 5-4-2238　贯众

图 5-4-2239　荛花

牙子味苦酸寒有毒主邪氣熱氣疥瘙惡瘡瘡痔寸白蟲一名狼牙一名狼齒一名犬齒八月採根暴乾中濕腐爛生衣者殺人〇為之使

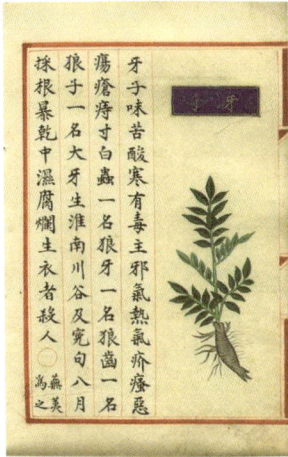

图 5-4-2240　牙子

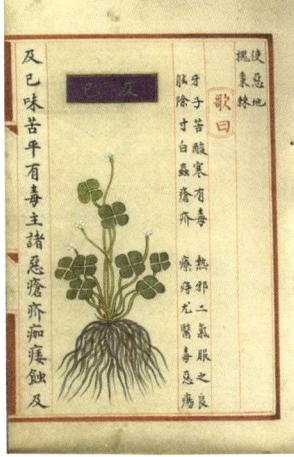

及己味苦平有毒主諸惡瘡疥痂瘙蝕及

歌曰
及子苦酸寒有毒熱邪二氣服之良療痔尤閒毒惡瘡

提東惡池視地味地

图 5-4-2241　及己

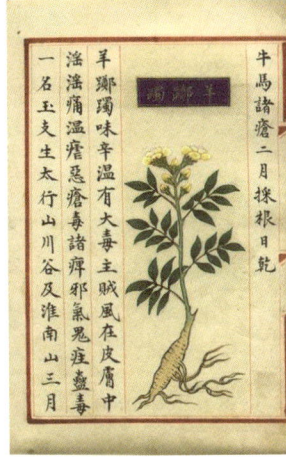

羊躑躅味辛溫有大毒主賊風在皮膚中淫淫痛溫瘧惡毒諸痺邪氣鬼疰蠱毒一名玉支生太行山川谷及淮南山三月

牛馬諸瘡二月採根日乾

图 5-4-2242　羊踯躅

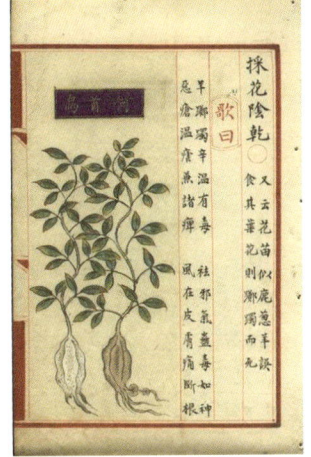

採花陰乾

歌曰
又云花苗似鹿蔥花則鄰躅而丸

何首烏苦辛溫有毒祛邪益壽風在皮膚腑諸痺根

图 5-4-2243　何首乌

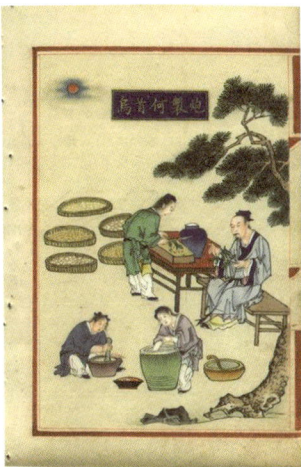

图 5-4-2244　炮制何首乌

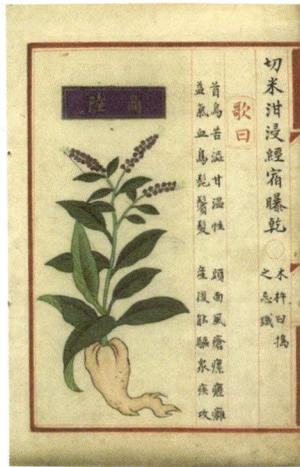

商陸苦溫甘性益氣血烏鬚髮顴面風瘡癰藥攻産後訛脹腹水便攻

歌曰
切米泔浸經宿曝乾

木杵臼搗之忌鐵器

图 5-4-2245　商陆

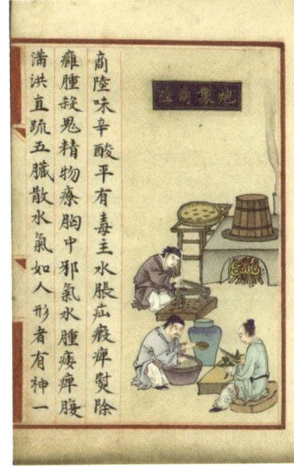

商陸味辛酸平有毒主水脹疝瘕痺熨除癰腫殺鬼精物療胸中邪氣水腫痿痺腹滿洪直疏五臟散水氣如人形者有神一

图 5-4-2246　炮制商陆

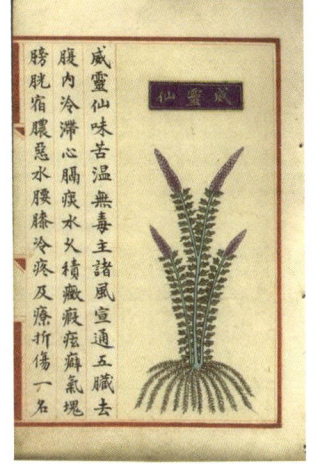

威靈仙味苦溫無毒主諸風宣通五臟去腹內冷滯心膈痰水久積癥瘕痃氣塊膀胱宿膿惡水腰膝冷疼及療折傷一名

图 5-4-2247　威灵仙

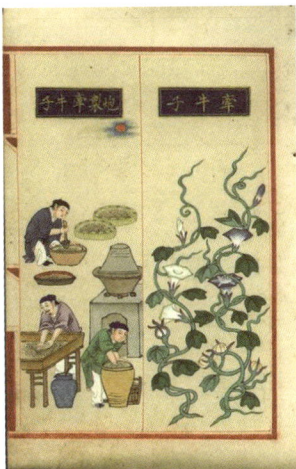

图 5-4-2248　牵牛子

图 5-4-2249　炮制牵牛子

蓖麻子味甘辛平有小毒主水癥水研二

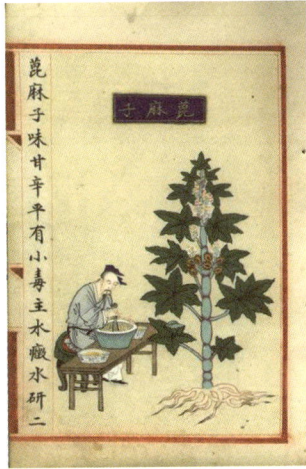

图 5-4-2250　蓖麻子

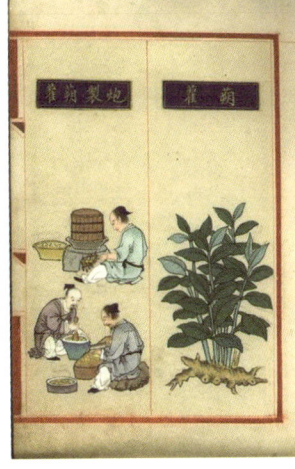

图 5-4-2251　蒟蒻

图 5-4-2252　炮制蒟蒻

天南星味苦辛有毒主中風除痰麻痺下氣攻堅積消癰腫利胸膈散血墮胎生平澤處處有之葉似蒟蒻根如芋二月八月採之

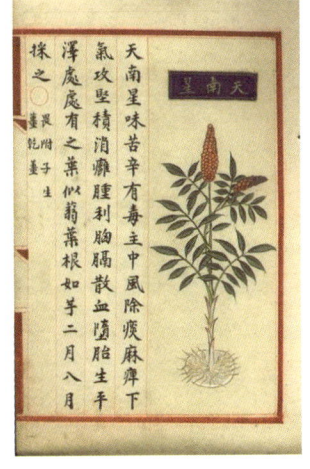

图 5-4-2253　天南星

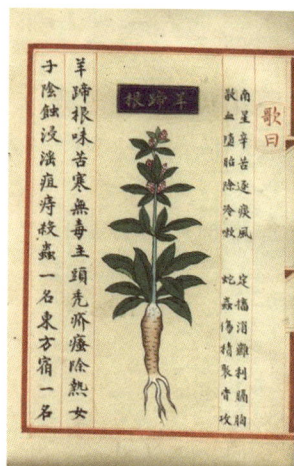

图 5-4-2254　羊蹄根

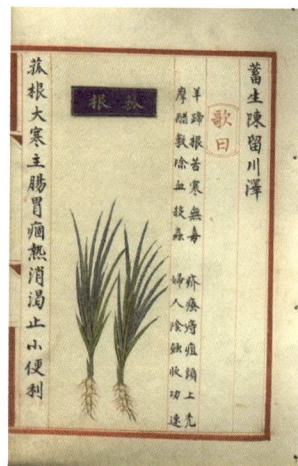

图 5-4-2255　菰根

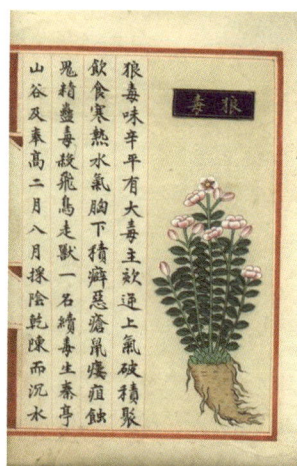

图 5-4-2256　萹蓄

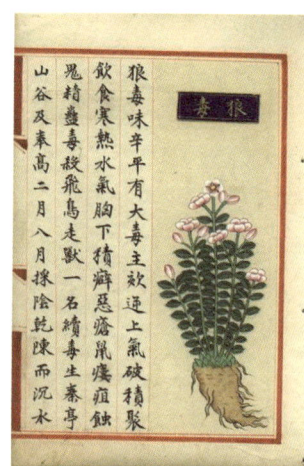

图 5-4-2257　狼毒

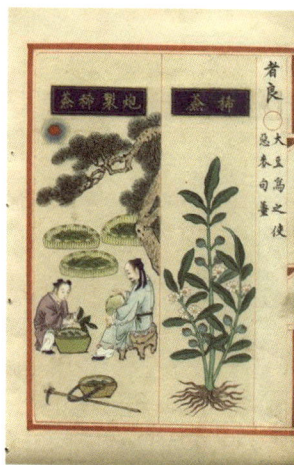

图 5-4-2258　豨莶
图 5-4-2259　炮制豨莶

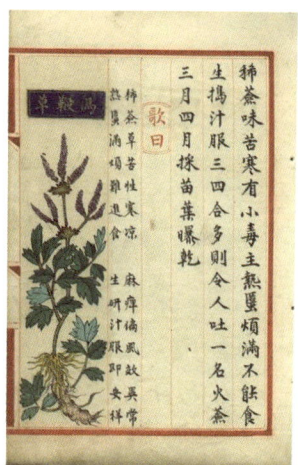

图 5-4-2260　马鞭草

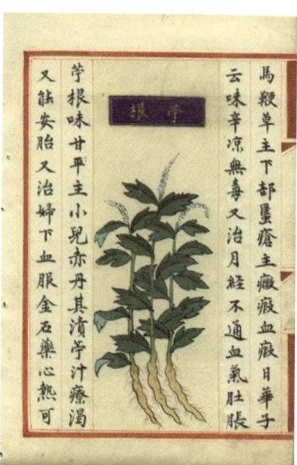

图 5-4-2261　苎根

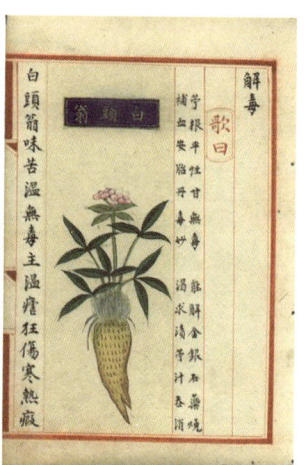

图 5-4-2262　白头翁

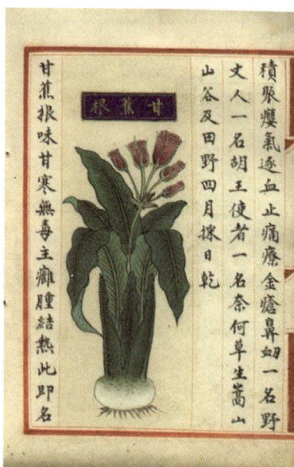

图 5-4-2263　甘蕉根

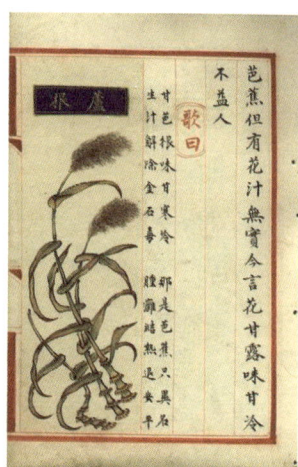

图 5-4-2264　芦根

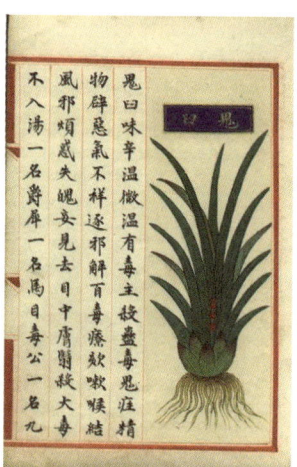

图 5-4-2265　鬼臼

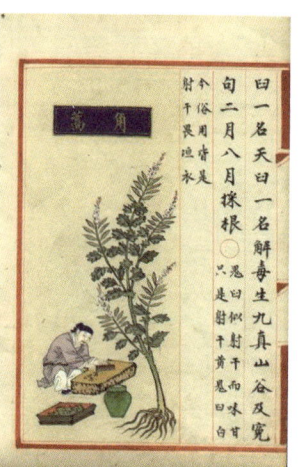

图 5-4-2266　角蒿

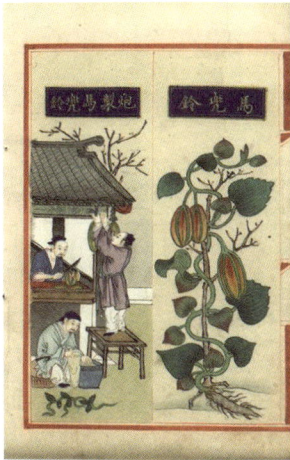

图 5-4-2267　马兜铃
图 5-4-2268　炮制马兜铃

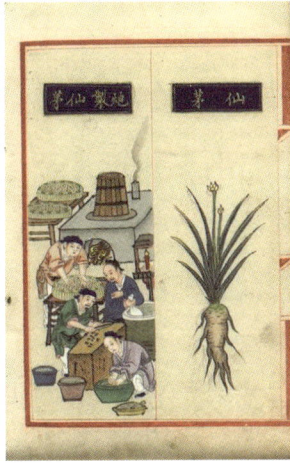

图 5-4-2269　仙茅
图 5-4-2270　炮制仙茅

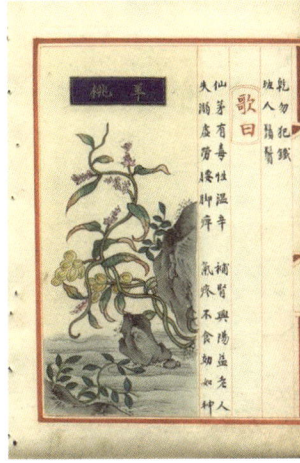

图 5-4-2271　羊桃

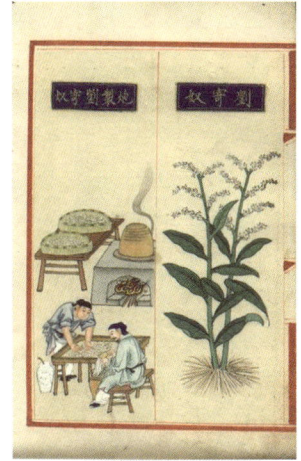

图 5-4-2272　刘寄奴
图 5-4-2273　炮制刘寄奴

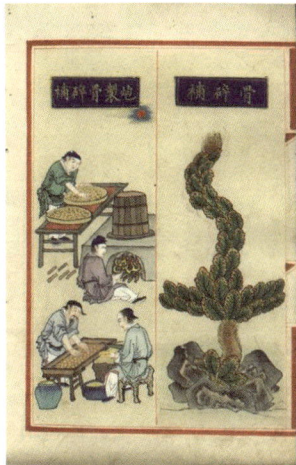

图 5-4-2274　骨碎补
图 5-4-2275　炮制骨碎补

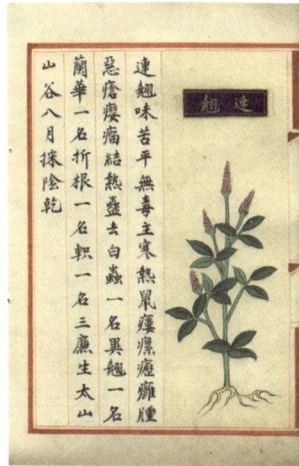

图 5-4-2276　连翘

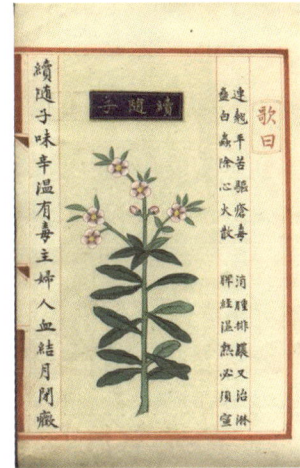

图 5-4-2277　续随子

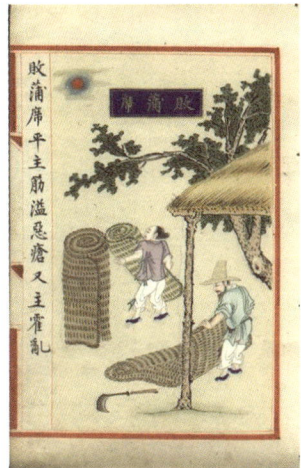

图 5-4-2278　败蒲席

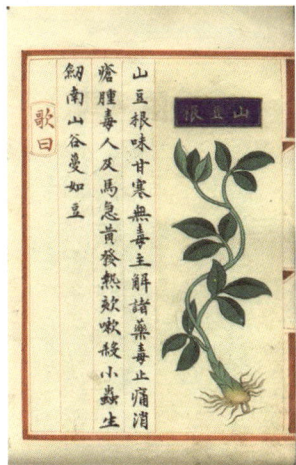

图 5-4-2279　山豆根

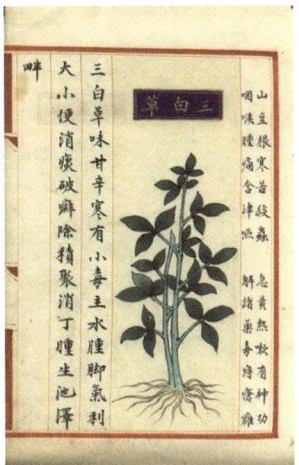

图 5-4-2280　三白草

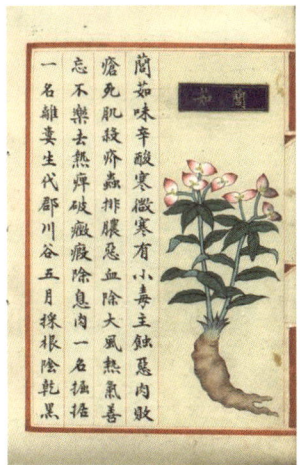

图 5-4-2281　茴茹

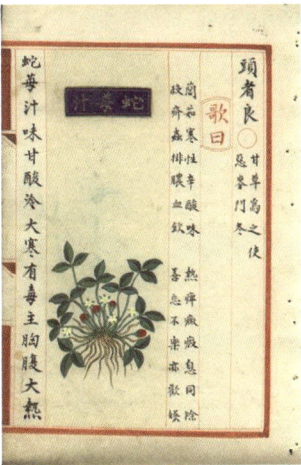

图 5-4-2282　蛇莓汁

不止二月八月採根四月五月收子

金星草味苦寒無毒主癰瘡癰毒大解硫黄及丹石毒發背癰腫結核用葉和根酒貢服之先服石藥悉下又可作末冷水服

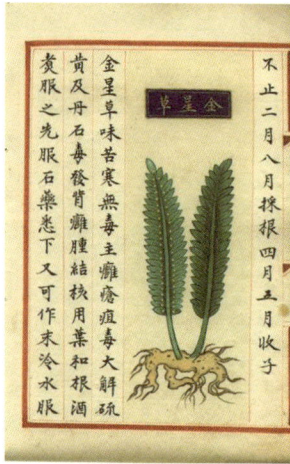

图 5-4-2283　金星草

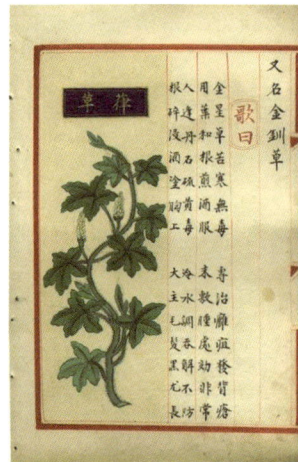

又名金釧草

歌曰

葎草味苦寒無毒治療瘡背瘡末敷腫瘡勿非常大水主利腸胃發頭瘡尤不長

图 5-4-2284　葎草

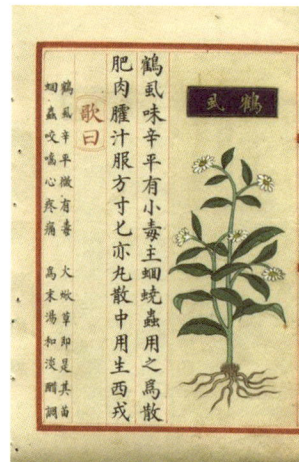

鶴虱味辛平有小毒主蛔蟲用之為散肥肉臛汁服方寸匕亦丸散中用之生西戎

歌曰

鶴虱微草卻是其苗鳥末湯和浸蛔蟲火攻草卻咬心疼痛

图 5-4-2285　鶴虱

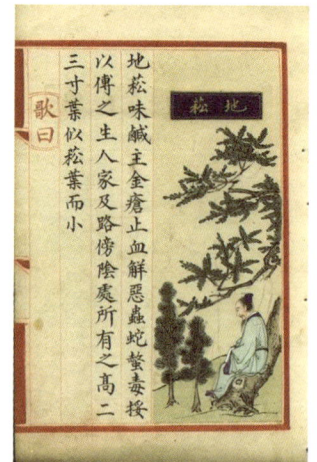

地菘味鹹主金瘡止血解惡蟲蛇螫毒所有之高二三寸葉似松葉而小以傳之生人家及路傍陰處

歌曰

图 5-4-2286　地菘

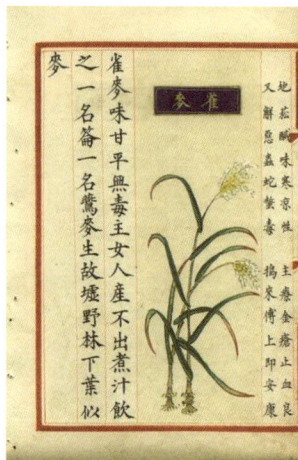

雀麥味甘平無毒主女人產不出煮汁飲之一名䔰一名鷰麥生故墟野林下葉似麥

地菘味鹹味寒涼性主春金瘡止血良搗泉傳上即安康

图 5-4-2287　雀麦

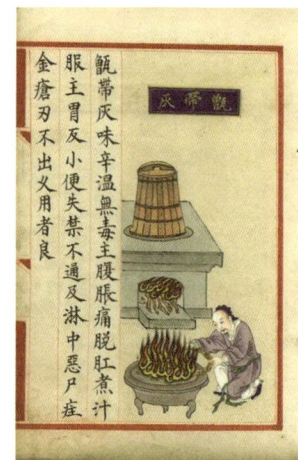

甑帶灰味辛溫無毒主腹脹痛脫肛煮汁眼主胃反小便失禁不通及淋中惡尸疰金瘡刃不出火用者良

图 5-4-2288　甑带灰

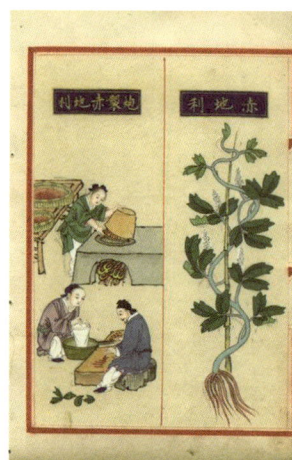

图 5-4-2289　赤地利

图 5-4-2290　炮制赤地利

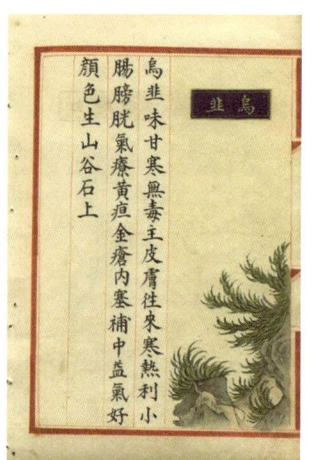

烏韭味甘寒無毒主皮膚往來寒熱利小腸膀胱氣療黄疸金瘡內塞補中益氣好顏色生山谷石上

图 5-4-2291　乌韭

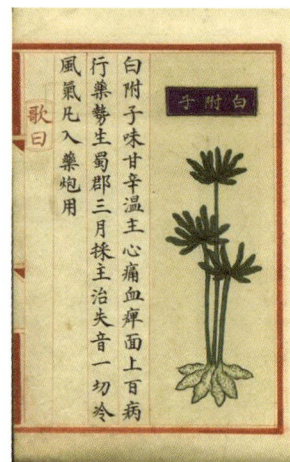

白附子味甘辛溫主心痛血痹面上百病行藥勢生蜀郡三月採主治失音一切冷風氣凡入藥炮用

歌曰

图 5-4-2292　白附子

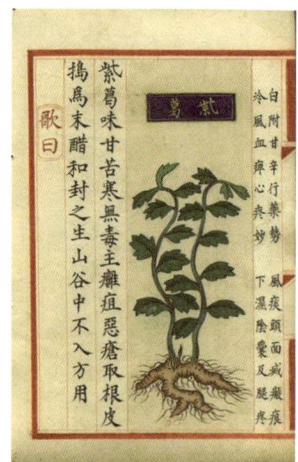

歌曰

紫葛味甘苦寒無毒主癰疽惡瘡取根皮搗為末醋和封之生山谷中不入方用

白附子甘辛行藥勢冷風血痹心尖疼下溫陰瘡及腿寒

图 5-4-2293　紫葛

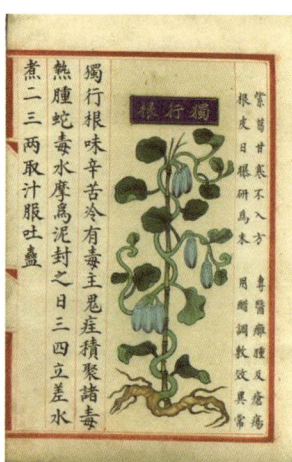

獨行根味辛苦冷有毒主鬼疰積聚諸毒腫蛇毒水摩為泥封之日三四立差水煮二三兩取汁服吐蠱

當苗甘衰不入方根皮日眼研為末專醫癰腫瘡月醋調敷效具常

图 5-4-2294　独行根

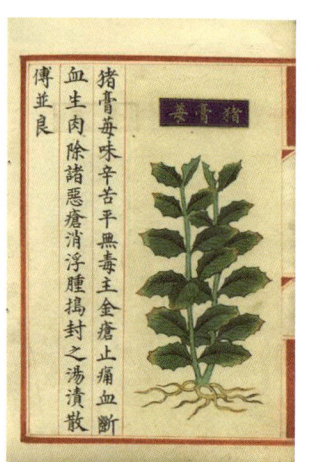

豬膏莓味辛苦平無毒主金瘡止痛血斷血生肉除諸惡瘡消浮腫搗封之湯漬散傳並良

图 5-4-2295　猪膏莓

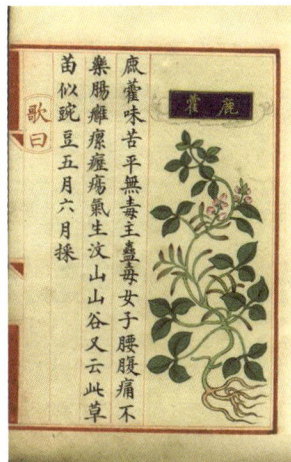

图 5-4-2296　鹿藿

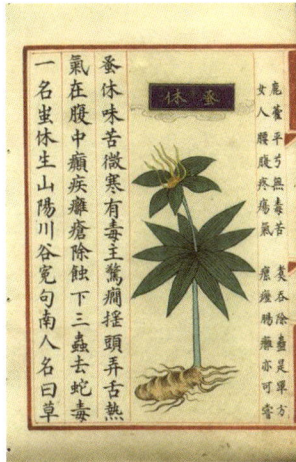

图 5-4-2297　蚤休

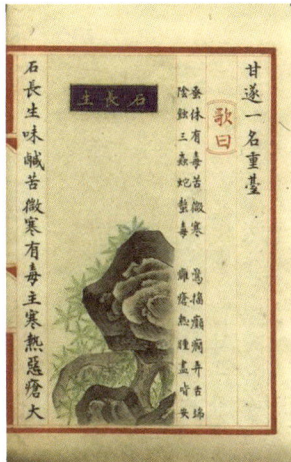

图 5-4-2298　石长生

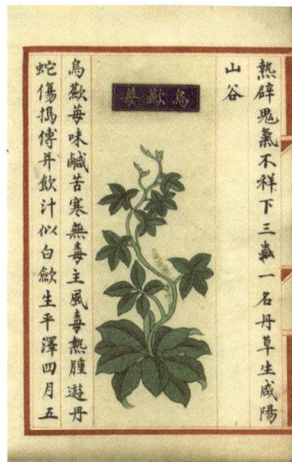

图 5-4-2299　乌蔹莓

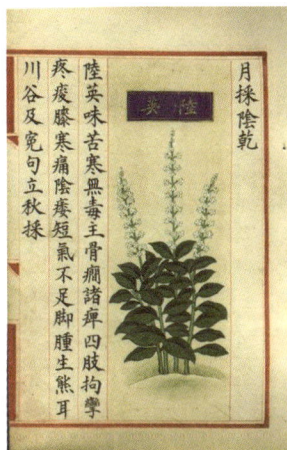

图 5-4-2300　陆英

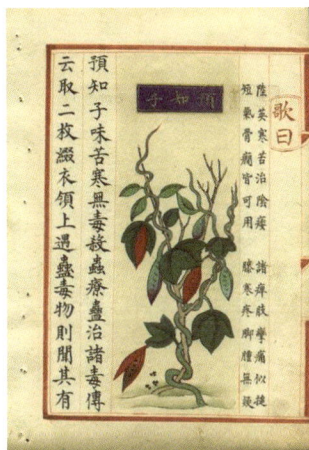

图 5-4-2301　预知子

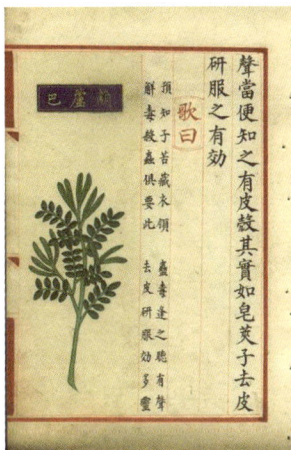

图 5-4-2302　葫芦巴

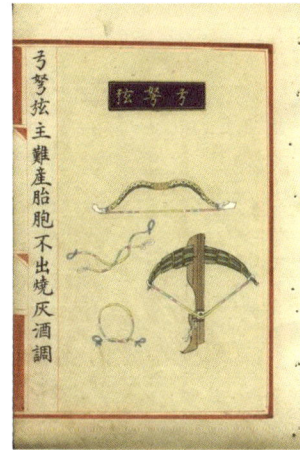

图 5-4-2303　弓弩弦

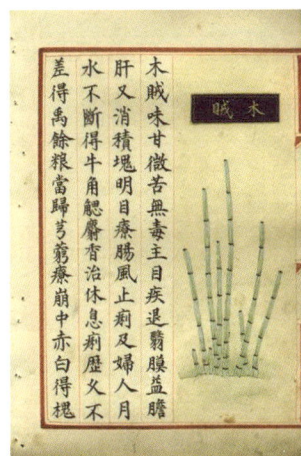

图 5-4-2304　木贼

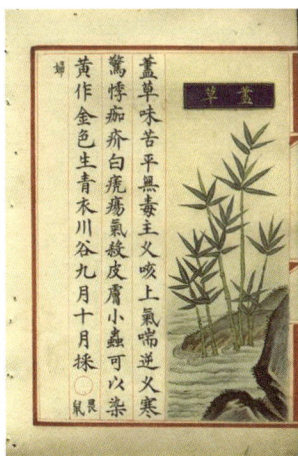

图 5-4-2305　荩草

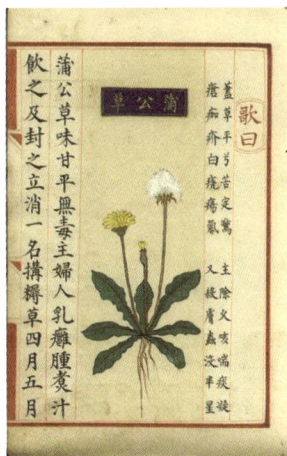

图 5-4-2306　蒲公草

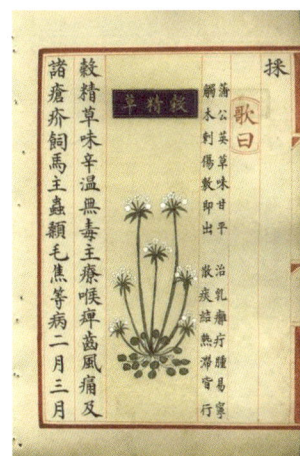

图 5-4-2307　谷精草

牛扁

于敆田中採之一名鹿肠草花白面小圆
似星故以此名耳
歌曰
微精辛　味温无毒　疗鼠喉去痛风
更治诸瘑疮亦疗　目逼睛瞅有功

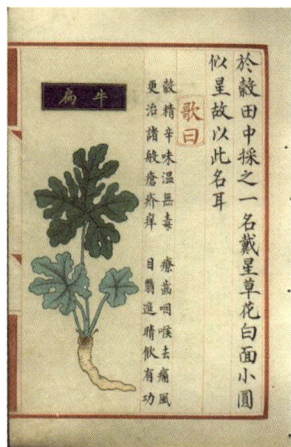

图 5-4-2308　牛扁

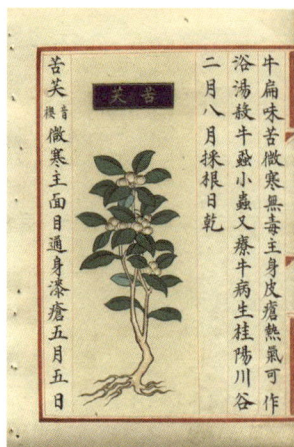

苦芙

苦芙　音模　微寒主面目通身漆疮五月五日
牛扁味苦微寒无毒主身皮疮热气可作
浴汤敆牛扁小蟲又疗牛病生桂阳川谷
二月八月採根日干

图 5-4-2309　苦芙

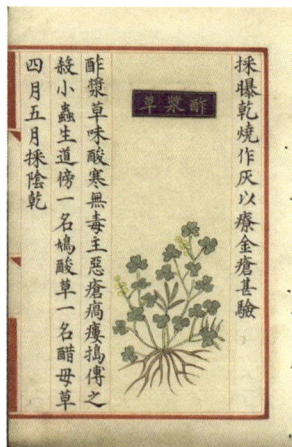

酢浆草

採曝乾烧作灰以疗金疮甚验
酢浆草味酸寒无毒主恶疮瘑瘘捣傅之
敆小蟲生道榜一名鸠酸草一名醋母草
四月五月採阴乾

图 5-4-2310　酢浆草

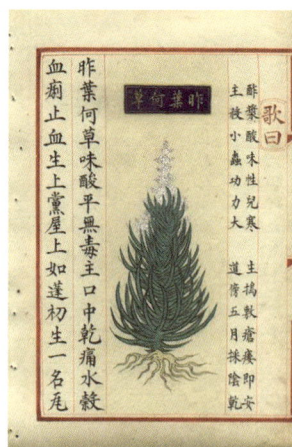

草何叶昨

昨叶何草味酸平无毒主口中乾痛水敆
血痢止血生上甍屋上如莲初生一名尾
歌曰
木性忧寒　主捣敆疮疥即安
敆小蟲功力大　道傅三月採阴乾

图 5-4-2311　昨叶何草

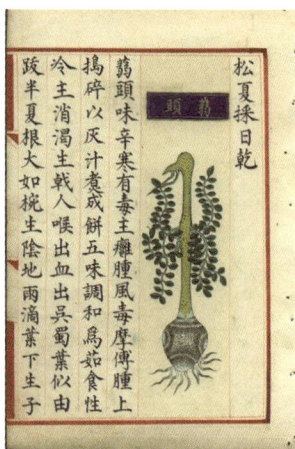

蒻头

松夏採日乾
蒻头味辛寒有毒主痈肿风毒摩傅肿上
揞碎以灰汁煮成饼五味调和为茹食性
冷主消渴生戟人喉出血出吴蜀叶似由
跋半夏根大如椀生阴地两漏叶下生子

图 5-4-2312　蒻头

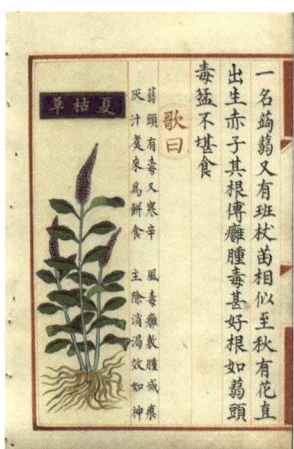

夏枯草

夏枯草
一名蒵蕛又有班枕茵相似至秋有花直
出生赤子其根傅痈肿毒甚好根如蒵头
毒猛不堪食
歌曰
蒵头有毒又寒辛　灰汁煮来为饼食
风毒痈肿藏瘕　主阴消渴敆如神

图 5-4-2313　夏枯草

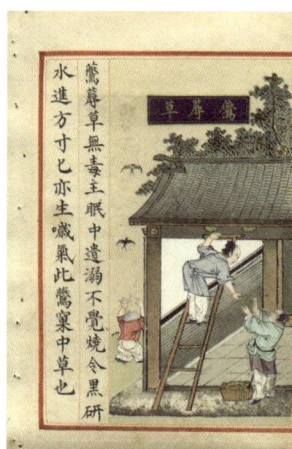

草蓐燕

鸶蓐草无毒主眠中遗溺不觉烧令黑研
水进方寸匕亦生嘁气此鸶窠中草也

图 5-4-2314　燕蓐草

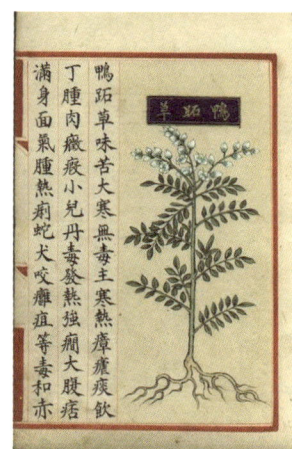

草跖鸭

鸭跖草味苦大寒无毒主痈疖瘰疬痔
丁肿肉瘕瘕小兒丹毒发热强痈大腹疾
满身面气肿熱痢蛇犬咬痈疽等毒和赤
小豆煮饮

图 5-4-2315　鸭跖草

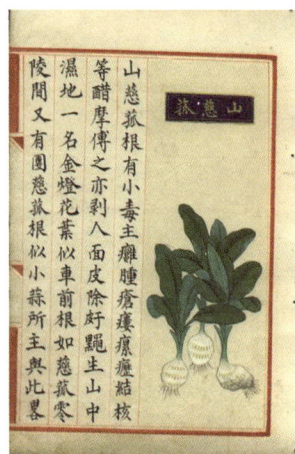

山慈菇

山慈菇根有小毒主痈肿疮瘘瘰疬结核
等醋摩傅之亦剥人面皮除䵟皯生山中
湿地一名金灯花叶如车前根如慈菇零
陵闲又有圆慈菇根似小蒜所主与此异

图 5-4-2316　山慈菇

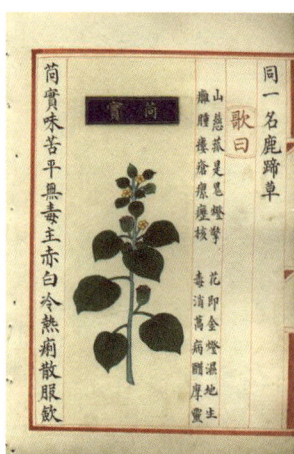

苘实

同一名鹿蹄草
歌曰
苘实味苦平无毒主赤白冷热痢散眼
瘕瘕五脏积气
山慈菇是蛊蟹攣　痈肿疮瘘瘰疬核
花即金灯生地土　毒消痈肿醋摩傅

图 5-4-2317　苘实

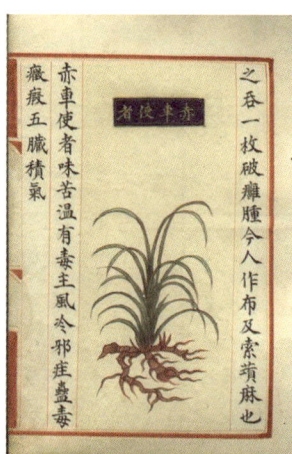

者使车赤

赤车使者味苦温有毒主风冷邪疰蛊毒
瘕瘕五脏积气
之吞一枚破痈肿令人作布又索蘋麻也

图 5-4-2318　赤车使者

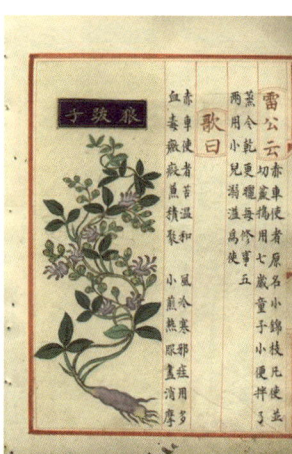

子跋狼

雷公云狼跋使者原小锦枝尤使立
叶令乾更捣用七藏童子小便炒焙五
两用小猯温敆焙为烧
歌曰
赤车使者味苦温和　血毒瘕瘕煮酒科
凤令寒邪疰敆　小煎热取盡消摩

图 5-4-2319　狼跋子

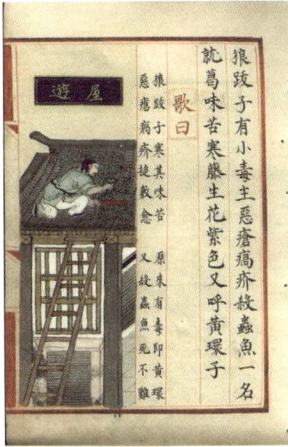

图 5-4-2320　屋游

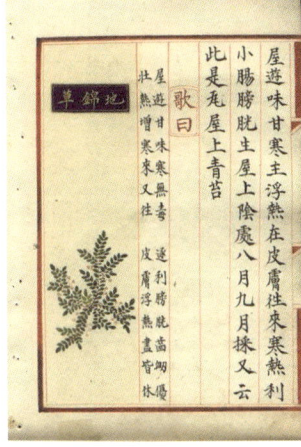

图 5-4-2321　地锦草

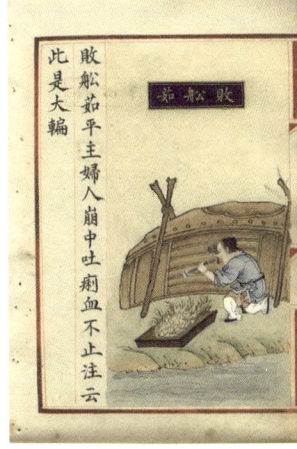

图 5-4-2322　败船茹

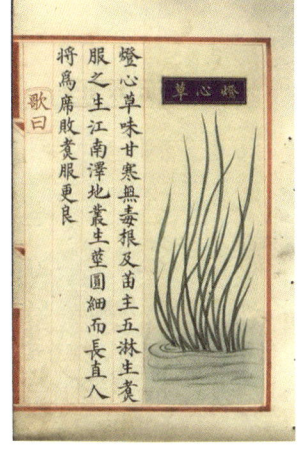

图 5-4-2323　灯心草

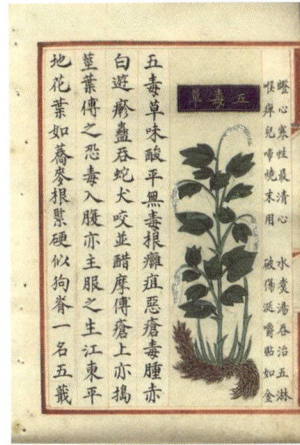

图 5-4-2324　五毒草

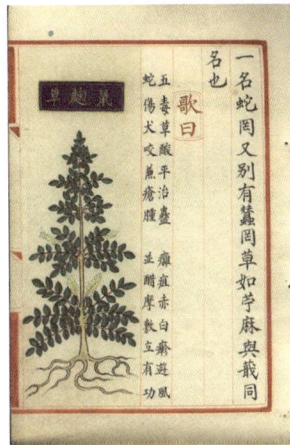

图 5-4-2325　鼠曲草

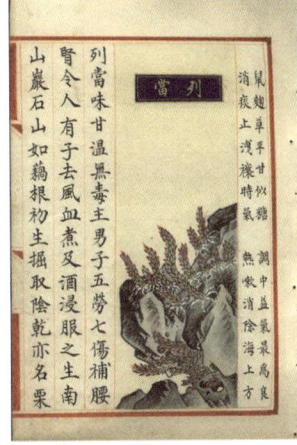

图 5-4-2326　列当

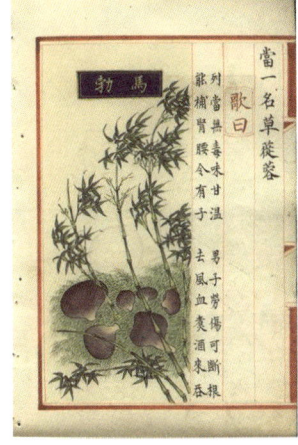

图 5-4-2327　马勃

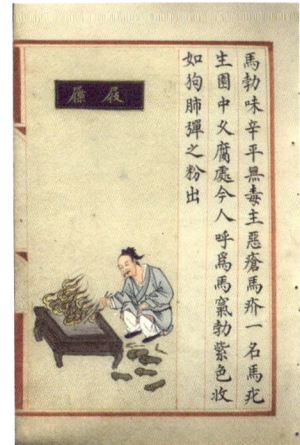

图 5-4-2328　展屐

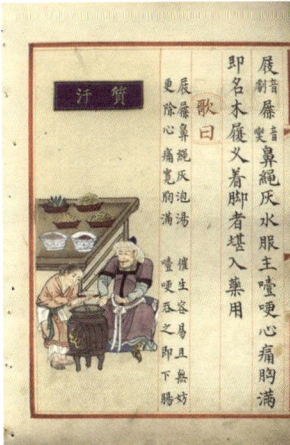

图 5-4-2329　质汗

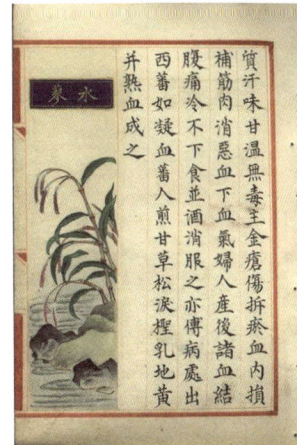

图 5-4-2330　水蓼

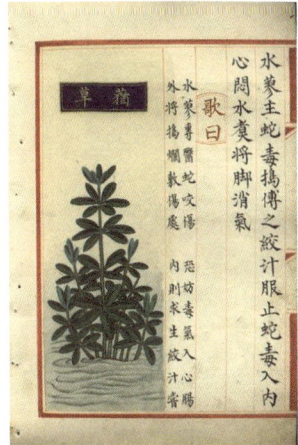

图 5-4-2331　莸草

败芒箔無毒主産婦血滿腹痛血渴惡露不盡月閉止好血下惡血去思氣痊痛癥結澀熱服之亦燒爲末酒下彌久著烟

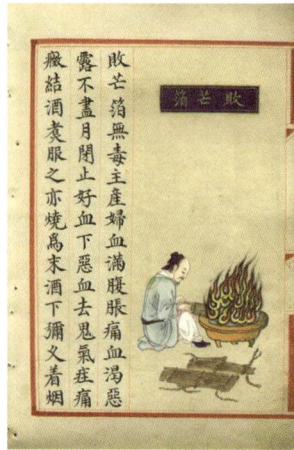

图 5-4-2332　败芒箔

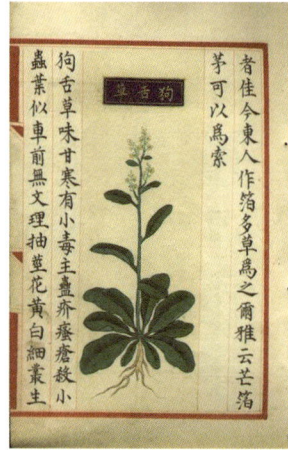

狗舌草味甚寒有小毒主蠱疥癬瘡殺小蟲葉似車前無文理抽莖花黃白細蕊生耆佳今東人作箔多草爲之甫雅云芒箔茅可以爲索

图 5-4-2333　狗舌草

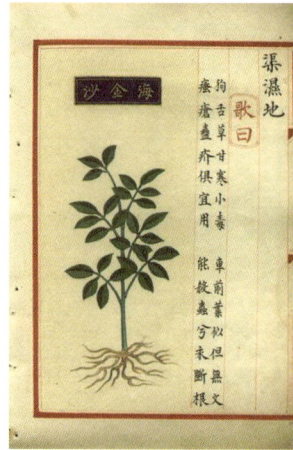

渠濕地
歌曰
狗舌草甘寒小毒　車前葉似但無文　能殺蟲寧末斷根

图 5-4-2334　海金沙

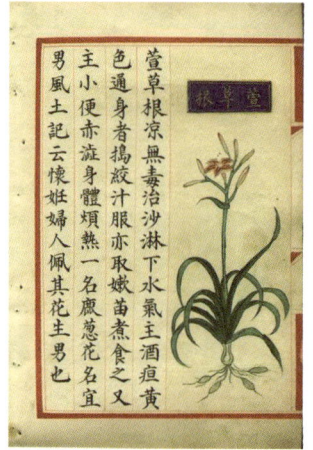

萱草根涼無毒治沙淋下水氣主酒疸黃色通身者搗絞汁服亦取嫩苗煮食之又主小便赤澀身體煩熱一名鹿葱花名宜男風土記云懷姙婦人佩其花生男也

图 5-4-2335　萱草根

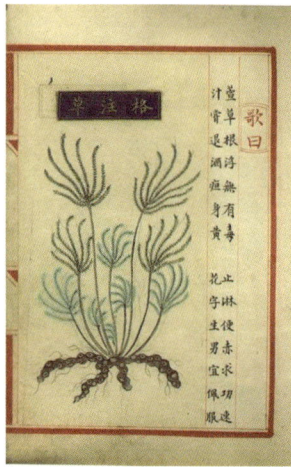

歌曰
萱草根淳無有毒　汁肖退酒疸身黃　止淋便赤求功速　花字生男宜佩服

图 5-4-2336　格注草

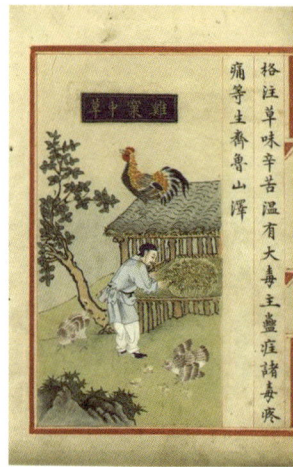

格注草味辛苦溫有大毒主蠱疰諸毒痛等主壽魯山澤

图 5-4-2337　鸡窠中草

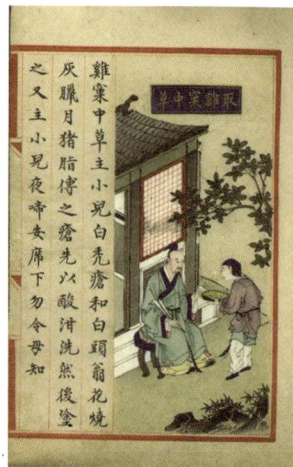

雞窠中草主小兒白禿瘡和白蜜蜀葵花燒灰臘月猪脂傅之瘡先以酸泔洗然後塗之又主小兒夜啼安席下勿令母知

图 5-4-2338　取鸡窠中草

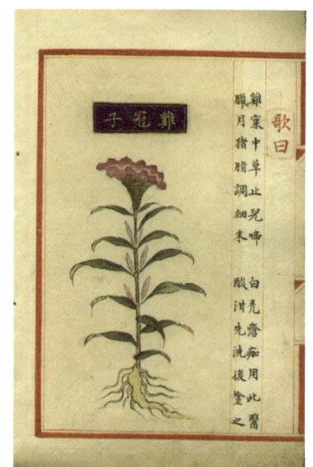

歌曰
雞窠中草止兒啼　白禿瘡而用此醫　臘月猪脂調細末　酸泔先洗後塗之

图 5-4-2339　鸡冠子

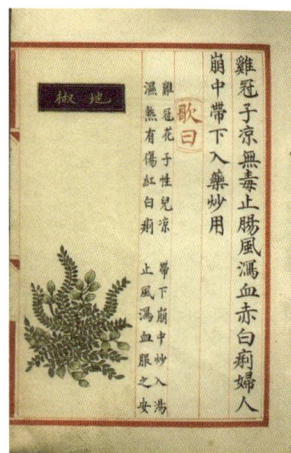

雞冠子凉無毒止腸風瀉血赤白痢婦人崩中帶下入藥妙用

图 5-4-2340　地椒

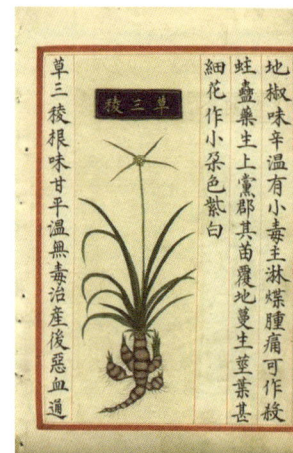

歌曰
雞冠花子性兒凉　濕熱有傷紅白痢　崩帶下崩中妙入湯　止風瀉血之安

图 5-4-2341　草三棱

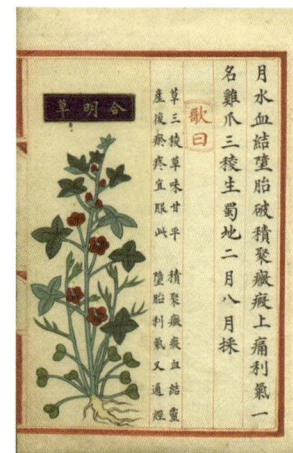

草三棱根味甘平溫無毒治産後惡血通
地椒味辛溫有小毒主淋煞腫痛可作羹蛅蟖藥上薰郡其苗覆地蔓生莖葉甚細花作小朵色蚩白

图 5-4-2342　合明草

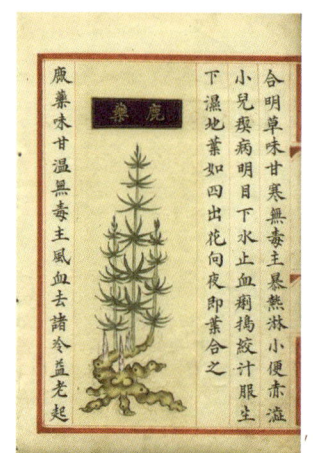

月水血結疸胎積聚癥瘕上痛利氣一名雞爪三棱生蜀地二月八月採

图 5-4-2343　鹿药

歌曰
草三棱味甘平　産後積聚癥瘕宜服此　陰胎利氣又通腸
合明草味甘寒無毒主暴熱淋小便赤澀小兒寒病明目下水止血痢搗絞汁服生下濕地葉如四出花向夜即葉合之

鹿藥味甘溫無毒主風血去諸冷益老起

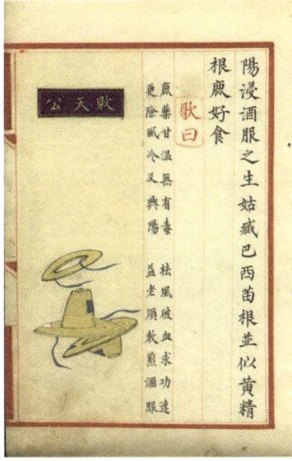

图 5-4-2344　败天公

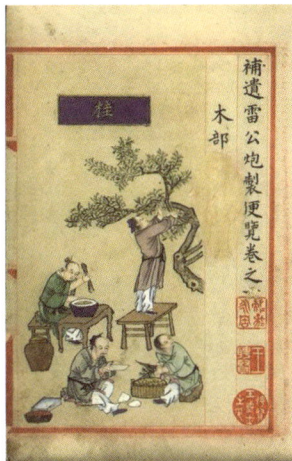

图 5-4-2345　桂

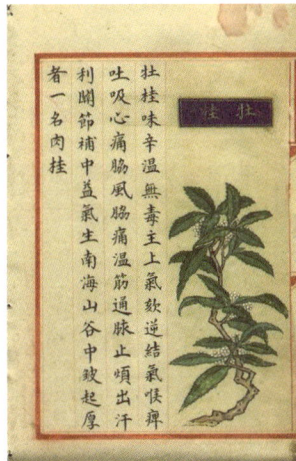

图 5-4-2346　牡桂

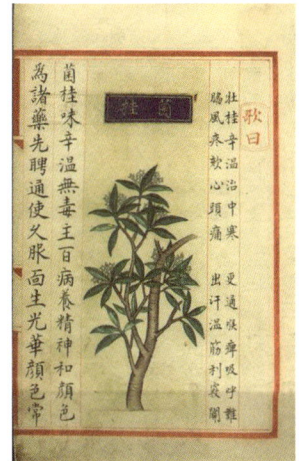

图 5-4-2347　菌桂

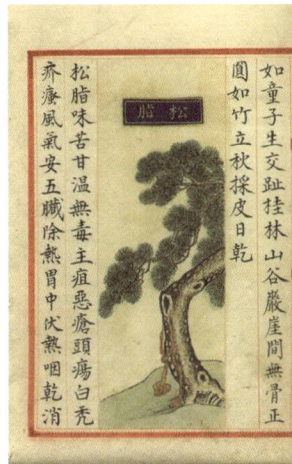

图 5-4-2348　松脂

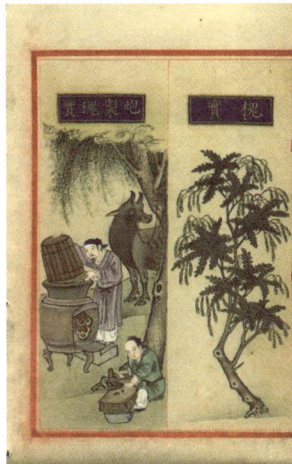

图 5-4-2349　槐实
图 5-4-2350　炮制槐实

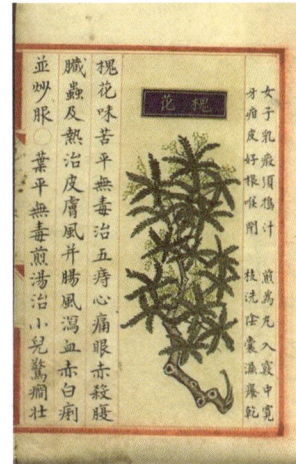

图 5-4-2351　槐花

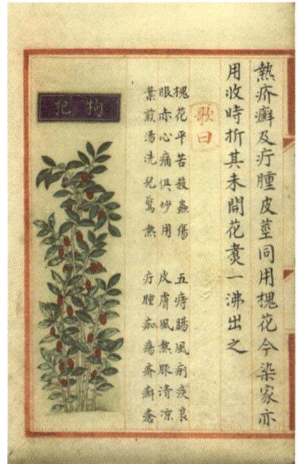

图 5-4-2352　枸杞

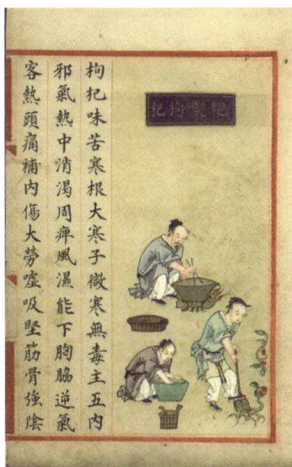

图 5-4-2353　炮制枸杞

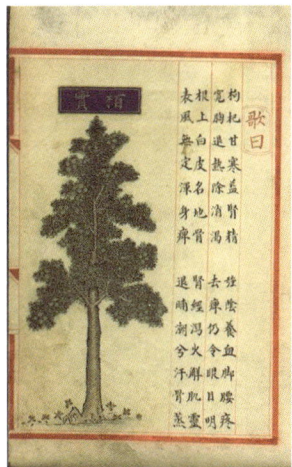

图 5-4-2354　柏实

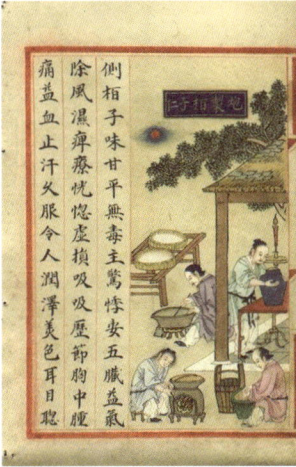

图 5-4-2355　炮制柏子仁

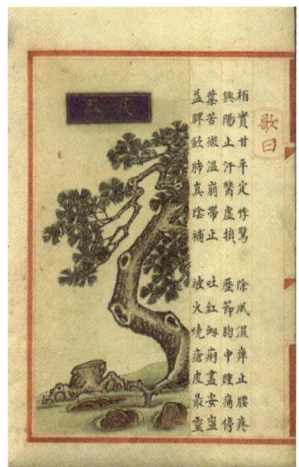

图 5-4-2356　茯苓

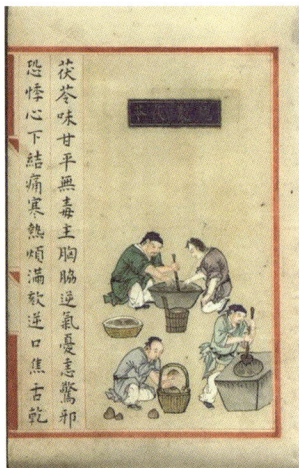

图 5-4-2357　炮制茯苓

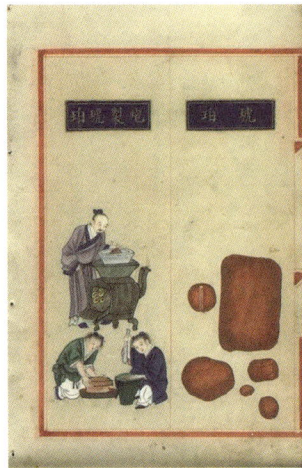

图 5-4-2358　琥珀
图 5-4-2359　炮制琥珀

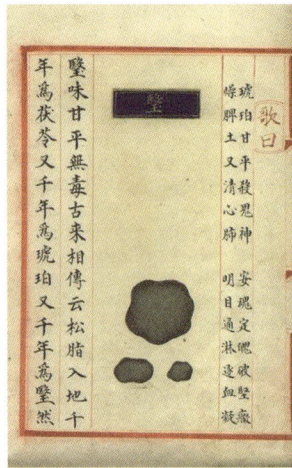

图 5-4-2360　璧

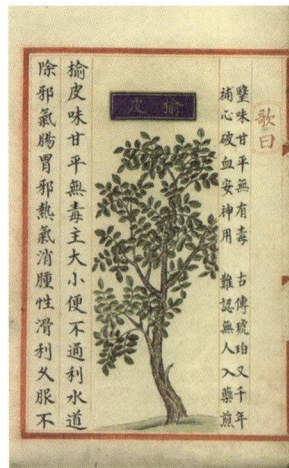

图 5-4-2361　榆皮

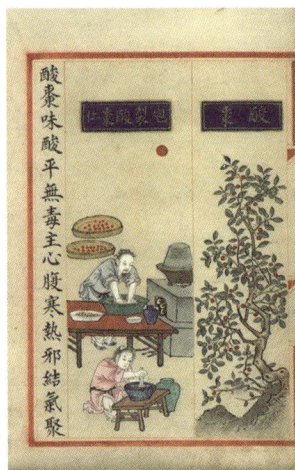

图 5-4-2362　酸枣
图 5-4-2363　炮制酸枣仁

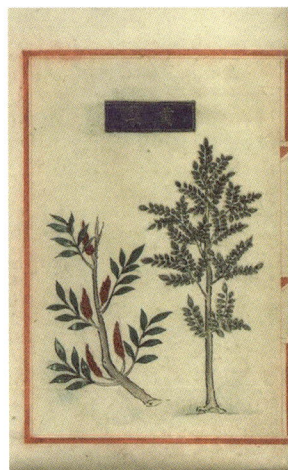

图 5-4-2364　黄蘖

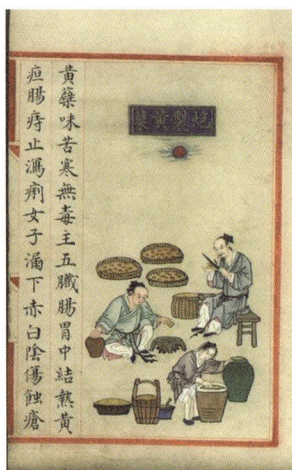

图 5-4-2365　炮制黄蘖

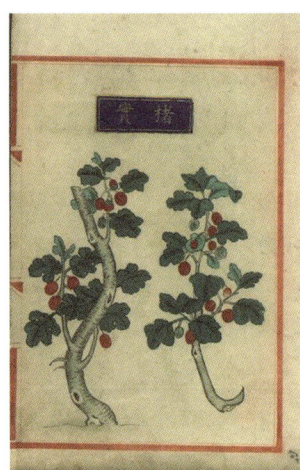

图 5-4-2366　楮实

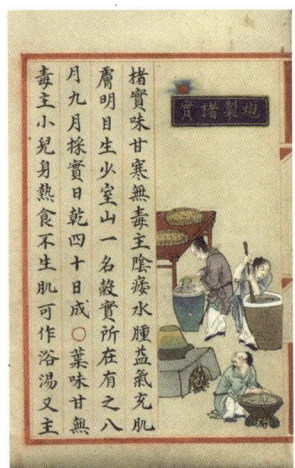

图 5-4-2367　炮制楮实

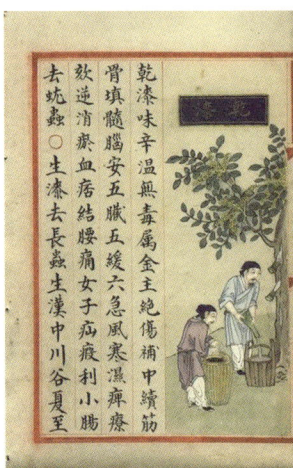

图 5-4-2368　干漆

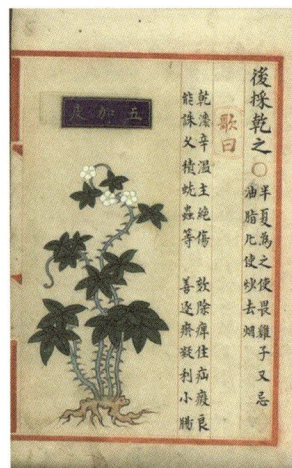

图 5-4-2369　五加皮

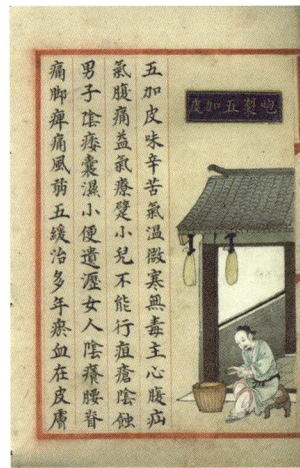

图 5-4-2370　炮制五加皮

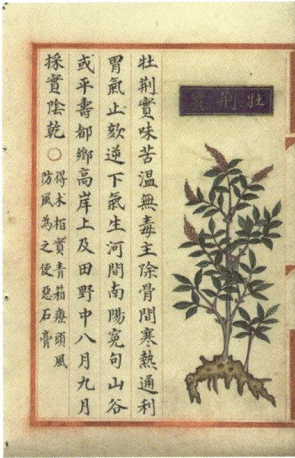

图 5-4-2371　牡荆实

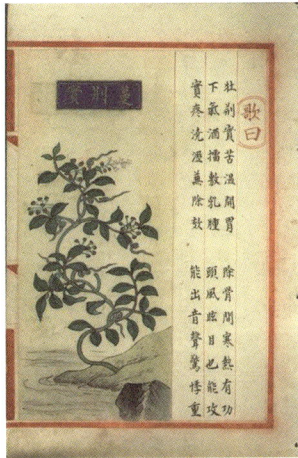

图 5-4-2372　蔓荆实

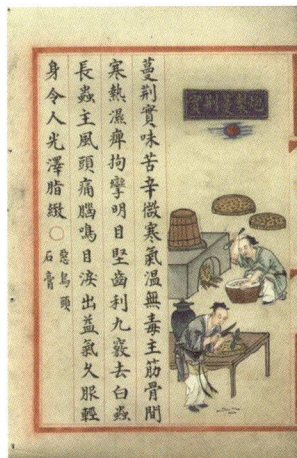

图 5-4-2373　炮制蔓荆实

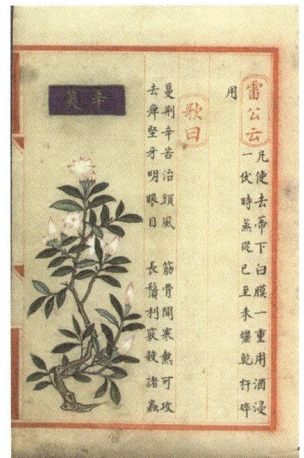

图 5-4-2374　辛夷

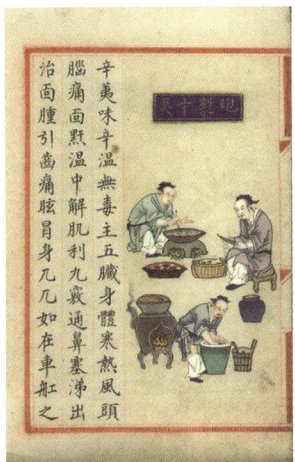

图 5-4-2375　炮制辛夷

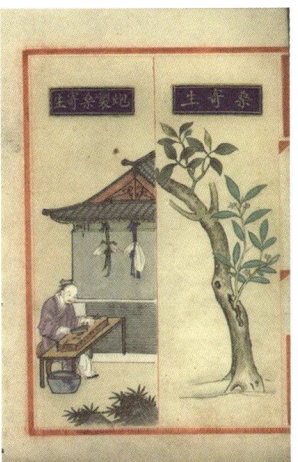

图 5-4-2376　桑寄生
图 5-4-2377　炮制桑寄生

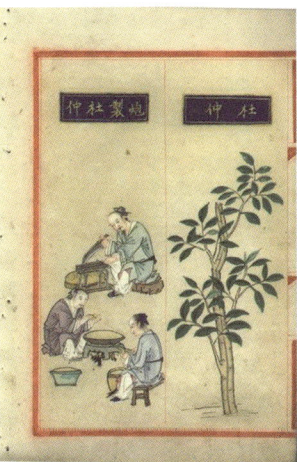

图 5-4-2378　杜仲
图 5-4-2379　炮制杜仲

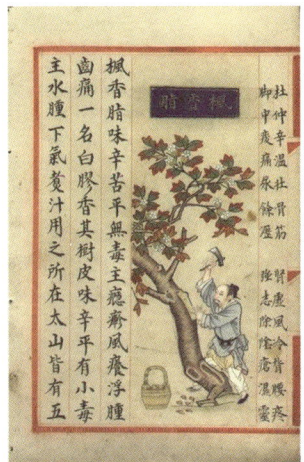

图 5-4-2380　枫香脂

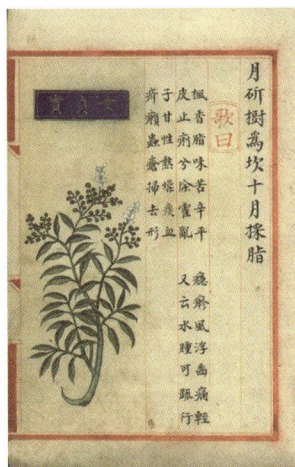

图 5-4-2381　女贞实

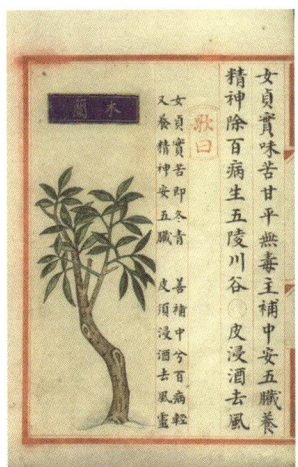

图 5-4-2382　木兰

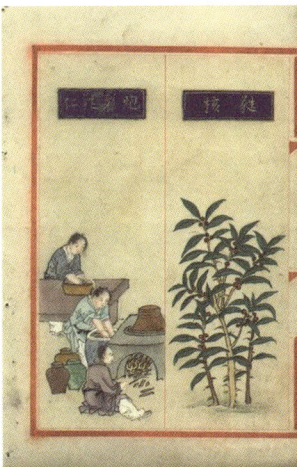

图 5-4-2383　蕤核
图 5-4-2384　炮制蕤仁

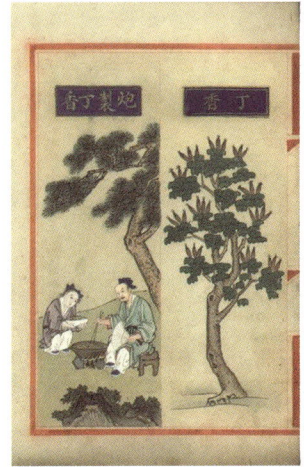

图 5-4-2385　丁香
图 5-4-2386　炮制丁香

沉香微温療風水毒腫去惡氣形如馬蹄者名為馬蹄香形如雞骨者名雞骨香

雷公云

夫入沉香凡使不使沉香水下為上也半沉者次重也

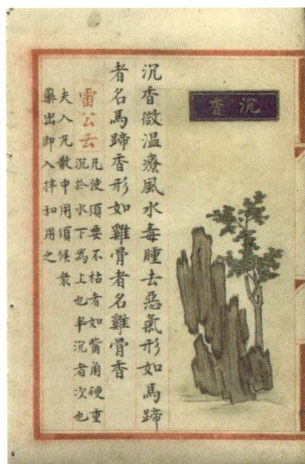

图 5-4-2387 沉香

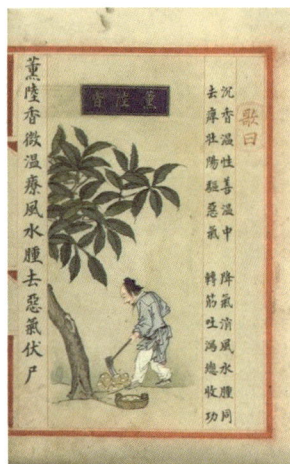

薰陸香微温療風水腫去惡氣伏尸

歌曰

薰陸香性善温中 降氣消風水腫同 轉筋生陽題惡氣 去庳祛陽題惡氣

图 5-4-2388 薰陆香

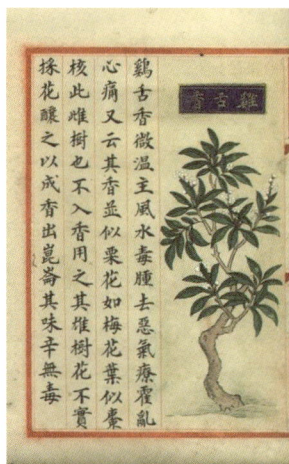

鷄舌香微温主風水毒腫去惡氣療霍亂心痛又云其香並似栗花如梅花葉似橐核此唯樹也不入香用之其雌樹花不實揉花釀之以成香出崑崙其味辛無毒

图 5-4-2389 鸡舌香

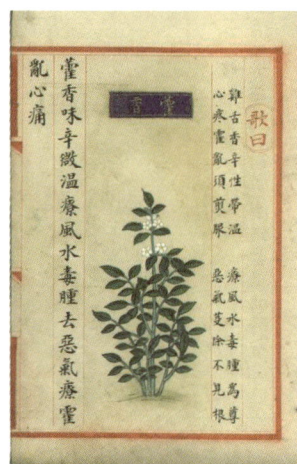

藿香味辛微温療風水毒腫去惡氣療霍亂心痛

歌曰

藿香辛性帶温 療風水毒腫馬蹄 惡氣受除不見根

图 5-4-2390 藿香

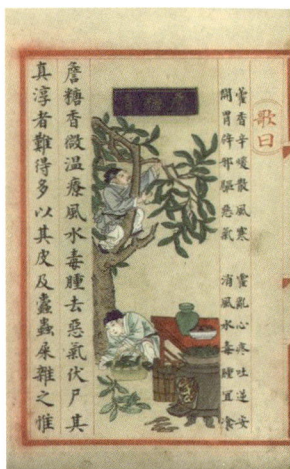

詹糖香微温療風水毒腫去惡氣伏尸其真淳者難得多以其皮及蠹蟲屎雜之惟

歌曰

詹香辛暖散風寒 開胃伴邪驅惡氣 消風水毒腫置

图 5-4-2391 詹糖香

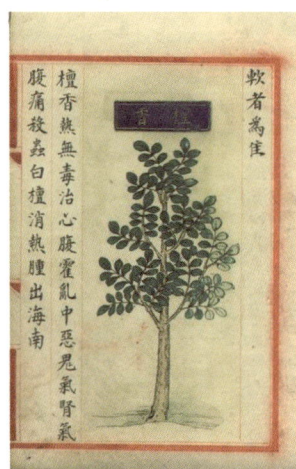

檀香熱無毒治心腹霍亂中惡鬼氣腎氣腹痛殺蟲白檀消熱腫出海南

軟者為佳

图 5-4-2392 檀香

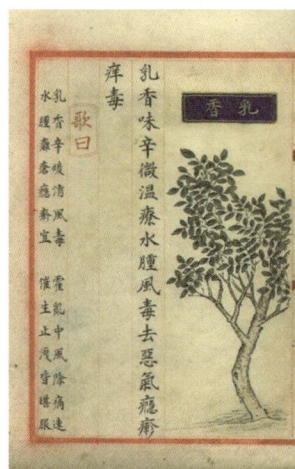

乳香味辛微温療水腫風毒去惡氣癰瘡癬瘃

歌曰

乳香味辛消風毒 霍亂心中惡鬼宜 催生止痛宜煎服

图 5-4-2393 乳香

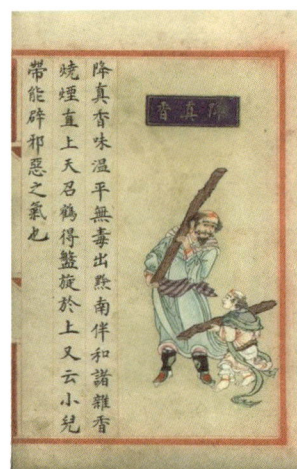

降真香味温平無毒出黔南伴和諸雜香燒煙直上天召鶴得鑒旋於上又云小兒帶能碎邪惡之氣也

图 5-4-2394 降真香

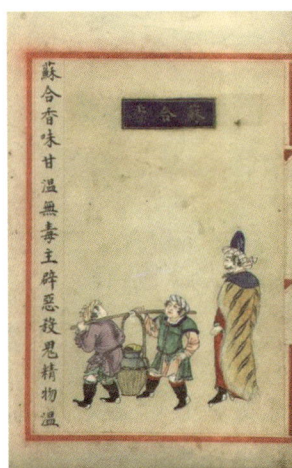

蘇合香味甘温無毒主辟惡投鬼精物温

图 5-4-2395 苏合香

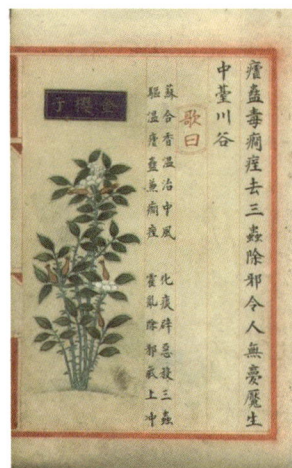

金櫻子

真金櫻子治中風驅邪除惡氣發三盎化痰伴惡氣上中

中藟川谷

图 5-4-2396 金樱子

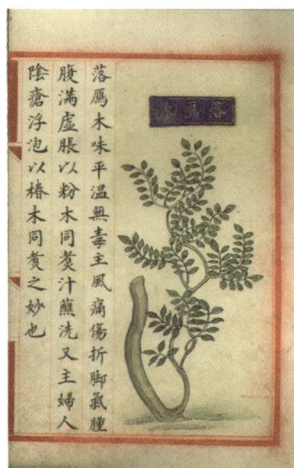

癰盅毒痾瘇去三蟲除邪令人無夢魘生

图 5-4-2397 落雁木

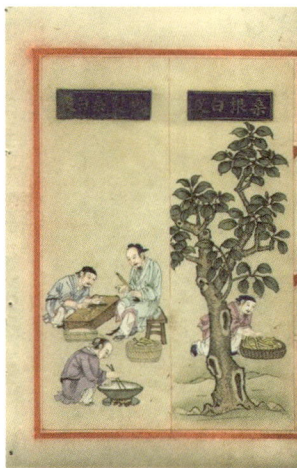

落鴈木味平温無毒主風痾傷腳氣腫腹滿盧脹以粉木同菱汁蘸洗又主婦人陰瘡浮泡以椿木同煮之妙也

图 5-4-2398 桑根白皮

图 5-4-2399 炮制桑白皮

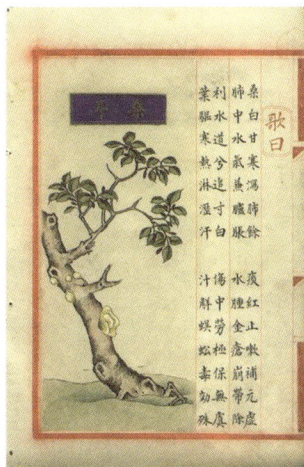

图 5-4-2400　桑耳

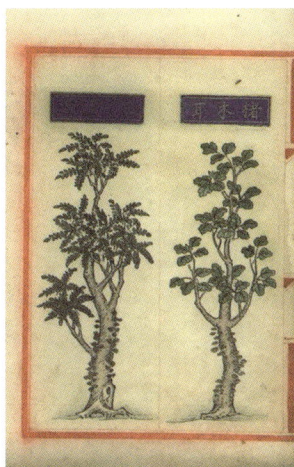

图 5-4-2401　楮木耳
图 5-4-2402　槐木耳

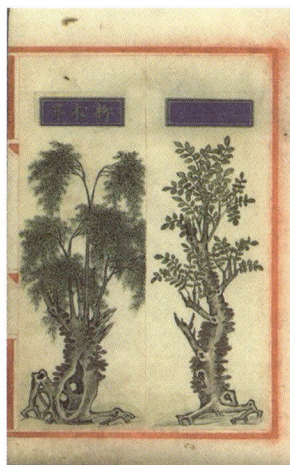

图 5-4-2403　榆木耳
图 5-4-2404　柳木耳

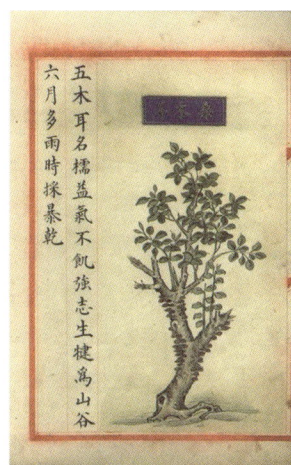

图 5-4-2405　桑木耳

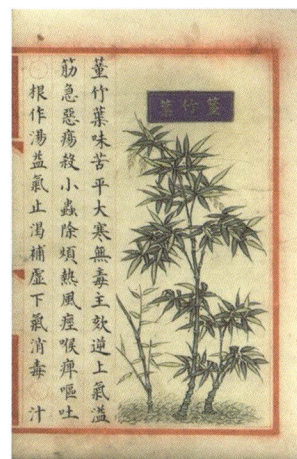

图 5-4-2406　箽竹叶

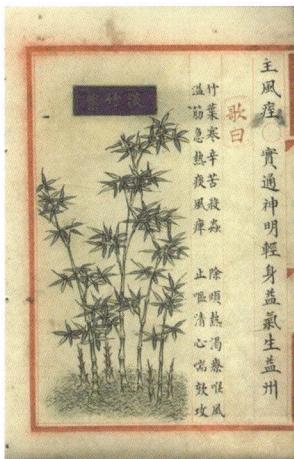

图 5-4-2407　淡竹叶

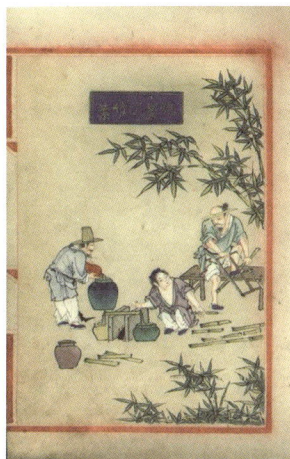

图 5-4-2408　炮制淡竹叶

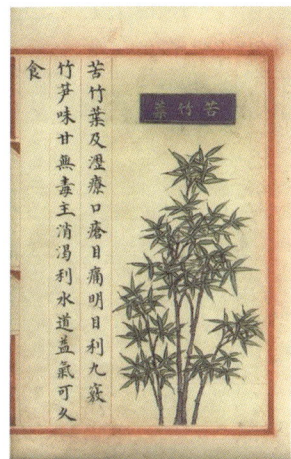

图 5-4-2409　苦竹叶

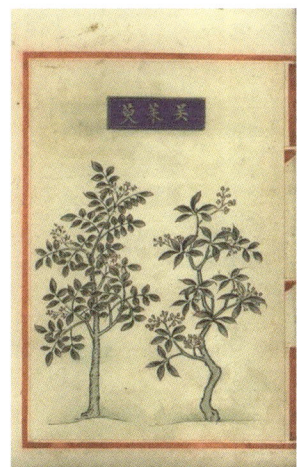

图 5-4-2410　吴茱萸

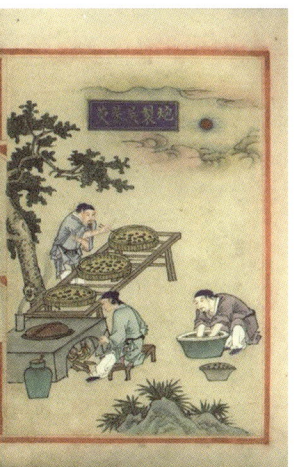

图 5-4-2411　炮制吴茱萸

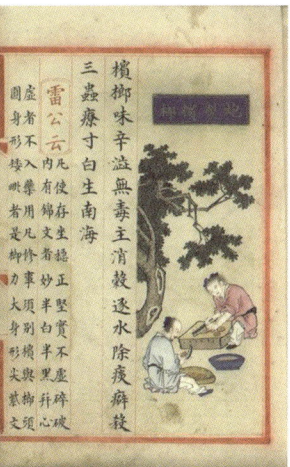

图 5-4-2412　炮制槟榔

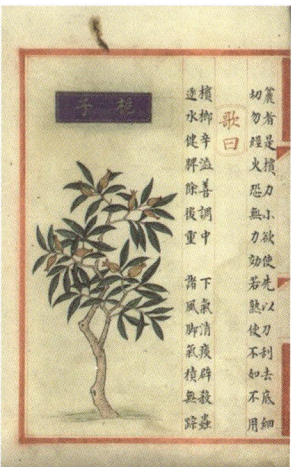

图 5-4-2413　栀子

栀子味苦氣大寒主五内邪氣胃中熱氣面赤酒皰齄鼻白癩赤癩瘡瘍療目熱赤

炮製栀子

炮製麒麟竭　麒麟竭

龍腦香

食茱萸味辛苦大熱無毒功用與吳茱萸同少劣耳療水氣用之乃佳

食茱萸

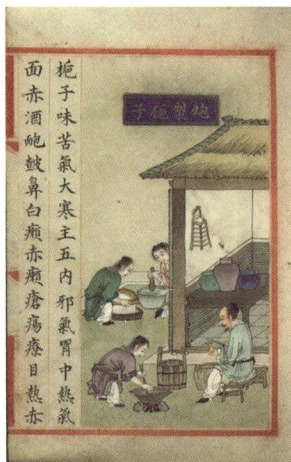

图 5-4-2414　炮制栀子

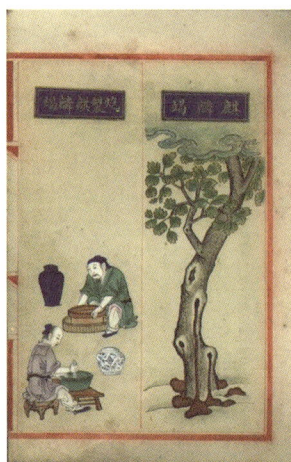

图 5-4-2415　麒麟竭

图 5-4-2416　炮制麒麟竭

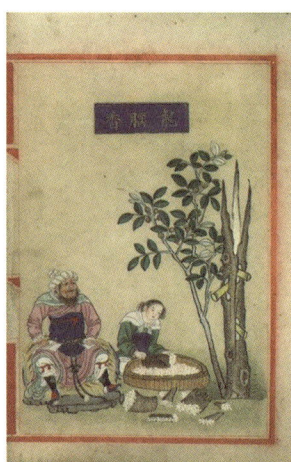

图 5-4-2417　龙脑香

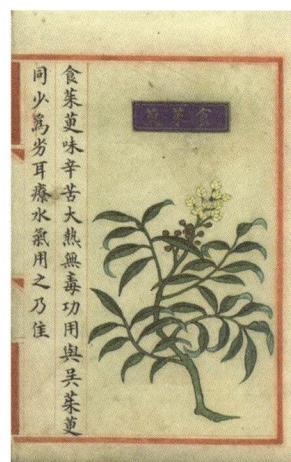

图 5-4-2418　食茱萸

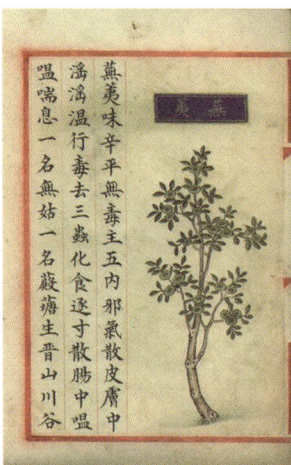

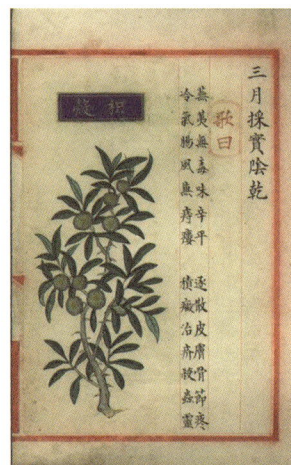

蕪荑味辛平無毒主五内邪氣散皮膚骨節中淫淫溫行毒去三蟲化食逐寸白散腸中嗢嗢喘息一名無姑一名䕡蘠生晉山川谷

蕪荑

三月採實陰乾

枳

枳實味苦酸微寒無毒主風痹麻痹通利

炮製枳壳

枳實味苦酸微寒無毒主大風在皮膚中如麻豆苦癢除寒熱結痛長肌肉利五臟益氣除胸脇痰癖逐停水破結實消脹滿心下急痞痛逆氣脇風痛安胃氣止溏

枳實

图 5-4-2419　芜荑

图 5-4-2420　枳壳

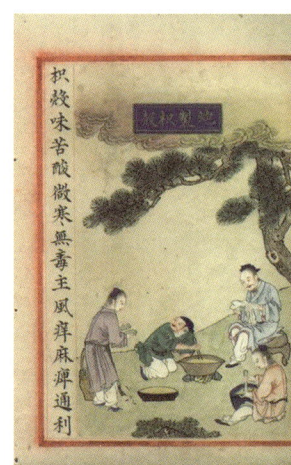

图 5-4-2421　炮制枳壳

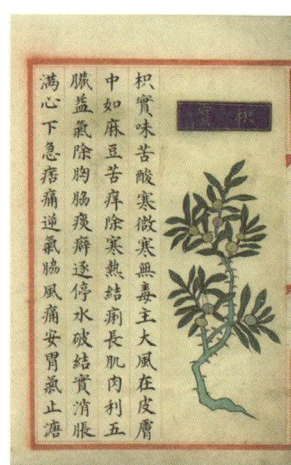

图 5-4-2422　枳实

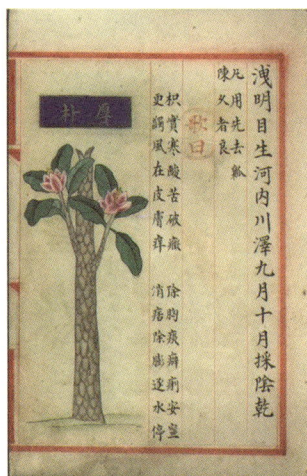

濩明目生河内川澤九月十月採陰乾

厚朴

炮製厚朴

厚朴味苦溫無毒主中風傷寒頭痛寒熱驚悸氣血痹死肌去三蟲溫中益氣消痰

茗苦搽味甘苦微寒無毒主瘻瘡利小便去痰熱能令人少睡春採之

茗苦搽

厚朴溫少苦味

皮秦

图 5-4-2423　厚朴

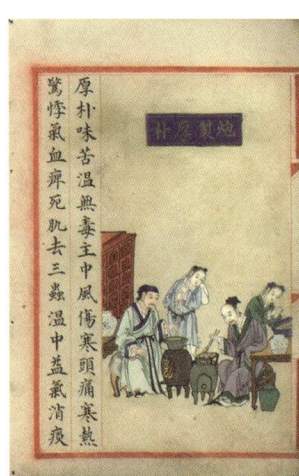

图 5-4-2424　炮制厚朴

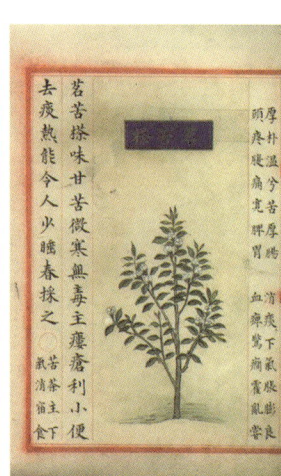

图 5-4-2425　茗苦搽

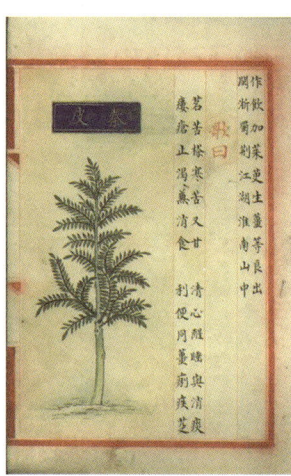

图 5-4-2426　秦皮

秦椒味辛温生温熟寒有毒主风邪气温
中除寒痹坚齿髪明目疗喉痹吐逆疝瘕
去老血产後飲疾腹痛出汗利五臓久服
輕身好顔色耐老增年通神生太山川谷

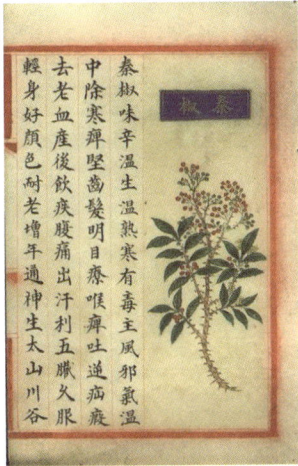

图 5-4-2427　秦椒

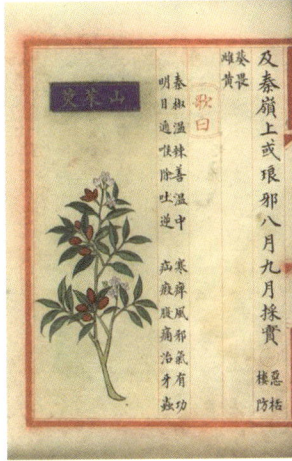

及秦嶺上戍琅邪八月九月採實

山茱萸味酸平微温無毒主心下邪氣寒
熱温中逐寒濕痹去三蟲腸胃風邪寒熱
疝瘕頭風風氣去来鼻塞目黄耳聾面皰

图 5-4-2428　山茱萸

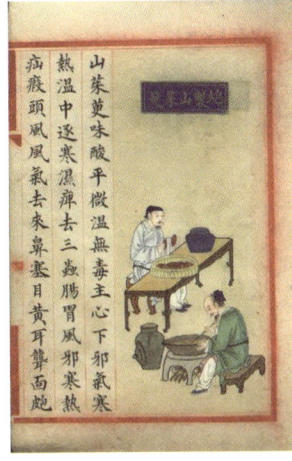

图 5-4-2429　炮制山茱萸

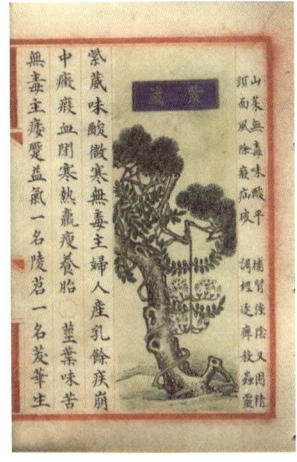

紫葳味酸微寒無毒主婦人産乳餘疾崩
中癥瘕血閉寒熱羸瘦養胎並葉味苦主
無毒主痿蹙益氣一名陵苕一名茇華生

图 5-4-2430　紫葳

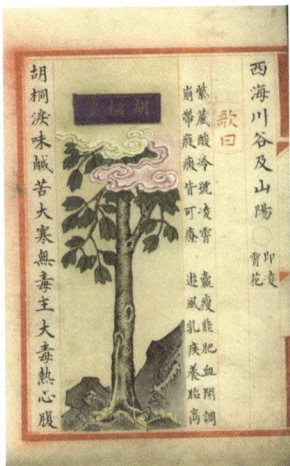

胡桐涙味鹹苦大寒無毒主大毒熱心腹

图 5-4-2431　胡桐涙

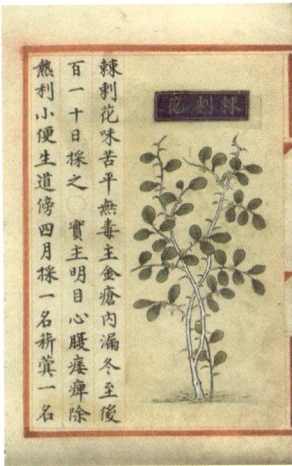

棘刺花味苦平無毒主金瘡内漏冬至後
百一十日採之實主明目心腹痿痹除熱
利小便生道傍四月採一名菥蓂一名

图 5-4-2432　棘刺花

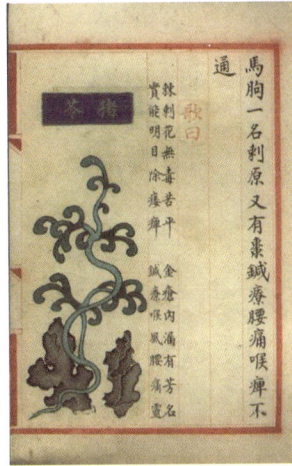

馬胸一名剌原又有棄鹹療腰痛喉痹不
通

图 5-4-2433　猪苓

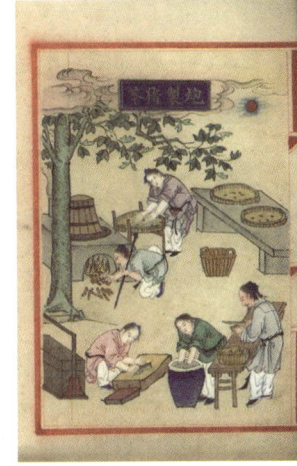

图 5-4-2434　炮制猪苓

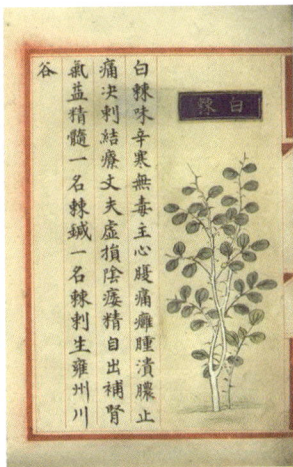

白棘味辛寒無毒主心腹痛決刺結療丈
夫虚損陰痿精自出補腎氣益精髓一名
棘鍼一名棘刺生雍州川谷

图 5-4-2435　白棘

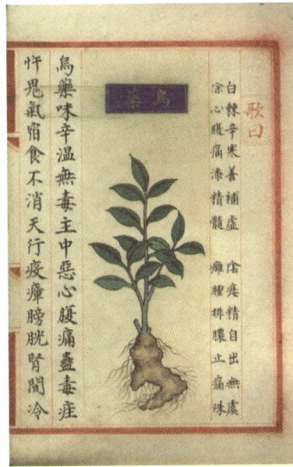

烏藥味辛温無毒主中惡心腹痛蠱毒疰
忤鬼氣宿食不消天行疫瘴膀胱腎間冷

图 5-4-2436　烏药

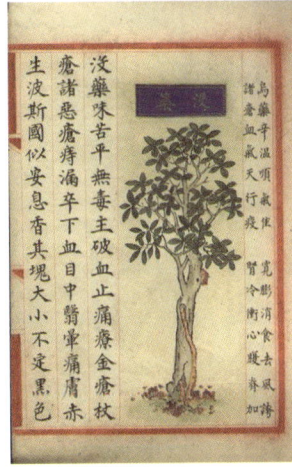

没藥味苦平無毒主破血止痛療金瘡杖
瘡諸惡瘡痔漏卒下血目中翳暈痛膚赤
生波斯國似安息香其塊大小不定黑色

图 5-4-2437　没药

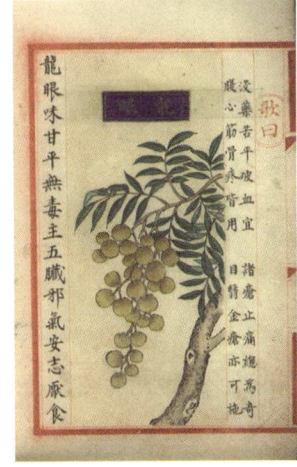

龍眼味甘平無毒主五臓邪氣安志厭食

图 5-4-2438　龙眼

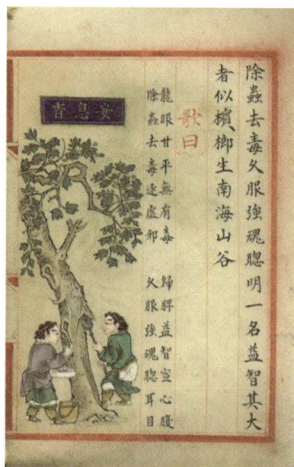

图 5-4-2439　安息香

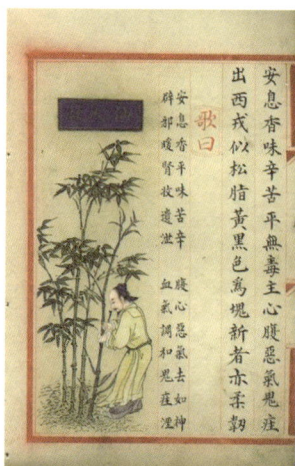

图 5-4-2440　仙人杖

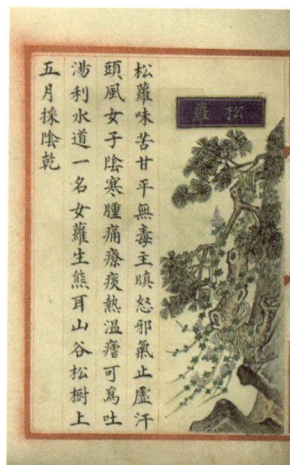

图 5-4-2441　松萝

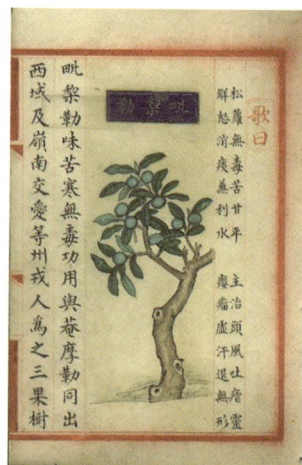

图 5-4-2442　毗梨勒

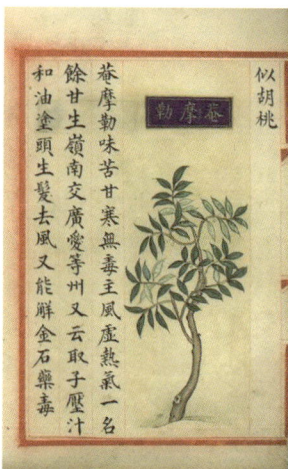

图 5-4-2443　菴摩勒

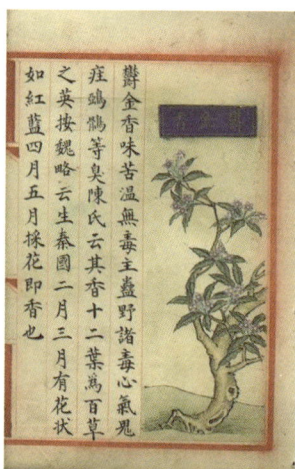

图 5-4-2444　郁金香

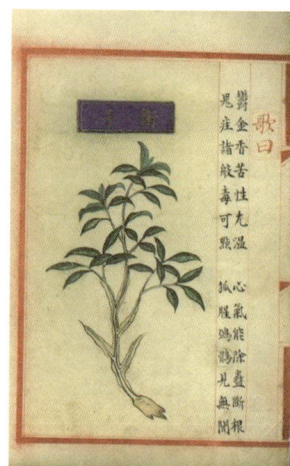

图 5-4-2445　卫矛

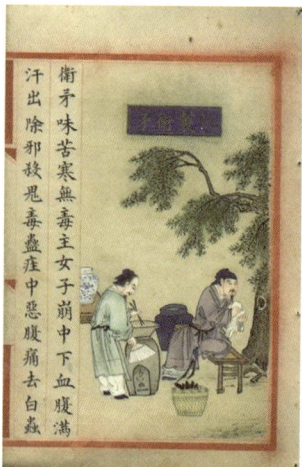

图 5-4-2446　炮制卫矛

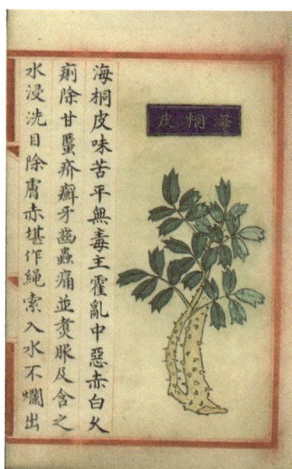

图 5-4-2447　海桐皮

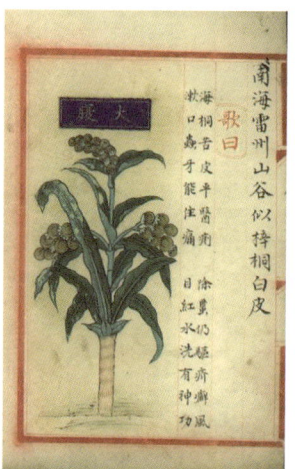

图 5-4-2448　大腹

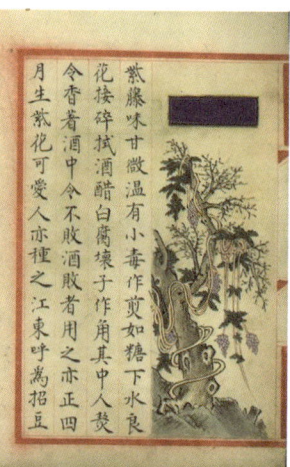

图 5-4-2449　紫藤

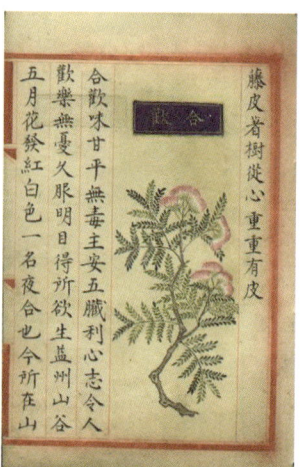

图 5-4-2450　合欢

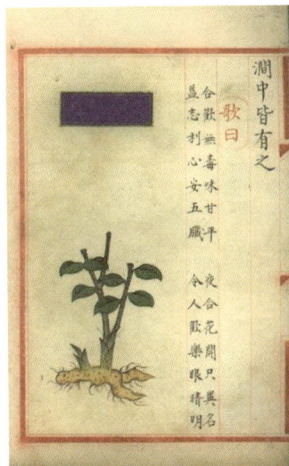

图 7-4-2451　虎杖根

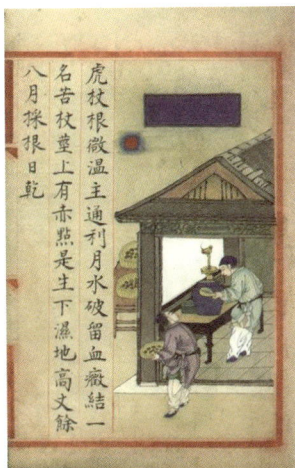

图 5-4-2452　炮制虎杖根

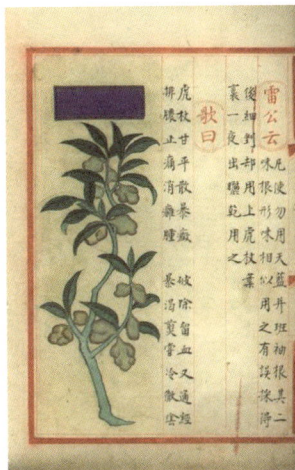

图 5-4-2453　五倍子

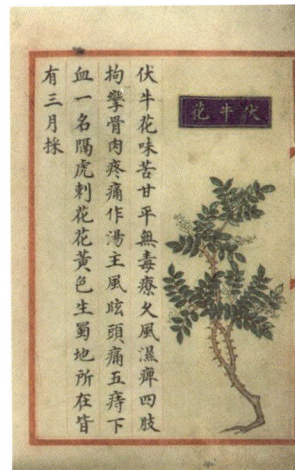

图 5-4-2454　伏牛花

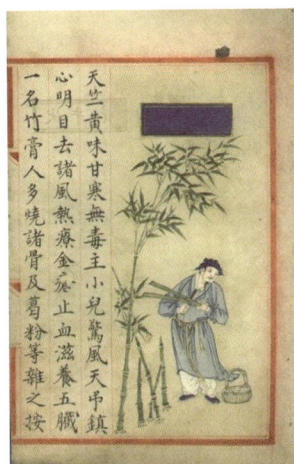

图 5-4-2455　天竺黄

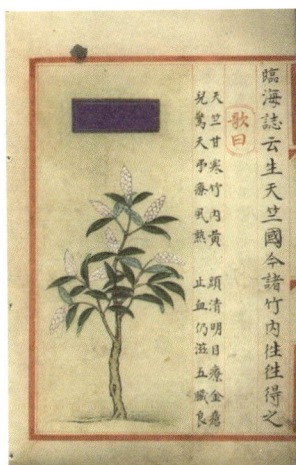

图 5-4-2456　蜜蒙花

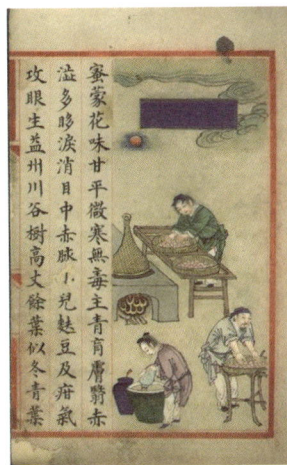

图 5-4-2457　炮制蜜蒙花

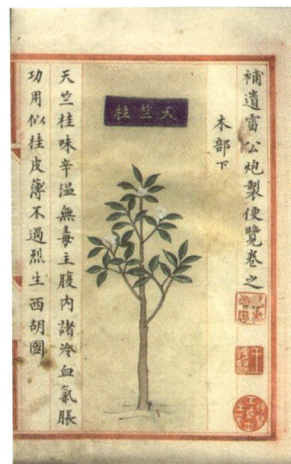

图 5-4-2458　天竺桂

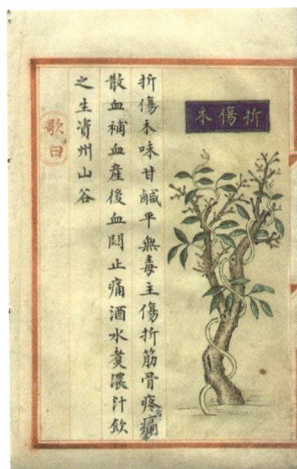

图 5-4-2459　折伤木

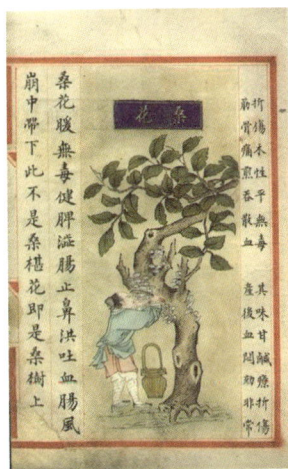

图 5-4-2460　桑花

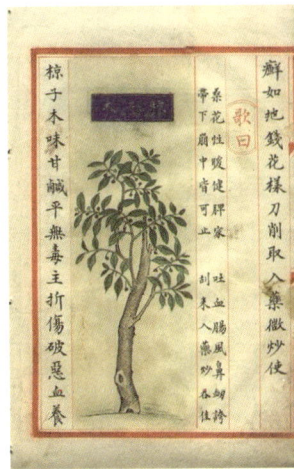

图 5-4-2461　棕子木

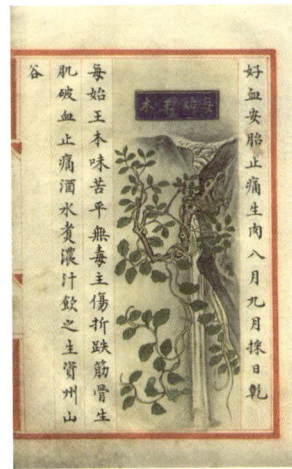

图 5-4-2462　每始王木

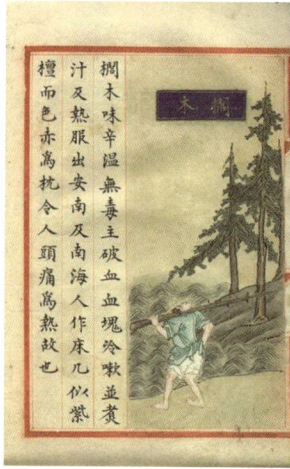

图 5-4-2463　榈木

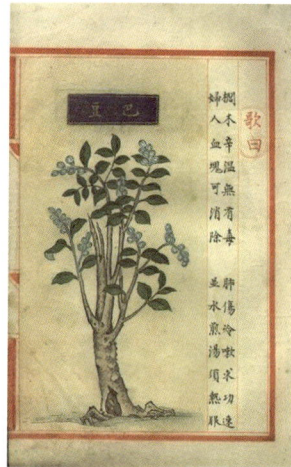

图 5-4-2464　巴豆

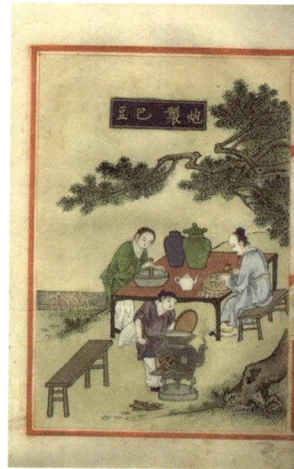

图 5-4-2465　炮制巴豆

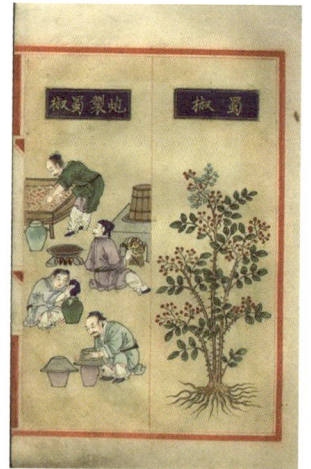

图 5-4-2466　蜀椒
图 5-4-2467　炮制蜀椒

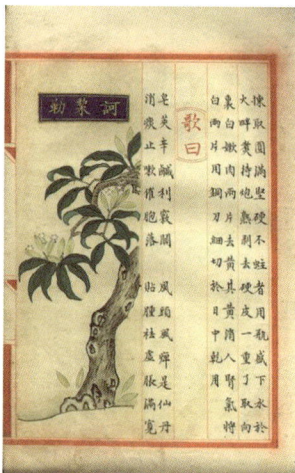

图 5-4-2468　诃黎勒

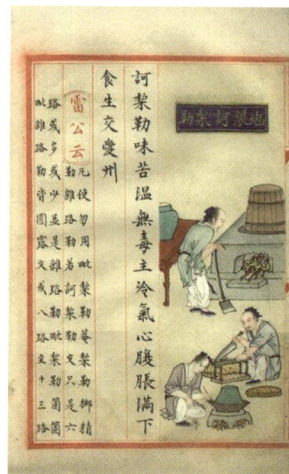

图 5-4-2469　炮制诃黎勒

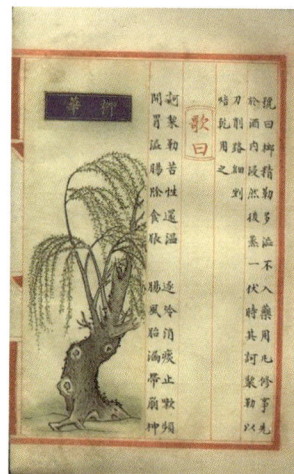

图 5-4-2470　柳华

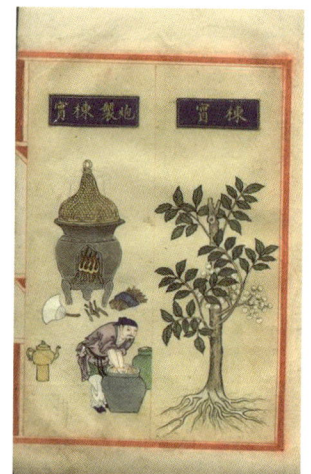

图 5-4-2471　楝实
图 5-4-2472　炮制楝实

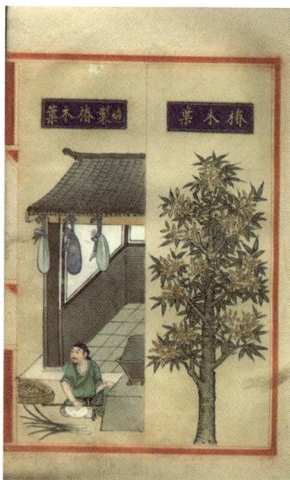

图 5-4-2473　椿木叶
图 7-4-2474　炮制椿木叶

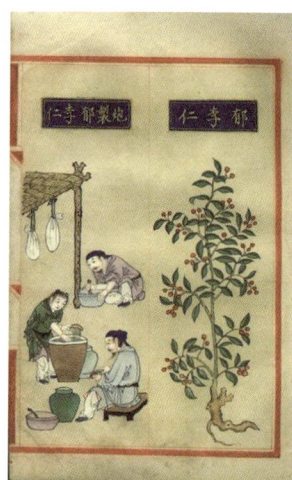

图 5-4-2475　郁李仁
图 5-4-2476　炮制郁李仁

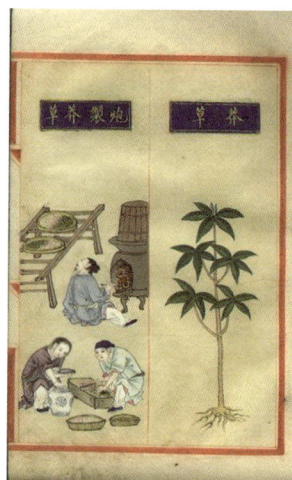

图 5-4-2477　莽草
图 5-4-2478　炮制莽草

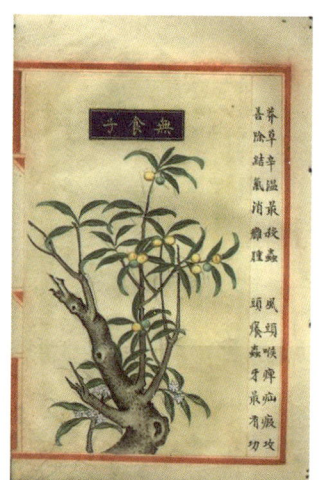

图 5-4-2479　无食子

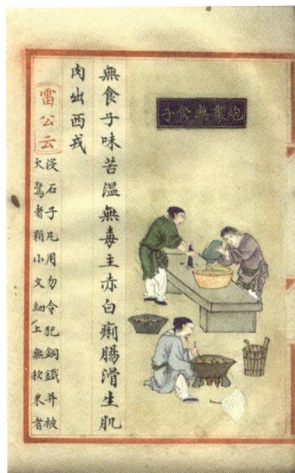

图 5-4-2480　炮制无食子

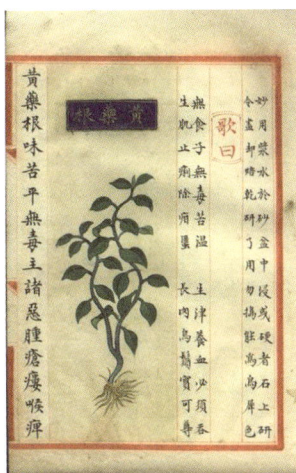

图 5-4-2481　黄药根

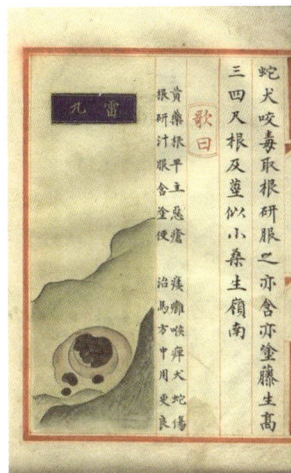

图 5-4-2482　雷丸

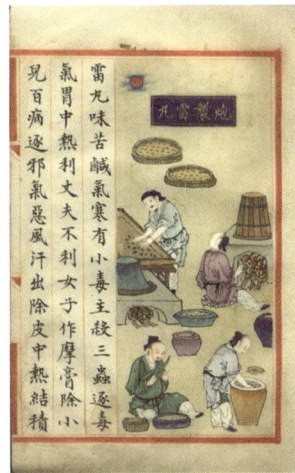

图 5-4-2483　炮制雷丸

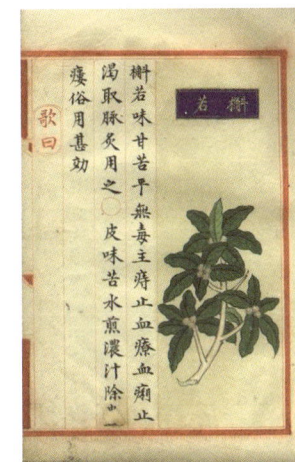

图 5-4-2484　槲若

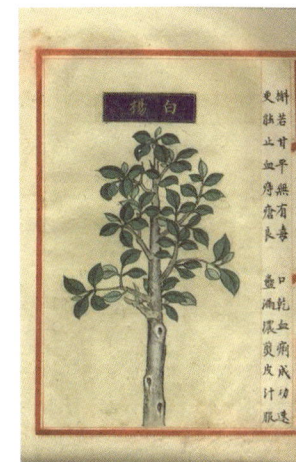

图 5-4-2485　白杨

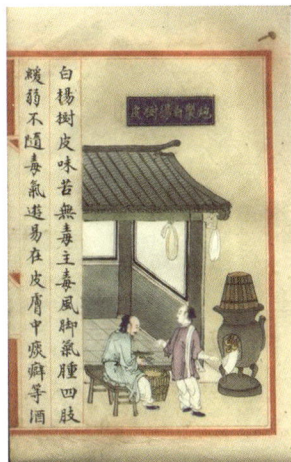

图 5-4-2486　炮制白杨树皮

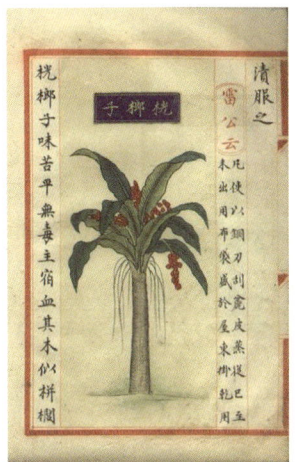

图 5-4-2487　桄榔子

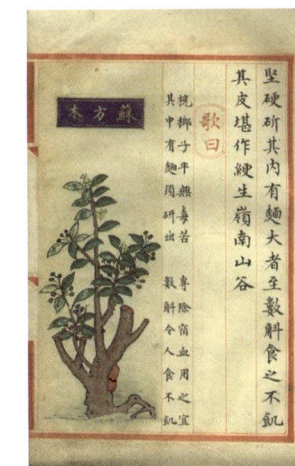

图 5-4-2488　苏方木

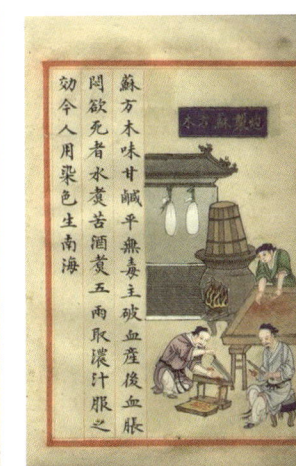

图 5-4-2489　炮制苏方木

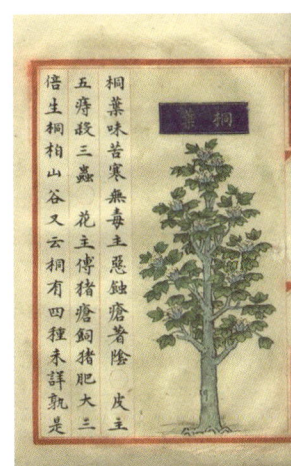

图 5-4-2490　桐叶

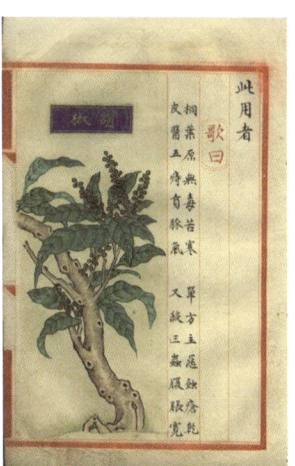

图 5-4-2491　胡椒

胡椒味辛大温无毒主下气温中去痰除
臟腑中风冷生西戎形如鼠李子调食用
之味甚辛辣

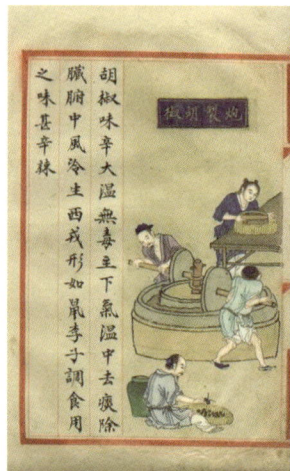

图 5-4-2492　炮制胡椒

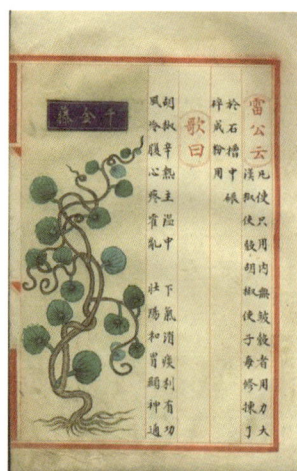

雷公云凡使只用内无皴者用刀大
碎威皆和胡椒使之每修揀了
风秋辛热主温中下气消痰利有切
朗秋辛温无毒根主痃癖

图 5-4-2493　千金藤

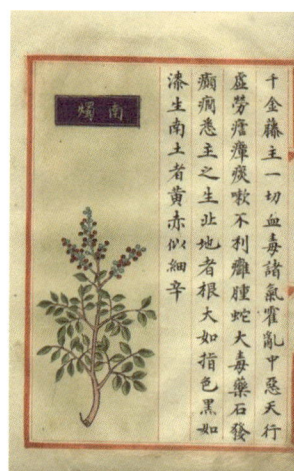

千金藤主一切血毒诸气霍乱中恶天行
虚劳瘴痒瘧痰嗽不利痈腫蛇大毒药石發
癫癎惡主之生此地者根大如指色黑如
漆生南土者黄赤似细辛

图 5-4-2494　南烛

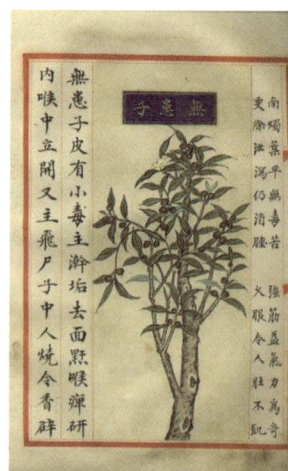

无患子皮有小毒主澣垢去面黑䵟
内喉中立開又主飛尸寸中人燒令香辟
研

南煩葉平无毒苦
变熻泄瀉仍消腫
火服令人狂不眠
陳筋血氣力馬肉

图 5-4-2495　无患子

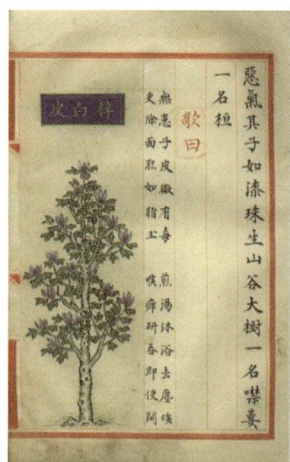

惡氣其子如漆珠生山谷大樹一名䓗葵
一名樗

雷公云歌曰
无患子皮澣有毒
烹湯沐浴去塵垢
唉㽲研研卽使開

图 5-4-2496　梓白皮

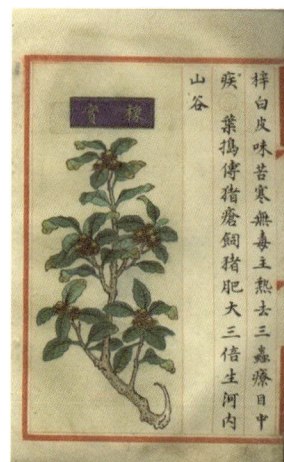

梓白皮味苦寒无毒主熱去三蟲瘯目中
疾葉搗傅猪瘡饲猪肥大三倍生河内
山谷

图 5-4-2497　橡实

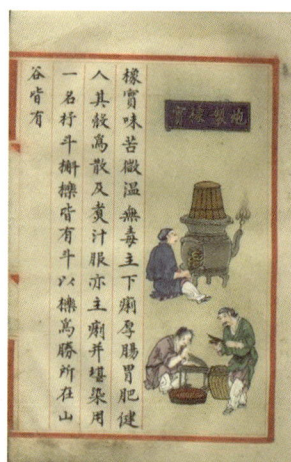

橡實味苦微温无毒主下痢厚腸胃肥健
人其殼爲散及煑汁服亦主痢并櫟染用
一名杼平橑橡有斗以橑爲勝所在山
谷皆有

雷公製炮

图 5-4-2498　炮制橡实

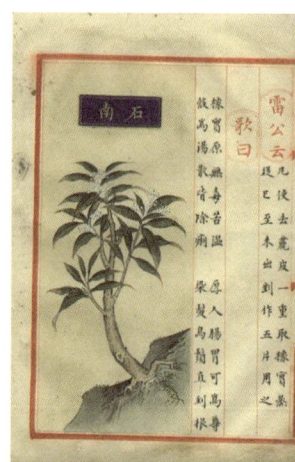

石南

橡實原无毒温苦
散爲湯散皆除痢
厚入腸胃可馬毒
染髮馬簡直刺根

雷公云歌曰
凡使去蓋皮一重取橡葉
邊巳㽲本出剉作五片用之

图 5-4-2499　石南

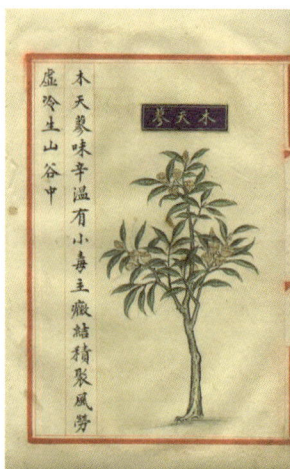

木天蓼味辛温有小毒主瘕結積聚風勞
虚冷生山谷中

图 5-4-2500　木天蓼

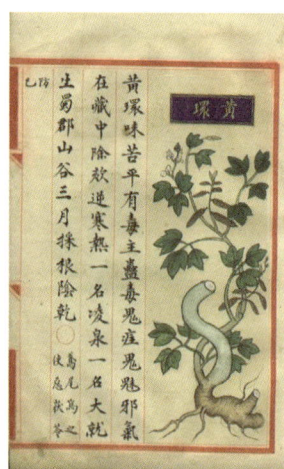

黄環味苦平有毒主蠱毒鬼疰鬼魅邪氣
在臟中除欬逆寒熱一名凌泉一名大就
生蜀郡山谷三月採根陰乾○爲凡爲狄
爲九箢草之

乙陽

图 5-4-2501　黄环

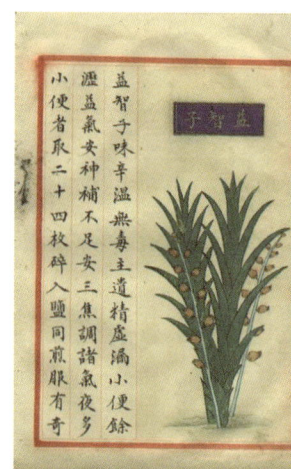

益智子味辛温无毒主遺精蓏瀉小便餘
瀝益氣安神補不足安三焦調諸氣夜多
小便者取二十四枚碎入鹽同煎服有奇

图 5-4-2502　益智子

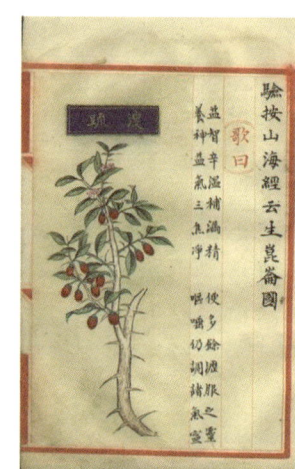

驗按山海經云生崑崙國

益智子味辛温補遺精
姜神益氣三焦平
使多絵涎服之蓋
喉嗌仍調諸氣蜜

图 5-4-2503　溲疏

鼠李主寒熱瘰瀝瘤瘡○其皮味苦微寒無
毒主除身皮熱一名牛李一名鼠梓一名
椑生田野採無時

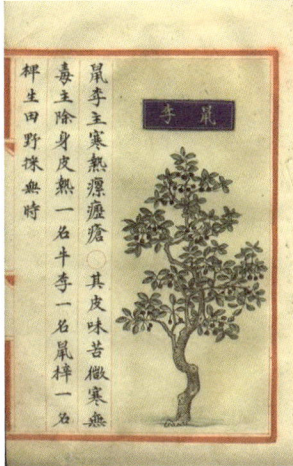

图 5-4-2504　鼠李

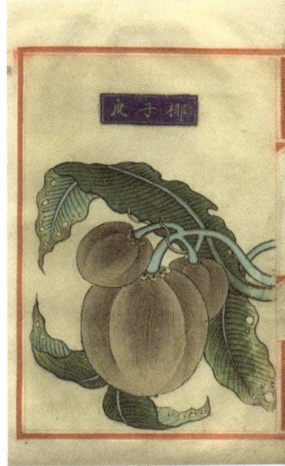

图 5-4-2505　椰子皮

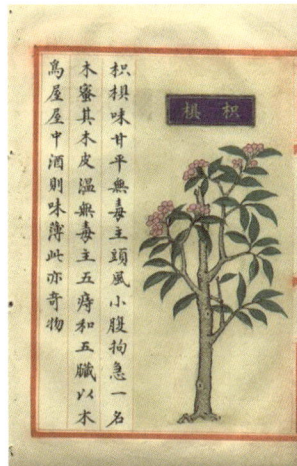

枳椇味甘平無毒主頭風小腹拘急一名
木蜜其木皮溫無毒主五痔和五臟以木
為屋屋中酒則味薄此亦奇物

图 5-4-2506　枳椇

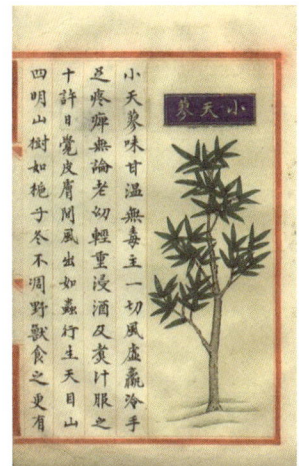

小天蓼味甘溫無毒主一切風虛羸冷手
足疼痺無論老幼輕重浸酒及煮汁服之
十許日覺皮間風出如蟲行生天目山
四明山樹如枇杷子冬不凋野獸食之更有

图 5-4-2507　小天蓼

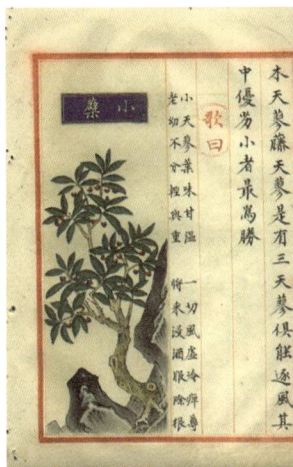

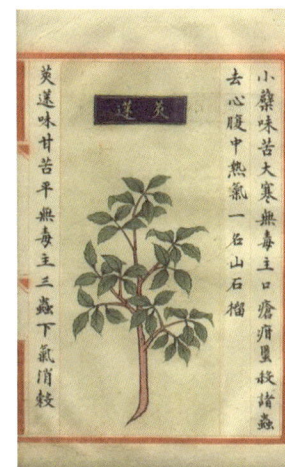

〔歌曰〕
小天蓼葉味甘溫
一切風虛冷浸酒擦痺疼根
木天蓼藤天蓼是有三天蓼俱能逐風其
中優劣小者最為勝

图 5-4-2508　小蘗

莢蒾味甘苦平無毒主三蟲下氣消穀
去心腹中熱氣一名山石榴

图 5-4-2509　莢蒾

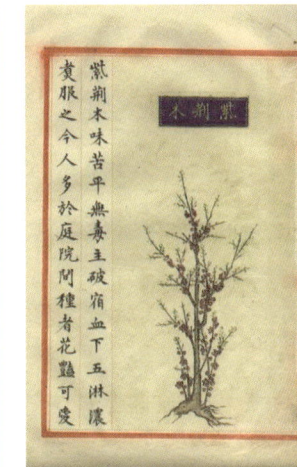

紫荊木味苦平無毒主破宿血下五淋濃
煮服之令人多於庭院間種者花豔可愛

图 5-4-2510　紫荆木

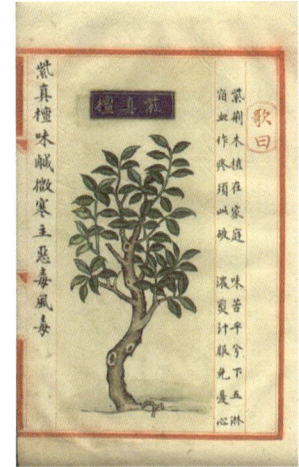

〔歌曰〕
紫荊木種在家庭滾煮汁服免淋疼
紫真檀味鹹微寒主惡毒風妻

图 5-4-2511　紫真檀

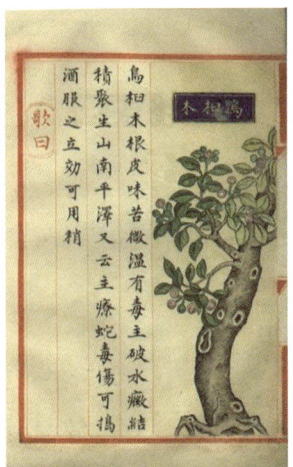

〔歌曰〕
烏桕木根在身邊積聚生山南平澤
烏桕木根皮味苦微溫有毒主破水癥結
積聚生山南平澤又云主療蛇妻傷可搗
酒服之立効可用梢

图 5-4-2512　乌桕木

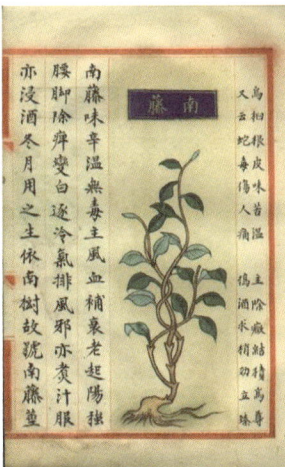

〔歌曰〕
烏相皮味溫
又主蛇妻傷人角
南藤味苦辛溫無毒主風血補衰老起陽攝
腰腳除痺變白逐冷氣排風邪亦煮汁服
亦浸酒冬月用之依南樹故號南藤莖

图 5-4-2513　南藤

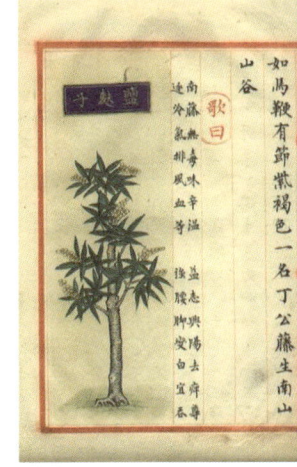

〔歌曰〕
南藤無妻排風血
益志興陽去府寒
強腰腳安白宜
鹽麩子味酸微寒無毒主除痰飲瘴毒
生山谷

图 5-4-2514　盐麸子

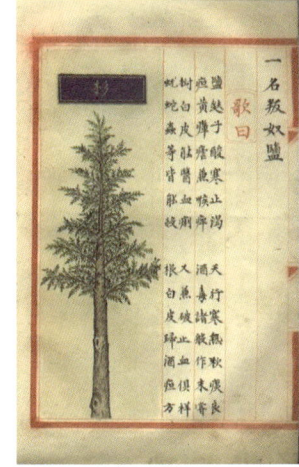

〔歌曰〕
鹽生山谷黃疸寒
杉木打諸熱歌痰良
杉如馬鞭有節紫褐色一名丁公藤生南山

图 5-4-2515　杉

杉材微溫無毒主療漆瘡

接骨木味甘苦平無毒主折傷續筋骨除
風瘙齲齒可作浴湯
根皮主痰飲欬下水
腫及痰癖煑服之

接骨木

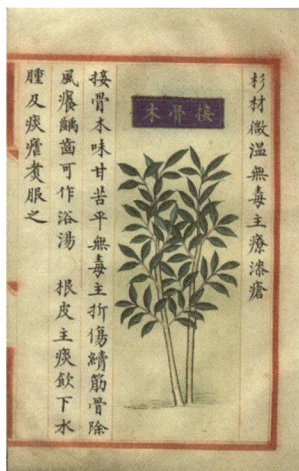

图 5-4-2516　接骨木

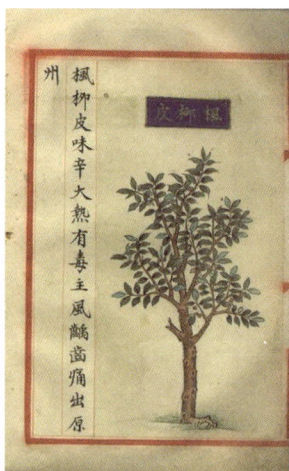

州
楓柳皮味辛大熱有毒主風齲齒痛出蟲

楓柳皮

图 5-4-2517　枫柳皮

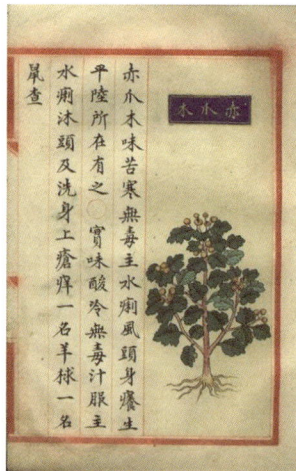

鼠查
赤爪木味苦寒無毒主水痢風頭身癢生
平陸所在有之實味酸冷無毒汁服主
水痢沐頭及洗身工瘡疥一名羊棣一名

赤爪木

图 5-4-2518　赤爪木

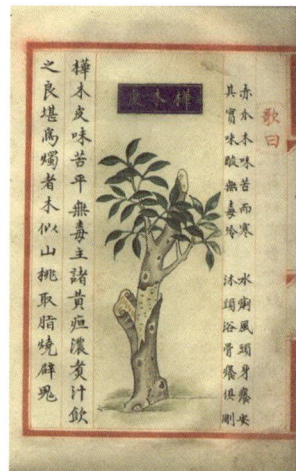

歌曰
樺木皮味苦平無毒主諸黃疸濃煑汁飲
之良堪為燭者木似山桃取脂燒碎皃
赤木皮味苦而寒其實味酸無毒冷
水痢風頭身癢生
沐頭浴骨瘡採取剛

樺木皮

图 5-4-2519　桦木皮

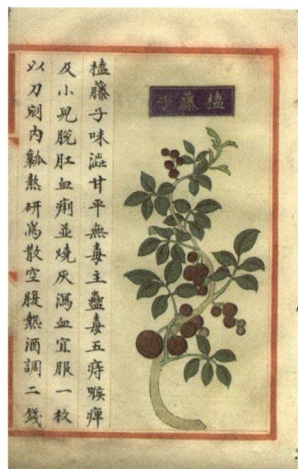

以刀刻內瓤熱研為散空腹熱酒調二錢

及小兒脫肛血痢並燒灰瀉血宜服一枚

榼藤子味澀甘平無毒主五痔瘕痹

榼藤子

图 5-4-2520　榼藤子

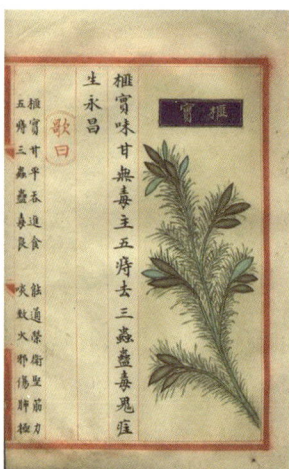

生永昌
榧實味甘無毒主五痔去三蟲蠱毒鬼疰

歌曰
榧實甘平承迭食
五痔三蟲盡去良
能通藥術聖苗力
快散火邪瘍脾槌

榧實

图 5-4-2521　榧实

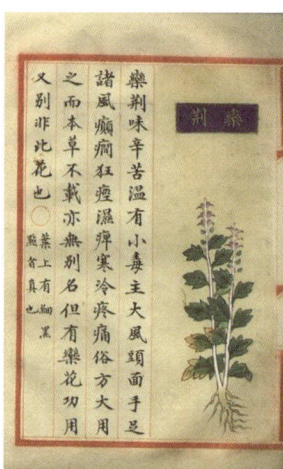

又别非此花也

藥荊味辛苦溫有小毒主大風頭面手足
諸風癇痹狂痙濕痹寒冷疼痛俗方大用
之而本草不載亦無列名但有藥花切用
葉上有蟲
瘾名真也

藥荊

图 5-4-2522　栾荆

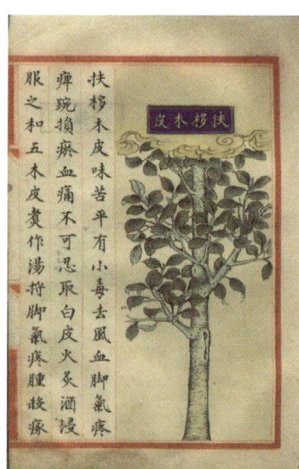

服之和五木皮煑作湯持脚氣痹腫皮瘇

扶栘木皮味苦平有小毒去風血脚氣疼
痹踠損瘀血痛不可忍取白皮火炙酒漬

扶栘木皮

图 5-4-2523　扶栘木皮

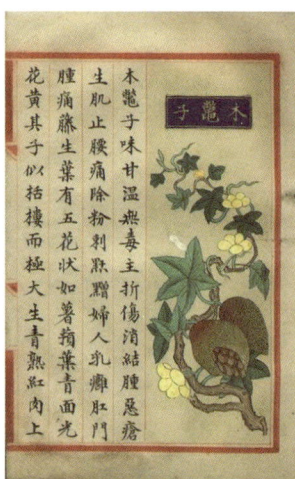

木鼈子味甘溫無毒主折傷消結腫惡瘡
生肌止腰痛除粉刺黜皯婦人乳癰肛門
腫痛藤生葉有五花狀如薯蕷葉青面光
花黃其子似栝樓而極大生青熟紅肉上

木鼈子

图 5-4-2524　木鼈子

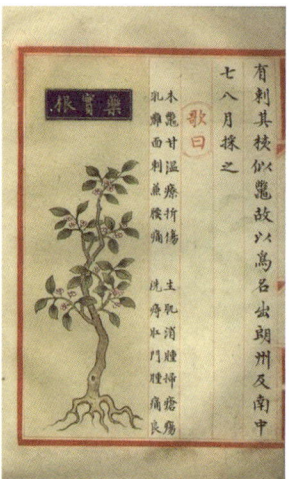

七八月採之
有刺其枝似鼈故以為名出朗州及南中

歌曰
木鼈甘溫療折傷
此瘡面刺黜皯痛
生肌消腫酒肛門
洗痔水門腫痛良

藥實根

图 5-4-2525　药实根

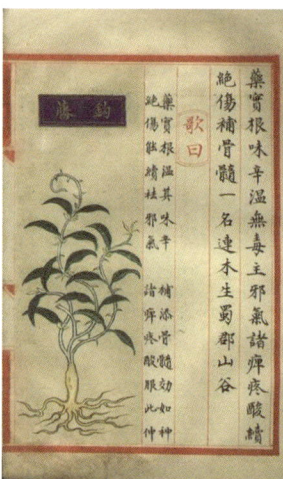

歌曰
藥實根味辛溫無毒主邪氣諸痹疼酸續
絕傷補骨髓一名連木生蜀郡山谷
此藥實根溫其水辛
諸痹添骨髓殷傷
補絕傷靖枝邪氣
接骨如神

釣藤

图 5-4-2526　钓藤

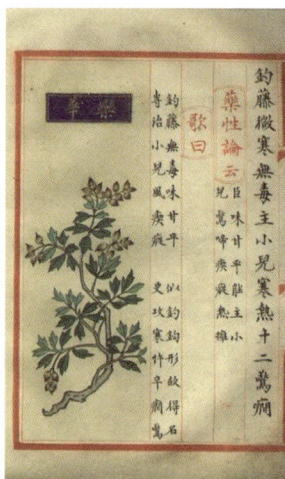

歌曰
釣藤微寒無毒主小兒寒熱十二驚癇
藥性論云
釣藤無味甘平主小
兒驚風客忤胎風熱
專治小兒風瘨熱
以釣鉤形敗得名
又坎寒作早癇驚

釣藤

图 5-4-2527　栾华

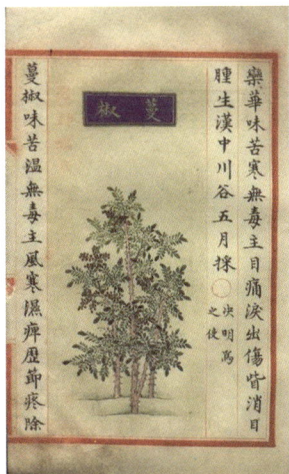

图 5-4-2528　蔓椒

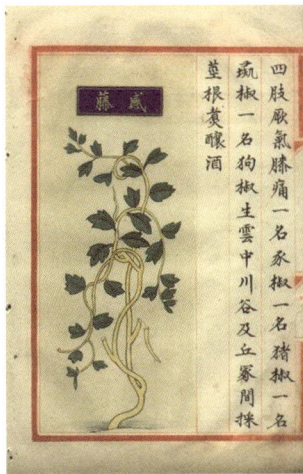

图 5-4-2529　感藤

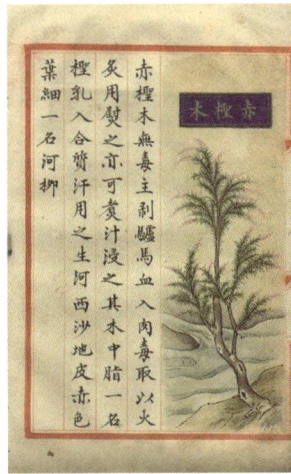

图 5-4-2530　赤柽木

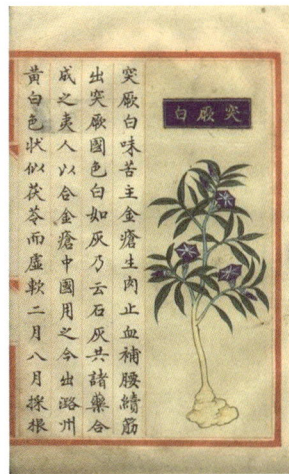

图 5-4-2531　突厥白

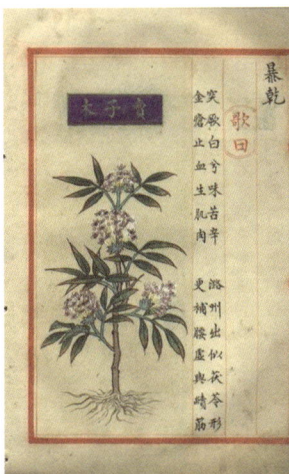

图 5-4-2532　卖子木

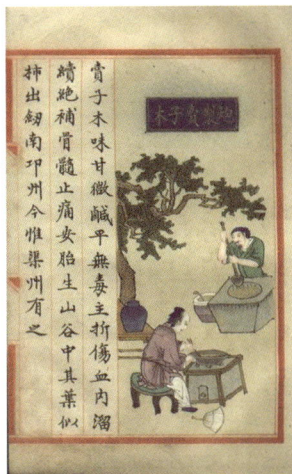

图 5-4-2533　炮制卖子木

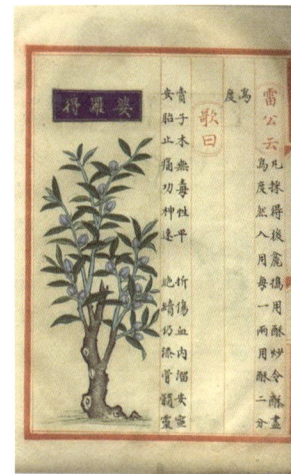

图 5-4-2534　婆罗得

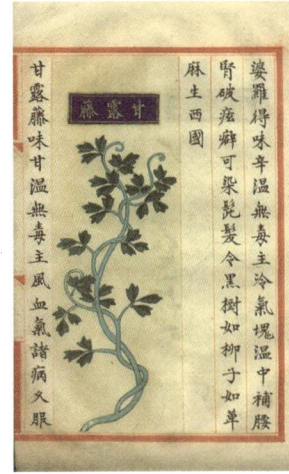

图 5-4-2535　甘露藤

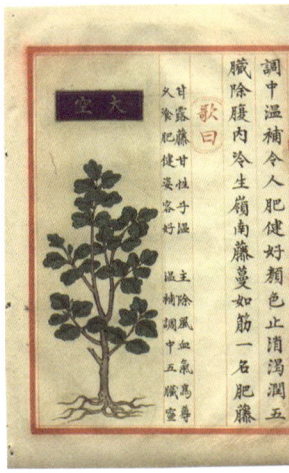

图 5-4-2536　大空

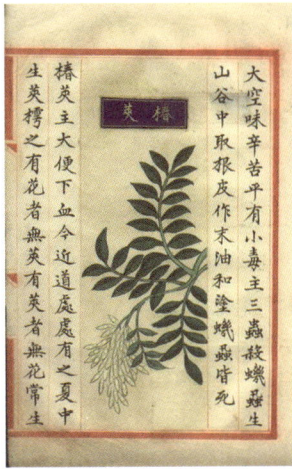

图 5-4-2537　椿荚

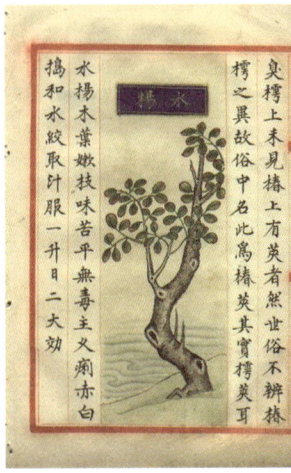

图 5-4-2538　水杨

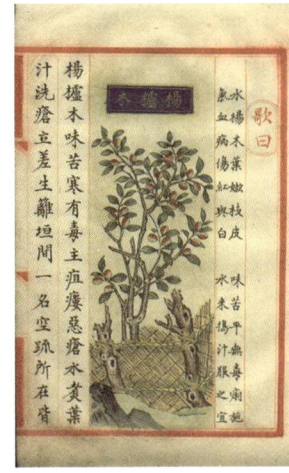

图 5-4-2539　杨栌木

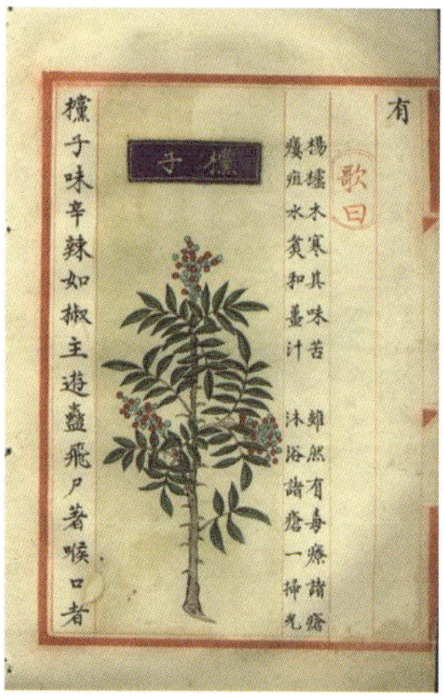

图 5-4-2540　欓子

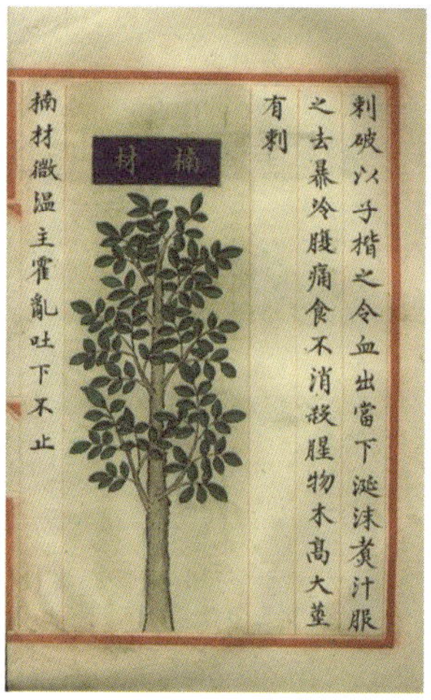

图 5-4-2541　楠材

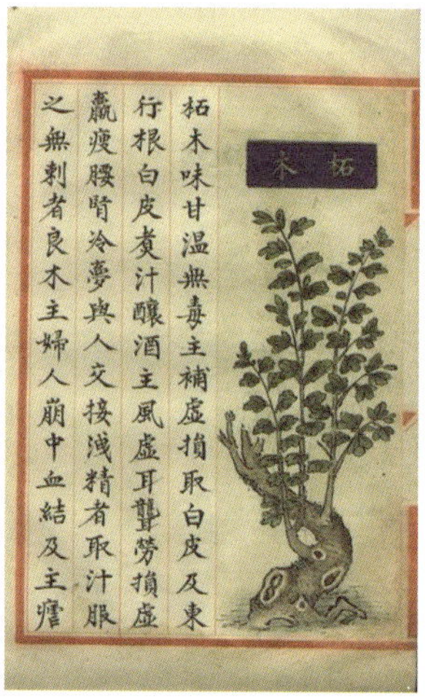

图 5-4-2542　柘木

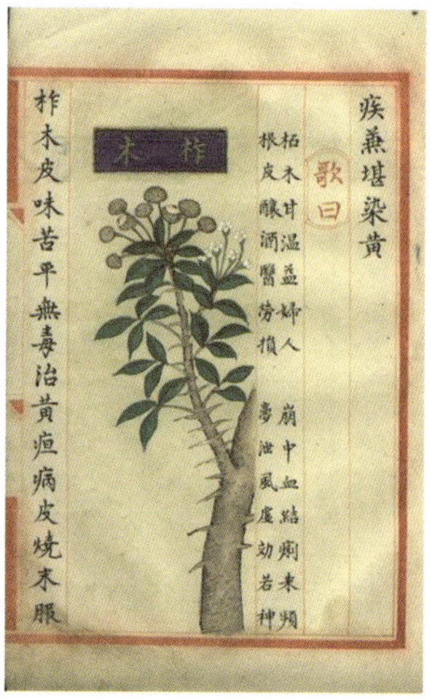

图 5-4-2543　柞木

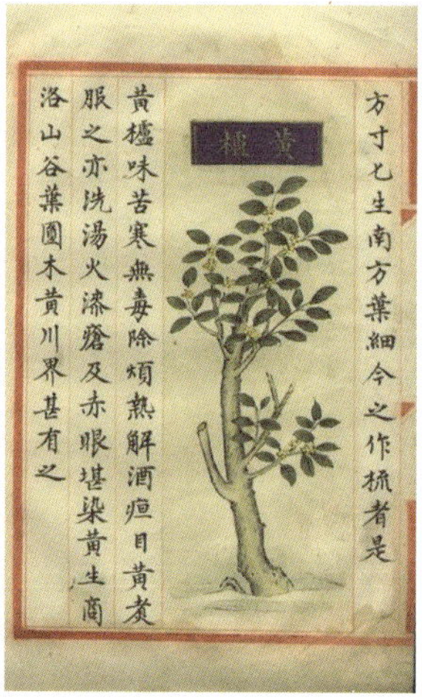

图 5-4-2544　黄栌

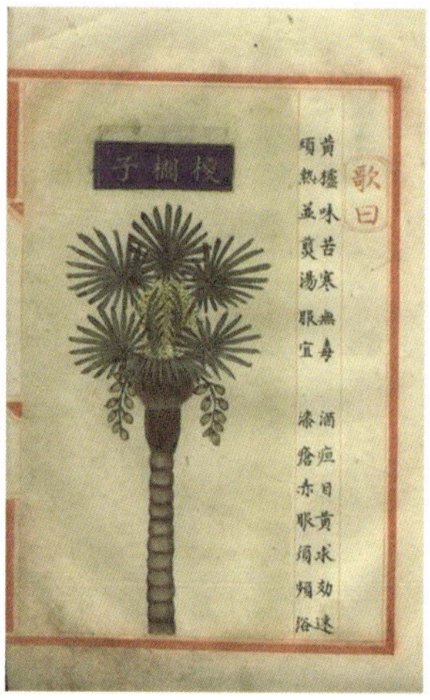

图 5-4-2545　棕榈子

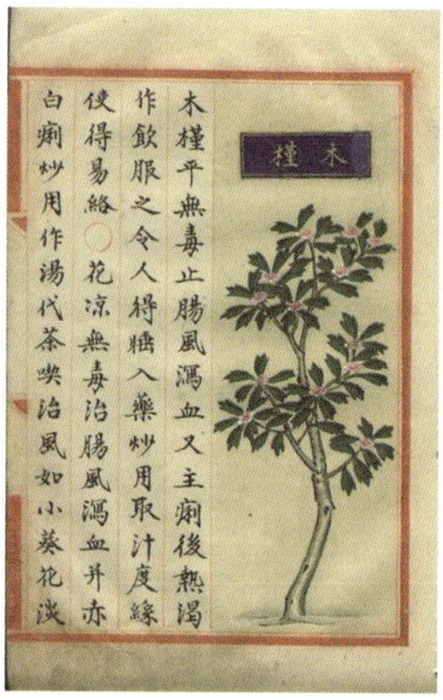

图 5-4-2546　木槿

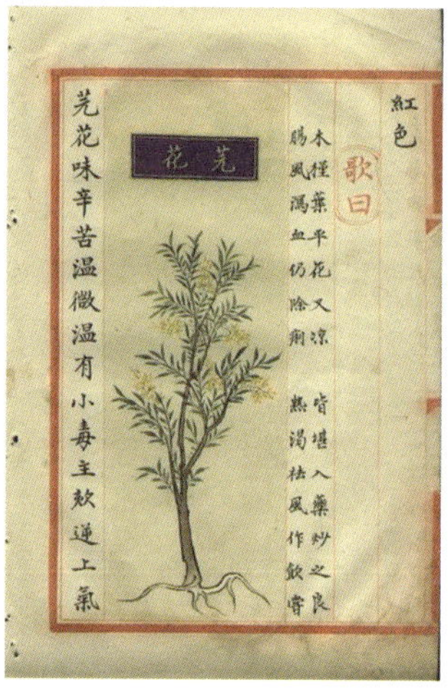

图 5-4-2547　芫花

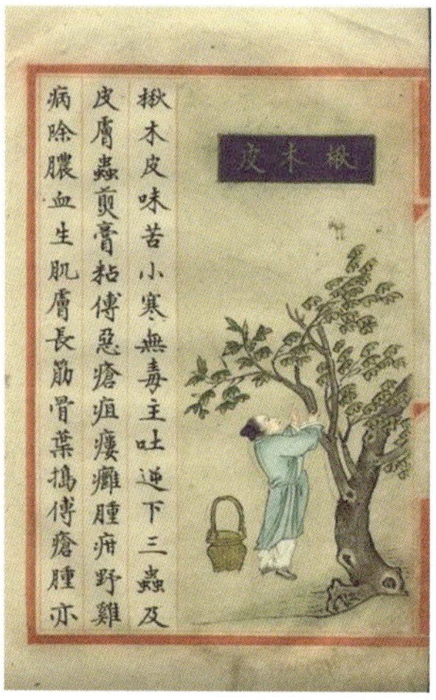

图 5-4-2548　楸木皮

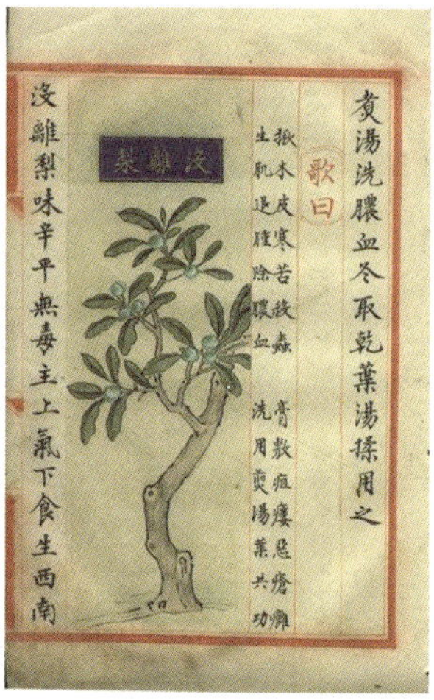

图 5-4-2549　没离梨

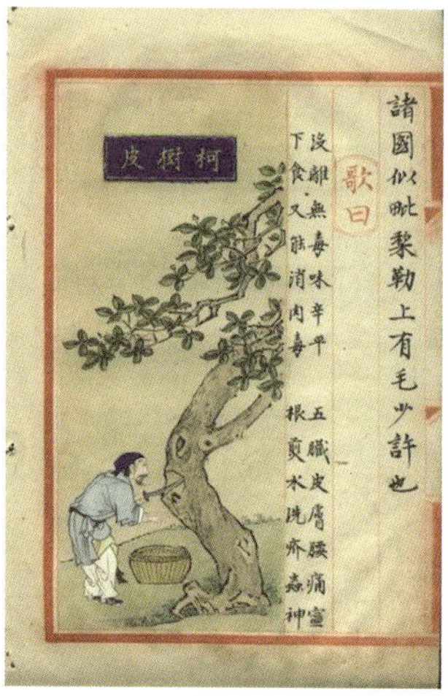

图 5-4-2550　柯树皮

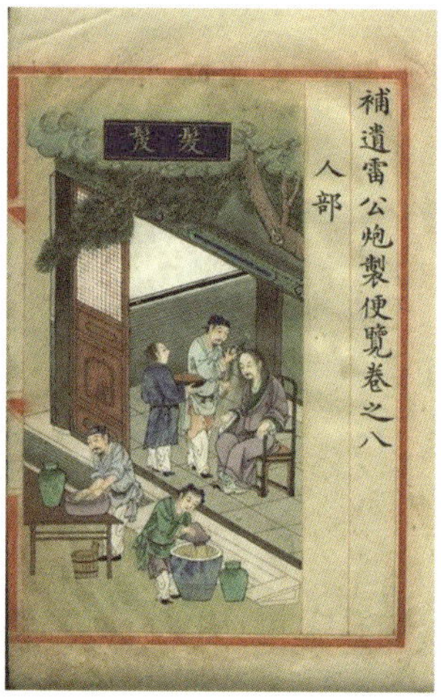

图 5-4-2551　发髲

髮髲製炮

髮髲味辛温無毒主五癃關格不通
利小便水道煎之消爲水療小兒癇大人痓仍自還神
化合雞子黄煎之消爲水療小兒驚熱
雷公云凡使須是羅白於子頂心翦下皆是童男

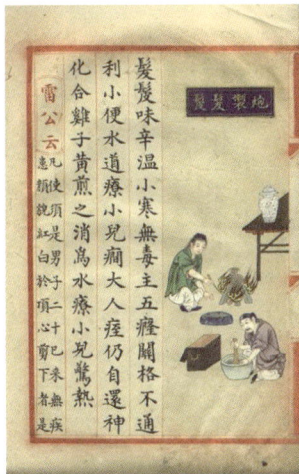

图 5-4-2552　炮制发髲

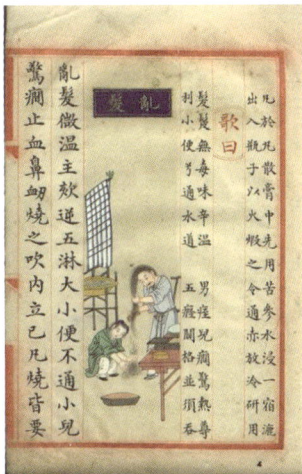

乱髮

乱髮微温主欬逆五淋大小便不通小兒驚癇止血鼻衄燒之吹内立已凡燒皆要
髮髲無毒味辛温水道利小便引通水道
男雞兒癇燒亦須吞

图 5-4-2553　乱发

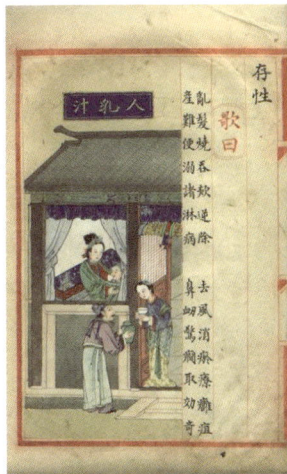

人乳汁

存性
歌曰
亂髮燒香欬逆退除諸淋病
産難燒令湯諸淋病
去風消痹療癱疽
鼻衄燒癇取効

图 5-4-2554　人乳汁

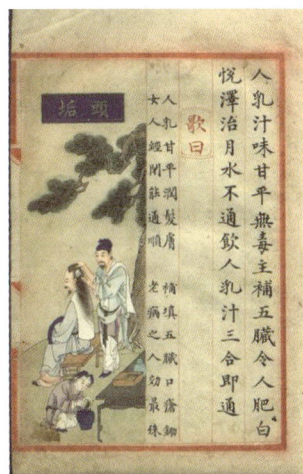

頭垢

人乳汁味甘平無毒主補五臟令人肥白
悅澤治月水不通歙人乳汁三合即通
歌曰
人乳潤髮肩
女人經閉能通順
老病之人勿最練

图 5-4-2555　头垢

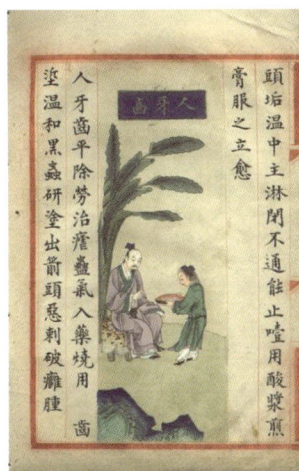

人牙齒

頤治温中主淋閉不通能止噎用酸漿煎
膏服之立愈
人牙齒平除勞治癱盡氣入藥燒用
塗温和黑蟲研塗出箭頭惡刺破癱腫
齒

图 5-4-2556　人牙齿

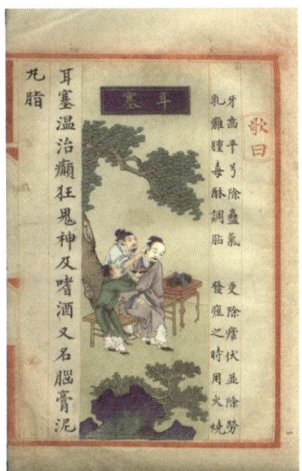

耳塞

耳塞温治癲狂鬼神及嗜酒又名腦膏泥
凡脂
牙齒平除盡氣
雞腥腹毒酥調脂
發癰之時用火燒

图 5-4-2557　耳塞

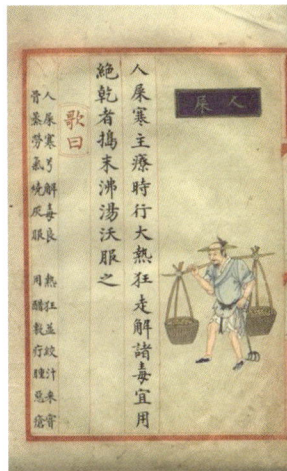

人屎

人屎寒主療時行大熱狂走解諸毒宜用
絕乾者搗末沸湯沃服之
歌曰
人屎寒引解毒良
晉毒勞氣燒煙吸
熱紅益行諸腫汁

图 5-4-2558　人屎

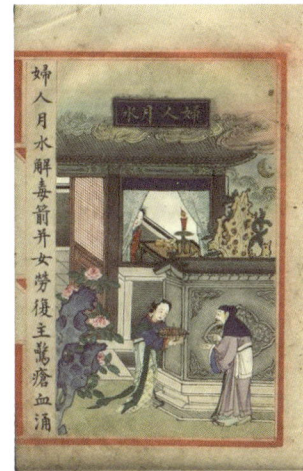

婦人月水

婦人月水解毒箭并女勞復主癰瘡血涌

图 5-4-2559　妇人月水

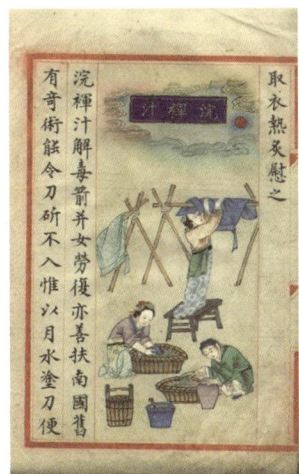

浣裈汁

取衣熱炙慰之
浣裈汁解毒箭并女勞復亦善扶南國舊
有奇術能令刀斫不入惟以月水塗刀便

图 5-4-2560　浣裈汁

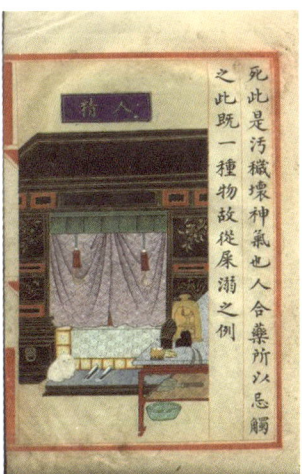

人精

死此是污穢壞神氣也人合藥所以忌觸
之此跣一種物故從屎溺之例

图 5-4-2561　人精

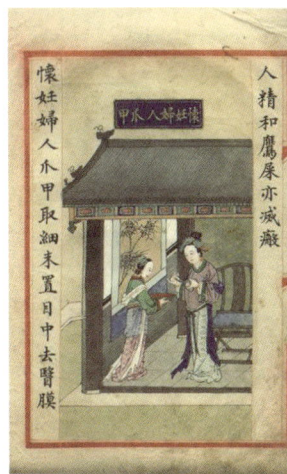

懷妊婦人爪甲

懷妊婦人爪甲取細末置目中去臀膜
人精和鷹屎亦減瘢

图 5-4-2562　怀妊妇人爪甲

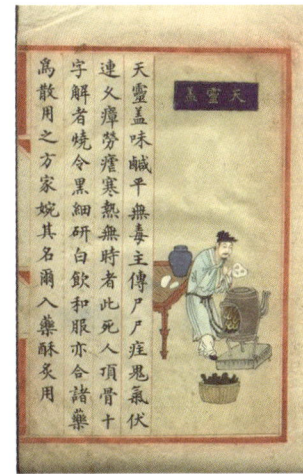

天靈蓋

天靈蓋味鹹平無毒主傳尸屍疰鬼氣伏
連久瘧勞瘵寒熱無時者此死人頂骨十
字解者燒令黑細研白歙和服亦合諸藥
爲散用之方家婉其名爾入藥酥合炙用

图 5-4-2563　天灵盖

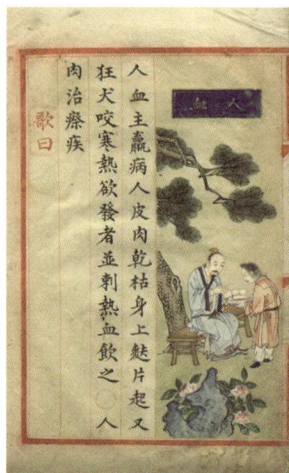

图 5-4-2564　人血

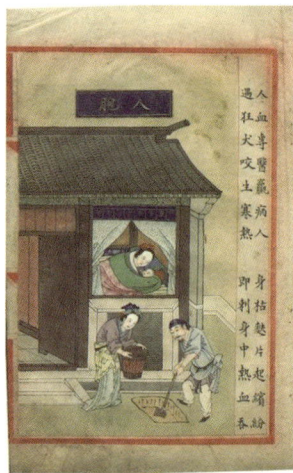

图 5-4-2565　人胞

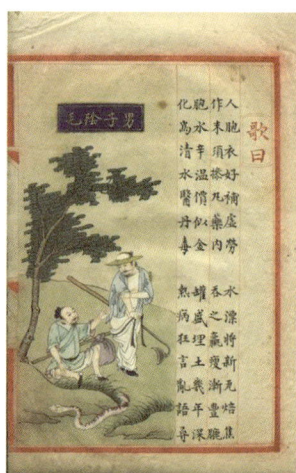

图 5-4-2566　男子阴毛

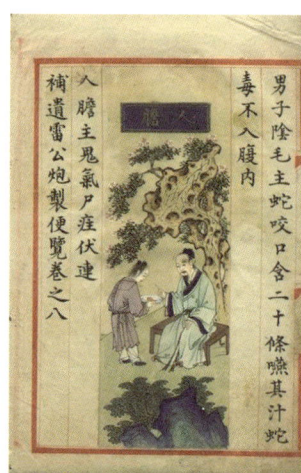

图 5-4-2567　人胆

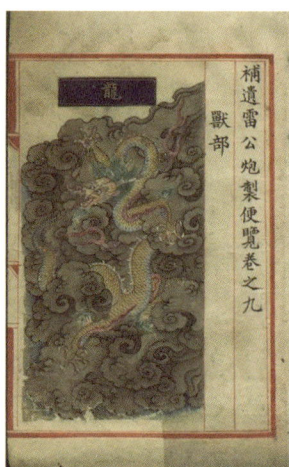

图 5-4-2568　龙

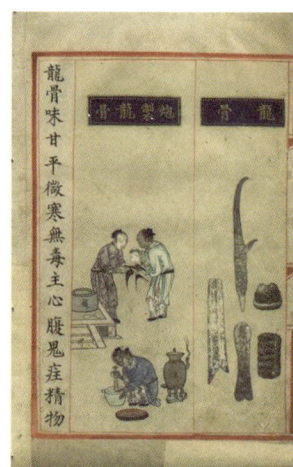

图 5-4-2569　龙骨

图 5-4-2570　炮制龙骨

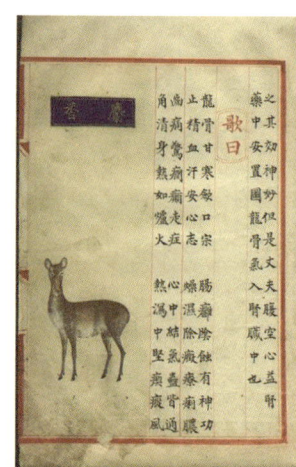

图 5-4-2571　麝香

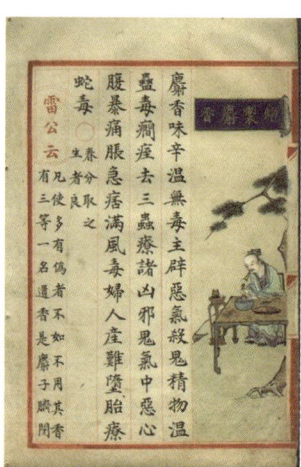

图 5-4-2572　炮制麝香

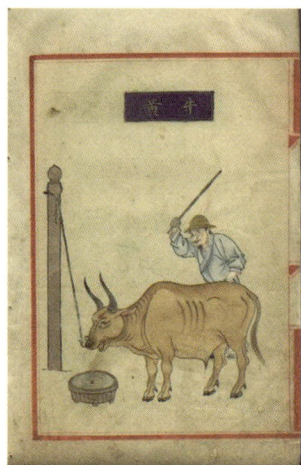

图 5-4-2573　牛黄

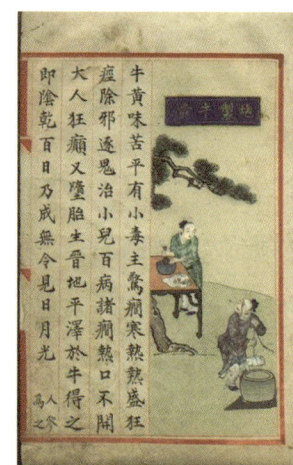

图 5-4-2574　炮制牛黄

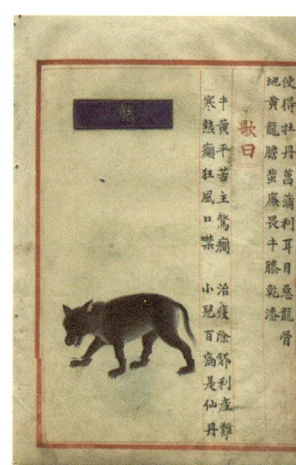

图 5-4-2575　熊

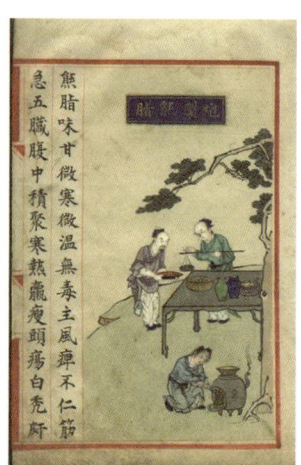

图 5-4-2576　炮制熊脂

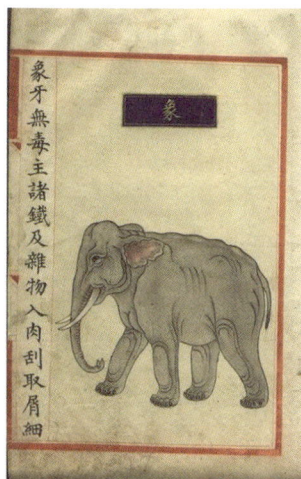

象牙無毒主諸鐵及雜物入肉刮取屑細

图 5-4-2577　象

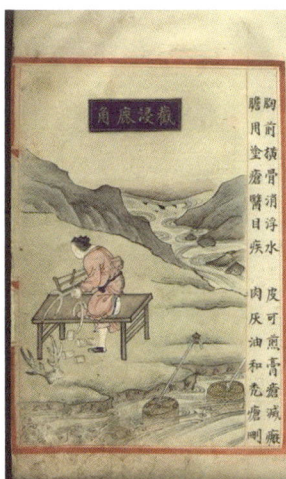

胸前鎮骨消浮水皮可煎膏煮減癩
膽用塗瘡瞖目疾肉灰油和塗瘡噴

图 5-4-2578　截浸鹿角

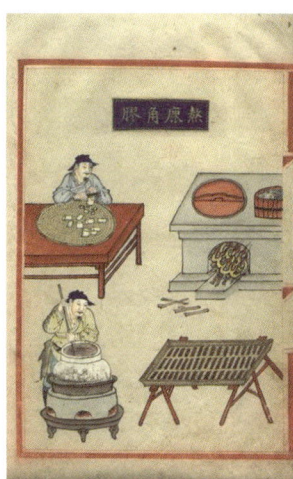

图 5-4-2579　熬鹿角胶

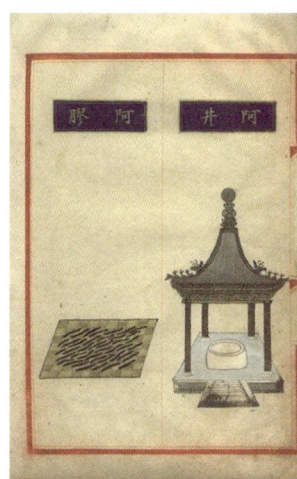

图 5-4-2580　阿井

图 5-4-2581　阿胶

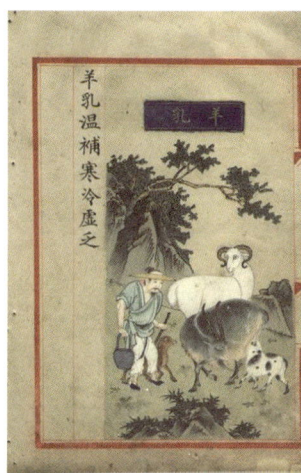

羊乳溫補寒冷虛乏

图 5-4-2582　羊乳

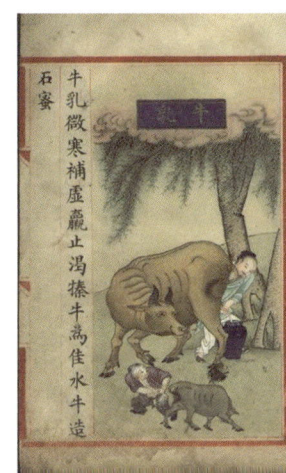

石蜜　牛乳微寒補虛羸止渴捧牛為佳水牛造

图 5-4-2583　牛乳

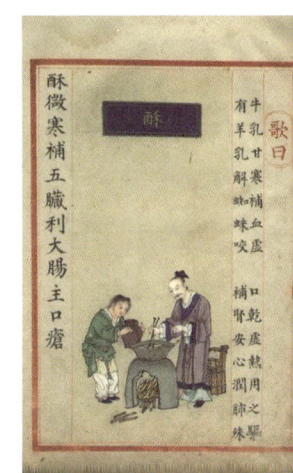

酥微寒補五臟利大腸主口瘡

牛乳甘寒補血虛有羊乳解蜘蛛咬口乾虛熱用之甓補腎安心潤肺殊

歌日

图 5-4-2584　酥

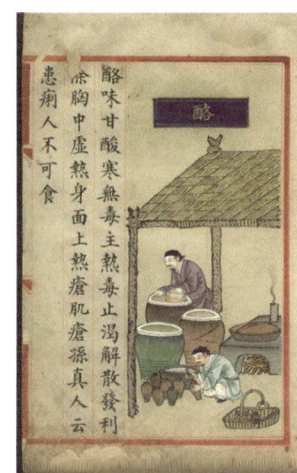

酪味甘酸寒無毒主熱毒止渴解散發利除胸中虛熱身面上熱瘡肌瘡孫真人云患痢人不可食

图 5-4-2585　酪

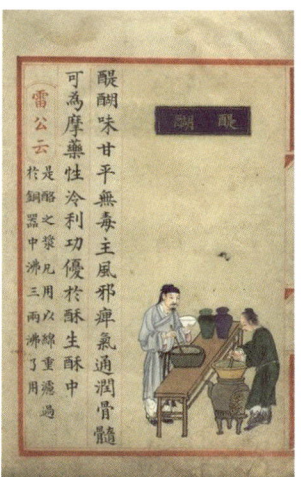

醍醐味甘平無毒主風邪痹氣通潤骨髓可為摩藥性冷利功優於酥生酥中

雷公云是酪之漿於銅器中沸凡用以綿重濾過三兩沸丁用

图 5-4-2586　醍醐

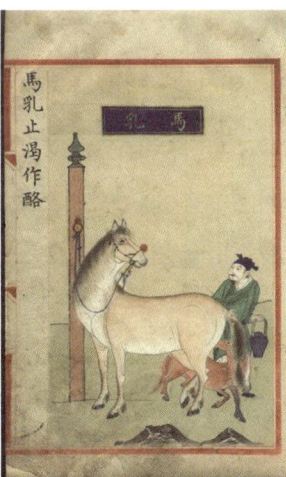

馬乳止渴作酪

图 5-4-2587　马乳

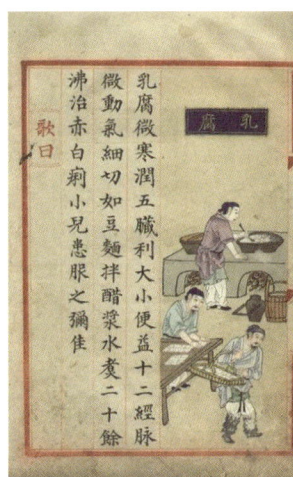

乳腐微寒潤五臟利大小便益十二經脉微動氣細切如豆麪拌醋漿水煮二十餘沸治赤白痢小兒患服之彌佳

歌日

图 5-4-2588　乳腐

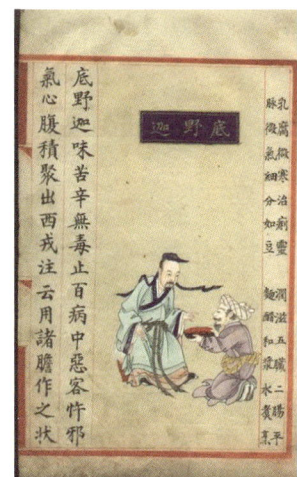

底野迦味苦辛無毒主百病中惡客忤邪氣心腹積聚出西戎注云用諸膽作之狀

乳腐微寒治痢豐細切如豆麪洞滋五臟利腸平拌醋和漿水煮熟

图 5-4-2589　底野迦

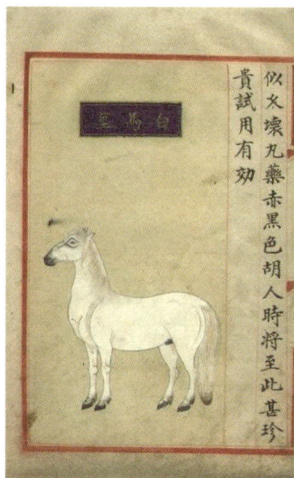

图 5-4-2590　白马茎

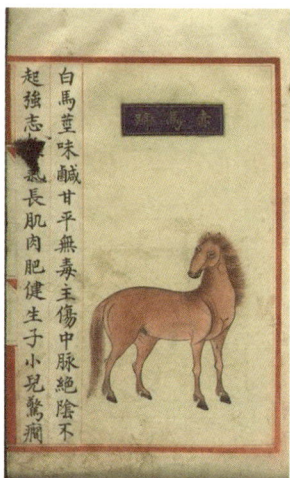

图 5-4-2591　赤马蹄

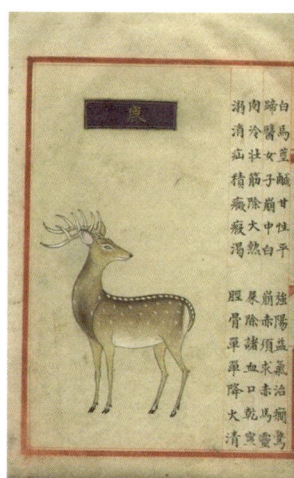

图 5-4-2592　鹿

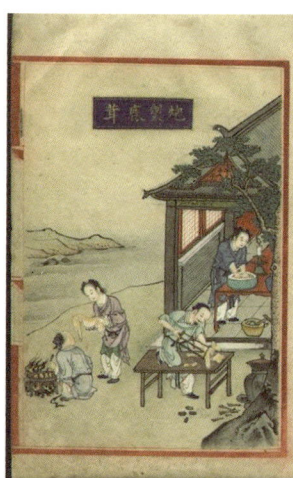

图 5-4-2593　炮制鹿茸

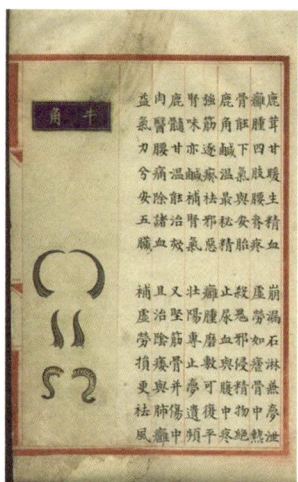

图 5-4-2594　牛角

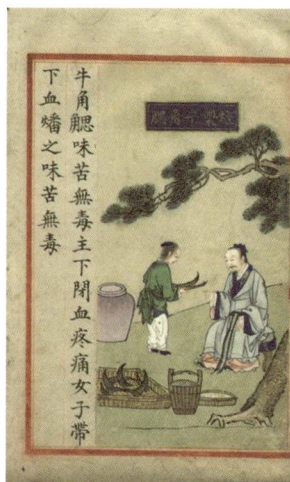

图 5-4-2595　炮制牛角䚡

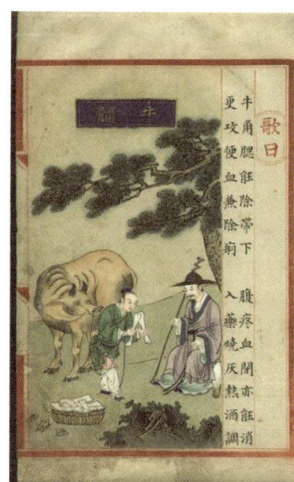

图 5-4-2596　牛髓

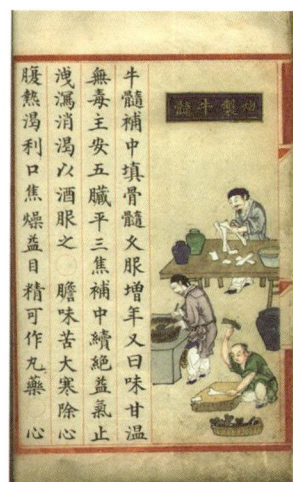

图 5-4-2597　炮制牛髓

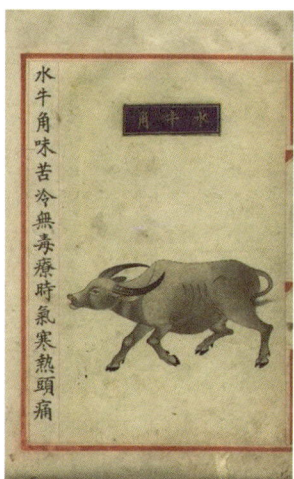

图 5-4-2598　水牛角

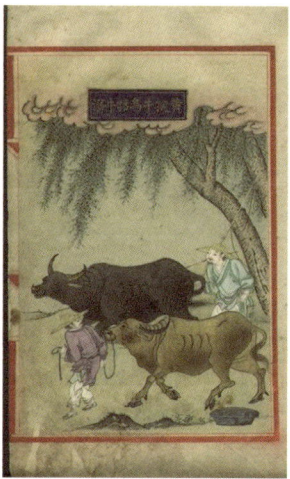

图 5-4-2599　黄犍牛、乌牯牛溺

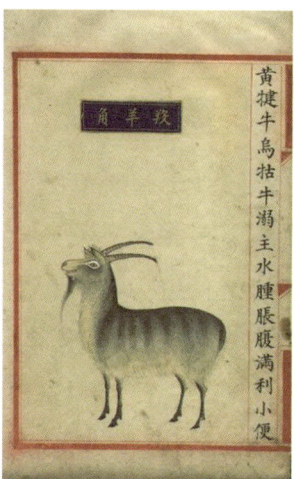

图 5-4-2600　羧羊角

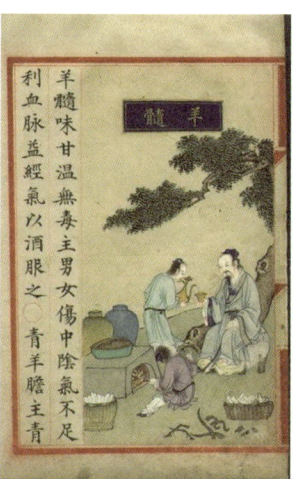

图 5-4-2601　羊髓

牡狗陰莖味鹹平無毒主傷中陰痿不起令強熱大生子除女子帶下十二疾一名狗精六月上伏取陰乾百日○膽主明目

牡狗陰莖

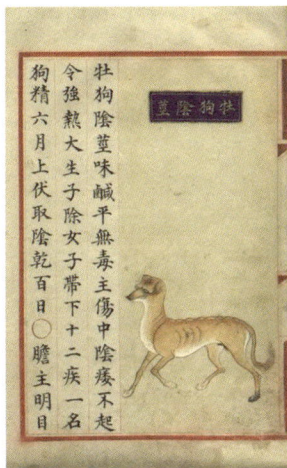

图 5-4-2602 牡狗阴茎

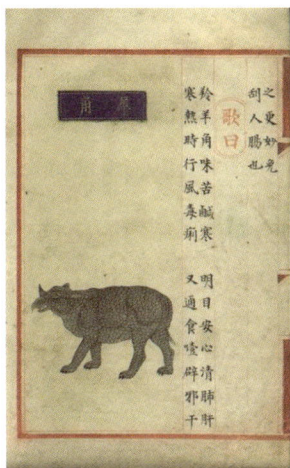

犀角味苦鹹寒寒熱時行風毒癇又通食噎辟邪干明目安心清肺肝

之更妙兇刮人腸也

犀角

图 5-4-2603 犀角

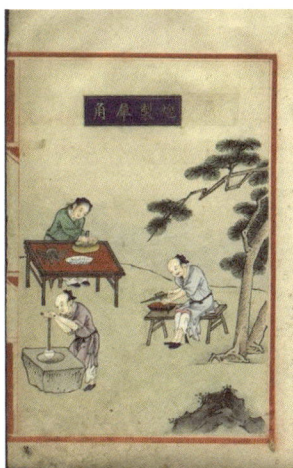

炮製犀角

图 5-4-2604 炮制犀角

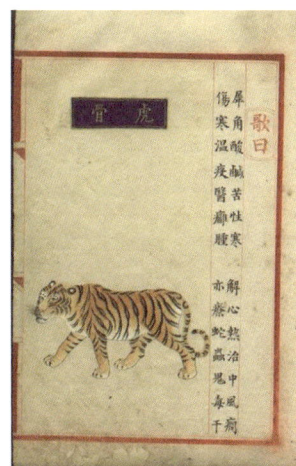

犀角味酸鹹苦牡寒傷寒溫瘧腎癇腹赤療心熱治中風毒邪蛇虺毒邪干

歌曰

虎骨

图 5-4-2605 虎骨

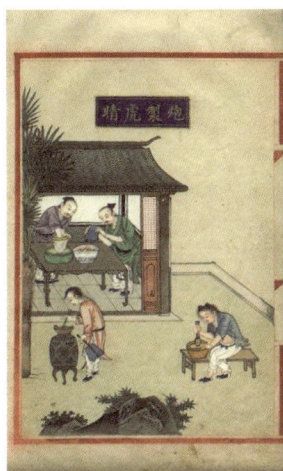

炮製虎睛

图 5-4-2606 炮制虎睛

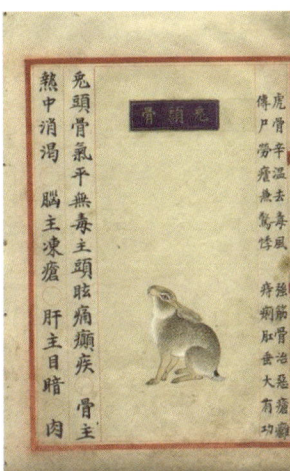

兔頭骨氣平無毒主頭眩痛癲疾腦主凍瘡肝主目暗肉虎骨辛溫去毒風尸骨勞瘵無驚悸筋骨治惡瘡痔瘻肛舌大有功

兔頭骨

图 5-4-2607 兔头骨

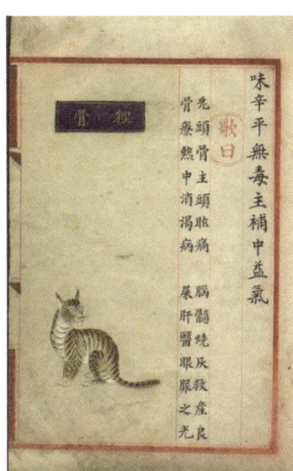

味辛平無毒主補中益氣兇頭骨療熱中消渴病腦醫燒灰肝治眼眩眼眩之光良

歌曰

狸骨

图 5-4-2608 狸骨

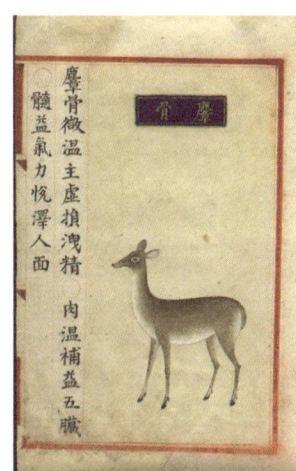

獐骨微溫主虛損洩精髓益氣力悅澤人面肉溫補益五臟

獐骨

图 5-4-2609 獐骨

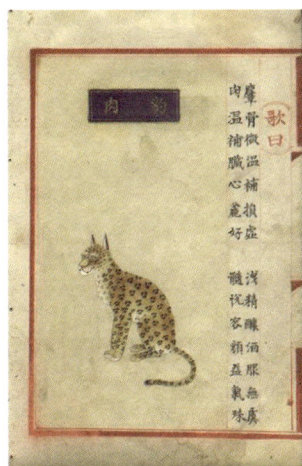

獐骨微溫補臟心意好髓沢肌潤脈益氣無味虛

肉豹

图 5-4-2610 豹肉

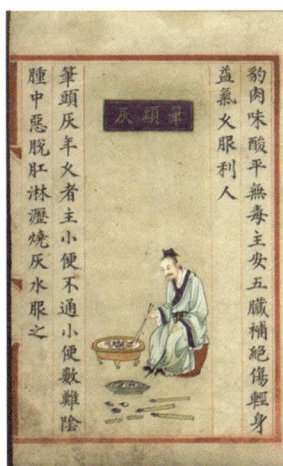

筆頭灰年久者主小便不通小便數難陰腫中惡脫肛淋瀝燒灰水服之益氣火眼利人

豹肉味酸平無毒主安五臟補絕傷輕身

筆頭灰

图 5-4-2611 笔头灰

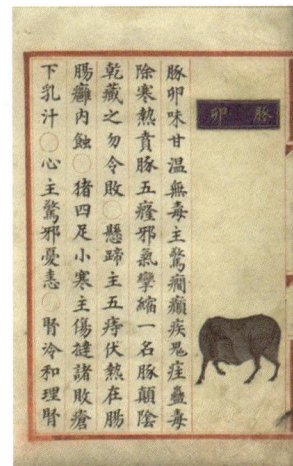

豚卵味甘溫無毒主驚癇癲疾鬼疰蠱毒除寒熱賁豚五癃邪氣攣縮一名豚顛陰乾藏之勿令敗懸蹄主五痔伏熱在腸豬四足小寒主傷健諸敗瘡下乳汁○心主驚邪憂恚腎冷和理腎

豚卵

图 5-4-2612 豚卵

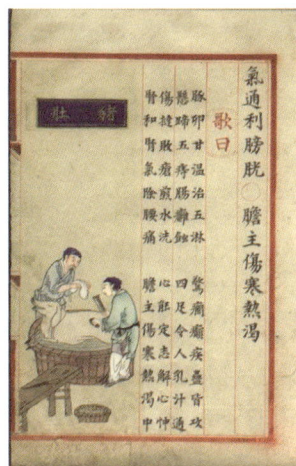

氣通利膀胱○膽主傷寒熱渴

歌曰

豚卵甘溫治五淋腎傷和筋骨敗腰痛疝癇腎氣除癥腹水痘膽主傷寒熱渴心肝汁中

豬肚

图 5-4-2613 猪肚

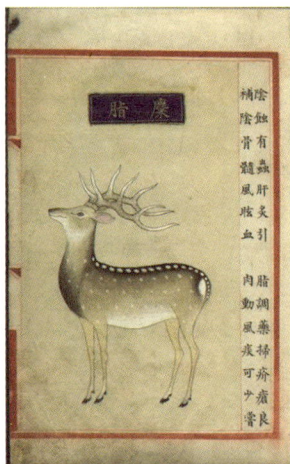

图 5-4-2614 麋脂

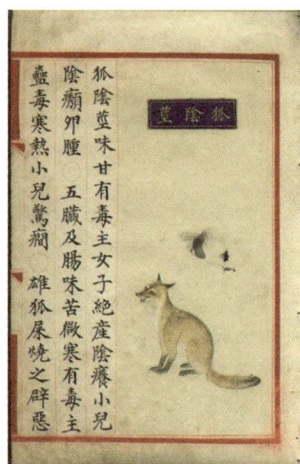

图 5-4-2615 狐阴茎

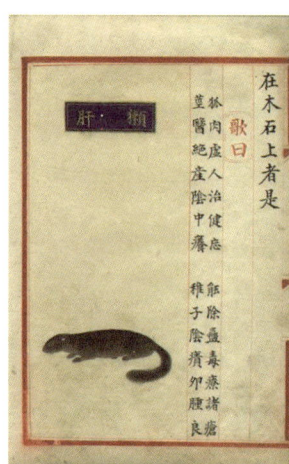

图 5-4-2616 獭肝

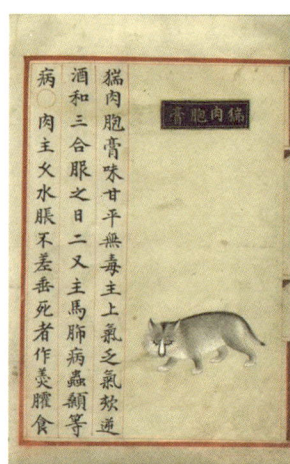

图 5-4-2617 狸肉胞膏

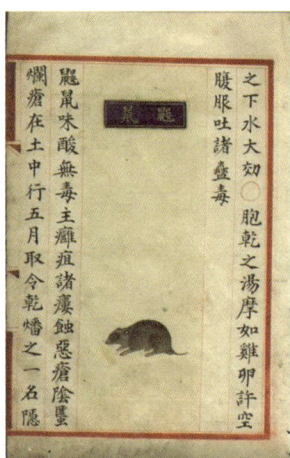

图 5-4-2618 鼹鼠

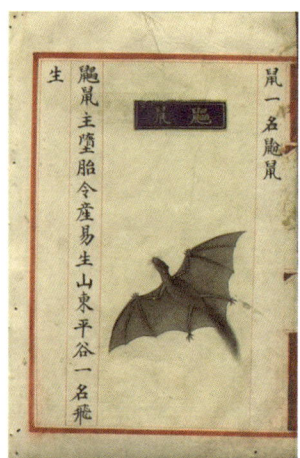

图 5-4-2619 鼺鼠

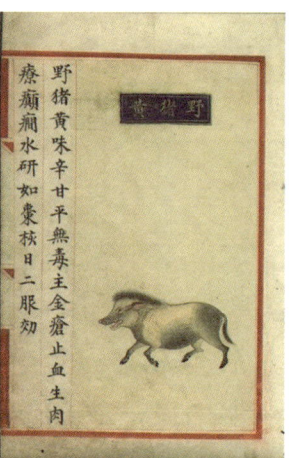

图 5-4-2620 野猪黄

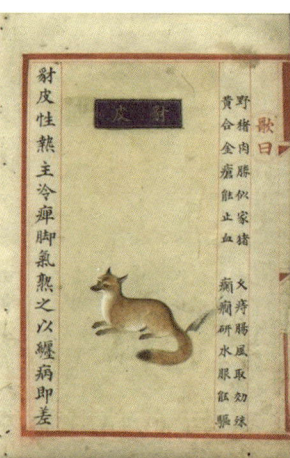

图 5-4-2621 豺皮

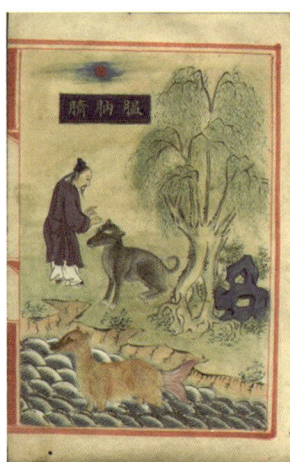

图 5-4-2622 腽肭脐

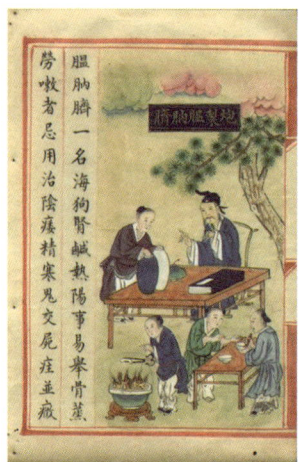

图 5-4-2623 炮制腽肭脐

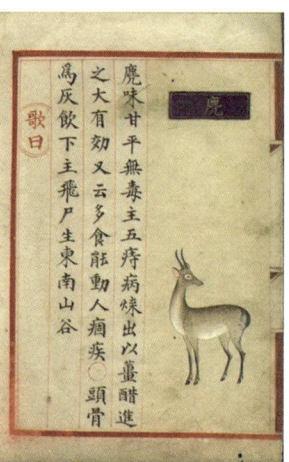

图 5-4-2624 麂

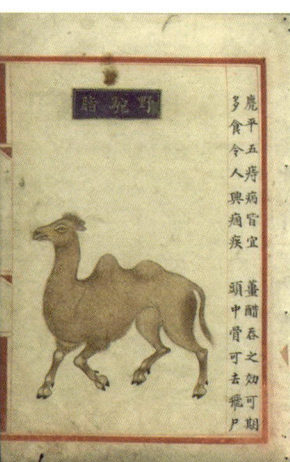

图 5-4-2625 野驼脂

猕猴味酸平无毒肉主诸风劳酿酒弥佳
头角主瘴疗作汤治小儿则辟鹜鬼雕
寒热◯手主小儿鹜痫口噤◯屎主蜘蛛

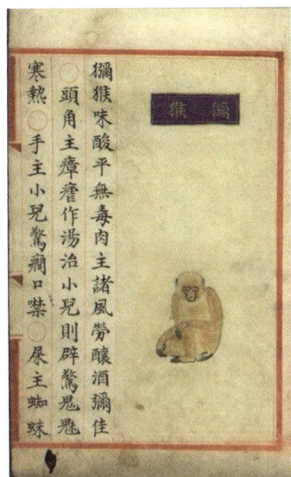

图 5-4-2626　猕猴

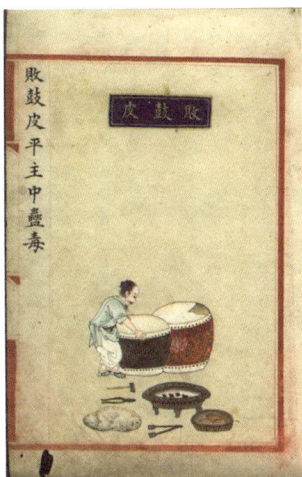

败鼓皮平主中蛊毒

图 5-4-2627　败鼓皮

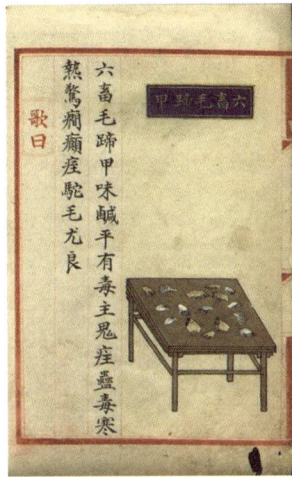

六畜毛蹄甲味咸平有毒主鬼疰蛊毒寒
熟鹜痫癫疰駞毛尤良
歌曰

图 5-4-2628　六畜毛蹄甲

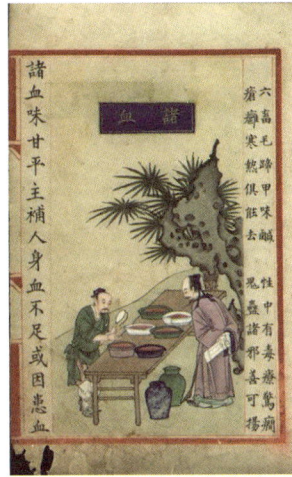

诸血味甘平主补人身血不足或因患血
六畜毛蹄甲味咸
循痫寒熟俱能去
恶疰诸恶可擂

图 5-4-2629　诸血

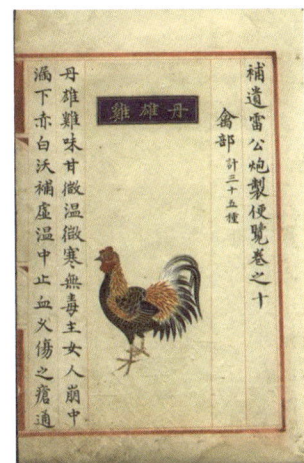

丹雄鸡味甘微温微寒无毒主女人崩中
漏下赤白沃补虚温中止血火伤之疮通
补遗雷公炮制便览卷之十
禽部计三十五种

图 5-4-2630　丹雄鸡

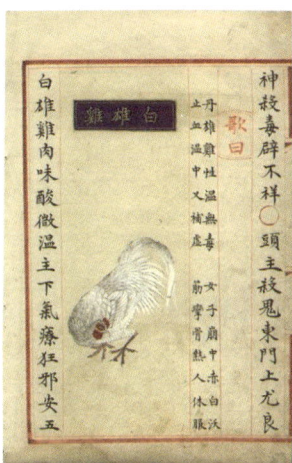

白雄鸡肉味酸微温主下气疗狂邪安五
神杀毒辟不祥◯头主杀鬼东门上尤良
歌曰
丹雄鸡性温无毒
方子痫中赤白沃
肠痈骨热人休服

图 5-4-2631　白雄鸡

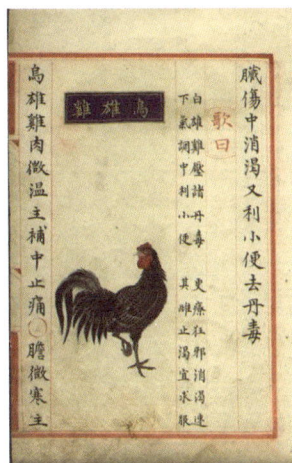

乌雄鸡肉微温主补中止痛◯胆微寒主
脏伤中消渴又利小便去丹毒
歌曰
乌雄鸡压诸丹毒
下气润中利小便
其雌止痛宜水服

图 5-4-2632　乌雄鸡

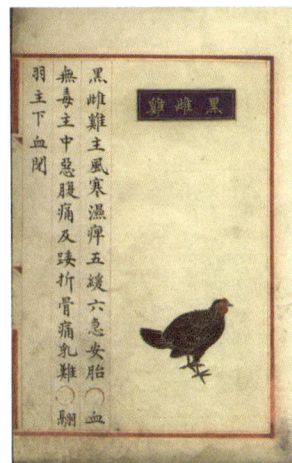

黑雌鸡主风寒湿痹五缓六急安胎血
无毒主中恶腹痛及践折骨痛乳难
羽主下血闭
黑雌鸡主风
循寒热俱去

图 5-4-2633　黑雌鸡

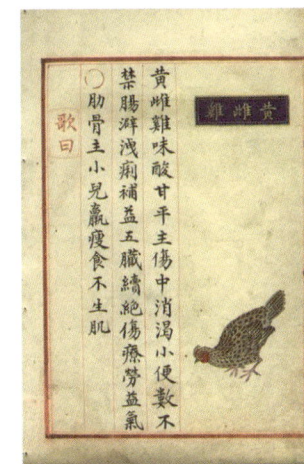

黄雌鸡味酸甘平主伤中消渴小便数不
禁肠澼泄痢补益五脏续绝伤疗劳益气
◯肋骨主小儿羸瘦食不生肌
歌曰

图 5-4-2634　黄雌鸡

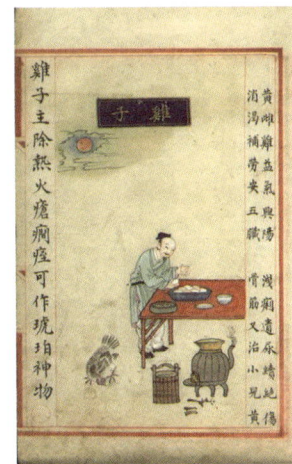

鸡子主除热火疮痫痉可作琥珀神物
黄雌鸡益气与疗
消渴补劳安五脏
骨肋又治小儿黄

图 5-4-2635　鸡子

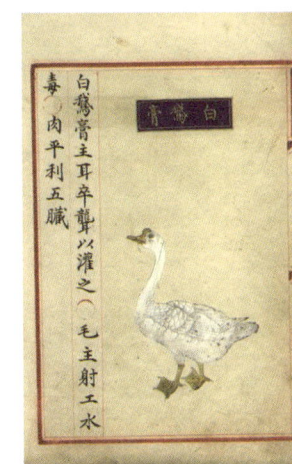

白鹅膏主耳卒聋以灌之◯毛主射工水
毒◯肉平利五脏

图 5-4-2636　白鹅膏

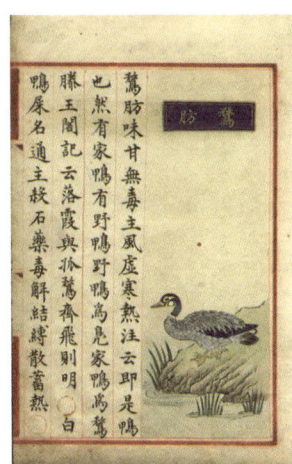

鹜肪味甘无毒主风虚寒热注去即是鸭
也然有家鸭有野鸭为是家鸭为鹜
膝玉篇记云落霞与孤鹜齐飞则明
鸭屎名通主杀石药毒解结缚散蓄热

图 5-4-2637　鹜肪

肉補虛除熱和臟腑利水道
歌曰
白鳳膏葛藟水腹虛勞
諸石王金癰漏瘰瀝血若新汁
兎癰作腫俱生瘡
救可難清一起調

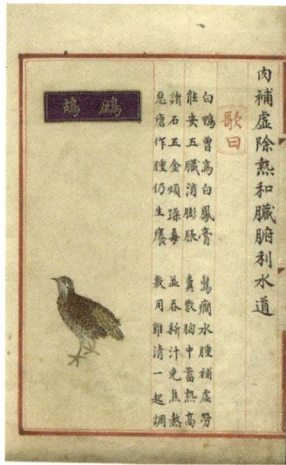

图 5-4-2638　鹧鸪

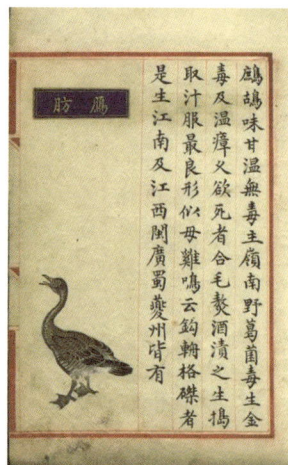

鹧鸪味甘溫無毒主嶺南野葛菌毒生金
毒及溫瘴又欲死者合毛熬酒漬之生搗
取汁服最良形似母雞鳴云鈎輈格磔者
是生江南及江西閩廣蜀夔州皆有

图 5-4-2639　雁肪

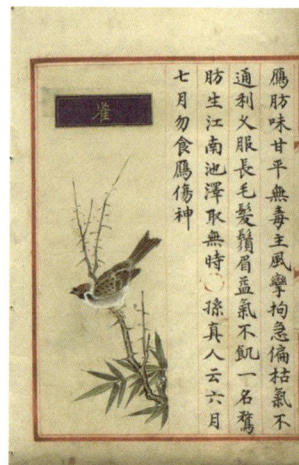

雁肪味甘平無毒主風攣拘急偏枯氣不
通利又服長毛髮鬚眉益氣不飢一名鶩
肪生江南池澤取無時〇孫真人云六月
七月勿食鴈傷神

图 5-4-2640　雀

雀卵味酸溫無毒主下氣男子陰痿不起
強之令熱多精有子〇腦主耳聾〇頭血
主雀盲〇雄雀屎療目痛決癰癤女子
帶下溺不利除疝瘕五月取之良

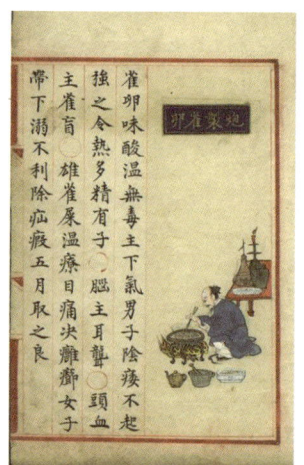

图 5-4-2641　炮制雀卵

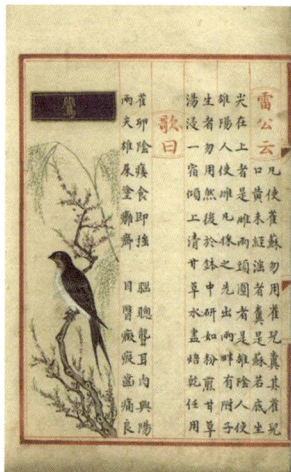

雷公云
凡使首蘇香烏雌雞南者
雄人上黃雌黃雄者
湯沒一勿使雌黃雄者
没於鉢之先向鉢中研如
粉後然工清細任

歌曰
雀卵陰痿食即強
腦聰耳聾堂即強
目腎瘕痛宜與陽
兩天雄食無

图 5-4-2642　燕

伏翼味鹹平有毒主盜毒鬼疰逐不祥邪
氣破五癃利小便生高山平谷又云胸逼
黑聲大者是胡鷰又在富家作窠窠長者
入藥

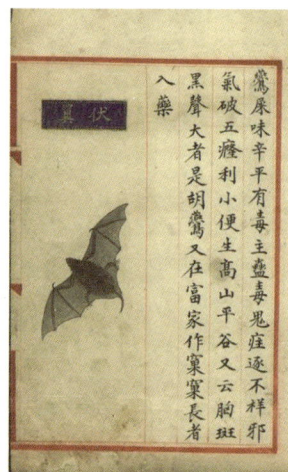

图 5-4-2643　伏翼

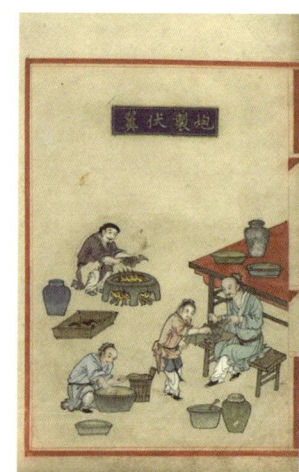

图 5-4-2644　炮制伏翼

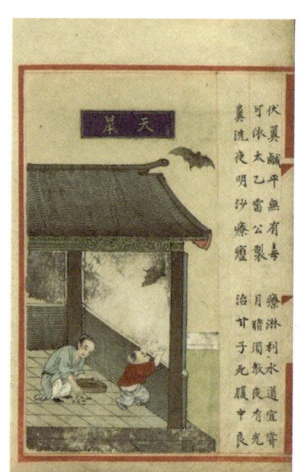

伏翼鹹平無毒
可療太乙雷公炮製
真洗夜明沙療瘴
治甘精周散水光
子兀腹中良洲利水道宜常

图 5-4-2645　天鼠

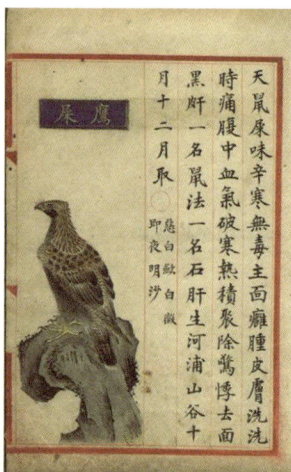

天鼠屎味辛寒無毒主面癰腫皮膚洗洗
時痛腰中血氣破寒熱積聚除驚悸去面
黑肝一名鼠法一名石肝生河浦山谷十
月十二月取〇兎良明沙即夜

图 5-4-2646　鹰屎

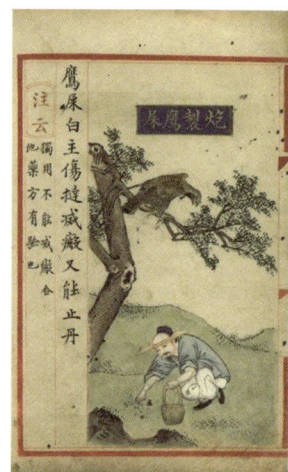

鷹屎白主傷撻滅瘢又能止丹
注云
彌用不獨或瘢方有益或瘢合

图 5-4-2647　炮制鹰屎

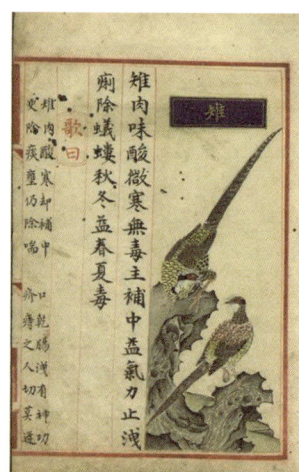

雉肉味酸微寒無毒主補中益氣力止洩
痢除蟻蟻秋冬益春夏毒
歌曰
雉肉味酸寒卻補中
止瀉陰瘡卻補中
壽之人切莫進功

图 5-4-2648　雉

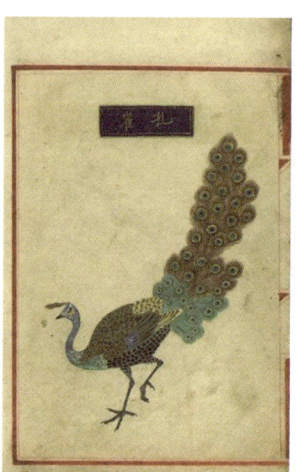

图 5-4-2649　孔雀

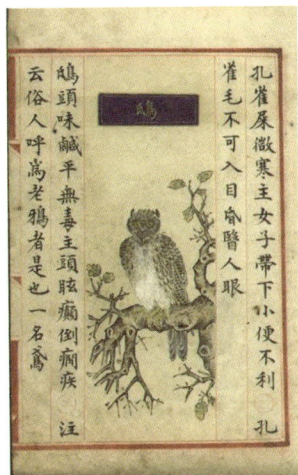

图 5-4-2650　鸮

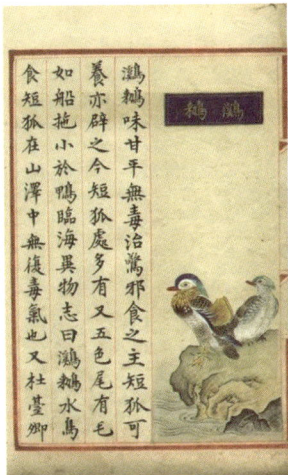

图 5-4-2651　鸂鶒

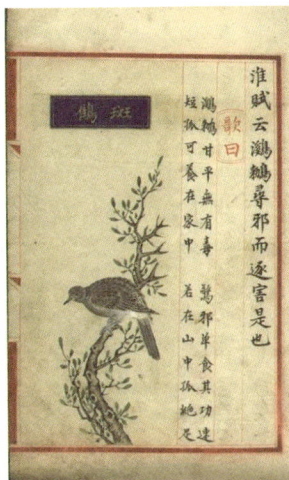

图 5-4-2652　斑鸠

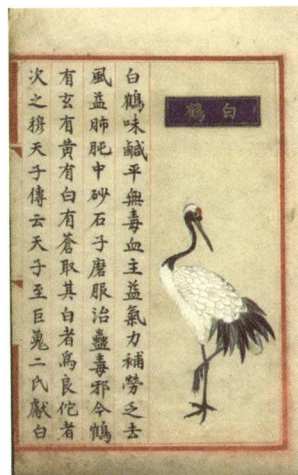

图 5-4-2653　白鹤

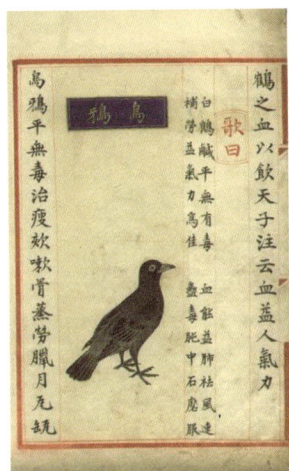

图 5-4-2654　乌鸦

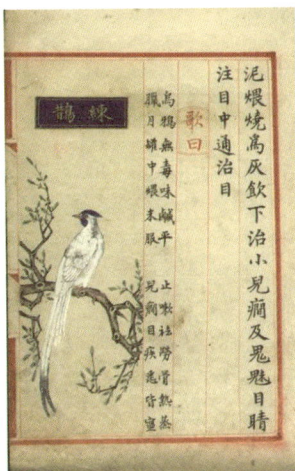

图 5-4-2655　练鹊

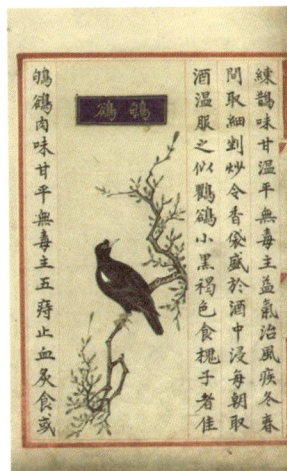

图 5-4-2656　鸲鹆

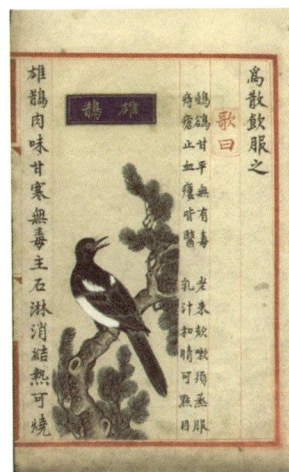

图 5-4-2657　雄鹊

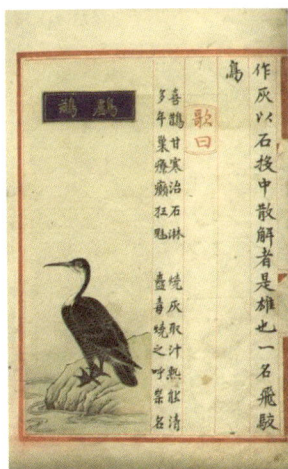

图 5-4-2658　鸬鹚

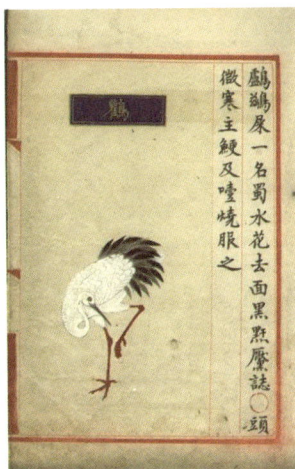

图 5-4-2659　鹳

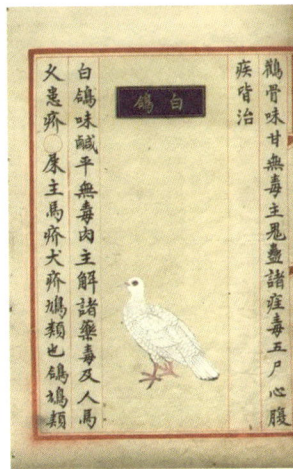

图 5-4-2660　白鸽

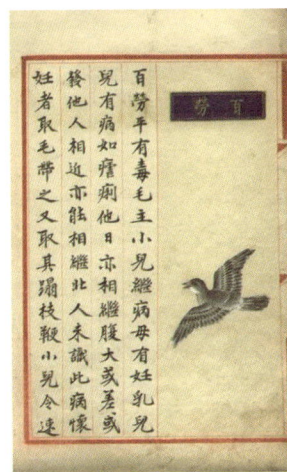

图 5-4-2661　百劳

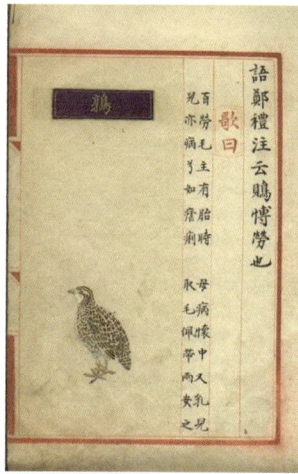

語郎禮注云鵪博勞也

鵪

歌曰

荒毛主有胎時

亦病愈如瘡痢

承毛卵卒而央乳之兒

图 5-4-2662　鵪

啄木鳥平無毒主痔瘻及牙齒疳豐蚛牙燒鳥末內牙齒孔中不過三數此鳥有大有小有褐有斑褐者是雌斑者是雄穿木

鳥木啄

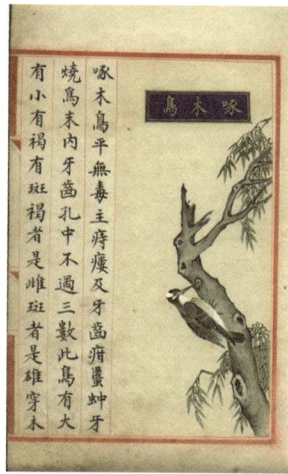

图 5-4-2663　啄木鸟

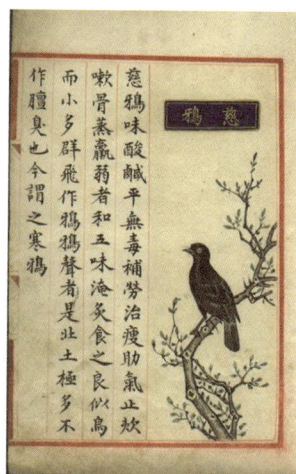

慈鴉酸鹹平無毒補勞治瘦助氣止欬嗽骨蒸羸瘠者和五味淹炙食之良似烏而小多群飛作鴉鴉聲者是此土極多不作體臭也今謂之寒鴉

鴉慈

图 5-4-2664　慈鸦

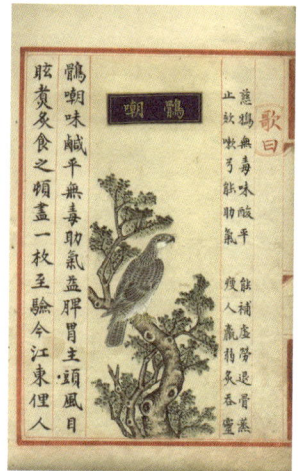

鶻嘲味鹹平無毒助氣益脾胃主頭風目眩䀮炙食之頓盡一枚至驗今江東俚人

鶻嘲

歌曰

飲補盞等逐骨蒸

瘦人羸瘠炙吞蜜

图 5-4-2665　鹘嘲

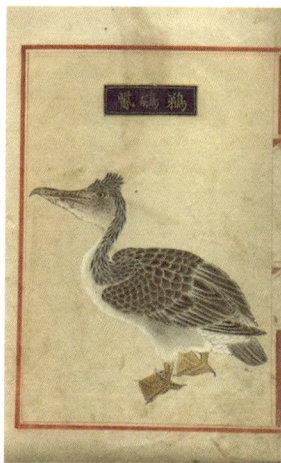

鵜鶘鴉嘴

图 5-4-2666　鹈鹕嘴

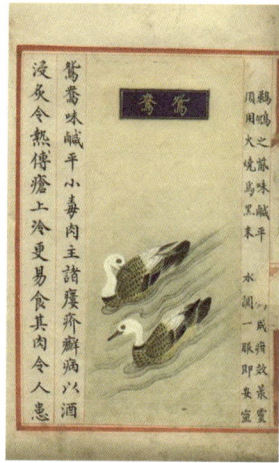

鴛鴦味鹹平小毒肉主諸瘻疥癬病以酒浸炙令熱傅瘡上冷更易食其肉令人患鵜鶘之嘴鹹平周用大燒烏里末水漬一服即安蜜感病效最靈

鴛鴦

图 5-4-2667　鸳鸯

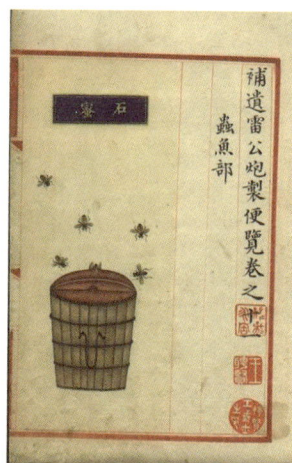

石蜜

補遺雷公炮製便覽卷之十

蟲魚部

图 5-4-2668　石蜜

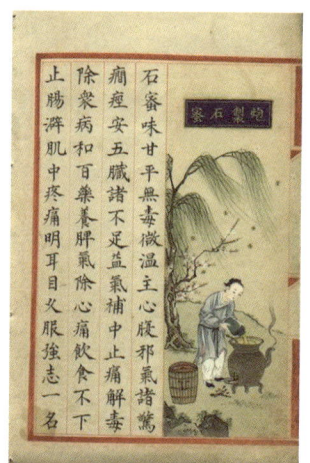

石審味甘平無毒微溫主心腹邪氣諸不足益氣補中止痛解毒除眾病和百藥養脾氣除心痛飲食不下止腸澼肌中疼痛明耳目久服強志一名

審石製炮

图 5-4-2669　炮制石蜜

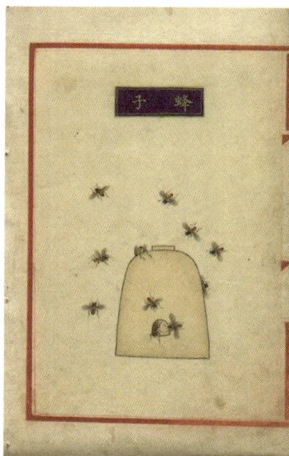

蜂子

图 5-4-2670　蜂子

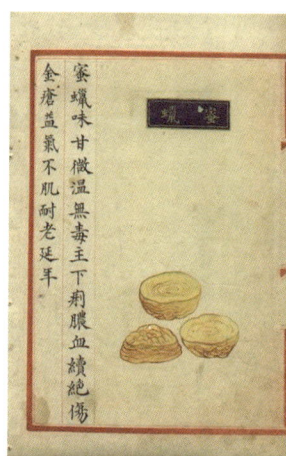

蜜蠟味甘微溫無毒主下痢膿血續絕傷金瘡益氣不肌耐老延年

蠟蜜

图 5-4-2671　蜜蜡

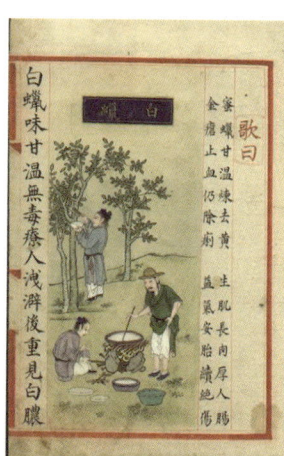

白蠟味甘溫無毒療人淺瘀後重見白膿

白蠟

歌曰

金瘡止血補陰瀉

生肌長肉厚人腸

益氣安胎續絕傷

图 5-4-2672　白蜡

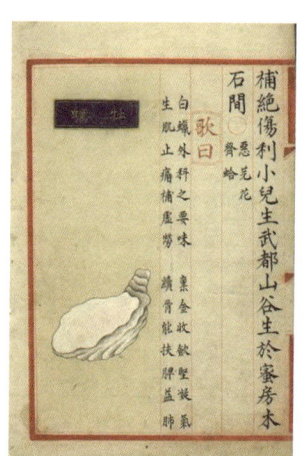

補絕傷利小兒生武都山谷生於蜜房木石間蜜蠟芄化膺略生肌止痛補虛勞

牡

歌曰

白蠟冬青軒之華

煮令此軟堅凝氣

續骨能扶脾益肺

图 5-4-2673　牡蛎

牡蛎味咸平微寒无毒主伤寒寒热温疟
洒洒惊恚怒气除拘缓鼠瘘女子赤白带
下除留热在关节荣卫虚热去来不定烦

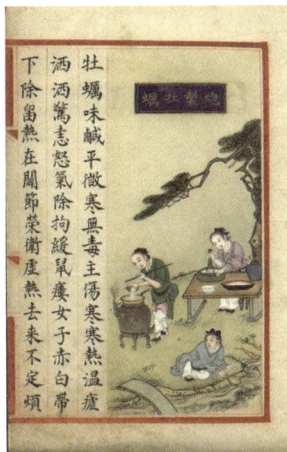

图 5-4-2674　炮制牡蛎

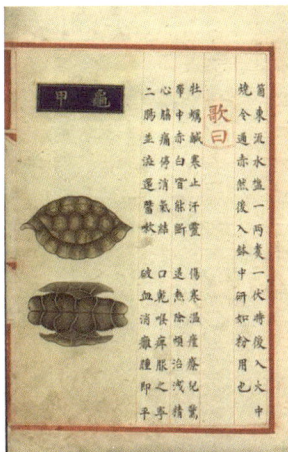

龟甲味咸平无毒
歌曰
龟甲味上汗灵
伤寒温疟疗儿惊
心中赤白宜断衄
二肠主滞是医经
口乾惊恚治浅精
破血消瘕腰服之
孩胶即平

图 5-4-2675　龟甲

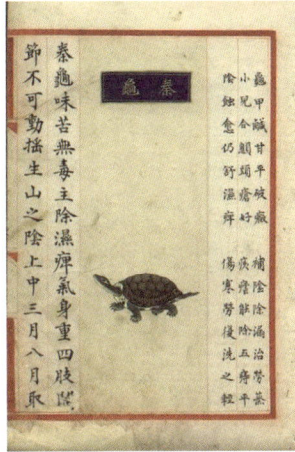

秦龟味苦无毒主除湿痹气身重四肢拘
节不可勤摇生山之阴上中三月八月取

图 5-4-2676　秦龟

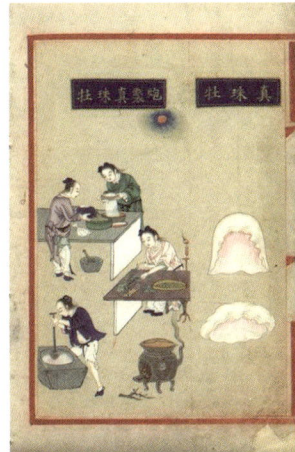

龟甲味甘平破瘕
补阴除漏治腎瘘
阴独愈伤五痔平
伤寒劳复洗之轻
小儿令颜媚好颜
媚瘇好舒温痹痒

图 5-4-2677　真珠牡
图 5-4-2678　炮制真珠牡

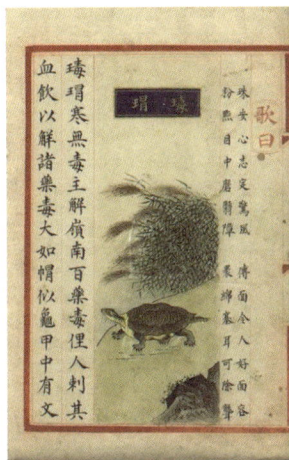

瑇瑁寒无毒主解岭南百药毒俚人利其
血饮以解诸药毒大如帽似龟甲中有文

歌曰
味辛心志定惊瓜
纷纷目中居肿障
传面令人好面皮
捣碎傅月可除净

图 5-4-2679　玳瑁

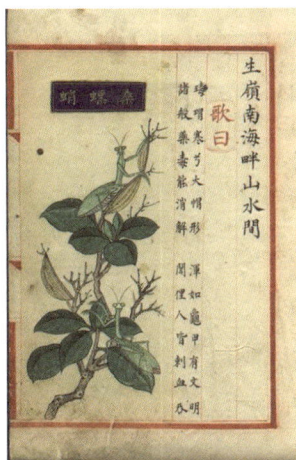

生岭南海畔山水间
歌曰
螵蛸甘大帽形
肾气脏毒热消解
闲便入官利血分
浑如龟闭文明

图 5-4-2680　桑螵蛸

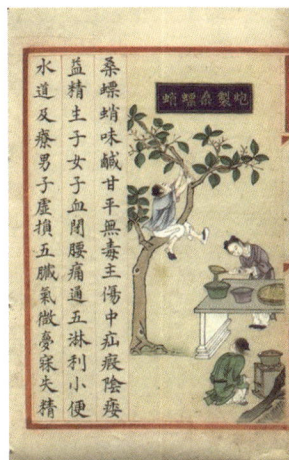

桑螵蛸味咸甘平无毒主伤中疝瘕阴痿
益精生子女子血闭腰痛通五淋利小便
水道及疗男子虚损五脏气微费乘失精

图 5-4-2681　炮制桑螵蛸

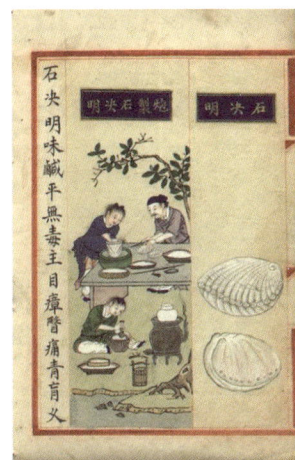

石决明味咸平无毒主目障翳痛青盲久

图 5-4-2682　石决明
图 5-4-2683　炮制石决明

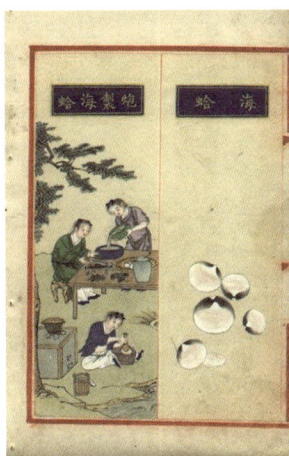

海蛤味咸苦平无毒主
痹腰痛肠急鼠瘘大孔
出血崩中漏下生

图 5-4-2684　海蛤
图 5-4-2685　炮制海蛤

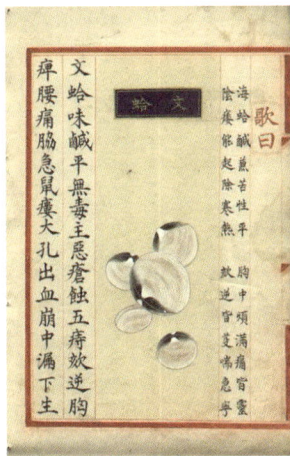

文蛤味咸平无毒主恶疮蚀五痔效逆胸
歌曰
文蛤味咸煮苦牡
阴痿郊起除寒热
肠胸腰痛固疮服
效逆宜豆哮急掌

图 5-4-2686　文蛤

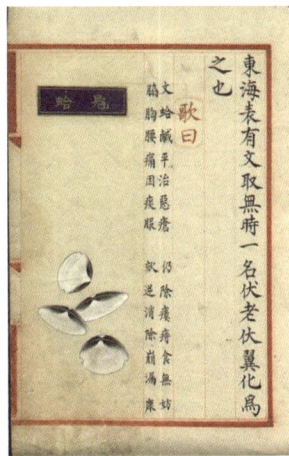

东海表有文取无痔一
之七
歌曰
蛤味咸平治隐疮食无切
肠胸腰痛因疮服
效逆消阴蔚漏康

图 5-4-2687　魁蛤

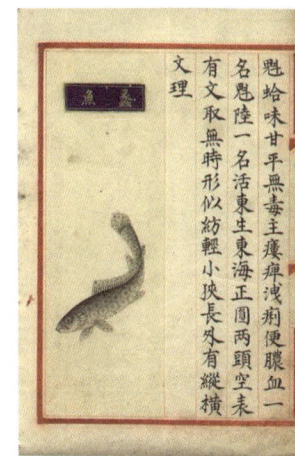

魁蛤味甘平无毒主痿痹浅胕便血一
名魁陆一名活东生东海正圆两头空表
有文取无时形似纺轻小挟长处有纵横
文理

图 5-4-2688　蠡鱼

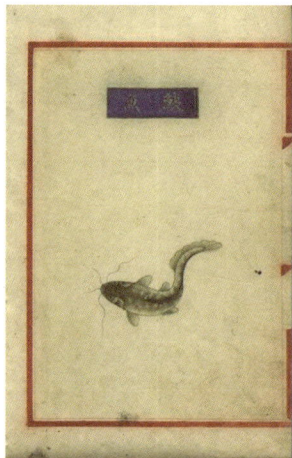

图 5-4-2689　鮧鱼

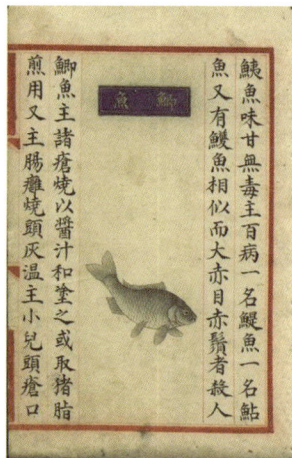

图 5-4-2690　鲫鱼

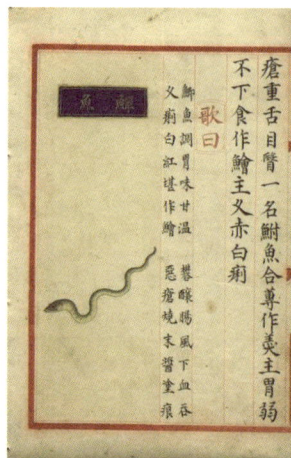

图 5-4-2691　鳝鱼

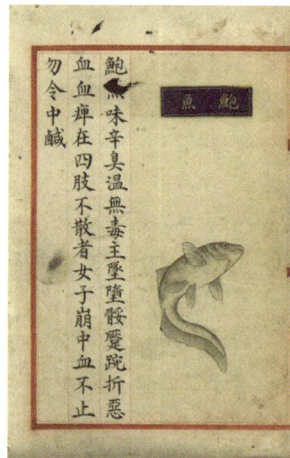

图 5-4-2692　鲍鱼

鮧鱼主诸疮烧以酱汁和釜之或取猪脂煎用又主肠癰烧頭灰温主小兒頭瘡口

鲭鱼味甘无毒主百病一名鯉鱼一名鮐魚又有鳊鱼相似而大赤目赤鬚者殺人

瘡重舌目臀一名鮒鱼合羹作羹主胃弱不下食作鱠主又赤白痢
歌曰
鮰鱼洞胃味甘温又痢白汩痙作鱠恶瘡烧末習童痕

鲍鱼味辛臭温无毒主墜墮骹蹙跌折恶血血痹在四肢不散者女子崩中血不止勿令中鹹

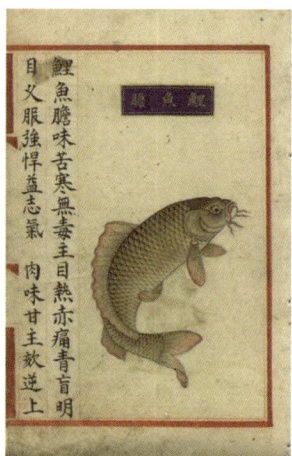

图 5-4-2693　鲤鱼胆

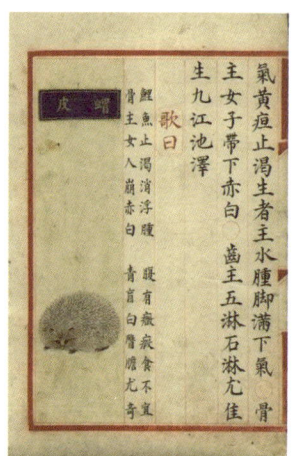

图 5-4-2694　猬皮

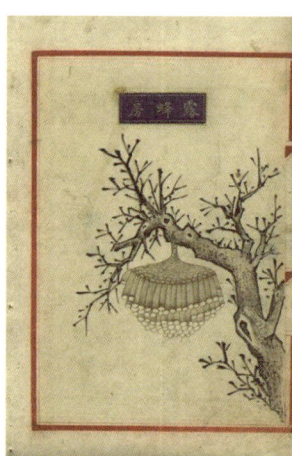

图 5-4-2695　露蜂房

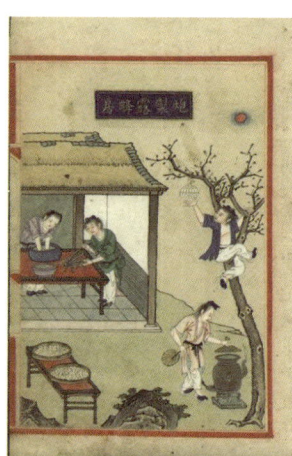

图 5-4-2696　炮制露蜂房

鯉鱼胆味苦寒无毒主目熱赤痛青盲明目又眼强悍益志氣
肉味甘主欬逆上

歌曰
鯉鱼止渴消浮腫骨主女人崩赤白青盲白翳胆尤奇

氣黄疸止渴生者主水腫脚满下氣　骨
主女子带下赤白　齒主五淋石淋尤佳
生九江池澤

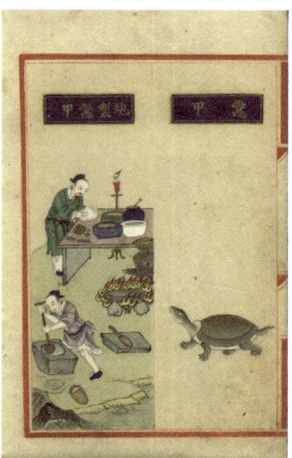

图 5-4-2697　鳖甲
图 5-4-2698　炮制鳖甲

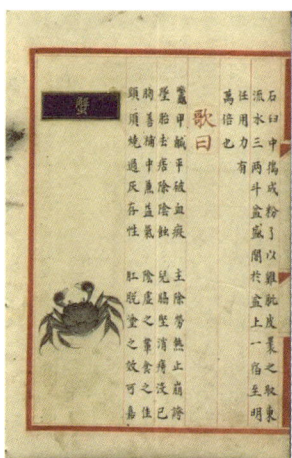

图 5-4-2699　蟹

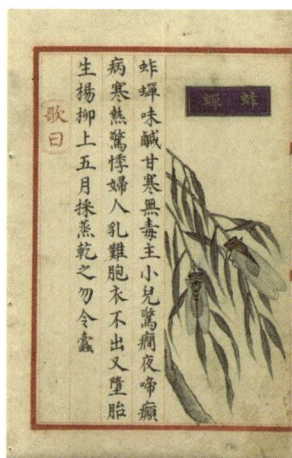

图 5-4-2700　蚱蝉

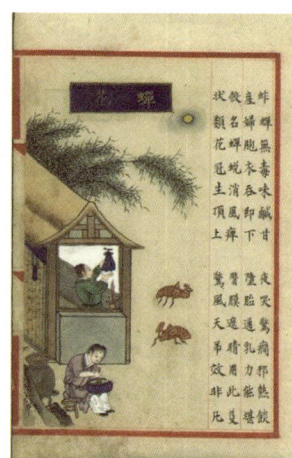

图 5-4-2701　蝉花

鳖甲味鹹平无毒主破癥瘕痃癖寒熱去痞息肉陰蝕頭瘡燒過灰戒性腐爛惡肉

歌曰
石臼中搗水三两和力烏萬倍也
主除筋热止症鱉甲消痃痞已破血癥主蟹消痃痞主肛脱疸蟹之效可嘉

蚱蝉味鹹甘寒无毒主小兒驚癇夜啼癇病寒熱驚悸婦人乳難胞衣不出又墮胎
生揚柳上五月採燕乾之勿令蠹
歌曰

蚱蝉黑无毒味鹹甘
主婦胞衣蛇蜕風生頂風寒止瘅驚消乳難胞衣退熱及通天弔效非此莫醫纏

蝉花味甘寒无毒主小兒天吊驚癎瘝瘲
夜啼心悸所在皆有七月揉生苦竹林者
良花上上

雷公云凡使要白花全者放得後於屋
裏一日至夜懸掛去甲土後用樂水
乾研細用之也

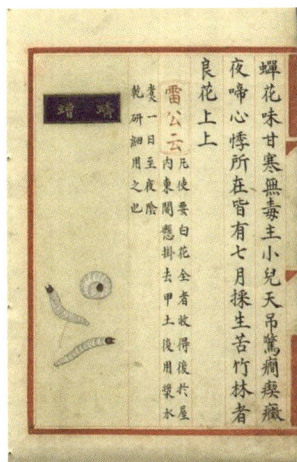

图 5-4-2702 蛴螬

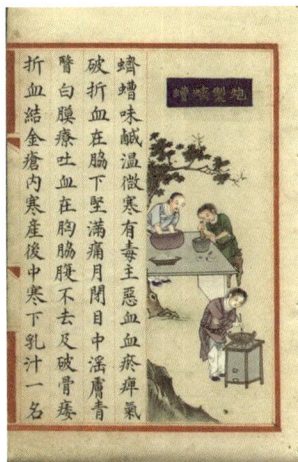

蛴螬味醎温微寒有毒主惡血血疼痹氣
破折血在脇下堅滿痛月閇目中淫膚青
瞖白膜療吐血在胷胸腥不去及破骨青
折血結金瘡内寒産後中寒下乳汁一名

图 5-4-2703 炮制蛴螬

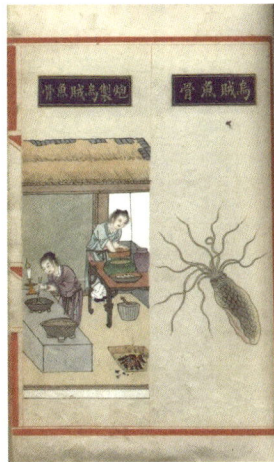

图 5-4-2704 乌贼鱼骨

图 5-4-2705 炮制乌贼鱼骨

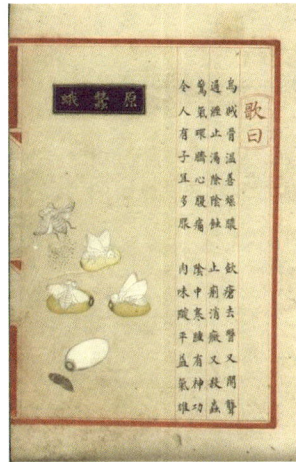

馬歌曰
賊温
骨善
通瞖
氣退
閉醫
心上
腹膚
痛青
陰又
有閉
子血
生淋
多瀝

全 人 有 子 生 多 服
馬 賊 骨 温 善 瞖 退
膚 陰 中 熱 益 神 功
内 味 醎 平 氣 堅 堀 土

图 5-4-2706 原蚕蛾

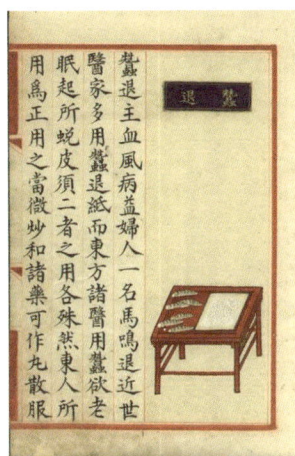

蠶退主血風病益婦人一名馬鳴退近世
醫家多用蠶退紙而東方諸醫用蠶欲老
眠起所蛻皮須二者之用各殊然東人所
用爲正用之當微妙和諸樂可作丸散服

图 5-4-2707 蚕退

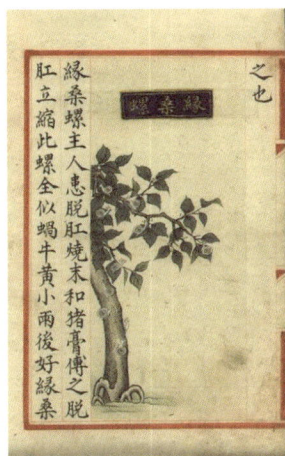

緣桑螺主人患脫肛燒末和猪膏傅之脫
肛立縮比螺全似蝸牛黃小雨後好緣桑

图 5-4-2708 缘桑螺

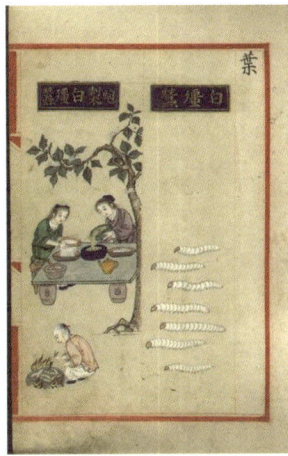

图 5-4-2709 白僵蚕

图 5-4-2710 炮制白僵蚕

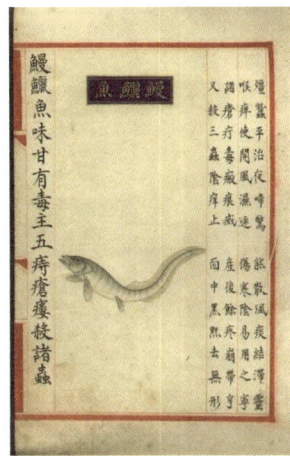

鰻鱺魚味甘有毒主五痔瘡瘻殺諸蟲

图 5-4-2711 鳗鲡鱼

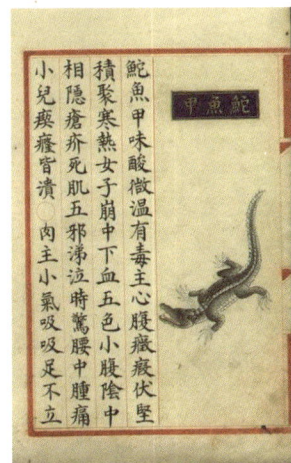

鮀魚甲味酸微温有毒主心腥癥瘕伏堅
積聚寒熱女子崩中下血五色小腹陰中
相隱瘡疥死肌五邪涕泣時驚腰中腫痛
小兒藥瘲骨漬 肉主小氣吸吸足不立

图 5-4-2712 鮀鱼甲

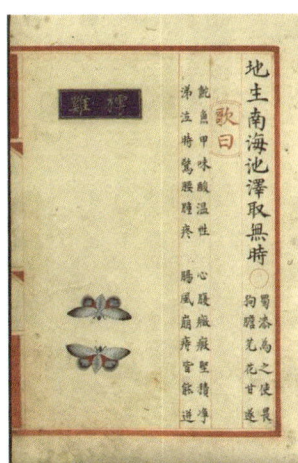

地生南海池澤取無時

歌曰
樗雞甲味醎温性
心腹癥瘕堅
樗雞腰痛陰
陽風頹癩血疝官痿退

图 5-4-2713 樗鸡

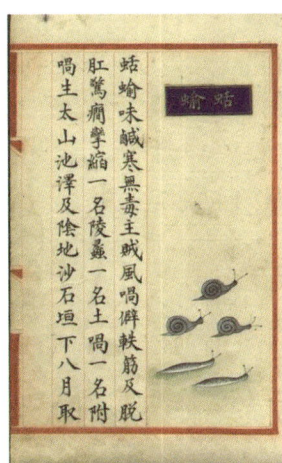

蛞蝓味醎寒無毒主賊風喎僻軼筋及脫
肛驚癎學縮一名陵蠡一名土蝸一名
喎生太山池澤及陰地沙石垣下八月取

图 5-4-2714 蛞蝓

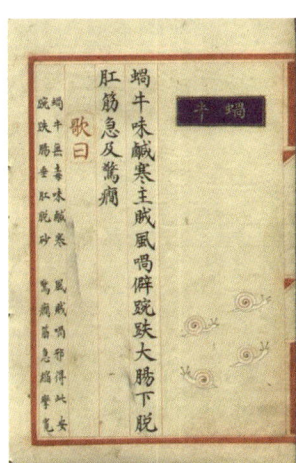

蝸牛味醎寒主賊風喎僻踠跌大腸下脫
肛筋急及驚癎

歌曰
蝸牛味醎寒
賊風喎僻此名
驚癎筋急腸下
脫肛踠跌沙

图 5-4-2715 蜗牛

石龍子味鹹寒有小毒主五癃邪結氣破石淋下血利小便水道一名蜥蜴一名山龍子一名守宫一名石蜴生平陽川澤及

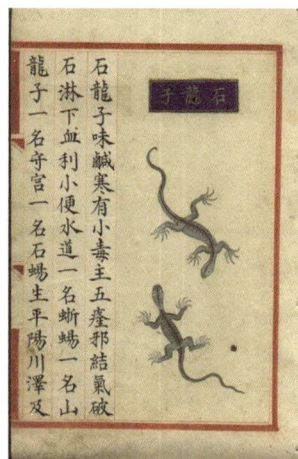

图 5-4-2716　石龙子

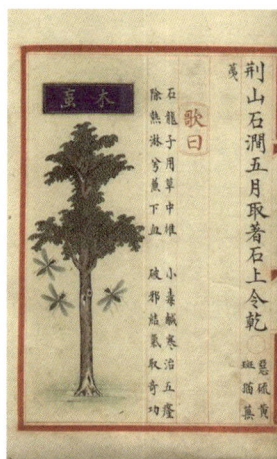

荆山石澗五月取著石上令乾

歌曰
石龍子用草中雄　除熱溺多蓋下血　小毒鹹寒治五癃　破邪結氣取奇均

蟲蝱黃斑兩翼

图 5-4-2717　木虻

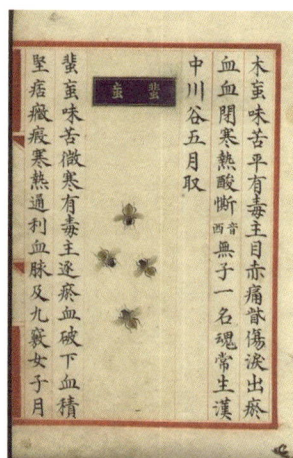

木蝱味苦平有毒主目赤痛眥傷淚出瘀血血閉寒熱酸嘶無子一名魂常生漢中川谷五月取

图 5-4-2718　蜚虻

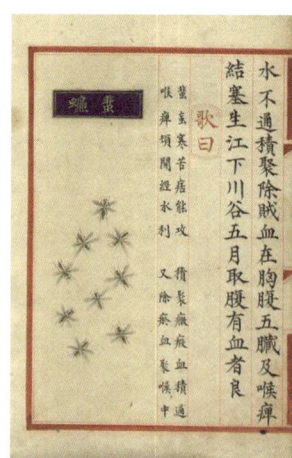

蜚蝱味苦微寒有毒主逐瘀血破下血積堅痞癥瘕寒熱通利血脈及九竅女子月

水不通積聚除賊血在胸腹五臟及喉痹結塞生江下川谷五月取腰有血者良

歌曰
蜚蝱苦寒能攻　積聚癥瘕血積通　又恐瘀血裝喉中

图 5-4-2719　蜚蠊

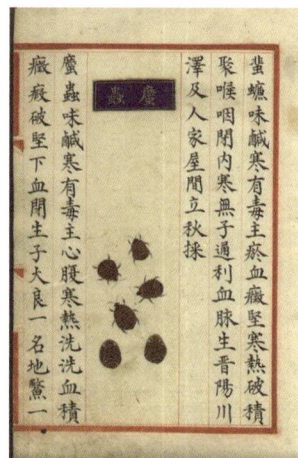

蜚蠊味鹹寒有毒主瘀血癥堅寒熱無子通利血脈生晉陽川澤及人家屋間立秋採

图 5-4-2720　䗪虫

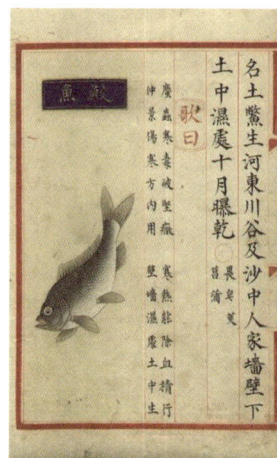

䗪蟲味鹹寒有毒主心腹寒熱洗洗血積癥瘕破堅下血閉生於大良一名地鱉一名

名土鱉生河東川谷及沙中人家墻壁下土中濕處十月曝乾

歌曰
䗪蟲鹹寒破癥　寒熱䘌陰血積行　堅嚙溫瘀土中生

图 5-4-2721　鲛鱼

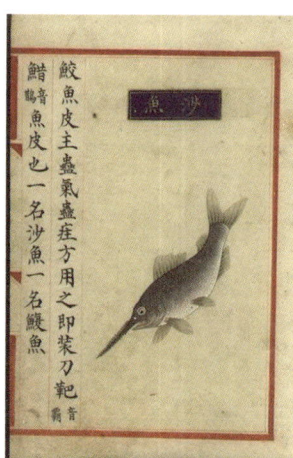

鮫魚皮氣蠱蟲蠱疰方用之即裝刀靶音鮓鮎魚皮也一名沙魚一名鰁魚

白魚味甘平無毒主治胃氣開胃下食去水氣令人肥健大者六七尺色白頭昂生江湖中

图 5-4-2722　沙鱼

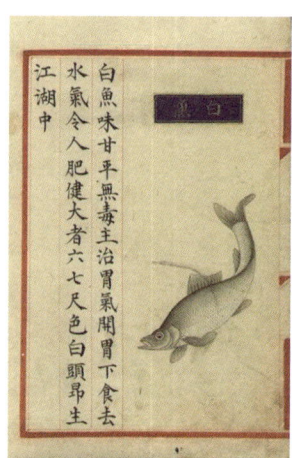

图 5-4-2723　白鱼

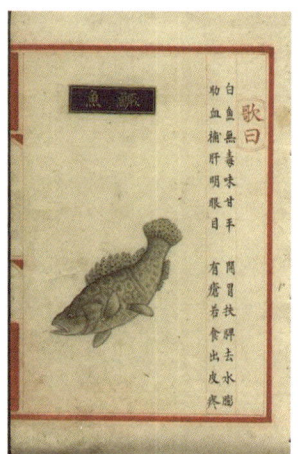

白魚無毒味甘平　助血摘肝明眼目

歌曰
䰾魚甘平　陽胃扶去水圖　有瘡者食出皮寒

图 5-4-2724　鳜鱼

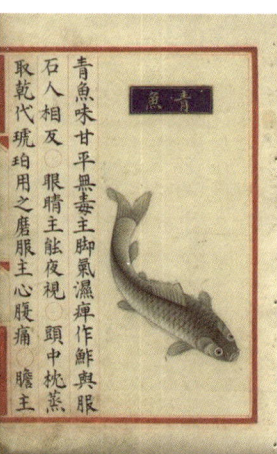

青魚味甘平無毒主腳氣濕痹作鮓與服石人相反眼睛主䀹夜視頭中枕蒸取乾代琥珀用之鷹眼主心腹痛膽主

歌曰
青魚無毒味甘平　濕痹消除腳氣溫　石反調治惡瘡靈

图 5-4-2725　青鱼

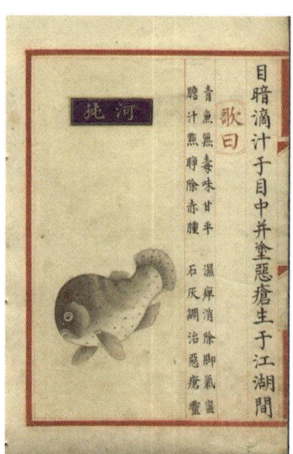

目暗滴汁于目中並壑惡瘡生于江湖間

河豚味甘溫無毒補虛去濕氣理腰腳去痔疾殺蟲江河淮宵有注云河豚有毒

图 5-4-2726　河豚

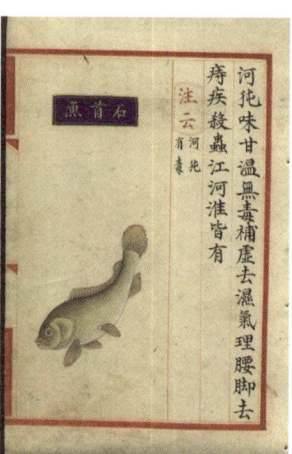

图 5-4-2727　石首鱼

嘉鱼味甘温無毒食之令人肥健悦澤此
魚穴中小魚常食乳水所以益人能久食
之力强於乳有似英難功用同乳

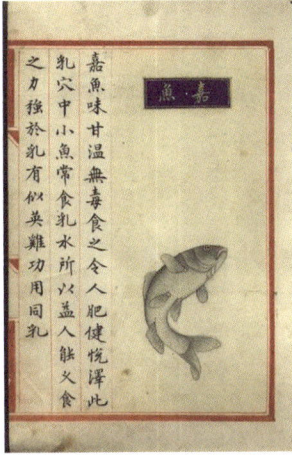

图 5-4-2728　嘉鱼

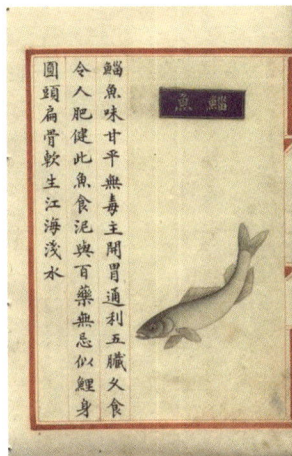

鰡魚味甘平無毒主開胃通利五臟久食
令人肥健此魚食泥與百藥無忌似鯉身
圓頭扁骨軟生江海淺水

图 5-4-2729　鰡鱼

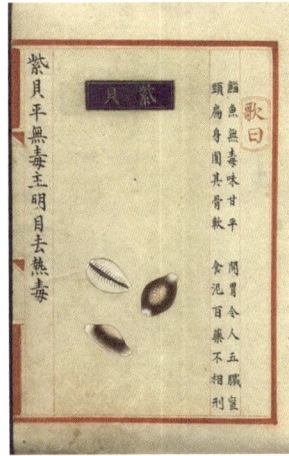

紫貝平無毒主明目去熱毒

歌曰

鰡魚無毒味甘平
頭身圓其骨軟
食泥百藥不相利
開胃令人五臟壅

图 5-4-2730　紫贝

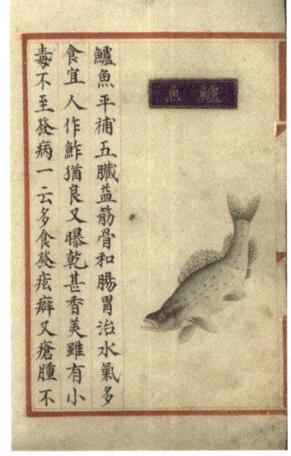

鱸魚平補五臟益筋骨和腸胃治水氣多
食宜人作鮓猶良又曝乾甚香美雖有小
毒不至發病一云多食發痃癖又瘡腫不

图 5-4-2731　鲈鱼

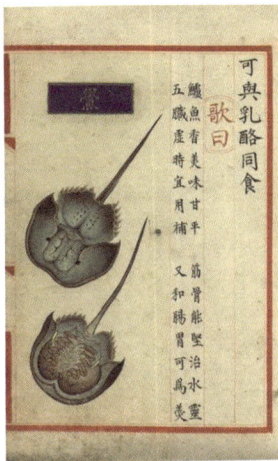

可與乳酪同食

歌曰

鱟魚
味甘平
筋骨能堅治水蠱
又和腸胃可為醬

鱟魚
五臟虛時宜用補

图 5-4-2732　鲎

鱟平微毒治痔救蟲多食發欬并瘡疥
入骨發聚香氣尾燒焦治腸風㵼血并崩
中帶下及產後痢脂燒集鼠

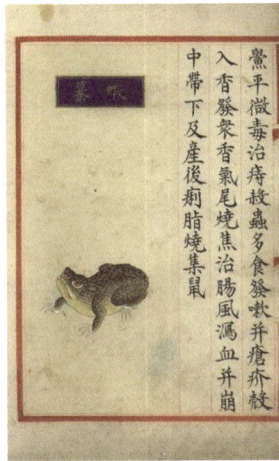

图 5-4-2733　虾蟆

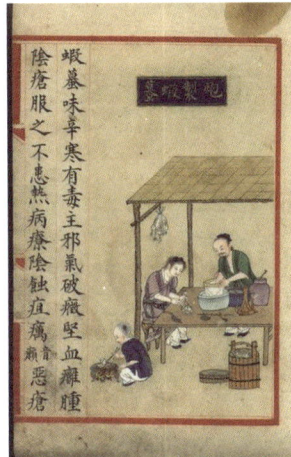

蝦蟇味辛寒有毒主邪氣破癥堅血癖腫
陰瘡服之不患熱病癆陰蝕疽癘惡瘡

图 5-4-2734　炮制虾蟆

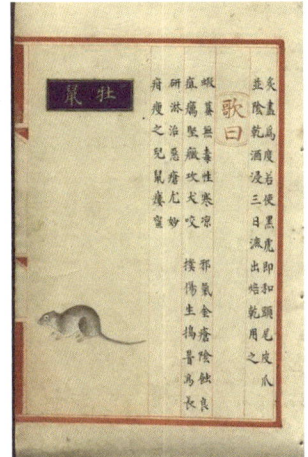

牡鼠

炙盡為度若使黑處即和頭尾皮爪
酒浸三日頭出烙乾乾皮之爪
邪氣金瘡陰蝕姤
撲傷生揭昏為長

牡鼠
膏味性無毒
乾燥收火炙

淋淬瘰疬尤劾
癘瘦之兒鼠瘻塞

图 5-4-2735　牡鼠

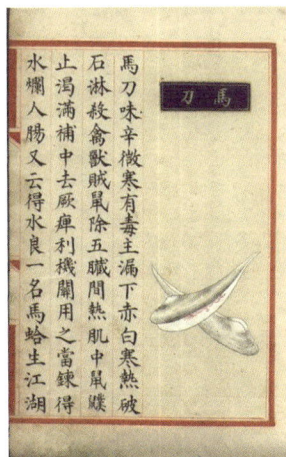

馬刀味辛微寒有毒主漏下赤白寒熱破
石淋欬齒獸賊鼠除五臟間熱肌中鼠鑲
止渇滿補中去厥痹利機關用之當鍊得
水爛入腸又云得水良一名馬蛤生江湖

图 5-4-2736　马刀

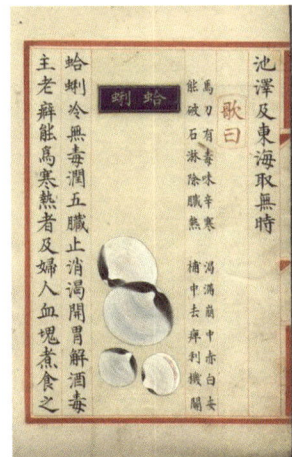

蛤蜊冷無毒潤五臟止消渇開胃解酒毒
主老癖能為寒熱者及婦人血塊煮食之

歌曰

蛤蜊有毒味辛寒
能破石淋除服熱

图 5-4-2737　蛤蜊

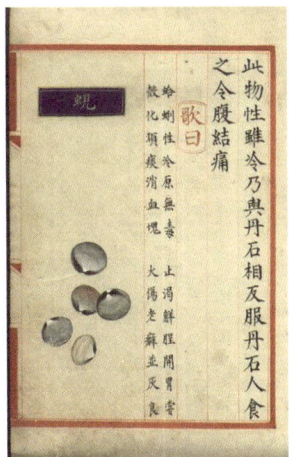

蜆

此物性雖冷乃與丹石相反服丹石人食
之令腹結痛

歌曰

蜆冷原無毒
止渇鮮程開胃
大傷去癖並反

蛤蜊性冷無毒
敷化癥瘕消血塊

图 5-4-2738　蚬

蚌蛤冷無毒明目止消渇除煩鮮毒補
婦人虚勞下血并痔瘻血崩帶下壓丹石

蜆冷而醫腥赤面黄
腥醒煮熟甚宜食
乳癰燒熱敷可良
夫精崩疾宜宜眼
鼓療研末痔瘻方
瞼故的疾及胃瘡

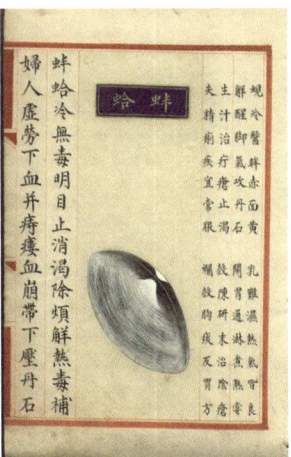

图 5-4-2739　蚌蛤

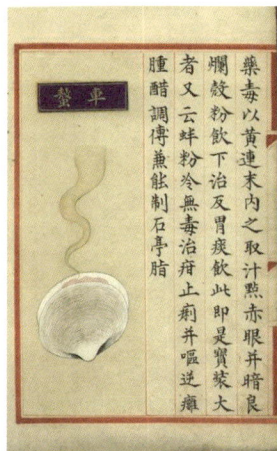

图 5-4-2740　车螯

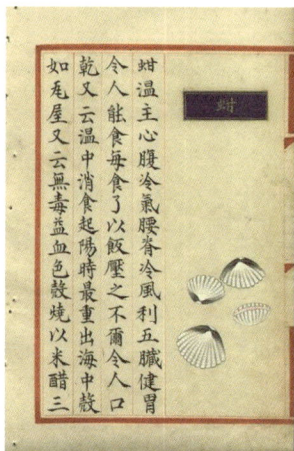

图 5-4-2741　蚶

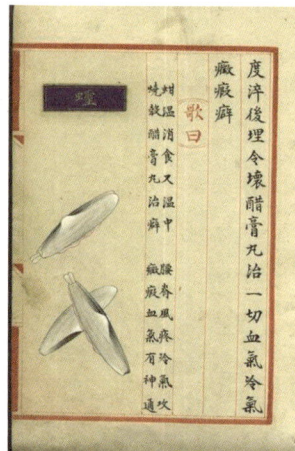

图 5-4-2742　蛏

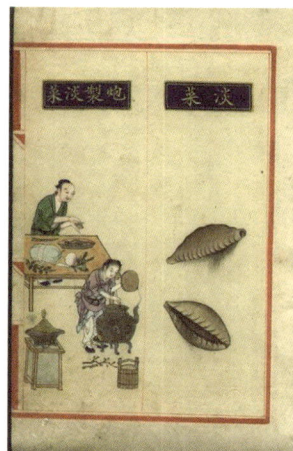

图 5-4-2743　淡菜
图 5-4-2744　炮制淡菜

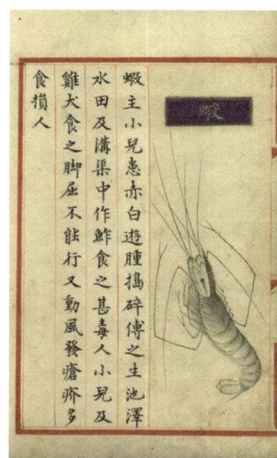

图 5-4-2745　虾

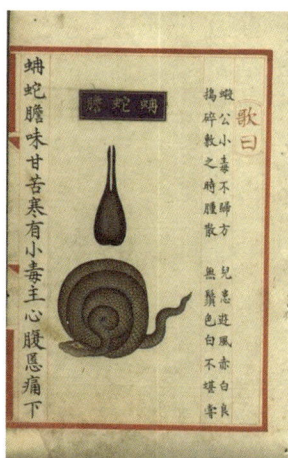

图 5-4-2746　蚺蛇胆

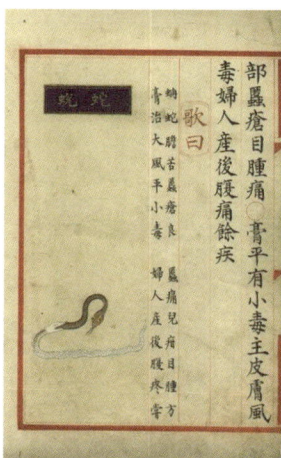

图 5-4-2747　蛇蜕

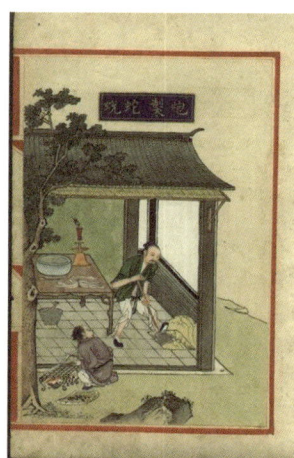

图 5-4-2748　炮制蛇蜕

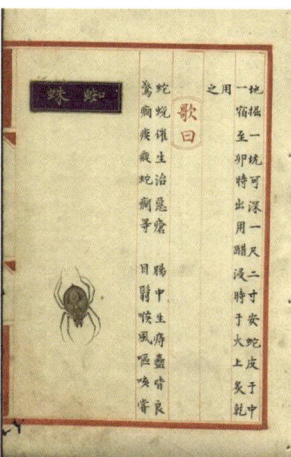

图 5-4-2749　蜘蛛

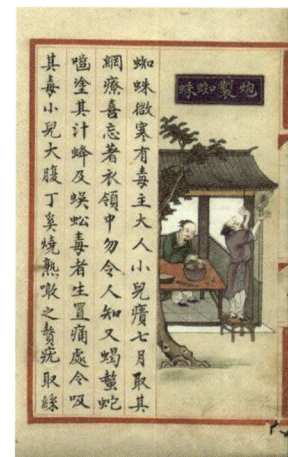

图 5-4-2750　炮制蜘蛛

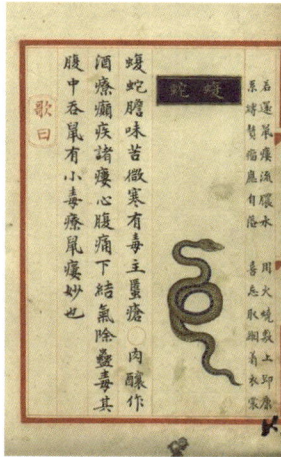

图 5-4-2751　蝮蛇

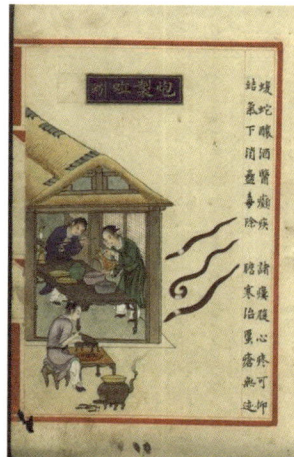

图 5-4-2752　炮制蚯蚓

蠷蜋

图 5-4-2753　蠷蜋

葛上长亭

注云

图 5-4-2754　葛上长亭

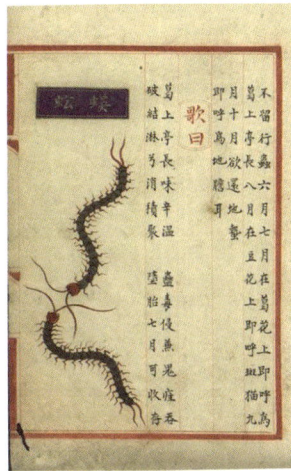

蜈蚣

歌曰

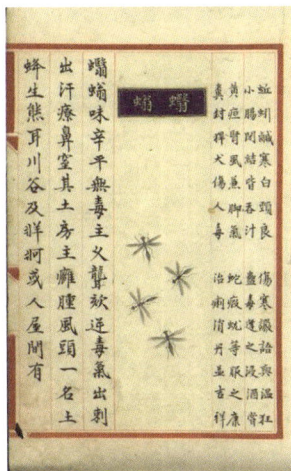

图 5-4-2755　蜈蚣

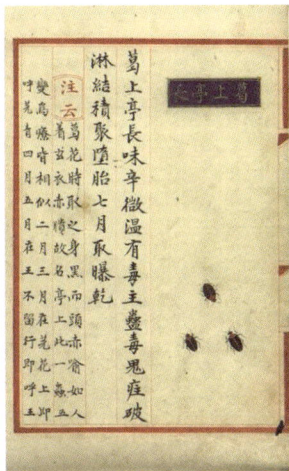

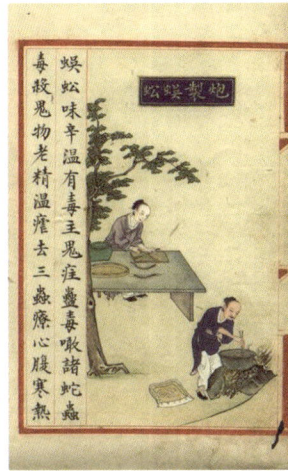

炮制蜈蚣

图 5-4-2756　炮制蜈蚣

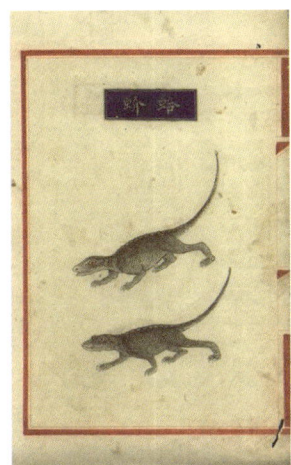

蛤蚧

图 5-4-2757　蛤蚧

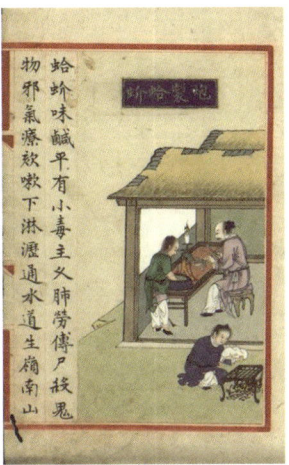

炮制蛤蚧

图 5-4-2758　炮制蛤蚧

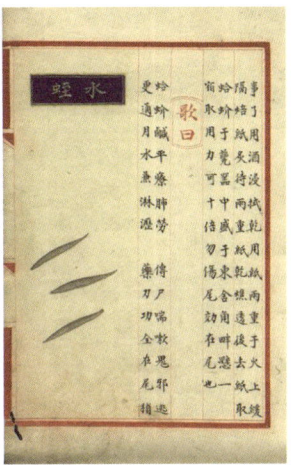

水蛭

歌曰

图 5-4-2759　水蛭

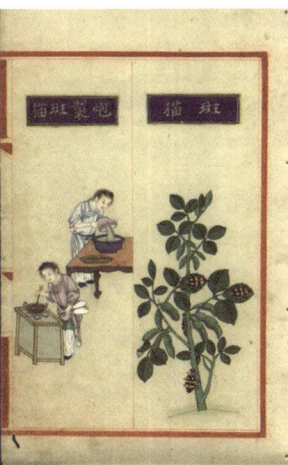

炮制斑猫　斑猫

图 5-4-2760　斑猫
图 5-4-2761　炮制斑猫

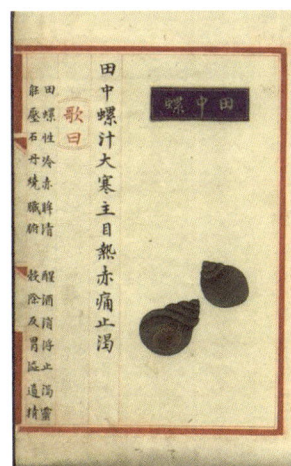

田中螺

歌曰

图 5-4-2762　田中螺

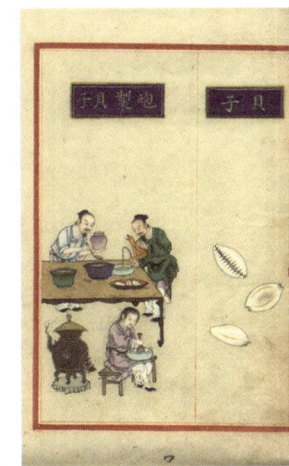

炮制贝子　贝子

图 5-4-2763　贝子
图 5-4-2764　炮制贝子

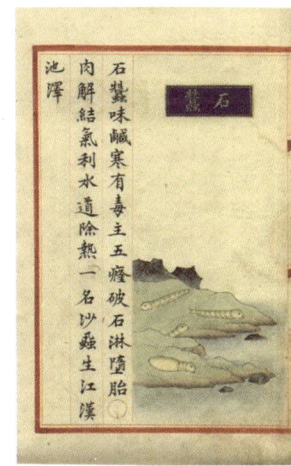

石蚕

图 5-4-2765　石蚕

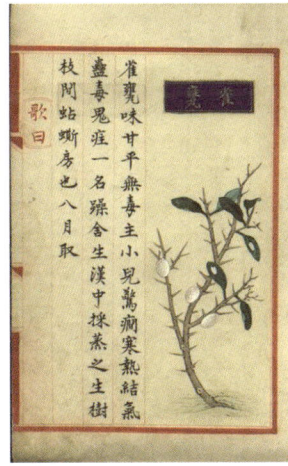

雀瓮

歌曰

图 5-4-2766　雀瓮

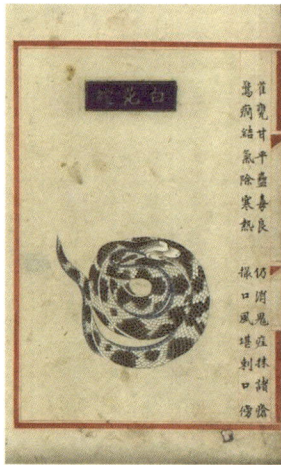

图 5-4-2767　白花蛇

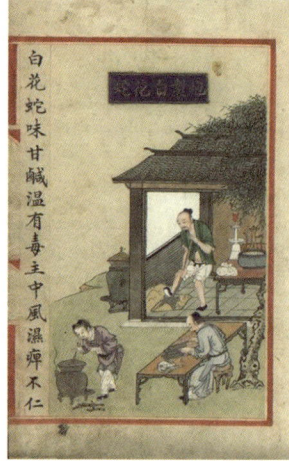

图 5-4-2768　炮制白花蛇

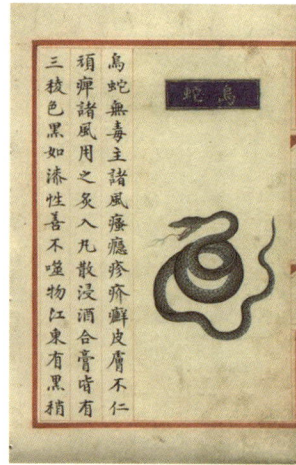

图 5-4-2769　乌蛇

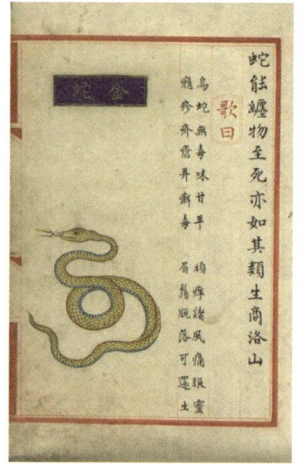

图 5-4-2770　金蛇

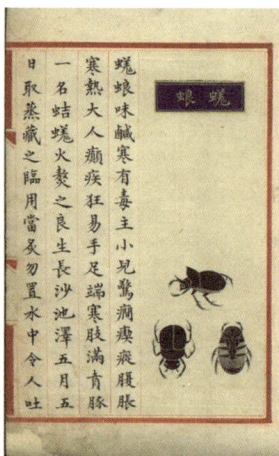

图 5-4-2771　蜣螂

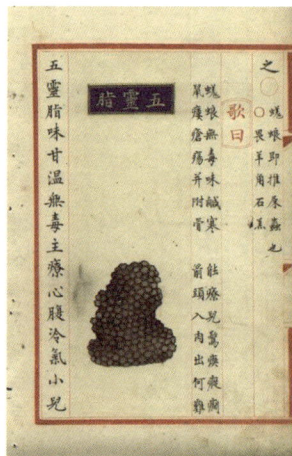

图 5-4-2772　五灵脂

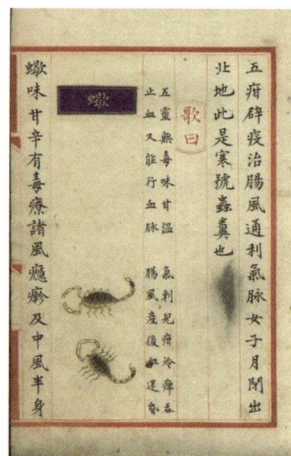

图 5-4-2773　蝎

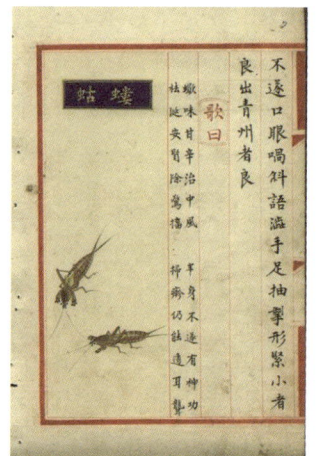

图 5-4-2774　蝼蛄

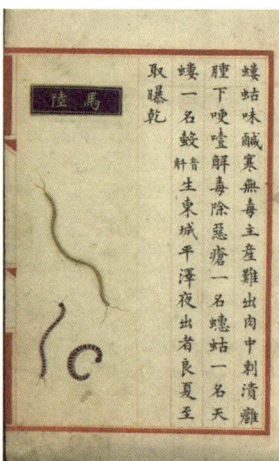

图 5-4-2775　马陆

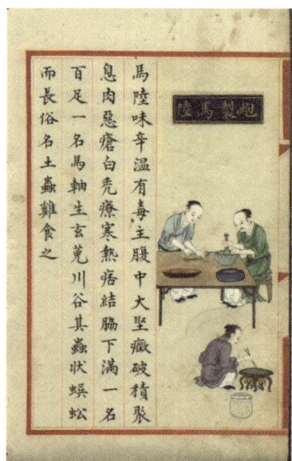

图 5-4-2776　炮制马陆

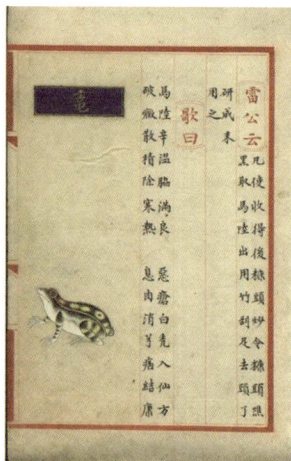

图 5-4-2777　蛙

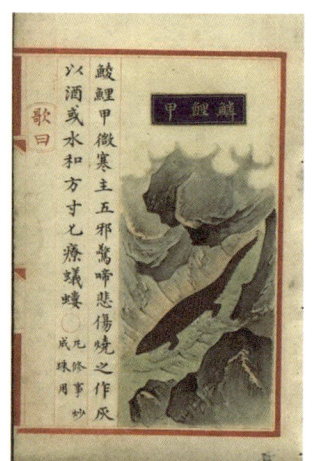

图 5-4-2778　鲮鲤甲

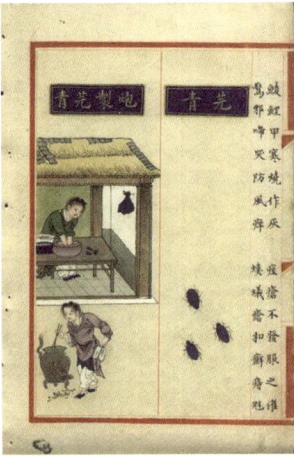

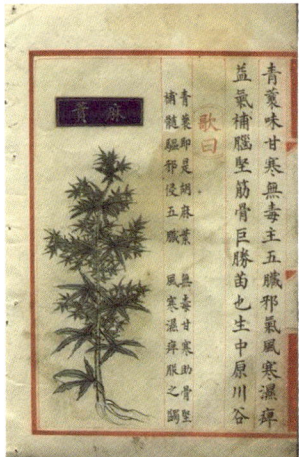

图 5-4-2779　芫青
图 5-4-2780　炮制芫青
图 5-4-2781　地胆
图 5-4-2782　珂
图 5-4-2783　炮制珂
图 5-4-2784　蜻蛉

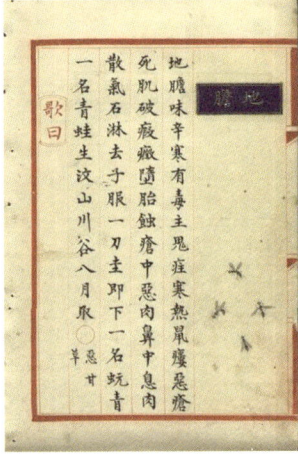

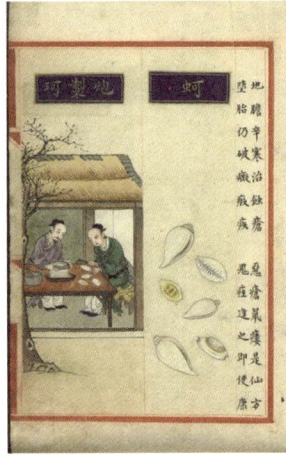

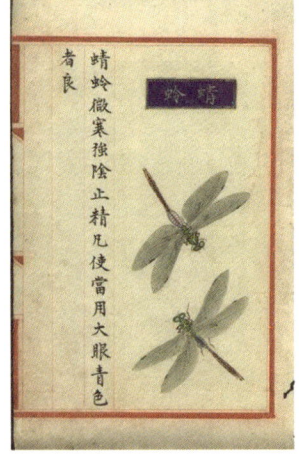

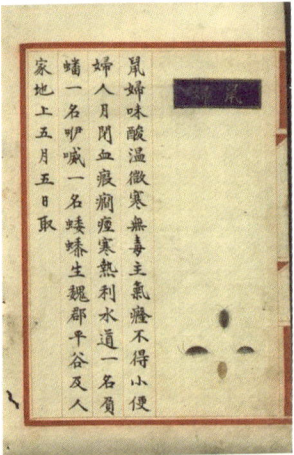

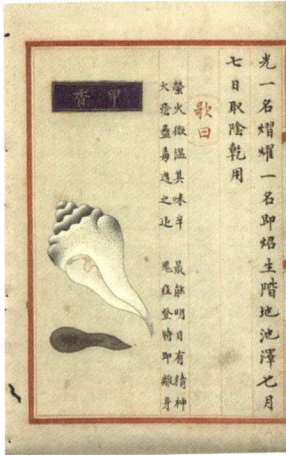

图 5-4-2785　鼠妇
图 5-4-2786　萤火
图 5-4-2787　甲香
图 5-4-2788　炮制甲香

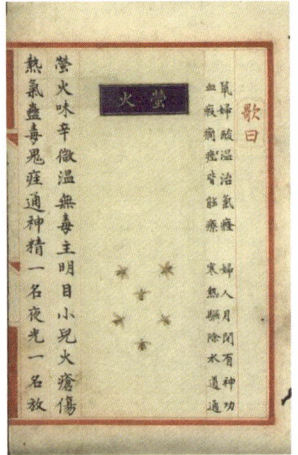

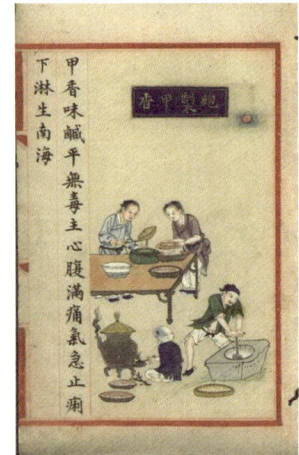

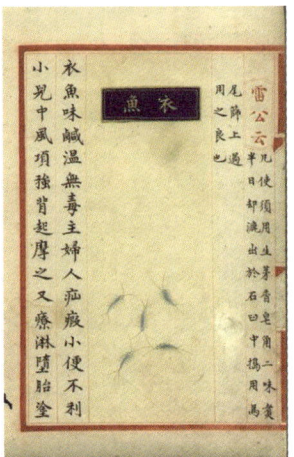

图 5-4-2789　衣鱼
图 5-4-2790　胡麻
图 5-4-2791　青蘘
图 5-4-2792　麻蕡

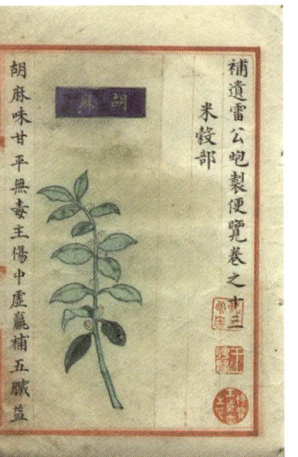

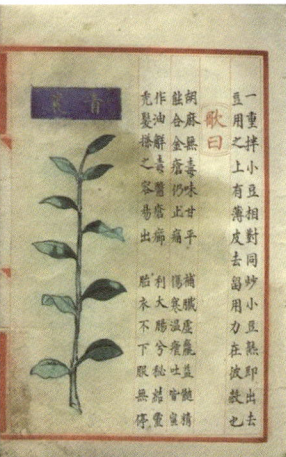

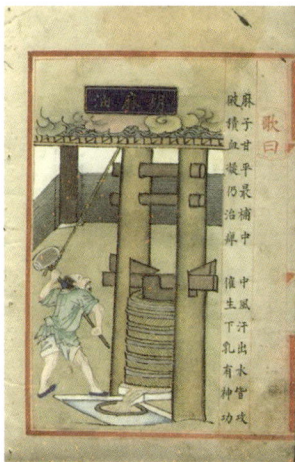

图 5-4-2793　胡麻油

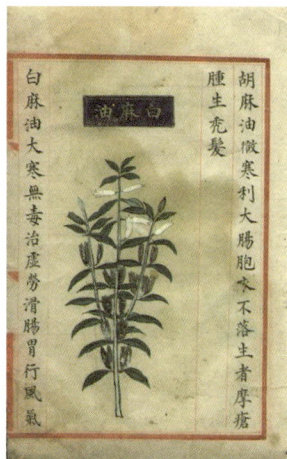

图 5-4-2794　白油麻

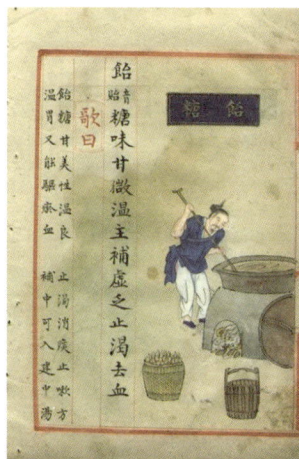

图 5-4-2795　饴糖

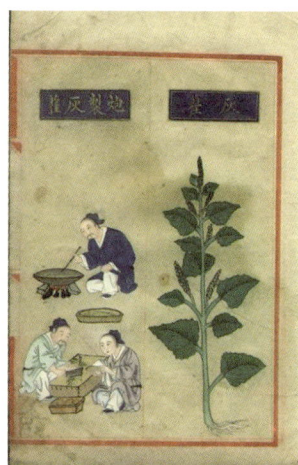

图 5-4-2796　灰藋
图 5-4-2797　炮制灰藋

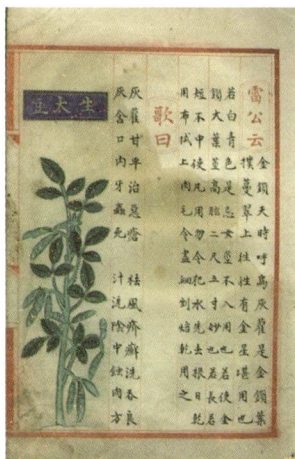

图 5-4-2798　生大豆

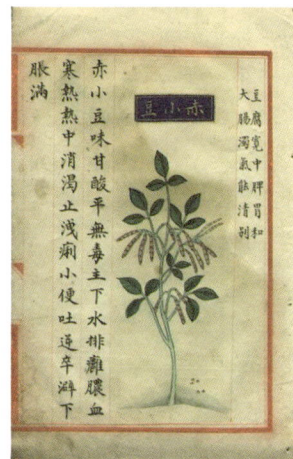

图 5-4-2799　赤小豆

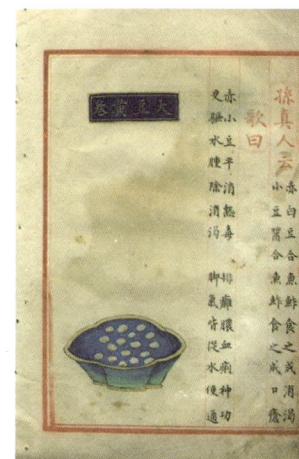

图 5-4-2800　大豆黄卷

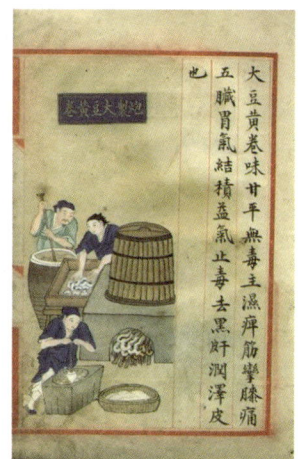

图 5-4-2801　炮制大豆黄卷

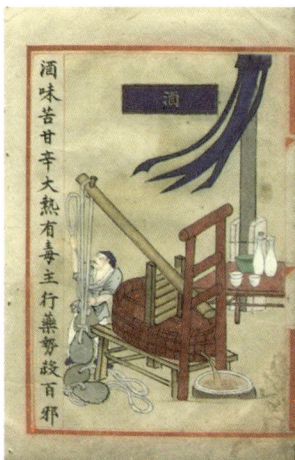

图 5-4-2802　酒

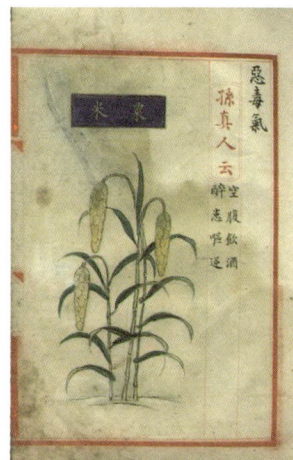

图 5-4-2803　粟米

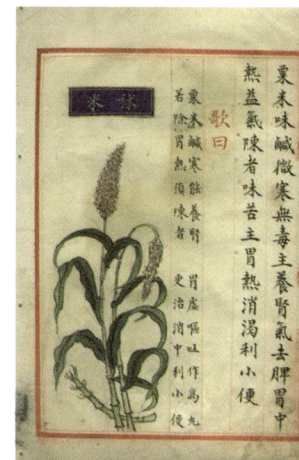

图 5-4-2804　秫米

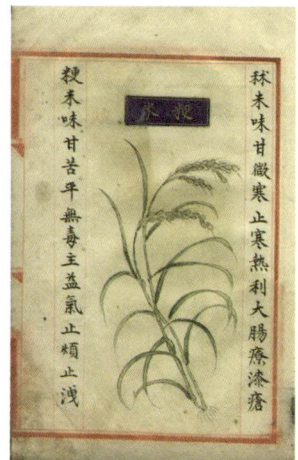

图 5-4-2805　粳米

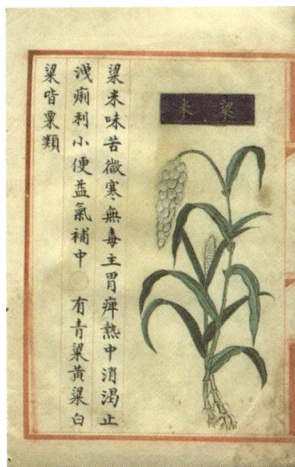

图 5-4-2806　粱米

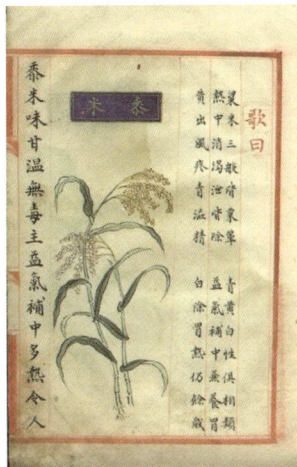

图 5-4-2807　黍米

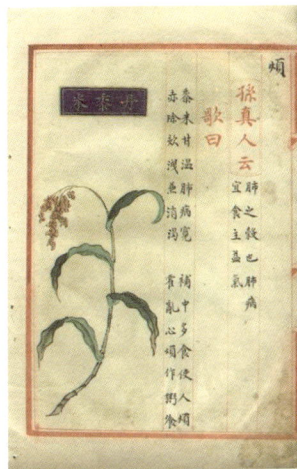

图 5-4-2808　丹黍米

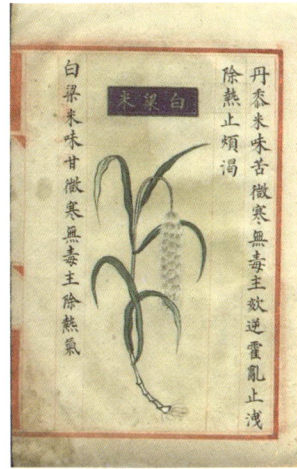

图 5-4-2809　白粱米

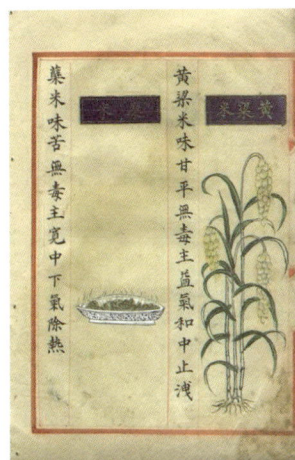

图 5-4-2810　黄粱米
图 7-4-2811　蘖米

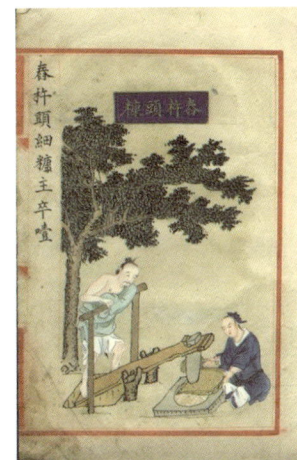

图 5-4-2812　春杵头糠

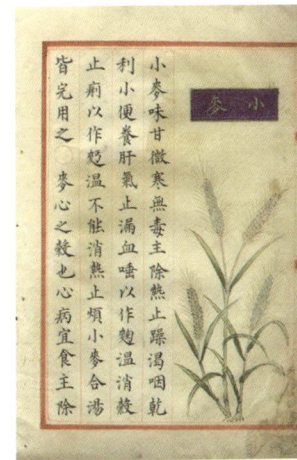

图 5-4-2813　小麦

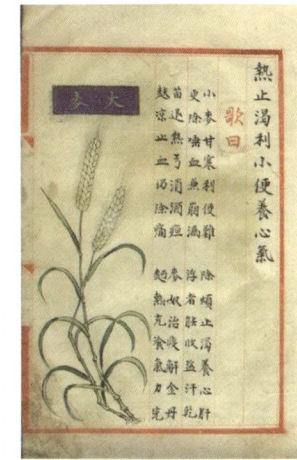

图 5-4-2814　大麦

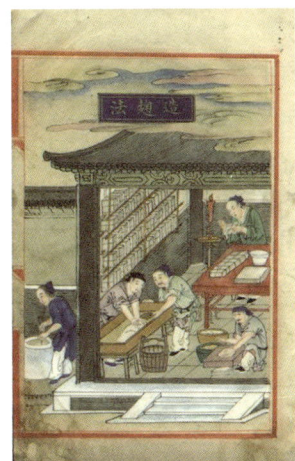

图 5-4-2815　造曲法

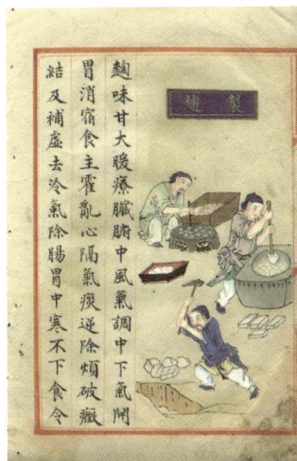

图 5-4-2816　制曲

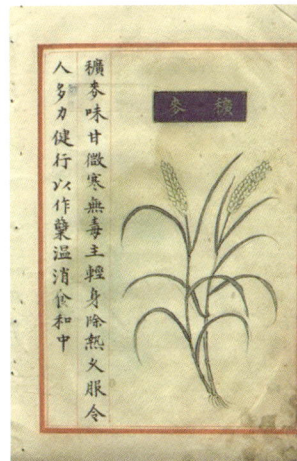

图 5-4-2817　穬麦

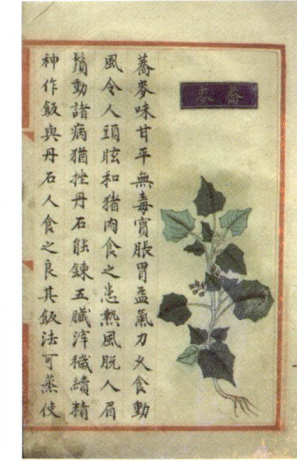

图 5-4-2818　荞麦

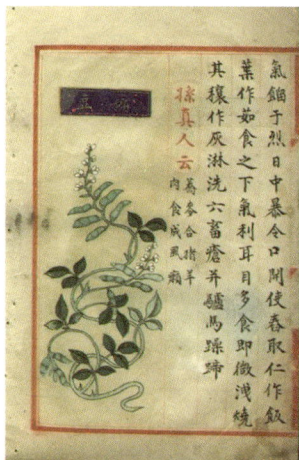

图 5-4-2819　蘱豆

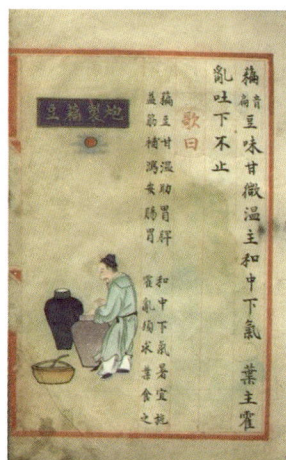

图 5-4-2820　炮制蘱豆

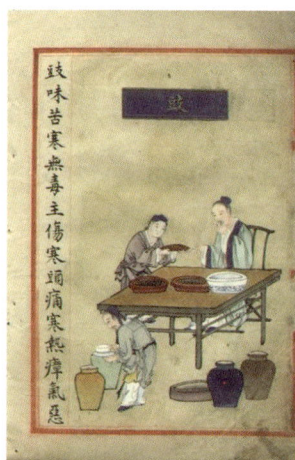

图 5-4-2821　豉

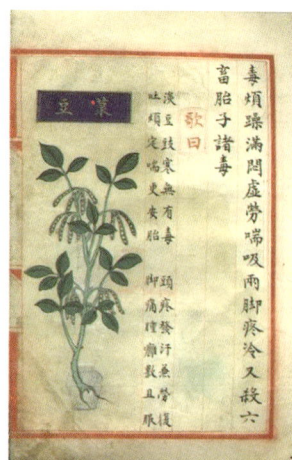

图 5-4-2822　绿豆

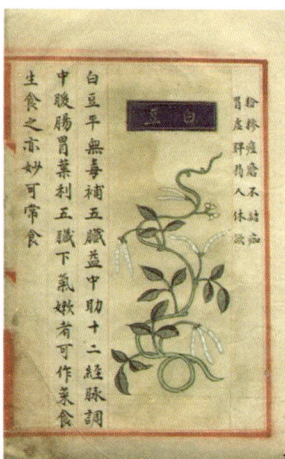

图 5-4-2823　白豆

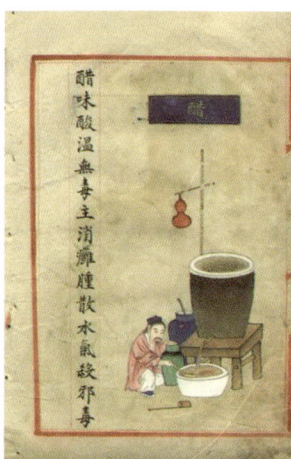

图 5-4-2824　醋

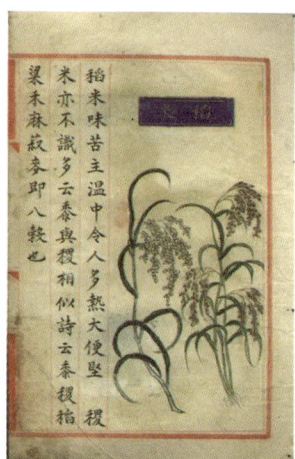

图 5-4-2825　稻米

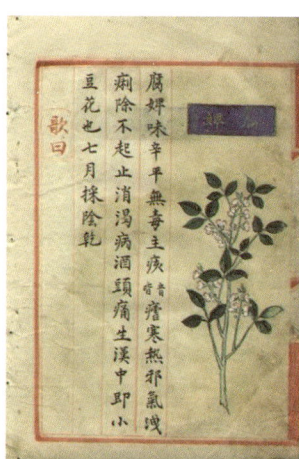

图 5-4-2826　腐婢

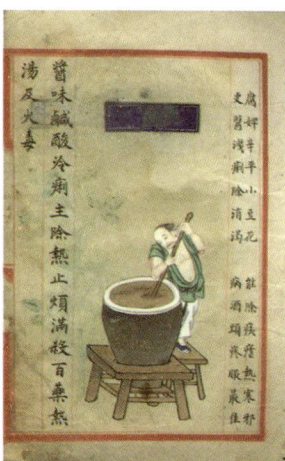

图 5-4-2827　酱

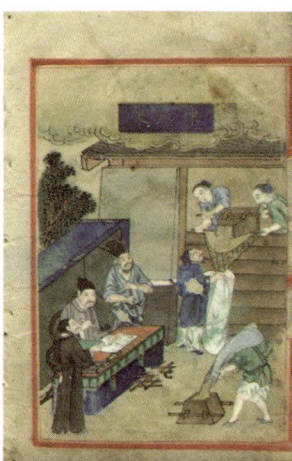

图 5-4-2828　陈廪米

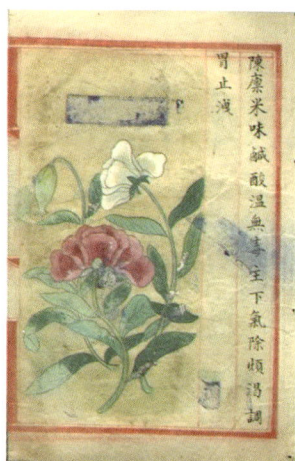

图 5-4-2829　罂子粟

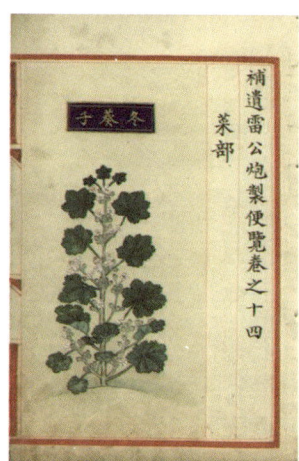

图 5-4-2830　冬葵子

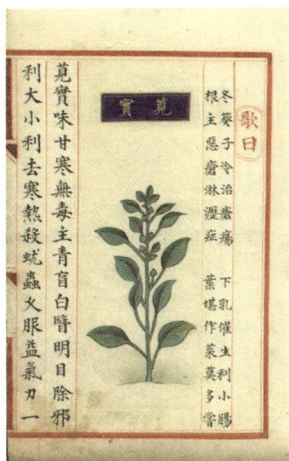

图 5-4-2831　苋实

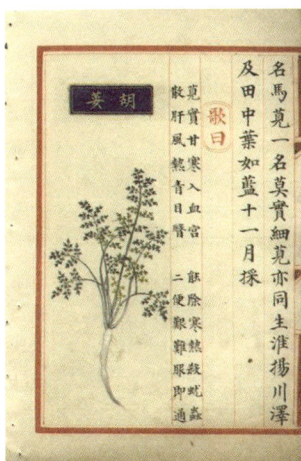

图 5-4-2832　胡荽

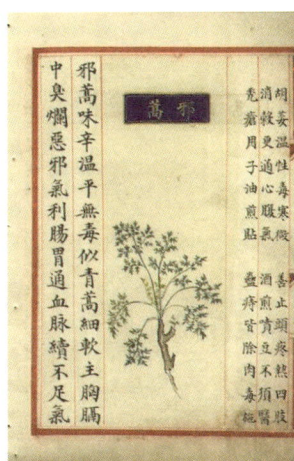

图 5-4-2833　邪蒿

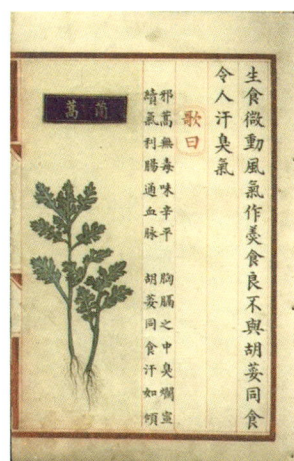

图 5-4-2834　茼蒿

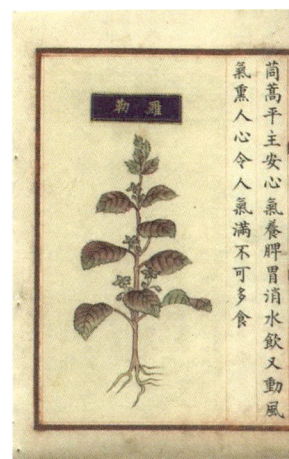

图 5-4-2835　罗勒

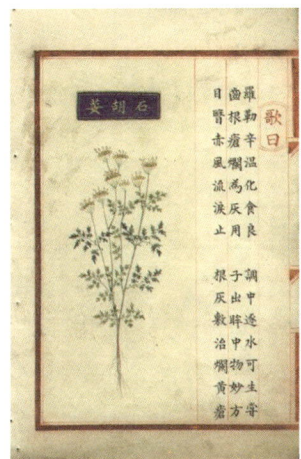

图 5-4-2836　石胡荽

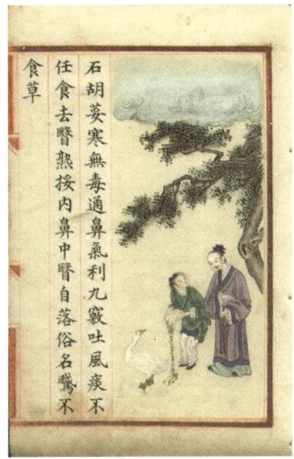

图 5-4-2837　鹅不食草

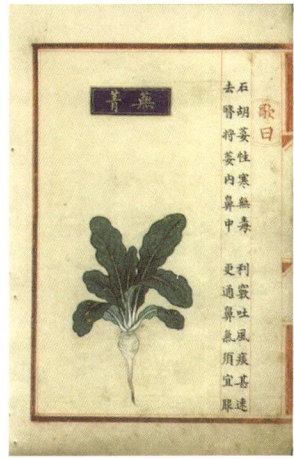

图 5-4-2838　芜菁

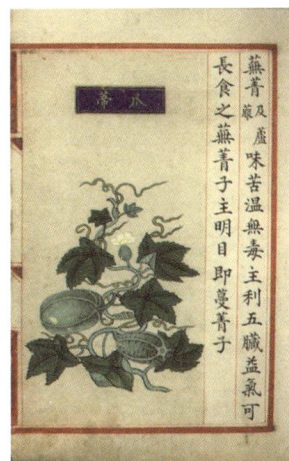

图 5-4-2839　瓜蒂

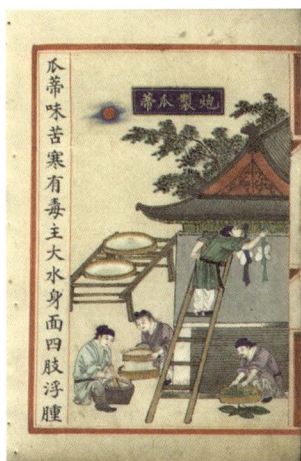

图 5-4-2840　炮制瓜蒂

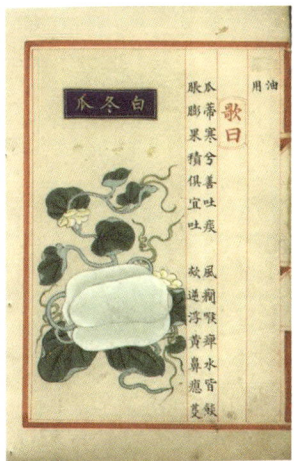

图 5-4-2841　白冬瓜

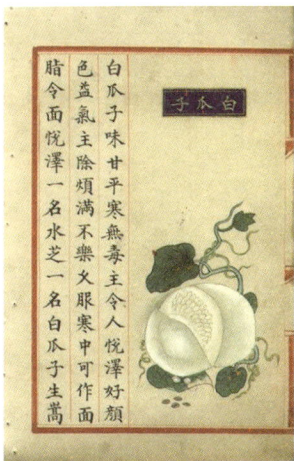

图 5-4-2842　白瓜子

甜瓜寒有毒止渴除煩熱多食令人陰下濕痒生瘡動宿冷病發虛熱破腹令人懶

高平澤有冬瓜仁也八月採

甜瓜

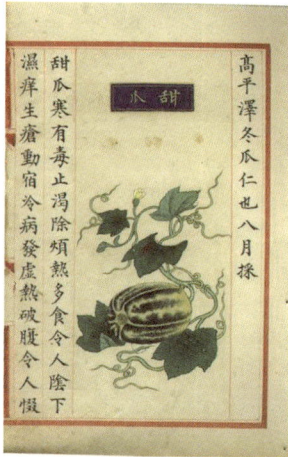

图 5-4-2843　甜瓜

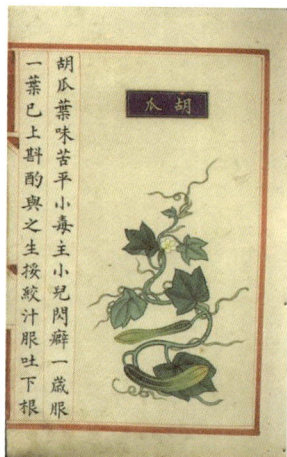

胡瓜葉味苦平小毒主小兒閃癖一歲服一葉已上斟酌與之生挍絞汁服吐下根

胡瓜

图 5-4-2844　胡瓜

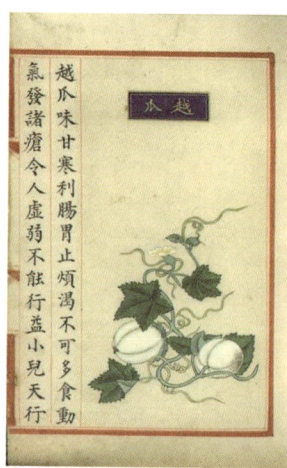

越瓜味甘寒利腸胃止煩渴不可多食動氣發諸瘡令人虛弱不耴行益小兒天行

越瓜

图 5-4-2845　越瓜

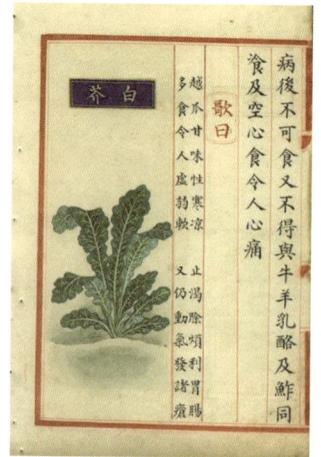

病後不可食又不得與牛羊乳酪及鮓同食及空心食令人心痛

白芥味辛性寒涼多食令人虛弱昳又耴動氣發諸瘡腸

歌曰

白芥

图 5-4-2846　白芥

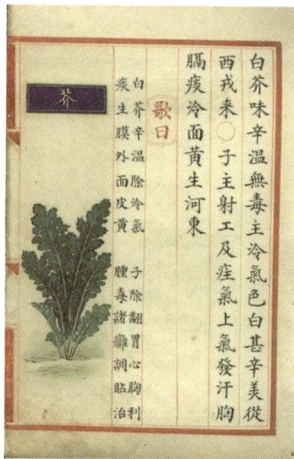

白芥味辛溫無毒主冷氣色白甚辛美從西戎來子主尌工及瘴氣上氣發汗胸膈痰冷面黃生河東

白芥味辛溫除冷氣痰生膜外面皮黃子除翻胃心腰毒諸氣調貼治利

歌曰

芥

图 5-4-2847　芥

芥味辛溫無毒歸鼻除腎邪氣利九竅明耳目安中似菘而有毛

孫真人云

芥菜合兔肉食之令人成惡瘡

蕪菁

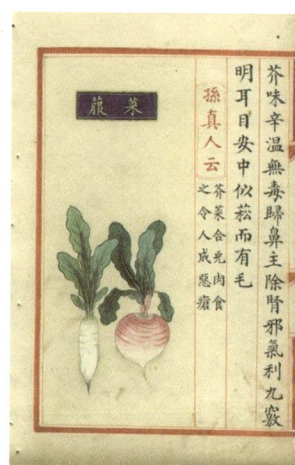

图 5-4-2848　莱菔

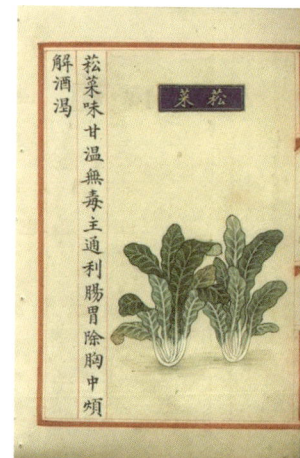

菘菜味甘溫無毒主通利腸胃除胸中煩解酒渴

菘菜

图 5-4-2849　菘菜

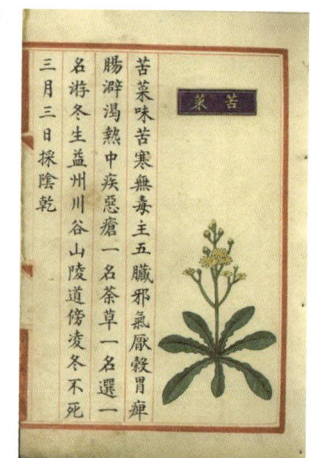

苦菜味苦寒無毒主五臟邪氣厭穀胃痹腸澼渴熱中疾惡瘡一名荼草一名選一名游冬生益州川谷山陵道傍凌冬不死三月三日採陰乾

苦菜

图 5-4-2850　苦菜

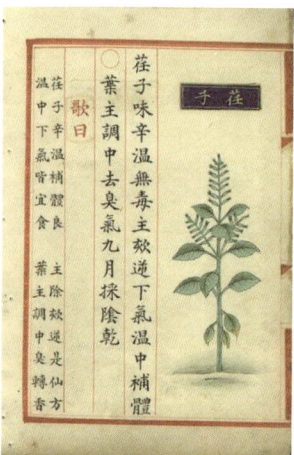

荏子味辛溫無毒主欬逆下氣溫中補體葉主調中去臭氣九月採陰乾

荏子味辛溫補體良主除欬逆北仙方溫中下氣宵宜食葉主調中去臭辟香

歌曰

荏子

图 5-4-2851　荏子

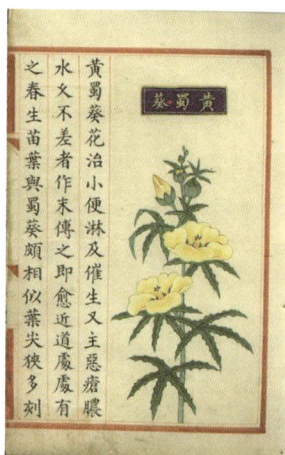

黃蜀葵花治小便淋及催生又主惡瘡眼水久不差者作末傳之即愈廈廈有之春生苗葉與蜀葵頗相似葉尖狹多刻

黃蜀葵花通淋利便須煎服主除欬逆及惡瘡眼

歌曰

黃蜀葵

图 5-4-2852　黃蜀葵

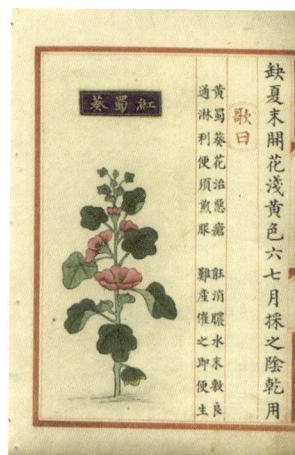

缺夏末開花淺黃色六七月採之陰乾用

紅蜀葵花治熱惡瘡通淋利便須煎服主消膿催產之即便生

歌曰

紅蜀葵

图 5-4-2853　紅蜀葵

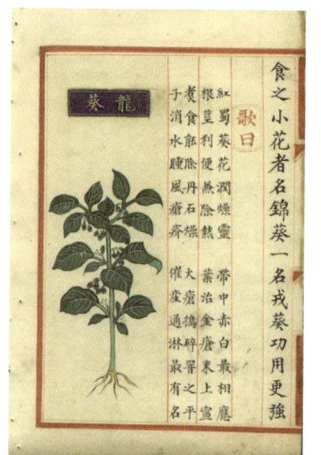

食之小花者名錦葵一名戎葵功用更強

紅蜀葵根葉花潤燥利竅子消水腫風瘴石燥丹下乳汁主大瘴瘡通淋催產最有之名

歌曰

龍葵

图 5-4-2854　龙葵

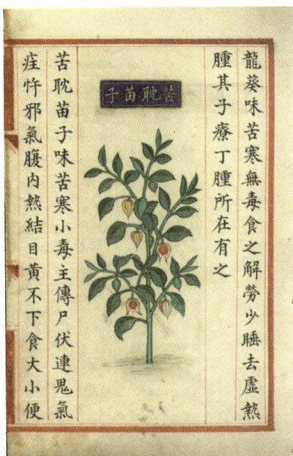

图 5-4-2855　苦耽苗子

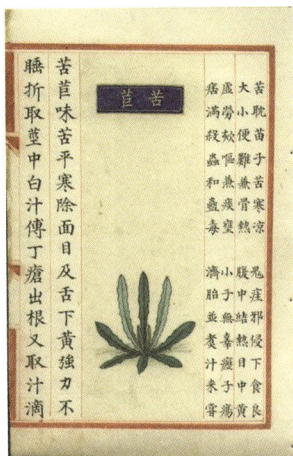

图 5-4-2856　苦苣

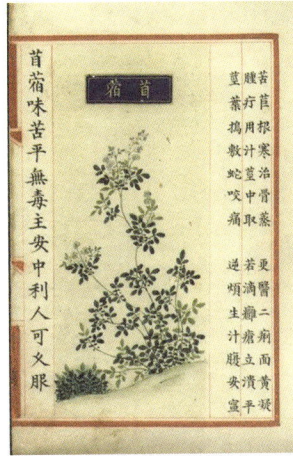

图 5-4-2857　苜蓿

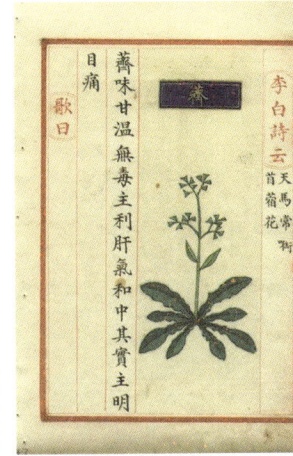

图 5-4-2858　荠

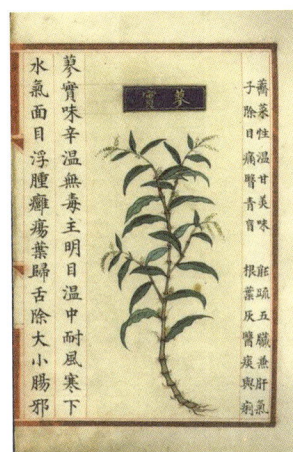

图 5-4-2859　蓼实

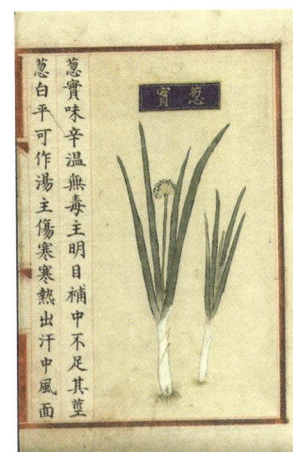

图 5-4-2860　葱实

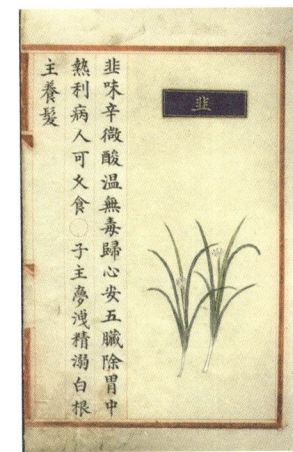

图 5-4-2861　韭

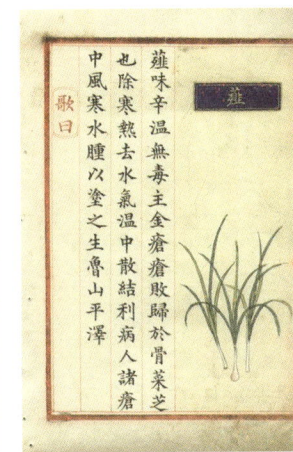

图 5-4-2862　薤

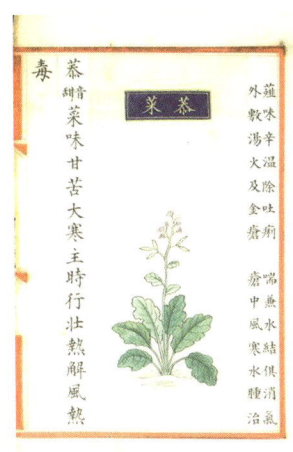

图 5-4-2863　荶菜

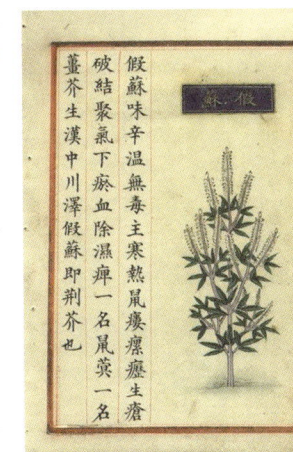

图 5-4-2864　假苏

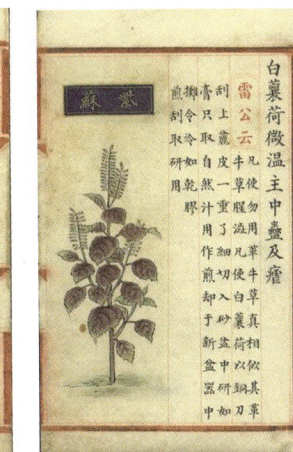

图 5-4-2865　紫苏

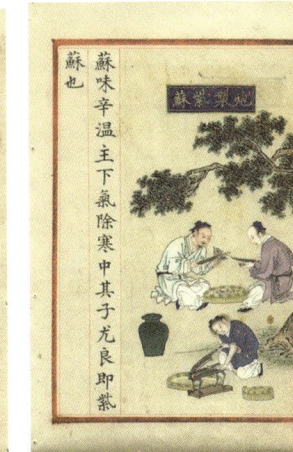

图 5-4-2866　炮制紫苏

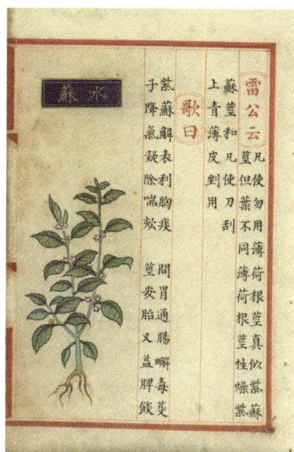

图 5-4-2867　水苏

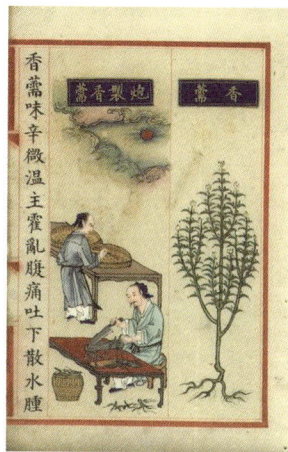

图 5-4-2868　香薷

图 5-4-2869　炮制香薷

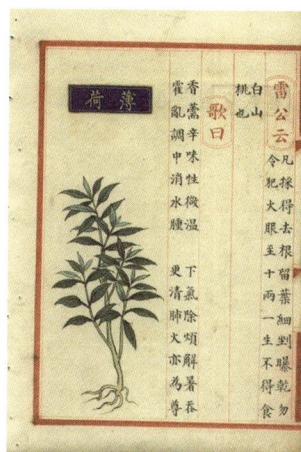

图 5-4-2870　薄荷

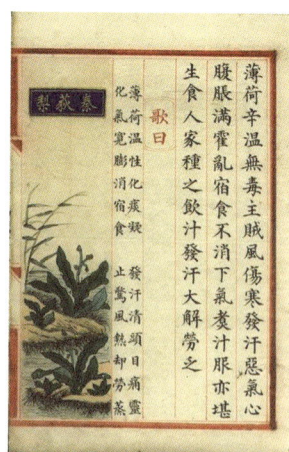

图 5-4-2871　秦荻梨

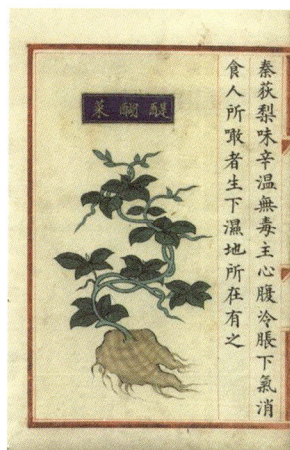

图 5-4-2872　醍醐菜

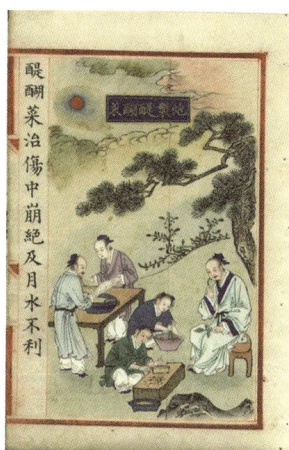

图 5-4-2873　炮制醍醐菜

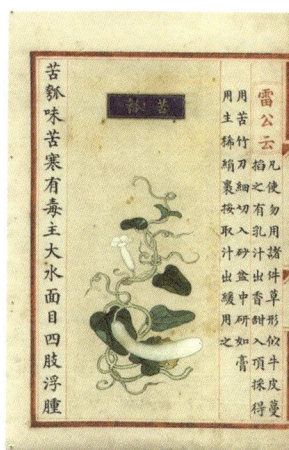

图 5-4-2874　苦瓠

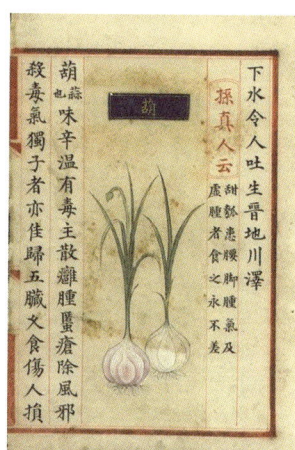

图 5-4-2875　葫

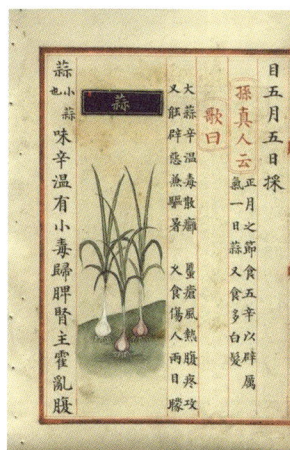

图 5-4-2876　蒜

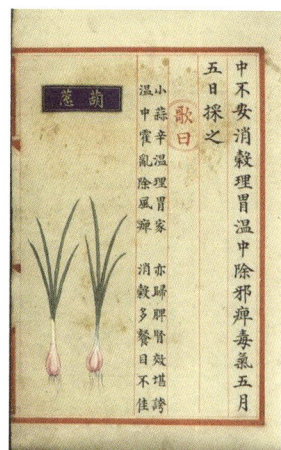

图 5-4-2877　葫葱

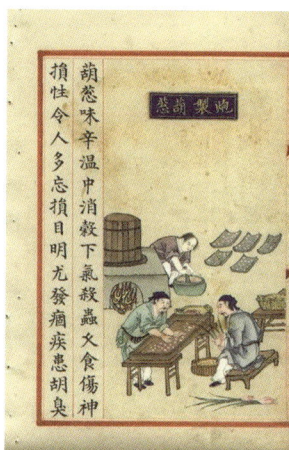

图 5-4-2878　炮制葫葱

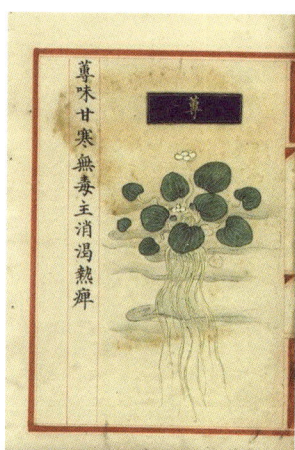

图 5-4-2879　莼

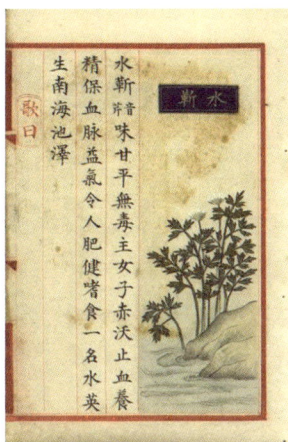

图 5-4-2880　水靳

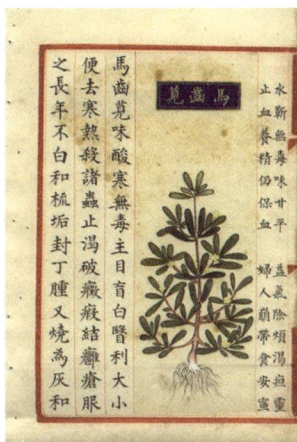

图 5-4-2881　马齿苋

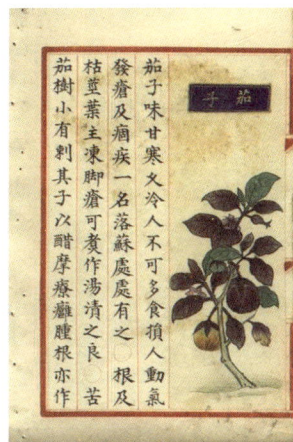

图 5-4-2882　茄子

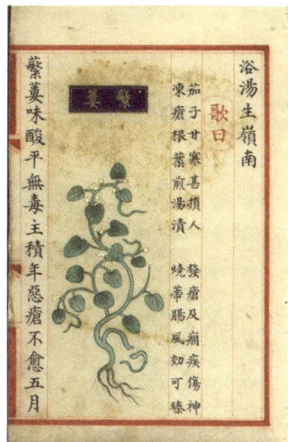

图 5-4-2883　蘩蒌

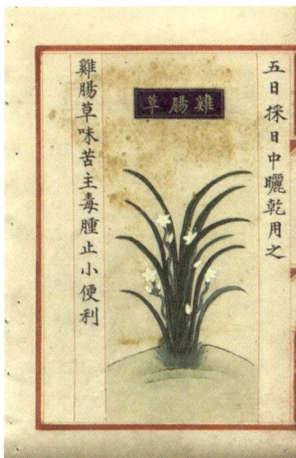

图 5-4-2884　鸡肠草

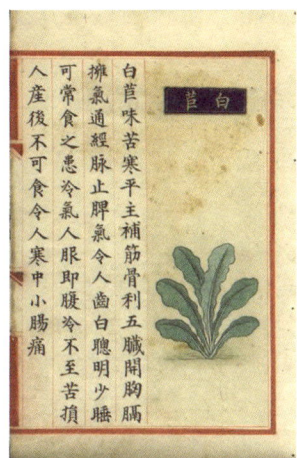

图 5-4-2885　白苣

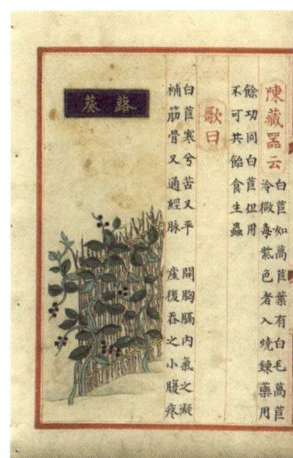

图 5-4-2886　蕗葵

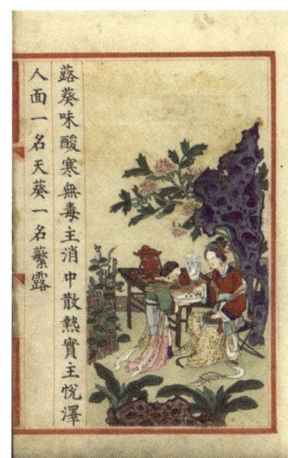

图 5-4-2887　蕗葵主悦泽人面

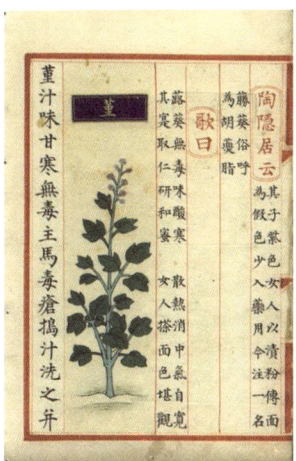

图 5-4-2888　堇

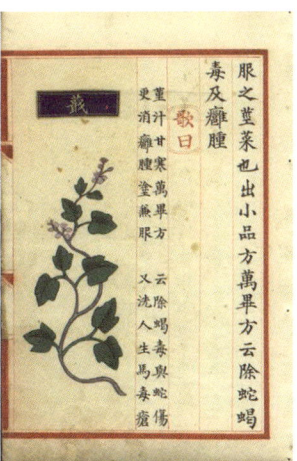

图 5-4-2889　蕺

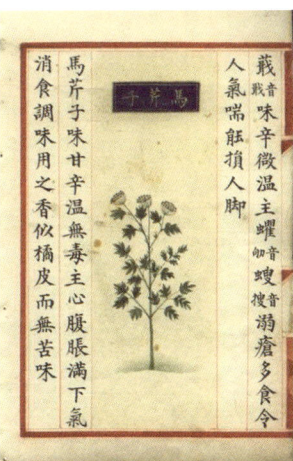

图 5-4-2890　马芹子

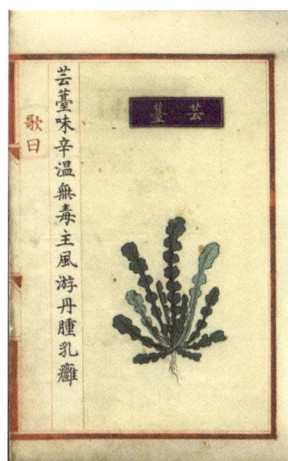

图 5-4-2891　芸薹

菜薤

薤菜味甘平無毒主解野葛毒煮食之亦
主破癥瘕通結血
苦蕒最不宜多食發病主蟲極損傷
更除丹腫乳癰瘡

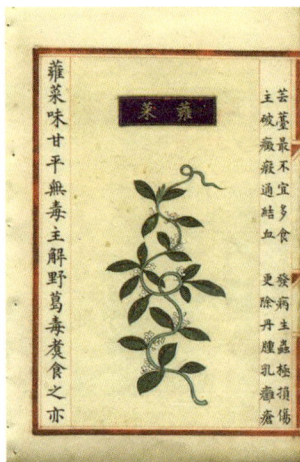

图 5-4-2892　薤菜

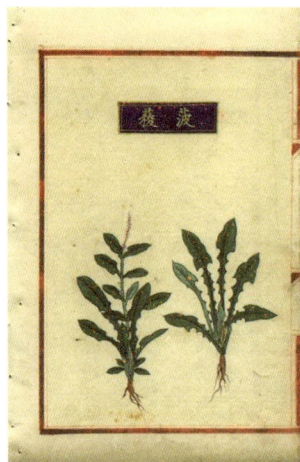

薐菠

苦蕒最不宜多食發病主蟲極損傷

图 5-4-2893　菠薐

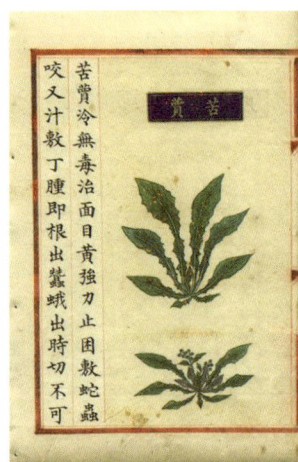

蕒苦

苦蕒冷無毒治面目黃强刀止困敷諸蟲
咬又汁敷丁腫即根出蟲蟻出時切不可

图 5-4-2894　苦蕒

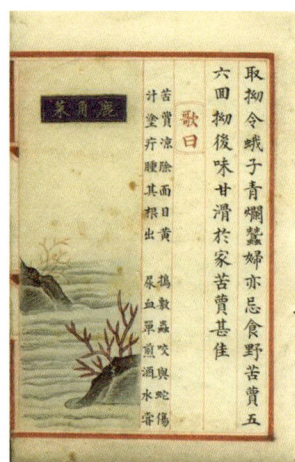

菜角鹿

取擣令蛾子青爛蟲婦亦忌食野苦蕒五
苦蕒冷汁浣除面目黃汁塗疔腫其根出
攝敷蟲咬與蛇傷尿血屎煎酒水浴
歌曰
六回擣後味甘滑於家苦蕒甚佳

图 5-4-2895　鹿角菜

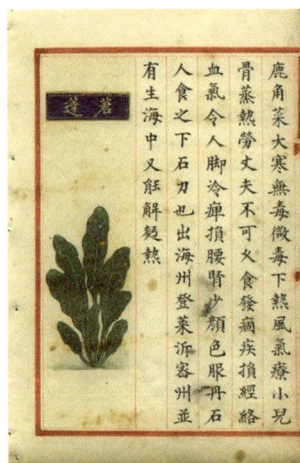

蕒莙

鹿角菜大寒無毒下熱風氣療小兒
骨蒸熱勞丈夫不可火食發病疾損經絡
血氣令人脚冷痺損腰腎少顏色服丹石
人食之下石刀也出海州登萊泗寧州並
有生海中又能解麪熱
莙蕒平微毒補中下氣理脾氣去頭風利

图 5-4-2896　莙蕒

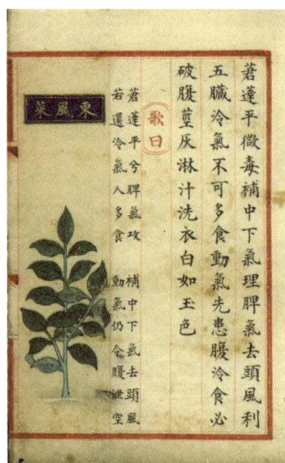

菜風東

莙蕒平微毒補中下氣理脾氣去頭風利
五臟冷氣不可多食動氣先患暖冷食必
破腹薑灰淋汁洗衣白如玉色
歌曰
莙蕒平冬脾氣攻補中下氣去頭風動氣仍食腹炦空

图 5-4-2897　东风菜

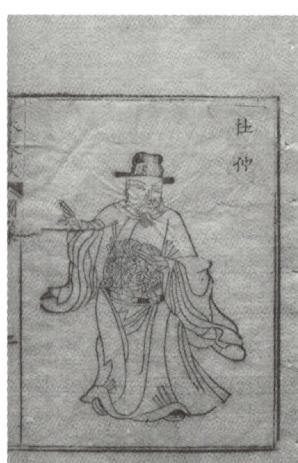

图 5-4-2898　杜仲

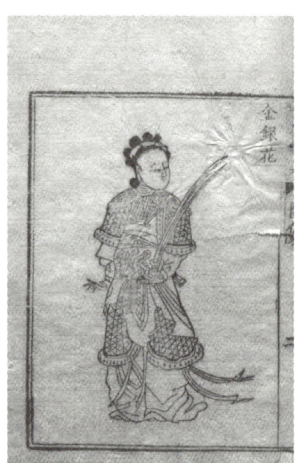

图 5-4-2899　金银花

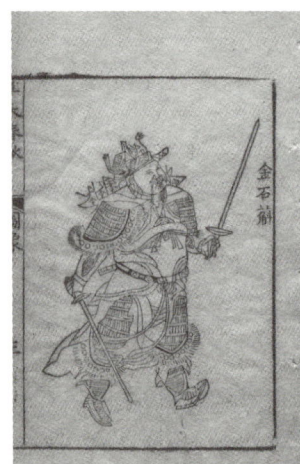

图 5-4-2900　金石斛

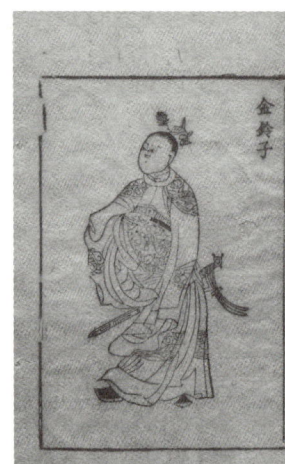

图 5-4-2901　金铃子

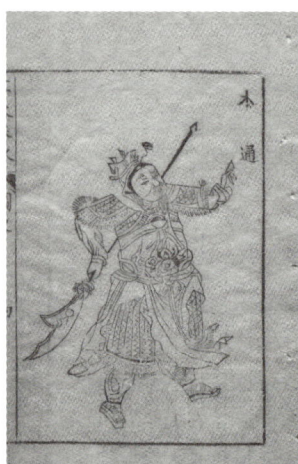

图 5-4-2902　木通

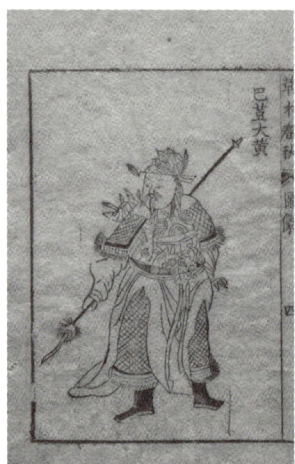

图 5-4-2903　巴豆大黄

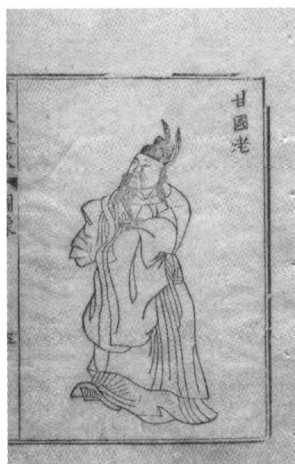

图 5-4-2904　甘国老

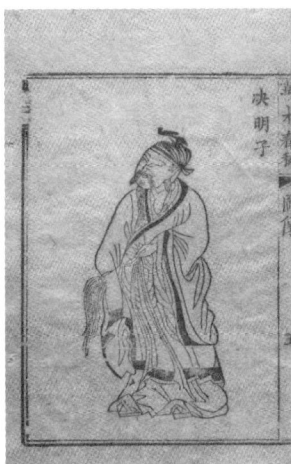

图 5-4-2905　决明子

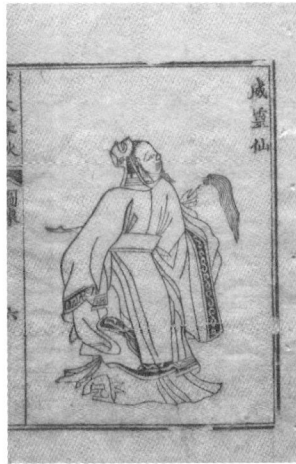

图 5-4-2906　威灵仙

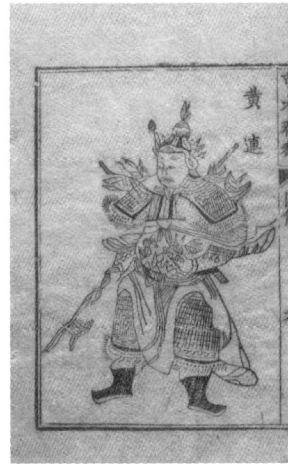

图 5-4-2907　黄连

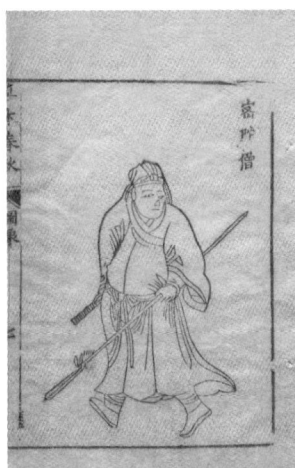

图 5-4-2908　密陀僧

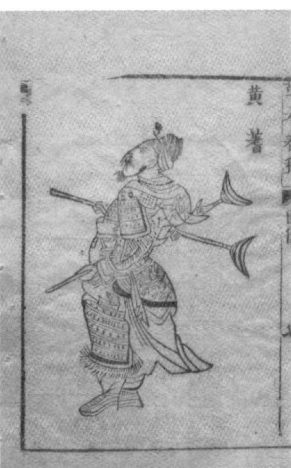

图 5-4-2909　黄芪

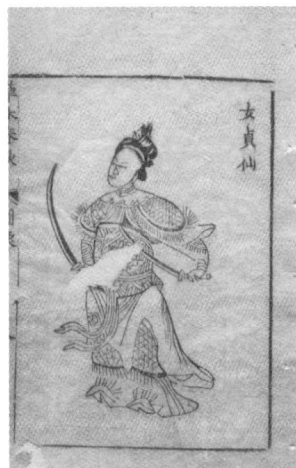

图 5-4-2910　女贞仙

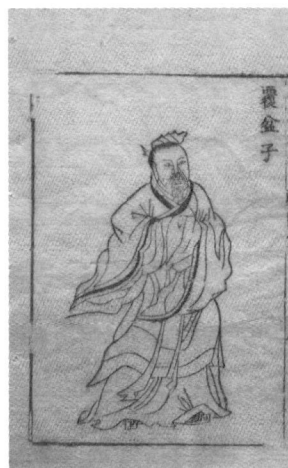

图 5-4-2911　覆盆子

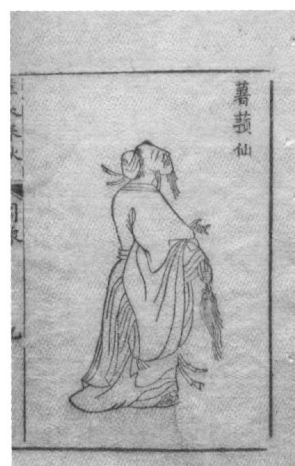

图 5-4-2912　薯蓣仙

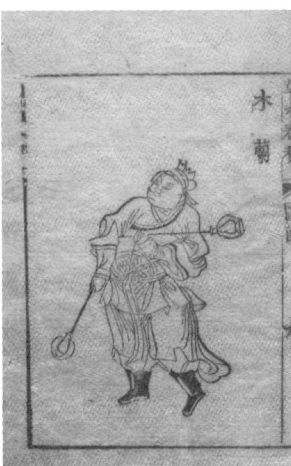

图 5-4-2913　木兰

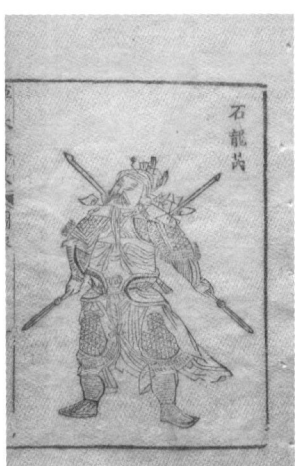

图 5-4-2914　石龙芮

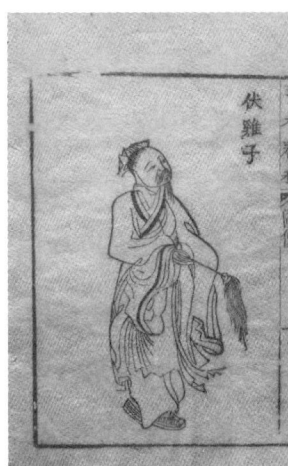

图 5-4-2915　伏鸡子

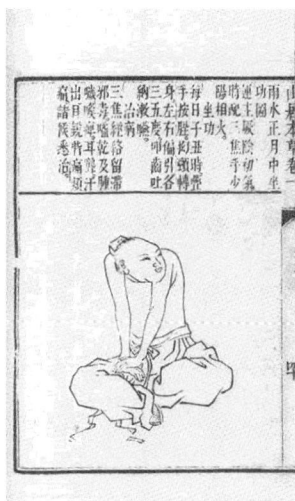

图 5-6-2916　立春正月节坐功图

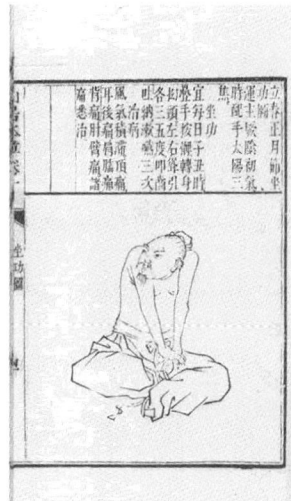

图 5-6-2917　雨水正月中坐功图

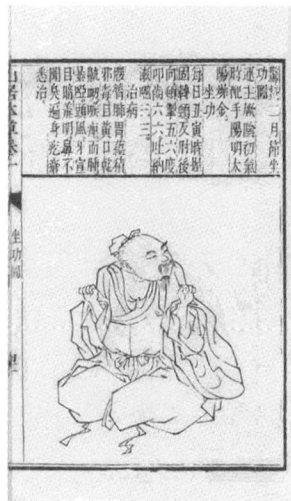

图 5-6-2918　惊蛰二月节坐功图

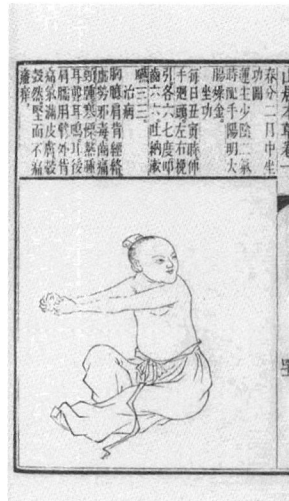

图 5-6-2919　春分二月中坐功图

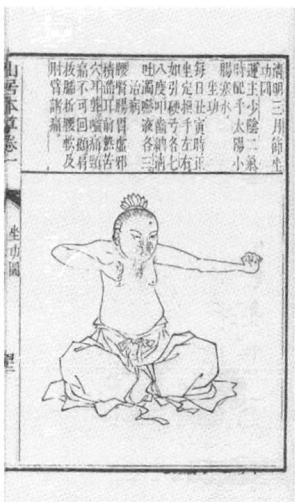

图 5-6-2920　清明三月节坐功图

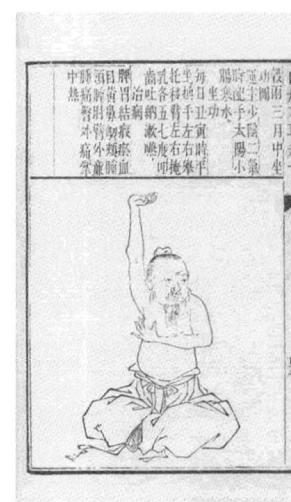

图 5-6-2921　谷雨三月中坐功图

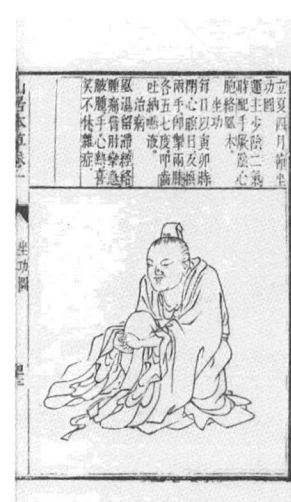

图 5-6-2922　立夏四月节坐功图

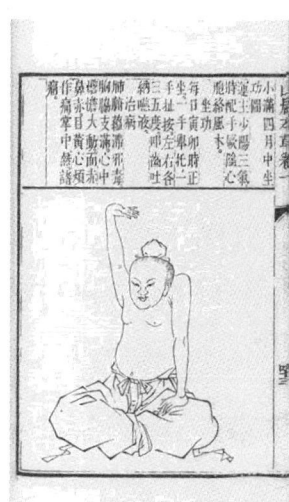

图 5-6-2923　小满四月中坐功图

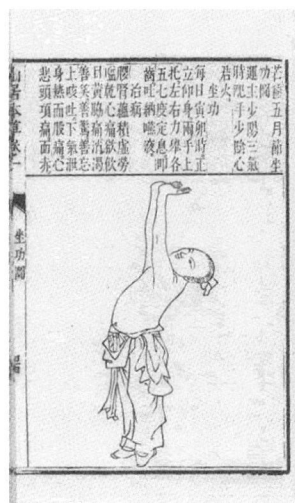

图 5-6-2924　芒种五月节坐功图

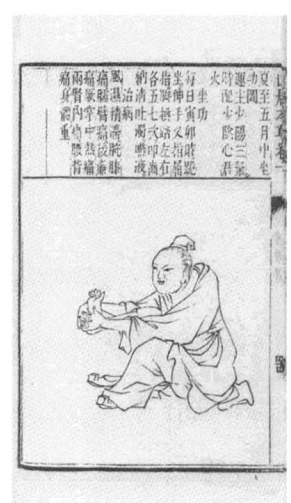

图 5-6-2925　夏至五月中坐功图

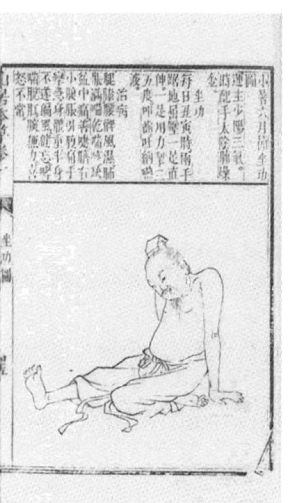

图 5-6-2926　小暑六月节坐功图

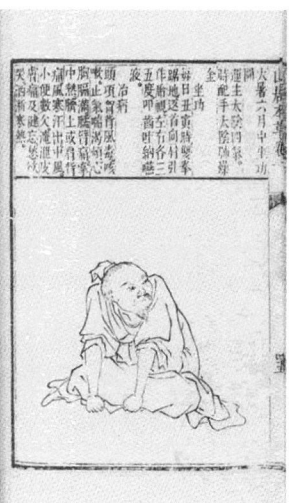

图 5-6-2927　大暑六月中坐功图

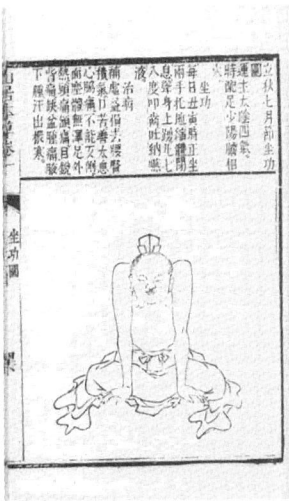

图 5-6-2928　立秋七月节坐功图

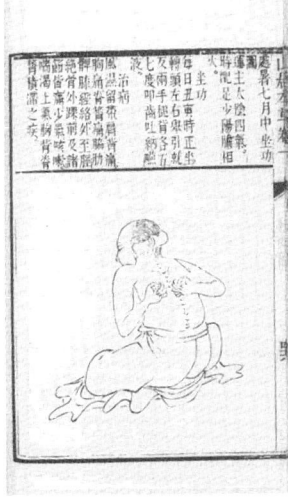

图 5-6-2929　处暑七月中坐功图

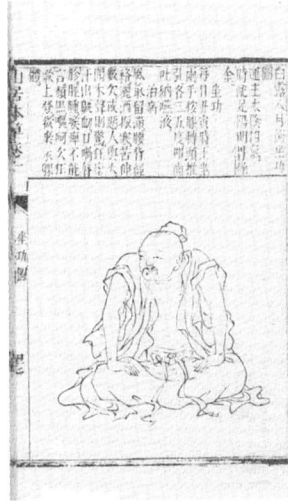

图 5-6-2930　白露八月节坐功图

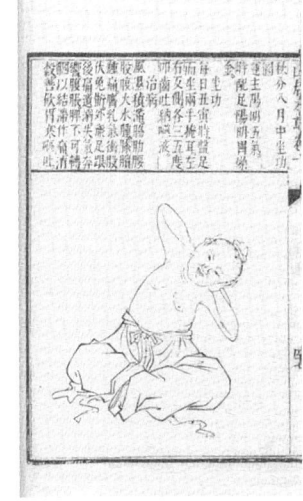

图 5-6-2931　秋分八月中坐功图

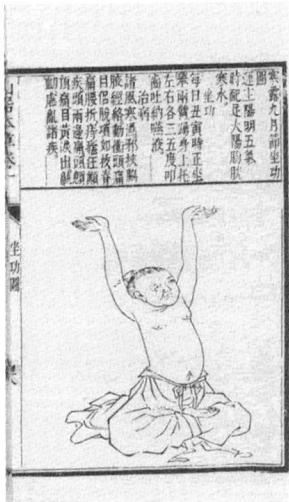

图 5-6-2932　寒露九月节坐功图

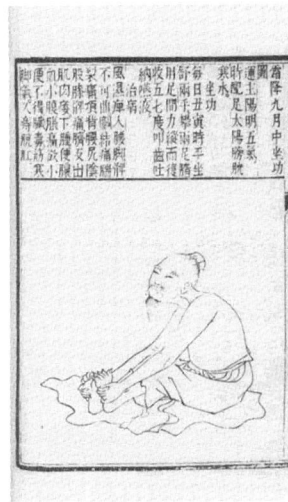

图 5-6-2933　霜降九月中坐功图

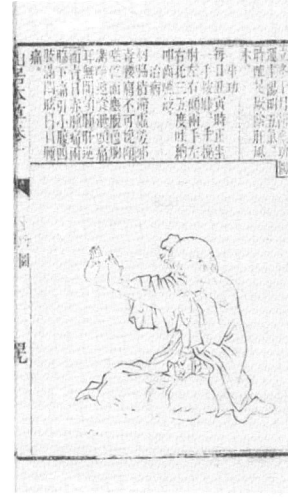

图 5-6-2934　立冬十月节坐功图

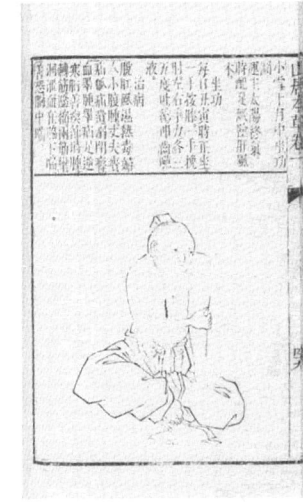

图 5-6-2935　小雪十月中坐功图

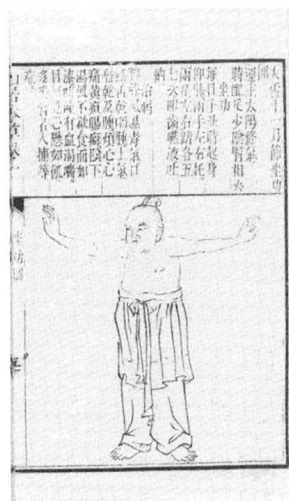

图 5-6-2936　大雪十一月节坐功图

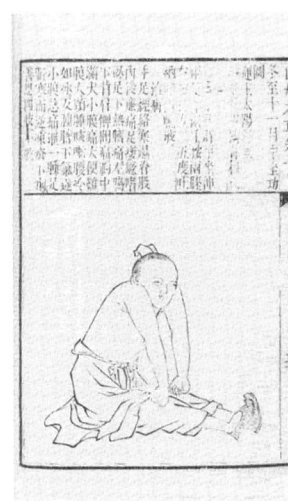

图 5-6-2937　冬至十一月中坐功图

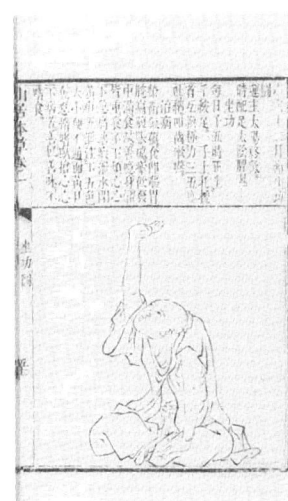

图 5-6-2938　小寒十二月节坐功图

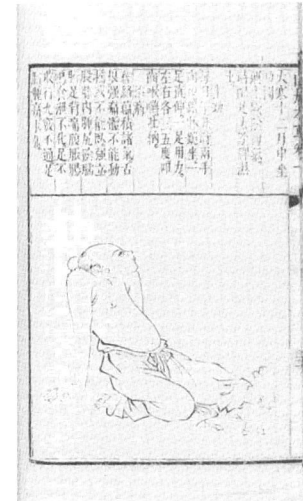

图 5-6-2939　大寒十二月中坐功图

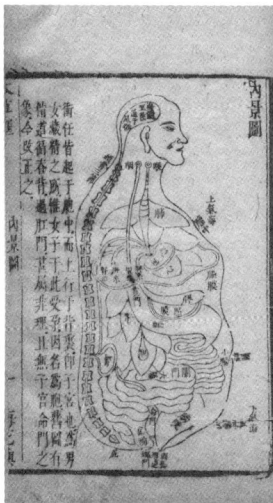

图 5-7-2940　内景图

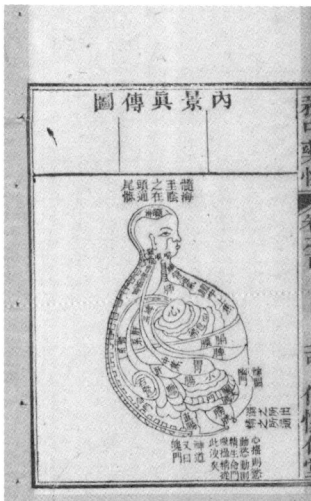

图 5-7-2941　内景真传图

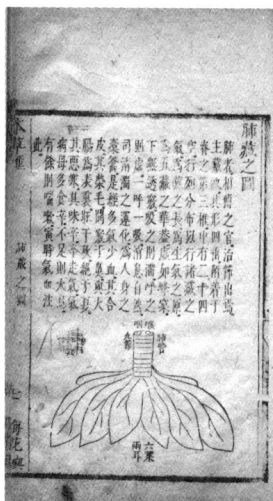

图 5-7-2942　肺脏之图

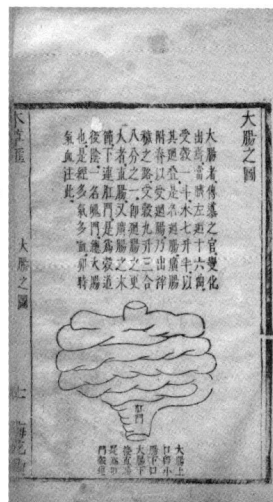

图 5-7-2943　大肠之图

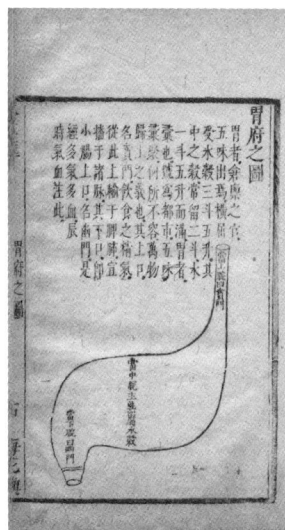

图 5-7-2944　胃腑之图

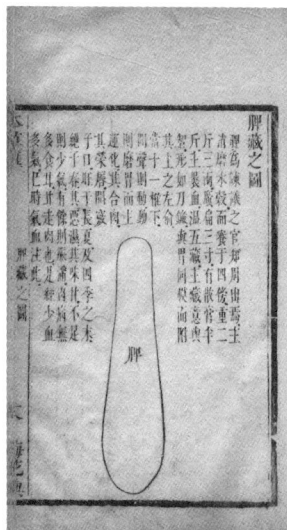

图 5-7-2945　脾脏之图

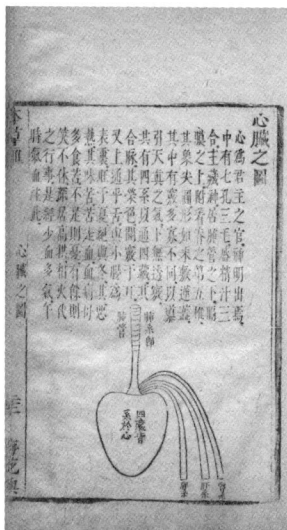

图 5-7-2946　心脏之图

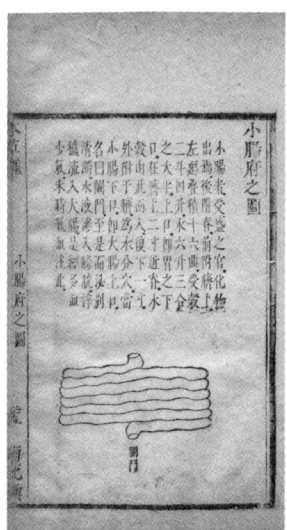

图 5-7-2947　小肠腑之图

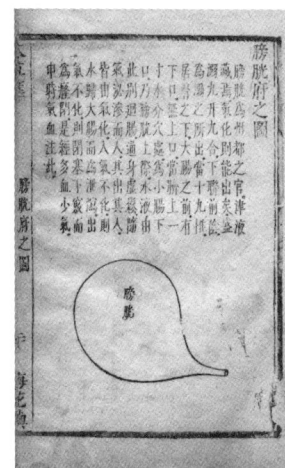

图 5-7-2948　膀胱腑之图

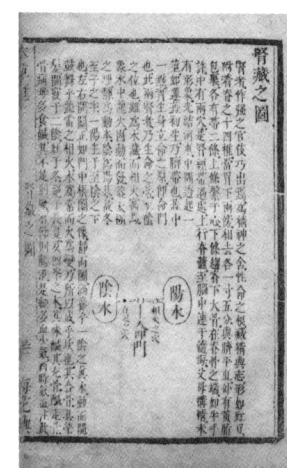

图 5-7-2949　肾脏之图

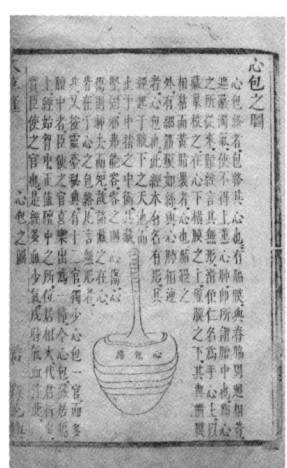

图 5-7-2950　心包之图

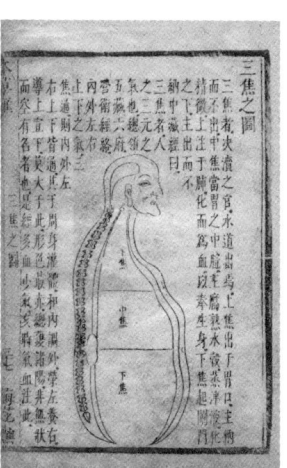

图 5-7-2951　三焦之图

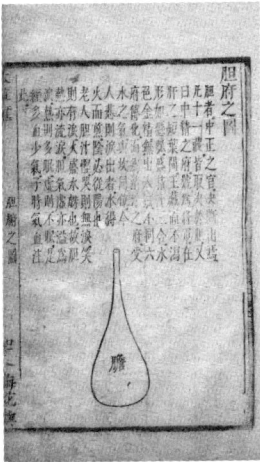

图 5-7-2952　胆腑之图

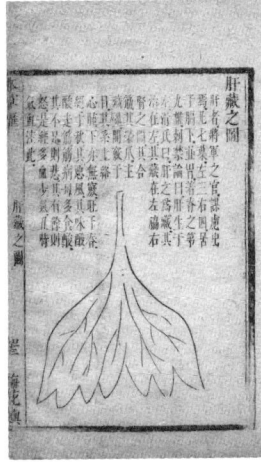

图 5-7-2953　肝脏之图

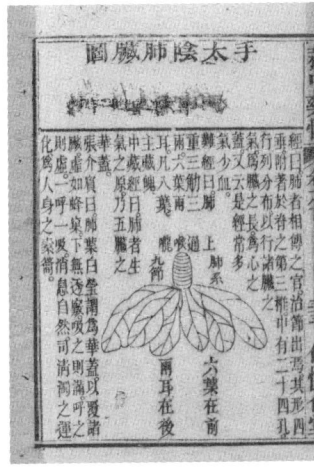

图 5-7-2954　手太阴肺脏图

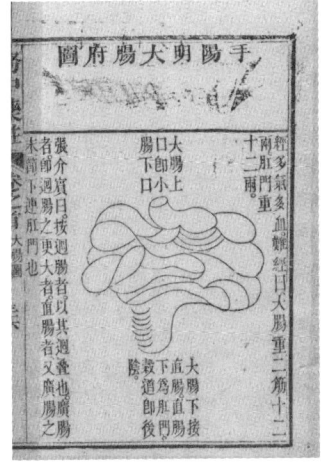

图 5-7-2955　手阳明大肠腑图

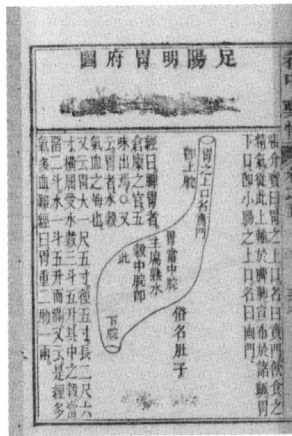

图 5-7-2956　足阳明胃腑图

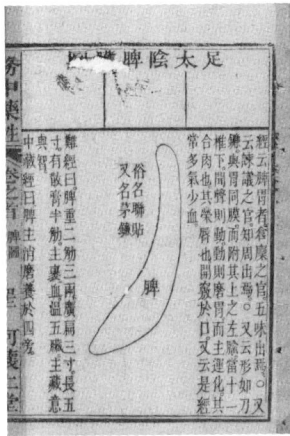

图 5-7-2957　足太阴脾脏图

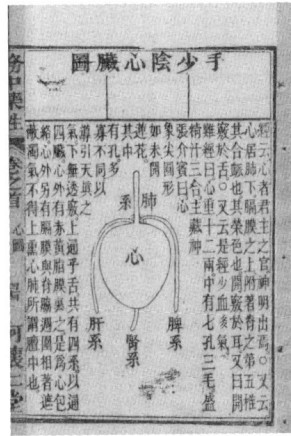

图 5-7-2958　手少阴心脏图

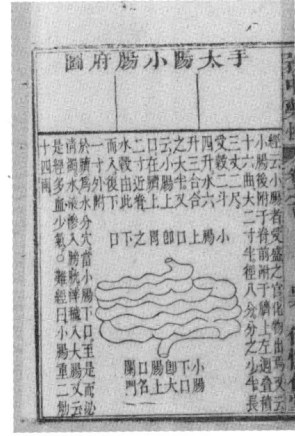

图 5-7-2959　手太阳小肠腑图

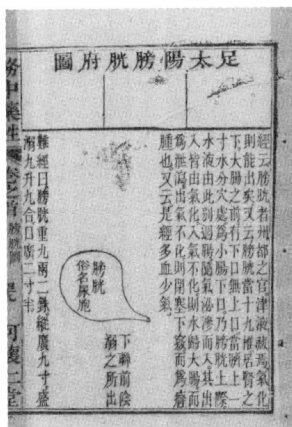

图 5-7-2960　足太阳膀胱腑图

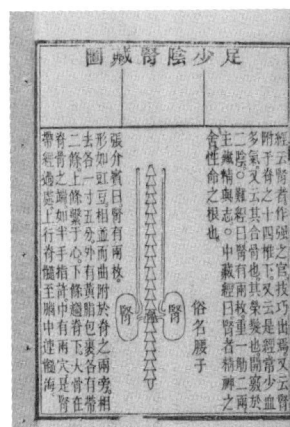

图 5-7-2961　足少阴肾脏图

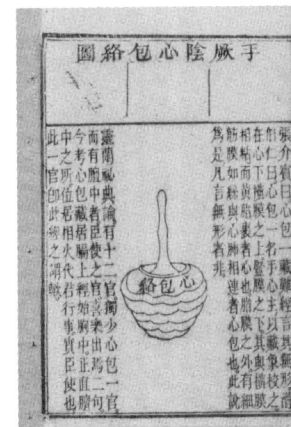

图 5-7-2962　手厥阴心包络图

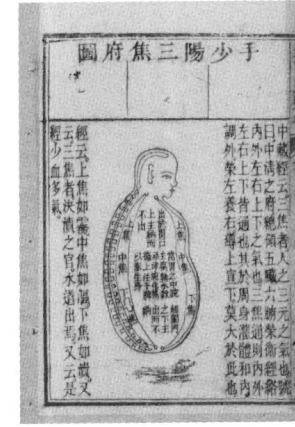

图 5-7-2963　手少阳三焦腑图

图 5-7-2964　足少阳胆腑图

图 5-7-2965　足厥阴肝脏图

图 5-7-2966　脏腑正面图

图 5-7-2967　脏腑背面图

图 5-7-2968　心脏形

图 5-7-2969　肝脏形

图 5-7-2970　胃腑形

图 5-7-2971　大肠腑形

图 5-7-2972　小肠腑形

图 5-7-2973　膀胱腑形

图 5-7-2974　脾脏形

图 5-7-2975　肺脏形

图 5-7-2976　肾脏形

图 5-7-2977　胆腑形

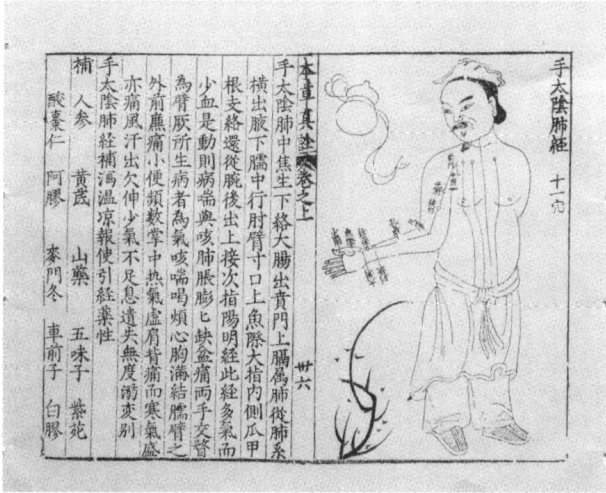

图 5-8-2978　手太阴肺经

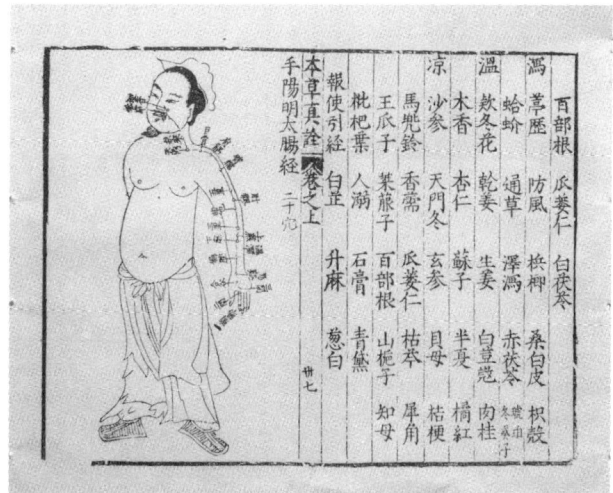

图 5-8-2979　手阳明大肠经

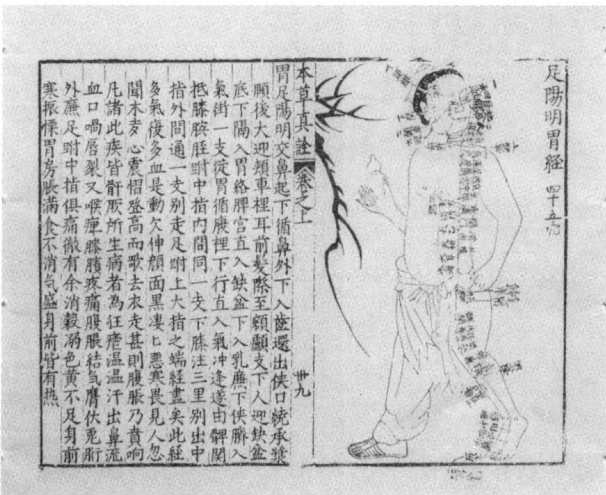

图 5-8-2980　足阳明胃经

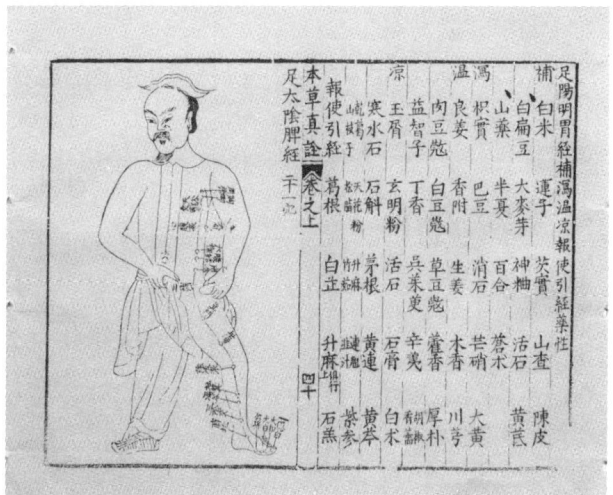

图 5-8-2981　足太阴脾经

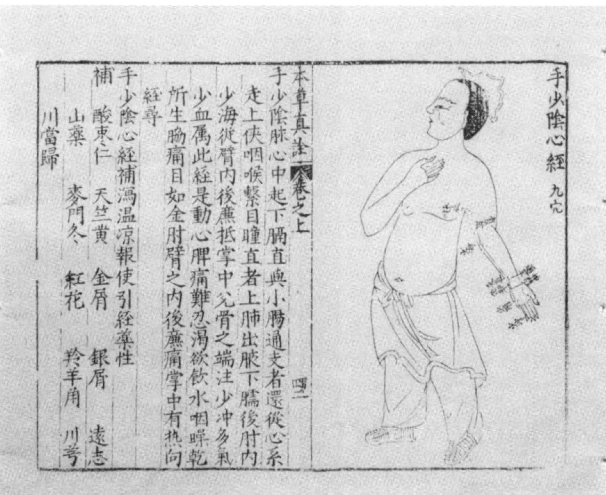

图 5-8-2982　手少阴心经

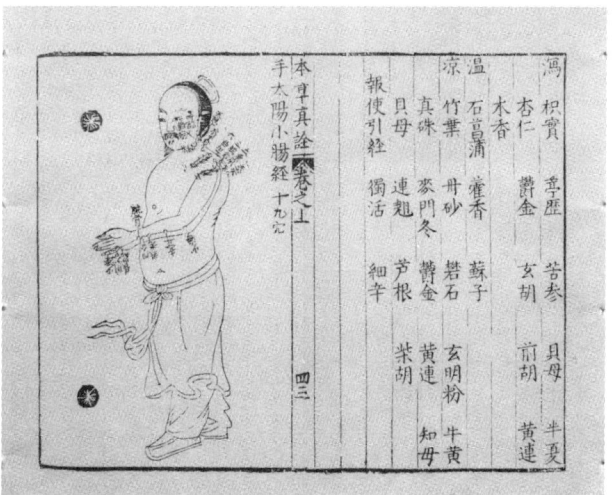

图 5-8-2983　手太阳小肠经

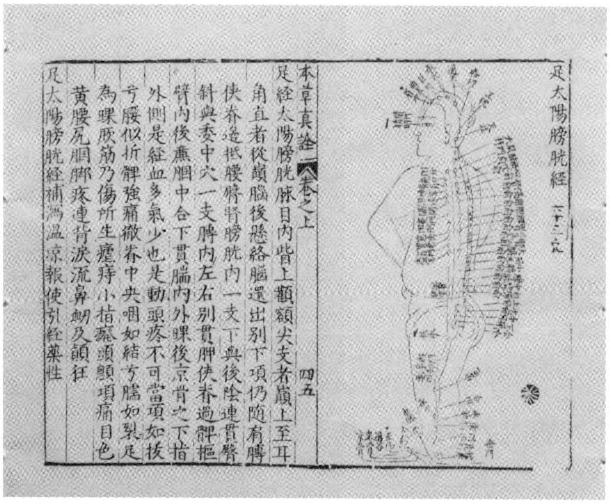

图 5-8-2984　足太阳膀胱经

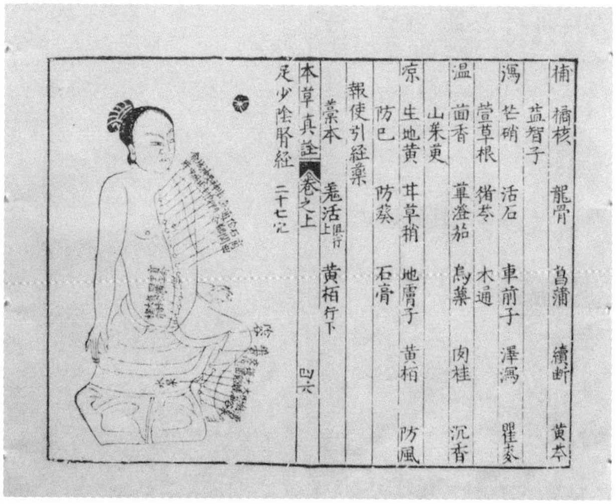

图 5-8-2985　足少阴肾经

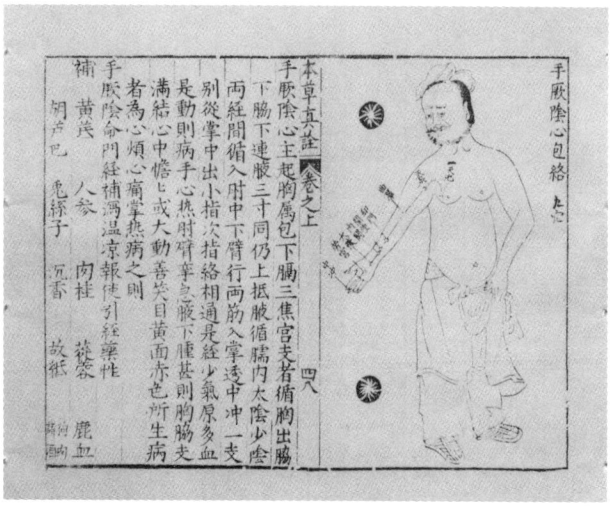

图 5-8-2986　手厥阴心包络

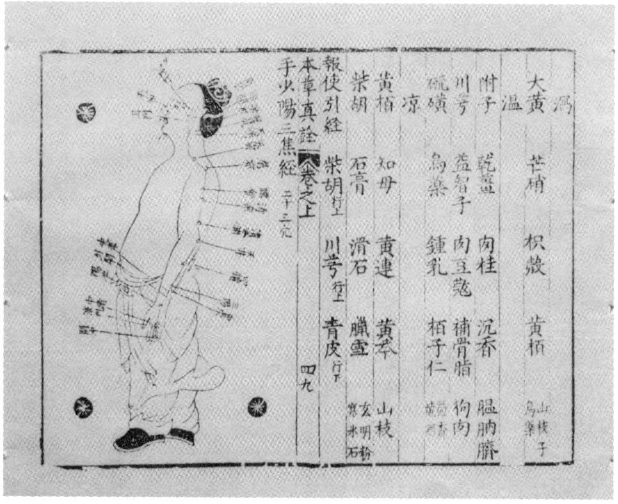

图 5-8-2987　手少阳三焦经

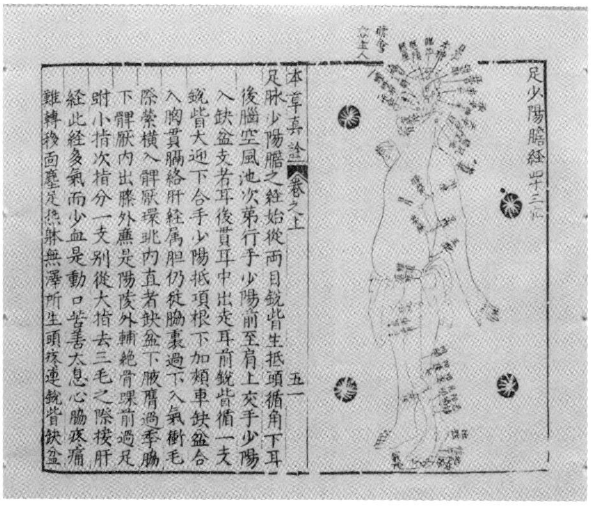

图 5-8-2988　足少阳胆经

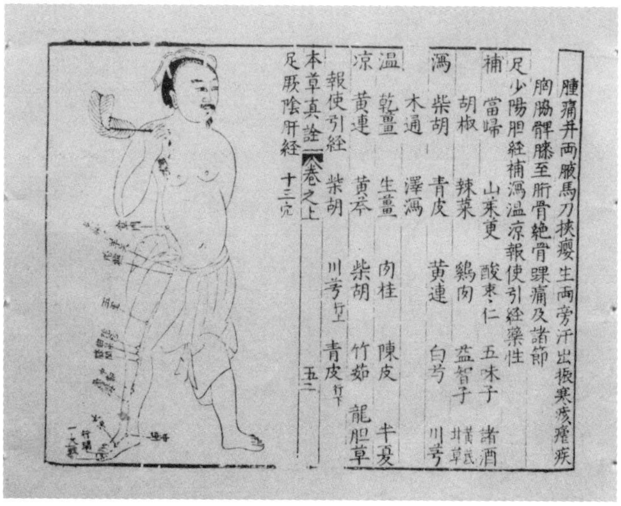

图 5-8-2989　足厥阴肝经

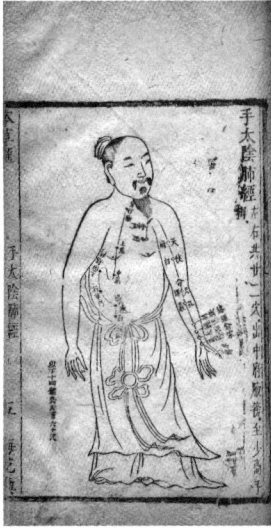

图 5-8-2990　手太阴肺经

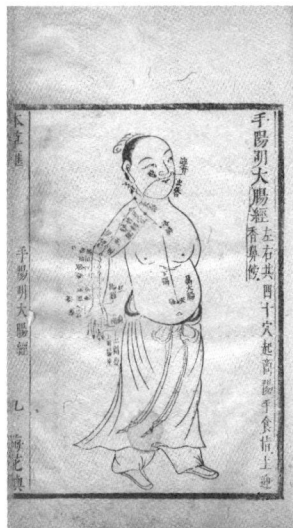

图 5-8-2991　手阳明大肠经

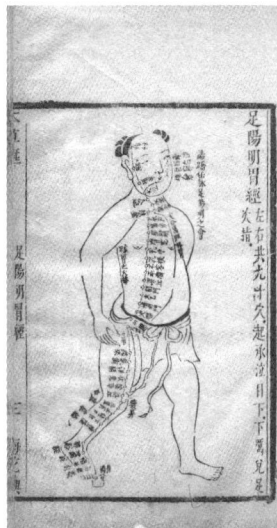

图 5-8-2992　足阳明胃经

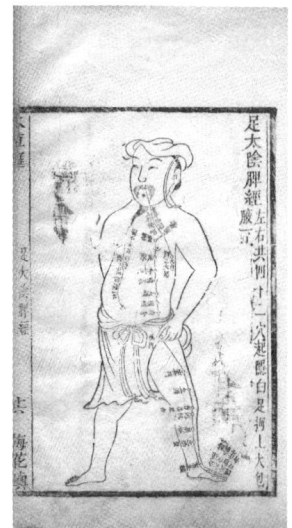

图 5-8-2993　足太阴脾经

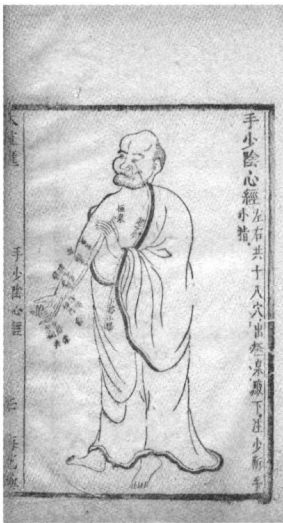

图 5-8-2994　手少阴心经

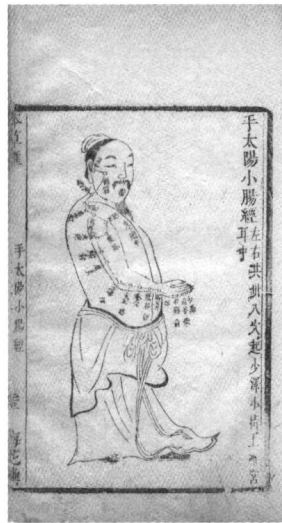

图 5-8-2995　手太阳小肠经

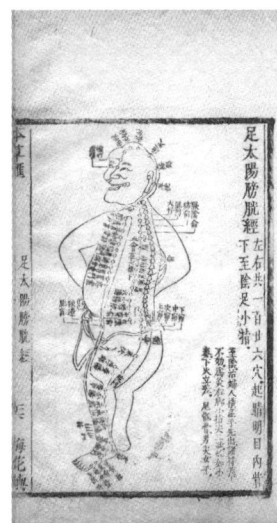

图 5-8-2996　足太阳膀胱经

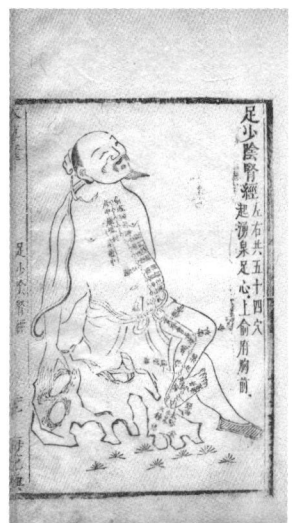

图 5-8-2997　足少阴肾经

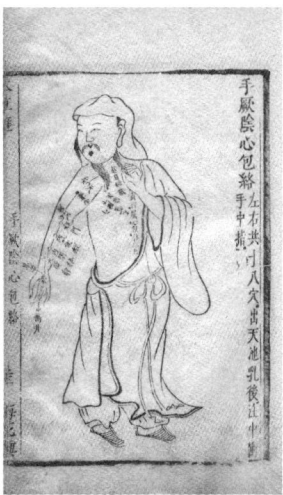

图 5-8-2998　手厥阴心包络

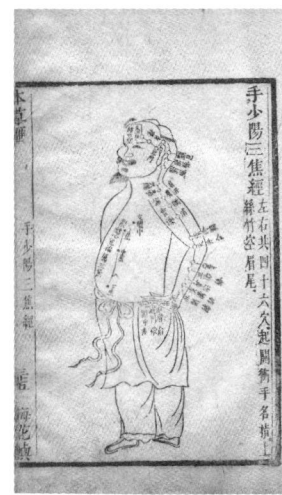

图 5-8-2999　手少阳三焦经

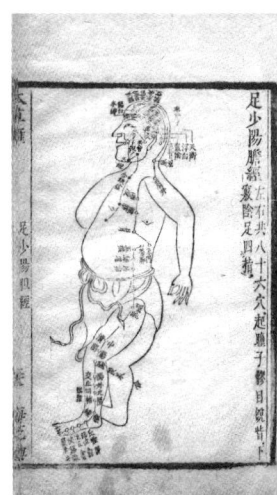

图 5-8-3000　足少阳胆经

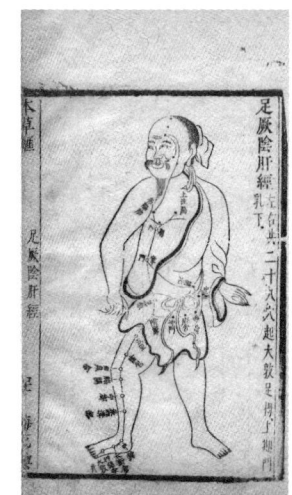

图 5-8-3001　足厥阴肝经

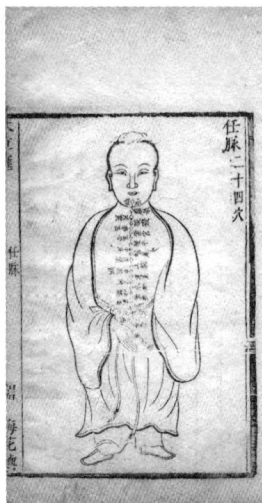

图 5-8-3002　任脉

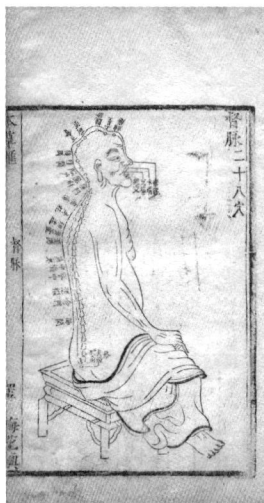

图 5-8-3003　督脉

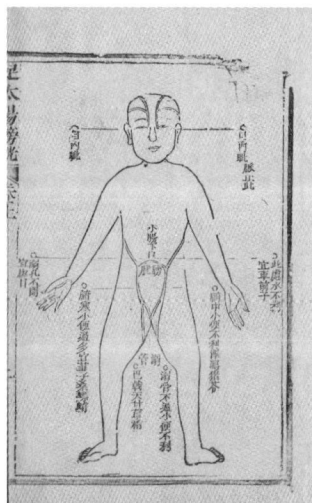

图 5-8-3004　足太阳膀胱 - 正面

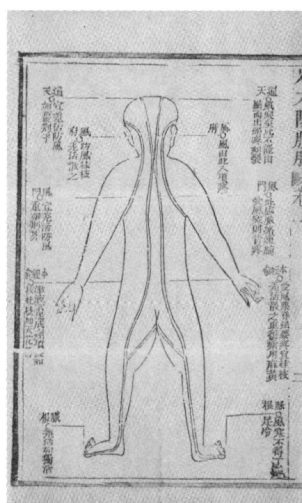

图 5-8-3005　足太阳膀胱 - 背面

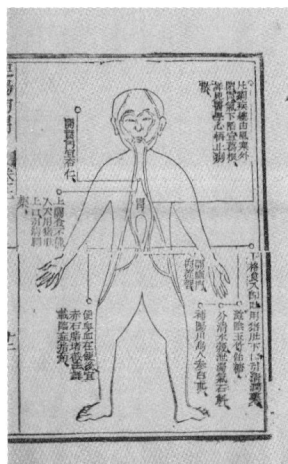

图 5-8-3006　足阳明胃 - 正面

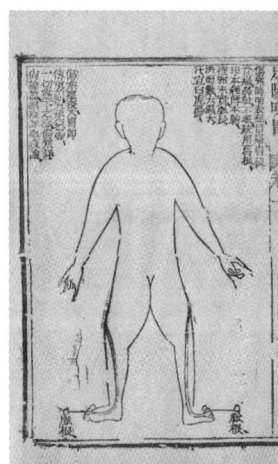

图 5-8-3007　足阳明胃 - 背面

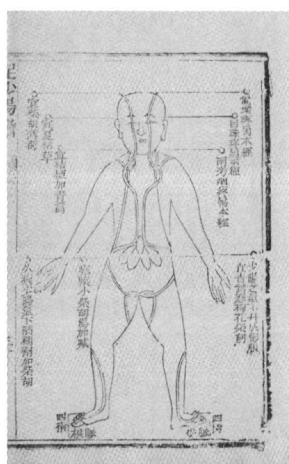

图 5-8-3008　足少阳胆 - 正面

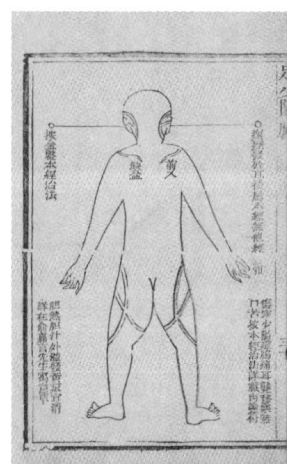

图 5-8-3009　足少阳胆 - 背面

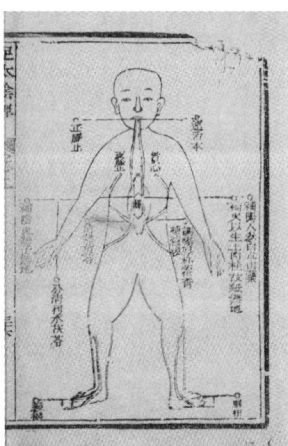

图 5-8-3010　足太阴脾 - 正面

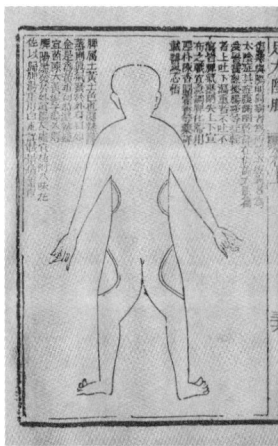

图 5-8-3011　足太阴脾 - 背面

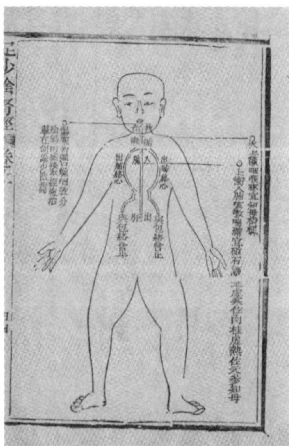

图 5-8-3012　足少阴肾经 - 正面

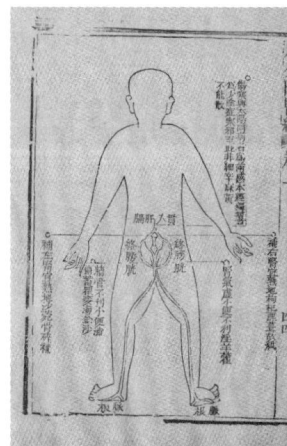

图 5-8-3013　足少阴肾经 - 背面

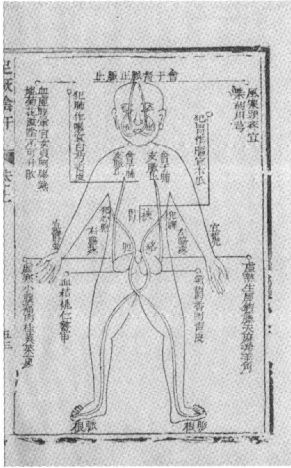

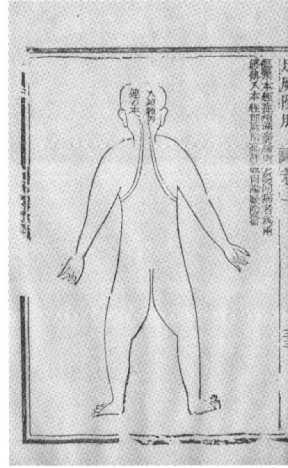

图 5-8-3014　足厥阴肝 - 正面　　图 5-8-3015　足厥阴肝 - 背面　　图 5-8-3016　手太阴肺 - 正面　　图 5-8-3017　手太阴肺 - 背面

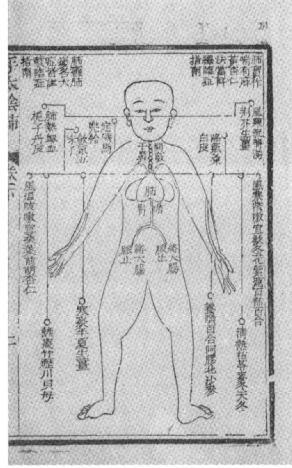

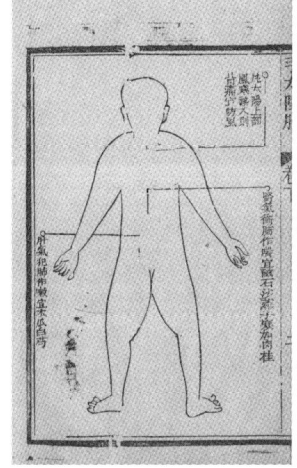

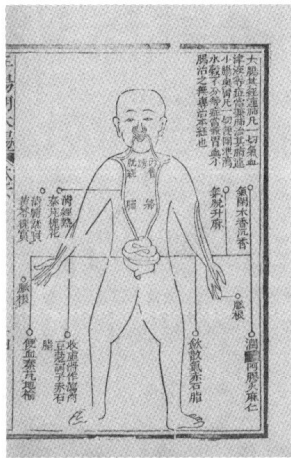

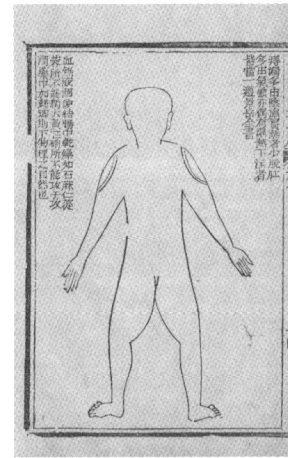

图 5-8-3018　手阳明大肠 - 正面　　图 5-8-3019　手阳明大肠 - 背面　　图 5-8-3020　手少阴心 - 正面　　图 5-8-3021　手少阴心 - 背面

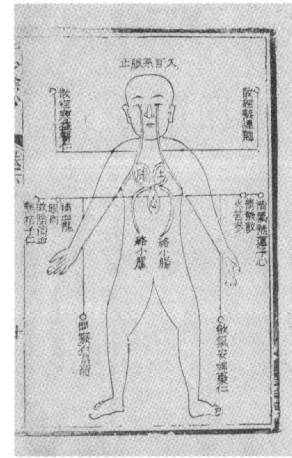

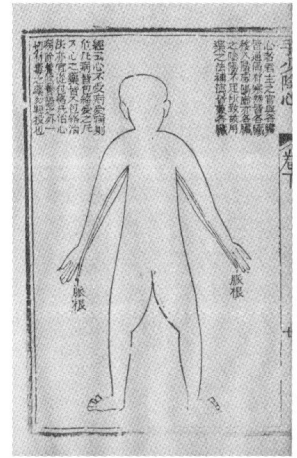

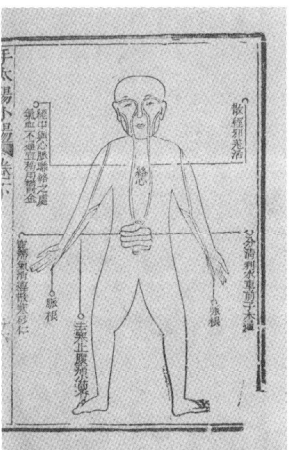

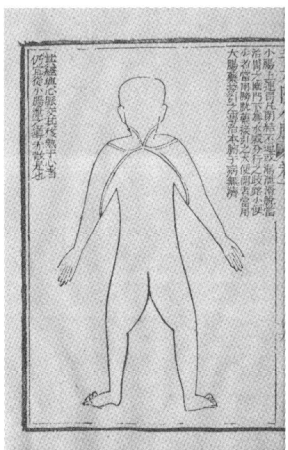

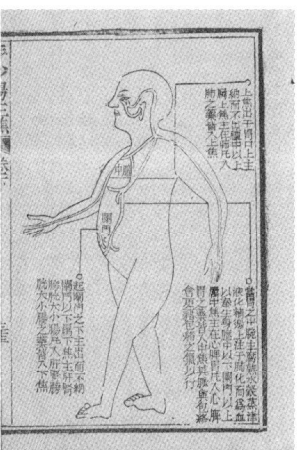

图 5-8-3022　手太阳小肠 - 正面　　图 5-8-3023　手太阳小肠 - 背面　　图 5-8-3024　手厥阴心包络　　图 5-8-3025　足少阳三焦

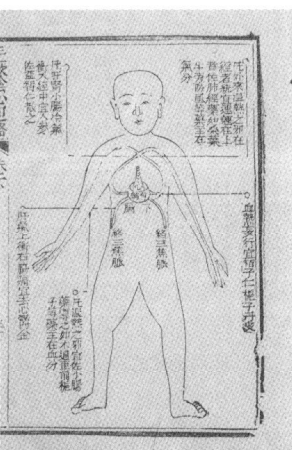

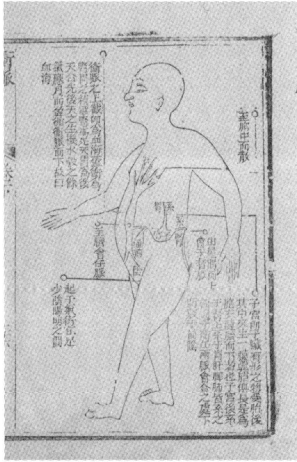

图 5-8-3026　冲脉

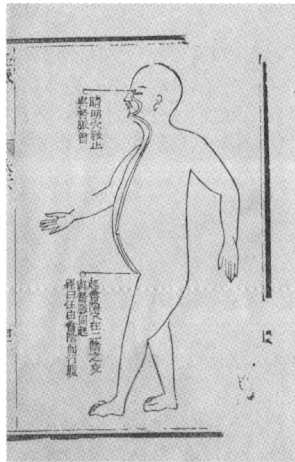

图 5-8-3027　任脉

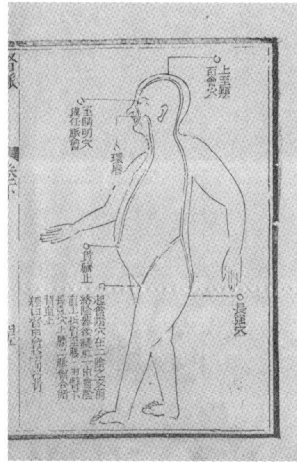

图 5-8-3028　督脉

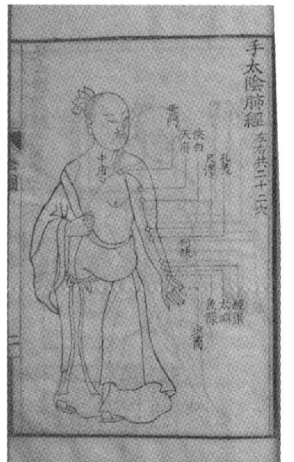

图 5-8-3029　手太阴肺经

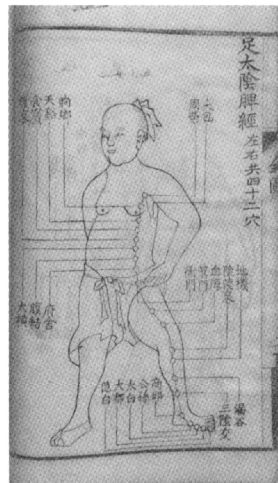

图 5-8-3030　足太阴脾经

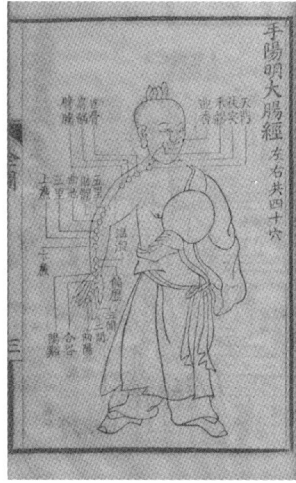

图 5-8-3031　手阳明大肠经

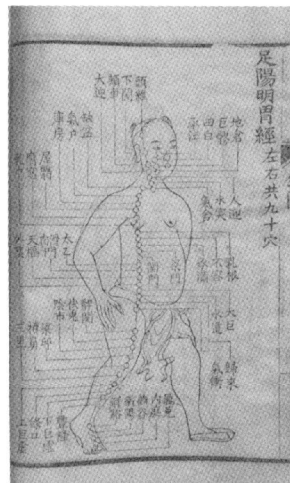

图 5-8-3032　足阳明胃经

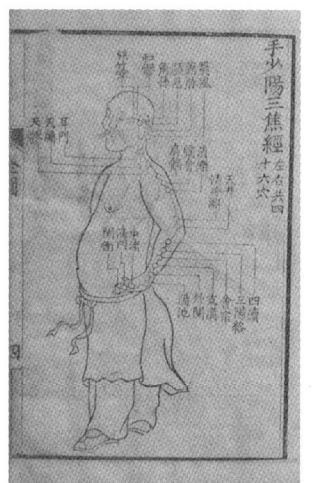

图 5-8-3033　手少阳三焦经

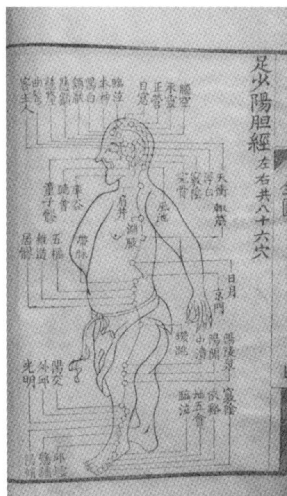

图 5-8-3034　足少阳胆经

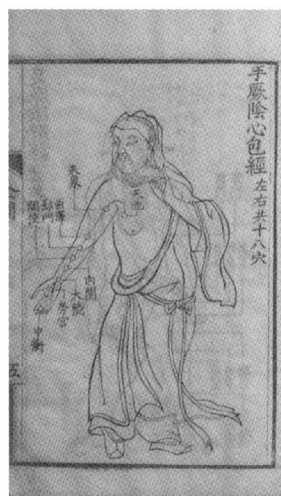

图 5-8-3035　手厥阴心包经

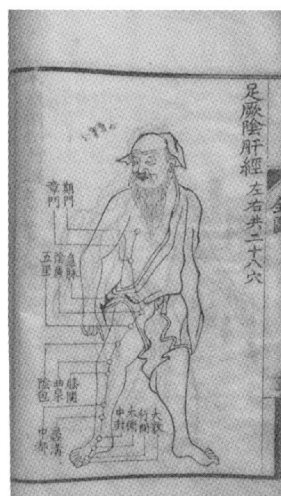

图 5-8-3036　足厥阴肝经

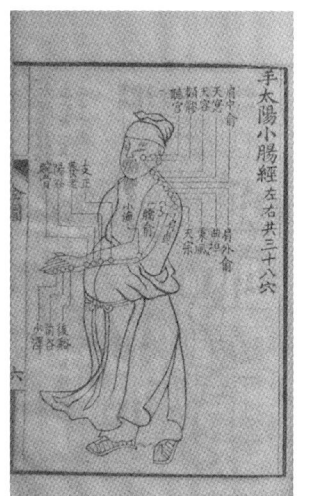

图 5-8-3037　手太阳小肠经

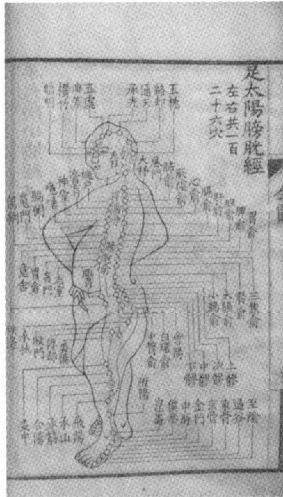

图 5-8-3038　足太阳膀胱经

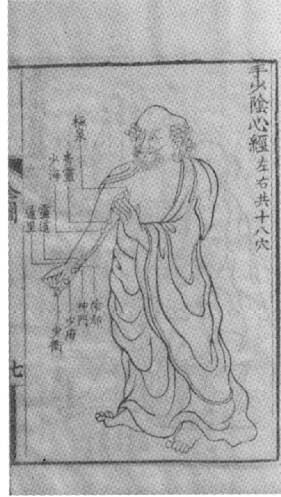

图 5-8-3039　手少阴心经

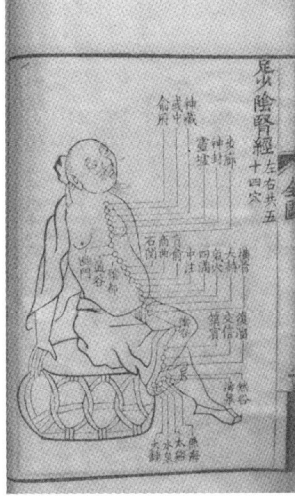

图 5-8-3040　足少阴肾经

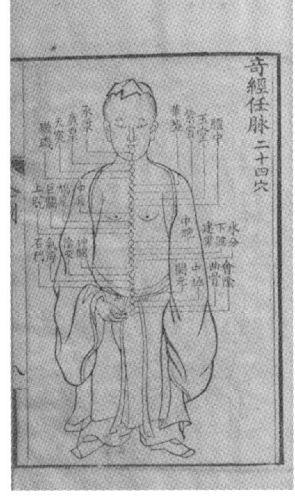

图 5-8-3041　奇经任脉

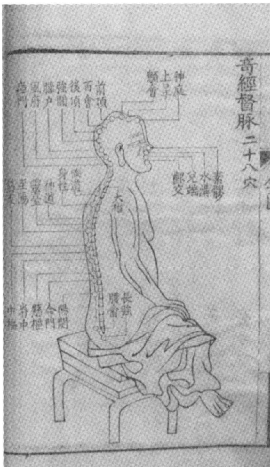

图 5-8-3042　奇经督脉

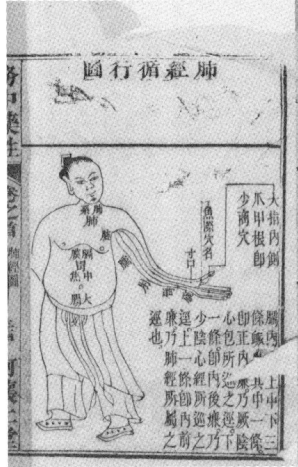

图 5-8-3043　肺经循行图

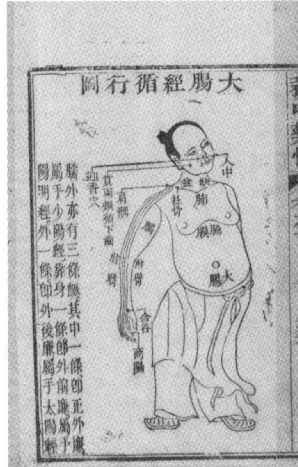

图 5-8-3044　大肠经循行图

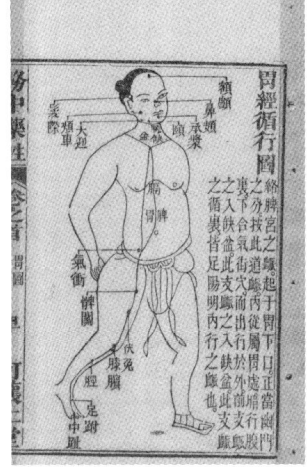

图 5-8-3045　胃经循行图

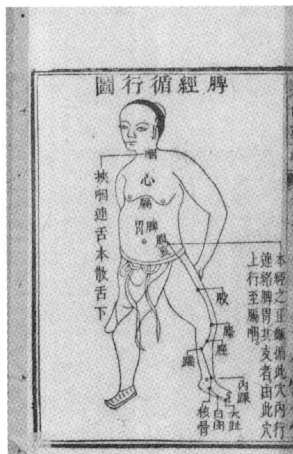

图 5-8-3046　脾经循行图

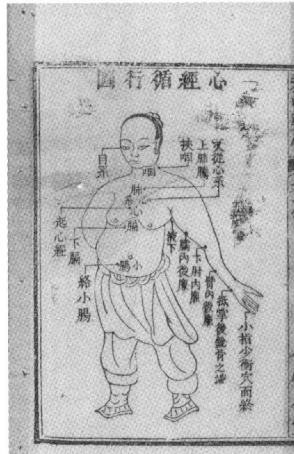

图 5-8-3047　心经循行图

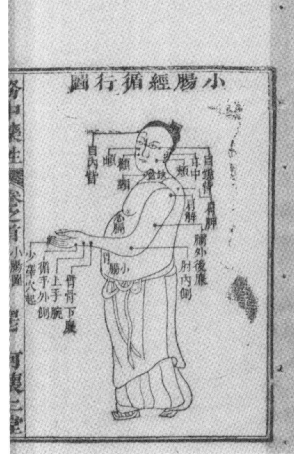

图 5-8-3048　小肠经循行图

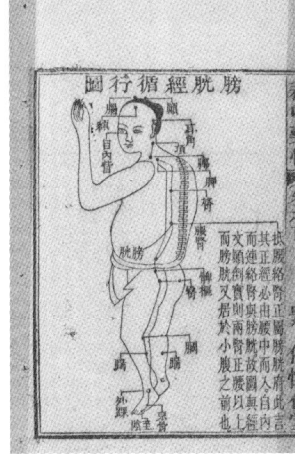

图 5-8-3049　膀胱经循行图

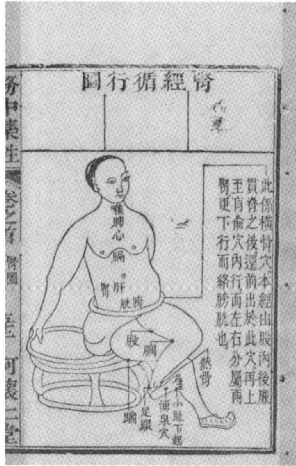

图 5-8-3050　肾经循行图

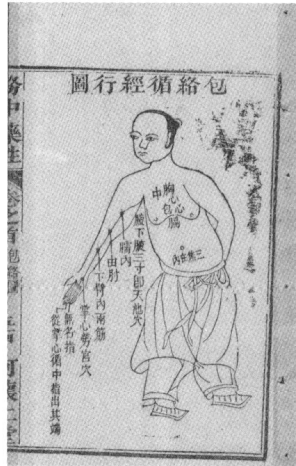

图 5-8-3051　包络经循行图

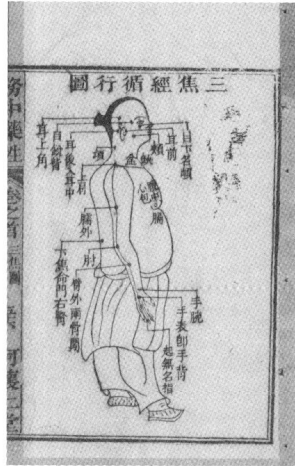

图 5-8-3052　三焦经循行图

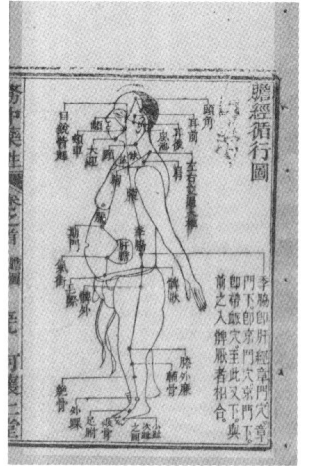

图 5-8-3053　胆经循行图

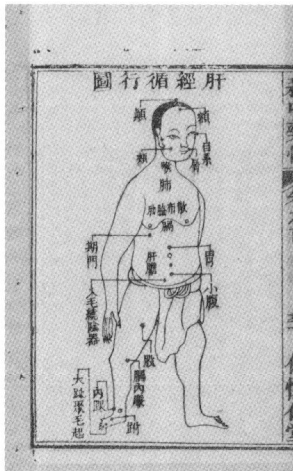

图 5-8-3054　肝经循行图

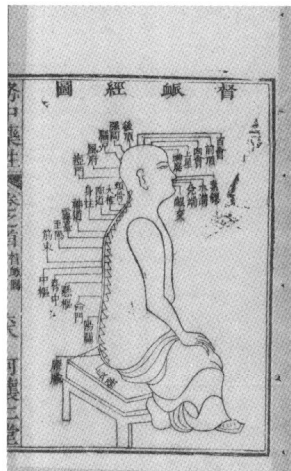

图 5-8-3055　督脉经图

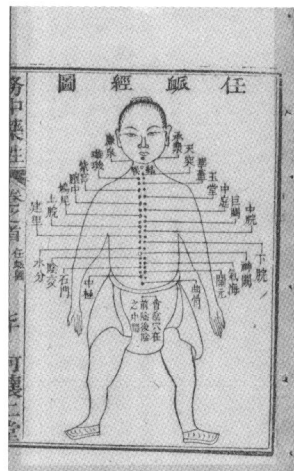

图 5-8-3056　任脉经图

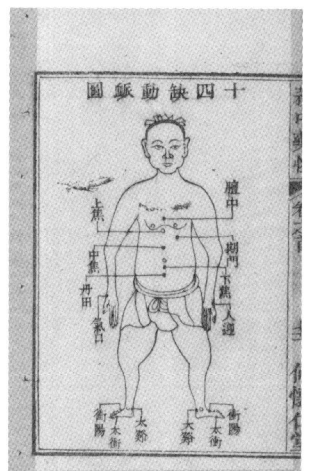

图 5-8-3057　十四缺动脉图

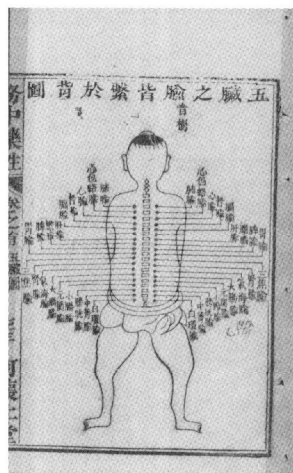

图 5-8-3058　五脏之腧皆系于背图

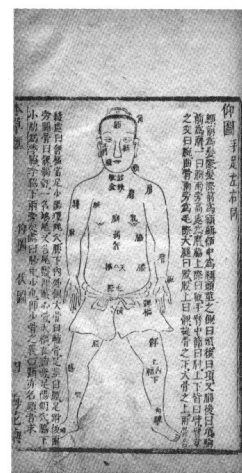

图 5-9-3059　仰图

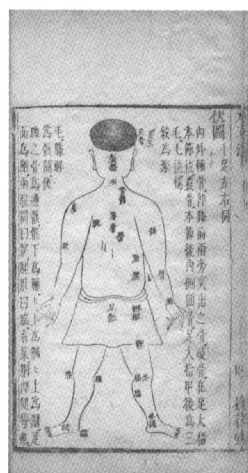

图 5-9-3060　伏图

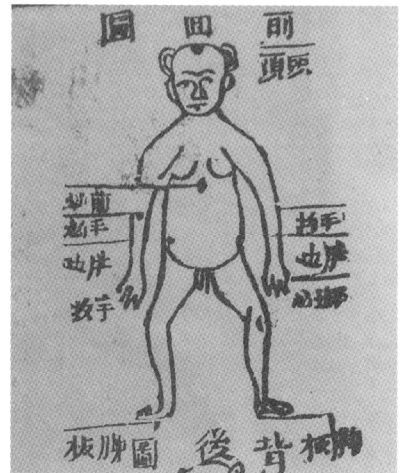

图 5-9-3061　前面图

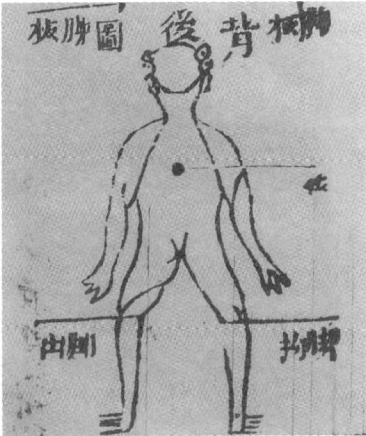

图 5-9-3062　背后图

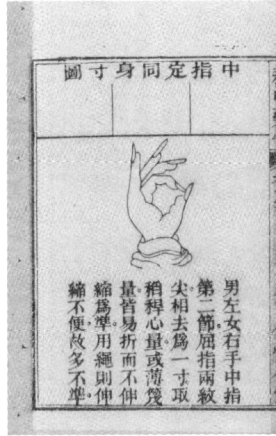

图 5-9-3063　中指定同身寸图

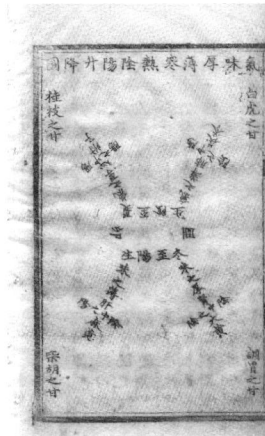

图 5-10-3064　气味厚薄寒热阴阳升降图

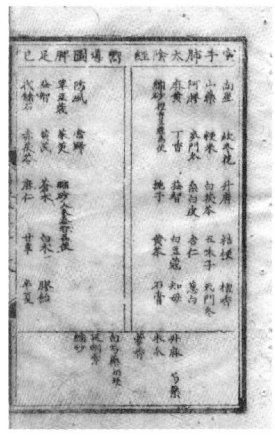

图 5-10-3065　寅手肺太阴经向导图

图 5-10-3066　巳足脾太阴经向导图

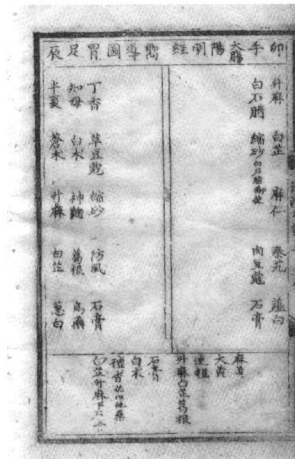

图 5-10-3067　卯手大肠阳明经向导图

图 5-10-3068　辰足胃阳明经向导图

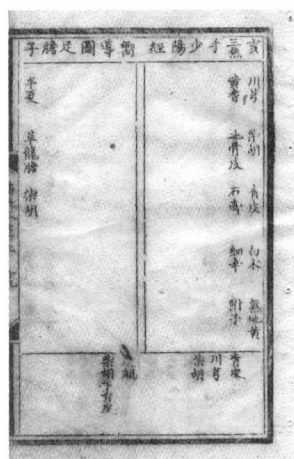

图 5-10-3069　亥三焦手少阳经向导图

图 5-10-3070　子胆足少阳经向导图

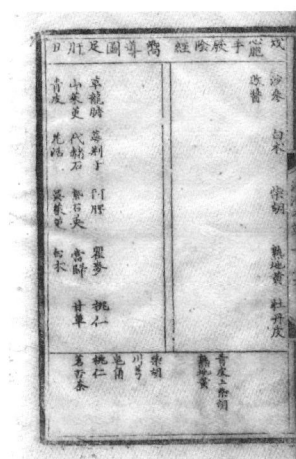

图 5-10-3071　戌心胞手厥阴经向导图

图 5-10-3072　丑肝足厥阴经向导图

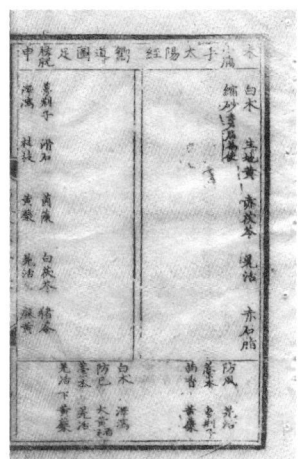

图 5-10-3073　未小肠手太阳经向导图

图 5-10-3074　申膀胱足太阳经向导图

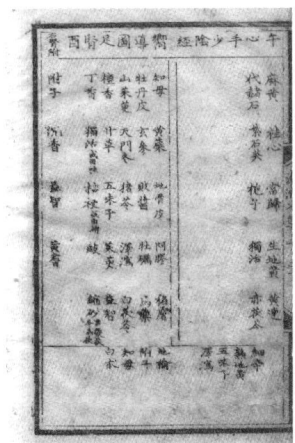

图 5-10-3075　午心手少阴经向导图

图 5-10-3076　酉肾足少阴经向导图

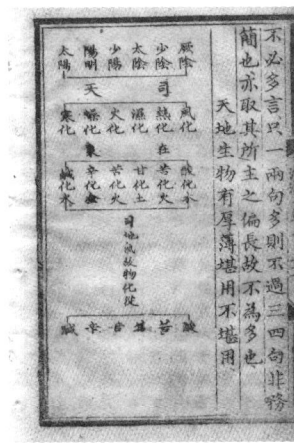

图 5-10-3077　天地生物有厚薄堪用不堪用

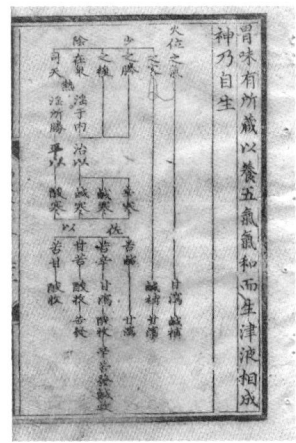

图 5-10-3078　火位之气

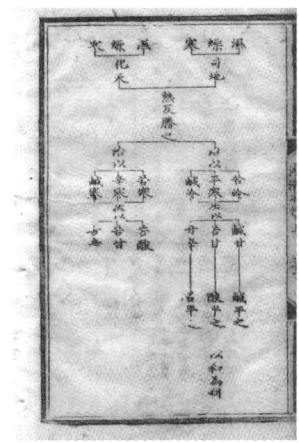

图 5-10-3079　热反胜之

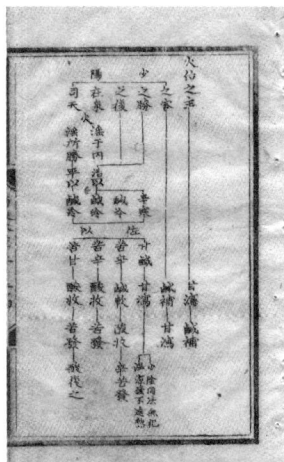

图 5-10-3080　火位之主

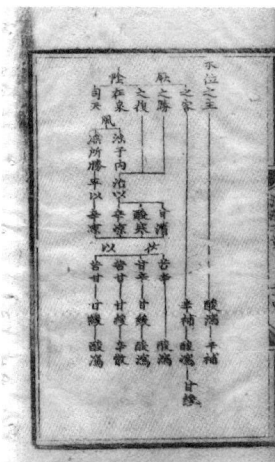

图 5-10-3081　木位之主

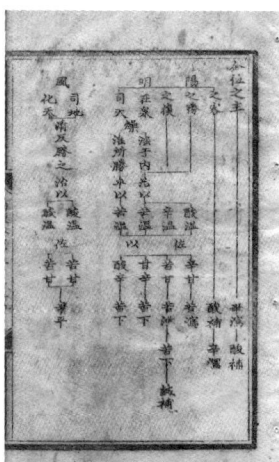

图 5-10-3082　金位之主

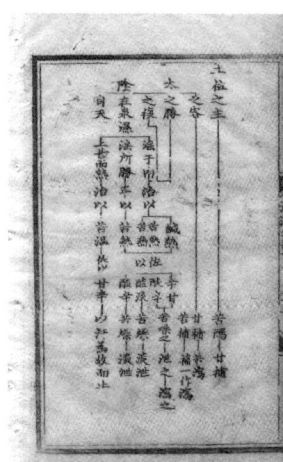

图 5-10-3083　土位之主

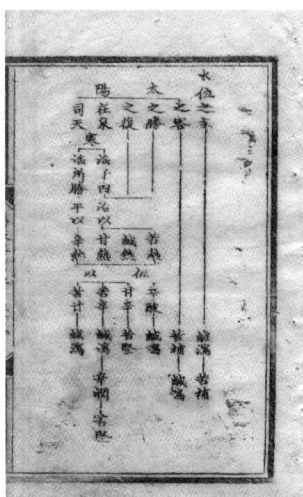

图 5-10-3084　水位之主

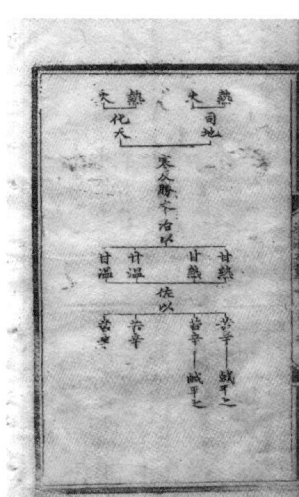

图 5-10-3085　寒反胜之

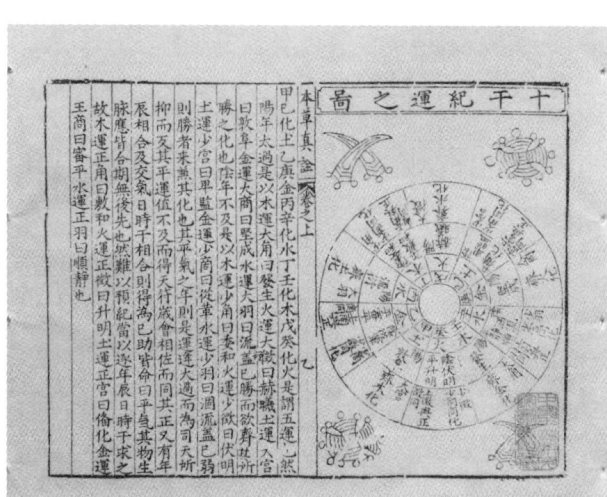

图 5-10-3086　十干纪运之图

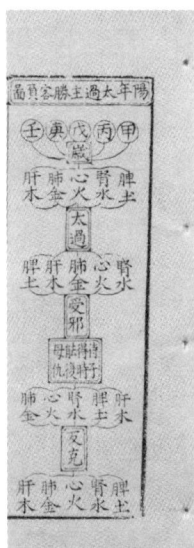

图 5-10-3087　阳
年太过主胜客负图

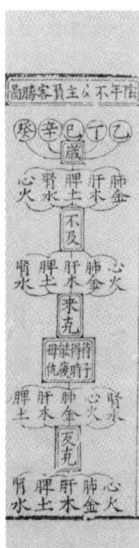

图 5-10-3088　阴
年不及主负客胜图

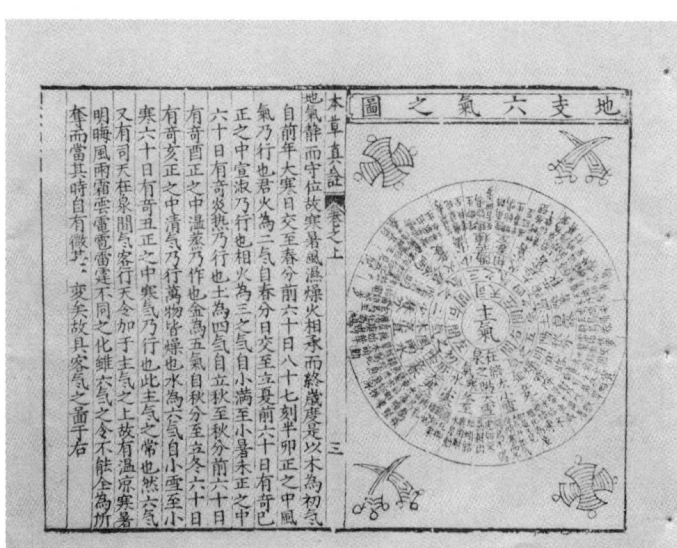

图 5-10-3089　地支六气之图

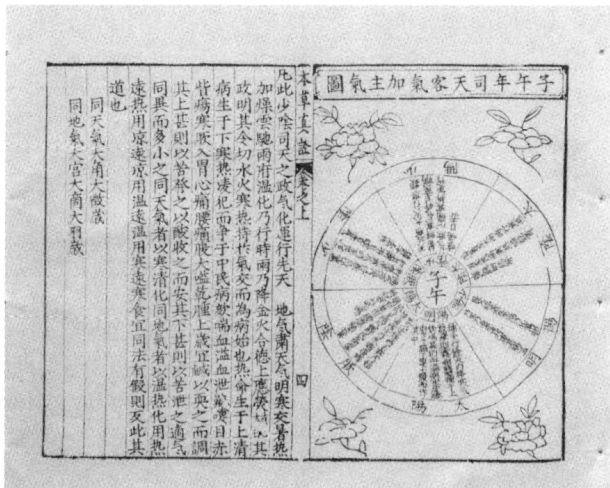

图 5-10-3090　子午年司天客气加主气图

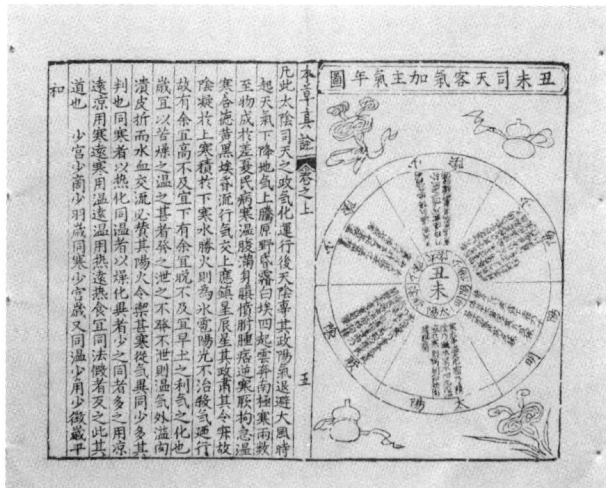

图 5-10-3091　丑未年司天客气加主气图

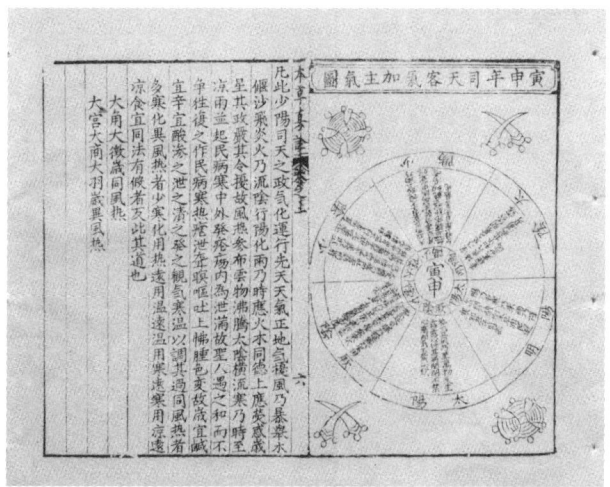

图 5-10-3092　寅申年司天客气加主气图

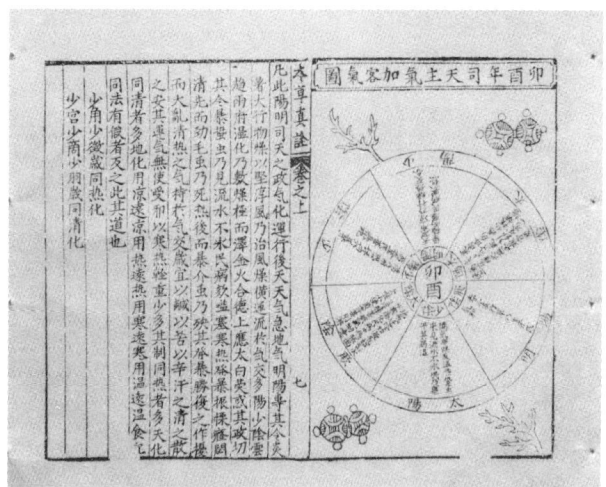

图 5-10-3093　卯酉年司天主气加客气图

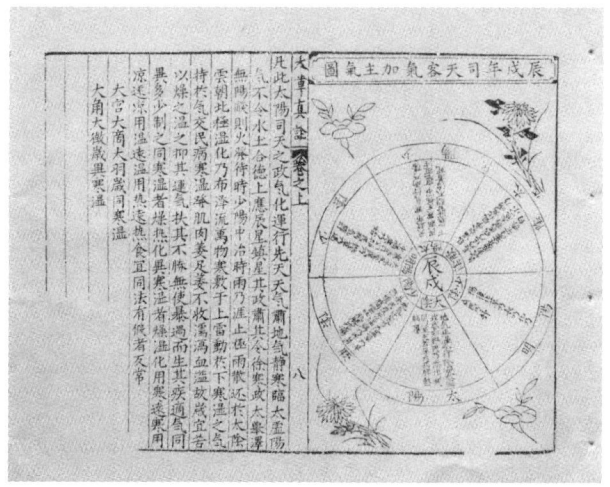

图 5-10-3094　辰戌年司天客气加主气图

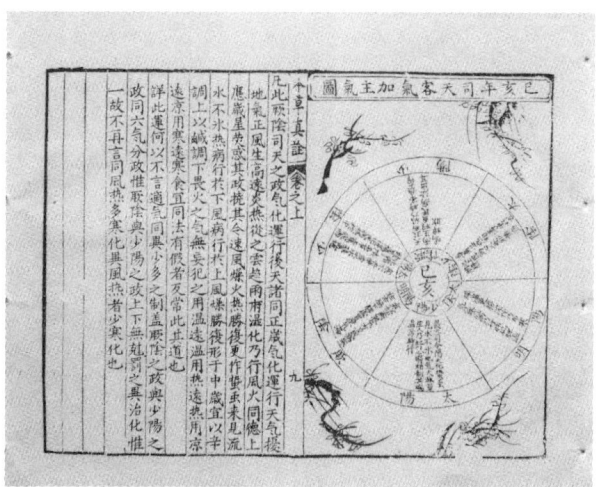

图 5-10-3095　巳亥年司天客气加主气图

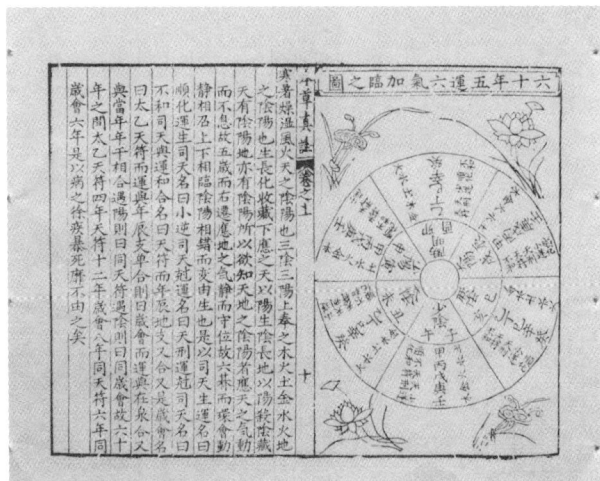

图 5-10-3096　六十年五运六气加临之图

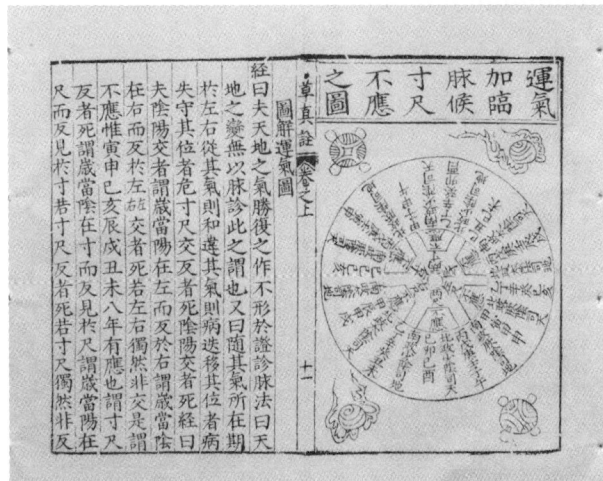

图 5-10-3097　运气加临脉候寸尺不应之图

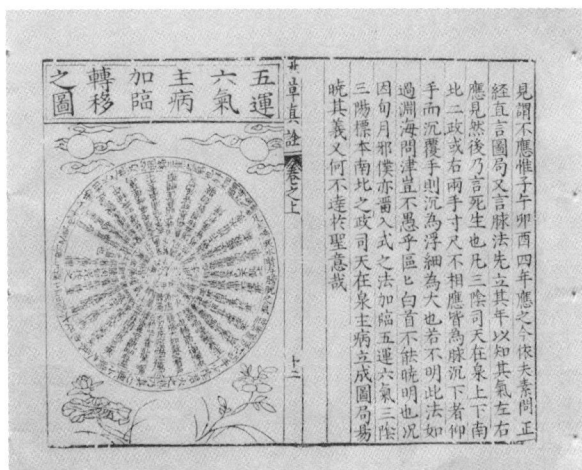

图 5-10-3098　五运六气主病加临转移之图

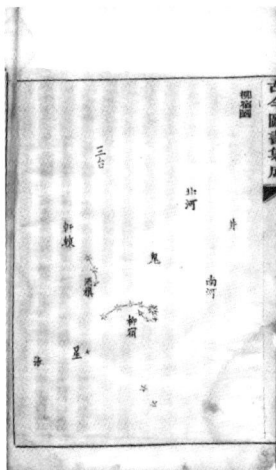

图 5-10-3099　柳宿图

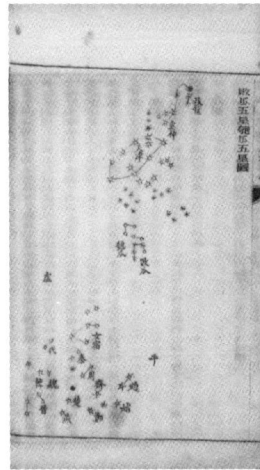

图 5-10-3100　败瓜五星匏瓜五星图

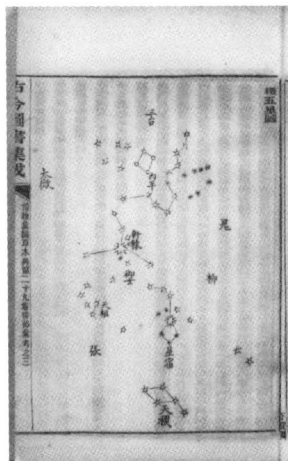

图 5-10-3101　稷五星图

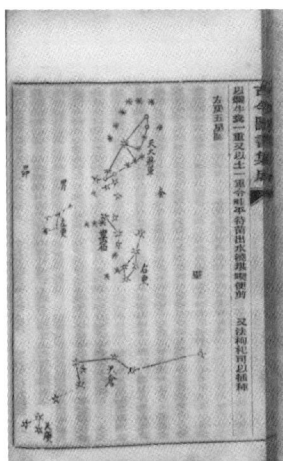

图 5-10-3102　左更五星图

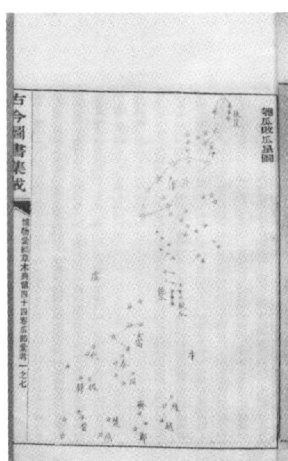

图 5-10-3103　匏瓜败瓜星图

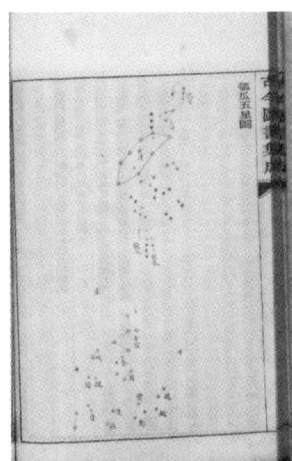

图 5-10-3104　匏瓜五星图

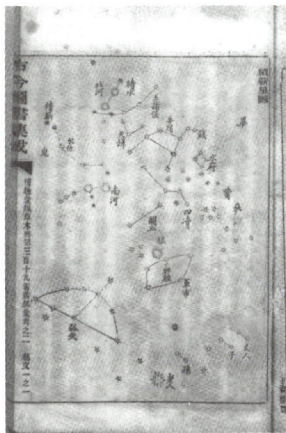

图 5-10-3105　积薪星图

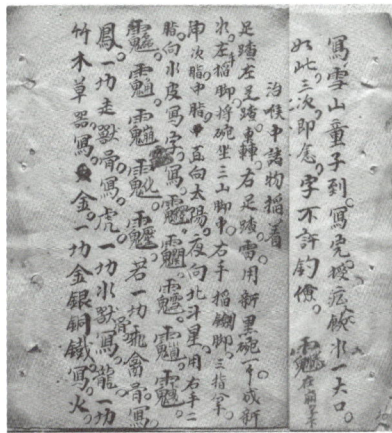

图 5-11-3106　治喉中诸物招着

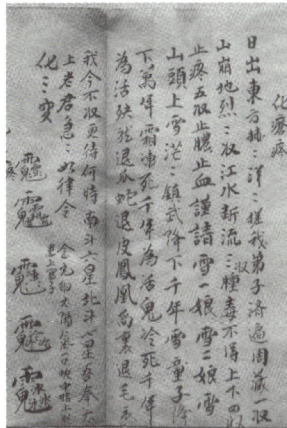

图 5-11-3107　化疮疼

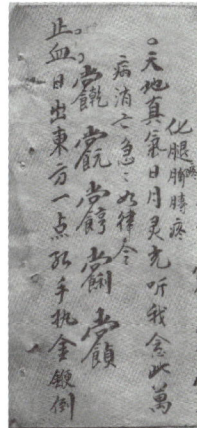

图 5-11-3108　化腿疼胳膊疼

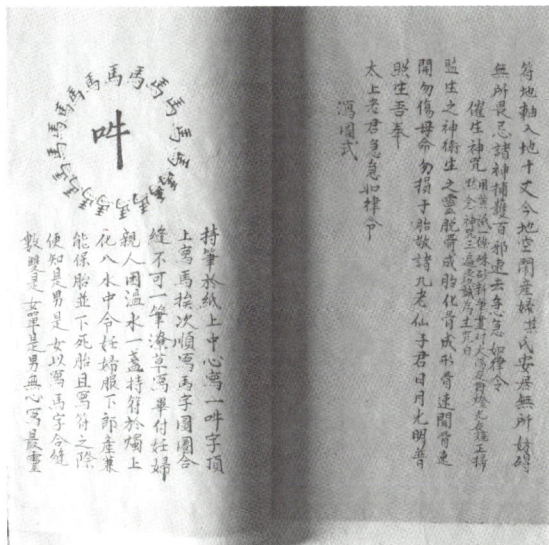

图 5-11-3109　泻图式

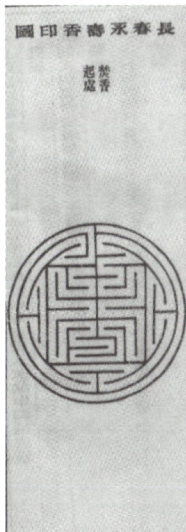

图 5-11-3110　长春永寿香印图

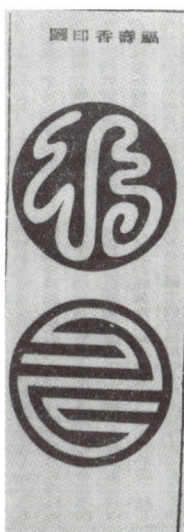

图 5-11-3111　福寿香印图

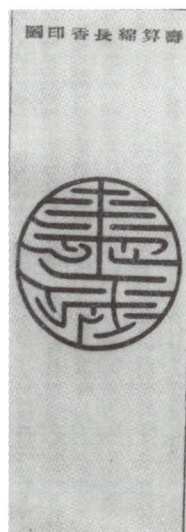

图 5-11-3112　寿算绵长香印图

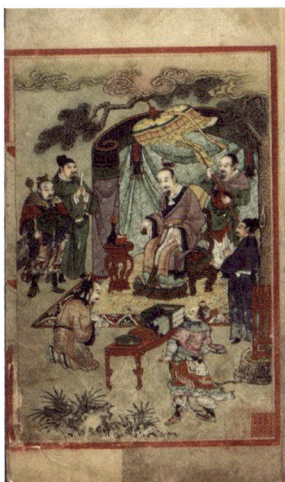

图 5-12-3113　受教图

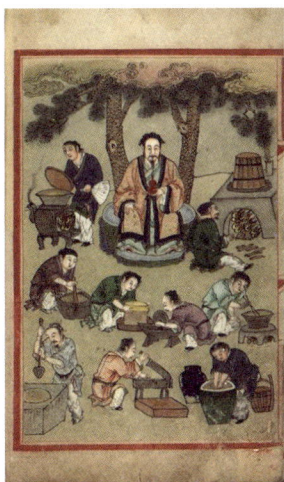

图 5-12-3114　雷公炮制图

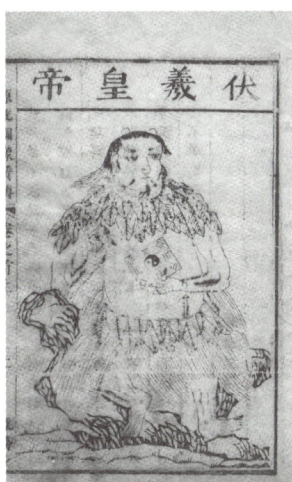

图 5-12-3115　伏羲皇帝

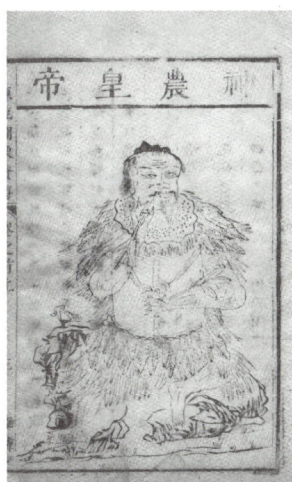

图 5-12-3116　神农皇帝

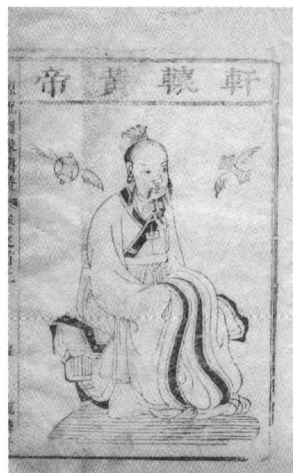

图 5-12-3117　轩辕黄帝

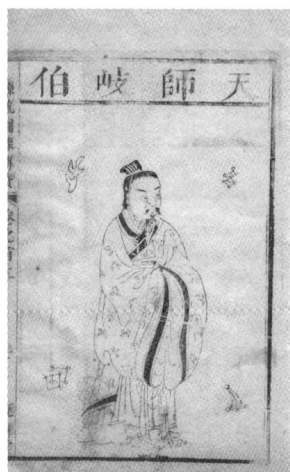

图 5-12-3118　天师岐伯

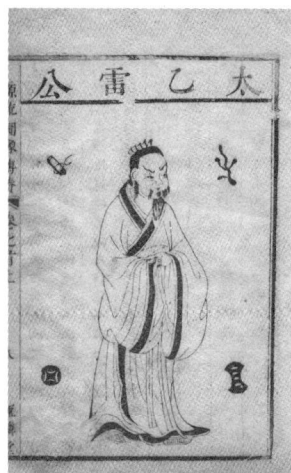

图 5-12-3119　太乙雷公

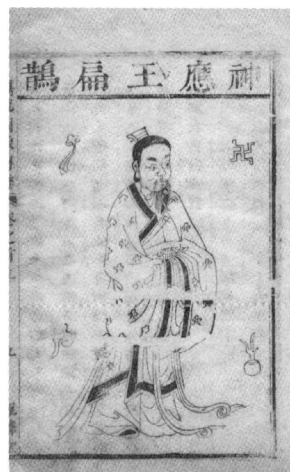

图 5-12-3120　神应王扁鹊

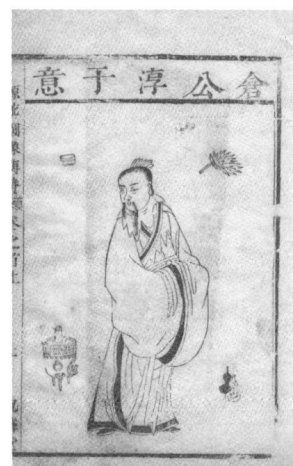

图 5-12-3121　仓公淳于意

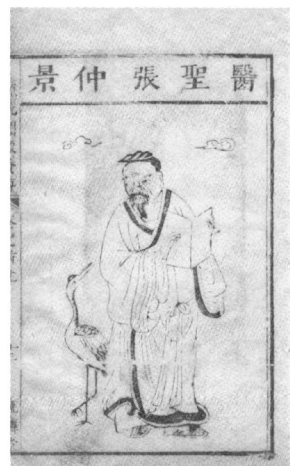

图 5-12-3122　医圣张仲景

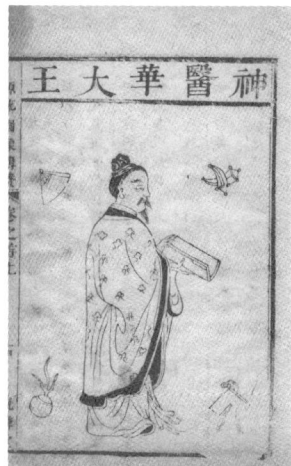

图 5-12-3123　神医华大王

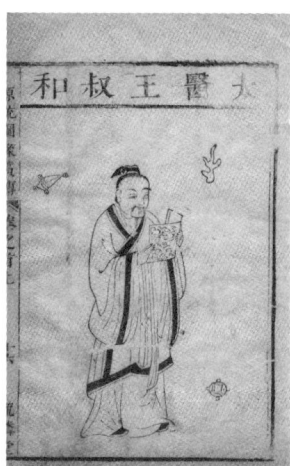

图 5-12-3124　太医王叔和

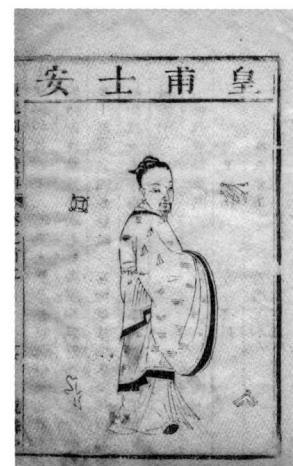

图 5-12-3125　皇甫士安

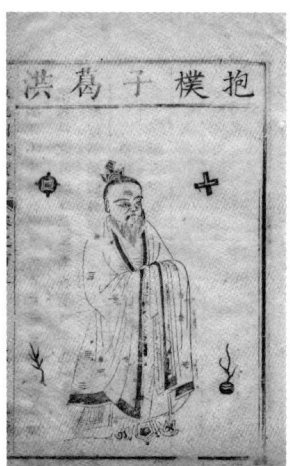

图 5-12-3126　抱朴子葛洪

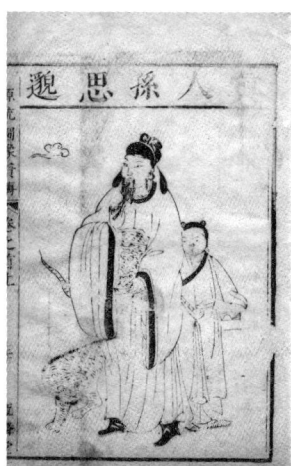

图 5-12-3127　真人孙思邈

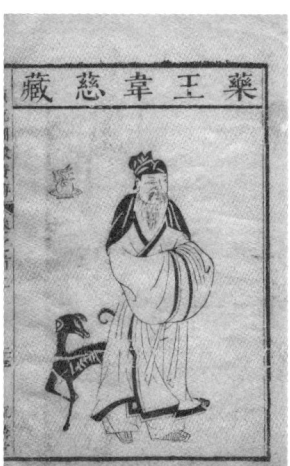

图 5-12-3128　药王韦慈藏

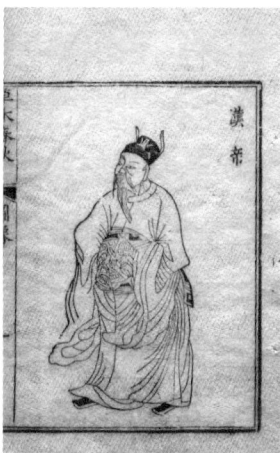

图 5-12-3129　汉帝

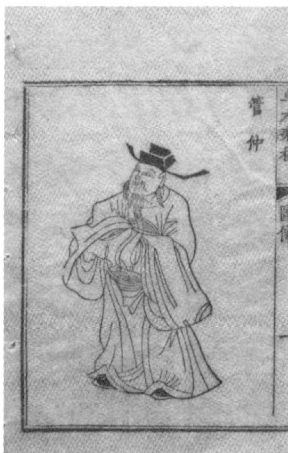

图 5-12-3130　管仲

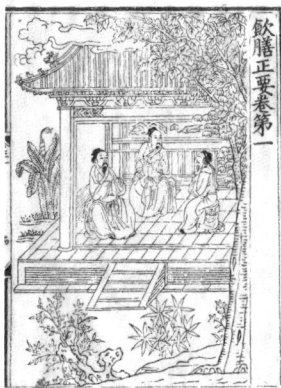

图 5-12-3131　养生避忌

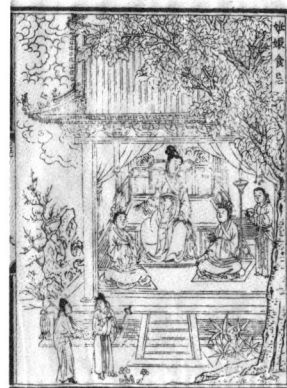

图 5-12-3132　妊娠食忌

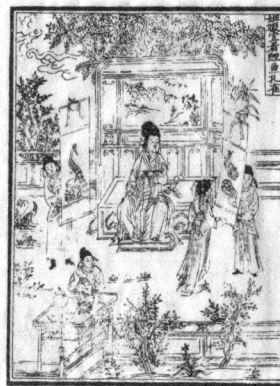

图 5-12-3133　妊娠宜看鲤鱼孔雀

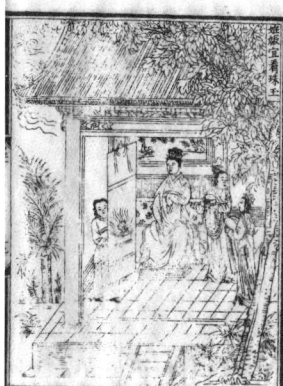

图 5-12-3134　妊娠宜看珠玉

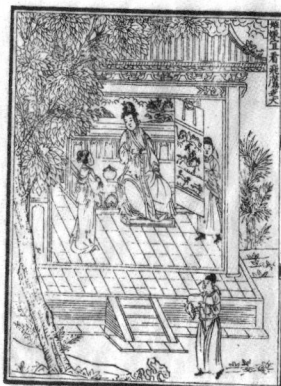

图 5-12-3135　妊娠宜看飞鹰走犬

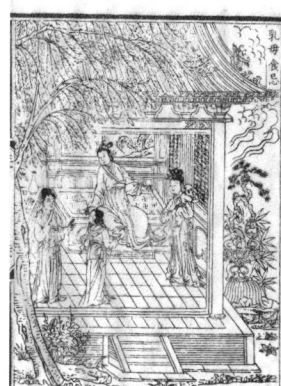

图 5-12-3136　乳母食忌

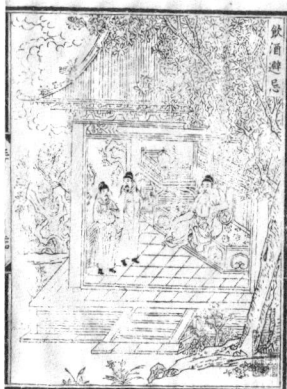

图 5-12-3137　饮酒避忌

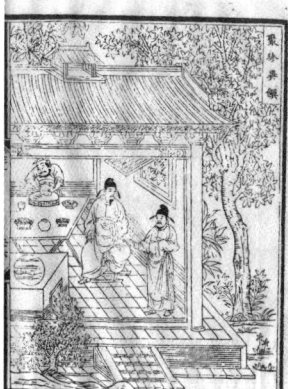

图 5-12-3138　聚珍异馔

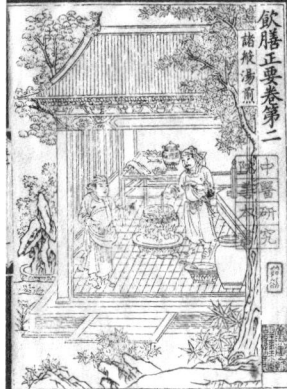

图 5-12-3139　诸般汤煎

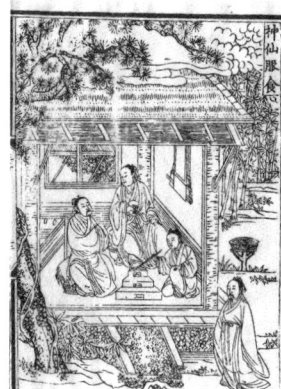

图 5-12-3140　神仙服食

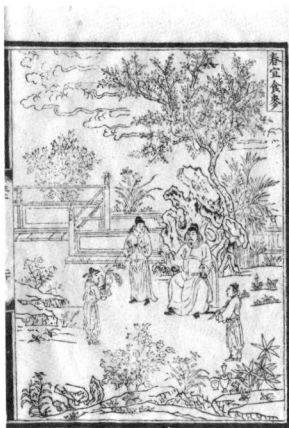

图 5-12-3141　春宜食麦

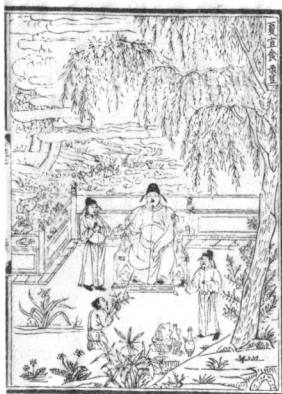

图 5-12-3142　夏宜食绿豆

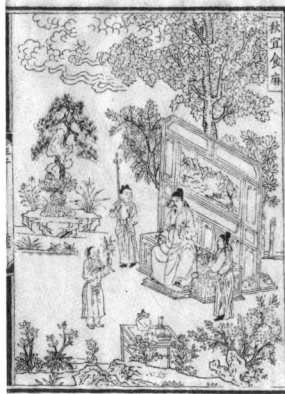

图 5-12-3143　秋宜食麻

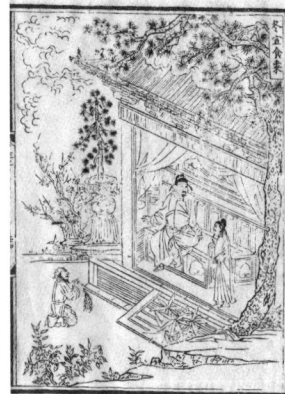

图 5-12-3144　冬宜食黍

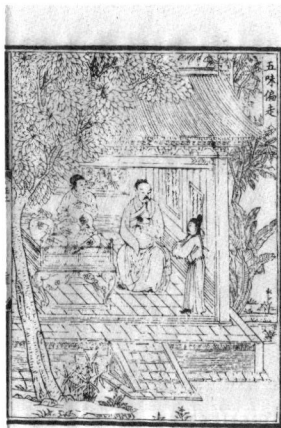

图 5-12-3145　五味偏走

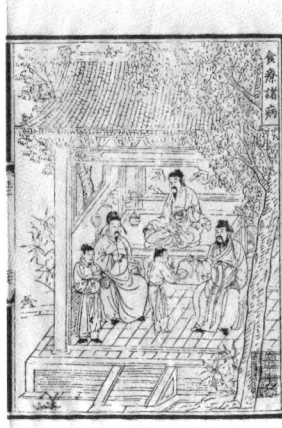

图 5-12-3146　食疗诸病

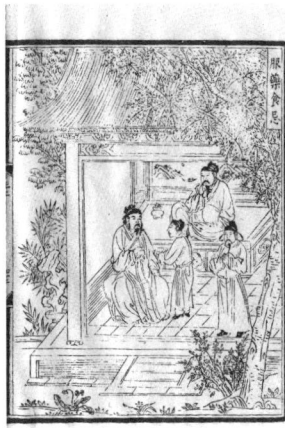

图 5-12-3147　服药食忌

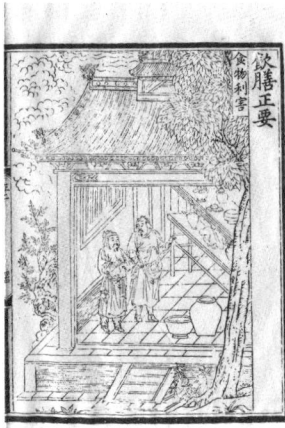

图 5-12-3148　食物利害

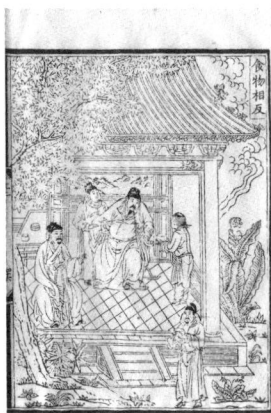

图 5-12-3149　食物相反

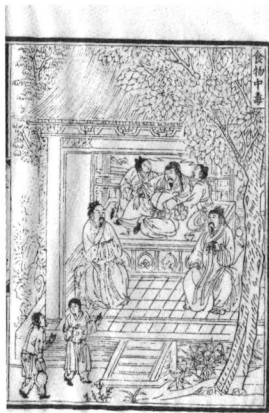

图 5-12-3150　食物中毒

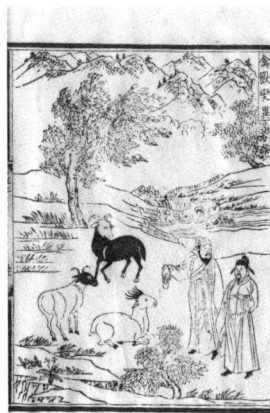

图 5-12-3151　禽兽变异

（孙清伟）

国家科学技术学术著作出版基金资助出版

历代中医古籍图像类编

胡晓峰 主编

下 卷

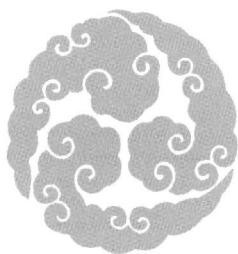

科学出版社

北京

内 容 简 介

本书在对中医古籍图像进行大规模调研收集基础上，对基础理论、诊法、针灸、推拿按摩、本草、内科、女科、儿科、外科、伤科、五官科、养生12类中医古籍（1911年以前成书）中的图像进行初步研究，每类包括正文和图录两部分，其中正文阐述该类别图像的概述、分类和特色图像，图录主要选取展示该类别图像的典型图像。

全书选收图像一万余幅，分为疾病图、诊法图、医疗图、药物图、器具图、养生图、脏腑图、经穴图、部位图、理论图、符咒图、人物图12大类。首次对中医古籍图像分类、特点、价值、作用，以及与学术传承的关系进行了论述。图像资料丰富，阐述得当，图文并茂，文献价值较高，对中医药临床、科研、教学具有重要参考价值。

本书适用于中医药从业人员及中医药文化爱好者阅读参考。

图书在版编目 (CIP) 数据

历代中医古籍图像类编：全2册 / 胡晓峰主编 . —北京：科学出版社，2017.6
国家科学技术学术著作出版基金
ISBN 978-7-03-053775-1

Ⅰ.①历… Ⅱ.①胡… Ⅲ.①中国医药学－古籍－汇编 Ⅳ.① R2-52

中国版本图书馆 CIP 数据核字（2017）第 134014 号

责任编辑：鲍　燕　曹丽英 / 责任校对：郭瑞芝　张凤琴　何艳萍
责任印制：肖　兴 / 封面设计：黄华斌

科 学 出 版 社 出版
北京东黄城根北街 16 号
邮政编码：100717
http://www.sciencep.com
中国科学院印刷厂 印刷
科学出版社发行　各地新华书店经销
*
2017 年 6 月第 一 版　开本：889×1194　1/16
2017 年 6 月第一次印刷　印张：84
字数：2 543 000
定价：**698.00 元**（全 2 册）
（如有印装质量问题，我社负责调换）

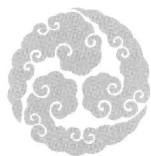

目　录

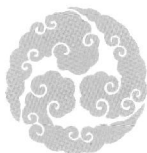

6 内 科 类

6.1　概述

《中国中医古籍总目》收载 1911 年以前内科类中医古籍共计 188 种，其中包括内科通论 98 种，风痨臌膈 39 种，其他内科疾病 51 种。

查阅内科类中医古籍 144 种，约占《中国中医古籍总目》收载 1911 年以前内科类中医古籍总数的 76.6%，其中有图像的著作 14 种，约占已查阅总数的 9.7%。共查阅到内科类中医古籍图像 154 幅，其中墨线图 154 幅，彩绘图 0 幅，迄今已经收集到图像 120 幅，其中墨线图 120 幅，彩绘图 0 幅，内容比较丰富。

按照《中国中医古籍总目》记录，成书约在唐代的《孙真人专治三十六种风证神方》是现存最早的中医内科专著，属于风痨臌膈类内科专著。但根据书名及其书中内容，其又似方书。其又名《孙真人上唐太宗风药论》，共计 1 卷。据所看到的丛书本——济世专门编 [辑者佚名、清刻本（1908）、中国中医科学院图书馆藏] 中，《孙真人专治三十六种风证神方》书中无图。

从目前查阅古籍所掌握的情况来看，最早有图的内科古籍是葛乾孙著的《十药神书》，其中记载的图有 31 幅，其中前 11 幅内容均描叙的是以身体生理部位来标记穴位的传统方法，同时体现借助于外界工具——绳子来定位穴位的位置，用于确定内科疾病的治疗部位。第 12 幅描述古代女性缠足后足部长度发生变化，因而取穴方法也要随之改变。后 18 幅为病因病位图，记载了 6 代共 18 种虫形状，每一种虫形图释均形象表明此类虫的形状及在人体中的部位，结合每幅图所附文字可以看出，其分别表示病症的不同阶段，用于指导内科疾病诊断与预后判断。第 31 幅图为符咒图，图释介绍了实施符咒的方法，以及实施过程中如何判断疾病预后。

同时还发现，多部内科类中医古籍中有虫形图，例如，《十药神书》《医林类证集要》《杂病证治准绳》《不居集》《人体虫病通考》，可以看出《十药神书》中的虫形图对于内科类疾病病因病位的形象化表达起到了引导作用。从目前查阅古籍的情况来看，内科类古籍中图数最多的为盛端明著的《程斋医抄》，因其仅在国家图书馆有存，但遗憾的是其为残卷，在残卷中查阅到有 33 幅图，其中包括符咒、虫形等图。

在目前所阅内科类中医古籍范围内，未见内科类彩绘图。

6.2　分类

根据内科类中医古籍图像内容，可以分为疾病图、诊断图、脏腑图、经穴图、部位图、理论图、符咒图等 7 大类。

6.2.1　疾病图

6.2.1.1　病因图

病因图是用绘图指明患病原因。一般而言，病因分为内因、外因、不内外因。在目前所查阅到的内科类中医古籍图像中，用来描述病因的图均为描述疾病外因，且均为虫形图。有虫形图的内科类中医古籍有：《医林类证集要》6 幅、《杂病证治准绳》18 幅、《十药神书》18 幅（图 6-1-1）、《不居集》18 幅、《人体虫病通考》18 幅。这些虫形图为婴儿状虫形图、鬼状虫形图、蛤蟆状虫形图、乱发状虫形图、蜈蚣 / 守宫状虫形图、虾蟹状虫形图、蚊蚁状虫形图、蜣螂状虫形图、刺猬状虫形图、乱丝状虫形图、猪肺状虫形图、蛇虺状虫形图、鼠状虫形图、有无头足 / 有足无头状虫形图、精血片状虫形图、马尾状虫形图、龟鳖状虫形图、烂面状虫形图。

6.2.1.2　病性图

病性图是用绘图表示患病性质。

《不居集》中用 8 幅"卦象图"——乾、坤、坎、离、震、巽、艮、兑来表明病性（图 6-1-19）（《不居集》中的卦象图表明不同类型的热，卦象图的具体阐释参见本篇特色图像部分）。

《驱蛊燃犀录》中有 1 幅"卦象图"，原蛊——巽上艮下，图附文字为"蛊元亨利涉大用先甲三日后甲三日"。

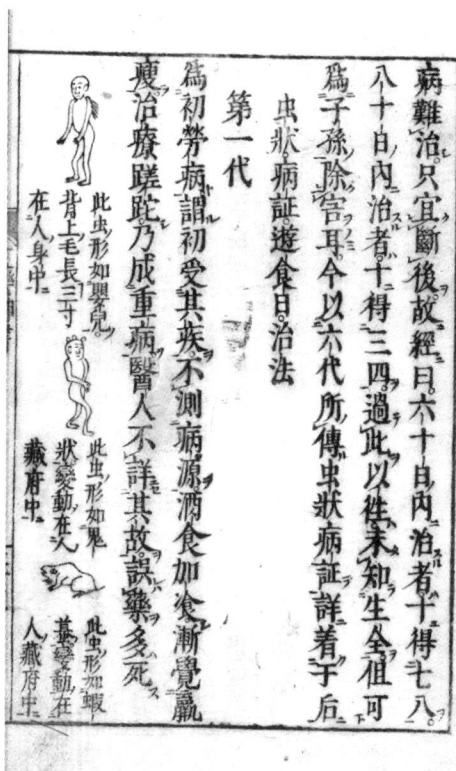

图 6-1-1　婴儿状虫形图

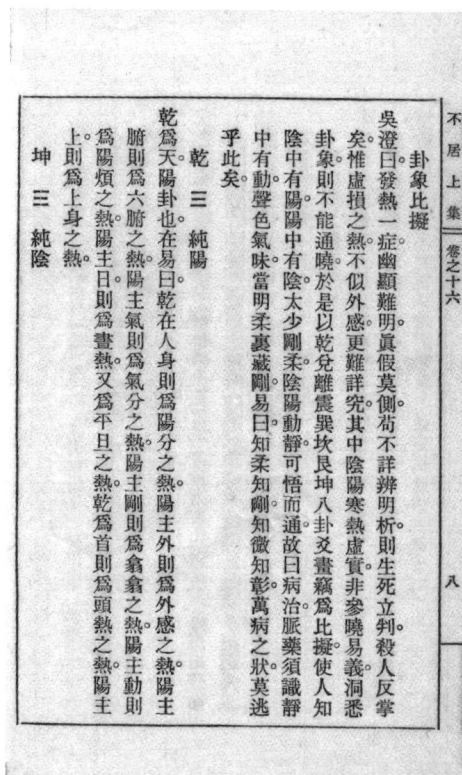

图 6-1-19　乾卦图

6.2.2　诊断图

所查阅到的内科类中医古籍中关于诊断的图均为望诊图。望诊图是描述病人神、色、形、态、舌象、排泄物、小儿指纹等异常变化的图。

《内科脉镜》中有一幅望诊图，是一幅望面部图（图 6-2-27）。图中标记部位有"额心、印堂、山根、年寿、鼻准、人中、颧内、颧下、左颊、右颊、下颏"，图旁文字为"额心、山根为心之地部，右颊、印堂为肺之地部，左（原文为右，疑误）颊、年寿为肝之地部，鼻准为脾之地部，人中为膀胱之地部，鼻孔为胃之地部，下颏、命门、三焦为肾之地部，胆在年寿两旁，颧内为小肠地部，颧下为大肠地部，包络与心在额心、山根"，参考图旁文字，可以得知，图中所标记的部位均对应人体的部位，作为望诊的有效参考。

6.2.3　脏腑图

脏腑图是对五脏六腑形态等内容的描述。

《内科脉镜》中有脏腑外形图：心脏图（图6-7-28）、肝脏图、脾脏图、肺脏图、肾脏图、心包络图、大肠腑图、膀胱腑图、胆腑图、胃腑图、三焦图。其对脏腑有一定描述，除心包络图、三焦图无图附文字，图附文字为：

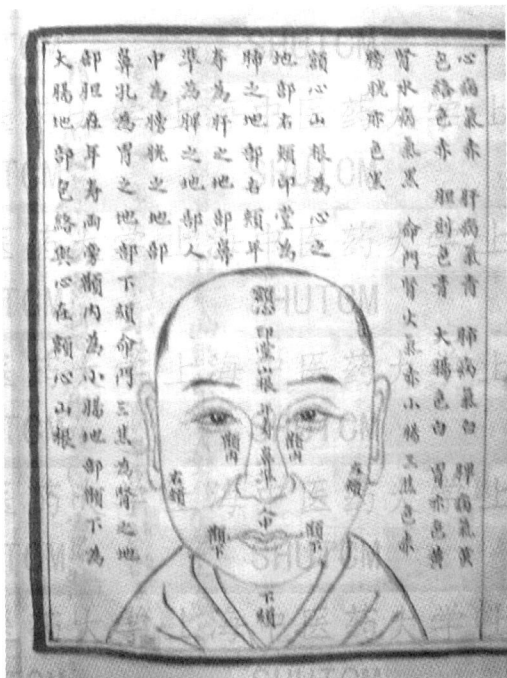

图 6-2-27　望面部图

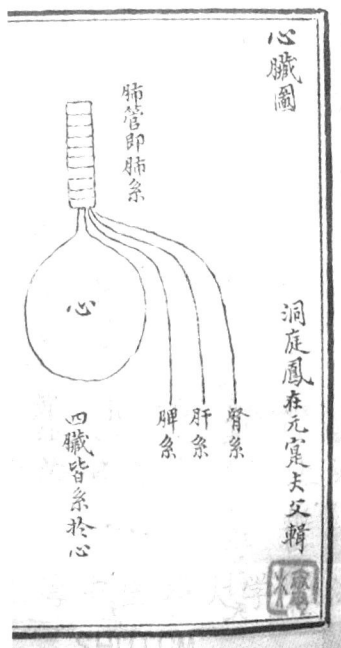

图 6-7-28　心脏图

心脏图——"四脏皆系于心"。

肝脏图——"左三叶、右四叶"。

脾脏图——"《遗篇·刺诀论》曰：脾为谏议之官，知周出焉"、"脾胃属土，俱从田字。胃居正中，田字亦中。脾处于右，田亦偏右"。

肺脏图——"肺管九节"。

肾脏图——"命处于中，两肾左右开合，正如门中枨闑，故曰命门一阳处二阴之间所以成坎也"。

大肠腑图——"大肠上口即小肠下口"。

膀胱腑图——"下联前阴，溺之所出"。

胆腑图——"《藏象论》曰：凡十一脏皆取决于胆也"。

胃腑图——"胃之上口名曰贲门，饮食之精气从此上输于脾肺，宣播于诸脉者也。胃之下口即小肠上口，名曰幽门"。

6.2.4　经穴图

经穴图是对全身经脉、局部经脉、穴位等内容的描述。此类图在所查阅内科类中医古籍中仅见有局部经脉图。

《医林类证集要》中有1幅背部腧穴图（图6-8-39），包括：肺俞、厥阴、心俞、肝俞、脾俞、肾俞。

6.2.5　部位图

部位图是对人体体表部位、骨度等内容的描述。此类图在所查阅内科类中医古籍中仅见有腧穴定位图。

　　《十药神书》中有 12 幅腧穴定位方法图，且都是根据体表解剖标志定位，同时还借助于外物"绳子"来定位穴位。第 1 幅为"委中穴"定位图，第 2 幅为"哑门穴"定位图，其余九幅为定位一些灸穴的方法。值得一提的是第 12 幅（图 6-9-51）为专门针对"妇女缠脚"现象而采取不同的定位穴位方法，图附文字为"妇女缠脚者，短小非自然也，若以量脚绳子之于首，必不及也。今移付于右肩髃穴点，定引绳向下至中指尽处截断，以代量足之用"。

　　《癫狂喉证条辨》有 2 幅腧穴定位方法图，第 1 幅为"颅息穴"定位图，图释"穴在耳后夹缝中"。第 2 幅为"少商穴"定位图，图释"穴在两手大指外甲缝中不上不下处，离指甲约半分远"。

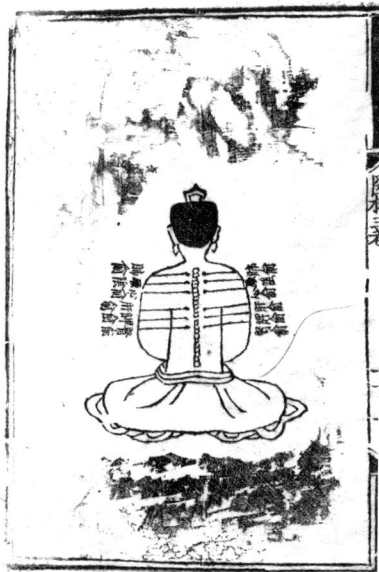

图 6-8-39　背部腧穴图

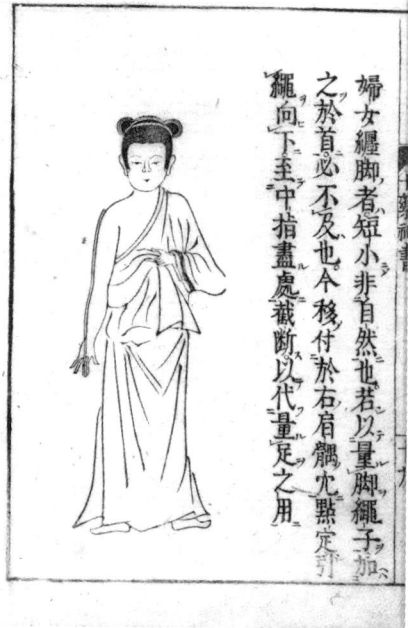

图 6-9-51　定位图

6.2.6　理论图

　　理论图是对五运六气、子午流注、星象等凡属基础理论范畴内容的描述。

　　《慎柔五书》中有"河洛生成之图"（图 6-10-52）。河图为中国古代文明图案，传说伏羲通过龙马身上的图案，与自己的观察，画出"八卦"，而龙马身上的图案就称作"河图"。八卦源于阴阳概念一分为二，文王八卦源于天文历法，但它的"根"是河图。"洛书"古称龟书，传说有神龟出于洛水，其甲壳上有此图象，结构是戴九履一，左三右七，二四为肩，六八为足，以五居中，五方白圈皆阳数，四隅黑点为阴数。

6.2.7　符咒图

　　符咒图，是特殊描绘的变形文字或图形，用以祈求身体康健。

　　《医林神宝书》中有 2 幅治疗"瘰疬"的"北斗符式图"，第一幅咒语为"瘰神瘰神害我生人吾奉帝勅服药保身急急如律令"（图 6-11-53），图附文字为"黄纸一张净水飞朱砂新笔蘸画书符时诚心念咒语"。第二幅图旁文字述"烧北斗符入药月初旬（五更向北仰天咒曰瘰神瘰神害我生人吾奉奉帝勅服药保身急急如律令咒五遍面北服药毕）"，图附文字为"念前北斗咒用黄纸一方新笔净水研透明朱砂书之（书时亦念前咒）"。

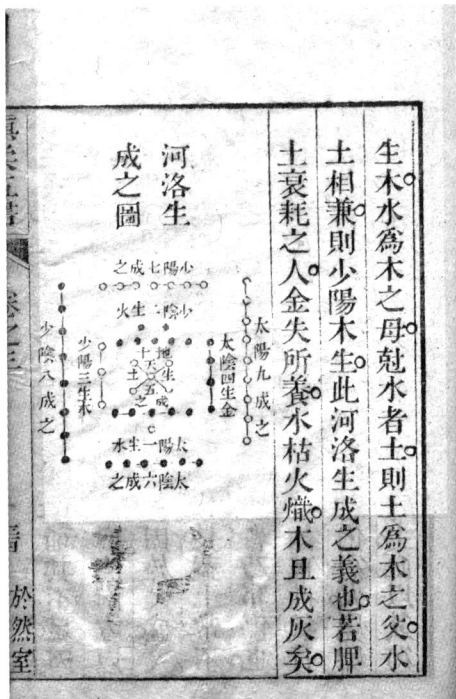

图 6-10-52　河洛生成之图

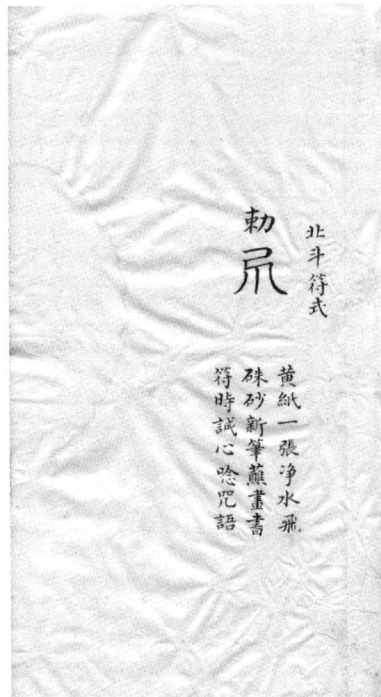

图 6-11-53　北斗符式

《十药神书》中有 1 幅符咒图，用来驱虫，名为"紫庭符"，图附文字为："煞文罡法书之，吞服后一食顿然后用乳香熏手掌手背出毛，青红难治，黑者不治，白者可治"。

《蛊膈汇选验方》中有 1 幅符咒图，用来辅助治疗水肿蛊胀，名为"符式"，图附文字为"左手剑诀托粉，右手书符一道于粉内听用"，另还附文字有"先书上外框再书一直拔即九字起再敝之一敝念一字拔敝共十数即念九天应元雷神普化天尊每念一字，琥珀二丑丸，治肚内一切恶症水肿蛊胀五膈五成服此药无不神效"。

《不居集》中有 1 幅符咒图，同《医林神宝书》中的符咒图相似，均为治疗"痨瘵"，且名为"北斗符"。

《失血大法》中有 1 幅符咒图，同《医林神宝书》中的符咒图相似，均为治疗"痨瘵"，且名为"北斗符"。

内科中医古籍中的符咒图大部分用来治疗一些比较顽固难愈的疾病。例如，"痨瘵"，痨瘵是由于痨虫侵袭肺叶而引起的一种具有传染性的慢性虚弱疾患，或称肺痨、尸注、转注、劳注、劳疰、虫疰及急痨、劳瘵骨蒸等。相当于现代医学中的"肺结核"，在古代，科技不发达，人们对于此疾病的病因认识尚有欠缺，因此往往会尝试用符咒等方法来解决。再如虫类疾病、水肿蛊胀等也是如此。"风痨臌膈"在《中国中医古籍总目》中内科类下单列一小节，总数占内科古籍总数的 20%，可以体现此类疾病在古代的多发性和医家的重视程度。

6.3　特色图像

6.3.1　虫形图

虫形图当属内科类古籍图像中的特例，既属于创新，也属于特色。见于内科类古籍，例如，《医林类证集要》6 幅、《杂病证治准绳》18 幅、《十药神书》18 幅、《不居集》中 18 幅、《人体虫病通考》18 幅。

6.3.1.1　虫形描述形象逼真

为了便于人们区分各类虫形，其图释很形象。每一代均有 3 个典型虫形，共六代，逐级代表疾病的危重程度。详列如下（以《十药神书》为例）：

第一代　第一种虫：此虫形如婴儿，背上毛长三寸，在人身中。

第二种虫：此虫形如鬼状，变动在人脏腑中。

第三种虫：此虫形如蛤蟆，变动在人脏腑中。

第二代　第一种虫：此虫形如乱发，长三寸许，在人脏腑中。

第二种虫：此虫形如蜈蚣，或似守宫，在人脏腑中。

第三种虫：此虫形如虾蟹，在人脏腑中。

第三代　第一种虫：此虫形如蚊蚁，长三寸许，俱游人脏腑中。

第二种虫：此虫形如蟛蟧大，如碎血片，在人脏腑中。

第三种虫：此虫形如刺猬，在人腹中。

第四代　第一种虫：此虫形如乱丝，在人腹脏中。

第二种虫：此虫形如猪肺，在人腹中。

第三种虫：此虫形如蛇虺，在人五脏中。

第五代　第一种虫：此虫形如鼠，似小瓶，浑无表里背面。

第二种虫：此虫形如有头无足、有足无头。

第三种虫：此虫变动形如精血片，在于阳宫。

第六代　第一种虫：此虫形如马尾，有两条，一雌一雄。

第二种虫：此虫形如龟鳖，在人五脏中。

第三种虫：此虫变动形如烂面，或长或短，如飞蝠。

根据虫形的不同，可以分辨虫的类别及所侵袭人体的部位。

6.3.1.2　虫所在部位

据图释可知，六代虫所侵袭人体的部位包括：身、脏腑、腹、阳宫等。再结合图附文字，可以得知，每一代虫侵袭人体的部位不同，治疗方法也不尽相同。仍以《十药神书》为例：

第一代为初瘵病，治疗方法为：择丙丁日候虫大醉，灸取出虫后，用药补心。

第二代为觉瘵病，治疗方法为：择庚辛日候虫大醉，取出其虫，补肺则瘥。

第三代为传尸瘵病，治疗方法为：择庚寅日候虫大醉，取虫出之后，补气即瘥。

第四代所代表病名在文中未记载，治疗方法为：择戊己日候虫大醉，取虫出之后，补脾即瘥。

第五代所代表病名在文中未记载，治疗方法为：择癸酉日候虫大醉，取虫出后，补肝即瘥。

第六代为飞尸，治疗方法为：择丑亥日候虫大醉，取虫出后，补肾填精瘥。

依据虫所侵袭人体的部位，并根据每一代虫的生活特征，提示医家在选取治疗时间和方法时，都要审慎并适时。

6.3.1.3　虫形图的意义

虫属于病因中的外因，但依据六代虫所侵袭人体最终的表现来分析，最终外因转换为内因，导致心气虚、肺气虚、肺阴虚、气虚、脾气虚、肝（缺字）、肾阴虚。

在古代，由于医疗卫生条件有限，再加上人们生活水平还比较低，从虫形图在内科类古籍中的大量记载就可以说明，虫致人生病极为常见。因此医家对其认识也比较深刻，从虫外形、侵袭人体部位、致病特点、生活特征及虫取出后治疗方法、用方等多个方面对虫类致病都有研究。作为图本身而言，其作用很大，它可以帮助医家和病人对虫形进行识别，进一步提示虫的类型、侵袭人的部位，最终可以帮助医家对症下药。其图释更可以避免因为作图者的技术差异而导致对虫形的认识差异。总之，图和图释两者缺一不可。

在内科类图像发展的过程中，虫形图见于后来的多部内科类中医古籍，例如，《医林类证集要》《杂病证治准绳》《不居集》《人体虫病通考》《十药神书》中的虫形图对于内科类疾病病因病位的形象化表达起到了引导作用。

6.3.2　卦象图

据查阅古籍情况,卦象图虽只见于《不居集》,但它同样也是内科类古籍图像的特色之一。特色表现如下:

6.3.2.1　表达形式简单,便于理解

用八种最基本的卦象来表示八种不同类型的热证。一一对应,一目了然。每一种卦象图先述其名,再附以图,然后加以描述其阴阳属性,便于读者对于病性——热的理解。卦象表明病性(《不居集》中的卦象表明不同类型的热):

乾:纯阳 阳分之热

坤:纯阴 阴分之热

坎:阳内阴外 水亏之热

离:内阴外阳 阳亢之热

震:一阳在下 乍寒乍热时寒时热之热

巽:一阴在下 风热之热

艮:一阳在上 脾胃之热

兑:一阴在上 皮毛之热

6.3.2.2　可以举一反三

《不居集》中的卦象图虽然只阐释了八种热证,但是鉴于其表现形式和图附文字描述方式,可以作为后世医家利用卦象研究其他病性的有力参考。例如,在阐释乾卦所代表的热证时,图附文字为:"乾为天,阳卦也,在易曰乾,在人身则为阳分之热。阳主外则为外感之热,阳主腑则为六腑之热,阳主气则为气分之热,阳主刚则为翕翕之热,阳主动则为阳烦之热,阳主日则为昼热,又为平旦之热。乾为首则为头热之热,阳主上则为上身之热"。

乾卦主纯阳之热,但仅纯阳之热一类,根据所主部位、类型不同,又可衍化代表阳分热、外感热、六腑热、气分热等9类。正如作者吴澄曰:"发热多端,头绪浩繁。窃取八卦爻画比拟诸热,岂能尽概其蕴,然其中阴阳动静、刚柔悔吝,借此类推,不必一一拘泥,是亦不居之意也。"

6.3.2.3　《易经》理论与中医基础理论的完美结合

吴澄在《不居集》自序中说到:"《易》曰:化而裁之存乎变,推而行之存乎通。变动不居,周流六虚。吾因名吾书。"

且吴澄在《不居集》中有如下论述:"发热一症,幽显难明,真假莫测。苟不详辨明析,则生死立判,杀人反掌矣。惟虚损之热,不似外感,更难详究,其中阴阳寒热虚实,非参晓易义、洞悉卦象,则不能通晓。于是以乾、兑、离、震、巽、坎、艮、坤八卦爻画窃为比拟,使人知阴中有阳、阳中有阴,太少刚柔、阴阳动静,可悟而通,故曰病治。脉药须识静中有动。声色气味当明柔里藏刚。易曰:知柔知刚、知微知彰,万病之状,莫逃乎此矣。"

正如吴澄所述,引起发热症状的原因有很多,而且因其临床症状复杂,临床上还有一些"假热证"需要鉴别。在诊断鉴别时结合易经理论及卦象,可以把中医基础理论中有关于阴、阳之间的相互关系及作用理解的更透彻,更好地区分热证的不同类型。

6.4　小结

从目前查阅古籍的情况来看,内科类中医古籍图像数量不多,图像在中医内科学发展历程上的作用不及其他学科,内科类图像基本分为疾病图、诊断图、脏腑图、经穴图、部位图、理论图、符咒图等七

大类。内科类中医古籍图像更注重于临床实用性，而且可以体现时代特征。具有特色的图为虫形图和卦象图，虫形图具有时代特征，对于研究古人对疾病认识方法有一定的参考意义。卦象图实属创新的特色，应当在如今的理论和临床中继续发挥重要作用，也是值得我们进一步挖掘研究的内容。

6.5　图录

图 6-1-1　婴儿状虫形图
图 6-1-2　鬼状虫形图
图 6-1-3　蛤蟆状虫形图

图 6-1-4　乱发状虫形图
图 6-1-5　蜈蚣 / 守宫状虫形图
图 6-1-6　虾蟹状虫形图

图 6-1-7　蚊蚁状虫形图
图 6-1-8　蜣螂状虫形图
图 6-1-9　刺猬状虫形图

图 6-1-10　乱丝状虫形图
图 6-1-11　猪肺状虫形图
图 6-1-12　蛇虺状虫形图

图 6-1-13　鼠状虫形图
图 6-1-14　有头无足 / 有足无头状虫形图
图 6-1-15　精血片状虫形图

图 6-1-16　马尾状虫形图
图 6-1-17　龟鳖状虫形图
图 6-1-18　烂面状虫形图

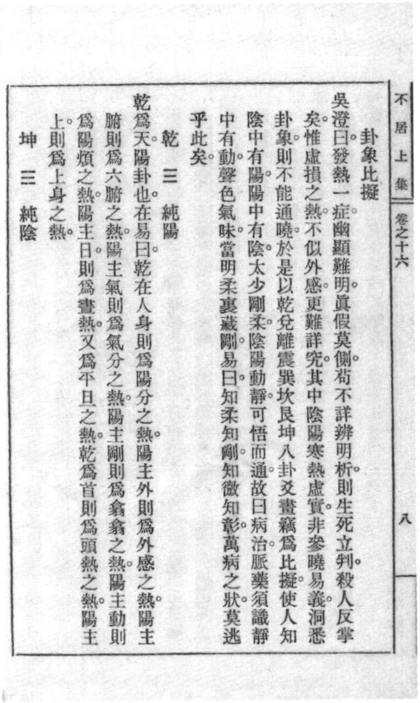

不居上集 卷之十六 八

卦象比擬

吳澄曰。發熱一症。幽顯難明。眞假莫側。苟不詳辨明析。則生死立判。殺人反掌矣。惟虛損之熱。不似外感。更難詳究。其中陰陽寒熱虛實。非參曉易義。洞悉卦象。則不能通曉。於是以乾兌離震巽坎艮坤八卦爻畫竊爲比擬。使人知陰中有陽。陽中有陰。太少剛柔。陰陽動靜。可悟而通。故曰病治脈藥須識靜中有動。聲色氣味。當明柔裏藏剛。易曰知柔知剛。知微知彰。萬病之狀。莫逃乎此矣。

乾 ☰ 純陽

乾爲天。陽卦也。在易曰。乾在人身則爲陽分之熱。陽主外則爲外感之熱。陽主腑則爲六腑之熱。陽主氣則爲氣分之熱。陽主剛則爲翕翕之熱。陽主動則爲陽煩之熱。陽主日。則爲晝熱。又爲平旦之熱。乾爲首則爲頭熱之熱。陽主上。則爲上身之熱。

坤 ☷ 純陰

图 6-1-19 乾卦图 图 6-1-20 坤卦图

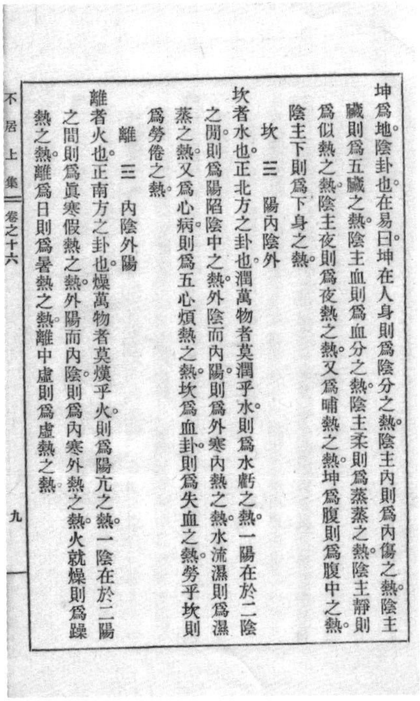

坤爲地。陰卦也。在易曰。坤在人身則爲陰分之熱。陰主內則爲內傷之熱。陰主臟則爲五臟之熱。陰主血則爲血分之熱。陰主柔則爲蒸蒸之熱。陰主靜則爲似熱之熱。陰主夜則爲夜熱之熱。又爲晡熱之熱。坤爲腹則爲腹中之熱。陰主下則爲下身之熱。

坎 ☵ 陽內陰外

坎者水也。正北方之卦也。潤萬物者莫潤乎水。則爲水虧之熱。一陽在於二陰之間。則爲陽陷陰中之熱。外陰而內陽則爲外寒內熱之熱。水流濕則爲濕蒸之熱。又爲心病則爲五心煩熱之熱。坎爲血卦。則爲失血之熱。勞乎坎則爲勞倦之熱。

離 ☲ 內陰外陽

離者火也。正南方之卦也。燥萬物者莫熯乎火。則爲陽亢之熱。一陰在於二陽之間。則爲眞寒假熱之熱。外陽而內陰則爲內寒外熱之熱。火就燥則爲躁熱之熱。離爲日則爲暑熱之熱。離中虛則爲虛熱之熱。

不居上集 卷之十六 九

图 6-1-21 坎卦图 图 6-1-22 离卦图

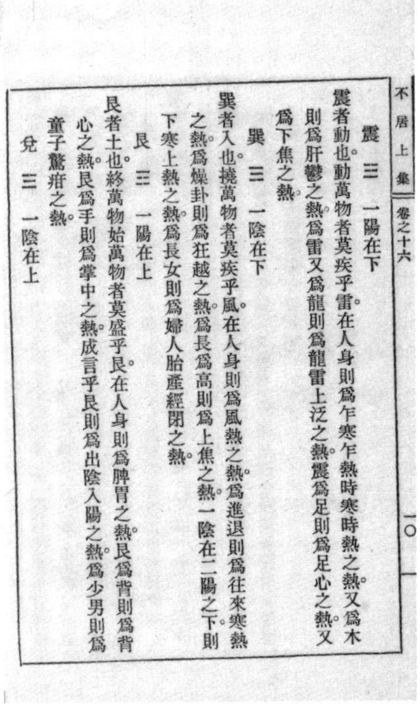

不居上集 卷之十六 一〇

震 ☳ 一陽在下

震者動也。動萬物者莫疾乎雷。在人身則爲乍寒乍熱時寒時熱之熱。又爲木則爲肝鬱之熱。爲雷又爲龍則爲龍雷上泛之熱。震爲足則爲足心之熱。又爲下焦之熱。

巽 ☴ 一陰在下

巽者入也。撓萬物者莫疾乎風。在人身則爲風熱之熱。爲進退則爲往來寒熱之熱。爲燥卦則爲狂越之熱。爲長爲高則爲上焦之熱。一陰在二陽之下。則下寒上熱之熱。爲長女則爲婦人胎產經閉之熱。

艮 ☶ 一陽在上

艮者土也。終萬物始萬物者莫盛乎艮。在人身則爲脾胃之熱。艮爲背則爲背心之熱。艮爲手則爲掌中之熱。成言乎艮則爲出陰入陽之熱。爲少男則爲童子驚疳之熱。

兌 ☱ 一陰在上

图 6-1-23 震卦图 图 6-1-24 巽卦图
图 6-1-25 艮卦图 图 6-1-26 兑卦图

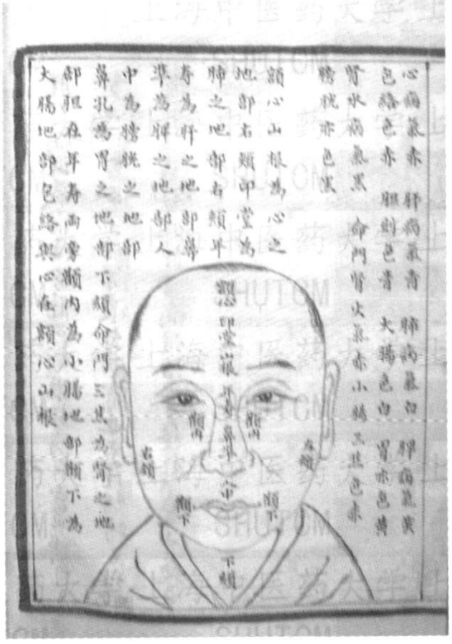

图 6-2-27 望面部图

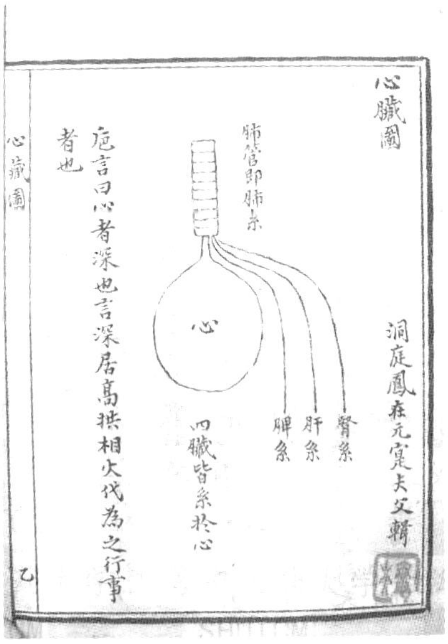

图 6-7-28 心脏图

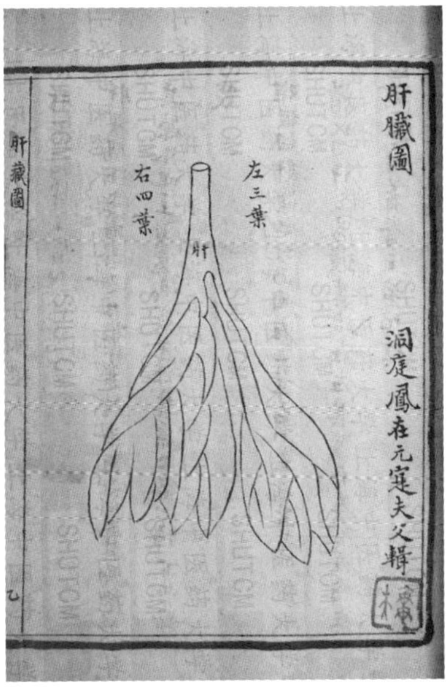

图 6-7-29 肝脏图

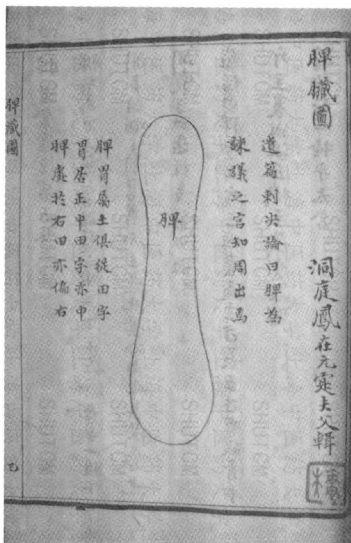

图 6-7-30　脾脏图

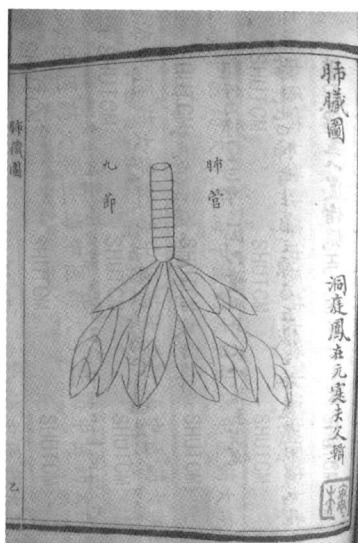

图 6-7-31　肺脏图

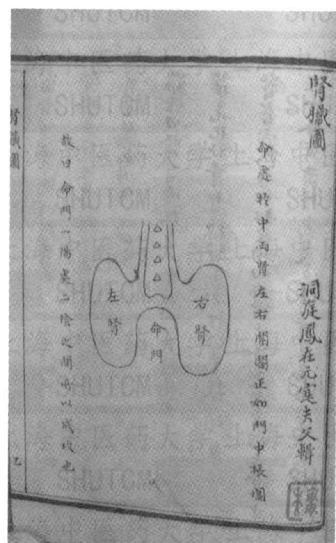

图 6-7-32　肾脏图

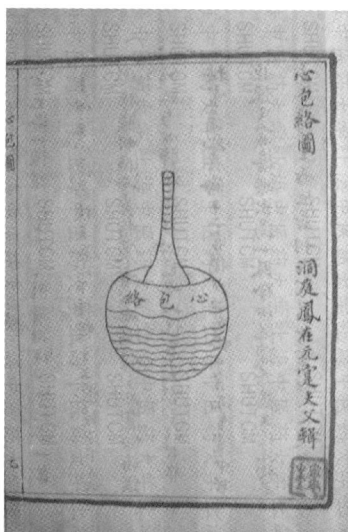

图 6-7-33　心包络图

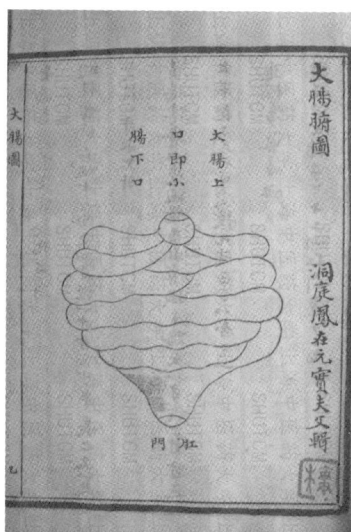

图 6-7-34　大肠腑图

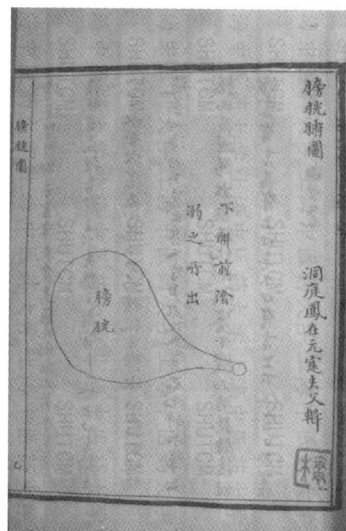

图 6-7-35　膀胱腑图

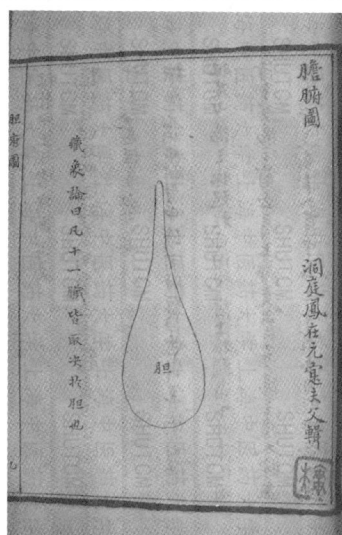

图 6-7-36　胆腑图

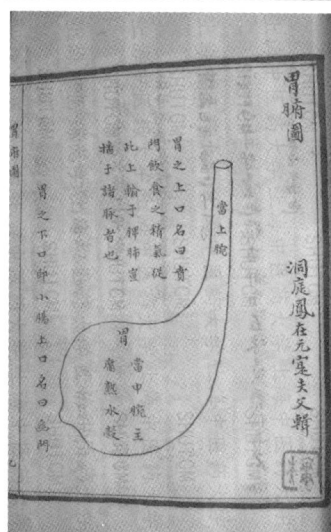

图 6-7-37　胃腑图

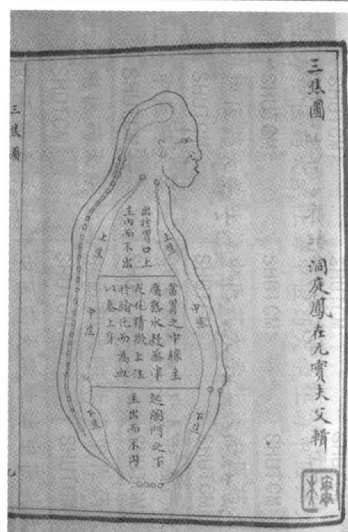

图 6-7-38　三焦图

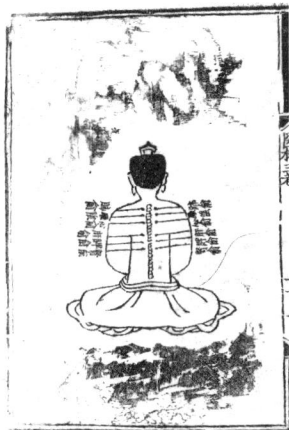

图 6-8-39　背部腧穴图

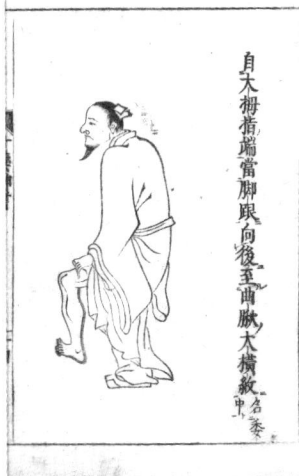

图 6-9-40　委中穴定位图

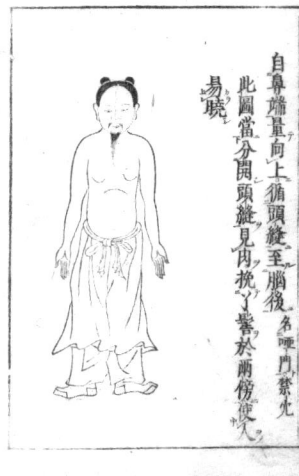

图 6-9-41　哑门穴定位图

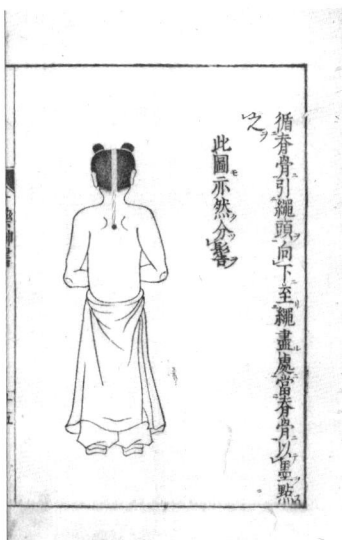

图 6-9-42　定位图 1

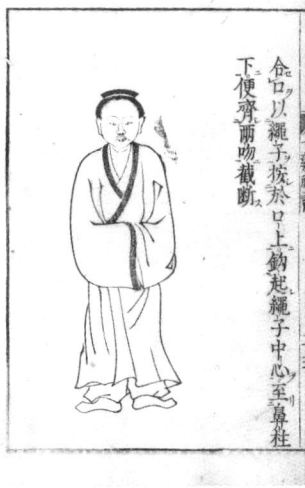

图 6-9-43　定位图 2

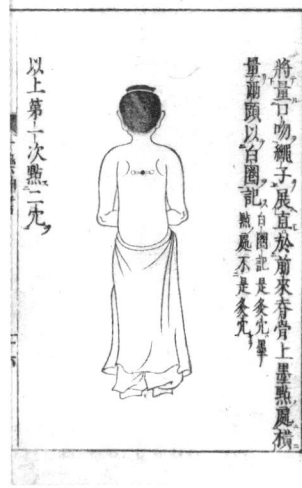

图 6-9-44　定位图 3

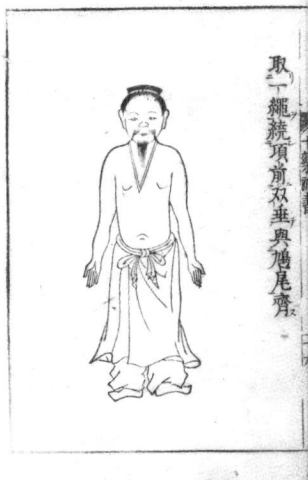

图 6-9-45　定位图 4

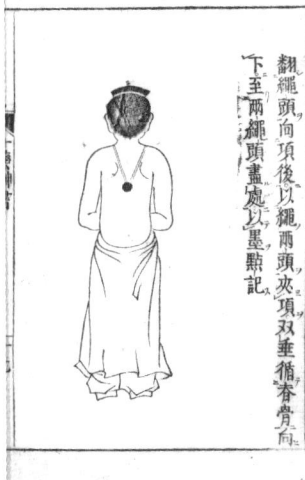

图 6-9-46　定位图 5

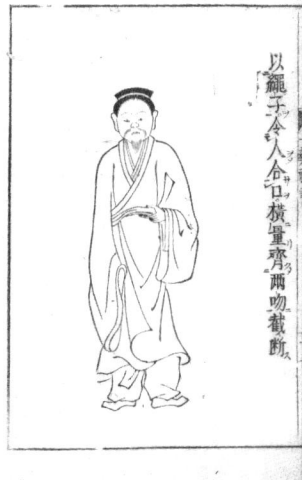

图 6-9-47　定位图 6

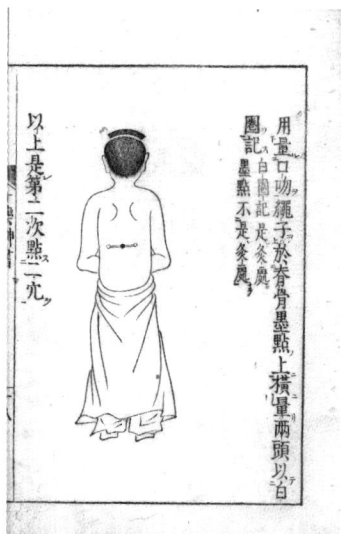

图 6-9-48　定位图 7

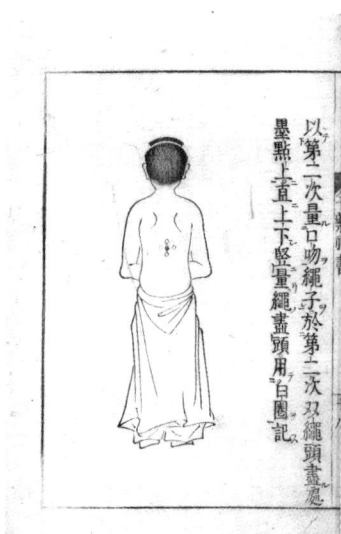

图 6-9-49　定位图 8

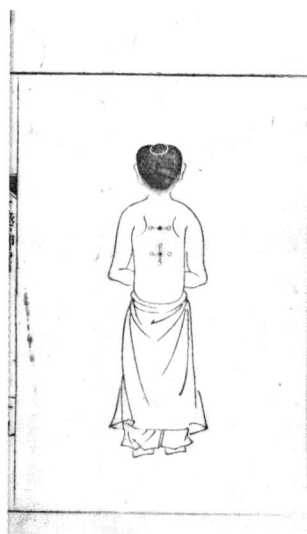

图 6-9-50　定位图 9

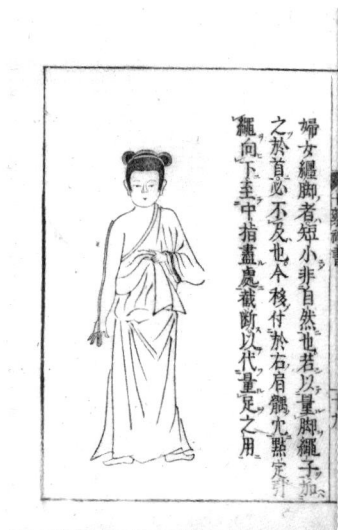

图 6-9-51　定位图 10

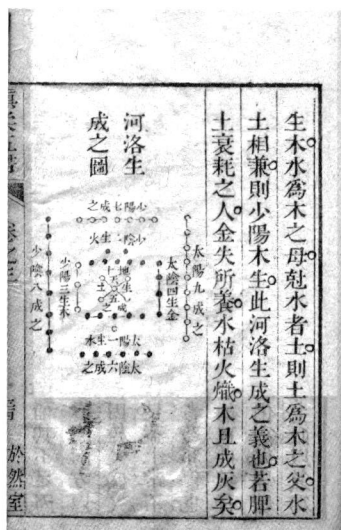

图 6-10-52　河洛生成之图

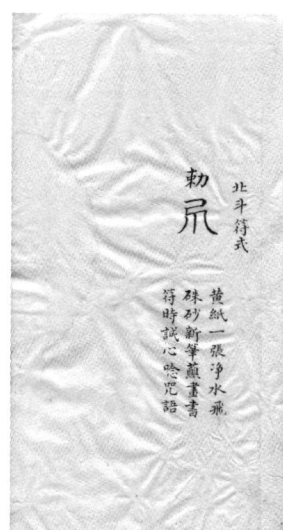

图 6-11-53　北斗符式

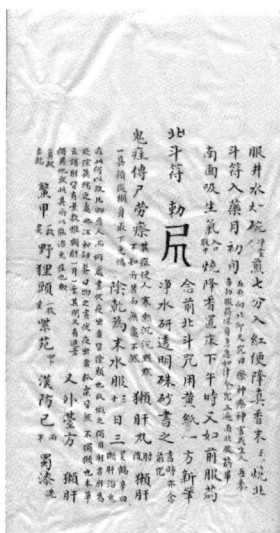

图 6-11-54　北斗符

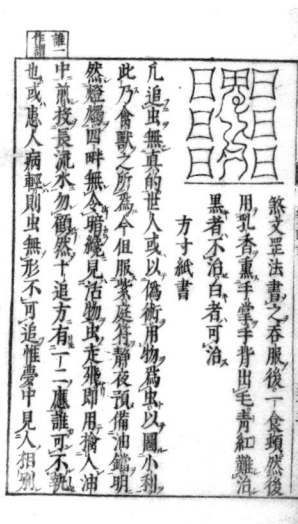

图 6-11-55　符咒图

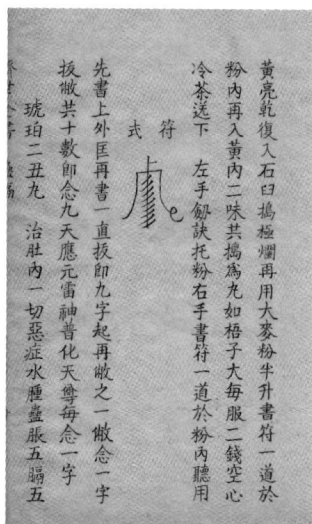

图 6-11-56　符式

不居上集 卷之十一 一〇

室女頂門生髮一小團井水洗去油膩法醋浸一宿日中曬乾紙撚火燒存性 眞川芎五錢
當歸三錢 木香 桃仁水浸去皮尖焙各二錢
安息香 雄黃各一錢 全蝎貳枚
江上大鯉魚頭生截斷一枚醋炙酥
右爲末分作四服每服井水一大碗靜室中煎七分入紅硬眞降香末五分。燒北斗符入藥月初五更空心向北目天咒曰瘵神瘵神害我生人吾奉帝敕服藥保身急急如律令咒五遍面北服藥畢南面吸生氣入口腹中燒降香置牀底下午時又如前服藥。

北斗符 敕 念北斗咒 硃砂書符

鱉甲生犀散 治瘵疾殺瘵蟲取出惡物。
天靈蓋

图 6-11-57 北斗符

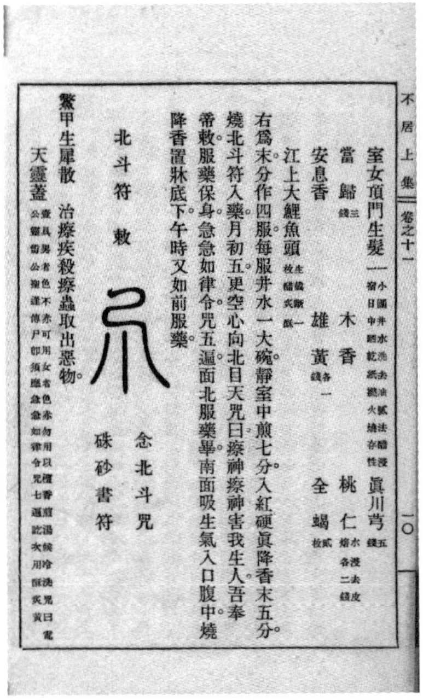

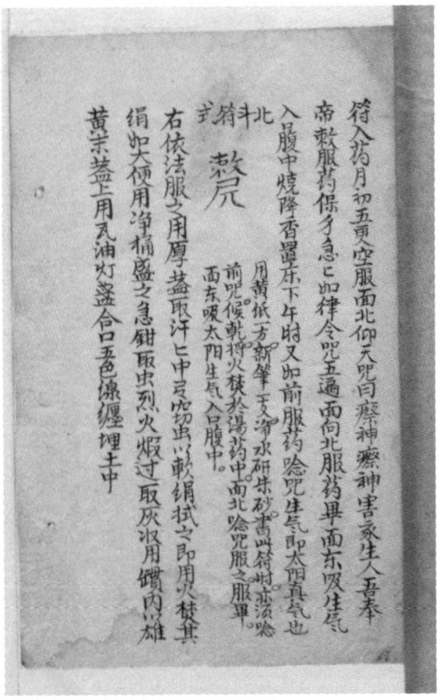

符入药月初五更空服面北仰天咒曰瘵神瘵神害我生人吾奉帝敕服药保身急急如律令咒五遍面向北服药毕面东吸生气入腹中烧降香置床下午时又如前服药念咒生气即太阳真气也

北斗符式

用黄纸一方新笔一支净水研朱砂书此符时亦须念前咒候干将火焚于汤药中面北念咒服之服毕面东吸太阳生气入口腹中。

右依法服之用厚盖取汗匕中忌切出以软绢拭之即用火焚其绢如大便用净桶盛之急钳取虫烈火煅过取灰以用铁内雄黄末盖上用瓦油灯盏合口五色线缠埋土中

图 6-11-58 北斗符式

（张丽君 丁 侃）

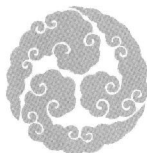

7 女科类

7.1 概述

　　《中国中医古籍总目》共收载 1911 年以前成书的女科类古籍 476 种，含附录在 1911 年的著作 66 种。其中，女科通论类 218 种，产科类 216 种，广嗣类 42 种。本次研究实际调研查阅女科类中医古籍 317 种，有图像的著作 51 种，约占调研总数的 16%。查阅女科类中医古籍图像 371 幅，迄今已收集图像 349 幅，均为墨线图。

　　本次调研过程中，对外国医书亦作图像收集，总计 568 幅，分别为《中国中医古籍总目》女科类古籍中所收载的日·贺川子启撰的《产论翼》载图 32 幅，日·片仓元周撰的《产科发蒙》载图 61 幅，日·桑原惟亲撰的《产航》载图 15 幅，美·汤麦斯撰的《妇科图》载图 266 幅；《中国中医古籍总目》

图 7-7-106　女阴图
图 7-7-107　子宫图

女科类古籍中未收载的日·水原博撰的《产科探颏图式》载图 26 幅，美·妥玛氏撰的《妇科精蕴图说》载图 168 幅。因为是外国医书，且讲述的多涉及西医妇科内容，不纳入本文研究范围，所以本文不做探讨。

　　女科类中医古籍书名中带有 "图" 字的著作仅有 1 种，为清·卓凤翔编的《卫生至宝图说》，成书于 1906 年，载图 38 幅，是迄今调研的女科类中医古籍中载图最多的著作。此书内容主要为生理卫生要方，书中载有脏腑部位图、横割外肾图、破边阳物图、女阴图（图 7-7-106）、子宫图（图 7-7-107）、十五日胚胎图、婴儿脐带胎盘图、足月孕妇图、横产图等。

　　女科类中医古籍图像分布较分散，有图的 51 种古籍中，14 种古籍仅载 1 图，7 种著作载有 2 图，另有 15 种著作载图也在 10 幅以下，仅有 4 种古籍载图在 20 幅以上，分别为《女科指掌》《万氏家传广嗣纪要》（5 卷本）以及《广嗣全诀》《卫生至宝图说》。

　　据《中国中医古籍总目》载，唐·昝殷所撰《经效产宝》（又名《产宝》）是现存最早的女科类专著。全书三卷，续编一卷，主要讲述妇人妊娠至产后诸疾治法，凡 41 门，260 余方，每门前有短论，后有附方。经查全书未载有图像。

　　由于女科类中医古籍女科通论、产科、广嗣三类中，每类均有各自特色的图像，所以将根据目前调研情况，分别介绍三类各自现存最早绘有图像的著作。现存最早绘有图像的女科通论类中医古籍是《妇人大全良方》，为南宋·陈自明著，成书于 1237 年，该书全面总结了我国 12 世纪以前的治疗女科疾病的临床经验。书中记载催生符、安胎符、下胞符等产科符咒图，十二月安产藏衣吉凶方位图，

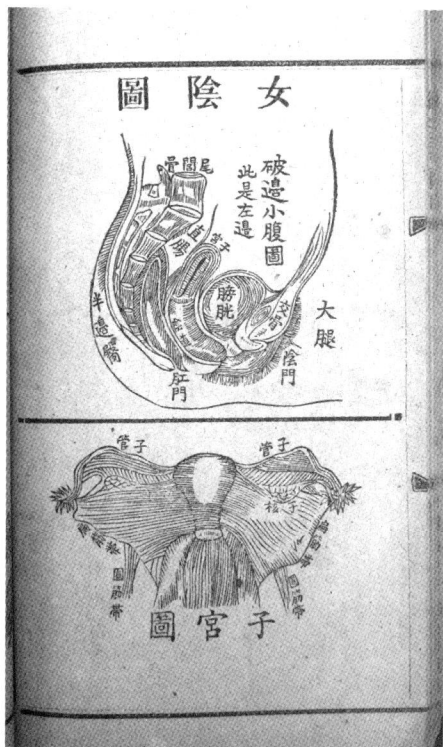

安产藏衣并十三神行游之图，书中图像多来自《太平圣惠方》。该书记载的符咒图、安产藏衣方位图在之后成书的女科类中医古籍中重复出现多次。

现存最早绘有图像的产科类中医古籍是《注解胎产大通论》，成书于1198年，为南朝梁·杨子建著，主要论述胎前产后病的治疗，现存明抄本，藏于中国中医科学院图书馆。书中记载催生符4符、催生神符12符（图7-11-258）、卦论符式2幅、治小儿夜啼灵符3符。在之后成书的产科类中医古籍中关于催生符的记述也有很多，但总体来看，均没有此书分辨的详细。

现存最早绘有图像的广嗣类中医古籍是《广嗣要语》，为明·俞桥著，成书于1545年。全书首先论述男女生理特点、受孕机理、男女用药不同规律，并用4幅图来阐述其机理和治则，分别为实阳能入虚阴之图（成胎）（图7-10-127）、实阴不能受阳之图（妄施）、微阳不能射阴之图（治男）、弱阴不能摄阳之图（治女），是本次调研中最早关于男女交合后，孕育胎儿原理探讨的图像。清末成书的《广嗣要方》收录其中3幅，但图像内容有差异。

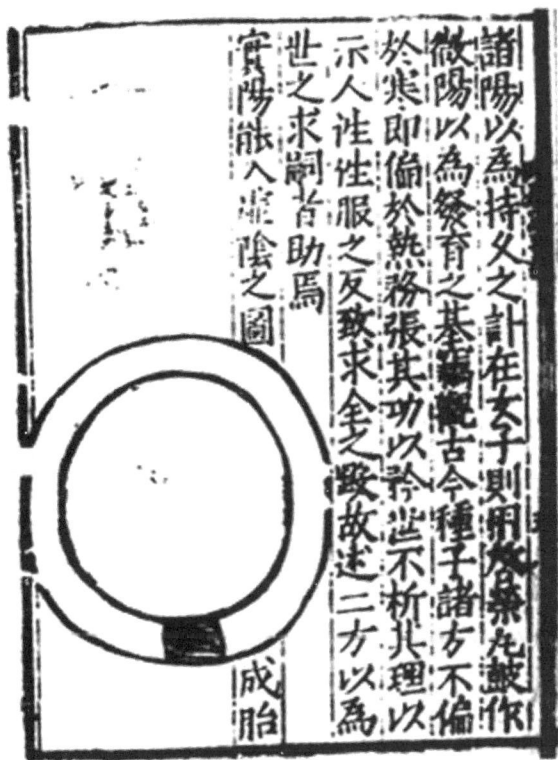

图 7-10-127　实阳能入虚阴之图 - 成胎

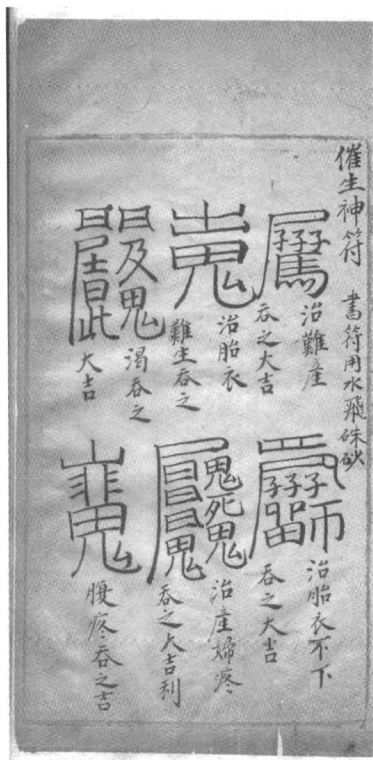

图 7-11-258　催生神符

7.2　分类

根据女科类中医古籍图像内容，可以分为以下10类：疾病图、诊断图、医疗图、药物图、脏腑图、经穴图、部位图、理论图、符咒图、人物图。

7.2.1　疾病图

迄今已调研查阅的女科类中医古籍中，关于疾病图的记载极少，仅在清·方允淳编写的《广嗣编》一书中见到1幅，名为小儿十症图（图7-1-1）。内容为在一小儿身体正面图上，标明癞顶、肥疮、软疖、月蚀、耳疳、夹腮风、牙疳、颏疮、赤游风、白游风等十种疾病的发病部位，如癞顶、肥疮、软疖病位在头，夹腮风病位在腮部，赤游图病位在肩部，白游风病位在膝盖部。图后附有小儿十症方，如癞顶"小

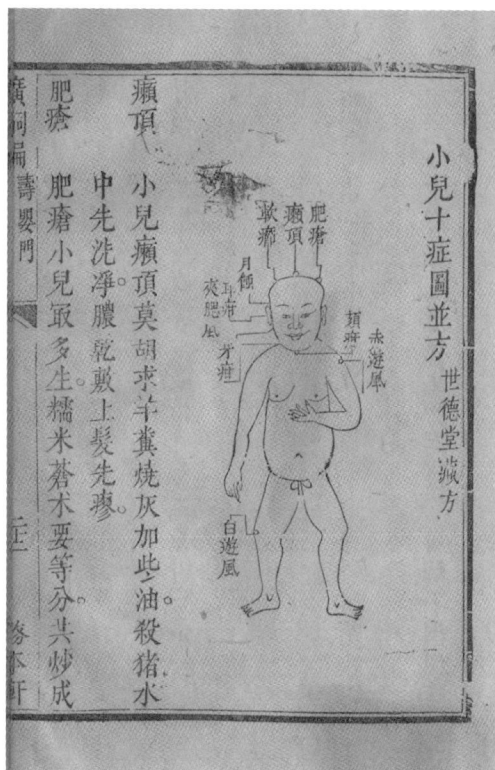

图 7-1-1　小儿十症图

儿癫顶莫胡求，羊粪烧灰加些油，杀猪水中先洗净，脓干敷上发先瘳"。

7.2.2　诊断图

女科类中医古籍中记载的诊断图主要可分为脉诊图与望诊图两大类。望诊图以面部望诊与小儿虎口三关望诊居多。

7.2.2.1　脉诊图

迄今已调研查阅的女科类中医古籍中，关于脉诊图像的记载，仅在清·王振声编写的《妇儿病证撮要》见到 1 幅，名为《内经》三部诊候图（图 7-2-2）。图中分左手、右手介绍寸口诊脉法，上附上、下附下，自上向下，分寸、关、尺，以对应天、地、人三部，上、中、下三焦，左右手同。但在诊脉部位对应脏腑时，一方面，寸关尺三部各分内、外，另一方面，在尺部之下又分出季胁。具体对应关系如下，诊右手：寸外以候肺、寸内以候胸中，关外以候脾、关内以候胃，尺外以候肾、尺内以候腹中，季胁以候命门、大肠。诊左手：寸内以候心、寸外以候膻中，关内以候胆、关外以候肝，尺内以候肾、尺外以候腹中，季胁以候膀胱。本图所记载的寸口部位对应脏腑关系，与《难经》《脉经》《景岳全书》《医宗金鉴》记载的诊寸口以候脏腑均不同。

7.2.2.2　望诊图

（1）望面图：《大生集成》载小儿面部部位图 1 幅（图 7-2-3）。图中标明太阳、太阴、印堂、山根、年上、寿上、准头、人中、承浆、金匮、颐、风池、风门、气池等部位名称。

《万氏家传广嗣纪要·卷 5·小儿全书》载面部图（图 7-2-5）18 幅、面部八卦图（图 7-2-23）1 幅。十八幅面部图依次介绍印堂、山根、准头、人中、承浆、正口、额上、太阳、两颧、两腮、两颊、右颊、两眉、两眼、黑精白精、风池气池、年上等部位具体位置、所属脏腑、五行属性、颜色改变主病、治疗用方（书后附方剂药物组成）、预后，每幅图均附有歌断一首，概括本图所讲主要内容。如第一面部图"印堂，眉间上，属心，心乃南方之火也。青：印堂青色父母大叫惊，受气病夜间手足动。宜麦门冬汤调全蝎散、镇惊丸主之。红：印堂红色火惊手足面，面赤目赤先服火府散，入全蝎散、化痰丸。白：印堂白色水惊致湿热侵肾水腹作痛，小茴香调下归命散。歌断：印堂青色是人惊，红色皆因水火侵，若要安然无疾病，镇惊定撺便安宁"。面部八卦图，讲述的是在痘起三日内看周身八卦断痘疗法，如"乾宫有黑痘必主心窝疗"。

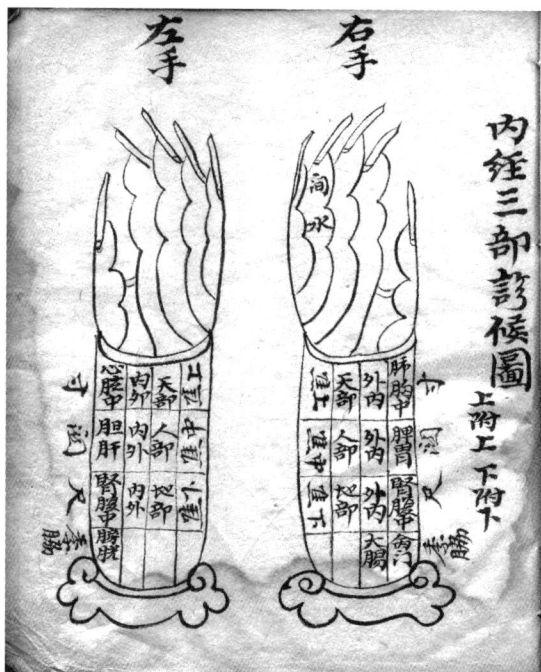

图 7-2-2　《内经》三部诊候图

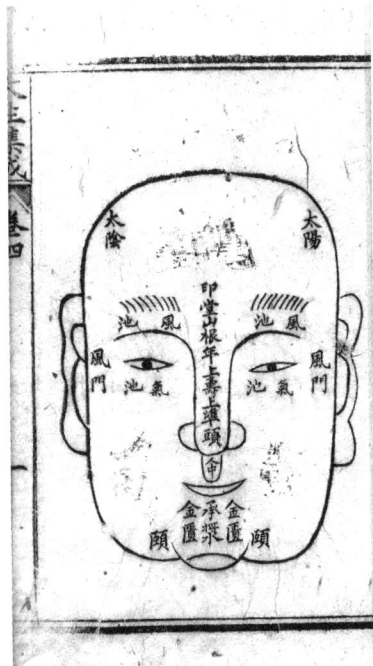

图 7-2-3　小儿面部部位图

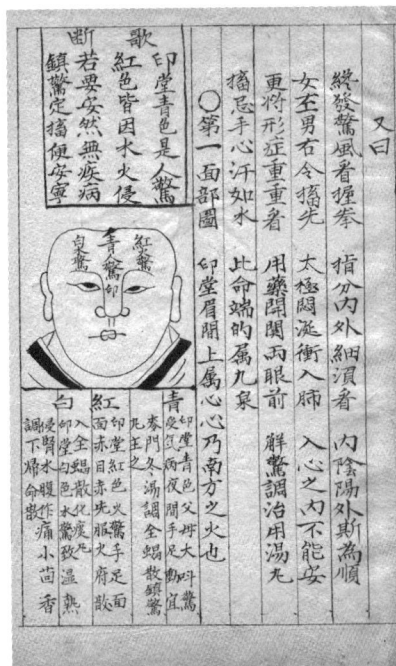

图 7-2-5　第一面部图 - 印堂

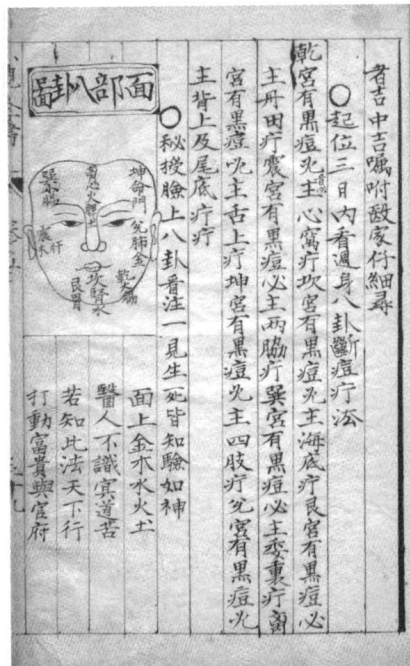

图 7-2-23　面部八卦图

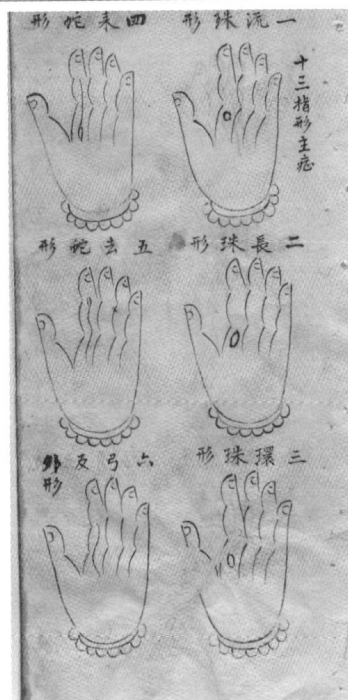

图 7-2-25　流珠形
图 7-2-26　长珠形
图 7-2-27　环珠形
图 7-2-28　来蛇形
图 7-2-29　去蛇形
图 7-2-30　弓反外形

（2）虎口三关图：《妇产婴惊治疗法》载虎口三关脉纹纹形图 1 幅，三关脉纹纹形图 13 幅（图 7-2-25 ～图 7-2-30），《大生集成》载三关图 1 幅。《济生集》载小儿虎口三关图 1 幅，图中同时标明寸关尺三部。《广嗣金丹》载指纹三关图 1 幅（图 7-2-66）。《广嗣全诀》载七锦纹、庄氏外八锦纹等 24 种三关脉纹纹形图，后附若面有黑子、若头面肚上有脉并青筋、如乱虫 3 种并见症状。本书共计载图 26 幅，属于女科类中医古籍载图较多的著作。

（3）惊风握拳图：《广嗣金丹》载惊风握拳图 1 幅（图 7-2-4）。夫惊风者有阴阳二症，阴症拇指于内，阳症拇指于外。阳拳者顺，阴拳者逆。又论男握外为顺，女握内为顺，于外为逆，而又指悲疝也。

女科古籍图像中关于儿科望诊的图像有 66 幅，主要为望面色与望虎口三关脉纹，占到总图像的 16.7%。可见，女科类中医古籍中对于小儿疾病诊断的重视。

7.2.3　医疗图

医疗图是指描绘运用针灸、推拿、药物等方式治疗疾病的图像，符咒图不包含在此类中。

7.2.3.1　针法治疗图

针法治疗图是指描绘用针刺治疗疾病的图像。《妇人大全良方》载有针刺期门穴图 1 幅（图 7-3-67）。《济阴全生集》载针子户穴图一幅，图中标出子户、关元二穴的体表定位。

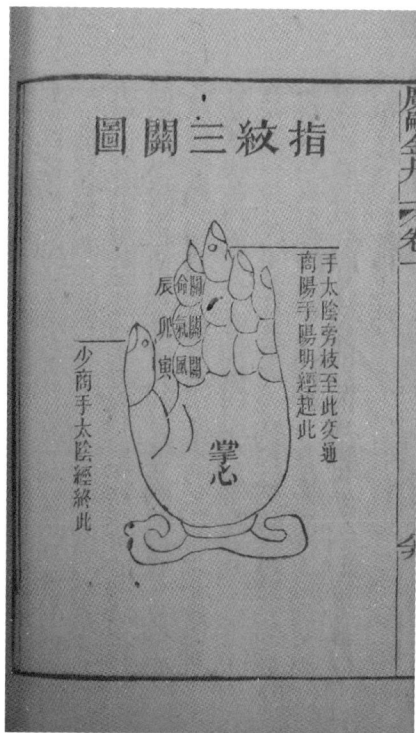

图 7-2-66　指纹三关图

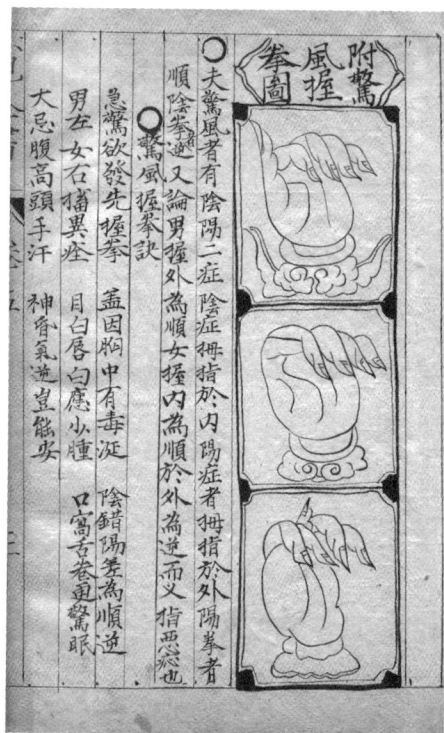

图 7-2-4　惊风握拳图

7.2.3.2　灸法治疗图

灸法治疗图是指描绘用灸法治疗疾病的图像，如治疗产妇难产，《济阴全生集》载灸难产穴图（图 7-3-69）1 幅，图中标出至阴穴的体表定位。

女科类中医古籍中出现较多的灸法治疗图为运用灸法治疗新生儿脐风的取穴图。《仁寿镜》卷四保赤集载炘敷图 2 幅，治疗新生儿脐风。《达生保婴编》载灯火按穴图式 1 幅。《增广大生要旨》载揉燋诸穴图 2 幅。《续广达生编》载集成神火图（图 7-3-73）2 幅、夏氏脐风火图 1 幅、艾火图 1 幅，四图均标明了灸法治疗脐风所用腧穴的体表定位。《救生家宝》载夏禹铸翁脐风火图 1 幅。《达生保赤编》载小儿脐风灯火穴图 1 幅。上述六书记载的均为灸法治疗脐风时所用腧穴的体表定位，但各书腧穴记载有一定的差异。

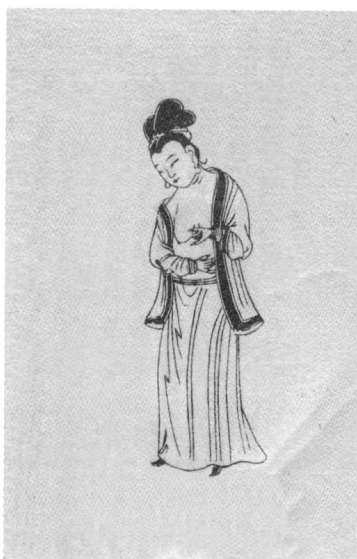

图 7-3-67　针刺期门穴图

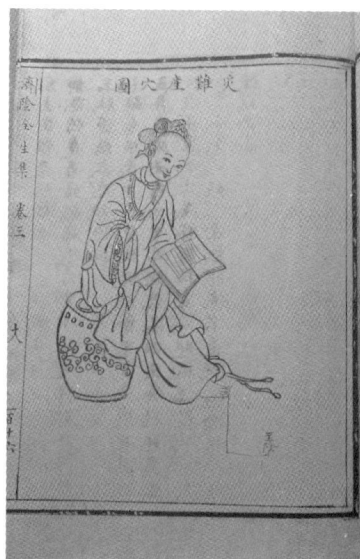

图 7-3-69　灸难产穴图

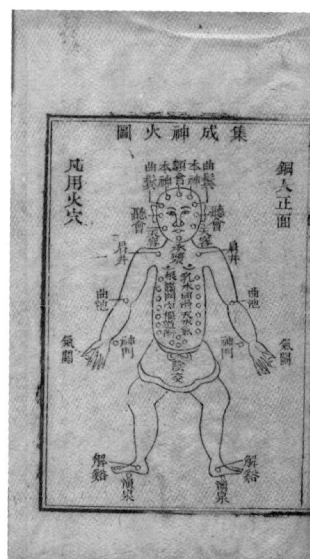

图 7-3-73　正面集成神火图

7.2.3.3 推拿治疗图

《万氏家传广嗣纪要·卷5·小儿全书》载掌诀（图7-3-80）、足图诀各1幅，图中标明小儿推拿穴位、推拿手法、治疗作用、主治病证等，如"脾经，曲转此指，逆运为补，直运为泻"，"肺经，咳嗽清痰，化痰在此"，"就揉中廉穴治小儿惊来，掐之左转揉之止吐，右转揉之止泻，女子则反"。

7.2.3.4 药物治疗图

《旃檀保产万全经》载男女一样治法图（图7-3-82）1幅，图中只是圈出部位，未标文字。《达生编》载搽药图像男女同法1幅。《产科四种》之《达生编》载搽药图像男女同法1幅。后两幅图像均用文字标明部位，顶心、前心、背心、胁窝、臂弯、手心、腿弯、脚心。三幅图像十分相似，讲述的是小儿种痘神方搽药法。方用蓖麻子、丹砂、真麝香三味，同研成膏，于五月五日午时搽小儿头顶心、前心、背脊心、两手心、两脚心、两手膀弯、两腿膝弯、两胁窝共十三处，搽如钱大，搽后不可洗动，听其自落。《达生编》书中评价此方"简而易用，且搽在皮肤之外，有益无损，诚保幼之灵丹也"。

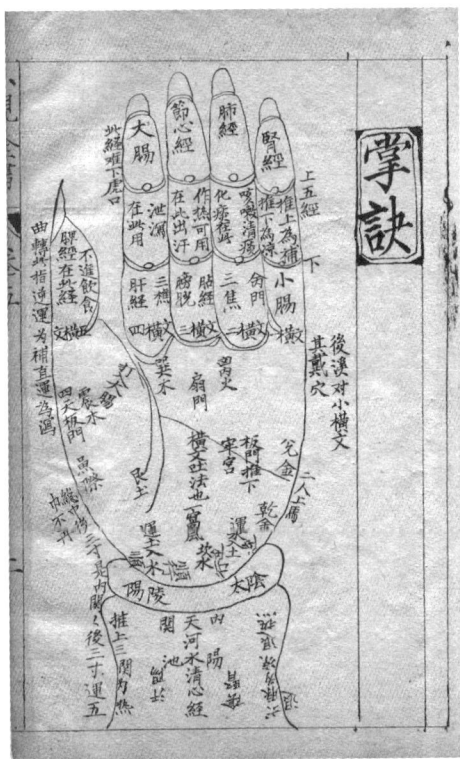

图 7-3-80　掌诀图

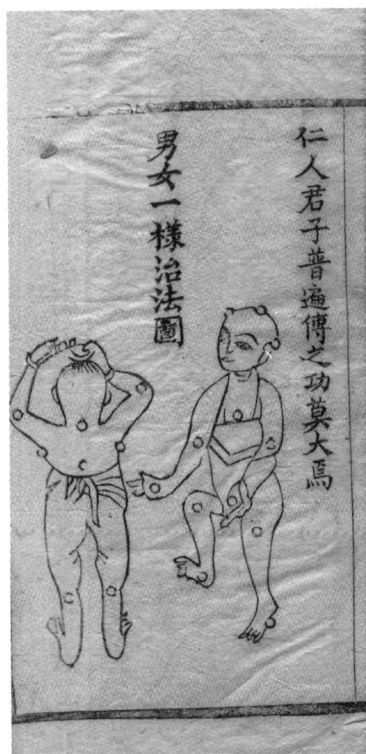

图 7-3-82　男女一样治法图

7.2.4 药物图

迄今已调研查阅的女科类中医古籍中，关于药物图的记载极少，仅在清末成书的《妇科集要》一书中见到1幅益母草图（图7-4-84）。益母草为女科常用药物，出《本草图经》，味辛、微苦，性微寒，入心、肝、肾经，有活血调经、利尿消肿之效。其多用于治疗妇女月经不调、痛经、闭经、产后瘀血腹痛、小便不利、尿血等证。

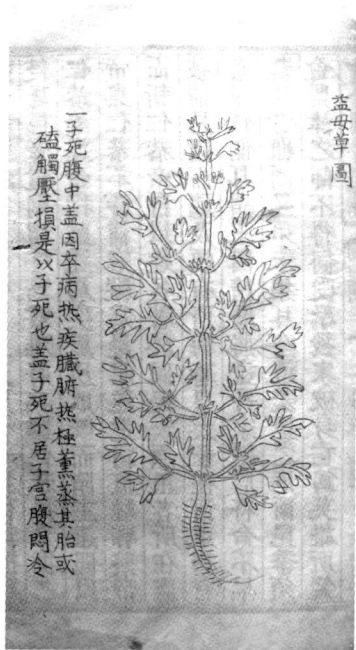

图 7-4-84　益母草图

7.2.5　脏腑图

7.2.5.1　脏腑图

清·卓凤翔编的《卫生至宝图说》一书中，载有正面脏腑部位图、背面脏腑部位图、剖腹见脏图、膈下脏腑图、破边胃经图（图 7-7-89）、周身血脉管图、周身血脉总管图、破边心部图、肺经气管图、肺中三管图、直割内肾图、横割外肾图、直割外肾图、内肾血管图、内肾生尿图、破边阳物图、膀胱阳具图、破边膀胱蒂图、女阴图、子宫图、剖验子管图、全个子宫、子宫三角房等多幅脏腑解剖图。书中图多衷中参西，如子宫图中称输卵管为子管，卵巢为核子。

清末集成刊印的《产科四种》之《增补绘图胎产心法》载有阴经半爿图、子宫前面图、女骨盆内脏腑图、妇女生殖器图、脏腑图等脏腑解剖图。《胎产心法》为清·阎纯玺撰，成书于1730年，经查清雍正8年庚戌（1730）广西左江观察使署刻本，无图。经与清末西医解剖、妇科著作仔细比较，《增补绘图胎产心法》所载图已受到西医解剖学的影响，基本可以确定书中载图为后补。

7.2.5.2　内景图

《秘兰全书》载侧身人图1幅（图7-7-117）。侧身人图中标明髓海至阴在头通尾底，人中、承浆、天突、颈骨、脊髓、肺、心系七节、肾系七节、肾八系十四节、包络、肝、脾、胃、膈膜、肾、直肠、大肠、膀胱、脐、丹田等内容。

7.2.6　经穴图

《秘兰全书》载手经脉图（图7-8-118）、足经脉图各1幅。手经脉图，记载了手三阴三阳经在手部的走行，重点为经脉起止点，如"手阳明大肠起手次指端"手太阴脉出手大指端。

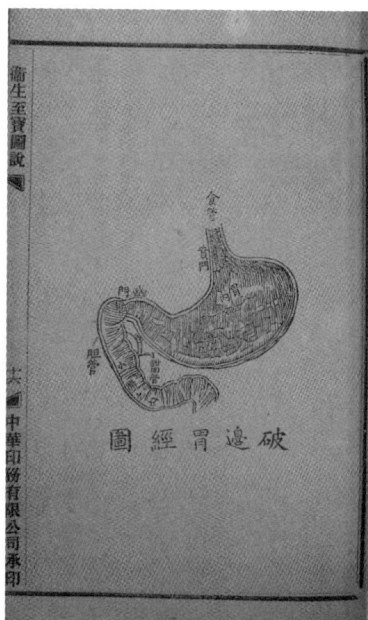

图 7-7-89　破边胃经图

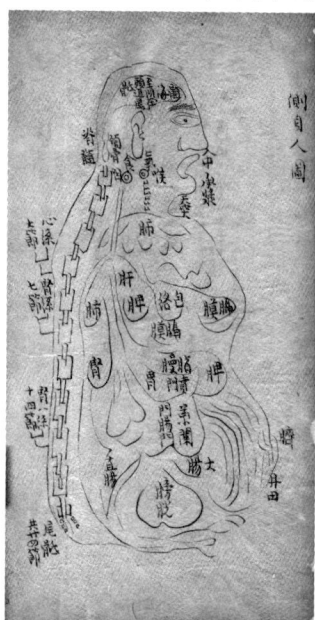

图 7-7-117　侧身人图

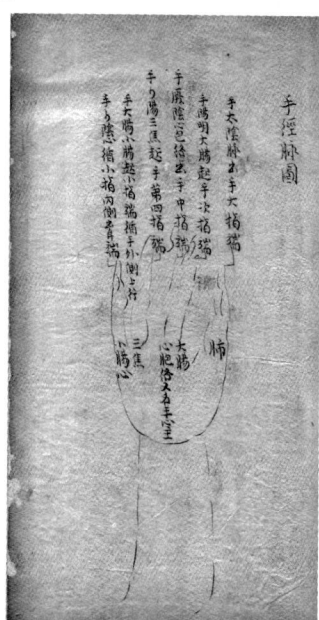

图 7-8-118　手经脉图

7.2.7 部位图

《秘兰全书》载正面人图（图 7- 9 -120）、背面人图各 1 幅。正面人图中标明脸、颊、嗌咽、缺盆、肩、腋、臑、手内廉、臂、腕、肺、心、脾、肝胆、大肠、小肠、膀胱、前阴、股、腘、足内廉、胫、踹、跗等，背面人图中标明脑、项、肺、心、胃、脊骨两旁、肝胆、脾、肾、鸠尾、尻、谷道、手外廉、臀、髀、足外廉、跟等。与普通部位图不同的是，图中标明了肺、心、脾、肝胆、大肠、小肠、膀胱、胃、肾等脏腑在体表投影。

7.2.8 理论图

7.2.8.1 五运六气图

《竹林寺女科闺阁仙方》载六气之图（图 7-10-122）、五运之图各 1 幅。六气之图"天以六动而不息上应乎客，地以五行静而守位下应乎主"：客气图以十二地支配六气，如初之气，若地支为卯酉，则该年初之气的客气为阳明燥金；主气图以五行配二十四节气，如初之气五行属木，自大寒至春分前。五运之图，标出五运对应天干，并举例说明何为天符、岁会。

7.2.8.2 太极图

《广嗣编》载有太极图 1 幅（图 7-10-124）。图中注文"阴静阳动，坤道成女，乾道成男，万物化生"。

7.2.8.3 八卦图

《摄生种子秘方》载八卦图 1 幅，分 8 小图。其中，阳卦多阴 4 图，分别为：乾为父、震为长男、坤为中男、艮为少男；阴卦多阳 4 图，分别为：坤为母、巽为长女、离为中女、兑为少女。《广嗣秘书·种子秘要》也收录了此图，只是图名为"阴阳八卦"（图 7-10-125）。

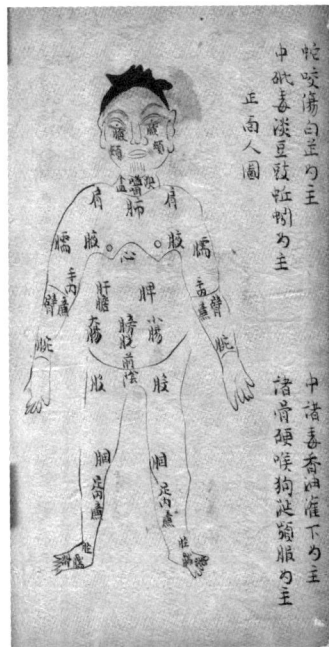

图 7-9-120 正面人图

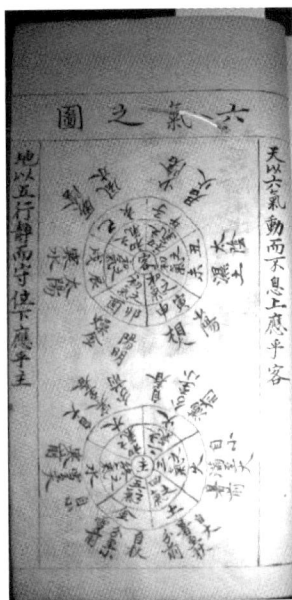

图 7-10-122 六气之图

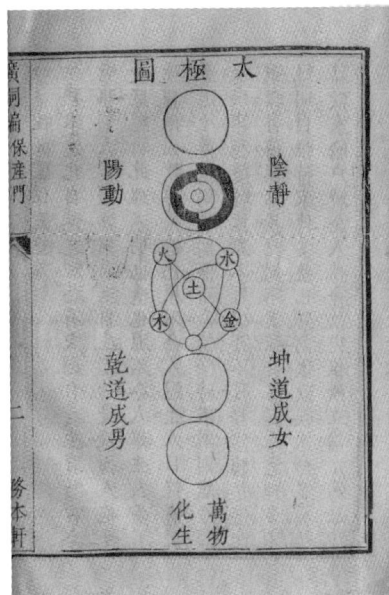

图 7-10-124 太极图

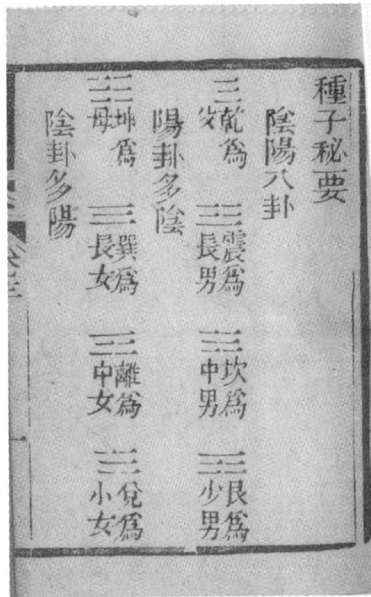

图 7-10-125 阴阳八卦图

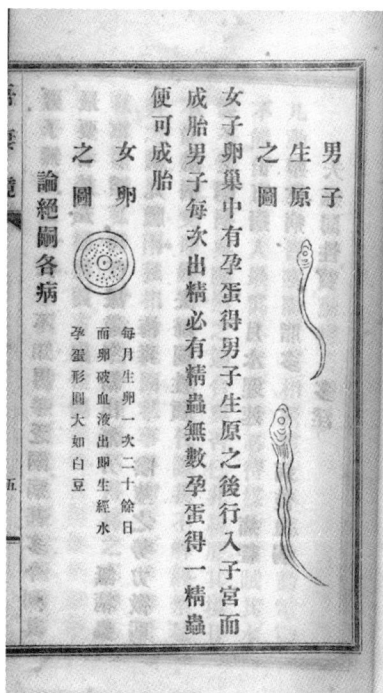

图 7-10-134　男子生原之图
图 7-10-135　女卵之图

清·吴云间辑《都春堂熊罴梦》，成书于 1839 年，载排山掌诀九宫命宅三元图 1 幅。

7.2.8.4　种子图

种子图指解释男女交合，孕育胎儿机制的图像。

《广嗣要语》绘实阳能入虚阴之图（成胎）、实阴不能受阳之图（妄施）、微阳不能射阴之图（治男）、弱阴不能摄阳之图（治女），共 4 图。

《广嗣要方》收录实阳能入虚阴之图（成胎）、微阳不能射阴之图（治男）、弱阴不能摄阳之图（治女），共 3 图。与《广嗣要语》比较，缺一"实阴不能受阳之图"。微阳不能射阴之图、弱阴不能摄阳之图与《广嗣要语》均不同，但此二图未有明显区别，疑误。

《吾妻镜》载男子生原之图（图 7-10-134）、女卵之图（图 7-10-135）各 1 幅。文中具体指出生原、孕蛋形状、大小，以及生原孕蛋结合机制。

7.2.8.5　十月受胎图

十月受胎图是指怀孕期间，胚胎在母体内所呈现的样子。本次调研的女科类中医古籍中，《产科》《女科万金方》《广嗣秘书》《广嗣要方》《摄生种子秘方》与《摄生秘剖》均载有十月受胎图（图7-10-147～图 7-10-151）。例如，《女科万金方》载初月至十月胎形，共十幅图。旁列文字："初月如露珠、二月如桃花、三月分男女、四月形象具、五月骨节成、六月毛发生、七月动左手、八月动右手、九月三转身、十月已满足。"以上六书文字、载图，大同小异。

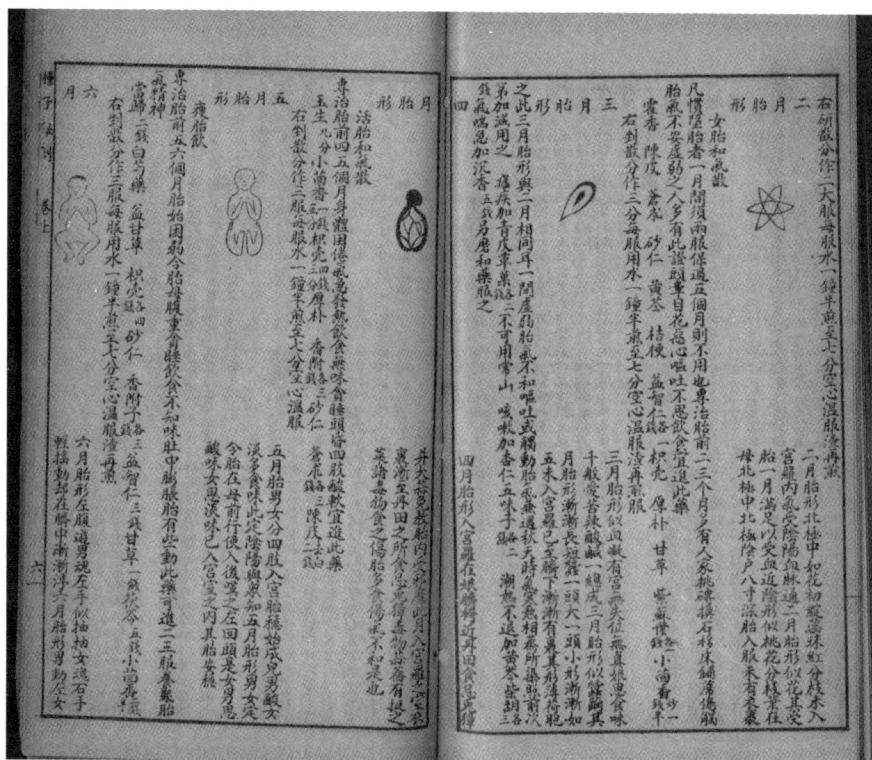

图 7-10-147　二月胎形　　图 7-10-148　三月胎形　　图 7-10-149　四月胎形
图 7-10-150　五月胎形　　图 7-10-151　六月胎形

清·卓凤翔编的《卫生至宝图说》一书中，载有十二日胚珠、十五日胚胎图、二十一日胚、四十五日胚胎图、六十日胚胎成形图、四月胎胞图、足月胎图、婴儿脐带胎盆图、足月孕妇图、足月孖胎图（图7-10-195）、横生图等。清末集成刊印的《产科四种》之《增补绘图胎产心法》载有妊卵图、胎儿与胎盘运血图、横生图、双胎足月图、妊娠六个月之胎儿等图。

由于十月受胎图为女科类中医古籍的一大特色，在特色图像一节中将详细论述。

7.2.8.6　安产藏衣图

在安产室、设床帐、埋胞衣时，涉及一定的方位宜忌，描绘这类方位宜忌的图像，取名为安产藏衣吉凶方位图或安产藏衣方位宜忌图，女科古籍中多称为产图。

《妇人大全良方》载有十二月产卧藏衣吉凶方位图1幅，安产藏衣十三神吉凶方位图1幅。《女科百效全书》载有十二月产卧藏衣吉凶方位图1幅，与《妇人大全良方》相似。《女科指掌》载有安产藏衣十三神吉凶方位之图1幅（图7-10-202），逐月安产藏衣并十三神行游图12幅（图7-10-203）。《胎产珍庆集》（手抄本）载十二月立成法（图）12幅，与《女科指掌》所载逐月安产藏衣并十三神行游法图同。《卫生家宝产科备要》载有十二月产卧藏衣吉凶方位图1幅（图7-10-215），逐月安产藏衣并十三神行游法图12幅。《广嗣五种备要》载安产方位图1幅。

图 7-10-195　足月孖胎图

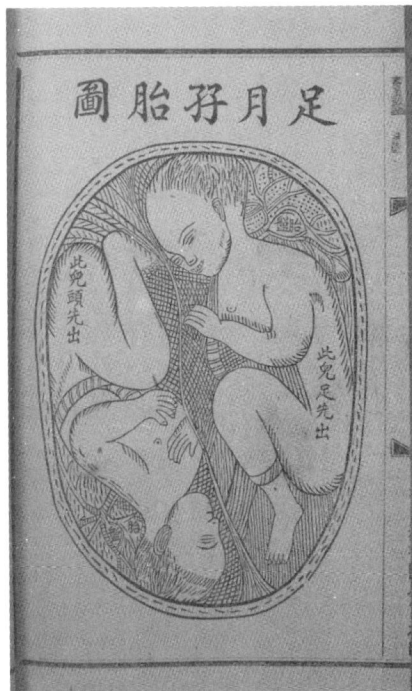

图 7-10-202　安产藏衣十三神吉凶方位之图

《女科指掌》载有日游图1幅（图7-10-228），《胎产珍庆集》载有日游图1幅，经比对两幅图内容相似。

每六十日中，日游神自癸巳至戊申十六日，分别在房屋内的东西南北中五方，己酉至壬辰四十四日出游。日游神所在之方，不宜安产室、扫舍宇、设床帐。

综上所述，安产藏衣吉凶方位图主要有十二月产卧藏衣吉凶方位图、安产藏衣十三神吉凶方位之图、逐月安产藏衣并十三神行游法图、安产方位图、日游图五种，将在女科类特色图像节中展开论述。

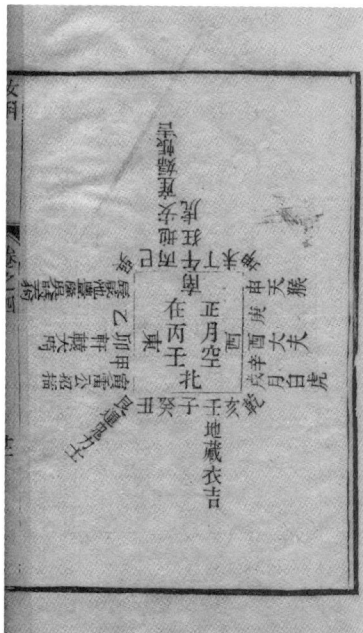

图 7-10-203　正月安产藏衣并十三神行游图

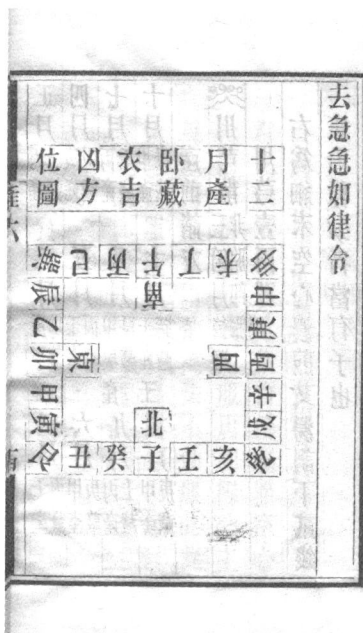

图 7-10-215　十二月产卧藏衣吉凶方位图

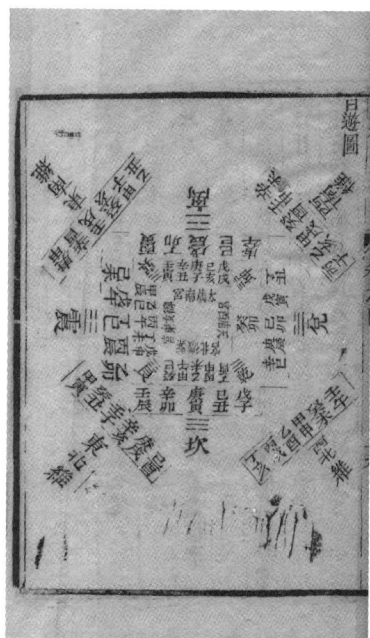

图 7-10-228　日游图

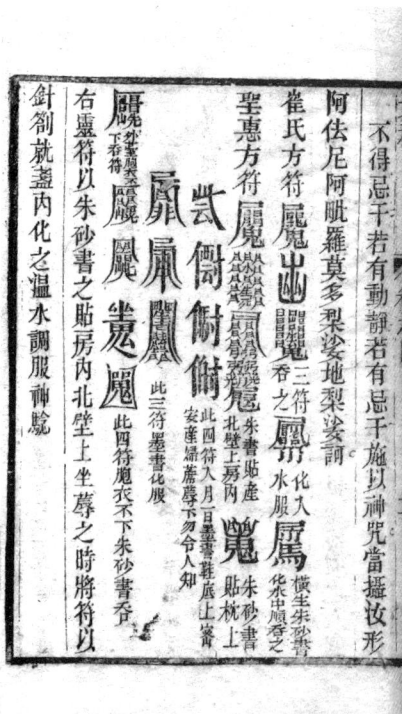

图 7-11-237　安胎四符

7.2.9　符咒图

在古代女科著作中，对保产安胎、催生顺产，除采用药物、手法治疗外，采取祝由与灵符的形式也十分多见（图 7-11-237）。在本次调研有图像的 51 种古籍中，有 24 种著作中有符咒图，共载有 151 符，占本次调研总图像的 40% 以上。符式多样，功用繁多，仅《注解胎产大通论》一书，记载有催生 16 符，治小儿夜啼 3 符，卦论之法 2 幅；其中催生符治疗疾病涵盖难产（横产）、胎衣不下、产妇疼、渴、腹疼、口不开、逆生、干血止、心疼、不顺生等 10 余种。按照治疗疾病的种类，符咒图可分安胎保胎符、催生符、下胞符、救物哽喉符、治小儿夜啼符五类。

7.2.9.1　安胎保胎符

治疗妇女妊娠期间胎动不安、滑胎的符咒，称为安胎保胎符。此类符咒在女科古籍中常见，仅记载的就有 11 种著作，载图 20 幅。

（1）安胎符：是指用来治疗胎动不安稳的符咒，总计 16 符，根据符式异同，可以分治胎动不安符、安胎符一张、安胎灵符、安胎神符四种。

《妇人大全良方》《女科指掌》各载治胎动不安符1幅，符下注文"不安稳，朱书贴产妇处北壁上"。《（增广）大生要旨》《催生安胎良方》《催生灵符》《灵验催生符》《四生合编》《广嗣秘书四种》均载有安胎符一道一张（图7-11-230），符式相似。《救生家宝》载安胎灵符2幅，旁列注文"胎不安稳，朱书于黄纸，贴于房内北方壁上，临产时以针扎就盏内化之，温水调服"，又"如胎不稳，将黄纸朱书，贴于枕上，无不安矣"。《催生安胎良方》载有安胎神符1幅（图7-11-234），图左注文"此符黄纸朱书，若孕妇胎动，血来不止，书'五煞井'三字时，心中默念'速止速止，如若不止，北帝一到，即止'十四字"。

《妇人大全良方》载治产妇觉不安稳符1幅，《妇人大全良方》《女科指掌》均载四符，"此四符入月一日，墨书鞋底上，密安产妇席蓐下，勿令人知"。

《济阴元机辑要》载镇杀灵符1幅，《生生宝录》载镇煞符1幅（图7-11-239），符式略有差异，注文曰："此符能制恶煞，安动胎，效验甚速，若犯胎神，将此符贴于本日动作之处，自安"。《济阴元机辑要》载安土灵符1幅，"土府者，与月建同行。土府者，是土地之府，庭也。土为万物之主，月建为月内万神之主，各随四时而运。盖月建之体本土也，以其居，故曰府"。

（2）保胎符：《济阴元机辑要》《生生宝录》《救生家宝》均载有保胎符（图7-11-242），符式略有差异。

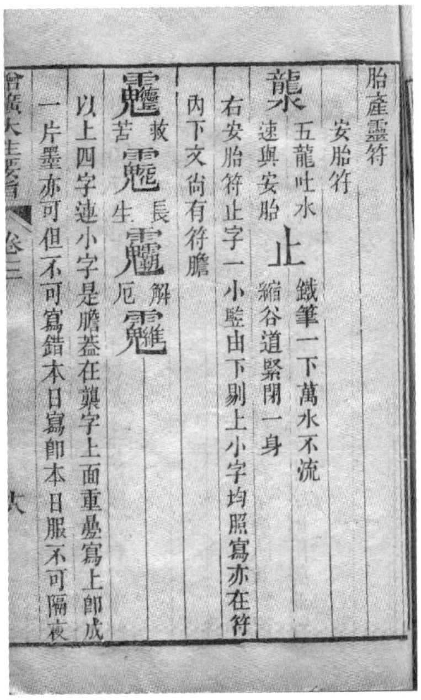

图7-11-230　安胎符一道一张

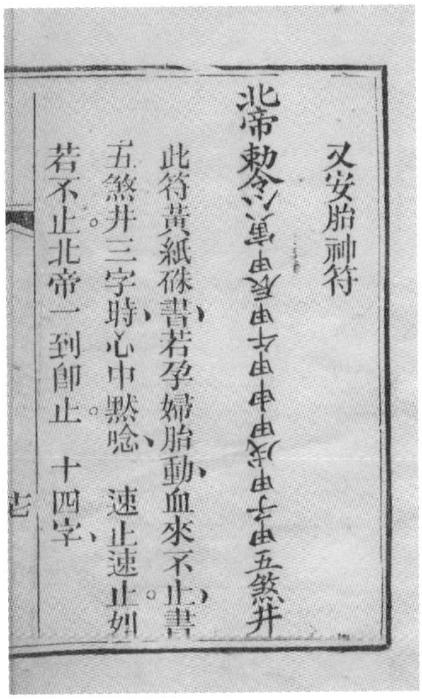

图7-11-234　安胎神符

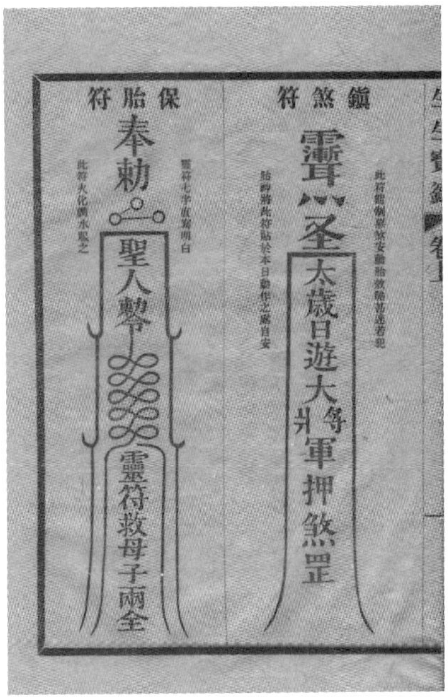

图7-11-239　镇煞符

图7-11-242　保胎符

7.2.9.2　催生符

催生是指为产妇实施一系列措施以达到使足月胎儿出生的过程。女科古籍图像中对于治难产符、催生符的描绘，数量众多，目前已经收集到的有88符，占到总符式的50%左右，形式多种多样。

（1）催生符：目前已经查阅到的催生符总计有65符。根据符式内容的不同分为催生符、催生万全符三道、难产催生符、催生神符、催生神咒、催生安胎神符式、催生符式七种。

《妇人大全良方》《女科指掌》《注解胎产大通论》《卫生家宝产科备要》《达生真诀》《胎产珍庆集》《广嗣五种备要》均载有催生符4符（图7-11-244），符式略有差异。《（增广）大生要旨》《催生安胎良方》《催生灵符》《灵验催生符》《四生合编》《广嗣秘书四种》均载有催生万全符三道（又名：催生神符总计三道、神效催生符共三道）。《（大士传）救产真言》《明易胎前辨论诸症医方》均载有难产催生符（图7-11-246），符式略有差异。《催生灵符》《灵验催生符》均载有催生神符，符式相似。《秘授女科集成良方》《济阴全生集》《续广达生编》《救生家宝》均载有催生神咒（图7-11-249）（又名：催生符），符式中心内容略有差异。《生生宝录》《续广达生编》《催生安胎良方》《救生家宝》均载有催生安胎神符式（图

7-11-251）（又名：催生神符），符式略有差异。《便产痘疹合并方书》载有催生符式。

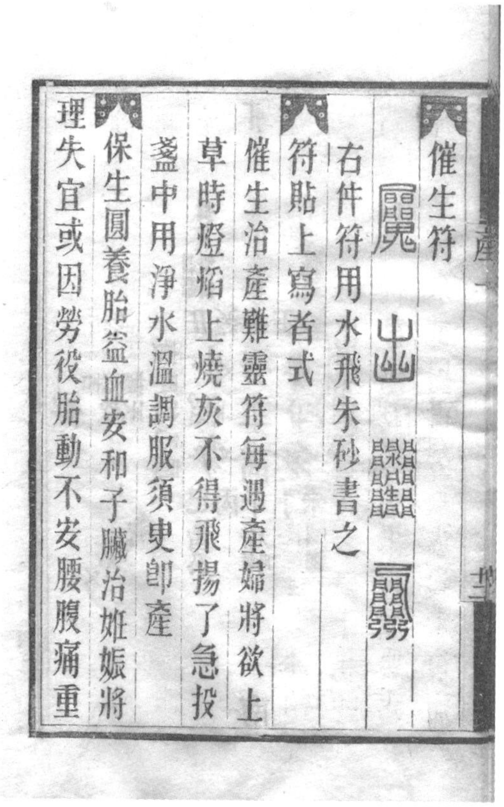

图 7-11-244　催生符

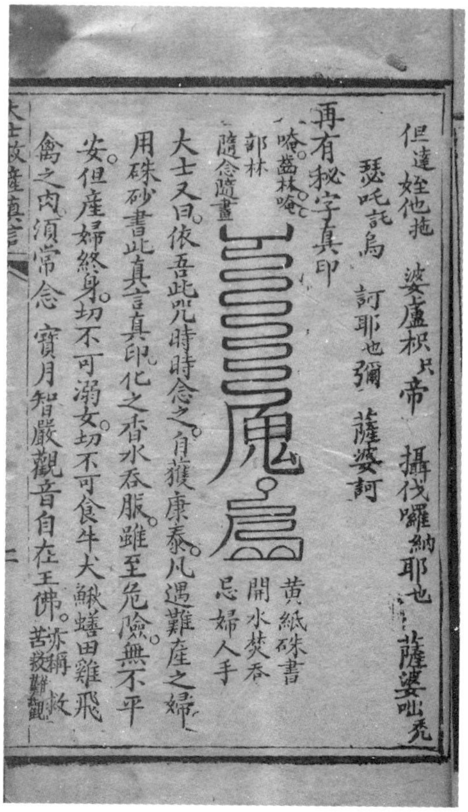

图 7-11-246　难产催生符

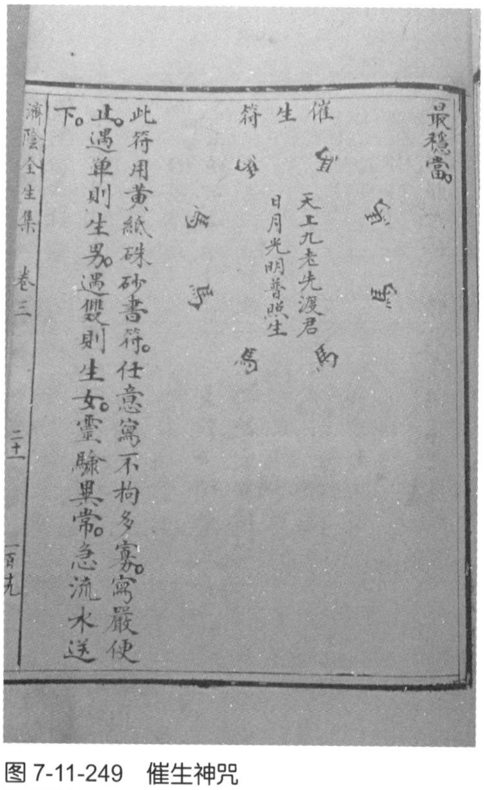

图 7-11-249　催生神咒

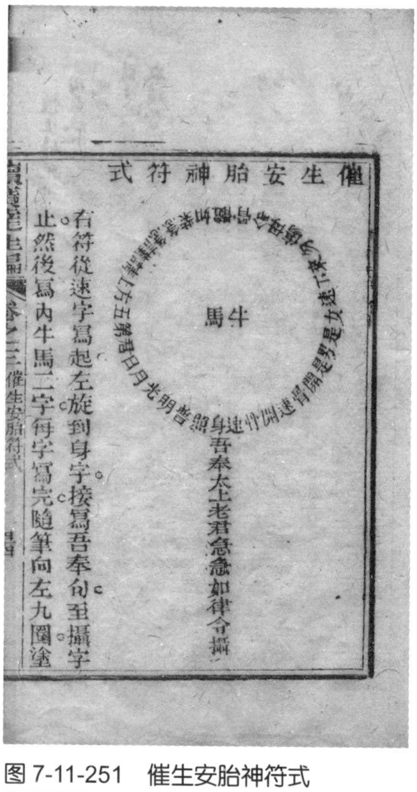

图 7-11-251　催生安胎神符式

（2）治难产符：难产是指妊娠足月至分娩时，胎儿不能顺利娩出。女科古籍图像中，治难产符有23符，较多记载的是治横生倒产符式，有 16 符，占到治难产符的三分之二以上。横生是指生产时，儿先露手或先露臂，又名横产。倒产是指生产时，儿直下先露其足，又名逆生。《救生家宝》认为横生倒产是邪魔为害。横生逆产符是用来保横产逆产胎儿顺利产出的符咒。

《妇人大全良方》《女科指掌》《长生草妇科》均载有治难产符三符（图 7-11-253），"此三符，遇产难，以墨书，吞之"。《妇人大全良方》、《女科指掌》《长生草妇科》《注解胎产大通论》《胎产珍庆集》均载有治横产符（图 7-11-254），符式相同，注文略有差异，如《妇人大全良方》曰："横生，朱砂书此符，以顺水吞下"，《女科指掌》曰："横生，朱砂书此符，化水中，顺吞之"，《胎产珍庆集》曰："逆产横生吞此符吉"。《注解胎产大通论》载有逆生符 1 幅，注文为"逆生吞之大吉"。《续广达生编》载有治横生倒产符式 1 幅（图 7-11-256），咒曰："生生生，何事倒而横。我今施正法，勿损母命，勿损儿身，急急如天医使者律令"。《救生家宝》载有横生倒产符 1 幅，"如横生倒产及一切邪魔为害，即以朱砂黄纸书此，服温水吞之，即下"。

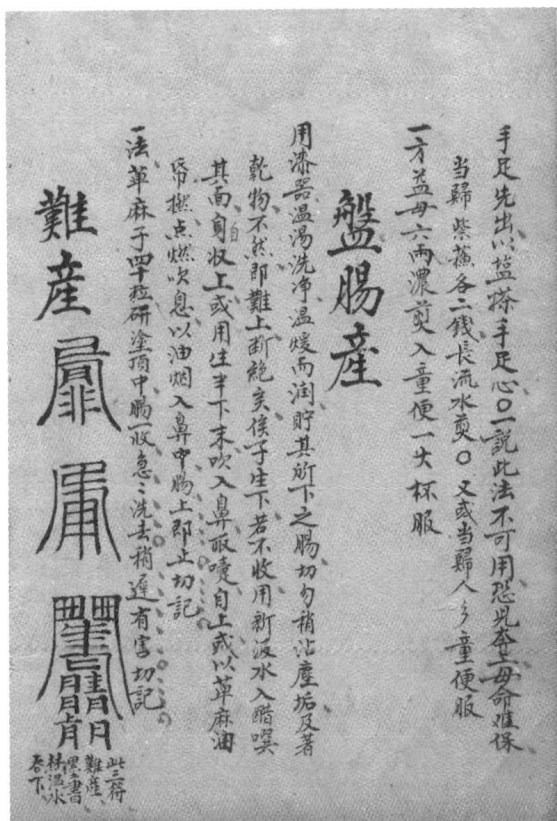

图 7-11-253 治难产符三符

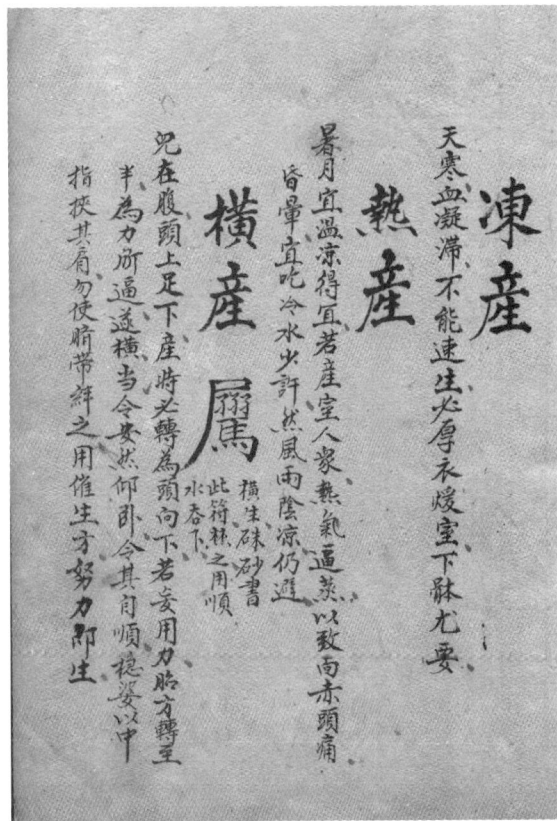

图 7-11-254 治横产符

涉及产妇具体不适时，女科古籍《注解胎产大通论》尚有具体符式治之。如"治产妇疼吞之大吉利、渴吞之大吉、腹疼吞之吉、口不开吞之大吉、干血止吞之吉、心疼吞之大吉、不顺生吞之吉"等符。

7.2.9.3 下胞符

胞衣不下指胎儿娩出后 30 分钟以上，胎盘仍不能自然娩出，又称"胎衣不下"、"儿衣不下"、"息胞"。下胞符是指用于帮助产妇娩出胎盘之符，有 16 符。

《妇人大全良方》《女科指掌》《长生草妇科》（图 7-11-259）均载有《圣惠方》下胞符四符，《女科指掌》另载有《外台秘要》下胞符一符。《注解胎产大通论》载有其他下胞符 3 符，注文为"治胎衣不下吞之大吉、治胎衣难生吞之、衣不下吞之吉"。

治横生倒产符式

繫天地日月星 江海顺流 大德曰生

呪曰 生生生何事倒而横我今施正法勿损母命

此符不拘朱笔墨钟黄纸白纸书後诵呪一遍其餘

勿损兒身急急如天醫使嗜律令

一切並與前符同横倒者服下即順令產婦口唸無

上至聖生化佛

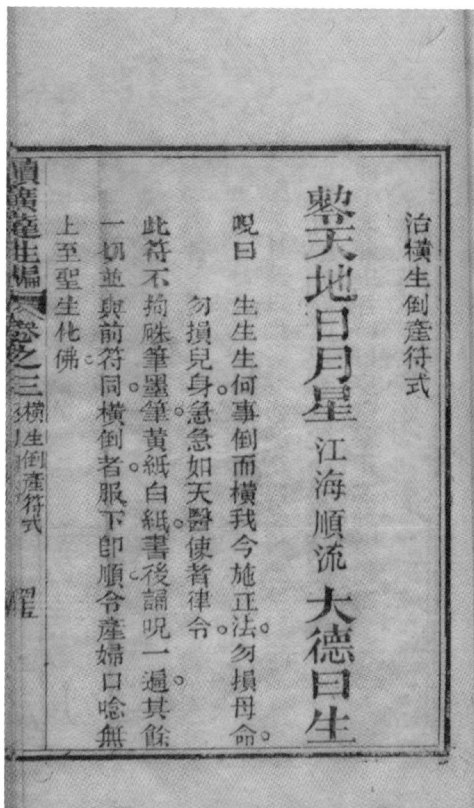

图7-11-256　治横生倒产符式

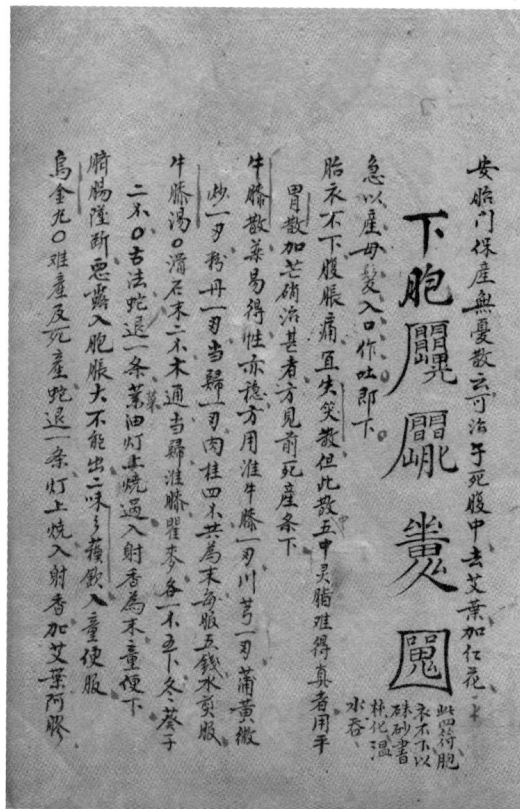

安临门保产无忧散云可治于胎胎中去艾叶加红花

下胞 〔符〕

此胞符四符 衣不下以朱砂书水吞温

急以产母燕入口作吐郎下

胎衣不下腹胀痛亘失笑散亦可死产者下

胃散加芒硝流甚方见商元产条下

牛膝散莱易得性亦德方用淮牛膝一两肉桂四不共为末每服五钱水煎服

牛膝汤古法蛇退一条莱洞灯火烧通入射香为末童便服

二不○古法蛇退一条莱洞灯火烧通入射香童便服

牛膝一两当归一两川芎一两蒲黄微炒

乌金丸○难产反元产蛇退一条灯上烧入射香加艾叶两照

图7-11-259　下胞符四符

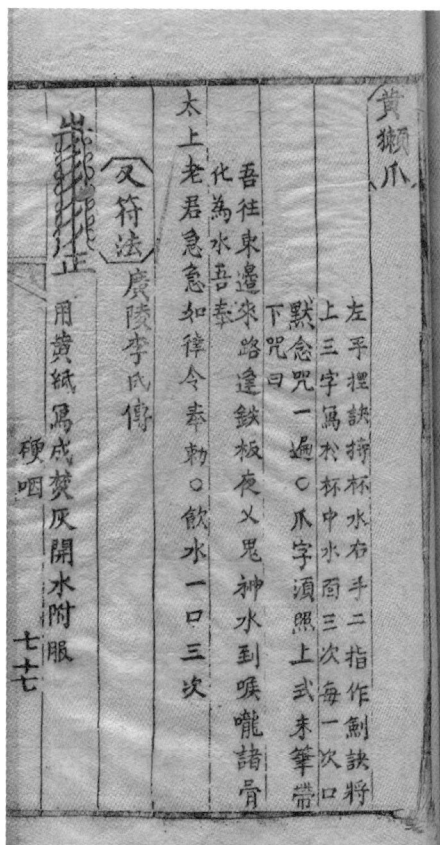

黄獭爪

又符法 廣陵李氏傳

太上老君急急如律令奉勅○饮水一口三次

吾往东边来路逢铁板夜义鬼神水到喉咙诸骨

下呪曰默念咒一遍○爪字须照上式末笔带

左平捏訣持杯水右手二指作劍訣將上三字寫於杯中水面三次每一次口

用黄纸寫成焚灰開水附服

哽咽

七七

图7-11-260　治哽咽符式

7.2.9.4　救物哽喉符

《旃檀保产万全经》载治哽咽符式（图7-11-260）。"黄獭爪"男女一样治法图1符，载符法"左手捏诀持杯水，右手二指作剑诀，将上三字写于杯中水面三次，每一次口默念咒一遍，爪字须照上式末笔带下。咒曰：吾往东边来，路逢铁板夜义鬼，神水到喉咙，诸骨化为水，吾奉太上老君，急急如律令奉敕。饮水一口三次"。又符式，"用黄纸写成焚灰开水附服"，出自《广陵李氏传》。

《救生家宝》载救物哽喉3符。注文分别为"救诸物哽，以右手第二、三指作剑，画于开水内，一口吞下，其物化如水"，"救诸骨哽，仍照前式，用验"，"骨哽甚，则加书此号，应"。

7.2.9.5　治小儿夜啼符

《注解胎产大通论》载治小儿夜啼灵符3符（图7-11-264～图7-11-266），注文为"此符男左女右手心贴之"，"此符法贴在房门上大吉"，"此符贴脐中，或书儿睡墙壁上。贴符时，念咒曰：天上荒荒，地下忙忙，小儿啼哭，贴在墙上，急急如律令摄"。3符均用朱砂书。

另外，《注解胎产大通论》还载有卦论之法（图7-11-267），"计得年月日数后，加得病之三因，九除，见安危。遇三者轻，见八者重，除尽者死也"。

7.2.10　人物图

《广嗣须知》收载人物像 1 幅，注文"尚帝之书，司天之录，功昭六府，灵钟七曲，威弧斯张，诞子垂详，爰赐我类，文胤永昌"。《催生灵符》《灵验催生符》均载灵验圣像 1 幅（图 7-12-269），两书画像基本相似。

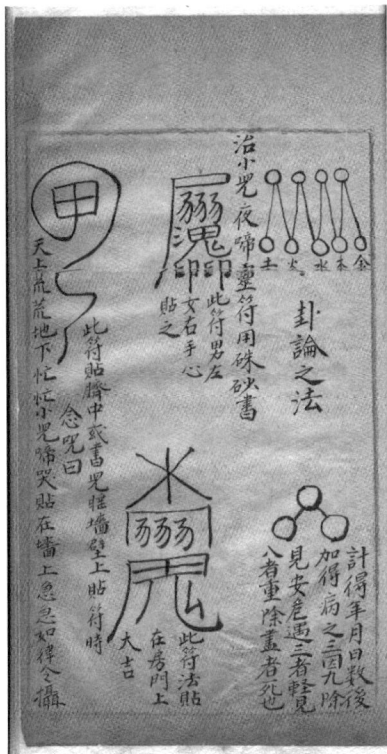

图 7-11-264　治小儿夜啼灵符 1
图 7-11-265　治小儿夜啼灵符 2
图 7-11-266　治小儿夜啼灵符 3
图 7-11-267　卦论之法

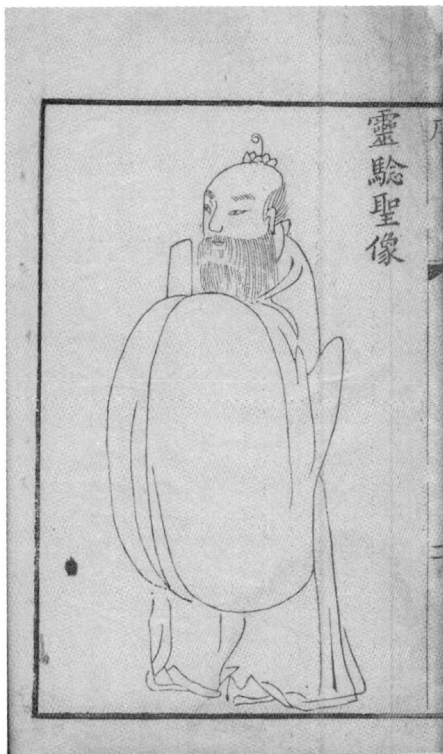

图 7-12-269　灵验圣像

7.3　特色图像

7.3.1　十月受胎图

在我国传世或出土的古代文献中，1973 年长沙马王堆汉墓出土的帛书有《胎产书》，隋·巢元方《诸病源候论》记载了十月养胎法，唐·孙思邈《备急千金要方》收录了北齐·徐之才逐月养胎法。《胎产书》叙述了妊娠胚胎形态变化，徐之才等的逐月养胎法在《胎产书》的基础上增加了脉养法与治疗方剂。此外，《颅囟经》《妇人大全良方》等书均有妊娠十月胎形名称的相关描述。清代女科文献在妊娠胚胎形态变化的描述上，与上述诸书除了文字内容的不同外，还绘图加以辅助说明，在医学知识的通俗化方面作了探索。

7.3.1.1　清代收载"十月受胎图"的主要著作

在清代女科著作，载有"十月受胎图"的著作有《产科》《女科万金方》《广嗣秘书》《广嗣要方》《摄生种子秘方》与《摄生秘剖》六书，这说明"十月受胎图"在当时影响广泛。六书在文字上接近，在构图上存有小异，今举《产科》与《广嗣秘书》两书加以分析。

《产科》的著者未详，该书为清抄本，一册。

《广嗣秘书》为陈希夷辑，四卷，现存清光绪 17 年（1891）百尺楼刻本，"十月受胎图"载于第三卷前部"种子秘要"之下。

两书"十月受胎图"均按胎形图、胎形歌诀、对胎形歌诀的诠释与辨证施方四项展开。在文字表述上，《广嗣秘书》与《产科》两书文字基本相同。在胎形图的构图和手法上，两书立意与用墨运笔各有独到之处。

7.3.1.2 《广嗣秘书》与《产科》插图之对比与分析

十月受胎图之比对

书名	初月胎形	二月胎形	三月胎形	四月胎形	五月胎形
《广嗣秘书》					
	六月胎形	七月胎形	八月胎形	九月胎形	十月胎形

书名	初月胎形	二月胎形	三月胎形	四月胎形	五月胎形
《产科》					
	六月胎形	七月胎形	八月胎形	九月胎形	十月胎形
					原书无图

对比而言，不论两书插图是手绘还是刻印，均为线条图，《产科》描画的细腻，《广嗣秘书》绘图简练。

"十月受胎图"认为初月受胎，一点精华，如草上露珠。二月受胎，如花初绽蕊珠红。《产科》的构图明显更贴近文字。

对于三月胎形，歌诀描述为"似血凝"，释文为"其月胎形渐渐长如蚕，一头大一头小，形渐渐如丸"。两书均从释文出发，描画的为"蚕茧"。

　　在四月胎形歌上，"四月胎形分四肢"，《广嗣秘书》构图清楚表达了这一认识。

　　从五月至十月的胎形图中可以看出，两书插图均努力配合文字加以表述，《广嗣秘书》用笔粗略，胎儿形态多以半蹲为主。《产科》虽然缺一图，但笔法仔细，不仅在胎儿形态上多取坐姿，还对胎儿的脐带进行了勾画。

7.3.1.3　《广嗣秘书》与《产科》"十月受胎图"之歌诀

　　《广嗣秘书》与《产科》"十月受胎图"的歌诀为七言四句，韵脚宽泛。

　　原文如下：

初月胎形如露珠，未入宫罗在裤户，犹如秉烛在风中，风紧之时留不住。

二月胎形北极中，如花初绽蕊珠红，分枝未入宫罗内，气受阴阳血脉同。

三月胎形似血凝，有宫无室位无真，娘思食味千般爱，苦辣酸咸并纳成。

四月胎形分四肢，入宫胎稳始成儿，食忌兔獐并毒物，免教胎内受邪亏。

五月男女分四肢，入宫胎稳始成儿，男酸女淡多餐味，此定阴阳与众知。

六月胎形在腹游，男魂左手似线抽，女魂右手轻摇动，却在脐中渐渐浮。

七月胎形定不斜，男垂左胁动些须，女于右手无时动，行步艰难母叹嗟。

八月形容已见成，毛生长发定精神，娘眠思食吞难下，困弱忧愁耽闷行。

九月胎膜重如山，七精开窍不非凡，一夜一升三合血，母胎欲产得齐全。

十月满足欲生儿，四肢罅缝骨精开，产下要紧加防慎，莫令儿下客风吹。

　　"比喻"为古代医学分析、阐述问题的常用方法之一。将初月胎形比喻为"草上露珠"、"秉烛风中"，是为了说明妊娠早期，要小心谨慎，防止出现滑胎之患。"裤户"在这里指阴道，"北极中"指阴道六寸许深处，"十月受胎图"认为妊娠前三个月，胚胎处于阴道深处。

　　在胎儿的生长发育上，四月分四肢、八月毛生长发、九月七精开窍，十月四肢罅缝骨精开，"十月受胎图"依次作了叙述。

　　在胎儿性别的判断上，"十月受胎图"认为从母体饮食的男酸女淡，胎动的男动左胁、女动右胁，多可预先得到结论。

　　在母体妊娠期间身体症状的变化上，七月行步艰难、八月思食难下，"十月受胎图"论述的大多贴切。

　　对于胎儿出生以后，强调要谨慎护理，防止贼风伤害。

　　歌诀之后，为诠释歌诀的文字。以十月胎形为例，其歌诀释文为此月胎形满足，四肢骨缝俱开，方才降生。落地时，恐其贼风冲吹，婴儿初生，搂抱包裹，仔细谨慎方可。最后为十月妊娠染病之治疗方剂。

7.3.1.4　《广嗣秘书》与《产科》"十月受胎图"之治疗方剂

十月受胎图治疗方剂表

妊娠月份	症状	方剂名称	方剂组成	方剂加减
初月胎形	禀气弱，头晕恶心，不思饮食，六脉浮紧	罩胎散	当归、白芍、枳壳、砂仁、川芎、甘草	气不和用安胎和气散
二月胎形	伤触胎气不安，头晕目花，恶心呕吐，不思饮食	安胎和气散	藿香、陈皮、苍术、砂仁、黄芩、桔梗、益智仁、陈枳壳、厚朴、甘草、紫苏叶、小茴香	
三月胎形	三月胎形，与二月相同，虚弱、呕吐，动胎	同上	同上	疟疾加青皮、草果，不用常山。咳嗽加杏仁、五味子。潮热不退加黄芩、柴胡。气喘加沉香

续表

妊娠月份	症状	方剂名称	方剂组成	方剂加减
四月胎形	专治胎前四、五个月，身体困倦，气急发热，饮食无味，贪睡头晕，四肢酸软	活胎和气散	苏叶、甘草、小茴香、枳壳、厚朴、香附、砂仁、苍术、陈皮	
五月胎形	专治胎前五、六个月，胎始困弱，令胎母腹重贪睡，饮食不知味，肚中膨胀，胎有些动	瘦胎饮	当归、白芍、益母草、枳壳、砂仁、香附子、益智仁、甘草、茯苓、小茴香	
六月胎形	调治六个月多有瘦弱之胎妇	同上	同上	
七月胎形	胎前七、八个月，胎动如石，行步艰难。脾胃虚弱，时有气急冲心，胸前胀满，咳嗽	知母补胎饮	知母、苏叶、枳壳、益母草、黄芩、滑石、甘草、香附	
八月胎形	妇人胎前八、九个月，因胎儿长发导致妊妇肝胃虚弱不调和，湿热相攻，五脏六腑不和。或变痢疾杂证	和气平胃散	厚朴、黄连、猪苓、泽泻、地榆、苍术、白芍、升麻、豆蔻、陈皮、甘草、柴胡	
九月胎形	专治九月胎欲产期，忽然肚痛，先行其水，婴儿不降	保生如圣散	益母草、当归、砂仁、陈皮、大枳壳、甘草、白芍、益智仁、陈艾	如不降生，生鲤鱼一尾，醋一匙，加乌金丸一枚，同煎
十月胎形	专治十月已满，多因恣情内伤，或因患潮热之症，又兼胎前多吃热毒之物，瘀血相搏，七情怒气所伤，临产有横逆之厄	活水无忧散	益母草、急性子、当归、陈枳壳、生地黄、白芍药、甘草、生鲤鱼、肉桂、川芎、陈皮、苏叶、陈艾（乌金丸：阿胶、热艾、谷麦芽、龙衣、败笔）	临服之时，加入好醋一匙，每一碗和调乌金丸一丸。如其死胎不落，急取无根水再煎前药渣，连服一服

从上表可知，清末"十月受胎图"针对妇女妊娠期间出现的不同病证，分别选用了罩胎散、安胎和气散、活胎和气散、瘦胎饮、知母补胎饮、和气平胃散、保生如圣散与活水无忧散等八个方剂，虽然这些方剂在今天女科临证上已不常用，但在当时曾被应用过，例如，在活水无忧散方后，书有"救其性命，奥妙不可轻传"。乌金丸之方药，"蛇退壳"写作"龙衣"，"苏木"用"败笔"表示，平添秘方色彩。清代去今不远，对于今天而言，仍有着一定的临床参考价值。

7.3.1.5　小结

（1）通过以上分析与比较，可以说明在中国古代医学女科的历史上，除了长沙马王堆汉墓出土的帛书《胎产书》、北齐·徐之才逐月养胎法等外，清代还存有内容不同的"十月受胎图"。

（2）《广嗣秘书》与《产科》两书插图较好地配合了文字表述的功能，图文互补，有助于对文字的理解。

（3）妇女十月怀胎、正常妊娠无需用药，清代女科临证已明确认识到这一点，这当是两书在论述上不用"养胎"而用"受胎"的重要原因之一。

（4）人类的认知乃逐步发展而提高，"十月受胎图"亦是对这一认知规律的一个缩影，其对妇女妊娠的描述大多符合人体胚胎学生长发育的过程，细节难免存在不确之处。

7.3.2　安产藏衣图初探

藏衣，是指将刚出生婴儿的胎盘，经过一定处理，放入瓦罐等器具中，选择适宜的日子、适当的方位，深埋或投入水中，即埋胞衣。胞衣，又名人胞、胎衣、衣胞等，即现在西医学讲的胎盘。《本草纲目·卷五十二》曰："时珍曰，人胞，包人如衣，故曰胞衣"。女科古籍图像中常将安产藏衣联在一起，安产即安产室，专门供产妇生产用的房间，又名产房。本节主要对藏衣展开论述。

据《中国宫廷生活》记载，"咸丰六年三月二十三日未时，载淳（即同治）降生，第二天，总管太监率领营造司首领太监三名，至储秀宫后殿院内刨挖喜坑，将载淳的胞衣包裹好装在一精致的瓷坛内，用红绸缠好，连同金银八宝等物一起埋入喜坑中，谓之'埋胞衣'"。

埋胞衣的习俗不仅被宫廷重视，同时作为民俗存在。据报道，2011 年，在江苏省南通市海安县东大街拆迁工地上，施工人员从多处住宅挖出不少呈长圆形的陶土缸罐，当地上了年纪的人称之为"衣胞罐儿"，即埋胞衣时盛放胞衣的瓦罐。

自新中国成立之后，藏衣之俗渐弃，产妇多在医院里生养，留下的胎盘多由医药部门收购，再经焙烤加工，制成中成药"紫河车"或"胎盘注射液"等，向市场销售。但人们仍会把自己的出生处，称为"衣胞之地"。

埋胞衣作为一种生诞习俗或生产宜忌，已经存在了几千年，本节将对埋胞衣历史、方法、时间、方位宜忌等相关事宜进行初探。

7.3.2.1　埋胞衣概述

（1）历史渊源：有关埋胞衣的记载可以追溯到秦汉时期。湖南马王堆出土的帛书《杂疗方》《胎产方》有相关方面的记载。如《杂疗方》原文二十四条，详细地介绍了埋胞衣前对胞衣的处理方法，"字者已，即以流水及井水清者熟洒瀚其胞，熟捉，令无汁。以故瓦甒毋芜者盛，善密盖以瓦甒，令虫无能入，埋静地阳处久见日所。使婴儿良心智，好色，少病"。本条大概讲"在产妇分娩之后，马上用江河中的长流水和清澈的井水，将胎盘充分洗涤。洗涤后尽量把胎盘里的液汁压榨干净，使之没有液汁时为止（即充分干燥之义）。再盛到旧的没有杂质异物的瓦甒里面。严密的盖以瓦甒，不要让虫子进去。要埋在干净而能经常见到阳光的地方。此法可以使婴儿心智聪慧，颜色美好，少生疾病"。

又如，《杂疗方》原文二十三条，记载了埋胞衣时的方位宜忌，"禹藏埋胞图法：埋胞，避小时、大时所在，以产月，视数多者埋胞"。本条讲的是禹藏埋胞图法，埋胎盘的时候，根据天象历法要回避开"小时"与"大时"所在。于婴儿出生的当月内，根据禹藏埋胞上的最多数值掩埋胎盘。

上文提到的"禹藏埋胞"即《胎产书》中的"南方禹藏"图，"位于《胎产书》全帛的左上方约3/4处。其结构是全图周围为一个大方框。又在其四周摆列有 12 个小方框，代表每个月份。在 12 个小方框中央的正方形空白处记以'南方禹藏'4 字。而在每一个小方框的四周仍以指线方式标明 12 个月的方位"。

可见，最晚在汉代，就已经有了关于埋胞的叙述。唐·王焘《外台秘要·卷三十五》转引崔知悌《崔氏纂要方》，载有小儿藏衣法五法，详细叙述了处理胎衣的方法、处理胎衣时的注意事项、埋胞衣的方位、埋胞衣需要避开的日子等内容。唐·陈藏器《本草拾遗》载人胞、胞衣水（妇人胞衣变成水）。人胞"主血气羸瘦，妇人劳损，面皯皮黑，腹内诸病渐瘦悴者，以五味和之，如馄钾法与食之，勿令妇知"，胞衣水"味辛，无毒。主小儿丹毒，诸热毒，发寒热不歇，狂言妄语，头上无辜发立，虚痞等。此人产后时，衣埋地下，七八年化为水，清澄如真水。南方人以甘草、升麻和诸药物盛埋之。三五年后拨去，取为药。主天行热病，立效"。可见唐代医家认为人胞、胞衣水皆可入药。宋代《太平圣惠方·卷七十六》，有借地安床藏衣法也有关于埋胞衣方位宜忌的相关记载。宋·朱瑞章《卫生家宝产科备要·卷一》即为产图，详细介绍了一年十二个月中安产藏衣的吉凶方位。

《本草纲目·卷五十二·人部·人胞》中指出"人胞虽载于陈氏本草，昔人用者尤少。近因丹溪朱氏言其功，遂为时用。而括苍吴球始创大造丸一方，尤为世行"。可见，将胞衣炮制成为紫河车入药，应该是元代以后才比较多见的。

明·陈自明《妇人大全良方·卷十六》载有逐月安产藏衣忌向方位，并附安产藏衣并十三神吉凶方位。清·叶其蓁《女科指掌·卷四载》有安产藏衣并十三神吉凶方位之图 1 幅，逐月安产藏衣并十三神行游法 12 幅。

综上所述，埋胞衣最早可以追溯到秦汉时期，历代传承，埋胞习俗内容不断丰富。最晚至宋代，已有标明逐月安产藏衣并十三神行游图，图中详细标明安产藏衣吉凶方位。

（2）埋胞之法：埋胞衣之前，须对胞衣进行一定处理。据《外台秘要》崔氏记载："凡藏儿衣法：儿衣先以清水洗之，勿令沙土草污，又以清酒洗之，仍纳钱一文在衣中，盛于新瓶内，以青帛裹其瓶口上，仍密盖头，且置便宜处，待满三日，然后依月吉地向阳高燥之处，入地三尺埋之，瓶上土厚一尺七寸，唯须牢筑，令儿长寿有智惠。"又《子母秘录》藏衣法："先用一罐盛儿衣，先以清水洗，次以清酒洗，次入大豆一合，次小豆一合，次城门土、市门土、狱门土、葱园中土、韭园中土各一合，重重覆之，上用五色帛各一尺五寸，重重系罐口。上用铁券朱书云：大豆某胡去无辜，小豆历历主子癖。城门土见公卿，市门土足人行，狱门土辟盗兵，葱韭园土剪复生。与儿青令儿寿命得长生，与儿赤令儿身命皆清吉，与儿白令儿寿禄皆千百，与儿皂令儿长寿不衰老，与儿黄令儿清净去百殃，急急如律令。将此令于一尺二寸铁叶上，先用净墨涂遍，上以朱砂写此语，令在上，置在罐口上。且放便处，待满三日，然后于月吉向阳高燥之处，入地三尺埋之，罐上令土厚一尺七寸，唯须牢筑，使儿长寿，有智慧。"

将埋胞衣与产妇婴儿的健康，以及胎儿的命运紧紧地联系在一起。例如，藏衣不谨慎，会引起孕妇、小儿种种疾病甚至导致小儿夭折。"若藏衣不慎，为猪狗所食者令儿癫狂，虫蚁食者令儿病恶疮，大鸟食者令儿兵死。近社庙傍者令儿见鬼，近深水污池令儿溺死，近故灶傍令儿惊惕，近井傍者令儿病聋盲，弃道路街巷者令儿绝嗣无子，当门户者令儿声不出耳聋，著水流下者令儿青盲，弃于火里者令儿生烂疮，著林木头者令儿自绞死"。李时珍在《本草纲目·卷五十二》解释上述种种现象为"按此亦铜山西崩，洛钟东应，自然之理也"。

（3）埋胞择时：女科古籍中对于埋胞时间宜忌，亦有所论述，例如，《外台秘要》载崔氏三法："一法，甲寅旬日，十日不得藏埋儿衣。以瓶盛密封，安置空处，度十日即藏埋之。二法：甲辰、乙巳、丙午、丁未、戊申，此五日亦不藏儿衣。还盛瓶中密塞，勿令气通，挂著儿生处，过此五日即埋之。亦不得更过此日。三法：甲乙日生儿，丙丁日藏衣吉；丙丁日生儿，戊己日藏衣吉；戊己日生儿，庚辛日藏衣吉；庚辛日生儿，壬癸日藏衣吉。"

7.3.2.2　藏衣方位宜忌

藏衣时除了要注意胞衣处理方法、掩埋方式、选取适宜的日子外，还要埋在合适的方位，如"凡胎衣宜藏于天德、月德吉方"。从产图出发，探讨埋胞衣时应注意的方位宜忌。

（1）产图：《太平圣惠方》云："凡妊妇初入月，便写产图一本，以朱书某月某日，空贴在某位"。《卫生家宝产科备要》开篇即是在介绍产图，又名入月安产图。"凡产，于入月一日，贴在卧阁内正北壁上。凡逐月安产藏衣，避忌神煞方位，并随节气更换，候交得次月节，即换次月产图"。《备急千金要方·卷三》曰："凡生产不依产图，若有犯触于后，母子皆死；若不至死，即母子俱病，庶事皆不称心。若能依图，无所犯触，母即无病，子亦易养。"三书均没有关于产图的具体定义，但由上可知，产图上应标示出安产藏衣吉凶方位及各恶神所在方位。产图其实就是为避开天地恶神而规定的一年十二个月产妇向坐之方位图。可见，产图对于古时孕妇及胎儿的健康有着极大的指导作用。

本次调研发现的产图主要有十二月产卧藏衣吉凶方位图、安产藏衣十三神吉凶方位之图、逐月安产藏衣并十三神行游法和日游图四种。将日游图归入产图，是因为古书明确记载日游神所在之方，不宜安产室、设床帐。现将上述四种图所见女科古籍列述如下。

十二月产卧藏衣吉凶方位图：《妇人大全良方》《女科百效全书》《卫生家宝产科备要》。

安产藏衣十三神吉凶方位图：《妇人大全良方》《女科指掌》。

逐月安产藏衣并十三神行游图12幅：《女科指掌》《胎产珍庆集》《卫生家宝产科备要》《广嗣五种备要》。

日游图：《女科指掌》《胎产珍庆集》。

（2）产图内容阐释

1）十二月产卧藏衣吉凶方位图：《卫生家宝产科备要》《妇人大全良方》《女科百效全书》三书所

载十二月产卧藏衣吉凶方位图极为相似。图中均是上面代表南方，下面代表北方，左面代表东方，右面代表西方。图中综合了十二个地支、八个天干（戊己在中央，图中未列）、乾坤艮巽四卦，以标示方位。乾、艮、巽、坤分别代表西北方、东北方、东南方、西南方。子、卯、午、酉分别代表正北方、正东方、正南方、正西方。其余八个地支，亥、丑北方，寅、辰东方，巳、未南方，申、戌西方，分别紧靠在乾、艮、巽、坤四卦左右，代表西北偏北、东北偏北、东北偏东、东南偏东、东南偏南、西南偏南、西南偏西、西北偏西。天干中，甲、乙东方，丙、丁南方，庚、辛西方，壬、癸北方，分别紧靠在卯、午、酉、子左右，代表东偏北、东偏南、南偏东、南偏西、西偏南、西偏北、北偏西、北偏东。图中总计用到24个符号指示方位，可见古人对方位分别之细，间接反映出对方位吉凶的认识之深入，以及对安产藏衣的重视。

十二月产卧藏衣吉凶方位图是安产藏衣十三神吉凶方位图及阐述逐月安产藏衣并十三神行游图的基础，只有准确地分辨出24个符号代表的具体方位，才能具体辨别安产藏衣及十三神的方位。

2）安产藏衣十三神吉凶方位图：《妇人大全良方》《女科指掌》均载有安产藏衣十三神吉凶方位图。

十三神即运鬼力士、雷公、招摇、轩辕、大时、咸池、丰隆、吴时、天狗、狂虎、天候（《女科指掌》作天猴）、大夫（《卫生家宝产科备要》作夫人）、白虎，并从月建易其位。图中标明从一月至十二月，每月安产吉方、藏衣吉方及十三神所在方位。经比对，《妇人大全良方》《女科指掌》两书中关于十三神十二月所在方位的记载完全一致。另外，可以看出轩辕与大时、丰隆与吴时十二个月所在方位均同。

关于十三神，《卫生家宝产科备要》记载"轩辕者乾神，天丞相使者风伯。雷公者震神，太阴使者天马。咸池者坎神，天之雨师使者"等。

《女科指掌》图中还详细记载了触犯十三神所主儿病，"犯雷公主儿烦闷、犯招摇主儿惊、犯轩辕大时主惊肚胀、犯咸池主儿啼、犯丰隆吴时主儿惊、犯天狗主儿嚛、犯狂虎主儿惊、犯天猴主儿腹胀、犯大夫主呕吐、犯白虎主儿惊"。

十三神所在方位皆主凶，其他未标方位主平。可以归纳以下几条规律：

第一，十三神的分布方位呈现一定的规律性，即"从月建易其位"，如运鬼力士从一月开始依次在艮、乾、坤、巽所代表的方位出现，即一月在东北方、二月在西北方、三月在西南方、四月在东南方，五月又在东北方。

第二，每月有12～14个方位主平，且癸、乙、丁、辛代表的四个方位在十二个月中既不是安产藏衣吉位，也没有十三神分布。

第三，安产藏衣十二月古方位主要分布在壬、甲、丙、庚四个方位，此外还涉及坤、艮、巽、乾四个方位。

3）逐月安产藏衣并十三神行游法：《女科指掌》《胎产珍庆集》《卫生家宝产科备要》《广嗣五种备要》，均载有逐月安产藏衣并十三神行游图12幅。

逐月安产藏衣并十三神行游图中央标示月份及本月月空所在之地，如正月，正月月空在丙壬。周围列述十二月产卧藏衣吉凶方位图中的24方位，在相应方位标出安产吉方、藏衣吉方、十三神所在方位。经核对与安产藏衣十三神吉凶方位图中安产吉、藏衣吉、十三神所在方位基本一致。

4）日游图：日游神，即民间传说中白天游荡于各方的凶神。《玉历至宝钞》中，日游神作"日游巡"，作狱吏打扮，披散着头发，手持木牌，上写"日巡"二字。清乾隆年间历法术数书《协经辨方书·卷三·义例一·日游神》记载："（日游神）癸巳至丁酉日在房内北，戊戌、己亥日在房内中，庚子、辛丑、壬寅日在房内南，癸卯日在房内西，甲辰至丁未日在房内东，戊申又在中。己酉日出游四十四日。游神所在之方，不宜安产室、扫舍宇、设床帐，其义未明。"

《女科指掌》《胎产珍庆集》二书中记载有日游图。经比对，二书日游图中日游神六十甲子日所在方位均一致。《外台秘要方·卷第三十三·推日游法一首并图》云："常以癸巳日入内宫一十六日，至己酉日出。癸巳、甲午、乙未、丙甲、丁酉在紫微北宫……戊子、己丑、庚寅、辛卯、壬辰在外北方。上日游在外，宜在内产，吉。凡日游所在内外方，不可向之产，凶。"

日游神在六十甲子日中游行九宫，其中中宫游行16日，外八宫中四正各游行5日，四维之宫各游行6日。即癸巳至丁酉日在房内北，戊戌至壬寅日在房内南，癸卯日在房内西，甲辰至戊申日在房内东。己酉至壬戌日出游，己酉至甲寅日在房外东北方，乙卯至己未日在房外东方，庚申至乙丑日在房外东南方，丙寅至庚午日在房外南方，辛未至丙子日在房外西南方，丁丑至辛巳日在房外西方，壬午至丁亥日在房外西北方，戊子至壬辰日在房外北方。

生产当避日游神所在之方，凡日游神在中宫之日，不可在室内而只能在室外另设产帐生产；日游神在外八宫之日，不可在室外产而宜在室内产。无论日游神是在内宫，还是在外宫，产妇生产时均不可向之。例如，甲子日日游神在东南维（巽宫），故此日宜在室内产，生产时不可朝东南方。余仿此。

综上所述，正月、三月、五月、七月、九月、十一月，福德在丙壬。二月、四月、六月、八月、十月、十二月，福德在甲庚。夫人临产，必须避诸凶神。逐月空福德之地，若神在外，于舍内产；若在内，于舍外产。令于福德及空地为产帐，其舍内福德处亦依帐法。

（3）禳谢法：如若不遵循产图，触犯十三神及日游神，就要进行禳谢法，以转凶为吉。

《外台秘要》崔氏详细记载了禳谢法，如"犯轩辕者，可取梨枝六寸，埋生处，大吉"，"犯日游者，令儿口噤、色变欲死者，用三层家肉麦饭，于生处谢之，吉"。

7.3.2.3　埋胞小结

产妇入月一日，将当月产图，贴于房内北壁上，产妇须严格按照上面标示的方位，勿犯十三神、日游神。产图逐月替换，直到生产，选取安产室吉方。新生儿出生后，其胞衣须经过长流水等清水冲洗，然后放在瓦罐内，密封口，选择合适的日子，埋于产图中显示的适宜埋胞的方位。整个过程须谨慎，胞衣掩埋的好坏会联系到产妇与孩子的健康状况。

在女科古籍图像中关于产图的记载还是比较多的，有44幅，占到10%以上。尽管现代产妇基本都到医院生产，埋胞衣的习俗也渐渐被人们淡忘。但在比较偏远的山区，仍然有埋胞的习俗，称盛胞衣的器具为"衣胞罐儿"，称故乡为衣胞之地。可见在老一辈人的心中，埋胞习俗已经根深蒂固，寄托着对故乡的思念。

7.3.3　女科古籍中种子理论

目前调研查阅的女科类中医古籍，涉及胚胎形成机制的图像主要有种子图、八卦图、太极图三类。种子图或从中医阴阳角度出发，指出种子能否成胎，绘图以示其原理，并附施治措施；或载生原、女卵之图，类似于现代所讲的精子与卵子，论述受孕机制。太极图、八卦图则是从太极、阴阳、五行、八卦等角度来阐释中医种子理论。

7.3.3.1　种子图

种子图指解释男女交合，孕育胎儿机制的图像。

《广嗣要语》绘实阳能入虚阴之图（成胎）、实阴不能受阳之图（妄施）、微阳不能射阴之图（治男）、弱阴不能摄阳之图（治女），共4图。

书中男女服药论节中，指出"男子以阳用事，从乎火而主动，动则诸阳生。女子以阴用事，从乎水而主静，静则诸阴集"。实阳能入虚阴之图，"实阳能入虚阴，谓男子阳精充实，适值女子经后血海虚静，子宫正开与之交合，是谓投虚，一举而成胎矣"。实阴不能受阳之图，"实阴不能受阳，谓女子经尽六日之后，新血方盛，血海充满，若与交合，以实投实，多不成胎。又有妇人素禀怯弱，虽经后旬日，血海未满，亦复成胎，然皆女子亦血胜其精故也"。弱阴不能摄阳之图，"弱阴不能摄阳，谓女人阴血衰弱，虽投真阳强盛之精，不能摄入子宫，是以交而不孕，孕而不育，或因病后、产后、经后，将理失宜，劳动过节，亏损阴血所致，治宜调经养血"。微阳不能射阴之图，"微阳不能射阴，谓男子阳精微薄，虽遇女人血海虚静之日，流而不射，多不成胎，盖因平时嗜欲不节，施泄太多所致，法当补益精元，兼用工夫存养，无令妄动，候阳精充实，才授投虚之法，一举而成矣"。

《广嗣要方》收录实阳能入虚阴之图（成胎）、微阳不能射阴之图（治男）、弱阴不能摄阳之图（治女），共3图。与《广嗣要语》比较，缺一"实阴不能受阳之图"。微阳不能射阴之图、弱阴不能摄阳之图与《广嗣要语》均不同，但此二图未有明显区别，疑误。

清·杨巘撰《吾妻镜》，成书于1901年，载男子生原之图、女卵之图各1幅。"男子精中有动物，名曰生原，形如蚪蝌，列五百条，长一寸，入女子孕蛋而得胎。女子卵巢中有孕蛋，得男子生原之后，行入子宫而成胎。男子每次出精，必有精虫无数，孕蛋得一精虫，便可成胎。每月生卵一次，二十余日而卵破血液出，即生经水。孕蛋形圆，大如白豆"。文中提到了"卵巢"，并具体指出生原、孕蛋形状、大小，以及生原孕蛋结合机制，已很接近现代西医所讲受精卵的形成。而1901年正值清末，此时西方医学在中国已经比较盛行，故此书介绍本部分内容时已受到西方医学配子发生以及受精理论的影响。

7.3.3.2　八卦图

《摄生种子秘方》载八卦图1幅，含8幅小图。阳卦多阴4图，分别为：乾为父、震为长男、坤为中男、艮为少男；阴卦多阳4图，分别为：坤为母、巽为长女、离为中女、兑为少女。"解曰：上爻为父，下爻为母，中间正位为下种之月。假如父母寿年俱是单，若单月重子，是为乾卦，为男。父母是年俱是双，若双月种子是得坤卦，为女。余皆仿此。下种月以得节气为准，如正月内得二月节，作二月弄。若节气交度之际，切不可交接种子。犯之恐成半阴半阳，损胎夭折也，慎之慎之"。即认为胎儿性别由父母寿年、下种之月三种因素共同决定。以上、中、下三爻分别代表父寿年、下种之月、母寿年，阴爻代表双，阳爻代表单，参考八卦图，便可推断胎之男女。《广嗣秘书·种子秘要》也收录了此图，内容完全相同，只是图名为"阴阳八卦"。

清·吴云间辑《都春堂熊罴梦》，成书于1839年，载排山掌诀九宫命宅三元图1幅，"乾六白、兑七赤、艮八白、离九紫、中五黄、巽四绿、震三碧、坤二黑、坎一白"。该书为作者感于人类"自己所产之女，乃出胎而即溺杀之"这一现象，提出"可以转女而为男，庶可以多生而少杀，斯亦扶持造化、培植伦常之一术"。故本书多从命理角度讲述何时受孕可生男等内容。

7.3.3.3　太极图

《广嗣编》载有太极图1幅。图中注文"阴静阳动，坤道成女、乾道成男，万物化生"。

综上，女科类中医古籍图像中从阴阳、太极、八卦、命理等多个方面，来阐释怀孕种子的机制以及胎儿性别判断，属于早期对新生命初始形成机理的探讨。

7.3.4　儿科图

7.3.4.1　分类

载有儿科图像的女科类中医古籍有16种，约占有图著作总数的三分之一。儿科图涉及疾病图、诊断图、治疗图、经脉图、符咒图五大类。又以诊断图与治疗图两类图最多。

7.3.4.2　小儿诊断图

（1）小儿面诊图：《万氏家传广嗣纪要·卷5·小儿全书》载面部图18幅、面部八卦图1幅。十八面部图，"第一面部图印堂，眉间上，属心，心乃南方之火也。第二面部山根，若要小儿安，常服镇惊丸。第三面部准头，鼻尖中央，戊己土。第四面部人中，鼻下唇上，庚申辛酉金。第五面部承浆，脉属金。第六面部正口，属金，正口黑色必死不治。第七面部额上，额上是发际下，北方壬癸水。第八面部太阳，发鬓前，属脾，中央戊己土。第九面部两颧，两腮颧骨，属心。第十面部两腮，属金。第十一面部两颊，耳前，属心。第十二面部右颊，耳前，属心。第十三面部两眉，风池上，东方甲乙木。第十四面部两眼，属水。第十五面部，两眼看内睛乌眼本属水。第十六面部，眉下陷中为风池，眼下陷中为气池。第十七面部年上，眉上北方壬癸水。第十八面部，察形观色药有功"。

（2）小儿虎口三关脉纹纹形图：《妇产婴惊治疗法》载虎口三关脉纹纹形图1幅，三关脉纹纹形图13幅，依次为流珠形、长珠形、环珠形、来蛇形、去蛇形、弓反外形、弓反里形、枪形、鱼骨形、针形、水字形、透关射指形、透关射甲形。《大生集成》载三关图1幅。图右注文，"风关易治，气关难治，命关死候，直透者死"。图左注文，"左手应心肝，右手应脾肺。男主左，女主右"。《济生集》载小儿虎口三关图1幅，图中同时标明寸关尺三部。《广嗣金丹》载指纹三关图1幅，图中风、气、命三关对应寅、卯、辰。并在少商穴位置标明"少商，手太阴经终此"，商阳穴位置标明"手太阴旁枝至此交通商阳，手阳明经起此"。

《广嗣全诀》载七锦纹，描绘了鱼刺形、悬针形、水字形、乙字形、曲虫形、环形、乱纹形、流珠形、鱼钩形等9种三关脉纹纹形图。又七锦纹，描绘了手指指间鱼刺、虎口围成曲、指纹端似乙、赤黑纹、赤脉过三节、乱纹三节等7种三关脉纹纹形图。庄氏外八锦纹描绘曲向里、曲向外、斜向右、斜向左、双沟、三曲如长虫、两曲如钓、一头如环有脚等8种三关脉纹纹形图，后附若面有黑子、若头面肚上有脉并青筋、如乱虫3种并见症状，分别代表再发之候、食毒惊积难治、常疳亦有虫疳蛔。

7.3.4.3　小儿治疗图

（1）灸法治疗脐风图：《仁寿镜·卷四·保赤集》载炘敷图2幅，治疗新生儿脐风。《达生保婴编》载灯火按穴图式1幅，图中标出天庭发际、印堂、人中、承浆、脐心、脐轮、大拇指一醮、大脚趾一醮等穴位或部位的体表定位。《增广大生要旨》载揉焦诸穴图2幅，图中共标出囟门、眉心、人中、承浆、肚脐、少商、外劳宫等7处穴体表定位。图旁注明"此七火须由上而下则毒往下行，稍倒则毒闭矣"。《续广达生编》集成神火图分铜人正面与铜人背面两图，标出集成神火所用腧穴的体表定位。铜人正面图中标出囟会、本神（双）、曲鬓（双）、听会（双）、天容（双）、承浆、肩井（双）、曲池（双）、神门（双）、气关（双）、乳根（双）、水满（双）、曲门（双）、滑肉（双）、天枢（双）、水道（双）、气冲（双）、阴交、解溪（双）、涌泉（双），总计20个腧穴定位。铜人背面图中标示出角孙（双）、瘈脉（双）、肺俞（双）、身柱、神道、至阳、筋缩、脊中、命门、阳关、腰俞、合谷（双）、长强、阳陵泉（双）、承山（双）、昆仑（双）、丘墟（双），总计17个腧穴定位。即《续广达生编》集成神火图中总计记载37个"凡用火穴"的腧穴定位。

（2）种痘神方搽药法：《旃檀保产万全经》载男女一样治法图1幅，图中只是圈出部位，未标文字。《达生编》载搽药图像男女同法1幅。《产科四种》之《达生编》载搽药图像男女同法1幅。后两幅图像均用文字标明部位，顶心、前心、背心、胁窝、臂弯、手心、腿弯、脚心。三幅图像十分相似，讲述同一内容，为小儿种痘神方搽药部位。种痘神方用药及搽药方法如下，"蓖麻子拣肥大者三十六粒去壳用肉、丹砂一钱、真麝香一分。先将丹砂、麝香俱研极细，后入蓖麻子同研成膏，于五月五日午时搽小儿头顶心、前心、背脊心、两手心、两脚心、两手膀弯、两腿膝弯、两胁窝，共十三处，俱要搽到。搽如钱大，勿使药剩，搽后不可洗动，听其自落。本年搽过一次出痘不过数粒，次年再搽，出痘仅一二三粒，再次年又搽一次，永不出矣。如来周岁小儿，七月七日、九月九日，依然搽之"。书中评价此方"愈妙，传方之家已十六代不曾出痘。此方简而易用，且搽在皮肤之外，有益无损，诚保幼之灵丹也"。

女科类中医古籍中出现大量小儿诊断、治疗图像，诊法重点介绍面色望诊、小儿虎口三关望诊，疾病重点介绍小儿脐风、夜啼、出痘等，治疗主要包括集成神火灸法、夏禹铸小儿脐风灸法、小儿推拿、治夜啼灵符等，说明妇产科医生对小儿疾病相关知识也应有一定了解。

7.4　小结

受中国传统文化儒家礼学的影响，与中医内科、外科、伤科、儿科等其他学科相比，女科著作中的插图数量较少。随着对疾病认识的深入以及治疗经验的不断积累，对于有些文字叙述层次复杂，读者不易掌握的内容，开始用绘图加以辅助说明，如产科符咒图、十月受胎图、安产藏衣图等。现存较早有绘图的中医女科著作是宋代陈自明所撰《妇人大全良方》，绘有针刺期门穴图 1 幅，逐月安产藏衣吉凶方位图 1 幅，安产藏衣十三神吉凶方位图 1 幅，安胎、催生、下胞符若干。

《中国中医古籍总目》共收载 1911 年以前（含附录在 1911 年的）成书的女科类中医古籍 476 种。本次研究实际调研查阅女科类中医古籍 317 种，有图像的著作 51 种，查阅女科类中医古籍图像 371 幅，迄今已收集图像 349 幅，均为墨线图。

迄今已调研的女科类中医古籍中的图像根据内容，可以分为疾病图、诊断图（脉诊图、望诊图）、医疗图（灸法治疗图、针法治疗图、推拿治疗图、药物治疗图）、药物图、脏腑图（脏腑图、内景图）、部位图、经穴图、理论图（五运六气图、太极图、八卦图、种子图、十月受胎图、安产藏衣图）、符咒图（安胎保胎符、催生符、下胞符、治小儿夜啼符、救物哽喉符）、人物图 10 大类。

女科类中医古籍图像中最多的为符咒图，约 90 幅，主要为保胎符、催生符、下胞符等产科类符咒。其次比较多的为十月受胎图（60 幅）及安产藏衣图（44 幅）。此三类图像占总图像的 50% 以上。此外，迄今已调研的女科类中医古籍著作中，载图较多的为《广嗣全诀》《广嗣纪要》二书，分别记载了 27 幅小儿虎口三关指纹图，23 幅小儿望诊图及 2 幅小儿推拿治疗图。二书主要介绍了幼儿诊断治疗方法。女科类中医古籍图像中，小儿诊断治疗相关图像约 80 幅，占总图像的 20% 以上。由于清末西学东渐，女科类中医古籍图像亦衷中参西，有了西医解剖的痕迹，此类图像 48 图，占总图像的 15% 以上。综上，女科类中医古籍图像内容较为集中，仅十月受胎图、安产藏衣图、符咒图、小儿图、脏腑解剖图五种已经占到总图像的 90% 以上。

中医女科是运用中医理论研究妇女生理、病理特征与防治妇女特有疾病的临床学科。古代医家归纳为"经、带、胎、产"四方面，中医女科传统研究范围包括月经不调、崩漏、带下、子嗣、妊娠、临产、产后、乳疾、癥瘕、前阴诸疾及杂病等项。《医宗金鉴·妇科心法要诀》中对中医妇科疾病范围概括为，"男妇两科同一治，所异调经崩带症，嗣育胎前并产后，前阴乳疾不相同"。女科类中医古籍中所载图像在子嗣、妊娠、临产、产后、小儿病五个方面表现的比较集中。

子嗣方面主要是运用阴阳、八卦等理论阐释男女交合孕育胎儿机制，绘图以形象说明。如《广嗣要语》载实阳能入虚阴之图（成胎）一幅，实阳能入虚阴，即男子阳精充实，适值女子经后血海虚静，子宫正开，与之交合，是谓投虚，一举便可受孕成胎。《摄生种子秘方》载八卦图 8 幅，认为种子性别由父母寿年、下种之月三种因素共同决定。以上、中、下三爻分别代表父寿年、下种之月、母寿年，阴爻代表双，阳爻代表单，参考八卦图，便可推断胎之男女。如父母寿年俱是单，若单月重子，是为乾卦，为男。

妊娠方面主要是女科类古籍中记载了较多的十月受胎图，形象地展示胎儿在母体内的生长发育状况。此外，还有安胎保胎符、安产方位图。

临产方面涉及大量的催生符，包括治疗横产倒生、胞衣不下、临产诸病的符咒，此类图像占女科中医古籍总图像的 20% 左右。

产后方面主要为埋衣方位图与灸法治疗新生儿脐风的取穴图。古书认为胎儿胞衣掩埋的是否适时、适地、适法，会影响到产妇胎儿健康甚至命运，图像中主要涉及埋胞的方位宜忌。古代卫生条件较差，灸法治疗新生儿脐风的理论较为成熟，图像也比较丰富。

小儿病方面，女科类中医古籍图像中还记载了小儿面诊图 20 幅、小儿虎口三关脉纹图 60 幅等诊断图像，小儿种痘法、治小儿夜啼符、小儿推拿法、灸法治疗新生儿脐风等疾病治疗图。从一定程度反映出女科古籍对小儿疾病诊断治疗的重视，要求妇产科医生要有基础的儿科疾病知识。

女科中医古籍图像主要围绕子嗣、妊娠、临产、产后、小儿病五方面展示，十月受胎图、安产藏衣方位图、产科符咒图数量较多，为女科比较有特色的图像，说明妊娠、临产、产后等是古代女科关心的焦点问题，与女科学术传承最为密切。

女科疾病的特点与诊疗方法决定了绘图在女科著作中的应用，绘图不仅与文字表述相辅相成，还可以弥补文字描写不到的细微之处，在一定范围内承担了传承中医女科学术的重任。

7.5　图录

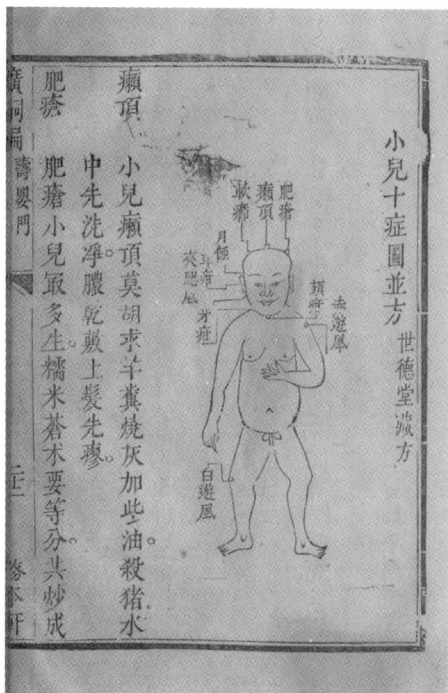

图 7-1-1　小儿十症图

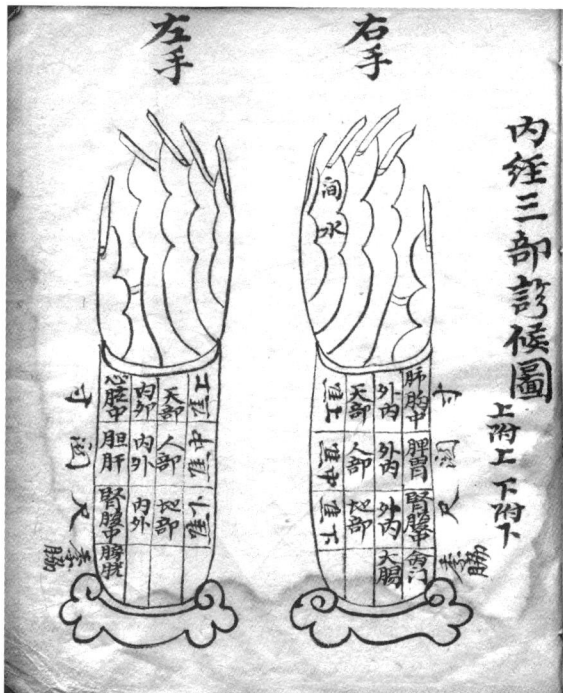

图 7-2-2　《内经》三部诊候图

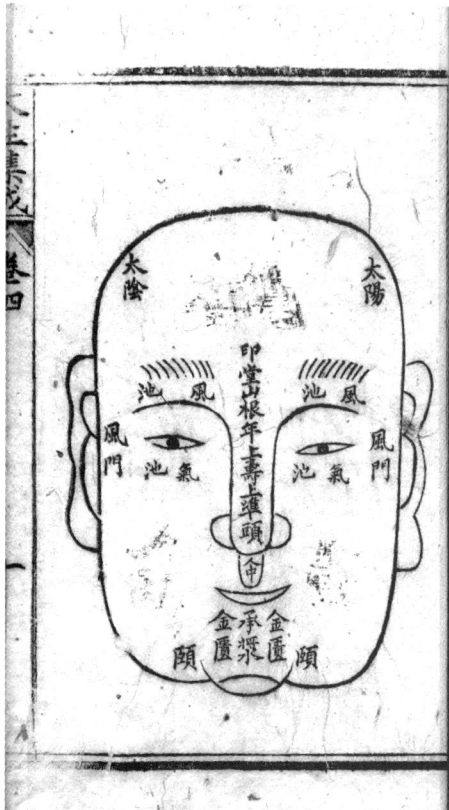

图 7-2-3　小儿面部部位图

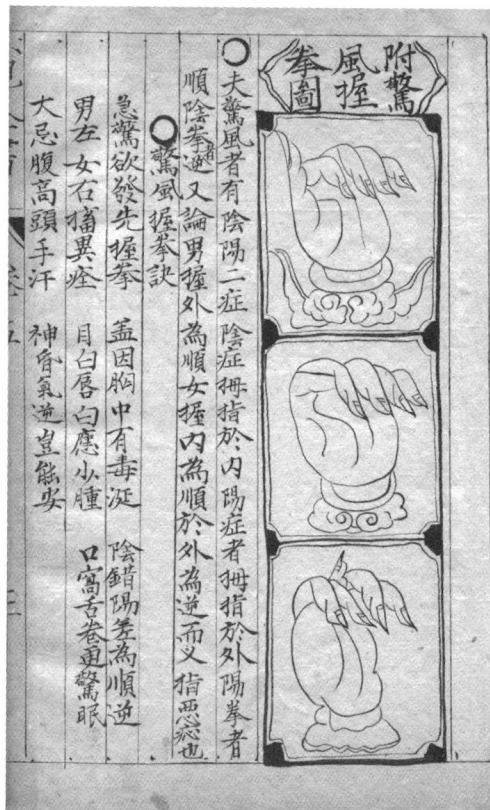

图 7-2-4　惊风握拳图

○第二面部山根　若要小　要常服镇惊丸

山根黑色水来侵

紫色多因饮食惊

青色惊因人吓叫惊

黄甚必然长忧人死

灵丹妙药也难防

医家你细定真形

○第三面部

准头无病要微黄

准头鼻尖中央戊已土

黑山根黑色者必死

青山根青色人惊动

黄黑　黄甚　正黄

天麻　灵准头黄色之亦难食必死　准头见甚有药不治

○第一面部图

印堂青色是人惊

歌　红色皆因水火侵

断　若要安然无疾病

　　镇惊定搐便安宁

红惊　青惊

鼻　印堂

　　印堂

红面　青面

印堂　印堂

又曰

纵发惊风者握拳

女至男右令搐先

太极阖涎冲入肺

用药开阖两眼前

解惊调治用汤丸

○第一面部图

印堂眉开上属心心乃南方之火也

更将形症重重者

搦忌手心汗如水

此命端的属几泉

○第四面部　人中鼻下唇上庚申辛酉金

人中黑点黑来侵

漏剌无时救不醒

心膈虫撞应腹痛

渐成黄瘦也安宁

黑色　黄色

○第五面部　承浆脉属金

其于必见真黄色

青色定知饮食惊

医家你细认真形

承浆若见真黄色

漏泻无时多吐逆

○第七面部　额上

额上青数先受惊

忽然红勾病来侵

若逢烦躁脾家热

莫使根源渐渐深

只宜早早求神药

黄青必是积惊多

黑色来时延奈何

○第六面部　正口属金

正口常红四体和

正口黑色必死不治

青　青

红　黄　黑

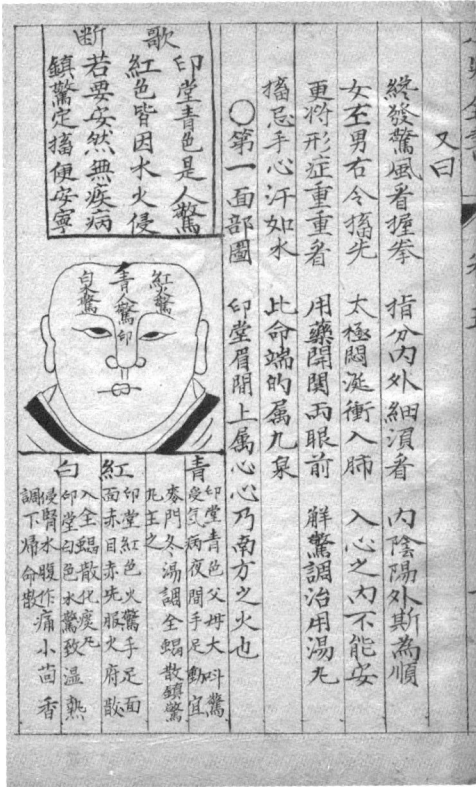

图 7-2-5　第一面部图 - 印堂

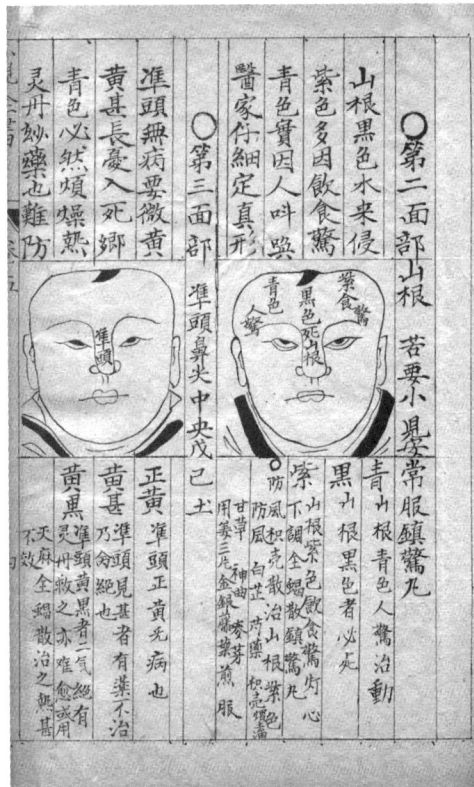

图 7-2-6　第二面部图 - 山根

图 7-2-7　第三面部图 - 准头

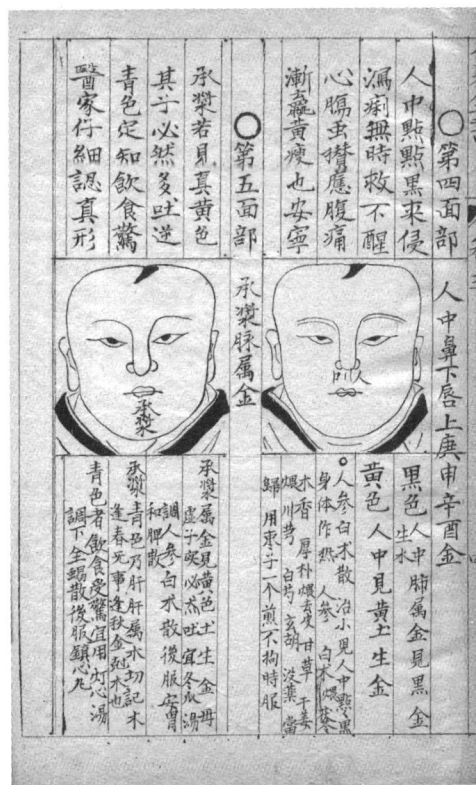

图 7-2-8　第四面部图 - 人中

图 7-2-9　第五面部图 - 承浆

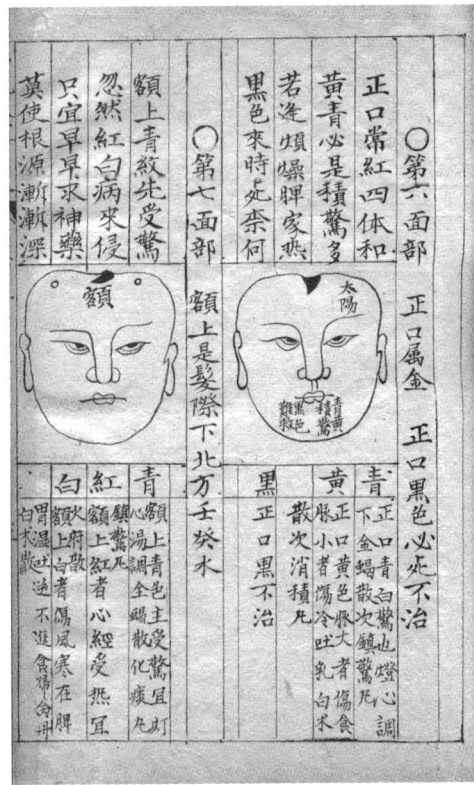

图 7-2-10　第六面部图 - 正口

图 7-2-11　第七面部图 - 额上

第八面部　太陽若見兩紋青　此候皆因被人驚　紅色本是淋瀝病　青紋入耳不惺惺

太陽妄見其前屬脾中央戊己土

〇第九面部　兩顴兩腮臉骨屬心

兩顴赤色受風寒　黃色多因脾精攢　但與通行三兩次　常時勻氣是安寧

青　止歚次服鎮驚丸而搐不

紅　太火府宜散紅色心重前湯調全蠍

赤　太陽兩紅青熱歚宜用發福宜服全蠍

黃　兩顴黃者次服調脾陰日涼膈夜熱積丸

小者迸駕臟四君子湯肥兒丸束

〇第十一面部　兩腮屬金

兩腮若見微微黑　疝氣纏身人不識　青色呼為一小驚　黑甚醫人少用力

兩頰應知面赤風　黃色多哭無休歚　化積丸脾是喜色

黑　兩腮見青微黑者宜用川練子去皮微炒伍三錢別驚也薑荷湯

兩腮黃色散者火調鐵驚丸散

赤　兩頰赤色是心熱而發驚日夜啼哭門久驚調青散化痰丸宜服

黃　化兩頰黃者是積也宜服

〇第十二面部　右頰耳前屬心

右遏青者不拘多　有積夾驚怎奈何　紅赤為風搐眼目　黑青三日命南柯

紅　右頰紅者致風搐眼

青　青燈心湯調全蠍散次服

金清鎮驚丸

〇第十三面部　兩眉風池上東方甲乙木

兩眉紅色多夜啼　紫色尢逢熱風隨　若見赤紅千萬処　何須苦告盧醫

赤紅死

紅　兩眉紅色主傷風驚歚

黑　黑兩眉青色主驚風小兒有九天麻勿麻防風歚不治

時服生薑三片葱勾三寸煎不拘

〇第十四面部　兩眼屬木

兩眼根源本屬肝　黑瞳黃色定傷寒　勻睛黃色皆因積　黑白分明仔細看

兩眼若見紅黃色　便是夜啼驚此起　哀動盧醫命難得

兩眼着內睛為眼本屬木

紅　兩眼若見紅色主夜啼

黃　黃人參黃色主此逆宜服

黑　凡黑眼不治十死八

〇第十五面部　黑精白精

勻色

黃

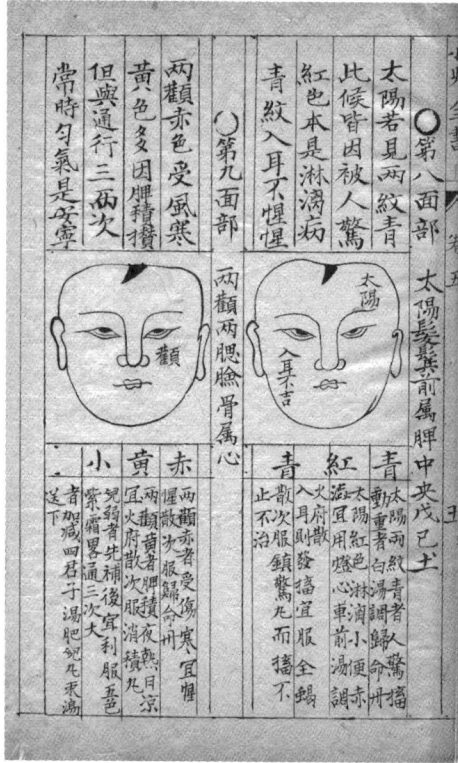

〇图 7-2-12　第八面部图 - 太阳
图 7-2-13　第九面部图 - 两颧

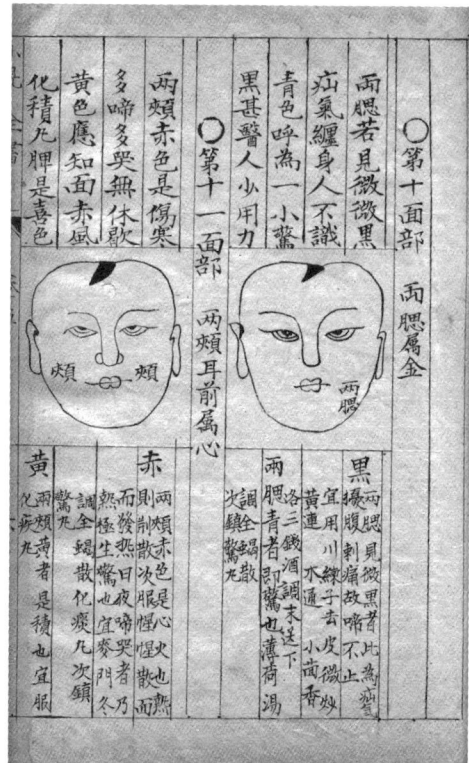

图 7-2-14　第十面部图 - 两腮
图 7-2-15　第十一面部图 - 两颊

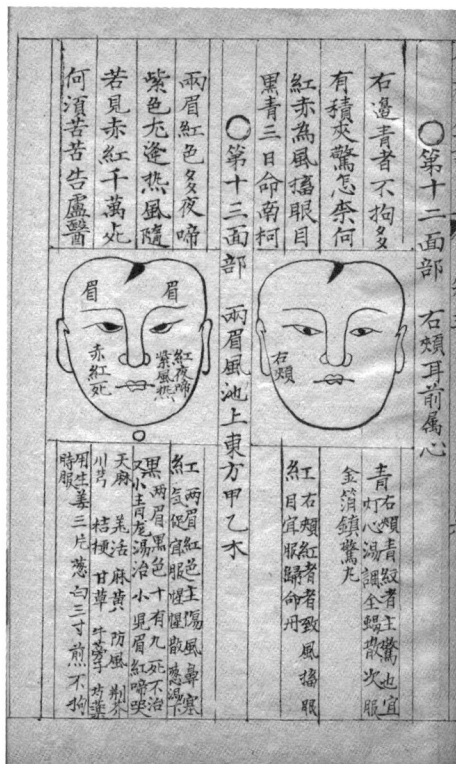

图 7-2-16　第十二面部图 - 右颊
图 7-2-17　第十三面部图 - 两眉

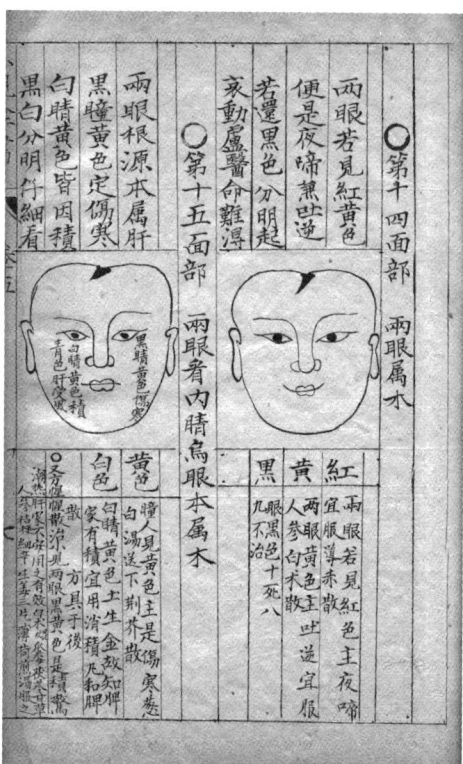

图 7-2-18　第十四面部图 - 两眼
图 7-2-19　第十五面部图 - 黑精白精

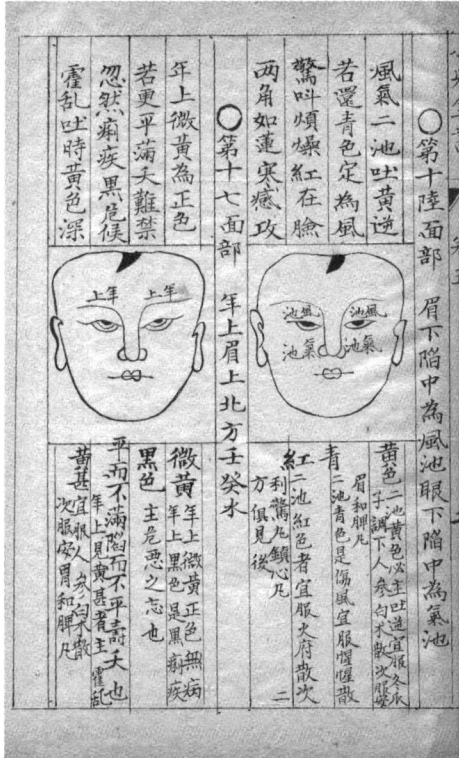

図 7-2-20　第十六面部图 - 风池气池
図 7-2-21　第十七面部图 - 年上

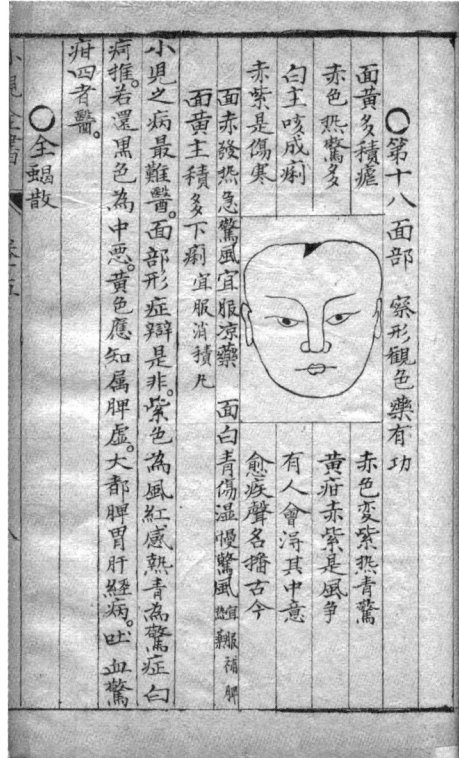

図 7-2-22　第十八面部图 - 全面

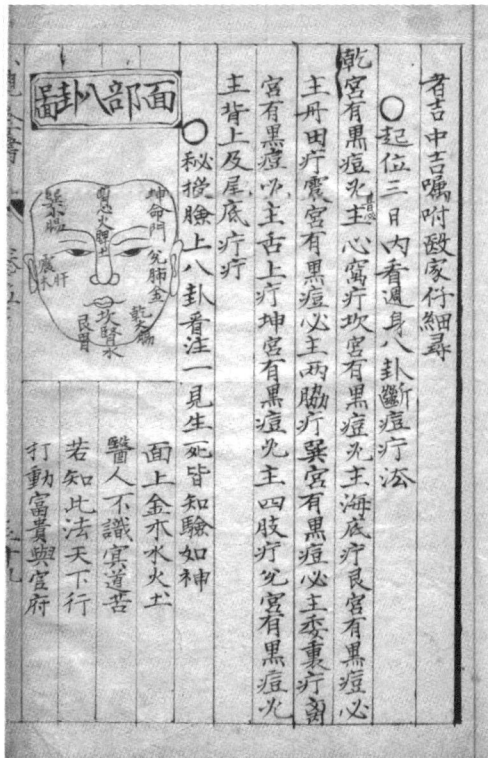

図 7-2-23　面部八卦图

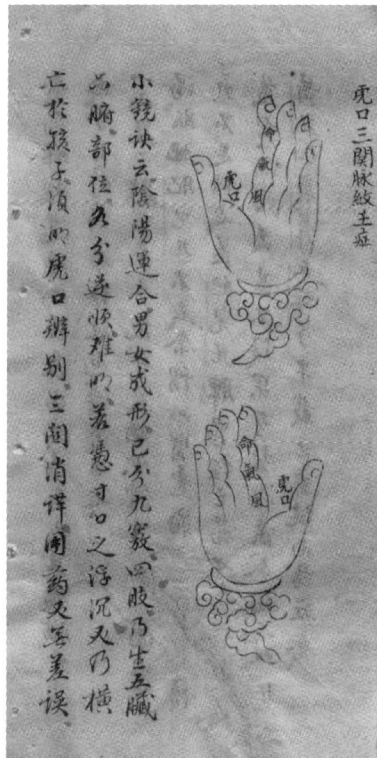

図 7-2-24　虎口三关脉纹纹形图

图 7-2-25　流珠形　图 7-2-26　长珠形
图 7-2-27　环珠形　图 7-2-28　来蛇形
图 7-2-29　去蛇形　图 7-2-30　弓反外形

图 7-2-31　弓反里形　图 7-2-32　枪形
图 7-2-33　鱼骨形　图 7-2-34　针形
图 7-2-35　水字形
图 7-2-36　透关射指形

图 7-2-37　透关射甲形

图 7-2-38　三关图

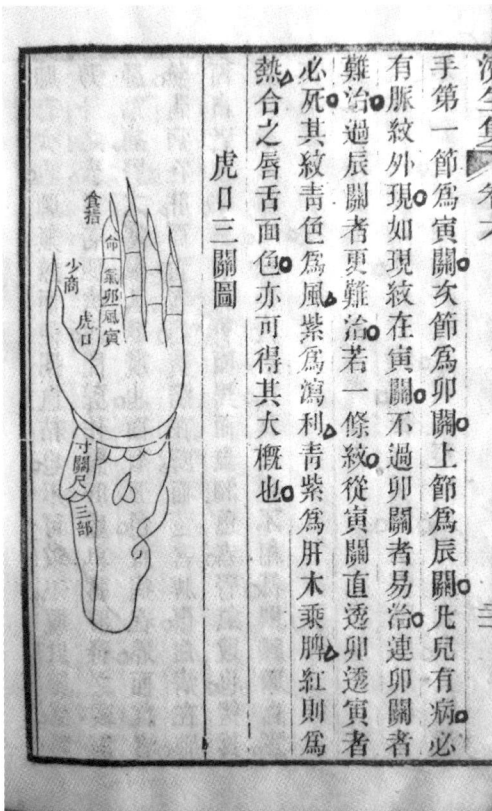

図 7-2-39　虎口三关图

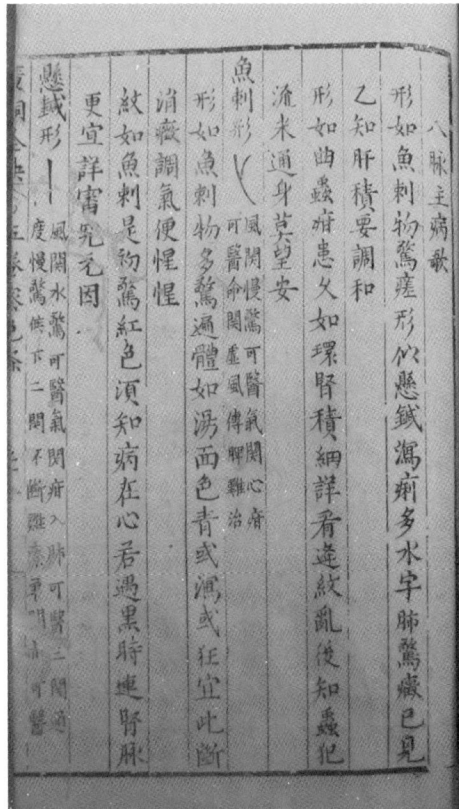

图 7-2-40　鱼刺形　　　图 7-2-41　悬针形

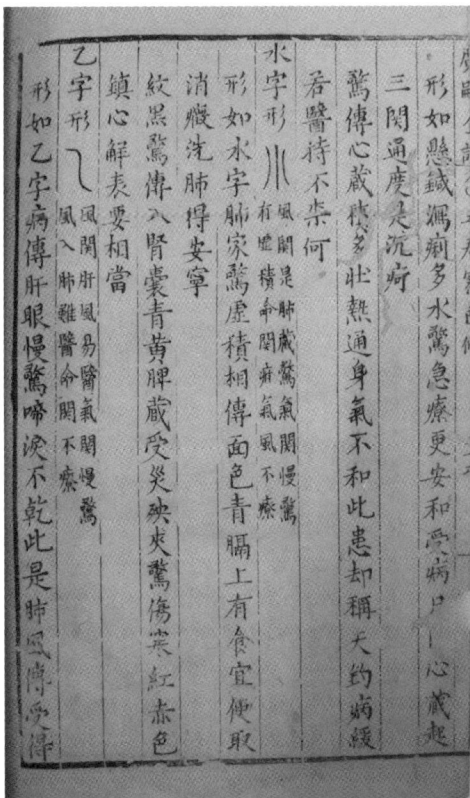

图 7-2-42　水字形　　　图 7-2-43　乙字形

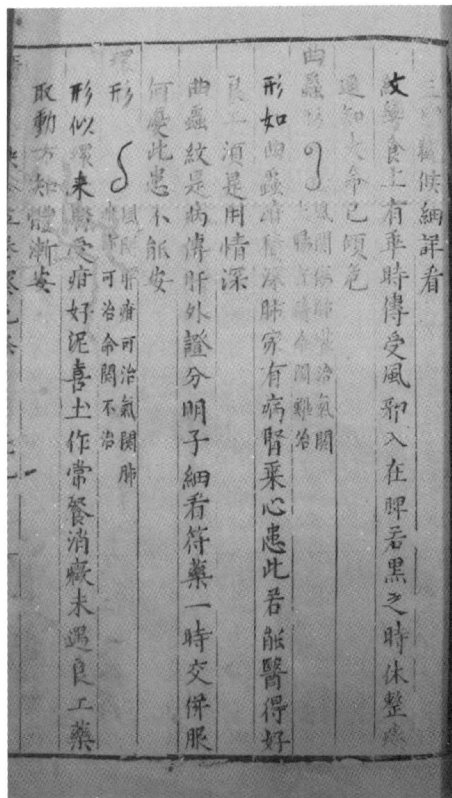

图 7-2-44　曲虫形　　　图 7-2-45　环形

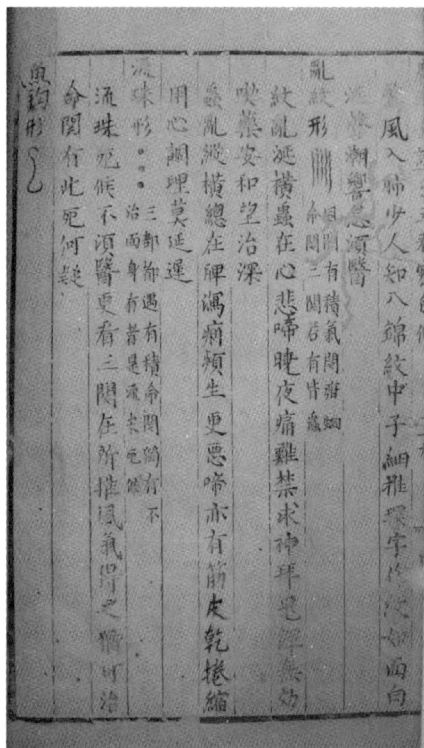

图 7-2-46　乱纹形
图 7-2-47　流珠形
图 7-2-48　鱼钩形

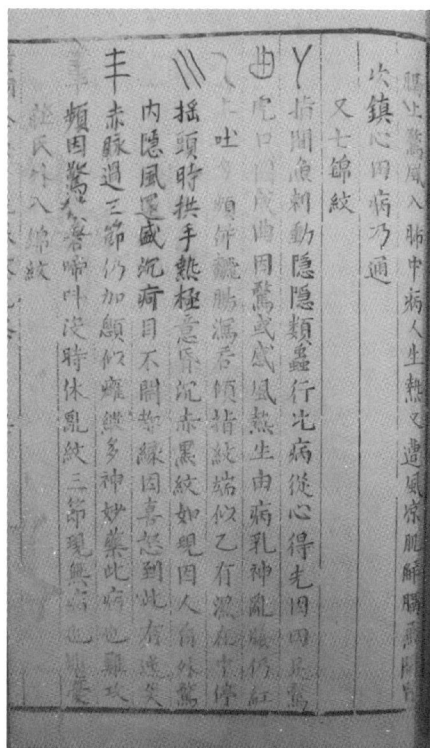

图 7-2-49　指间鱼刺　　图 7-2-50　虎口围成曲
图 7-2-51　指纹似乙　　图 7-2-52　赤黑纹
图 7-2-53　赤脉过三节　图 7-2-54　乱纹三节

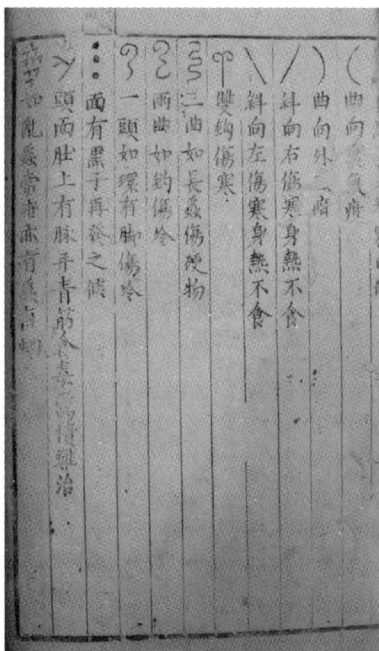

图 7-2-55　曲向里　　图 7-2-56　曲向外
图 7-2-57　斜向右　　图 7-2-58　斜向左
图 7-2-59　双沟　　　图 7-2-60　三曲如长虫
图 7-2-61　两曲如钩　图 7-2-62　一头如环有脚
图 7-2-63　面有黑子
图 7-2-64　头面肚上有脉并青筋
图 7-2-65　形如乱虫

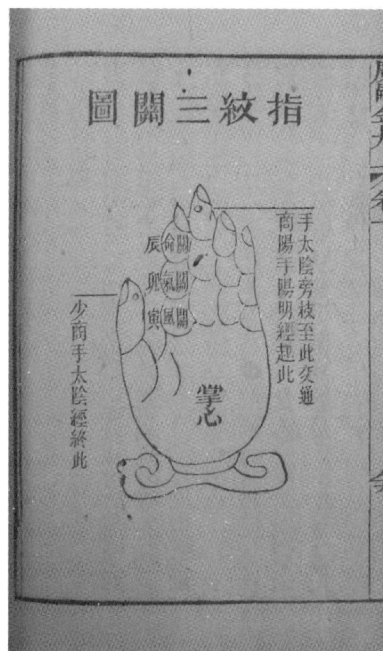

图 7-2-66　指纹三关图

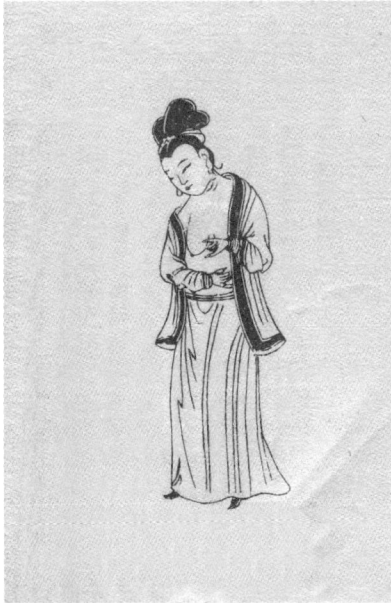

图 7-3-67　针刺期门穴图

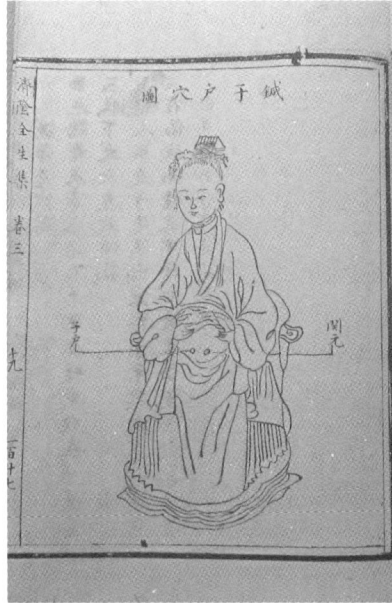

图 7-3-68　针子户穴图

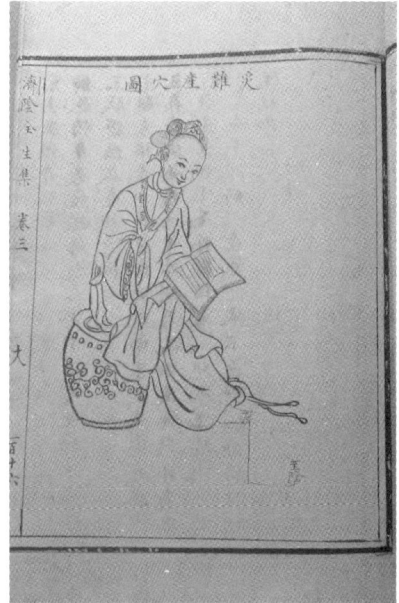

图 7-3-69　灸难产穴图

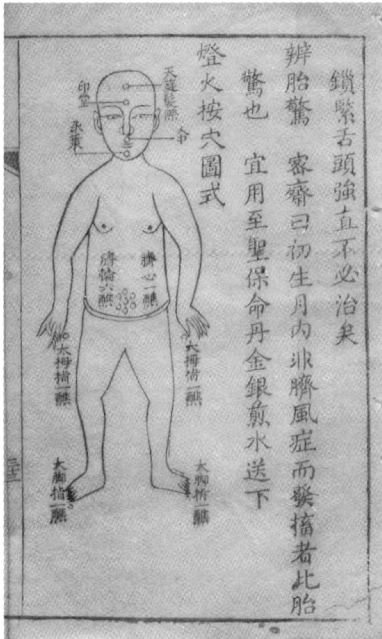

图 7-3-70　灯火按穴图式

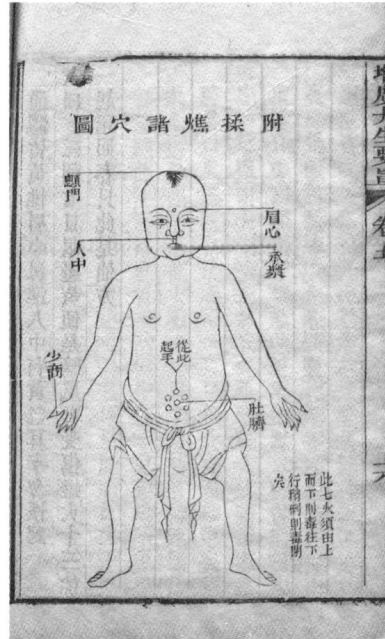

图 7-3-71　揉熴诸穴图 1

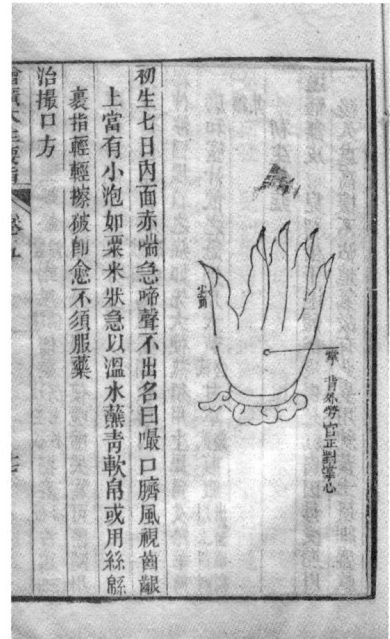

图 7-3-72　揉熴诸穴图 2

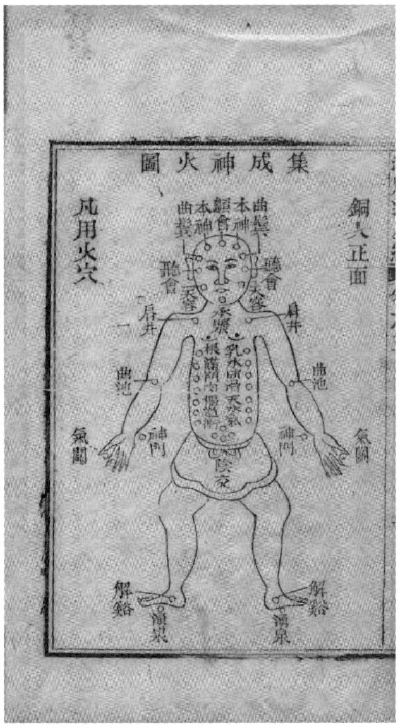

图 7-3-73　正面集成神火图

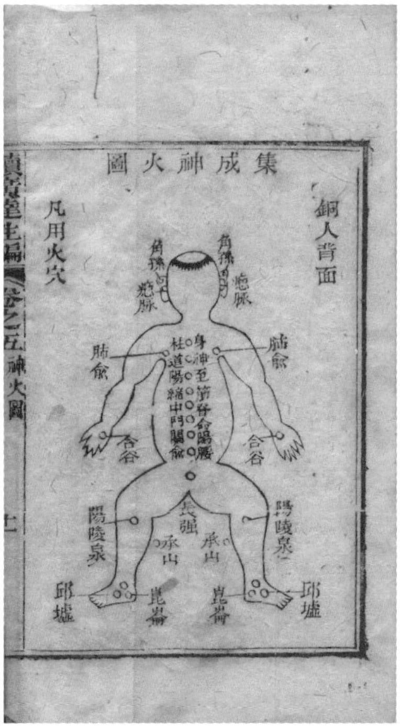

图 7-3-74　背面集成神火图

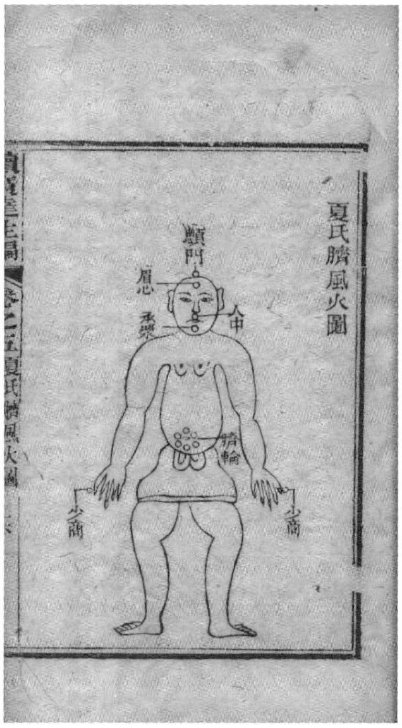

图 7-3-75　夏氏脐风火图

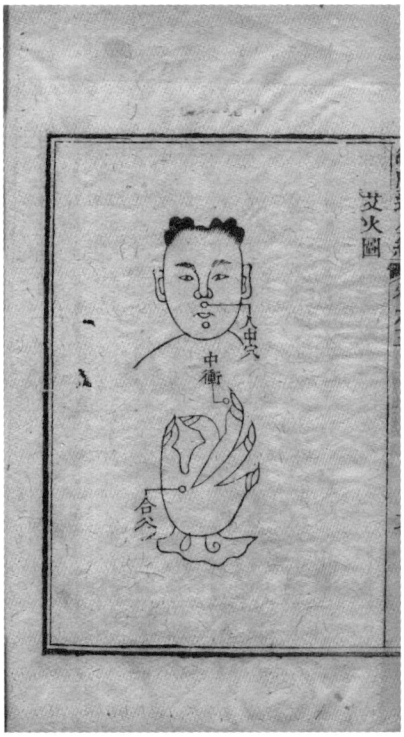

图 7-3-76　艾火图

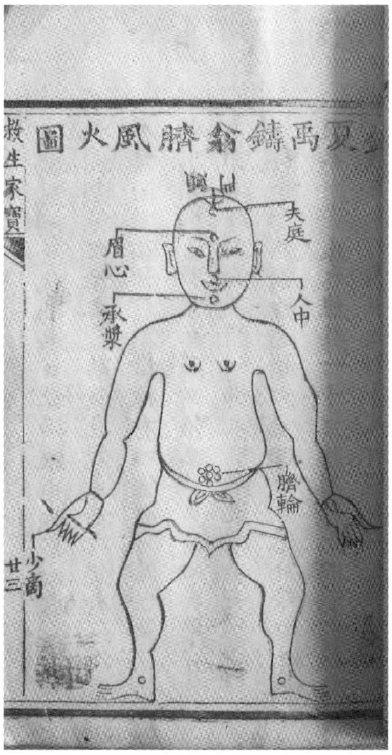

图 7-3-77　夏禹铸翁脐风火图 1

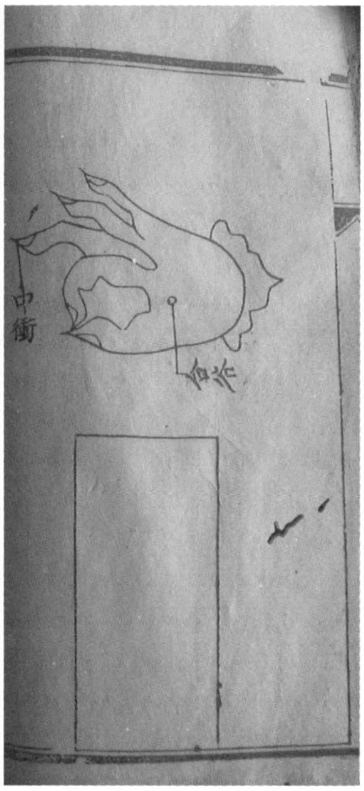

图 7-3-78　夏禹铸翁脐风火图 2

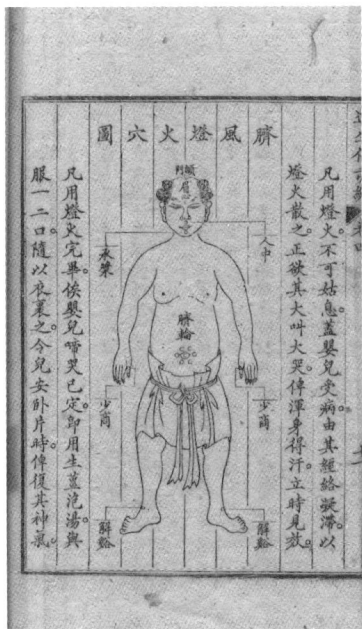

图 7-3-79　脐风灯火穴图

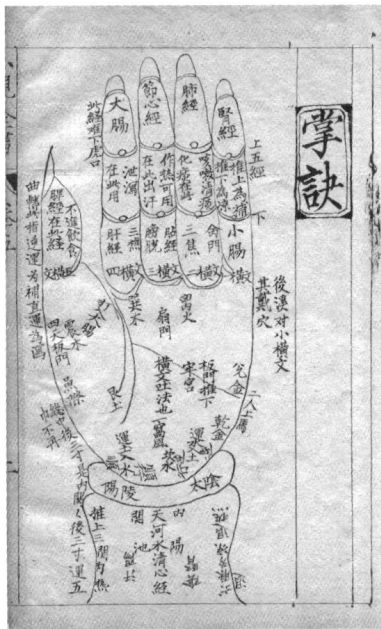

图 7-3-80　掌诀图

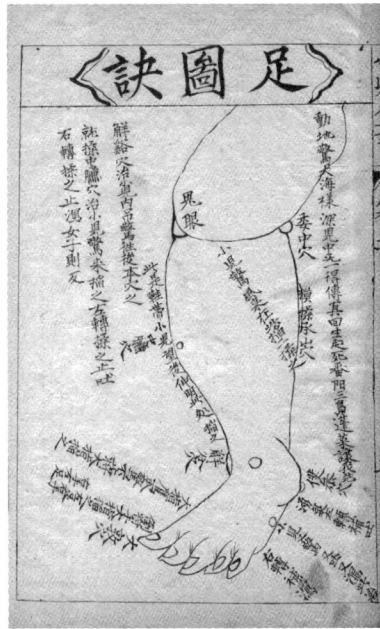

图 7-3-81　足图诀图

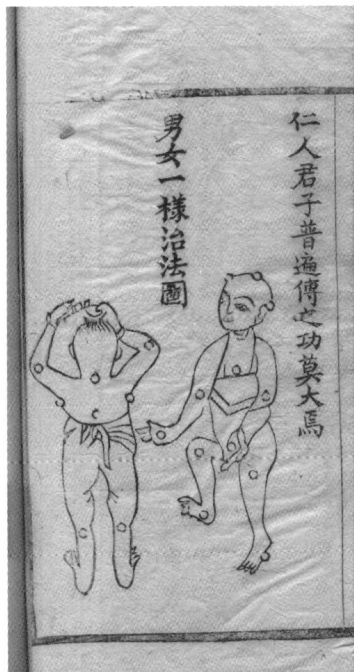

图 7-3-82　男女一样治法图

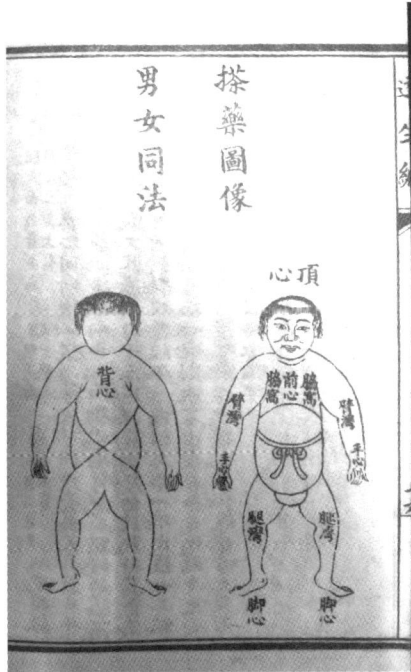

图 7-3-83　搽药图像男女同法

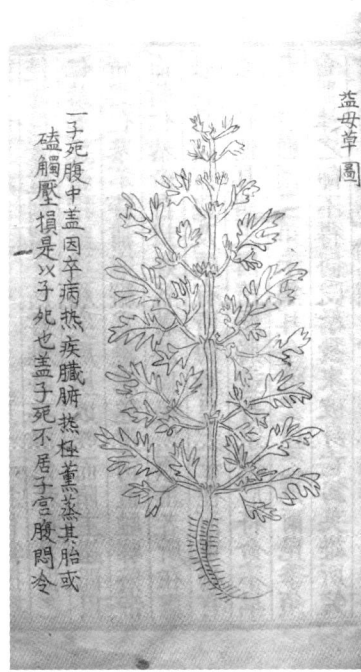

图 7-4-84　益母草图

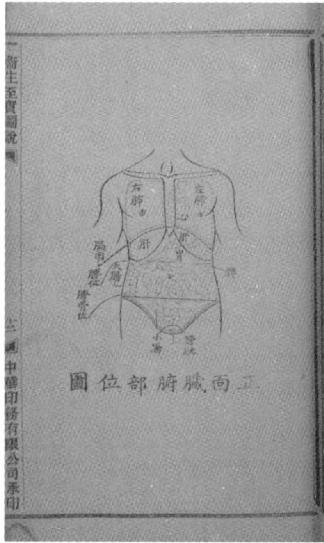

图 7-7-85　正面脏腑部位图

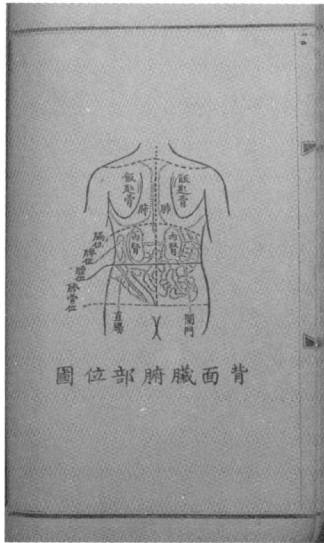

图 7-7-86　背面脏腑部位图

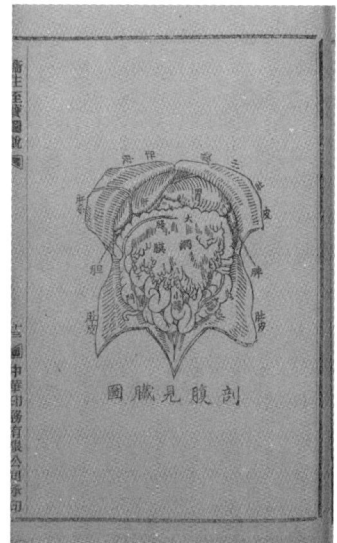

图 7-7-87　剖腹见脏图

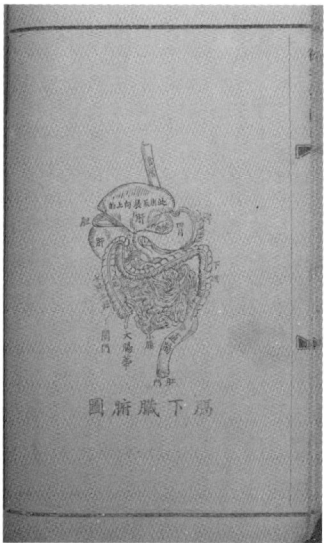

图 7-7-88　膈下脏腑图

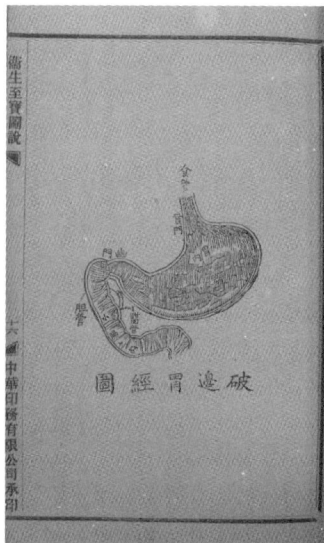

图 7-7-89　破边胃经图

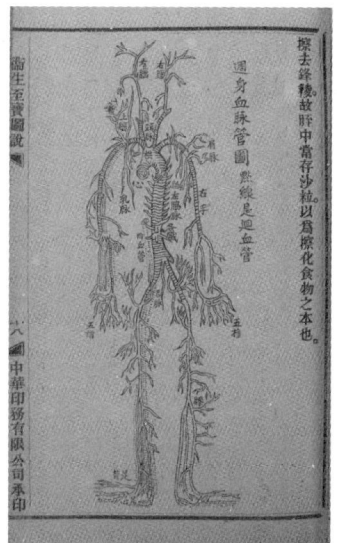

图 7-7-90　周身血脉管图

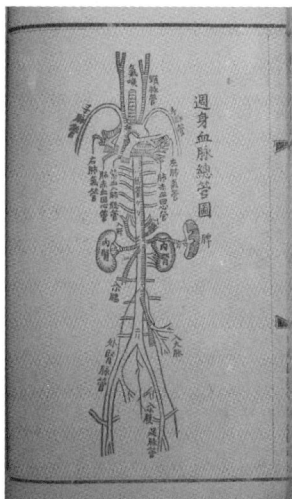

图 7-7-91　周身血脉总管图

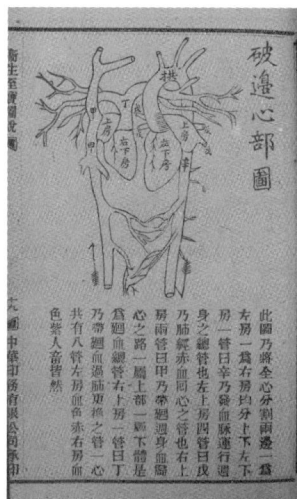

图 7-7-92　破边心部图

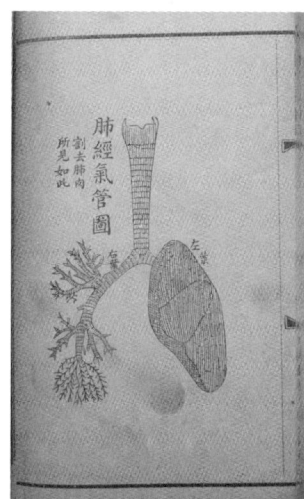

图 7-7-93　肺经气管图

图 7-7-94 肺中三管图

图 7-7-95 直割内肾图
图 7-7-96 横割外肾图
图 7-7-97 直割外肾图
图 7-7-98 内肾血管图
图 7-7-99 内肾生尿图
图 7-7-100 破边阳物图

图 7-7-101 男子外阴图
图 7-7-102 膀胱阳具图
图 7-7-103 小肠疝图
图 7-7-104 水疝图
图 7-7-105 破边膀胱蒂图

图 7-7-106 女阴图
图 7-7-107 子宫图

图 7-7-108 剖验子管图
图 7-7-109 全个子宫图
图 7-7-110 子宫三角房图

图 7-7-111 孕四十日子宫图

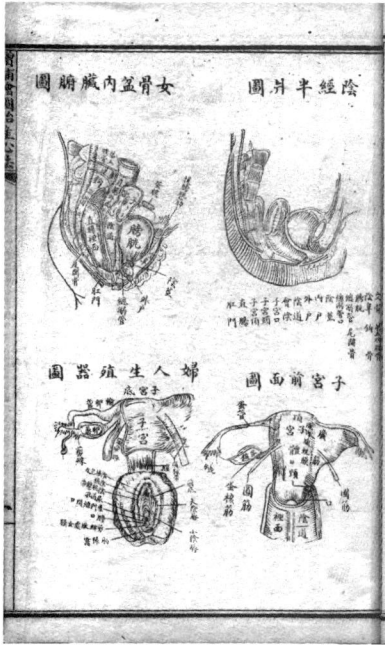

图 7-7-112　阴经半爿图

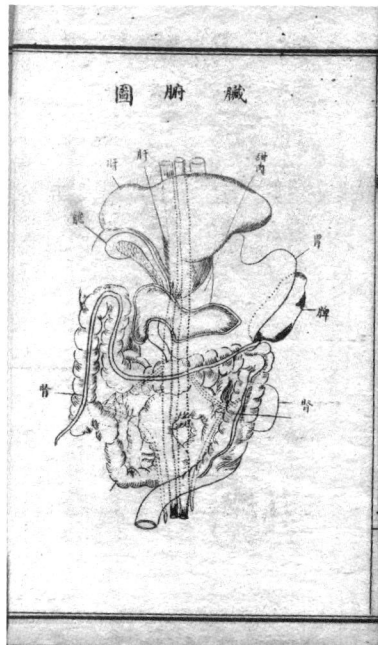

图 7-7-113　子宫前面图

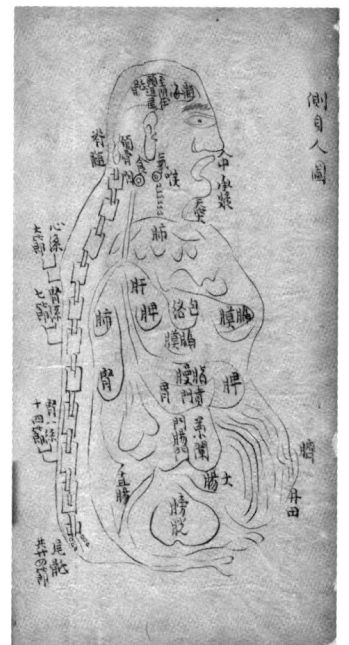

图 7-7-114　女骨盆内脏腑图

图 7-7-115　妇人生殖器图

图 7-7-116　脏腑图

图 7-7-117　侧身人图

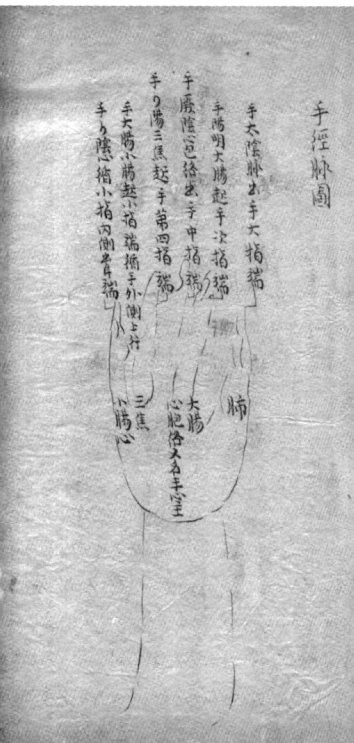

图 7-8-118　手经脉图

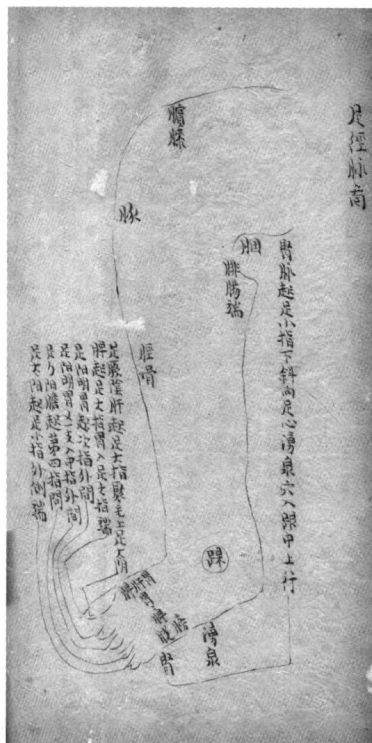

图 7-8-119　足经脉图

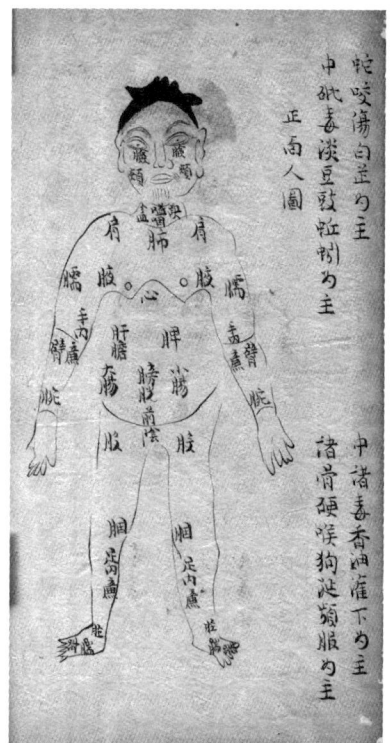

图 7-9-120　正面人图

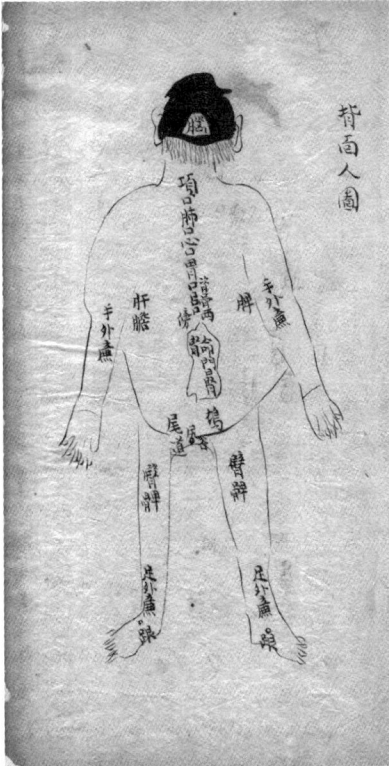

图 7-9-121 背面人图

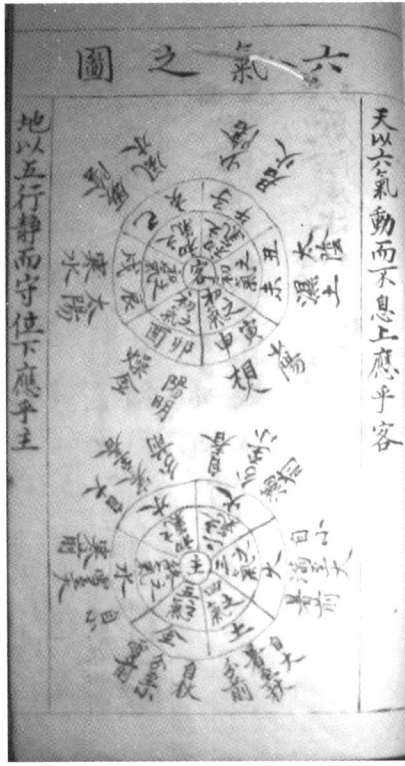

图 7-10-122 六气之图

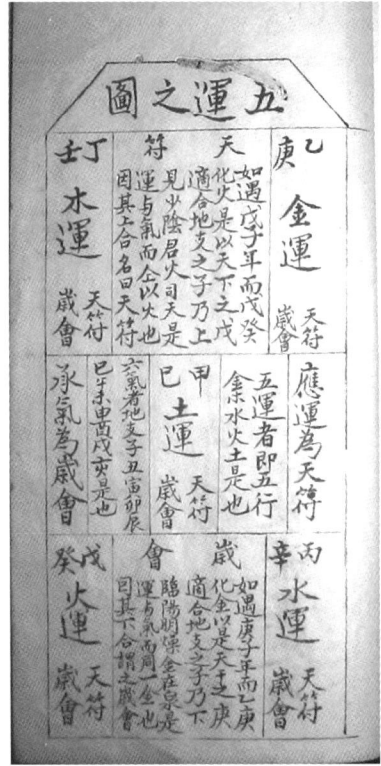

图 7-10-123 五运之图

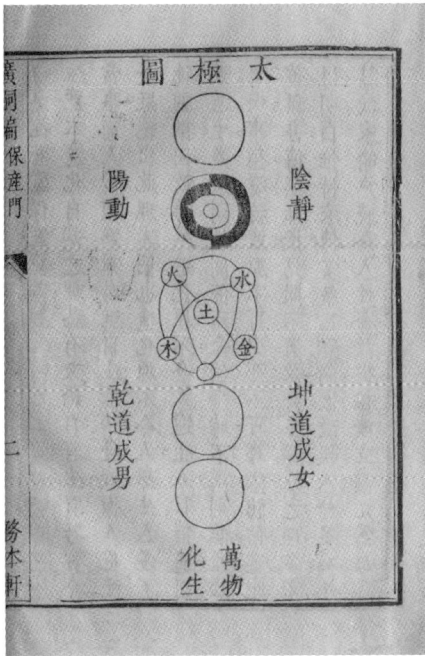

图 7-10-124 太极图

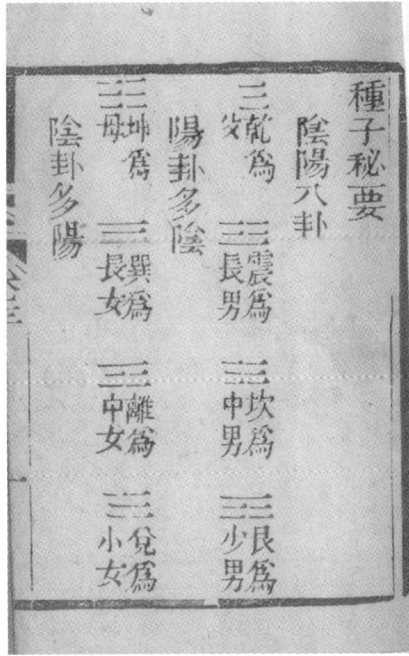

图 7-10-125 阴阳八卦图

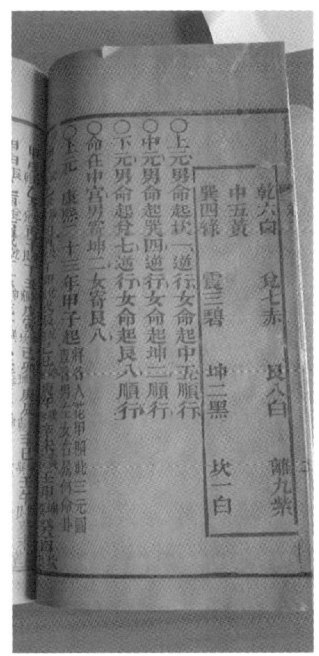

图 7-10-126 排山掌诀九宫命宅三元图

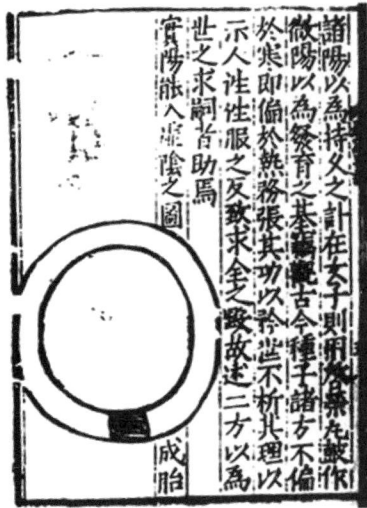

图 7-10-127　实阳能入虚阴之图 - 成胎　　图 7-10-128　实阴不能受阳之图 - 妄施

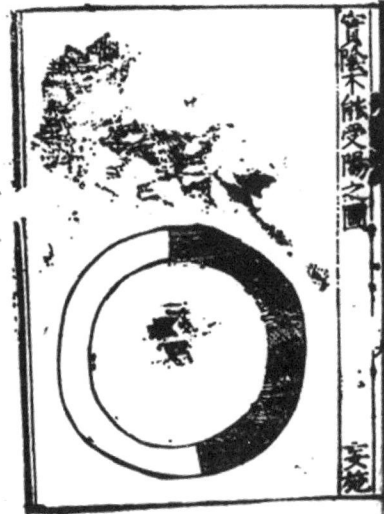

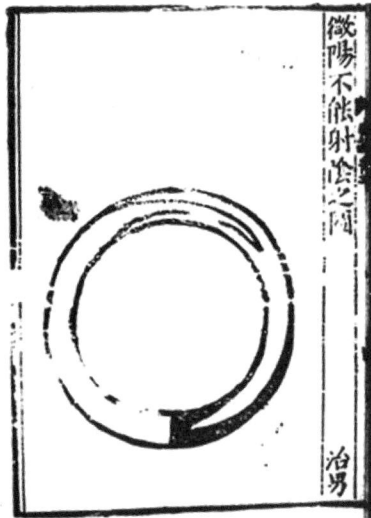

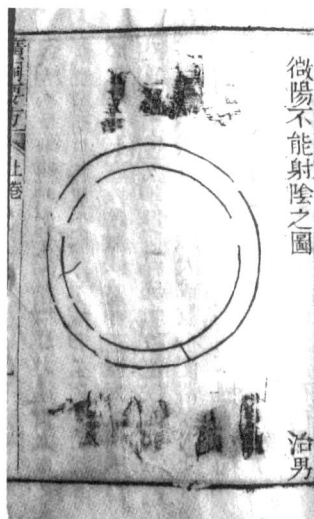

图 7-10-129　微阳不能射阴之图 - 治男　　图 7-10-130　弱阴不能摄阳之图 - 治女

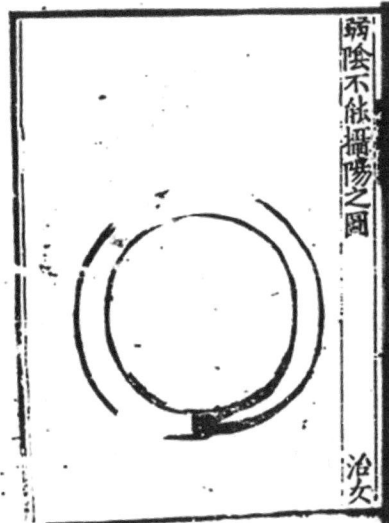

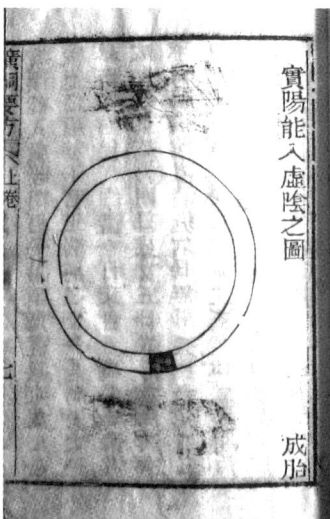

图 7-10-131　实阳能入虚阴之图 - 成胎　　图 7-10-132　微阳不能射阴之图 - 治男　　图 7-10-133　弱阴不能摄阳之图 - 治女

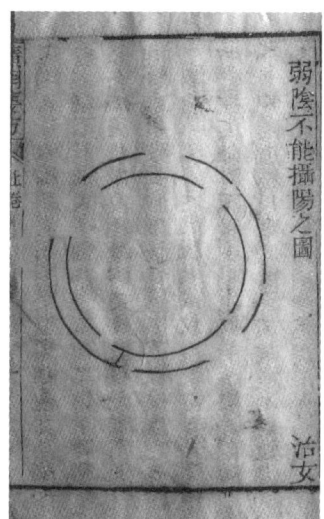

图 7-10-134　男子生原之图

图 7-10-135　女卵之图

图 7-10-136　初月胎形

图 7-10-137　二月胎形

图 7-10-138　三月胎形

图 7-10-139　四月胎形

图 7-10-140　五月胎形

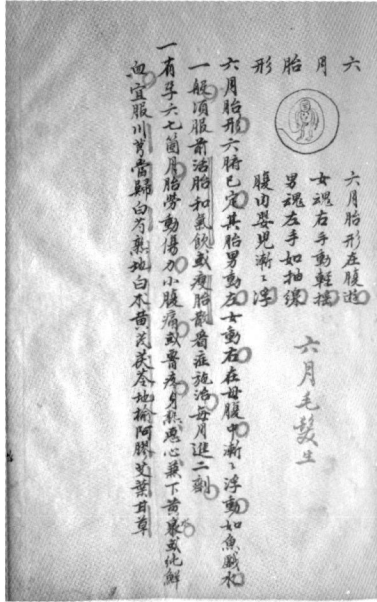

图 7-10-141　六月胎形

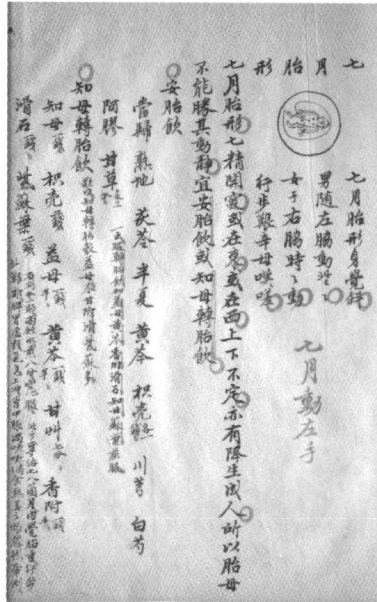

图 7-10-142　七月胎形

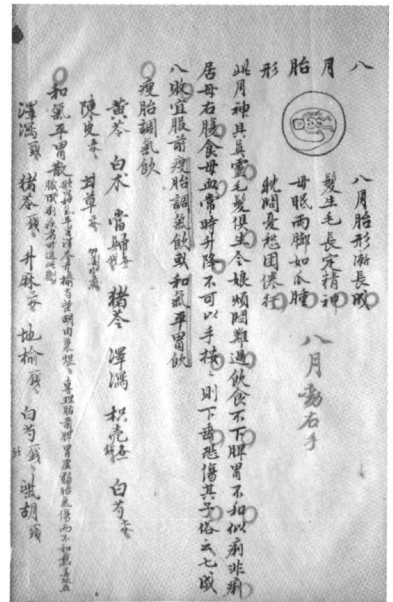

图 7-10-143　八月胎形

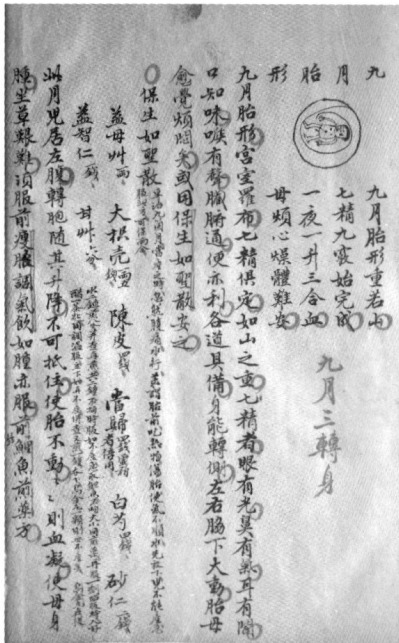

图 7-10-144　九月胎形

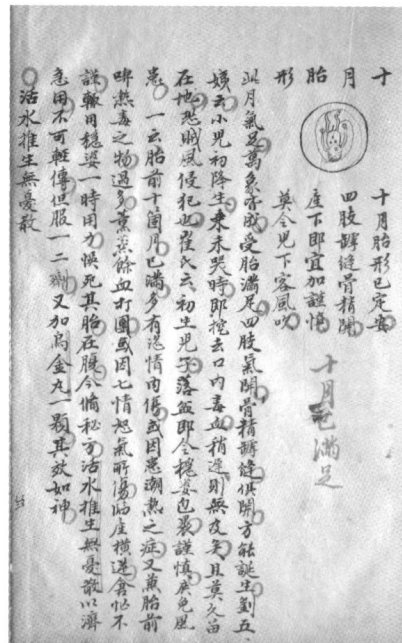

图 7-10-145　十月胎形

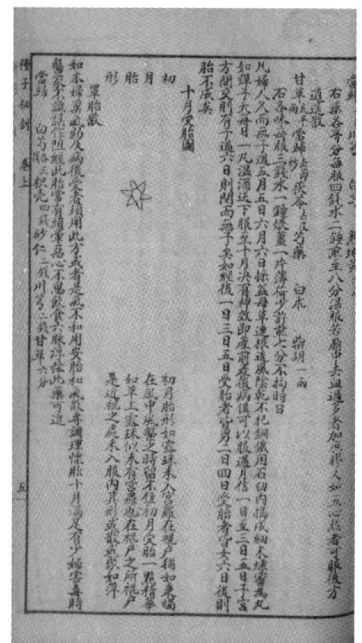

图 7-10-146　初月胎形

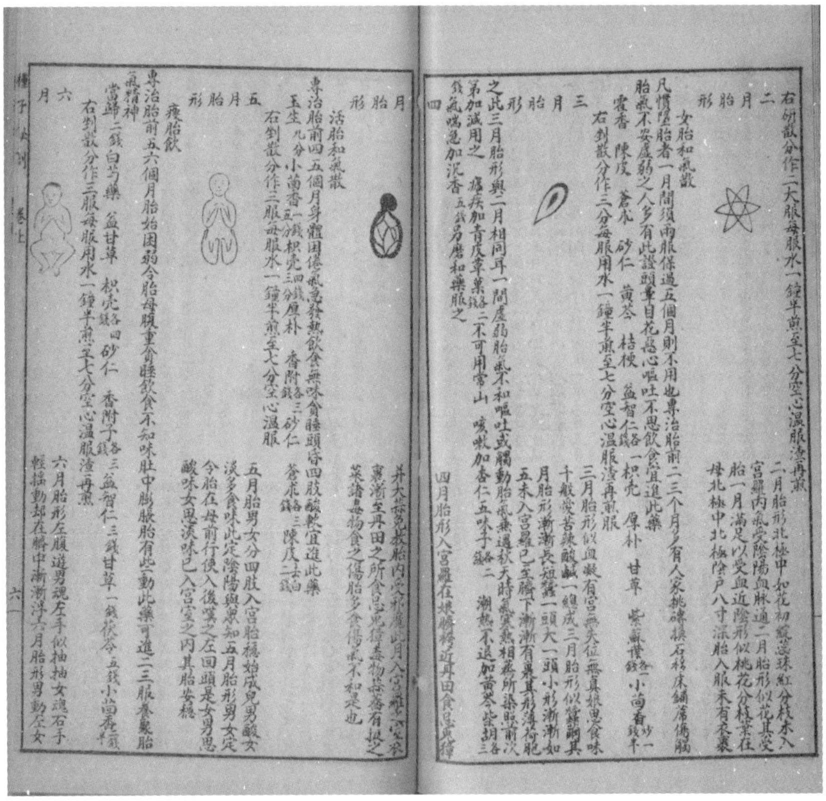

图 7-10-147　二月胎形

图 7-10-149　四月胎形　　　　　图 7-10-148　三月胎形

图 7-10-151　六月胎形　　　　　图 7-10-150　五月胎形

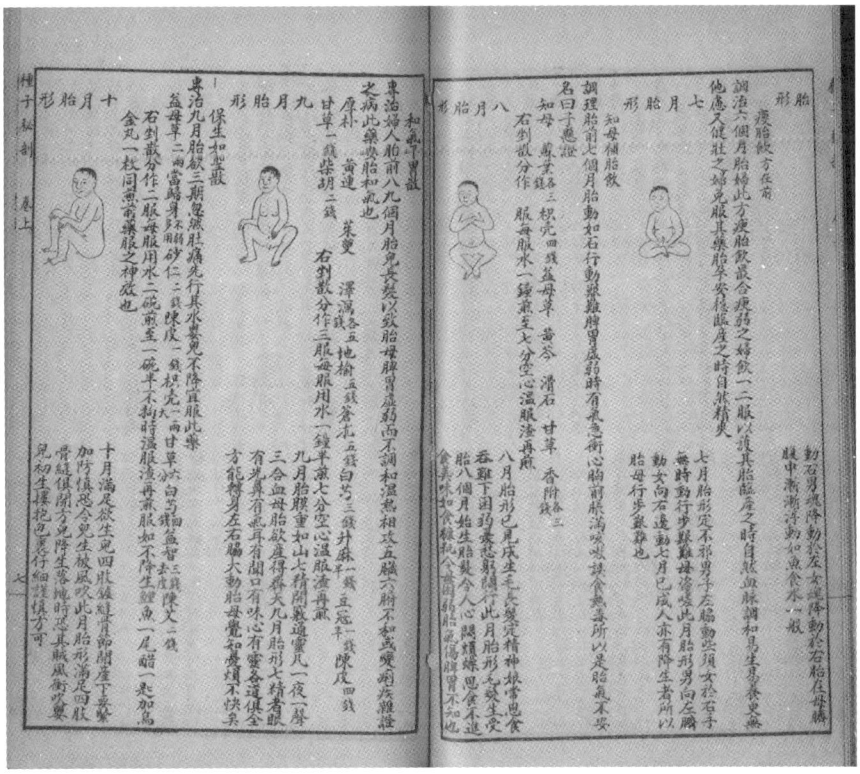

图 7-10-152　七月胎形　　　　　图 7-10-153　八月胎形

图 7-10-154　九月胎形　　　　　图 7-10-155　十月胎形

初月胎形如露珠未八宮羅在樞戶猶

初月胎形

十月受胎圖

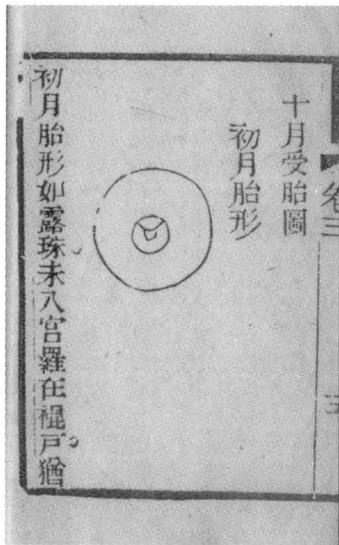

图 7-10-156　初月胎形

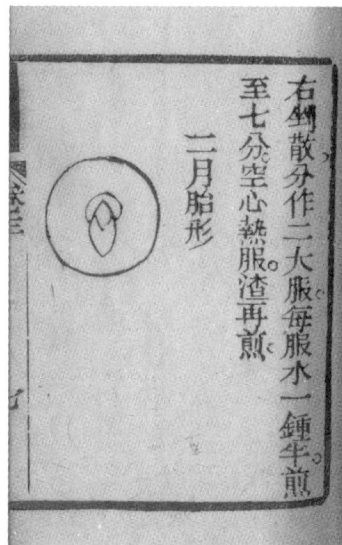

右到散分作二大服每服水一鍾半煎

至七分空心熱服渣再煎

二月胎形

图 7-10-157　二月胎形

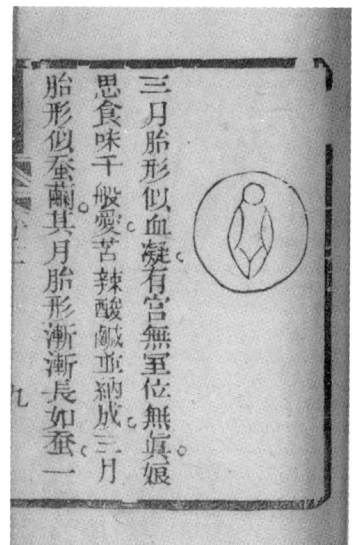

思食味千般愛苦辣酸鹹血納成三月

胎形似蚕蠕其月胎形漸漸長如蚕一

三月胎形似血凝有宮無至位無真娘

图 7-10-158　三月胎形

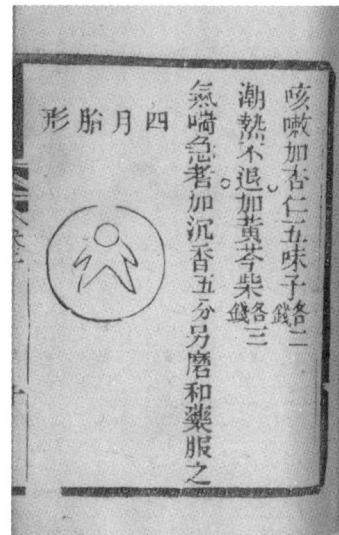

氣喘急者加沉香五分另磨和藥服之

潮熱不退加黃芩柴胡各三錢

咳嗽加杏仁五味子各二錢

四月胎形

图 7-10-159　四月胎形

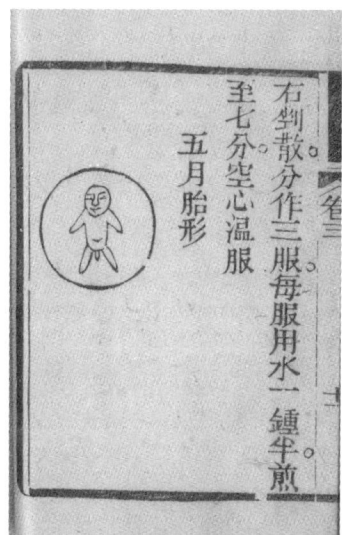

右到散分作三服每服用水一鍾半煎

至七分空心溫服

五月胎形

图 7-10-160　五月胎形

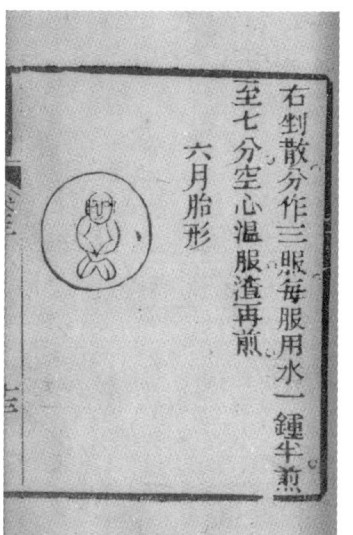

右到散分作三服每服用水一鍾半煎

至七分空心溫服渣再煎

六月胎形

图 7-10-161　六月胎形

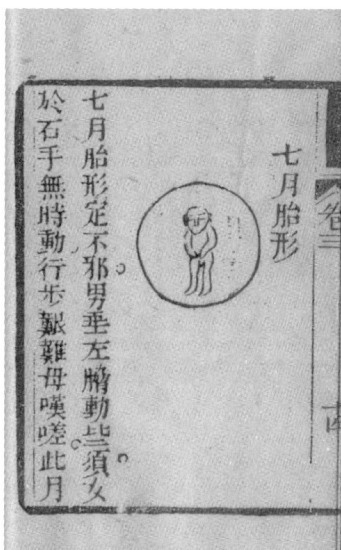

於右手無時動行步艱難母嘆嗟此須女

七月胎形定不邪男垂左臂動些須女

七月胎形

图 7-10-162　七月胎形

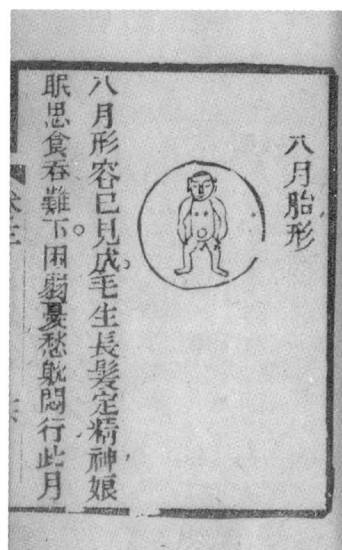

眠思食吞難下困倦憂愁鬱悶行此月

八月形容已見戌毛生長髮定精神娘

八月胎形

图 7-10-163　八月胎形

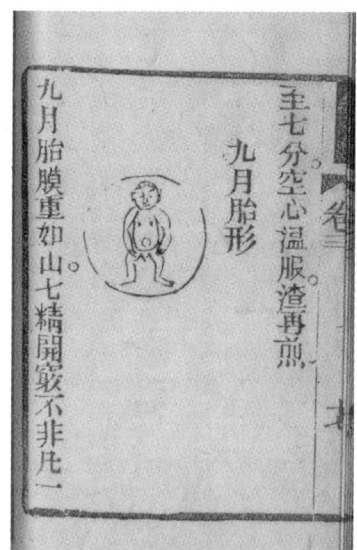

至七分空心溫服渣再煎

九月胎膜重如山七精開竅不非此一

九月胎形

图 7-10-164　九月胎形

十月胎形

一碗半不拘時溫服渣再煎服如不降
生鯉鱼一尾醋一匙加烏金丸一枚回
煎前藥服之神妙也。

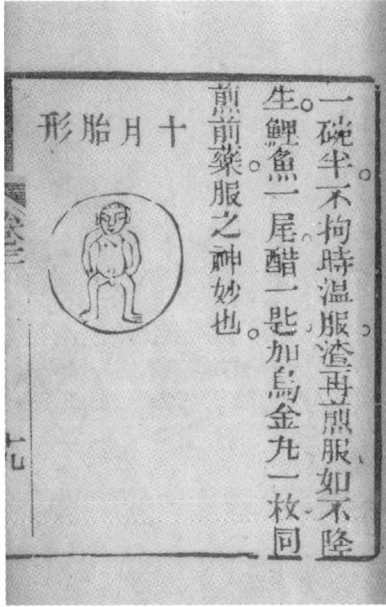

图 7-10-165　十月胎形

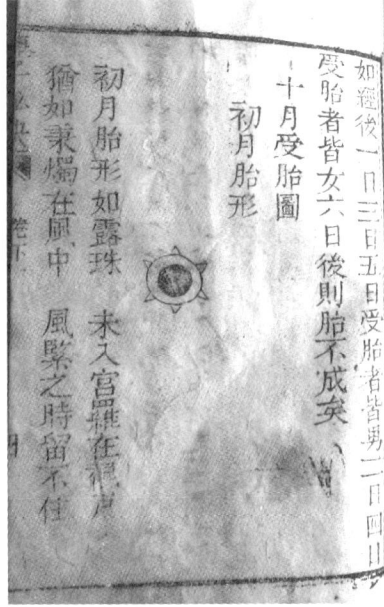

如經後一日三日五日受胎者皆男二日四日
受胎者皆女六日後則胎不成矣
十月受胎圖
初月受胎形

初月胎形如露珠　未入宫尚雜在偓
猶如秉燭在風中　風緊之時留不住

图 7-10-166　初月胎形

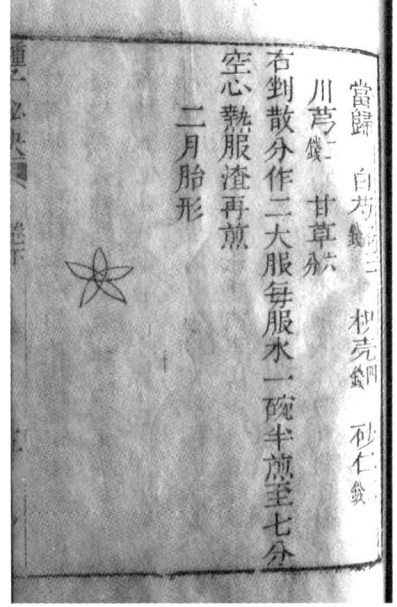

賞歸　白芍各三　枳壳各　砂仁各
川芎各　甘草六分
右剉散分作二大服每服水一碗半煎至七分
空心熱服渣再煎
二月胎形

图 7-10-167　二月胎形

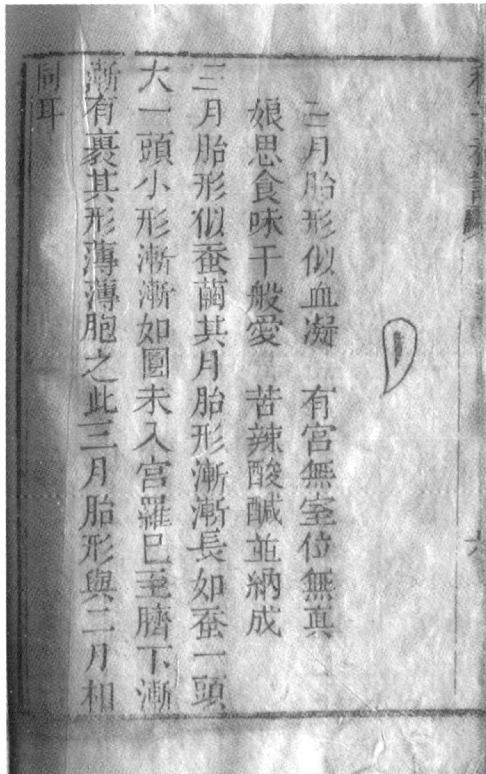

二月胎形似血瘀　有宫無室位無真
娘思食味千般愛　苦辣酸鹹並納成
三月胎形似蚕繭　其月胎形漸漸長如蚕一頭
大一頭小形漸漸如圓未入宫羅巳至臍下漸
漸有裹其形薄薄胞之此三月胎形與二月相
同耳

图 7-10-168　三月胎形

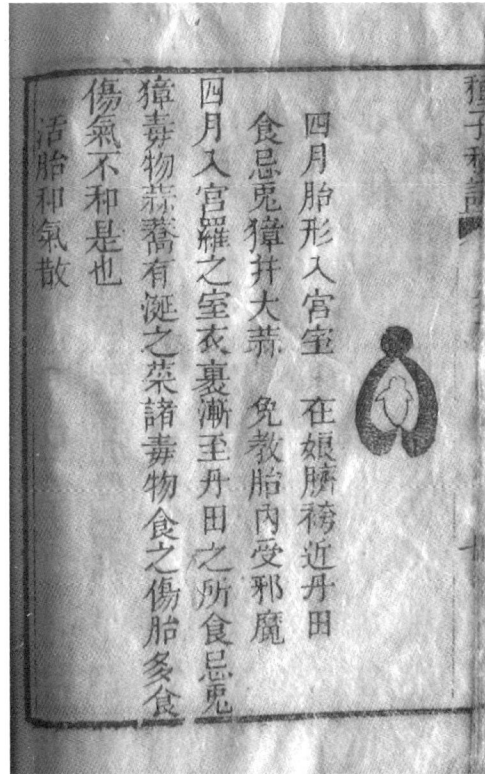

四月胎形入宫室　在娘臍袴近丹田
食忌兔獐幷大蒜　免教胎内受邪魔
四月入宫羅之室衣裹漸漸至丹田之所食忌兔
獐毒物蒜蕎有涎之荣諸毒物食之傷胎多食
傷氣不和是也　活胎和氣散

图 7-10-169　四月胎形

五月男女分四肢　入宫胎稳始小儿
男酸女淡思飡味　此定阴阳舆不知
此月胎形男女分定令胎母前行使人後嗅之
左回頭是男右回頭是女男思酸味女思淡味
已入宫室之内其胎安稳
一　腹胎飲

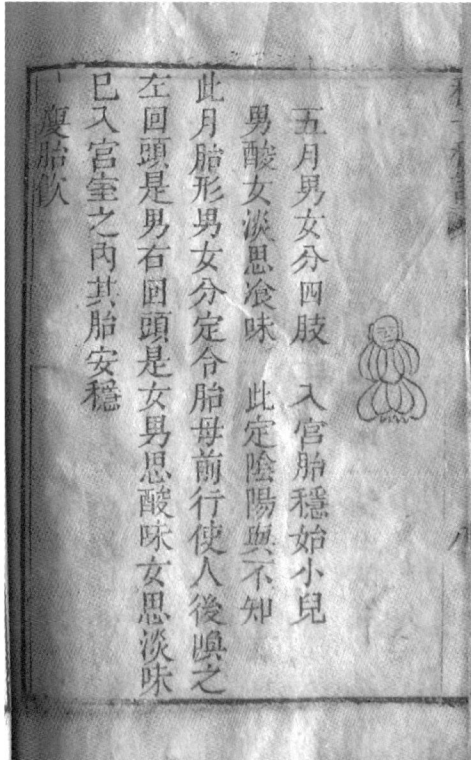

图 7-10-170　五月胎形

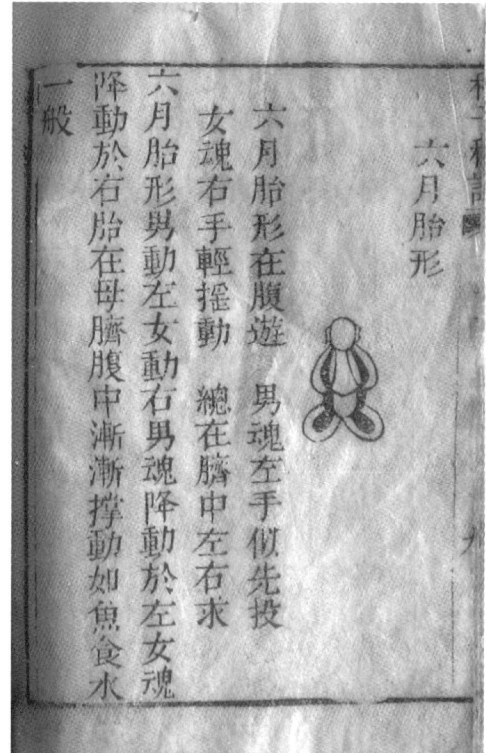

六月胎形

六月胎形在腹遊　男魂左手似先投
女魂右手輕搖動　總在臍中左右求
六月胎形男動左女動右男魂降動於在女魂
降動於右胎在母臍腹中漸漸撑動如魚飡水
一般

图 7-10-171　六月胎形

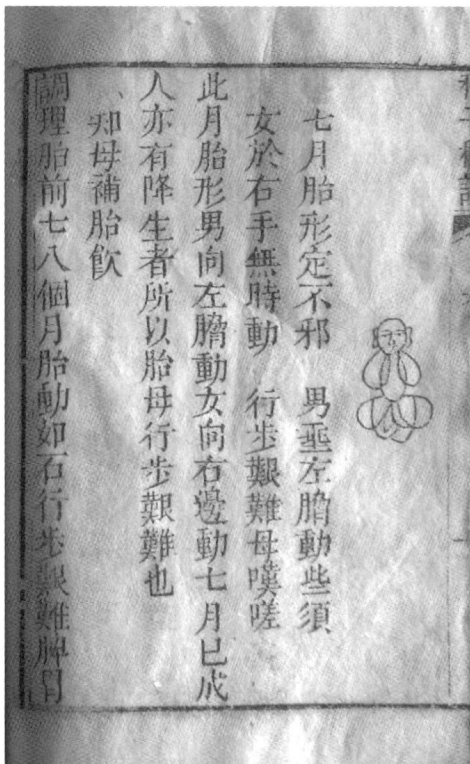

七月胎形定不邪　男蚕左脇動些須
女於右手無時動　行步艱難母嘆嗟
此月胎形男向左臍動女向右邊動七月已成
人亦有降生者所以胎母行步艱難也
・知母補胎飲
調理胎前七八個月胎動如石行步艱難要脾胃

图 7-10-172　七月胎形

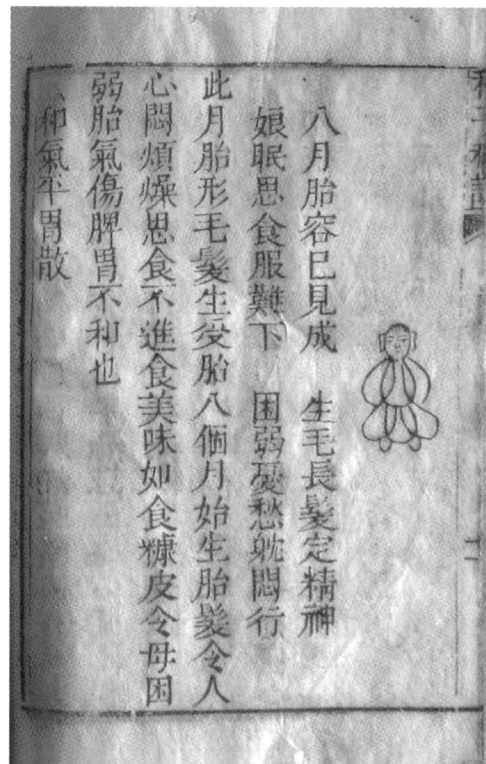

八月胎容已見成　生毛長髮定精神
娘眠思食服難下　困弱硬愁㿜悶行
此月胎形毛髮生受胎八個月始生胎髮令人
心悶煩燥思食不進食美味如食糠皮令母困
弱胎氣傷脾胃不和也
・和氣平胃散

图 7-10-173　八月胎形

九月胎形

九月胎膜重如山　七精開竅不非凡
一夜一升三合血　母胎欲產得臍全

九月胎形七精者眼有光鼻有氣耳有閏口知
味心有靈各道俱全方能轉身左右脇大動胎
母覺知憂悶煩憒飲食不快矣

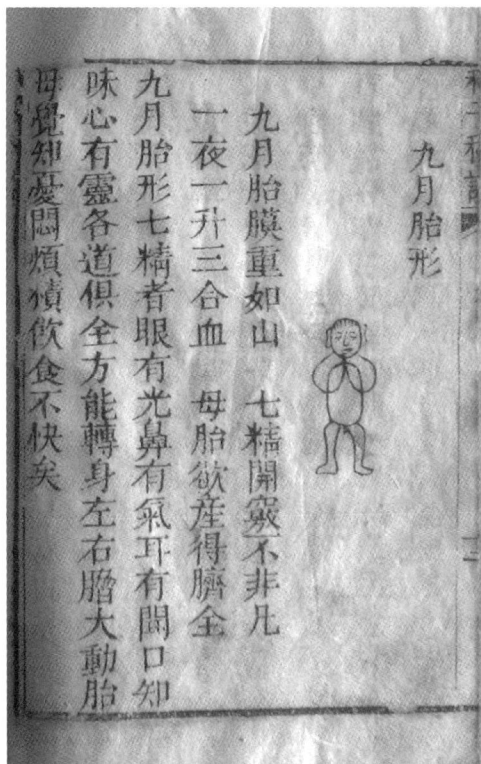

图 7-10-174　九月胎形

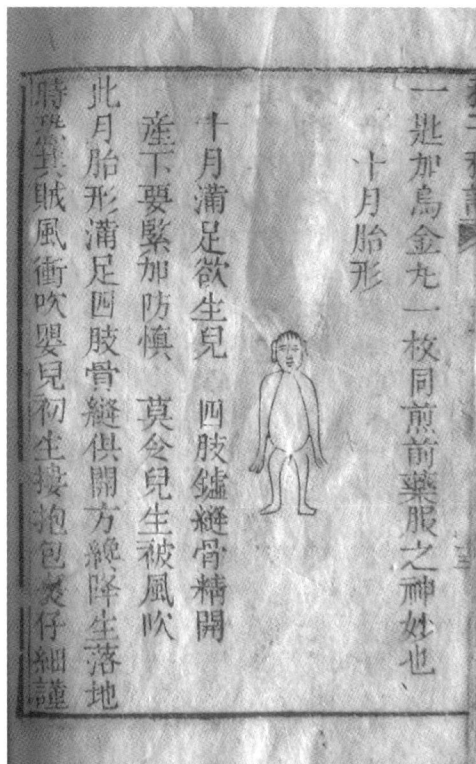

一批加烏金丸一枚同煎前藥服之神妙也、

十月胎形

十月胎滿足欲生見　四肢鑪縫骨精開
產下要緊加防慎　莫令兒生被風吹

此月胎形滿足四肢骨縫供開方纔降生落地
時須其賊風衝吹嬰兒初生要抱包裹仔細謹

图 7-10-175　十月胎形

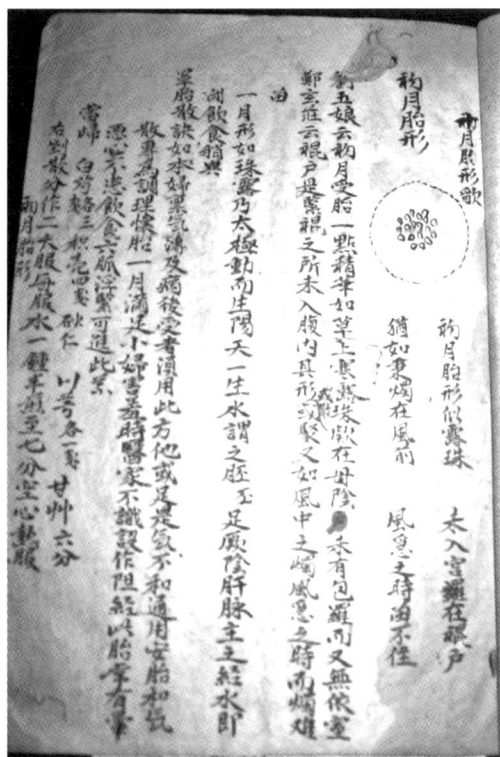

初月胎形歌

第五娘云初月受胎一點精華如草上懸珠欲滴微在母陰

初月胎形似囊珠　未入宮藥在癊戶
猶如菓燭燃在風前　風息主時湖不住

图 7-10-176　初月胎形

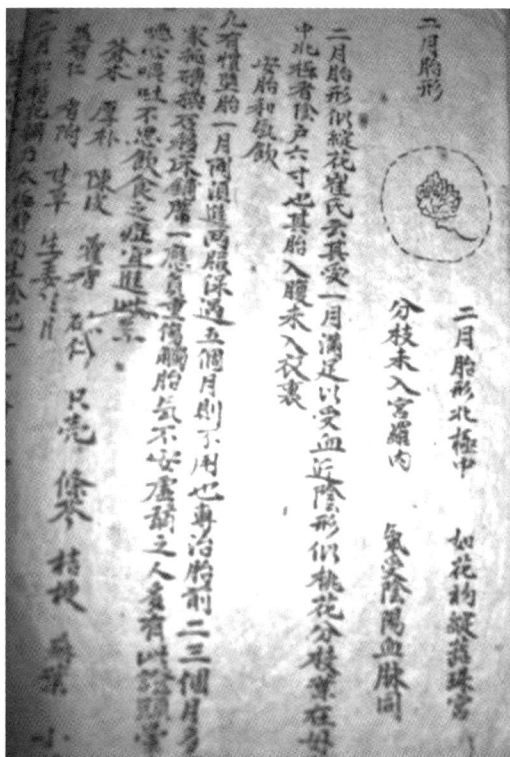

二月胎形

二月胎形似縱花崔氏云其受一月滿足以受血

二月胎形北極中　如花枸縱薔薇宮
分枝未入宮眉内　氣受陰陽血脈同

图 7-10-177　二月胎形

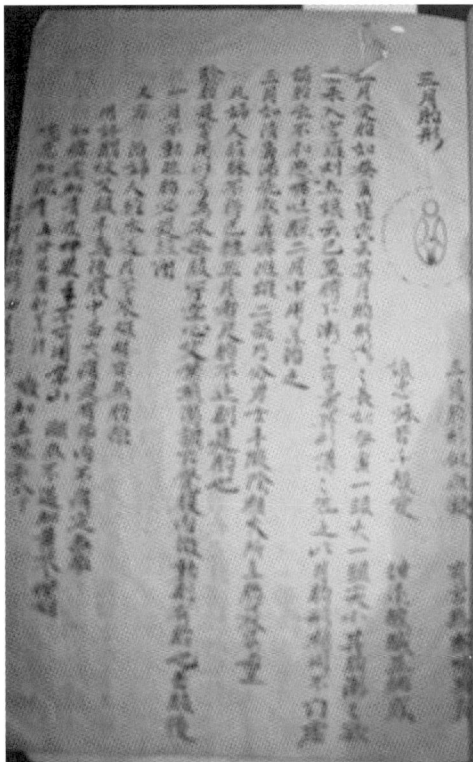

图 7-10-178　三月胎形

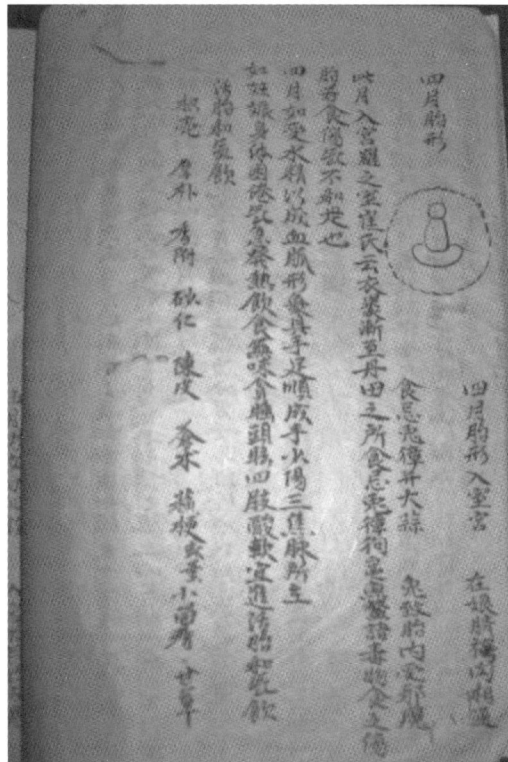

图 7-10-179　四月胎形

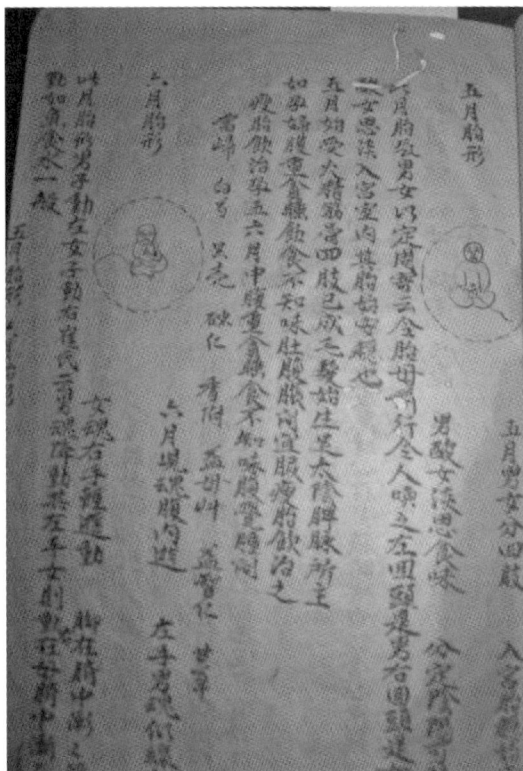

图 7-10-180　五月胎形

图 7-10-181　六月胎形

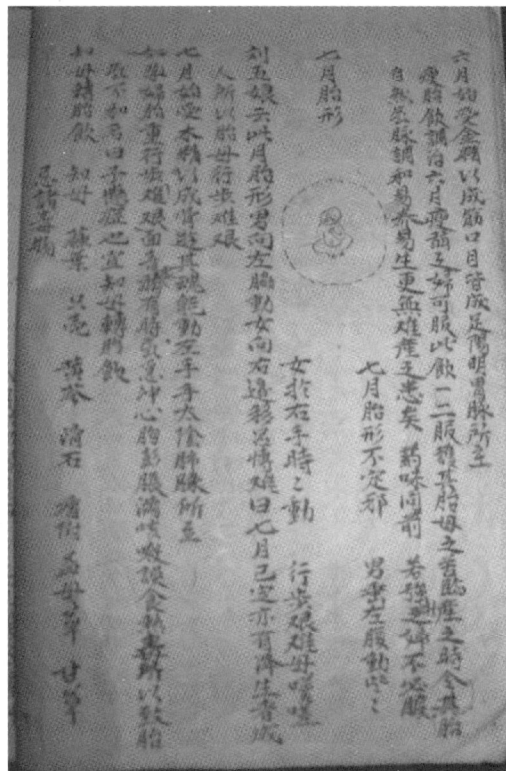

图 7-10-182　七月胎形

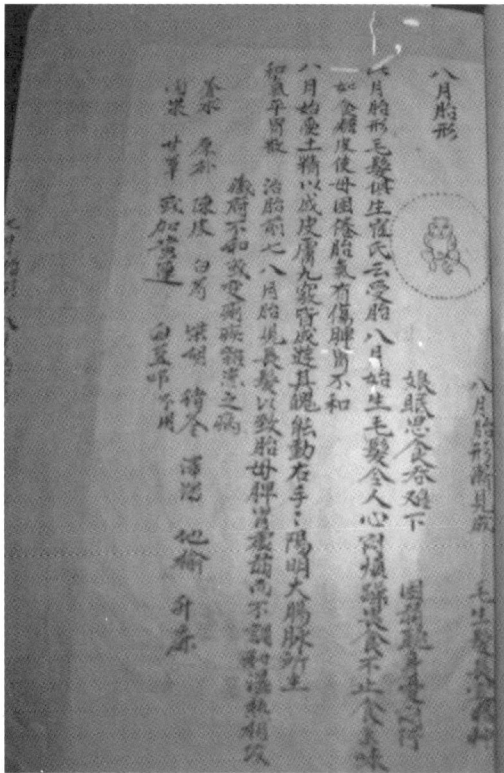

图 7-10-183　八月胎形

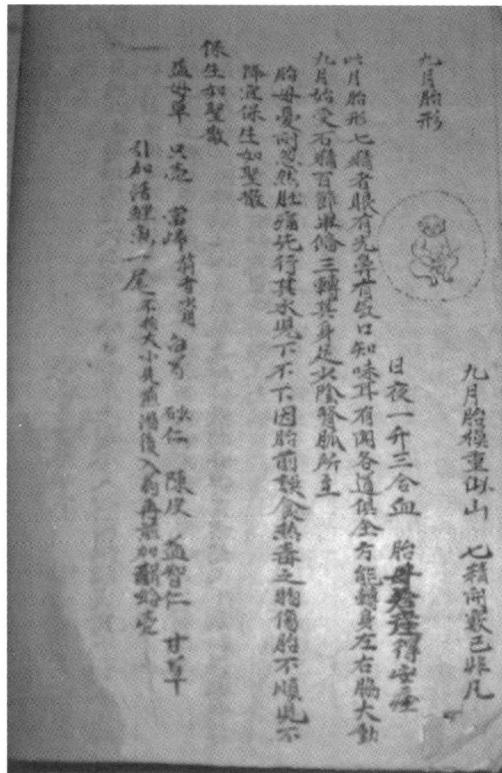

图 7-10-184　九月胎形

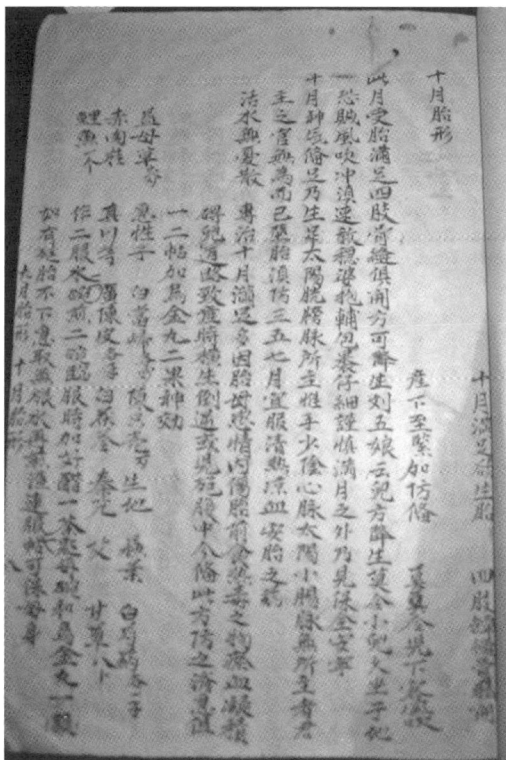

图 7-10-185　十月胎形

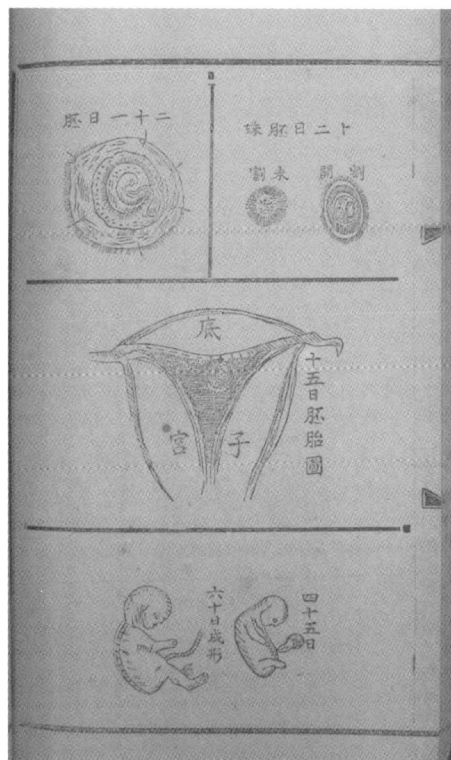

图 7-10-186　十二日胚珠图

图 7-10-187　十五日胚胎图

图 7-10-188　二十一日胚图

图 7-10-189　四十五日胚胎图

图 7-10-190　六十日胚胎成形图

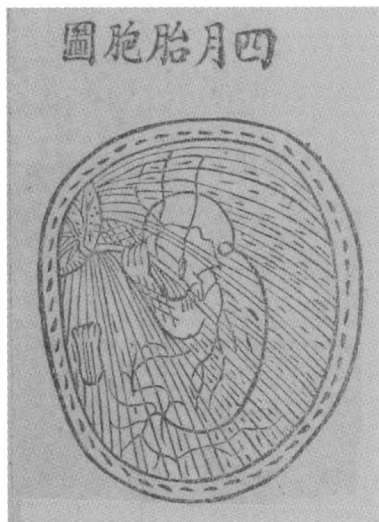

图 7-10-191　四月胎胞图

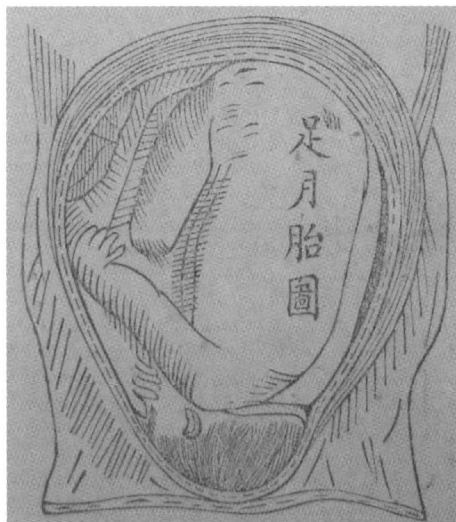

图 7-10-192　足月胎图

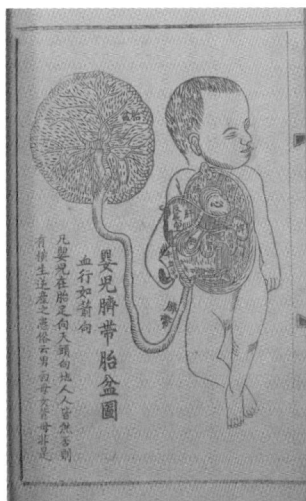

图 7-10-193　婴儿脐带胎盆图

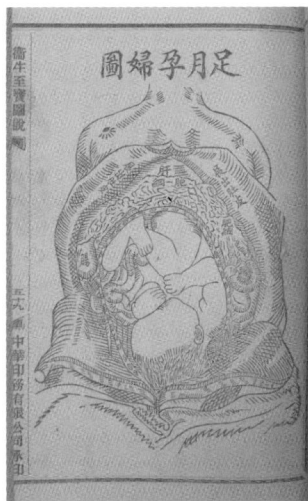

图 7-10-194　足月孕妇图

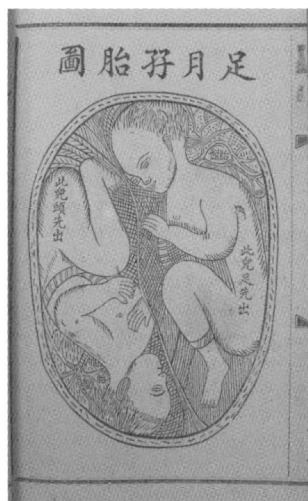

图 7-10-195　足月孖胎图

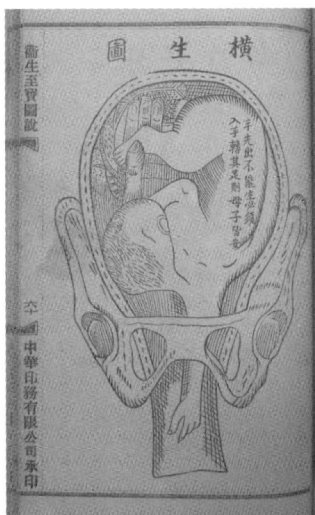

图 7-10-196　横生图

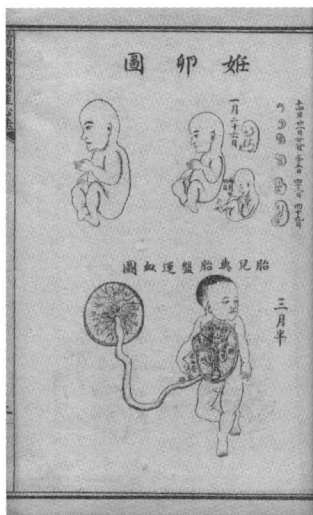

图 7-10-197　妊卵图

图 7-10-198　胎儿与胎盘运血图

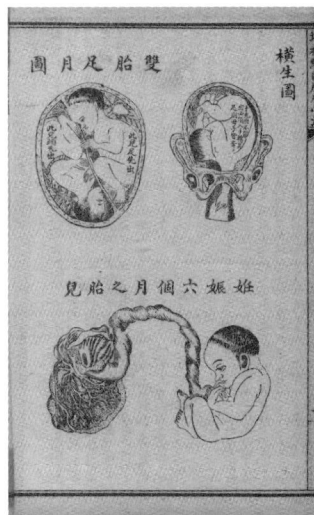

图 7-10-199　横生图

图 7-10-200　双胎足月图

图 7-10-201　妊娠六个月之胎儿图

图 7-10-202　安产藏衣十三神吉凶方位之图

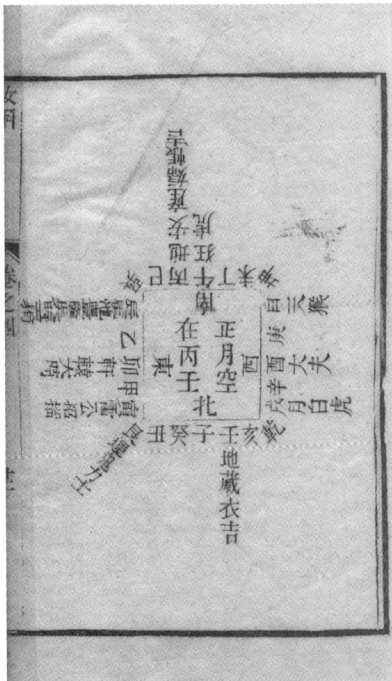

图 7-10-203　正月安产藏衣并十三神
行游图

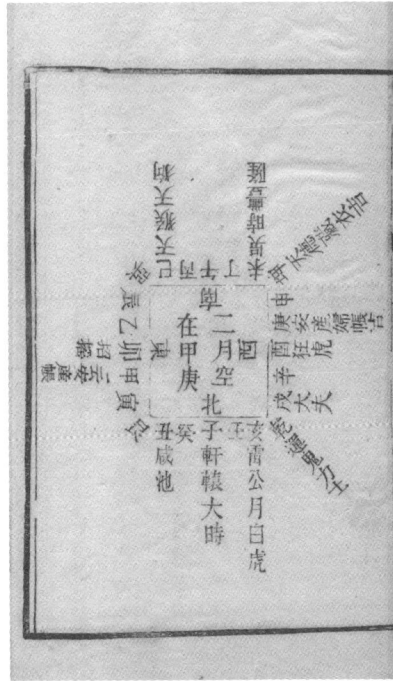

图 7-10-204　二月安产藏衣并十三神
行游图

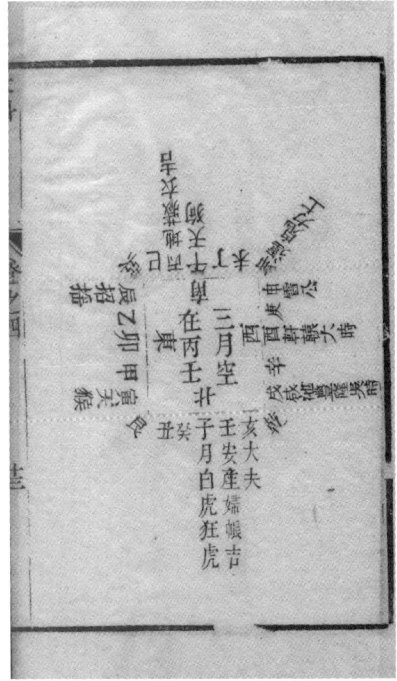

图 7-10-205　三月安产藏衣并十三神
行游图

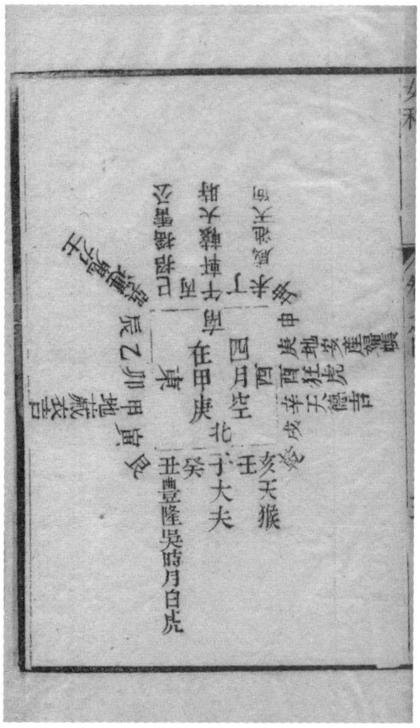

图 7-10-206 四月安产藏衣并十三神行游图

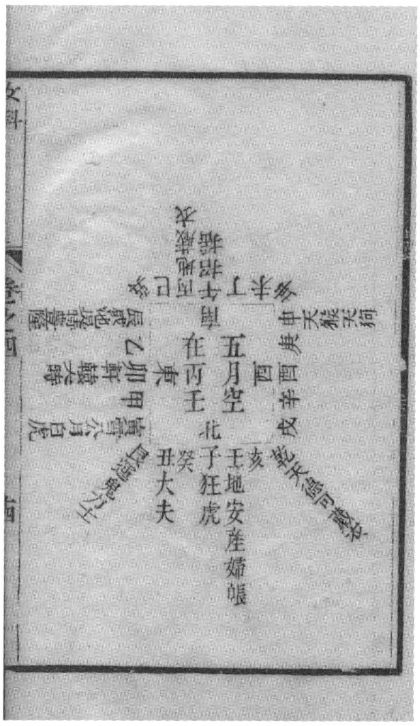

图 7-10-207 五月安产藏衣并十三神行游图

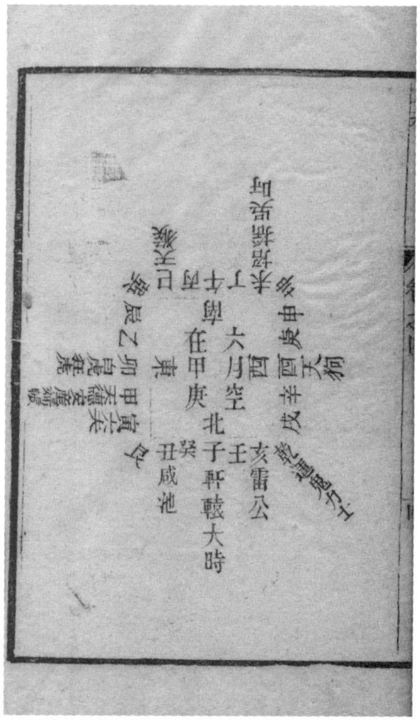

图 7-10-208 六月安产藏衣并十三神行游图

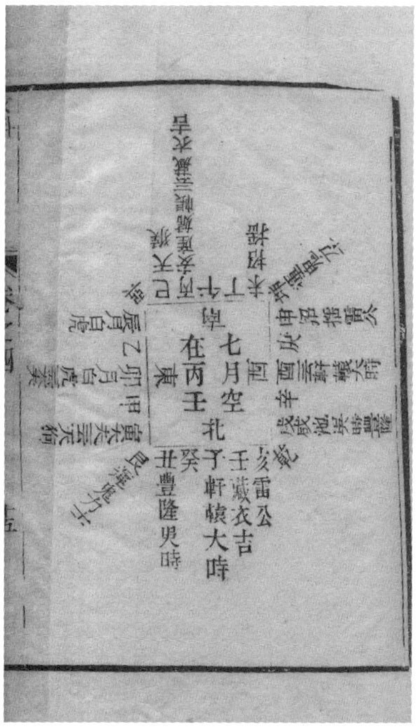

图 7-10-209 七月安产藏衣并十三神行游图

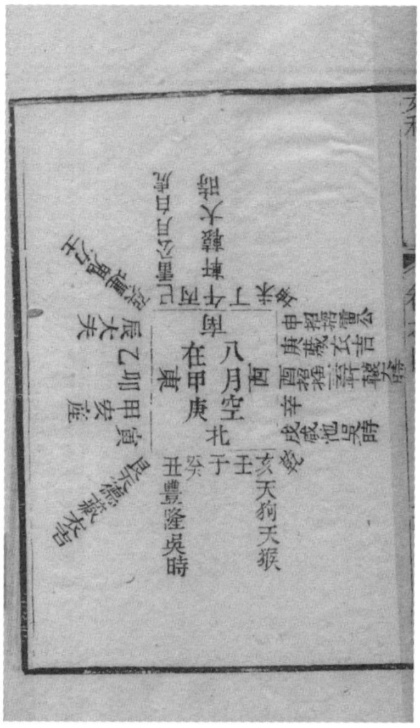

图 7-10-210 八月安产藏衣并十三神行游图

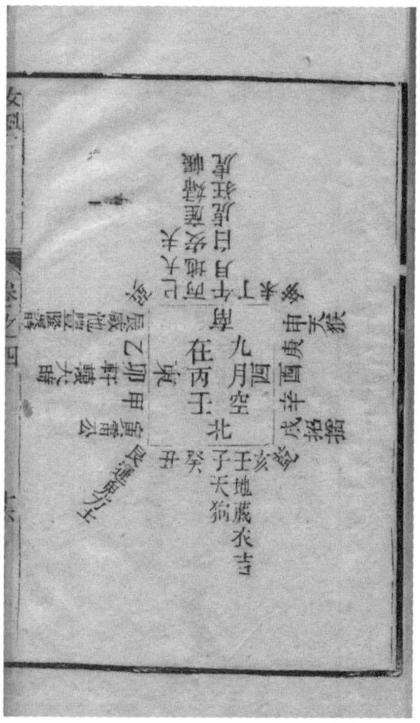

图 7-10-211 九月安产藏衣并十三神行游图

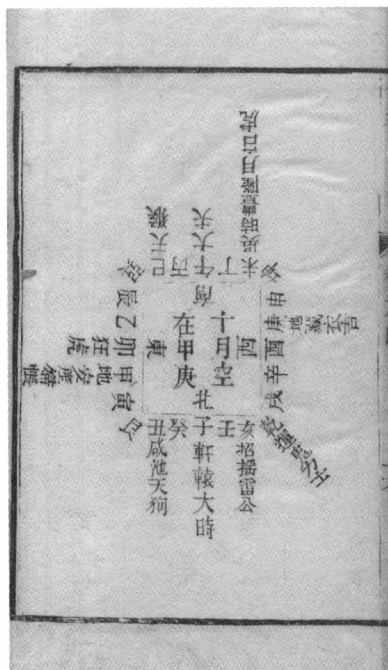

图 7-10-212 十月安产藏衣并十三神行游图

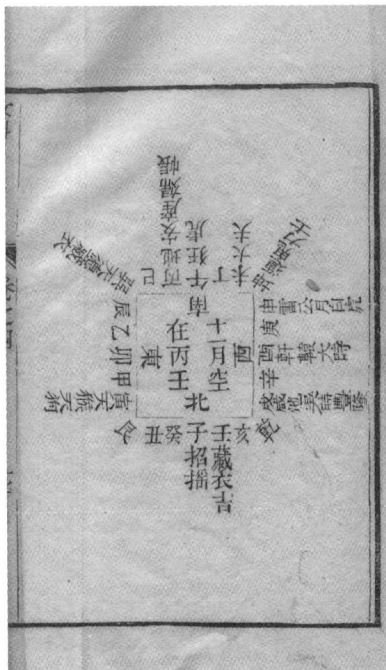

图 7-10-213 十一月安产藏衣并十三神行游图

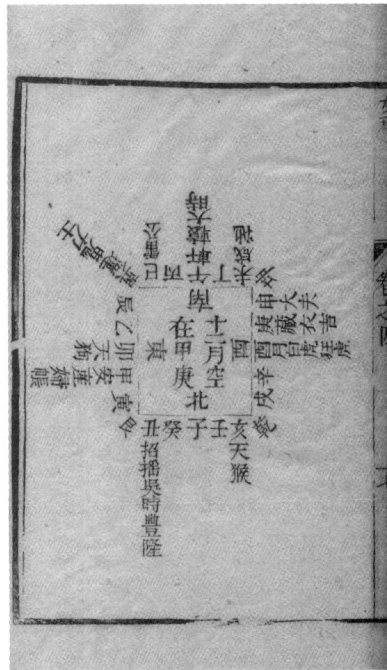

图 7-10-214 十二月安产藏衣并十三神行游图

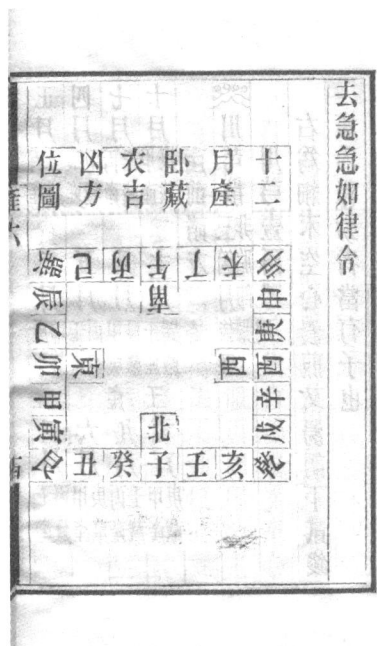

图 7-10-215 十二月产卧藏衣吉凶方位图

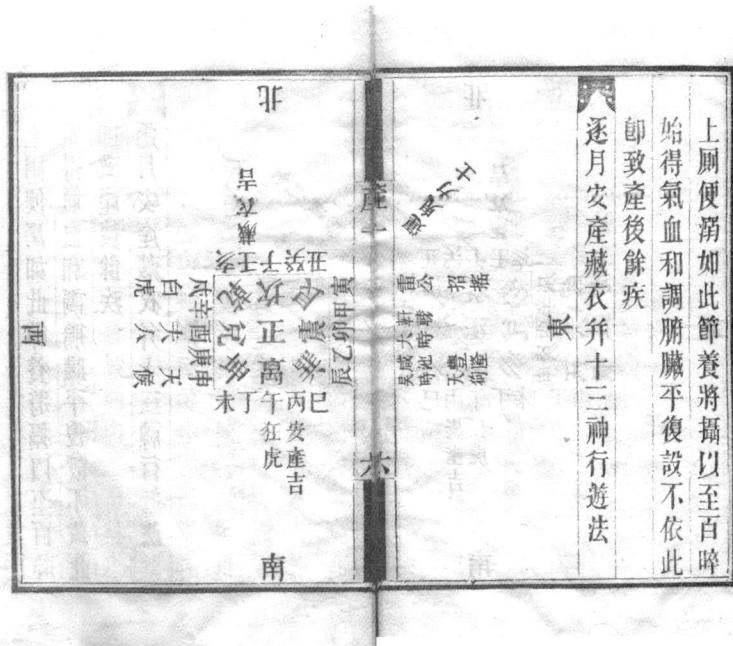

图 7-10-216 正月安产藏衣并十三神行游图

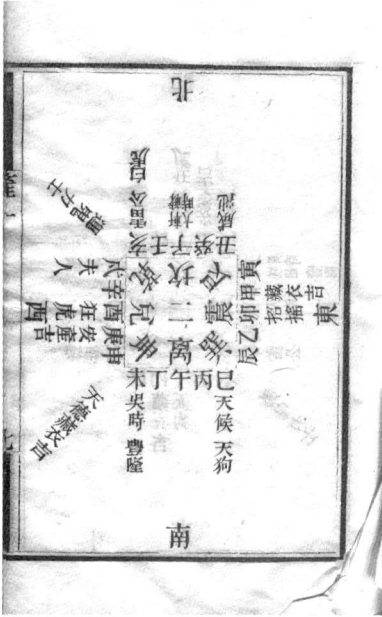

图 7-10-217　二月安产藏衣并十三神行游图

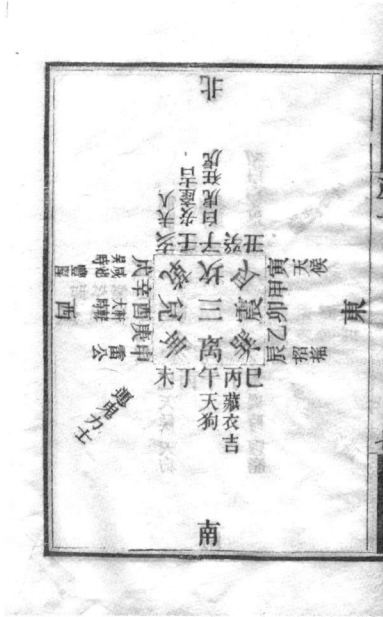

图 7-10-218　三月安产藏衣并十三神行游图

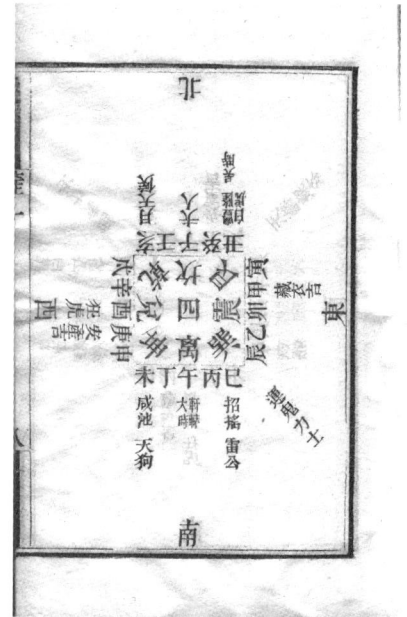

图 7-10-219　四月安产藏衣并十三神行游图

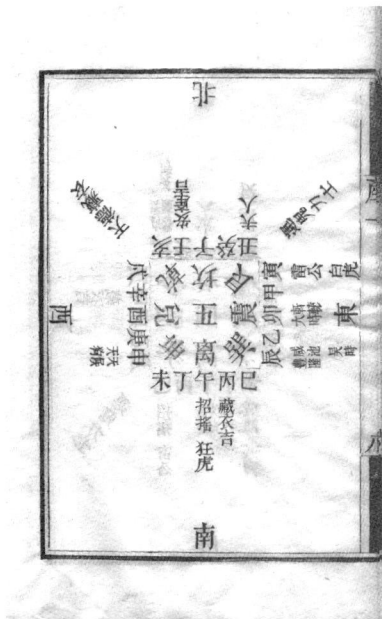

图 7-10-220　五月安产藏衣并十三神行游图

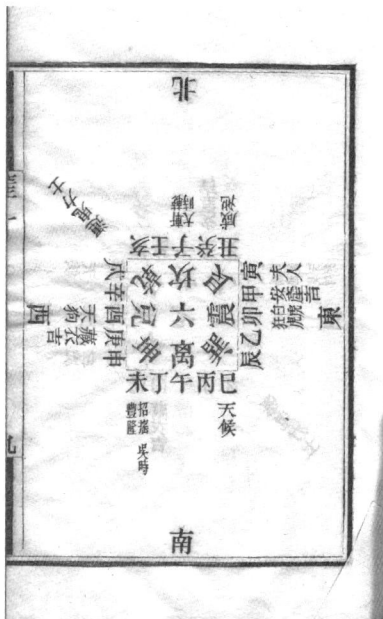

图 7-10-221　六月安产藏衣并十三神行游图

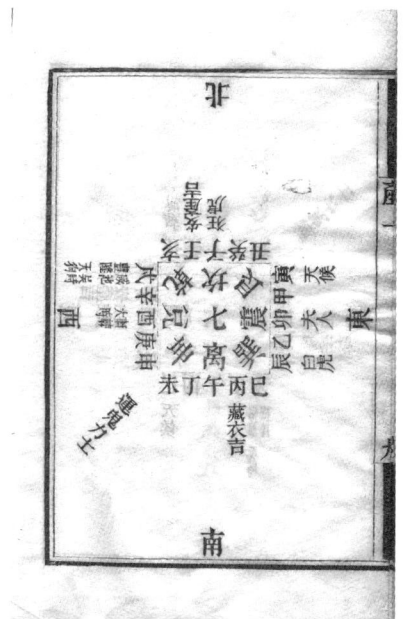

图 7-10-222　七月安产藏衣并十三神行游图

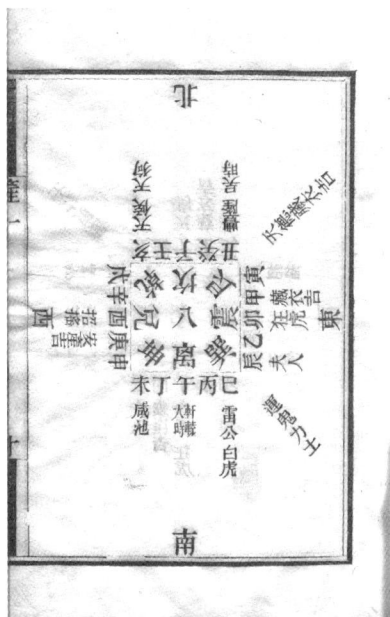

图 7-10-223　八月安产藏衣并十三神行游图

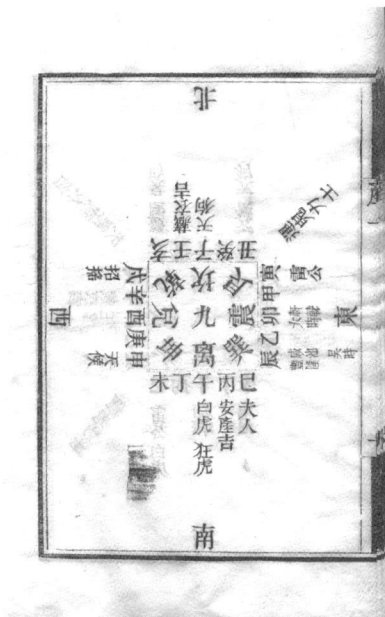

图 7-10-224　九月安产藏衣并十三神行游图

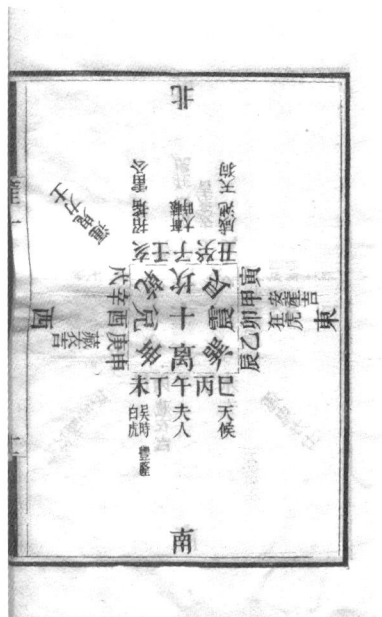

图 7-10-225　十月安产藏衣并十三神行游图

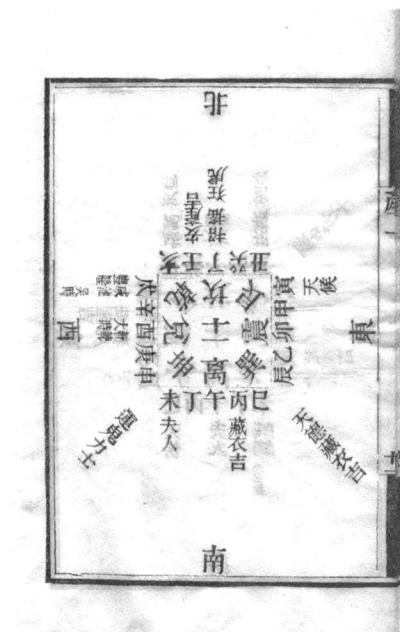

图 7-10-226　十一月安产藏衣并十三神行游图

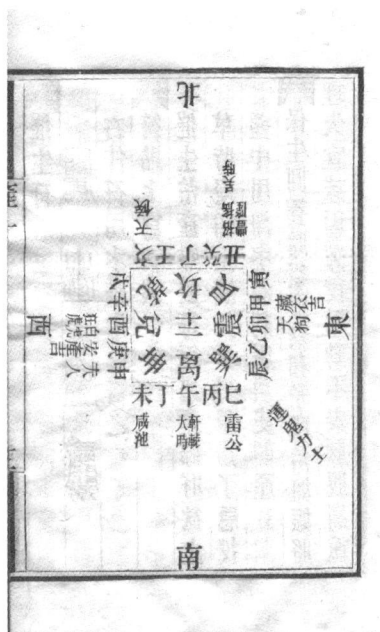

图 7-10-227　十二月安产藏衣并十三神行游图

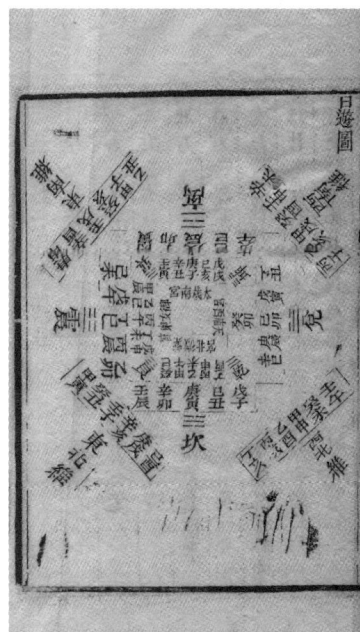

图 7-10-228　日游图

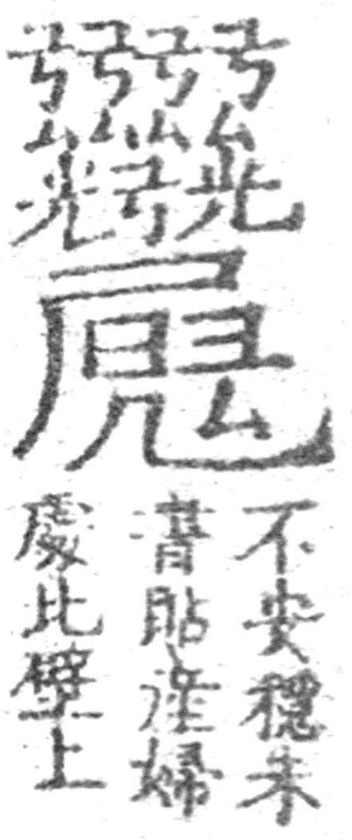

不安穩未　膏貼産婦　慶此孕上

图 7-11-229　治胎动不安符

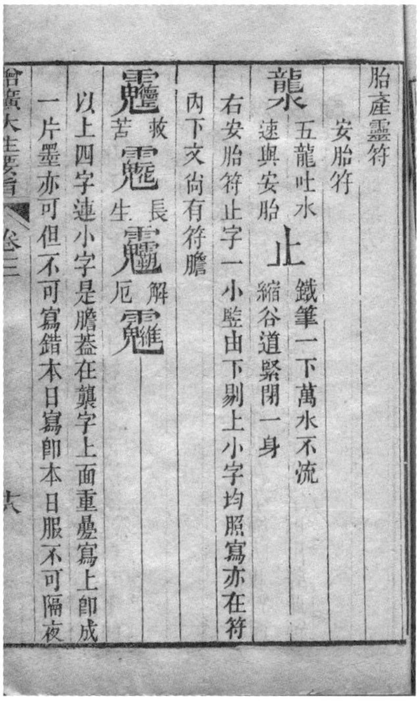

胎産靈符

安胎符

龍　五龍吐水　鐵筆一下萬水不流

止　縮谷道緊閉一身

右安胎符止字一小壁由下剔上小字均照寫亦在符

内下文尚有符膽

霊　速與安胎

以上四字連小字是膽蓋在襄字上面重疊寫上即成
一片墨亦可但不可寫錯本日寫即本日服不可隔夜

救生靈　長　解難

若　生　厄　霊

曾廣大生祕書　卷二　大

图 7-11-230　安胎符一道一张

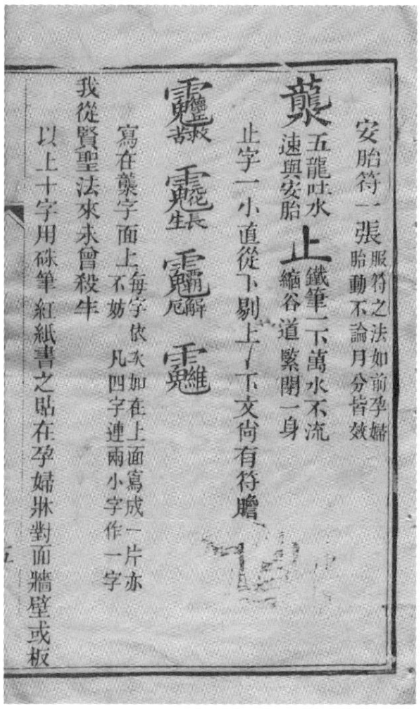

安胎符一張服符之法如前孕婦

龍　五龍吐水　鐵筆一下萬水不流

止　縮谷道緊閉一身

止字一小直從下剔上下文尚有符膽

霊　速與安胎　胎動不論月分皆效

寫在襄字面上每字依次如在上面寫成一片亦

凡四字連兩小字作一字

救　霊　長

若　生　厄　霊　解

我從賢聖法來永曾殺牛

以上十字用硃筆紅紙書之貼在孕婦林對面牆壁或板

图 7-11-231　安胎符一张

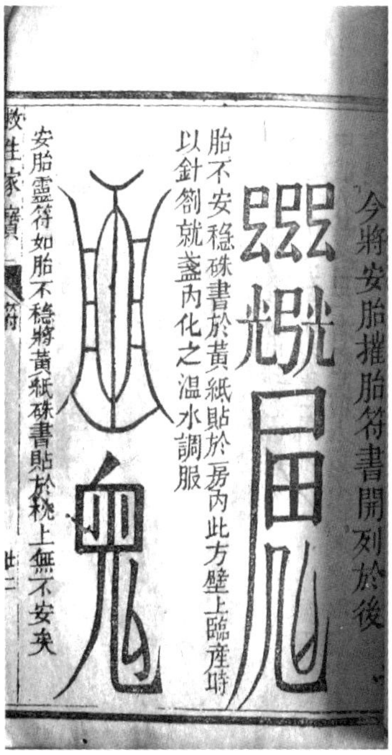

今將安胎摧胎符書開列於後

胎不安穩硃書於黃紙貼於房内此方壁上臨産時

以針劃就盞内化之温水調服

安胎靈符如胎不穩將黃紙硃書貼於桃上無不安矣

救生家寶

图 7-11-232　安胎灵符
图 7-11-233　安胎灵符

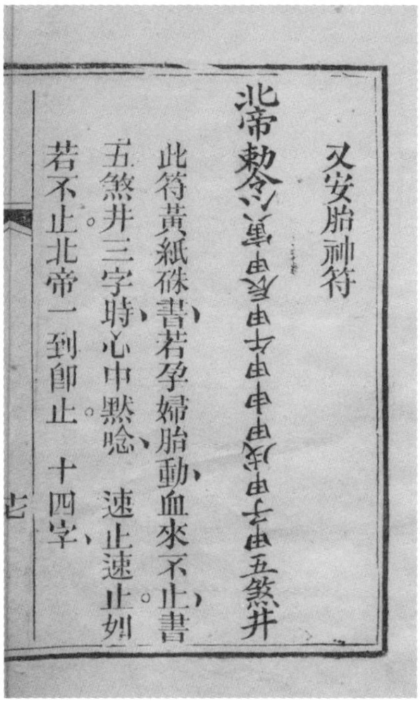

又安胎神符

北帝勅令……五煞井

此符黃紙硃書若孕婦胎動血來不止書

五煞井三字時心中黙唸、速止速止如

若不止北帝一到卽止　十四字

图 7-11-234　安胎神符

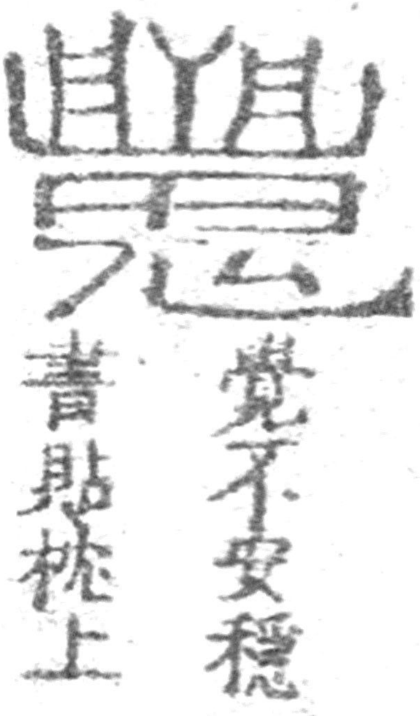

覺不安穩　書貼桃上

图 7-11-235　治产妇觉不安稳符

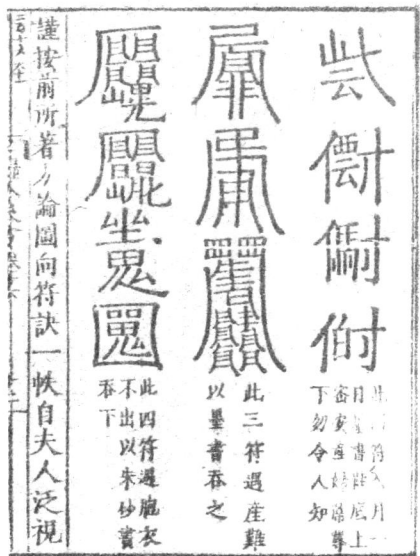

图 7-11-236　安胎四符

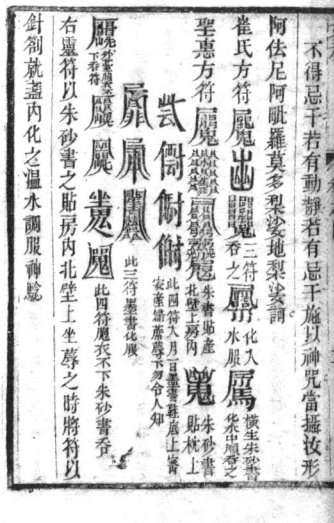

图 7-11-237　安胎四符

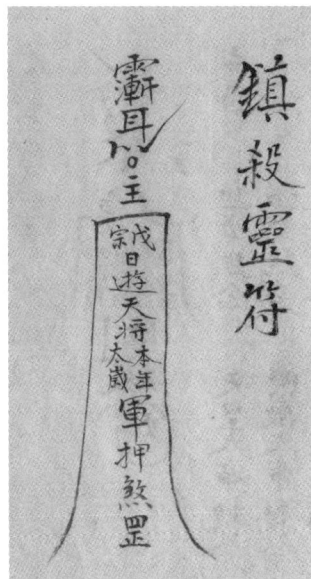

图 7-11-238　镇杀灵符

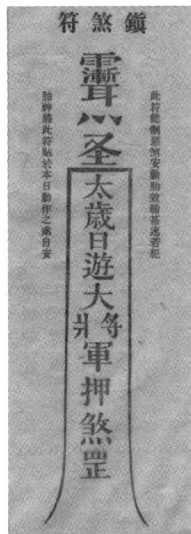

图 7-11-239　镇煞符

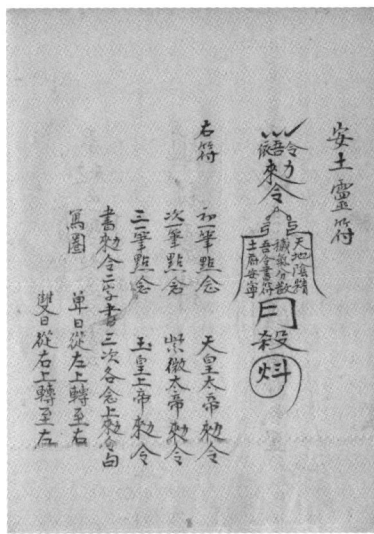

图 7-11-240　安土灵符

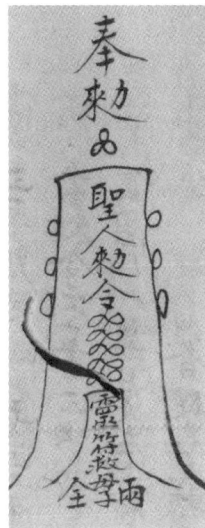

图 7-11-241　保胎符

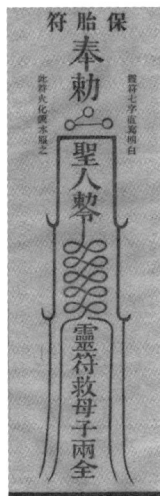

图 7-11-242　保胎符

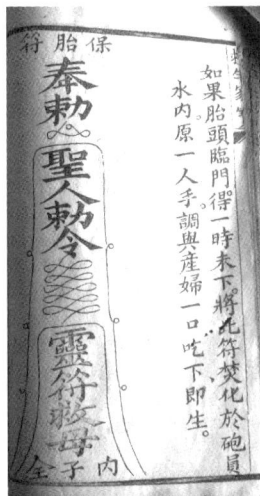

图 7-11-243　保胎符

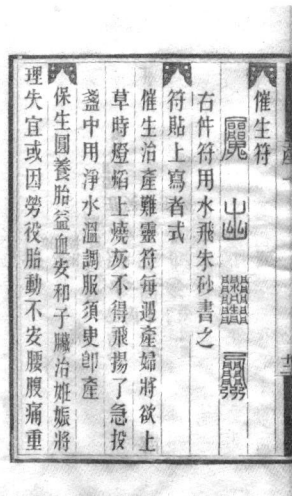

图 7-11-244　催生符

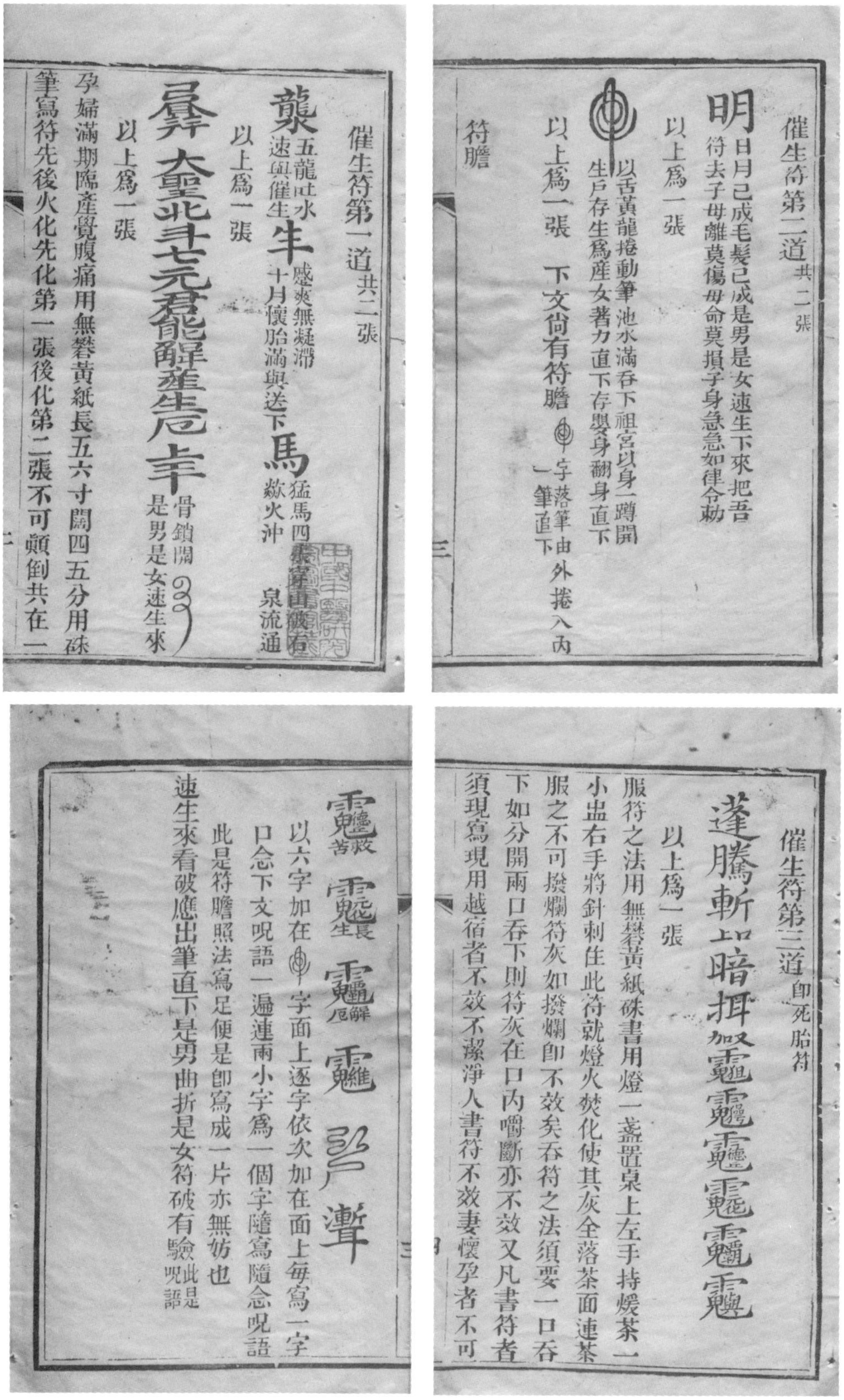

催生符第二道　共二張

明日月已成毛髮已成是男是女速生下來把吾
符去子母離莫傷母命莫損子身急急如律令勅

以上為一張

以舌黃龍捲動筆池水滿吞下祖宮以身一蹲開
生戶存生為產女著力直下存嬰身翻身直下

以上為二張　下文尚有符膽
一字落筆由外捲入內
一筆直下

符膽

催生符第一道　共二張

龍　五龍吐水速與催生
牛　感爽無凝滯
十月懷胎滿與送下馬　猛馬四　泉流通

以上為一張

昴　太螢北斗七元君能解產生厄幸　骨鎖開
是男是女速生來

以上為一張

孕婦滿期臨產覺腹痛用無礬黃紙長五六寸闊四五分用硃
筆寫符先後火化先化第一張後化第二張不可顛倒共在一

催生符第三道　即死胎符

蓬騰斬上暗摒（符文）

以上為一張

服符之法用無礬黃紙硃書用燈一盞置桌上左手持煖茶一
小盅右手將針刺住此符就燈火焚化使其灰全落茶面連茶
服之不可撥爛符灰如撥爛即不效矣吞符之法須要一口吞
下如分開兩口吞下則符灰在口內嚼斷亦不效又凡書符者
須現寫現用越宿者不效不潔淨人書符不效妻懷孕者不可

靈（六字真言符文）

以六字加在〇字面上逐字依次加在面上每寫一字
口念下文呪語一遍連兩小字為一個字隨念呪語
此是符膽照法寫足便是即寫成一片亦無妨也

速生來看破應出筆直下是男曲折是女符破有驗此是
符破有驗呪語

图7-11-245　催生万全符三道

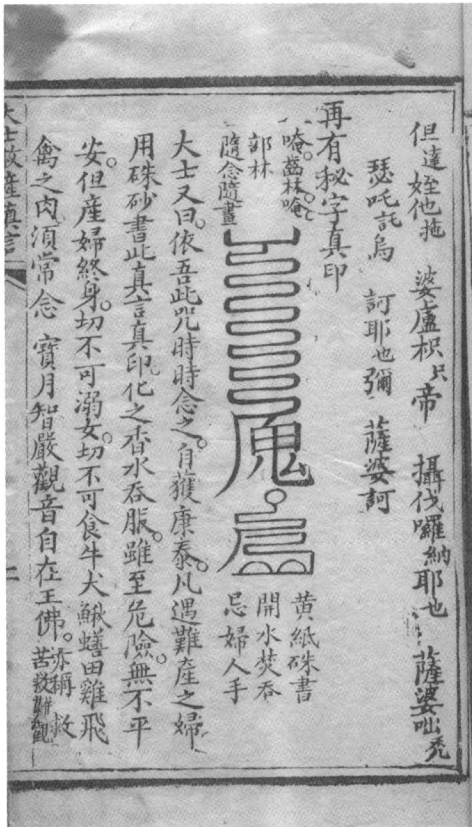

图 7-11-246 难产催生符

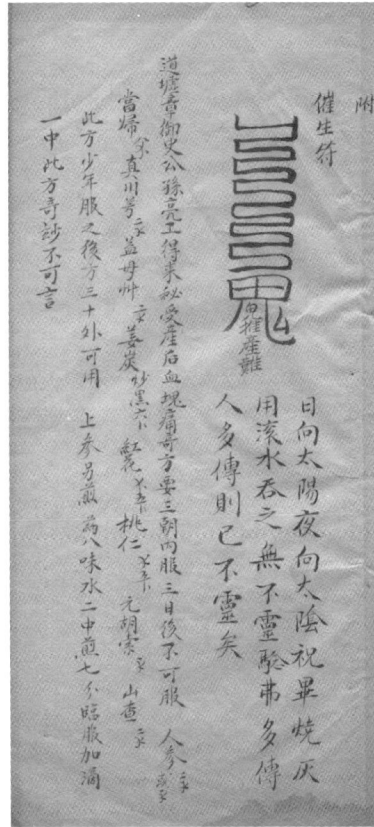

图 7-11-247 难产催生符

再有秘字真印

佢達姪他拖　婆盧枳㖿帝　攝伐囉納耶也　薩婆呵
瑟吒𠷺烏　訶耶也彌　薩婆呵
一嗡齒林噯
部林
隨念隨畫

大士又曰依吾此咒時念之自獲康泰凡遇難產之婦
用硃砂書此真言真印化之香水吞服雖至危險無不平
安佢產婦終身切不可溺女切不可食牛犬鱔鱔田雞飛
禽之肉須常念　寶月智嚴觀音自在王佛

黃紙硃書
開水焚吞
忌婦人手

附　催生符

催產難

人多傳則已不靈矣

日向太陽夜向太陰祝畢燒灰
用滾水吞之　無不靈　帶多傳

一中此方寺砂不可言

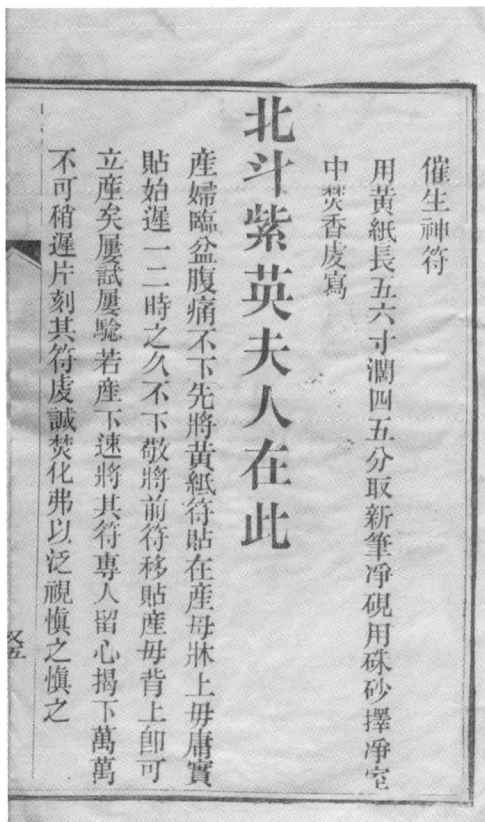

图 7-11-248 催生神符

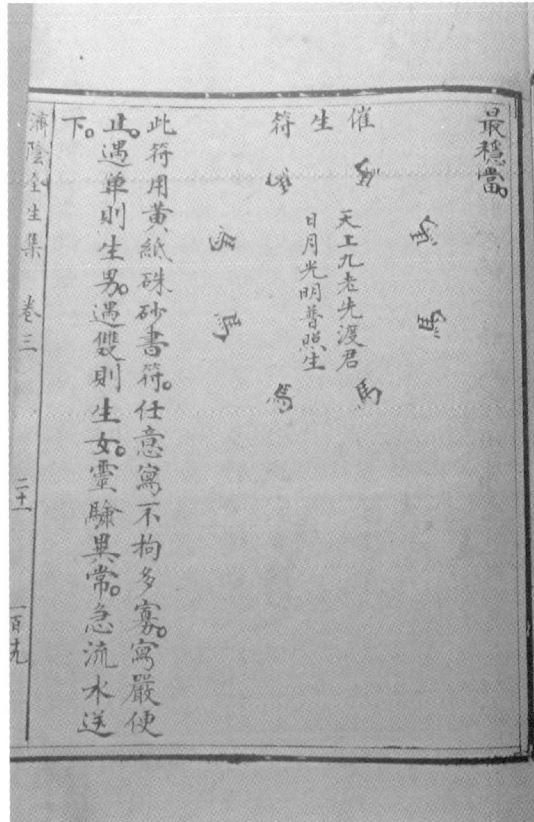

图 7-11-249 催生神咒

催生神符
用黃紙長五六寸濶四五分取新筆淨硯
中焚香虔寫
用硃砂擇淨室

北斗紫英夫人在此

產婦臨盆腹痛不下先將黃紙符貼在產母牀上毋庸實
貼始遲一二時之久不下敬將前符移貼產母背上即可
立產矣屢試屢駭若產下速將其符專人留心揭下萬萬
不可稍遲片刻其符虔誠焚化弗以泛視慎之慎之

最穩當

催生神咒

天上九老先渡君
日月光明普照生

此符用黃紙硃砂書符任意寫不拘多寡寫嚴便
此遇單則生男遇雙則生女靈驗異常急流水送
下

催生神咒宋長白

咒曰

開黃紙一條硃砂新筆畫對太陽夜對燈光衣冠正揖敬唸神咒三遍虔誠為主

催生之神衛生之靈腕骨成胎化骨成形骨速開骨速開勿傷母命勿損子胎

敬請九老仙子君日月光明普照身吾奉太上老君急急如律令

（圈內：吽，外環：馬馬馬……）

持筆於紙上中心寫馬俱挨次順圈馬字圓圈合縫不可一筆添草寫畢付與婦親人用溫水一盞持符花燭上化入水中令振婦服下即產兼能保胎並下死胎且寫符者心寫之又以馬字合縱數之便知是男是女以馬字合縱數是雙是女單是男以無代書此符者不可索謝囑主家當天謝之

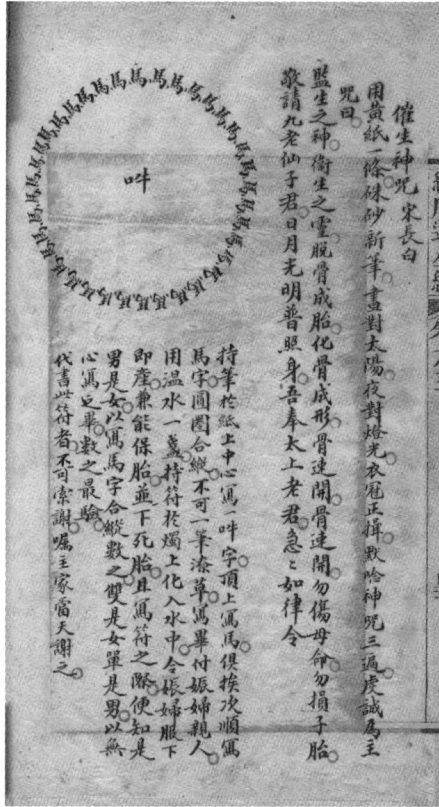

图 7-11-250　催生神咒

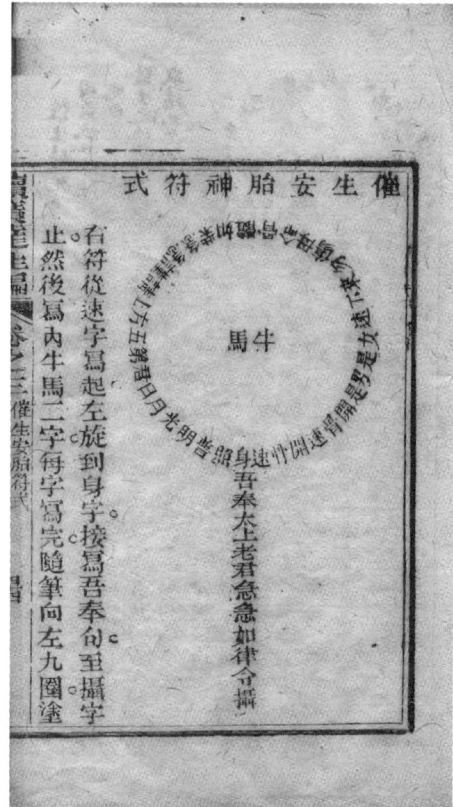

催生安胎神符式

（圈內：牛馬）

右符從速字寫起左旋到身字接寫吾奉句至攝字止然後寫內牛馬二字每字寫完隨筆向左九圈塗

图 7-11-251　催生安胎神符式

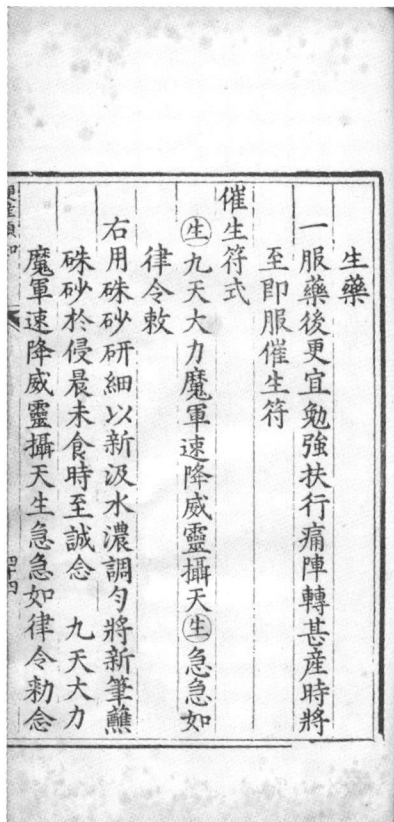

生藥

一服藥後更宜勉強扶行痛陣轉甚產時將至即服催生符

催生符式

（生）

九天大力魔軍速降威靈攝天生急急如律令敕

右用硃砂研細以新汲水濃調勻將新筆蘸硃砂於侵晨未食時至誠念

九天大力

魔軍速降威靈攝天生急急如律令敕念

图 7-11-252　催生符式

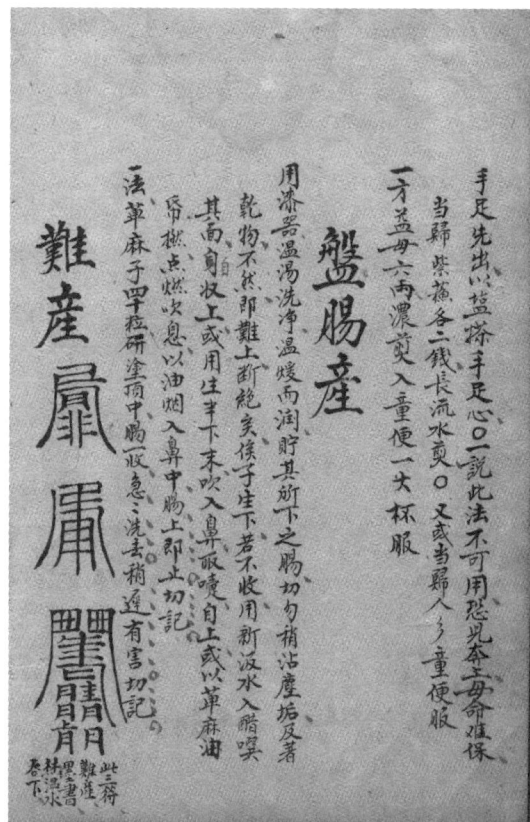

盤腸產

用滾吾溫湯洗凈溫煖而潤貯其所下之腸切勿帶沾塵垢及著乾物不然即難上斷絕矣候子生下若不收用新汲水入醋噀其面自收上或用生麻下末吹入鼻取嚏自上或以蓖麻油暈撥點燃吹急以油煙入鼻取嚏自上即止切記

法葉麻子四枚研爛塗頂中腸收急三洗去莿逆有害切記

難產（符字）

手足先出以鹽搽手足心〇一說此法不可用恐見本主每產難保

當歸紫蘇各二錢長流水煎〇又或當歸入〉童便服

一方益母六兩濃煎入童便一大杯服

图 7-11-253　治难产符三符

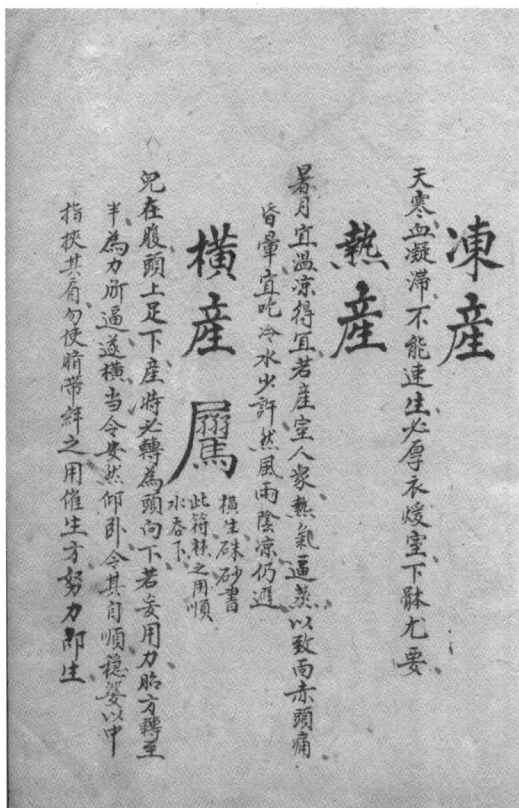

图 7-11-254　治横产符

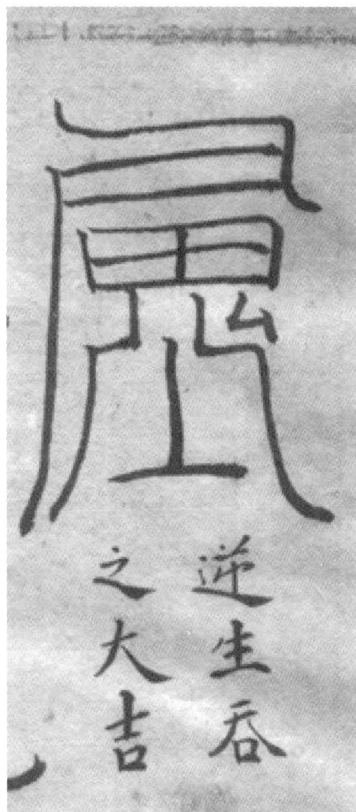

图 7-11-255　治逆生符

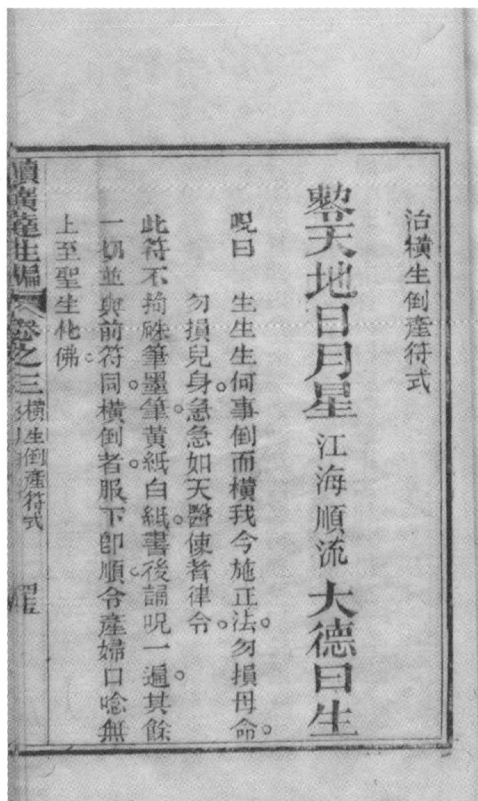

图 7-11-256　治横生倒产符式

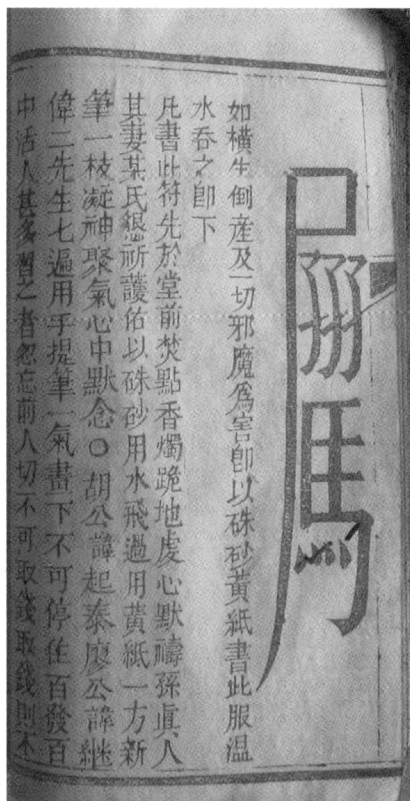

图 7-11-257　治横生倒产符

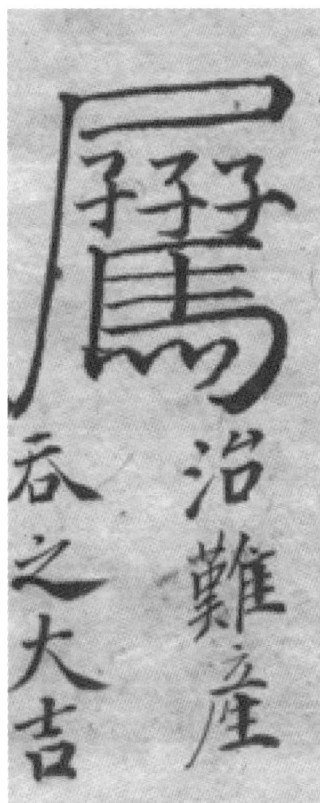

图 7-11-258　治难产符

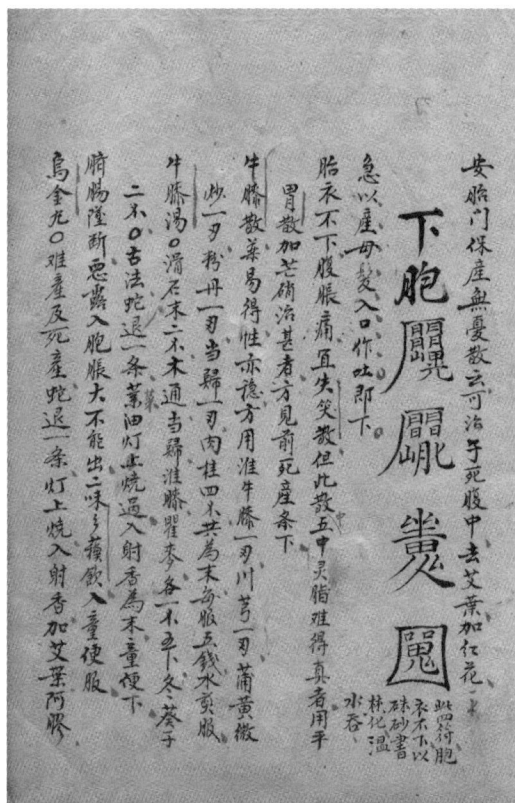

图 7-11-259　下胞符四符

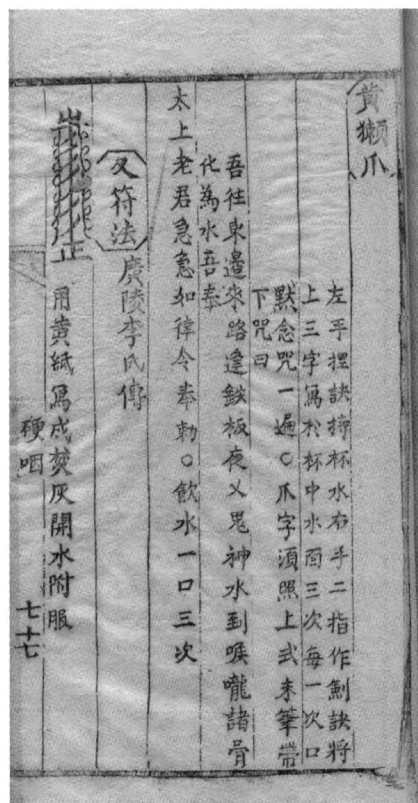

图 7-11-260　哽咽符式

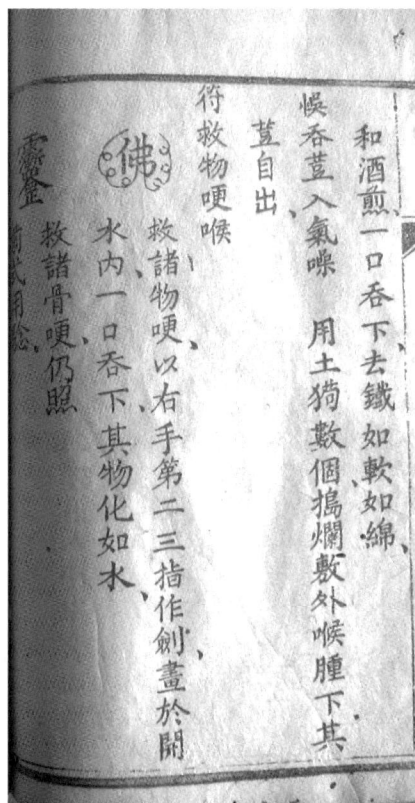

图 7-11-261　救物哽喉符 1

图 7-11-262　救物哽喉符 2

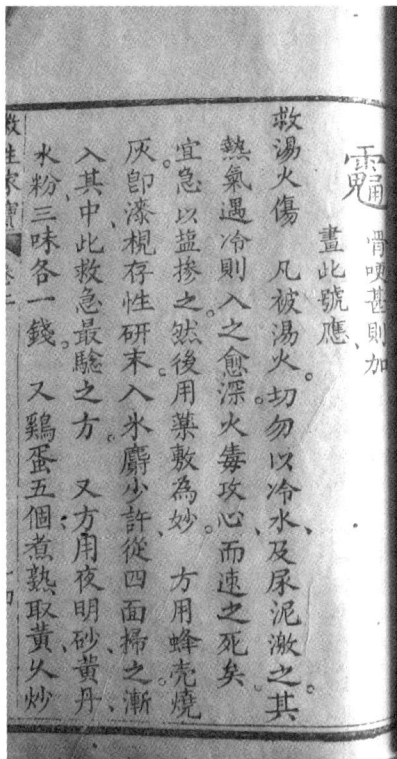

图 7-11-263　救物哽喉符 3

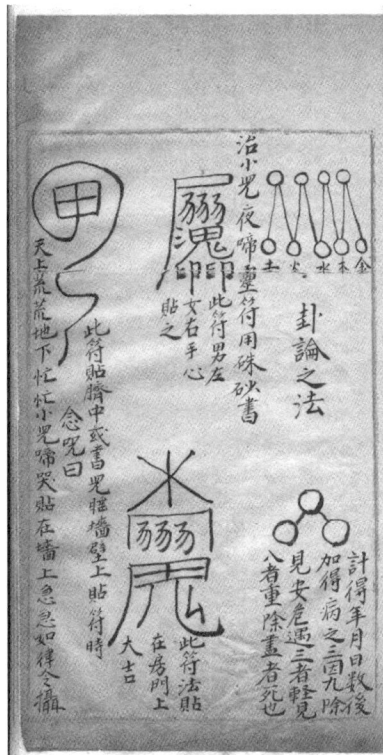

图 7-11-264　治小儿夜啼灵符 1
图 7-11-265　治小儿夜啼灵符 2
图 7-11-266　治小儿夜啼灵符 3
图 7-11-267　卦论之法

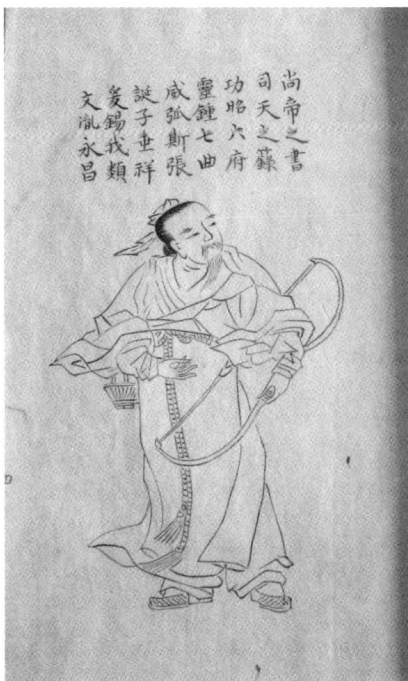

图 7-12-268　人物像

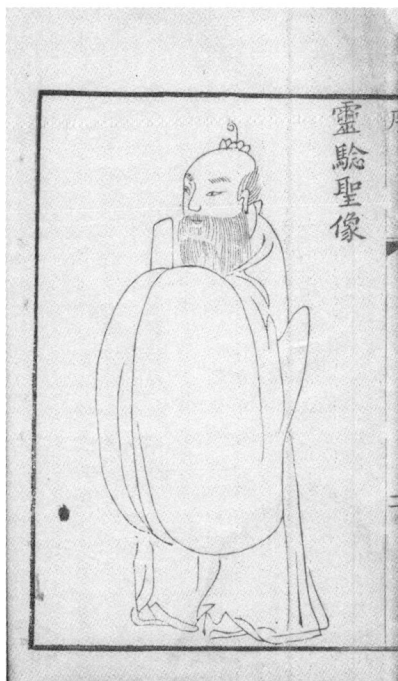

图 7-12-269　灵验圣像

（李洪晓　韩素杰）

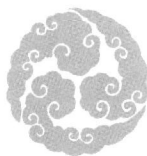

8 儿 科 类

8.1 概述

　　《中国中医古籍总目》（薛清录主编，上海辞书出版社，2007）收载1911年以前儿科类中医古籍共计724种，其中儿科通论241种，痘疹466种，惊痫17种。本项研究查阅儿科古籍587种，约占《中国中医古籍总目》儿科类古籍收载总数的81%，其中载有图像的古籍有250种，收集197种古籍中的图像总计3252幅，从数量上可以反映儿科类中医古籍中图像比例较大，图像形式直观明了，反映了中医儿科理论诊疗等多方面内容。《中国中医古籍总目》中儿科类中医古籍书名带有"图"字的古籍有以下11种：《详注足本幼科保赤心法图说》《慈幼秘诀图像秘要》《痘疹唇舌图》《痘疹图说》《痘科定形图》《痘疹金针图说》《痘形色图像》《看痘总提图目说》《痘科形图式论法》《痘疹方图药性全》《（绘图）痧惊合璧》。

　　现存最早的儿科专著是《颅囟经》，约成书于北宋元年（960），不著撰人，书名取小儿初生时颅囟未合之义。明代以后原书已佚，可见于隋·巢元方《诸病源候论》，谓："中古有巫方，立小儿《颅囟经》以占寿夭，判疾病生死，世所相传，有小儿方焉。"今本《颅囟经》系《四库全书》从《永乐大典》中辑出，有原序。《四库全书总目》称："《宋史·方技传》载钱乙始以颅囟方著名……其源实出此书。"并参证为唐末宋初人托名师巫所作。但书中没有图像。

　　现存最早有图像的儿科中医古籍是元代曾世荣的《活幼口议》，刊于1294年，现存最早刊本为明嘉靖24年（1545）叶氏作德堂刻本。书中载有墨线图21幅（图8-1-15）。取名"口议"，文字不拘一格，以议为主。熊槐序称："议证、议药、议诸氏之方，皆凿凿乎如老法吏之议刑辟，丝发不可以动移。"[1]

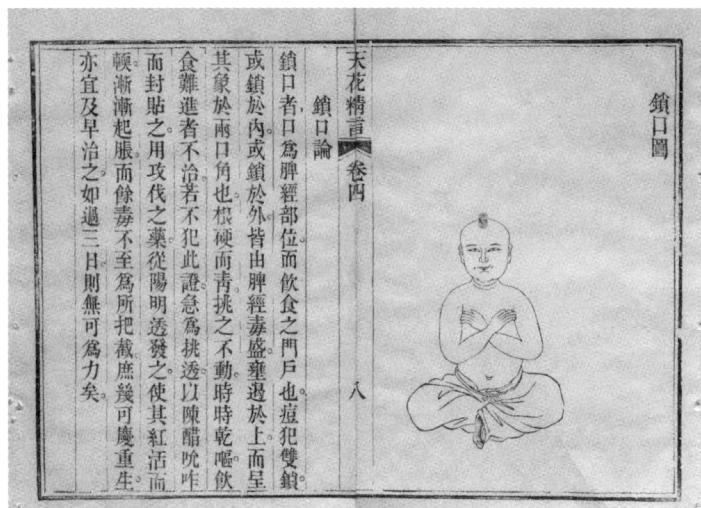

图 8-1-15　锁口图

①金·曾世荣.活幼口议.20卷.明嘉靖24年乙巳（1545）叶氏作德堂刻本

随着中医儿科学术传承内容不断丰富,明清时期儿科古籍中的图像数量不断增加,清·吴仪编的《痘疹金针图说》载图 200 幅,是本次查阅儿科古籍中收录图像最多的著作。明·全貘、陈培之述《痘轴总论》载图 113 幅,是中国古代儿科通论类著作载图最多者。清·陈汝钰撰《(绘图)痧惊合璧》是中国古代儿科惊痧类著作载图最多者,共收图 62 幅。

8.2　分类

儿科中医古籍图像内容丰富,根据图像内容分为 10 类,包括疾病图、诊断图、医疗图、器具图、脏腑图、经穴图、部位图、理论图、符咒图、人物图。分述如下。

8.2.1　疾病图

中医儿科古籍在疾病记载上内容很丰富,这是因为小儿科疾病几乎囊括了临床各科,特别是小儿急症、咳喘、痘疹。反映在图像的记载中、中医古籍图像内容中,记载较多的疾病为痘疹,这是由中医儿科历史上独特的时代状况所决定。

痘疹也称天花,中医称其为"痘疮",是一种恶性传染病,大约在汉代由战争的俘虏传入中国,古医书中的"豆疮"、"疱疮"等都是痘疹的别名。《明史》和《清史稿》有专病"豆疮"和"患痘"的记载。痘疹是古代最令人恐怖的传染病,民谚有言:生娃只一半,出花才算全。民间称出痘为出宝,视小儿出痘为过关。清代梁章钜著的《楹联丛话》记录痘神庙联云:"到此日方辨妍媸,更向鸿蒙开面目;过这关才算儿女,还从祖父种根苗。"[①]痘疹的病原,为五脏六腑秽液或皮膜筋之秽液,皆为发痘疹之毒。

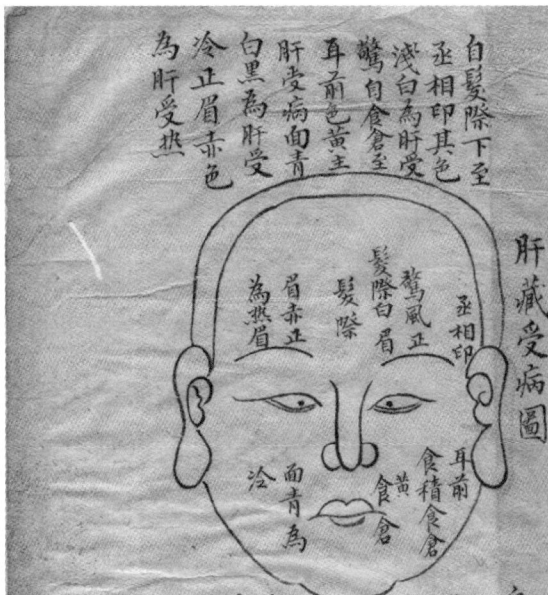

图 8-1-34　肝脏受病图

8.2.1.1　病位图

病位图是用图像描绘儿科病症在人体表象的部位。宋·阎季忠在《小儿药证直诀·序》中指出小儿"肌骨嫩怯"、"脏腑柔弱",说明小儿时期其脏腑娇嫩柔弱,尤宜感邪毒瘟疫。因此,现存儿科古籍病位图涉及小儿全身多个部位,但从疾病表现上看,较多的即在小儿惊风和痘疹类急症上。

五脏受病面部反应部位图,这是清抄本《儿科证治秘诀》中图像展现的内容(图 8-1-34)。五脏部位不同,受病的情况亦不同。如肝脏受病图,展现了自发际下至丞相印,其色浅白为肝受惊等。心脏受病图,自眉心微赤,心惊主风,下至鼻梁为恶候,太阳穴虚等。

喂养不当,或多种疾病影响,使脾胃受损,气液耗伤而形成的慢性营养不良性疾病,称疳病。宋·王怀隐等《太平圣惠方·小儿五疳论》首先将疳作为儿科专有疾病,清光绪张思济撰《小儿疳眼黄膜论》中有疳眼黄膜眼部位图(图 8-1-33),此图将眼部划分为八卦位,用图说明疳眼黄膜从坎位初起的位置,说明小儿积年失乳,气血未足,致成肝雀目失光的病位,指导治法及用药。

明清时期危及小儿生命的痘疹疾病极为普遍,而出痘是此病症的典型表现,反映在小儿面部的痘疹成为突出的表现形式,面部痘疹部位图记载了这一现象。

---

①梁章钜.楹联丛话.北京:中华书局,1987,6

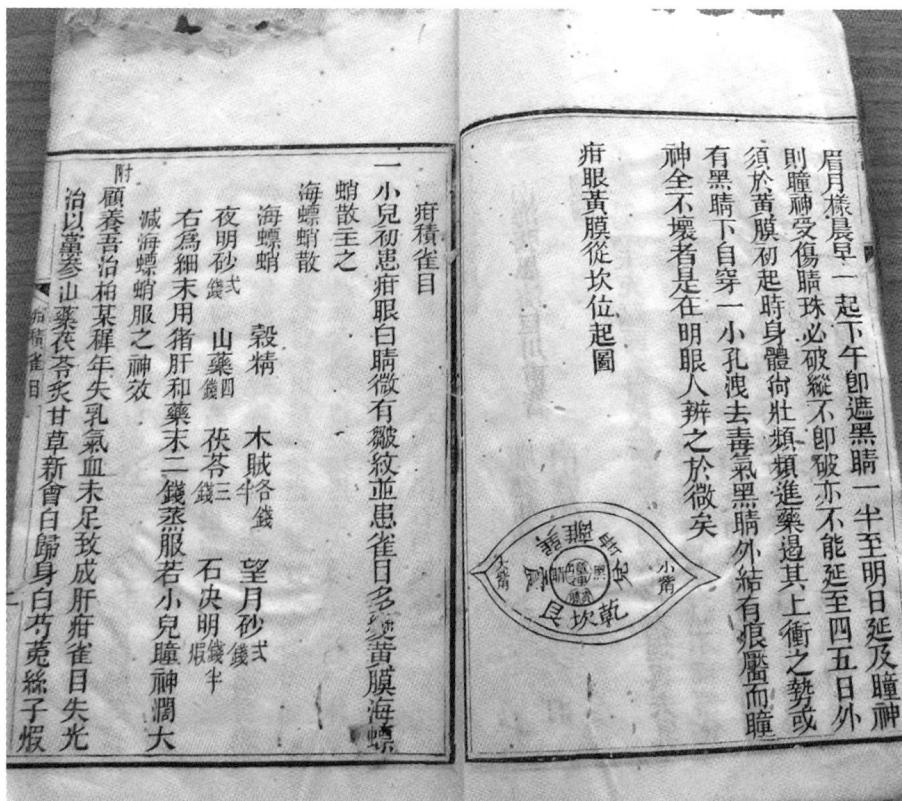

图 8-1-33　疳眼黄膜从坎位起图

清·袁句撰《天花精言》24幅痘疹部位图，生动地展现了痘疹出在小儿身上的不同位置的状况，清晰明确，如两截图，"两截者，上下俱有，而中身不见一粒，判然若截，而中分之也"；又如囊腹图，"腹者，中腕之下，脐之上，大肠之部位，中气通塞之关也。痘犯囊腹，则中气闭结，上下何以流通乎"。如前例可以看出，24幅痘疹部位图均从其发病位置的特点分析其疾病的病因，为诊断治疗小儿天花起到了指导作用（图8-1-22）。

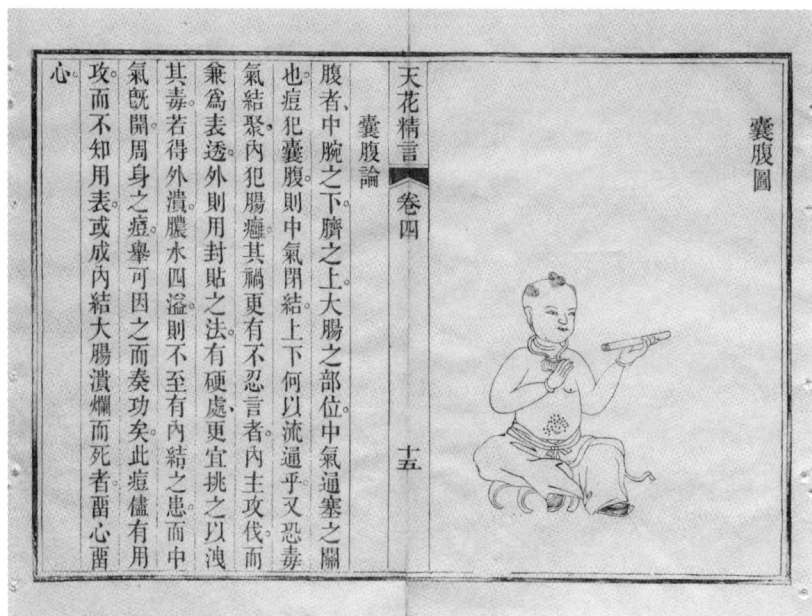

图 8-1-22　囊腹图

8.2.1.2　病形图

病形图是中医儿科古籍中的特色图像，数量最多，实用性最强，学科特点最突出。这是由于小儿难于表述身体的不适，致使医生更多地用望诊的方法诊断疾病，观察小儿患病的体表特征，从其身形、病形确定疾病的种类与发病进程，从而获得正确的治疗方案。

（1）痘形图：小儿罹患痘疹的最大特点是出现在体表的疱痘，这是患病最直观的表象。抓住其不同特点的表现，画出来显得较容易。儿科古籍中的痘形图较多，但也具有特点，可分为痘形像图、痘形符号图和痘象图。

痘形图，是痘疹在人体上的直接表现，有的痘疹发在全身，有的痘疹发在人身体某一部位，如脸部、手部、足部等。明代《新刊痘疹传心录》载有"二十八种面部痘形像图"（图8-1-263），图下有文字注释直观的说明。

明代《痘疹精义》对痘形有符号说明，并附有"二十六种痘形像图"。

清代《痘疹集成》载有全身痘形像图18种，如蒙头图、锁项图、囊腹图、抱胚图、四空图（图8-1-205），生动地勾画出痘疹出现在全身上下不同部位的情形。

清代《痘疹金镜》载有全身痘形像图17种。清代《救偏琐言》载有全身痘形象图18种，并在前有15种异形痘症图像介绍。此类图在儿科痘疹书中占有较大比例。

痘疹表现在手部最典型的图像是清代《彤园幼科》，汇总了21种痘疹在手部的典型形象及病因直观画出，如曲虫纹主停积滞、纹斜向左主伤风有汗等。清抄本《佛海庵哑科精蕴》，是以彩色图像勾画痘疹手纹，附以文字阐明疾病主症，如针形主心肝热急生风、枪形主风热生痰、鱼骨形主惊痰发热、水字形主惊风食积等（图8-1-100）。

民国抄本《痘形色图像》（1910）中用图展示痘形色共有42类，如鼠迹图、蛇皮图、抱膝图、叠钱图、环珠图、根巢无晕图、皮薄浆嫩图、痘顶顶塌陷图（图8-1-242）等，十分形象。

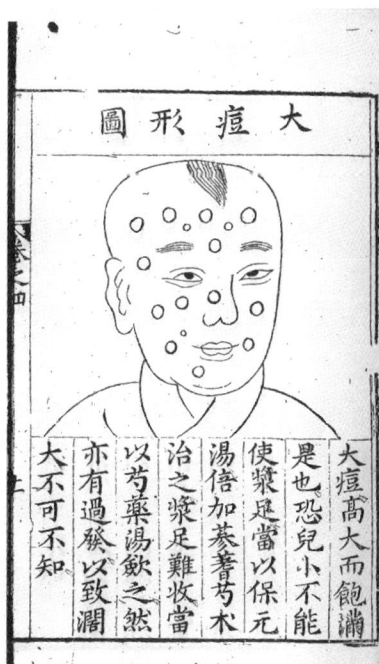

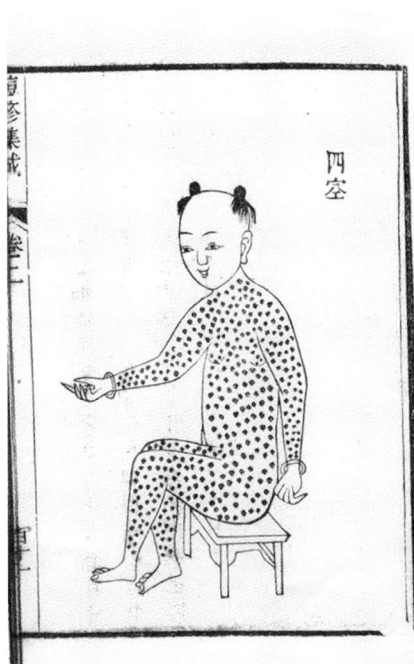

图 8-1-263　大痘形图　　　　图 8-1-205　仿精言图式圣征写 - 四空

（2）异形痘症图像：是以痘形本身形状为主的图示，多为小图，如环珠、雁形、品字等。

清代《痘疹金镜》载有异形痘症图像15种，如蟹爪、珠谷、鼠迹、鸟迹、蛇皮、履底、螺疔、紫背、环珠等。

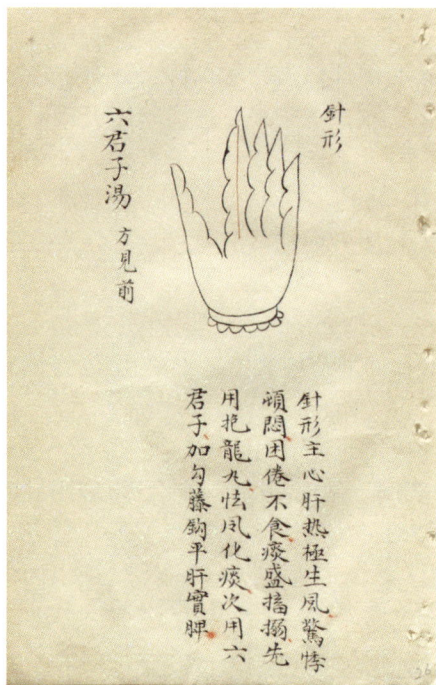

图8-1-100　手病纹彩图-针形

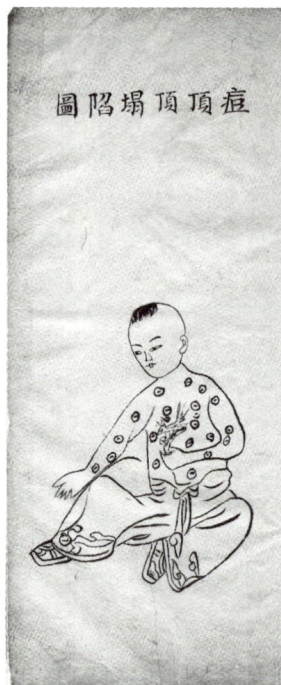

图8-1-242　痘形色图像-痘顶顶塌陷图

（3）痘象图：以图的形式反映痘疹的症候，如痘陷、中实外虚等。痘疮发红、灌脓、收靥，是由发到收的演变过程，决定着疾病的发展及预后。观察这一过程中的环节，才能把握治疗疾病的最好时机。明代《保婴撮要》所载"红斑标现之图"、"疮绽灌脓之图"、"收靥之图（图8-1-333）"，直观地看到痘疮发展过程中三个时期的形状。

清抄本《镜波秘录》有一套痘疮由出至愈痘形图，包括痘疮二日三日、痘疮四日五日、痘疮六日七日、痘疮八日九日、痘疮十日至十一日。从此图可以对痘疮发展过程有一直观的认识。

明·魏直撰日刻本《痘疹全书博爱心鉴》，较完整地图示出痘疹发展变化每一阶段顺逆险三种状况（图8-1-353），对治疗痘疹十分有益。

（4）身形图：是人的身形形态的形象刻画。清抄本《佛海庵哑科精蕴》用24幅图详细地刻画了小儿惊风不同病症的身形。以形象的身形说明其疾病的状况及病因，如挽弓惊图（图8-1-303）载："此因食饮或冷或热，伤脾胃失调理，冷痰涌于肺经，四肢向后仰上，哭不出声，两眼密闭，为挽弓之状。灯火断腹，青筋上七燋，喉下三燋，远脐四燋，鱼口穴一燋。"

8.2.1.3　病因图

中医学以阴阳五行作为理论基础，将人体看成是气、形、神的统一体，通过望、闻、问、切四诊合参的方法，探求病因、病性、病位、分析病机及人体内五脏六腑、经络关节、气血津液的变化，判断邪正消长，进而得出病名，归纳出证型，以辨证论治原则，制订"汗、吐、下、和、温、清、补、消"等治法，使用中药、针灸、推拿、按摩、拔罐、气功、食疗等多种治疗手段，使人体达到阴阳调和而康复。

中医儿科古籍中载有有关病因的图主要在痘疹疾病类中，还有关于病理的少量内容。

明·魏直的《痘疹全书博爱心鉴》二卷，载有气血盈亏图，用图表现了五内百骸周流不息，如日月之经天，潮汐之运海，枢机运行无停，而不少缓也的规律，说明了人体气血阳陷于阴，阴陷于阳的理论，生动直观（图8-1-346）。

疮已饱满如脓窠将收渐至苍蜡色有等无漦
有黄白色自放标一日为始至七日收靥至十
日收完此为正病有遷延至八九日方靥至十
五日方完亦有之但不泻渴闷乱其疮饱满无
陷手按之坚硬皆好将收时渐退红匣或疮中
收靥觉有黄蜡色或外面先靥根下皴皮男从
面收至头背女从面收至胸腹收后离肉不粘

收靥之图

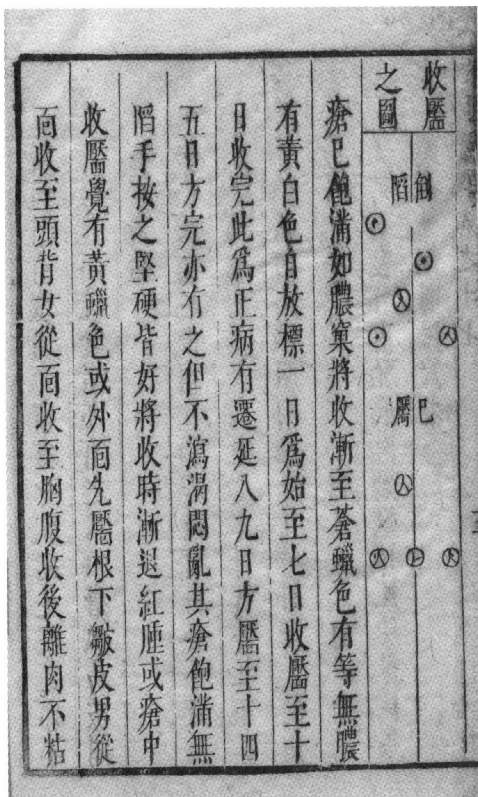

图 8-1-333　收靥之图

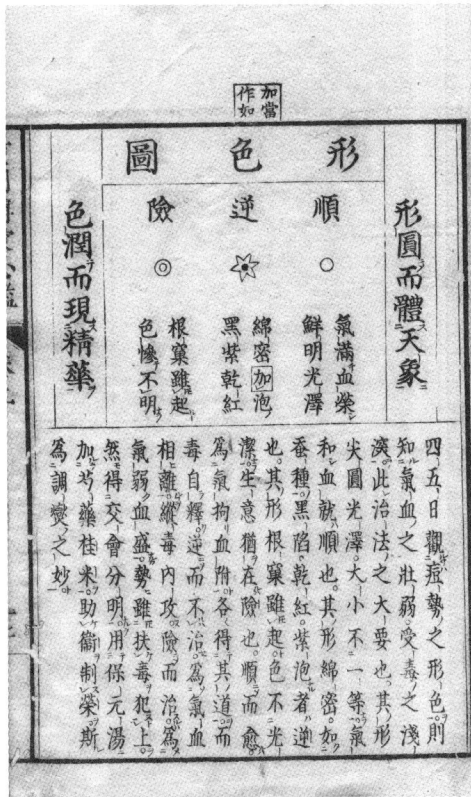

加當作如

形色图

形圆而体天象
顺。
逆✿
险◎
色润而现精彩

顺　气满血荣　鲜明光泽
逆　绵密跳起　黑紫乾红
险　根窠跳起　黑紫乾红

图 8-1-353　形色图

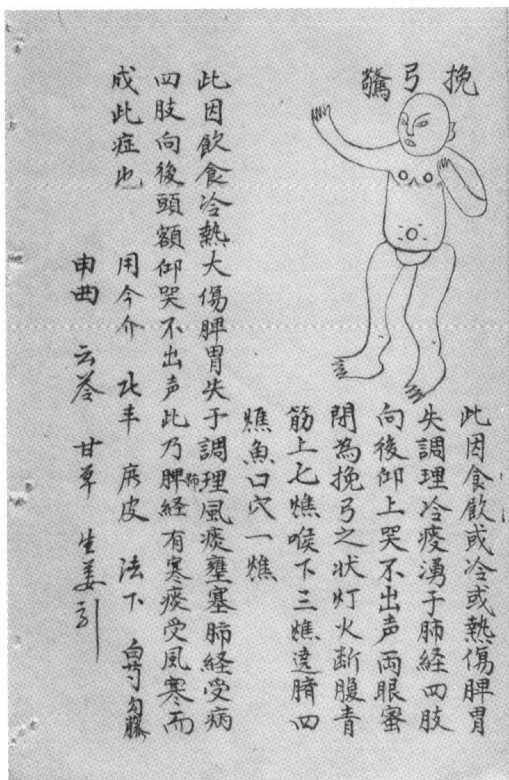

挽弓惊

此因饮食冷热大伤脾胃
四肢向后头额仰哭不出声此乃脾经有寒痰受风而
成此症也
用今介　北辛　床皮　法下　白芎勾藤
申曲　云苓　甘草　生姜引

此因食饮或冷或热伤脾胃
失调理冷痰涌于肺经四肢
向后仰上哭不出声此乃
闷为挽弓之状灯火断腹青
筋上七燋喉下三燋遶脐四
燋焦鱼口氏一燋

图 8-1-303　挽弓惊图

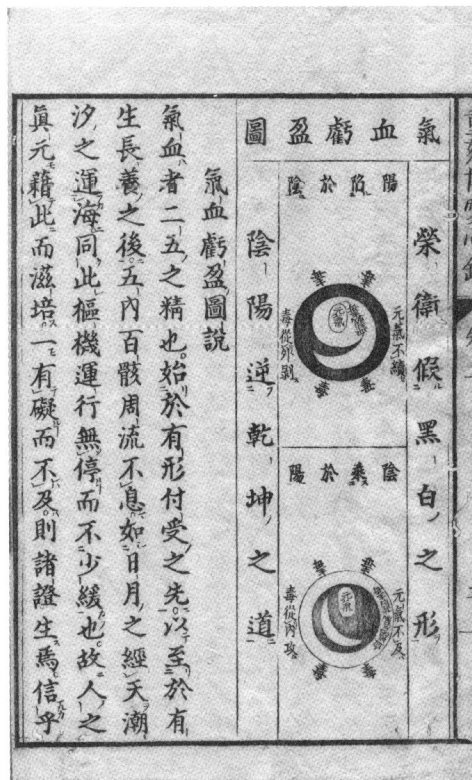

气血亏盈图

荣卫假黑白之形
阴阳逆乾坤之道

气血亏盈图说

图 8-1-346　气血亏盈图

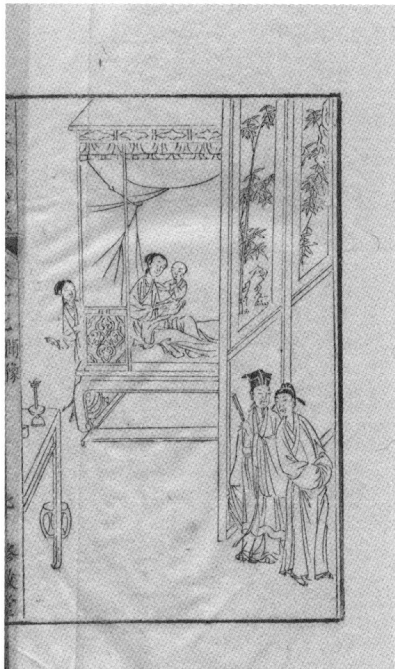

图 8-2-456　闻像图

8.2.2　诊断图

诊断疾病图像是中医儿科古籍中的特色图像，数量较多，实用性强，学科特点突出。

8.2.2.1　四诊图

最典型的儿科著作四诊图载于明·朱惠民撰《痘疹传心录》四诊木刻图（图 8-2-456）。四诊图包括：望诊图、闻诊图、问诊图、切诊图，分别表达用望、闻、问、切诊断小儿疾病的内容，不仅直观，而且具有时代风貌，十分生动。从文字解释中可以看出，儿科四诊主要是望五色，闻啼哭，问父母，切脉用一指三关。

8.2.2.2　望诊图

望诊在儿科诊断中意义极大，儿科古医籍文献针对小儿的特点，尤其突出在观察小儿身体某部位颜色、形状、斑纹的变化上，以助对疾病的诊断。如观察小儿面部五官色斑、手部脉纹及痘疹形都是独具特色的小儿疾病诊断方法。

（1）望面色：清代《活幼指南全书》云：大凡看治孩童，务先察面色。望色诊病在临床诊病中有重要价值，被历代医家普遍重视，早在 2000 多年前的《黄帝内经》中就有望色诊病的详细记载。如《素问·阴阳应象大论》说："善诊者，察色按脉，先别阴阳"，《素问·五藏生成篇》中描述了五脏常色、病色、死色的具体表现，《灵枢·五色》则详细记述了面部分候脏腑的部位。

中医古籍中的小儿面色图可从面部上相应的五部、五色了解五脏的病变。"头额天庭属心、下颏地角属肾、鼻准属脾、右颊属肺、左颊属肝"为五部；"肝病多青色、心病多赤色、脾病多黄色、肺病多白色、肾病多黑色"为五色。图示清楚地表达了小儿疾病的症候，显青色多为惊风，显红色多为大热，显黄色多为伤脾伤湿伤食，显白色多为虚寒，显黑色多为疼痛多危恶。从小儿面部气色的变化便可测知疾病的新久和预后。如五色鲜明的多是新病易治，五色晦浊多重而难愈。小儿面色图对诊断小儿疾病起到了重要作用。

明代的幼科著作中面部色诊图较多，说明这种诊断方法已经普遍应用。明代《保婴金镜录》面部见色主症图，明代《活幼便览》面部五色之图，明·万全《幼科指南》中的面部色分部位图，都是通过面部主症部位的颜色诊断五脏疾病的代表图。

清代《幼幼集成》的面色部位图线条清晰，清代《医宗说约小儿科节抄》中的面部五色五方图勾画细腻，加以色彩填涂，反映了面部色诊图的进步。

面部吉凶图在痘疹著作中大多存在，可以得知此图为痘疹诊断的必要途径。清代《痘证慈航》有面部吉凶图，清晰细致勾勒出面部吉凶位置，以供诊断辨别。清代《痘疹萃精》面部吉凶图（图 8-2-501）、《痘麻医案》面部吉凶图等均反映了同样的内容。

明《小儿痘疹释难》的面图，所要说明的是：观部位可知轻重，察颜色以辨吉凶。并附有头面部位吉凶歌。

儿科著作中用于看面部诊断的面部之图数量较大，察面色以辨吉凶，如《朱氏实法幼科（朱氏幼科）》《痘麻医案》面部吉凶图。

面部望诊图，还可以表现从脸上特定的部位的表象观察五脏状况。明代《活幼口议》就有面部与五脏、命门的相应图，通过两者结合观察诊断，可对某一个脏器疾病做准确的辨别。

（2）望舌：清抄本《贯一堂痘家普济秘要》有看舌法图 1 幅，辅以文字说明舌面形成云白舌、红润舌、沿白舌、黑碎舌、红活舌、舌心黄舌、紫赤舌、舌光心有疔舌等情况的预后。

（3）望耳斑纹：耳斑纹可以提示疾病的状况，这在儿科古医籍中也有一些图示，以表述的更加清晰。

　　清抄本《贯一堂痘家普济秘要》有看耳法图1幅,明确地绘出五脏在耳上的部位,附有验耳后筋纹歌(图8-2-528),可通过五脏不同部位的不同筋纹来诊断疾病吉凶。

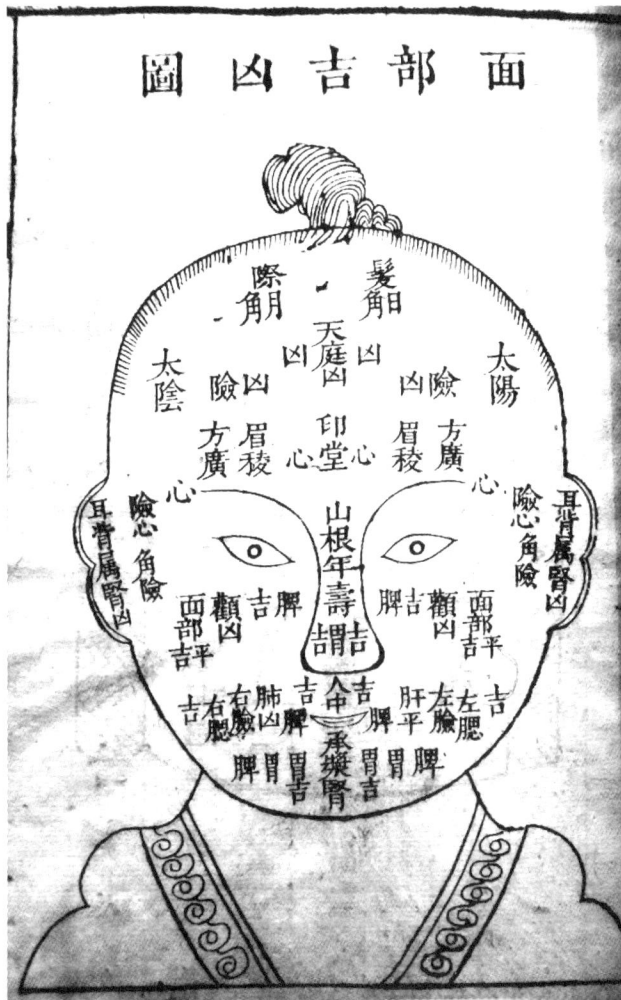

图 8-2-501　面部吉凶图

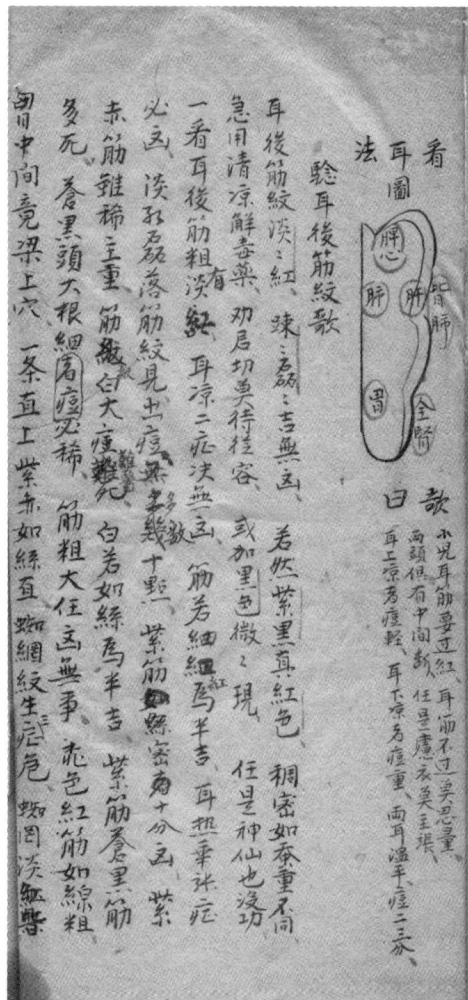

图 8-2-528　看耳法图

　　清代《痘科秘传》有秘传耳筋看法图,也是看耳筋形状吉凶皆知的诊断图示。

　　清抄本《医书纂要幼科》绘有九种耳斑纹,以图纹形、颜色,帮助辨别痘疹先出现的部位、病情、症候、及其预后情况。

　　(4)望眼中斑纹:明代《济世幼科经验全方》有望眼辨痘势图,可根据眼中的斑纹辨别出痘的病势。明代《博集稀痘方论》亦有据眼白珠红、白珠上青黄点、小外眦红诊断病症。如眼小外眦红,可辨为色赤心火炎水下,其候防痘入眼。发热已二日,先出右脸,稠密不分,无浆倒面而死也。

　　清抄本《医书纂要幼科》绘制了十种图像,对眼上斑纹与疾病的关系的描述十分细致,如眼黑珠带黄斑、眼下疱青纹、眼黑睛少白睛多、眼大眦常见紫赤者、眼白珠常红等,对小儿痘疹眼部变化提供了明确的诊断标准。

　　(5)望手虎口三关:关于望手虎口三关,是传统医学诊断小儿疾病的重要遗产,明·龚廷贤在其《寿世保元》中对望手虎口三关有精辟的总结:"夫小儿三岁以下有病,须看男左女右手虎口三关纹理。两手食指本节为风关。中节为气关。第三节为命关。其纹曲直不同。如纹只在本节。病易治。透过中节则病重。过第三节则难治惊则纹青。淡红则寒热在表。深红必主伤风痘疹。纹乱则病久。纹细则腹痛多啼。乳食不消。纹粗直射指甲。必主惊风恶候。纹黑如墨。必困重难医。此乃神圣工巧之一端也。"

　　虎口三关指掌图是古代儿科文献中小儿望诊的重要内容,是我国古代应用于小儿诊病重要的方法。虎口,又手处是也。小儿手部望诊独具特色的是虎口三关图,虎口三关指风关、气关、命关,它通过望小儿指掌虎口三关颜色与脉纹的变化，可诊断出小儿疾病的势态。

明代《补要袖珍小儿方论》中虎口三关指掌图，清楚地勾画出形状部位。

明万历《保婴撮要》收有虎口三关十三指形图，十三指形是：流珠形、长珠形、环珠形、来蛇形、去蛇形、弓反外形、弓反里形、枪形、鱼骨形、针形、水字形、透关射指形、透关射甲形。明嘉靖《生生直指》所载虎口三关十三指形与《保婴撮要》完全相同。

清代《小儿全科》中的虎口三关指掌图，从望色上表现诊断的重要性，强调虎口三关脉纹紫色热，红色寒，青色惊，白色疳，黑色中恶。并将三关脉纹分为 24 形，分别说明各脉纹主病及预后。同时，书中还分别绘有左手三关形图、右手三关形图、三关纹形之图。特别是"反弓有二反图"，强调了三关反弓形纹曲向大指，名曰反外曲；向中指名曰反内曲。向外男子顺，向里女子顺。

清代抄本《幼科增补折衷》描述了虎口三关脉纹图与手指脉纹八段锦图。手指脉纹八段锦是表现在三关上的脉纹，每种脉纹主症不同，在不同关上病势亦不同。如环形脉纹，主疳积吐逆。风关如环，主肝脏疳有积聚；气关如环，主疳入胃，吐逆不治；命关如环难治。此书中还有惊风握拳图、看手指察病顺逆图。

惊风握拳图表述的状况也有不同，清代《小儿全科》中的惊风握拳图，表明小儿惊风握拳大指于内者，女为顺，男为逆；大指于外者，男为顺，女为逆。大指即为拇指。清钱梦雄抄本《陈叶两氏秘要小儿科》中的惊风握拳形图还补充了义指图，大指于食指与中指中，并说明握拳义形男女皆凶，惊风若此，必死之症。清《慈幼大全》根据惊风握拳图，以惊风辨歌总结小儿惊风病情的男女不同手形，"五指稍头冷，惊风不可当，若逢中指热，必定是伤寒，中指独自冷，麻痘正相传，女右男分左，教君仔细看"。

（6）望痘疮：小儿痘疹发生演变的状态没有比用图的形式说明表现更直观的了，清·叶向春《痘科红炉点雪》以 30 余图，把痘疹的状态种类描绘出来，为诊断痘疹的属性提供了依据。

清代《痘症精言》有"痘出犯穴二十四症全图详论"，对痘疹侵犯的人体某部位以图直接描绘后附以图论，进行了证候分析。还有小形恶症十种图帮助辨认痘疹。

痘疮发红、灌脓、收靥，是由发到收的演变过程，决定着疾病的发展及预后。观察这一过程中的环节，才能把握治疗疾病的最好时机。明代《保婴撮要》所载"红斑标现之图"、"疮绽灌脓之图"、"收靥之图"直观地看到三个时期痘疮的形状。

8.2.2.3　三指诊候图

依据小儿手指诊病应首推面部三指诊候图，根据小儿无名、中、食指在医者额首特定部位上的冷热度诊断病情，是针对小儿无法表达病情时使用的一种经验诊断法。清代《济婴撮要》的面部三指诊候图（图8-2-459）清楚地说明了如下理论："小儿半岁之间有病，以小儿名、中、食三指试按医者额首眉上发际之下。若三指俱热，感受风邪，鼻塞气粗。三指俱冷，感受风寒，脏冷吐泻发惊。若食、中二指热，上热下冷。名、中二指热夹惊之候。食指热，胸隔气满，乳食不消。"[1]

8.2.3　医疗图

我国医疗技术的历史与人类社会的历史一样悠久，在人类不断战胜疾病的历史发展中，医疗手段也得到不断的进步。中医儿科学防治疾病的主要手段也是中医传统的中药、针灸、推拿等疗法。古

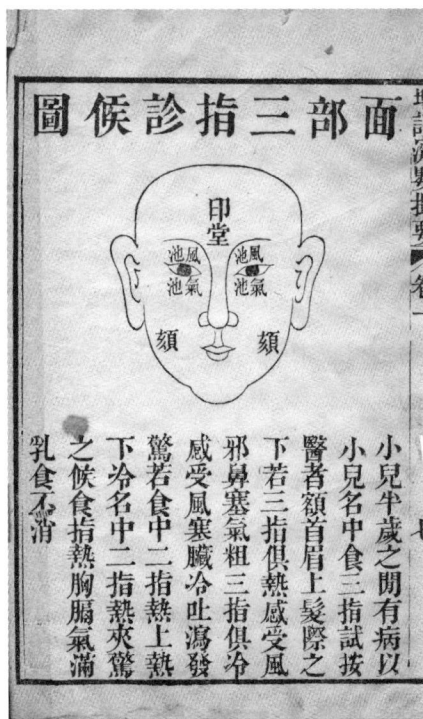

图8-2-459　面部三指诊候图

---

①吴灿编．济婴撮要．清嘉庆3年戊午（1798）刻本．

代儿科常见病为惊、痫、疳、痢、火丹、天花等，根据小儿脏腑柔弱、易虚易实、易寒易热的理论，在对待小儿疾病的治疗上，理论与方法不断完善，并具有独特性。温病大家吴瑭著有《温病条辨·解儿难》，认为小儿具有"稚阳未充，稚阴未长"的生理特点，"易于感触，易于传变"的病理特点，"稍呆则滞，稍重则伤"的用药特点，所以治疗上更注重调护摄养，使其元气充盛。古代儿科文献中的图像能反映出这个特点，如脐风灯火十三燋、小儿推拿法图等都是典型的以护养为主的治疗方法。

8.2.3.1　疗法图

（1）治疗穴位穴道图：治疗穴位图指用绘图标明治疗部位。儿科治疗图有着时代特色，与当时的疾病病种紧密相关。

用图像记载治疗具体疾病的穴位。有些穴位名称与十四经脉传统穴名相同，有些穴位名称不同，如清代光绪《（重订）邱赵牛痘书》中手少阳三焦经图中的消烁穴、清冷穴。

清抄本《孩儿药》绘有手掌正面背面图 3 幅，每图所标穴位，都有对应疾病，提出主症及用治方法。

清代光绪《保赤良方》有种牛痘穴分图，以圆点标注人身体穴位，并以延伸线对其取穴尺寸注文："消烁穴，去肩头四寸；清冷渊穴，在肘上二寸"，并注释："此图按铜人图尺寸，孩儿大小不等，亦因此类推"。三焦经穴分背面图，从穴道定取穴位置。

有与十四经脉传统穴名相同穴位与部位名称同用，如清代光绪《保赤良方》有脐风灯火穴图（图 8-3-611），图示穴位有人中、承浆、少商，图示部位名称有囟门、眉心、脐轮。

除上述所列外，在《彤园幼科》《济婴撮要》《医学精要》《慈幼便览》《续医宗摘要幼科》《孩儿药》《保赤须知》《保婴遂生编》等明清医著中均有相似图。

图 8-3-611　脐风灯火穴图

《小儿症治》载华佗流传二十大穴图，部分穴位还标注作用，如曲尺逐风、太阴醒神、肩井发汗、涌泉止吐、走马止惊等。

清代《幼科铁镜》有合骨虎口二穴图。

明代《小儿诸经等症》有周身穴图、背上穴图、炙灯火穴图、左穴同右穴图，用于指导下面的推拿手法路径。

用绘图标注人体各穴道部位及名称。儿科类穴道图特点：一是用于治疗具体疾病时参考核对所选穴位，二是专用于指导观察痘疹在脉道出现的情况。

清代《幼科铁镜》有较丰富的穴道图，如身面图、身背图、背面图、手掌正面形、手背正面图、足图。

清代《痘经》卷三有人身正面之图，用女重胸图说明人身任督二脉原合一体，谓任督尤天地之有子午也，至重也，从而引申到痘症的发展演变路径。

此类图还存在于明代《袁氏痘疹丛书》、清代《抱乙子幼科指掌遗稿》、清代《诚求一得》等古代儿科著作中。

（2）种痘方法图：儿科治疗图还反映在对当时最威胁儿童生命的疾病痘疹的治疗上，主要是种痘方法的图示。清代同治《引痘条约合梓》的种牛痘穴分图用于指导种痘穴位。

清代《（重订）邱赵牛痘书》有部位痘形刀簪图说，图示集种痘部位、种痘刀具、执刀方法、痘形图四种图，完整地说明了种痘的方法及过程。

8.2.3.2　灸法治疗图

古代儿科医籍的记载中，灸法是一个常用的治疗方法，主要用于治疗小儿惊风等疾病。从此类治疗

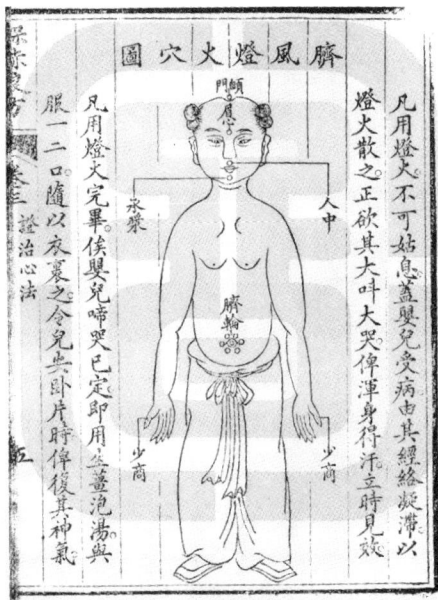

图的内容上看，脐风灯火灸图是一个突出的内容。

明代《济婴撮要》载身面全图与身背全图，由图示介绍元宵灯火灸的方法。元宵即是用灯芯蘸香油点着即吹灭用着的红头灸，以元宵灯火灸的方法灸囟门、眉心、人中、承浆、两手大指少商、脐心、脐轮共十三燋治疗脐风；灸囟门、眉心、脐心、脐轮、合谷、鞋带共十五燋治疗惊风。而在身背全图上，尻尾灸治久痢、灯火式治瘰病、灸治勤疟穴、惊痫起死回生灸穴等，都绘制的十分清楚。

这类图在儿科古籍中收载较多，如明抄本《幼科金鉴》、明代《医学精要》、明代《幼幼集成》、清代《保婴遂生编》、民国元年《续医宗摘要》等，多有与脐风灯火燋图相关的内容。

清代《保幼须知》有附揉燋诸穴图，附歌一首是对脐风灯火十三燋治疗功效的肯定：三朝七日眼边黄，便是脐风肝受伤。灯火十三能起死，回春只此是仙方。

并文字旁注："脐风灯火囟门、眉心、人中、承浆，两手大指甲上名少商，脐轮及脐心共十三燋，有起死回生之功。"

8.2.3.3　推拿治疗图

根据小儿的形体、生理、病理以及特定穴位的形态位置等特点，专用于防治小儿某些病证的推拿方法，称小儿按摩。关于小儿推拿，1973年中国湖南长沙马王堆出土的西汉帛书《五十二病方》中即有这方面的描述；晋代葛洪的《肘后备急方》治卒腹痛方法中介绍了捏脊法；唐代《备急千金要方》中有膏摩防治小儿疾病的方法；宋代《苏沈良方》记载用掐法治疗脐风撮口等证。明清时期，推拿疗法在儿科中得到了广泛的应用，并发展成为小儿推拿专科，逐渐形成了具有特色的专门体系，这一时期出版了近30多种小儿推拿专著，介绍了小儿推拿治疗儿科疾病的独特方法，而书中所附的推拿图直观地为小儿推拿术做出展示，独具特点，如推三关手法，提示：三关者，发汗行经络。

清抄本《保婴摘要》有一套小儿推拿法图秘诀，用治小儿病体沉重，不知人事。此套图为：推二龙戏珠、推小三关、推大三关、推二扇门、推大肠经、推心经劳宫、推小横纹、推虎口、推天门入虎口、运八卦、推清天河水、水里捞明月、推肺经、分阴阳、补脾土、推脾土、推四横纹、运五经、补肾水、二人上马、推肾水、推板门、推肿肘、推顺气、黄蜂入洞、二人上马、推威灵穴、推精灵穴、运水入土、打马过天河、九转三回、飞经走气、清补、运土入水、按弦走搓摩、寒热，按照每个图的手法，加以文字提示，即可清楚地操作。如推四横纹手法，"凡推四横纹，用己左手拿住小儿四指，将己右大指自小儿小指根上掌弦，推过食指根掌弦尽处止"（图8-3-635）。

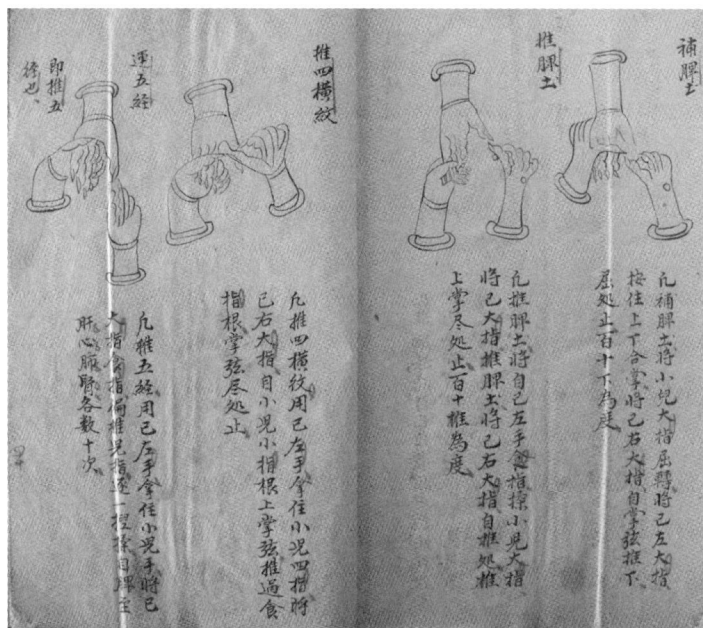

图8-3-635　推四横纹

民国初年抄本《小儿症治》有用于指导对小儿实施推拿术的全身穴位面图、手掌正面图、左足图、合骨虎口二穴图、身背全图。此外多幅推拿手法图对图示的临床指导作用展现的十分鲜明。

还有针对某些小儿疾病治疗推拿术图，如清膈去风化痰法、肚疼水泄治法、小儿热盛惊搐化痰治法等，说明了推拿术对小儿疾病简便易行的特殊方法与疗效。

8.2.4　器具图

器具图指用绘图如实描绘医疗器具形状，有些图还绘出器具用法。古代儿科类器具图基本体现在明清牛痘接种技术中。

牛痘接种法源于英国医生詹纳的发明，他将挤奶姑娘尼尔姆斯手臂上感染 14 天后的牛痘疱疮浆液挤出一点，把它"种"在 8 岁健康男孩菲浦斯臂上用针划出的两道约 2 厘米长的浅痕上。从第 4 天起，浅痕上出现丘疹、水疱、脓疱、结痂和脱痂等一系列典型的初发反应。为了验证效果，再给他接种人痘，竟未出现任何天花病征，这是人类史上人体牛痘接种的首次成功试验。后改用患牛身上的脓疮浆，最后改用牛痘接种者的痘痂，经数十例试验，都取得了同样的免疫效果。1805 年，牛痘接种法传入中国，一直持续到 20 世纪下半叶天花扑灭为止。所以这一时期的痘疹医著中，增添了种痘刀式及种痘施术用具的图示。

明代《引痘条约合梓》有种痘刀式（图 8-5-696）、执刀式图。

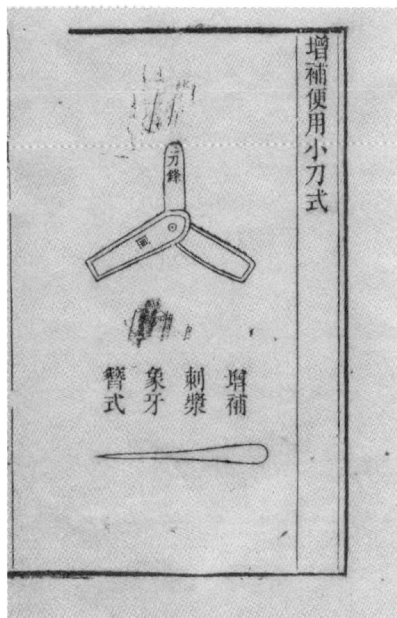

清代《牛痘诚求》亦有类似的种牛痘刀尺牙簪图式与种牛痘执刀式图。

清代光绪《保赤良方》有学执刀式图，旁以文字阐明执刀种痘方法要点："学习刀法，以竹纸数层，逐日以刀尖挑演，熟而精之。无论轻重仓卒间，不使第二层纸稍损，斯技成矣。"[①] 图文并举，对掌握此技意义重大。还有种痘刀式图，不仅用图展示刀的形状，而且以文字强调刀的质地、尺寸、形状："刀以纯钢为之，长寸余，宽二分，其形如剑，须磨到极薄极利，外用明角作匣，两面夹起。"研匲箸式图对器具的质地用文字强调："用象牙为之，约长二寸，或柳木为之亦可。"清代《保赤良方》亦有学执刀式图、种痘刀式图和研匲箸式图。

明代《引痘集要》种牛痘刀式图与前相同，但有增补便用小刀式及增补刺浆象牙簪式图（图 8-5-701），增补点浆执刀式图，是对文字解说的直观展示。还有增补藏干浆水晶盒水晶瓶式图，具有医药文物考证价值。

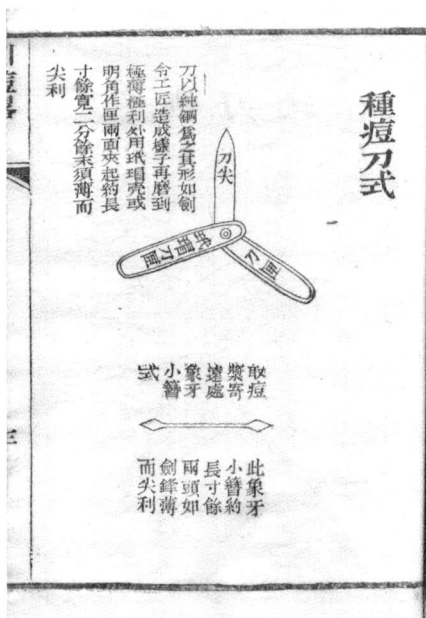

图 8-5-696　种痘刀式　　　　　　图 8-5-701　增补便用小刀式

---

①寄湘渔父.保赤良方.清光绪 9 年癸未（1883）刻本尊溪山馆藏版

清代《养儿宝》有旧种痘刀式图，讲究刀尖锋利，又有改种痘刀式，讲究剑锋圆末，宜照针灸法制之，是避免发刀痕之假症。

清代《牛痘新书》刺浆用针区别于其他象牙小簪式图的传统模式，用玻璃针独具特色。另有赤金针图，形同针灸用针，图旁注有"针把以丝绕之"，并谓"病浅刺金针"（图 8-5-714）。

从以上各种图例可以看到，我国古代儿科类器具图基本体现在明清时期牛痘接种技术中，从种痘刀式图、执刀式图可看出，各时期各图内容大致相同，刀型及用法基本一致。

8.2.5　脏腑图

清·侯功震《痘疹大成》载有一幅人体脏腑器官解剖图，对各个脏器部位有清晰的描绘（图 8-7-718）。从此图的基本形态看，源于题元·滑寿撰、明·吴昆校、清·魏玉麟重刻的 4 幅木板刻印挂图，分别为正人明堂图、伏人明堂图、侧人明堂图、脏腑明堂图。现存乾隆四十七年刻本。此图基本上与其中的脏腑明堂图同，旁有文字作详细的注明：脑者髓之海，诸髓皆属于脑，上至脑，下至尾骶，肾主之也。两乳中间名曰膻中，为气聚之海，能分布阴阳，不可损也。膈膜在心肺之下，肝肾之上，周回相隔如幕，以遮浊气，使不熏蒸上。阑门在大小肠之间。津液渗入膀胱，滓秽流入大肠。溺之所出，精之所施。摇心旌则欲动，命门三焦之精从此泄矣。人之五脏、六腑、百骸、九窍、脉络尽皆贯通，节节相续，无有间断，今画其大略使观者便览。心系六节，肾系七节，七节之旁有小心系，小心系者命门也，由下而上六七节也，肾系十四节。

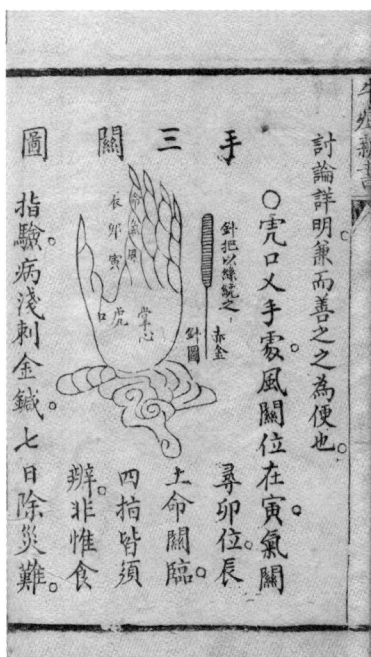

图 8-5-714　赤金针图

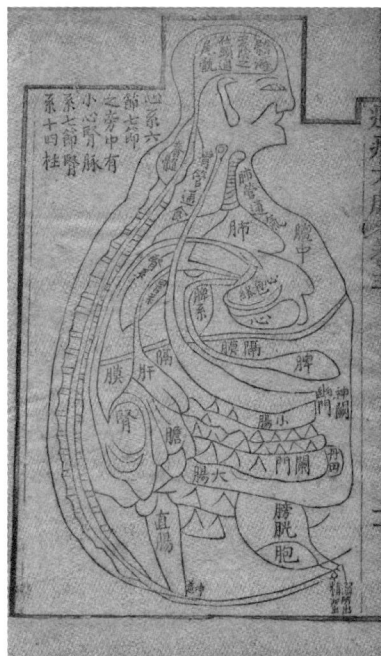

图 8-7-718　五脏六腑解剖图

8.2.6　经穴图

儿科古籍中经穴图占有较重要位置，通常为十二经脉图，加督脉图、任脉图，及其具体穴位，与针灸学的经络穴位一致。主要作用多为痘疹演变途径提供理论依据，故在经脉图中通常与论痘相结合。经穴图可分为全身经脉图、穴位图、铜人图。

8.2.6.1　全身经脉图

儿科古籍中最具代表性的全身经脉图是明代《袁氏痘疹丛书》，有十四经脉图，计有手太阴肺经图、手阳明大肠经图、足阳明胃经图、足太阴脾经图、手少阴心经图、手太阳小肠经图、足太阳膀胱经图、足少阴肾经图、足少阳肾经图、手厥阴心包络经图、手少阳三焦经图、足少阳胆经图、足厥阴肝经图、任脉图、督脉图，分别标明十四经脉完整的循行线路及穴位，特别是在每一经脉图后，均有相关经脉诸穴歌，在任脉图、督脉图后附有相关的文字加以图说。

明代《引痘集要》附增补手少阳三焦经图，有经脉穴位穴名标注。强调三焦是人之三元之气，总领五脏六腑，三交通则内外左右上下皆通。

清代《（重订）邱赵牛痘书》手少阳三焦经图，既标注穴位还有标注部位。清代《牛痘新书》手少阳三焦经图，并附以三焦经穴分图。

清代《保赤良方》有三焦经穴分背面图，只标注用于种牛痘所取之穴消烁穴和清冷渊穴。

可以说明，儿科全身经脉图多为诊断治疗儿科疾病痘疹而设。

8.2.6.2　穴位图

清代《保赤存真》所绘经穴图独具特色，用管状绘制经脉走向，并标注重要穴位，生动直观地表现人体脉络走向。如较定神火侧身腰胁脉穴图（图 8-8-763）、较定神火正身胸腹脉穴图、较定神火仰面脑顶脉穴图、较定神火侧面脑中颈脉穴图、较定神火背面腰脊脉穴图、较定神火手穴图、较定神火脚穴图。

8.2.6.3　铜人图

铜人系指铜质制成的人体经穴模型，儿科类铜人图绘有人体有关穴位。

最具代表性的是清代《幼幼集成》，有集成神火图之铜人正向图（图 8-8-743）、铜人背面图。尤其附夏禹铸脐风火图，精美漂亮，有考证价值。在清代《保赤存真》中亦有夏禹铸脐风火图。

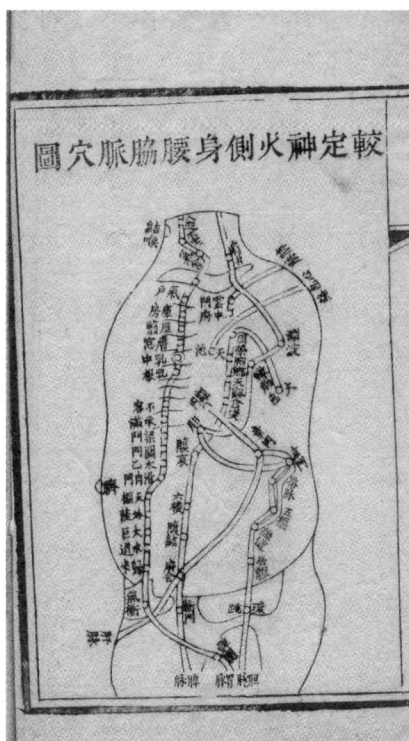

图 8-8-763　较定神火侧身腰胁脉穴图　　图 8-8-743　铜人正面集成神火图

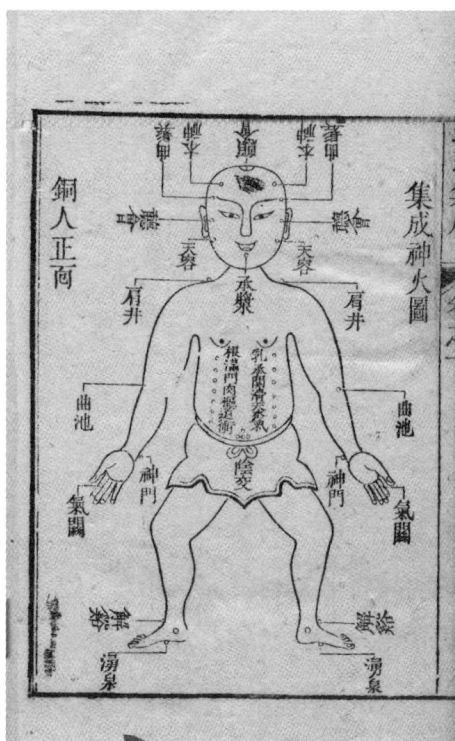

清代《（重订）邱赵牛痘书》有手少阳三焦经铜人图，并注此图按铜人图尺寸、孩儿大小不等以此类推。

明代《引痘条约合梓》中手少阳三焦经图与前书基本一致，可为进一步研究其版本流传提供信息。

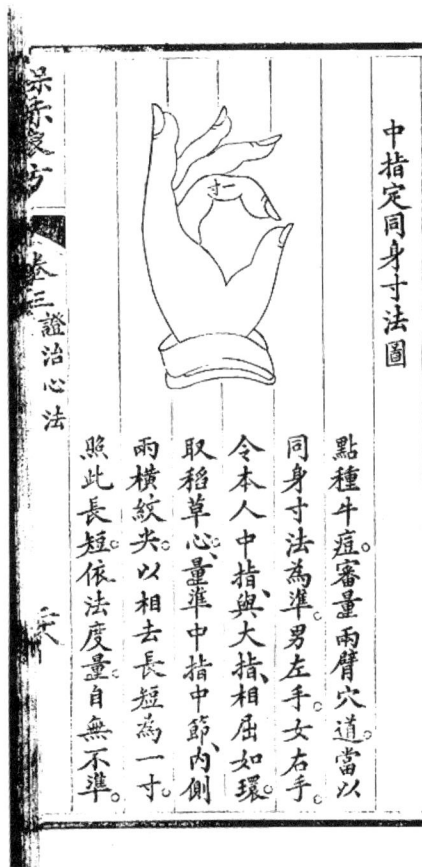

图 8-9-768 中指定同身寸法图

8.2.7 部位图

部位详审察，施剂保婴全，这是古代儿科医籍重视审查小儿部位治病的意义，所以儿科关于部位的图像最根本的是围绕小儿生理特点，指导诊断治疗。

8.2.7.1 同身尺寸图

古代医家强调因人制宜，量取尺寸时多以患者自身体表某一标志作为尺寸的长度单位，这样可以兼顾身材高矮胖瘦不同病人的相对统一。这种量取方法称之为同身寸，有指寸法、目寸法、口寸法，最常用的是中指同身寸。《太平圣惠方》曰："今取男左女右手中指第二节内度两横纹，相去为一寸。"治疗小儿疾病取穴时，应用同身尺寸法，以小儿自身寸度量取，更加准确，如治疗小儿骨蒸针灸取穴、种痘时取穴等，都是常用方法。

清代《保赤良方》的中指定同身寸法图（图 8-9-768），即为中指同身寸量取方法的图示。从文字看出是用于给小儿点种牛痘取穴之用，"点种牛痘，审量两臂穴道，当以同身寸法为准"。

清代《牛痘新书》中同身尺寸图称"增补通身寸图"，从取穴方法看即为中指定同身寸法图。

8.2.7.2 体表部位图

人体不同的部位有着不同的名称，古人对体表部位的名称与今有不同之处，对腧穴的命名，有些是按部位名称定名的。在儿科古籍中，用绘图标注面部或全身重要体表部位名称有些不是以解剖图为目的，更多的是为了指导诊断。

清代《树惠不瘝儿科》有两幅人体部位图，并详解各部位位置的确定，其目的是为根据相关部位的颜色诊断丹症而设。

清抄本《纂要痘疹治诀便览》有诸经面部五次之图，勾画出面目各部位位置与五脏的关联，先天八卦面部位图、后天八卦面部位图，用诗一首阐明详审明察其位置的作用及对小儿健康的重要意义："先天与后天，乾兑肺金传。震巽肝木位，坤艮脾胃垣。离归心苗火，坎流肾水缠。部位详审察，施剂保婴全"[1]。

8.2.8 理论图

中医基础理论的五运六气和阴阳五行等概念在儿科古籍图像中得到应用，五运六气图、太极图、命门图、子午流注图及文字图均直观地表述了中医基础理论的内涵，对辨证论治小儿疾病具有指导作用。

8.2.8.1 五运六气图

明·秦昌遇编《幼科折衷》二卷中的逐年五运六气之图（图 8-10-805），蜘蛛网式的图示表明了五运六气与一年二十四节气相关系。

明代《保赤全书》、清代《痘疹萃精》、明代《幼科折衷》对五运图、六气图分别采用圆形及多棱

---

[1]徐惠銈.纂要痘疹治诀便览.清顺治 16 年己亥（1659）抄本

形不同的画法。

8.2.8.2　阴阳五行理论图

《素问·阴阳应象大论》提出：察色按脉，先别阴阳。中医的自然观和对人体生理病理的认识，以及对诊断、治疗、药物等的理解，都可以用阴阳五行来加以说明和述理。在儿科古籍中表述阴阳五行理论的插图，就是为辨病施治而设。清抄本《难科易览》有分别阴阳之图，强调痘症有阴阳分别，须当明白。用阴阳的理论区分痘症阴阳所属的不同表现，以选择症治手段。

清抄本《痘疹简明编》极细致地描画了五行相生顺布五气主运之图。

明代《新刊痘疹传心录》正面五行部位图，绘出了小儿面部五行心、肝、脾、肺、肾所在部位，强调"心神肺魄与肝经，三部来时喜气生。毒若乘脾为险候，太阳坎地少安宁"的诊断关键。

8.2.8.3　五脏传变图

清代《诚书》有五脏传变定位图（图 8-10-816），说明各经各有所属，七日之内传遍五脏的传变规律。八会五募俞穴图，清楚地勾画出人体五募八会穴之部位。还说明五脏相配四时补泻图。

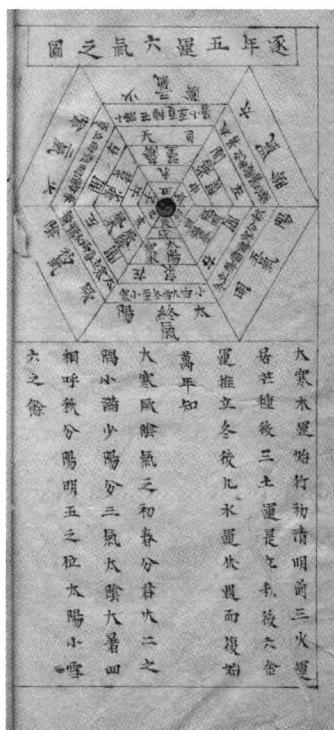

图 8-10-805　逐年五运六气之图　　图 8-10-816　五脏传变定位图

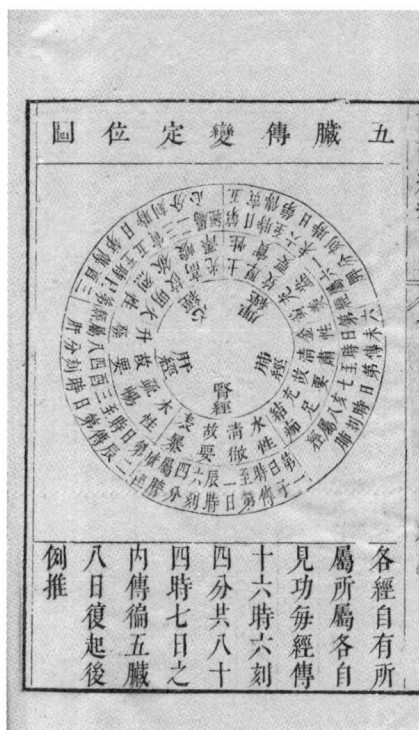

清代《幼科铁镜》有较丰富的穴道图，如正面之图、背面之图、身面图、背面图、手掌正面形、手背正面图、足图。此图对掌握小儿取穴更加立体直观。

明代《痘经》卷三有人身正面之图,用女重胸图说明人身任督二脉原合一体,谓任督尤天地之有子午也,至重也,从而引申到痘的发展演变路径。

清代《医宗说约小儿科节抄》有五方配五色五行面图,如说明"西方白色入通于肺,开窍于鼻,旺于秋"的理论。

清代《增补牛痘三要》除有种痘必备理论图手少阳三焦图外,还有一幅命门图,说明人体阴水与阳水的关系。

8.2.8.4 八卦图

八卦，是阴阳、五行的延续，也或将万物分作为八卦。八卦是：乾、坎、艮、震、巽、离、坤和兑。清代《医痘金丹》有头面八卦部位图。明代《袁氏痘疹丛书》、清代《抱乙子幼科指掌遗稿》、清代《诚求一得》等书均存有此类图。

清代《痘疹萃精》不仅有五运图、六气图，还有八卦方位报痘面图，对小儿痘疹发生发展过程做了理论性的分析。

清抄本《医学精要奇症便览》载文王八卦方位图、伏羲八卦方位图，对八卦理论辅以图示，说明了文王八卦和伏羲八卦次序。

8.2.9 符咒图

符咒图是特殊描绘的变形文字或图形，见于古代医书，用于心理暗示疗法。儿科古籍中见有针对妇女难产、产后病、小儿夜啼等符咒图。

元代《（秘传）小儿痘疹经验良方》有催生符若干（图8-11-824），符字用朱砂书写，认为如治难产、治胎衣不下、治腹痛等，将符烧灰，以水调吞之吉。还有治小儿夜啼灵符图3幅。

8.2.10 人物图

中医儿科古籍中个别著作载有该书作者的画像或照片，亦有一些传说中的人物。但从数量看此类图像较少。

清代《救偏琐言》有作者费启泰画像一幅(图8-12-831)，图题为费德对先生像，落款为娴晚学朱珙敬写。据图旁好友及晚辈敬文，可知画像为作者七十四岁而作。据《中医人物词典》考《救偏琐言》著者名费启泰（1590—1677），字建中，乌程（今浙江吴兴）人，可证德对为费启泰号称。《中医人物词典》载费启泰为明清间医家，少业儒无成，遂检家藏医籍及诸家痘疹书，潜心研求三载，颇有心得，觉当时治痘，率以扶正为重，治毒为轻。古人所言，与今病不相宜，乃根据观察所得，谓败于虚者，几上残花，毙于毒者，大林秋叶。力纠世俗之偏，于痘证倡以凉解热毒治法。晚年著《救偏琐言》（1659），详述攻下、解毒、凉血、清火诸法，讨论痘证辨证，并附怪痘图像，备用良方。

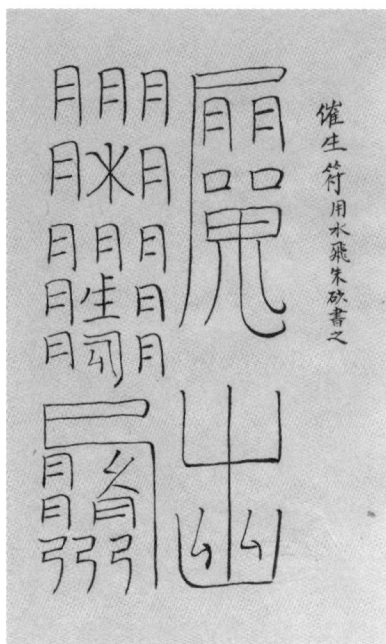

图8-11-824　催生符

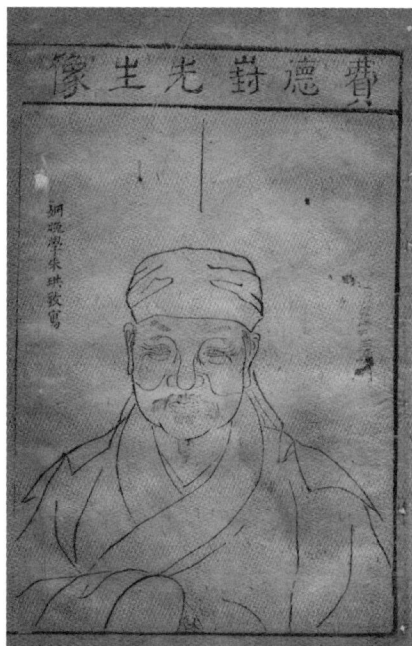

图8-12-831　费德对先生像

清代光绪年间《引种牛痘新书》有题为延生小像一幅，疑为作者画像。

8.3 特色图像

8.3.1 直观展示疾病征象的诊断图

诊断图是通过图像为诊断与鉴别诊断疾病直观展示征象。中医诊法四诊合参，从明·朱惠民撰《痘疹传心录》可知四诊亦已应用于儿科诊断（图8-2-458）。中医儿科诊法特点是既主张四诊合参，又特别重视望诊。总体看中国古代小儿诊断图确以望诊图居多，脉诊图次之，闻诊、问诊图少见，这符合小儿无法表达称哑科的特点。如清代《活幼指南全书》所说："小儿名曰哑科，以其口不能言，未及□□者。惟望色相形，看三关，察五色，辨脉纹，以断病。"

诊断图是中医儿科古籍中的特色图像，数量最多，实用性最强，学科特点最突出。如明代医家王肯堂《幼科证治准绳》云："小儿自弥月而自于三岁尤未可以诊切，非无脉可诊，盖诊之难，而虚实不易定矣。小儿每忌生人，初见无不啼叫，呼吸先乱，神智仓忙，而迟数大小已失本来之象矣，诊之何益。不若以指纹之可见者，与面色病候相印证，此亦医中望切两兼之意矣。"此言一语中的，小儿不能言，医之诊病面临困难，观察小儿外貌变化就显得十分重要。而表达外貌最直观的方式就是图像，尤其我国古代痘疫流行，威胁生命，明清朝廷十分恐惧，同时也十分重视此病，大量的治疗方法出现，此时儿科类医书绝大多数是治痘疹方法，而用痘形图、痘势图及治疗方法图可帮助医者做直观的指导与诊断，故成为痘疹医书的主要趋势。根据上述理论的小儿疾病诊断图就更显得独具特色。

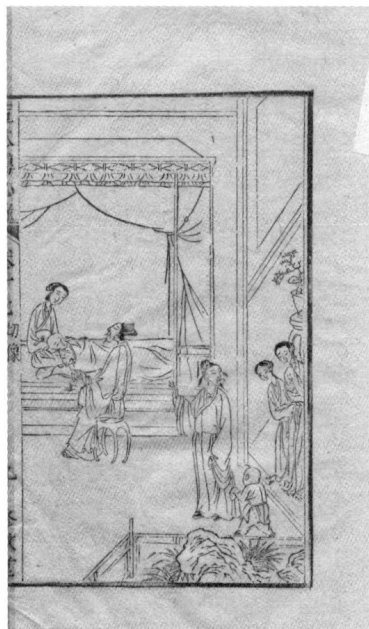

图 8-2-458　切像图

小儿诊断图最丰富之处在于通过对小儿身上特征较鲜明的部位表现，来诊断疾病，可以通过手部、面部、耳部、眼部的形状、颜色、斑纹来判断疾病的部位、症状、吉凶预后，可以说通过诊断图来分析疾病是儿科古医籍最丰富、最有价值之处。

8.3.1.1 小儿手部望诊图独具特色

小儿手部望诊独具特色的是虎口三关指掌图。虎口三关指风关、气关、命关，它是我国古代应用于小儿诊病重要的方法，其原因《慈幼心传》有清楚的解释："婴儿出生至三岁血脉未定，呼吸至数太过不可以脉诊，当看虎口三关脉纹参详之所因。"[①] 对此通过望小儿指掌虎口三关颜色与脉纹的变化，可诊断出小儿疾病的势态。通常所要表达的察色诊病的理论是，"虎口三关脉纹紫色热，红色寒，青色惊，白色疳，黑色中恶"，通过图像标明的颜色特征，就一目了然小儿疾病态势，这种望诊对儿科诊断有十分重要的意义。因此虎口三关指掌图在古代儿科著作中占有重要位置，在三分之二的儿科古籍中记有此诊断法图。

如明代《补要袖珍小儿方论》、清代《幼幼集成》、清代《医宗说约小儿科节抄》等诸多著作，所载虎口三关指掌图、指纹三关图、虎口三关脉纹图（图8-2-492），非常清楚地勾画出小儿掌部形状部位，直观地帮助确定望诊部位。虎口三关脉纹图底部以云图托举，填充了色彩，加强了其艺术美感。

比上述进步的指掌疾病诊断如明代万历年间《保婴撮要》，收有虎口三关脉纹及十三指形图，十三指形是：流珠形、长珠形、环珠形、来蛇形、去蛇形、弓反外形、弓反里形、鎗形、鱼骨形、针形、水字形、

---

①明·朱惠民.慈幼心传.明抄本

透关射指形、透关射甲形。明代嘉靖年间《生生直指》所载虎口三关十三指形与《保婴撮要》完全相同。这类手部望诊，也是专门针对小儿疾病在手上的独特表象，通过望虎口三关十三指表现出的不同形状，以确定其病情，如流珠只一点红色，长珠圆长，专其行脉而投剂，有是症投是药而宜多验。

清代《小儿全科》中的虎口三关指掌图，从望色上表现诊断的重要性，强调虎口三关脉纹紫色热，红色寒，青色惊，白色疳，黑色中恶。并将三关脉纹分为二十四形，分别说明各脉纹主病及预后。同时，书中还分别绘有左手三关形图、右手三关形图、三关纹形之图。特别是"反弓有二反图"，强调了三关反弓形纹曲向大指，名曰反外曲；向中指名曰反内曲。向外男子顺，向里女子顺。

清代抄本《幼科增补折衷》描述有虎口三关脉纹图与手指脉纹八段锦图（图 8-1-104）。手指脉纹八段锦是表现在三关上的脉纹，每种脉纹主症不同，在不同关上病势亦不同。如环形脉纹，主疳积吐逆。风关如环，主肝脏疳有积聚；气关如环，主疳入胃，吐逆不治；命关如环难治。此书中还有惊风握拳图，看手指察病顺逆图。

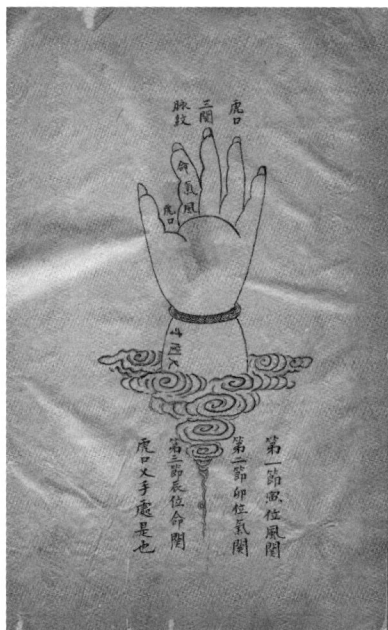

图 8-2-492　虎口三关脉纹图

图 8-1-104　手指脉纹八段锦 - 悬针形

清代《小儿全科》《活幼万家春》中的小儿惊风握拳图，表明小儿惊风握拳大指于内者，女为顺，男为逆；大指于外者，男为顺，女为逆。这些都是用于诊断小儿惊证阴阳顺逆程度的典型图示特征，在我国古代小儿科常见的惊风疾病救治中，起到了积极的作用。

8.3.1.2　面部望诊图

清代《活幼指南全书》云：大凡看治孩童，务先察面。望面色以诊断小儿疾病的辨证理论在清代《小儿全科》中说的较清楚："面青者为惊积，不散欲发风候；面赤红者为热、为痰壅盛，惊悸烦躁；面黄者为热，为食积癥伤，欲作疳候，若神思昏沉，潮热或呕哕，或泄痢；面白者为寒，为肺气不利，大肠滑泄，若做吐利；面黑者为痛，或中恶，所传不须变症，即为逆候，荣卫失序，为急危恶。"可知面部望诊也是小儿诊病的重要手段，儿科著作中用于看面部诊断的面部之图数量较大，面色望诊是其特色之一，所谓观面部可断吉凶，察颜色能定生死，是中医古代儿科著作中共识极多的内容。

清代《医宗说约小儿科节抄》用图说明了人体五脏与面部五色五方的对应关系，生动直观地指导疾病诊断，面部五色五方图画法细腻，填充了色彩，是儿科图像中的精品（图 8-2-506）。

清代《朱氏实法幼科》面部图，以图阐述诊断辨证过程，如看囟门额上印堂三处红嫩则初惊方热，紫脉则重惊已热，如左太阳红、伤风内热等。此图和面部五色图与其他不同的在于此图为彩色图像，更加清楚明了地展示了面部穴位，同时都用图配的文字注解了穴位与五脏的对应关系。

　　小儿面部望诊最多的诊色图像就是根据上述理论所描画的小儿面部吉凶图。由于我国明清时期最多危及小儿的疾病是痘疹，所以小儿面部吉凶图在痘疹著作中大多存在，可以得知此图可为痘疹诊断形象指明必要途径。清代《痘证慈航》有面部吉凶图，清晰细致地勾勒出面部吉凶位置，以供诊断辨别。清代《痘疹萃精》《痘麻医案》《朱氏实法幼科（朱氏幼科）》《痘麻医案》等诸多小儿著作中存有面部吉凶图。《痘科大全金镜录》的面部位图清楚地说明痘疹在面部的吉凶部位：凡痘先见点于天庭、两额、太阳、太阴、印堂、方广、鼻隼、耳轮前后多凶；年寿、人中、腮颐之间多吉。

　　面部吉凶图将面部穴位与现状吉凶对应标注出来，其重要作用就是可以说明小儿疾病预后情况。《保赤全书》在一副面部验痘吉凶位图后，详细阐明面部部位变化与疾病的关系的缘由："痘疮初发红点先查部位，可知吉凶轻重，盖人之面目，左颊属肝木也，右颊属肺金也，正额属心火也，颏属肾水也，鼻属脾土也。正额者，太阳脉之所会，唇颏，阳明脉之所经，两耳后两旁，少阳脉之所过。痘为阳毒，故随阳而先

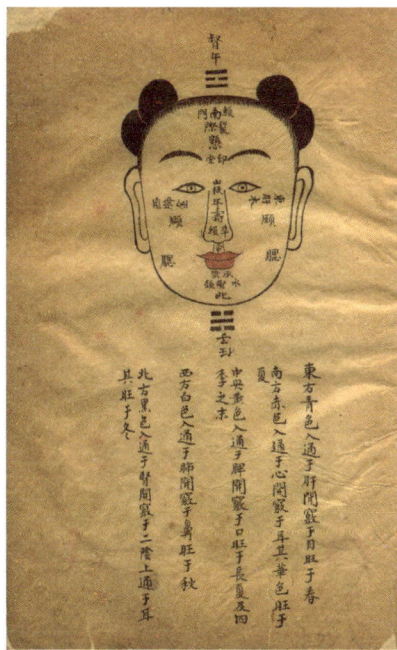

图 8-2-506　五色五方图

见于面。但阳明者，胃与大肠，积陈受朽，血气俱多，故先于口鼻两旁，人中上下。腮耳年寿之间，先出现者吉，若太阳则水火交战之处，少阳则水火交并之冲。若于其位，先出现者凶。其起浆收靥亦皆如是。"明代《小儿痘疹释难》的面图，同样表明了这个理论：观部位可知轻重，察颜色以辨吉凶。图旁附有头面部位吉凶歌。这种图文互参的形式，从面部即可诊断病情及预后。明代《保婴金镜录》面部见色主症图，是通过面部主症部位的颜色诊断疾病的代表图。

　　面部望诊图，还可以表现从脸上特定部位的表象观察五脏状况。明代《活幼口议》就有面部与五脏加命门的相应图。明代《活幼便览》面部五色之图，通过面部颜色诊断五脏疾病，这种图像的意义是可以通过望面部特征而知道内脏的病候。

8.3.1.3　诊断奇葩小儿耳眼斑纹图

　　小儿皮肤最表面的角质层薄，血管壁渗透性强，疾病表现在皮层外表较明显，因此，小儿五官等处的斑纹形色变化成为古代医家在观察小儿疾病外在表现的独特内容，是中医儿科诊断的奇葩。

　　针对小儿痘疹，为了准确地判断其发病原因和及早确诊，清抄本《医书纂要幼科》绘有柏叶纹、弓纹、碎丝纹、披发纹、入沙纹、十字纹、人字纹、刺枳纹、梅枝纹（图 8-2-540）等九种小儿耳部斑纹，图形生动形象直观，说明通过其纹形、颜色，可辨别痘疹先出现的部位、病情、症候，以及其预后情况。如阐述十字纹的症候为：是纹必青黑，肝肾之候。出必稀朗，发渴饮水而死。其候壮热，三日，出于两鬓边，名曰十字纹。从图示可为前述文字清楚地解说。

8.3.1.4　理论与艺术完美结合的四诊图

　　扁鹊在总结前人经验的基础上，提出了"四诊法"，即：望、闻、问、切，古称"诊法"。这四种诊法至今依然普遍使用，是中医辨证施治的重要依据。而载于明代朱惠民所撰的《痘疹传心录》上的四诊木刻图是最有特色并且最受认可的四诊图，此图不仅分别描绘出了医者为小儿诊断疾病望诊、闻诊、问诊、切诊的四种实际场景，并且画风精细，人物生动有致，不仅是医学领域的瑰宝，也是具有极大艺术魅力的绘画佳作，其医学与绘画相结合的特色具有世代相传的价值（图 8-2-454）。

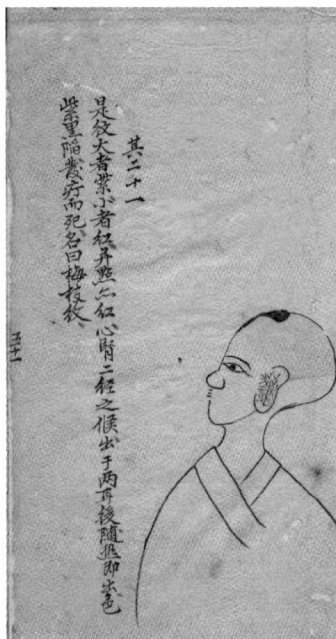

图 8-2-540　梅枝纹

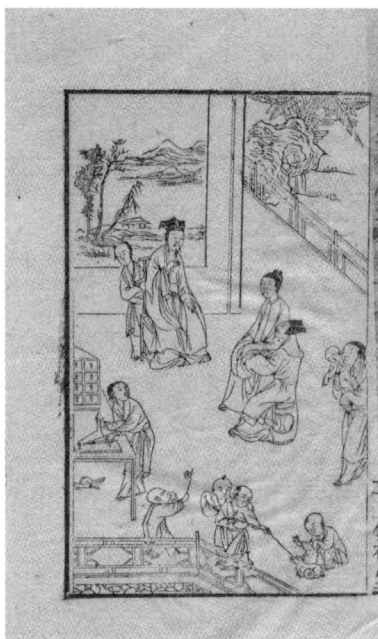

图 8-2-454　木刻四诊图

　　总之，望诊始终是小儿诊断疾病最重要的手段，由于小儿稚嫩、单纯，外部特征较明显真实，加之小儿自己无法准确描述自身感受，所以望诊显得尤为重要和必然，而望诊最易用绘画来表述，因此必然成为儿科图最具特征者。

8.3.2　生动描绘病状的痘形图

8.3.2.1　逼真形象比照痘形

　　在儿科图像中大量的痘形图用于痘疹疾病中，这是因为痘疹自古以来是威胁小儿生命的急重疫病，因在皮肤表面会出现痘疹，又俗称"天花"。其皮肤痘形的色泽、形状、疏密变化，痘中浆液的饱满或塌陷，是痘疹最明显的外在表现形式，是可资诊断与鉴别的重要征象。痘形表现形式复杂多样，但因有皮肤表象，故用图像说明各自特点、吉凶预后最为方便。掌握了痘形变化的规律，就可有效地判断病情，及时挽救小儿生命。

　　此类图像是中医儿科古籍中的特色图像，数量最多，实用性最强，学科特点最为突出。痘形图可分为痘形像图、痘形符号图和痘象图。

　　痘形像图是痘疹在人体上的直接表现，有痘疹发在全身图像，有痘疹发在人身体某一具体部位，如脸部、足部等。

　　明代《新刊痘疹传心录》载有28种面部痘形像图，可对图下文字注释直观的说明（图8-1-266）。明代《痘疹精义》对有用符号说明痘形，并附有26种痘形像图。清代《痘诊集成》载有全身痘形像图18种，并在前有12种异形痘症图像介绍。清代《痘疹金镜》载有全身痘形像图17种。清代《救偏琐言》载有全身痘形像图18种，并在前有15种异形痘症图像介绍。此类图在儿科痘疹书中占有较大比例。

　　民国抄本《痘形色图像》中用图展示痘形色共有42类，这些图像多以相似的动物特点和生活物品形象来命名痘形，给人一种直观的视觉感受，经常让人一看便能记住痘形，从而清楚分辨症状，如鼠迹图、蛇皮图、抱膝图、叠钱图、环珠图、板黄图（图8-1-245）。另外还有一些是以痘的性征来命名的，如根巢无晕图、皮薄浆嫩图、痘顶顶塌陷图等，特点突出，便于记忆诊治。

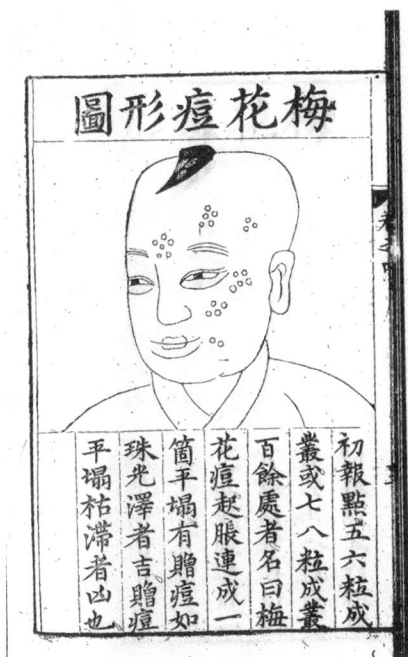

图 8-1-266 　梅花痘形图

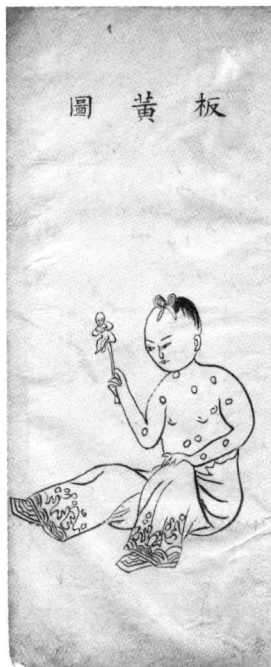

图 8-1-245 　痘形色图像 - 板黄图

异形痘症图像是以痘形本身形状为主的图示。多为小图，但痘形稍显复杂，如环珠、紫背、品字等。在清代《痘疹金镜》载有异形痘症图像 15 种，如蟹爪、雁形、珠谷、鼠迹、鸟迹、蛇皮、履底、螺疗、环珠等。著者将其中一些特征明显的痘形以动物行迹或者动物的部位作为比照来取名，这样便让痘形变得栩栩如生起来，从而使观者可以非常容易地判别病症，并有效地进行治疗。

8.3.2.2　详细反映痘发过程

痘象图以图的形式反映痘疹的证候，如痘陷、中实外虚等。

痘疮发红、灌脓、收靥，是由发到收的演变过程，决定着疾病的发展及预后。观察这一过程中的环节，才能把握治疗疾病的最好时机。例如，明代《保婴撮要》中所载"红斑标现之图"、"疮绽灌脓之图"、"收靥之图"直观地看到三个时期痘疮的形状。对这些痘象图的描述强调痘发的详细过程，常常图像较丰富，从痘发、成长、后期到治愈每个阶段都一一绘制成图，其中不仅图像完整，还附有着详细的文字以描述痘疮过程中痘疮的特点，以及治疗方法。这样图文并茂的形式大大增加了辨症的准确率。

清抄本《镜波秘录》有一套痘疮由出至愈痘形图，包括痘疮二日三日、痘疮四日五日、痘疮六日七日、痘疮八日九日、痘疮十日至十一日。从此图可以对痘疮发展过程有一直观的认识（图 8-1-334）。明·魏直撰《痘疹全书博爱心鉴》，较完整地图示出痘疹发展变化每一阶段顺逆险三种状况，对治疗痘疹十分有益。在这套图中，作者对顺证、逆证、险证的每一痘发过程都进行了详细的分析研究，图像数量比同类其他更为之多，也更加的清楚，并且，不仅绘出了痘形的变化，同时痘性征的每一细小变化也都能反映出来，如从十朝行浆到十一朝贯浆。

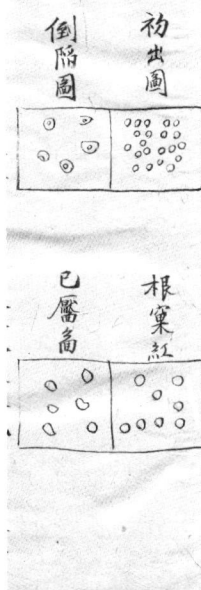

图 8-1-334 　痘初出至靥面图

8.3.3　独特细腻的推拿图

小儿推拿是中医推拿发展中的产物，是治疗儿科疾病独特的方法，强调以轻柔着实为主，形成了"按摩掐揉推运搓摇"小儿推拿八法为主的一整套小儿推拿手法和复式操作法。因为小儿推拿方便治疗，我国古代在儿科疾病治疗中较广泛的应用，清代夏鼎在《幼科铁镜》提出的推拿代药的观点，以某穴为某药指导医治小儿疾病，尤其专门应用于小儿的推拿复式法在小儿推拿图像中独具特点。

8.3.3.1　推拿手法图多种多样

清抄本《保婴摘要》有一套小儿推拿法图秘诀，为小儿推拿复式法的代表之一，用治小儿病体沉重，不知人事。此套图为：推二龙戏珠、推小三关、推大三关、推二扇门、推大肠经、推心经劳宫、推小横纹、推虎口、推天门入虎口、运八卦、推清天河水、水里捞明月、推肺经、分阴阳、补脾土、推脾土、推四横纹、运五经、补肾水、二人上马、推肾水、推板门、推肘肘、推顺气、黄蜂入洞、二人上马、推威灵穴、推精灵穴、运水入土、打马过天河、九转三回、飞经走气、清补、运土入水、按弦走搓摩、寒热。

清代《幼科摘要》图文并茂地讲解了治疗小儿疾病推拿手法，不仅图示清晰，而且文字注释详细。它将按摩手法绘制成图，并且在命名时把按摩手法的行径生动地比喻成为了人们清楚易懂的事物，如凤凰展翅图、黄蜂入洞图、运八卦图、推五经图等（图8-3-660、图8-3-661），这样在进行推拿时人们会很容易从名称联系到手法；其中也有一些因推拿穴位比较突出，为推拿时方便找穴位，便直接以穴位名称命名的，如推坎宫图、推攒竹穴之图。

8.3.3.2　推拿穴位图明了清晰

民国初年抄本《小儿症治》有用于指导对小儿实施推拿术的全身穴位面图、手掌正面图、足穴位图（图8-3-688）、合骨虎口二穴图、身背全图。此外多幅推拿手法图对图示的临床指导作用展现的十分鲜明。此类图着重于展示需要推拿的主要穴位，将全身及各部位分别成图，每幅图中都鲜明地标指出了穴位处在身体部位上的哪一具体位置，并且标注了每一穴位的具体名称，还在旁注解了此推拿穴位的治疗功效。这就给人一个非常明显且直观的印象，甚至能让不精通医术的普通人也可根据图指穴位进行一些简单的推拿，治疗疾病。

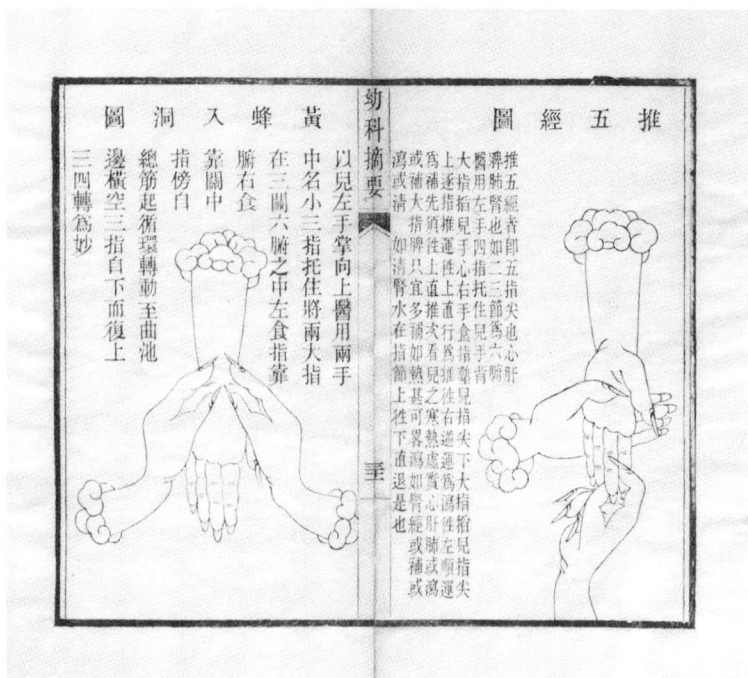

图8-3-660　推五经图　　　　图8-3-661　黄蜂入洞图　　　　图8-3-688　推拿足穴位图

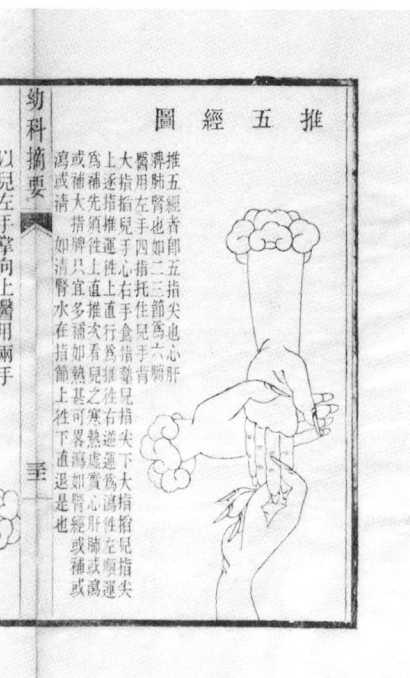

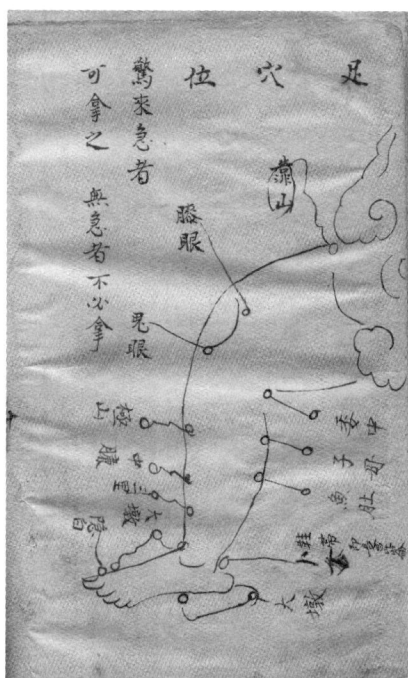

8.3.3.3　推拿术图精确实用

还有针对某些小儿疾病治疗推拿术图，如清膈去风化痰法、肚痛水泄治法、小儿热盛惊搐化痰治法、咳嗽火目风穴图。这些图能清楚地展示如何对确定的病症进行推拿，主要是对已知自己病症的人有非常大的帮助，使其能根据病症找到相应推拿手法，对症治疗，效果一定比大海捞针似的治疗更上一层楼。

8.3.4　精致实用的器具图

用绘图如实描绘医疗器具形状，其中有些图还绘出了该器具用法，对传承传统医疗技术起到了积极作用。古代儿科类器具图多数体现在明清牛痘接种技术中，而用料考究表明了古代对医疗器具的重视程度。

8.3.4.1　种痘器具工艺精湛质地考究

在明清时代，我国人痘接种法已应用广泛，有以种痘为业的专职痘医，清代国家还设立种痘局。明清时期已有几十种痘科和种痘专书，都记录着不同的种痘方法，如痘衣法、痘浆法、旱苗法、水苗法。种痘技术所用器具也成为痘科著作中重要的内容，而种痘器具在医书中的表达形式离不开图像。儿科痘疹古籍中的器具图不仅说明了种痘的方法及过程，也展现了其考究的技艺和用料材质，从一个侧面反映出人们对治疗痘疹的重视程度。

明代《引痘条约合梓》有种痘刀式图、执刀式图。清代《养儿宝》有旧种痘刀式图，讲究刀尖锋利；又有改种痘刀式，讲究剑锋圆末，宜照针灸法制之，是避免发刀痕之假症。

清代《保赤良方》中有种痘刀式图，不仅用图展示刀的形状，而且文字强调刀的质地、尺寸、形状："刀以纯钢为之，长寸余，宽二分，其形如剑，须磨到极薄极利，外用明角作匣，两面夹起。"研靥箸式图对器具的质地用文字强调："用象牙为之，约长二寸，或柳木为之亦可。"《保赤良方》亦有种痘刀式图和研靥箸式图。

清代《牛痘诚求》载有种牛痘刀尺牙箸图式 1 幅，并载有种牛痘执刀式图 1 幅。该类图将种牛痘刀尺等器具的样式如实绘出，分别标注出了器具的具体部分名称，并且还附以文字说明器具的材质和每一部分的特点，描述精确，在给人直观视觉了解的同时也深入注释了器具的制作工艺。

清代光绪年间《引痘秘书》中载有种牛痘尺式，这是种痘时使用的标尺（图 8-5-705）。这种标尺是为了让种痘者找到穴位所在，准确种痘。

明代《引痘集要》种牛痘刀式图与前相同，但有增补使用小刀式及增补刺浆象牙箸式图、增补点浆执刀式图，这些图像是对文字解说的直观展示。

明代《引痘集要》还有增补藏干浆水晶盒水晶瓶式图（图 8-5-716），特别强调了以水晶作为储藏种痘干浆器物的优势作用。《引痘集要》记载了其形制及优势特点："水晶盒形似眼镜略小，中薄边厚，陷中藏浆，两扇同。水晶罐约长寸许，圆径五六分，中空而直，储浆。瓶内亦用水晶作塞，藏时蜡固。"为了说明水晶储浆的优势作用，又说："收藏干浆之法已有牙箸矣，无容另备罐盒。不知牙箸之浆虽藏法甚妙，只留三两日之久，如路途遥远者，过期即气退无用。今增两法，并先将瓶盒以药水煮过后，用真浆涂上或滴贮瓶内，蜡封纸固，不令泄气，亦不可藏在太热太冷之处。如法取而藏之，人浆可留八九日。"可见储藏用于人痘接种术的浆苗的器物材质是十分重要的，这里对水晶器物的描述，清楚地说明其作用优于牙箸。

藏干浆水晶盒、水晶瓶不仅漂亮精美，还具有延长使用期保质的作用，藏干浆水晶盒水晶瓶式图为比较少见的精美器具图，具有相当重要的医药文物考证价值。

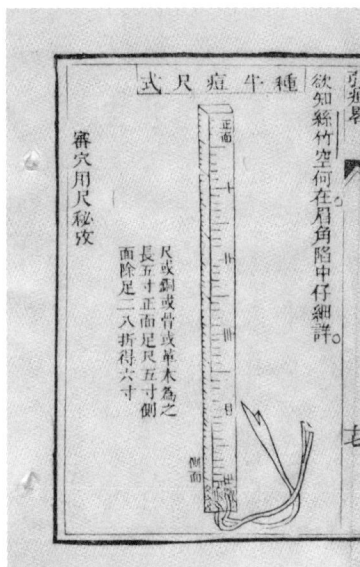

图 8-5-705　种牛痘尺式

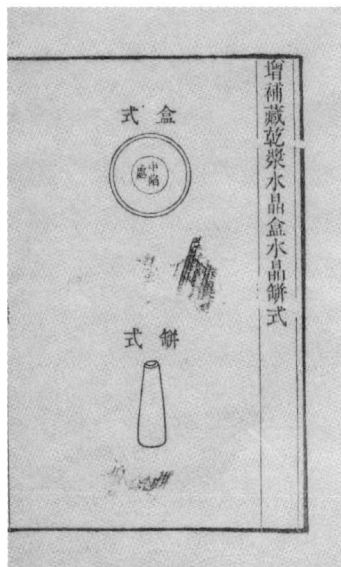

图 8-5-716　增补藏干浆水晶盒
水晶瓶式图

清代《牛痘新书》刺浆用针区别于其他象牙小簪式图的传统模式，用玻璃针独具特色（图 8-5-715）。另有赤金针图，形同针灸用针，图旁注有"针把以丝绕之"，并谓"病浅刺金针"。此外，民国抄本《痘形色图像》有挑痘疗图。此都为种痘的特色器具，不同种痘法搭配不同器具，规格十分严格明确。

可以看到，种痘器具不仅要求工艺严谨，使用性材质上不仅用常规的钢材，还有象牙、玻璃、水晶及金料，不仅反映了提高药物保质期的进步，也展示了种痘器具的工艺发展水平。

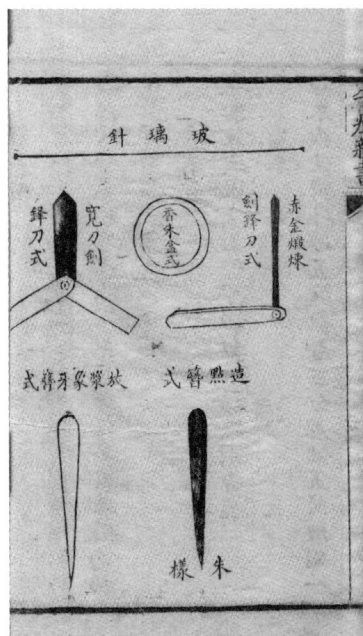

图 8-5-715　玻璃针

8.3.4.2　种痘执刀式有所进步

执刀式为种牛痘的规范手执刀方法，在种痘医著中执刀式图为种牛痘提供了规范的操作方法，同时其手持刀具也越来越考究。

清代光绪年间《保赤良方》有学执刀式图，旁以文字阐明执刀种痘方法要点："学习刀法，以竹纸数层，逐日以刀尖挑演，熟而精之。无论轻重仓卒间，不使第二层纸稍损，斯技成矣。"图文并举，对掌握此技意义重大。书中的种痘刀式图介绍了两种刀具，一种是种痘刀式，强调刀以纯钢为之，长寸余，宽二分，其形如剑，须磨到极薄极利。外用明角作匣，两面夹起。另一种是研面箸式，强调刀具用象牙为之，约长二寸，或柳木为之亦可。

清代《养儿宝》用图示阐明了种痘刀具样式用途的新发展，其旧种痘刀式图同《保赤良方》所述，但在改种痘刀式图中，刀的形状有了改变，强调剑锋圆末，宜照针灸法制之，免发刀痕之假症。这种改良，减少了原旧种痘刀式在刺皮肤种痘后留下的后遗症，是种痘刀具的进步。

古代儿科类器具图基本体现在明清时期牛痘接种技术中，这是与当时痘疫流行危及生命的特殊时期紧密相关的。这些工具的产生是医学防治传染病的成果，独具特色。从种痘刀式图、执刀式图可看出，各时期各图内容大致相同，刀型及用法基本一致，但并不是了无变化，而是一直处于有所改进中。

8.3.5　煎药器具

煎药是我国中药史上的重大发明，煎药技术从古至今不断发展成熟。煎药离不开煎药器具，包括煎锅、药量量具及其辅助用品，同时煎药火候对药效也起着十分重要的作用。明抄本《痘疹解疑》所载的一套煎药器具，虽然是抄本手绘，但从内容上看却能够完整地了解明代煎药的过程及水平。

首先是药锅，图中有两种药锅，一是锡汤婆式。汤婆为取暖用具，在宋代即已有，又称锡夫人等，此图药锅采用汤婆式，是一种锡质的圆壶，上方开有一个带螺帽的口子，热水就从这个口子灌进去。图中对药锅尺寸及薄厚有明确的说明，特别是对材质强调用好锡重六十两，墙高四寸宜厚不凹；底广八寸，宜薄快滚。反映出药锅材质、薄厚对煎药起着重要作用。另一种是药缸式。形如茶壶，旁有壶嘴，图中强调了壶嘴宜扁。此外还有盖药纸盖的形状，以及用竹子做成的量具——煎药入罐候水式，刻出阶梯由低至高标明半碗、八分、一碗、一碗半、二碗的不同刻度。

另有两图为包汤婆袋式与汤婆袋盛式，是煎药过程中的辅助用具，是用来包裹煎药锅的袋子及袋子的包裹法，图中说明用外绸内布絮棉的材质，目的是使水气不出，可以认为是为了药汤保温之用。

最生动的是一幅煎药式图，首先直观地绘画出正在煎药的场景，燃烧着火苗的炭火盆上置放着药锅，锅上盖药纸盖，形象真实。尤其在勾画火苗的时候，用一边火苗小，一边火苗大，来表达文火与武火的不同。

煎药器具组图为我们了解传统煎药法提供了详实直观的依据。

8.4　小结

在中医儿科古籍图像资源深入研究基础上，对中医儿科古籍图像的类型进行了首次的梳理，共梳理出中医儿科古籍图像 10 种类型，尤其是对中医儿科古籍图像的各类型特点进行了初步分析，以图为证，直观明了，为进一步研究中医儿科古籍图像对中医儿科学术发展的作用奠定了基础。从中国古代儿科古籍图像看，除诊断图、痘形图、推拿图、器具图等中医儿科特色图像外，经脉图、基础图、理论图等反映中医传统理论思想的图像也在儿科古籍中出现，体现了中医学整体观念的基本原则和辨证施治的理论思想在中医儿科学术的具体应用，说明了中医学宏观辨证论治的优势，亦同样为中医儿科学所拥有。正是在中医学整体观念的基本原则和辨证施治的理论思想指导下，中医儿科在数千年的发展进程中，形成了自己的特色和优势，使得中医儿科学更加充实与丰富。

8.4.1　指导提升对总结儿科临床特点认识

儿科中医古籍图像直接反映着中医儿科临床内容，如诊断、治疗、推拿术等。所以它可以直观地记载儿科临床内容及特点。同时可以看出，中国古代儿科古籍图像多反映在指导诊病上，因小儿无法表达陈述疾病，准确的望诊显得十分重要，将这些类图整理出来，有助于临床诊断的准确性和早发现早预防。古人谓儿科为哑科，可望闻，无法问切。况且小儿肌肤脏器尚未发育坚实，易感受内外之邪，发病迅疾，变化急剧，因不能及时告知病情，全凭医者细察，故又有宁治十成人，不治一小儿之说。如明代《儿科方要》曰："儿以牙称，正如春草初生之芽极脆嫩，最难调护者也。其间虚实难知，寒热莫测，一有不安，即望闻犹不足恃，假此时稍有失手，便涉危疑，岂可不细加详审，而概以峻削猛烈之剂轻试漫尝之哉。"

中医治疗痘疹的经验丰富而有特色，在特定时期中起到了积极的作用，从图像可以看出其应用之广泛，其治疗特点之鲜明。进一步的挖掘与整理，从中探讨痘疹治疗的规律及中医辨证指导思想，对提升指导预防传染性疾病的理念和技术有重要意义。

8.4.2　有助于推动发掘继承儿科传统诊断技术

中国古代儿科图像有助于我们发掘古人治疗儿科疾病的重点。儿科诊断在我国古代积累有丰富的经验，尤其是从小儿面相、手纹等易发生异常特征的地方抓住特点发现疾病，十分具有意义。小儿名曰哑科，人谓宁医十老人，莫医一小儿，其意盖以老人荣卫虽衰，尚可切脉，切之不当，而口尤可宣。小儿既无脉可诊，又兼口不能言，唯恃望色相形，看三关、查五色、辨脉纹以断病。儿科古籍诊断图内容丰富，如四诊综合图、望面图、望手图、望舌图、望耳图、望痘图、望形图等，为诊断儿科疾病提供了方便可行的诊断技术。而这些图可以指导我们重视依据儿科的特点进行诊断，在历代儿科诊治疾病中发挥了主要的作用。

而在现代随着医疗手段的进步，这种望诊逐渐退化，运用越来越少。多为待小儿已经出现急病体征后方才治疗。因此整理出小儿诊断图如面相图、手纹图等独具特色又切合小儿特色的诊断方法，有助于推动儿科传统诊断技术的提升，使医学技术进一步发掘继承。

8.4.3　推动儿科治未病思想的发展应用

目前治未病的提法在成年人保健上开始重视，但在儿童尤其是婴幼儿（俗称哑科）中，亦应对治未病引以重视。

整理研究儿科古籍图像，发现所包含的一系列诊断方法图像，无不渗透着预防思想。例如，从小儿面色图，什么是吉，什么是凶，可以通过面色来确定；从小儿指纹图，可以发现病深浅，早预测，早治疗；从小儿推拿图，可以吸取一套适宜技术，用于小儿体质提升。从这一系列图像中，给我们在小儿期如何预防疾病、如何提高小儿身体素质提供了许多宝贵的方法，古代医学认为，小儿脏腑娇嫩，形气未充，小儿生长发育的过程就是阴平而阳充的过程。小儿疾病的治疗总原则是调人体阴阳，达到"阴平阳秘"。因此，小儿著作中的调补肺脾肾方法贯穿于许多图示中，如推三关、退六腑、运八卦法，非常值得继承发展。

同时通过系统整理儿科古籍图像，也为我们全面总结儿科防病治病提供了较完整的文献资料。如在总结中医儿科重要特色的诊断法方面，可以通过图像总结出一套系统的用望诊等手段预防小儿疾病的方法，这也是对祖国医学在儿科上的传承。又如中医治疗痘疹的图示法是其他诊治法无可比拟的，在特定时期中起到了积极的作用。从中医儿科古籍图像痘疹治疗图像中，可惊喜得发现痘疹的发病总过程，可以看到治疗痘疹中医有独特的方法，图像记载着痘疹的演变规律及治疗特点。对此总结，有助于对小儿防治传染病提供借鉴。

总之，儿科中医古籍图像是中医儿科学术发展的载体，是中医儿科技术传承手段。中医儿科学术发展与古代文献的关系十分密切，记载着从理论到实践的精髓。从中医儿科古籍文献图像这一中医古籍独具特色、内容丰富、不可或缺的角度，有效地挖掘医学宝库中未开垦的处女地。儿科古籍文献图像展现了形象的中医理论和丰富的传统治疗方法，融合了生动的中国传统文化知识，是将中医临床经验与传统文化相结合的宝贵文化遗产，从图像这一蕴含丰富内容的途径对祖国医学的保护和弘扬，可以说明中医古籍图像是传承中国医学的传统文化模式。

儿科中医古籍图像的整理研究计划调查儿科类中医古籍724种，已查古籍587种，占计划全部的81%。其中有图书250种，占全部有图书的43%。迄今已经收集有图古籍共197部，扫描墨线图及彩图总计3252幅，从数量上即可说明中医古籍中图像比例之大，图像内容之丰富，图像地位之重要。

儿科中医古籍图像的整理研究采取了独特的研究模式，即：图像资源普查 - 图像种类划分 - 图像源流探讨。即可系统收集整理儿科中医古籍中的图像，形成基础性资料汇编，又可研究图像与学术传承的关系，更可从中获取有效的诊治方法，从图像这一中医古籍独具特色、内容丰富、不可或缺的角度，有效地挖掘祖国医学宝库中未开垦的"处女"地。儿科古籍图像展现了形象的中医理论和丰富的传统治疗方法，融合了生动的中国传统文化知识，是将中医临床经验与传统文化相结合的宝贵文化遗产，此项研究是从图像这一蕴含丰富内容的途径对祖国医学的保护和弘扬。

8.5　图录

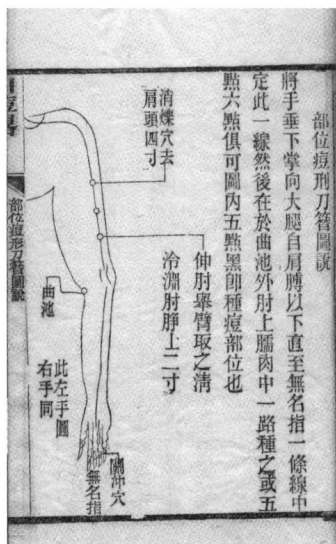
图 8-1-1　部位痘刑刀簪图

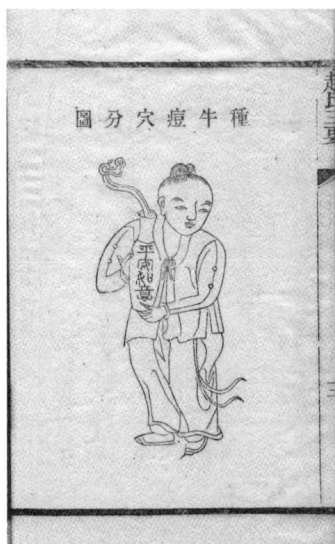
图 8-1-2　种牛痘穴分图

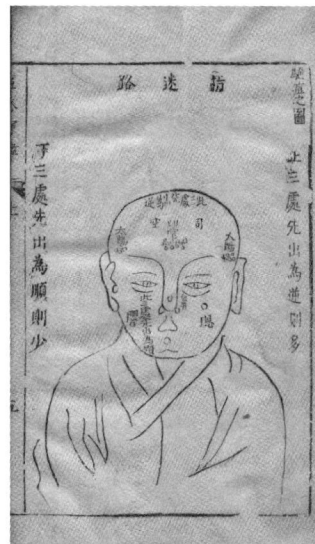
图 8-1-3　验痘之图

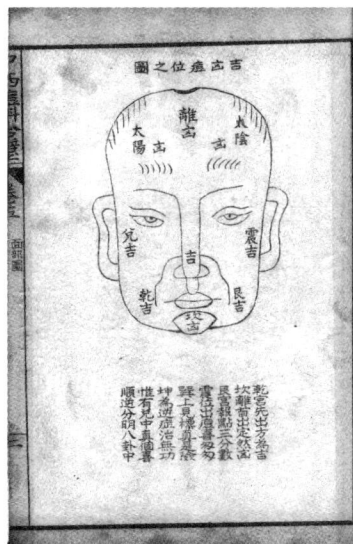
图 8-1-4　吉凶痘位之图

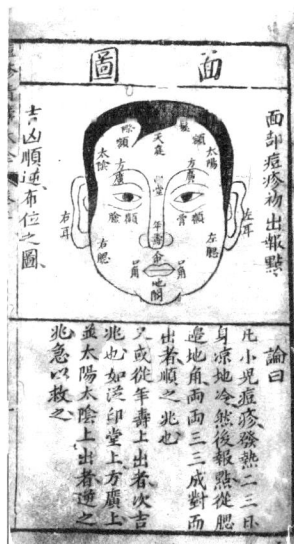
图 8-1-5　面部痘疹初出报点吉凶顺逆布位之图

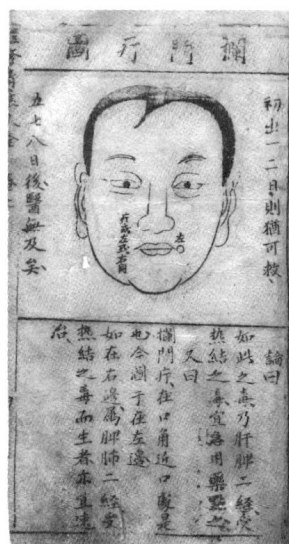
图 8-1-6　栏门疔图

圖之疔鬚羊

初出見標可治

若誤之久則難瘥

論曰
下唇屬脾胃者瘡出攅在于
地閣之上下唇之下乃是
脾受熱毒結之毒也
又曰
羊鬚疔為是父母受毒之
閒食熱毒之味結蓄脾內
而因之以生者宜用三仙
散速治之

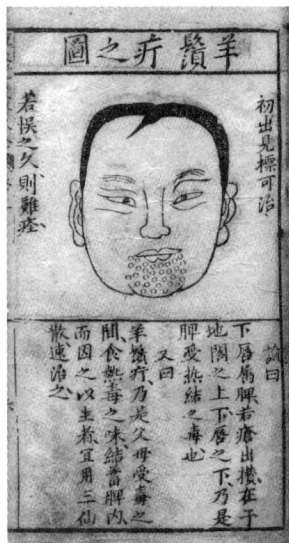

图 8-1-7　羊须疔之图

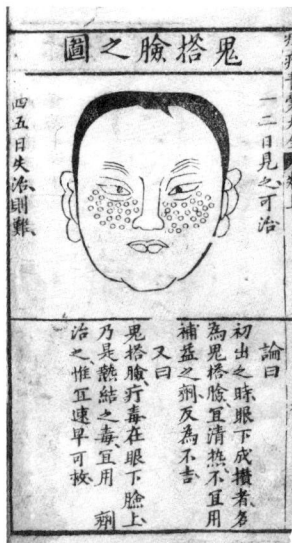

圖之臉搭鬼

一二日見之可治

四五日失治則難

論曰
初出之時眼下成攅者名
為鬼搭臉疔毒宜清熱不宜用
補益之劑及為不吉
又曰
鬼搭臉疔毒在眼下臉上
乃是熱結之毒宜用
治之惟宜速早可救

图 8-1-8　鬼搭脸之图

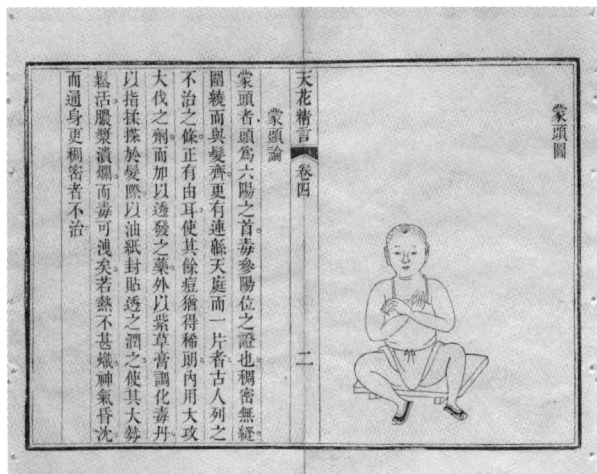

蒙頭圖

天花精言　卷四

蒙頭論

蒙頭者頭為六陽之首毒參陽位之證也稠密無疑
圜繞而與髮齊更有連縣天庭而一片者古人列之
不治之條正有由耳使其餘痘猶得稀朗內用大攻
大伐之劑而加以透發之藥外以紫草膏調化毒丹
以指挼摻於髮際以油紙封貼而毒可洩矣若熱不甚熾神氣昏沉
鬆活膿漿潰爛而週身更稠密者不治

二

图 8-1-9　蒙头图

覆釜圖

天花精言　卷四

覆釜論

覆釜者痘聚於顛頂之上赤毒參陽位之條而百會
穴更下與湧泉相逼蓋腦髓本為腎精何堪毒百盤
聚乎幸而餘痘稀朗神氣清夷必用攻伐而以元參
為君佐以發表之味外治與蒙頭同而蒙其鬆活庶
可挽回耳若治之少遲毒氣聚於顛頂而蠶其腦已壞
矣雖有善者其如之何哉

三

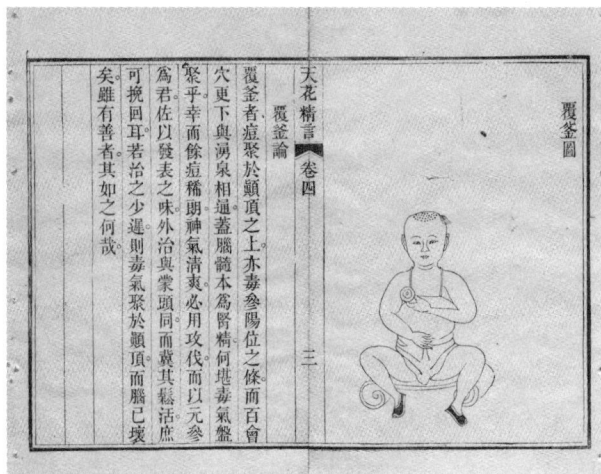

图 8-1-10　覆釜图

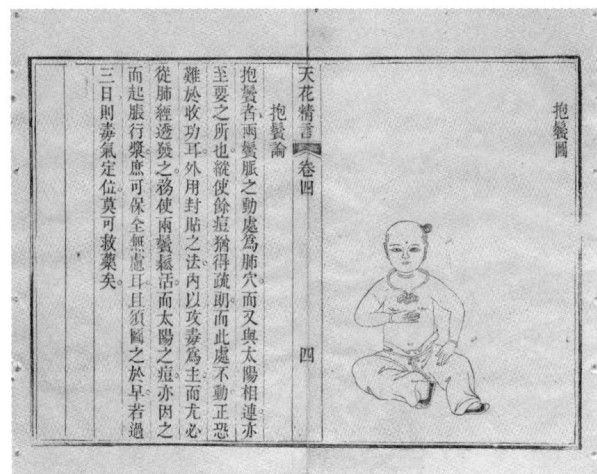

抱鬐圖

天花精言　卷四

抱鬐論

抱鬐者兩鬢脈之動處為肺穴而又與太陽相連亦
至要之所也縱使餘痘猶得疏朗而此處不動正恐
難於收功耳外用封貼之法內以攻毒為主而尤必
從肺經透發之藥使而太陽為主之痘亦因之
而起膿行漿庶可保全無虞且須圖之於早若遲
三日則毒氣定位莫可救藥矣

四

图 8-1-11　抱鬐图

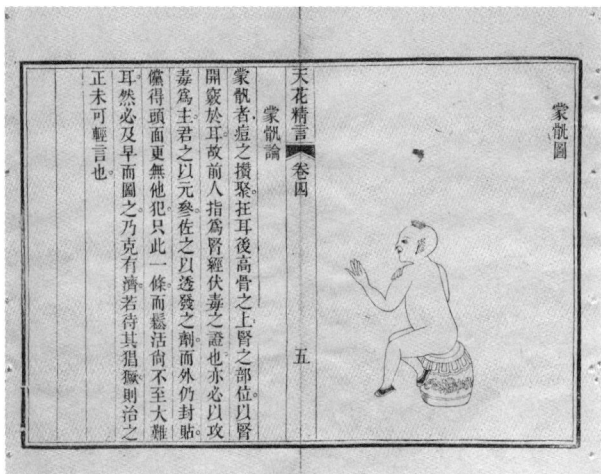

蒙胍圖

天花精言　卷四

蒙胍論

蒙胍者痘之攢聚拄耳後高骨之上腎之部位以腎
開竅於耳故前人指為腎經伏毒之證也亦必以攻
毒為主君之以元參佐之以透發之劑而外仍封貼
儻得頭面更無他犯只此一條而鬆活尚不至大難
耳然必及早而圖之乃克有濟若待其猖獗則治之
正未可輕言也

五

图 8-1-12　蒙胍图

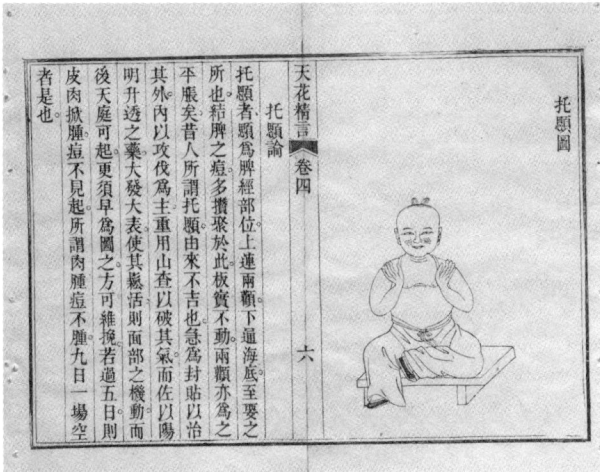

图 8-1-13　托腮图

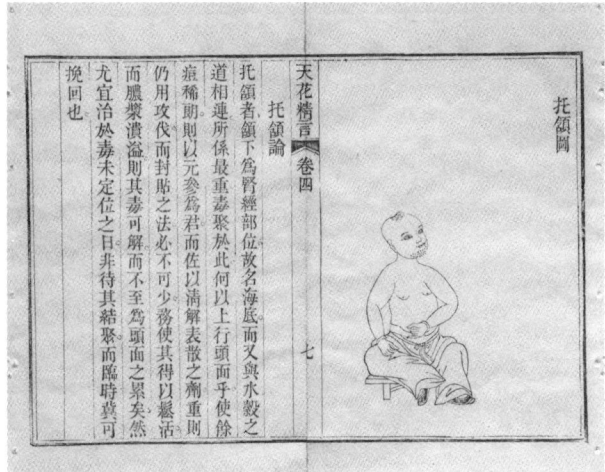

图 8-1-14　托颔图

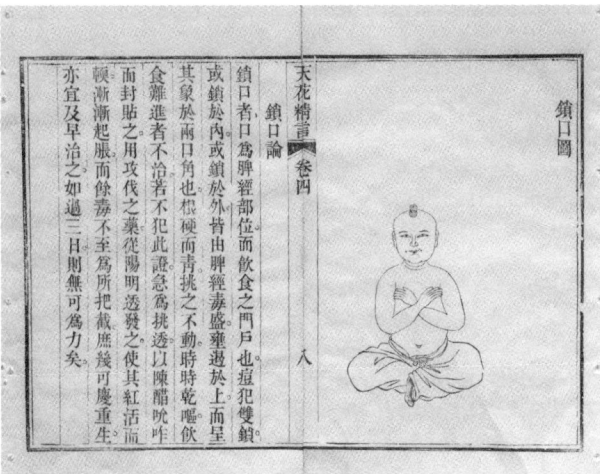

图 8-1-15　锁口图

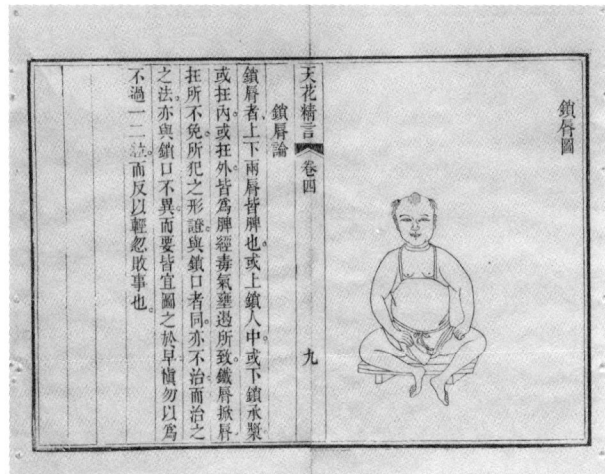

图 8-1-16　锁唇图

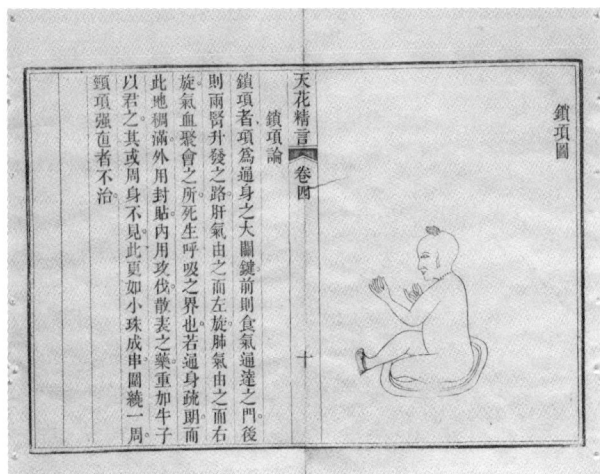

图 8-1-17　锁项图

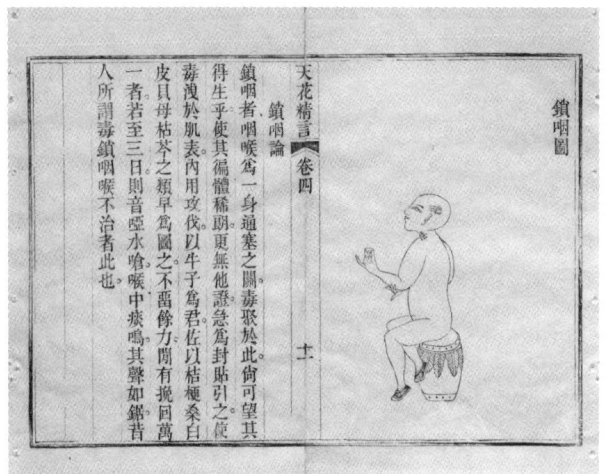

图 8-1-18　锁咽图

天花精言　卷四
披肩圖
披肩論

披肩者肩之上有肺俞穴部位屬肺而真氣所聚之地也攢聚於此則毒必壅過於肺氣分不暢周身為之牽制矣若使顆粒不分連片強硬以碗磁打之放其紫血先殺其勢封貼之藥務令糜活膿漿潰溢而毒氣可解矣

十二

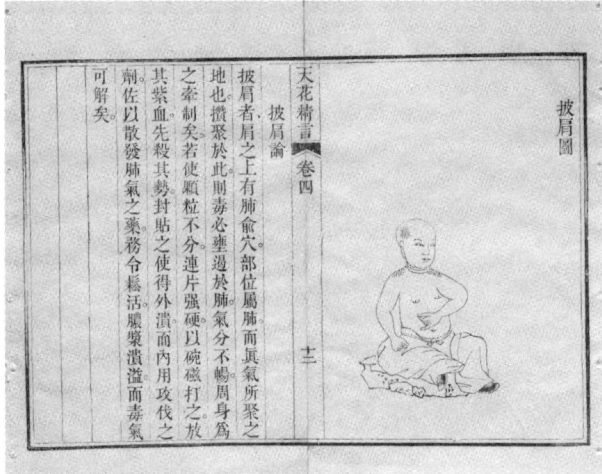

图 8-1-19　披肩图

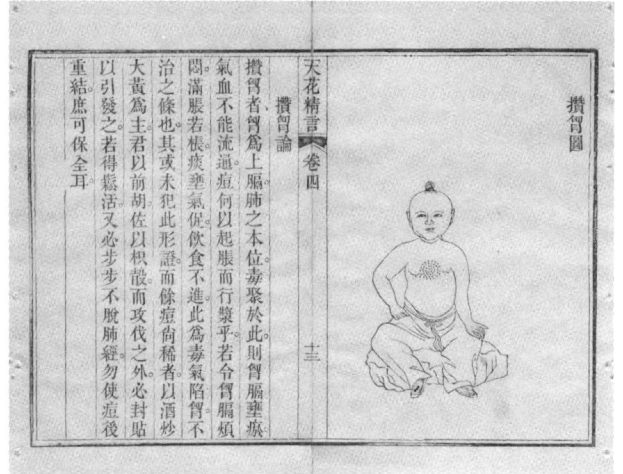

天花精言　卷四
攢胸圖
攢胸論

攢胸者胸為上腦肺之本位毒聚於此則腎腦脇脹氣血不能流通痘何以起脹而行漿乎若令腎腦脇煩悶滿脹若根痰痰壅毒促飲食不進此形證而稀則為毒陷不可治之條也更未把此形證而餘痘尚稀者以酒炒大黃為主君以前胡佐以枳散而餘痘得活則其外必封貼以引發之若得鬆活又必步步不脫肺經勿使痘後重結庶可保全耳

十三

图 8-1-20　攒胸图

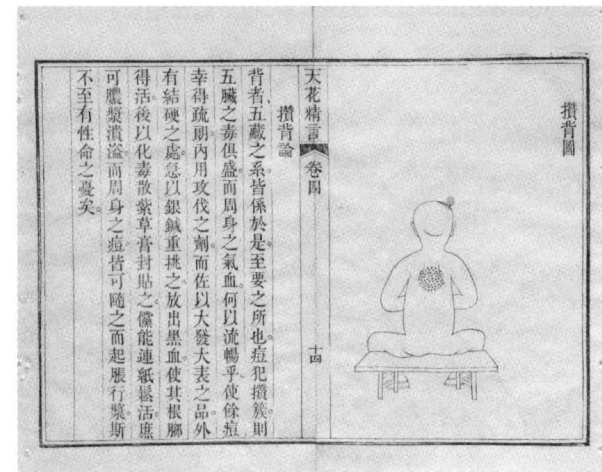

天花精言　卷四
攢背圖
攢背論

背者五藏之系皆係於是至要之所也痘犯攢簇則五臟之毒俱盛而周身之氣血何以流暢乎使徐痘幸得疏期內用攻伐之劑佐以大發大表之品外有結硬之處忌以銀鍼重挑之放出黑血使其根腳得活然後以化毒散紫草膏封貼之儻能連紙得活可震漿潰溢而周身之痘皆可隨之而起脹行漿斯不至有性命之虞矣

十四

图 8-1-21　攒背图

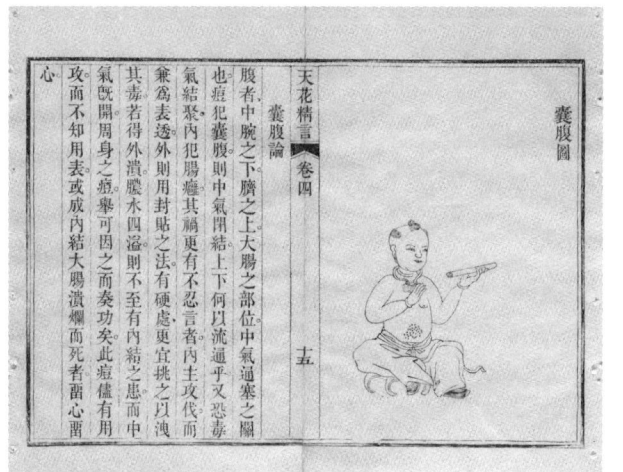

心

天花精言　卷四
囊腹圖
囊腹論

腹者中腕之下臍之上大腸之部位中氣道塞之關也痘犯囊腹則中氣閉結上下何以流通乎又恐毒氣結聚內犯腸癰其禍更有不忍言者內主攻伐而兼為表透外則用封貼之法有硬處更宜挑之以洩其毒既開周身之痘舉可因之而奏功矣此痘儻有用攻而不知用表或成內結大腸潰爛而死者蓄心置

十五

图 8-1-22　囊腹图

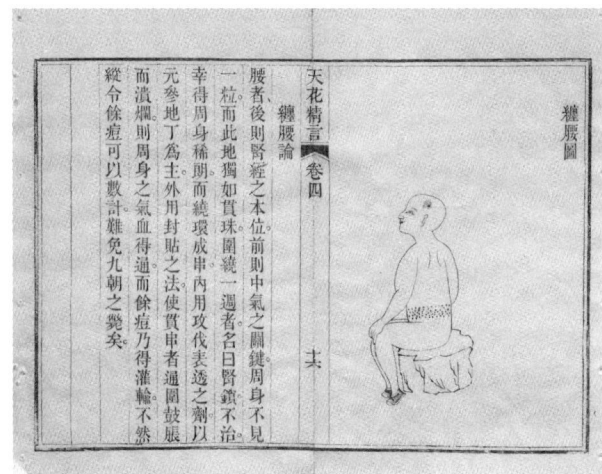

天花精言　卷四
纏腰圖
纏腰論

腰者後則腎經之部位前則中氣之關鍵周身不見一粒而此地獨如貫珠圓繞一遍者名曰周鎖不治元參地丁為主外用封貼之法使貫串者表透之幸得周身稀期而繞環成串內用攻伐表透之劑以而潰爛則周身之氣血得活而餘痘乃得灌輸不然縱令餘痘可以數計難免九朝之幾矣

十六

图 8-1-23　缠腰图

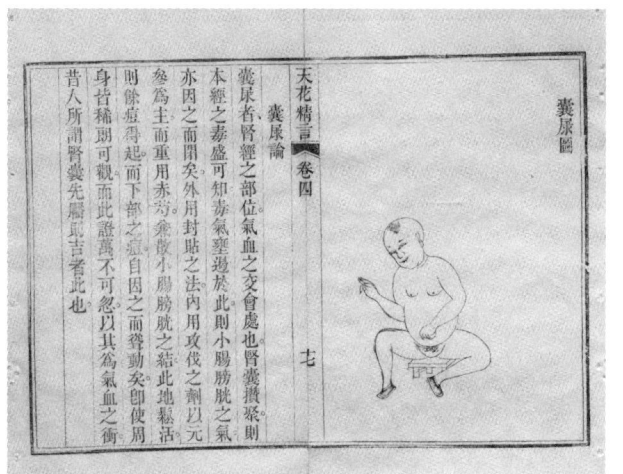

天花精言　卷四
囊尿圖
囊尿論

囊尿者腎經之部位氣血之交會處也腎囊攢聚則本經之毒盛可知毒氣壅遏於此則小腸膀胱之氣亦因之蓋閉矣外用封貼之法內用攻伐之劑以元參為主而重用赤水發散大腸膀胱之結此地舉活則餘痘得起而下部之痘因之而聳動矣即使周身皆稀邪可畏而此證萬不可忽以其為氣血之衝昔人所謂腎囊先屬凶吉者此也

十七

图 8-1-24　囊尿图

鎮肛圖

天花精言　卷四

鎮肛論

肛門爲中氣通洩之關大腸之部位上與肺管相通者也居至陰之地爲氣血之會故痘犯鎮肛則中氣閉結而肺氣亦不能透周身之痘尚何以起張乎攻伐之劑當以肺與大腸爲主苦參黃芩佐大黃滑石爲之劑當以起張結大腸上竅則入於肛門之前後左右絡無與大腸相表裏未有不結而上不鎮肛而終始不可離不然毒結心防雖堅硬之處庶兔此患矣要使繞肛之痘體膿潰溢而

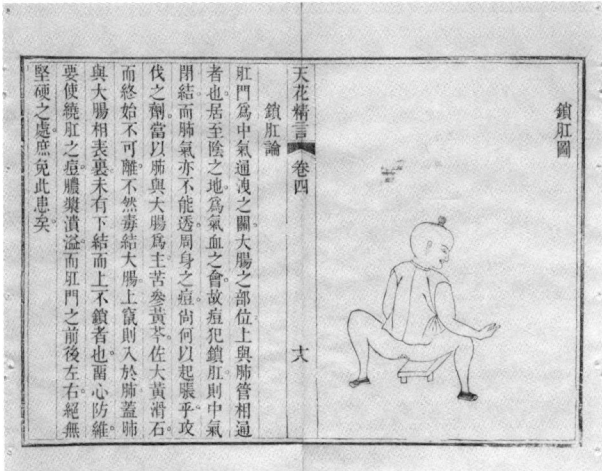

图 8-1-25　锁肛图

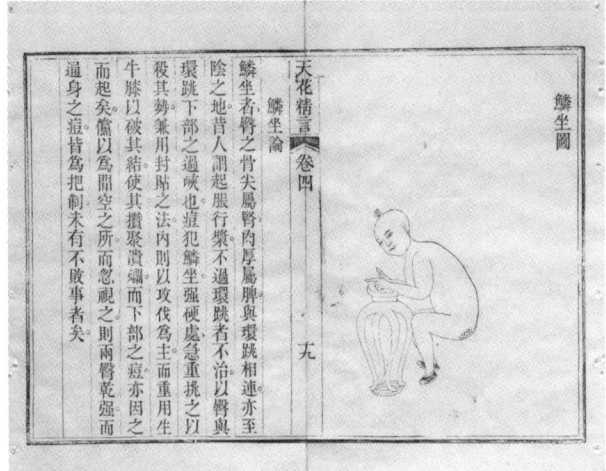

鱗坐圖

天花精言　卷四

鱗坐論

鱗坐者臀之骨尖屬腎內厚屬脾與環跳相連亦至陰之地昔人謂也痘起脹漿不過環跳急重挑以臀與環跳下部之痘亦也攻犯鱗坐強硬之以殺其勢兼用封貼之法內則以攻伐處急重挑與牛膝以破其結使坐而下部之痘亦因之攢聚潰痛而起矣儻以爲開空之所而忽視之遍身之痘皆爲把制未有不廢事者矣

图 8-1-26　鳞坐图

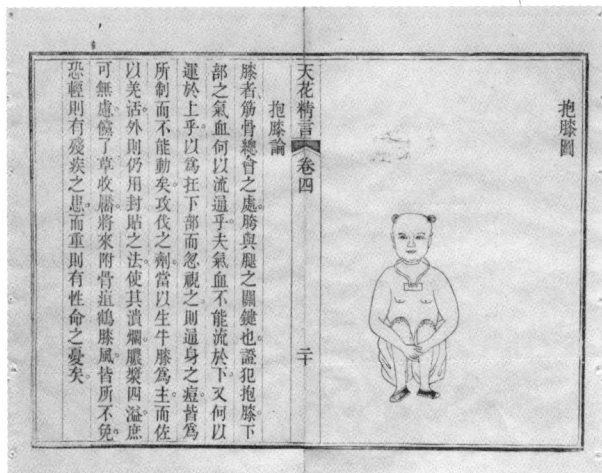

抱膝圖

天花精言　卷四

抱膝論

膝者筋骨總會之處膝與腿之關鍵也證犯抱膝下部之氣血何以流通乎夫氣血不能流於下又何以運於上乎以攻伐之劑當以生牛膝爲主而佐所制而不能動矣仍用封貼之法使其潰爛膿漿四溢底以羌活外則涼收膈將來附骨疽鶴膝風皆所不免悲輕則有廢疾之患而重則有性命之憂矣

图 8-1-27　抱膝图

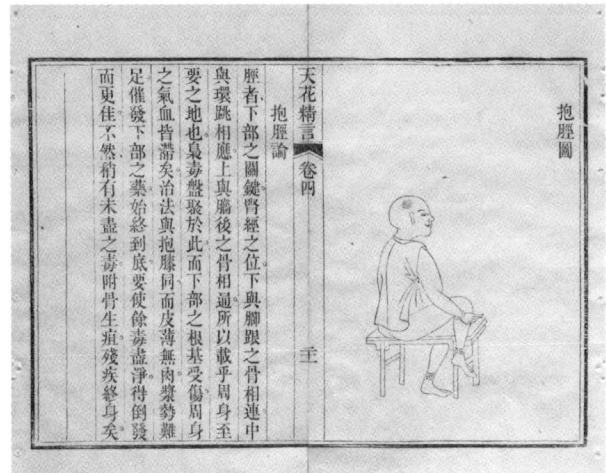

抱脛圖

天花精言　卷四

抱脛論

脛者下部之關鍵腎經之位下與腳跟之骨相連中與環跳相應上與腦後之骨相通此以截乎周身至之地也最毒痘聚於此而不治與抱脛同而皮薄無肉漿勢難之氣血皆宜灸治法此而下部之根基受傷周身足催發下部之藥始終到底要使徐毒盪淨骨倒發而更佳不然稍有未盡之毒附骨生痘殘疾終身矣

图 8-1-28　抱胫图

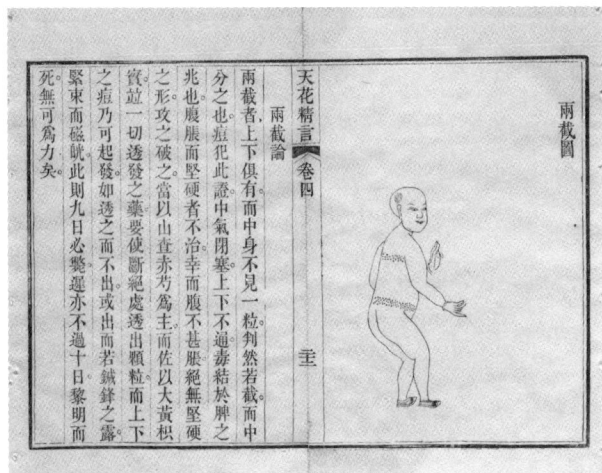

兩截圖

天花精言　卷四

兩截論

兩截者上下俱有而中身不見一粒判然若截中分之也痘犯此證中氣閉塞上下不過毒結於脾之痘乃一切攻之藥要使腰臍兆也膿脹而堅硬者不治幸而膿中以山查赤芍爲主而佐以大黃枳之形攻之破之當以出透而透之則不至起發如透之或出而顆粒而下實並痘乃可起發結紅處透出顆粒而不露堅束而臕蝕此則九日必斃遲亦不過十日黎明而死無可爲力矣

图 8-1-29　两截图

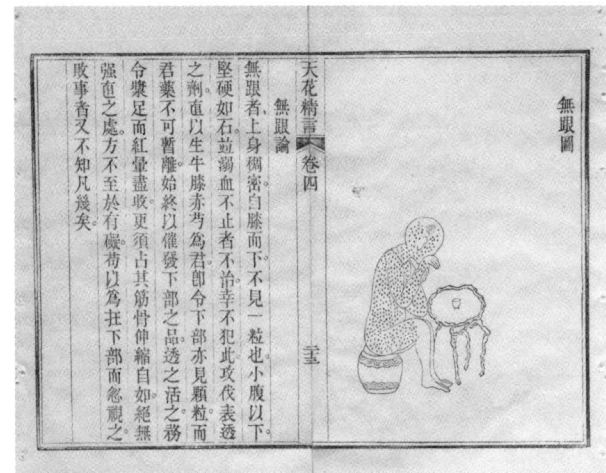

無跟圖

天花精言　卷四

無跟論

無跟者上身稀密白膝而下不見一粒也小腹以下堅硬如石並血不止者不治其毒以下之劑直以生牛膝赤芍爲君即令下部之品透之君藥不可暫離始終須占見顆粒而之活化之務令蠻足而紅暈盡收更須占其筋骨伸縮自如絕無強直之處方不至於有殘疾之虞敗事者又不知凡幾矣

图 8-1-30　无根图

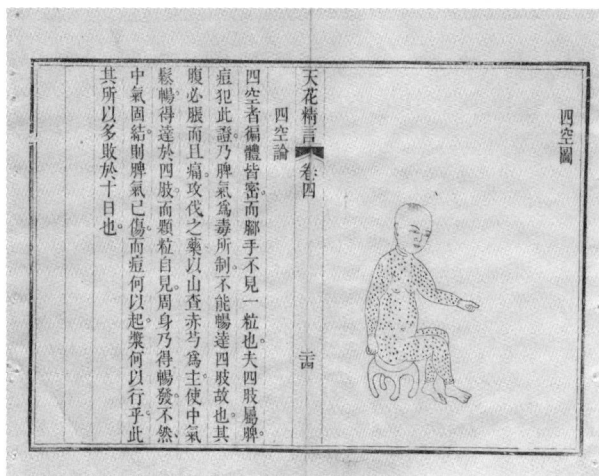

图 8-1-31　四空图

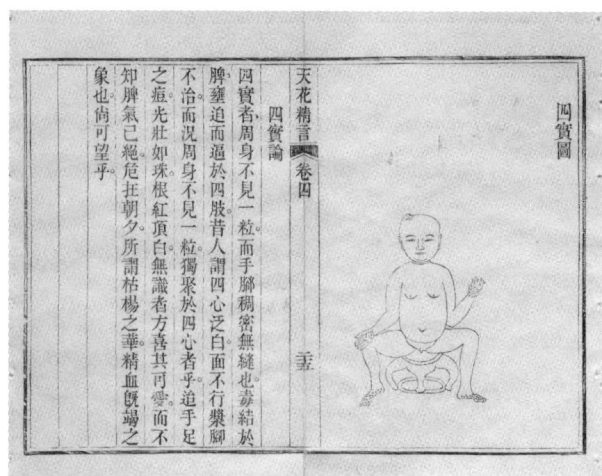

图 8-1-32　四实图

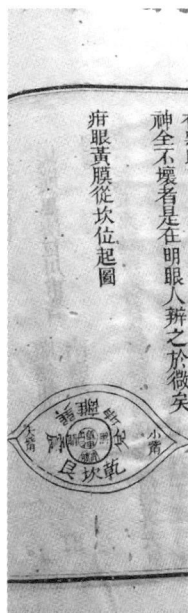

图 8-1-33　疳眼黄膜从坎位起图

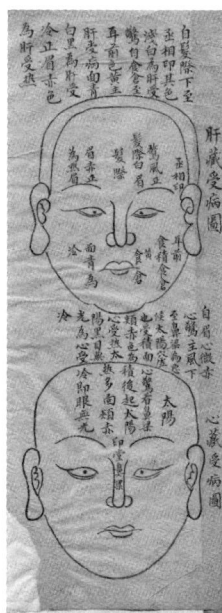

图 8-1-34　肝脏受病图
图 8-1-35　心脏受病图

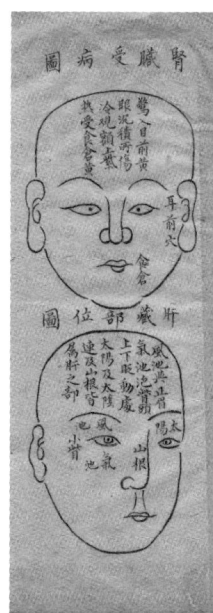

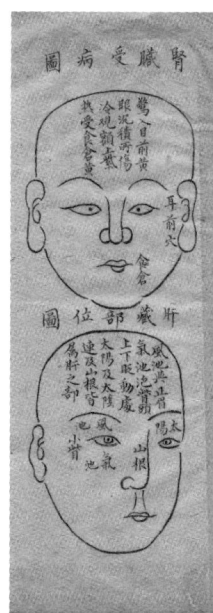

图 8-1-36　肾脏受病图
图 8-1-37　肝脏部位图

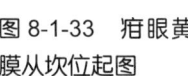

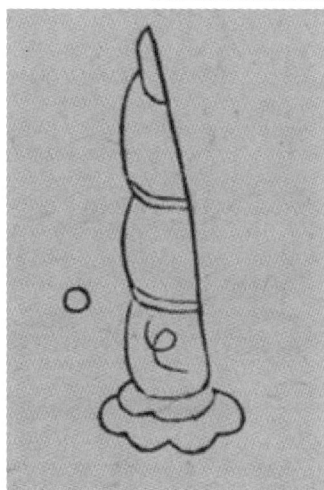

图 8-1-38　流珠形图

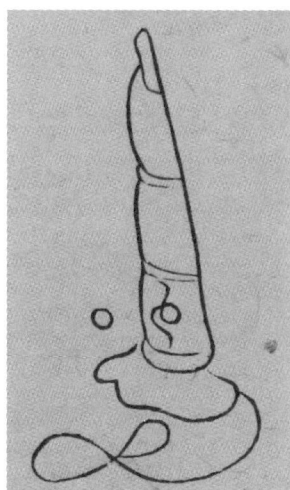

图 8-1-39　长珠形图

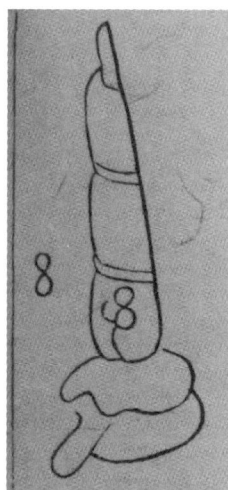

图 8-1-40　环珠形图

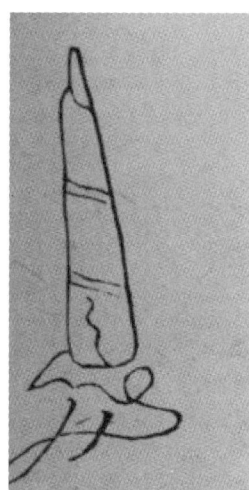

图 8-1-41　去蛇形图

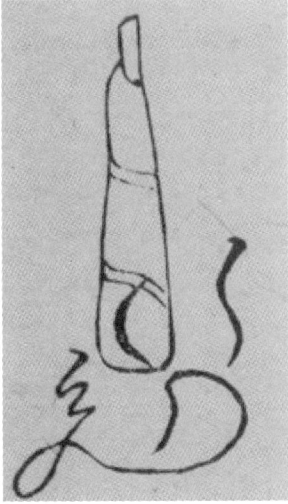

图 8-1-42 弓反外形图

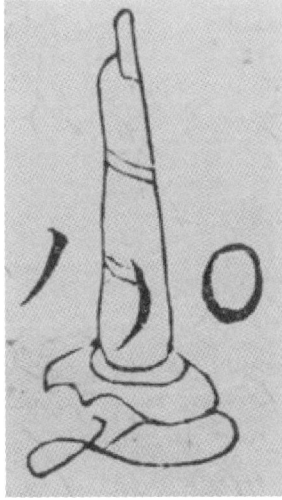

图 8-1-43 弓反里形图

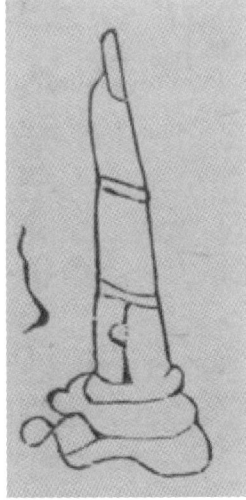

图 8-1-44 来蛇形图

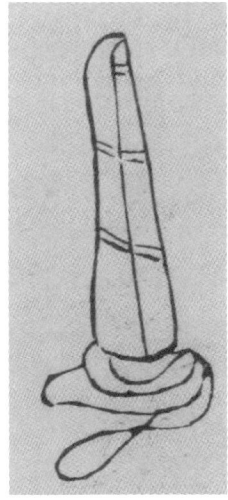

图 8-1-45 枪形图

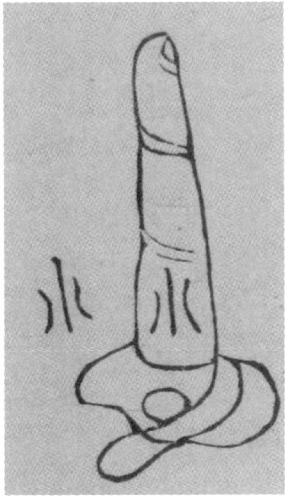

图 8-1-46 水字形图

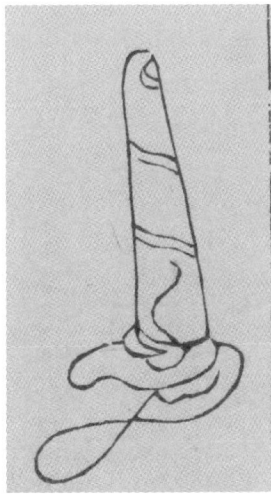

图 8-1-47 乙字形图

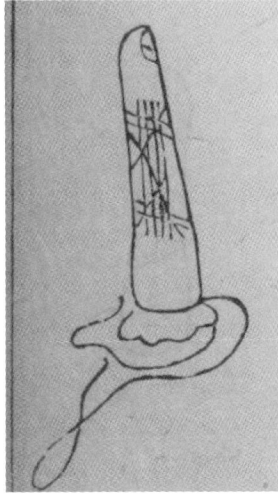

图 8-1-48 乱脉形图

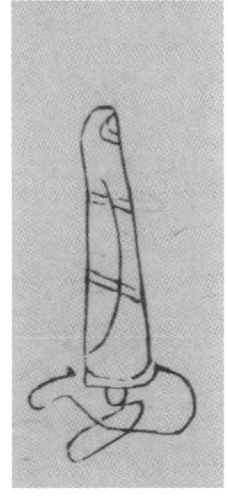

图 8-1-49 二指曲脉向外纹

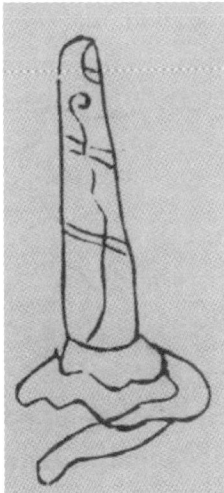

图 8-1-50 三关钓脉
向右纹

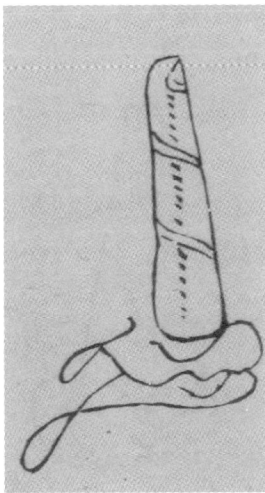

图 8-1-51 两点纹

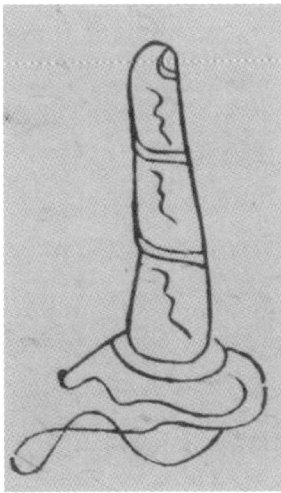

图 8-1-52 三曲如虫纹

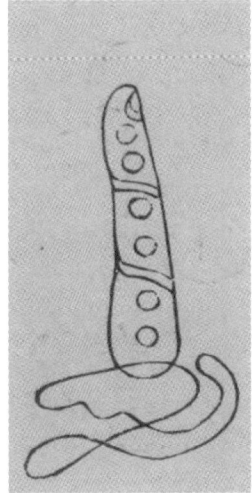

图 8-1-53 三关三阳两纹

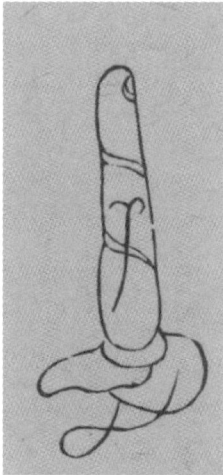

图 8-1-54　双环双勾纹　　图 8-1-55　水字纹　　图 8-1-56　悬针纹　　图 8-1-57　环形纹

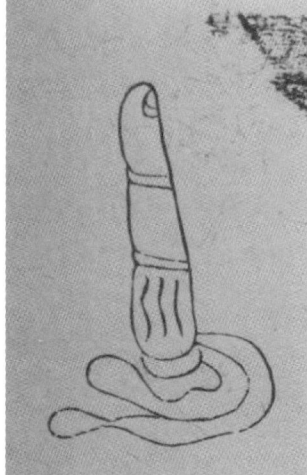

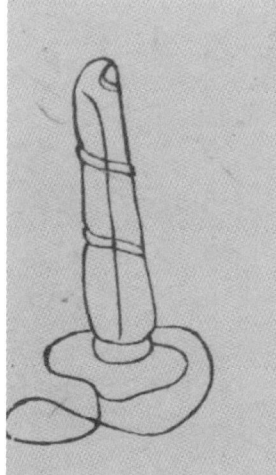

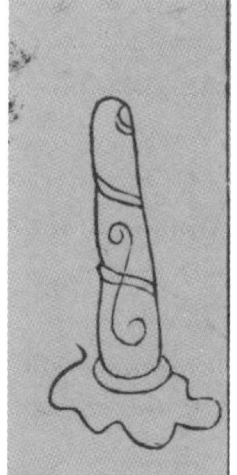

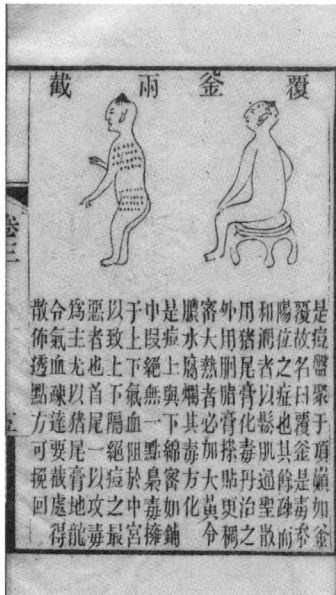

图 8-1-58　覆釜、两截　　图 8-1-59　蒙头、缠腰　　图 8-1-60　托腮、锁口

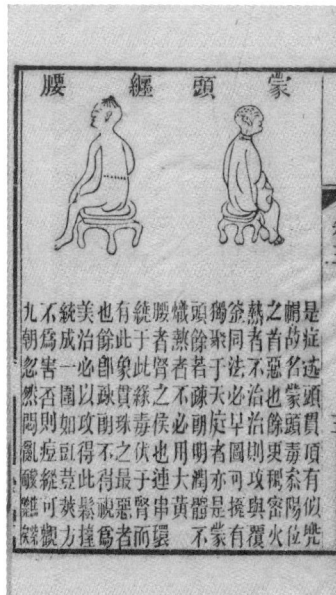

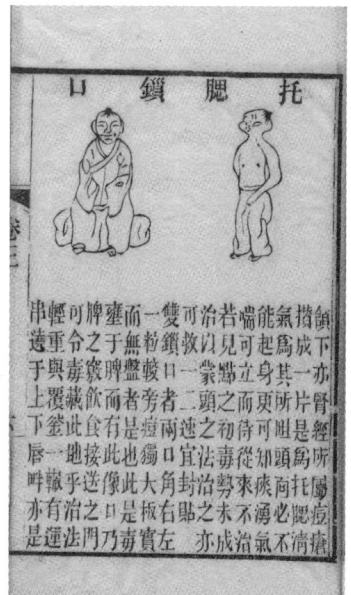

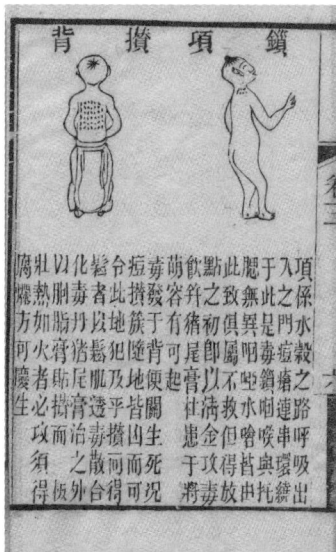

图 8-1-61　锁项、攒背　　图 8-1-62　囊腹、攒胸　　图 8-1-63　咽关、抱膝

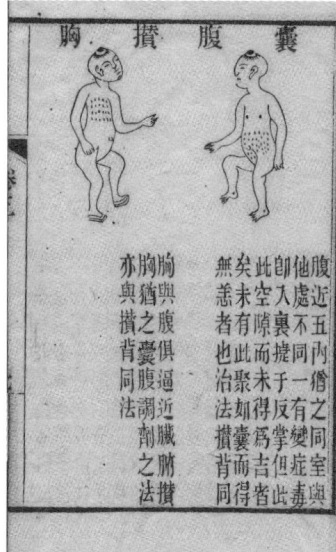

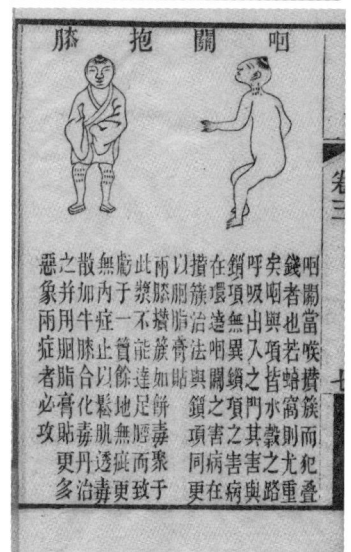

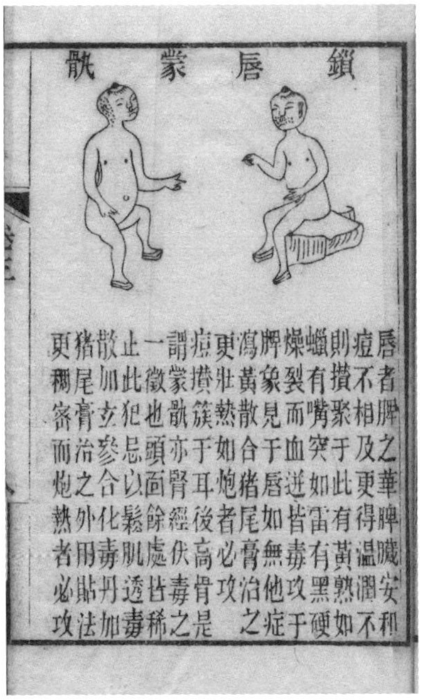

齁蒙唇锁

披肩抱鬃

毬囊坐鳞

图 8-1-64　锁唇、蒙齁

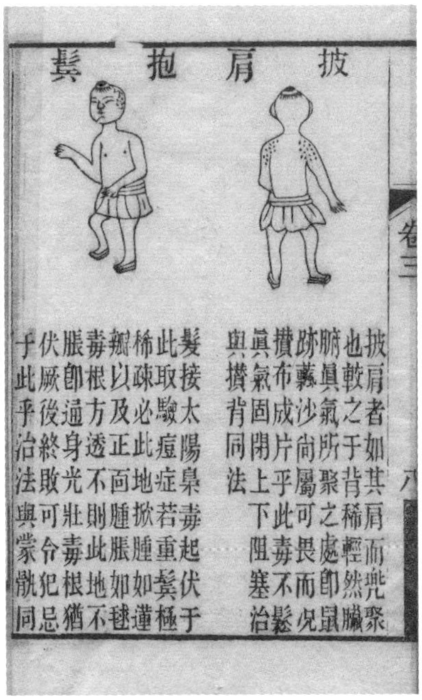

图 8-1-65　披肩、抱鬃

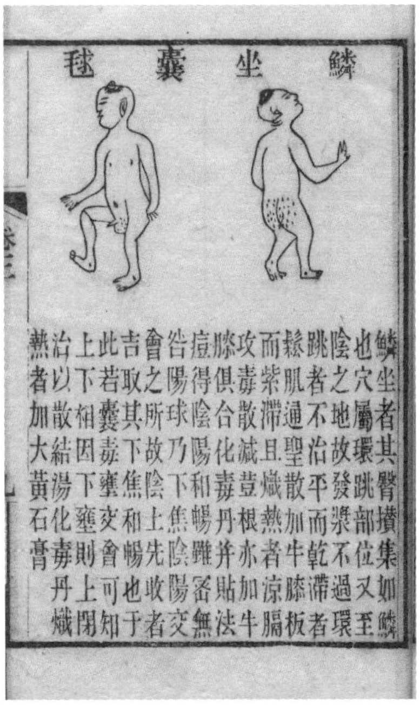

图 8-1-66　鳞坐、囊毬

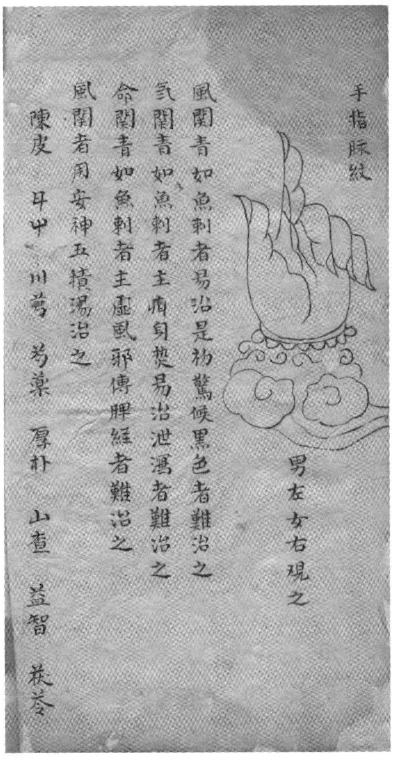

手指鱼刺纹

男左女右观之

风关青如鱼刺者易治是初惊候黑色者难治之
气关青如鱼刺者主疳勒热易治泄泻者难治之
命关青如鱼刺者主虚风邪传脾经者难治之
风关者用安神五积汤治之
陈皮　牛中　川芎　芍药　厚朴　山查　益智　茯苓

图 8-1-67　手指如鱼刺纹

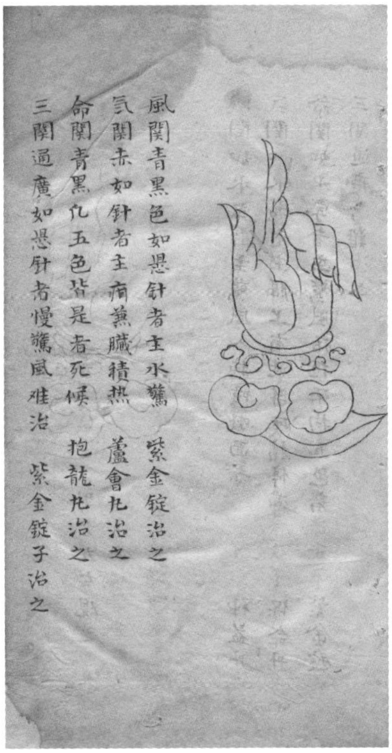

手指悬针纹

男左女右观之

风关青黑色如悬针者主水惊　紫金锭治之
气关青黑如针者主疳黄脏积热　芦荟丸治之
命关青黑九五色者是者死候　抱龙丸治之
三关通度如悬针者慢惊风难治　紫金锭子治之

图 8-1-68　手指如悬针纹

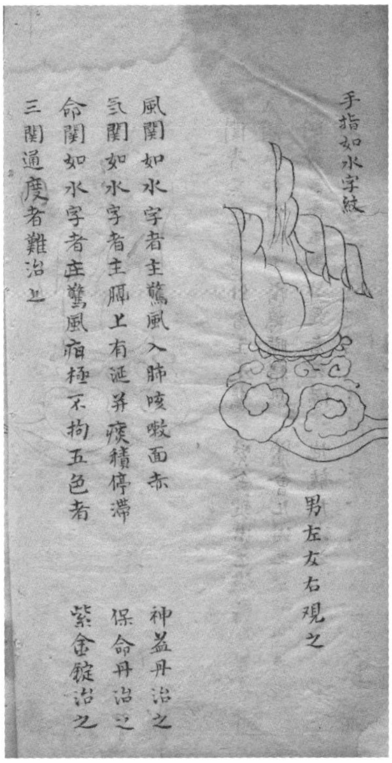

手指如水字纹

男左女右观之

风关如水字者主惊风入肺咳嗽面赤
气关如水字者主肺上有涎牙疼痛停滞
命关如水字者主惊风宿极不拘五色者
三关通度者难治上
神益丹治之
保命丹治之
紫金锭治之

图 8-1-69　手指如水字纹

手指如乙字纹

风关如乙字纹者主肝脏惊风易治

气关如乙字者主慢风

命关如乙字青黑色者主慢脾惊

三关通度者难治之症也

紫金锭腥～散治之

五苓散紫金额治之

上清丸加辰砂治之

男看左手
女看右手

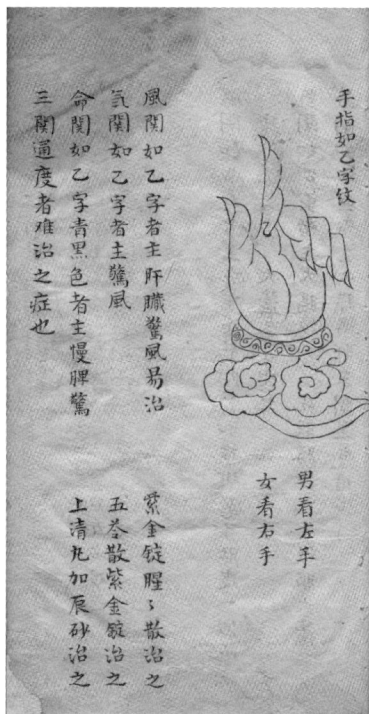

图 8-1-70　手指如乙字纹

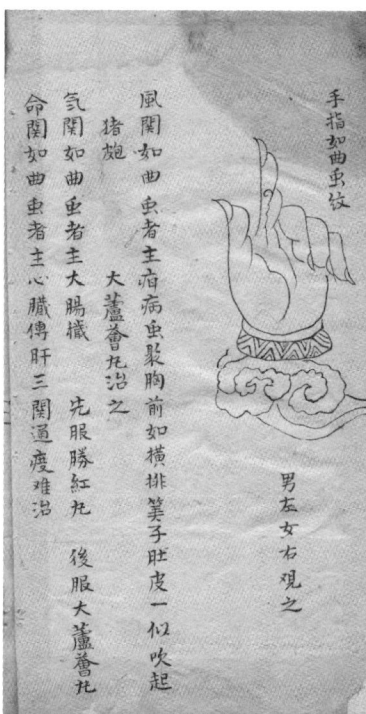

手指如曲虫纹

风关如曲虫者主脐病虫聚胸前如横排篾子肚度一似吹起

气关如曲虫者主大肠臟

命关如曲虫者主心臟传肝三关通度难治

大蘆香丸治之

先服胜红丸

後服大蘆香丸

男左女右观之

图 8-1-71　手指如曲虫纹

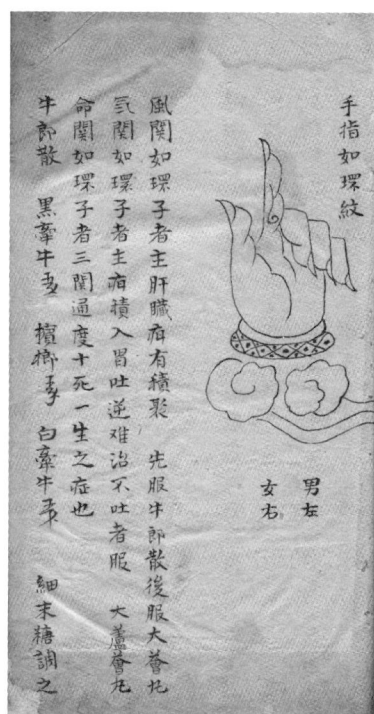

手指如环纹

风关如环子者主肝脏府有积聚　先服牛郎散後服大普丸

气关如环子者主府积入胃吐逆难治不吐者服　大蘆香丸

命关如环子者三关通度十无一生之症也

牛郎散

黑牵牛多

槟榔寄　白牵牛多

细末糖调之

男左
女右

图 8-1-72　手指如环纹

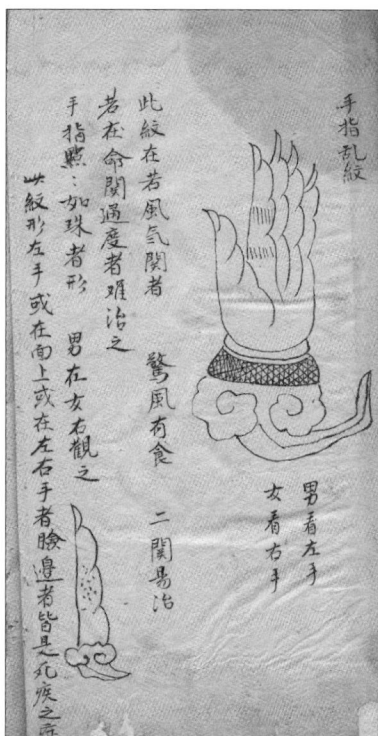

手指乱纹

此纹在若风气关者　惊风有食

若在命关过度者难治之　二关易治

手指紋：如珠者形　男在左女右观之

此纹形左手或在角上或在左右手者脸边者皆是死疾之症

男看左手
女看右手

图 8-1-73　手指乱纹

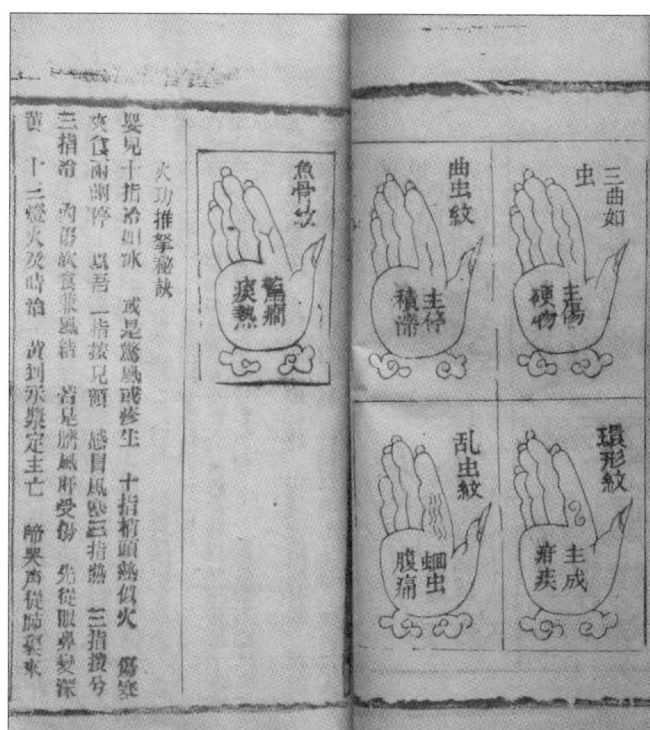

火功推拿秘诀

婴儿十指脊叫冰　或是惊风或蒸生

变食雨潮停　蠹若一角捺兄厮

感冒风邪云指搔　三指撥分

蠹是脐风斯受邪　劳嗽眼鼻变深

黄　十二灯火次时治　茜到永樂定主亡

暗哭声健肺裂来

魚骨紋

驚癇
痰熱

三曲如
虫

主傷
硬物

曲虫紋

主傷
硬物

亂虫紋

主成
腹痛

環形紋

主成
痹疾

图 8-1-74　手病纹图 - 三曲如虫　图 8-1-75　手病纹图 - 环形纹

图 8-1-76　手病纹图 - 曲虫纹　图 8-1-77　手病纹图 - 乱虫纹

图 8-1-78　手病纹图 - 鱼骨纹

图 8-1-79　流珠图

图 8-1-80　环珠图

图 8-1-81　长珠图

图 8-1-82　来蛇形图

图 8-1-83　去蛇形图

图 8-1-84　弓反里图

图 8-1-85　弓反外图

图 8-1-86　枪图

图 8-1-87　鱼骨图

图 8-1-88　水字图

图 8-1-89　针图

图 8-1-90　透关射指图

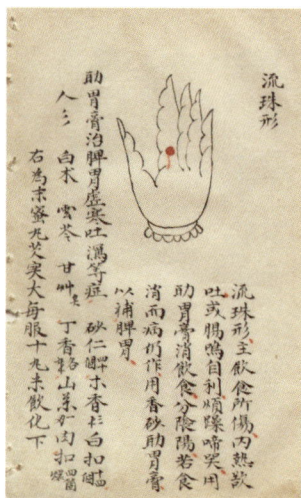

图 8-1-91　手病纹彩图 - 流珠形

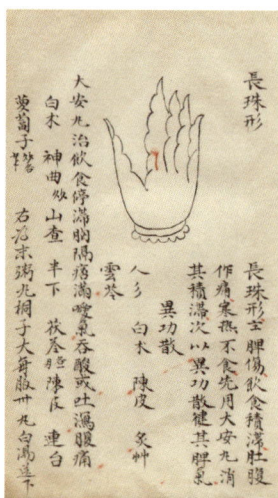

图 8-1-92　手病纹彩图 – 长珠形

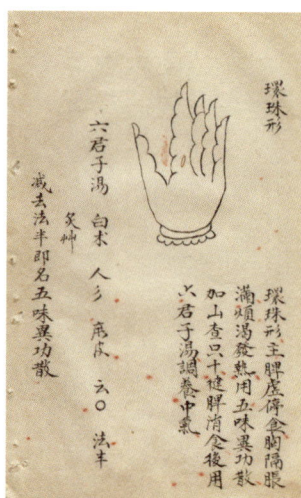

图 8-1-93　手病纹彩图 – 环珠形

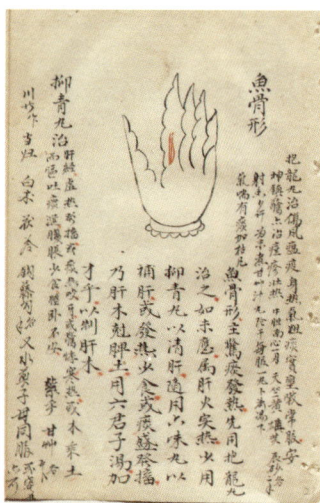

图 8-1-94　手病纹彩图 – 鱼骨形

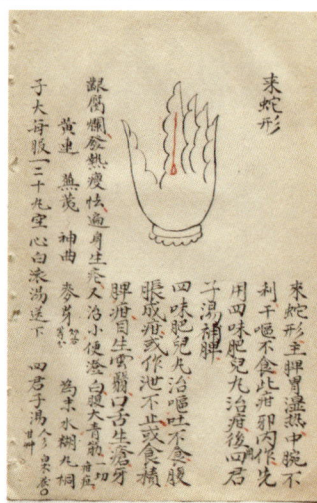

图 8-1-95　手病纹彩图 – 来蛇形

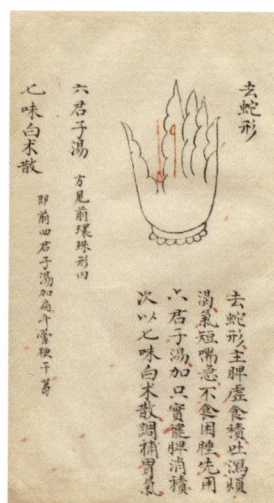

图 8-1-96　手病纹彩图 – 去蛇形

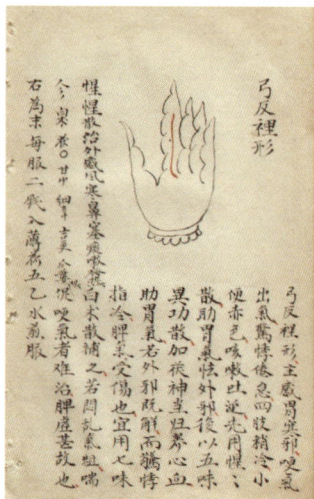

图 8-1-97　手病纹彩图 – 弓反里形

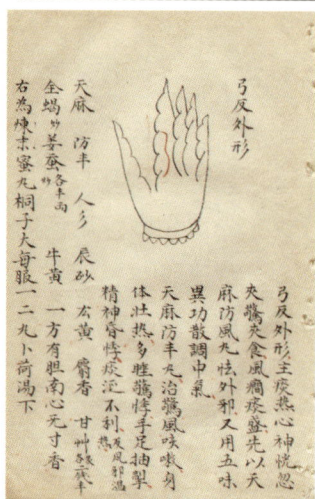

图 8-1-98　手病纹彩图 – 弓反外形

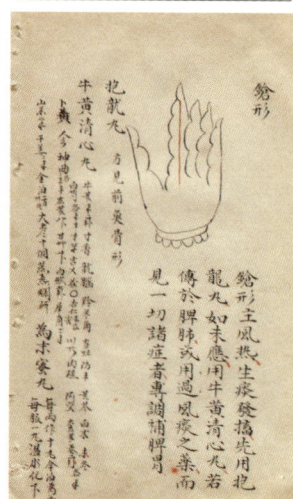

图 8-1-99　手病纹彩图 – 枪形

六君子汤 方見前

針形

針形主心肝熱極生風驚悸，頑閉困倦不食痰盛煩先，用抱龍丸化風化痰次用六君子加勾藤鈎平肝實脾

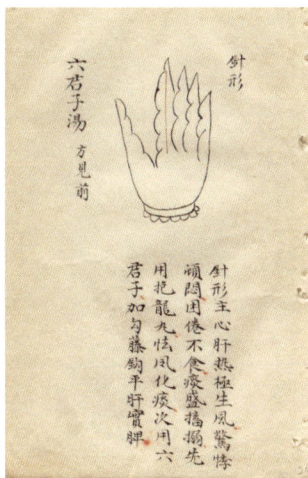

图 8-1-100 手病纹彩图-针形

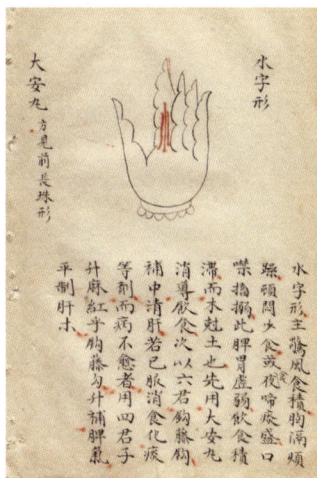

大安丸 方見前 是珠形

水字形

水字形主脾風食積胸滿煩躁頭悶大食或便喘痰盛飲食少，消導欣食次以六君勾藤鈎消食化積，漓而木尅土也先用大安丸補申清此脾胃虛弱飲食少，等劑而病不愈者用四君子加升麻勾藤鈎補脾氣，平削肝木

图 8-1-101 手病纹彩图-水字形

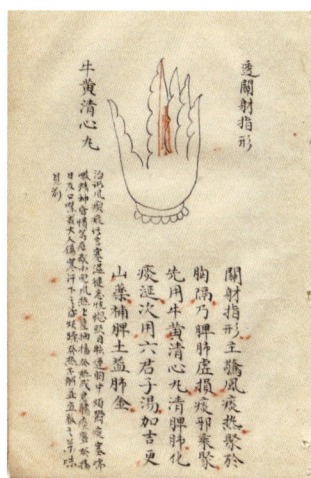

牛黃清心丸

透關射指形

開材指形主驚風疫熱紫於胸隔乃脾肺虛損疫邪氣繁，先用牛黃清心丸清脾肺化痰涎次用六君子湯加吉更，山藥補脾土益肺金

图 8-1-102 手病纹彩图-透关射指形

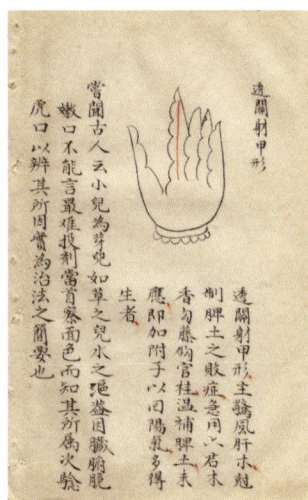

透關射甲形

透關射甲形主驚風肝木尅制脾土之散症急用六君木，香勾藤鈎官桂溫補脾土表，應即加附子以回陽散为得生胃者。嘗聞古人云小兒為芽兒，如草之兒最難投制當首蔡由色而知其所病之次驗虎口以辨其所因實鬲為治法之簡要也

图 8-1-103 手病纹彩图-透关射甲形

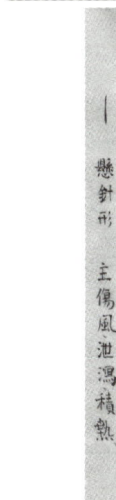

懸針形 主傷風泄瀉積熱

图 8-1-104 手指脉纹八段锦-悬针形

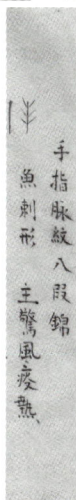

手指脉紋八段錦 魚刺形 主驚風疫熱

图 8-1-105 手指脉纹八段锦-鱼刺形

乱紋 主蟲

图 8-1-106 手指脉纹八段锦-乱纹

蟲字形 主肝蟲大膈撒積

图 8-1-107 手指脉纹八段锦-虫字形

環形 主疳積吐逆

图 8-1-108 手指脉纹八段锦-环形

水字形 主食積咳嗽驚府

图 8-1-109 手指脉纹八段锦-水字形

乙字形 主肝扁驚風

图 8-1-110 手指脉纹八段锦-乙字形

珠形 主死

图 8-1-111 手指脉纹八段锦-珠形

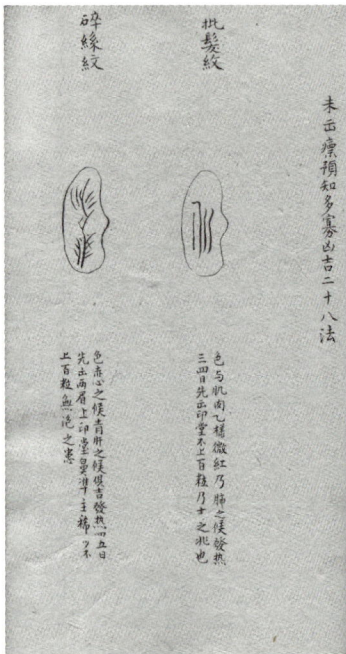

图 8-1-112　未出瘰预知多寡凶吉二十八法 – 批发纹

图 8-1-113　未出瘰预知多寡凶吉二十八法 – 碎丝纹

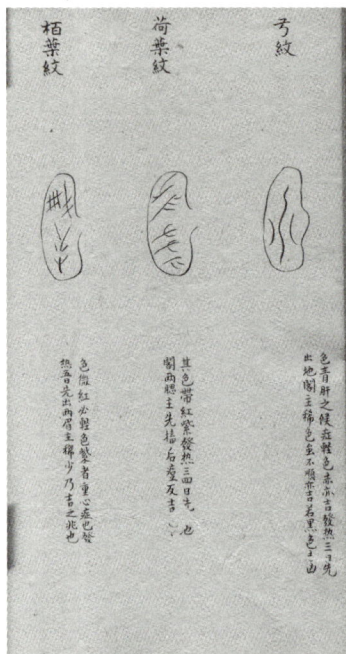

图 8-1-114　未出瘰预知多寡凶吉二十八法 – 弓纹

图 8-1-115　未出瘰预知多寡凶吉二十八法 – 荷叶纹

图 8-1-116　未出瘰预知多寡凶吉二十八法 – 柏叶纹

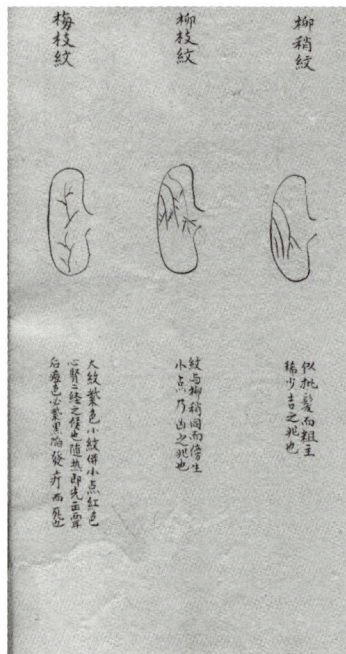

图 8-1-117　未出瘰预知多寡凶吉二十八法 – 柳梢纹

图 8-1-118　未出瘰预知多寡凶吉二十八法 – 柳枝纹

图 8-1-119　未出瘰预知多寡凶吉二十八法 – 梅枝纹

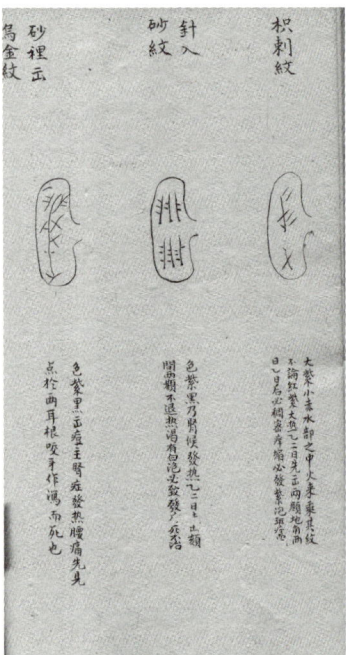

图 8-1-120　未出瘰预知多寡凶吉二十八法 – 枳刺纹

图 8-1-121　未出瘰预知多寡凶吉二十八法 – 针入砂纹

图 8-1-122　未出瘰预知多寡凶吉二十八法 – 砂里出乌金纹

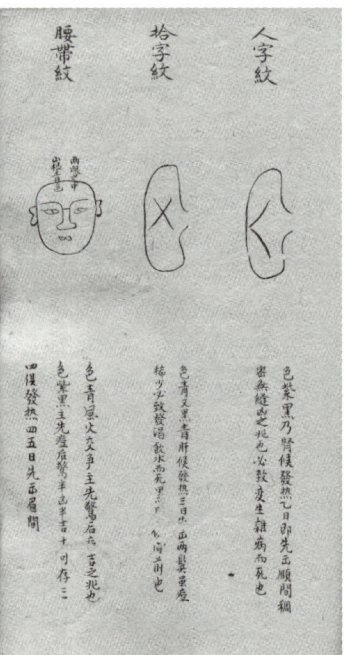

图 8-1-123　未出瘰预知多寡凶吉二十八法 – 人字纹

图 8-1-124　未出瘰预知多寡凶吉二十八法 – 拾字纹

图 8-1-125　未出瘰预知多寡凶吉二十八法 – 腰带纹

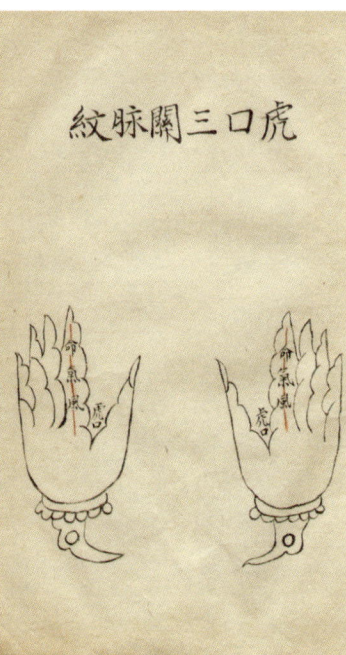

图 8-1-126　左右手虎口三关脉纹图

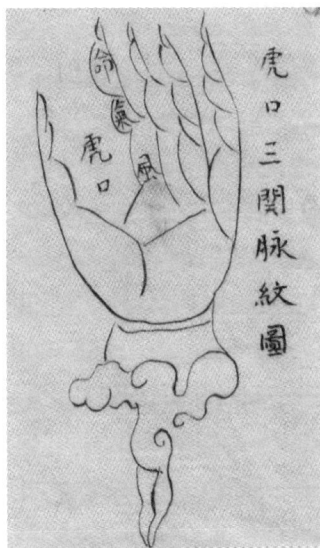

图 8-1-127　虎口三关脉纹图

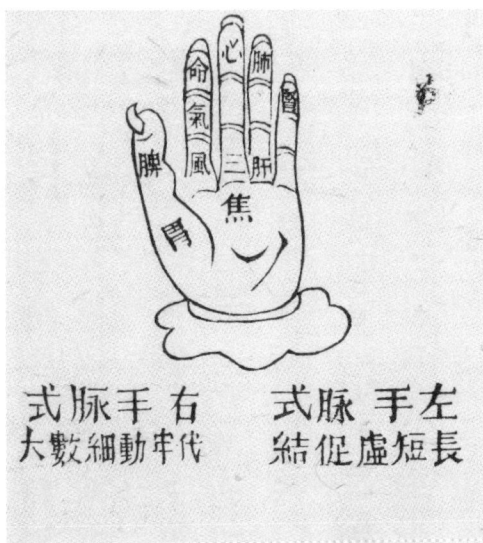

图 8-1-128　左右手脉形图

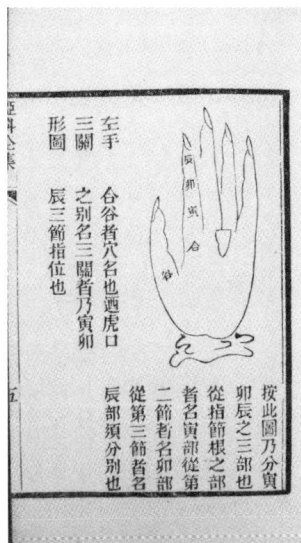

图 8-1-129　左手三关形图

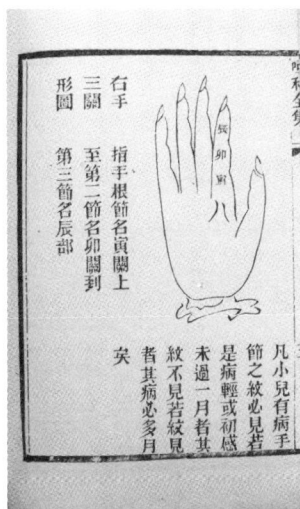

图 8-1-130　右手三关形图 1

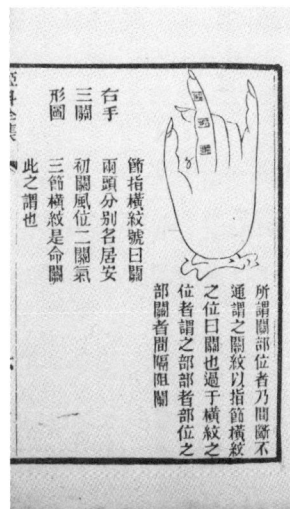

图 8-1-131　右手三关形图 2

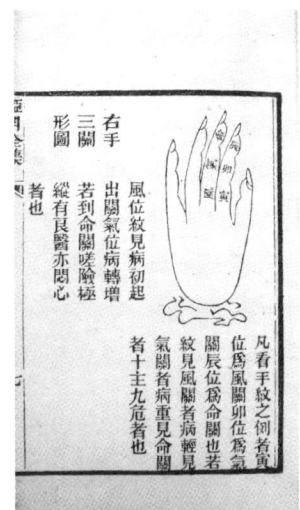

图 8-1-132　右手三关形图 3

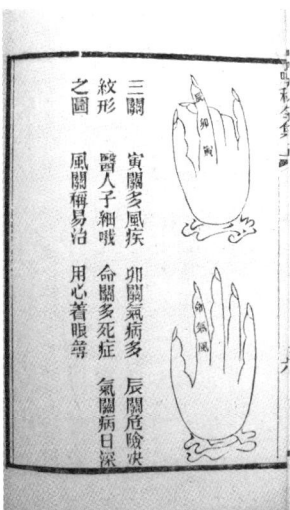

图 8-1-133　三关纹形之图 1

图 8-1-134　三关纹形之图 2

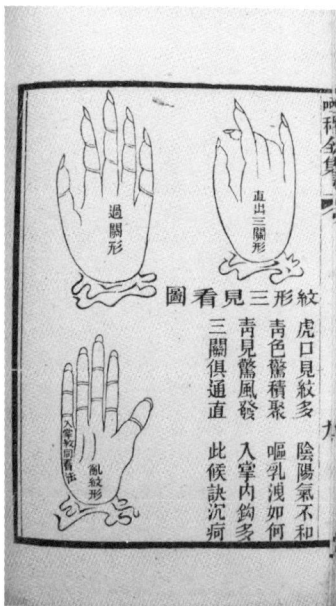

图 8-1-135　纹形三见看图 - 直出三关形

图 8-1-136　纹形三见看图 - 过关形

图 8-1-137　纹形三见看图 - 乱纹形

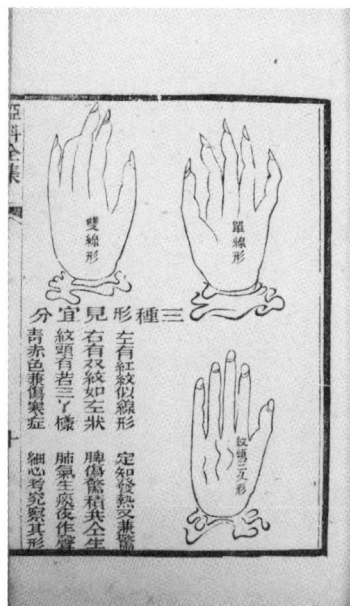

图 8-1-138　三种形见宜分 - 单线形

图 8-1-139　三种形见宜分 - 双线形

图 8-1-140　三种形见宜分 - 纹头三叉形

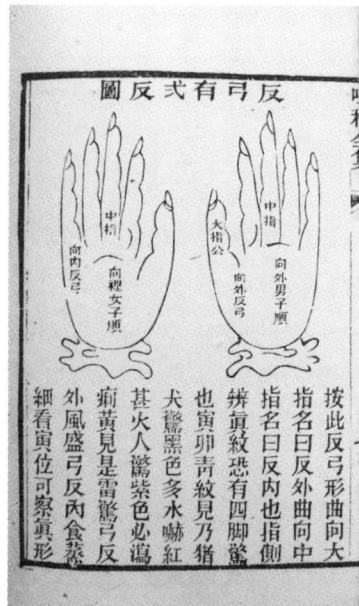

图 8-1-141　反弓有二反图 - 向外反弓

图 8-1-142　反弓有二反图 - 向内反弓

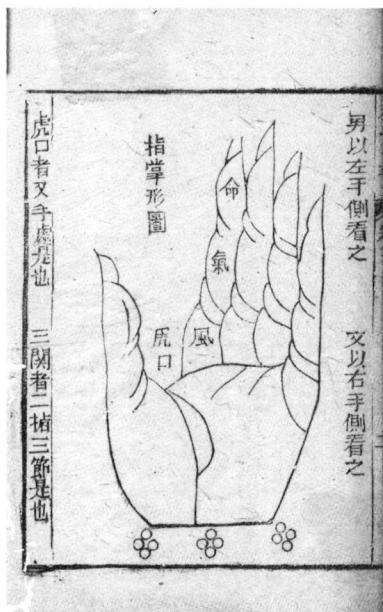

图 8-1-143　指掌形图

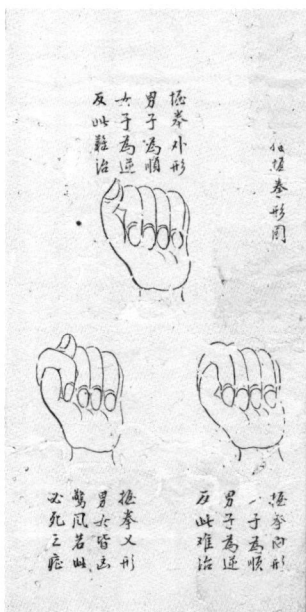

图 8-1-144　惊风握拳形图 - 握拳外形

图 8-1-145　惊风握拳形图 - 握拳内形

图 8-1-146　惊风握拳形图 - 握拳 × 形

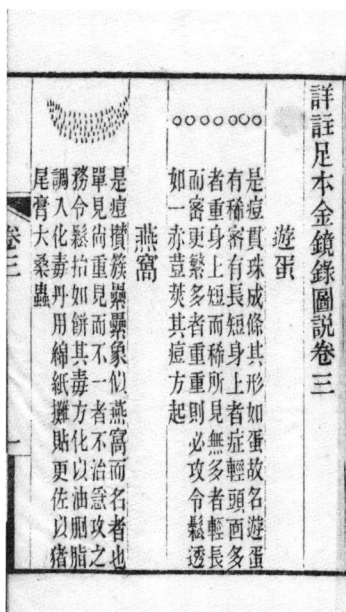

图 8-1-147　痘形图 - 游蛋形图

图 8-1-148　痘形图 - 燕窝形图

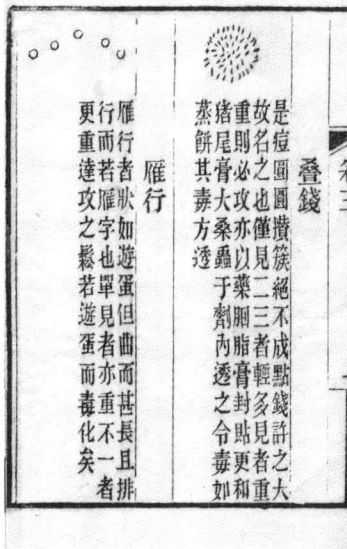

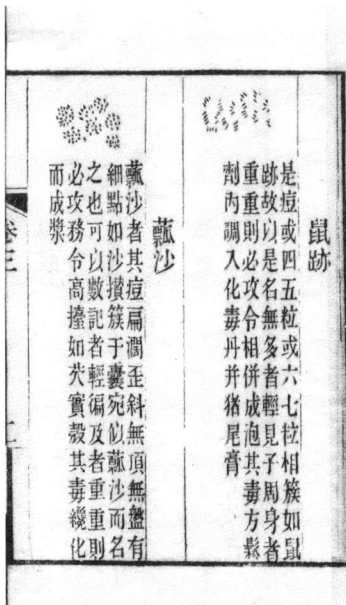

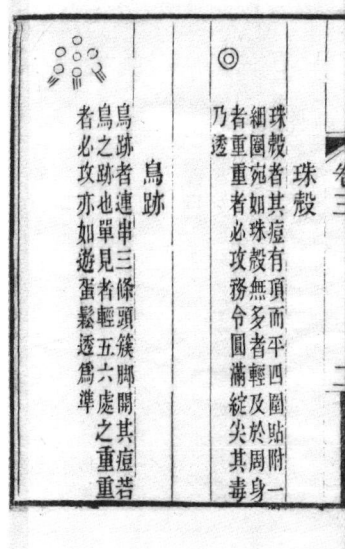

图 8-1-149　痘形图 - 叠钱形图
图 8-1-150　痘形图 - 雁行形图

图 8-1-151　痘形图 - 鼠迹形图
图 8-1-152　痘形图 -（薸）沙形图

图 8-1-153　痘形图 - 珠壳形图
图 8-1-154　痘形图 - 鸟迹形图

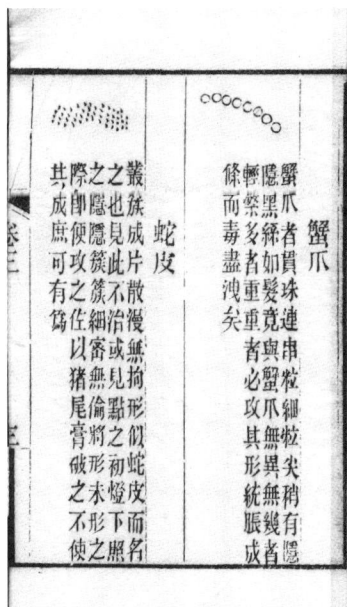

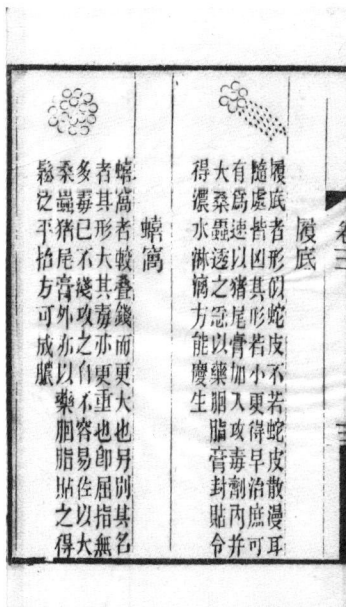

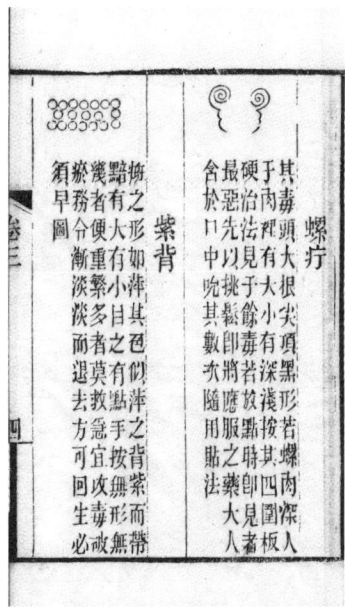

图 8-1-155　痘形图 - 蟹爪形图
图 8-1-156　痘形图 - 蛇皮形图

图 8-1-157　痘形图 - 履底形图
图 8-1-158　痘形图 - 蟢窝形图

图 8-1-159　痘形图 - 螺疔形图
图 8-1-160　痘形图 - 紫背形图

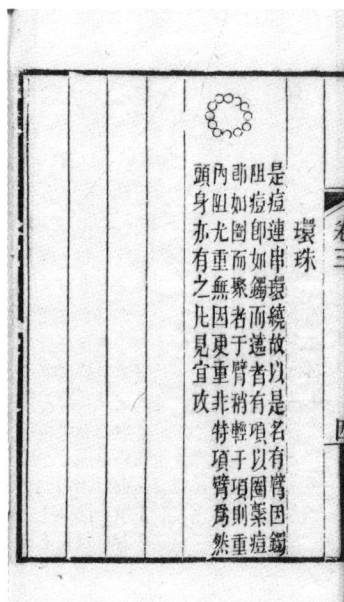

图 8-1-161　痘形图 - 环珠形图

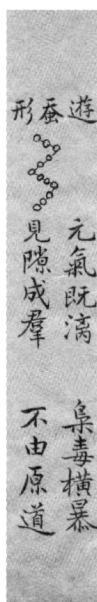

图 8-1-162　九种痘形 - 游蚕形

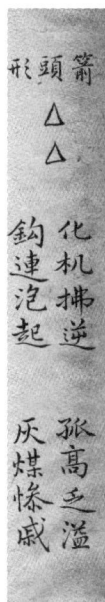

图 8-1-163　九种痘形 - 箭头形

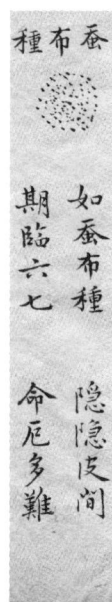

图 8-1-164　九种痘形 - 蚕布种

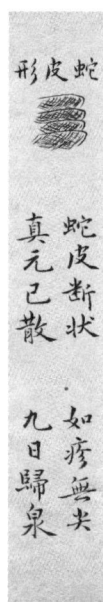

图 8-1-165　九种痘形 - 蛇皮性

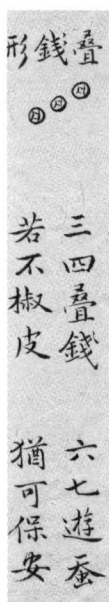

图 8-1-166　九种痘形 - 叠钱形

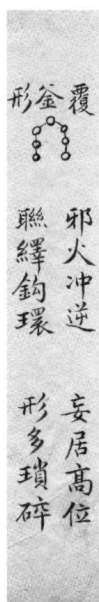

图 8-1-167　九种痘形 - 覆釜形

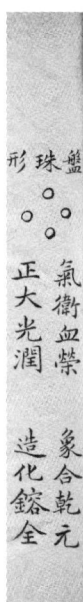

图 8-1-168　九种痘形 - 盘珠形

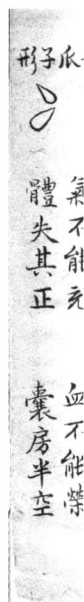

图 8-1-169　九种痘形 - 瓜子形

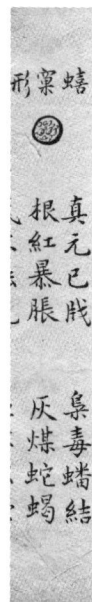

图 8-1-170　九种痘形 - 蟢窠形

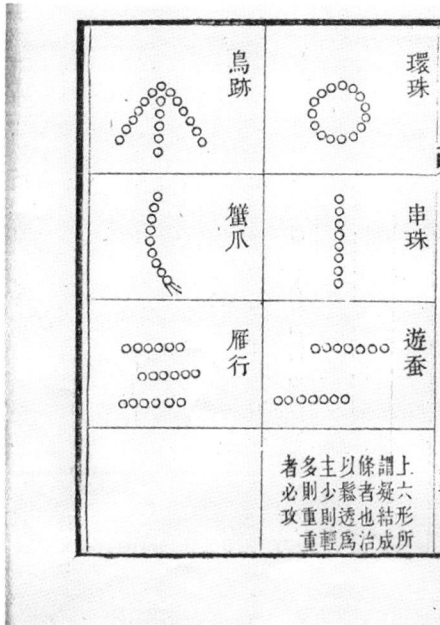

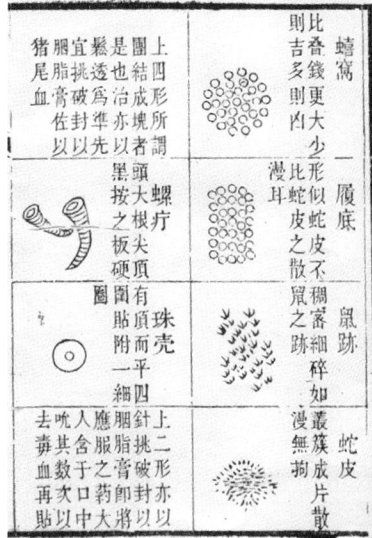

图 8-1-171　环珠形　图 8-1-172　串珠形　图 8-1-177　蟢窝形　图 8-1-178　履底形
图 8-1-173　游蚕形　图 8-1-174　鸟迹形　图 8-1-179　鼠迹形　图 8-1-180　蛇皮形
图 8-1-175　蟹爪形　图 8-1-176　雁行形　图 8-1-181　螺疔形　图 8-1-182　珠壳形

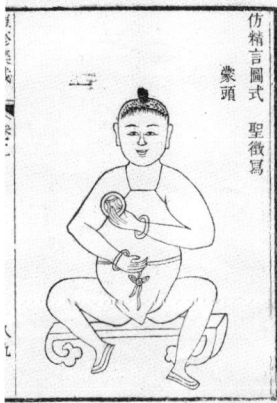

图 8-1-183　仿精言图式 - 蒙头

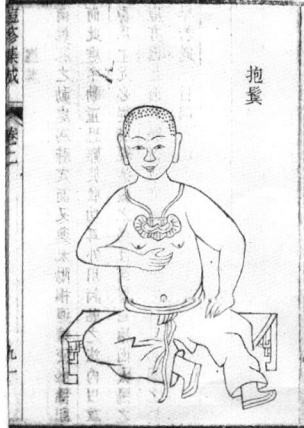

图 8-1-184　仿精言图式 - 抱鬒

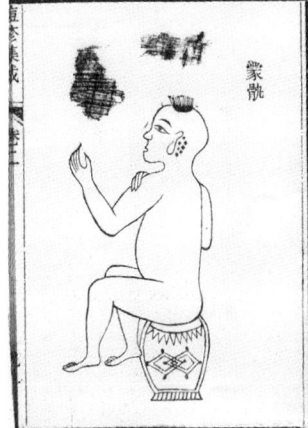

图 8-1-185　仿精言图式 - 蒙骺

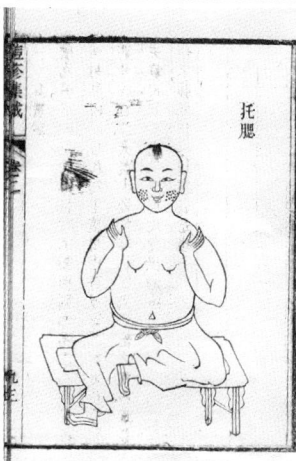

图 8-1-186　仿精言图式 - 托腮

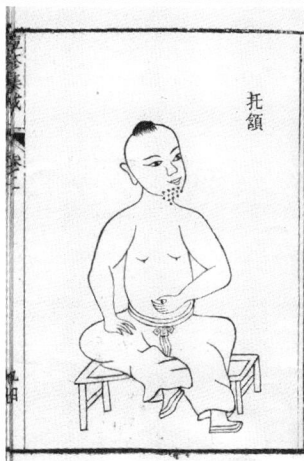

图 8-1-187　仿精言图式 - 托额

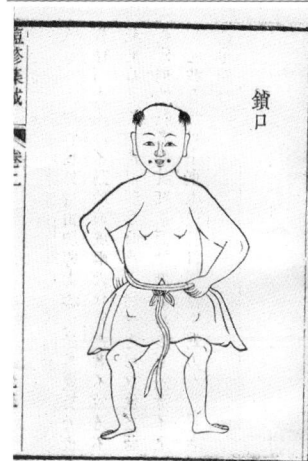

图 8-1-188　仿精言图式 - 锁口

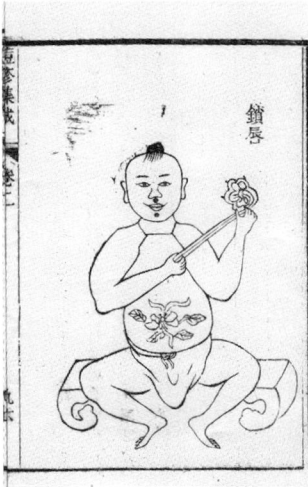

图 8-1-189　仿精言图式 - 锁唇

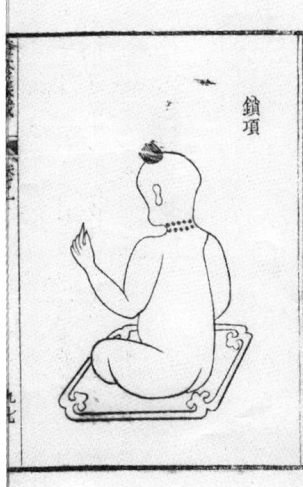

图 8-1-190　仿精言图式 - 锁项

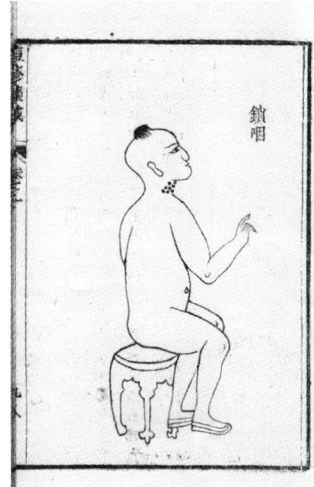

图 8-1-191　仿精言图式 - 锁咽

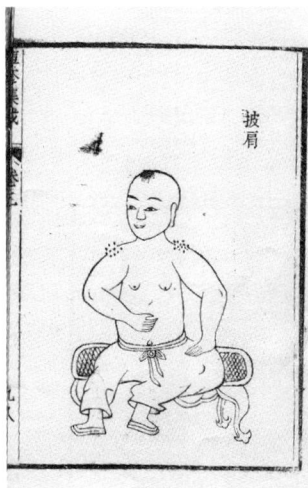

图 8-1-192　仿精言图式 - 披肩

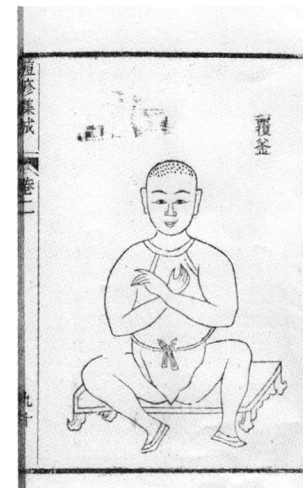

图 8-1-193　仿精言图式 - 覆釜

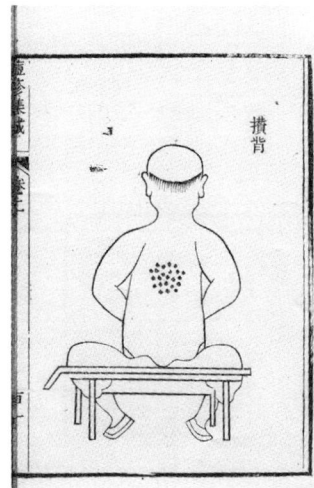

图 8-1-194　仿精言图式 - 攒背

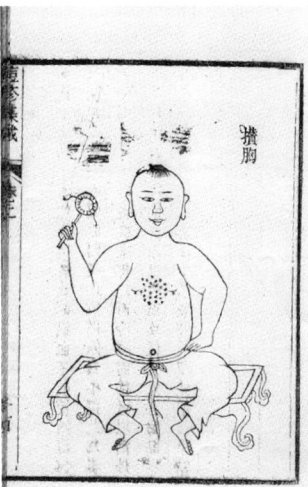

图 8-1-195　仿精言图式 - 攒胸

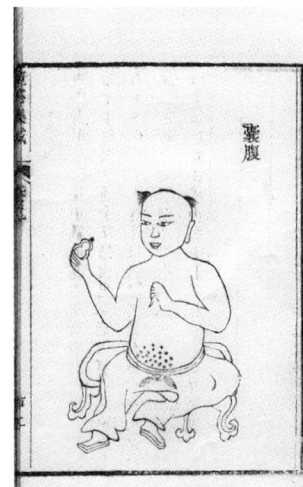

图 8-1-196　仿精言图式 - 囊腹

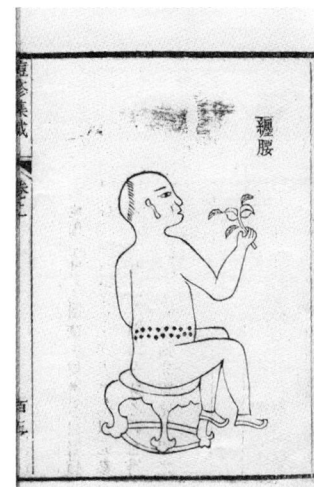

图 8-1-197　仿精言图式 - 缠腰

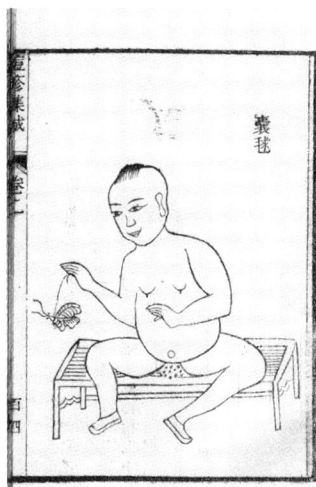

图 8-1-198　仿精言图式 - 囊毬

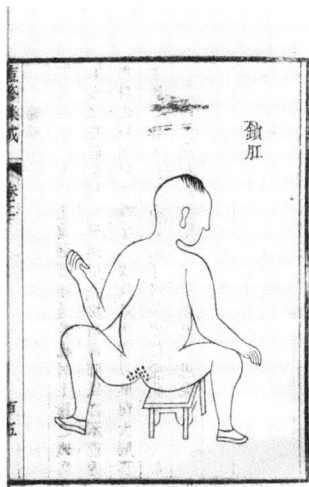

图 8-1-199　仿精言图式 - 锁肛

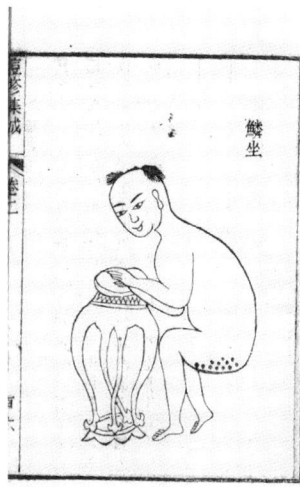

图 8-1-200　仿精言图式 - 鳞坐

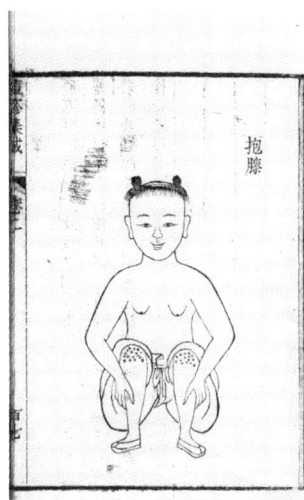

图 8-1-201　仿精言图式 - 抱膝

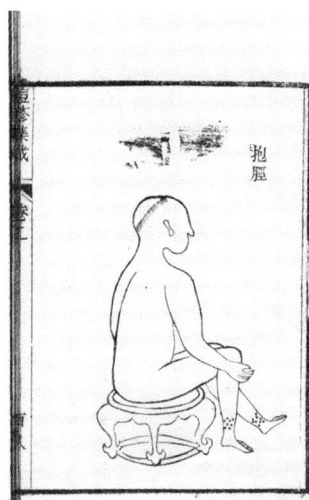

图 8-1-202　仿精言图式 - 抱胫

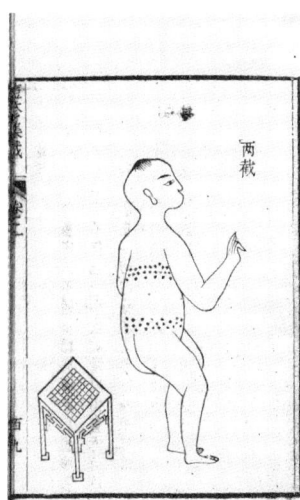

图 8-1-203　仿精言图式 - 两截

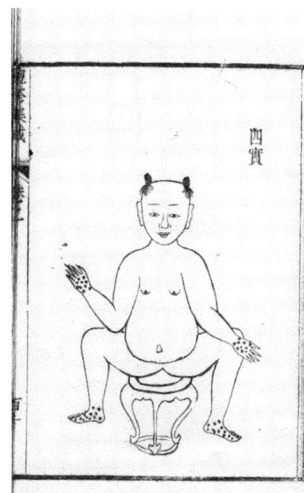

图 8-1-204　仿精言图式 - 四实

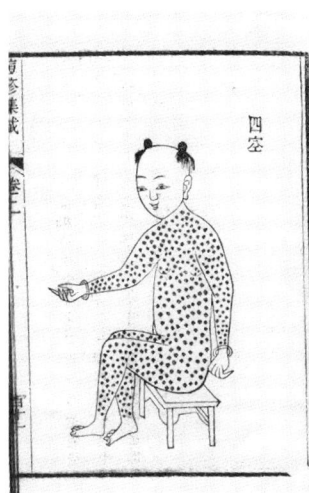

图 8-1-205　仿精言图式 - 四空

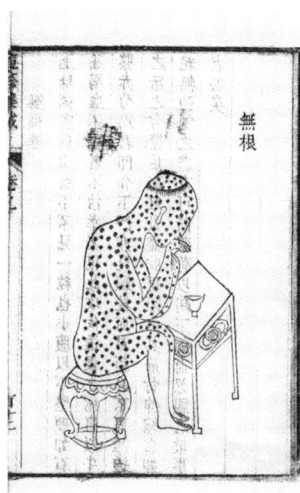

图 8-1-206　仿精言图式 - 无根

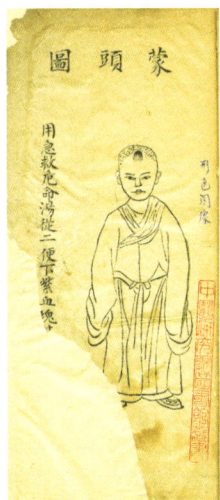

图 8-1-207　痘形色图像 - 蒙头图

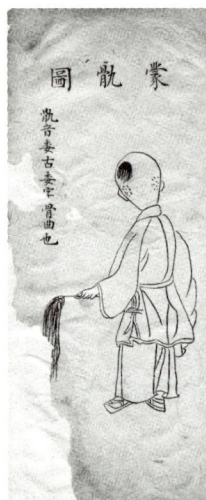

图 8-1-208　痘形色图像 - 蒙髋图

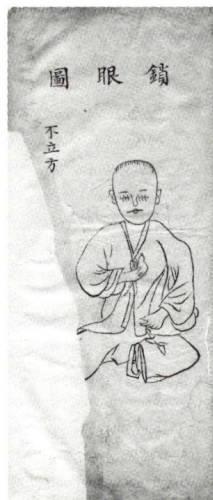

图 8-1-209　痘形色图像 - 锁眼图

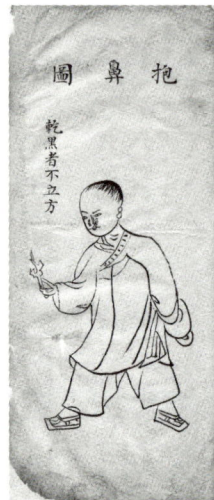

图 8-1-210　痘形色图像 - 抱鼻图

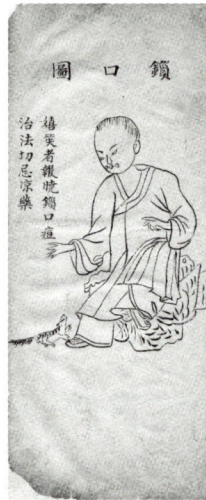

图 8-1-211　痘形色图像 - 锁口图

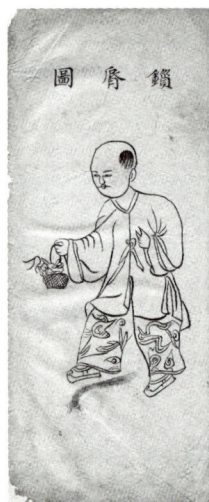

图 8-1-212　痘形色图像 - 锁唇图

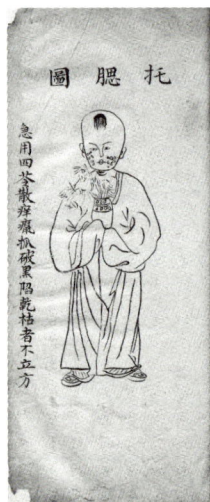

图 8-1-213　痘形色图像 - 托腮图

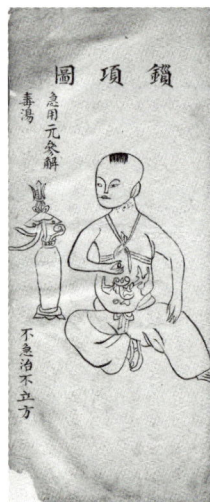

图 8-1-214　痘形色图像 - 锁项图

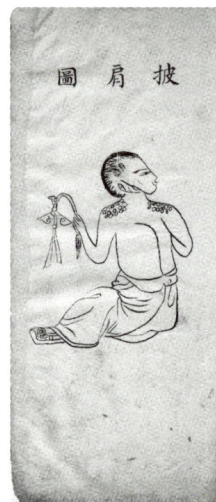

图 8-1-215　痘形色图像 - 披肩图

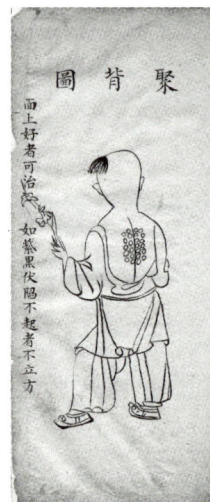

图 8-1-216　痘形色图像 - 聚背图

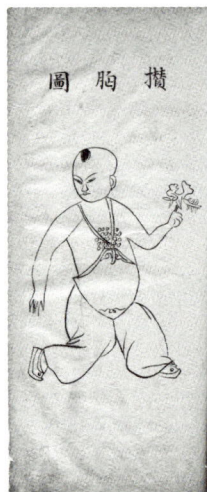

图 8-1-217　痘形色图像 - 攒胸图

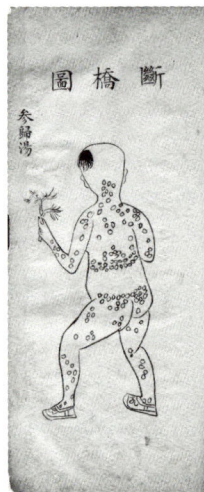

图 8-1-218　痘形色图像 - 断桥图

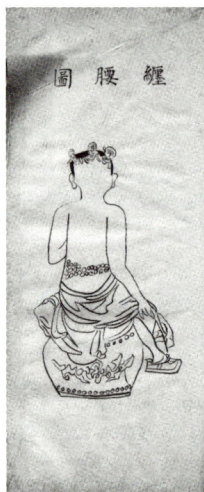

图 8-1-219　痘形色图像 - 缠腰图

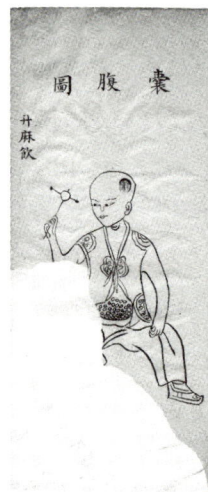

图 8-1-220　痘形色图像 - 囊腹图

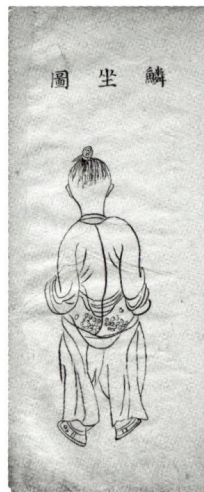

图 8-1-221　痘形色图像 - 鳞坐图

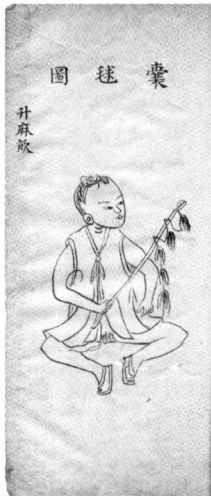

图 8-1-222 痘形色图像 - 囊毬图

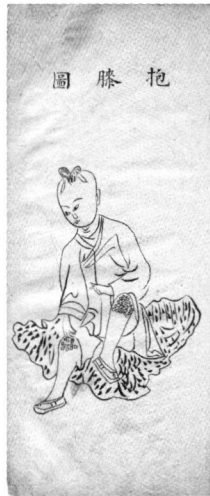

图 8-1-223 痘形色图像 - 抱膝图

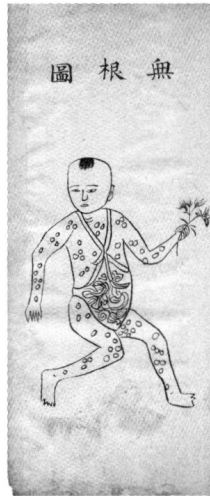

图 8-1-224 痘形色图像 - 无根图

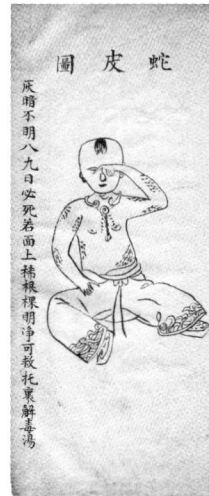

图 8-1-225 痘形色图像 - 蛇皮图

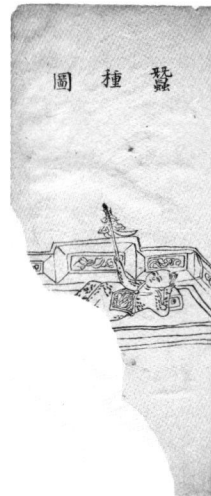

图 8-1-226 痘形色图像 - 蚕种图

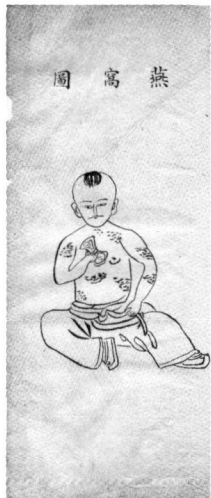

图 8-1-227 痘形色图像 - 燕窝图

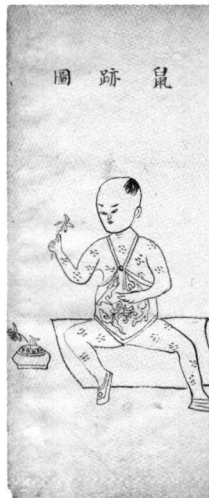

图 8-1-228 痘形色图像 - 鼠迹图

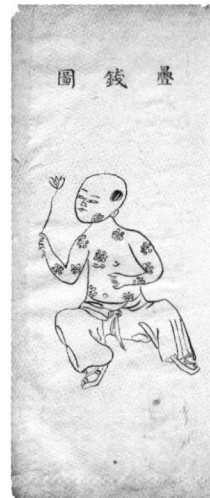

图 8-1-229 痘形色图像 - 叠钱图

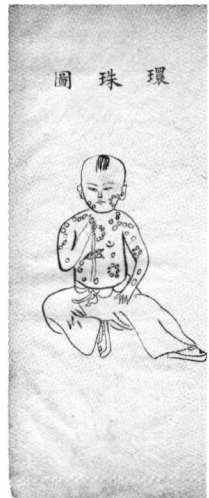

图 8-1-230 痘形色图像 - 环珠图

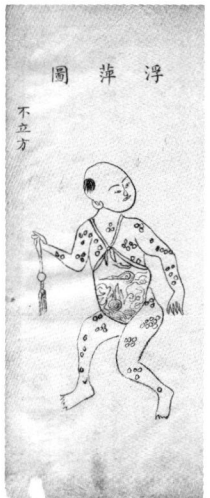

图 8-1-231 痘形色图像 - 浮萍图

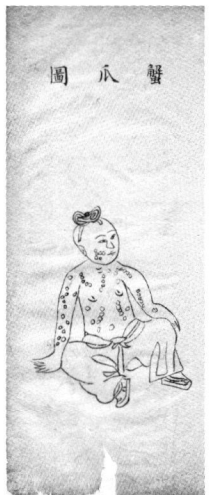

图 8-1-232 痘形色图像 - 蟹爪图

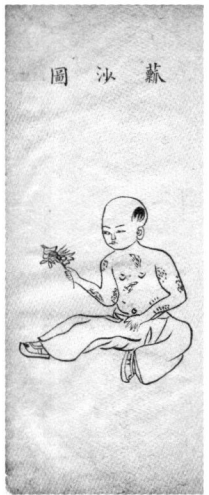

图 8-1-233 痘形色图像 -（蘓）沙图

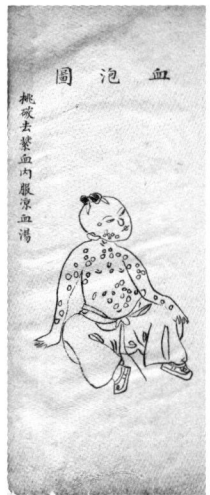

图 8-1-234 痘形色图像 - 血泡图

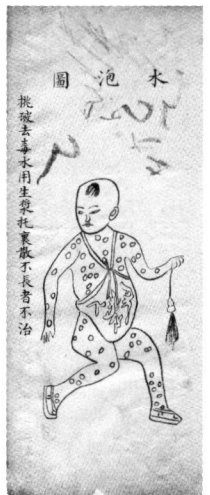

图 8-1-235 痘形色图像 - 水泡图

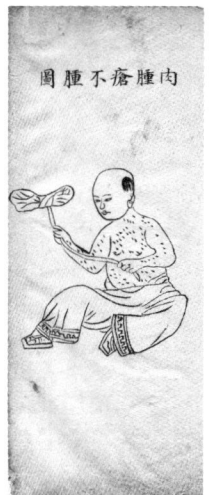

图 8-1-236 痘形色图像 - 肉肿疮不肿图

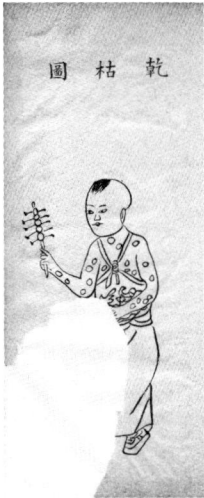

图 8-1-237　痘形
色图像 - 干枯图

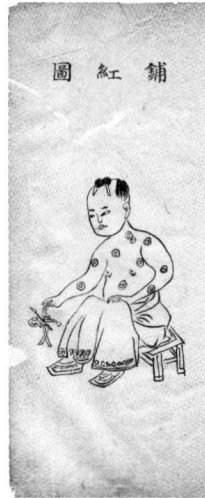

图 8-1-238　痘形色
图像 - 铺红图

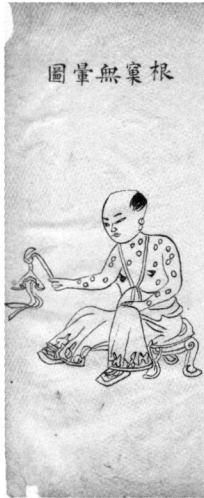

图 8-1-239　痘形色
图像 - 根窠无晕图

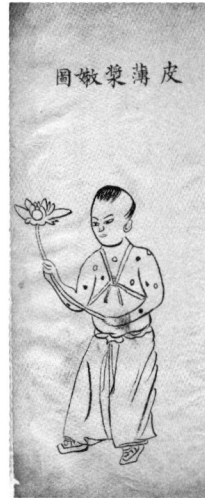

图 8-1-240　痘形色
图像 - 皮薄浆嫩图

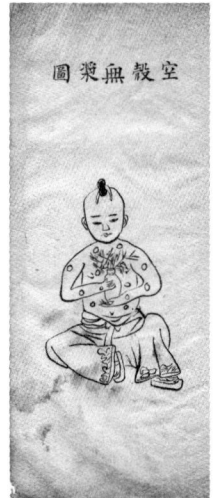

图 8-1-241　痘形色
图像 - 空壳无浆图

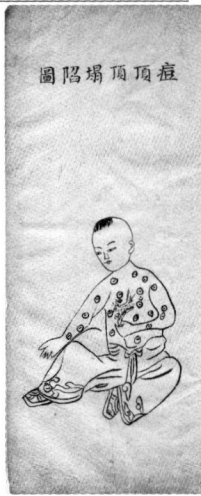

图 8-1-242　痘形色
图像 - 痘顶顶塌陷图

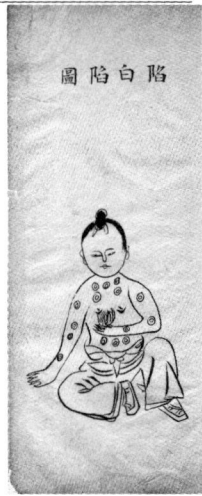

图 8-1-243　痘形
色图像 - 陷白陷图

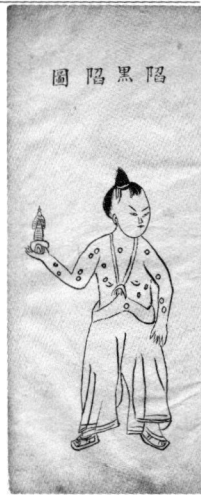

图 8-1-244　痘形
色图像 - 陷黑陷图

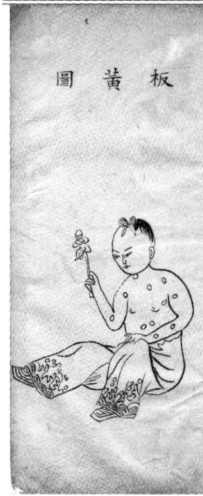

图 8-1-245　痘形
色图像 - 板黄图

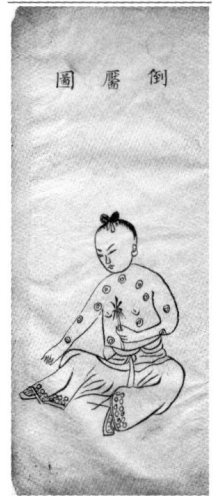

图 8-1-246　痘形
色图像 - 倒靥图

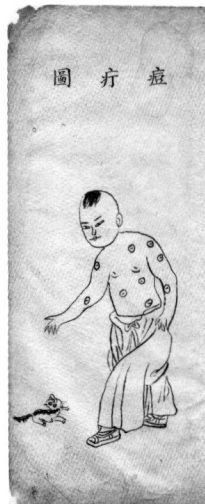

图 8-1-247　痘形色
图像 - 痘疔图

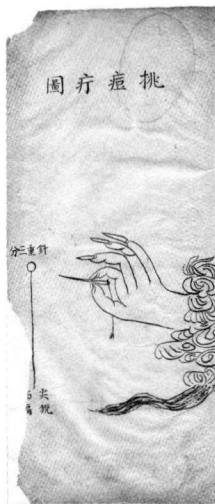

图 8-1-248　痘形色
图像 - 挑痘疔图

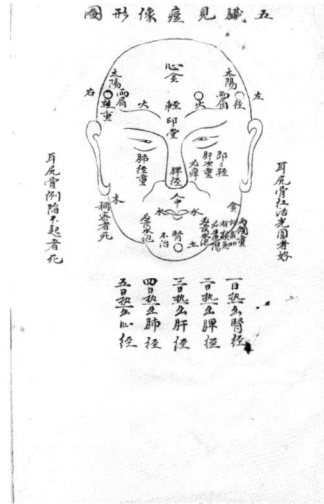

图 8-1-249　五脏见痘像形图

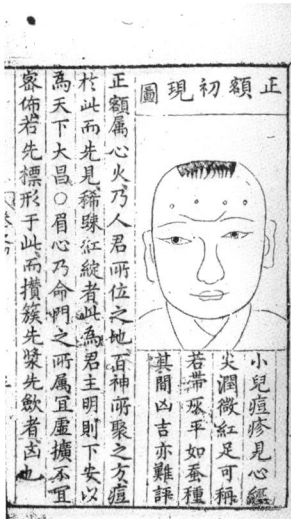

図 8-1-250　正额初现图

小兒痘疹見心經
尖潤微紅足可稱
若帶黑平如蚕種
其間凶吉亦難評

正額屬心火乃人君兩位之地托此而先見稀綻紅綻者此為君主明則下安以為天下大昌○眉心乃命門之兩屬宜靈攘不宜家佈若先標形于此而攢簇先漿先欲者卤也

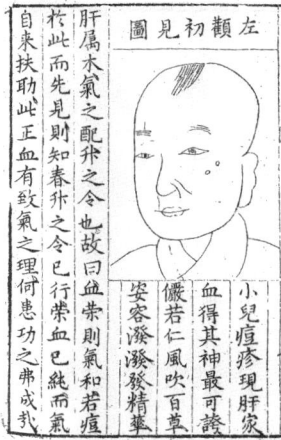

図 8-1-251　左颧初见图

小兒痘疹理肝家
血得仁風吹百草
儼若瀠瀠發精華
安容瀠瀠發精華

肝屬木氣之配伴之令也故曰血榮則氣和若痘此而先見則知春升之令巳行榮血巳純而氣自來扶助此正血有致氣之理何患功之弗成我

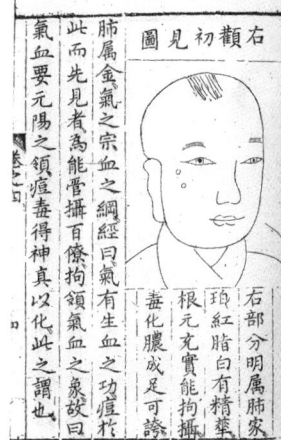

図 8-1-252　右颧初见图

珀紅脂白有精華
根元充實能拘攝
毒化膿成足可誇

肺屬金氣之宗血之綱經曰氣有生血之功痘托此而先見者為能曾攝百髒拘氣血之象故曰氣血要元陽之領痘毒得神真以化此之謂也

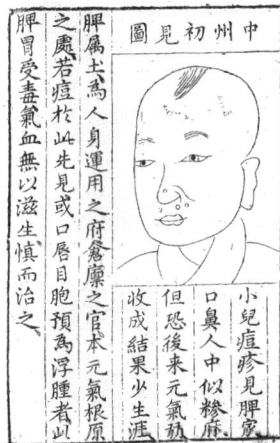

図 8-1-253　中州初见图

小兒痘疹見脾家
口鼻人中似糝麻
但恐結果來少生涯
收成後果為浮腫者此

脾屬土為人身運用之府倉廩之官本元氣根原之處若痘托此而先見或口唇目胞預為浮腫者此脾胃受毒氣血無以滋生慎而治之

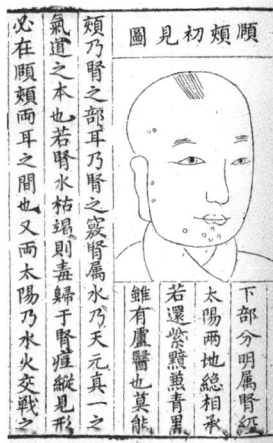

図 8-1-254　颐颊初见图

太陽兩地總相承
若還紫黯薰青黑
雖有盧醫也莫能

頰乃腎之部耳乃腎之竅腎屬水乃天元真一之氣道之本也若腎水枯竭則毒歸于腎痘縱見形必在頤頰兩耳之間也又兩太陽乃水火交戰之下部分明屬腎經

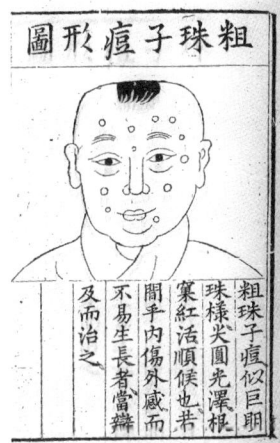

図 8-1-255　粗珠子痘形图

粗珠子痘似巨明
珠樣尖圓光澤根
寞紅活順候也若
間乎內傷外感而
不易生長者當辯
及而治之

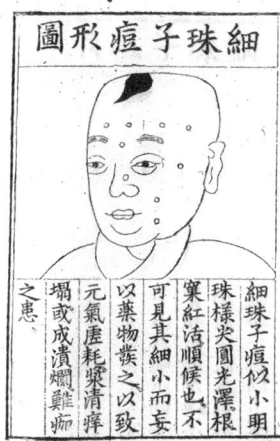

図 8-1-256　细珠子痘形图

細珠子痘似小明
珠樣尖圓光澤根
寞紅活順候也不
可見其細小而妄
以藥物燥之以致
元氣虛耗寒清癢
塌或成潰爛難痂
之患

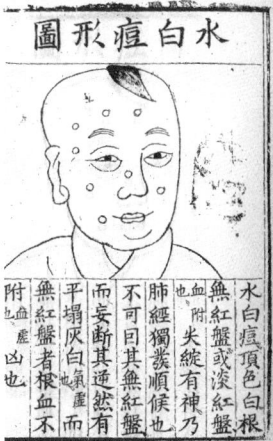

図 8-1-257　水白痘形图

水白痘頂色白根
無紅盤或淡紅盤
血附痘尖綻有神乃
肺經獨綻順候也
而妄斷其透遂有
平塌灰白痘而
無紅盤者根血不
附血盤凶也

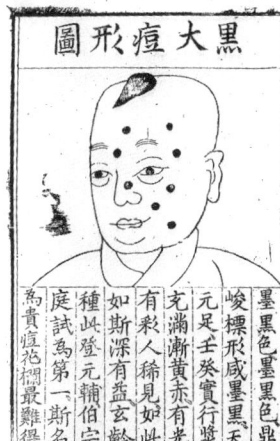

図 8-1-258　黑大痘形图

墨黑色墨黑色豈
峻標形咸墨黑乃
元足壬癸實行漿
尅滿漸黃赤有光
如斯深有益玄齡
有彩人稀見如此
種此登元輔伯宗
庭試為第一斯名
為貴痘花綑最難得

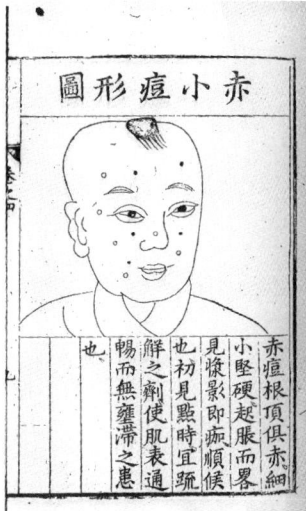

图 8-1-259　赤小痘形图

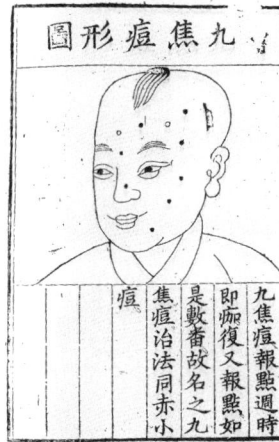

图 8-1-260　九焦痘形图

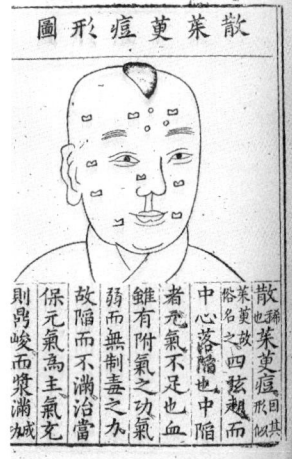

图 8-1-261　散茱萸痘形图

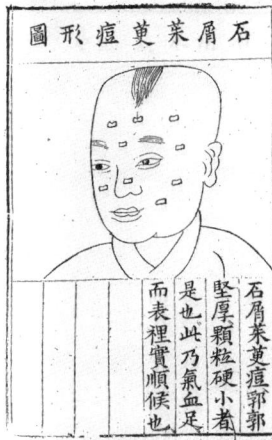

图 8-1-262　石屑茱萸痘形图

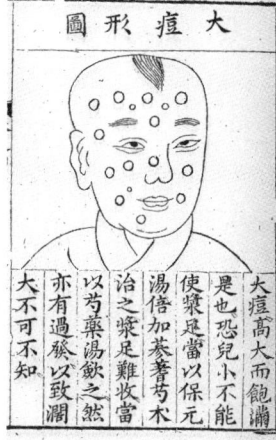

图 8-1-263　大痘形图

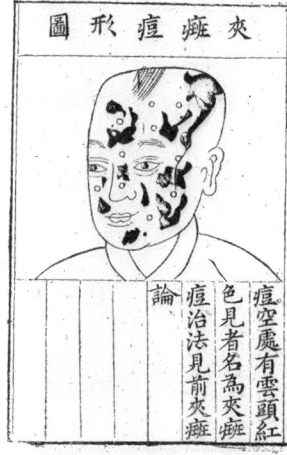

图 8-1-264　夹瘢痘形图

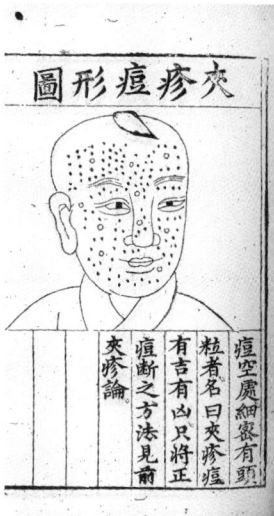

图 8-1-265　夹疹痘形图

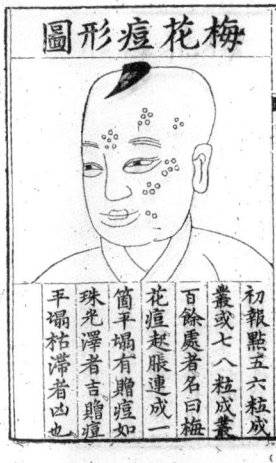

图 8-1-266　梅花痘形图

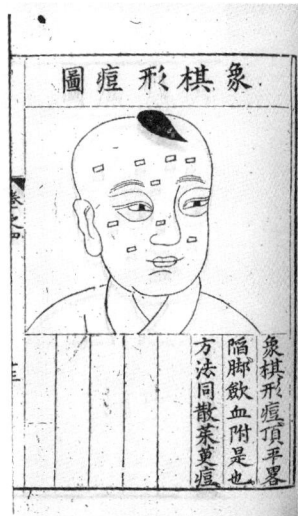

图 8-1-267　象棋形痘图

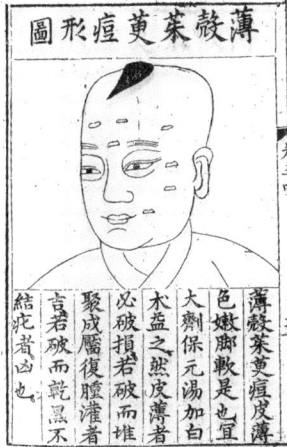

图 8-1-268　薄壳茱萸痘形图

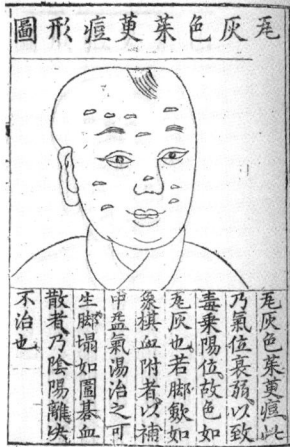

图 8-1-269　瓦灰色茱萸痘形图

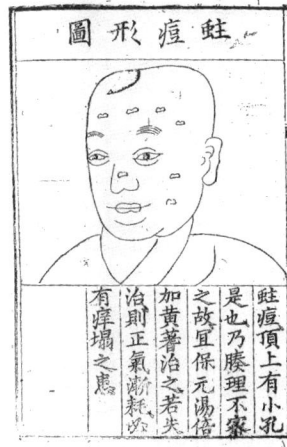

图 8-1-270　蛀痘形图

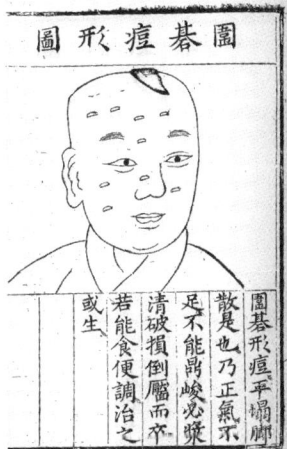

图 8-1-271　围棋痘形图

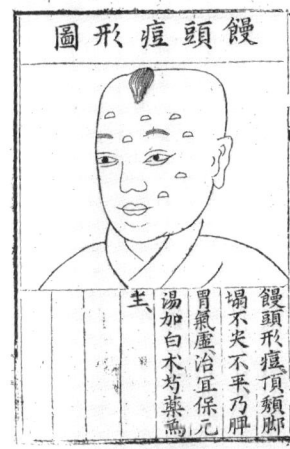

图 8-1-272　馒头痘形图

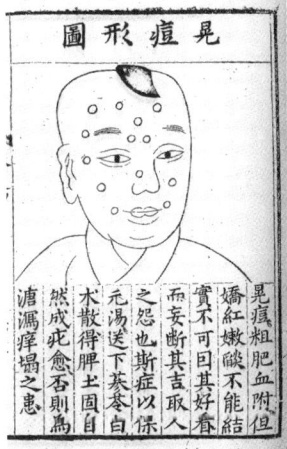

图 8-1-273　晃痘形图

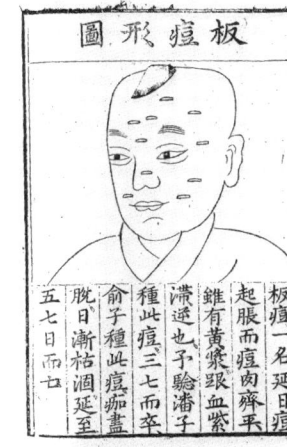

图 8-1-274　板痘形图

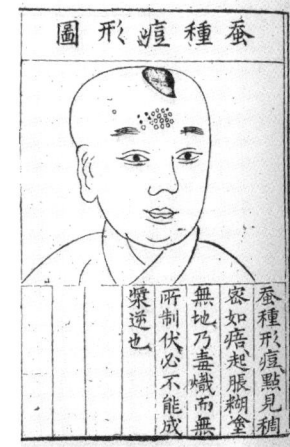

图 8-1-275　蚕种痘形图

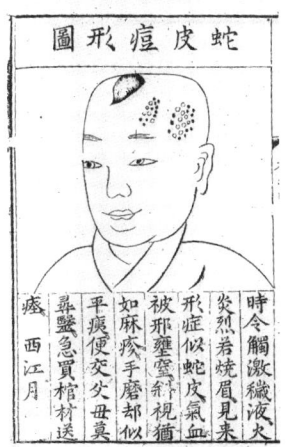

图 8-1-276　蛇皮痘形图

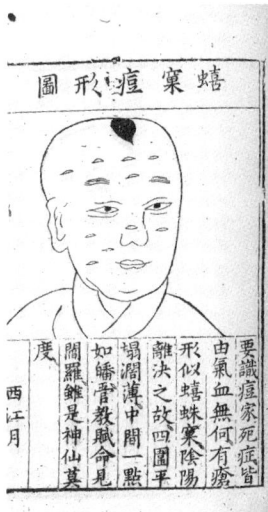

图 8-1-277　嘻窠痘形图

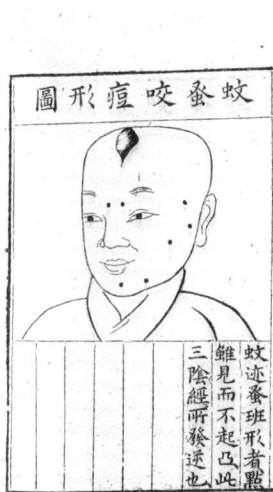

图 8-1-278　蚊蚤咬痘形图

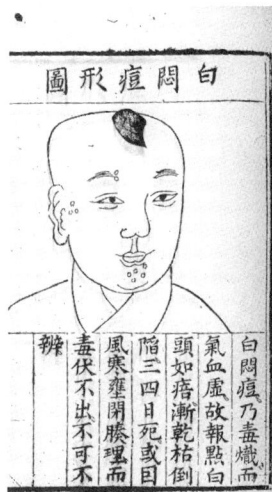

图 8-1-279　白闷痘形图

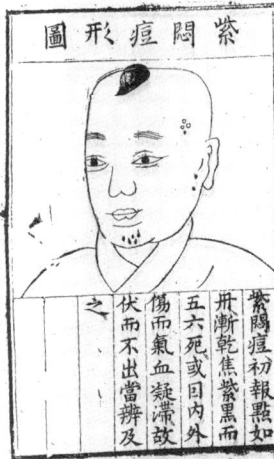

图 8-1-280　紫闷痘形图

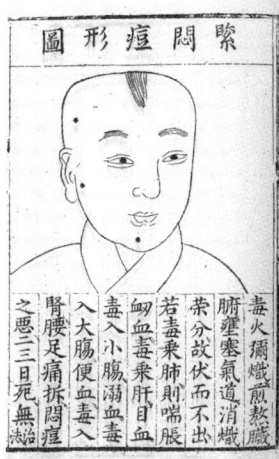

图 8-1-281　紧闷痘形图

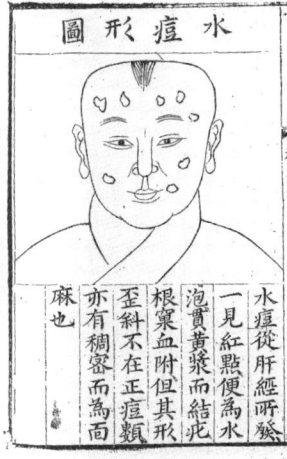

图 8-1-282　水痘形图

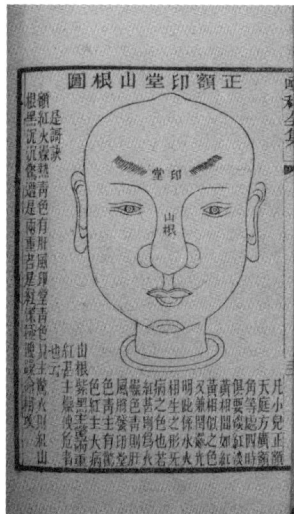

图 8-1-283　正额印堂山根图

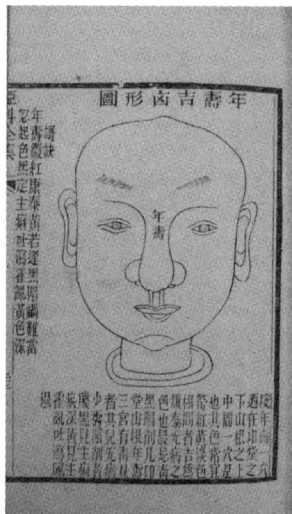

图 8-1-284　年寿吉凶形图

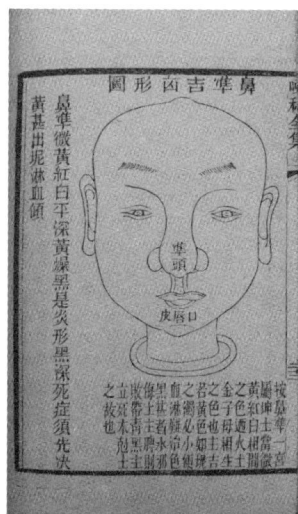

图 8-1-285　鼻准吉凶形图

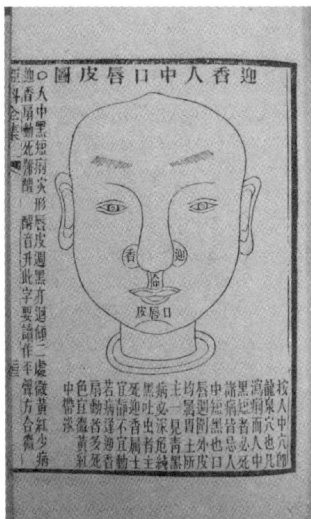

图 8-1-286 迎香人中口唇皮图

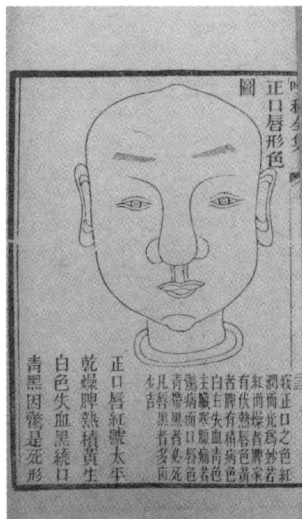

图 8-1-287 正口唇形色图

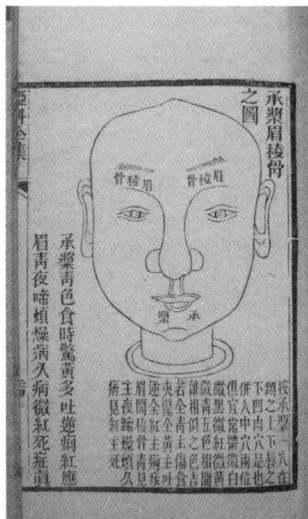

图 8-1-288 承浆眉棱骨之图

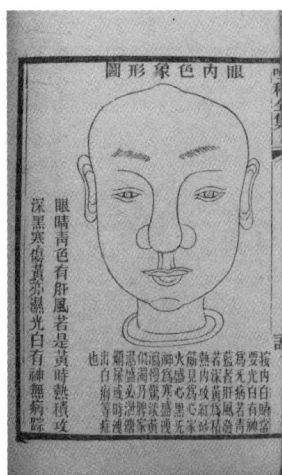

图 8-1-289 眼内色象形图

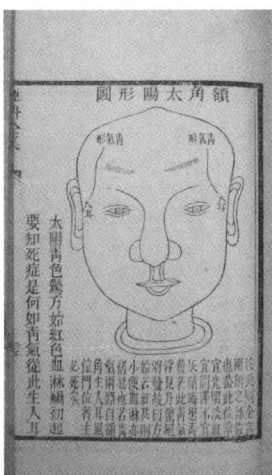

图 8-1-290 额角太阳形图

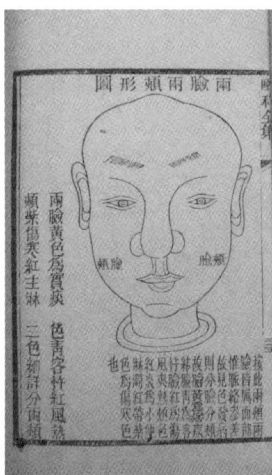

图 8-1-291 两脸两颊形图

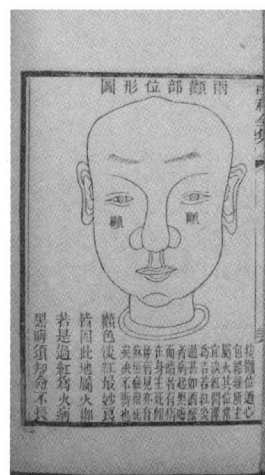

图 8-1-292 两颧部位形图

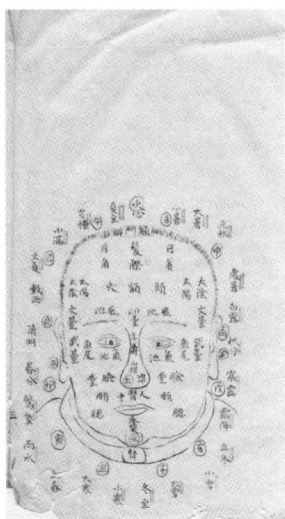

图 8-1-293 面部形色图

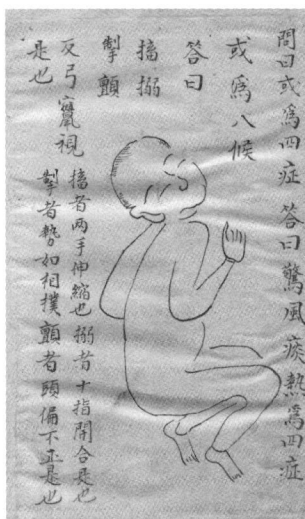

图 8-1-294 搐者身形图

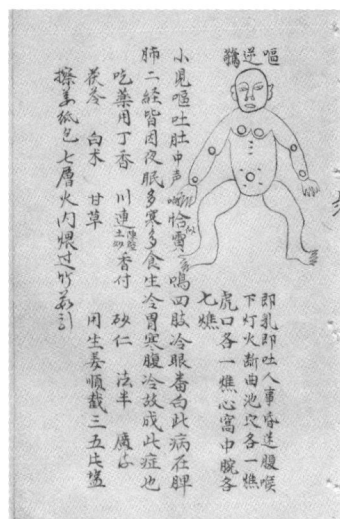

图 8-1-295 呕逆惊图

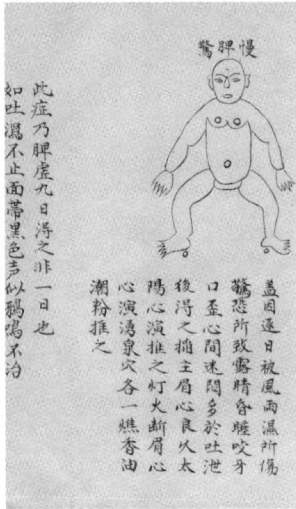

图 8-1-296　慢脾惊图

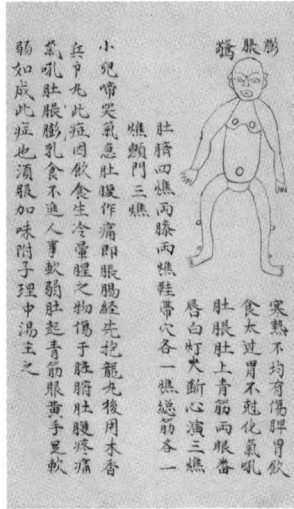

图 8-1-297　膨胀惊图

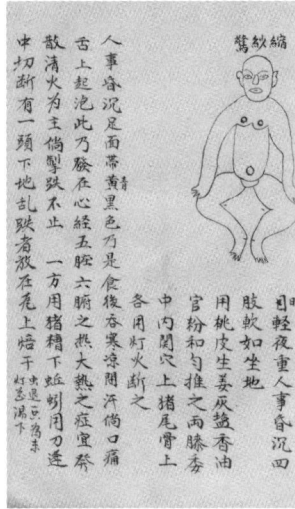

图 8-1-298　缩纱惊图

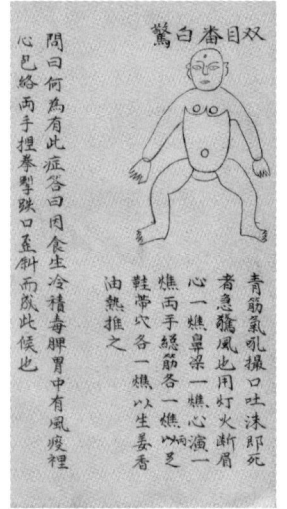

图 8-1-299　双目翻白惊图

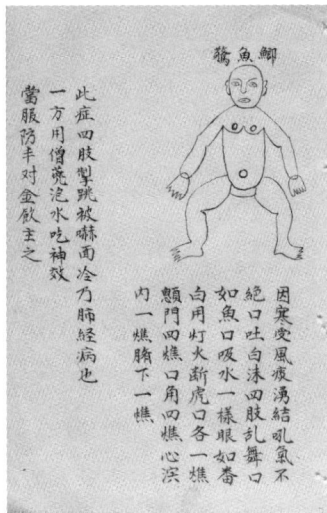

图 8-1-300　鲫鱼惊图

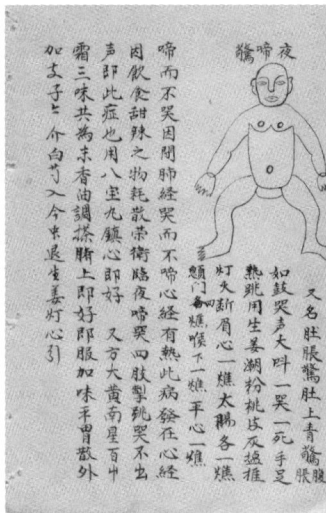

图 8-1-301　夜啼惊图

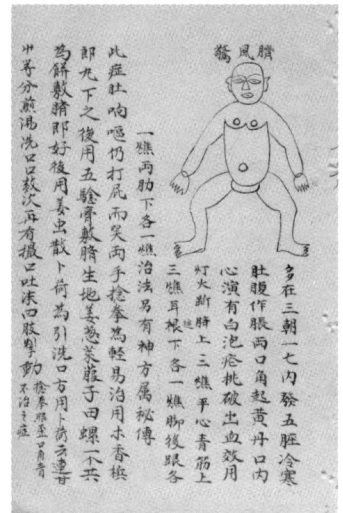

图 8-1-302　脐风惊图

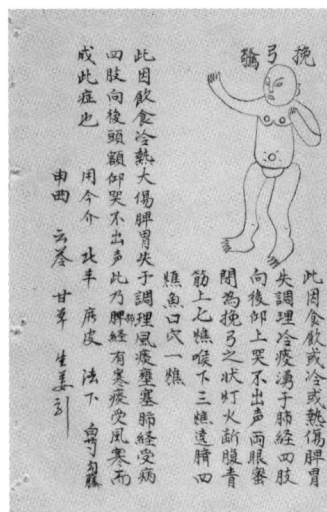

图 8-1-303　挽弓惊图

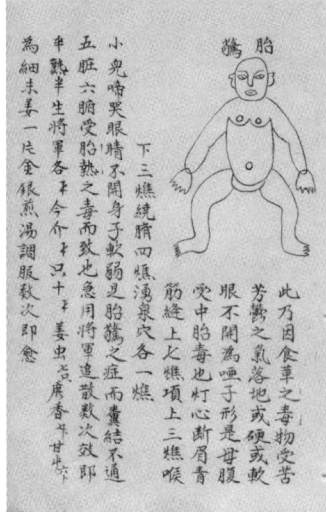

图 8-1-304　胎惊图

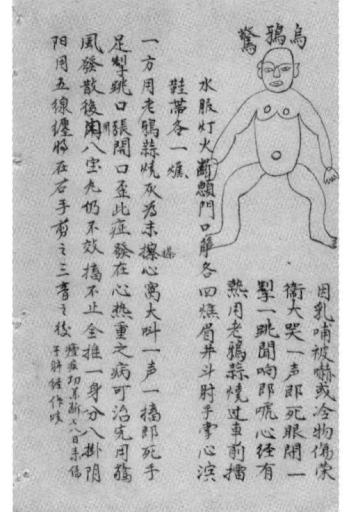

图 8-1-305　乌鸦惊图

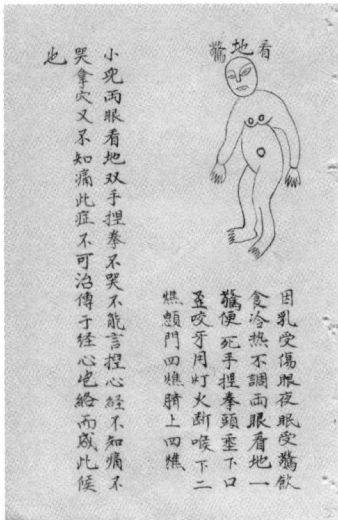

图 8-1-306　看地惊图

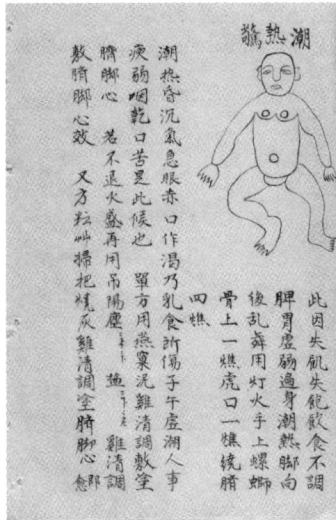

图 8-1-307　潮热惊图

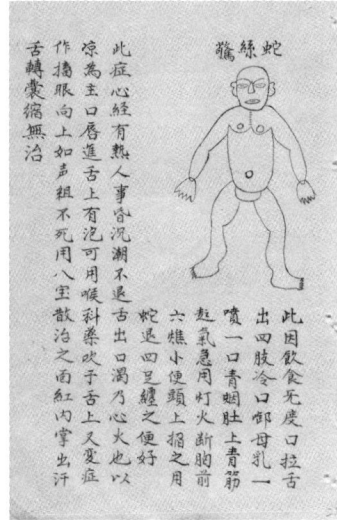

图 8-1-308　蛇丝惊图

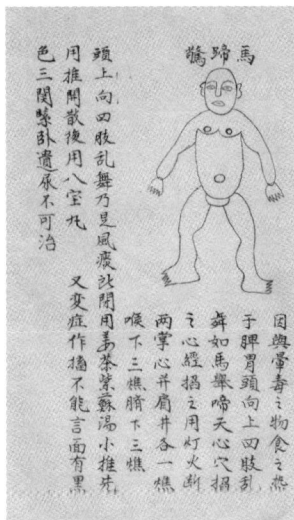

图 8-1-309　马蹄惊图

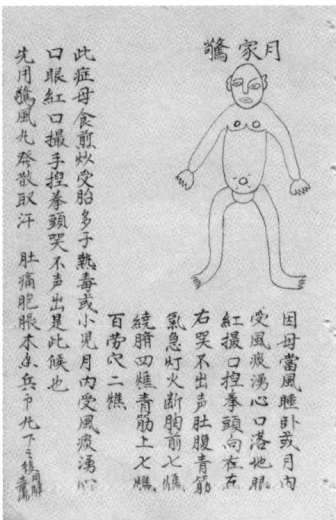

图 8-1-310　月家惊图

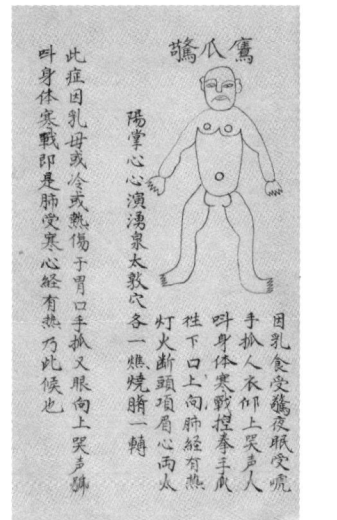

图 8-1-311　鹰爪惊图

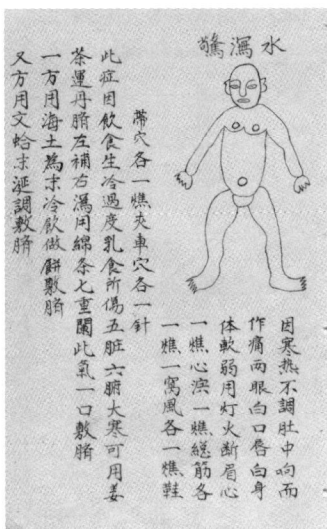

图 8-1-312　水泻惊图

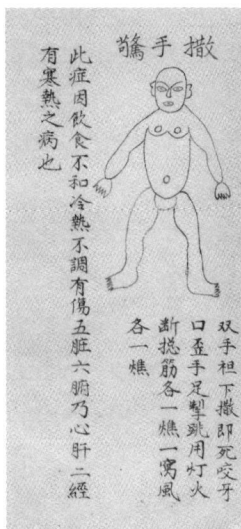

图 8-1-313　撒手惊图

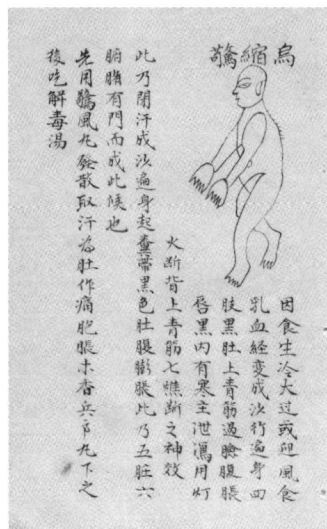

图 8-1-314　鸟缩惊图

图 8-1-315　内吊惊图

图 8-1-316　天吊惊图

图 8-1-317　肚痛惊图

图 8-1-318　迷魂惊图

图 8-1-319　正面图

图 8-1-320　脑后图

图8-1-321　风关、气关、命关形图-悬针形

图 8-1-322　风关、气关、命关形图-环形

图 8-1-323　风关、气关、命关形图-乙字形

图 8-1-324　风关、气关、命关形图-曲虫形

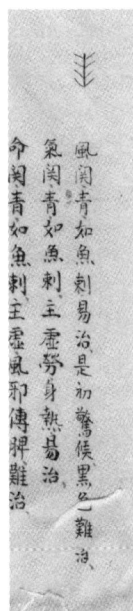

图8-1-325 风关、气关、命关形图 - 鱼刺形

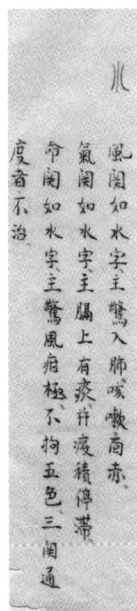

图8-1-326 风关、气关、命关形图 - 水字形

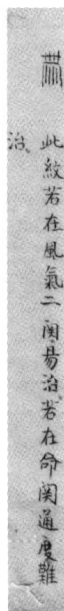

图8-1-327 风关、气关、命关形图 - 乱形

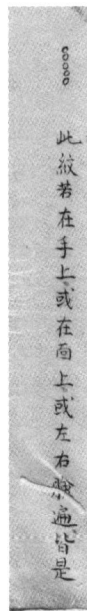

图8-1-328 风关、气关、命关形图 - 珠形

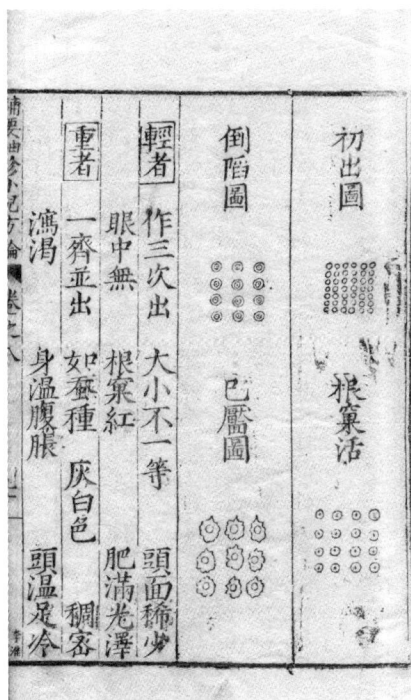

图8-1-329 初出图
图8-1-330 根窠活
图8-1-331 倒陷图
图8-1-332 已靥图

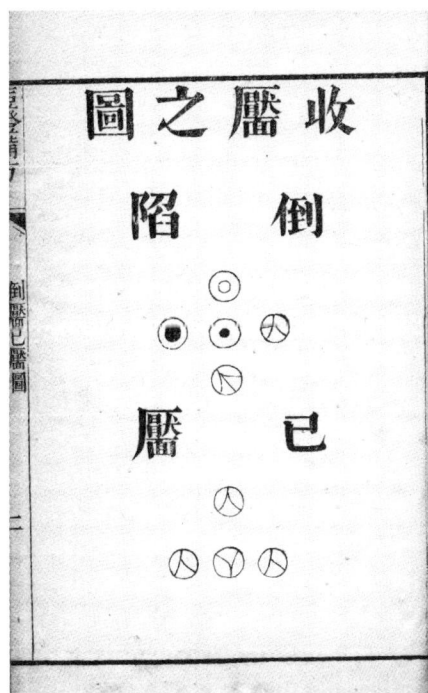

图8-1-333 收靥之图

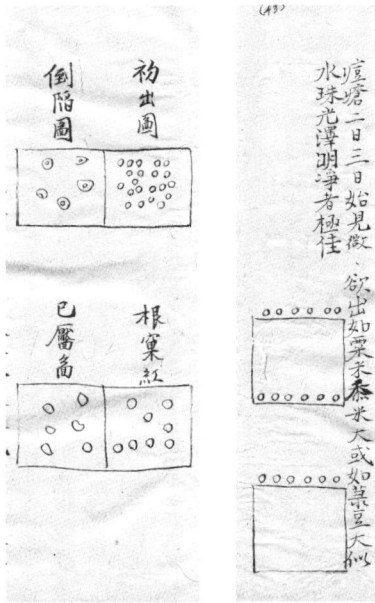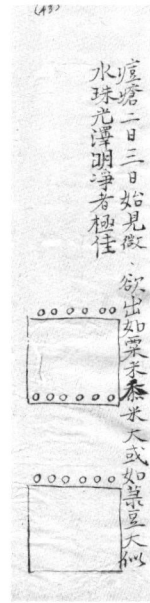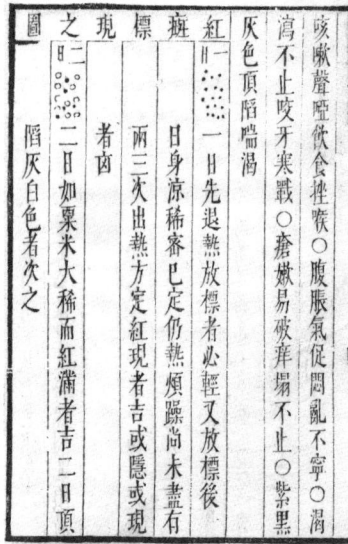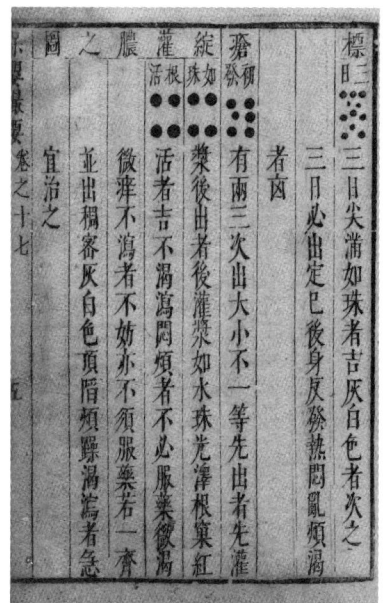

图 8-1-334　痘初
出至靥面图

图 8-1-335　痘
疮二日三日征图

图 8-1-336　红瘢标现之图 - 一日

图 8-1-337　红瘢标现之图 - 二日

图 8-1-338　红瘢标现之图 - 三日

图 8-1-339　疮绽灌脓之图 - 初发

图 8-1-340　疮绽灌脓之图 - 如珠

图 8-1-341　疮绽灌脓之图 - 根活

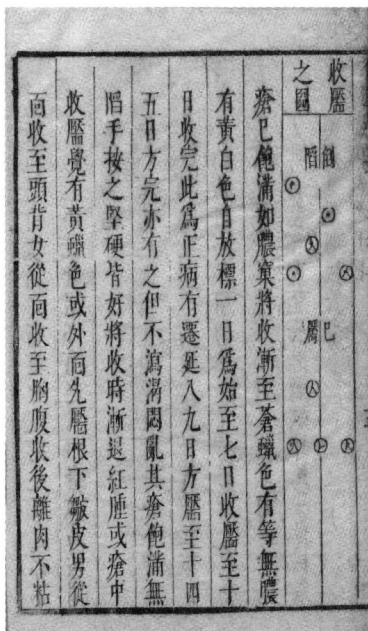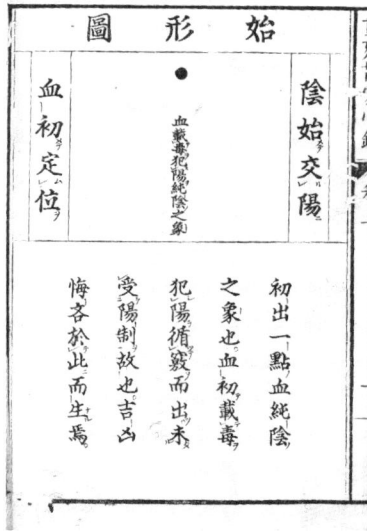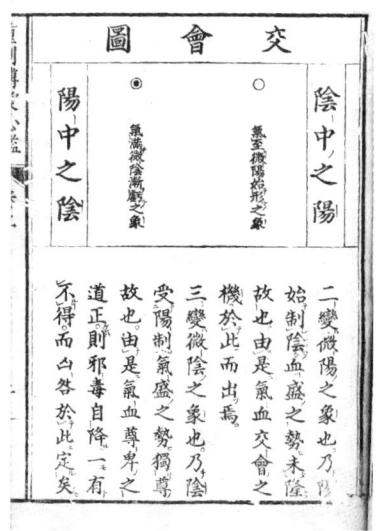

图 8-1-342　收靥之图

图 8-1-343　始形图

图 8-1-344　交会图

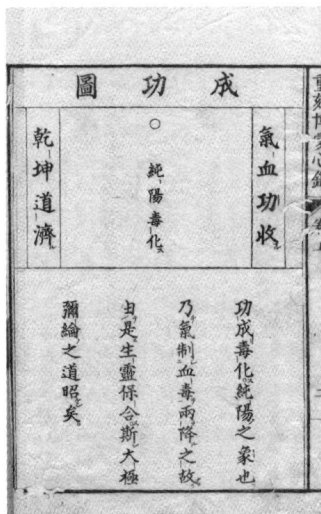

图 8-1-345　成功图

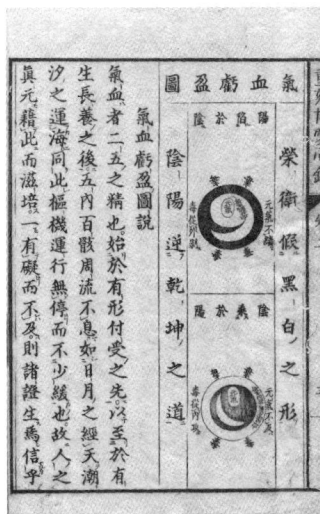

图 8-1-346　气血亏盈图

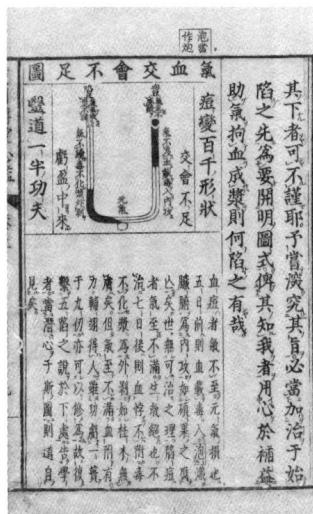

图 8-1-347　气血交会不足图

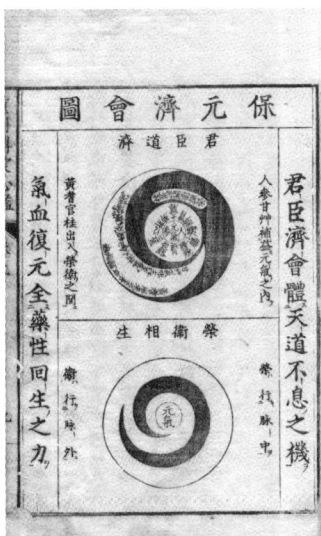

图 8-1-348　保元济会图

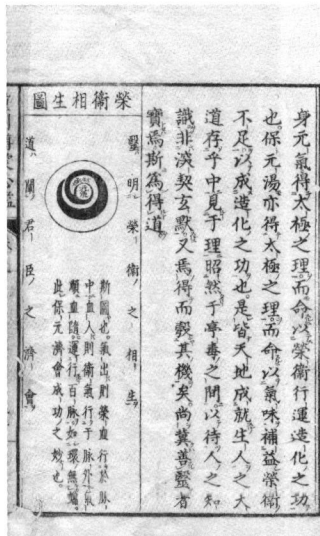

图 8-1-349　荣卫相生图

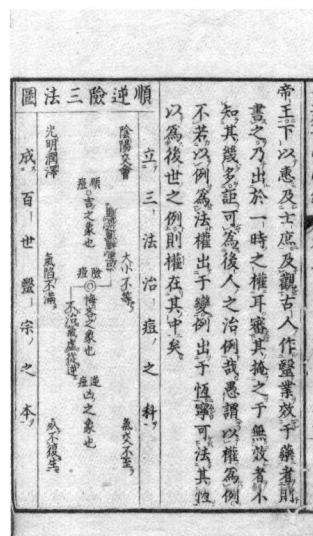

图 8-1-350　顺逆险三法图

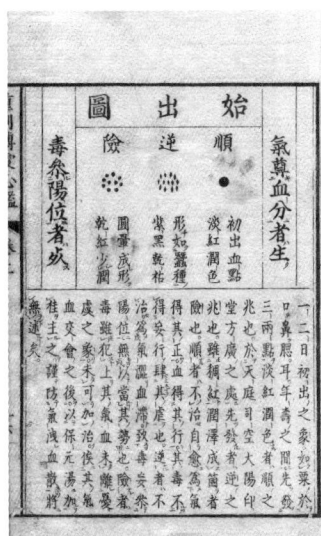

图 8-1-351　始出图

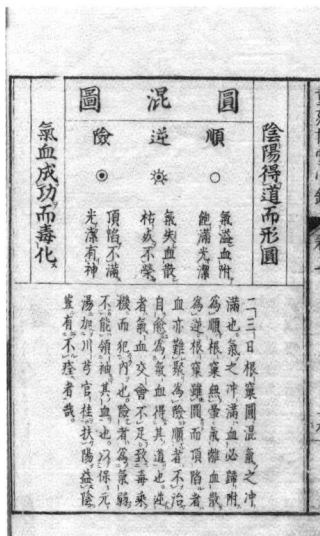

图 8-1-352　圆混图

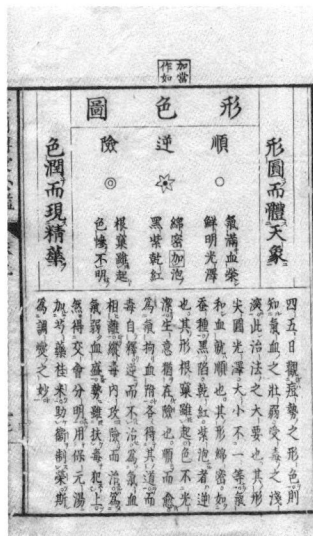

图 8-1-353　形色图

图 8-1-354　起发图

图 8-1-355　浆行图

图 8-1-356　浆足图

图 8-1-357　浆老图

图 8-1-358　血尽图

图 8-1-359　结痂图

图 8-1-360　还元图

图 8-1-361　顶陷图

图 8-1-362　倒陷图

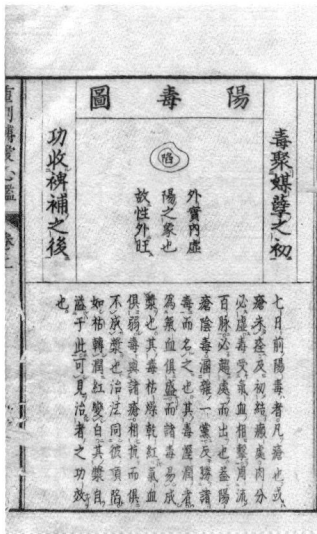

图 8-1-363　阳毒图

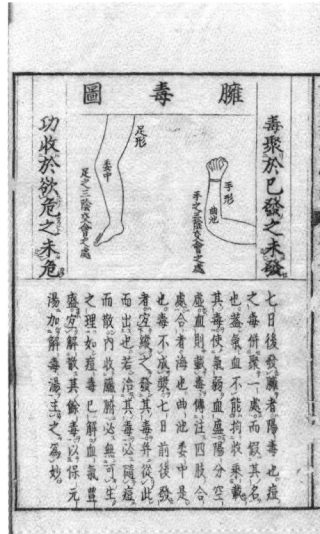

图 8-1-364　臃毒图

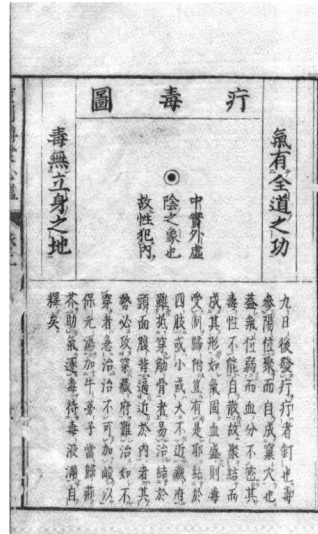

图 8-1-365　疔毒图

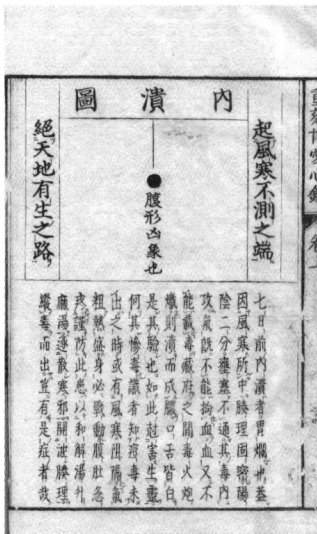

图 8-1-366　内溃图

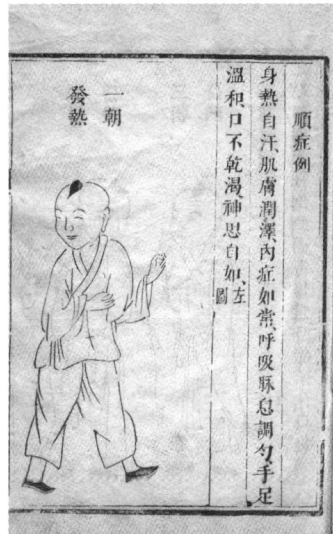

图 8-1-367　顺症例 - 一朝发热

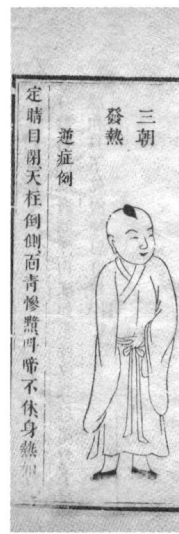

图 8-1-368　顺症例 - 二朝发热

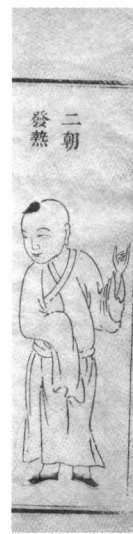

图 8-1-369　顺症例 - 三朝发热

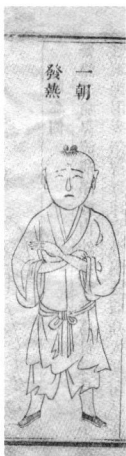

图 8-1-370　逆症例 - 一朝发热

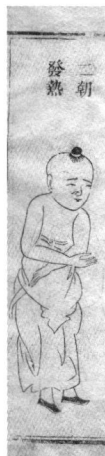

图 8-1-371　逆症例 - 二朝发热

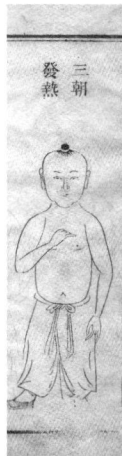

图 8-1-372　逆症例 - 三朝发热

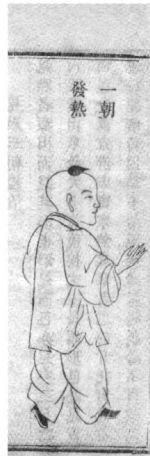

图 8-1-373　险症例 - 一朝发热

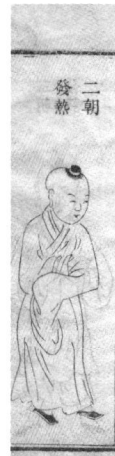

图 8-1-374　险症例 - 二朝发热

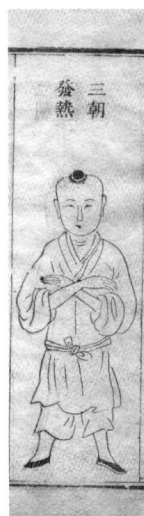

图 8-1-375 险症例 - 三朝发热

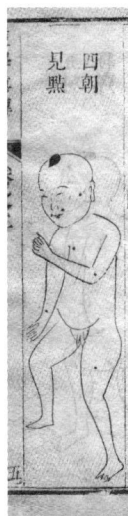

图 8-1-376 顺症例 - 四朝见点

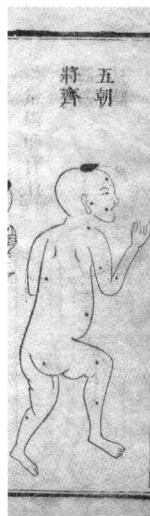

图 8-1-377 顺症例 - 五朝将齐

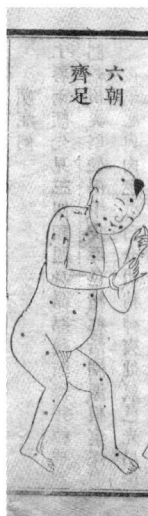

图 8-1-378 顺症例 - 六朝齐足

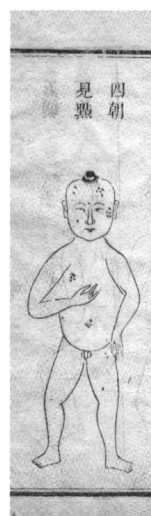

图 8-1-379 逆症例 - 四朝见点

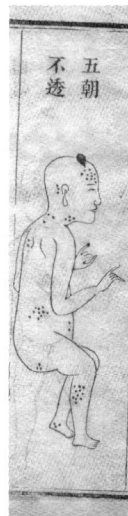

图 8-1-380 逆症例 - 五朝不透

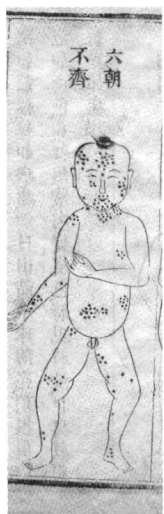

图 8-1-381 逆症例 - 六朝不齐

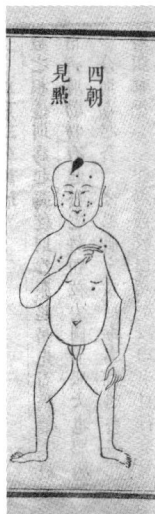

图 8-1-382 险症例 - 四朝见点

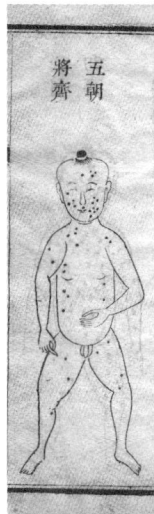

图 8-1-383 险症例 - 五朝将齐

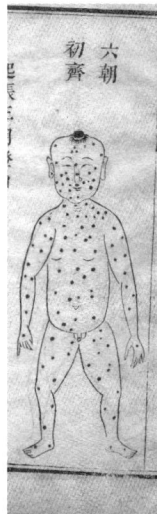

图 8-1-384 险症例 - 六朝初齐

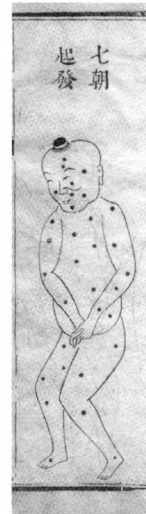

图 8-1-385 顺症例 - 七朝起发

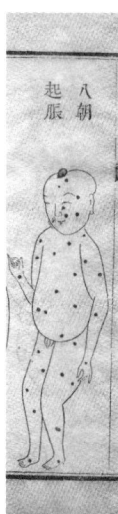

图 8-1-386 顺症例 - 八朝起胀

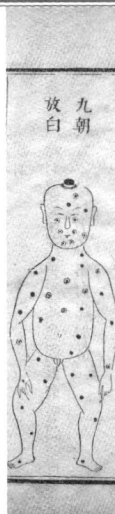

图 8-1-387 顺症例 - 九朝放白

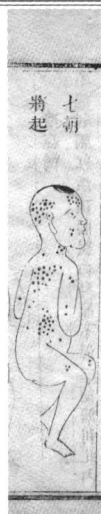

图 8-1-388 逆症例 - 七朝将起

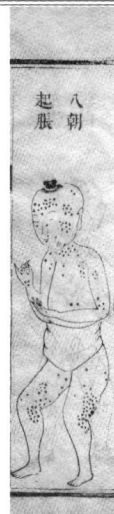

图 8-1-389 逆症例 - 八朝起胀

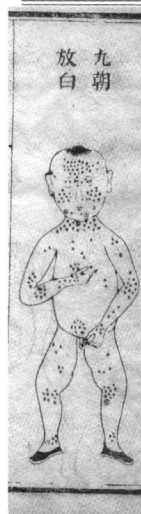

图 8-1-390 逆症例 - 九朝放白

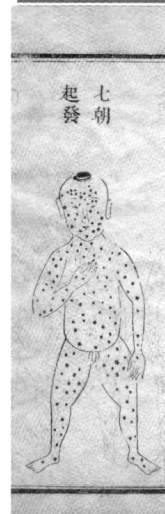

图 8-1-391 险症例 - 七朝起发

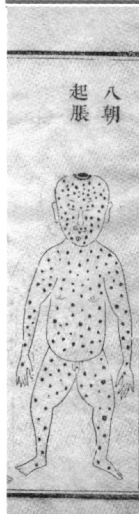

图 8-1-392 险症例 - 八朝起胀

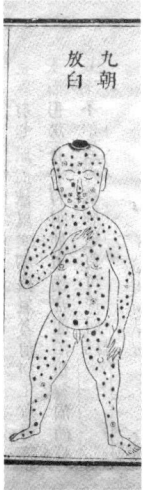
图 8-1-393 险症例 - 九朝放白

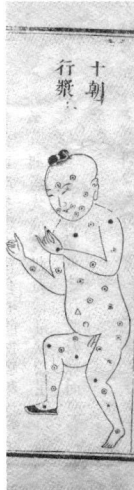
图 8-1-394 灌脓三日证治 - 十朝行浆

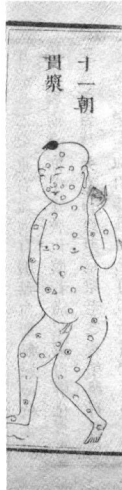
图 8-1-395 灌脓三日证治 - 十一朝贯浆

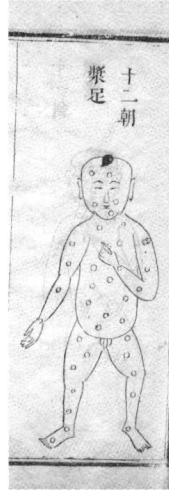
图 8-1-396 灌脓三日证治 - 十二朝浆足

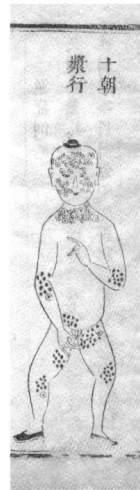
图 8-1-397 逆症例 - 十朝浆行

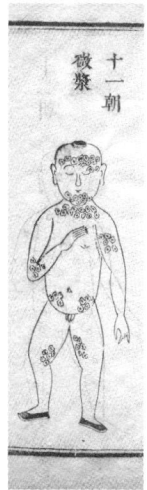
图 8-1-398 逆症例 - 十一朝微浆

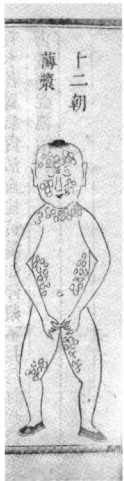
图 8-1-399 逆症例 - 十二朝薄浆

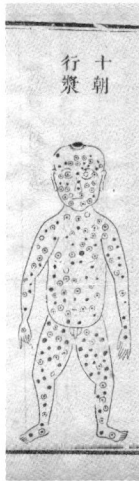
图 8-1-400 险症例 - 十朝行浆

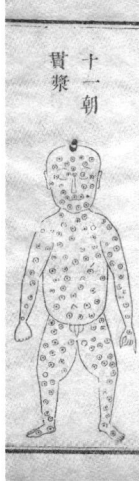
图 8-1-401 险症例 - 十一朝贯浆

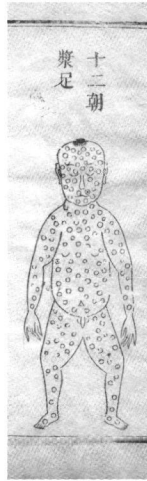
图 8-1-402 险症例 - 十二朝浆足

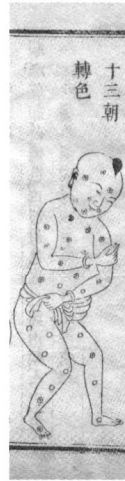
图 8-1-403 收靥三朝症治 - 十三朝转色

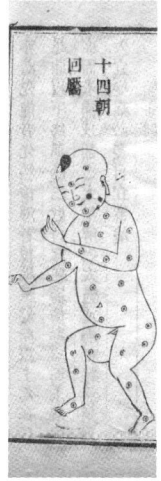
图 8-1-404 收靥三朝症治 - 十四朝回靥

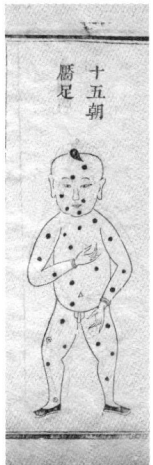
图 8-1-405 收靥三朝症治 - 十五朝靥足

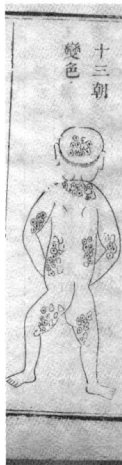
图 8-1-406 逆症例 - 十三朝变色

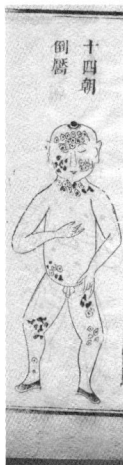
图 8-1-407 逆症例 - 十四朝倒靥

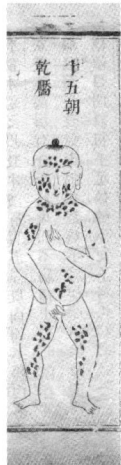
图 8-1-408 逆症例 - 十五朝干靥

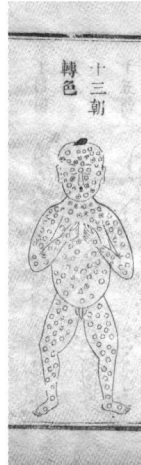
图 8-1-409 险症例 - 十三朝转色

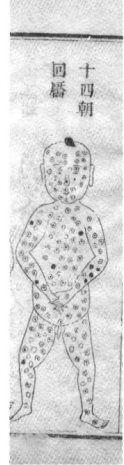
图 8-1-410 险症例 - 十四朝回靥

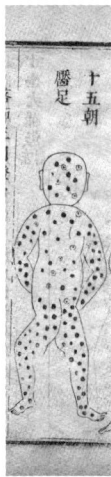

图 8-1-411　险症例 - 十五朝靥足

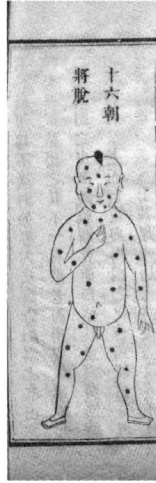

图 8-1-412　落痂三朝证治 - 十六朝将脱

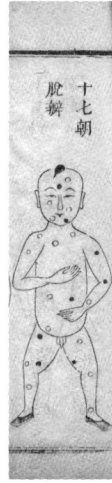

图 8-1-413　落痂三朝证治 - 十七朝脱瓣

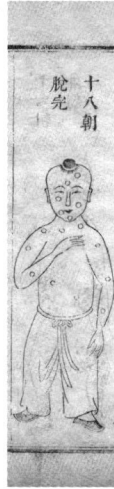

图 8-1-414　落痂三朝证治 - 十八朝脱完

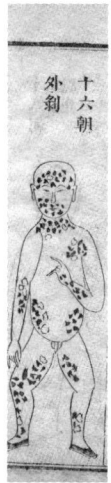

图 8-1-415　逆症例 - 十六朝外剥

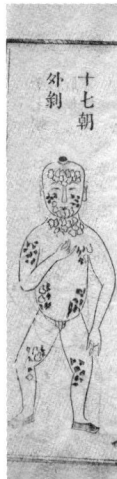

图 8-1-416　逆症例 - 十七朝外剥

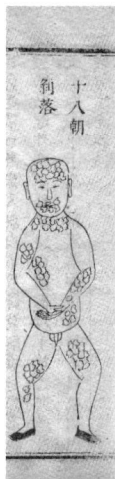

图 8-1-417　逆症例 - 十八朝剥落

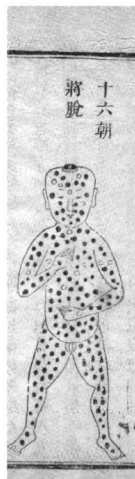

图 8-1-418　险症例 - 十六朝将脱

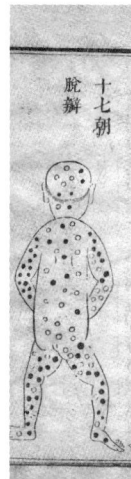

图 8-1-419　险症例 - 十七朝脱瓣

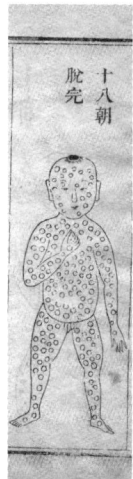

图 8-1-420　险症例 - 十八朝脱完

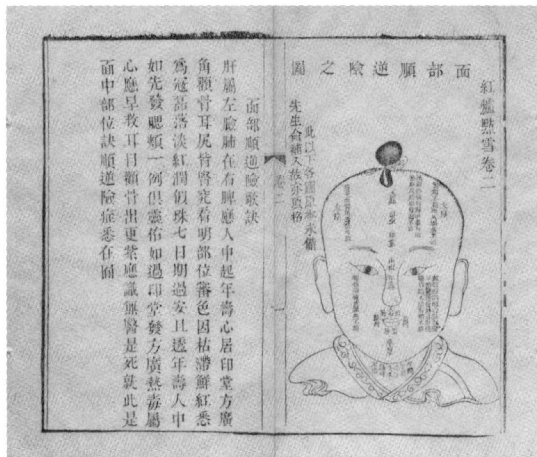

图 8-1-421　面部顺逆险之图

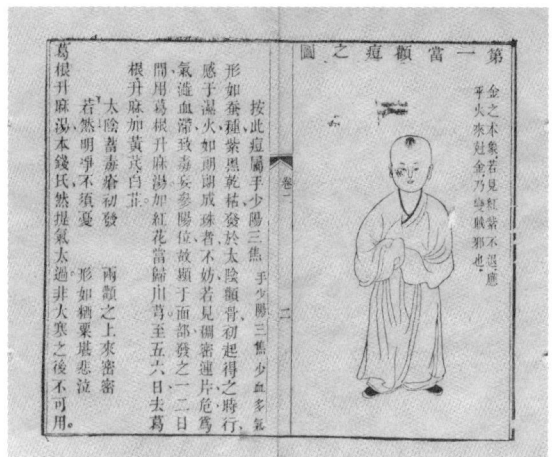

图 8-1-422　第一当颧痘之图

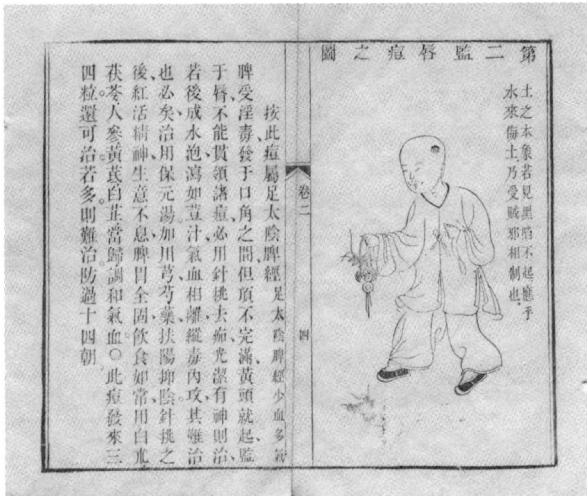

图 8-1-423　第二监唇痘之图

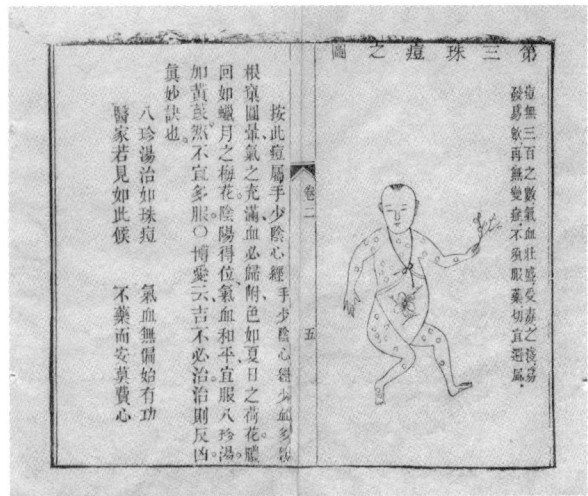

图 8-1-424　第三珠痘之图

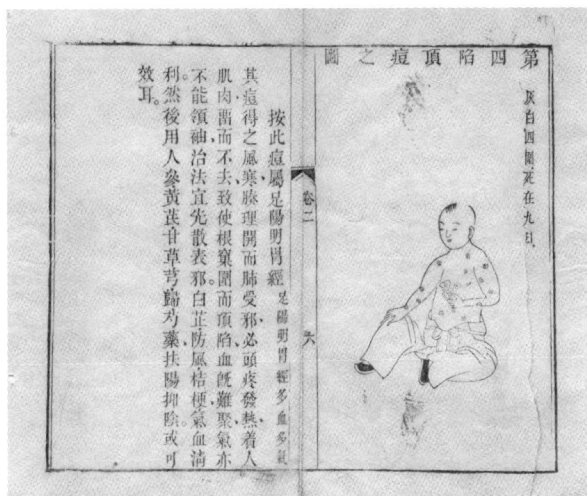

图 8-1-425　第四陷顶痘之图

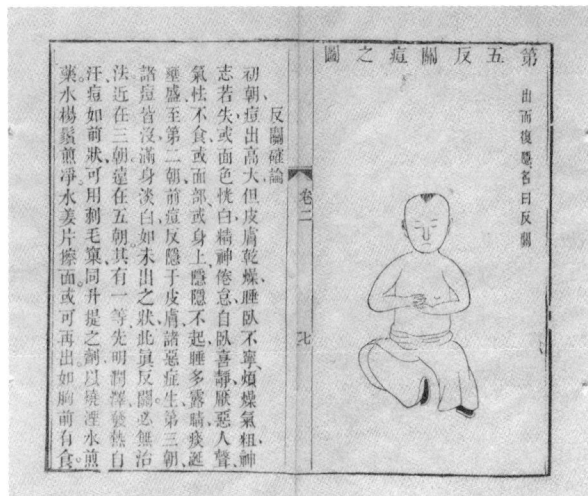

图 8-1-426　第五反关痘之图

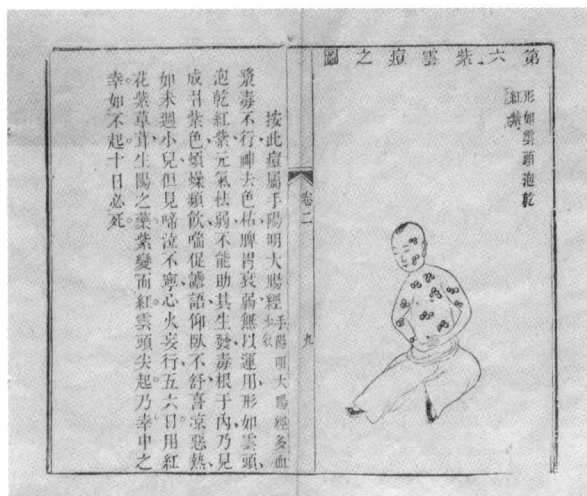

图 8-1-427　第六紫云痘之图

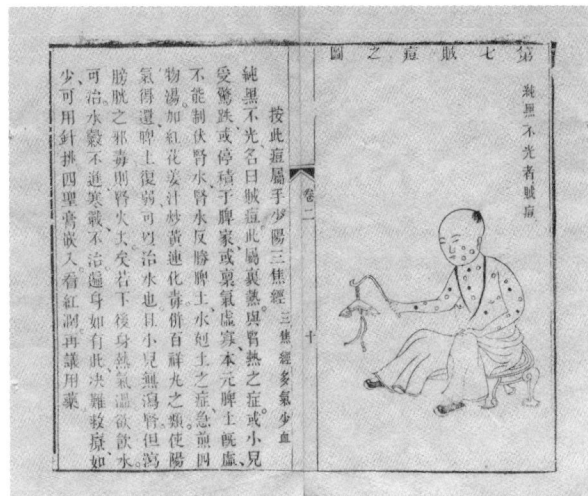

图 8-1-428　第七贼痘之图

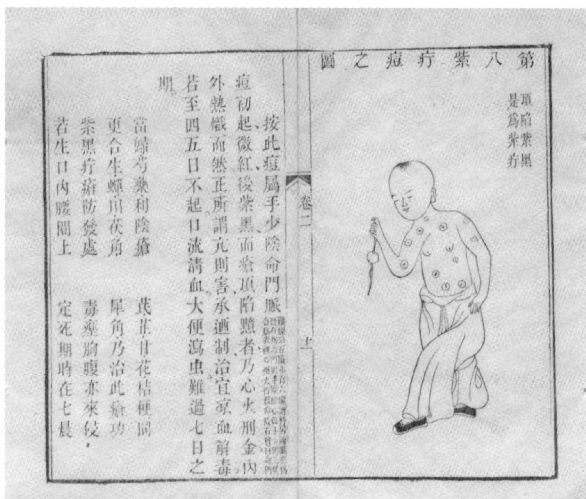

图 8-1-429　第八紫疔痘之图

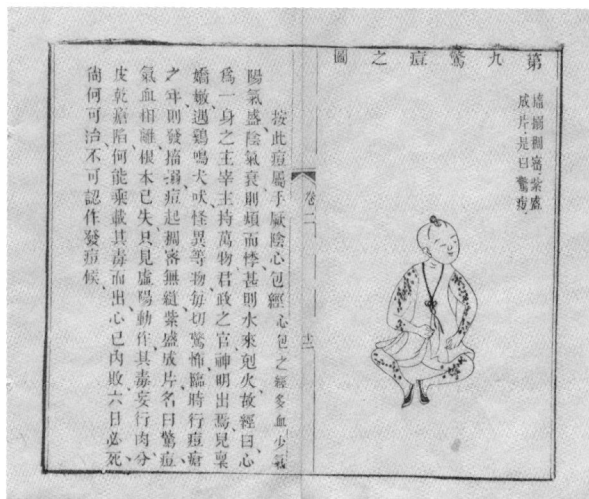

图 8-1-430　第九惊痘之图

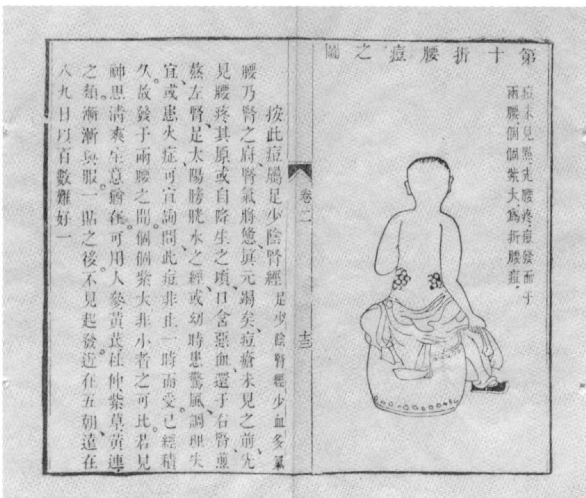

图 8-1-431　第十折腰痘之图

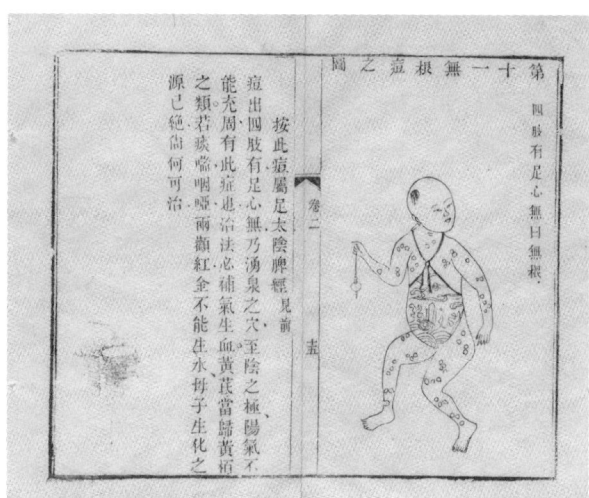

图 8-1-432　第十一无根痘之图

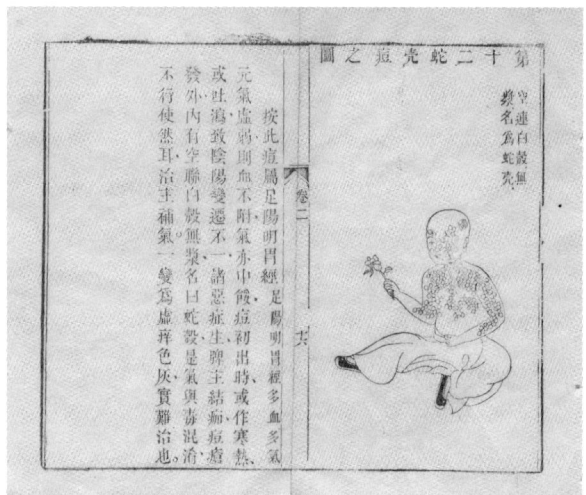

图 8-1-433　第十二蛇壳痘之图

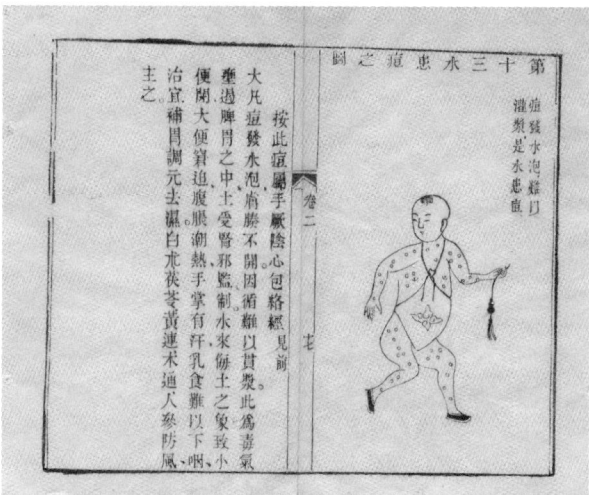

图 8-1-434　第十三水患痘之图

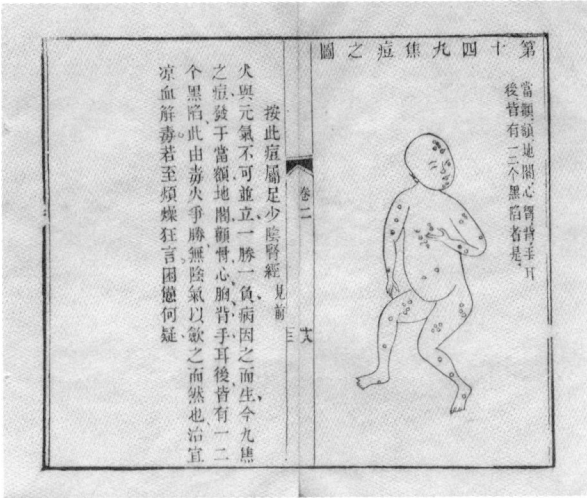

图 8-1-435　第十四九焦痘之图

當顖頂地閣心窩臍垂耳後皆有二三个黑陷者是

按此痘屬足少陰腎經見前火與元氣不可並立一勝一負病因之而生今九焦之痘發于當顖地閣顖骨心胸背手耳後皆有一二个黑陷此由游火爭勝無陰以欲之而然也治宜凉血解毒若至煩燥狂言困憊何疑

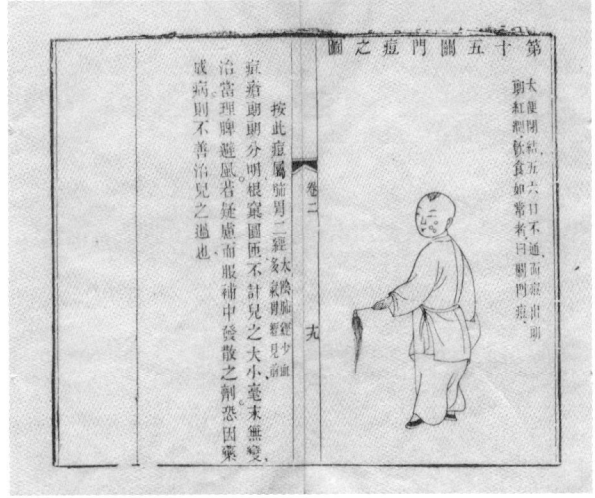

图 8-1-436　第十五关门痘之图

大凡閉結五六日不通面淡紫出期紅赤飲食如常者曰關門痘

痘若朝朝分明根窠圓匪不計兒之大小毫末無變治當理脾疏鳳若延虛而服補中發散之削恐困藥感病則不善治兒之過也

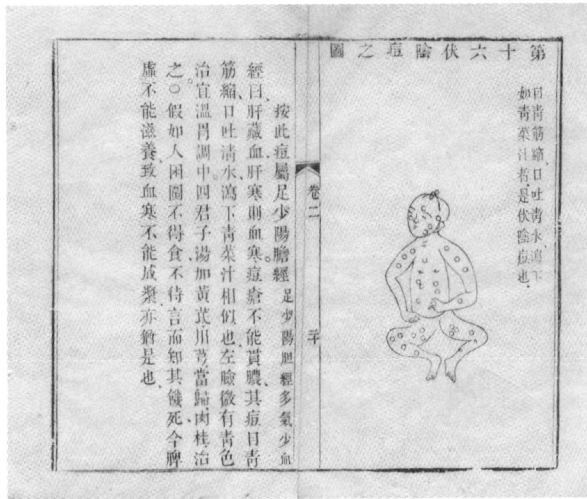

图 8-1-437　第十六伏阴痘之图

如青筋永直下者是伏陰痘也

按此痘屬足少陽膽經足少陽經多氣少血經曰肝藏血肝寒則血寒痘髮其痘日青筋縮口吐清水也至臉微有青色治宜溫門調中君子湯加黃芪川芎當歸肉桂治之假如人困圖不待言而知其幾死今脣虛不能滋養致血寒不能成漿亦猶是也

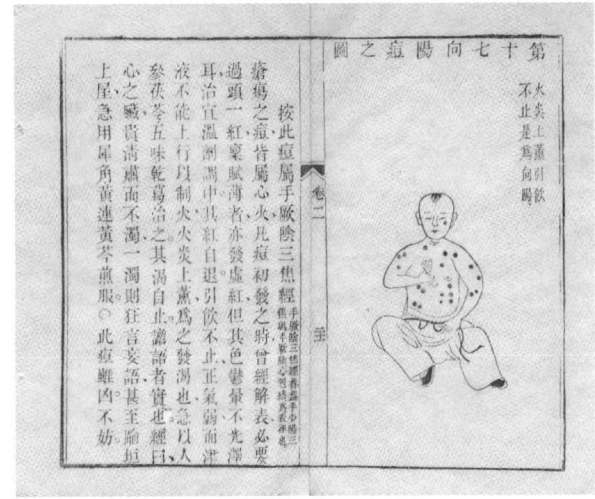

图 8-1-438　第十七向阳痘之图

火炎上薰引飲不止是為向陽痘

按此痘屬手厥陰三焦經痘瘡之痘皆屬心火凡痘初發之時曾經解表必要過頭一紅裹賦薄者不發虛紅但其色鬱燮不光澤耳治宜溫劑調中其紅自退引飲不止正氣弱而津液不能上行以制火炎上薰之其發過也急以人參茯苓五味乾葛治之其汗一潤則狂言妄語至臍心之竅清濁甚此痘雖凶不妨

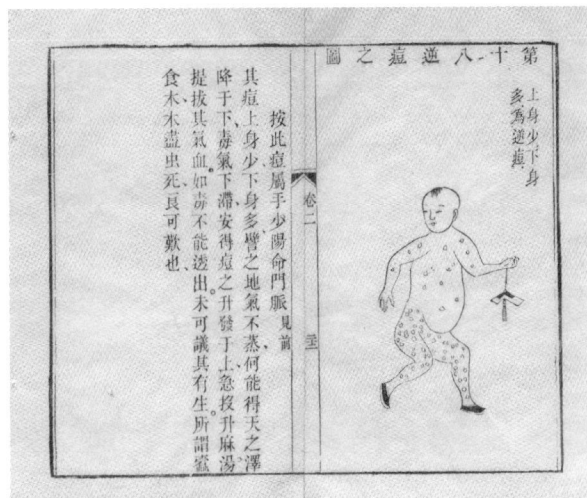

图 8-1-439　第十八逆痘之图

上身少下身多為逆痘

按此痘屬手少陽命門脈見前其痘上身少下身多譬之地氣不蒸何能得天之澤降于下毒氣下潛安得痘之升發于上急投升麻湯提拔其氣血如赤豆不能透出未可議其有生所謂蠱食木木盡虫死其可歎也

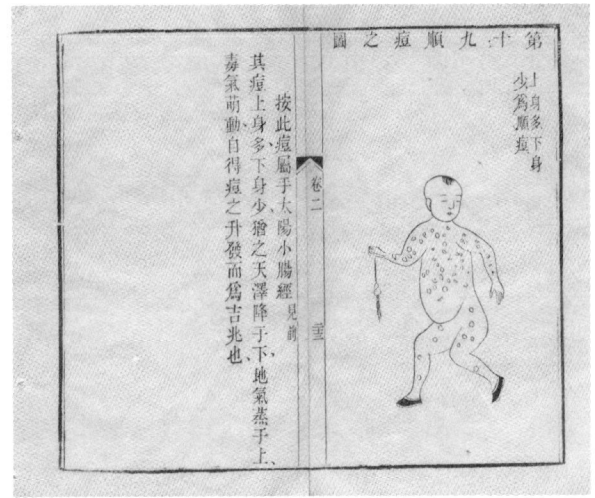

图 8-1-440　第十九顺痘之图

上身多下身少為順痘

按此痘屬手太陽小腸經見前其痘上身多下身少譬之天澤降于下地氣蒸于上毒氣萌動自得痘之升發而為吉兆也

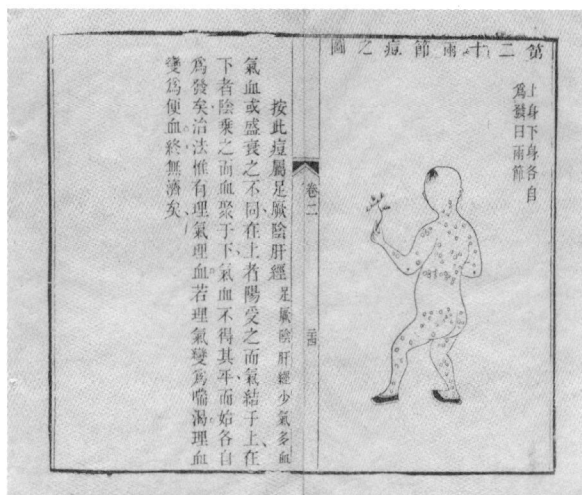

图 8-1-441　第二十两节痘之图

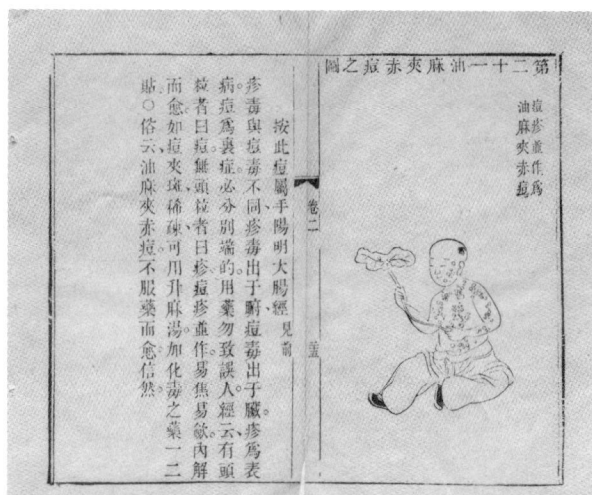

图 8-1-442　第二十一油麻夹赤痘之图

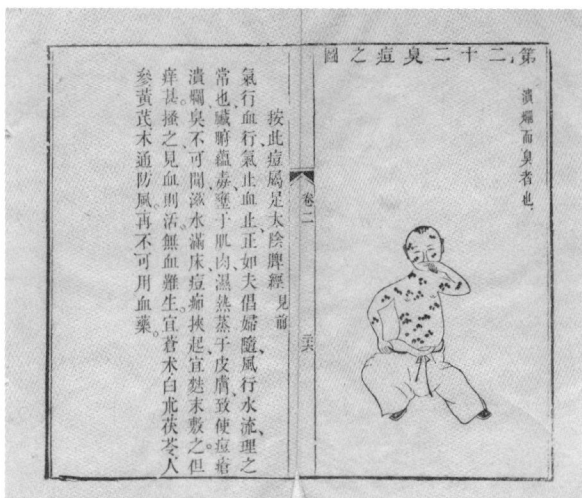

图 8-1-443　第二十二臭痘之图

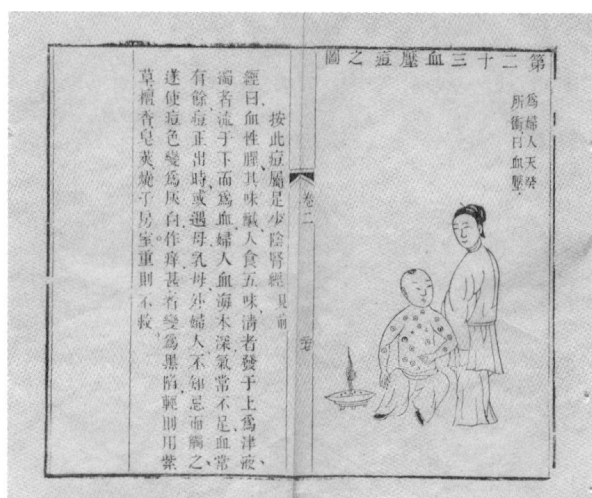

图 8-1-444　第二十三血压痘之图

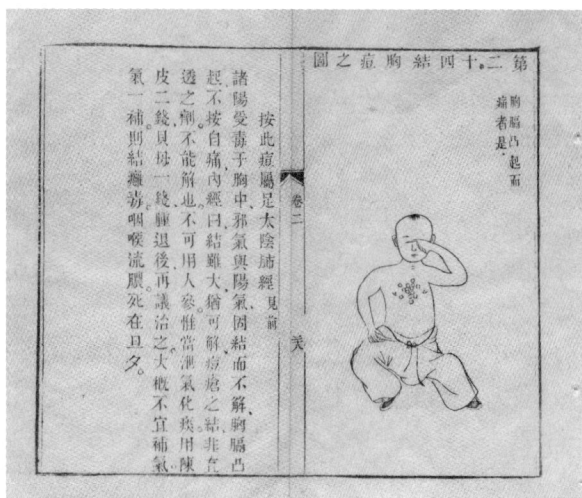

图 8-1-445　第二十四结胸痘之图

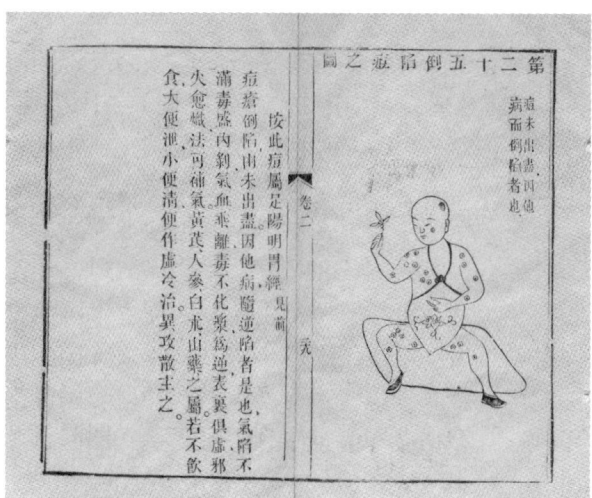

图 8-1-446　第二十五倒陷痘之图

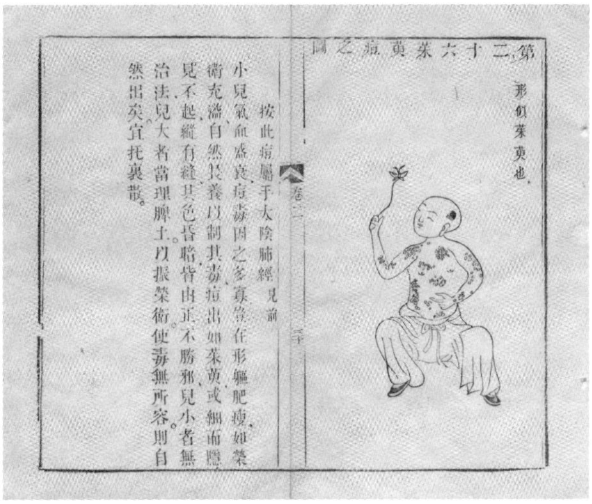
第二十六茱萸痘之圖

形似茱萸也。

卷二

按此痘屬手太陰肺經見前

小兒氣血盛衰、痘毒因之多寡、豈在形軀肥瘦、如榮衛充溢、自然長養、以制其毒、痘出如茱萸、或細而隱、見不起、縱有綻、其色昏暗、皆由正不勝邪、兒小者無治法。兒大者當理脾土。以振榮衛。使毒無所容。則自然出矣。宜托裏散。

图 8-1-447　第二十六茱萸痘之图

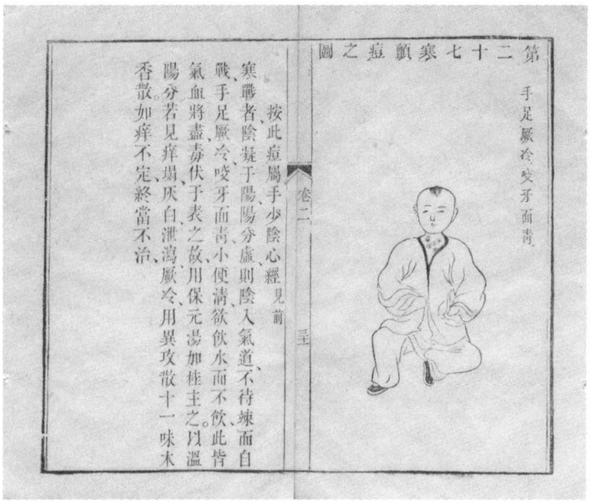
第二十七寒顫痘之圖

手足厥冷、咬牙面青、

卷二

按此痘屬手少陰心經見前

寒戰者、陰凝于陽、陽分虛、則陰入氣道、不待竦而自戰、手足厥冷、咬牙面青、小便清、欲飲水而不飲、此皆氣血將盡、毒伏于表之故、用保元湯加桂主之。以溫陽分、若見痒塌、灰白、泄瀉、厥冷、用異攻散十一味木香散。如痒不定、終當不治、

图 8-1-448　第二十七寒颤痘之图

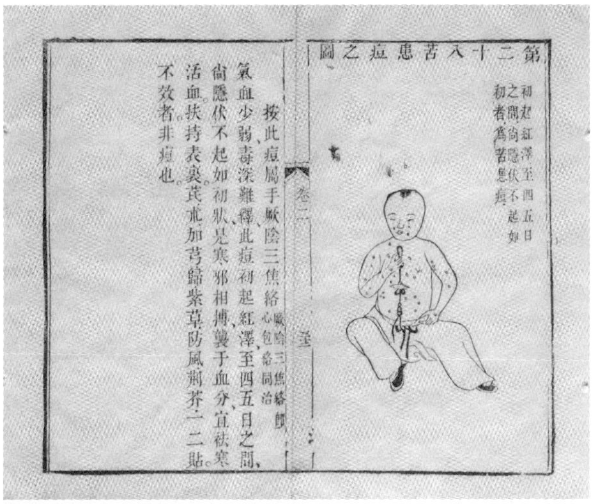
第二十八苦患痘之圖

初起紅澤、至四五日之間、尚隱伏不起如初者、爲苦患痘、

卷二

按此痘屬手厥陰三焦絡（厥陰三焦絡即心包絡同治）

氣血少弱、毒深難釋、此痘初起紅澤、至四五日之間、尚隱伏不起如初狀、是寒邪相搏、襲于血分、宜祛寒活血、扶持表裏、芪朮加芎歸紫草防風荊芥一二貼。不效者。非痘也。

图 8-1-449　第二十八苦患痘之图

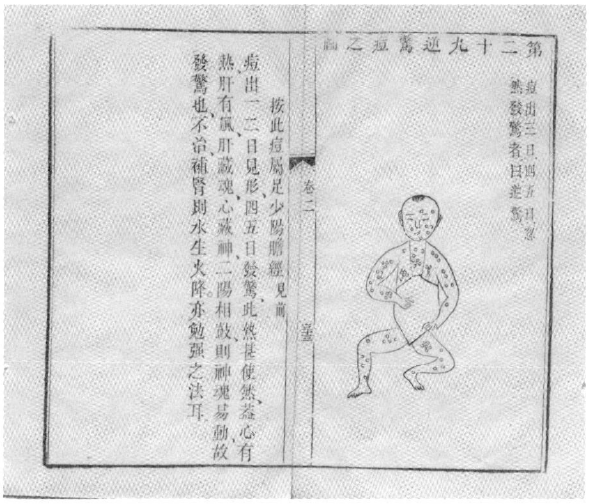
第二十九逆驚痘之圖

痘出三日四五日、忽熱發驚者、曰逆驚、

卷二

按此痘屬足少陽膽經見前

痘出一二日見形、四五日發驚、此熱甚使然、蓋心有熱、肝有風、肝藏魂、心藏神、二陽相鼓、則神魂易動、故發驚也、不治、補腎則水生火降。亦勉強之法耳、

图 8-1-450　第二十九逆惊痘之图

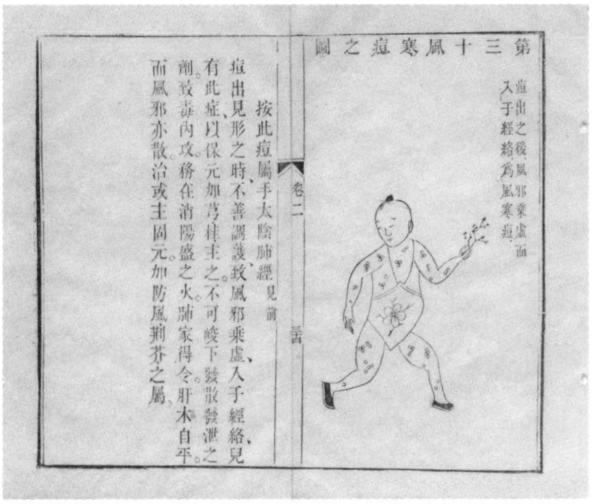
第三十風寒痘之圖

痘出之後、風邪乘虛而入于經絡、爲風寒痘、

卷二

按此痘屬手太陰肺經見前

痘出見形之時、不善調護、致風邪乘虛、入于經絡、見有此症、以保元加芎桂主之。不可峻下發散發泄之劑。致毒內攻。務在消陽盛之火。肺家得令。肝木自平。而風邪亦散。治或主固元。加防風荊芥之屬、

图 8-1-451　第三十风寒痘之图

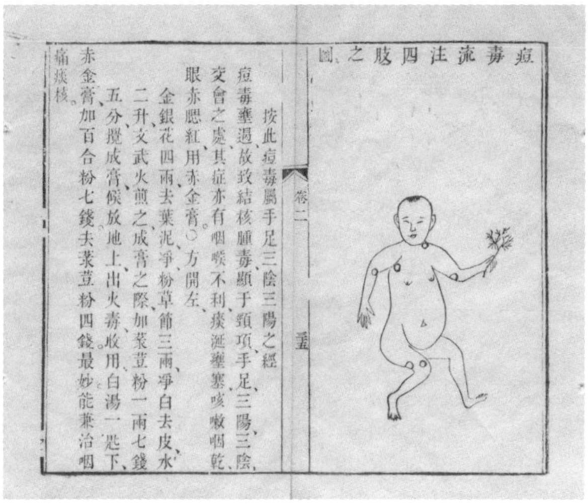
痘毒流注四肢之圖

卷二

按此痘毒屬手足三陰三陽之經

痘毒壅遏、故致結核腫毒、顯于頸項、手足、三陽、三陰、交會之處、其症亦有咽喉不利、痰涎壅塞、咳嗽咽乾、眼赤腮紅、用赤金膏。○方開左、

金銀花四兩、去葉泥、淨粉草節三兩、淨白去皮、水二升、文武火煎之、成膏之際、加菉荳粉一兩七錢五分、攪成膏、候放地上、出火毒、收用、白湯一匙下、

赤金膏、加百合粉七錢、去菉荳粉四錢。最妙。能兼治咽痛痰核。

图 8-1-452　痘毒流注四肢之图

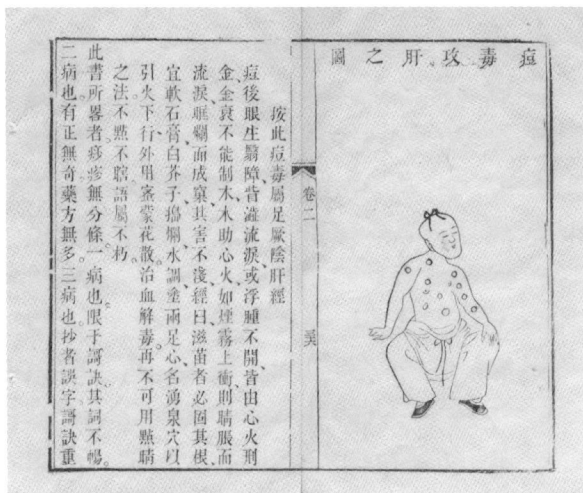

图 8-1-453　痘毒攻肝之图

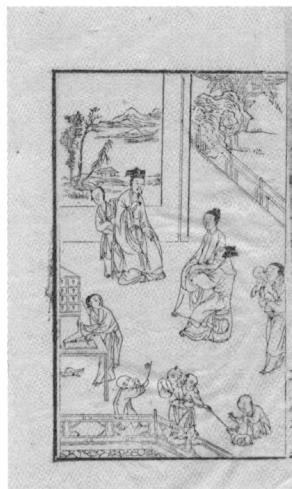

图 8-2-454　木刻四诊图

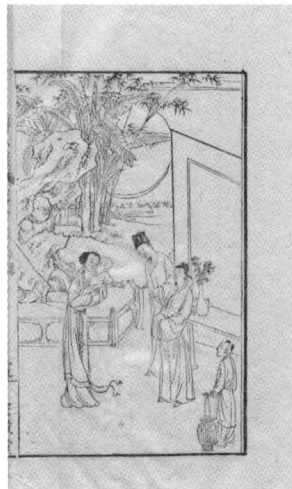

图 8-2-455　望像图

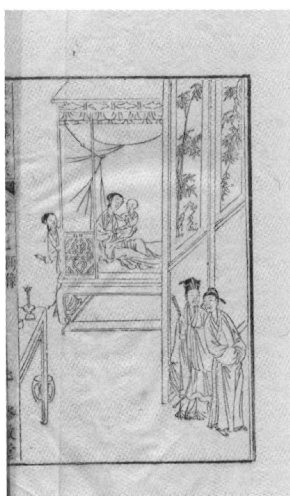

图 8-2-456　闻像图

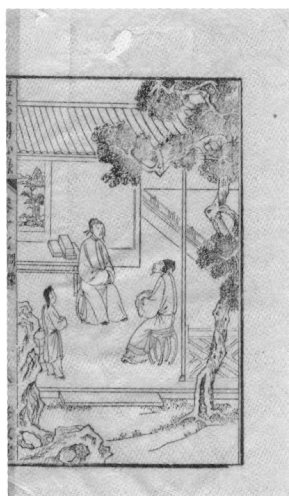

图 8-2-457　问像图

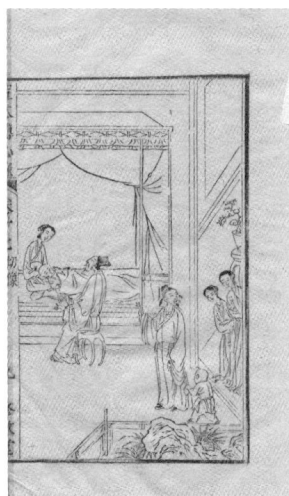

图 8-2-458　切像图

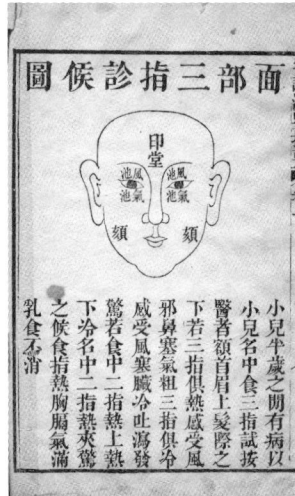

图 8-2-459　面部三指诊候图

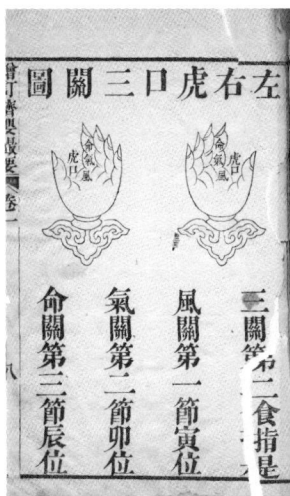

图 8-2-460　左右虎口三关图

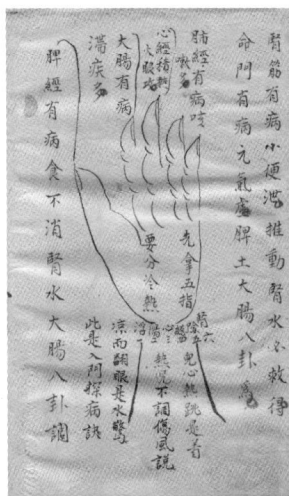

图 8-2-461　入门探病诀图 1

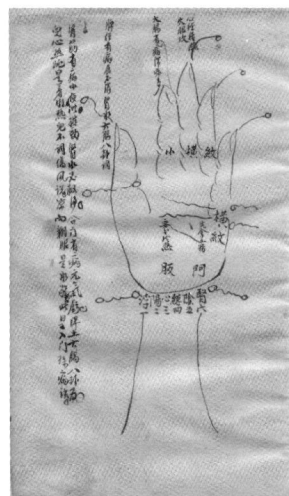

图 8-2-462　入门探病诀图 2

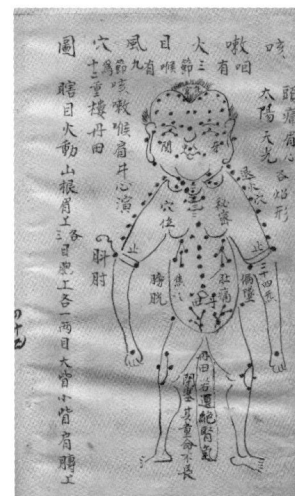

图 8-2-463　咳嗽火目风穴图

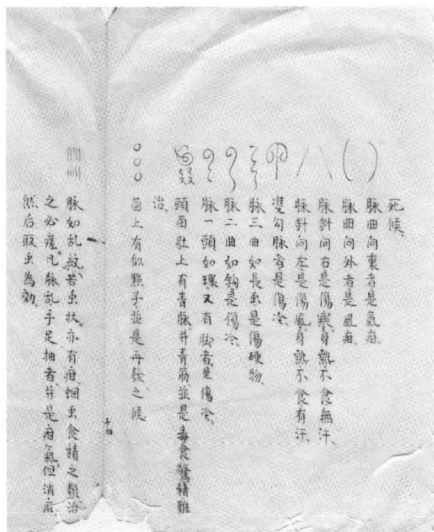

图 8-2-464　病脉纹图

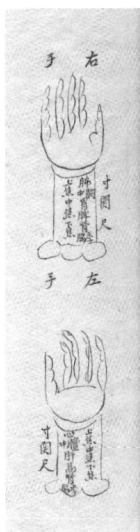

图 8-2-465　诊脉法图

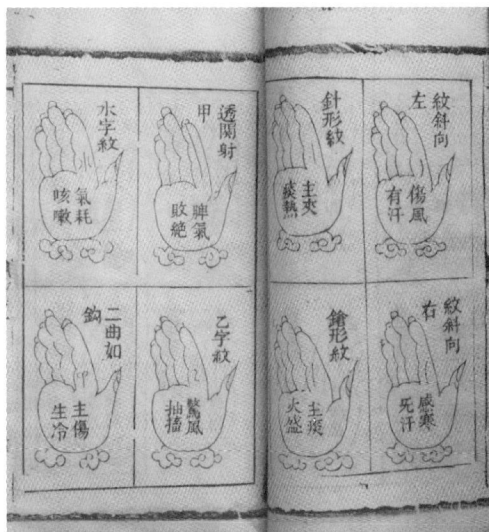

图 8-2-466　纹斜向左　图 8-2-467　纹斜向右

图 8-2-468　针形纹　　图 8-2-469　枪形纹

图 8-2-470　透关射甲　图 8-2-471　乙字纹

图 8-2-472　水字纹　　图 8-2-473　二曲如钩

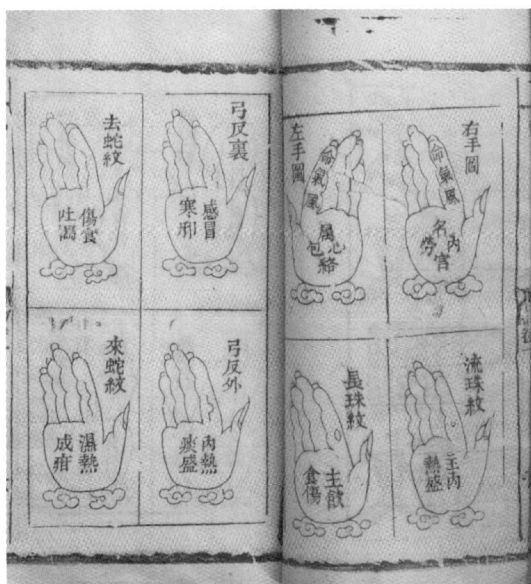

图 8-2-474　右手图　　图 8-2-475　左手图

图 8-2-476　流珠纹　　图 8-2-477　长珠纹

图 8-2-478　弓反里　　图 8-2-479　弓反外

图 8-2-480　去蛇形　　图 8-2-481　来蛇形

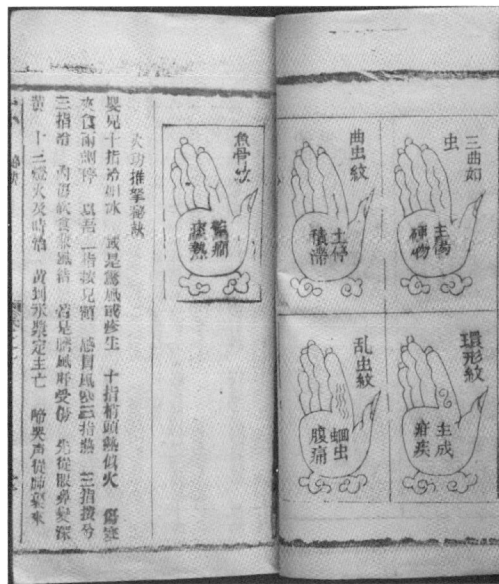

图 8-2-482　三曲如虫　图 8-2-483　环形纹

图 8-2-484　曲虫纹　　图 8-2-485　乱虫纹

图 8-2-486　鱼骨纹

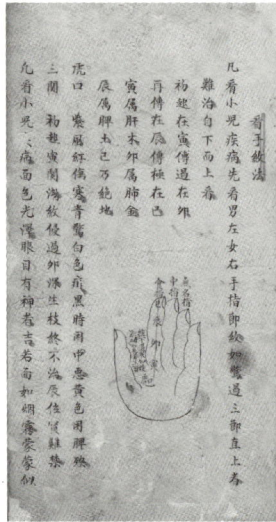

图 8-2-487　看手纹法图　　　图 8-2-488　手纹诊病图　　　图 8-2-489　指纹三关图

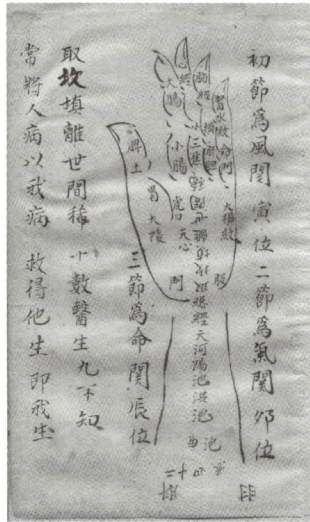

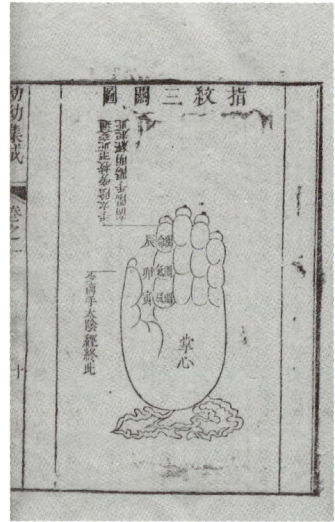

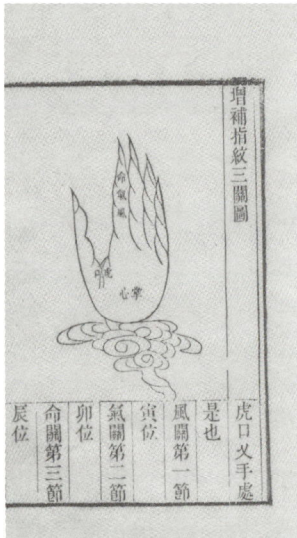

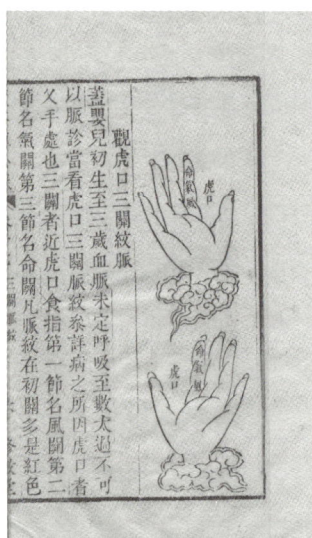

图 8-2-490　增补指纹三关图　　图 8-2-491　观虎口三关纹脉图　　图 8-2-492　虎口三关脉纹图

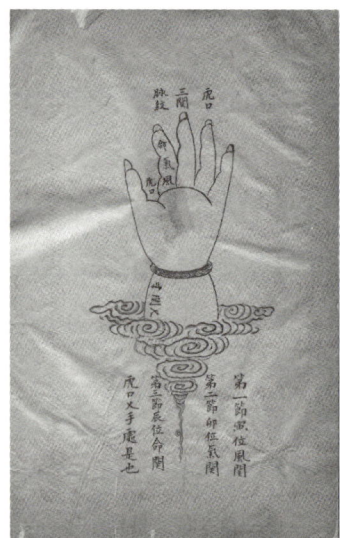

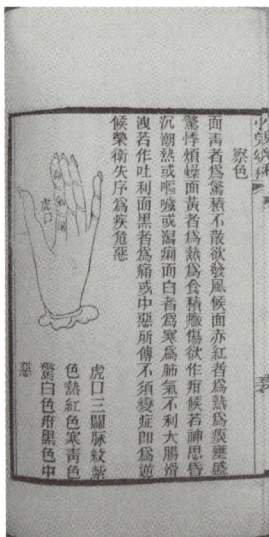

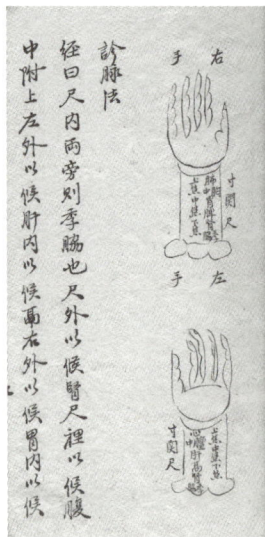

图 8-2-493　虎口三关察色图　　图 8-2-494　诊脉法图　　图 8-2-495　惊风发搐拳图　　图 8-2-496　急惊握拳彩图

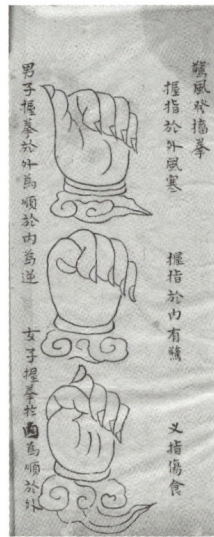

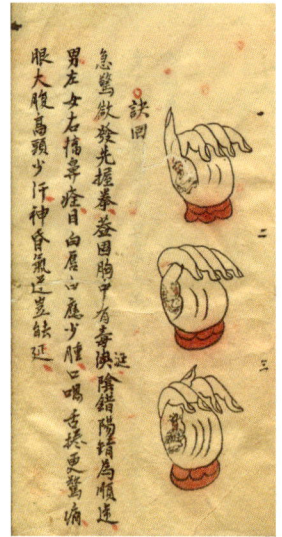

图 8-2-497　鼻准吉凶图形

图 8-2-498　察形色之图

图 8-2-499　面部受病图

图 8-2-500　面图

图 8-2-501　面部吉凶图

图 8-2-502　面部吉凶图

图 8-2-503　年寿吉凶形图

图 8-2-504　是五宫五色吉凶形图

图 8-2-505　五行五色吉凶图

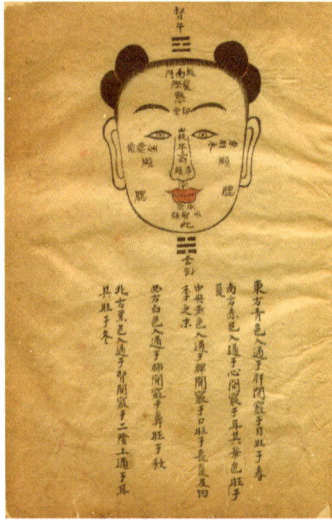

图 8-2-506　五色五方图

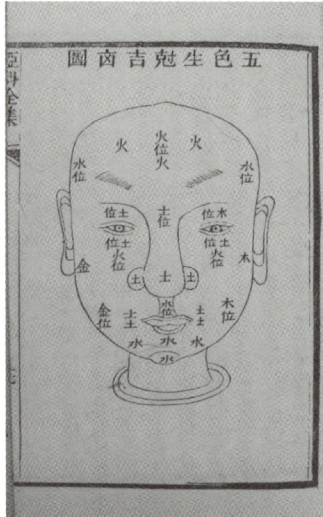

图 8-2-507　五色生克吉凶图

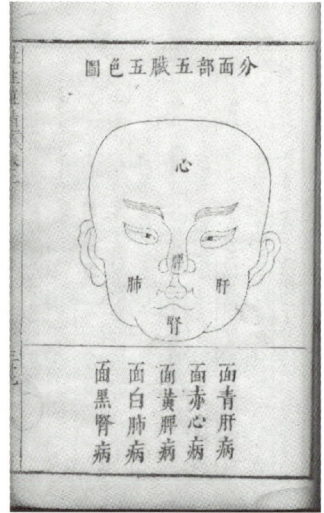

图 8-2-508　分面部五脏五色图

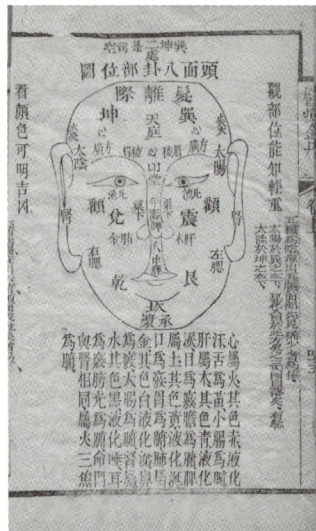

图 8-2-509　头面八卦部位图

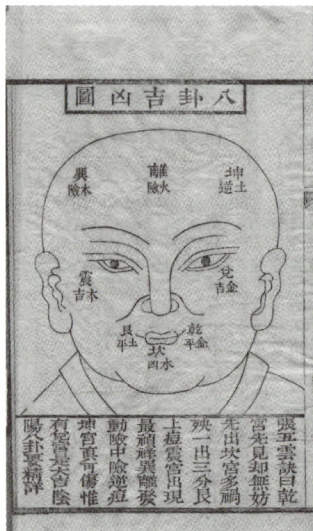

图 8-2-510　八卦吉凶图

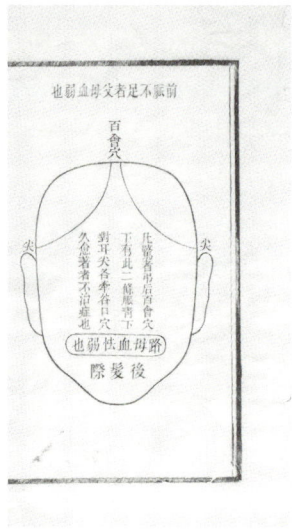

图 8-2-511　惊者百会穴下脉青图

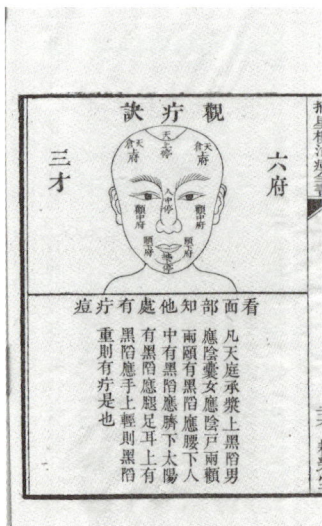

图 8-2-512　观疔诀图

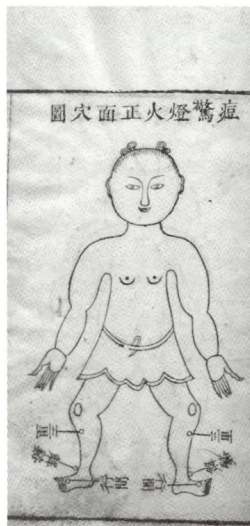

图 8-2-513　痘惊灯火正面穴图

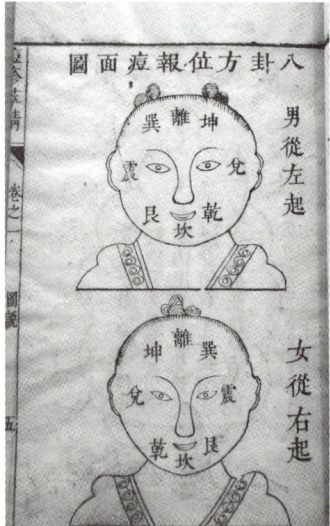

图 8-2-514　八卦方位报痘面图

图 8-2-515　骨疔图

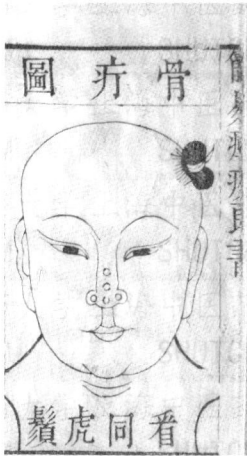

图 8-2-516　锁喉疔图

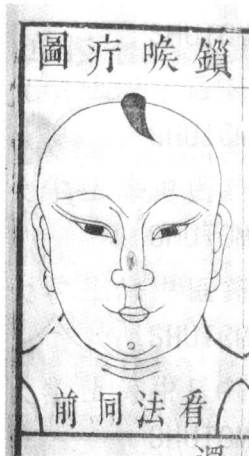

图 8-2-517　收靥图

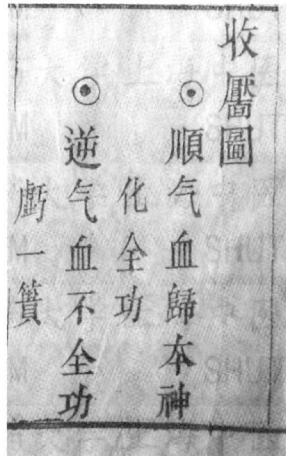

图 8-2-518　还元图

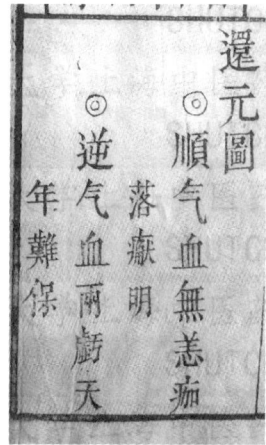

图 8-2-519　出疹初见图

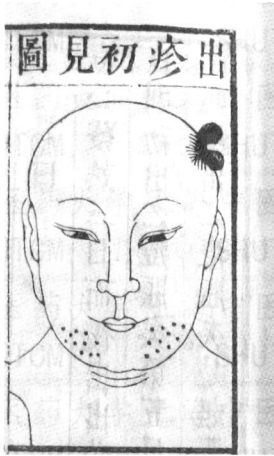

图 8-2-520　出疹次见图

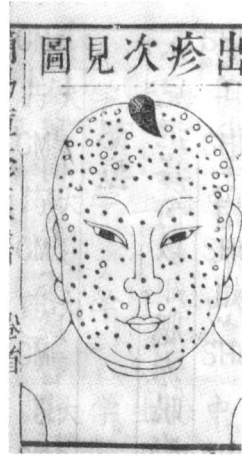

图 8-2-521　疹初见顺逆图

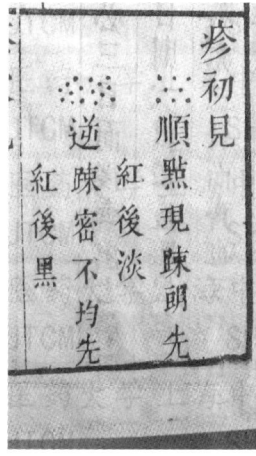

图 8-2-522　疹次见顺逆图

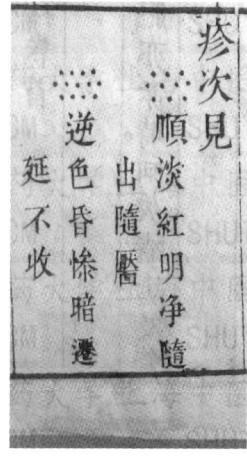

图 8-2-523　背后、前面、
黑疔口吸穴道图

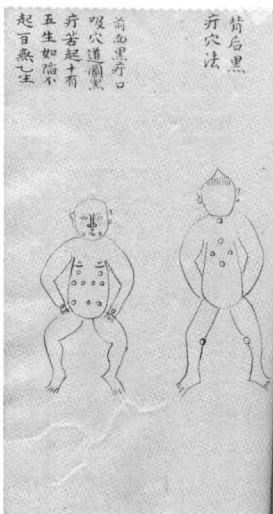

图 8-2-524　看行浆法

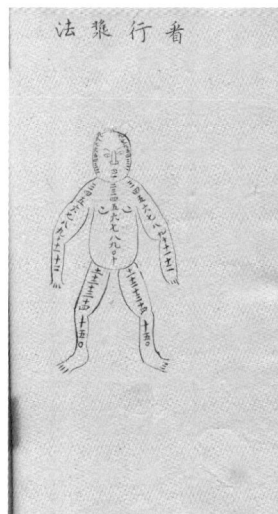

图 8-2-525　浆行吉症图

图 8-2-526　浆行逆症图

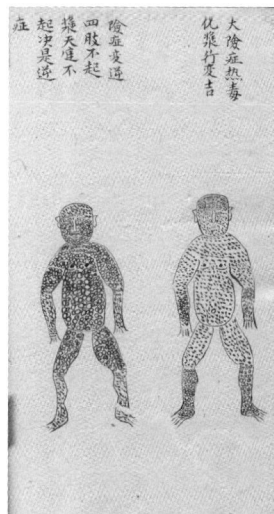

图 8-2-527　看舌法图

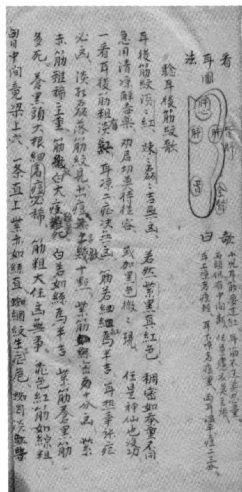

图 8-2-528　看耳法图

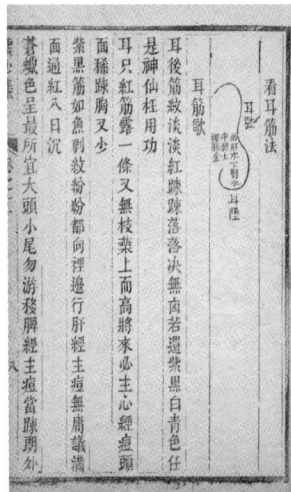

图 8-2-529　看耳筋法图

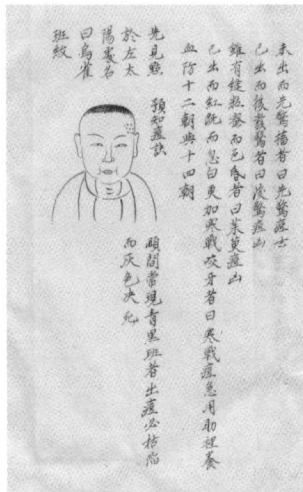

图 8-2-530　乌雀斑纹

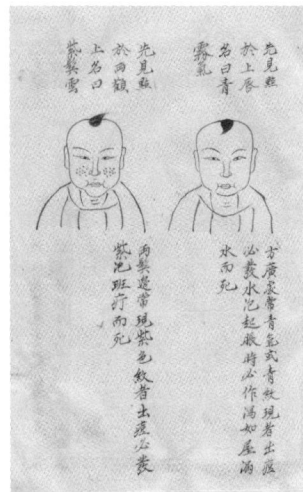

图 8-2-531　青雾气

图 8-2-532　紫鬃云

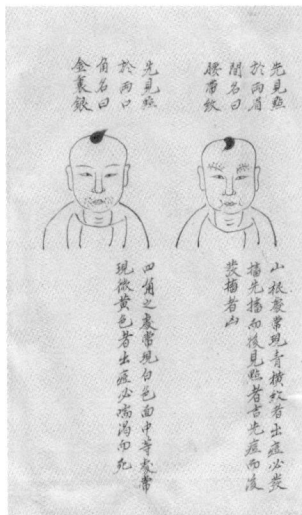

图 8-2-533　腰带纹

图 8-2-534　金里银

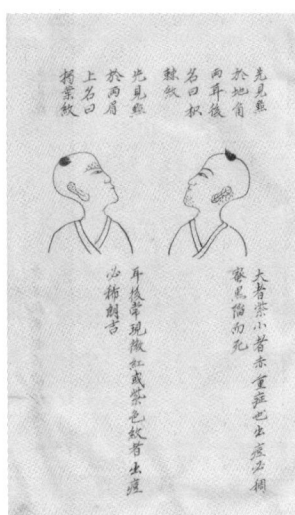

图 8-2-535　枳棘纹

图 8-2-536　树叶纹

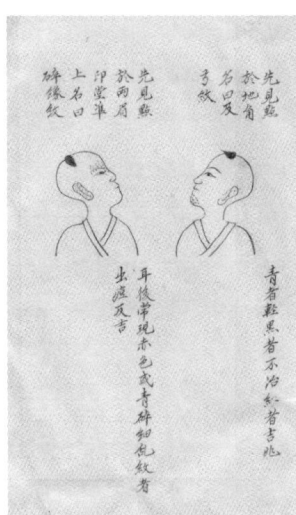

图 8-2-537　及弓纹

图 8-2-538　碎缘纹

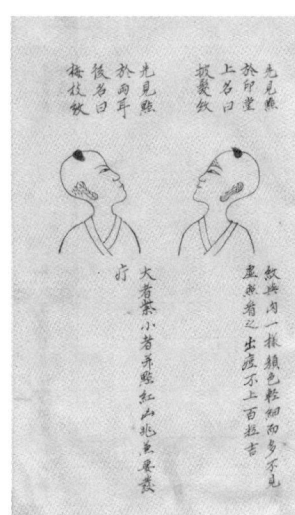

图 8-2-539　披发纹

图 8-2-540　梅枝纹

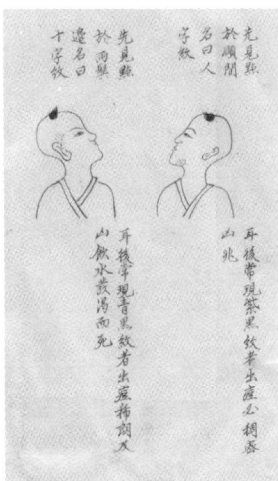

图 8-2-541　人字纹

图 8-2-542　十字纹

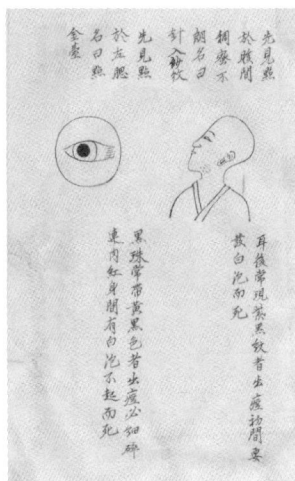

图 8-2-543　针入砂纹

图 8-2-544　点金台

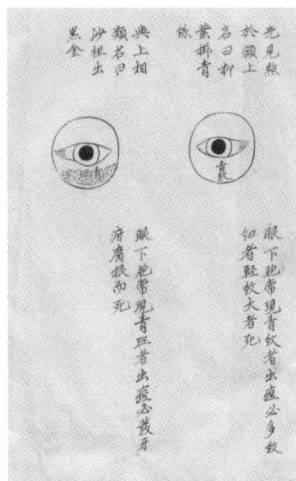

图 8-2-545　柳叶挂青丝

图 8-2-546　沙里出黑金

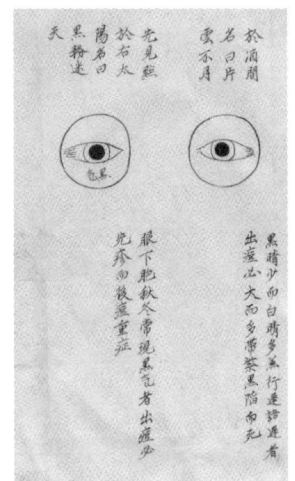

图 8-2-547　片云不月

图 8-2-548　黑雾迷天

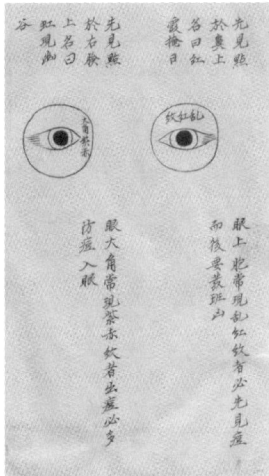

图 8-2-549　红霞掩日
图 8-2-550　虹现幽谷

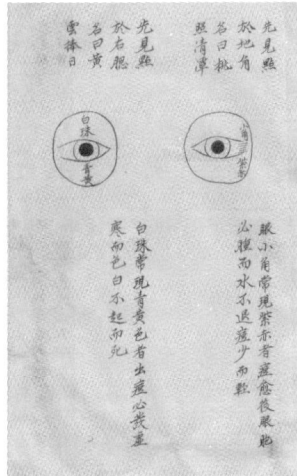

图 8-2-551　桃照清潭
图 8-2-552　黄云捧日

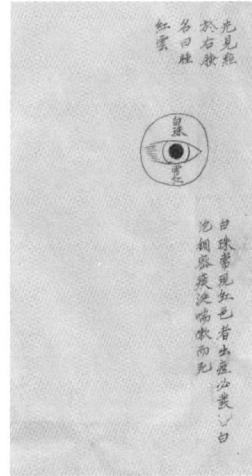

图 8-2-553　睡红云

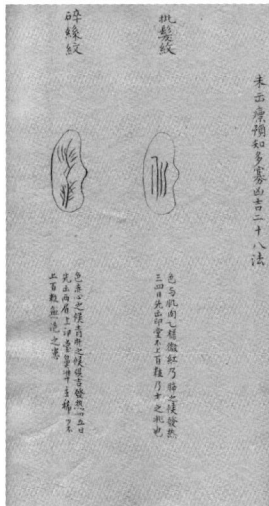

图 8-2-554　批发纹
图 8-2-555　碎丝纹

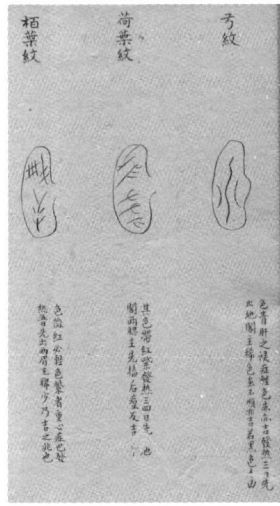

图 8-2-556　弓纹
图 8-2-557　荷叶纹
图 8-2-558　柏叶纹

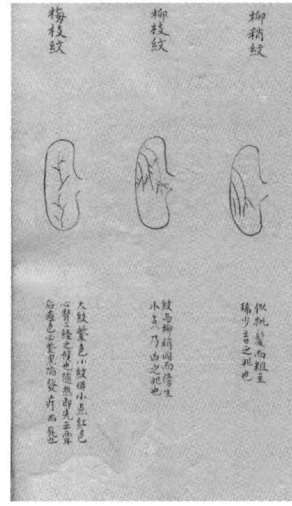

图 8-2-559　柳梢纹
图 8-2-560　柳枝纹
图 8-2-561　梅枝纹

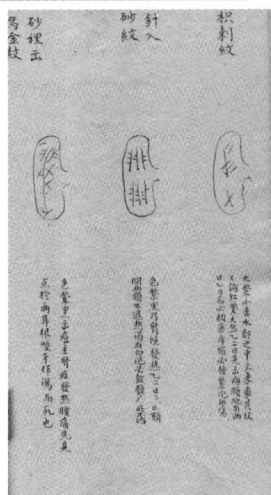

图 8-2-562　枳刺纹
图 8-2-563　针入砂纹
图 8-2-564　砂里出乌金纹

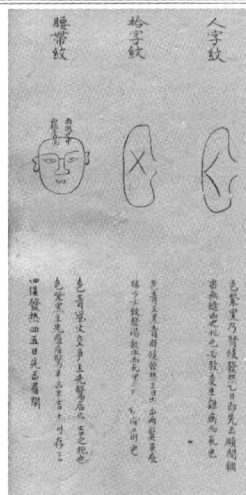

图 8-2-565　人字纹
图 8-2-566　拾字纹
图 8-2-567　腰带纹

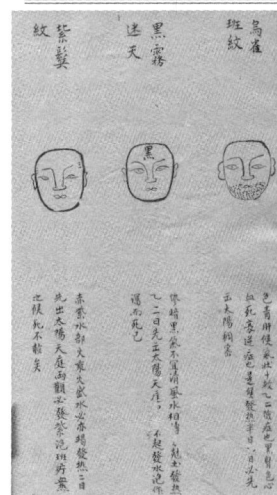

图 8-2-568　乌雀斑纹
图 8-2-569　黑雾迷天
图 8-2-570　紫鬓纹

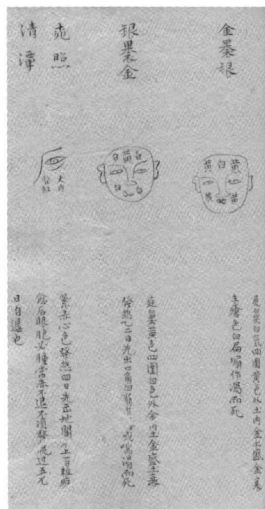

图 8-2-571　金裹银
图 8-2-572　银裹金
图 8-2-573　桃照清潭

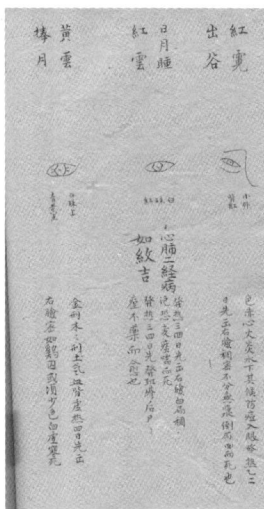

图 8-2-574　红霓出谷
图 8-2-575　日月睡红云
图 8-2-576　黄云捧日

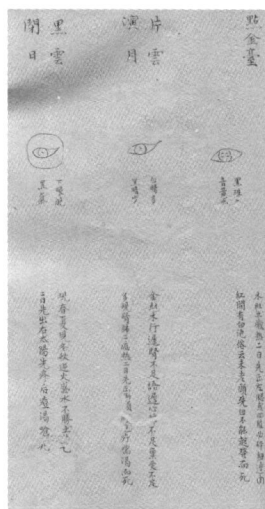

图 8-2-577　点金台
图 8-2-578　片云掩月
图 8-2-579　黑云闭日

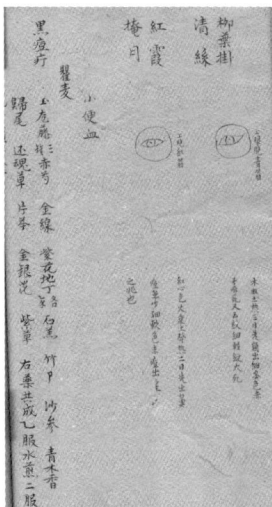

图 8-2-580　柳叶挂青丝
图 8-2-581　红霞掩日

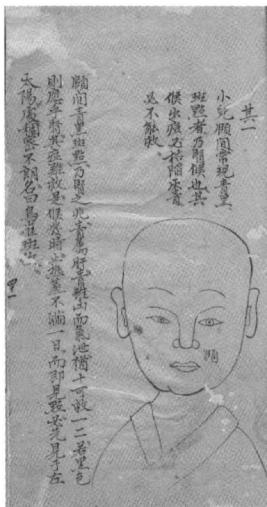

图 8-2-582　乌雀斑纹

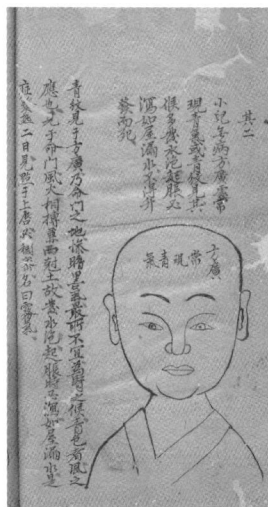

图 8-2-583　雾气

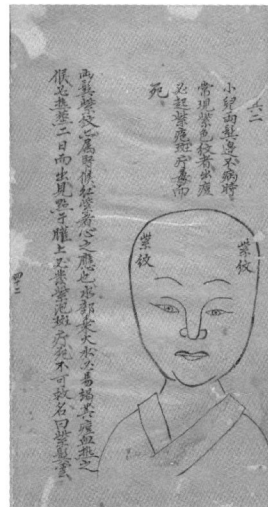

图 8-2-584　紫鬃云

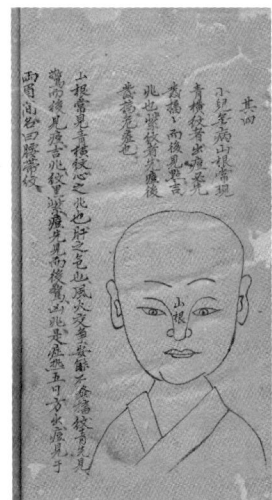

图 8-2-585　腰带纹

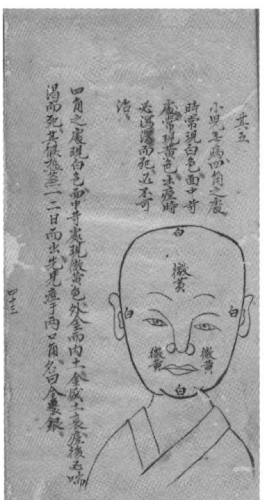

图 8-2-586　金裹银

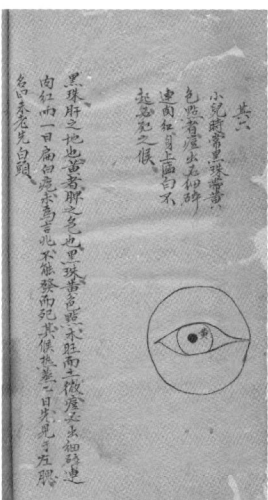

图 8-2-587　未老先白头

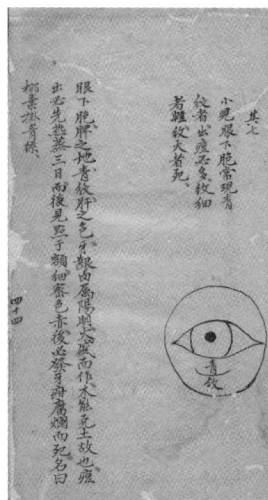

图 8-2-588　柳叶挂青丝

图 8-2-589 沙里出黑金

图 8-2-590 片云掩月

图 8-2-591 黑雾迷天

图 8-2-592 红霞演日

图 8-2-593 虹现山谷

图 8-2-594 桃照清潭

图 8-2-595 黄云捧月

图 8-2-596 月睡红云

图 8-2-597 刺枳纹

图 8-2-598 柏叶纹

图 8-2-599 弓纹

图 8-2-600 碎丝纹

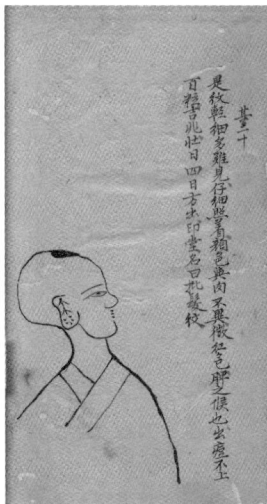

图 8-2-601　批发纹

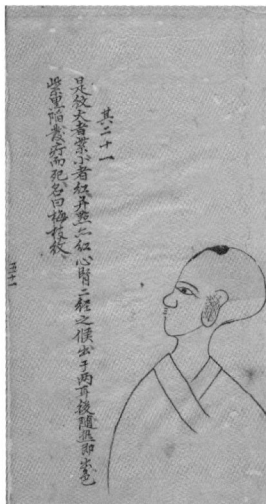

图 8-2-602　梅枝纹

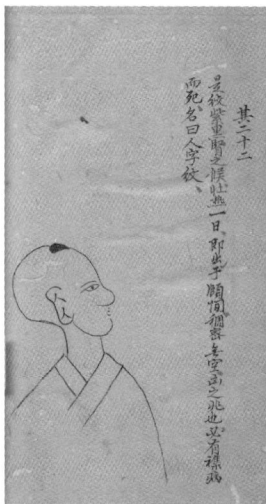

图 8-2-603　人字纹

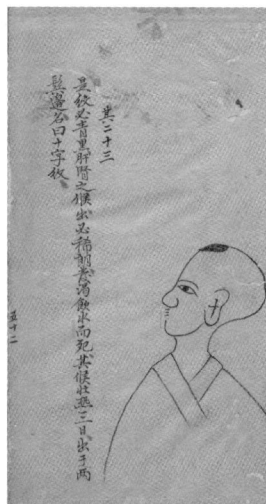

图 8-2-604　十字纹

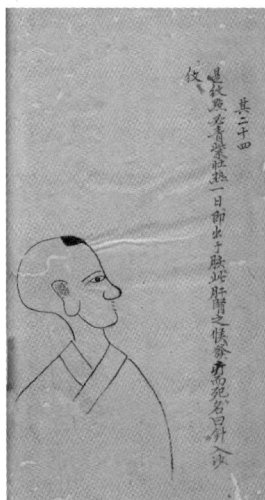

图 8-2-605　针入沙纹

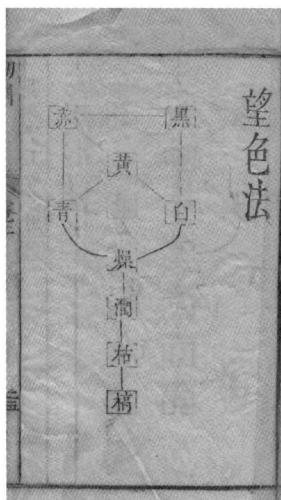

图 8-2-606　望色法图

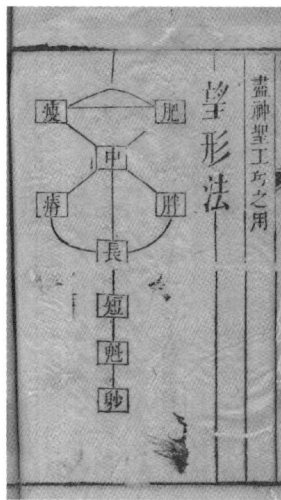

图 8-2-607　望形法图

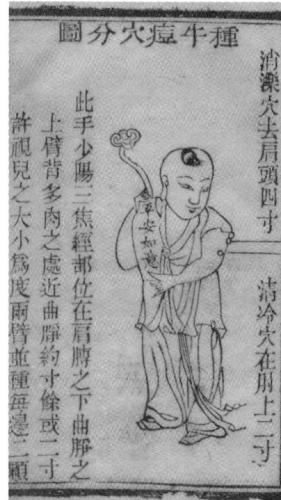

图 8-3-608　种牛痘穴分图

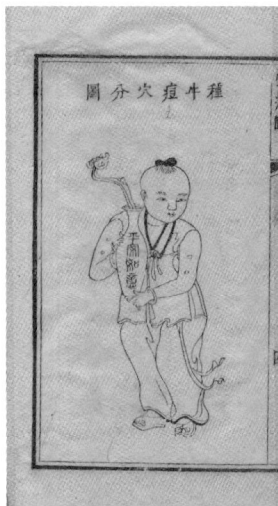

图 8-3-609　种牛痘穴分图

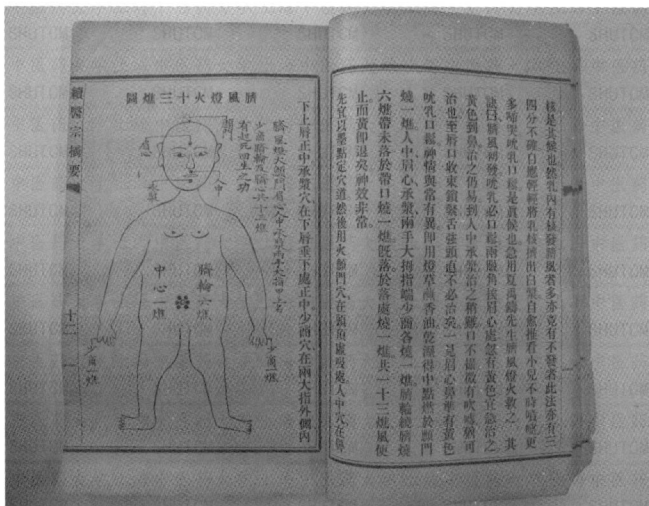

图 8-3-610　脐风灯火十三燋图

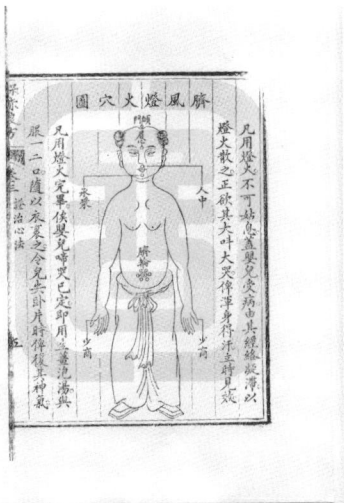

图 8-3-611　脐风灯火穴图

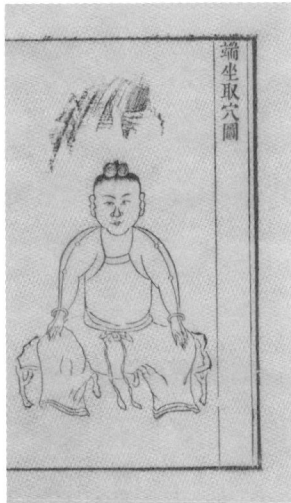

图 8-3-612　端坐取穴图

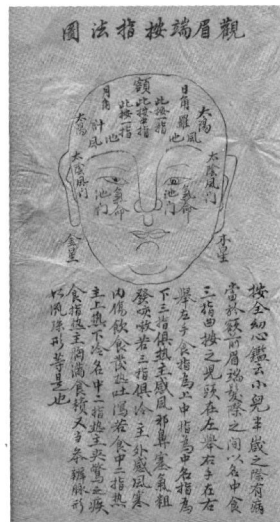

图 8-3-613　观眉端按指法图

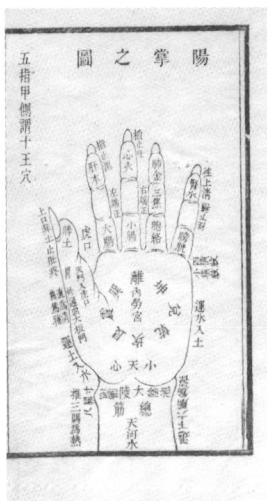

图 8-3-614　阳掌之图

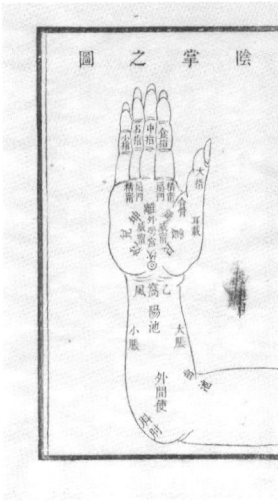

图 8-3-615　阴掌之图

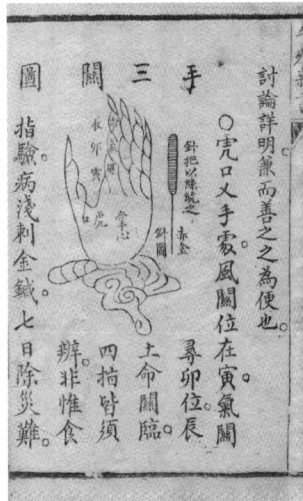

图 8-3-616　手三关图

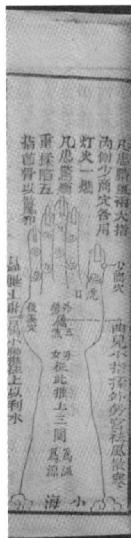

图 8-3-617　手穴位治疗图

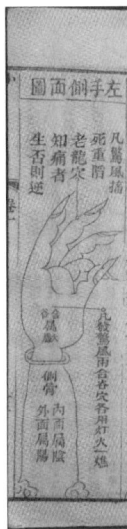

图 8-3-618　左手侧面图

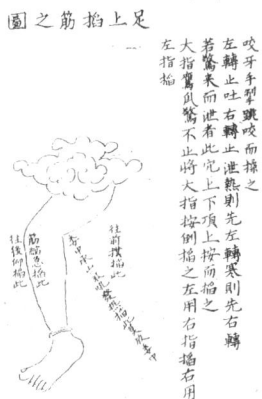

图 8-3-619　足上揥筋之图

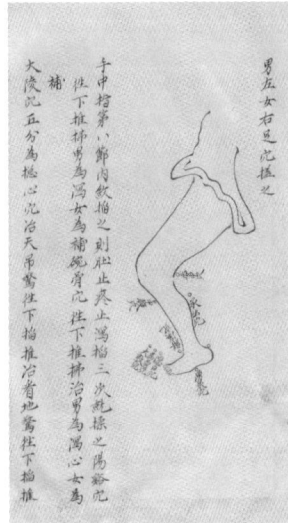

图 8-3-620　男左女右足穴手法图

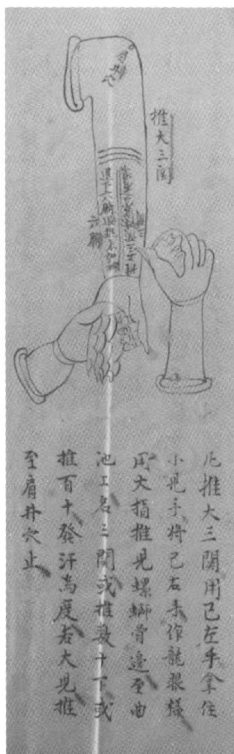

図 8-3-621　推大三关

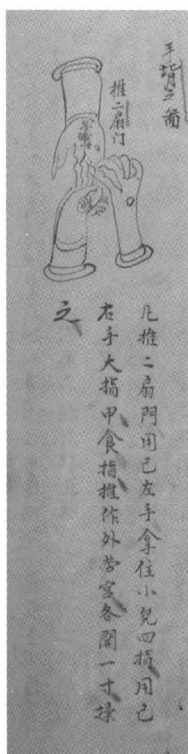

図 8-3-622　推二扇门

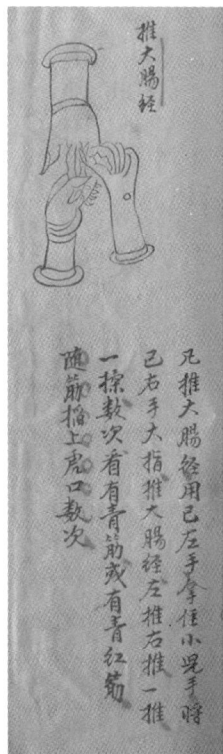

図 8-3-623　推大肠经

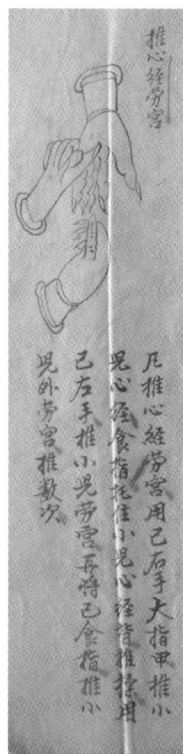

図 8-3-624　推心经劳宫

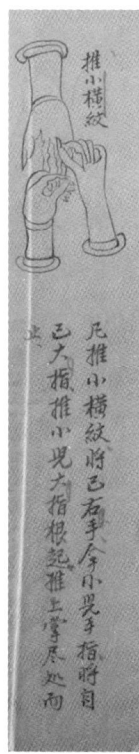

図 8-3-625　推小横纹

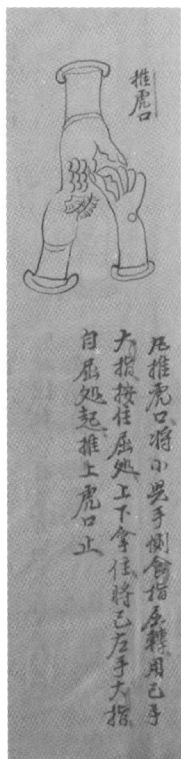

図 8-3-626　推虎口

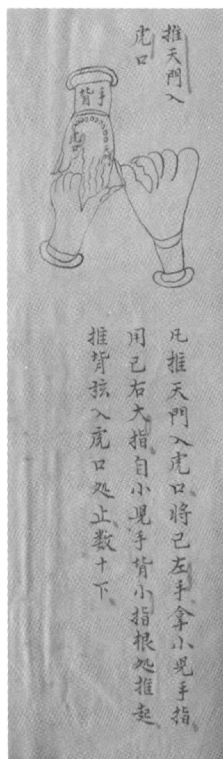

図 8-3-627　推天门入虎口

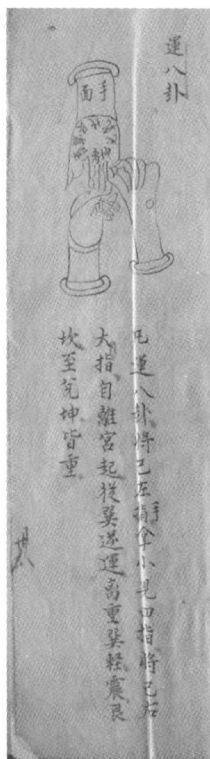

図 8-3-628　运八卦

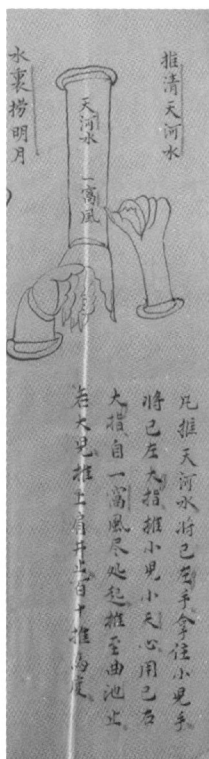

図 8-3-629　推清天河水

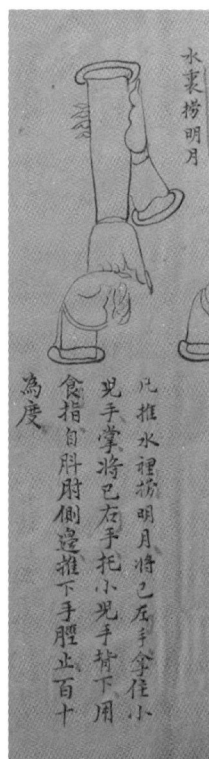

図 8-3-630　水里捞明月

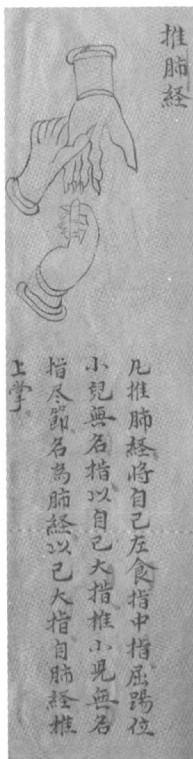

图 8-3-631　推肺经

凡推肺经将自己左食指中指屈阳位小儿無名指以自己大指推小儿無名指尽節名為肺经以己大指自肺经推上掌。

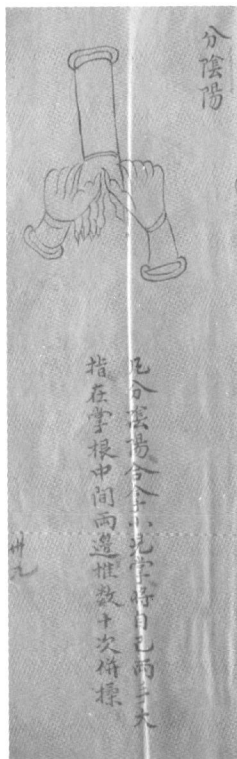

图 8-3-632　分阴阳

凡合阴阳令小儿将自己前手大指在掌根中间两遮推数十次併摆。

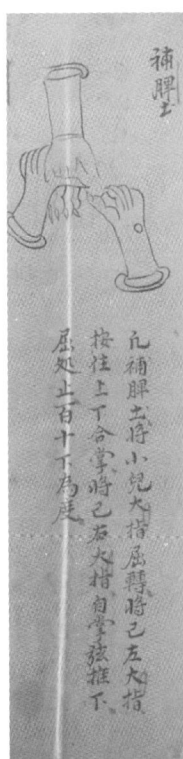

图 8-3-633　补脾土

凡補脾土将自己左手指摆小儿大指屈鞴時己左大指自掌弦推下屈処止百十下為度。

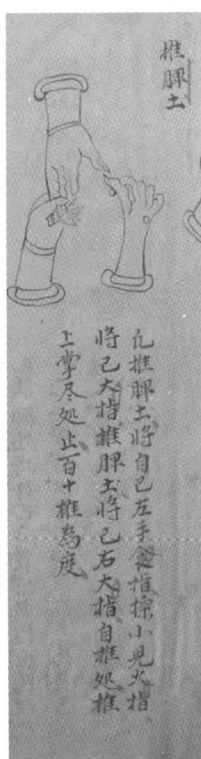

图 8-3-634　推脾土

凡推脾土将自己左手拿摆小兒大指将己右大指自掌弦处推上掌尽処止百十推為度。

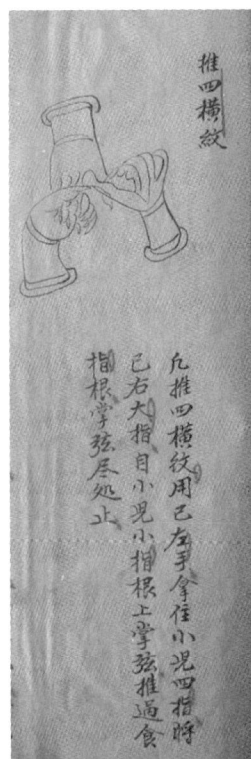

图 8-3-635　推四横纹

凡推四横纹用己左手拿住小児小指将己右大指自小児小指根上掌弦推過食指根掌弦尽処止。

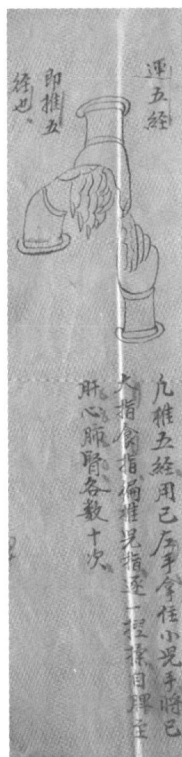

图 8-3-636　运五经

即推五经也。

凡推五经用己左手拿住小兒手将己肝心脾肾各数十次。

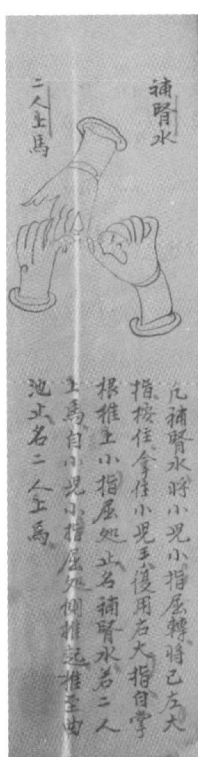

图 8-3-637　补肾水

二人上馬

凡補肾水将小兒小指屈鞴時己左大指按住拿住小指屈処止名補肾水右大指自掌根推上馬自小兒小指屈処内侧推送推至上馬名二人上馬。

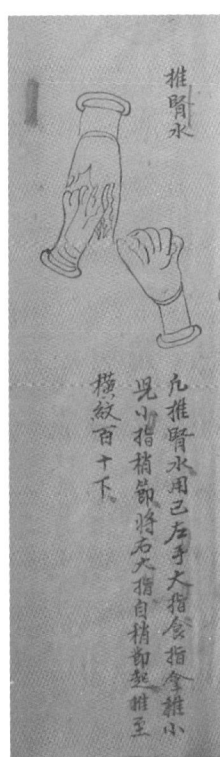

图 8-3-638　推肾水

凡推肾水用己左手大指盦小児小指梢将右大指自精側起推至横纹百十下。

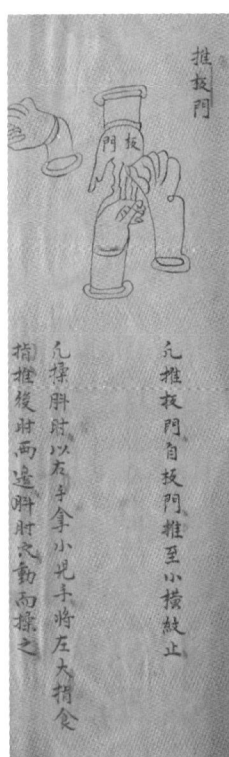

图 8-3-639　推板门

推板門

凡推板門自板門推至小横纹止。

凡摆肘自板門以右手拿小兒卡将左大指食指揺推後肘两遘肘之動而揺之。

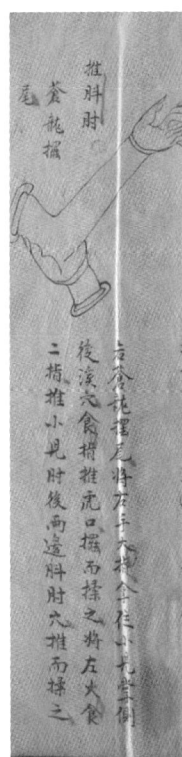

图 8-3-640　推（肝）肘

盦龍摆

二指推小兒肘後両遘肘六推而揺三。

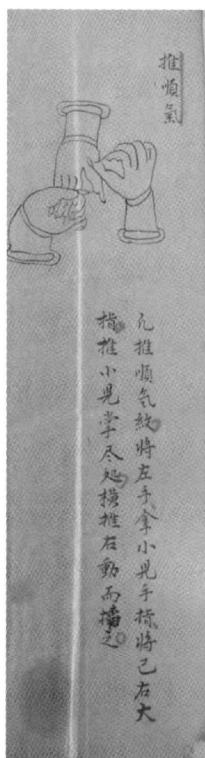

图 8-3-641　推顺气

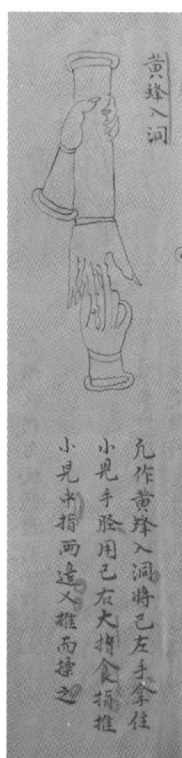

图 8-3-642　黄蜂入洞

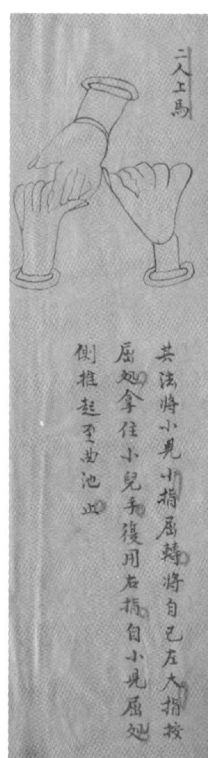

图 8-3-643　二人上马

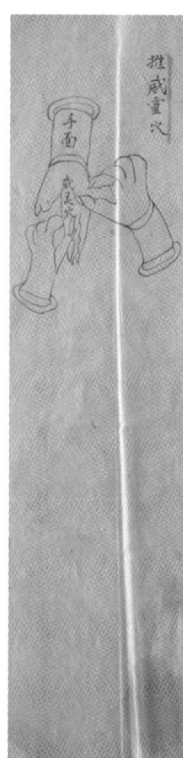

图 8-3-644　推威灵穴

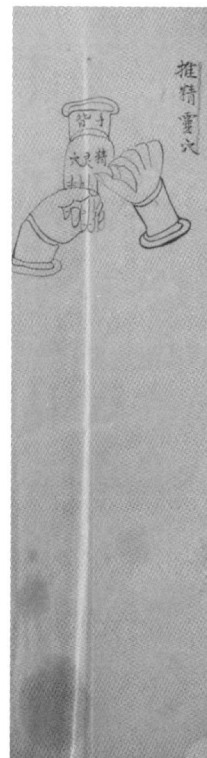

图 8-3-645　推精灵穴

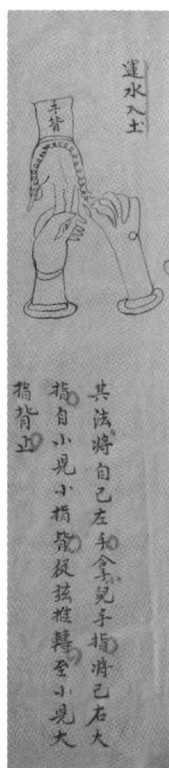

图 8-3-646　运水入土

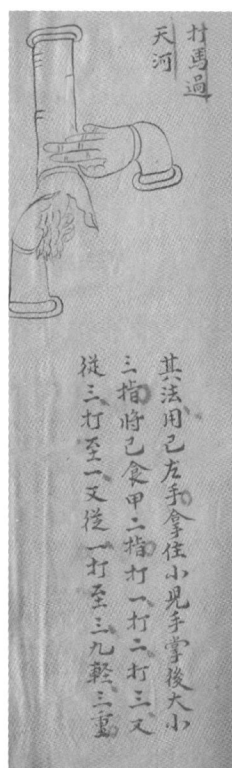

图 8-3-647　打马过天河

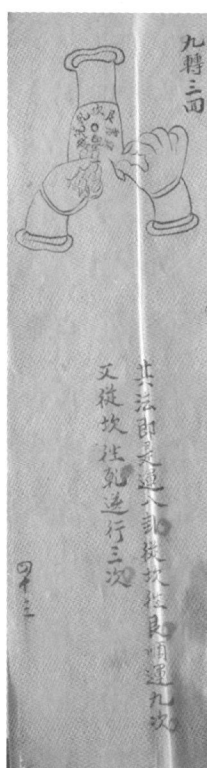

图 8-3-648　九转三回

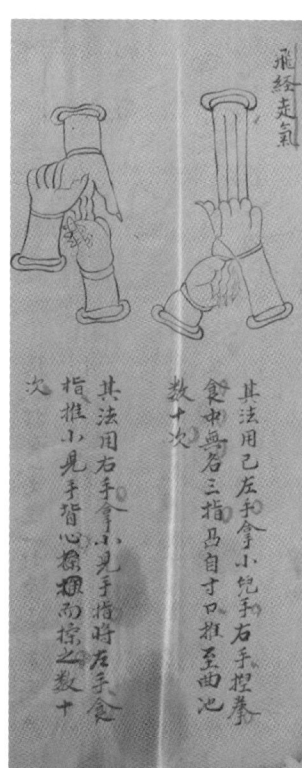

图 8-3-649　飞经走气

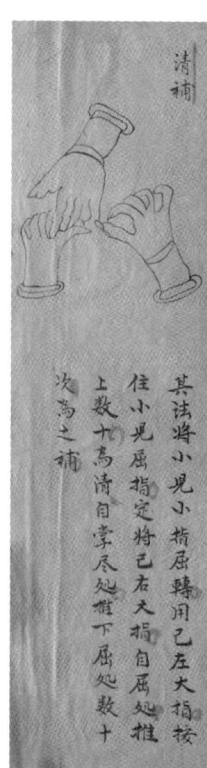

图 8-3-650　清补

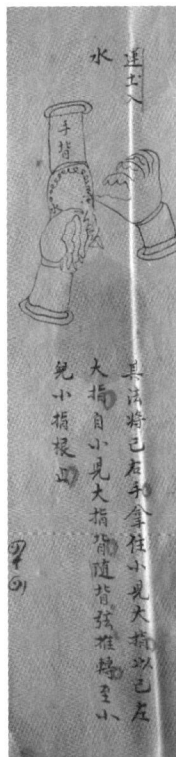

图 8-3-651 运土
入水

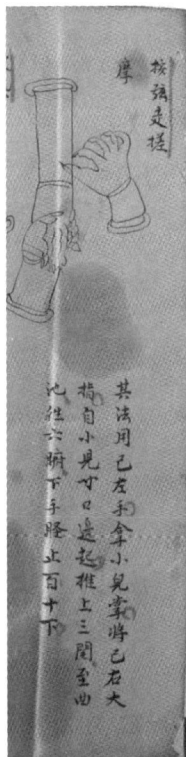

图 8-3-652 按弦
走搓摩

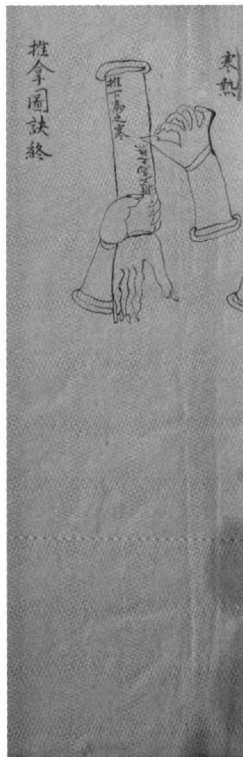

图 8-3-653 寒热

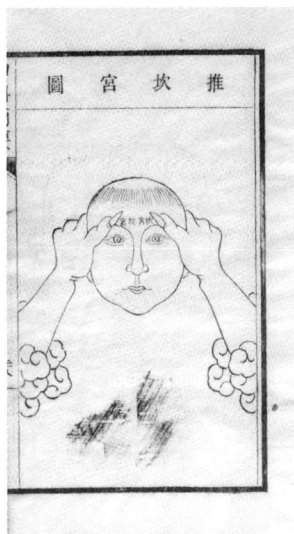

图 8-3-654 推坎宫图

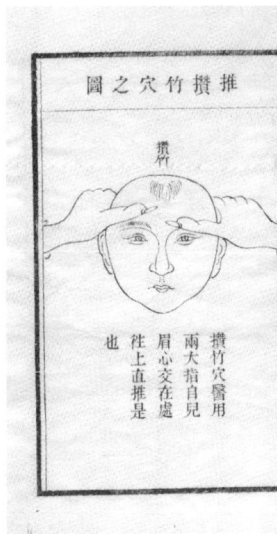

图 8-3-655 推攒竹穴之图

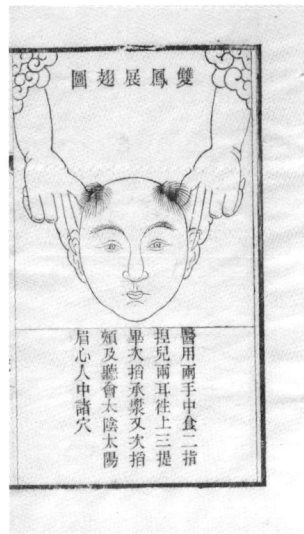

图 8-3-656 双凤展翅图

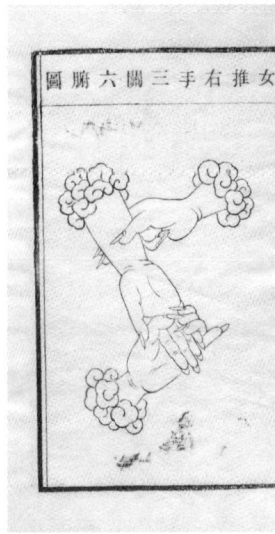

图 8-3-657 女推右手三关
六腑图

图 8-3-658　运八卦图

图 8-3-659　分阴阳图

图 8-3-660　推五经图

图 8-3-661　黄蜂入洞图

图 8-3-662　苍龙摆尾图

图 8-3-663　二龙戏珠图

图 8-3-664　赤凤摇头图

图 8-3-665　猿猴摘果图

图 8-3-666　凤凰展翅图

图 8-3-667　飞经走气图

图 8-3-668　按弦搓搓摩图

图 8-3-669　水里捞明月图

图 8-3-670　打马过天河图

图 8-3-671　正面推拿图

图 8-3-672　手掌部穴位推拿

图 8-3-673　手背部穴位推拿

图 8-3-674　推走马穴图

图 8-3-675　运小儿肚图

图 8-3-676　运小儿揣图

图 8-3-677　左手图穴位

图 8-3-678　手背穴法图

图 8-3-679　开天河手法图

图 8-3-680　推三关手法图

图 8-3-681　六腑手诀形图

图 8-3-682　运八卦图

图 8-3-683　虎口手法穴图

图 8-3-684　推脾土手法图

图 8-3-685　手六经形图

图 8-3-686　阴掌诀图

图 8-3-687　凤凰单翅展手法图

图 8-3-688　推拿足穴位图

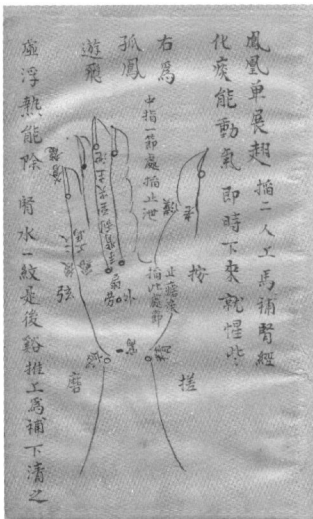

图 8-3-689　推拿手图 1

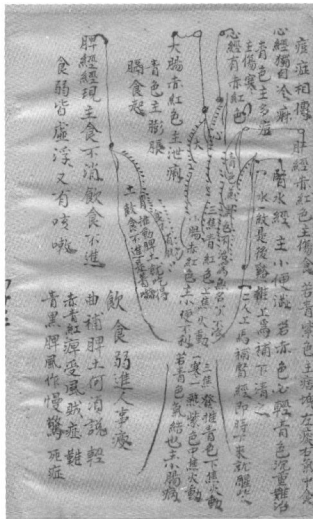

图 8-3-690　推拿手图 2

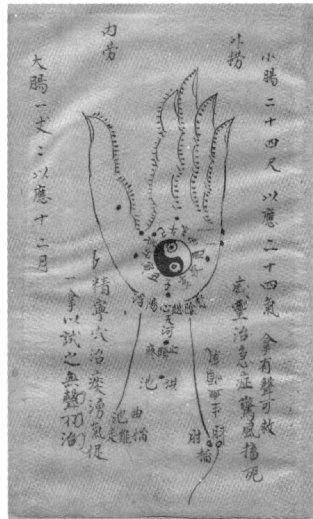

图 8-3-691　推拿手图 3

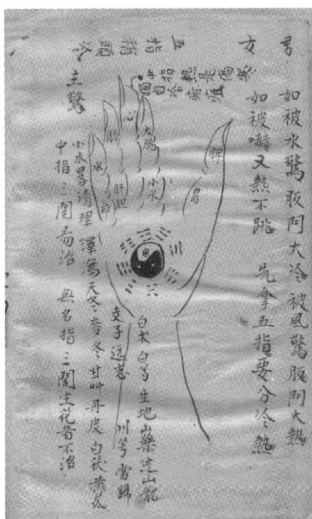

图 8-3-692　推拿五指图

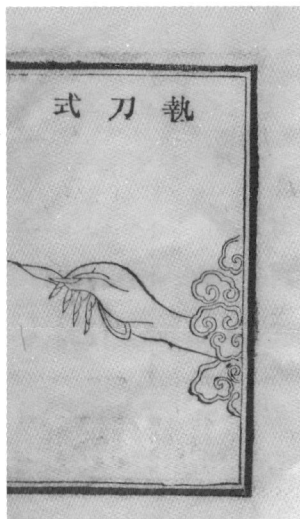

图 8-5-693　执刀式

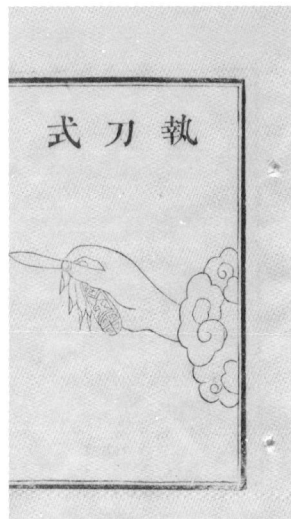

图 8-5-694　执刀式

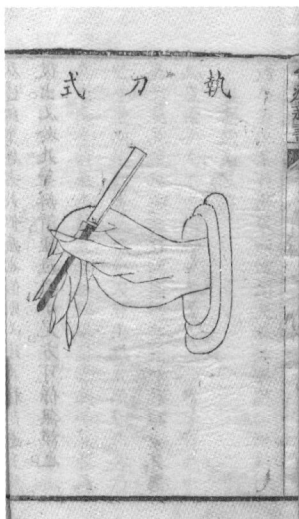

图 8-5-695　执刀式

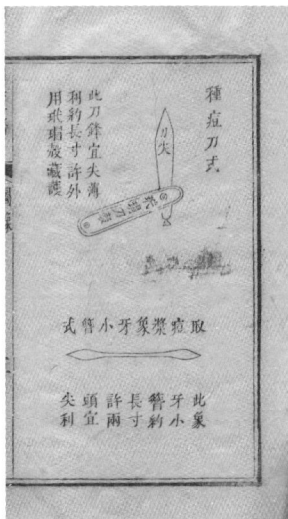

图 8-5-696　种痘刀式

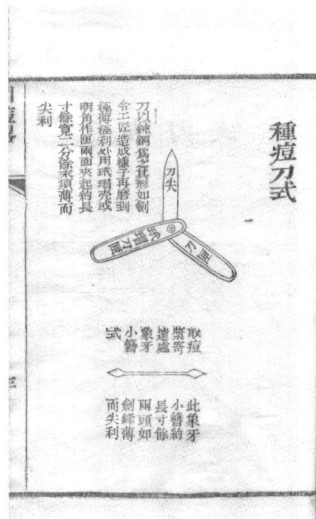

图 8-5-697　种痘刀式

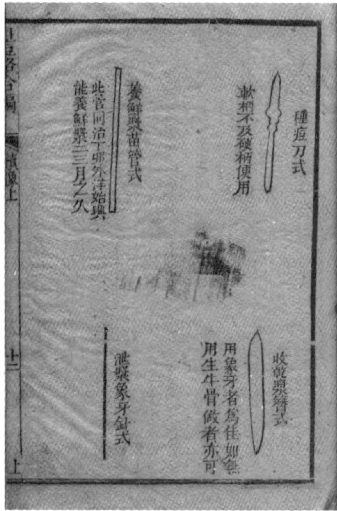

图 8-5-698　种痘刀式

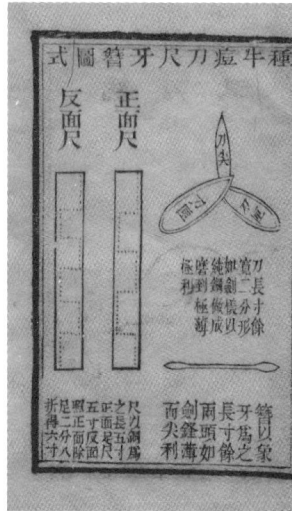

图 8-5-699　种牛痘刀尺牙簪图式

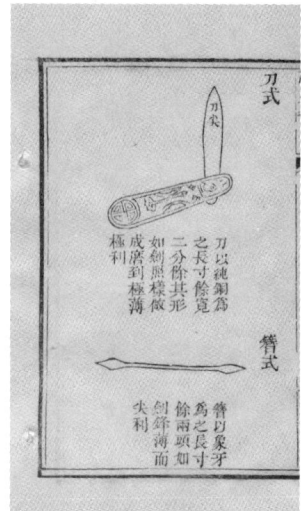

图 8-5-700　刀式

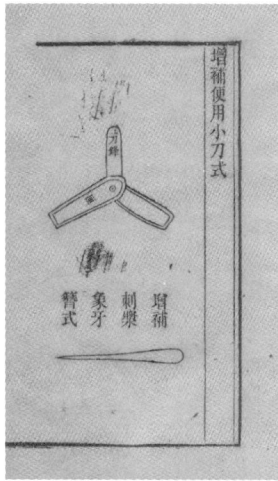

图 8-5-701　增补便用小刀式

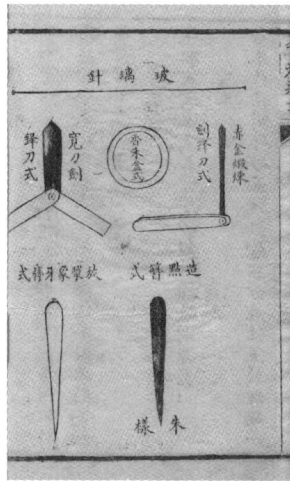

图 8-5-702　赤金锻炼剑锋刀式

图 8-5-703　宽刀剑锋刀式

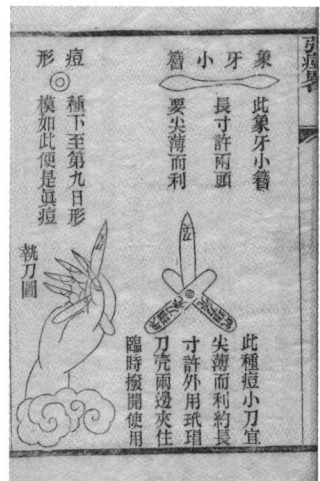

图 8-5-704　玳瑁双刀壳种痘刀具

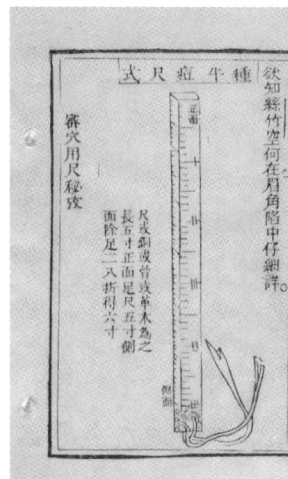

图 8-5-705　种牛痘尺式

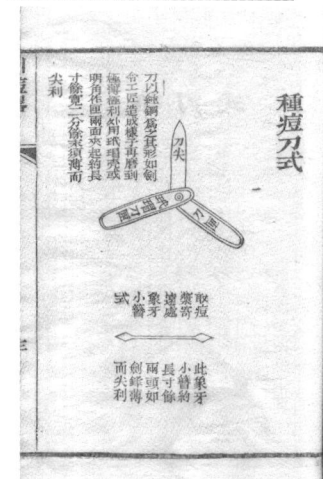

图 8-5-706　取痘浆寄远处象牙小簪式

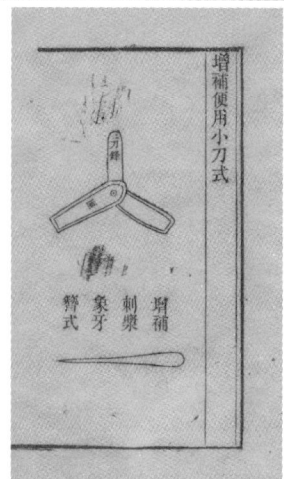

图 8-5-707　增补刺浆象牙簪式

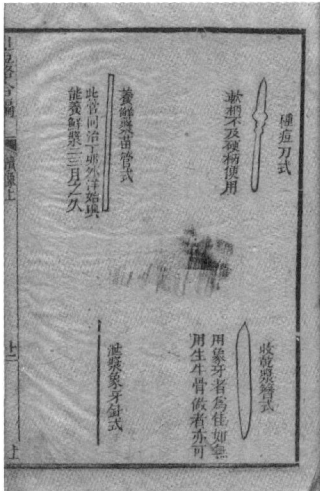

图 8-5-708　收干浆簪式
图 8-5-709　养鲜浆苗簪式

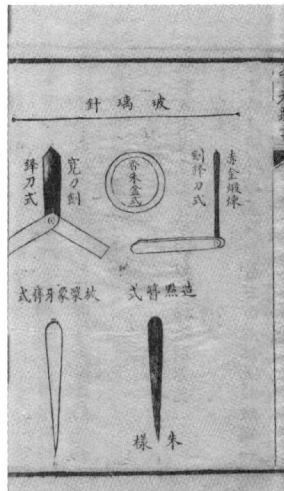

图 8-5-710　造点簪式
图 8-5-711　放浆象牙簪式

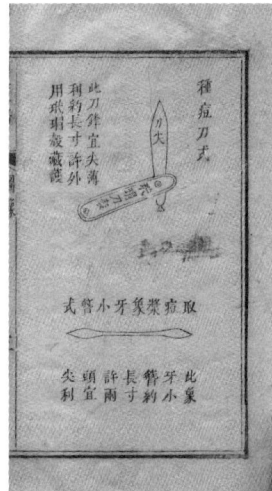

图 8-5-712　取痘浆象牙
小簪式

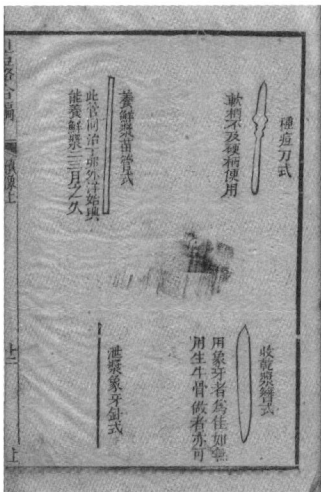

图 8-5-713　泄浆象牙针式

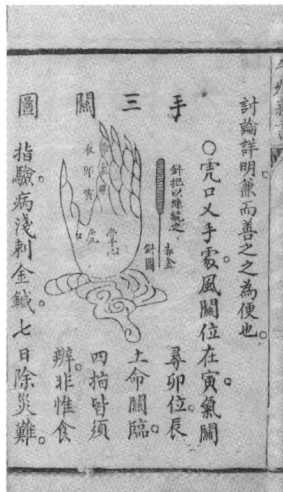

图 8-5-714　赤金针图

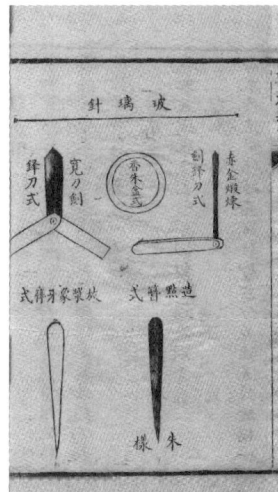

图 8-5-715　玻璃针

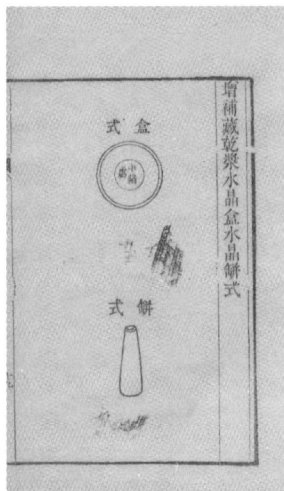

图 8-5-716　增补藏干浆水
晶盒水晶瓶式

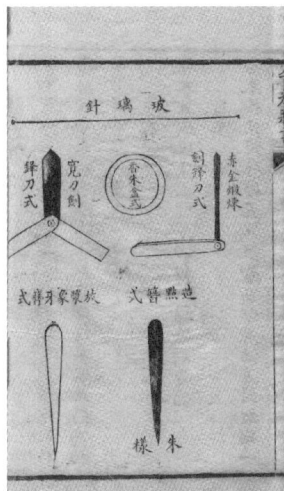

图 8-5-717　香朱盒式

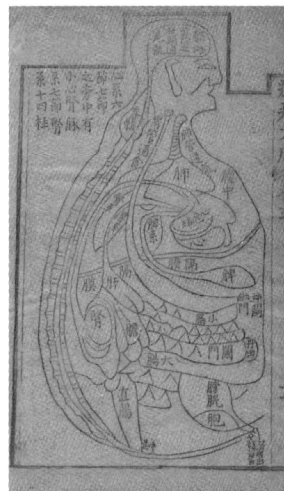

图 8-7-718　五脏六腑解剖图

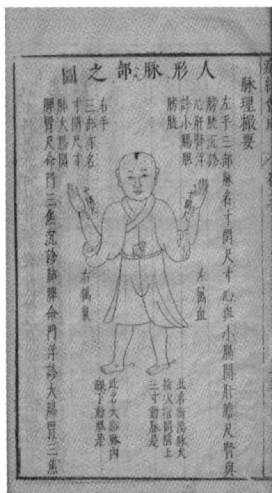

图 8-8-719　人形脉部之图

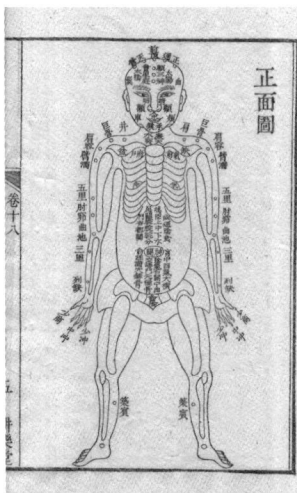

图 8-8-720　正面图

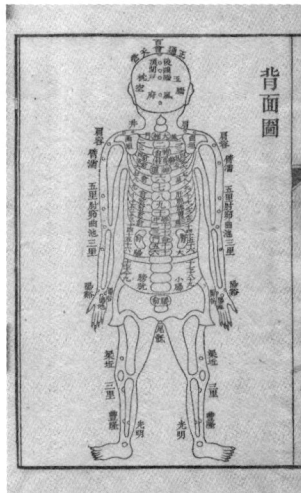

图 8-8-721　背面图

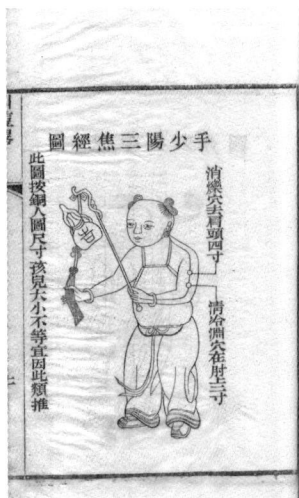

图 8-8-722　手少阳三焦经图

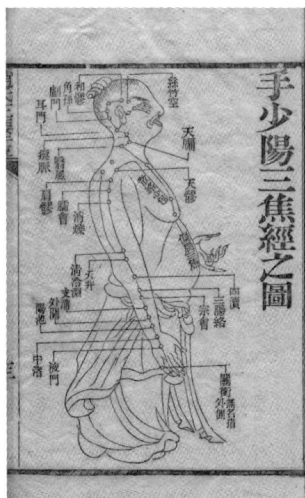

图 8-8-723　手少阳三焦经之图

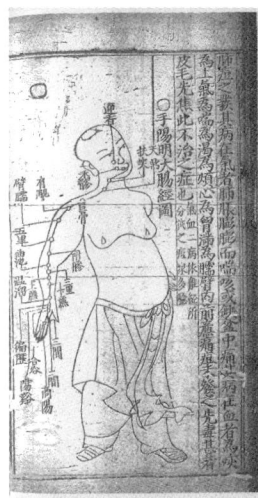

图 8-8-724　手阳明大肠经图

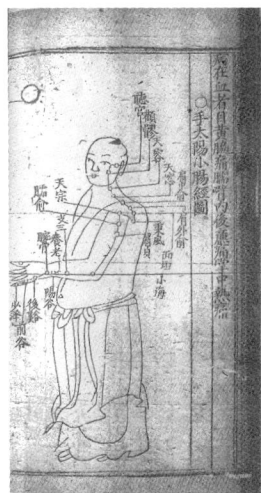

图 8-8-725　手太阳小肠经图

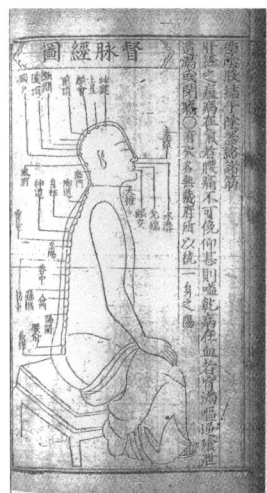

图 8-8-726　督脉经图

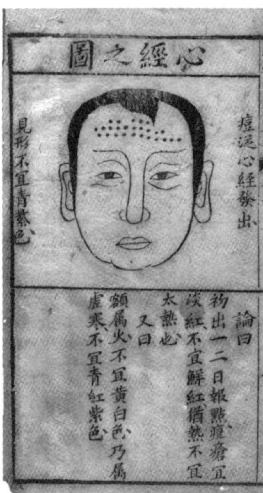

图 8-8-727　心经之图

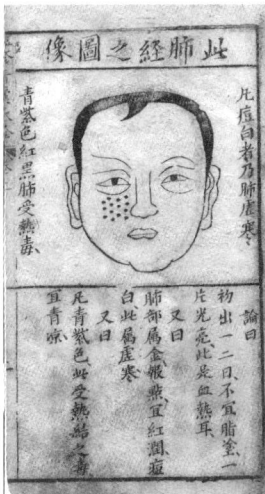

图 8-8-728　肺经之图

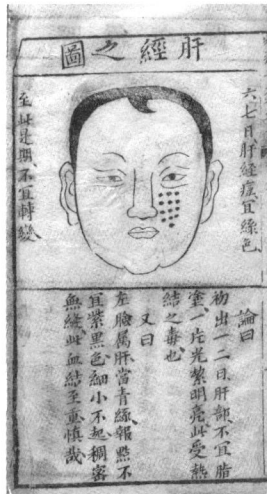

图 8-8-729　肝经之图

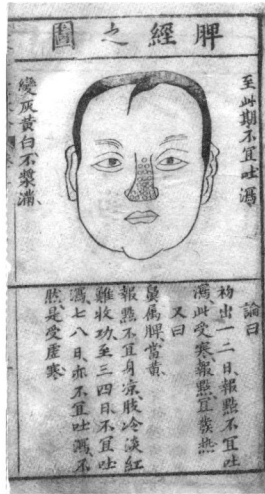

图 8-8-730　脾经之图

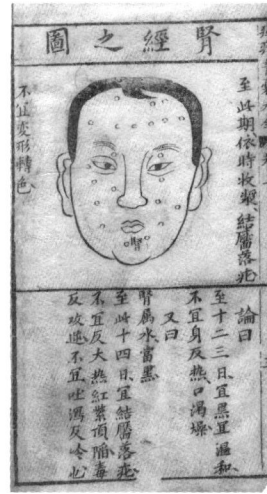

图 8-8-731　肾经之图

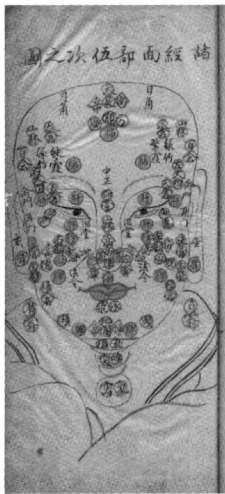

图 8-8-732　诸经面部五次之图

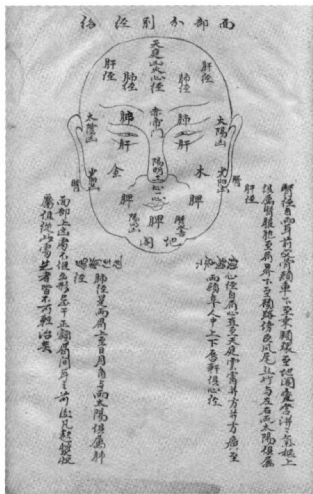

图 8-8-733　面部分别经络图

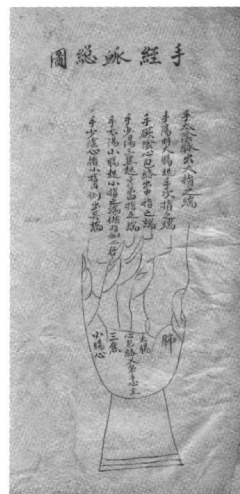

图 8-8-734　手经脉总图

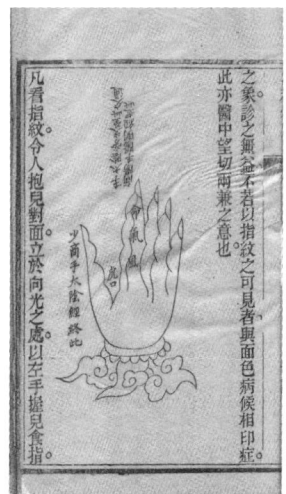

图 8-8-735　手部经脉起止位图

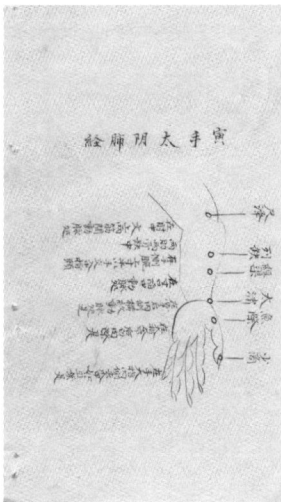

图 8-8-736　寅手太阴肺经图

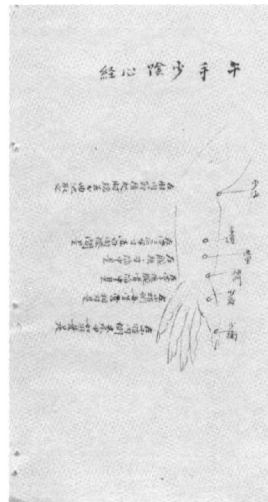

图 8-8-737　午手少阴心经图

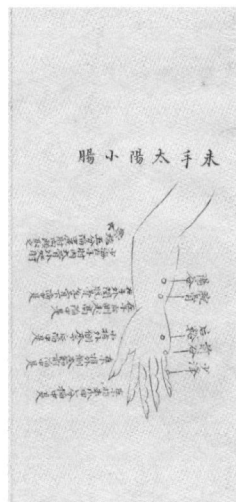

图 8-8-738　末手太阳小肠经图

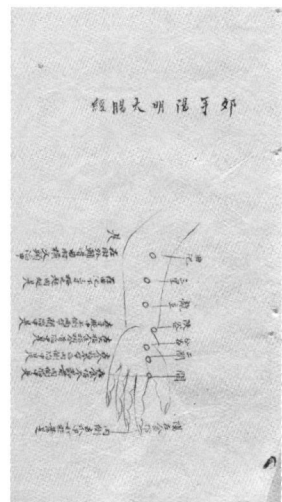

图 8-8-739　卯手阳明大肠经图

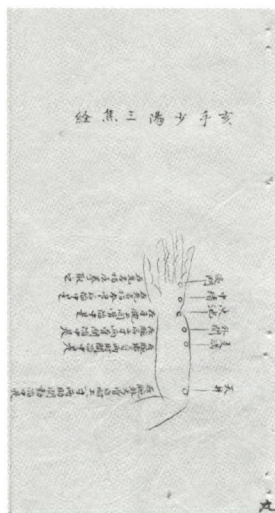

图 8-8-740　亥手少阳三焦经图

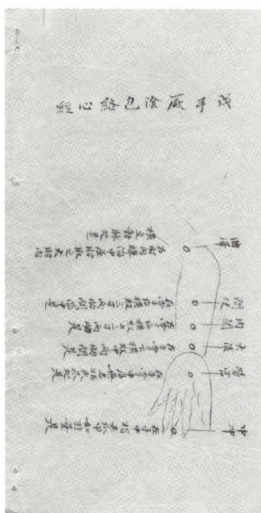

图 8-8-741　戌手厥阴包络心经图

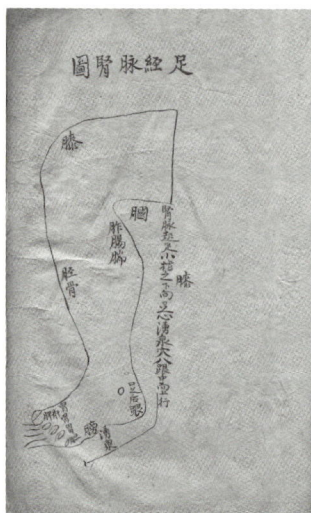

图 8-8-742　足经脉肾图

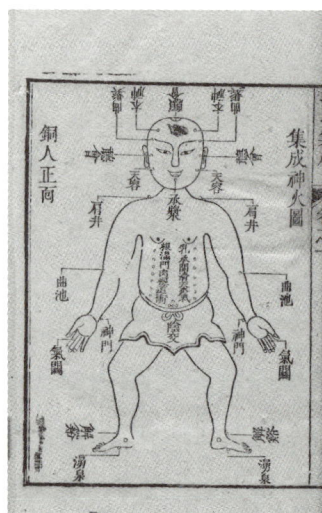

图 8-8-743　铜人正面集成神火图

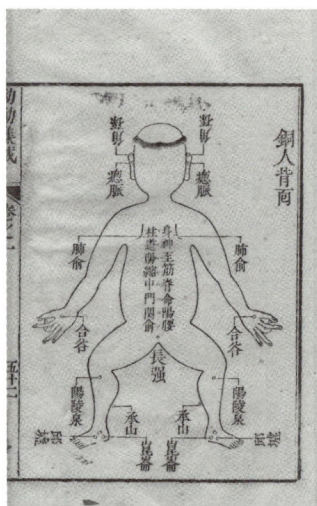

图 8-8-744　铜人背面集成神火图

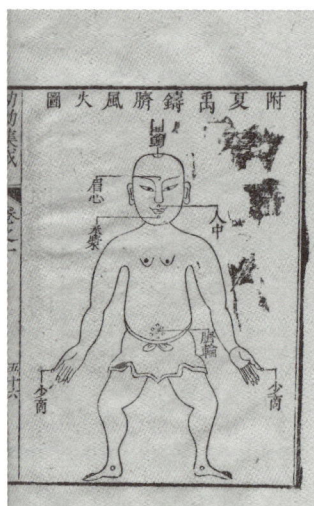

图 8-8-745　夏禹铸脐风火图

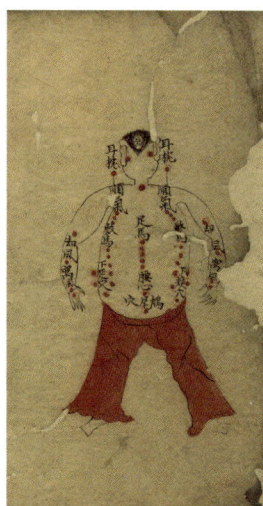

图 8-8-746　却惊穴位图

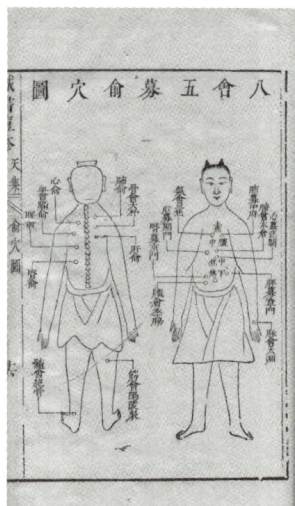

图 8-8-747　八会五募俞穴图

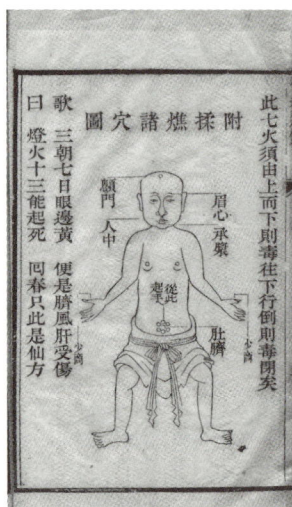

图 8-8-748　揉燋诸穴图

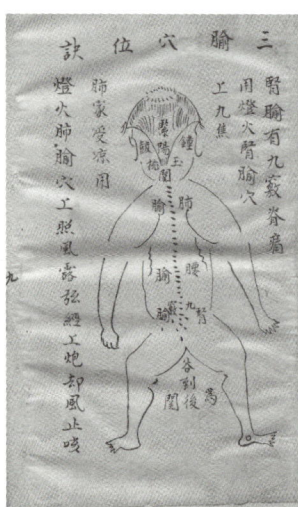

图 8-8-749　三腧穴位诀

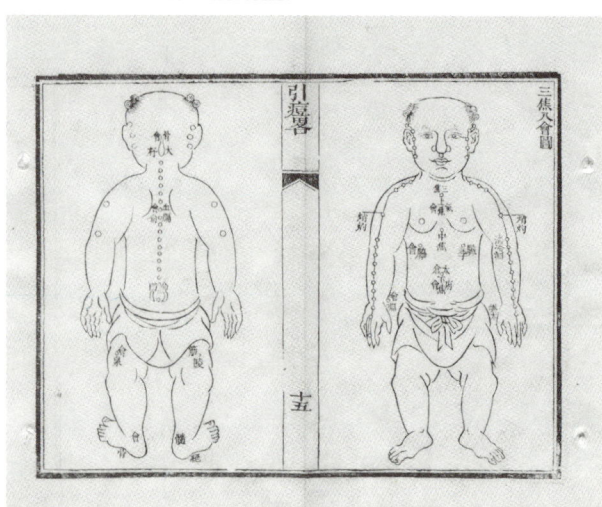

图 8-8-750　三焦八会图

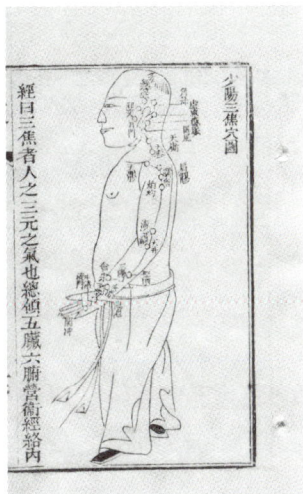

图 8-8-751 少阳三焦穴图

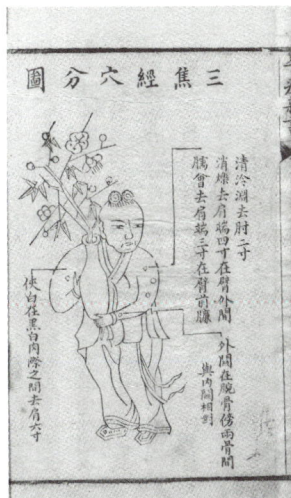

图 8-8-752 三焦经穴分图

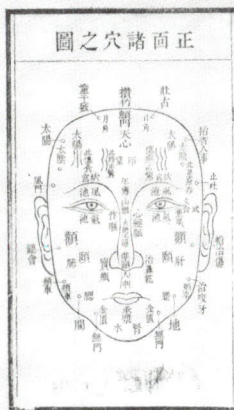

图 8-8-753 正面诸穴之图

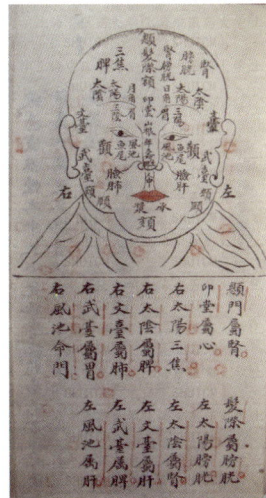

图 8-8-754 头面穴位图

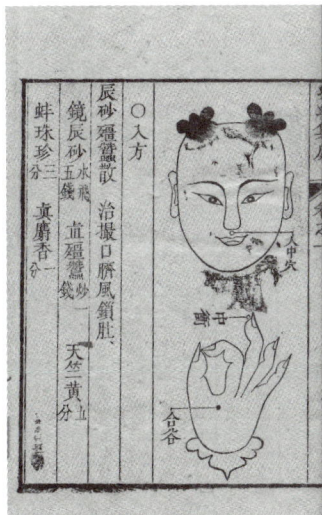

图 8-8-755 人中穴位图

图 8-8-756 手穴图

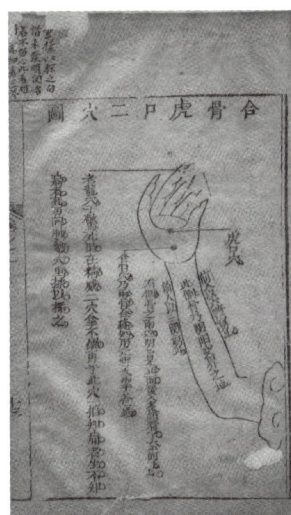

图 8-8-757 合骨虎口二穴图

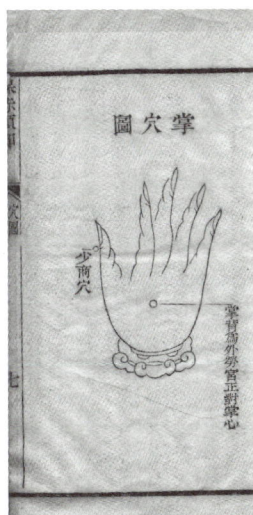

图 8-8-758 掌穴图

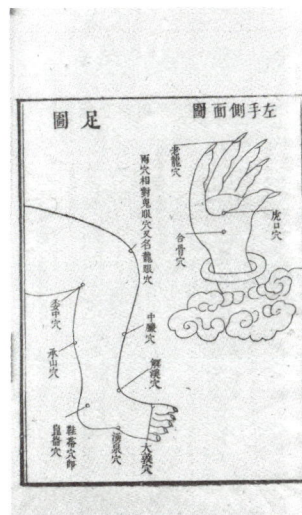

图 8-8-759 左手侧面图

图 8-8-760 足图

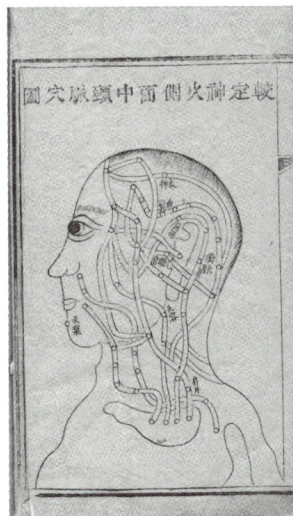

图 8-8-761 较定神火侧面中颈脉穴图

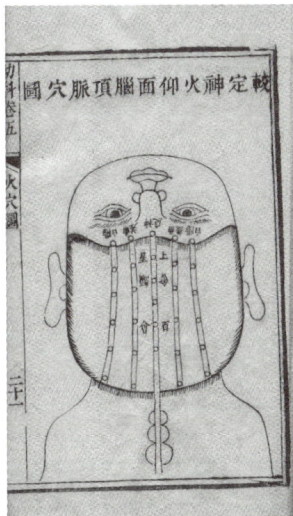

图 8-8-762 较定神火仰面脑顶脉穴图

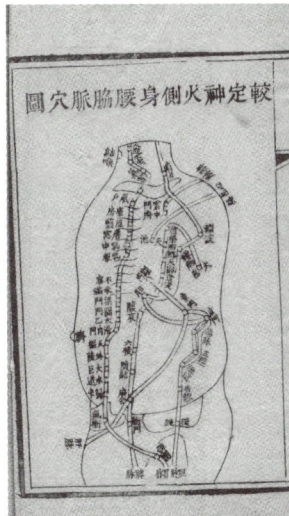

图 8-8-763 较定神火侧身腰胁脉穴图

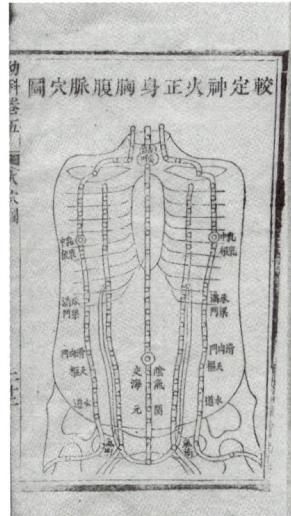

图 8-8-764 较定神火正身胸腹脉穴图

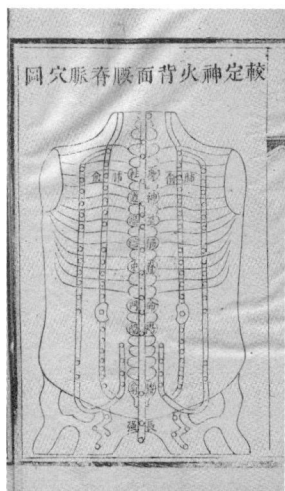

图 8-8-765　较定神火背面
腰脊脉穴图

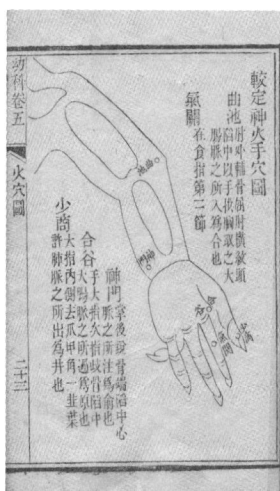

图 8-8-766　较定神火手穴图

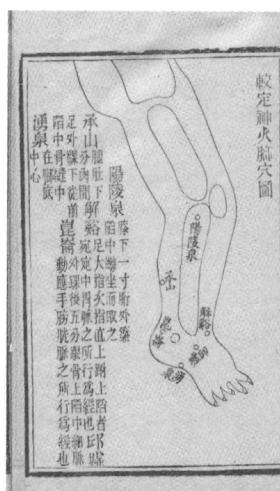

图 8-8-767　较定神火脚穴图

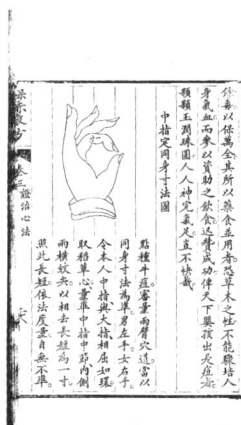

图 8-9-768　中指定同身
寸法图

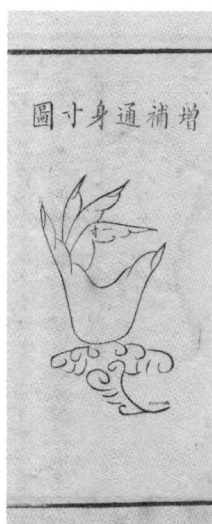

图 8-9-769　增补同
身寸图

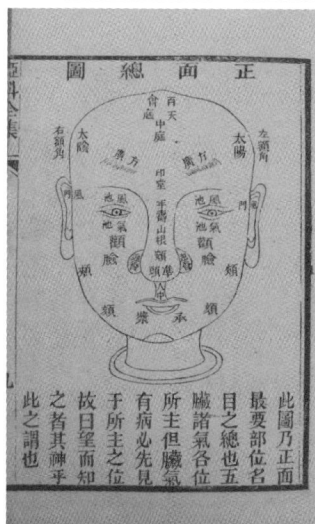

图 8-9-770　正面总图

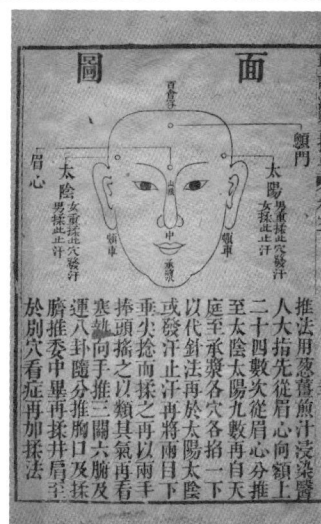

图 8-9-771　面图

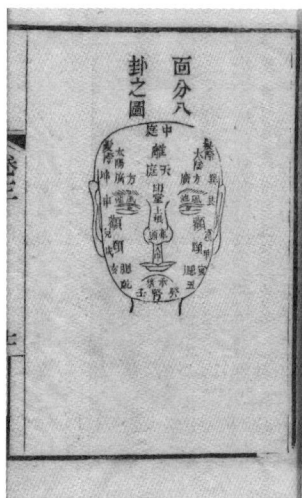

图 8-9-772　面分八卦之图

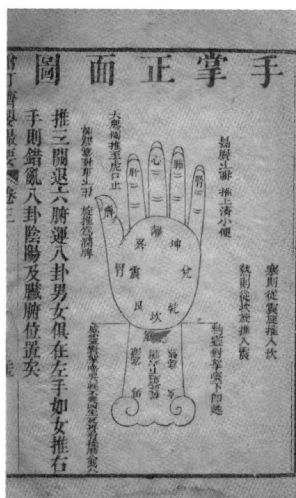

图 8-9-773　手掌正面图

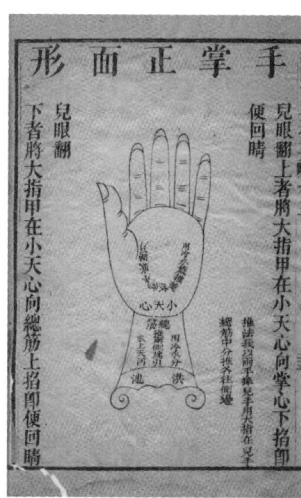

图 8-9-774　手掌正面形图

图 8-9-775 手背正面图

图 8-9-776 左足图

图 8-9-777 身背全图

图 8-9-778 面部图

图 8-9-779 头面部位之图

图 8-9-780 命门部位之图

图 8-9-781 正面五行部位图

图 8-9-782 面色部位图

图 8-9-783 面庞部位之图

图 8-9-784 先天八卦面部位图

图 8-9-785 后天八卦面部位图

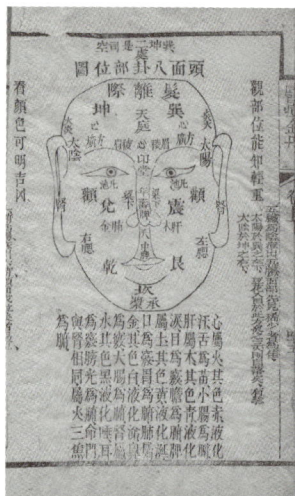

图 8-9-786　头面八卦部位图

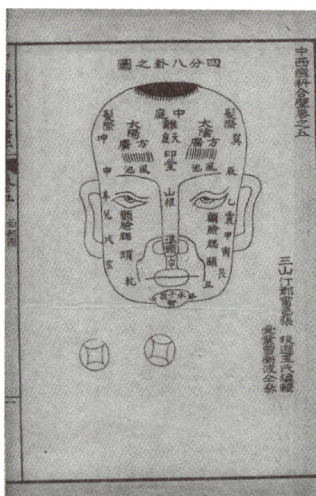

图 8-9-787　四分八卦之图

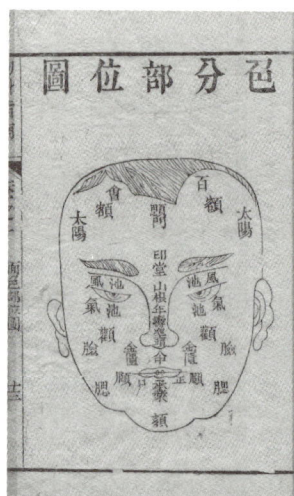

图 8-9-788　色分部位图

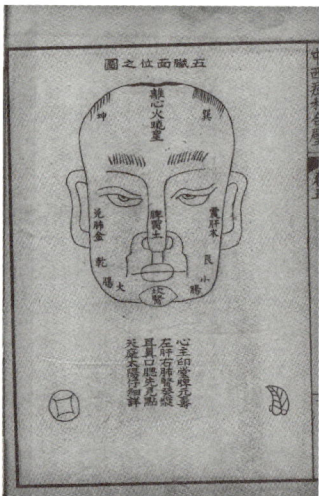

图 8-9-789　五脏面位之图

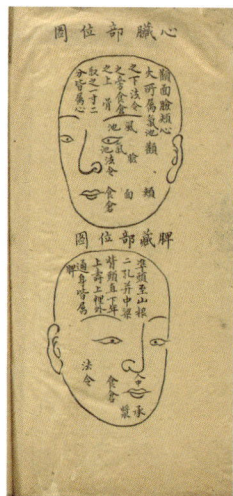

图 8-9-790　心脏部位图

图 8-9-791　脾脏部位图

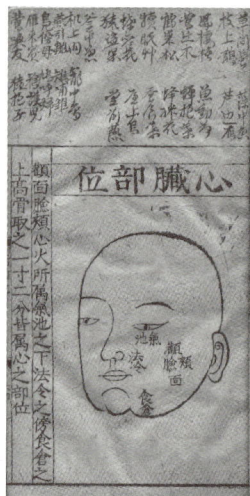

图 8-9-792　心脏部位图

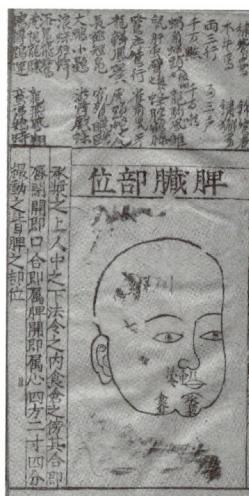

图 8-9-793　脾脏部位图

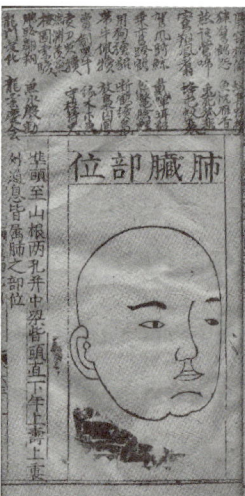

图 8-9-794　肺脏部位图

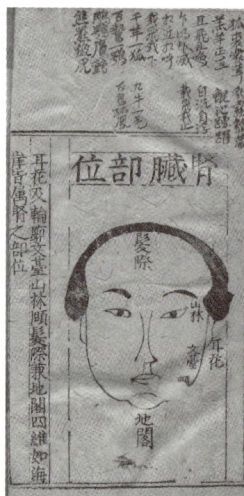

图 8-9-795　肾脏部位图

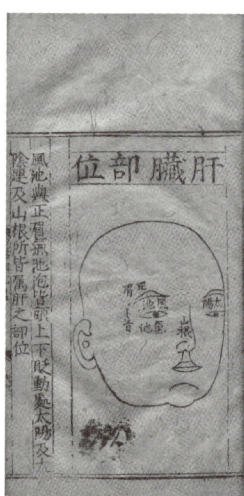

图 8-9-796　肝脏部位图

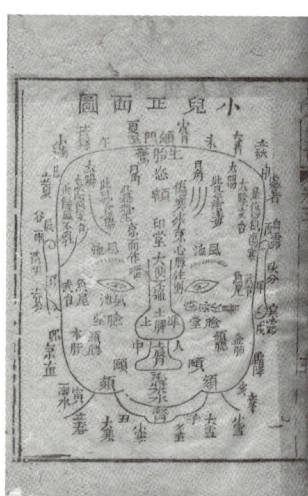

图 8-9-797　小儿正面图

图 8-9-798　小儿脑背图

图 8-9-799　指掌形图

图 8-9-800　手图

图 8-9-801　左手背正面图
图 8-9-802　左手掌正面图

图 8-9-803　脚图

图 8-10-804　六气之图

图 8-10-805　逐年五
运六气之图

图 8-10-806　运气总图

图 8-10-807　五运图

图 8-10-808　六气图

图 8-10-809　五行相生顺布五
气主运之图

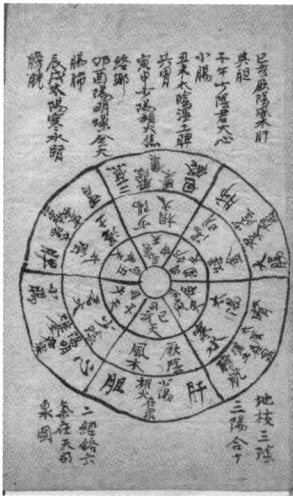

图 8-10-810　地支三阴三阳合十二经络六气在天司泉图

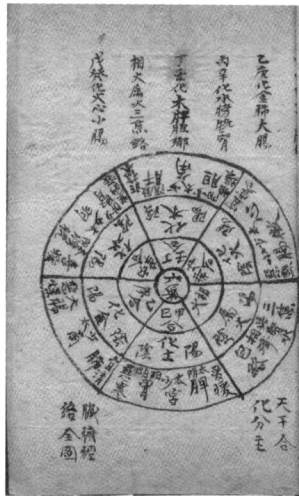

图 8-10-811　从天干合化分主脏腑经络全图

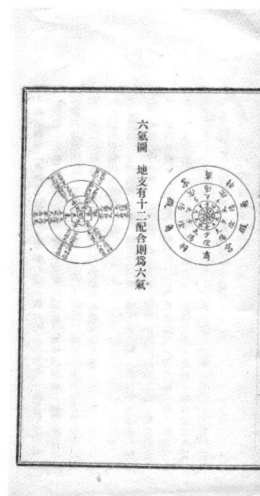

图 8-10-812　六气图

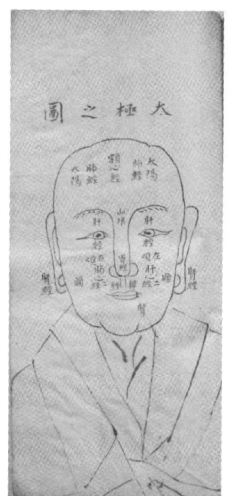

图 8-10-813　太极之图

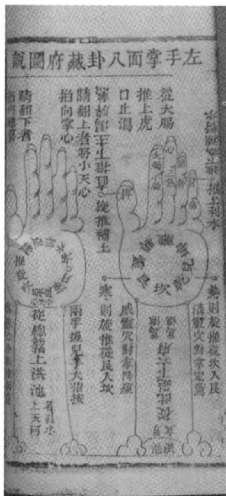

图 8-10-814　左手掌面八卦脏腑图

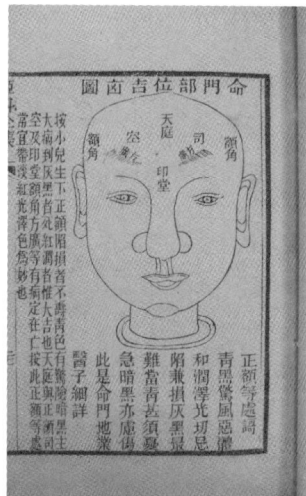

图 8-10-815　命门部位吉凶图

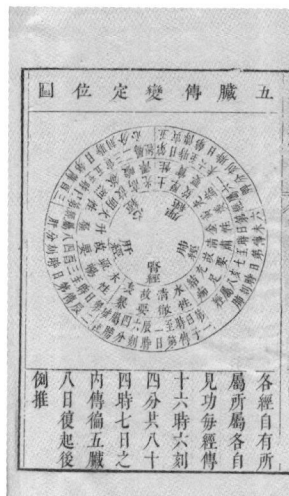

图 8-10-816　五脏传变定位图

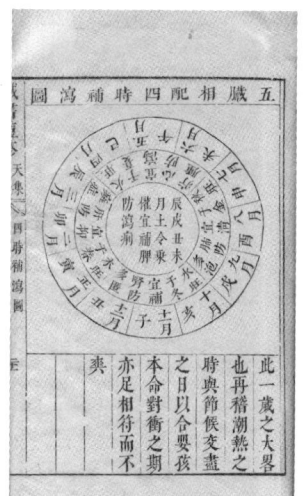

图 8-10-817　五脏相配四时补泻图

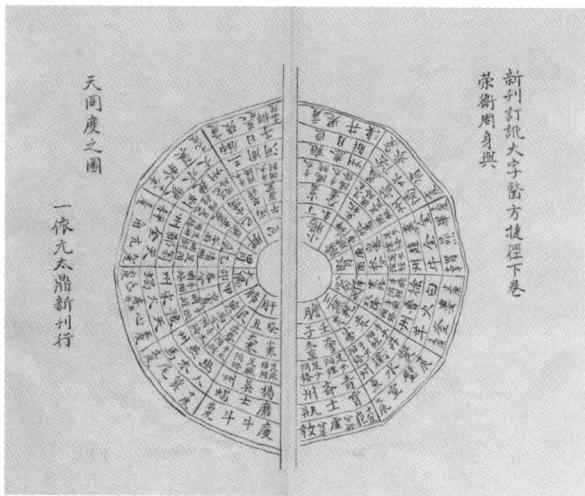

图 8-10-818　荣卫周身与天同度之图

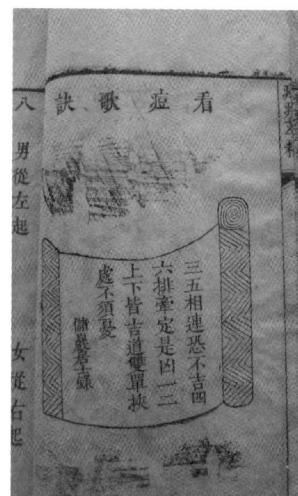

图 8-10-819　看痘歌诀

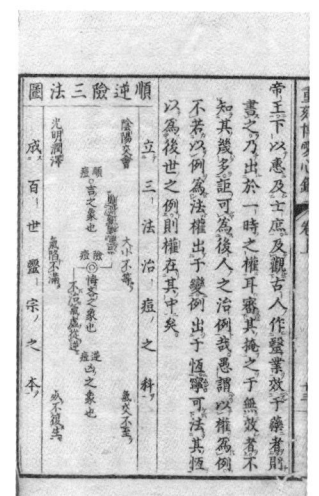

图 8-10-820　顺逆险三法图

图 8-10-821　面部八卦歌诀

图 8-10-822　五脏症治关系图

图 8-10-823　八廓受病之图

图 8-11-824　催生符

图 8-11-825　催生神符

图 8-11-826　卦论之法

图 8-11-827　治小儿夜啼灵符

图 8-11-828　胎月配合之妙图 1

图 8-11-829　胎月配合之妙图 2

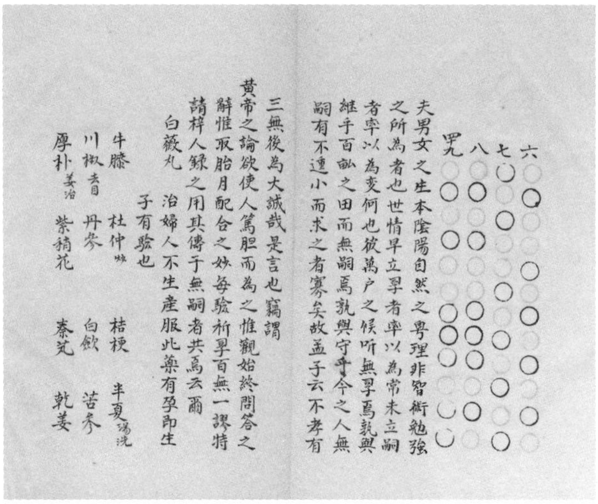

图 8-11-830　胎月配合之妙图 3

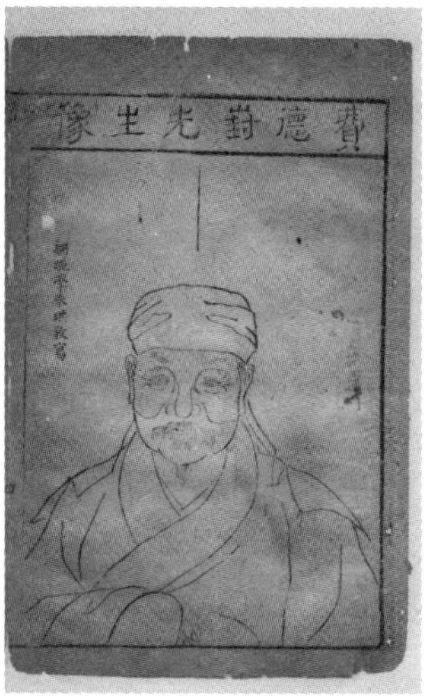

图 8-12-831　费德对先生像

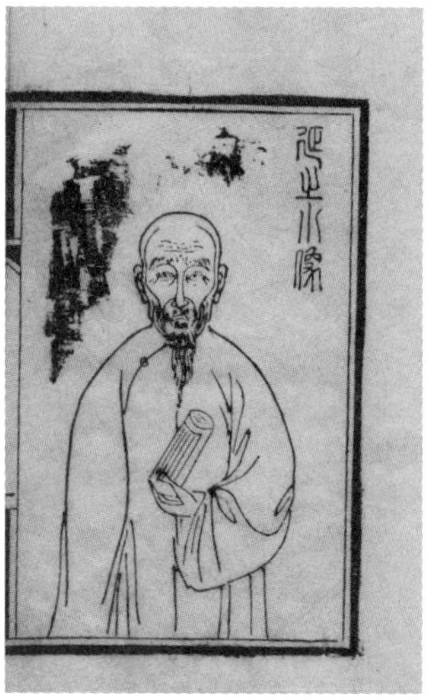

图 8-12-832　延生小像

（刘玉玮）

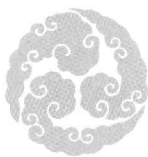

9 外科类

9.1 概述

《中国中医古籍总目》（薛清录主编，上海辞书出版社，2007年）收载1911年以前外科类中医古籍共计255种，其中外科通论147种，外科方44种，痈疽、疔疮32种，疯症、霉疮21种，痔瘘1种，其他10种。另有附录在1911年的著作53种，其中外科通论22种，外科方16种，痈疽、疔疮8种，疯症、霉疮2种，痔瘘1种，其他4种。

书名带有图像的古籍有：《图像外科启玄》《外科图像注》《图形枕藏外科》《枕藏外科图》《枕藏外科形图诸症》《外科图形脉证》《外科秘录图》《外科图说》《外科大症形图》《外科人图论书》《肿疡指掌图》《七十四种疔疮图说》《疔疮良方形图要诀》《痈疽图说》共14种。

本研究以《中国中医古籍总目》收载的外科类中医古籍为主，包括少量《中国中医古籍总目》未收载的外科古籍，共调研查阅外科类中医古籍255种，其中有图像的著作108种，约占调查总数的42%。调研查阅外科类中医古籍所见图像4994幅，迄今已经收集3860幅，其中110幅彩图，内容十分丰富。

以上古籍中的日本人撰写的著作，如《疡科秘录》《续疡科秘录》《外治方鉴》《霉疬新书》《（绘本）霉疮军谈》等收录在《中国中医古籍总目》中，本次调研虽然收录了其图像，但是不列入本次研究范围。

早在原始社会，人们逐渐掌握了用植物包裹伤口、拔去伤口异物、用淤泥或植物汁渣涂抹皮肤痈肿、用锋利的石头割破痈肿等方法，这就是中医外科的早期萌芽。《山海经·东山经》记载："高氏之山……其下多箴石"。郭璞注："可以为砭针治痈肿者"[1]。这种切开痈肿排脓引流的砭石，即是最早的外科医疗器械。夏商周时期，外科发展成为独立学科，称之为疡医。《周礼·天官》将医生分为食医、疾医、疡医、兽医四科，"疡医掌肿疡、溃疡、金疡、折疡之祝药劀杀之剂。凡疗疡以五毒攻之，以五气养之，以五药疗之，以五味节之"[2]。秦汉时期，外科学术发展具有较高水平，已经有外科专门著作问世。《汉书·艺文志》记载《金疮瘈瘲方》30卷，足证当时外科经验非常丰富，可惜原书早已亡佚，未能流传，只有书名被保存下来。

晋代的《刘涓子鬼遗方》是现存最早的外科专著，着重论述痈疽及金疮治法，水银软膏治疗皮肤病、手术刀烧红消毒均有科学性，书中没有图像。

现存最早有图像的中医外科古籍是宋代东轩居士所撰的《卫济宝书》。该书分为上下两卷，上卷论述痈疽病因病机，五善七恶，证候治法，图说五发（癌、瘭、疽、痼、痈），打针法、中脊傅贴、骑竹马灸法等；下卷载外科方剂约50首，并着重介绍了乳痈、软疖的治疗方剂。书中共有7幅图像，除痈疽五发的5幅病形图外，书中还有两图，一是取穴图，一是针乳痈图（图9-3-405）。从东轩居士自序"予家藏《痈疽方论》二十二篇，共为一秩。其方论精微，图证悉具"[3]来看，可知原书确有图像，非后世所补，因此可以断定宋代中医外科古籍已经有图像存在。

随着外科学术传承内容不断丰富，明清时期外科古籍中的图像数量不断增加，《外科心法要诀》是

---

① 袁珂校注.山海经校注.上海：上海古籍出版社，1980:103

② 李学勤.十三经注疏·周礼注疏.北京：北京大学出版社，1999:117

③ 宋·东轩居士.卫济宝书.// 胡晓峰.中医外科伤科名著集成[M].北京：华夏出版社，1997:51

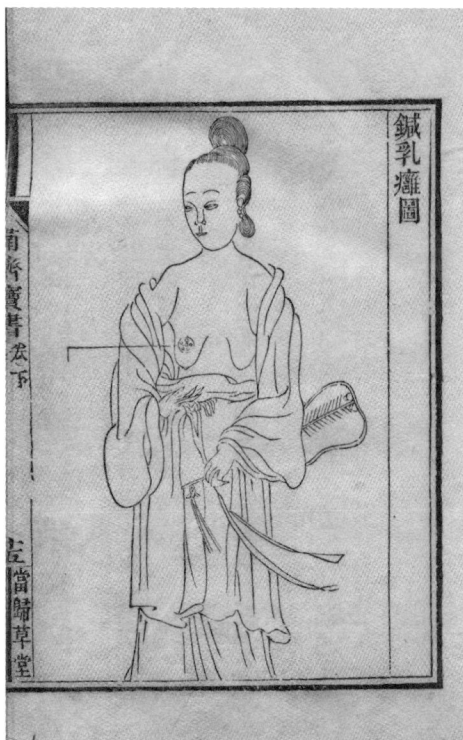

图 9-3-405　针乳痈图

图像最多的现存外科古籍，载图265幅。《外科心法要诀》又名《医宗金鉴外科》或《医宗金鉴•外科心法要诀》，系清政府组织编写的大型医书《医宗金鉴》之外科内容，成书于清乾隆七年（1742），有单行本发行。书分16卷，卷1～2为总论，卷3～11从头面至胫足分述发有定处外科病症，卷12～14分述发无定处外科疾患，卷15为杂证部，卷16为婴儿部。全书在《外科大成》基础上增删而成，每病以七言歌诀概括证候方剂，便于记忆，次加注释，深化理解，附有外科疾病图241幅，经络图22幅，分配脏腑图1幅，尻神图1幅，共计265幅。书成后影响极大，多被后世初学医者诵习。

9.2　分类

根据外科类中医古籍图像内容，可以分为以下12类：①疾病图（病位图、病形图、病因图）；②诊断图（脉诊图、望诊图）；③医疗图（医疗示意图、医疗部位图）；④药物图；⑤器具图；⑥养生图；⑦脏腑图（脏腑图、内景图）；⑧经穴图（经脉图、穴位图）；⑨部位图（同身尺寸图、骨度图、体表部位图）；⑩理论图；⑪符咒图；⑫人物图。

9.2.1　疾病图

疾病图是用图像描绘外科病症。此类图像是中医外科古籍中的特色图像，数量最多，实用性最强，学科特点最突出。根据图像侧重点不同，如疾病的部位、形状、病因等，又可分为病位图、病形图、病因图三类。

9.2.1.1　病位图

病位图是指用绘图指明病变部位。此类图像最多，一目了然，最容易理解。此类绘图重点在指明发病部位，对于疾病具体形状很少写实，多以圆圈或圆点来代表。肺痈、肠痈等病症，不在体表，亦绘有图像示意（图9-1-240）。

《疡医经验全书》是早期记载病位图较多的外科著作，有一图一病（图9-1-315），亦有一图多病。《外科心法要诀》是病位图最多的现存外科古籍，共有240幅，多为一图一病。《疡科捷径》仅有2幅病位图，但是记载病位较多，其中正面疮疡全图（图9-1-264）标有67种病症，背面疮疡全图标有50病症。

根据本研究查阅古籍统计，有病位图的外科古籍如下：《疡医经验全书》168幅，《大河外科》36幅，《外科启玄》160幅，《外科正宗》36幅，《徐评外科正宗》36幅，《外科百效全书》26幅，《外科集腋》13幅，《外科大症形图》39幅，《外科一串珠心法》18幅，《不二华佗秘书》41幅，《外科一切杂症》8幅，《仙传外科集验方》24幅，《外科验方汇集》10幅，《外科心法要诀》240幅，《疡科捷径》2幅，《分经外科方》13幅，《疗疮五经辨》43幅，《（新增）疗疮要诀》

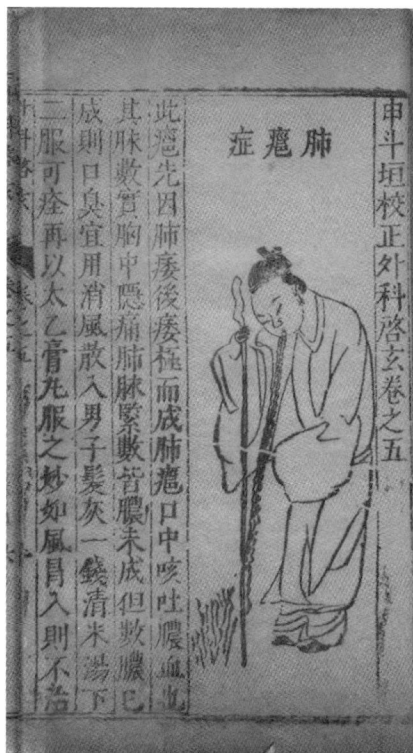

图 9-1-240　肺痈症

42 幅,《(重刊)刺疗捷法》44 幅,《七十四种疗疮图说》61 幅,《(重刊)刺疗捷法大全》73 幅,《疗疮良方图形要诀》61 幅,《治疗要书》62 幅,《外科疗疮辑要》30 幅,《疗疮要诀疗疮挑诀合抄》74 幅,《疗疮紧要秘方》42 幅,《痧疗济急合编》32 幅,《秘传挑疗诀》38 幅,《痈疽临症疮名》80 幅,《痈疽图说》35 幅,《专治痔疮便毒杨梅简便方论》4 幅,《外科心法真验指掌》10 幅,《外科摘要诀法》24 幅彩绘,《外科心法》43 幅,《疡医大全》184 幅,《外科秘传》63 幅,《外科总集验方》22 幅,《外科图说》148 幅种,《外科尺木》28 幅,《外科活人定本》8 幅,《外科证治全生集》2 幅,《枕藏外科图》80 幅,《外科指南》8 幅,《外科切要》12 幅,《外科良方》22 幅,《秘授外科形证》62 幅,《治诸疮方》27 幅,《疮疡痈疽》113 幅,《专治各种疗疮秘传挑法》62 幅,《玉洞遗经》48 幅。

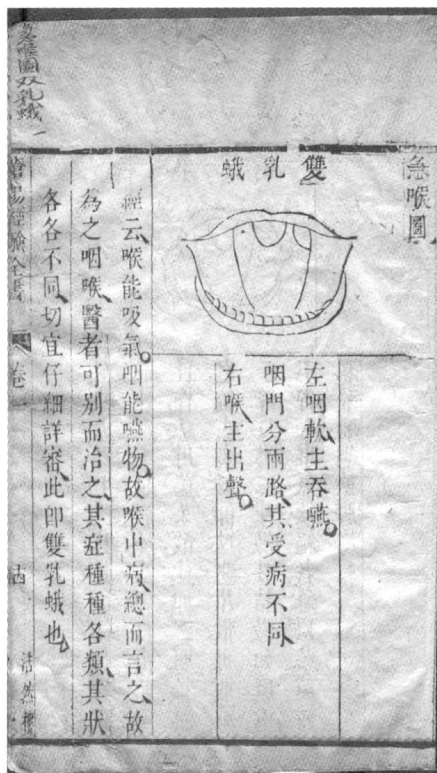

图 9-1-315　双乳蛾图

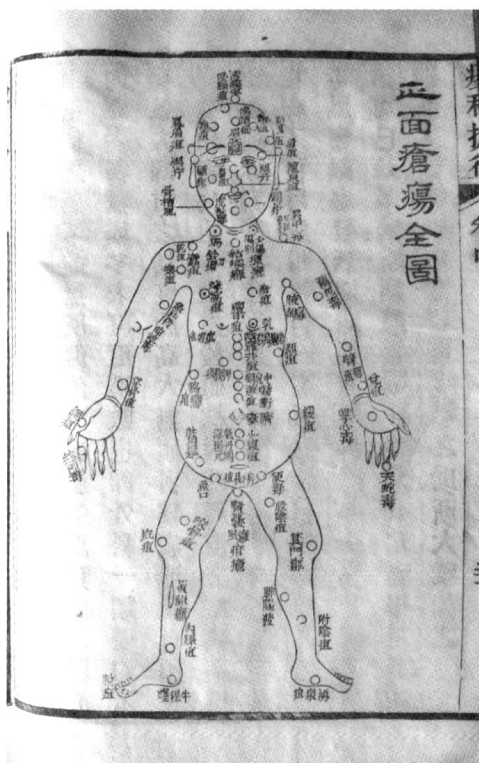

图 9-1-264　正面疮疡全图

以上共计 50 种古籍,2557 幅病位图,占调研查阅外科类中医古籍图像总数 50% 以上。本统计不包括不同书名但内容和图像完全相同的古籍,以及《中国中医古籍总目》中的日本人编写的外科古籍,病位图实际所占比例远大于 50%,是中医外科古籍图像中最多的种类。

9.2.1.2 病形图

病形图是用绘图描写疾病的形状,多见于形状较为特殊的病症。宋代《卫济宝书》绘有癌、瘭、疽、瘤、痈 5 幅病形图。《外科心法要诀》绘有 24 种痔疮图 1 幅(图 9-1-313),实为 24 幅小图合为 1 幅总图,分别描绘气痔、血攻痔、莲子痔、翻花痔、子母痔、担肠痔、脱肛痔、蚬肉痔、雌雄痔、内痔、泊肠痔、悬珠痔、鸡冠痔、樱桃痔、鸡心痔、盘肠痔、蜂窠痔、珊瑚痔、牛奶痔、栗子痔、莲花痔、菱角痔、鼠尾痔、核桃痔等 24 种痔疮的不同形态。明代《外科启玄》、清代《疡医大全》《疮疡随笔》等著作中均绘有 24 种痔疮图形。《疡医经验全书》有 25 种痔疮图,《外科图说》绘有 27 种痔疮图,数量及名称均有不同。

《(增订)治疗汇要》绘有开花疗图 1 幅。《外科总集验方》绘有 36 种蛾症。《疮疡经验全书》有急喉图 38 种,其中 22 种绘有病变形状。《外科一切杂症》有治瘰疬形图 1 幅。《医症毒门纪要》绘有 16 幅疳病形状图。《中西割症大全》绘有 17 种肿瘤图。

9.2.1.3　病因图

　　病因图是指用绘图表示发病的原因。例如，明代《外科启玄》中有33幅病因图，绘有虎、犬、蛇、蝎等虫兽图形，形象地说明了虎噬疮、犬咬伤、蛇咬疮、蝎子叮等疾病的病因。另有人咬伤疮图，绘有两人扭打在一起，一人正咬在另一人前臂；金刀自刎图，绘有一身披盔甲的将军正在拔剑自刎，非常形象地表示了疾病的原因（图9-1-353）。《疡医大全》绘有跌打损伤、从高坠下瘀血攻心、汤泼火疮、虎咬（图9-1-357）、蛇伤、狗咬等6幅病因图。

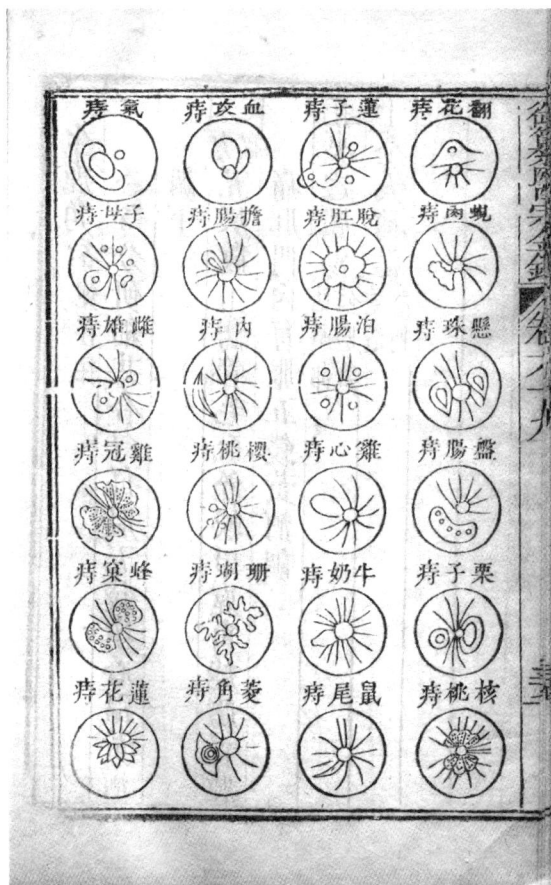

图 9-1-313　二十四种痔疮图

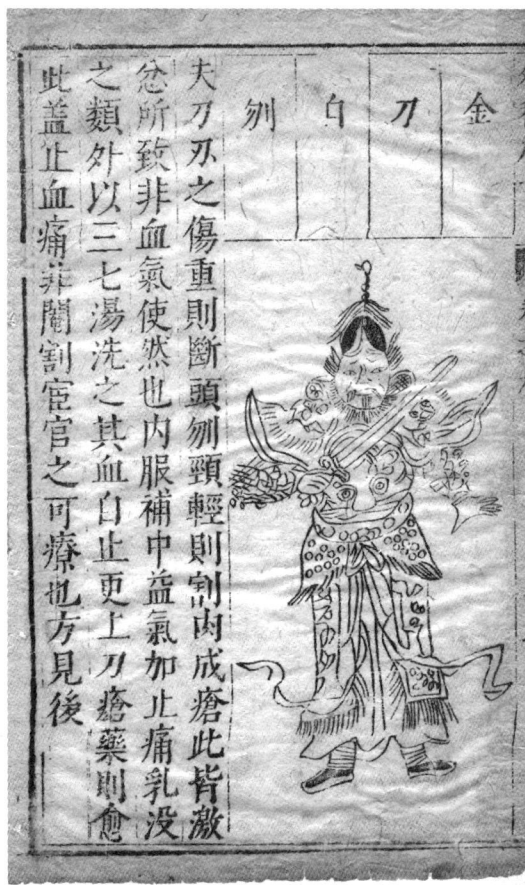

图 9-1-353　金刀自刎图

9.2.2　诊断图

　　诊断图分为脉诊图、望诊图两类。

9.2.2.1　脉诊图

　　脉诊图是指将脉诊部位及所主脏腑用绘图表现。脉诊图常见于中医诊法著作，外科著作中出现脉诊图是中医外科强调整体观念以及辨证施治的具体表现。

　　清代《疡医大全》诊脉图较多，共有7幅：①左手表里脉图（寸表手太阳小肠经，里足少阴心经；关表足少阳胆经，里足厥阴肝经；尺表足太阳膀胱经，里足少阴肾经）；②右手表里脉图（寸表手阳明大肠经，里手太阴肺经；关表足阳明胃经，里足太阴脾经；尺半表半里手厥阴心包络经，里命门）；③详症脉照图（寸、关、尺所主具体病症）（图9-2-391）；④输经络孙图（经孙直，输络横）；⑤左手经络图（内胸，外背）；⑥右手经络图（后背至足，前头至腹下）；⑦内经切脉图（左手寸关尺：浮候心、肝、肾，沉候膻中、膈、腹；右手寸关尺：浮候肺、胃、肾，沉候胸中、脾、腹）。

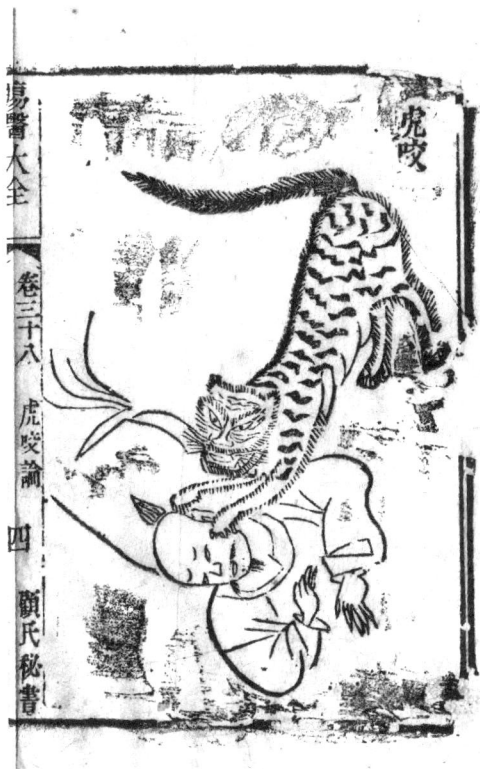

图 9-1-357　虎咬图

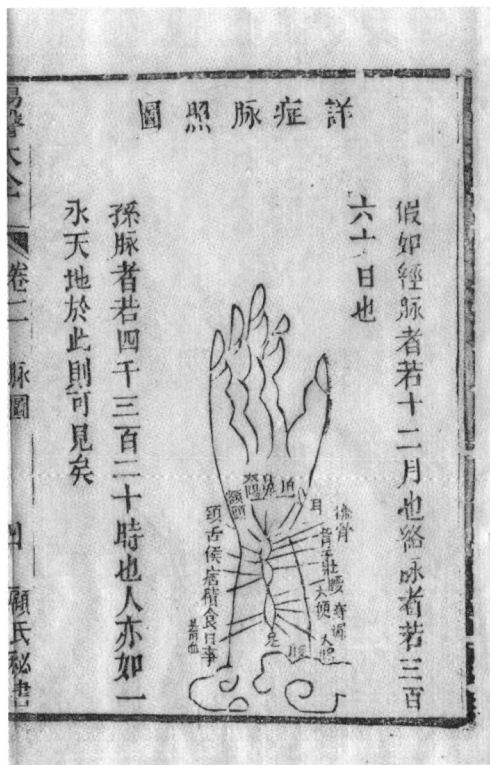

图 9-2-391　详症脉照图

《外科心法要诀》有分配脏腑脉图 1 幅（图 9-2-400），绘有左手、右手诊脉部位并标明各部位对应的脏腑。即左手寸（上焦、天部）浮候膻中，沉候心；关（中焦、地部）浮候胆，沉候肝；尺（下焦、人部）浮候膀胱、小肠，沉候肾。右手寸（上焦、天部）浮候胸中，沉候肺；关（中焦、地部）浮候胃，沉候脾；尺（下焦、人部）浮候大肠，沉候肾。《外科心法》抄本、《外科心法》《外科图说》《外科心法真验指掌》《疡医经验全书》均有此图。

9.2.2.2　望诊图

望诊图指将中医望舌、望面等诊断方法用图像绘出。

望舌：《疔疮要诀疔疮挑诀合抄》有舌诊图 9 幅，白苔舌（图 9-2-384）、中焙舌、将瘟舌、生斑舌、红星舌、黑尖舌、红晕舌、裂纹舌、红点舌。

望面：《疡科补苴》有占验十三部神气色脉图（图 9-2-401）、支子六神面部图、脏腑肢节色见面部图 3 幅。

望眼：《疔疮要诀疔疮挑诀合抄》有眼睛分部脏腑图 1 幅（图 9-2-385）。

望手：《疡医大全》绘有阳掌脏腑图、阴掌脏腑图、看手指察病顺逆图（图 9-2-396）（大指在外男顺女逆、大指在内女顺男逆、大指诸病恶症）。

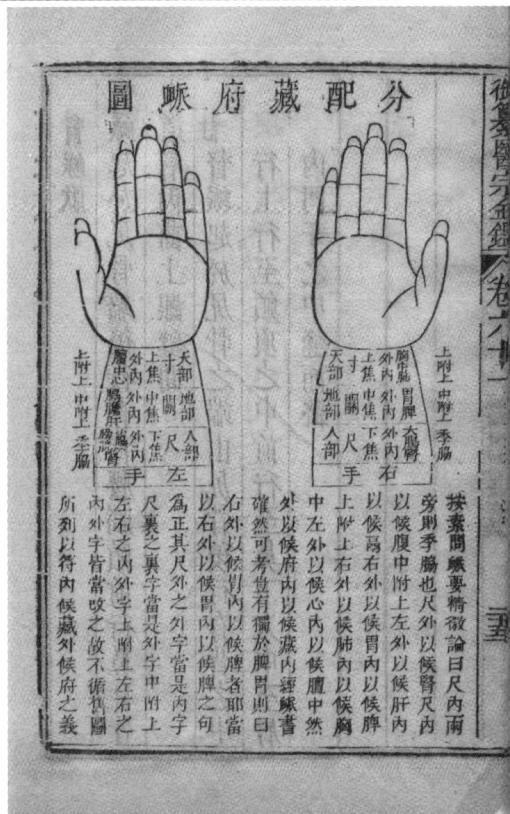

图 9-2-400　分配脏腑脉图

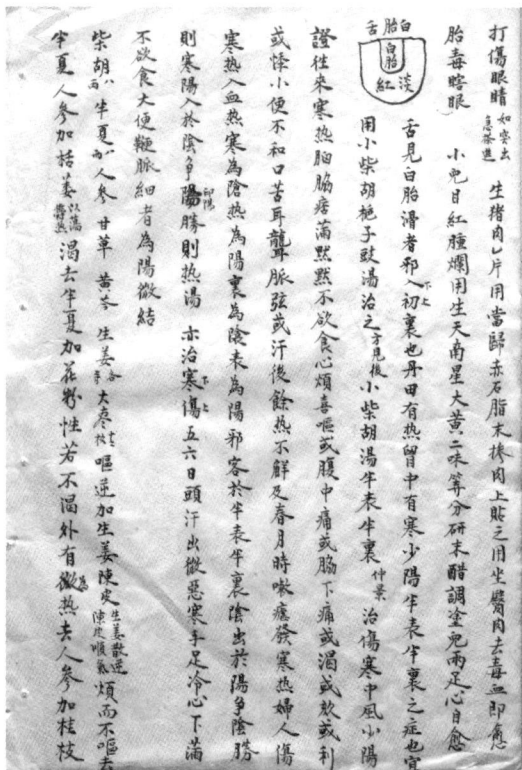

图 9-2-384　白苔舌

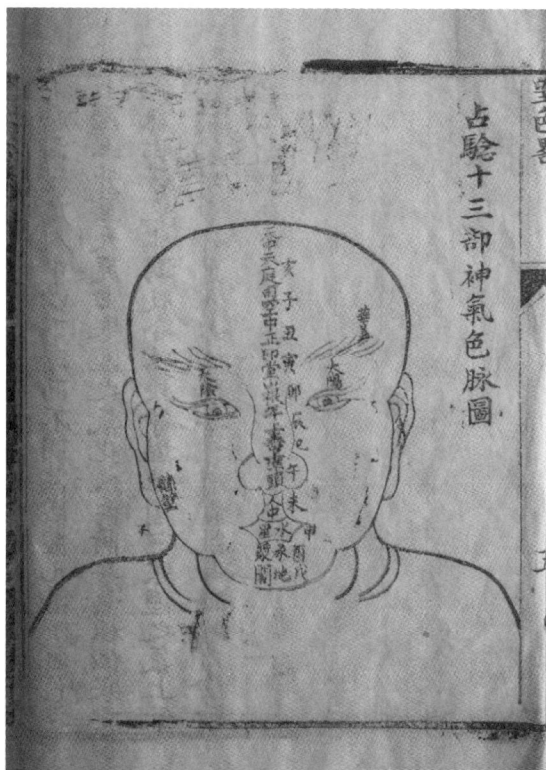

图 9-2-401　占验十三部神气色脉图

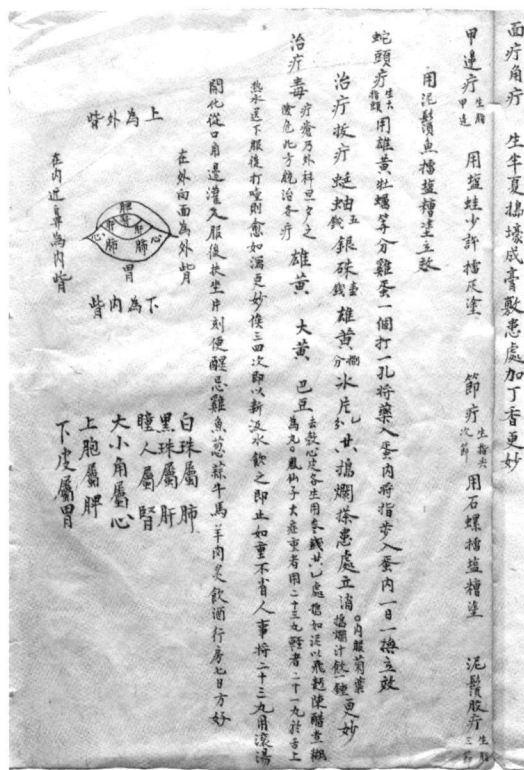

图 9-2-385　眼睛分部脏腑图

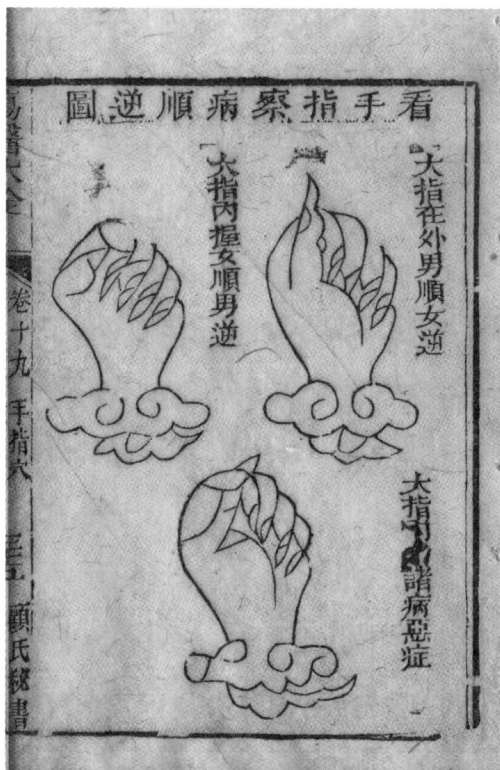

图 9-2-396　看手指察病顺逆图

望痘：《痘医大全》有痘疹望诊图 8 幅：

（1）面部先见报痘八卦方位图（男从左起、女从右起 2 幅。离心火，坤命门，兑肺金，乾大肠，坎肾水，艮胃土，震肝木，巽小肠）（图 9-2-397）。

（2）面部八卦图（一看面部八宫，便知身上胸背四肢某处多某处少，某处必黑陷，某处必痒塌，某处必痘疔，神妙之法，当细心熟记之）。

（3）头面部图（痘疹秘诀要专门，表里虚实看分明，先观面上诸部位，吉凶祸福预知闻）。

（4）风云雷雨电图（世上伤心惟痘疹，任是英雄也着慌）。

（5）看手神验图（看手掌中则知痘后眼睛或伤一只或伤两只，或发痈毒在于何处，预先可知）。

（6）看脚掌神验图（看脚掌部位则知虚实寒热症候，日前误投某药，尽皆知之。此法可惊服世人。大拇指里面属木，小拇指外面属金，脚趾头为前属火，脚掌心涌泉属土，脚后跟为后属水）。

（7）看耳筋图（见标之时，一看轻重吉凶先知。凡看小儿潮热之际，以两耳辨其五色为验，便知生死轻重之分。秘诀：两耳红筋痘必轻，紫筋起耳病沉沉，纵然有药来攻解，十个难求一个生）。

（8）面部见点吉凶图。《外科启玄》卷十附有《痘科珍宝》，全卷为儿科痘疹内容，其中有明顺痘吉、明逆痘凶、明险痘吉凶3 幅痘疹预后图。《疮疡经验全书》有多幅痘疹顺、逆、险图。

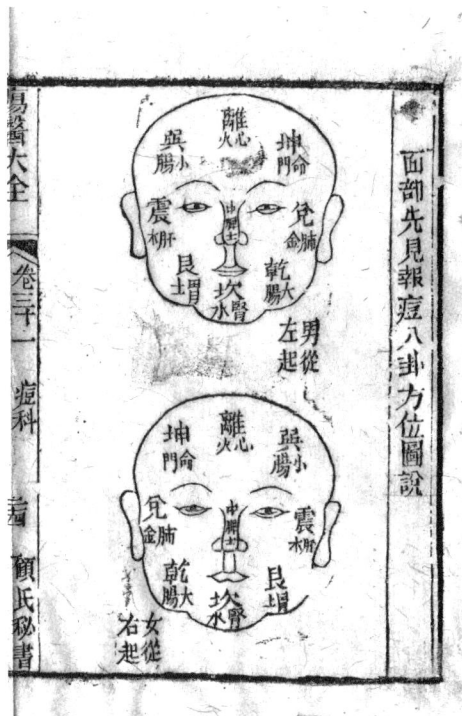

图 9-2-397　面部先见报痘八卦方位图

9.2.3　医疗图

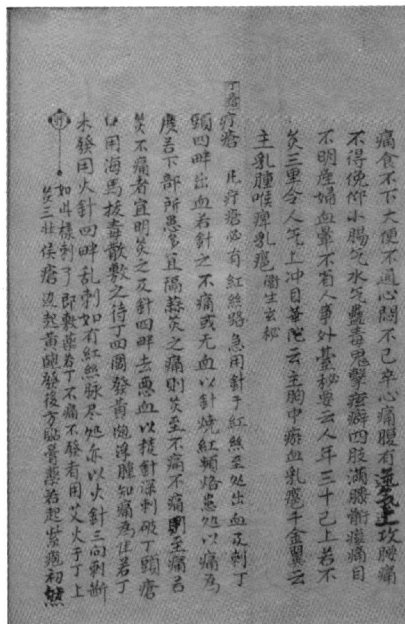

图 9-3-409　治疗疔疮示意图

9.2.3.1　医疗示意图

医疗示意图《疡科会粹》绘有治疗疔疮示意图 1 幅（图 9-3-409），原文为："若疔疮木发，用火针四畔乱刺；如有红丝脉尽处，亦以火针三向刺断，如此样刺了即敷药"[1]。

9.2.3.2　医疗部位图

医疗部位图指用绘图标明治疗部位。有些外科疾病的治疗部位与病变部位不一致，文字说明又较难理解，需要借助绘图说明。例如，宋代《外科精要》中的"骑竹马灸图"（图 9-3-408），骑竹马灸法，"治一切疮疡，即用此法，无有不愈。其法令病人以肘凭几，竖臂腕要直，用蔑一条自臂腕中曲处横纹，男左女右，贴肉量起，直至中指尖尽处截断为则，不量指甲。却用竹杠一条，令病人脱衣，正身骑定，前后用两人扛起，令病者脚不着地，又令二人扶之，勿令伛偻。却将前所量臂蔑，从竹杠坐处，尾骶骨尽处，直贴脊背，量至蔑尽处为则，用墨笔点定，此只是取中，非灸穴也。却用薄蔑作则子，量病人中指节，相去两横纹为则，男左女右，截为一则，就前所点记处两边，各量一则，尽处即是灸穴"[2]。如果没有绘图辅助说明，此段文字不容易理解，很难准确找到治疗部位。

①清•孙震元.疡科会粹.崔扫尘，点校.北京：人民卫生出版社，1987:628

②宋•陈自明，明•薛己.外科精要.胡晓峰，校注 // 胡晓峰.中医外科伤科名著集成.北京：华夏出版社，1997:84

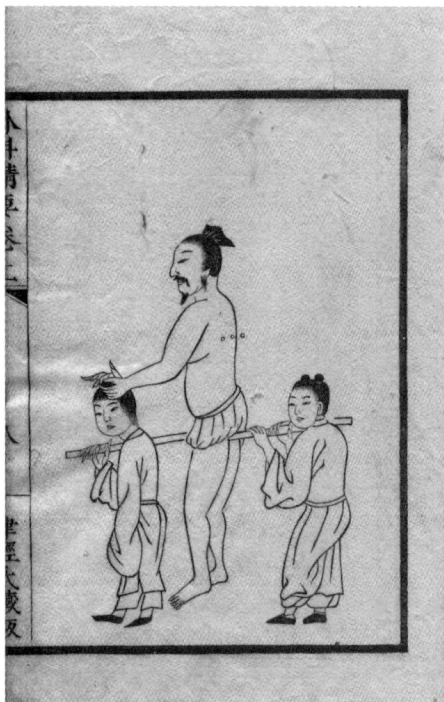

图 9-3-408　骑竹马灸图

《七十四种疗疮图说》中的图像，既绘有疗疮病变部位，又绘有挑疗治疗部位，分别用圆圈和圆点示意（图9-3-456）。其文字说明："以上形图加有圈者疮，加有点者系挑决处也。须用银针挑破出血为妙"①。《疗疮要诀疗疮挑诀合抄》注明："圈处是疮，点处是穴，在左挑左，在右挑右"②。《（重刊）刺疗捷法大全》绘有73幅挑疗图，另有1幅吞珠疗因部位特殊未绘，"此疗在妇女阴门之内，图不便列，医者当审慎详察，至希留意"③。书中亦强调治疗部位与病变部位不一致，"刺法标准：图中列圈标记者系患疗处，图中列点标记者是用针刺处"。《疗疮良方图形要诀》有类似图像62幅。挑疗图既有病症部位，又有治疗部位，可以归类于治疗部位图。

《卫济宝书》载有针乳痈图，绘出针刺乳痈的部位。《外科摘要诀法》绘有治痔疮图1幅（图9-3-412），标明灸法治疗痔疮的部位，是一幅较为珍贵的彩绘图。该图所配文字说明肯定了灸法治疗痔疮的效果，"此图专治男妇痔疮，男左手高骨穴，女右手高骨穴，灸火十九，照图不可错，灸三日除根"④。

9.2.4　药物图

药物图是指用图像绘出药物形态及炮制方法。药物图多见于本草著作，在中医外科古籍中偶有一见。本研究在外科古籍中共发现四种本草图，即忍冬藤图、麦饭石图、乌蔹莓图、大佛指甲草图（图9-4-461）。其中矿物药1种，植物药3种，均为药物形态图。此四药是中医外科常用药物，疗效显著确切，被称之为治疗外科疾病的良药、要药，甚至是圣药，所以其图像出现在中医外科古籍中。

大佛指甲草在本草著作中不见其药名的记载，《疗疮要书》仅有十余字介绍，如果没有图像存在，

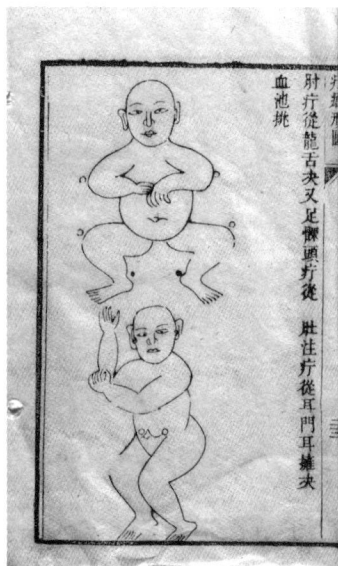

图 9-3-456　疗疮病变部位及挑疗治疗部位图

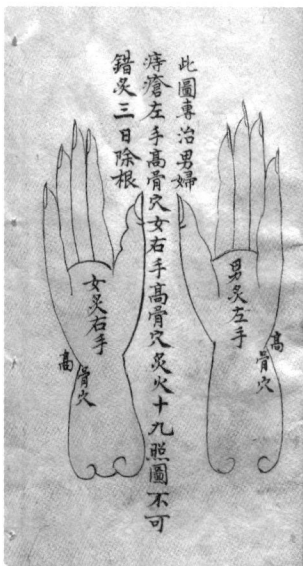

图 9-3-412　治痔疮

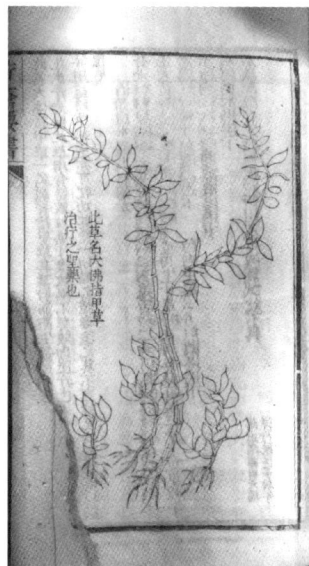

图 9-4-461　大佛指甲草图

① 清·叶氏.七十四种疗疮图说.清光绪15年(1889)刻本
② 清·应遵海.疗疮要诀疗疮挑诀合抄.清光绪8年(1882)抄本
③ 清·杨氏.刺疗捷法大全.1926年上海元丽印刷公司石印本
④ 清·文树.外科摘要诀法.清光绪2年(1876)抄本

很难确定其科属种类。通过药物形态图可以考证其药物本源，初步判定大佛指甲草应是景天科植物佛甲草的全草，弥补了文字记载不详的缺憾。

9.2.5　器具图

9.2.5.1　医疗器具图

用绘图如实描绘医疗器具形状，有些图还绘出器具用法。清代《外科图说》载有外科应用刀剪钳针各式物件全图，共绘有大匕（图9-5-467）、中匕、小匕、方头剪、尖头剪、尖头剪（口在外）、爪剪、夹剪、弯刀、拖刀、钩刀、柳叶刀、尖头匕、笔刀、押舌、灸板、灸罩、烹筒、药筒、药竿、象牙药超、升药筒、探肛筒、穿肠针套、大钳、直钳、双勾、治管银针、创针、过肛针、三棱针、长针、银丝、烙铁、小烙铁等34件器具图。《外科心法》（抄本）绘有割刀、镰刀、柳叶刀、三棱针、大针、阴针、雷针、取脓针、喉枪、超药、捺舌15件外科器具图。《疡科会粹》绘有铍刀6种，喉针、钩、针、三棱针2种、烙铁2种、捺舌、钳、剪刀16件器具。《外科医镜》绘有三棱针、脓车、弯刀、火针、卧刀、单钩、双钩、喉刀、喉枪、大薄口刀、小薄口刀、五刀式（5种）16件器具图。《疡科补苴》绘有大火针、小火针、铜丝管、银针管、三棱针、眉刀、铜钳、钢剪、火烙、银丝、豪针、铜钩12种器具图。《外科心法真验指掌》绘有斜刀、尖刀、圆刀、长斜刀、长尖刀、内弯刀、外弯刀、药管、药鼓、单钩、双钩，尖烙、方烙、圈、压、锄、铁捻、镰、压舌、小铁弓、大铁弓、大药勺、镊、银针、钢针、牙针、长棱针、剪、斜齿、刮刀、小勺、小件锋锐刀针（尖刃刀、单刃刀、二刃刀、三棱针、四棱针、小钢铲6种）、竹筒、火罐共39种器具图。《疡科会粹》有排针图1幅。《外科摘要》有太乙神针图1幅。《疡医大全》有金针图、烙铁图各1幅。

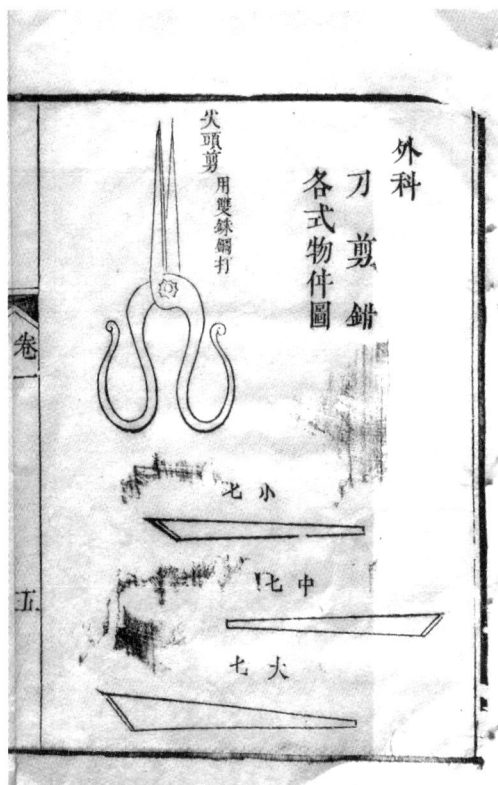

图9-5-467　大匕图

《外科明隐集》仅绘有开疮刀、平刃刀、月刃刀、镊、剪5种外科器具，从文字描述看，作者反对器具多样化。

《中西割症大全》绘有45幅器具及用法图（图9-5-564，图9-5-565），多为西医外科用具及纱布包扎方法。《割症全书》的图像均为西医外科器具及用法，包括创伤纱布包扎方法，因无中医图像内容，在此不作专门介绍。

9.2.5.2　炼丹器具图

炼丹器具图是指用绘图表现炼丹器具及炼丹过程。丹药是中医外科常用药剂，炼制方法独特，丹药质量与炼丹用具及炼制方法关系密切。清代《外科图说》载有大降式炼丹器具图、小降式炼丹器具图。《疡科会粹》有炼药百眼铁鼎、炼升药用阳城罐炉、炼粉霜用釜炉、炼降药水底莲花降炉、阳城罐、泥烊铜罐、釜、钵盂、倾银罐、豆豉坛、阳城罐用法、倾银罐用法、二泥银罐用法、水火既济炼药、釜升粉霜18幅图，配合文字介绍了炼丹器具的器型及其使用方法。其中4幅图绘有人物正在炼丹过程中，再现了炼丹的实际场景（图9-5-567）。《管氏十三方》有炼丹图5幅。

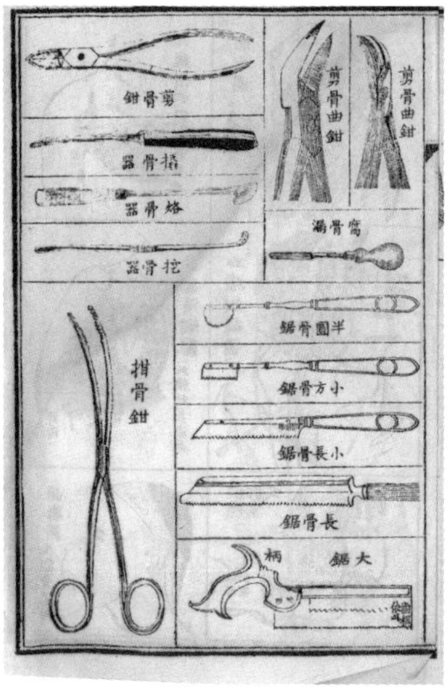

图 9-5-564 器具图

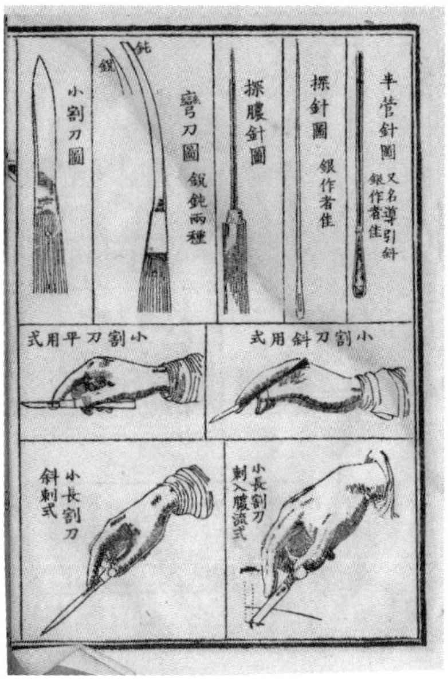

图 9-5-565 器具及用法图

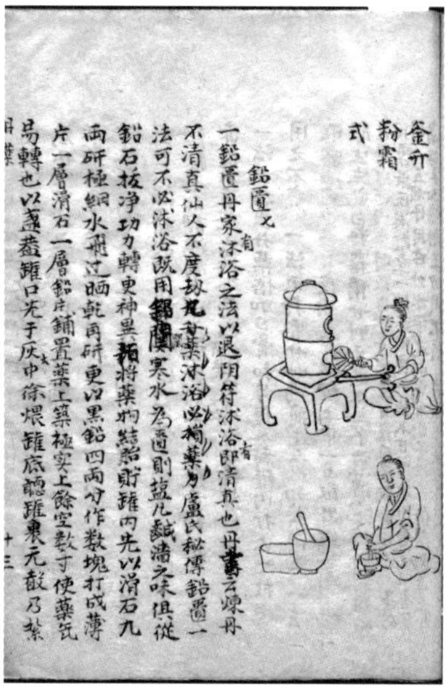

图 9-5-567 釜升粉霜式

9.2.6 养生图

练功图属于养生学范畴，仅见于一种外科古籍中。《外科心法真验指掌》绘有练功图 16 幅，配有注释歌诀，强调学习时要歌、图并重，“先要记熟此歌，再详看后图，及每图详注各诀，自无差错”[①]。书中将练功内容命名为“收功”，意为用刀针药物等各种治法后，宜练功调养以助康复。

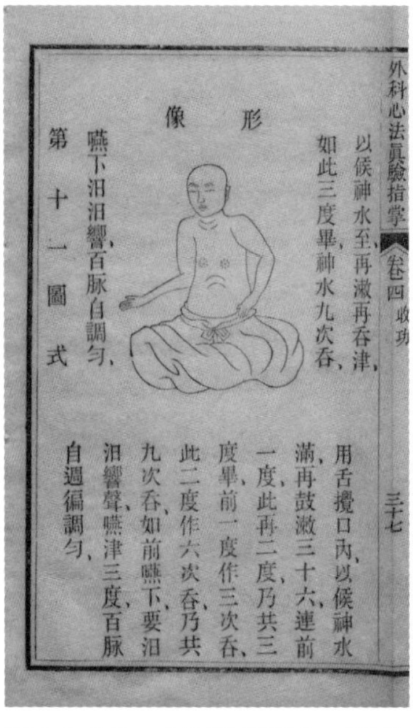

图 9-6-578 十二段锦第十一图式

十二段锦练功图共 12 幅（图 9-6-578），分为十二式，配有歌诀：闭目冥心坐，握固静思神；扣齿三十六，两手抱昆仑；左右鸣天鼓，二十四度闻；微摆撼天柱，赤龙搅水津；鼓漱三十六，神水满口匀；一口分三吞，龙行虎自奔；闭气搓手热，背摩后精门；尽此一口气，想火烧脐轮；左右辘轳转，两脚放舒伸；叉手双虚托，低头攀足频；以候神水至，再漱再吞津；如此三度毕，神水九次吞；咽下汩汩响，百脉自调匀；河车搬运毕，想发火烧身。旧名八段锦，子后午前行，勤行无间断，万病化为尘。

擦面美颜诀额外功图 1 幅（图 9-6-580），配有歌诀：热擦涂津美面容，掌推头摆耳无聋；攀弓两手全除战，捶打酸疼总不逢；摩热脚心能健步，掣抽是免轻筋功；拱背活风名虎视，呵呼五脏病都空。

行内功图 3 幅，盘膝搭坐行内功图、内功正面图式样（自丹田起向下行）、内功背面图式样（至丹田止由上来）。配有歌诀：气是延生药，心为使气神，能从调息法，便是永年人。

9.2.7 脏腑图

脏腑图可分为脏腑图和内景图两类。

① 清 • 刘济川 . 外科心法真验指掌 . 清光绪 13 年 (1887) 全顺堂藏版刻本

9.2.7.1　脏腑图

脏腑图是指用绘图表现五脏六腑的位置及形态。清代《疡医大全》有脏腑正面全图（图 9-7-585）、脏腑背面全图、心（图 9-7-587）、小肠、肝、胆、脾、胃、肺、大肠、肾、膀胱、心包络、三焦图共 14 幅，其中论述三焦文字为："上焦出于胃口上，主纳而不出。中焦当胃之中脘，主腐熟水谷，蒸津液，化精微，上注于肺，化而为血，以奉生身。下焦起关门之下，主出而不纳"。《外科摘要诀法》有彩绘三焦图 1 幅，文字为："《中藏经》曰：三焦者，人之三元之气也。总领五脏六腑，荣卫经络内外上下七气。三焦通则内外左右上下皆通，其于周身体，和内调外，荣左养右，导上宣下，莫大于此"[①]。

《疡医经验全书》《外科图说》有腑脏正面图、腑脏背面图、肺已下左侧可见脾胃之所居、肺已下右侧可见心系系于脊髓下通于肾、五脏系与心相通、气海膈膜、脾胃胞系、阑门水谷泌别、命门大小肠膀胱之系共 9 幅图。

9.2.7.2　内景图

内景图即人体内脏解剖图，因描绘人体内部精气神变化的景象

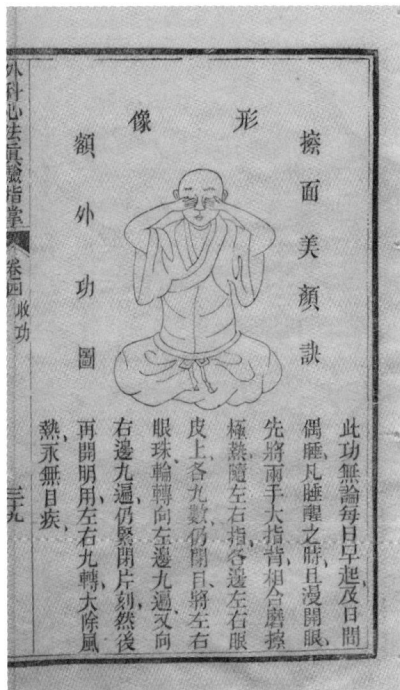

图 9-6-580　擦面美颜诀额外功图

而得名，又名"内经图"。《外科摘要诀法》有彩绘脏腑内景图 1 幅，《外科真诠》有内景图 1 幅，《疡医大全》有内景全图 1 幅（图 9-7-584）。《疡科会粹》有"脏腑明堂图" 1 幅，实际内容与内景图相似。

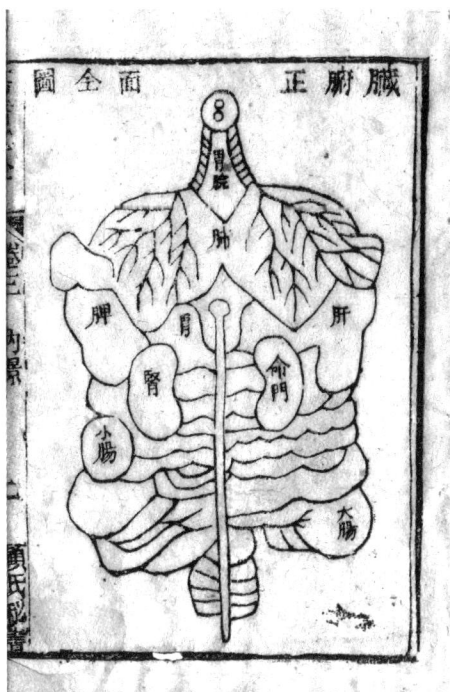

图 9-7-585　脏腑正面全图

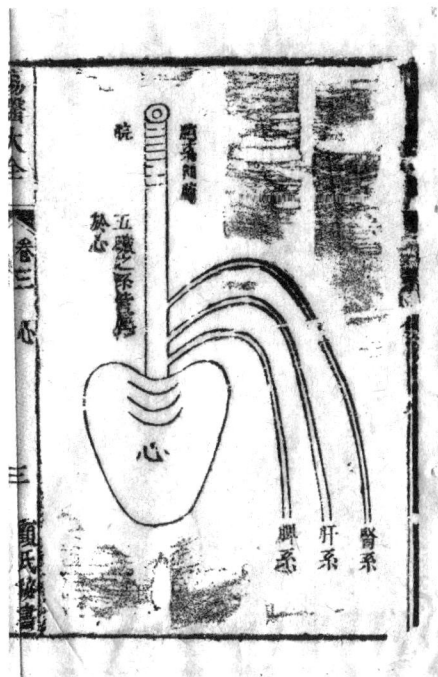

图 9-7-587　心图

①清·文树.外科摘要诀法.清光绪 2 年 (1876) 抄本

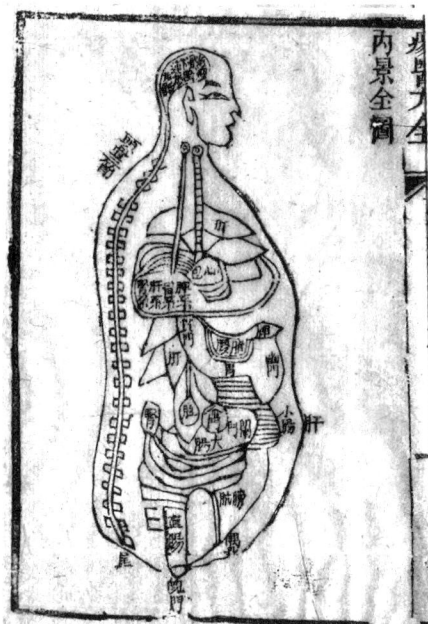

图 9-7-584　内景全图

9.2.8　经穴图

经穴图可分为经脉图和穴位图两类。

9.2.8.1　经脉图

经脉图在外科古籍中较为多见，通常为十二经脉图，加督脉图、任脉图，共十四经脉及其具体穴位，与针灸学的经络穴位一致。有些图只有经脉无穴位，有些图有经脉有穴位但是没有穴位名称，有些图既有经脉又有穴位名称。经脉图可分为全身经脉图、局部经脉图、明堂图、铜人图 4 类。

（1）全身经脉图：《洞天奥旨》有十四经脉图，计有手太阴肺经图（图 9-8-611）、手阳明大肠经图、足阳明胃经图、足太阴脾经图、手少阴心经图、手太阳小肠经图、足太阳膀胱经图、足少阳肾经图、手厥阴心包络经图、手少阳三焦经图、足少阳胆经图、足厥阴肝经图、任脉图、督脉经图，分别标明十四经脉完整的循行线路及穴位。此类经脉图还见于《疡医大全》《外科真诠》《外科集腋》《外科摘要诀法》（彩绘）等外科古籍。《疡科会粹》仅有督脉图、任脉图 2 幅，绘有循行线路及穴位。

《外科心法要诀》（图 9-8-647）、《外科心法》（抄本）《外科心法》仅绘有十四经脉循行线路图，未标注穴位。《外科心法真验指掌》绘有十二经脉图，无穴位。

《疡科选粹》绘有十二经脉图：手太阴肺经图（图 9-8-661）、手阳明大肠经图、足阳明胃经图、足太阴脾经图、手少阴心经图、手太阳小肠经图、足太阳膀胱经图、足少阳肾经图、手厥阴心包络经图、手少阳三焦经图、足少阳胆经图、足厥阴肝经图，用圆点标有穴位，无穴位名称。

（2）局部经脉图：《外科心法要诀》绘有头前正面图（图 9-8-639）、头后项颈图、胸腹图、脊背图、手膊臂外图、手膊臂内图、足膝外图、足膝内图，按人体不同部位标明经脉局部循行线路。《外科心法》《外科心法真验指掌》收图相同。《（新增）疔疮要诀》《疔疮要诀疔疮挑诀合抄》《疔疮紧要秘方》仅有头前正面图、手膊臂外图、手膊臂内图、足膝外图、足膝内图 5 幅。《疡医大全》绘有左手经络图、右手经络图、眼部十二经络图。

（3）明堂图：是绘有人体经脉的图像。《疡科捷径》绘有正明堂图（图 9-8-665）、背明堂图 2 幅，标有全身经脉。《痈疽诸症疮名》有正、背明堂图 2 幅，只有部分穴位，无经脉。

（4）铜人图：铜人系指铜质制成的人体经穴模型，铜人图绘有人体十四经脉。《外科真诠》（图 9-8-671）、《疡科会粹》有铜人正面十四经脉图、铜人反面十四经脉图。

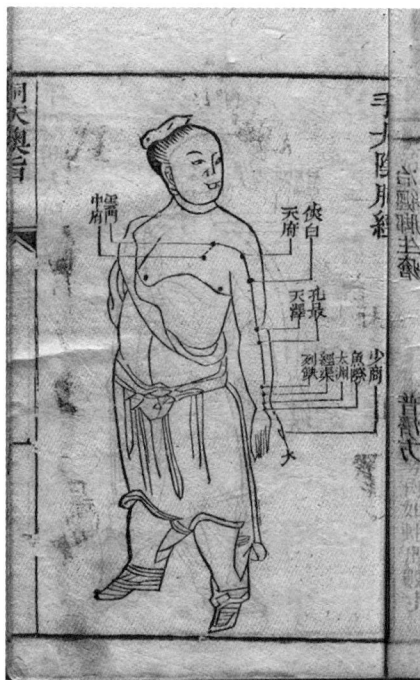

图 9-8-611　手太阴肺经图

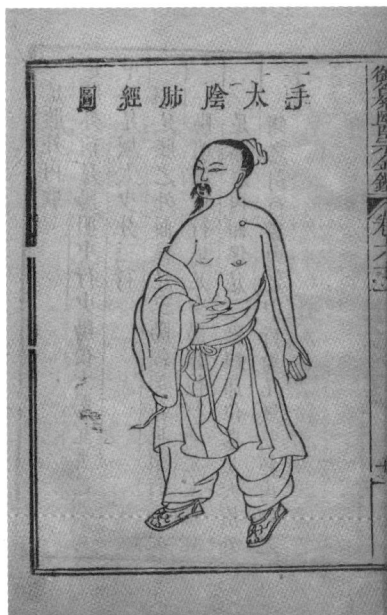

图 9-8-647　手太阴肺经图

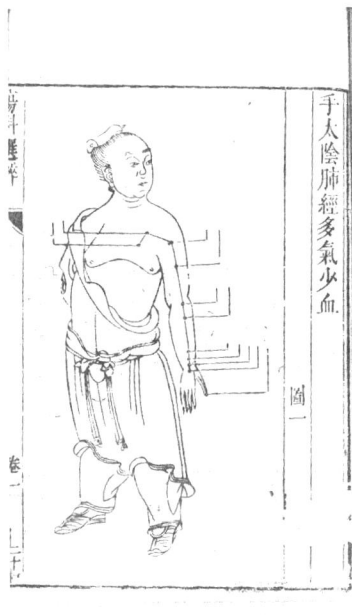

图 9-8-661　手太阴肺经图

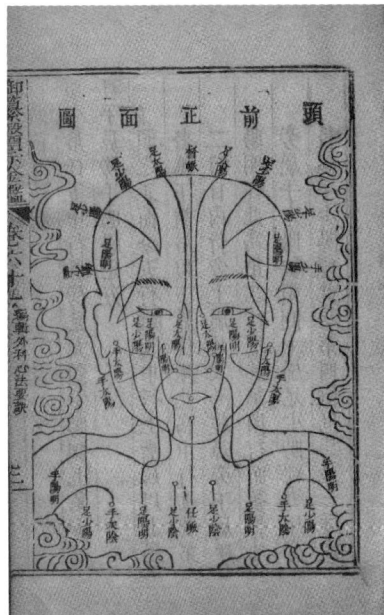

图 9-8-639　头前正面图

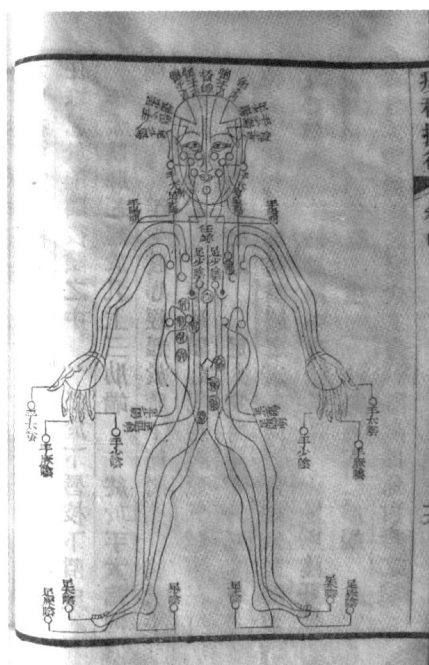

图 9-8-665　正明堂图

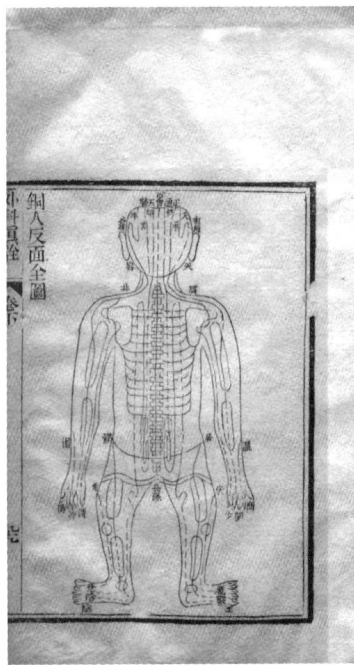

图 9-8-671　铜人反面全图

9.2.8.2　穴位图

穴位图是指用图像记载治疗疾病的穴位。有些穴位名称与十四经脉传统穴名相同，有些穴位名称与十四经脉传统穴名不同，如《疯门全书》灸穴图（图 9-8-696）中的断根穴。部分穴位图又称之为穴道图，用绘图标注人体穴道部位及名称，主要用于治疗疾病时参考核对所选穴位。《（重刊）刺疗捷法大全》曰："针刺穴法，倘然疑惑，复查头部分类处考证，细心研究而尺寸齐全就可明了。注意，身上穴法未准，宜查膺腹部"[①]。

《疯门全书》绘有灸穴图 1 幅，标明对眼、虎口、招摇、曲池、肩井、风门、三里、鱼肚、解肌、

①清·杨氏.刺疗捷法大全.1926 年上海元丽印刷公司石印本

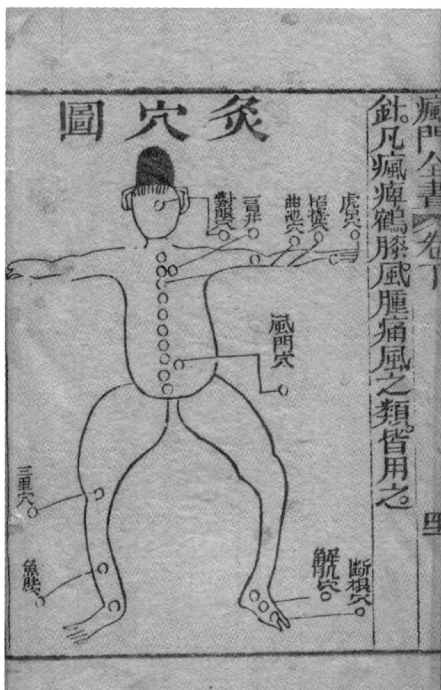

图 9-8-696　灸穴图

断根 10 个灸穴。《疠疯秘方》灸火定穴图 1 幅，标有 10 穴，与《疯门全书》图同。

《疡科会粹》绘有肩尖肘尖二穴图 1 幅，《外科精要附录》《外科证治准绳》均有此图。《外科大成》卷十三虽然没有肘尖穴的图像，却有关于肘尖穴的文字记载："灸瘰疬法：灸肘尖二七壮"[1]。

《疮疡经验全书》绘有神效灸治瘰疬穴法图 1 幅，标有肩井穴和鼠尾穴。

《外科心法真验指掌》在救苦膏项下绘有贴膏药穴位图 2 幅，正面图标有丹田穴，背面图标有肺俞穴、夹脊穴、尾闾穴。"救苦膏，药共三十九味，图说列后，真验备载"[2]。

《外科摘要》绘有正人穴道图、背人穴道图各 1 幅，绘有部分穴位，无经脉。《玉泉镜》绘有正面图、背面图各 2 幅，共 4 幅。《疡科会粹》绘有正人前身穴道图、伏人背后穴道图。《外科发挥》有少商穴图 4 幅。《外科百效全书》绘有正面穴位图（华盖、膻中、中脘、丹田、开元、章门、三里、三阴交、左臂、右臂）、背面穴位图（肩井、曲池、肺俞、风门、膏肓、肾俞、命门、膀胱）各 1 幅。

《（新增）疔疮要诀》绘有"穴图四页"，头部正面、头部背面、全身正面、全身背面。《疔疮要诀疔疮挑诀合抄》《疔疮紧要秘方》绘有相同 4 幅图。

《刺疔捷法》绘有头部正面、头部背面、全身正面、全身背面 4 幅图像；另有手太阴肺经图（尺泽、少商穴）、手阳明大肠经图（曲池、手三里、合谷、商阳）、足阳明胃经图（厉兑穴）、足太阴脾经图（隐白穴）、手少阴心经图（少海、少府、少冲穴）、手太阳小肠经图（腕骨、后溪、前谷、少泽）、足太阳膀胱经图（委中、至阴穴）、足少阳肾经图（阴谷、太溪、后隐珠、涌泉穴、前隐珠穴）、手厥阴心包络经图（曲泽、内关、劳宫、中冲穴）、手少阳三焦经图（外关、关冲穴）、足少阳胆经图（窍阴穴）、足厥阴肝经图（大敦穴），《（重刊）刺疔捷法大全》图同。《（重刊）刺疔捷法》绘有"面部各穴图" 2 幅，肢体正面、背面图 2 幅。《七十四种疔疮图说》绘有"疔疮面图" 1 幅，《治疗要书》图同。《外科疔疮辑要》绘有"正面穴法图" 1 幅。《秘传挑疔诀》绘有看疔察穴面图 1 幅。《痧疔济急合编》绘有面部各穴图、正面各穴图。《疡医大全》绘有五指穴道图、肘腕穴道图（图 9-8-686）。

9.2.9　部位图

9.2.9.1　同身尺寸图

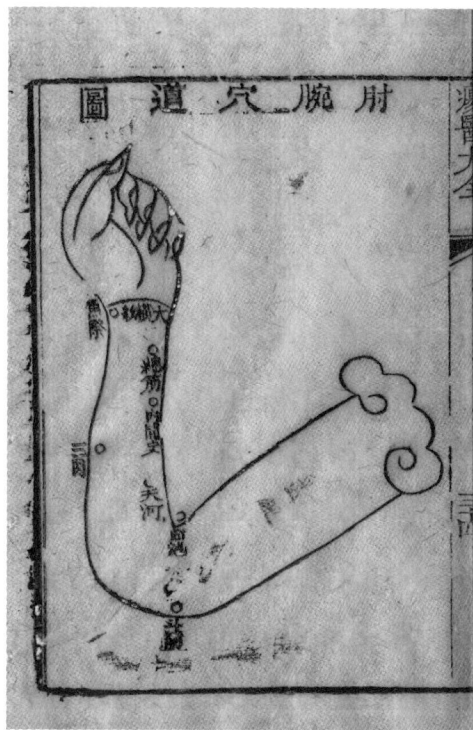

图 9-8-686　肘腕穴道图

古代医家强调因人制宜，量取尺寸时多以病人自身体表某一标志作为尺寸的长度单位，这样可以兼顾身材高矮胖瘦不同病人的相对统一。这种量取方法称之为同身寸，有指寸法、目寸法、口寸法，最常用的是中指同身寸。宋代《外科精要》的同身寸图（图 9-3-407），即为中指同身寸量取方法的图示。"男

① 清 • 祁坤 . 外科大成 . 黄斌，郑葵，王青，等，校注 . // 胡晓峰 . 中医外科伤科名著集成 . 北京：华夏出版社，1997：609
② 清 • 刘济川 . 外科心法真验指掌 . 清光绪 13 年（1887）全顺堂刻本

以左手，女以右手，先屈中指，用薄蔑量取中间一节，两横纹尽处为同身一寸为则子"[1]。《刺疗捷法》亦有中指同身取穴图："人有大小长短不等，同身尺寸取之，人长则寸长，人短则寸短，老幼皆然"[2]。《（重刊）刺疗捷法大全》绘有同身尺寸图1幅。

《卫济宝书》绘有取穴图1幅，"凡点穴用灸，须端坐，以两手垂于膝上，头不可俯仰动摇，庶不失穴道，切宜记之"[3]。

9.2.9.2　骨度图

骨度图是指用绘图标注人体骨骼位置及名称。《疡科会粹》绘有正人骨度图（图9-9-705）、伏人骨度图、周身正面骨图、周身背面骨图。《外科摘要诀法》彩绘仰面骨度部位图、伏人骨度部位图、背图。

9.2.9.3　体表部位图

体表部位图是指用绘图标注面部或全身重要体表部位名称。

《疗疮五经辨》（图9-9-718）、《疗疮良方图形要诀》《专治各种疗疮秘传挑法》绘有面部正面图1幅。

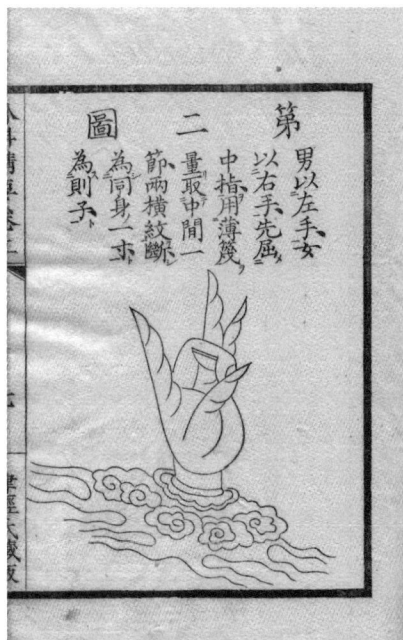

图 9-3-407　取穴第二图

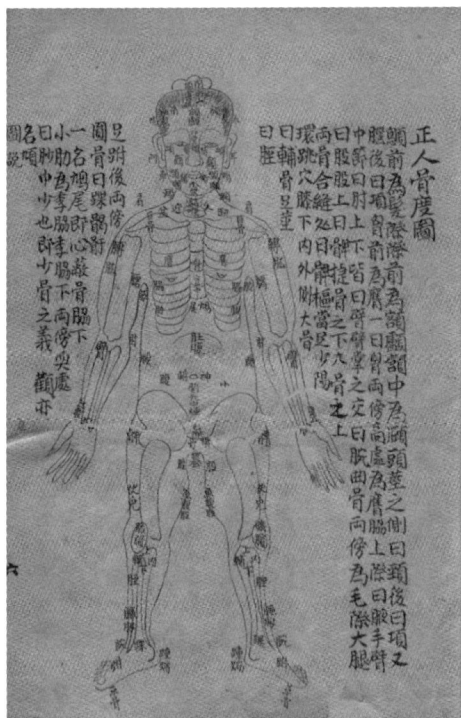

图 9-9-705　正人骨度图

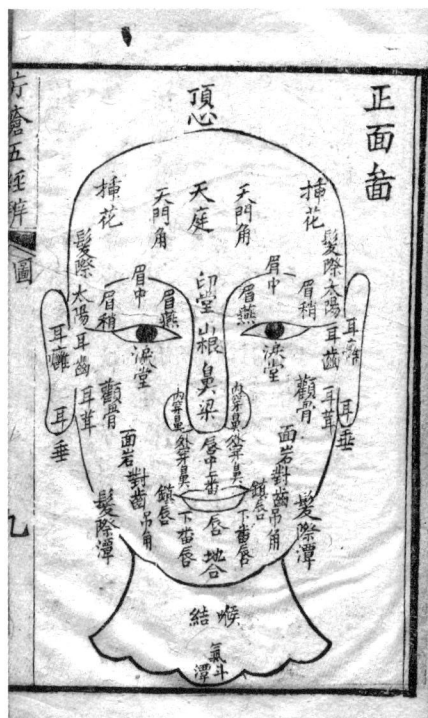

图 9-9-718　正面图

《疡科会粹》绘有头面图、胸胁手臂图、腰脊图、足膝图，标有体表部位名称。《痈疽图说》绘有正、背、侧全身部位图3幅。《疗疮五经辨》绘有人体背面图1幅。《专治各种疗疮秘传挑法》绘有仰面图、背面图各1幅。

《疡医大全》绘有五指名目图1幅，标有大拇指、食指、将指、无名指、小指、冲要节、四横纹、大横纹、鱼际9个部位。

①宋·陈自明编，明·薛己订.外科精要.胡晓峰.校注.// 胡晓峰.中医外科伤科名著集成.北京：华夏出版社，1997:85
②清·张镜.刺疗捷法.清光绪5年（1879）校刻本
③宋·东轩居士.卫济宝书.胡晓峰校注.// 胡晓峰.中医外科伤科名著集成.北京：华夏出版社，1997:55

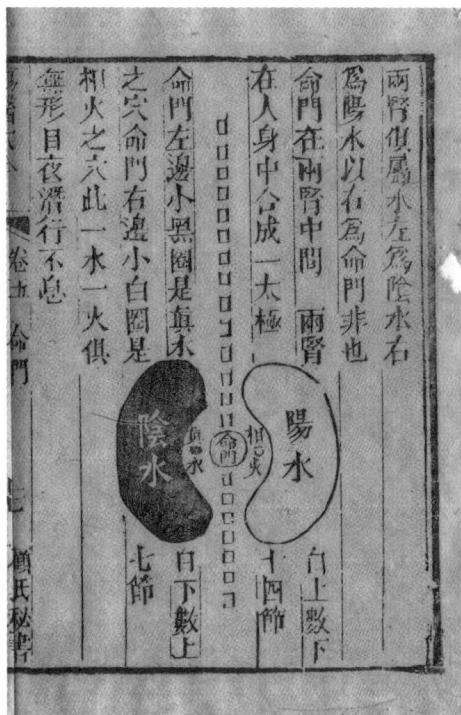

图 9-10-747　两肾既济图

9.2.10　理论图

中医基础理论的五运六气和阴阳等概念应用于外科，五运六气图、太极图出现在外科古籍中。《疡医大全》有五运六气图（风、寒、湿、热、燥、火）和太极图、两肾既济图（图 9-10-747）、五轮图、八廓图。

《疡医经验全书》有 26 幅痘疹图，从痘形初始到痘疹成形，以及痘疹顺逆形色等均有绘图，其中气血亏盈图、气血交会不足图、保元济会图（图 9-10-725）、荣卫相生图重点展示了痘疹病因病机与治疗原则。

尻神图，明代《外科正宗》有尻神图 1 幅（图 9-10-750），用绘图标明坤、震、巽、中宫、乾、兑、艮、离、坎等九宫对应的人体部位，提示不同年龄有所禁忌。尻神，是以九宫八卦为依据，按病人年龄推算人神所在部位，属古代针灸禁忌学说。图下说明文字："此神农所置。一岁起坤，二岁震，逐年顺飞九宫，周而复始。行年到处则所主败，切忌针灸，慎勿犯之，否则变生他病。慎"[①]。

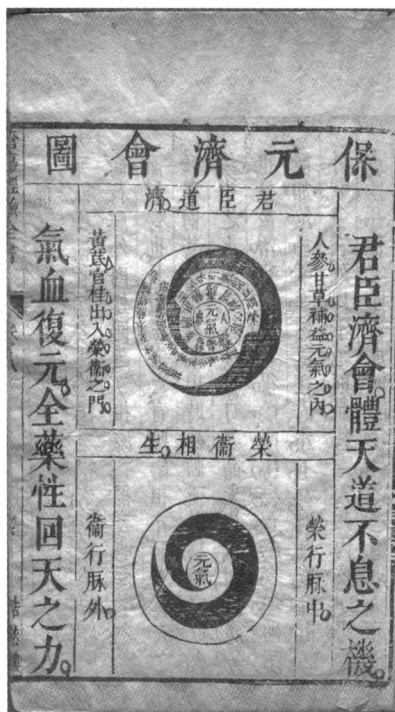

图 9-10-725　保元济会图

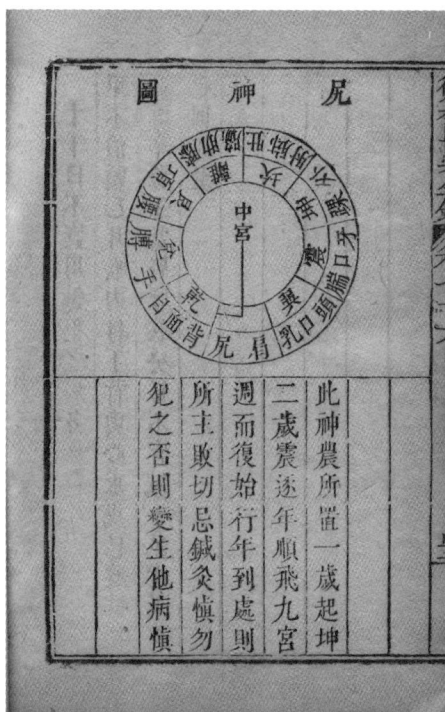

图 9-10-750　尻神图

尻神图在外科中医古籍中出现次数较多，《外科大成》《徐评外科正宗》《沈元善先生伤科》《外科心法要诀》《外科心法》（抄本）《外科心法》（刻本）《外科辨疑》《外科纂要经验良方》等均载有尻神图，图及文字与《外科正宗》同。

《外科正宗》在绘有尻神图的同时，还记载了逐日人神所在不宜针灸歌、十二时人神歌、十二支日人神所在歌、九宫尻神歌等针灸禁忌歌诀，表明外科治疗借鉴了针灸学的禁忌学说，在身体某些部位施

①明·陈实功.外科正宗[M].胡晓峰，王强，校注 // 胡晓峰.中医外科伤科名著集成.北京：华夏出版社，1997:501

治时，参考针灸禁忌加以注意。《外科心法真验指掌》卷三"用刀门"记载众多忌刀针时日，提示医者格外注意。逐干人神所在，逢之不可妄治；逐支人神所在，逢之不可乱治；逐时人神所在，逢之不可轻医；逐季人神所在，逢之多要谨慎。

9.2.11　符咒图

符咒图是特殊描绘的变形文字或图形，见于古代医书。外科古籍中见有治鱼骨鲠喉、治癫狗伤人、治疟疾方、治痈疽、收肿毒、长寿延年等符咒图。

治鱼骨鲠喉：《疡科会粹》有龙字符（图9-11-762），《外科亲言授录》有鱼骨喉内塞符，《（秘授）外科形证》《疡科选粹》有骨鲠符各1幅。

虎字符治癫狗伤人："虎字符治癫狗伤人，随地掘一坑，取无根水注入，用新羊毛笔搅浓，于患处写一虎字，即勾上重圈，七圈围着虎字，又于字中细圈百十数，自愈"[1]。

《秘本外科》《疔疮要诀疔疮挑诀合抄》各有疟疾方符咒2幅，《外科亲言授录》有疟疾符咒1幅。

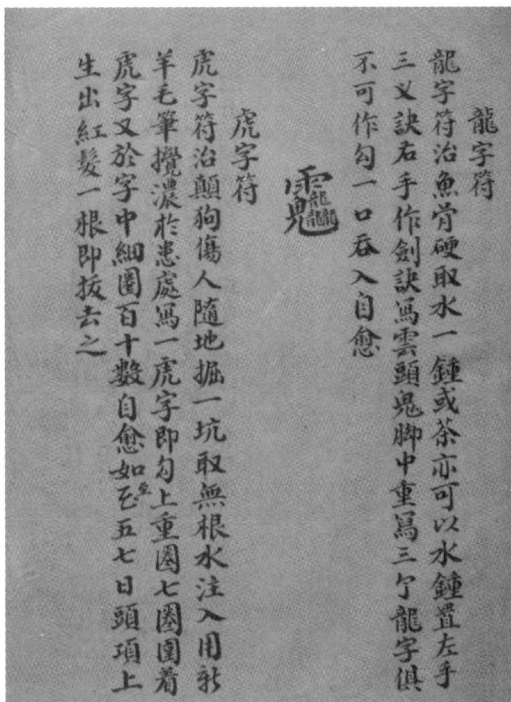

图9-11-762　龙字符

《外科秘传》有犬咬伤符咒、画眼睛符咒、画痈疽符咒、画痒子符咒、治肉骨刺伤符咒、治鸡鸭骨刺伤符咒、封血符咒等7幅图，另绘有算法图1幅，图中文字为："子楼、丑床、寅炕、卯门、辰厦、巳厮、午栋、未厨、申奄、酉柜、戌楼、亥床"[2]。

《外科纂要经验良方》收肿毒神咒，有图1幅，配有文字："日出东方赫赫洋洋，差吾下界专收恶毒恶疮。一收刀伤斧砍，二收蛇咬虎伤，三收三十六般肿毒，四收万千百般毒疮"[3]。

《疡医大全》有开针三光符、封针符、招魂符、煎药符。

《疯症三十六种秘传神方》有长寿延年符1幅（图9-11-772）。

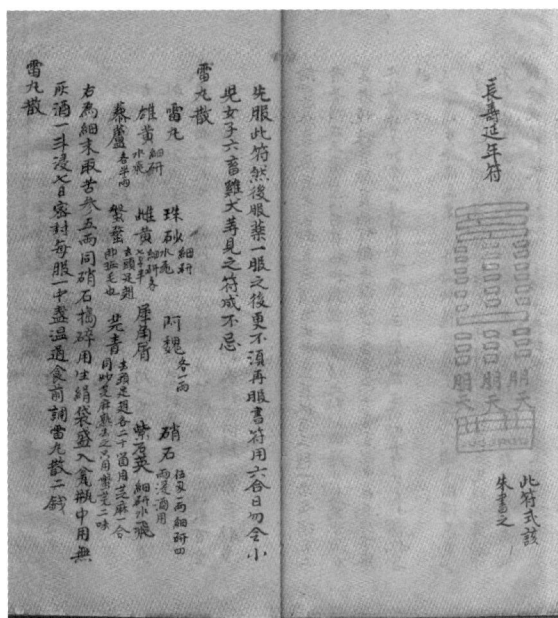

图9-11-772　长寿延年符

①清·孙震元.疡科会粹.崔扫尘点校.北京：人民卫生出版社，1987:1102
②清·陈万镒.外科秘传.稿本
③明·王大纶.外科纂要经验良方.据日本江户时期抄本复制本

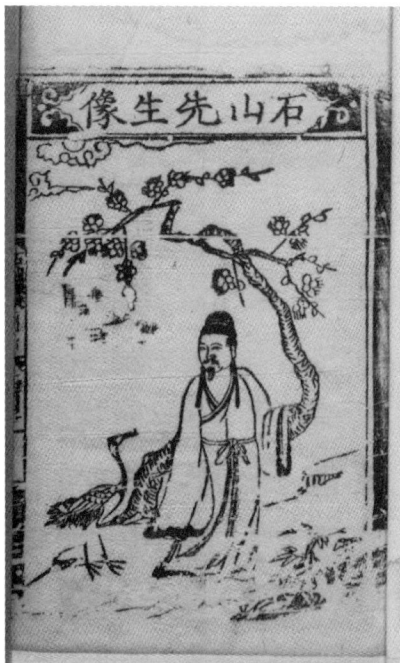

图 9-12-773　石山先生像

9.2.12　人物图

个别著作载有该书作者的画像或照片。此类图像较少，明代《外科理例》绘有作者汪机的画像（图 9-12-773）；清代《东升集外科》载有作者高仲敏的照片。

清代《外科摘要诀法》绘有一医者坐在椅上沉思，桌上摆有小药箱及花瓶等物品，附有歌诀一首："医道由来诀有真，唯兹外症最堪珍；讵云精粹可名世，聊抒鄙愚以济人；辨别阴阳着意屡，析分经络用功频；诸方各象均详列，从此揣摩效似神。"[①] 从歌诀语气来看，此图有可能是作者自画像。

9.3　特色图像

9.3.1　疾病图研究

疾病图是用图像描绘外科病症。此类图像是中医外科古籍中的特色图像，数量最多，实用性最强，学科特点最突出。根据图像侧重点不同，如疾病的部位、形状、病因等，又可分为病位图、病形图、病因图 3 类。

9.3.1.1　病位图

病位图是指用绘图指明病变部位。此类图像最多，一目了然，最容易理解，如明代《外科启玄》绘有病变部位图 160 幅。此类绘图重点在指明发病部位，对于疾病具体形状很少写实，多以圆圈或圆点来代表。肺痈、肠痈，不在体表，亦绘有图像示意。

有一图一病，亦有一图多病。例如，明代《外科正宗》30 幅图标有莲子发、蜂窠发、井疽、对心发、玉枕疽、天疽、对口疽、马刀、气瘿、瘰疬、渊疽、附骨疽、蛀节疔、失荣症、横痃、囊痈、手背发、耳后发、脱疽、脾肚痈、人面疮、上发背、中发背、下发背、附阴疽、凤眉疽、马刀疮、侵脑疽、黑疔、肩风、喉痈、脐痈、腋痈、臑痈、穿骨疽、兑疽、蛇头疔、颧疔、蜂窠疽、胃口疽、茧唇、翻花疮、胁疽、腹痈、鱼口疽、便毒、阴疽、鹤膝风、穿踝疽、脚气、脚背发、鬓疽、唇疽、流注、右搭手、左搭手、胸疽、鱼肚疽、合谷疔、心疽、幽痈、赫痈、小肠痈、锐毒发、肾俞发、鹳口疽、悬痈、委中毒、瘰疽、颊疔、鱼鳃、髎疽、乐疽、石榴疽、红丝疔、下马痈、坐马痈、透脑疽、阴疽、玄疽、裆疽、咬骨疽、气癣、鼻疔、结毒、龙泉疽、虎须毒、棉花疮等 88 种疾病，少则一病一图，多则十余病一图。

《外科心法要诀》是病位图最多的现存外科古籍，共有 240 幅。图名统计如下：头部：百会疽、透脑侵脑疽、佛顶疽、额疽、勇疽、鬓疽、天疽锐毒、耳后疽、耳发、耳根毒、玉枕疽、脑后发、脑铄、油风、白屑风、秃疮、蝼蛄疖、发际疮。面部：颧疡颧疽、颧疔、面发毒、面游风、痄腮、颊疡、骨槽风、发颐、时毒、凤眉疽、眉心疽、龙泉疽、虎髭毒、燕窝疮、雀斑、黑痣。项部：脑疽、偏脑疽、天柱疽、鱼尾毒、百脉疽、结喉痈、夹喉痈、少阳经瘰疬、太阳经湿瘰疬、阳明经瘰疬、马刀瘰疬、重台瘰疬、上石疽、失荣、纽扣风。背部：上中下发背、上搭手、中搭手、下搭手、莲子发、蜂窝发、阴阳二气疽、串疽、酒毒发、连珠发、丹毒发、禽疽、痰注发、黄瓜痈。腰部：肾俞发、中石疽、缠腰火丹。眼部：眼胞菌毒、眼丹、针眼、眼胞痰核、椒疮、粟疮、皮翻证、漏睛疮、目中胬肉。鼻部：鼻疽、鼻疔、鼻匿疮、鼻疮鼻痔、肺风粉刺、酒齄鼻。耳部：耳部六证、旋耳疮。唇部：反唇疔、锁口疔、唇疽、茧唇、唇风。胸乳部：甘疽、膻中疽、脾发疽、井疽、蜂窝疽、蠹疽、痰疬痈、乳疽、乳痈、乳岩。腹部：幽痈、中脘痈、吓痈、冲疽、脐痈、少腹疽、腹皮痈、缓疽。腋部：腋痈、腋痈、黯疔。肋部：肋疽、渊疽、内发丹毒、胁痈。

①清·文树.外科摘要诀法.清光绪 2 年 (1876) 抄本

内痈部：五脏六腑诸募穴 - 肺心胃大肠小肠三焦膀胱、五脏六腑诸募穴 - 肝脾肾胆。肩部：肩中疽、干疽、过肩疽、髎疽、肩风毒、乐疽。臑部：臑痈、藕包毒、鱼肚发、石榴疽、肘痈。臂部：臂痈、腕痈、兑疽、穿骨疽、骨蝼疽、蝼蛄串。手部：手发背、掌心毒、虎口疽、病虾、手丫发、调疽、蛇头疔、天蛇毒、蛇眼疔、蛇背疔、蛀节疔、蛇腹疔、泥鳅疽、代指、蜣螂蛀、痀疮、狐尿刺、鹅掌风。臀部：鹳口疽、坐马痈、臀痈、上马痈下马痈、涌泉疽、脏毒、坐板疮。股部：附骨疽、咬骨疽、股阴疽、横痃疽、阴疽、伏兔疽、股阳疽、环跳疽、肚门痈、箕门痈、腿游风、青腿牙疳。膝部：膝痈、膝眼风、鹤膝风、下石疽、缓疽、委中毒、上水鱼、人面疮。胫部：三里发、腓腨发、黄鳅痈、青蛇毒、接骨发、附阴疽、内踝疽、外踝疽、穿踝疽、湿毒流注、肾气游风、臁疮、鳝漏、四弯风、风疽。足部：足发背、涌泉疽、脱疽、敦疽、甲疽、足跟疽、厉疽、四淫、臭田螺、牛程蹇、土栗、冷疔、脚气疮、田螺疱。发无定处：疔疮、流注、瘰疬、多骨疽、结核、痼发、瘭疽、乌白癞、大麻风、杨梅疮、杨梅结毒、赤白游风、紫白癜风、疬疡风、丹毒、粟疮、枯筋箭、疥疮、癣疮、黄水疮、暑令疡毒小疖、瘴疽、产后痈疽、血风疮、痞瘤、浸淫疮、火赤疮、猫眼疮、鱼脊疮、骨痿疮、血痒、白疕疮、漆疮、血箭、血痣。

《疡科捷径》仅有 2 幅病位图，但是记载病位较多，其中正面疮疡全图标有 67 种病症，背面疮疡全图标有 50 病症。

《外科心法》有 14 幅图按十四经脉标出病症部位，《分经外科方》有 13 幅图按十二经脉循行线路标注病症部位，这种标注方法便于疾病的诊断与治疗。《外科集腋》症穴图 13 幅，标注 214 种病症。《外科指南》绘有 8 幅图，按头面、头后、肩臂手背、胸前、背后、腿足外廉、腿足内廉、内痈九发来标注疾病。

《外科心法真验指掌》绘有 10 幅病位图，配有真实病人医案，称之为"真经实验杂症"。

9.3.1.2　病形图

病形图是用绘图描写疾病的形状，多见于形状较为特殊的病症。宋代《卫济宝书》绘有癌、瘭、疽、痼、痈 5 幅病形图。

明代《外科启玄》，清代《疡医大全》《外科心法要诀》《疡疮随笔》等著作中均绘有 24 种痔疮图形。《外科图说》绘有 27 种痔疮图：气痔、血攻痔、莲子痔、翻花痔、子母痔、勾肠痔、通肠痔、担肠痔、漏痔、脱肛痔、贯炼痔、雌雄痔、内痔、泊肠痔、垂珠痔、鸡冠痔、樱桃痔、鸡心痔、盘肠痔、珊瑚痔、鼠奶痔、栗子痔、莲花痔、菱角痔、双头痔、夫妻痔、三迷痔，数量及名称与 24 种痔疮图均有不同。

24 种痔疮图是描绘病形为主的图像，主要根据疾病形状将痔疮分为 24 种，其名称除内痔、气痔、血痔外，均以发病形状命名，如翻花痔、子母痔、悬珠痔、鸡冠痔、樱桃痔、鸡心痔等。马王堆汉墓出土的《五十二病方》载有牡痔、牝痔 2 个篇目。南北朝至隋唐时期普遍认为痔疮分为 5 种，隋代巢元方等《诸病源候论》载有牡痔、牝痔、脉痔、肠痔、血痔 5 种。唐代孙思邈《备急千金要方》载："夫五痔者，一曰牡痔，二曰牝痔，三曰脉痔，四曰肠痔，五曰血痔"[①]，与《诸病源候论》记载相同。唐代王焘《外台秘要》载有牡痔、酒痔、肠痔、血痔、气痔 5 种，并且收载"广济疗五痔方"。元代齐德之《外科精义》记载痔疮有牝痔、牡痔、气痔、血痔、酒痔 5 种，又说："肠风痔、脉痔、雌雄痔，皆五痔之别名也"[②]。可见隋唐时期的五痔名称并不统一。明代申斗垣《外科启玄》将痔疮分为 24 种，并且首绘 24 种痔疮图，计有菱角痔、莲花痔、穿肠痔、鼠奶痔、莲花结、蜂窠痔、雌雄痔、子母痔、悬珠痔、钩肠痔、核桃痔、栗子痔、鸡冠痔、珊瑚痔、内痔、担肠痔、垂珠痔、鸡心痔、气痔、血痔、牛奶痔、羊奶痔、串臀痔、里外痔等，形态各异。歌曰："痔症分三八，凭君仔细看，莫教年远见，言之不一般。菱角形之怪，莲花不可观，穿肠并鼠奶，酒色两相干。休道莲花结，蜂窠亦不宽，雌雄同气血，子母一般般。最苦悬珠者，钩肠痛似攒，核桃与流气，见者亦心散。栗子于中大，鸡心在外安，珊瑚形可恶，脱取最为难。内痔浑无出，担肠里外盘，垂珠更宜治，日久是鸡冠。切莫经刀火，令君性命残，成全医自易，戒忌守无难。吾今除怪毒，此药即灵丹，用功不半月，痔漏总皆安"[③]。歌诀中说痔疮分为 24 种，实际上只提及 20 种，根据图像可

①唐·孙思邈.备急千金要方.鲁兆麟，校.沈阳：辽宁科学技术出版社,1997:357
②元·齐德之.外科精义.刘玉玮，校注.// 胡晓峰.中医外科伤科名著集成.北京：华夏出版社，1997：133
③明·申斗垣.外科启玄.胡晓峰，校注.// 胡晓峰.中医外科伤科名著集成.北京：华夏出版社，1997：313

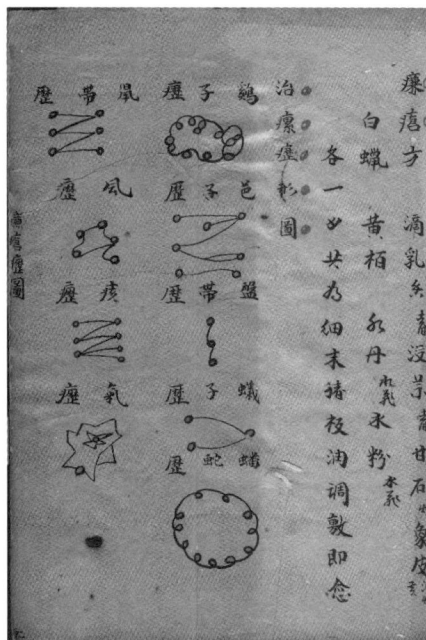

图 9-3-411　治瘰疬形图

知缺少牛奶痔、羊奶痔、串臀痔、里外痔 4 种，24 种痔疮图弥补了文字叙述不详的缺憾。

清代顾世澄《疡医大全》所绘 24 种痔疮图，24 种图名与《外科启玄》完全相同，应是完全承袭了《外科启玄》的相关内容。《外科心法要诀》24 种痔疮图没有文字说明，经对比有 19 种图名与《外科启玄》相同，有 5 种图名即泊肠痔、盘肠痔、蚬肉痔、樱桃痔、脱肛痔替换了《外科启玄》中的穿肠痔、钩肠痔、垂珠痔、羊奶痔、串臀痔，说明作者没有完全照抄前人成果，而是在继承中有所变化创新。由于没有文字记述或文字记述不详，图像成为研究 24 种痔疮的主要依据。

《（增订）治疗汇要》绘有开花疔图 1 幅，强调"证极重险，百无一二，恐与别证相混，故绘以表之"[①]，说明绘出疾病形状主要是便于诊断疾病。

《外科总集验方》有 36 种蛾症：单乳、双乳、梅核、双松子、单松子、双燕口、单燕口、鱼鳞风、重腭等。《疮疡经验全书》有急喉图 38 种，其中 22 种绘有病变形状。

《外科一切杂症》有治瘰疬形图 1 幅（图 9-3-411），绘有鸡子疬、邑子疬、盘带疬、蚁子疬、蟠蛇疬、鼠带疬、风疬、痰疬、气疬 9 种瘰疬形图。

《医症毒门纪要》有 16 幅疳病形状图：彩绞疳、棉花疳、饭乳疳、蛇服疳、蛇藏疳、脱头疳、烂疳、独头疳、莲花疳、鹅喙疳、郁头疳、杨梅结蕊疳、螺丝疳。

《中西割症大全》有 17 种肿瘤图，形状描述似为西医图像（图 9-1-241）。

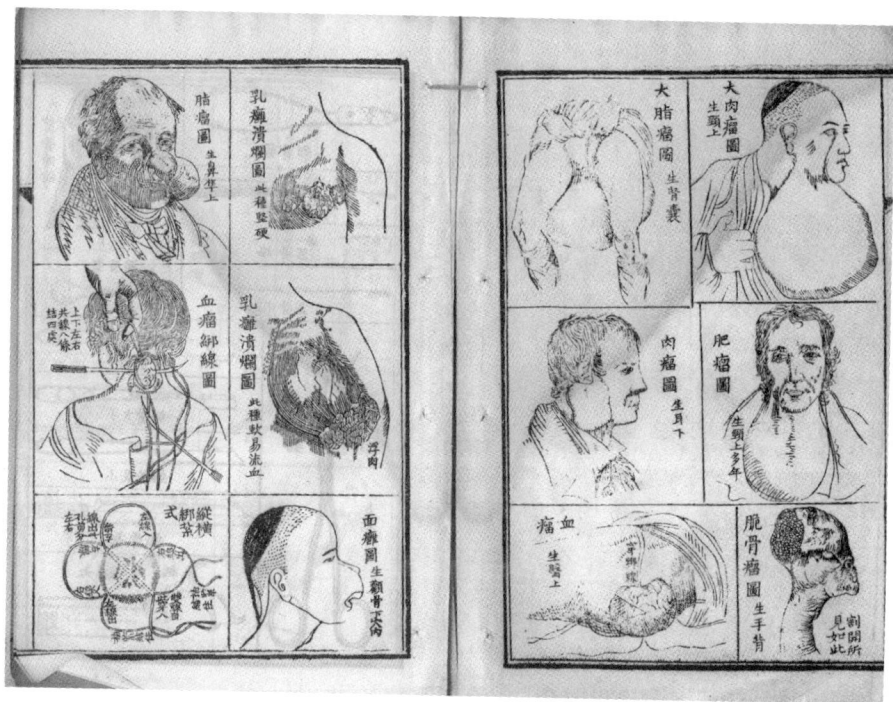

图 9-1-241　肿瘤图

前述病位图中有少数图像在指明部位的同时，还描绘了疾病的形状，可以认为既是病位图又是病形图。例如，《外科心法要诀》的人面疮，所绘如人脸，口鼻眼均有。"多生两膝或生两肘，肿类人面，眉目口鼻皆具"（图 9-1-175）。又如莲子发，形状象莲蓬。"莲子发名取象形，胆与膀胱毒化成，形斜平塌

①清·过铸.增订治疗汇要.清光绪 24 年(1898)武林刻本

侵督重，形长高肿半背轻"。它们均对疾病鉴别诊断有所帮助。

9.3.1.3　病因图

病因图是指用绘图表示发病的原因。例如，明代《外科启玄》中绘有 33 幅病因图，有些绘有虎、犬、蛇、蝎等虫兽图形，形象说明虎噬疮、犬咬伤、蛇咬疮、蝎子叮等疾病的病因。另有人咬伤疮，绘有两人扭打在一起，一人正咬在另一人前臂；金刀自刎，绘有一身披盔甲的将军正在拔剑自刎，非常形象地表示了疾病的原因。《疡医大全》中绘有跌打损伤、从高坠下瘀血攻心、汤泼火疮、虎咬、蛇伤、狗咬等病因图 6 幅。

9.3.1.4　结论

疾病图是外科古籍中最常见的图像，其中尤以病位图数量最多。

疾病图重点在指明发病部位，对于疾病具体形状很少写实，多以圆圈或圆点来示意，体现了绘图者以部位为主、形状次之的意图。对于少数形状特殊的疾病，或是需要加以重视的疾病，绘图者在指明病位的同时，对疾病的形状也加以描绘，以便读者根据形态特点识别疾病。病变部位及形状对外科疾病的诊断十分重要，同样的痈疽肿毒，多因病变部位不同而冠以不同的病名，如夭疽和锐毒，生左耳后为夭疽，生右耳后为锐毒。有些外科疾病根据特殊形状即可诊断，如人面疮、蜂窝发等。

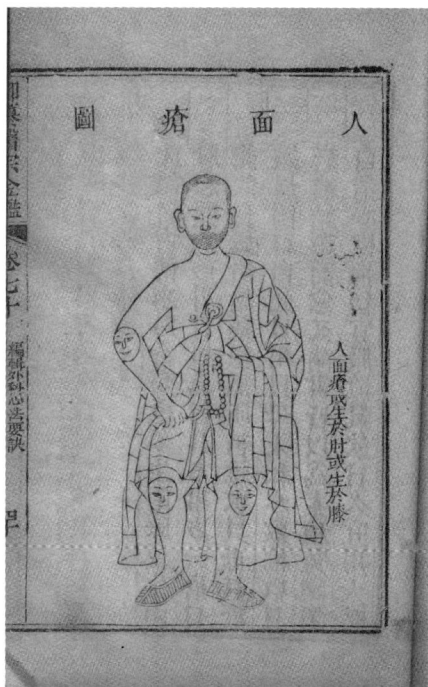

图 9-1-175　人面疮图

早期外科类中医古籍中的疾病图多为一图多病，例如，明代陈实功《外科正宗》30 幅图标有 88 种疾病，少则一病一图，多则十余病一图。明代龚居中《外科活人定本》8 幅图标有 84 种疾病，最少一图四病，最多一图十五病。《外科心法要诀》疾病图数量最多，达 241 幅，基本上是一病一图。由于一病一图，给绘图者保留了创作空间，人物形象更加艺术化，在确保医疗实用功能的同时，增加了图像的美感。

疾病图在外科学术传承过程中最为重要，是外科古籍中的特色图像。其作用有三：一是直观形象描绘疾病部位和形状，一目了然，便于外科疾病诊断和治疗；二是与文字相辅相成，使文字叙述更加容易理解；三是弥补文字描述缺失之不足，使学术传承内容更加完整。

9.3.2　器具图

器具图是指用绘图如实描绘医疗器具形状，有些图还绘出器具用法。

9.3.2.1　器具制作及用途

外科疾病的特点决定了外科医疗器具的普遍应用。相关医疗器具的形状、用法仅靠文字记述很难理解掌握，医疗器具图像的具体描绘，对促进外科医疗器具制作和使用等学术内容的传承有重要作用。

《外科医镜》绘有 16 件器具图，并对器具应用病症有描述："此五刀式，脓头三四五分用之。刀口要薄而锋利。三棱针，手腕足湾放血用之。脓车，脓出不爽用之。弯刀，发背搭手脑疽割烂肉用之。火针，脓头一二寸深用之。卧刀，头顶手掌薄肉处用之。单钩，发背搭手用之。双钩，同上"[1]。如仅靠文字说明，很难想象器具的准确形状及使用方法。

《外科明隐集》仅绘有开疮刀、平刃刀、月刃刀、镊、剪 5 件医疗器具，在说明器具功用的同时，还发表议论，反对器具多样化。"针刀图式：开疮刀，三棱针，平刃刀，月刃刀，镊，剪。开疮之刀，最宜薄利锋锐，取其速入急出，患者不致疼甚，不可用厚钝者。三棱针用其刺放瘀滞毒血，取其刺孔宽豁，

---

①清·高思敬.外科医镜.1917 年天津华新印书局铅印本

瘀汁通流，不致闭塞之便也。平刃刀用其割除死腐余皮，用之随手得便也。月刃刀用其割除深陷之内瘀腐，用之随手得便也。镊者用以枷镊余皮顽腐，以得刀割之便也。剪者取其剪除瘀腐离活未脱，若用刀割，必致揪扯内肉，患者必难禁其疼极之苦也。凡用开疮刺瘀割腐之针刀，止以五六件足其所用，何必多预。现在每有一等贪俗冒充医道之辈，临证必将所持针刀歪斜长短多致三四十件摆列示众，以壮其艺。究其隐意之理，实乃骗世蒙人者之本也"①。

《疡科补苴》对器具尺寸、材质、制作方法、功用、使用方法等有文字记述："大火针：火针柄圆，用坚木为之，长一寸五分，上下以铜箍管定，针梢钉入木中如针式，针头微粗，长一寸三分。小火针：针式如前。柄长一寸三分，针长一寸，较前稍细。皮坚根脚小而顶软者，如瘰疬近骨之间，刺二三分为准。铜丝管：用粗铜丝缠成套管，管针之长短，刺附骨、环跳等疽，肥人肉厚，近骨之脓，针尖当露六七分，多至寸许；肌肉浅薄处，三四分，量浅深用套管以定准。银针管：针管用铜银做管，如麦秸式，上微粗，下微细，做成尖针口，利于插入针孔，长三寸。三棱针：刺厚皮有脓，或用火针烙开无脓，复用此针透之亦可。眉刀：眉刀之利，泻一切皮薄之痛脓。铍针：铍针中间厚如剑脊尖利两边锋，用如眉刀泻脓。长至四寸者，名喉枪，刺咽喉之脓血。铜钳：铜钳钳痈疽之脓腐，拔木刺鱼卡之类。双火针：烧红刺阴凝，消散横痃瘰疬之类。钢剪：剪痈疽之腐肉，肛门之漏管，头顶之鳝攻，小便之包皮，纯钢者佳。火烙：火烙如瓜子式，造以真金，金得火而内闭，烙之不溃。铜铁之烙，火从外泄，烙之必溃。用麻油灯烧，急拭烟煤。烙头顶之肉刺宜烙焦，烙喉痹宜速。银丝：银丝圆其头，以免刺痛。试漏管之浅深，尾其眼，穿药线以挂痔漏之管。豪针：毫针以铜银造之，取其滑利。上用铜丝缠之，以便炷艾。针之长短不一，量浅深用。炷艾灸散寒痹腹痞，冷针泻皮水。至于针法，又在针灸科求之。铜钩：钩用响铜，或用纯钢造之，或双钩亦可。钩腐肉以剪之"②。

《外科心法真验指掌》绘有39件外科器具图，对各器具用法用途有文字解释，其中竹筒拔法论、瓷罐拔法论对竹筒和瓷罐的用法论之颇详。

（1）斜刀，此短刀常用，可轻可重，随便皆宜。

（2）尖刀，此短刀双锋，肉深皮厚，疮大要口大者宜。

（3）圆刀，此刀圆刃甚锋，疮大溃肉太多，去腐用宜。

（4）长斜刀，此斜刀开咽喉，必须长把锋刃者，方可利用。

（5）长尖刀，此尖刀点咽喉，必须长把尖锋者，方可速利。

（6）内弯刀，此刀内弯刃，为取皮里暗处溃肉，可以弯割去之，最宜。

（7）外弯刀，此刀外刃，必滑锋，为去皮里深处腐肉，可以易割取之，甚妙。

（8）药管，此管治深处窄缝不能撒药，可以用管吹入，最妙。

（9）药鼓，此鼓治咽喉，吹药之具，用之甚为得力。

（10）单钩，此钩取里边腐肉，钩而剪之，是必宜用。

（11）双钩，此钩取大块腐肉，必须双钩得力，不然恐连伤好肉。

（12）尖烙，此烙治疗极妙。用火烧红，将疔疮毒尖用烙尖以烙，而毒即聚而硬。

（13）方烙，此烙治大疗极妙。用火烧红，将疔匀烙，其毒自枯，候皮干落，自然复好。

（14）圈，此圈治疗，用圈套住，将四围好血避定不能连烙，再用火烙方妙。

（15）压，此压可以上药，有药上不到处，即以压挑药上之，甚是便利。

（16）锄，此刀遇疮有镊不能去之腐，而以锄轻轻去之可也。

（17）铁捻，此捻遇疮口有脓肉塞之者，而以捻投而通之，引脓自出。

（18）镰，此镰遇疮有黏脓不断，以镊捏住，用镰割之。若不爽去，以剪去之。

（19）压舌，此板压舌看咽喉用之。或吹药，或开刀，或点药，皆不可不用。

（20）小铁弓，此小弓用手执入口内，腾起左右颊，看牙齿上药，可以借此得便。

（21）大铁弓，此大弓用手执入口内，腾起后边左右颊，看之真切，并咽喉亦可易见，概宜用此得力。

①清·何景才.外科明隐集.清光绪28年（1902）刻本
②清·沙书玉.疡科补苴.清光绪3年（1877）刻本

（22）大药勺，此勺取药撒之，治口内舌上之症，最为方便。

（23）镊，此镊捏溃疮之腐肉，取之去之，不可伤好肉，伤则流血。

（24）银针，此银针遇毒疗等症，急宜用此针刺破，或脓或血，放出即愈。

（25）钢针，此钢针遇痈疽等症，不宜开大口者，皆以钢针穿眼，入药捻最妙。

（26）牙针，此牙针取其柔细，可以入目无伤，以此上药，敏妙之至。

（27）长棱针，此棱针医喉中之症宜放毒血者，轻轻以此针点破为妙。

（28）剪，此剪纯钢甚锋，可以去除溃腐乱肉用之。

（29）斜齿，此刀可以上玉药，取多取少，斟酌抹在膏中，对疮口贴之。

（30）刮刀，此刀可以刮舌苔、刮癣疮、刮余脓，用之皆便。

（31）小勺，此勺可以上药，或暗处隐匿处，凡药不能到者，皆能以小勺入送上之。

（32～37）小件锋锐刀针（尖刃刀、单刃刀、二刃刀、三棱针、四棱针、小钢铲），以上诸样刀针，皆小而锋，用之取其灵便巧妙，最为合宜。

（38）竹筒，竹筒拔法论：竹筒与药筒异，药筒其力柔而缓，竹筒其性猛而速。乃阴症毒沉，宜徐徐然缓换以提之，故用药筒为佳。暴症毒凶，必当疾疾然速取以吸之，故用竹筒甚妙。竹筒形式相同而稍长三二寸，一头留节，离节三二寸，钻一小孔，塞木条要严，中间用木棍，一头按或皮或布之堵头，一头由竹节中间钻一窟窿，穿过透出木棍头，用手把住木棍，将堵头抽竹筒内寸余，再将筒口扣在疮口上要严，用右手扶住筒，左手将木棍望后拔，不可太猛，猛者有致伤人。吸住时稍停片刻，将木棍抽过木塞之孔，拔去木塞，而竹筒自然落下，疮中之毒物，即在筒中矣，视之便知其症之吉凶难易也。医家临证，当自揣之。此法不可轻用，量以行之。

（39）瓷罐，俗云火罐，瓷罐式样大者茶盅同。瓷罐拔法论：今夫瓷罐，又与竹筒异矣。竹筒无非疗疮，大有神益。乃瓷罐之利，不仅有益于疮症，而且与诸般之寒症，亦有可取之处。盖用罐之法，亦当将瓷罐钻一小孔于靠底处，以木塞紧紧塞之，防其欲落之难，如难即拔去塞，而罐自落矣。如用之，罐底宜向下垂，或对侧边，万不可以底向上而罐口向下，恐其火落在肉皮，有伤患者，非徒无益，而反害之。用火拔者，温以取之，令肠气通于内，而毒气随走于外，渐渐蒸发，生机自有，活不难矣。即治寒症亦然。火者阳气也，寒者阴气也；寒用火以煨之，而寒自消；阴用火以暖之，而阴自转，乃必然之理也。再有瓷罐拔而取之，无论食寒风寒凉寒等症，皆不难奏凯于目前矣。

《外科心法真验指掌》对各式器具用途用法有所论述："刀针样式用法各论：凡刀有斜有尖有圆，有铁管有铜鼓，有短有长，有内弯外弯，有钩有双钩，有宽有窄，有镰有锄，有箭头有铁圈，有尖铁烙有方铁烙，有药勺有压舌，有铁弓有刮条，有铁捻，各有所宜，不得用错。凡针有银有铁，有长有短，有三棱有四棱，自有所宜，不可乱动"，"刀针用法总论：凡取脓，必须以刀针为主。疾徐轻重出于心，皮薄刀宜浅，深则伤肉；皮厚刀宜深，浅则莫透，毒气难出。高肿而不硬，深宜四五分；肿高且硬，深宜六七分；平肿肉色不变，刀深宜寸。若背腹胁肋等处，皆宜用扁针平刺，或斜入，或旁投，不可直下，直下刀针恐伤脂皮，气透而出，则命难保矣。欲大开口，刀针直入斜出最妙。若开小口，刀针即直入直出，此法极妙如神，学者不可不遵。乃刀针不可太早，当在十日后施之、半月后施之。若候之二十日后，仍不宜用刀针者，其症属凶险矣。又有不当用针者，或瘰或瘤，或筋或骨，漫云冬令不行，即平时亦免用刀针矣。慎之慎之"[1]。

《疡医大全》有金针图、烙铁图各 1 幅，并且记述了金针和烙铁的制作与用法。"凡金针之柄以紫檀、花梨或犀角为之，长二寸八分，如弓弦粗，两头钻眼，深四分。又用上好赤金子抽粗丝长一寸，用干面调生漆嵌入眼中，外余六分，略长些，不可太锋利，恐伤瞳仁。平时以鹅毛管套之，藏于匣内。临时供于佛前，用之无有不验者也。此龙树王菩萨神针式也"[2]，"不拘金银，打成烙铁。每用艾火燃烧通红，趁热烫患上，再燃再烫，一日只可五六次，恐伤元气。须要择上吉日，不犯尻神。烫毕用药搽之，庶不

①清·刘济川.外科心法真验指掌.清光绪 13 年(1887)全顺堂刻本
②清·顾世澄.疡医大全.凌云鹏，点校.北京：人民卫生出版社,1987:431

再生矣"①。此段文字可以看出，古代医家不惜使用紫檀、花梨或犀角、金银等贵重材料制作医疗器具，说明了当时对医疗器具的珍爱及重视，也从一个侧面反映了医疗器具的重要性。

9.3.2.2　结论

医疗器具图是外科类中医古籍中的特色图像。从器具图来看，古代外科医疗器具多至40余种，主要为刀、针、钳、剪、烙铁、火罐、上药器等。

古代医家有人不主张医疗器具过于繁多，认为外科医疗器具五六件足矣，多则有蒙骗病人之嫌。《外科明隐集》强调："凡用开疮刺瘀割腐之针刀，止以五六件足其所用，何必多预。现在每有一等贪俗冒充医道之辈，临证必将所持针刀歪斜长短多致三四十件摆列示众，以壮其艺。究其隐意之理，实乃骗世蒙人者之本也"②。

"凡器用之属，非图无以制器"③。在手工业制造医疗器具的时代，外科古籍中的器具图尤显重要，如果没有器具图像的传承，有些医疗器具就存在失传的危险。外科古籍中文字与图像相辅相成，文字记述器具名称、尺寸、材质、制作方法、功用、使用方法等，图像描绘器具形状式样，便于器具的制作与应用。器具图对中医外科手术技术的传承发展有重要作用。

一些传世的古代外科器具，如果没有外科器具图对照，仅凭文字记载，很难确定每件器具的名称，利用图文对照可以解决这一难题。器具图形象地展示了古代外科技术所使用的工具，使后人更加确信了古人外科手术技术水平的真实性，在研究古代中医外科学术成就时应重视器具图的研究。

9.3.3　药物图研究

中药内服外用是中医治疗外科疾病的常用方法，中医外科古籍中载有大量中药内容，但药物图较为少见，本研究仅发现四种药物图，简要分析如下。

9.3.3.1　忍冬藤

忍冬藤图见于宋代陈自明《外科精要》，无药物、功效、主治等文字记载，仅有忍冬藤图1幅及忍冬酒方。"忍冬酒，治一切痈疽甚效。仍以麦饭、神异二膏敷贴。忍冬藤（生取）五两，大甘草节一两，上用水二碗，煎一碗，入无灰好酒一碗，再煎数沸，去滓，分三服，一昼夜用尽，病重昼夜二剂，至大小便通利为度。另用忍冬藤一把烂研，入酒少许，敷四围"④。忍冬藤，本草著作文字记载最早见于汉代《名医别录》，具有清热、解毒、通络的功效，常用于治疗痈肿疮毒等外科疾病。《本草纲目》称其消肿、散毒、治疮为要药，"治一切风湿气及诸肿毒，痈疽疥癣，杨梅恶疮，散热解毒……忍冬茎叶及花功用皆同。昔人称其治风除胀，解痢逐尸为要药，而后世不复知用。后世称其消肿、散毒、治疮为要药，而昔人并未言及，乃知古今之理，万变不同，未可一辙论也"⑤。《本草正义》曰："忍冬，《别录》称其甘温，实则主治功效，皆以清热解毒见长，必不可以言温。故陈藏器谓为小寒，且明言其非温；甄权则称其味辛，盖惟辛能散，乃以解除热毒，权说是也……不仅煎剂之必须，即外用煎汤洗涤亦大良。随处都有，取之不竭，真所谓简、便、贱三字毕备之良药也。"⑥

9.3.3.2　麦饭石

麦饭石图见于清代孙震元《疡科会粹》（嘉庆7年抄本），有麦饭石图2幅，一为"本草纲目图"，一为"中流一壶图"；引有《证治准绳》《中流一壶》《本草纲目》中有关麦饭石生境与特征的描述文字。麦饭石，因其形状如一团大麦饭而得名，本草著作文字记载最早见于宋代《本草图经》，具有清热、解

① 清·顾世澄.疡医大全.凌云鹏，点校.北京：人民卫生出版社,1987:546
② 清·何景才.外科明隐集.清光绪28年(1902)刻本
③ 宋·郑樵.通志.二十略.王树民，点校.北京：中华书局,1995:1829
④ 宋·陈自明.明·薛己订.外科精要.胡晓峰，校注 // 胡晓峰.中医外科伤科名著集成.北京：华夏出版社,1997:89
⑤ 明·李明珍.本草纲目（校点本）第二册.北京：人民卫生出版社,1977:1334-1335
⑥ 张山雷.本草正义.程东旗，点校.福州：福建科学技术出版社,2006:291

毒的功效，治疗痈疽发背等外科疾病。《本草图经》曰："大凡石类，多主痈疽[①]"。《本草纲目》记载："麦饭石甘温，无毒，主治一切痈疽发背"[②]。对麦饭石的生境与特征有详细描述："处处山溪中有之，其石大小不等，或如拳，或如鹅卵，或如盏，或如饼，大略状如握聚一团麦饭，有粒点如豆如米，其色黄白，但于溪间麻石中寻有此状者即是"。

9.3.3.3　乌蔹莓

乌蔹莓图见于清代孙震元《疡科会粹》（嘉庆 7 年抄本），无药物、功效、主治等文字记载，仅有乌蔹莓图 1 幅，原图文字"乌蔹母，俗名五龙草，一名五叶莓、龙草、赤葛、五爪龙、赤泼藤"[③]。乌蔹母即乌蔹莓，本草著作文字记载最早见于汉代《名医别录》，具有清热利湿、解毒消肿的功效，治疗痈肿疔疮、痄腮丹毒、风湿痛、黄疸痢疾、尿血白浊。《名医别录》："捣敷疮肿，蛇虫咬处"。《新修本草》："主风毒热肿，游丹，蛇伤，捣敷并饮汁"[④]。《本草图经》："乌蔹莓蔓生，茎端五叶，花青白色，俗呼为五叶莓，叶有五梗，子黑，一名乌蔹草"。《寿域神方》："治一切肿毒发背，乳痈便毒，恶疮初起者，五叶藤或根一握，生姜一块，捣烂，入好酒一盏，绞汁热服，取汗，以渣敷之，用大蒜代姜亦可"[⑤]。

9.3.3.4　大佛指甲草

大佛指甲草图见于清代《疔疮形图》所附《疔疮要书》（光绪 17 年铅印本），仅有大佛指甲草图 1 幅及"此草名大佛指甲草，治疗之圣药也"[⑥]寥寥十四字。查本草著作中无大佛指甲草药名，《中药大辞典》中有佛甲草和佛指甲两种药物，均为景天科植物，药物功效及形态图与大佛指甲草比较相近。其中，佛甲草有 2 种，一种是景天科植物佛甲草的全草；另一种是马牙半支，别名佛甲草，为景天科植物凹叶景天的全草。佛指甲有 4 种，分别是：佛指甲，为景天科植物佛指甲的茎叶；佛甲草别名佛指甲，景天科植物佛甲草的全草；石指甲别名佛指甲，景天科植物垂盆草的全草；景天别名佛指甲，景天科植物景天的全草。以上 6 种药物均为景天科植物，形态较为接近，均有清热解毒消肿的功效，可用于外科疾病的治疗。

根据药物形态图对比，可以初步判定大佛指甲草应是景天科植物佛甲草的全草。佛甲草在《全国中草药汇编》中的名称为鼠牙半支，别名佛甲草、指甲草。佛甲草，本草著作文字记载佛甲草最早见于宋代《本草图经》，具有清热、消肿、解毒的功效，治疗咽喉肿痛、痈肿、疔疮、丹毒、烫伤、蛇咬伤等疾病。《本草图经》："研烂如膏，以贴汤火疮毒"[⑦]。《本草纲目》："佛甲草，二月生苗成丛，高四五寸，脆茎细叶，柔泽如马齿苋，尖长而小，夏开黄花，经霜则枯，人多栽于石山瓦墙上，呼为佛指甲。《救荒本草》言，高一二尺，叶甚大者，乃景天，非此也"[⑧]。《本草纲目拾遗》："治痈疔，便毒，黄疸，喉癣"[⑨]。

9.3.3.5　结论

中医外科古籍中虽然有丰富的中药内容，临床实践也经常应用中药治疗外科疾病，但很少见到本草图，众多本草图为何仅有 4 种见于中医外科古籍？经考察药物功效主治，可知此四药均是中医外科常用药物，疗效显著确切，被称之为治疗外科疾病的良药、要药，甚至是圣药，所以著者特将图像绘出，以示重视。

因为是外科常用特效药，在穷乡僻壤遇紧急病患，可以随处采药应急。著者绘出药物形态图，便于

①宋·苏颂.本草图经.尚志钧，校.合肥：安徽科学技术出版社，1994:61
②明·李时珍.本草纲目（校点本）第一册.北京：人民卫生出版社，1975:618
③清·孙震元.疡科会粹.崔扫尘，点校.北京：人民卫生出版社，1987:1101
④唐·苏敬，等.唐·新修本草辑复本.尚志钧，校.合肥：安徽科学技术出版社，1981:289
⑤江苏新医学院.中药大辞典上册.上海：上海人民出版社，1977:473
⑥佚名.疔疮形图.光绪 17 年铅印本
⑦宋·苏颂.本草图经.尚志钧，校.合肥：安徽科学技术出版社，1994:621
⑧明·李时珍.本草纲目（校点本）第二册.北京：人民卫生出版社，1977:1391
⑨清·赵学敏.本草纲目拾遗.北京：人民卫生出版社，1963:149

读者依图认药，采集应用。

大佛指甲草在本草著作中不见其药名的记载，《疗疮要书》仅有十余字介绍，如果没有图像存在，很难确定其科属种类。通过药物形态图可以考证其药物本源，初步判定大佛指甲草应是景天科植物佛甲草的全草，弥补了文字记载不详的缺憾。同时，药物形态图还可以对同名异物药物起到鉴别种属及具体植物的作用，尽可能使用道地药材。

中医古籍中存有大量图像，是中医文献的重要内容，对中医学术传承有重要作用。药物形态图有助于鉴别药物种属及具体植物，便于识别及采集，其作用非单纯文字说明所能替代。正如宋代文献大家郑樵所说："要别名物者，不可以不识虫鱼草木，而虫鱼之形，草木之状，非图无以别"[1]。

9.4　小结

9.4.1　图像与外科学术传承的关系

宋代文献学家郑樵在《通志·图谱略》中阐述了图像和文字相辅相成的关系，突出强调图像不可或缺的重要性。"河出图，天地有自然之象；洛出书，天地有自然之理。天地出此二物以示圣人，使百代宪章必本于此而不可偏废者也。图，经也；书，纬也；一经一纬，相错而成文。图，植物也；书，动物也；一动一植，相须而成变化。见书不见图，闻其声不见其形；见图不见书，见其人不闻其语。图，至约也；书，至博也；即图而求易，即书而求难。古之学者为学有要，置图于左，置书于右，索象于图，索理于书，故人亦易为学，学亦易为功，举而措之，如执左契。后之学者离图即书，尚辞务说，故人亦难为学，学亦难为功，虽平日胸中有千章万卷，及寘之行事之间，则茫茫然不知所向"[2]。中医药学术传承过程中，图像与文字缺一不可，图文并茂，效果最好。

中医外科疾病主要发生在人体表面，很多疾病名称是根据发病部位来命名，因此确定疾病准确部位十分重要，由此出现大量疾病部位图势在必然。治疗外科疾病多在体表施治，确定治疗部位也是非常重要的，因此有相当数量的图像标明治疗部位。部分外科疾病采取手术治疗，所用医疗器具需要依据图像才能制造，所以外科古籍中有很多医疗器具图。这些特色图像的存在，是中医外科学术发展的需要，与相关文字内容相辅相成，相互补充完善，共同担当中医外科学术传承的重任。

除疾病图、治疗图、器具图等中医外科特色图像外，诊断图、经脉图、脏腑图、五运六气图等基础理论图像也在外科古籍中出现，体现了中医学整体观念的基本原则在中医外科学术的具体应用，顺应了中医外科学提出的外病内治、辨证施治的主张。

药物图虽仅见4种，却是中医外科应用大量药物治疗疾病的代表图像，均是中医外科常用药物，疗效显著确切，被称之为治疗外科疾病的良药、要药，甚至是圣药，通过药物形态图可以考证其药物本源，弥补文字记载不详的缺憾，便于识别、采集、应用。

外科类中医古籍图像系统收集整理研究，具有重要的文献价值和应用价值。通过系统收集挖掘外科类中医古籍中的图像，梳理分类，形成图像汇编，将古代中医文献的精彩内容展现出来，丰富中医药学术传承的内容，为进一步深入研究图像打下良好基础。通过对图像内容的深入研究，全面掌握古代中医外科的学术精华，古为今用，充分利用图像指导临床实践，提高中医药防病治病的能力及水平。温故知新，在中医药学术传承过程中，必须注重图像的重要性，在原有图像的基础上创新发展，不断丰富中医药图像内容。

①宋·郑樵．通志·二十略．王树民，点校．北京：中华书局，1995:1830
②宋·郑樵．通志·二十略．王树民，点校．北京：中华书局，1995:1825-1826

9.4.2　结语

早期的外科著作只是文字叙述，没有绘图。随着对疾病认识的深入以及治疗经验的不断积累，有些文字叙述较难理解，学者不易掌握，于是出现绘图加以辅助说明。现存最早的有绘图的中医外科著作是宋代东轩居士所撰《卫济宝书》，绘有痈疽五发形状图和治疗部位图。

早期的绘图仅起提示作用，针对难以理解掌握的内容辅助说明。后世医家将绘图通俗化，不论文字叙述难易都增加绘图来辅助，导致绘图数量由少到多，逐渐充实完善。现存绘图数量最多的中医外科著作是《医宗金鉴•外科心法要诀》，收录图像 265 幅。

本研究以《中国中医古籍总目》收载的外科类中医古籍为主，包括少量《中国中医古籍总目》未收载的外科古籍，共调研查阅外科类中医古籍 255 种，其中有图像的著作 108 种，约占调查总数的 42%。调研查阅外科类中医古籍所见图像 4994 幅，迄今已经收集 3860 幅，其中 110 幅彩图，内容十分丰富。

根据外科类中医古籍图像内容，可以分为 12 类：①疾病图（病位图、病形图、病因图）；②诊断图（脉诊图、望诊图）；③医疗图（医疗示意图、医疗部位）；④药物图；⑤器具图；⑥养生图；⑦脏腑图（脏腑图、内景图）；⑧经穴图（全身经脉图、局部经脉图、铜人图、穴位图）；⑨部位图（同身尺寸图、骨度图、体表部位图）；⑩理论图（五运六气图、太极图、五轮八廓图、尻神图）；⑪符咒图；⑫人物图。

疾病图、治疗图、器具图等图像具有外科专业特色。有些图像则是从其他专业借鉴而来，如五运六气图、太极图、脏腑图、经脉图、练功图、药物图等，表明外科专业学科发展过程中与其他学科的关联性。

外科疾病特点及治疗方法的复杂性，如疾病多发于体表、常用手术方法治疗等，决定了图像在外科著作中的广泛存在，图像对于外科疾病诊断和治疗方法的传承有重要作用。疾病图在外科学术传承过程中最为重要，是外科古籍中的特色图像。疾病图数量最多，占调研查阅外科类中医古籍图像总数 50% 以上。其作用有三：一是直观形象描绘疾病部位和形状，一目了然，便于外科疾病诊断和治疗；二是与文字相辅相成，使文字叙述更加容易理解；三是弥补文字描述缺失之不足，使学术传承内容更加完整。

古代外科医疗器具多至 40 余种，主要为刀、针、钳、剪、烙铁、火罐、上药器等，图像描绘器具形状式样，便于器具的制作与应用，器具图对中医外科手术技术的传承发展有重要作用。

脉诊图及经脉图多见于诊法著作及针灸著作中，外科著作中收载此类图像，是古代中医外科重视整体观念、强调外病内治的具体表现。

中医古籍中存有大量图像，是中医文献的重要内容，对中医学术传承有重要作用。中医外科古籍中的图像，疾病图有助于疾病的诊断及治疗，器具图有助于器具制作使用，药物形态图有助于药物识别采集，治疗部位图有助于准确认定治疗部位，其作用均非单纯文字说明所能替代。好的中医文献，往往是图文并茂，相辅相成，其学术传承的准确性、完整性、易学性、可读性均高于纯文字著作。

中医古籍中的图像直观形象，与文字记载相辅相成，承担着传承中医学术的重任。"天下之事，不务行而务说，不用图谱可也。若欲成天下之事业，未有无图谱而可行于世者"[1]。古人在千年前得出的结论值得我们中医药工作者高度重视。

①宋•郑樵.通志•二十略.王树民，点校.北京：中华书局，1995:1825-1826

9.5　图录

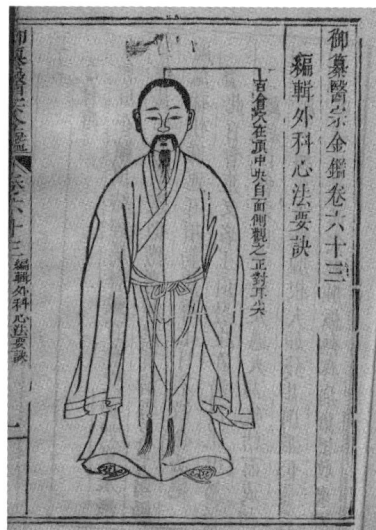

图 9-1-1　百会疽图

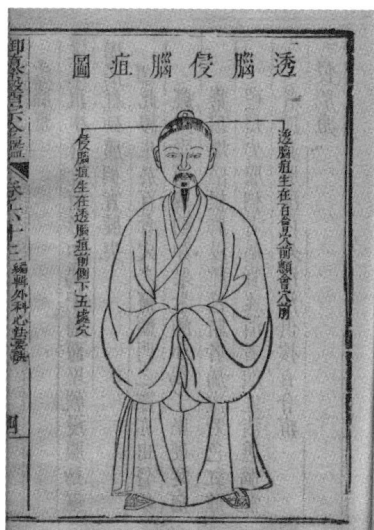

图 9-1-2　透脑侵脑疽图

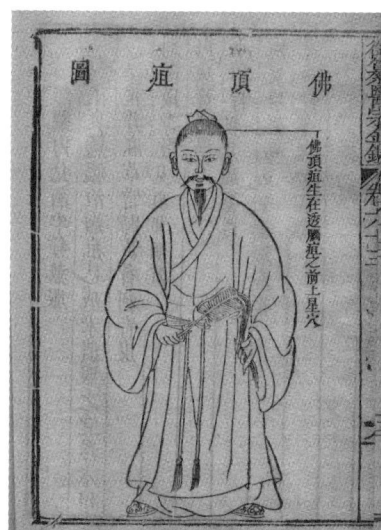

图 9-1-3　佛顶疽图

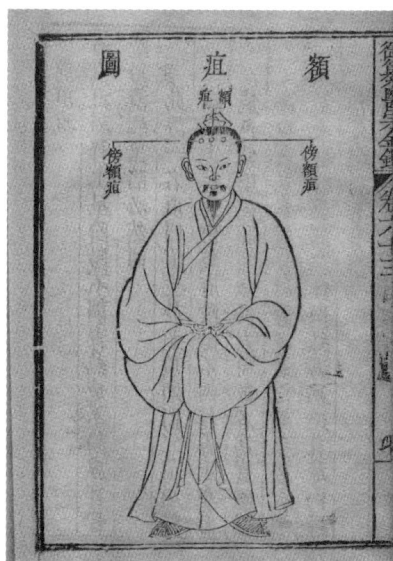

图 9-1-4　额疽图

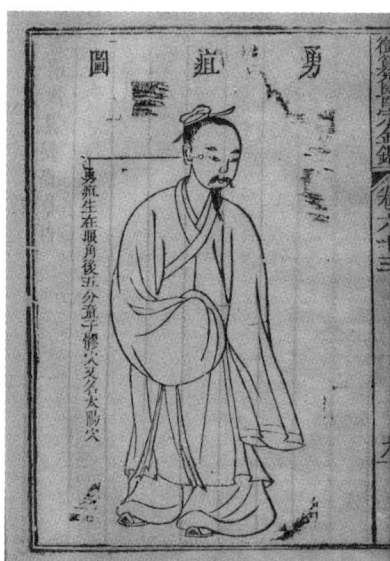

图 9-1-5　勇疽图

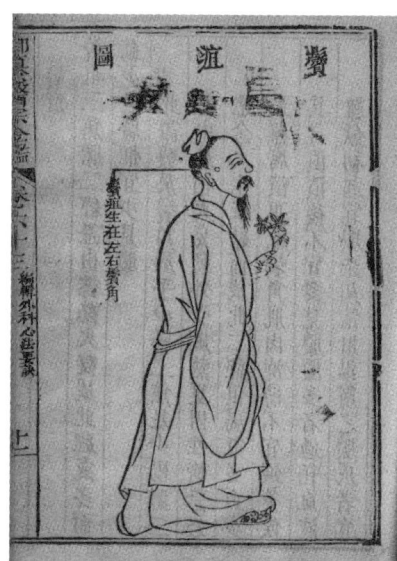

图 9-1-6　鬓疽图

图 9-1-7　天疽毒图

图 9-1-8　耳后疽图

图 9-1-9　耳发图

图 9-1-10　耳根毒图

图 9-1-11　玉枕疽图

图 9-1-12　脑后发图

图 9-1-13　脑铄图

图 9-1-14　油风图

图 9-1-15　白屑风图

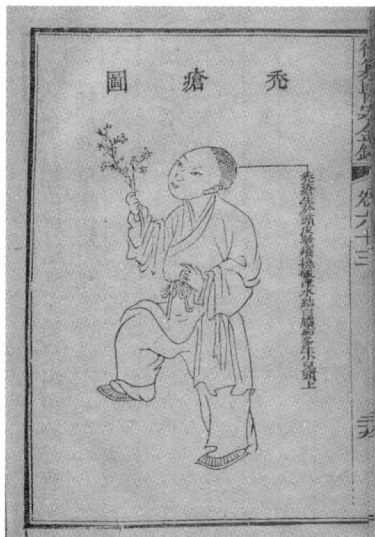

图 9-1-16 秃疮图

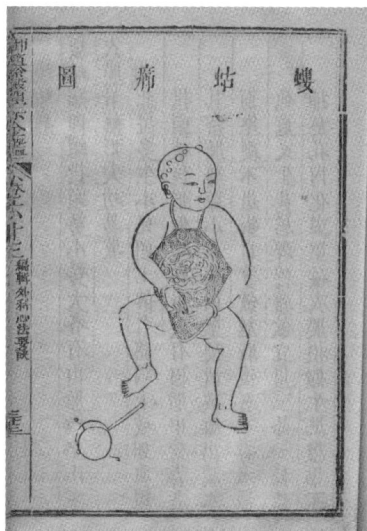

图 9-1-17 蝼蛄疖图

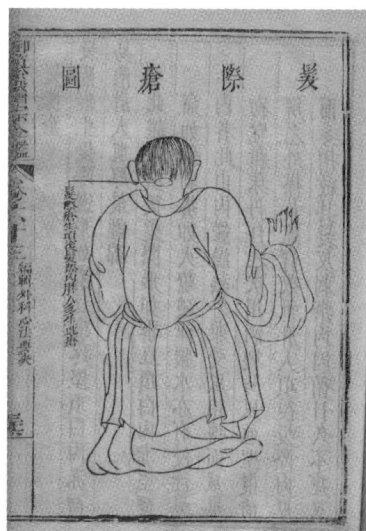

图 9-1-18 发际疮图

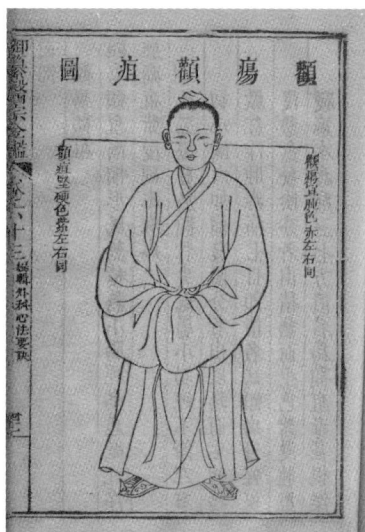

图 9-1-19 颧疡颧疽图

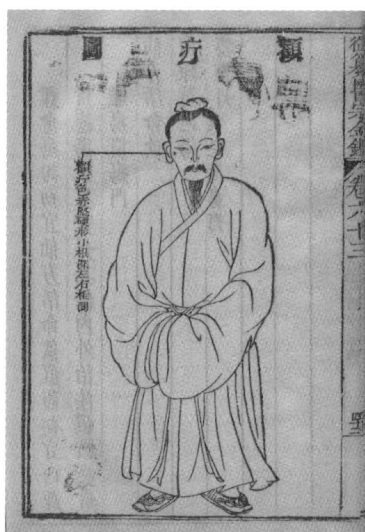

图 9-1-20 颧疔图

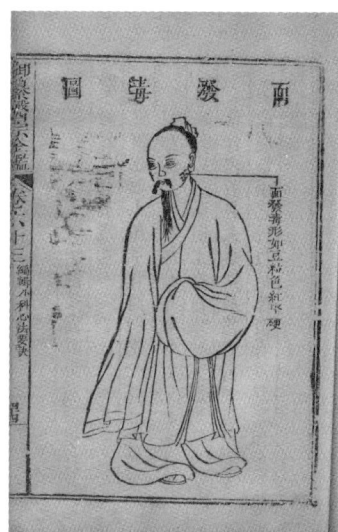

图 9-1-21 面发毒图

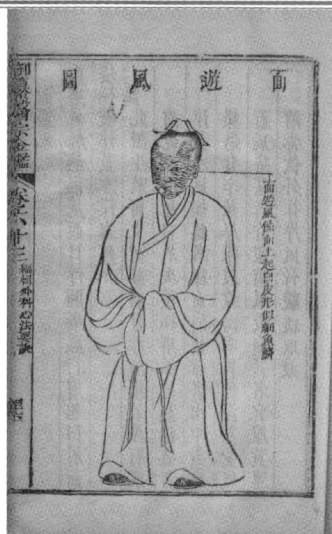

图 9-1-22 面游风图

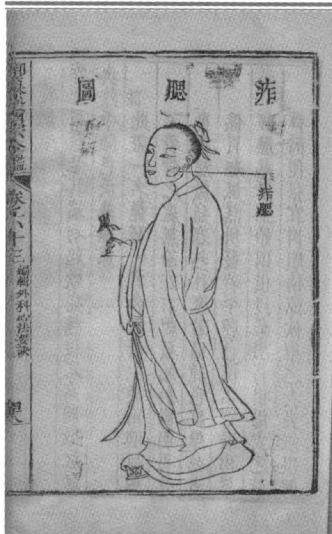

图 9-1-23 痄腮图

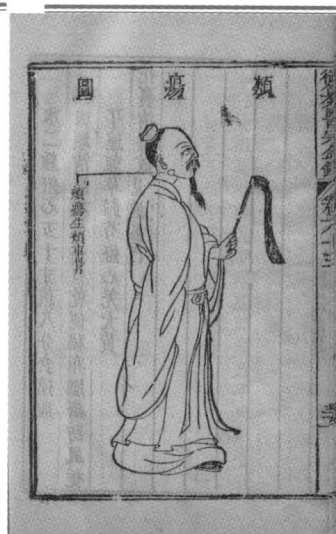

图 9-1-24 颊疡图

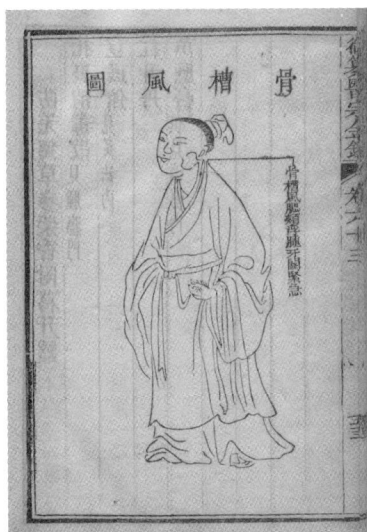

图 9-1-25　骨槽风图

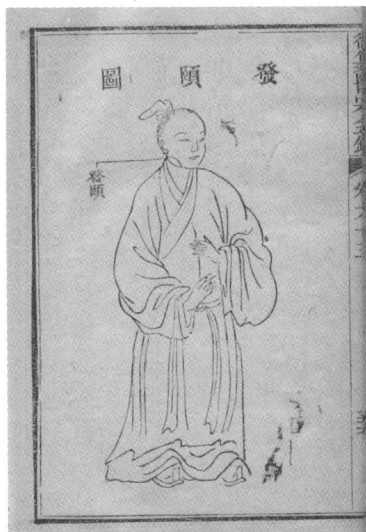

图 9-1-26　发颐图

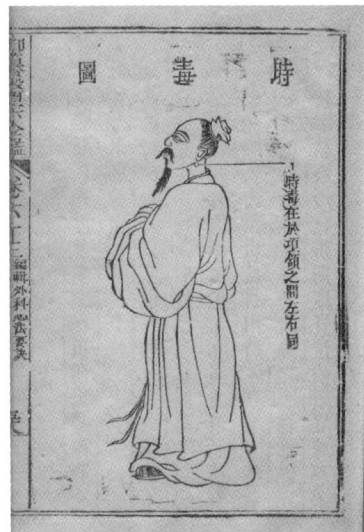

图 9-1-27　时毒图

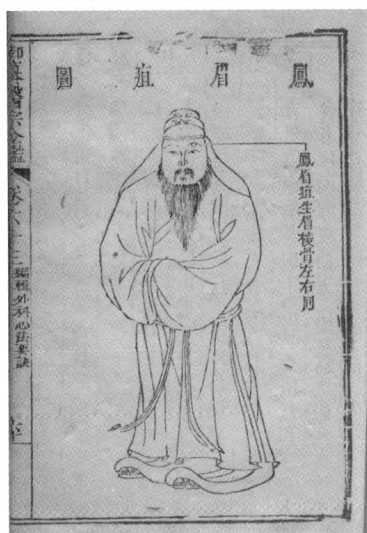

图 9-1-28　凤眉疽图

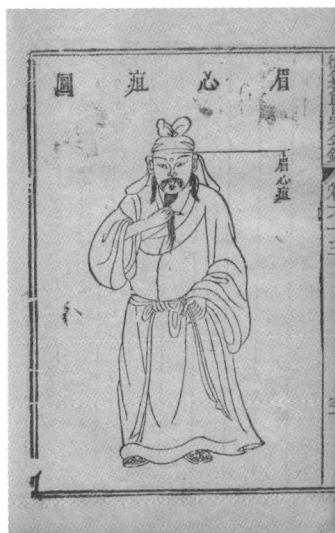

图 9-1-29　眉心疽图

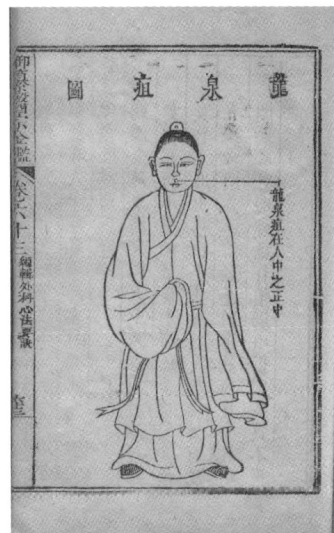

图 9-1-30　龙泉疽图

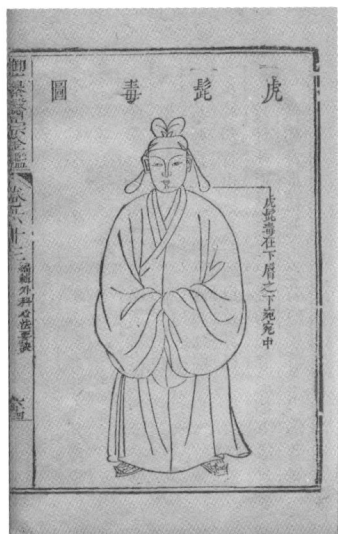

图 9-1-31　虎髭毒图

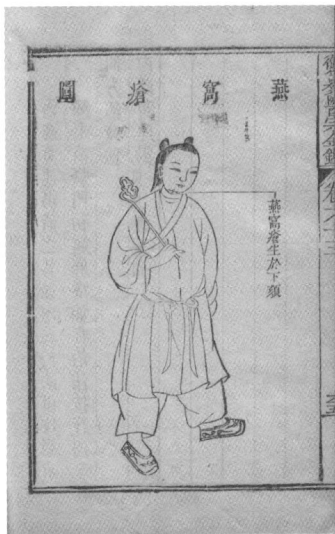

图 9-1-32　燕窝疮图

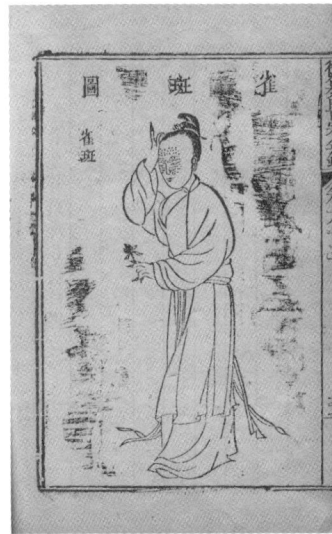

图 9-1-33　雀斑图

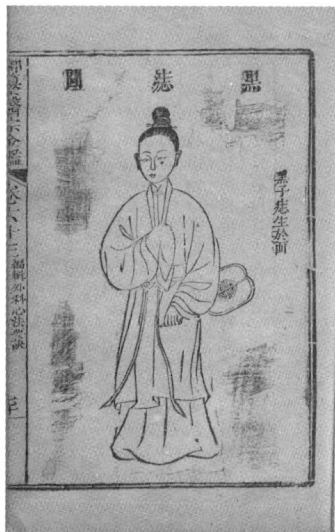

图 9-1-34　黑痣图

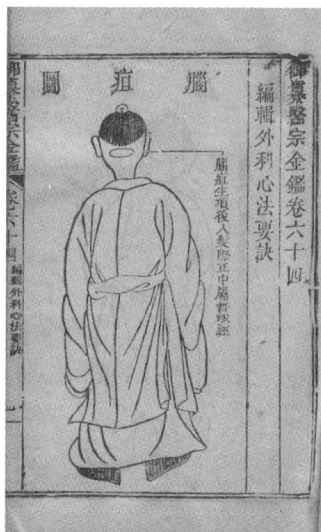

图 9-1-35　脑疽图

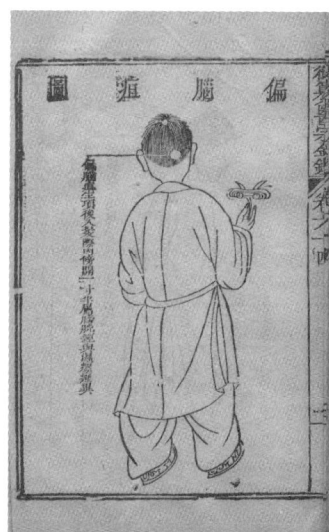

图 9-1-36　偏脑疽图

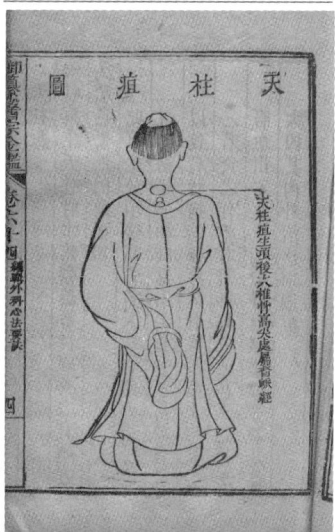

图 9-1-37　天柱疽图

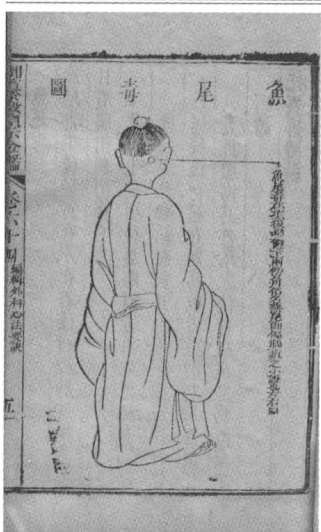

图 9-1-38　鱼尾毒图

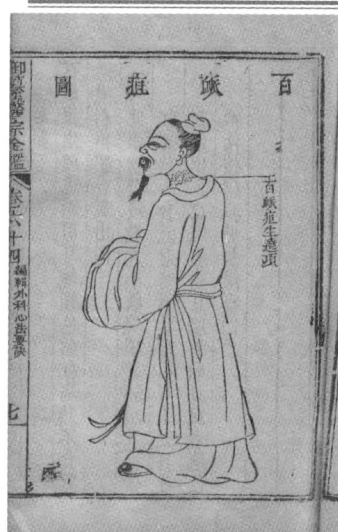

图 9-1-39　百脉疽图

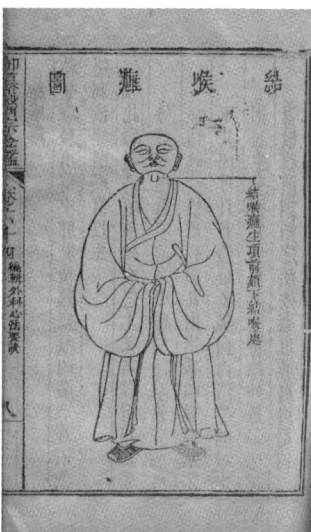

图 9-1-40　结喉痈图

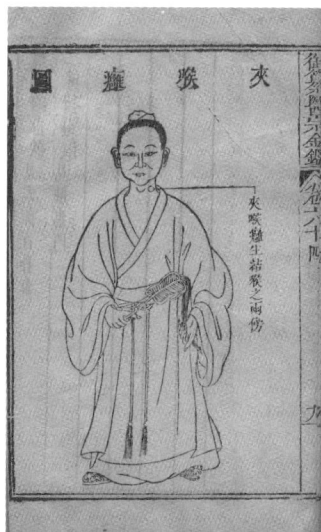

图 9-1-41　夹喉痈图

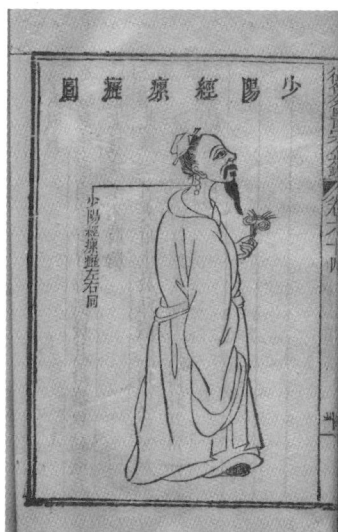

图 9-1-42　少阳经瘰疬图

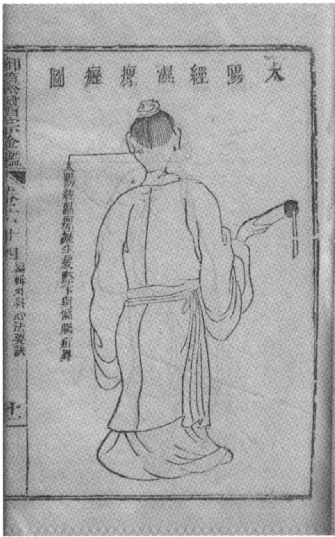

图 9-1-43 太阳经湿瘰疬图

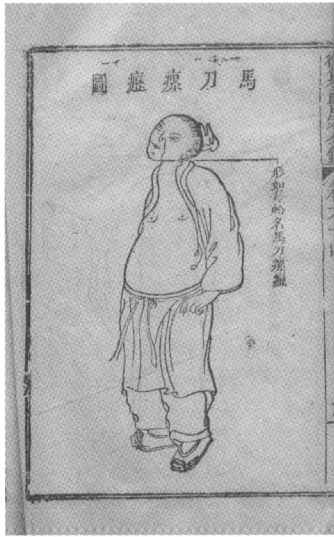

图 9-1-44 马刀瘰疬图

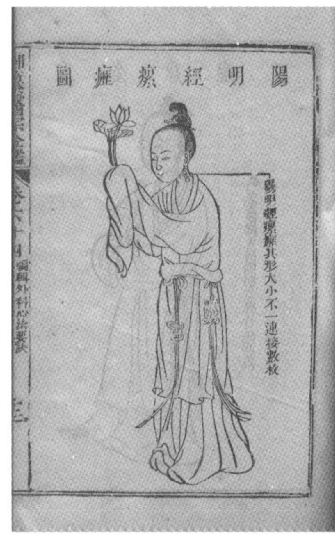

图 9-1-45 阳明经瘰疬图

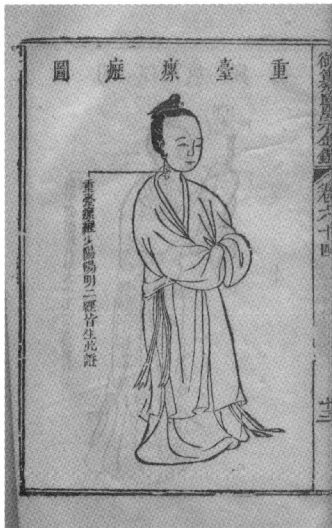

图 9-1-46 重台瘰疬图

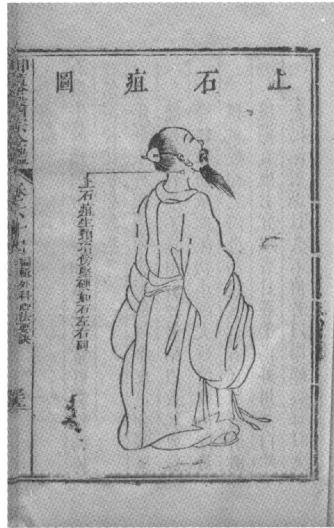

图 9-1-47 上石疽图

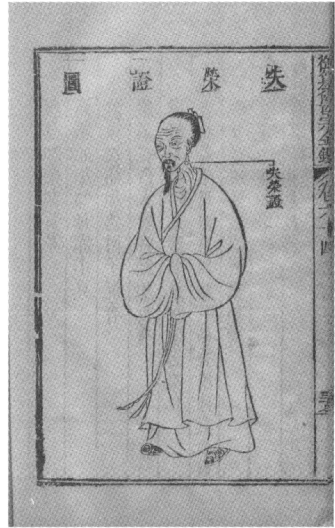

图 9-1-48 失荣证图

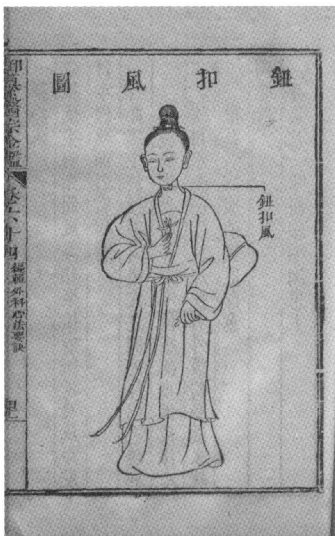

图 9-1-49 纽扣风图

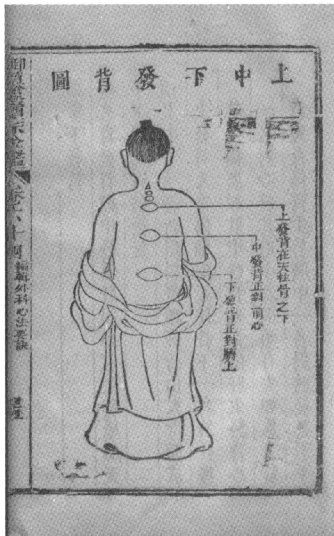

图 9-1-50 上中下发背图

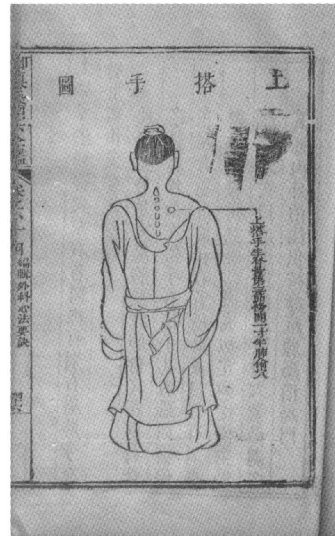

图 9-1-51 上搭手图

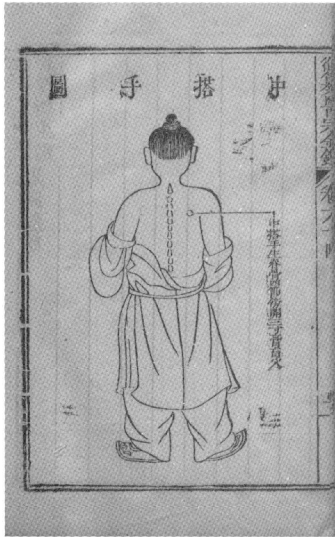

图 9-1-52　中搭手图

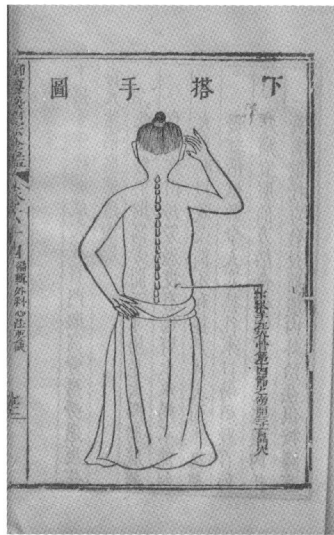

图 9-1-53　下搭手图

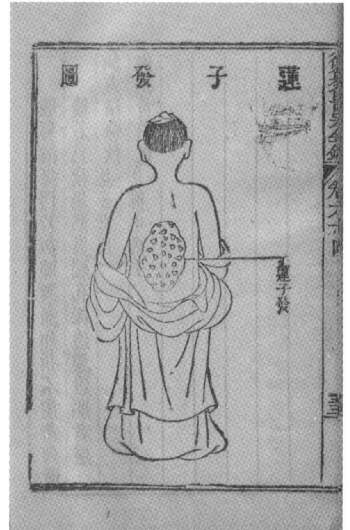

图 9-1-54　莲子发图

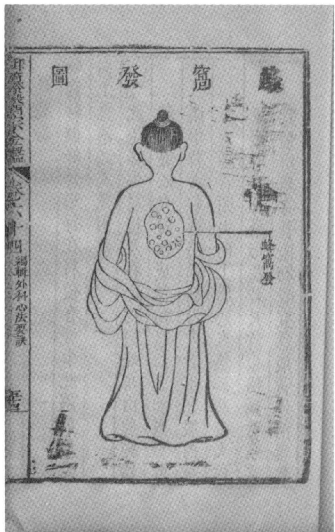

图 9-1-55　蜂窝发图

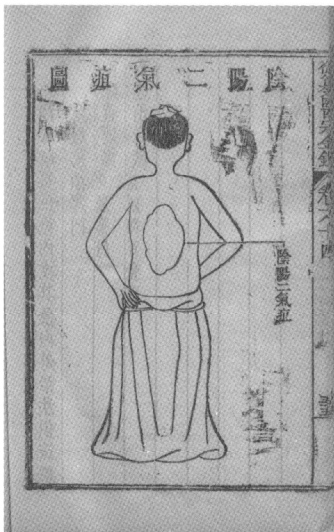

图 9-1-56　阴阳二气疽图

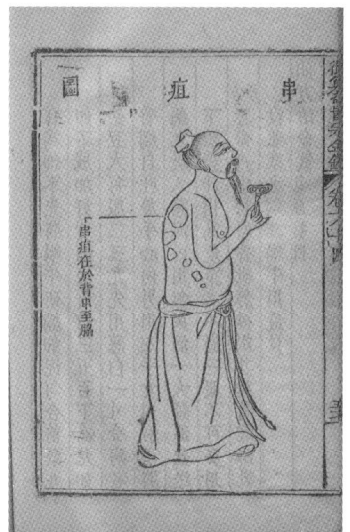

图 9-1-57　串疽图

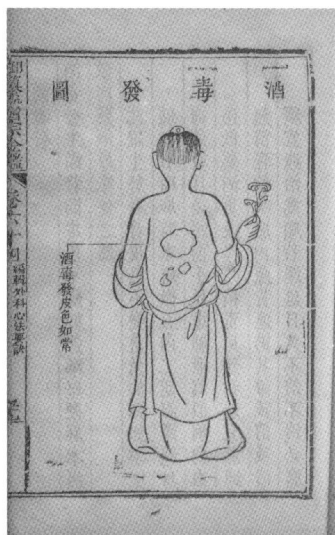

图 9-1-58　酒毒发图

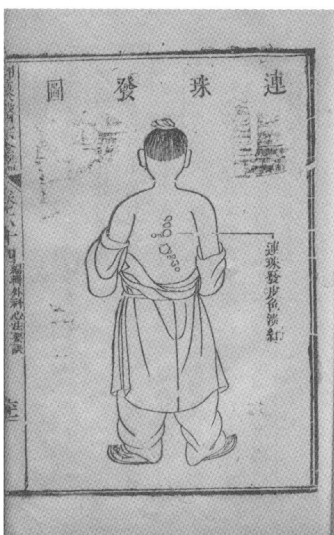

图 9-1-59　连珠发图

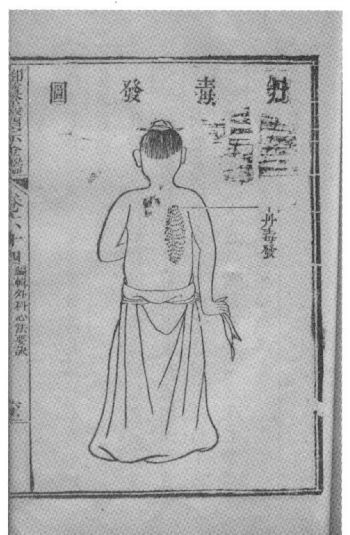

图 9-1-60　丹毒发图

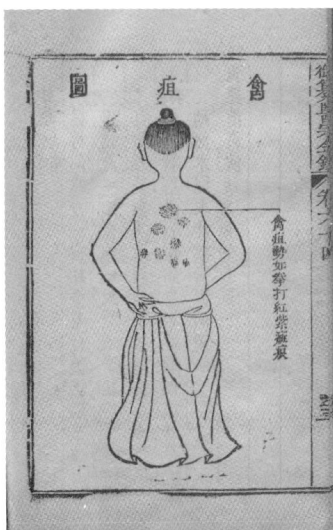

图 9-1-61　禽疽图

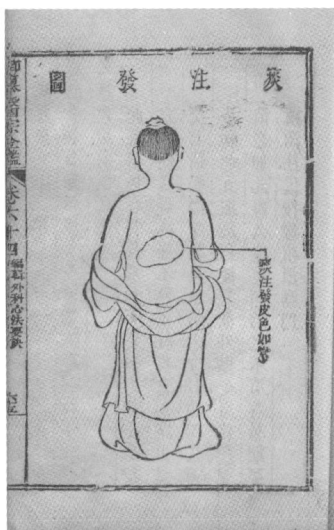

图 9-1-62　痰注发图

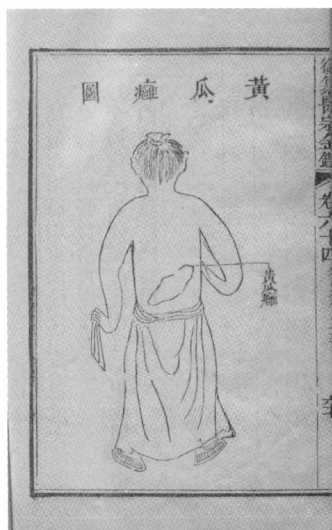

图 9-1-63　黄瓜痈图

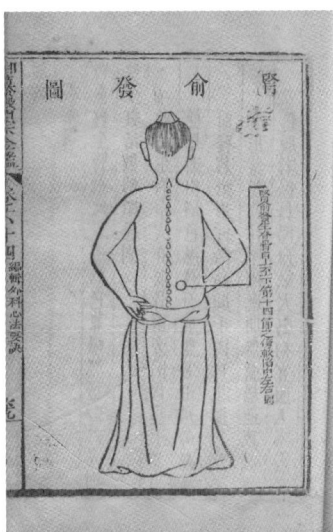

图 9-1-64　肾俞发图

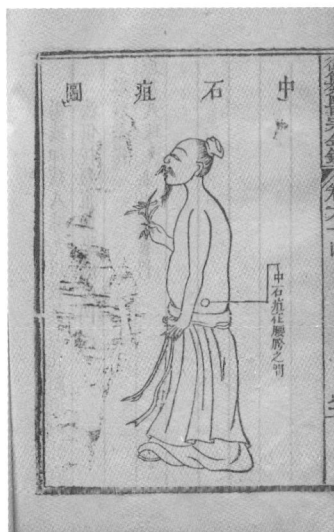

图 9-1-65　中石疽图

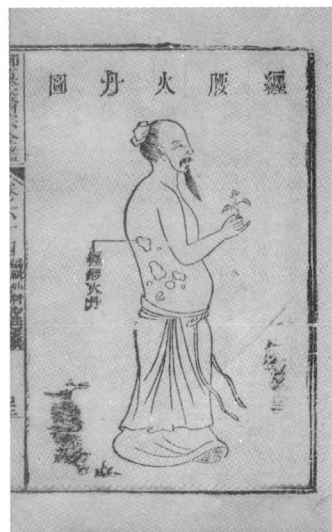

图 9-1-66　缠腰火丹图

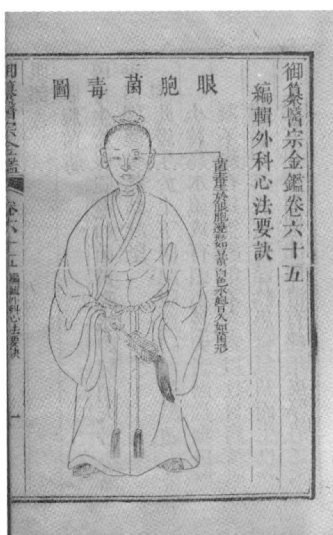

图 9-1-67　眼胞菌毒图

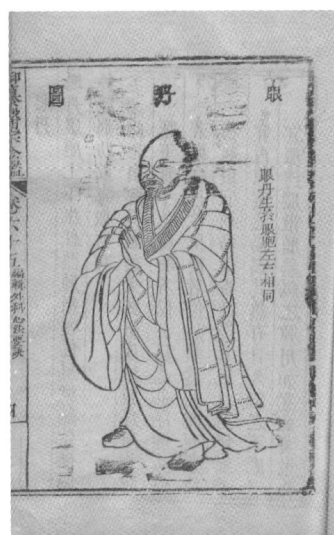

图 9-1-68　眼丹图

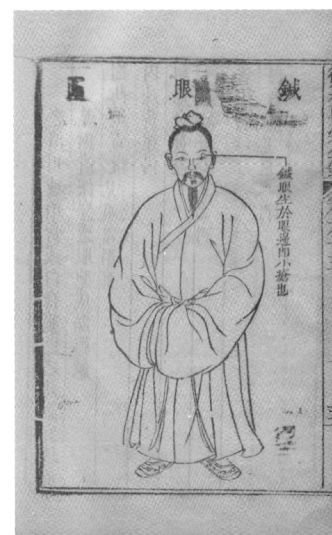

图 9-1-69　针眼图

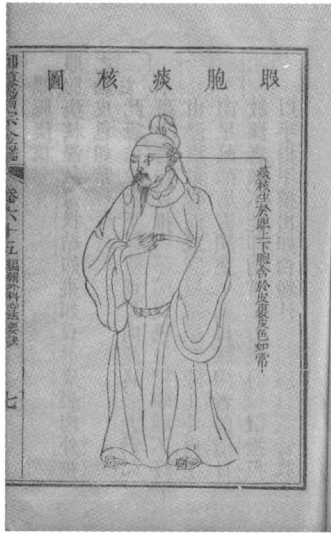

图 9-1-70　眼胞痰核图

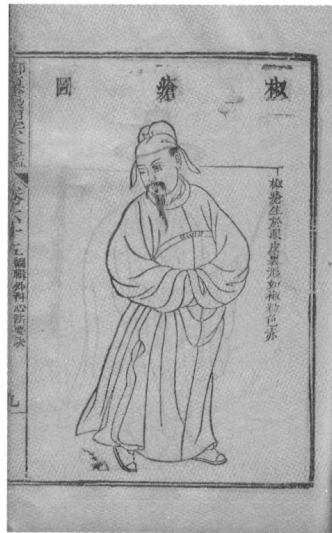

图 9-1-71　椒疮图

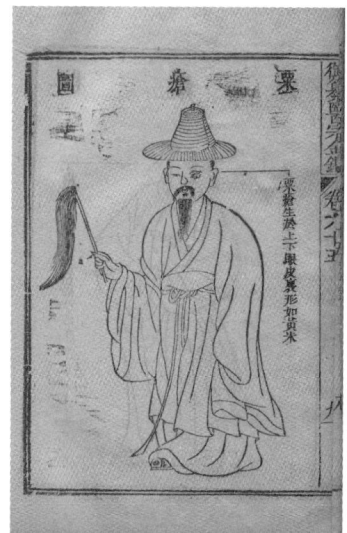

图 9-1-72　粟疮图

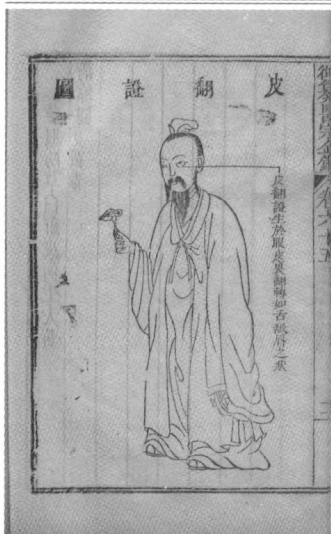

图 9-1-73　皮翻证图

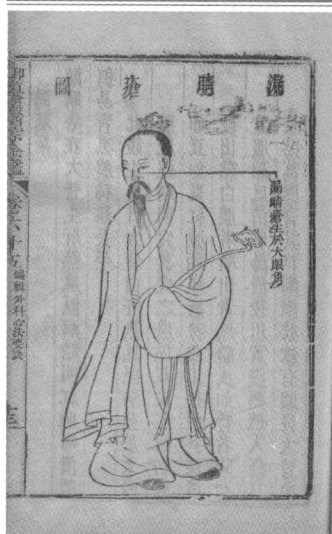

图 9-1-74　漏睛疮图

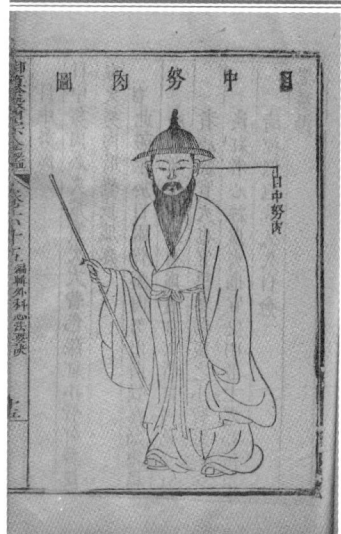

图 9-1-75　目中胬肉图

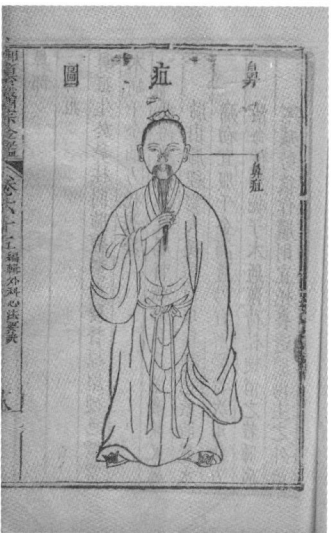

图 9-1-76　鼻疽图

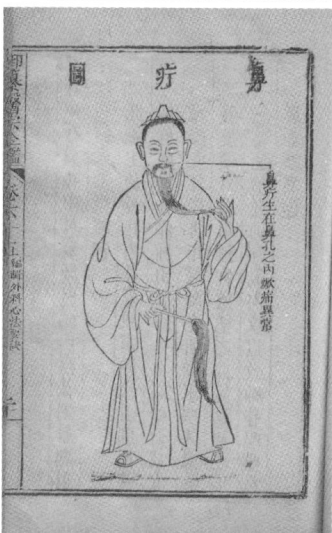

图 9-1-77　鼻疔图

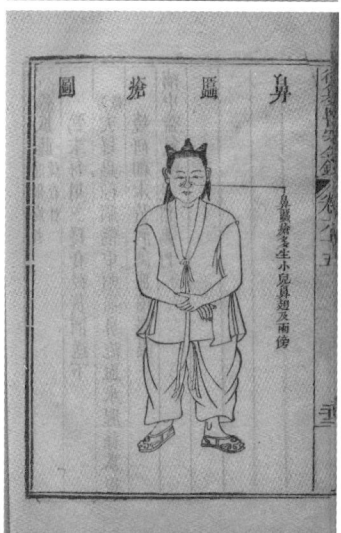

图 9-1-78　鼻匿疮图

图 9-1-79 鼻疮鼻痔图

图 9-1-80 肺风粉刺图

图 9-1-81 酒齄鼻图

图 9-1-82 耳部六证图

图 9-1-83 旋耳疮图

图 9-1-84 反唇疔图

图 9-1-85 锁口疔图

图 9-1-86 唇疽图

图 9-1-87 茧唇图

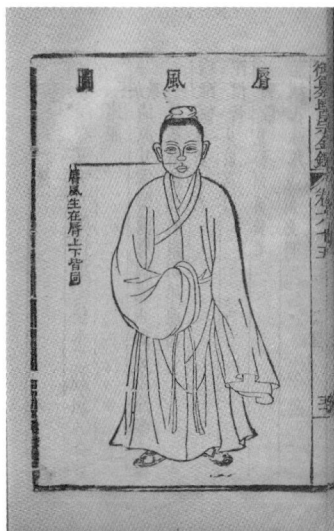

图 9-1-88　唇风图

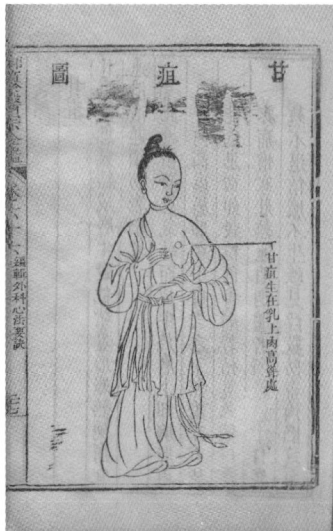

图 9-1-89　甘疽图

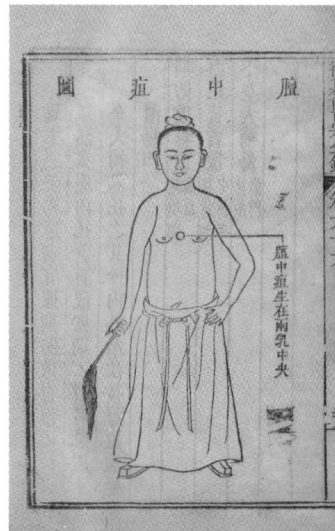

图 9-1-90　膻中疽图

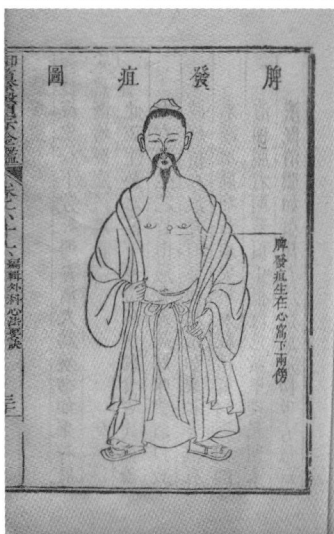

图 9-1-91　脾发疽图

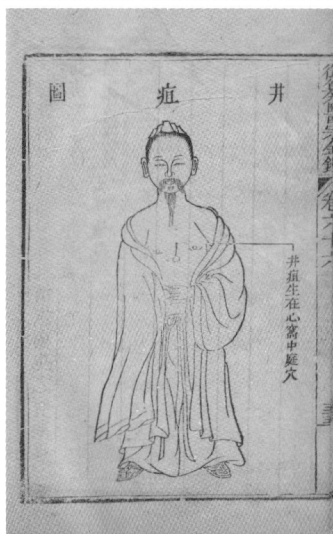

图 9-1-92　井疽图

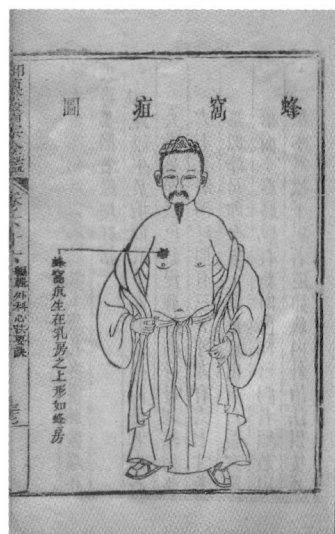

图 9-1-93　蜂窝疽图

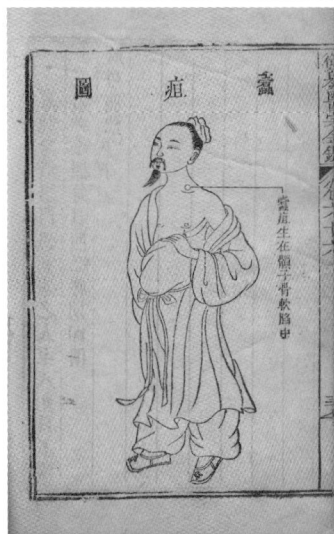

图 9-1-94　蠹疽图

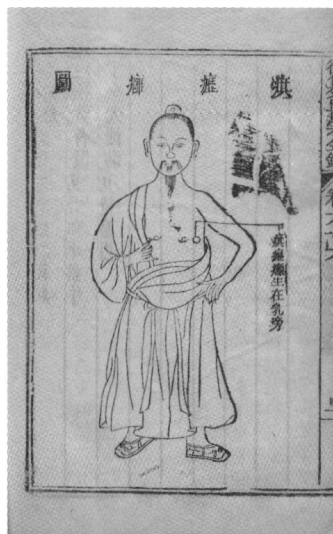

图 9-1-95　瘰疬痈图

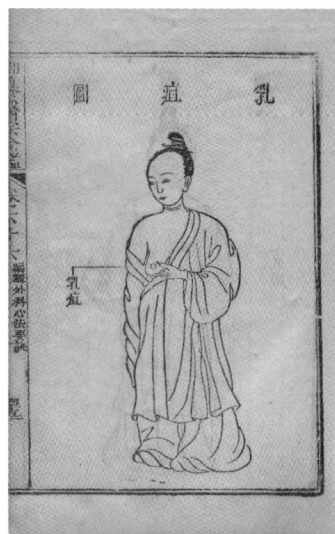

图 9-1-96　乳疽图

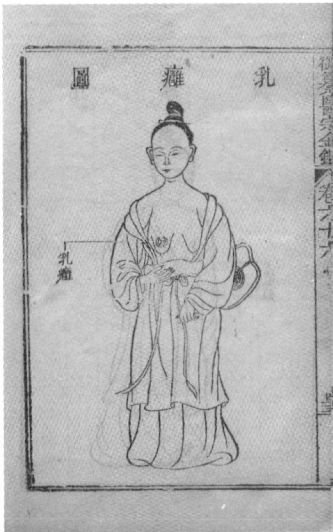

图 9-1-97　乳痈图

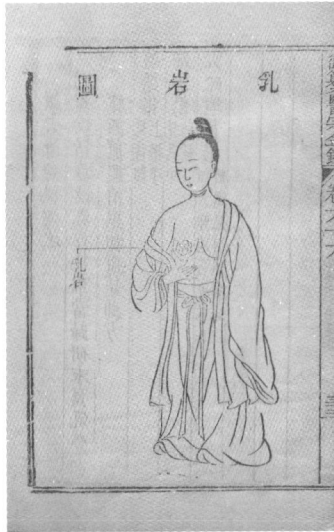

图 9-1-98　乳岩图

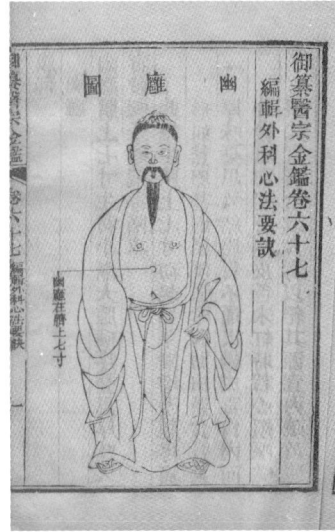

图 9-1-99　幽痈图

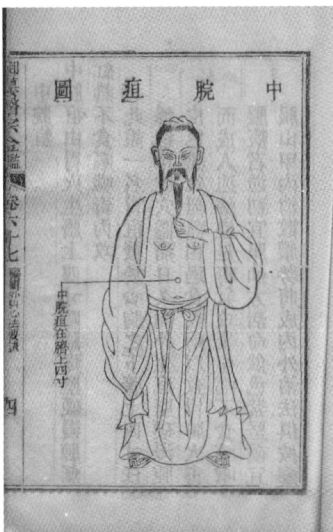

图 9-1-100　中脘疽图

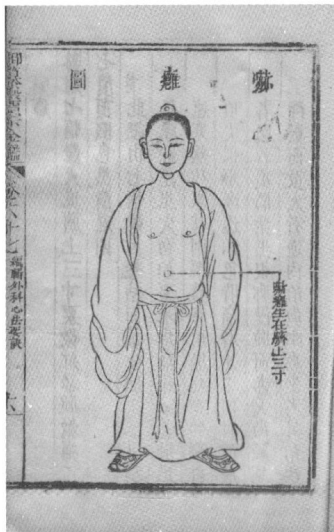

图 9-1-101　吓痈图

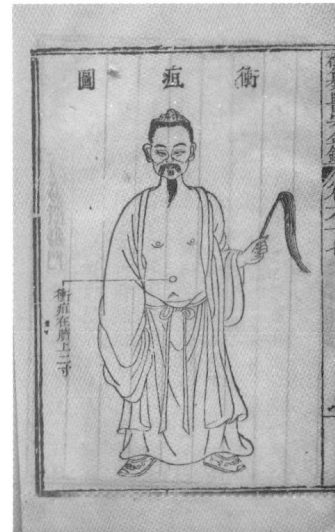

图 9-1-102　冲疽图

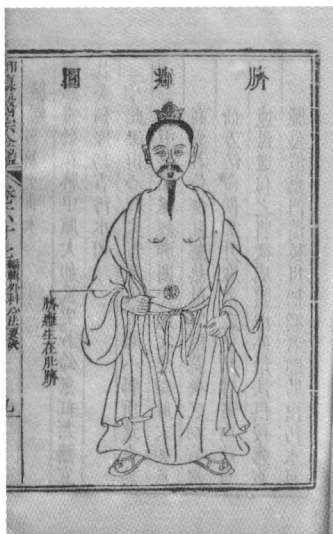

图 9-1-103　脐痈图

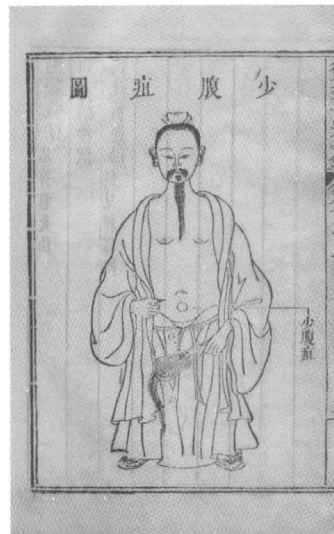

图 9-1-104　少腹疽图

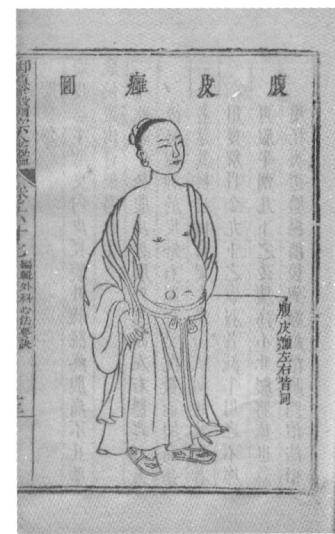

图 9-1-105　腹皮痈图

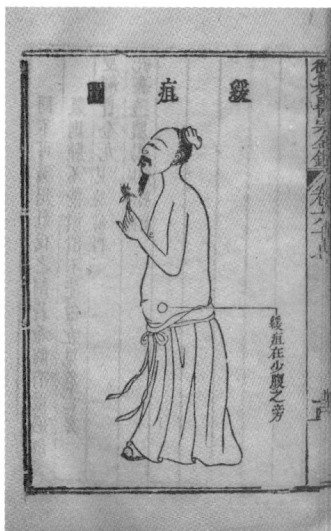

图 9-1-106　缓疽图

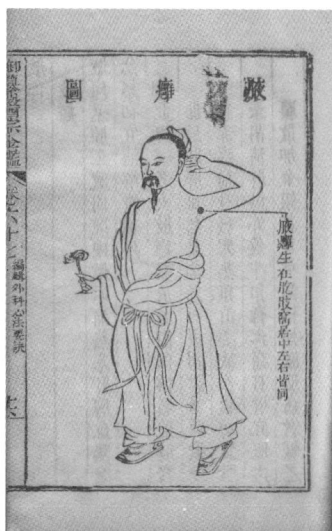

图 9-1-107　腋痈图

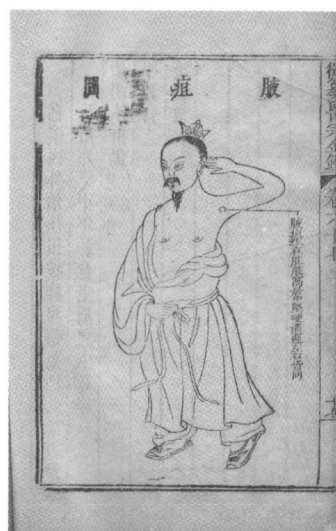

图 9-1-108　腋疽图

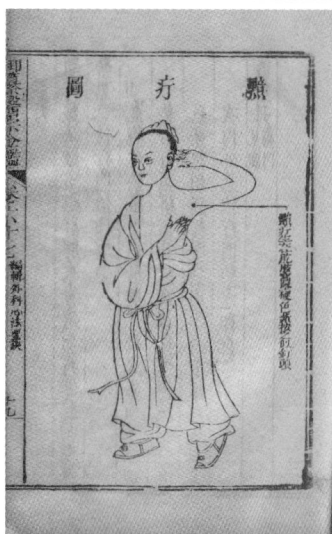

图 9-1-109　黯疔图

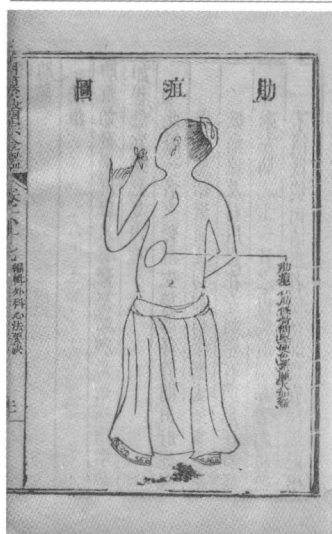

图 9-1-110　肋疽图

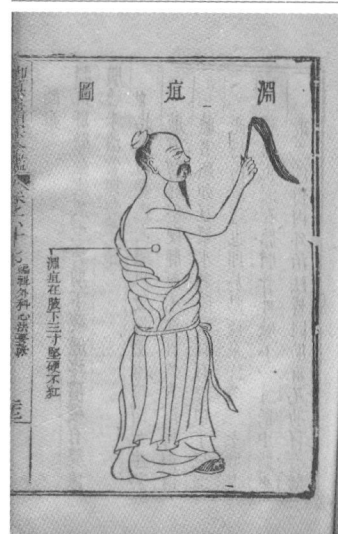

图 9-1-111　渊疽图

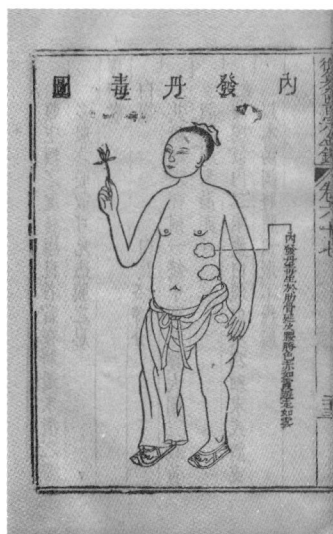

图 9-1-112　内发丹毒图

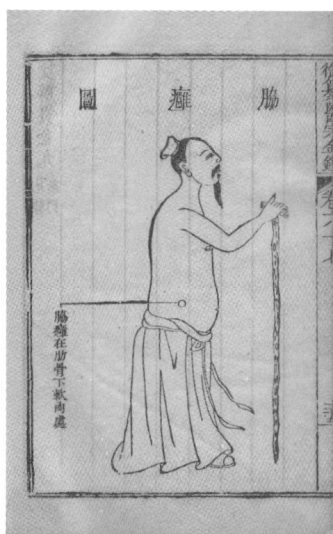

图 9-1-113　胁痈图

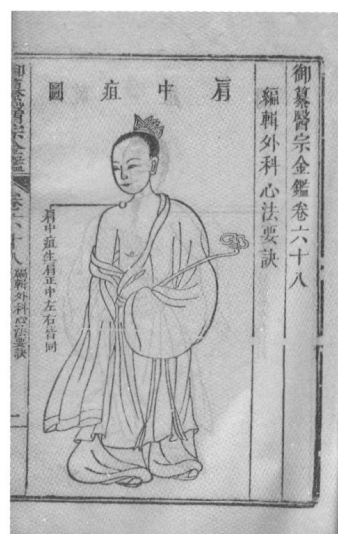

图 9-1-114　肩中疽图

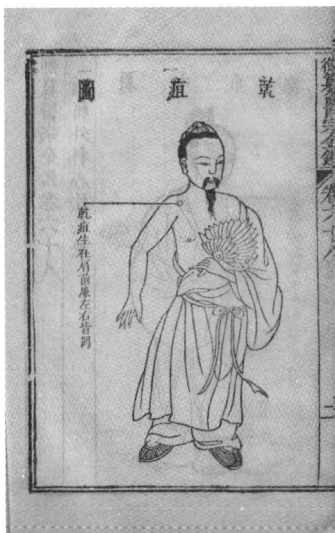

图 9-1-115　干疽图

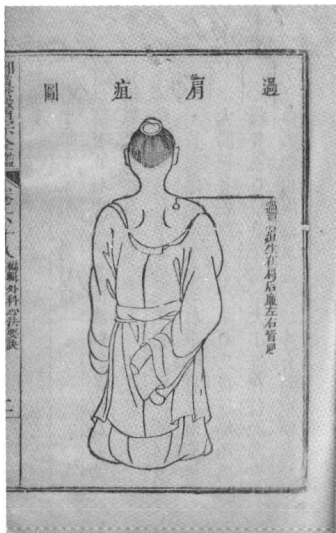

图 9-1-116　过肩疽图

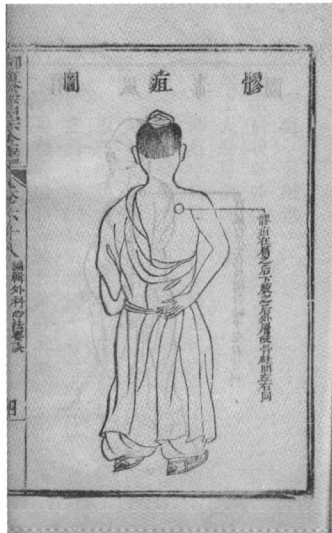

图 9-1-117　髎疽图

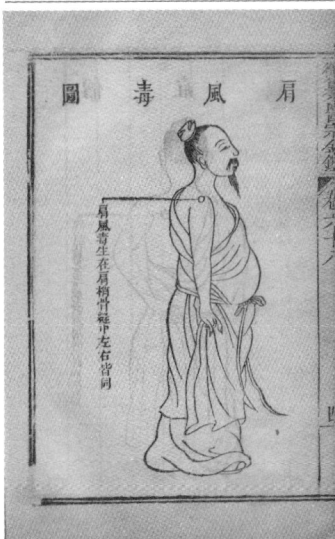

图 9-1-118　肩风毒图

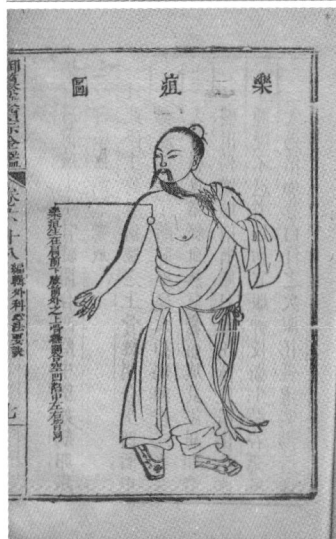

图 9-1-119　乐疽图

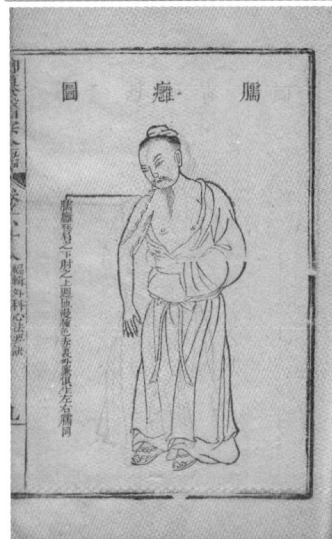

图 9-1-120　臑痈图

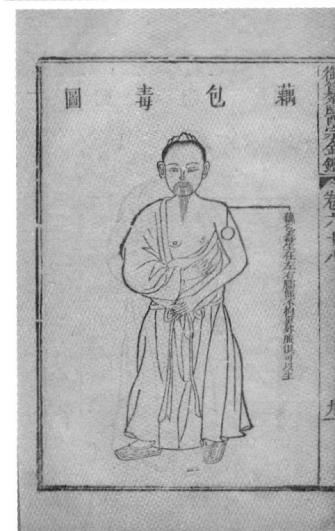

图 9-1-121　藕包毒图

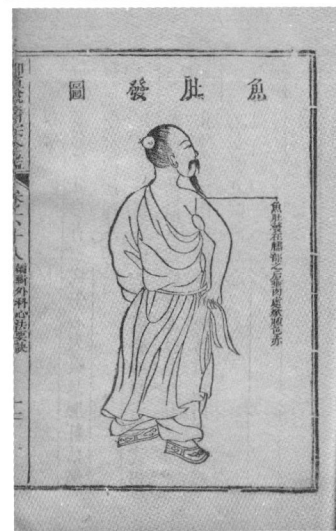

图 9-1-122　鱼肚发图

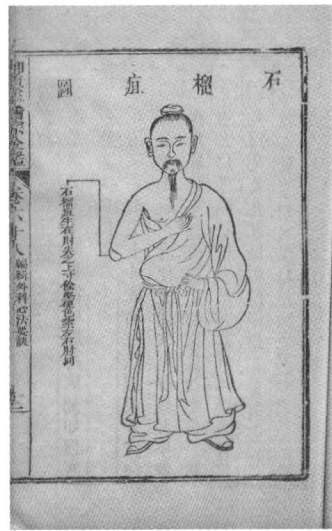

图 9-1-123　石榴疽图

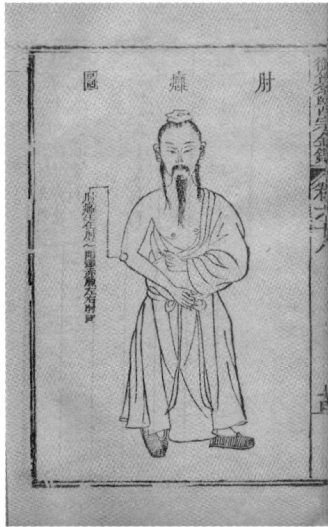

图 9-1-124　肘痈图

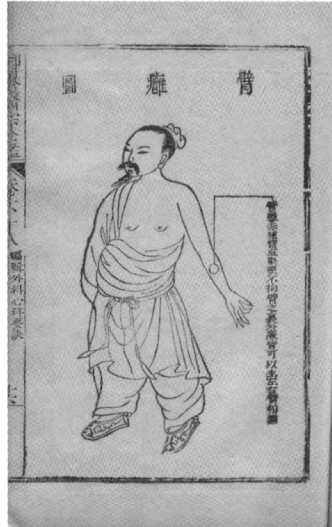

图 9-1-125　臂痈图

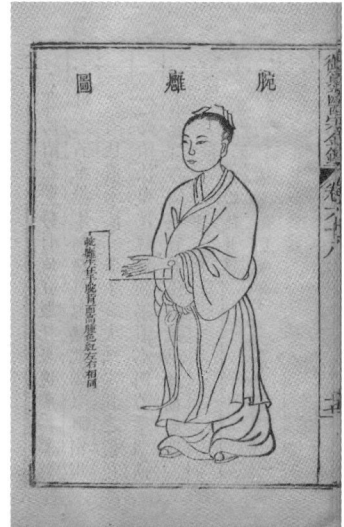

图 9-1-126　腕痈图

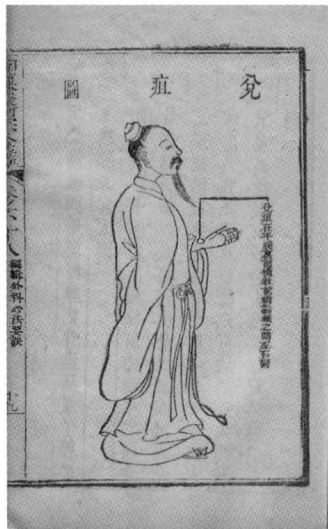

图 9-1-127　兑疽图

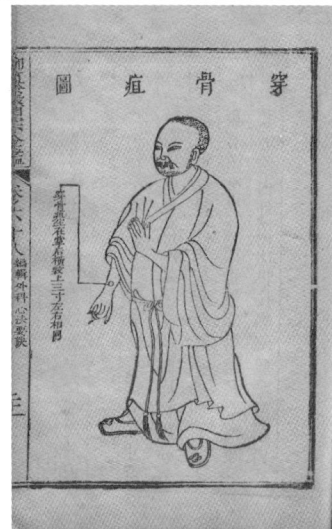

图 9-1-128　穿骨疽图

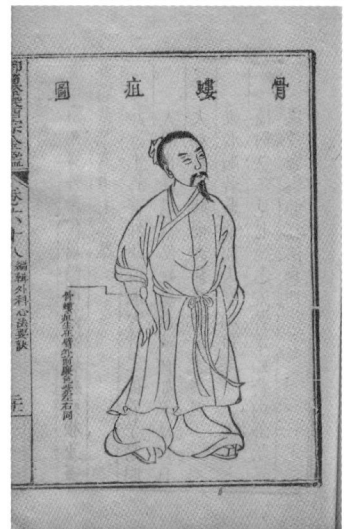

图 9-1-129　骨蝼疽图

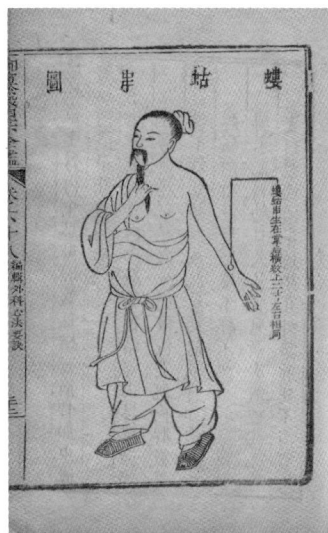

图 9-1-130　蝼蛄串图

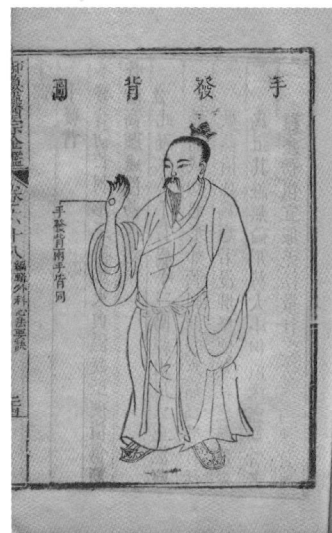

图 9-1-131　手发背图

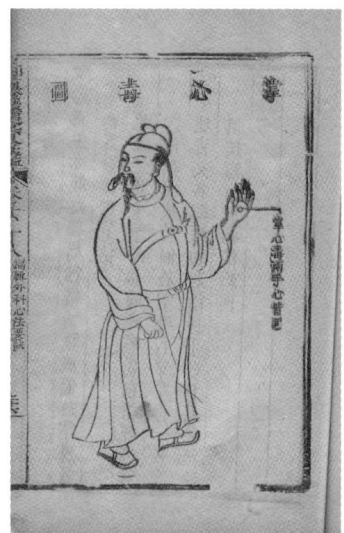

图 9-1-132　掌心毒图

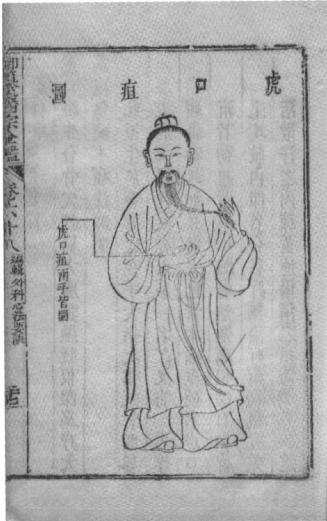

图 9-1-133　虎口疽图

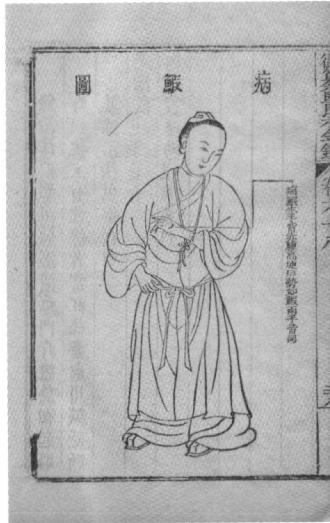

图 9-1-134　病虾图

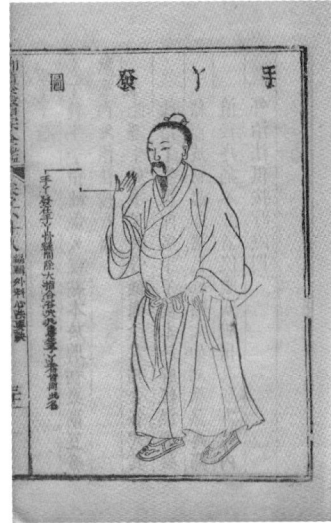

图 9-1-135　手丫发图

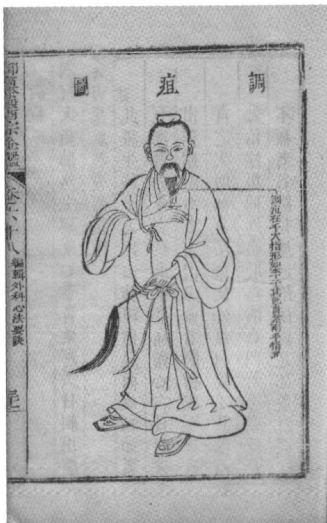

图 9-1-136　调疽图

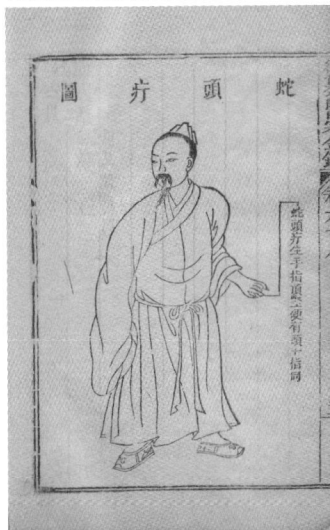

图 9-1-137　蛇头疔图

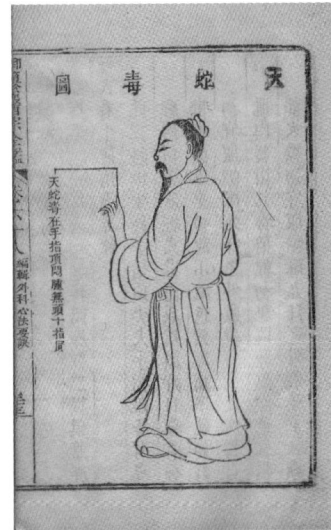

图 9-1-138　天蛇毒图

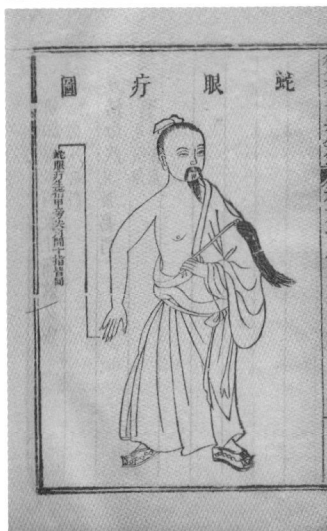

图 9-1-139　蛇眼疔图

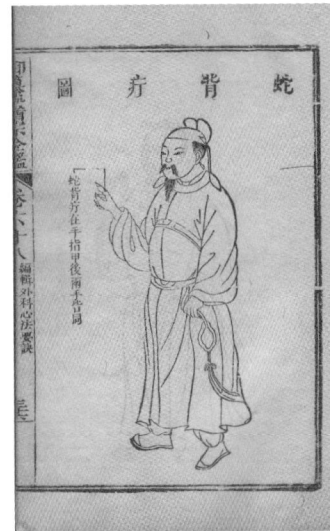

图 9-1-140　蛇背疔图

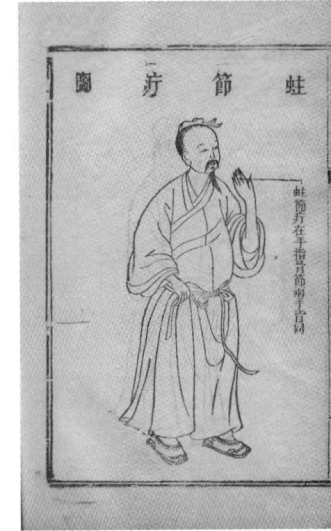

图 9-1-141　蛀节疔图

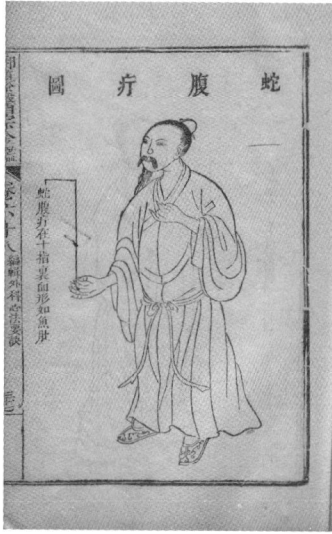

图 9-1-142　蛇腹疔图

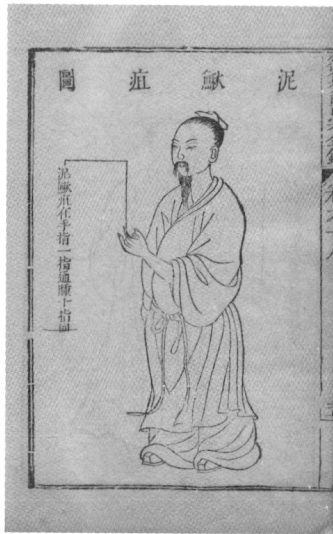

图 9-1-143　泥鳅疽图

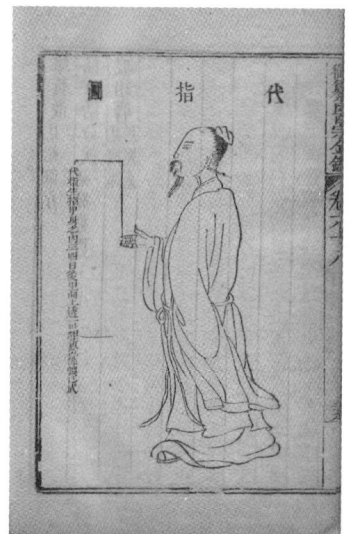

图 9-1-144　代指图

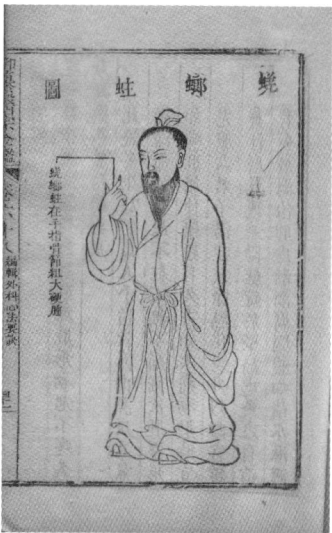

图 9-1-145　蜣螂蛀图

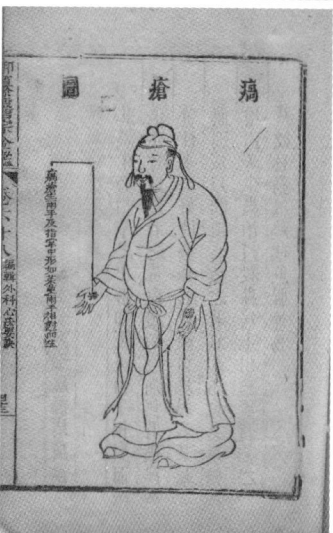

图 9-1-146　瘑疮图

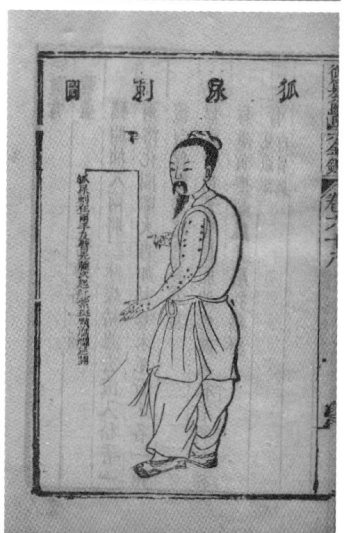

图 9-1-147　狐尿刺图

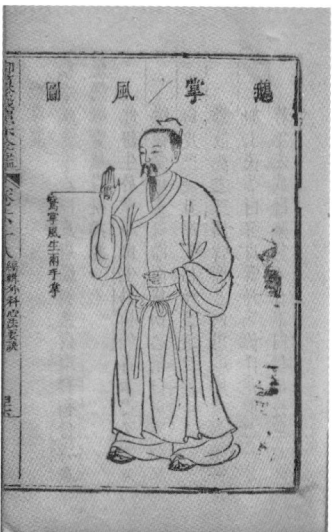

图 9-1-148　鹅掌风图

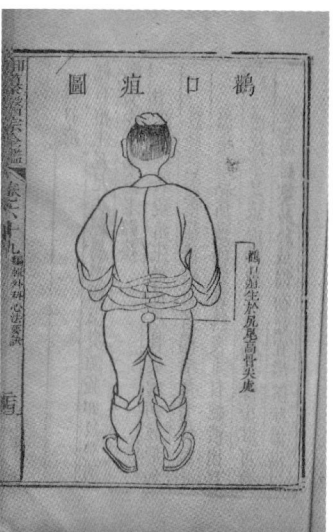

图 9-1-149　鹳口疽图

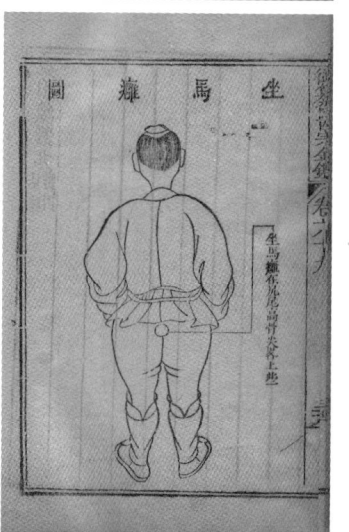

图 9-1-150　坐马痈图

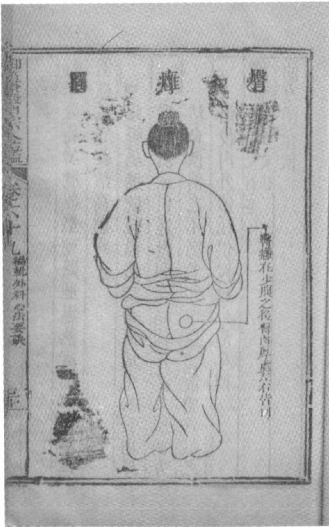

图 9-1-151　臀痈图

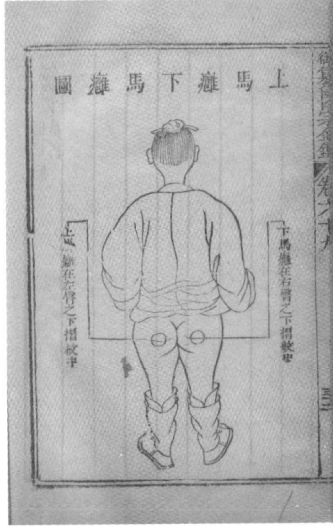

图 9-1-152　上马痈下马痈图

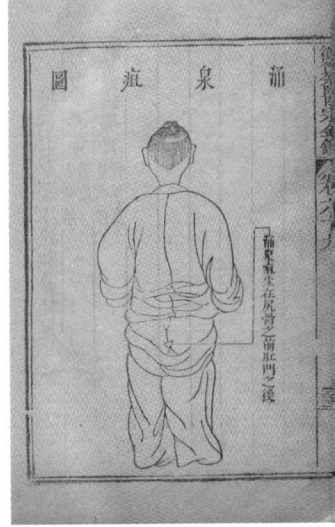

图 9-1-153　涌泉疽图

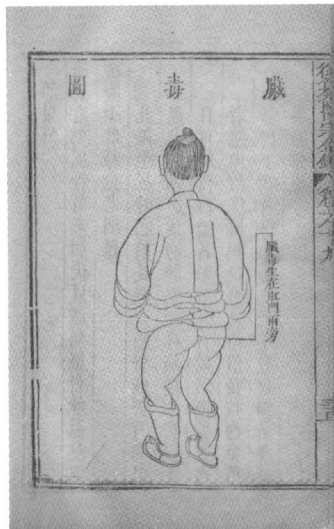

图 9-1-154　脏毒图

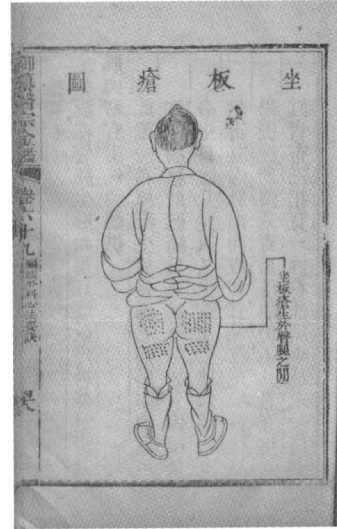

图 9-1-155　坐板疮图

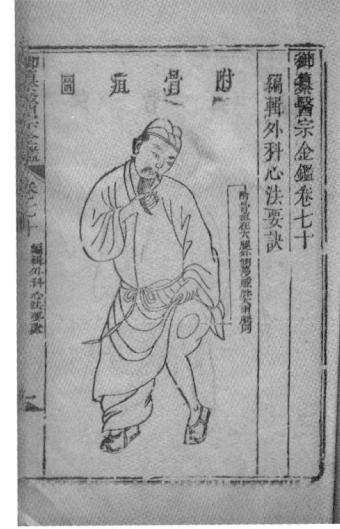

图 9-1-156　附骨疽图

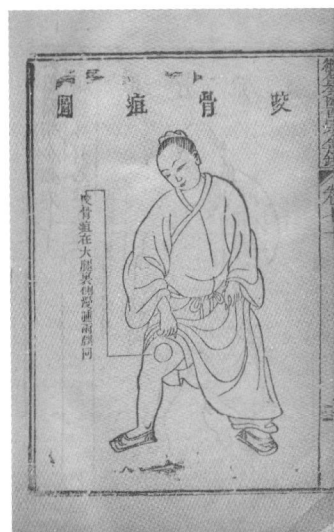

图 9-1-157　咬骨疽图

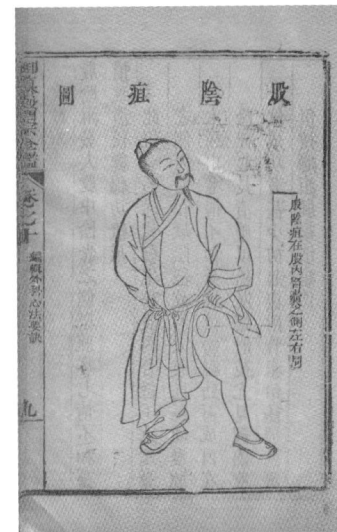

图 9-1-158　股阴疽图

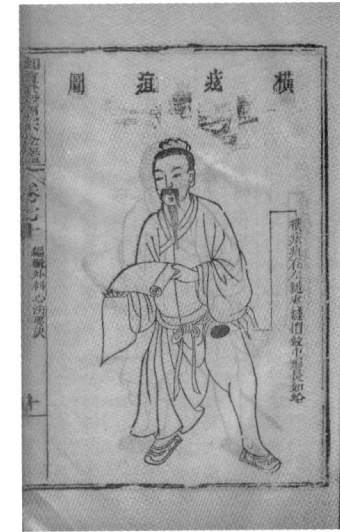

图 9-1-159　横痃疽图

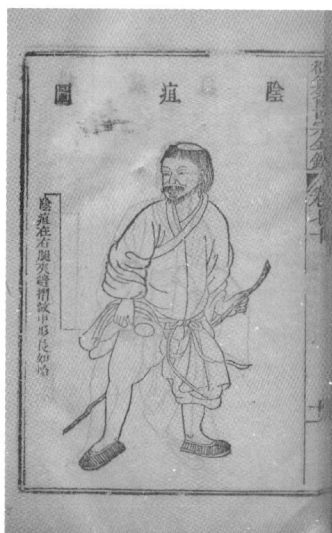

图 9-1-160　阴疽图

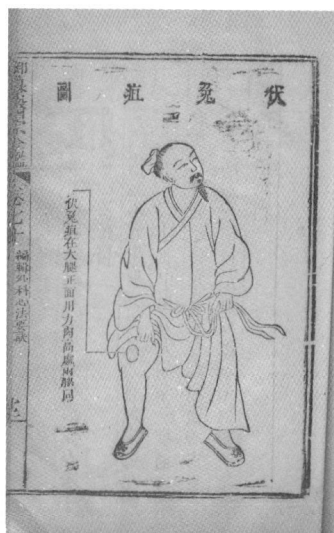

图 9-1-161　伏兔疽图

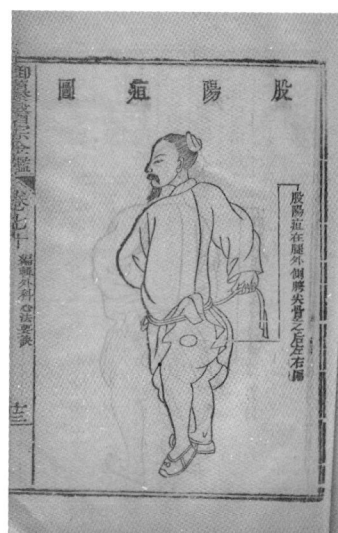

图 9-1-162　股阳疽图

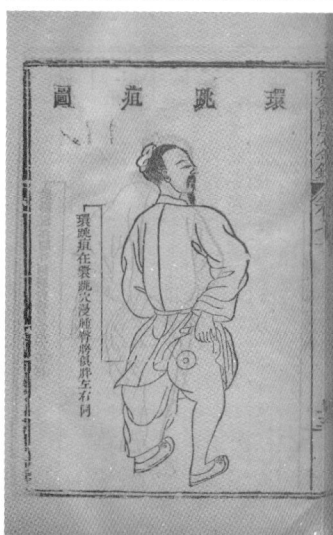

图 9-1-163　环跳疽图

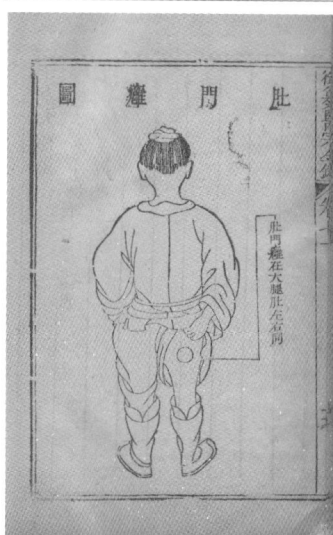

图 9-1-164　肚门痈图

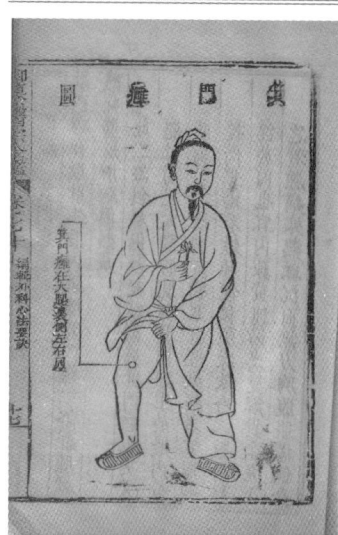

图 9-1-165　箕门痈图

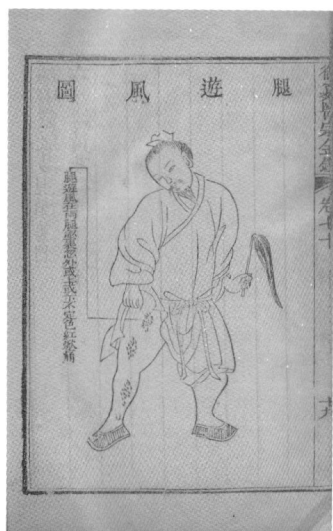

图 9-1-166　腿游风图

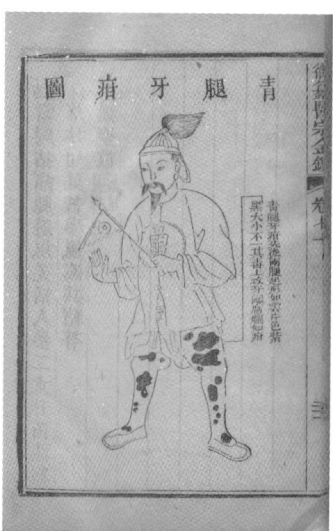

图 9-1-167　青腿牙疳图

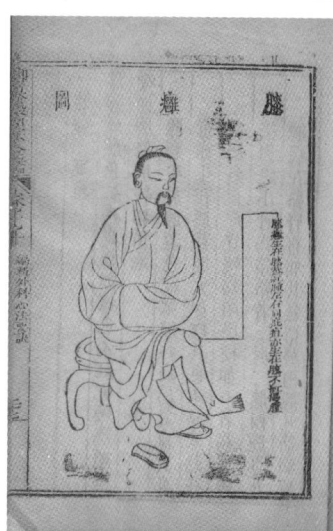

图 9-1-168　膝痈图

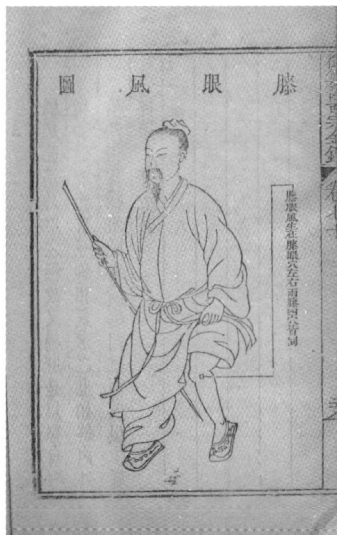

图 9-1-169　膝眼风图

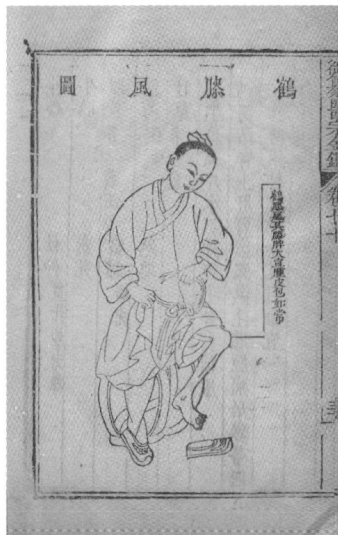

图 9-1-170　鹤膝风图

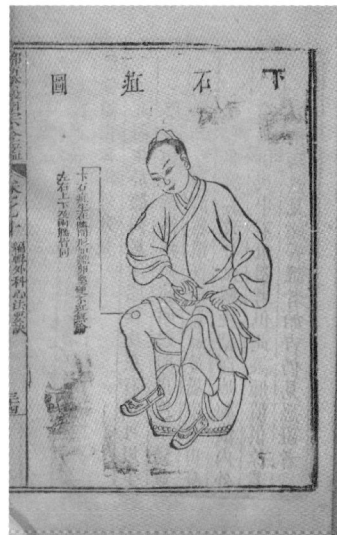

图 9-1-171　下石疽图

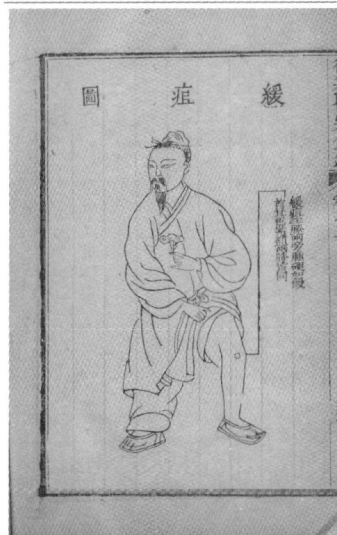

图 9-1-172　缓疽图

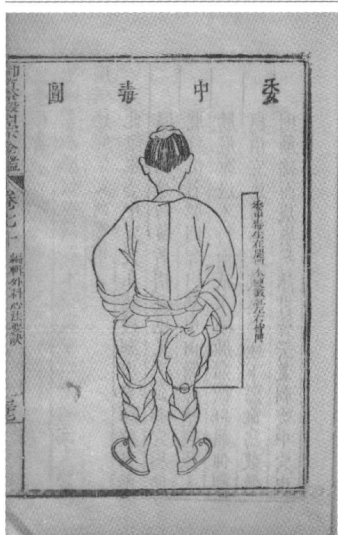

图 9-1-173　委中毒图

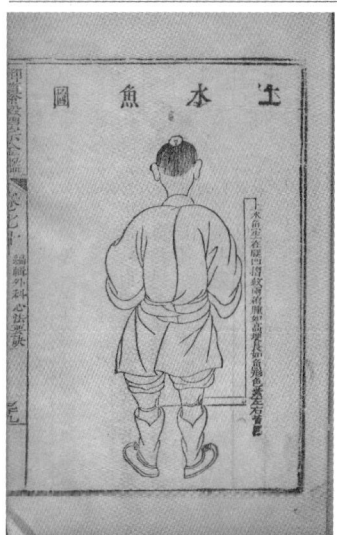

图 9-1-174　上水鱼图

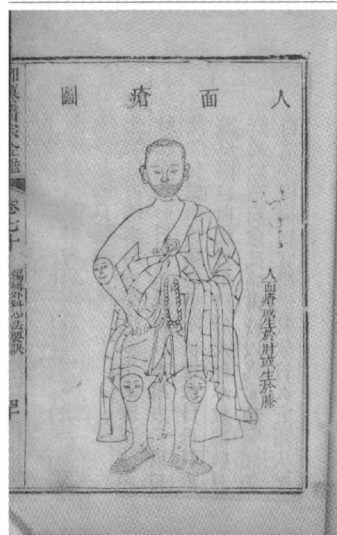

图 9-1-175　人面疮图

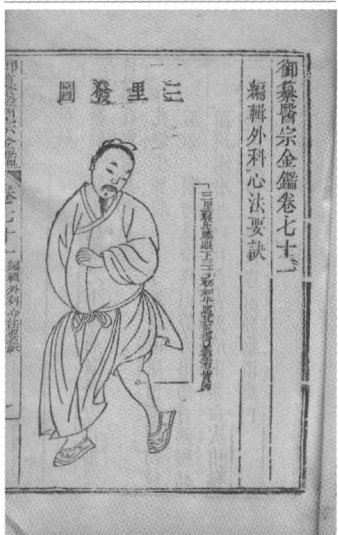

图 9-1-176　三里发图

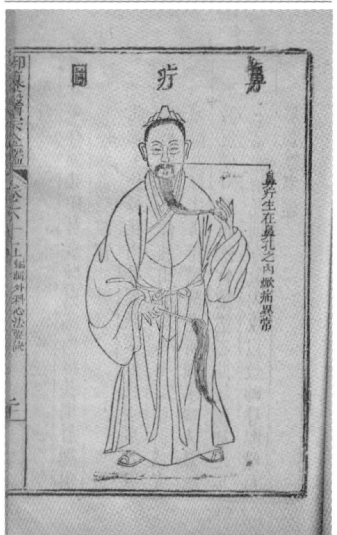

图 9-1-177　腓腨发图

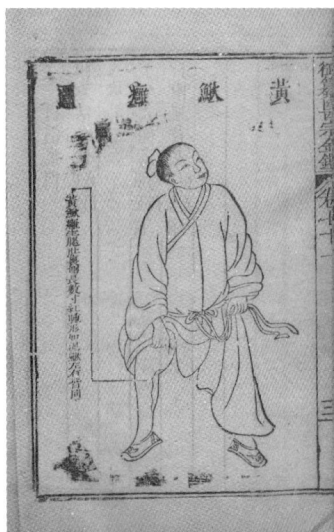

图 9-1-178　黄鳅痈图

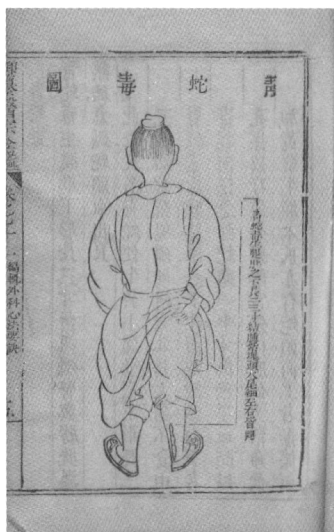

图 9-1-179　青蛇毒图

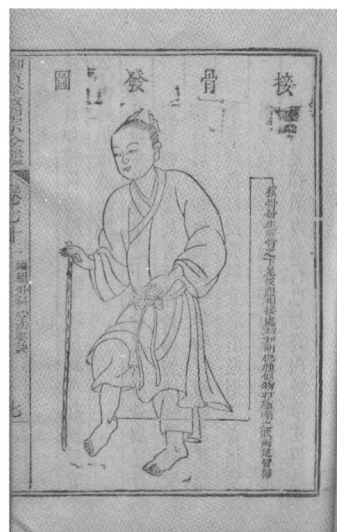

图 9-1-180　接骨发图

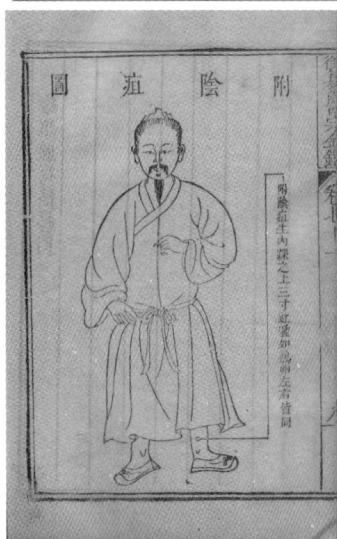

图 9-1-181　附阴疽图

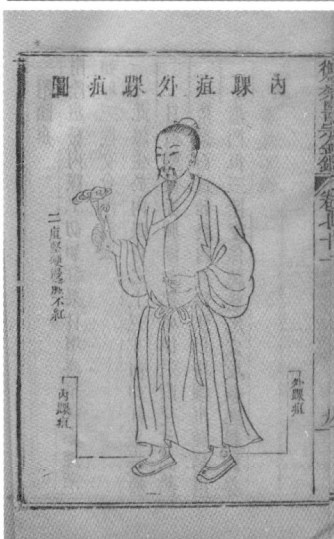

图 9-1-182　内踝疽外踝疽图

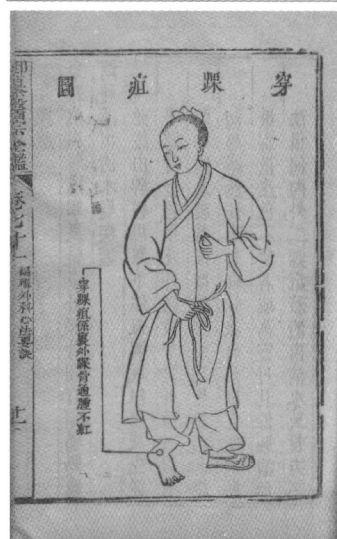

图 9-1-183　穿踝疽图

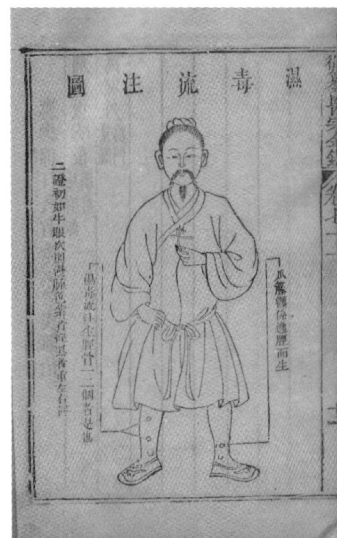

图 9-1-184　湿毒流注图

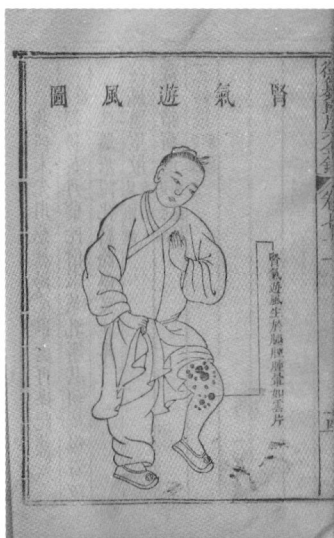

图 9-1-185　肾气游风图

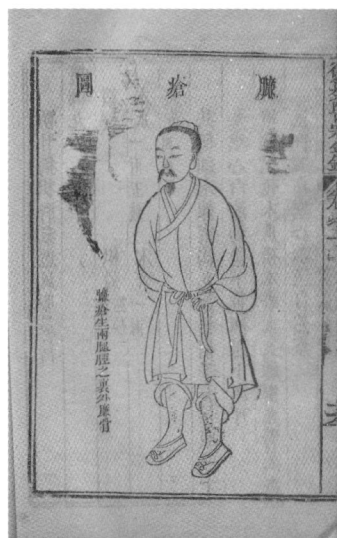

图 9-1-186　臁疮图

图 9-1-187　鳝漏图

图 9-1-188　四弯风图

图 9-1-189　风疽图

图 9-1-190　足发背图

图 9-1-191　涌泉疽图

图 9-1-192　脱疽图

图 9-1-193　敦疽图

图 9-1-194　甲疽图

图 9-1-195　足跟疽图

图 9-1-196　厉痈图

图 9-1-197　四淫图

图 9-1-198　臭田螺图

图 9-1-199　牛程蹇图

图 9-1-200　土栗图

图 9-1-201　冷疔图

图 9-1-202　脚气疮图

图 9-1-203　田螺疱图

图 9-1-204　疔疮图

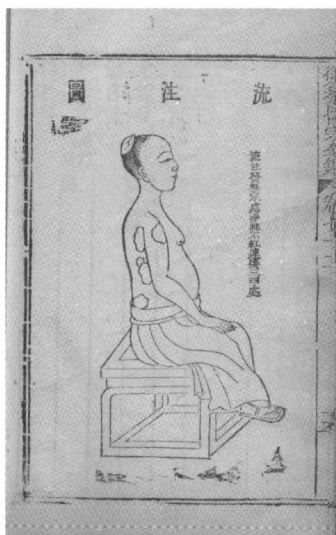

图 9-1-205　流注图

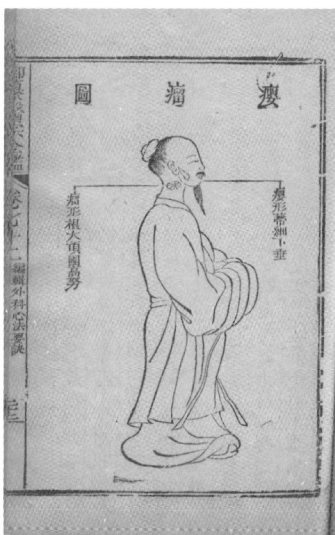

图 9-1-206　瘿瘤图

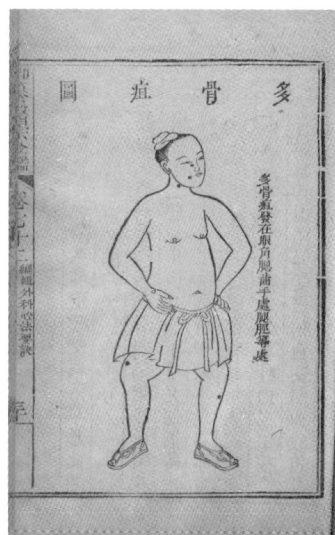

图 9-1-207　多骨疽图

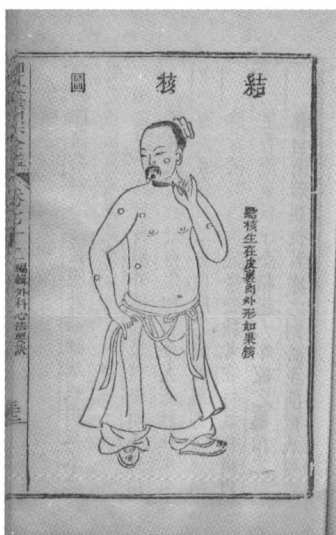

图 9-1-208　结核图

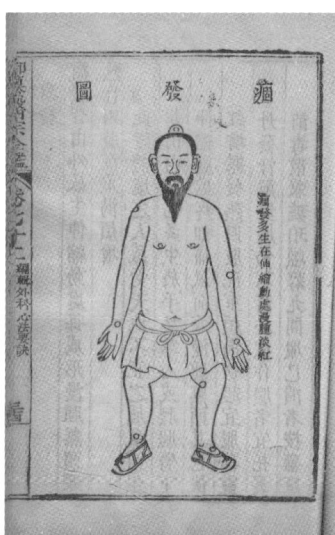

图 9-1-209　瘤发图

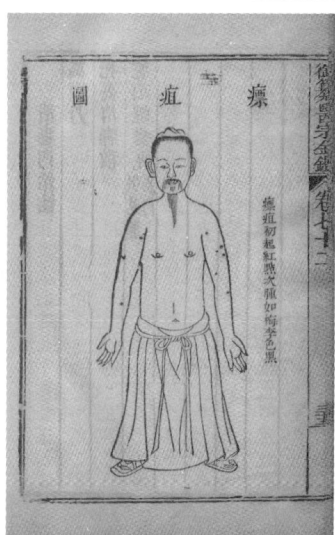

图 9-1-210　瘰疬图

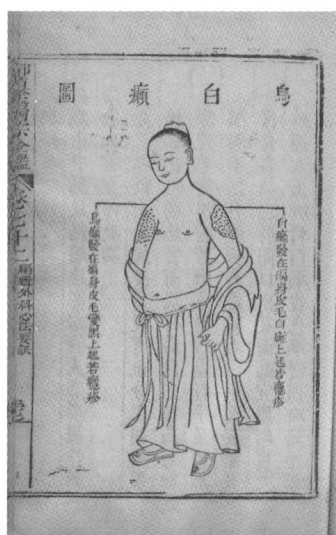

图 9-1-211　乌白癜图

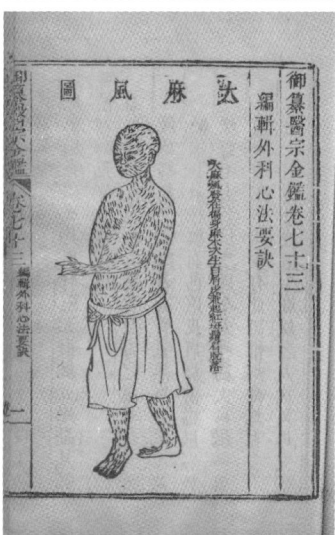

图 9-1-212　大麻风图

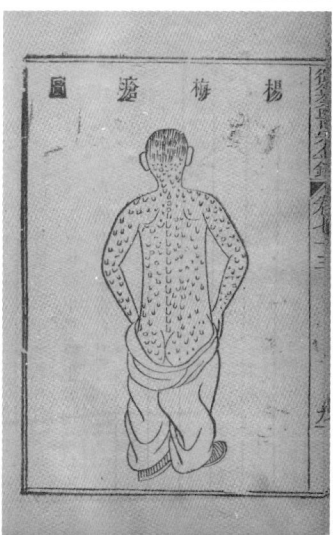

图 9-1-213　杨梅疮图

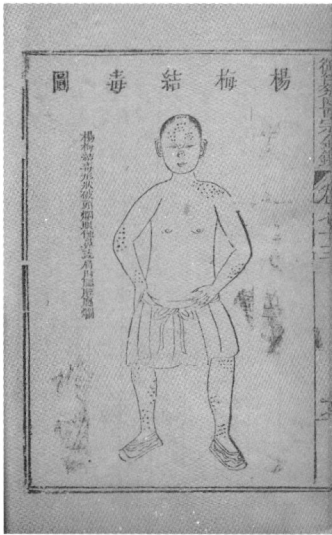

图 9-1-214 杨梅结毒图

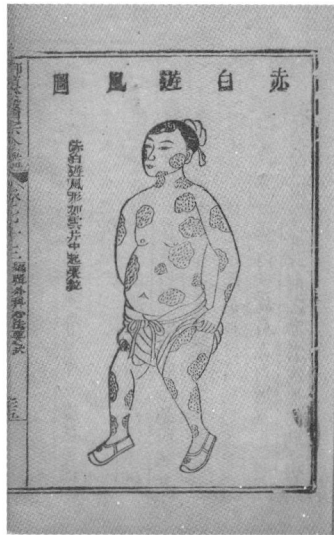

图 9-1-215 赤白游风图

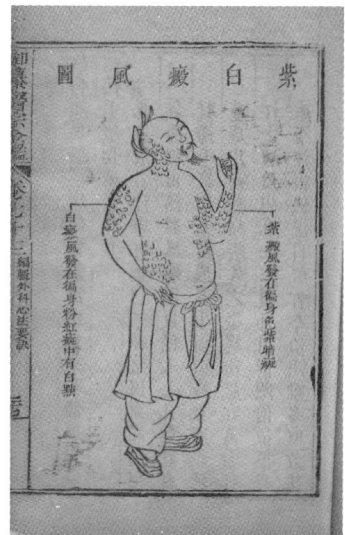

图 9-1-216 紫白癜风图

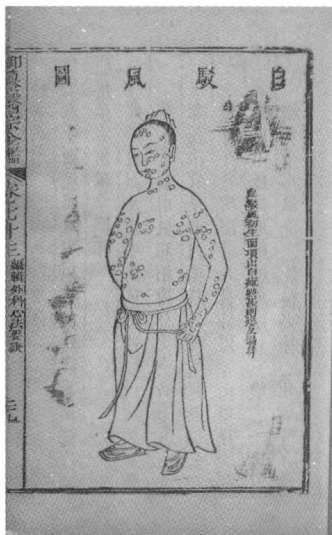

图 9-1-217 白驳风图

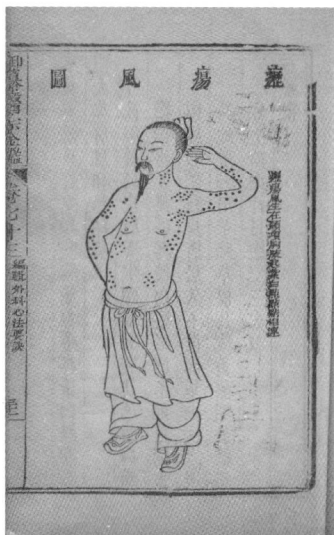

图 9-1-218 疬疡风图

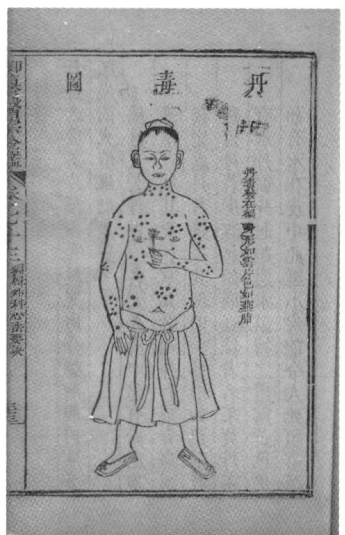

图 9-1-219 丹毒图

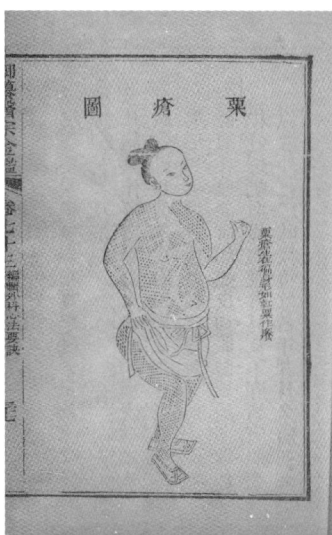

图 9-1-220 粟疮图

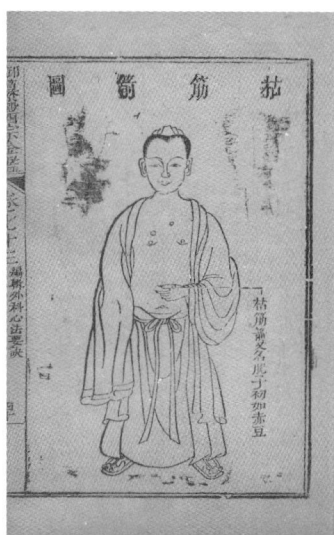

图 9-1-221 枯筋箭图

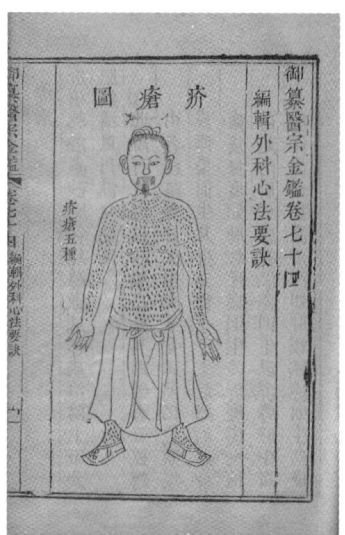

图 9-1-222 疥疮图

图 9-1-223　癣疮图

图 9-1-224　黄水疮

图 9-1-225　暑令疡毒小疖图

图 9-1-226　瘴疽图

图 9-1-227　产后痈疽图

图 9-1-228　血风疮图

图 9-1-229　痦瘰图

图 9-1-230　浸淫疮图

图 9-1-231　火赤疮图

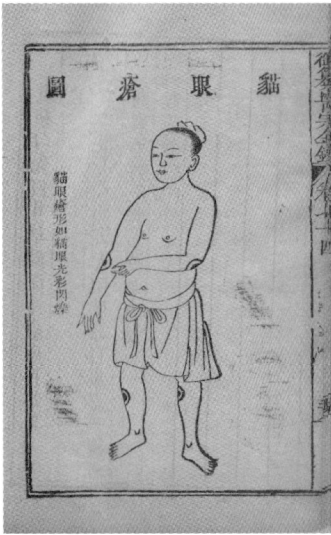

图 9-1-232　猫眼疮图

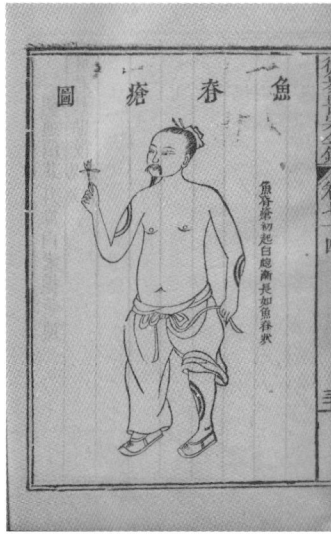

图 9-1-233　鱼脊疮图

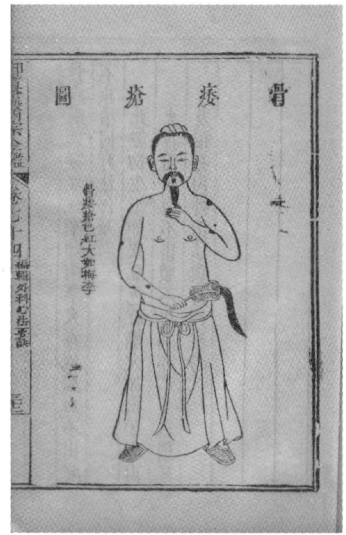

图 9-1-234　骨瘘疮图

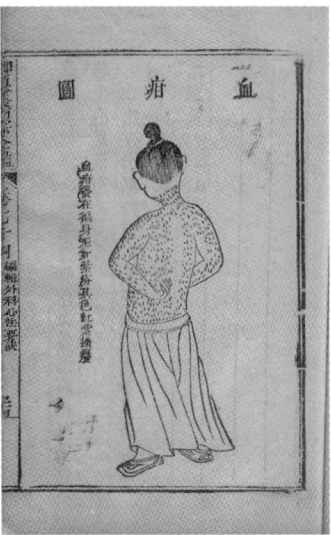

图 9-1-235　血疳图

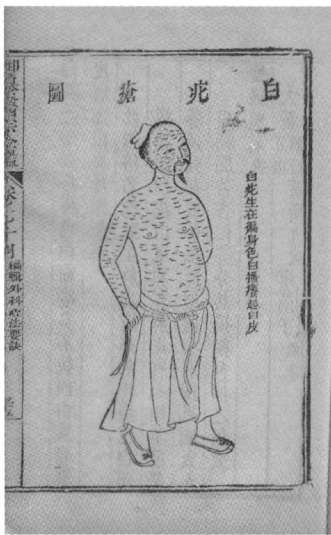

图 9-1-236　白疕疮图

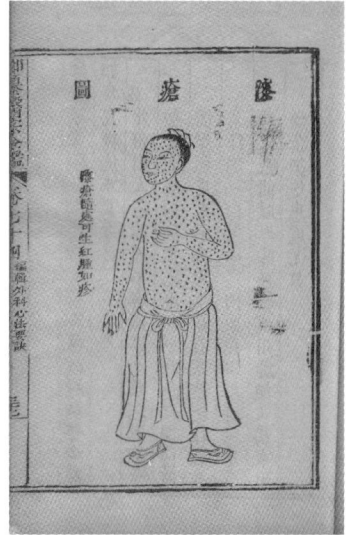

图 9-1-237　漆疮图

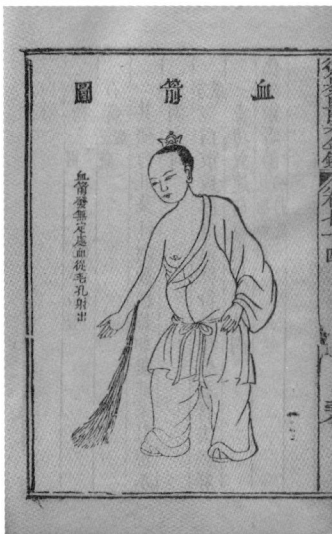

图 9-1-238　血箭图

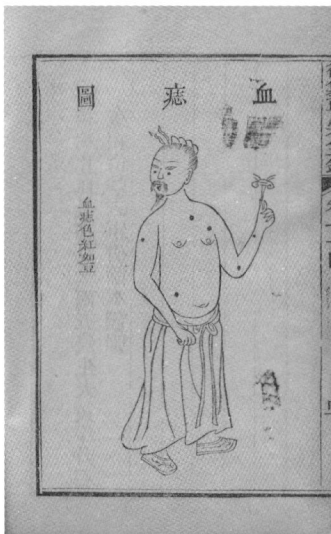

图 9-1-239　血痣图

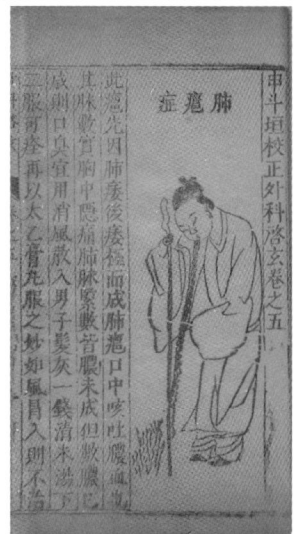

图 9-1-240　肺痈症

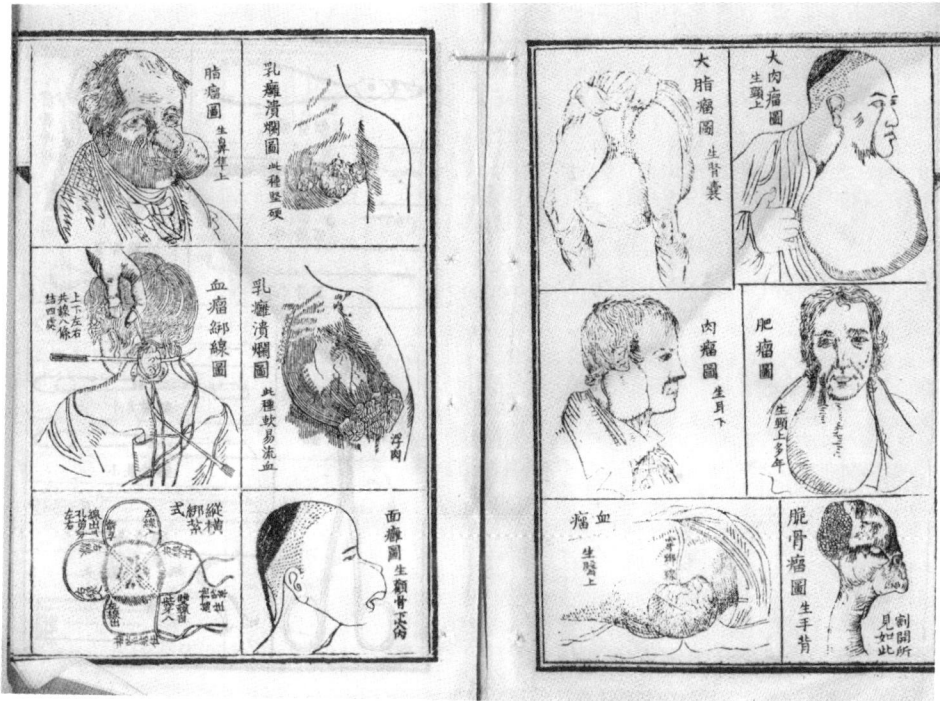

图 9-1-241　肿瘤图 - 大肉瘤图、肥瘤图、脆骨瘤图、大脂瘤图、肉瘤图、血瘤、乳痈溃烂图、乳痈溃烂图、面痈图、脂瘤图、血瘤绑线图、纵横绑扎式

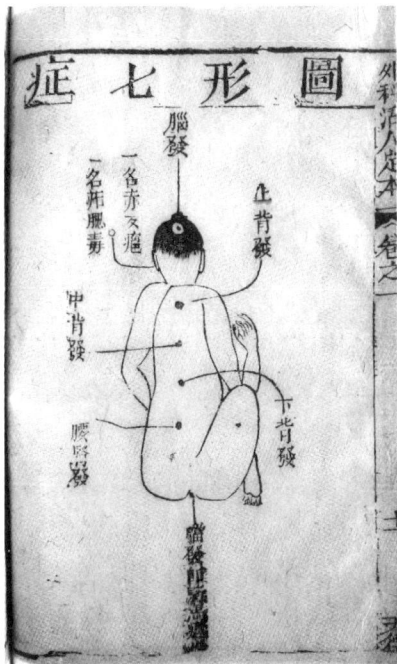

图 9-1-242　图形七症

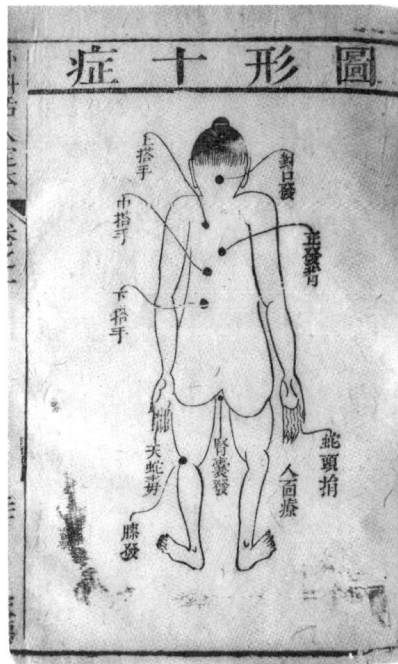

图 9-1-243　图形十症

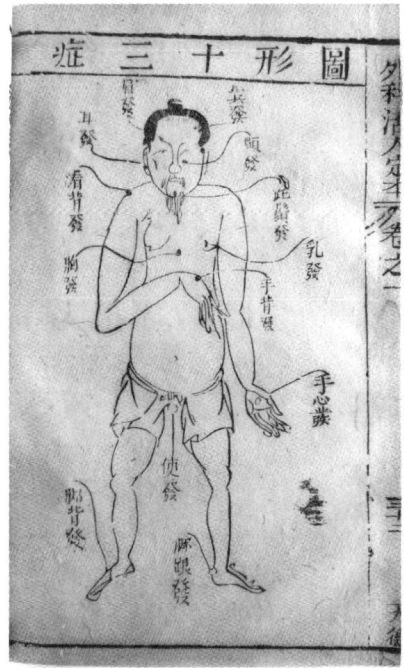

图 9-1-244　图形十三症

图 9-1-245　图形十一症 1

图 9-1-246　图形十一症 2

图 9-1-247　图形十三症

图 9-1-248　图形十五症

图 9-1-249　牙喉疮图

图 9-1-250　手太阴肺经病图

图 9-1-251　手阳明大肠经病图

图 9-1-252　足阳明胃经病图

图 9-1-253　手少阴心经病图

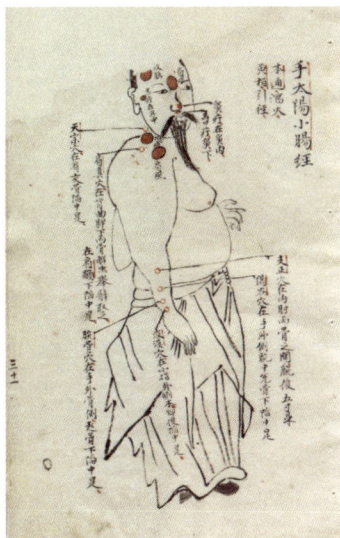

图 9-1-254 手太阳小肠经病图

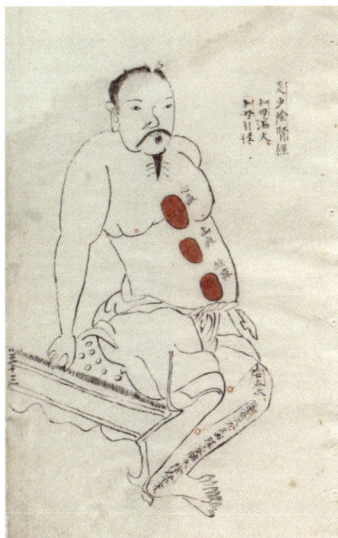

图 9-1-255 足少阴肾经病图

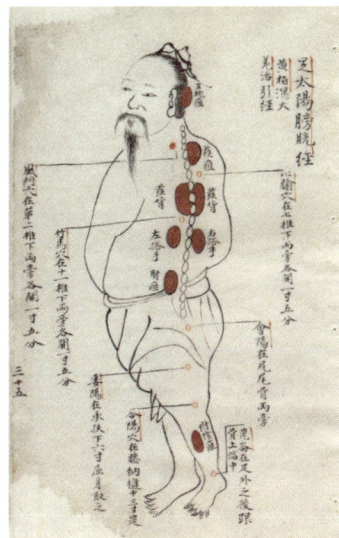

图 9-1-256 足太阳膀胱经病图

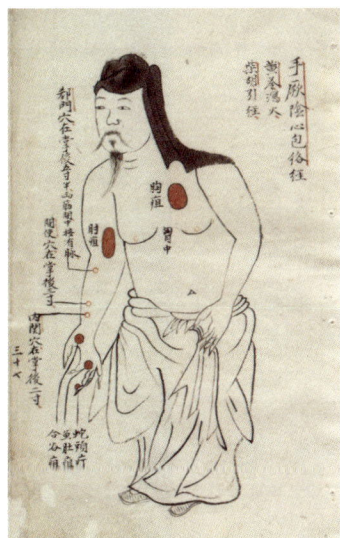

图 9-1-257 手厥阴心包络经病图

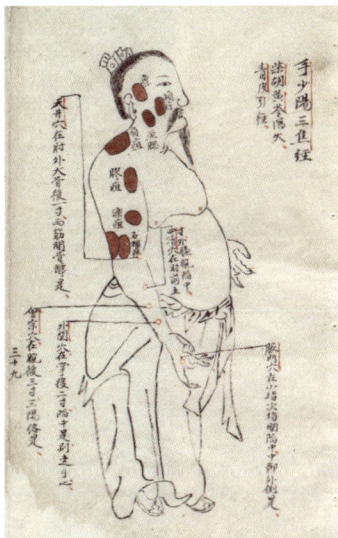

图 9-1-258 手少阳三焦经病图

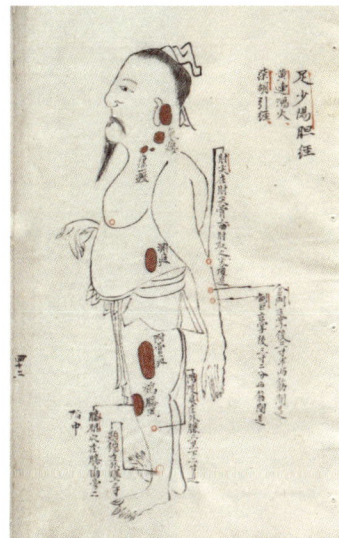

图 9-1-259 足少阳胆经病图

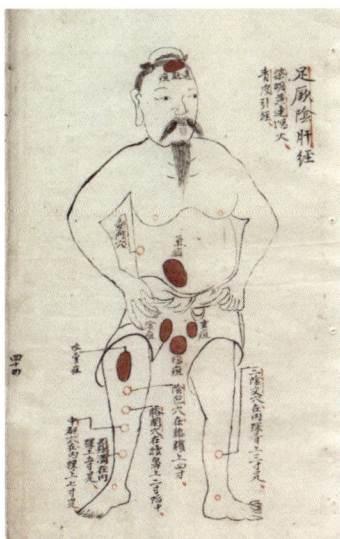

图 9-1-260 足厥阴肝经病图

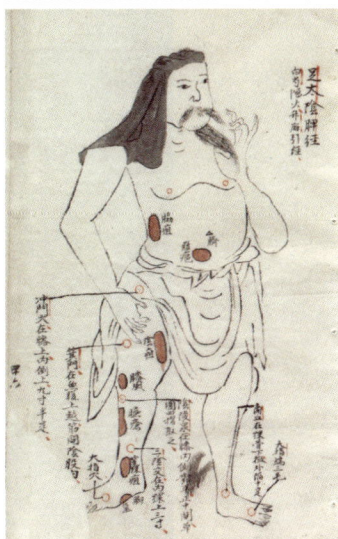

图 9-1-261 足太阴脾经病图

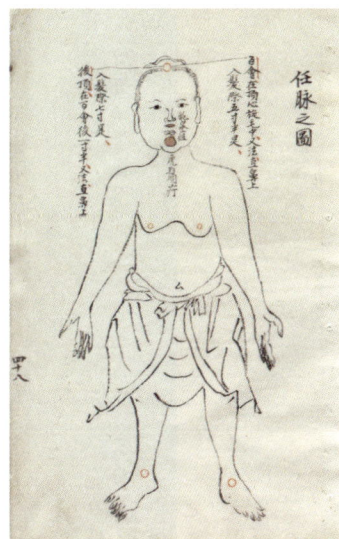

图 9-1-262 任脉之图

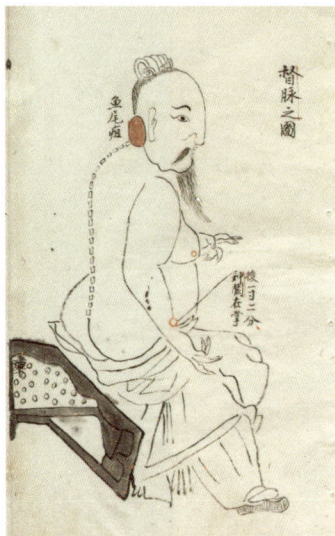

图 9-1-263　督脉之图

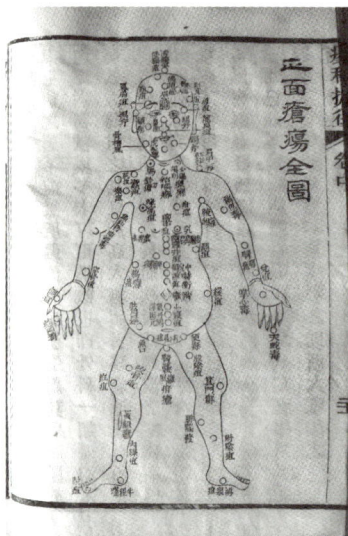

图 9-1-264　正面疮疡全图

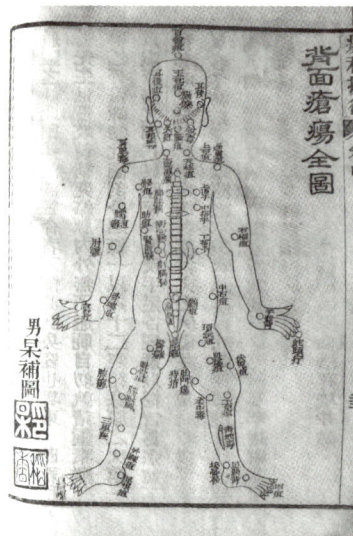

图 9-1-265　背面疮疡全图

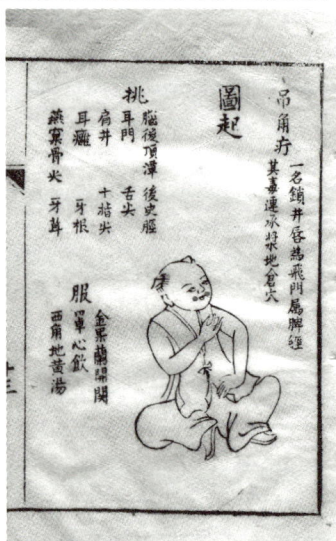

图 9-1-266　吊角疔图

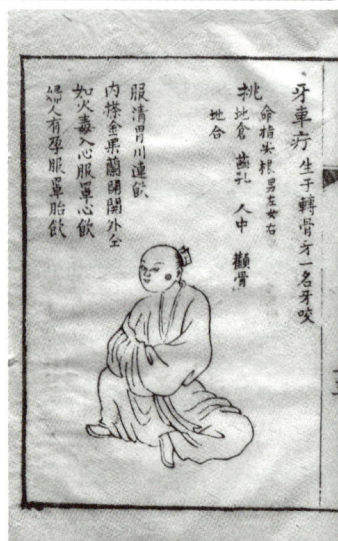

图 9-1-267　牙车疔图

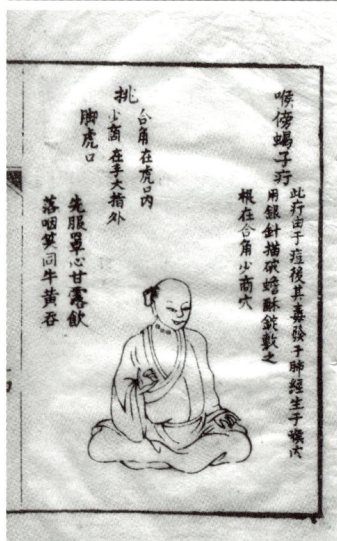

图 9-1-268　喉旁蝎子疔图

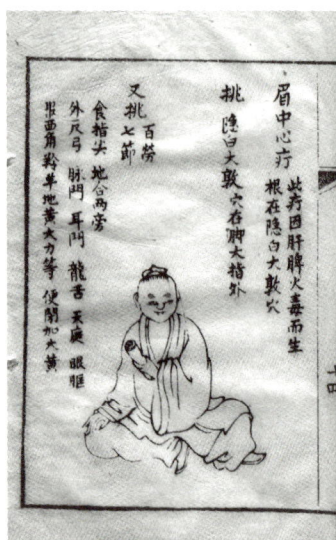

图 9-1-269　眉中心疔图

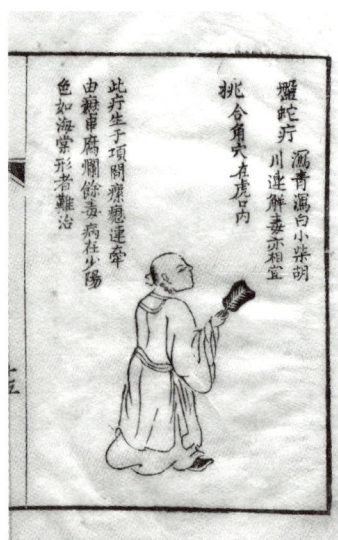

图 9-1-270　盘蛇疔图

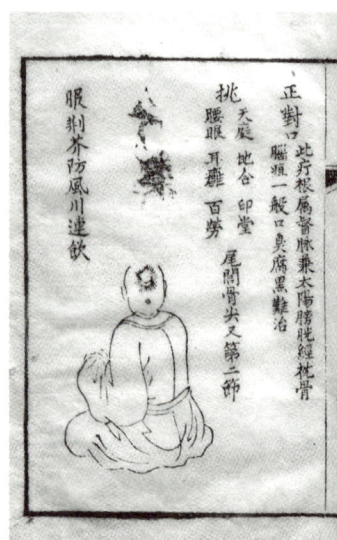

图 9-1-271　正对口疔图

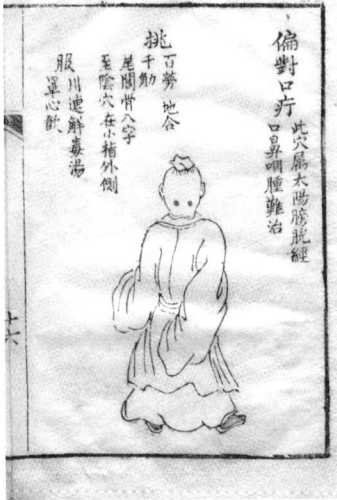

図 9-1-272　偏对口疗图

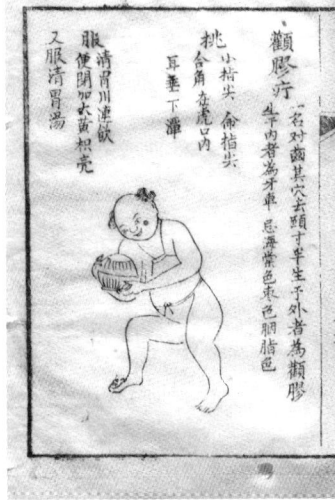

図 9-1-273　颧髎疗图

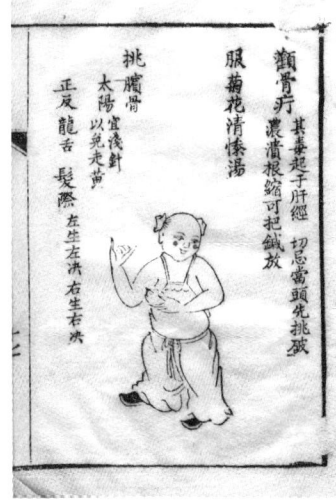

図 9-1-274　颧骨疗图

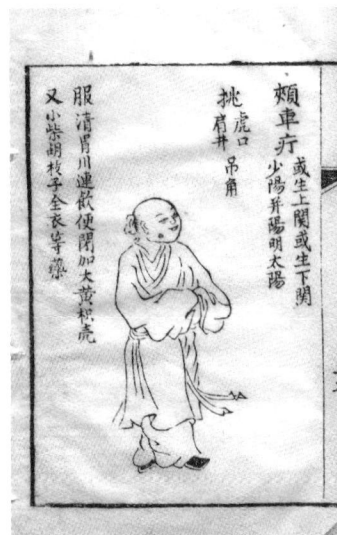

図 9-1-275　颊车疗图

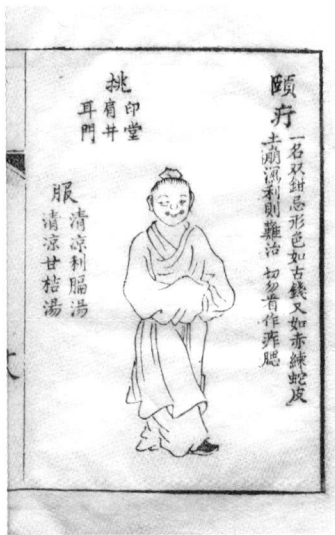

図 9-1-276　颐疗图

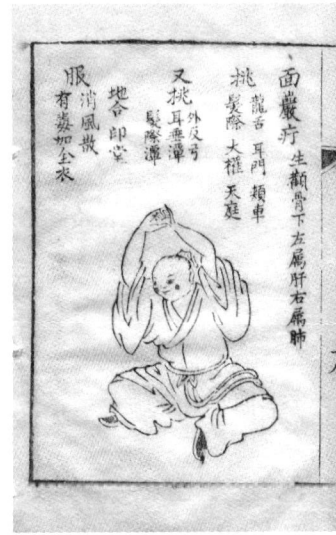

図 9-1-277　面岩疗图

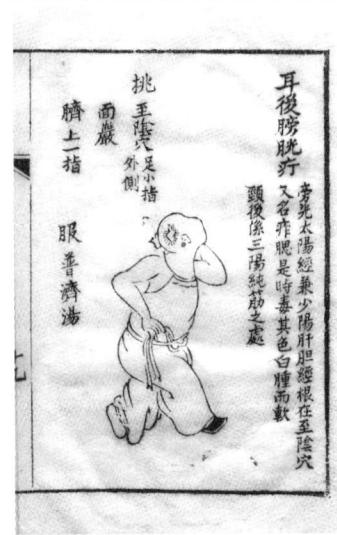

図 9-1-278　耳后膀胱疗图

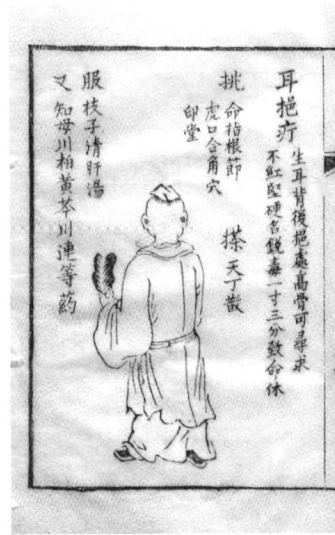

図 9-1-279　耳挖疗图

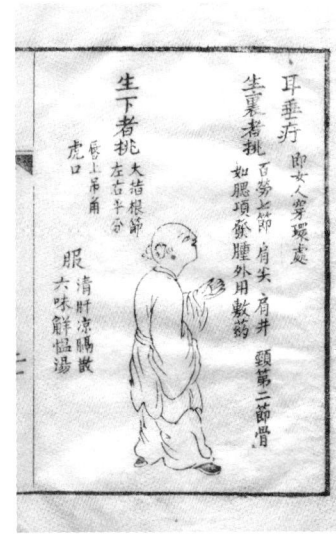

図 9-1-280　耳垂疗图

图 9-1-281　耳茸疔图

图 9-1-282　后发际疔图

图 9-1-283　插花疔图

图 9-1-284　前发际疔图

图 9-1-285　天门疔图

图 9-1-286　鼻环疔图

图 9-1-287　山根疔图

图 9-1-288　印堂疔图

图 9-1-289　迎香疔图

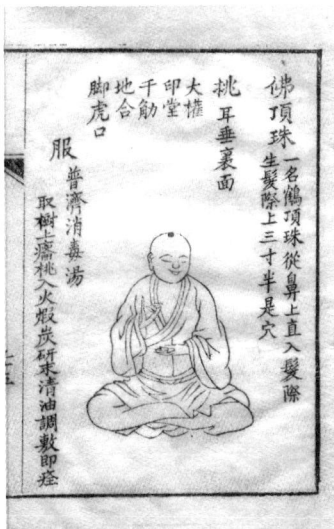

图 9-1-290　佛顶珠疔图

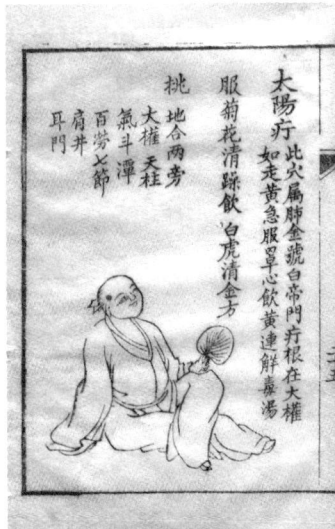

图 9-1-291　太阳疔图

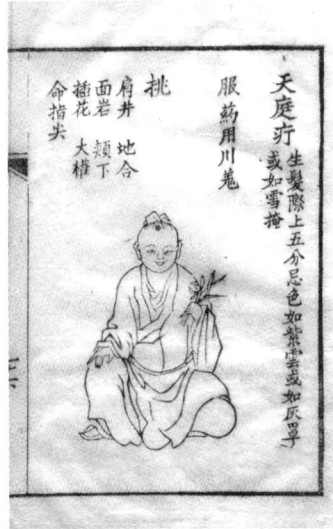

图 9-1-292　天庭疔图

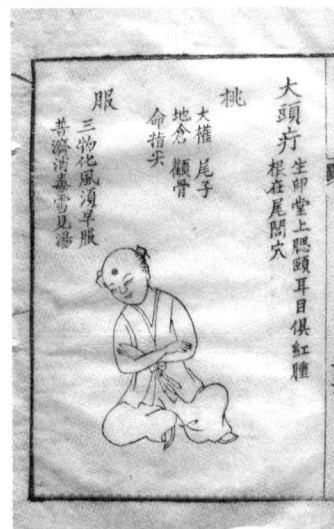

图 9-1-293　大头疔图

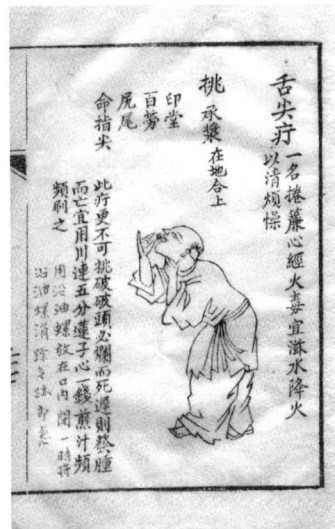

图 9-1-294　舌尖疔图

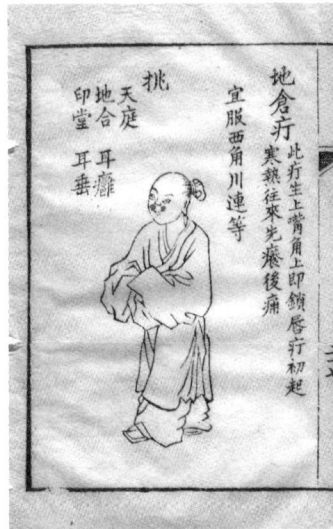

图 9-1-295　地仓疔图

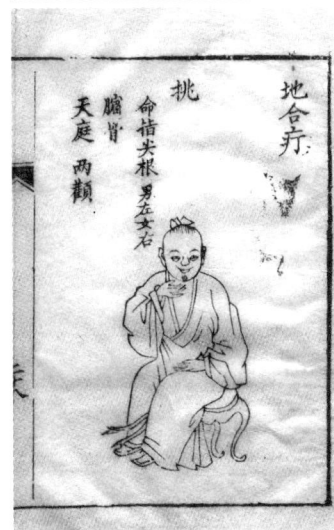

图 9-1-296　地合疔图

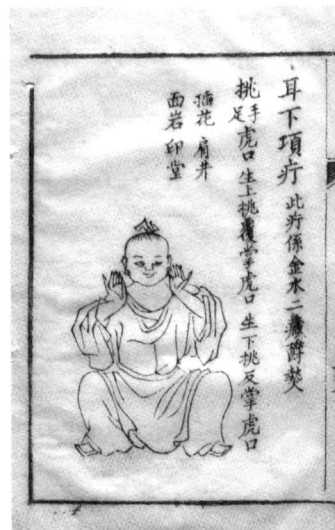

图 9-1-297　耳下项疔图

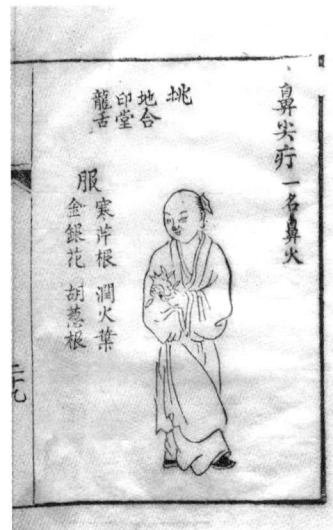

图 9-1-298　鼻尖疔图

卧胸疔　生于當胸一名井疽初起寒熱見硬突
挑　百勞　芎食竇　大椎三節　又七節
眼　加桃仁承氣湯使硬開　加大黄芒硝

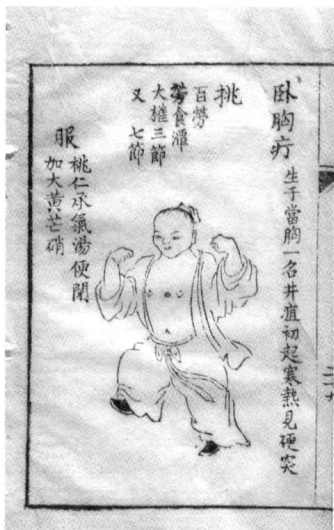

图 9-1-299　卧胸疔图

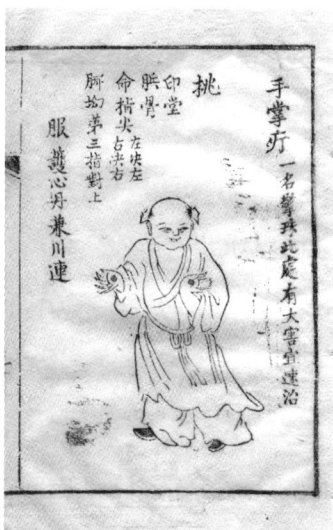

手掌疔　一名掌珠此處有大害掌速治
挑　印堂　眼覺　命指尖　在坎左　腳跗芐三指對上
服　護心丹　東川連

图 9-1-300　手掌疔图

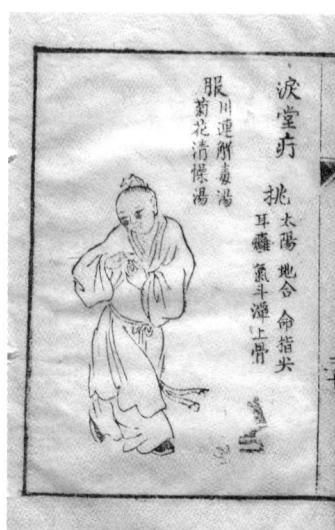

淚堂疔　挑　太陽　地合　命指尖　耳癱　氣斗湧上骨
服　川連解毒湯　菊花清懼湯

图 9-1-301　泪堂疔图

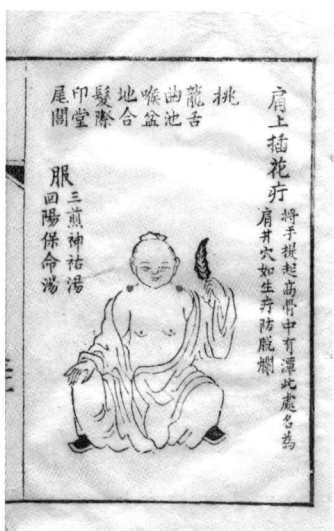

肩上插花疔　將手提起兩骨中有潭此處名為
挑　龍舌　幽池　地合　喉盆　髮際　印堂　尾閭
服　三煎神祐湯　回陽保命湯

图 9-1-302　肩上插花疔图

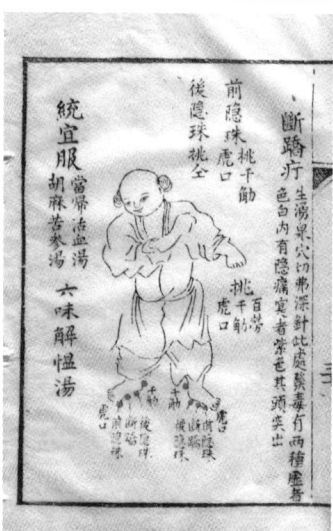

斷跷疔　生湯果穴口弗深針此處簌羣行兩稽塵善後隱珠桃全
統宜服　當帘渣血湯　胡麻苦茶湯　六味解懼湯
前隱珠桃干勦　百勞　桃干勦　虎口

图 9-1-303　断跷疔图

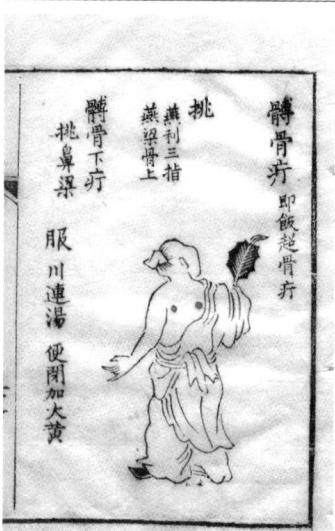

髀骨疔　即飯匙骨疔
挑　燕利三措　燕翠骨上　挑鼻梁　髀骨下疔
服　川連湯　便閉加大黄

图 9-1-304　髀骨疔图

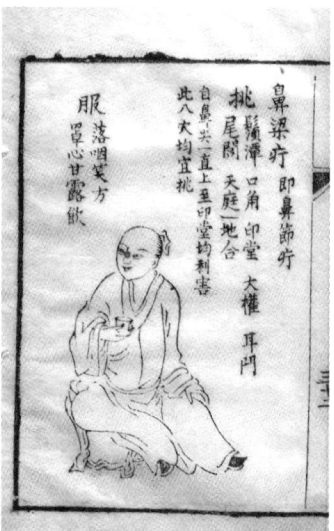

鼻梁疔　即鼻節疔
挑　鼻梁　齦潭　口角　印堂　天庭　地合　大椎　耳門
自鼻梁一直上至印堂均刺害　此八大均宜挑
服　落咽蜜方　草心甘露飲

图 9-1-305　鼻梁疔图

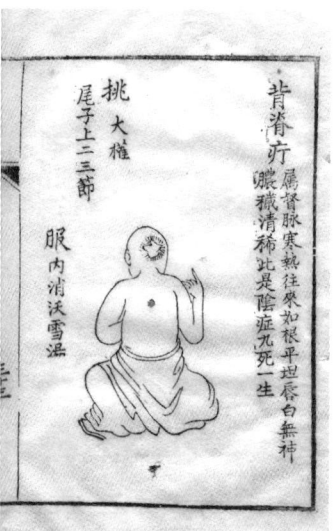

背脊疔　屬督脈寒熱往來如根平坦唇白無神脹藏清稀此是陰症九死一生
挑　大椎　尾子上二三節
服　内消沃雪湯

图 9-1-306　背脊疔图

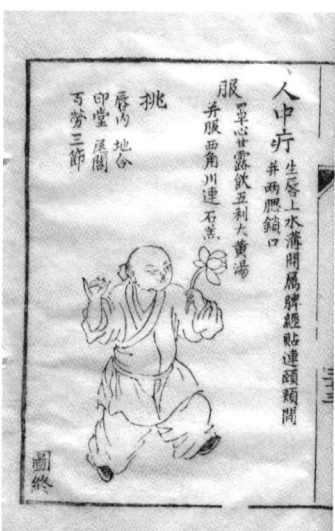

人中疔　生唇上水薄開屬脾體貼連頤頰間
挑　唇内　地合　印堂　尾閭
服　翠心甘露飲五利大黄湯　齐服犀角川連石羔　万勞三節
圖終

图 9-1-307　人中疔图

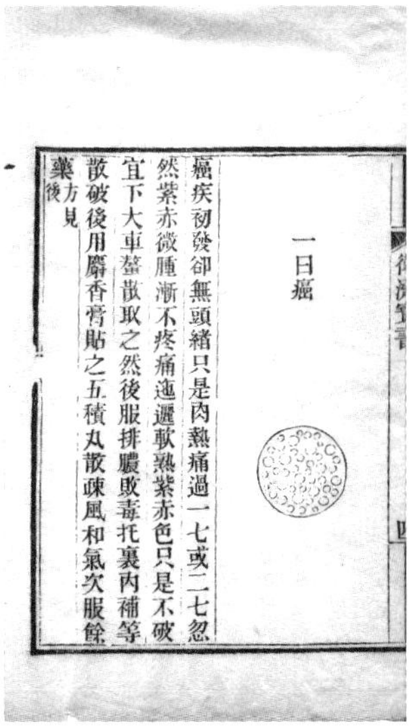

图 9-1-308　一日癌（癌图）

癌疾初發卻無頭緒只是肉熱痛過一七或二七忽
然紫赤微腫遶邊歒紫赤色只是不破
宜下大車螯散取之然後服排膿敗毒托裏内補等
散破後用麝香膏貼之五積丸散疏風和氣次服餘
藥方見

一日癌

图 9-1-309　瘭图

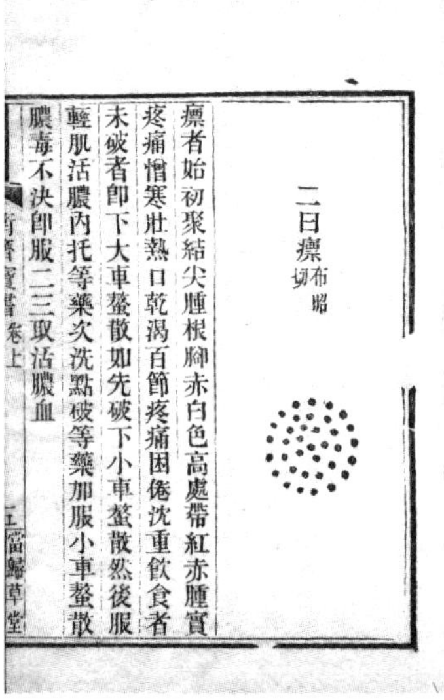

癌者始初聚結尖腫根腳赤白色高處帶紅赤腫實
疼痛憎寒壯熱口乾渴百節疼痛困倦沈重飲食者
未破者即下大車螯散如先破下小車螯散次洗黇破等藥次服
輕肌活膿内托等藥
膿毒不決卽服二三取活膿血

二日瘭疽

图 9-1-310　疽图

疽初起如麻豆子大痒痛抓破如小瘡後漸結瘀痕
作癊以次皮破穴漸如蜂房多有膿毒不出結痛
憎寒多熱滿悶不節拘急睡臥不得
或有吐逆日加煩痛出火燒更不可服大車螯散
只服小車螯散與解腸輕肌活體等散止疼痛退寒

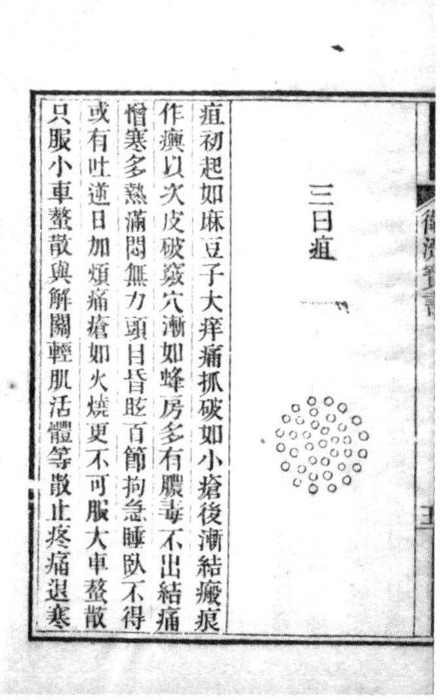

三日疽

图 9-1-311　瘤图

熟解昏眩仍勤用洗貼頭爛肉與膿毒方見後
瘤發者形狀三兩個或手背不日消退白破苦無膿
血毒意以為安慮忽肉消渴腎所攻及至春冬再
在背胂或腎癰上生一箇兩箇疼痛赤腫腰疼筋堅
拘急喫多物常飢燥小便赤大便澁三五日一遍或

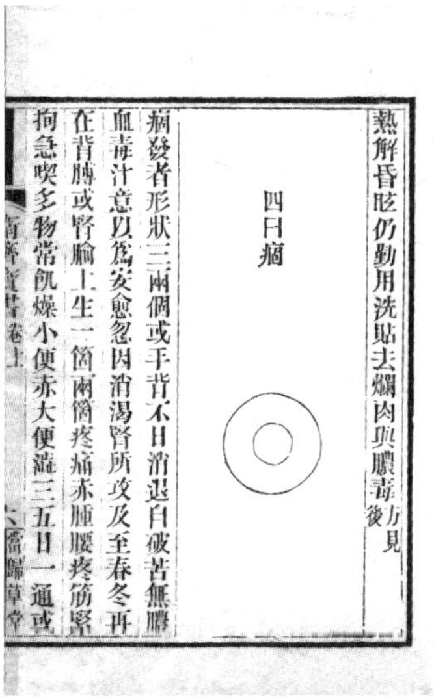

四日瘤

图 9-1-312　痈图

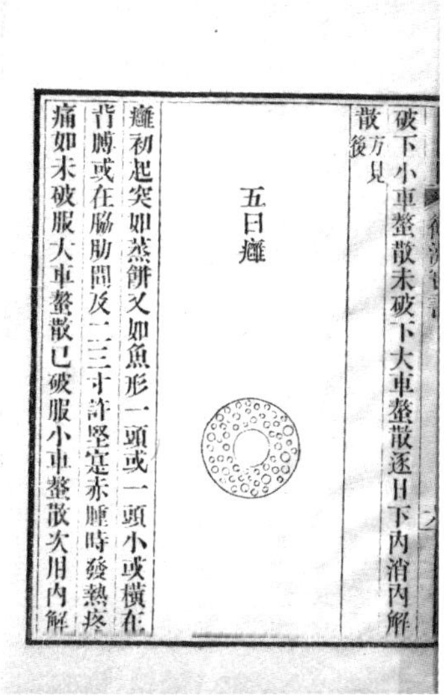

破下小車螯散未破下大車螯散逐日下内消内解
散後方見
癰初起突如蒸餅又如魚形一頭或一頭小或横在
背膊或在脅間反二三寸許堅寬赤腫時發熱疼
痛如未破服大車螯散已破服小車螯散次用内解

五日癰

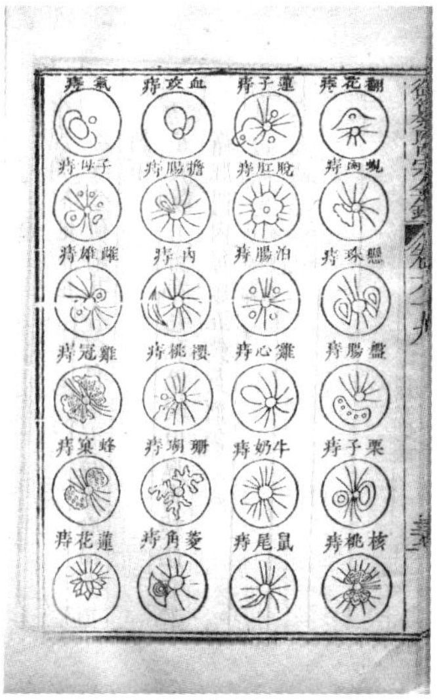

图 9-1-313　二十四种痔疮图

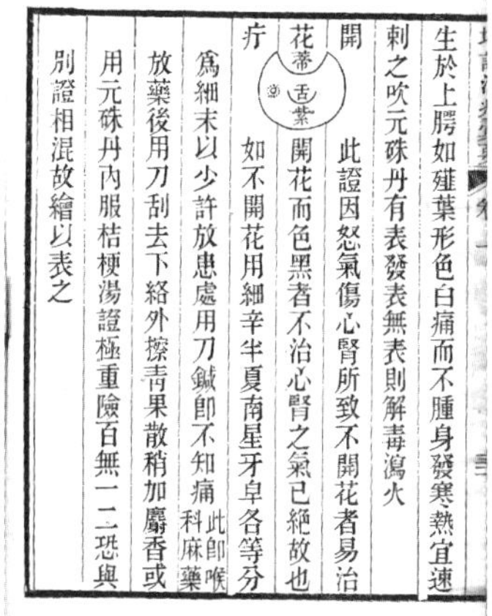

痔氣　痔瘀血　痔子蓮　痔花翻
痔珠子　痔胭脂　痔庄厥　痔南瓜
痔雄雞　痔肉　痔腸泔　痔桑椹
痔冠纓　痔德懷　痔心蓮　痔腸體
痔蜜蜂　痔珊瑚　痔奶牛　痔子栗
痔蓮　痔角菱　痔尾鼠　痔桃棱

图 9-1-314　开花疔图

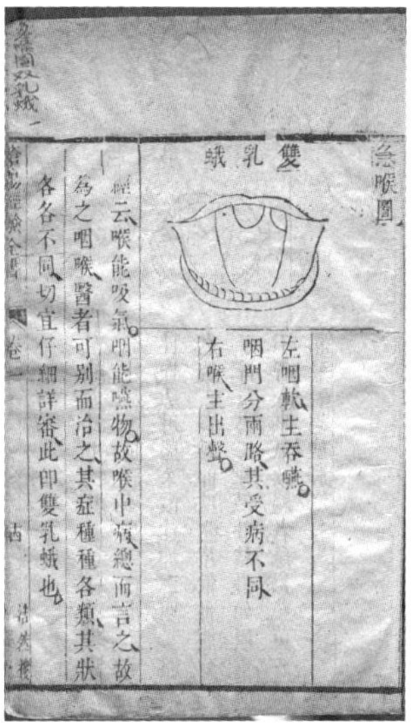

生於上腭如雞葉形白痛而不腫身發寒熱宜速
刺之吹元硃丹有表發表無表則解毒瀉火
此證因怒氣傷心腎所致不開花者易治
為細末以少許放患處即刀鍼刮下絡外擦青果散稍加麝香或
放藥後用刀刮即不知痛心腎之氣已絕故也
如不開花用細辛半夏南星牙皂各等分
用元硃丹内服桔梗湯證極重險百無一二恐與
別證相混故繪以表之

開花疔

图 9-1-315　双乳蛾图

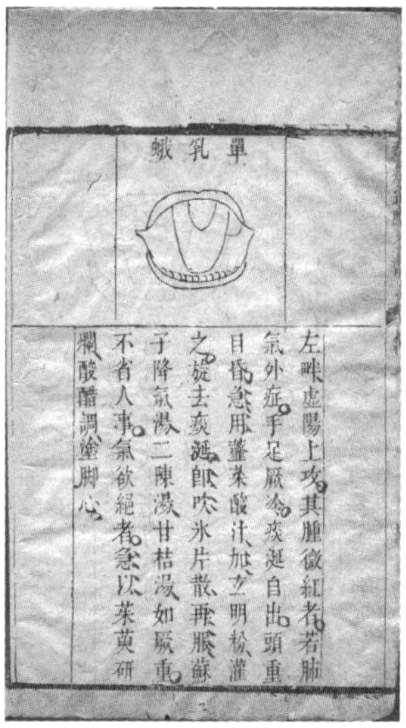

雙乳蛾

醫云喉能吸氣咽能嚥物故喉中菌癏腫痛言之各各不同各有種種各類其狀
為之唱喉患者可別而治之其菌種種各類其狀
咽門分兩路其受病不同
左咽瓶主吞嚥
右喉主出聲

图 9-1-316　单乳蛾图

單乳蛾

氣外焿于足廠為痰熱自出頭重
目傷急咽喉熱毒加之多明耿起
之症去痰涎飲吹冰片散再睡覺
于咽氣瓶二陰漲甘桔湯如瘇重
不者用人事氣瓶軟起者急以萊菔
研　　蹖膜體調整胸心
左哷虛陽上攻其腫微紅者有肺

左哷瓶主吞嚥

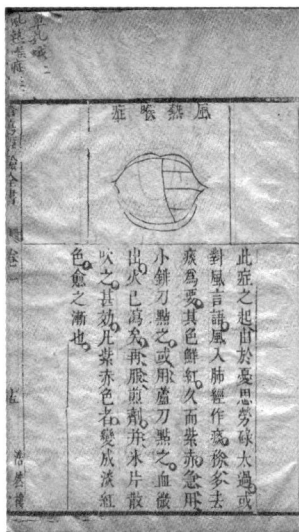

图 9-1-317　风热喉症图

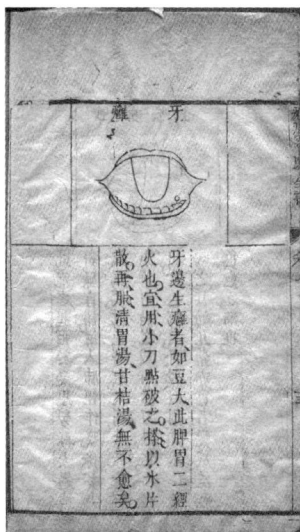

图 9-1-318　牙痈图

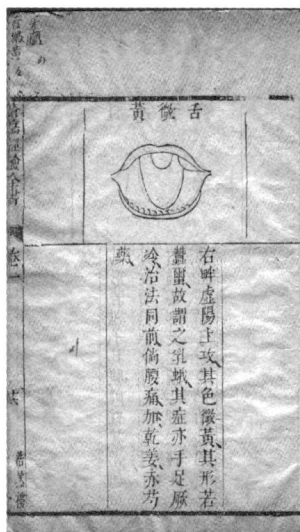

图 9-1-319　舌微黄图

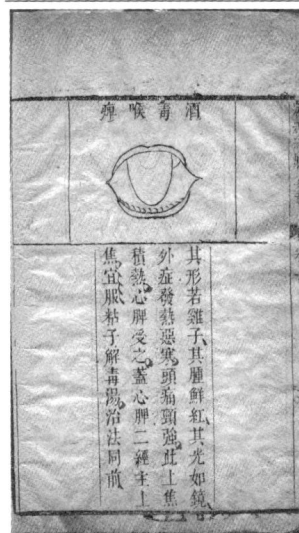

图 9-1-320　酒毒喉痹图

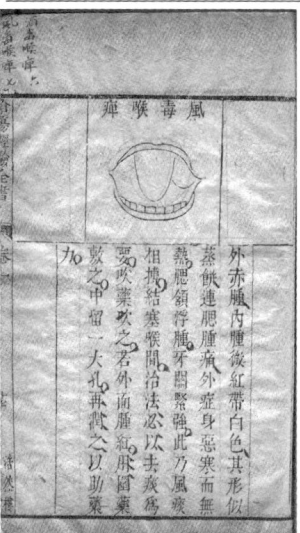

图 9-1-321　风毒喉痹图

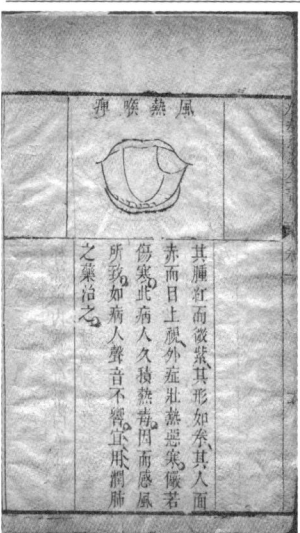

图 9-1-322　风热喉痹图

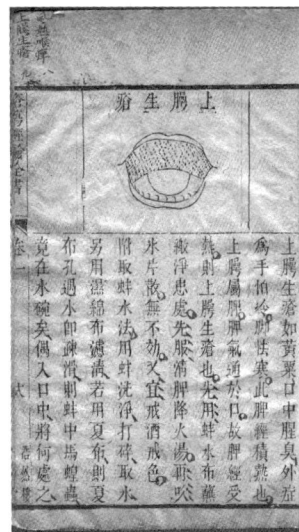

图 9-1-323　上腭生疮图

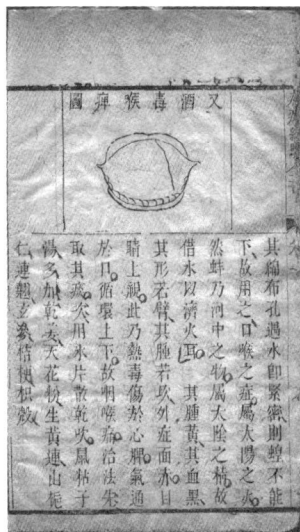

图 9-1-324　又酒毒喉痹图

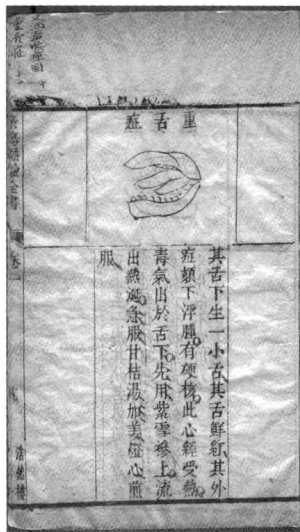

图 9-1-325　重舌症图

重腭

舌上生一疮其状若杨梅外症无
痰症蒂俗作事须心火沸湿甘桔汤
参城山栀後服黄连解毒汤再吹
冰片散不宜用乃

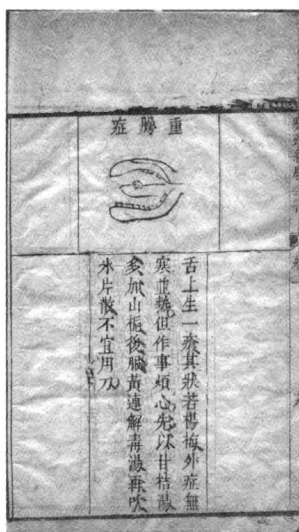

图 9-1-326 重腭症图

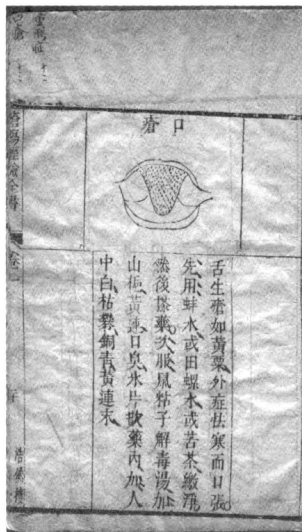

口疮

舌生疮如黄桑外症伏寒而口强
先用蚵水武田螺本戒若本缴泐
滋後吹药火喉凤杼子解毒谩加
中白枯砜铜青连末

图 9-1-327 口疮图

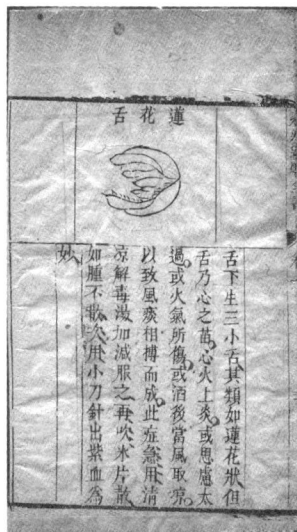

莲花舌

舌下生三小舌其颊如蓬花状但
乃心之苗心火上炎或思虑太
過或火气所伤或酒後宫房取劳
以致风痰相搏而成此症急用
凉解毒汤加减服之再用火针散
如睡不救吹用小刀针出紫血为

图 9-1-328 莲花舌图

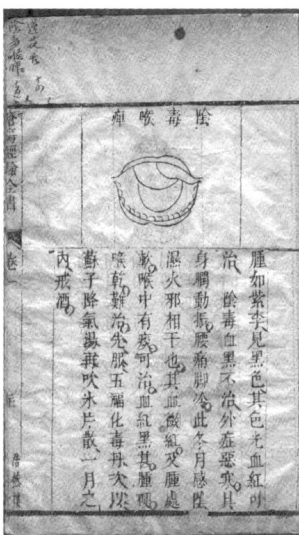

阴毒喉痹

肿如紫其色黑其色无血红内
治餘毒血黑无此外症或戒具
身弱勤服此吹药内加雄黄麝
濕邪相干也其此血微如腐處
喉乾中有痰可治此血黑其腐處
蘓子降气散我吹外片散二月之
内忌怒

图 9-1-329 阴毒喉痹图

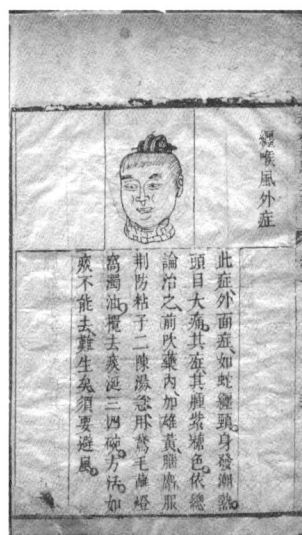

缠喉风外症

此症外面盃如蛇缠颈身发潮热
项目大痛其连其痰紫涨色依绥
论治之前吹药内加雄黄麝消急
荆防牛子二陈湯急思鹅毛蘸椟
窝蜀油搅去痰滗三四碗方怕如
痰不能去難生亥须要祛风

图 9-1-330 缠喉风外症图

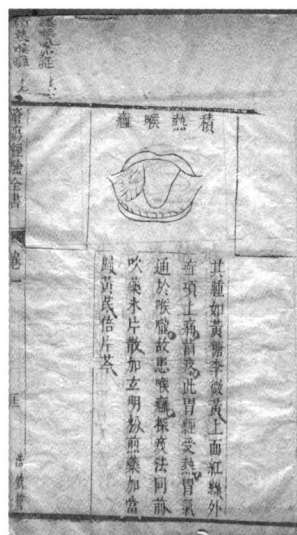

积热喉痈

其種如黄瓜李寒故发上而红綵外
查项上其舌上其此叮通发热气
通於喉臓故吹之此症喉痈疾法同前
吹药水片散加玄明粉而熏加当
臟黄芪倍片茶

图 9-1-331 积热喉痈图

木舌

其术舌硬如穿山甲见人舌做一
紫外症增寒壮热語舌賽此心
經受热也心者舌之本因心而痛
治法以小刀點紫黑處煎药內終
加山栀山桅寫火之要品也

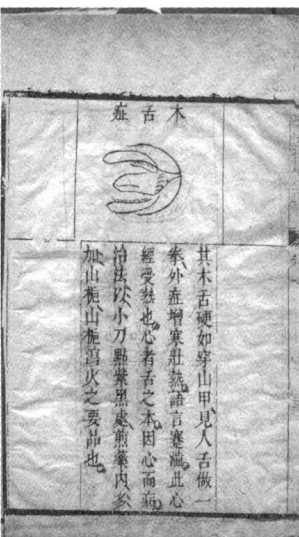

图 9-1-332 木舌症图

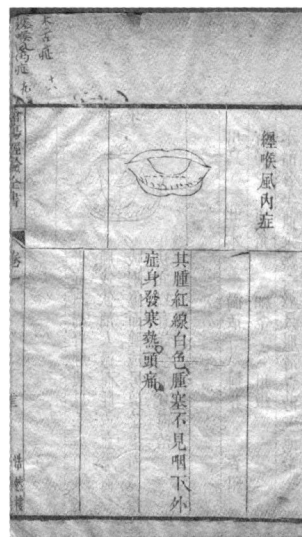

缠喉风内症

其種红綵白色臒塞石见咽下外
症片发菜艺
頭痛

图 9-1-333 缠喉风内症图

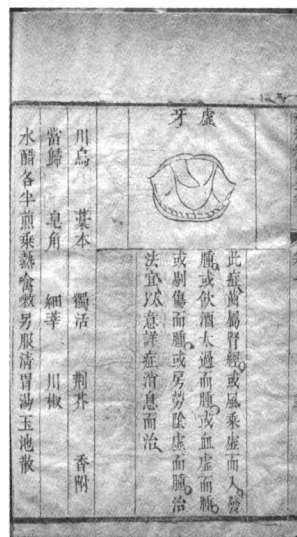

牙虚

川乌
草本   此症胃肾经或或乘虚而入臟
当归 皂角   鳳或欲酒太過而臟或血虚而肺
水酒各半煎药 或剧伤或瘀或房劳肾阴虚而
細辛 独活   法宜以意详症消息而治
荆芥 川椒
香附

图 9-1-334 虚牙图

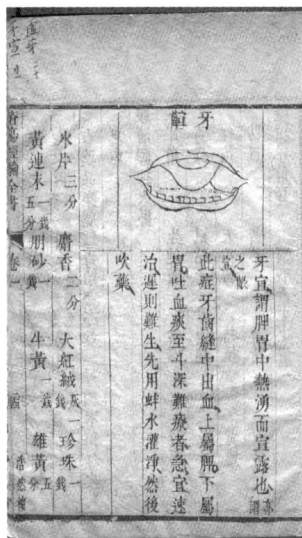

图 9-1-335　牙宣图

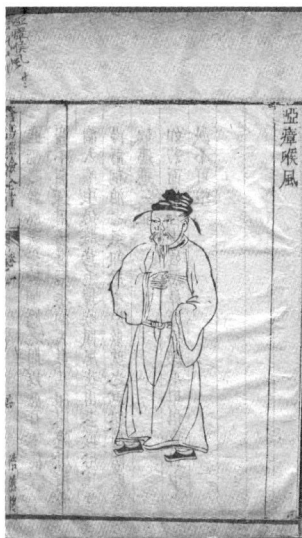

图 9-1-336　哑瘴喉风图

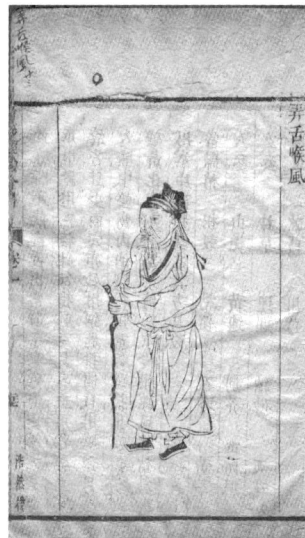

图 9-1-337　弄舌喉风图

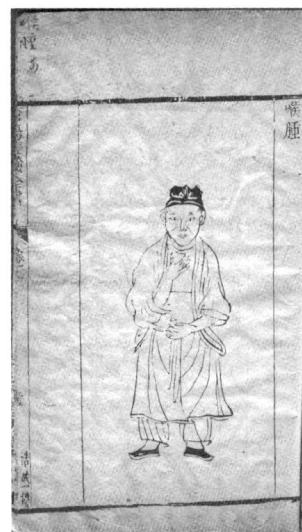

图 9-1-338　喉肿图

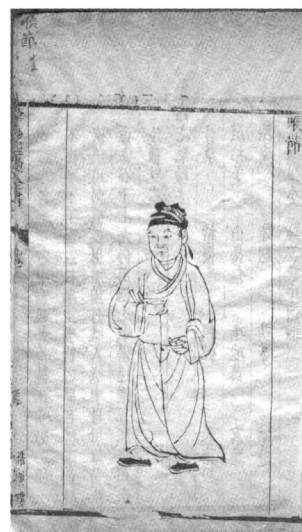

图 9-1-339　喉节图

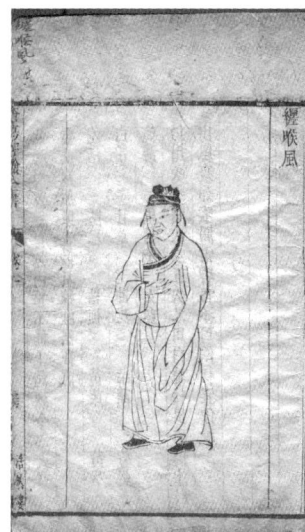

图 9-1-340　缠喉风图

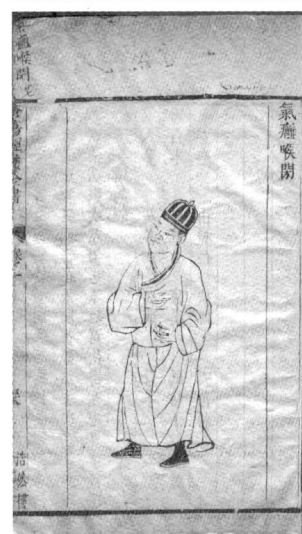

图 9-1-341　气痈喉闭图

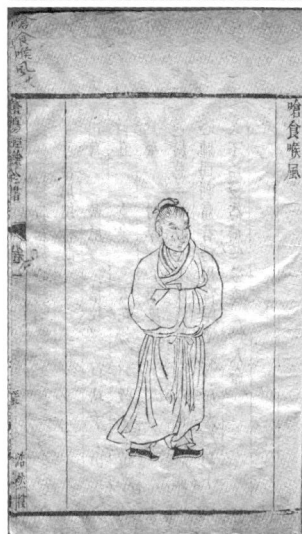

图 9-1-342　呛食喉风图

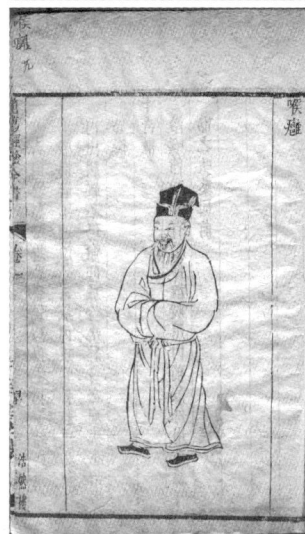

图 9-1-343　喉痈图

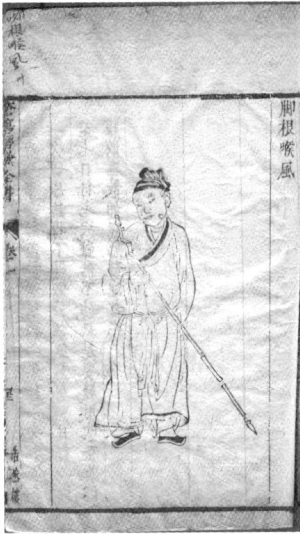

图 9-1-344　脚跟喉风图

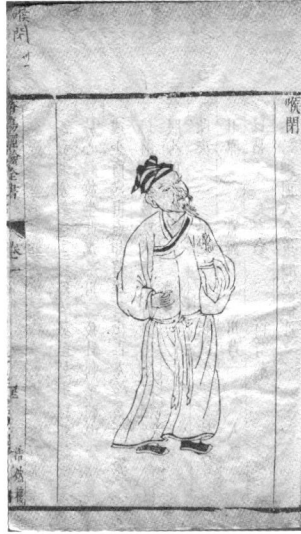

图 9-1-345　喉闭图

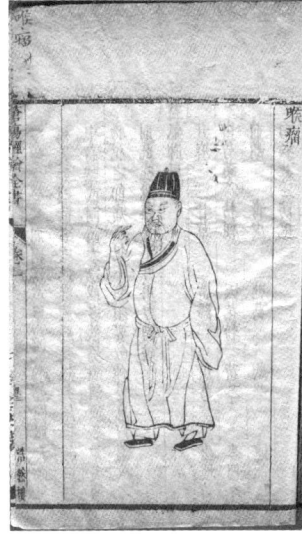

图 9-1-346　喉瘤图

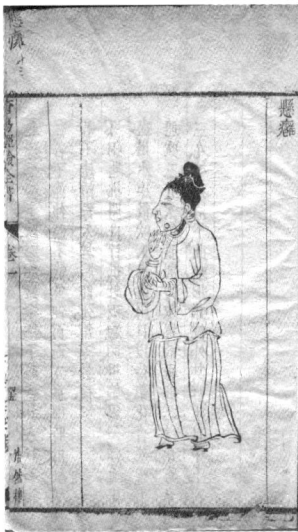

图 9-1-347　悬痈图

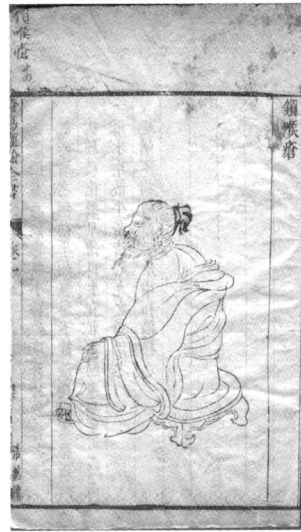

图 9-1-348　锁喉疮图

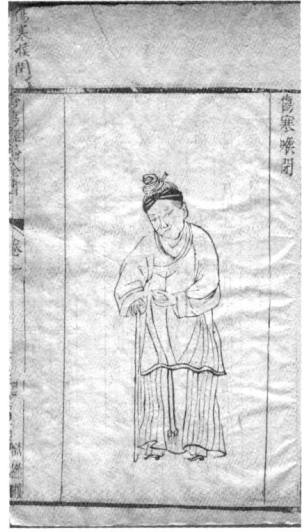

图 9-1-349　伤寒喉闭图

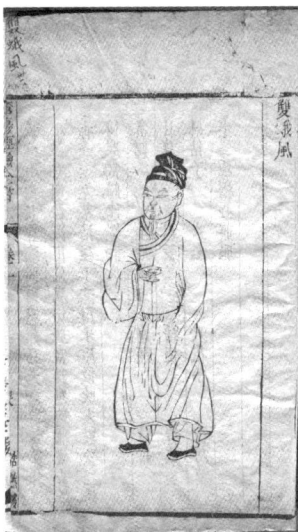

图 9-1-350　双蛾风图

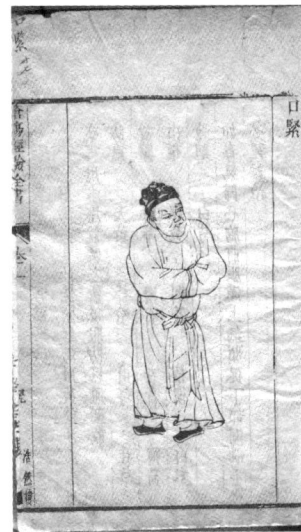

图 9-1-351　口紧图

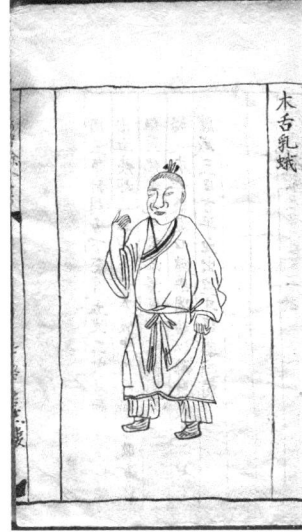

图 9-1-352　木舌乳蛾图

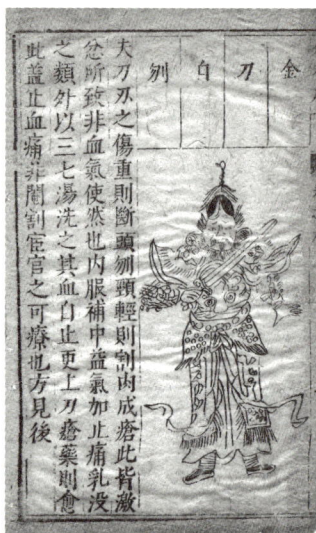

图 9-1-353　金刀自刎图

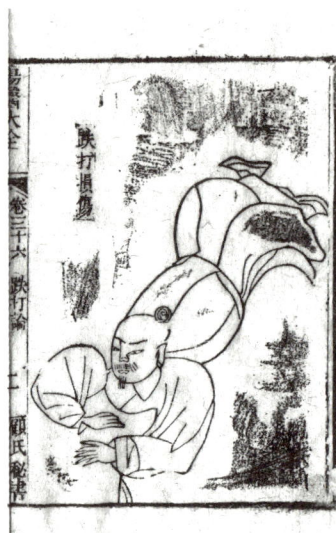

图 9-1-354　跌打损伤图

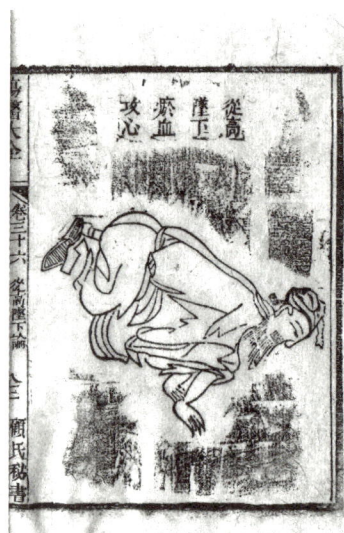

图 9-1-355　从高坠下瘀血攻心图

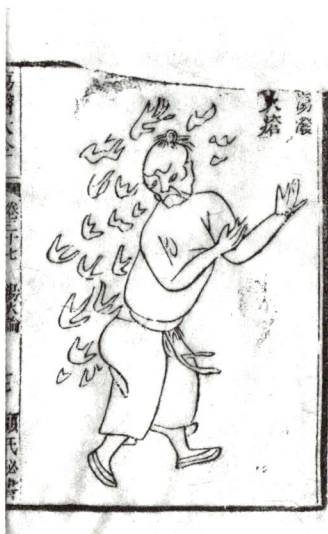

图 9-1-356　汤泼火疮图

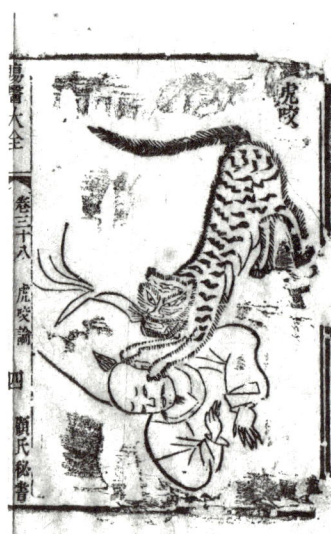

图 9-1-357　虎咬图

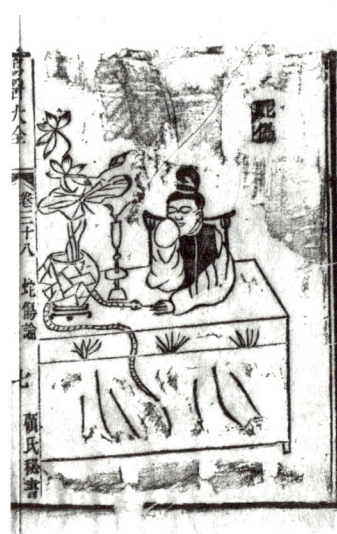

图 9-1-358　蛇伤图

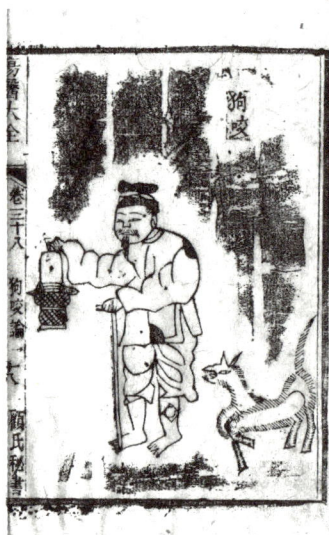

图 9-1-359　狗咬图

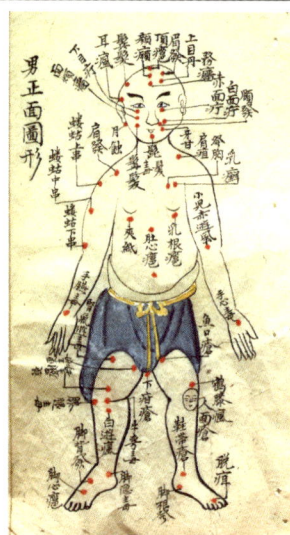

图 9-1-360　男正面图形

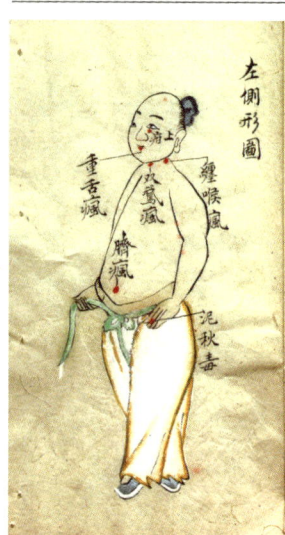

图 9-1-361　左侧形图

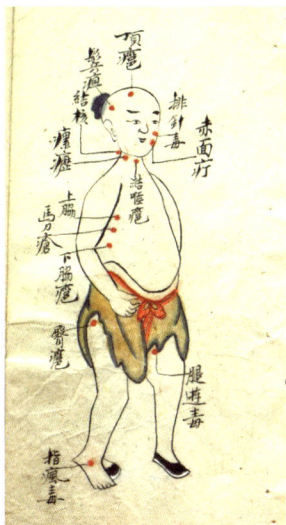

图 9-1-362　右侧形图

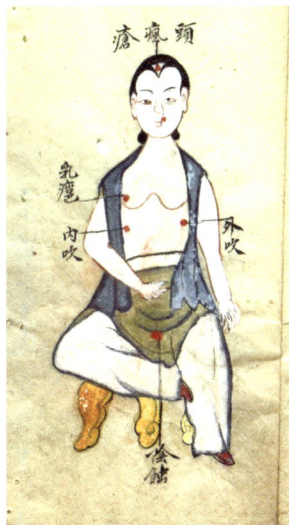

图 9-1-363　女正面形图

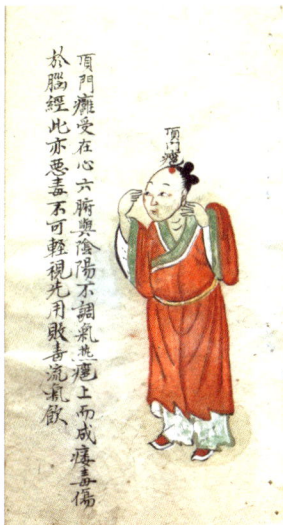

图 9-1-364　顶门痈图

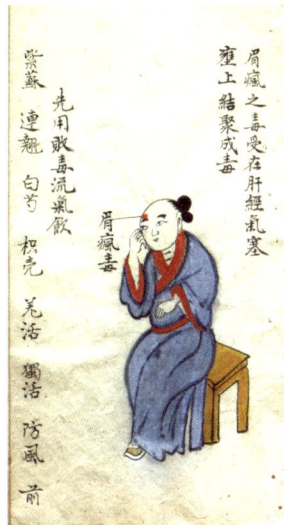

图 9-1-365　眉疯毒图

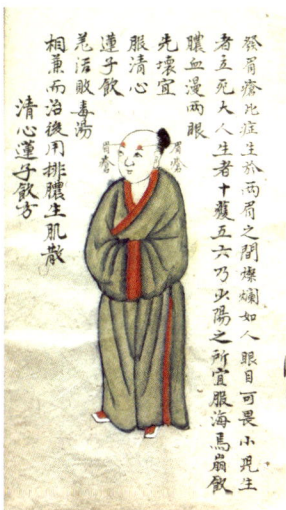

图 9-1-366　眉疮图

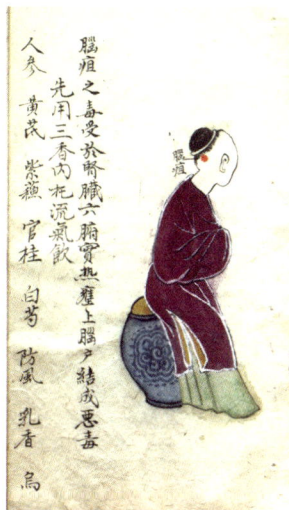

图 9-1-367　脑疽图

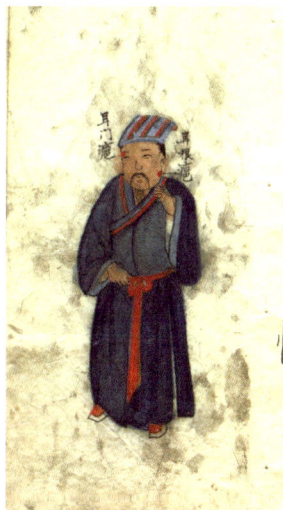

图 9-1-368　耳根痈、耳门痈图

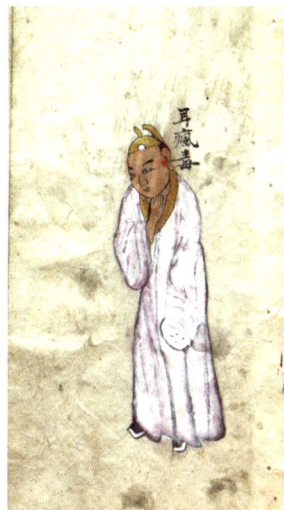

图 9-1-369　耳疯毒图

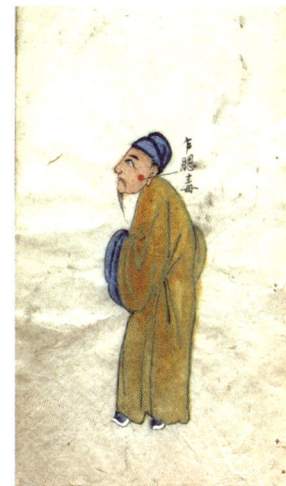

图 9-1-370　痄腮毒图

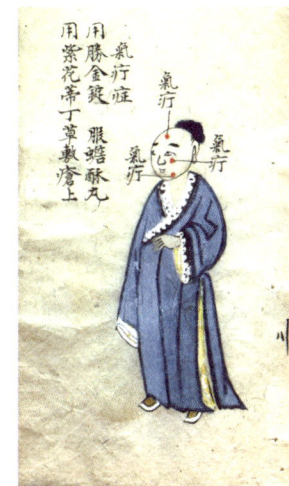

图 9-1-371　气疔图

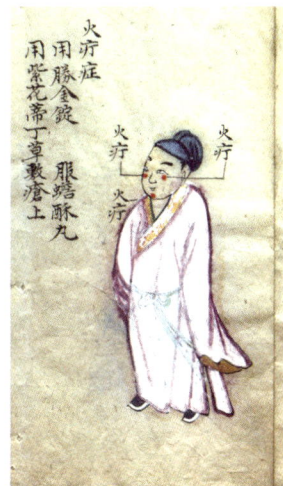

图 9-1-372　火疔图

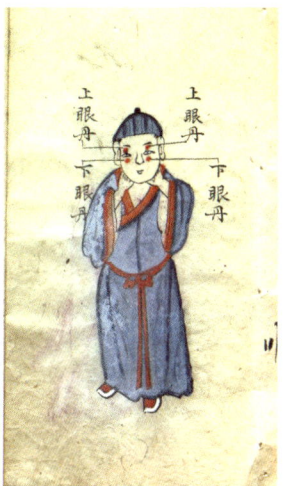

图 9-1-373　上眼丹、下眼丹图

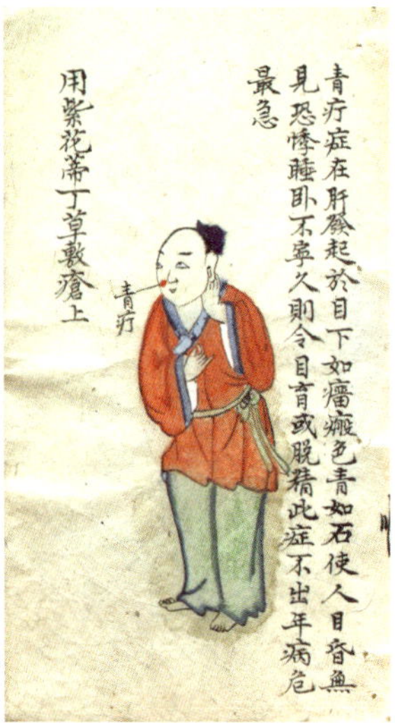

青疔症在肝經起於目下如瘤瘰色青如石使人目昏
見恐懼睡卧不寧久則令目盲或腰痠稍此症不出半年病危
用紫花蒂丁草敷瘡上最急

青疔

图 9-1-374　青疔图

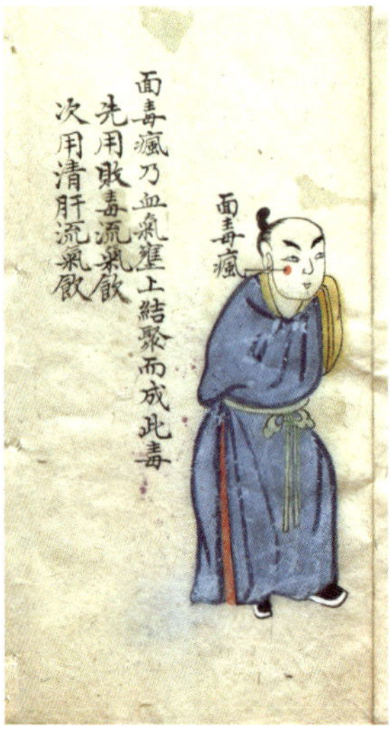

面毒疯乃血氣壅上結聚而成此毒
先用敗毒流氣飲
次用清肝流氣飲

面毒疯

图 9-1-375　面毒疯图

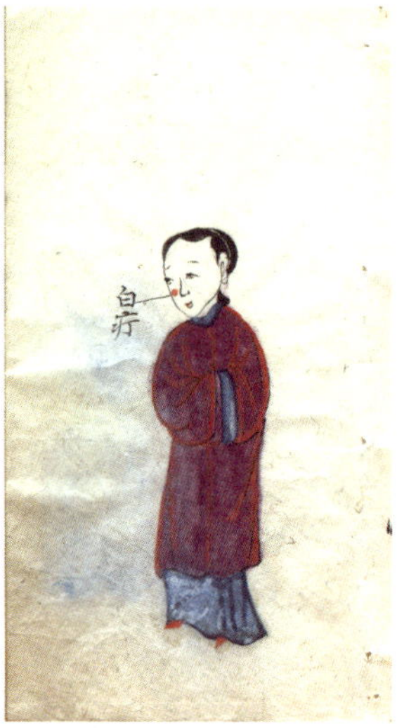

白疔

图 9-1-376　白疔图

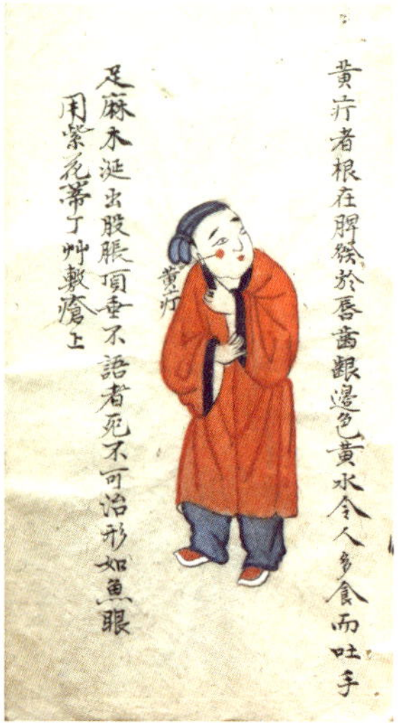

黄疔者根在腎經於舌齒齦邊多黄水令人多食而吐手
足麻木涎出股腮項昏不語者死不可治形如魚眼
用紫花蒂丁艸敷瘡上

黄疔

图 9-1-377　黄疔图

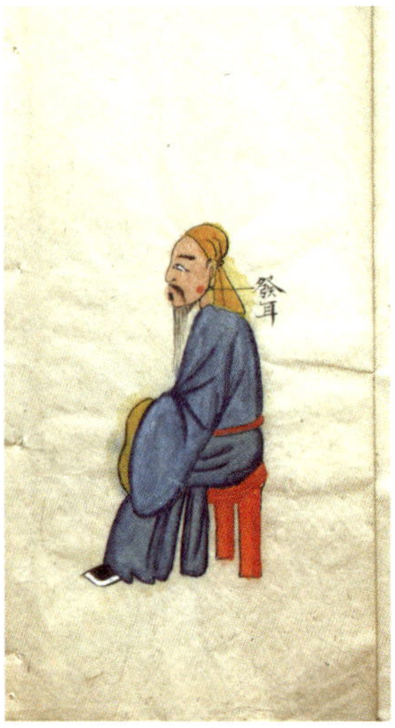

发耳

图 9-1-378　耳发图

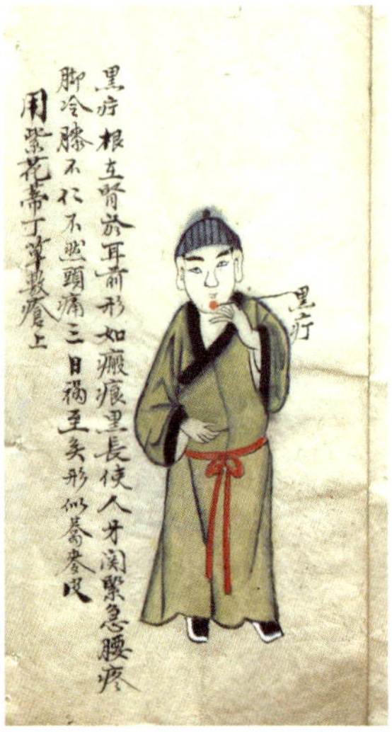

黑疔根立骨於耳前形如瘰痕里長使人牙關緊急腰痠
脚冷膝不伸不飲頭痛三日禍至三矣形似善養疾
用紫花蒂丁草敷瘡上

黑疔

图 9-1-379　黑疔图

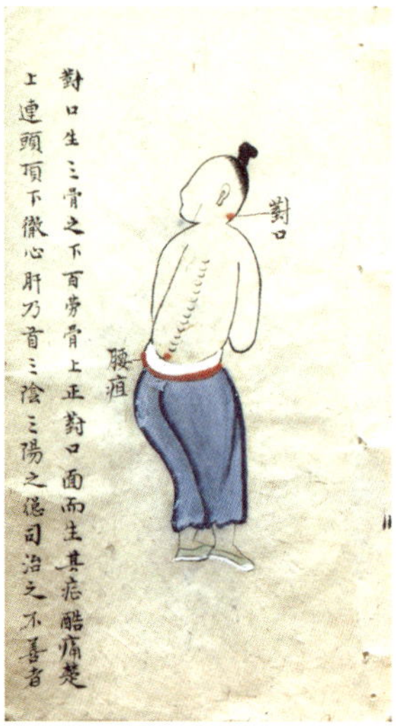

對口生三肯之下百帶骨上正對口面而生其瘡醋痛是
上連頦項下微心肝乃首三陰三陽之滙司治又不善者

對口
腰疽

图 9-1-380　对口图

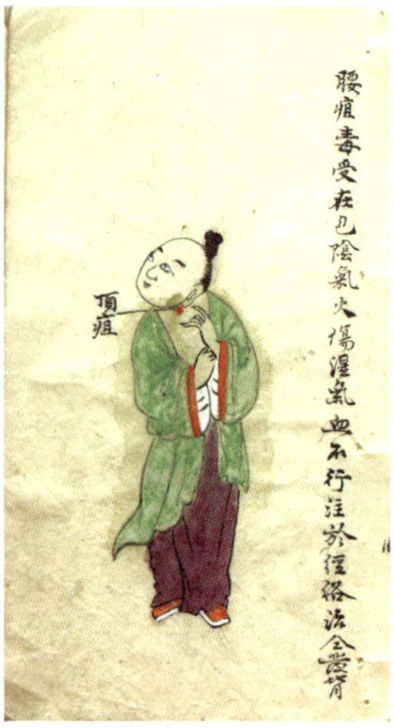

腰疽毒受在巳陰氣火陽濕氣血不行注於經絡法全宜膏

項疽

图 9-1-381　项疽图

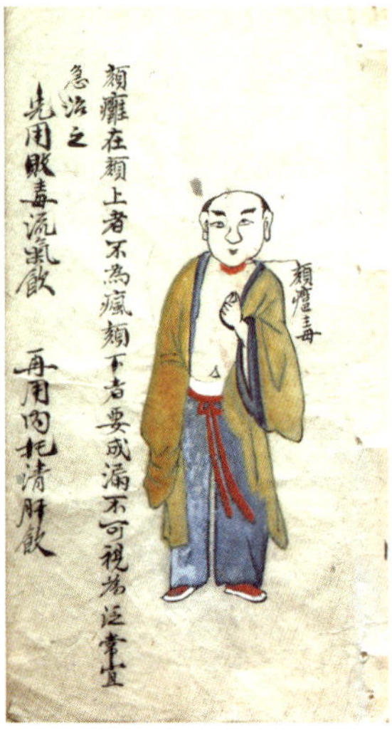

頦癰在頦上者不為瘋頦下吉要成滿不可視為泛常宜
急治之
亮用敗毒流氣飲
再用肉杞清肝飲

頦癰毒

图 9-1-382　颏痈毒图

光緒二年荷月下浣文樹書於翔哔

頸疽

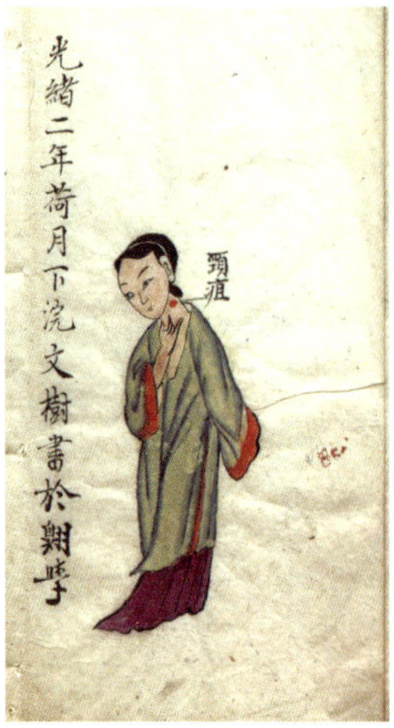

图 9-1-383　颈疽图

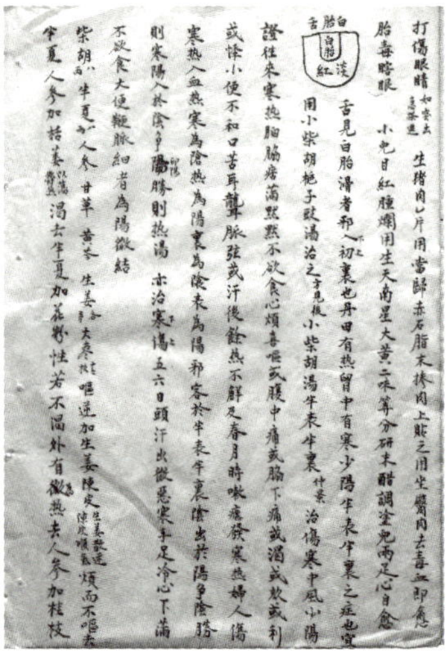

图 9-2-384　白苔舌

图 9-2-385　眼睛分部脏腑图

图 9-2-386　顺痘形图

图 9-2-387　逆痘形图

图 9-2-388　险痘形图

图 9-2-389　左手表里脉图

图 9-2-390　右手表里脉图

图 9-2-391　详症脉照图

图 9-2-392　输经络孙图

图 9-2-393　左手经络图

图 9-2-394　右手经络图

图 9-2-395　内经切脉之图

图 9-2-396　看手指察病顺逆图

图 9-2-397　面部先见报痘八卦方位图

图 9-2-398　验面部顺逆险之图

图 9-2-399　左手右手脉图

图 9-2-400　分配脏腑脉图

图 9-2-401　占验十三部神气色脉图

图 9-2-402　支于六神面部图

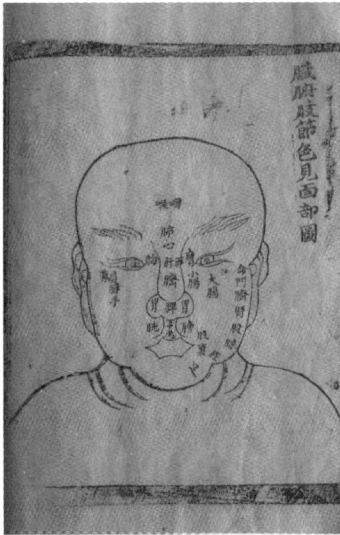

图 9-2-403　脏腑肢节色见面部图

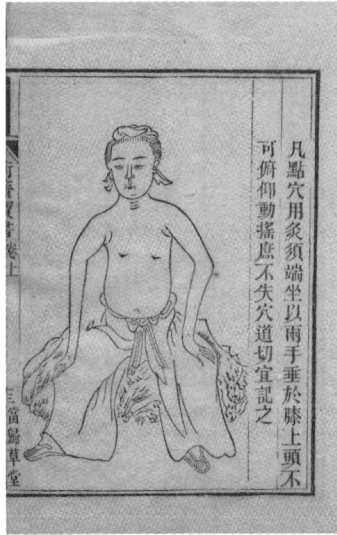

图 9-3-404　取穴图

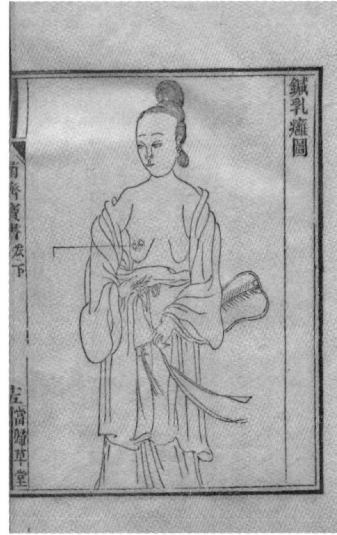

图 9-3-405　针乳痈图

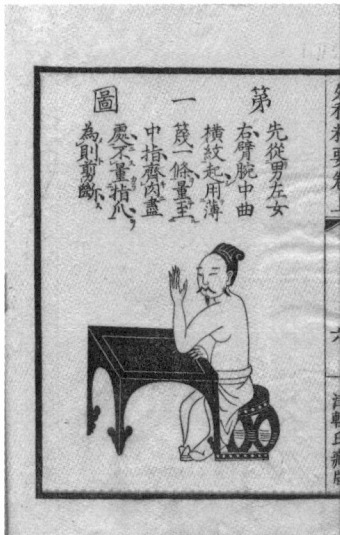

图 9-3-406　取穴第一图

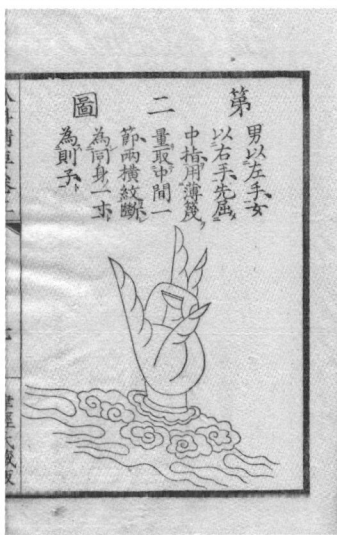

图 9-3-407　取穴第二图

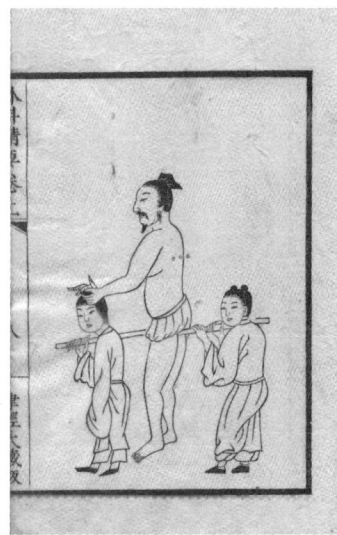

图 9-3-408　骑竹马灸图

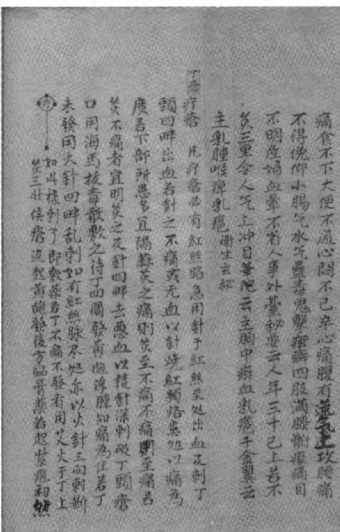

图 9-3-409　治疗疗疮示意图

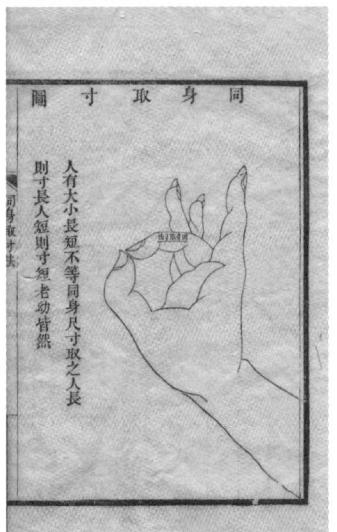

图 9-3-410　同身取寸图

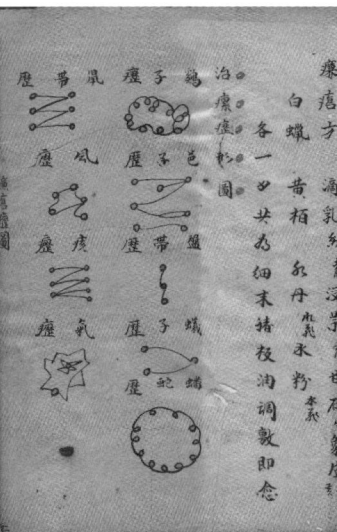

图 9-3-411　治瘰疬形图

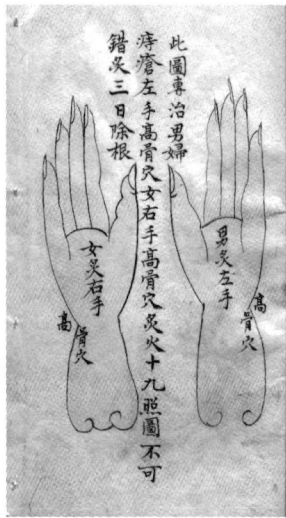

图 9-3-412　治痔疮图

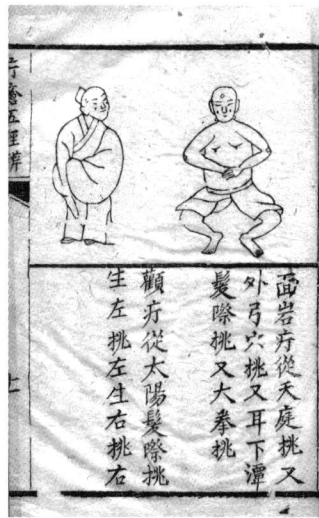

图 9-3-413　面岩疗图
图 9-3-414　颧疗图

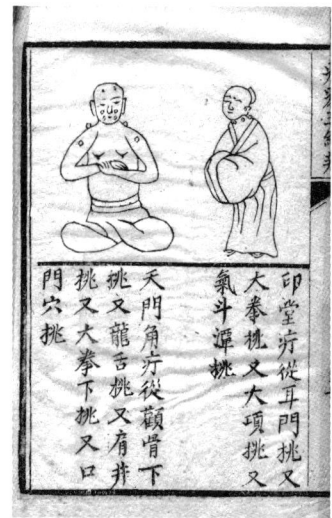

图 9-3-415　印堂疗图
图 9-3-416　天门角疗图

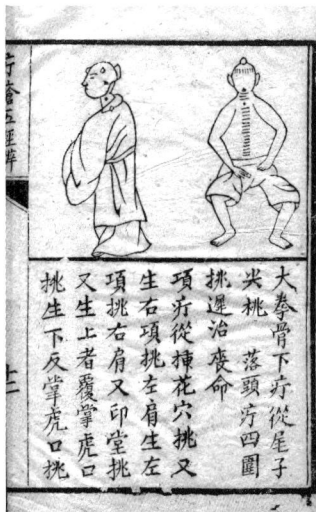

图 9-3-417　大拳骨下疗、落头疗图
图 9-3-418　项疗图

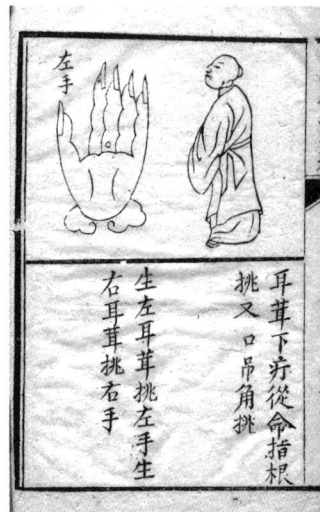

图 9-3-419　耳茸下疗图
图 9-3-420　挑左右手图

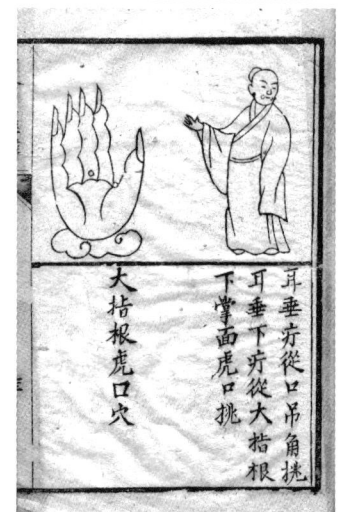

图 9-3-421　耳垂疗、耳垂下疗图
图 9-3-422　挑虎口图

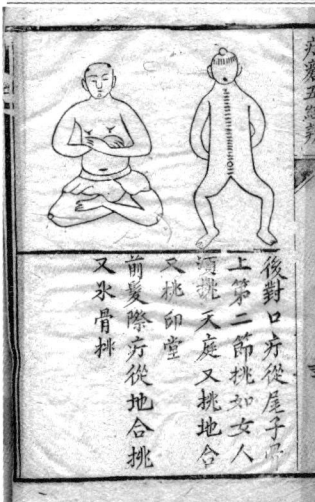

图 9-3-423　后对口疗图
图 9-3-424　前发际疗图

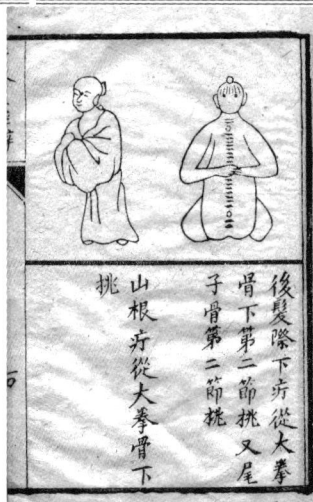

图 9-3-425　后发际下疗图
图 9-3-426　山根疗图

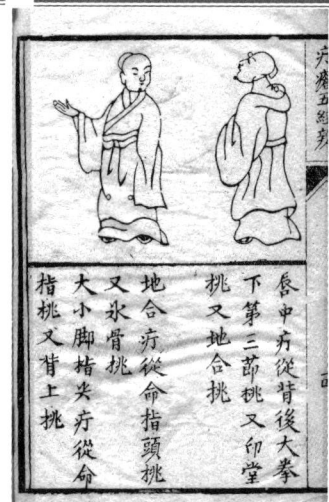

图 9-3-427　唇中疗图
图 9-3-428　地合疗、大小脚指尖疗图

鶴頂珠即冰骨疔從
腳下大指根虎口桃
又耳垂裡首桃
腳拘疔從大拳下三
節骨上桃又勞宮離
節骨桃又百勞穴下第七

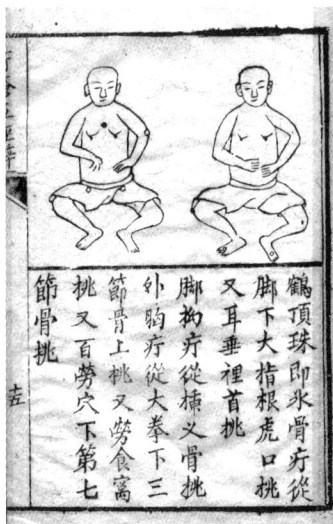

图 9-3-429 鹤顶珠疔图
图 9-3-430 脚拘疔、外胸疔图

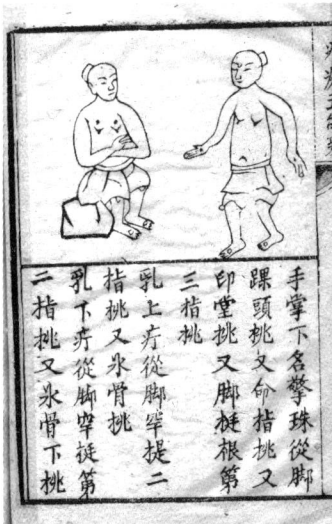

手掌下各擎珠疔從腳
踝頭桃又命指桃又
乳下疔從腳踝挺第
二指桃又冰骨下桃
乳上疔從腳踝提二
指桃又冰骨桃
印堂桃又腳挺根第
三指桃

图 9-3-431 擎珠疔图
图 9-3-432 乳上疔、乳下疔图

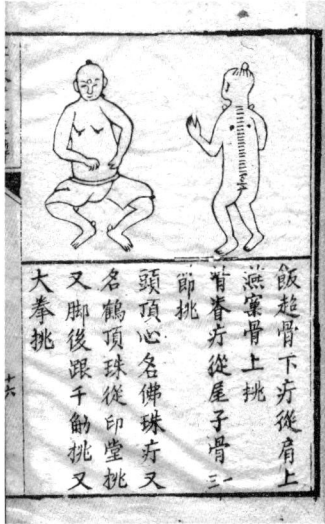

飯超骨下疔從肩上
燕窗骨上桃又
背脊疔從尾子骨三
即桃
頭頂心名佛珠疔又
名鶴頂珠從印堂桃又
腳後跟從千部桃
大拳桃

图 9-3-433 饭超骨下疔、背脊疔图
图 9-3-434 佛珠疔图

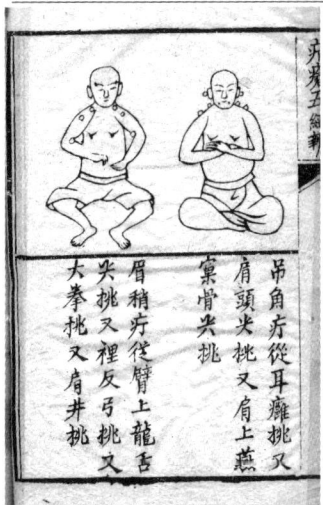

眉梢疔從臂上龍舌
尖桃又裡反弓桃又
肩井桃
大拳桃又肩井桃又
寰骨尖桃
吊角疔從耳癰桃又

图 9-3-435 吊角疔图
图 9-3-436 眉梢疔图

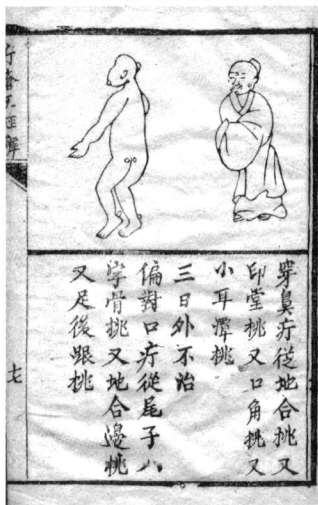

穿鼻疔從地合桃又
印堂桃又口角桃又
小耳潭桃
三日外不治
偏對口疔從昆子八
學頭桃又地合邊桃
又足後跟桃

图 9-3-437 穿鼻疔图
图 9-3-438 偏对口疔图

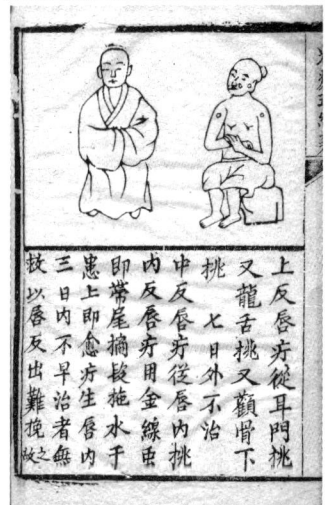

上反唇疔從耳門桃
又龍舌桃又額骨下
桃又七日外不治
中反唇疔從唇內
內反唇疔從唇內挑
即帶尾摘破拖水于
惠上即愈疔生唇

图 9-3-439 上反唇疔图
图 9-3-440 中反唇疔、内反唇疔图

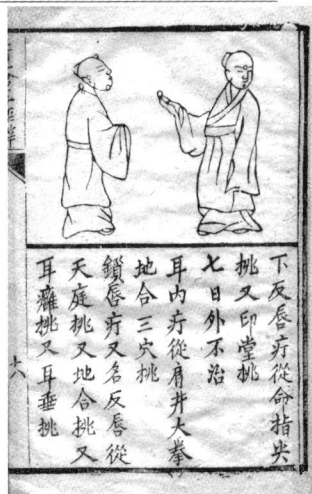

下反唇疔從命指尖
桃又印堂桃
七日外不治
鎖唇疔又名反唇從
地合三尖桃
耳內疔從肩井大拳
天庭桃又地合反桃
耳癰桃又耳垂桃

图 9-3-441 下反唇疔图
图 9-3-442 耳内疔、锁唇疔图

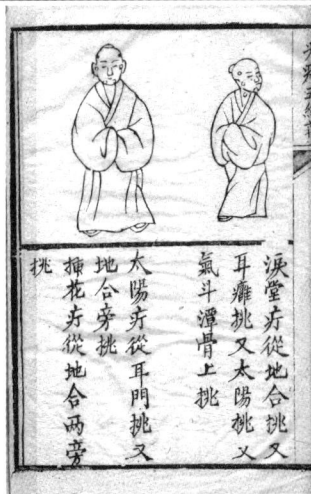

淚堂疔從地合桃又
耳癰桃又太陽桃又
太陽疔從耳門桃又
地合桃
插花疔從耳上桃
氣斗潭骨上桃
地合兩旁

图 9-3-443 泪堂疔图
图 9-3-444 太阳疔、插花疔图

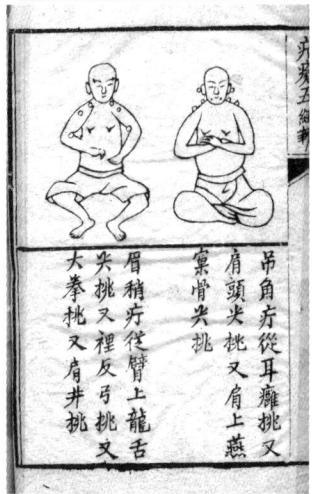

眉梢疔從臂上龍舌
尖桃又裡反弓桃又
肩井桃
大拳桃又肩井桃又
寰骨尖桃
吊角疔從耳癰桃又

图 9-3-445 眼泡上下疔、肩下疔图
图 9-3-446 天门疔图

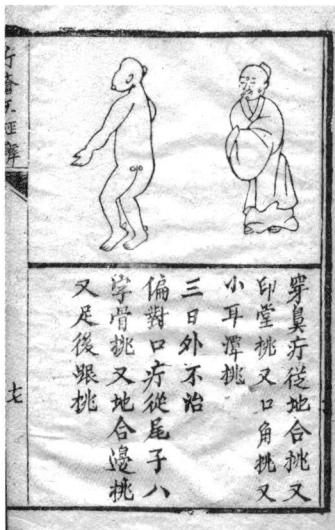

图 9-3-447　鼻尖疗、冲鼻疗图
图 9-3-448　天庭疗、脉门疗图

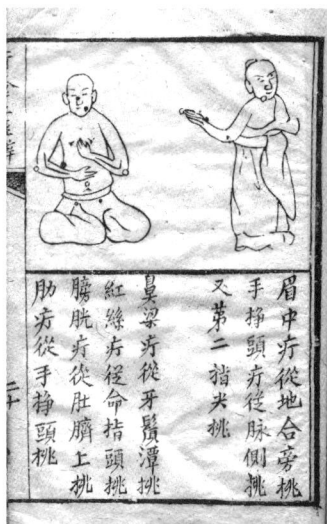

图 9-3-449　眉中疗图
图 9-3-450　鼻梁疗、经丝疗、膀胱疗、肋疗图

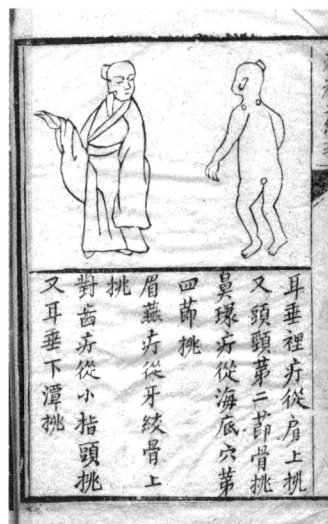

图 9-3-451　耳垂里疗、鼻环疗图
图 9-3-452　眉燕疗、对齿疗图

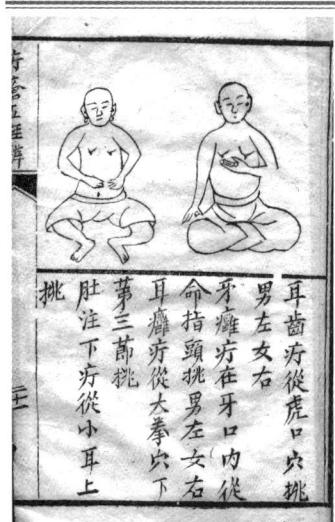

图 9-3-453　耳齿疗、耳痈疗图
图 9-3-454　耳痈疗、肚法下疗图

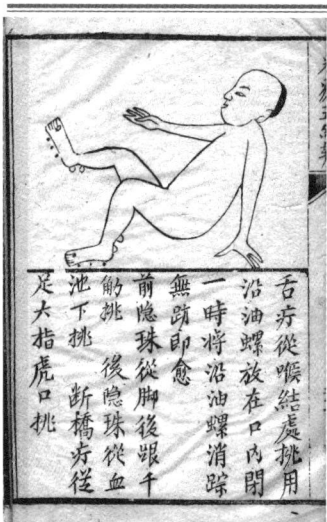

图 9-3-455　舌疗、前隐珠疗、后隐珠疗、断桥疗图

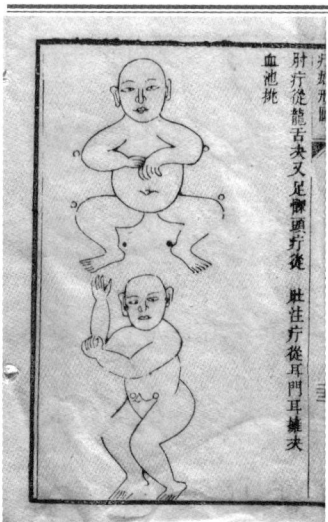

图 9-3-456　疗疮病变部位及挑疗治疗部位图

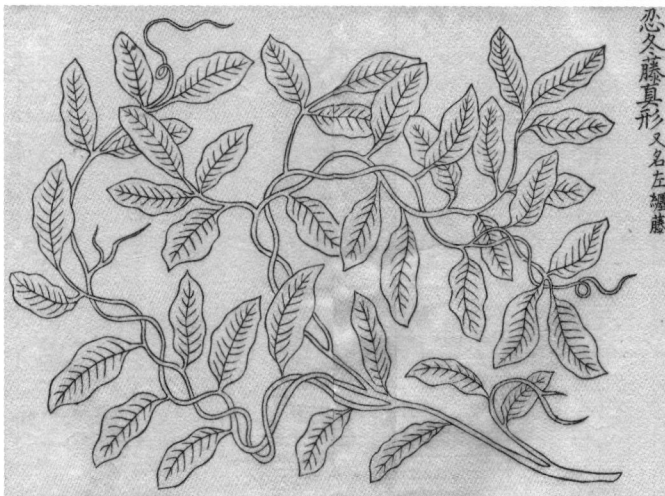

图 9-4-457　忍冬藤图

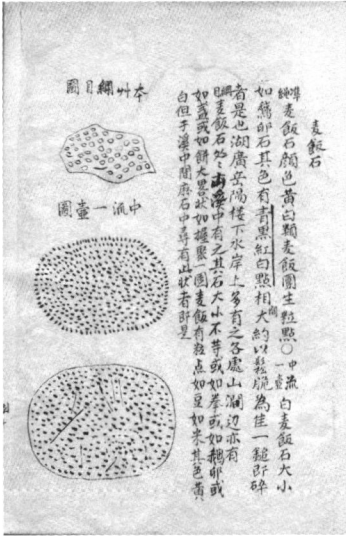

图 9-4-458　麦饭石《本草纲目》图

图 9-4-459　麦饭石《中流一壶》图

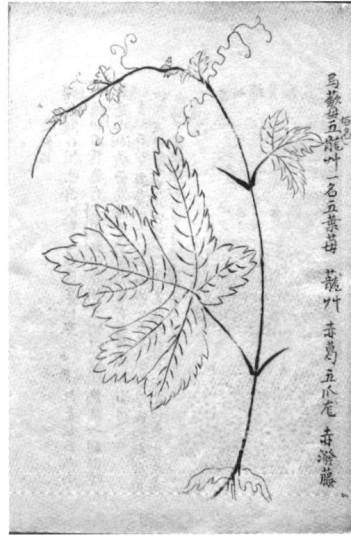

图 9-4-460　乌蔹莓图

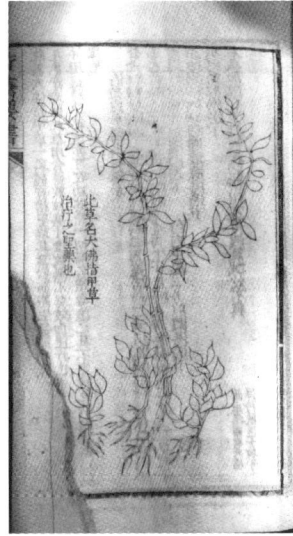

图 9-4-461　大佛指甲草图

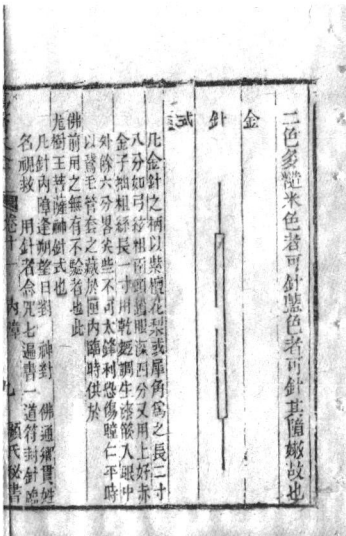

图 9-5-462　金针图

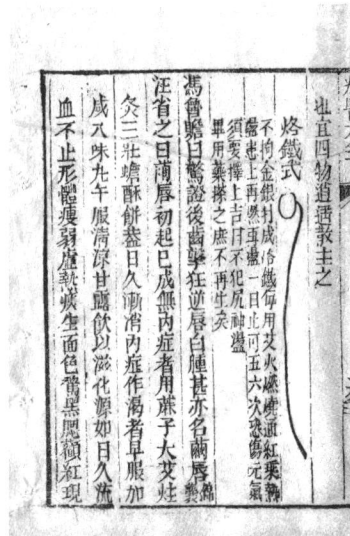

图 9-5-463　烙铁图

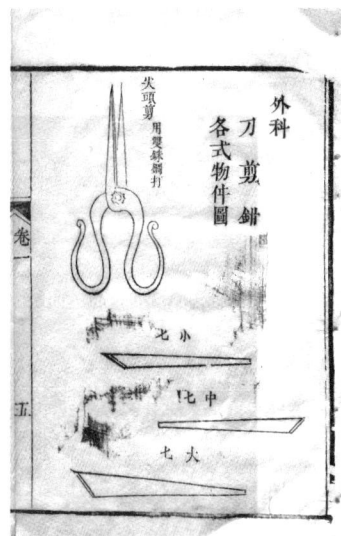

图 9-5-464　尖头剪图

图 9-5-465　小匕图

图 9-5-466　中匕图

图 9-5-467　大匕图

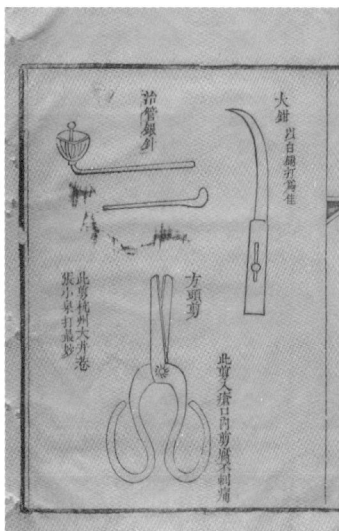

图 9-5-468　大钳图
图 9-5-469　治管银针图
图 9-5-470　方头剪图

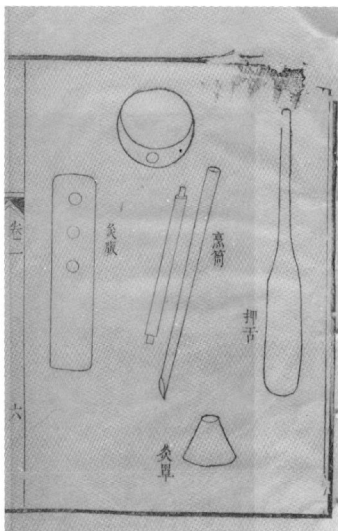

图 9-5-471　押舌图
图 9-5-472　烹筒图
图 9-5-473　灸罩图
图 9-5-474　灸碗图
图 9-5-475　灸版图

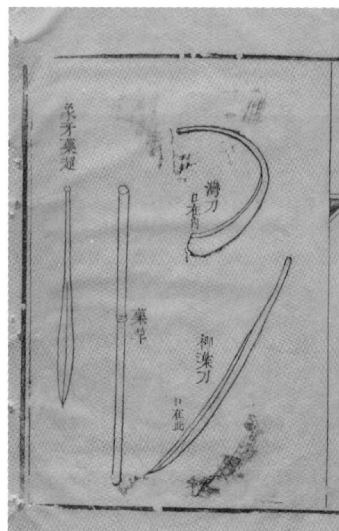

图 9-5-476　弯刀图
图 9-5-477　柳叶刀图
图 9-5-478　药竿图
图 9-5-479　象牙药超图

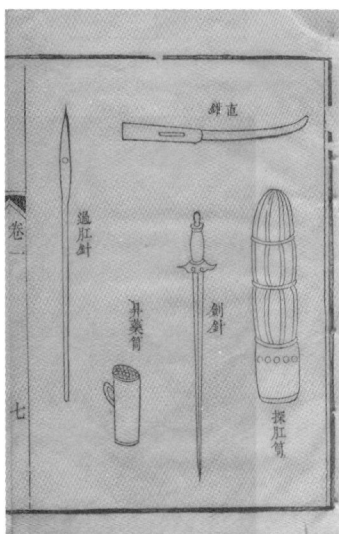

图 9-5-480　探肛筒图
图 9-5-481　直钳图
图 9-5-482　剑针图
图 9-5-483　升药筒图
图 9-5-484　过肛针图

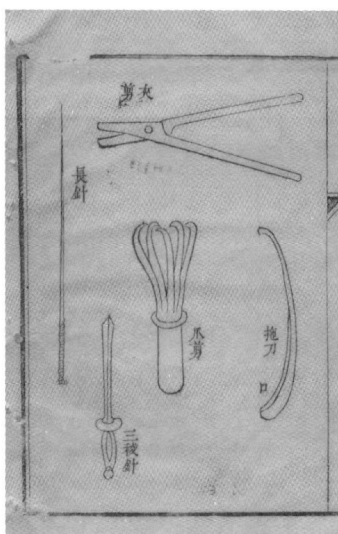

图 9-5-485　拖刀图
图 9-5-486　夹剪图
图 9-5-487　爪剪图
图 9-5-488　三棱针图
图 9-5-489　长针图

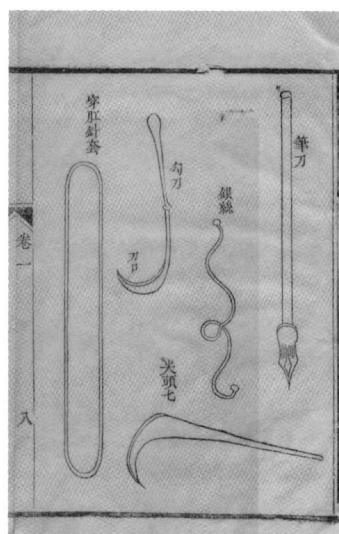

图 9-5-490　笔刀图
图 9-5-491　银丝图
图 9-5-492　钩刀图
图 9-5-493　尖头匕图
图 9-5-494　穿肛针套图

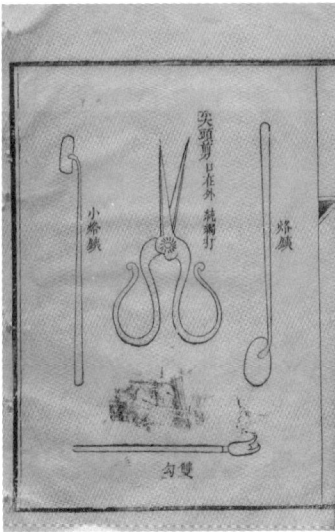

图 9-5-495　烙铁图
图 9-5-496　尖头剪图
图 9-5-497　双钩图
图 9-5-498　小烙铁图

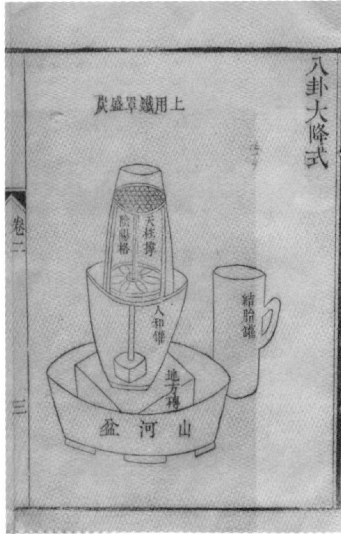

图 9-5-499　大降式炼丹器具图

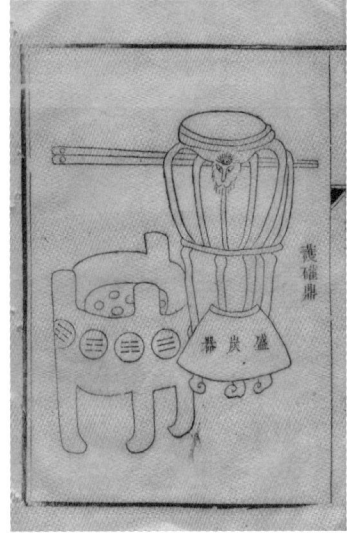

图 9-5-500　护罐鼎、盛炭器图

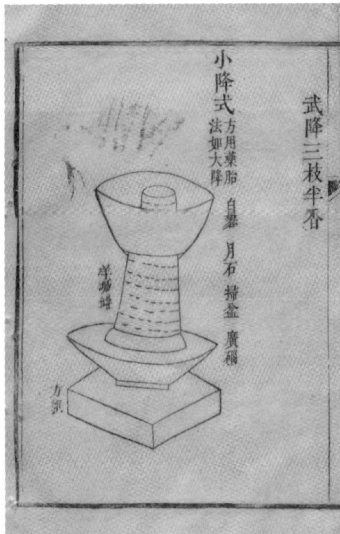

图 9-5-501　小降式炼丹器具图

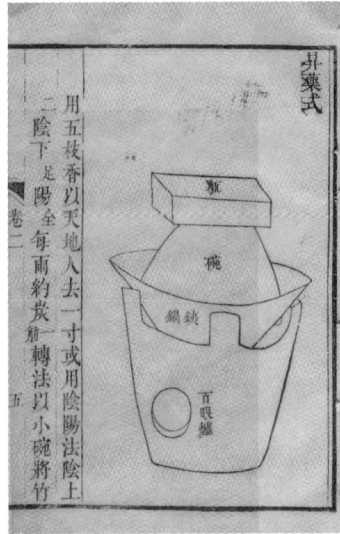

图 9-5-502　升药式炼丹器具图

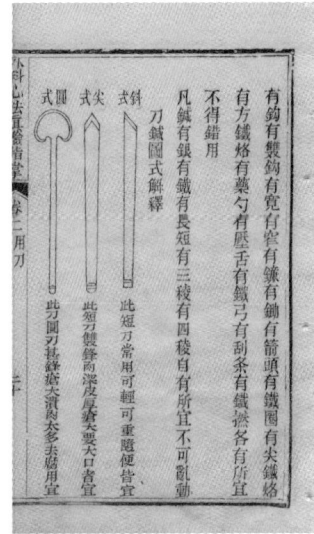

图 9-5-503　斜刀图
图 9-5-504　尖刀图
图 9-5-505　圆刀图

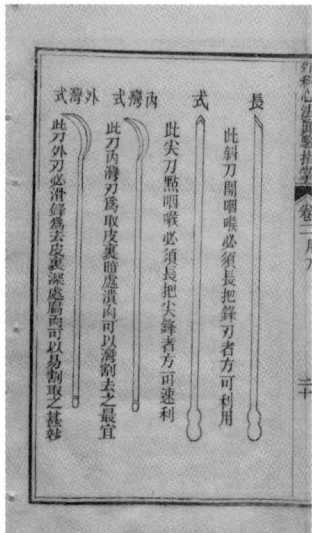

图 9-5-506　长斜刀图
图 9-5-507　长尖刀图
图 9-5-508　内弯刀图
图 9-5-509　外弯刀图

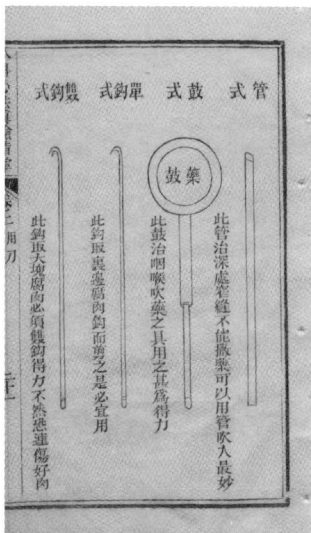

图 9-5-510　药管图
图 9-5-511　药鼓图
图 9-5-512　单钩图
图 9-5-513　双钩图

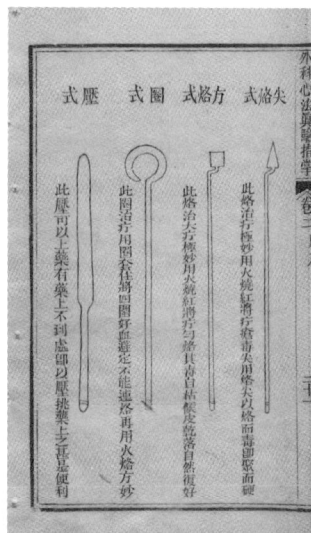

图 9-5-514　尖烙铁图
图 9-5-515　方烙铁图
图 9-5-516　套圈图
图 9-5-517　押板图

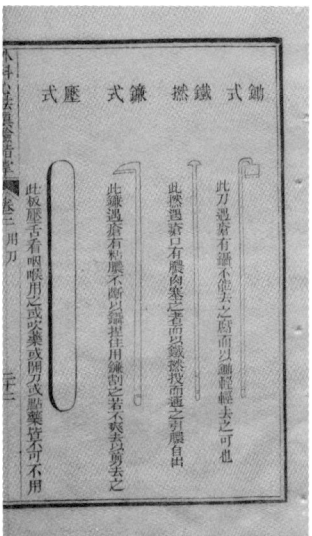

图 9-5-518　锄刀图
图 9-5-519　铁捻图
图 9-5-520　镰刀图
图 9-5-521　押舌板图

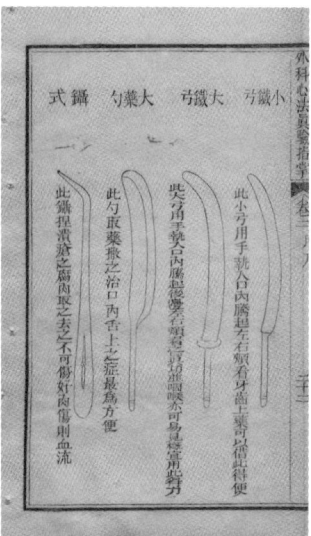

图 9-5-522　小铁弓图
图 9-5-523　大铁弓图
图 9-5-524　大药勺图
图 9-5-525　镊子图

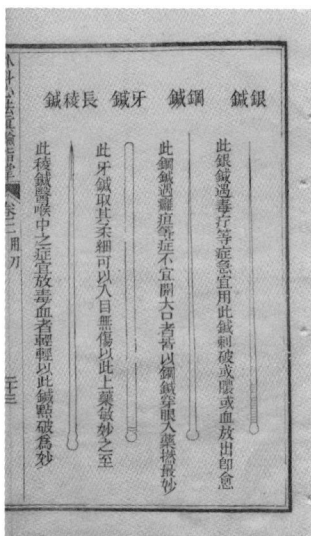

图 9-5-526　银针图
图 9-5-527　钢针图
图 9-5-528　牙针图
图 9-5-529　长棱针图

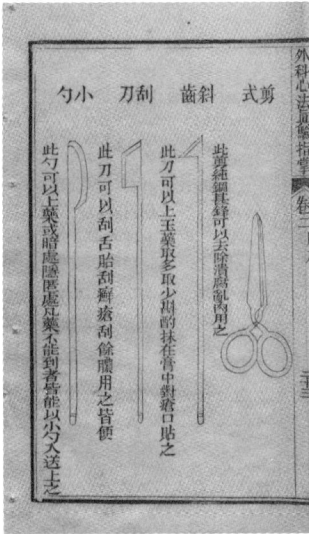

图 9-5-530　剪子图
图 9-5-531　斜齿图
图 9-5-532　刮刀图
图 9-5-533　小勺图

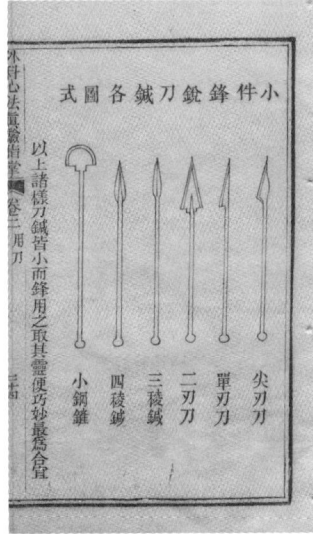

图 9-5-534　尖刃刀图
图 9-5-535　单刃刀图
图 9-5-536　二刃刀图
图 9-5-537　三棱针图
图 9-5-538　四棱针图
图 9-5-539　小钢铲图

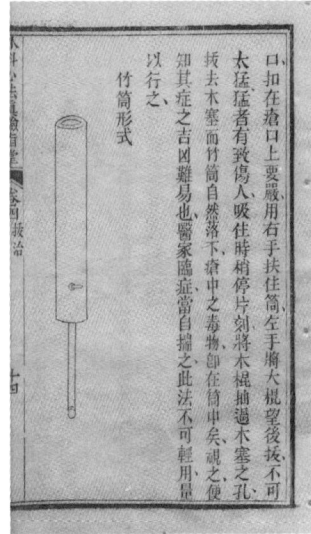

图 9-5-540　竹筒图

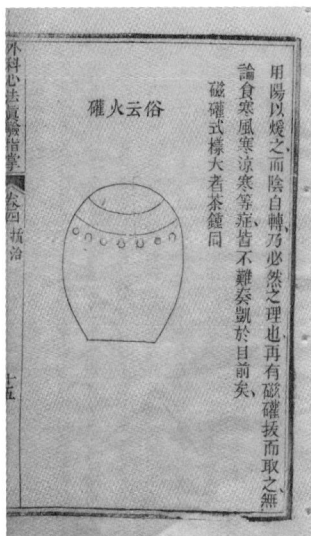

图 9-5-541　火罐图

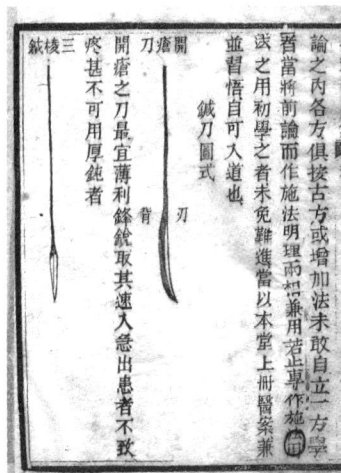

图 9-5-542　开疮刀图
图 9-5-543　三棱针图

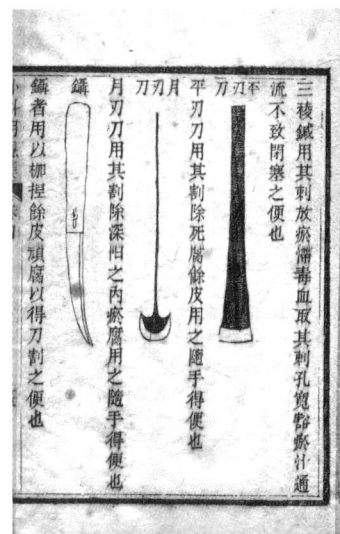

图 9-5-544　平刃刀图
图 9-5-545　月刃刀图
图 9-5-546　镊子图

剪者取其剪除瘀腐离活未脱若用刀割必致揪扯

内肉患者必难祟其疼极之苦也

尤用开疮刺疼刮窟之铖止以五六件足其所用

何必多预现在每有一等食俗胄充医道之帮临证

必将所持铖歪斜长短多致三四十件摆列示罗

以壮其艺宄其隐意之理賈乃属世藏人者之本也

外治诸疮用法则列

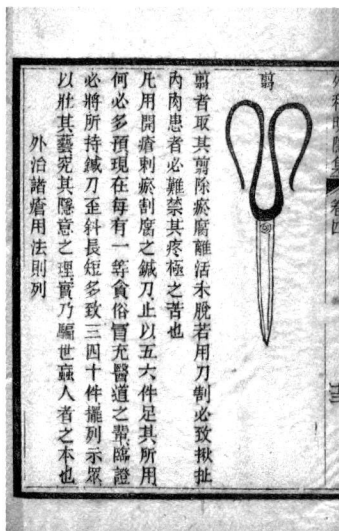

图 9-5-547　剪子图

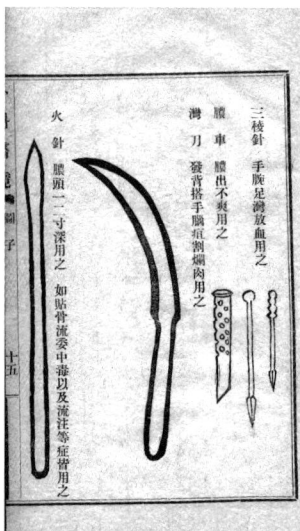

火针　膿头二三寸深用之　如贴骨流委中毒及流注等症带用之

膿车　膿也不爽用之

弯刀　发背搭手臁疮割烂肉用之

三棱针　手腕足湾放血用之

图 9-5-548　三棱针图
图 9-5-549　脓车图
图 9-5-550　弯刀图
图 9-5-551　火针图

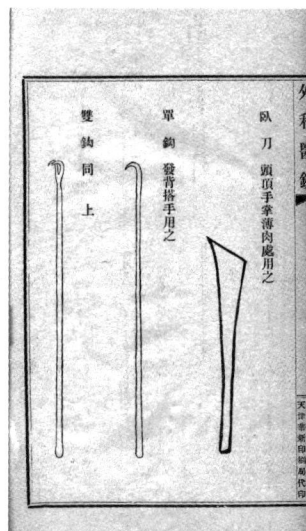

卧刀　颠顶手掌薄肉处用之

单钩　发背搭手用之

双钩同　上

图 9-5-552　卧刀图
图 9-5-553　单钩图
图 9-5-554　双钩图

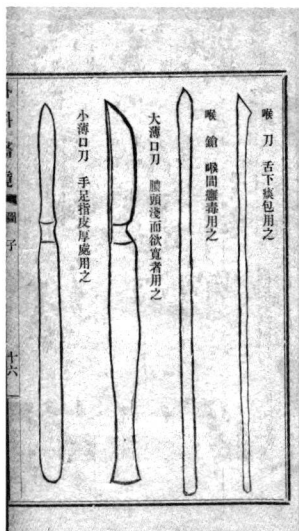

喉刀　舌下疾包用之

喉爺　喉间痰毒用之

大薄口刀　臁头浅而欲宽看用之

小薄口刀　手足指皮厚处用之

图 9-5-555　喉刀图
图 9-5-556　喉枪图
图 9-5-557　大薄口刀图
图 9-5-558　小薄口刀图

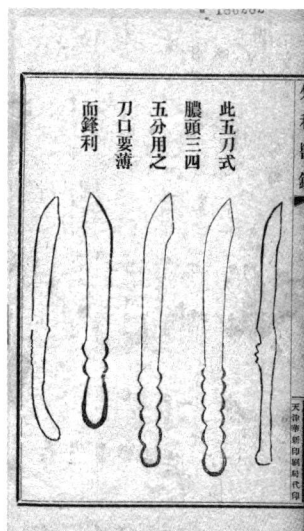

此五刀式　臁头三四　五分用之　刀口要薄　而锋利

图 9-5-559　五刀式图 1
图 9-5-560　五刀式图 2
图 9-5-561　五刀式图 3
图 9-5-562　五刀式图 4
图 9-5-563　五刀式图 5

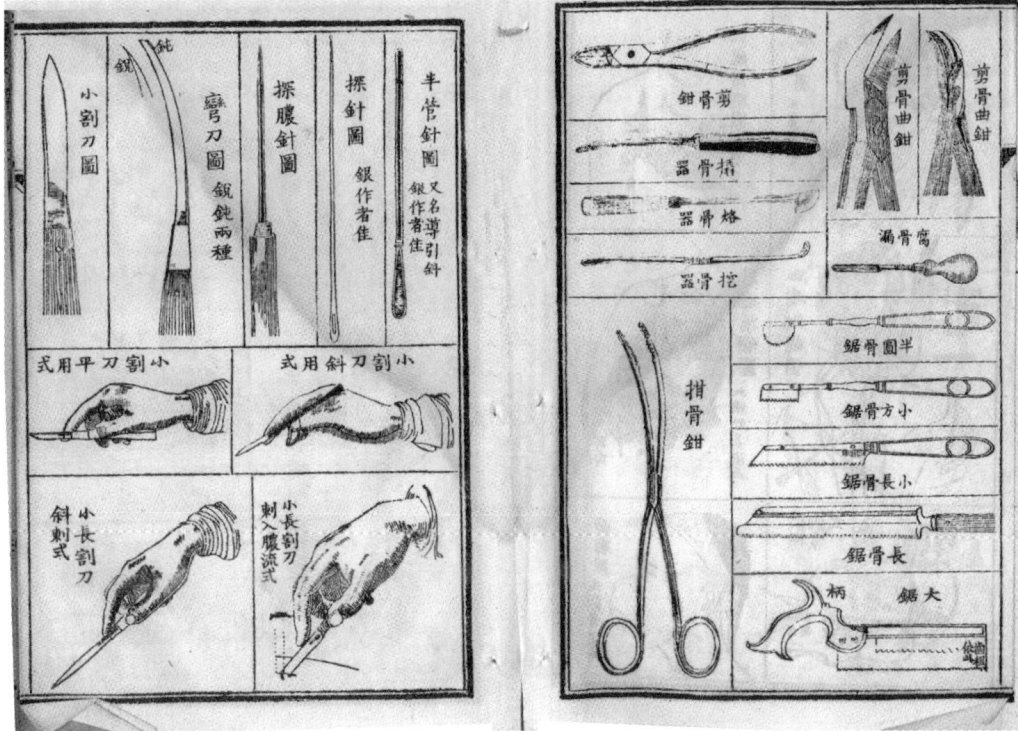

图 9-5-564 器具图（剪骨曲钳 1、剪骨曲钳 2、腐骨漏、剪骨钳、撬骨器、烙骨器、挖骨器、半圆骨锯、小方骨锯、小长骨锯、长骨锯、大锯、拑骨钳）

图 9-5-565 器具及用法图（半管针图、探针图、探脓针图、弯刀图、小割刀图、小割刀斜用式、小割刀平用式、小长割刀刺入脓流式、小长割刀斜刺式）

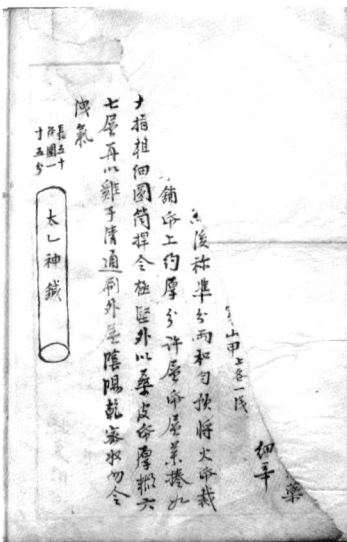

图 9-5-566 太乙神针图

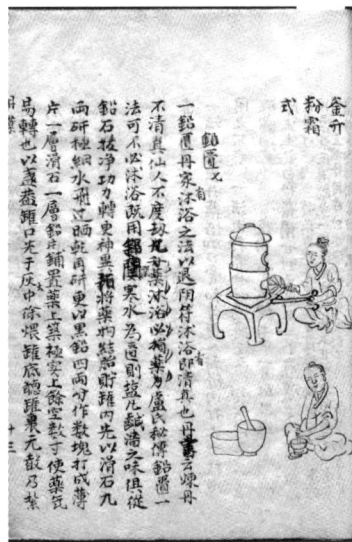

图 9-5-567 釜升粉霜式

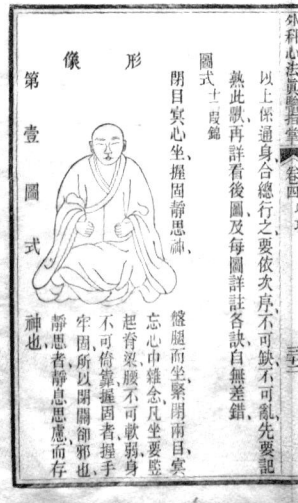

图 9-6-568 十二段锦第一图式

外科心法真驗指掌　卷四　收功

像形　第貳圖式

叩齒三十六兩手抱崑崙

上下牙齒相叩作響宜
三十六盤卽聞以氣身
內之神使不散也崑崙為
頭也兩手十指又
抱住後頸卽閉兩手
緊捷耳門暗記鼻息九
次微微呼吸不宜用耳
聞有聲

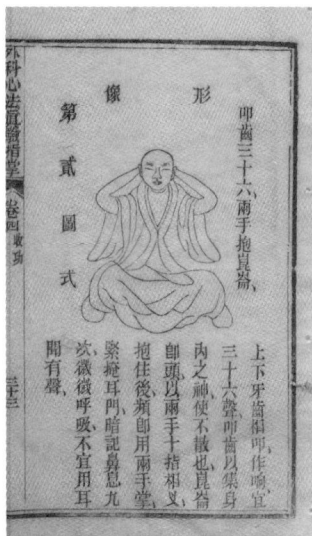

图 9-6-569　十二段锦第二图式

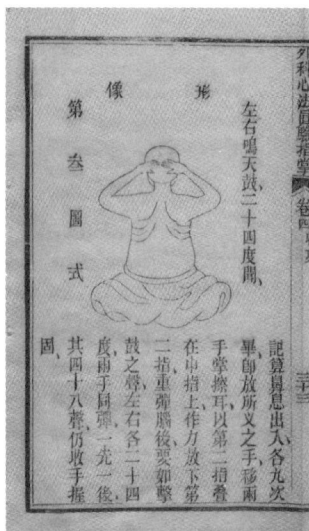

外科心法真驗指掌　卷四　收功

像形　第叁圖式

左右鳴天鼓二十四度聞

記鑪攝息出入各九次
單卽放所義之手移兩
手掌搬耳以第二指壓第
在中指上作力放下第
二指重彈腦後殼殼如擊
鼓之聲左右各二十四
度兩手同擊一充一後
共四十八聲仍收手握固

图 9-6-570　十二段锦第三图式

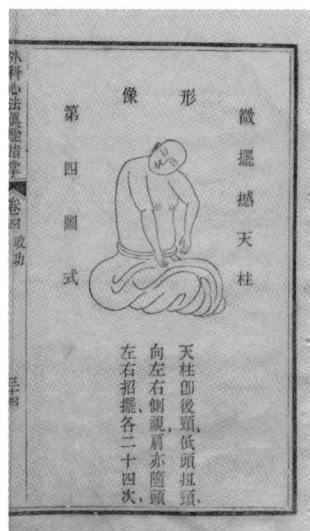

外科心法真驗指掌　卷四　收功

像形　第四圖式

微擺撼天柱

天柱卽後頭低頭扭頸
向左右側視肩赤隨頭
左右招擺各二十四次

图 9-6-571　十二段锦第四图式

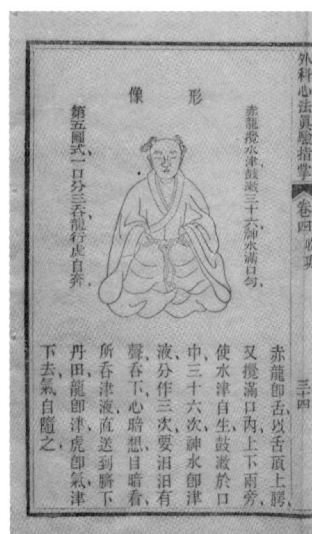

外科心法真驗指掌　卷四　收功

像形　第五圖式

赤龍攪水津鼓漱三十六漱水滿口分

第五圖式一口分三咽龍行虎自奔

赤龍卽舌以舌頂上腭
又攪滿口內上下兩旁
使水津自生鼓漱於口
中三十六次神水卽津
液分作三次要汩汩有
聲呑下心暗想目睹有
所呑津液直送到臍下
丹田龍卽津虎卽氣津
下去氣自隨之

图 9-6-572　十二段锦第五图式

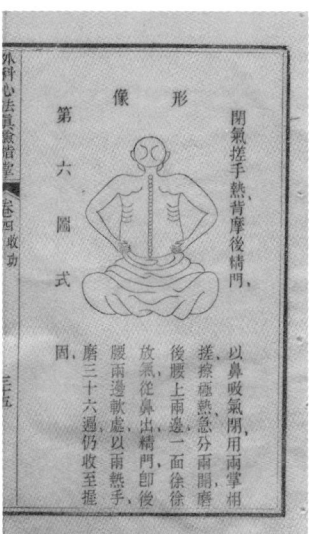

外科心法真驗指掌　卷四　收功

像形　第六圖式

閉氣搓手熱背摩後精門

以鼻吸氣閉用兩掌相
搓擦極熱分兩間摩
後腎堂上兩一面徐徐
放鼻從鼻出精門卽
腰兩邊軟處以兩熱手
摩三十六遍仍收至腰

图 9-6-573　十二段锦第六图式

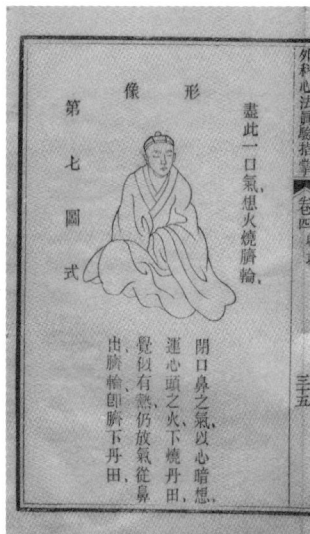

外科心法真驗指掌　卷四　收功

像形　第七圖式

盡此一口氣想火燒臍輪

閉口鼻之氣以心暗想
運心頭之火下燒丹田
覺似有熱仍放氣從鼻
出臍輪卽臍下丹田

图 9-6-574　十二段锦第七图式

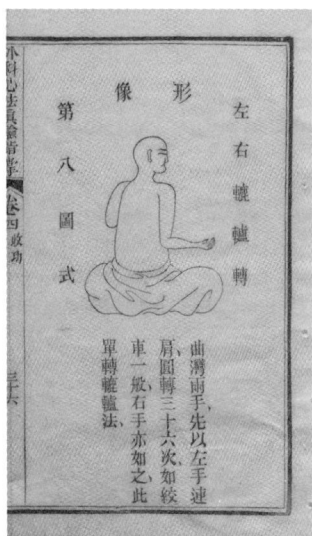

外科心法真驗指掌　卷四　收功

像形　第八圖式

左右轆轤轉

曲灣兩手先以左手逆
肩圓轉三十六次如絞
車一般右手亦如之此
單轉轆轤法

图 9-6-575　十二段锦第八图式

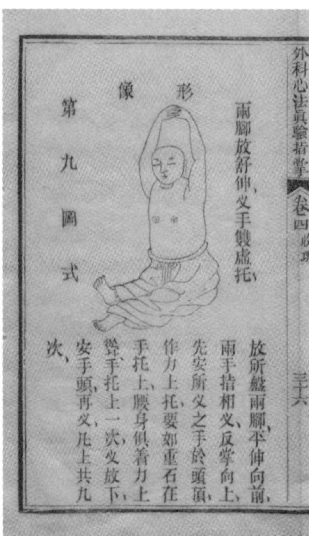

外科心法真驗指掌　卷四　收功

像形　第九圖式

兩腳放舒伸叉手雙虛托

放所盤兩腳平伸向前
兩手掌相叉反掌向上
先安所义之手於頭上
作力上托要如重石在
手托上腰身俱起力上
聳兩手頭再叉义放
安手頭上一次义放
凡共九次

图 9-6-576　十二段锦第九图式

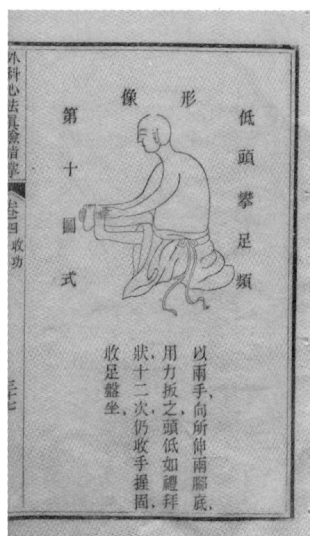

外科心法真驗指掌　卷四　收功

像形　第十圖式

低頭攀足頻

以兩手向所伸兩腳底
用力扳之頭低如禮拜
狀凡十二次仍收手握
固收足盤坐

图 9-6-577　十二段锦第十图式

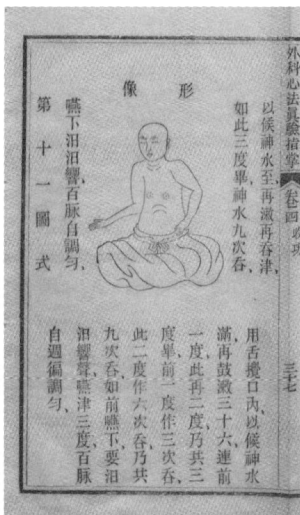

图 9-6-578　十二段锦第十一图式

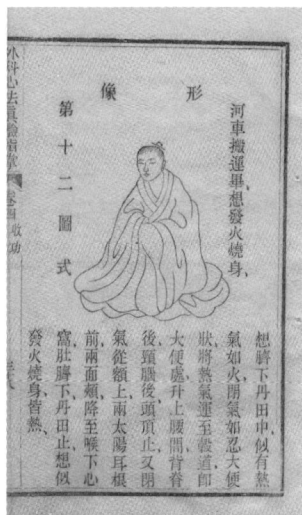

图 9-6-579　十二段锦第十二图式

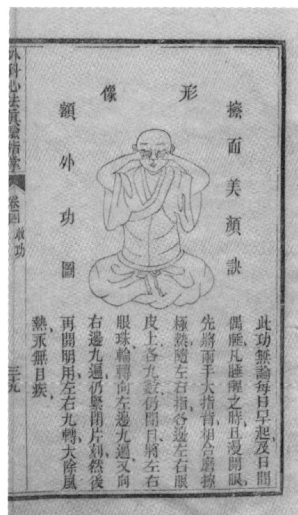

图 9-6-580　擦面美颜诀额外功图

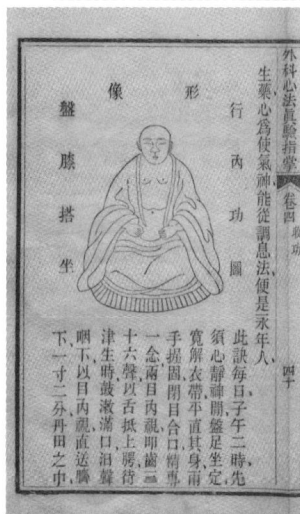

图 9-6-581　盘腿搭坐行内功图

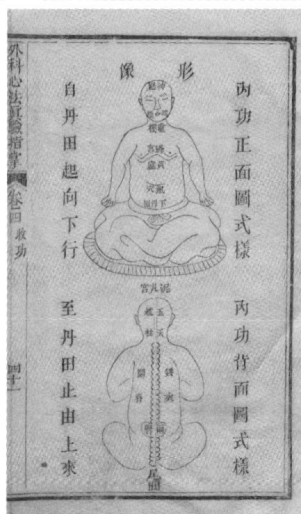

图 9-6-582　内功正面图式样

图 9-6-583　内功背面图式样

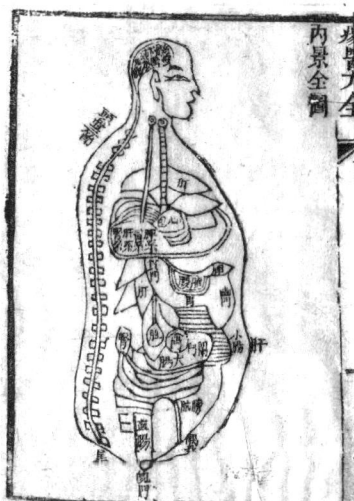

图 9-7-584　内景全图

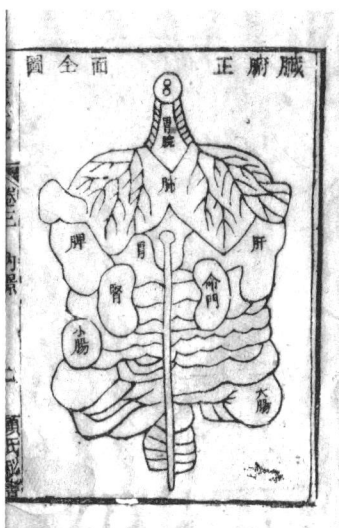

图 9-7-585　脏腑正面全图

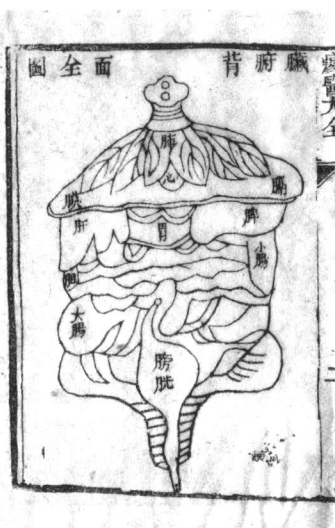

图 9-7-586　脏腑背面全图

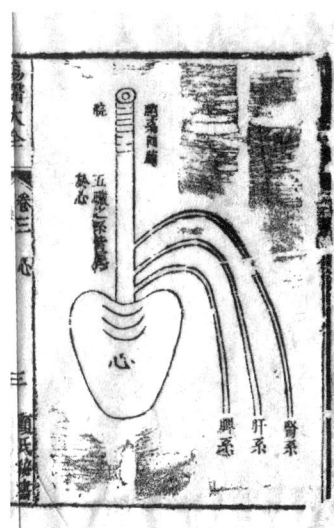

图 9-7-587　心图

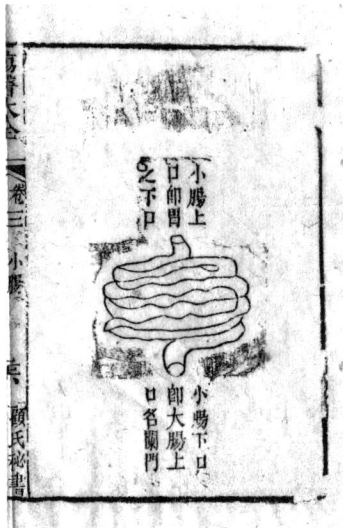

图 9-7-588　小肠图

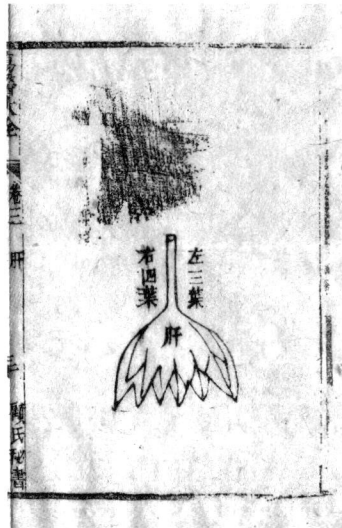

图 9-7-589　肝图

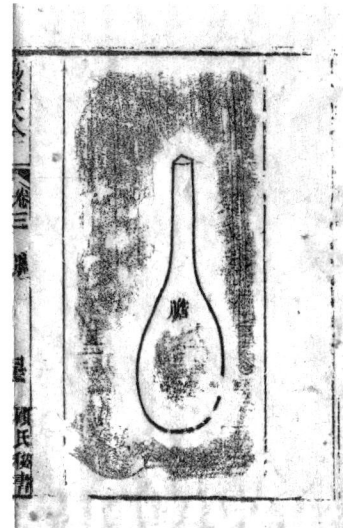

图 9-7-590　胆图

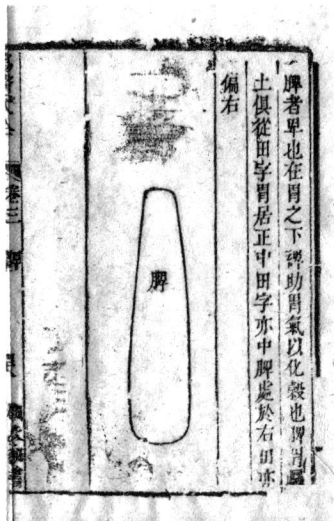

图 9-7-591　脾图

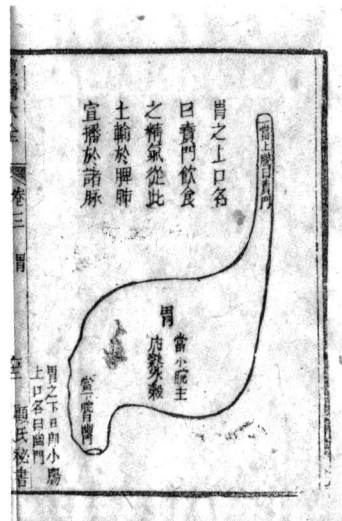

图 9-7-592　胃图

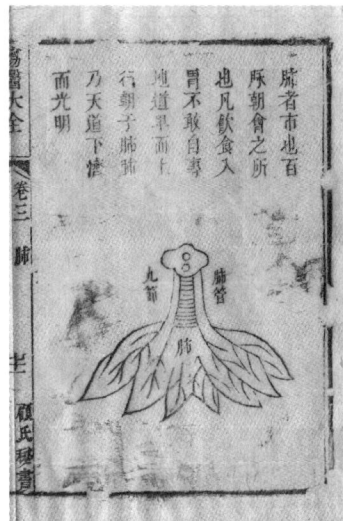

图 9-7-593　肺图

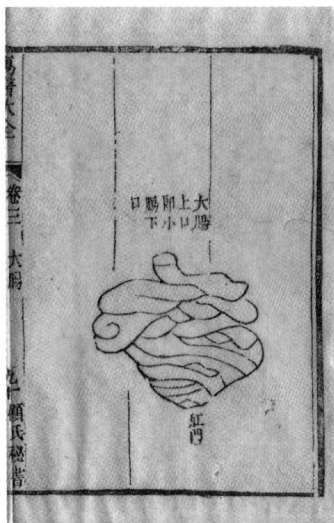

图 9-7-594　大肠图

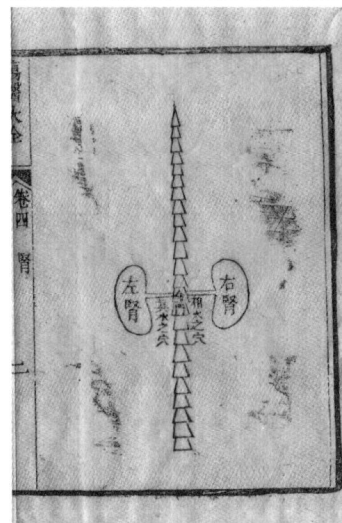

图 9-7-595　肾图

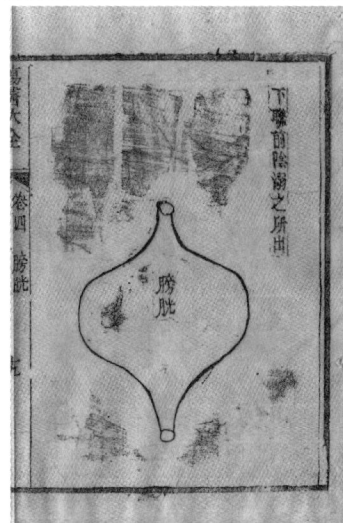

图 9-7-596　膀胱图

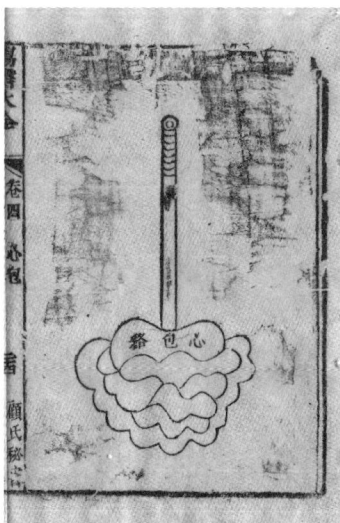

图 9-7-597 心包络图

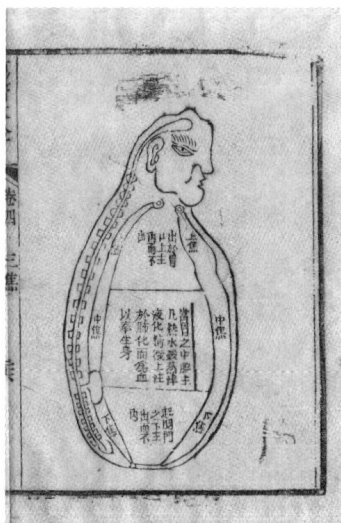

图 9-7-598 三焦图

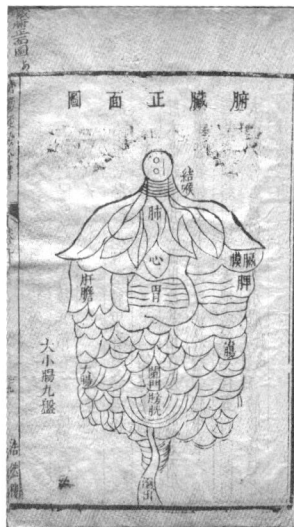

图 9-7-599 腑脏正面全图

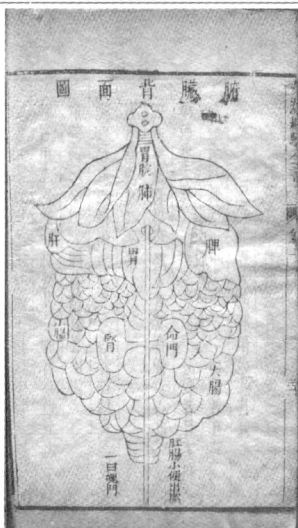

图 9-7-600 腑脏背面全图

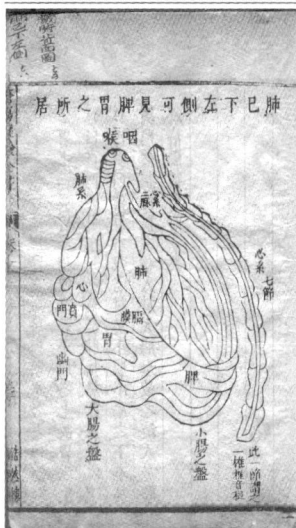

图 9-7-601 肺已下左侧可见脾胃之所居图

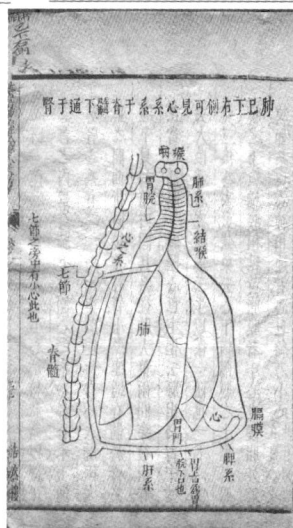

图 9-7-602 肺已下右侧可见心系系于脊髓下通于肾图

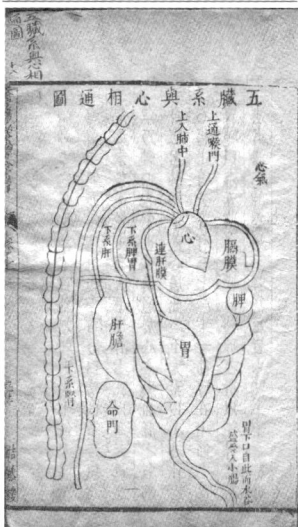

图 9-7-603 五脏系与心相通图

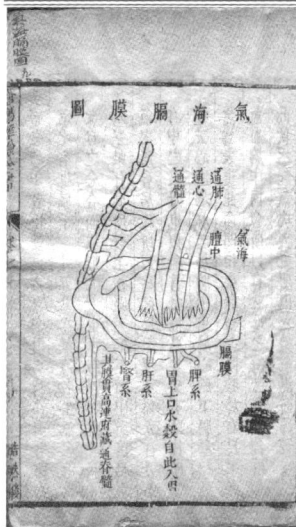

图 9-7-604 气海膈膜图

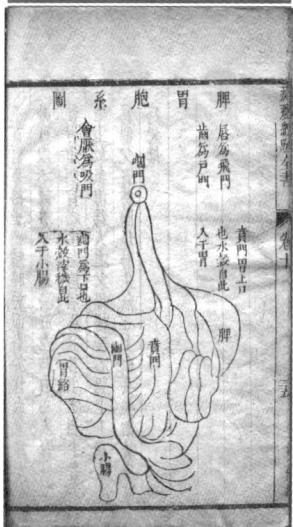

图 9-7-605 脾胃胞系图

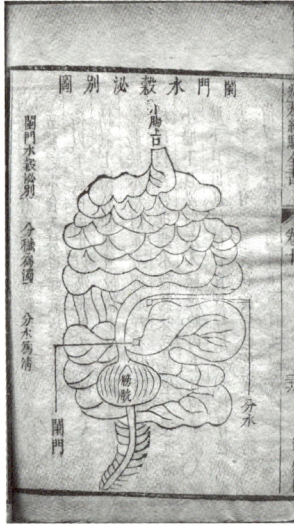

图 9-7-606　阑门水谷泌别图

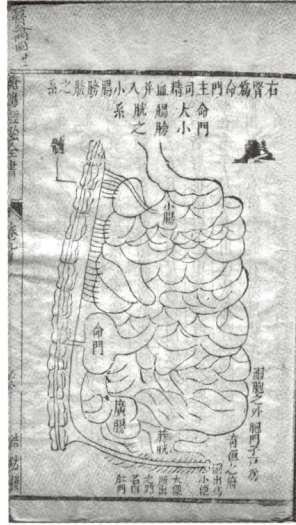

图 9-7-607　命门大小肠膀胱之系图

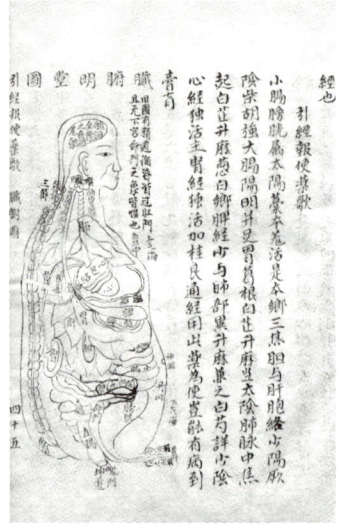

图 9-7-608　脏腑明堂图

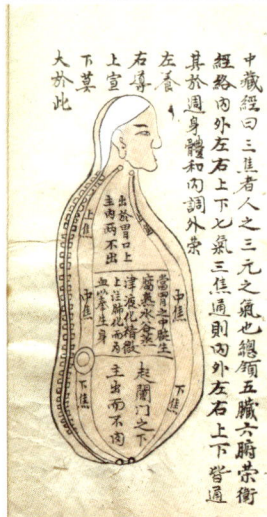

图 9-7-609　三焦图

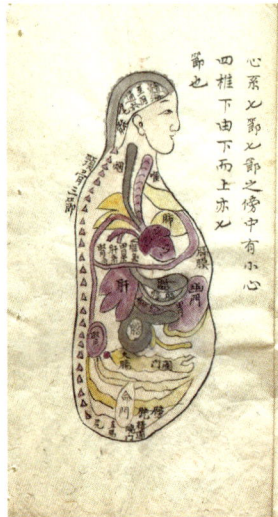

图 9-7-610　脏腑明堂图

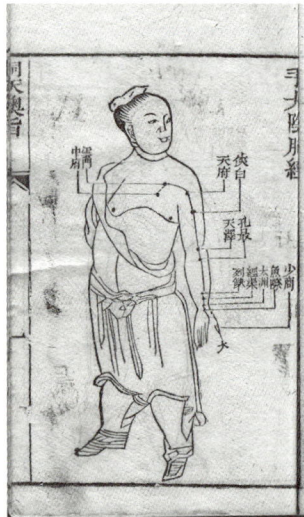

图 9-8-611　手太阴肺经图

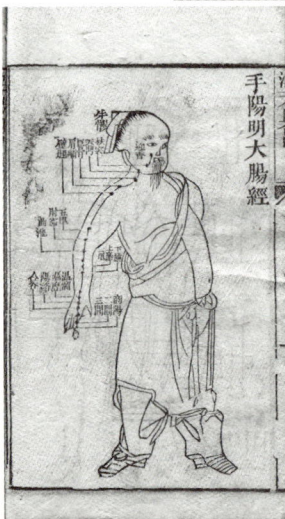

图 9-8-612　手阳明大肠经图

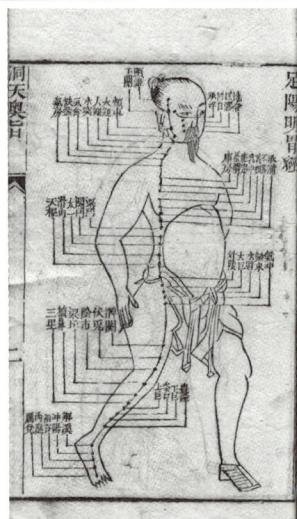

图 9-8-613　足阳明胃经图

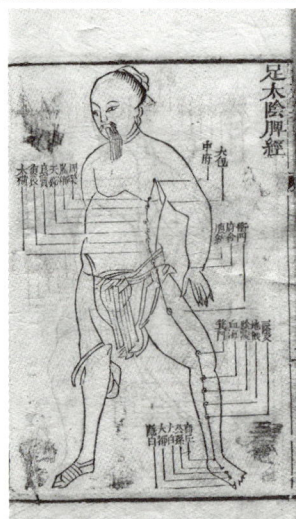

图 9-8-614　足太阴脾经图

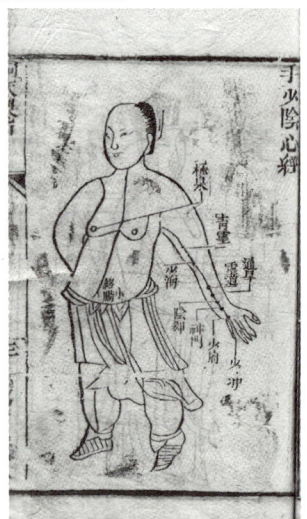

图 9-8-615　手少阴心经图

图 9-8-616　手太阳小肠经图

图 9-8-617　足少阴肾经图

图 9-8-618　足太阳膀胱经图

图 9-8-619　手厥阴心包络经图

图 9-8-620　手少阳三焦经图

图 9-8-621　足少阳胆经图

图 9-8-622　足厥阴肝经图

图 9-8-623　督脉经图

图 9-8-624　任脉经图

图 9-8-625　手太阴肺经图

图 9-8-626　手阳明大肠经图

图 9-8-627　足太阴脾经图

图 9-8-628　足阳明胃经图

图 9-8-629　足少阴肾经图

图 9-8-630　足太阳膀胱经图

图 9-8-631　手少阴心经图

图 9-8-632　手厥阴心包经图

图 9-8-633　手太阳小肠经图

图 9-8-634　足厥阴肝经图

图 9-8-635　足少阳胆经图

图 9-8-636　手少阳三焦经图

图 9-8-637　任脉图

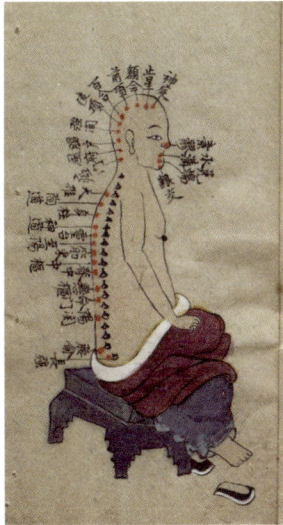

图 9-8-638 督脉图

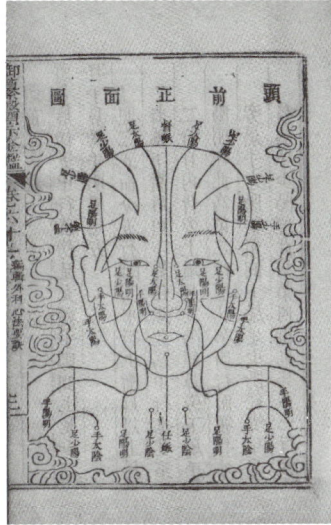

图 9-8-639 头前正面图

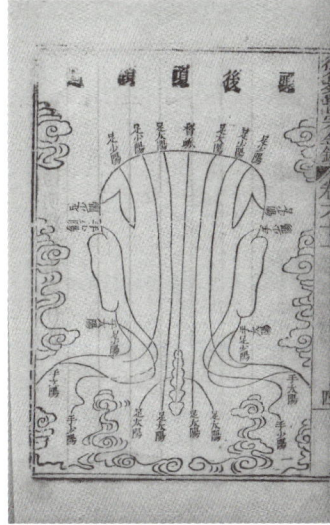

图 9-8-640 头后项颈图

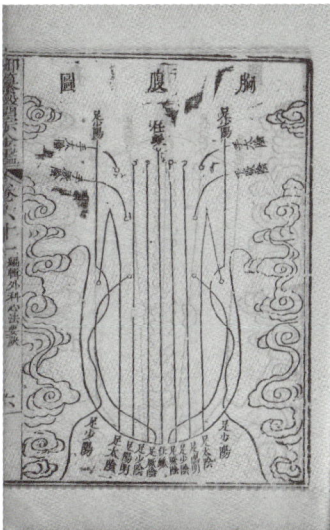

图 9-8-641 胸腹图

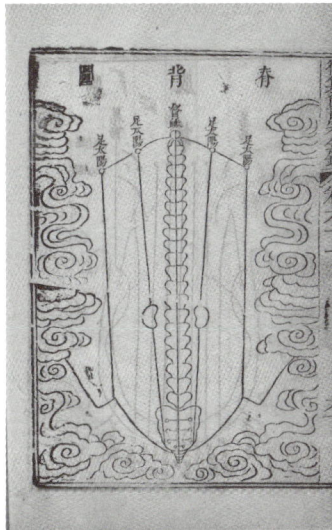

图 9-8-642 脊背图

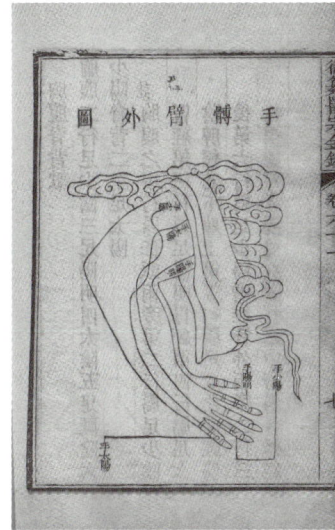

图 9-8-643 手膊臂外图

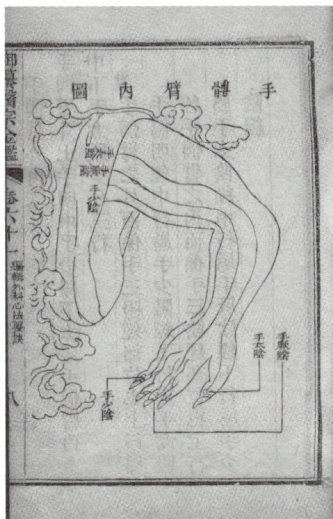

图 9-8-644 手膊臂内图

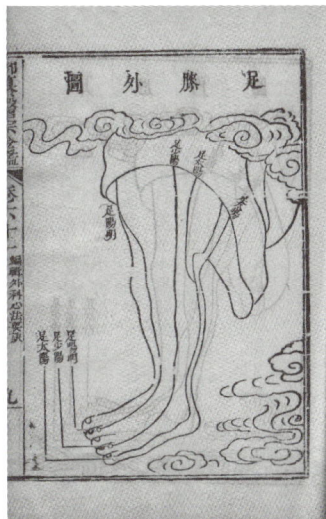

图 9-8-645 足膝外图

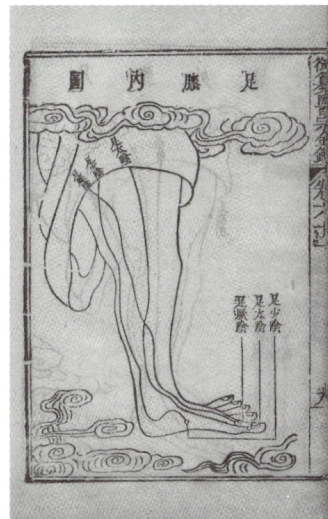

图 9-8-646 足膝内图

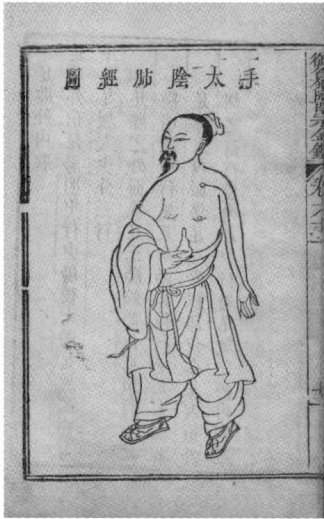

图 9-8-647　手太阴肺经图

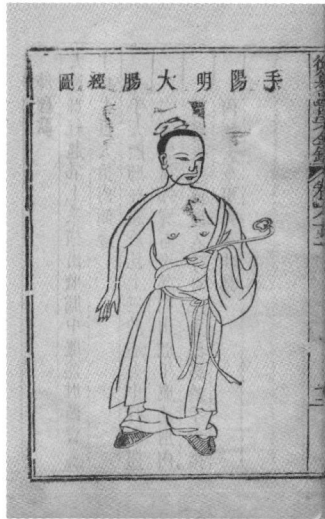

图 9-8-648　手阳明大肠经图

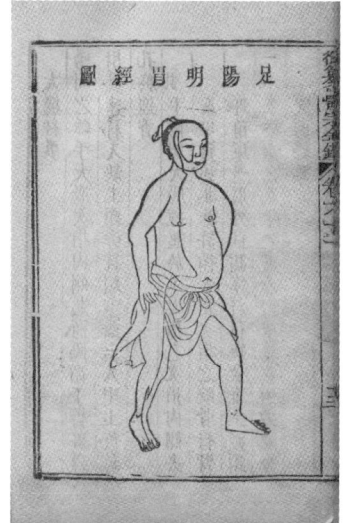

图 9-8-649　足阳明胃经图

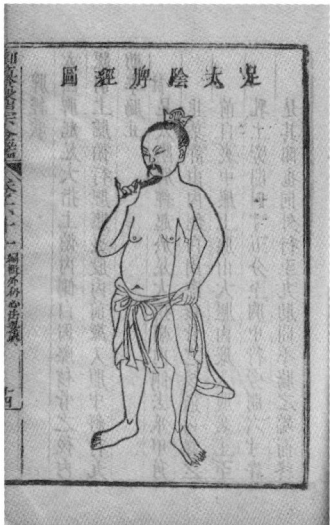

图 9-8-650　足太阴脾经图

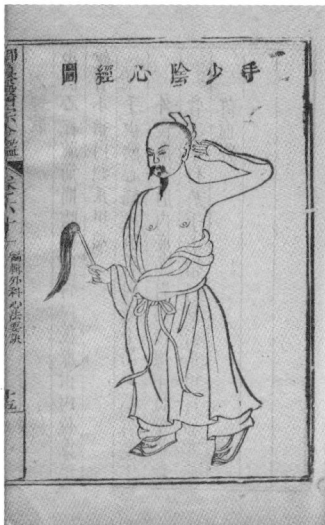

图 9-8-651　手少阴心经图

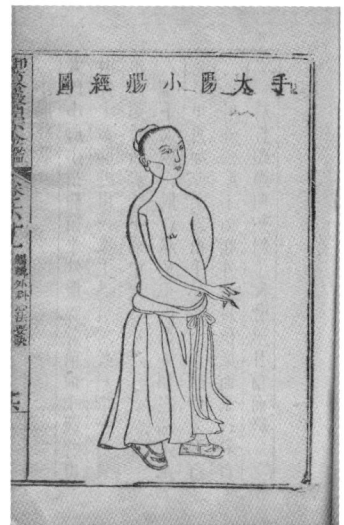

图 9-8-652　手太阳小肠经图

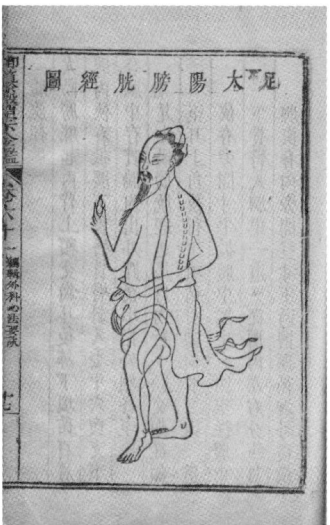

图 9-8-653　足太阳膀胱经图

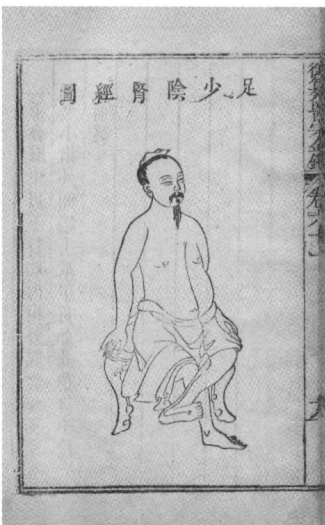

图 9-8-654　足少阴肾经图

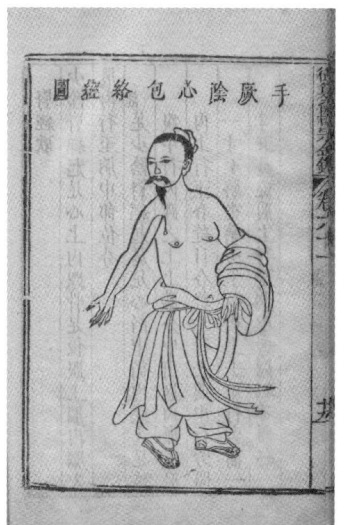

图 9-8-655　手厥阴心包络经图

图 9-8-656　手少阳三焦经图

图 9-8-657　足少阳胆经图

图 9-8-658　足厥阴肝经图

图 9-8-659　任脉图

图 9-8-660　督脉图

图 9-8-661　手太阴肺经图

图 9-8-662　眼部十二经络图

图 9-8-663　全身正面经脉图

图 9-8-664　全身背面经脉图

图 9-8-665　正明堂图

图 9-8-666　背明堂图

图 9-8-667　面部经脉图

图 9-8-668　手臂经脉图

图 9-8-669　足胫经脉图

图 9-8-670　铜人正面全图

图 9-8-671　铜人反面全图

图 9-8-672　头前穴图

图 9-8-673　头后穴图

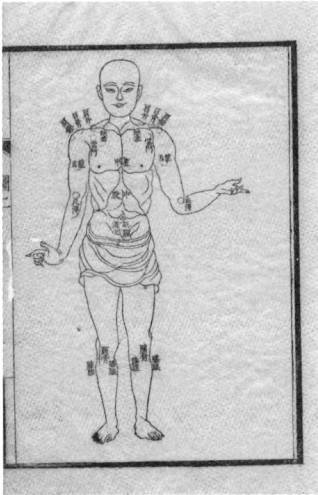

图 9-8-674　全身正面穴图

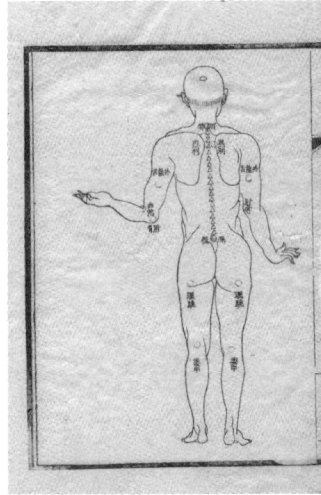

图 9-8-675　全身背面穴图

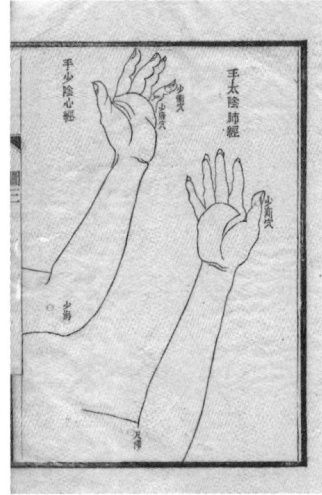

图 9-8-676　手太阴肺经、手
少阴心经穴图

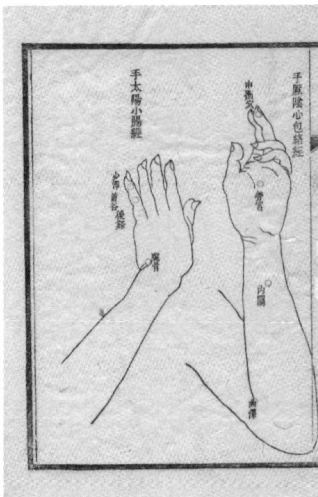

图 9-8-677　手厥阴心包络经、
手太阳小肠经穴图

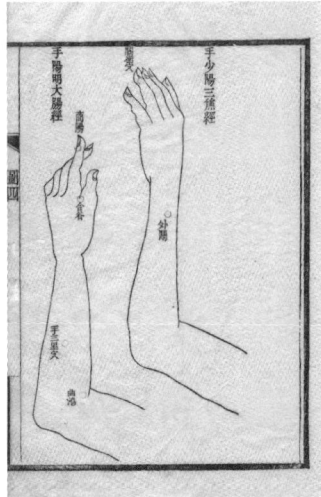

图 9-8-678　手少阳三焦经、手
阳明大肠经穴图

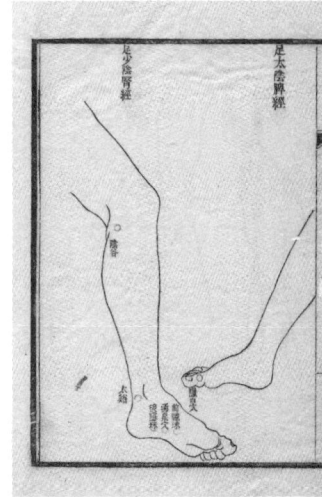

图 9-8-679　足太阴脾经、足
少阴肾经穴图

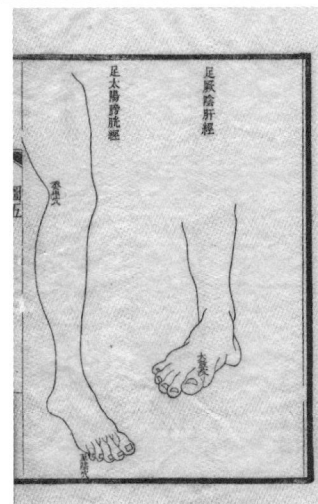

图 9-8-680　足厥阴肝经、足太
阳膀胱经穴图

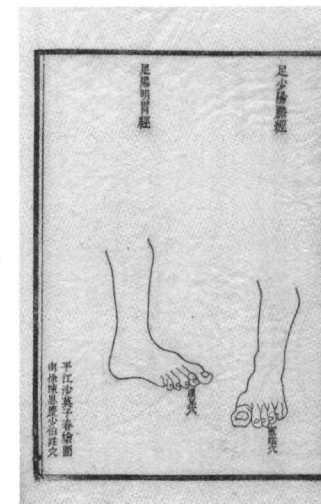

图 9-8-681　足少阳胆经、足阳
明胃经穴图

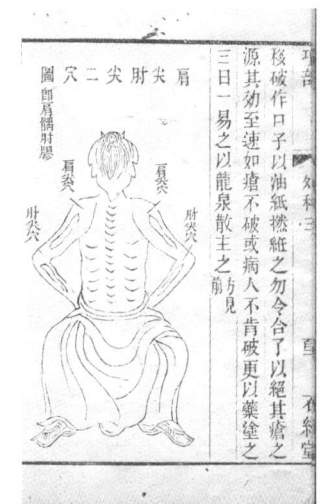

图 9-8-682　肩尖肘尖二穴图

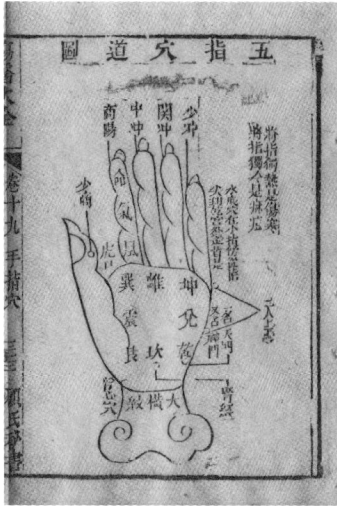

图 9-8-683　五指穴道图

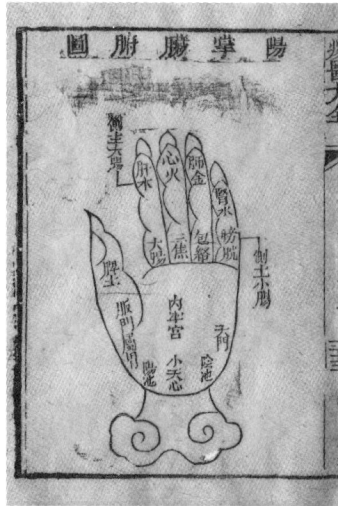

图 9-8-684　阳掌脏腑图

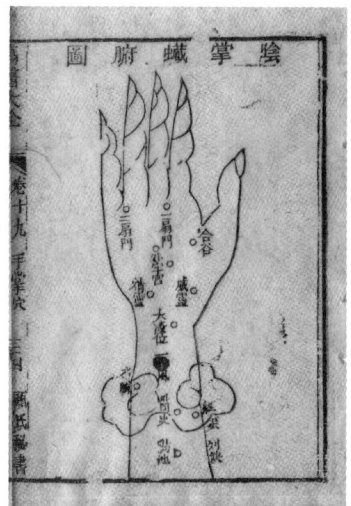

图 9-8-685　阴掌脏腑图

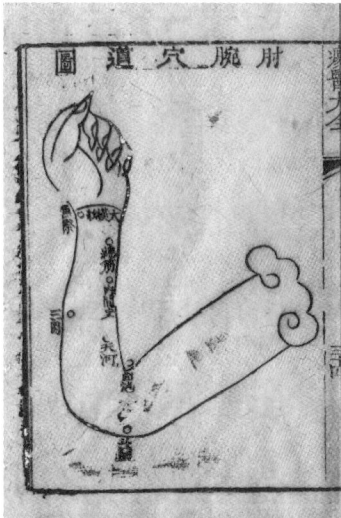

图 9-8-686　肘腕穴道图

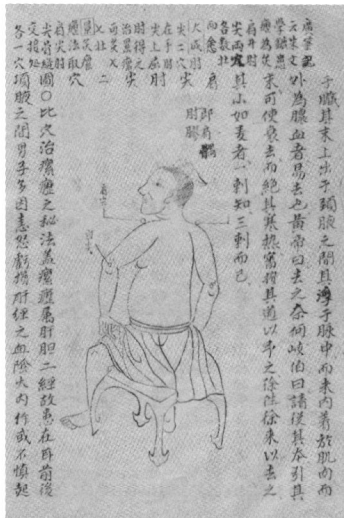

图 9-8-687　肩尖肘尖二穴图

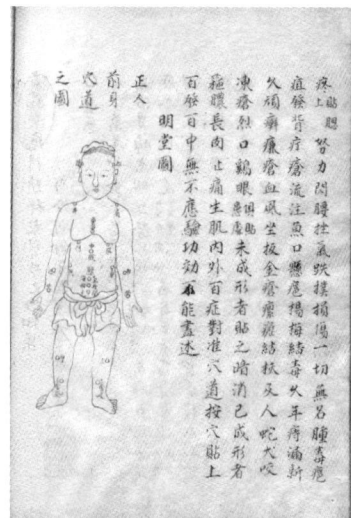

图 9-8-688　正人前身穴道之图

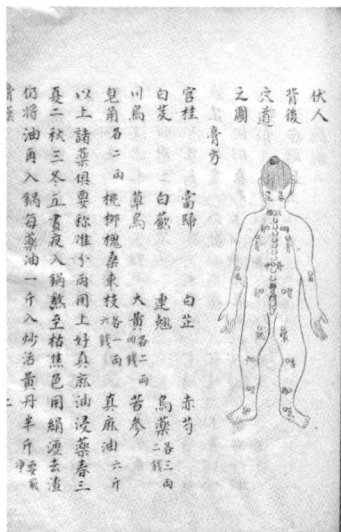

图 9-8-689　伏人背后穴道之图

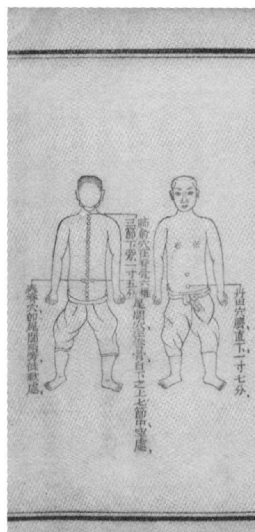

图 9-8-690　丹田穴图

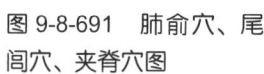

图 9-8-691　肺俞穴、尾
闾穴、夹脊穴图

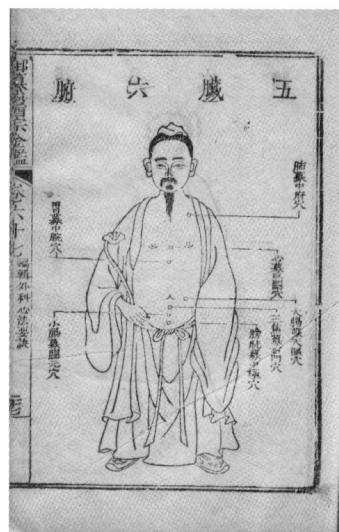

图9-8-692　五脏六腑诸募穴图－肺、
心、胃、大肠、小肠、三焦、膀胱

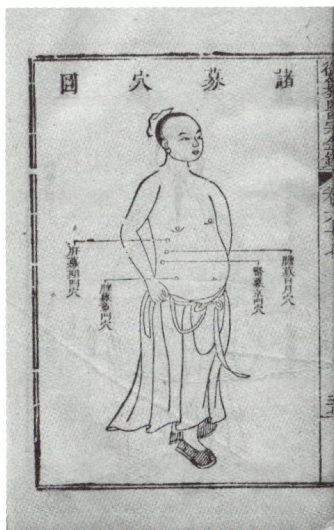

图 9-8-693　五脏六腑诸募穴
图－肝、脾、肾、胆

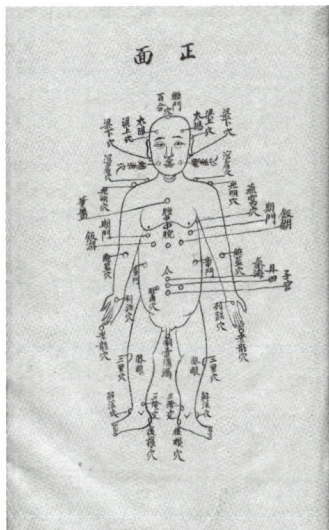

图 9-8-694　全身正面穴图

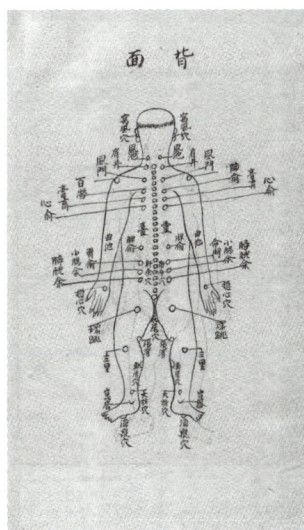

图 9-8-695　全身背面穴图

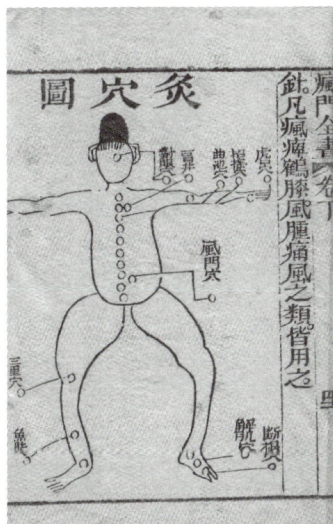

图 9-8-696　灸穴图

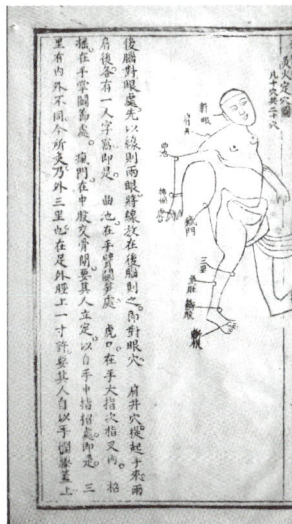

图 9-8-697　灸火定穴图

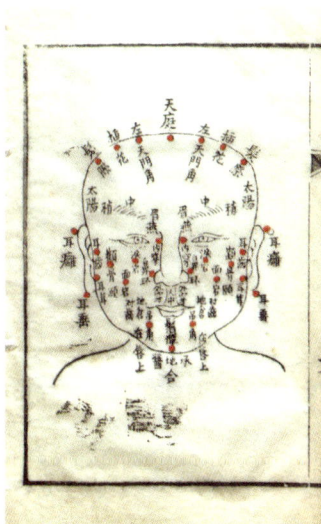

图 9-9-698　头正面部位图

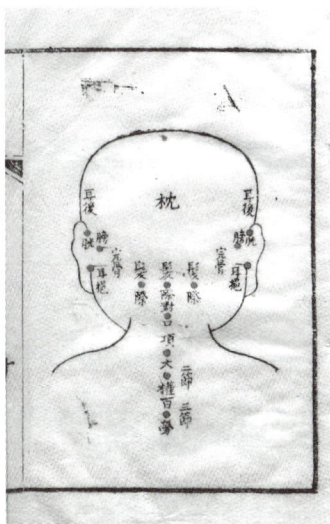

图 9-9-699　头背面部位图

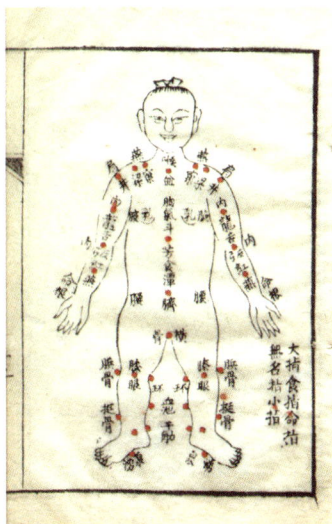

图 9-9-700　全身正面部位图

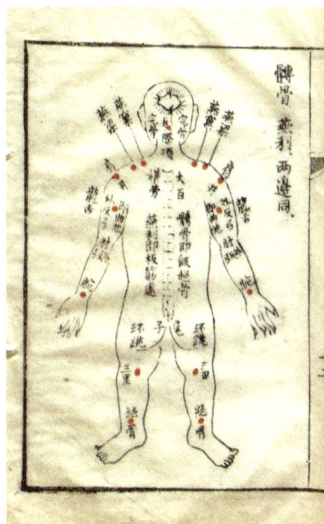

图 9-9-701　全身背面部位图

图 9-9-702　全身正面部位图

图 9-9-703　全身背面部位图

图 9-9-704　五指名目图

图 9-9-705　正人骨度图

图 9-9-706　伏人骨度图

图 9-9-707　头面图

图 9-9-708　腹胁手臂图

图 9-9-709　腰脊图

图 9-9-710　足膝图

图 9-9-711　正人骨度图

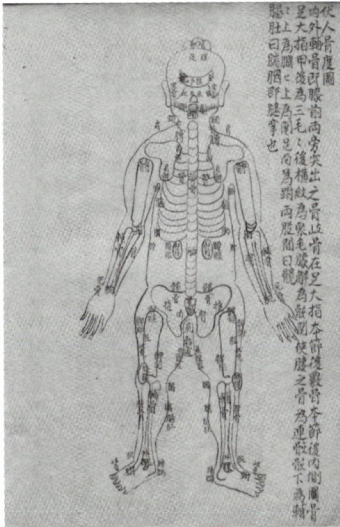

图 9-9-712　伏人骨度图

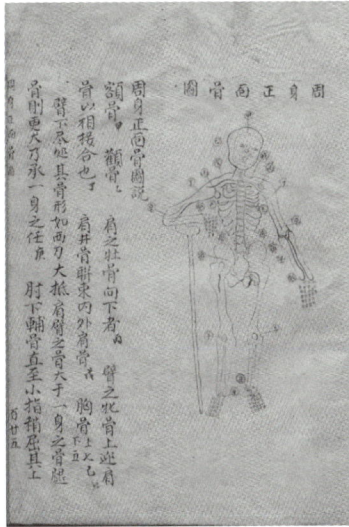

图 9-9-713　周身正面骨图

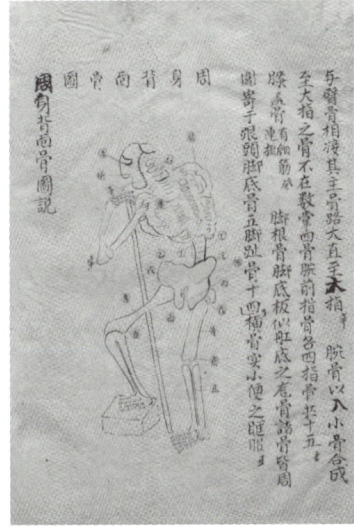

图 9-9-714　周身背面骨图

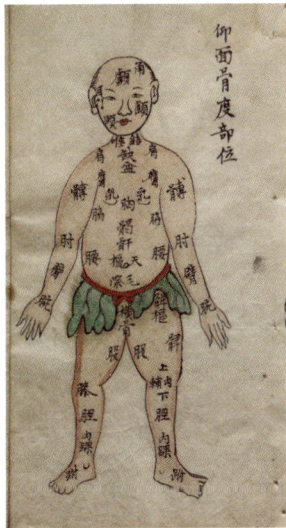

图 9-9-715　仰面骨度部位图

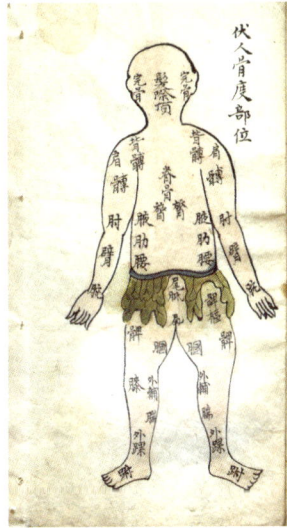

图 9-9-716　伏人骨度部位图

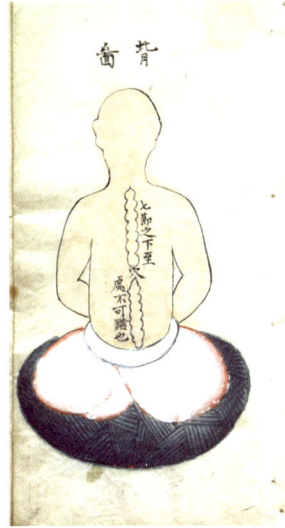

图 9-9-717　背图

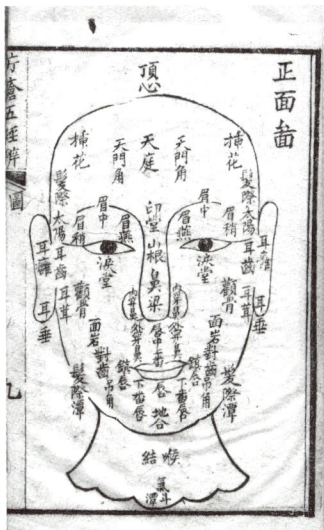

图 9-9-718　正面图

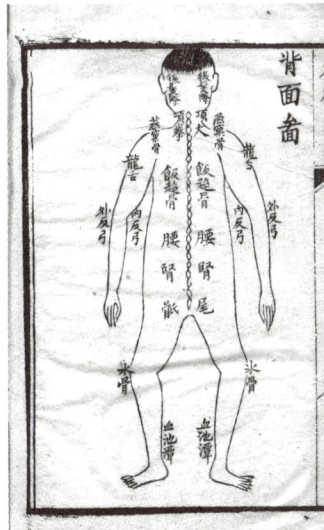

图 9-9-719　背面图

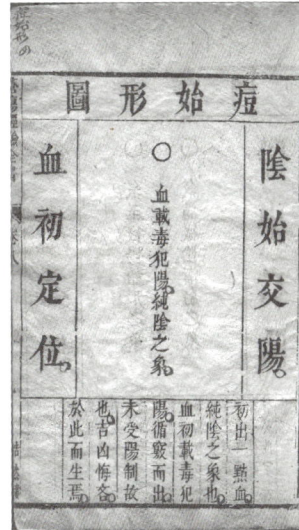

图 9-10-720　痘始形图

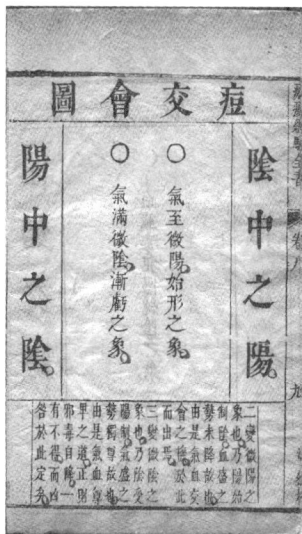

图 9-10-721　痘交会图

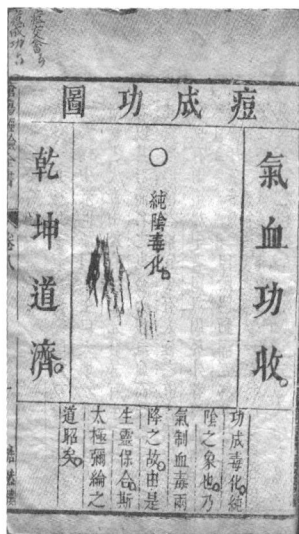

图 9-10-722　痘成功图

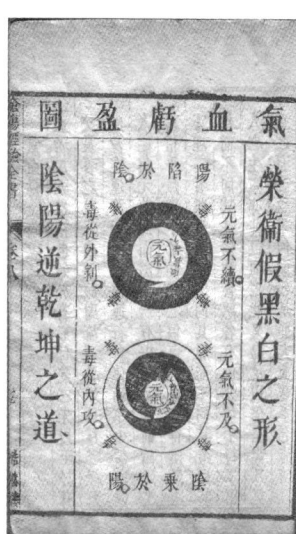

图 9-10-723　气血亏盈图

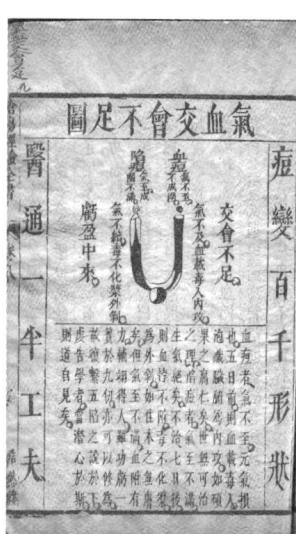

图 9-10-724　气血交会不足图

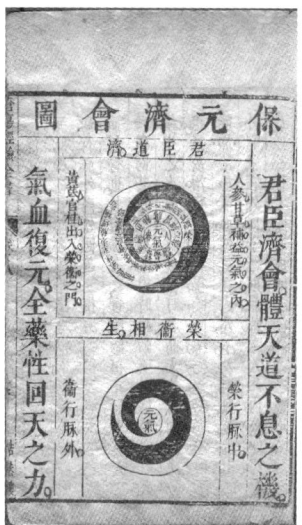

图 9-10-725　保元济会图

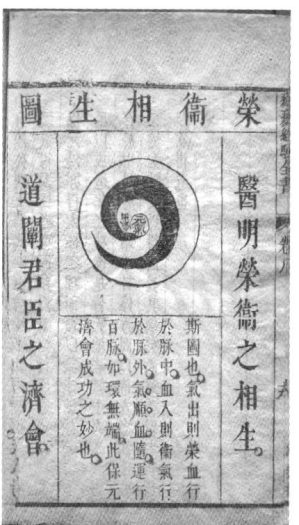

图 9-10-726　荣卫相生图

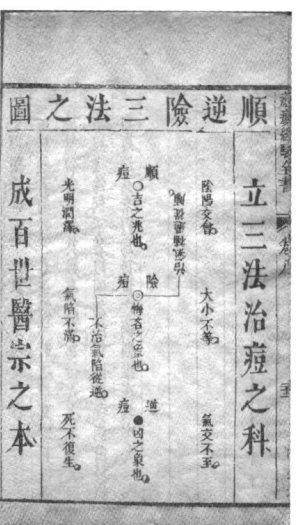

图 9-10-727　顺逆险三法之图

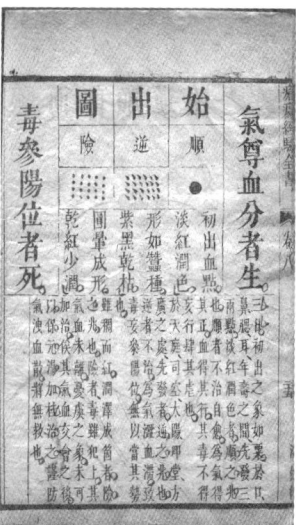

图 9-10-728　始出图

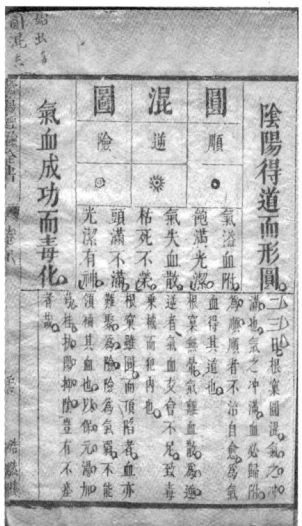

图 9-10-729　圆混图

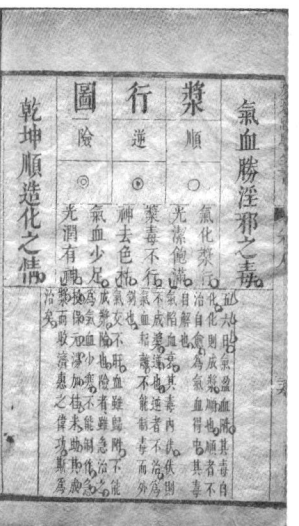

图 9-10-730　浆行图

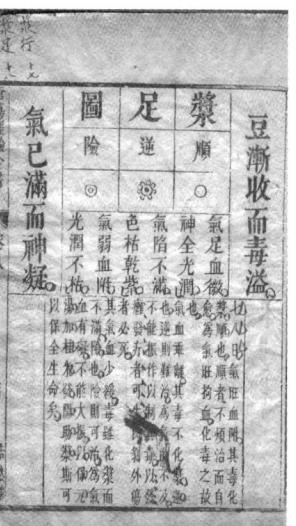

图 9-10-731　浆足图

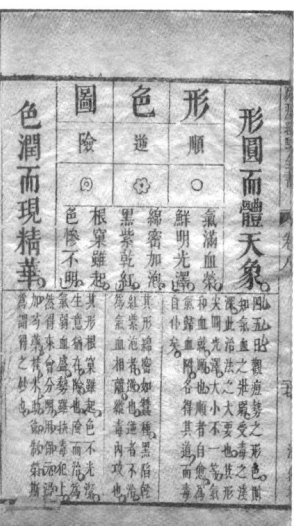

图 9-10-732　形色图

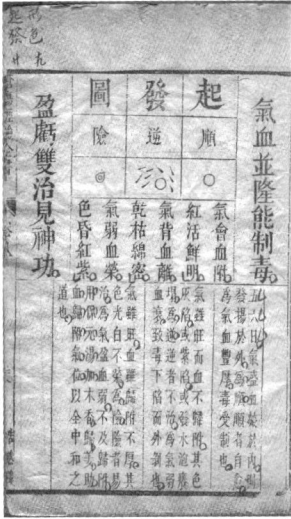

图 9-10-733　起发图

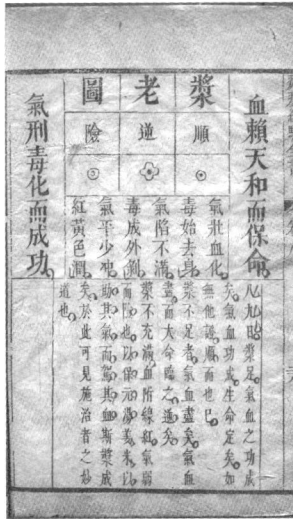

图 9-10-734　浆老图

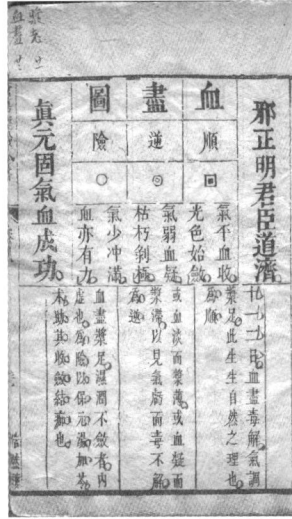

图 9-10-735　血尽图

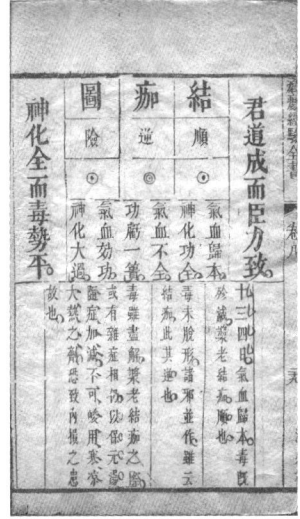

图 9-10-736　结痂图

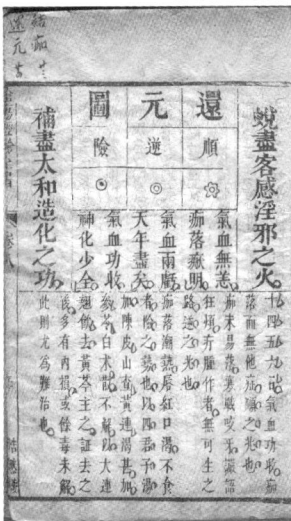

图 9-10-737　还元图

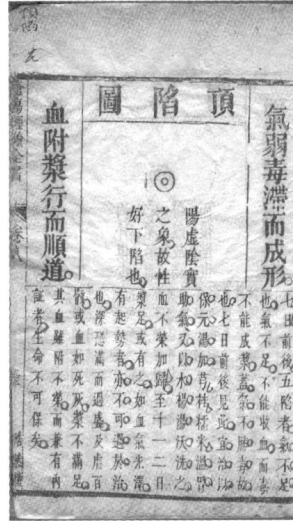

图 9-10-738　顶陷图

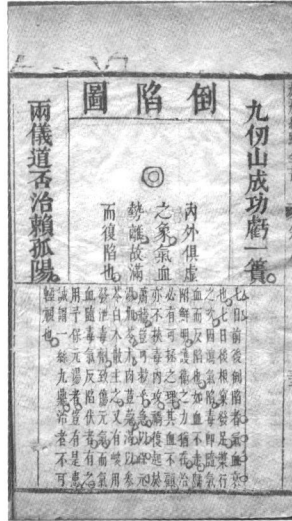

图 9-10-739　倒陷图

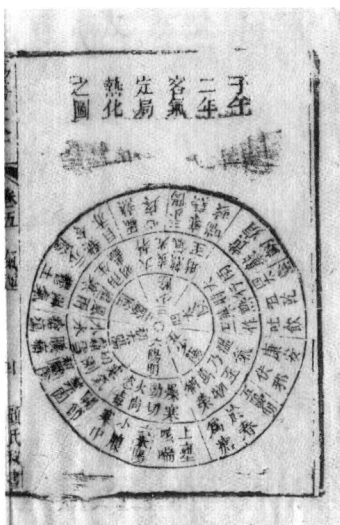

图 9-10-740　子午二年客气定局
热化之图

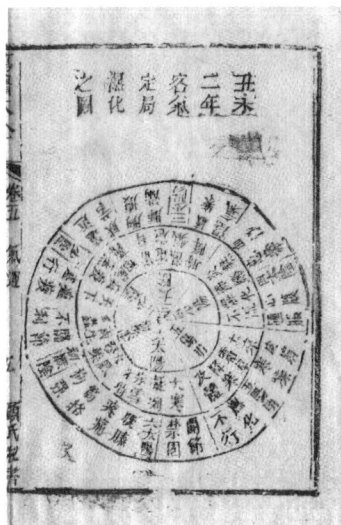

图 9-10-741　丑未二年客气定局
湿化之图

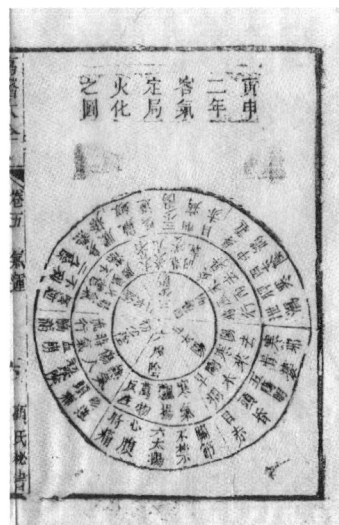

图 9-10-742　寅申二年客气定局
火化之图

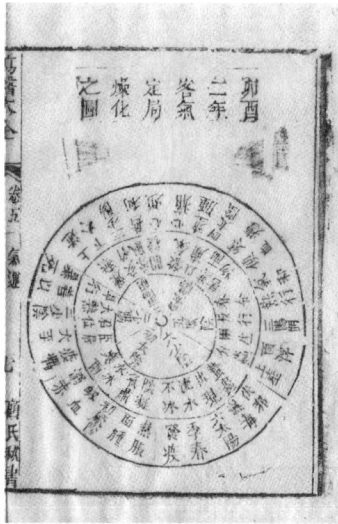

图 9-10-743　卯酉二年客气定局
燥化之图

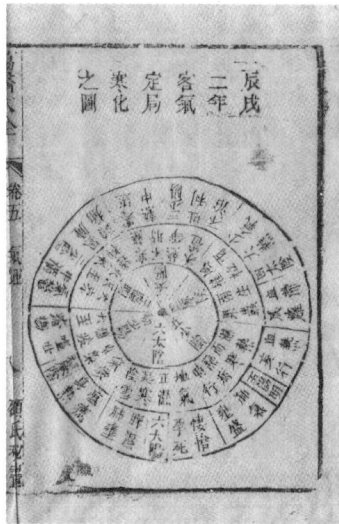

图 9-10-744　辰戌二年客气定局
寒化之图

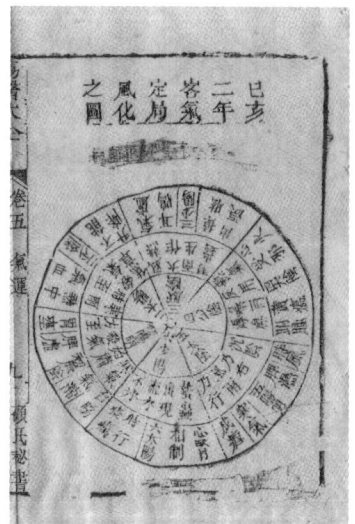

图 9-10-745　巳亥二年客气定局
风化之图

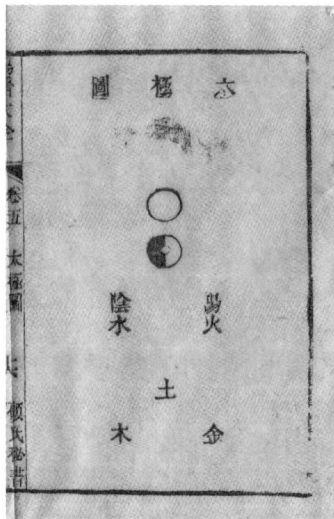

图 9-10-746　太极图

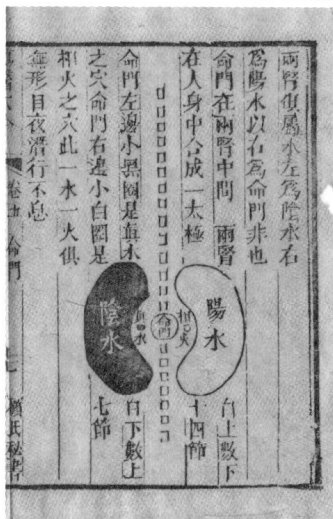

图 9-10-747　两肾既济图

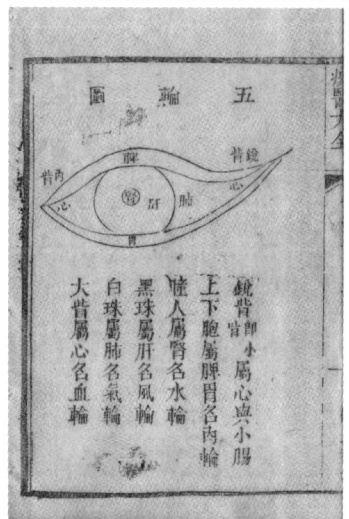

图 9-10-748　五轮图

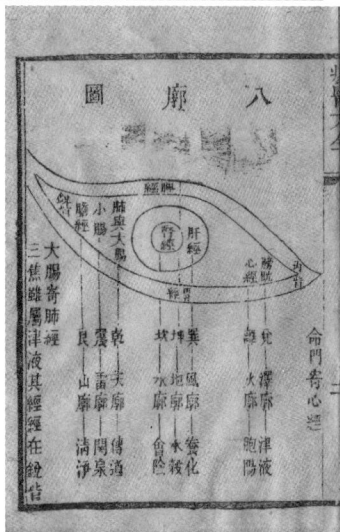

图 9-10-749　八廓图

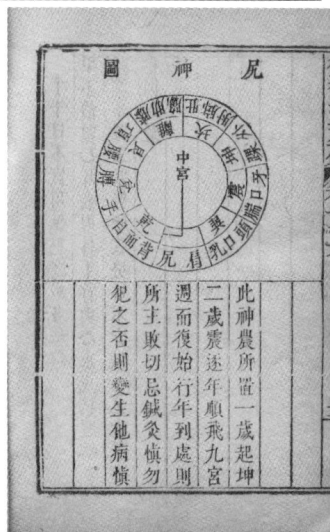

图 9-10-750　尻神图

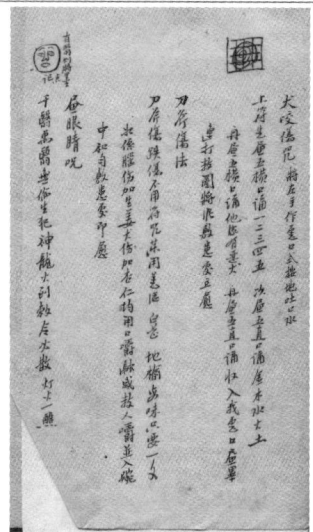

图 9-11-751　犬咬伤符咒

图 9-11-752　画眼睛符咒

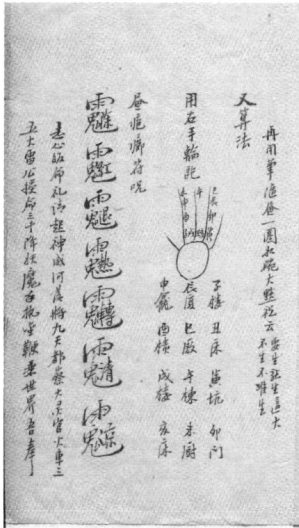

图 9-11-753　符咒算法图

图 9-11-754　画痌疬符咒

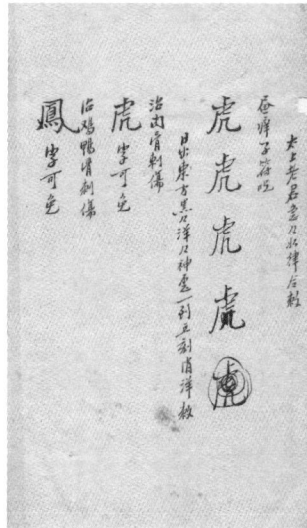

图 9-11-755　画痒子符咒

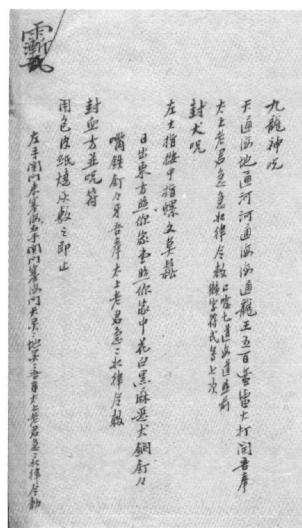

图 9-11-756　封血符咒

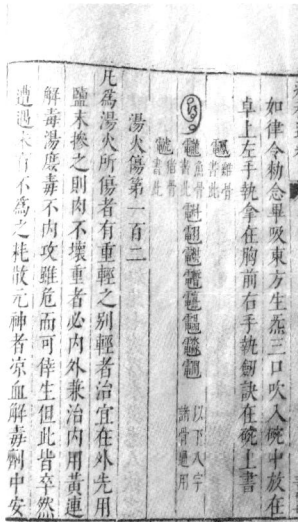

图 9-11-757　骨鲠符

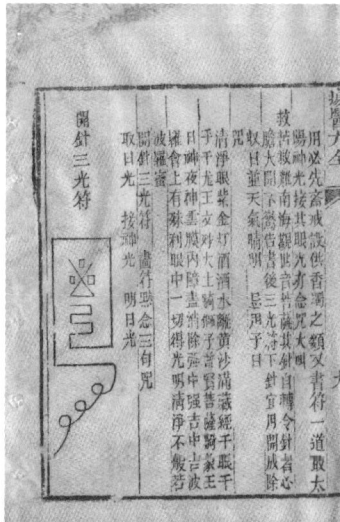

图 9-11-758　开针三光符

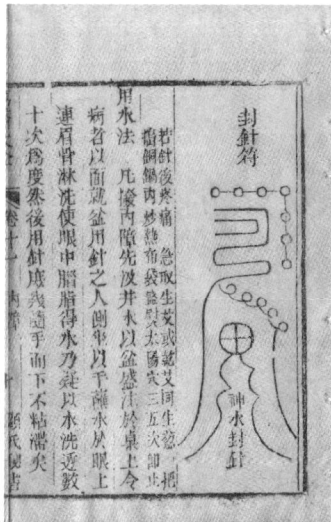

图 9-11-759　封针符

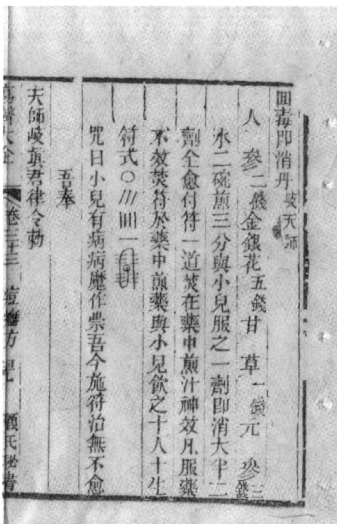

图 9-11-760　痘疮符

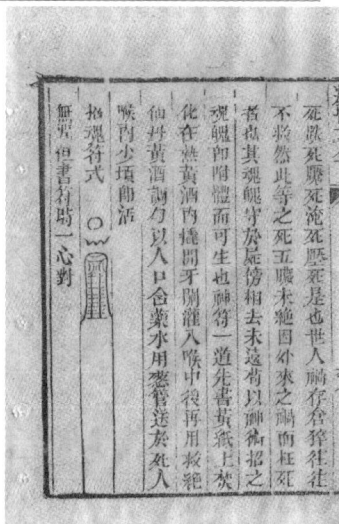

图 9-11-761　招魂符

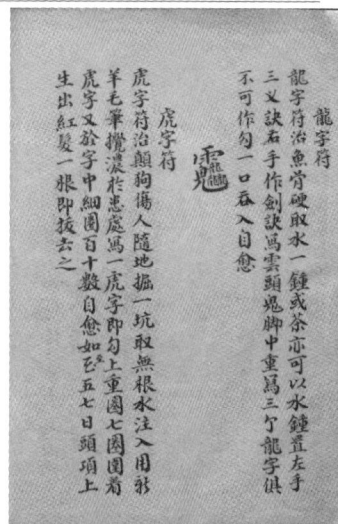

图 9-11-762　龙字符

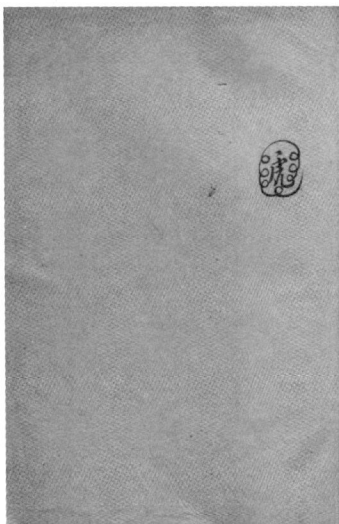

图 9-11-763　虎字符

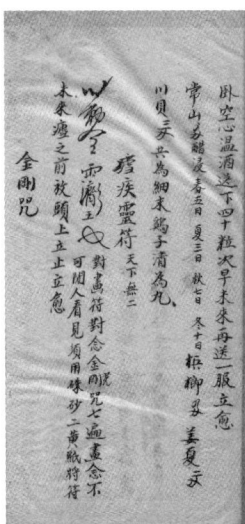

图 9-11-764　疟疾灵符

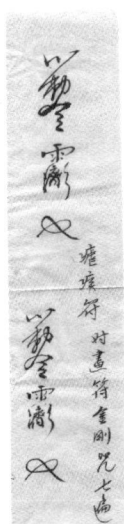

图 9-11-765　疟疾符

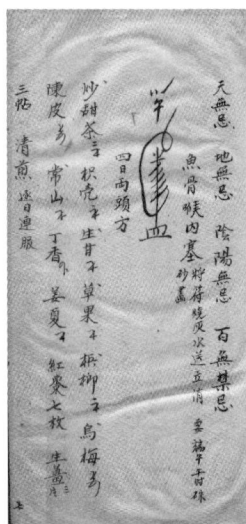

图 9-11-766　骨鲠符

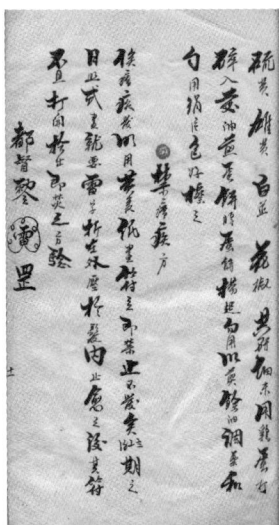

图 9-11-767　禁疟疾符

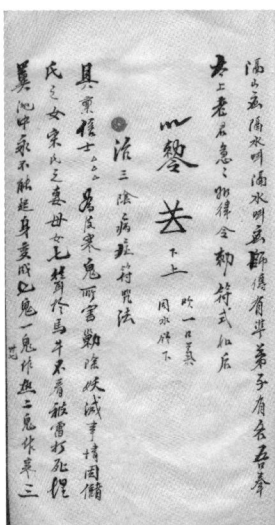

图 9-11-768　三阴病症符

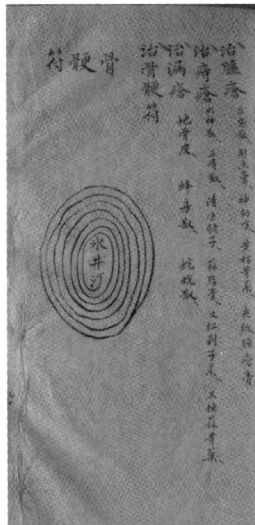

图 9-11-769　骨鲠符

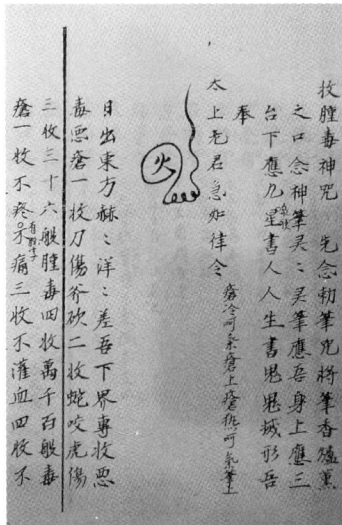

图 9-11-770　收肿毒神咒

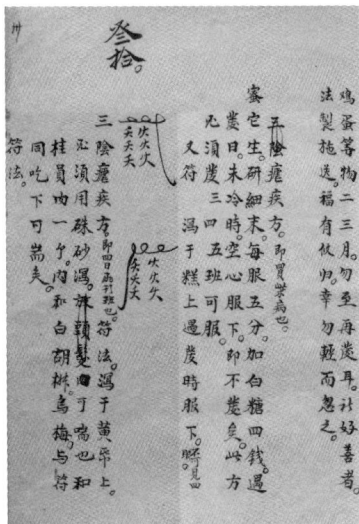

图 9-11-771　三阴疟疾符

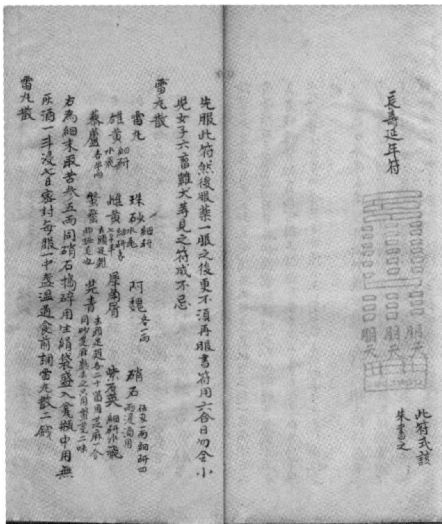

图 9-11-772　长寿延年符

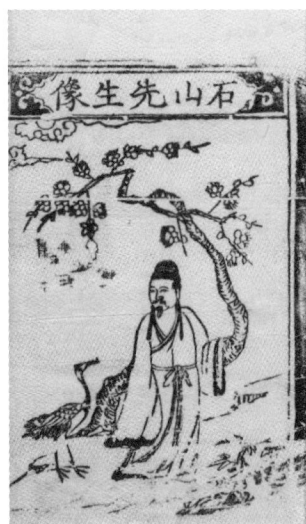

图 9-12-773　石山先生像

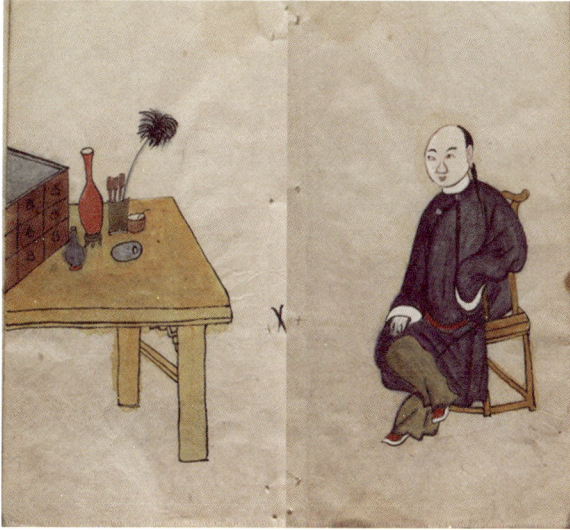

图 9-12-774 医生画像

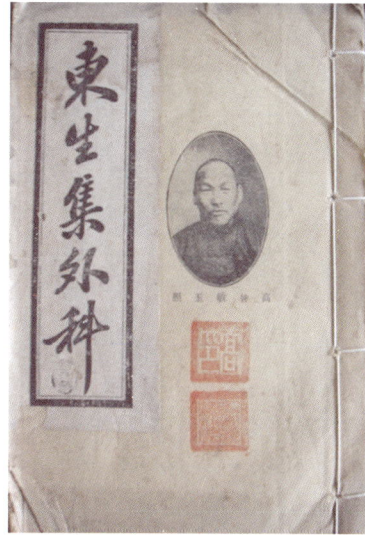

图 9-12-775 高仲敏玉照

（胡晓峰）

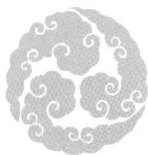

10 伤 科 类

10.1 概述

《中国中医古籍总目》著录有 1911 年以前成书的伤科类中医古籍共计 65 种，另附录有在 1911 年成书的著作 36 种，两者合计伤科类中医古籍 101 种。

其中书名带有图像的古籍有 4 种，分别为：《全身骨图考正》《三十六穴伤门图》《八穴图说》《五论图》。从调研的情况来看，《三十六穴伤门图》未查，《五论图》因图书馆原因而未能查到，而《全身骨图考正》与《八穴图说》均附有绘图。

本研究共调研查阅伤科类中医古籍 94 种，其中 4 种因图书馆原因无法提供查阅，其中 19 种为《中国中医古籍总目》所未载。实际查阅 90 种伤科古籍，其中有图像的著作 49 种，约占实际调查的伤科类中医古籍总数的 54.4%。调研查阅伤科类中医古籍图像 1178 幅，迄今已经收集 1174 幅，内容十分丰富。

唐代的《仙授理伤续断秘方》是现存最早的中医伤科专著，分别对骨折、脱位、内伤进行了论述，并简要概括了伤科用药的注意事项，总结了一套诊闻骨折、脱位的手法，提出了正确复位、夹板固定、内外用药、功能锻炼等系统的伤科治疗方法，全书未载有图像。

从现有调查的情况来看，现存最早绘有图像的中医伤科古籍是明代成书的《劳氏家宝》，现有《劳氏家宝》的抄本藏于上海中医药大学图书馆，据书中"劳天池公家宝原叙"末所载"大明嘉靖六年"的时间，可知此书约成书于 1527 年。该书中先详按人身不同损伤部位分轻重论治，如"伤全体"、"伤肩"、"伤肾"、"伤膀胱"等；次论各部位脱位的复位手法及外固定、药物等治疗，如肩关节脱位、髋关节脱位的复位手法和药物治疗，肩关节脱位复位后的外固定方法。书中共有 6 幅图像，前 4 幅图像为另用纸张绘制粘贴在书页上，均为西医的人体脏腑骨骼解剖图，应为后加；后 2 幅图像绘于页眉上，与书中文字相对应，一幅为肩关节脱位复位后外固定扎缚用的"布式图"，一幅为"豚骱形图"，即髋关节示意图，根据其与书中文字相对应的情况，初步判断为该书抄写时所绘。

随着伤科学术传承内容的不断丰富，到清代伤科古籍中的图像数量不断增加，其中载图最多的为 1908 年成书的《伤科药方》，载图 59 幅，绘有伤科穴位 90 个。该书现藏于北京中医药大学图书馆，为清末抄本。

所见图像中未见有彩绘图，均为墨线图或朱墨图。

10.2 分类

根据伤科类中医古籍图像内容，可以分为以下 10 类：①疾病图（病形图、病位图、病因图）；②诊断图；③医疗图（医疗示意图、医疗部位图）；④器具图；⑤养生图；⑥脏腑图；⑦经穴图（局部经脉图、穴位图）；⑧部位图（体表部位图、骨度图、骨骼图）；⑨理论图（阴阳五行图、五行八卦图、五运六气图、子午流注图、禁忌图）；⑩符咒图。

10.2.1　疾病图

10.2.1.1　病形图

《少林寺伤科》一书中结合历史人物，绘制了鞭伤、锤伤、箭伤、枪伤、斧伤等10幅金疮疾病图。第一幅为尉迟公三鞭换二锏上部受伤损于肺底穴处（图10-1-1）；第二幅为秦怀玉被苏哈哈飞锤打中华盖穴处受伤；第三幅为李如珪被玥蛇僧飞镜而损琵琶穴处受伤；第四幅为晋周处遭加兰唎刹用红木练成飞标损于膝眼穴内伤；第五幅为魏文通被王伯当箭中手心腕处受伤，图中可见魏文通手心处中箭；第六幅为程咬金被尉迟公鞭伤（图10-1-6），图中程咬金跌扑在地，为一兵器所伤，图中文字为"外敷绝妙製痛散，内服妙应真灵散，再服紫金丹"；第七幅为五代汤悦被苗子根伤丹田穴处受损；第八幅为常遇春初中驼龙枪，图中常遇春为枪所伤，应"外敷独步金枪去游散，内服七厘散、夺命丹，再服妙应真灵散汤，愈后服十全大补汤"；第九幅是南北朝徐伯珍被刘关羚开山斧断损，描绘徐伯珍的肢体断损伤，应"外敷金极散，内服普应回生汤"；第十幅图为淮阳王败自刎后后愈降子赤在位二年后光武封，描绘的是淮阳王自刎伤，但图中没有用药说明，相关文字说明列于图后。以上图文并茂，生动而具有故事性，并附以这些金疮伤的处理及治疗方药。

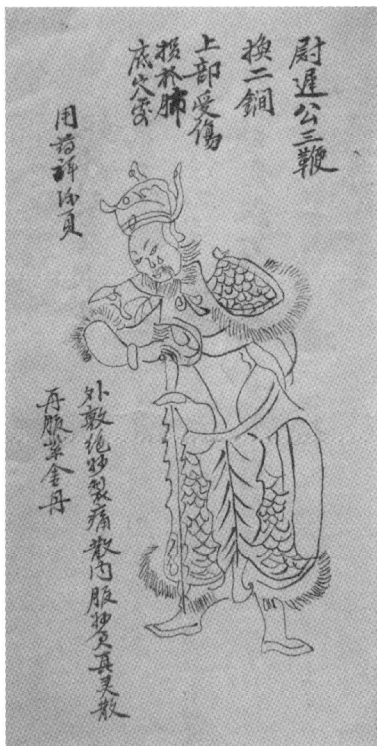

图 10-1-1　尉迟公肺底穴伤图

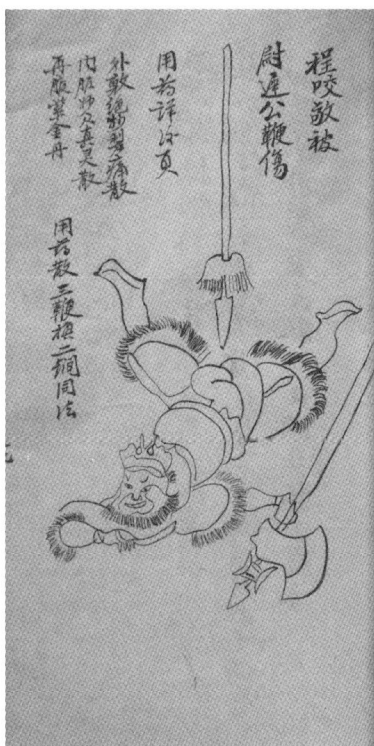

图 10-1-6　程咬金鞭伤图

10.2.1.2　病位图

在伤科类古籍中，常以腧穴、部位，冠以"穴"字命名疾病，因此疾病类图中最为常见的是指示疾病部位的病位图。此类图常附以治疗方药的文字，医家可以按照不同的损伤穴位来确定相应的治疗方法，简便快效，便于应用。

《伤科秘传》中绘有53幅病位图，列出了36处穴位及17处部位损伤的症状及相应治法。所列穴位、部位分别为：天庭穴（图10-1-11）、太阳穴、太阴穴、人中穴、咽喉穴、井栏穴、气膛穴、血膛穴、定针穴、寸关穴、三关穴、虎口穴、龙眉穴、凤眼穴、盆弦穴、九龙穴、窝红穴、海岸穴、肾气穴、凤尾穴、金泉穴、银泉穴、黄蜂穴、燕窝穴、光明穴、涌泉穴、膀胱穴、肚胳穴、委中穴、天空穴、腰子穴、七星穴、滴陋穴、肚门穴、通脉穴、闭门穴、五里还阳图、泰山压岭图、伤太阳太阴图、二仙传道图、金鹅取血图、顺手撑篙图、顺手牵牛图、飞燕入洞图、箭射天平针图、金钩挂玉瓶图、铜壶滴漏图、大鹏展翅图、梅庄插柳图、滴水番连图、隔篱扮笋图、推拿即救全图、猛跌闭气回生。这53幅图均有对应的文字说明，列出了每一种穴位损伤后应使用的治疗方法及药物。

《起死回生跌打损伤秘授》中绘有2幅病位图（图10-1-64，图10-1-65），均无图名，此两图为人身正、背面穴位图，部分穴位下列有损伤后的治疗方剂，如第1幅图中"血海服活血汤"、"脉海大续命"、"肺海小续命"、"腰俞通圣饮"等。

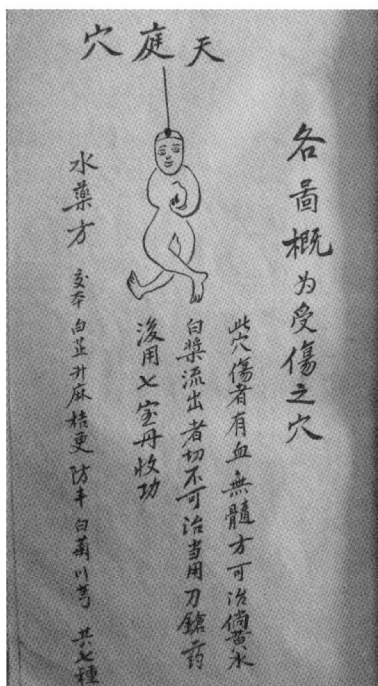

图 10-1-11　天庭穴图　　　　图 10-1-64　正面穴位图　　　　图 10-1-65　背面穴位图

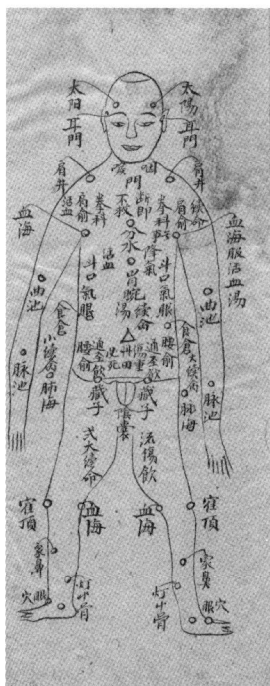

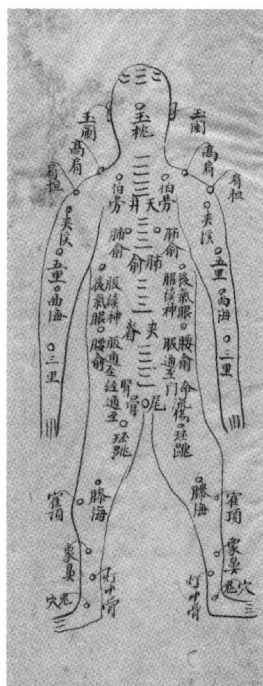

《伤医大全》中绘有37幅病位图，所列37处穴位分别为：百会穴、气管食管穴、井窝筋池穴、太阳太阴穴、洪堂穴、痰突穴、命脉穴、脉宗穴、销心穴、玄机穴、脉宗穴（与前穴名同图不同）、挖心穴、腕心穴、肺苗穴、吊筋穴、肝经穴、攒心穴、点肺穴、新命穴、捉命穴、血崩穴、幽囚穴、食仓穴、血食穴、食结穴、肚经穴、海角穴、锁腰穴、海底穴、痰宁穴、五穴图、心辨穴、胆疽穴、幽问穴、占骨穴、血池穴、脚面脉穴。每图均有相应文字说明相关穴位损伤后的症状及对应治法、方药，个别有关于穴位定位的描述。

《少林寺伤科》中绘有6幅结合人物故事的病位图，分别为：尉迟公之肺底穴、秦怀玉之华盖穴、李如珪之琵琶穴、周处之膝眼穴、魏文通之手心腕处、汤悦之丹田穴。此外还绘有29幅普通病位图，分别为：华盖、听耳穴、肺底穴、上气穴、正气穴、下气穴、上血海穴、乳上下一寸两傍偏三分、黑虎偷心穴、霍肺穴、丹田穴、水分穴、涌泉穴、鹤口穴、翻肚穴、气海穴、命名穴、海底穴、左肾经穴、右肾经穴、百胸穴、后气穴、血囊穴、泥丸宫穴、章门穴、曲池穴、气海穴、血海穴、关元穴。每穴均附对应治疗方药。

《伤科秘诀》绘有31幅病位图，此31图中的穴位分别是：天庭穴、脑顶穴、太阳穴、鼻梁穴、虎耳穴、上腮、下腮、咽喉、对口、颈筋、左右肩、左右膊、左右肘、威灵、脉门、手背、虎口、胃脘、背筋、将台、牌骨、飞燕入洞、左右乳、中脘、血仓、血海、心窝、气门、仙人夺印、挂榜、凤翅、盆元、净瓶、脐肚、肚角、左右腰、凤尾、铜壶滴漏、偷桃、腿缝、腿心、客膝、脚弯、臁骨、腿肚、螺蛳骨、昆人、涌泉、脚背。每穴均附对应治疗方药。

《伤科药方》中所载病位图 59 幅，所绘伤科穴位 90 个，每穴均附对应治疗方药，这 90 个穴位计为：天心穴、天门穴、顶心穴、天庭穴、眉心穴、架梁穴、山根穴、鼻梁穴、七孔穴、人中穴、鲤腮穴、左太阳穴、右太阴穴、两耳背穴、两耳关、左右两眉穴、左右眼前穴、眼角二穴、上下河路穴、枕骨穴、元神穴、两肩有穴、两牙红穴、口角二穴、牙齿唇口四穴、咽喉穴、左右长穴、左右罗头穴、左右井栏穴、连气穴、双田穴、华盖穴、龙过二泉穴、心窝穴、一关、中高穴、二关、手针穴、三关、金穴、盆弦穴、岐鲁穴、气眼穴、小肚脉穴、丹田穴、里忠穴、龙窝穴、凤海穴、龙西穴、臟红穴、移连穴、分金穴、两手脉关穴、两手七里穴、两手曲池穴、两手精灵穴、两手虎口穴、仙桃穴、阴囊穴、三星穴、骑裆穴、鬼眼穴、童肚穴、相眼穴、扁池腿眼穴、河路穴、骨双穴、寸斤穴、崑仁穴、子母二穴、罗远穴、外臁穴、则足穴、涌泉穴、左右凤翅穴、肝俞穴、肺俞穴、背心穴、上发穴、中发穴、下发穴、归尾穴、其梁穴、紧急穴、中年穴、上年穴、腰子穴、下年穴、肾俞穴、内盆弦穴。

《八穴图说》列有 36 幅病位图，结合这些穴位图分别论述了对应部位损伤后治疗的方法，这 36 幅图是：太阴穴图、仙人夺印图、双燕入洞图、牌骨穴图、挂榜穴图、凤翅凤尾子肋三穴左右图式、胃脘正穴图、血仓血气将台左右图式、项圈凤膊二穴图式、咽喉穴图、正面舌咽穴图、牙背牙腮穴图、正面鼻下为烟空之穴图、正面鼻中名太中穴之图、正面鼻里娇空名为架梁穴图、天平针穴图、心窝下名中管穴图、肚脐六宫穴图、肚脐下为膀胱穴图、两乳上为二仙传道穴图、左右乳下为气门血气血脘血痰图、血脘下为净瓶穴图、右气门穴图、净瓶之下名肚角之穴图、血痰之下为命宫穴之图、凤翅盆弦正穴之图、两膊童子穴图、背相对口穴图、背漏人空穴图、背脊脊梁穴图、腰骨腰眼穴图、尾结骨铜壶滴漏穴、下窍封门风阴穴图、吊筋小穴图、膝盖膝眼穴图、左右脚背穴图。此外《伤科杂方》中的病位图与《八穴图说》基本相同。

《跌打损伤妙要方》以 33 幅图配以文字说明了 33 处不同穴位损伤所导致的症状及应采取的治疗方法，此 33 穴图是：天门穴、架梁穴、左右双燕入洞、咽喉大穴、凤旁穴、曲池穴、左右将台二穴、凤羽穴、肚角两穴、肚脐丹田大穴、左右骑马穴、左右血气门、分骨穴、心中、左右牙关穴、左右血仓穴、左右血痰穴、左右五肠骨、左右胁肋穴、毬下童子宫穴、膝盖两穴、左右肺血穴、千觔穴、左右凤眉二穴、接尾骨穴、鸡子骨穴、耳聪穴、饭羽二穴、背心穴、左右腰眼穴、海底穴、左右鬼眼穴、太阳太阴双穴。

10.2.1.3　病因图

《少林寺伤科》中绘有一幅人口胜蛇毒图（图 10-1-66），图中一人为另一人所咬伤，标明了病因，并附以治疗方法"龙爪国老汤洗，生肌玉红膏贴"。

10.2.2　诊断图

在中医伤科古籍图像中，能够帮助医者较为直观地判断各种损伤的轻重及性质的图像，属于中医望诊或切诊的范畴，均归类于诊断图中。

《伤科汇纂》中分别绘有 2 幅人身致命处图（正、背面）和 2 幅人身不致命处图（正、背面）。在正面致命处图（图 10-2-67）中标明的致命处有：顶心，（顶心）偏左、偏右，囟门，额颅，额角，太阳穴，耳窍，咽喉，胸膛，左、右乳，心坎，肚腹，左、右胁，脐，小腹，男子肾子、肾囊、茎物，处子阴户、妇人产门。背面致命处图（图 10-2-68）中标明的致命处有：脑后，左、右耳根，脊背，脊膂，后胁，腰眼。致命处均比较集中于头面和躯干，而相对的四肢则为不致命处。正面不致命处图（图 10-2-69）中标明鼻梁等不致命部位 27 处。背面不致命处图（图 10-2-70）中标明发际

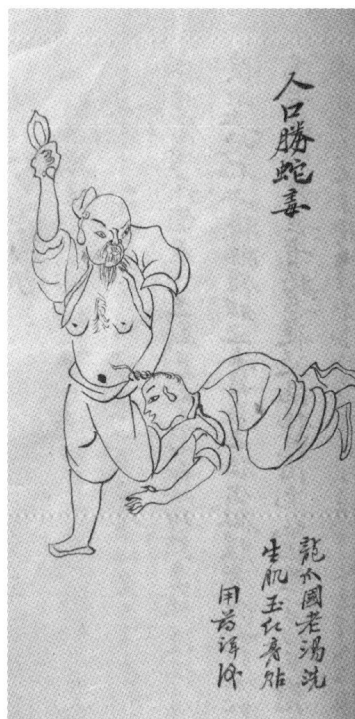

图 10-1-66　人口胜蛇毒图

等不致命部位 33 处。以上致命、不致命部位图，对不同部位损伤的严重程度及预后的判断有指导意义。

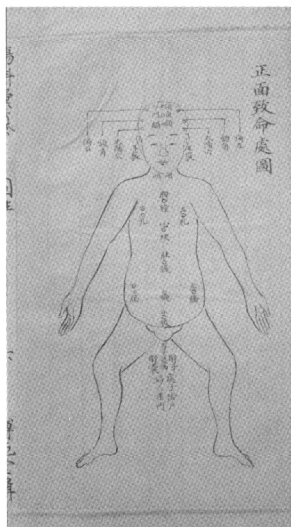

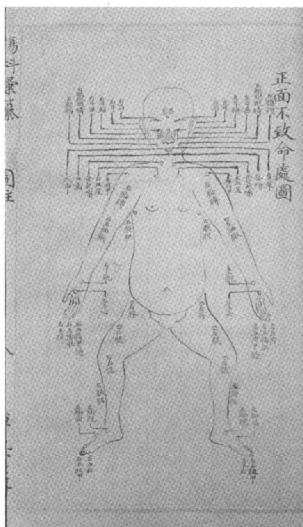

图 10-2-67　正面致命处图　　　图 10-2-68　背面致命处图　　　图 10-2-69　正面不致命处图　　　图 10-2-70　背面不致命处图

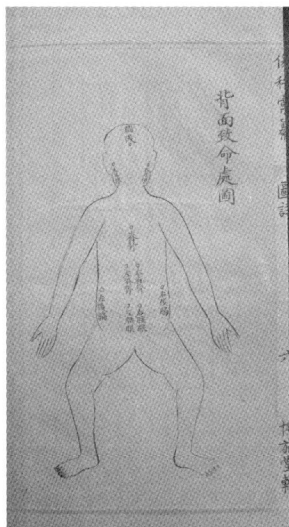

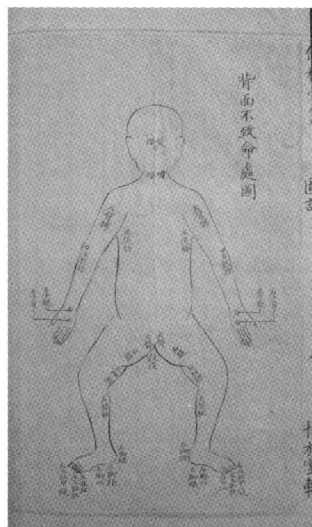

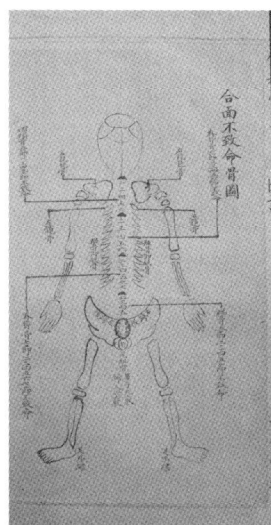

《伤科汇纂》中绘有 2 幅人身致命骨图（正、背面）和 2 幅人身不致命骨图（正、背面）。在正面致命骨图（图 10-2-71）中标明的致命骨有顶心、囟门、额颅、额角骨、太阳穴、血盆骨、龟子骨、心坎骨。在合面致命骨图（图 10-2-72）中标明耳根骨等致命 9 处。正面不致命骨图（图 10-2-73）中标明额颅等不致命骨 65 处。合面不致命骨图（图 10-2-74）中标明足外踝等不致命骨 15 处。

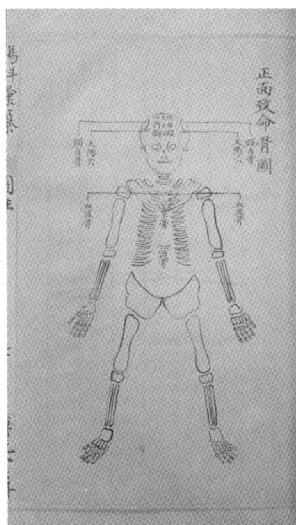

图 10-2-71　正面致命骨图　　　图 10-2-72　合面致命骨图　　　图 10-2-73　正面不致命骨图　　　图 10-2-74　合面不致命骨图

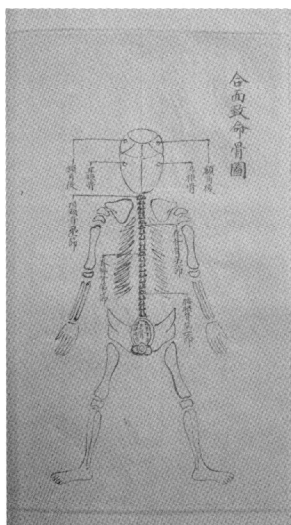

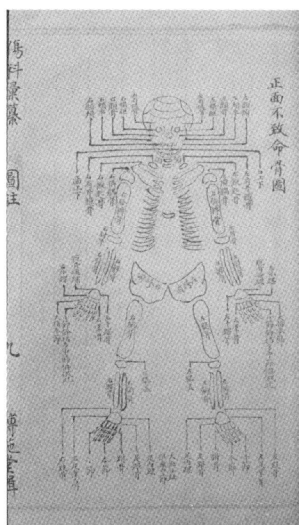

《全身骨图考正》中第 1、2 幅图虽是以骨骼图为主要内容，但据图中按语"图中黑点均系致命要穴，圈是不致命之处"，其中对致命骨（处）和不致命骨（处）用黑点和圈分开标明，亦可归类于此类图中。在第 1 幅正面图（图 10-2-75）中标明的致命骨有顶心、囟门、额颅、额角、太阳、耳窍、结喉、血盆、龟子骨、心坎骨、臂骨、髀骨；第 2 幅背面图（图 10-2-76）中标明的致命骨有后脑、乘枕，耳根，项颈骨第一节、脊背骨第一节、脊膂骨第一节、腰门骨第一节，方骨。以上致命、不致命骨图，对不同骨损伤的严重程度及预后的判断有指导意义。

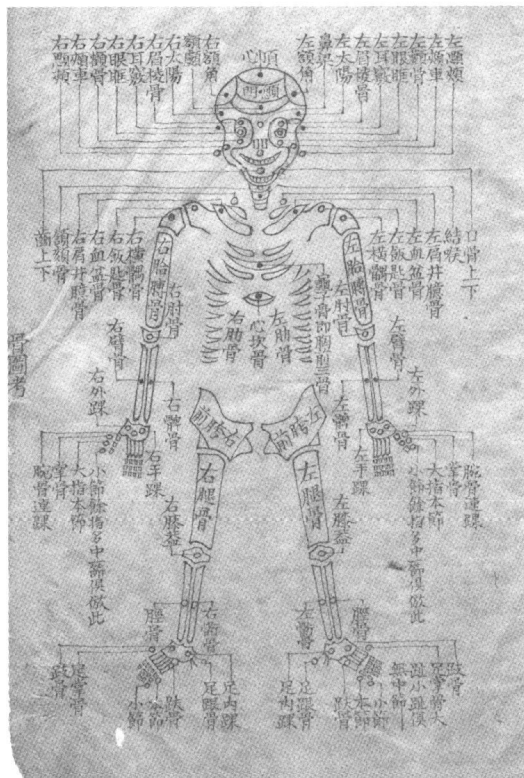

图 10-2-75　正面全身骨图

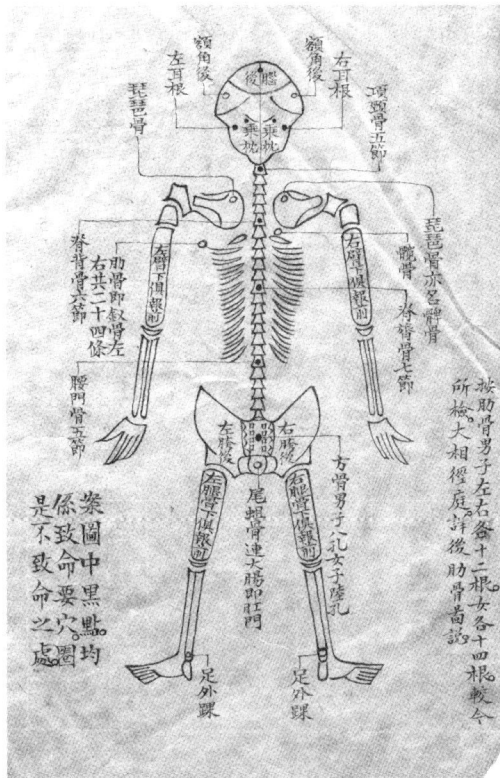

图 10-2-76　背面全身骨图

《伤科方书六种》绘伤穴图 5 幅，第 1 幅图（图 10-2-77）绘人身正面五十二穴位，图旁注"内有十二穴道伤命难医治"；第 2 幅图绘人身正面二十二穴位，图旁注"此图二十二穴道诸凶"；第 3 幅图绘人身正面七十二穴位，图旁注"只有三十二穴正大关难伤难损，用药难医"；第 4 幅图绘人身背面十一穴位，图旁注"此图十一穴道凶"；第 5 幅图绘人身侧面二十二穴位，图旁注"此图二十二穴，人图半边，难治穴道"。

《伤科秘要》中绘有 2 幅伤穴图，第 1 幅伤穴正面图（图 10-2-82）中共对全身正面 47 处穴位损伤的轻重及相应的一些症状做了详细说明，如"打顶门穴，时刻倒，半日死"、"打眉梢穴不醒"、"打太阳穴即死，轻即闷"；第 2 幅伤穴背面图（图 10-2-83）中共对全身背面 26 处穴位损伤的轻重及相应的一些症状做了详细说明。

《（秘传）跌扑损伤精要全书》绘有 3 幅伤穴图，无图名，所列均为打伤后重伤或不治之穴道，共计有 56 处。

《伤科秘本》（见《抄本医书五种》）绘有伤科穴图 2 幅（图 10-2-84，图 10-2-85），分正、背面图，均为伤穴图，图中共对人身 68 处穴位受伤的部分症状及损伤轻重程度做了描述，内容较为详实。以上伤穴图按照不同穴位部位的损伤来判断病情的轻重。

《伤科秘诀》中绘有 1 幅手掌分人身部位的手掌全图（图 10-2-86），在一左手掌图中，分别在食指、中指及小指根部标写"丹田"、"内腹"、"肚角"，掌心标写"胃脘"，掌心与大鱼际间标有"气胁"、"乳旁"，掌心与小鱼际间标有"还魂"、"乳旁"，掌根处标注"人中"，而大、小鱼际部位均标明"金锁"、"班兰"，图下注明"通身穴道过关"，图右侧文字为"涌泉穴上马式装，受伤之人面带黄，踏行一步俱难走，十二径中用妙方"。

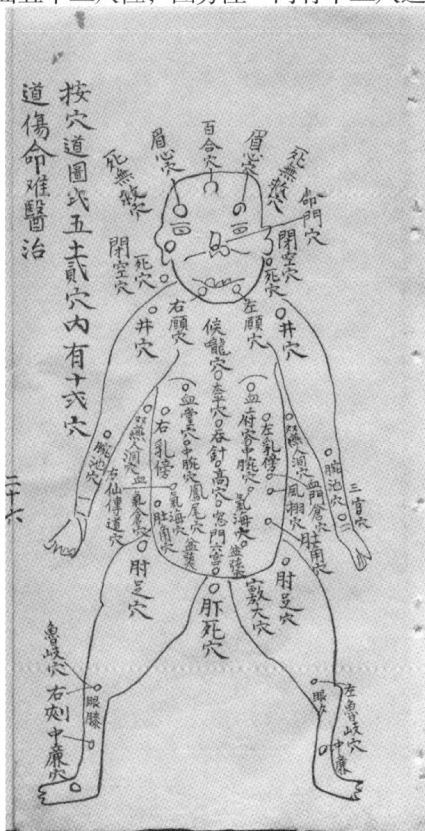

图 10-2-77　正面五十二穴图

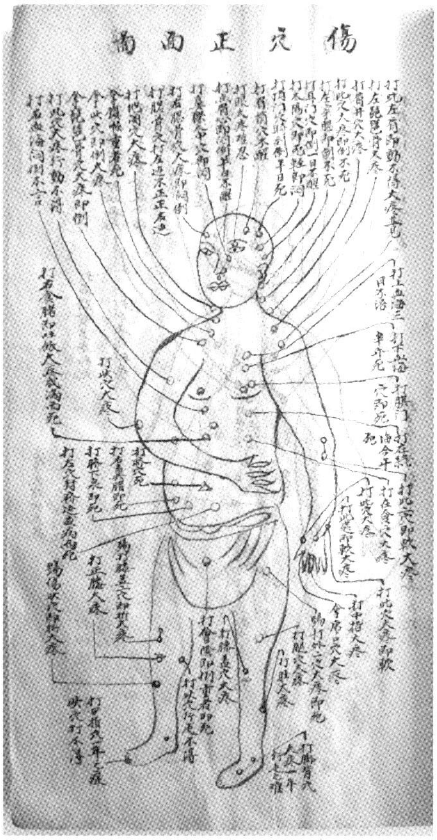

图 10-2-82　伤穴正面图

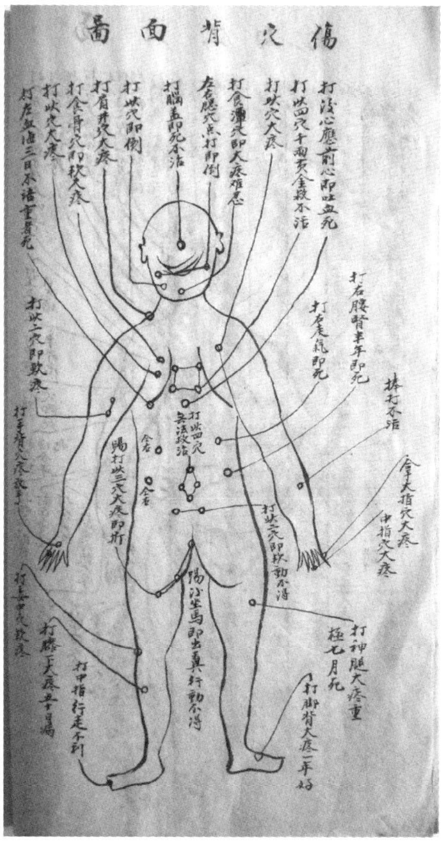

图 10-2-83　伤穴背面图

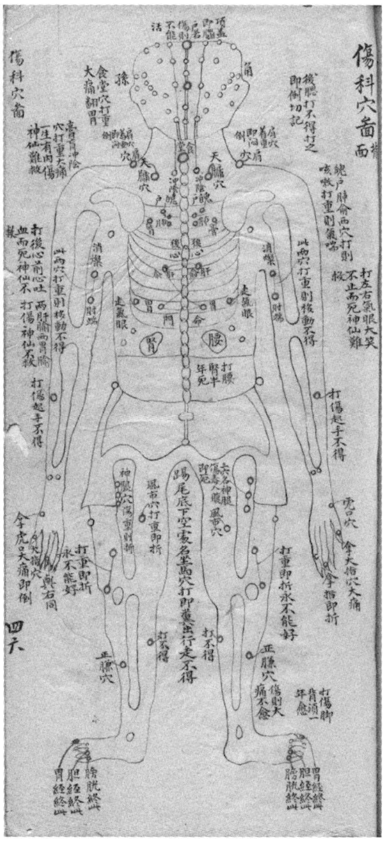

图 10-2-84　伤科背面穴图

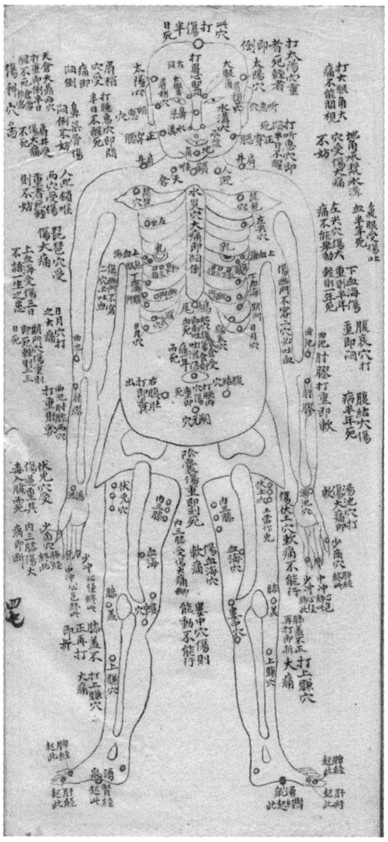

图 10-2-85　伤科正面穴图

10.2.3 医疗图

10.2.3.1 医疗示意图

手法复位是中医伤科的特色之一，虽然有关手法复位的文字记载很早就已出现，但在目前所调研的中医伤科古籍中出现有手法复位图像的仅有《伤科汇纂》一书，书中共计有手法复位图 16 幅，分别为：治下巴脱落用手托法图，治颈骨缩进用汗巾提法图，整背骨突出用手提法图，整腰骨陷入用枕矼法图，上肩髎用手两边拉法图，上肩髎用肩头掮法图（图10-3-92），上肩髎用带吊住搒法图，拉肘骨用手翻托法图，拉肘骨用脚牮法图（图 10-3-95），捏腕骨入髎手法图，上大腿髎用手拽法图，上大腿髎用绳倒吊法图，上大腿髎用脚牮法图，上大腿髎用榔头吓法图，推膝盖骨归原手法图，挪脚踝骨入臼手法图。此 16 幅图涵盖了下颌关节脱位、颈椎脱位、胸椎脱位、腰椎脱位、肩关节脱位、肘关节脱位、腕关节脱位、髋关节脱位、髌骨脱位、踝关节脱位等 10 种脱位的 16 种复位手法，比较系统和完整，绘图十分精美，有着很高欣赏价值和应用价值，与该书

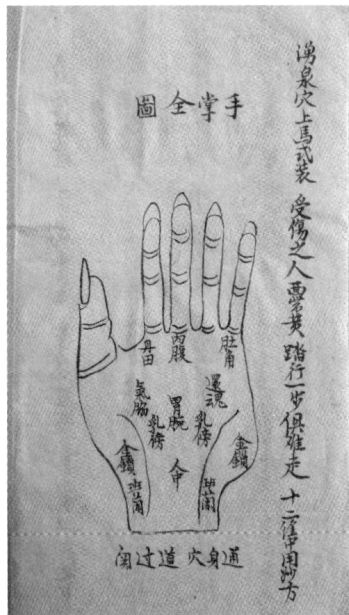

图 10-2-86　手掌全图

中"余维古人左图右史，并行不悖，大抵论物叙事，无以征信，须赖图以发明，图之重也久矣。爰倩名手，绘上髎手法十六图，则兼写其情而摹其神也"的记载吻合。

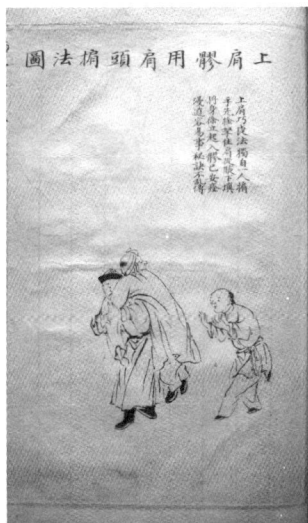

图 10-3-92　上肩髎用肩头掮法图

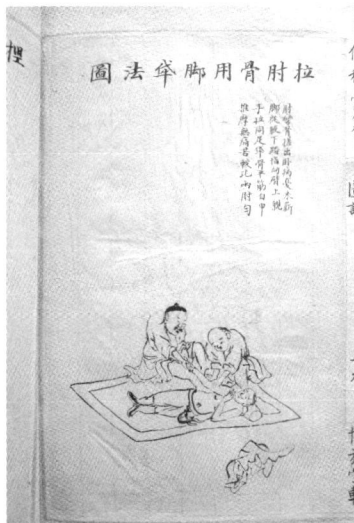

图 10-3-95　拉肘骨用脚牮法图

《正骨心法要旨》中有 6 幅器具用法图，用图像的方式来说明一些伤科器具的具体使用方法，以补文字说明的不足。其中 1 种为伤科治疗器具，5 种为外固定器具，分别是：攀索叠砖用法图（图 10-3-103），用以说明攀索叠砖在治疗因胸腹腋胁损伤而致胸陷中的使用方法；通木背面用法图，通木正面用法图，都是用以说明通木在治疗腰背损伤所致的脊柱弯曲时的使用方法；腰柱用法图（图 10-3-106），是配合文字来说明腰柱对腰部的固定作用，以治疗"腰间闪挫岔气者"及"腰节骨被伤错筍……筋斜伛偻者"；竹帘杉篱用法图，以一图来说明竹帘与杉篱的使用方法，都是用来固定骨折断端的，骨折复位后，先以竹帘围扎固定，但"骨节转动之处，与骨节甚长之所，易于摇动，若仅用竹帘，恐挺劲之力不足"，故再在竹帘之外加用杉篱以加强固定；抱膝用法图，用来说明抱膝在治疗髌骨脱位或骨折时的应用方法。

此外《伤科补要》中绘有 4 幅器具用法图，即攀索叠砖用法图、腰柱用法图、木板杉篱用法图、抱膝用法图，《伤科汇纂》绘有通木背面用法图、通木正面用法图、腰柱用法图、竹帘杉篱用法图、抱膝

用法图共 5 幅器具用法图，《外科跌打》绘有腰柱用法图、竹帘杉篱用法图、抱膝用法图共 3 幅器具用法图，均基本与《正骨心法要旨》相同。

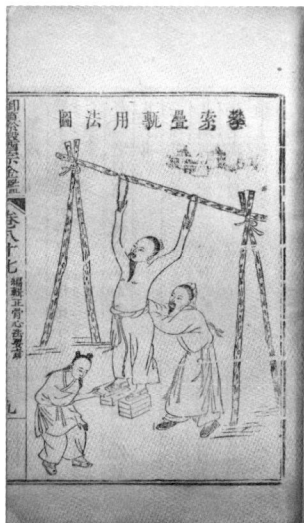

图 10-3-103　攀索叠砖用法图

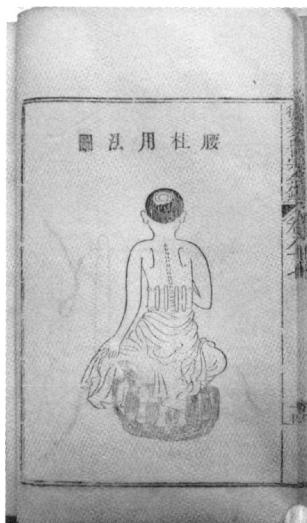

图 10-3-106　腰柱用法图

10.2.3.2　医疗部位图

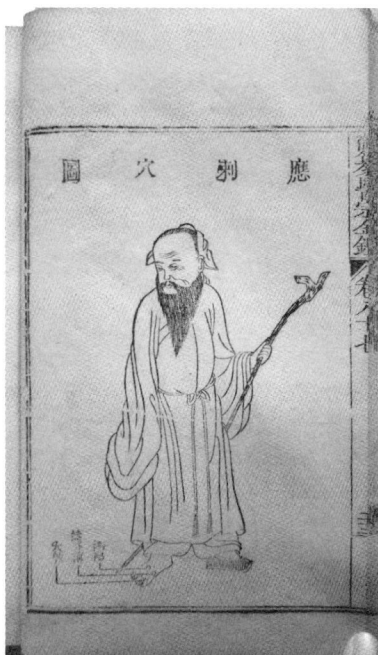

图 10-3-110　应刺穴图

医疗部位图描述的是刺法与灸法的治疗的体表部位，或正骨手法实施的解剖部位。

《正骨心法要旨》中绘有 2 幅应刺穴图。一幅（图 10-3-110），标出冲阳、然谷前、大敦三穴，主要用治损伤后恶血留内为病，取此三穴用缪刺之法；另一幅标出关元穴，而参看文中所引经义："身有所伤，血出多，及中风寒，若有所堕坠，四支懈惰不收，名曰体惰，取其小腹脐下三结交。三结交者，阳明太阴也，脐下三寸关元也。"此是治疗伤后出血、四肢无力的病症，按《正骨心法要旨》后文中有"若脉浮微而涩，当知亡血过多，依经于三结交关元穴灸之，或饮大补气血之剂而调之，则病已矣"的论述，则取关元穴似应该用灸法而非刺法。《外科跌打》有应刺穴图 2 幅，与《正骨心法要旨》内容相同。《伤科补要》中绘有 1 幅应刺穴图，标有冲阳、然谷前、大敦和关元 4 个穴位，应是参考《正骨心法要旨》中的 2 幅穴位治疗图而合为一图。

《伤科汇纂》中绘有 3 幅穴位治疗图，前 2 幅与《正骨心法要旨》内容相同，但第二幅"应刺穴图"改名为"应灸穴图"（图 10-3-112），明确指出关元穴应当用灸法，并在其后的针灸歌诀中说到"身有所伤血出多，四肢不收曰体惰，急于脐下关元穴，艾柱灸之病即瘥"；该书中第 3 幅图为应针灸穴图，共列出肩井、合谷、环跳、委中、承山等 5 个伤科治疗穴位，并注明委中穴禁灸，这些穴位基本是按《刺灸心法要诀》所载"肩井穴，主治仆伤"、"环跳穴，主治闪挫腰痛，不能回顾"、"合谷穴，主治破伤风"等的记载而单独在本书中列出，丰富和完善了穴位治疗法在伤科损伤中的应用。

《劳氏家宝》绘有豚骭形图 1 幅，即髋关节形图（图 10-3-114），此图虽较为简略，只是大致示意了髋关节的解剖结构，但书中文字详细论述了髋关节脱位的复位手法及内外药物的治疗方法："豚骭比诸骱为难治，此曰脱出，则触在股内。使患者倒卧，出内手随内，出外手在外，上手揪住其腰，下手捧住其弯，将膝鞠其上，出（左）扳于右，向右扳伸而伸上也，出右扳左，向左扳伸而伸上也。外贴损伤膏，内服生髓补血汤，仍用药酒调理而安。豚骱形图列上。"

《起死回生跌打损伤秘授》绘髋关节脱位形图 1 幅（图 10-3-115），虽图与《劳氏家宝》有所不同，但书中文字相差不大，本书略有脱文及错字："脉骱（注：对比《劳氏家宝》，'脉骱'应为'豚骱'之误）及诸骱最难，此骱出则触在股内，使患者侧卧，出内手随内，外手随外，手抱住其腰，下捧具其弯，将膝鞠其上，出左拔右，拔伸而上也，出右拔左，拔伸而上也。内服生血补髓汤而安。"

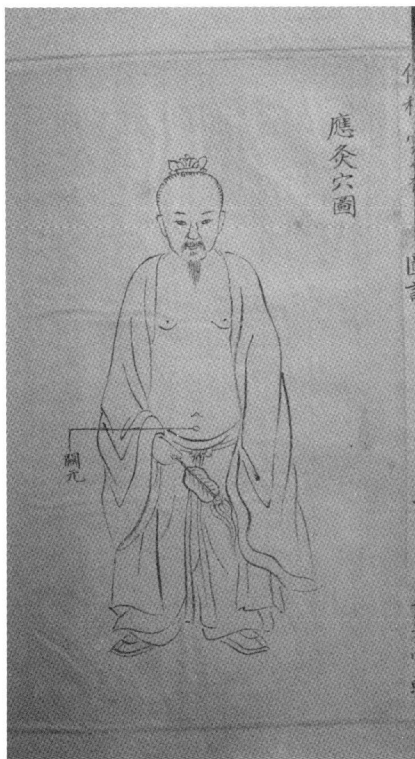

图 10-3-112　应灸穴图

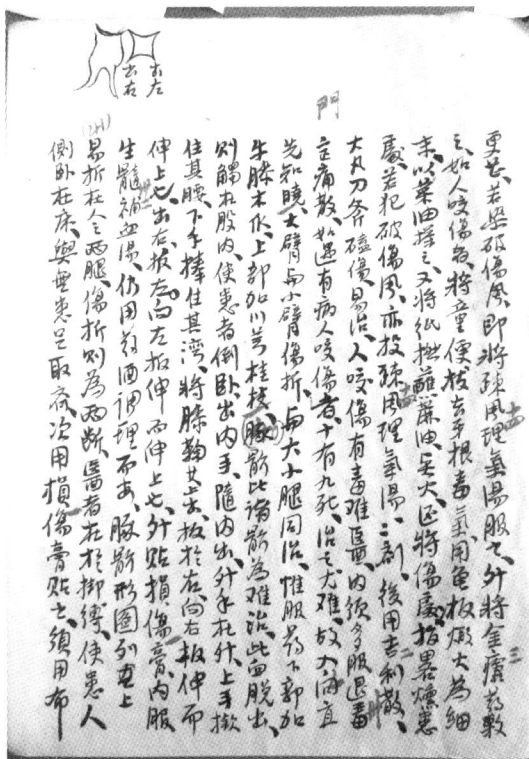

图 10-3-114　脉骱形图

10.2.4　器具图

《劳氏家宝》中绘有 1 幅布式图（图 10-5-116），布为长方形，布面上留有一排圆孔，四角系有布带，图旁注有"带用两条，原本此布式必须做得正好为妙"。书中记载"臂骱出于上，一手抬住其湾（弯），一手按其脉踝，先掬其上，而后抬其湾（弯），竟捏平凑拢可也。外贴损伤膏，内以引经之剂煎汤，调吉利散。扎缚包裹，必用白布做有空眼，恰络其臂为妥"。

《沈元善先生伤科》绘有伤科手术用器具 14 种（图 10-5-117~ 图 10-5-122），分别为：大弓刀，小弓刀，小开刀，大开刀，小银针，大银针，单钩，双钩，小铍针，大铍针，粗、细银探丝，片刀，剔脚刀。在图后的正文中注有"凡刀剪须用响铜造成，用之快而不痛，况铜无毒，易得收功"，对伤科手术器具的用材也有特定的要求，非常符合伤科的特色。

《正骨心法要旨》绘有 5 种伤科外固定用的器具图，即通木图、腰柱图、竹帘图、杉篱图、抱膝图，绘图精美，细致地描绘了伤科外固定器具的形状特征。而在《伤科补要》中则绘有 4 幅外固定器具图，为腰柱图、木板图、杉篱图、抱膝图，较《正骨心法要旨》少通木图、竹帘图，而改竹帘图为木板图，其他三图大致相同。而在《伤科汇纂》中，所绘 5 幅外固定器具图与《正骨心法要旨》基本相同，应为参考后者而绘。另外在《外科跌打》一书中，除未绘通木图之外，其他 4 幅外固定器具图也基本与《正骨心法要旨》相同。

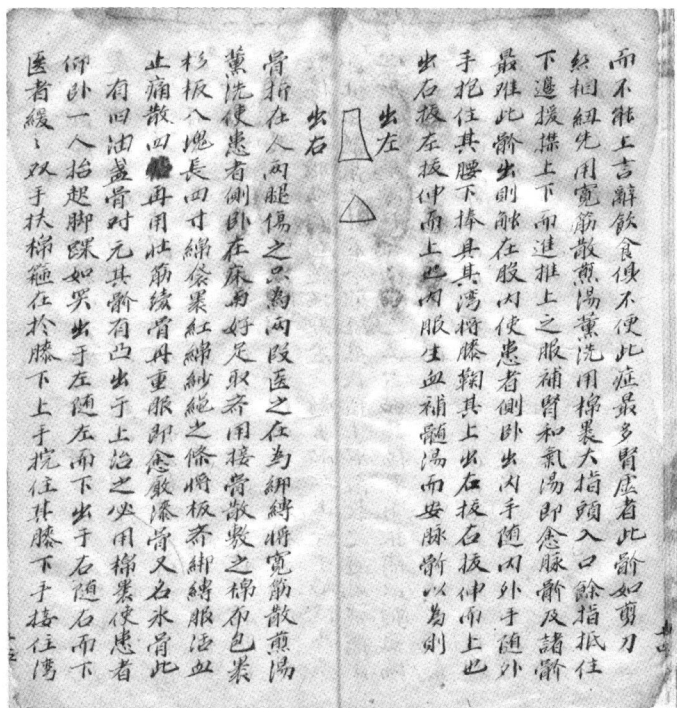

图 10-3-115　豚骺形图

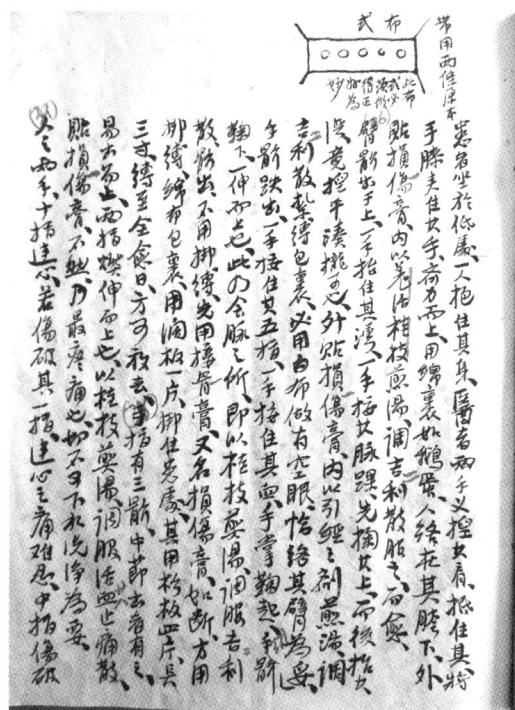

图 10-5-116　布式图

10.2.5　养生图

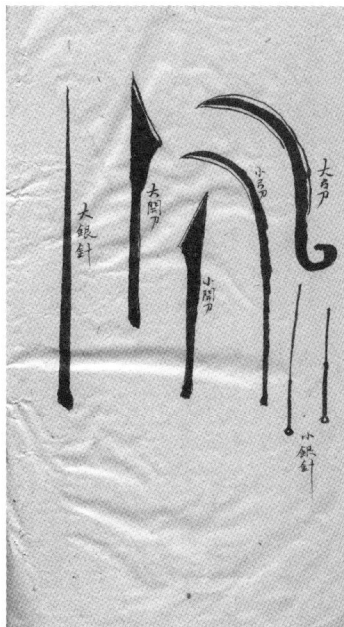

图 10-5-117　大弓刀图
图 10-5-118　小弓刀图
图 10-5-119　小开刀图
图 10-5-120　大开刀图
图 10-5-121　小银针图
图 10-5-122　大银针图

　　由于古时跌打损伤较多见于习武之人，故伤科的古籍记载中多有拳术家特有的内容，如伤科穴位，同样也不可避免的有些古籍中记载有拳术的内容。

　　在《少林寺跌打急救方》一书中就绘有 24 幅拳法图（图 10-6-136），以绘图描绘拳法的套路，并加以文字解释说明。

　　《秘本拳术伤科秘方》中绘有 29 幅拳法图，分别为：戏珠大法（图 10-6-160），抱蟾大法，闭阴大法，扫阴大法，压顶大法，玄机和尚步式，玄机和尚走步式，大铁闪法，闭阴大法式，插花手大法，戏珠大法（与前图名同，图有区别），抱蟾大法（与前图名同，图有区别），八仙醉步图式，汉钟离葫芦式，站步式（猴拳从此化），铁拐李颠桩式（醉步此生出，猴拳亦此化出），一团和气（总要无火气为妙），已出插掌式（翻身用个倒海式，此图大铁闪法无异），勒马步插掌大法，小铁闪法式，压顶大法（与前图名同，图有区别），短披法式，猴拳图，蹁躚式，左肩出势力式，垂肩带靠式，中盘式，外盘式，边盘式。

10.2.6　脏腑图

　　内景图是古代人体内脏整体解剖图，反映了古人对人体解剖、脏腑结构位置关系等的认识水平，以示后学之人。

　　在所有已调查的有图的中医伤科古籍中，仅见有《跌打秘传》一书中绘有一幅内景图（图 10-7-189），标注有髓海、气脘、食脘、肺、心、包络、膈、中焦、肝、胆、脾、胃、下焦、小肠、大肠、直肠、脐、膀胱、谷道、精溺等脏腑、器官和人体部位。

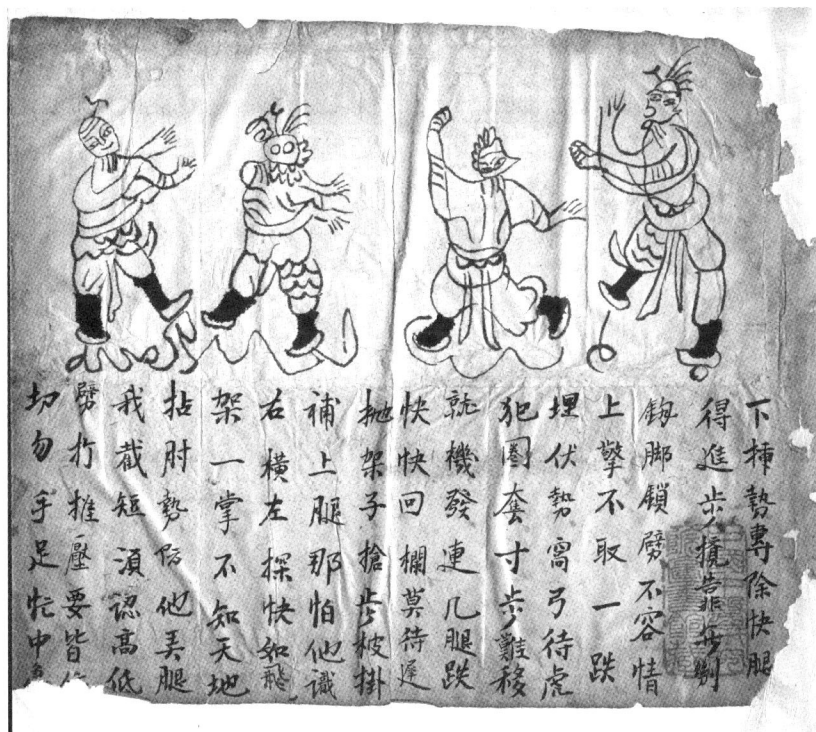

图 10-6-136　拳法图

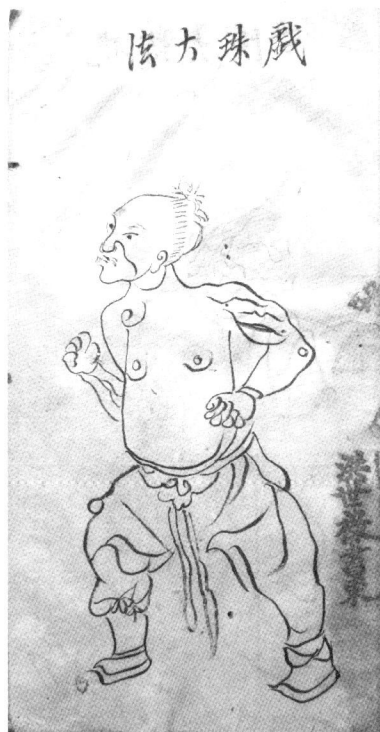

图 10-6-160　戏珠大法图 1

10.2.7　经穴图

10.2.7.1　局部经脉图

在目前所调查的中医伤科古籍中，以穴位图较为多见，经络图仅见《伤科验方》中绘有一图，为头面经络图（图 10-8-190），标出了手三阳经、足三阳经、任督二脉在头面部的循行路线。

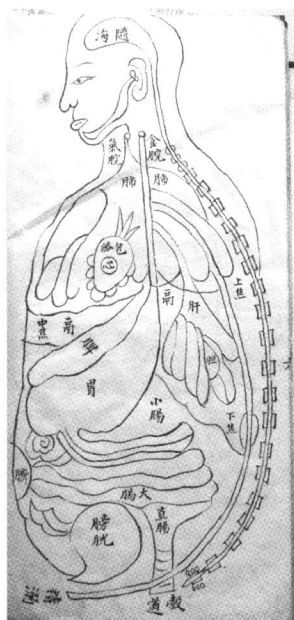

图 10-7-189　内景图

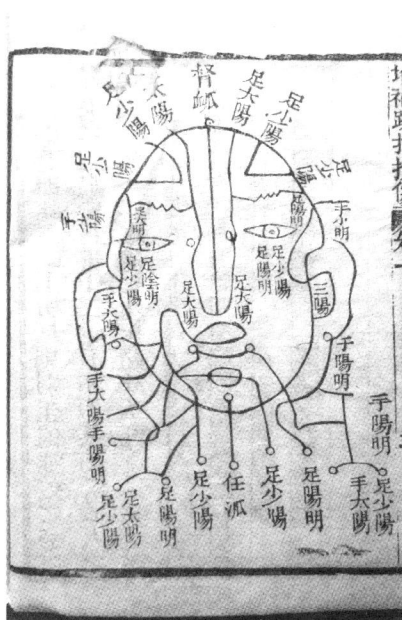

图 10-8-190　头面部正面经络循行图

图 10-8-191　正面四十七穴图

10.2.7.2　穴位图

伤科古籍的图像中，穴位图较为多见，这些穴位中有与针灸穴位相同的地方，有些针灸穴位具有治疗伤科疾病的功效，但还有一些穴位不见于中医针灸类古籍，其名称与位置均不同于针灸穴位，其作用以治疗伤科疾病或用以判断损伤的轻重、指导伤科治疗用药为主，故在这里把在中医伤科古籍中出现的各种穴位统一称为伤科穴位，以利于研究。

《跌打损伤秘方》绘有 8 幅伤科穴位图，标绘了人体正面 47 穴（图 10-8-191）、背面 34 穴，共计 71 个伤科穴位，这正面 47 个穴位是：眼包，人中，地角，人迎，肩尖，鸠尾，海顺，腹结，阳囊，脉门，委中，乔窝，眉心，耳窍，唇口，水突，幽门不容，曲池，章门，丹田，虎口，上臁，甚扁，山根，眼角，鼻准，承浆，锁喉，气眼，窝红，鲁口岐，伏鬼，膝盖，鬼眼，信门，眼眶，将台，胃脘，井阑，二关，内盆，三关，肚角，四关，三阳交，则足；背面 34 个穴位是：仓堂，大领，上年，中年，下年，外关，命门，环跳，子母，架梁，太阳，腮拳，肩井，百劳，上血海，应心，肝俞，肺俞，中血海，腰俞，尾椿，罗远，风扇，凤翅，血池，肾俞，粪门，

扁池，涌泉，大牖，胃俞，阳池，海底，马兰，昆仑。

《救伤秘旨跌损妙方合刻》绘有人身三十六大穴图，分正背面共计 2 幅（图 10-8-199，图 10-8-200），书中明确说明"凡人身上最为紧要者，计有三十六大穴，如受伤者，急须用药调治"，此 36 穴是：头额前（属心经），太阳穴，眉心穴，华盖穴，膺窝穴，黑虎偷心穴，幽门穴，乳根穴，期门穴，巨阙穴，水分穴，商曲穴，章门穴，腹结穴，气海穴，关元穴，中极穴，脑后（为枕骨），藏血穴，厥阴穴，肾俞穴，志堂穴，气海俞穴，鹳口穴，（前后阴中间）海底穴，涌泉穴。因为部分穴位左右对称，实际计有穴位 26 个。

图 10-8-199　三十六大穴图 1

图 10-8-200　三十六大穴图 2

《伤科杂方》绘有 29 幅穴位图，其中前 13 幅图有破损残缺，所标注的穴位有：仙人夺印，挂榜穴，凤翅尖，子肋，凤尾，舌咽，咽喉穴，项圈，凤膊穴，将台穴，血仓穴，血气穴，天平针，中脘（图 10-8-201）（标记穴位的部位"心窝下各为中脘穴"），肚脐，膀胱穴，二仙传道穴，血脘穴（描述症状"跌打受伤血脘之下为净并穴受伤者作寒"），血痰穴，气门穴，净瓶穴，肚角穴，凤翅穴，盆弦穴，童子骨穴，对口穴，背漏穴，人空穴，腰骨穴，腰眼穴（方剂"再用平味散……"），铜壶滴漏穴，封门穴，飞阴穴，吊筋穴。

《伤医大全》中记有"诸定穴总图"，但有名无图。

《跌打损伤外科验病秘授》绘有 7 幅穴位图，所注各穴名称基本同以上诸书所载。

《伤科方书六种》绘有 13 幅穴位图，所注各穴名称基本同以上诸书所载，其中有关于儿童的穴位图 4 幅"秘授童人"（图 10-8-202），正面图背面图各 2 幅。

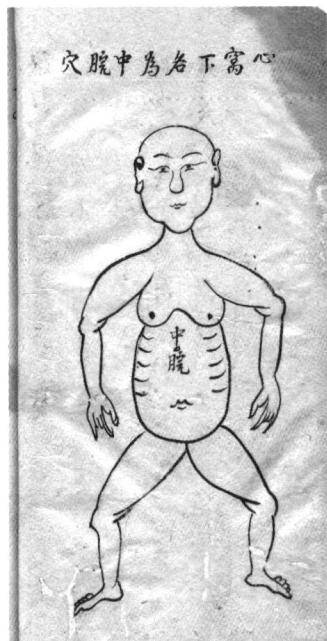

图 10-8-201   中脘穴图   图 10-8-202   秘授童人正面图

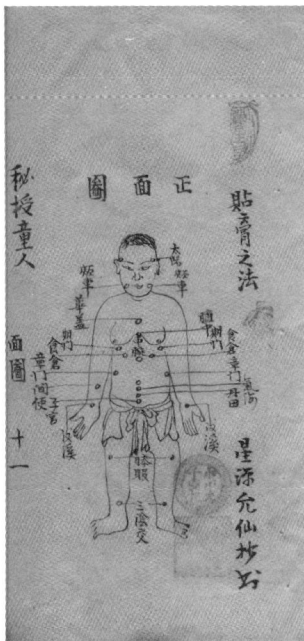

《少林寺伤科》中绘有 3 幅穴位图，所注各穴名称基本同以上诸书所载，个别穴位标注有诊断内容，如软骨气门穴注有"左右相同，俱系绝命"。

《伤科秘诀》中绘有跌打损伤图穴 2 幅，分正、背面图，均为穴位图，共标注伤科穴位 32 个，穴位名称基本同以上诸书所载。

《龙源洪氏家传跌打秘方》绘有 2 幅穴位图，分正、伏形图，所注穴位名中有七日、浮白、正气、鹤膝风共 4 处穴位为以上诸书所未见。

《跌打秘传》绘有 2 幅穴位图，穴名中契血、陶道、魂户、魄户、忠宝穴、志宝穴、太泉、渊液、下容、牛鼻穴等为以上诸书所未见。

《伤科摘要》绘有 2 幅穴位图，标注有百合穴、曲池、海底穴、三里、肩井、华盖共 6 处穴位。

《八穴图说》绘有 4 幅穴位图，分别为：正相穴道大全图（图 10-8-206），背相全图，右侧全图，左侧全图。所标穴位基本见于以上诸书。此书还列有 36 幅穴位图，结合这些穴位图分别论述了对应部位损伤后治疗的方法，这 36 个穴位：太阴穴图（图 10-8-210），仙人夺印图，双燕入洞图，牌骨穴图，挂榜穴图，凤翅凤尾子肋三穴左右图式，胃脘正穴图，血仓血气将台左右图式，项圈凤膊二穴图式，咽喉穴图，正面舌咽穴图，牙背牙腮穴图，正面鼻下为烟空之穴图，正面鼻中名太中穴之图，正面鼻里娇空名为架梁穴图，天平针穴图，心窝下名中管穴图，肚脐六宫穴图，肚脐下为膀胱穴图，两乳上为二仙传道穴图，左右乳下为气门血气血脘血痰图，血脘下为净瓶穴图，右气门穴图，净瓶之下名肚角之穴图，血痰之下为命宫穴之图，凤翅盆弦正穴之图，两膊童子穴图，背相对口穴图，背漏人空穴图，背脊脊梁穴图，腰骨腰眼穴图，尾结骨铜壶滴漏穴，下窍封门风阴穴图，吊筋小穴图，膝盖膝眼穴图，左右脚背穴图。

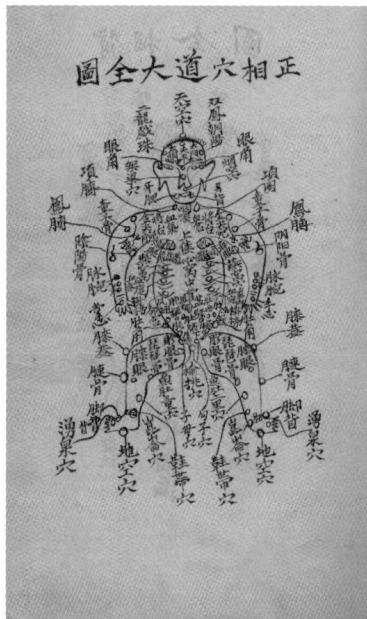

图 10-8-206　正相穴道大全图

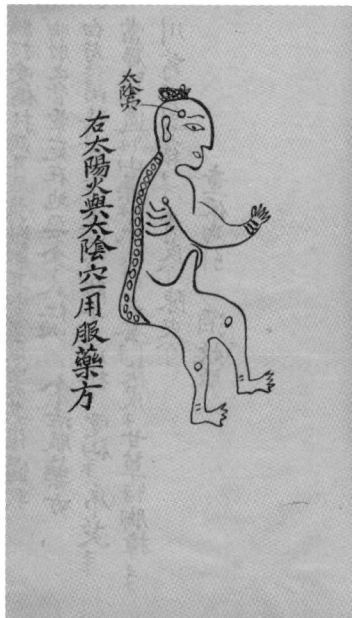

图 10-8-210　太阴穴图

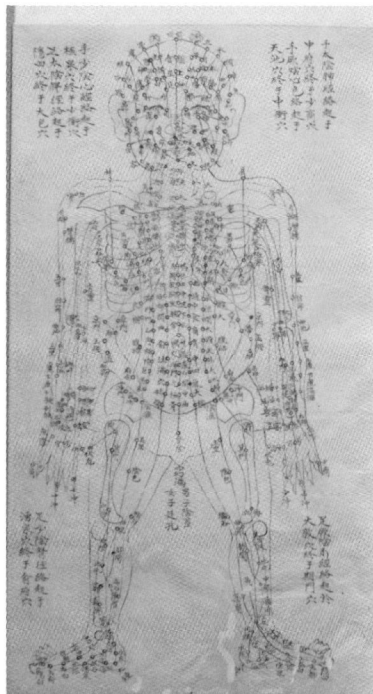

图 10-8-246　正面全身穴位图

《少林寺跌打损伤奇验全方》绘有 1 幅全身正面经络循行及穴位图，标有十二正经和任督二脉的循行路线、穴位位置及名称，在此图上并绘有躯干和四肢的骨骼图形。所注穴位名基本见以上诸书所载。有关于十二经络循行起止的描述，如"手太阴肺经络起于中府穴终于少商穴"（图 10-8-246）。

《少林寺跌打急救方》，绘有 1 幅七十二穴全图式，为人身正面图，所注穴位名基本见以上诸书所载。

《跌打损伤妙要方》绘有 6 幅穴位图，所记各穴均已见前面各书所载。

《秘本跌打科》绘有 4 幅穴位图，所记各穴均已见前面各书所载。

《秘本拳术伤科秘方》绘有 2 幅穴位图，分别为正面形图四十八穴、背后图形三十四穴，所绘各穴基本见前面各书所载。

《下方寺西房跌打大成》中绘有 10 幅经络合穴位图，分别为：前头面颈穴总图，胸腹穴总图，后头颈穴总图，背穴总图，侧头面项肩穴总图，侧腋胁肋穴总图，手三阴经总穴图，手三阳经总穴图，足三阴经总穴图，足三阳经总穴图。

10.2.8　部位图

伤科图像中，部位图用图像说明人体部位、骨度骨骼等的基本知识，以补文字的不足，使文字的描述变得直观和易于学习掌握。

10.2.8.1　体表部位图

人身部位图是指在人身体表标明各部位名称的绘图。

　　《正骨心法要旨》绘有人身正、背面全图各 1 幅（图 10-9-247），正面标有额、颧、颐、乳、腹、脐、肱、手、股、膝、胫、足；背面标有项、背、脊、腰、臀、腘、腨。颠顶图 1 幅（图 10-9-249），标有囟骨、颠顶、山角。头面部正、侧面图各 1 幅，正面图标有凌云、鼻梁、准头、晴明、颧、地阁；侧面图标有扶桑、两钓、玉梁、郭、颊车。四肢图 2 幅，一幅为上肢部位图，标有髃、臑、肘、臂、腕、掌；另一幅为下肢部位图，标有髀枢、环跳、楗骨、膝盖、胻、踝、跟、跗、趾。

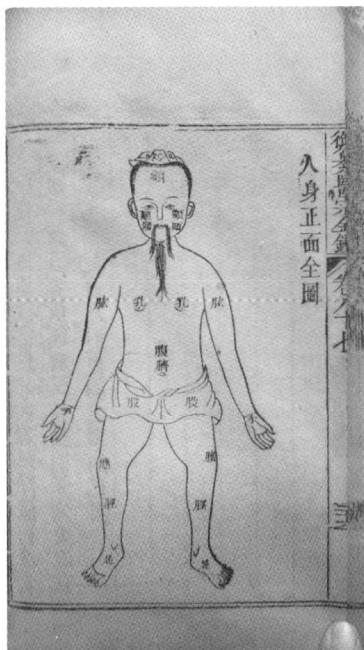

图 10-9-247　人身正面全图

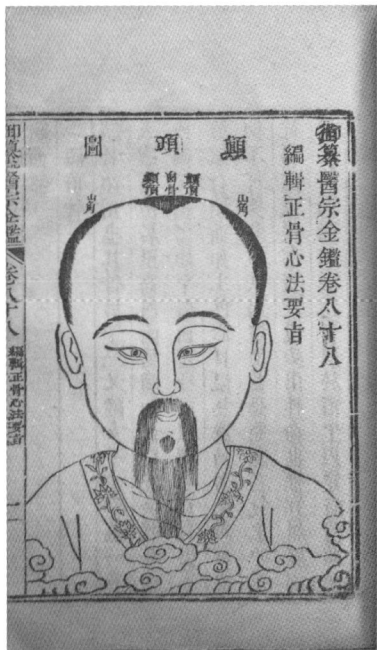

图 10-9-249　巅顶图

　　《伤科补要》中有"人身正面穴图"、"人身背面穴图"、"人身侧面穴图"3 图，但图中所绘的并非穴位图，而是人身体表部位图。其中人身正面穴图（图 10-9-254）标明的人身部位有：囟骨，颠顶，山角，额，凌云，鼻梁，晴明，地阁，锁子骨，胸骨，岐骨，扡，鸠尾，腹，脐，凫骨，肱，手，股，膝，胫，足；人身背面穴图标明的人身部位有：后山骨，寿台骨，项骨，背，旋台，肩胛，背骨，脊，腰，臀，髃，臑，肘，臂，腕，掌，腘，腨；人身侧面穴图标明的人身部位有：扶桑，两钓，玉梁，颊车，郭，环跳，髀枢，楗骨，膝盖，胻，踝，跟，跗，趾。此外《伤科补要》还绘有人身部位图"图像穴部"2 幅，分别标出人身正、背面体表各部位名称。其中在正面图中标有以下部位：头面部有顶心，偏左、偏右，额颅，眷丛，额角，太阳，天庭，左、右眷，耳，耳轮，耳窍，耳垂，眼睛，眼胞，腮颊，鼻窍，鼻准，人中，颔颏，下颏，上、下唇齿，齿舌，咽喉，食气嗓；颈躯干部有血盆，肩甲，胸膛，左、右乳，心坎，左、右肋，肚，左、右胁，腹，脐，小腹，男子肾子、肾囊、茎物，妇人产门、女子阴户；上肢有腋肷，胳膊，肱跧，手腕，手心，五指，五指肚，五指甲，五指甲缝；下肢有胯，腿，膝，臁朋，脚腕，脚面，五趾，五趾甲。在人身背面部位图中标有以下部位：头部有后脑，耳根；颈躯干部有颈项，脊背，脊脊，

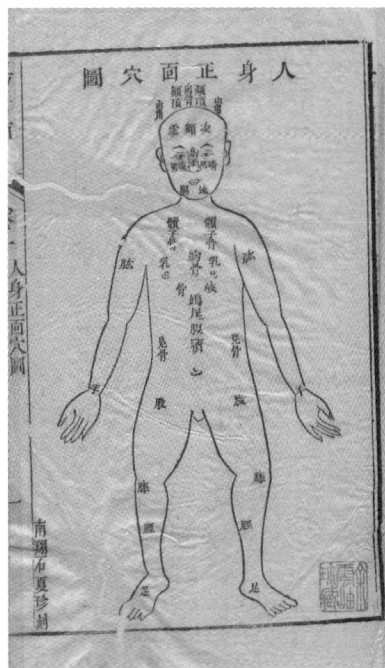

图 10-9-254　人身正面穴图

后肋，腰眼，后胁，谷道；上肢有臂膊，肷肘，手腕，手背，五指，五指甲；下肢有肱跧，腿肚，脚踝，脚跟，足心，脚心，五趾，五趾甲，五趾甲缝；另外躯干中还标有左、右肾的部位，并绘出 21 节脊柱骨节。

　　《伤科汇纂》绘有人身正、背面部位图各 1 幅。正面图中标有顶，额，角，颧，颐，咽喉，缺盆，胸，

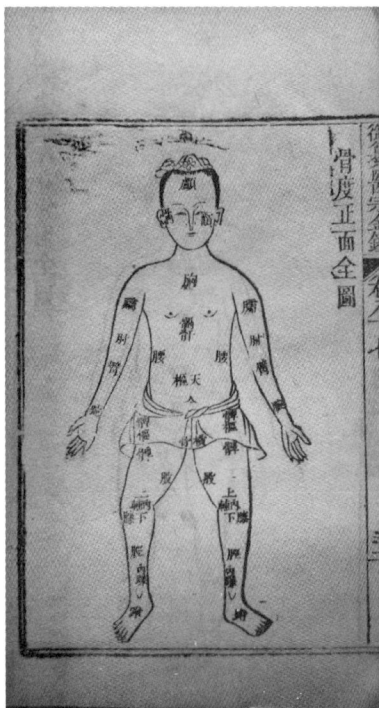

图 10-9-259　骨度正面全图

膺，乳，心，肋，肚，胁，脐，胁，腹，毛际，纂，肩，髆，肘，臂，腕，髀枢，胯，腿，膝，腘，胫，腨，内踝；背面图中标有脑，耳，颈，项，脊，膂，背，腰，胂，尻，臀，肩，臑，肘，腕，手，指，髀，股，膝，膁，外踝，跟，跗，趾。

《外科跌打》绘有人身正、背面图各 1 幅，颠顶图 1 幅，头面部正、侧面、背面图各 1 幅，四肢图 2 幅，一幅为上肢部位图，另一幅为下肢部位图。图均同《正骨心法要旨》。

10.2.8.2　骨度图

骨度图为在人身体表标明各骨所在部位或骨性标志间长度的绘图。

《正骨心法要旨》绘有骨度图 8 幅，分别为：第一幅骨度正面全图（图 10-9-259），标有颅，颧，耳门，胸，髑骬，腰，天枢，横骨，臑，肘，臂，腕，髀枢，髀，股，上、下内辅，膝，胫，内踝，跗；第二幅骨度背面全图，标有枕骨，项，肩髃，肩端，腋后，背脊，腰，尾骶，髋骨，跟；第三幅骨度侧面全图，标有腋，胁，髋，膝，胕，外踝，足跗；第四幅骨度正面尺寸图，头部标有"头之大骨围二尺六寸，两颧去七寸，耳前当耳门广一尺三寸，发至颐一尺"，躯干标有"结喉至缺盆四寸，缺盆至鸠尾九寸，胸围四尺五寸，鸠至天枢八寸，天枢至横骨六寸半，横骨长六寸半"，上肢标有"人有大小长短不等，同身尺寸取之，人长则寸长，人短则寸短，老幼皆然"，下肢标有"髀枢下至膝长一尺九寸，膝至内踝长一尺三寸，内踝下至地长三寸；横骨至内辅上廉长一尺八寸，内辅上廉至下廉长三寸半；足长一尺二寸，广四寸半"；第五幅骨度背面尺寸图，头部标有"颅至项一尺二寸，角至柱骨一尺，耳后当完骨共广九寸"，躯干标有"项发至膂骨二寸半，膂骨至尾骶二十一节共长三尺，腰围四尺二寸，柱骨行膝中不见者四寸"，上肢标有"肘至腕长一尺二寸半，腕至中指本节长四寸，中指本节至末节四寸半"，下肢标有"膝下至外踝一尺六寸，膝腘至跗属一尺六寸，跗属至地长三寸"；第六幅颠顶图，标有囟骨，颠顶，山角；第七幅胸骨图，标有锁子骨，胸骨，岐骨，鸠尾，凫骨；第八幅背骨图，标有肩胛，背骨，腰骨。

《伤科补要》绘有骨度图 5 幅，与《正骨心法要旨》基本相同，唯最后一图头部末标注"颅至项一尺二寸，角至柱骨一尺"二句。

《伤科汇纂》绘有 3 幅骨度尺寸图，分别为：第一幅正面骨度尺寸图（图 10-9-267），合面骨度尺寸图，头部标有"发至颐长一尺，头之大骨圆二尺六寸，耳前当耳门广一尺三寸，结喉至缺盆四寸，两颧之间相去去七寸"，躯干标有"缺盆至蝎骬九寸，胸围四尺五寸，两乳之间广九寸半，至天枢长八寸，至横骨六寸半，横骨两髀俱广六寸半"，上肢标有"肩至肘长一尺七寸，肘至腕长一尺二寸半，本节至末节长四寸半"，下肢标有"髀骨至膝长一尺九寸，膝至跗长一尺六寸，跗至地长三寸；足长一尺二寸，广四寸半"；第二幅合面骨度尺寸图，头部标有"颅至项二尺二寸，耳后当完骨广九寸"，躯干标有"项发以下至背二寸半，膂骨至尾闾二十一节长三尺，腰围四尺二寸"，下肢标有"膝至外踝长一尺六寸，外跗属至京骨穴长三寸，京骨穴至地长一寸"；第三幅侧身骨度尺寸图，躯干标有"柱骨至腋四寸，胕至季胁长一尺二寸，季胁至髀长六寸"，下肢标有"横骨至膝之内辅长一尺八寸，髀至膝中长一尺九寸，内辅之上廉以下至下廉长三寸半，内辅至内踝长一尺三寸，内踝至地长三寸"。较之《正骨心法要旨》多一幅侧身骨度尺寸图，部

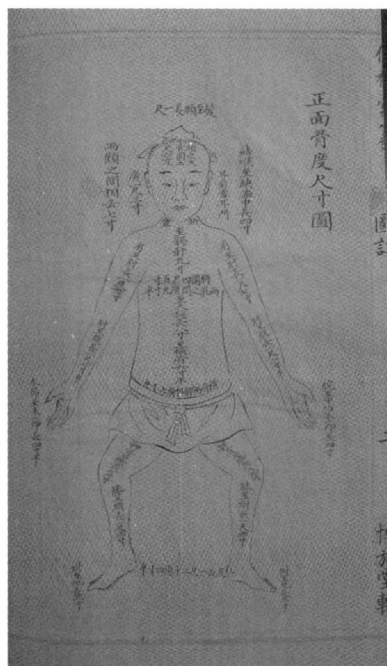

图 10-9-267　正面骨度尺寸图

分骨度尺寸也有不同。

《外科跌打》绘有骨度图 8 幅，均同《正骨心法要旨》。

《跌打损伤回生集》中绘有 4 幅图像，名称分别为"正相通身穴道图"、"背相全穴图"、"左侧图"、"右侧图"，虽然图中标注有穴位名称，但也标有骨度名称，应为骨度合穴位图。正相通身穴道图（图10-9-270）中标有的骨度、穴位有：天庭，天空五穴，天平，太阳，太阴，双凤朝阳，二龙戏珠，眼角，架梁穴，牙腮，牙背，咽喉，上焦，血仓，气门，将台，胃脘，二仙传道，心窝，中管，海眼，燕窝，血气穴，血痰穴，肚脐，六宫，盆弦，肚皮，子肋肚，凤翅角，肚角，膀胱，净瓶，命宫，挂榜，童子骨，中腕，阴阳骨，合谷，下窍，膝眼骨，琵琶骨，膝盖，膝眼。背相全穴图中标有的骨度、穴位有：后顶，枕骨，对口穴，颈腕，腕骨，人空，背漏，瓦骨，凤眼，背肋，牌骨，腰眼，腰，尾节骨，铜壶滴漏，交骨，封门，气门，膝弯，吊勒坐背。左侧图中标有的骨度、穴位有：太阳，黄蜂剿耳，肩稜，飞燕入洞，仙人夺印，牌骨，挂榜，凤翅，子肋，凤尾，麻骨，鬼眼，胫骨。右侧图中标有的骨度、穴位除太阴与左侧图中的太阳不同外，其余标注名称均同。

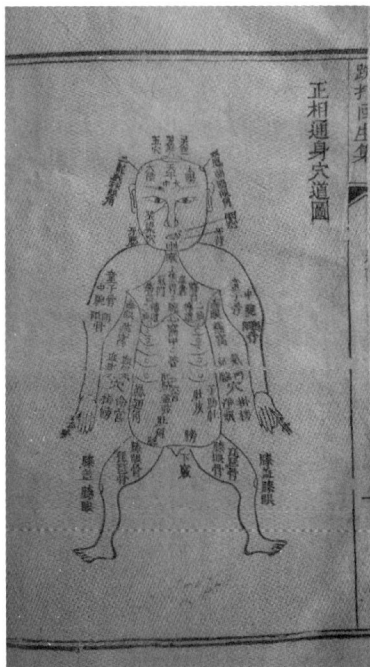

图 10-9-270　　正相通身穴道图

《伤科方书六种》中也绘有"正面图"、"背面图"、"左侧图"、"右侧图" 4 幅骨度合穴位图。其正面图中标有：天空穴，双凤朝阳，二龙戏珠，天平，太阳，太阴，眼角，烟空，牙腮，舌尖咽，项园，咽喉，上焦，血养，血元，瞳骨，凤膊，胃脘，二仙传道，心窝，中骨，血气，挂榜，净瓶，分脐，肚角，命门，膀胱，凤翅，气门，子筋，小肠，大肠，阴阳骨，寸关制手，脉腕，掌背，掌心，脉腹掌，偷桃，琵琶骨，膝眼骨，膝腕，鱼肚，昆仁，脚背，涌泉。背面图中标有：腕骨，对口，颈绝，背漏，人空，凫骨，凤尾，背筋，腰骨，凤眼，背节，腰眼，结骨，坐臀，交子骨，肾根，吊筋，膝弯，胫骨，盘根。

10.2.8.3　骨骼图

骨骼图是指直接绘出骨骼形态的图像。

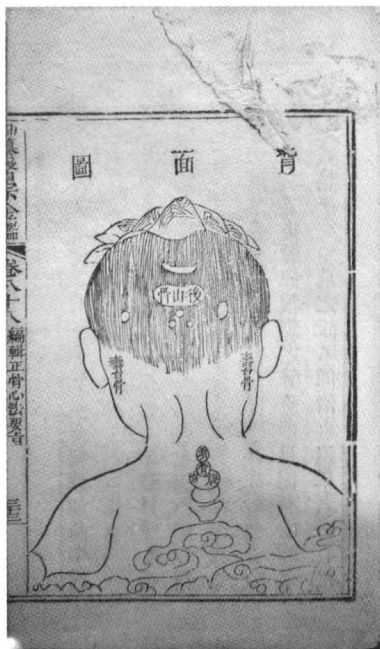

图 10-9-278　　背面图

《正骨心法要旨》绘有骨骼图 1 幅，为"背面图"（图 10-9-278），图中标有后山骨、寿台骨及项骨、旋台，其中项骨、旋台绘有具体形状，项骨分为上下两块，而旋台处在项骨之下。

《伤科补要》绘有检骨图 2 幅，为人身全身骨骼分正、背面分别绘制。在正面检骨图（图 10-9-279）中，头骨中标有顶心，囟门，额颅，额角，太阳，鼻梁，眉稜骨，眼框，颧骨，耳窍，腮颊，颊车，齿骨上下，口骨上下，颔颏骨，结喉；躯干骨中标有肩井臆骨，龟子骨（即胸前三骨），心坎骨，胯骨；上肢骨中标有血盆骨，饭匙骨，横髃骨，胳膊骨，肘骨，髀骨，臂骨，手（内）踝，（手）外踝，腕骨连踝，掌骨，大指本节，（大指）小节（余指多中节，俱仿此）；下肢骨中标有腿骨，膝盖，胫骨，胕骨，足内踝，足跟骨，肢骨，跌骨，足掌骨，本节，小节（大趾小趾俱无中节）。在背面检骨图中，头骨中标有后脑，额角后，耳根，乘枕；躯干骨标有项颈骨五节，脊背骨六节，髑骨，肋骨（即钗骨，左右共二十四条），脊臀骨七节，腰门骨五节，方骨，尾蛆骨，胯后；上肢骨标有琵琶骨（亦名髀骨），左、右臂下俱根前；下肢骨标有左、右腿骨下俱报前，足外踝。

《伤科汇纂》绘有正面骨图、合面骨图各 1 幅。正面骨图中，头骨

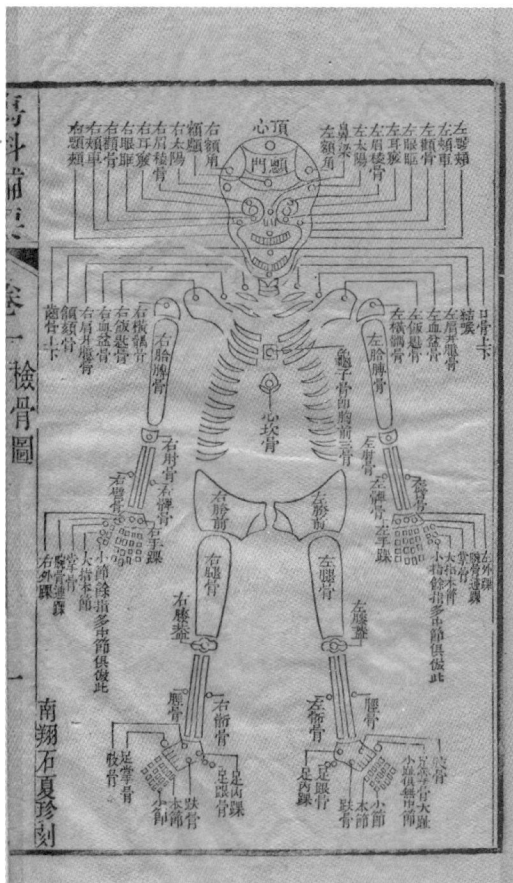

图 10-9-279　正面检骨图

中标有颠顶骨，囟门骨，凌云骨，山角骨，扶桑骨，鼻梁骨，钓，睛明骨，玉梁骨，颧骨，颊车骨，地阁骨，咽喉；躯干骨中标有胸骨，岐骨，蔽心骨，凫骨，胯骨；上肢骨中标有锁子骨，肩髃骨，臑骨，肘骨，腕骨，五指骨，竹节骨；下肢骨中标有环跳骨，大楗骨，膝盖骨，胻骨，辅骨，跟骨，跗骨，趾骨。合面骨图中则标有后山，寿台，旋台，背骨，肋骨，腰骨，尾骶，尾闾，胯后，踝骨。与《伤科补要》中的骨骼图相似。

《全身骨图考证》中绘有骨图21幅，在所查阅的中医伤科古籍中是绘有骨图最多的古籍。21幅图中，分别为全身骨骼正、背面图，第3～21幅图依次为现拟全身骨图仰面，现拟全身骨图合面，骷髅骨图仰面，骷髅骨图合面，肩髃骨、臆骨、横髃骨图，肩甲骨图，龟子骨图，心坎骨图，肋骨图仰面，肋骨图合面，两手肢图仰面，两手肢图合面，脊骨图，方骨图，尾蛆骨图，胯骨图仰面，胯骨图合面，两足肢图仰面，两足肢图合面。其中第1、2幅骨骼图中的骨骼及名称基本与《伤科补要》的2幅检骨图相同，不同处在于前者对致命骨（处）和不致命骨（处）用黑点和圈分开标明，增加了此两图的用途。

《外科跌打》中也绘有2幅骨骼图，分别为胸骨图、背骨图。与《正骨心法要旨》的骨骼图基本相同。

《下方寺西房跌打大成》绘有18幅骨骼图，第1、2幅为仰面骨图、合面骨图，基本仿照《全身骨图考证》的第1、2幅图绘制，同样以黑点和圈区分致命骨和不致命骨，但所标注的骨骼名称较少；其后16幅图与《全身骨图考证》的第5～21幅图的17幅图内容相同，唯将方骨图、尾蛆骨图合为一图绘制。

《跌打秘传》中绘有2幅骨骼合穴位图。一幅为下肢图，图中除画出并标明大腿骨、膝盖骨、踝骨（踝骨又名螺蛳骨）外，还标有环跳穴、委中穴、涌泉穴等3处穴位位置及名称；另一幅为上肢图，也在画出并标明肩胛、腕骨外，还标有名上臼、名中臼（又名尺泽穴）、曲池穴、下臼腕等4处穴位位置及名称，以及寸部的部位。此书中还绘有1幅骨骼合脏腑图，图中画有21节脊柱及位于第14节脊椎两侧的肾脏，书中记载"肾有两枚，形如缸豆，重一斤一两，附脊十四椎，当脐下两旁，前后与脐平"，对肾脏的形状、重量、解剖位置做了较为详细的说明。

10.2.9　理论图

中医基础理论中的五运六气、阴阳等概念亦为伤科所应用，而在伤科古籍中出现有运气图、阴阳图、八卦图等内容。

10.2.9.1　阴阳五行图

《外科跌打》中绘有1幅阴阳五行图（图10-10-305），图中上画一圈以示太极，下画阴阳图，以示太极生两仪，再下左标阴水，右标阳火，其下则配以中土、左木、右金三行，合为阴阳合五行图。此书中另绘有2幅人身分阴阳图，将肾脏分阴阳，配以命门说明人身真水与相火之所藏。

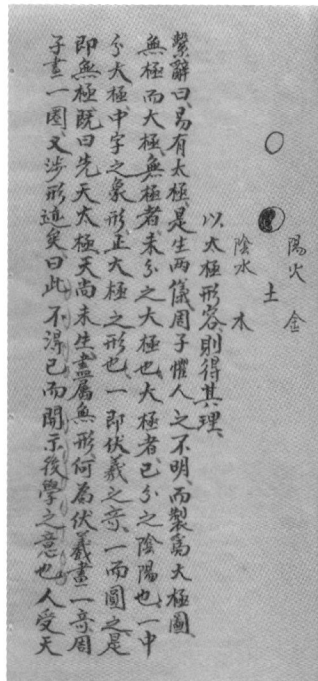

图 10-10-305　阴阳五行图

10.2.9.2 五行八卦图

《跌打秘传》中绘有 1 幅五行八卦图（图 10-10-308），先按五行方位分列五行，土居中位，再在其外列后天八卦图，两相对应，则木与震卦相应，火与离卦相应，金与兑卦相应，水与坎卦相应。

《少林伤科治法集要》中绘有 1 幅五行八卦图，则是列后天八卦之图，在其内按方位分列五行，但土不居中间，而与坤、艮两卦相应，木与震、巽两卦相应，火与离卦相应，金与兑、乾两卦相应，水与坎卦相应。

10.2.9.3 五运六气图

《（秘传）神效骨镞科》一书中绘有运气图 1 幅。

《跌打损伤妙要方》绘有一幅"四季之穴"（图 10-10-311），描述了春、夏、秋、冬四季各经气循行与十二地支之间的关系。

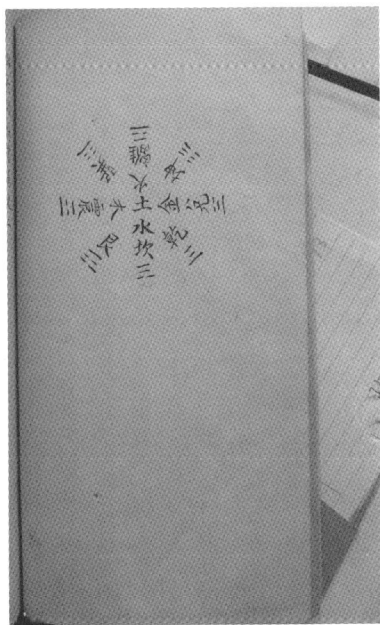

图 10-10-308　五行八卦图

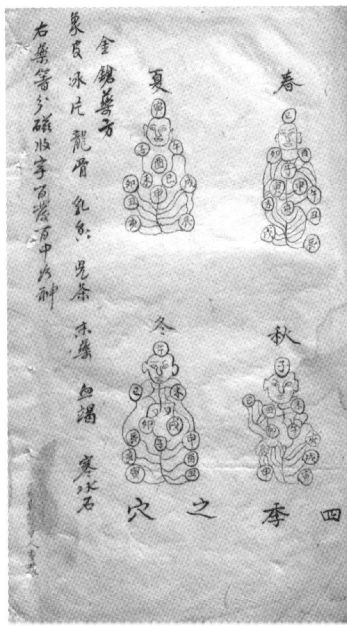

图 10-10-311　四季之穴图

10.2.9.4 子午流注图

《伤科验方》中，有关于时辰与气血循行的关系的图像 12 幅，分别描述了 12 个时辰气血流注的部位，并辅以文字解释。如子时血路图（图 10-10-312），气血流注"到中心穴"，并附有文字"子时血气正潮心，人睡如同去归阴，肺与大肠相表里，以行诸脏之气精"说明。

10.2.9.5 禁忌图

《秘传伤科》绘有人身按月十二时辰分部位图 6 幅，逐月按每日十二时辰标注人身在当下时辰中不可受伤的部位图，如正二月通用图（图 10-10-324），标注的是正月、二月在当下时辰中不可受伤的部位；另绘有 2 幅十二月日通用图，标注出 12 月之中不论何日均不可受伤之部位；另绘有 13 幅人身十二时辰不可伤部位图，第 1 幅为总图，其后为按时辰分列之图，如子时不可乱打的部位是

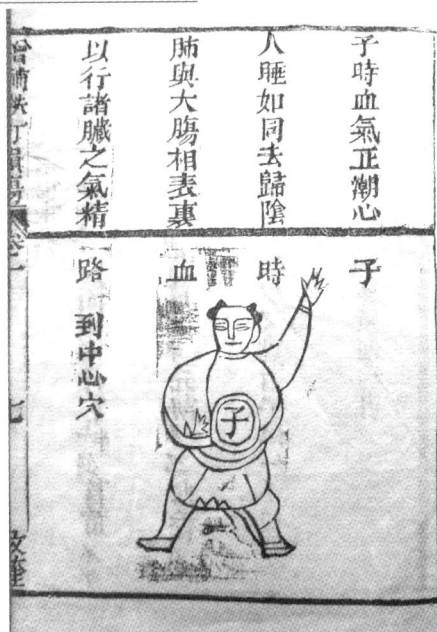

图 10-10-312　子时血路图

胆，说明不同时辰不可伤的脏腑部位。

《伤科秘传》绘有人身十二时辰分部位图 2 幅，分注不同时辰中不可受伤之部位。另绘有 1 幅周身血路图，标注十二时辰中血行集中部位。与之相似的还有《伤科验方》中所绘的 12 幅人身十二时辰血行部位图，均是说明在不同时辰中血行的集中部位为不可伤之处，伤则病情较重。

尻神图是以九宫八卦为依据，按病人年龄推算人神所在部位，属古代针灸治疗禁忌学说。《沈元善先生伤科》中绘有 1 幅尻神图（图 10-10-348），图下附说明文字："此神农所置。一岁起坤，二岁起震，逐年顺飞九宫，周而复始。行年到处则所主败，切忌针灸，慎勿犯之，否则变生他病。切宜慎之。"

10.2.10　符咒图

符咒图是特殊描绘的变形文字或图形，见于古代医书，用于心理暗示疗法。

《伤科方书六种》绘有 8 幅符咒图，分别为治上部诸病灵符、治中部诸病灵符、治下部诸病灵符、总救符咒、止血符（图 10-11-353）、生肉符及接骨符 2 道；《少林寺伤科》绘有 1 幅符咒图；《（秘传）跌扑损伤精要全书》中绘有 1 幅长寿延年符咒图。

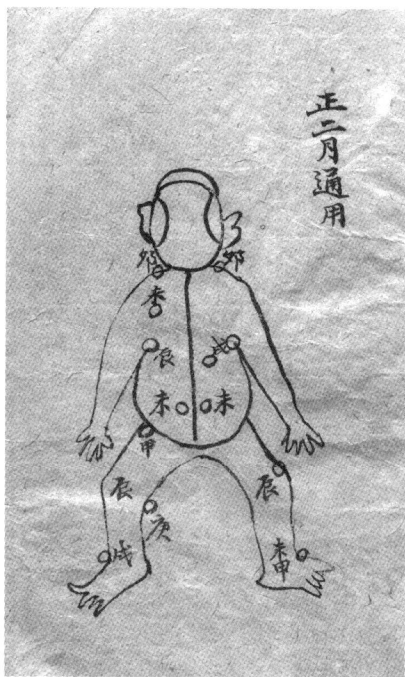

图 10-10-324　正二月通用图

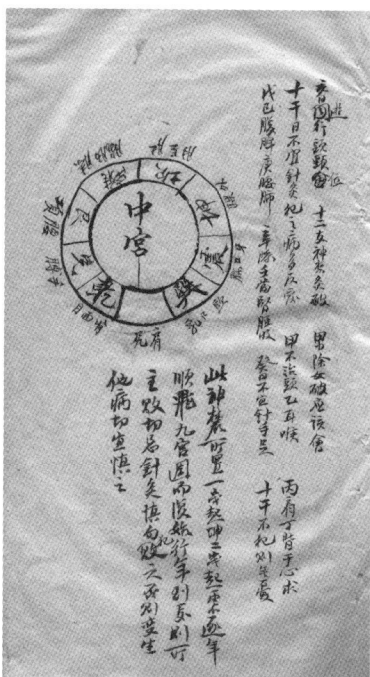

图 10-10-348　尻神图

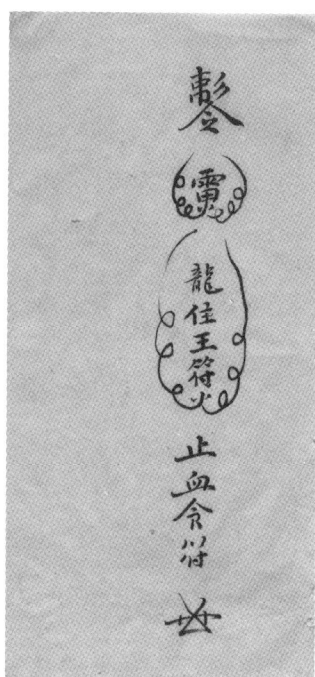

图 10-11-353　止血符

10.3　特色图像

手法复位图研究初探：手法复位治疗关节脱位和骨折是中医伤科的一大特色，中医伤科古籍中多有文字记载，但少有相关的绘图，从目前已调查的中医伤科古籍中的图像情况来看，仅有《伤科汇纂》中绘有 16 幅治疗关节脱位的手法复位图，是中医伤科图像中非常珍贵且有极高学术价值的一套图像。

10.3.1　《伤科汇纂》及其手法复位图的概况

《伤科汇纂》是清代伤科名家胡廷光撰写的一部综合性伤科专著，成书于清嘉庆二十年乙亥（1815 年）。该书写成后未能刊刻，据《中国中医古籍总目》（薛清录主编，上海辞书出版社，2007）所载，该书现存有两种版本，一为广州中山大学图书馆藏稿本，一为北京大学图书馆藏清嘉庆二十三年戊寅（1818年）博施堂抄本，本次以北京大学图书馆藏本为研究对象。

在该书中，胡氏针对上髎手法文字易懂、具体手法实施不易的特点，专请绘画高手创作了16幅手法复位图，是中医伤科古籍中一套比较完整的手法复位图谱。这16幅手法图的名称依次为：①治下巴脱落用手托法图；②治颈骨缩进用汗巾提法图；③整背骨突出用手提法图；④整腰骨陷入用枕矼法图；⑤上肩髎用手两边拉法图；⑥上肩髎用肩头捐法图；⑦上肩髎用带吊住搒法图；⑧拉肘骨用手翻托法图；⑨拉肘骨用脚牮法图；⑩捏腕骨入髎手法图；⑪大腿髎用手拽法图；⑫上大腿髎用绳倒吊法图；⑬上大腿髎用脚牮法图；⑭上大腿髎用榔头吓法图；⑮推膝盖骨归原手法图；⑯挪脚踝骨入臼手法图。涵盖了下颌关节脱位、颈椎脱位、胸椎脱位、腰椎脱位、肩关节脱位、肘关节脱位、腕关节脱位、髋关节脱位、髌骨脱位、踝关节脱位等10种脱位的16种复位手法，比较系统和完整。并且每幅复位手法图中均附有一首歌诀，来说明手法操作的具体内容以补充图像的不足，歌诀与绘图相得益彰。

10.3.2　手法复位图的学术特点初探

10.3.2.1　手法复位图的绘图内容

（1）治下巴脱落用手托法图：此图为治疗下颌关节脱位的手法复位图。图中患者为一老妪，坐于凳上，其背后立一妇女双手扶住其头，施术者立于患者前，伸双手托住其下颌进行复位。

（2）治颈骨缩进用汗巾提法图：此图为治疗颈椎脱位的手法复位图。图中患者坐于地上，身后放置一张桌子，施术者坐于桌上，双足踏住患者双肩，同时以汗巾兜住患者下巴向上牵引。

（3）整背骨突出用手提法图：此图为治疗胸椎脱位的手法复位图。图中患者为一儿童，施术者立于桌子上，双手拉住小儿双手并将其拉起，使其双足离地，同时使另一人在患儿背后按平其筋骨。

（4）整腰骨陷入用枕矼法图：此图为治疗腰椎脱位的手法复位图。图中患者俯卧于一板凳上，其左侧施术者手持一长棒复位腰椎脱位，右侧施术者则推摩患处筋骨以协助复位。

（5）上肩髎用手两边拉法图、上肩髎用肩头捐法图、上肩髎用带吊住搒法图：此三图均为治疗肩关节脱位的手法复位图。在上肩髎用手两边拉法图中，患者右肩关节脱位，坐于凳上，一辅助者立于其身后，双手将其抱住以固定身体，另一辅助者拉住患者左手施加反向牵引力，施术者牵引右手施行复位手法。在上肩髎用肩头捐法图中，患者左肩关节脱位，施术者立于患者身前，背对患者，以左肩抵住患者左腋，同时向上立直身体将患者捐起来复位肩关节。在上肩髎用带吊住搒法图中，患者为一妇女，左肩关节脱位，坐于凳上，以一绳子一端系住患者患肢，另一端穿过患者前方钉于地上的一个铁环后，由一辅助者拉住牵引，同时另一辅助者从身后抱住患者进行反向牵引，而施术者立于绳前，用一木尺振动此绳，以使肩关节复位。

（6）拉肘骨用手翻托法图、拉肘骨用脚牮法图：此两图均为治疗肘关节脱位的手法复位图。在拉肘骨用手翻托法图，患者左肘关节脱位，一辅助者立于患者身后扶住其左臂，施术者立于患者身前，左手握住其左前臂，右手握住其左手，二人相对牵引施行复位手法。在拉肘骨用脚牮法图中，患者右肘关节脱位，卧于一席上，施术者坐于其右侧下首，以双手牵引其前臂，同时以右足伸入患者右腋下施加一个反向牵引力，并让一辅助者推摩患者肘关节的筋骨以协助复位。

（7）捏腕骨入髎手法图：此图为治疗腕关节脱位的手法复位图。图中患者左腕关节脱位，坐于凳上，施术者立于其身前，右手托住其右前臂，左手握住其右手，边牵引边施行复位手法。

（8）上大腿髎用手拽法图、上大腿髎用绳倒吊法图、上大腿髎用脚牮法图、上大腿髎用榔头吓法图：此四图均为治疗髋关节脱位的手法复位图。在上大腿髎用手拽法图中，患者左髋关节脱位，坐于凳上，一辅助者半蹲于其身后，抱住其下腰部并向后牵引，同时施术者握住患者左踝部与辅助者对抗牵引，从而使关节复位。在上大腿髎用绳倒吊法图中，先于地上立两个竖木，再在其上架一横木，其中间镶有两个铁环，患者仰卧，以两条绳子分别系住患者双足，绳子另一端穿过木架上的两个铁环，以一辅助者拉住并将患者索引至臀部离地，施术者则推摩患处的筋骨心促使髋关节复位。在上大腿髎用脚牮法图中，患者右侧髋关节脱位，仰坐于一席上，施术者坐于患者对侧，双手持握患者右踝部并牵引，同时伸右足于患者右髋关节内侧，施加一个反向作用力以复位髋关节。在上大腿髎用榔头吓法图中，患者为女性，半坐于一床上，另一妇女将其抱住，以一绳子系住其患足踝部，另一端由一辅助者拉住并牵引，此时施术者突持一榔头以吓唬患者，转移其注意力而促使关节复位。

（9）推膝盖骨归原手法图：此图为治疗髌骨脱位的手法复位图。图中患者坐于椅上，左侧髌骨脱位，施术者左手托住患者左腘窝，右手推摩以使髌骨复位。

（10）挪脚踝骨入臼手法图：此图为治疗踝关节脱位的手法复位图。图中患者左踝关节脱位，坐于席上，施术者蹲于患者对侧，一手握住左小腿远端，一手握住左足，一边牵引一边施行复位手法。

10.3.2.2 《伤科汇纂》手法复位图歌诀与卷三"上髎歌诀"的比较

在《伤科汇纂》的16幅手法复位图中，每幅手法图都附有手法歌诀1首，共计16首，均为五言歌诀，每首8句，包括了10种关节脱位的16种复位手法；而其卷三的"上髎歌诀"一节中另有9首复位手法歌诀，均为七言歌诀，每首8句，也涵盖了手法复位图歌诀中10种关节脱位的16种复位手法。下面详细说明两者之间的对应关系：

图10-3-87：手法复位图歌诀：双落难言语，单错口不齐，倩人头扶直，莫教面朝低，先从大指捺，然后往上挤，须分错与落，托法辨东西。卷三"上髎歌诀"之托下巴歌诀：头骨圆圆曰髑髅，下巴骨脱两般求，单边为错双边落，上似弯环下似钩。两指口中齐重捺，各腮颊外共轻揉，下巴往里徐徐托，托上还须用带兜。

图10-3-88：手法复位图歌诀：颈骨缩入里，左右尚可动，发辫先解散，布巾下兜笼，两肩齐踏实，双手一把总，缓缓提拔出，安舒莫侄偬。卷三"上髎歌诀"之提颈骨歌诀：人登高处忽逢惊，首必先坠颈骨顷，面仰难垂惟伸续，头低不起则端擎。腔中插入须提拔，骨上歪斜要整平，再看有无他磕碰，临时斟酌度其情。

图10-3-89：手法复位图歌诀：背骨突出外，伛偻似虾躬，骨缝必开错，脊筋定起陇，从高提两手，底下脚并空，筋骨按平直，还仗绑缚功。卷三"上髎歌诀"之整背腰骨歌诀：脊背腰梁节节生，原无脱髎亦无倾，腰因挫闪身难动，背或伛偻骨不平。大抵脊筋离出位，至于骨缝裂开弸，将筋按捺归原处，筋若宽舒病体轻。

图10-3-90：手法复位图歌诀：腰骨陷入内，皆因筋绷裂，俯伏板凳上，脊背骨矼凸，器具安妥当，手法并按捏，腰背俱一般，莫逢致命节。卷三"上髎歌诀"之整背腰骨歌诀：脊背腰梁节节生，原无脱髎亦无倾，腰因挫闪身难动，背或伛偻骨不平。大抵脊筋离出位，至于骨缝裂开弸，将筋按捺归原处，筋若宽舒病体轻。

图10-3-91：手法复位图歌诀：肩胛骨髎脱，有须不能捋，胸中拦抱住，两边齐拉拔，入臼骨归原，手动上下活，不用夹与缚，全凭膏药抹。卷三"上髎歌诀"之上肩髎歌诀：损伤肩膊手筋挛，骨髎犹如杵臼然，若是肘尖弯在后，定当臑骨耸于前。常医或使两人拉，捷法只须独自捐，倘遇妇人难动手，骗中带吓秘家传。

图10-3-92：手法复位图歌诀：上肩巧捷法，独自一人捐，手先擒拿住，肩从腋下填，将身徐立起，入髎已安痊，漫道容易事，秘诀不乱传。卷三"上髎歌诀"之上肩髎歌诀：损伤肩膊手筋挛，骨髎犹如杵臼然，若是肘尖弯在后，定当臑骨耸于前。常医或使两人拉，捷法只须独自捐，倘遇妇人难动手，骗中带吓秘家传。

图10-3-93：手法复位图歌诀：女子妇人病，授受不相亲，碍难动手捏，权使吊汗巾，不得骤然拉，频将木尺振，俟其心不觉，用力便能伸。卷三"上髎歌诀"之上肩髎歌诀：损伤肩膊手筋挛，骨髎犹如杵臼然，若是肘尖弯在后，定当臑骨耸于前。常医或使两人拉，捷法只须独自捐，倘遇妇人难动手，骗

中带吓秘家传。

图 10-3-94：手法复位图歌诀：肘尖鹅鼻骨，俗名手拄撑，掣肘因是挫，筋纵骨不正，若逢打与跌，筋骨两倚倾，拉推并翻托，筋舒骨亦平。卷三"上髎歌诀"之托肘尖歌诀：臂膊之中曰肘尖，凸凹上下骨镶粘，直而不曲筋之病，屈若难伸骨有嫌。骨裂缝开翻托好，筋横纵急搦安恬，仍当养息悬于项，屈曲时时疾不添。

图 10-3-95：手法复位图歌诀：肘弯骨搓出，卧病忧采薪，脚从腋下踏，指向臂上亲，手拉同足絷，骨平筋自申，推摩无痛苦，较比两肘匀。卷三"上髎歌诀"之托肘尖歌诀：臂膊之中曰肘尖，凸凹上下骨镶粘，直而不曲筋之病，屈若难伸骨有嫌。骨裂缝开翻托好，筋横纵急搦安恬，仍当养息悬于项，屈曲时时疾不添。

图 10-3-96：手法复位图歌诀：腕骨屈而宛，形如龙虎吞，手心贴于前，仰掌向上掀，指背翻于后，手掌往下扪，均须带拔势，妙法出秘门。卷三"上髎歌诀"之挪手腕歌诀：腕似农车水骨联，仰翻俯复曲如旃，行车竭蹷应防覆，走马驰驱或致颠。手必先迎筋反错，掌如后贴骨开偏，轻轻搦骨归原处，骨若还原筋已痊。

图 10-3-97：手法复位图歌诀：人身之大髎，惟有环跳穴，上胯如碗臼，下腿似拇节，走马因坠堕，行路成跛躄，抱住毋使动，拽入莫再跌。卷三"上髎歌诀"之上大腿髎歌诀：环跳穴居跨骨前，中分杵臼似机旋，筋翻肿结脚跟趋，骨错斜行腿足蹁。宜用手掎并脚絷，或施布缚及绳悬，女人隐处手难动，吊住身躯隔壁牵。

图 10-3-98：手法复位图歌诀：大腿骨出髎，法莫妙于吊，将脚高悬起，用手漫按调，骨响髎已入，腿平患即消，贴膏与服药，行动休过趫。卷三"上髎歌诀"之上大腿髎歌诀：环跳穴居跨骨前，中分杵臼似机旋，筋翻肿结脚跟趋，骨错斜行腿足蹁。宜用手掎并脚絷，或施布缚及绳悬，女人隐处手难动，吊住身躯隔壁牵。

图 10-3-99：手法复位图歌诀：絷法如何絷，两人抵足眠，足踏臀尻上，手捧胫跗边，手仗身势捷，足趁腿力便，静听骨内响，其患即安然。卷三"上髎歌诀"之上大腿髎歌诀：环跳穴居跨骨前，中分杵臼似机旋，筋翻肿结脚跟趋，骨错斜行腿足蹁。宜用手掎并脚絷，或施布缚及绳悬，女人隐处手难动，吊住身躯隔壁牵。

图 10-3-100：手法复位图歌诀：妇女环跳脱，动手莫相亲，布带胫上系，榔头眼前陈，移轻换其重，挪假变作真，猛然击患处，一吓腿便伸。卷三"上髎歌诀"之上大腿髎歌诀：环跳穴居跨骨前，中分杵臼似机旋，筋翻肿结脚跟趋，骨错斜行腿足蹁。宜用手掎并脚絷，或施布缚及绳悬，女人隐处手难动，吊住身躯隔壁牵。

图 10-3-101：手法复位图歌诀：膝盖活动骨，昔者孙膑刖，离窠即为患，出臼便成窟，能左能右偏，或下或上越，推拿归于原，徐徐莫仓卒。卷三"上髎歌诀"之推膝盖骨歌诀：膝骨形圆盖膝间，原系活动各筋扳，盖移腿上腰跨痛，骨走臁中步履艰。若出外边筋肿大，如离内侧腘难弯，推筋捺骨归原位，抱膝相安何足患。

图 10-3-102：手法复位图歌诀：胻下跗之上，俗称脚孤踝，内凸向外拗，外出望里拗，只要无偏倚，莫使有高下，并用拉拽捏，此法谓之挪。卷三"上髎歌诀"之拽脚踝拐歌诀：足趾足跟踝相并，伤筋动骨致难行，脚尖向后应知挫，踝骨偏斜定是拧。骨突骨坳宜摸悉，筋翻筋结要分清，筋须揉拨又须拽，筋若调匀骨亦平。

（1）"上髎歌诀"的特点："上髎歌诀"的9首歌诀对7种相应关节的结构功能作了描述，分别为下颌关节、脊柱、肩关节、肘关节、腕关节、髋关节、膝关节；对各关节脱位的形成原因及症状均作了较详细具体的描述；对复位的方法也有描述，但总体偏于粗略，甚至于对有的方法只作"推筋捺骨归原位"这样较简单的描述；另外还对一些对手法复位后的注意事项作了描述，如下颌关节脱位复位后的"托上还须用带兜"、肘关节脱位复位后的"仍当养息悬于项，屈曲时时疾不添"、髌骨脱位复位后的"抱膝相安何足患"等。

从以上分析可以看出，"上髎歌诀"注重于对关节结构功能、脱位形成原因及症状的描述，而粗略于复位方法的描述，歌诀中部分附带了对复位后注意事项的描述。

（2）手法复位图歌诀的特点：手法复位图中的16首歌诀主要是对相应复位手法的操作及一些操作中的注意事项作了详细说明。在此之外，还对下颌关节的单侧脱位与双侧脱位的鉴别诊断（"双落难言语，单错口不齐"）作了说明；对一些脱位复位后的治疗、注意事项也作了描述，如胸椎脱位复位后"筋骨按平直，还仗绑缚功"、肩关节脱位复位后"不用夹与缚，全凭膏药抹"、肘关节脱位复位后须"较比两肘匀"、髋关节脱位复位后"贴膏与服药，行动休过趱"等。

从以上分析可以看出，手法复位图中的歌诀偏重于对具体复位手法及注意事项的描述，并附带有一些复位后治疗与注意事项的描述，而对相关关节的结构功能及脱位原因、症状没有涉及。

（3）手法复位图、手法复位图歌诀、"上髎歌诀"三者关系的探讨：首先通过对比，笔者认为手法复位图歌诀、"上髎歌诀"两者之间是一种互为补充的关系，前者补充后者对具体复位手法说明粗略之不足，后者则补充前者对关节结构功能、脱位原因及症状未作说明之不足，再结合歌诀中一些鉴别诊断、复位中及复位后注意事项、后续治疗等的描述，从而形成了一个从结构功能、病因病机到诊断、治疗、注意事项的完整体系。

其次，两种歌诀互为参照，再结合具体的手法复位图，则从文字到图像、从认识到实践形成了一个完整的整体，文字参以图像则更生动，图像参以文字则更形象，使学者不仅能够掌握系统的理论知识，更能便捷地学习、掌握具体的复位治疗手法。

10.3.3　手法复位图的学术价值及其与学术传承的关系初探

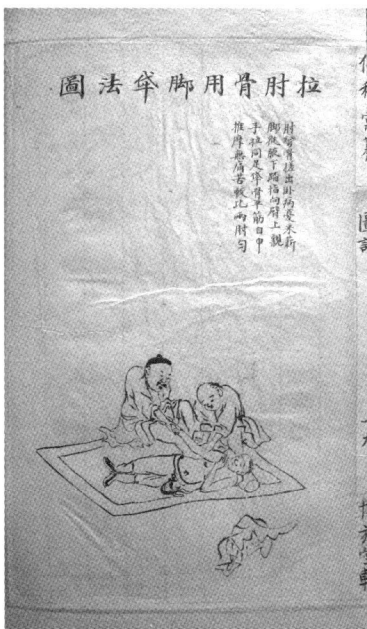

图 10-3-95　拉肘骨用脚华法图

《伤科汇纂》中手法复位图的出现，一方面丰富了伤科学术的内容，使得对手法复位方法的描述不再仅限于文字；另一方面则使得有关手法复位的文字描述更加具体、直观和准确，这在北京大学本绘图中体现得更为突出。例如，北京大学本第9图的"拉肘骨用脚华法图"（图 10-3-95），绘图配合歌诀，绘图说明了进行复位中的人员安排，如受术者应采取的体位，施术者和辅助者应采取的体位位置，绘图加上歌诀说明，明确指出了施术者的复位方法及步骤为"脚从腋下踏，指向臂上亲，手拉同足华"，而辅助者则应"推摩无痛苦"，推摩肘关节附近的肌腱、软组织，不仅会减轻患者的痛苦，也有利于脱位的复位、协助施术者完成复位操作；而歌诀又附带说明了检验复位是否成功的方法："骨平筋自伸"、"较比两肘匀"。

绘图与文字的结合应用使两者相得益彰、互为发明，绘图弥补了文字对复位中人员安排、各自位置体位说明的不足，使复位手法的细节和要求能够得到具体呈现，而文字对绘图的描述则使绘图不再是一个静态的图像，而是成为一个从复位开始到结束的动态、连续的图像，完整地呈现了手法复位操作的全过程，这些特点在北京大学本的16幅手法复位图中都得到了充分的体现。因此手法复位图是伤科学术的一个重要组成部分，是伤科学术发展至清末的一个显著进步，其在伤科复位手法的传承与传播上是不可或缺的，有着重要的学术地位与应用价值。

从手法复位图的重要学术地位与应用价值来看，复位图的出现弥补了相关文字说明的不足，与文字结合应用，对伤科学术中复位手法的传承起到了很好的促进作用，使得复位手法的操作可以在即使没有师徒传授等带教过程的情况下，也能够得到比较准确的描述，方便了学者学习和掌握，对伤科学术的传播与发展起到了极大的促进作用，是学术传承的纽带和重要组成部分。

10.4 小结

中医伤科有着悠久的历史，作为中医的一个重要组成部分，是中华各族人民在长期与各种疾病作斗争的经验积累中形成的。文字的出现对中医伤科学术的形成、传承与发展起到了极大的促进作用，各种记载伤科疾病、治疗、理论等的古籍日渐丰富与完善，从开始的散见于各种中医医籍到出现中医伤科的专门著述，从古代属于"疡医"的范畴到逐渐发展成为中医的一个专门学科，文字所起到的作用都是巨大的。

但伤科的诊疗活动相比于中医其他各科来说，是有着自身非常鲜明特点的。伤科在诊断上，更多地依赖于望诊与切诊：要望伤处的外形、颜色、肿胀与凹陷、伤口的大小、深浅等，要手摸伤处的肿胀、寒热、骨折或脱位的畸形、活动度等；在治疗上，伤科在用药之外，更强调物理手段的应用，如体表伤口的手术治疗，骨折及脱位的接复、复位更是强调要手摸心会，法从手出、审时度势而为，而术后的各种外固定，不仅牵涉到各种器具的形制，更包含器具的使用方法。所有以上种种，如果仅靠文字描述的方法来记载传承，显然是不够的，因为不可否认的是文字对于事物的描述是有局限性的，需要用其他的方式来加以补充说明，而图画与文字相比，具有直观、形象、易明的特点，虽然早期的伤科著作中只有文字叙述而没有绘图，但随着对疾病认识的深入以及治疗经验的不断积累，有些文字叙述较难理解，学者不易理解，于是出现绘图加以辅助说明，便有了对应于相关文字的图像。图像对书籍来说最重要的功用就是图释文字，直观形象地表现物象的形态，同样这对于中医伤科类古籍而言是非常重要的。

中医伤科类古籍中的图像数量多、内容丰富，是中医伤科文献的重要组成部分，与中医伤科学术传承密切相关。例如，唐代蔺道人《仙授理伤续断秘方》中记载髋关节脱位的复位方法："凡跨骨，从臀上出者，可用三两人，挺定腿拔伸，乃用脚捺入。"由于该书没有对应的绘图，这当中患者与施术者都处于一个什么样的姿势，施术者用脚捺入，其脚是处于患者什么部位，仅看文字说明很难想象该怎样施行，而在清代胡廷光的《伤科汇纂》中就绘有一幅"上大腿髎用脚桦法图"，文字配以绘图，使人一目了然，便于理解和掌握。由此可见相应的图像对于中医伤科古籍中文字的补充说明、对于学术的传播与传承都是非常重要的，它不仅印证和补充了文字记述，而且作为中医伤科学术的组成部分，它也随着伤科学术的发展而日益的丰富和完善。

与其他的中医各科古籍一样，早期的伤科著作都是以文字记述为主，没有绘图。随着对疾病认识的深入以及治疗经验、治疗方法的不断积累，加上伤科诊疗自身的特色，有些文字叙述较难理解与掌握，于是逐渐出现用绘图加以辅助说明相关文字的情况。从目前调查情况来看，中医伤科古籍中现存最早有绘图的是明代劳天池所撰的《劳氏家宝》，绘有布式图及豚骱形图。

在伤科古籍中，早期的绘图较为简单，仅起提示作用，针对难以理解掌握的内容加以辅助说明。后世医家将绘图通俗化，不论文字叙述难易都增加绘图来辅助，导致绘图数量由少到多，逐渐补充完善，且绘制也日益精美。现存绘图数量最多的中医伤科著作是 1908 年成书的《伤科药方》，载图 59 幅，绘有伤科穴位 90 个。

伤科疾病特点及治疗方法的复杂性，如手法治疗等，决定了绘图在外科著作中的广泛应用，绘图对于伤科疾病诊断和治疗方法的传承有重要作用。其中手法复位图在伤科著作中的出现是伤科学术发展历程中的一个重要进步，不仅直观形象地描绘了复位手法的具体操作方式，而且与相关的歌诀相辅相成，组成了从病因到诊断，再到复位治疗及后续治疗的一个动态的完整的过程，使图像不再平面化，文字不再生涩化，使学术传承的内容更加完整和利于掌握。

在中医伤科学术传承的历史长河中，图像自出现之始，便以其在形态描述上的优势取得了文字所不可取代的重要地位，伤科图像是伤科学术的重要组成部分，是对文字记述的重要补充。提高对伤科图像的认识，加强对伤科图像的全面而系统的研究，对于继承和发展伤科学术有着重要的意义。

10.5　图录

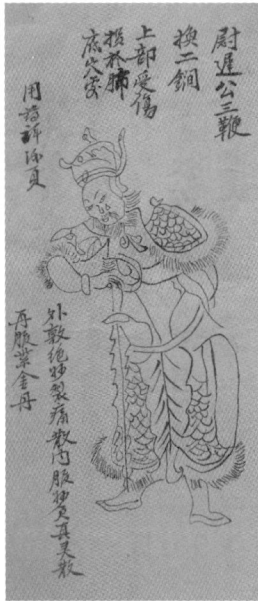

图 10-1-1　尉迟公肺底穴伤图

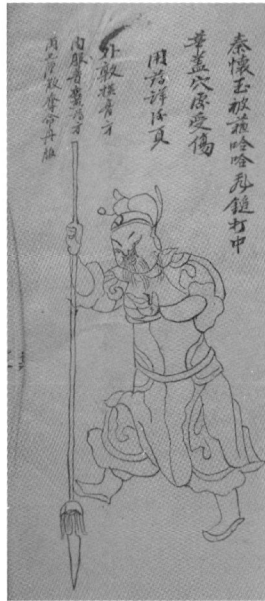

图 10-1-2　秦怀玉华盖穴伤图

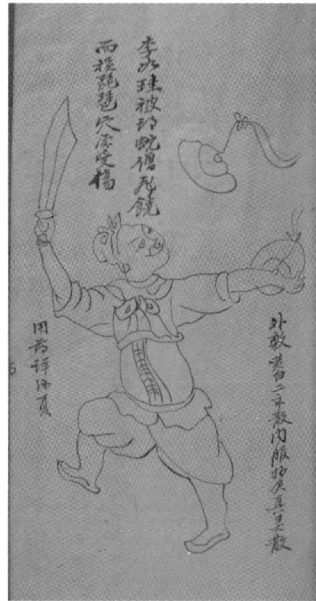

图 10-1-3　李如珪琵琶穴伤图

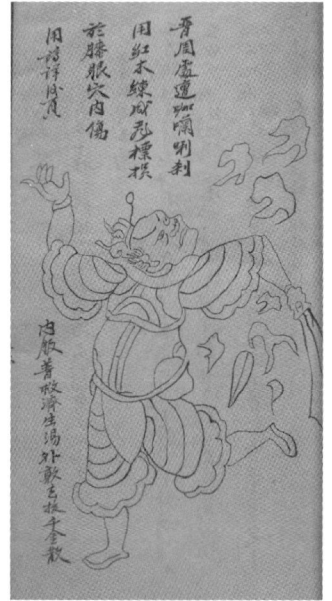

图 10-1-4　周处膝眼穴伤图

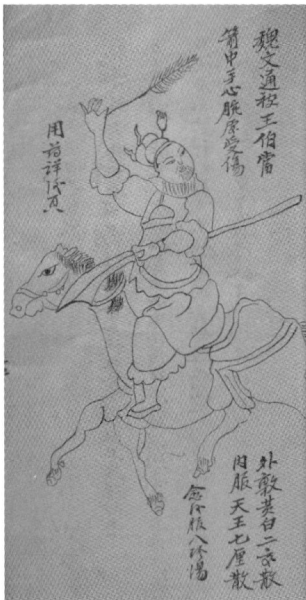

图 10-1-5　魏文通手心腕伤图

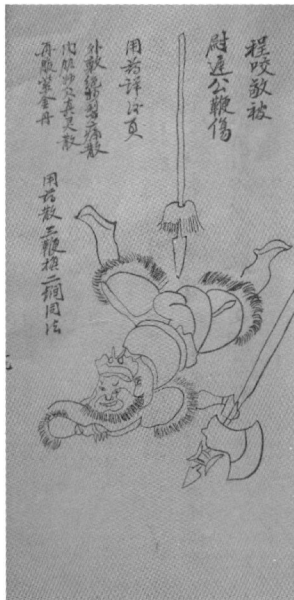

图 10-1-6　程咬金鞭伤图

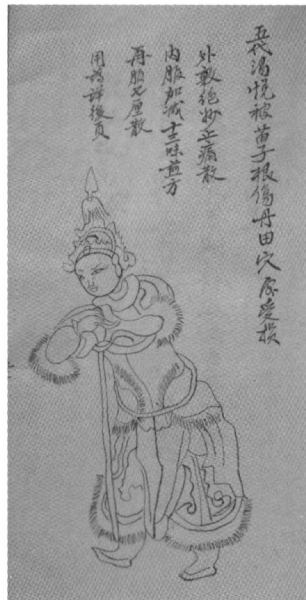

图 10-1-7　汤悦丹田穴伤图

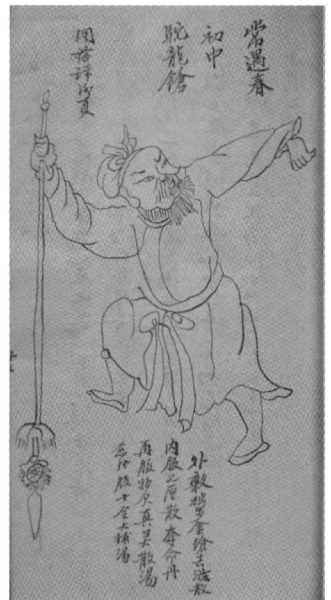

图 10-1-8　常遇春中驼龙枪伤图

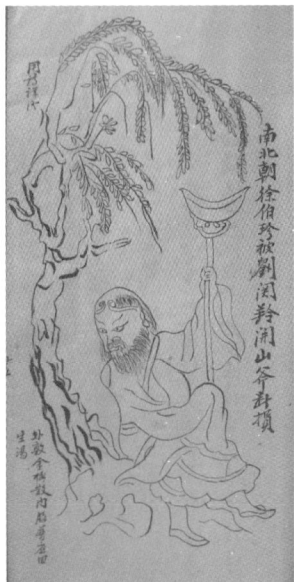

图 10-1-9 徐伯珍被开山斧伤图

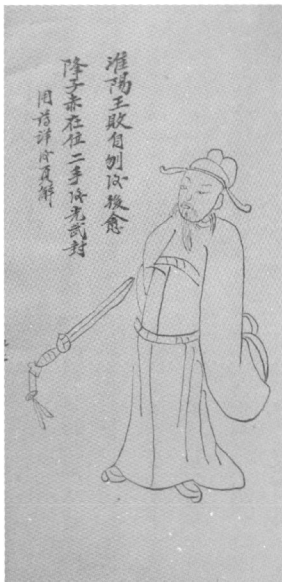

图 10-1-10 淮阳王败自刎伤图

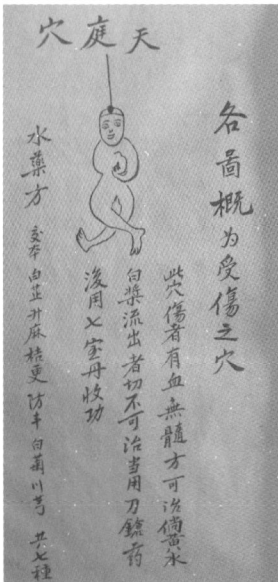

图 10-1-11 天庭穴图

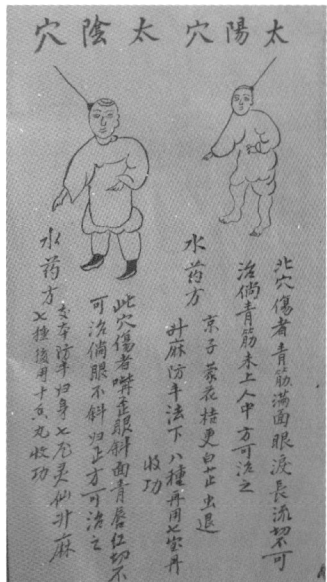

图 10-1-12 太阳穴图

图 10-1-13 太阴穴图

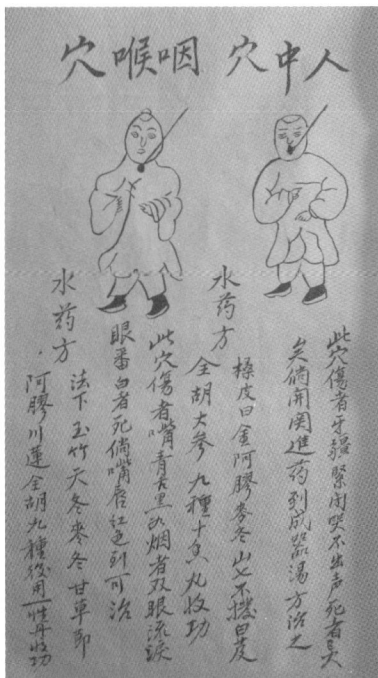

图 10-1-14 人中穴图

图 10-1-15 咽喉穴图

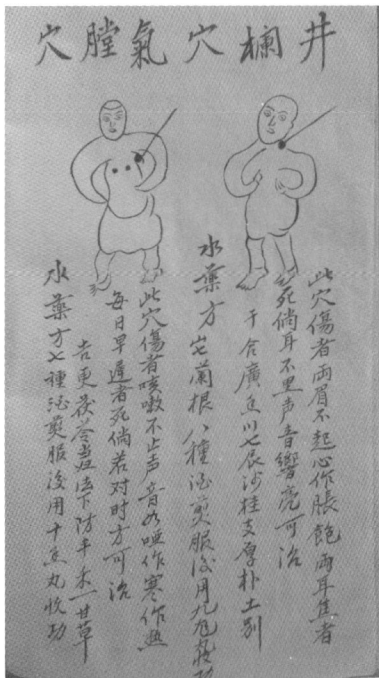

图 10-1-16 井栏穴图

图 10-1-17 气膛穴图

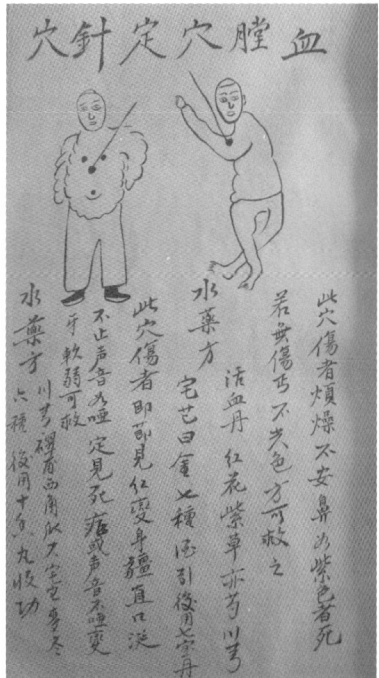

图 10-1-18 血膛穴图

图 10-1-19 定针穴图

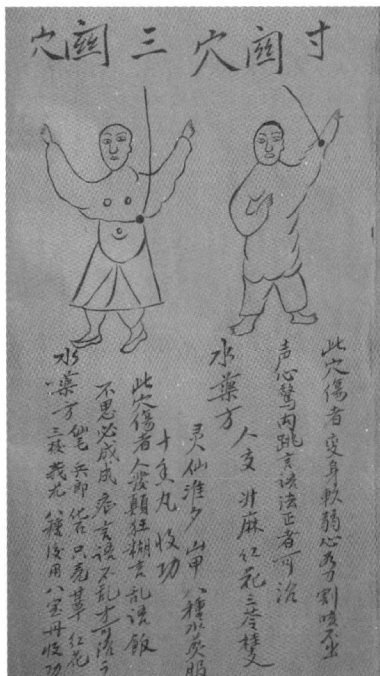

图 10-1-20　寸关穴图
图 10-1-21　三关穴图

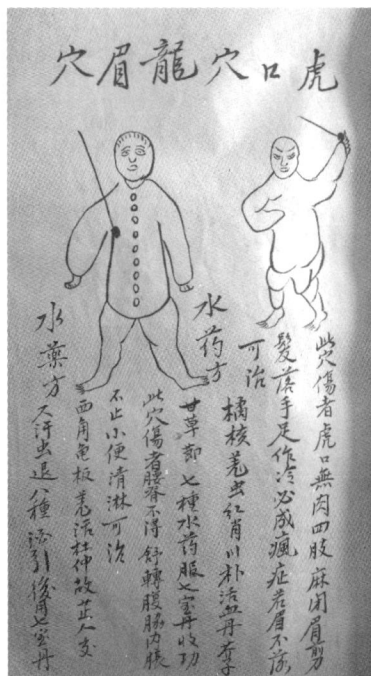

图 10-1-22　虎口穴图
图 10-1-23　龙眉穴图

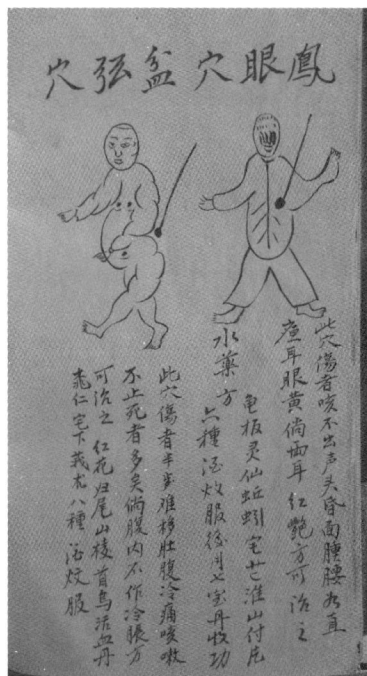

图 10-1-24　凤眼穴图
图 10-1-25　盆弦穴图

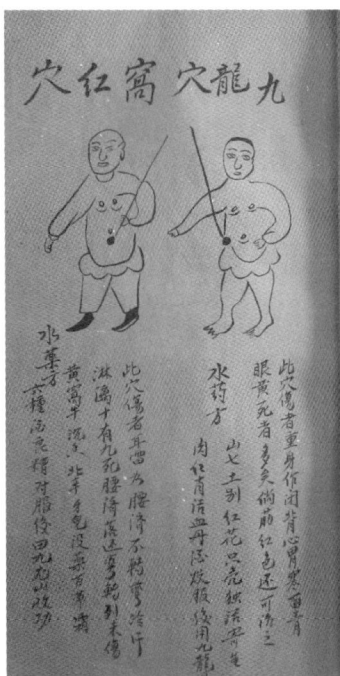

图 10-1-26　九龙穴图
图 10-1-27　窝红穴图

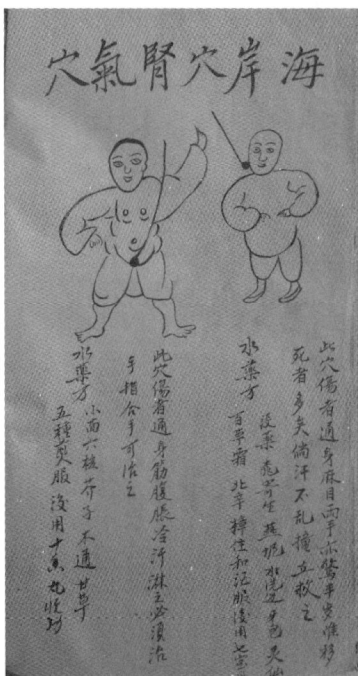

图 10-1-28　海岸穴图
图 10-1-29　肾气穴图

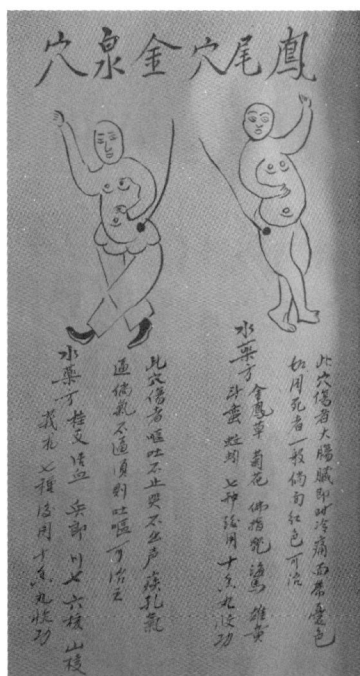

图 10-1-30　凤尾穴图
图 10-1-31　金泉穴图

图 10-1-32　银泉穴图
图 10-1-33　黄蜂穴图

图 10-1-34　燕窝穴图
图 10-1-35　光明穴图

图 10-1-36　涌泉穴图
图 10-1-37　膀胱穴图

图 10-1-38　肚脐穴图
图 10-1-39　委中穴图

图 10-1-40　天空穴图
图 10-1-41　腰子穴图

图 10-1-42　七星穴图
图 10-1-43　滴陋穴图

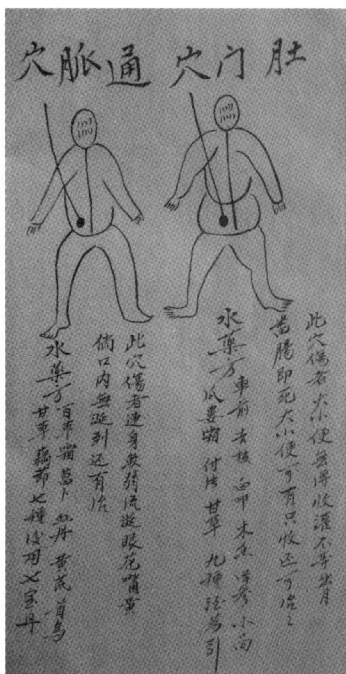

图 10-1-44　肚门穴图
图 10-1-45　通脉穴图

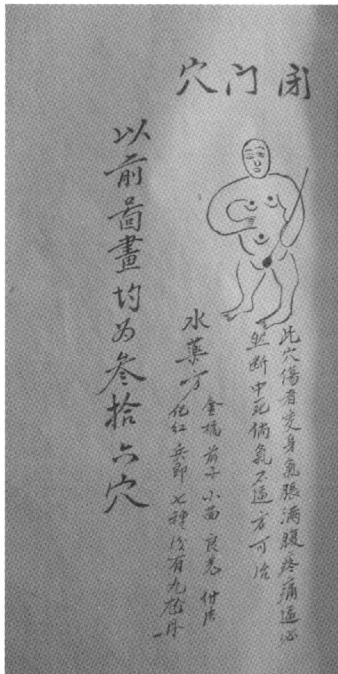

图 10-1-46　闭门穴图

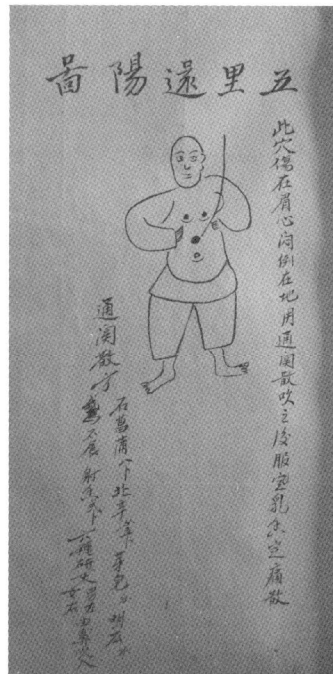

图 10-1-47　五里还阳图

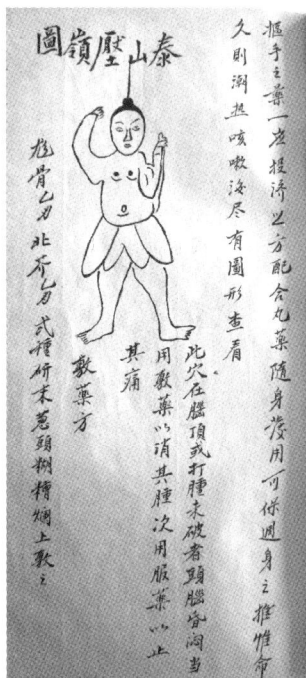

图 10-1-48　泰山压岭图

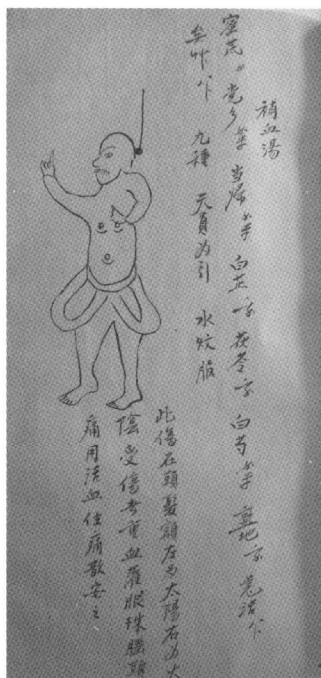

图 10-1-49　伤太阳太阴穴图

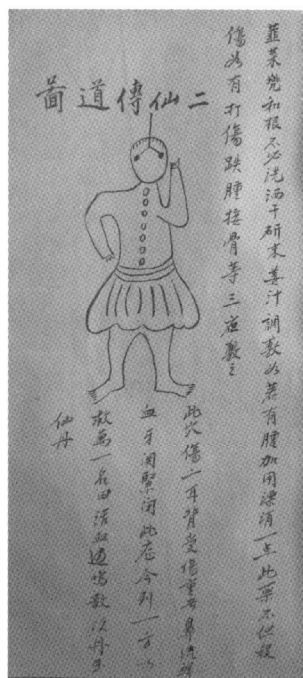

图 10-1-50　二仙传道图

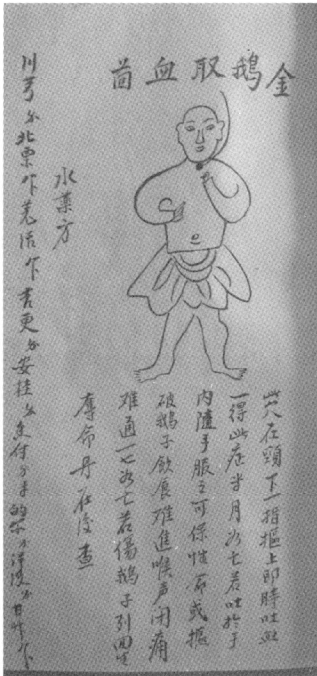

图 10-1-51　金鹅取血图

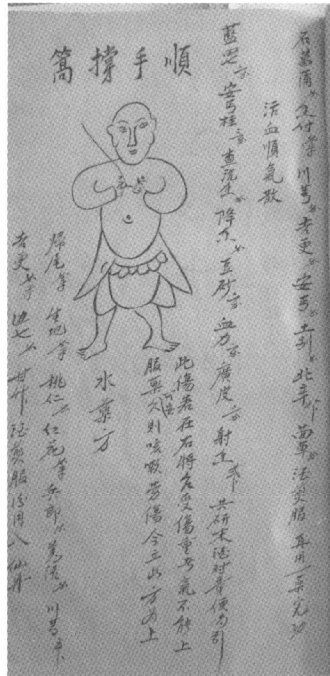

图 10-1-52　顺手撑篙图

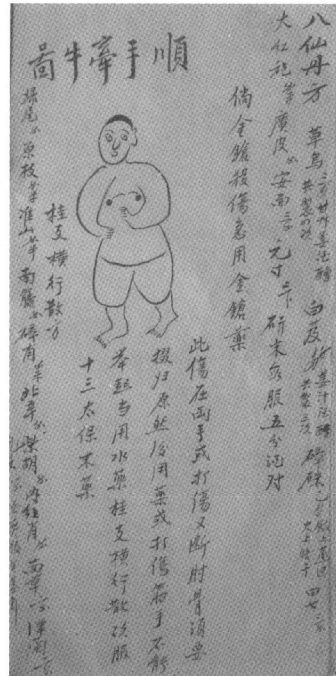

图 10-1-53　顺手牵牛图

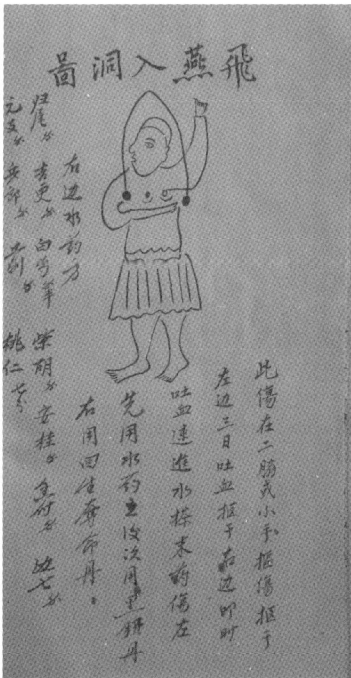

图 10-1-54　飞燕入洞图

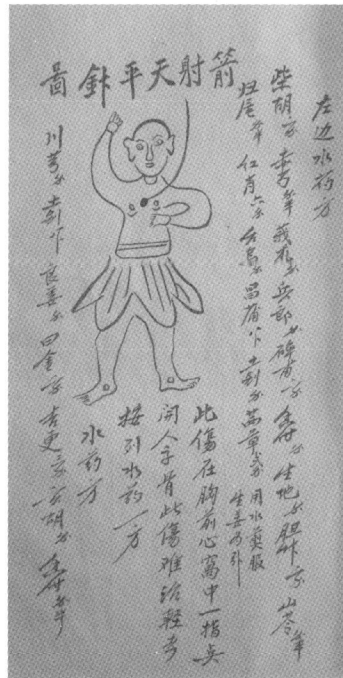

图 10-1-55　箭射天平针图

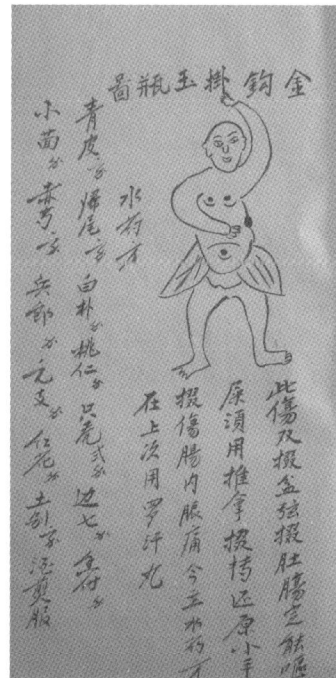

图 10-1-56　金钩挂玉瓶图

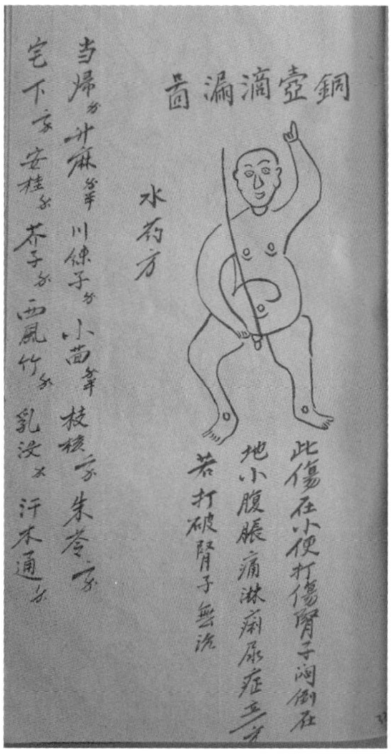

图 10-1-57　铜壶滴漏图

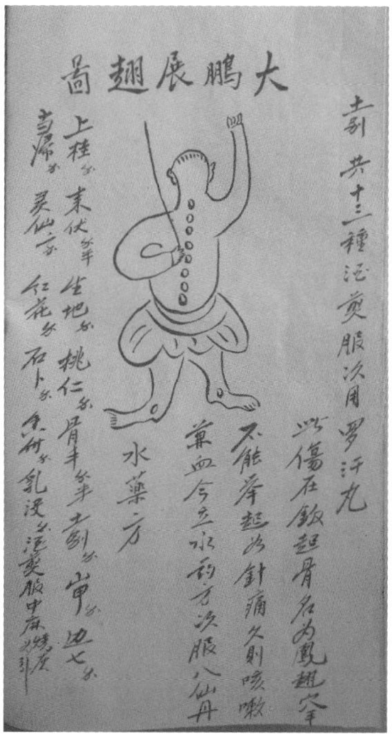

图 10-1-58　大鹏展翅图

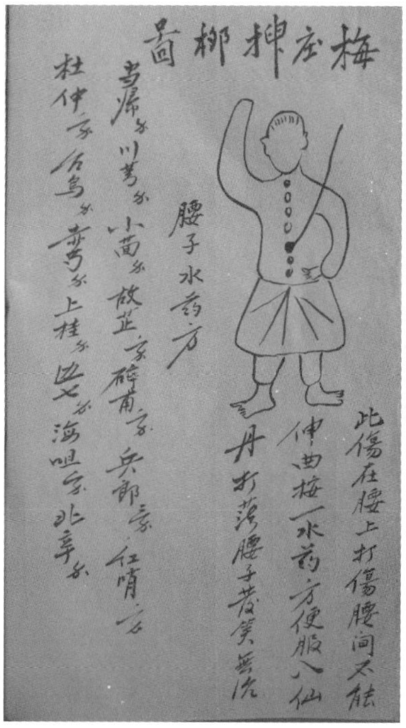

图 10-1-59　梅庄插柳图

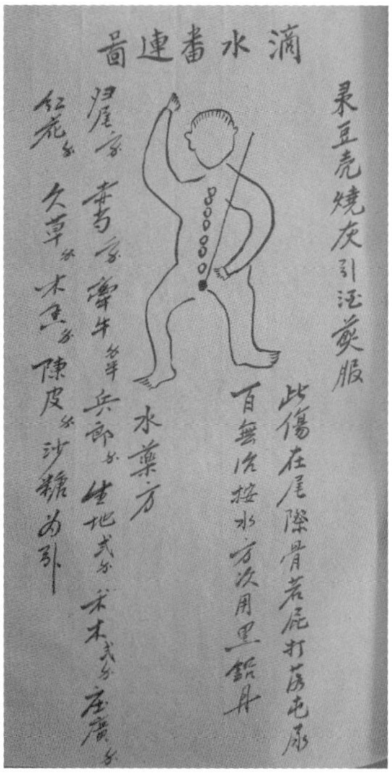

图 10-1-60　滴水番连图

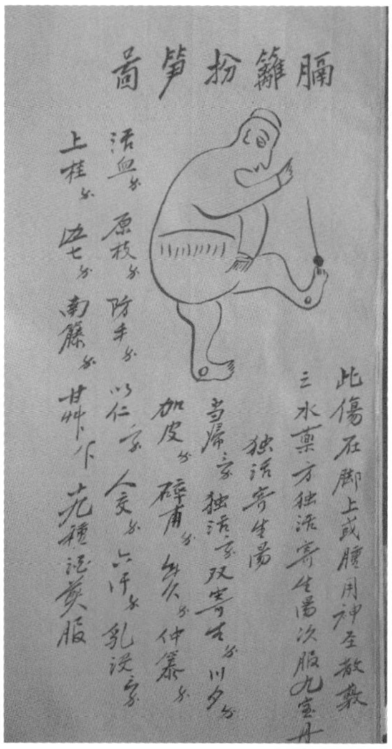

图 10-1-61　隔篱扮笋图

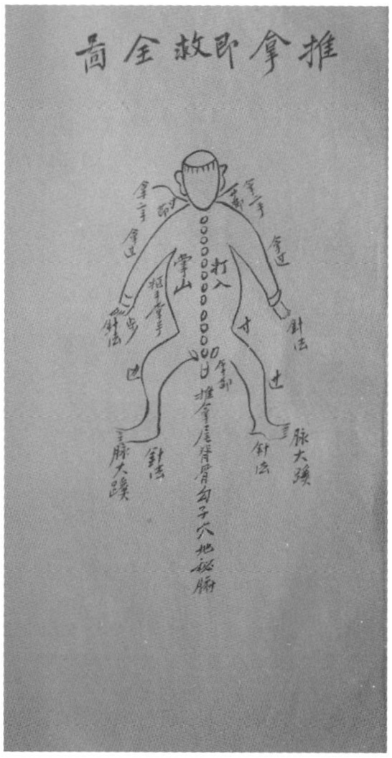

图 10-1-62　推拿即救全图

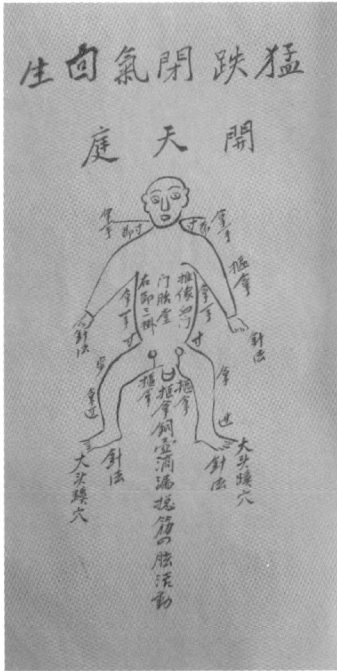

图 10-1-63　猛跌闭气回生图

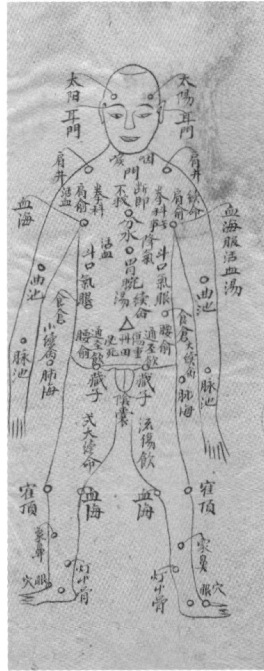

图 10-1-64　正面穴位图

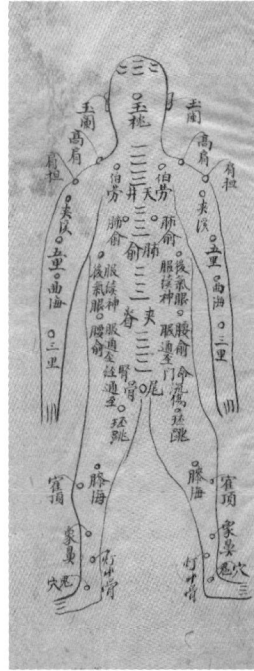

图 10-1-65　背面穴位图

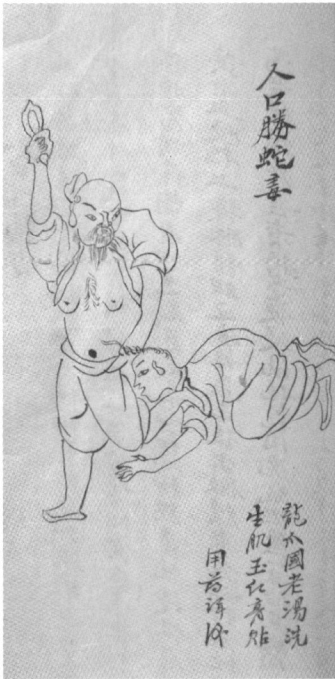

图 10-1-66　人口胜蛇毒图

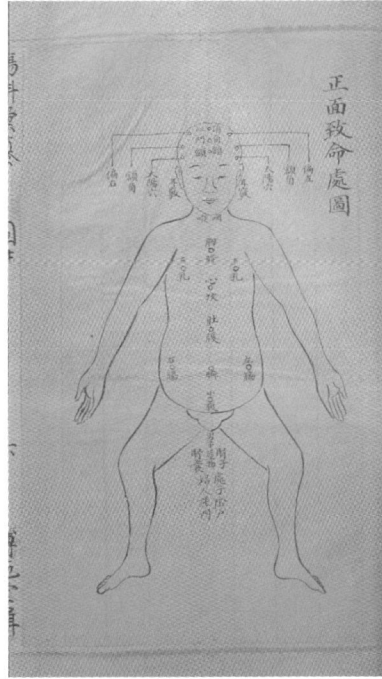

图 10-2-67　正面致命处图

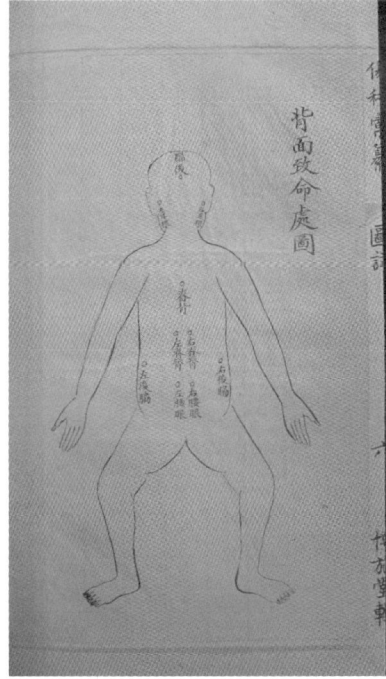

图 10-2-68　背面致命处图

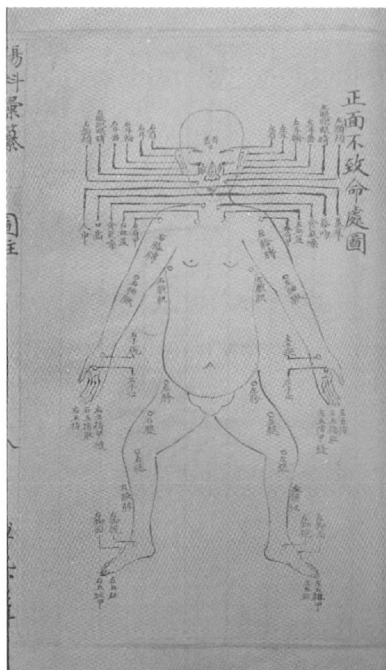

图 10-2-69　正面不致命处图

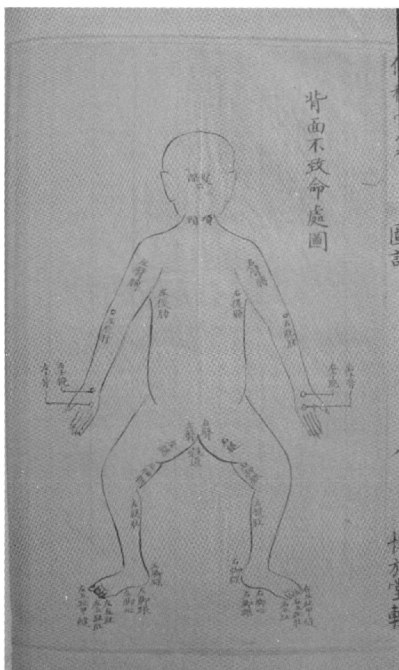

图 10-2-70　背面不致命处图

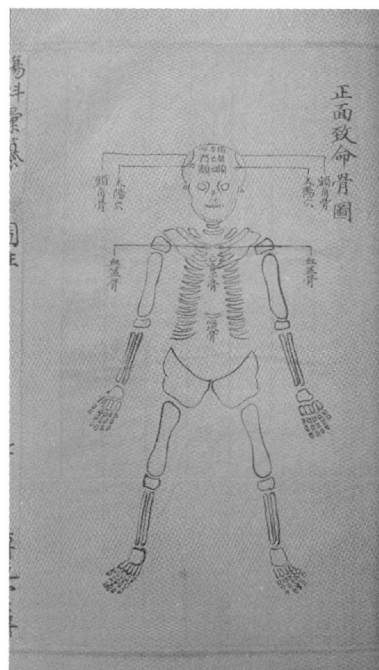

图 10-2-71　正面致命骨图

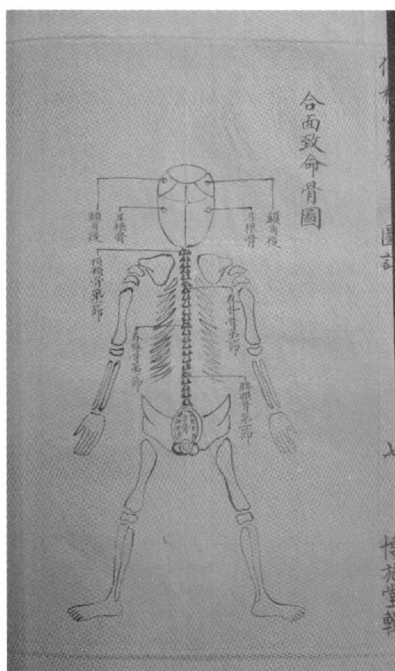

图 10-2-72　合面致命骨图

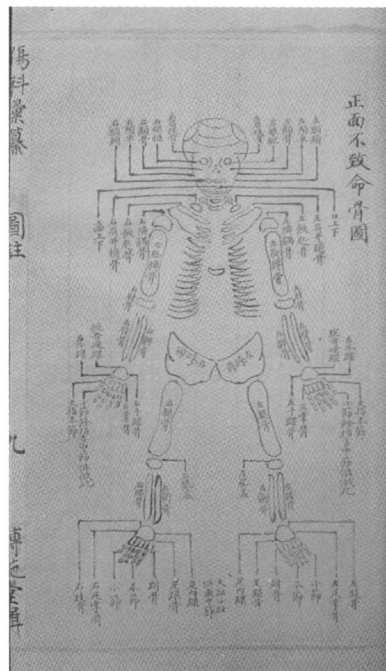

图 10-2-73　正面不致命骨图

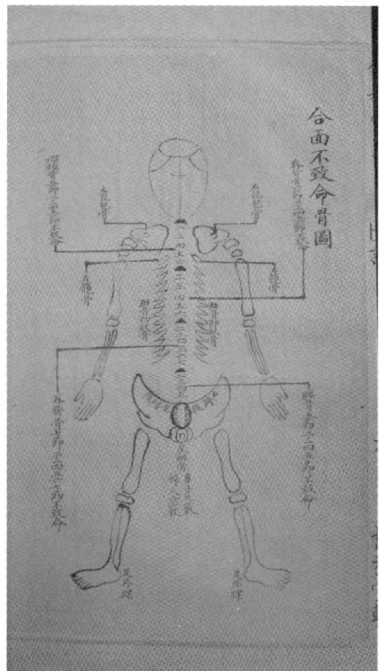

图 10-2-74　合面不致命骨图

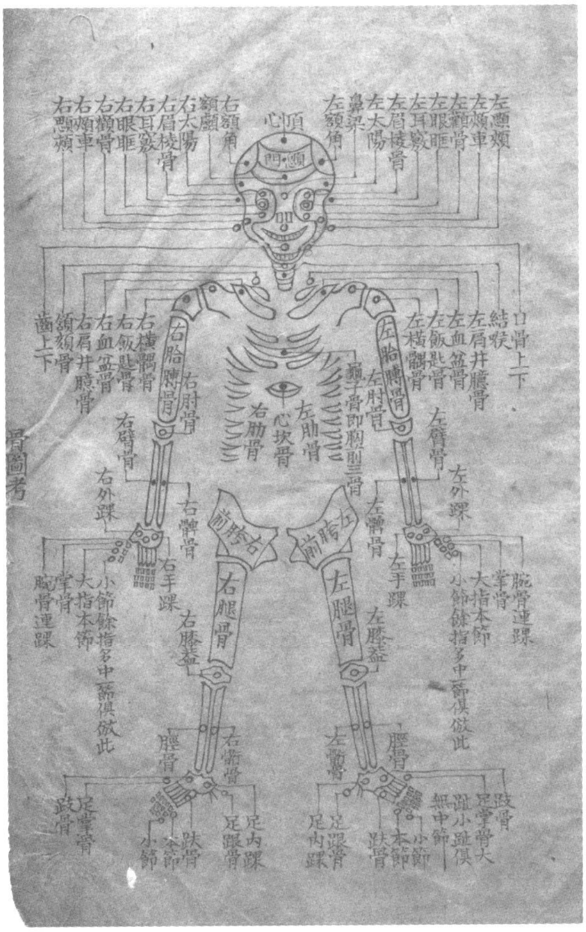

图 10-2-75　正面全身骨图

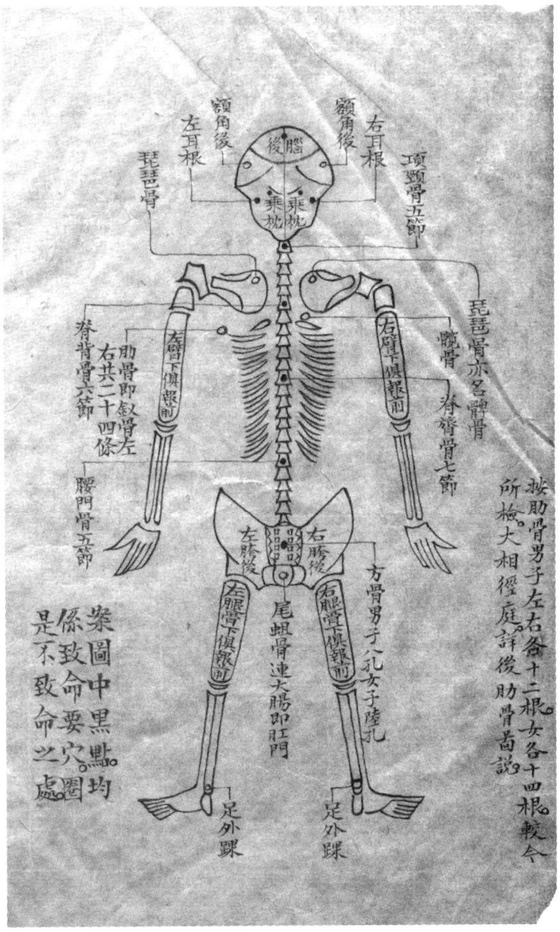

图 10-2-76　背面全身骨图

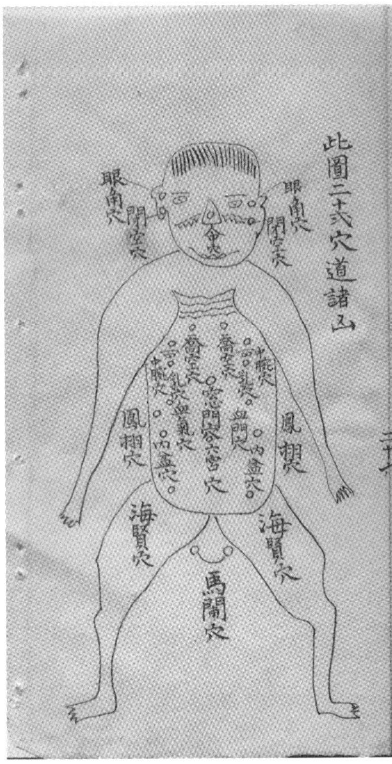

图 10-2-77　正面五十二穴图 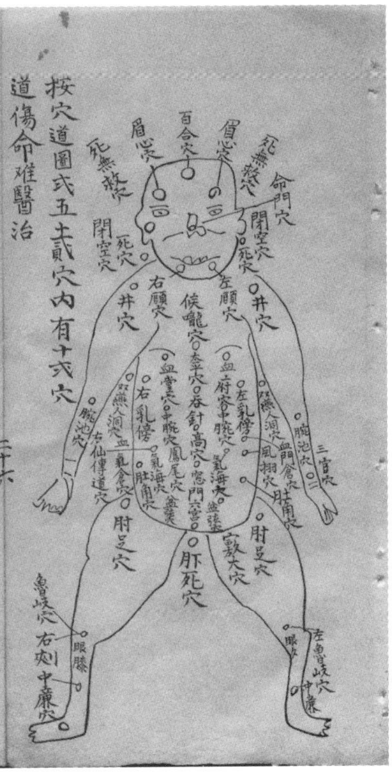　　　　　图 10-2-78　正面二十二穴图

七十二穴全圖式

週身三百六十五骨只有三十二穴正
大關難傷難損用藥難醫酉可被人手傷也

此圖十二穴道也

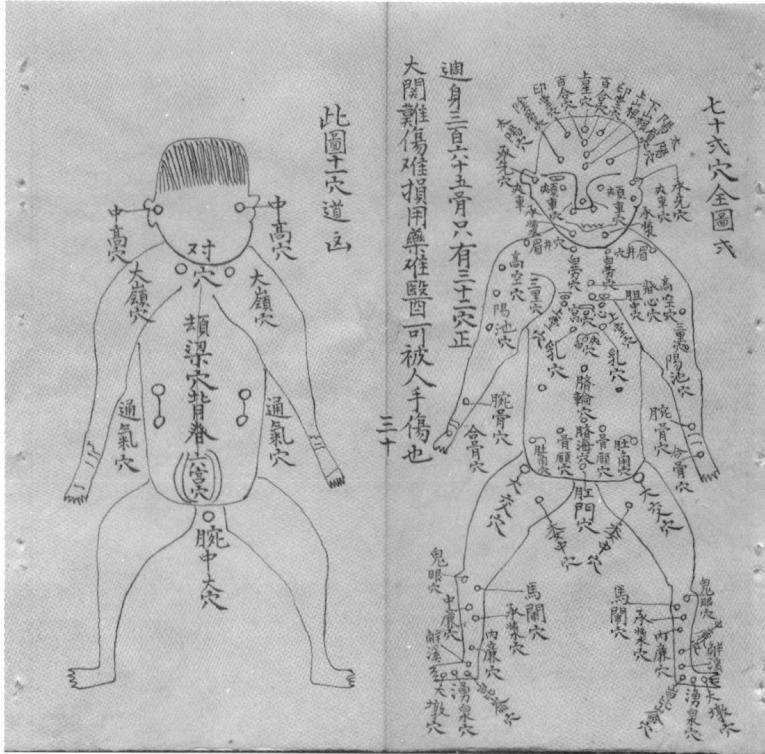

图 10-2-79　正面七十二穴图

图 10-2-80　背面十一穴图

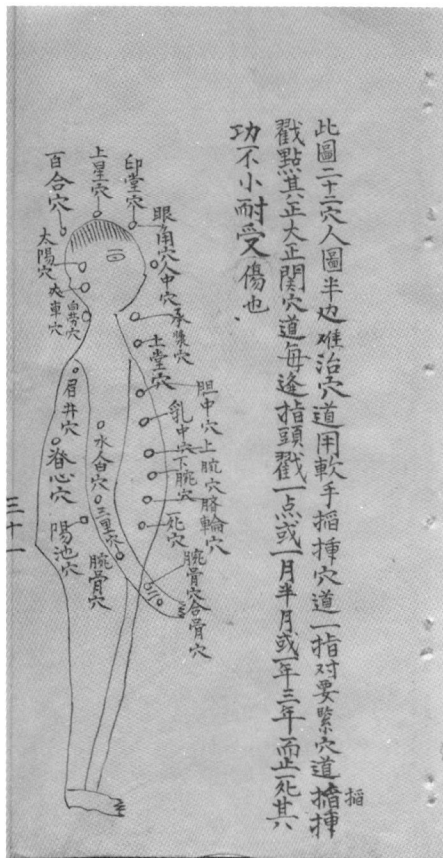

此圖二十二穴人圖半边難治穴道用軟手搯揮穴道一指對要緊穴道搯揮
戳點其正大正關穴道每逢指頭戳一点或一月半月或一年三年面正死其
功不小耐受又傷也

伤面正穴图

图 10-2-81　侧面二十二穴图

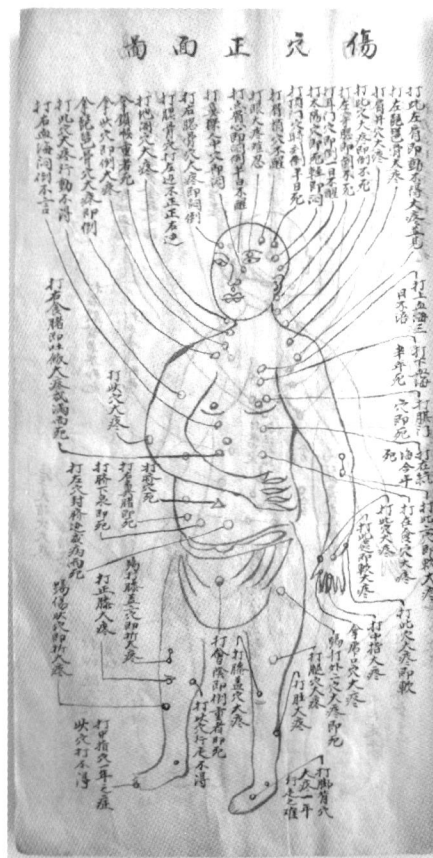

图 10-2-82　伤穴正面图

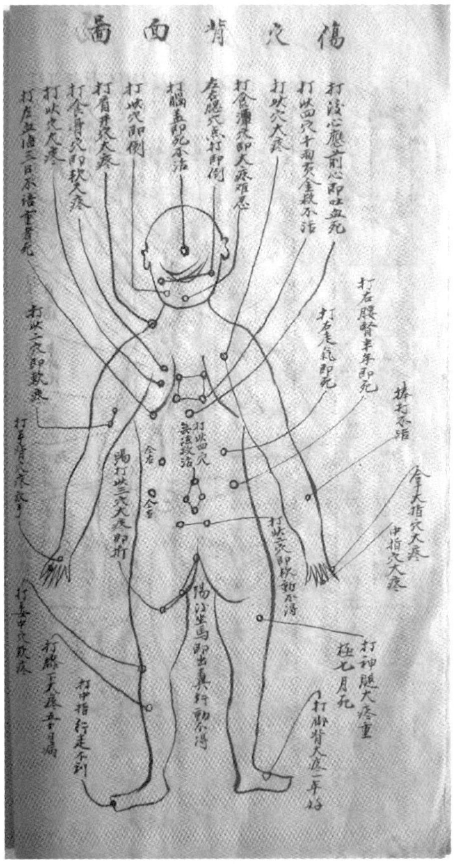

图 10-2-83　伤穴背面图

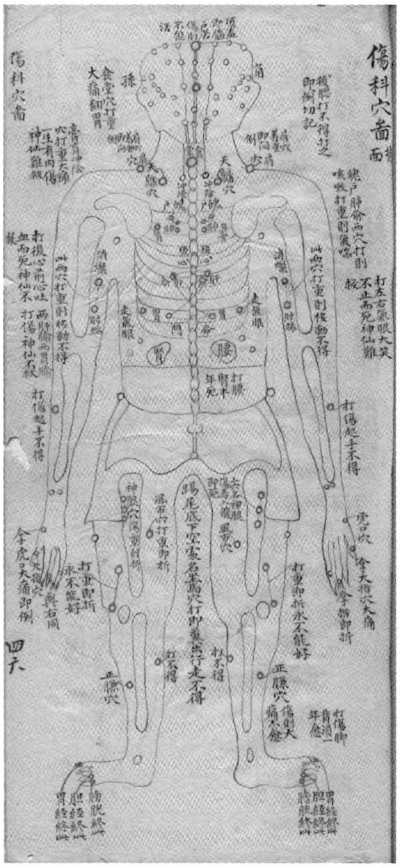

图 10-2-84　伤科背面穴图

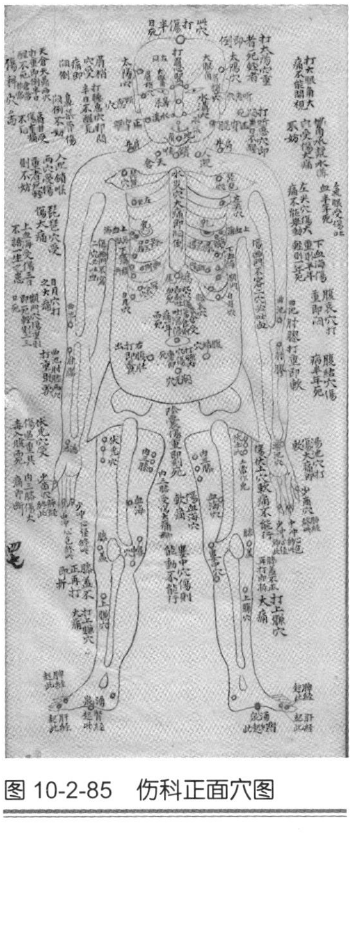

图 10-2-85　伤科正面穴图

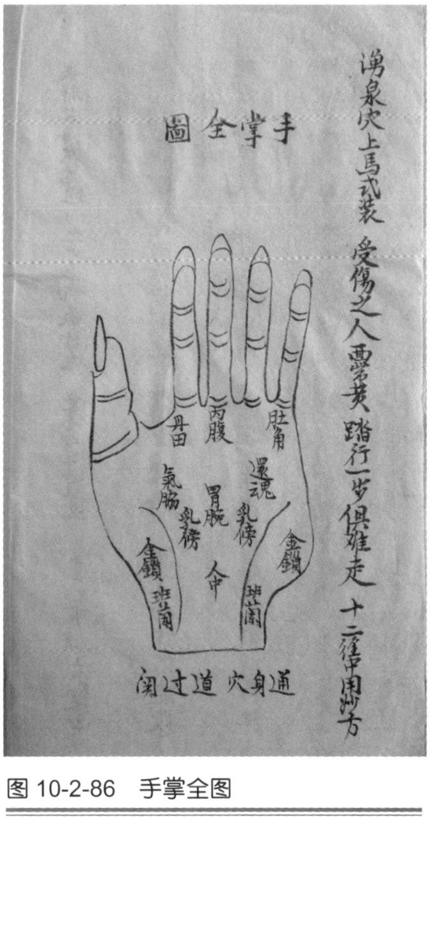

图 10-2-86　手掌全图

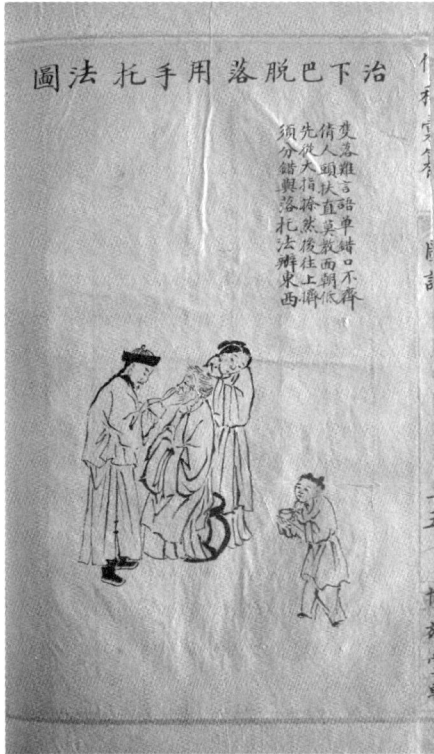

图 10-3-87　治下巴脱落用手托法图

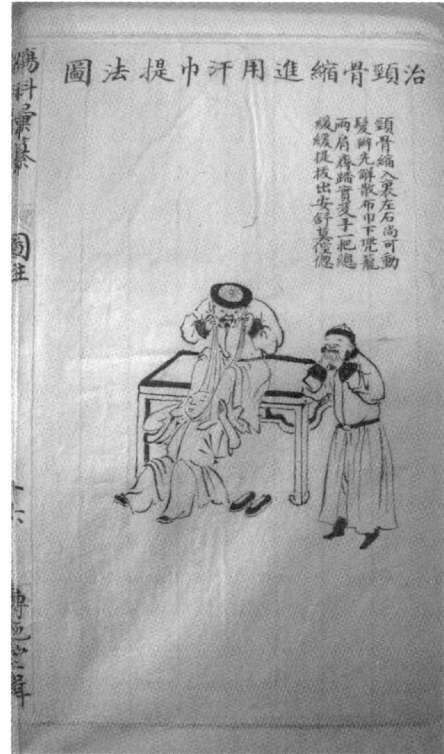

图 10-3-88　治颈骨缩进用汗巾提法图

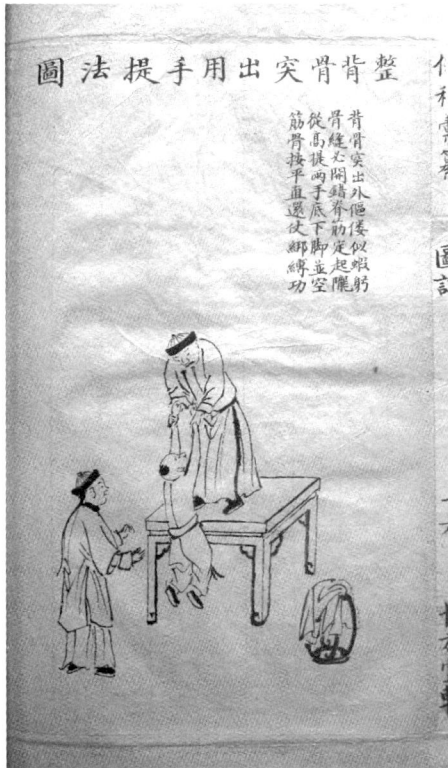

图 10-3-89　整背骨突出用手提法图

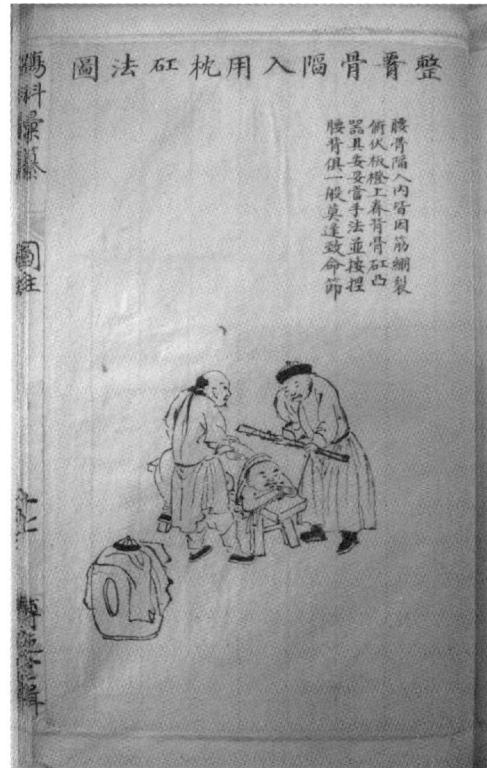

图 10-3-90　整腰骨陷入用枕矼法图

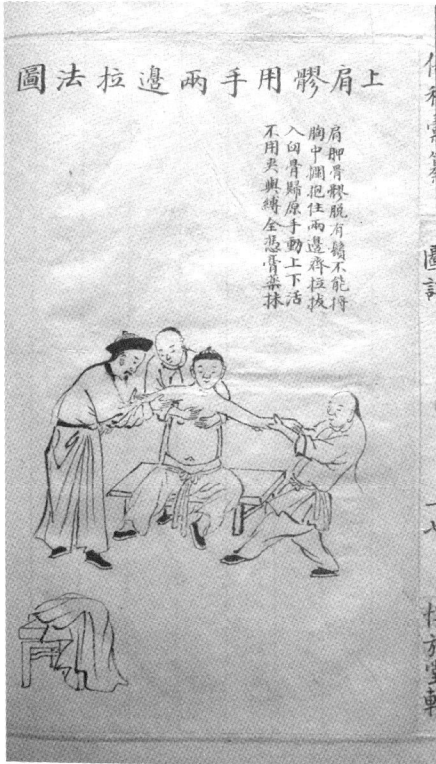

图 10-3-91　上肩髎用手两边拉法图

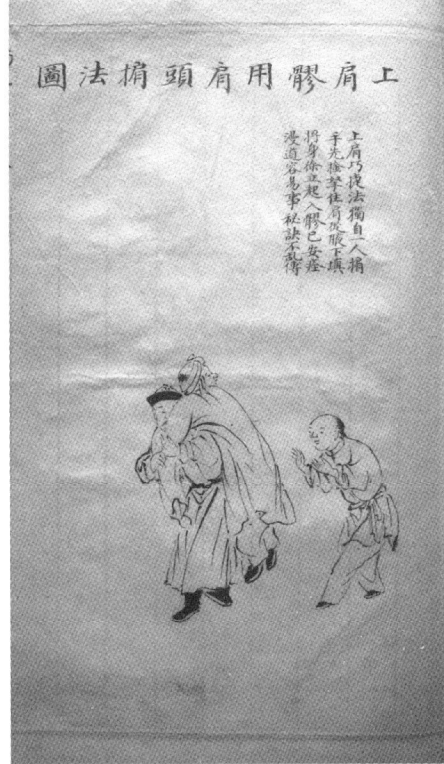

图 10-3-92　上肩髎用肩头掮法图

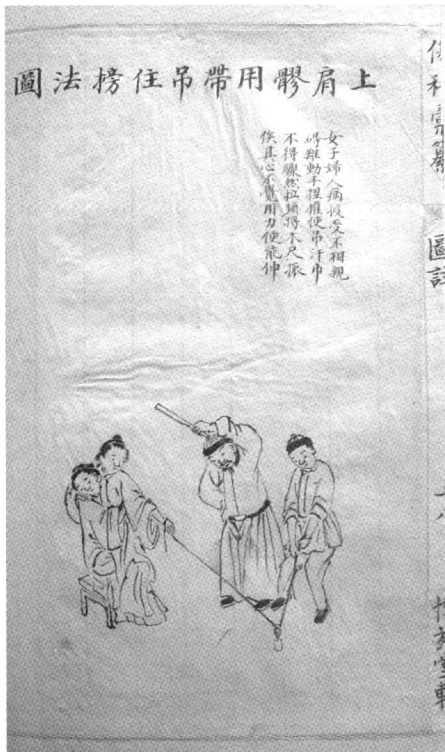

图 10-3-93　上肩髎用带吊住搒法图

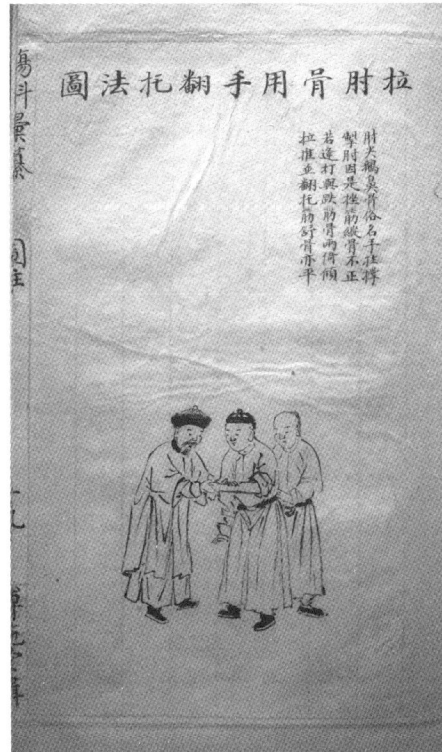

图 10-3-94　拉肘骨用手翻托法图

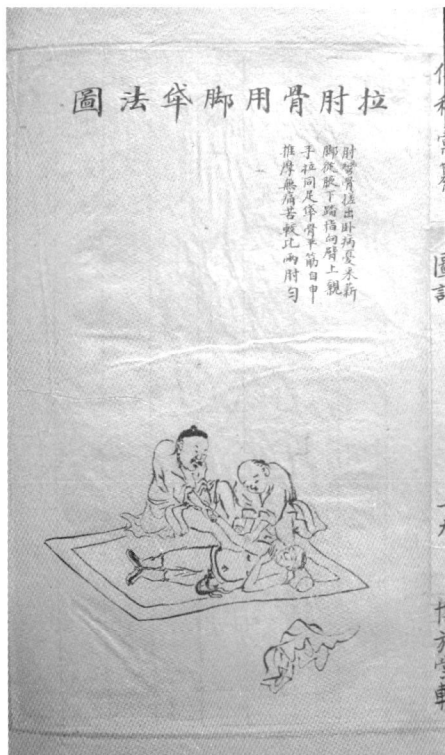

图 10-3-95　拉肘骨用脚牮法图

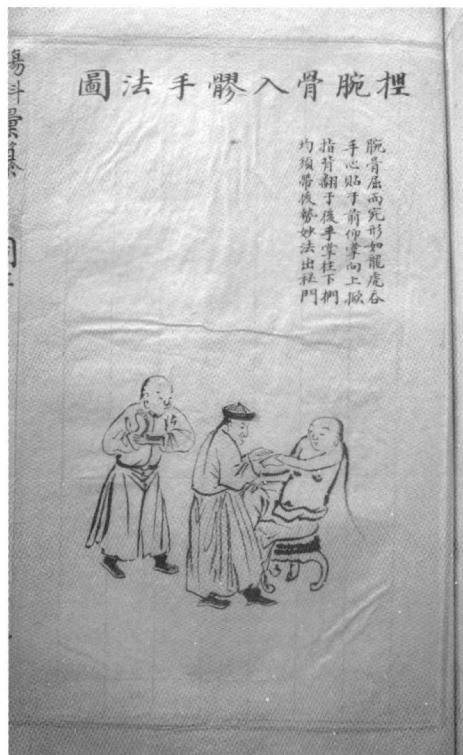

图 10-3-96　捏腕骨入臼手法图

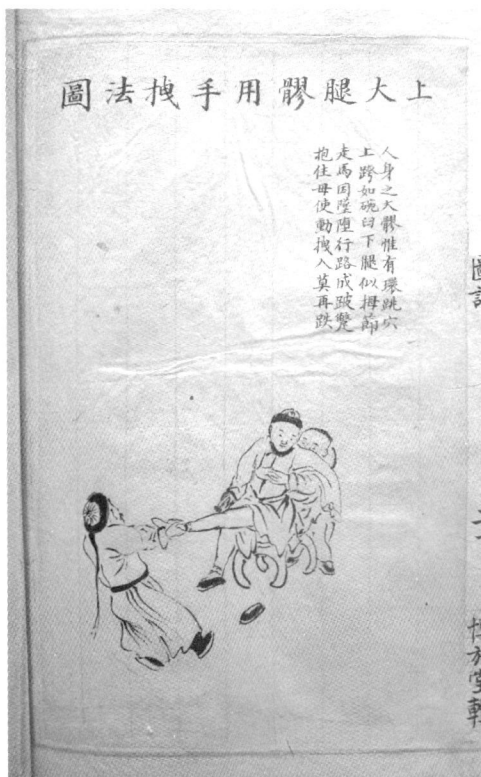

图 10-3-97　上大腿臼用手拽法图

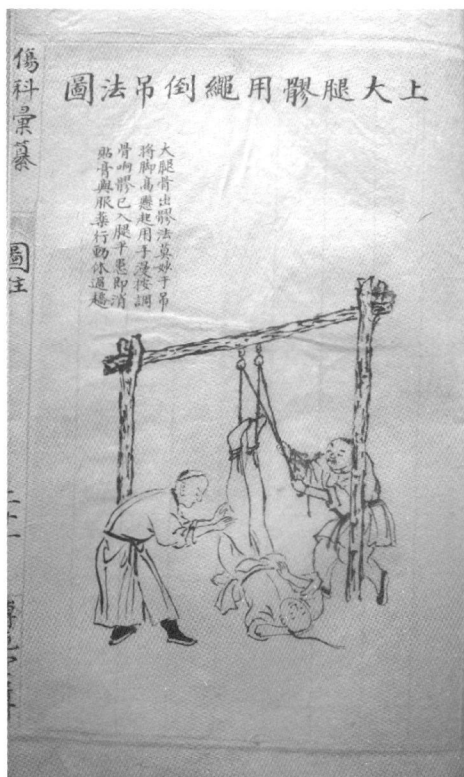

图 10-3-98　上大腿臼用绳倒吊法图

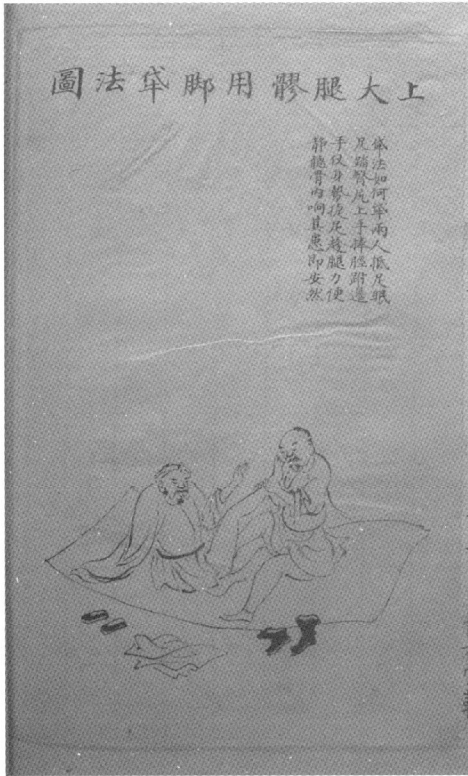

图 10-3-99　上大腿髎用脚华法图

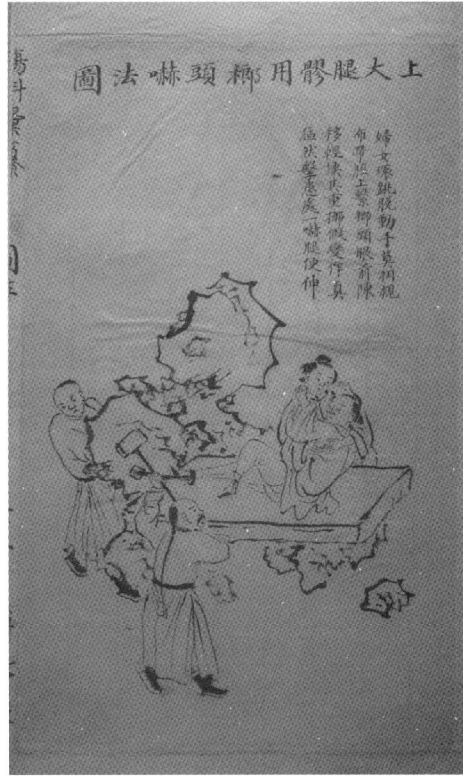

图 10-3-100　上大腿髎用榔头吓法图

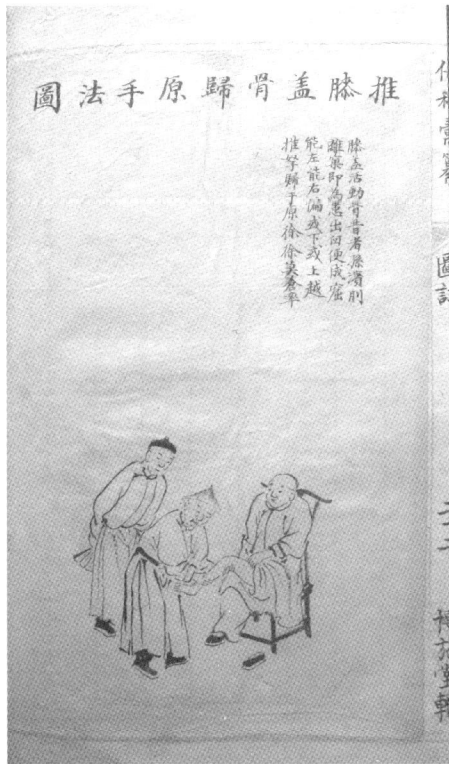

图 10-3-101　推膝盖骨归原手法图

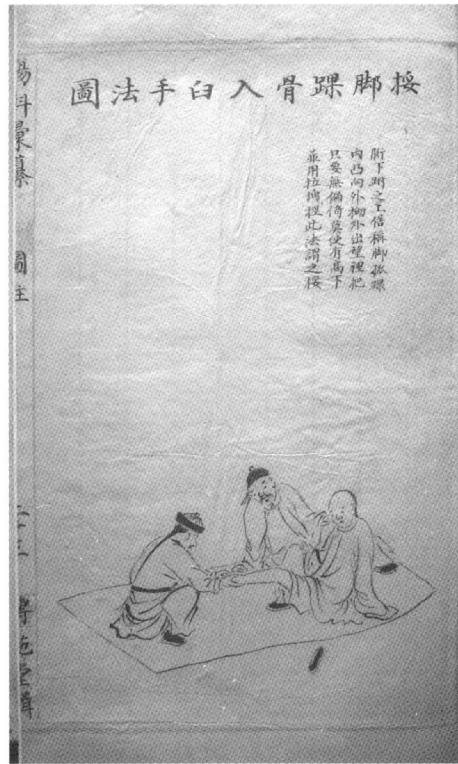

图 10-3-102　挪脚踝骨入臼手法图

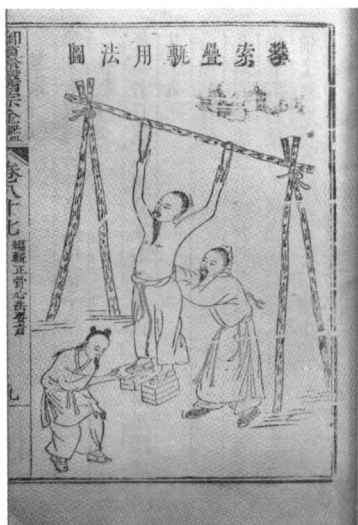

图 10-3-103　攀索叠砖用法图

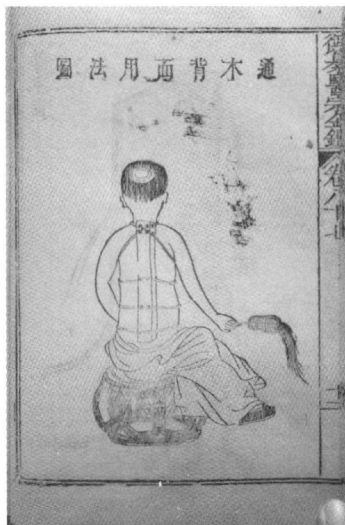

图 10-3-104　通木背面用法图

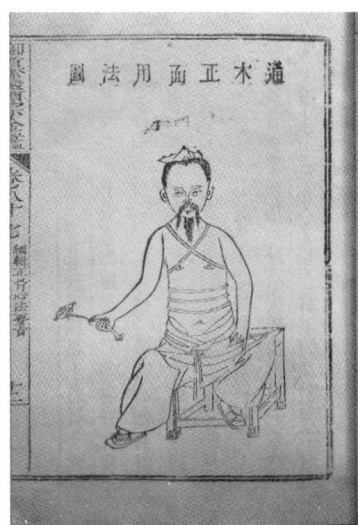

图 10-3-105　通木正面用法图

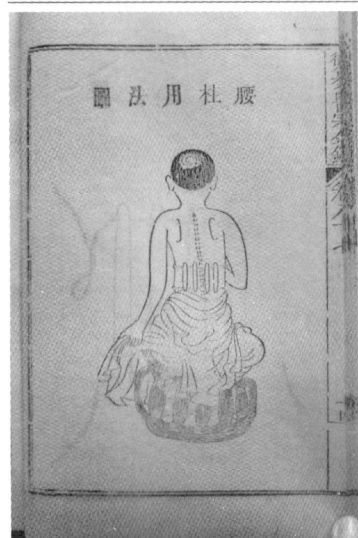

图 10-3-106　腰柱用法图

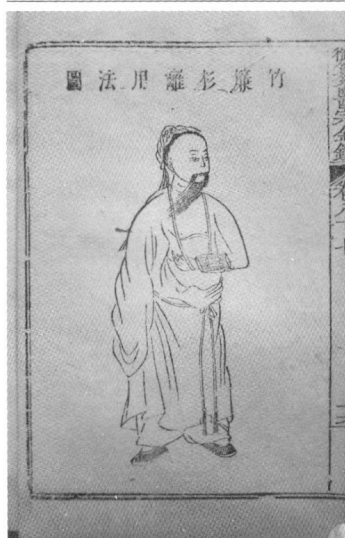

图 10-3-107　竹帘杉篱用法图

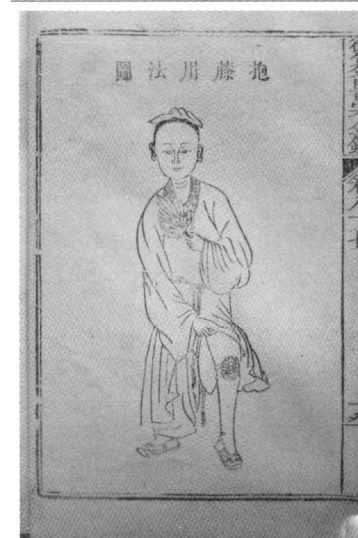

图 10-3-108　抱膝用法图

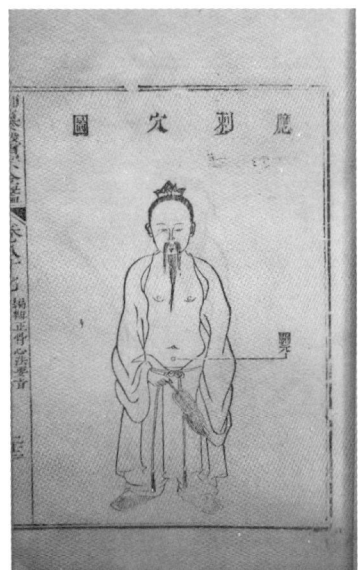

图 10-3-109　应刺穴图 1

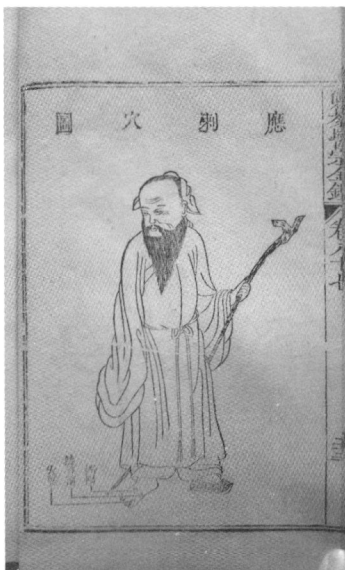

图 10-3-110　应刺穴图 2

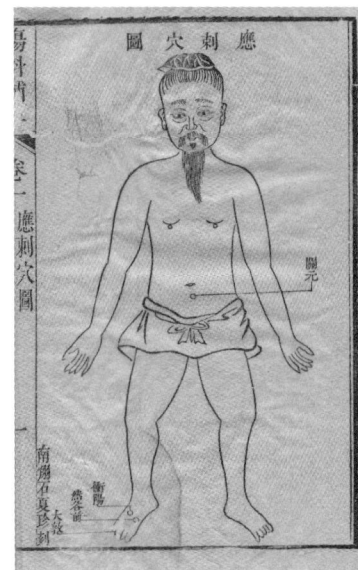

图 10-3-111　应刺穴图

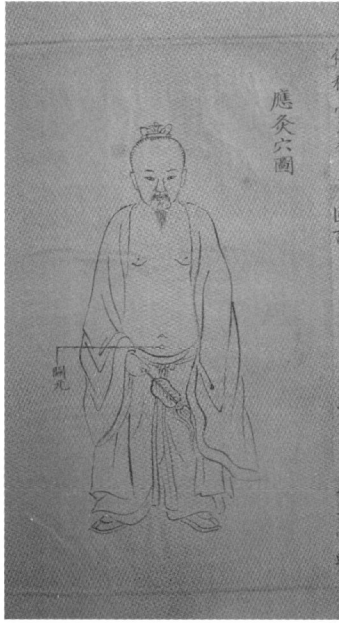

图 10-3-112　应灸穴图

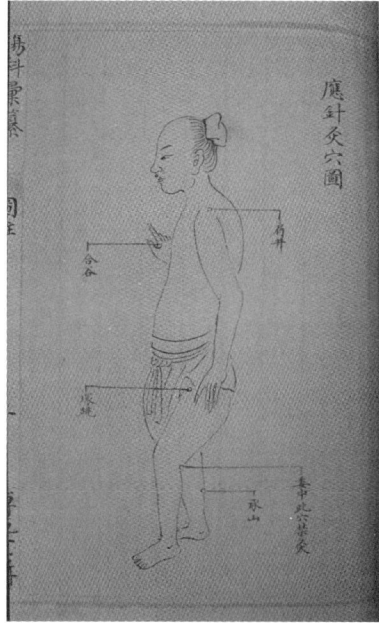

图 10-3-113　应针灸穴图

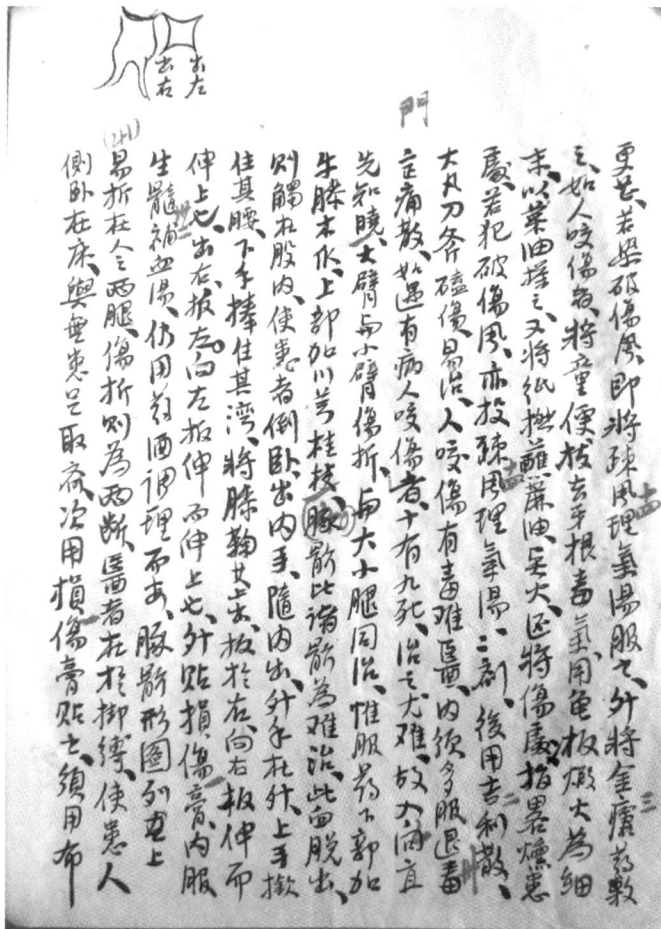

图 10-3-114　豚骺形图

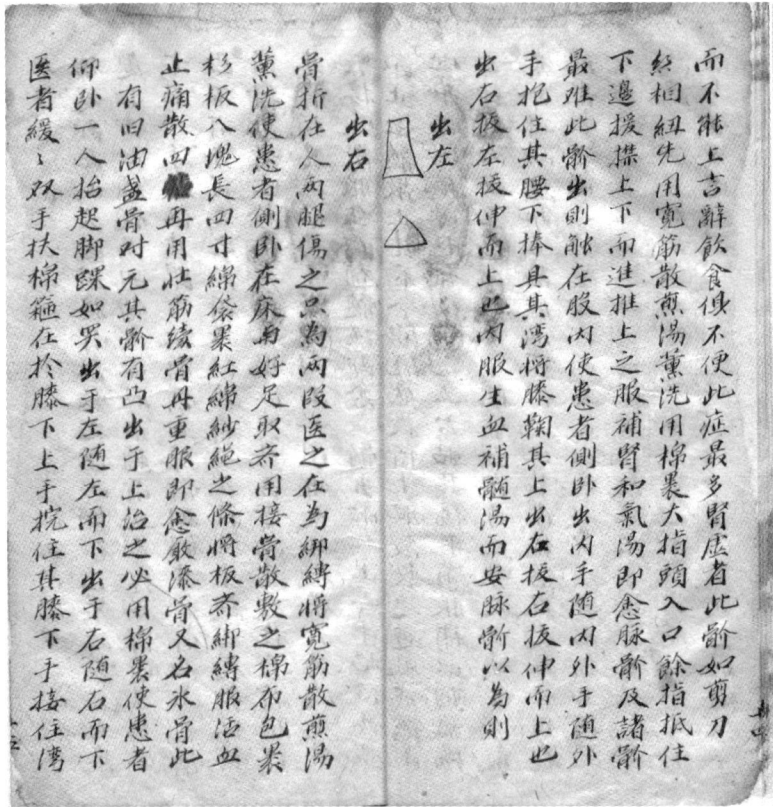

图 10-3-115　豚骱形图

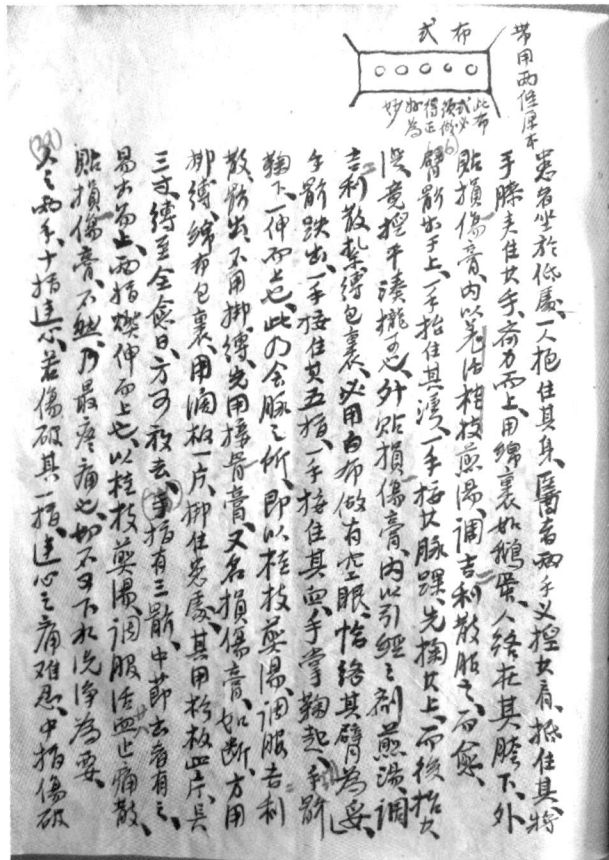

图 10-5-116　布式图

图 10-5-117　大弓刀图
图 10-5-118　小弓刀图
图 10-5-119　小开刀图
图 10-5-120　大开刀图
图 10-5-121　小银针图
图 10-5-122　大银针图

图 10-5-123　单钩图
图 10-5-124　双钩图
图 10-5-125　小铍针图
图 10-5-126　大铍针图
图 10-5-127　细银探丝图
图 10-5-128　粗银探丝图

图 10-5-129　片刀图
图 10-5-130　剔脚刀图

图 10-5-131　通木图

图 10-5-132　腰柱图

图 10-5-133　竹帘图
图 10-5-134　杉篱图

图 10-5-135　抱膝图

下插势专除快腿
得进步揽势无别
钩脚锁臂不容情
上惊下取一跌
埋伏势窝弓待虎
犯圈套寸步难移
就机发连几腿跌
快快回棚莫待迟
抛架子抢步被挂
补上腿那怕他识
右横左探快如飞
架一掌不知天地
拈肘势防他美腿
我截短须认高低
劈打推压要皆依
切勿手足忙中

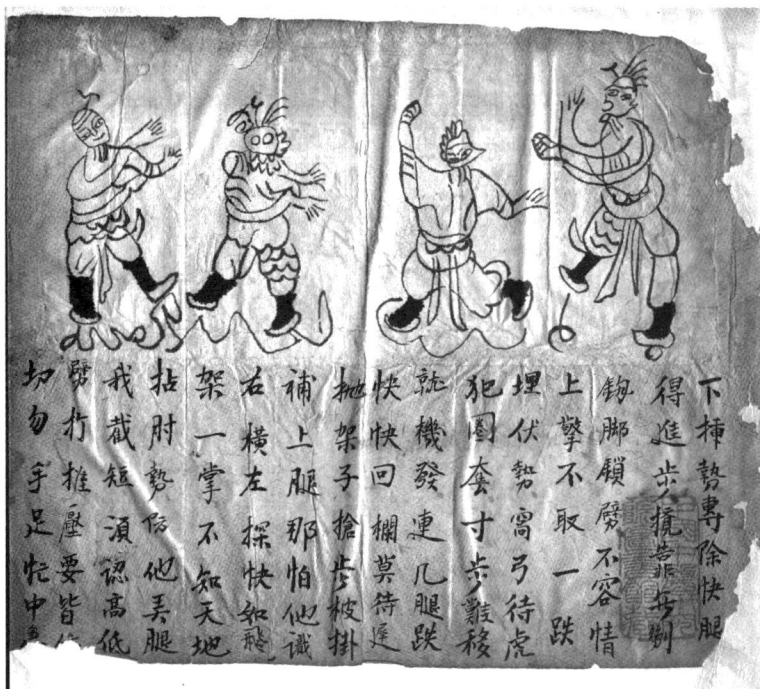

图 10-6-136　拳法图 1　　　图 10-6-137　拳法图 2
图 10-6-138　拳法图 3　　　图 10-6-139　拳法图 4

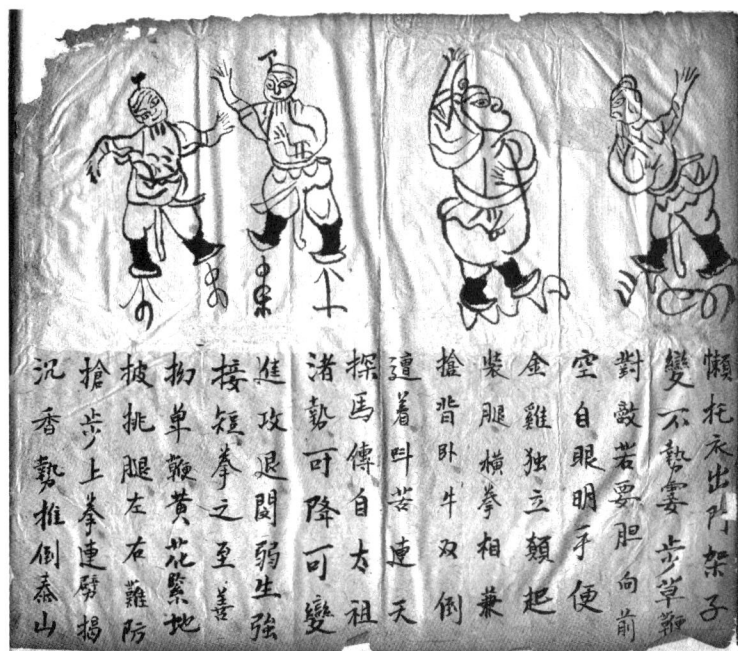

懒扎衣出门架子
变下势霎步单鞭
对敌若要胆向前
空自眼明手便
金鸡独立颠起
裙腿横拳相兼
抢背卧牛双倒
遭着叫娘连天
探马传自太祖
诸势可降可变
进攻退闪弱生强
接短拳之至善
拗单鞭黄花紧地
披挑腿左右难防
抢步上拳连劈揭
况香势推倒泰山

图 10-6-140　拳法图 5　　　图 10-6-141　拳法图 6
图 10-6-142　拳法图 7　　　图 10-6-143　拳法图 8

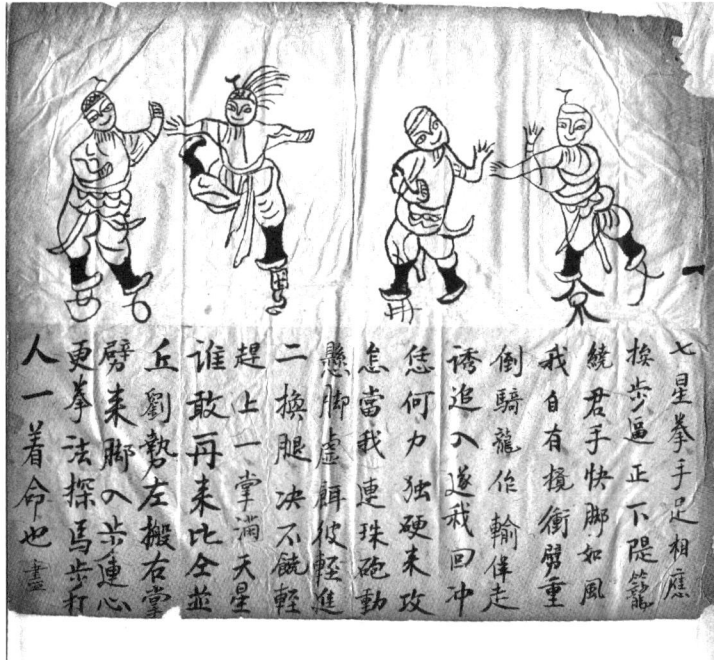

七星拳手足相應
換步逼正下提籠
繞君手快腳如風
我自有攪衝劈重
倒騎龍佐輸傍走
誘追入遶我回冲
怎何力獨硬未攻
怎當我連珠砲動
懸腳虛餌彼輕進
二換腿决不餒輕
趙上一掌滿天星
誰散再來比仝並
丘劉勢左搬右掌
劈來腳八共連心
更拳法探馬步打
人一着命也畫

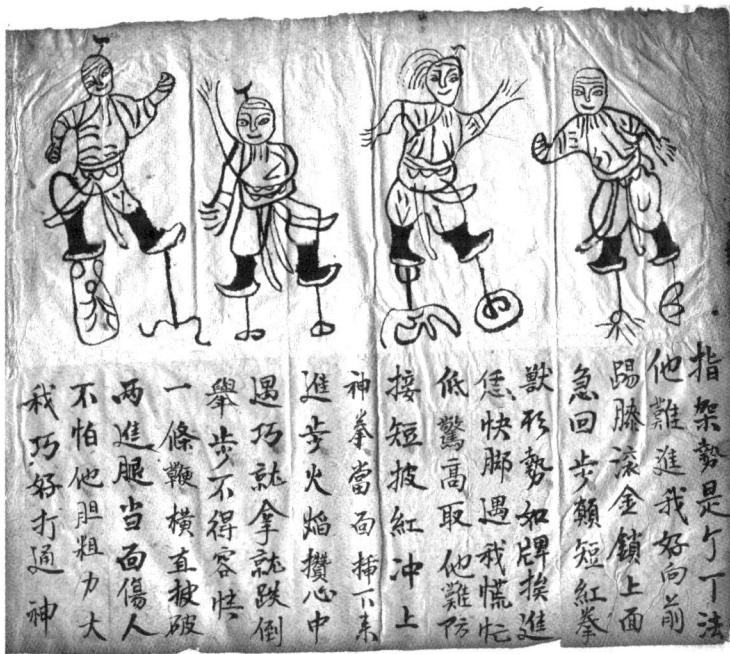

指架勢是卞丁法
他難進我好向前
踢膁滾金鎖上面
急回步顛短紅拳
歇形勢如牌挨進
低驚腳高取我慌忙
怎快腳遇他難防
接短披紅插下來
神拳當面
進步火焰攢心中
遇巧就拿就跌倒
舉步不得容情
一條鞭橫直披破
兩進腿當面傷人
不怕他胆粗力太
栽巧好打通神

俊扫一跃分明
看他立站不稳
但来滚我前撑
伏虎势侧身三脚
短打得以艺为乘
双手逼他的单手
硬攻进脚快难来
中四平势实雄固
怒快腿不得通驰
直来拳遂我没洗
左右拳一如四年
抢拿势封脚套子
息当我闪惊巧取
怒伊势固手风雷
左右腿冲敲连珠
一霎步随机应变

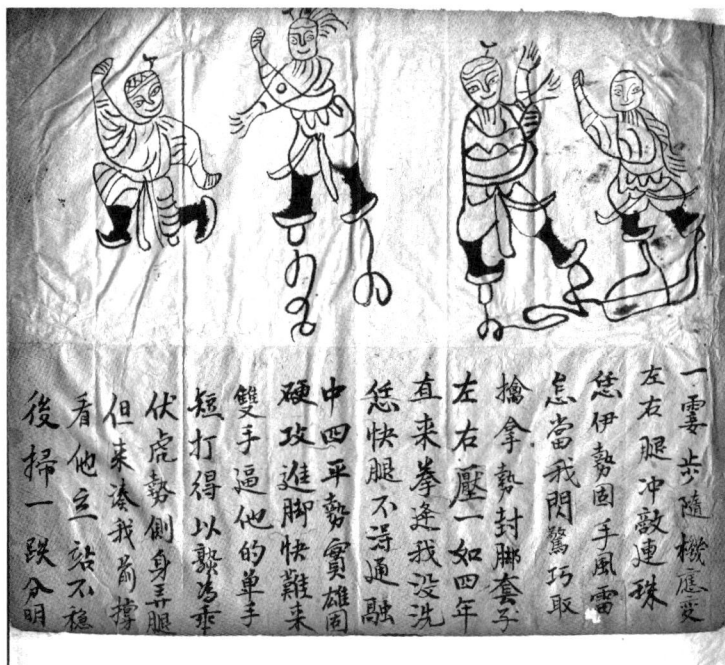

图 10-6-152　拳法图 17　　图 10-6-153　拳法图 18
图 10-6-154　拳法图 19　　图 10-6-155　拳法图 20

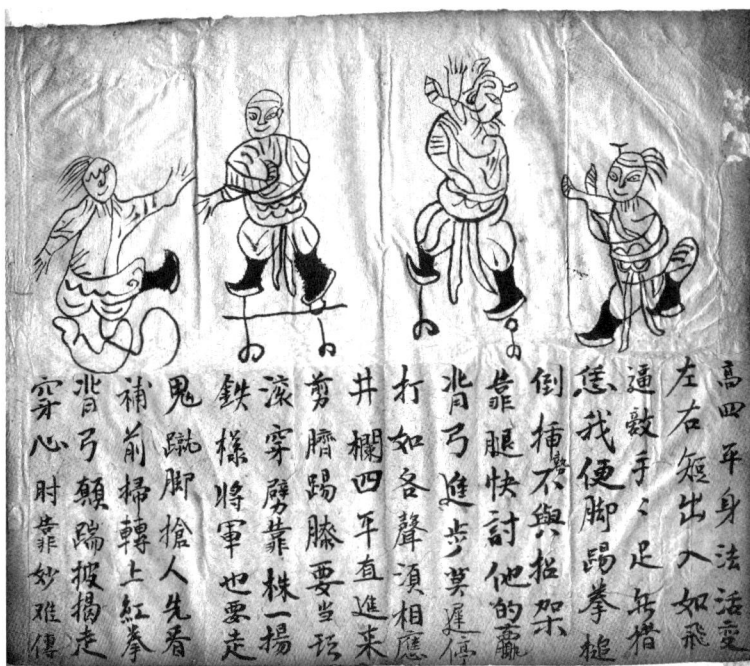

穿心肘靠妙难传
背弓顿踹披揭走
补前扫转上红拳
鬼蹴脚抢人先看
铁样将军也要走
滚穿磨膝要当珍
井栏四平直进来
打如各声须相应
背弓进步莫迟停
靠腿快讨他的羸
倒插势快脚踢拳槌
怒我便脚踢拳槌
通敲手足难措
左右短出入如飞
高四平身法活变

图 10-6-156　拳法图 21　　图 10-6-157　拳法图 22
图 10-6-158　拳法图 23　　图 10-6-159　拳法图 24

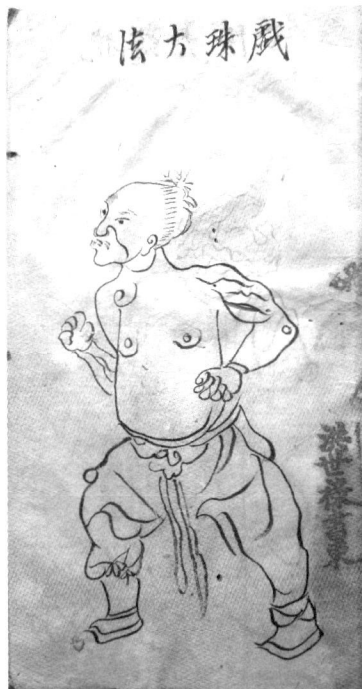

图 10-6-160　戏珠大法图 1

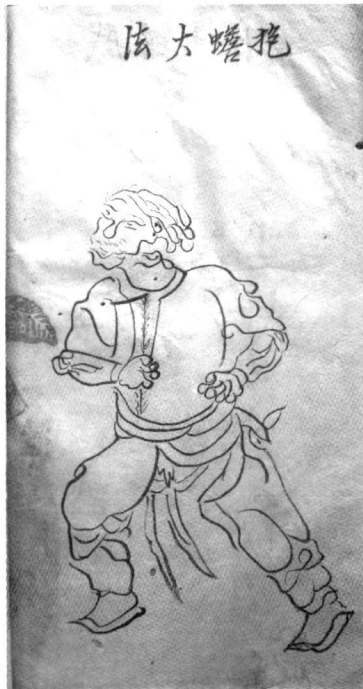

图 10-6-161　抱蟾大法图 1

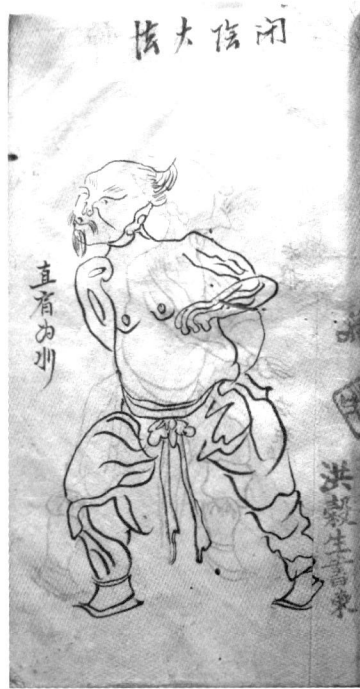

图 10-6-162　闭阴大法图

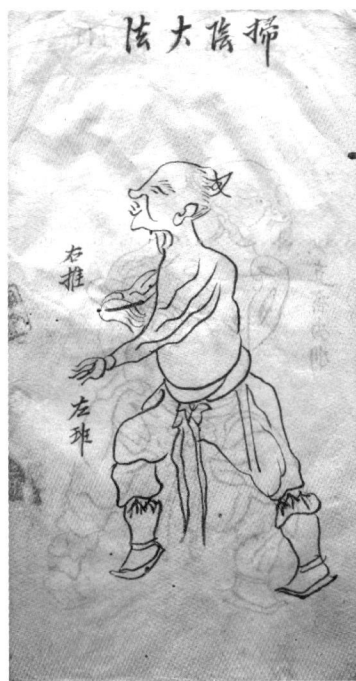

图 10-6-163　扫阴大法图

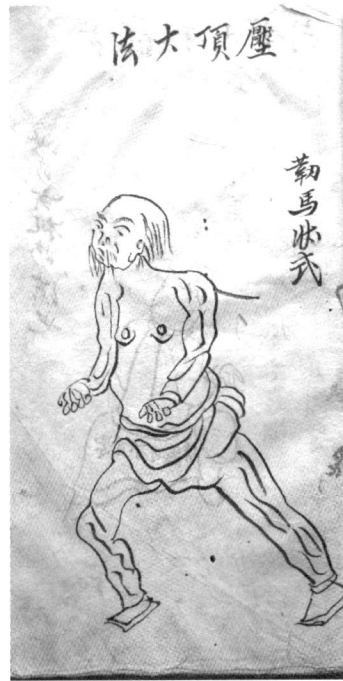

图 10-6-164　压顶大法图 1

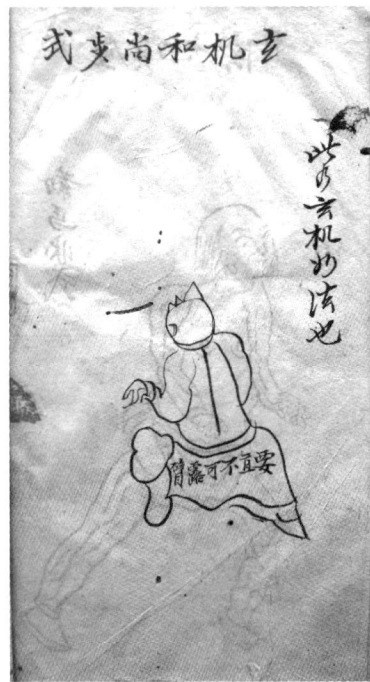

图 10-6-165　玄机和尚步式图

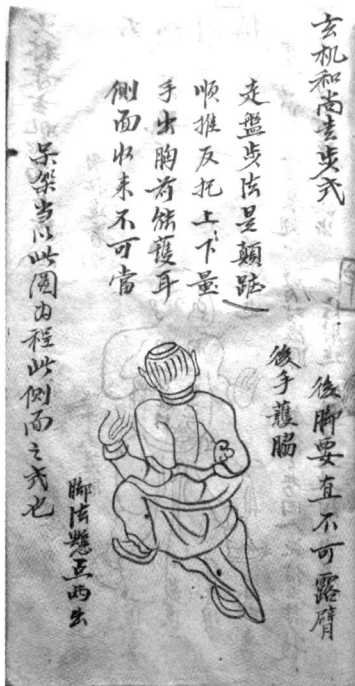

图 10-6-166　玄机和尚走步式图

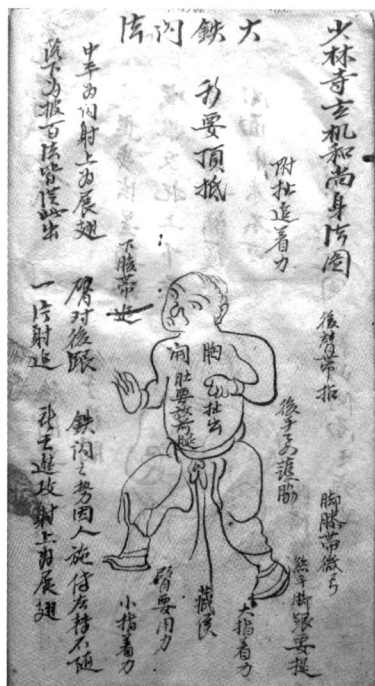

图 10-6-167　大铁闪法图

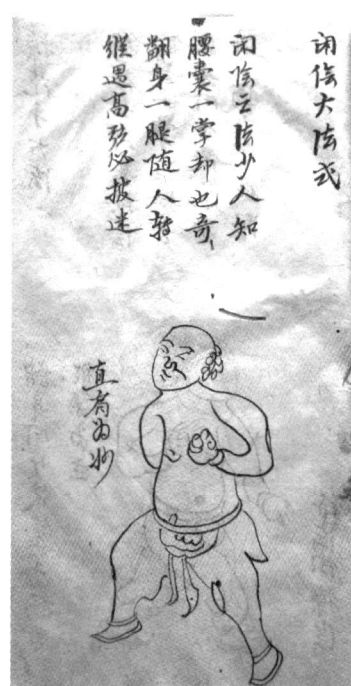

图 10-6-168　闭阴大法式图

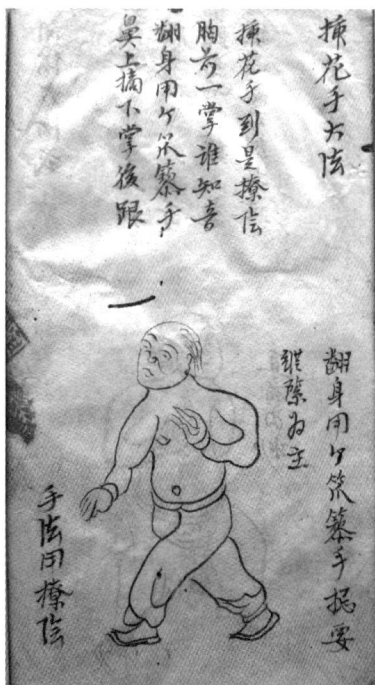

图 10-6-169　插花手大法图

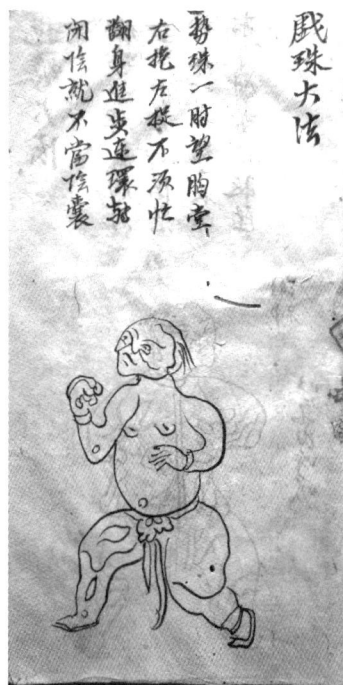

图 10-6-170　戏珠大法图 2

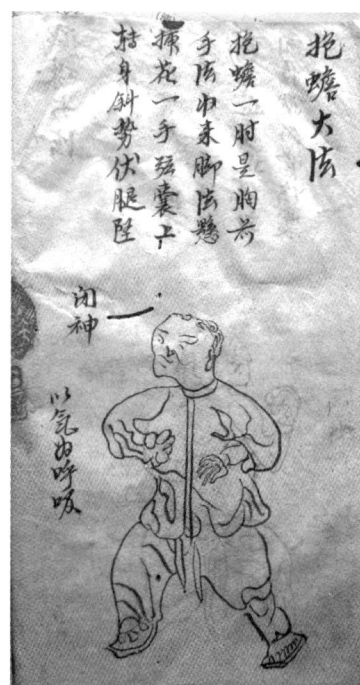

图 10-6-171　抱蟾大法图 2

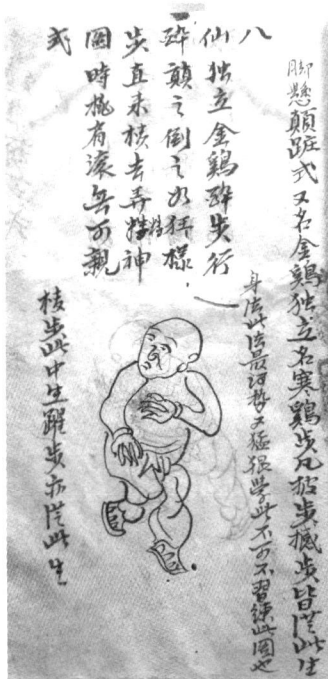

图 10-6-172 八仙醉步图式图

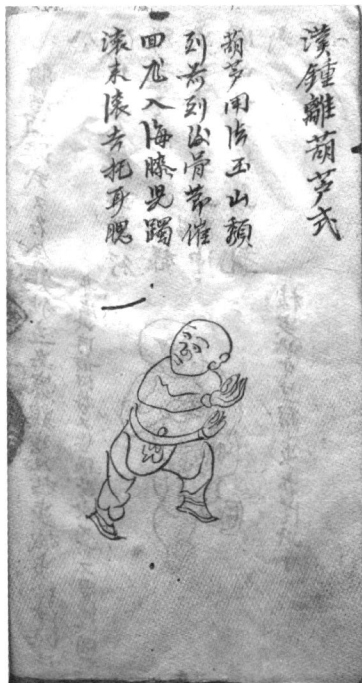

图 10-6-173 汉钟离葫芦式图

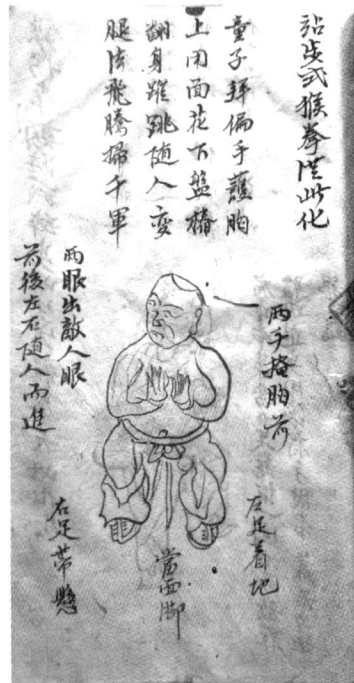

图 10-6-174 站步式图

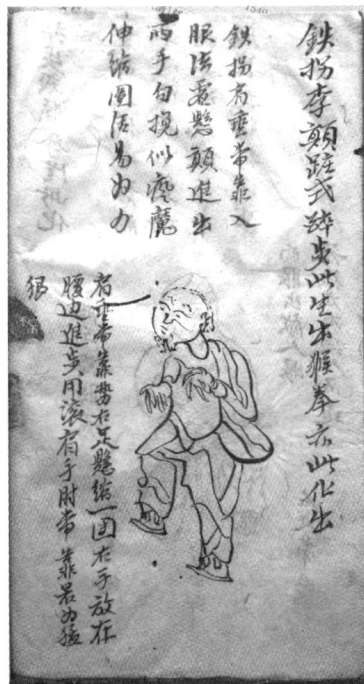

图 10-6-175 铁拐李颠桩式图

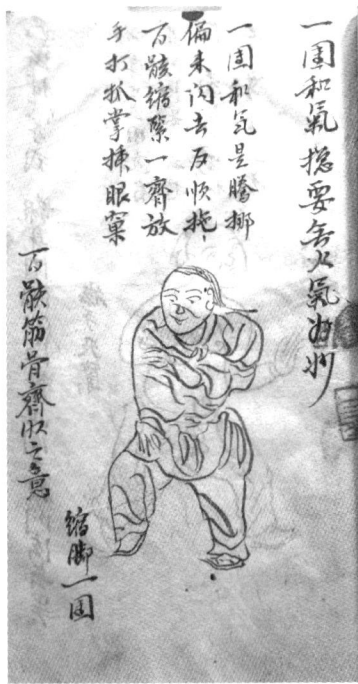

图 10-6-176 一团和气图

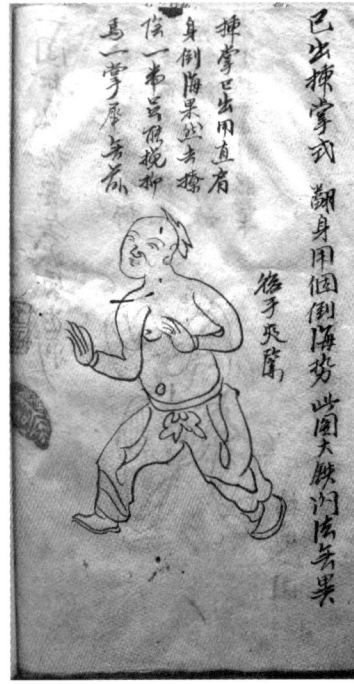

图 10-6-177 已出插掌式图

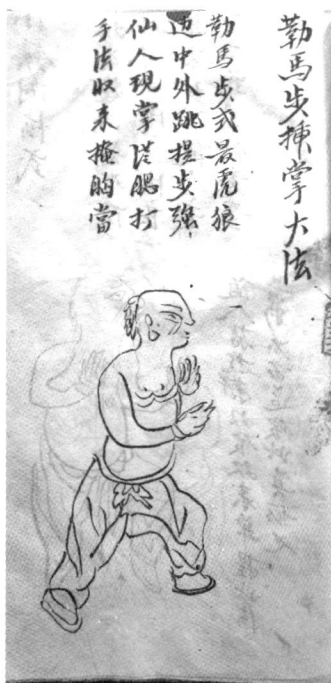

图 10-6-178　勒马步插掌大法图

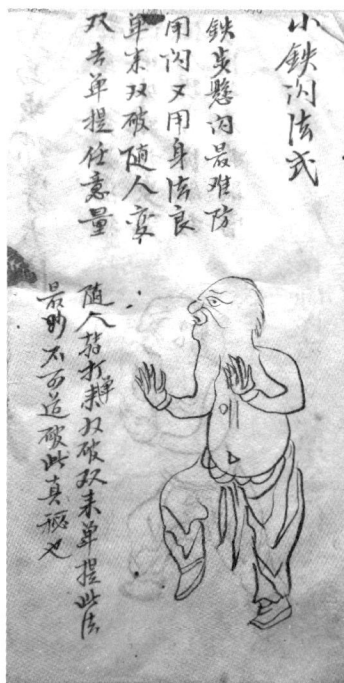

图 10-6-179　小铁闪法式图

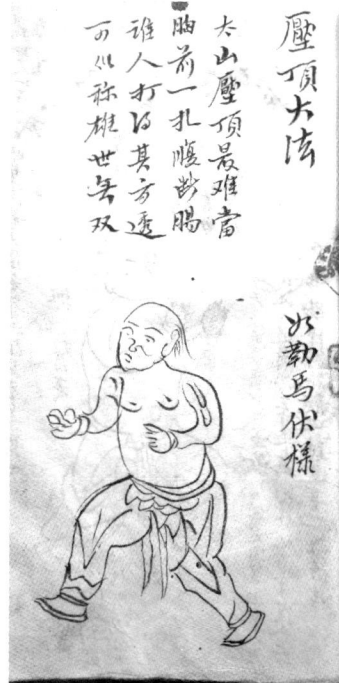

图 10-6-180　压顶大法图 2

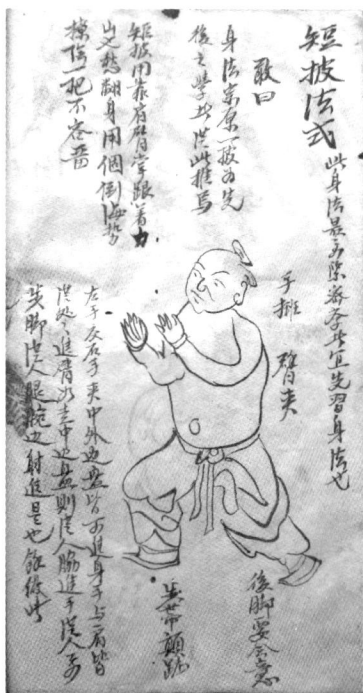

图 10-6-181　短披法式图

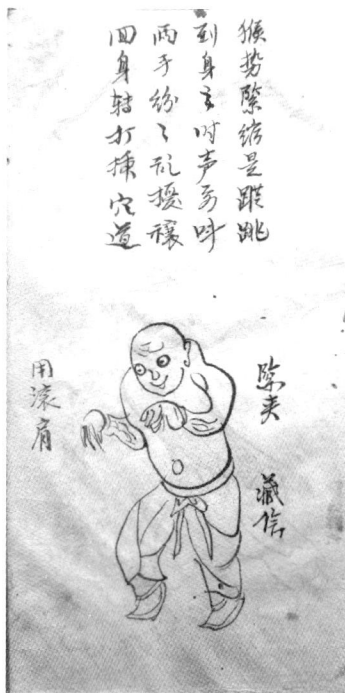

图 10-6-182　猴拳图

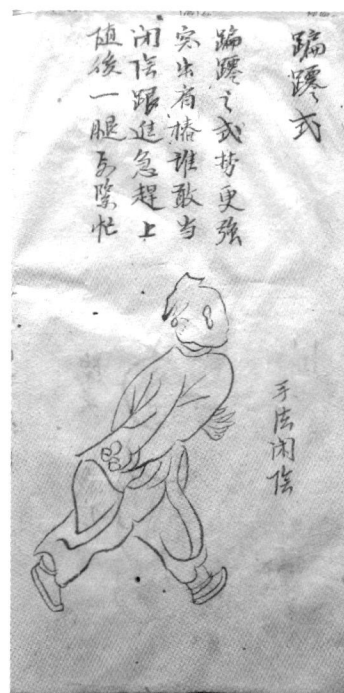

图 10-6-183　蹁躃式图

左肩出势力式图のarea：

右肩出势力式

左肩出势右手挑
右手一披随似挖
又挑未奔地角嘴
两拳慢进气可交

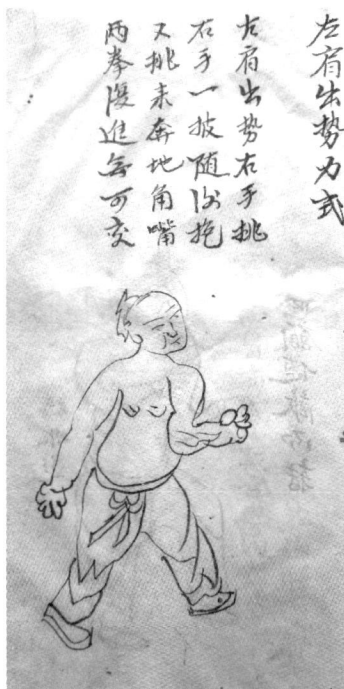

图 10-6-184　左肩出势力式图

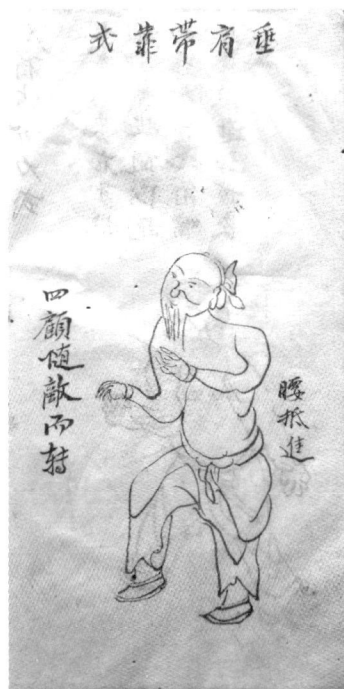

垂肩带靠式

四顾随敌而转

腰抵進

图 10-6-185　垂肩带靠式图

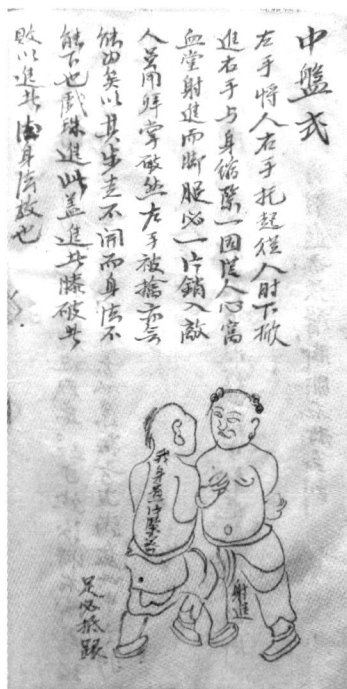

中盤式

右手将人右手托起随人肘下掀
進右手与身俱起一回見人心窝
血堂射進而脚腿必一回見人胸入歉
人莫闭肾宁破处左手被搶入云
乱如矣以其步尽不闲而身法不
能下也藏珠進此盡進步膝破步
敗必進步囹身院放也

足必掀跟

图 10-6-186　中盘式图

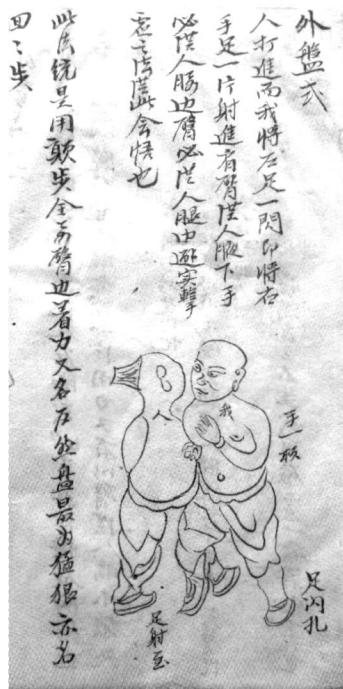

外盤式

左肩出势右手挑
手足一片射進而我特左足一闪印将右
脚随人腿边肩必陷人腿中迎实捞手
又挑入腿边肩边着力又名左盘盘最为猛狠亦名
此法锐是用颠步全在肩边着力又名左盘盘最为猛狠亦名
回下失

足闪扎

王板

足射豆

图 10-6-187　外盘式图

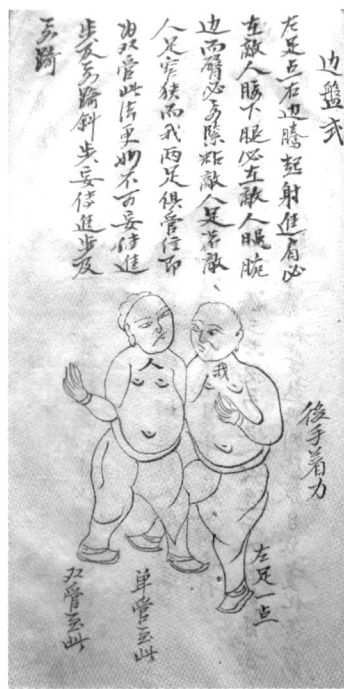

边盤式

左足点右边腿起射進肩必
左敌人腿下腿必左敵人晚腕
边而肩必多陈推敵入甚紧
人足陷狹而我西足供骨住即
故双脅此法更如不百妄住進
步反多腿斜步妄俟進步

多蹄

徒手着力

左足一点

双肩至此

草肓至此

人

我

图 10-6-188　边盘式图

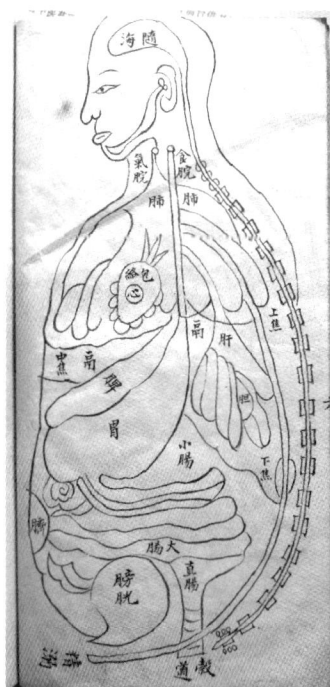

内景图 labels: 随海、食腕、气腕、肺、包园、胆、肝、胃、小肠、下焦、上焦、膀胱、大肠、直肠、谷道

图 10-7-189　内景图

图 10-8-190　头面经络图

图 10-8-191　正面四十七穴图 1

图 10-8-192　正面四十七穴图 2

图 10-8-193　正面四十七穴图 3

图 10-8-194　正面四十七穴图 4

图 10-8-195 背面三十四穴图 1

图 10-8-196 背面三十四穴图 2

图 10-8-197 背面三十四穴图 3

图 10-8-198 背面三十四穴图 4

图 10-8-199 三十六大穴图 1

图 10-8-200　三十六大穴图 2

图 10-8-201　中脘穴图

图 10-8-202　秘授童人正面图 1

图 10-8-203　秘授童人背面图 1

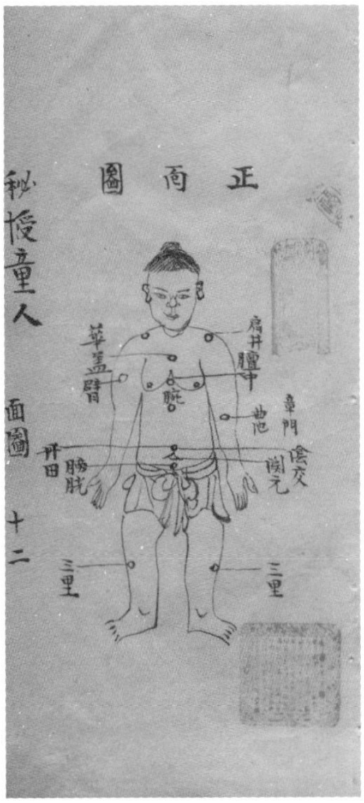

图 10-8-204　秘授童人正面图 2

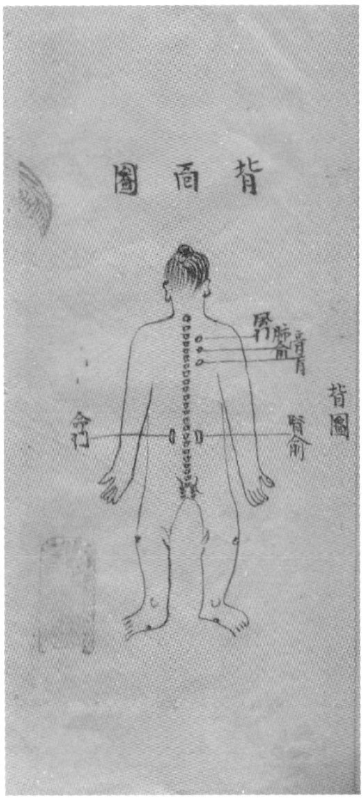

图 10-8-205　秘授童人背面图 2

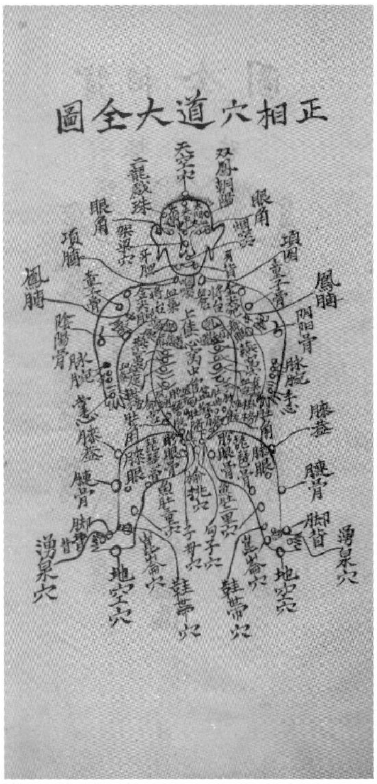

图 10-8-206　正相穴道大全图

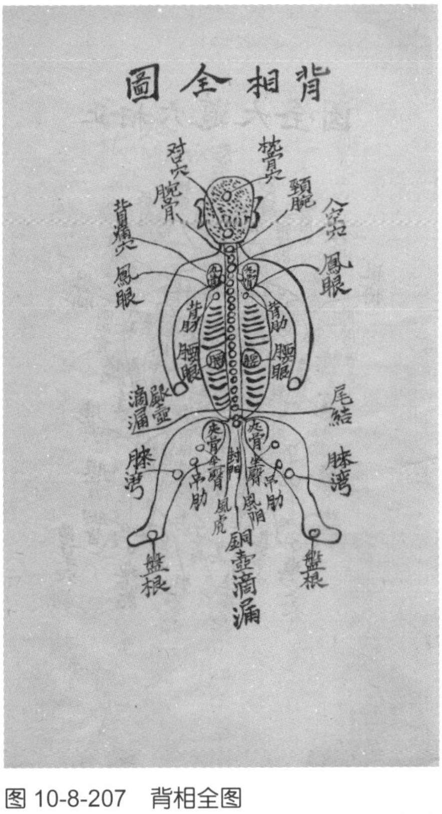

图 10-8-207　背相全图

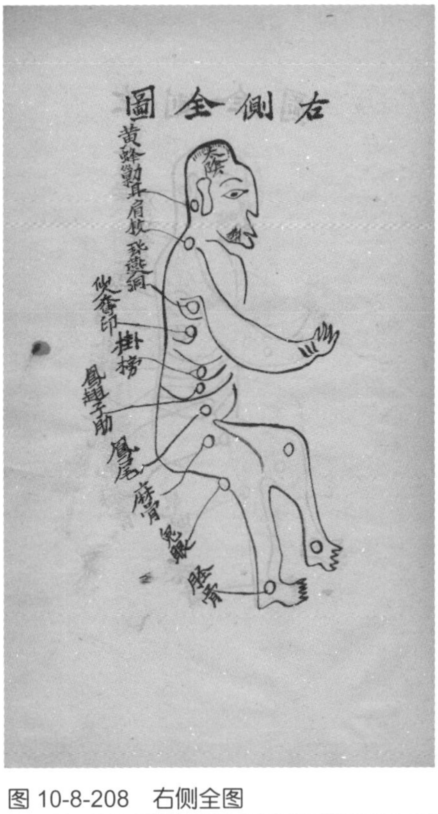

图 10-8-208　右侧全图

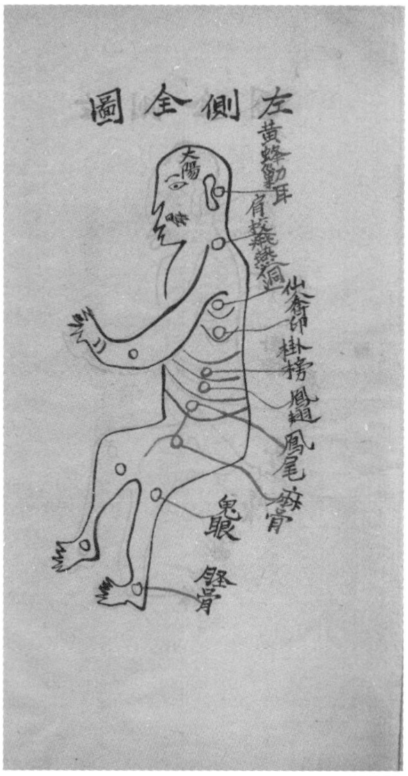

图 10-8-209　左侧全图

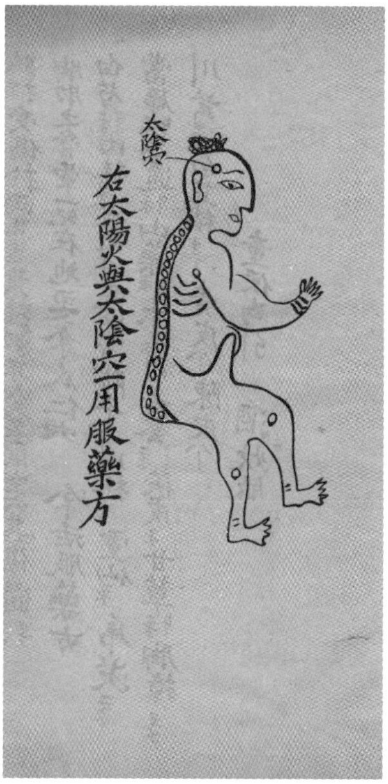

图 10-8-210　太阴穴图

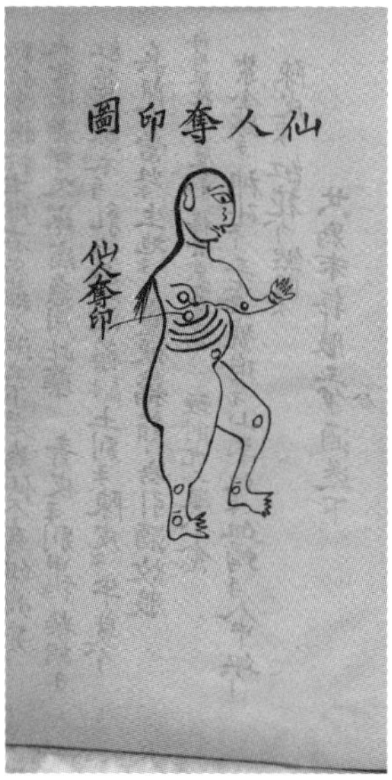

图 10-8-211　仙人夺印图

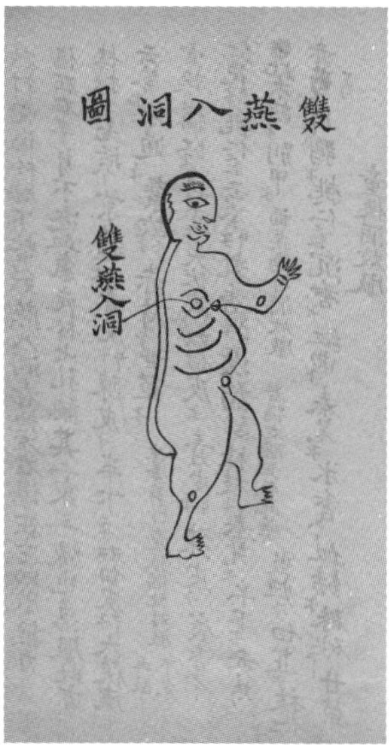

图 10-8-212　双燕入洞图

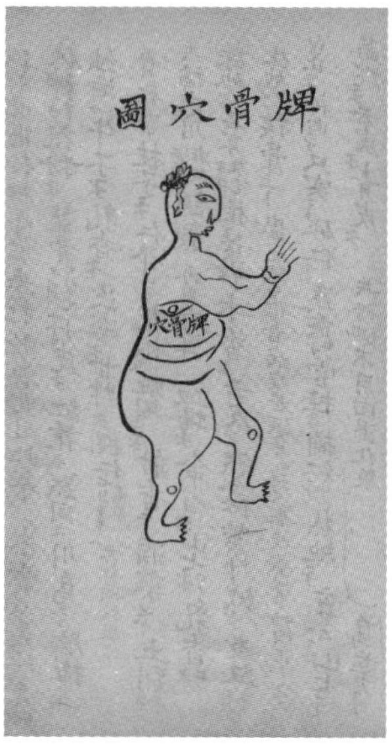

图 10-8-213　牌骨穴图

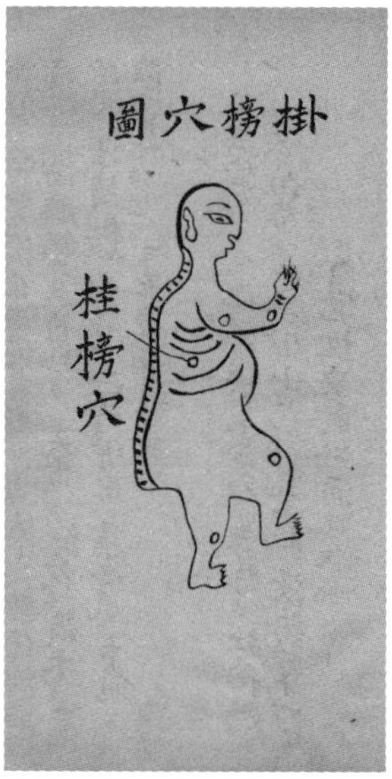

图 10-8-214　挂榜穴图

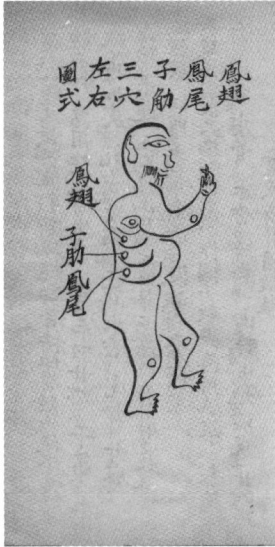

图 10-8-215 凤翅凤尾子肋三穴左右图式

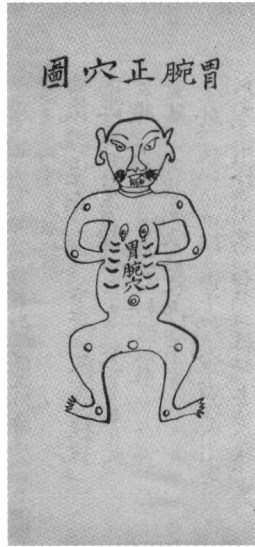

图 10-8-216 胃脘正穴图

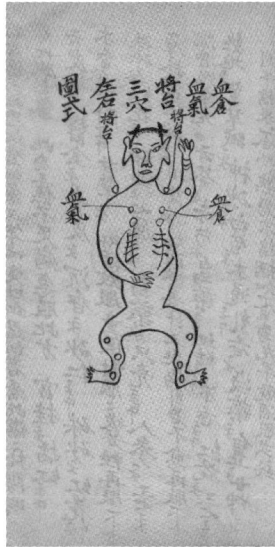

图 10-8-217 血仓血气将台左右图式

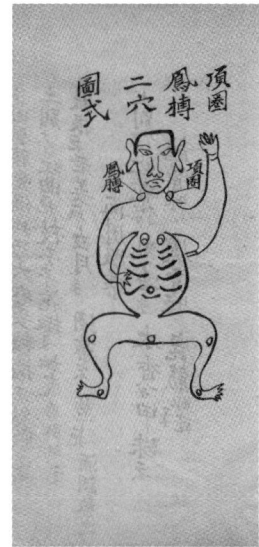

图 10-8-218 项圈凤膊二穴图式

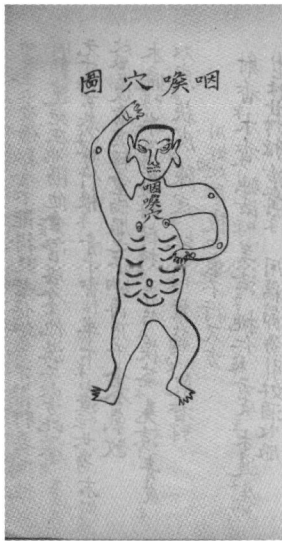

图 10-8-219 咽喉穴图

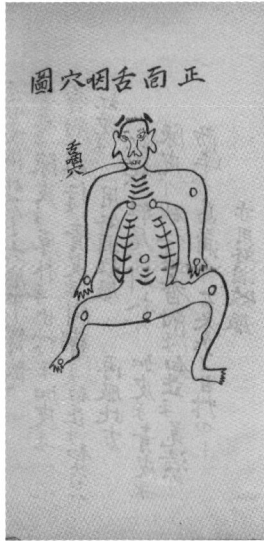

图 10-8-220 正面舌咽穴图

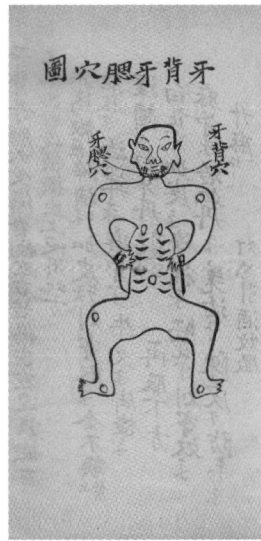

图 10-8-221 牙背牙腮穴图

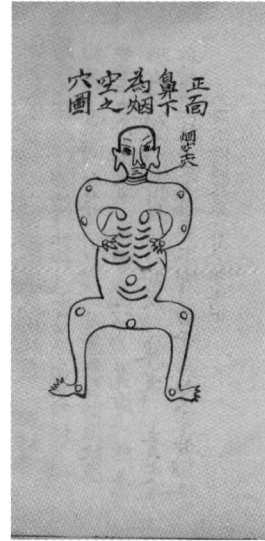

图 10-8-222 正面鼻下为烟空之穴图

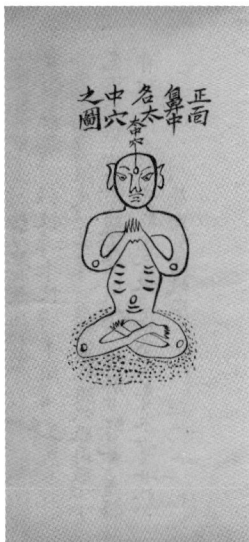

图 10-8-223　正面鼻中名太中穴之图

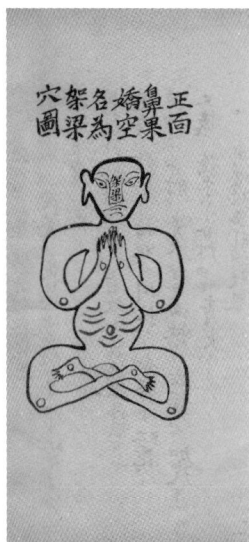

图 10-8-224　正面鼻里娇空名为架梁穴图

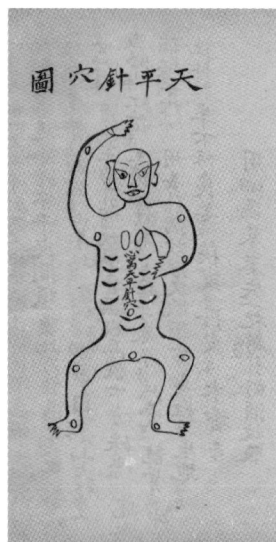

图 10-8-225　天平针穴图

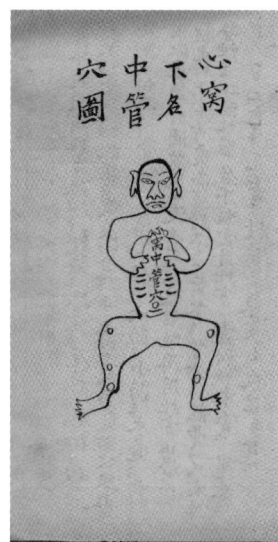

图 10-8-226　心窝下名中管穴图

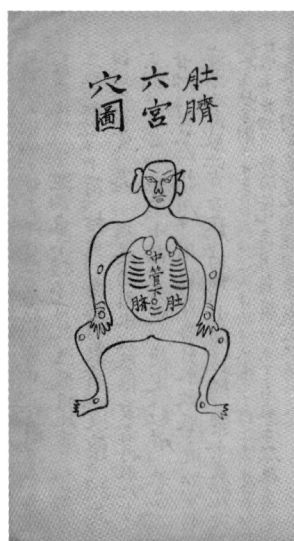

图 10-8-227　肚脐六宫穴图

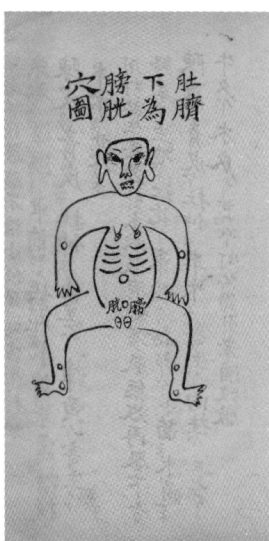

图 10-8-228　肚脐下为膀胱穴图

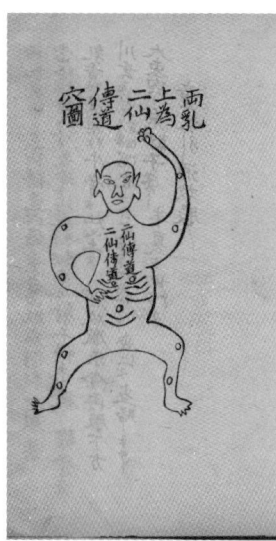

图 10-8-229　两乳上为二仙传道穴图

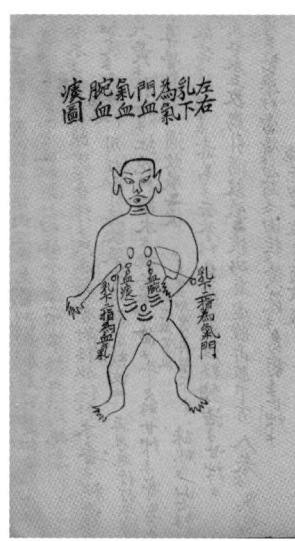

图 10-8-230　左右乳下为气门血气血脘血痰图

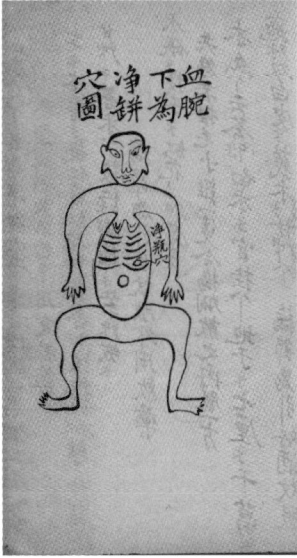

图 10-8-231　血腕下为净瓶穴图

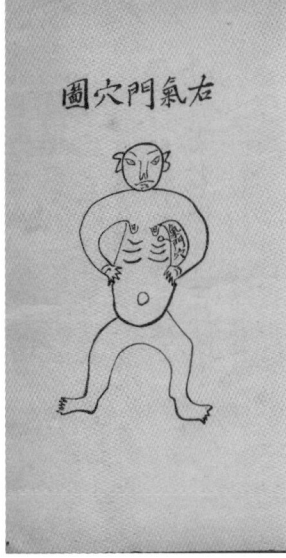

图 10-8-232　右气门穴图

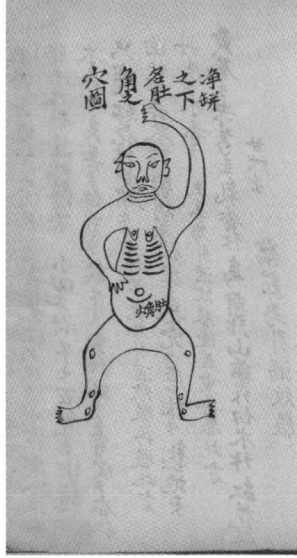

图 10-8-233　净瓶之下名肚角之穴图

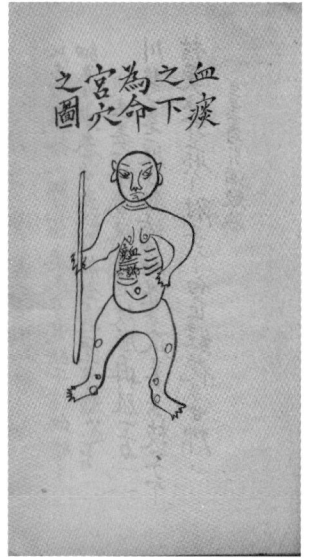

图 10-8-234　血痰之下为命宫穴之图

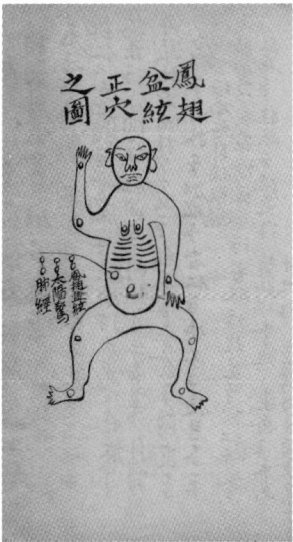

图 10-8-235　凤翅盆弦正穴之图

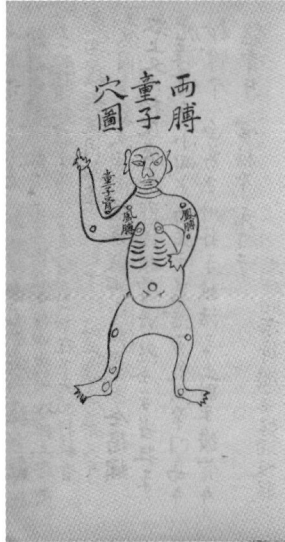

图 10-8-236　两膊童子穴图

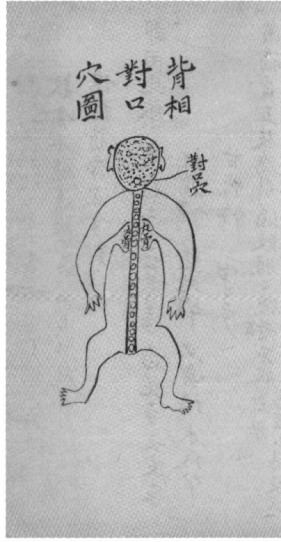

图 10-8-237　背相对口穴图

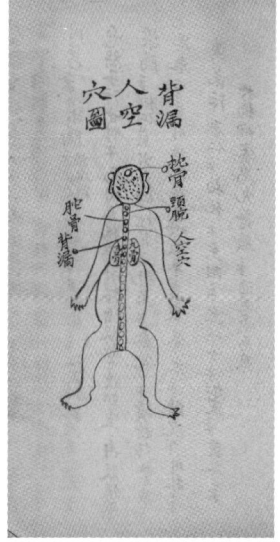

图 10-8-238　背漏人空穴图

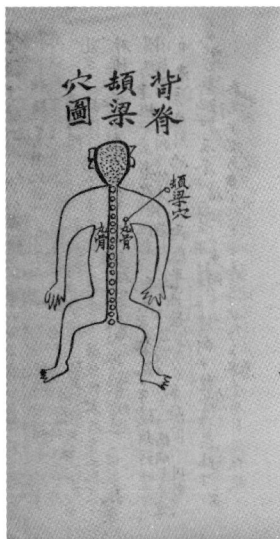

图 10-8-239　背脊脊梁穴图

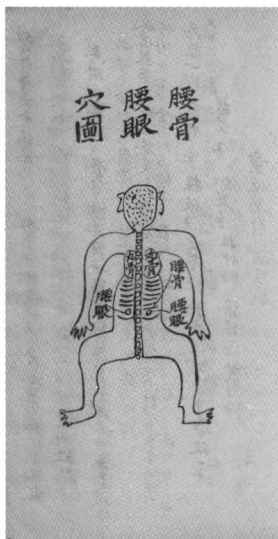

图 10-8-240　腰骨腰眼穴图

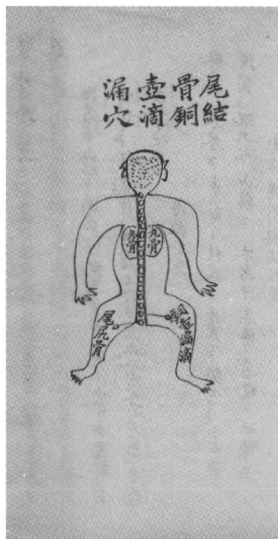

图 10-8-241　尾结骨铜壶滴漏穴

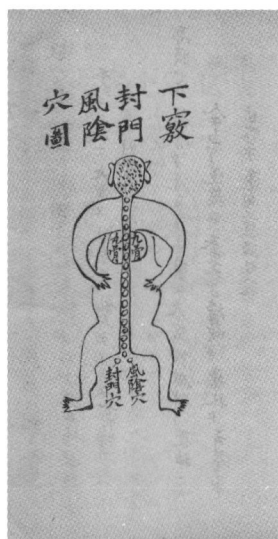

图 10-8-242　下窍封门风阴穴图

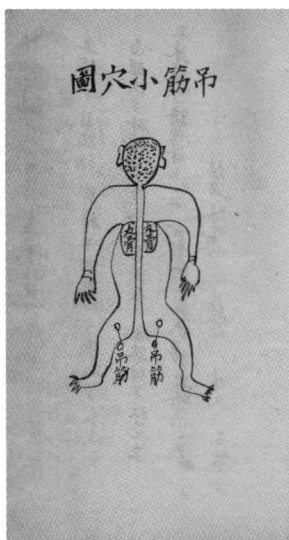

图 10-8-243　吊筋小穴图

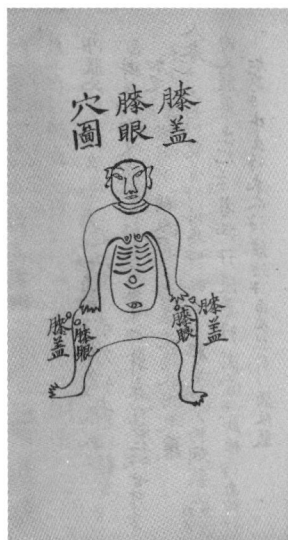

图 10-8-244　膝盖膝眼穴图

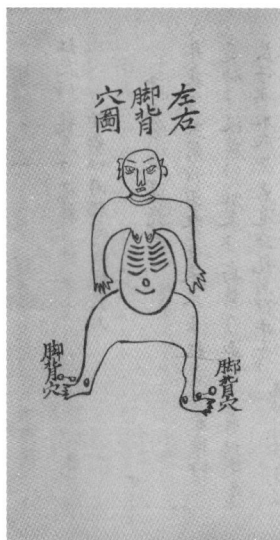

图 10-8-245　左右脚背穴图

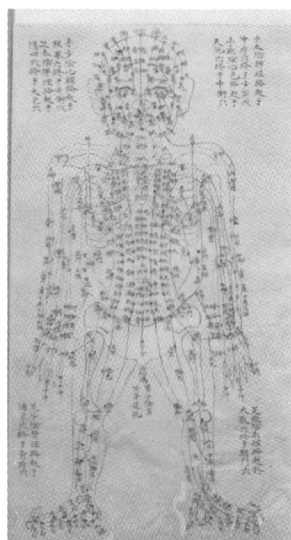

图 10-8-246　正面全身穴位图

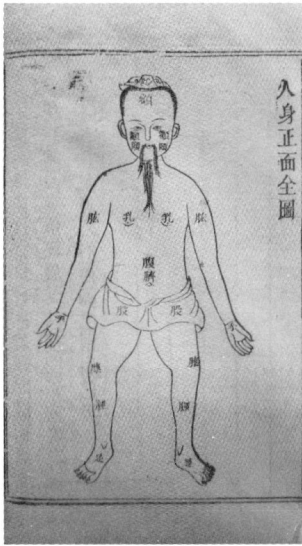

图 10-9-247　人身正面全图

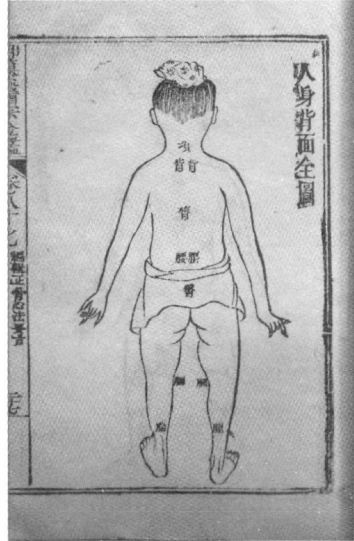

图 10-9-248　人身背面全图

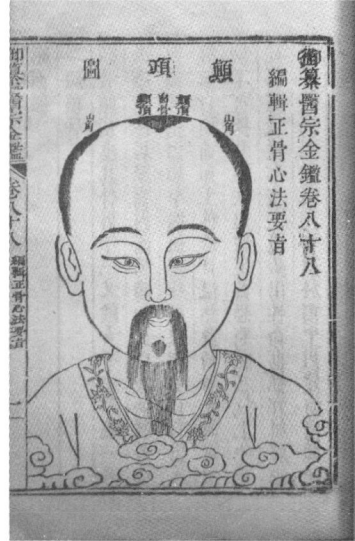

图 10-9-249　巅顶图

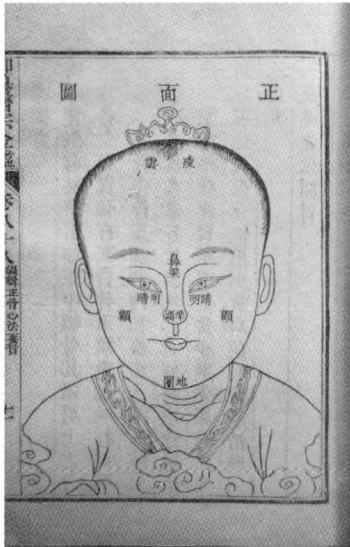

图 10-9-250　正面图

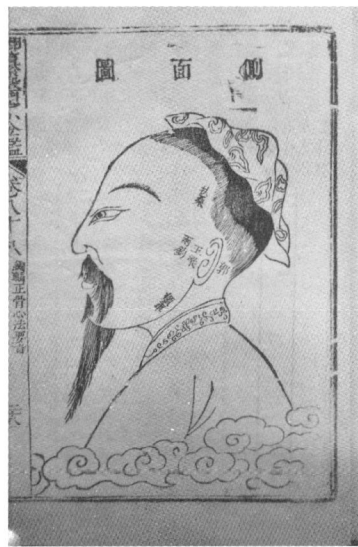

图 10-9-251　侧面图

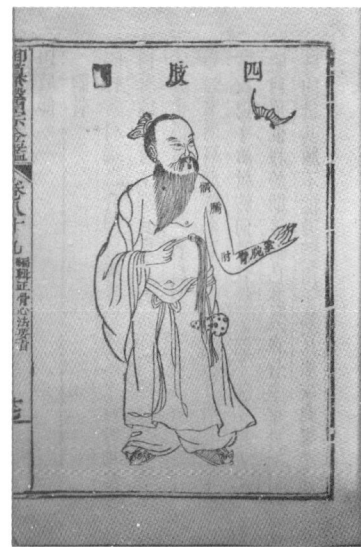

图 10-9-252　上肢图

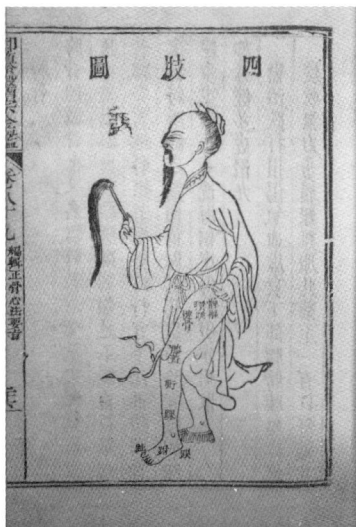

图 10-9-253　下肢图

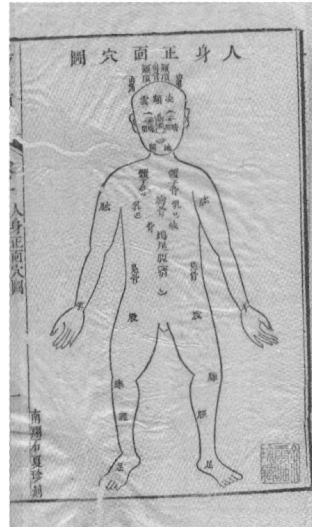

图 10-9-254　人身正面穴图

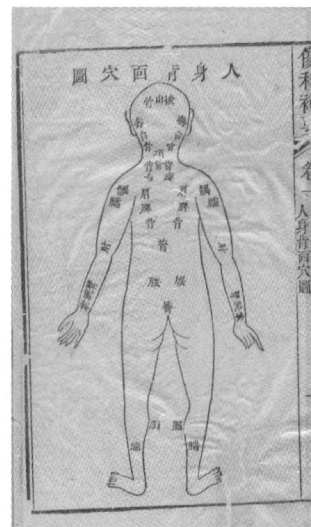

图 10-9-255　人身背面穴图

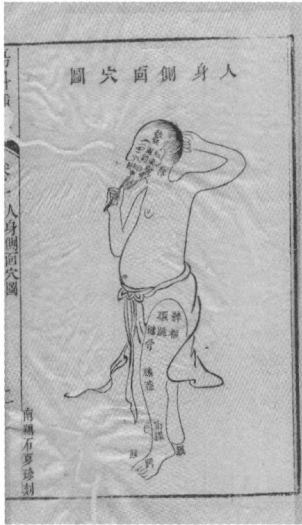
图 10-9-256　人身侧面穴图

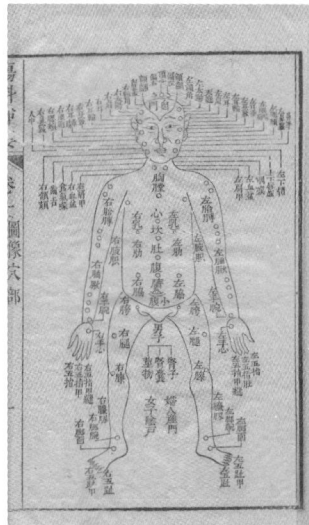
图 10-9-257　人身正面部位图

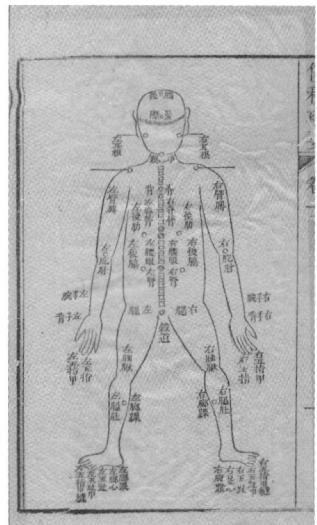
图 10-9-258　人身背面部位图

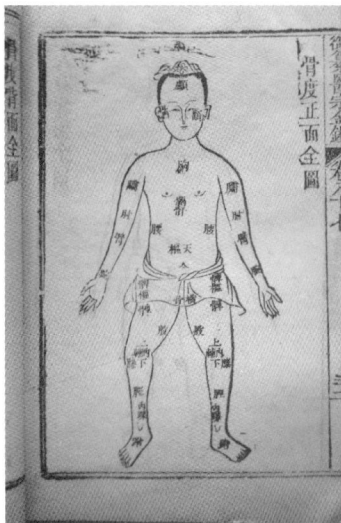
图 10-9-259　骨度正面全图

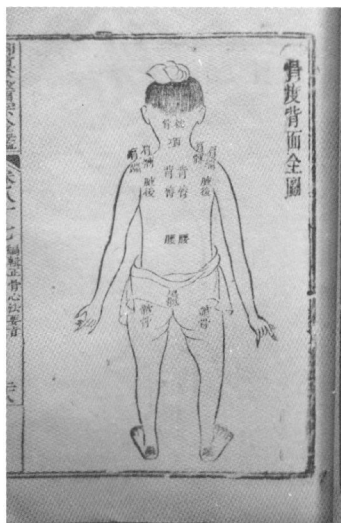
图 10-9-260　骨度背面全图

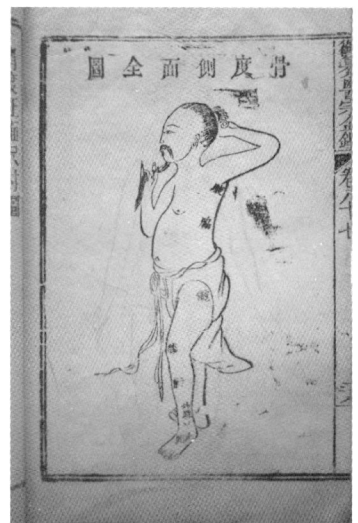
图 10-9-261　骨度侧面全图

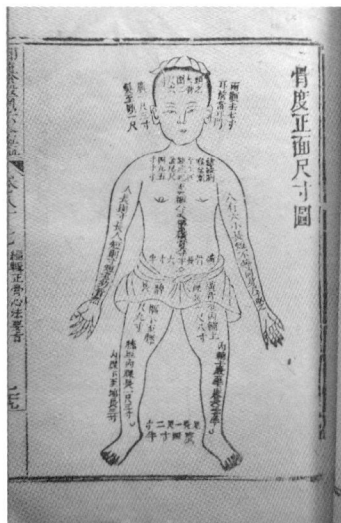
图 10-9-262　骨度正面尺寸图

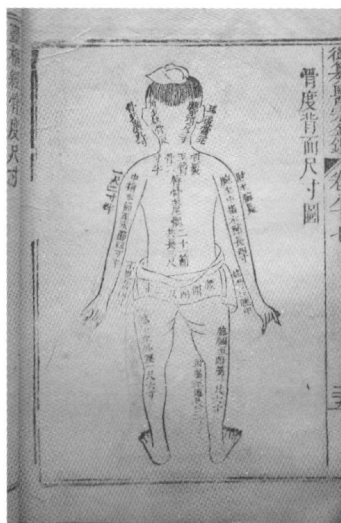
图 10-9-263　骨度背面尺寸图

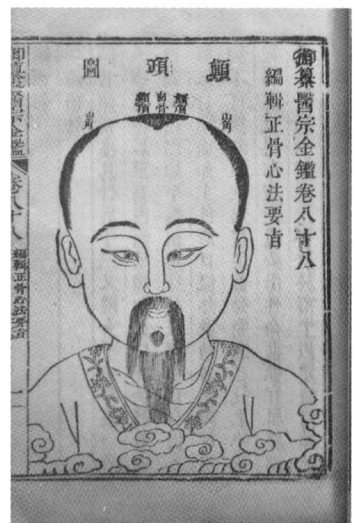
图 10-9-264　颠顶图

图 10-9-265　胸骨图

图 10-9-266　背骨图

图 10-9-267　正面骨度尺寸图

图 10-9-268　合面骨度尺寸图

图 10-9-269　侧身骨度尺寸图

图 10-9-270　正相通身穴道图

图 10-9-271　背相全穴图

图 10-9-272　左侧图

图 10-9-273　右侧图

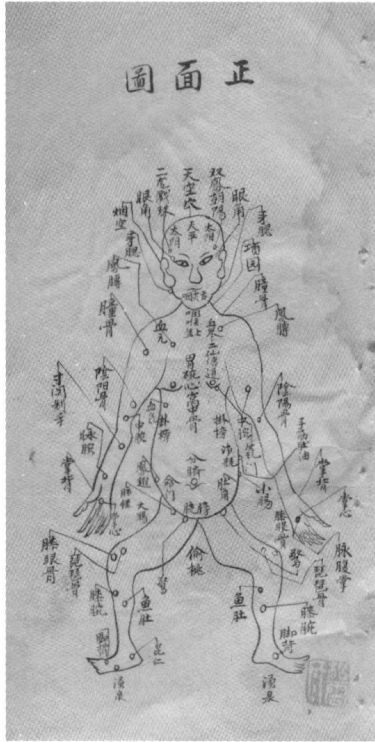

图 10-9-274　正面图

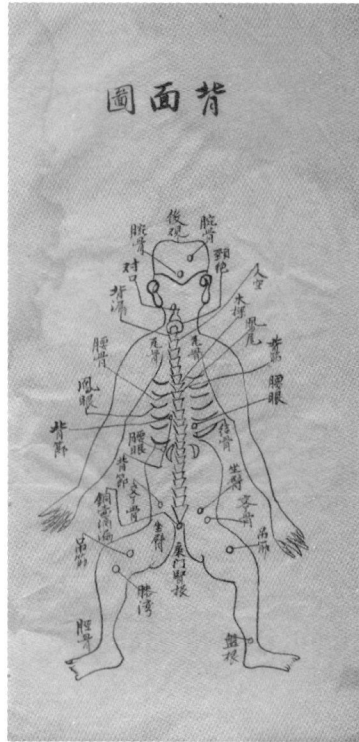

图 10-9-275　背面图

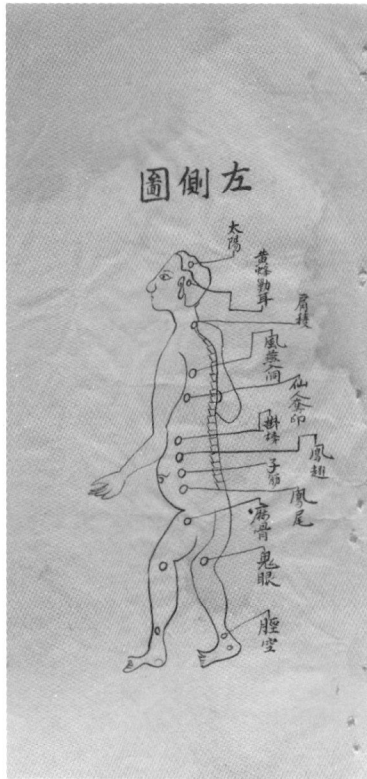

图 10-9-276　左侧图

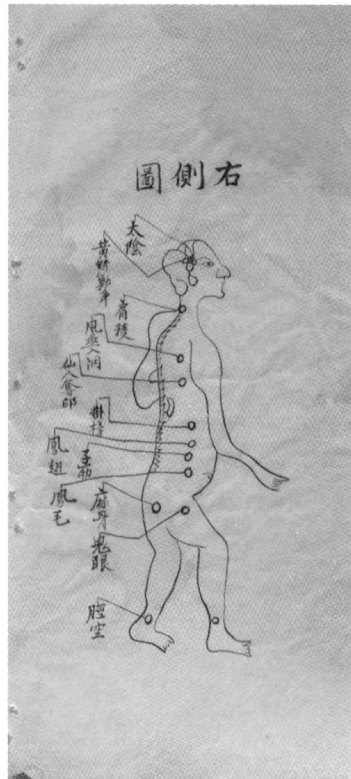

图 10-9-277　右侧图

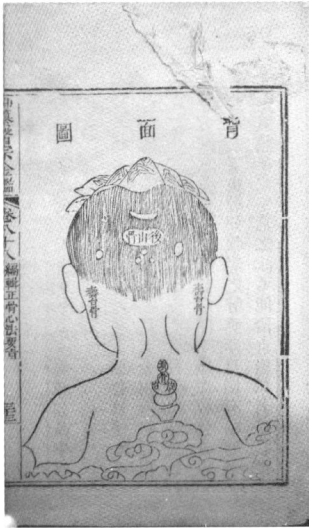

图 10-9-278　背面图

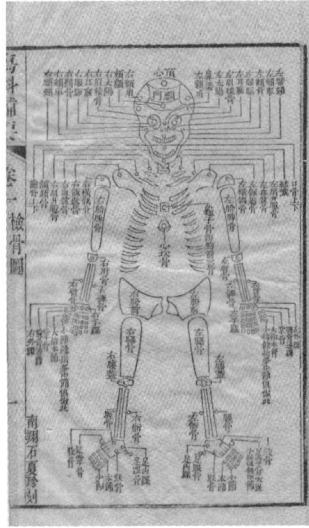

图 10-9-279　正面检骨图

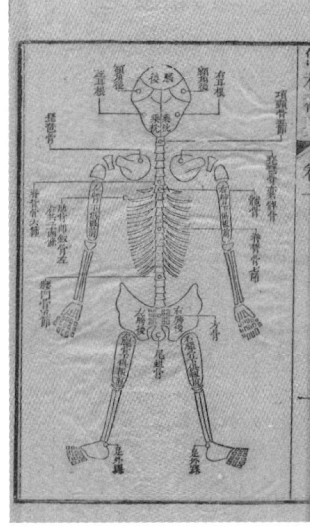

图 10-9-280　背面检骨图

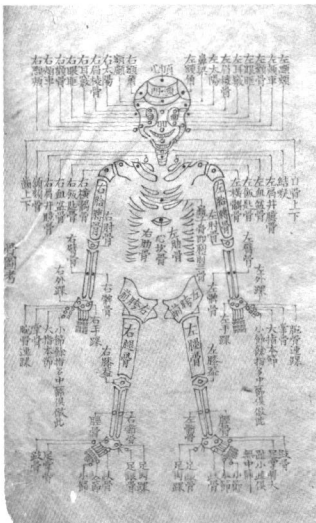

图 10-9-281　正面全身骨图

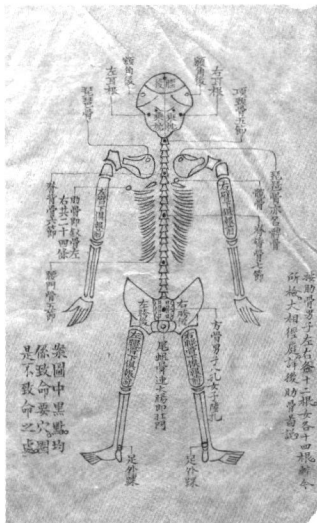

图 10-9-282　背面全身骨图

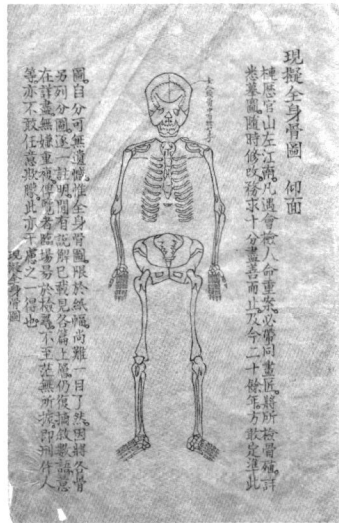

图 10-9-283　现拟全身骨图仰面

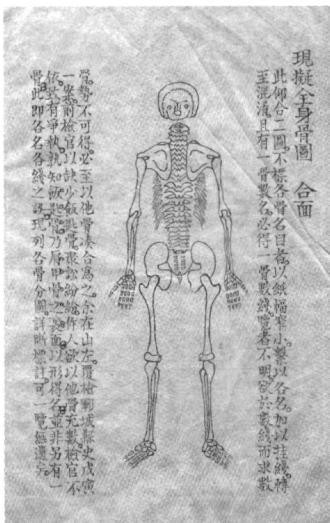

图 10-9-284　现拟全身骨图合面

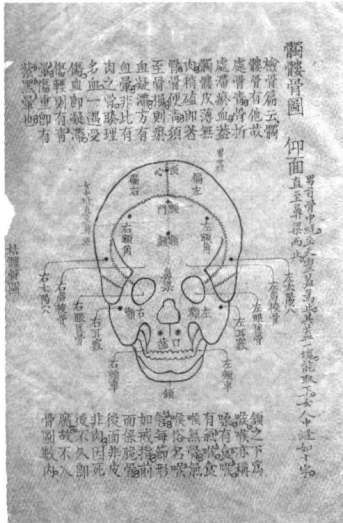

图 10-9-285　骷髅骨图仰面

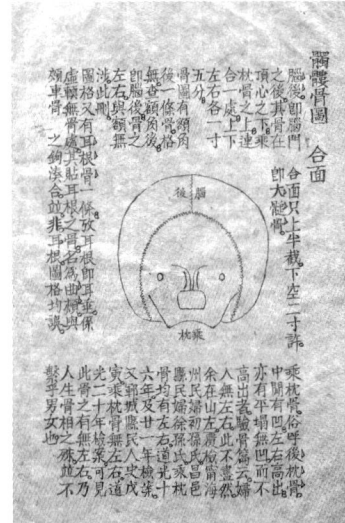

图 10-9-286　骷髅骨图合面

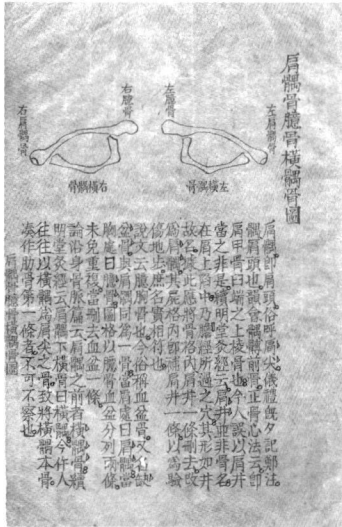

图 10-9-287　肩髃骨、臅骨、横髃骨图

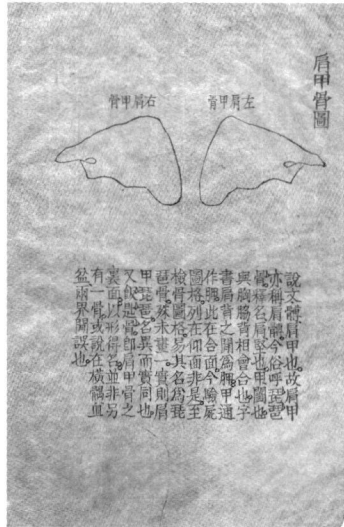

图 10-9-288　肩甲骨图

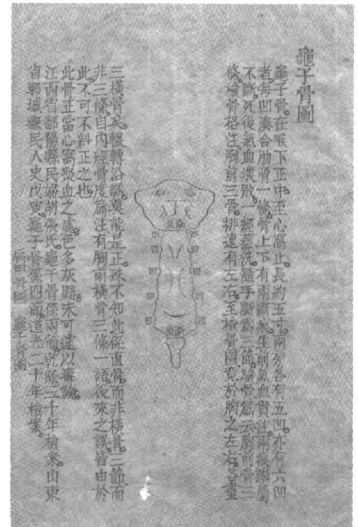

图 10-9-289　龟子骨图

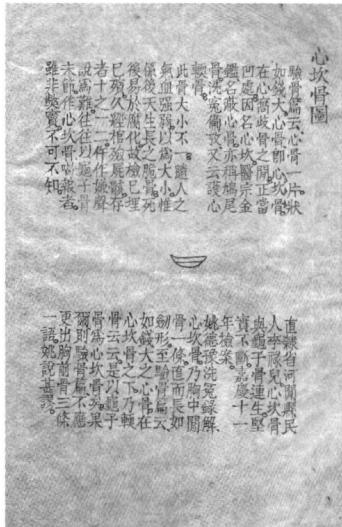

图 10-9-290　心坎骨图

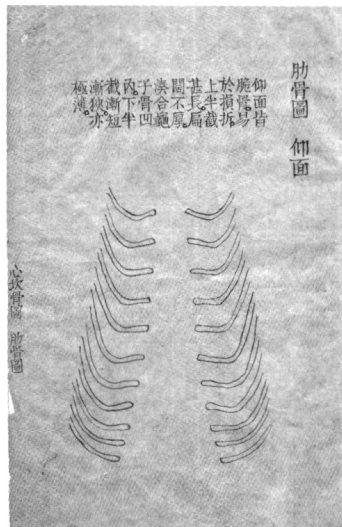

图 10-9-291　肋骨图仰面

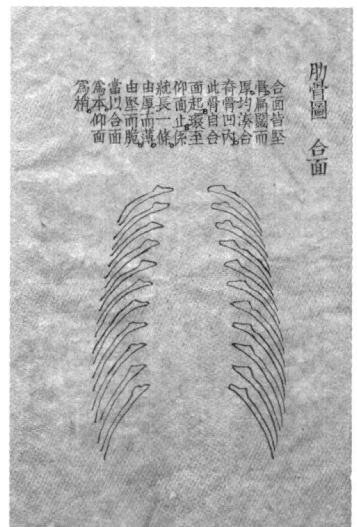

图 10-9-292　肋骨图合面

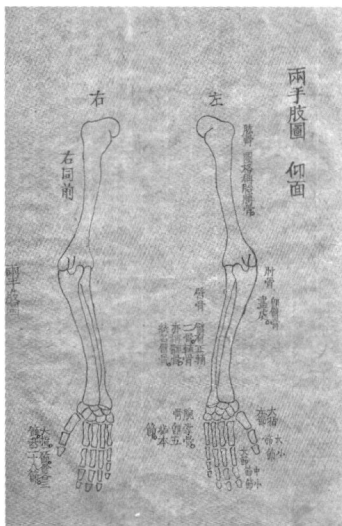

图 10-9-293　两手肢图仰面

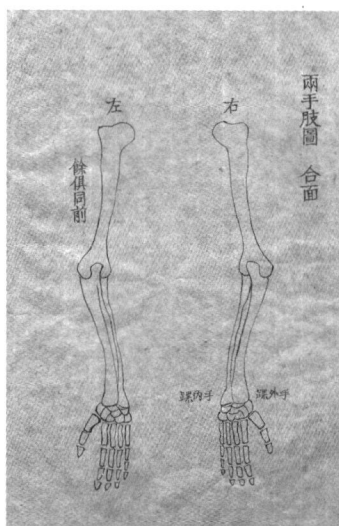

图 10-9-294　两手肢图合面

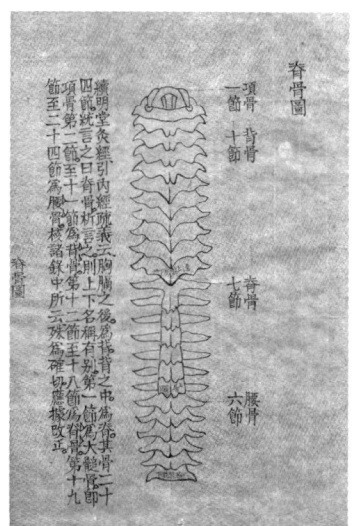

图 10-9-295　脊骨图

图 10-9-296　方骨图

图 10-9-297　尾蛆骨图

图 10-9-298　胯骨图仰面

图 10-9-299　胯骨图合面

图 10-9-300　两足肢图仰面

图 10-9-301　两足肢图合面

图 10-9-302　方骨、尾蛆
骨图

图 10-9-303　上肢图

图 10-9-304　脊柱与肾图

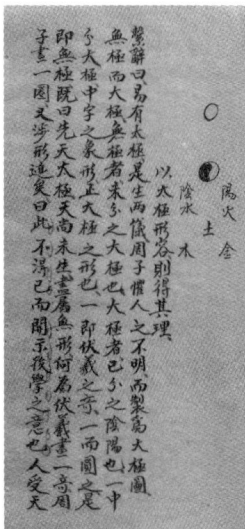

图 10-10-305　阴阳五行图

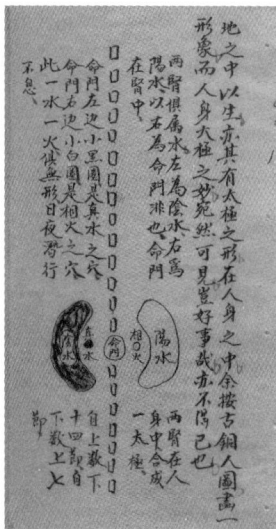

图 10-10-306　人身分阴阳图 1

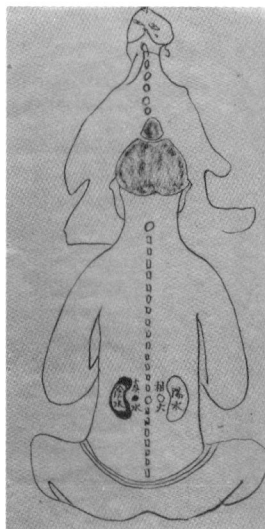

图 10-10-307　人身分阴阳图 2

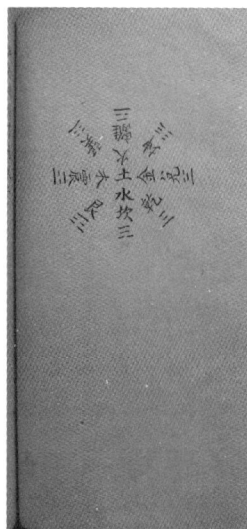

图 10-10-308　五行八卦图 1

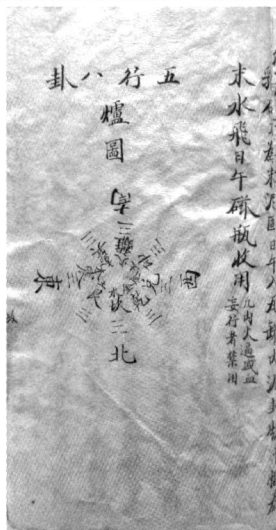

图 10-10-309　五行八卦图 2

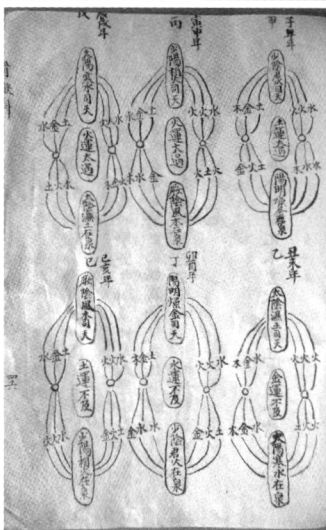

图 10-10-310　五运六气图

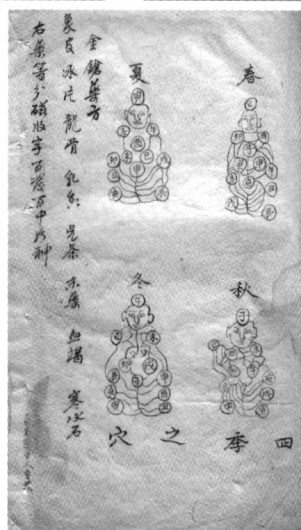

图 10-10-311　四季之穴图

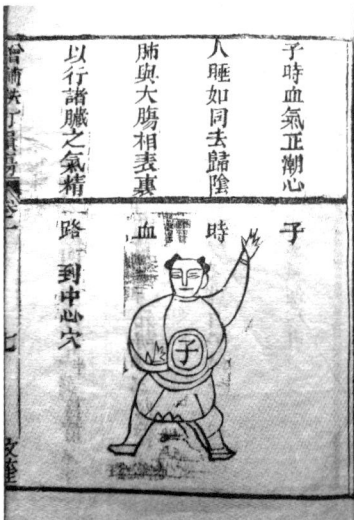

图 10-10-312　子时血路图

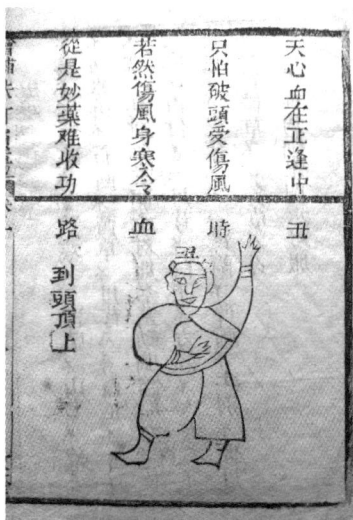

图 10-10-313　丑时血路图

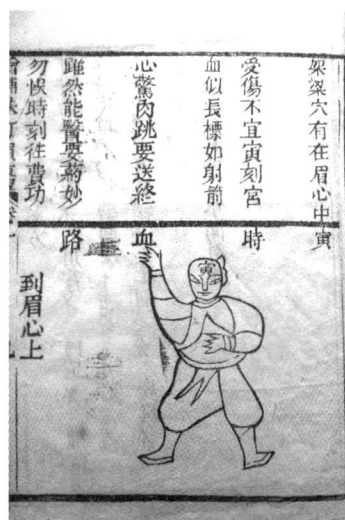

图 10-10-314　寅时血路图

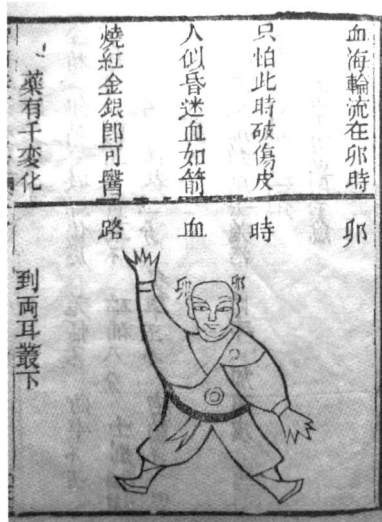

图 10-10-315　卯时血路图

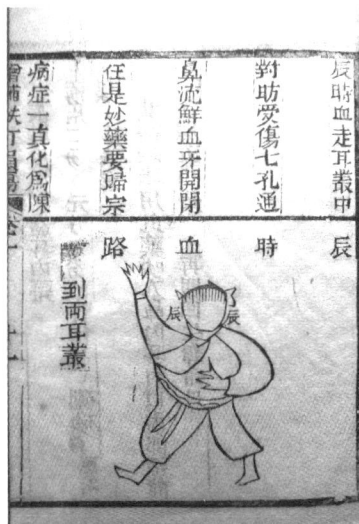

图 10-10-316　辰时血路图

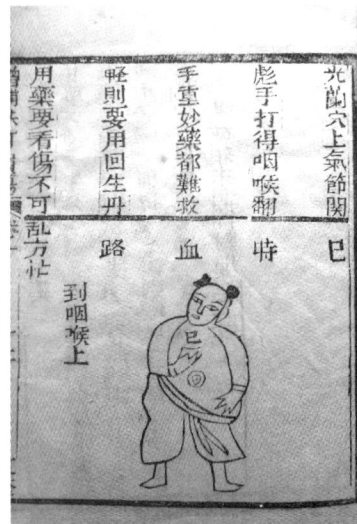

图 10-10-317　巳时血路图

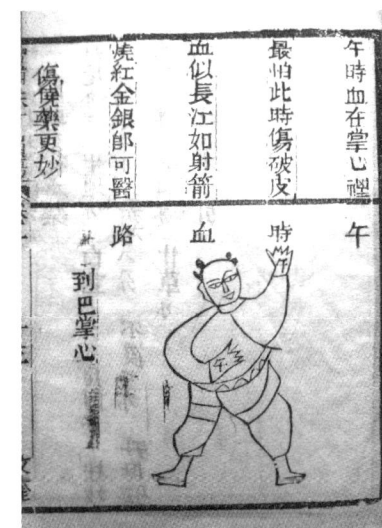

图 10-10-318　午时血路图

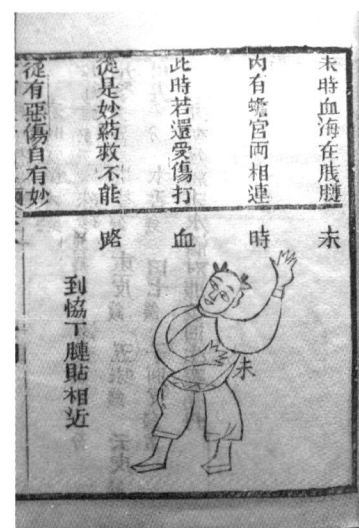

图 10-10-319　未时血路图

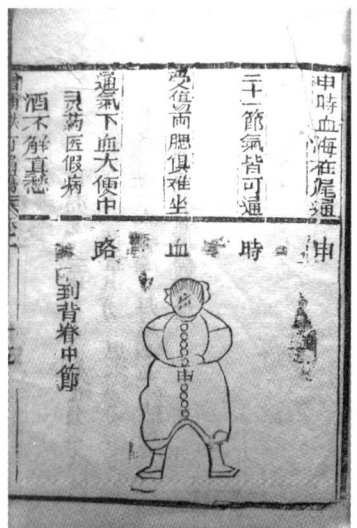

图 10-10-320　申时血路图

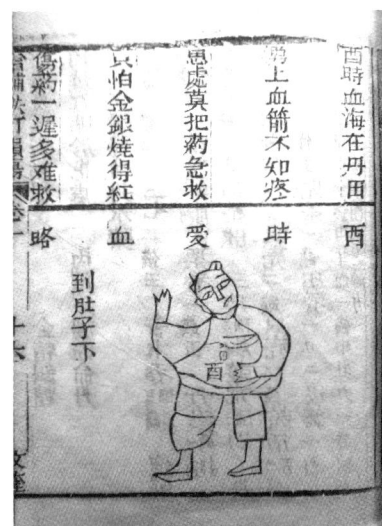

图 10-10-321　酉时血路图

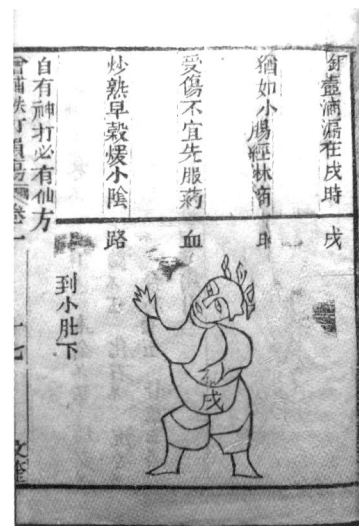

图 10-10-322　戌时血路图

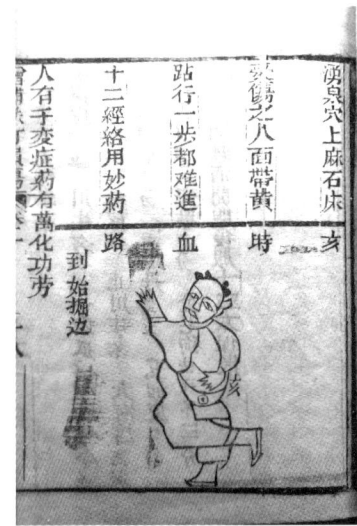

图 10-10-323　亥时血路图

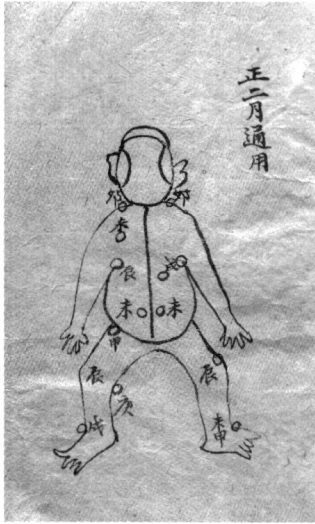

图 10-10-324　正二月通用图

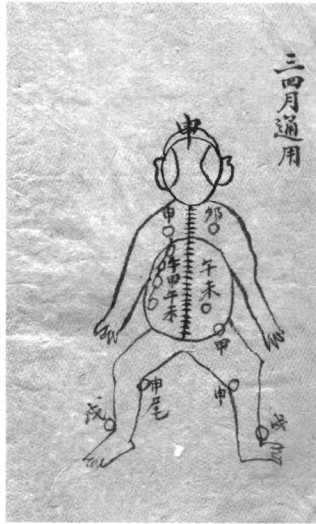

图 10-10-325　三四月通用图

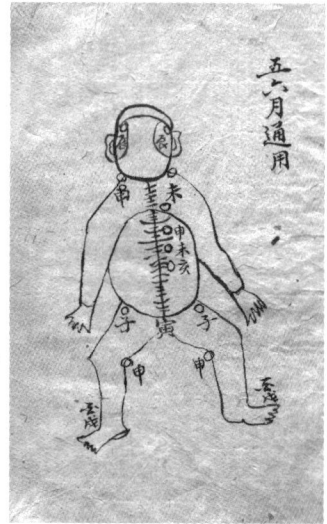

图 10-10-326　五六月通用图

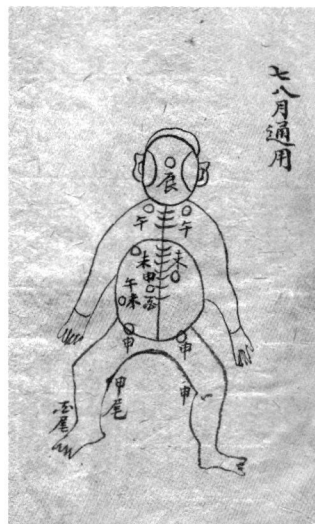

图 10-10-327　七八月通用图

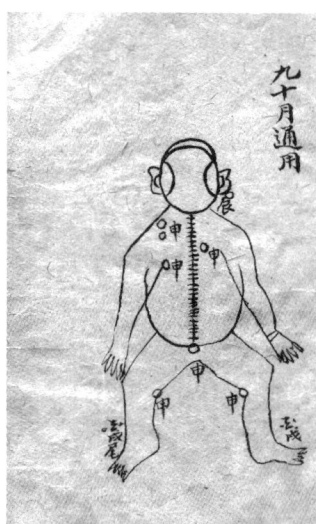

图 10-10-328　九十月通用图

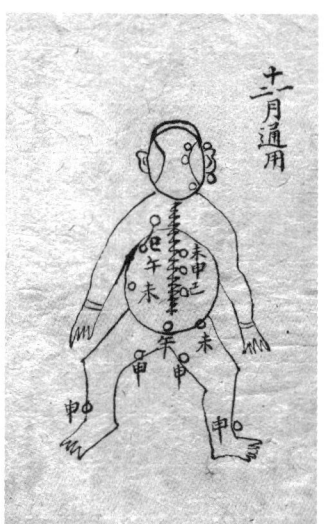

图 10-10-329　十一二月通用图

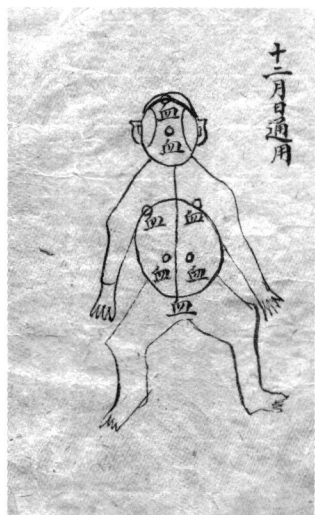

图 10-10-330　十二月日通用
背面图

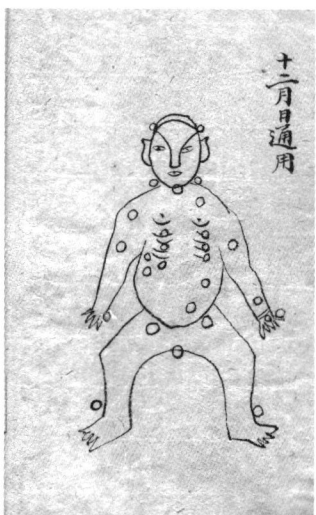

图 10-10-331　十二月日通用
正面图

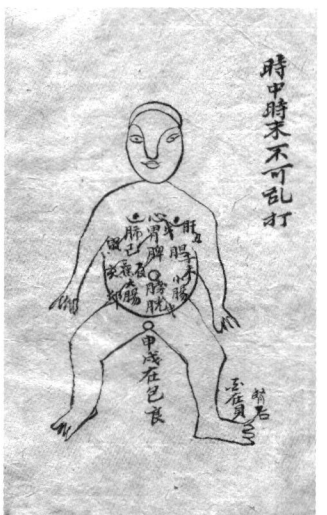

图 10-10-332　时中时末不可
乱打图

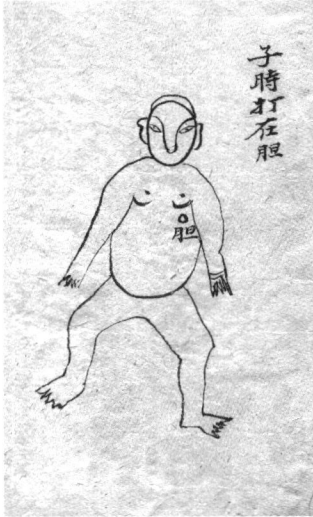

图 10-10-333　子时打在胆图

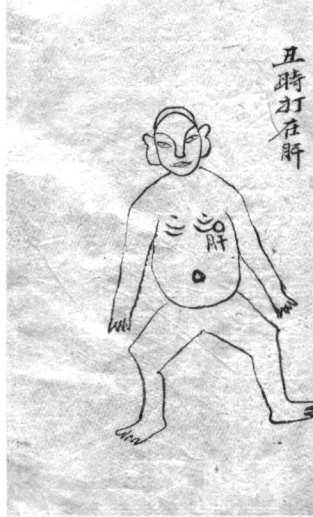

图 10-10-334　丑时打在肝图

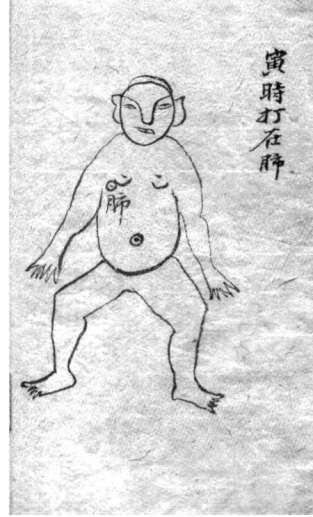

图 10-10-335　寅时打在肺图

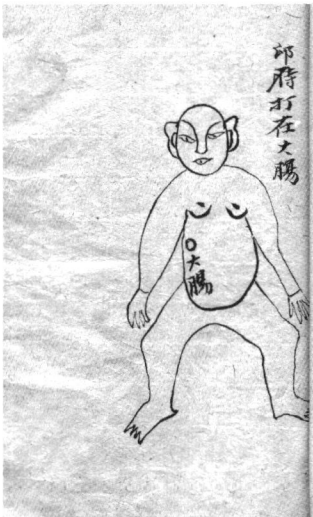

图 10-10-336　卯时打在大肠图

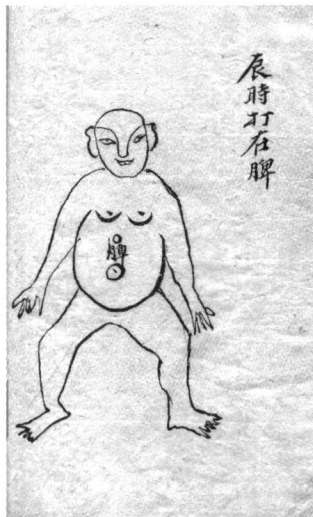

图 10-10-337　辰时打在脾图

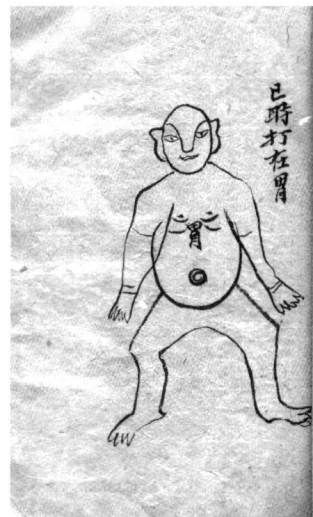

图 10-10-338　巳时打在胃图

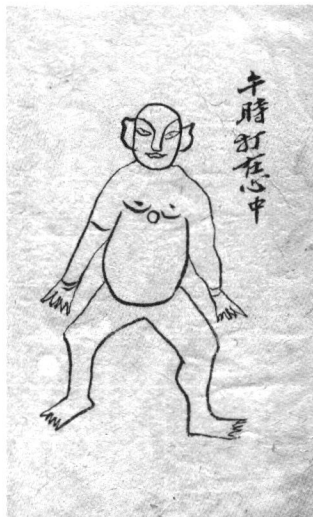

图 10-10-339　午时打在心中图

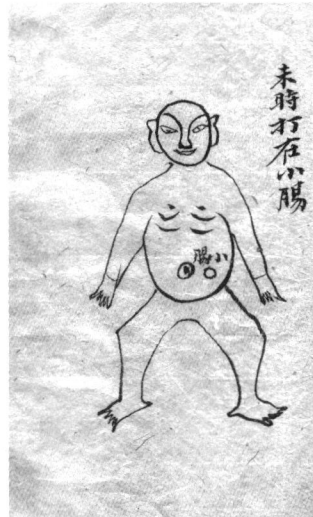

图 10-10-340　未时打在小肠图

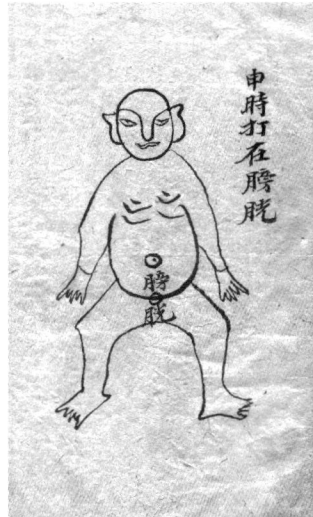

图 10-10-341　申时打在膀胱图

图 10-10-343　戌时打在两肩
色格图

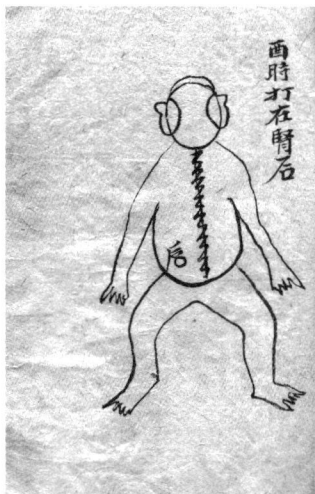

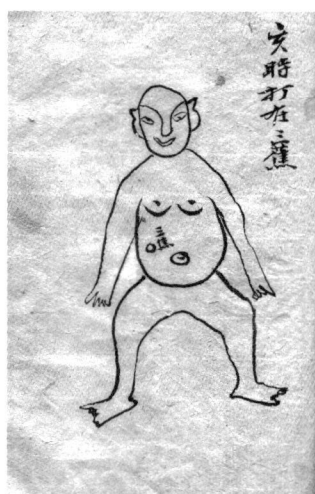

图 10-10-342　酉时打在肾后图

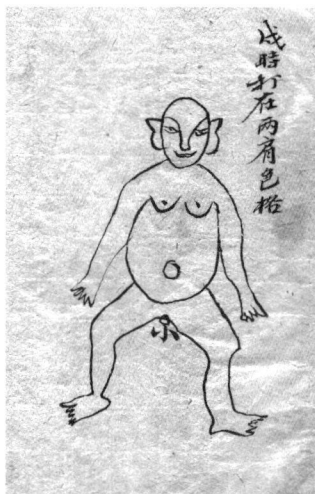

图 10-10-344　亥时打在三焦图

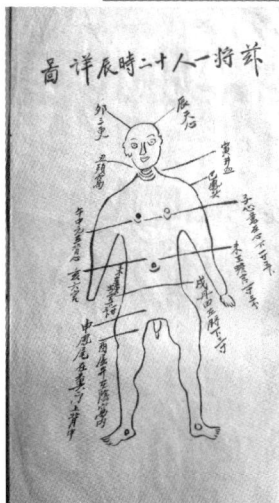

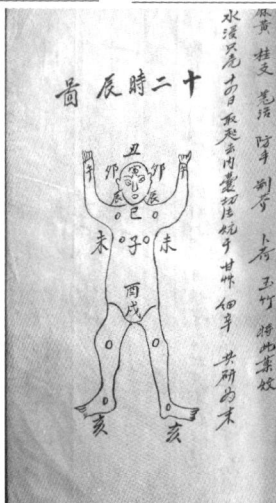

图 10-10-345　十二时辰图　　图 10-10-346　十二时辰图　　图 10-10-347　周身血路图　　图 10-10-348　尻神图

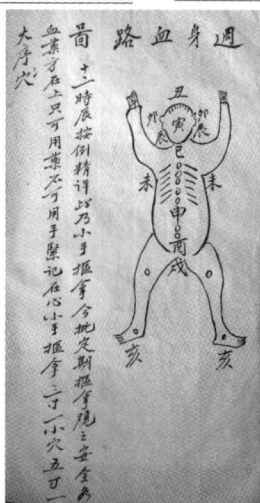

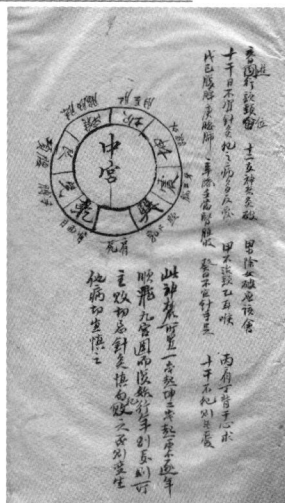

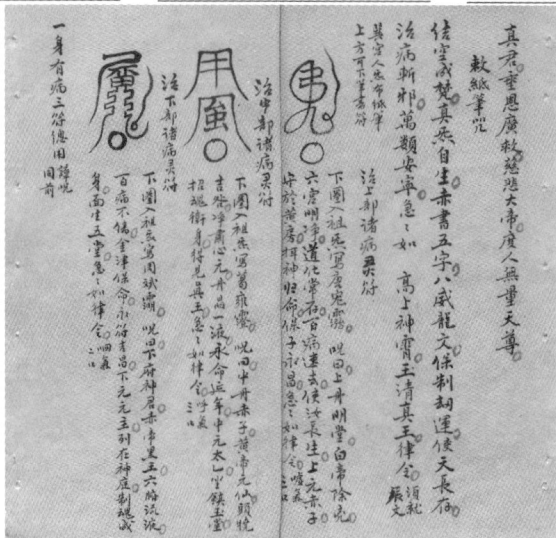

图 10-11-349　治上部诸病灵符

图 10-11-350　治中部诸病灵符

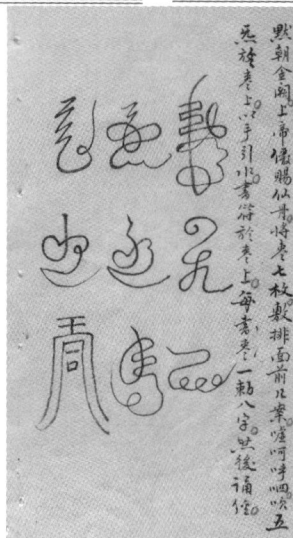

图 10-11-351　治下部诸病灵符　　　　　　　　图 10-11-352　总敕符

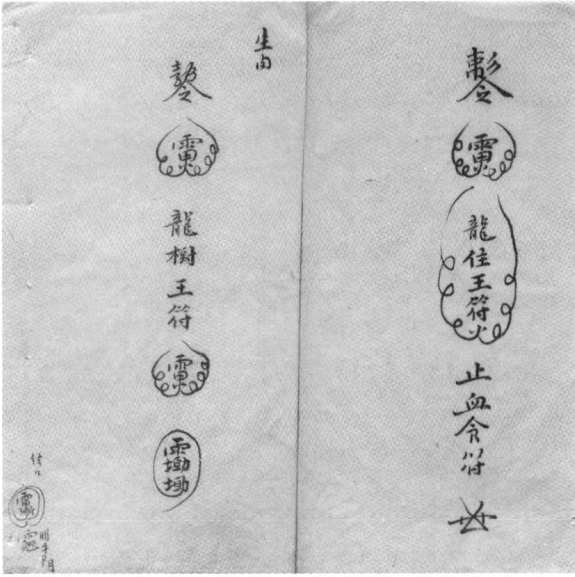

图 10-11-353　止血符　　　图 10-11-354　生肉符

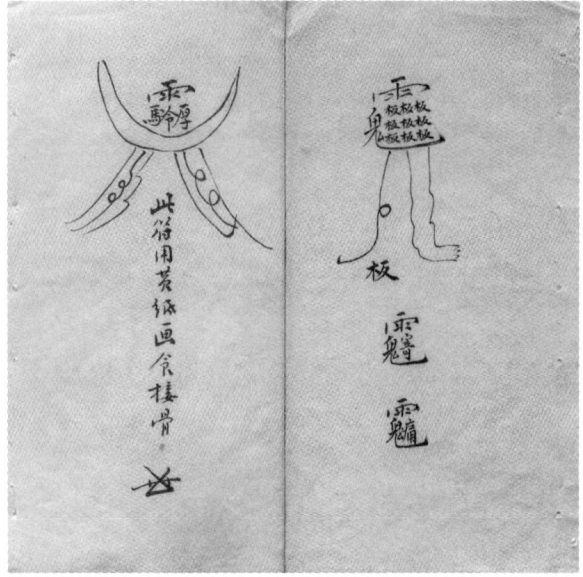

图 10-11-355　接骨符 1　　图 10-11-356　接骨符 2

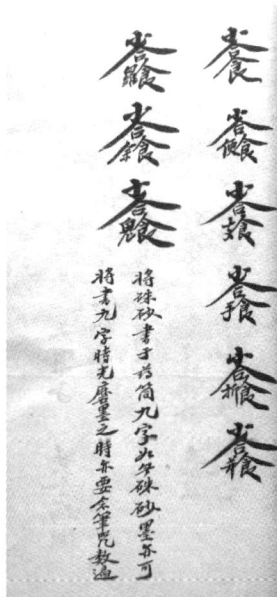

图 10-11-357　符式

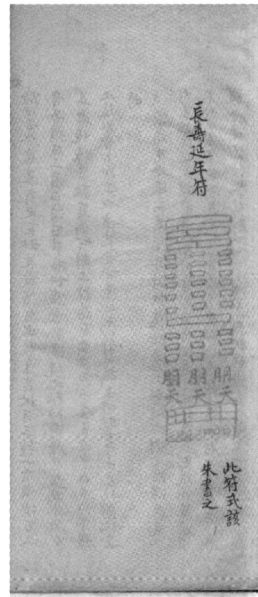

图 10-11-358　长寿延年符

（杨亦周　郭志江）

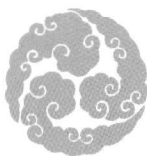

11　五官科类

11.1　概述

《中国中医古籍总目》共收载 1911 年以前五官科类中医古籍共计 322 种，其中眼科类 106 种，咽喉通论 148 种，白喉类 44 种，喉痧类 15 种，口齿类 9 种。另有附录在 1911 年的著作 124 种，分别为眼科 53 种，咽喉通论 58 种，白喉 4 种，喉痧 3 种，口齿 6 种。合计为 446 种。研究重点是 1911 年以前的中医古籍图像。

本文共查阅五官科类中医古籍 283 种，其中 1911 年以前著作 259 部，占已经调研古籍的 91.51%，占《中国中医古籍总目》1911 年以前五官科古籍总数 322 种的 80% 以上。调研的 283 部五官科古籍中，有图像的著作 155 种，约占已经调查古籍总数的 54.77%。图像总数为 4816 幅，实际收集到的图数为 3999 幅，占已查阅图像总数的 83% 以上。其中彩图 863 幅，占实际收集图像的 21.58%。

本次调研眼科类中医古籍 94 部书，其中 69 部有图像，共有图像 1372 幅，实际收集图像 1041 幅，占已查阅图像的 75.87%。喉科古籍记载的疾病及图像中，不仅包括了咽喉病，还包括口齿、唇舌、面部、头部、耳鼻、颈项疾病。而白喉类、喉痧类、口齿科类中医古籍中有图像的数量不多，仅 10 部有图像。因此本文将喉科总论、白喉、喉痧、口齿科古籍图像统括在喉科图像中讨论。已经查阅的喉科、白喉、喉痧及口齿类中医古籍共有 189 种，其中有图像的 86 种，占已查阅喉科古籍的 45.5%。86 种古籍包括：喉科 76 种，白喉 5 种，喉痧 1 种，口齿 4 种。86 部古籍中有图像 3444 幅，其中图像来源于喉科古籍有 3306 幅，白喉 44 幅，喉痧 12 幅，口齿 82 幅。实际收图 2958 幅，占已查阅喉科等图像总数的 85.89%。

中医五官科古籍中，墨线图出现比较早。成书于 682 年的《银海精微》是五官科著作中成书最早、图像数量较多的著作。全书图像数达到 82 幅，都为墨线图（图 11-1-10）。《眼科三种合刻》1910 年成书，有图 124 幅，是眼科著作中图像最多的著作。但该书是《审视瑶函》《银海精微》和《银海指南》

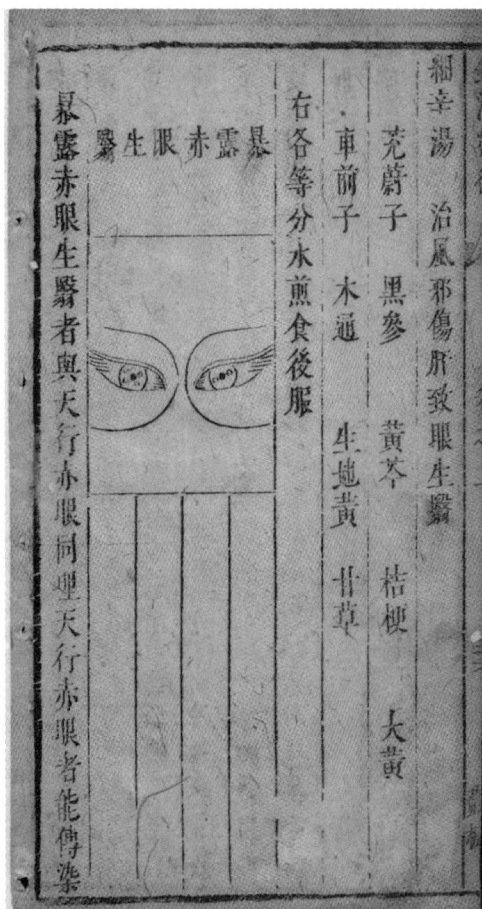

图 11-1-10　《银海精微》暴露赤眼生翳图

三书合刻本。书中图像和这三部书的单刻本相比，基本没有新增内容。

现存最早的中医五官科彩图出自 1669 年编纂的《眼科全书》。书中彩图是墨线加朱的形式。较精美的中医五官科手绘彩图是 1911 年《石氏四代家传眼科全书》的眼科疾病图。

喉科著作中，《咽喉脉证通论》是成书最早的，相当于中国元代，但图像出现比较晚。喉科古籍中较早的插图见于成书 1667 年的《尤氏喉科秘书》（图 11-1-356）。最早的喉科彩图，是成书于 1768 年的《重楼玉钥》。白喉、喉痧、口齿科古籍图像出现更晚，都在清代中期以后。如《时疫白喉捷要》1864 年成书，《丹痧咽喉经验秘传》1794 年成书，《喉齿科玉钥全函》1810 年成书。

喉科古籍插图数量最多的是《喉科汇录》，成书于 1883 年。全书有图 189 幅，都是喉科疾病图。可惜抄本已残，无法见到图像全貌。该书是由《焦山喉科》《焦山南泉公喉科》《禅心上人秘授海上喉科》《北京内府毛灵公喉科》《聂真人祖传喉科》5 书汇编而成。书中喉科疾病图也多有重复。成书于 1783 年的《咽喉论》有图 152 幅，其中 148 幅为彩绘图，图像没有重复。书中喉科部分，疾病命名、顺序及图像与《重楼玉钥》有传承关系。书中有 116 幅目式图，描绘眼睛病变症状；比《银海精微》的 80 幅眼病图还多 36 种。但这 116 幅目图不是眼病图，而是非常珍贵的眼诊图，即通过望眼诊察五脏病变，属于望诊图内容。可惜该书已残，有缺页。

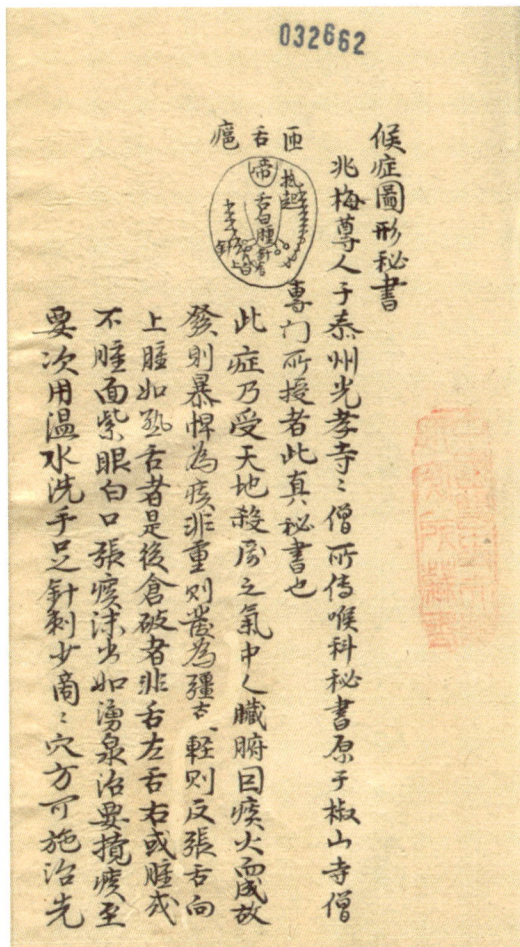

图 11-1-356　匜舌痈图

11.2　分类

根据传统中医理论体系和五官科类中医古籍图像内容特色，将 155 部古籍中的 3999 幅图像大致分为 12 大类。即：疾病图、诊断图、医疗图、药物图、器具图、养生图、脏腑图、经穴图、部位图、理论图、符咒图、人物图。

11.2.1　疾病图

五官科疾病包括：眼科疾病、喉科疾病、口齿疾病、唇舌病、耳鼻病及部分面部、头部、颈项疾病等。五官科疾病图主要描绘了五官科疾病的形态、性质和病位，是五官科的特色图像，内容丰富，实用性很强，有诊断治疗意义。由于已查阅的白喉、喉痧古籍中没有疾病图，口齿类古籍仅有《喉齿科玉钥全函》有 38 幅疾病图，其中大部分与喉科《重楼玉钥》的疾病名称相同。因此疾病图分为眼科疾病图和喉科疾病图两类。在已经查阅的五官科 4816 幅图像中，疾病图超过 3800 幅，占全部图像的 80% 左右。选出有代表性的 1037 幅，其中眼科疾病图 355 幅，喉科疾病图 682 幅。

11.2.1.1　眼科疾病图

眼科古籍图像中，写本和刻本都以眼科疾病图数量最多。以《银海精微》中眼科疾病图最多，有 80种疾病。在近千幅眼科疾病图中，选出有代表性的眼病图 355 幅。按照眼科疾病图的绘制形式可以分为 5 种。即：双眼式眼病图 80 幅、单眼式眼病图 173 幅、人像式眼病图 66 幅、眼病示意图 17 幅、现代眼病图 19 幅。

（1）双眼式眼病图：用线条描绘双眼局部形态和病变特征，墨线图较多，有少量朱墨双色图。《银海精微》80 幅眼科疾病图为双眼式眼病图的代表。这种眼病图后世有《明目良方》《眼科捷径》《眼科开光易简秘本》《明目方》等书传承。

（2）单眼式眼病图：用线条描绘单眼的形态和病变特征。有墨线图、朱墨双色图及彩图。《秘传眼科七十二症全书》名为眼科 72 症，实际有 74 种眼科疾病图，为手绘单眼式墨线图（图 11-1-145）。单眼式眼病图有不同风格，各书眼病图数目也不同，有 17 种、18 种、26 种、33 种、65 种、72 种、74 种不等。《明目至宝》《眼科全书》《眼科易知录》《眼科秘要》《眼科神应方》《家传眼科》《眼科切要》《经验眼科秘书》和《林氏眼科简便验方》等为墨线图。《抄本眼科》中单眼式眼病图有 65 幅手绘彩图，形象生动，色彩鲜明（图 11-1-230）。

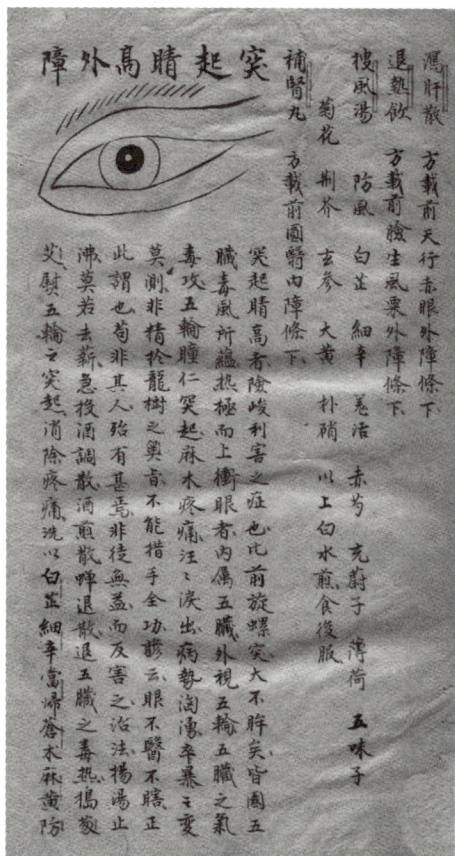

图 11-1-145　突起睛高外障

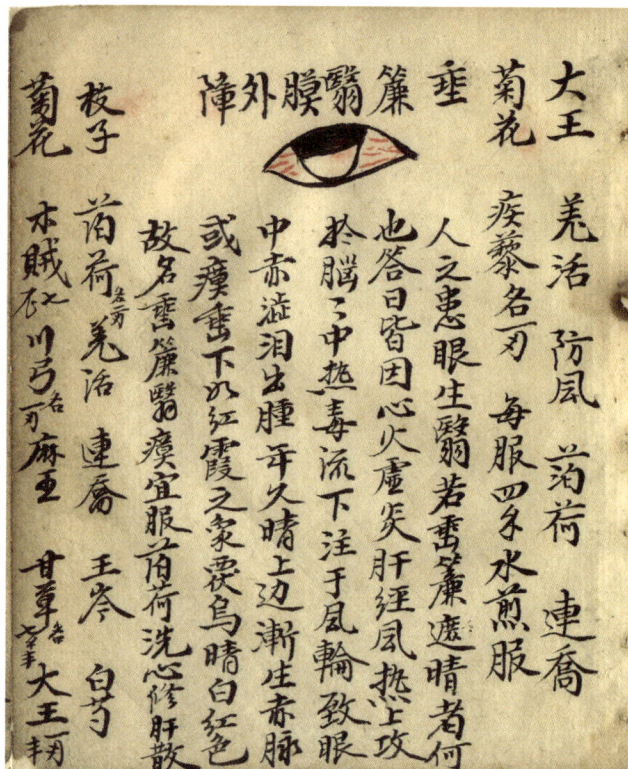

图 11-1-230　垂帘翳膜外障图

（3）人像式眼病图：采用中国传统画法，绘出人体头像，并在面部描绘出眼睛病变特征。图像可区分男女老幼，可见服装、发型和面容，并对人物面部的眼部疾病特征描绘清晰（图 11-1-339）。这种图多为手工彩绘，较为精美。见于《石氏家传眼科应验良方》《石氏四代家传眼科全书》等书。

（4）眼病示意图：眼病示意图线条简单概括，两条墨线，几点墨痕，表现眼病特征，寥寥几笔，绘出疾病特征，对诊断疾病十分有用，多为墨线图。《程松崖先生眼科应验良方》中 17 幅眼病图，就是这种眼病示意图的代表（图 11-1-91）。后世有《眼科秘方》《眼科神方》继承，书中眼病图数量都是 17 幅。

（5）现代眼病图：以现代解剖学为基础，描绘眼部的肌肉血管神经组织，及其眼病形态。有彩色套印和墨线图。1910 年成书的《眼科指蒙》记载的眼科疾病与传统病名有别。有些病名来自当时的西方医学，直接反映了 20 世纪初期西方医学传入中国，对中医眼科的影响。《眼科指蒙》中记载了 19 种眼病图，如板眼膜症、睑内生毛症、明角罩疮痕、明角罩尖凸、睛珠不透光、眼睛衣发炎症、眼胞内生肉瘤症、明角罩生水泡症、明角罩生血管网、明角罩中外二层发炎、眼帘发炎症、眼白壳眼帘眼摺发炎症、眼内发炎症、眼球下生黄痹症、眼被打伤眼衣下聚紫血症、眼球生黑痹症、前房生珠虫症（图 11-1-287）、眼珠流至前房症。这种疾病名称显然与传统中医眼科疾病名不同。《眼科指蒙》是刻本，19 幅现代眼病图中有 14 幅是彩色套印，十分精美。

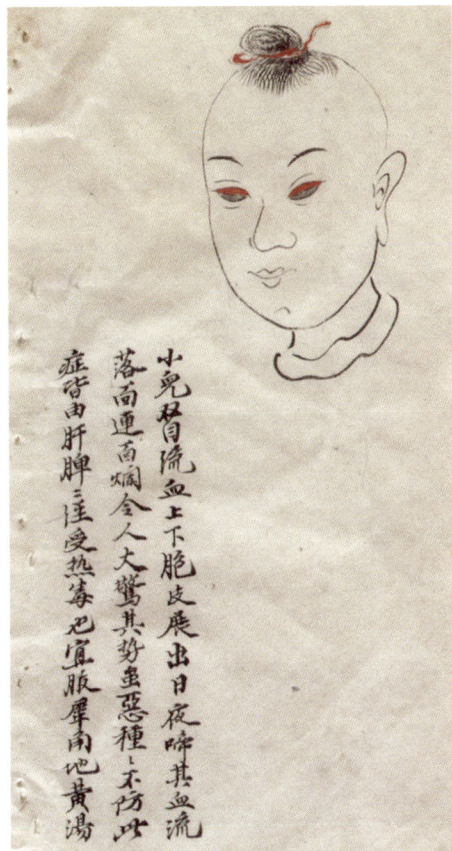

图 11-1-339　小儿双目流血图

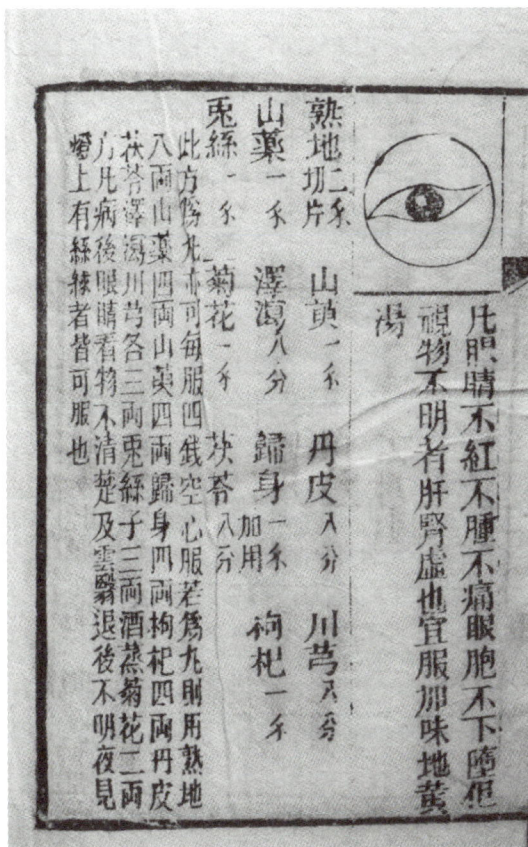

图 11-1-91　视物不明图

11.2.1.2　喉科疾病图

喉科疾病图是喉科数量最多的图像，有代表性的有 682 幅。根据喉科疾病图数量、形态、文字内容和传承，喉科疾病图大致可以分为 6 种：喉病示意图 345 幅；菱形喉病图 77 幅；椭圆形喉病图 74 幅；36 种喉齿病图 75 幅；36 种喉病图 36 幅；以及自成体系的喉病图 75 幅，图像兼收并蓄，博采众长，或集各家特色于一身，或图像有独创新意。

（1）喉病示意图：呈圆形，或椭圆形，这种图像内容最为丰富，图像变化也最多。最早见于《尤氏喉科秘书》，书中有手绘喉病图 17 幅，墨线勾画。其后《尤氏喉科大法》有喉病图 70 幅。传承《尤氏喉科秘书》图像形式的古籍有《喉证全科紫珍集》（图 11-1-499）《梦蕉鹿选医喉三种》《图注喉科指掌》《喉科秘枕》《喉科急症秘书》《咽喉经验秘传》《杨氏咽喉要诀》《治喉大法》《喉科汇录》等。图像繁简也有差异，有些图较细致，有咽喉、舌及病状的描绘；有些比较抽象，一个圆圈，几笔线条，就表现咽喉病状，墨线图多见。《喉科证治要诀》中有 72 幅彩色示意图（图 11-1-650）。

喉病示意图以《尤氏喉科秘书》为代表，传承到清末各书图像数量不等，有 16 幅、17 幅、32 幅、34 幅、36 幅、70 幅、72 幅、84 幅不等。其中以 72 幅最多见。《图注喉科指掌》有疾病图 84 幅，比其他书多了 12 种疾病图。有些喉病示意图中还有局部针刺、割烙、剪开、刮治、火针、刺血、出脓、敷药、上麻药等局部治疗的描绘。

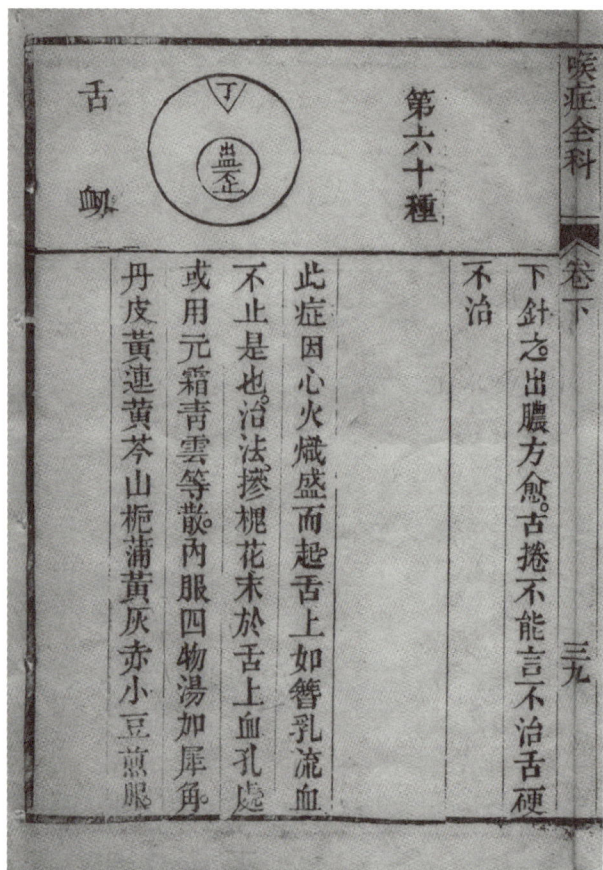

图 11-1-499　血衄图

喉症全科　卷下
第六十種
舌衄

下針之出膿方愈古擴不能言不治舌硬
不治
此症因心火熾盛而起舌上如簪乳流血
不止是也沿法摻槐花末於舌上血孔處
或用元霜青雲等散內服四物湯加犀角
丹皮黄連黄芩山梔蒲黄灰赤小豆煎服

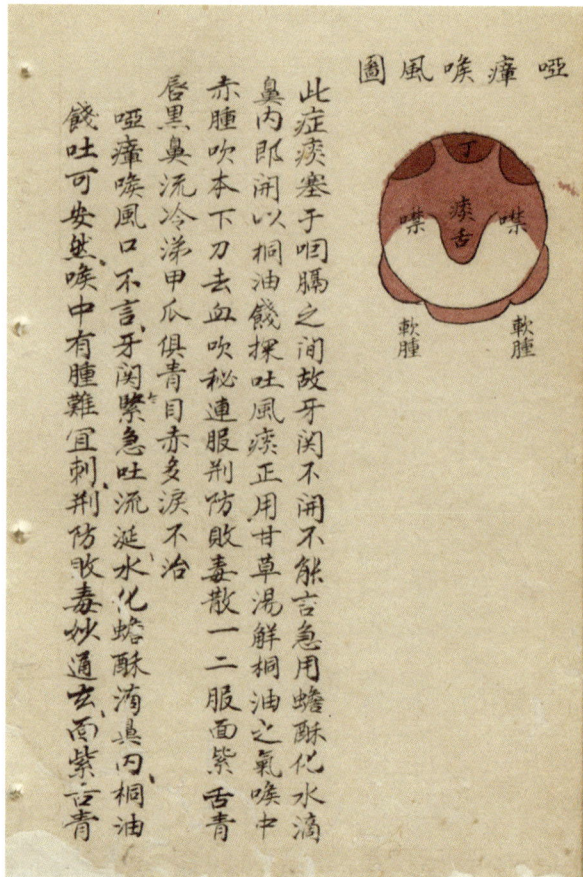

图 11-1-650　哑瘴喉风图

哑瘴喉风圖

此症痰塞于咽膈之間故牙關不開不能言急用蟾酥化水滴
鼻內即開以桐油餞探吐風痰正用甘草湯揩鮮桐油之氣喉中
赤腫吹本下刀去血吹秘連服荆防敗毒散一二服面紫舌青
唇黑臭流冷涎甲爪俱青目赤多淚不治
哑瘴喉風口不言牙閉紫急吐流涎水化蝦蟆酥滴真丹桐油
餞吐可安甚喉中有腫難宜刺荆防敗毒散妙通去面紫舌青

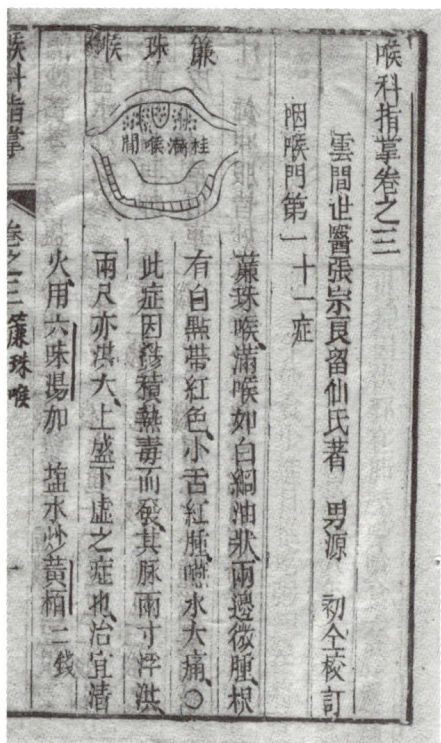

图 11-1-701　簾珠喉图

喉科指掌卷之三
咽喉門第二十一症
雲間世醫張崇昊夏留仙氏著　男源　初全校訂

簾珠喉
喉珠簾

簾珠喉蒲喉如白絹油狀兩邊微腫根
有白糜帶紅色小舌紅腫蠔水大痛
此症因鬱積熱毒而發其脈兩寸洪
兩尺亦洪大上盛下虚之症宜治宜清
火用六味湯加　塩水炒黄栢二錢

（2）菱形喉病图：以《喉科指掌》74 种喉科疾病图为代表。图像以张口位咽喉病变为主，还有少量面部纵切面图和人体半身图。后世喉科疾病图多是由此传承（图 11-1-701）。《张氏咽喉总论》《证治图注喉科》《喉科要诀》等继承了这种图像体系。书中图像形态、图名、内容有相似之处。而《张氏咽喉总论》中的疾病图基本都是彩色的，即木刻墨线图加朱色。

（3）椭圆形喉病图：虽然文字内容与菱形喉病图基本相同，疾病数量也是 74 种，但是喉病图更加写实、细致。疾病图也是三种形式：张口位疾病图、少量面部纵切面的疾病图和人体半身图。《咽喉秘集》为其代表；后世《喉科秘旨》《喉证图说》继承其特色（图 11-1-778）。

（4）36 种喉齿病图：以《重楼玉钥》为代表。36 种疾病，包括喉部疾病 18 种，另有面部、唇舌、耳鼻、头部、颈项等疾病 18 种。图像分 2 种，喉部疾病以咽喉局部描述为主；其他疾病为人体半身图像。后世有《喉科总论》《喉口诸风秘论》《咽喉秘本》《咽喉论》等传承其图像特色。《喉齿科玉钥全函》虽然书名不同，但文字内容与《重楼玉钥》有明显传承关系（图 11-1-901）。

（5）36种喉病图：以《喉症治法》为代表。其后有《喉症要诀》继承其图像特征。但36种疾病名都是喉科疾病，没有口齿、唇舌、面部、颈部疾病，完全不同于36种喉齿病图体系（图11-1-933）。

（6）自成体系的喉病图：有些古籍图像博采各家图像之长，自成一家。《怀远白露村易氏喉科》中喉病图有3幅全身人物疾病图，喉科古籍中仅此可见（图11-1-963）。《缪氏喉科》全书48图，其中有人面喉科疾病图8幅，不同于以往的疾病图。

11.2.2　诊断图

中医诊断分为望、闻、问、切四诊。五官科中医古籍图像涉及诊断内容的主要有望诊和切诊内容。望诊包括面部望诊图、舌诊图和眼诊图，切诊就是脉诊图。望诊、切脉是中医诊断技术的核心内容。而望眼图是中医五官科的独创诊断技术。选出五官科有代表性的诊断图164幅。

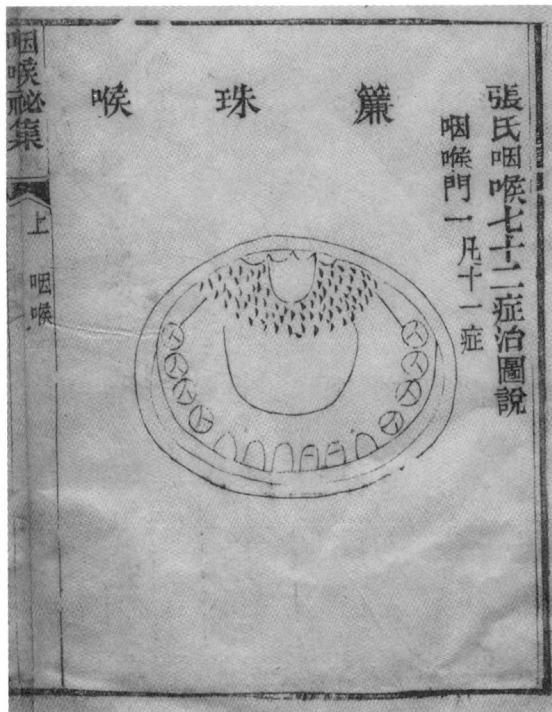

图 11-1-778　簾珠喉图

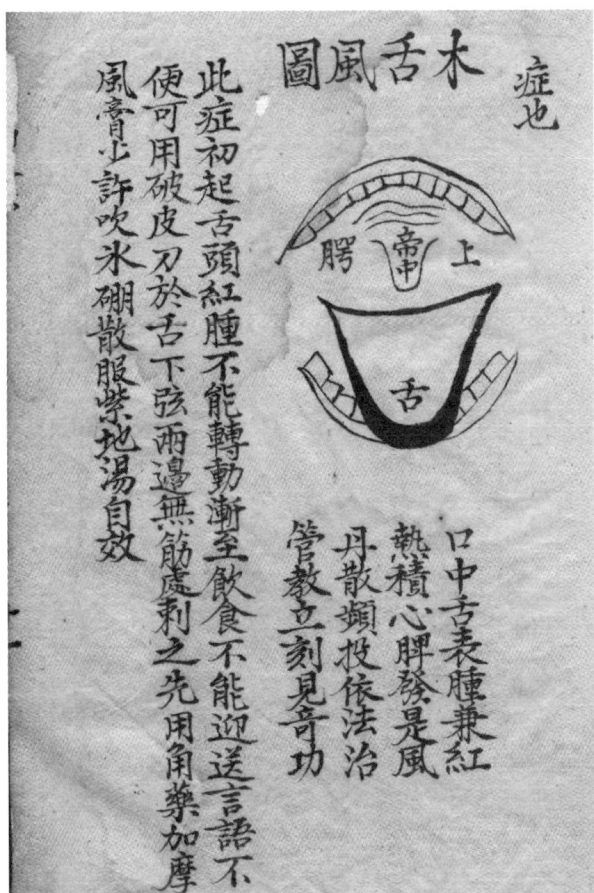

图 11-1-901　木舌风图

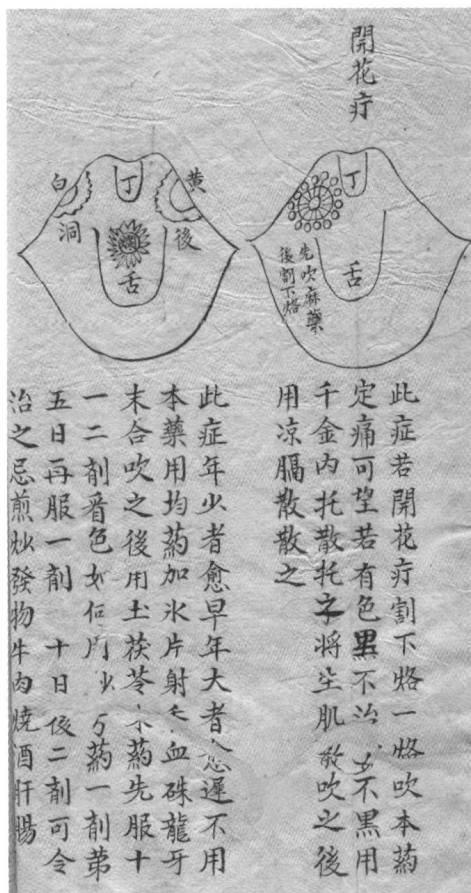

图 11-1-933　开花疔图

11.2.2.1　面部望诊图

望诊在中医五官科诊断中占有很重要的地位。眼科疾病图、喉科疾病图都属于望诊的一部分。1809年成书的《银海指南》和《承机汇参》都有面部五经所属之图（图11-2-1038）；《喉科心法》面部内应五脏图；《喉科及针法全图》中有"《灵枢》脏腑肢节应于面之图"。

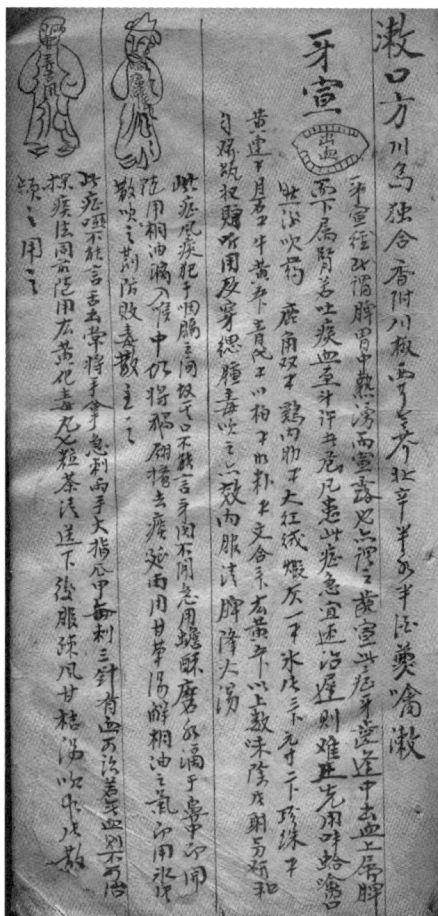

图 11-1-963　牙宣图

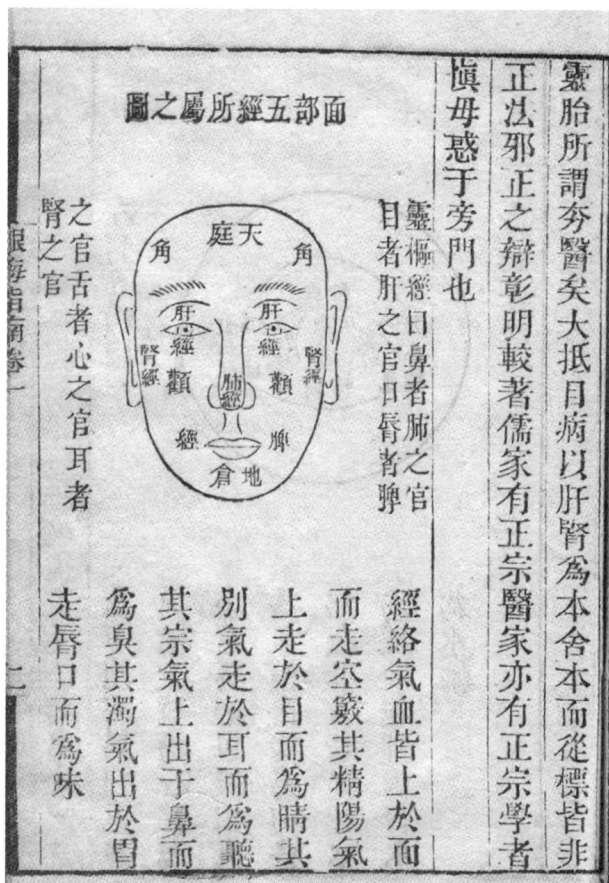

图 11-2-1038　面部五经所属之图

11.2.2.2　舌诊图

中医眼科古籍中没有舌诊图。中医喉科包括许多急性病、热性病和传染性疾病，病情瞬息万变。因此喉科尤其重视舌诊，有4部喉科古籍中都记载了36种舌诊图。

1667年出版的《尤氏喉科大法》中36种舌象图是喉科疾病的舌象，前14种舌象及第17、19、23图有图名、舌象的文字描述和治疗方法，其余19种没有图名，仅有舌象的文字描述和治疗方法，文中序号时有时无。喉症36图式后是舌象图36幅。例如，白苔舌、将瘟舌、中煤舌、里黑舌、生斑舌、黑尖舌、红星舌、里圈舌、人裂舌、虫碎舌、死现舌、厥阴舌、黄苔舌、黑心舌、十五舌尖白苔二分根黑一分、十六舌心白苔中有黑小点乱生、肾经舌、十八舌自自而见微黄色、胃热肠燥舌、二十舌根黄而尖白、二十一舌见黄色、二十二舌见黄而有黑色、厥阴相乘舌、二十四舌面白苔而有黄色见者、二十五舌见微黄色、二十六舌白苔中变出黄色、二十七舌见淡红心痰黑、二十七舌左边白苔、二十八舌右边白苔滑者、二十九舌畔黄者苔滑者、三十舌四围白而中黄、三十一舌四边微红中心灰黑、三十二舌黄色中有黑色乱生者、三十三舌弦淡而心见淡黑、三十四舌灰色中尖见黄者、三十五舌根微黑而尖黄、三十六舌根灰黑而尖黄。《秘传喉科锦囊》记载了36种舌象图，舌象只有第几图样编号，没有舌象名称，舌象与《尤氏喉科大法》舌象多处有相似之处。可惜该书已残，难窥全貌。

《喉科七种·咽喉秘本》喉风病 36 种舌象彩图，其文字及图像内容与《尤氏喉科大法》有传承关系。前 14 种有舌象名称，第 15～35 种，只有序号和舌象描述（图 11-2-1042～图 11-2-1045）。

后世《神仙舌科方》中的 36 种舌象图图名和形态基本继承了《喉科七种·咽喉秘本》中的特征，并在此基础上对图有所丰富。

11.2.2.3　眼诊图

眼诊图是中医五官科的独特诊断技术。喉科古籍《咽喉论》记载了 116 幅患病目式图（图 11-2-1166～图 11-2-1185），展示了古人通过望眼睛病变，判断全身疾病的预后和吉凶。

11.2.2.4　脉诊图

脉诊是中医四诊中的重要内容，在临床各科应用广泛，喉科更重视诊脉。1757 年成书的《喉科指掌》中的脉诊图，是中医五官科最早的脉诊图，插图分左手图、右手图各 1 幅。此后《张氏咽喉总论》有左右手脉图，并有文字说明部位所候脏腑、脉象形态、脉率及平脉和病脉（图 11-2-1194，图 11-2-1195）。《喉科心法》中有寸关尺内应脏腑图和寸关尺脉图。

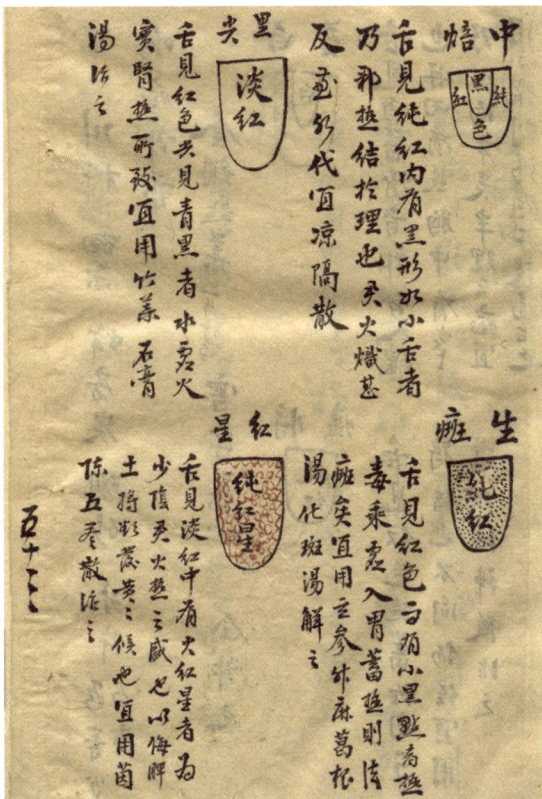

图 11-2-1042　中焙舌图　　图 11-2-1043　生斑舌图
图 11-2-1044　黑尖舌图　　图 11-2-1045　红星舌图

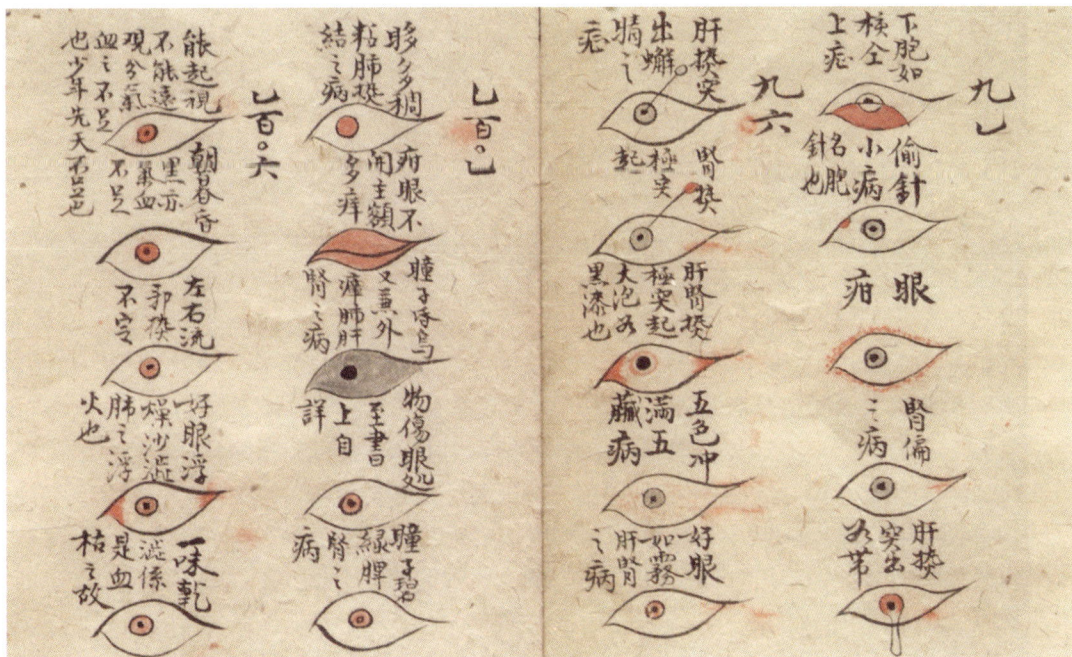

图 11-2-1166　下胞如核疣病图　　图 11-2-1167　偷针病图　　图 11-2-1168　疳眼图　　图 11-2-1169　肾偏目图
图 11-2-1170　肝热突出如带图　　图 11-2-1171　肝热突出蟹睛图　　图 11-2-1172　肾热极突起图
图 11-2-1173　肝肾热极突起大泡如黑漆图　　图 11-2-1174　五色充满五脏病图
图 11-2-1175　眼如雾肝肾病图　　图 11-2-1176　眵多稠黏肺热结图　图 11-2-1177　疳眼不开额痒图
图 11-2-1178　瞳子昏乌肺肝肾病图　　图 11-2-1179　物伤眼图
图 11-2-1180　瞳子碧绿脾肾病图　图 11-2-1181　能近视不能远观不足之症图　图 11-2-1182　朝暮昏黑气血不足图
图 11-2-1183　左右流邪目图　　图 11-2-1184　眼燥沙涩肺浮火图　　图 11-2-1185　干涩血枯目图

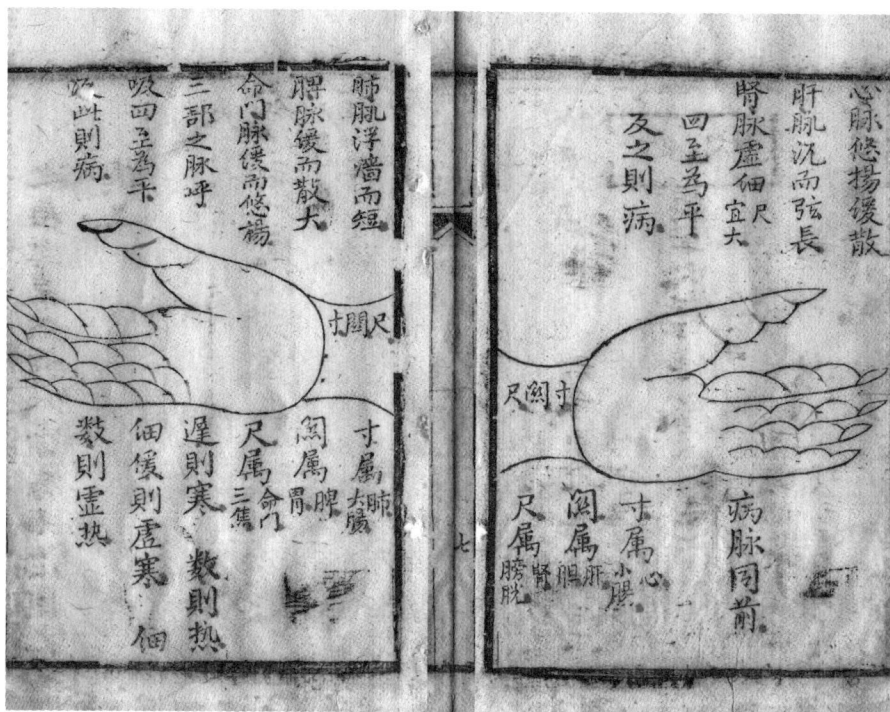

图 11-2-1194　右手脉图　图 11-2-1195　左手脉图

11.2.3　医疗图

五官科医疗图内容十分丰富，这也是五官科特色图像之一。由于五官科疾病的特殊性，五官科治疗除了一般的中药内服治疗以外，尤其重视局部治疗技术和全身的传统治疗技术。共选出有代表性的 164 幅中医五官科治疗图，包括：针刺治疗图、灸法治疗图、推拿图、刮痧图、敷药图、眼科手术图、喉科外治图、非手术器械施用图。

11.2.3.1　针刺治疗图

针刺治疗在五官科应用广泛，眼科和喉科都有大量针刺图像。针刺治疗图包括持针式和疾病穴位图。

成书于 1642 年的《审视瑶函》中有眼科疾病针灸要穴图像 13 幅。图名以疾病命名，图像中的人物形态生动，服装各异，人物身上标有针灸穴位的位置。旁边配有文字，说明取穴方法和补泻手法。13 幅图像名称：正头风及脑痛、口眼㖞斜、头顶痛、头风目眩、外障症、眼生翳膜、迎风冷泪、暴赤肿痛眼、红肿涩烂沿眼、内障眼、羞明怕日眼、偏正头痛、红肿头痛眼。这 13 幅图像实际是针灸治疗 13 种眼病的取穴图（图 11-3-1214）。《眼科指掌》中有治疗外障翳膜肿赤痛涩的头部五穴图等。

喉科的针刺治疗图，《喉科秘钥》中有足阳明、手阳明应针穴部位图。《急救痧证全集》有刺针式图、刺血执针式图（图 11-3-1234 ～ 图 11-3-1236）。《白驹谷罗贞喉科》中喉风针穴图等，《喉症类集》中右手刺穴图和左手刺穴图，《喉牙口舌各科秘旨》中刺少商穴法图，《石门冲刘氏喉科》中针披刮式图等，都反映了针刺治疗在五官科的应用。

11.2.3.2　灸法治疗图

灸法在古代是一种急救方法。在喉科急性、热性疾病中广泛应用。喉科治疗喉风，经常使用灸法。喉科灸法图种类很多，有灯火灸、灯火断根式灸、老鼠灸等。喉科古籍中较早灸法图出于 1765 年的《得小喉方》。书中有 2 幅灸法图，在人体正面和背面，标有一些穴位、脏腑位置和肌肉组织等。可惜书已残。

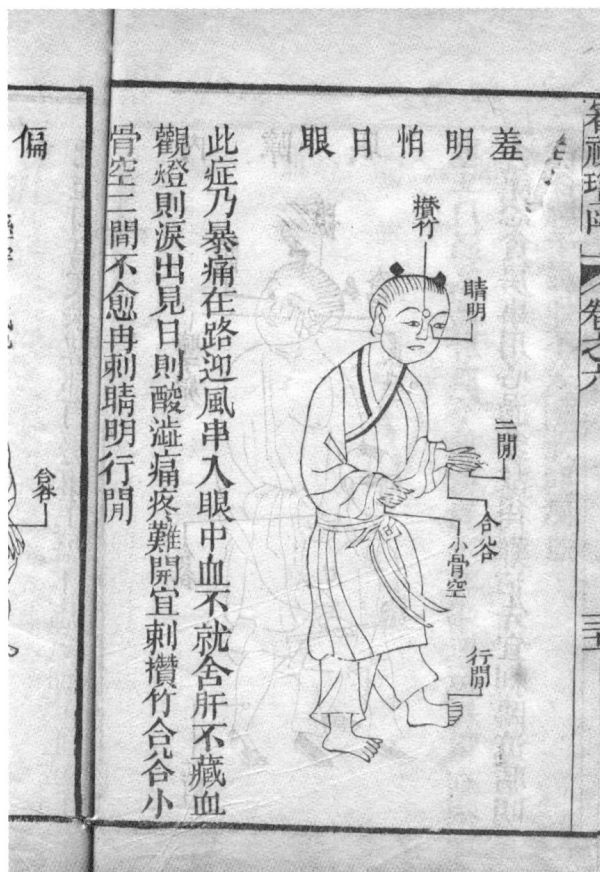

图 11-3-1214　内障眼针穴图

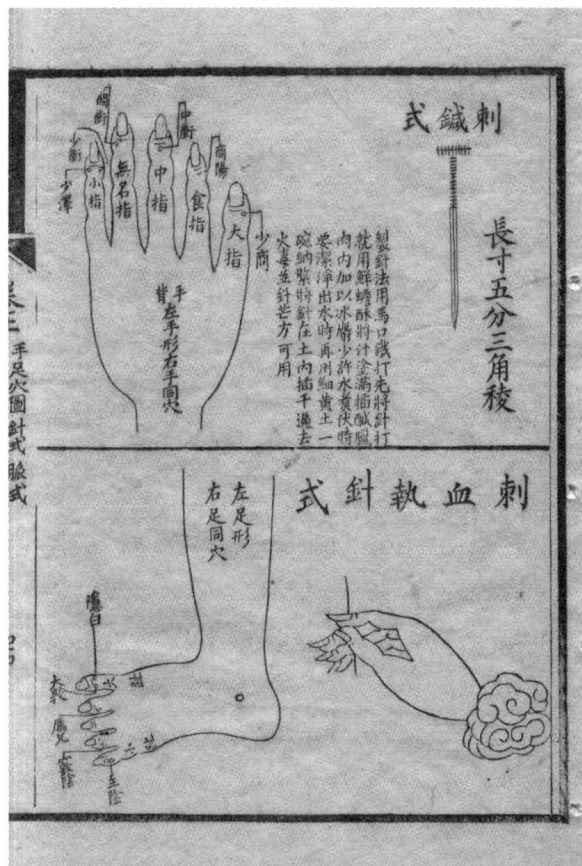

图 11-3-1234　刺针式图　图 11-3-1235　手背刺穴图
图 11-3-1236　刺血执针式

其后有《鹿英山房喉科秘传》《喉科秘诀》等。《喉科秘诀》有 12 幅艾灸图，图像绘制较精美。其中还有 2 幅针刺出血与灸法同用治疗喉病的图像（图 11-3-1276，图 11-3-1277）。灸法图最多的古籍是《精治白喉总诀》，有 24 幅灸法图。综观喉科古籍，灸法图内容十分丰富，有十余部古籍都有记载。

11.2.3.3　中医传统疗法治疗图

推拿、刮痧、敷药都是中医传统治疗方法，使用十分广泛。几乎中医各科临床著作中都有记载。而这类插图在五官科古籍中较少，《石门冲刘氏喉科》载推拿图（图 11-3-1341），《小长绮堂喉科》中有 3 幅刮痧，《喉科回生集》中有 6 幅敷药图。

11.2.3.4　眼科手术图

五官科手术施治图主要见于眼科。《审视瑶函》中记载的眼科手术图：如烙铁施用图、割攀睛胬肉手法图、针刺内翳图、夹子使用方法、针的缝合方法等，十分珍贵（图 11-3-1342）。《眼科指蒙》中有下胞翻外治法、泪管针入泪管之法图等。眼科手术图能清楚展示眼科手术中，医家和患者的相互位置、体位、手术器械、针刀角度和方向等技术细节。例如，针刺内翳图，4 个小图，描绘了针拨白内障手术的关键技术环节。

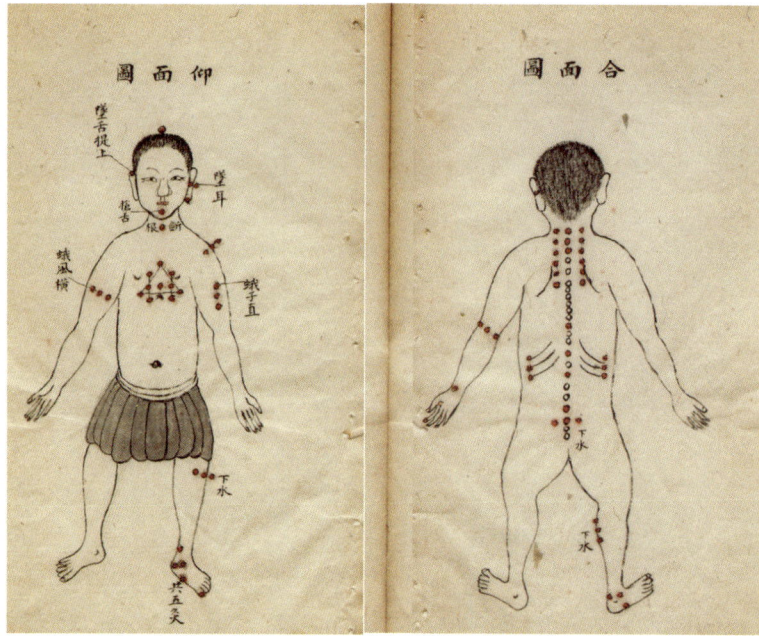

图 11-3-1276　仰面图　图 11-3-1277　合面图

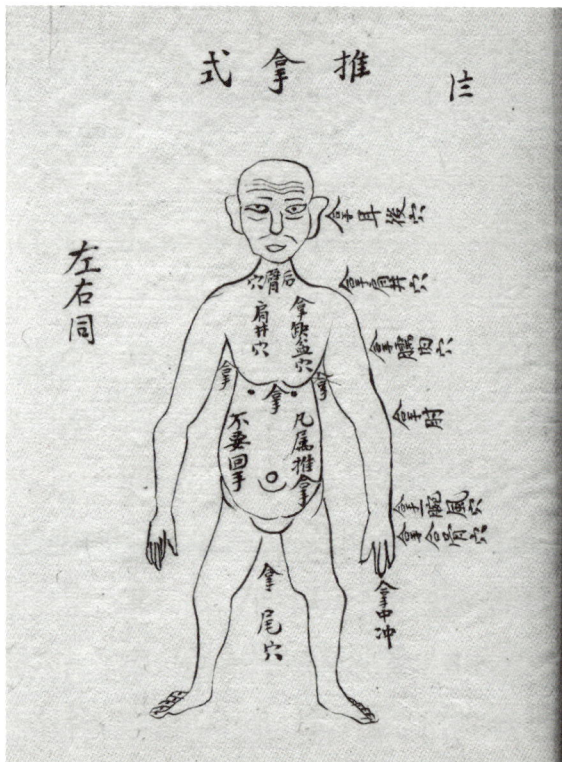

图 11-3-1341　喉症推拿式图

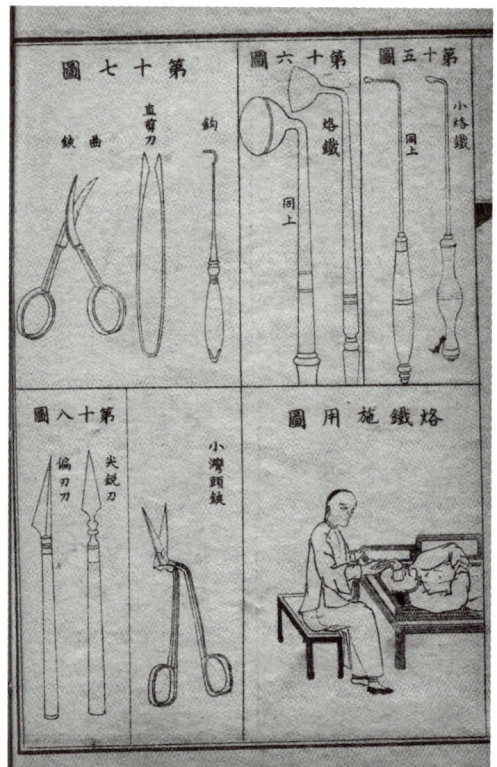

图 11-3-1342　烙铁施用图

11.2.3.5　喉科外治图

　　喉科独立的外治图很少，但是在疾病图中有很丰富的喉科外治图内容。《尤氏喉科秘书》17 幅图中 5 幅有外治标示。喉病示意图，描绘简洁，有些只是一个点，一条线，或者直接用文字在图中特定位置描述治疗内容。这种示意图看似简单，但信息量很大。有些图像明确指出治疗中使用的器械针、刀、剪等；有些还有上麻药的描述。《尤氏喉科大法》中 70 种喉病示意图中就有 21 种描述了喉病外治方法。内容包括：

针刺、火针、割烙、剪开、刮治、刺血、出脓、敷药、上麻药等外治方法。

《缪氏喉科》《梨云堂治喉集验》和《喉科汇录》三书的喉科疾病图,继承了喉病示意图重视外治的特色,在喉科疾病图中,也有咽喉外治的位置和方法标示。

11.2.3.6 非手术器械施用图

五官科非手术器械施用图,突出展示了古代五官科中药外用治疗技术特色。在增订《审视瑶函》中出现有洗眼器施用图、蒸眼器施用图、浴眼器施用图等。这些图像描绘了中医眼科中药洗眼、蒸眼、浴眼治疗技术,以及医疗器械的创造和使用。

11.2.4 药物图

中药治疗是中医临床各科治疗疾病的主要治疗方法。五官科古籍图像中仅有几幅药物图,分为草药图和中成药广告图,描绘了治疗五官科疾病的中草药和中成药。如《怡庵喉科治效方》中有 3 种植物药图;《时疫白喉捷要》中有蓝花竹叶图;这几幅图均为手绘墨线图(图 11-4-1371)。

清末五官科古籍中出现了为药店中成药宣传的广告图,反映了清代药品经营已经有广告宣传意识。1893 年出版的《林氏眼科简便验方》有"锡山林敬堂仙制巽喜橘图"。图中绘一个橘子型,内有药方名称、主治、用法、用量、出处和锡山林敬堂识款,下方还记有此方流传和验案 1 例(图 11-4-1366),反映了当时中药经营的一个侧面。

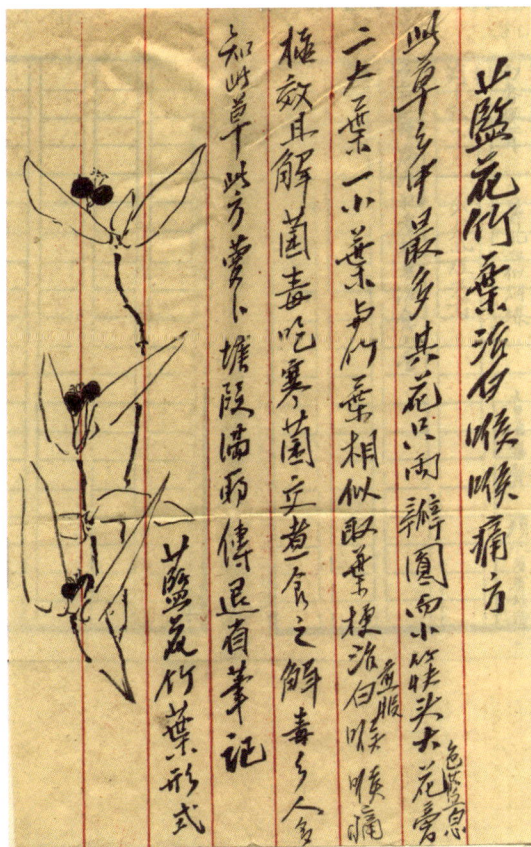

图 11-4-1371 蓝花竹叶图

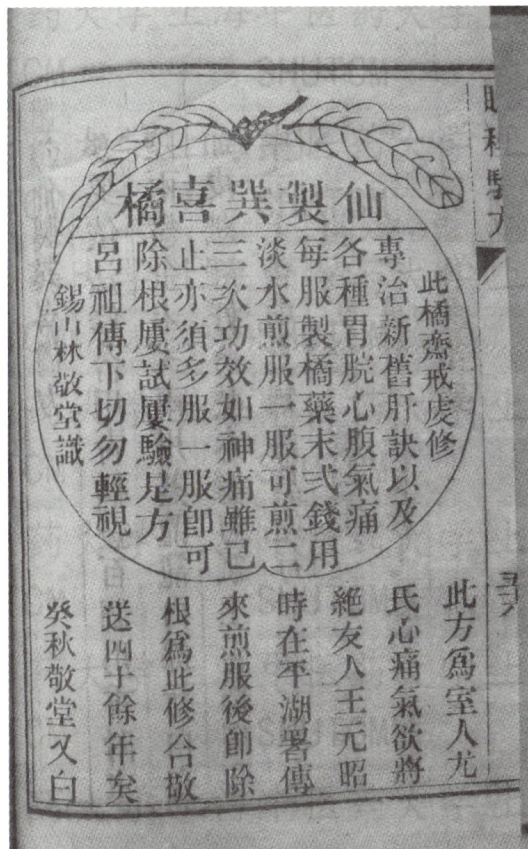

图 11-4-1366 仙制喜橘图

11.2.5 器具图

中医五官科器具包括手术器械和非手术器具 2 部分,共选出 63 幅器具图。用图像描绘医疗器具形状

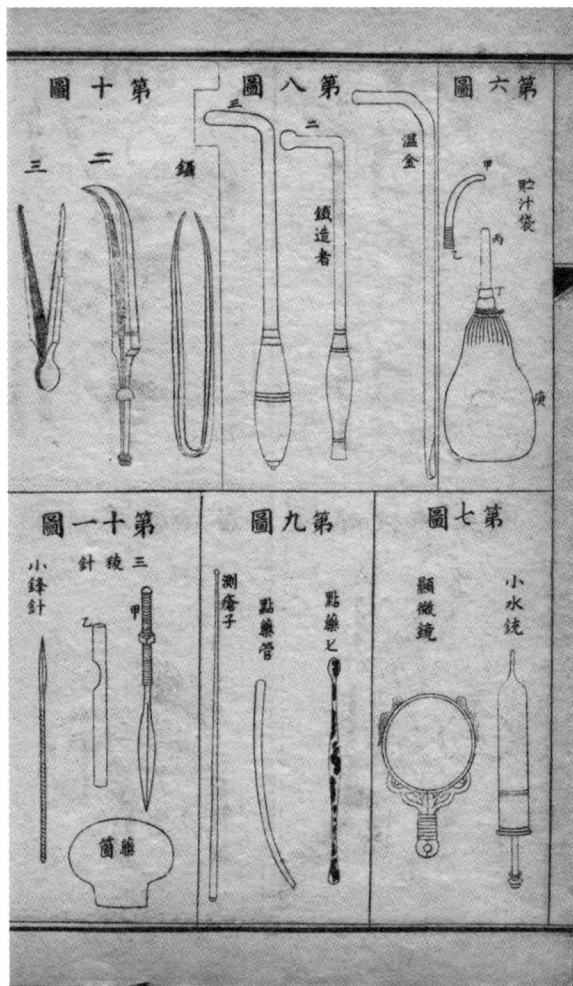

图 11-5-1420　贮汁袋图

和用法，对保全医疗技术有重要意义。五官科古籍中有数十幅珍贵的器具图像。眼科《审视瑶函》《眼科启蒙》等古籍中记载最多。

11.2.5.1　手术器械

眼科自古就有手术记载，手术器械图也很丰富。《审视瑶函》是记载眼科手术器械图最多的古籍。但是不同版本，记载的器械数量、种类有不同。早期扫叶山房版《审视瑶函》仅有毫针图。清末受到西医传入中国的影响，手术器械品种也有增补。上海汇文堂新记书局印行的增订《审视瑶函》中手术器械可见：金针、毫针、烙铁、割、钩、刀、镊、方镊子、三棱针、小锋针、三尖针、银造图针、药箭、插截刀、尖锐刀、偏刃刀、弯头铗、竹夹、铜夹、铗曲、小弯头铗、按定环、小烙铁、烙铁、钩、直剪刀、三棱锋、曲头锋等（图 11-5-1420）。

其他五官科古籍中也有一些手术器械图。《目科正宗》载 2 幅器械图，有竹夹、眉刀、月斧、银钩、火烙、银针、金针、三棱针、钩镰、毫针共 10 种器械。《眼科指蒙》也有插图。喉科古籍也有手术器械图。《喉科心法》中有三棱针、通脓管针、毫针、镊子等。《焦氏喉科枕秘》中有针式图，有镵针、锋针、铍针、毫针、圆利针等 5 种针。《喉科七种》有破皮枪、枪头、破皮刀。《奇验喉证明辨》《喉科四种》中有针式图等。

11.2.5.2　非手术器械

非手术器械以眼科古籍增订《审视瑶函》记载最多，如搭头枕、遮风镜、滴水器、洗眼器、蒸眼器、浴眼器、贮汁袋、小水镜、显微镜、温金、点药器、点药管、测疮子等（图 11-5-1415）。

喉科古籍中的非手术器械以压舌板、吹喉枪为常见器械。《喉科心法》《喉科四种》《喉科七种》有舌押、吹筒。古籍中还记载了古人取童便治病的方法，并用图像描绘了盛取童便的器具铅笠和罐式。

11.2.6　养生图

五官科古籍中养生图很少。在喉科古籍《小长绮堂喉科》中有 1 幅：采药式图（图 11-6-1433）。

11.2.7　脏腑图

脏腑图描绘人体五脏六腑的形态、位置，包括内景图。中医五官科古籍中脏腑图出现较晚，数量也不多，仅有一部喉科著作有记载。列在 1911 年的《喉科及针法全图》有手绘脏腑彩图 10 幅。包括正面内景图、侧面脏腑图各 1 幅；其余 8 幅描绘了脾、胃、肺、胆、肾、膀胱、心包络、三焦脏器的形态、颜色。图旁有文字介绍脏腑功能、位置等（图 11-7-1434）。

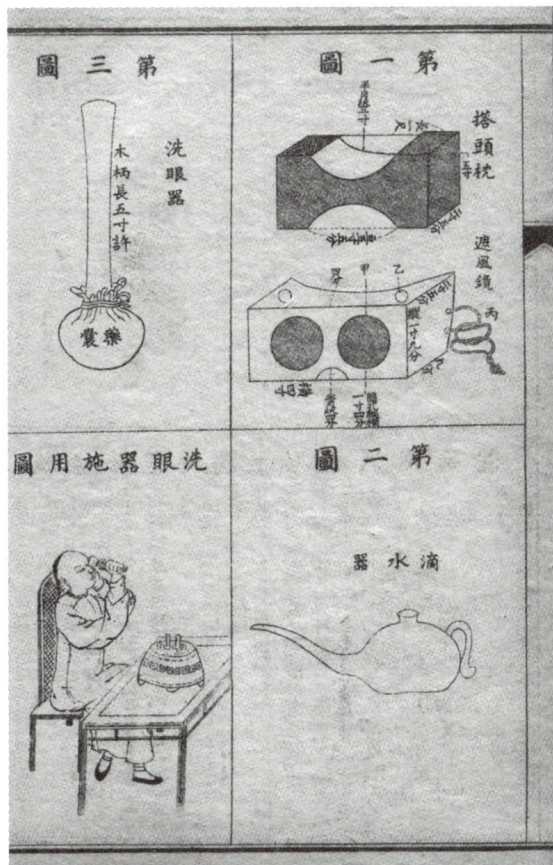

图 11-5-1415　搭头枕避风镜图

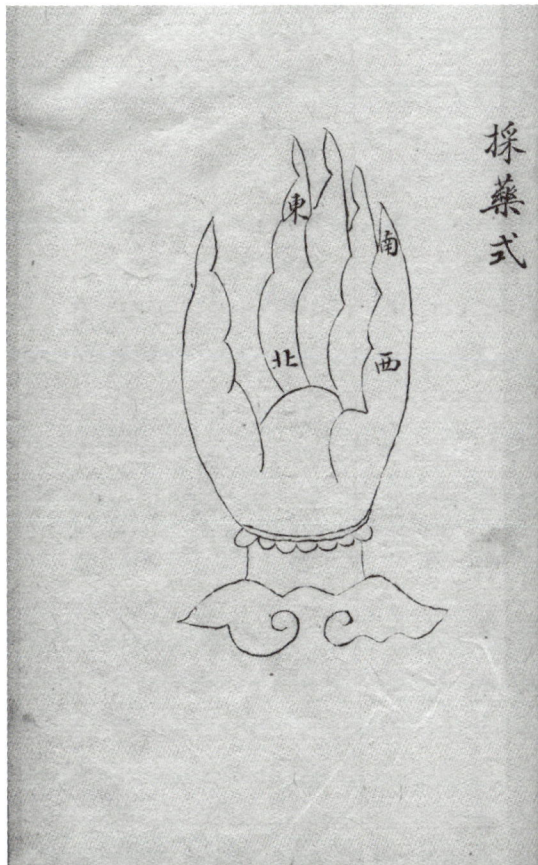

图 11-6-1433　采药式图

11.2.8　经穴图

中医五官科治疗重视经络腧穴理论和技术，在眼科和喉科疾病诊断和治疗中，都需要精通经络穴位理论。因此五官科古籍中有大量经络腧穴图，共选出有代表性的经穴图 51 幅。

11.2.8.1　经脉图

中医五官科古籍中有丰富的经脉图和穴位图。但是系统记载十二经脉图和奇经八脉图的古籍是《喉科及针法全图》。书中经脉图标有穴位。有些图完全是墨线图，有些在经络循行线和穴位处，用朱笔点染或线描。如手太阴肺经等十二经脉（图 11-8-1447）。奇经八脉图在针灸书籍中比较多见，但在临床各科古籍中并不多见。《喉科及针法全图》的奇经八脉图为墨线图，绘制精美准确，反映了作者在喉病治疗中对针灸的重视及作者对经络理论的熟识程度（图 11-8-1459）。

在五官科古籍中还有局部经络分布图，如面部经络分布图、眼睛局部经络图。喉科类古籍《急救痧症全集》有手经络图和足经络图（图 11-8-1446）。

11.2.8.2　穴位图

中医五官科重视针灸治疗技术，眼科和喉科古籍有大量针灸穴位图，包括全身穴位图、局部穴位图、气针穴位图等。

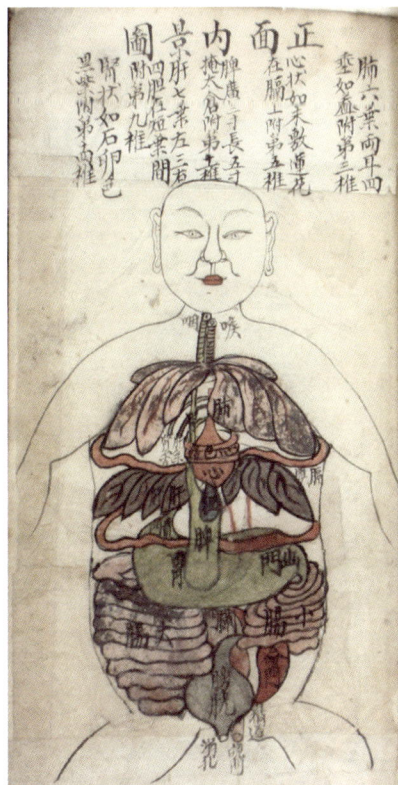

图 11-7-1434　正面内景图

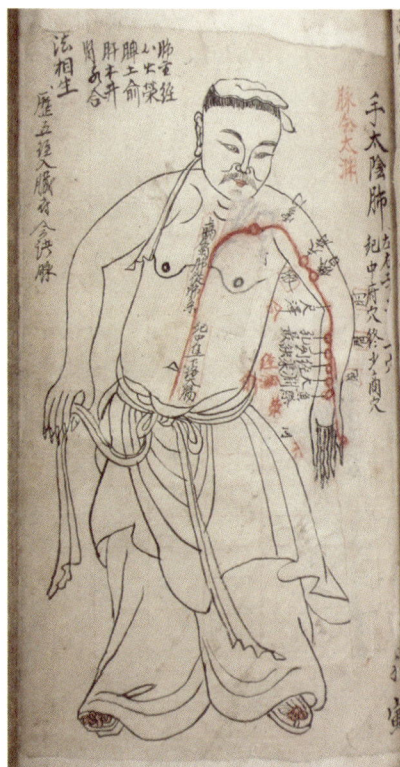

图 11-8-1447　手太阴肺经图

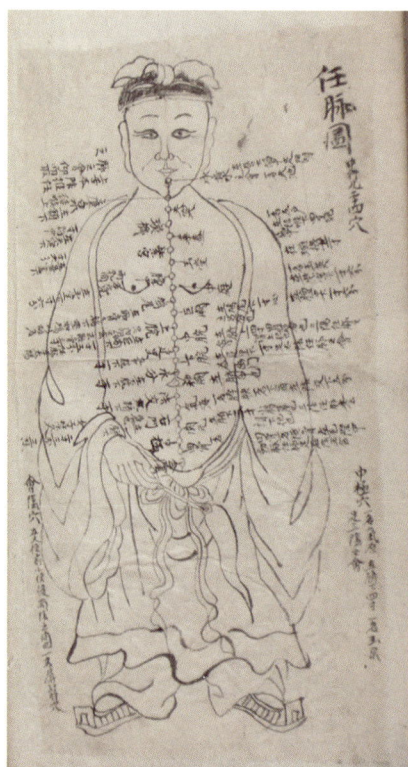

图 11-8-1459　任脉图

（1）全身穴位图：现存最早的喉科针穴图是 1757 年成书的《喉科指掌》中的针穴图（图 11-3-1218）。1870 年成书的《喉科秘诀》中有正面、背面全身腧穴图各 1 幅。《急救痧症全集》中有正面穴图和背面穴图。《喉证指南》有上肢仰手图和覆手图等。《秘传喉齿要诀》有面针图形和背针图形。《时疫白喉捷要》有治疗白喉的常用穴位图。

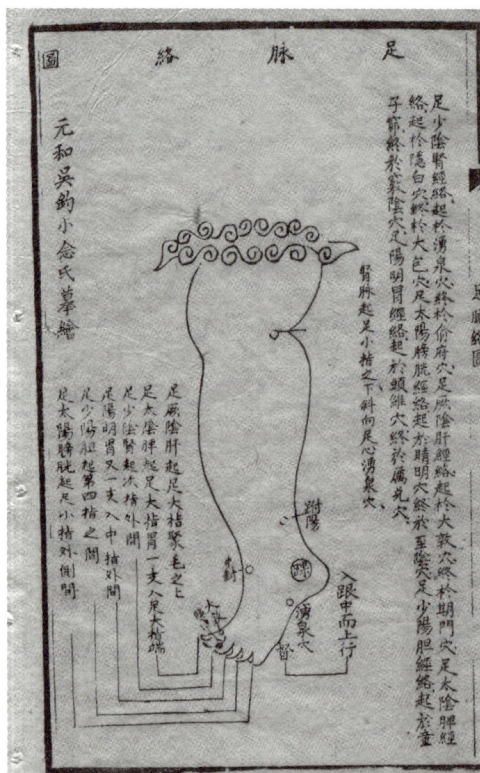

图 11-8-1446　足脉络图

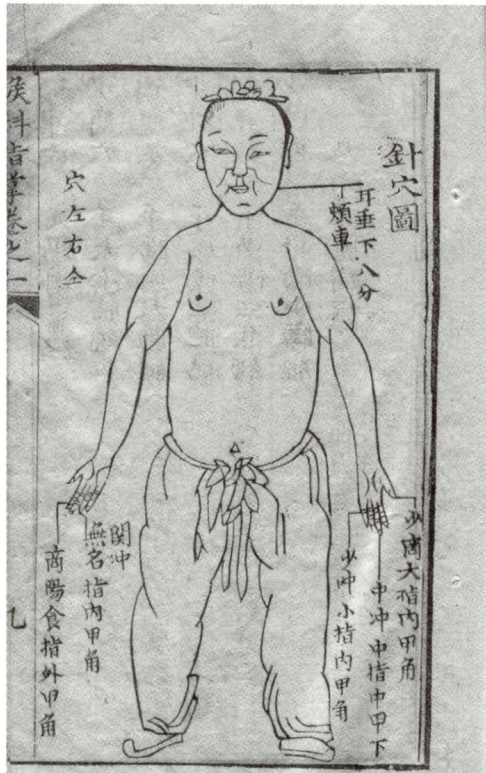

图 11-3-1218　喉科针穴图

（2）局部穴位图：喉科古籍，《喉科秘诀》有穴位正面图（图11-8-1480）与穴位背面图（图11-8-1483）。《喉风论》有面部、头项、上肢内侧（图11-8-1473）、上肢外侧穴位图4幅。《喉科枕秘》中曲池、少商、金津玉液等穴位图；《白喉全生集》中少商穴、中冲穴、少冲穴、关冲穴、颊车穴图；《喉科玉钥》中喉科针穴图。眼科古籍《目经大成》中开导前面针穴图和开导后面针穴图。

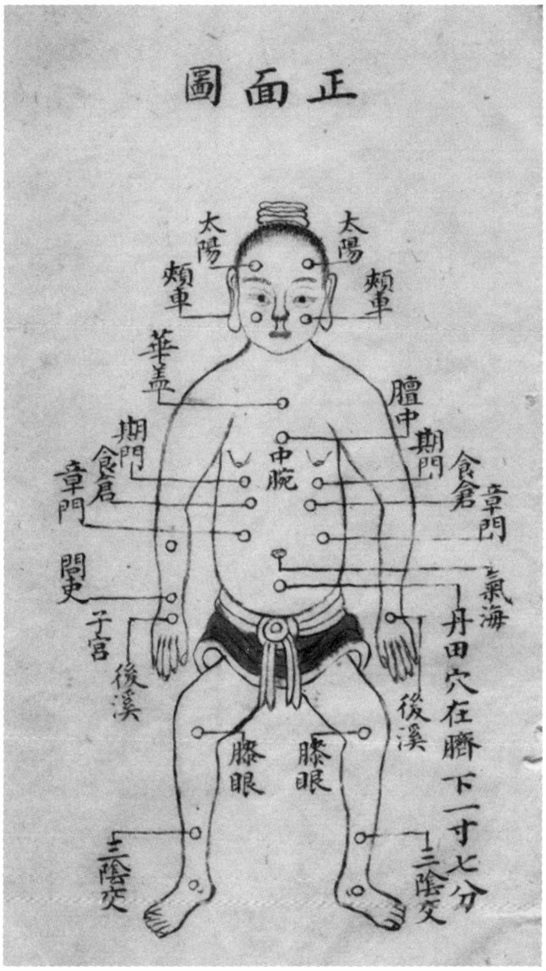

图 11-8-1480　穴位正面图

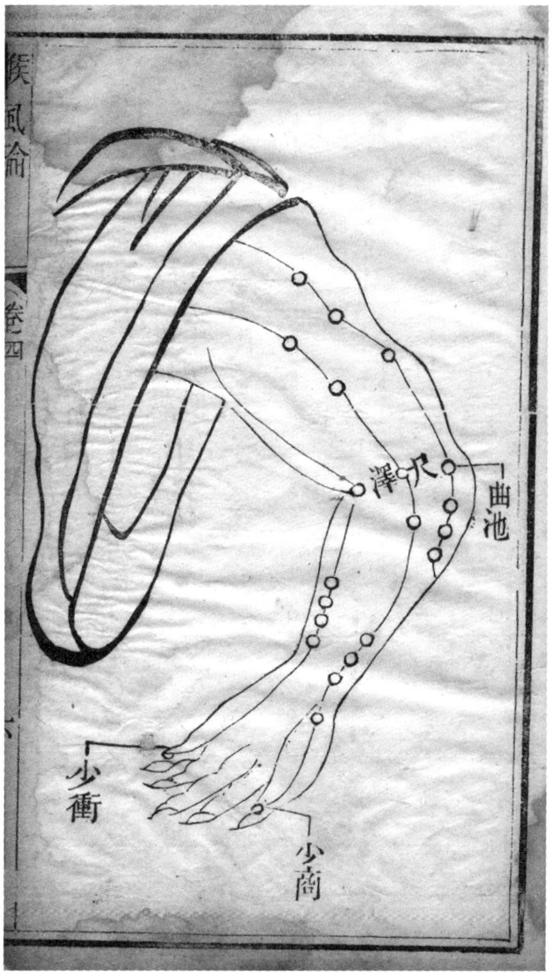

图 11-8-1473　上肢内侧三经穴位图

（3）气针穴位图：气针疗法是将消毒过的空气或氧气注射入穴位内，以调整经络功能的治疗方法。气针治疗喉科疾病应用广泛。喉科古籍中有很多气针穴位图。如《重楼玉钥》中有手足气针穴法之图、头项气针穴法之图。《咽喉论》有周身气针图形、头上气针图及铜人图各1幅。其中周身气针图形的右侧有"铜人图左右同"字样。《喉齿科玉钥全函》有喉科头顶手足气针穴法。

11.2.9　部位图

部位图包括中医人体部位名称图、中医眼图和眼睛解剖图三部分，选图89幅。另外，还有一些同身取寸图。

11.2.9.1　中医人体部位名称图

中医对人体各部位名称有独特的命名。在《喉科秘诀》中有2幅人体部位名称图，即：仰面图（图11-9-1582）和合面图（图11-9-1583）。《喉科心法》中有面部部位名目图。《咽喉论》中有1幅眼上诸名图。

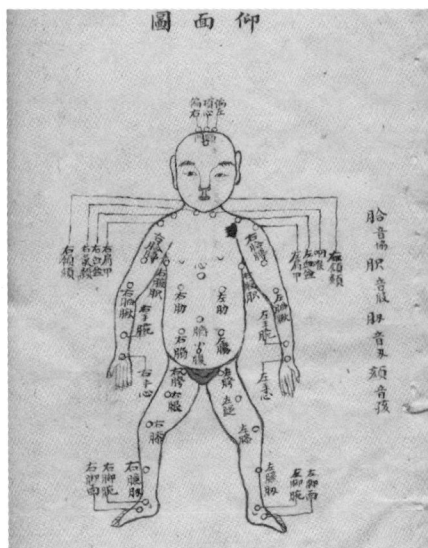

图 11-9-1582　仰面图

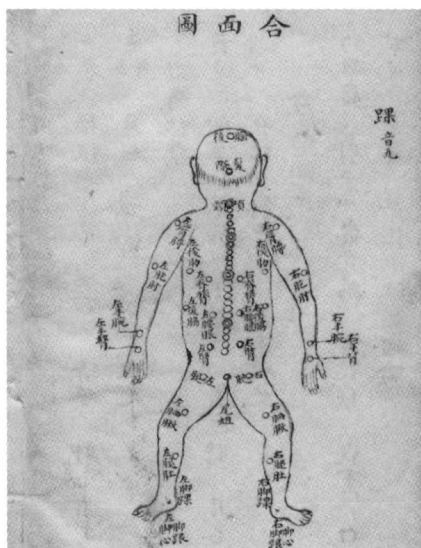

图 11-9-1583　合面图

11.2.9.2　中医眼图

中医眼图，又称为目图，是中医眼科最具特色的内容。眼科古籍图像中有多种眼图，69 部有图像的眼科古籍中，有 56 部古籍有中医眼图，占 78% 以上。眼图既是中医眼科理论的重要内容，又是中医眼科望诊和诊断疾病的重要依据。中医眼图分为 2 种，一种是五轮图和八廓图，合称"中医眼科五轮八廓图"；另一种是中医传统理论眼图。

（1）中医眼科五轮八廓图：眼科五轮八廓图是中医眼科古籍图像中出现较多的图像。用图像形象说明中医眼科五轮八廓理论，是中医眼科图像的特色和传统。根据查阅的 69 部有图像的眼科古籍统计，有 31 部古籍中有眼科五轮八廓图，占有图像古籍的 40% 以上。有些古籍，仅有 2 幅图，就是五轮图和八廓图。五轮图和八廓图有多种不同名称和形态，表明在传承过程中有多种途径和流派。最早的五轮八廓图是《银海精微》中的五轮图式和八廓图式。其后《原机启微》中有八廓图；《秘传眼科七十二症全书》有五轮图和八廓图；《审视瑶函》中有五轮定位之图和八廓定位之图；《医宗金鉴·眼科心法》中有五轮之图（图 11-9-1521）和八廓之图（图 11-9-1522）；《光明眼科》有五轮目图等，内容十分丰富。

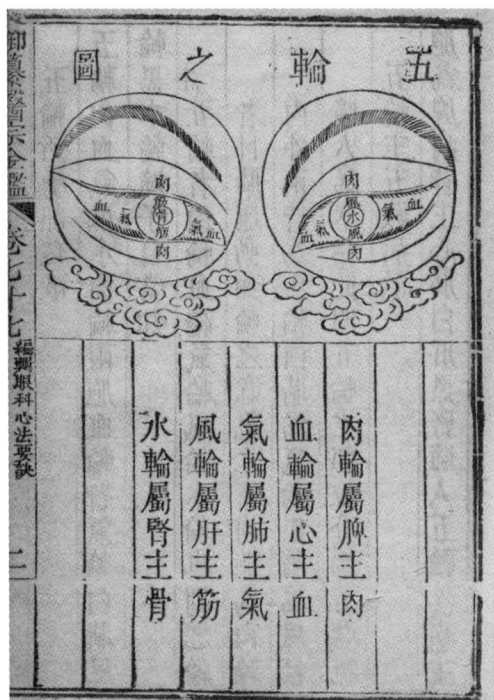

图 11-9-1521　五轮之图

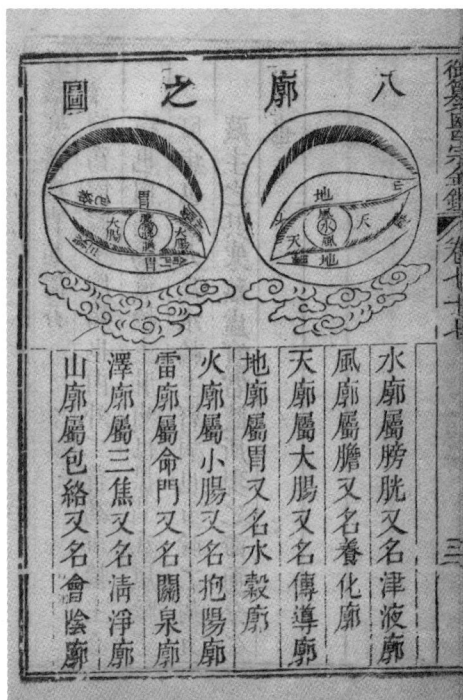

图 11-9-1522　八廓之图

（2）中医传统理论眼图：用图像说明眼睛各部分的阴阳五行属性、脏腑所归和经络所属，内容十分丰富。69 部眼科古籍中有 25 部有中医传统理论眼图。《程松崖先生眼科应验良方》中有眼图；《一草亭目科全书》中有目图；《眼科百问》有眼图 4 幅；《目科捷径》目形内外分阴阳图、合目胞眩图、开目图（图 11-9-1566）；《光明眼科》有五行目图；《眼科指掌》中眼部十二经络图（图 11-9-1565）等各具特色，创造性发展了中医传统理论在眼科的应用。

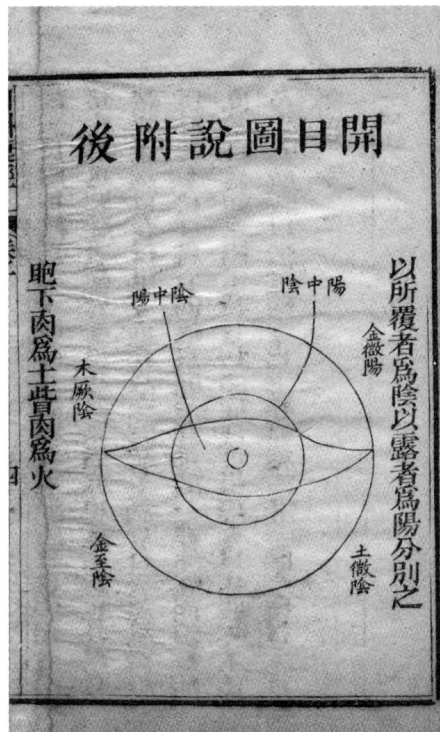

图 11-9-1566　开目图

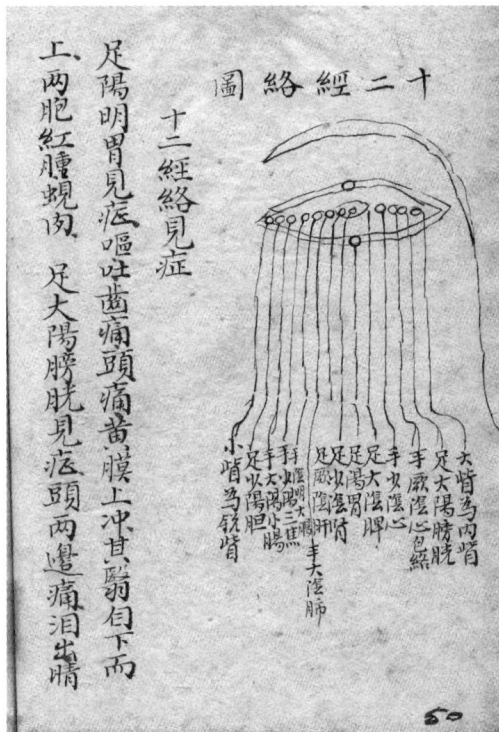

图 11-9-1565　十二经络眼图

11.2.9.3　眼睛解剖图

清代中期以后，中医古籍受西方医学传入的影响，逐渐出现一些现代医学解剖内容。我国医家所著五官科古籍中，较早记载眼睛局部解剖图的是增订《审视瑶函》，书中有目图、眼球纵断面之想像图、两眼球及所附著之眼筋、泪腺及其排泄 5 图（图 11-9-1575）。1910 年的《眼科指蒙》中有眼球剖面图和眼球与周围组织关系剖面图。

11.2.9.4　同身取寸图

五官科重视针灸等治疗技术，在确定治疗穴位时，需要选穴精准，往往采用同身取寸法。古籍中不仅记载了同身取寸法，还用绘图方式明确、形象地描绘了这种取穴方法。同身寸就是用患者自己身体的一定部位比定为度，作为取穴标准尺寸。五官科古籍中大多是采用中指同身寸，即患者的中指中节屈曲时，手指内侧两端横纹头之间的距离作为一寸。通常可用于四肢和背部取穴。五官科最早的同身取寸法图像出现在 1815 年成书的《图注喉科指掌》中（图 11-3-1202）；其后《治喉大法》《白喉全生集》《喉齿科玉钥全函》都有记载。

11.2.10　理论图

中医五官科理论图包括 3 部分内容，代表性图像 24 幅，即：说明五脏所司兼五行所属的图像；说明中国古代运气理论、阴阳、太级、八卦等概念的图像；眼睛视物原理图。中医五官科古籍重视中医理论研究，特别是五官科古籍中有多种中医基础理论和运气学说的插图。

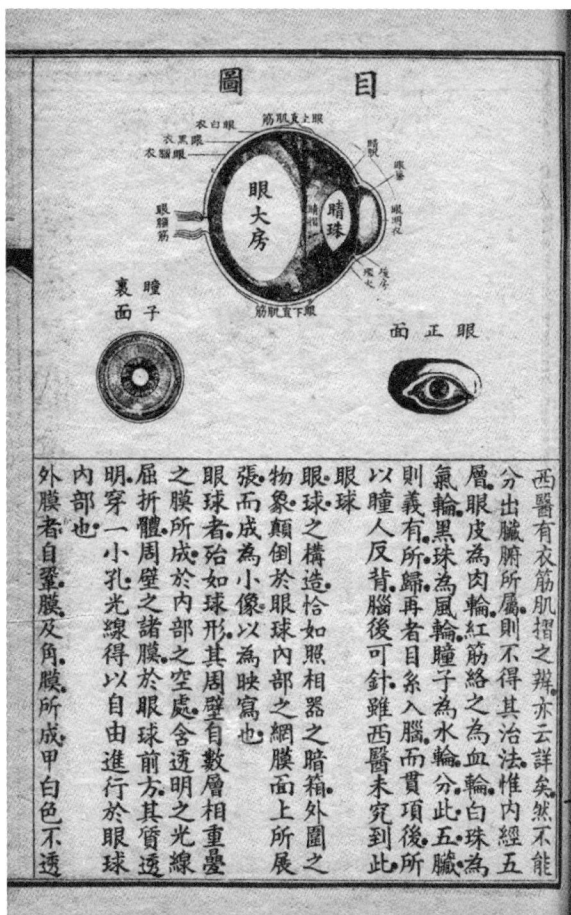

图 11-9-1575　目图

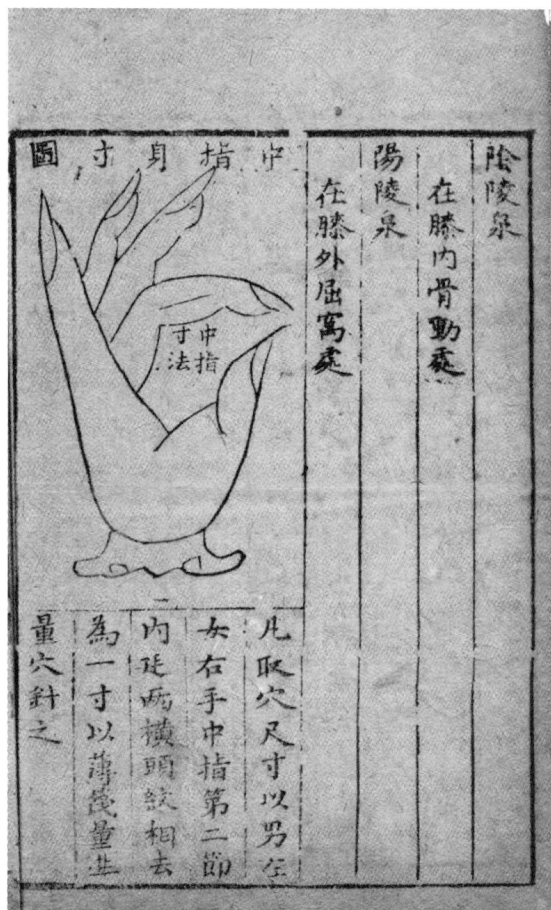

图 11-3-1202　中指身寸图

11.2.10.1　五脏所司兼五行所属图

运用图表说明抽象的中医理论是中医传统医学的一大发明。中医眼科古籍《审视瑶函》中五脏所司兼五行所属图和《承机汇参》五脏所司兼五行所属图，几乎图像内容完全一样，有明显传承关系（图 11-10-1584）。

11.2.10.2　运气理论图

以五运六气为核心的运气学说是中医基础理论的重要组成部分，也是天人相应观的体现。中医五官科古籍中也有一些运气理论的图像。

如《审视瑶函》五运之图、六气之图；《光明眼科》八卦图（图 11-10-1592）；《银海指南》交六气时日图、逐年运气司天在泉之图；《喉科枕秘》有太乙九宫八风图位（图 11-10-1600）。《眼科易秘》还有太极图、十二消息图、二十四节气图；《喉科汇录》有八卦分五轮图等。

11.2.10.3　眼睛视物原理图

清代中期以来，随着科学技术的发展和交流，眼睛的成像原理逐渐被认识，并有了现代眼镜。《审视瑶函》（会文堂版）有"暗箱及眼球网膜上物像映照"。值得特别指出的是《眼科指蒙》中有论述远视眼、近视眼之凹凸眼镜的图像 6 幅（图 11-10-1603，图 11-10-1604），体现了当时人们已经认识了眼睛视物原理。

11.2.11　符咒图

五官科古籍选出 23 幅有代表性符咒图。

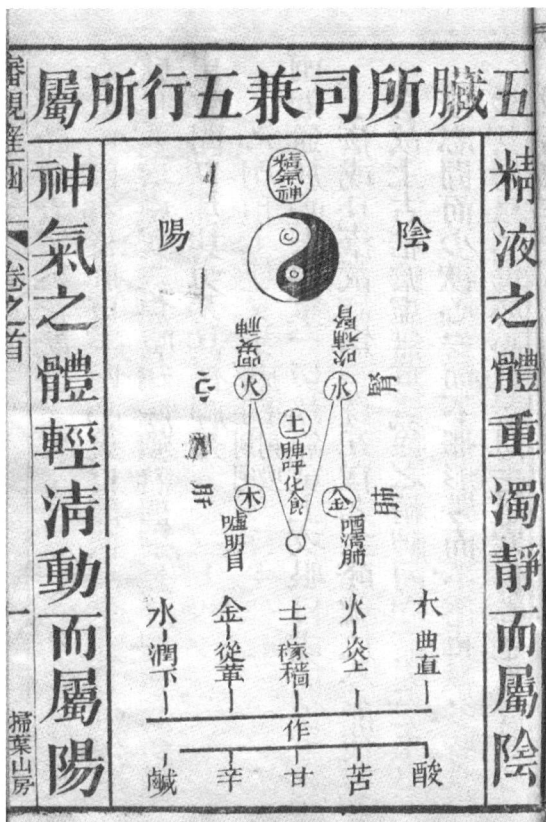

图 11-10-1584　五脏所司兼五行所属图

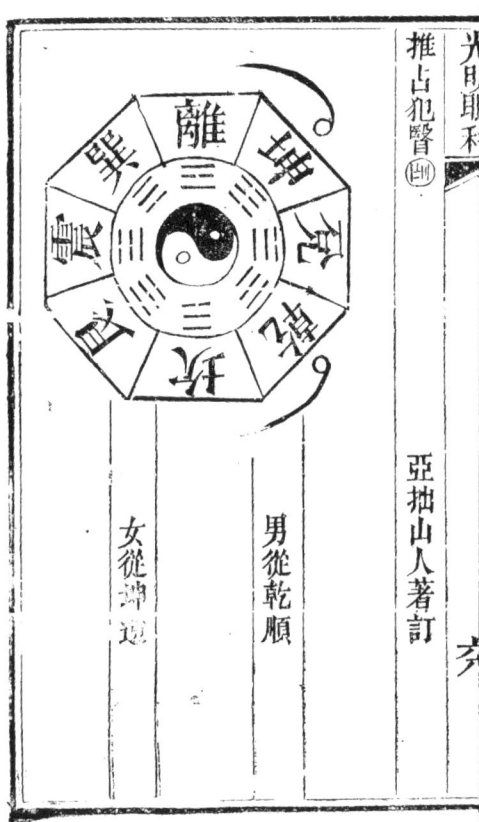

图 11-10-1592　八卦推占图

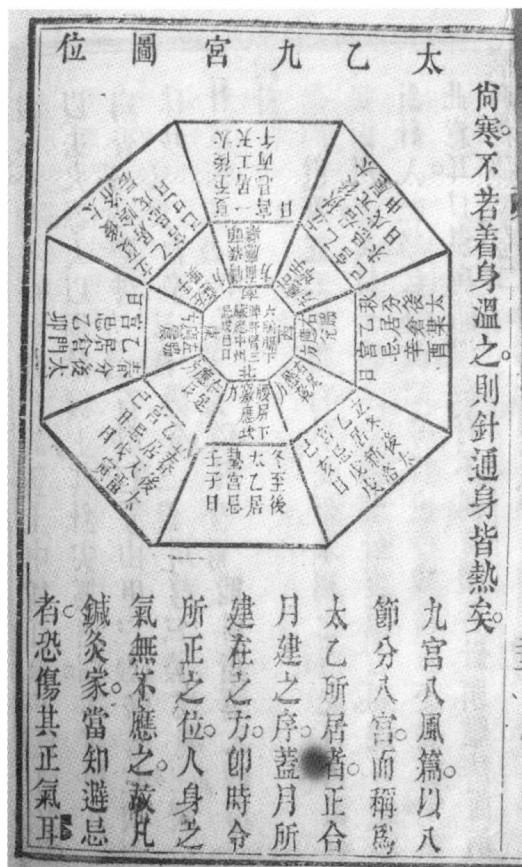

图 11-10-1600　太乙九宫图位

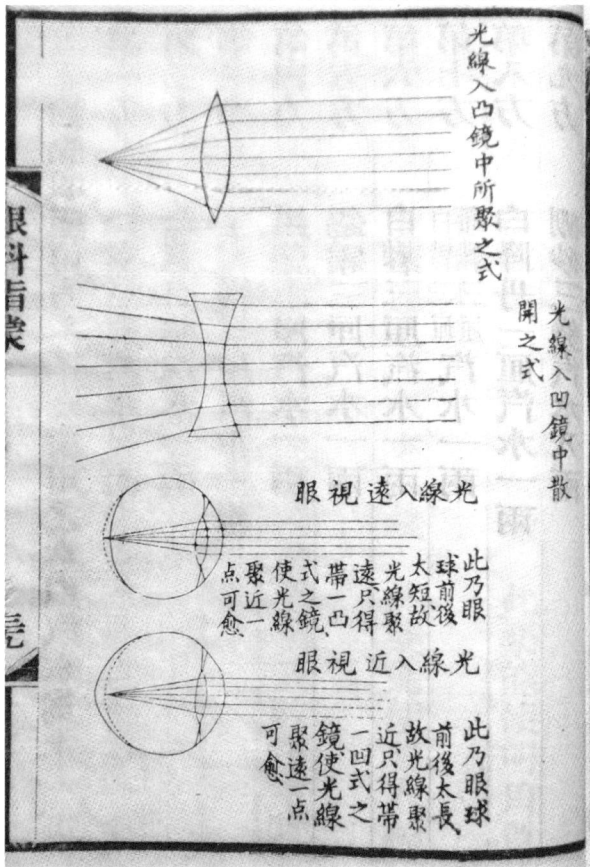

图 11-10-1603　光线入凸镜所聚之图
图 11-10-1604　光线入凹镜散开之图

眼科古籍《审视瑶函》有开针三光符、封针符各1幅。封针咒曰："清净眼，紫金灯，洒洒水离黄沙满藏经。千手千眼千龙王，文殊大士骑狮子。普贤菩萨骑象王，日神夜里云膜内障尽消除。强中强，吉中吉，婆罗会上有殊利。眼中一切得光明，清净般若波罗密"[①]。《光明眼科》吹眼翳符1幅。

喉科《咽喉论》载天医院修和点药灵符4种（图11-11-1613，图11-11-1614）；《喉牙口舌各科秘旨》中骨髓符咒（图11-11-1618）；《喉科玉钥》治诸物哽喉神符6图；《喉科金钥》中祝由科治喉神符式5符。由此可以知道古代使用符咒治病，应用比较广泛。

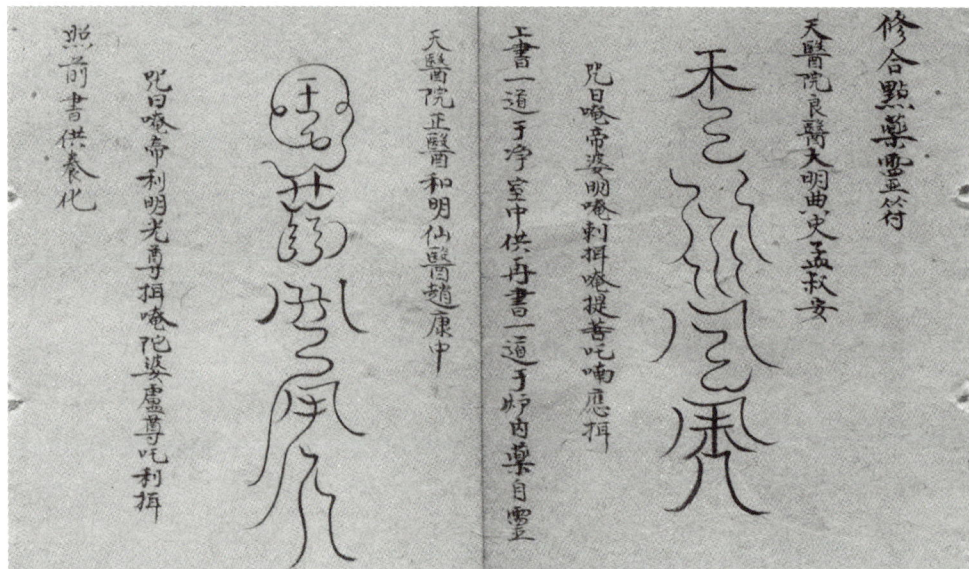

图 11-11-1613　修合点药灵符 1　图 11-11-1614　修合点药灵符 2

11.2.12　人物图

五官科古籍中人物图并不多，283 部古籍中仅有清代 4 部古籍出现作者像和照片 4 幅。木刻版画如《银海指南》养吾先生小像；《喉科金钥》润斋先生留照（图 11-12-1634）。照片有《眼科金镜》延年刘先生五十八岁肖像（图 11-12-1633）。

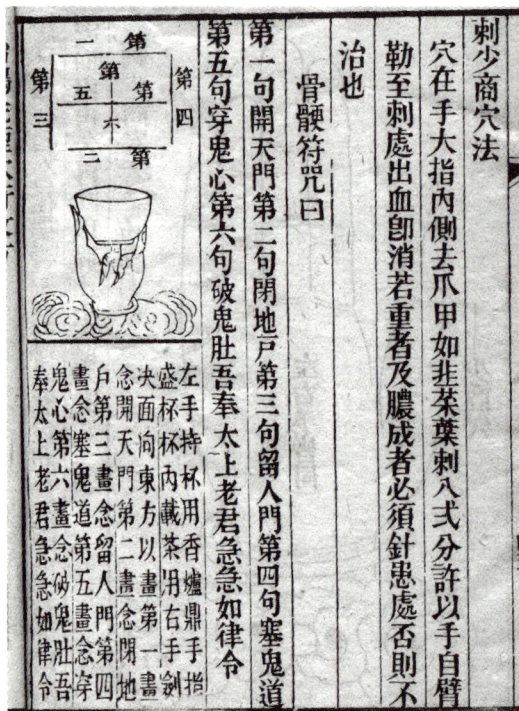

图 11-11-1618　骨髓符咒图

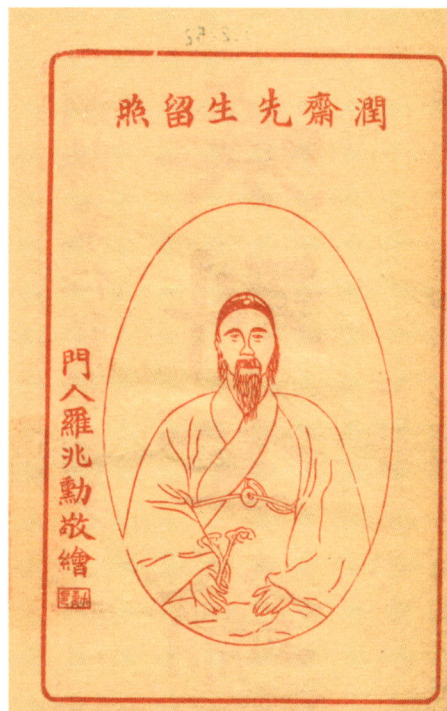

图 11-12-1634　润斋先生留照

---

① 明·傅仁宇.审视瑶函·卷五.上海：上海会文堂新记书局.1644：17

11.3 特色图像

中医五官科古籍图像数量大，内容丰富，4000多幅图像涉及中医理论和五官科临床诊断、治疗的各个方面，共分为12类。有些图像可见于中医临床多个学科，有些图像则属于中医五官科所独创，对五官科技术传承有重要作用。通过比较研究，最具特色的五官科图像有4类，即：丰富多彩的五官科疾病图、独具特色的眼科五轮八廓理论图、珍贵的眼科治疗图和值得发掘的治疗喉科急性热性病的灸法图。

11.3.1 丰富多彩的五官科疾病图

中医五官科疾病图是五官科古籍图像中数量最多的一类，可以分为眼科疾病图和喉科疾病图，内容丰富，形象生动，流派纷呈。五官科疾病图是五官科望诊的重要内容，也是五官科诊断疾病的直接依据。

11.3.1.1 眼科疾病图

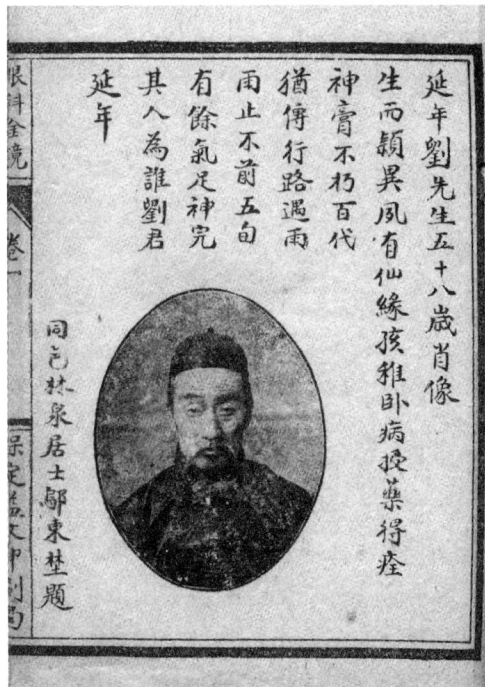

图 11-12-1633　延年先生五十八岁肖像

眼科疾病图有双眼式眼病图、单眼式眼病图、眼病示意图、人像眼病图和现代眼病图5种。其中流传最广，传承有序的是双眼式眼病图和单眼式眼病图。

（1）《银海精微》80种双眼式眼病图：现存最早的中医眼科著作是唐代《银海精微》。全书共有82幅图像，包括中医眼科五轮图和八廓图各1幅，眼科疾病图80幅。《银海精微》原题唐·孙思邈撰，现存最早版本为明嘉靖刻本，共有52个版本[1]。本书82幅图像为清光启堂刻本。《银海精微》不仅是中医五官科现存最早的古籍，也是五官科著作中最早有图像的著作。其中80幅眼科疾病图对后世疾病图影响很大。

在调研访书中，还查阅了《银海精微》另外3个版本，即：日本宽政五年（1793）浪华书肆称觥堂刻本、同治九年（1870）聚英堂刻本和清致和堂刻本。由于条件所限，没有看到明刻本。经过对4个不同版本进行图像形态内容比较，初步认定《银海精微》以上四个版本的源流一致，图像形态、数量及图像命名基本相同。《银海精微》图像的质量比较高。病变细微的变化描述明确，并有双眼的对比。《银海精微》这种双眼式眼病图形态，在很长一段历史时期内在眼科著作中流传，有明显的传承体系。明代《新刊明目良方》、清代的《眼科捷径》《眼科开光易简秘本》《明目方》等书中的疾病图就是这种双眼式眼病图传承而来。

《银海精微》80幅眼病图与正文中的80种眼病相对应。80种疾病名称是：大眦赤脉传睛、小眦赤脉传睛、胬肉攀睛、鸡冠蚬肉、两睑粘睛、眵泪粘浓、眵泪净明、蝇翅黑花、目暗生花、热极眵睛、胞肉胶凝、胞肉生疮、睑生风粟、天行赤眼、大患后生翳、暴露赤眼生翳、暴风客热、痛如神祟、痛如针刺、伤寒热病后外障、风牵出睑、风牵㖞斜、被物撞破、撞刺生翳、血灌瞳仁、血翳包睛、睑生偷针、黑翳如珠、蟹睛疼痛、旋螺尖起、突起睛高、硬睑硬睛、白陷鱼鳞、花翳白陷、冰虾翳深、玉翳浮满、膜入水轮、风轮钉翳、黄膜下垂、赤膜下垂、逆顺生翳、漏眼脓血、飞尘入眼、拳毛倒睫、克风泪出、肝风积热、坐起生花、黄昏不见、瞳仁干缺、痒极难忍、眼内风痒、垂帘翳、鸦眼凝睛、辘轳展开、小儿通睛、小儿疹痘、小儿眼生翳、痘疹入眼、小儿雀目、胎风赤烂、小儿疳伤、风弦赤眼、肝风目暗疼痛、迎风洒泪症、红霞映日、早晨疼痛、午后疼痛、痛极增寒、睑停瘀血、不赤而痛、赤而不痛、左赤传右、右赤传左、眼胞如桃、视物不真、室女逆经、血室涩痛、白睛黄赤、患眼头疼、眼能远视不能近视[2]。

①　薛清.中国中医古籍图像.上海：上海辞书出版社，2007：718-719
②　唐·孙思邈.银海精微.清光启堂刻本

　　其他眼科古籍虽然有些书中记载的眼病比《银海精微》多，如《审视瑶函》有108症，《医宗金鉴·眼科心法》有82症，但这两部古籍没有眼科疾病图像。另外，《眼科三种合刻》有图100多幅，但该书包括《银海精微》《银海指南》和《审视瑶函》3种眼科古籍合刻而成。该书的眼病图数没有新的增加。

　　（2）《明目至宝》72种单眼式眼病图：眼科疾病自《秘传眼科龙目论》分内障24种、外障48种，合计眼科72症。这种分类对后世眼科疾病分类有重要影响。《明目至宝》《秘传眼科七十二症全书》《医宗金鉴》《一草亭目科全书》《眼科金镜》等眼科古籍，都沿用了这种眼病图像，并有所发展。

　　《明目至宝》有眼科72病图，病名后坠内障之名，而无外障。可惜未能收集到1911年以前版本的图像。《秘传眼科七十二症全书》有74种疾病图。病名与《明目至宝》比较有差异。其中有内障24图，外障50图，增加了2幅图像。眼病内障24种图像有：涩翳内障、圆翳内障、浮翳内障、沉翳内障、冰翳内障、滑翳内障、散翳内障、横开翳内障、偃月翳内障、大云翳内障、小云翳内障、枣花翳内障、惊振翳内障、青风内障、乌风内障、绿风内障、黑风内障、肝虚目暗内障、雷头风内障、金星翳内障、高风雀目内障、肝虚鸡盲内障、白翳黄心内障、黑花翳内障。眼病外障50种图像有：大眦赤脉穿睛外障、小眦赤脉附睛外障、胬肉攀睛外障、鸡冠蚬肉外障、两睑粘睛外障、胞肉胶凝外障、胞肉生疮外障、睑生风粟外障、天行赤眼外障、大患后生翳外障、暴露赤眼生翳外障、暴风客热外障、痛如神祟外障、痛如针刺外障、伤寒热病后外障、风牵出睑外障、风牵㖞斜外障、被物撞破外障、撞刺生翳外障、血灌瞳仁外障、黑翳如珠外障、蟹睛疼痛外障、旋螺突起外障、突起睛高外障、硬睑硬睛外障、白陷鱼鳞外障、冰虾翳深外障、玉翳浮满外障、膜入水轮外障、钉翳根深外障、赤膜下垂外障、黄膜上冲外障、逆顺生翳外障、漏眼脓血外障、飞尘入眼外障、拳毛倒睫外障、克风泪出外障、肝风积热外障、起坐生花外障、肝风目暗外障、瞳仁干缺外障、痒极难任外障、鹘眼凝睛外障、辘轳转关外障、小儿疹痘外障、小儿眼生翳赘外障、小儿疳伤眼外障、胎风赤烂外障、久年烂眩风外障、小儿通睛外障[①]。这种眼科疾病图的名称较之《银海精微》更加强调病因。

　　《银海精微》和《秘传眼科七十二症全书》的眼病图非常有代表性，其图像命名方法和分类对后世眼科著作有重要影响。各种古籍中的眼病图虽然数量和形态不同，但其中有些眼病图名称是相似的。如《秘传眼科七十二症全书》50种外障病图像，基本都可以在《银海精微》中找到类似的图像和图名。只是《银海精微》的图像名没有外障2字，疾病图的排列前后顺序略有不同。

　　（3）眼科疾病与疾病图的命名特征：根据已经查阅的眼科疾病图像，可以知道，眼科古籍中疾病图与眼病的命名基本相同。《银海精微》眼科疾病图主要有以下几种命名特征：第一类，以自觉症状命名，如痒极难忍、眼能远视不能近视。第二类，以临床体症命名，如胬肉攀睛、白睛赤黄；此类眼病图像最多。第三类，按病因病机命名，如暴风客热、飞尘入眼。第四类，症状与病因结合；如热极眵多、天行赤眼。第五类，以症状与部位结合命名，如睑生风粟、风轮钉翳。此类眼病图像仅次于第二类。《秘传眼科七十二症全书》的眼科疾病名的命名方法基本与《银海精微》相同。如以自觉症状命名的痒极难忍外障；以临床体症命名的胬肉攀睛外障；以病因病机命名的暴风客热外障；以症状与病因结合命名的天行赤眼外障；以症状与部位结合命名的睑生风粟外障。从眼科疾病图的命名可以看出眼科疾病图的传承关系。眼科疾病图像为我们研究古代眼科疾病诊断、治疗提供了形象、生动的第一手资料。

11.3.1.2　喉科疾病图

　　喉科疾病图是数量最多的一类图像。从18部古籍中选出682幅有代表性的插图。根据喉科疾病图的数量、形态和内容，喉科疾病图大致可以分为5种传承体系。

　　喉科疾病图从形态看可以分为示意图和病状图。病状图有喉病半身图和咽喉局部图。咽喉局部图又有张口位喉病图、口腔纵切面喉病图。喉病半身图，一般在人体上半身及头颈部绘出疾病所在位置及疾病形态。咽喉局部图顾名思义，图像只绘咽喉病变局部，口腔唇舌及咽后壁的疾病特征。少量图像是口腔纵剖面。张口位喉病图是咽喉疾病图中数量最多的图。

　　从图像的描绘情况看，喉科疾病包括咽喉疾病、上腭疾病、舌病及其部分面部、腮部疾病等。从86

---

① 明·袁学渊.秘传眼科七十二症.清抄本

部古籍的三千余幅喉科图像中，选出 18 部书的 682 幅有代表性的喉科疾病图。在喉科发展过程中，喉科疾病图有 5 个传承流派，在疾病名称、图像数量、形态方面有明显的不同特点。

（1）《尤氏喉科》喉病示意图：以《尤氏喉科秘书》为代表喉病示意图体系。图像特征以圆形示意图代表张口位咽喉局部。图像呈圆形或椭圆，用点、线及文字来表示咽喉病状。有些图比较抽象，有些甚至直接用文字表示，有些绘制的较细致精美，有些还标明了局部治疗方法。在喉病图中，只有尤氏喉病示意图有局部治疗内容，包括：针刺、割烙、剪开、刮治、火针、刺血、出脓、敷药、上麻药等治疗方法。喉病示意图出现较早，变化也最丰富，对后世影响较大。

根据喉科古籍图像调研，现收集到的最早有图像的喉科古籍是 1667 年的《尤氏喉科秘书》，有 17 种手绘墨线喉病示意图。17 种疾病图名称为：匝舌痈、喉瘴、左单蛾、右单蛾、双单死乳蛾、双活乳蛾、开花疔、死鹅核、缠喉风、锁喉风、欠舌喉风、上腭悬痈、双喉痈、雀舌、舌上红肿、喉丹、喉疳疮[①]。同年《尤氏喉科大法》论喉病 70 种，有图 68 幅，有 2 种喉病有症无图。《尤氏喉科秘书》17 幅喉病示意图在《尤氏喉科大法》中都有相同或相似病名，但病名同，而图像不同。

继承《尤氏喉科秘书》的古籍《喉证全科紫珍集》，有喉病示意图 72 幅。病名与前稍有差异：锁喉风、缠喉风、喉风、息肉喉风、哑瘴喉风、弄舌喉风、呛食喉风、缠舌喉风、走马喉风、吹舌喉风、落架风、连珠喉风、松子喉风、骨槽风、脚跟喉风、悬蜞风、阴毒喉风、撮口喉风、喉瘴、阴毒喉瘴、酒毒喉瘴、喉闭、风热喉瘴、双乳蛾、气痈喉瘴、单乳蛾、死乳蛾、乳鹅核、喉癣、喉疡、风热喉丹、喉疔、开花疔、积热喉痈、喉瘤、喉疖、气单、喉单、回食单、七星疮、喉球、喉疳、口疮、走马牙疳、珍珠毒、悬痈、悬丁、痰泡、重舌、莲花钿舌、木舌、蝼舌图、胞舌、雀舌、重腭、卷舌痈、哑舌痈、死舌痈、舌岬、舌上龟纹、牙痛、牙疔、牙宣、兜腮痈、两腮肿黑症、出汗生痈图、喉闭、阴疮图、喉肿图、锁喉痈、虾蟆毒[②]。

《焦氏喉科枕秘》疾病名称与《喉证全科紫珍集》多数相同。但有白缠喉风、黄缠喉风、喉痈、伤寒喉闭、气痈喉风、飞疡、气子图、重牙痈、虾蟆瘟、落架风、面腮肿黑、舌上生痈、锁喉风、血蛆图、泡舌图、连珠喉风、悬蜞风等证。而没有缠喉风、连珠喉风、气痈喉瘴、喉疡、积热喉痈、重舌、胞舌、重腭、两腮肿黑、锁喉痈、虾蟆毒。《喉科证治要诀图解》中的示意图为彩绘图。

喉病示意图流派还有《梦蕉轩医喉三种全集》《图注喉科指掌》《喉科急症全书》《喉科汇录》和《咽喉急症全书》等书。虽然是同一体系，但病名、图像和疾病顺序略有不同。

《喉科汇录》成书于 1883 年，有图 189 幅，包括：《焦山喉科》《焦山南泉公喉科》《禅心上人秘授海上喉科》《北京内府毛灵公喉科》《聂真人祖传喉科》五本书内容。可惜抄本已残，无法见到图像全貌。书中喉病示意图多有重复。

《图注喉科指掌》有 84 幅，其中 82 幅为喉病示意图，有 2 幅人体半身图。其文字内容继承了《喉科指掌》，但比《喉科指掌》多了 11 幅图，而少了又喉瘤图。图像则继承了《尤氏喉科秘书》的示意图特征。增加的疾病有弄舌喉风、息肉喉风、哑瘴喉风、骨槽风、舌岬、舌上龟文、舌疳、喉疖、开花疔、回食丹、痰胞等。

（2）《喉科指掌》74 种菱形喉病图：以《喉科指掌》为代表的 74 种菱形喉病图，以张口位咽喉局部病变为主，有少量面部纵切面图和人体半身图。《喉科指掌》对喉科疾病的命名更加条理化。74 种喉病名：簾珠喉、呛食哑喉、内外肿喉、风热喉、紫色虚喉、喉癣、喉疳、飞扬喉、虚哑喉、声哑喉、烂沙喉、双乳蛾、单乳蛾、烂乳蛾、风寒蛾、白色喉（乳）蛾、石蛾、伏寒喉（乳）蛾、白色喉瘴、寒伏喉瘴、双喉瘴、单喉瘴、淡红喉瘴、走马喉瘴、内肿缩喉风、缠喉风、匝舌喉风、虚烂喉风、白色喉风、酒毒喉风、劳碌喉风、酒寒喉风、肿烂喉风、肺寒喉风、辛苦喉风、淡红喉风、伏寒喉痈、肿烂喉痈、淡白喉痈、大红喉痈、声哑喉痈、单喉痈、外症喉痈、兜腮喉痈、舌上痈、舌下痈、上腭痈、木舌、白肿舌、烂边舌、红点紫舌、纯紫舌、座莲花舌、舌下珠、莲花舌、黄焦舌、舌上珠、重舌、左雀舌、右雀舌、胃火小舌、

---

① 清·尤乘.尤氏喉科秘书.吴江陈如山抄本
② 清·喉症全科紫珍集.清嘉庆 9 年京江尊仁堂刻本

胃毒小舌、积热小舌、纯白小舌、悬旗小舌、松子喉疗、走马牙疳、喉单、喉菌、喉瘤、又喉瘤、左阴疮、右阴疮^①。菱形喉病图传承广泛。

此后《张氏咽喉总论》《证治图注喉科》《治喉直掌》《经验喉科》《喉科秘钥》《耀州喉科》《咽喉第一科》和《喉科要诀》等书继承了这种菱形喉病图。书中图像、图名、内容有相似之处。其中《张氏咽喉总论》是墨线加朱的木刻版彩图。

《经验喉科》将72症分为咽喉门11症、乳蛾门7症、喉痹门7症、喉风门12症、喉痈11症、舌门13症、小舌门5症、杂症门8症。《喉科指掌》《养心小圃喉科》《图注喉科指掌》等书继承了这种分类方法和图像。

（3）《咽喉秘集》74种椭圆喉病图：《咽喉秘集》在文字内容上秉承《喉科指掌》74种喉病内容，而图像变形为椭圆，图像细节更加准确，形态也更加写实。《喉科密旨》继承了这种椭圆喉病图。

（4）《重楼玉钥》36种喉齿病图：36种喉齿病图以《重楼玉钥》彩绘图为代表。图像特点既有局部咽喉图，又有人体半身图。图像以直观形象描述病状为特点。

《重楼玉钥》中记载喉风36症：斗底风、义喉风、咽疮风、鱼鳞风、双松子风、单松子风、帝中风、双鹅风、单鹅风、双燕口、单燕口、重腭风、木舌风、重舌风、重舌莲花风、合架风、角架风、爆骨搜牙风、牙痈风、悬旗风、夺食风、鱼口风、驴嘴风、鱼腮风、双搭颊风、落架风、栗房风、瘰疬风、穿颔风、肥株子风、挎颈风、双缠风、单缠风、偏（边）头风、乘枕风、走马牙疳^②。《重楼玉钥》中记载的37种疾病，包括喉病18种，面部、唇舌、牙床、耳鼻、头部、颈项等疾病19种。图像分2种，喉科疾病以咽喉局部图为主；其他疾病以人体半身图像描述。应该指出古代喉科疾病中还包括一些外科病。

传承这一流派的古籍有《咽喉论》（彩绘图）、《咽喉总论》《张吟香堂医喉秘诀》《喉科要诀》《秘传喉齿要诀》《喉口诸风秘论》《咽喉秘本》。《喉科七种·咽喉秘本》中"喉内三十六风用药形图"的36种喉病图名与之相同，但图像描绘和顺序稍有差异，增加了"一点红风图"。在继承了36种喉齿病图基础上，有所补充。

《喉齿科玉钥全函》的文字内容及其疾病顺序与《重楼玉钥》基本相同，每一种病症的诗歌内容也相同，有明显传承关系。但图像完全是一种新的画法，特别是面部、唇舌、牙床、耳鼻、头部、颈项等疾病图，病状特点突出，形象准确。《喉齿科玉钥全函》有38幅疾病图，较前增加了：单搭颊风图、耳防风图。这本书实际是《重楼玉钥》的一个抄本。

（5）36种喉病图：这个流派的喉病名称和图像与《重楼玉钥》完全不同，疾病名大多可以在72种喉科疾病和74种喉病中见到。这种喉病图以《喉科治法》为代表。36种喉病中有2种小儿喉病。图像特点以咽喉局部图为主，图中既描绘了疾病局部病状，同时还有一些治疗方法以及局部手术治疗标示和文字。图像既有的示意图特色又有菱形图写实特征。

36种喉病名称：缠喉风、急喉风、锁喉风、双乳蛾、单乳蛾、右疔疮、开花疔、双喉痈、舌下莲花、舌边嗓疮、左雀舌、右雀舌、缠舌喉风、走马喉风、走马牙、出汗生痈、面腮肿黑、阴左疮、阴右疮、重舌疾、舌下生疮、舌痈、舌上死舌、欠舌喉风、死乳蛾核、回食丹、兜腮痈、匝舌痈、小儿珍珠毒、小儿舌珍珠、舌上红痈、死双单乳蛾、活双单乳蛾、喉丹、气丹^③。

除了以上5种喉病图外，还有一些喉科古籍兼容并蓄，吸收了各派喉病图像特色；有些古籍喉病图自成一家，反映了中医五官科疾病图内容丰富的特征。如《梨云堂治喉集验》全书84种喉科疾病，是疾病数最多的喉科著作。图像有一部分《重楼玉钥》36种疾病图的特征，后一部分图像继承了《尤氏喉科》示意图特征。更有14幅简练的示意图用点和线诠释了中国绘画的写意之韵，有兼收并蓄之貌。

虽然根据喉病图像形态特点、疾病数目和疾病名称等喉科疾病图可以分为5种传承流派。但中医喉科学术在发展过程中，各个学术流派之间也有相互交流融合借鉴。这种情况在喉科疾病名称、喉病图像形象方面表现突出。

---

① 清·张宗良.喉科指掌.清光绪7年聚德堂刻本
② 清·郑宏纲.重楼玉钥.清抄本
③ 清·佚名.喉科治法.清道光14年抄本

11.3.2　独具特色的眼科五轮八廓理论图

中医眼科五轮八廓学说是眼科独特的理论。五轮学说是阐述眼睛与五脏之间关系的理论。五轮中的"五"原指五行中的木、火、土、金、水五种物质；"轮"取眼球圆而运转之意。眼科古籍《银海精微》提出：血轮、风轮、气轮、水轮、肉轮的五轮概念及其与五脏的关系。

八廓学说是眼科传统理论之一，是根据脏腑经络学说和阴阳变化、五行生克、八卦演化等规律，结合临床实践，总结的眼科独特局部辨证方法。八廓指的是自然界八种物质现象。《银海精微》中的八廓图式，是最早记载天廓、火廓、地廓、水廓、山廓、风廓、雷廓、泽廓与五脏六腑及八卦关系内容的图像。

最早的五轮图和八廓图见于《银海精微》。五轮八廓理论在古代中医眼科应用十分广泛，40%以上的有图像的眼科古籍都有五轮图和八廓图。五轮图和八廓图不仅名称很多，图像也各有特色。有些图像还分列左眼和右眼。五轮图就有以下名称：五轮图、左目五轮图、右目五轮图、五轮所属之图、五轮主属形图、五轮定位形图、五轮定位之图、眼属五轮图、看眼诀图、五轮图式等。八廓图有以下名称：八廓图、左目八廓图、右目八廓图、八廓定位形图、八廓定位之图、八廓分属形图、八廓图式等。还有五轮八廓理论在一幅图中的五轮八廓之图等[①]。丰富的五轮图和八廓图对中医眼科诊断治疗理论的发展，有重要意义。

11.3.3　珍贵的眼科治疗图

中医眼科古籍中有丰富珍贵的眼科治疗图，包括眼科手术图、眼科针灸图、眼科非手术器械施用图等。

11.3.3.1　眼科手术图

眼科手术图有：割攀睛胬肉手法图、烙铁施用图、针刺内翳图、眼病割开缝合图、泪管针进泪管图等，清晰地展示了眼科手术中，眼科医家和患者的相互位置、体位、手术器械、手术角度及针刀角度等技术细节。特别是针刺内翳图，分成4个小图，形象、精确地描绘了针拨白内障手术的关键技术环节，非常宝贵[②]。这些手术技术图像，清楚地展示了中医眼科治疗方法和技术，弥补了难以用文字表达的技术细节内容。

眼科古籍中的手术器械图内容也很丰富。有各种针、烙铁、割、钩、刀等。《增补审视瑶函》较之《审视瑶函》早期版本，已经有许多眼科专用诊断和治疗仪器设备。现代显微镜已经被用于中医眼科临床，各种诊断和治疗仪器品种很多。

11.3.3.2　眼科针灸图

中医眼科重视针灸治疗技术，很早就使用针灸治疗眼科疾病。早在公元282年成书的《针灸甲乙经》，就记载了针灸治疗30多种眼科疾病。《审视瑶函》中有眼科针灸要穴图13幅，记载了29个针灸要穴。这是针对13种眼科常见病，进行针灸治疗的重要穴位图。13种疾病包括：正头风及脑痛、口眼㖞斜、头顶痛、头风目眩、外障眼、眼生翳膜、迎风冷泪、暴赤肿痛眼、红肿涩烂沿眼、内障眼、羞明怕日眼、偏正头风、红肿疼痛眼等。图中人物姿态生动，男女老幼，服饰款式丰富，穴位标记清晰。图旁还有病症病因及取穴先后等文字说明。每一图像人物都反映了不同的人物身份；并在显著位置标明常用穴位，使人一目了然，便于学习掌握和临床施用。书中还有针灸毫针图1幅。针灸要穴图对眼科疾病治疗十分实用，反映了中医眼科针灸治疗的传统特色[③]。

11.3.3.3　眼科非手术器械施用图

中医眼科创造了丰富的治疗技术，眼科非手术治疗图再现了这些今天已经失传的技术。如《审视瑶函》

---

① 任旭.中医眼科古籍图像初探.中医文献杂志，2011，29（5）：23
② 任旭.中医眼科古籍图像初探.中医文献杂志，2011，29（5）：24
③ 任旭.眼科古籍《审视瑶函》图像探析.中国中医眼科杂志，2011，21（5）：301

洗眼器施用图、蒸眼器施用图、浴眼器施用图等，形象地描绘了中医眼科外治技术中洗眼、蒸眼、浴眼技术。图像对各种眼科器械描绘清晰，人物姿态生动，真实反映了 19 世纪中医眼科治疗的情况。在图像中有器械的使用方法、病人的姿势，与器械的距离、位置等技术细节。此后《眼科三种合刻》也有洗眼器施用图、蒸眼器施用图、浴眼器施用图等。

眼科治疗图像数量虽然不多，但是意义十分重要。这些图像清楚地展示了中医眼科治疗方法和技术，弥补了难以用文字表达的技术细节。使我们看到古代中国眼科专业化程度已经非常高，许多眼科专用诊断和治疗仪器设备开始使用。尽管当时的大多数器械还很简单，但对于眼科诊断治疗是有效的。这种情况也反映了中医眼科善于接受新技术的传统和创新精神。

查阅中国古代眼科医籍，可以发现，中医眼科自古就是中国临床医学中与国外医学交流最为广泛和积极的学科。在积极吸收国外医学技术，兼容并蓄的同时，眼科技术具有很强的创新精神。例如，自唐代《外台秘要》记载金针拨内障的手术技术以后，历代眼科著作中都记载了这个眼科手术，但是关于手术技术的图像资料十分罕见。《增补审视瑶函》的针拨内翳图填补了这个技术环节。《增补审视瑶函》（会文堂石印本）比早期《审视瑶函》版本增补了很多眼科治疗图和器械图。眼科针拨内翳图和眼科治疗图像中的人物服饰和发型，都是中国清朝人。可以推定，这些图像是依据中国人治疗眼病的场景所绘。1910 年，《眼科三种汇刻》中收录了《审视瑶函》，其中图像内容与会文堂版增补的内容基本相同。所不同的是图像是重新绘制的，人物姿态稍有差异。新史料的发现将有利于眼科技术研究。

11.3.4　值得发掘的治疗喉科急性热性病的灸法图

灸法主要是通过艾叶或其他物质燃烧后产生温热，作用于人体穴位或特定部位，从而达到预防或治疗疾病的一种疗法，是中医重要的传统疗法之一，也是古代中医治疗急性病、热性病的急救措施。清代中期以后，在中医喉科古籍图像中，有多部古籍记载了灸法治疗喉科疾病的图像。特别是在治疗白喉、喉痧等急性、热性病中灸法使用很普遍，喉科灸法图很多。

11.3.4.1　喉科灸法的不同流派

较早的喉病灸法图出现在成书于 1765 年的《得小喉科方》。书中灸法图 2 幅，分别标明人体正面和背面施用灸法穴位。可惜图像已残。此后 1846 年《鹿英山房喉科秘传》有 4 幅灸法图，除了正面、背面图像，还有 1 幅侧面灸法穴位图。1870 年《喉科秘诀》中有灯火十四灸。《白驹谷罗贞喉科》《白海棠馆咽喉病治法》《赤松山樵喉科》《石翁家传喉略抄》《雨亭喉科秘本》《喉症回生集》等书，都有灸法治疗图。最著名的灸法图是全身灯火灸，有正面和背面灸法图，在很多喉科古籍中都有记载。这一时期还出现了王氏、张氏、罗氏、程氏等不同灸法流派（图 11-3-1291、图 11-3-1293、图 11-3-1295、图 11-3-1296）。

灸法不仅被用于普通喉病，在白喉等急症治疗中也广泛应用。如《精治白喉总诀》有 25 幅灸穴图，对白喉病出现的 17 种不同惊风症状，选择不同的穴位，用灸法治疗。书中列举的惊风有：迷魂惊、撒手惊、内吊惊、鹰爪惊、水泻惊、蛇丝惊、马蹄惊、天吊惊、肚痛经、脐风惊、乌邪惊、鲫鱼惊、夜啼惊、慢惊风、膨胀惊、锁纱惊、急惊等，都用图像形象、准确地描绘了灸法的穴位和患者体位[1]。

11.3.4.2　喉科灸法图的共同特点

喉科灸法图一般绘男性正面图形、背面图形或侧面图形。虽然灸法图各家传承穴位不尽相同，但灸法治疗喉科疾病有以下共同特点：①取穴数量多。一般取穴少则 5～6 穴，多则 10 穴，10 穴以上也很多。著名的背面灯火灸，取穴有几十个。②喉科灸法图一般不标明经络，只标灸穴点、主治和方法，简单明了，通俗实用。③选用人体远端、末端穴位较多，如百会、耳尖上、鼻柱、手十指头尖，并且把下英（玉茎头）、乳头作为治疗穴位收载。善用人体远端、末端穴位。其中头面、手足取穴占了全部穴位的一半。取穴方便，通俗易懂。

---

① 清·佚名.精治白喉总诀.清光绪 11 年抄本复制本

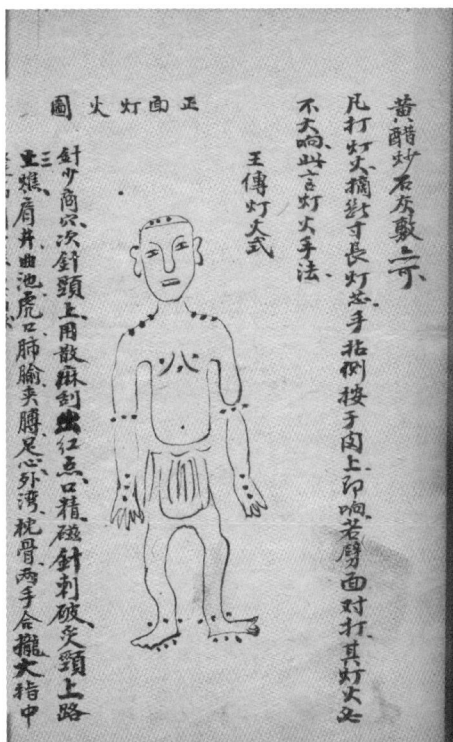

图 11-3-1291　王传灯火正面图

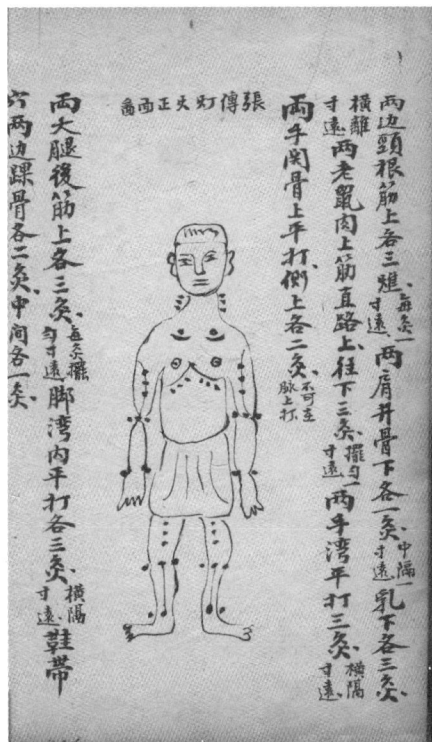

图 11-3-1293　张传灯火正面图

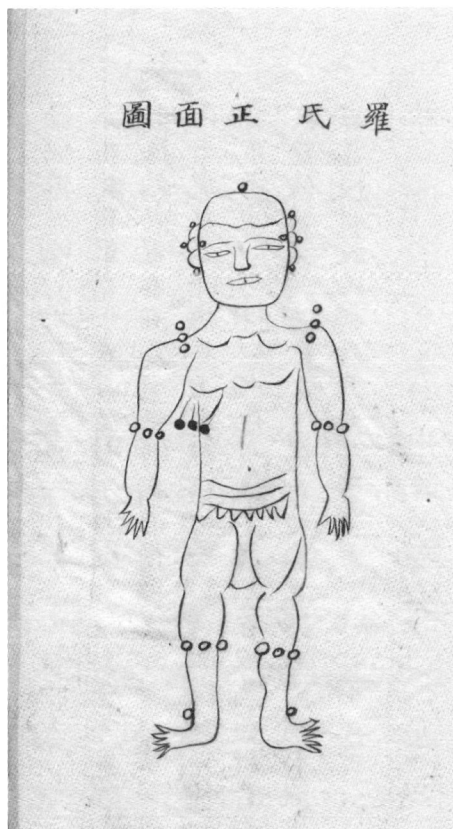

图 11-3-1295　罗氏正面图

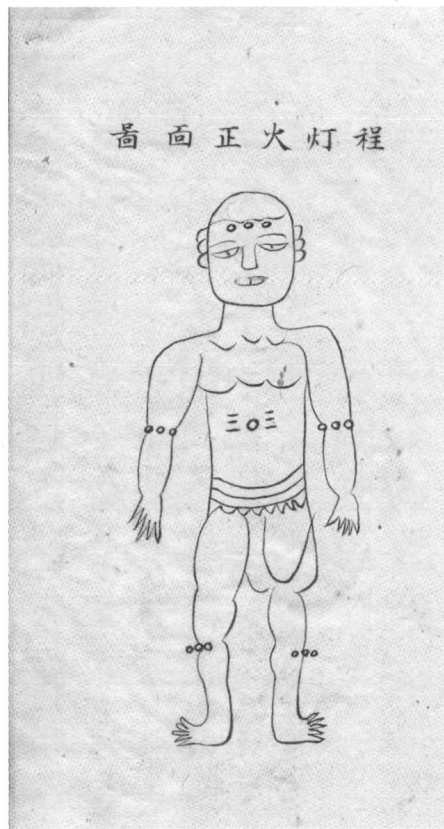

图 11-3-1296　程灯火正面图

使用灸法治疗喉科急性热性病的经验，值得发掘整理，加以继承。灸法治疗急症自古就有，公元前扁鹊救虢太子就使用了灸法急救，达到了起死回生的效果。艾灸的温通作用，能"灸百病能回绝气"，有温经通络、活血化瘀、消癥散结的作用。因此可以用于白喉惊风等喉科急症。灸法对机体创伤小、患者痛苦少、不易交叉感染、无后遗症、不会产生医源性和药源性疾病，是一种安全、方便、无不良反应的自然疗法，值得发掘整理。

11.4 小结

中医五官科图像分类研究，在系统调研五官科古籍图像的基础上，将全部图像分为12类，并重点对五官科疾病图、眼科五轮八廓理论图、眼科治疗图以及喉科灸法图这些特色图像的传承发展，进行了研究和探讨。由于以往的中医文献研究，很少研究古籍中的插图。整个研究属于开创性研究和奠基性工作，可供参考的资料很少。

本研究共查阅五官科类中医古籍281种，其中有图像的古籍155种，约占已经调查古籍总数的55.87%。图像总数为4816幅，实际收集的图数为3999幅，占已查阅图像总数的83.42%。根据中医理论和五官科内容特色，从4816幅图像中精选出1636幅分为12大类，即：疾病图、诊断图、医疗图、器具图、药物图、脏腑图、经穴图、养生图、部位图、理论图、符咒图、人物图。经过整理归纳、比较研究、总结提出4类五官科特色图像。即：丰富的中医五官科疾病图像；独具特色的中医眼科五轮八廓图像；珍贵的眼科治疗图像；值得发掘的喉科灸法图。

11.4.1 五官科古籍图像是学术与技术传承的重要载体

中医五官科古籍图像内容丰富，展示了古代的社会文化背景和难以用语言描述的中医五官科技术精华，印证或补充了文字记述的不足，为我们了解古代中医五官技术，提供了丰富信息。4000多幅图像，作为古籍文献的基本内容，形象地向我们揭示了中国古代五官科技术发展水平和学术传承，保存了许多已经失传的技术内容，对今天的医学发展，仍然具有临床价值和意义。

丰富的中医眼科疾病图和中医喉科疾病图清晰地展示了眼科流派和喉科流派对疾病的认识及其诊疗水平。以五官科疾病图像形态、数量为依据，划分中医五官科的不同流派。图像首次作为重要医学文献，展示了不同流派的技术传承和学术特征。

眼科治疗中针拨内翳图，真实地再现了针拨内障技术；浴眼器、蒸眼器、洗眼器施用图直接为我们描绘了中医药治疗眼病的场景，以及古代使用中药局部外用治疗眼病的给药途径；并展现了现在已经失传的古人发明的古代眼科医疗器械。

丰富的图像资料共12大类，内容涉及医学思想、疾病认识观、基础理论、临床诊疗、治疗技术、器械制造、草药鉴别、药物营销、古代祝由、绘画摄影、雕版印刷、服装服饰等。12类图像不仅对五官科技术的发展历史有直接记录和描绘，还从侧面展示了当时社会的政治经济、科学文化、技术水平和民俗风貌。图像作为载体和媒介，可以不受时间、地域和语言的限制。可以帮助技术迅速传播。中医眼科针拨白内障的手术图像不仅在我国代代相传，还传到了亚洲其他国家。

中医五官科专业的特殊性，决定了图像的重要作用。五官科古籍中图像与文字，图文并茂，相辅相成，直观形象地说明眼科、喉科疾病及其诊断治疗的重点，展示了古代中医五官科的技术水平和医学成就。五官科疾病图对中医五官科诊断和治疗具有直接的参考价值；眼科五轮八廓图像形象反映了中医眼科望诊的依据和中医理论；手术治疗图和非手术治疗图，再现了一些精巧的眼科手术及已经失传的眼科治疗技术，有助于眼科治疗方法的掌握和实践；人物形象服饰、配饰等对了解当时的社会文化、经济、民俗等，提供了新的史料和依据。

11.4.2 五官科古籍图像在学术传承中的重要作用

五官科古籍图像内容丰富，学术传承路线清晰。在研究图像中发现，图像不同的形态特征和疾病数目是五官科各传承流派的特色。如喉科疾病图，单纯从病名、用药并不容易区分喉科各流派传承。但一目了然的不同图像特征，直接表明了各个传承体系，便于研究和整理研究。

　　五官科古籍图像在五官科学术传承中主要有四大作用。第一是具象描绘作用。如五官科疾病图直接绘出疾病部位的病状特征，便于医生诊断和治疗。第二是补充说理作用。图像与文字相辅相成，使读者对文字叙述更容易理解。例如，喉科疾病的示意图，直接用图像补充文字叙述的不足，把病变部位的颜色深浅、是否出脓、肿胀、疼痛及治疗方法等直接标示在图上，便于后学者临床使用和治疗。眼科五轮八廓图，直接用图像说明眼科疾病与五脏及其自然界的关系，使读者深入理解五轮八廓理论在眼科诊断和治疗中的意义。第三有技术示范作用。五官科古籍图像将文字无法表达的技术要点和关键，用绘图直观表现，便于读者学习和实际操作。例如，眼科针拨内障图，分四个小图，绘出手术的各个阶段操作方式等。不仅可以清晰地看清患者与医生的体位、姿势、医生使用的器具、设备等。还可以再现历史场景，描绘人物形象，传递视觉信息，对技术的传播有积极意义。第四有保全失传技术的作用。图像包含的丰富信息量，可以弥补文字缺失的不足，使学术传承内容更加完整和准确。如果没有眼科非手术器械施用图中的洗眼器、蒸眼器、浴眼器，我们很难了解古代眼科中药外用技术和给药途径。更有已经失传的116幅眼诊图给我们展示了中医望眼诊病的技术。

　　中医五官科疾病图、眼科五轮八廓图、眼科治疗图及喉科灸法图等图像的传承和发展，都生动地说明了五官科学术和技术传承特点和源流。为我们了解中医五官科发展历史、学术内容、技术成就有重要参考价值。

　　相对于整个中医古籍而言，中医五官科古籍图像的数量虽然不多，但极具特色。在摄影技术没有发明之前，五官科古籍图像承载着中国历代五官科医家临床经验和学术心得，是中医药继承、发展的基础，也是当代中医学术创新的源泉。大量的图像资料，为我们研究中医五官科学术，提供了第一手资料，有直接参考价值。

11.5　图录

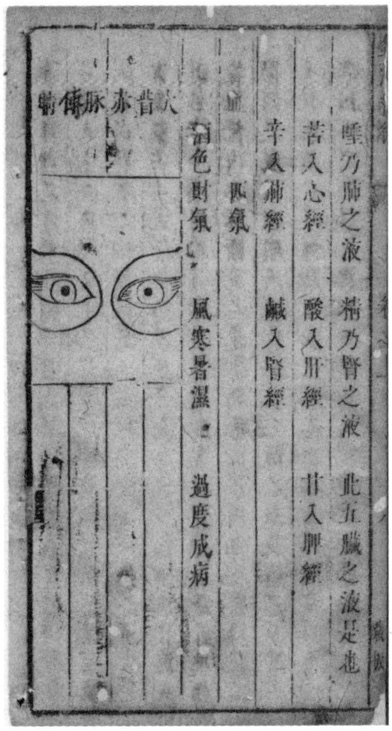

图 11-1-1　大眦赤脉传睛图

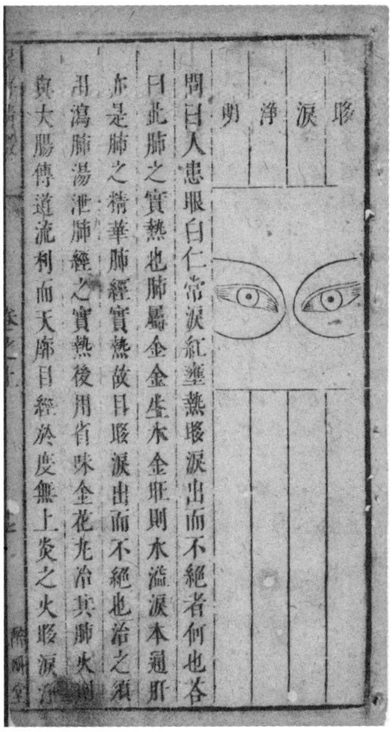

图 11-1-2　眵泪净明图

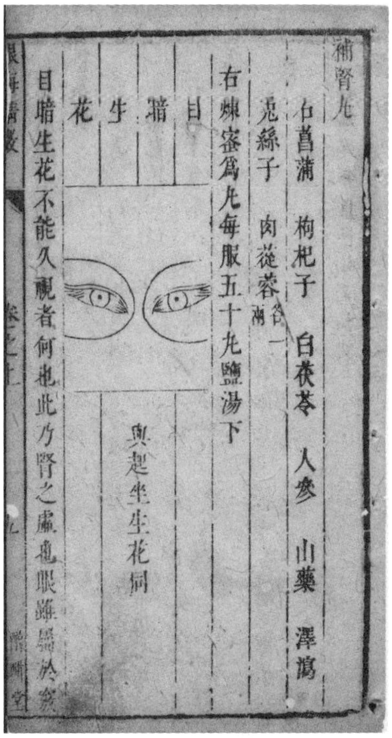

图 11-1-3　目暗生花图

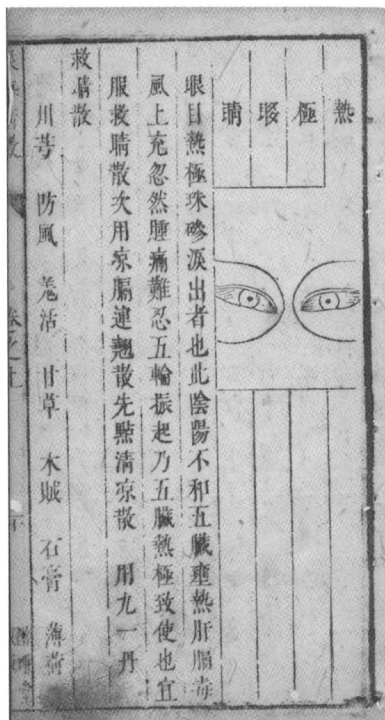

图 11-1-4　热极眵睛图

眼目熱極珠磣淚出者也此陰陽不和五臟壅熱肝臟毒風上充忽然腫痛難忍五輪振起乃五臟熱極致使也宜服救睛散次用涼膈連翹散先點清涼散　用九一丹

救睛散

川芎　防風　羌活　甘草　木賊　石膏　薄荷

熱　極　睛　磣

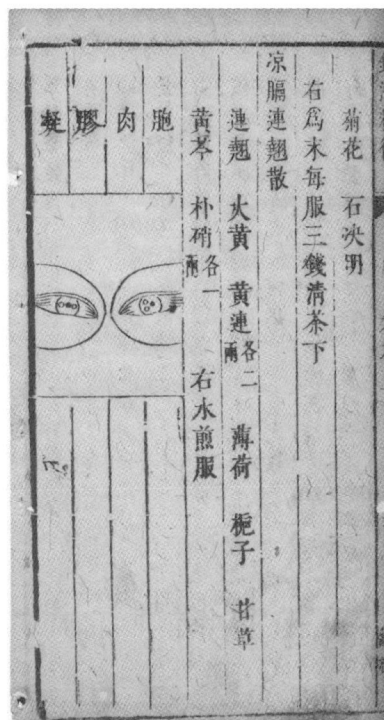

图 11-1-5　胞肉胶凝图

菊花　石決明

右為末每服三錢清茶下

涼膈連翹散

連翹　火黃　黃連各二　薄荷　梔子　甘草

黃芩　朴硝各一

右水煎服

胞　肉　膠　凝

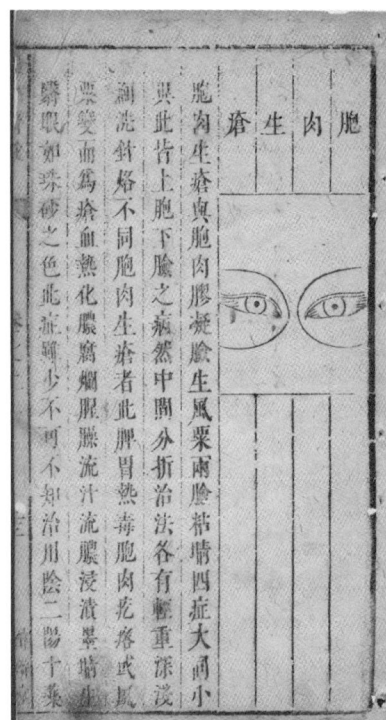

图 11-1-6　胞肉生疮图

胞　肉　瘡　生

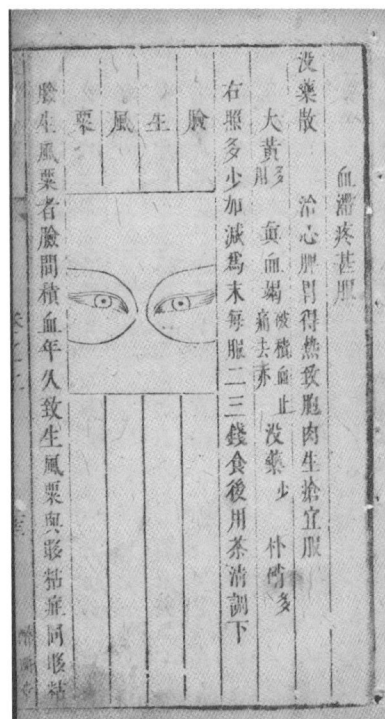

图 11-1-7　睑生风粟图

沒藥散

大黃煨　黃丹煅各去赤　沒藥少　竹瀝多

右照多少加減為末每服二三錢食後用茶清調下

瞼生風粟者瞼間橫血年久致生風粟與睛結瘀症同眼睛

血瘀甚照

瞼　生　風　粟

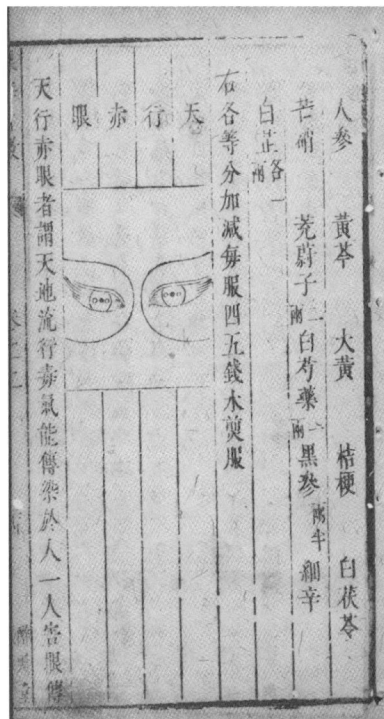

图 11-1-8　天行赤眼图

人參　黃芩　大黃　桔梗　白茯苓

芎藭　蒺藜子　白芍藥　黑參　牛蒡辛

白芷各一

右各等分加減每服四五錢木賊服

天行赤眼者謂天地流行毒氣能傳染於人一人害眼傳

天　行　眼　赤

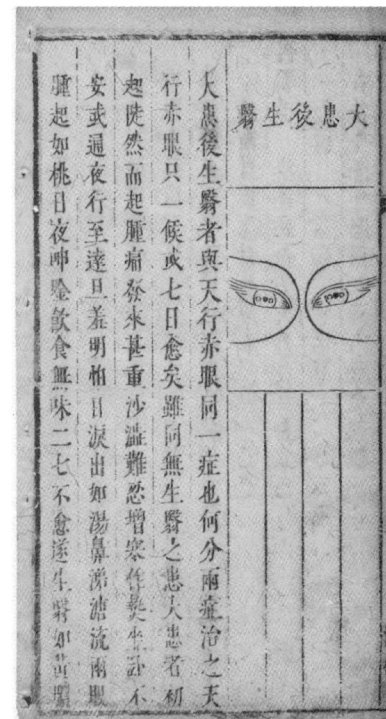

图 11-1-9　大患后生翳图

大患後生翳者與天行赤眼同一症也

大　患　後　生　翳

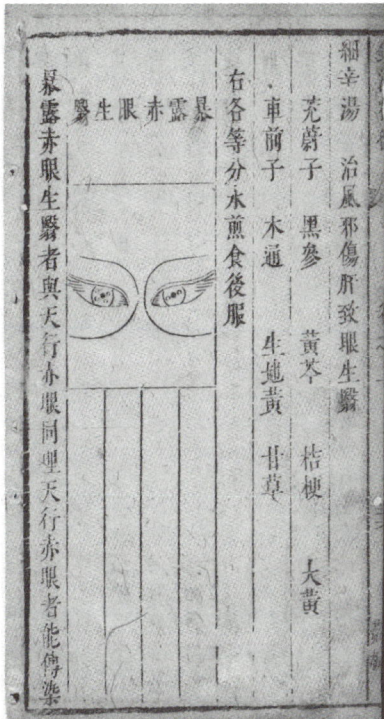

图 11-1-10　暴露赤眼生翳图

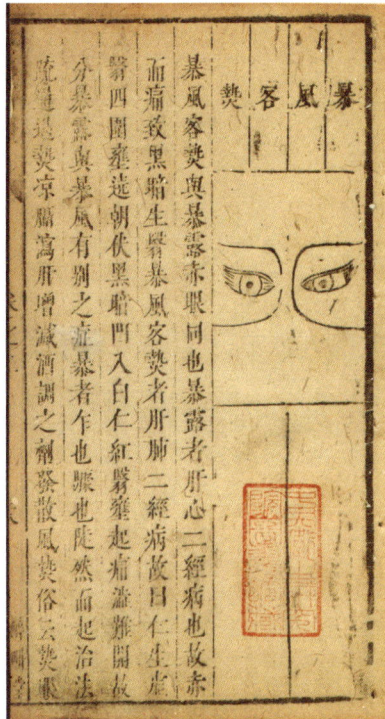

图 11-1-11　暴风客热图

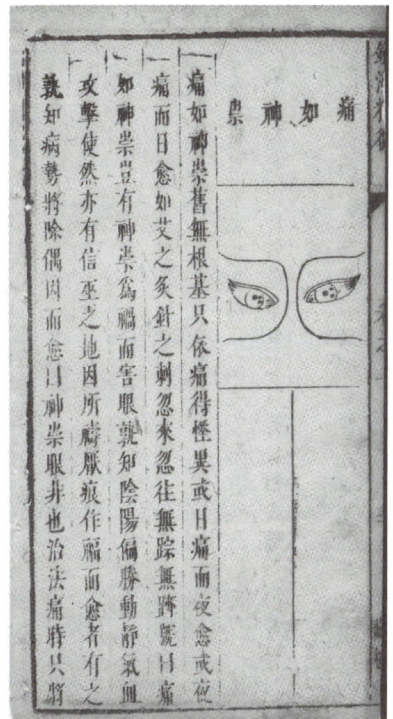

图 11-1-12　痛如神祟图

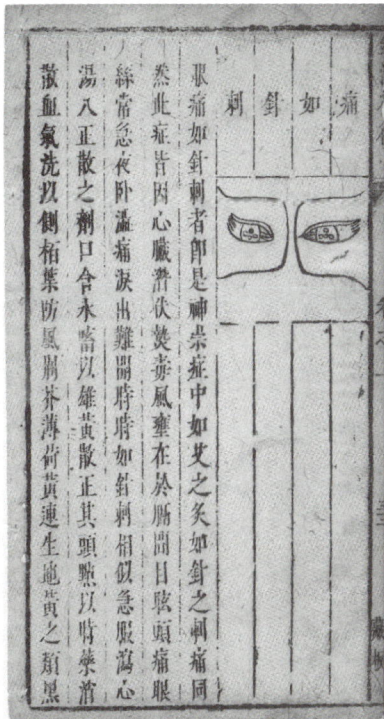

图 11-1-13　痛如针刺图

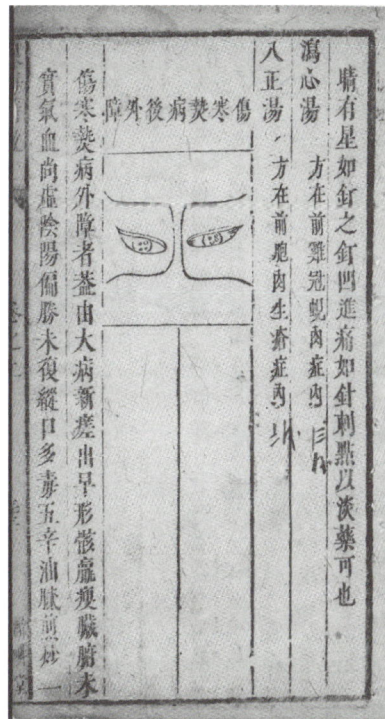

图 11-1-14　伤寒热病后外障图

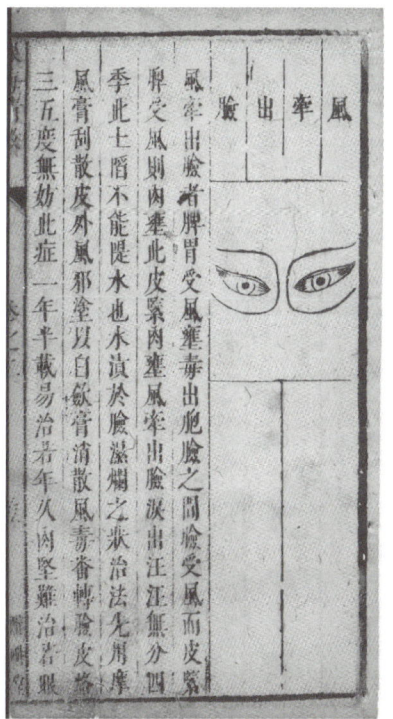

图 11-1-15　风牵出睑图

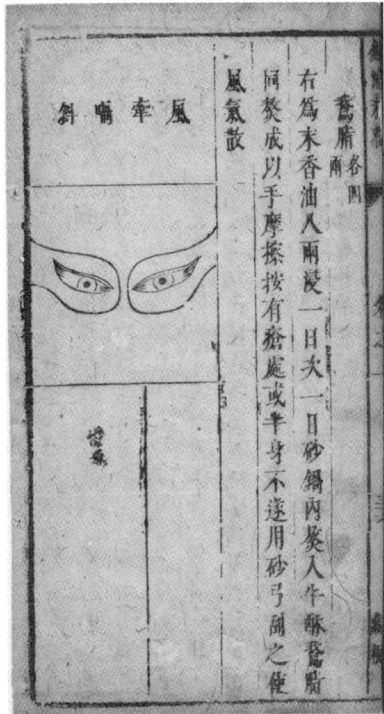

图 11-1-16　风牵㖞斜图

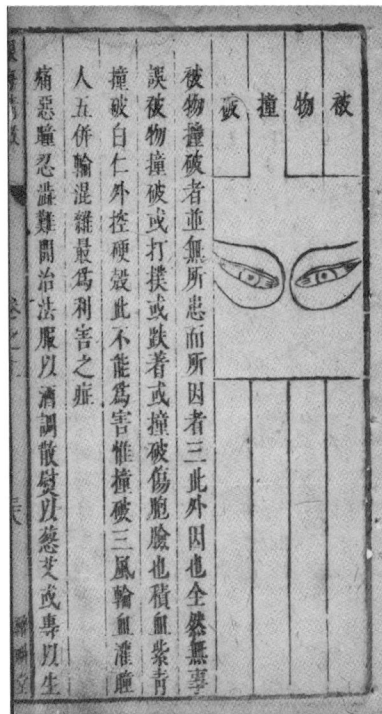

图 11-1-17　被物撞破图

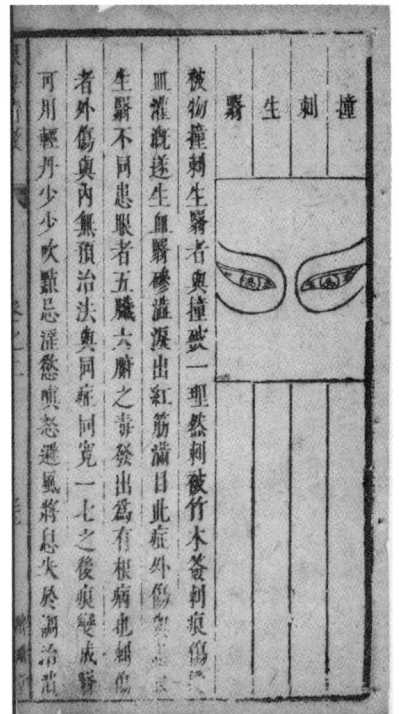

图 11-1-18　撞刺生翳图

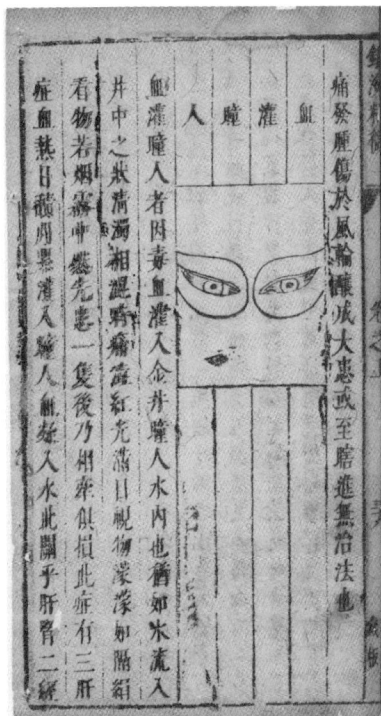

图 11-1-19　血灌瞳人图

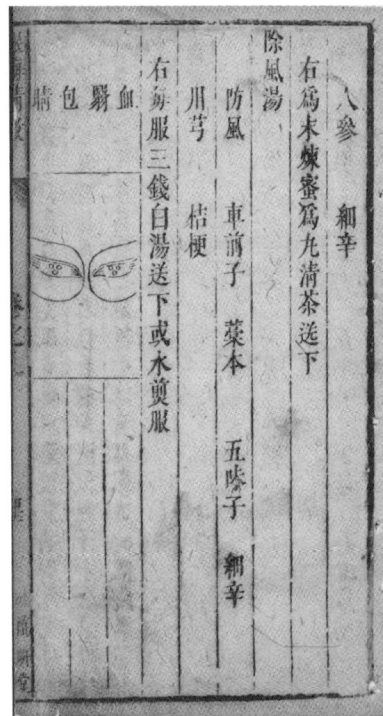

图 11-1-20　血翳包睛图

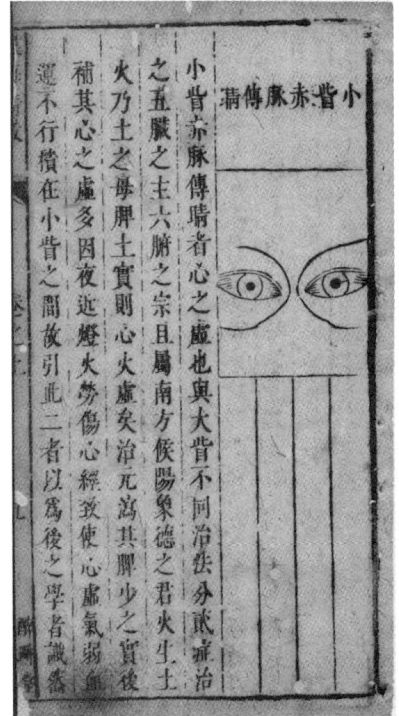

图 11-1-21　小眦赤脉传睛图

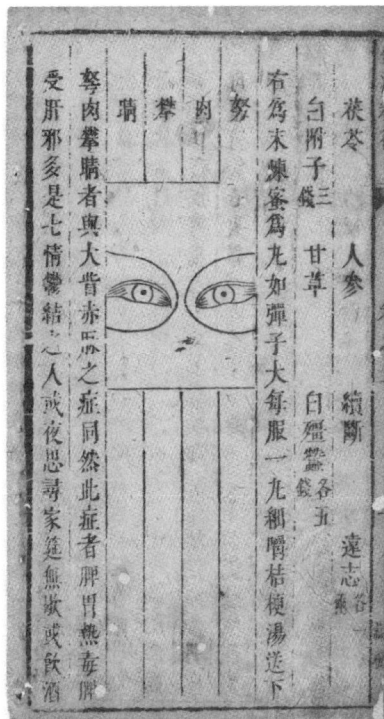

图 11-1-22 胬肉攀睛图

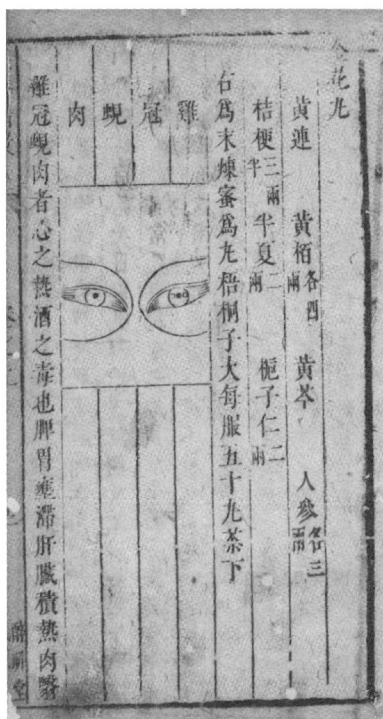

图 11-1-23 鸡冠蚬肉图

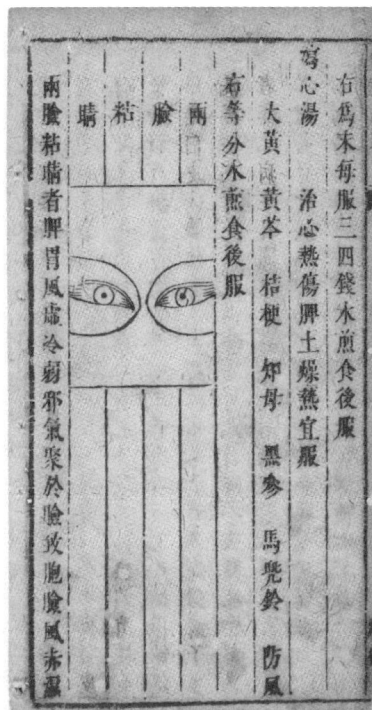

图 11-1-24 两睑粘睛图

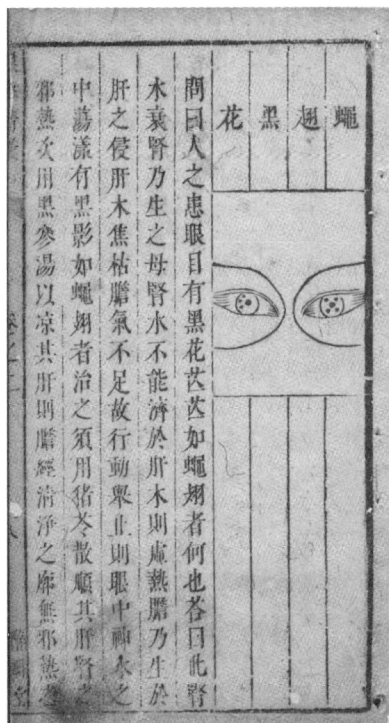

图 11-1-25 蝇翅黑花图

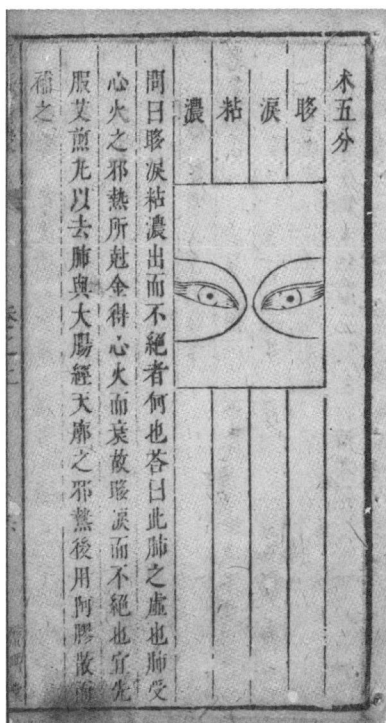

图 11-1-26 眵泪粘浓图

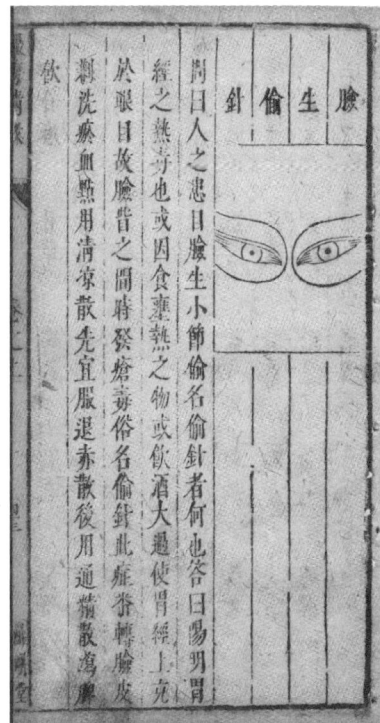

图 11-1-27 睑生偷针图

泻肺饮

右用姜三片食后服

芫蔚子　防风　黄芩　玄参

石膏　大黄炙　知母　黄柏　栀子

黑翳如珠者肾肝俱劳方七情郁结之人……

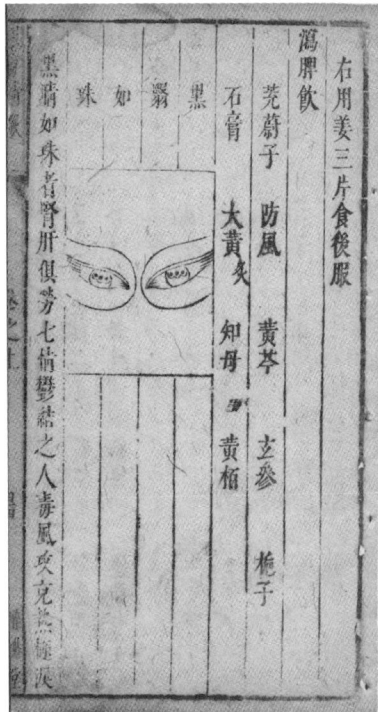

图 11-1-28　黑翳如珠图

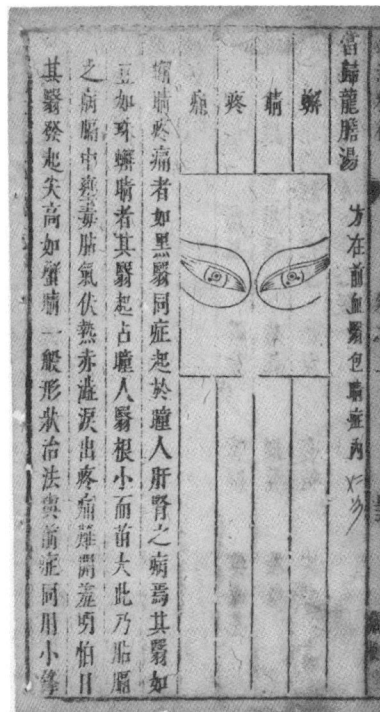

当归龙胆汤　方在前血翳包睛瞳内

……瞳睛疼痛者如黑翳同症起於瞳人肝肾之病为其翳如豆如珠蟹睛疼痛者其翳起占瞳人翳根小而前大此乃脂膏之病脑中热毒肺气伏热赤涩泪出疼痛难开旋螺尖起其翳发起失高如岭痛一般形状治法与痛症同用小筌

图 11-1-29　蟹睛疼痛图

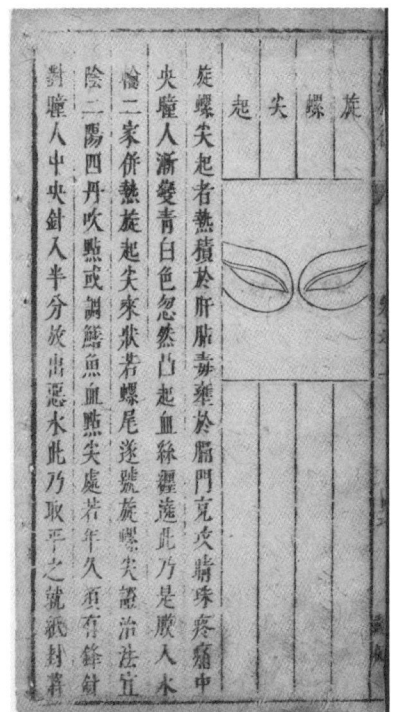

旋螺尖起者热积於肝脏毒攻於脂门克攻睛珠疼痛中央瞳人渐变青白色忽然凸起如螺尖来状若螺尾遂号旋螺尖起此血黯失高处若年久须有锋针……对瞳人中央针入半分放出恶水此乃取平之就……

图 11-1-30　旋螺尖起图

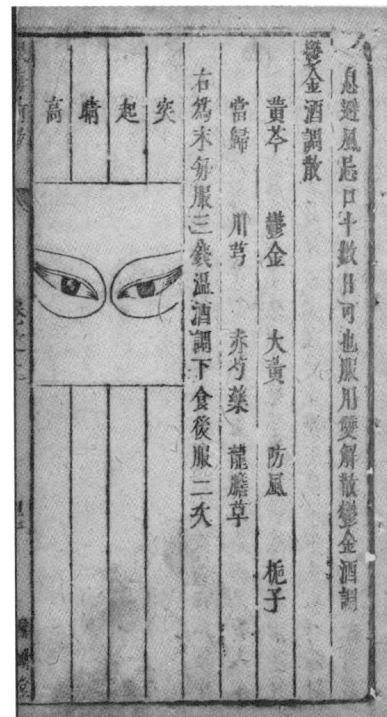

蛮金酒调散

黄芩　郁金　当归　大黄　防风　川芎　赤芍药　龙胆草　栀子

右为末每服三钱温酒调下食后服二次

……突起睛高者……

图 11-1-31　突起睛高图

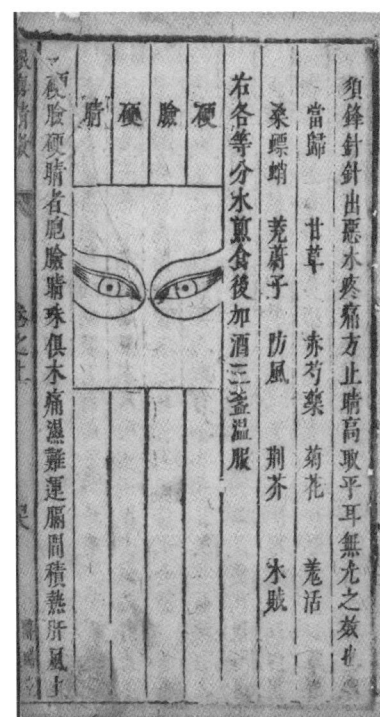

须锋针针出瘀水疼痛方止睛高取平耳无尤之效也

当归　甘草　桑螵蛸　芫蔚子　防风　赤芍药　菊花　羌活　荆芥　木贼

右各等分水二盏食后加酒二三盏温服

……硬睑硬睛者……

图 11-1-32　硬睑硬睛图

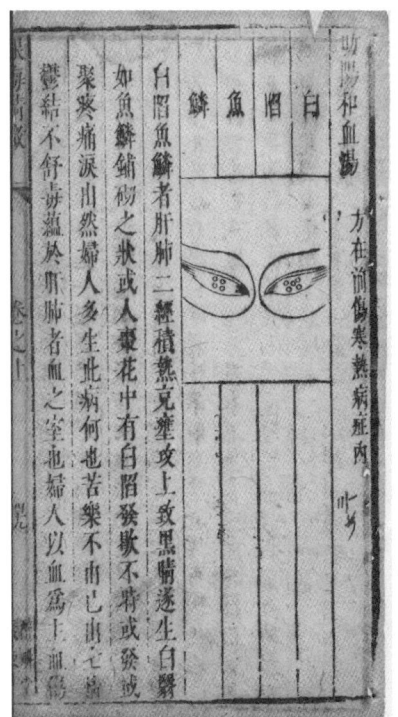

助脾和血汤　方在前伤寒热病症内

白陷鱼鳞者肝肺二经积热克壅交上致黑睛遂生白翳如鱼鳞铺砌之状……妇人多生此病……

图 11-1-33　白陷鱼鳞图

人之患眼生翳如蘡薁花或鱼鳞子入脑如碎米者此肝
经热毒入脑致眼中忽然腥痛赤涩泪出不明头痛昏寒
乃是肝风热极痛致使然也宜服泻肝散如味

花翳白陷

羞明而不痛者宜服

蜜蒙花散　二方在两脸　桑螵蛸酒调散　客热坐内方

与枣花白陷同

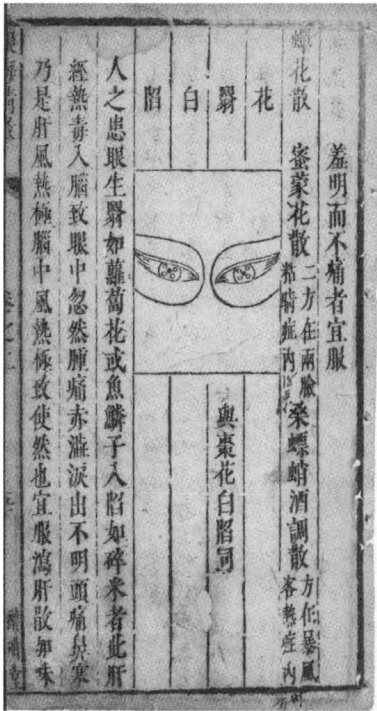

图 11-1-34　花翳白陷图

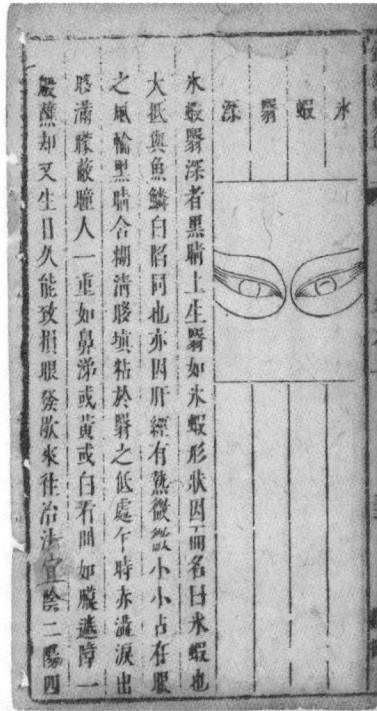

水虾翳深者黑睛上生翳如米虾形状因子而名曰水虾也
大抵与鱼鳞白陷同也赤四肝经有热微散小小占在眼
之风憷黑睛含糊清眼粘於翳之低处乍时赤涩泪出
聚满朦蔽瞳人一重如鼻涕或黄或白有间如脓眵一
敏燕却又生日久能致胆眼夜歇来往治法宜会二阳四

水虾翳深

图 11-1-35　冰虾翳深图

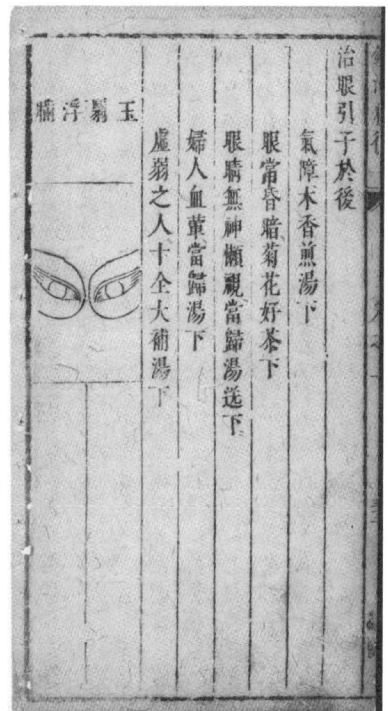

治眼引子於后

气障木香煎汤下

眼常昏暗菊花好茶下

虚翳之人十全大补汤送下

妇人血晕当归汤下

玉翳浮满

图 11-1-36　玉翳浮满图

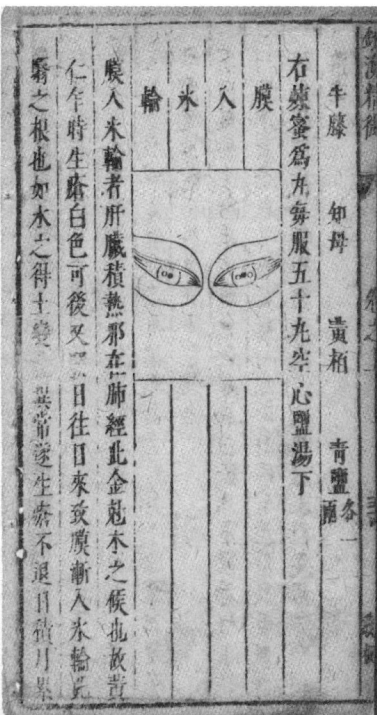

膜入米轮者肝脏积热邪在血脑经此金挠木之候乱故黄
仁全时生藤白色可後又忽目往目来致虞渐入水轮兵
翳之根也如水之得十变　其常变生翳不退日渐川紫

膜入水轮

右蘖蜜为丸每服五十九空心盐汤下

牛蒡　如斗　黄柏　青盐各一

图 11-1-37　膜入水轮图

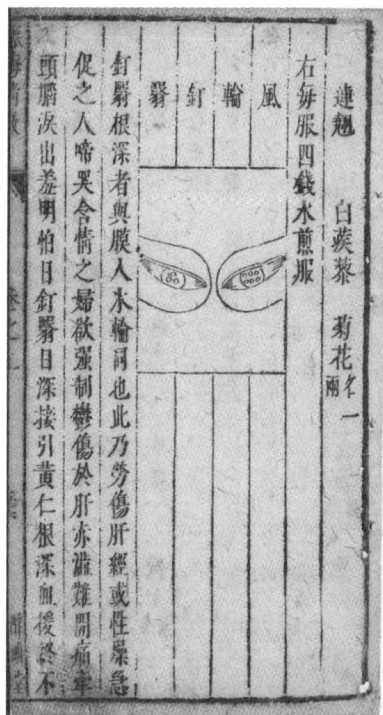

钉翳根深者与膜入米轮同也此乃劳伤於肝赤涩难开痛牵
促之人啼哭含情之瑞故强制变伤於肝经
头脑泪出羞明怕日钉翳目深接引黄仁根深血後终不

风轮钉翳

右每服四钱水煎服

连翘　白蒺藜　菊花各一两

图 11-1-38　风轮钉翳图

黄膜下垂者脾胃热积血凝气滞膏脂空裹风壅下能
通故生是疾发歇无睛痛灌泪出渐生黄膜下荣则膜
舒退则膜卷蜷脆皮下羞羞明怕日离目不荣
清瞳人也甚至满目皆黄膜之症亦可夹此二眼老失疾渐长粗
治法难是牵毛倒

黄膜下垂

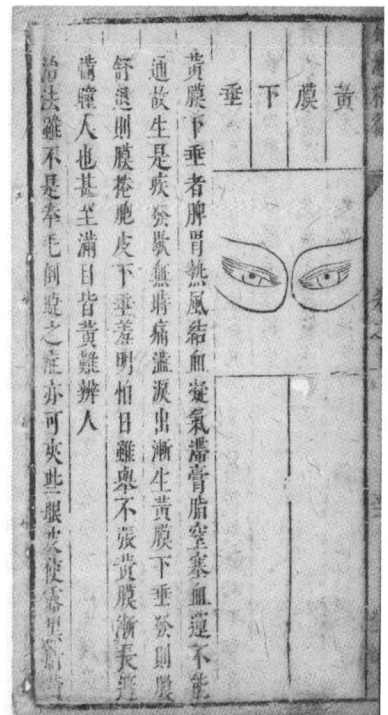

图 11-1-39　黄膜下垂图

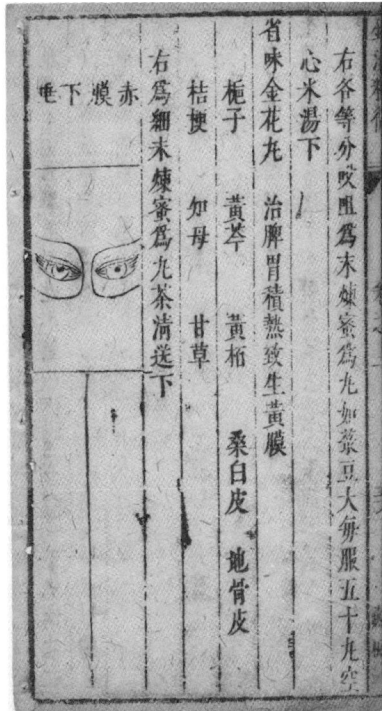

图 11-1-40　赤膜下垂图

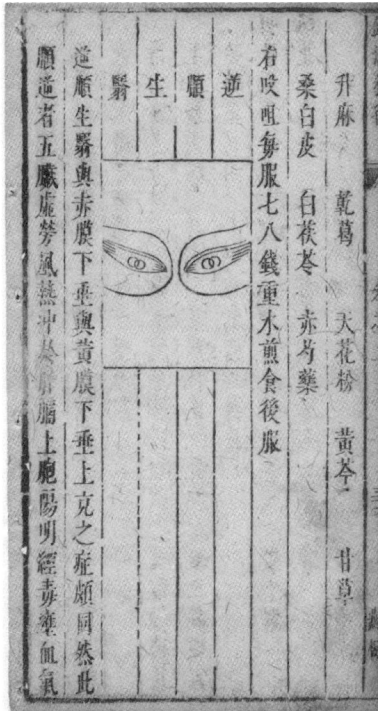

图 11-1-41　逆顺生翳图

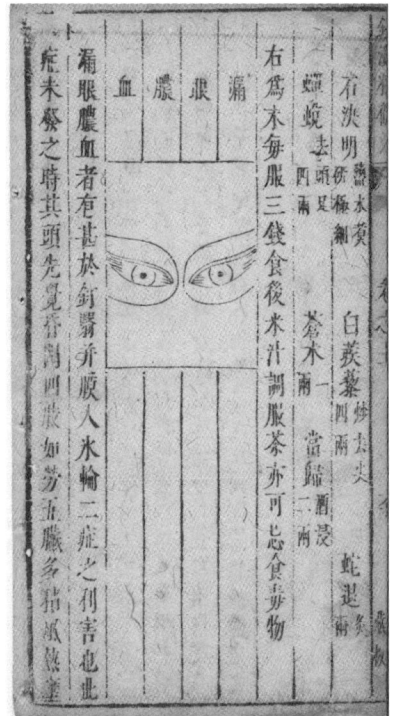

图 11-1-42　漏眼脓血图

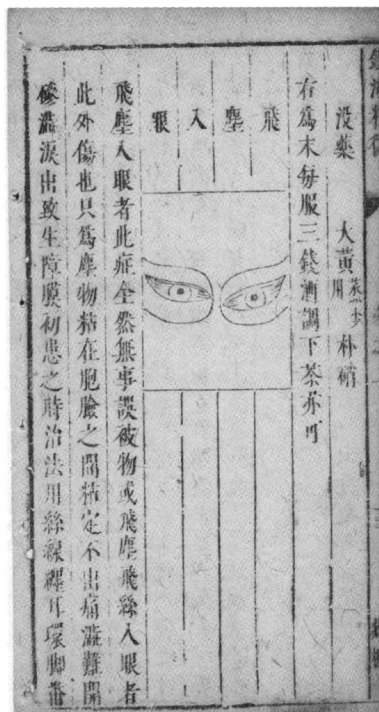

图 11-1-43　飞尘入眼图

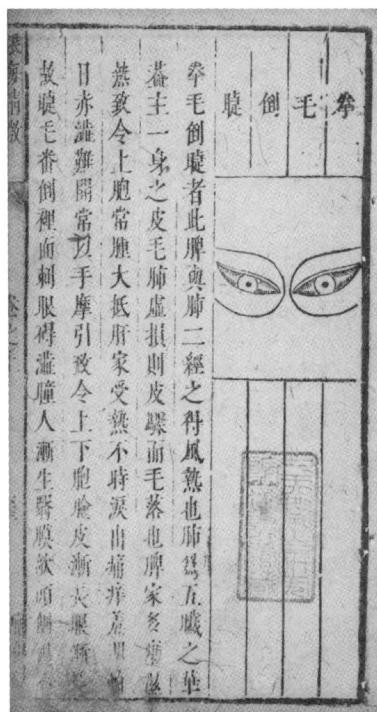

图 11-1-44　拳毛倒睫图

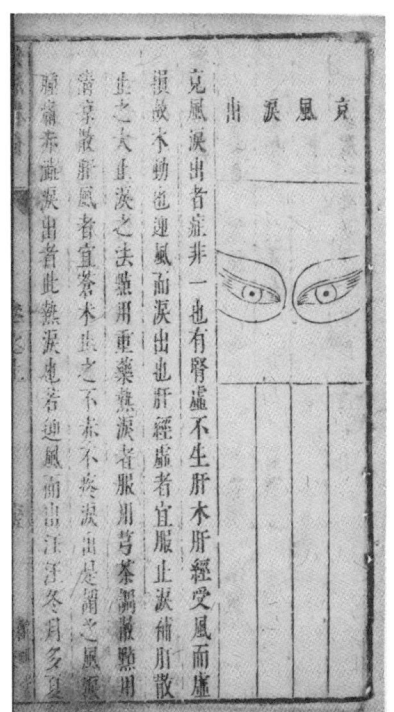

图 11-1-45　克风泪出图

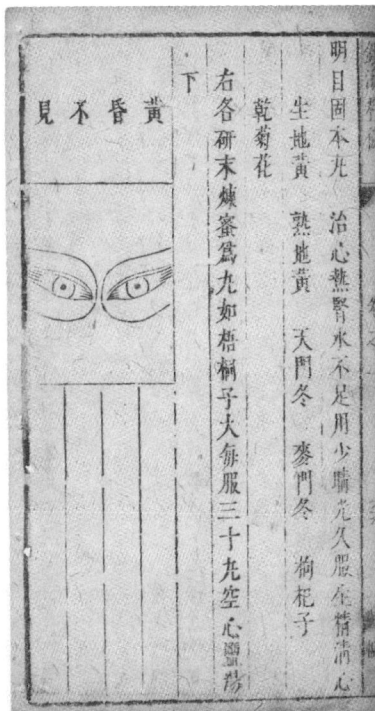

图 11-1-46　肝风积热图

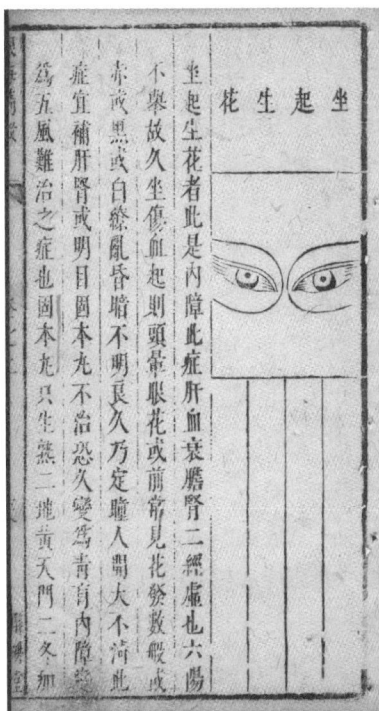

图 11-1-47　坐起生花图

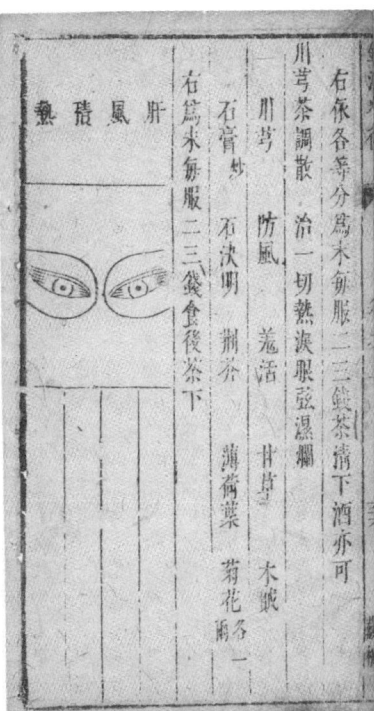

图 11-1-48　黄昏不见图

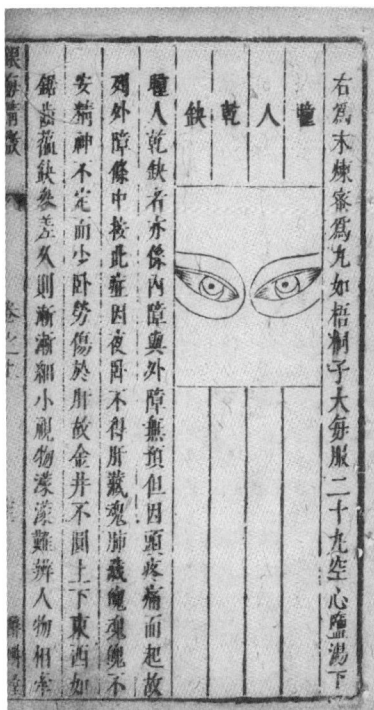

图 11-1-49　瞳人干缺图

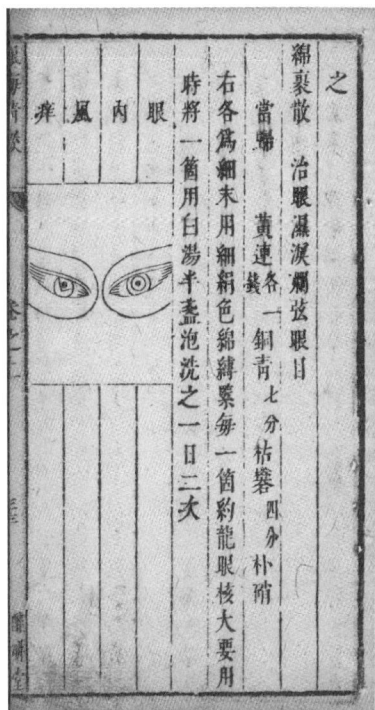

图 11-1-50　痒极难忍图

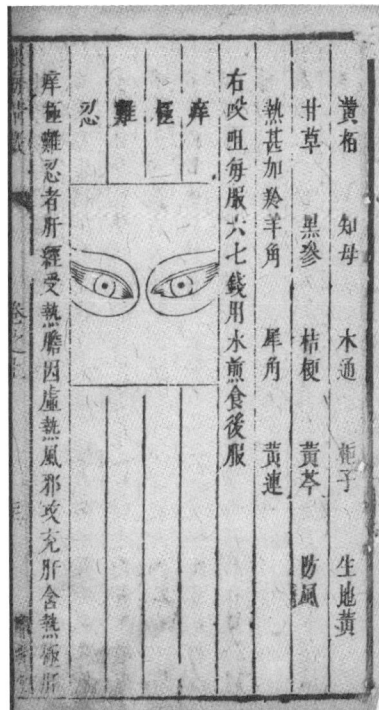

图 11-1-51　眼内风痒图

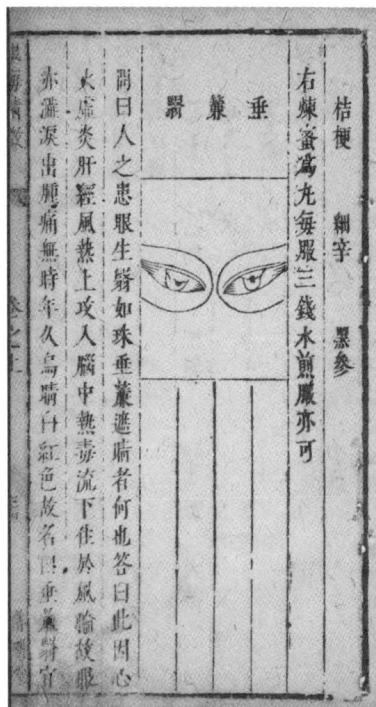

图 11-1-52　垂帘翳图

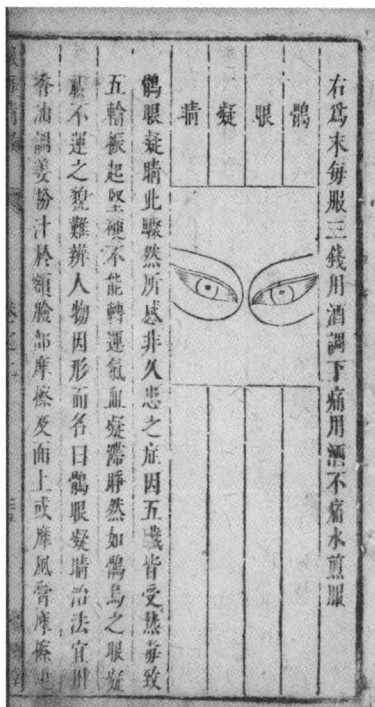

图 11-1-53　鹘眼凝睛图

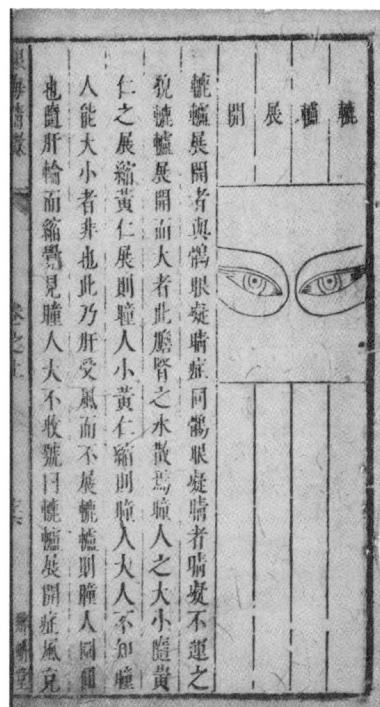

图 11-1-54　辘轳展开图

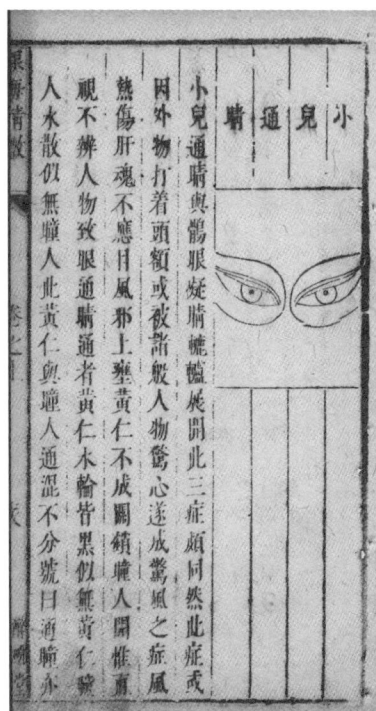

图 11-1-55　小儿通睛图

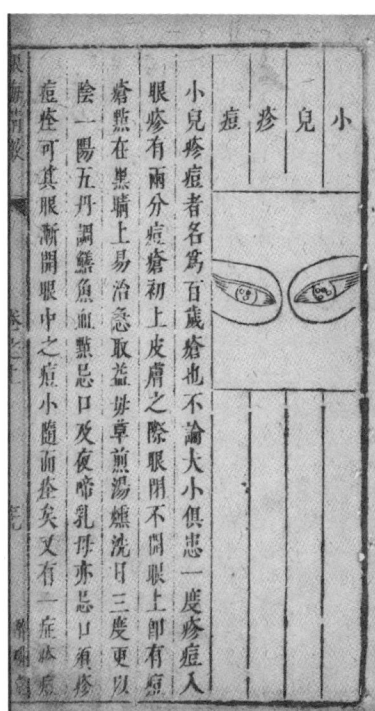

图 11-1-56　小儿疹痘图

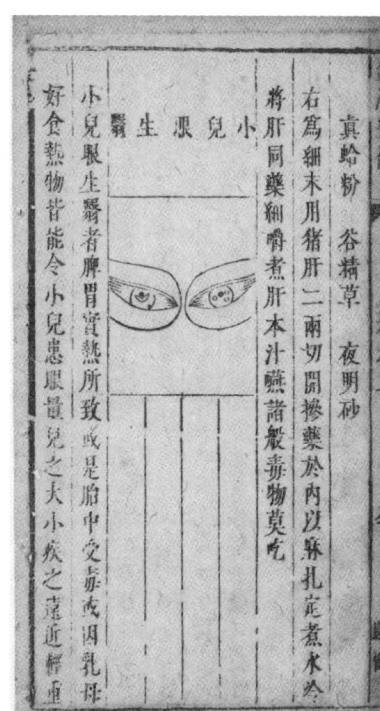

图 11-1-57　小儿眼生翳图

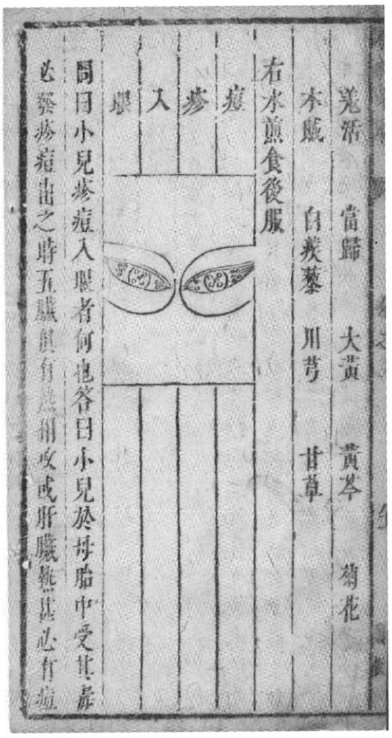
羌活 當歸 大黄 黄芩 菊花
木賊 白蒺藜 川芎 甘草
右水煎食後服
痘疹入眼
問曰小兒疹痘入眼者何也答曰小兒於母胎中受其穢
必發疹痘出之時五臟俱有熱相攻或肝臟熱甚必有痘

图 11-1-58 痘疹入眼图

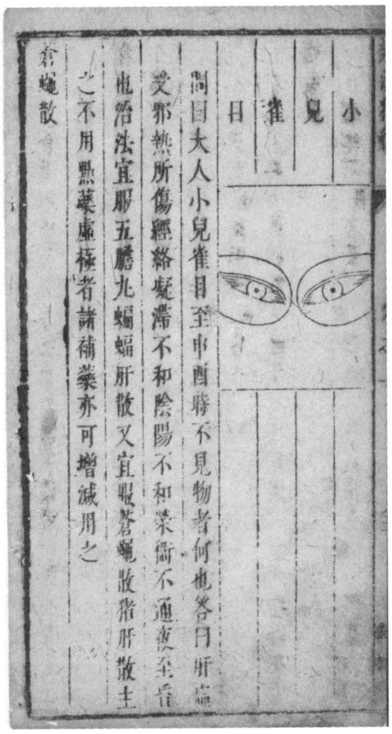
小兒雀目
問曰大人小兒雀目至申酉時不見物者何也答曰肝臟
受邪熱所傷經絡凝滯不和陰陽不和榮衛不通夜至昏
也治法宜服五膽丸蝙蝠肝散又宜服蒼蠅散豬肝散主
之不用熱藥虛極者諸補藥亦可增減用之
蒼蠅散

图 11-1-59 小儿雀目图

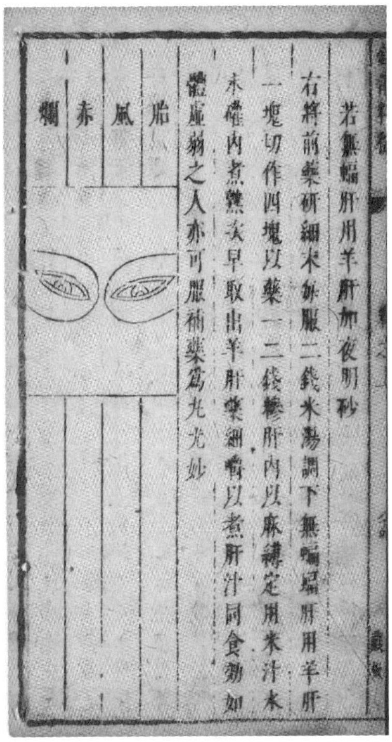
若無蝙蝠肝用羊肝加夜明砂
右將前藥研細末每服二錢米湯調下無蝙蝠肝用羊肝
一塊切作四塊以藥一二錢摻肝內以麻縛定用米汁水
入礶內煮熟至早取出羊肝藥細嚼以煮肝汁同食効如
體虛弱之人亦可服補藥為丸尤妙
胎風赤爛

图 11-1-60 胎风赤烂图

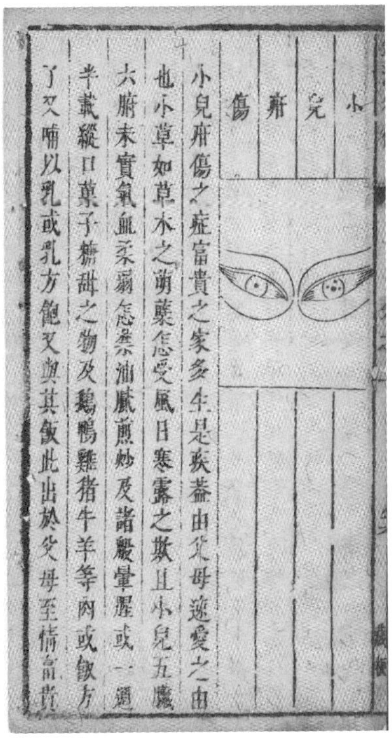
小兒疳傷
小兒疳傷之症富貴之家多生是疾蓋由父母溺愛之由
也小草如草木之萌蘖怎受風日寒露之欺且小兒五臟
六腑未實氣血柔弱怎禁油膩煎炒及諸般葷腥或一週
半載縱口菓子糖甜之物及雞鴨雞豬牛羊等肉或飲方
了又哺以乳或乳方飽又與其飯此出於父母至情富貴

图 11-1-61 小儿疳伤图

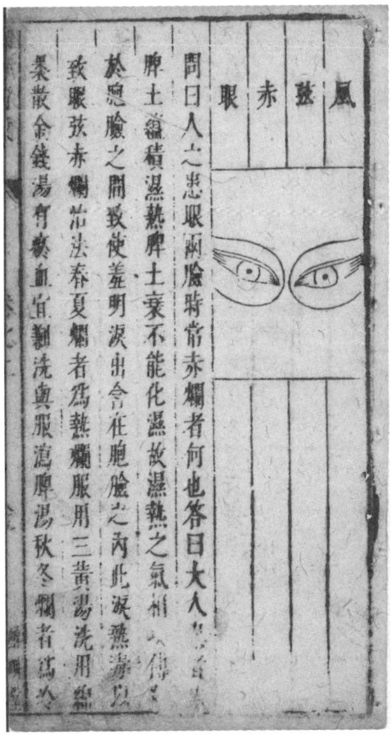
風弦赤眼
問曰人之患眼兩瞼時常赤爛者何也答曰大人[illegible]
脾土蘊積濕熱脾土衰不能化濕故濕熱之氣相[illegible]傳[illegible]
於胞瞼之間致使羞明淚出含在胞瞼之內此淚熱毒以
致眼弦赤爛治法春夏爛者為熱爛服用三黃湯洗用[illegible]
槖散余錢湯有熱血宜翻洗與服瀉脾湯秋冬爛者為冷

图 11-1-62 风弦赤眼图

肝風目暗疼痛
此症肝風目暗者乃是肝腎虛勞肝氣不足血虛故也不
時疼痛舉發無時痛則惟眼珠隱疼頭有赤澀淚出看物
依稀眼前多見花發數般或黃或白或黑見一物如見兩
般形狀不清療治恐損眼也此症實有內外相兼病也非
徒治外而不治內焉濟哉內則白蒺藜散補外則陰二陽

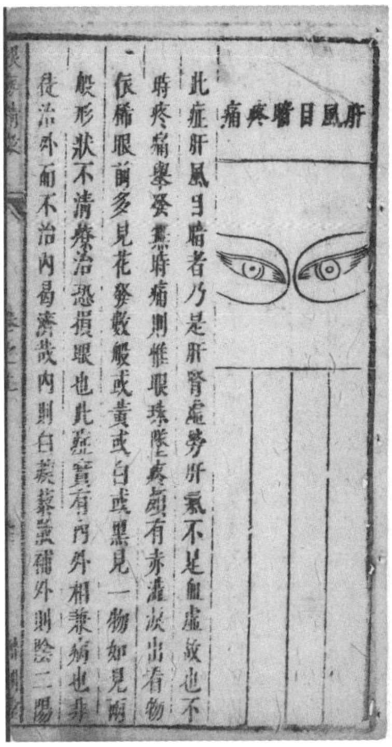

图 11-1-63 肝风目暗疼痛图

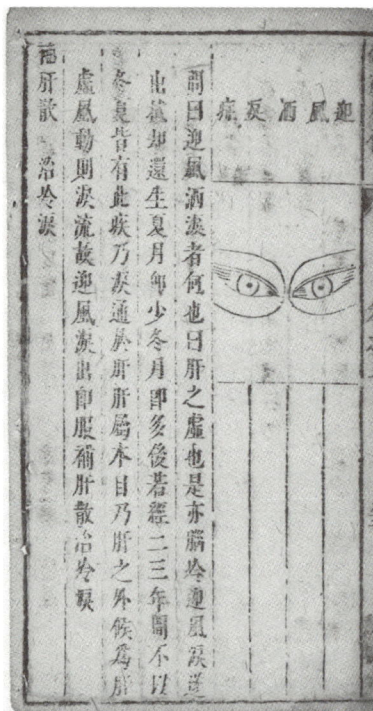

图 11-1-64　迎风洒泪症图

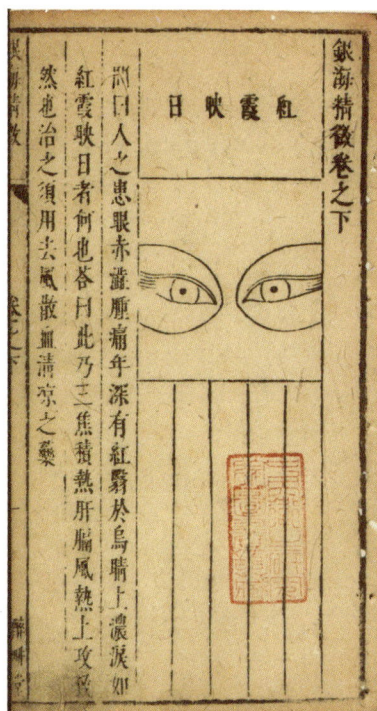

图 11-1-65　红霞映日图

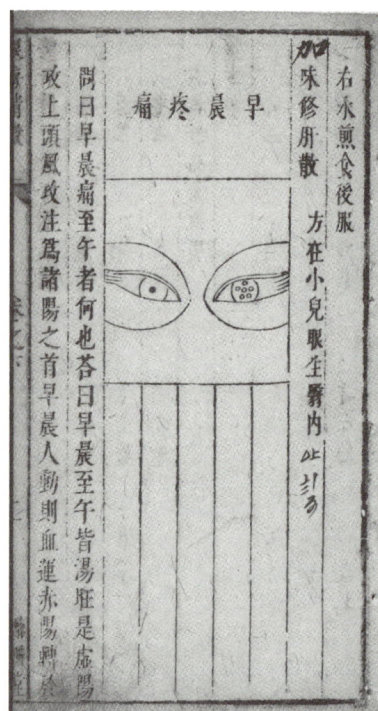

图 11-1-66　早晨疼痛图

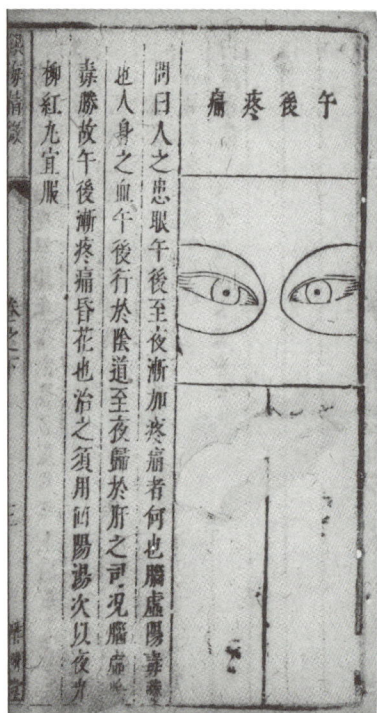

图 11-1-67　午后疼痛图

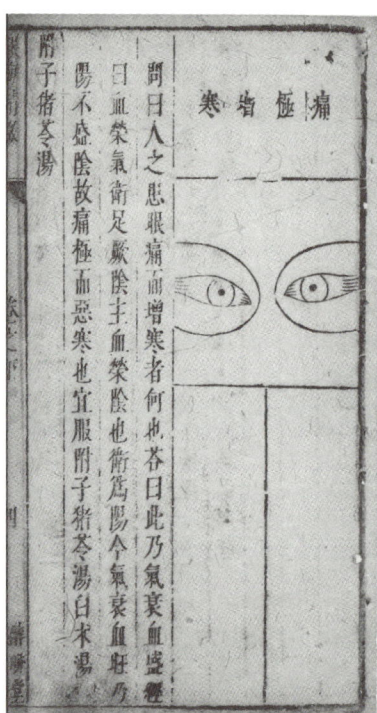

图 11-1-68　痛极增寒图

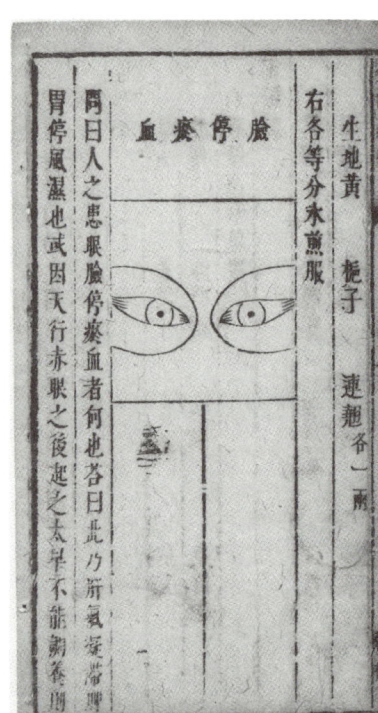

图 11-1-69　睑停瘀血图

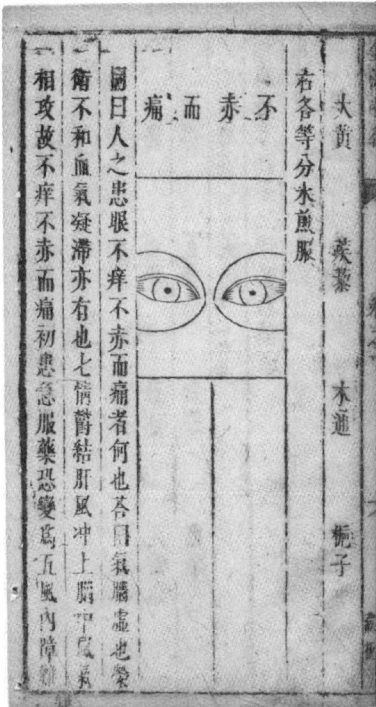

图 11-1-70 不赤而痛图

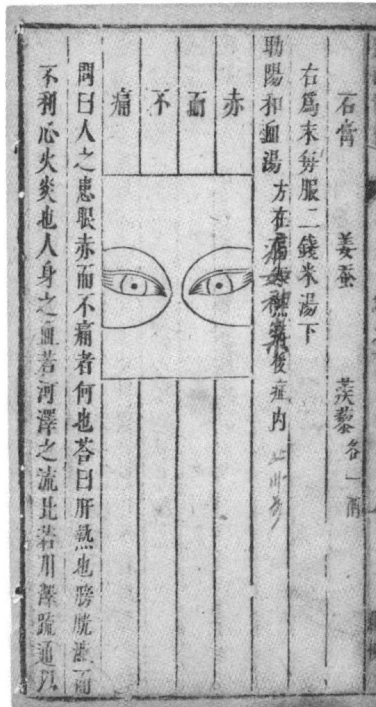

图 11-1-71 赤而不痛图

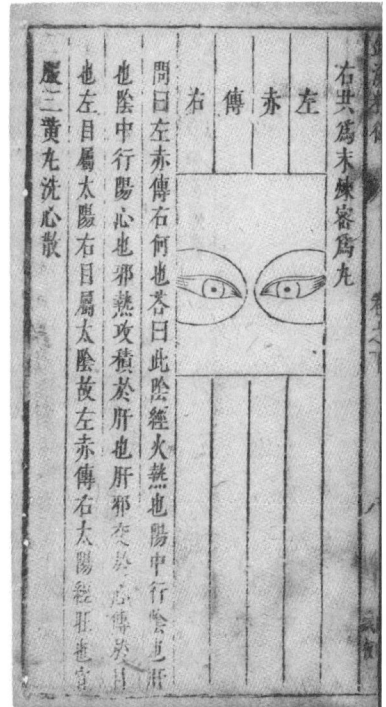

图 11-1-72 左赤传右图

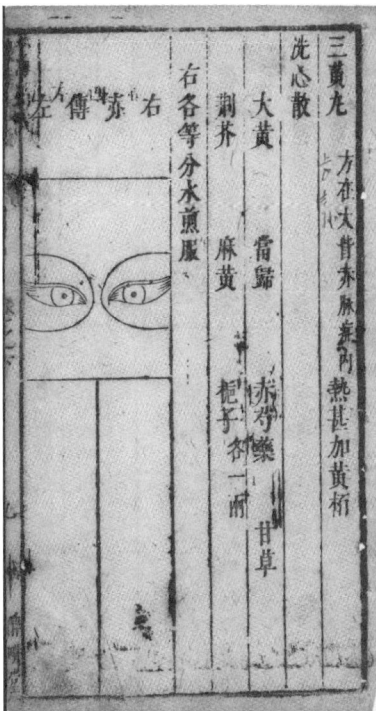

图 11-1-73 右赤传左图

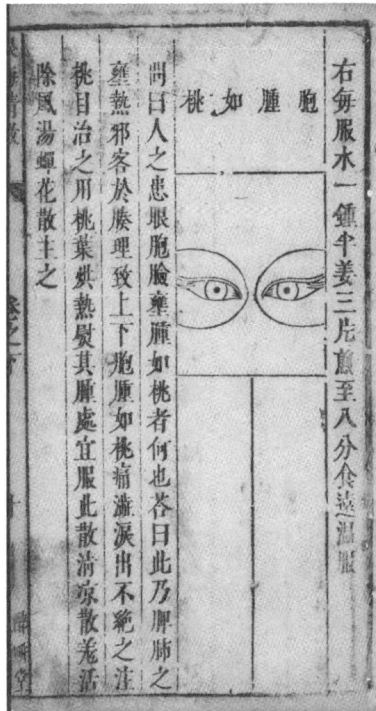

图 11-1-74 眼胞如桃图

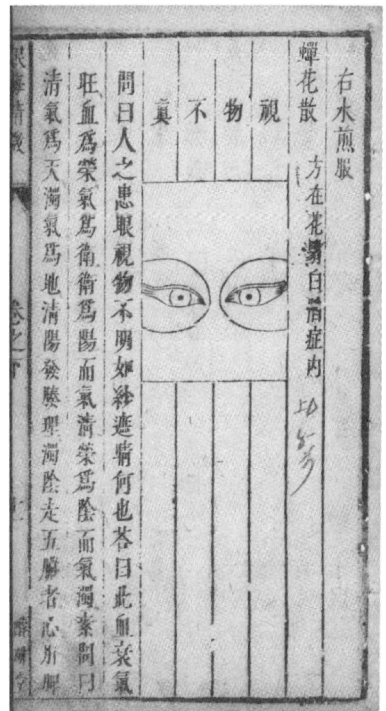

图 11-1-75 视物不真图

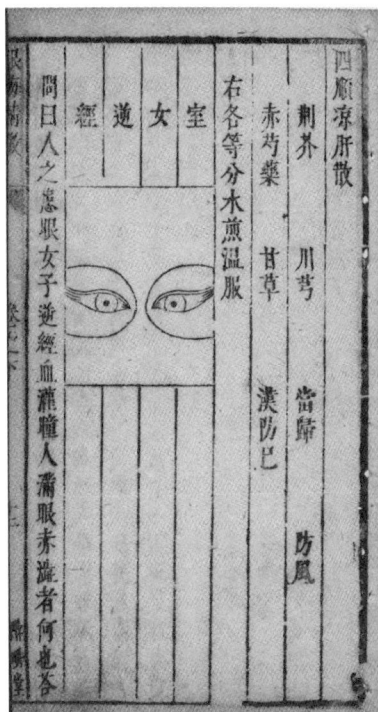

图 11-1-76　室女逆经图

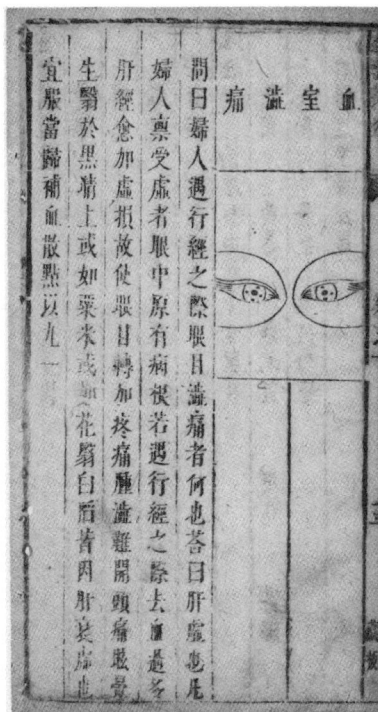

图 11-1-77　血室涩痛图

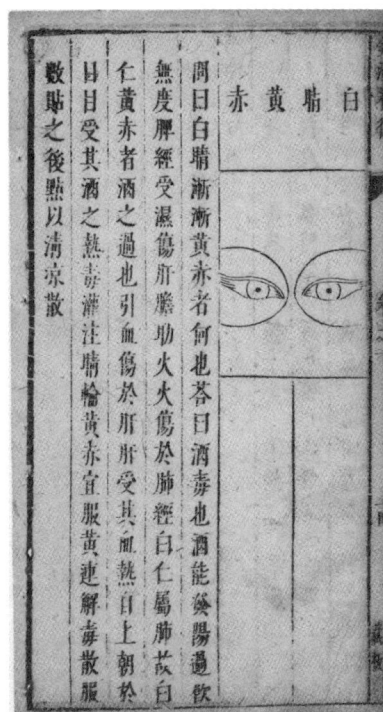

图 11-1-78　白睛黄赤图

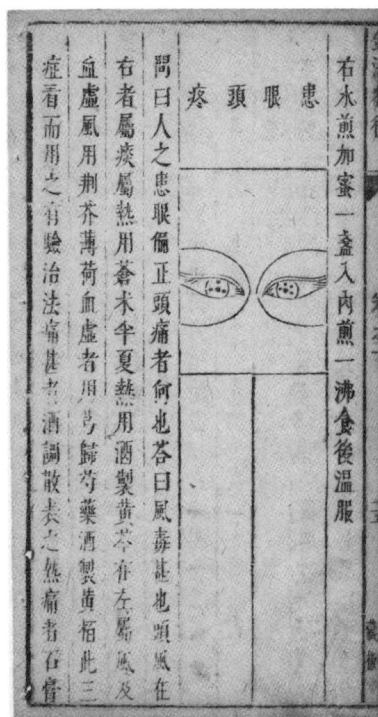

图 11-1-79　患眼头疼图

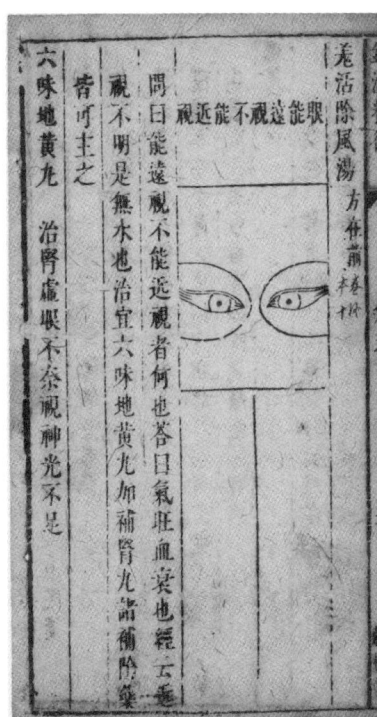

图 11-1-80　眼能远视不能近视图

凡眼白珠有红微痛者用清散药宜佐

荆防汤

荆芥八分　蔓荆子八分　赤芍八分　川芎八分
防风八分　车前子一钱　菊花一钱　甘草四分
生地钱半切片　青相子八分土　蝉蜕六分土
生姜一薄片为引

昭前力加

凡眼大角红腫者心火也

黄芩酒炒八分　木通八分
加淡竹叶九片为引

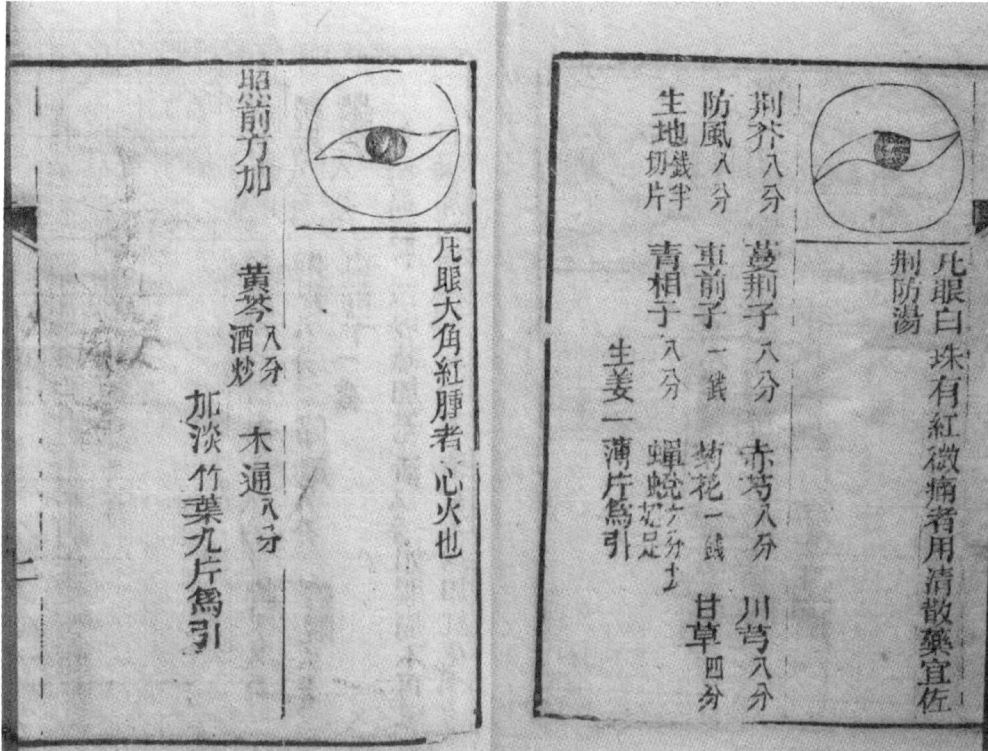

图 11-1-81　白珠红微痛图　图 11-1-82　大眦红肿图

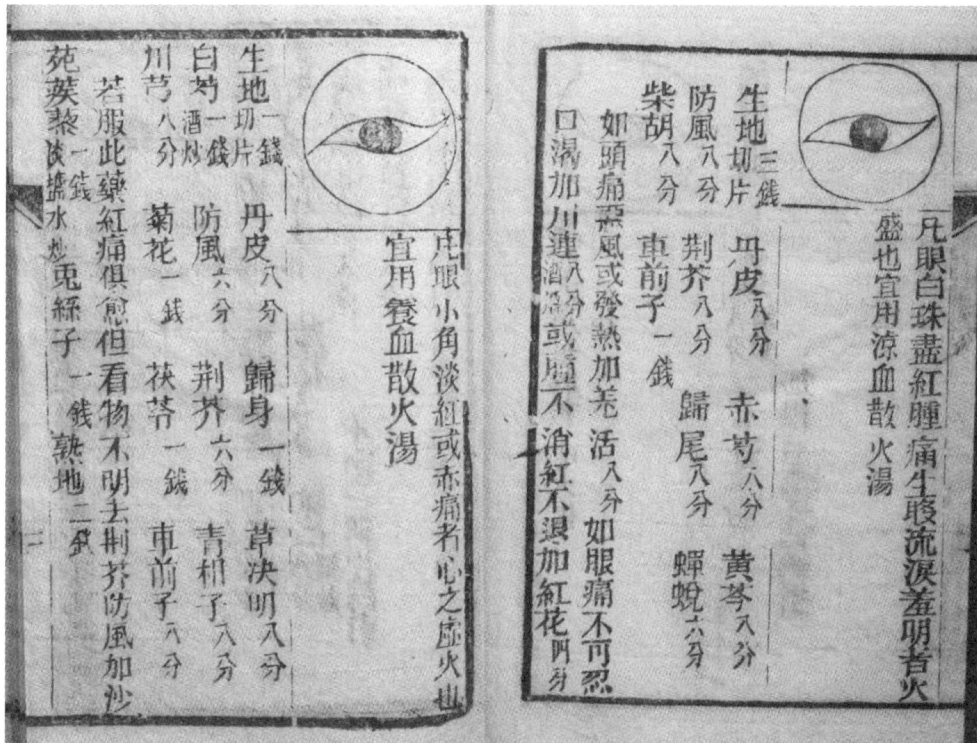

凡眼白珠尽红腫痛生酸流泪羞明者火盛也宜用凉血散火汤

生地切片三钱　丹皮八分　赤芍八分　黄芩八分
防风八分　荆芥八分　归尾八分　蝉蜕六分
柴胡八分　车前子一钱
如头痛恶风或发热加羌活八分　如服痛不可忍
口渴加川连酒炒或加黄连　不消红不退加红花四分

宜用凉血散火汤

凡眼小角淡红或赤痛者心之虚火也

生地切片一钱　丹皮八分　归身一钱　草决明八分
白芍酒炒一钱　防风六分　荆芥六分　青相子八分
川芎八分　菊花一钱　茯苓一钱　车前子八分
若服此药红痛俱愈但看物不明去荆芥防风加炒
苑蔚茶搓水炒兔丝子一钱　熟地二钱

图 11-1-83　流泪羞明图　图 11-1-84　小眦赤痛图

凡眼睛黑珠云翳医圆满有瞳人者可治内服拨云散外点硇芦散

青葙子八钱　蝉蜕一两　木贼一两　菊花八钱　车前子八钱

右共研细末早晨空心开水调服二钱填内用湿棉纸包用猪肝一块割开放药末二钱填内用湿棉纸包好置灰中煨熟食之亦可煎服之药用前方拨云散加减治之

凡眼睛白珠有翳或白或桃红或酱色或西起宜用拨云散加减治之

柴胡六钱　防风六钱黄芩六钱菊花

凡眼赤脉一条贯瞳人者心火乘肺也用加味导赤散

生地切片　木通八分　甘草四分
生地切半
柴胡八分　防风八分　荆芥八分　归尾八分
黄芩酒炒　赤芍八分　车前子八分为引
痛甚口渴生膈加川黄连酒炒连翘一钱　加生姜一薄片

凡眼大角长肉一块及黑珠名胬肉拔睛宜服加味导赤散　外点硇芦散

生地切片　木通八分　红花四分
生地切半
防风六分　荆芥六分　赤芍八分
归尾八分　蝉蜕八分　甘草四分
痛者加黄芩酒炒　养者加桃仁八分　生姜一薄片为引　刺蒺藜八分

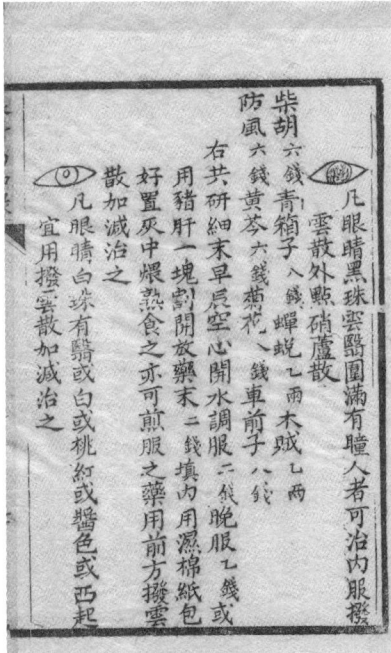

图 11-1-85　黑珠红痛图
图 11-1-86　眼睑痒烂图
图 11-1-87　赤脉贯睛图
图 11-1-88　胬肉攀睛图

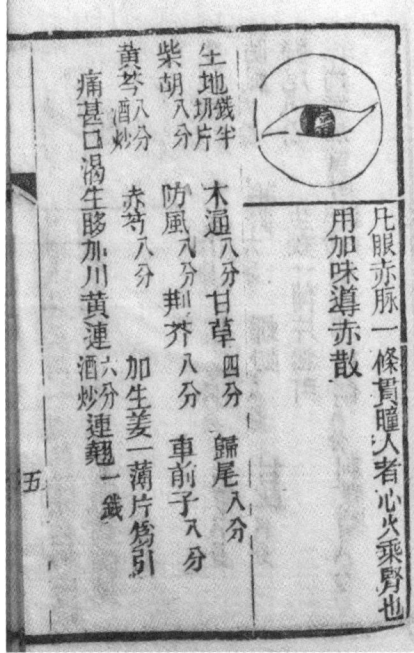

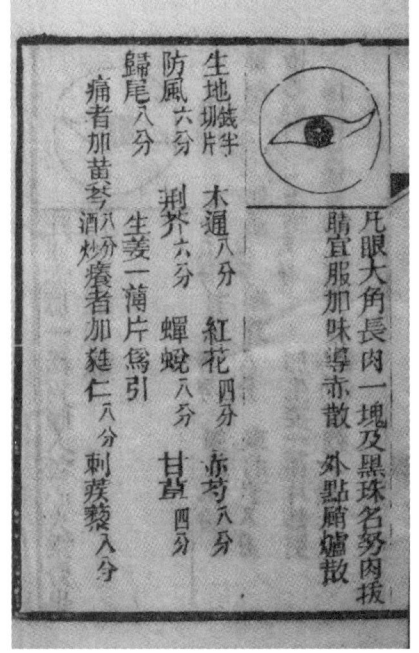

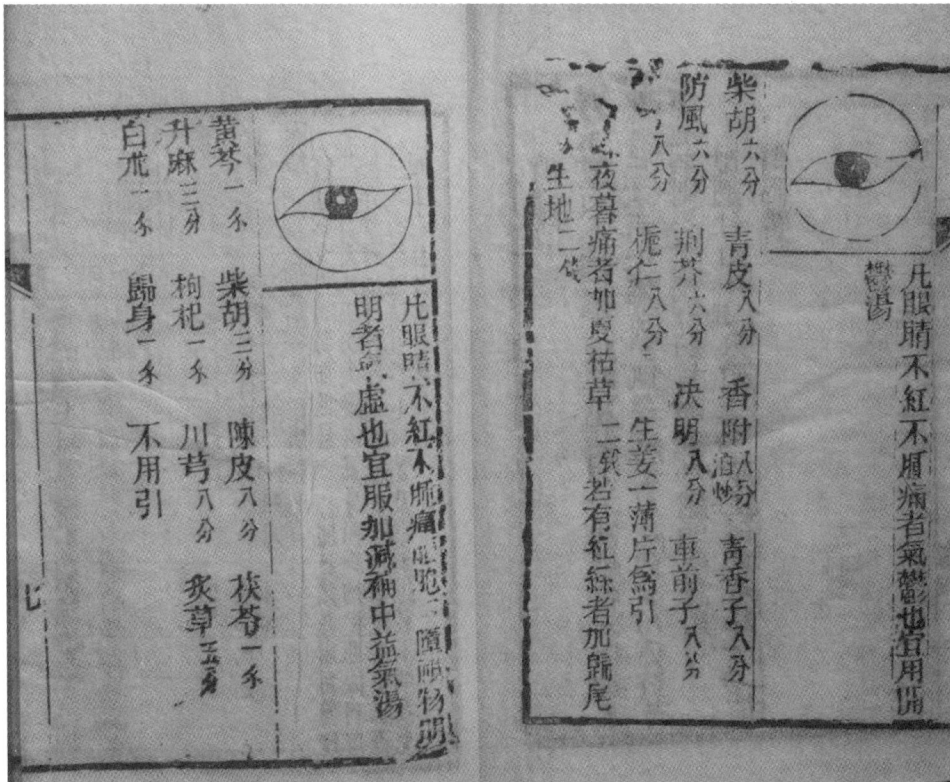

凡眼睛不红不肿痛者虚也宜服加减补中益气汤
明者虚也宜服加减补中益气汤

黄芩一钱　柴胡三分　陈皮八分
升麻三分　枸杞一钱　川芎八分
白术一钱　归身一钱　茯苓一钱
不用引

凡眼睛不红不肿痛者气郁也宜用疏肝汤

柴胡六分　青皮八分　香附酒炒
防风六分　荆芥六分　决明八分
栀仁八分　生姜一薄片为引　车前子八分
夜辛痛者加夏枯草二钱　有红丝者加归尾
生地二钱

图 11-1-89　眼痛不红肿图　图 11-1-90　气虚眼胞下坠图

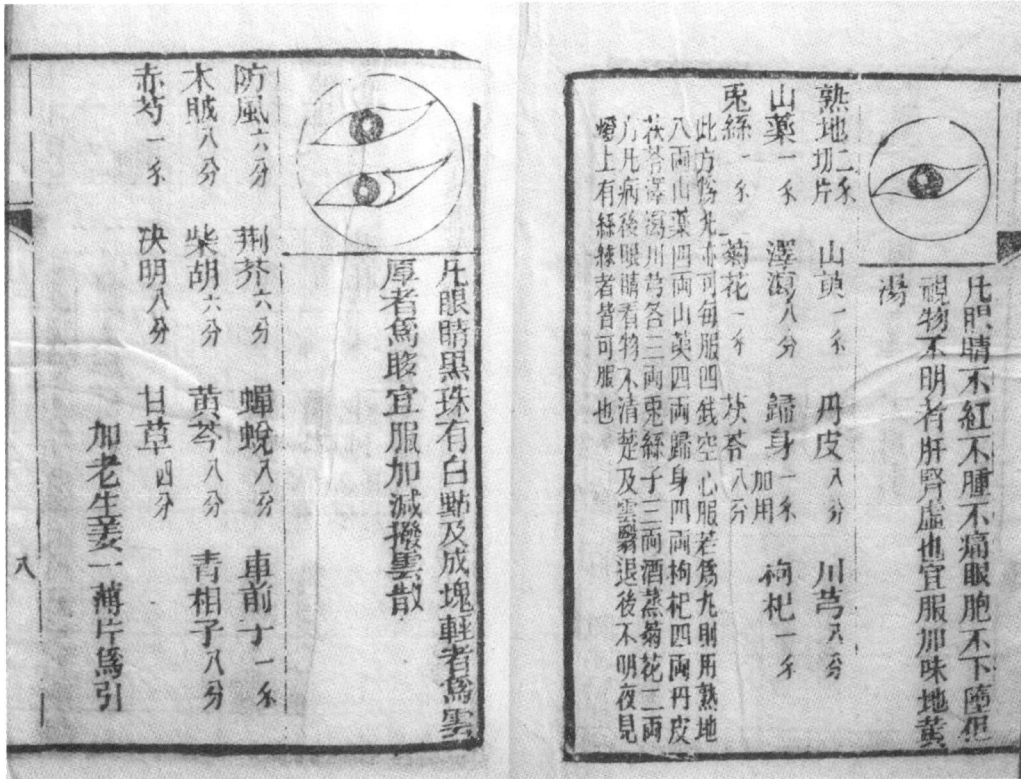

图 11-1-91　视物不明图　　图 11-1-92　黑珠云翳图

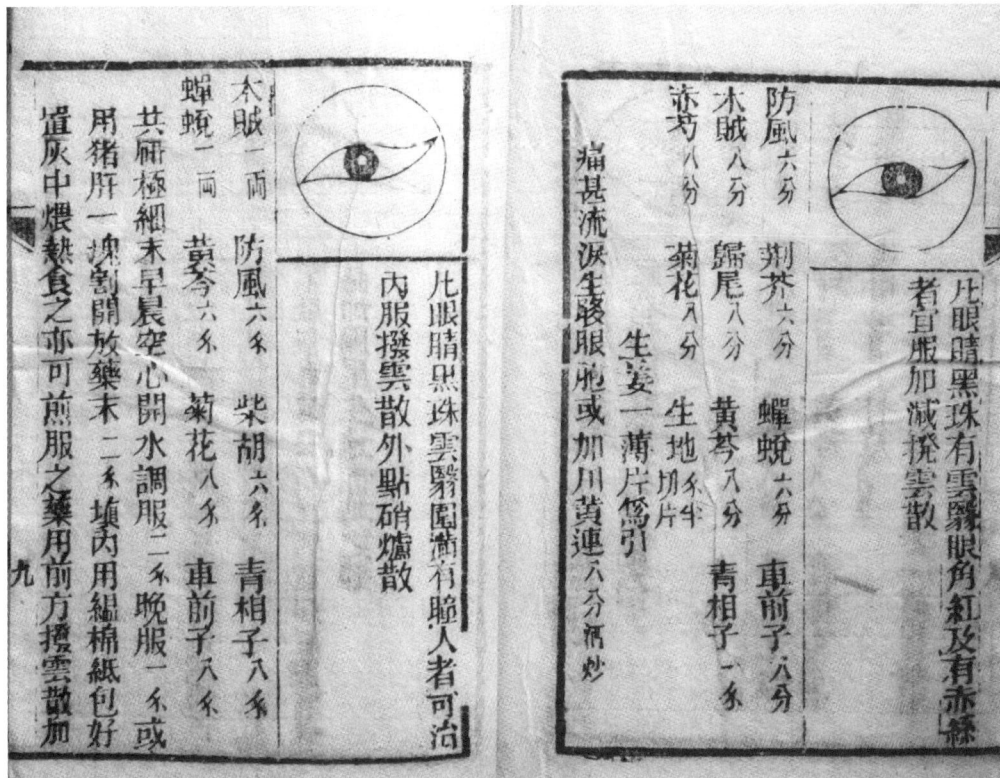

图 11-1-93　云翳赤丝图　　图 11-1-94　云翳围瞳图

凡眼睛白珠有翳或白或桃红或酱色，或凸起宜用拨云散加减治之，不肿无赤丝只用拨云散，如红肿有赤丝加归尾生地赤芍之类。

凡眼睛云翳遮满黑珠当瞳人虚稍溥者，看物不甚清楚尚可以治，用拨云散加减治之。

凡眼睛云翳遮满黑珠当瞳人虚色绿，不见瞳人其翳凸起名曰绿水泛瞳人，不治之。

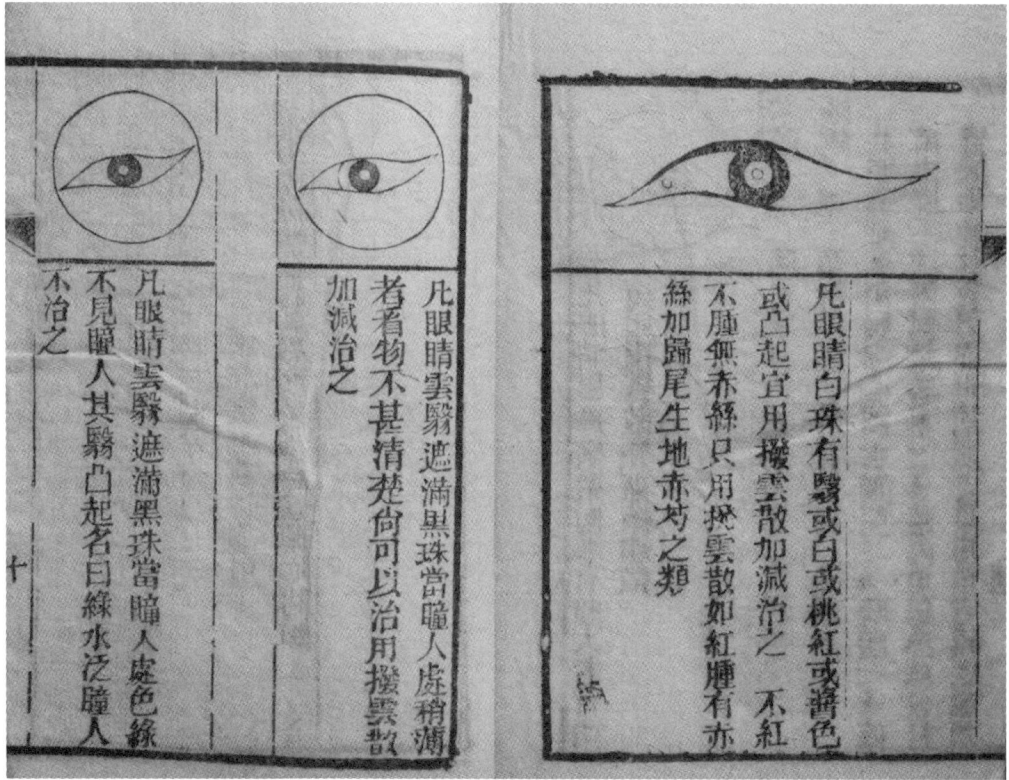

图 11-1-95　白珠有翳图　　图 11-1-96　云翳遮睛图　　图 11-1-97　绿水泛瞳图

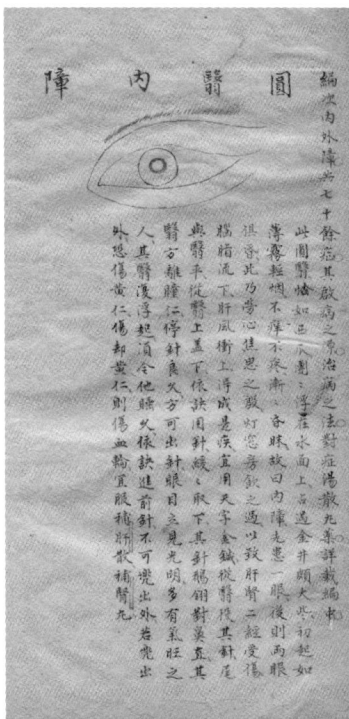

图 11-1-98　圆翳内障图

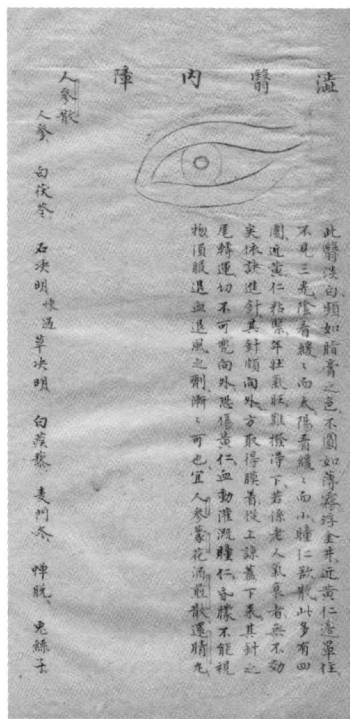

图 11-1-99　涩翳内障

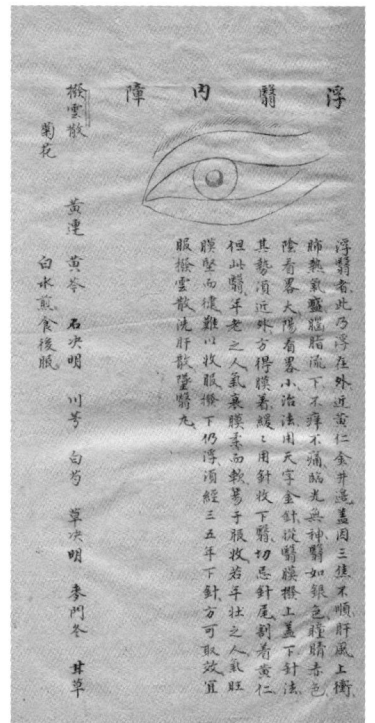

图 11-1-100　浮翳内障

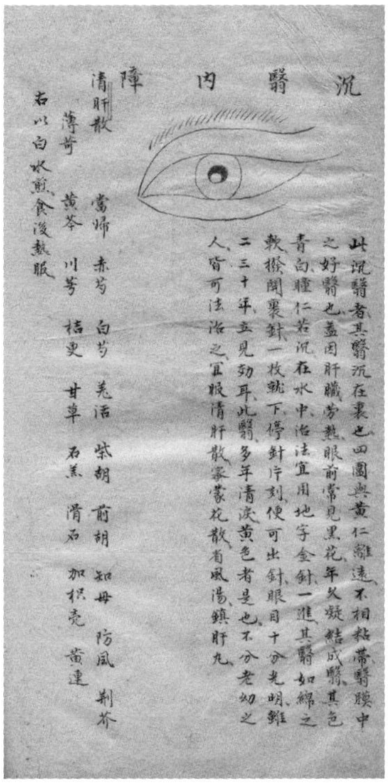

图 11-1-101　沉翳内障

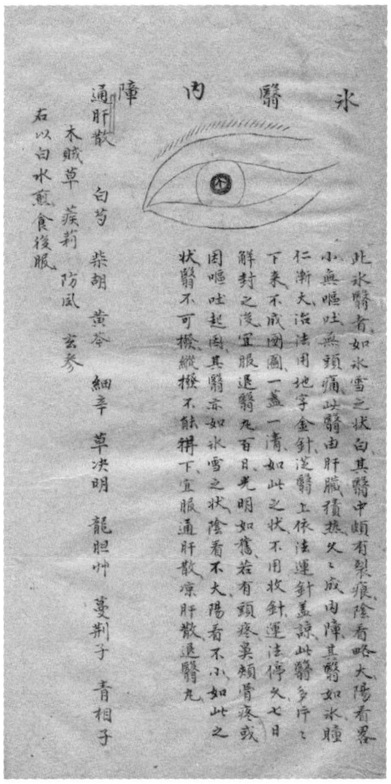

图 11-1-102　冰翳内障

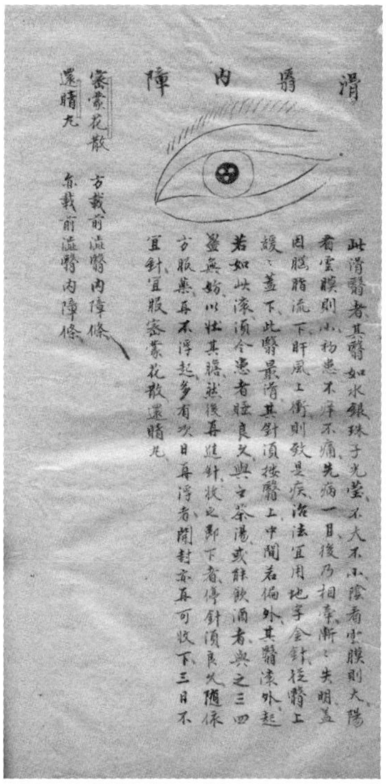

图 11-1-103　滑翳内障

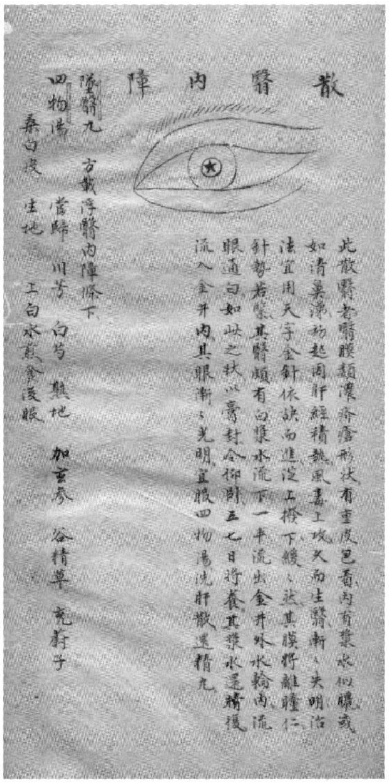

图 11-1-104　散翳内障

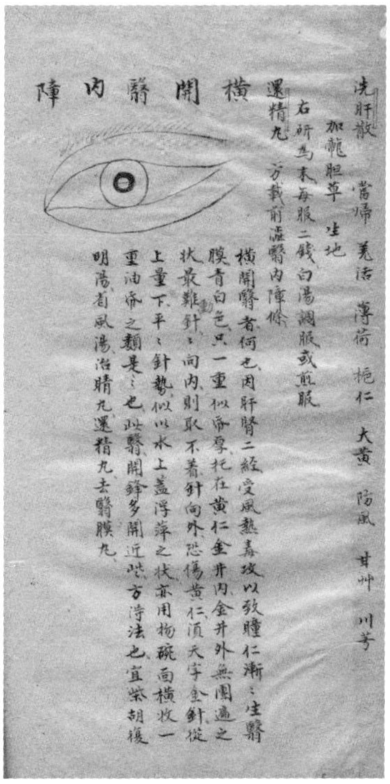

图 11-1-105　横开翳内障

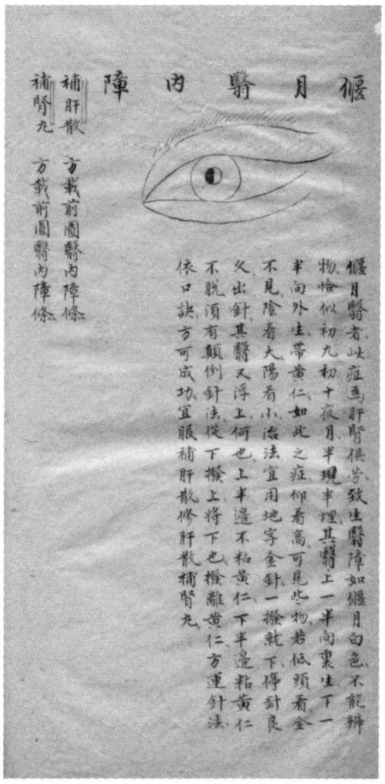

图 11-1-106　偃月翳内障

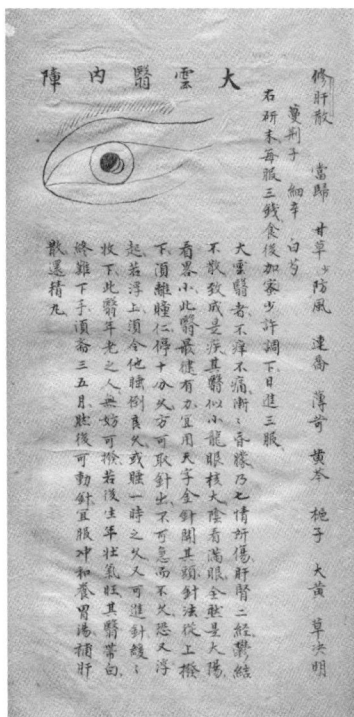

图 11-1-107　大云翳内障

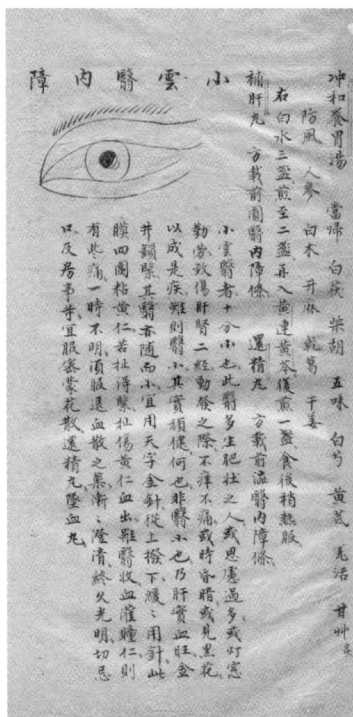

图 11-1-108　小云翳内障

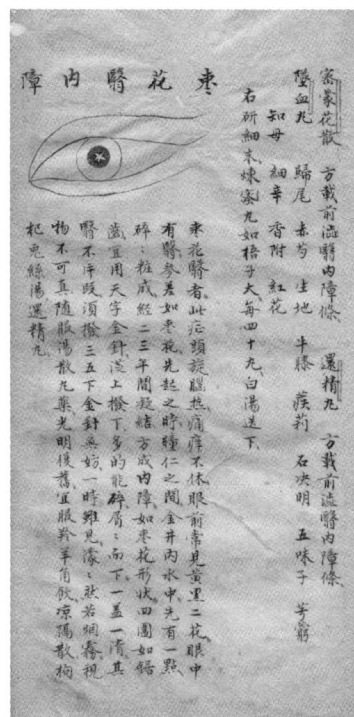

图 11-1-109　枣花翳内障

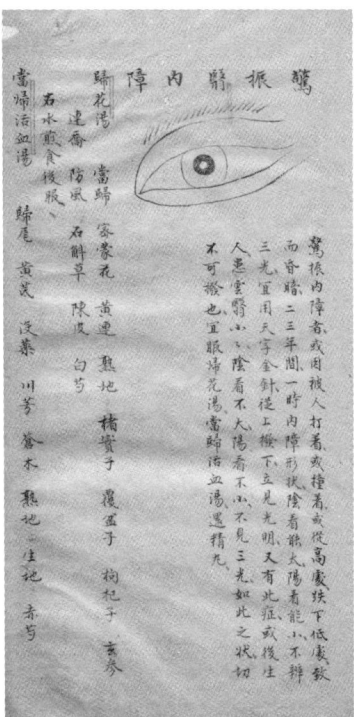

图 11-1-110　惊振翳内障

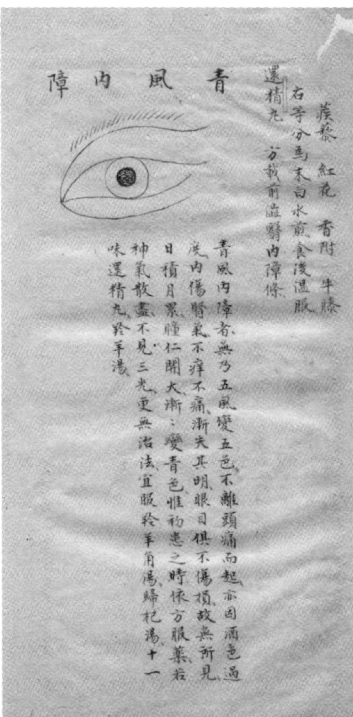

图 11-1-111　青风内障

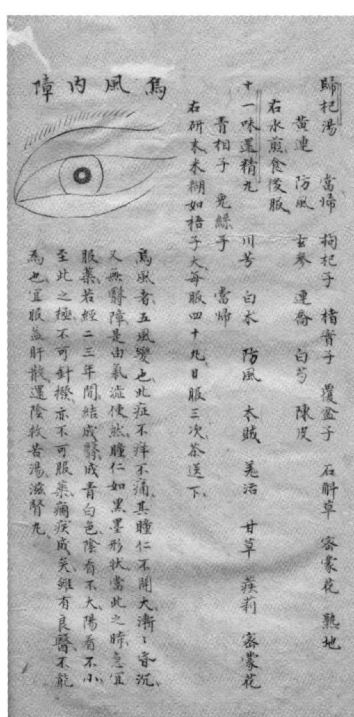

图 11-1-112　乌风内障

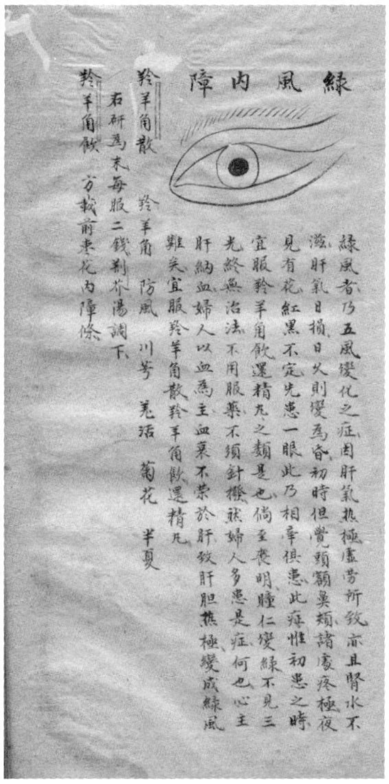

图 11-1-113 绿风内障

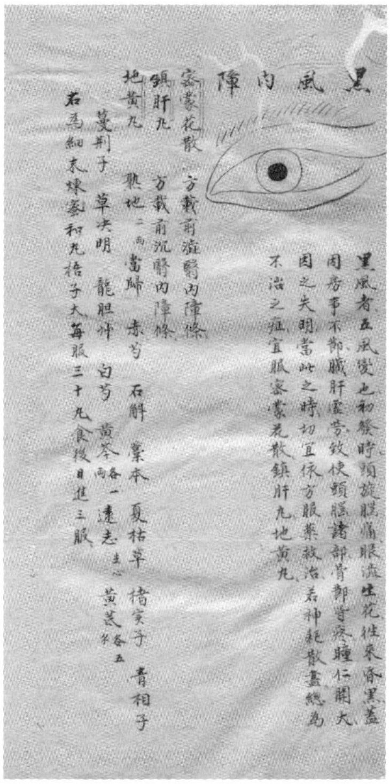

图 11-1-114 黑风内障

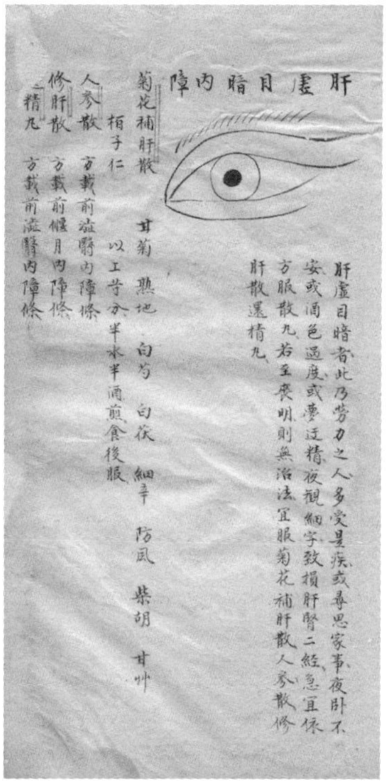

图 11-1-115 肝虚目暗内障

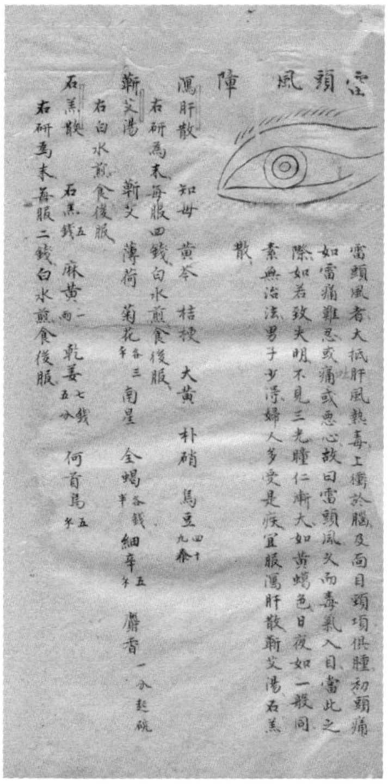

图 11-1-116 雷头风内障

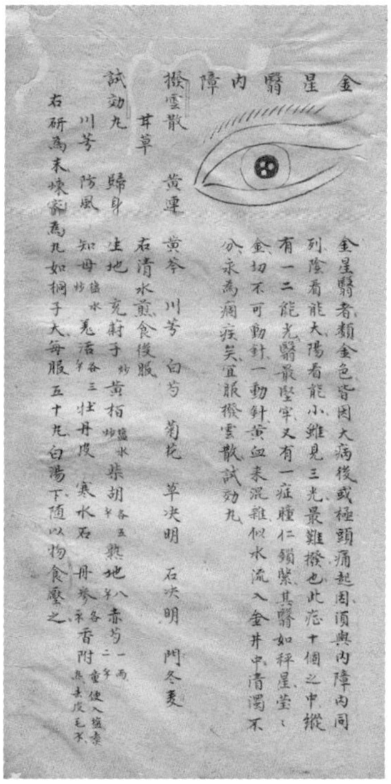

图 11-1-117 金星翳内障

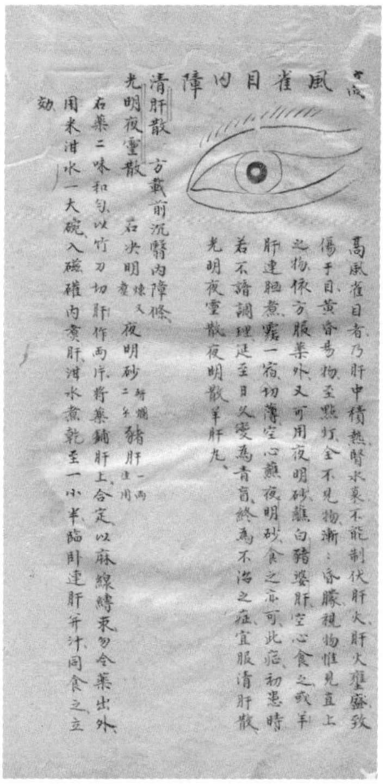

图 11-1-118 高风雀目内障

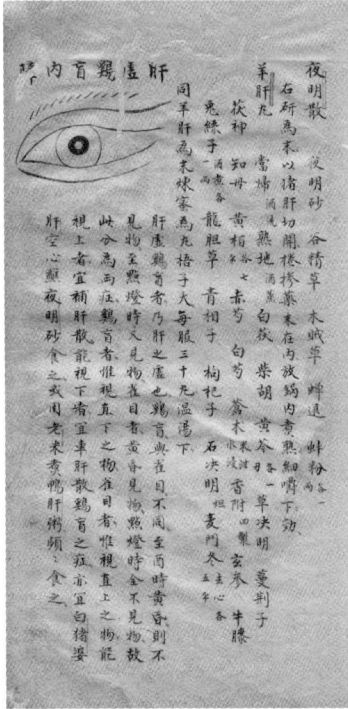

图 11-1-119　肝虚鸡盲内障

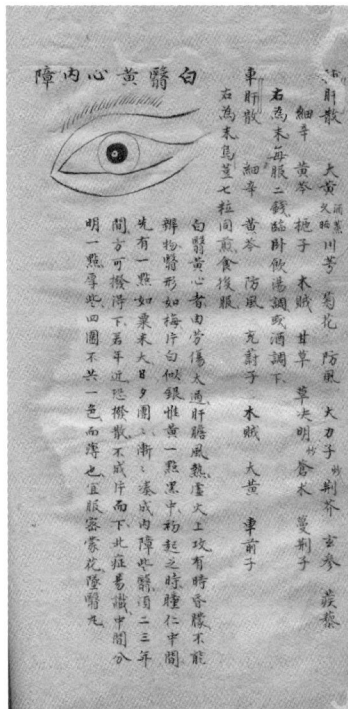

图 11-1-120　白翳黄心内障

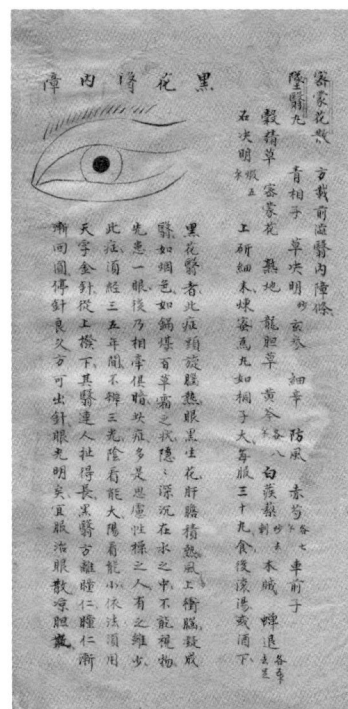

图 11-1-121　黑花翳内障

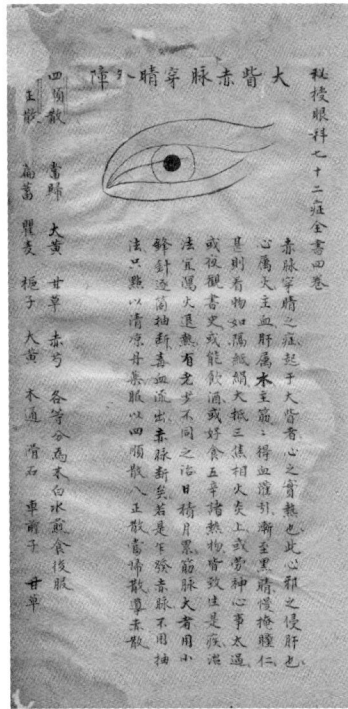

图 11-1-122　大眦赤脉穿睛外障

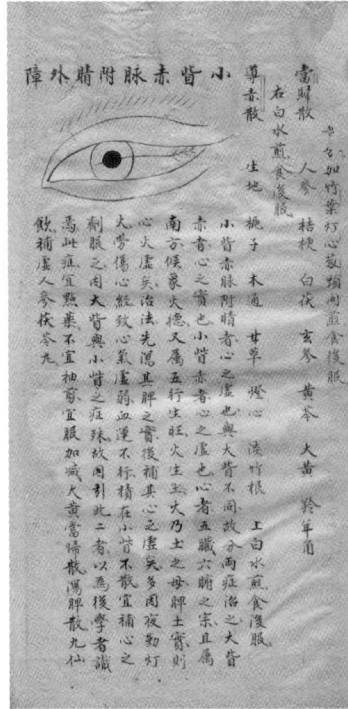

图 11-1-123　小眦赤脉附睛外障

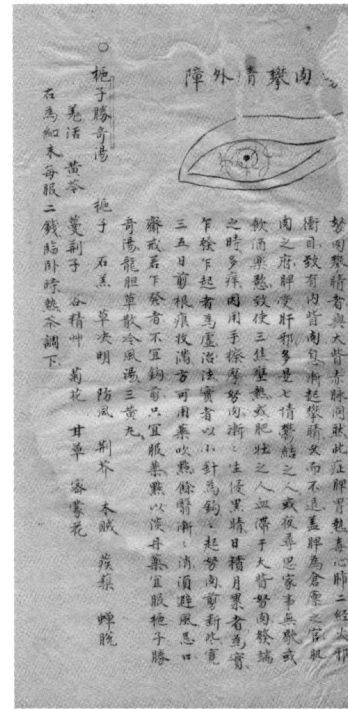

图 11-1-124　胬肉攀睛外障

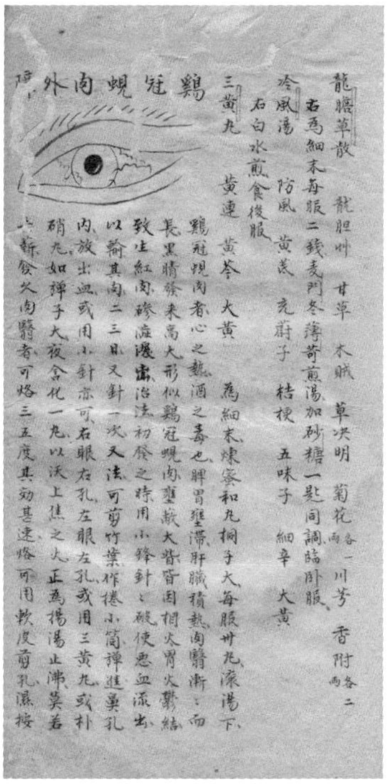

图 11-1-125 鸡冠蚬肉外障

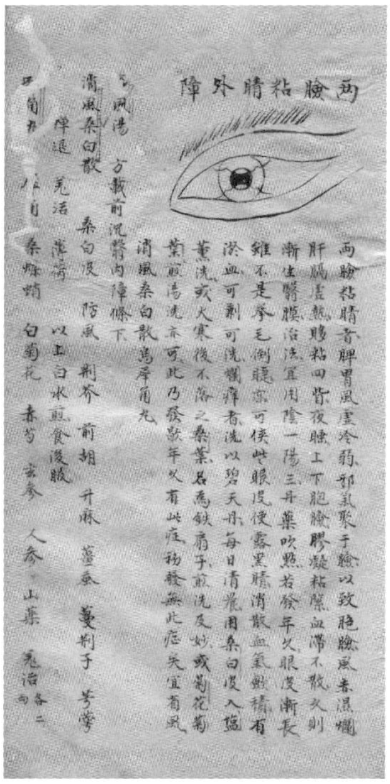

图 11-1-126 两睑粘睛外障

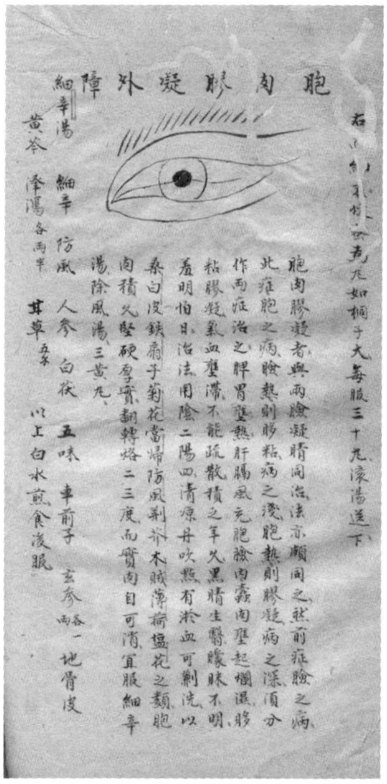

图 11-1-127 胞肉胶凝外障

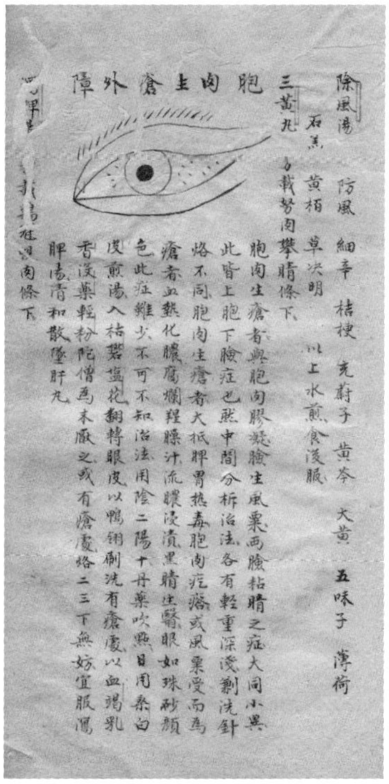

图 11-1-128 胞肉生疮外障

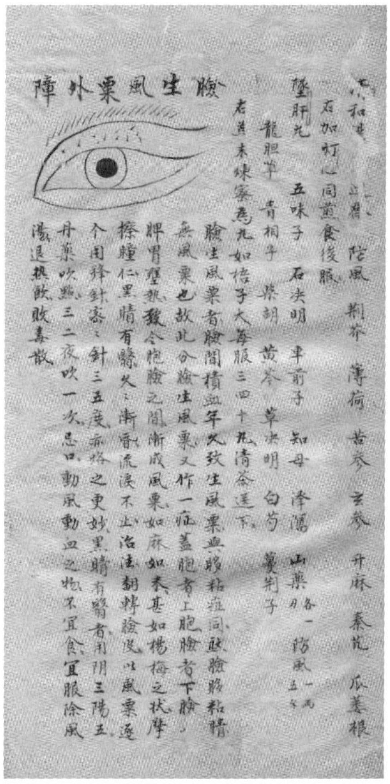

图 11-1-129 睑生风粟外障

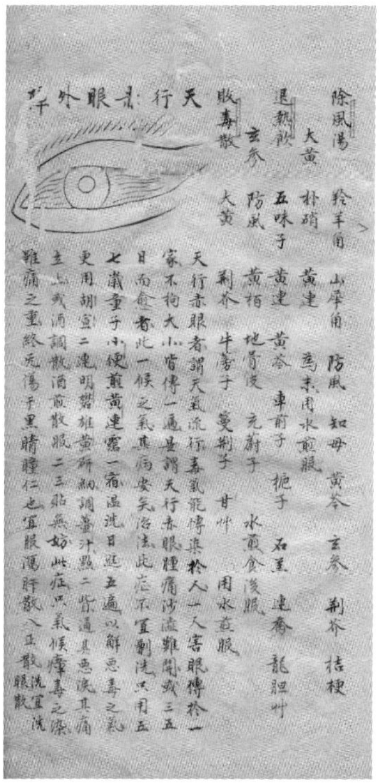

图 11-1-130 天行赤眼外障

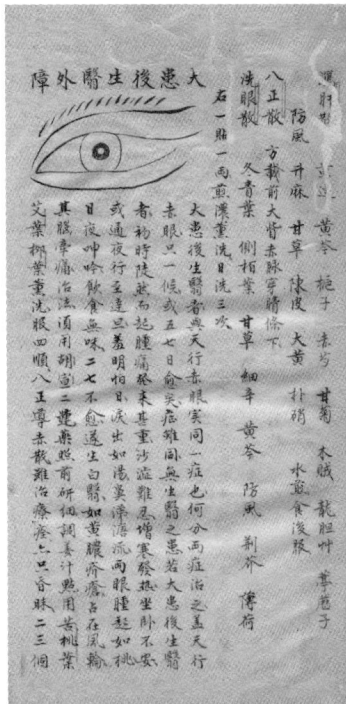

图 11-1-131　大患后生翳外障

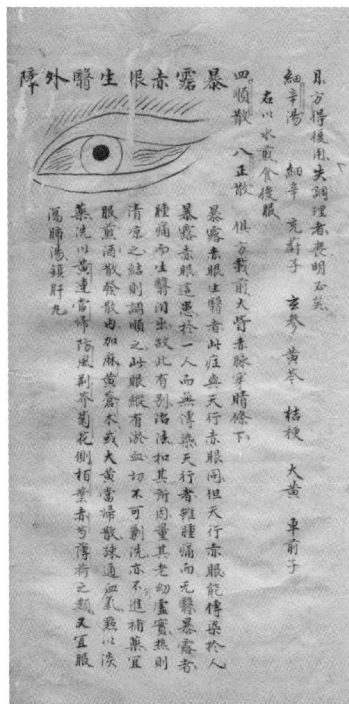

图 11-1-132　暴露赤眼生翳外障

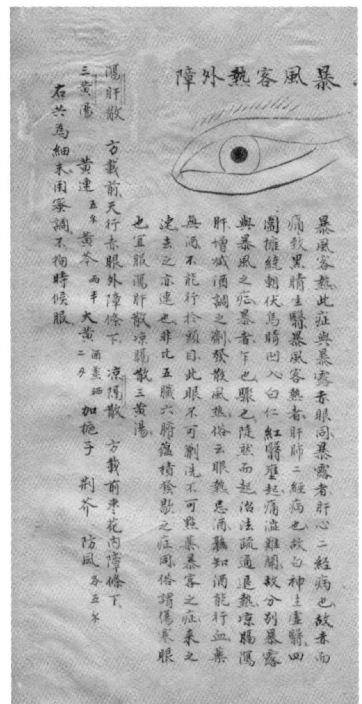

图 11-1-133　暴风客热外障

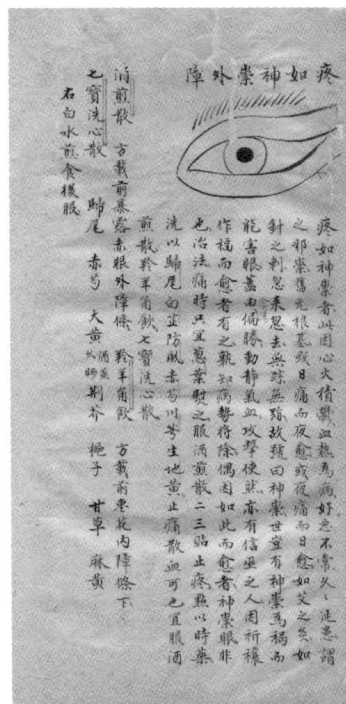

图 11-1-134　疼如神祟外障

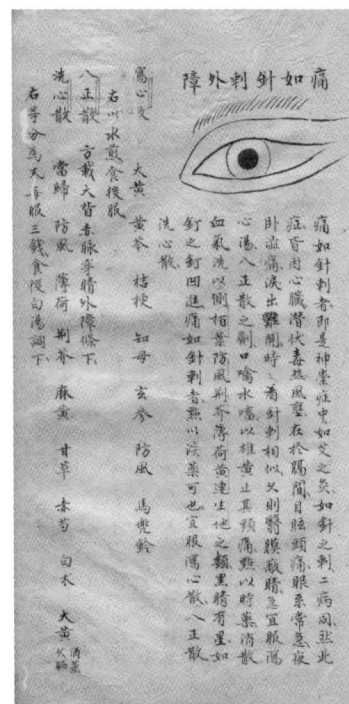

图 11-1-135　痛如针刺外障

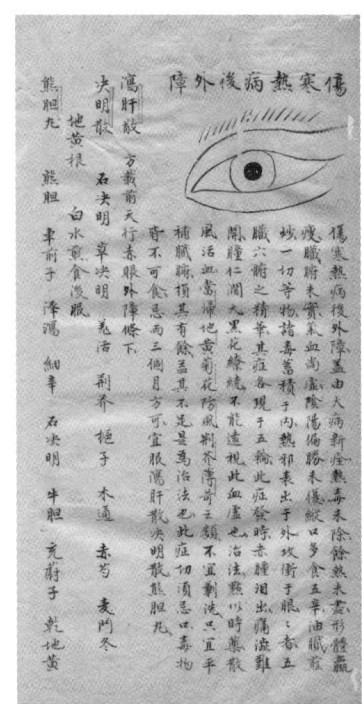

图 11-1-136　伤寒热病后外障

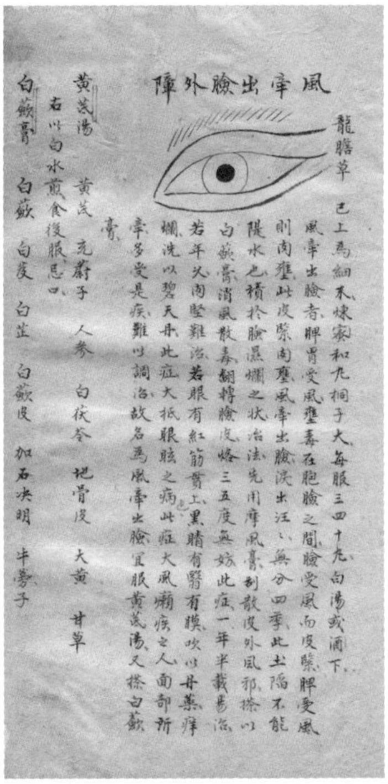

图 11-1-137 风牵出睑外障

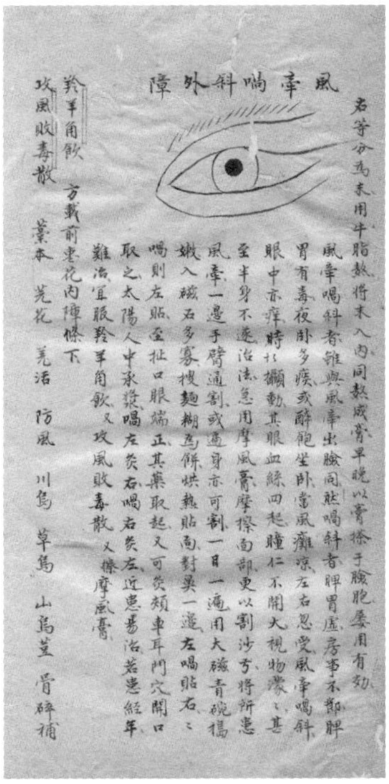

图 11-1-138 风牵喎斜外障

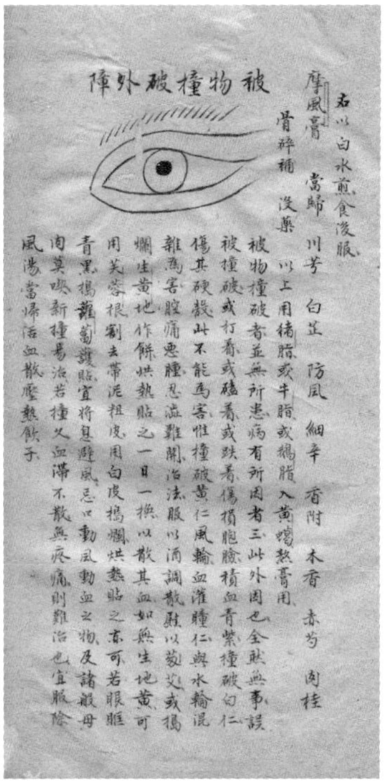

图 11-1-139 被物撞破外障

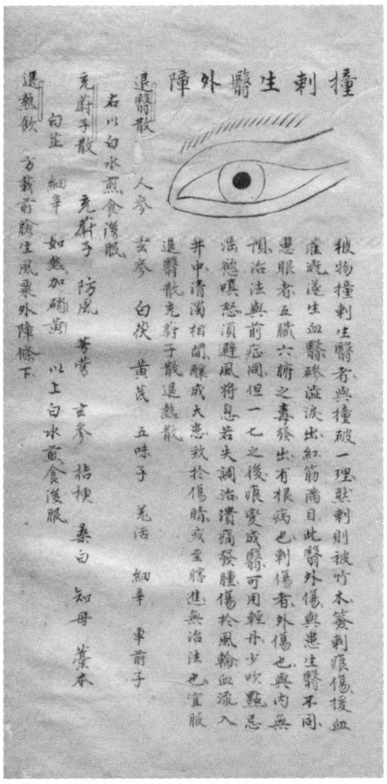

图 11-1-140 撞刺生翳外障

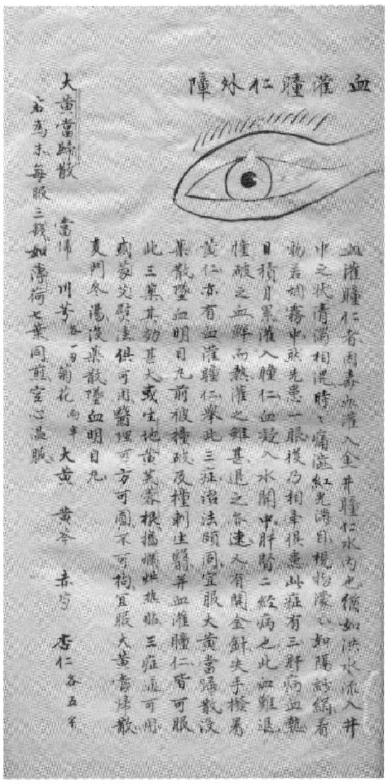

图 11-1-141 血灌瞳仁外障

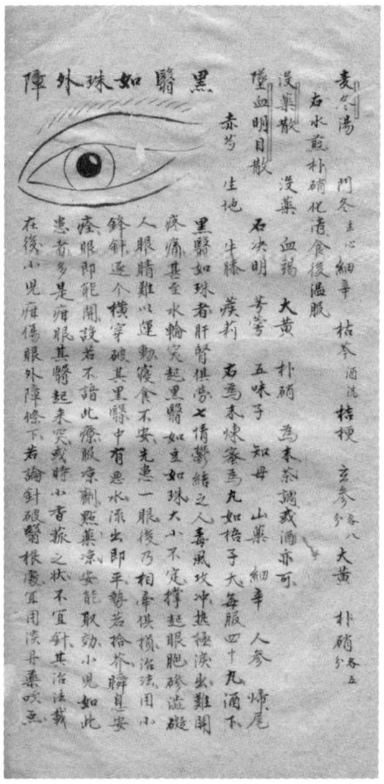

图 11-1-142 黑翳如珠外障

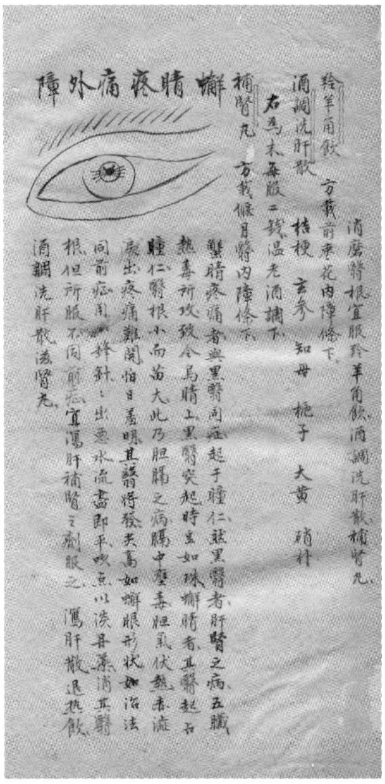

图 11-1-143　蟹睛疼痛外障

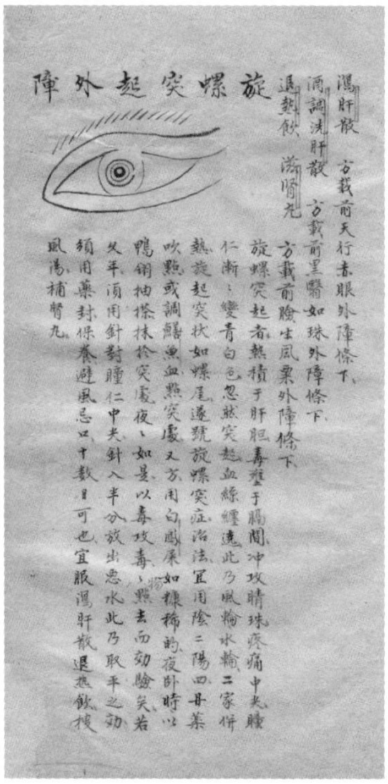

图 11-1-144　旋螺突起外障

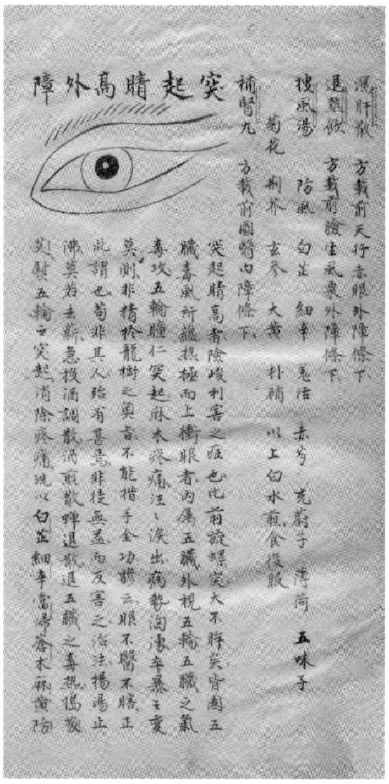

图 11-1-145　突起睛高外障

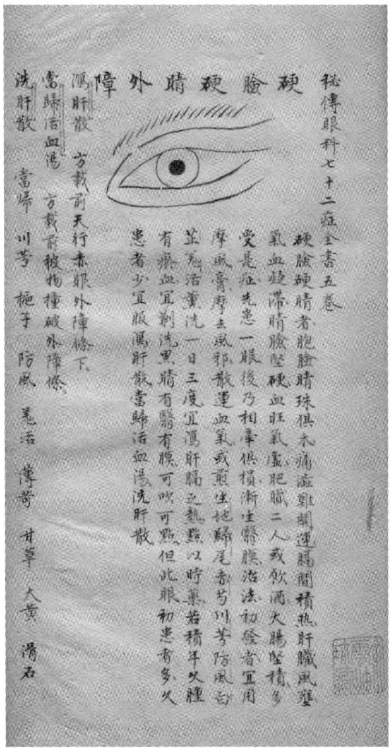

图 11-1-146　硬睑硬睛外障

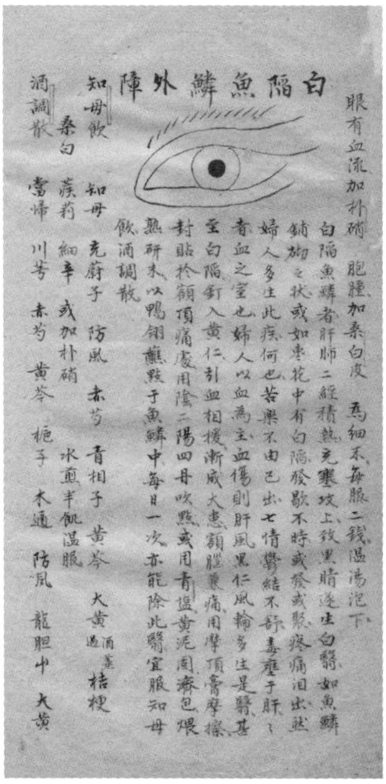

图 11-1-147　白陷鱼鳞外障

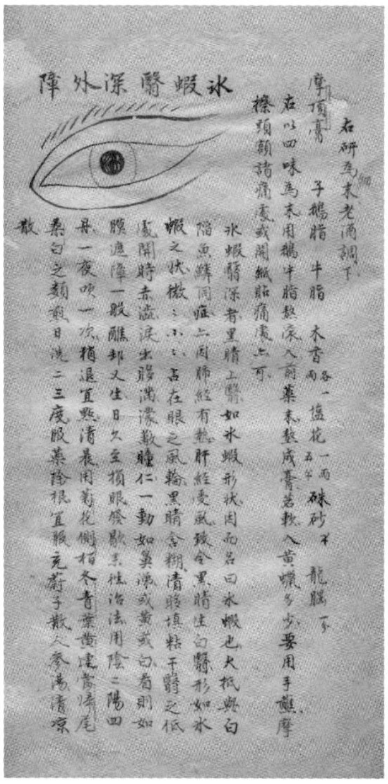

图 11-1-148　冰虾翳深外障

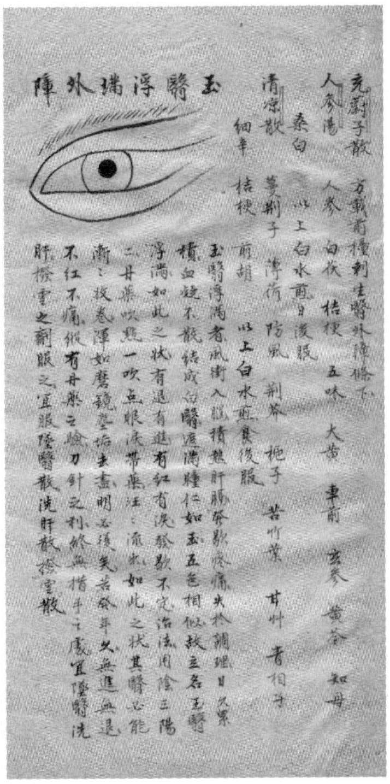

图 11-1-149 玉翳浮满外障

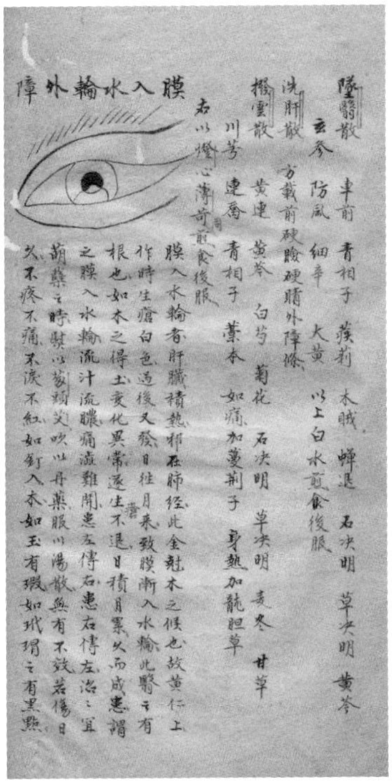

图 11-1-150 膜入水轮外障

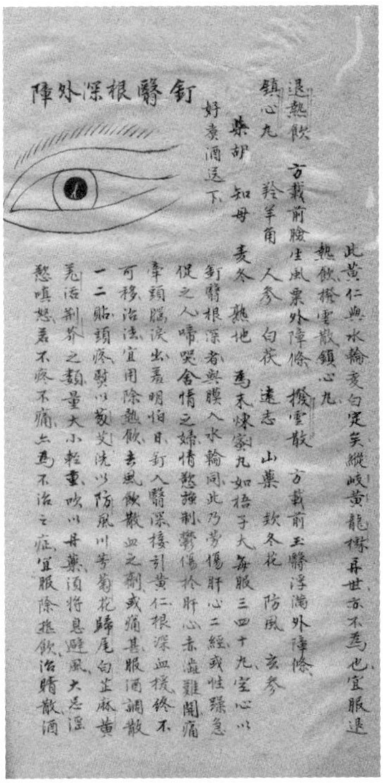

图 11-1-151 钉翳根深外障

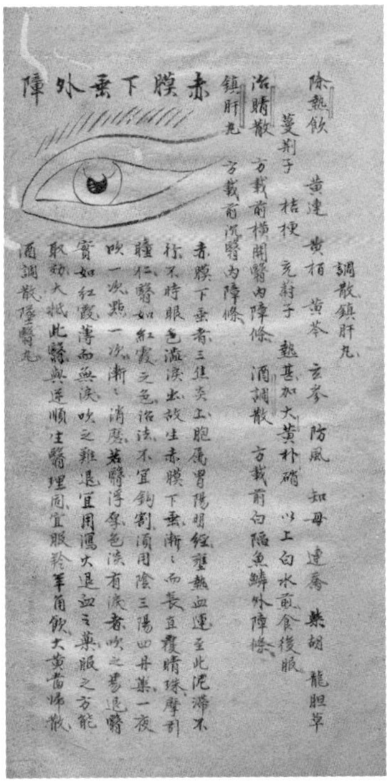

图 11-1-152 赤膜下垂外障

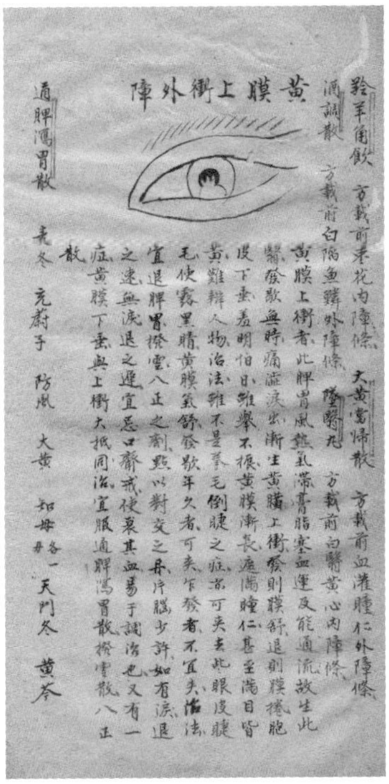

图 11-1-153 黄膜上冲外障

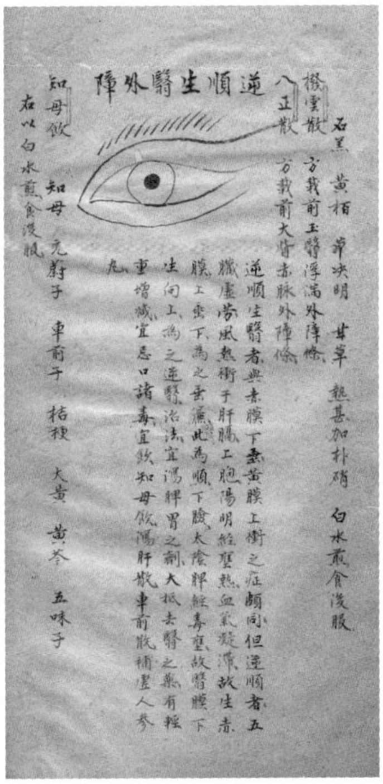

图 11-1-154 逆顺生翳外障

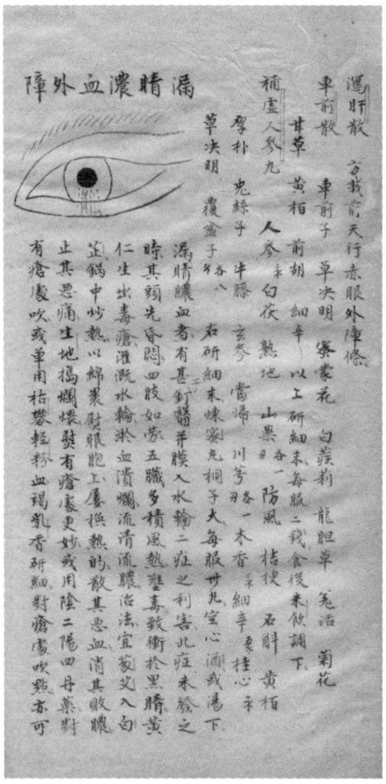

图 11-1-155　漏眼脓血外障

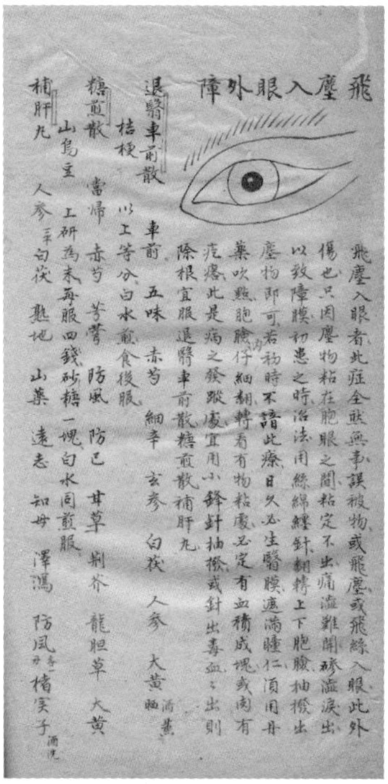

图 11-1-156　飞尘入眼外障

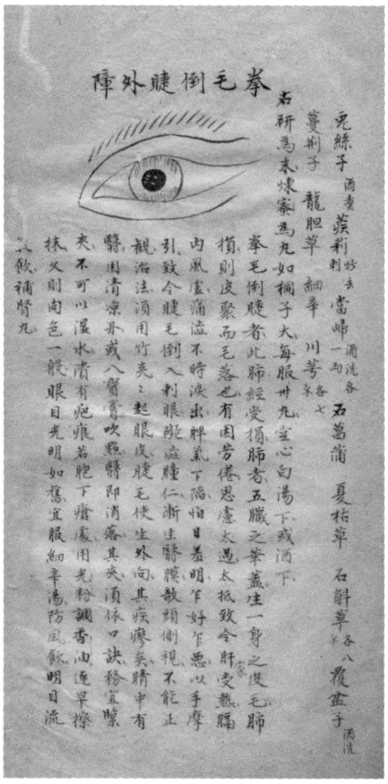

图 11-1-157　拳毛倒睫外障

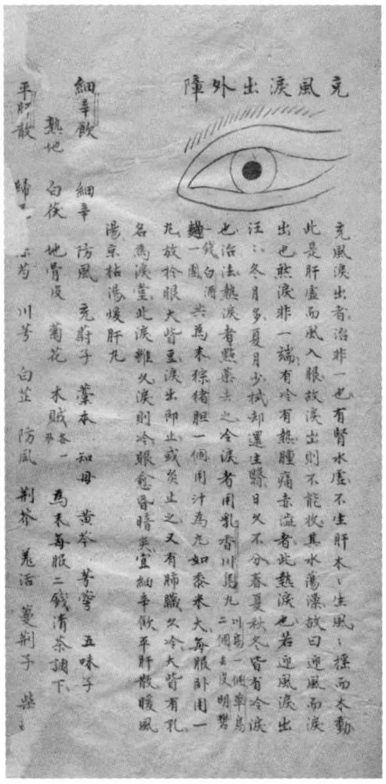

图 11-1-158　克风泪出外障

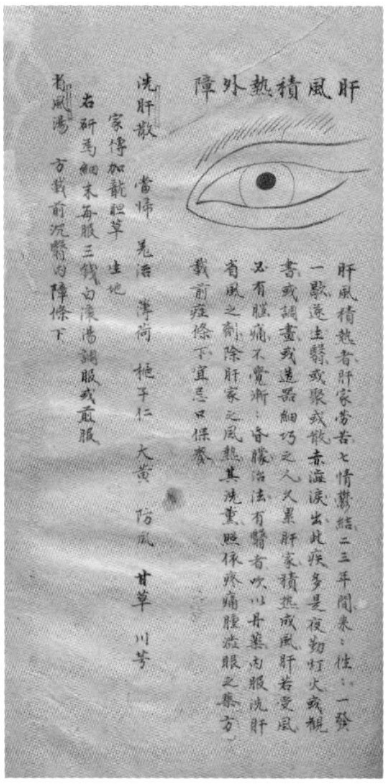

图 11-1-159　肝风积热外障

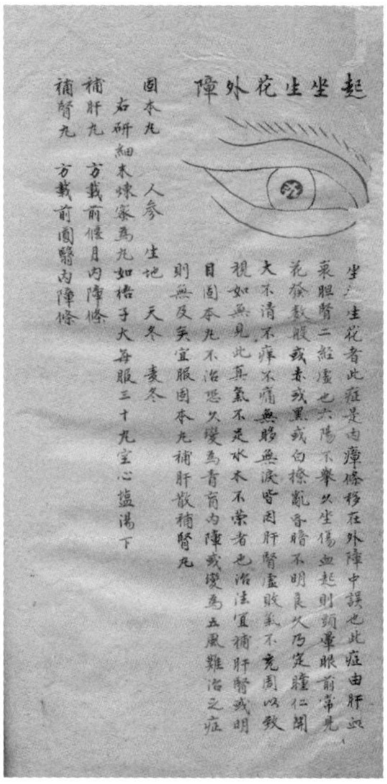

图 11-1-160　起坐生花外障

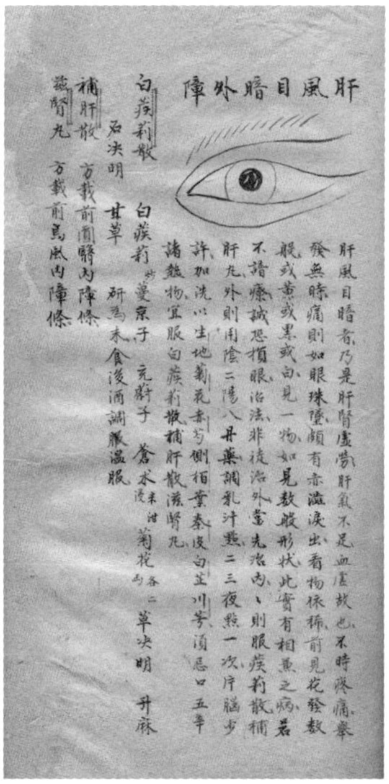

图 11-1-161 肝风目暗外障

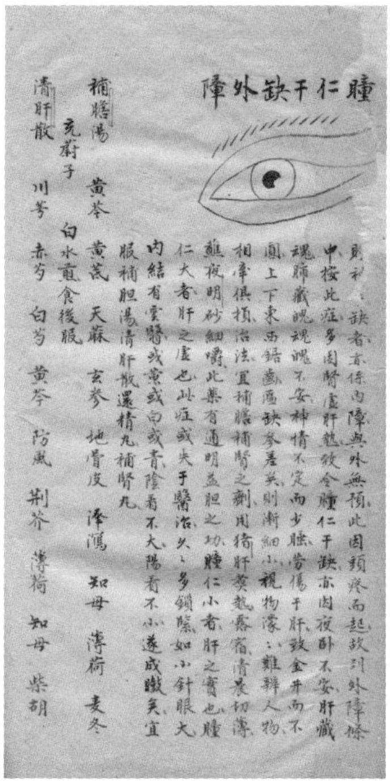

图 11-1-162 瞳仁干缺外障

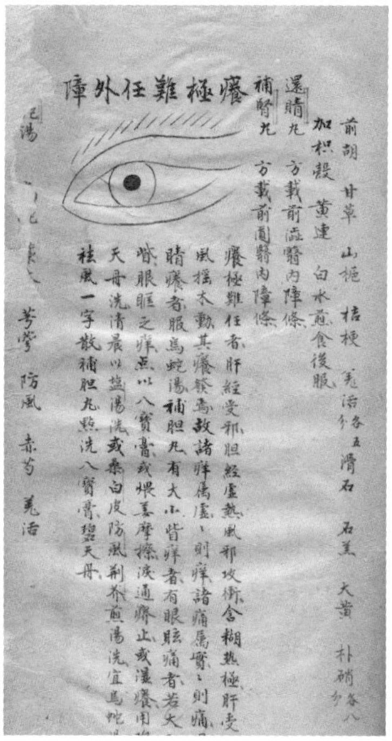

图 11-1-163 痒极难任外障

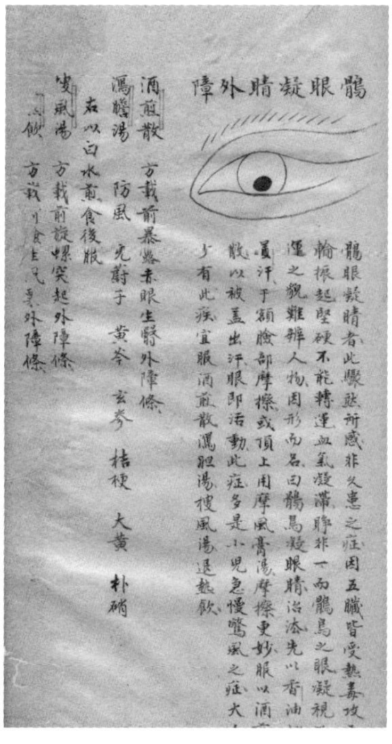

图 11-1-164 鹘眼凝睛外障

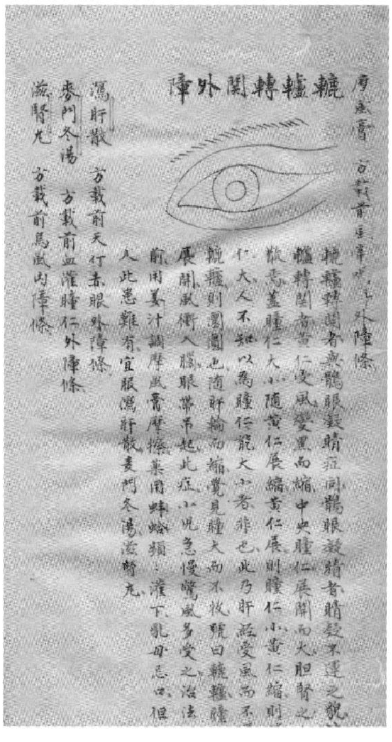

图 11-1-165 辘轳转关外障

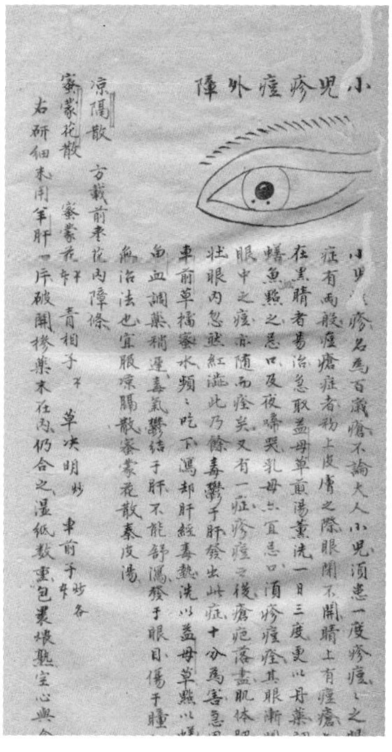

图 11-1-166 小儿疹痘外障

图 11-1-167　小儿眼生翳赘外障

图 11-1-168　小儿疳伤眼外障

图 11-1-169　胎风赤烂外障

图 11-1-170　久年烂眩风外障

图 11-1-171　小儿通睛外障

图 11-1-172　白珠红微痛图
图 11-1-173　大眦红肿图
图 11-1-174　流泪羞明图

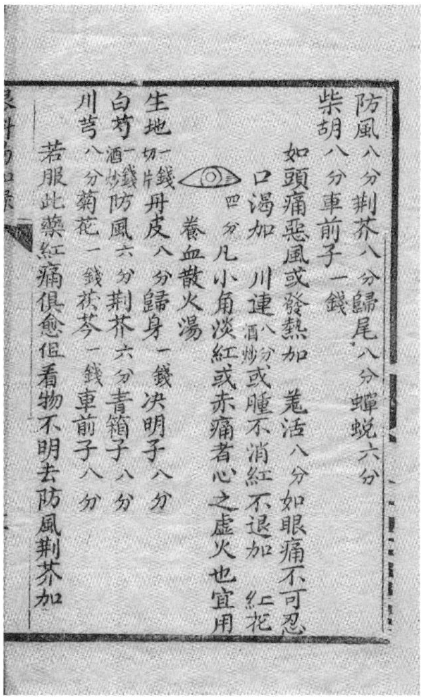

防风八分荆芥八分归尾八分蝉蜕六分
柴胡八分车前子一钱
如头痛恶风或发热加
羌活八分如眼痛不可忍
口渴加川连酒炒或肿不消红不退加
红花四分凡小角淡红或赤痛者心之虚火也宜用
养血散火汤
生地一钱切片丹皮八分
白芍一钱酒炒防风六分荆芥六分茯苓一钱
川芎八分菊花一钱青箱子八分车前子八分
若服此药红痛俱愈但看物不明去防风荆芥加

图 11-1-175　小眦赤痛图

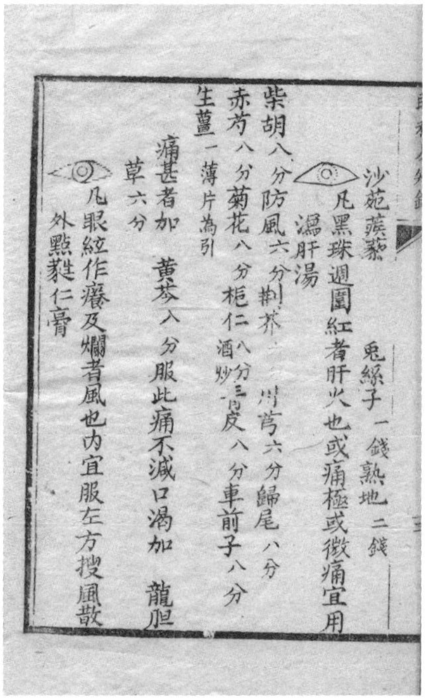

沙苑蒺藜
兔丝子一钱熟地二钱
柴胡八分防风六分荆芥
赤芍八分菊花八分栀仁酒炒丹皮
生姜一薄片为引
漏肝汤
痛远者加　黄芩八分归尾八分车前子八分
草六分
凡眼红作痒及烂者风也内宜服左方搜风散
外点䄇仁膏
凡黑珠週圆红者肝火也或痛极或微痛宜用

图 11-1-176　黑珠红痛图
图 11-1-177　眼睑痒烂图

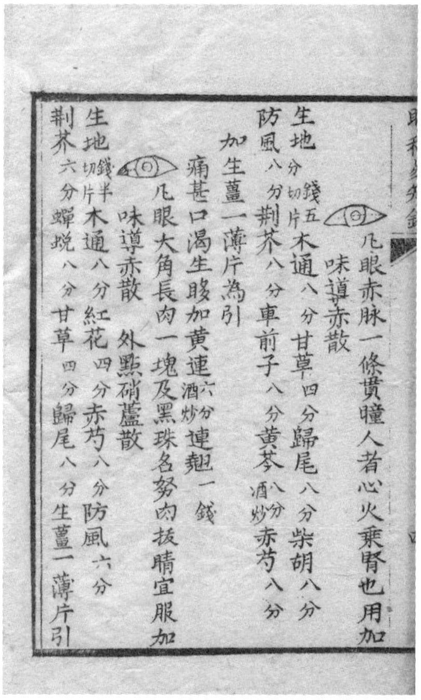

生地一钱切片木通八分甘草四分
防风八分荆芥八分车前子八分黄芩酒炒赤芍八分
加生姜一薄片为引
痛甚口渴生地加黄连酒炒连翘一钱
味道赤散红花四分赤芍八分防风六分
凡眼大角长肉一块及黑珠努肉扳睛宜服加
外点硝磠散
凡眼赤脉一条贯瞳人者心火乘肾也用加
生地木通八分甘草四分归尾八分
生姜一薄片引

图 11-1-178　赤脉贯睛图
图 11-1-179　胬肉攀睛图

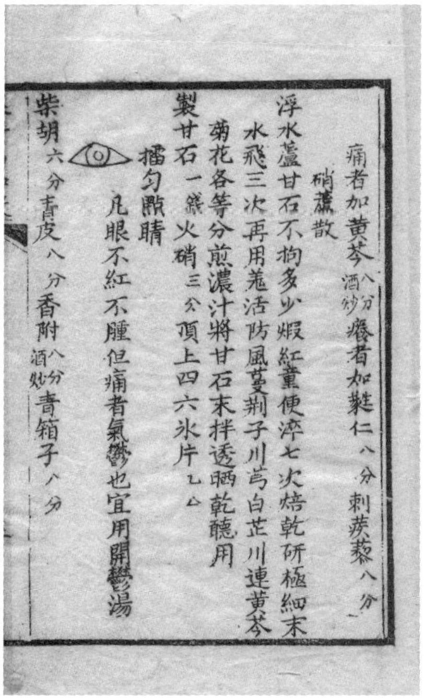

柴胡六分青皮八分香附酒炒青箱子八分
硝矾散
浮水芦甘石不拘多少红豆便淬七次焙所极细末
菊花羌活防风黄荆子川芎白芷川连黄芩
水飞三次再用羌活防风黄荆子川芎白芷川连黄芩
等分煎浓汁将甘石末拌透晒乾
制甘石一钱然火硝三分顶上四六冰片二三
搅匀点睛
痛者加黄芩酒炒瘰者如嫩仁八分剌蒺藜八分
凡眼不红不肿但痛者气郁也宜用开郁汤

图 11-1-180　眼痛不红肿图

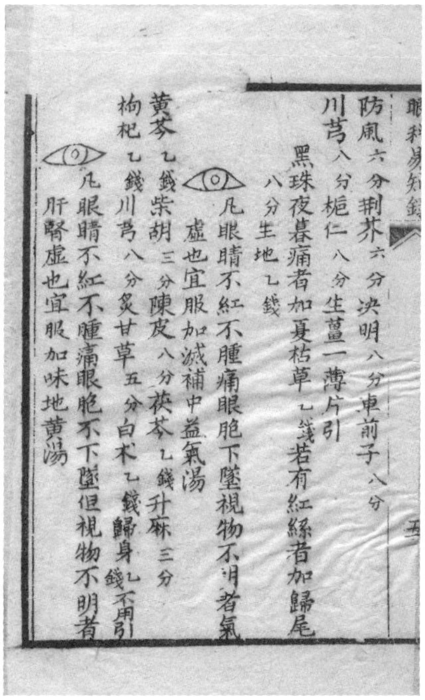

防风六分荆芥六分决明八分车前子八分
川芎八分栀仁八分生姜一薄片引
黑珠夜甚痛者加生地一钱
枸杞乙钱柴胡三分陈皮八分炙甘草五分白术乙钱茯苓乙钱归身乙钱升麻三分
黄芩乙钱柴胡三分
夏枯草乙钱若有红丝者加归尾
凡眼睛不红不肿痛眼胞下坠视物不下坠但视物不明者气虚也宜服补中益气汤
虚也宜服加减补中益气汤
肝肾虚也宜服加味地黄汤

图 11-1-181　气虚眼胞下坠图
图 11-1-182　视物不明图

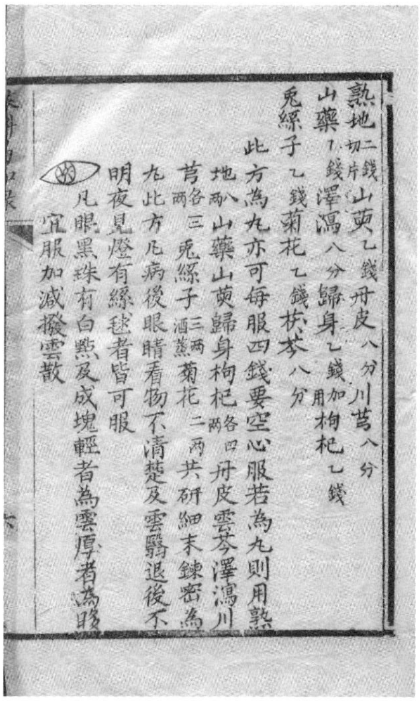

熟地二钱山萸乙钱丹皮八分川芎八分
山药乙钱泽泻八分归身乙钱加枸杞乙钱
兔丝子乙钱菊花乙钱茯苓八分
此方为九亦可每服四钱要空心服若为九则熟
地两山药黄归身枸杞各四丹皮云苓泽泻川
芎各三兔丝子三两菊花二共研细末炼蜜为
九此方为凡病後眼睛看物不清楚及成块云翳退後不
明夜見灯有绿毯者皆可服
凡眼黑珠有白翳及成块轻者为云厚者为满眼
宜服加减撥云散

图 11-1-183　黑珠云翳图

凡眼睛黑珠有雲翳眼角紅及有赤絲者宜服加減撥雲散
防風六分　荆芥六分　蟬蛻八分　車前子乙錢
木賊八分　柴胡六分　黄芩八分　青箱子八分
赤芍乙錢　決明八分　甘草四分　加老生薑乙薄片引
防風六分　蟬蛻八分　荆芥六分　車前子八分
木賊八分　黄芩八分　歸尾八分　青箱子乙錢
赤芍八分　生地　菊花八分　生地
痛甚流淚生肟眼胞下墜或加
川黄連酒炒

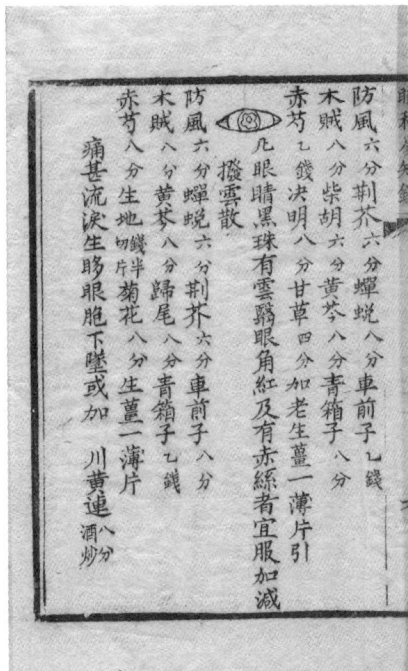

图 11-1-184　云翳赤丝图

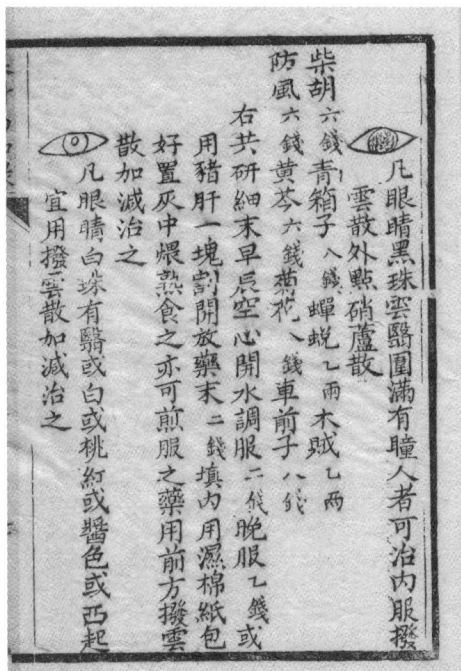

柴胡六錢　青箱子八錢　蟬蛻乙兩　木賊乙兩
防風六錢　黄芩六錢　菊花八錢　車前子八錢
右共研細末早晨空心開水調服二錢脆服乙錢或
用猪肝一塊割開放藥末二錢填内用濕棉紙包
好置灰中煨熟食之亦可煎服之藥用前方撥雲
散加減治之
凡眼睛黑珠雲翳圓滿有瞳人者可治内服撥
雲散外點硝蘆散
凡眼睛白珠有翳或白或桃紅或醬色或
宜用撥雲散加減治之

图 11-1-185　云翳围瞳图
图 11-1-186　白珠有翳图 1

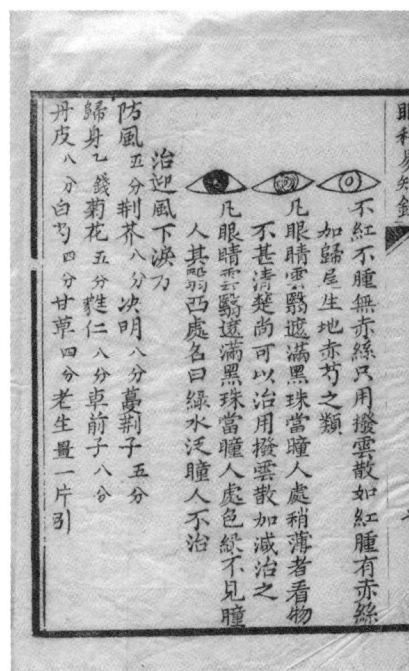

防風五分　荆芥八分　決明八分　蔓荆子五分
歸身乙錢　菊花五分　蛀仁二八分　草前子八分
丹皮八分　白芍四分　甘草四分　老生薑一片引
治迎風下淚方
凡眼睛雲翳遮滿黑珠當瞳人處加撥雲散加減治之
人其瞙羽西處名曰緑水泛瞳人不治
不甚清延尚可以治用撥雲散加減治之
凡眼睛紅翳遮滿黑珠當瞳人不治
不紅不腫無赤絲只用撥雲散如紅腫有赤絲
加歸尾生地赤芍之類

图 11-1-187　白珠有翳图 2
图 11-1-188　云翳遮睛图
图 11-1-189　绿水泛瞳图

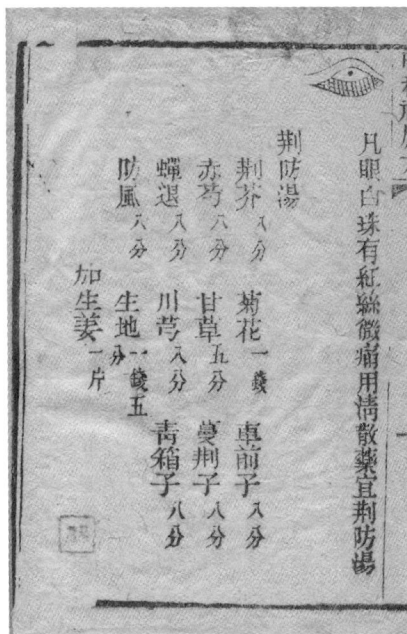

荆防湯
荆芥八分　菊花一錢　車前子八分
赤芍八分　甘草五分　蔓荆子八分
蟬退八分　川芎八分　青箱子八分
防風八分　生地一錢五
加生薑一片
凡眼白珠有紅絲微痛用清散藥宜荆防湯

图 11-1-190　白珠红微痛图

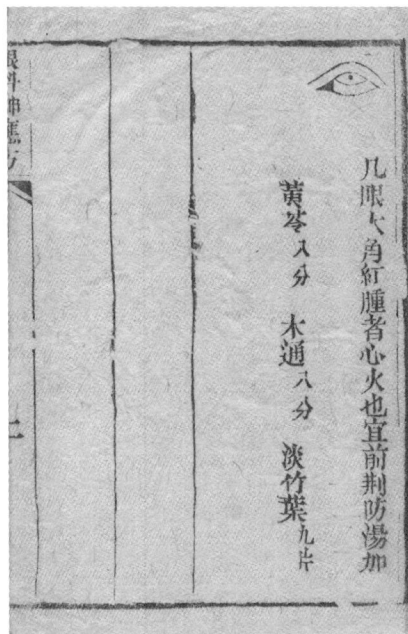

凡眼大角紅腫者心火也宜前荆防湯加
黄芩八分　木通八分　淡竹葉九片

图 11-1-191　大眦红肿图

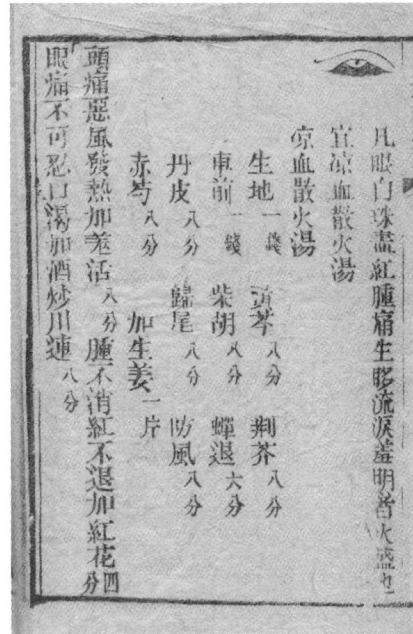

凉血散火湯
生地一錢　滇芩八分　荆芥八分
車前一錢　柴胡八分　蟬退六分
丹皮八分　歸尾八分　防風八分
赤芍八分
加生薑一片
凡眼白珠盡紅腫痛生肟流淚羞明者火盛也
宜凉血散火湯
頭痛惡風發熱加羌活八分　腫不消紅不退加紅花四分
眼痛不可忍曰湯加酒炒川連八分

图 11-1-192　流泪羞明图

凡眼小角淡红或赤痛者心之虚火也用养血散火汤

养血散火汤
生地二钱　防风六分　荆芥六分
归身一钱　白芍一钱　茯苓一钱
丹皮八分　川芎八分　菊花一钱
车前八分　草决一钱
青箱八分

服此药红脉俱愈但着物不明去荆芥防风加沙苑蒺藜一钱熟地二钱生姜一片
菟丝子一钱

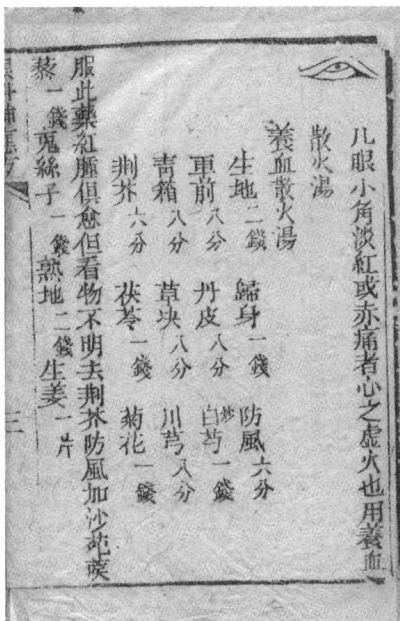

图 11-1-193　小眦赤痛图

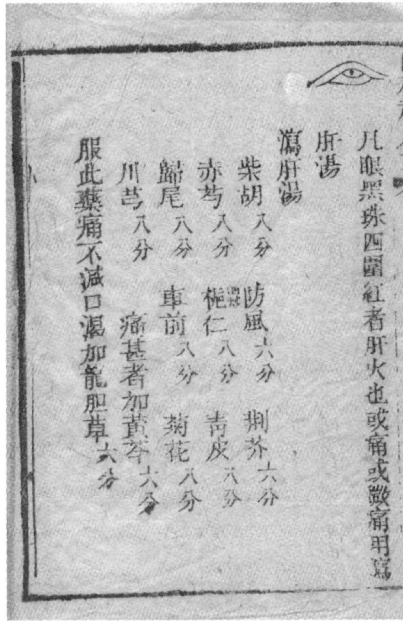

凡眼黑珠四围红者肝火也或痛或眵前明写

泻肝汤
泻肝汤
柴胡八分　防风六分　荆芥六分
赤芍八分　栀仁八分　青皮八分
归尾八分　车前八分　菊花八分
川芎八分

服此药痛不减口渴加龙胆草六分　痛甚者加黄芩六分

图 11-1-194　黑珠红痛图

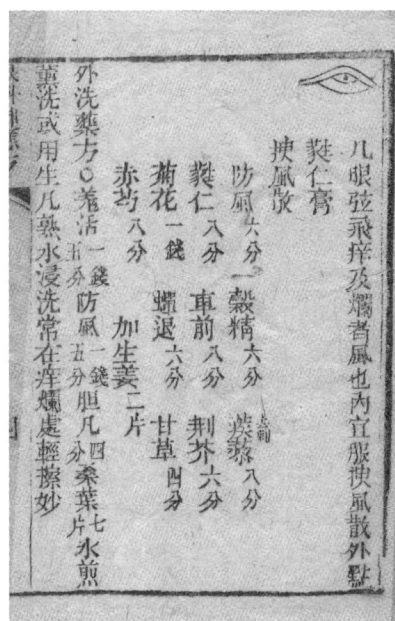

凡眼弦飞痒及烂者属也内宜服搜风散外敷搜仁膏

搜仁膏
搜风散
防风六分　谷精六分　蒺藜八分
谷精一钱　荆芥六分
菊花一钱　蝉退六分
赤芍八分　甘草四分
加生姜二片　桑叶七片　水煎

外洗药方○卷浸一钱防风五分胆凡四分
药洗武用生凡药水浸洗常在痒烂处轻擦妙

图 11-1-195　眼睑痒烂图

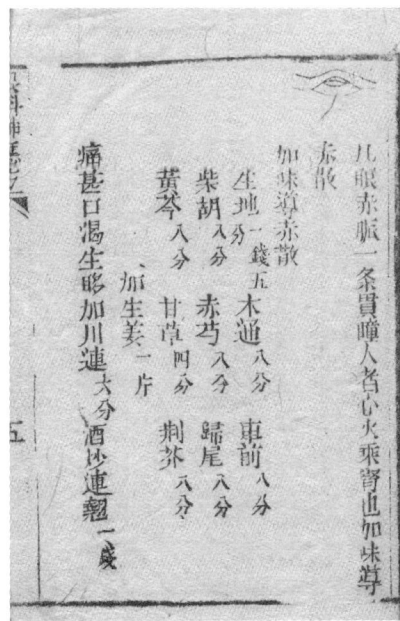

凡眼赤眵一条贯瞳人者心火乘肾血加味导赤散

加味导赤散
生地一钱五　木通八分
柴胡八分　赤芍八分
黄芩八分　甘草四分
归尾八分　荆芥八分

痛甚口渴生眵加川连六分酒炒连翘一钱

图 11-1-196　赤脉贯睛图

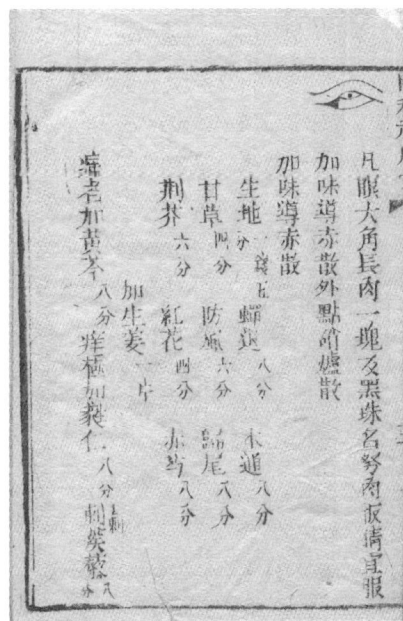

凡眼大角长肉一块及黑珠名努肉叛睛宜服加味导赤散外点消瘴散

加味导赤散
生地一钱五　蝉蜕八分
甘草四分　木通八分
防风六分　归尾八分
荆芥六分　赤芍八分
红花四分
加生姜一片

痛者加黄芩八分痒极加谷仁八分桐泪藜

图 11-1-197　胬肉攀睛图

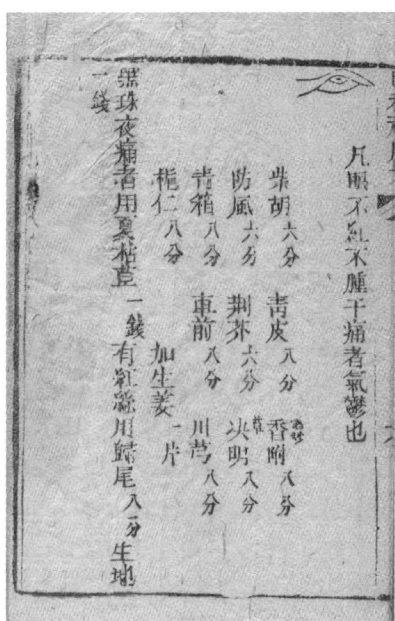

凡眼不红水雁干痛者气攣也

柴胡六分　青皮八分　香附八分
防风六分　荆芥六分　决明八分
青箱八分　车前八分　川芎八分
栀仁八分　加生姜一片

黑珠夜痛者用姜桂皮一钱　有红筋者用蹄尾八分生地一钱

图 11-1-198　眼痛不红肿图

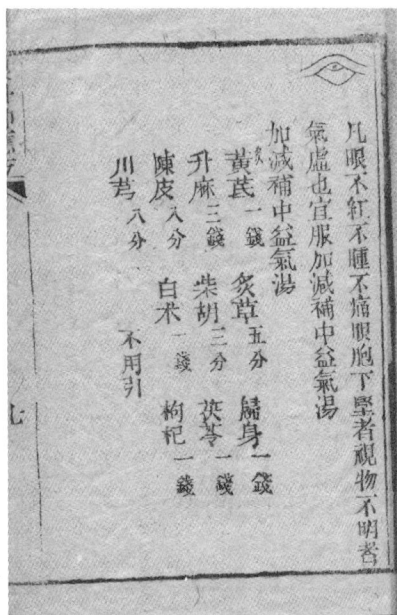

图 11-1-199　气虚眼胞下坠图

凡眼不紅不腫不痛眼胞下墜者視物不明者
氣虛也宜服加減補中益氣湯
加減補中益氣湯
黃芪一錢　炙草五分　屬身一錢
升麻三分　柴胡三分　茯苓一錢
陳皮入分　白术一錢　枸杞一錢
川芎入分　不用引

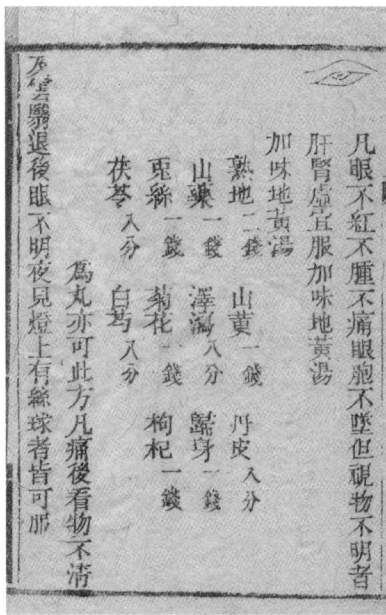

图 11-1-200　视物不明图

凡眼不紅不腫不痛眼胞不墜但視物不明者
肝腎虛宜服加味地黃湯
加味地黃湯
熟地二錢　山藥一錢　丹皮入分
澤瀉八分　鼠牙一錢　枸杞一錢
菊花一錢　茯苓入分　白芍入分
凡望遠翳退後眼不明夜見燈上有絲毬者皆可服
為丸亦可此方凡痛後看物不清

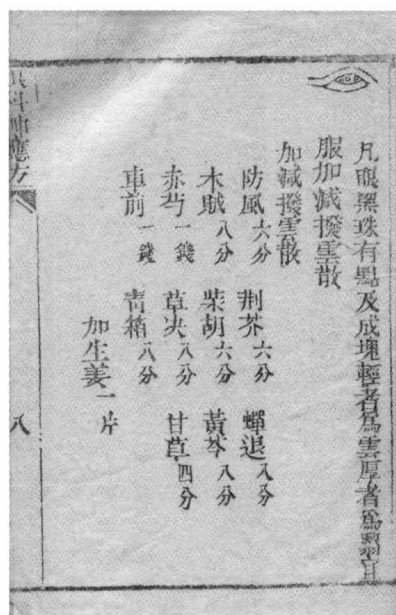

图 11-1-201　黑珠云翳图

凡眼黑珠有點及成塊輕者為雲厚者為翳只
服加減撥雲散
加減撥雲散
防風六分　荊芥六分　蟬退八分
木賊八分　柴胡六分　黃芩八分
赤芍一錢　草決八分　甘草四分
車前一錢　青葙八分
加生姜一片

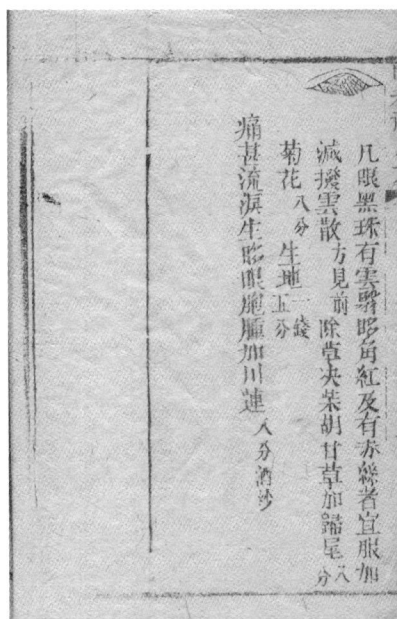

图 11-1-202　云翳赤丝图

凡眼黑珠有雲翳哆而紅及有赤絲者宜服加
減撥雲散方見前除草决柴胡甘草加歸尾八分
痛甚流淚生睛眼脹加川連入分酒炒
菊花八分　生地一錢五分

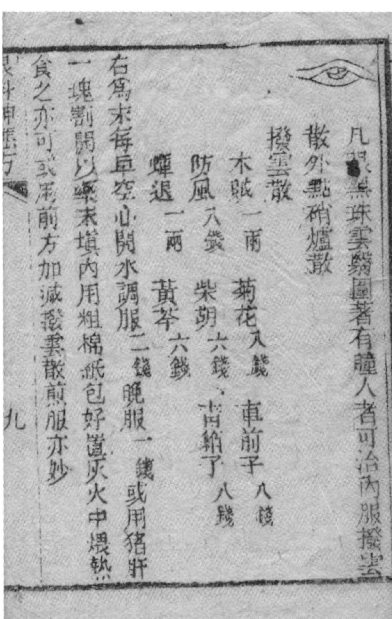

图 11-1-203　云翳围瞳图

凡眼黑珠雲翳圍瞳人者有瞳人者可治內服撥雲
散外點硝爐散
撥雲散
木賊一兩　菊花入錢　車前子八錢
防風八錢　柴胡六錢　青葙子八錢
蟬退一兩　黃芩六錢
右為末每臯空心開水調服二錢晚服一錢或用豬肝
一塊割開以藥末填內用粗棉紙包好置灰火中煨熟
食之亦可或用前方加減撥雲散煎服亦妙

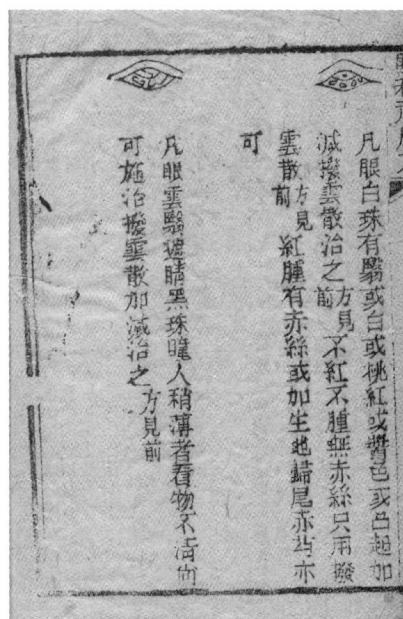

图 11-1-204　白珠有翳图

凡眼白珠有翳或白或桃紅或醬色或凸起加
減撥雲散治之方見前不紅不腫蜓赤絲只用撥
雲散方見前見紅腫有赤絲或加生地歸尾赤芍亦
可

图 11-1-205　云翳遮睛图

凡眼雲翳遮睛黑珠瞳人稍薄者看物不清仍
可施治撥雲散加滋治之方見前

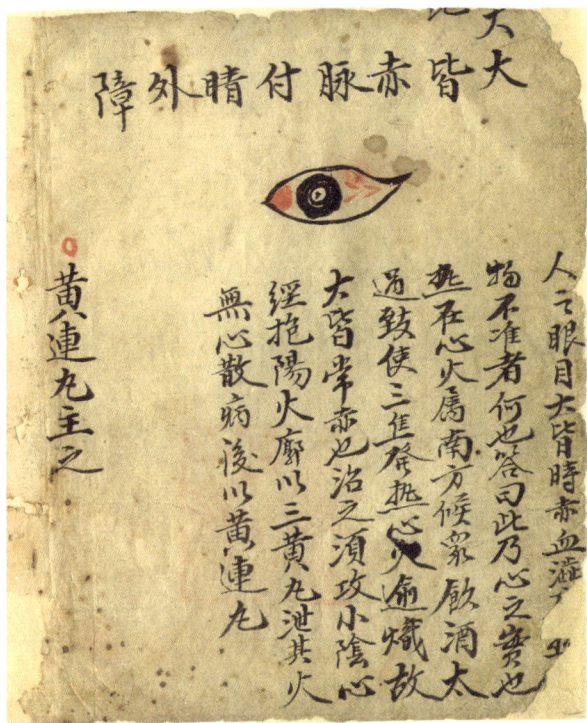

图 11-1-206　大眦赤脉传睛外障图

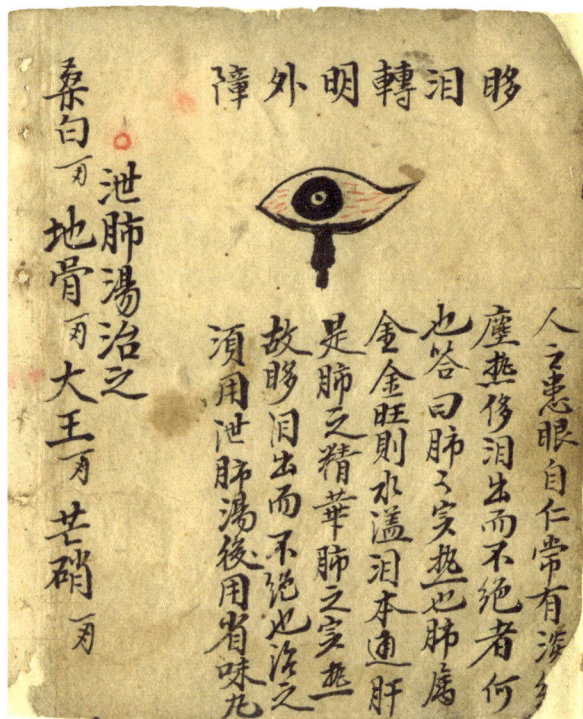

图 11-1-207　眵泪转明外障图

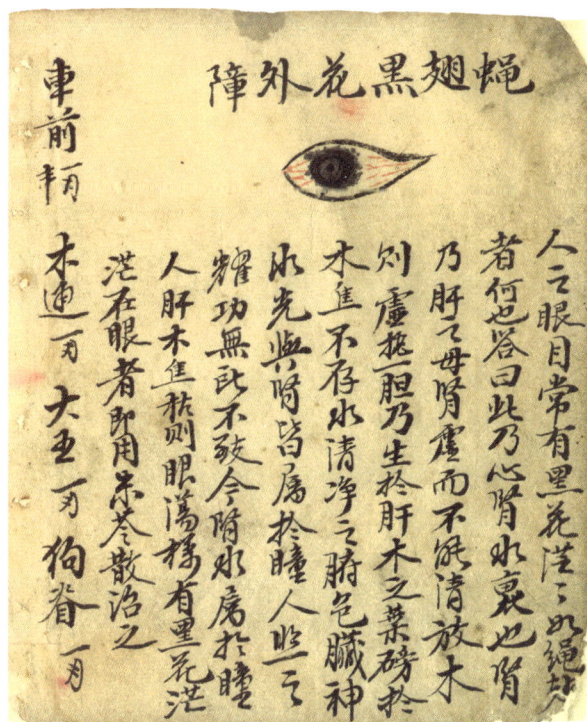

图 11-1-208　蝇翅黑花外障图

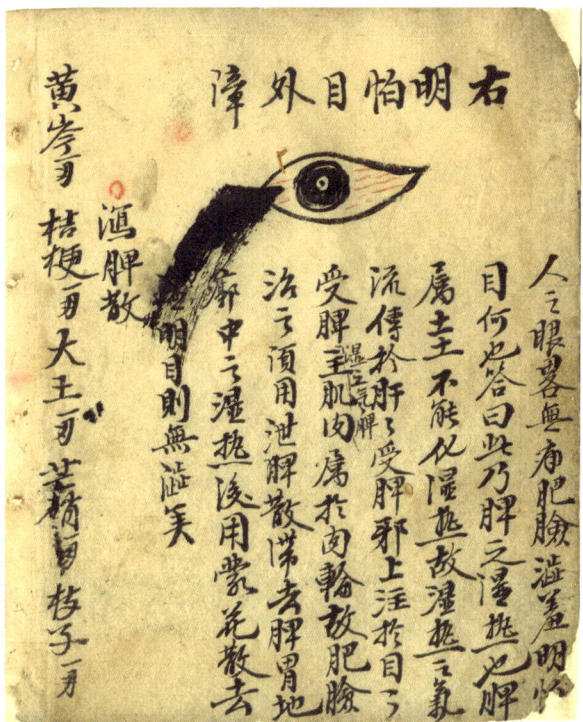

图 11-1-209　右（羞）明怕目外障图

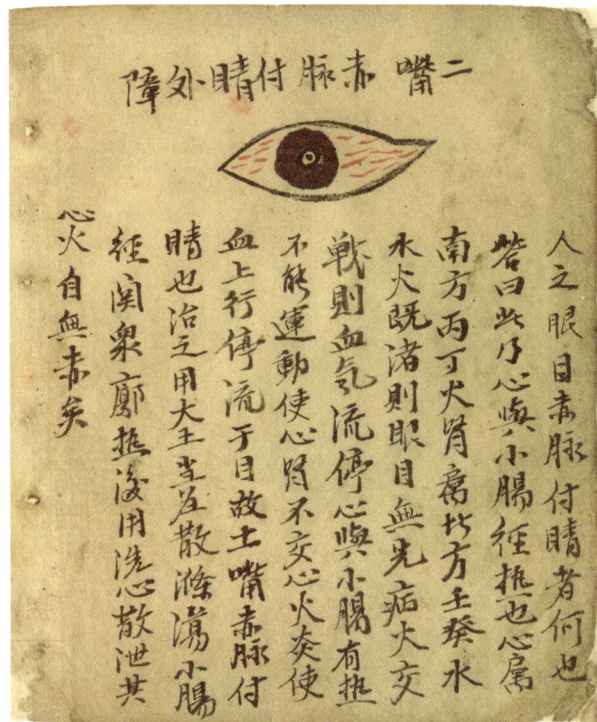

图 11-1-210　二嘴赤脉传睛外障图

二嘴赤脉付睛外障

人之眼目赤脉付睛者何也
答曰此乃心嫩小肠经热也心属
南方丙丁犬肾属北方壬癸水
水火既济则眼目无先病火交
战则血气流停心与小肠有热
不能运动使心肾不交心火炎使
血上行停流于目故土嘴赤脉付
睛也治之用大圣散泻小肠
经阀栗廓热後用洗忿散泄其
心火自无赤矣

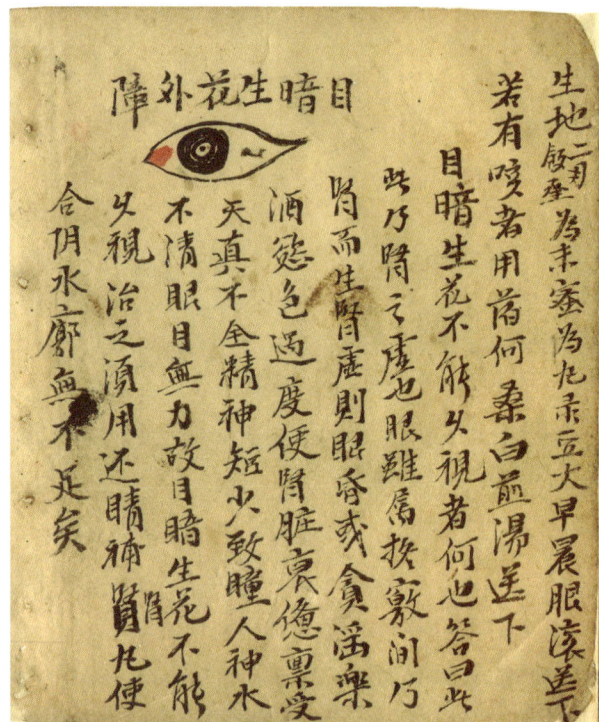

图 11-1-211　目暗生花外障图

目暗生花外障

生地二钱蔂为末蜜为丸朱砂大早晨眼滚送下
若有咳者用前何桑白煎汤送下
目暗生花不能头视者何也答曰此
乃肾之虚也眼难属揆间乃
肾而生肾虚则眼昏或贪渔乐
酒恋色过度便肾脏衰偿禀受
天真不全精神短火人致瞳人神水
不清眼目无力故目暗生花不能
头视治之须用还睛补肾丸使
合俱水廓血不足矣

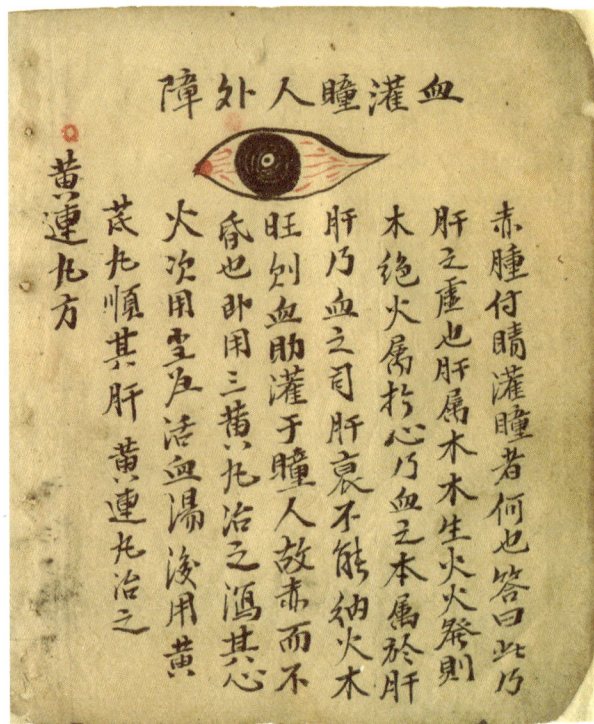

图 11-1-212　血灌瞳人外障图

血灌瞳人外障

赤腫付睛灌瞳者何也答曰此乃
肝之虚也肝属木木生火火发则
木绝火属於心乃血之本属於肝
肝乃血之司肝衰不能纳火木
旺则血助灌于瞳人故赤而不
愈也卽用三黄丸治之鸿其
火次用坐身活血汤後用黄
芪丸顺其肝黄连丸治之

黄连丸方

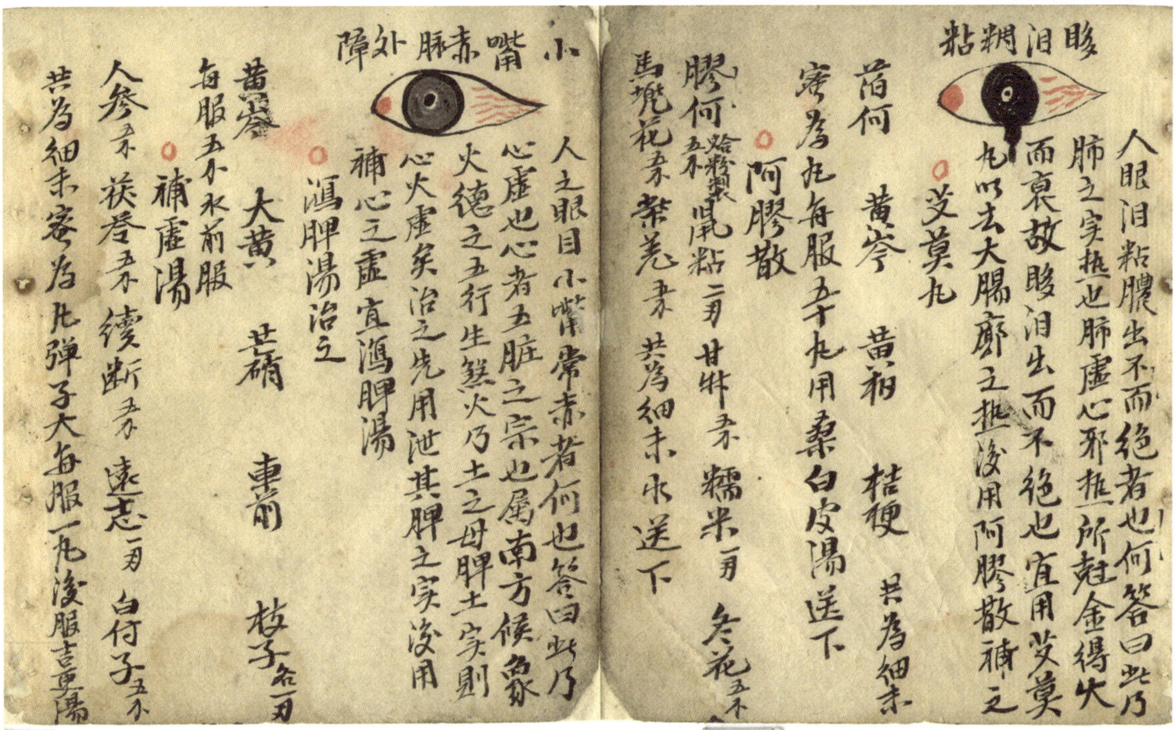

眵泪黏稠图

人眼泪粘脓出不而絕者也何答曰此乃
肺之實熱也眵泪出而不絕也宜用艾莫
丸叩去大腸廓之實熱後用阿膠散補之

○艾莫丸

寒參丸每服五十丸用桑白皮湯送下

何首　黃柏　桔梗　共為細末

馬兜花赤芍　常芫　糯米一司　冬花

○阿膠散

膠何黃蘗鼠粘二司　甘草　糯米一司
共為細末水送下

小嘴赤脉外障图

人之眼目小嘴常赤者何也答曰此乃
心虛也心者五臟之宗也屬南方候象
火德之五行生焉次乃土之母脾土實則
心火虛矣治之先用泄其脾之實後用
補心之虛宜瀉脾湯

瀉脾湯治之

大黃　芒硝　車前　枝子各一司
補虛湯

黃芪　茯苓五不遠断冬　遠志一司　白付子五不
每服五十丸永前服

人參赤芍茯苓五不後服言要陽
共為細末蜜為丸弹子大每服一丸

图 11-1-213　眵泪黏稠图　　图 11-1-214　小嘴赤脉外障图

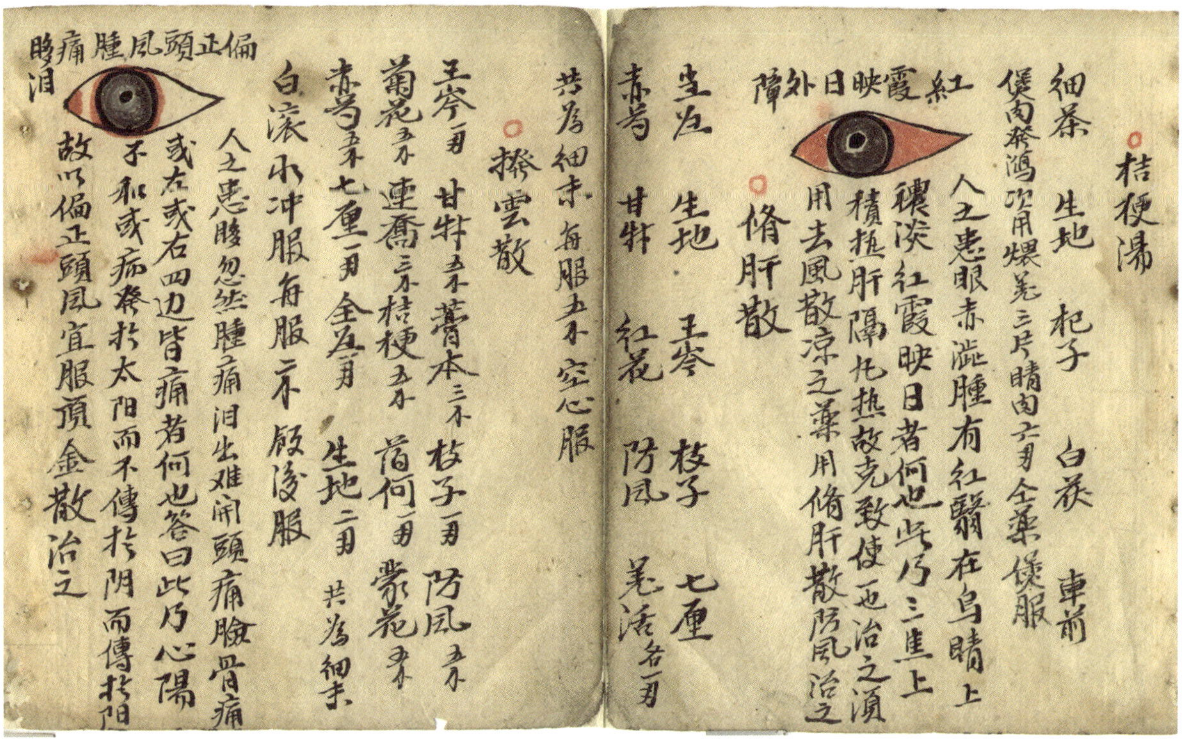

桔梗湯

細茶　生地　杞子　白茯　車前
僚肉茶鴻欢用爆芫三片睛固六司金藥僚服

○脩肝散

人之患眼赤澀腫有紅翳在烏睛上
襄淡紅霞映日者何也此乃三焦上
積熱肝障也热故克致使班治之須
用去風散凉之藥用脩肝散防風治之

○脩肝散

赤芍　生地　王參　枝子　七重
甘草　紅花　防風　羌活各一司

红霞映日外障图

共為細末每服五十不空心服

撥雲散

王參一司　甘草五不蔓本三不枝子一司　防風五不
蓝花五不　連喬三不桔梗五不　何首一司　紫花赤
赤芍赤七重二司全芫一司　生地二司　共為細末

○偏正头风肿痛眵泪

人之患膝忽然無腫痛泪出难開頭痛臉骨痛
或左或右四边皆痛若何也答曰此乃心陽
子和或痛癢於太阳而不傳於阴而傳於阳
故以偏正頭風宜服頂金散治之

白滾小冲服有服不飲後服

图 11-1-215　红霞映日外障图　　图 11-1-216　偏正头风肿痛眵泪图

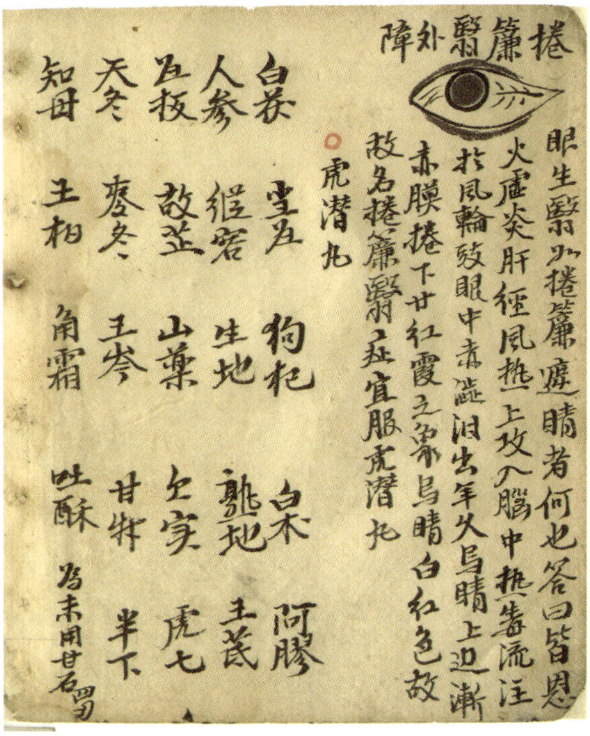
捲簾翳外障

眼生翳如捲簾遮睛者何也答曰皆因火虛炎肝經風熱上攻入腦中熱毒流注於風輪致眼中赤澁淚出年久烏睛上边漸赤膜捲下甘紅霞之帶烏睛白紅色故故名捲簾翳症宜服虎潛丸

虎潛丸

白茯 當歸 枸杞 白朮 阿膠
人參 縱容 生地 熟地 王芪
五板 故芷 山藥 乞實 虎七
天冬 麥冬 王芩 甘草 半下
知母 王柏 角霜 吐酥
為末用甘石哥

图 11-1-217　卷帘翳外障图

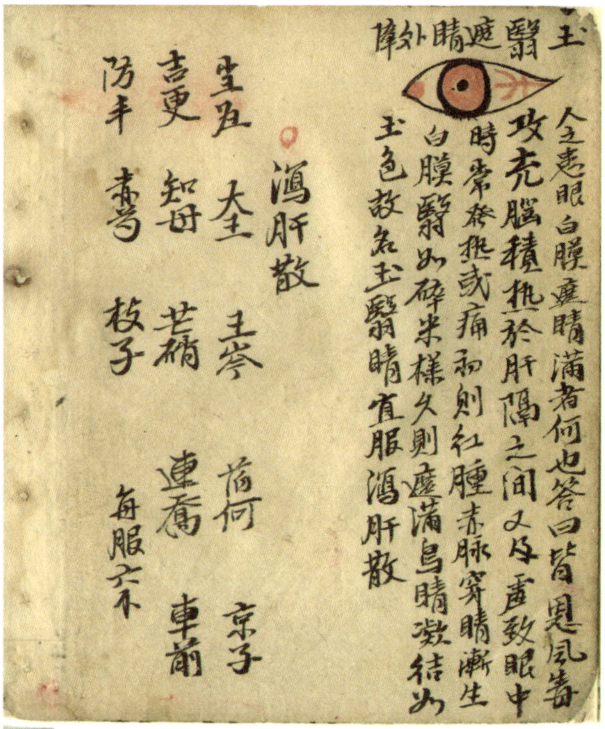
玉翳遮睛外障

人之患眼白膜遮睛滿者何也答曰皆因風毒攻充腦積熱於肝膈之間又攻虛致眼中時常發热或痛和則紅腫赤脉穿睛漸生白膜翳如碎米樣久則遮滿烏睛凝結如玉色故名玉翳遮睛宜服瀉肝散

瀉肝散

當歸 大王 王芩 薄何 京子
吉更 知母 芒硝 連喬 車前
防丰 赤芍 枝子
每服六分

图 11-1-218　玉翳遮睛外障图

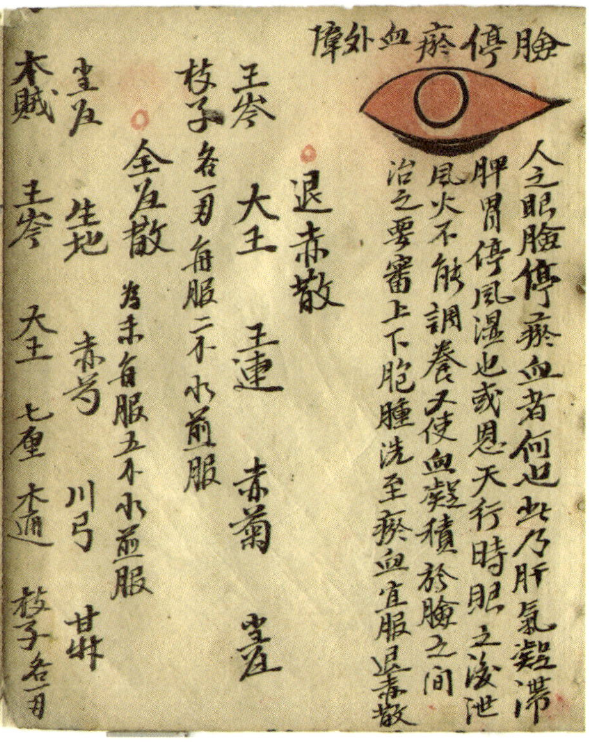
臉停瘀血外障

人之眼臉停瘀血者何也此乃肝氣凝滞脾胃停風濕也或患天行時眼之後泄風火不能調養又使血凝積於臉之间治之要審上下胞腫洗至瘀血宜服退赤散

退赤散

王芩 大王 王連 赤菊 當歸
枝子各一两每服二分水煎服

金花散

為末每服五分水煎服

當歸 生地 赤芍 川弓 甘草
木賊 王芩 大王 七厘 木通 枝子各一两

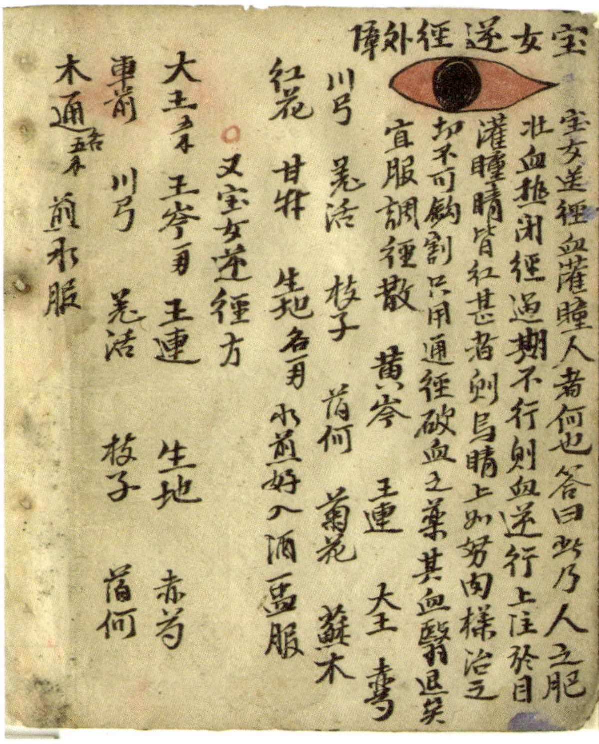
室女逆經外障

室女逆經血灌瞳人者何也答曰此乃人之肥壯血热閉經過期不行則血逆行上注於目灌瞳睛皆紅甚者則烏睛上如努肉樣治之切不可鉤割只用通經破血之藥其血翳退矣宜服調經散

黃芩 王連 大王 赤芍
川弓 羌活 枝子 薄何 菊花 蘇木
紅花 甘草 生地各一两 水煎好入酒一盅服

又室女逆經方

大王五分 王芩一两 王連 生地 赤芍
車前 川弓 羌活 枝子 薄何
木通各五分 煎水服

图 11-1-219　睑停瘀血外障图　图 11-1-220　室女逆经外障图

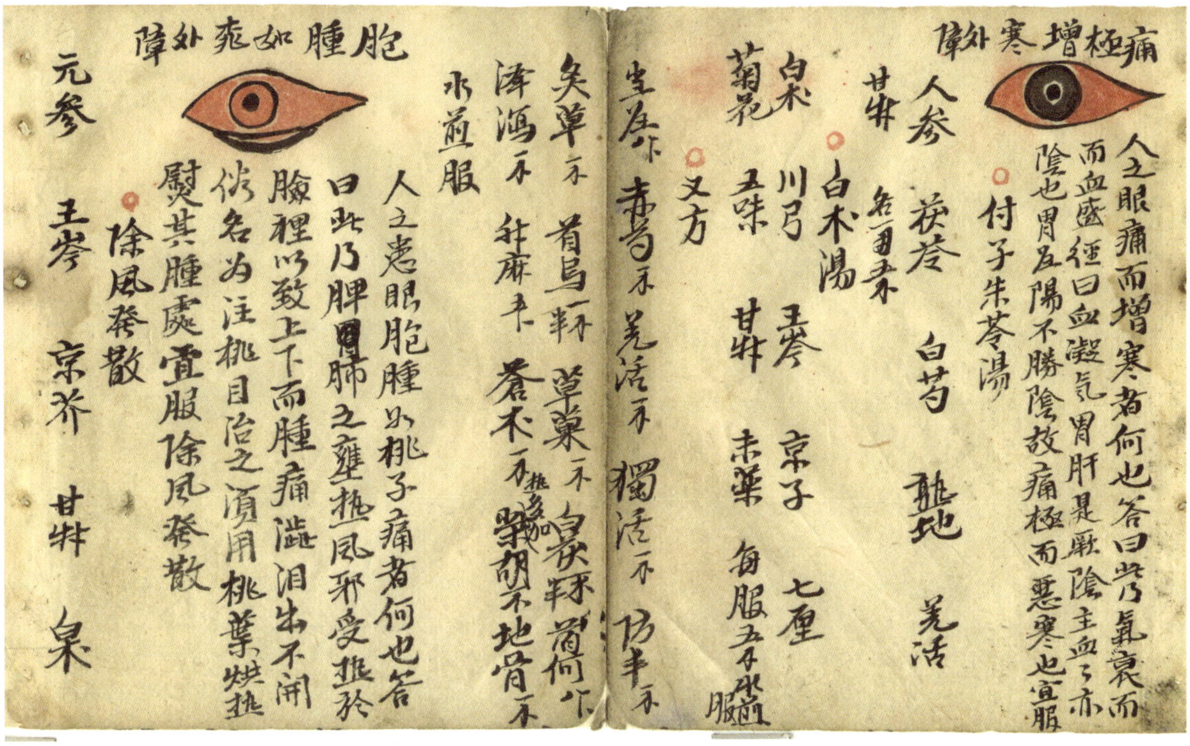
痛極增寒外障

人之眼痛而增寒者何也答曰此乃氣衰而
而血盛經曰血凝氣胃肝是厥陰主血之亦
陰也胃主陽不勝陰故痛極而惡寒也宜服
付子朱苓湯
人參 茯苓 白芍 熟地 羌活
甘草 各壹錢
白木湯
白术 川芎 黃芩 京子 七厘
菊花 五味 甘草 赤藥 每服五錢水煎服
又方
生地一錢 赤芍一錢 羌活一錢 獨活一錢 防風一錢

胞腫如桃外障

炙草一錢 首烏一錢 草菓一錢 白蒺藜一錢 首何一錢
澤瀉一錢 升麻一錢 蒼术一錢 枳殼加 柴胡一錢 地骨一錢
水煎服
人之患眼胞腫如桃子痛者何也答
曰此乃脾胃肺之壅熱風邪受熱於
臉裡以致上下而腫痛澁淚出不開
俗名為注桃目治之須用桃葉烘熱
熨其腫處宜服除風發散
除風發散
元參 黃芩 京芥 甘草 桌

图 11-1-221 痛极增寒外障图 图 11-1-222 胞肿如桃外障图

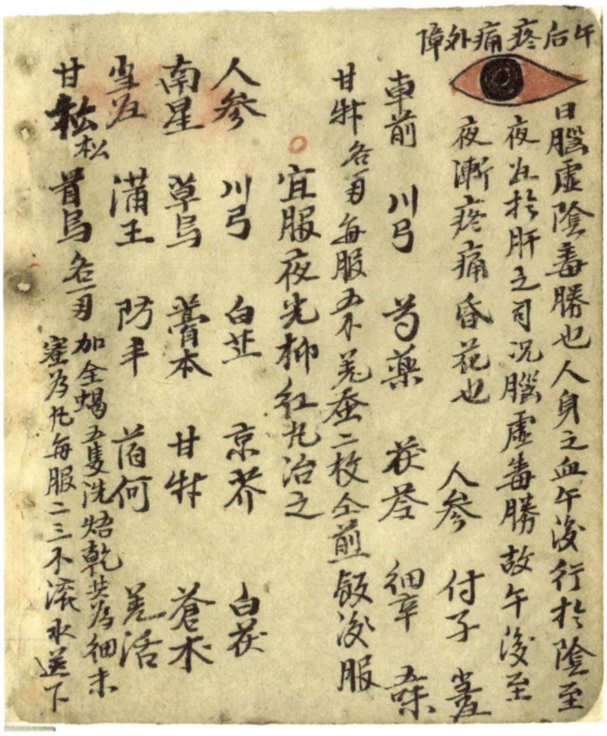
午后疼痛外障

日腦虛陰毒勝也人身之血午後行於陰至
夜歸於肝之司況腦虛毒勝故午後至
夜漸疼痛昏花也
人參 付子 羌
車前 川芎 芍藥 茯苓 細辛 五味
甘草各等分每服五錢羌蚕二枚全煎飯後服
宜服夜光柳紅丸治之
人參 川芎 白芷 京芥 白茯
南星 草烏 藁本 甘草 蒼术
生地 蒲黃 防風 薄荷 羌活
甘松 首烏 各等分 加全蝎五隻洗焙乾共為細末
蜜為丸每服二三丸滾水送下

图 11-1-223 午后疼痛外障图

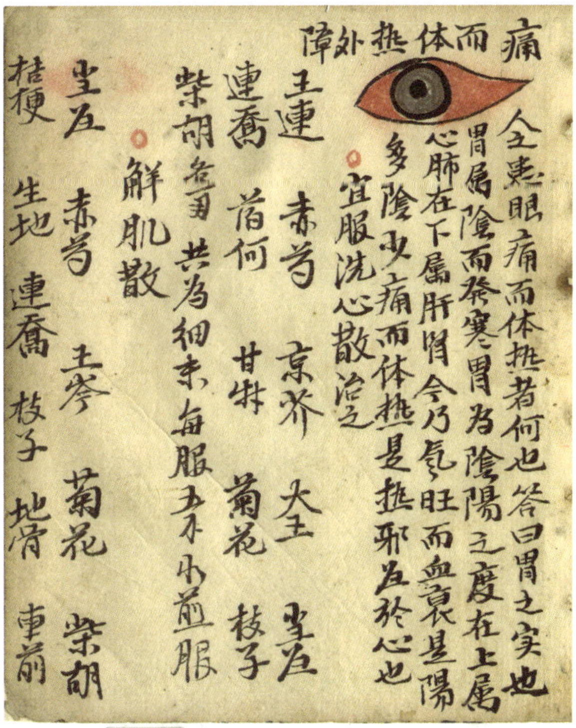
痛而体熱外障

人之患眼痛而体熱者何也答曰胃之實也
胃居陰而發寒胃為陰陽之度在上居
心肺在下屬肝腎今乃氣旺而血衰是陽
多陰少痛而体熱是熱邪在於心也
宜服洗心散治之
黃連 赤芍 京芥 大黃 生地
連翹 薄荷 甘草 菊花 枝子
柴胡 各等分 共為細末每服五錢水煎服
解肌散
生地 赤芍 黃芩 菊花 柴胡
桔梗 生地 連翹 枝子 地骨 車前

图 11-1-224 痛而体热外障图

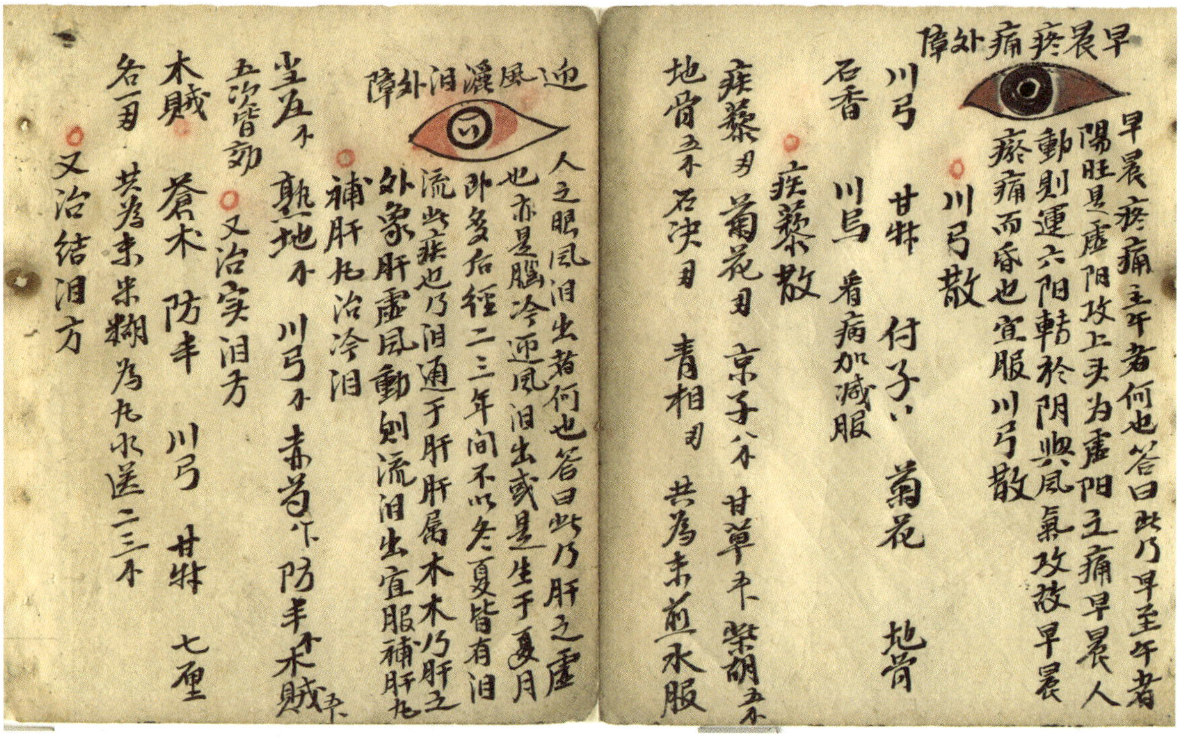

早晨疼痛外障

早晨疼痛至午者何也　答曰此乃早至午者
阳旺是虚阳攻上天为虚阳主痛早晨人
动则运六阳转於阴与风气攻发早晨
疹痛而昏也宜服川弓散

川弓　甘艸　付子　菊花　地骨

石香　川乌　看病加减服

疾藜散

疾藜引　菊花引　京子六　甘草平　紫胡六
地骨平石决月　青相引　共为末前水服

迎风洒泪外障

人之眼风泪出者何也答曰此乃肝之虚
也亦是膈冷还风泪出或是生于夏月
外多疾迎乃泪通于肝肝属木木乃肝之
流此疾迎乃泪通于肝肝属木木乃肝之
外象肝虚风动则流泪出宜服补肝丸

熟地　川弓　赤芍　防丰木贼
补肝丸治冷泪

堂五不　又治实泪方
苍木　防丰　川弓　甘艸　七厘

木贼　各一两　其为末米糊为丸水送二三十
又治结泪方

星月聚散外障

星
患眼乌睛上生臀若星月聚散痛则见
退则没者何也答曰此乃肝之虚热也久积
丸热不能清气结不能调顺使风轮常有
臀如星月聚散不是久则结而厚则
色为玉瞂羽浮满者宜服洗明月散治之

桔草末三不滚水送下
乌药　京芥　白芷　香付　草乌各下
菊花　木贼　甘艸　川弓　羌活
热泪方
桂实下　桔草　桑葉　香付　甘艸
共为末有服二不滚水送下

图 11-1-225　早晨疼痛外障图　图 11-1-226　迎风洒泪外障图

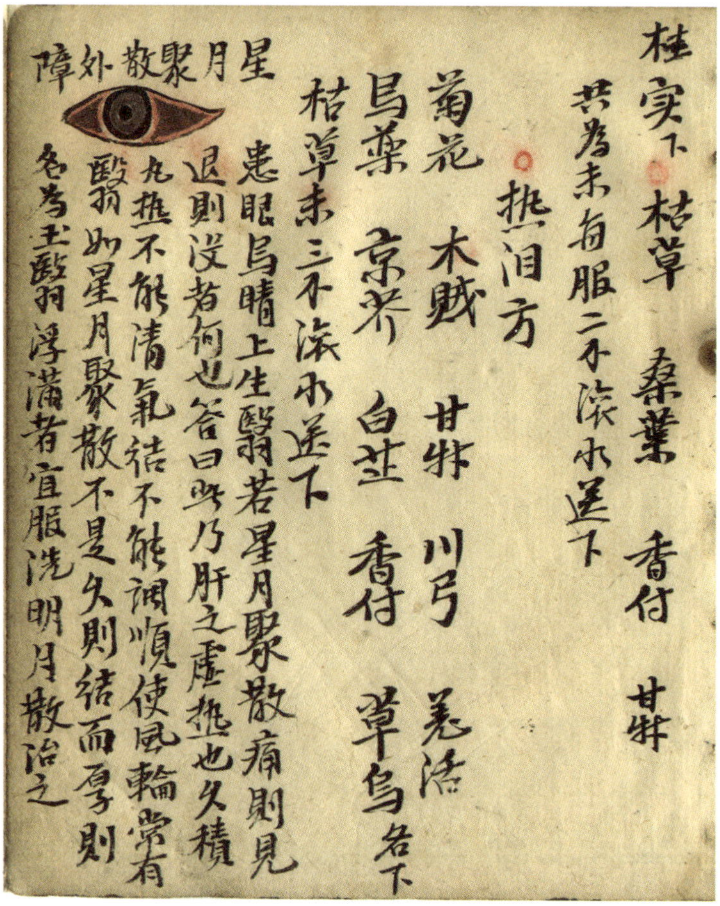

图 11-1-227　星月聚散外障图

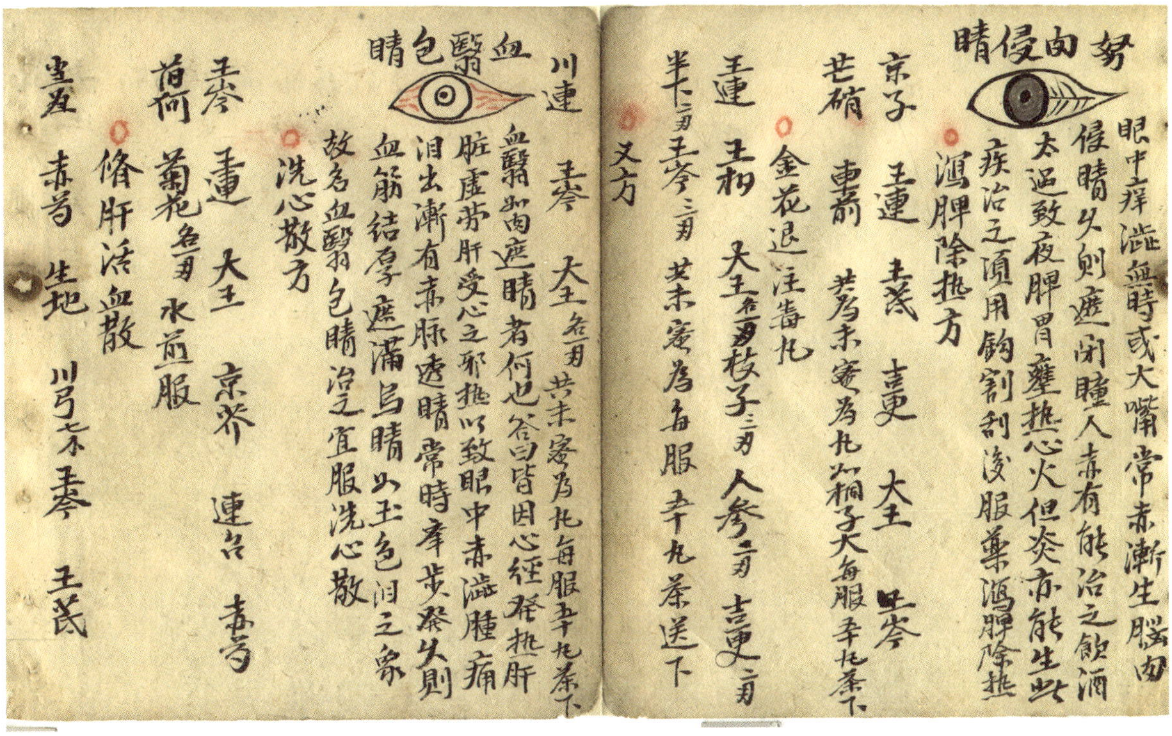

图 11-1-228（胬肉侵睛图）

胬肉侵睛

眼中痒濇血時或大嘴常赤漸生瞖肉
侵睛頭則遮閉瞳人毒有能治之飲酒
太迎致夜胖胃壅热心火但灸亦能生此
疾治之項用鉤割刮後服藥瀉脾除热

瀉脾除热方
芒硝　惠前　共為末蜜為丸如桐子大每服辛九茶下
京子　玉連　大王
又方
金花退毒丸
蓮　玉荊　大王各為末校子三䰞人參三䰞言更三䰞
半㨾三䰞玉參三䰞芒末蜜為丸每服辛九茶送下

图 11-1-229（血瞖包睛图）

血瞖包睛

川連
脏虚㹸肝受心之邪热以致眼中赤濇腫痛肝
血瞖䆫陶遮睛者何也當因心經猝热热肝
泪出漸有赤脈透睛常時牽羞頭痛則
血筋結厚遮滿烏睛以玉色泪之象則
故名血瞖包睛㿂宜服洗心散
洗心散方
連　大王　京荊　連召　赤芎
荊荷　菊花各三䰞水煎服
條肝活血散
玉參　連　生地　川弓各玉參　玉䕅

图 11-1-230（垂帘瞖膜外障图）

垂帘瞖膜外障

大王　羌活　防風　菊荷　連喬
疾藜各一䰞每服四子水煎服
人之患眼生瞖若雲簾遮睛者何
也咨曰咨因心火虚㷱肝經风热上攻
於腦心中赤濇泪出腫流下注于风輪致
中赤濇泪出腫年火晴上边漸生赤脈
或瘦雲下以红霞之象烏睛白红色
故名雲簾瞖瘲宜服有何洗心條肝散
菊花　菊荷各羌活　連喬　玉參　白芎
本賊石川弓各麻玉　甘草各䰞大王翔

图 11-1-231（花瞖生陷图）

花瞖生陷

當席可共為細末末伏不甬甚滋調服不
痛永煮蔴子入個壹盡服三子茶下
麻玉　京荊　菊荷　連喬　玉連　枝子
各方每服五子水煖至下
飯後服又洗心散上有改服
眼生瞖叭蘿兜或似奥鳞陷众或叭
碎末煮者何色咨曰乃乃肝經發热毒风
入腦以眼中忽然腫痛赤証泪出不
能聞頭痛具塞乃肝风热不散使然

图 11-1-230　垂帘瞖膜外障图　　图 11-1-231　花瞖生陷图

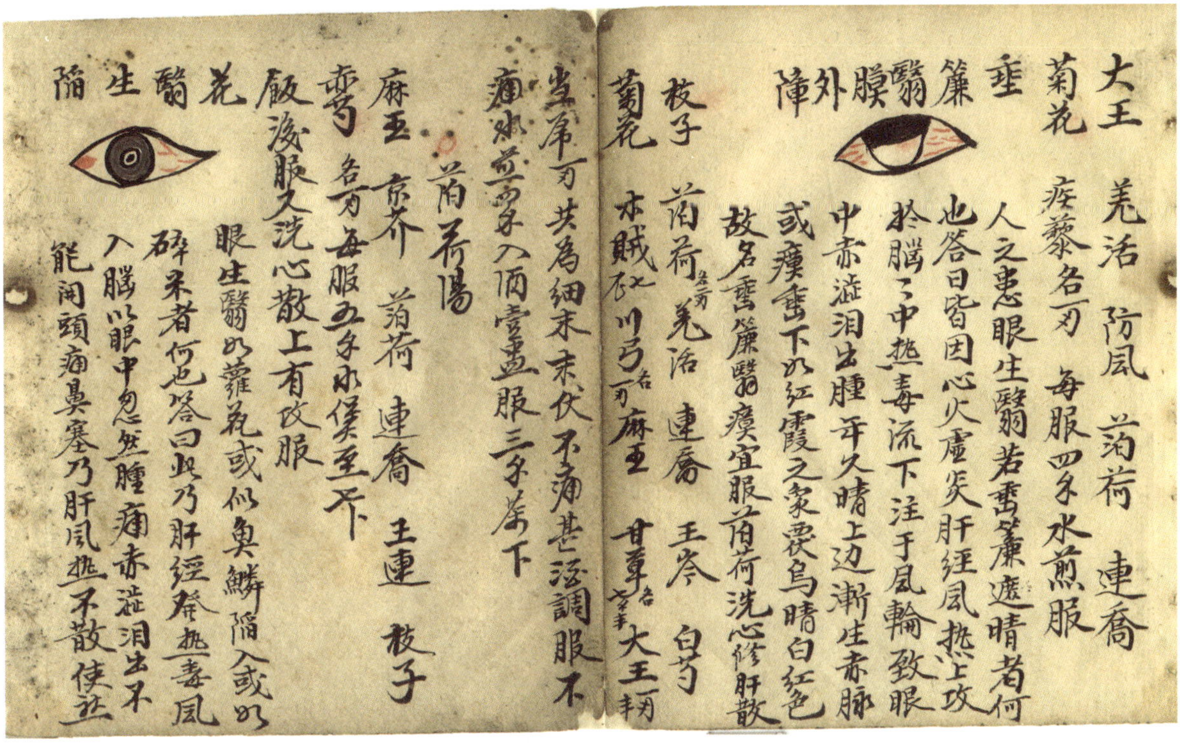

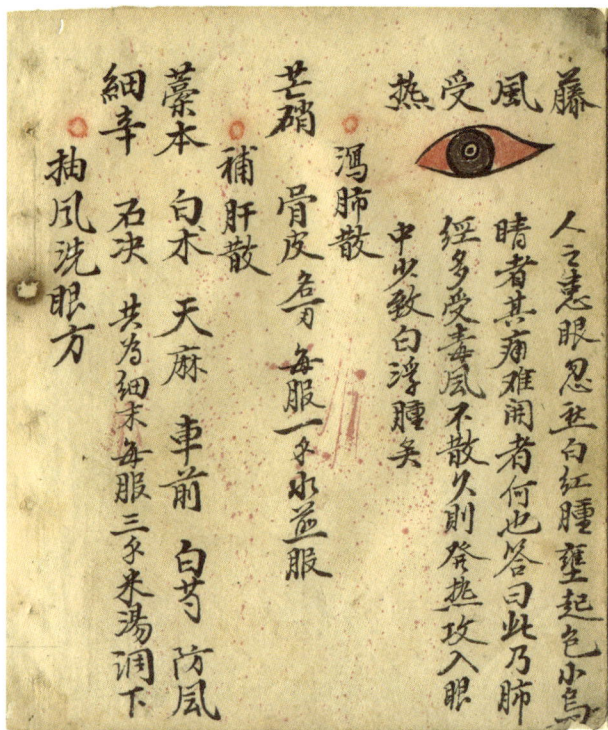

図 11-1-232　藤风受热图

藤
风受热

人之患眼忍热白红肿壅起色小乌睛者其痛难开者何也答曰此乃肺经多受毒风不散久则发热攻入眼中必致白浮肿矣

泻肺散

补肝散
芒硝
骨皮膏　每服一字水益服

藁本　白术　天麻　车前　白芍　防风
细辛　石决　共为细末每服三字米汤调下

抽风洗眼方

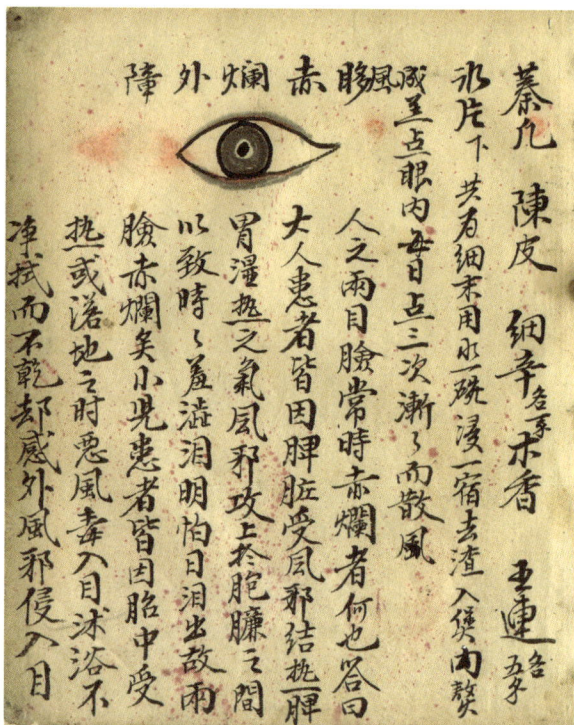

図 11-1-233　风眵赤烂外障图

赤
眵
烂外障

人之两目脸常时赤烂者何也答曰大人患者皆因胃湿热之气风邪攻上于胞睑之间赤烂矣小儿患者皆因胎中受热或淹地之时恶风入目沐浴不净拭而不乾却感外风邪侵入目以致时、羞涩泪明怕日泪出故两

菉儿　陈皮　细辛各字　木香
冰片下　共为细末用水一碗浸一宿去渣入须内熬　黄连各字
减至点眼内每日点三次渐、两散风

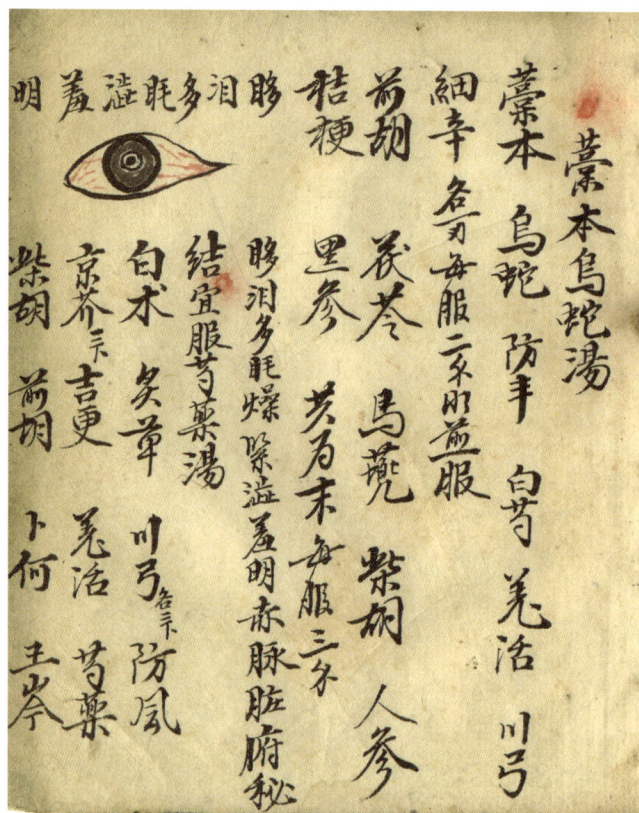

図 11-1-234　眵泪多耗涩羞明图

明
羞
涩
眵
泪
多
耗
眵结梗

藁本乌蛇汤
藁本　乌蛇　防羊　白芍　羌活　川弓
细辛各字每服三字用益服

前胡　茯苓　马蔸　紫胡　人参
里参　芎为末每服三字

眵泪多耗燥喋涩羞明赤脉脏腑秘
结宜服芍药汤
白术　吴萸　川弓　防风　各三　羌活　芍药

紫胡　前胡　卜何　玉参
京芥　吉更

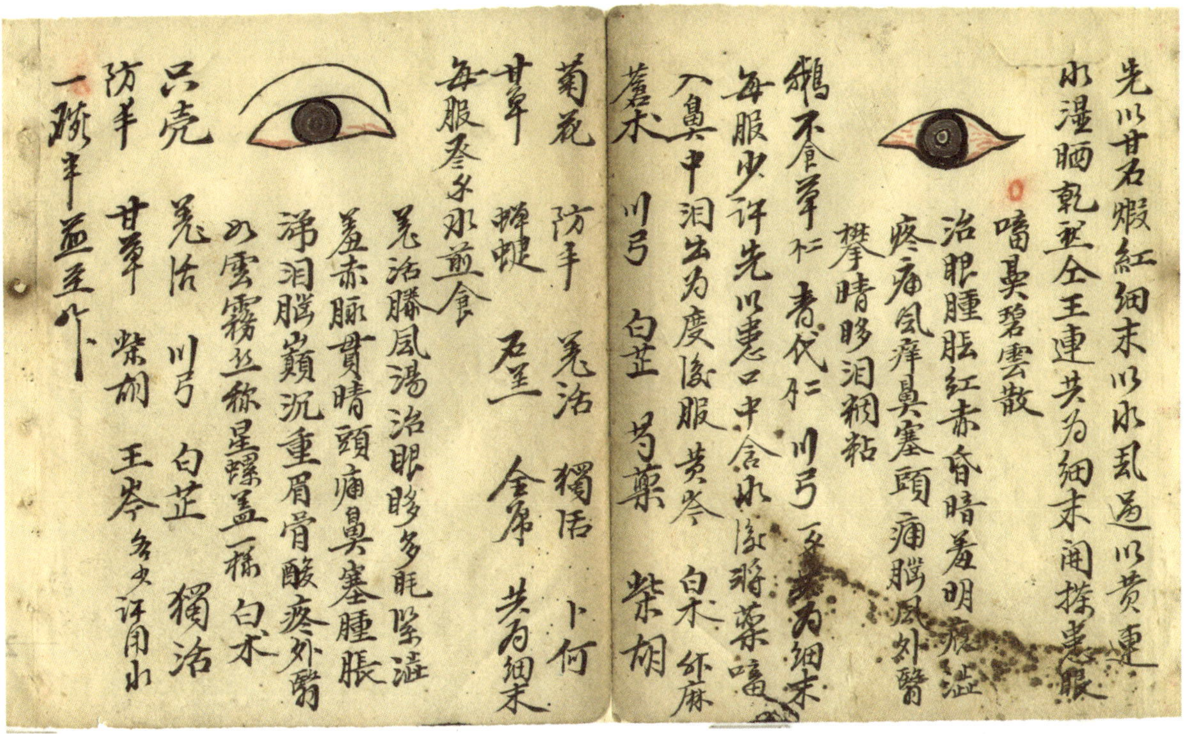
先以甘石煅紅细末以水乱過以黄連
水湿晒乾並仝王連共为细末用搽患眼
噙鼻碧雲散
治眼腫脹紅赤昏暗羞明澀
疼痛風痒鼻塞頭痛腦風外瞖
攀睛眵泪稠粘
鵝不食草 青黛 川弓一錢 共为细末
每服少许先以患口中含水後將藥噙
入鼻中泪出为度後服黄芩 白朮 升麻
藁本 川弓 白芷 芍藥 柴胡
菊花 防羊 羌活 獨活 卜何
甘草 蝉蜕 石羔 金鳳 共为细末
每服叁分水煎食
羌活勝風湯治眼眵多眊矂澀
羞赤脈貫睛頭痛鼻塞腫脹
涕泪腦巔沉重眉骨酸疼外瞖
如雲霧並稱星蠓盖一樣 白朮
只殼 羌活 川弓 白芷 獨活
防羊 甘草 紫胡 王芩 各等分用水
一鍾半煎至八分

图 11-1-235 眼肿胀红羞明图 图 11-1-236 赤脉贯睛图

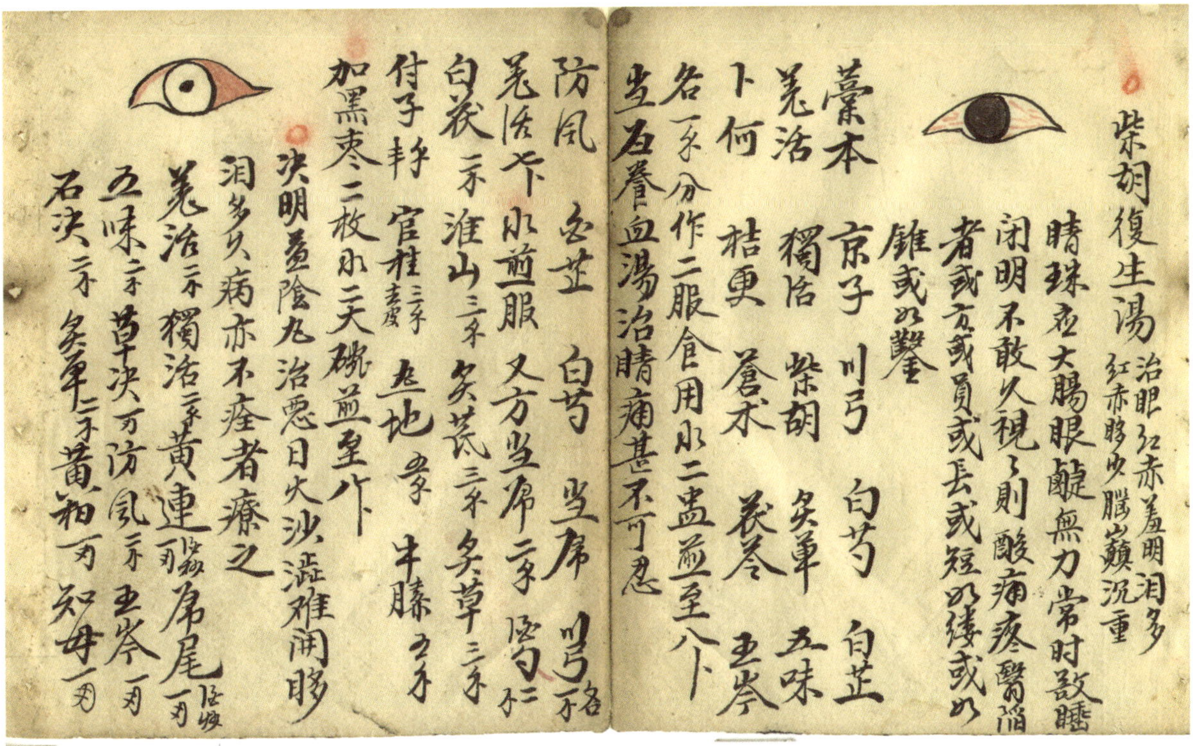
柴胡復生湯 治眼红赤羞明泪多 红赤眵少腦巔沉重
睛珠痛大腸眼皶無力常时欲瞌
閉明不敢久視了則酸痛疼瞖陷
者或方或員或長或短如縷或如
錐或如鑿
藁本 京子 川弓 白芍 白芷
羌活 獨活 紫胡 炙草 五味
卜何 桔更 蒼朮 茯苓 王芩
名一錢分作二服食用水二盅煎至八分
当石養血湯治睛痛甚不可忍
防風 白芷 白芍 当歸 川弓 各八分
羌活八分水煎服 又方当帰二錢 棗仁
白茯一錢 淮山三錢 炙芪三錢 炙草三錢
付子 錢 官桂三分 熟地 錢 牛膝三分
加黑枣二枚水二天碗煎至八分
決明益陰丸治惡日火沙澀難開眵
泪多久病赤不痊者療之
羌活二錢 獨活二錢 黄連一兩 酒炒 防風一兩
五味二錢 草決 兩 防風二錢 王芩一兩
石決二錢 炙草二錢 黄柏一兩 知母一兩

图 11-1-237 酸痛翳陷图 图 11-1-238 沙涩泪多图

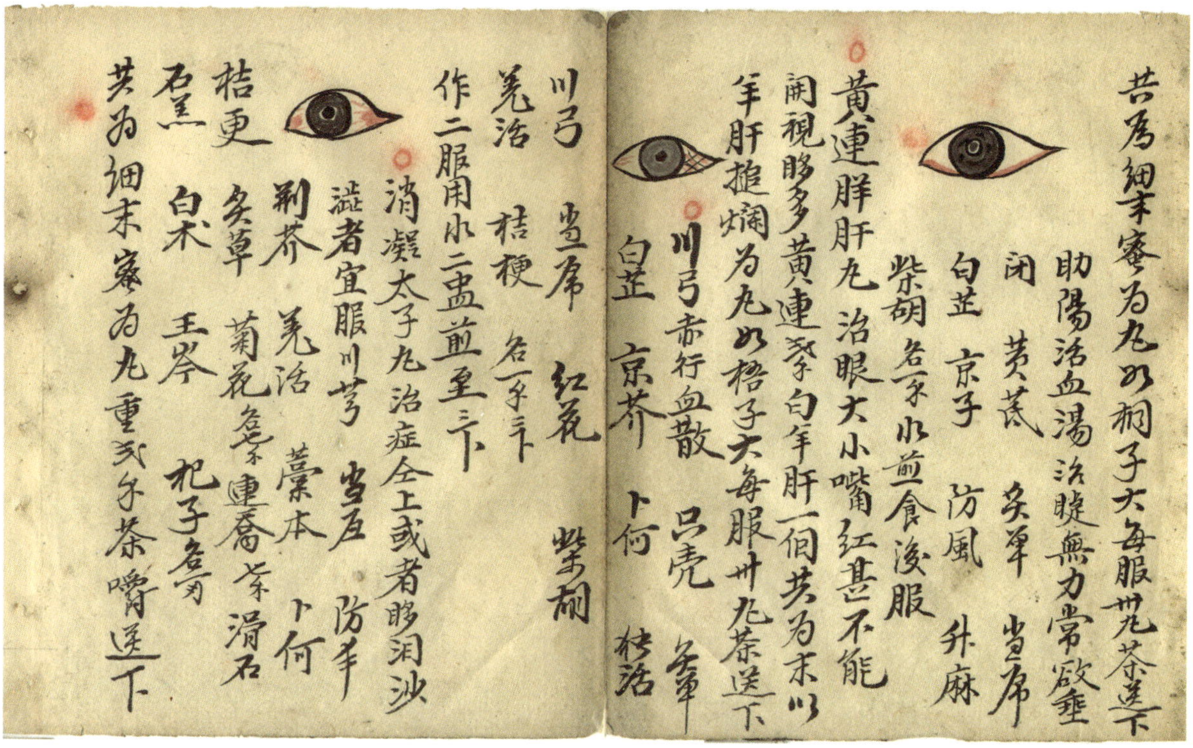

川弓　羌活　红花　紫荆
羌活　桔梗　各半三
作二服用小二盏煎至三下
涩者宜服川弓丸治症全上或者眵泪沙
荆芥　羌活　藁本　防羊　卜何
菊花　各枣　连乔　各滑石
桔更　炙草
石墨　白术　玉芩　杞子各匀
共为细末蜜为丸重弍子茶嚼送下

黄连胖肝丸治眼大小嘴红甚不能
开视眵多黄连茶白羊肝大每服一佰芪为末川
羊肝捣烂为丸以梧子大每服卅九茶送下

助阳活血汤治睫无力常欲垂
闭　黄芪　炙草　当归
白芷　京子　防风　升麻
柴胡　各不小煎食後服
川弓赤行血散　呂壳　各半
白芷　京芥　卜何　羌活

昔为细末蜜为丸以桐子大每服卅九茶送下

图 11-1-239　眼睑垂闭图　　图 11-1-240　大小嘴红眵多图　　图 11-1-241　眵泪沙涩图

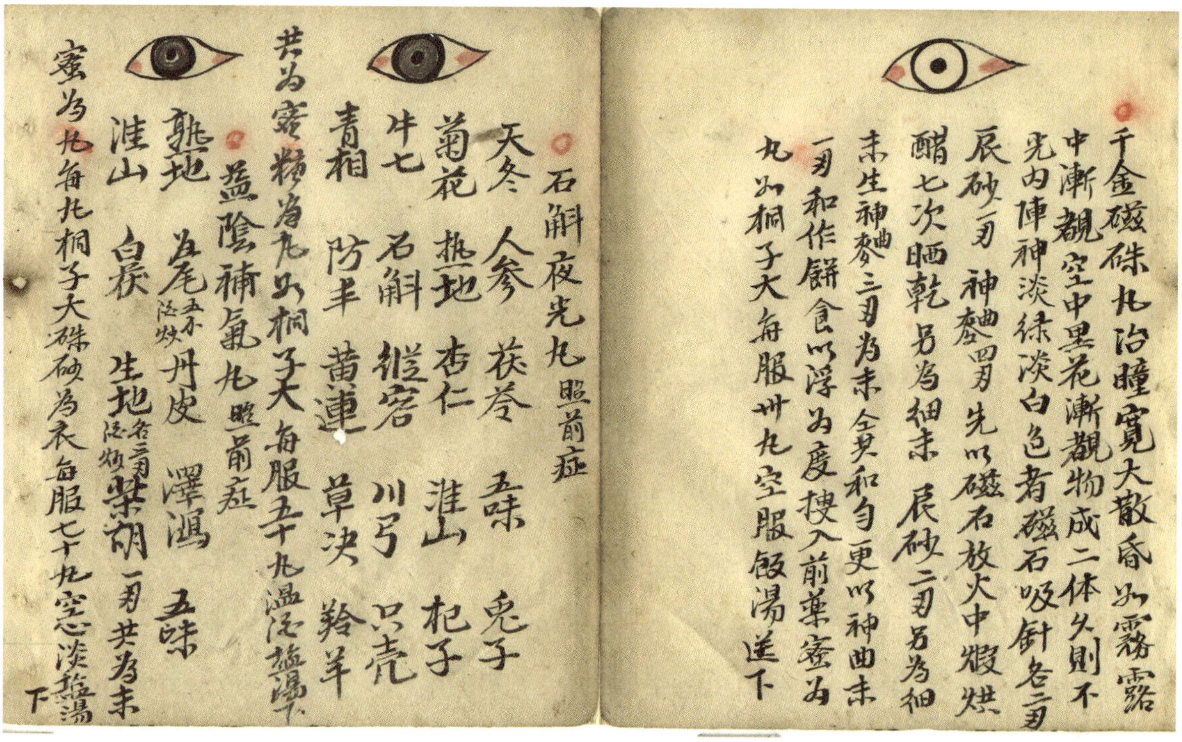

蜜为丸每北桐子大碌破为衣每服七十丸空忘淡燕汤
淮山　白茨　生地　泽泻　五味
蚯地　为尾赤朩丹皮　温泡盐药
盐阴补氣丸照前症
青相　防羊　黄连　草决　羚羊
牛七　石斛　縱蓉　川弓　呂壳
菊花　熟地　杏仁　淮山　杞子
天冬　人参　茯苓　五味　兎子
石斛夜光丸明前症
共为蜜糊为丸以桐子大每服五十丸温泡盐药

辰砂二旦　神麴四旦　先以磁石放火中煅烘
醋七次晒乾另为细末　辰砂二旦另为细
末生神麴三旦为末全共和匀更以神麴末
一旦和作饼食以浮为度搜入前药蜜为
丸以桐子大每服卅九空服饭汤送下
千金磁硃丸治瞳宽大散昏以雾露
中渐观空中黑花渐观物成二体久则不
光内陣神淡徐淡白色者磁石吸针各三

图 11-1-242　瞳散如雾图 1　　图 11-1-243　瞳散如雾图 2　　图 11-1-244　瞳散如雾图 3

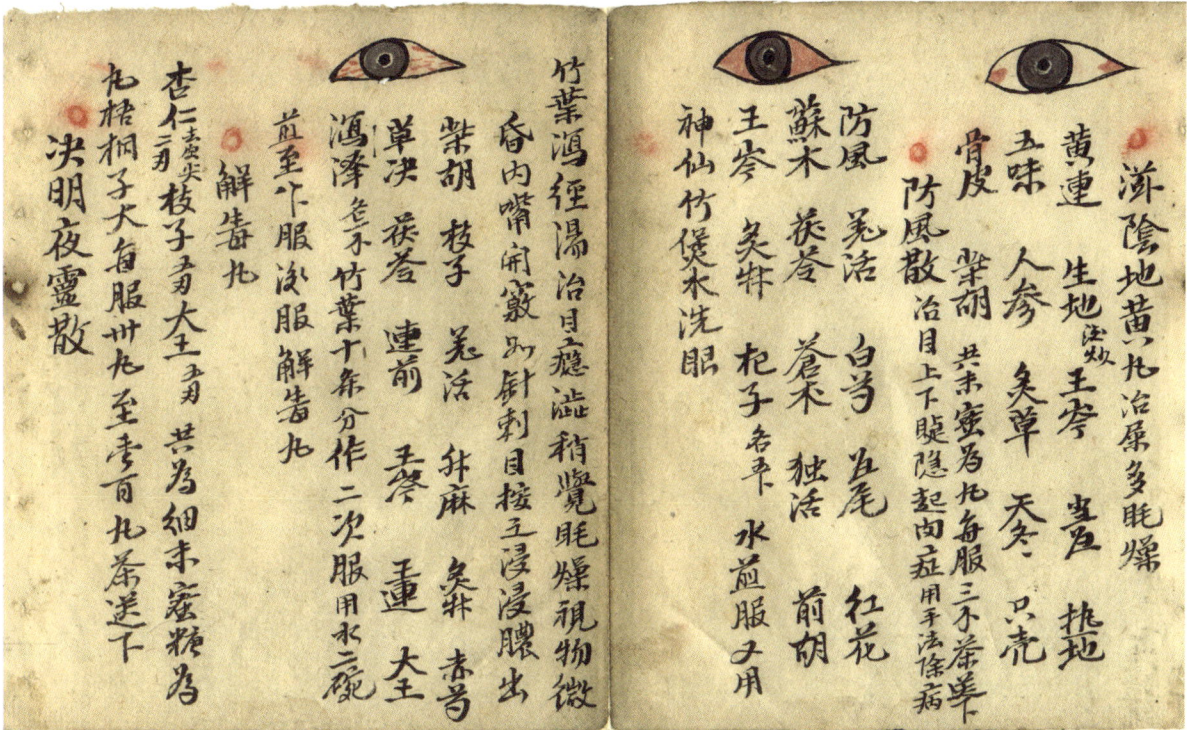

图 11-1-245　眵多睫躁图　　图 11-1-246　睫隐起肉图　　图 11-1-247　目涩睫躁图

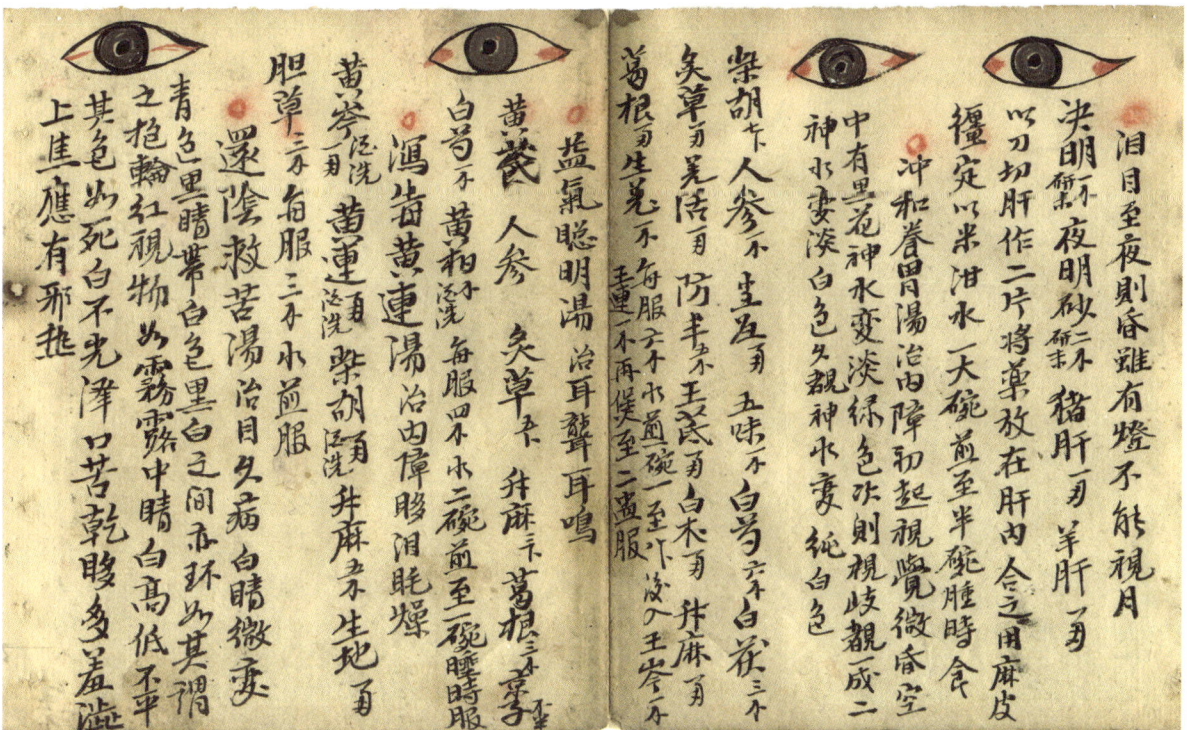

图 11-1-248　泪目夜昏图　　图 11-1-249　神水纯白图　　图 11-1-250　眵泪睫躁图　　图 11-1-251　黑睛抱轮红图

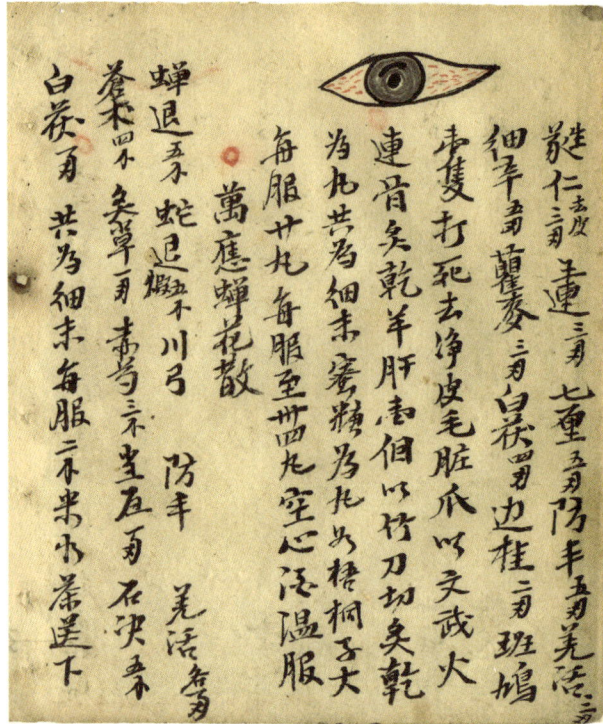

図 11-1-252　眵多羞涩图

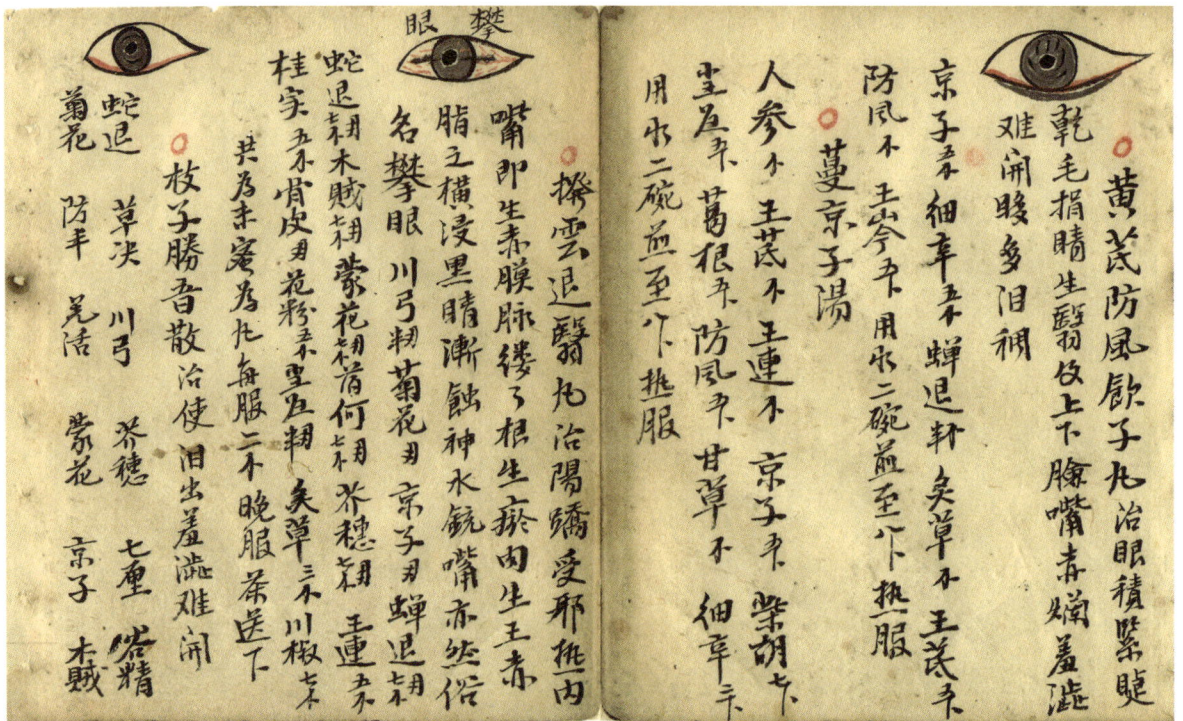

图 11-1-253　睫毛卷睛图　图 11-1-254　胬肉侵睛图 2　图 11-1-255　泪出羞涩难开图

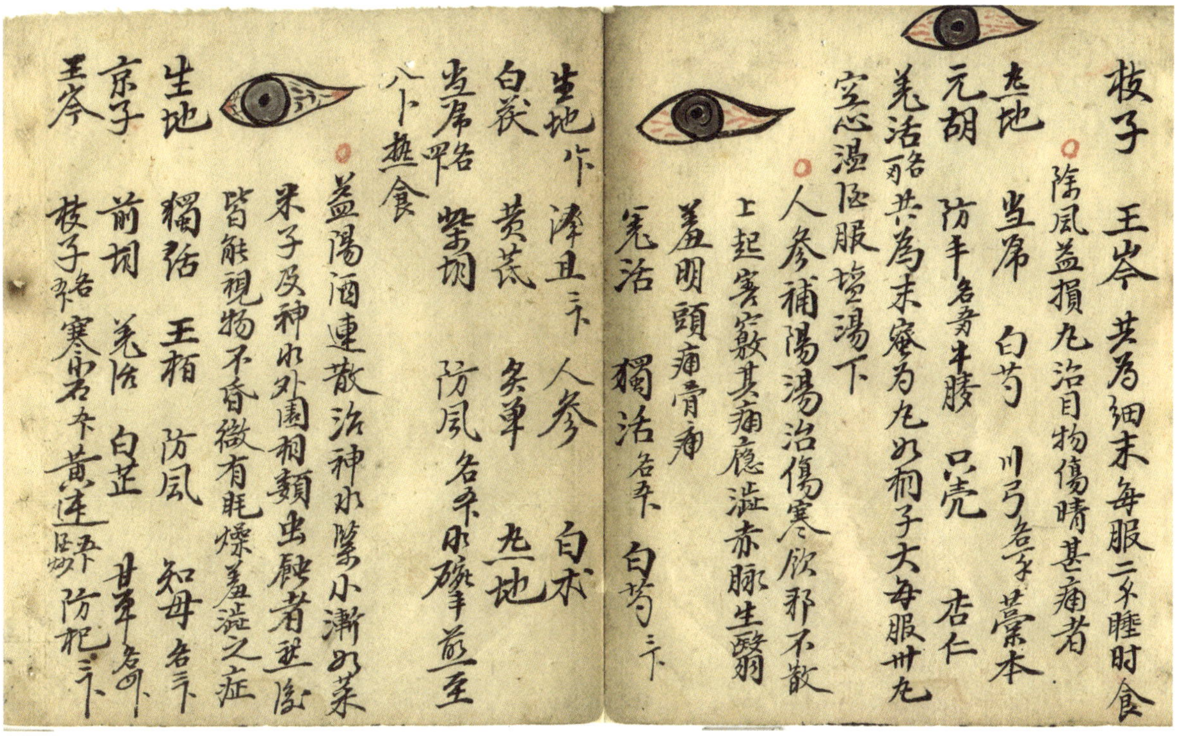

栀子　王岑　共为细末每服二钱睡时食

陰風益損丸治目物傷睛甚痛者
杰地　当帰　白芍　川弓各□　棠本
元胡　防手各□　牛膝　只壳　杏仁
羌活□　共為末蜜為丸如桐子大每服卅丸
空心温水送服塩湯下

人参補陽湯治傷寒飲邪不散
羌明頭痛膏痛
宽活　獨活各□　白芍三

益陽酒連散治神水外围相頼出融者並倒
果子及神水外围相頼出融者並倒
皆能視物不昏微有耗燥盖澁之症
八个热食

生地作　泽且示　人参　白术　白芍
白茯　黄芪　炙草　九地
当帰炤　紫胡　防風各□水藤益至

生地
京子
王岑
獨活　王桷　防風　知母各□
前胡　羌佐　白芷　甘草各□
栀子炤　寒岩杰黄连防杞三

图 11-1-256　物伤睛痛图　图 11-1-257　赤脉生翳图　图 11-1-258　神水紧小图

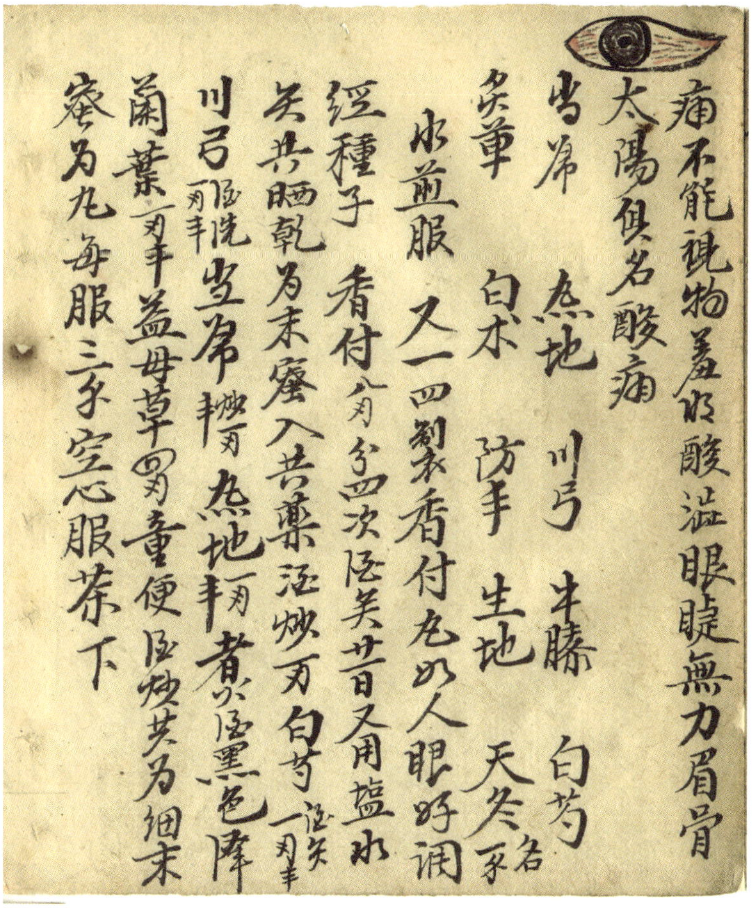

痛不能視物羞明酸澁眼瞼無力眉骨
太陽俱名酸痛
当帰　杰地　川弓　牛膝　白芍
炙草　白术　防手　生地　天冬各□
水煎服　久一四劑香付丸如人眼好調
經種子　香付□分四次陸炙廿又用塩水
羌共晒乾為末蜜入共藥活炒丐白芍□
川弓□　洗当帰□　杰地一月煮□黑色障
蘭葉一刃手益母草□童便□炒其為細末
蜜為丸每服三钱空心服茶下

图 11-1-259　妇人产后睛痛图

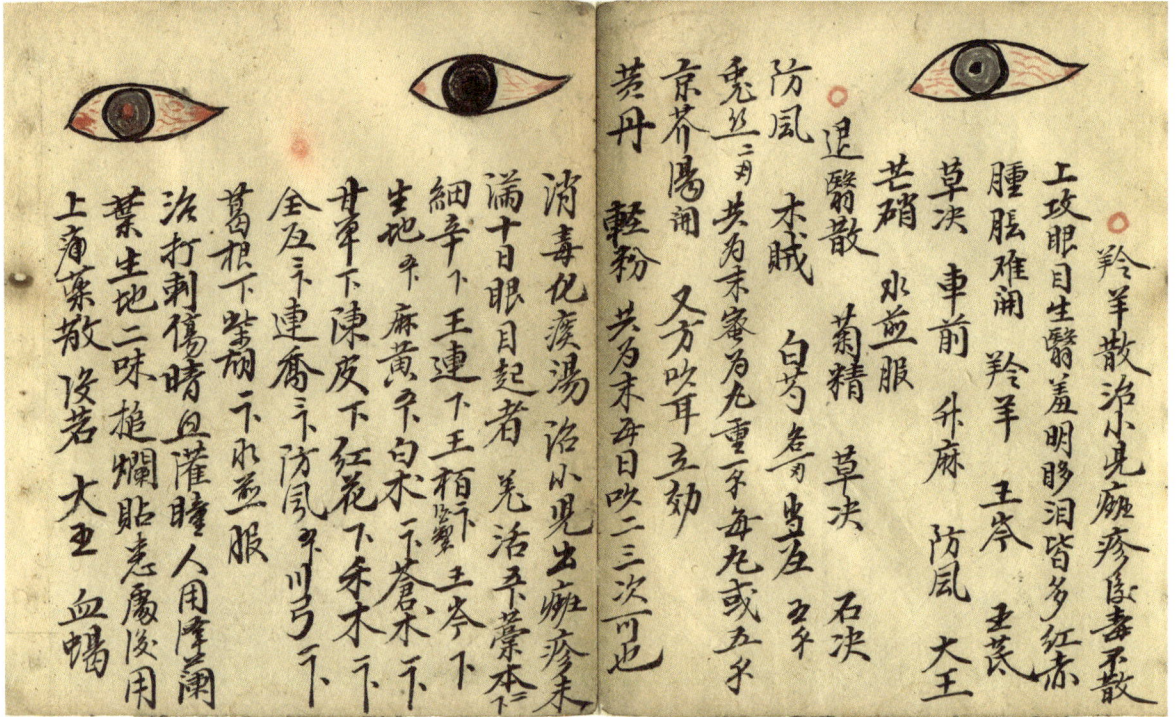

图 11-1-260　小儿疹后目翳羞明图　　图 11-1-261　小儿斑疹起眼图　　图 11-1-262　血贯瞳仁图

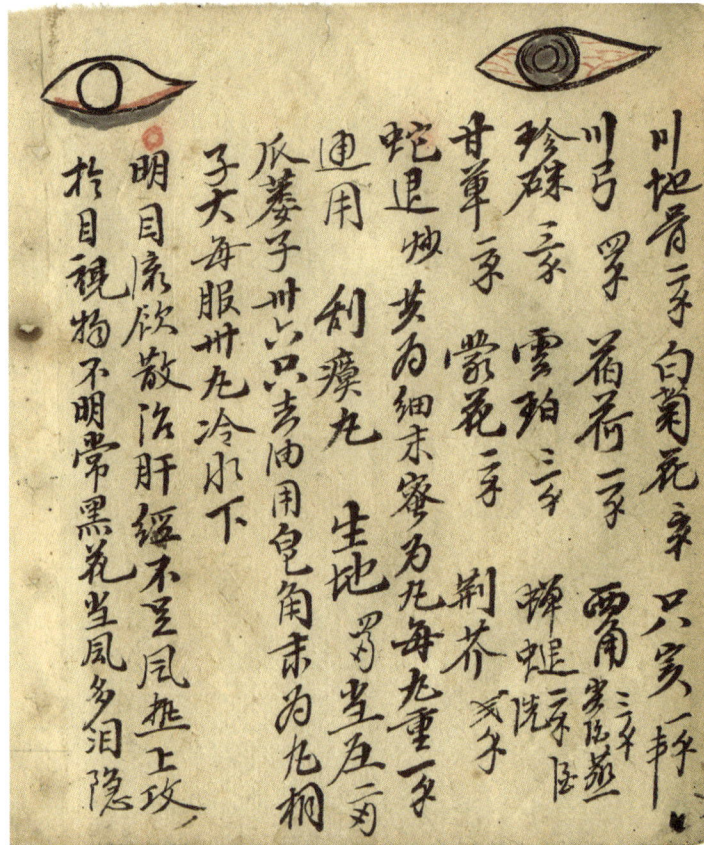

图 11-1-263　风热生翳图　　图 11-1-264　黑花当风多泪图

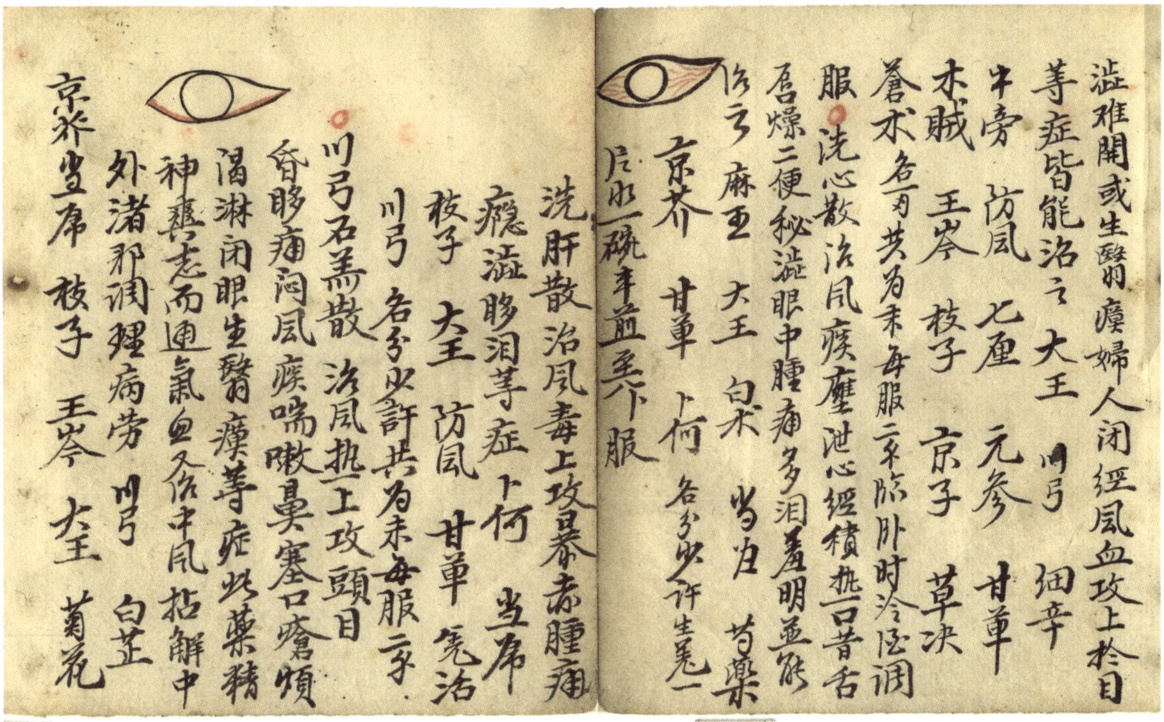
壅滞閞或生翳瘴妇人闭经风血攻上拴目
等症皆能治之 大王 川弓 细辛
中旁 防风 七厘 元参 甘草
木贼 王芩 栀子 京子 草决
蒼术 各等分共为末每服二钱临卧时冷茶调
服 ○洗心散 治风痰壅泄心经积热口苦舌
乾燥二便秘涩眼中肿痛多泪羞明並能
治之 麻黄 大王 白术 当归 芍药
京芥 甘草 卜何 各等分少许生姜一
片水一碗半煎至八分下服

洗肝散 治风毒上攻暴赤肿痛
瘾涩眵泪等症 卜何 当归
栀子 大王 防风 甘草 羌活
川弓 各等分少许共为末每服二钱
○川弓石羔散 治风热上攻头目
昏眵痛闷风痰喘嗽鼻塞口疮烦
渴淋闭眼生翳瘴等症此藥精
神爽志而通氣血又除中風抽搐解中
外諸邪調理病勞 川弓 白芷
京芥 当归 栀子 王芩 大王 菊花

图 11-1-265 积热眼肿多泪图 图 11-1-266 风热上攻头目图

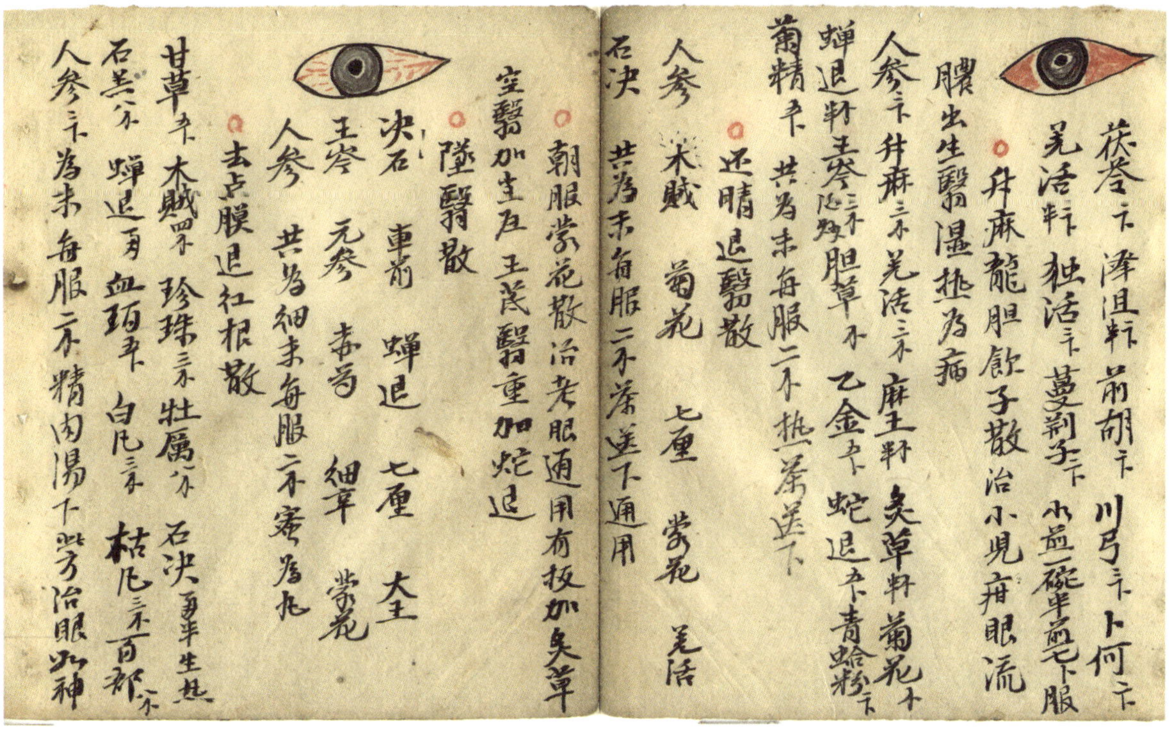
○茯苓二钱 泽泻一钱 前胡一钱 川弓二钱 卜何一钱
羌活一钱 独活二钱 蔓荆子一钱 小盏一碗半煎七分下服
○升麻龙胆饮子散 治小儿疳眼流
膿出生翳湿热为病
人参二钱 升麻二钱 羌活二钱 麻黄一钱 炙草一钱 菊花一钱
蝉退一钱 王芩炒二钱 胆草一钱 乙金一钱 蛇退一钱 青蛤粉一钱
菊精一钱 共为末每服二钱 热茶送下
○还睛退翳散
人参 木贼 菊花 七厘 蒙花 羌活
石决 共为末每服二钱 茶送下通用

○朝服蒙花散 治老眼通用 有板加炙草
宜翳加生庄 王芪 翳重加蛇退
○坠翳散
决石 车前 蝉退 七厘 大王
王芩 元参 赤芍 细辛 蒙花
人参 共为细末每服二钱 寒为丸
○去点膜退红根散
甘草一钱 木贼四钱 珍珠三钱 牡厉一钱 石决一两半生熟
石羔一钱 蝉退一两 血珀一钱 白凡三钱 枯凡三钱 百部一钱
人参二钱 为末每服二钱 精肉汤下 此方治眼如神

图 11-1-267 小儿疳眼流脓图 图 11-1-268 眼目生翳图

治時行赤眼使淚汪滟羞明怕日包
腫必羌頭痛臭塞紅赤口嗽永用竹同
下葉乗豆少許連薰二次

川弓　藁本　白芷　蒿何　羌活
羌活柔防風　京芥　昌蒲　細辛
皂角青代茶

○洗眼方
杏仁蟲去核皮　王柏　川連
桔凡為末蠱永洗四五次效

○痘眼方
用四季桔汁磨鐵醒以鴨毛尾点每日点三四次效

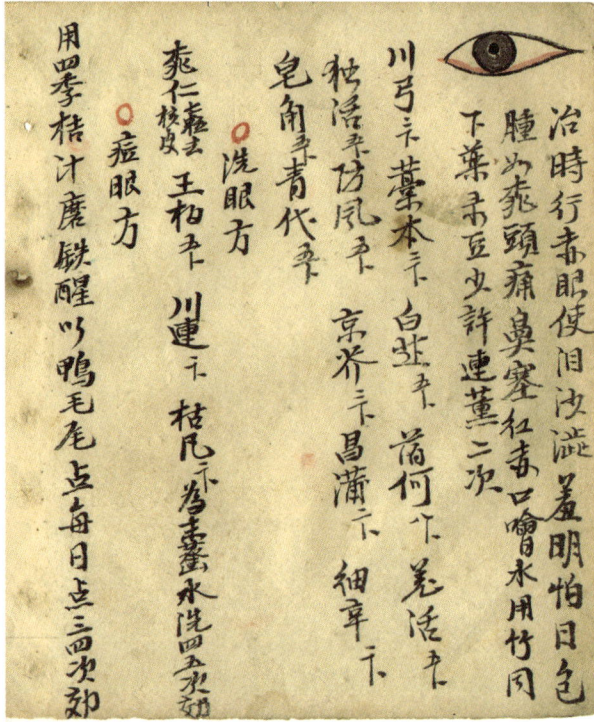

图 11-1-269　时行赤眼图

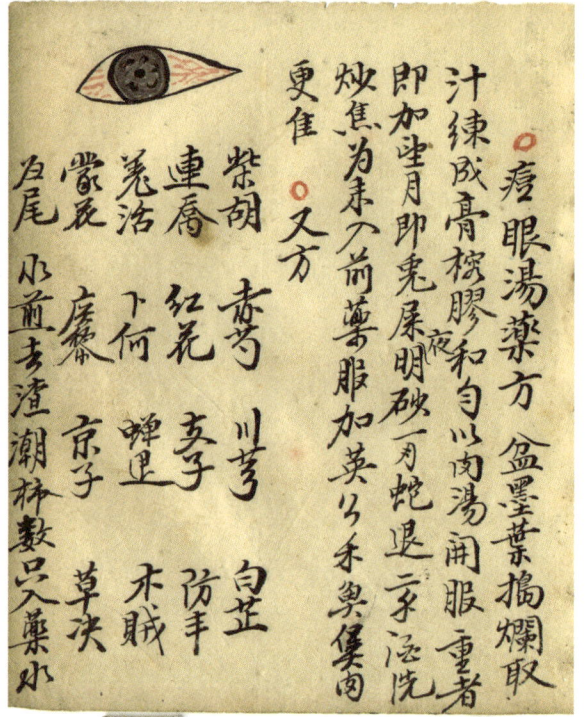

痘眼湯藥方　盆墨葉搗爛取
汁練成膏桜膠和自以肉湯開服重者
即加壷月即兕屎明砒一月蛇退㕛凉洗
炒焦為末入前藥服加英乃禾㕛煠肉
更佳　○又方

柴胡　羌芎　川芎　白芷
連翹　紅花　李　防手
羌活　卜何　蝉退　木賊
當歸　廉　京子　草決
烏尾　小直去渣潮柿数只入藥水

图 11-1-270　乌睛出痘图

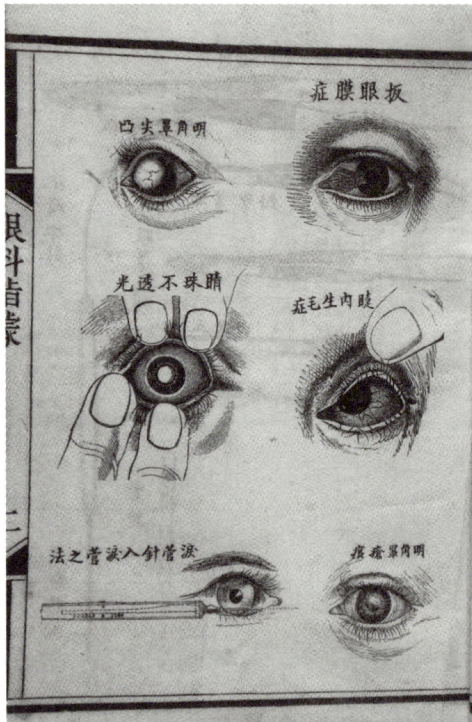

凹尖罩角明　　症膜眼板
光透不珠睛　　症毛生內睫
法之管淺入針管淺　痕疮罩角明
眼斗旨蒙

图 11-1-271　板眼膜症图
图 11-1-272　睫内生毛症图
图 11-1-273　明角罩疮痕图
图 11-1-274　明角罩尖凸图
图 11-1-275　睛珠不透光图

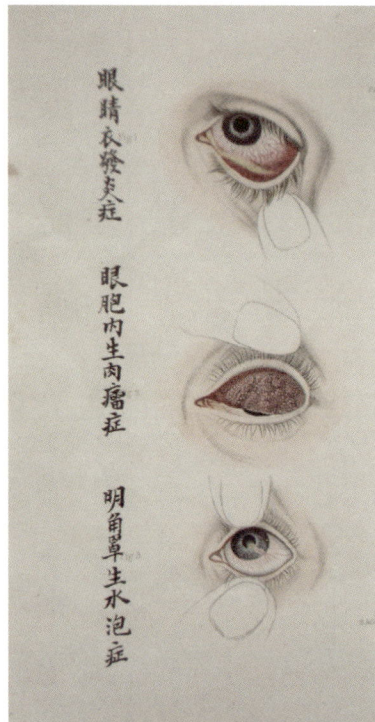

眼睛衣發炎症
眼胞內生肉瘤症
明角罩生水泡症

图 11-1-276　眼睛衣发炎症图
图 11-1-277　眼胞内生肉瘤症图
图 11-1-278　明角罩生水泡症图

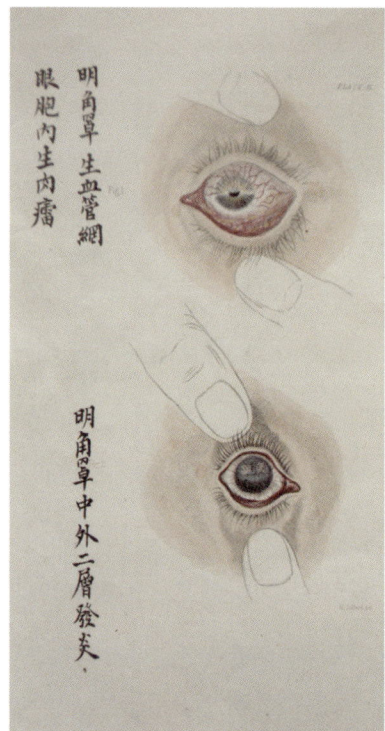

明角罩生血管網
眼胞內生血管網
明角罩中外二層發炎

图 11-1-279　明角罩生血管网图
图 11-1-280　明角罩中外二层发炎图

眼帘发炎症

眼白壳眼帘眼摺发炎症　眼内发炎症

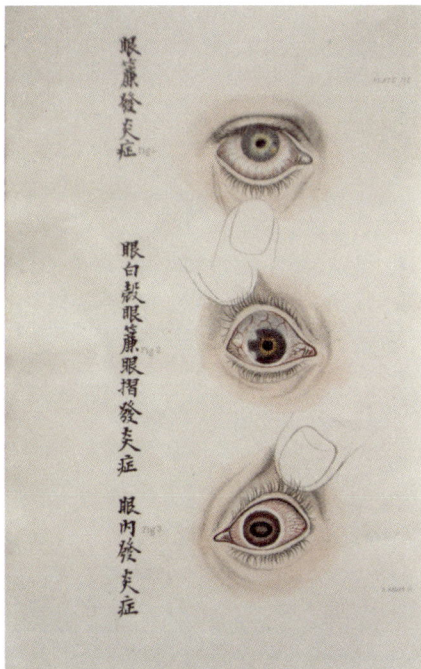

图 11-1-281　眼帘发炎症图
图 11-1-282　眼白壳眼帘眼摺发炎症图
图 11-1-283　眼内发炎症图

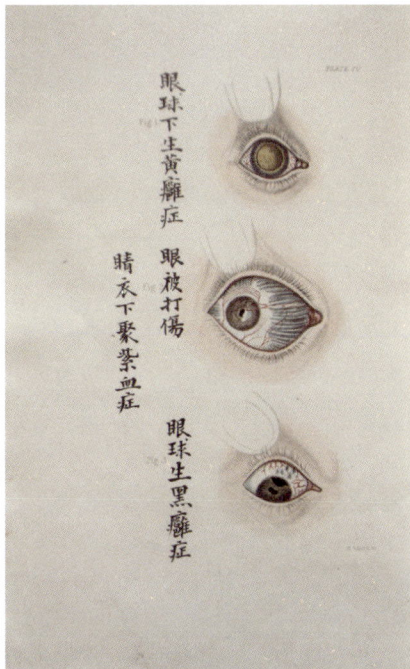

眼球下生黄痫症　眼被打伤

睛衣下聚紫血症

眼球生黑痫症

图 11-1-284　眼球下生黄痫症图
图 11-1-285　眼被打伤眼衣下聚紫血症图
图 11-1-286　眼球生黑痫症图

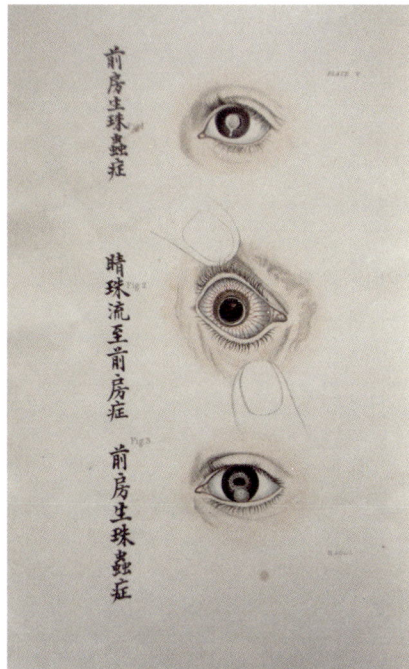

前房生珠虫症

睛珠流至前房症　前房生珠虫症

图 11-1-287　前房生珠虫症图 1
图 11-1-288　眼珠流至前房症图
图 11-1-289　前房生珠虫症图 2

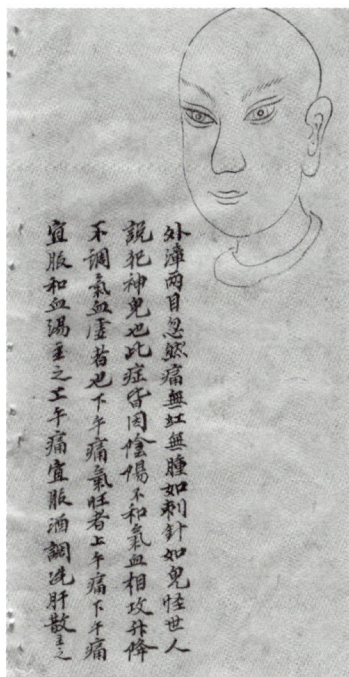

外障两目忽然痛无红无肿如刺针如见怪世人
觉犯神乜此症宜固怪伤不和气血相攻升降
不调气血虚者也下午痛气旺者上午痛下午痛
宜服和血汤主之上午痛宜服酒调洗肝散之

图 11-1-290　目痛如针刺外障图

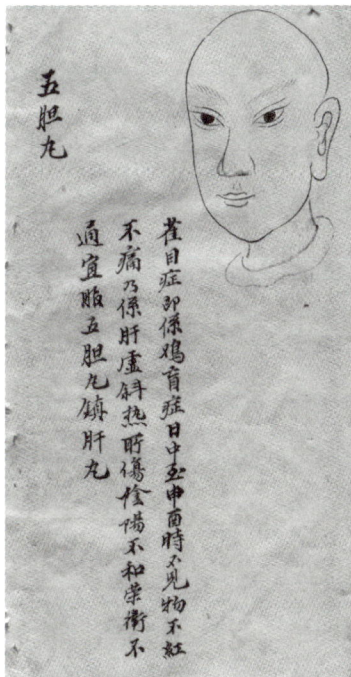

五胆丸

雀目症卯保鸡盲症日中至申酉时父见物不红
不痛乃保肝虚肝热一眄伤阴阳不和荣卫不
通宜服五胆丸镇肝丸

图 11-1-291　雀目症图

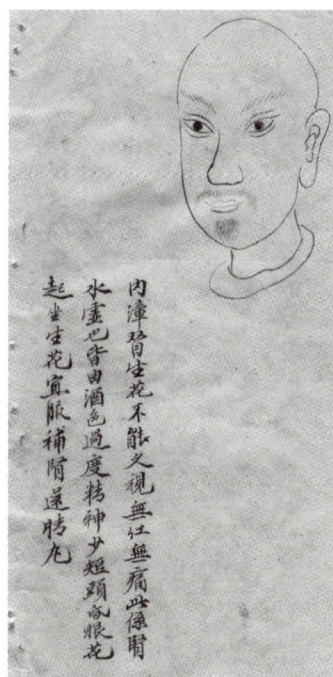

内障眼生花不能久视无红无痛此保用
水虚巴肾由酒色过度耗神少短颈高眼花
起当生花宜服补肾还睛丸

图 11-1-292　双目生花内障图

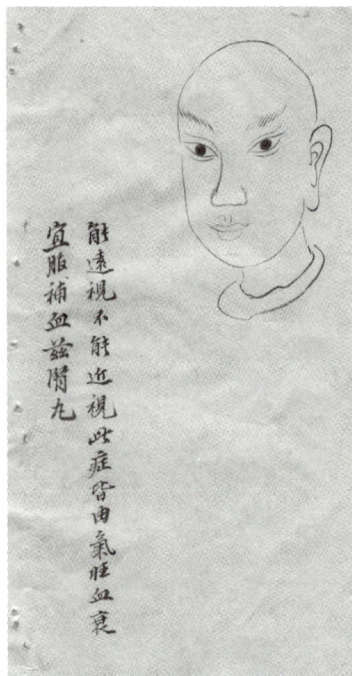

图 11-1-293　能远视不能近视图

宜服补血益阴丸

能远视不能近视此症皆由气旺血衰

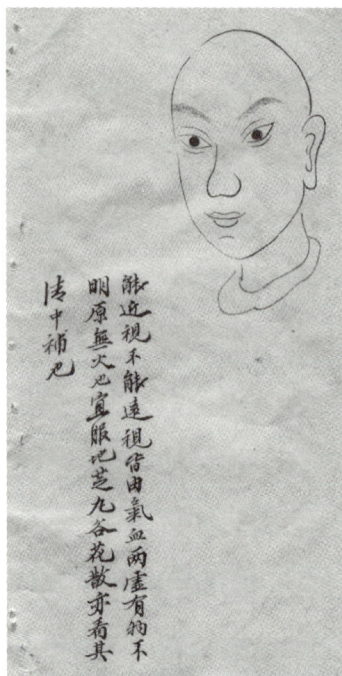

图 11-1-294　能近视不能远视图

滋中补也

能近视不能远视此症皆由气血两虚有的不明原无火也宜服地芝丸各花散亦着其

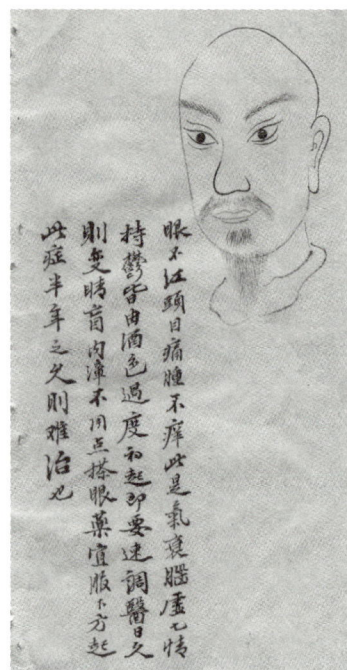

图 11-1-295　睛盲内障图

此症半年之久则难治也

眼不汪頭目痛臟不庠此是气襄臘虛心情持鬱窅由酒色過度和起卽要速调醫日久則変睛盲內漳不開且搽眼藥宜服下方起

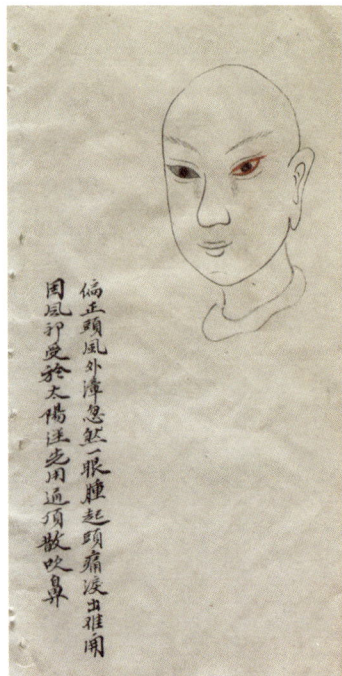

图 11-1-296　偏正头风外障图

因风和受於太陽送光用通顶散吹鼻

偏正頭風外漳恩怒一眼瞳起頭痛淚丑難開

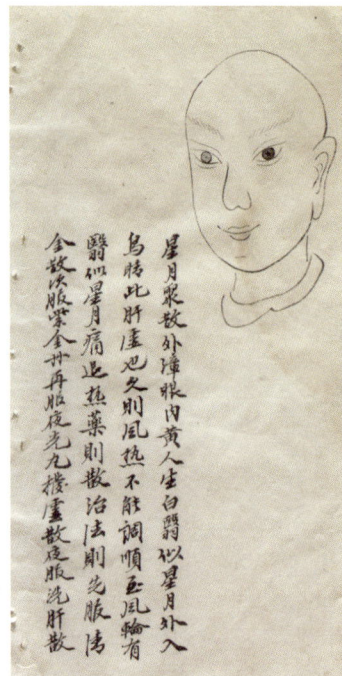

图 11-1-297　星月聚散外障图

金散次服寒金州丹服症光丸攬蘆散遠眼洗肝散

星月聚散外漳眼內黃人生白翳似星月外入鳥腈此肝虛迎火則風然不能调顺玉風輪有翳纵星月痛迎焦藥則散治法則先脹湯

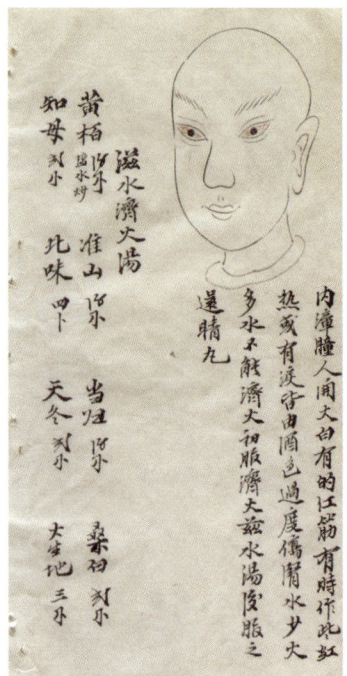

图 11-1-298　瞳人开大内障图

滋水济火湯

黃柏　酒浸盐水炒

知母　酒浸

怀山　四小

北味　四下

當归　酒小

天冬　酒小

桑叚勒　酒小

大生地　三下

送睛丸

内漳瞳人開大的汪筋有時作此虹熱或有涙皆由酒色過度傷腎水少火多水不能济火祖服济火益水湯陸服之

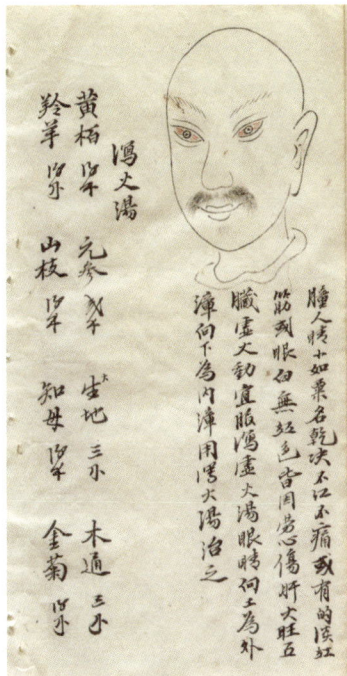

图 11-1-299　瞳如小栗内障图

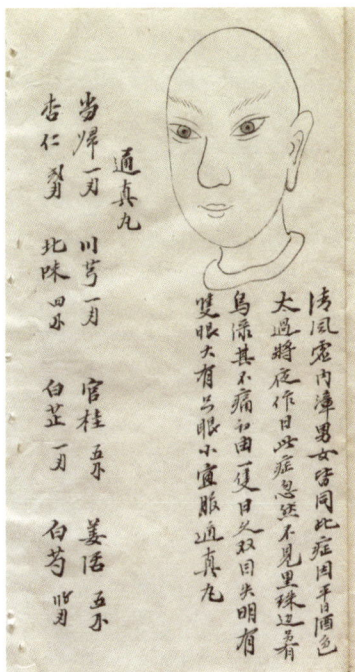

图 11-1-300　清风内障图

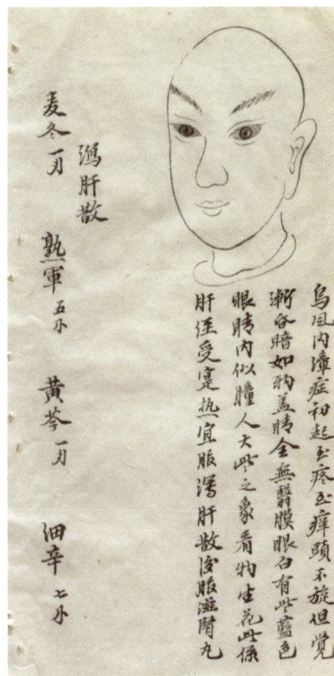

图 11-1-301　乌风内障图

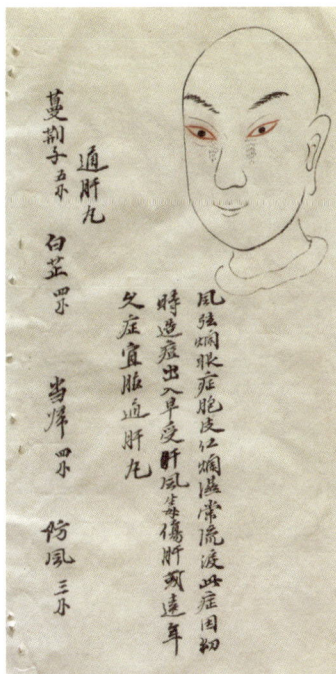

图 11-1-302　风眩烂眼图

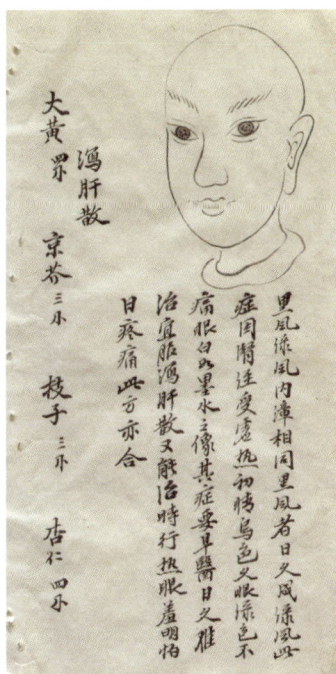

图 11-1-303　黑风内障图

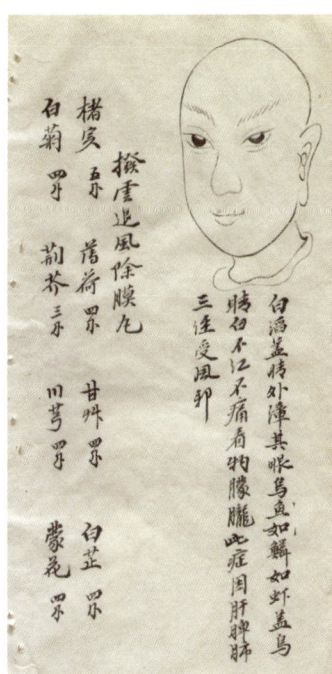

图 11-1-304　白涩盖睛外障图

色事過度瞳人洗白欵成内障不痛不紅
但視物不明或有遺精白濁或遺精頻起以無
碍不妨帶内内障加起若不治調醫脈宜
盲目難治宜脈補肝補腎丸遺精丸

補肝補腎丸
北味　刘小
菟蓉　酒洗
綠餅　童月
石斛　五分
金迎　青月
明砂　青月
杞子　刘月
磁石　醋煅
熟地　四月
橙实　童月
川芎　四分
沉香　五分

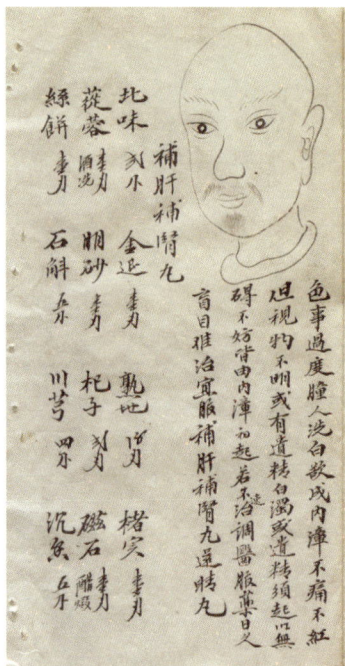

图 11-1-305　瞳人洗白内障图

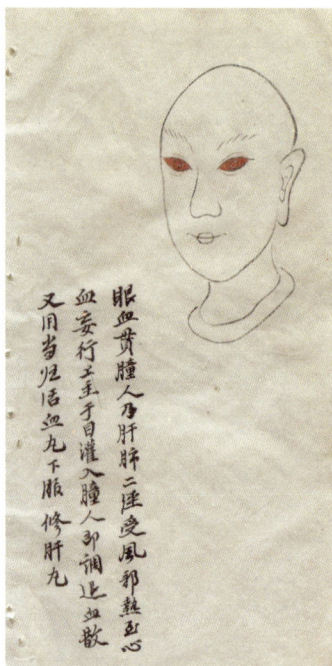

眼血贯瞳人乃肝肺二経受風邪難起心
血妄行上至于目灌入瞳人卽調迎血欵
又用当归活血丸下脈修肝丸

图 11-1-306　血贯瞳人图

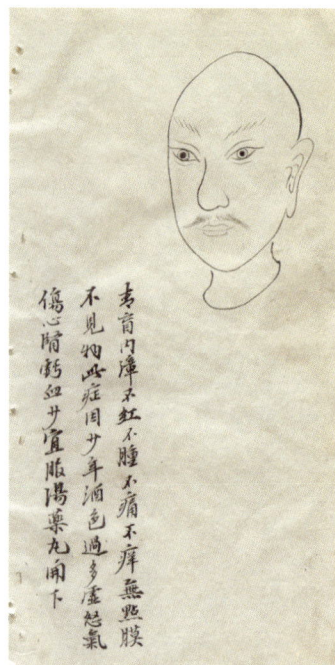

青盲内障不紅不痛不癢無點膜
不見物此症因少年酒色過多虚怒氣
傷心肺窍血廿宜脈湯藥丸用下

图 11-1-307　青盲内障图

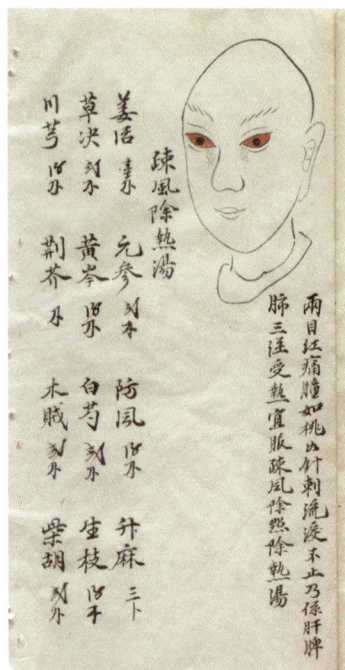

疎風除熱湯
两目红痛瞳如桃以针刺流淚不止乃係肝脾
肺三経受熱宜脈疎風除熱湯

姜活　童月
草決　刘小
川芎　四分
荆芥　外
元参　刘小
黄芩　四分
防风　四外
白芍　四外
木贼　刘外
升麻　三下
生枝　四干
柴胡　刘外

图 11-1-308　红肿如桃图

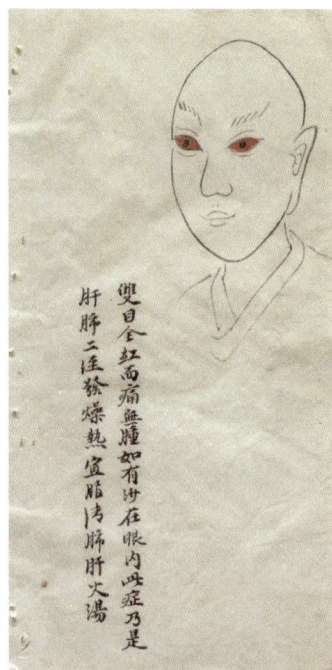

双目全红而痛無瞳如有沙在眼内此症乃是
肝肺二経躁熱宜脈泻肺肝火湯

图 11-1-309　如沙在眼图

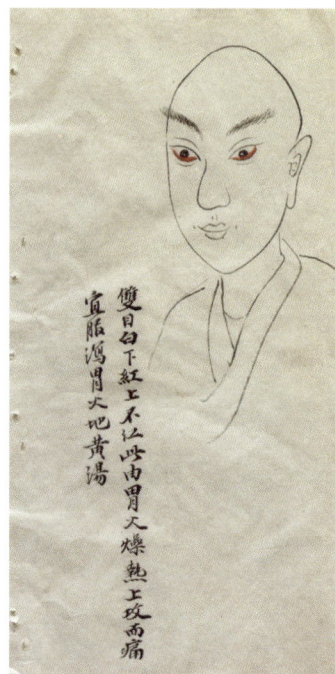

双目白下红上不红此由胃火燥熱上攻而痛
宜脈泻胃大地黄湯

图 11-1-310　白睛下红上不红图

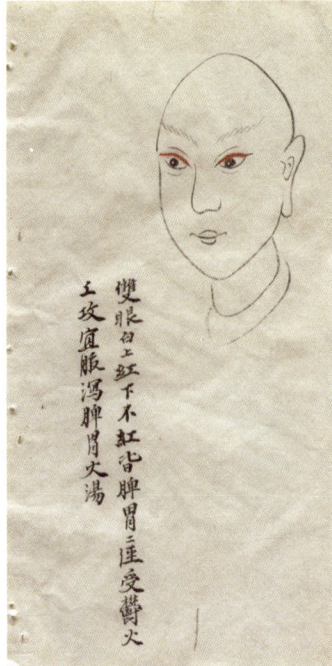

图 11-1-311 白睛上红下不红图

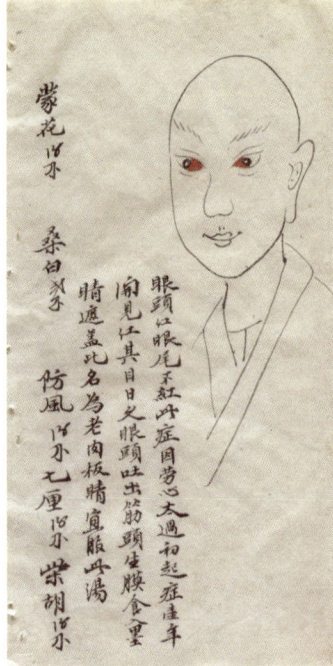

图 11-1-312 内眦红外眦不红图

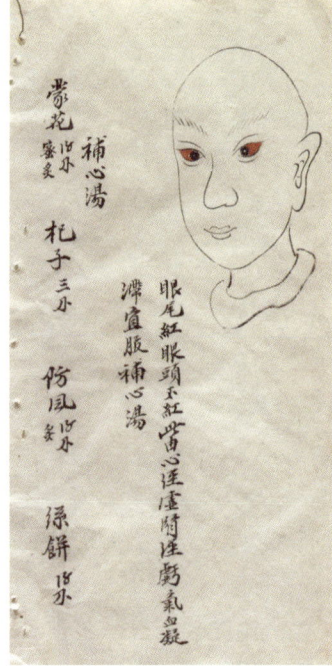

图 11-1-313 外眦红内眦不红图

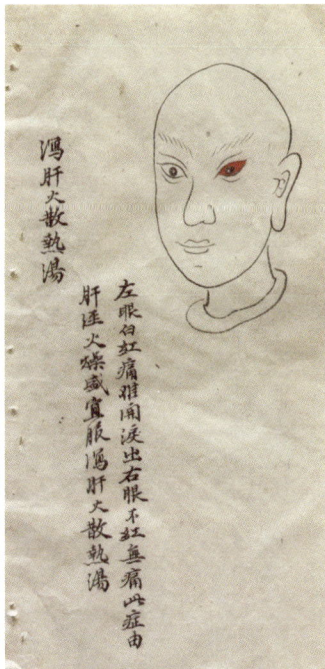

图 11-1-314 左眼红痛泪出图

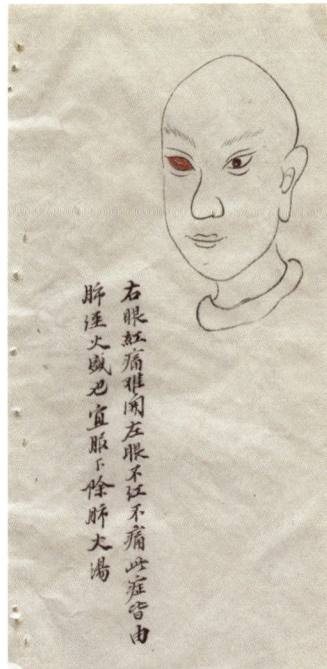

图 11-1-315 右眼红痛泪出图

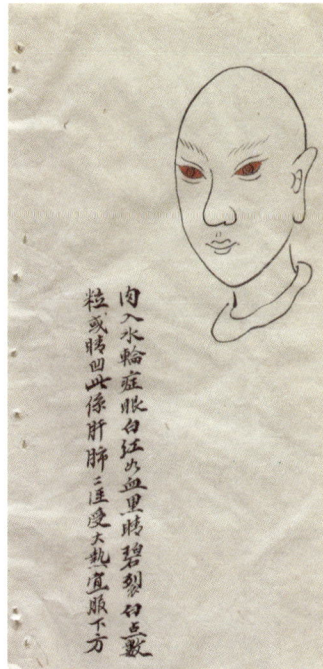

图 11-1-316 肉入水轮图

利多瀉肝丸
雙目赤紅不痛乃是肝熱膀胱凝滯之症宜服

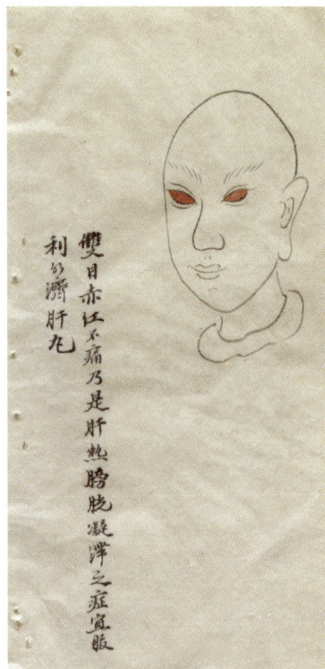

图 11-1-317　双目赤红图

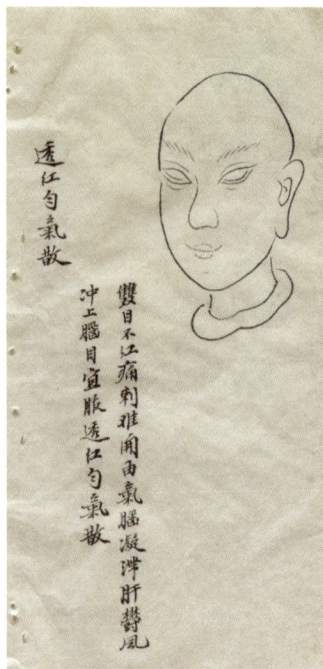

透紅勻氣散
雙目不紅痛刺非開由氣腦凝滯肝鬱風
沖工腦目宜服透紅勻氣散

图 11-1-318　目不红难开图

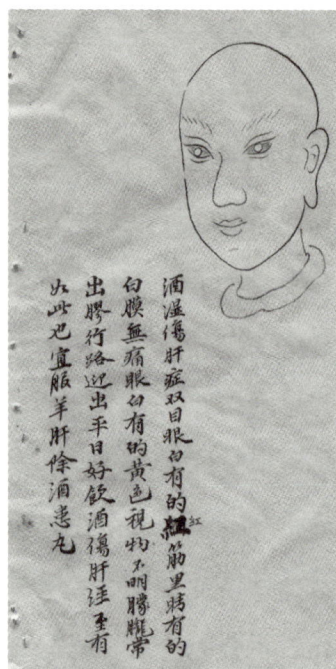

紅
酒濕傷肝症雙目眼白有的紅筋里病有的
白膜無痛眼白有的黃色視物不明膝朧常
出膝行絡迎出平日好飲酒傷肝往至有
久此巴宜服羊肝除酒患丸

图 11-1-319　酒湿伤肝图

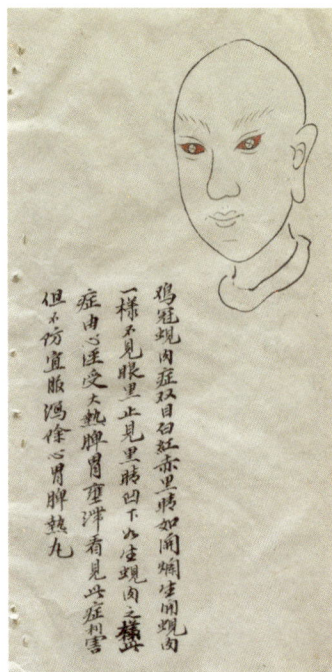

雞冠蜆肉症雙目白紅里病如開爛生開蜆肉
一樣不見眼里止見里病四下內庄蜆肉之橫與
症由心迷受大熱脾胃壅滯有見此症判害
但不防宜服鴻係心胃脾熱丸

图 11-1-320　鸡冠蚬肉图

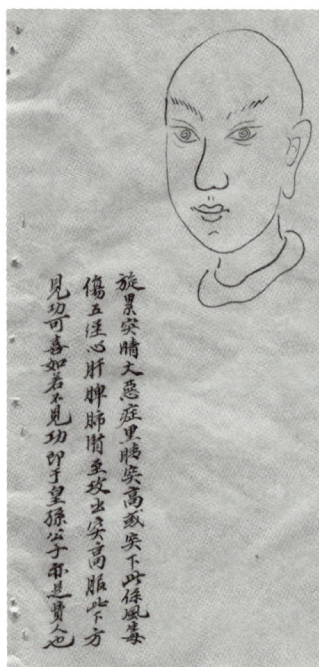

旋累突睛大惡症里腸突高威實下此係風寒
傷五迷心肝脾肺間至玫出突高脈此下方
見功可喜如若不見功即于望孫公子郎是貴人也

图 11-1-321　旋累突睛大恶症图

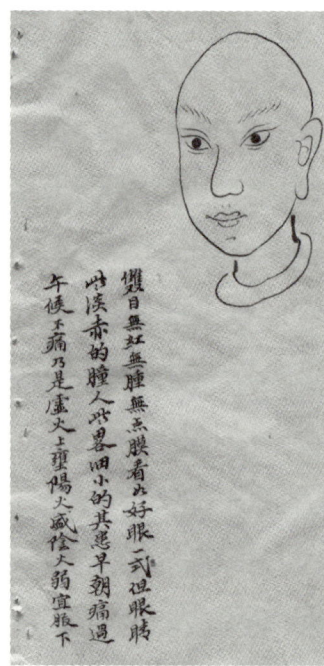

雙目無紅無腫無為膜看內好眼一或迎眼腈
此溪赤的瞳人此暑四小的其惡早朝痛過
午後不痛乃是虛火上壅陽火感陰大弱宜服下

图 11-1-322　瞳人淡赤图

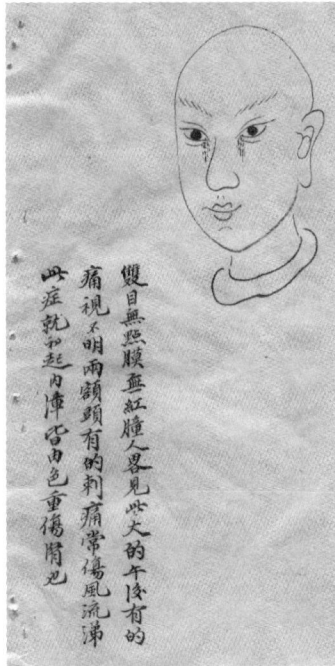

图 11-1-323 色重伤肾图

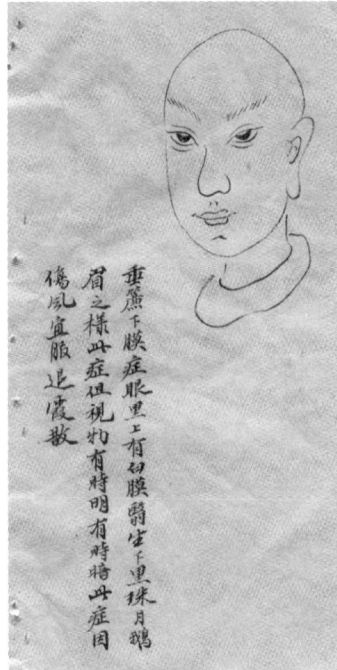

图 11-1-324 垂帘下膜症图

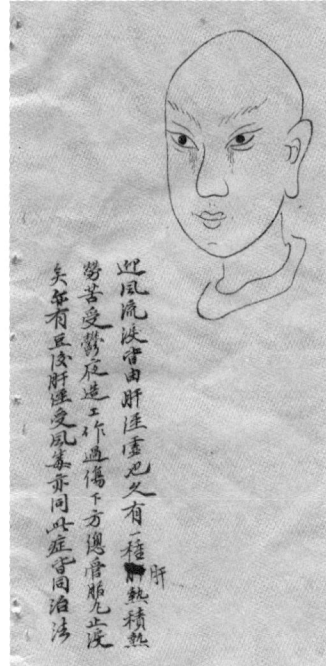

图 11-1-325 迎风流泪图

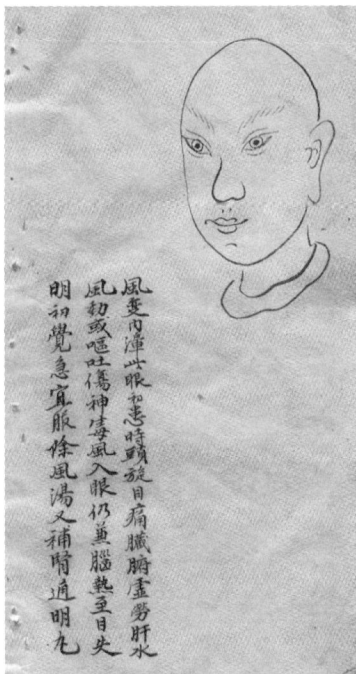

图 11-1-326 风变内障图

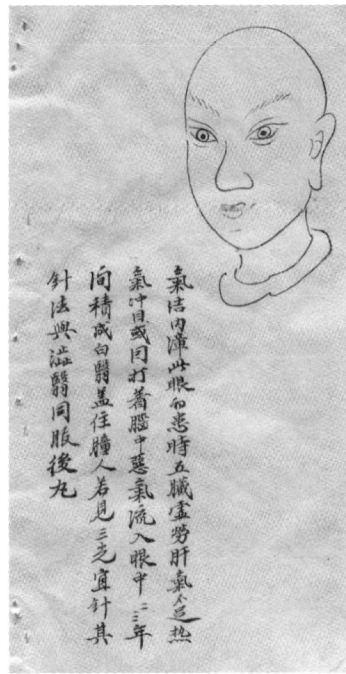

图 11-1-327 气结内障图

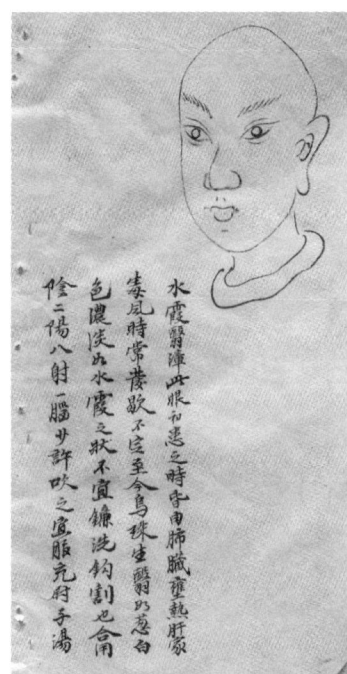

图 11-1-328 水霞翳障图

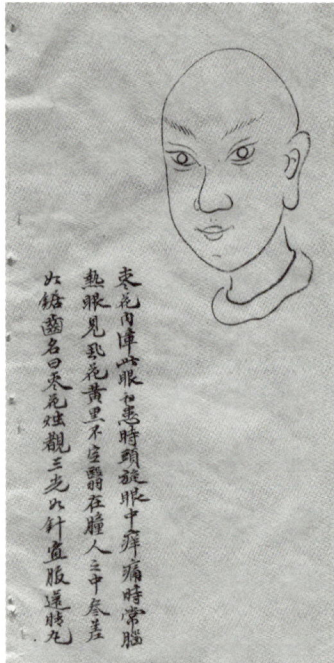

枣花内障此眼也患时头旋眼中疼痛时常脑
热眼见黑花黄里不空翳在瞳人之中参差
此镜离名曰枣花缬观三尤火针宜服还睛丸

图 11-1-329　枣花内障图

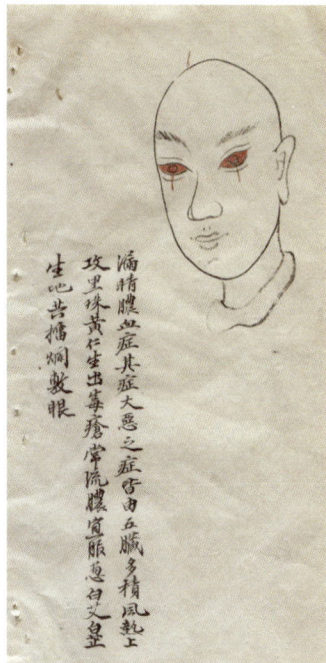

生心苦播烟数眼
攻里赤黄仁生出毒疮常�‖瘦宜服恐甘文星
漏睛膿血症其症大恶之症守由五脏多积风热上

图 11-1-330　漏睛脓血图

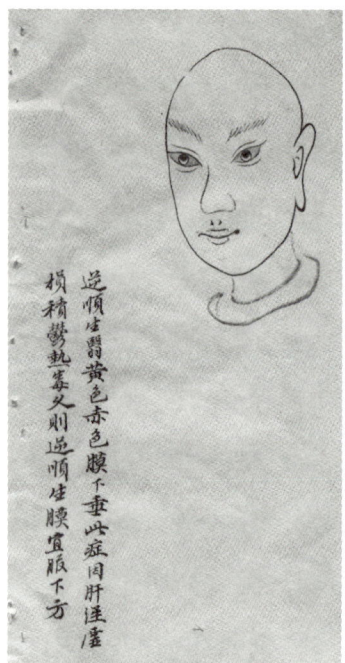

损积鬱热久则逆顺生膜宜服下方
逆顺生翳黄色赤色膜下重此症因肝注虚

图 11-1-331　逆顺生翳图

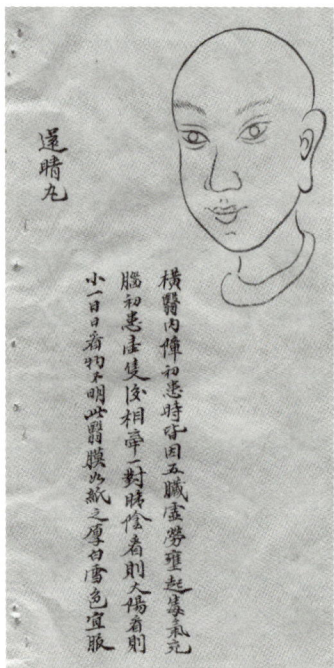

还睛丸

横翳内障初患时守困五脏虚劳雍起实积
脑和恶虚使阴相争一對睇阴宜肴则入陽有则
小一日日斋约不明此翳膜必紙之厚白雪色宜服

图 11-1-332　横翳内障图

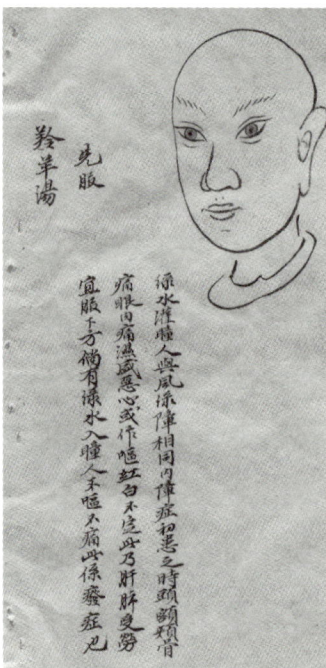

羚羊湯

先服
绿水灌瞳人與風承障相闷内障症和惡之時頭頬骨
痛眼内痛滩或恶心或作恒紅白不遠此乃肝肝受劳
宜服下方纳有绿水入瞳人至痛大痛此係發症丸

图 11-1-333　绿水灌瞳图

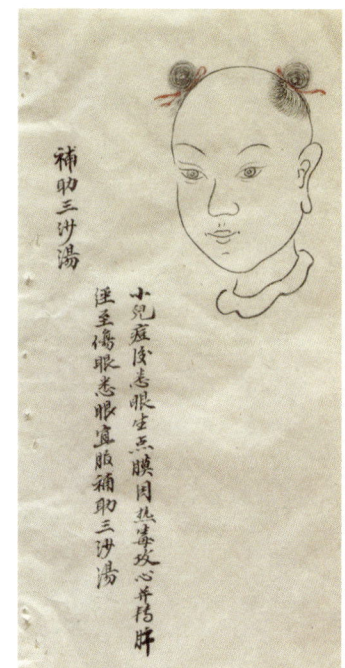

補肋三沙湯

小兒痘候志眼生黑膜因热毒攻心并揚肝
逆至傷眼志眼宜服補肋三沙湯

图 11-1-334　小儿痘后生翳图

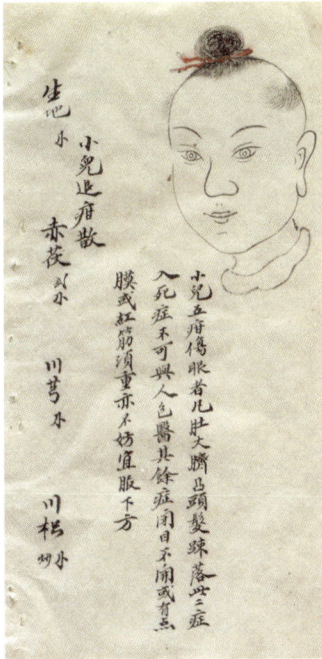

图 11-1-335　小儿五疳伤眼图

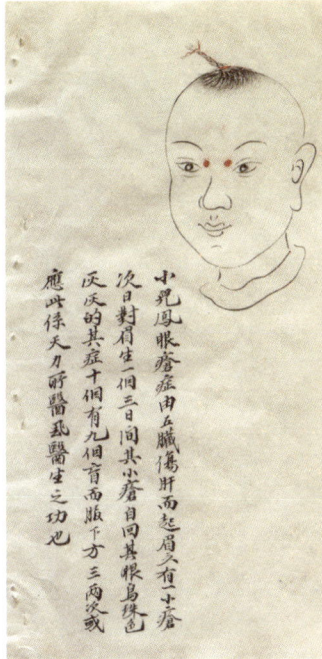

图 11-1-336　小儿凤眼疮图

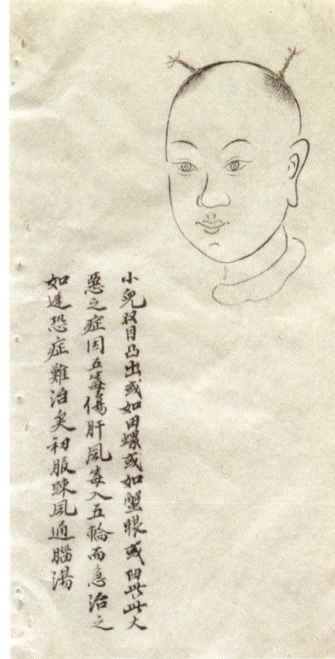

图 11-1-337　小儿蟹眼大恶图

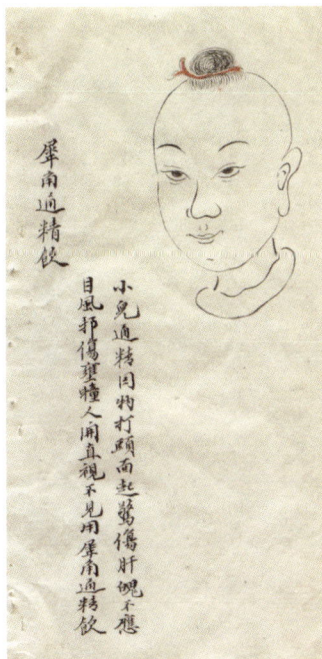

图 11-1-338　小儿惊伤视而不见图

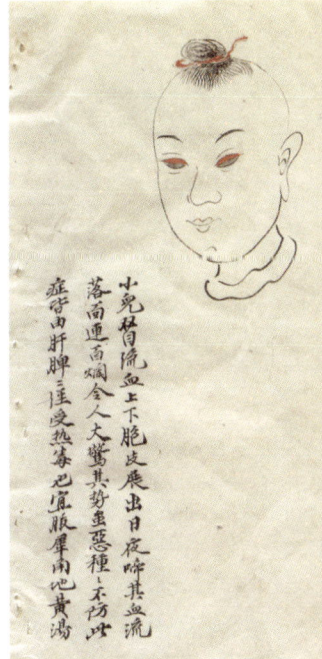

图 11-1-339　小儿双目流血图

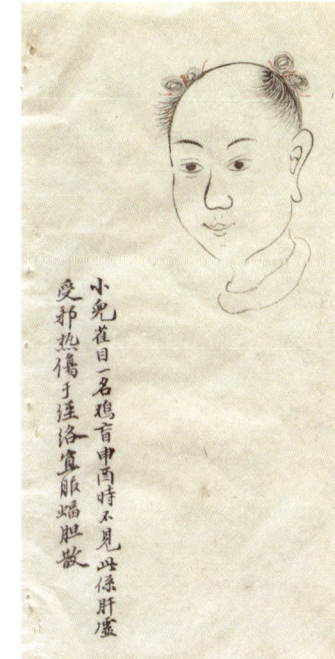

图 11-1-340　小儿鸡盲图

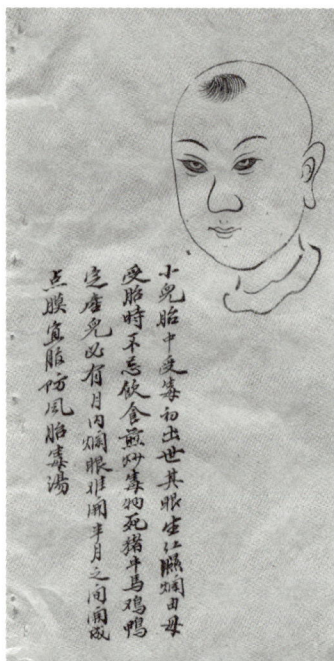

图 11-1-341　小儿胎毒烂眼图

小儿胎中受毒初出世其眼生红脱烂日虫受胎时不忌饮食煎炒鱼狗死猪牛马鸡鸭定虚儿必有目内烂眼难开半月之间开或点膜宜服防风胎毒汤

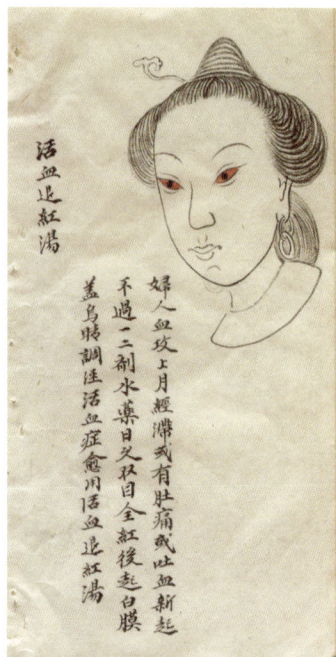

图 11-1-342　妇人血攻眼红起膜图

活血退红汤

妇人血攻上月经滞或有肚痛或此血新起不过一二剂水果日久双目全红後起白膜盖乌膈调注活血症愈门活血退红汤

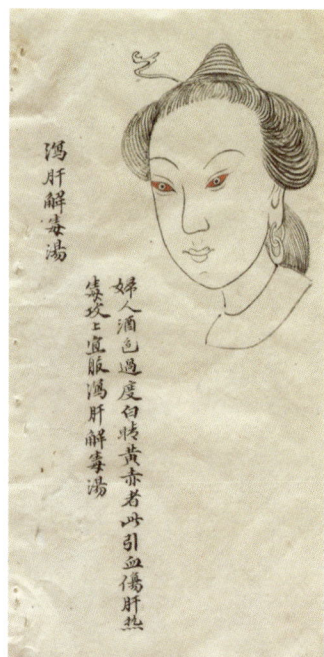

图 11-1-343　妇人酒色白睛黄赤图

泻肝解安汤

妇人酒色过度白睛黄赤者此引血伤肝热痰攻上宜服泻肝解安汤

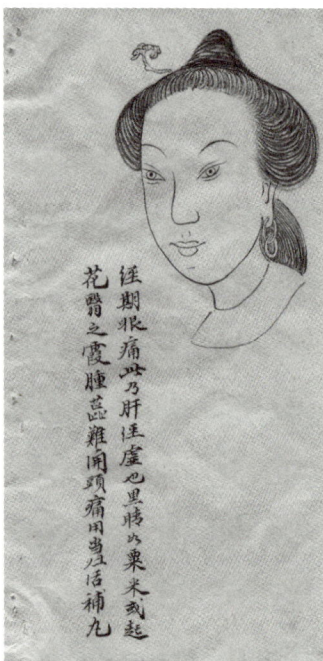

图 11-1-344　妇人经期眼痛图

经期眼痛此乃肝注虚也更膜以粟米来或起花翳之霞肿蕊难开颈痛因当虚活补丸

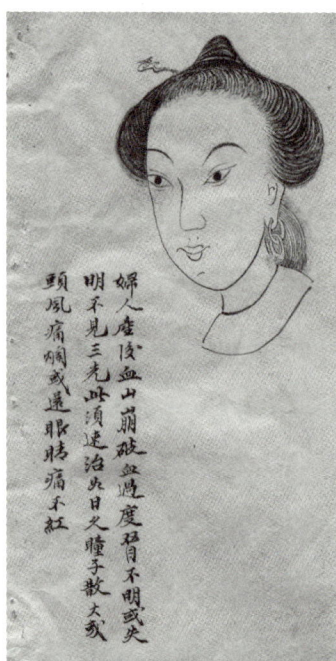

图 11-1-345　妇人产后血崩失明图

妇人产後血山崩破血过度昏昏不明或失明不见三光此凑进治此日久瞳子散大或颈风痛烂或选眼膜痛不红

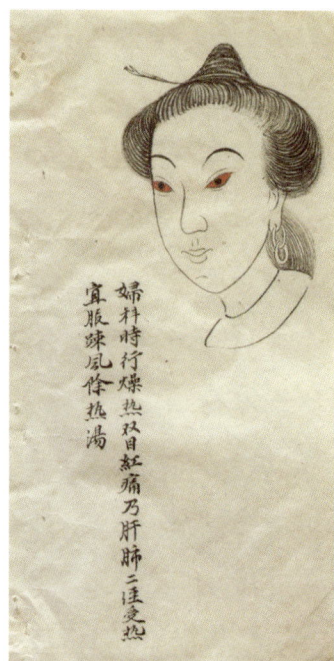

图 11-1-346　妇人燥热双目红痛图

妇科时行燥热双目红痛乃肝肺二注受热宜服疎风除热汤

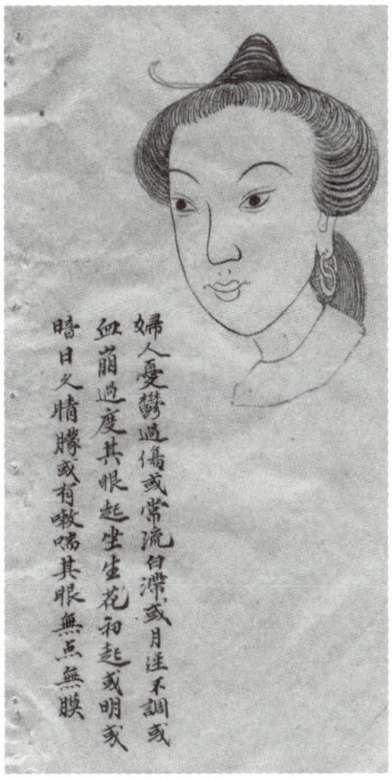

婦人受鬱過傷或常流目淚或月注不調或血崩過度其眼起坐生花和起或明或暗日久睛脹或有眵糊其眼無血無膜

图 11-1-347　妇人忧郁生翳图

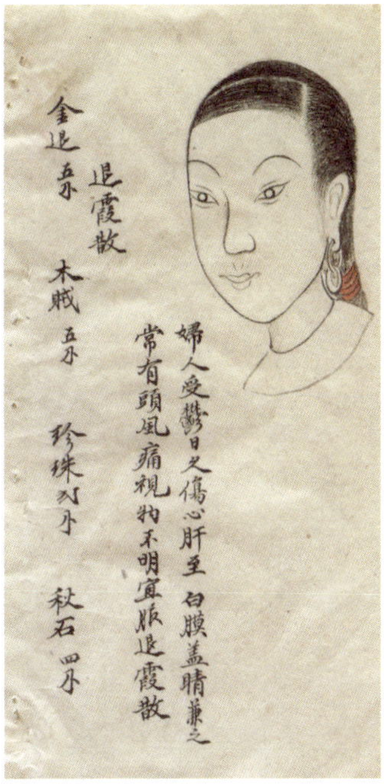

金止赤

退霞散

木賊　五分

珍珠　二分

秋石　四分

婦人受鬱日久傷心肝生白膜蓋睛兼之常有頭風痛視物不明宜服退霞散

图 11-1-348　妇人郁久白膜盖睛图

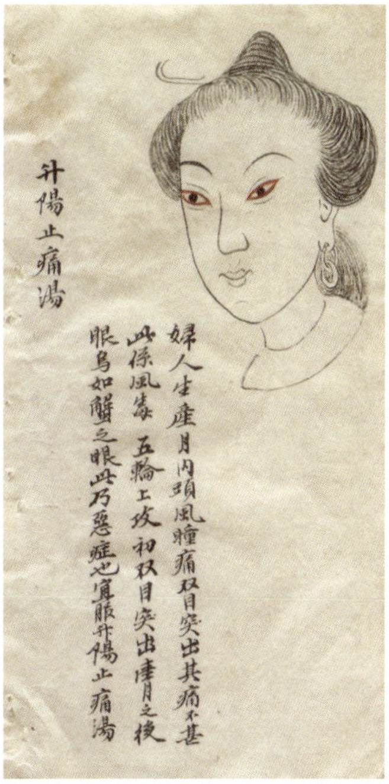

升陽止痛湯

婦人生產月內頭風疼痛及目突出其痛不甚此係風寒五輪工攻初玟目突出瘤目之後眼烏如蟹之眼此惡瘤也宜服升陽止痛湯

图 11-1-349　妇人产月双目突出图

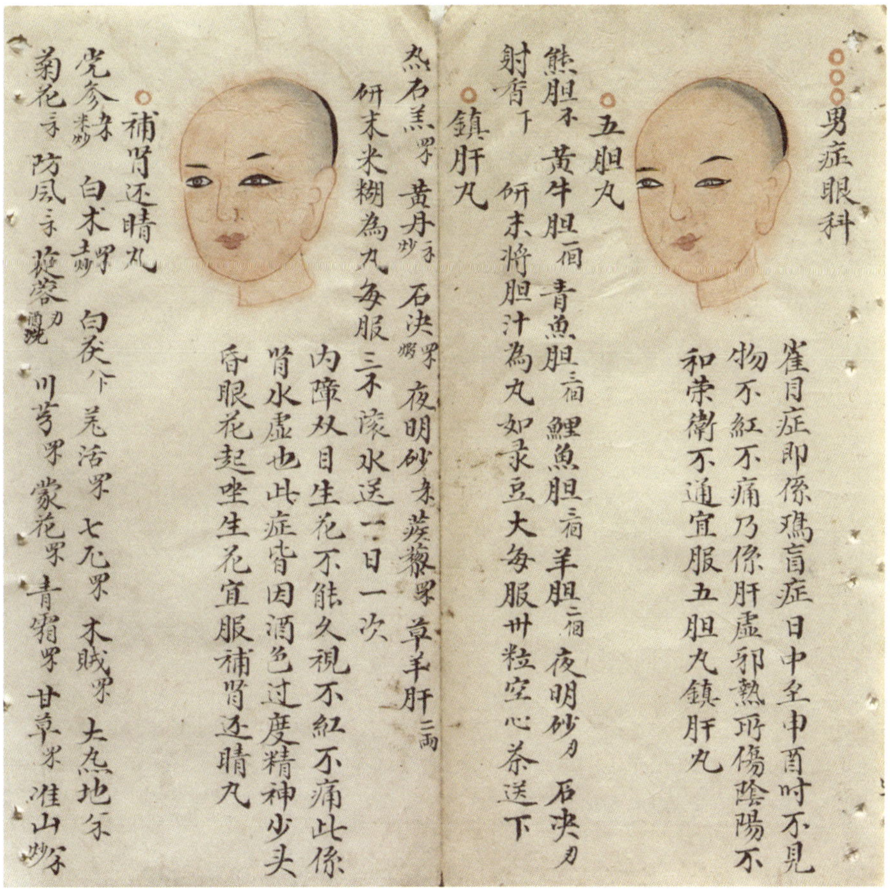

黨參　白术　菊花　防風　蓯蓉　補腎還睛丸
白茯　羌活　木賊　大熟地　川芎　蒙花　青葙　甘草　淮山

熊膽　五膽丸　黃牛膽　鯉魚膽　羊膽　夜明砂　石決　青魚膽　草羊肝　石決　黃丹　研末米糊為丸每服三不滾水送一日一次

內障雙目生花不能久視不紅不痛此係腎水虛也此症皆因酒色過度精神少頭昏眼花起坐生花宜服補腎還睛丸

射膽　鎮肝丸　研末將膽汁為丸如菉豆大每服卅粒空心茶送下

熊膽　五膽丸　黃牛膽一個　青魚膽三個　鯉魚膽一個　羊膽二個　夜明砂　石決

男症眼科

雀目症即係雞盲症日中至申酉時不見物不紅不痛乃係肝虛邪熱將傷陰陽不和榮衛不通宜服五膽丸鎮肝丸

图 11-1-350　雀目症图　图 11-1-351　双目生花内障图

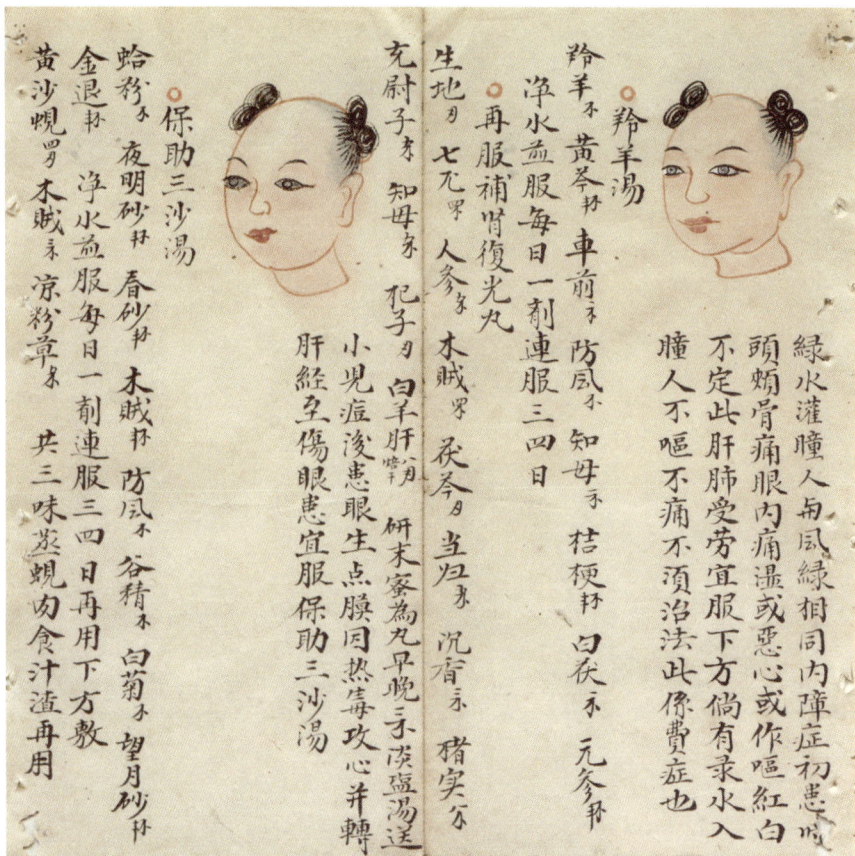

綠水灌瞳人与凤绿相同内障症初患时
头颊骨痛眼内痛温或作恶心或作红白
不定此肝肺受劳宜服下方偶有绿水入
瞳人不呕不痛不须治法此係費症也

◯羚羊湯
羚羊不　黄芩卅　车前不　防风不　知母不　桔梗卅　白茯苓不　元参卅
净水益服每日一剂连服三四日
◯再服補肾復光丸
生地月　七九界　人参卅　木贼界　茯苓月　当归界　沉香末　猪实公　辰砂末

克尉子末　知母界　杞子月　白羊肝切开　研末蜜为丸早晚不淡盐汤送
小儿痘后患眼生点膜同热毒攻心并轉
肝经至伤眼患宜服保助三沙湯

◯保助三沙湯
蛤粉卅　夜明砂卅　春砂卅　木贼卅　防风不　谷精不　白菊不　望月砂卅
净水益服每日一剂连服三四日日再用下方敷
金退末　黄沙蚬罗　木贼末　凉粉章末　共三味蒸蚬肉食汁渣再用

图 11-1-352　绿水灌瞳图　　图 11-1-353　小儿痘后生翳图

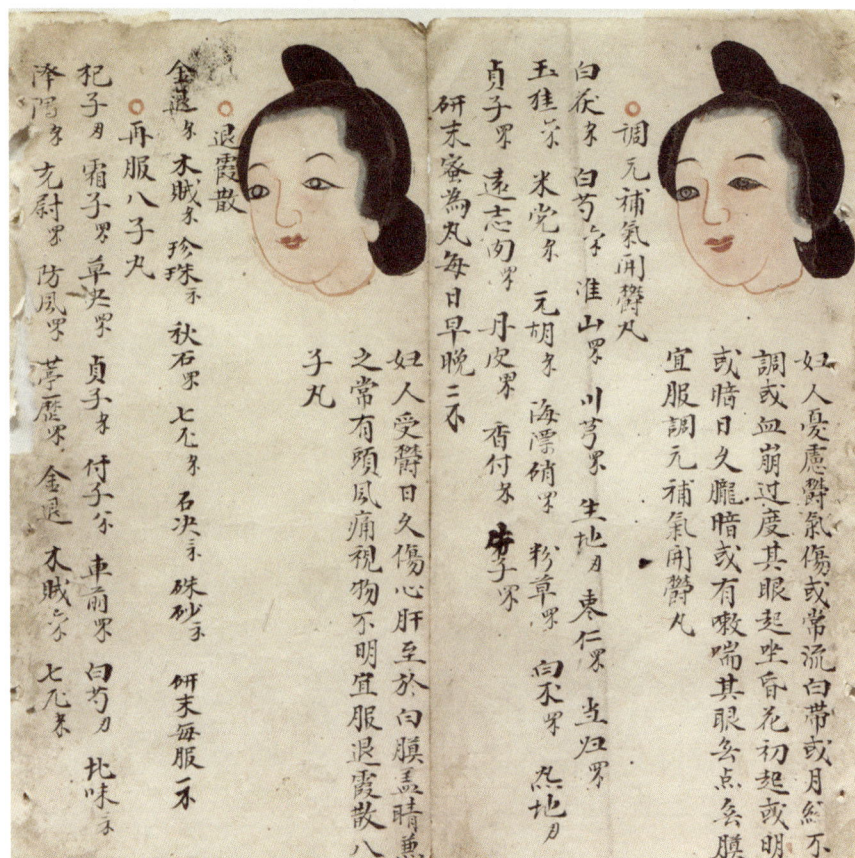

妇人忧应爵气伤或常流白带或月紅不
调或血崩过度其眼起昏花初起或睹明
或睹日久朦暗或有嗽喘其眼多点多膜
宜服调元補气用臂丸
研末蜜为丸每日早晚三不

◯调元補气用臂丸
白茯不　白芍不　淮山界　川芎末　生地月　枣仁界　当归界
玉桂末　米党末　元胡末　海漂绡末　粉草末　白术界　辰地月
贞子界　远志肉末　丹皮界　香付末　枣子末

◯退霞散
金退末　木贼末　珍珠末　秋石界　石决末　硃砂末　研末每服一不
◯再服八子丸
妇人受爵日久伤心肝至於白膜盖睛熏
之常有头风痛视物不明宜服退霞散八
子丸

杞子月　霜子末　贞子末　克尉界　防风界　葶蘼末　金退末　木贼末
净隔末　甲片末　车前界　白芍刀　北味末
秋石界　七九末　白术刀　七九末

图 11-1-354　妇人忧郁生翳图　　图 11-1-355　妇人郁久白膜盖睛图

图 11-1-356　匝舌痈图

图 11-1-357　喉痹图

图 11-1-358　左单蛾图
图 11-1-359　右单蛾图

图 11-1-360　双单死乳蛾图

图 11-1-361　双活乳蛾图

图 11-1-362　开花疔图
图 11-1-363　死鹅核图

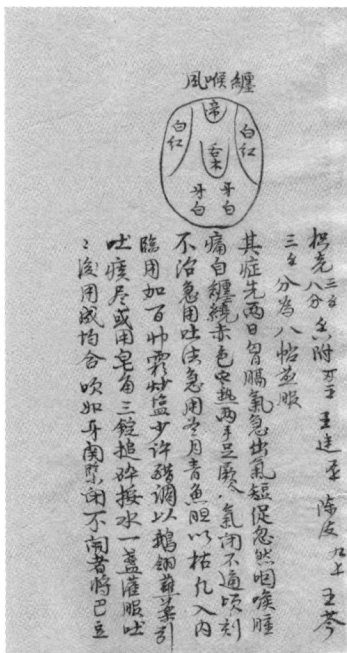

图 11-1-364　缠喉风图

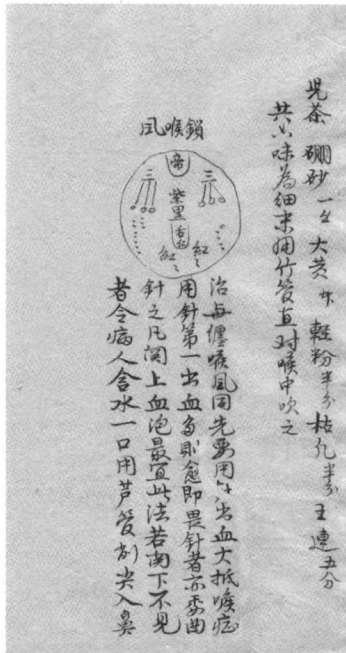

图 11-1-365　锁喉风图

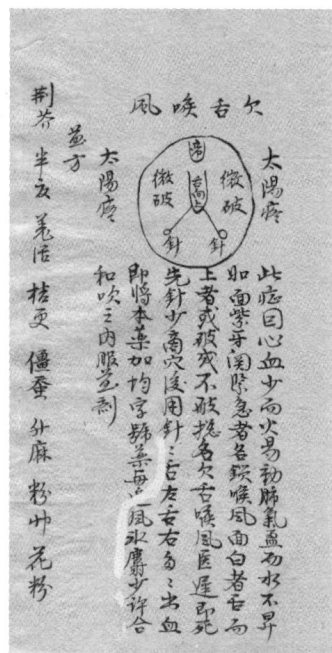

图 11-1-366　欠舌喉风图

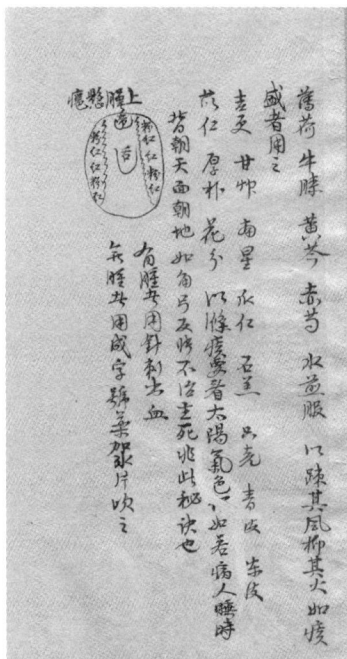

图 11-1-367　上腭悬痈图

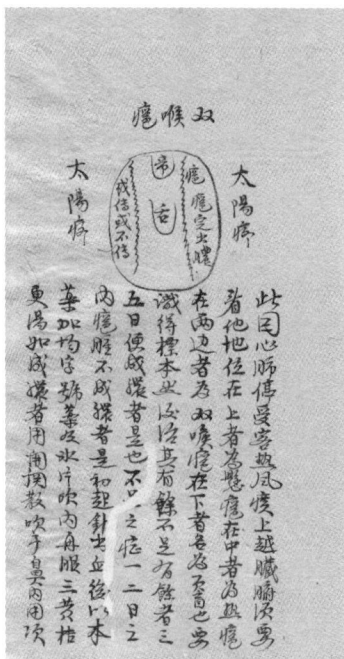

图 11-1-368　双喉痈图

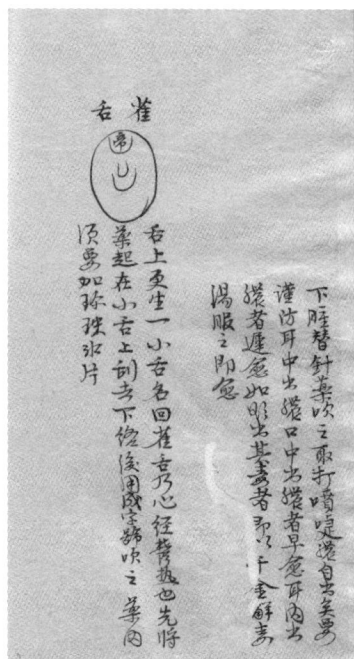

图 11-1-369　雀舌图

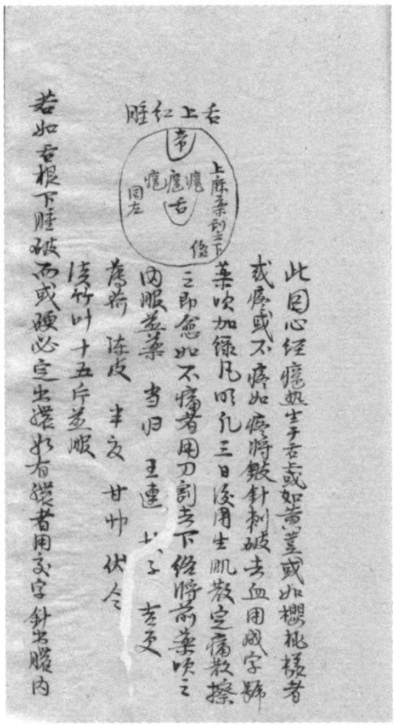

图 11-1-370　舌上红肿图

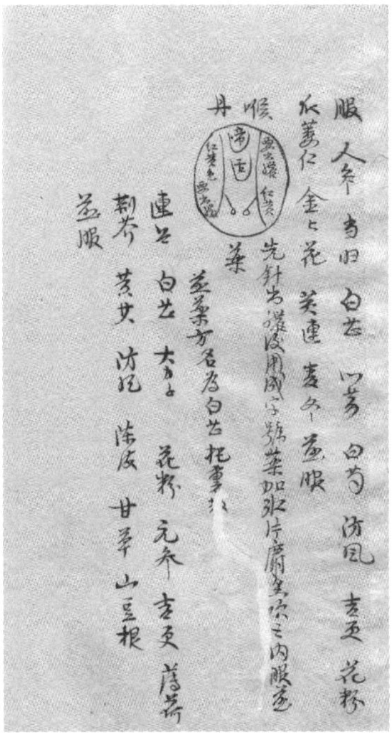

图 11-1-371　喉丹图

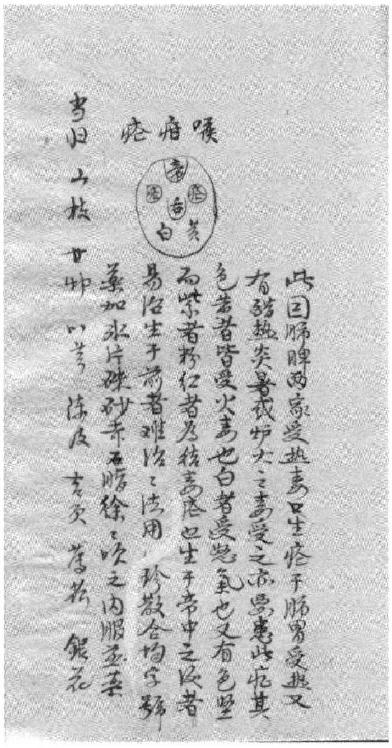

图 11-1-372　喉疳疮图

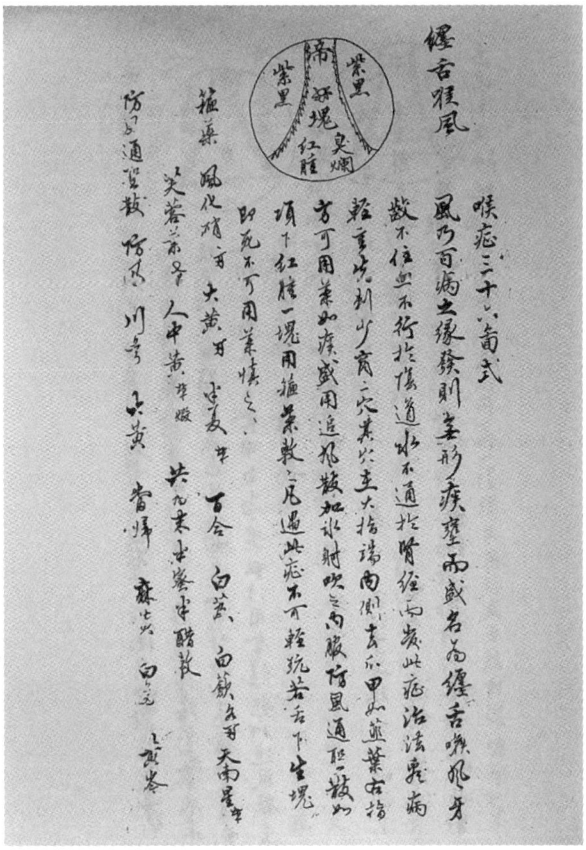

图 11-1-373　缠舌喉风图

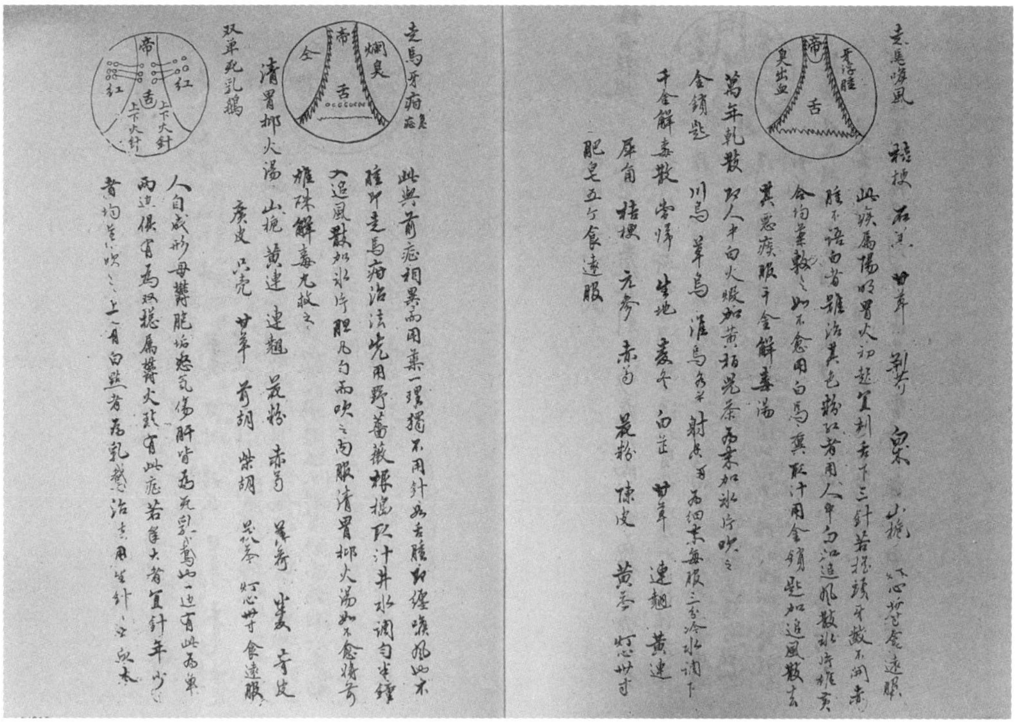

图 11-1-374　走马喉风图　　图 11-1-375　走马牙疳图　　图 11-1-376　双单死乳蛾图 1

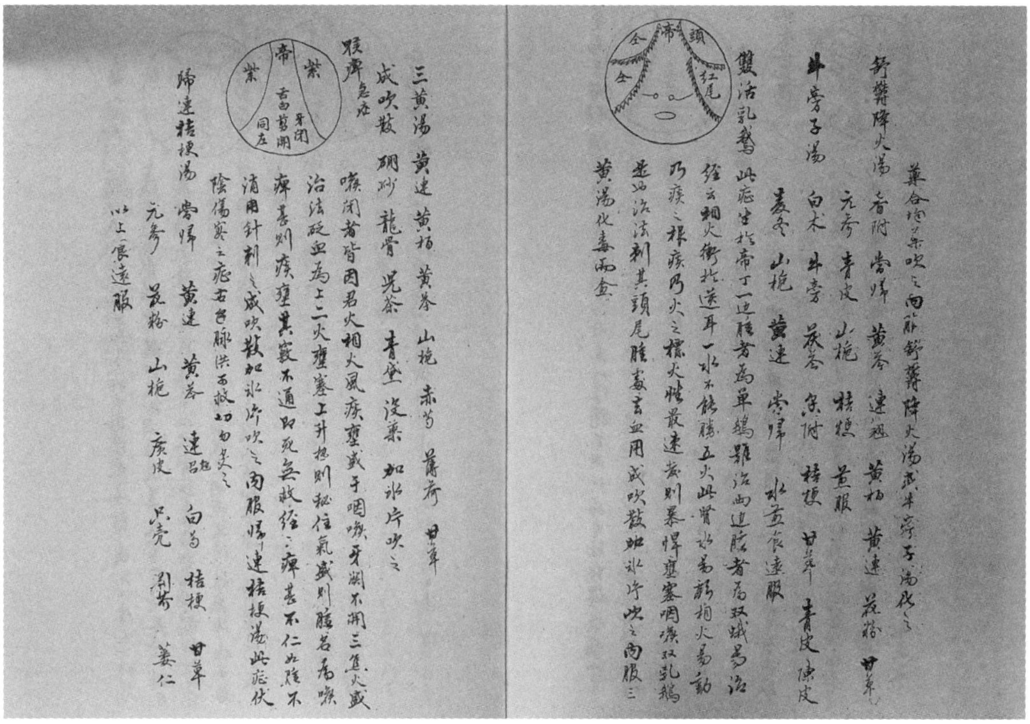

图 11-1-377　双活乳蛾图 1　　图 11-1-378　喉痹急症图

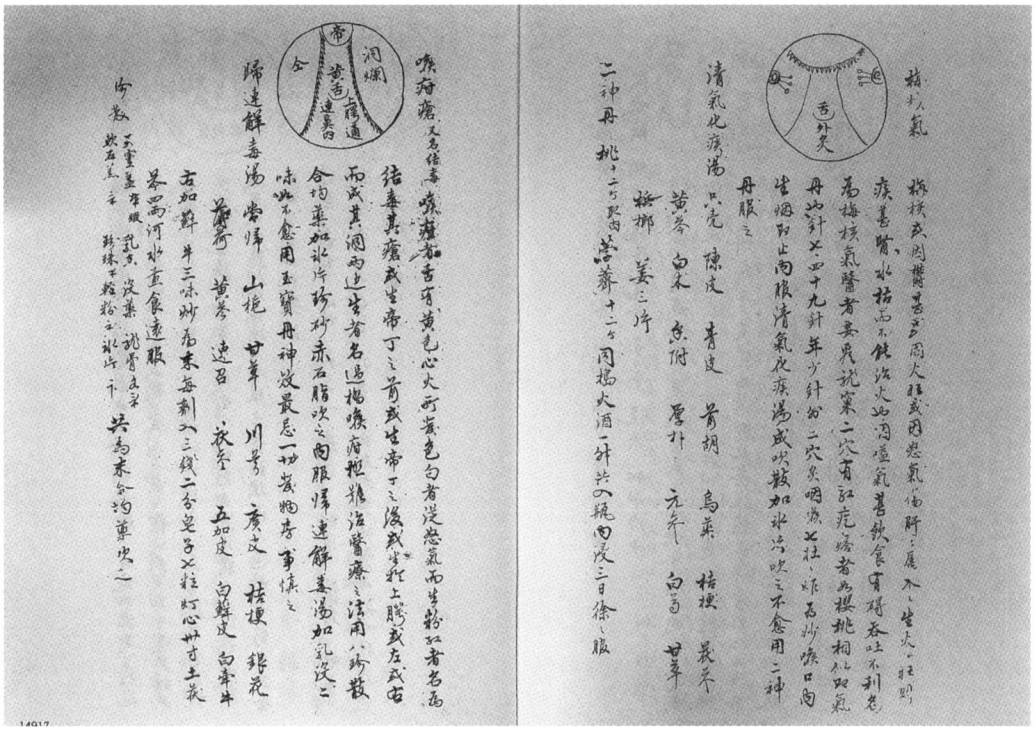

梅核氣

梅核氣因鬱悶而成，因怒氣傷肝，肝屬木，木生火，火旺則痰甚，腎水枯而不能治火，故咽喉壅塞，飲食有礙，吞吐不利，名為梅核氣。醫者要先識穴，二穴有紅疤，瘡者如櫻桃相似，此氣舟外針，又四十九針，年少針分二穴，灸咽喉七壯，炒喉口内生烟即止，内服清氣化痰湯，或吹散加冰片吹之，不愈用二神丹服之。

清氣化痰湯　只殼　陳皮　青皮　前胡　烏藥　桔梗　黃芩　白朮　香附　厚朴　元參　白芍　甘草　檳榔　姜三片

二神丹　桃仁十二個，取肉　葶藶十二個　同搗，火酒一斤，共入瓶内浸三日，徐徐服

喉疳瘡 又名結毒

喉疳者，舌有黃色，心火所發；色白者，從怒氣而生；粉紅者，名為結毒。其瘡或生帝丁之前，或生帝丁之後，或生於上腭，或左或右而成。其潤而延生者，名過梯喉疳，極難治。醫療之法，用八珍散合均藥加冰片、珍珠、赤石脂吹之，内服歸連解毒湯加乳、沒二味。如不愈，用玉寶丹，神效。最忌一切發物房事，慎之。

歸連解毒湯　當歸　山梔　甘草　川芎　廣皮　桔梗　銀花　薄荷　黃芩　連召　茯苓　五加皮　白鮮皮　白牽牛

右加鮮牛三味炒為末，每劑入三錢二分，皂子七粒，灯心卅寸，土茯苓四兩，河水煎，食遠服。

八珍散　天靈蓋　乳香　沒藥　龍骨　各五分　珍珠　粉　冰片　共為末，合均藥吹之

图 11-1-379　梅核气图 1　图 11-1-380　喉疳疮图

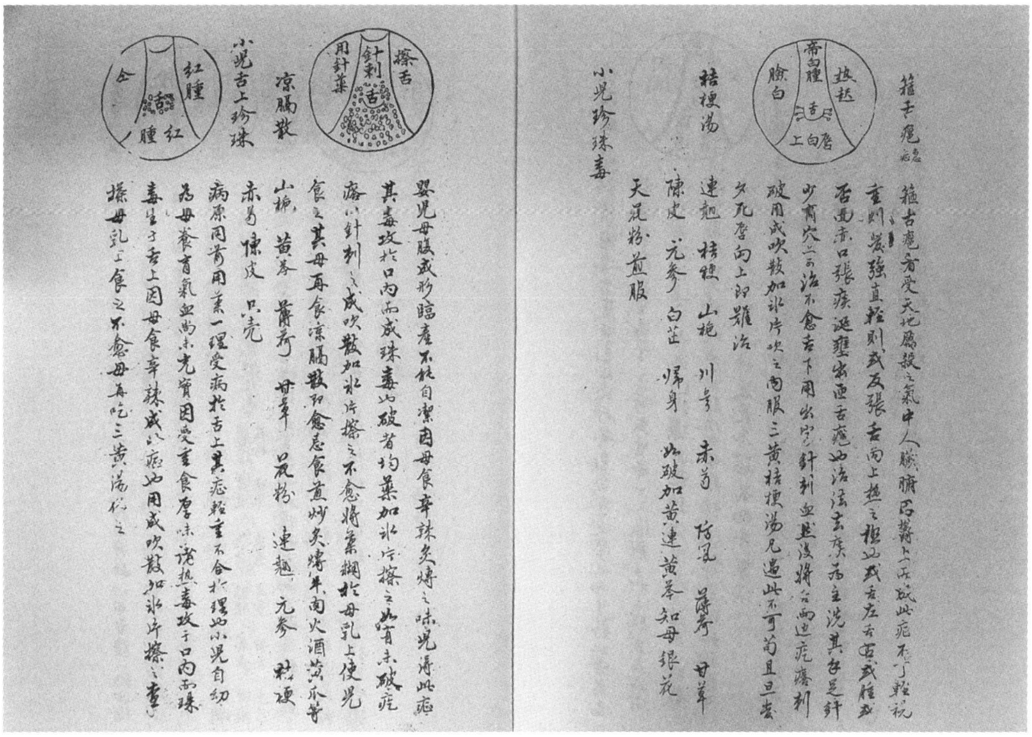

箝舌癰

箝舌癰者，受天地厲殺之氣，中人臟腑，舌發上下，故此疤不可輕視。重則發強直，輕則或反張，舌向上捲之，或舌左右。舌面赤，口張，痰涎壅出，舌癰如治法，去痰為主。洗其舌，足針少商穴，二穴治不愈，舌下用出血針刺血，其後將舌兩邊疤痕刺破，用或吹散加冰片吹之，内服三黃桔梗湯。凡遇此不可苟且，唇向上即難治。

桔梗湯　連翹　桔梗　山梔　川芎　赤芍　防風　薄荷　甘草　陳皮　元參　白芷　歸身　如破加黃連　黃芩　知母　銀花　天花粉　煎服

小兒珍珠毒

嬰兒母腹成形，臨產不能自潔，因母食辛辣炙烤之味，兒得此疤。其毒攻於口内而成珠，毒如破者，均藥加冰片擦之；如有未破疤瘡，以針刺之，或吹散加冰片擦之。不愈，將藥搗於母乳上使兒食之，其母再食涼膈散即愈。忌食煎炒炙烤羊肉火酒等。

涼膈散　山梔　黃芩　薄荷　甘草　花粉　連翹　元參　桔梗　赤芍　陳皮　只殼

小兒舌上珍珠

病原同前，用藥一理。受病於舌上，其疤輕重不合於理。如小兒自幼為母養育，氣血尚未充實，因受重食厚味諸熱毒攻於口内，而珠毒生於舌上，因母食辛辣成此疤，如用或吹散加冰片擦之，并擦母乳上食之，不愈，母再吃三黃湯亦之。

图 11-1-381　箍舌痈图　图 11-1-382　小儿珍珠毒图 1　图 11-1-383　小儿舌上珍珠图

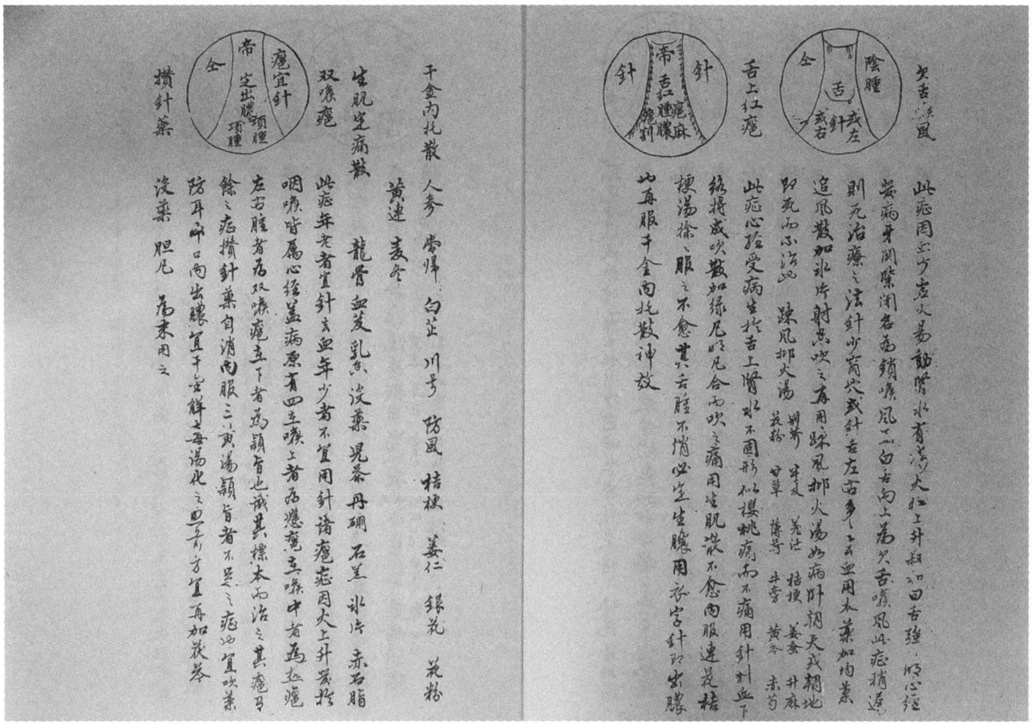

图 11-1-384　欠舌喉风图 1　　图 11-1-385　舌上红痈图 1　　图 11-1-386　双喉痈图 1

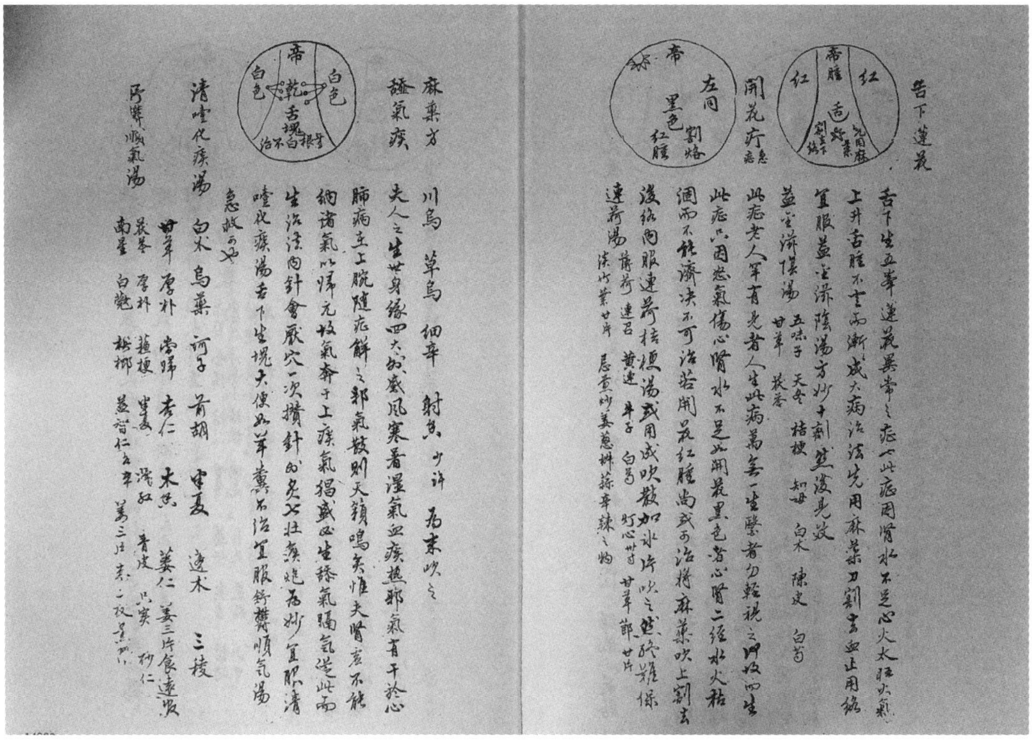

图 11-1-387　舌下莲花图 1　　图 11-1-388　开花疔图 1　　图 11-1-389　舔气痰图

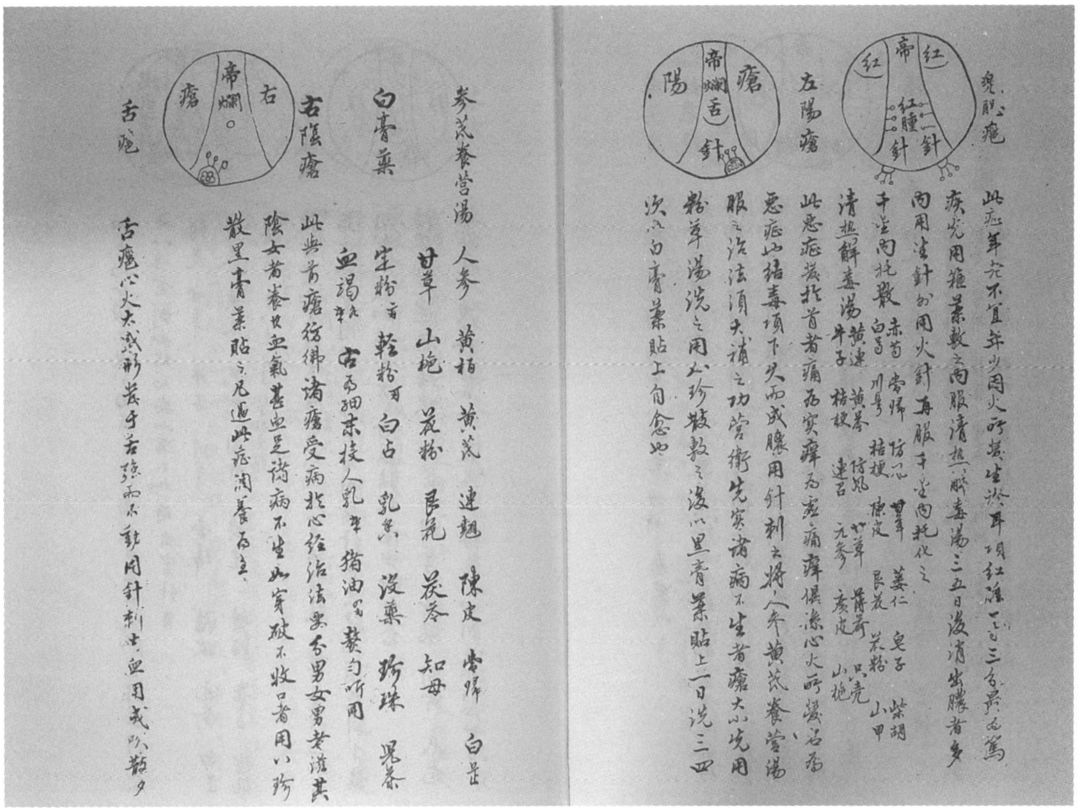

兜腮癰
此症年老不宜年少因火所發生於耳項紅腫一二三日異爲篤
疾先用箍藥敷之內服清熱解毒湯三五日後潰出膿者多
內用生針分用火針再服千金內托化之
千金內托散 赤芍 當歸 防風 甘草 姜仁 皂子 柴胡
白芍 川芎 桔梗 陳皮 銀花 花粉 山甲
清熱解毒湯 黃連 黃芩 防風 甘草 薄荷 只殼
牛子 桔梗 連召 元參 廣皮 山梔
左陽瘡
此惡症發於首者痛爲實癢爲虛痛癢俱滲心火所發若爲
惡症以結毒項下必而成膿用針刺之將入參黃芪養營湯
服之治法須大補之功營衛先實諸病不生者瘡大小坑用
粉草湯洗之用以珍珠散之後以黑膏藥貼上一日洗三四
次以白膏藥貼上自愈也
參芪養營湯 人參 黃柏 黃芪 連翹 陳皮 當歸 白芷
甘草 山梔 花粉 銀花 茯苓 知母
白膏藥
官粉一兩 輕粉一兩 白占 乳香 沒藥 珍珠 兒茶
血竭一錢 右爲細末放人乳一斗 豬油四兩 熬勻所用
右陰瘡
此與前瘡彷彿諸瘡受病於心經治法要分男女男要滋其
陰女者養其血氣甚血足諸病不生如穿破不收口者用以珍
散黑膏藥貼之凡遇此症潤養爲主
舌癰
舌癰心火太熾形發于舌癢而不動用針刺出血用或吹藥多

图 11-1-390 兜腮痈图 图 11-1-391 左阳疮图 图 11-1-392 右阴疮图 1

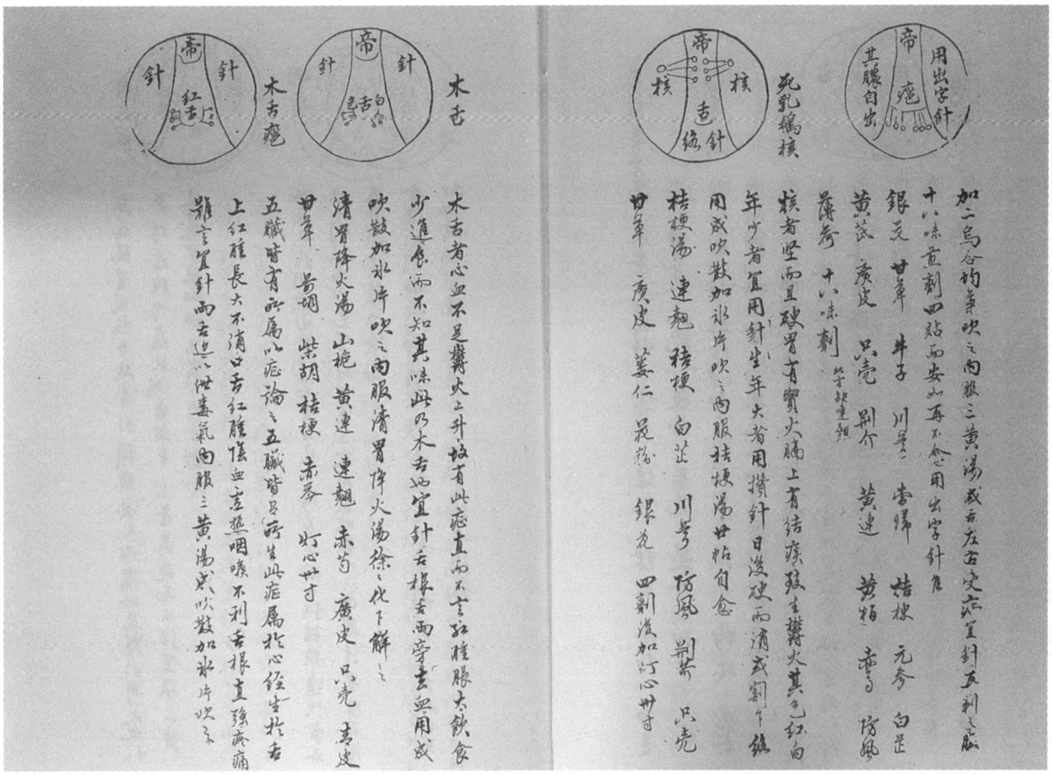

加二烏合均等吹之內服三黃湯戒舌左右定症宜針再刺之瘀
十八味並劑四貼而安如再不愈用出字針
銀花 甘草 牛子 川芎 當歸 桔梗 元參 白芷
黃芪 廣皮 只殼 荊芥 黃連 黃柏 赤芍 防風
薄荷 十八味劑
死乳鵝核
核者堅而且硬胃有實火膈上有結痰致生鬱火其色紅白
年少者宜用針生年大者用攢針日後硬而潰或割下核
用或吹散加冰片吹之內服桔梗湯廿帖自愈
桔梗湯 連翹 桔梗 白芷 川芎 防風 荊芥 只殼
甘草 廣皮 姜仁 花粉 銀花 四劑後加燈心卅寸
木舌
木舌者心血不足鬱火上升故有此症直而不言脹大飲食
少進食而不知其味此乃木舌也宜針舌根舌兩旁去血用或
吹散加冰片吹之內服清胃降火湯徐徐化下解之
清胃降火湯 山梔 黃連 連翹 赤芍 廣皮 只殼 青皮
甘草 黃芩 柴胡 桔梗 赤苓 燈心廿寸
木舌癰
五臟皆有所屬以症論之五臟皆有所生此症屬於心經生於舌
上紅腫長大不消口舌紅腫傷血虛熱咽喉不利舌根直強疼痛
難言宜針兩舌邊以泄毒氣內服三黃湯或吹散加冰片吹之

图 11-1-393 舌痈图 图 11-1-394 死乳鹅核图 图 11-1-395 木舌图 1 图 11-1-396 木舌痈图

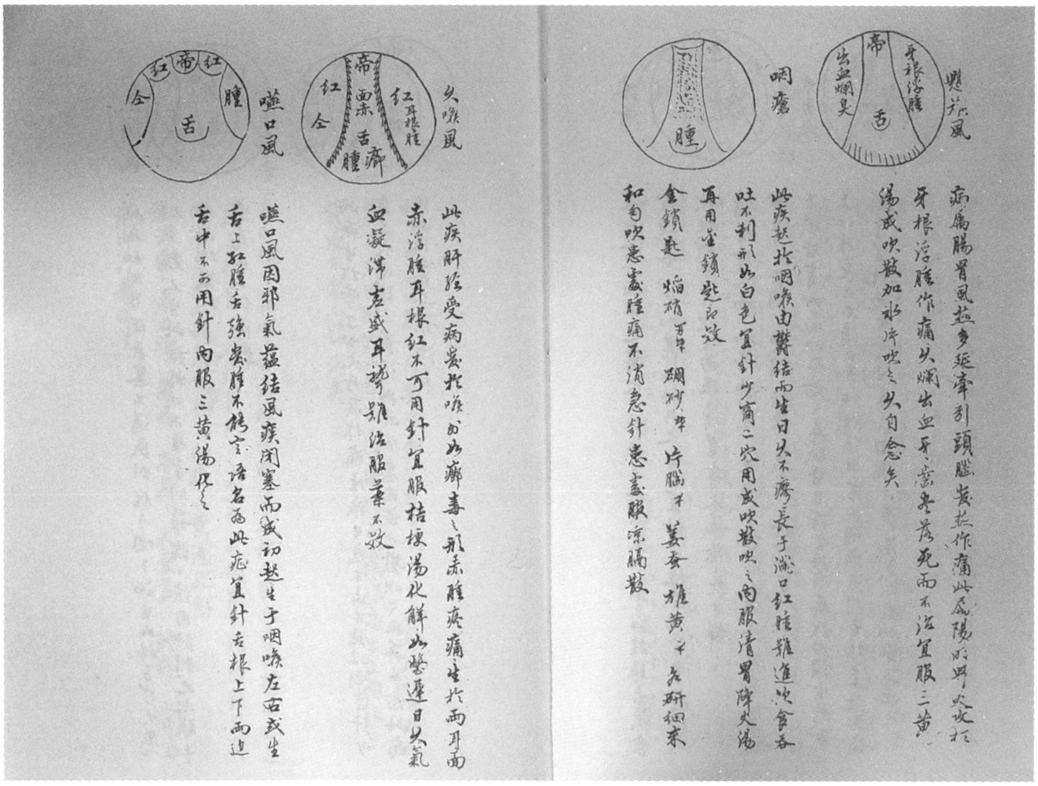

图 11-1-397　悬喉风图　　图 11-1-398　咽疮图　　图 11-1-399　久喉风图　　图 11-1-400　嚫口风图

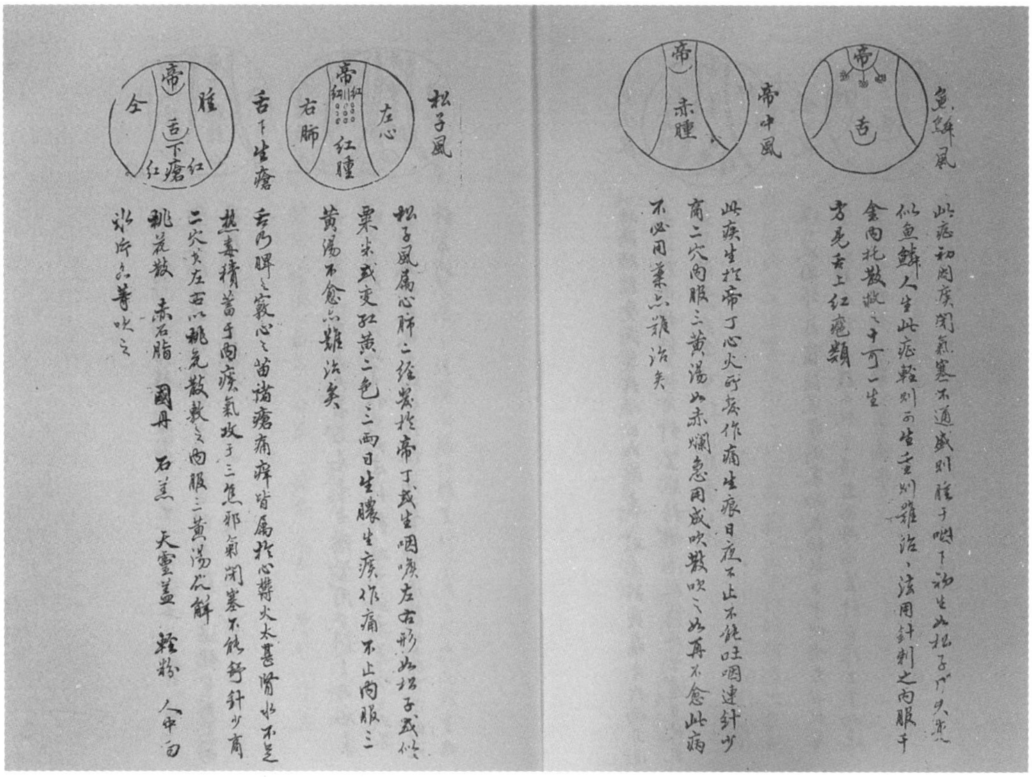

图 11-1-401　鱼鳞风图　　图 11-1-402　帝中风图　　图 11-1-403　松子风图　　图 11-1-404　舌下生痈图 1

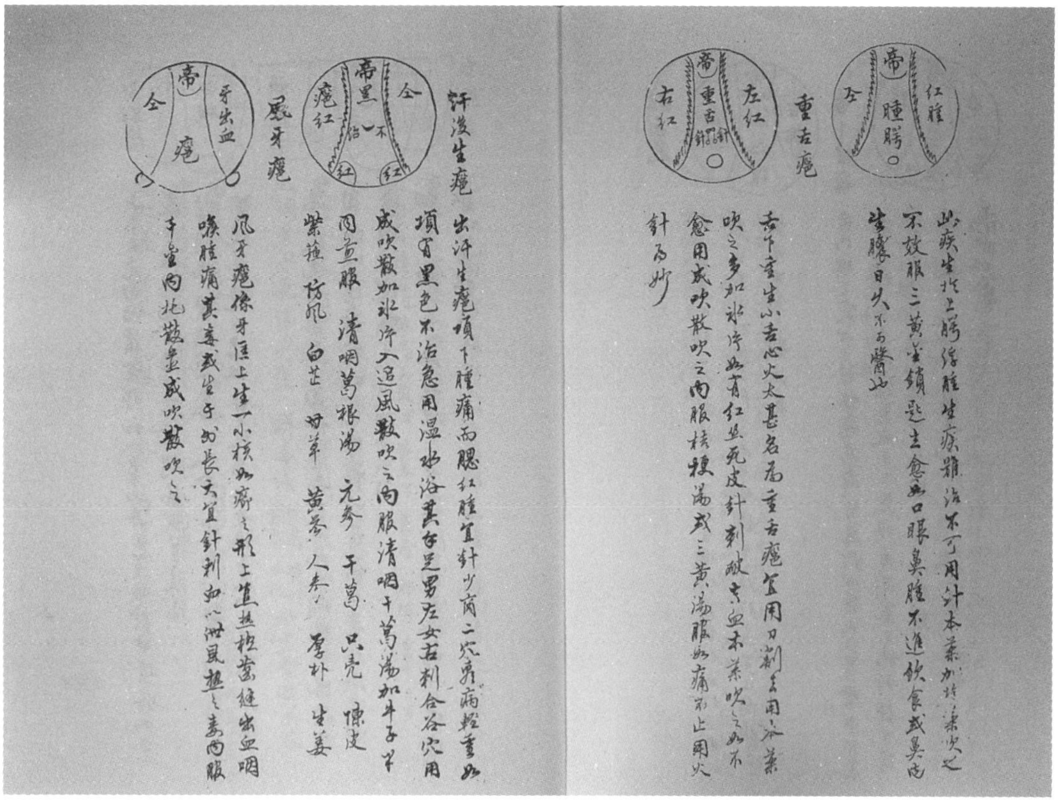
此疾生於上腭，浮腫生疾難治，不可用針，本藥加冰片吹之
不效服三黃涼膈散，生愈。如口腥臭腫不進飲食，或臭色
生膿日久，不可醫也

重舌癰

舌下重生小舌，心火太甚，名為重舌癰。宜用刀割去，用本藥
吹之，多加冰片。如有紅絲死皮，針刺破去血，本藥吹之。如不
愈，用成吹散吹之，內服桔梗湯或三黃湯。服如痛不止，用火
針為妙

汗後生癰

出汗生癰，項下腫痛而腮紅腫，宜針少商二穴。若病勢重，如
項有黑色不治。急用溫水浴其足，男左女右，刺合谷穴，用
成吹散加冰片入追風散吹之，內服清咽千葛湯加牛子、半
同煎服。清咽葛根湯：元參、干葛、只殼、陳皮、
紫菀、防風、白芷、甘草、黃芩、人參、厚朴、生姜

風牙癰

風牙癰係牙匡上生一小核，如瘤之形，上宜[illegible]，縫出血，咽
喉腫痛甚毒，或生牙如長大，宜針刺[illegible]，[illegible]之毒，內服
千金內托散，並成吹散吹之

图 11-1-405 上腭浮肿图 图 11-1-406 重舌痈图 图 11-1-407 汗后生痈图 1 图 11-1-408 风牙痈图

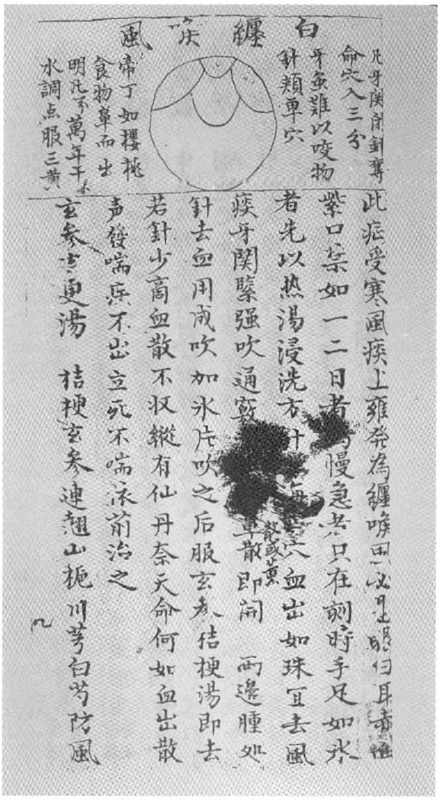
白纏喉風

凡牙關閉針[illegible]命穴入三分
牙齒難以咬物
針頰車穴

帝丁如櫻桃
食物鼻而出
明凡不萬年千金
水調点服三黃

此症受寒風痰上壅，発為纏喉風，以手[illegible]目耳赤腫
紫口禁如一二日者有慢急，只在刻時手足如冰
者先以熱湯浸洗，方針[illegible]血出如珠，宜去風
痰，牙關緊强吹通竅[illegible]散或草散即開。兩邊腫处
針去血用成吹加冰片吹之，后服玄參桔梗湯即去
若針少商血散不收，縱有仙丹奈天命何。如血出散
声發喘痰不出立死，不喘依前治之
玄參桔梗湯 桔梗 玄參 連翹 山梔 川芎 白芍 防風

图 11-1-409 白缠喉风图

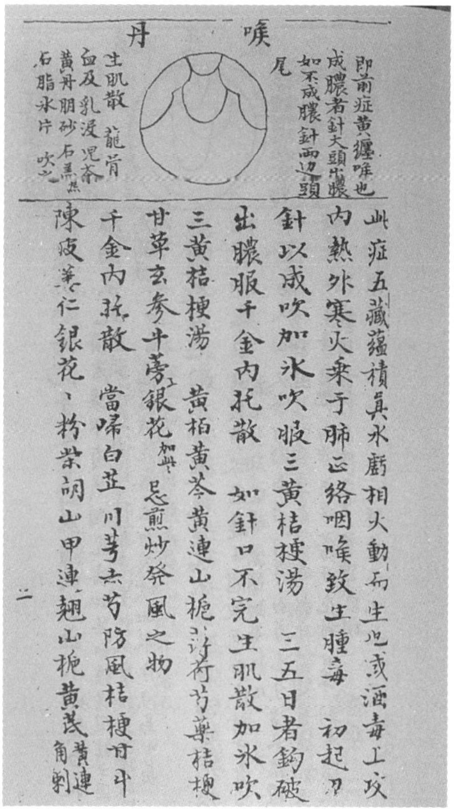
喉丹

即前症黃纏喉也
成膿者針大頭出膿
如不成膿針兩邊頭尾

生肌散 龍骨
血及 乳沒 兒茶
黃丹 朋砂 石羔煅
石脂 冰片 吹之

此症五藏蘊積真水虧，相火動而生也，或酒毒上攻
內熱外寒，火乘于肺之絡，咽喉致生腫毒。初起刀
針以成吹加冰吹，服三黃桔梗湯。三五日者鈎破
出膿，服千金內托散。如針口不完，生肌散加冰吹
三黃桔梗湯 黃柏 黃芩 黃連 山梔 [illegible] 荷 芍藥 桔梗
甘草 玄參 牛蒡 銀花 加[illegible] 忌煎炒發風之物
千金內托散 當歸 白芷 川芎 赤芍 防風 桔梗 甘草
陳皮 薏仁 銀花 粉葛 柴胡 山甲 連翹 山梔 黃芪 角刺 黃連

图 11-1-410 喉丹图

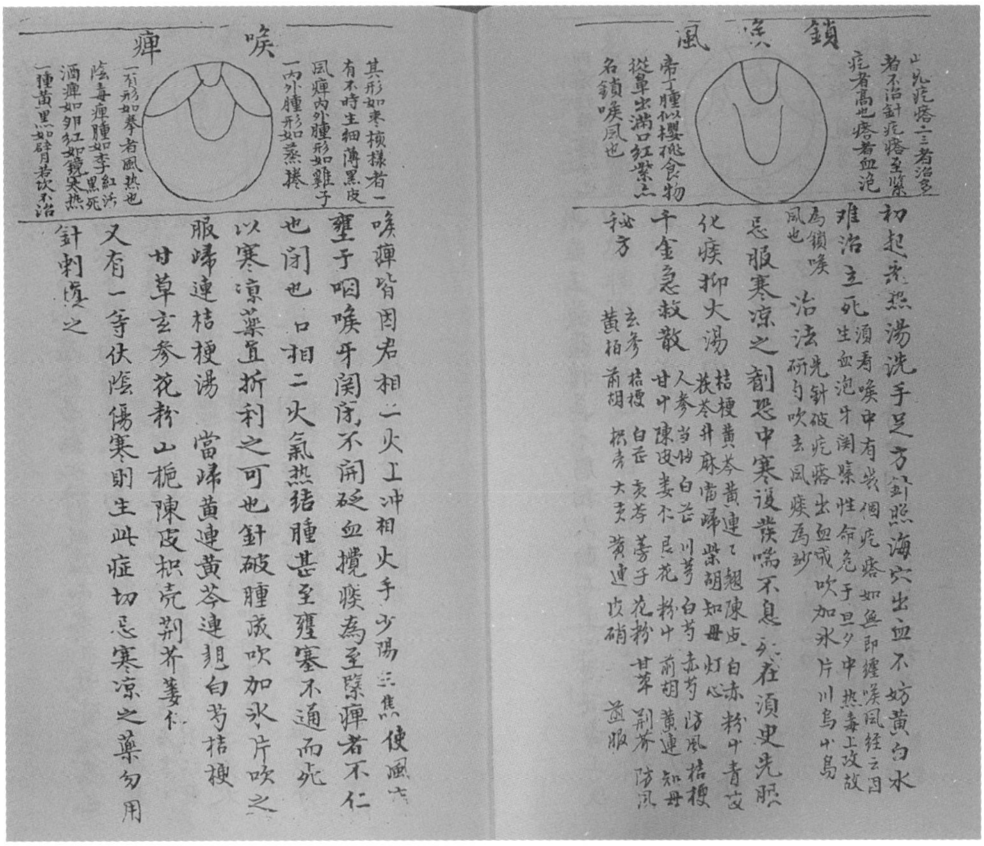

图 11-1-411　锁喉风图　　图 11-1-412　喉痹图

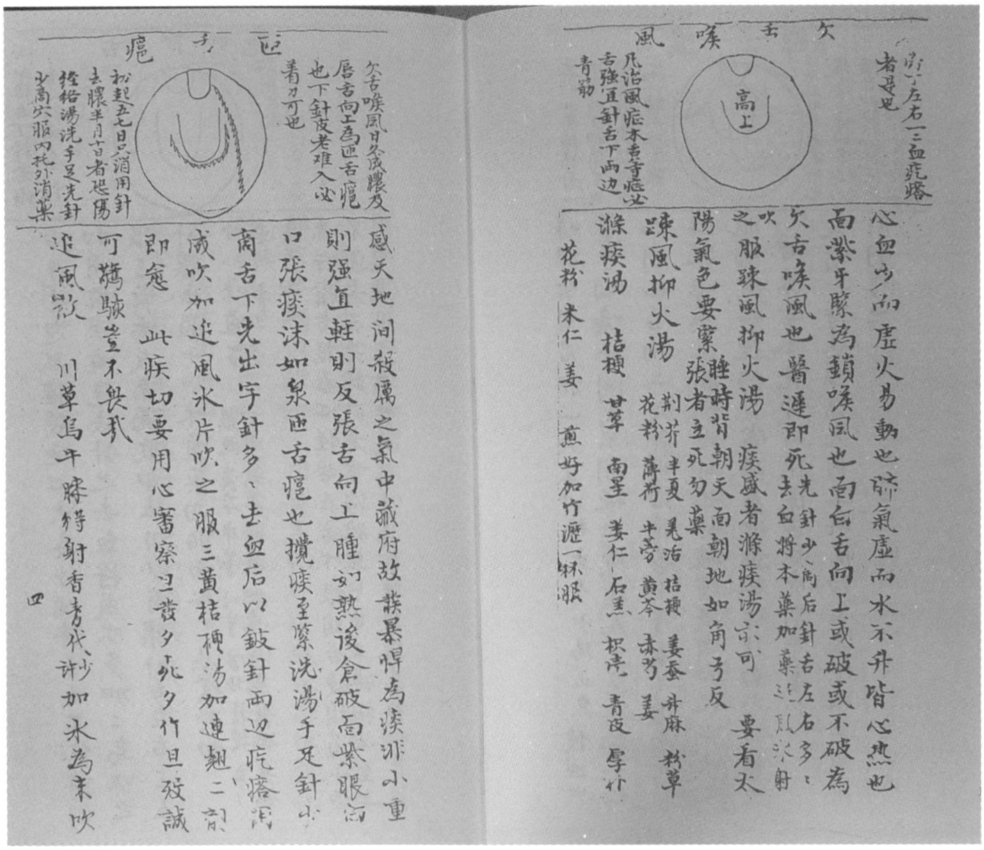

图 11-1-413　欠舌喉风图2　　图 11-1-414　匝舌痈图

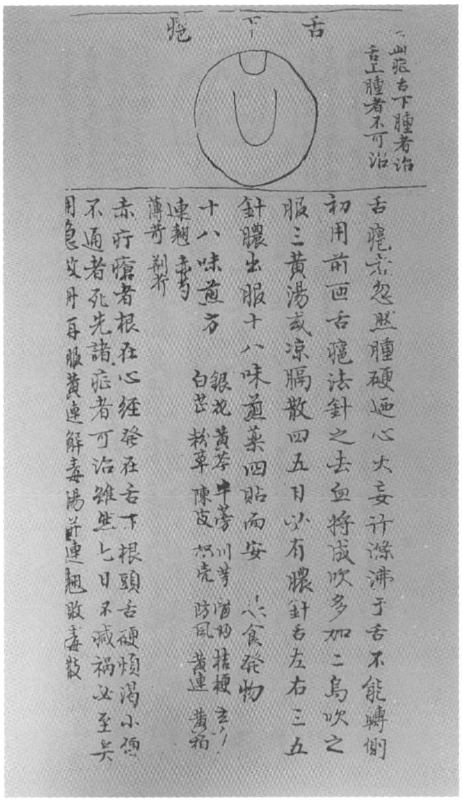
舌下癰

一凶症舌下腫者治
舌上腫者不可治

舌癰忽然腫硬迺心火妄行涤沸于舌不能轉側
初用前四舌癰法針之去血將成吹多加二烏吹之
服三黃湯或涼膈散四五日必有膿針舌左右三五
針膿出服十八味煎藥四貼而安 忌食發物
十八味煎方 銀花 黃芩 牛蒡 川芎 前胡 桔梗 玄參 白芷 粉草 陳皮 枳殼 防風 黃連 黃柏
連翹 赤芍
薄荷 荊芥
赤疔瘤者根在心經發在舌下根頭舌硬煩渴小便
不通者死先諸症者可治雖然七日不減禍必至矣
用急吹丹再服黃連解毒湯并連翹敗毒散

图 11-1-415 舌下痈图

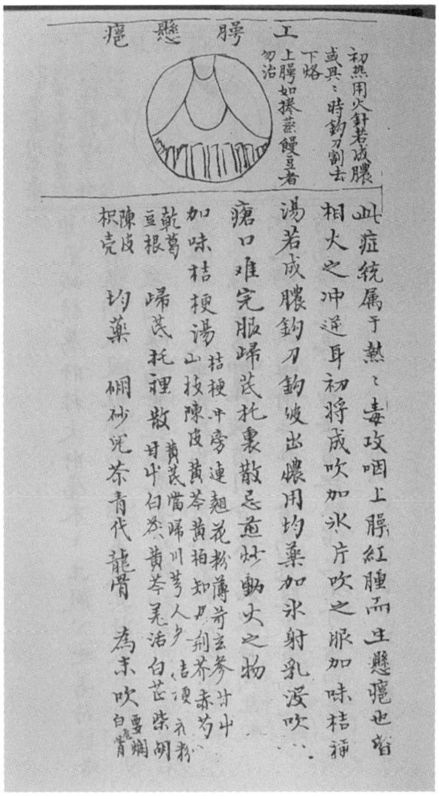
上腭懸癰

初起用火針若成膿
或用時鉤刀割去
下格
上腭如櫻桃饅豆者
勿治

此症統屬于熱毒攻咽上腭紅腫而生懸癰也皆
相火之冲逆耳初將成吹加冰片吹之服加味桔梗
湯若成膿鉤刀鉤破出膿用均藥加冰射乳没吹…
癰口难完服歸芪托裏散忌煎炒動火之物
加味桔梗湯 桔梗 牛蒡 連翹 花粉 薄荷 玄參 甘草 山枝 陳皮 黃芩 黃柏 知母 荊芥 赤芍
乾葛 豆根
歸芪托裡散 黃芪 當歸 川芎 人參 白朮 甘草 白芍 黃芩 羌活 白芷 柴胡 桔梗
陳皮 枳殼
均藥 硼砂 兒茶 青代 龍骨 為末吹

图 11-1-416 上腭悬痈图

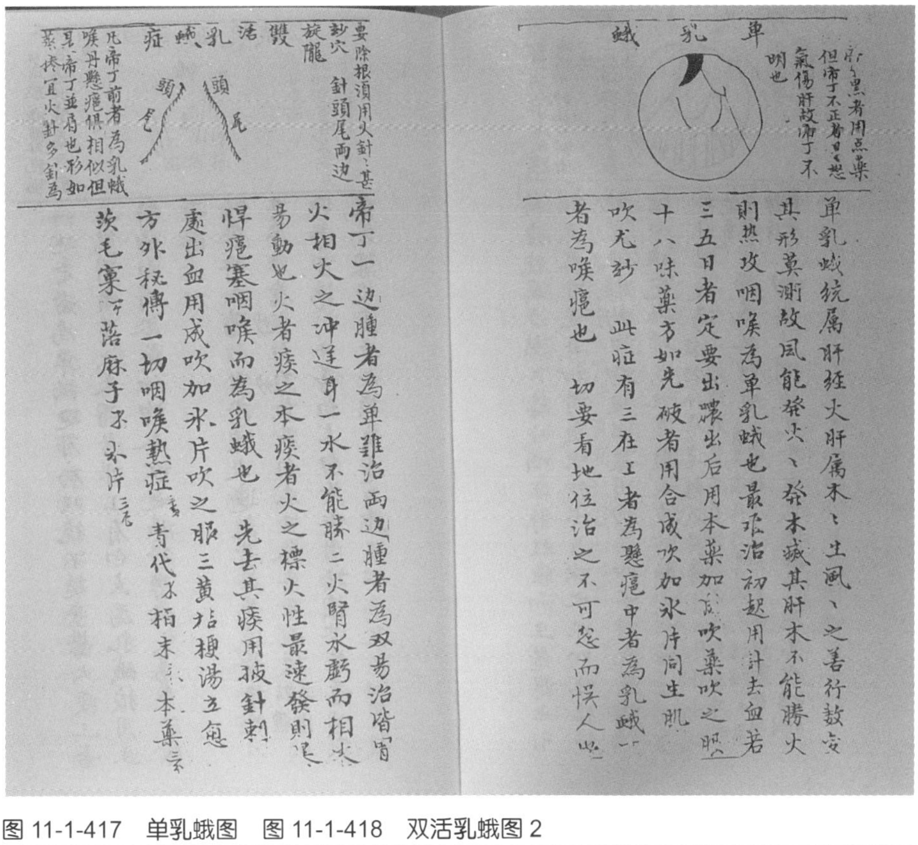
雙活乳蛾症

要除根須用火針甚
妙穴 針頭尾兩边
旋朧

凡帝丁前者為乳蛾
喉丹懸癰俱相似但
其帝丁並肩也形如
蚕疼宜火針多針為

帝丁一边腫者為单难治兩边腫者為双易治皆冒
火相火之冲逆耳一水不能勝二火腎水虧而相火
易動也火者痰之本痰者火之標火性最速發則
悍癰塞咽喉而為乳蛾也先去其痰用披針刺
處出血用成吹加冰片吹之服三黃桔梗湯五息
方外秘傳一切咽喉熱症 青代 不拘末 本藥
硃毛窠 落麻子 冰片

单乳蛾

如有黑者用点藥
但帝丁不正者因七情
氣傷肝故帝丁不
明也

单乳蛾統屬肝經火肝屬木木生風風之善行数变
其形莫測故風能發火火發木賊其肝木不能勝火
則热攻咽喉為单乳蛾也最难治初起用針去血若
三五日者定要出膿出后用本藥加冰吹藥吹之服
十八味藥方如先破者用合成吹加冰片同生肌
吹尤妙 此症有三在上者為懸癰中者為乳蛾下
者為喉癰也 切要看地位治之不可忽而悮人也

图 11-1-417 单乳蛾图 图 11-1-418 双活乳蛾图 2

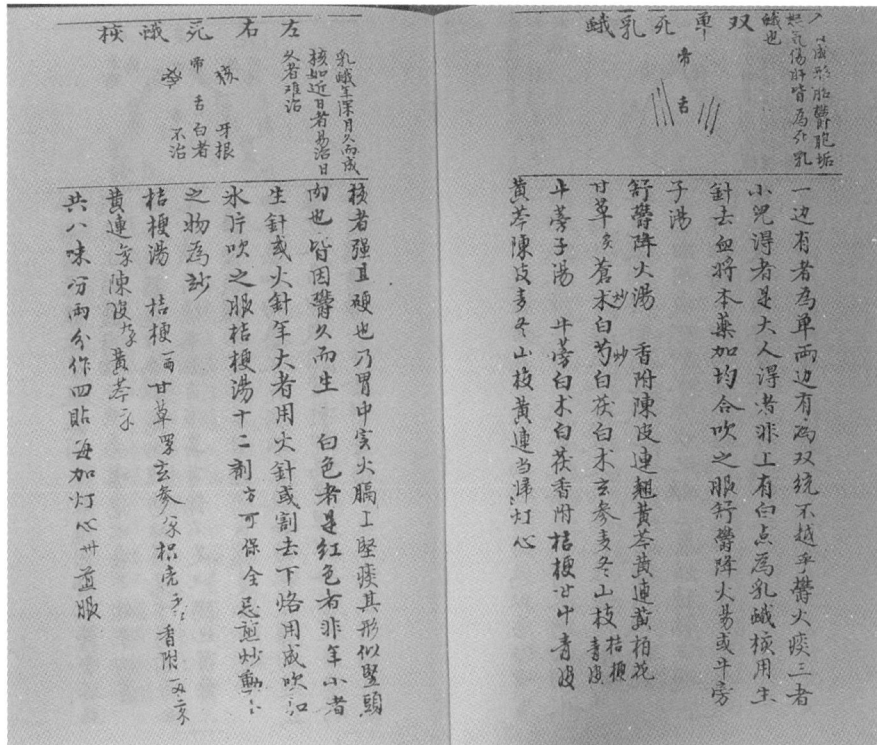

图 11-1-419　双单死乳蛾图 2　　图 11-1-420　左右死蛾核图

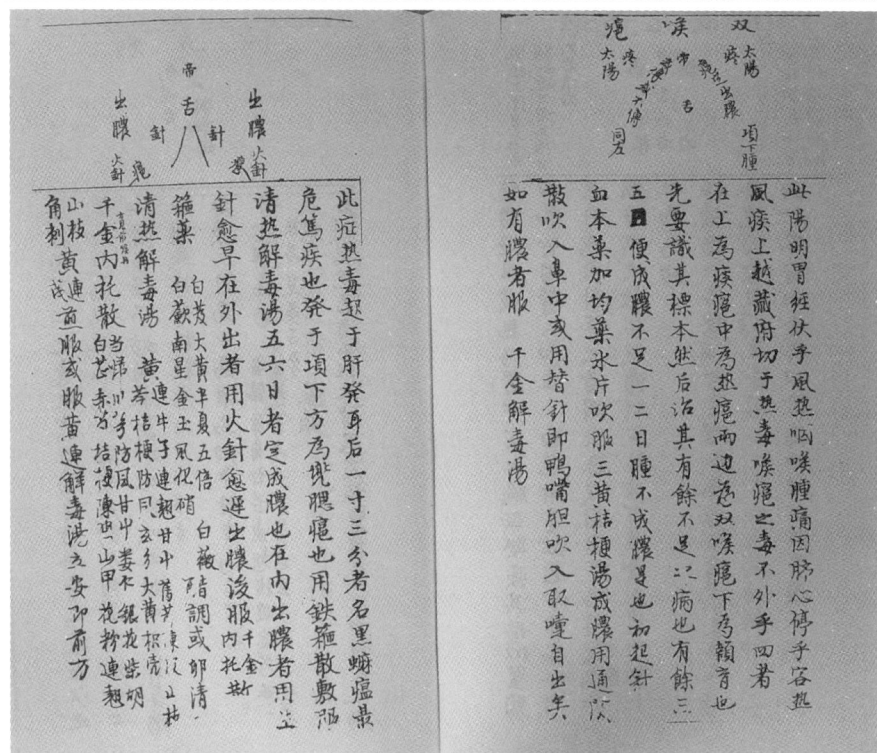

图 11-1-421　双喉痈图 2　　图 11-1-422　黑蟆瘟图

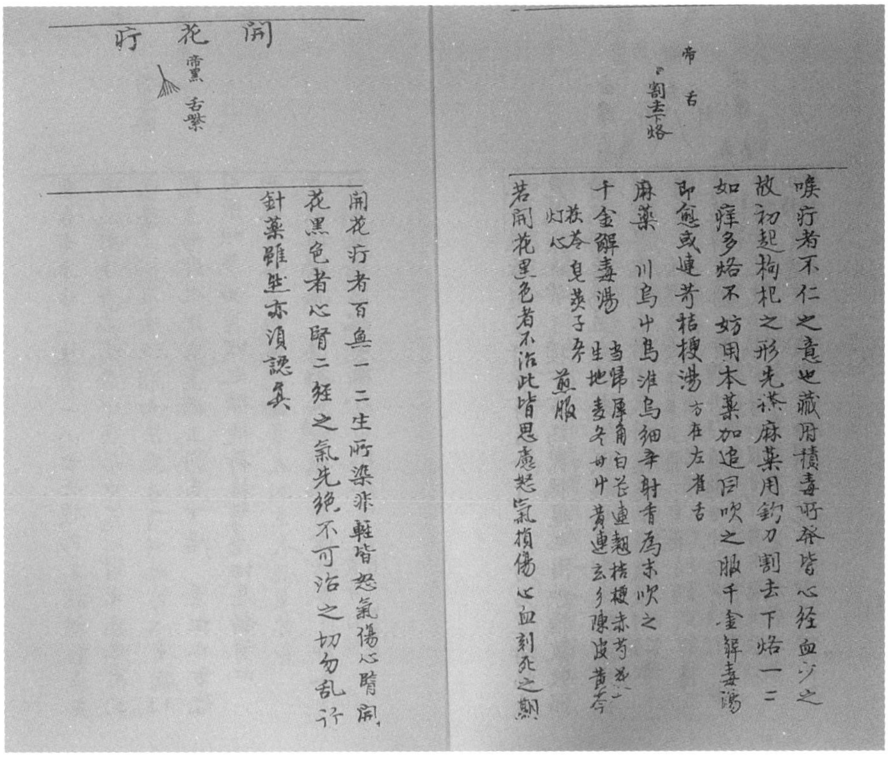

帝舌

割去烙

喉疗者不仁之意也藏府积毒肝热皆心经血少之
故初起枸杞之形先滌麻药用釣刀割去下烙一二
如痒多烙不妨用本药加追同吹干金解毒汤
即愈或連芳桔梗汤方在左雀舌

麻药　川烏中烏淮烏細辛射青爲末吹之
十金解毒汤　当归犀角白芷連翘桔梗赤芳卷二
茯苓皂角黄芩　生地壹午母中黄連玄乡陳波黄芩
灯心　黄服

若開花黑色者不治此皆思虑怒氣損傷心血割死之兆

闹花疗

　童黑　舌繁

開花疗者百无一二生所染非軽皆怒氣傷心肾阃
花黑色者心肾二狂之氣先絶不可治之切勿乱行
針葯雖坠亦須認真

图 11-1-423　喉疗图　图 11-1-424　开花疗图 2

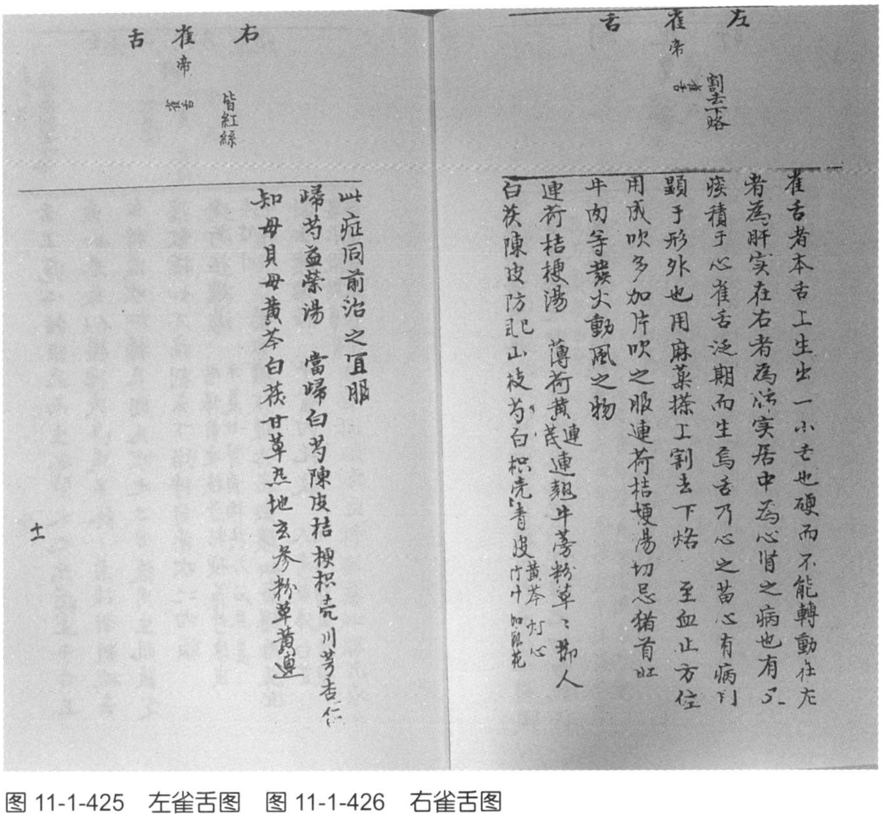

左　雀　舌帝

割云落

雀舌者本舌工生出一小舌也硬而不能轉動在左
者爲肝实在右者爲心实居中爲心肾之病也有之
疾積于心雀舌泛期而生爲舌乃心之苗心有病刊
顯于形外也用麻葉搽工割去下烙　至血止方住
用成多吹之服連芳桔梗汤切忌猪首虹
牛肉等婺火動風之物　劘人

連芳桔梗汤　薄荷黄芪連翘牛芳粉草乡卸人
白茯陳波防昆山陵芳白枳壳青波竹十如郎花

右　雀　舌帝

　　　如此　皆紅綠

此症同前治之宜服
爆芳孟荣汤　当归白芳陳波桔梗枳壳川芳杳仁
知母貝母黄芩白茯甘草生地玄参粉草蕭連

　土

图 11-1-425　左雀舌图　图 11-1-426　右雀舌图

舌上瘰心经雍热而生也皆火之为疾生于舌上
或如巷或似樱桃或疼或不疼者披针刺破去
血将成吹加绿矾明矾吹之二日后用生肌散定
痛散搽如不痛割去下烙将前药吹之内服

连荷桔梗汤
当归黄连枝子桔梗薄荷陈皮
半夏甘草黄柏花石黑姜三
淡竹叶
十五片

若舌肿下硬必定出脓用交空
针出脓内服

千金内托散
人参当归白芷
川芎防风桔梗
黄连金花粉多兮
姜仁花粉白芷

（舌上红瘰图）

舌下有红皮死用针挑破去血将本药加胆矾永片
吹之内服
三黄汤或桔梗汤徐徐去之痛者用火针数刺四
吹吹之愈矣

（重舌疾图）

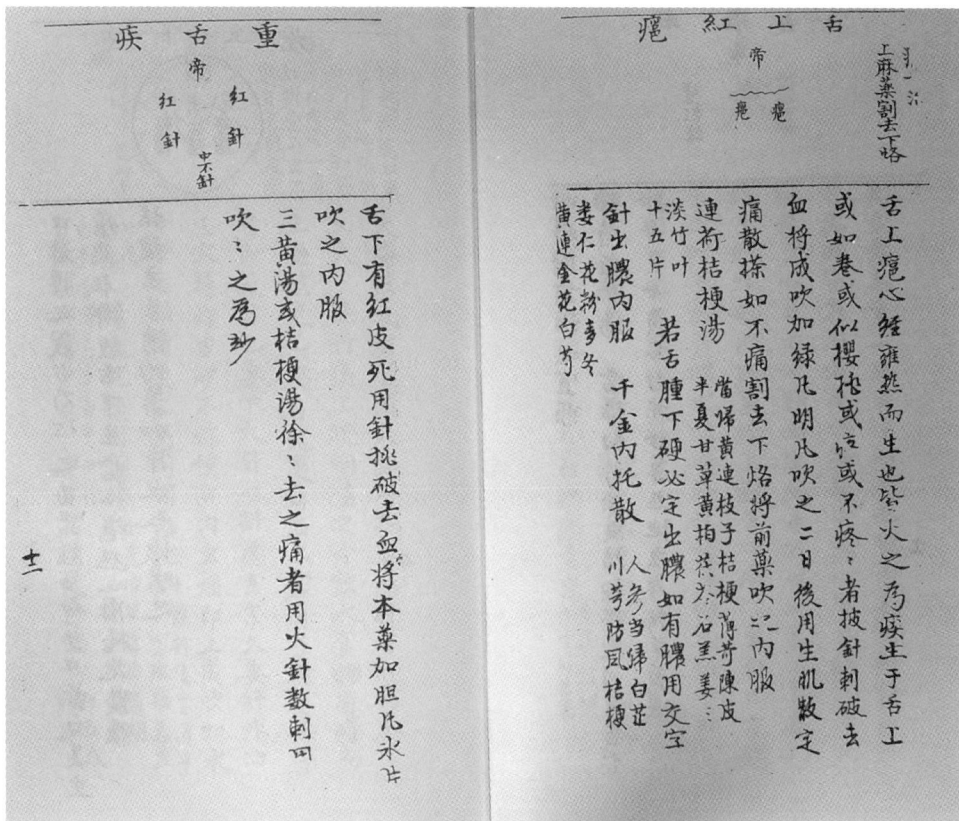

图 11-1-427　舌上红痛图 2　　图 11-1-428　重舌疾图

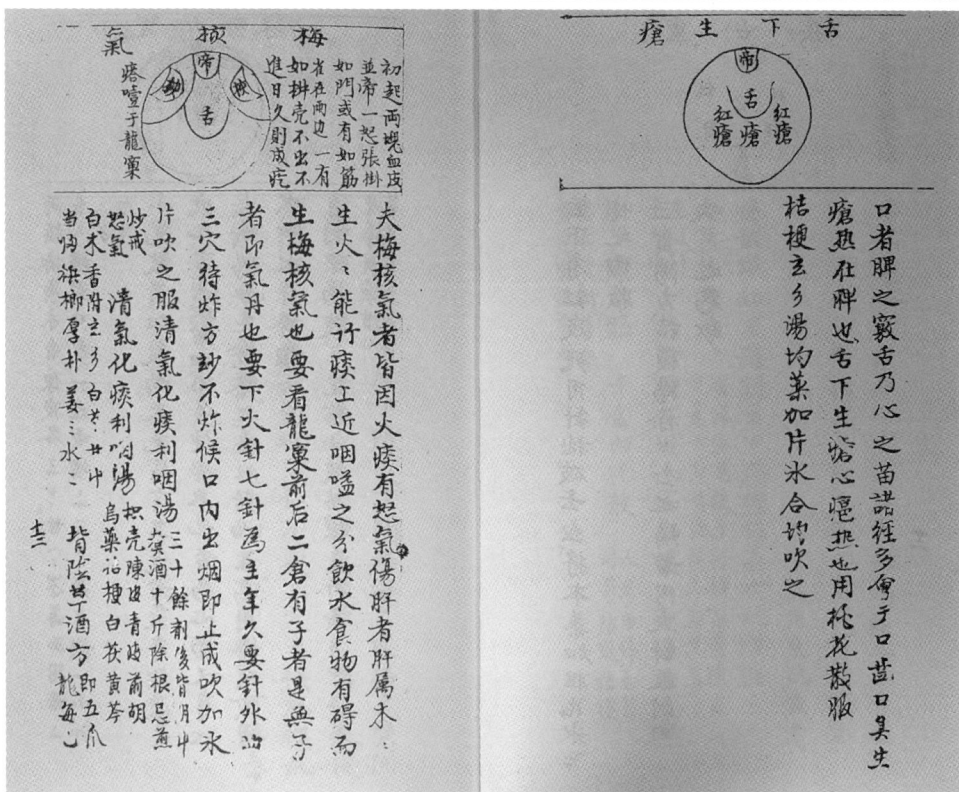

口者脾之窍舌乃心之苗谱往多会于口盐口吴失
瘰热在脾也舌下生瘰心噎挑也用桃花散服
桔梗去多汤均菜加片永合药吹之

（舌下生瘰图）

夫梅核气者皆因火痰有怒气伤肝属未
如门一起张挂
生火，能许痰工近咽噎之分饮水食物有碍而
生梅核气也要看龙窠前后二仓有子者是无子
者即气丹也要下火针七针为主军久要针外治
三穴待炸方妙不炸候口内出烟即止成吹加永
吹之服清气化痰利咽汤热壳陈皮青盐荆
炒戒清气化痰利咽汤乌药陈皮
炒荒
白术白芷黄芩
当归茯苓香附厚朴姜三水二
指阴草酒方即每一

（梅核气图）

图 11-1-429　舌下生痛图 2　　图 11-1-430　梅核气图 2

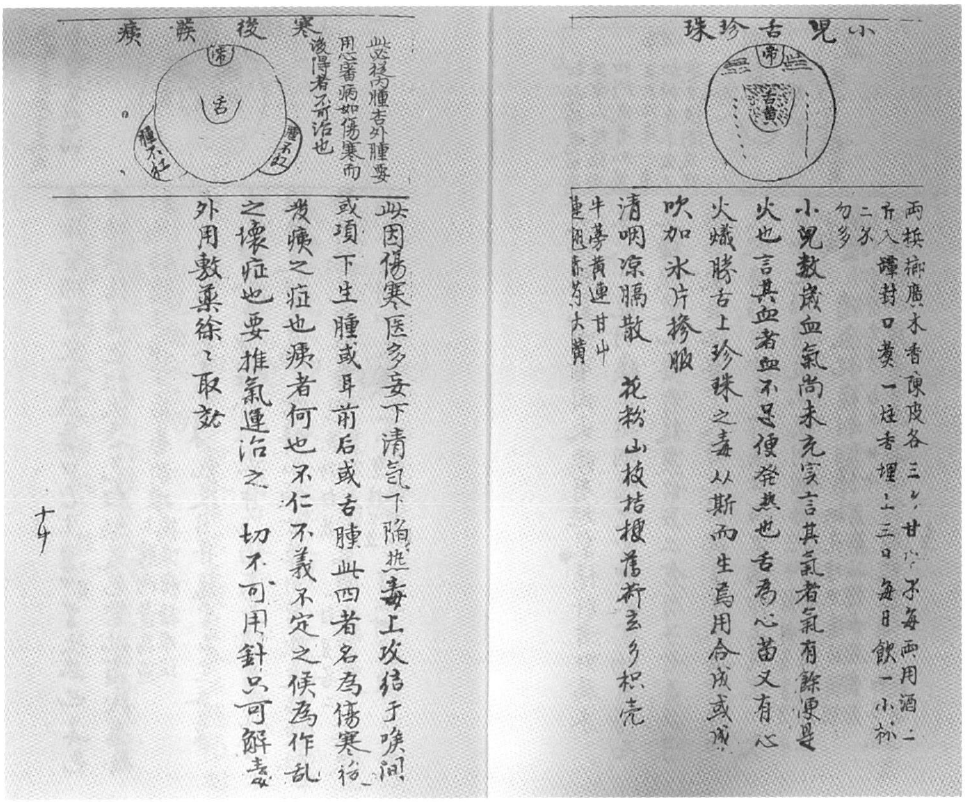
小兒舌珍珠

兩 檳榔 廣木香 陳皮各三分 甘草 每兩用酒二斤入罈封口 煮一炷香 埋土三日 每日飲一小杯 二次 勿多

小兒數歲血氣尚未充实言其氣者氣有餘便是火也言其血者血不足便發熱也舌為心苗又有心火熾勝舌上珍珠之毒從斯而生為用合成或成

吹加冰片搽服

清咽涼膈散 花粉 山梔 桔梗 薄荷 玄參 枳殼 牛蒡 黃連 甘草 連翹 大黃

寒後發痍

此證從內腫舌外腫要用心審病如傷寒而後得者不可治也

此因傷寒医多妄下清氣下陷熱毒上攻結于喉間或項下生腫或耳前后或舌腫此四者名為傷寒後發痍之症也痍者何也不仁不義不定之候為作亂之壞症也要推氣運治之切不可用針只可解毒外用敷藥徐徐取効

十七

图 11-1-431 小儿舌珍珠图 图 11-1-432 寒后发痍图

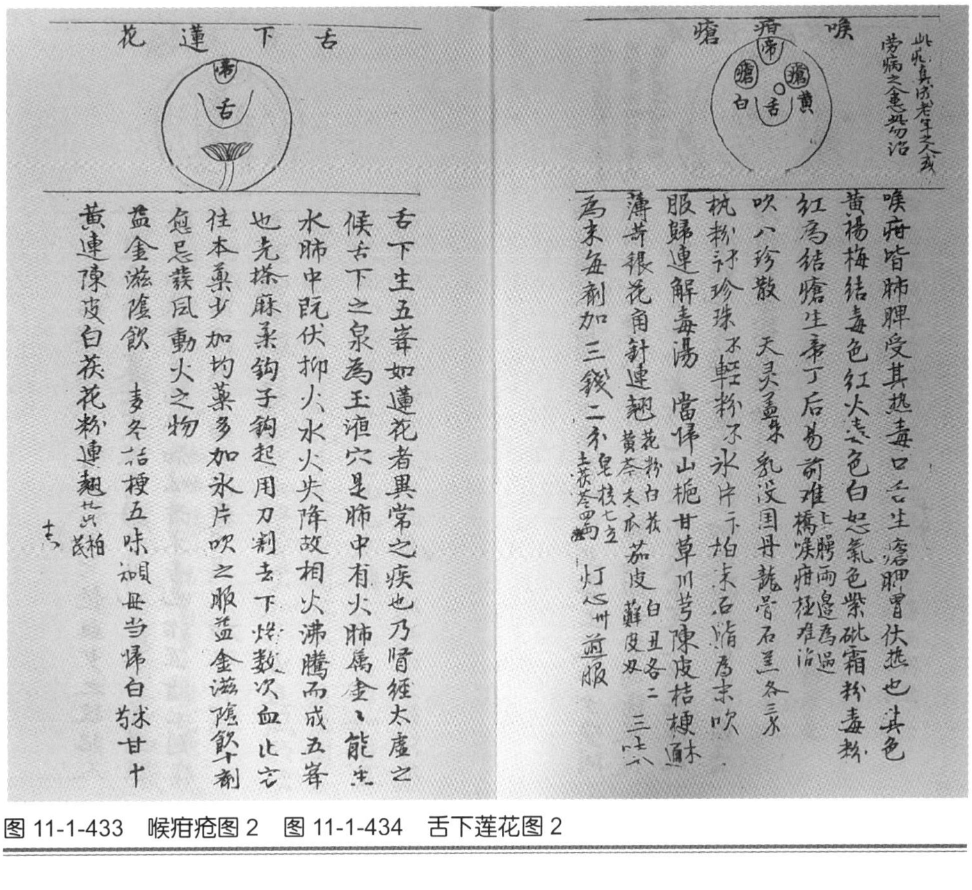
喉疳瘡

喉疳皆肺脾受其熱毒口舌生瘡脾胃伏熱也其色黃楊梅結毒色紅火毒色白虛氣色紫砒霜粉毒熱紅為結瘡生

吹八珍散 天灵蓋 乳没 团丹 龍骨 石羔各三分 枕粉 珍珠 輕粉 冰片 柏末 石脂 為末吹

服歸連解毒湯 當歸 山梔 甘草 川芎 陳皮 桔梗 通草 薄荷 銀花 角刺 連翹 花粉 白芷 黄芩 木瓜 茄皮 蘇皮

為末每劑加三錢 灯心 煎服

舌下蓮花

舌下生五痔如蓮花者異常之疾也乃肾經太虛之候舌下之泉為玉液穴是肺中有火肺屬金金能生水肺中既伏抑火水火失降故相火沸騰而成五痔也先搽麻藥鉤子鉤起用刀割去下烂數次血止亡往本藥少加均藥多加冰片吹之服益金滋陰飲一劑愈忌發風動火之物

益金滋陰飲 麦冬 桔梗 五味 知母 当帰 白朮 甘草 黄連 陳皮 白茯 花粉 連翹 黄芩 黄柏

十六

图 11-1-433 喉疳疮图 2 图 11-1-434 舌下莲花图 2

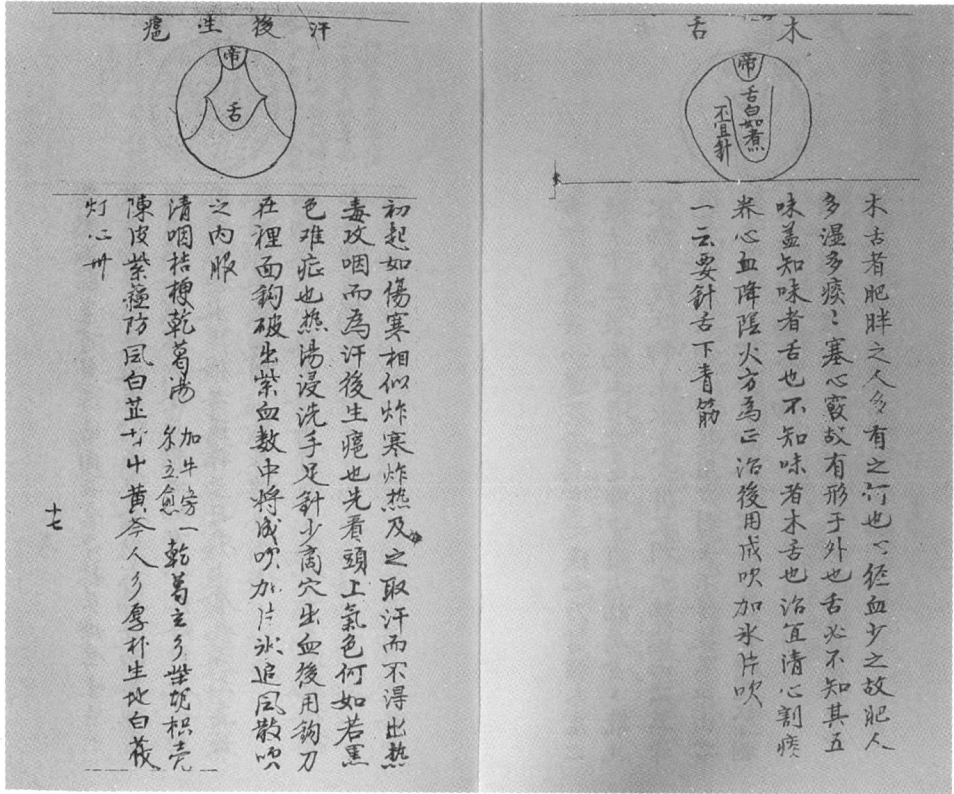

图 11-1-435　木舌图2　图 11-1-436　汗后生痈图2

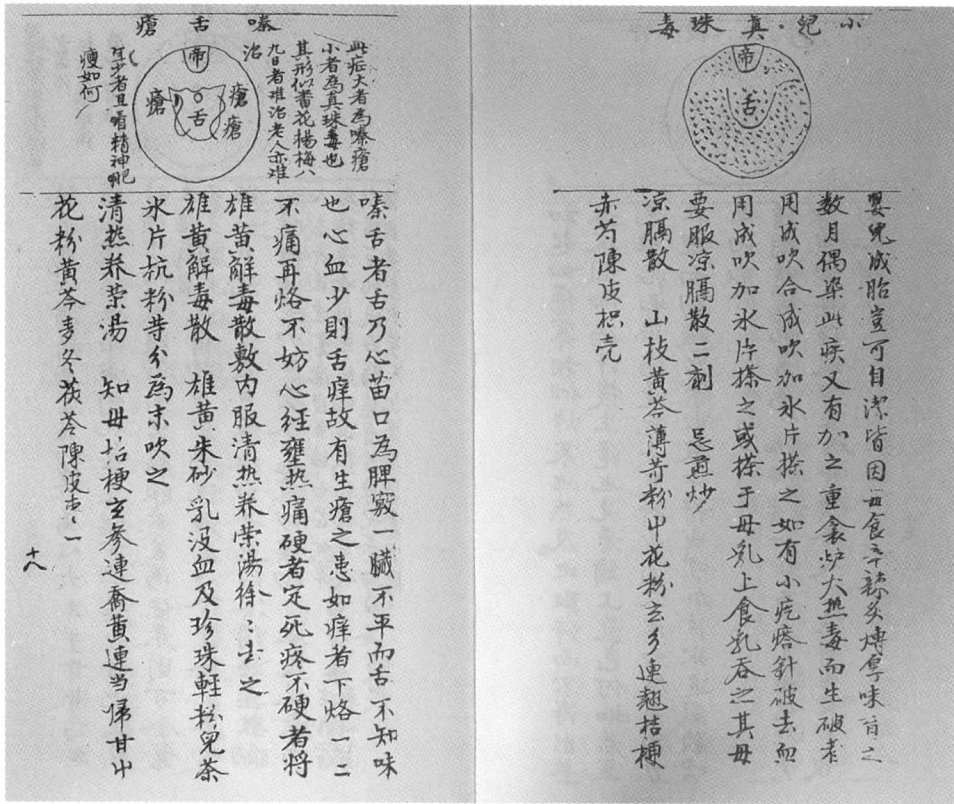

图 11-1-437　小儿珍珠毒图2　图 11-1-438　嗪舌疮图

诸痛为实诸痒为虚此疮咗属心火生于首者为多
疮也阴疮之名者何也盖生于腿下煞毒秉赋之故或
结项下而成脓先割出脓顺参芪汤保养则可全愈
大补气血不变诸症先用粉中葱汤洗净用八珍散搽上黑膏
贴一日洗二次五日后换白膏煎药贴渍调锺药敷脑
前喉痹疮药加土茯苓参芪养荣汤
治之
（其余手写小字从略）

右阴疮与左阴疮彷彿治法只是要多男女男者滋
其阴女者养其血气盛血隆下疾不生凡遇此疾胞
中虚然贾通用药念虑无不效也 将前左阴疮连
又方 明凡枯凡各二 椎黄不元来各川枳壳如前
用巴豆粉乙丸
治之
方 胆凡 斜雄黄枯凡各三 明土硝各姜奎朱巴霜
不明凡永 为末

图 11-1-439　左阴疮图　图 11-1-440　右阴疮图 2

第一種
鎖喉風
此病因風熱積於胸膈或酒色勞怒所致
其患咽喉腫痛痰涎壅塞口噤身強手足
反張治之先用滾水洗本藥及十葉散兩邊下
少陽等六出血可治如不出黃白
水不治治者先吹本藥及十葉散兩邊下
六針如咬牙不開吹通關散入鼻噴嚏即
開以杉木簽撐起用探吐法去風痰吹本
下刀去膿血次吹秘藥及碧雪丹內服清
金散雙和飲或三黃湯加荊防銀花服之

图 11-1-441　锁喉风图

第二種
纏喉風
此病因久積風痰濕熱或食煎炒厚味太
多或因勞嗽所致亦有傷於酒色過度者
其症眼白耳亦面紫口噤難言或左右
腫項下亦腫喉內咽下帝丁兩旁有如蛇
盤之狀延至一二日者係慢風急者只在
旦夕而死治之先用滾水溫洗手足
關散探吐風痰如面朝天手足登
開角弓反張者難治先用滾水溫手足
次用通關取涕次用摻舌吹追風散再用

图 11-1-442　缠喉风图

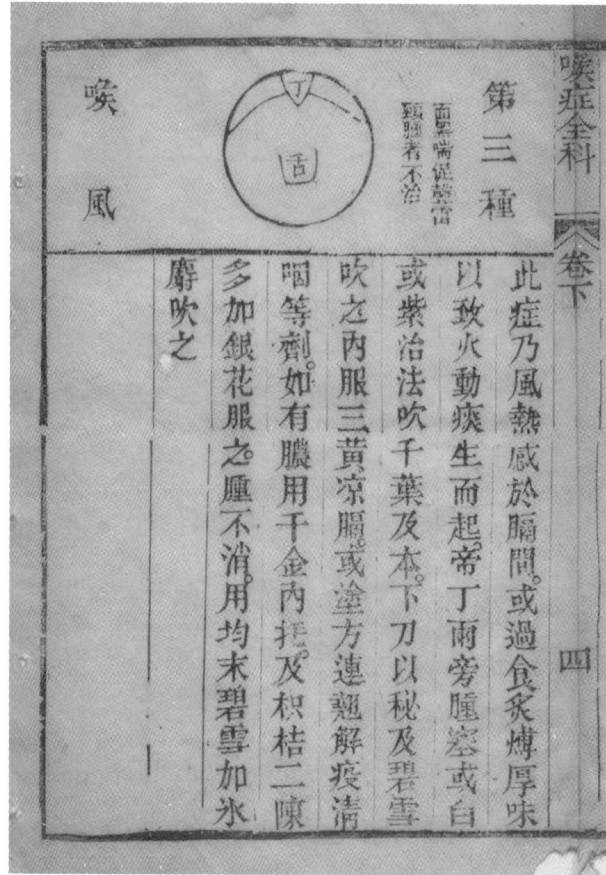

图 11-1-443　喉风图

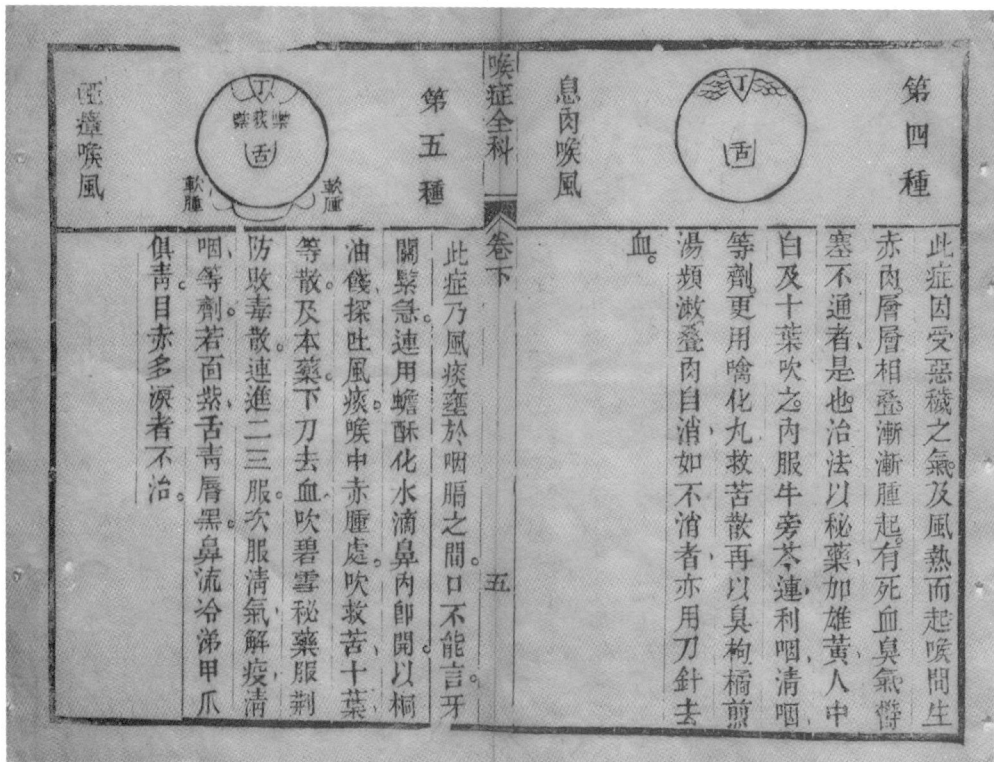

图 11-1-444　息肉喉风图　　图 11-1-445　哑瘴喉风图

第六種

弄舌喉風

此症因風痰久積於內啞不能言舌常吐
出時將手弄是也此治法先刺少陰少陽出
血可治吹金鎖匙用稀涎散內服雄黃解
毒疏風甘桔等劑漸可出聲服解疫清金
加味二陳等劑外用十葉碧雪本秘吹之

喉症全科　卷下

第七種

六

此症因熱毒積於心經以致咽乾氣促喘
急無痰甚至哈食不下者難治治法用順
氣利咽加燈心葱根及解疫清咽等劑服
之如毒入肺間心口刺痛急用連翹散加

喉食喉風

大黃利之先吹救苦散十葉散大用本秘
碧雪乾紅漸退稍生津液食可進如
間治帝丁兩旁微腫高腫不可輕用刀針

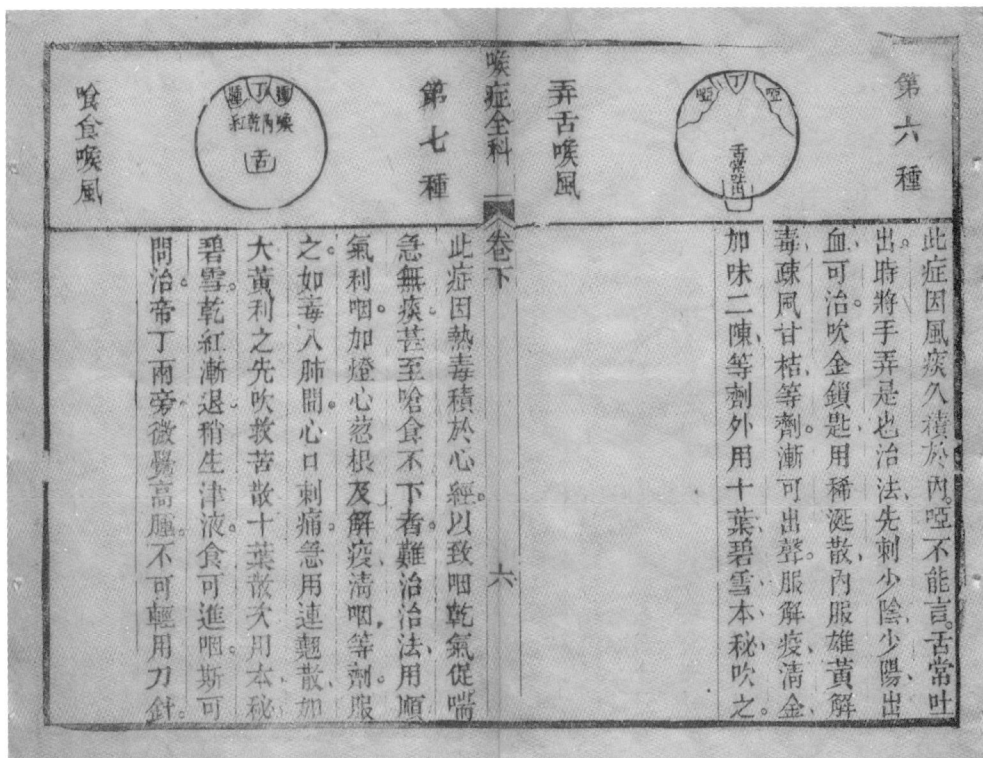

図 11-1-446　弄舌喉风图　　図 11-1-447　呛食喉风图

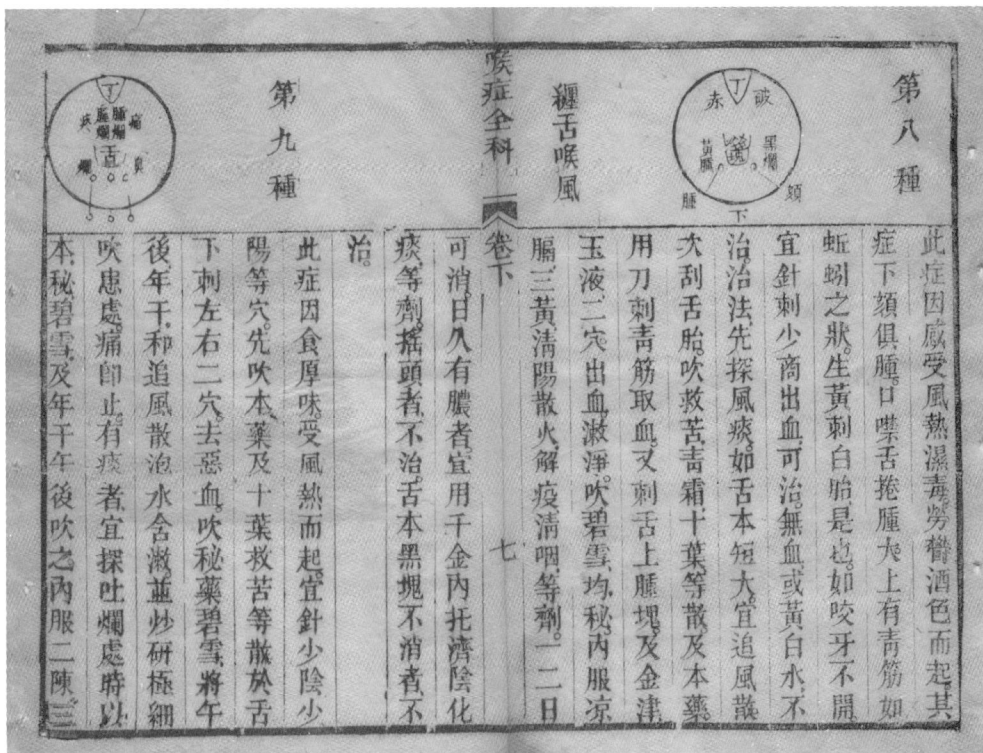

第八種

緾舌喉風

此症因感受風熱濕毒旁醬酒色而起其
症下頦俱腫口嗓舌捲喉夹上有青筋如
蚯蚓之狀先生黃刺白胎是也如咬牙不開
宜針刺少商出血可治無血或黃白水不
治治法先吹救苦探風痰如舌本短大宜追風散
次刮舌胎青筋取血又刺舌上腫塊及金津
用刀刺青筋取血又刺舌本短大宜追風散
玉液二穴出血漱淨吹碧雪秘內服涼
膈三黃清陽散火解疫清咽等劑一二日
可消日久有膿者宜用千金內托濟陰化
痰等劑搖頭者不治舌本黑塊不消者不

喉症全科　卷下

七

第九種

此症因食厚味受風熱而起宜針少陰少
陽等穴先吹本藥及十葉救苦等散於舌
下刺左右二穴去惡血吹秘藥碧雪研極細
後年干和追風散泡水含漱蓋炒研極細
吹患處痛即止有痰者宜探吐爛處時以
本秘碧雪及年干午後吹之內服二陳三

図 11-1-448　缠舌喉风图　　図 11-1-449　走马喉风图

图 11-1-450　吹舌喉风图

喉症全科　卷下　八

第十種

吹舌喉風

此症因感受風熱或勞力或飲酒厚味或
嘗怒而生喉下及腮四下俱腫舌捲硬頂
上腭治遲卽死二三日可治刺少商出血
如手足反張用通關散吹鼻吹本及十葉
於舌上下或用小刀刺血吹秘碧雪關閉
霜嘬口病回舌轉卽生內服三黃涼膈加
荊防銀花及瀉心涼胃等劑按此多死而
難治治之早者十救一二宜吹追風散舌
飴散水硼散以解舌之强硬此症亦有寒

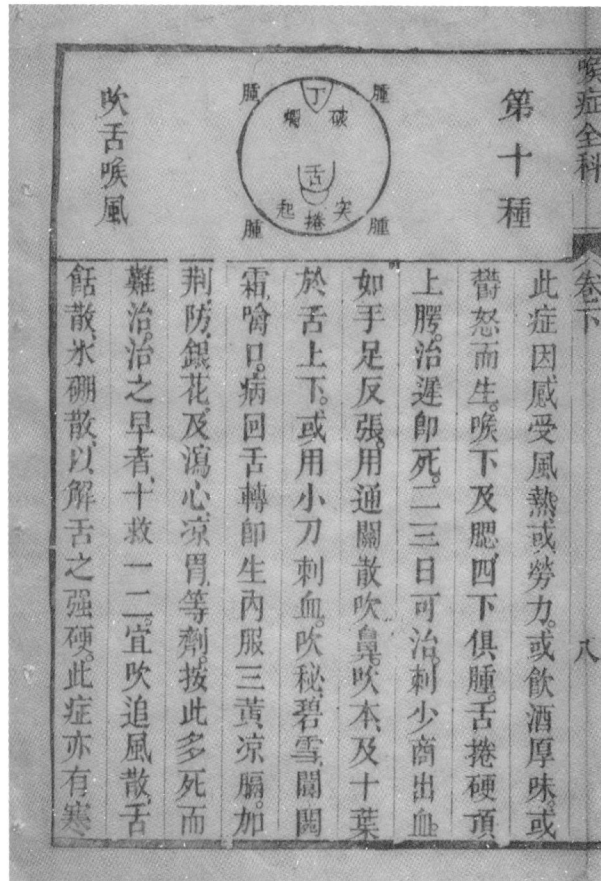
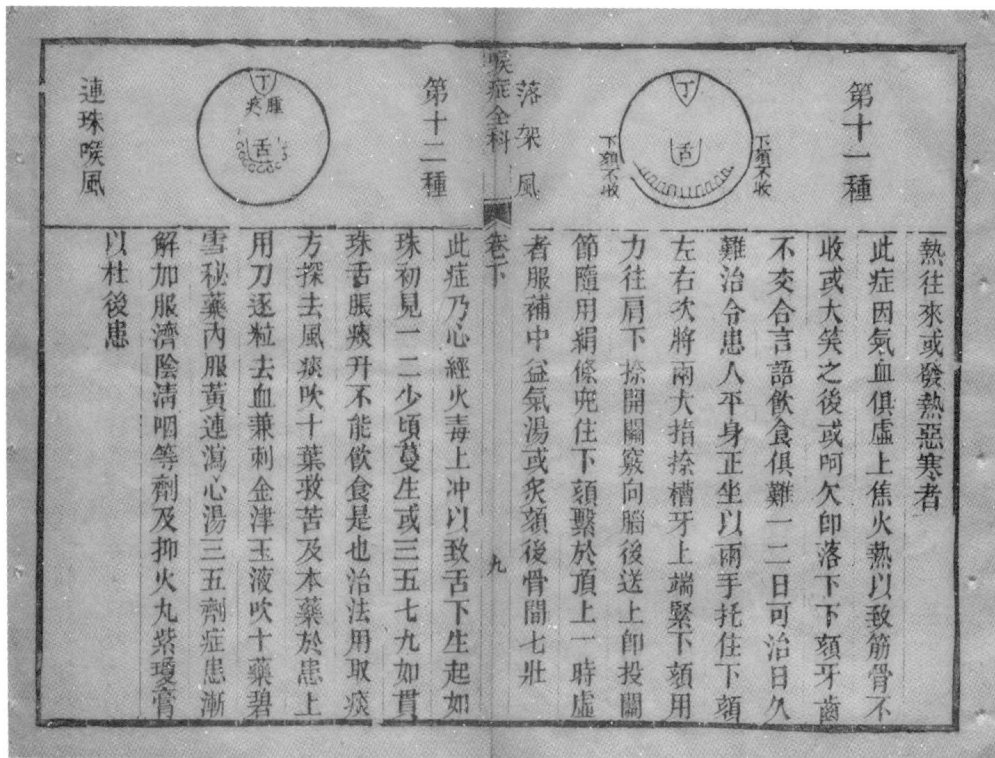

图 11-1-451　落架风图　图 11-1-452　连珠喉风图

連珠喉風

第十二種

喉症全科　卷下　九

落架風

第十一種

熱往來或發熱惡寒者
此症因氣血俱虛上焦火熱以致筋骨不
收或大笑之後或呵欠卽落下頷牙齒
不交合言語飲食俱難一二日可治日久
難治令患人平身正坐以兩手托住下頷
左右次將兩大指捺槽牙上端緊下頷用
力往肩下捺開關竅向膈後送上卽投關
節隨用絹條兜住下頷繫於頂上一時虛
者服補中益氣湯或炙頷後骨間七壯

此症乃心經火毒上冲以致舌下生起如
珠舌脹痛升不能飲食是也治法用取痰
方探去風痰吹十葉玫苦及本藥於患上
用刀逐粒去血兼刺金津玉液吹十藥碧
雪秘藥內服黃連瀉心湯三五劑症患漸
解加服濟陰清咽等劑及抑火丸紫瑛膏
以杜後患

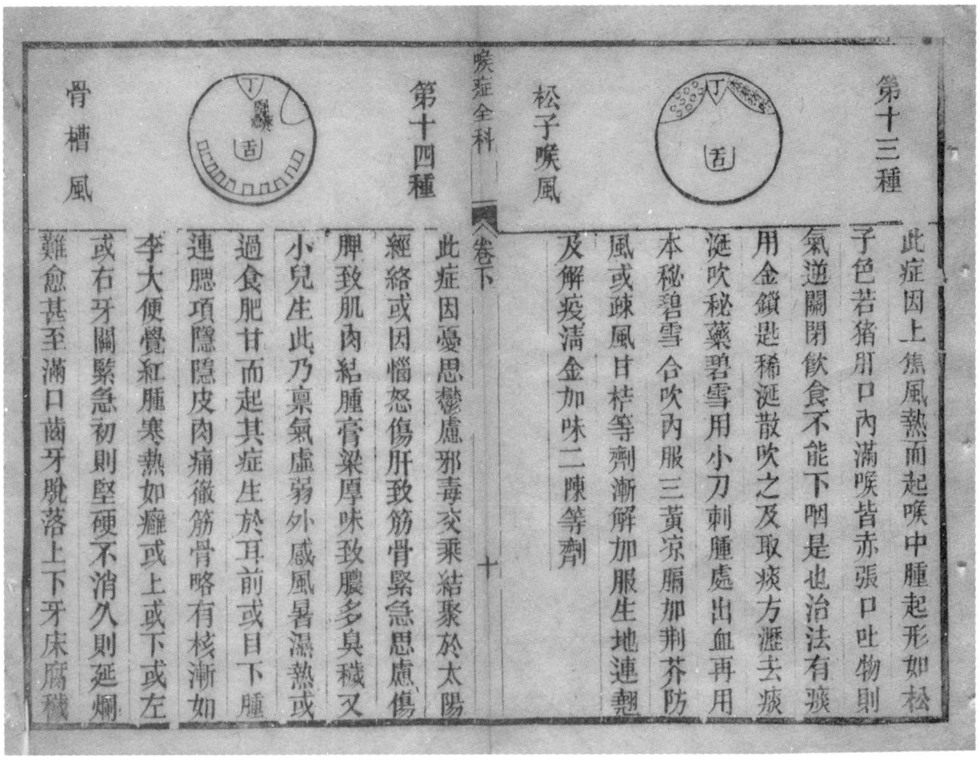

第十三種

此症因上焦風熱而起喉中腫起形如松
子色若豬肝口內滿喉皆赤張口吐物則
氣逆關閉飲食不能下咽是此治法有痰
用金鑰匙稀涎散吹之及取腫處瀝去痰
涎吹秘藥碧雪雪內服三黃凉膈加荊芥防
風或疎風甘桔等劑漸解加服生地連翹
及解疫清金加味二陳等劑

松子喉風

喉症全科　卷下　十

第十四種

此症因憂思鬱慮邪毒交乘結聚於太陽
經絡或因惱怒傷肝致筋骨緊急思傷
脾致肌肉結腫膏梁厚味致膿多臭穢又
小兒生此乃稟氣虛弱外感風暑濕熱或
過食肥甘而起其症生於耳前或目下腫
連腮項隱隱皮肉痛徹筋骨略有核漸如
李大便覺紅腫寒熱初則堅硬不消久則延爛
或右牙關緊急初則堅硬不消久則延爛
難愈甚至滿口齒牙脫落上下牙床腐穢

骨槽風

图 11-1-453　松子喉风图　图 11-1-454　骨槽风图

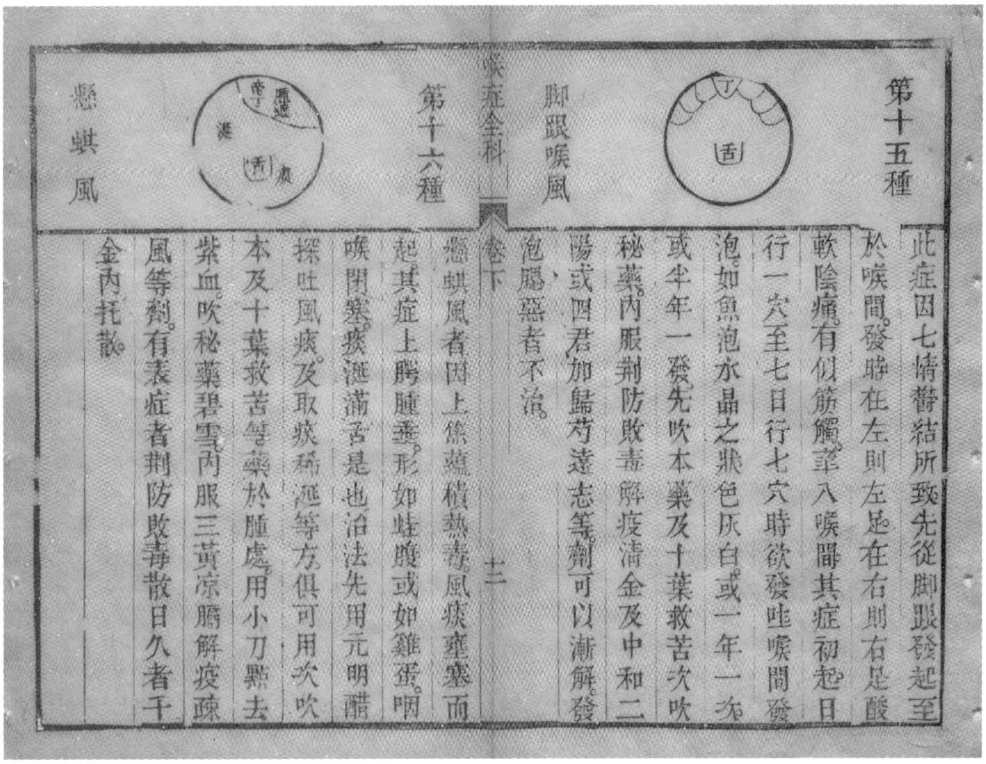

第十五種

此症因七情鬱結所致先從腳跟發起至
於喉間發聤在左則左足酸在右則右足
軟陰痛有似筋觸辜八喉間其症初起日
行一穴至七日行七穴時欲發哇喉間發
或半年一發先吹本藥及十葉救苦次吹
泡如魚泡水晶之類色灰白或一年一次
秘藥內服荊防敗毒解疫清金及中和二
陽或四君加歸芍遠志等劑可以漸解發
泡腮惡者不治。

脚跟喉風

喉症全科　卷下　十二

第十六種

懸蜞風者因上焦蘊積熱毒風痰壅而
起其症上腭腫垂形如蛙腹或如雞蛋。
喉閉塞痰涎滿舌是也治法先用元明醋
探吐風痰及取痰稀涎等方俱可用次吹
喉及十葉救苦等藥於腫處用小刀點去
紫血吹秘藥碧雪內服三黃凉膈解疫疎
風等劑。有表症者荊防敗毒散日久者千
金內托散

懸蜞風

图 11-1-455　脚跟喉风图　图 11-1-456　悬蜞风图

第十七種

此症因咸受四時不正之氣及非常暴寒
而起係少陰症脉微細自汗咽痛下利一
名腎傷寒切不可用寒藥宜用半夏桂甘
湯或苦酒理中導源等劑若用膩寒咽閉吞
吐不利用蜜附子兼进八味丸本秘等藥
俱無腐吹擦照服湯劑其症自退亦不得
誤用刀針

陰毒喉風

喉症全科　卷下

第十八種

此症因胃有風痰火動而生其唇忽然如
收袋曰撮起不能飲食喉內風痰壅塞是
也治法用馬齒莧煎水洗上下唇凡用元
明醋探去風痰針少商出血內吹本藥及
十葉於喉內及唇上內服防風通聖散及
凉胃利咽等劑如毒入心肺胸前脹滿上
氣喘促下部漏泄不止者死

撮口喉風

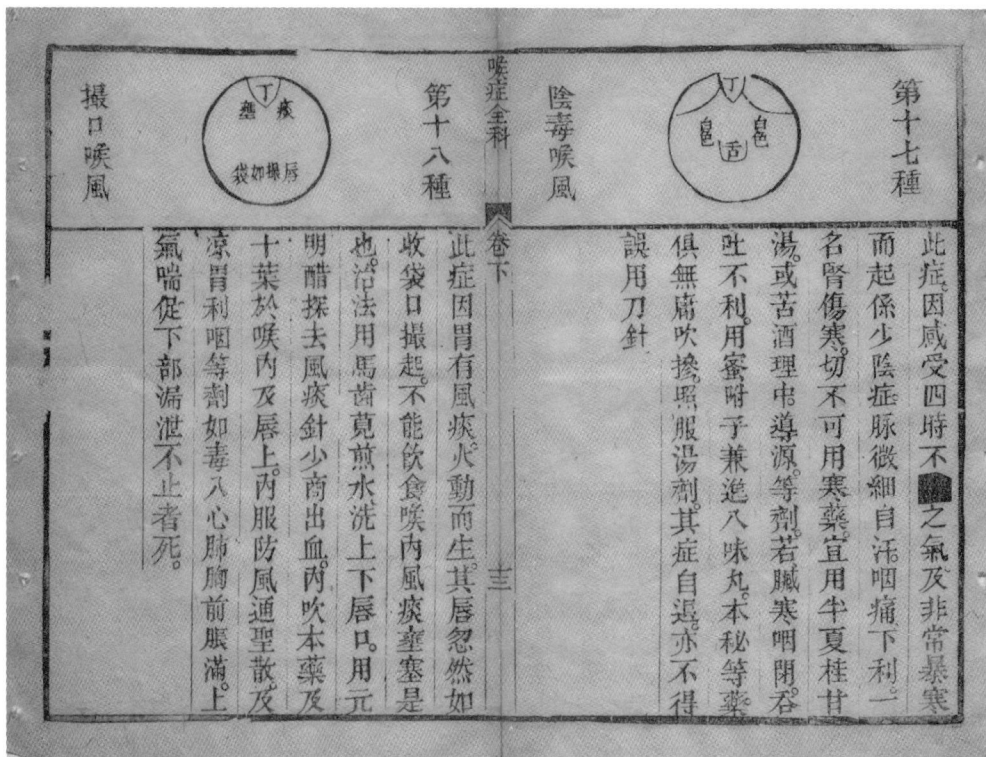

图 11-1-457　阴毒喉风图　　图 11-1-458　撮口喉风图

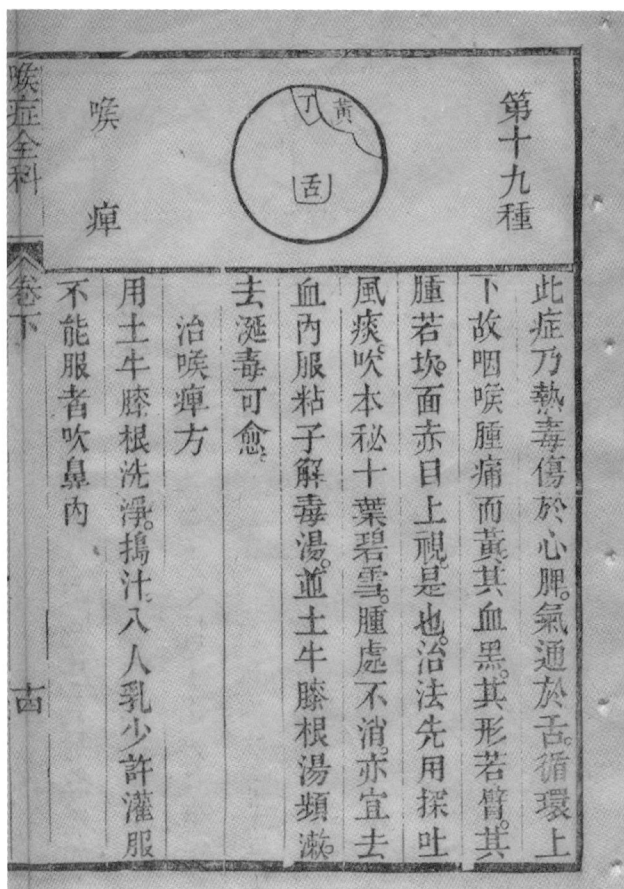

第十九種

此症乃熱毒傷於心脾氣通於舌循環上
下故咽喉腫痛而黃其血黑其形若臂其
腫若块面赤目上觀是也治法先用探吐
風痰吹本秘十葉碧雪腫虛不消亦宜去
血內服粘子解毒湯道土牛膝根湯頻漱
去涎毒可愈
治喉痹方
用土牛膝根洗淨搗汁入八乳少許灌服
不能服者吹鼻內

喉痹

喉症全科　卷下

图 11-1-459　喉痹图

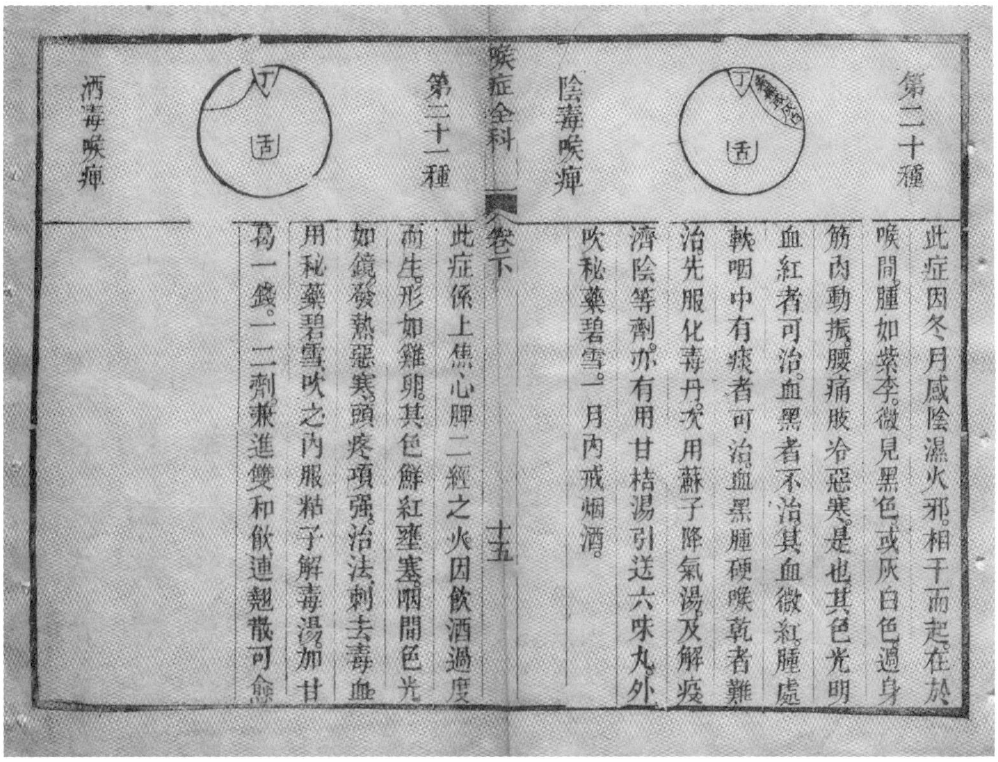

图 11-1-460　阴毒喉痹图　　图 11-1-461　酒毒喉痹图

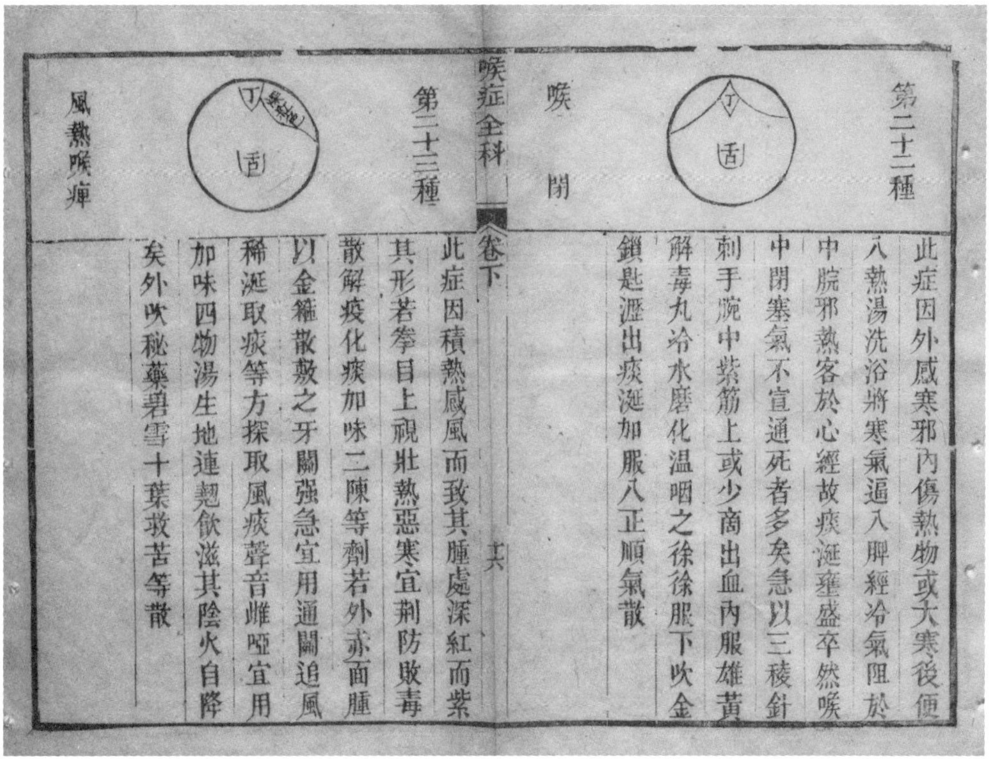

第二十種

陰毒喉痹

此症因冬月感陰濕火邪相干而起在於
喉間腫如紫李微見黑色或灰白色遍身
筋肉動振腰痛胺冷惡寒是也其色光明
血紅者可治血黑者不治其血微紅腫處
軟咽中有痰者可治血黑腫硬喉乾者難
治先服化毒丹灸用蘇子降氣湯及解疫
濟陰等劑亦有用甘桔湯引送六味九外
吹秘藥碧雪一月內戒烟酒

第二十一種

酒毒喉痹

此症係上焦心脾二經之火因飲酒過度
而生形如雞卵其色鮮紅壅塞咽間色光
如鏡發熱惡寒頭疼項強治法刺去毒血
用秘藥碧雪吹之內服粘子解毒湯加甘
葛一錢一二劑兼進雙和飲連翹散可愈

喉症全科　　卷下　　十五

图 11-1-462　喉闭图　　图 11-1-463　风热喉痹图

第二十二種

喉閉

此症因外感寒邪內傷熱物或大寒後便
入熱湯洗浴將寒氣逼入脾經冷氣阻於
中脘邪熱客於心經故痰涎壅盛卒然喉
中閉塞氣不宣通死者多矣急以三稜針
刺手腕中紫筋上或少商出血內服雄黃
解毒丸冷水磨化溫唱之徐徐服下吹金
鎖匙瀝出痰涎加服八正順氣散

第二十三種

風熱喉痹

此症因積熱感風而致其腫處深紅而紫
其形若拳目上視壯熱惡寒宜荆防敗毒
散解疫化痰加味二陳等劑若外赤面腫
以金籥散散之牙關强急宜用通關追風
稀涎取痰等方探取風痰聲音雌啞宜用
加味四物湯生地連翹飲滋其陰火自降
矣外吹秘藥碧雪十葉致苦等散

喉症全科　　卷下　　其

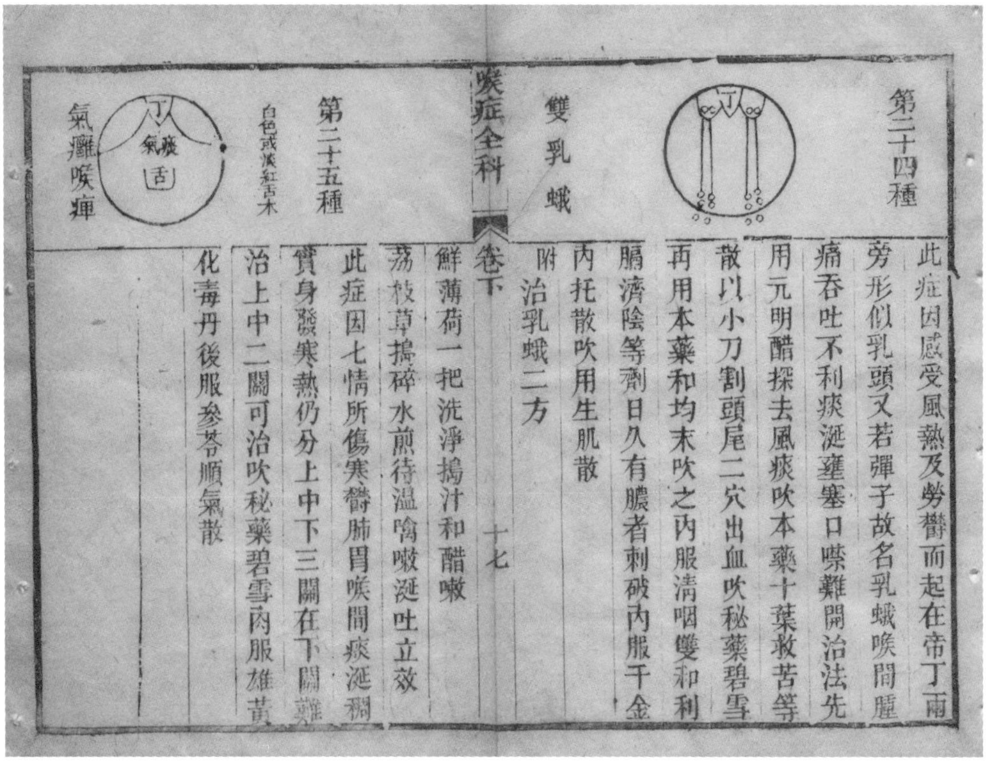

第二十四種

雙乳蛾

喉症全科　卷下

此症因感受風熱及勞鬱而起在帝丁兩旁形似乳頭又若彈子故名乳蛾喉間腫痛吞吐不利痰涎壅塞口嗓難開治法先用元明醋探去風痰吹本藥十葉救苦等散以小刀割頭尾二穴出血內服清咽雙和利再用本藥和均末吹之內服清咽雙和利膈濟陰等劑日久有膿者刺破內服千金內托散吹用生肌散

附治乳蛾二方

十七

第二十五種

氣癮喉痹

白色或淡紅青木

鮮薄荷一把洗淨搗汁和醋嗽荔殻草搗碎水煎待溫嗽嗽涎吐立效此症因七情所傷寒鬱肺胃喉間痰涎稠實身發寒熱仍分上中下三關在下關難治上中二關可治吹秘藥碧雪內服雄黃化毒丹後服參苓順氣散

图 11-1-464　双乳蛾图　　图 11-1-465　气痈喉痹图

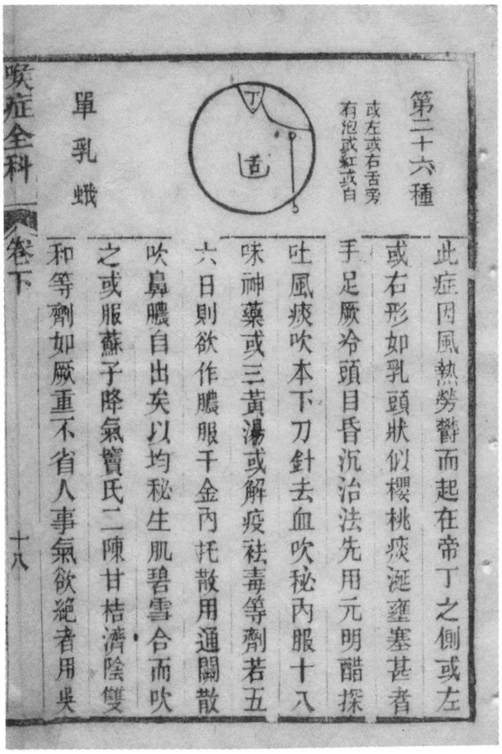

第二十六種

單乳蛾

或左或右舌旁
有泡或紅或白

喉症全科　卷下

此症因風熱勞鬱而起在帝丁之側或左或右形如乳頭狀似櫻桃痰涎壅塞甚者手足厥冷頭目昏沉治法先用元明醋探吐風痰吹本下刀針去血吹內服十八味神藥或三黃湯或解疫袪毒等劑若五六日則欲作膿服干金內托散用通關散吹鼻膿自出矣以均秘生肌碧雪合而吹之或服蘇子降氣寶氏二陳甘桔濟陰雙和等劑如痰重不省人事氣欲絕者用吳

十八

图 11-1-466　单乳蛾图

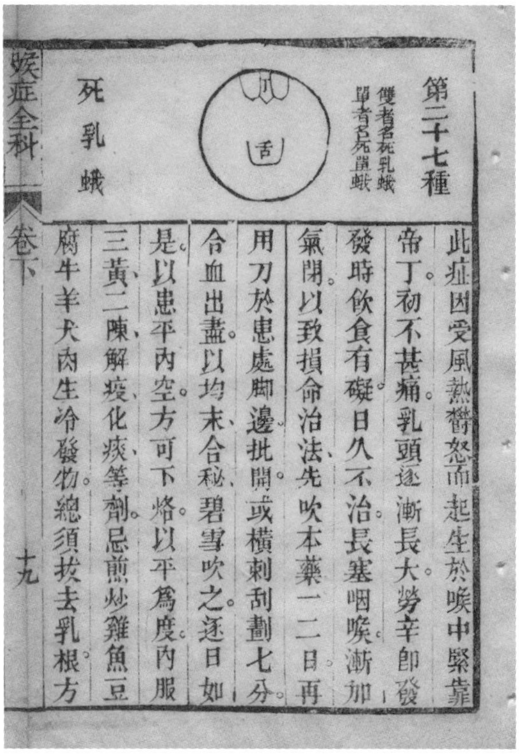

第二十七種

死乳蛾

雙者名死乳蛾
單者名死單蛾

喉症全科　卷下

此症因受風熱鬱怒而起生於喉中緊靠帝丁初不甚痛乳頭逐漸長大勞辛卽發發時飲食有礙日久不治長塞咽喉漸加氣閉以致損命治法先吹本藥一二日再用刀於患處腳邊批開或橫刺刮劃七分合血出盡以均末合秘碧雪吹之遂日如是以患平內空方可下烙以平為度內服三黃二陳解疫化痰等劑忌煎炒雞魚豆腐牛羊犬肉生冷發物總須拔去乳根方

十九

图 11-1-467　死乳蛾图

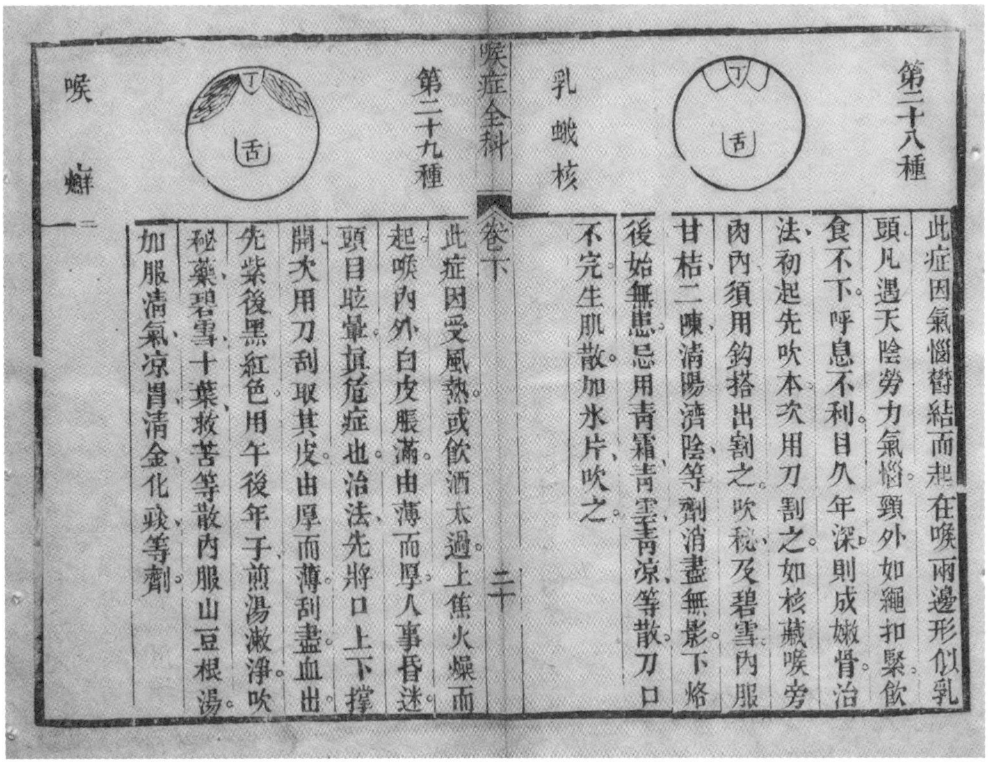

第二十八種

乳蛾核

丁

舌

此症因氣惱鬱結而起在喉兩邊形似乳頭凡遇天陰勞力氣惱頸外如繩扣緊飲食不下呼息不利日久年深則成嫩骨治法初起先吹本次用刀割之如核藏喉旁肉內須用鈎搭出割之吹秘及碧雪內服甘桔二陳清陽清陰等劑消盡無影下烙後始無患忌用青霜青雪青凉等散刀口不完生肌散加氷片吹之

喉症全科 卷下 二十

第二十九種

喉癬

丁

舌

此症因受風熱或飲酒太過上焦火燥而起喉內外白皮脹滿由薄而厚人事昏迷頭目眩暈眞危症也治法先將口上下撐開次用刀刮取其皮由厚而薄刮盡血出先紫後黑紅色用午後年子煎湯漱淨吹秘藥碧雪十葉救苦等散內服山豆根湯加服清氣凉胃清金化痰等劑

图 11-1-468 乳鹅核图 图 11-1-469 喉癣图

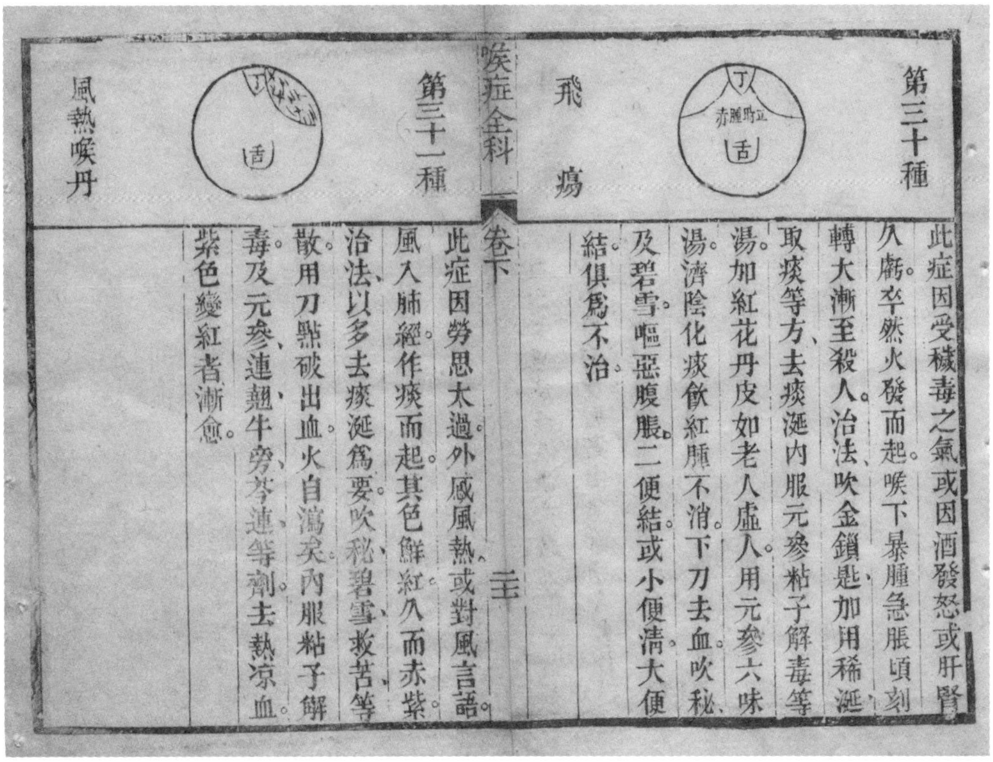

第三十種

飛瘍

丁

赤腫

舌

此症因受穢毒之氣或因酒發怒或肝腎久虧卒然火發而起喉下暴腫急脹頃刻轉大漸至殺人治法吹金鎖匙加用稀涎取痰等方去痰涎內服元參粘子解毒等湯加紅花丹皮如老人虛人用元參六味湯濟陰化痰飲紅腫不消下刀去血吹秘及碧雪嘔惡腹脹二便結或小便清大便結俱爲不治

喉症全科 卷下 二十一

第三十一種

風熱喉丹

丁

舌

此症因勞思太過外感風熱或對風言語風入肺經作痰而起其色鮮紅久而赤紫治法以多去痰涎爲要吹秘碧雪救苦等散用刀點破出血火自瀉矣內服粘子解毒及元參連翹牛旁芩連等劑去熱凉血紫色變紅者漸愈

图 11-1-470 喉疡图 图 11-1-471 风热喉丹图

第三十二種

喉疔

候証全科　卷下

此種因夏天豆腐內滴入人汗或誤食之
及食穢惡自死禽獸等物所致生於帝丁
之旁形如棗核紅者易治紫者難治黑者
不治凡治此者先吹追風神品等散日數
次轉紅者可治疔大而硬者吹本碧雪用
鈎搭住吹麻藥和秘剁急用刀割去吹
秘和碧雪下烙本秘碧雪內服三黃凉
膈倍甘草銀花後服千金內托及紫瓊膏
抑火丸若頭小而軟只以刀點破出血去

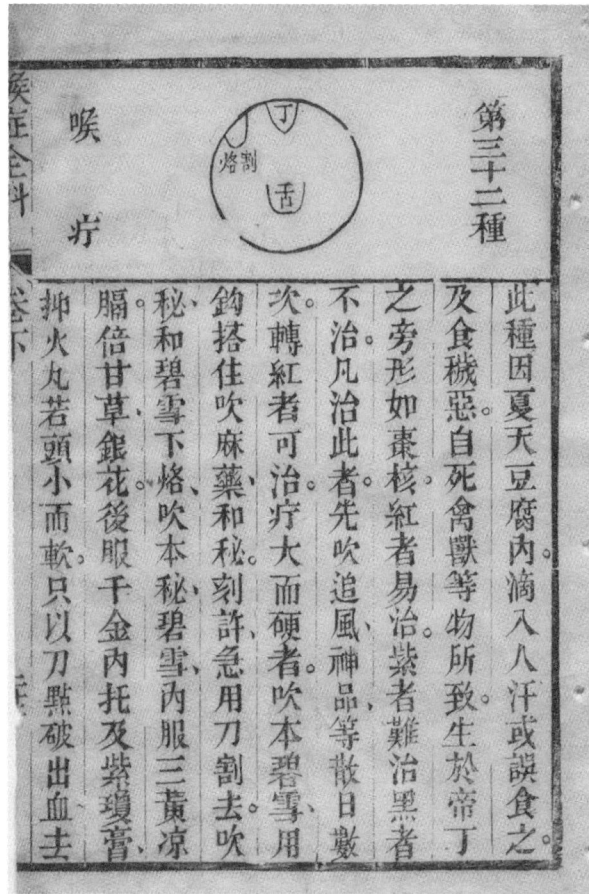

图 11-1-472　喉疔图

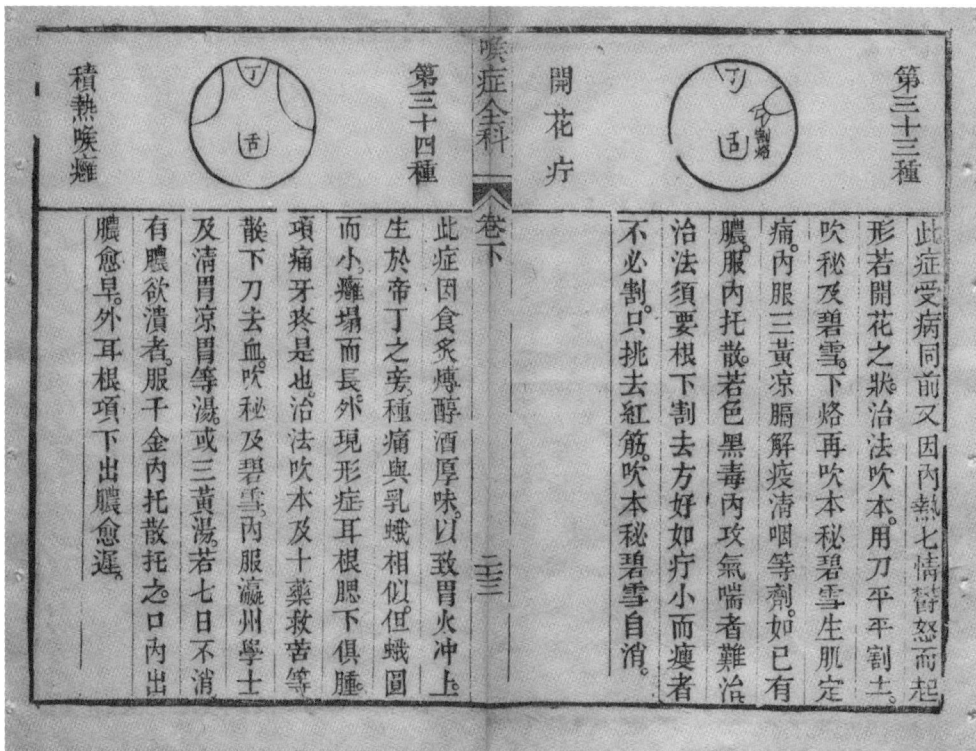

第三十三種

開花疔

候症全科　卷下

此症受病同前又因內熱七情替怒而起
形若開花之狀治法吹本秘碧雪生肌定
痛內服三黃凉膈解疫清咽等劑如已有
膿服內托散若色黑毒內攻氣喘者難治
治法須要根下割去方好如疔小而瘦者
不必割只挑去紅箍吹本秘碧雪自消

第三十四種

此症因食炙爆醇酒厚味以致胃火冲上
生於帝丁之旁種痛與乳蛾相似但蛾圓
而小癰塌而長外現形症耳根腮下俱腫
項痛牙疼是也治法吹本及十藥救苦等
散下刀去血吹秘及碧雪內服瀛州學士
及清胃凉胃等湯或三黃湯若七日不消
有膿欲潰者服千金內托散托之口內出
膿愈早外耳根項下出膿愈遲

積熱喉癰

图 11-1-473　开花疔图　　图 11-1-474　积热喉痈图

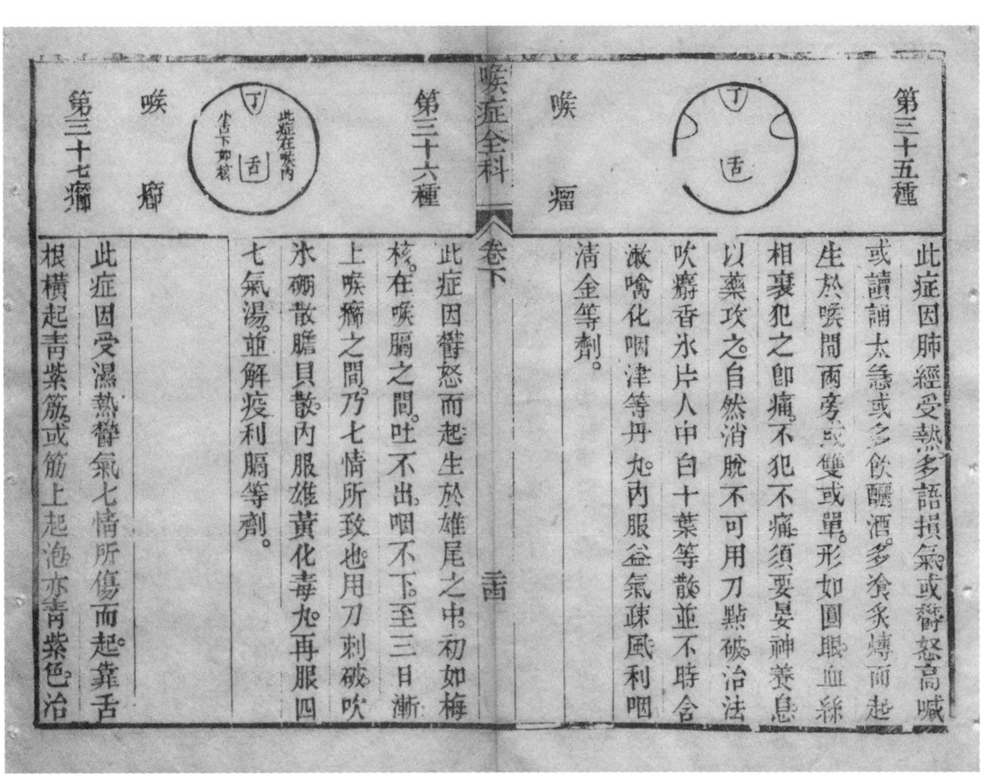

此症因肺經受熱多語多語損氣或聲怒高喊
或讀誦太急或多飲醺酒多炎烝薄而起
生於喉間兩旁或雙或單形如圓眼血絲
相裹攻之卽痛不犯不癢須要晏神養息
以藥攻之自然消脫不可用刀點破治法
吹癖香水片入中白十藥等散並不聯含
漱噙化咽津等丹尬內服益氣疎風利咽
清金等劑。

第三十五種

喉瘤

第三十六種

喉癤

此症在喉內 小舌下卽載

此症因鬱怒而起生於雄尾之中初如梅
核在喉膈之間乃七情所致也用刀刺破吹
上喉癤之間乃七情所致也用刀刺破吹
冰硼散膽貝散內服雄黃化毒尬再服四
七氣湯亟解疫利膈等劑。

第三十七瘤

喉瘤

此症因受濕熱聲氣七情所傷而起靠舌
根橫起青紫筋或筋上起泡亦青紫色治

图 11-1-475　喉瘤图　图 11-1-476　喉疖图

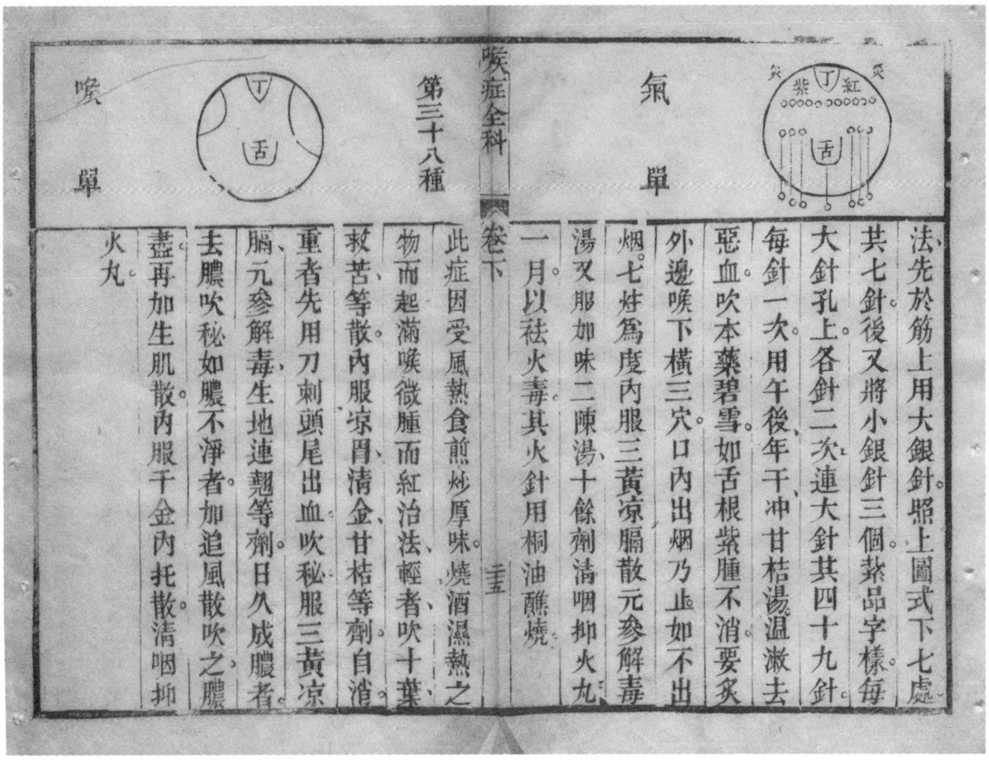

法先於筋上用大銀針照上圖式下七處
其七針後又將小銀針三個紮品字樣每
大針孔上各針二次連大針其四十九針
每針一次用午後干冲甘桔湯溫漱去
惡血吹本藥碧雪如舌根紫腫不消要灸
外邊喉下橫三穴口內出烟乃止如不出
烟七灶為度內服三黃凉膈散元參解毒
湯又那加味二陳湯十餘劑清咽抑火丸
一月以祛火毒其火針用桐油醮燒

第三十八種

氣單

紅丁紫舌

喉痹

此症因受風熱食煎炒厚味燒酒濕熱之
物而起滿喉微腫而紅治法輕者吹十葉
敕苦等散內服凉胃清金甘桔等劑自消
重者先用刀刺頭尾出血吹秘服三黃凉
膈元參解毒生地連翹等劑日久成膿者
丟膿吹秘如膿不淨者加追風散吹之膿
盡再加生肌散內服千金內托散清咽抑
火丸

图 11-1-477　气单图　图 11-1-478　喉单图

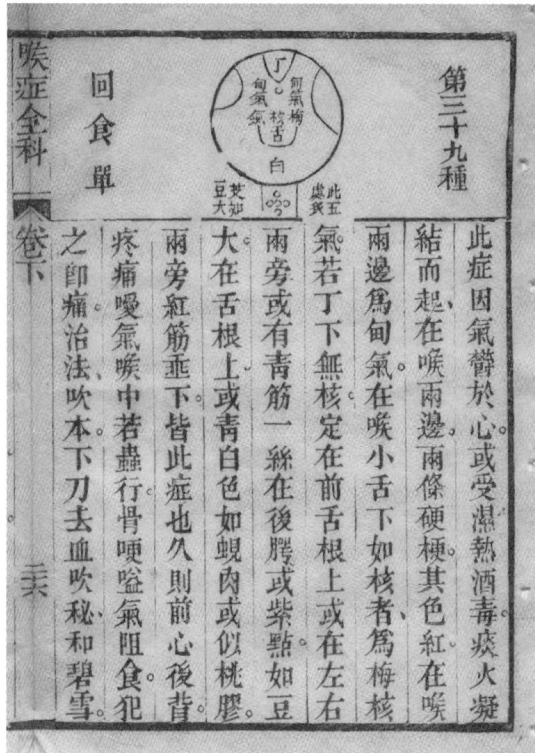

图 11-1-479　回食单图

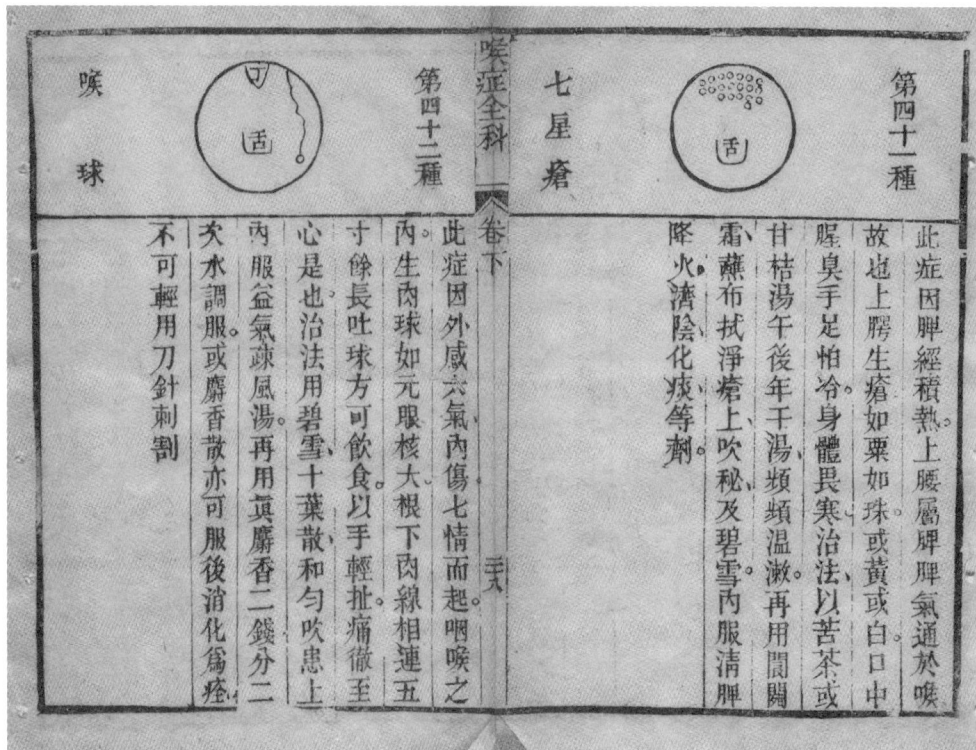

图 11-1-480　七星疮图　图 11-1-481　喉球图

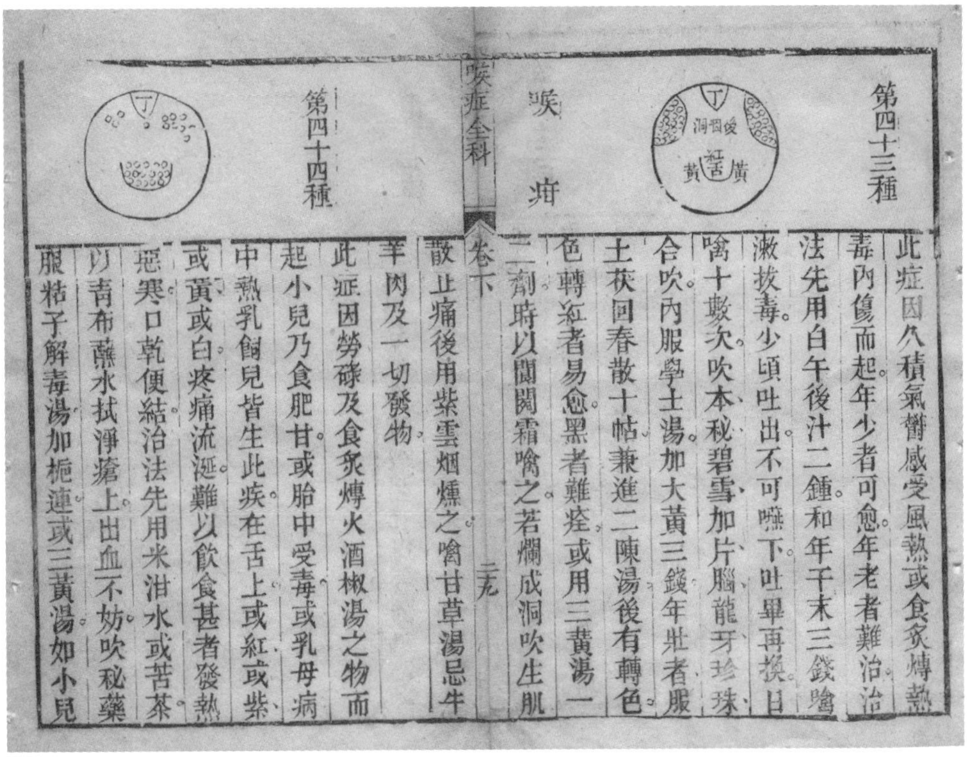
喉症全科 卷下 二九

第四十三種

喉疳

此症因久積氣鬱感受風熱或食炙煿熱毒內傷而起。年少者可愈。年老者難治。治法先用白午後汁二鍾。和年千末三錢噙漱拔毒。少頃吐出。不可嚥下。吐畢再換。日噙十數次。吹本秘碧雪、加片腦、龍牙、珍珠、合吹。內服學士湯加大黃三錢年壯者服土茯回春散十帖兼進二陳湯後有轉色轉紅者易愈。黑者難痊。或用三黃湯一二劑時以闗閥霜噙之若爛成洞吹生肌散止痛後用紫雲烟燻之。噙甘草湯忌牛羊肉及一切發物。

第四十四種

此症因勞碌及食炙煿火酒椒湯之物而起小兒乃食肥甘。或胎中受毒或乳母病中熱乳飼兒皆生此疾在舌上或紅或紫、或黃或白疼痛流涎難以飲食甚者發熱惡寒口乾便結治法先用米泔水或苦茶以青布蘸水拭淨瘡上出血不妨吹秘藥服梔子解毒湯加梔連或三黃湯如小兒

图 11-1-482 喉疳图 图 11-1-483 口疮图

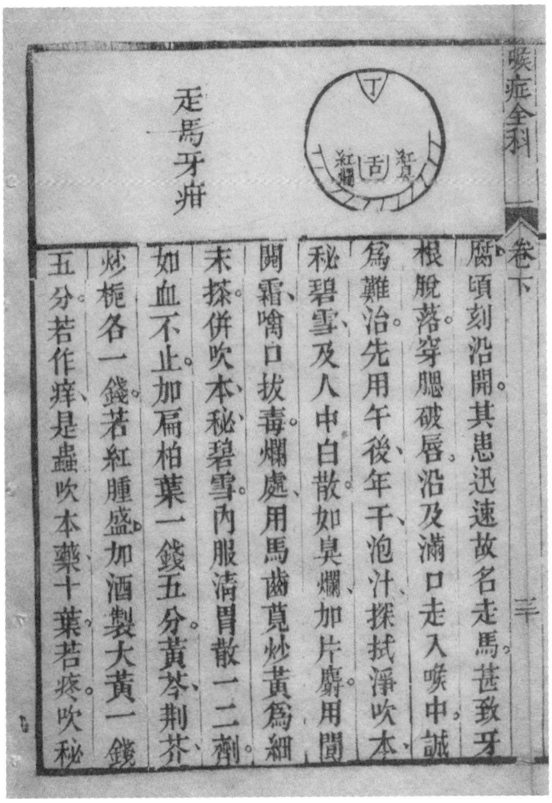
喉症全科 卷下 三十

走馬牙疳

腐頭刻沿開。其患迅速故名走馬。甚致牙根脫落。穿腮破唇。沿及滿口走入喉中誠為難治。先用午後年千、泡汁、揉拭淨吹本秘碧雪及人中白散如臭爛、加片麝。用閥閥霜、噙口拔毒。爛處、用馬齒莧炒黃為細末搽。併吹本秘碧雪。內服清胃散一二劑。如血不止。加扁柏葉一錢五分。黃芩、荊芥、炒梔各一錢。若紅腫盛。加酒製大黃一錢五分。若作痒、是蟲吹本藥十葉。若疼。吹秘

图 11-1-484 走马牙疳图

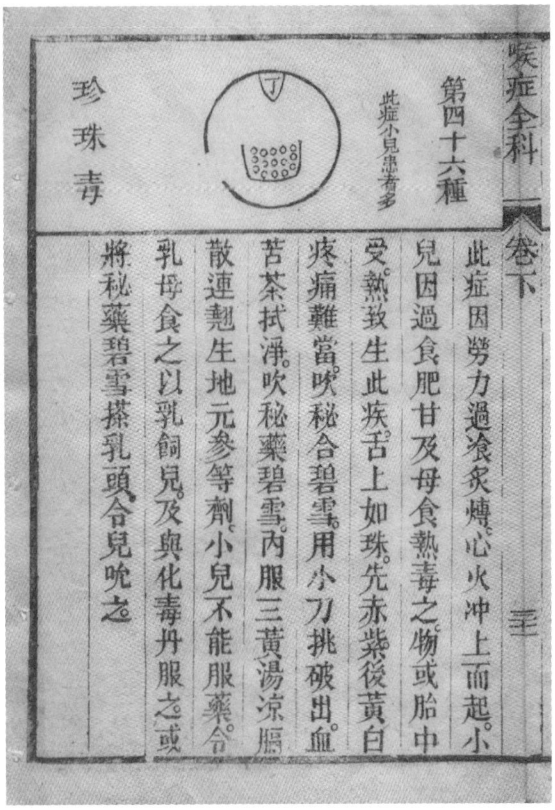
喉症全科 卷下 三二

第四十六種

此症小兒患者多

珍珠毒

此症因勞力過飡炙煿。心火沖上而起。小兒因過食肥甘及母食熱毒之物。或胎中受熱。致生此疾。舌上如珠。先赤紫。後黃白疼痛難當。吹秘合碧雪。用小刀挑破出血。苦茶拭淨。吹秘藥碧雪。內服三黃湯涼膈散連翹生地元參等劑。小兒不能服藥。令乳母食之以乳飼兒。及與化毒丹服之。或將秘藥碧雪搽乳頭令兒吮之

图 11-1-485 珍珠毒图

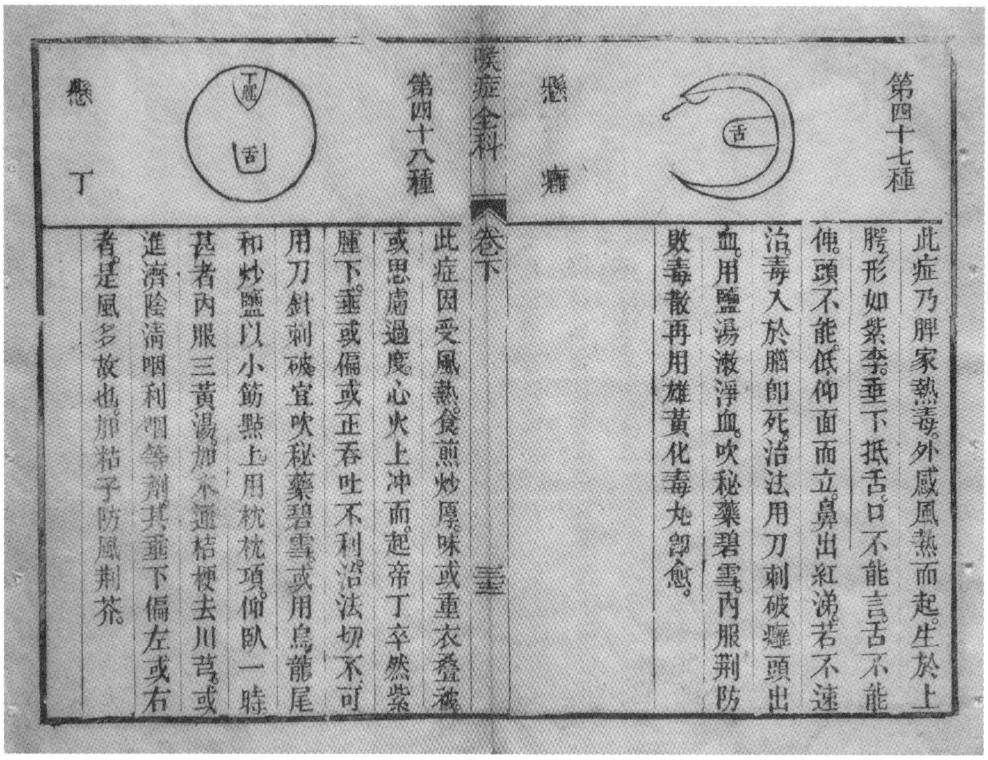

第四十七種　悬癰

此症乃脾家熱毒外感風熱而起生於上
腭形如紫李垂下抵舌口不能言舌不能
佛頭入於腦卽死治法用刀刺破癰頭出
血用鹽湯漱淨血吹秘藥碧雪內服荊防
敗毒散再用雄黃化毒丸卽愈。

第四十八種　咳症全科　卷下

此症因受風熱食煎炒厚味或重衣叠被
或思慮過度心火上冲而起帝丁卒然紫
腫下垂或偏或正吞吐不利治法不可
用刀針刺破宜吹秘藥碧雪或用烏龍尾
和炒鹽以小筋點上用枕項仰臥一晚
甚者內服三黃湯加不遲桔梗去川芎或
進濟陰清咽利咽等剂加蝉蜕偏左或右
者是風多故也加枯子防風荊芥

悬癰　悬丁

图 11-1-486　悬痈图　图 11-1-487　悬丁图

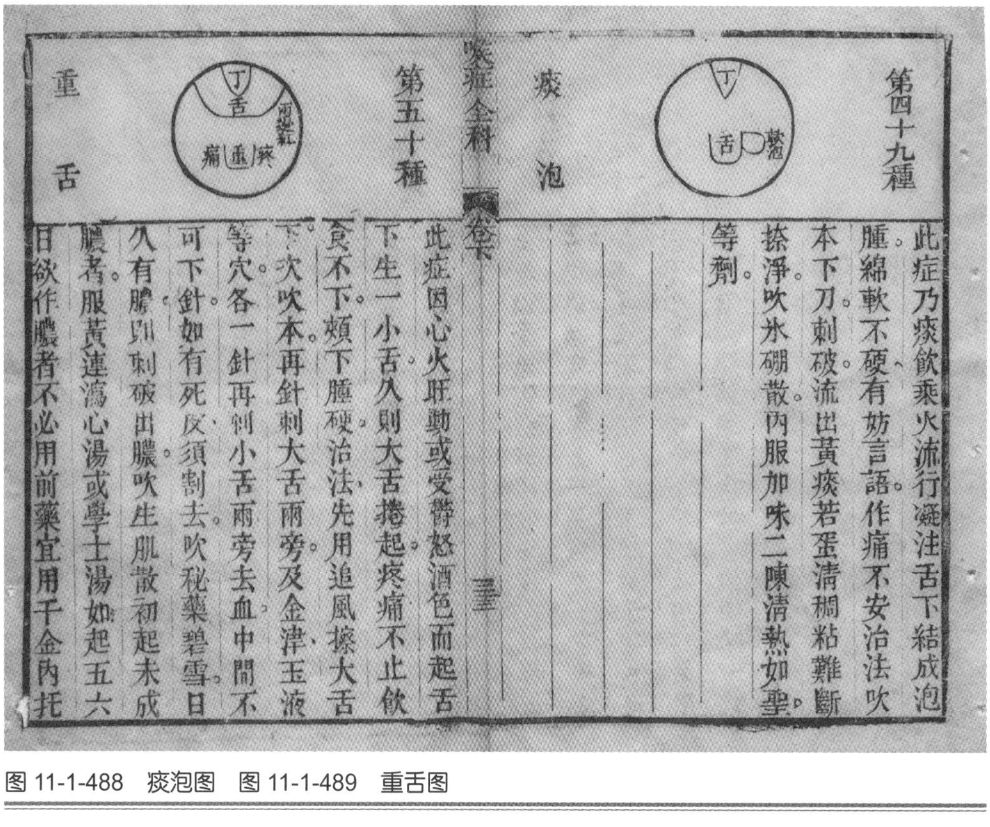

第四十九種　痰泡

此症乃痰飲乘火流行凝注舌下結成泡
腫綿軟不硬有妨言語作痛不安治法吹
本下刀刺破流出黃痰若蛋清稠粘難斷
搽淨吹冰硼散內服加味二陳清熱如雪
等剂。

第五十種　咳症全科　卷下

此症因心火旺動或受臀怒酒色而起舌
下生一小舌入則大舌捲起疼痛不止飲
食不下頰下腫硬治法先用追風擦及金津玉液大舌
再次吹本再針刺小舌兩旁去血中間不
可下針如有死皮須制去吹秘藥碧雪初起未成
等穴各一針再刺小舌兩旁去血中間不日
入有膿則刺破出膿吹生肌散初起五六
膿者服黃連瀉心湯或學士湯如起五六
日欲作膿者不必用前藥宜用千金內托

痰泡　重舌

图 11-1-488　痰泡图　图 11-1-489　重舌图

喉症全科　卷下

莲花钿舌

之状有三峯者轻七峯者重有痰者先用
吹风散去痰次针两边峯上用刀刺去恶
血吹秘合碧雪中尖两瓣乃心之苗切不
可用针刺若刺伤则血出不止多伤其命
治法须看人之老少病之深浅初起服黄
连泻心汤并学士汤日久则破出脓服干
金内托散托之脓熟刺破吹秘合碧雪再
吹秘合生肌散

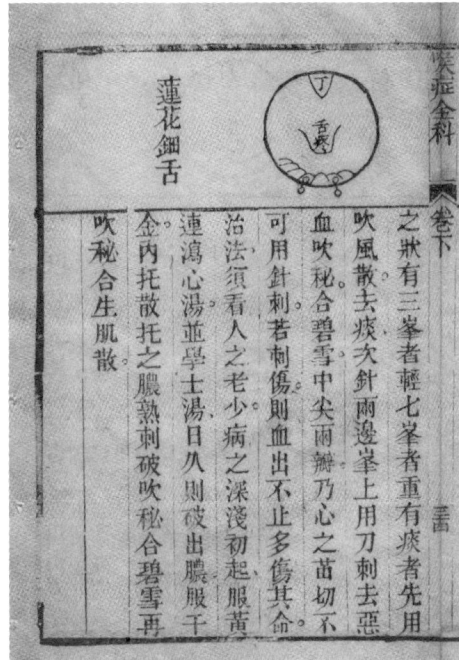

图 11-1-490　莲花钿舌图

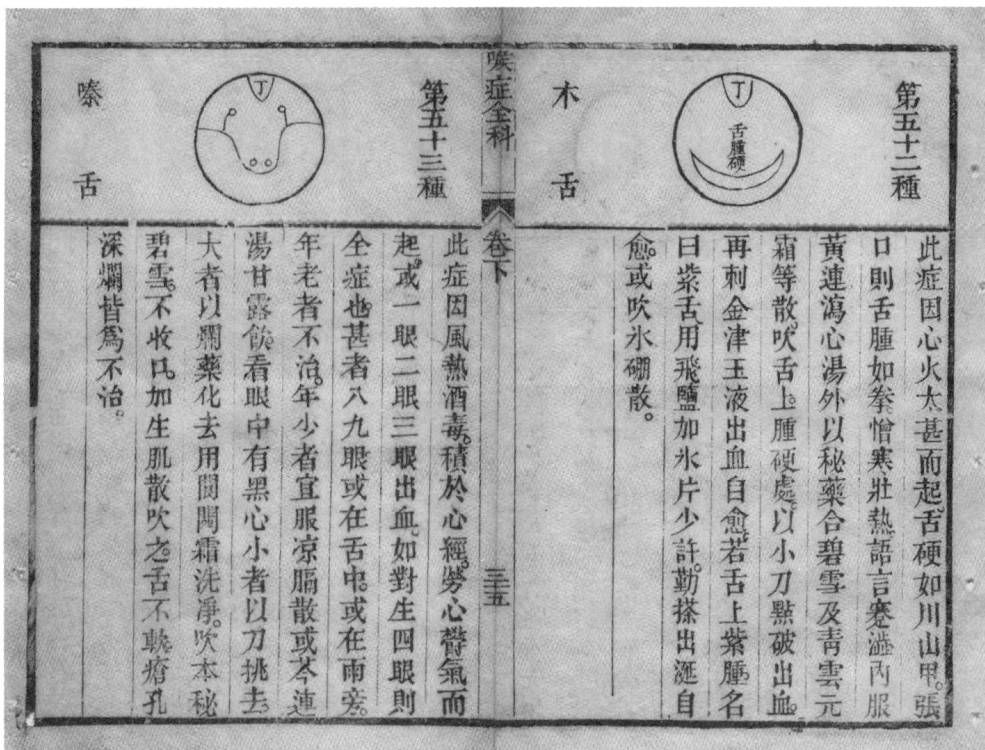

喉症全科　卷下

木舌　第五十二种

此症因心火太甚而起舌硬如川山甲张
口则舌肿如拳憎寒壮热谵言謇涩内服
黄连泻心汤外以秘药合碧雪及青云元
霜等散吹舌上肿硬处以小刀黠破出血
再刺金津玉液出血自愈若舌上紫肿名
曰紫舌用飞盐加水片少许勤搽出涎自
愈或吹水硼散

嗪舌　第五十三种

此症因风热酒毒积於心经劳心费气而
起或一眼二眼三眼出血如对生四眼则
全症也甚者八九眼或在舌中或在两旁
年老者不治年少者宜服凉膈散或苓连
汤甘露饮看眼中有黑心小者以刀挑去
大者以烂药化去用圆圆霜洗净吹本秘
碧雪不收乃加生肌散吹之舌不鹘瘀孔
深烂皆为不治

图 11-1-491　木舌图　图 11-1-492　嗪舌图

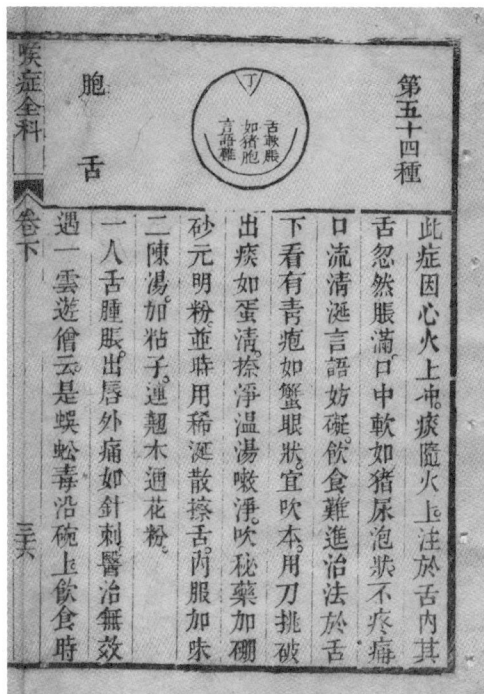

图 11-1-493　胞舌图

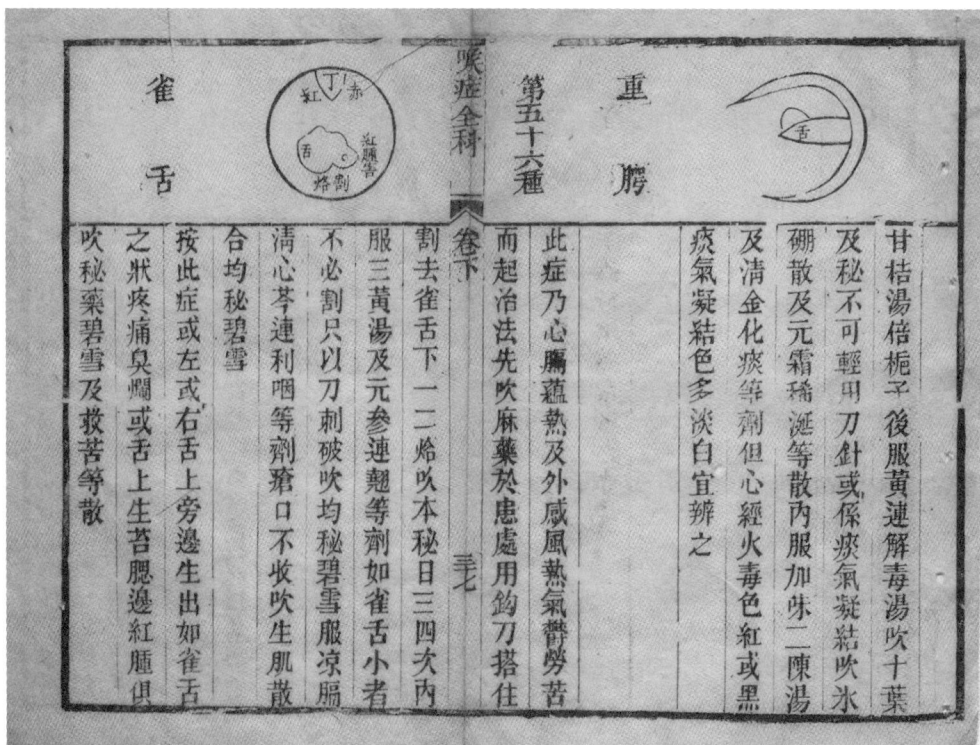

图 11-1-494　重腭图　　图 11-1-495　雀舌图

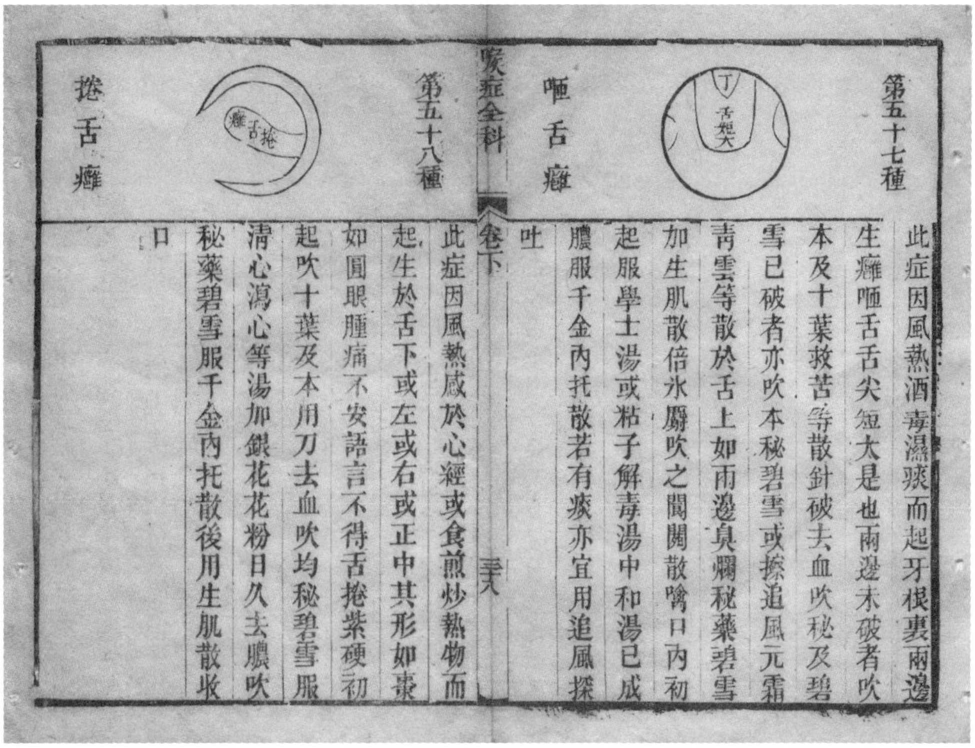

第五十七種

喯舌癰　吐

此症因風熱咸酒毒濕痰而起牙根裏兩邊
生癰喯舌舌尖短大是也兩邊未破者吹
本及十葉救苦等散針破去血吹及碧
雪已破者亦吹本秘碧雪或擦追風秘元霜
青雲等散於舌上如兩邊爛秘藥碧雪
加生肌散倍冰麝吹之闊闊散噙口內初
起服學士湯或粘子解毒湯中和湯已成
膿服千金內托散若有痰亦宜用追風探

第五十八種

捲舌癰

此症因風熱咸於心經或食煎炒熱物而
起生於舌下或左或右或正中其形如棗初
如圓眼腫痛不安語言不得舌捲紫硬初
起吹十葉及本用刀去血吹均秘碧雪服
清心瀉心等湯加銀花花粉日久去膿吹
秘藥碧雪服千金內托散後用生肌散收
口

喉症全科　卷下　三八

图 11-1-496　喯舌痈图　图 11-1-497　卷舌痈图

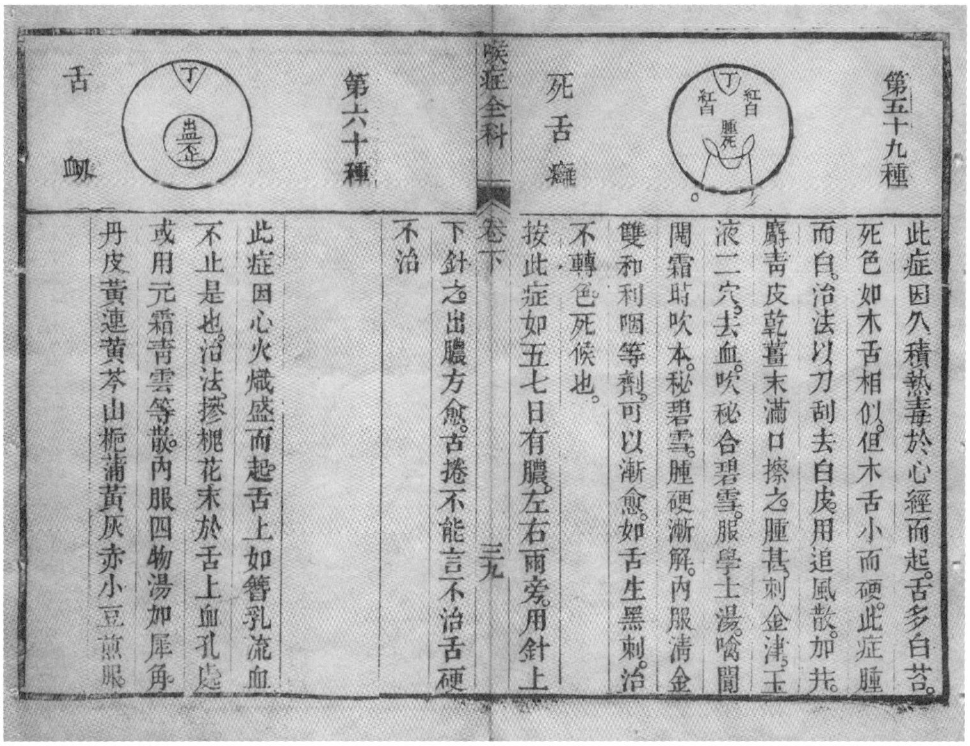

第五十九種

死舌癰

此症因久積熱毒於心經而起舌多白苔
死色如木舌相似但木舌小而硬此症腫
而自治法以刀刮去白虎用追風散加苦
麝青皮乾薑末滿口擦之腫甚刺金津玉
液二穴去血吹本秘碧雪服學士湯清金
閬霜時吹本秘碧雪服學士湯噙閬
雙和利咽等劑可以漸愈如舌生黑刺治
不轉色死候也
按此症如五七日有膿左右兩旁用針治
不治
下針之出膿方愈古捲不能言不治舌硬

第六十種

舌衄

此症因心火熾盛而起舌上如簪乳流血
不止是也治法擦梔花末於舌上血孔處
或用元霜青雲等散內服四物湯加犀角
丹皮黃連黃芩山梔蒲黃灰赤小豆煎服

喉症全科　卷下　三九

图 11-1-498　死舌痈图　图 11-1-499　舌衄图

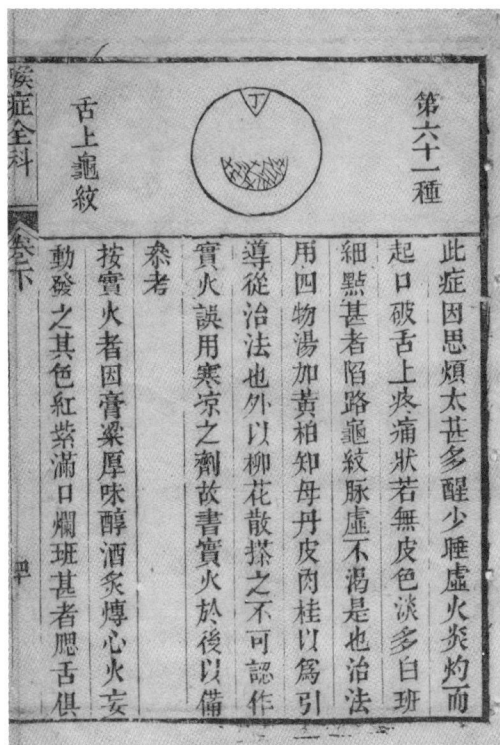

图 11-1-500　舌上龟纹图

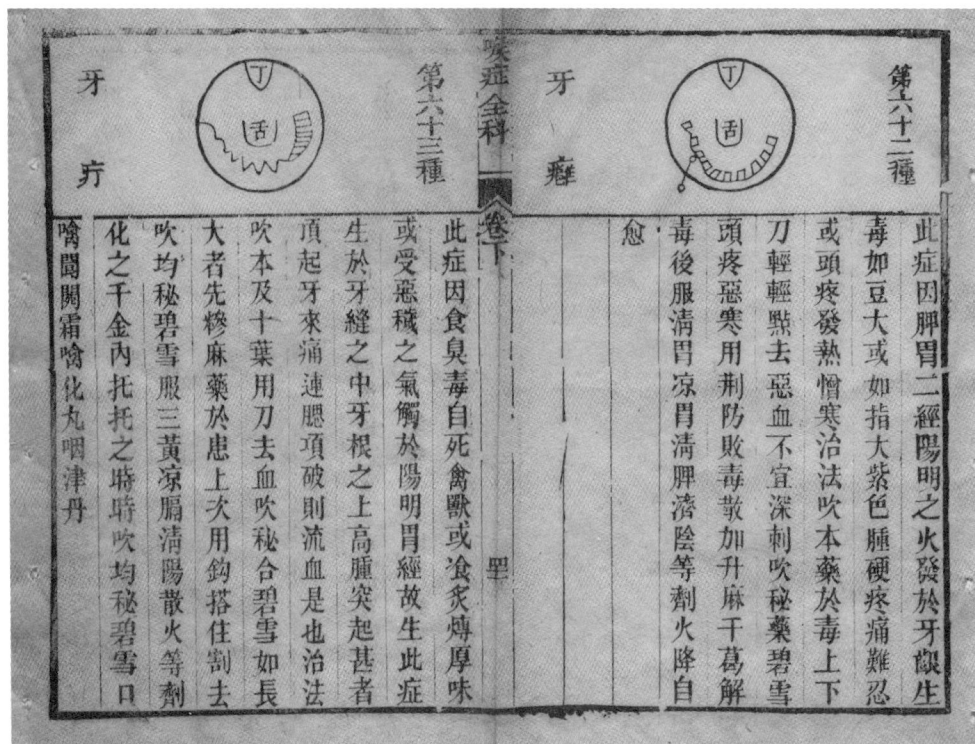

图 11-1-501　牙痈图　图 11-1-502　牙疔图

牙宣

卷下

喉症全科

霜瑶池露喉淨吹秘藥碧雪摻裝丹內
服清胃散犀角地黃湯止血四生湯甘露
恹又有胃中虛火動而牙縫爛致淡血流
滲不已不可用上藥宜服補中益氣及雙
和化瘀生地連翹等劑吹人中白散如相
火上冲元陽不斂以致唇中齒縫出血此
任督二脈受病宜吹秘合碧雪內服八味
丸紫瓊膏

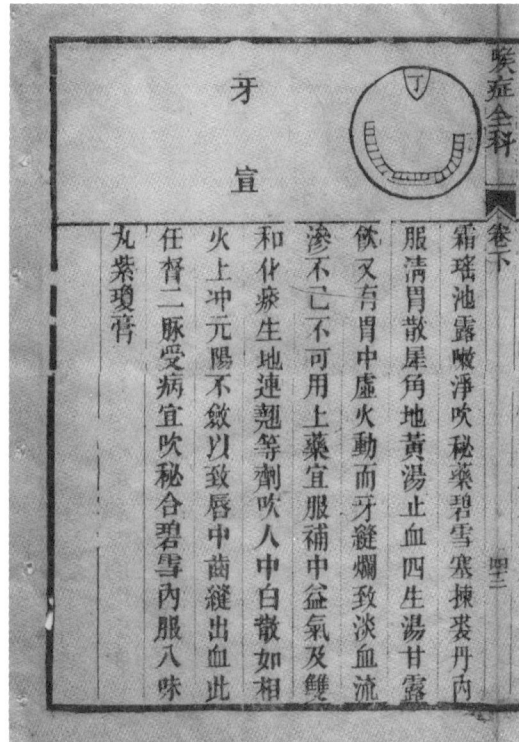

图 11-1-503 牙宣图

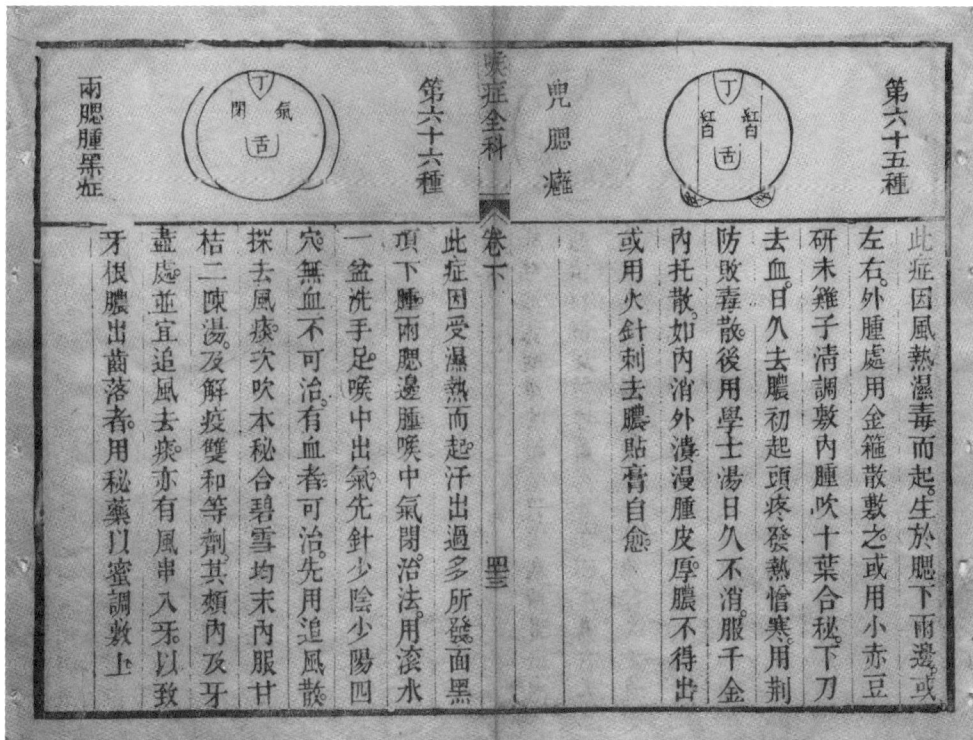

第六十五種

兜腮癰

卷下

喉症全科

此症因風熱濕毒而起生於腮下兩邊或
左右外腫處用金籙散敷之或用小赤豆
研末雞子清調敷內腫吹十葉合秘下刀
去血日久去聽初起頭疼發熱憎寒用荊
防敗毒散後用學士湯日久不消服千金
內托散如內消外潰漫腫皮摩膿不得出
或用火針刺去膿貼膏自愈

第六十六種

墨

此症因受濕熱而起汗出過多所發面黑
項下腫兩腮邊腫喉中氣閉治法用滾水
一盆洗手足喉中出氣先針少陰少陽四
穴無血不可治有血者可治先用追風散
探去風痰次吹本秘合碧雪均末內服甘
桔二陳湯及解疫雙和等劑其頰內及牙
盡處並宜追風去痰亦有風串入采以致
牙根膿出齒落者用秘藥以蜜調敷上

兩腮腫黑症

图 11-1-504 兜腮痈图　图 11-1-505 两腮肿黑症图

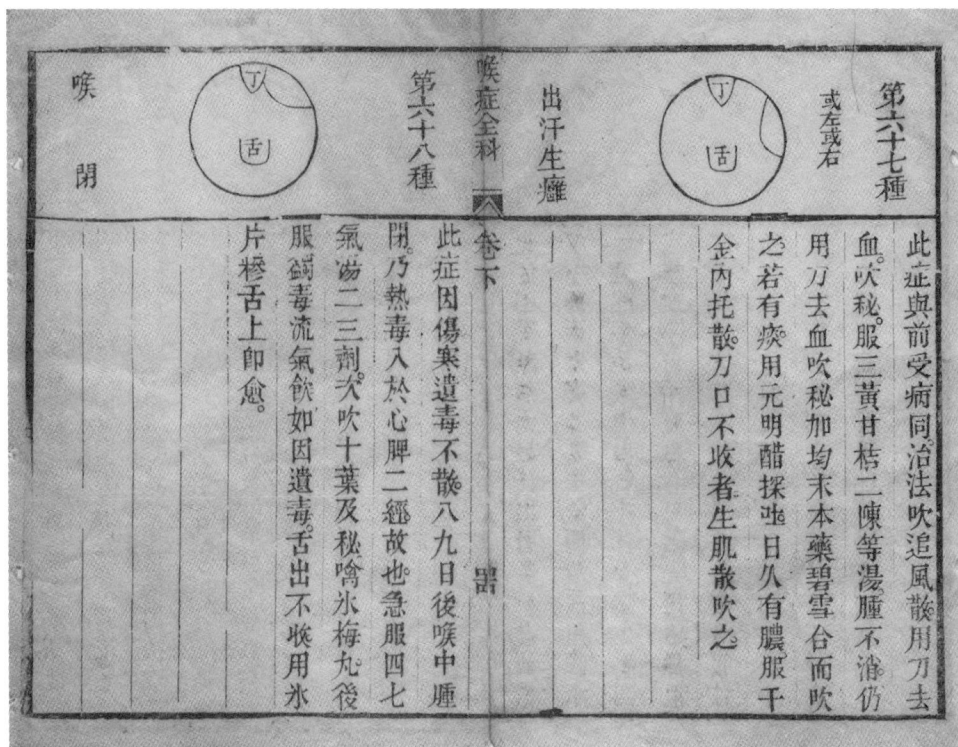

图 11-1-506　出汗生痈图　图 11-1-507　喉闭图

第六十七种

或左或右

此症与前受病同治法吹追风散用刀去
血吹秘服三黄甘桔二陈等汤肿不消仍
用刀去血吹秘加均末本药碧雪合而吹
之若有痰用元明醋採些日久有脓服干
金内托散刀口不收者生肌散吹之

出汗生痈

第六十八种

喉闭

此症因伤寒遗毒不散八九日后喉中壅
闭乃热毒入於心脾二经故也急服四七
气汤二三剂又吹十叶及秘唅冰梅丸后
服锡毒流气饮如因遗毒舌出不收用冰
片糁舌上即愈。

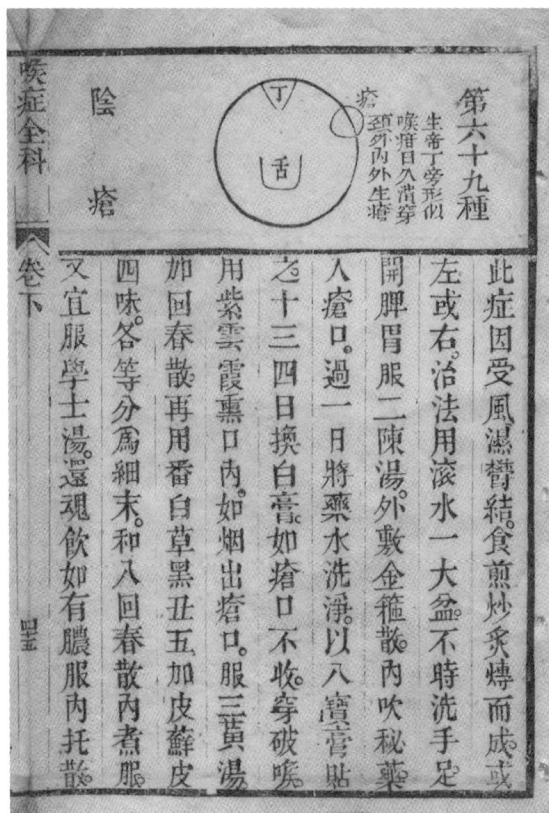

图 11-1-508　阴疮图

第六十九种

生帝丁受形似
喉疮日久溃穿
颈项外内外生毒

阴疮

此症因受风湿瘀结食煎炒炙煿而成或
左或右。治法用滚水一大盆不时洗手足
开脾胃服二陈汤外敷金箍散内吹秘药
入疮口。过一日将药水洗净以八宝膏贴
之。十三四日换白膏如疮口不收穿破喉
用紫云霞熏口内。如烟出疮口。服三黄汤
加回春散再用番白草黑丑五加皮薢服
四味各等分为细末。和入回春散内煮服
又宜服学士汤还魂饮如有脓服内托散

第七十種

喉腫

此症起於脾經因食煎炒油膩等物及飲酒太過而行房事以致毒氣不能流行結喉根若不速治毒閉卽死治法先用追風去痰涎後吹秘藥碧雪。次服順氣香砂

第七十一種

鎖喉癰

喉症全科　卷下　昊

此症因心經熱氣小腸邪感發從听會之端注於懸臁之側初生如痰不能飲食閉塞難通紅腫發熱其有膿軟而脹腫者針之初起用生地連翹散內閉者牛黃清心炮日久者內托散吹秘加生肌貼白霜初起用蜒蚰同麝片橄欖揭敷之妙。

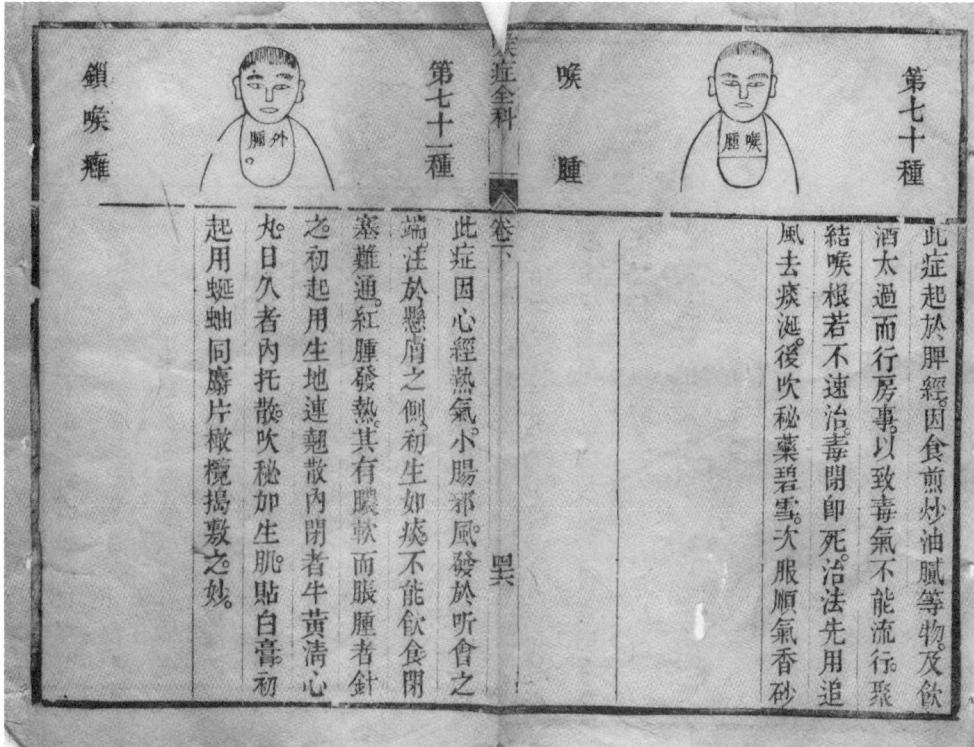

图 11-1-509　喉肿图　图 11-1-510　锁喉痈图

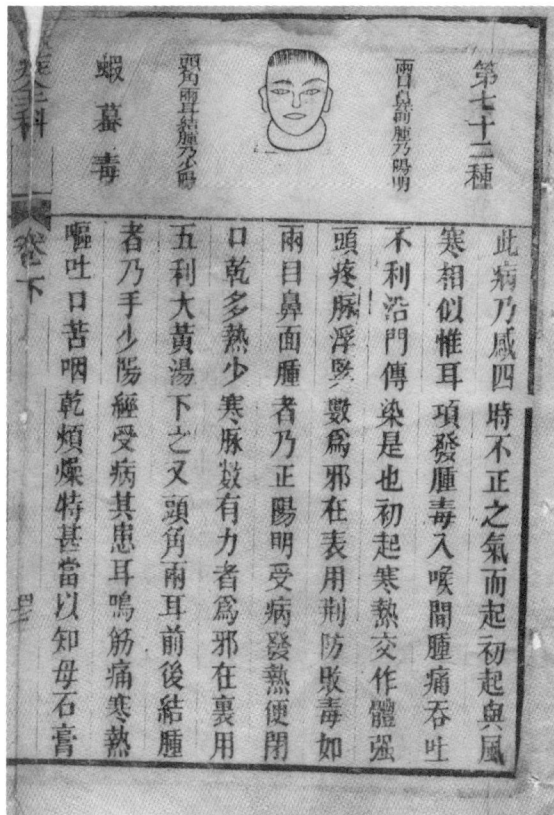

第七十二種

蝦蟇毒

此病乃感四時不正之氣而起初起蟲風寒相似惟耳項發腫毒入喉間腫痛吞吐不利沿門傳染是也初起寒熱交作體强頭疼麻浮緊數爲邪在表用荆防敗毒如兩目鼻面腫者乃正陽明受病發熱便閉口乾多熱少寒脉數有力者爲邪在裏用五利大黃湯下之又頭角兩耳前後結腫者乃手少陽經受病其患耳鳴筋痛寒熱嘔吐口苦咽乾煩燥特甚當以知母石膏

图 11-1-511　虾蟆毒图

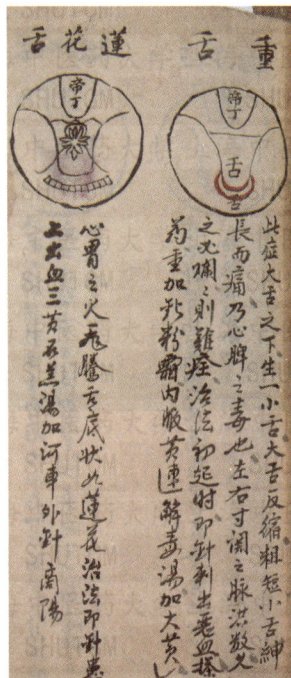

图 11-1-512　莲花舌图

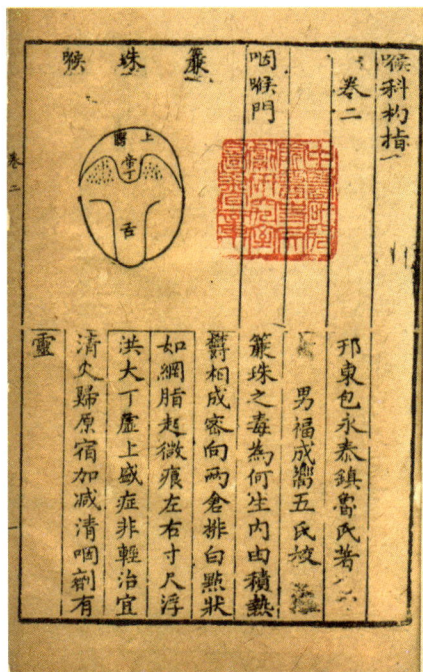

图 11-1-513　簾珠喉图

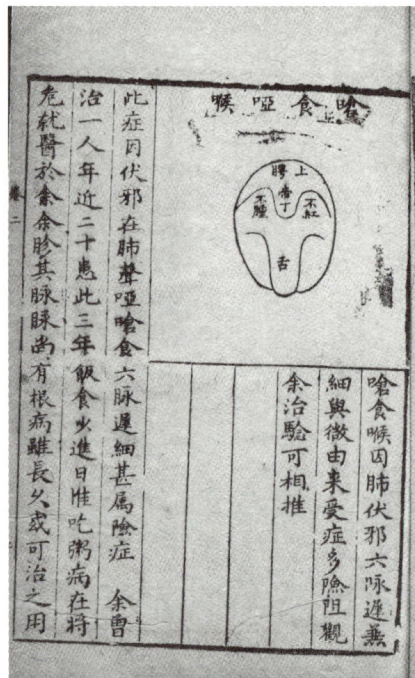

图 11-1-514　呛食哑喉图

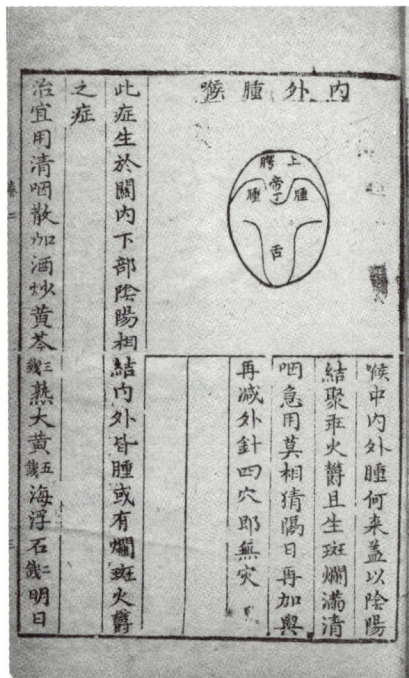

图 11-1-515　内外肿喉图

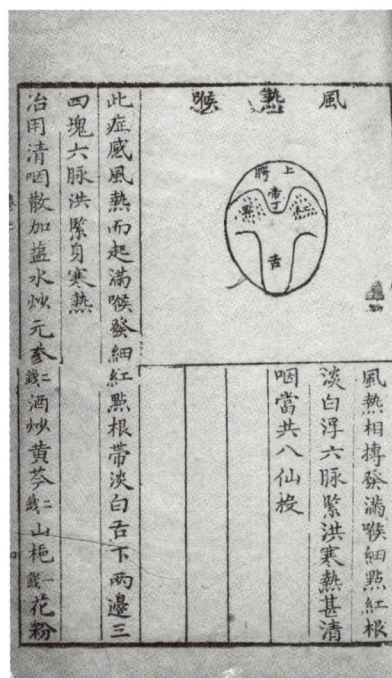

图 11-1-516　风热喉图

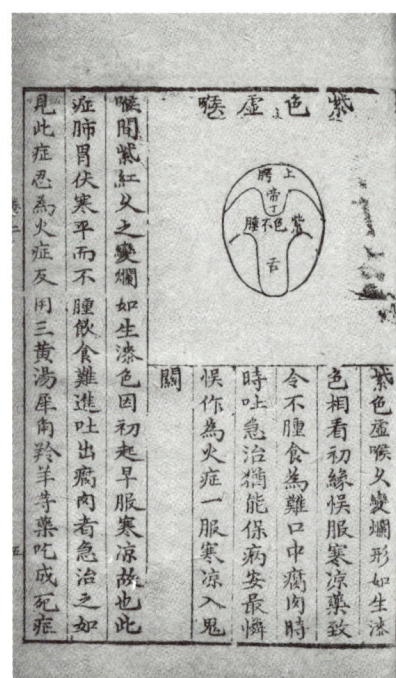

图 11-1-517　紫色虚喉图

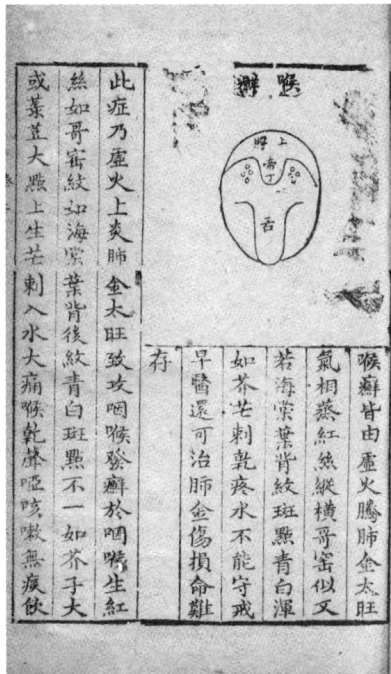

图 11-1-518　喉癣图

此症乃虚火上炎肺金太旺致攻咽喉发为癣生红丝如哥窑纹如海紫叶背后纹青白斑黑不一如芥子大或菜苣大点上生芒刺入水大痛喉乾燥哑咳嗽无痰饮

喉癣皆由虚火腾肺金太旺若海紫叶背纹斑黑青白浑如芥刺乾疼水不能守气相燕红然纵横哥窑似又早医还可治肺金伤损命难存

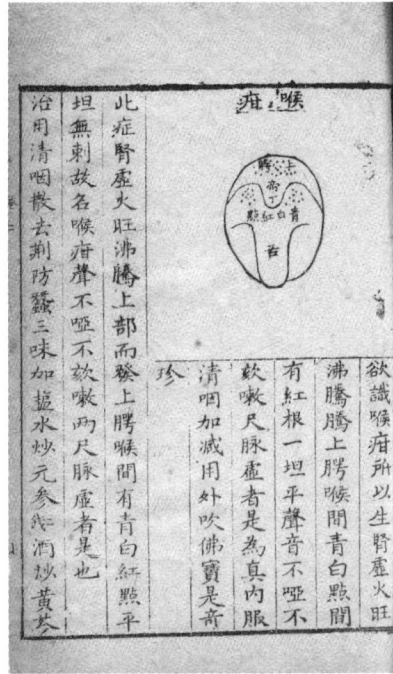

图 11-1-519　喉疳图

此症肾虚火旺沸腾上部而发上腭喉间有青白点坦无刺故名喉疳声不哑不欲嗽两尺脉虚者是又治用清咽散去荆防籁三味加盐水炒元参戤酒炒黄芩

欲识喉疳所以生肾虚火沸腾腾上腭喉间青白点有红根一坦平声音不哑欬嗽尺脉虚者是为真内服清咽加减用如吹佛宝是奇珍

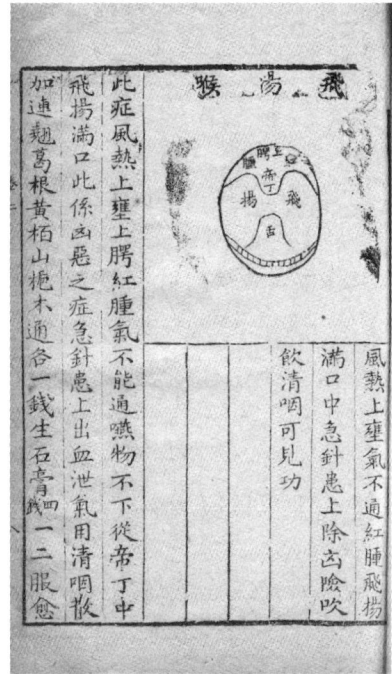

图 11-1-520　喉飞扬图

此症风热上壅上腭红肿气不能通嗽物不下从帝丁飞扬满口此係凶恶之症急针患上出血泄气上除凶险吹加连翘葛根黄栢山栀木通各一钱生石膏戤一二服愈

风热上壅气不通红肿飞扬满口中急针患上除凶险吹饮清咽可见功

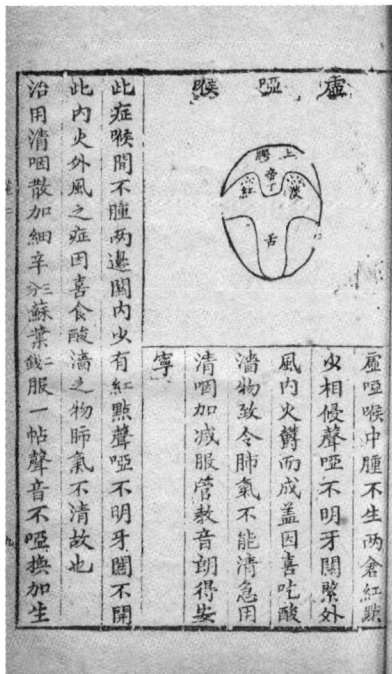

图 11-1-521　虚哑喉图

此症喉间不肿两遏闷内火有红点喜食酸滞之物师气不清故此治用清咽散加细辛三苏棠戤服一帖声音不哑换加生

虚哑喉中肿两仓红点火内火爕哑不明牙关不开风内火爕而成盖因喜食酸滞物致令肺气不能清咽加减服管教音朝得发宁

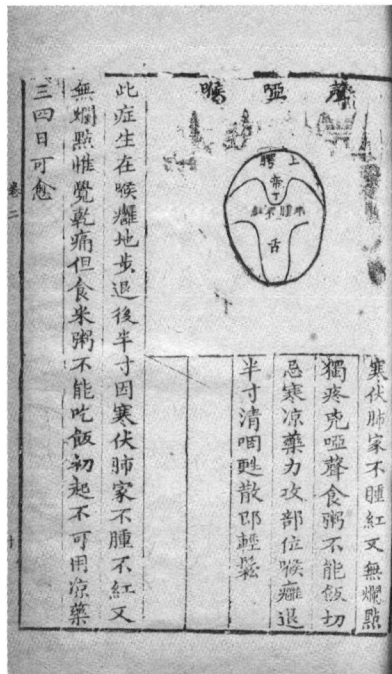

图 11-1-522　声哑喉图

此症生在喉癞地步近後半寸因寒伏肺家不红又无烂点惟觉乾痛但食米粥不能吃饭初起不可用凉药三四日可愈

寒伏肺家不肿红又无烂点猶疼兑哑声食粥不能饭切忌寒凉药力攻部位喉癞退半寸清咽甦散郎轻鬆

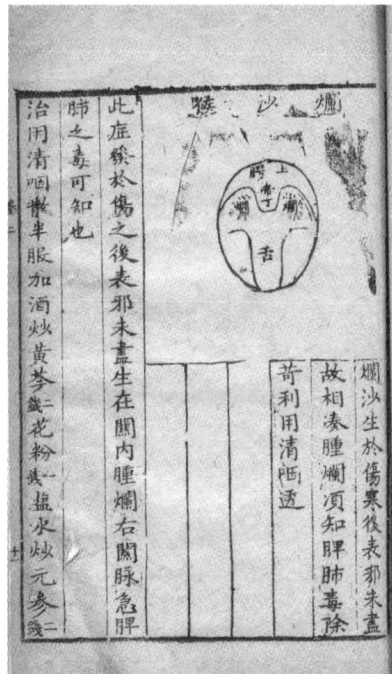

图 11-1-523　烂沙喉图

此症发於伤之後表邪未尽生在关内肿烂右关脉急胛肺之毒可知也治用清咽散半服加酒炒黄芩戤花粉黄戤盐水炒元参戤

烂沙生於伤寒後表邪未尽故相凑肿烂须知胛肺毒除苟利用清咽透

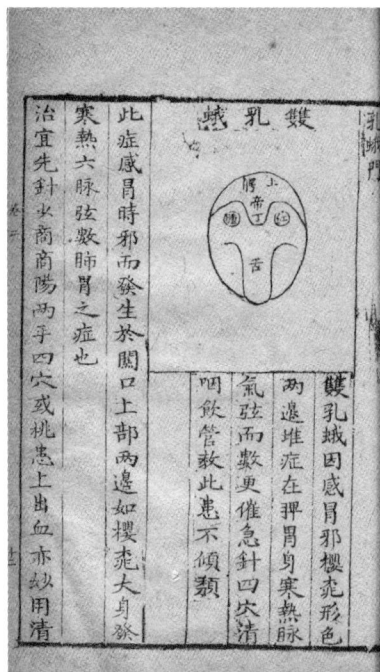

图 11-1-524　双乳蛾图

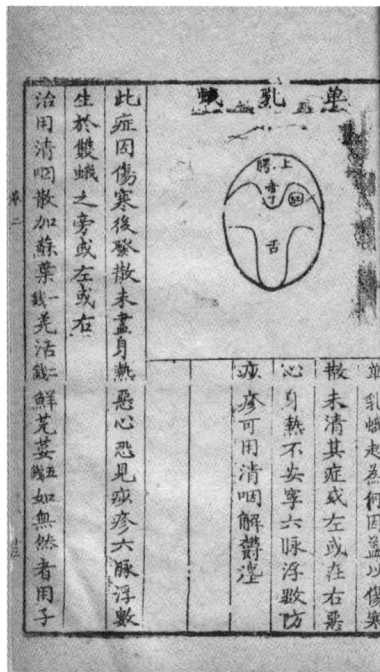

图 11-1-525　单乳蛾图

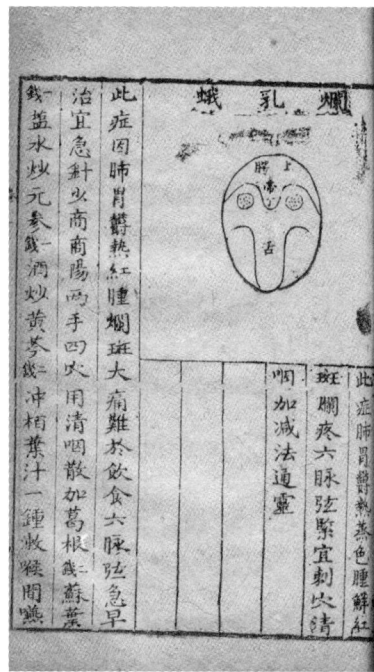

图 11-1-526　烂乳蛾图

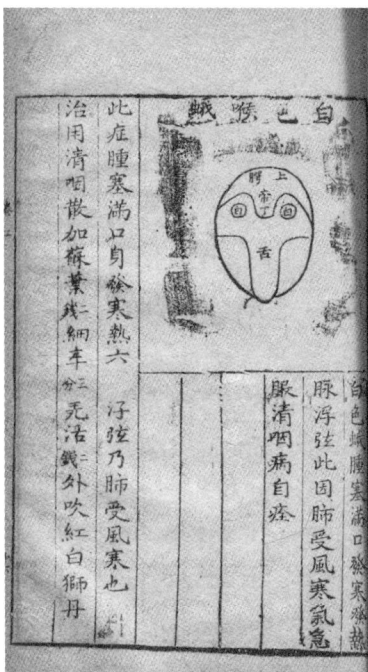

图 11-1-527　风寒蛾图

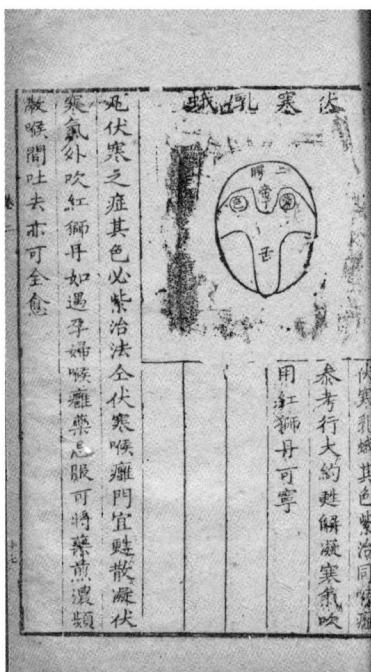

图 11-1-528　白色喉蛾图

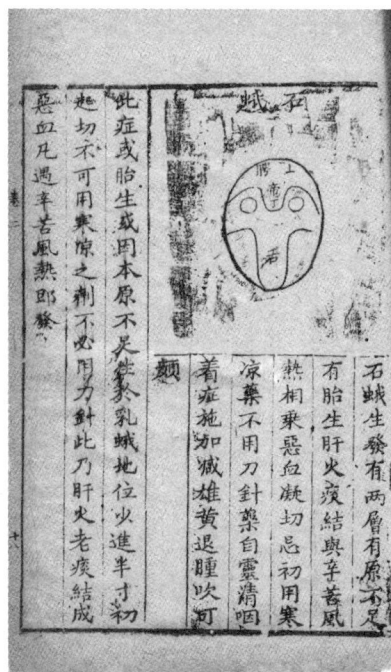

图 11-1-529　伏寒乳蛾图

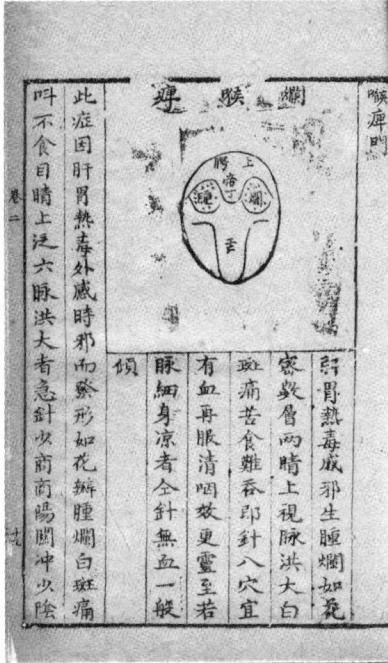

图 11-1-530　石蛾图

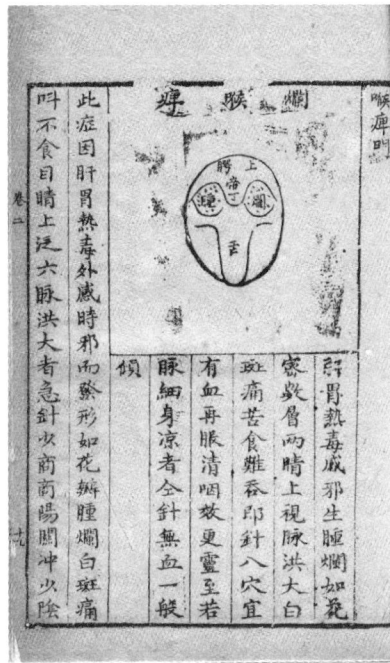

图 11-1-531　烂喉痹图

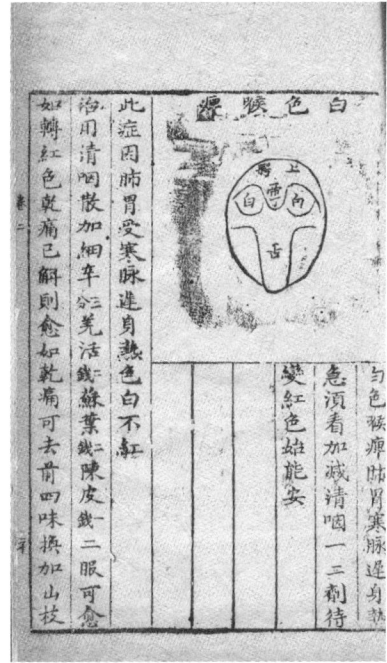

图 11-1-532　白色喉痹图

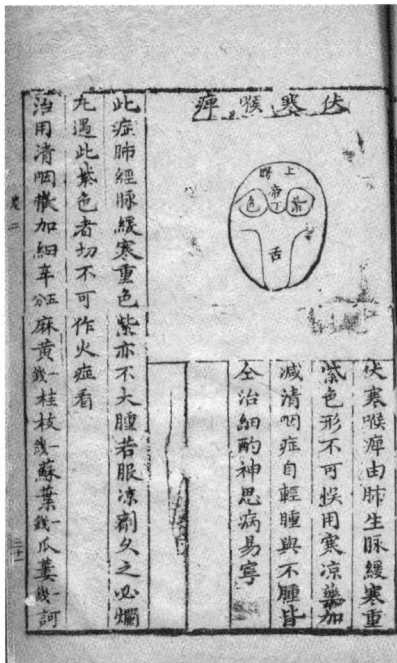

图 11-1-533　伏寒喉痹图

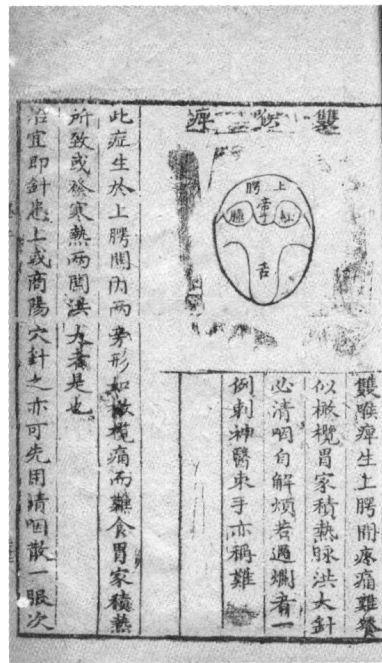

图 11-1-534　双喉痹图

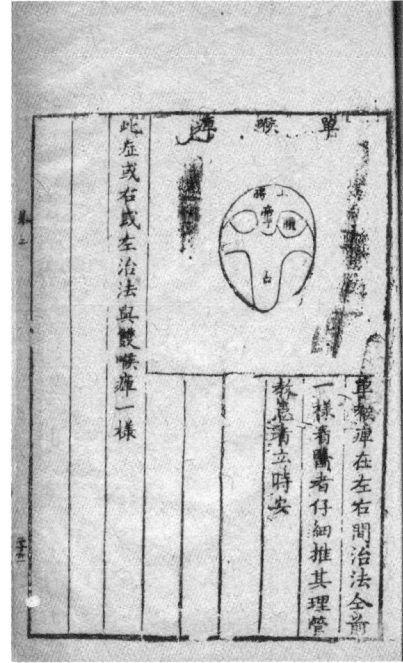

图 11-1-535　单喉痹图

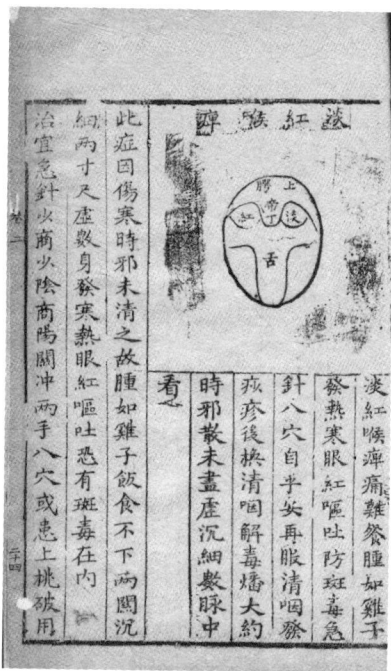

图 11-1-536　淡红喉痹图

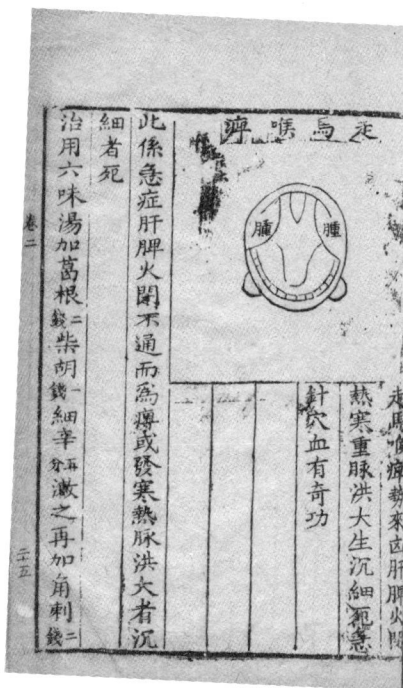

图 11-1-537　走马喉痹图

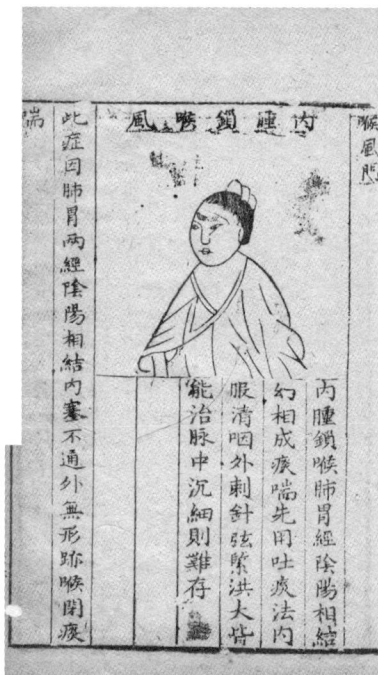

图 11-1-538　内肿缩喉风图

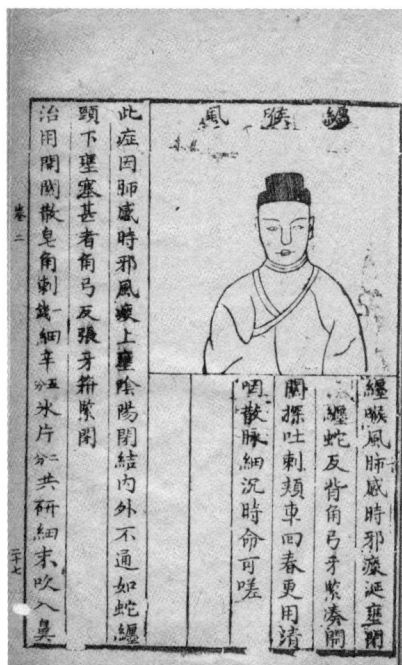

图 11-1-539　缠喉风图

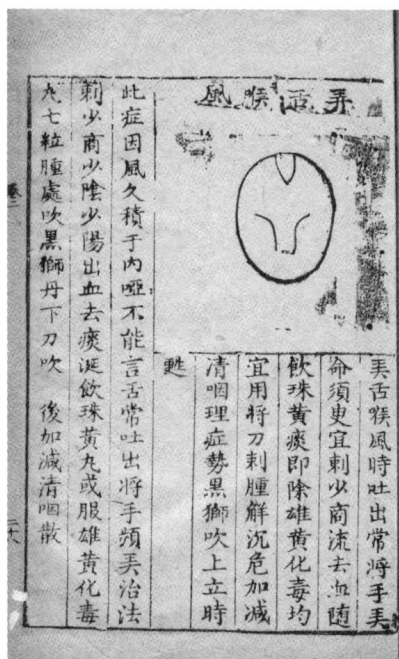

图 11-1-540　弄舌喉痹图

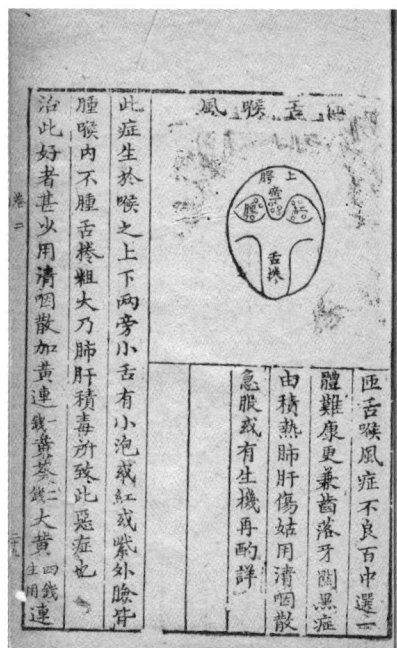

图 11-1-541　匝舌喉风图

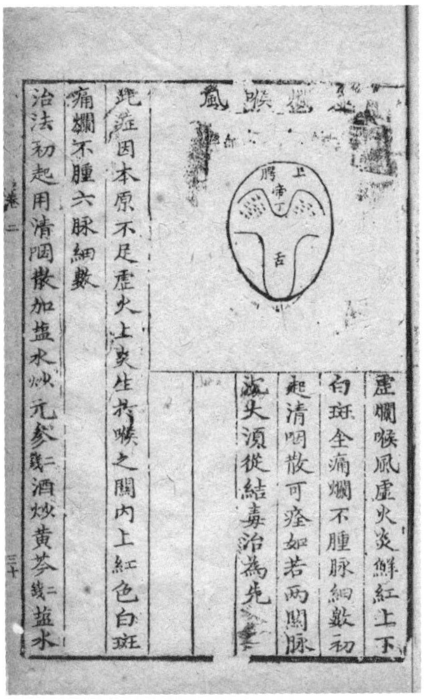

图 11-1-542　虚烂喉风图

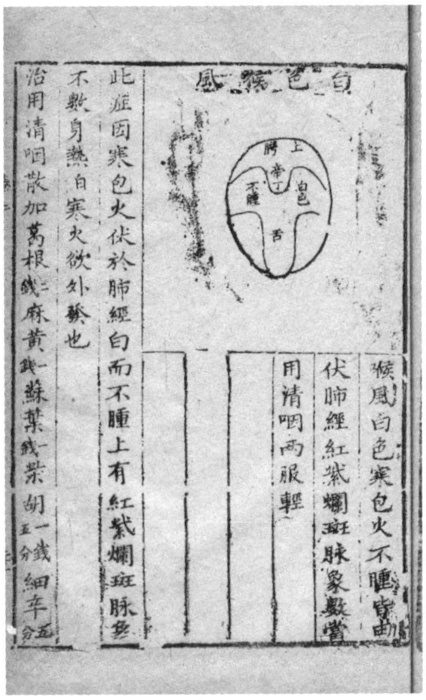

图 11-1-543　白色喉风图

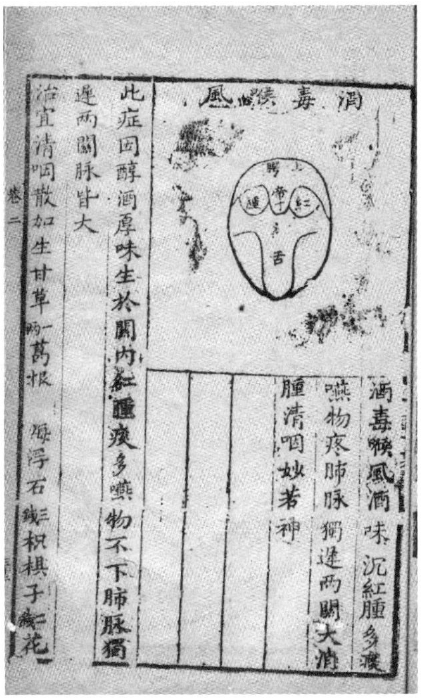

图 11-1-544　酒毒喉风图

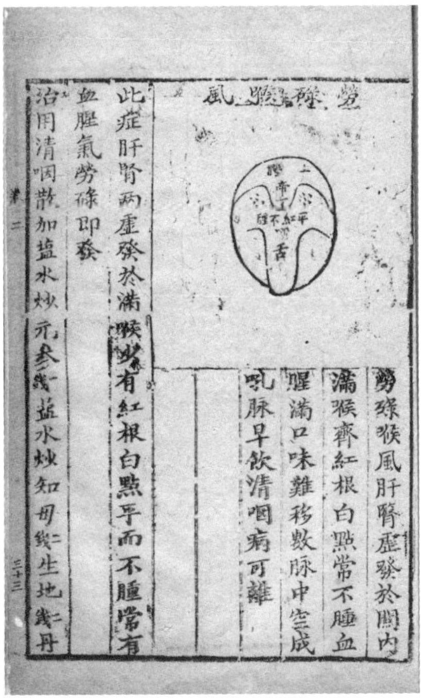

图 11-1-545　劳碌喉风图

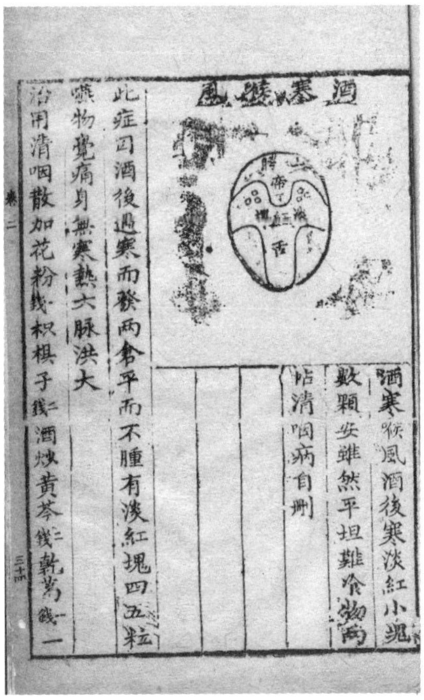

图 11-1-546　酒寒喉风图

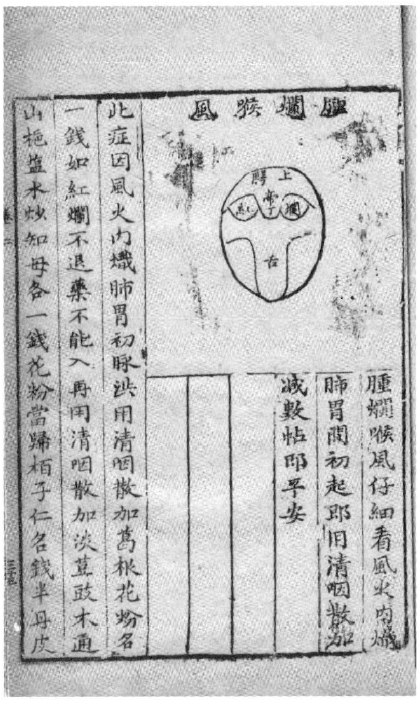

图 11-1-547　肿烂喉风图

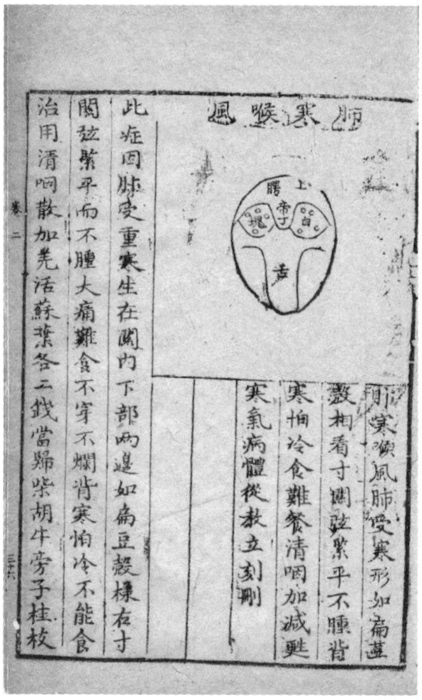
肺寒喉風
此症因肺受重寒生在關內下部兩邊如扁豆殼樣在寸
關弦緊平而不腫大痛難食不牢不爛背寒怕冷不能食
治用清咽散加羌活蘇葉各二錢當歸紫胡牛旁子桂枝
肺寒喉風肺受寒形如扁豆
殼相看寸關弦緊平不腫背
寒怕冷食難餐清咽加減麸
寒氣病體從教立刻刪

图 11-1-548　肺寒喉风图

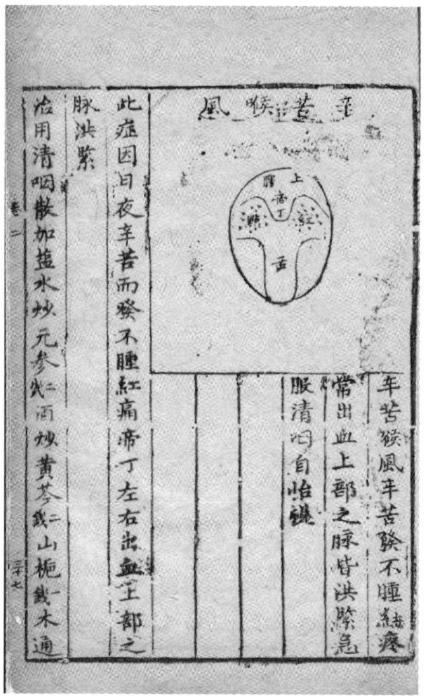
辛苦喉風
此症因日夜辛苦而發不腫紅痛帝丁左右出血上部之
脉洪緊
治用清咽散加鹽水炒元參二錢酒炒黄芩二錢山梔一錢木通
辛苦喉風辛苦發不腫紅疼
常出血上部之脉皆洪緊急
服清咽自怡鐵

图 11-1-549　辛苦喉风图

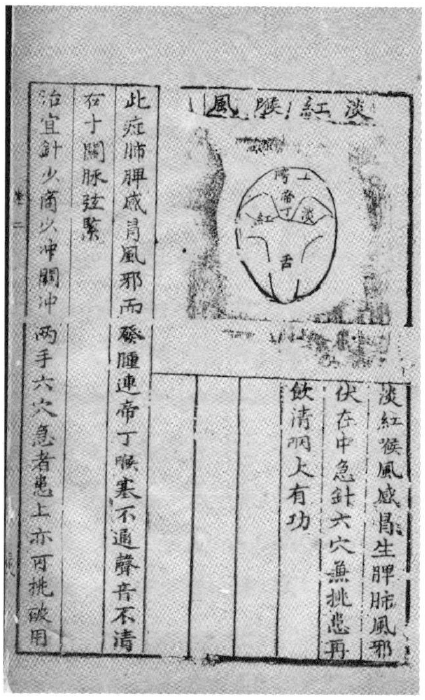
淡紅喉風
此症肺脾感冒風邪而發腫連帝丁喉塞不通聲音不清
右寸關脉弦緊
治宜針少商少冲關冲兩手六穴急者患上亦可挑破用
淡紅喉風感冒生脾肺風邪
伏在中急針六穴無挑患再
飲清咽大有功

图 11-1-550　淡红喉风图

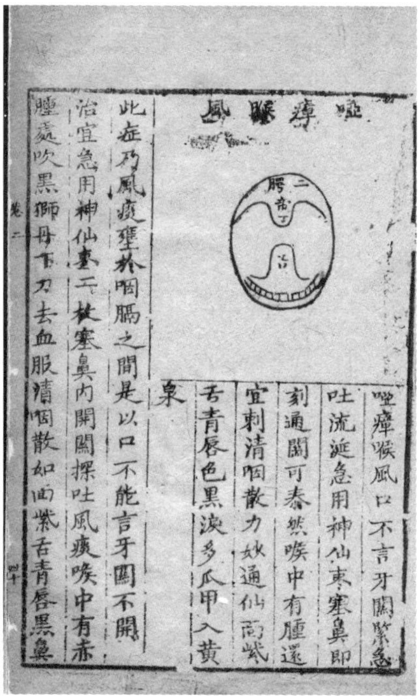
啞瘴喉風
此症乃風痰壅於咽腸之間是以口不能言牙關不開
治宜急用神仙枣二枚塞鼻內開關探吐風痰喉中有赤
腫處吹黑獅丹下刀去血服清咽散如面紫舌青唇黑鼻
啞瘴喉風口不言牙關緊急
吐流涎急用神仙枣塞鼻即
刺通關可恭然喉中有腫還
宜刺清咽散力妙通仙丙紫
舌青唇色黑淚多爪甲入黄
泉

图 11-1-551　息肉喉风图

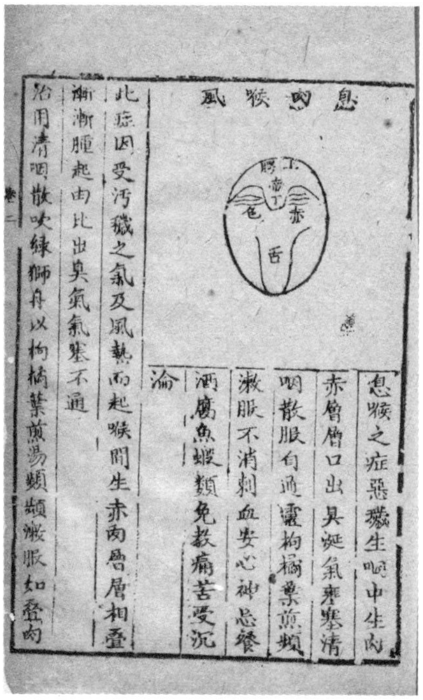
息肉喉風
此症因受汚穢之氣及風熱而起喉間生赤肉層層相疊
漸漸腫起由此出臭氣氣塞不通
治用清咽散吹綠獅丹以枸橘葉煎湯頻頻漱服如瘡肉
息喉之症惡瘀生咽中生肉
赤層層口出臭涎氣塞寒清
咽散服自通靈枸橘葉煎頻
漱服不消刺血安心神急發
酒腥魚蝦類免教痛苦受沉
淪

图 11-1-552　哑痹喉风图

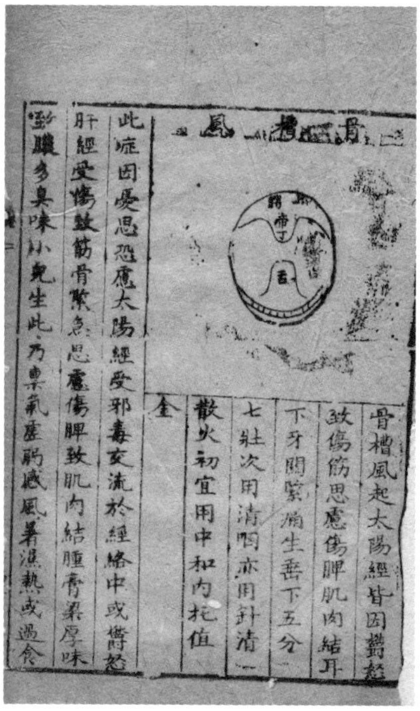
骨槽風
此症因憂思恐慮太陽經受邪毒交流於經絡中或鬱怒
肝經受傷致筋骨緊急思慮傷脾致肌肉結腫膏粱厚味
致臟多臭味小兒生此乃稟氣虛弱感風暑濕熱或過食
骨槽風起太陽經皆因鬱怒
致傷傷思慮傷脾肌肉結耳
下牙關緊痛生舌下五分
七壯次用清咽亦用針清
散火初宜用中和内托值
全

图 11-1-553　骨槽风图

伏寒喉痈

咽痈门

卷三

喉利枢编

邱东包永泰镇鲁氏著

伏寒喉痈内积寒外感时邪

两关肿痛苔红脉浮象清

咽加减立时安

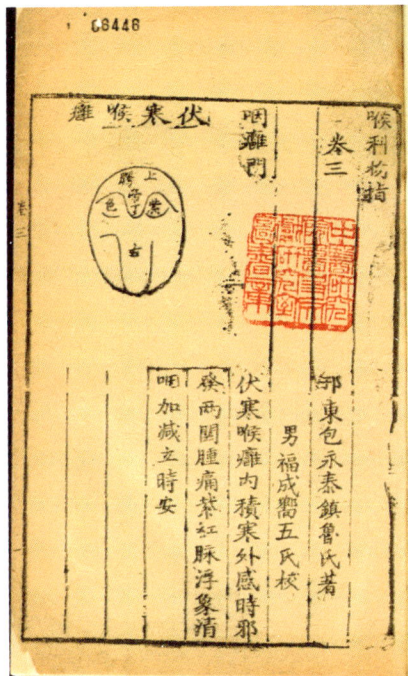

图 11-1-554　伏寒喉痈图

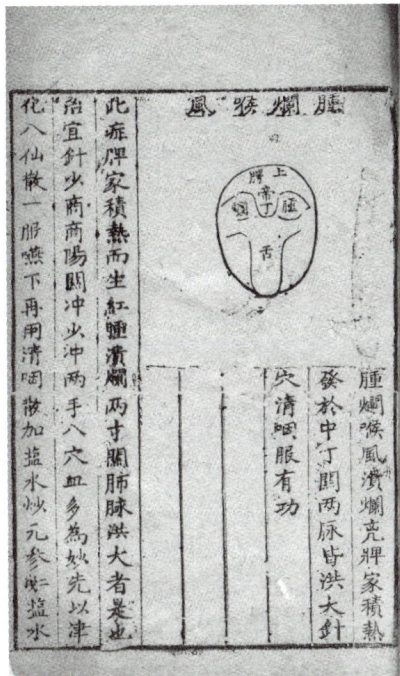

肿烂喉风

此症脾家积热而生红肿溃烂两寸关肺脉洪大者是也

治宜针少商商阳关冲少冲两手八穴血多为妙先以津

化入仙散一脉燕下再用清咽散加盐水炒元参盐水

肿烂喉风溃克脾家积热

发於中丁间两脉皆洪大针

穴清咽服有功

图 11-1-555　肿烂喉风图

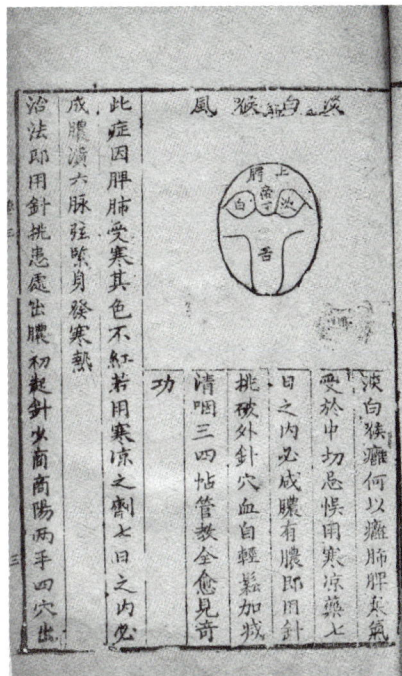

淡白喉风

此症因肿肺受寒其色不红若寒凉药之剂七日之内必

成脓溃六脉弦喉身发寒热

治法即用针挑患处出脓初起针少商商阳两手四穴出

淡白猴癰何以癰肺脾寒气

变於中切忌怕用寒凉药七

日之内必成脓自轻鬆加用针

清咽三四帖管教全愈见奇

功

图 11-1-556　淡白喉风图

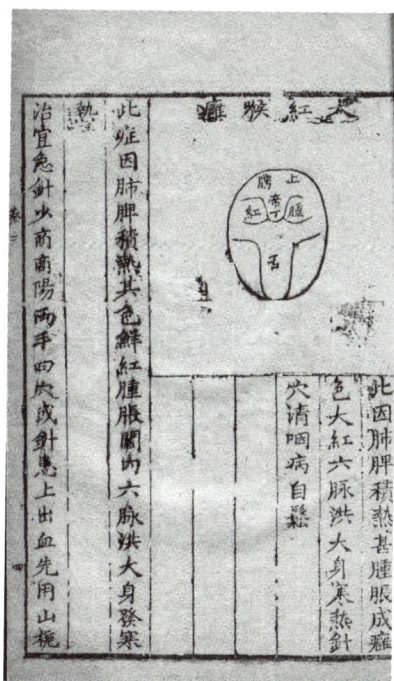

大红喉痈

此症因肺脾积热其色鲜红肿眼闭内六脉洪大身发寒

热

治宜急针少商商阳两手四穴成针患上出血先用山栀

此因肺脾积热甚肿眼成癰

色大红六脉洪大身寒热针

穴清咽病自愈

图 11-1-557　大红喉痈图

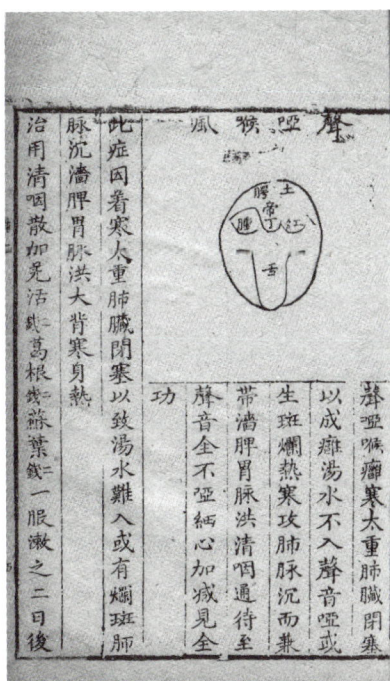

声哑喉风

此症因着寒太重肺脏闭塞以致汤水难入或有烂斑或

生斑烂热寒攻肺脉沉而兼

脉沉溃脾胃脉洪大背寒身热

治用清咽散加芫活及葛根煎蘗叶一眼漱之二日后

薜哑喉癰癰寒太重肺脏闭塞

带满脾胃脉洪清咽通得至

薜音全不哑痛心加减见全

功

图 11-1-558　声哑喉风图

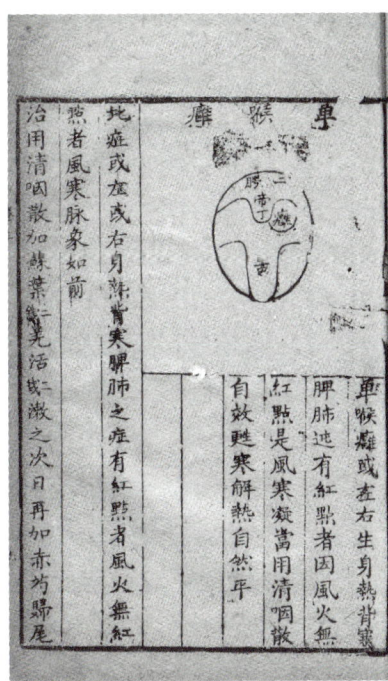

单喉痈

此症或左或右身生热背寒脾肺之症有红点者因风火

脾肺逃有红点者因风火无

红点是风寒凝当用清咽散

治用清咽散加蘗叶芫活或激之次日再加赤芍归尾

者用风寒脉象如前

有效脾寒解热自然平

图 11-1-559　单喉痈图

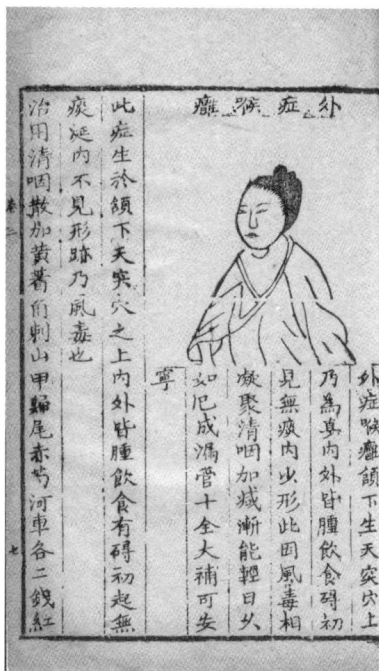

图 11-1-560　外症喉痈图

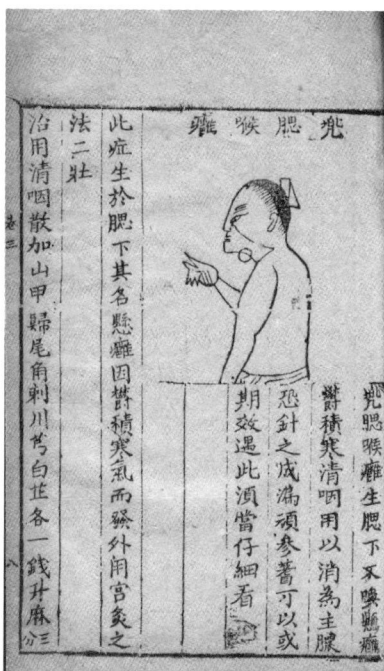

图 11-1-561　兜腮喉痈图

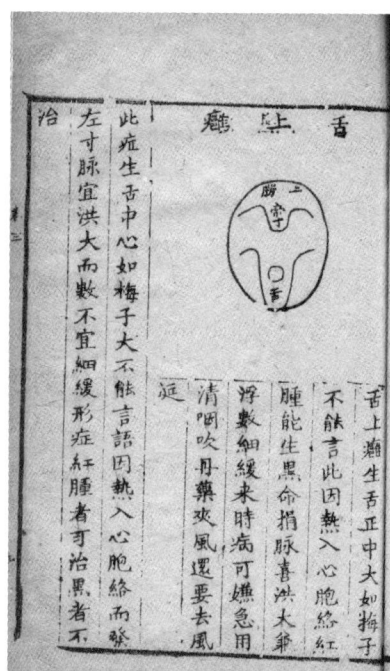

图 11-1-562　舌上痈图

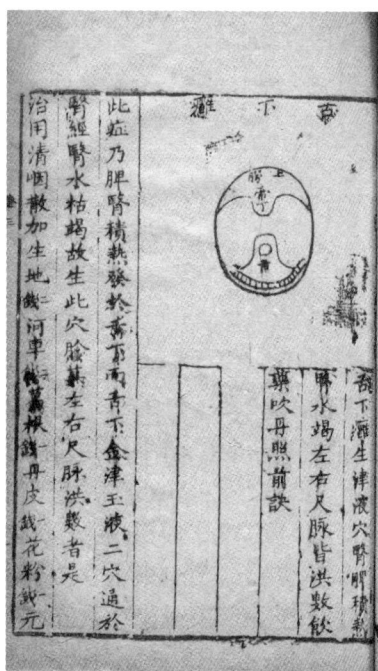

图 11-1-563　舌下痈图

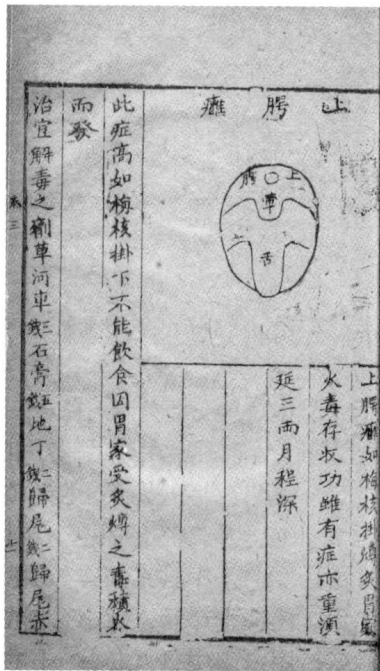

图 11-1-564　上腭痈图

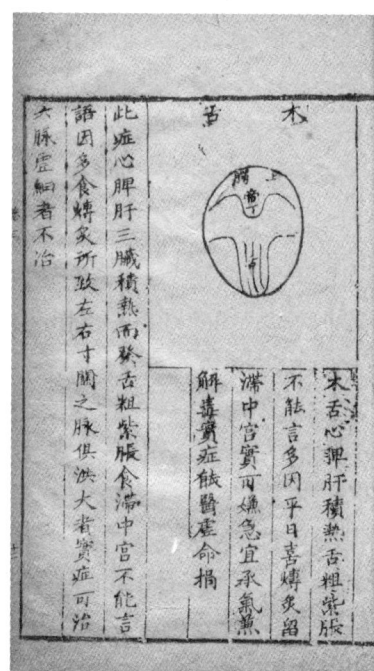

图 11-1-565　木舌图

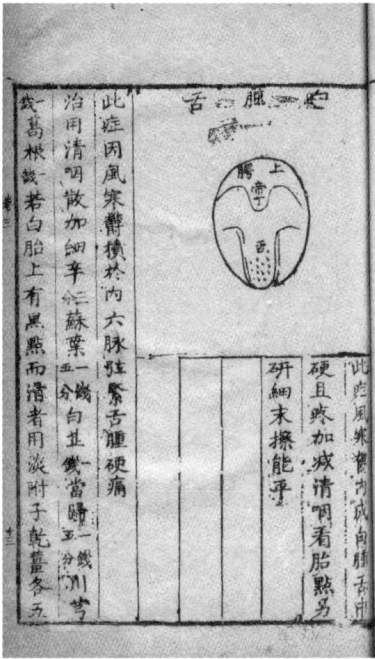

图 11-1-566　白肿舌图

此症因风寒壅积於内六脉弦紧舌肿硬痛

治用清咽散加细辛紫苏叶五分川芎一钱葛根或若白胎上有黑点而滑者用淡附子乾薑各五

硬且兼加减清咽看胎点另

研细末擦能平

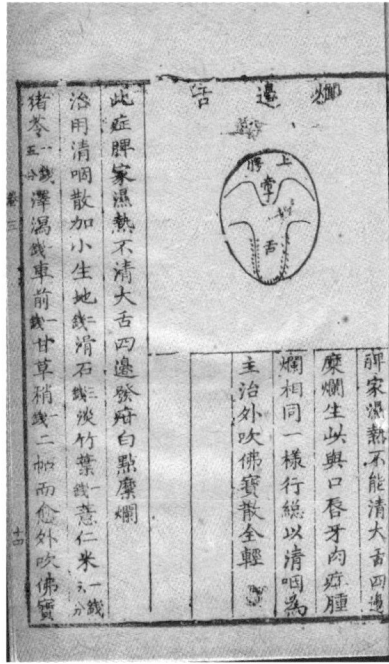

图 11-1-567　烂边舌图

此症脾家湿热不清大舌四边发疹白点腐烂

治用清咽散加小生地银花滑石竹叶薏仁米一钱

猪苓五分泽泻减车前或甘草稍一二帖而愈外吹佛宝

糜烂生此与口唇牙肉腐烂相同一样行经以清咽为主治外吹佛宝散全轻

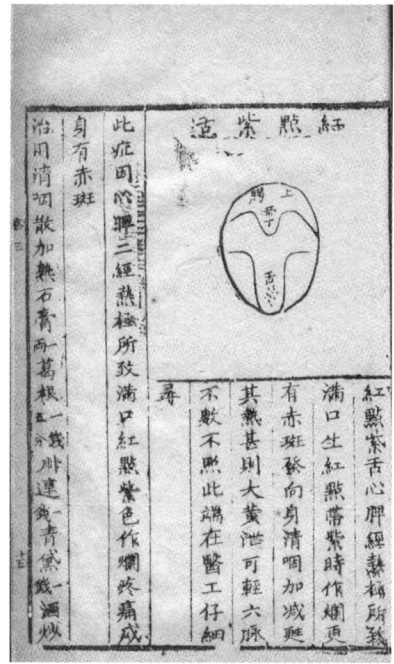

图 11-1-568　红点紫舌图

此症因心脾二经热极所致满口生红点蒂紫色作烂疼痛成

治用清咽散加熟石膏两葛根五分川连或青黛或洒炒

身有赤斑

其热甚则大黄泄可轻六脉

不欲不照此端在医工仔细

红点紫舌心脾经热积所致

有赤斑向身清咽时须加减更

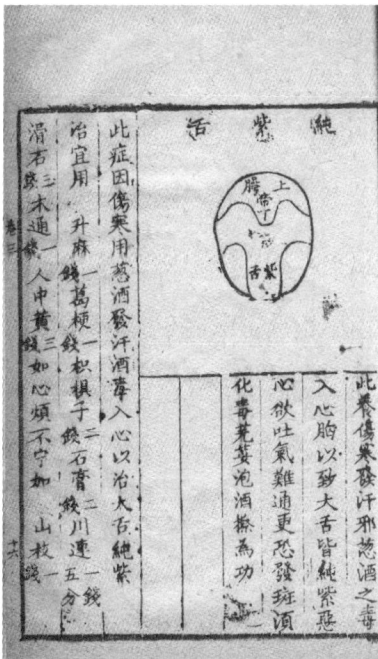

图 11-1-569　纯紫舌图

此症因伤寒用葛酒发汗酒毒入心以治大舌纯紫

治宜用升麻一钱梗二钱枳子二枝石膏钱川连五分

滑石或木通一人中黄三如心烦不守如山栀钱

此紫伤寒发汗邪蒸葱酒之毒

心欲吐气难通更恐发斑瘟

化毒葛蒡泡酒漱为功

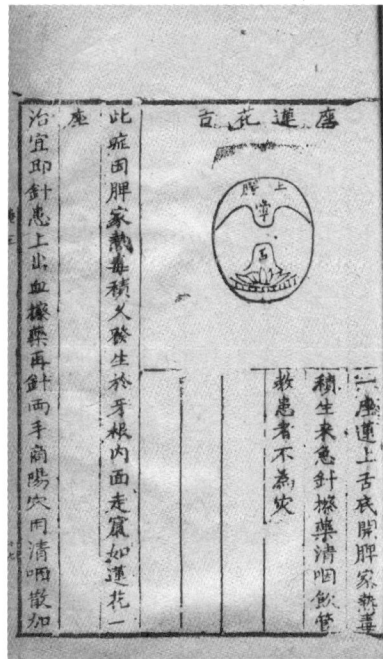

图 11-1-570　座莲花舌图

此症因脾家热毒积又发生於牙根内面走窍如莲花一

治宜即针患上出血擦药再针两手商阳穴用清咽散加

座莲上舌舌开脾家热毒

积生来急针擦药清咽饮

救患者不为灾

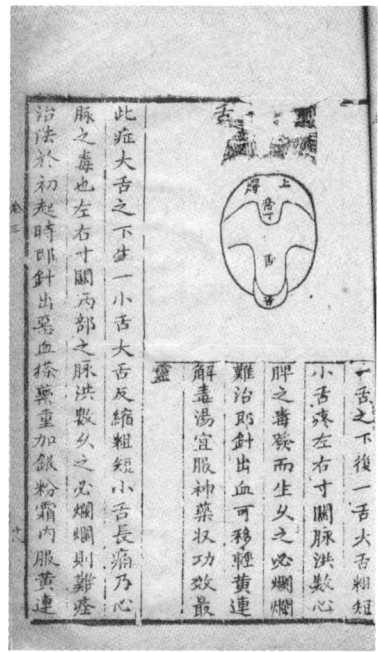

图 11-1-571　重舌图

此症大舌之下生一小舌大舌反缩粗短小舌长痛乃心

治法於初起时即针出恶血擦药重加银粉霜内服黄连

脉之毒也左右十关两部之脉洪数头之必烂烂则难治脾胃即针出血可移轻解毒汤宜服神药收功效最

一舌之下後一舌火大舌粗短

小舌疼大右寸关脉洪数必

难治即针出血脾胃加银

粉霜内服黄连

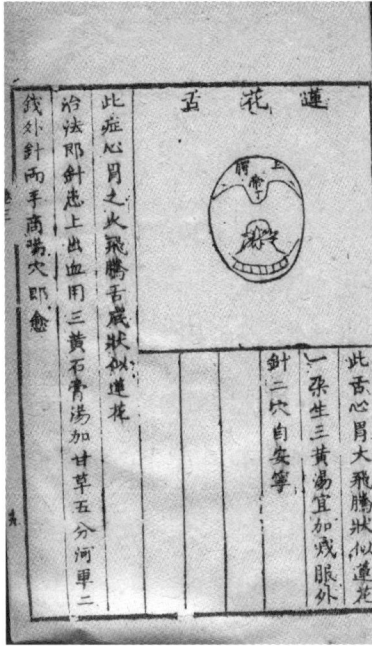

图 11-1-572　莲花舌图

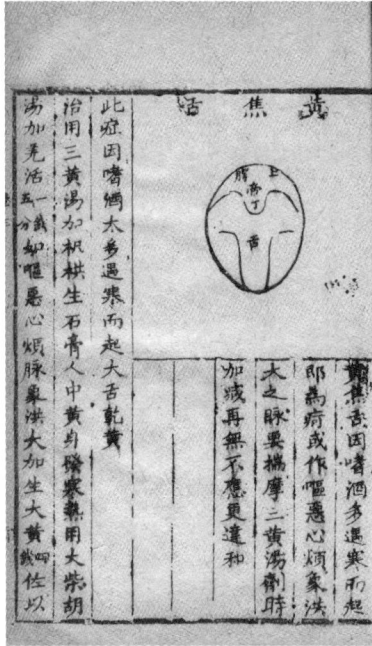

图 11-1-573　黄焦舌图

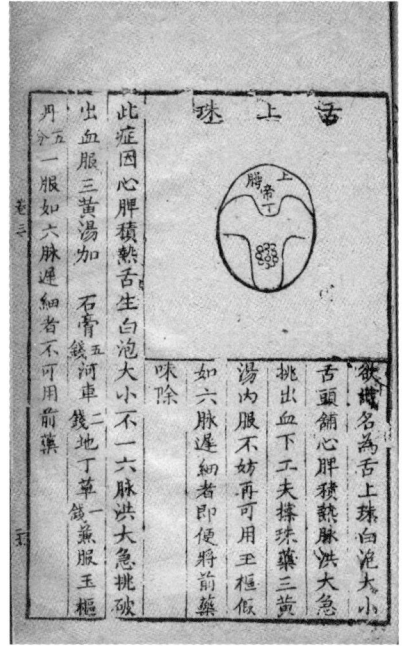

图 11-1-574　舌上珠图

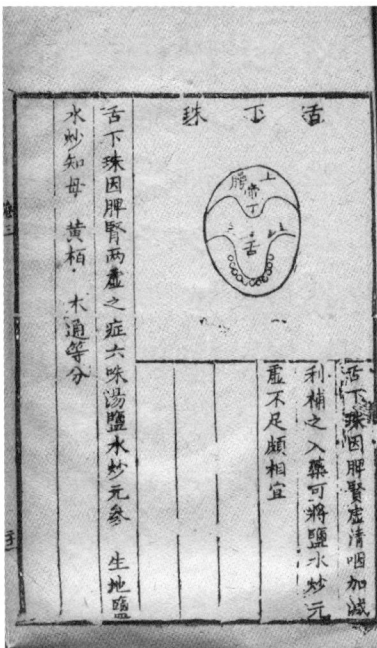

图 11-1-575　舌下珠图

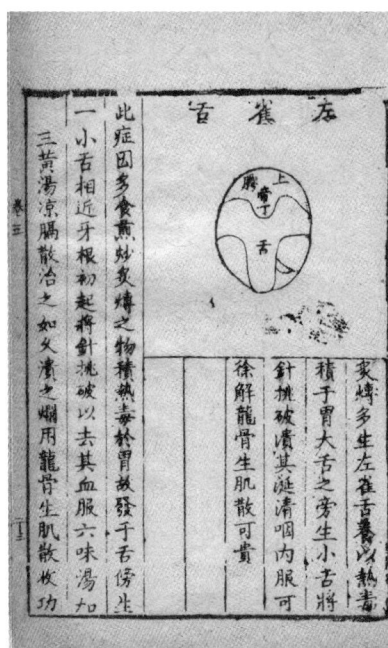

图 11-1-576　左雀舌图

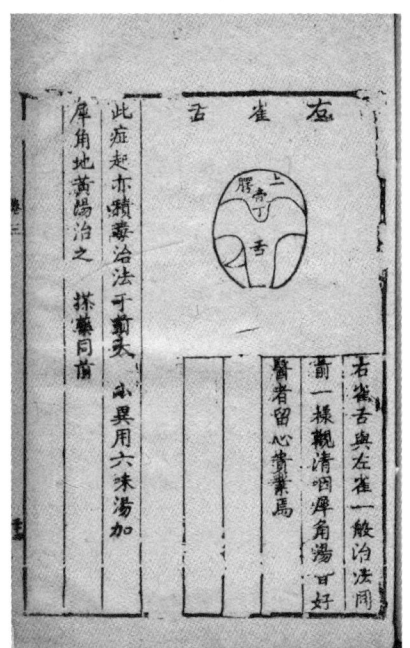

图 11-1-577　右雀舌图

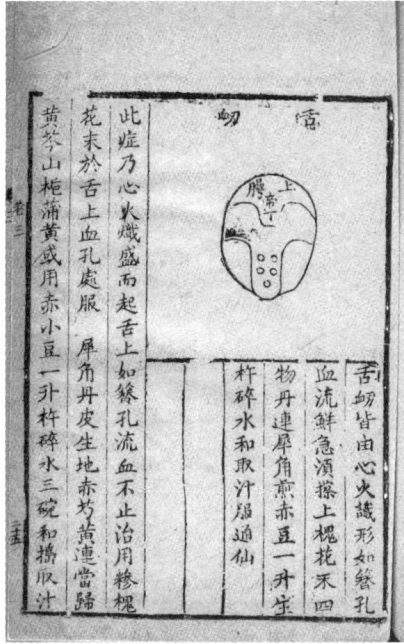

图 11-1-578　舌衄图

黄芩山栀蒲黄或用赤小豆一升杵碎水三碗和擂取汁

此症乃心火炽盛而起舌上如缘孔处起

花末於舌上血孔流血不止治用糁糁

犀角丹连犀角煎赤芍一升宝

物丹连犀角煎赤芍黄连当归

杵碎水和取汁糁通仙

舌衄皆由心火炽形如缘孔

血流鲜急须擦上棍仙

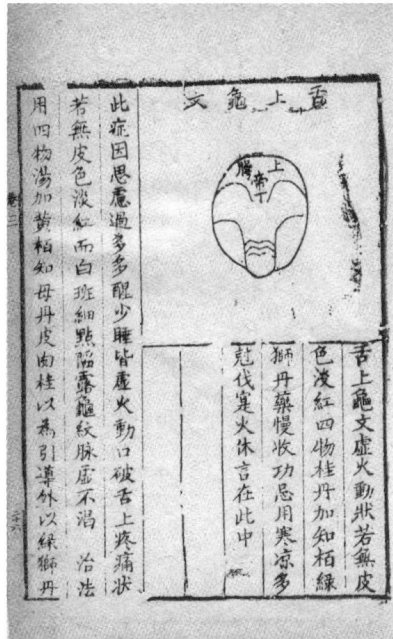

图 11-1-579　舌上龟文图

用四物汤加黄柏知母丹皮肉桂以为引导外以绿丹

若无皮色淡红而白斑细点陷露龟纹脉屈不调

此症因思虑过多多醒少睡皆虚火动口破舌上疼痛状

蔻伐是火休言在此中

舌上龟文虚火动状若无皮

色淡红四物桂丹加知柏绿

狮丹药慢收功恶用寒凉多

治法

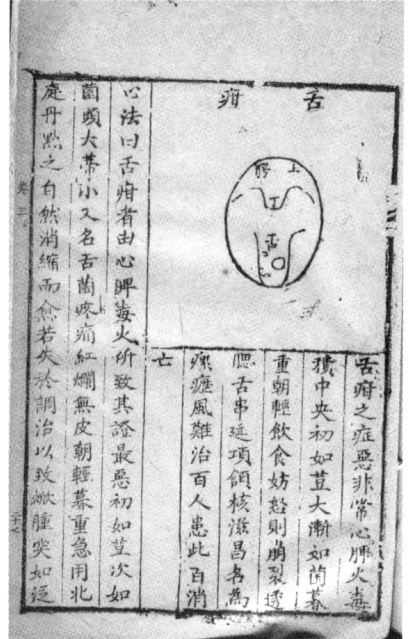

图 11-1-580　舌疳图

庭丹点之白然消缩而愈若失於调治以致嗽肿突如遥

心法曰舌疳者由心脾蕴火所致其证最恶初如豆大渐如菌蕈

国峨大蒂小又名舌菌疼前红烂无皮朝轻暮重急用北

爬舌串延项核滋昌各逐

濒瘫风难治百人患此百消

舌疳之症非常心脾火毒

横中央初如豆大渐如菌蕈

重朝轻饮食妨戟暮重急用北

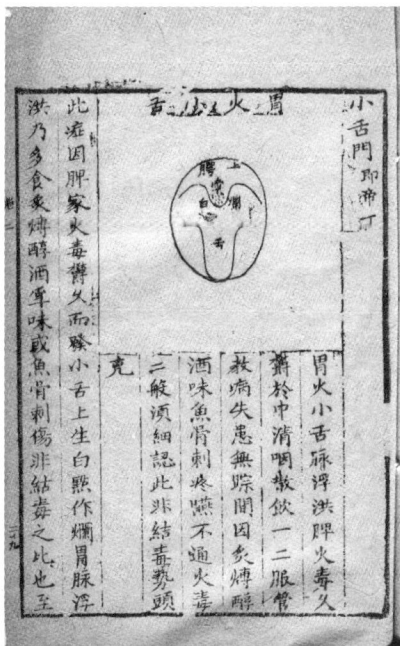

图 11-1-581　胃火小舌图

洪乃多食炙煿酒军味或鱼骨刺伤非结毒之此也至

此症因脾家火毒攒火而聚小舌上生白点作烂胃脉浮

酒味鱼骨刺疼嗽不通火毒

二般须细认此非结毒热頭

小舌门即帝丁

克

胃火小舌脉浮洪脾火毒久

萧於中消咽嗽饮一二服管

救病失患无踪间灸炼醋

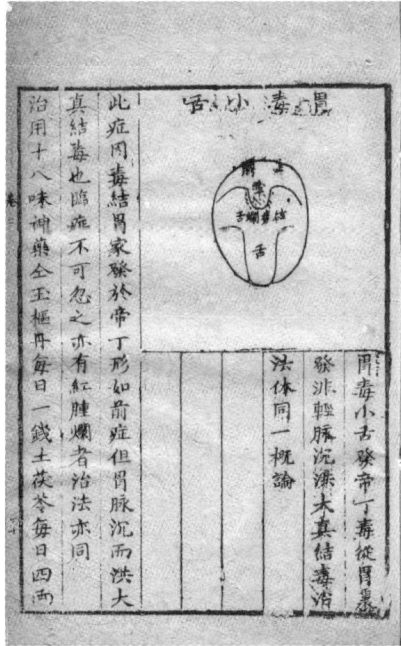

图 11-1-582　胃毒小舌图

治用十八味神药全玉框丹每日一钱土茯苓每日四两

真结毒也临症不可忽之亦有红肿烂者治法赤同

此症因毒结胃家聚於帝丁形如前症但胃脉沉而洪大

法体同一概论

胃毒小舌脉沉洪大毒

脉非轻脉沉洪大真结毒洄

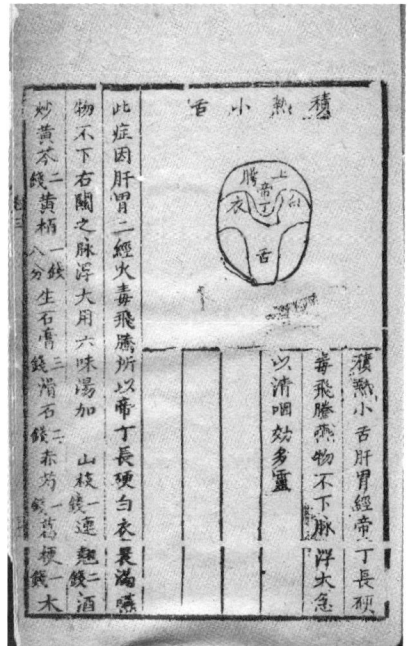

图 11-1-583　积热小舌图

炒黄芩二黄柏八分生石膏三钱赤芍一钱桔梗一木

物不下右关之脉浮大月六味加山栀一连翘酒

此症因肝胃二经火毒飞腾所以帝丁长硬白衣长满噬

以清咽效多重

毒飞腾宪物不下脉浮大急

积热小舌肝胃经帝丁长硬

懸旗風生於帝丁下要夭頭變圓粗如桂圓核大紅如櫻桃瘡痏洞多食厚味燥酒以致胃火舋甚而發胃脉浮洪者是

懸旗小舌常丁尖頭變拽鵶

脉清咽急用自安然

一粒圓形若櫻桃桂圓核大紅如櫻

舌小旗懸

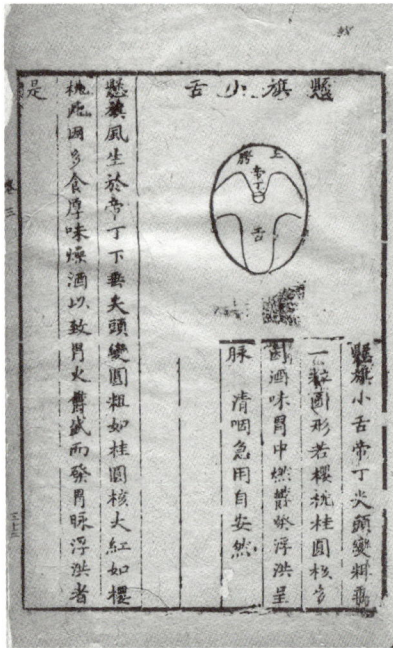

图 11-1-584　悬旗小舌图

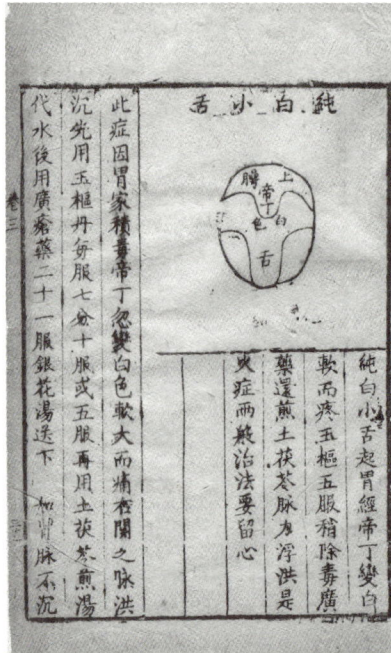

此症因胃家積毒帝丁忽變白色軟大而痛查關之脉洪沉先用玉樞丹每服七盆十服或五服再用土茯苓煎湯代水後用廣粟蕊二十一服銀花湯送下加胃脉不沉

純白小舌起胃經帝丁變軟而痛玉樞五服稍除壽廣

咽症而热治法要留心

藥還薰土茯苓煎湯

舌小白純

图 11-1-585　纯白小舌图

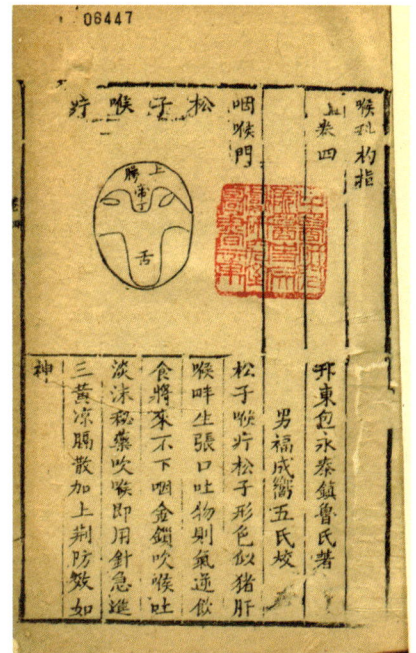

松子喉疔松子形色似豬肝喉畔生張口吐物則氣逼食將笨不下咽金鎖吹喉即用針急進

三黃凉膈散加上荆防效如神

淡沫稠粘吹喉

邗東包永泰鎮魯氏坡

男福成號五氏坡

疔喉子松

06447
喉科杓指
卷四
咽喉門

图 11-1-586　松子喉疔图

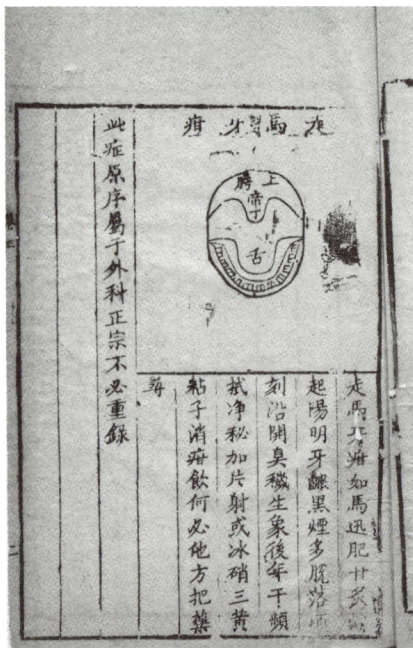

此症原序屬于外科正宗不思重錄

走馬牙疳如馬迅肥廿矣頻起陽明牙齦多脱爛刮沿開臭穢黑煙生氣後牛干頻拭淨秘加片射或冰硝三黃粘子消疳飲何必他方把藥

疳牙馬走

图 11-1-587　走马牙疳图

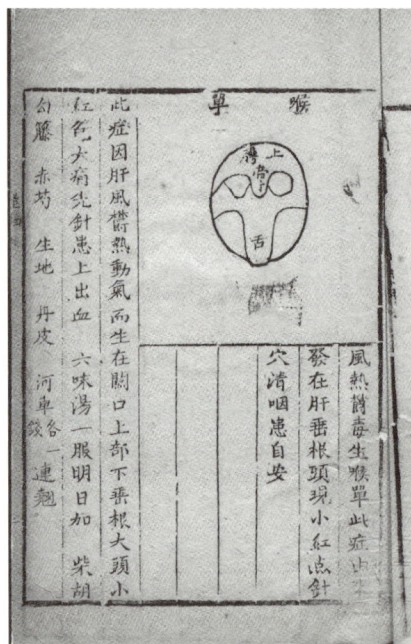

此症因肝風鬱熱動氣而生在關口上部下番根大頭小

勾藤　赤芍　生地　丹皮　河車　各一連翹

紅色一大痈純針患上出血六味湯一服明日加柴胡

風熱諸毒生喉單此症由生發在肝番根頭現小紅浩針穴清咽患自安

單喉

图 11-1-588　喉单图

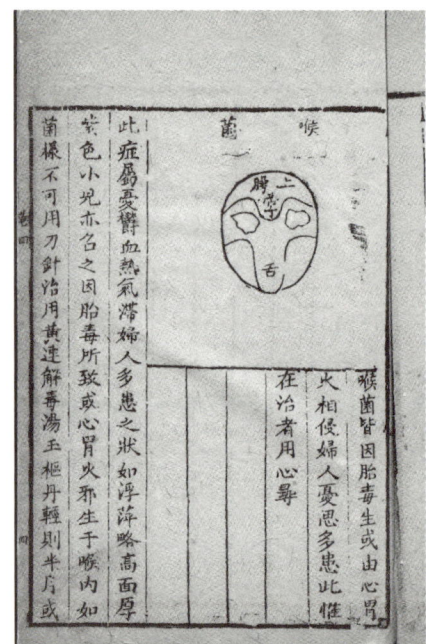

此症屬心臟血熱氣滯婦人多患之狀如浮萍略高面厚紫色小兒赤名之因胎毒所致或心胃火乘生干喉內如菌樣不可用刀針沿用黃連解毒湯玉樞丹輕則半后或

喉菌皆因胎毒生或由心胃相侵婦人憂患多此惟在治者用心尋

菌喉

图 11-1-589　喉菌图

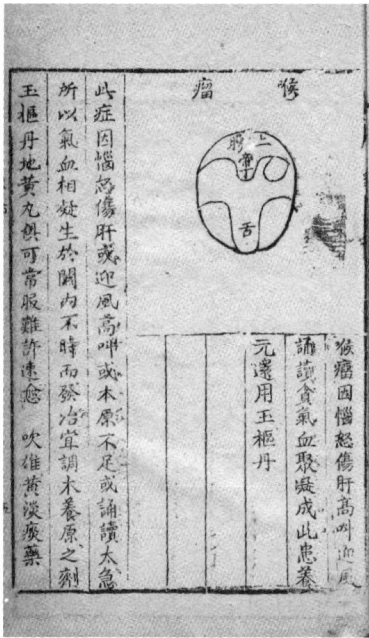

图 11-1-590 喉瘤图

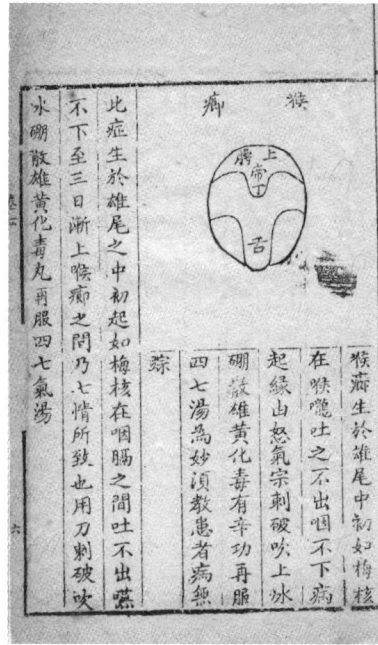

图 11-1-591 喉疬图

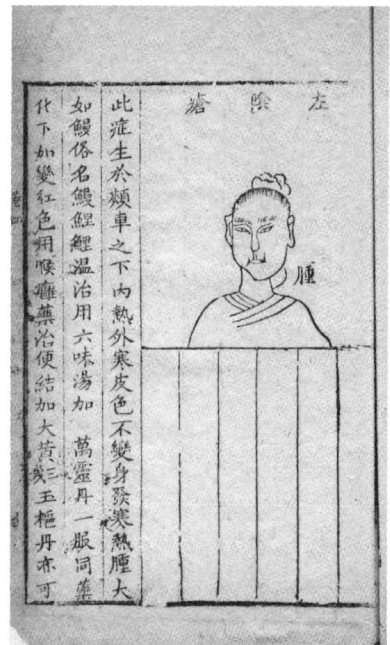

图 11-1-592 左阴疮图

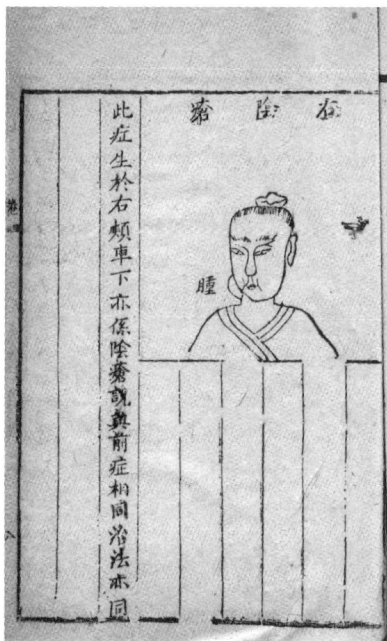

图 11-1-593 右阴疮图

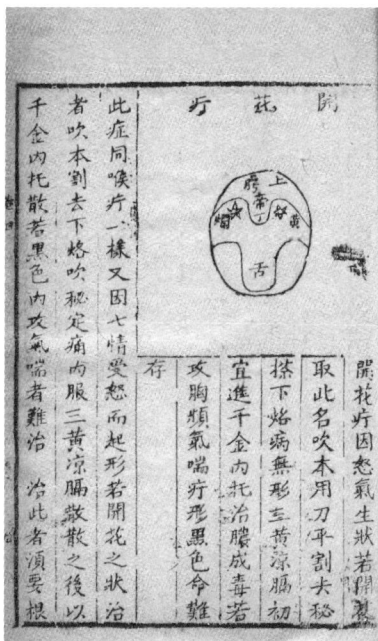

图 11-1-594 开花疔图

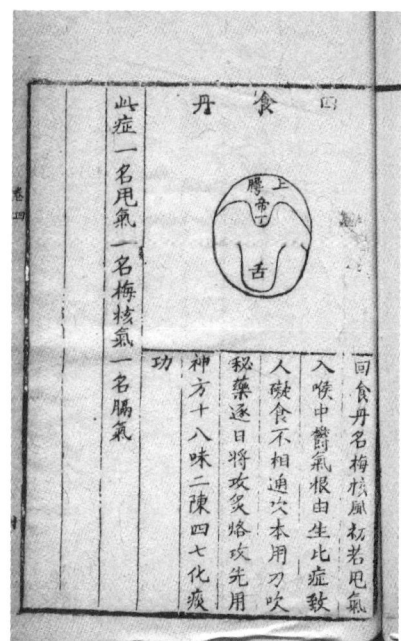

图 11-1-595 回食丹图

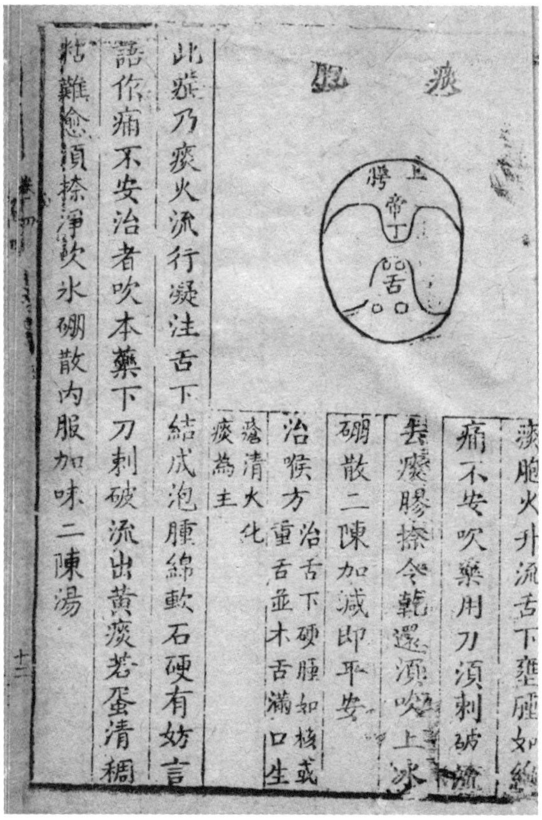

痰胞

上腭

帝丁

舌

痰胞火升流舌下壅腫如綿

痛不安吹藥用刀須刺破流

去痰膠搽令乾還須吹上冰

硼散二陳加減即平安

治喉方 治舌下硬腫如核或重舌並木舌滿口生

瘡清火化痰為主

此症乃痰火流行凝注舌下結成泡腫綿軟石硬有妨言

語作痛不安治者吹本藥下刀刺破流出黃痰若蛋清稠

粘難愈須搽淨飲冰硼散内服加味二陳湯

图 11-1-596 痰胞图

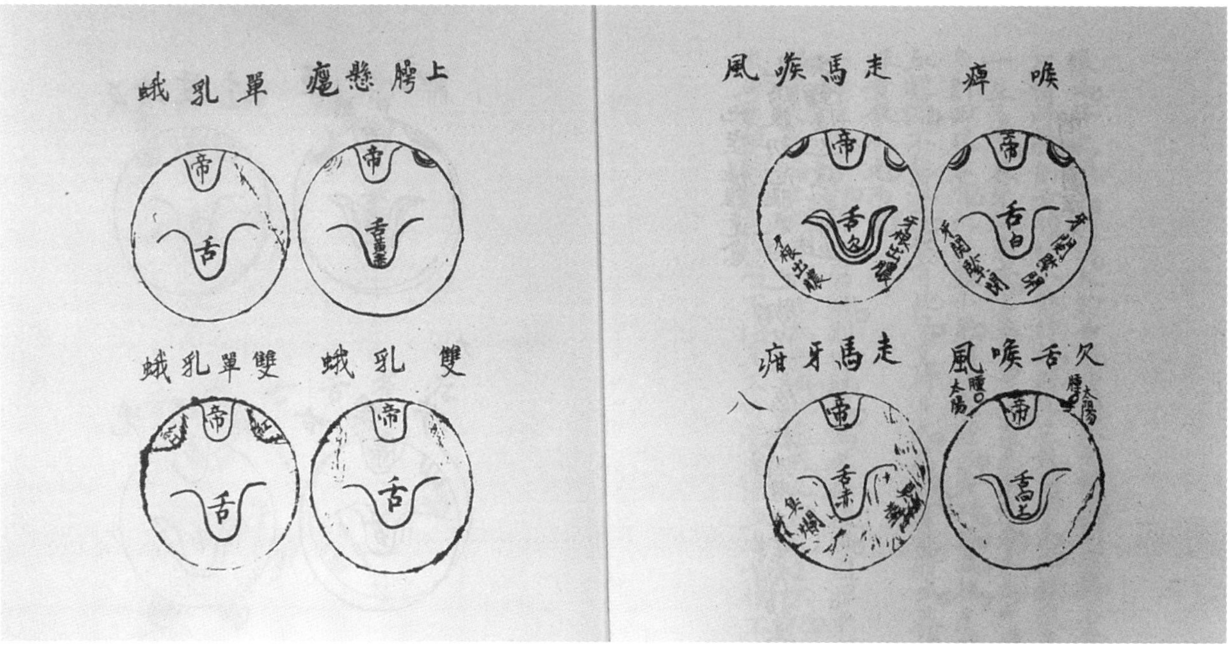

图 11-1-597 喉痹图 图 11-1-598 走马喉风图 图 11-1-599 欠舌喉风图 图 11-1-600 走马牙疳图

图 11-1-601 上腭悬痈图 图 11-1-602 单乳蛾图 图 11-1-603 双乳蛾图 图 11-1-604 双单乳蛾图

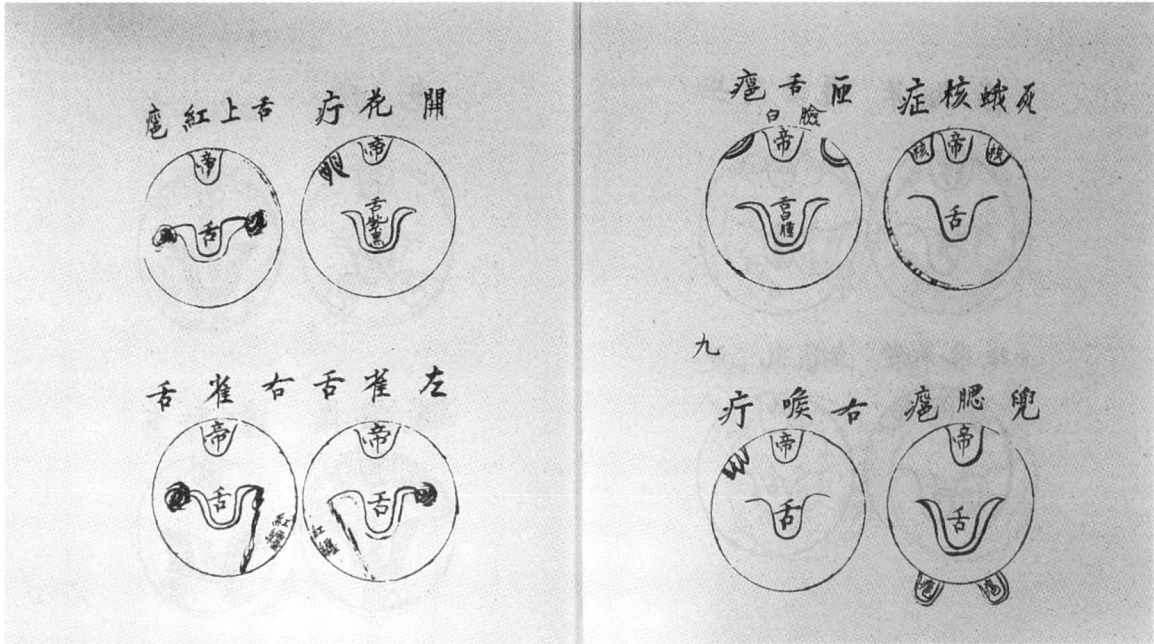

图 11-1-605　死蛾核症图　图 11-1-606　匝舌痈图　图 11-1-607　兜腮痈图　图 11-1-608　右喉疔图
图 11-1-609　开花疔图　图 11-1-610　舌上红痈图　图 11-1-611　左雀舌图　图 11-1-612　右雀舌图

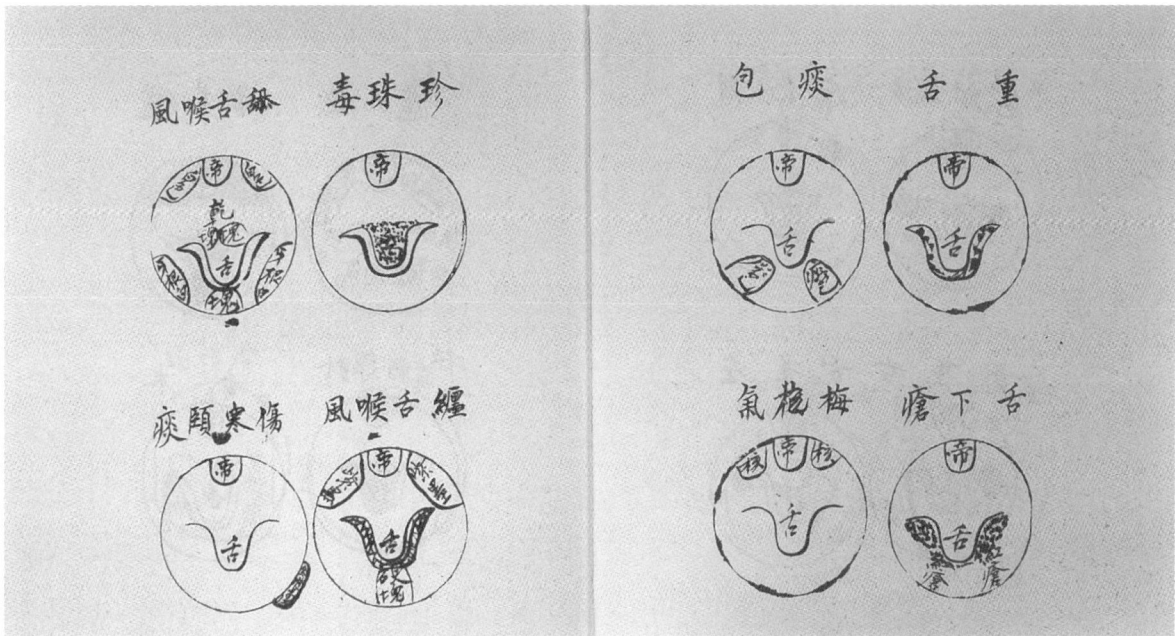

图 11-1-613　重舌图　图 11-1-614　痰包图　图 11-1-615　舌下疮图　图 11-1-616　梅核气图
图 11-1-617　珍珠毒图　图 11-1-618　舔舌喉风图　图 11-1-619　缠舌喉风图　图 11-1-620　伤寒颐痰图

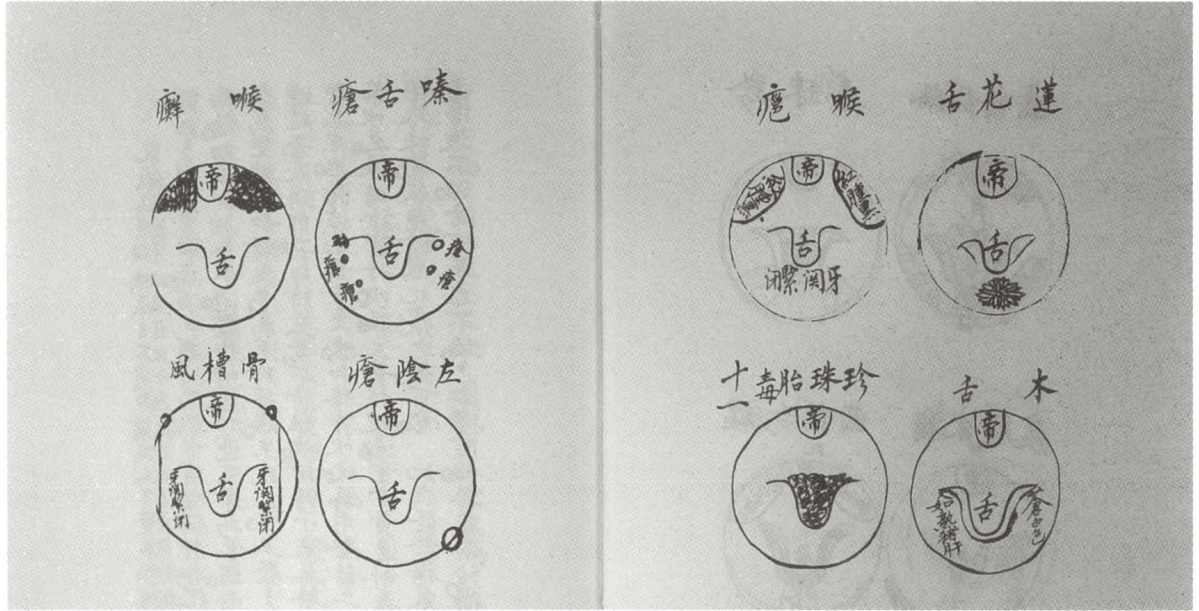

图 11-1-621　莲花舌图　图 11-1-622　喉痈图　图 11-1-623　木舌图　图 11-1-624　珍珠胎毒图
图 11-1-625　嗓舌疮图　图 11-1-626　喉癣图　图 11-1-627　左阴疮图　图 11-1-628　故槽风图

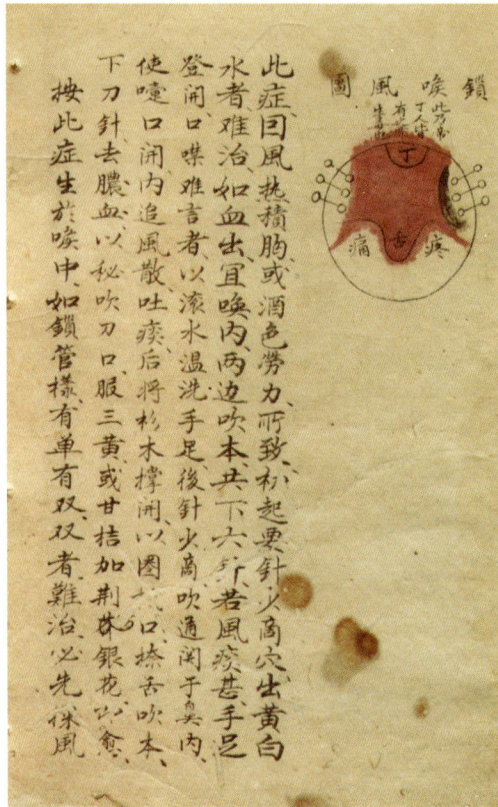

图 11-1-629　锁喉风图 1

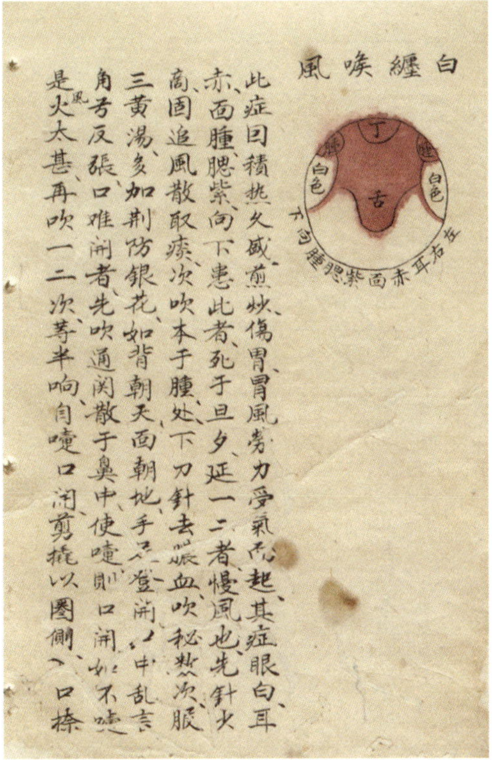

图 11-1-630　白缠喉风图

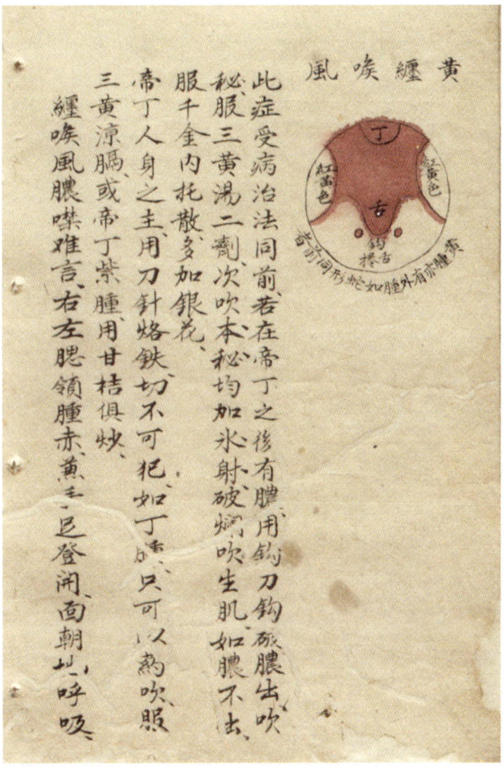

图 11-1-631　黄缠喉风图

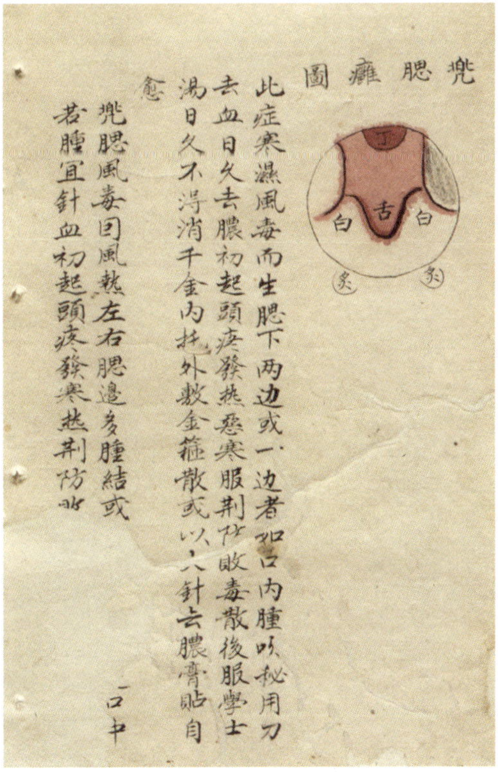

图 11-1-632　兜腮痈图

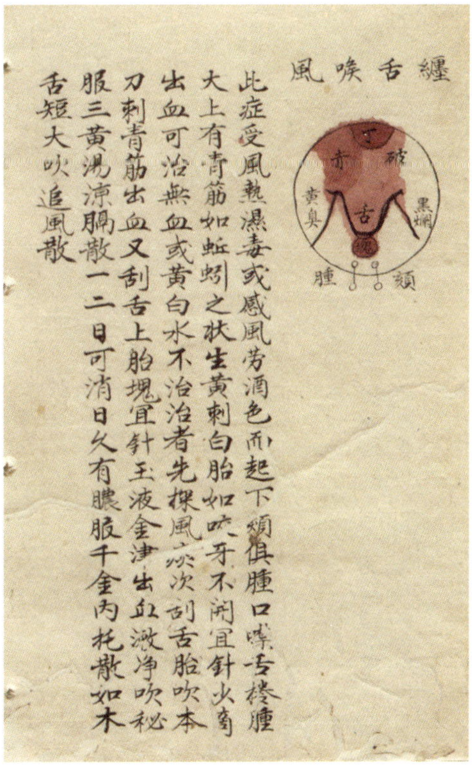

图 11-1-633　缠舌喉风图

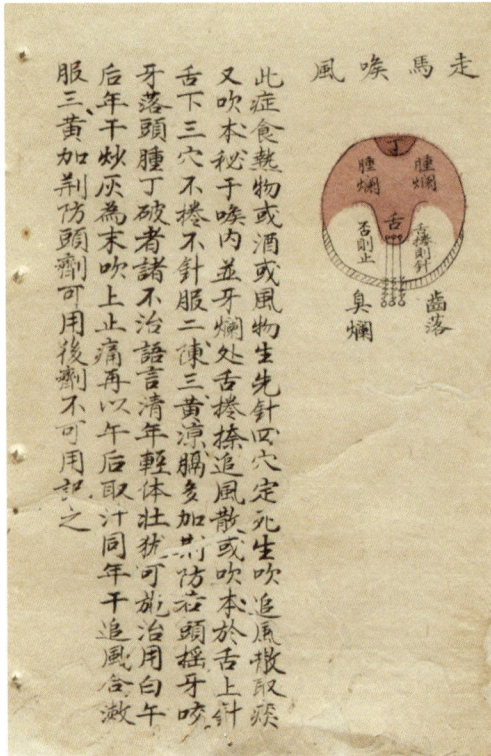

此症食热物或酒或风物生先针四穴定死生吹追风散取痰
又吹本秘于喉内并牙烂处舌捲捵追风散或吹本于舌上针
舌下三穴不捲不针服二陈三黄凉膈多加荆防若头摇牙咬
牙落头腫丁破者诸不治语言清年轻体壮犹可能治用白午
后年干炒灰为末吹上止痛再以午后取汁同年干追风含漱
服三黄加荆防头剂可用后剂不可用讥之

图 11-1-634　走马喉风图

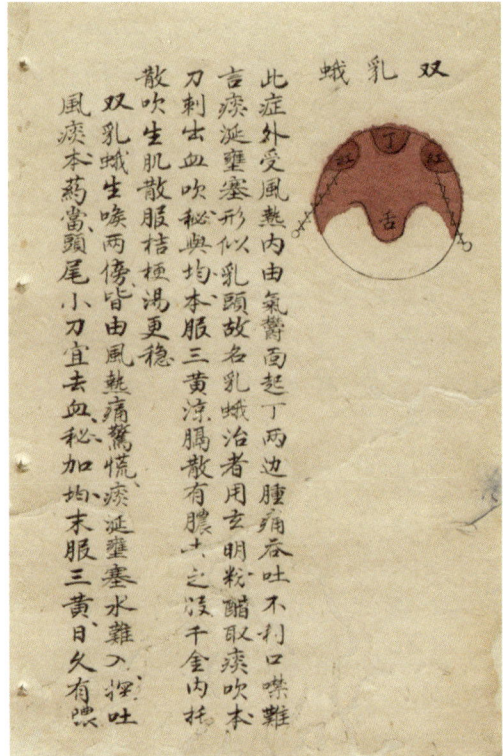

此症外受风热内由气郁而起丁两边腫痛唇吐不利口嗓难
言痰涎壅塞形似乳蛾故名乳蛾治者用玄明粉醋取痰吹本
刀刺出血吹本秘与均本服三黄凉膈散有腫大之後干金内托
散吹生肌散服桔极湯更稳
双乳蛾生喉两傍皆由风热痛惊慌痰涎壅塞水难入惟吐
风痰本药当頭尾小刀宜去血秘加均末服三黄日久有脓

图 11-1-635　双乳蛾图

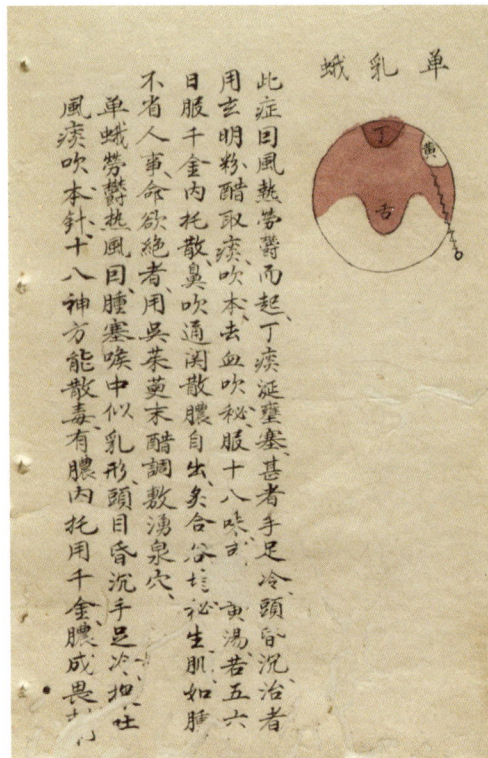

此症曰风热劳嗽而起丁痰涎壅塞甚者手足冷頭旨沉治者
用玄明粉醋取痰吹本去血吹本秘服十八味苦
日服干金内托散臭吹通闫散腫自出务会合谷坛秘生肌如腫
不省人事命欲绝者用吴茱萸末醋调散渗泉穴
单蛾劳嗽挑风同口腫塞喉中似乳形頭目昏沉手足丝地壮
风痰吹本针十八神方能散毒有脓内托用干金成愚士

图 11-1-636　单乳蛾图

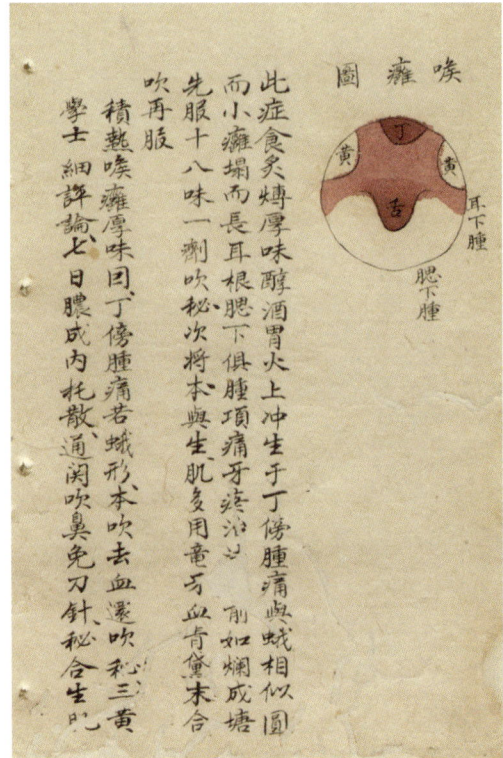

此症食炙煿厚味醉酒胃火上冲生于丁傍腫痛与蛾相似圆
而小癰塌而长耳根腮下俱腫項痛牙痛沺
先服十八味一剂吹秘次将本与生肌复用童方血肯膋末合
吹再服
积热喉癰厚味回丁傍腫痛苦蛾形本吹去血還吹秘三黄
学士細详论七日腮成内托散通闫吹臭免刀针合生肌

图 11-1-637　喉痈图

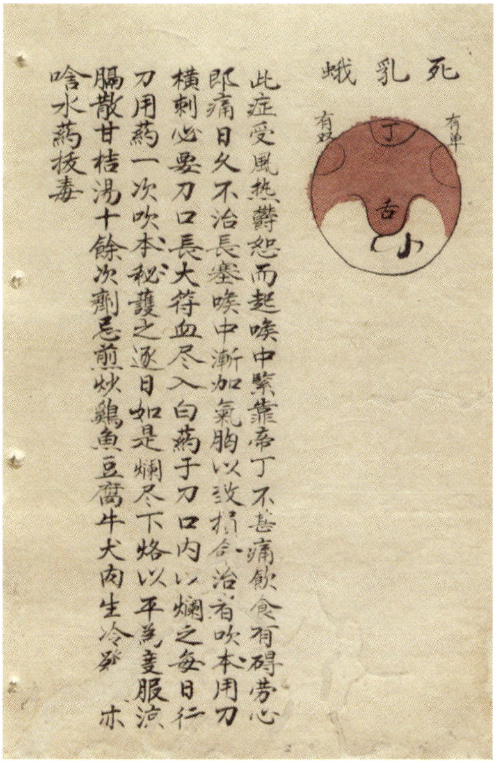
死乳蛾
有双
有单
丁
舌
此症受風熱鬱怒而起喉中紫靠帝丁不甚痛飲食有碍勞心
郎痛日久不治長塞喉中漸加氣胸以致有合治者吹本用刀
横刺必要刀口長大待血尽入白药于刀口内以爛之每日行
刀用药一次吹本秘護之逐日如是爛尽下烙以平為度服涼
膈散甘桔湯十餘次劑忌煎炒鷄魚豆腐牛犬肉生冷發 亦
唅水药核毒

图 11-1-638 死乳蛾图

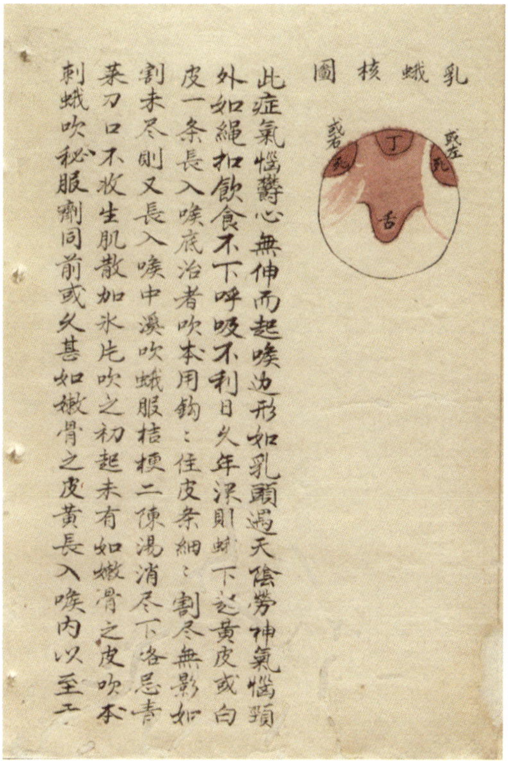
乳蛾核圖
或右
或左
丁
舌
乳
此症氣惱鬱心無伸而起喉边形如乳頭過天陰勞神氣惱頸
外如繩扣飲食不下呼吸不利日久年深則蛾下边黄皮或白
皮一条長入喉底治者吹本用鈎〻住皮条細〻割尽無影如
割未尽則又長入喉中再吹蛾服桔梗二陳湯消尽下烙忌青
菜刀口不收生肌散加冰片吹之初起未有如嫩滑之皮吹本
刺蛾吹秘服劑同前或久甚如嫩骨之皮黄長入喉内以至工

图 11-1-639 乳鹅核图

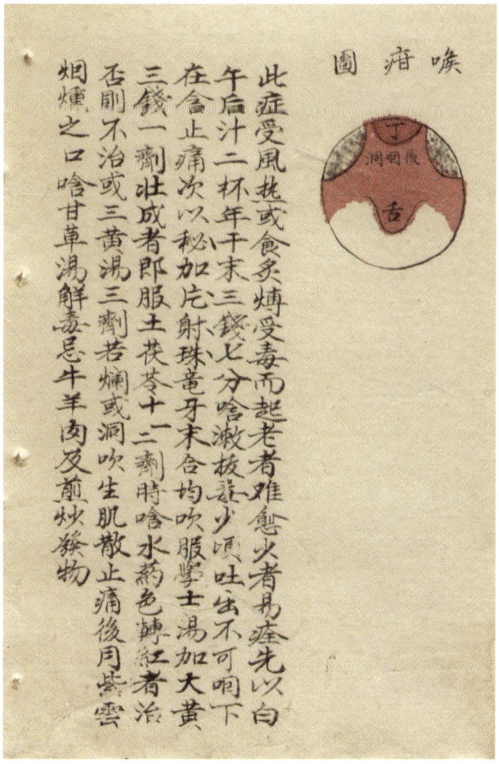
喉疳圖
丁
舌
此症受風热或食炙煿受毒而起老者难愈少者易痊先以白
午后汁二杯年干末三錢七分唅漱拔毒少頃吐出不可咽下
在含止痛次以秘加片射珠黄牙末合均吹服學士湯加大黄
三錢一劑壯成者即服土茯苓十一二劑時唅水药色轉紅者治
否則不治或三黄湯三劑若爛或洞吹生肌散止痛後用紫雲
烟燻之口唅甘草湯解毒忌牛羊肉及煎炒發物

图 11-1-640 喉疳图

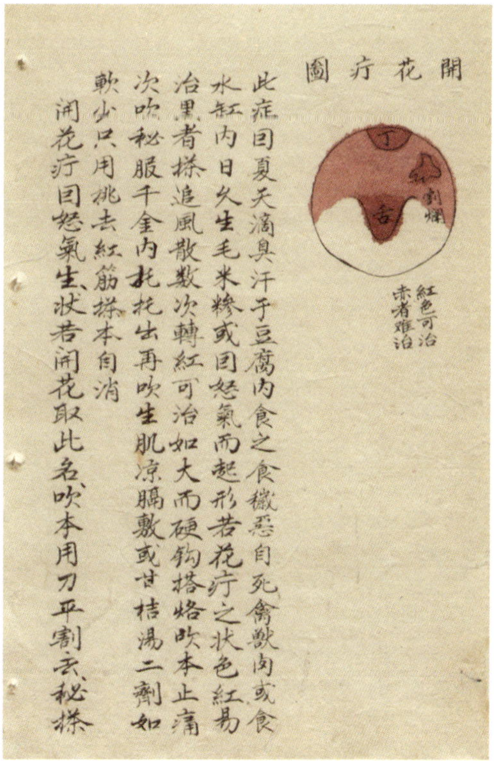
開花疔圖
丁
舌
割爛
紅色可治
赤者难治
此症因夏天滴臭汗于豆腐内食之食纖悉自死禽獸肉或食
水缸内日久生毛米糁或因怒氣而起形若花疔之狀色紅易
治黑者搽追風散數次轉紅可治如大而硬鈎搭烙吹本止痛
次吹秘服千金内托托出再吹生肌涼膈散或甘桔湯二劑如
軟少只用桃去紅筋搽本自消
開花疔因怒氣生狀若開花取此名吹本用刀平割去秘搽

图 11-1-641 开花疔图

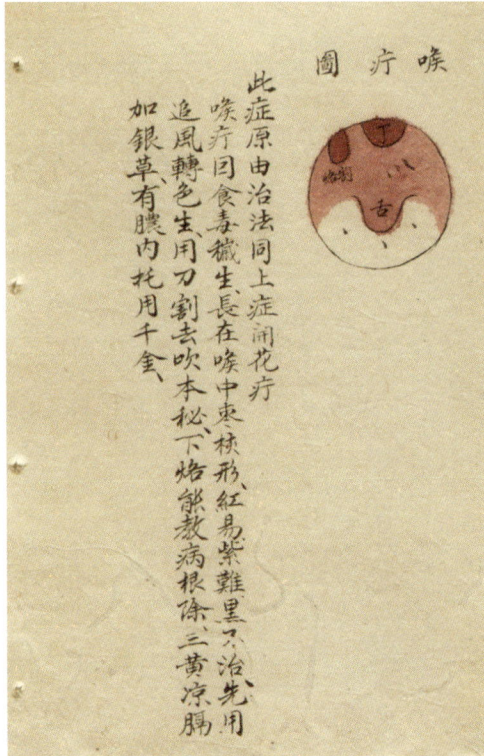

图 11-1-642　喉疔图

此症原由治法同上症闹花疔
喉疔因食毒毒徵生长在喉中枣核形红易紫难黑不治先用
追风转色生用刀割去吹本秘下焰雄敖病根除三黄凉膈
加银草有脓内托用千金

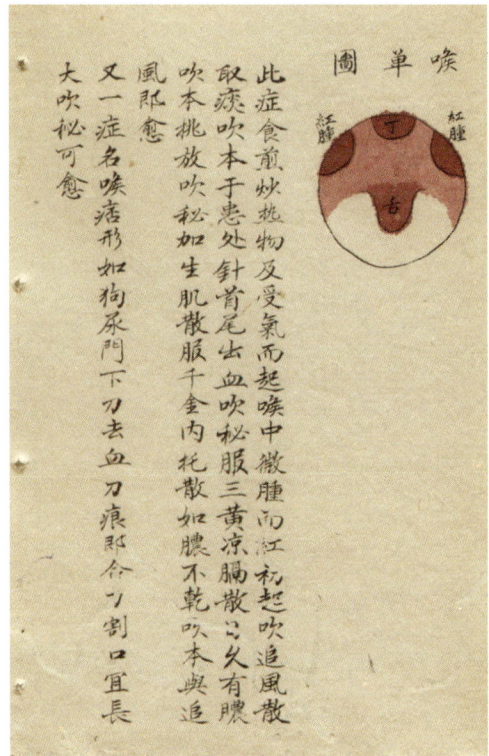

图 11-1-643　喉单图

此症食煎炒挑物及受气而起喉中微肿而红初起吹追风散
取痰吹本于患处针首尾出血吹本秘服三黄凉膈散之久有脓
吹本挑放吹秘加生肌散服千金内托散如脓不乾吹本与追
风即愈
又一症名喉痈形如狗尿门下刀去血刀痕即令刀割口宜长
大吹秘可愈

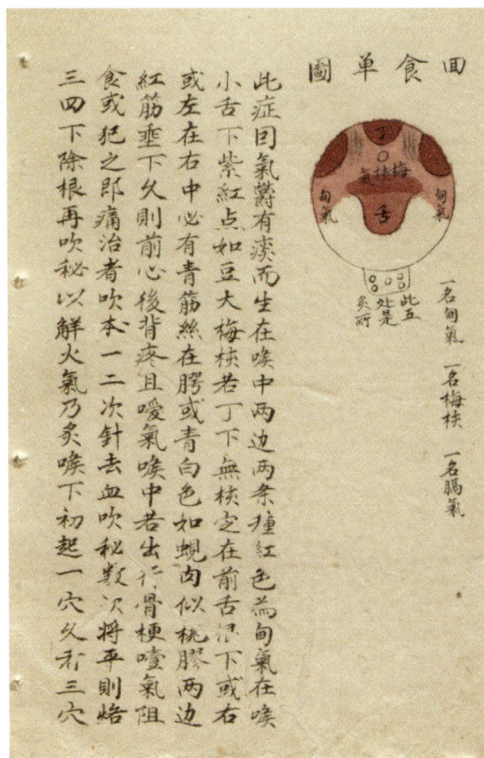

图 11-1-644　回食单图

此症因气蓄有痰而生在喉中两边两条壅红色为旬气在喉
小舌下紫红点如豆大梅核若丁下无核之在前舌课下或右
或左在中必有青筋在膝或青白色如蚬肉似桃膝两边
红筋壅下久则前心后背疼且嗳气喉中若出行骨梗喷气阻
食或犯之即痛治者吹本一二次针去血吹秘散次将平则焰
三四下除根再吹秘以解火气乃灸喉下初起一穴久打三穴

一名旬气　一名梅核　一名膈气

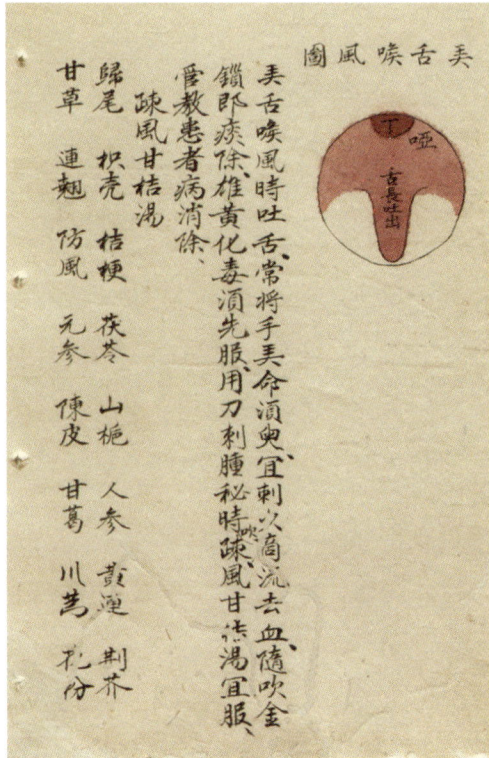

图 11-1-645　弄舌喉风图

夫舌喉风时吐舌常将手弄命酒卼宜剌以商流去血随吹金
锁郎痰徐雄黄化毒溃先服用刀剌肿秘时疏风甘桔渴宜服
曾教患者病消除

疏风甘桔渴
归尾　枳壳　桔梗　茯苓　山栀　人参　黄连　荆芥
甘草　连翘　防风　元参　陈皮　甘葛　川芎　茯份

川芎　桔梗　防风　粘子　山栀　白芷　元参　花粉

顺气利膈汤

此症因挑毒积于心经以致咽喉乾燥无痰若呛食者难治
呛食喉风热积心喉咙乾燥立时疼更没痰涎多荒喘若还
嚼食命无存顺气利膈汤急进灯心为引及葱根每入师间
心刺痛连朝散利苦神灵

呛食喉风图

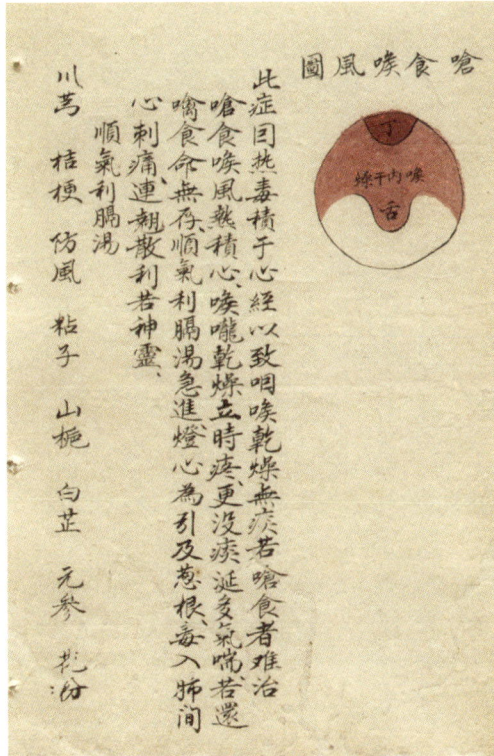

图 11-1-646　呛食喉风图

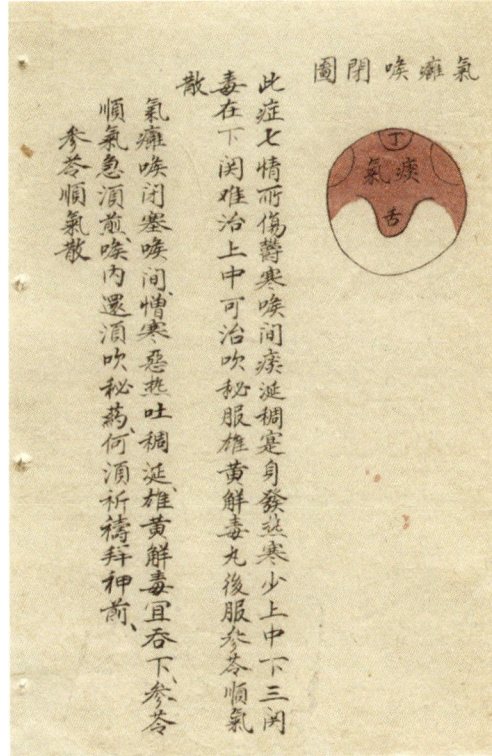

参苓顺气散

气痈喉闭塞喉间愠寒恶挑吐稠涎雄黄鲜毒宜吞下参苓
顺气急须嗽内还须吹秘药何涧祈祷拜神前

此症七情所伤鬱寒喉间痰涎稠寔身发恶寒少上中下三闲
毒在下闲难治上中可治吹秘服雄黄鲜毒丸后服参苓顺气
散

气痈喉闭图

图 11-1-647　气痈喉闭图

千金散生肌收口有神功

喉风积热起喉中壅塞顶奥气不通痰涎肿痛难言语光将
闭药入喉咙用刀去血还吹秘内服三黄凉膈道脓戒宜托

此症自风热感于膈间或过食炙煿厚味以致火动痰尘而起
治者吹本下刀吹秘服三黄汤凉膈有脓服千金内托又甘桔
汤加银花肿不消用末加片射吹之

喉风图

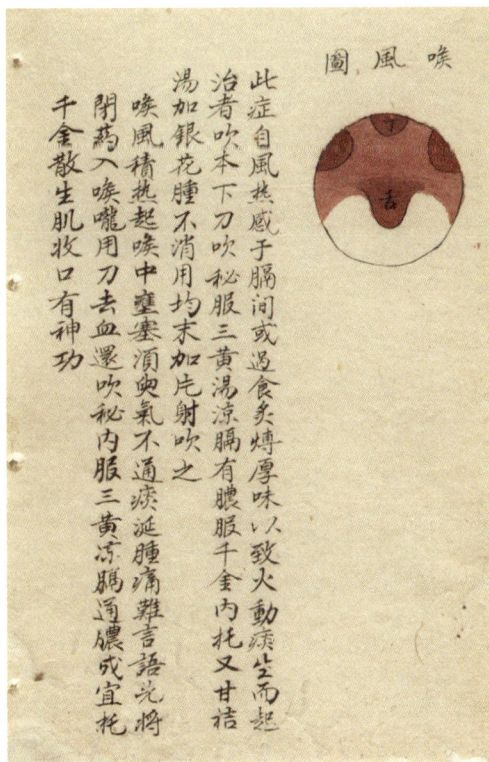

图 11-1-648　喉风图

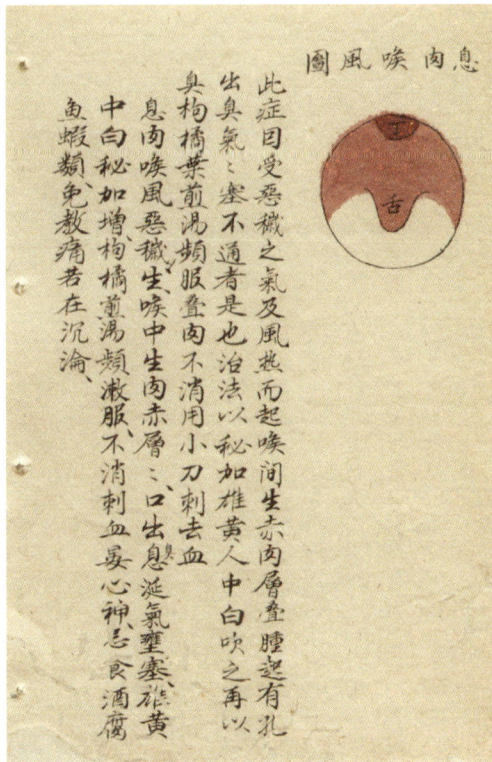

鱼虾类免教痛若在沉涧

息肉喉风恶秽生喉中生肉赤层之口出息涎气壅塞雄黄
中白秘加增枸橘蒟蒻须瀕漱服不消刺血要心神忌食酒腐

此症因受恶秽之气及风热而起喉间生赤肉层查肿起有孔
出臭气之塞不通者是也治法以秘加雄黄人中白吹之再以
臭枸橘叶蒟蒻须服查肉不消用小刀刺去血

息肉喉风图

图 11-1-649　息肉喉风图

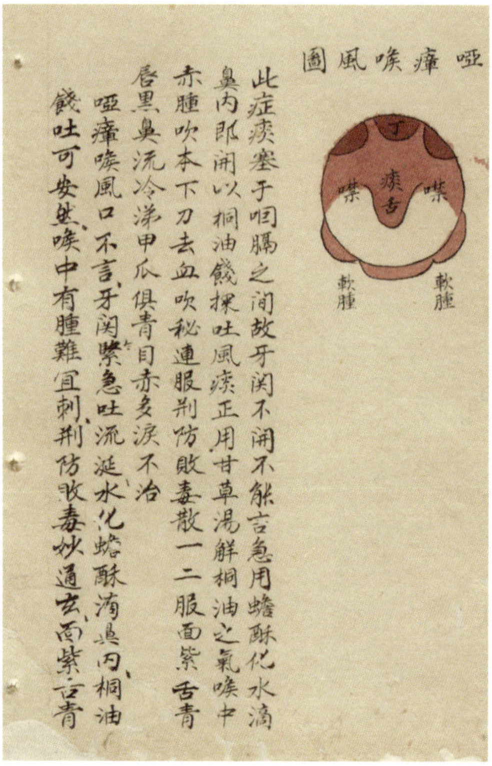

啞瘴喉風圖

此症痰塞于咽膈之間故牙關不開不能言急用蟾酥化水滴
鼻內郎開以桐油餞探吐風痰正用甘草湯鮮桐油之氣喉中
赤腫吹本下刀去血吹秘連服荊防敗毒散一二服面紫舌青
唇黑臭流冷涕甲爪俱青目赤多淚不治
啞瘴喉風口不言牙關緊急吐流涎水化蛤酥滴追丹桐油
饒吐可安些喉中有腫難宜剝荊防敗毒妙通去面紫舌青

（圖中標注：丁　痰舌　喉　喉　軟腫　軟腫）

图 11-1-650　哑瘴喉风图

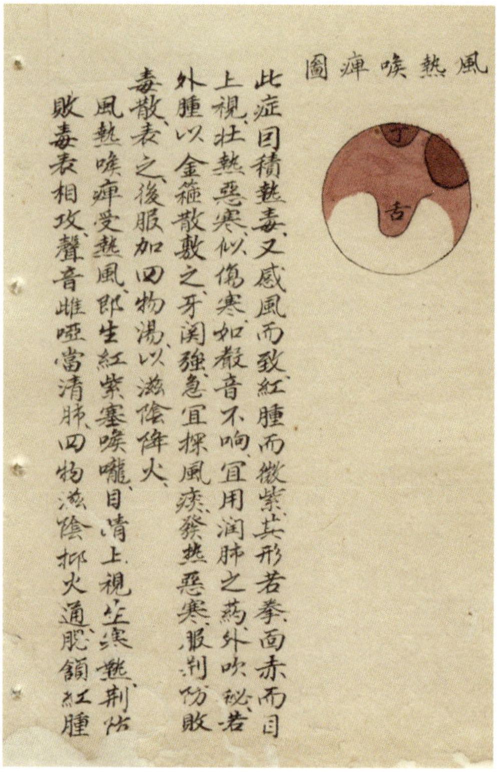

風熱喉痹圖

此症因積熱毒又感風而致紅腫而微紫其形若拳面赤而目
上視壯熱惡寒似傷寒如散音不響宜用潤肺之藥外吹秘若
外腫以金鎖散敷之後服加四物湯以滋陰降火
毒散表之後服加四物湯以滋陰降火
風熱喉痹受熱風郎生紅紫塞喉嚨目靖上視生熱熱荊佐
敗毒表相攻聲音雖啞當清肺四物滋陰挪火通膈飼紅腫

（圖中標注：丁　舌）

图 11-1-651　风热喉痹图

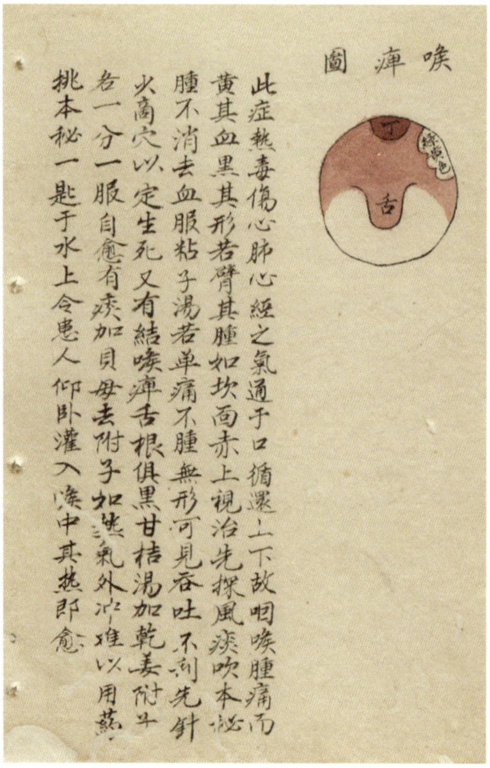

喉痹圖

此症熱毒傷心肺心經之氣通于口循還上下故咽喉腫痛而
黃其血黑其形若臂其腫如坎面赤上視治先探風痰吹本秘
腫不消去血服粘子湯若單痛不腫無形可見吞吐不利先針
火高穴以定生死又有結喉痹舌根俱黑甘桔湯加乾薑附子
各一分一服自愈有痰加貝母去附子如喉急氣外冷堆以用蓋
挑本秘一匙于水上令患人仰臥灌入溽中其熱郎愈

（圖中標注：丁　純風色　舌）

图 11-1-652　喉痹图

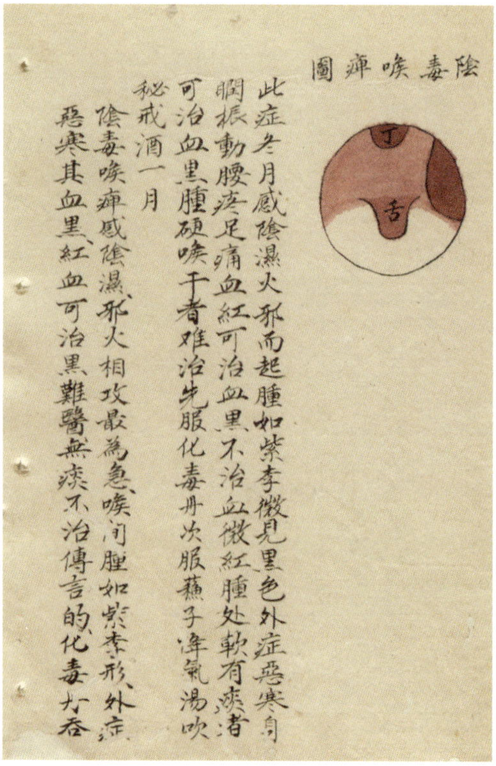

陰毒喉痹圖

此症冬月感陰濕火邪而起腫如紫李微見黑色外症惡寒身
胸振動腰疼足痛血紅可治血黑不治血微紅腫處軟有痰者
可治血黑腫硬喉干青難治先服化毒丹次服藕子牵氣湯吹
秘戒酒一月
陰毒喉痹感陰濕邪火相攻最兢急喉門腫如紫奉形外症
惡寒其血黑紅血可治黑難醫無痰不治傳言的化毒丹吞

（圖中標注：丁　舌）

图 11-1-653　阴毒喉痹图

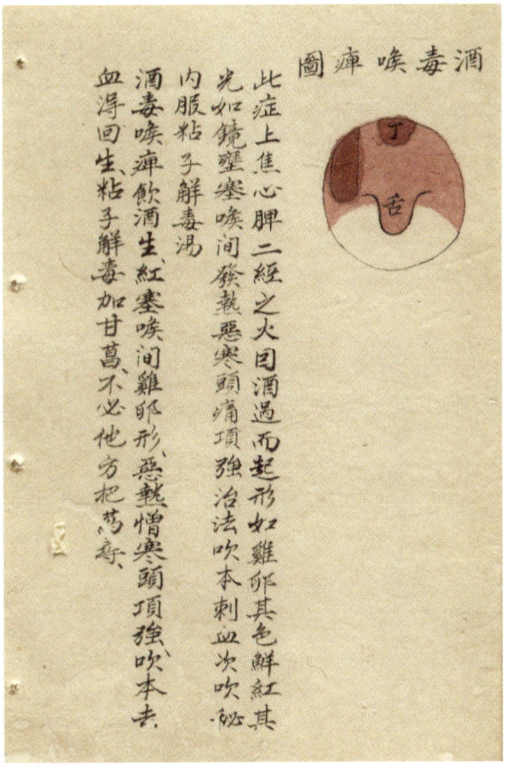

图 11-1-654　酒毒喉痹图

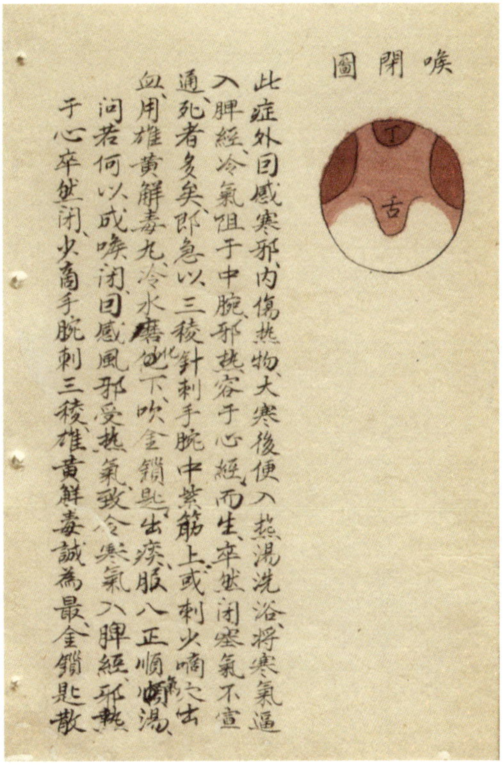

图 11-1-655　喉闭图

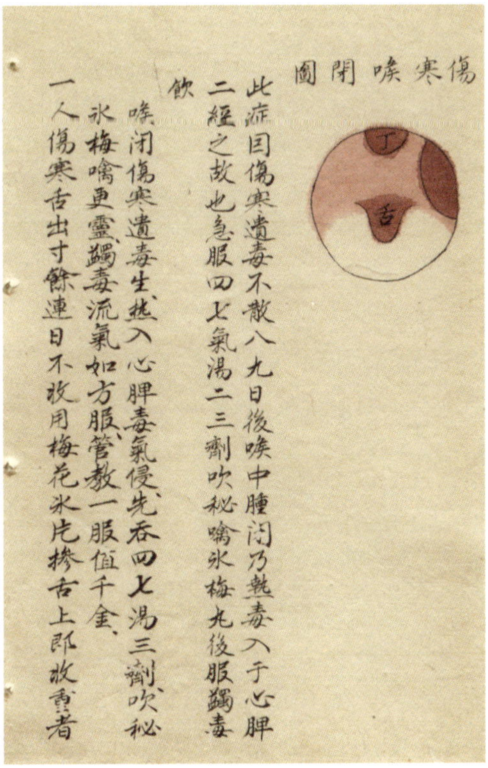

图 11-1-656　伤寒喉闭图

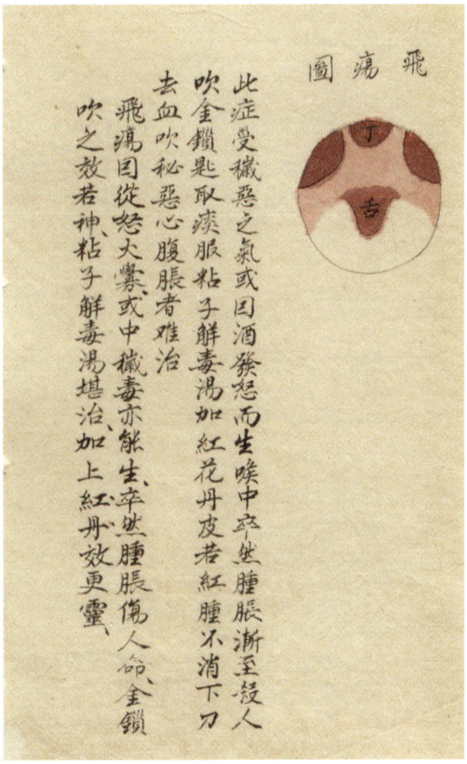

图 11-1-657　飞疡图

此症因上焦风热而起形如松子色若猪肝口喉皆赤张口吐物则气逆闭不能饮食用金锁匙取痰吹秘用小刀刺肿出血再吹本秘合吹服三黄凉膈散加荆芥防风

松子喉风松子形色似猪肝喉畔生张口吐物则气逆饮食混来咽不能金锁吹喉吐痰沫秘为吹喉即用针急进三黄凉膈散加上荆防效若神

松子喉风图

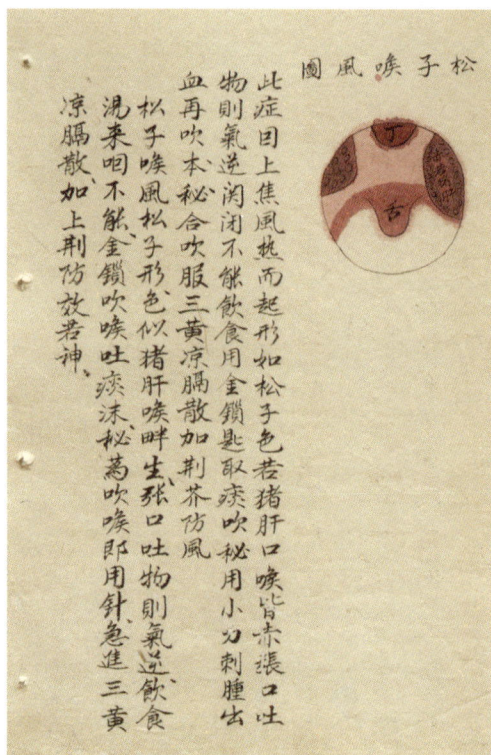

图 11-1-658　松子喉风图

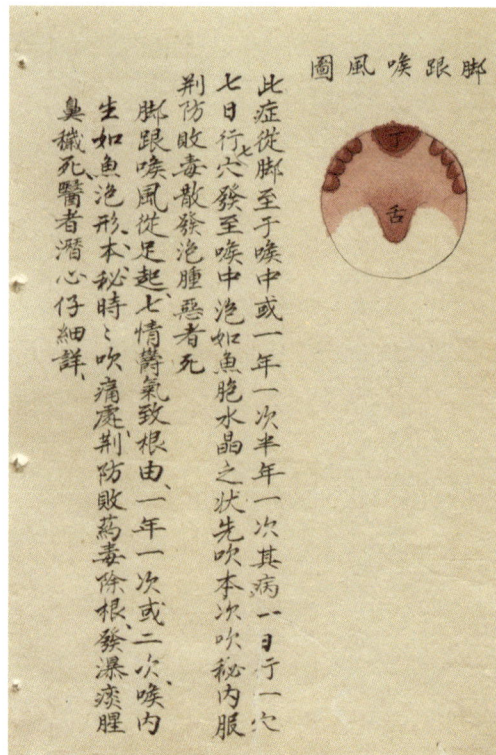

此症从脚至于喉中或一年一次半年一次其病一日于一心七日行穴发至喉中泡如鱼脆水晶之状先吹本次吹秘内服荆防败毒散发泡肿恶者无

脚跟喉风从足起七情蓄气致根由一年一次或二次喉内生如鱼泡形本秘时々吹痛处荆防败毒蔿妻除根发瀑痰腥臭秽死医者潜心仔细详

脚跟喉风图

图 11-1-659　脚跟喉风图

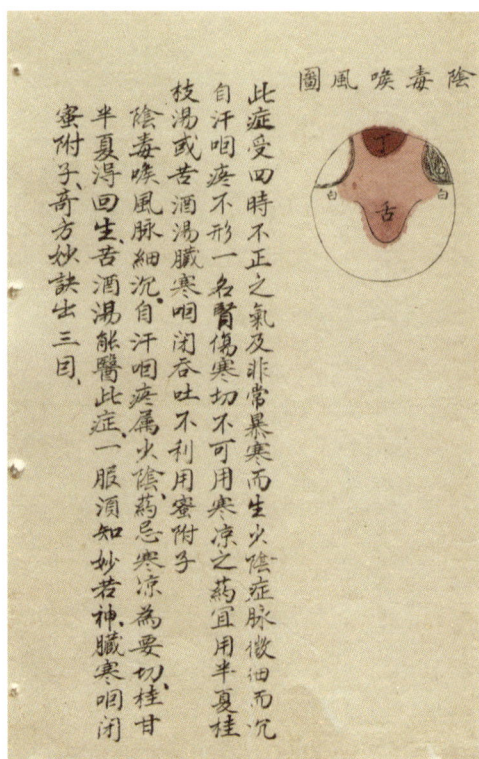

此症受四时不正之气及非常暴寒而生火阴症脉微细而凭自汗咽痰不形一名肾伤寒切不可用寒凉之药宜用半夏桂枝汤或苦酒汤腹寒咽闭吞吐不利用蜜附子

阴毒喉风脉细沉自汗咽痰属火阴药忌寒凉为要切桂甘半夏得回生苦酒汤胀胸医此症一服须知妙若神脏寒咽闭蜜附子奇方妙诀出三回

阴毒喉风图

图 11-1-660　阴毒喉风图

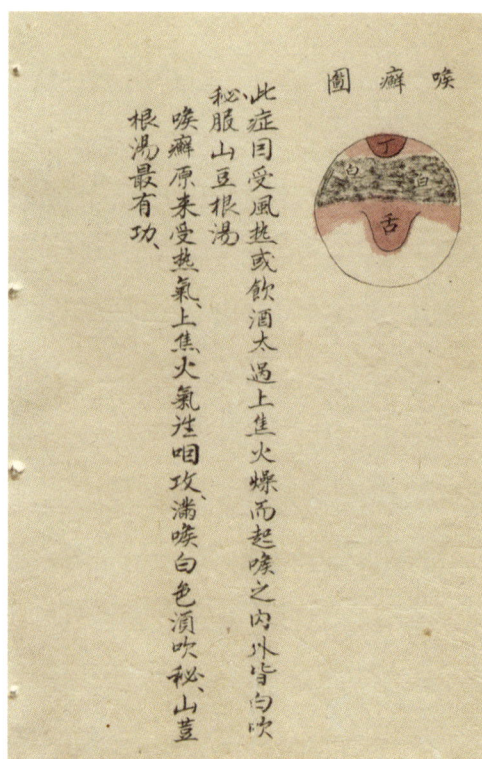

此症因受风热或饮酒太过上焦火燥而起喉之内外皆白吹秘服山豆根汤喉癣原来受热气上焦火气注咽攻溃喉白色须吹秘山豆根汤最有功

喉癣图

图 11-1-661　喉癣图

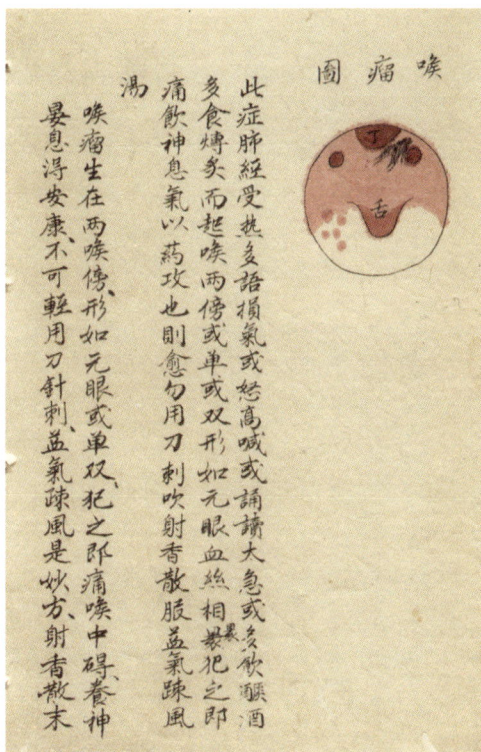

图 11-1-662　喉瘤图

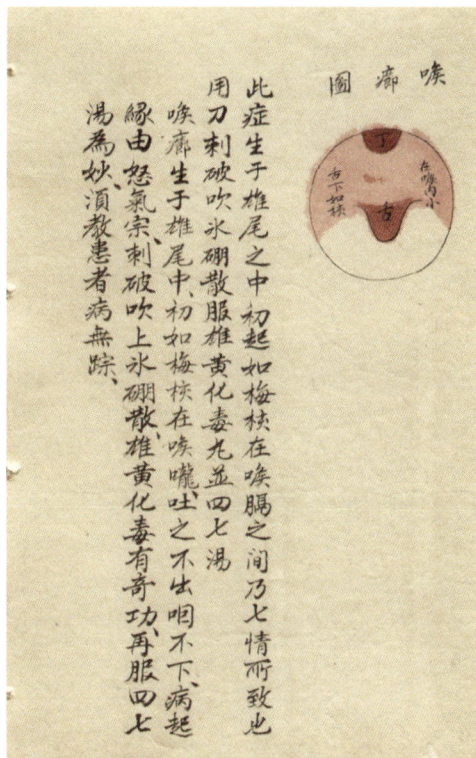

图 11-1-663　喉疠图

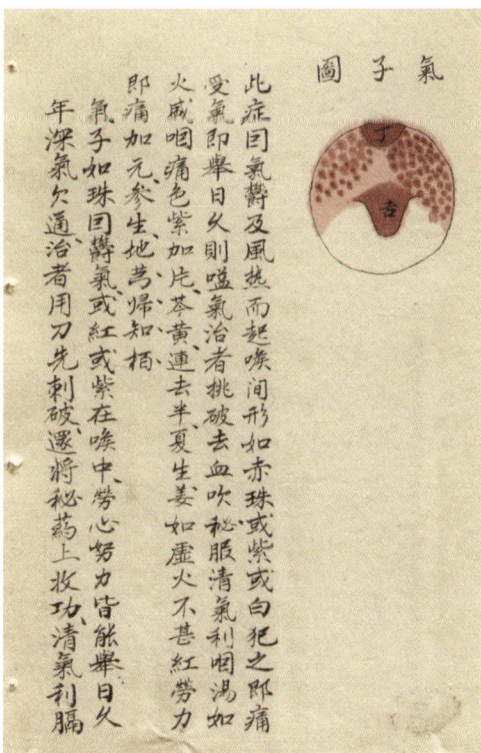

图 11-1-664　气子图

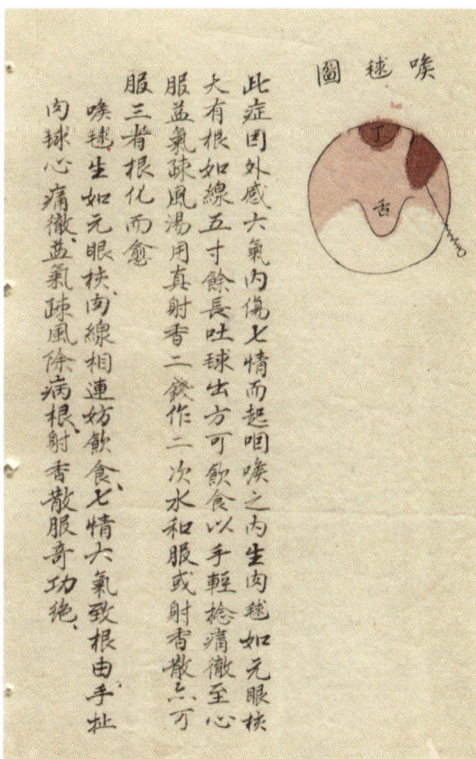

图 11-1-665　喉球图

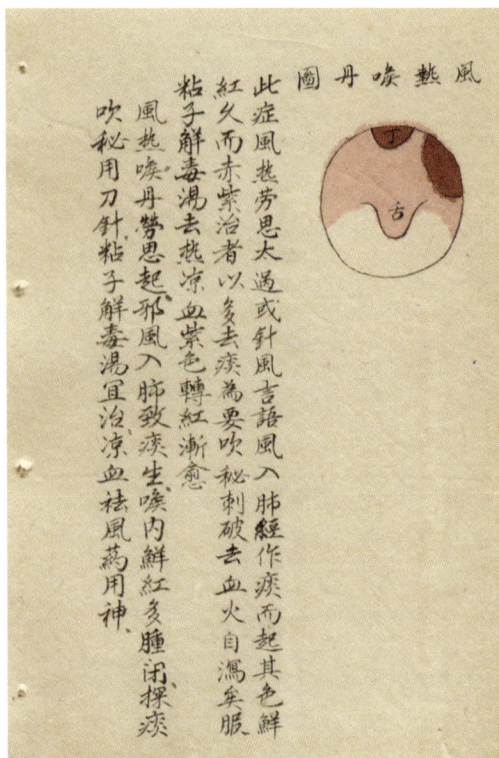

图 11-1-666　风热喉丹图

風熱喉丹圖

此症風熱旁思太過或針風言語風入肺經作痰而起其色鮮紅久而赤紫治者以多去疾為要吹秘刺破去血火自瀉矣服粘子解毒湯去桃涼血紫色轉紅漸愈

風桃喉丹勞思起邪風入肺致痰生喉內鮮紅多腫閉探痰吹秘用刀針粘粘子解毒湯宜治涼血祛風藥用神

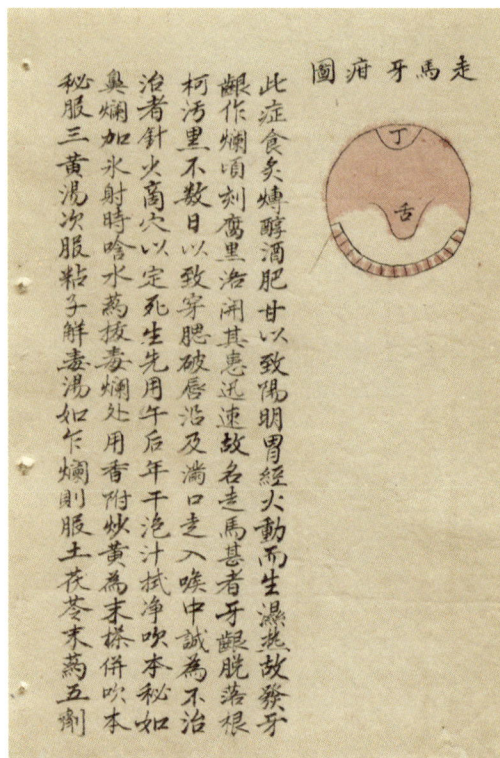

图 11-1-667　走马牙疳图

走馬牙疳圖

此症食炙煿醇酒肥甘以致陽明胃經火動而生濕熱故發牙齦作爛頂剽鴛里治其患迅速故名走馬甚者牙齦脫落根柯污里不數日以致穿腮破唇沿及滿口走入喉中誠為不治治者針火高穴以定死生先用午後年干泡汁拭凈拔毒爛處用香附炒黃為末搽併吹本如臭爛加氷射時唅水為末搽末為五劑秘服三黃混次服粘子解毒湯如乍爛則服土茯苓末

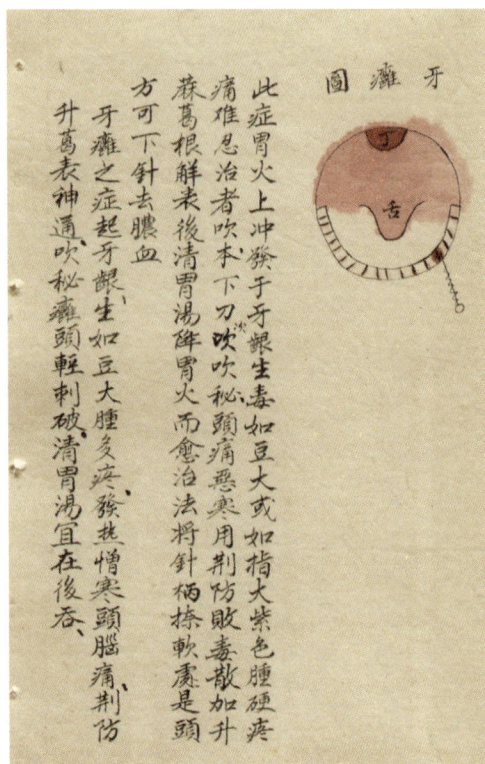

图 11-1-668　牙痈图

牙癰圖

此症胃火上沖發于牙齦生毒如豆大或如指大紫色腫硬疼痛難忍治者吹本下刀吹秘頭痛惡寒用荊防敗毒散加升藤葛根解表後清胃湯絆胃火而愈治法將針柄搽軟齦是頭方可下針去膿血

牙癰之症起牙齦生如豆大腫多疼發熱憎寒頭腦痛荊防升葛表神通吹秘癰頭輕刺破清胃湯宜在後唇

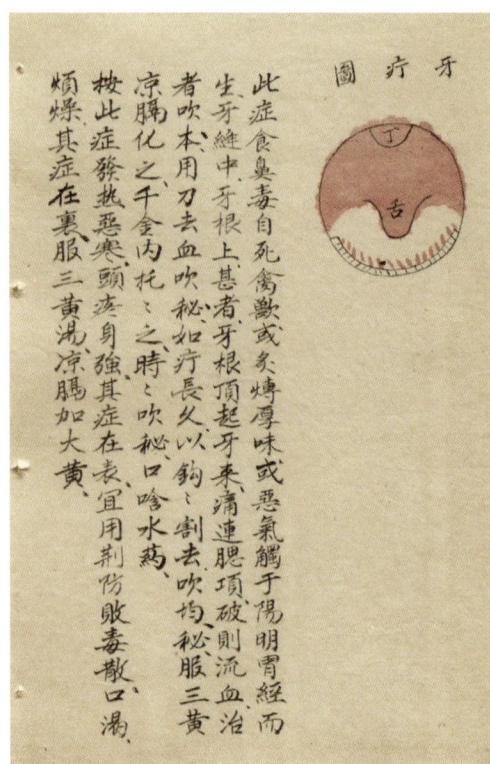

图 11-1-669　牙疔图

牙疔圖

此症食臭毒自死禽獸或炙煿厚味或惡氣觸于陽明胃經而生牙縫中牙根上甚者牙根頂起牙來連腮項破則流血治者吹本用刀去血吹秘如疔長久以鈎之割去吹秘服三黃涼腸化之千金內托之之時々吹秘口唅水為

按此症發熱惡寒頭疼身強其症在表宜用荊防敗毒散口渴煩燥其症在裏服三黃混涼膈加大黃

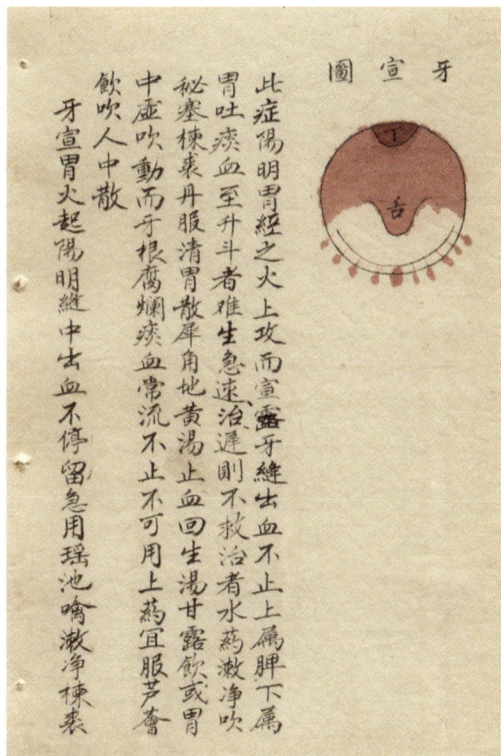

此症陽明胃經之火上攻而宣盫牙縫出血不止上屬脾下屬胃吐瘀血至升斗者難生急速治遲則不救治者水藥漱淨吹秘塞棟裏丹服清胃散犀角地黃湯止血回生湯甘露飲或胃中虛吹動而牙根腐爛瘀血常流不止不可用上藥宜服芝香飲吹人中散牙宣胃火起陽明縫中古血不停留急用瑤池噙漱淨棟裏

图 11-1-670　牙宣图

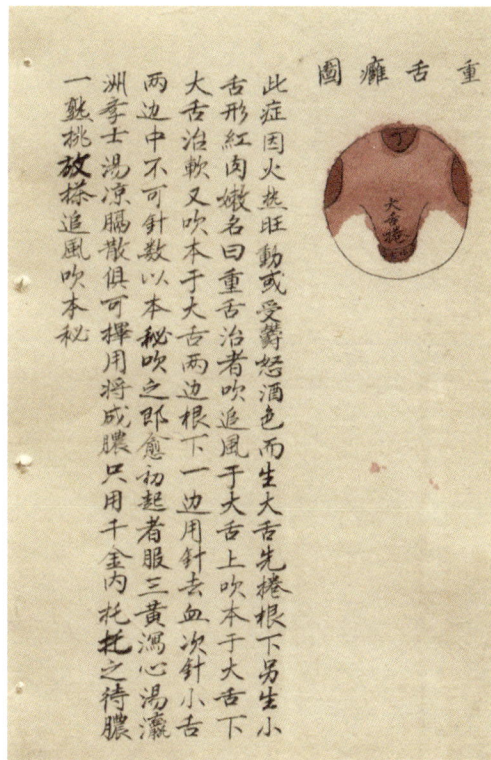

此症因火熾旺動或受鬱惱酒色而生大舌先捲根下另生小舌形紅肉嫩名曰重舌治者吹追風于大舌上吹本于大舌治軟又吹本于大舌兩邊根下一邊用針去血次針小舌下兩邊中不可針數以本秘吹之即愈初起者服三黃瀉心湯涼膈散俱可揲用將成膿只用千金內托之待膿洲李士湯涼膈散一皷桃李故搽追風吹本秘

图 11-1-671　舌痈图

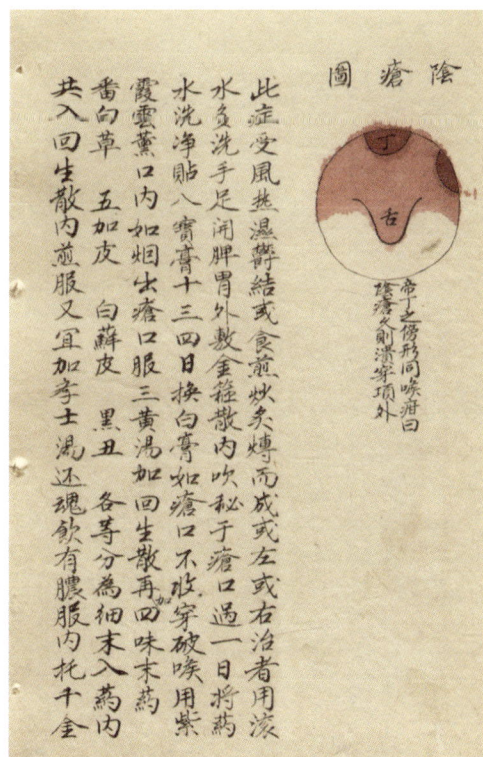

此症受風熱濕邪結或食煎炒炙煿而成或左或右治者用滾水炙洗手足閉胛胃外敷金糍散內吹秘于瘡口過一日將藥水洗淨貼八寶膏十三四日換白膏如瘡口不收穿破喉用紫霞靈薰口內如烟出瘡口服三黃湯加回生散再四味末藥番白草五加皮白蘚皮黑丑各等分為細末入藥內共入回生散內煎服又宜加李士湯還魂飲有膿服內托千金

图 11-1-672　阴疮图

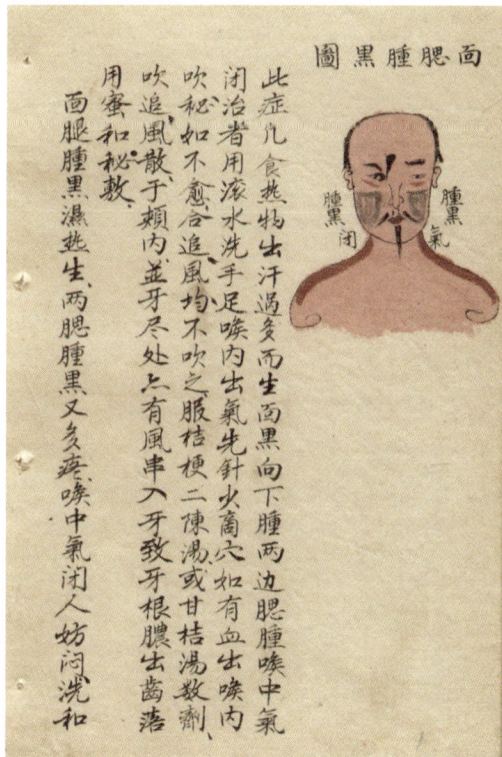

此症凡食熱物出汗過多而生面黑向下腫兩邊腮腫喉中氣閉治者用滾水洗手足喉內出氣先針火商穴如有血出喉內吹追風散如不愈合追風吹本秘散于頰內並牙盡處亦有風串入牙根膿出齒落面眼腫黑濕熱生兩腮腫黑又炙痊喉中氣閉人妨悶洗和用蜜和秘散服桔梗二陳湯或甘桔湯數劑

图 11-1-673　面腮肿黑图

鎖喉風圖

此症心經毒氣小腸邪風發于懸会之端注于懸癰之側初生如癃閉塞難通不能飲食紅腫發甚漸次潰腐軟而脹疼此症初起用連翹當歸散日久用千金內托吹秘加生肌貼白膏外腐內潰烂湯随水孔出者曽治数人上故鎖喉癰症心經毒小腹火氣及邪風發于懸会初如癃咽喉外腫

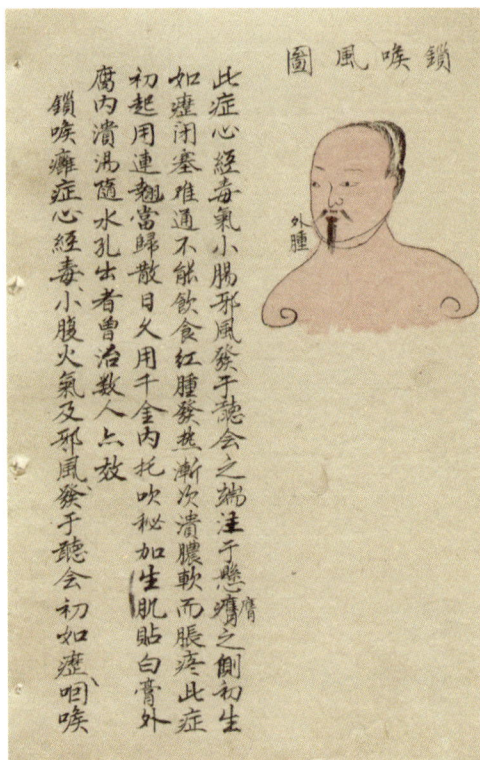

图 11-1-674　锁喉风图 2

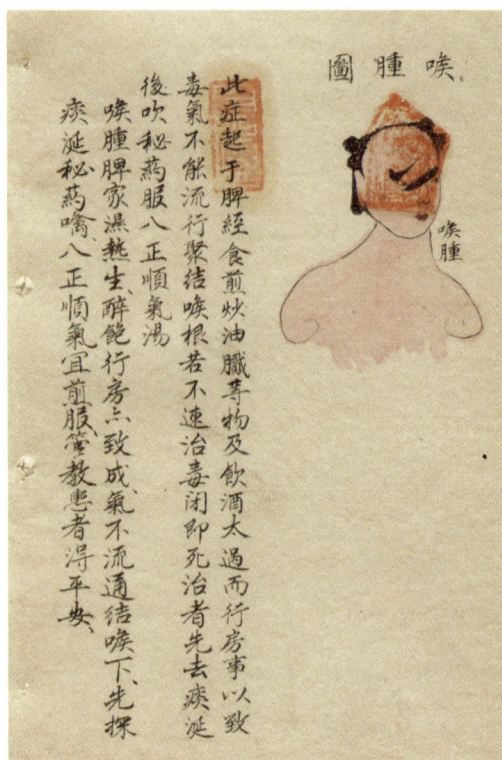

喉腫圖

此症起于脾經食煎炒油膩等物及飲酒太過而行房事以致毒氣不能流行聚結喉根若不速治毒闭即死治者先去痰涎後吹秘药服八正顺氣湯喉腫脾家濕熱生醉飽行房六致成氣不流通結喉下先探痰涎秘药嚼八正顺氣宜煎服教患者浮平安喉腫

图 11-1-675　喉肿图

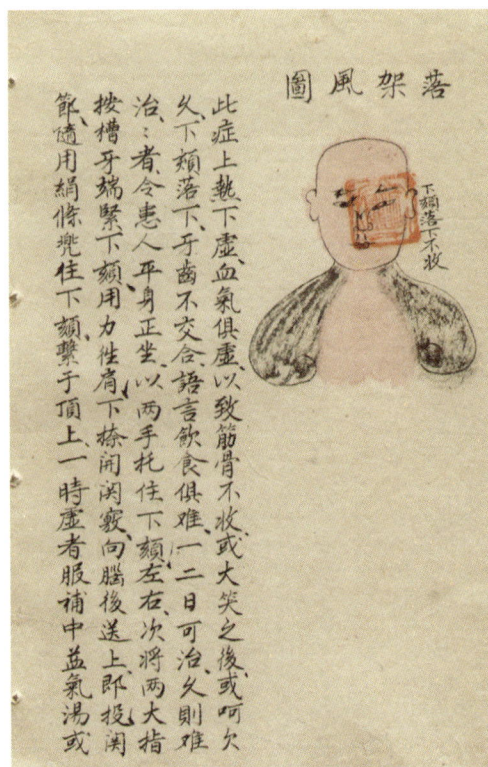

落架風圖

此症上热下虚血氣俱虚以致節骨不收或大笑之後或呵欠火下頰落下于齿不交合語言飲食俱難治二者令患人平身正坐以两手托住下頰左右次将两大指按槽牙端緊下頰用力性虚向腭後送上郎提開節随用絹條兜住下頰繫于顶上一時虚者服補中益氣湯或下頷落下不收

图 11-1-676　落架风图

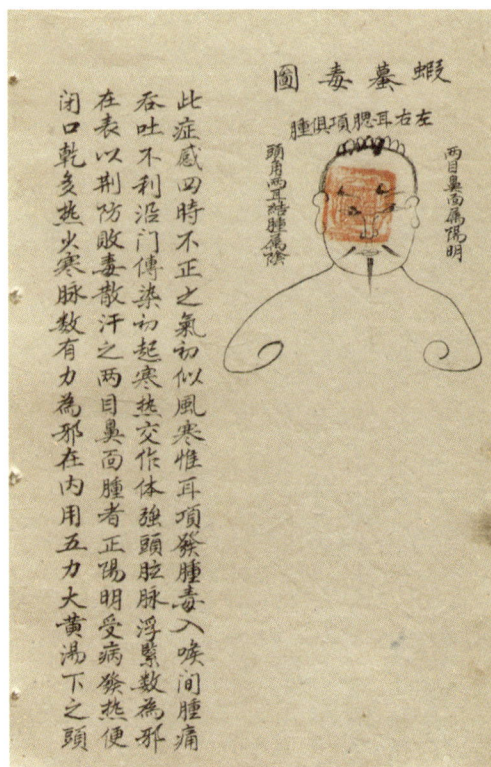

蝦蟆毒圖

此症感四時不正之氣初似風寒惟項發腫毒入喉間腫痛吞吐不利沿门傅染初起寒热交作体強頭胀脉浮緊数為邪在表以荆防败毒散汗之两目臭面腫正陽明受病發热闭口乾多挑火寒脉数有力為邪在內用五力大黄湯下之頭左右耳腮項俱腫　两目臭面耳喉腫陽明　頭角两耳腮腫瘀陽

图 11-1-677　虾蟆毒图

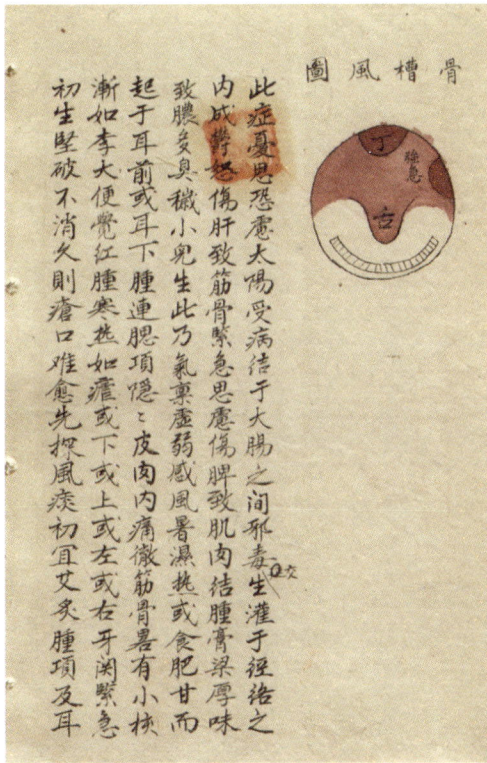

图 11-1-678　骨槽风图

此症夏思恐慮太陽受病結于大腸之間邪毒生灌于經絡之內成營怒傷肝致筋骨緊急思慮傷脾致肌肉結腫膏粱厚味致腫炎奧微小兒生此乃氣稟虛弱感風暑濕挑或食肥甘而起于耳前或耳下腫連腮頰隱隱皮肉內痛微有小挾漸如李大便覺紅腫寒熱如灌或下或上或左或右牙關緊急初生堅破不消久則瘡口難愈先探風痰初宜艾炙腫項及耳

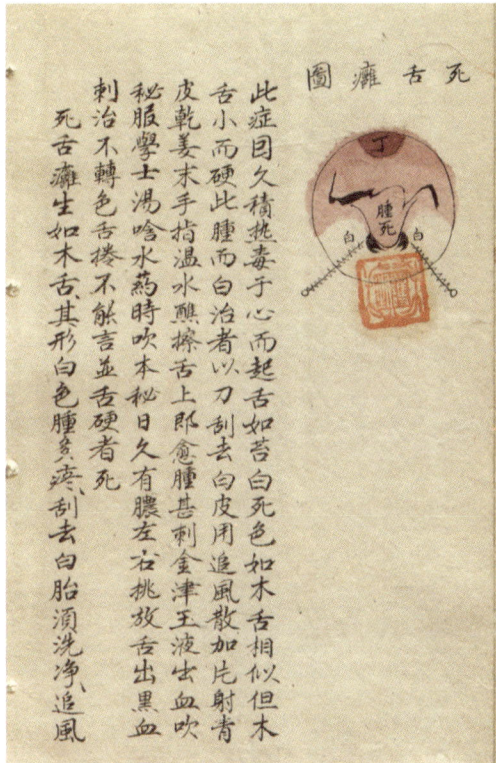

图 11-1-679　死舌痈图

此症因久積挑毒于心而起舌白死色如木舌相似但木舌小而硬此腫而白治者以刀刮去白皮用追風散加片射青皮乾姜末手指溫水蘸擦舌上即愈腫悉刺金津玉液出血吹秘服學士湯啥水藥時吹本秘日久有膿左右挑放舌出黑血刺治不轉色舌捲不能言並舌硬者死死舌癰生如木舌其形白色腫亥疼刮去白胎漱洗淨追風

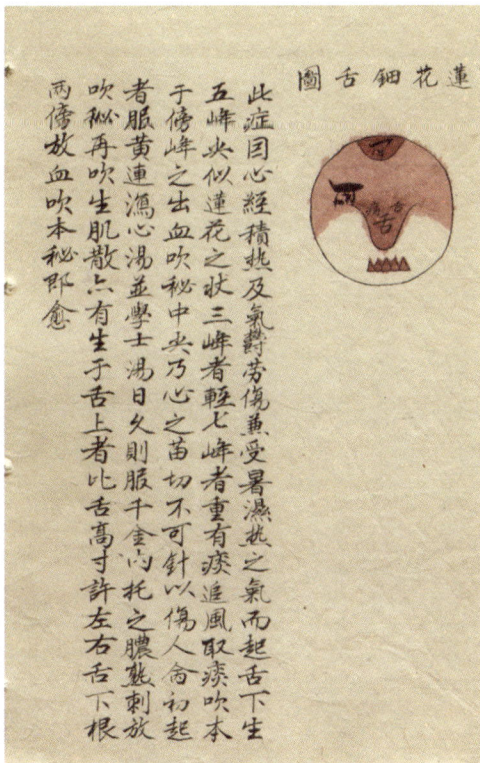

图 11-1-680　莲花钿舌图

此症因心經積挑及氣對勞倦黃受暑濕挑之氣而起舌下生五峰尖似蓮花之狀三峰者輕七峰者重有瘀追風取瘀吹本于傍峰之出血吹秘中央乃心之萬切不可針以傷人奇初起者服黃連瀉心湯並學士湯日久則服千金內托之膿態刺放兩傍放血吹本秘那愈者生于舌上者此舌高于許左右舌下根

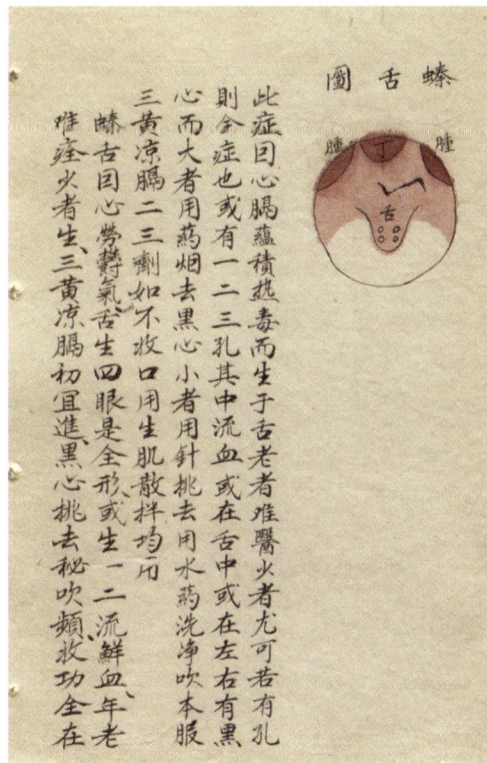

图 11-1-681　嵊舌图

此症因心膈蘊積挑毒而生于舌老者難醫火者尤可老有孔則余症也或有一二三孔其中流血或在舌中或在左右有黑心而大者用藥烟去黑心小者用針挑去黑心用水藥洗淨吹本服三黃涼膈二三劑如不收口用生肌散拌均剂嵊舌因心勞鬱氣舌生四眼是全形或生一二流鮮血年老難痊火者生三黃涼膈初宜進黑心挑去秘吹頻放功全在

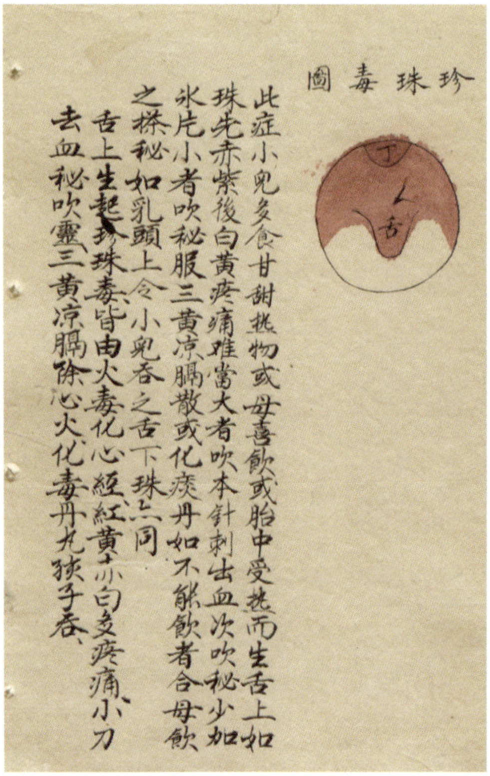

珍珠毒圖

此症小兒多食甘甜熱物或母喜飲或胎中受熱而生舌上如珠先赤紫後白黃疼痛難當大者吹本針刺出血次吹秘少加冰片小者吹秘服三黃涼膈散或化痰丹如不能飲者合母飲之搽秘如乳頭上令小兒吞之舌下珠亦同

舌上生起珍珠毒、皆由火毒化心經、紅黃亦白多疼痛、小刀去血秘吹靈、三黃涼膈除心火、化毒丹丸孩子吞、

图 11-1-682 珍珠毒图

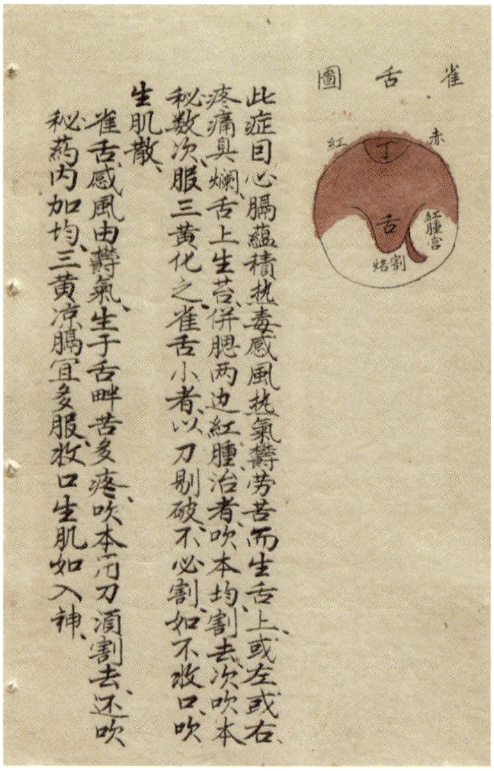

雀舌圖

此症因心脾蘊積熱毒感風熱氣鬱勞苦而生舌上、或左或右、疼痛臭爛、舌上生苔、併腮兩边紅腫、治者吹本均割去、次吹本秘數次、服三黃化之、雀舌小者、以刀剔破、不必割、如不收口、吹生肌散、

雀舌感風由鬱氣、生于舌畔苦多疼、吹本均刀須割去、还吹秘藥內加均、三黃涼膈宜多服、收口生肌如入神、

图 11-1-683 雀舌图

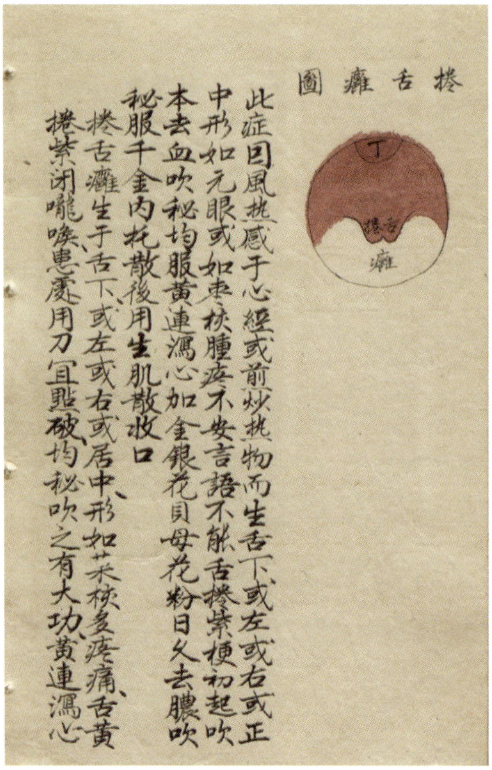

捲舌癰圖

此症因風熱感于心經或煎炒熱物而生舌下、或左或右或正中形如元眼或如棗核腫疼不安言語不能舌捲紫梗初起吹本去血吹秘均服黃連瀉心加金銀花貝母花粉日久去膿吹秘服千金內托散後用生肌散收口

捲舌癰生于舌下、或左或右或居中、形如菜核多疼痛、舌黃捲紫閉嚨喉、患處用刀宜點破、均秘吹之有大功、黃連瀉心

图 11-1-684 卷舌痈图

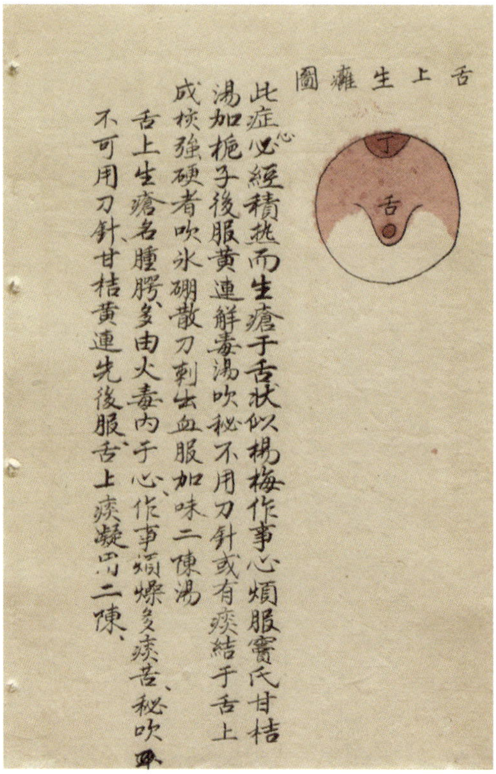

舌上生癰圖

此症心經積熱而生瘡于舌狀似楊梅作事心煩服竇氏甘桔湯加梔子後服黃連解毒湯吹秘不用刀針或有痰結于舌上成核強硬者吹冰硼散刀刺出血服加味二陳湯

舌上生瘡名腫腭、多由火毒內于心、作事煩燥多痰苦、秘吹[illegible]不可用刀針、甘桔黃連先後服、舌上痰凝用二陳、

图 11-1-685 舌上生痈图

此症由心火炽盛而起形如簪孔出血不止治者掺槐花末于
孔处服犀角丹皮生地赤芍黄连当归黄芩山栀蒲黄炒黑共
煎服
舌䘌皆由心火盛形如簪孔血流鲜急须上掺槐花末四物
丹连犀角煎赤豆一升生杵碎水和煎汁取过神
又服方赤豆一升杵碎水三碗和捣汁取汁每服一盏不拘时刻

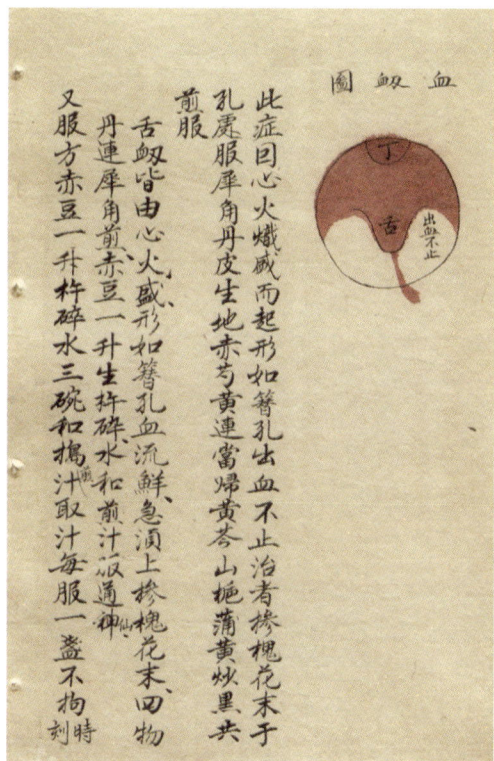

图 11-1-686　血䘌图

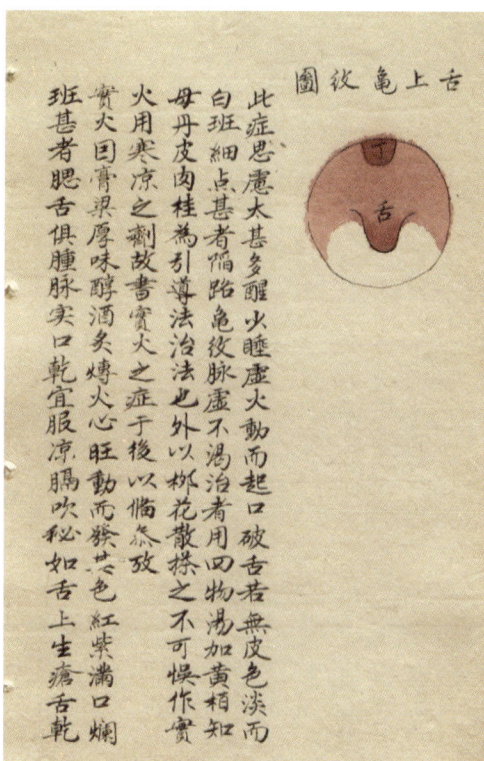

此症思虑太甚多醒火睡虚火动而起口破舌者无皮色淡而
白斑细点甚者备跖龟纹脉虚不渴治者用四物汤加黄柏知
母丹皮肉桂为引导法治法也外以桃花散掺之不可惧作实
火用寒凉之剂故书实火之症于后以憎参效
实火回膏浓浓厚味醇酒灸煿火心旺动而发其舌色红紫满口红烂
斑甚者腮舌俱肿脉实口乾宜服凉膈吹秘如舌上生疮舌乾

图 11-1-687　舌上龟文图

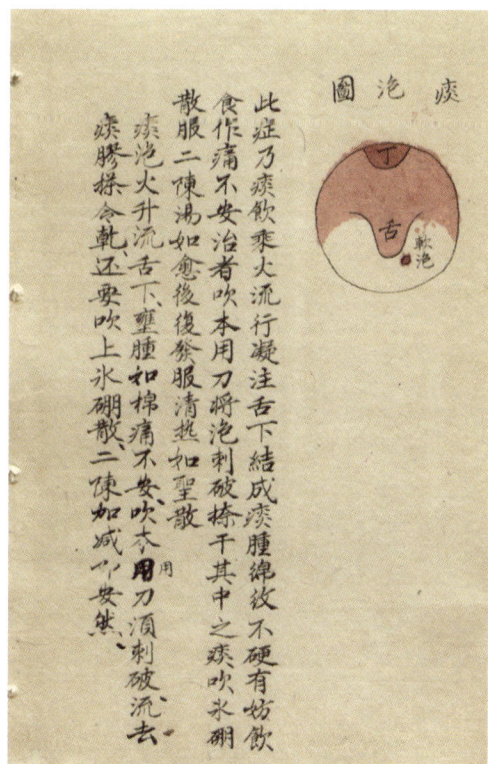

此症乃痰饮乘火流行凝注舌下结成痰肿绵绵不硬有妨饮
食作痛不安治者吹本用刀掰泡刺破挤干其中之痰吹冰硼
散服二陈汤如愈后发服清过加圣散
痰泡火升流舌下重肿痛不安吹本用刀须刺破流去
痰膝掺令乾还要吹上冰硼散二陈如减以安欤

图 11-1-688　痰泡图

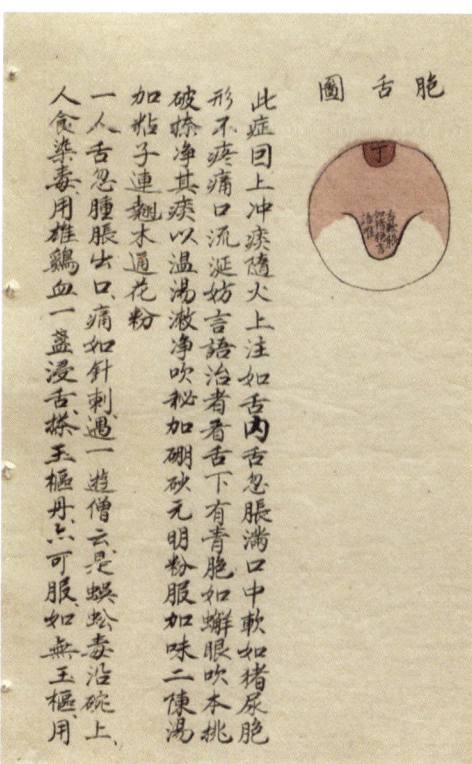

此症由上冲痰随火上注如舌肉舌忽胀满口中软如猪尿胞
形不疼痛口流涎妨言语治者看舌下有青脆如瓣眼本桃
破掺净其痰以温汤漱净吹本加硼砂元明粉服如味二陈汤
加枯子连翘木道花粉
一人舌忽肿胀出口痛和针刺过一游僧云是蜒蚰涎毒涂碗上
人食药毒用雄鸡血一盏浸舌搽玉枢丹点可服如无玉枢用

图 11-1-689　胞舌图

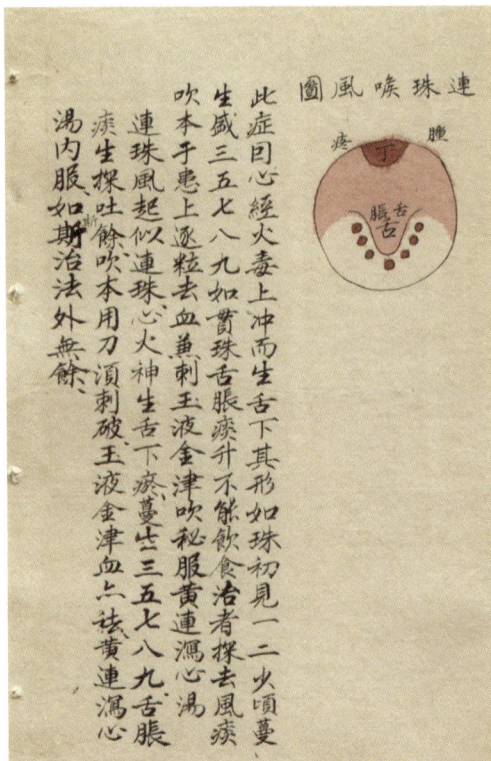

图 11-1-690　连珠喉风图

此症同心經火毒上沖而生舌下其形如珠初見一二火頃蔓
生三五七八九如貫珠舌脹痰升不能飲食治者探去風痰
吹本于患上逐粒去血黃連瀉心湯
連珠風起似連珠心火神生舌下痰蔓生三五七八九舌脹
痰生探吐餘吹本用刀潤刺破玉液金津血六弦黃連瀉心
湯內服如斯治法外無餘

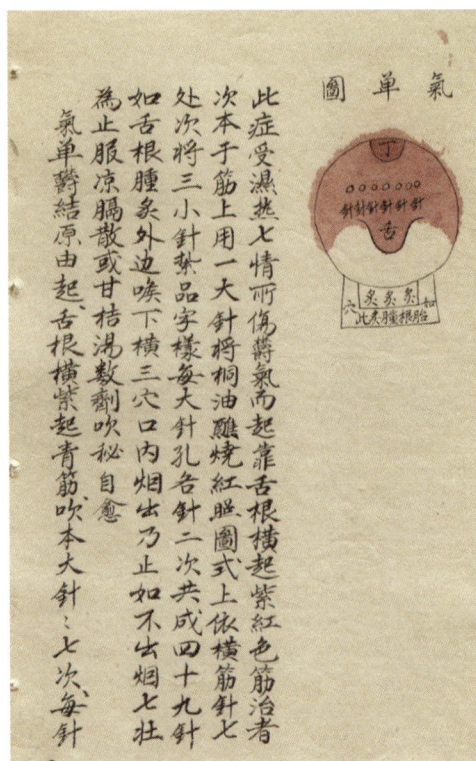

图 11-1-691　气单图

此症受濕挑七情所傷氣而起靠舌根橫起紫紅色筋治者
次本于筋上用一大針將桐油雕燒紅照圖式上依橫筋針七
處次將三小針紮品字樣愛大針孔各針二次共成四十九針
如舌根腫灸外邊喉下橫三穴口內烟出乃止如不出烟七壯
為止服涼膈散或甘桔湯數劑吹秘自愈
氣單爵結原由起舌根橫紫起青筋吹本大針之七次每針

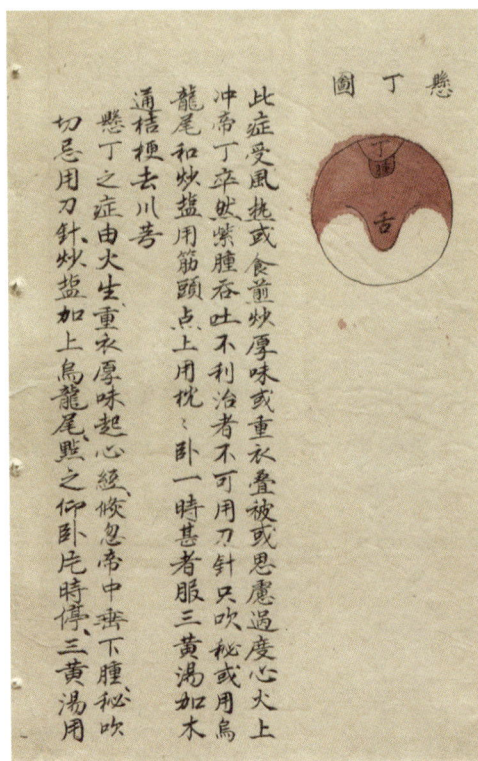

图 11-1-692　悬丁图

此症受風挑或食煎炒厚味或重衣疊被或思慮過慶心火上
沖而丁卒然紫腫吞吐不利治者不可用刀針只吹秘或用烏
龍尾和炒鹽用筋頭點上用扰之卧一時甚者服三黃湯加木
通桔梗去川芎
懸丁之症由火生毒起心經倏忽帝中葵下腫秘吹
切忌用刀針炒鹽加上烏龍尾點之仰卧片時傳三黃湯用

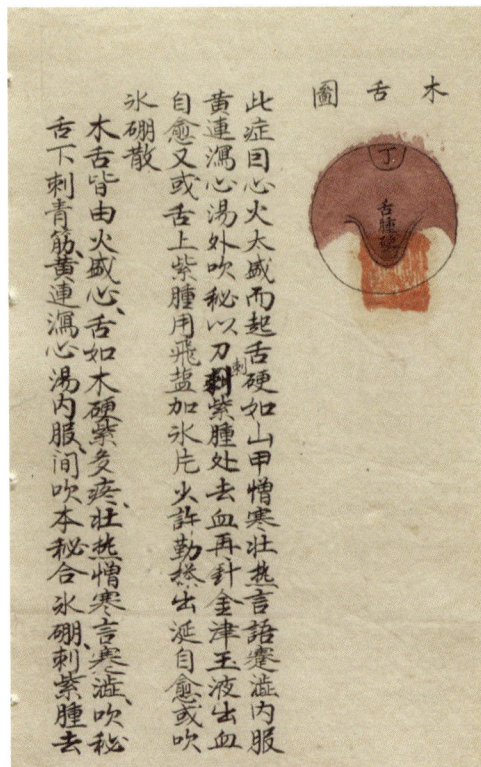

图 11-1-693　木舌图

此症同心火太盛而起舌硬如木如山甲憎寒壯挑憎寒言語蹇澀內服
黃連瀉心湯外吹秘以刀刺紫腫處去血再針金津玉液出血
自愈又或舌上紫腫用飛鹽加冰片火許勤搽出涎自愈或吹
冰硼散
木舌皆由火盛心舌如木硬紫灸疼壯挑憎寒言寒澀吹秘
舌下刺青筋黃連瀉心湯內服間吹本秘合冰硼刺紫腫去

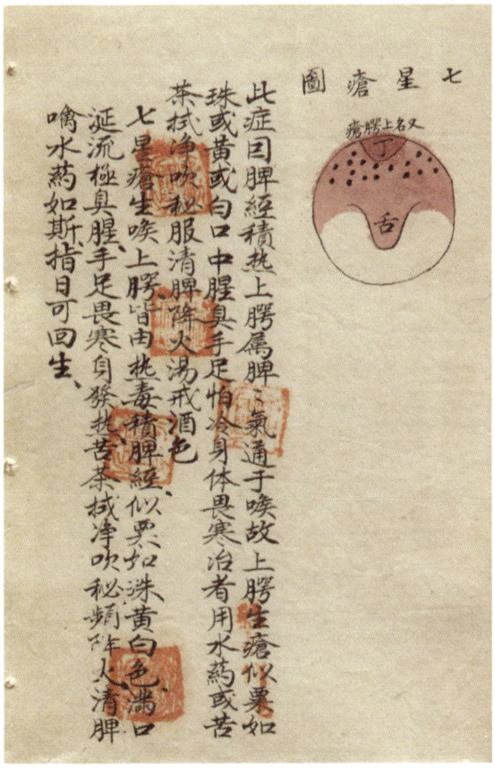
七星瘡圖

又名上腭瘡

此症因脾經積热上腭屬脾，脾氣通于喉，故上腭生瘡似粟如珠，或黄或白，口中腥臭，手足怕冷，身体畏寒。治者用水藥或苦茶拭净，吹秘，服清脾降火湯，戒酒色。

七星瘡生喉上腭，皆由热毒積脾經，似粟如珠，黄白色，满口涎流，極臭腥，手足畏寒，身發热，苦茶拭净，吹秘，蛸降火，清脾噙水藥如斯，指日可回生。

图 11-1-694 七星疮图

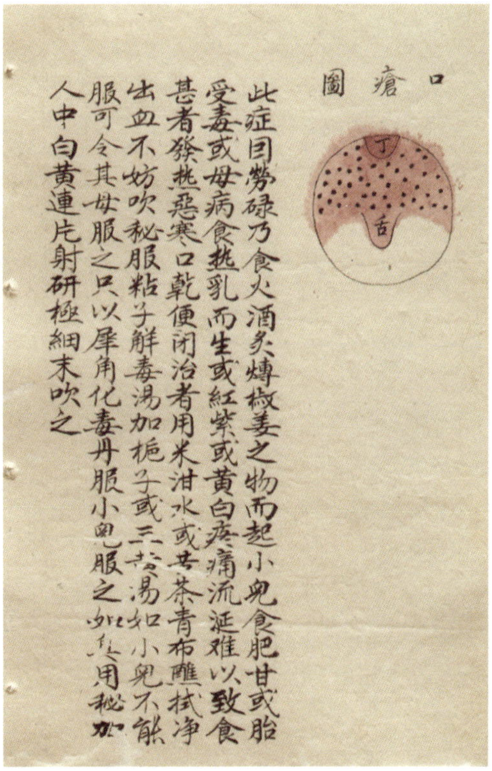
口瘡圖

此症因勞碌乃食火酒炙煿椒姜之物而起，小兒食肥甘，或胎受毒，或母病食热乳而生，或紅紫，或黄白，疼痛流涎，难以致食。甚者發热恶寒，口乾便閉。治者用米泔水或苦茶青布醮拭净，出血不妨，吹秘，服粘子解毒湯加梔子，或三黄湯，如小兒不能服，可令其母服之，只以犀角化毒丹服，小兒服之，如仍用秘加人中白、黄連片射研極細末吹之

图 11-1-695 口疮图

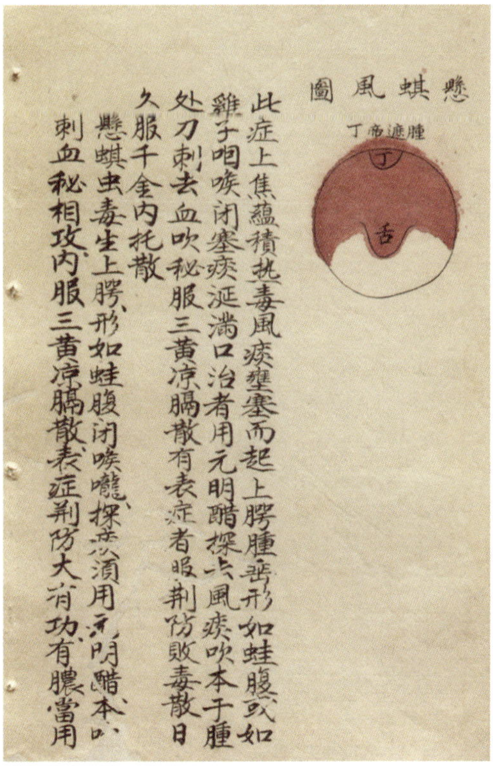
懸蜞風圖

腫遮帝丁

此症上焦蘊積热毒風痰壅塞而起，上腭腫噁形如蛙腹，或如雞子，咽喉閉塞，痰涎满口。治者用元明醋探出風痰，吹本于腫处，刀刺去血，吹秘，服三黄涼膈散，有表症者服荆防败毒散，日久服千金内托散

懸蜞虫毒生上腭，形如蛙腹閉喉嚨，探痰須用元明醋，本吹刺血秘相攻，内服三黄涼膈散，表症荆防大有功，有膿當用

图 11-1-696 悬蜞风图

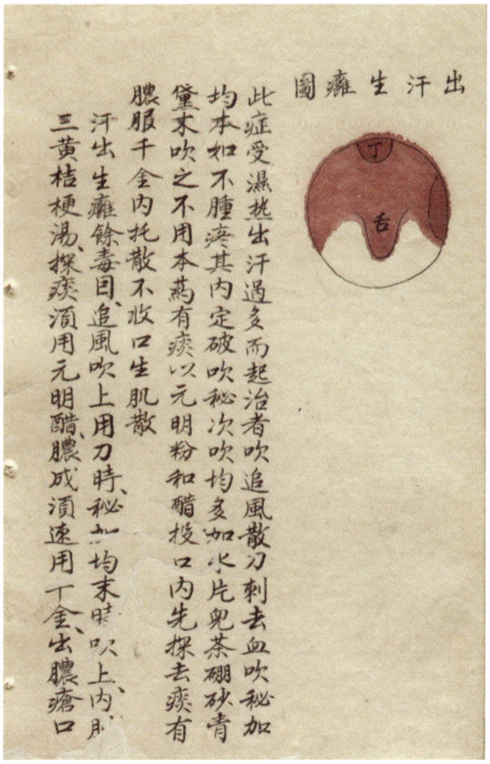
出汗生癰圖

此症受濕热出汗過多而起，治者吹追風散，刀刺去血，吹秘加均本，如不腫疼，其内定破，吹秘，次吹均多加冰片、兒茶、硼砂、青黛末吹之，不用本藥，有痰以元明粉和醋㨂口内，先探去痰，有膿服千金内托散，不收口生肌散

汗出生癰餘毒因，追風吹上用刀時，秘加均末時吹上，内服三黄桔梗湯，探痰須用元明醋，膿成須速用千金，出膿瘡口

图 11-1-697 出汗生痈图

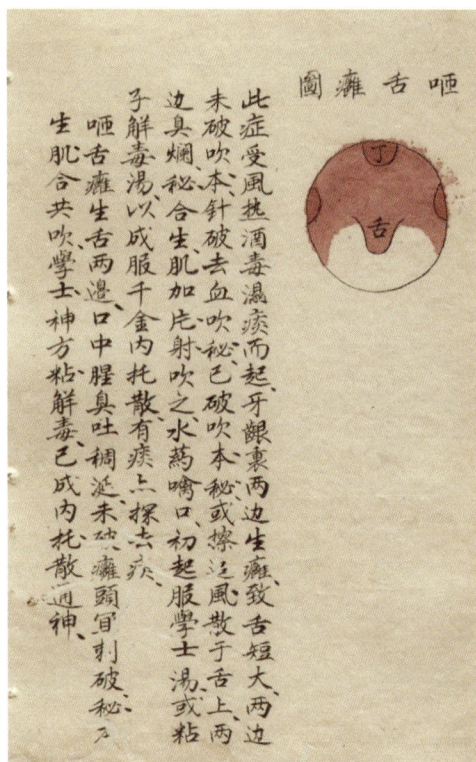

圖癰舌咂

此症受風挟酒毒濕痰而起，牙齦裏兩边生癰，致舌短大，兩边未破吹本針破去血吹秘，己破吹本秘或擦泣風散于舌上，兩边真爛秘合生肌加片射吹之，水蔚嚼口，初起服學士湯或粘子解毒湯以成服千金內托散有痰上探去痰。

咂舌癰生舌兩邊，口中腥臭吐稠涎，未破癰頭宜刺破秘，己成內托散週神，生肌合共吹學士神方粘解毒已。

图 11-1-698　咂舌痈图

圖風喉口撮

此症因胃痰風火動而起，其唇或如口袋收撮不能飲食，喉內風痰壅塞或經一年發治者用馬齒莧汁洗盡元明粉和醋探去風痰針火商心出血吹本于喉內及唇上服防風通聖散毒入心腦前眼滿上氣喘促下部洞泄者不止而死。撮口喉風胃有痰唇如口袋以藜蘆喉內有痰元粉探口噤三稜刺火商馬齒莧汁洗唇軟本先吹秘二子還內服通聖。

袋口如撮唇

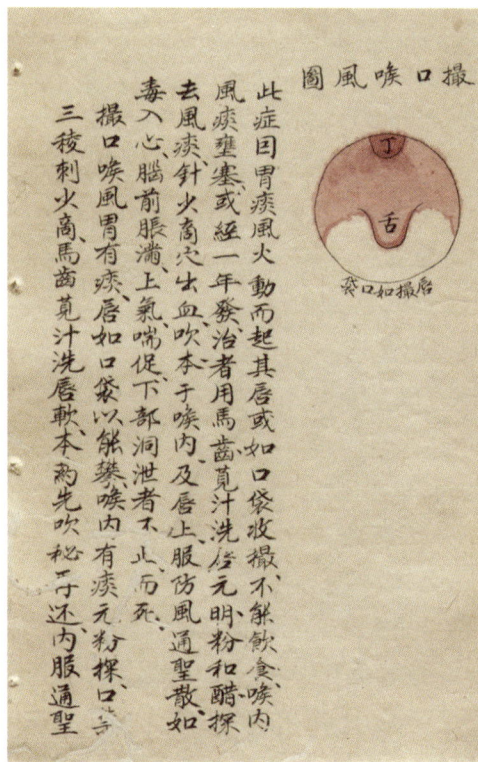

图 11-1-699　撮口喉风图

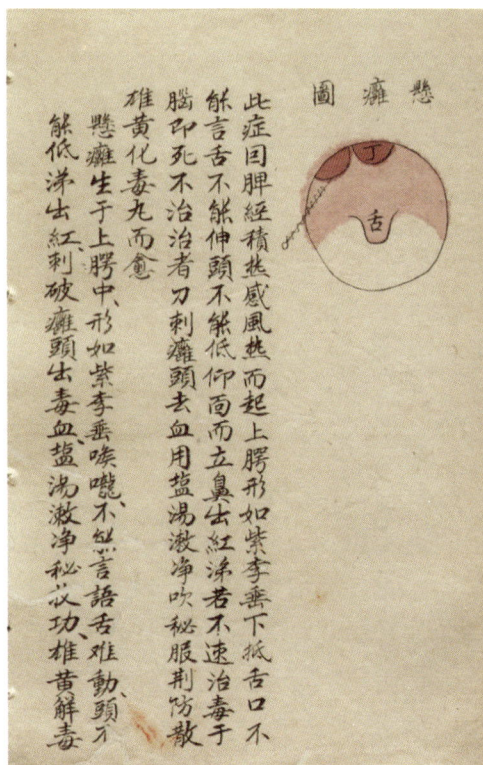

圖癰懸

此症因脾經積挟感風热而起上腭，形如紫李垂下抵舌口不能言舌不能伸頭不能低仰面而立鼻出紅涕若不速治毒于腦印死不治治者刀刺癰頭去血用鹽湯漱净吹秘服荆防散。

懸癰生于上腭中，形如紫李垂喉嚨不能言語舌難動頭不能低涕出紅刺破癰頭出毒血鹽湯漱净秘以功雄黃解毒雄黃化毒丸而愈。

图 11-1-700　悬痈图

喉珠簾

喉科指掌卷之三
咽喉門第一十一症
雲間世醫張崇良畱仙氏著　男源　初仝校訂

簾珠喉滿喉如白絹油狀兩邊微腫根有白點帶紅色小舌紅腫嚥水大痛。此症因鬱積鬱毒而發其脈兩寸浮洪兩尺亦洪大上盛下虚之症宜治宜清。
火用六味湯加　塩水炒黃柏二钱

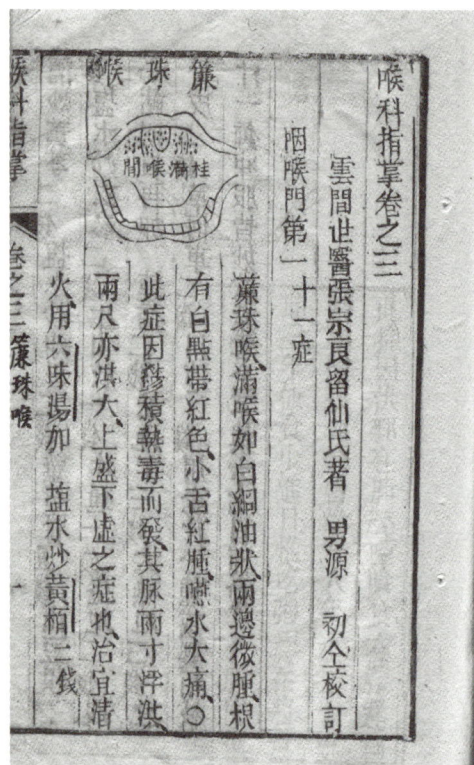

图 11-1-701　簾珠喉图

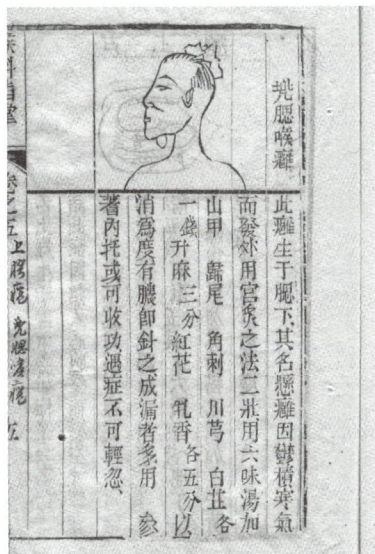

图 11-1-702　兜腮喉痈图

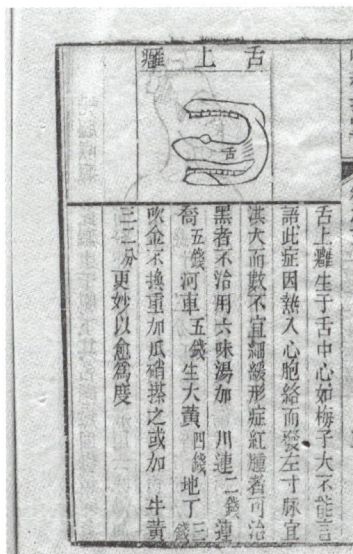

图 11-1-703　舌上痈图

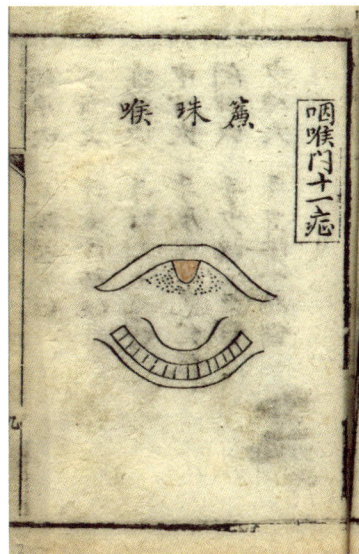

图 11-1-704　簾珠喉图

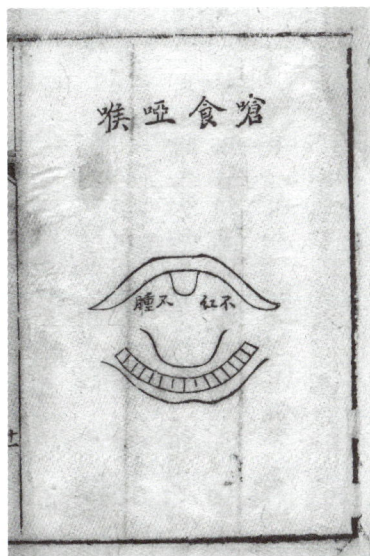

图 11-1-705　呛食哑喉图

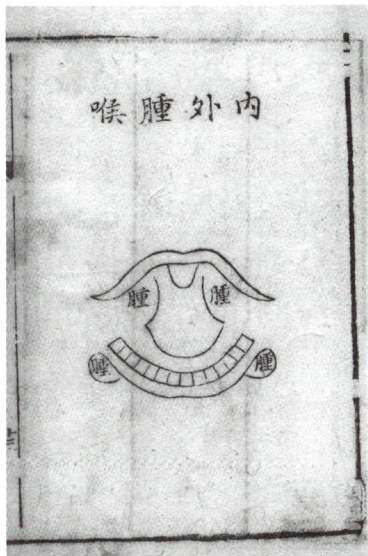

图 11-1-706　内外肿喉图

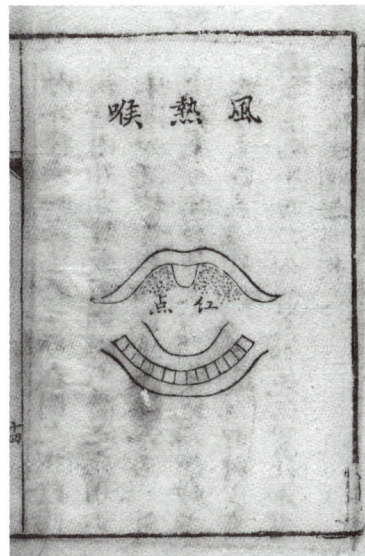

图 11-1-707　风热喉图

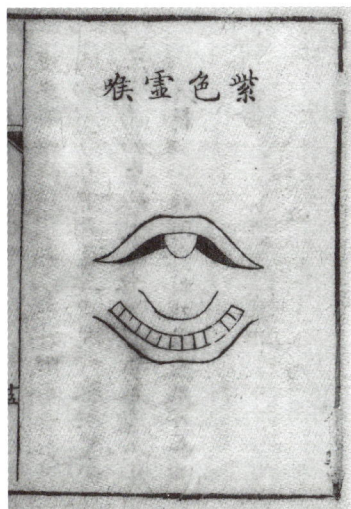

图 11-1-708　紫色虚喉图

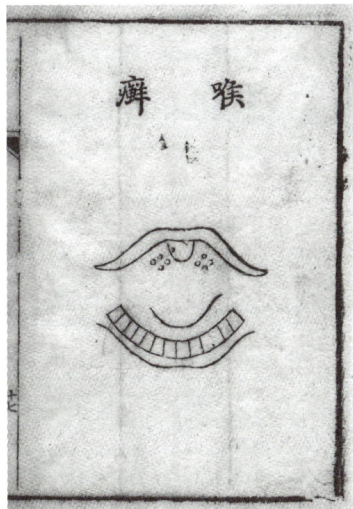

图 11-1-709　喉癣图

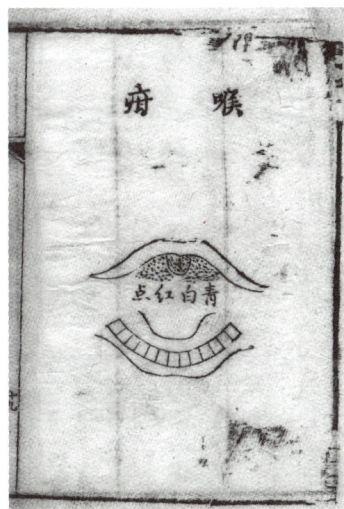

图 11-1-710　喉疳图

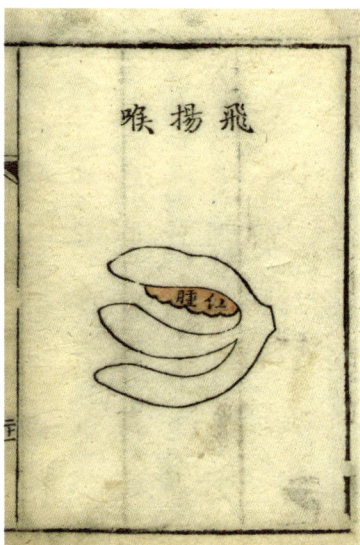

图 11-1-711　飞扬喉图

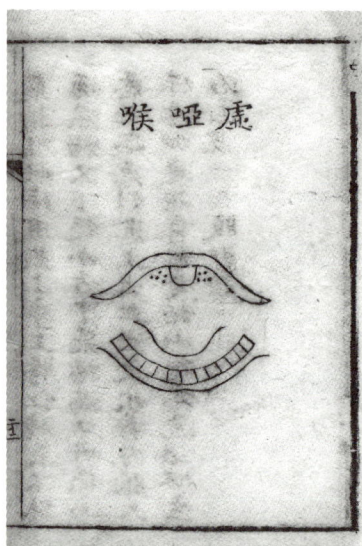

图 11-1-712　虚哑喉图

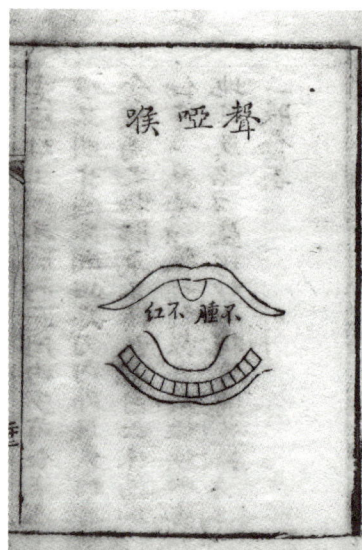

图 11-1-713　声哑喉图

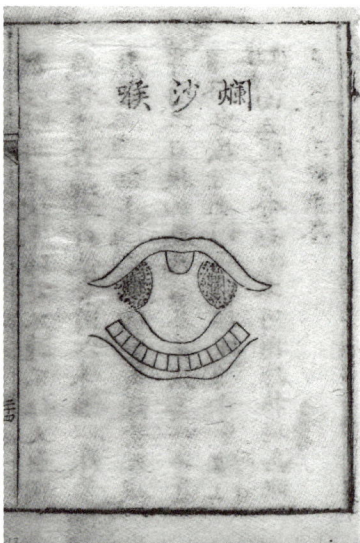

图 11-1-714　烂沙喉图

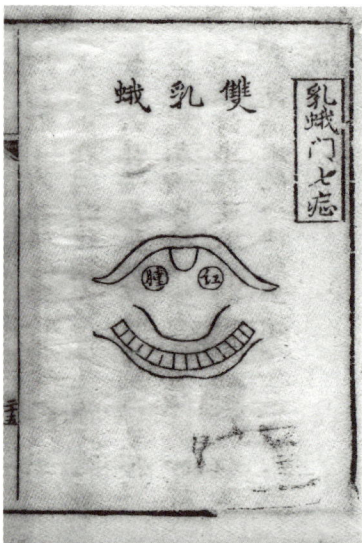

图 11-1-715　双乳蛾图

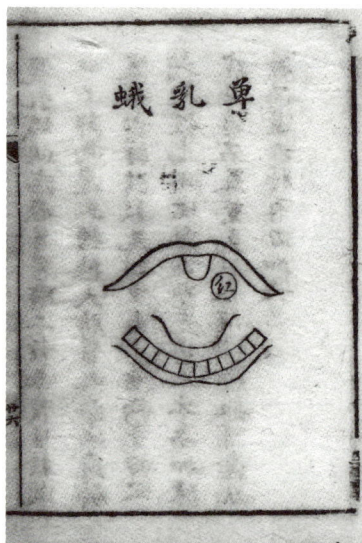

图 11-1-716　单乳蛾图

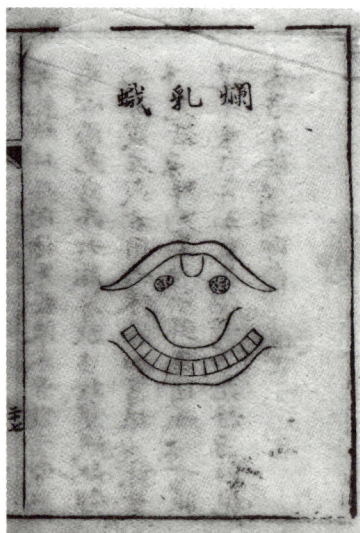

图 11-1-717　烂乳蛾图

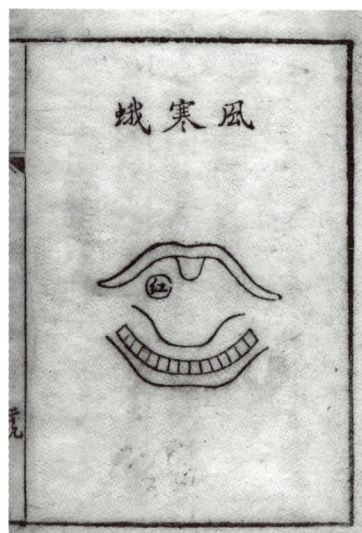

图 11-1-718　风寒蛾图

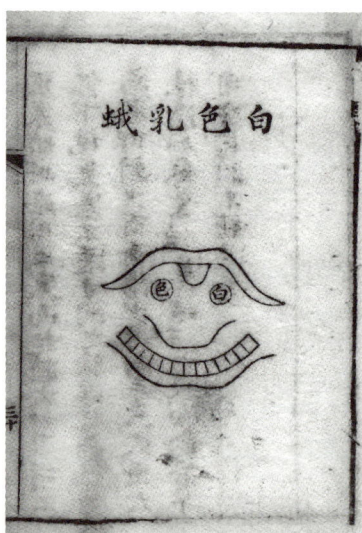

图 11-1-719　白色乳蛾图

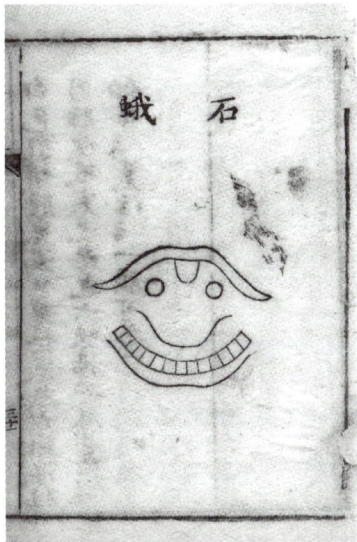

图 11-1-720　石蛾图

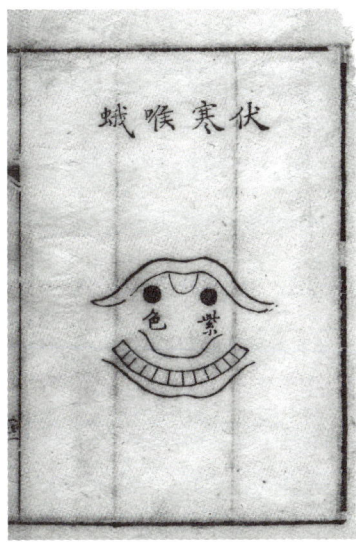

图 11-1-721　伏寒喉蛾图

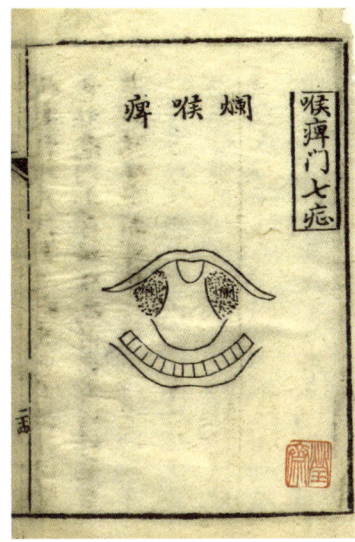

图 11-1-722　烂喉痹图

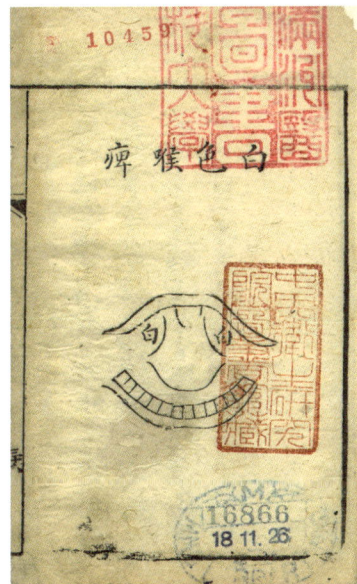

图 11-1-723　白色喉痹图

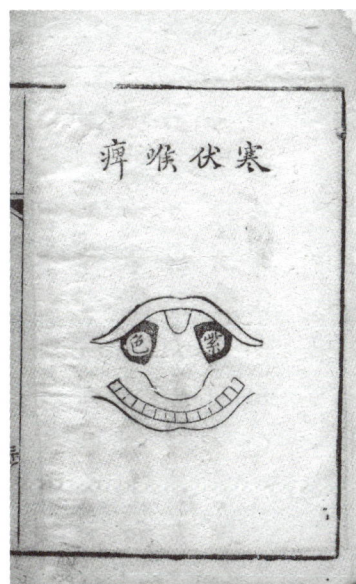

图 11-1-724　寒伏喉痹图

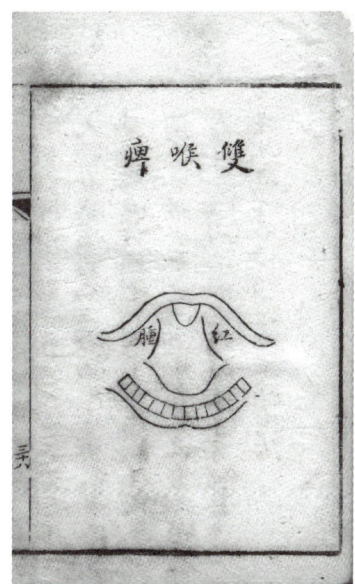

图 11-1-725　双喉痹图

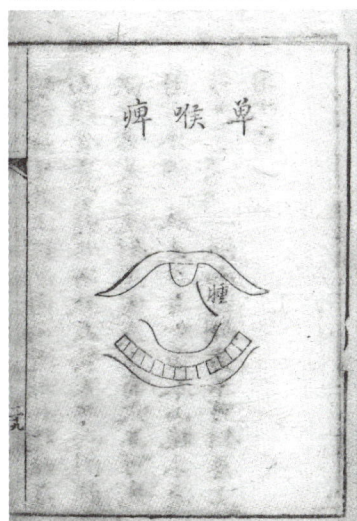

图 11-1-726　单喉痹图

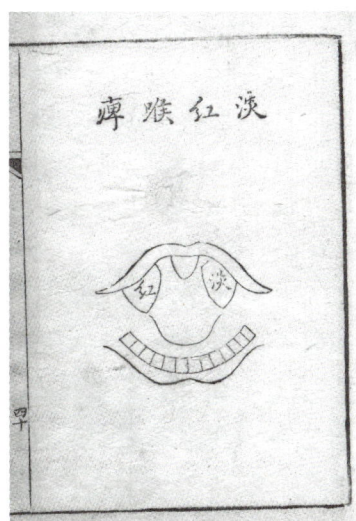

图 11-1-727　淡红喉痹图

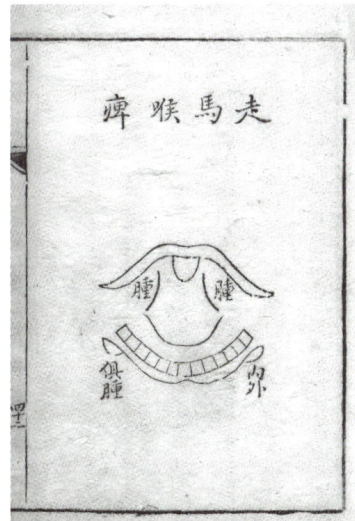

图 11-1-728　走马喉痹图

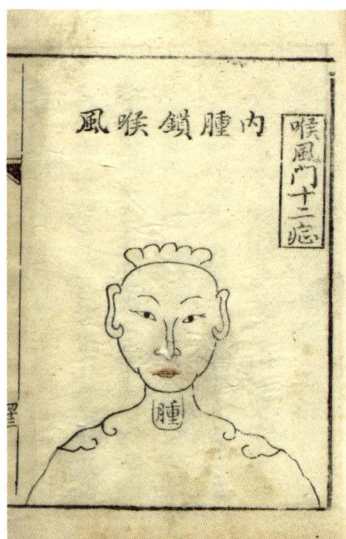

图 11-1-729　内肿锁喉风图

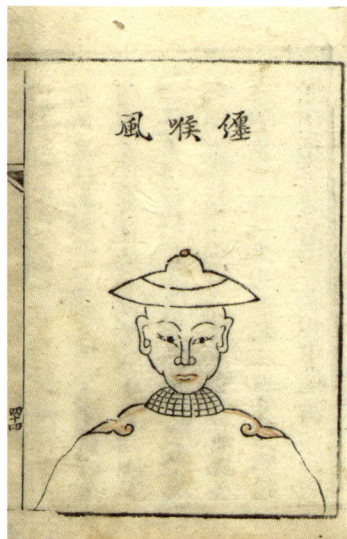

图 11-1-730　缠喉风图

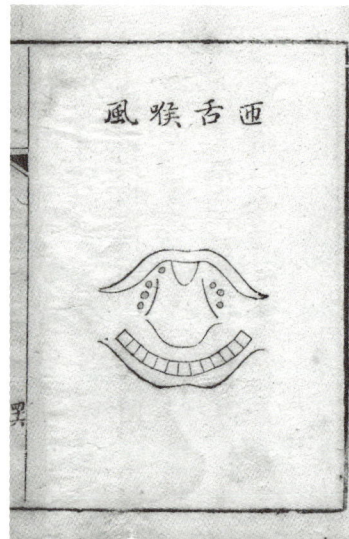

图 11-1-731　匝舌喉风图

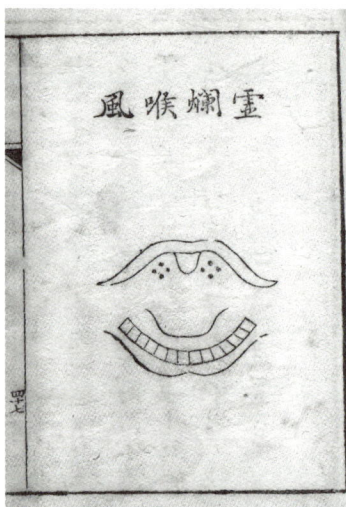

图 11-1-732　虚烂喉风图

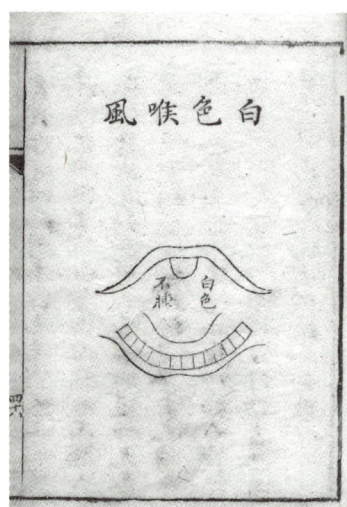

图 11-1-733　白色喉风图

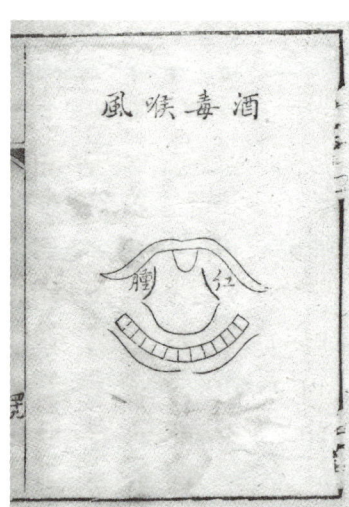

图 11-1-734　酒毒喉风图

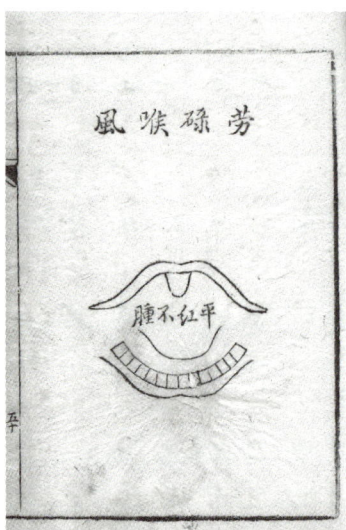

图 11-1-735　劳碌喉风图

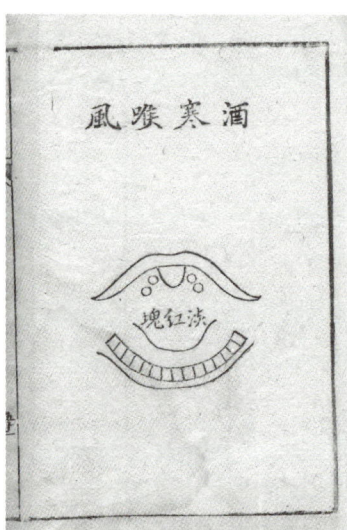

图 11-1-736　酒寒喉风图

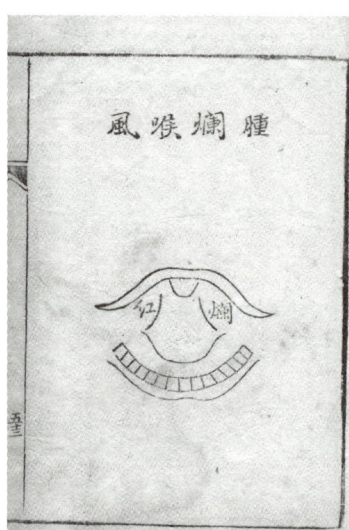

图 11-1-737　肿烂喉风图

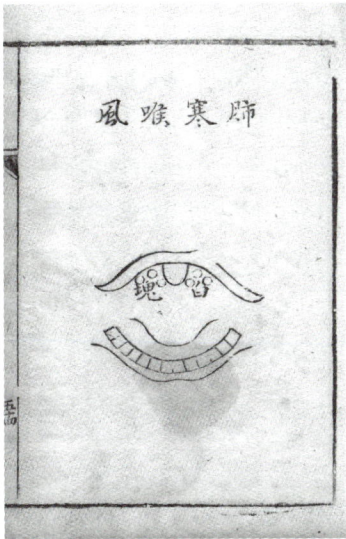

图 11-1-738　肺寒喉风图

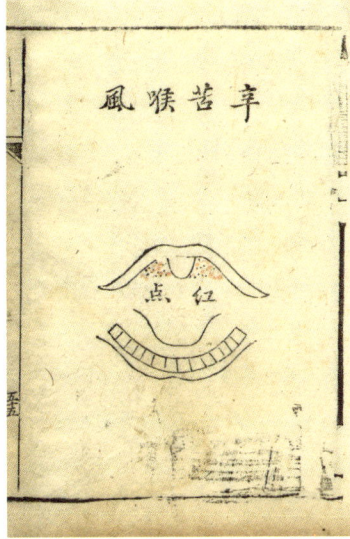

图 11-1-739　辛苦喉风图

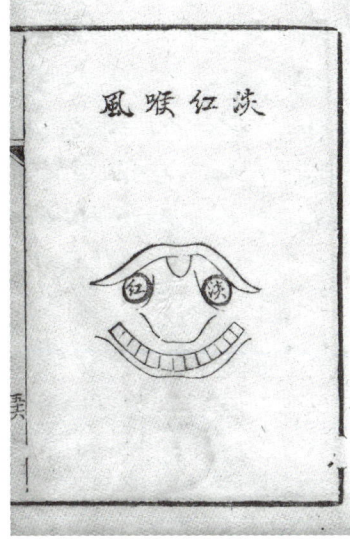

图 11-1-740　淡红喉风图

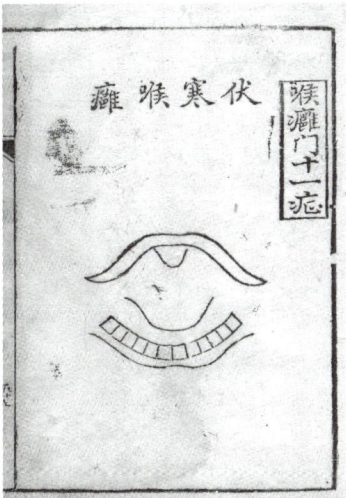

图 11-1-741　伏寒喉痈图

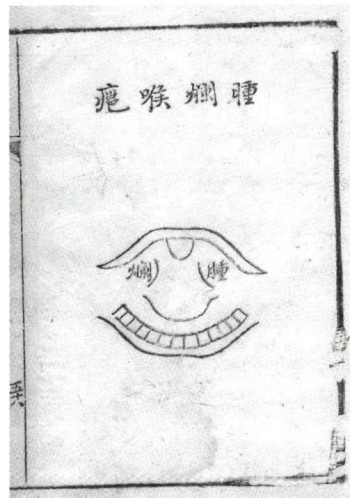

图 11-1-742　肿烂喉痈图

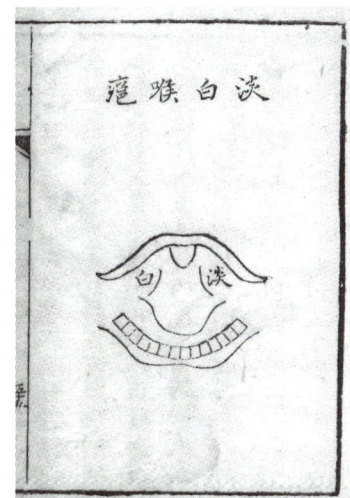

图 11-1-743　淡白喉痈图

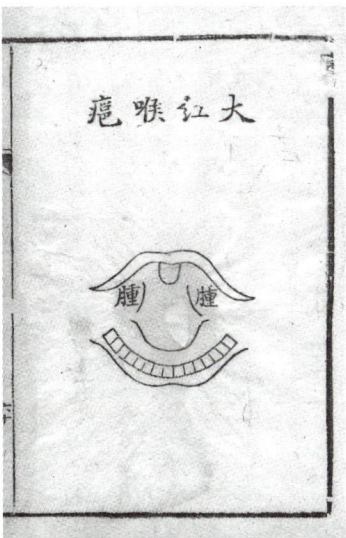

图 11-1-744　大红喉痈图

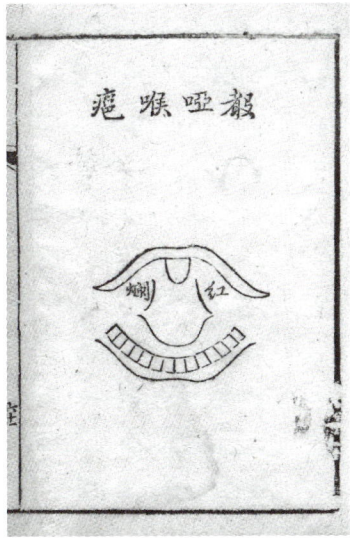

图 11-1-745　声哑喉痈图

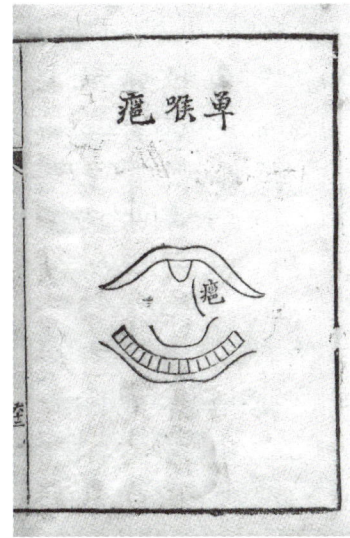

图 11-1-746　单喉痈图

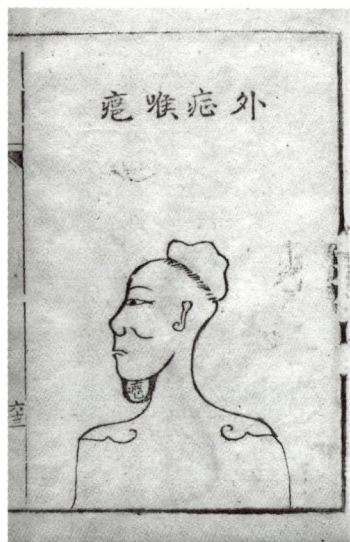

图 11-1-747　外症喉痈图

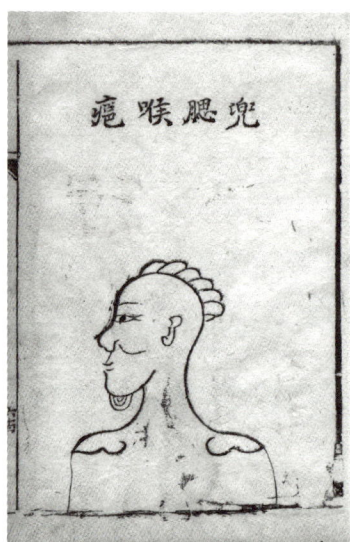

图 11-1-748　兜腮喉痈图

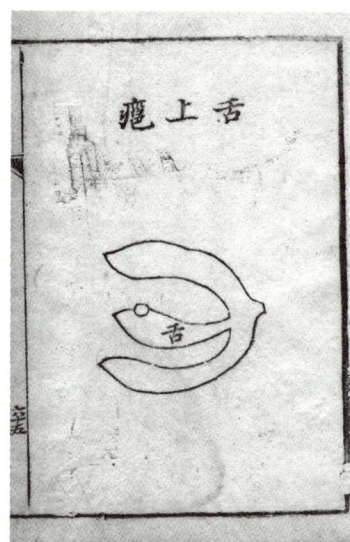

图 11-1-749　舌上痈图

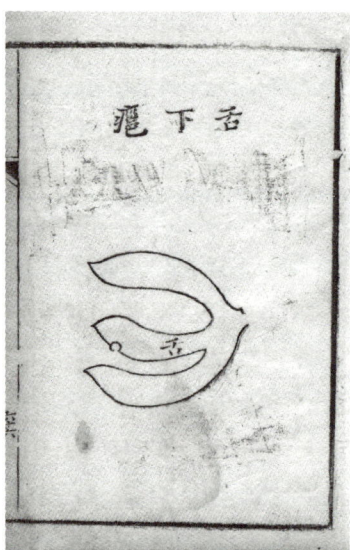

图 11-1-750　舌下痈图

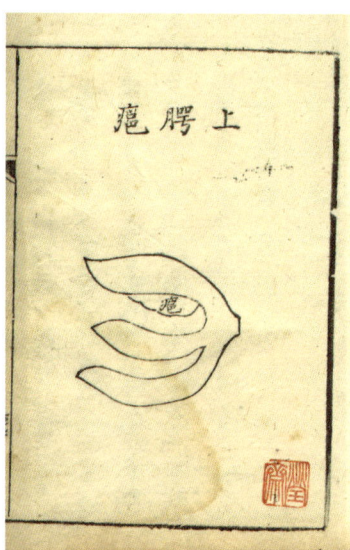

图 11-1-751　上腭痈图

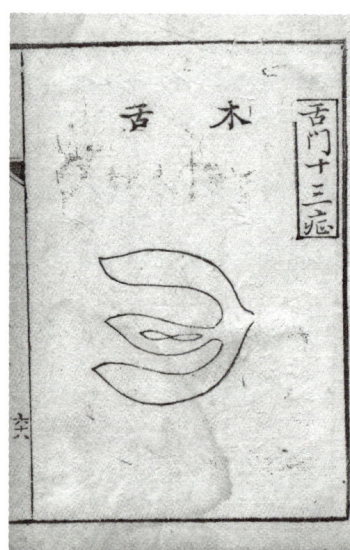

图 11-1-752　木舌图

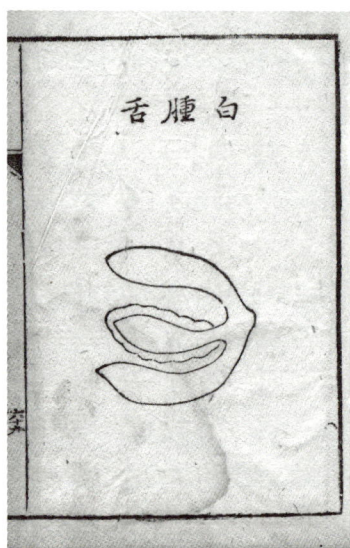

图 11-1-753　白肿舌图

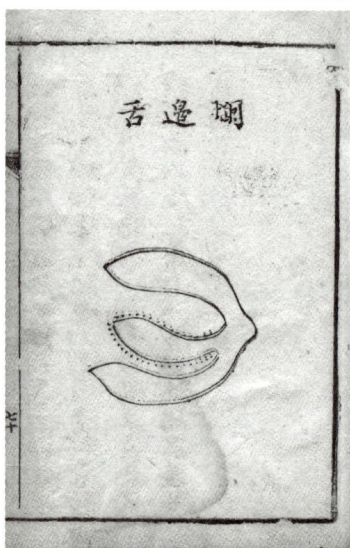

图 11-1-754　烂边舌图

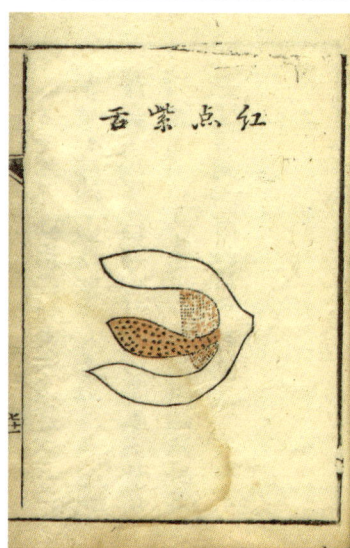

图 11-1-755　红点紫舌图

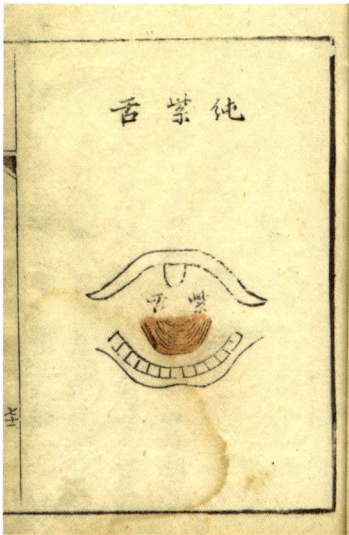

图 11-1-756　纯紫舌图

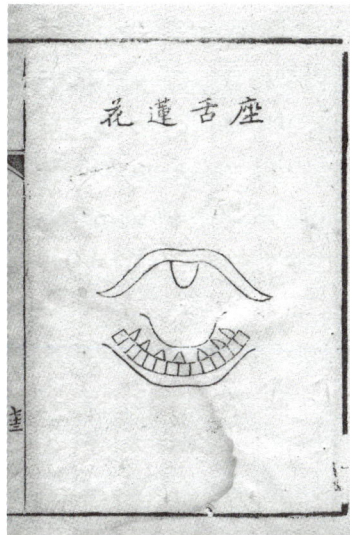

图 11-1-757　座舌莲花图

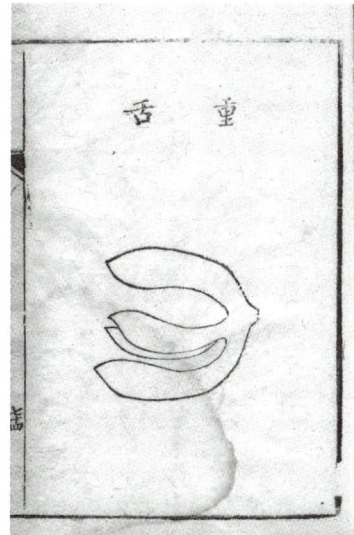

图 11-1-758　重舌图

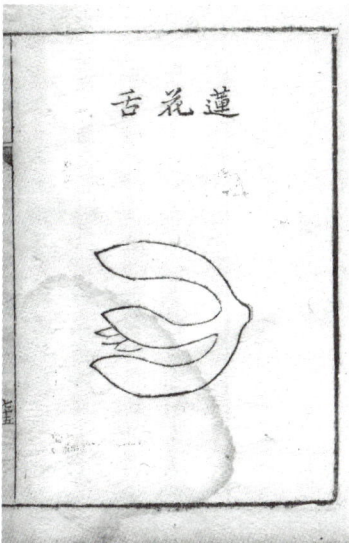

图 11-1-759　莲花舌图

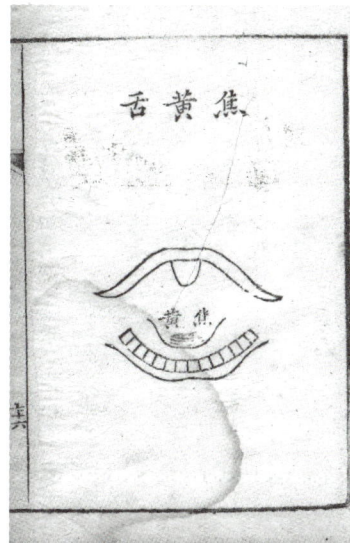

图 11-1-760　焦黄舌图

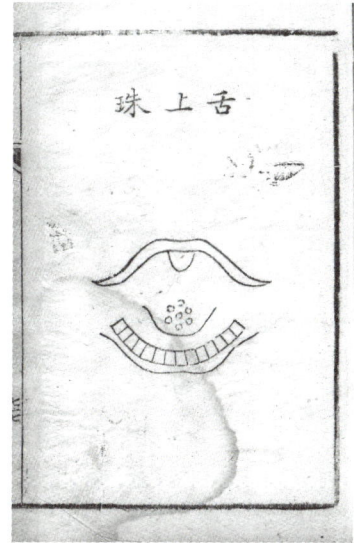

图 11-1-761　舌上珠图

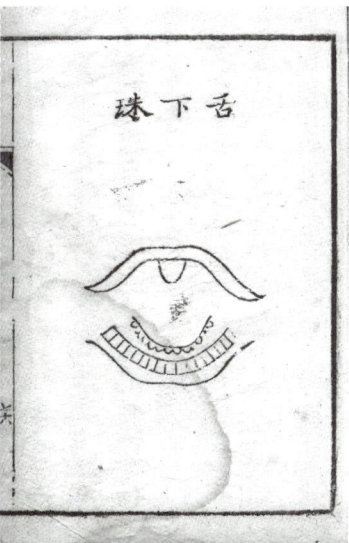

图 11-1-762　舌下珠图

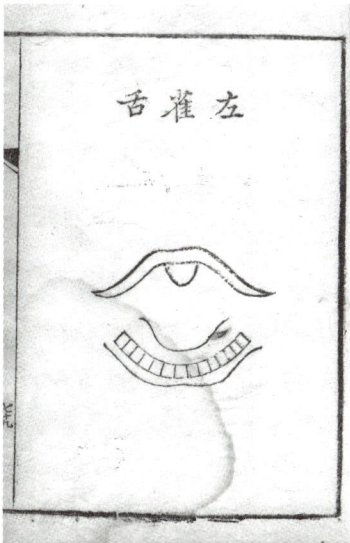

图 11-1-763　左雀舌图

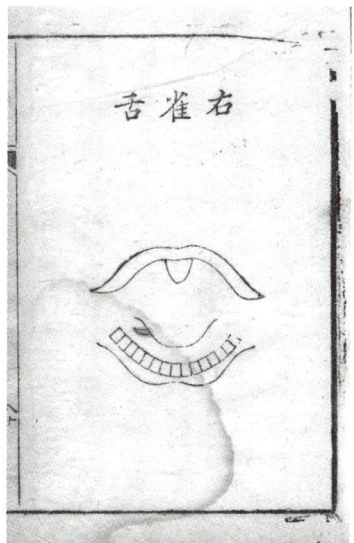

图 11-1-764　右雀舌图

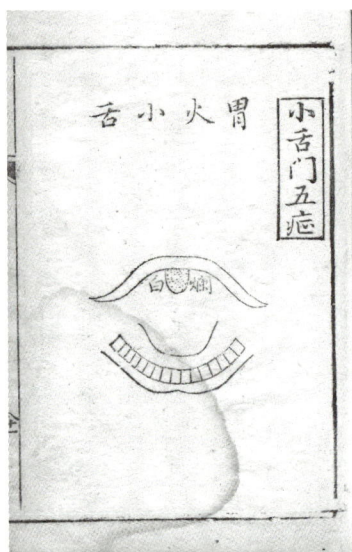

图 11-1-765　胃火小舌图

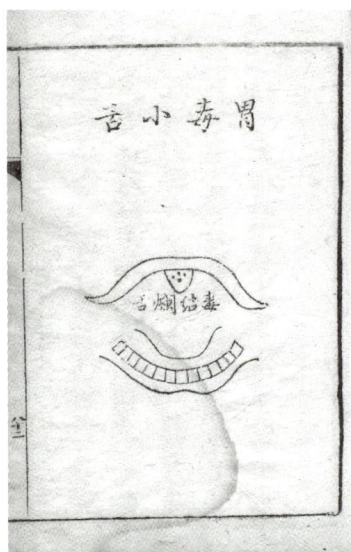

图 11-1-766　胃毒小舌图

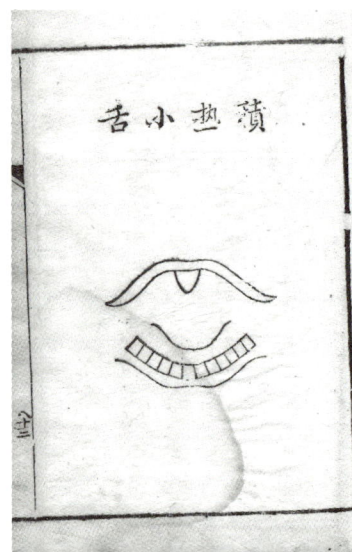

图 11-1-767　积热小舌图

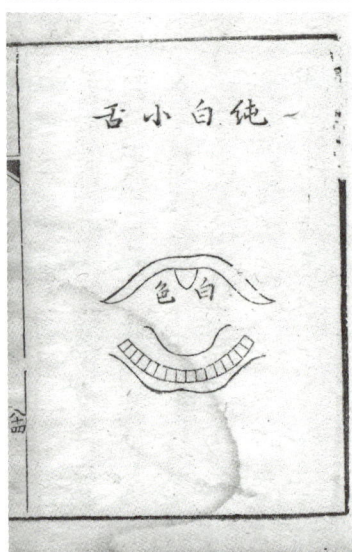

图 11-1-768　纯白小舌图

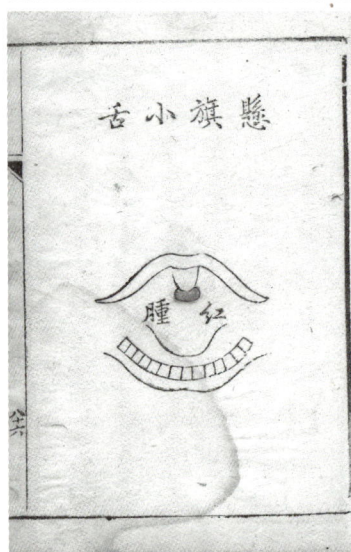

图 11-1-769　悬旗小舌图

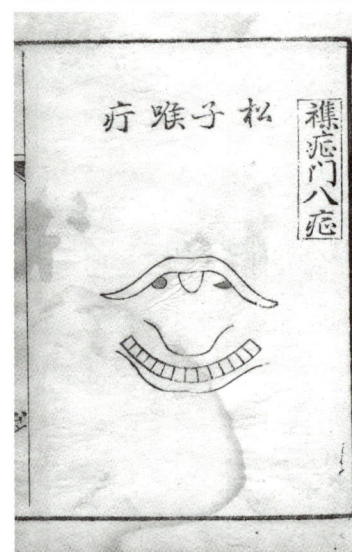

图 11-1-770　松子喉疔图

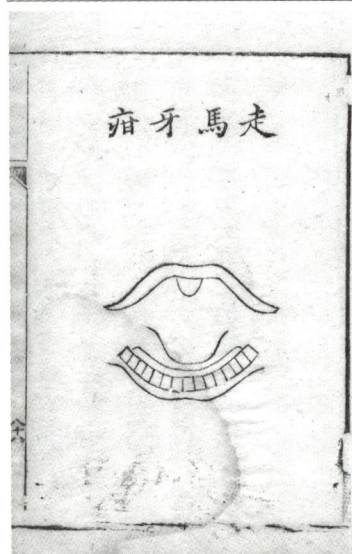

图 11-1-771　走马牙疳图

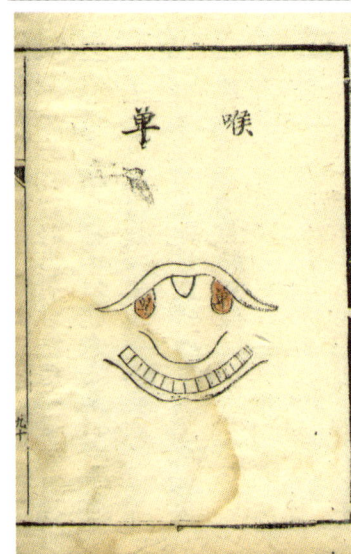

图 11-1-772　喉单图

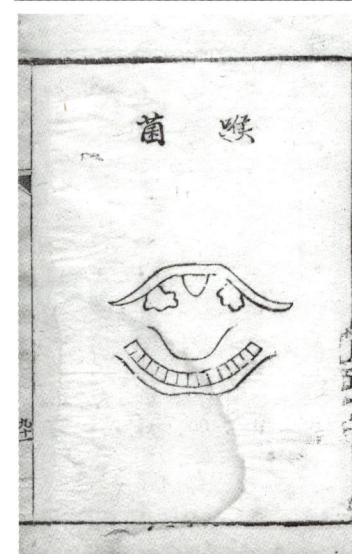

图 11-1-773　喉菌图

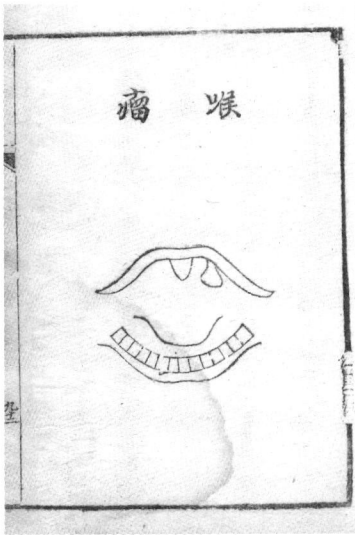

图 11-1-774 喉瘤图 1

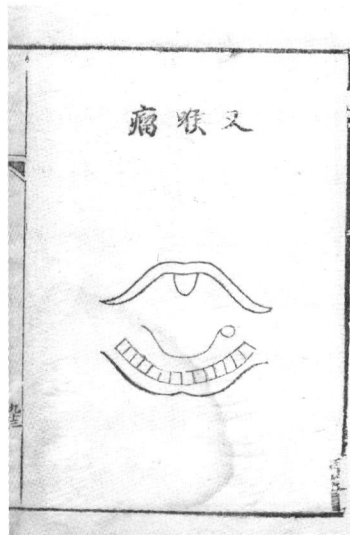

图 11-1-775 喉瘤图 2

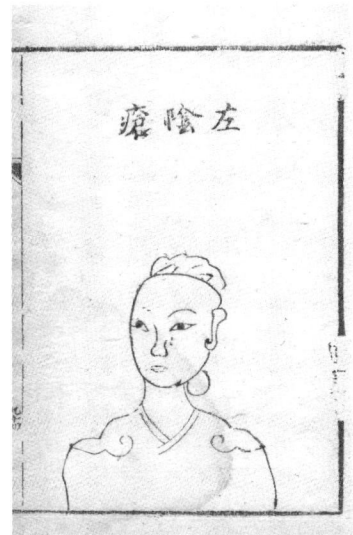

图 11-1-776 左阴疮图

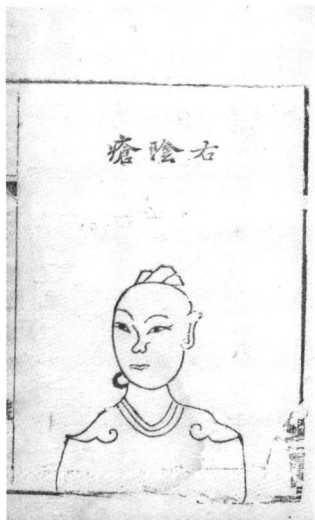

图 11-1-777 右阴疮图

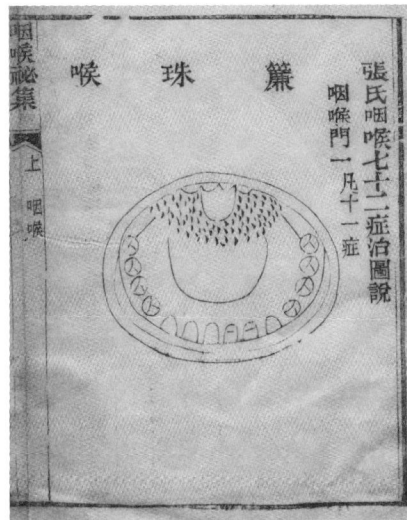

图 11-1-778 簾珠喉图

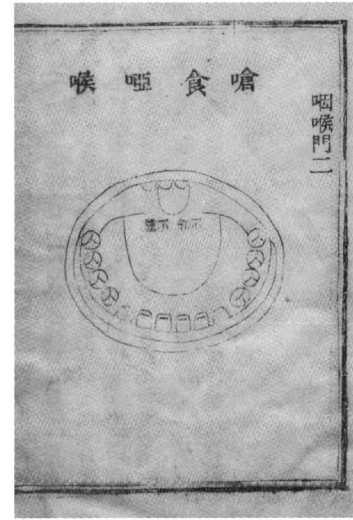

图 11-1-779 呛食哑喉图

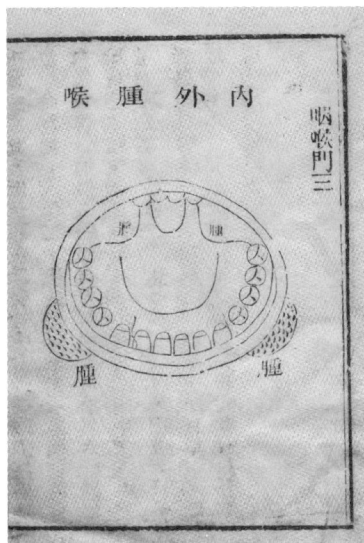

图 11-1-780 内外肿喉图

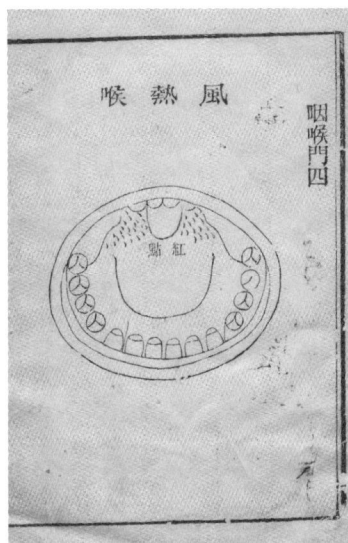

图 11-1-781 风热喉图

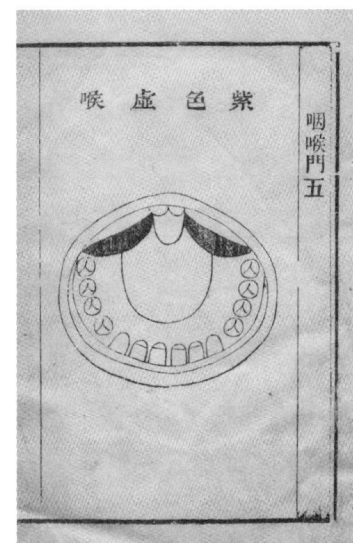

图 11-1-782 紫色虚喉图

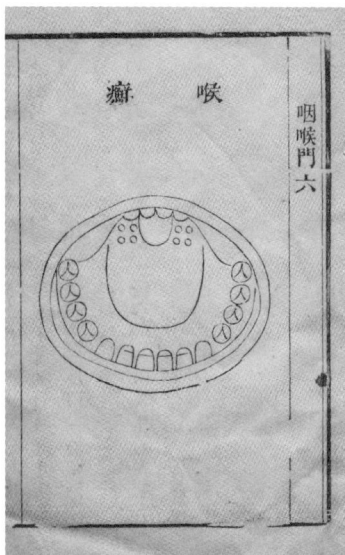

图 11-1-783　喉癣图

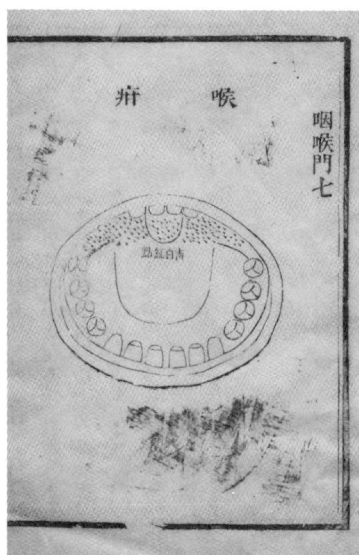

图 11-1-784　喉疳图

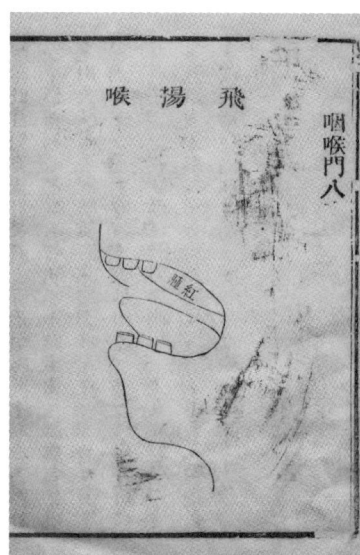

图 11-1-785　飞扬喉图

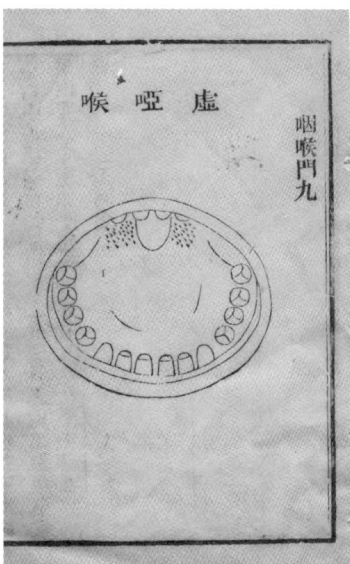

图 11-1-786　虚哑喉图

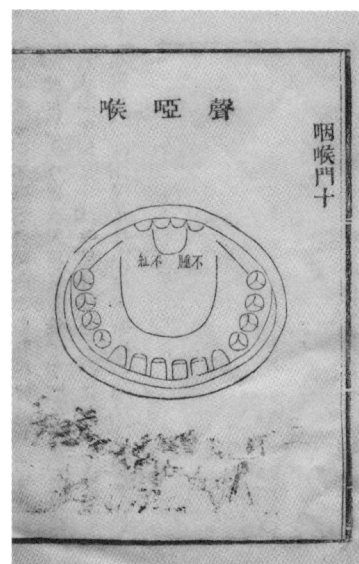

图 11-1-787　声哑喉图

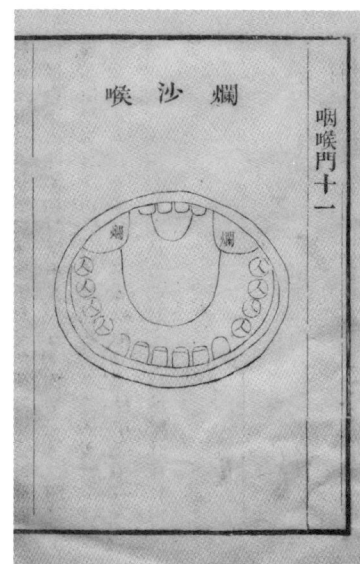

图 11-1-788　烂沙喉图

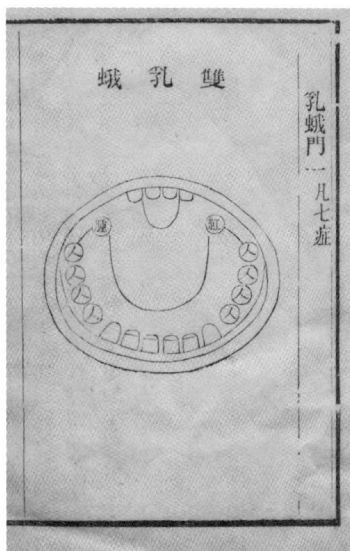

图 11-1-789　双乳蛾图

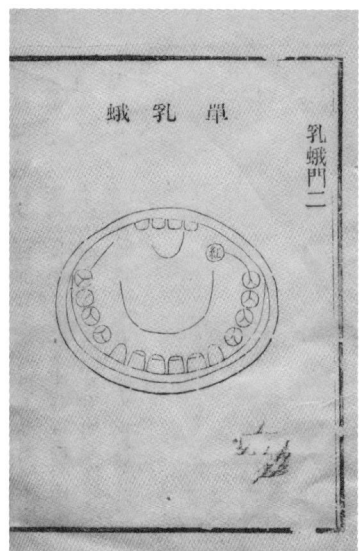

图 11-1-790　单乳蛾图

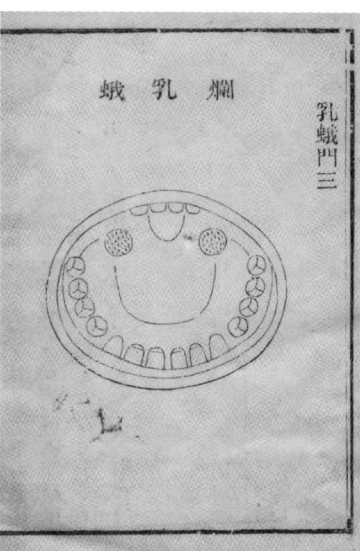

图 11-1-791　烂乳蛾图

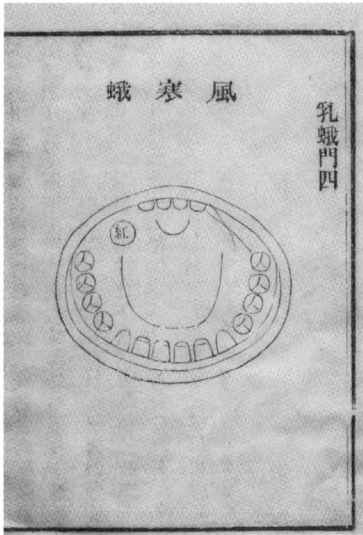

图 11-1-792　风寒蛾图

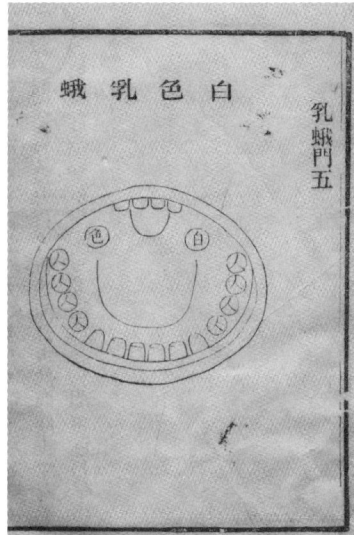

图 11-1-793　白色乳蛾图

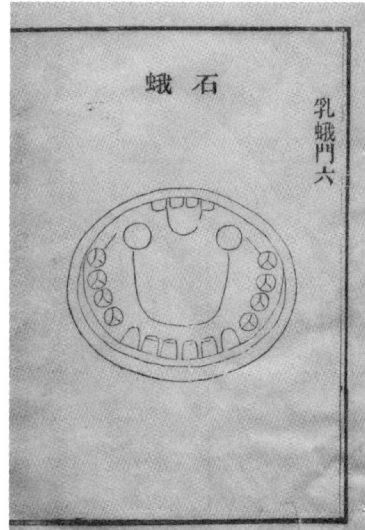

图 11-1-794　石蛾图

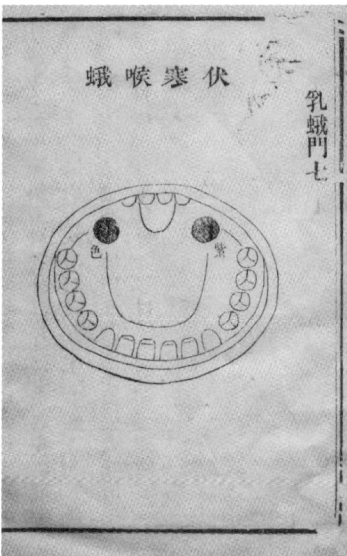

图 11-1-795　伏寒喉蛾图

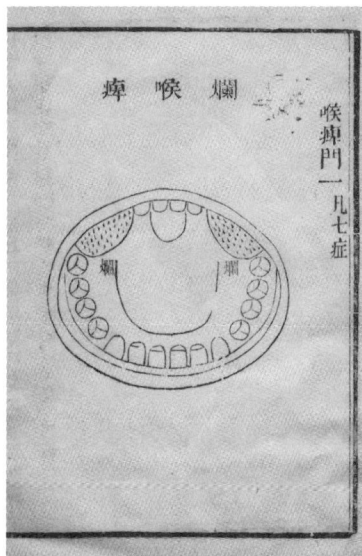

图 11-1-796　烂喉痹图

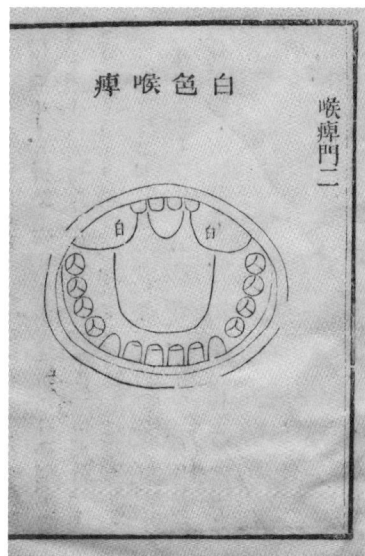

图 11-1-797　白色喉痹图

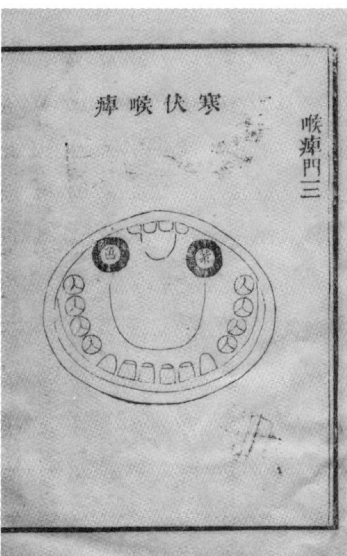

图 11-1-798　寒伏喉痹图

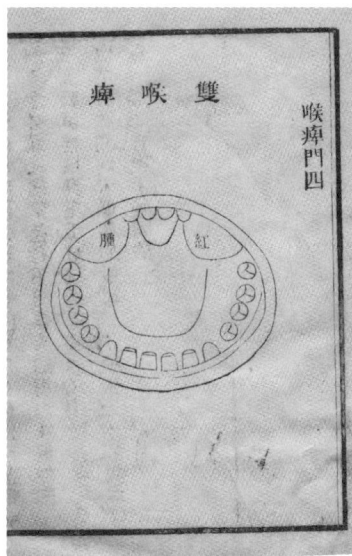

图 11-1-799　双喉痹图

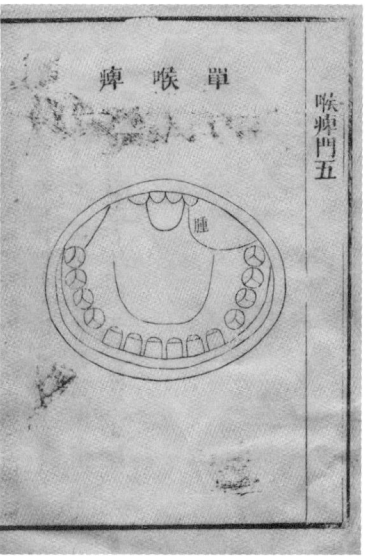

图 11-1-800　单喉痹图

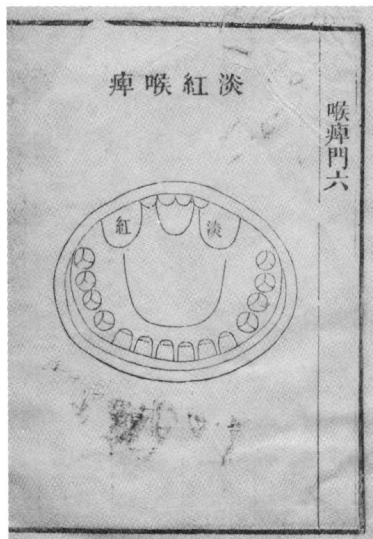

图 11-1-801　淡红喉痹图

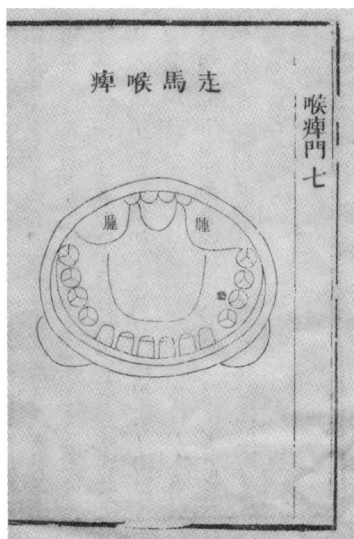

图 11-1-802　走马喉痹图

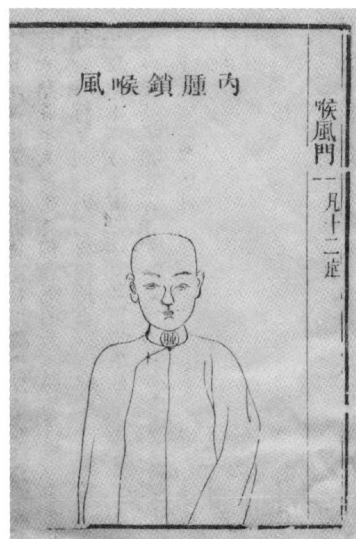

图 11-1-803　内肿锁喉风图

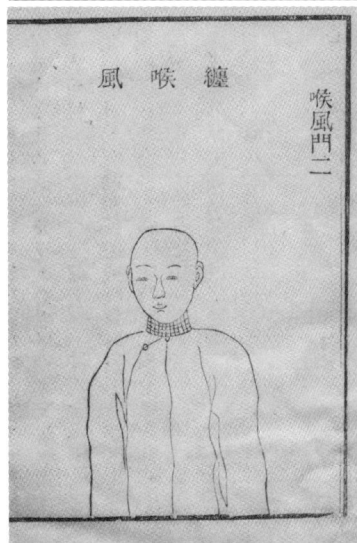

图 11-1-804　缠喉风图

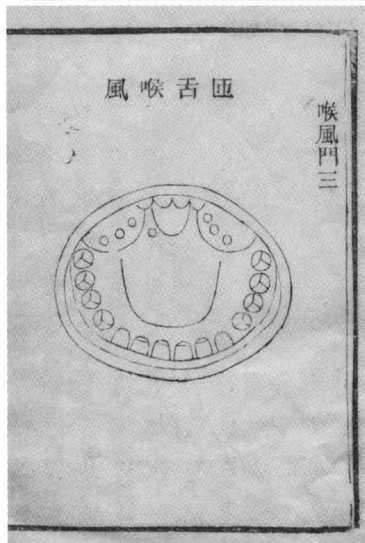

图 11-1-805　匝舌喉风图

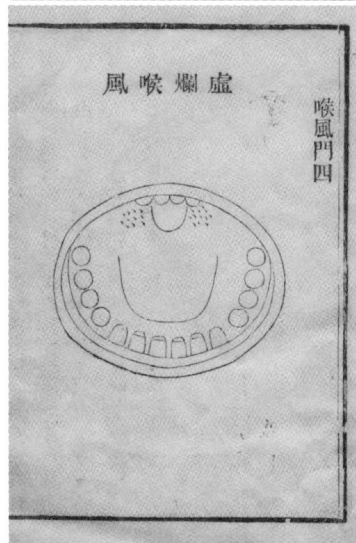

图 11-1-806　虚烂喉风图

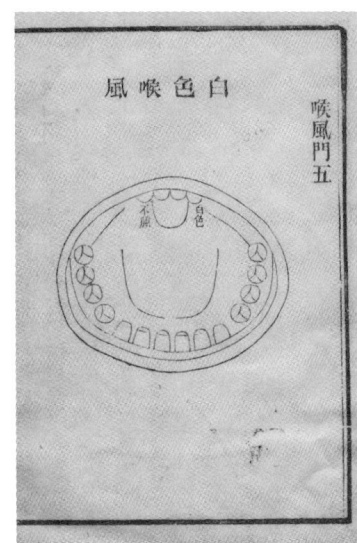

图 11-1-807　白色喉风图

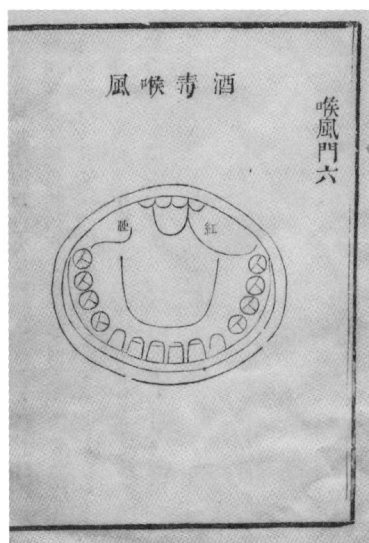

图 11-1-808　酒毒喉风图

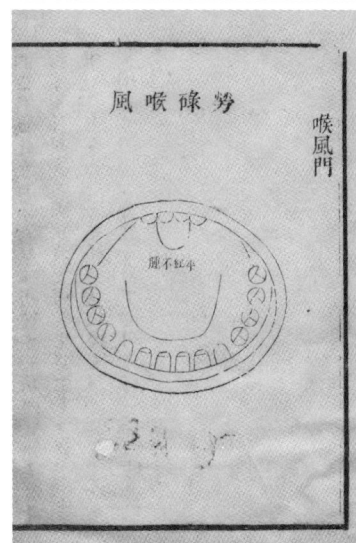

图 11-1-809　劳碌喉风图

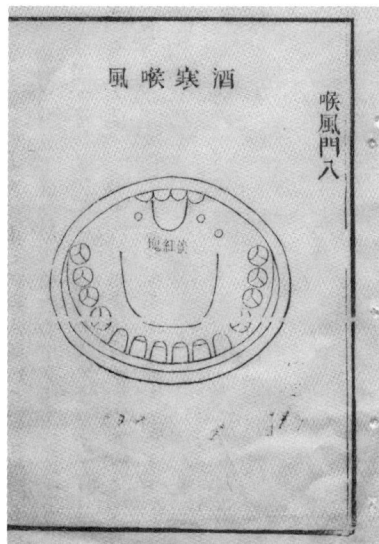
图 11-1-810 酒寒喉风图

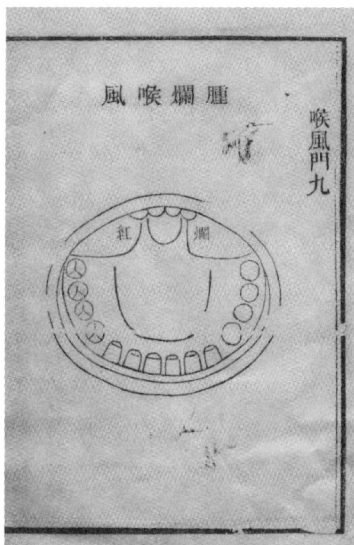
图 11-1-811 肿烂喉风图

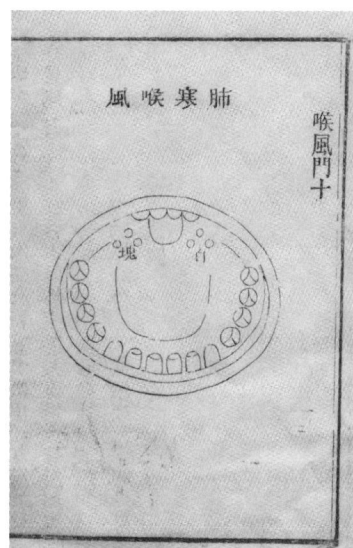
图 11-1-812 肺寒喉风图

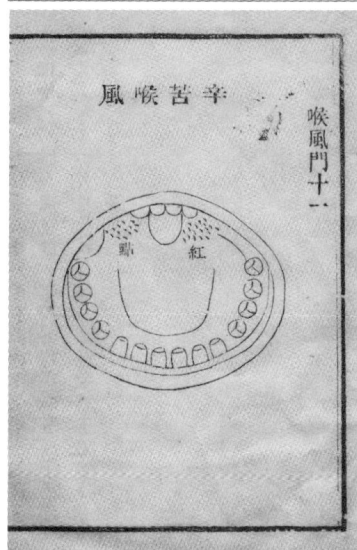
图 11-1-813 辛苦喉风图

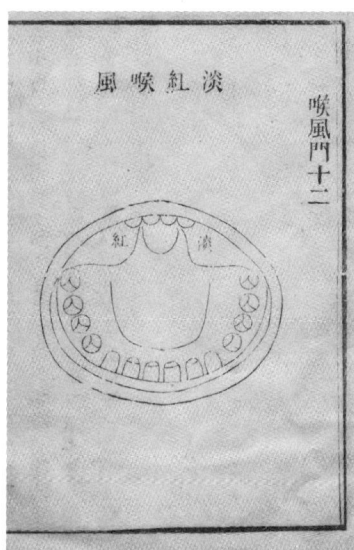
图 11-1-814 淡红喉风图

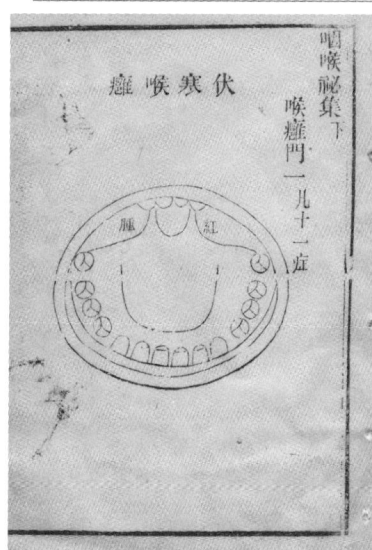
图 11-1-815 伏寒喉痈图

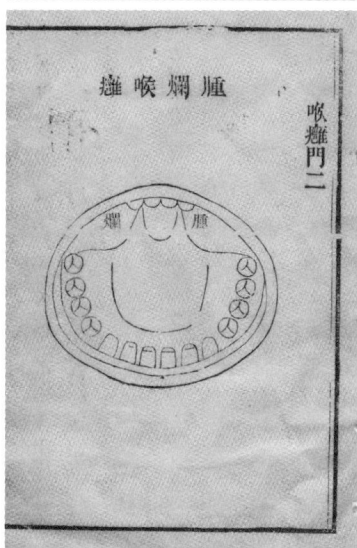
图 11-1-816 肿烂喉痈图

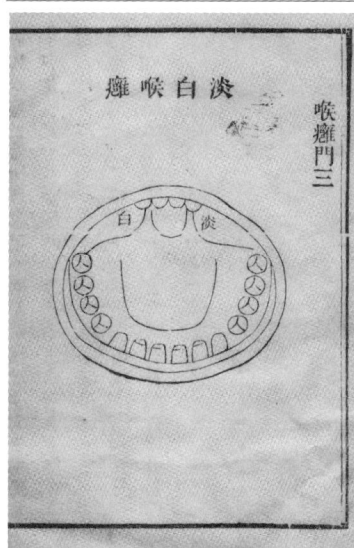
图 11-1-817 淡白喉痈图

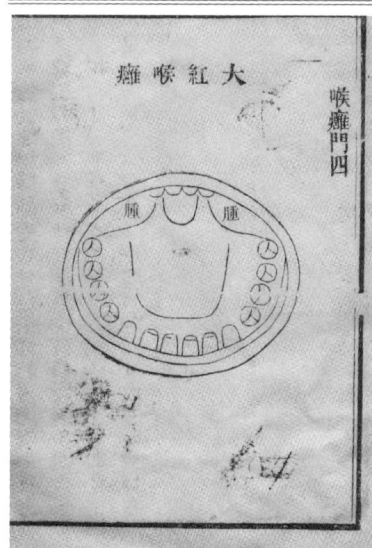
图 11-1-818 大红喉痈图

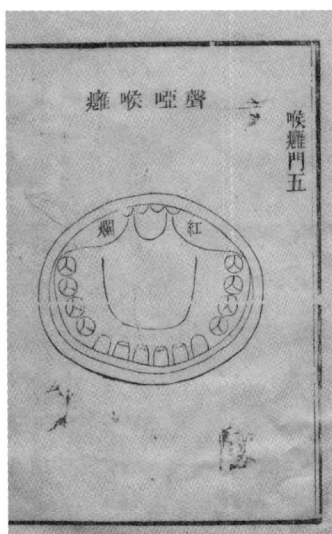

图 11-1-819　声哑喉痈图

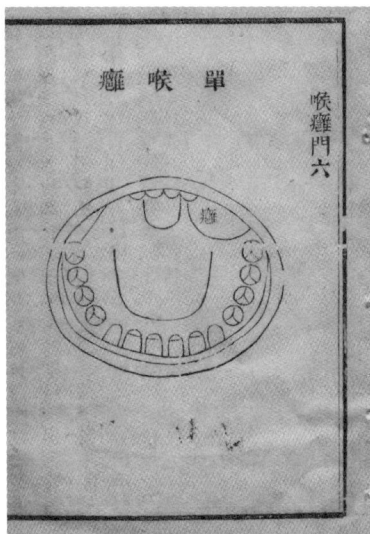

图 11-1-820　单喉痈图

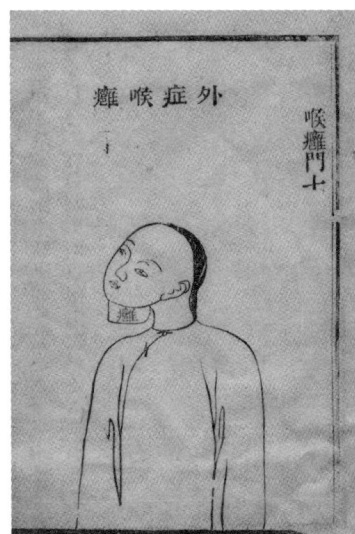

图 11-1-821　外症喉痈图

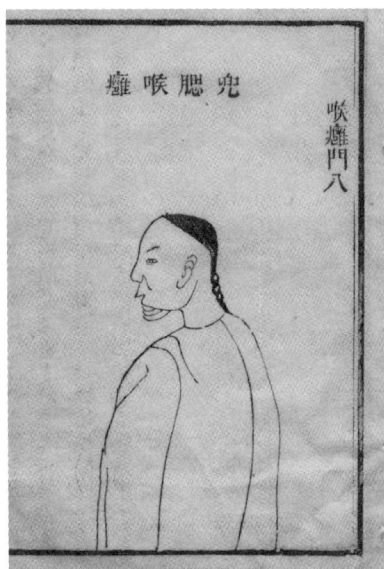

图 11-1-822　兜腮喉痈图

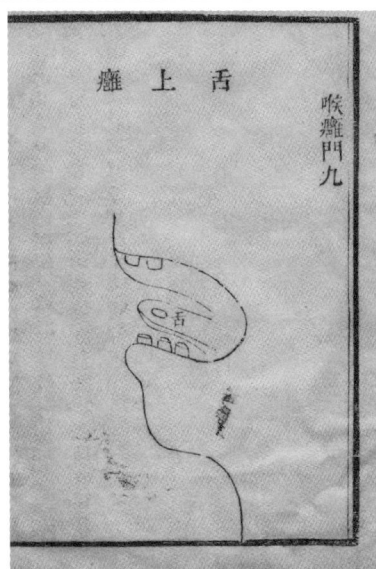

图 11-1-823　舌上痈图

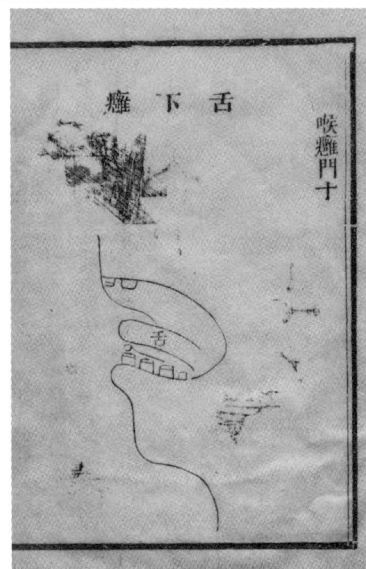

图 11-1-824　舌下痈图

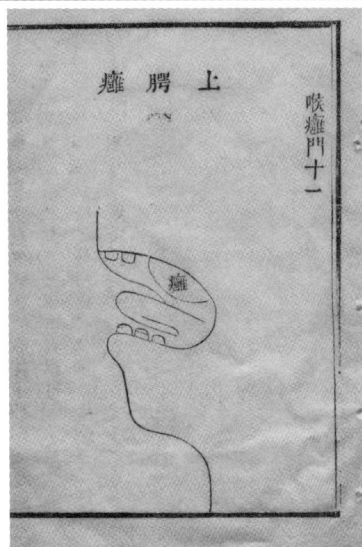

图 11-1-825　上腭痈图

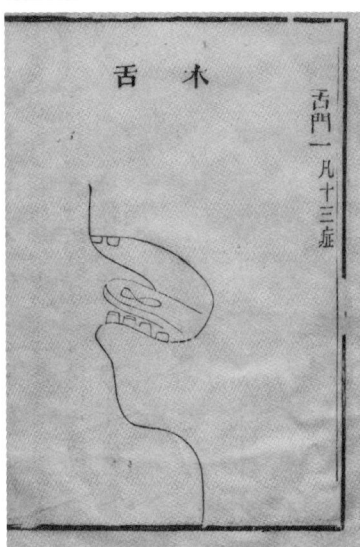

图 11-1-826　木舌图

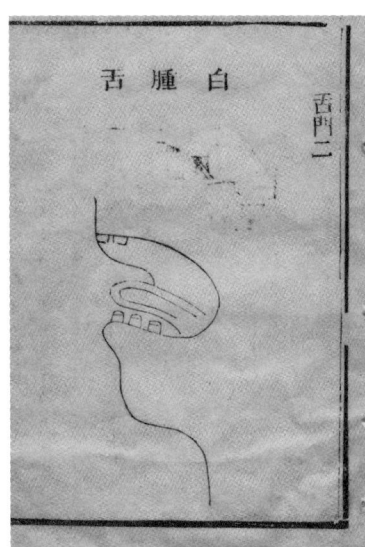

图 11-1-827　白肿舌图

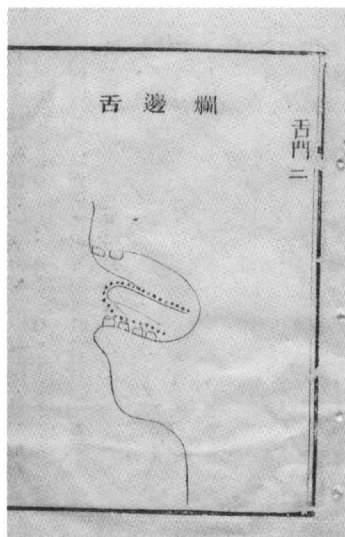

图 11-1-828 烂边舌图

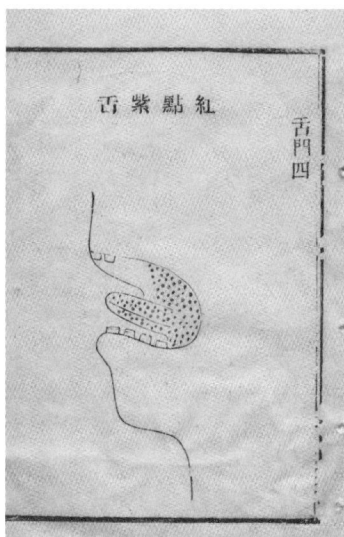

图 11-1-829 红点紫舌图

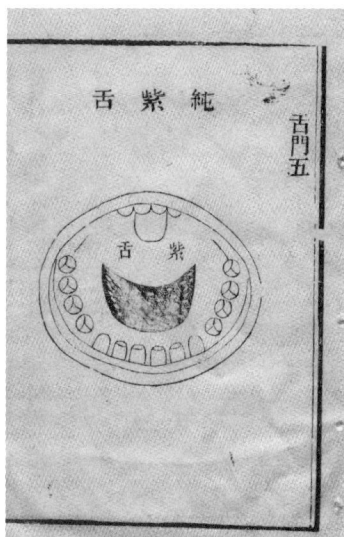

图 11-1-830 纯紫舌图

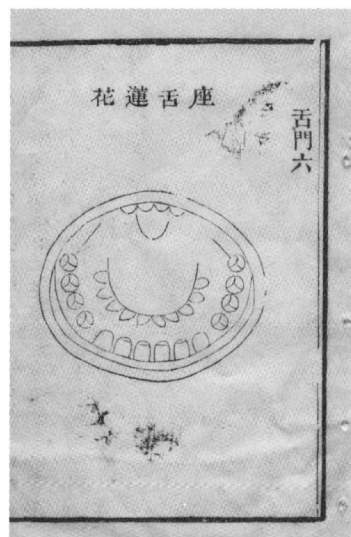

图 11-1-831 座舌莲花图

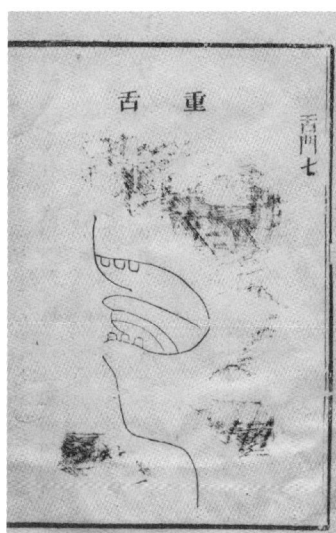

图 11-1-832 重舌图

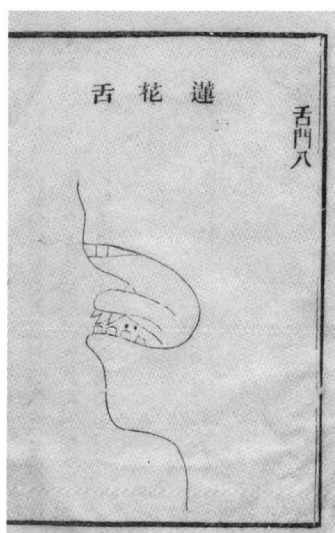

图 11-1-833 莲花舌图

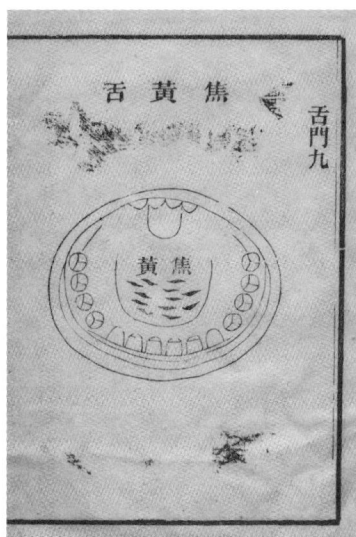

图 11-1-834 焦黄舌图

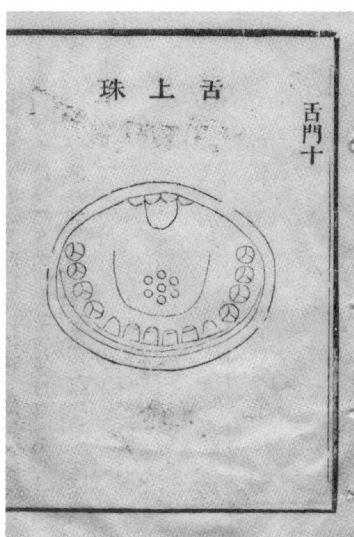

图 11-1-835 舌上珠图

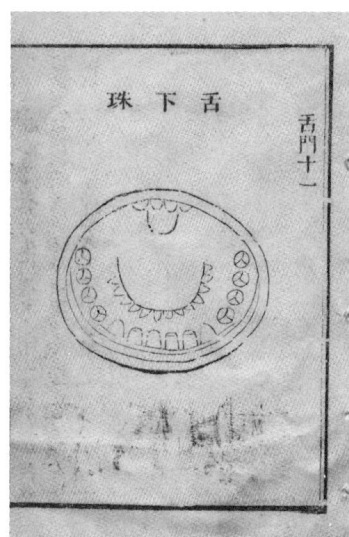

图 11-1-836 舌下珠图

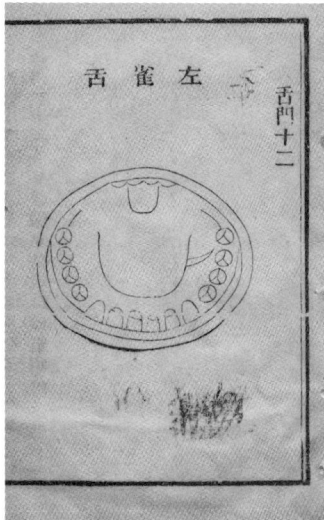

图 11-1-837　左雀舌图

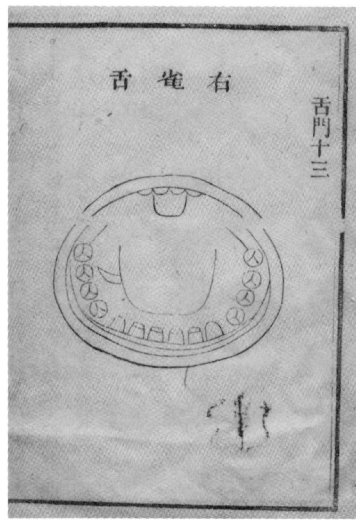

图 11-1-838　右雀舌图

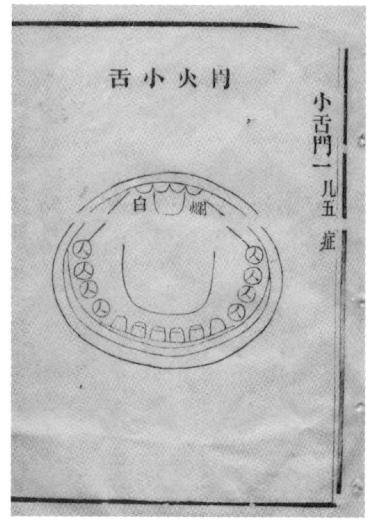

图 11-1-839　胃火小舌图

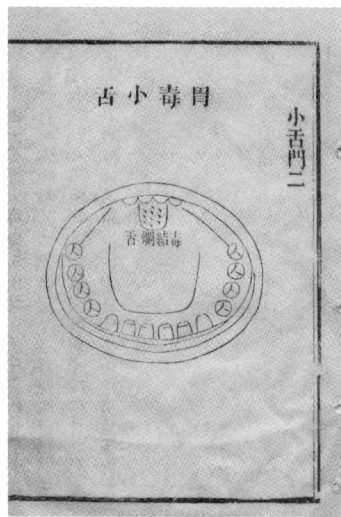

图 11-1-840　胃毒小舌图

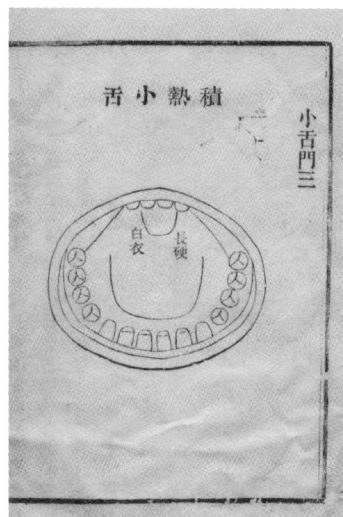

图 11-1-841　积热小舌图

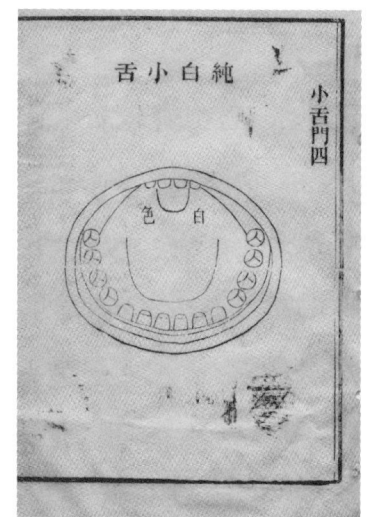

图 11-1-842　纯白小舌图

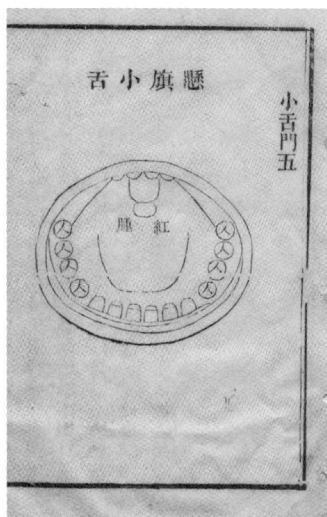

图 11-1-843　悬旗小舌图

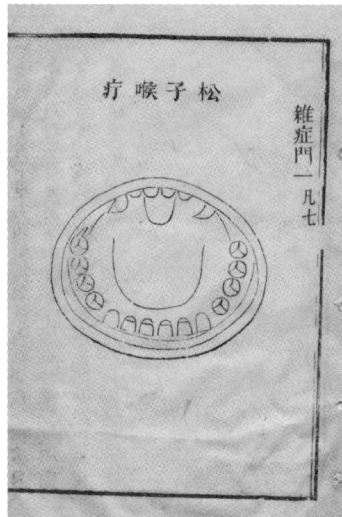

图 11-1-844　松子喉疔图

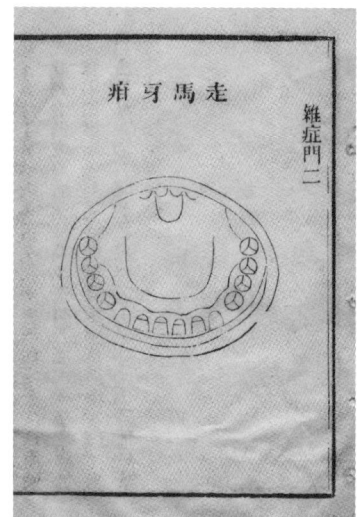

图 11-1-845　走马牙疳图

图 11-1-846　喉单图

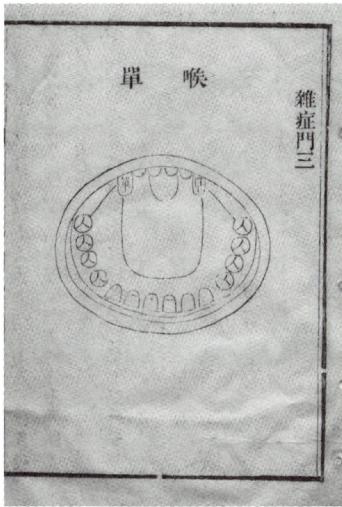

图 11-1-847　喉菌图

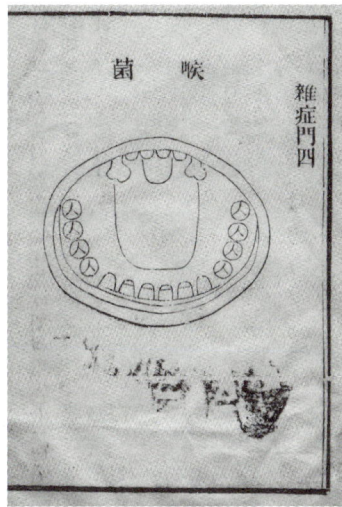

图 11-1-848　喉瘤图 1

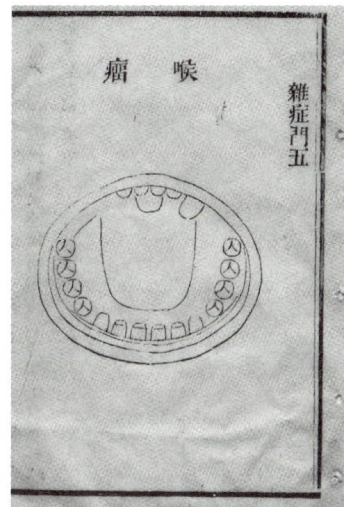

图 11-1-849　喉瘤图 2

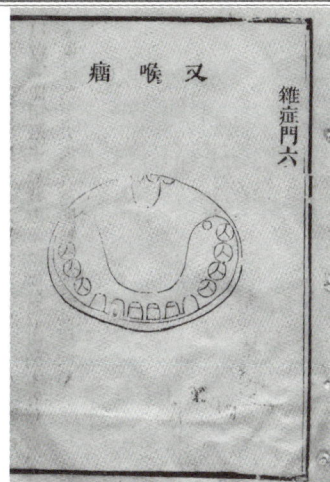

图 11-1-850　左阴疮图

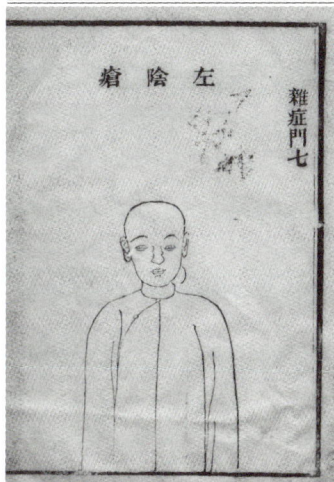

图 11-1-851　右阴疮图

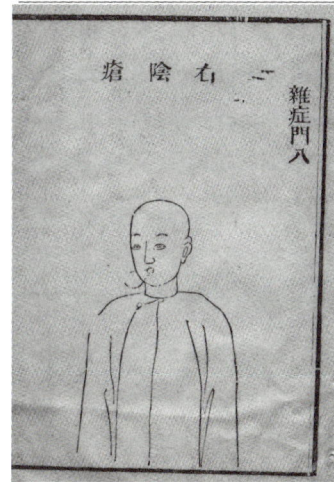

图 11-1-852　走马牙疳图

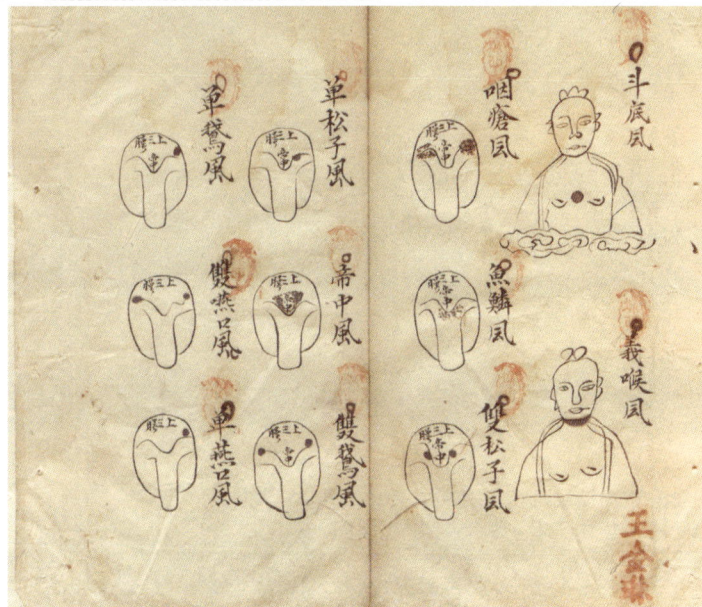

图 11-1-853　斗底风图　　图 11-1-854　义喉风图　　图 11-1-855　咽疮风图
图 11-1-856　鱼鳞风图　　图 11-1-857　双松子风图　图 11-1-858　单松子风图
图 11-1-859　帝中风图　　图 11-1-860　双鹅风图　　图 11-1-861　单鹅风图
图 11-1-862　双燕口风图　　　　　　　　　　　　　图 11-1-863　单燕口风图

图 11-1-864　重腭风图　图 11-1-865　重舌风图
图 11-1-866　座舌莲花风图　图 11-1-867　合架风图
图 11-1-868　角架风图　图 11-1-869　爆骨搜牙风图
图 11-1-870　牙痛风图　图 11-1-871　悬旗风图
图 11-1-872　夺食风图　图 11-1-873　鱼口风图
图 11-1-874　驴嘴风图

图 11-1-875　鱼腮风图　图 11-1-876　双搭颊风图
图 11-1-877　单搭颊风图　图 11-1-878　落架风图
图 11-1-879　栗房风图　图 11-1-880　瘰疬风图
图 11-1-881　穿颔风图　图 11-1-882　肥株子风图

图 11-1-883　掩颈风图　图 11-1-884　双缠风图
图 11-1-885　单缠喉风图　图 11-1-886　偏外头风图
图 11-1-887　乘枕风图　图 11-1-888　木舌图

图 11-1-889　斗底风图

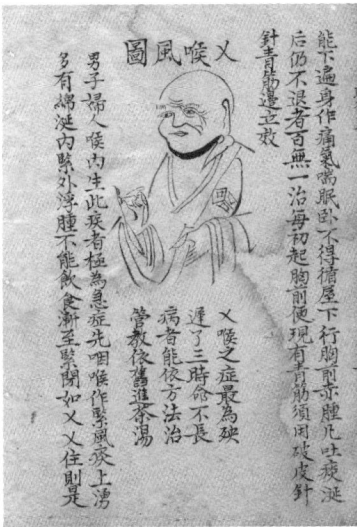

图 11-1-890　义喉风图

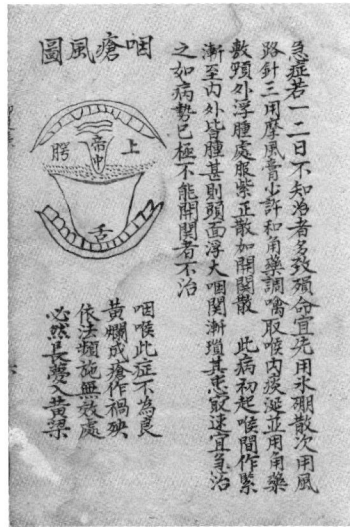

图 11-1-891　咽疮风图

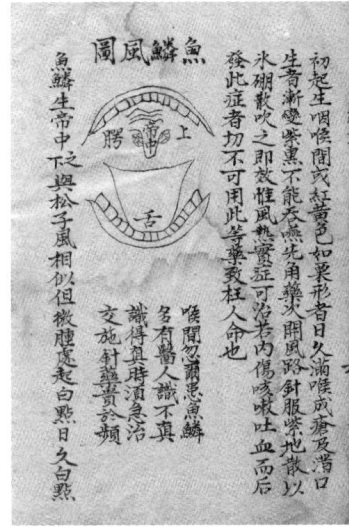

图 11-1-892　鱼鳞风图

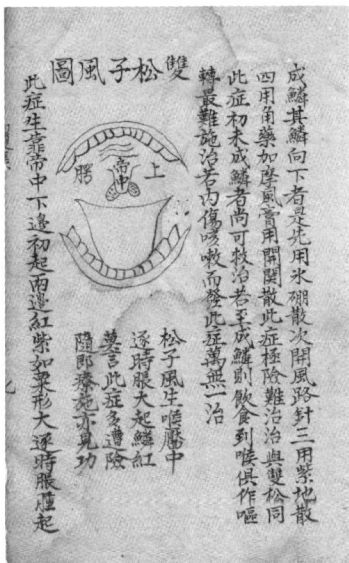

图 11-1-893　双松子风图

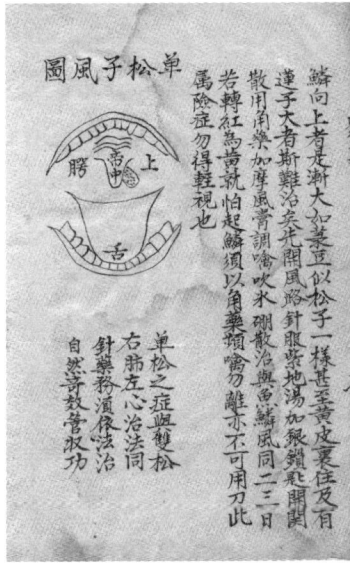

图 11-1-894　单松子风图

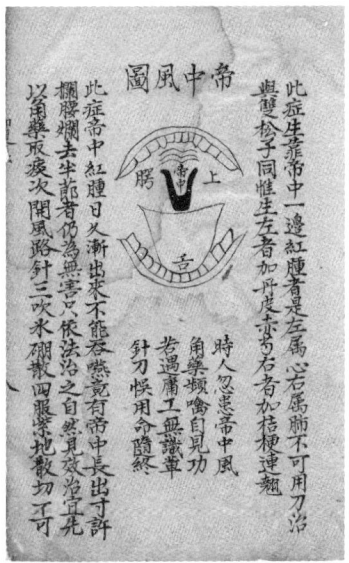

图 11-1-895　帝中风图

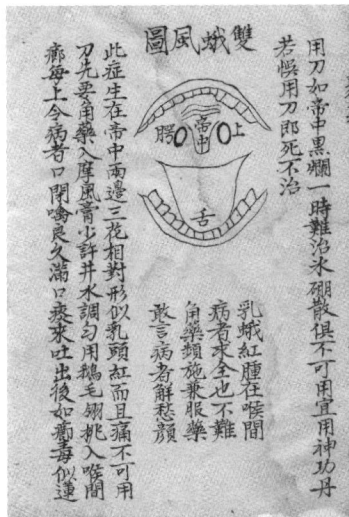

图 11-1-896　双蛾风图

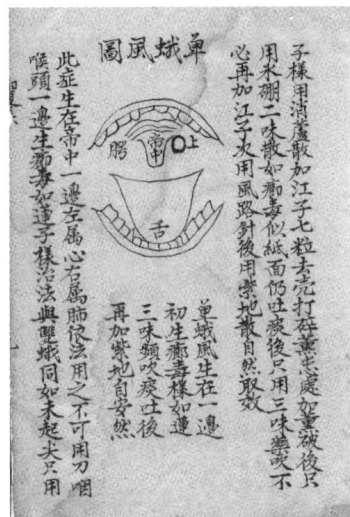

图 11-1-897　单蛾风图

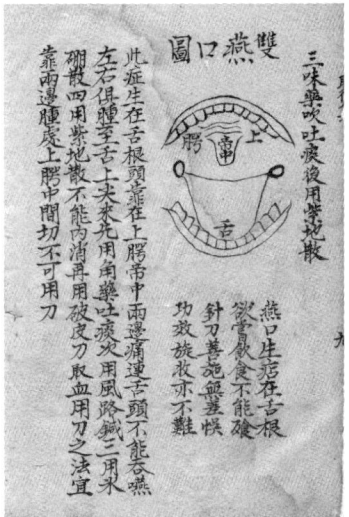

图 11-1-898　双燕口图

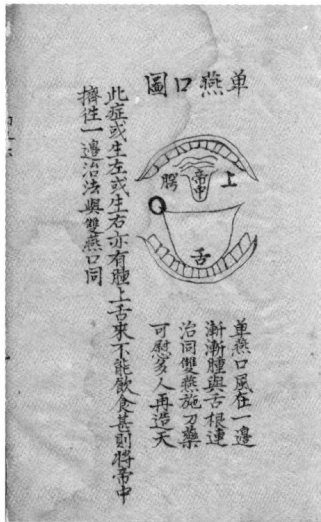

图 11-1-899　单燕口图

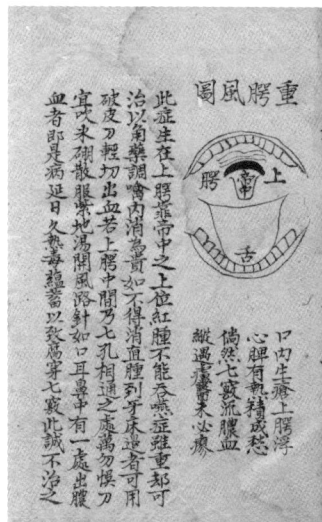

图 11-1-900　重腭风图

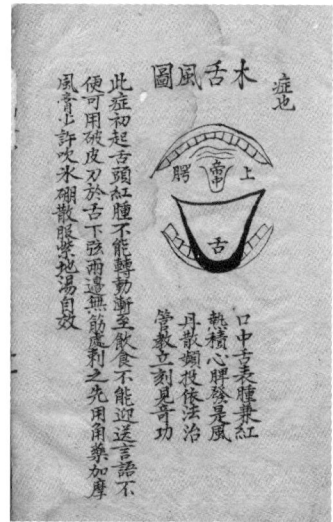

图 11-1-901　木舌风图

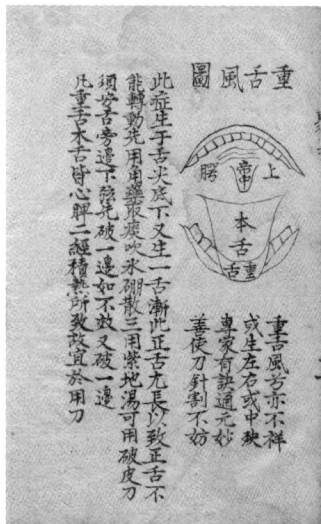

图 11-1-902　重舌风图

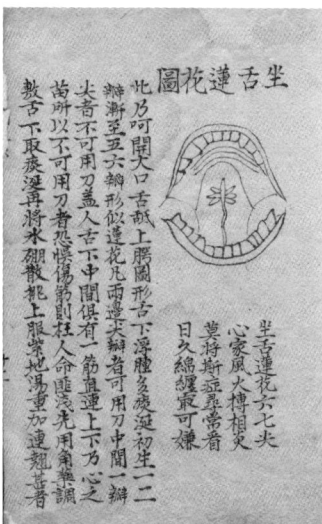

图 11-1-903　座舌莲花图

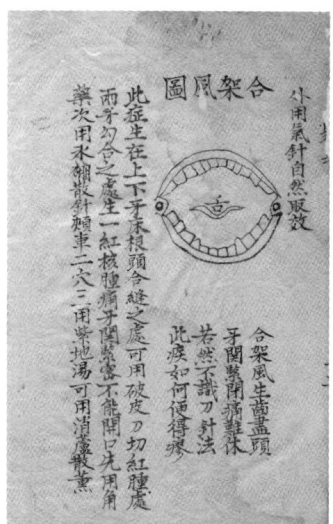

图 11-1-904　合架风图

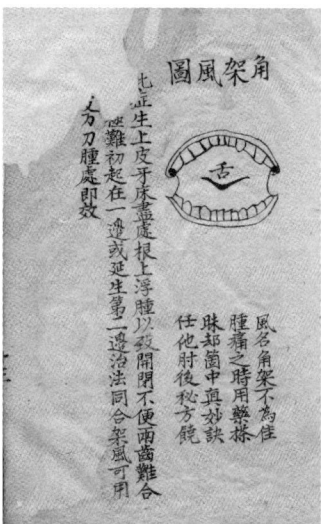

图 11-1-905　角架风图

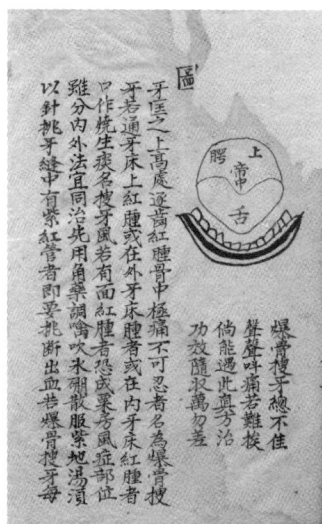

图 11-1-906　爆骨搜牙风图

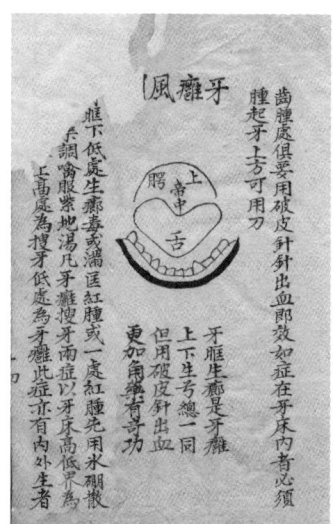

图 11-1-907　牙痈风图

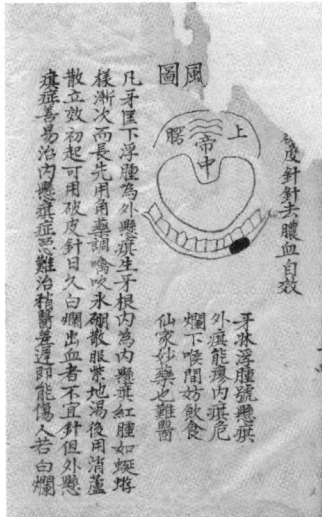

图 11-1-908　悬旗风图

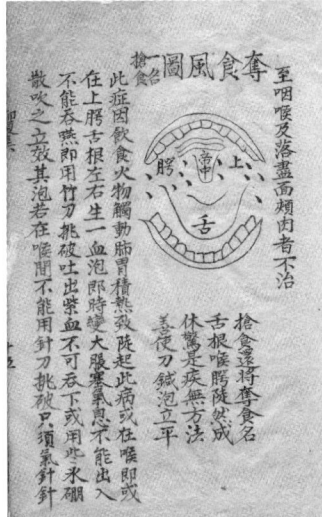

图 11-1-909　夺食风图

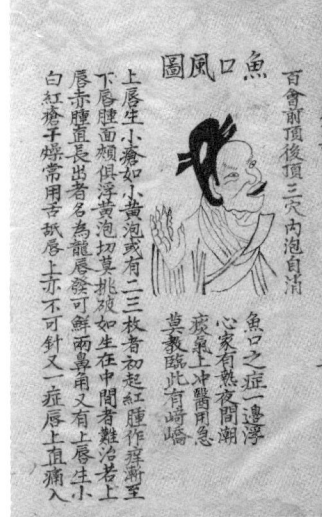

图 11-1-910　鱼口风图

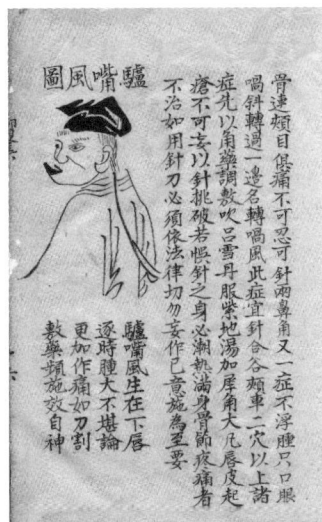

图 11-1-911　驴嘴风图

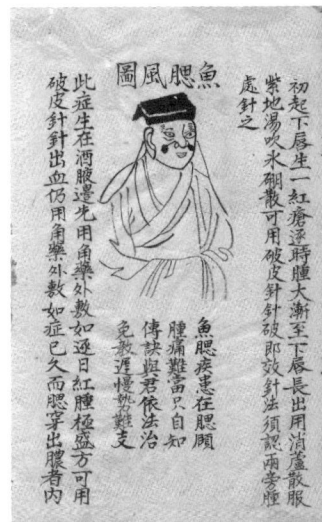

图 11-1-912　鱼腮风图

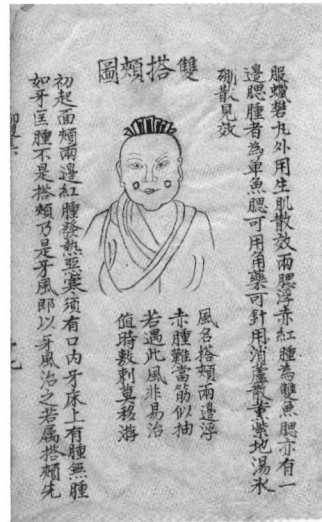

图 11-1-913　双搭颊图

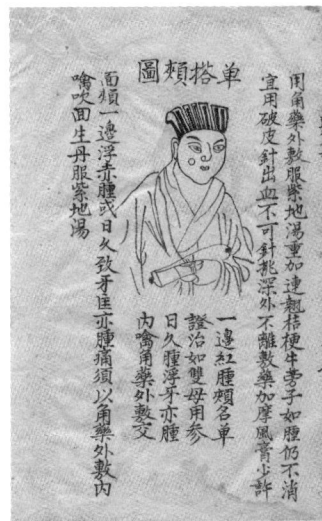

图 11-1-914　单搭颊图

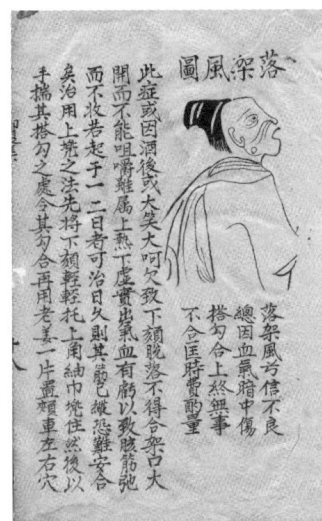

图 11-1-915　落架风图

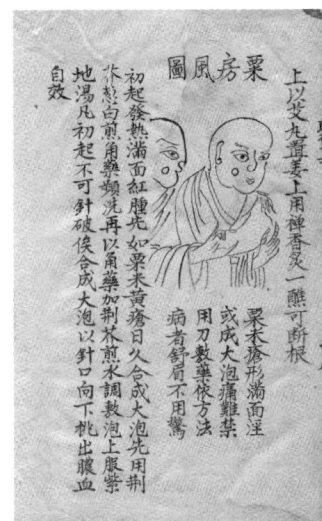

图 11-1-916　栗房风图

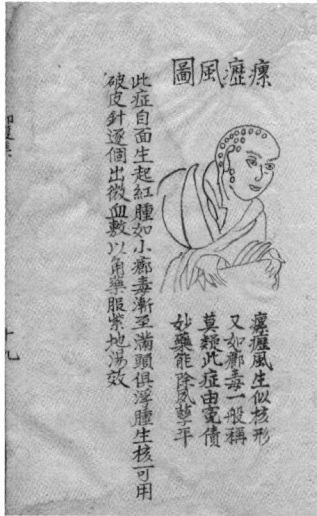

图 11-1-917　瘰疬风图

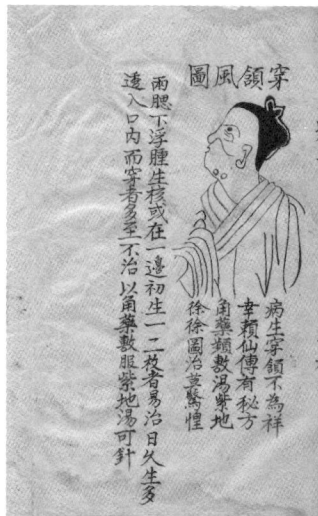

图 11-1-918　穿颔风图

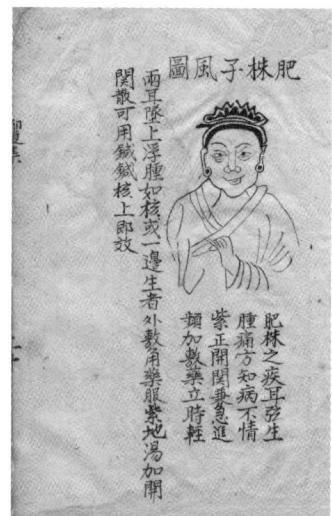

图 11-1-919　肥株子风图

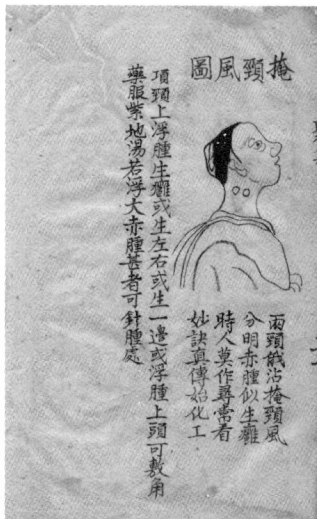

图 11-1-920　掩颈风图

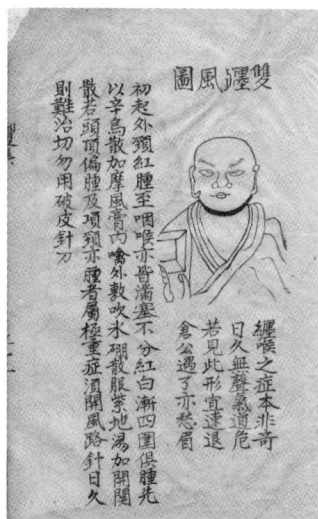

图 11-1-921　双缠风图

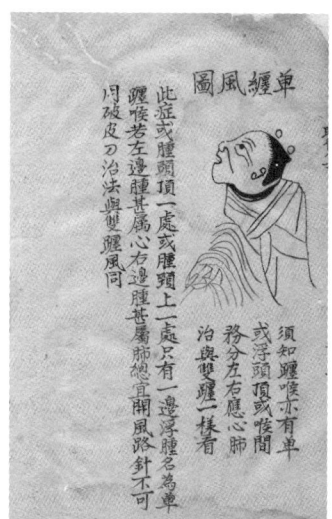

图 11-1-922　单缠风图

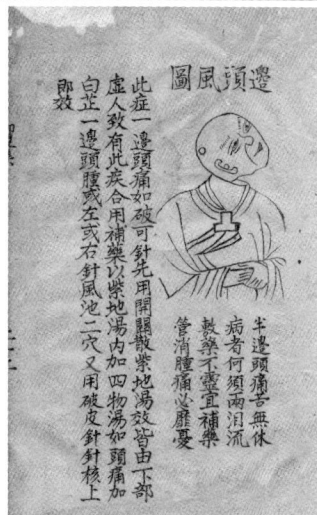

图 11-1-923　边头风图

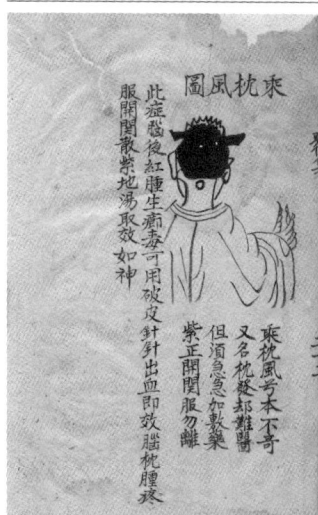

图 11-1-924　乘枕风图

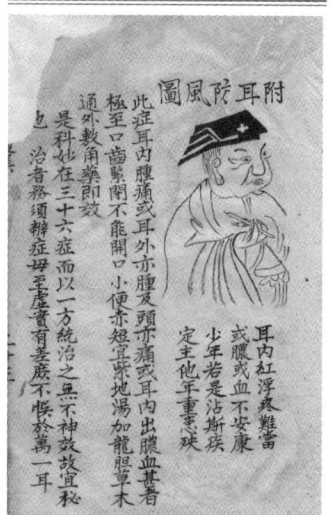

图 11-1-925　附耳防风图

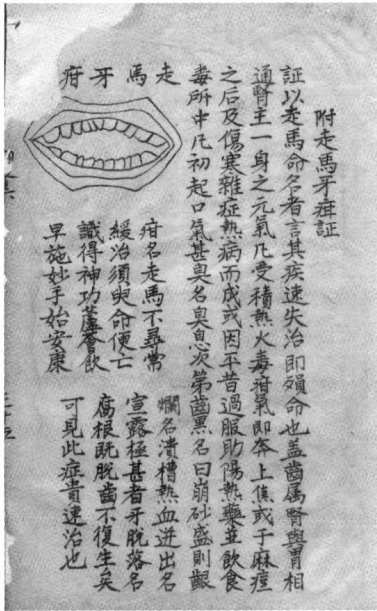

图 11-1-926　走马牙疳图

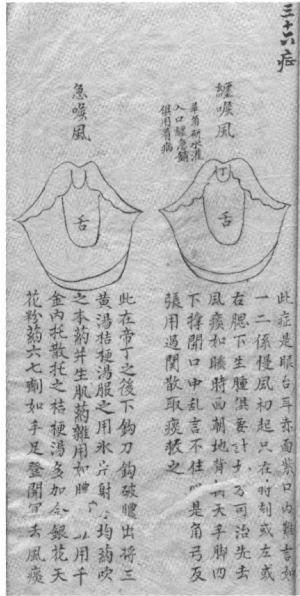

图 11-1-927　缠喉风图
图 11-1-928　急喉风图

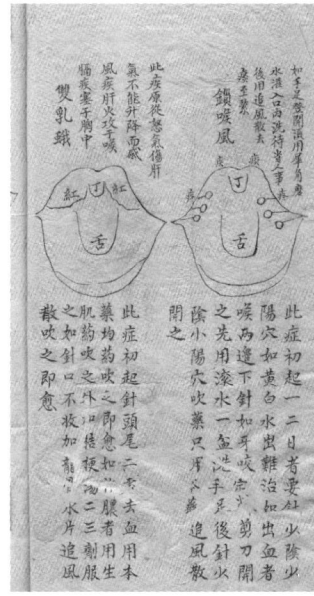

图 11-1-929　锁喉风图
图 11-1-930　双乳蛾图

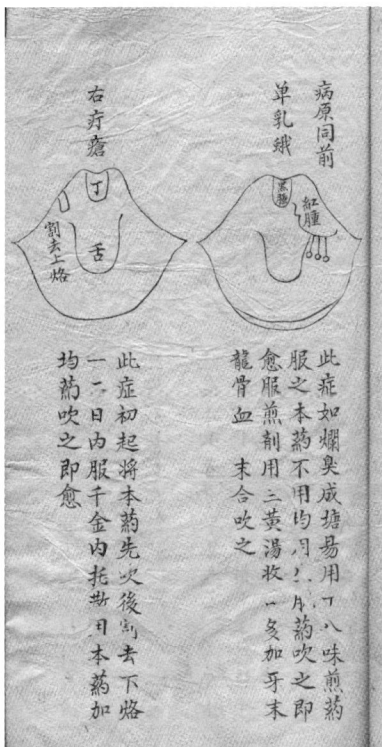

图 11-1-931　单乳蛾图
图 11-1-932　右疔疮图

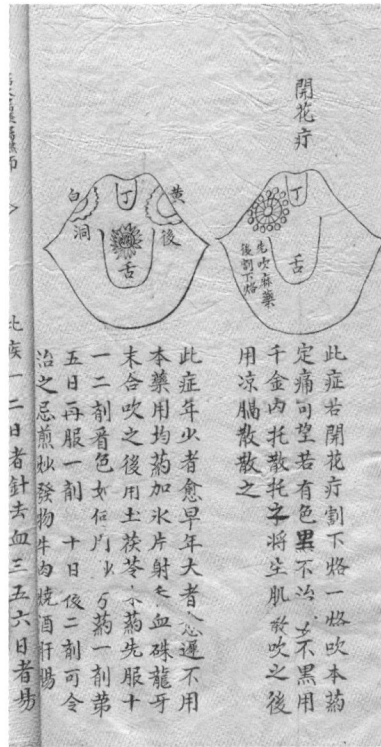

图 11-1-933　开花疔图
图 11-1-934　喉疳疮图

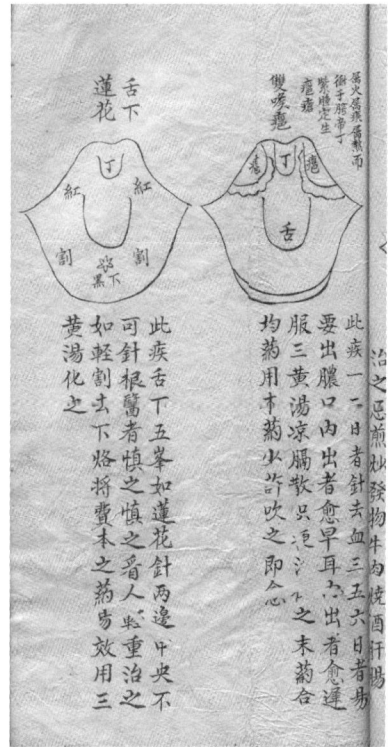

图 11-1-935　双喉痈图
图 11-1-936　舌下莲花图

舌边嗪疮
丁　舌
割下上路

左雀舌
丁　舌

此疾将刀割去下盌一二次先将麻药以北药搽之吹之即愈如瘡不止再用桔梗汤三黄汤以北药均搽之如瘡不止用龙骨生肌牙末均药搽之吹之即愈

此疾十有八九难治若老年得此疾难治年少者可治着瘡有心难治心易治有心难治此病十无一全

缠舌喉风
丁　舌
破烂黄色　破黑臭　有挑　难治

右雀舌
丁　舌
割下上瘡

此疾牙咬不住宜针少商阴阳四穴出血者易治出黄白水者立死不治如若针出血宜用生肌散不引本药如舌上生瑰即死

此疾同前用药即愈如舌下生瘡并腮而追之九易治下针去血用生肌散并用三黄汤化之妙

走马喉风
丁　舌烂臭

走马牙
丁　舌烂臭　牙落下

此疾宜针舌下三针若头拉牙咬舌肿不治帝丁如破亦不治如言语不明白将白马粪万年乾烧灰搽之痛上先去风痰

此疾同前用药少嗽风不尽下针着牙根上臭如臭加射香末嗅之为妙如其痰水几片汗亦可年乾取白马粪乙炒汤搅取末用先上烧过有性为末

面腮肿黑
丁　舌

出汗生痈
丁　红舌

此瘡如不肿定破将均药多加硼砂儿茶青黛收之不用本药若加珍珠琥珀其效更速

此瘡出汗生痈面黑两腮遍肿宜用滚水盌内出汗用针水鉴以本药均搽之内取又可治瘡内色黄白治之愈时切用忌口后用追风散二后用三黄汤加桔梗汤服之

阴右瘡
丁　舌
瘡　瘡烂

阴左瘡
丁　烂舌
瘡　瘡

此疾用箍药蜜调箍十日后将黑膏药贴七八日次用苦茶洗净滑白膏药贴之内肌犬苍末要滑若白甚猪好治

此疾不时用滚水湿手足膚间将煎药服之随用膏药贴之将之即十三四日挑白露膏

重舌疾
丁　舌
舌左红　舌右红

舌下生瘡
丁　舌
红瘡　红瘡

此疾宜舌下使刀割去红死皮本药均药合搽之又用千金内托裡或用三黄汤末药香剪药加血竭本药

此疾或有腹无瘡将前药搽之又用凉膈散为妙口乾不完加桔梗汤末药二陈汤桔梗汤如有腹去之为妙

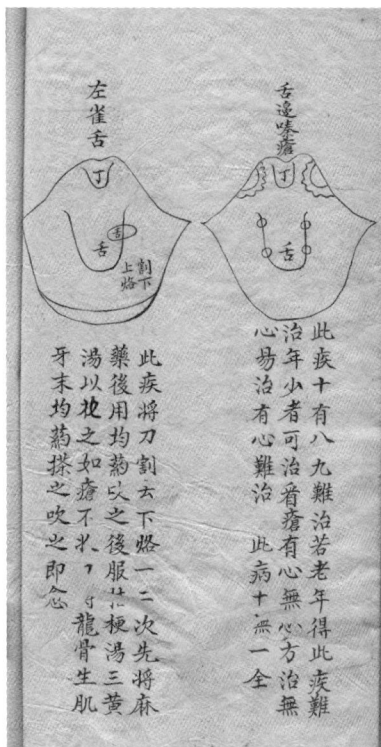

图 11-1-937　舌边嗪疮图
图 11-1-938　左雀舌图
图 11-1-939　右雀舌图
图 11-1-940　缠舌喉风图
图 11-1-941　走马喉风图
图 11-1-942　走马牙图
图 11-1-943　出汗生痈图
图 11-1-944　面腮肿黑图
图 11-1-945　阴左疮图
图 11-1-946　阴右疮图
图 11-1-947　重舌疾图
图 11-1-948　舌下生疮图

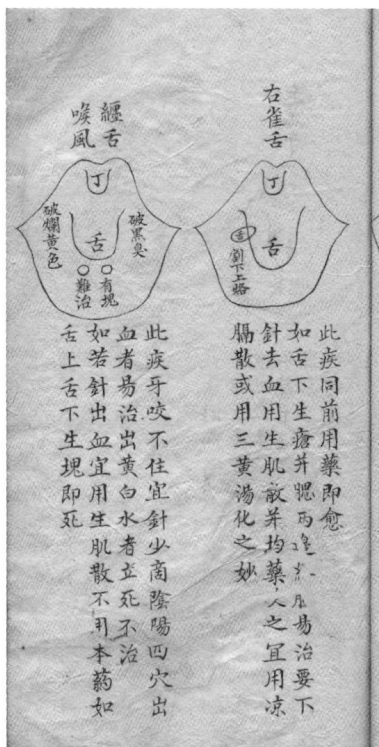

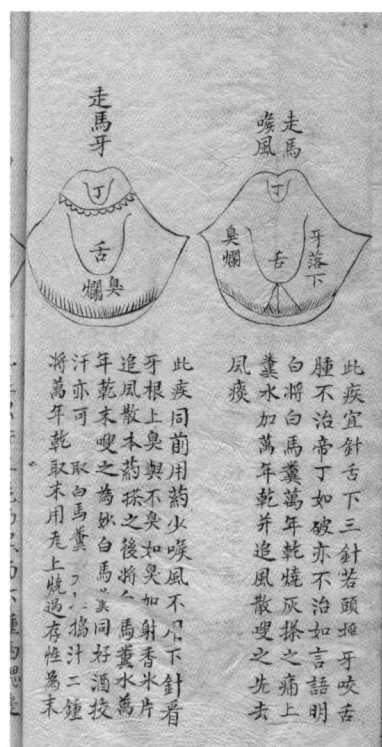

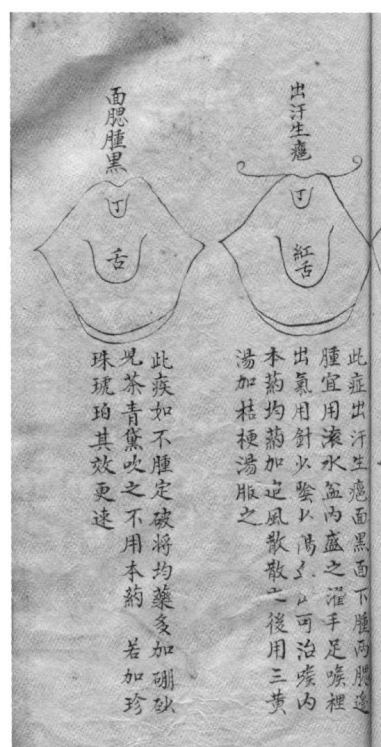

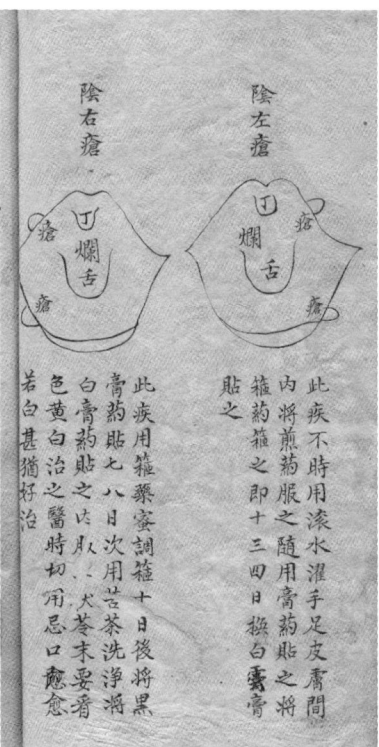

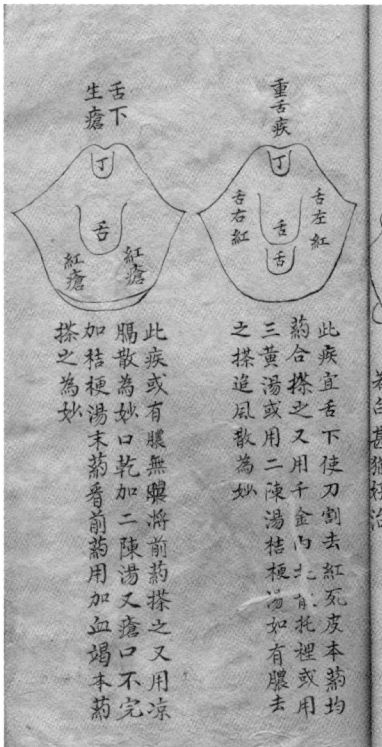

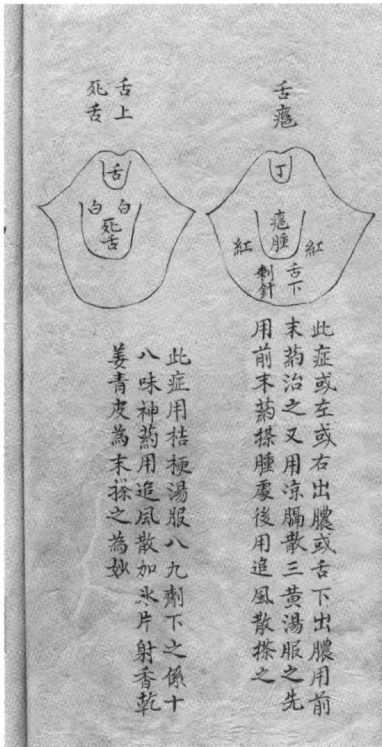

图 11-1-949　舌痈图
图 11-1-950　舌上死舌图

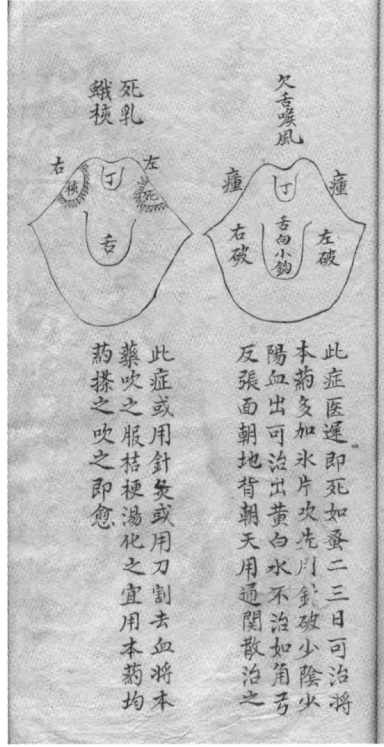

图 11-1-951　欠舌喉风图
图 11-1-952　死乳蛾核图

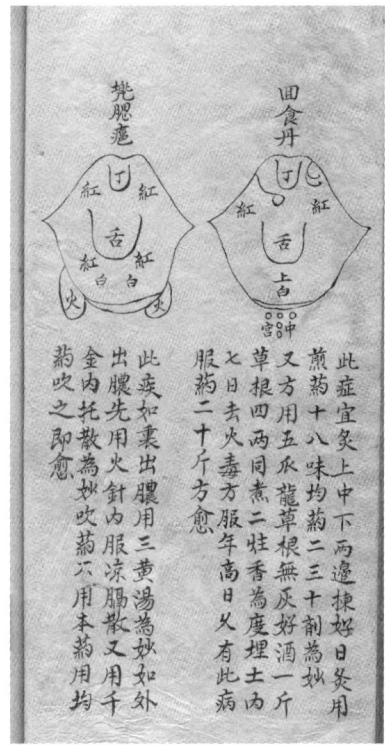

图 11-1-953　回食丹图
图 11-1-954　兜腮痈图

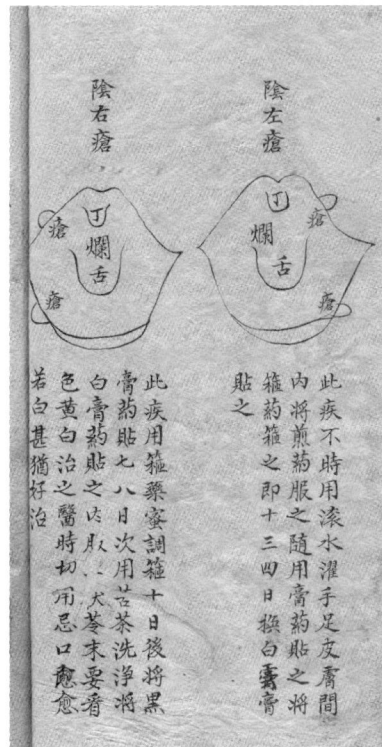

图 11-1-955　匝舌痈图
图 11-1-956　小儿珍珠毒图

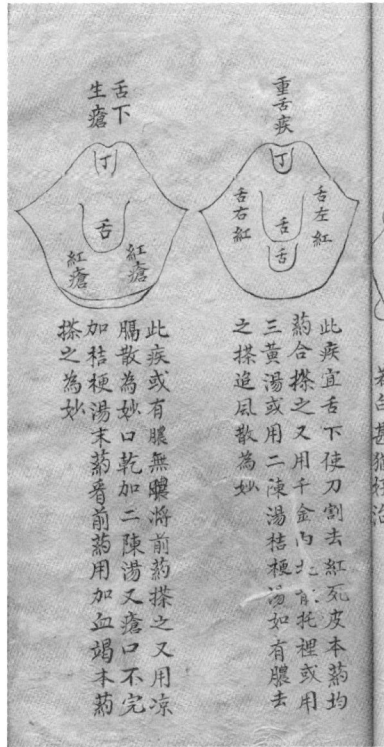

图 11-1-957　小儿舌珍珠图
图 11-1-958　舌上红痈图

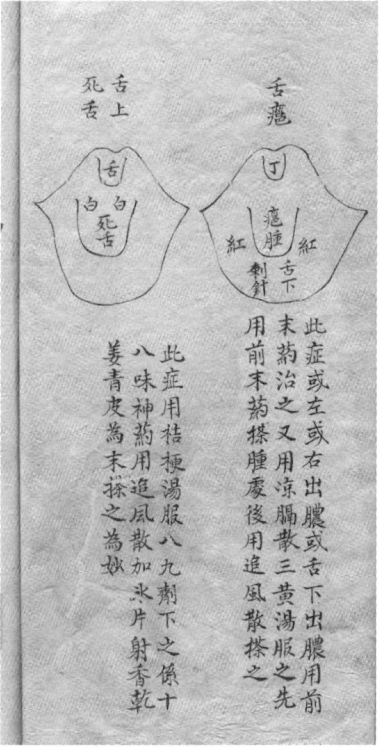

图 11-1-959　死双单乳蛾
图 11-1-960　活双单乳蛾图

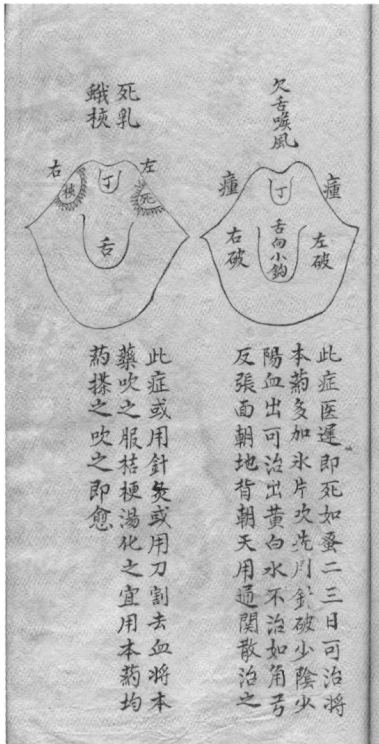

图 11-1-961　喉丹图

图 11-1-962　气丹图

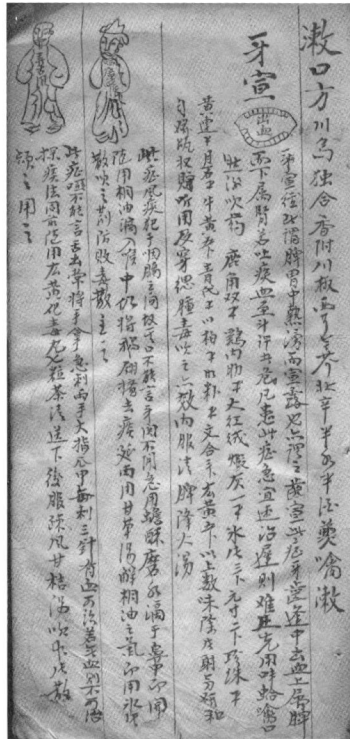

图 11-1-963　牙宣图

图 11-1-964　哑痹喉风图

图 11-1-965　弄舌风图

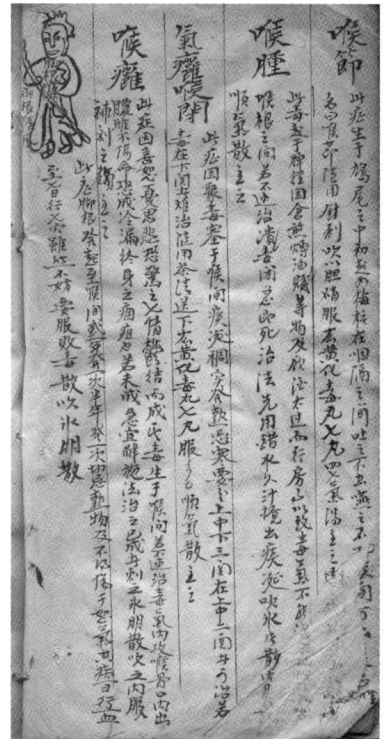

图 11-1-966　脚跟喉风图

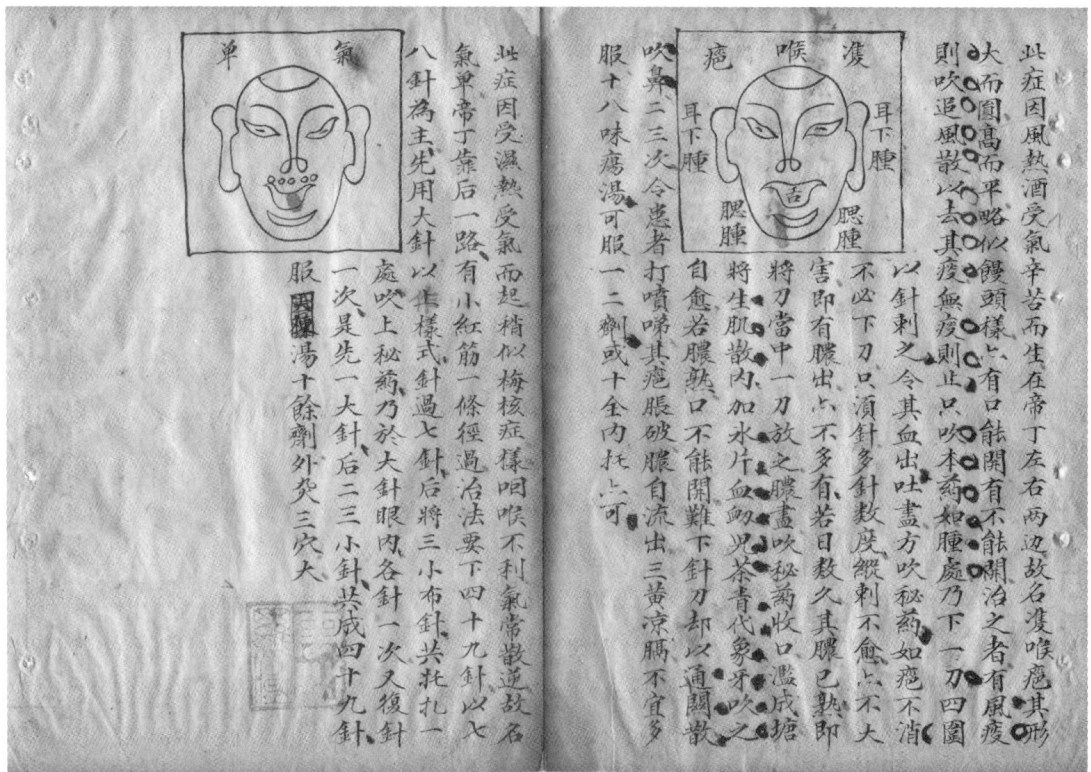

图 11-1-967　双喉痈图　　图 11-1-968　气单图

此症因感风温积热受辛苦而起生于帝丁而傍故似乳蛾其形圆而小或似樱桃样或似乳头样似喉瘕大而蛾小患此毒者若热毒逼肠口小难言气不通疾之法小针四穴以热水洗手足即以迟风散后吹少剂吹本药于左卷蛾上即以刀剌蛾喉后吹秘药少吹本药于右边蛾点吹本药二药以刀针右剃头尾周围疾如不消日行针药三次二日为止三黄凉膈服五六剂神效日久有脓者之以蛾点吹秘药周围颈尾疾如不消神效刀于尾上放脓不必多用针刀外若针刀下重喉中作痛者口渍以秘药多吹数次其痛自止如馀皆傚此

此症因冒风劳受热受气而起而色赤外项肿初起只在五时刻即死过一二日死者乃是慢风所治之法不可就行针下药先以针～手足四处以踈其风且看血出何如若无血或出黄白水者死不必法治以迟风散吹之使疾先出无疾不吐次取热水洗患者手足拭干即着人将两手腕足股边乃看喉中病如两边白色肿起吹本药即动刀针吹秘药牙关紧闭面朝地背朝天两手踡腳即吐舌如角弓反张俱服通関散三黄凉膈散立效

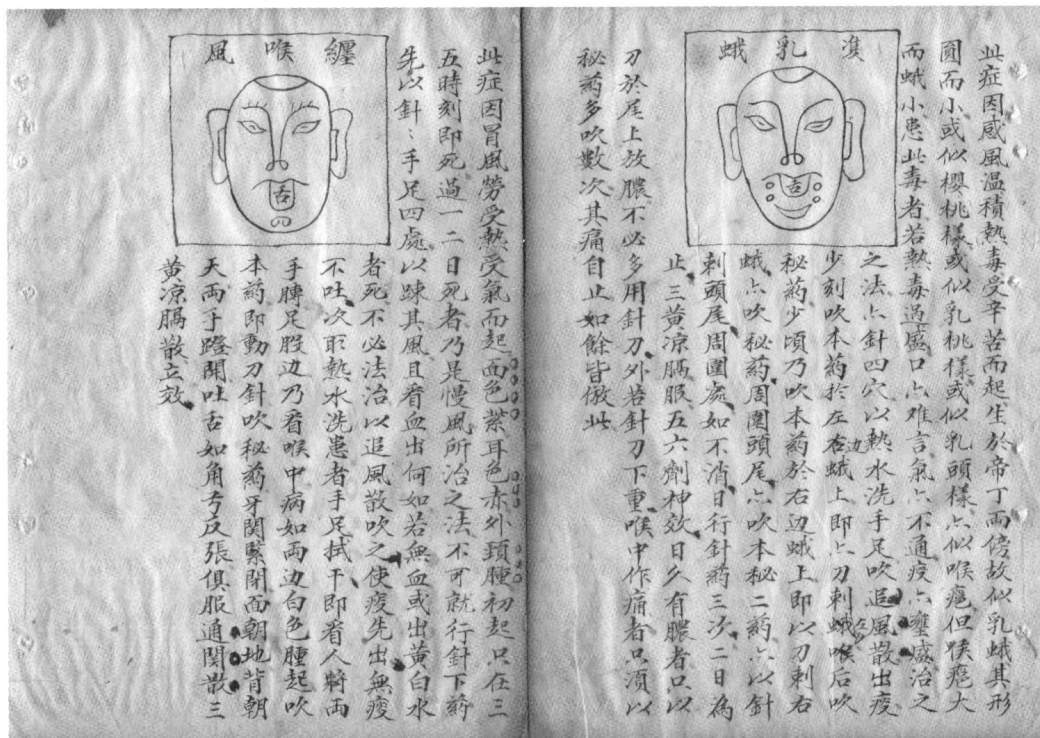

图 11-1-969　双乳蛾图　图 11-1-970　缠喉风图 1

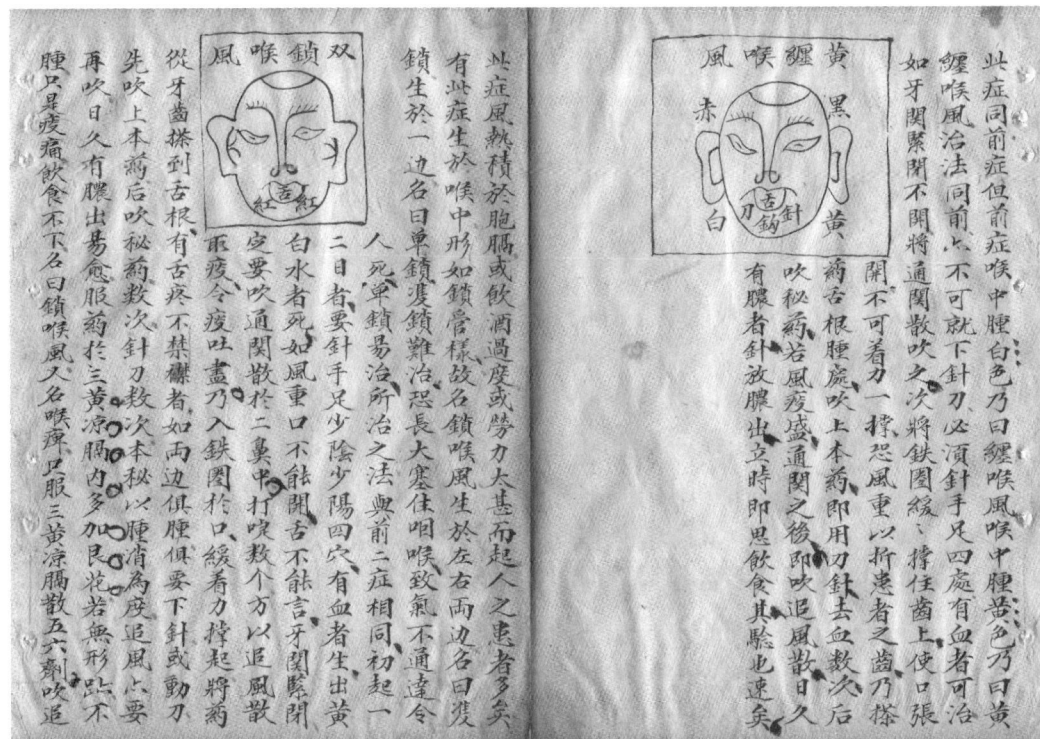

此症风热积於胞肠或饮酒过度或劳力大甚而起人之患者多矣有此症生於喉中形如锁管样故名曰锁喉风锁生於一边名曰单锁复锁难治恐长大塞住咽喉致气不通达令人死单锁易治所治之法与前二症相同初起一二日者要针手足少阴少阳四穴有血者生出黄白水者死如风重口不能开舌不能言牙关紧闭安要吹通関散於二鼻中打喷嚏个方以迟风散重疾令疾吐尽乃入铁圈於口缓刀要下针或動刀从牙齿撑到舌根有舌疼不禁撐者如两边俱肿要下针或動刀再吹日久本药後吹秘药数次针刀数次本秘药於三黄凉膈内多加良花若无形此不迟肿只是疾痛饮食不下名曰锁喉风又名喉痹口服三黄凉膈散五六剂吹迟

此症同前症但前症喉中肿白色乃曰缠喉风喉中肿黄色乃曰黄缠喉风此处有血色如牙关紧闭不开将通関散吹之次将铁圈撑住齿令张开不可着刀一撑恐风重以折患者之齿乃搭有脓者针放脓出立时即思饮食其验也更矣如牙关开有脓若风疾盛通関之後即用刀针吹迟风散日久吹秘药若药舌根肿疾吹本药上重口不

图 11-1-971　黄缠喉风图　图 11-1-972　双锁喉风图

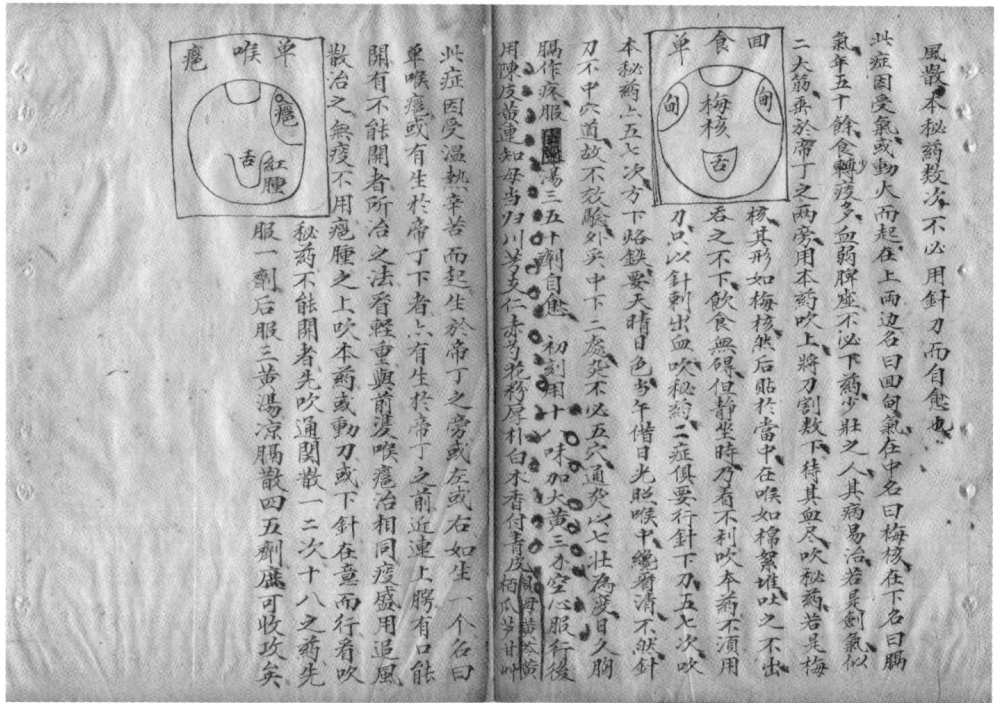

图 11-1-973　回食丹图　图 11-1-974　单喉痈图

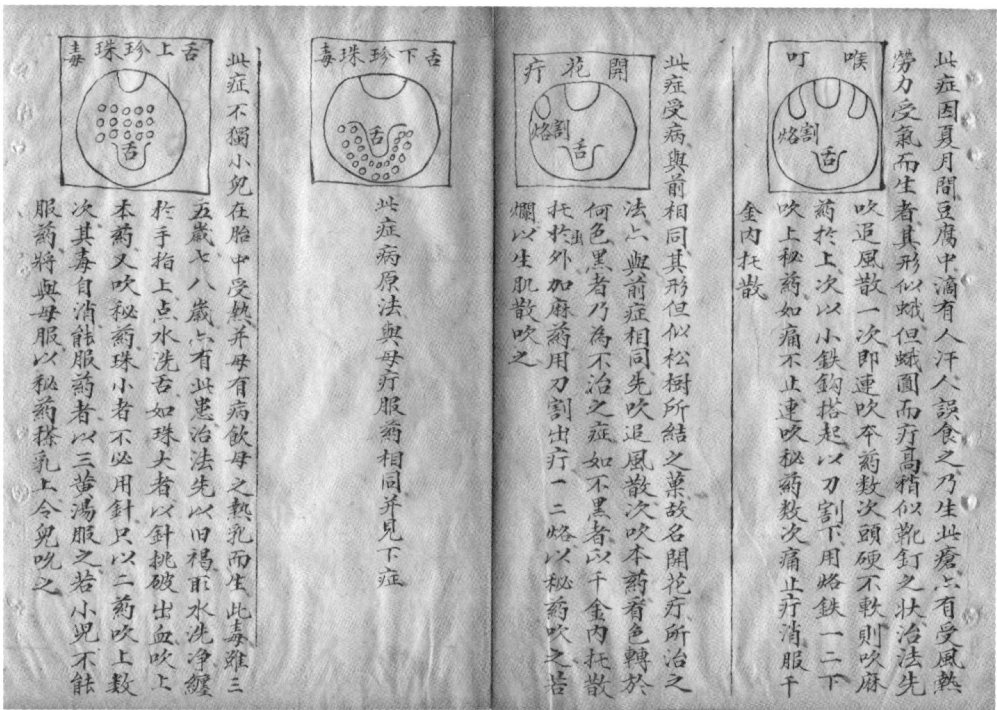

图 11-1-975　喉疔图　图 11-1-976　开花疔图　图 11-1-977　舌下珍珠毒图
图 11-1-978　舌上珍珠毒图

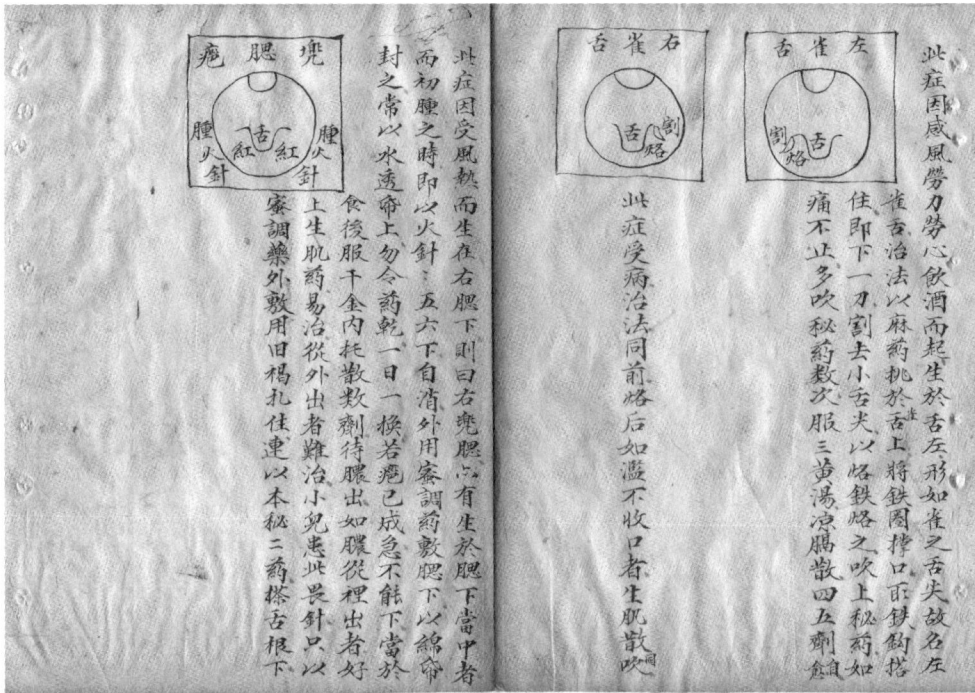

图 11-1-979 左雀舌图　图 11-1-980 右雀舌图　图 11-1-981 兜腮痈图

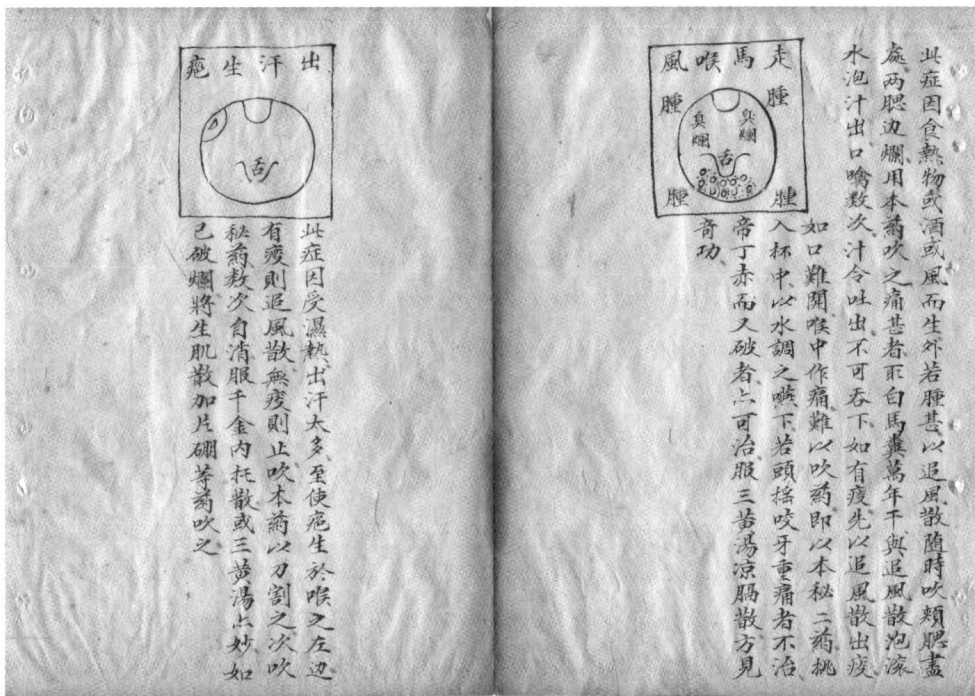

图 11-1-982 走马喉风图　图 11-1-983 汗出生痈图

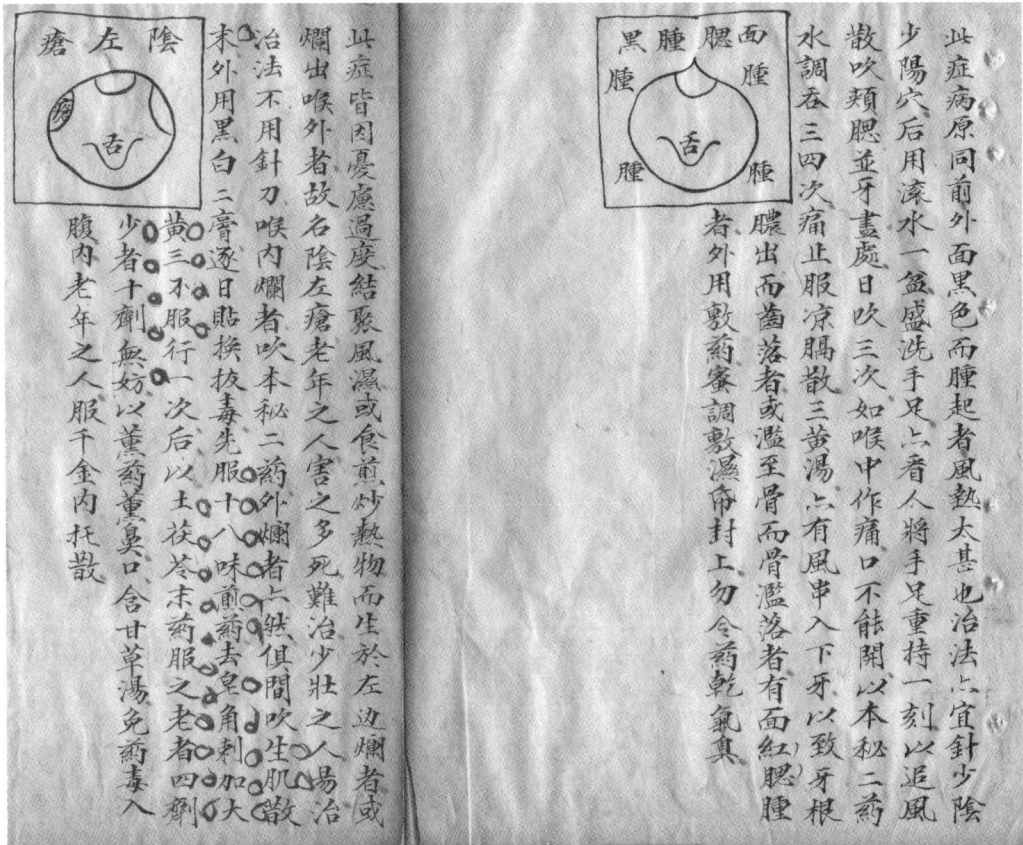

图 11-1-984　面腮肿黑图　　图 11-1-985　阴左疮图

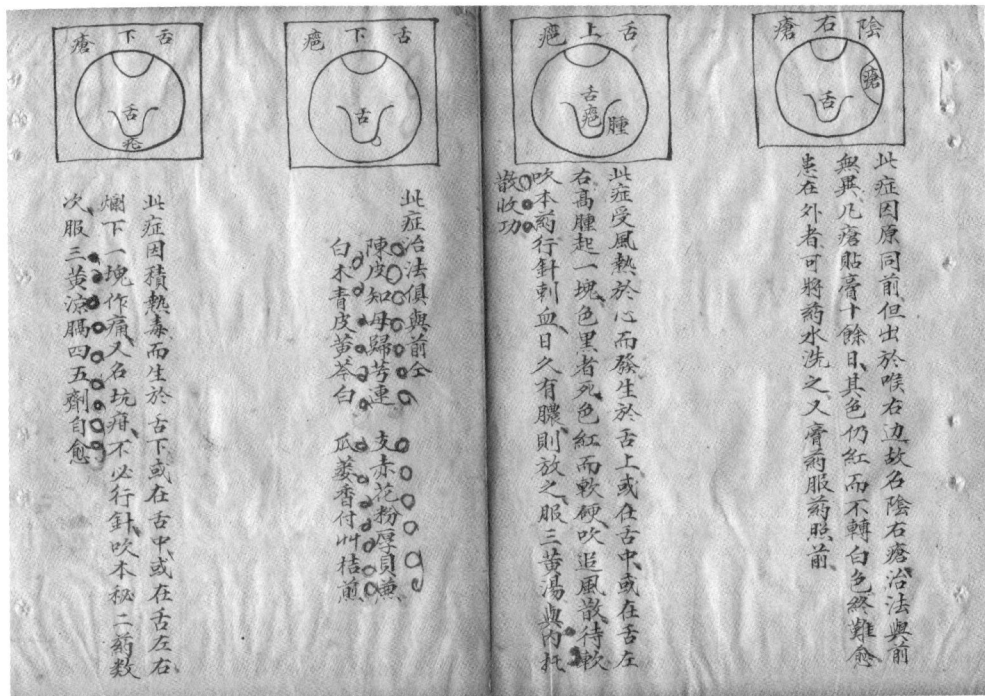

图 11-1-986　阴右疮图　　图 11-1-987　舌上痈图　　图 11-1-988　舌下痈图　　图 11-1-989　舌下疮图

此症因胃风湿受热毒或劳力并气对而生牙
穴出血易治出黄白水者死舌子短大宜吹
风洗手足口中两边口水烂用针挑破出血吹秘药追风散去
口不能言即吹本药用针挑破出血吹秘药追风不消者
三五日即死即多加于腮若颈摇者死块黑不红者死

此症因食热物煎炒而生原从上牙烂至下牙故名走马疳渐至齿上或
从右边烂至左边或从上牙烂至下牙故名走马疳渐至齿上或
炭极其不必行针治法先以午后平或万年午漱口挑
毒止只吹本秘药黄生肌散服十一味风药内加大
黄凉心服行数次又服三黄凉膈十余剂若日久腮肿
甚极黑色者死四穴出浓白水者死

此症因受热食物而生其舌肿硬不软而不倒
又名木舌治法不必行针只搽追风散吹本秘药散
次如不软无法可治舌上生黄白刺者易治黑刺者
死白刺以刀刮去之又以药水洗之服凉膈散奥去
风之药次收全功

此症受病之原臭渡受乳蛾全治咸之轻者无疾口易開口溃用药行
针四五次即消咸之重者有疾先吹追风散吹次吹
本药下针四穴用热水洗手足若火上
攻两腮必红以三黄汤凉膈散服之久忌豆腐及一切
发物等味

此症因受风寒热毒而起其痈在喉风热太甚致使舌短
大故名匝舌治法先以追风散吹舌上二三次又吹
喉中以散其风如有疲则吐无疲则止以本药吹疮上
将刀割破上秘药如先已烂不必用刀口以药吹之服
凉膈散内托散加减服之

此症因积热毒於舌下如有所绊牵舒不便或只一边起二三夫者
成两边俱起失峯五瓣如莲花形俱照前症治法只
用搽其大吹本药以细针挑破出血运吹秘药以
好为止三黄凉膈可服舌根中夹两小瓣是根切谨
慎不可下针

此症受热多时六有气而起凡人患此病每遇天阴节
或颈外如绳索捆缚一般其核或生於左或生於右
或左右俱有贴於牙根尽庭一块及皮如戟骨嫩骨
样所治之法吹本药以刀细割其核尽将近肉石
上三烙鉄黄药不必多服全在刀上见功

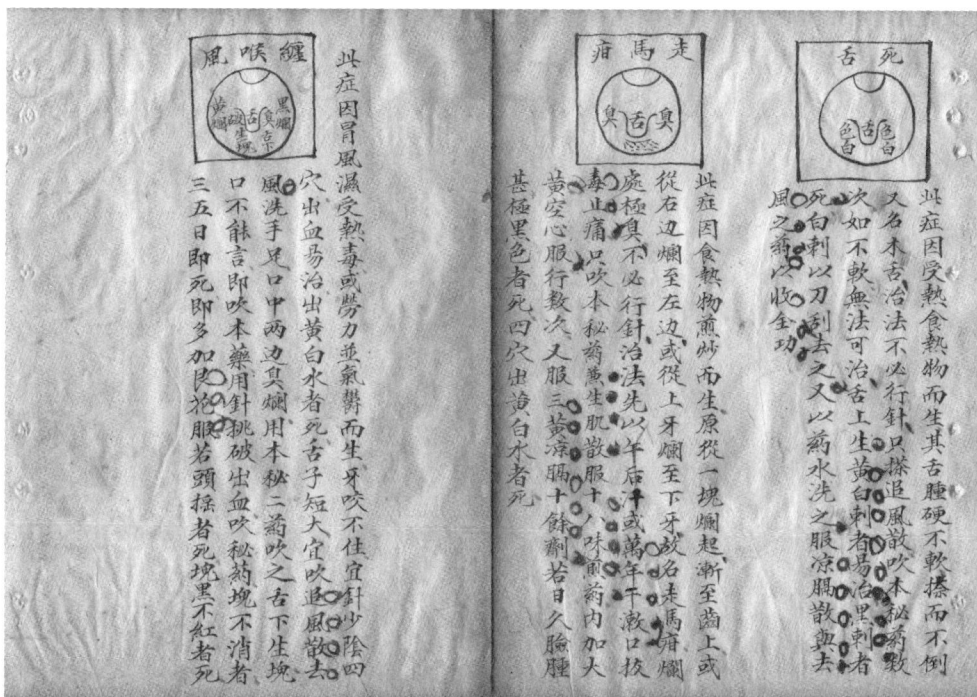

图 11-1-990　死舌图　图 11-1-991　走马疳图　图 11-1-992　缠喉风图 2

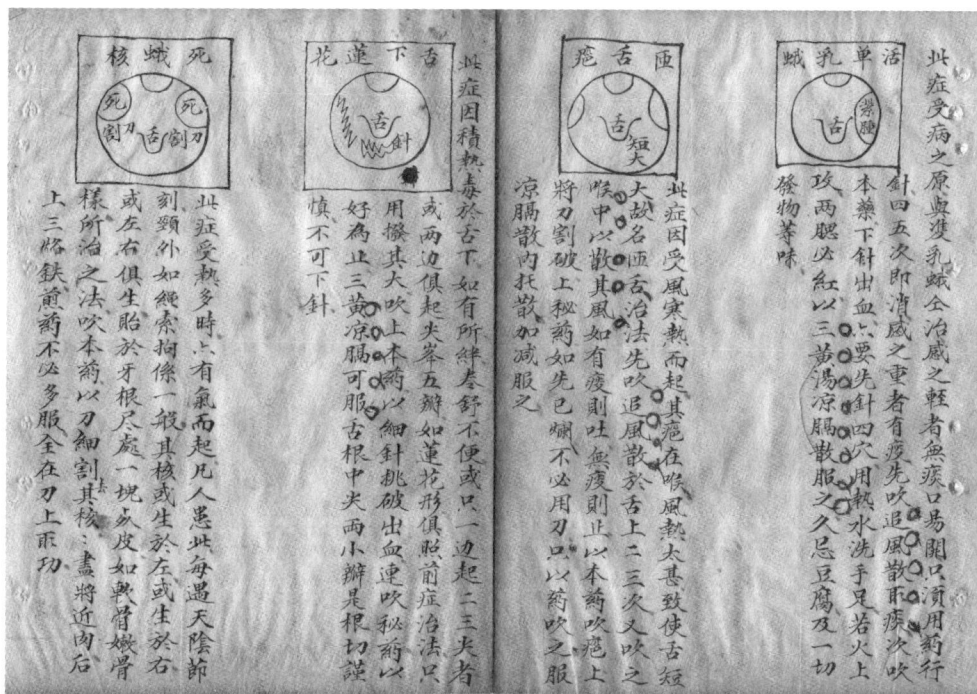

图 11-1-993　活单乳蛾图　图 11-1-994　匝舌痈图　图 11-1-995　舌下莲花图
图 11-1-996　死鹅核图

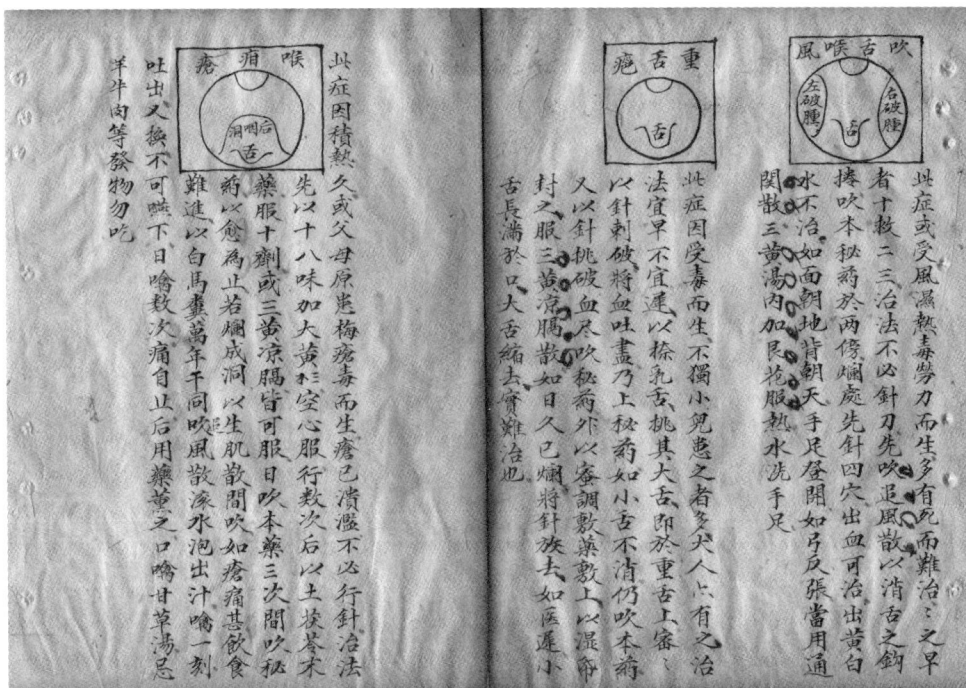

图 11-1-997　吹舌喉风图　　图 11-1-998　重舌痈图　　图 11-1-999　喉疳疮图

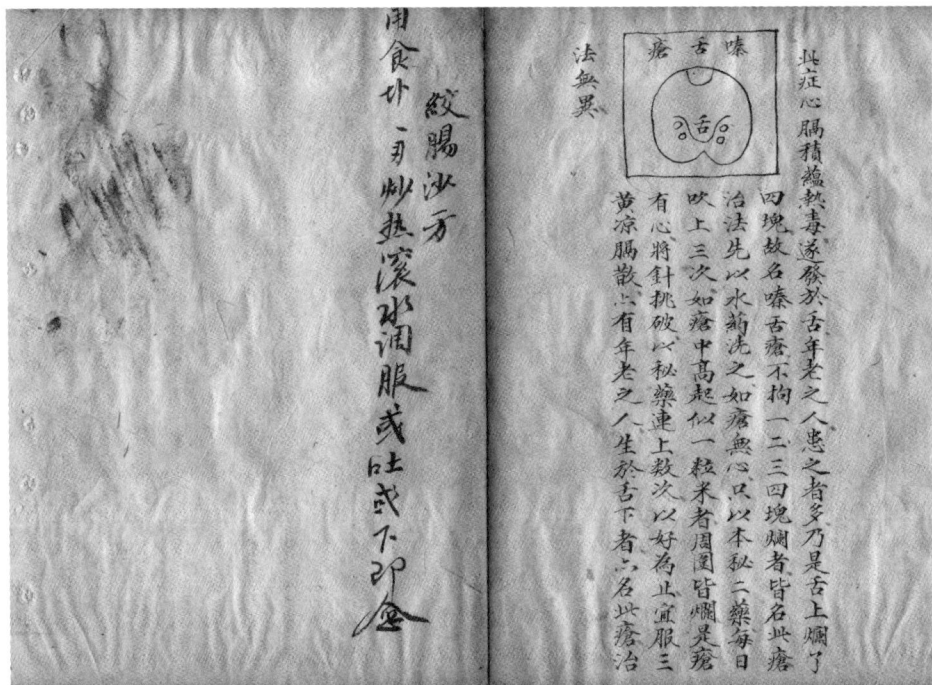

图 11-1-1000　嗪舌疮图

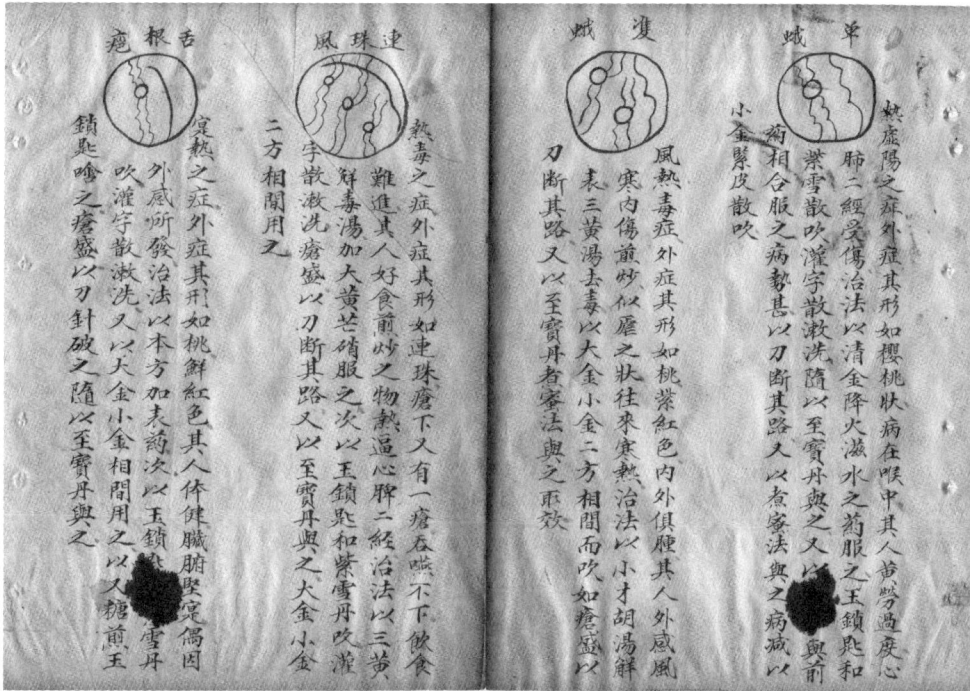

図 11-1-1001　单蛾图　图 11-1-1002　双蛾图　图 11-1-1003　连珠风图　图 11-1-1004　舌根痈图

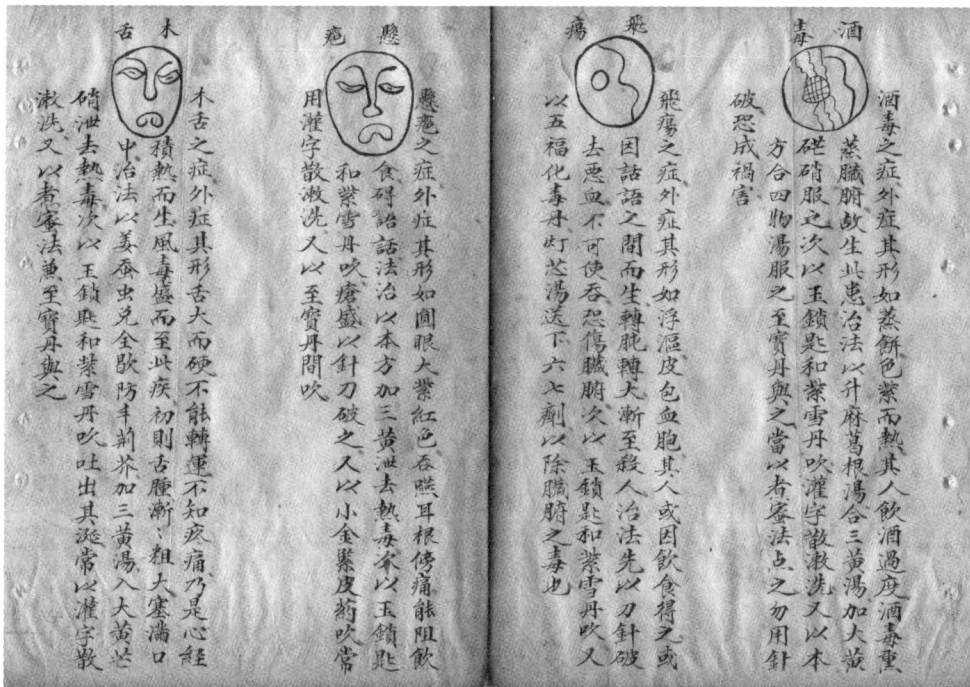

图 11-1-1005　酒毒舌图　图 11-1-1006　飞扬图　图 11-1-1007　悬痈图　图 11-1-1008　木舌图

舌核之舌症外症其形舌上生瘰如梅核大其人好食煎炒之
物热逼心经故生此毒治法似前即以刀针破去恶血
脓水只用三黄汤加大黄硝泄去毒气自愈

外症乃舌下生一小舌此是心脾二经受热故也心候
于舌而主于血脾之脉络又出舌下治法以针破三
下破去恶血随用胆凡末搽之即愈

外症舌下生四五小舌如莲花之状
受病如前治法只以针刀破去恶血
随用胆凡末搽之即愈

上腭及满口生疮如粟米状受病如前治法用筋头
破开取去恶血更以绵絮缠之蘸水缴洗去其脓血
又以玉锁匙和紫雪丹和吹之拔去其毒随用紫雪
丹搽之

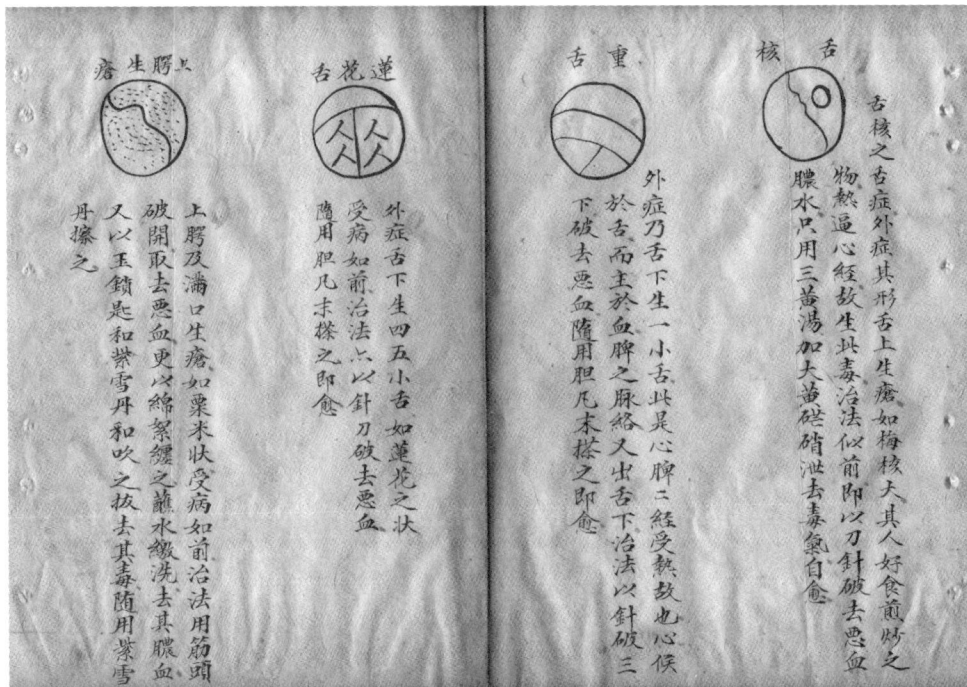

图 11-1-1009　舌核图　图 11-1-1010　重舌图　图 11-1-1011　莲花舌图　图 11-1-1012　上腭生疮图

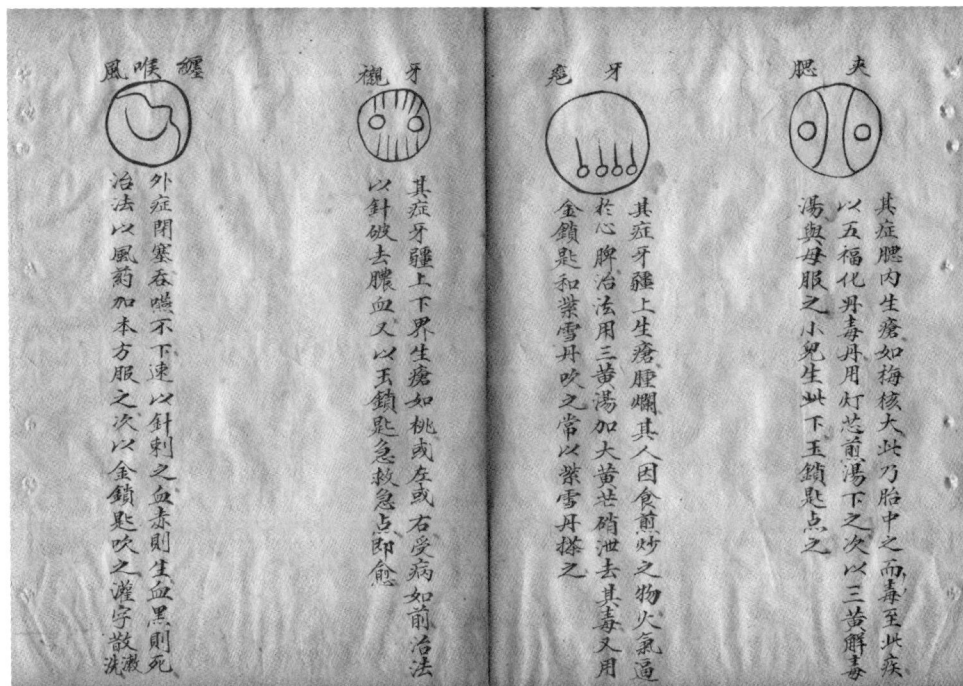

其症腮内生疮如梅核大此乃胎中之毒至此疾
以五福化毒丹用灯芯葡汤下之次以三黄解毒
汤与母服之小儿生此下玉锁匙点之

其症牙龈上生疮腥烂其人因食煎炒之物火气逼
于心脾治法用三黄汤加大黄芒硝泄去其毒又用
金锁匙和紫雪丹吹之常以紫雪丹搽之

其症牙龈上下界生疮如桃或左或右受病如前治法
以针破去脓血又以玉锁匙急救急点即愈

外症闭塞咽喉不下速以针刺之血赤则生血黑则死
治法以风药加本方服之次以金锁匙吹之灌字散漱洗

图 11-1-1013　夹腮图　图 11-1-1014　牙痈图　图 11-1-1015　牙衬图　图 11-1-1016　缠喉风图 3

风底斗

此證和起得水者可治先因角药入摩风膏少许井水調窨取疾次開风路針三因水硼散四围紫地散如病紫急湯水不下一身佐病气急鸡卧胸前赤腫此疾後不退身難治針百無一治或和起後喉不下但胸前紅腫漸至咽喉一時難治

欲識人間斗底风十分紅腫在胸中更加疾㿗咽喉內施药無功命必終

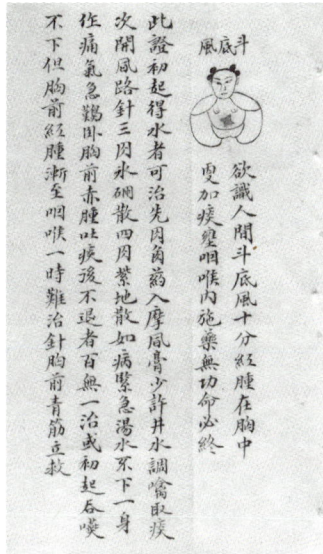

图 11-1-1017　斗底风图

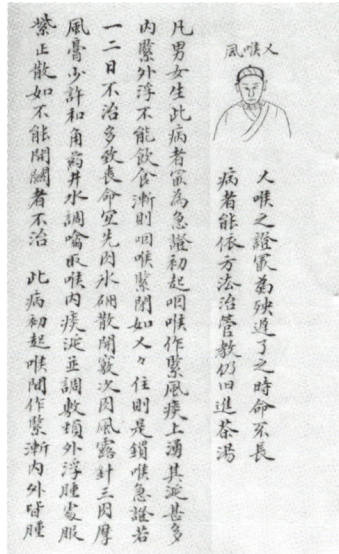

人喉风

人喉之證實為狹迫了之時命不長

凡男女生此病者實為急證初起咽喉作紫风疾上涌其涎甚多內紫外浮不能飲食漸則咽喉紫閉如々々住則是鎖喉急證若一二日不治多致喪命宜先用水硼散調窨取疾風膏少许和角药井水調敷喉內疾涎並調敷喉外浮腫宜服紫正散如不能開關者不治此病初起喉間作紫漸內外時腫

图 11-1-1018　义喉风图

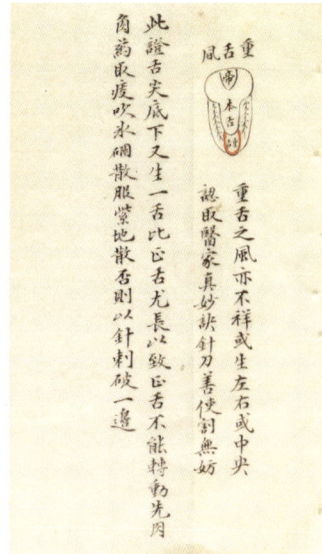

重舌风

此證舌尖底下又生一舌此乃舌尖長以致臣舌不能搏動先用角药取疾吹水硼散服紫地散否則以針刺破一遍

重舌之风亦不祥或生左右或中央須取醫家真妙訣針刀善使到無妨

图 11-1-1019　重舌风图

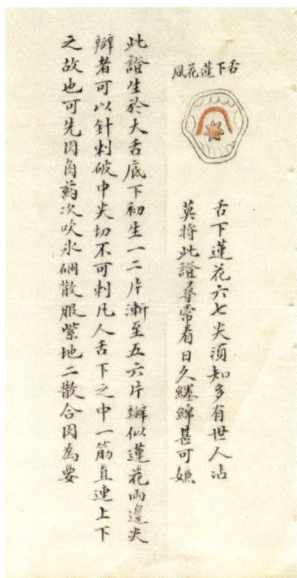

风花蓮下舌

此證生於大舌底下和生一二片漸至五六片辦似蓮花兩邊夹辦者可以針刺破中和夹切不可刺凡人舌下之中一箭真連上下之故也可先因角药次吹水硼散服紫地二散合因為妙

舌下蓮花六七尖頂知多有世人沾莫將此證尋常看日久蠍蠍甚可娛

图 11-1-1020　舌下莲花风图

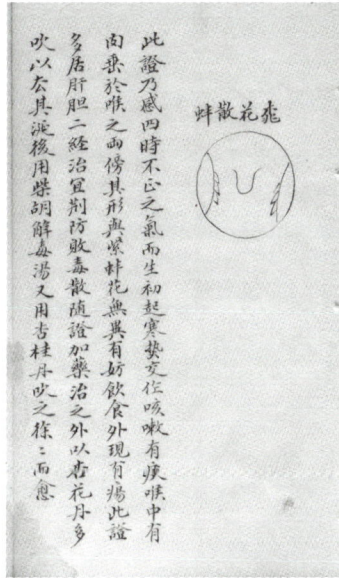

蚌散花桃

此證乃感四時不正之气而生和起寒暑变佐囙乘於喉之兩傍其形與紫蚌花無異有妨飲食外現目赤花丹多生肝胆二経治宜剌防敗毒散随證加藥治之外以君花丹吹之多居咽喉咳嗽喉中有此證用柴胡解毒湯又用吉桂丹吹少该之徐々而愈

图 11-1-1021　桃花散蚌图

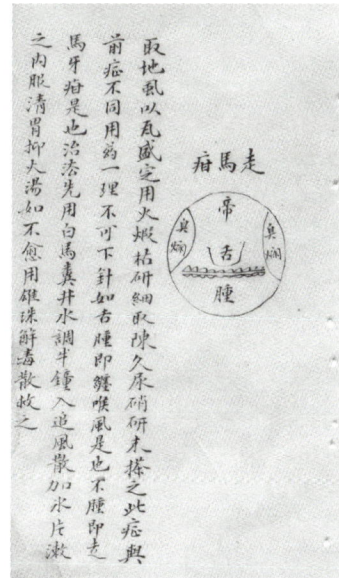

疳馬走

取地氣以瓦盛定用火煨枯研細取陳久壁硝研末搭之此疳與前疳不同用之一理不可下針如右腫即雞入追风散是也不腫即走馬牙疳是也治法先用白馬井水調半鐘入之内服清胃抑大湯如不愈用鑯珠解毒散攻之加水片漱

图 11-1-1022　走马疳图

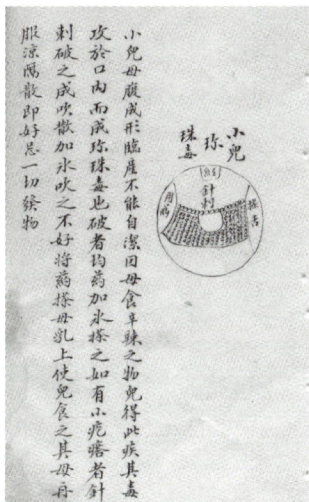

小兒珍珠毒

小兒母服咸形臨產不能自漱囙毋食辛辣之物得此疾其毒攻於口内而成珍珠毒也破者鈎药加水搓之如有小疮瘩若針剌破之成吹药散吹加水吹之不好將為搽母乳上使兒食之其母服涼膈散即好慇一切鉄物

图 11-1-1023　小儿珍珠毒图

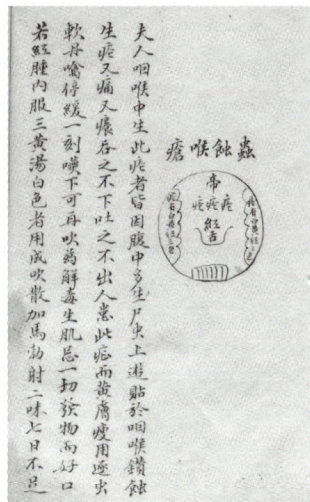

疳喉蝕虫

夫人咽喉中生此疮者皆因臟中多生尸虫上遊於咽喉錯雜生疮久痛久爛一刻噴下不可再用軟骨噙停碳一刻噴下不出人患此疮而黄膿瘦用藥若紅腫內服三黄湯白色者用成吹药散加馬勃一味七日不痊

图 11-1-1024　虫蚀喉疮图

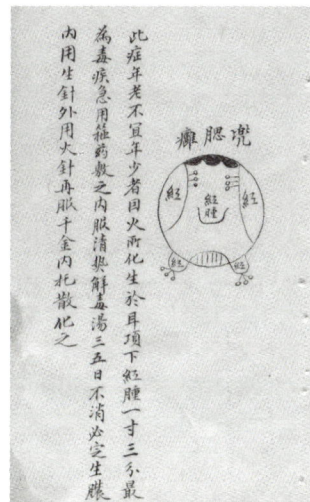

兜腮痈

此症年幼不宜年少患因火所化生於耳項下紅腫一寸三分最為嘉疾急用雄黃药敷之内服清热解毒湯三五日不消必定生膿内用生針外用火針再服千金内托散化之

图 11-1-1025　兜腮痈图

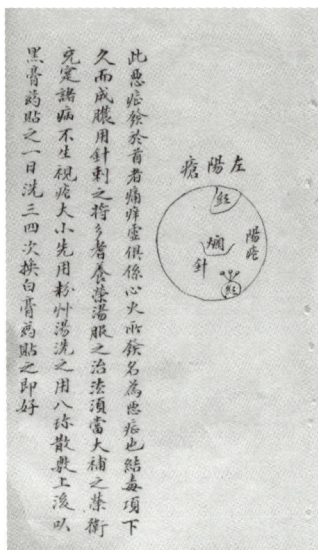

図 11-1-1026　左阳疮图

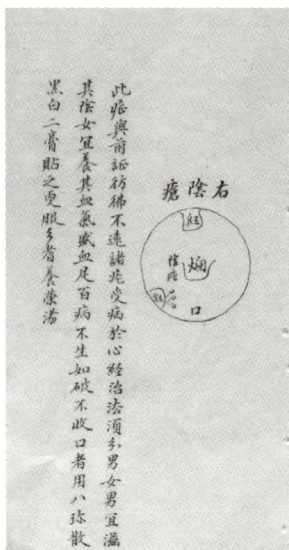

図 11-1-1027　右阴疮图

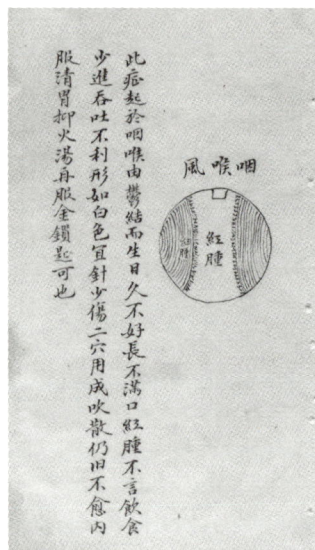

図 11-1-1028　咽喉风图

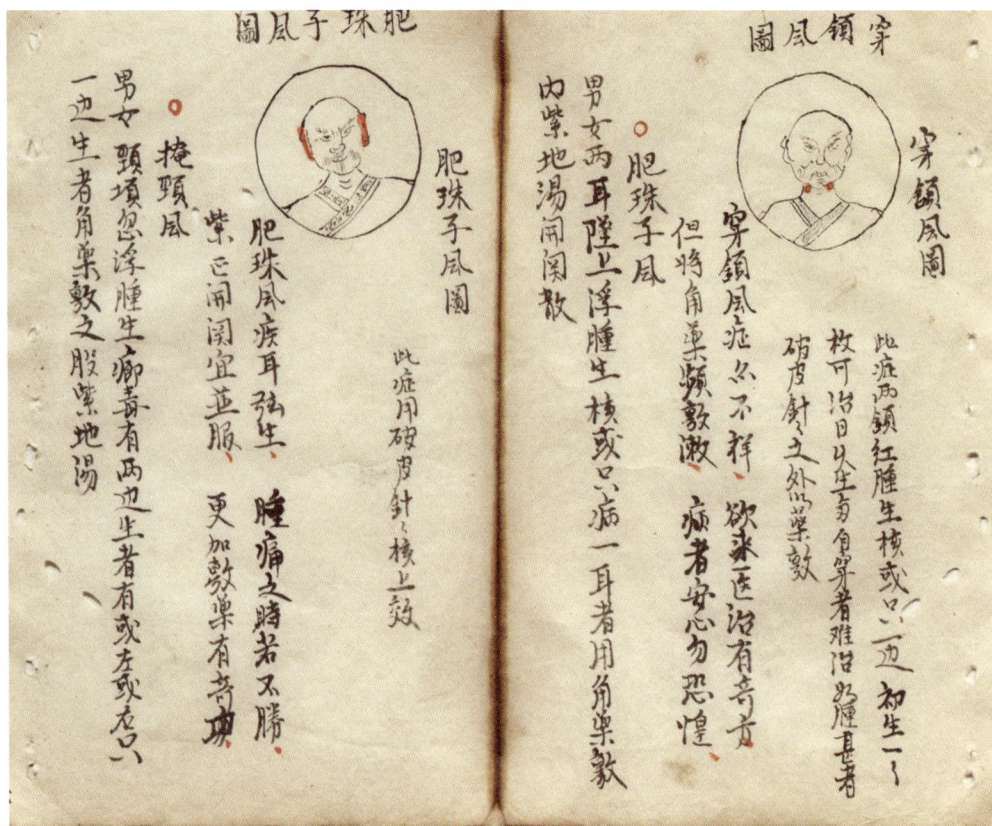

図 11-1-1029　穿颔风图　　図 11-1-1030　肥株子风图

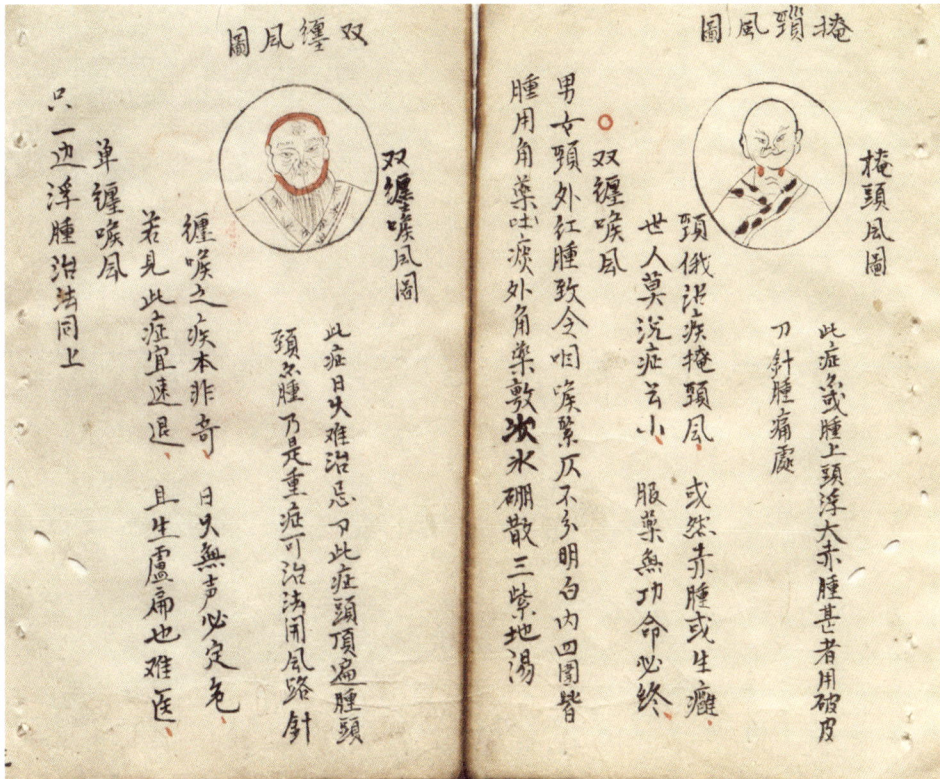

图 11-1-1031　掩颈风图　　图 11-1-1032　双缠风图

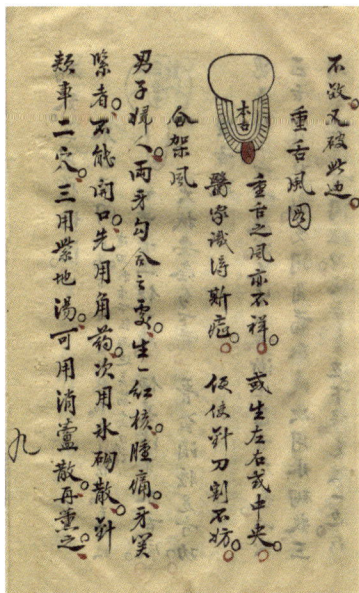

图 11-1-1033　重舌风图

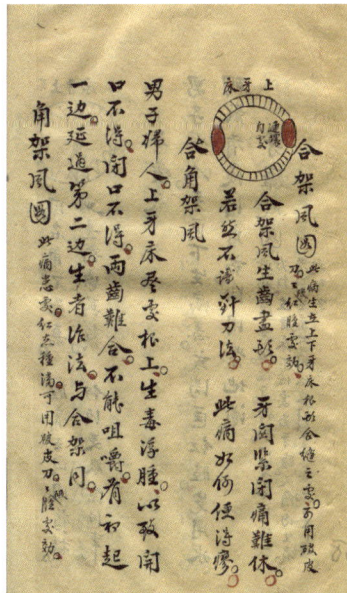

图 11-1-1034　合架风图

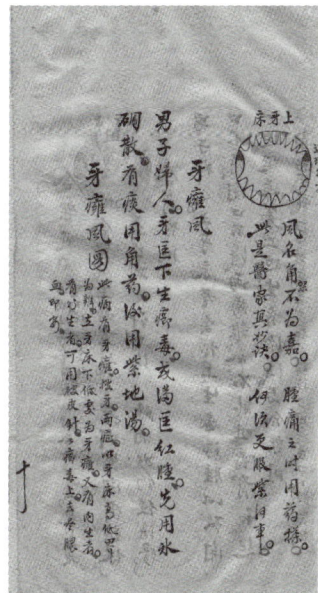

图 11-1-1035　牙痛风图

图 11-1-1036　悬瘊风图

图 11-1-1037　一点红风图

图 11-2-1038　面部五经所属之图

图 11-2-1039　《灵枢》脏腑
肢节应于面之图

图 11-2-1040　白苔舌图
图 11-2-1041　将瘟舌图

图 11-2-1042　中焙舌图
图 11-2-1043　生斑舌图
图 11-2-1044　黑尖舌图
图 11-2-1045　红星舌图

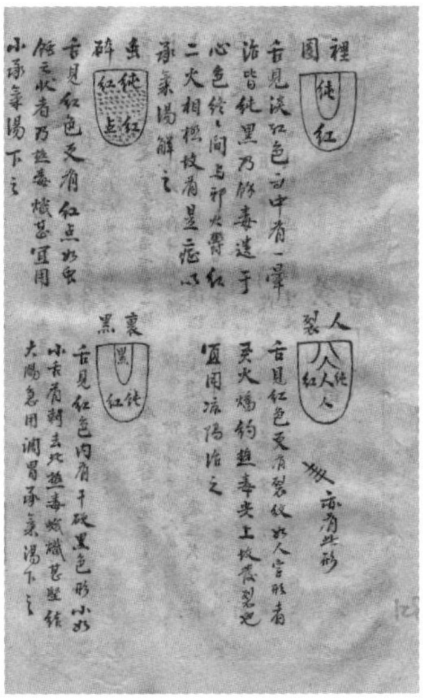

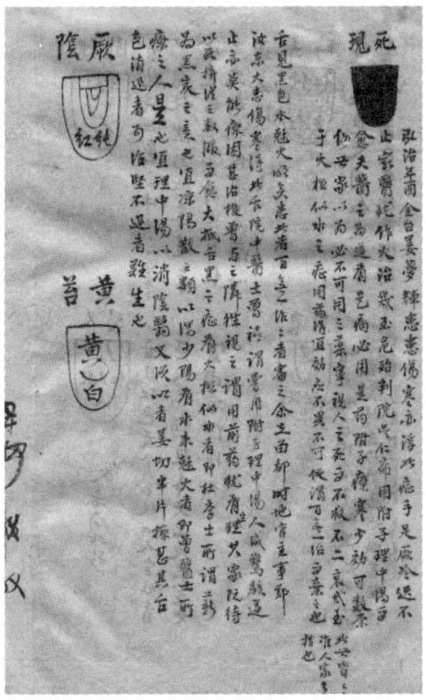

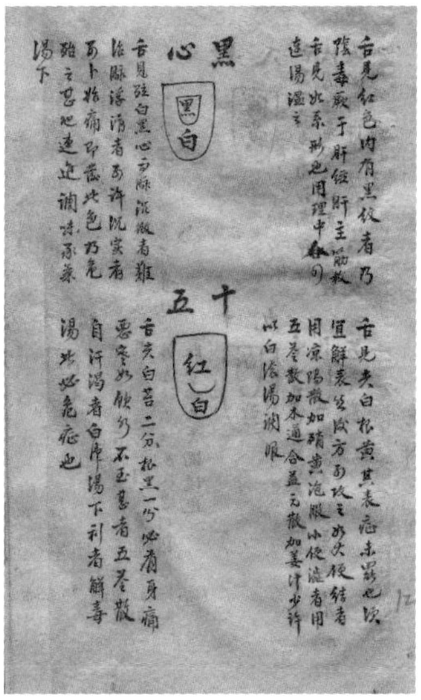

图 11-2-1046 里圈舌图
图 11-2-1047 人裂舌图
图 11-2-1048 虫碎舌图
图 11-2-1049 里黑舌图

图 11-2-1050 死现舌图
图 11-2-1051 厥阴舌图
图 11-2-1052 黄苔舌图

图 11-2-1053 黑心舌图
图 11-2-1054 舌尖白苔根黄图

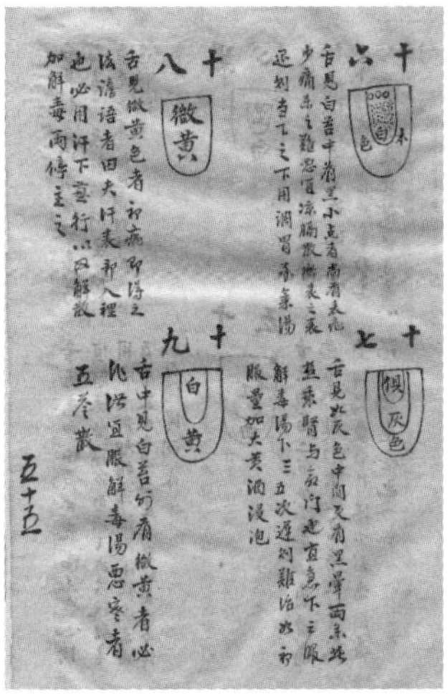

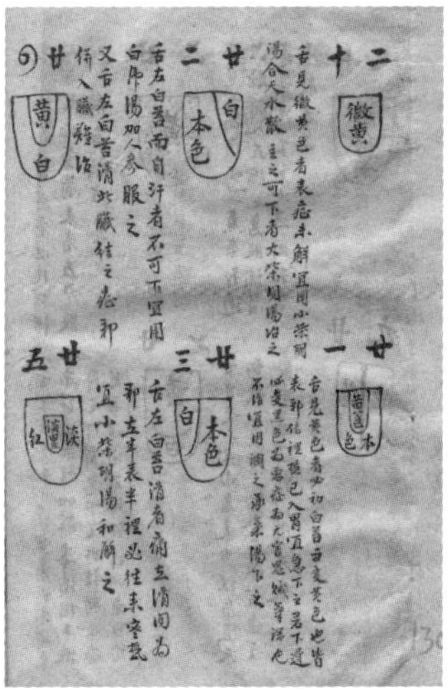

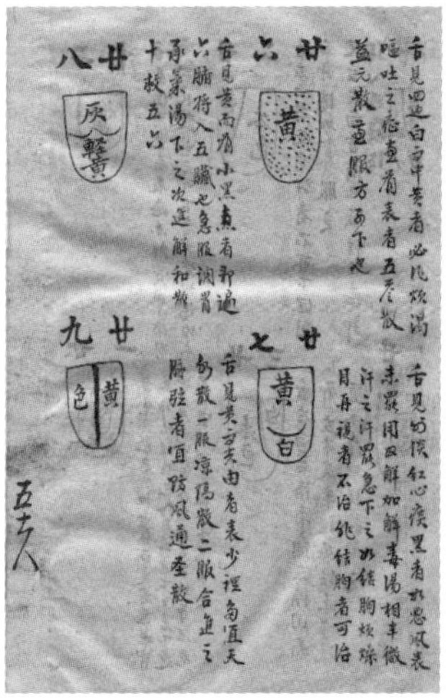

图 11-2-1055 舌见白苔中有黑小点图
图 11-2-1056 舌见灰色中有黑晕图
图 11-2-1057 舌见微黄图
图 11-2-1058 舌根白苔尖微黄图

图 11-2-1059 舌见微黄图
图 11-2-1060 舌见黄色图
图 11-2-1061 舌左白苔图
图 11-2-1062 舌左白苔滑图
图 11-2-1063 舌四边白中间黄图
图 11-2-1064 舌见淡红心痰黑图

图 11-2-1065 舌见淡黄有小黑点图
图 11-2-1066 舌见根黄尖白图
图 11-2-1067 舌见灰色夹黄图
图 11-2-1068 舌见黄中黑图

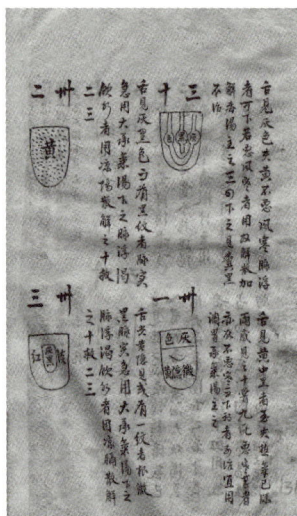

图 11-2-1069　舌见灰黑有黑纹图
图 11-2-1070　舌根微黑尖隐黄图
图 11-2-1071　舌黄现黑点图　　　　　　图 11-2-1073　舌根微黑尖黄图
图 11-2-1072　舌四边微红中间灰黑图　　图 11-2-1074　舌纯黄干涩图　　图 11-2-1075　舌根灰黑尖黄图

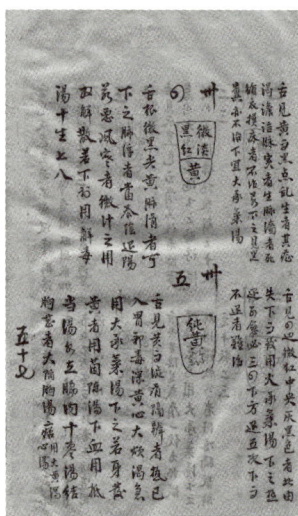

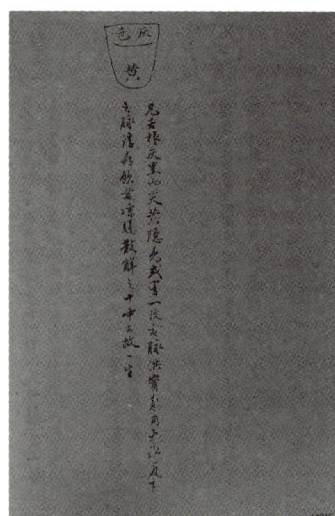

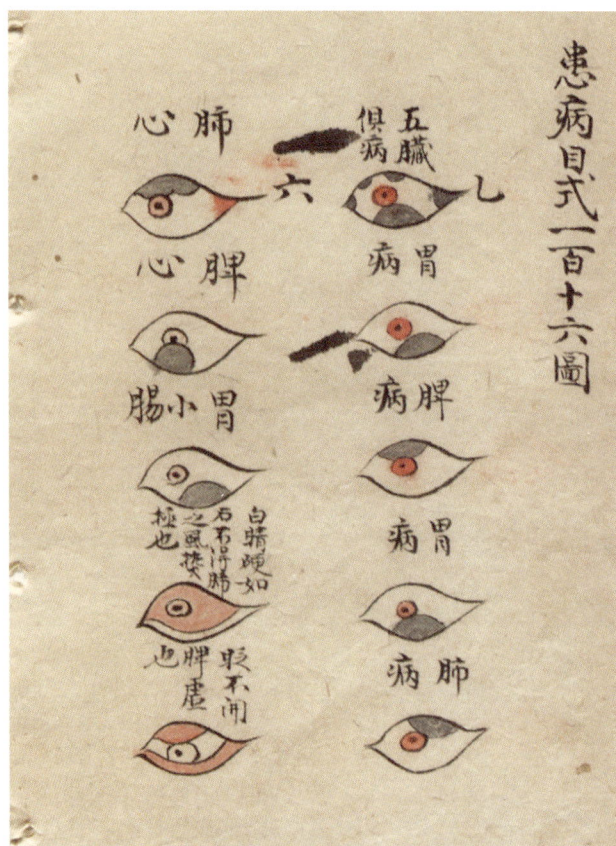

图 11-2-1076　五脏俱病目图　　图 11-2-1077　胃病目图 1
图 11-2-1078　脾病目图 1　　　图 11-2-1079　胃病目图 2
图 11-2-1080　肺病目图 1　　　图 11-2-1081　肺心目图 1
图 11-2-1082　脾心目图　　　　图 11-2-1083　胃小肠目图
图 11-2-1084　白晴硬如石目图　图 11-2-1085　眨不开脾虚目图

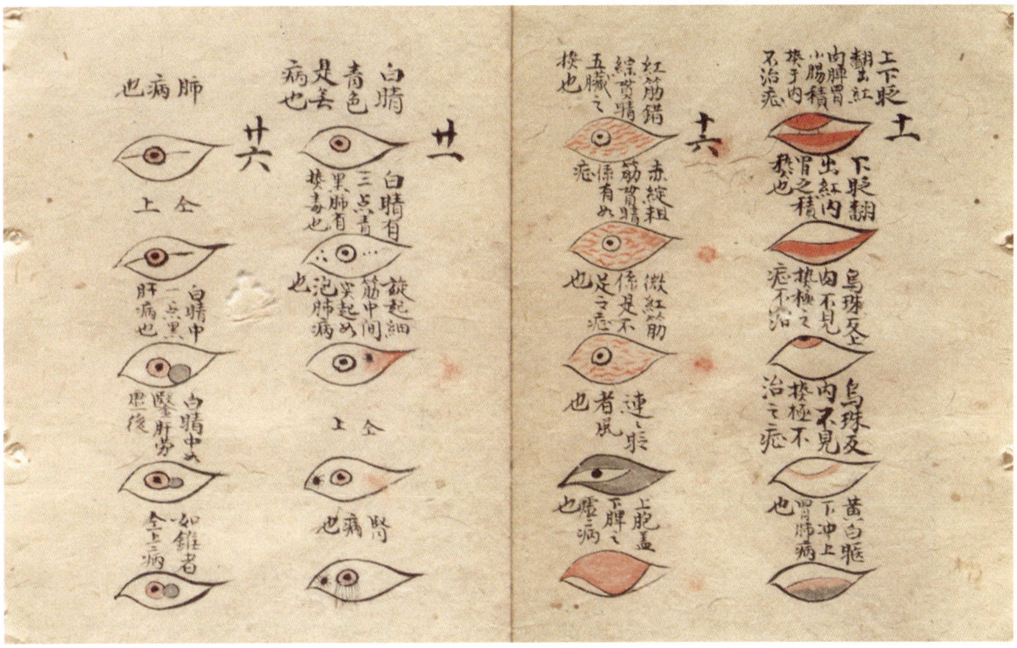

图 11-2-1086 上下眨翻红肉目图　图 11-2-1087 下眨翻红肉目图　图 11-2-1088 乌珠反上目图
图 11-2-1089 乌珠不见目图　图 11-2-1090 黄白框下冲上目图　图 11-2-1091 红筋贯睛目图
图 11-2-1092 赤绽粗筋贯睛目图　图 11-2-1093 微红筋目图　图 11-2-1094 连连眨目图
图 11-2-1095 上胞盖下目图　图 11-2-1096 白睛青色目图　图 11-2-1097 白睛三点青黑目图
图 11-2-1098 旋起细筋突起如泡图 1　图 11-2-1099 旋起细筋突起如泡图 2　图 11-2-1100 肾病目图 1
图 11-2-1101 肺病目图 2　图 11-2-1102 肺病目图 3　图 11-2-1103 白睛一点黑目图
图 11-2-1104 白睛如鉴肝劳图　图 11-2-1105 白睛如锥肝劳图

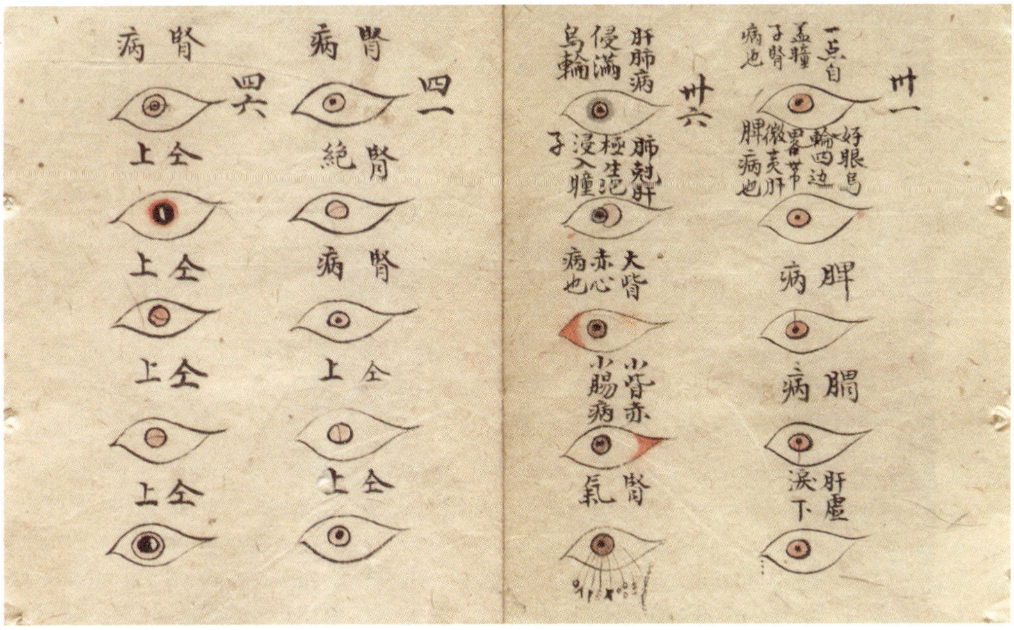

图 11-2-1106 一点白盖瞳子肾病目图　图 11-2-1107 乌轮四边微黄目图
图 11-2-1108 脾病目图 2　图 11-2-1109 脾病目图 3
图 11-2-1110 肝虚泪下图　图 11-2-1111 肝肺病侵满乌轮图
图 11-2-1112 肺克肝生泡侵入瞳子图　图 11-2-1113 大眦赤心病图
图 11-2-1114 小眦赤小肠病图　图 11-2-1115 肾气目图
图 11-2-1116 肾病目图 2　图 11-2-1117 肾绝目图
图 11-2-1118 肾病目图 3　图 11-2-1119 肾病目图 4
图 11-2-1120 肾病目图 5　图 11-2-1121 肾病目图 6
图 11-2-1122 肾病目图 7　图 11-2-1123 肾病目图 8
图 11-2-1124 肾病目图 9　图 11-2-1125 肾病目图 10

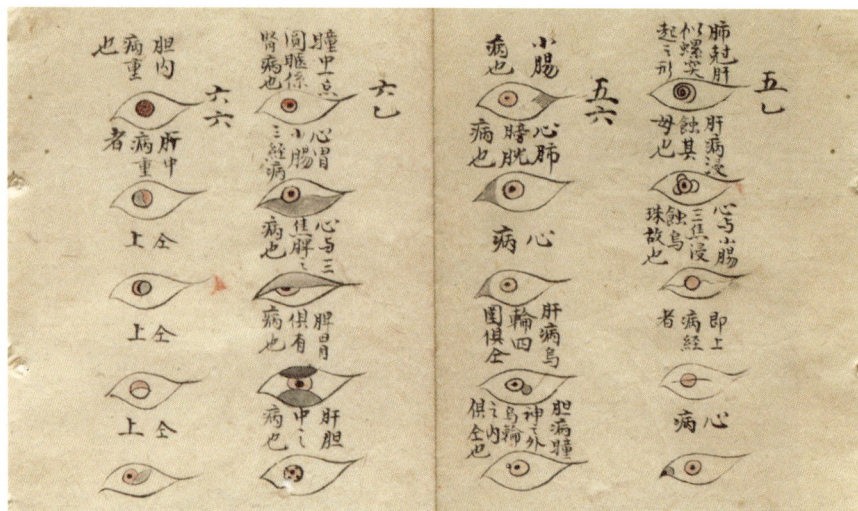

图 11-2-1126　肺克肝似螺突起图　　　　图 11-2-1127　肝病侵蚀其母图
图 11-2-1128　心与小肠三焦侵蚀乌珠图 1　图 11-2-1129　心与小肠三焦侵蚀乌珠图 2
图 11-2-1130　心病目图　　　　　　　　图 11-2-1131　小肠病目图
图 11-2-1132　心肺膀胱病目图　　　　　图 11-2-1133　心病目图 2
图 11-2-1134　肝病乌轮四围图　　　　　图 11-2-1135　胆病瞳外乌轮内目图
图 11-2-1136　瞳中圆框肾病图　　　　　图 11-2-1137　心胃小肠三经病目图
图 11-2-1138　心与三焦脾病目图　　　　图 11-2-1139　脾胃俱病目图
图 11-2-1140　肝胆病图　　　　　　　　图 11-2-1141　胆内病重图
图 11-2-1142　肝中病重图 1　　　　　　图 11-2-1143　肝中病重图 2
图 11-2-1144　肝中病重图 3　　　　　　图 11-2-1145　肝中病重图 4

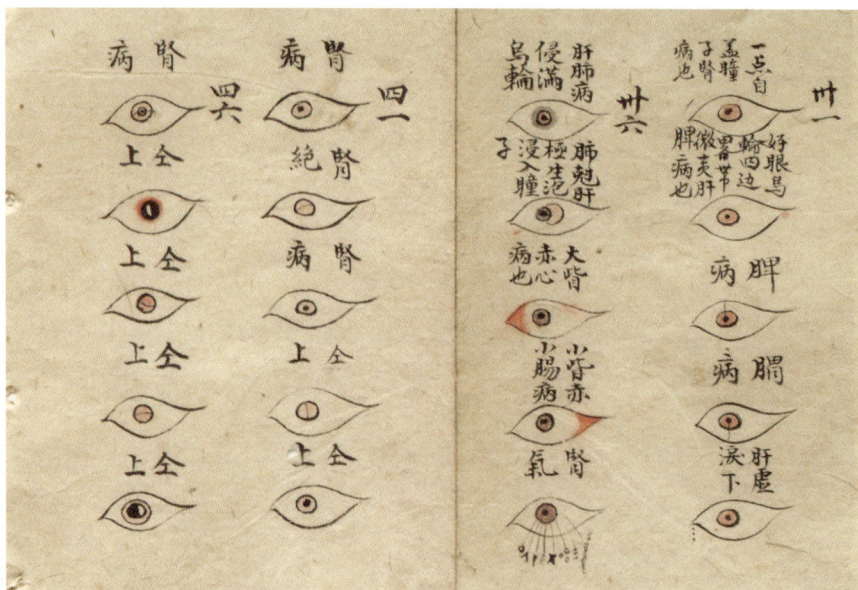

图 11-2-1146　肝中病重图 5　　　　　　图 11-2-1147　肝中病重图 6
图 11-2-1148　昼见夜昏雀目图　　　　　图 11-2-1149　螺突不治之症图
图 11-2-1150　睛珠深陷不治图　　　　　图 11-2-1151　内障图
图 11-2-1152　小肠三焦脾肺病目图　　　图 11-2-1153　心与膀胱脾病目图
图 11-2-1154　乌轮突起红泡肝血热图　　图 11-2-1155　乌珠昏暗肝肾病图
图 11-2-1156　乌珠通红肝热血升图　　　图 11-2-1157　下眅赤烂胃湿热图
图 11-2-1158　上眅赤烂脾胃湿热图　　　图 11-2-1159　上下俱烂脾胃湿热之极图
图 11-2-1160　上胞烂垂积热极图　　　　图 11-2-1161　倒睫下眅小肠脾肺病图
图 11-2-1162　痒极连眅风多图　　　　　图 11-2-1163　羞明症图
图 11-2-1164　风栗小肠病图　　　　　　图 11-2-1165　上胞如核疣病图

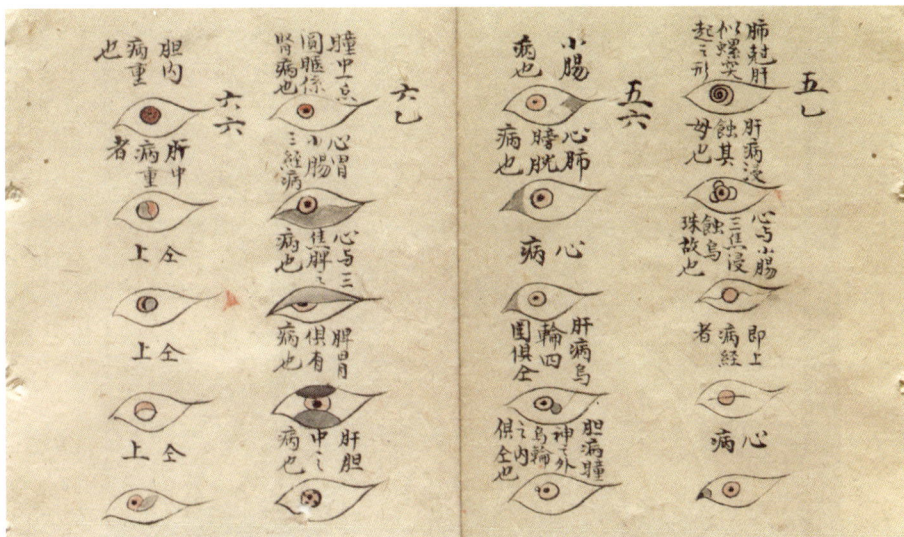

图 11-2-1166　下胞如核疣病图　　图 11-2-1167　偷针病图
图 11-2-1168　疳眼图　　　　　　图 11-2-1169　肾偏目图
图 11-2-1170　肝热突出如带图　　图 11-2-1171　肝热突出蟹睛图
图 11-2-1172　肾热极突起图　　　图 11-2-1173　肝肾热极突起大泡如黑漆图
图 11-2-1174　五色充满五脏病图　图 11-2-1175　眼如雾肝肾病图
图 11-2-1176　眵多稠粘肺热结图　图 11-2-1177　疳眼不开额痒图
图 11-2-1178　瞳子昏乌肺肝肾病图　图 11-2-1179　物伤眼图
图 11-2-1180　瞳子碧绿脾肾病图　图 11-2-1181　能近视不能远观不足之症图
图 11-2-1182　朝暮昏黑气血不足图　图 11-2-1183　左右流邪目图
图 11-2-1184　眼燥沙涩肺浮火图　图 11-2-1185　干涩血枯目图

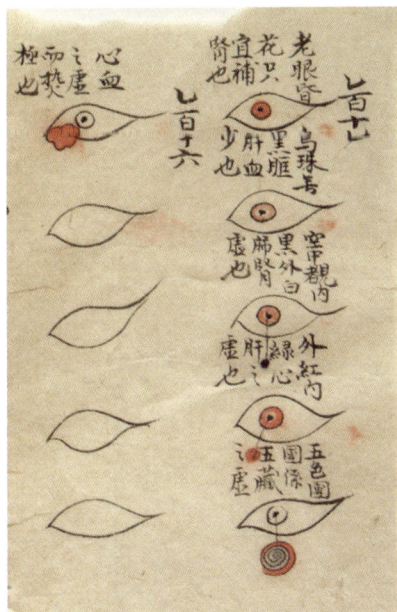

图 11-2-1186　老眼昏花图
图 11-2-1187　乌珠青黑框肝血少图
图 11-2-1188　内黑外白肺肾虚图
图 11-2-1189　外红内绿心肝虚图
图 11-2-1190　五色围团五脏虚图
图 11-2-1191　心血虚而热极目图　　图 11-2-1192　右手脉图　　　图 11-2-1193　左手脉图

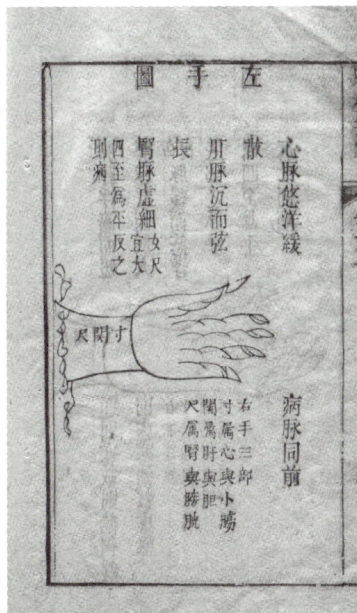

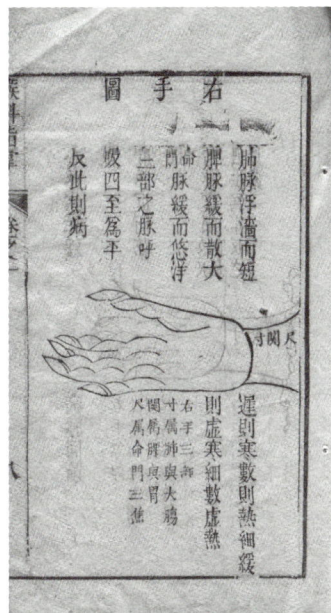

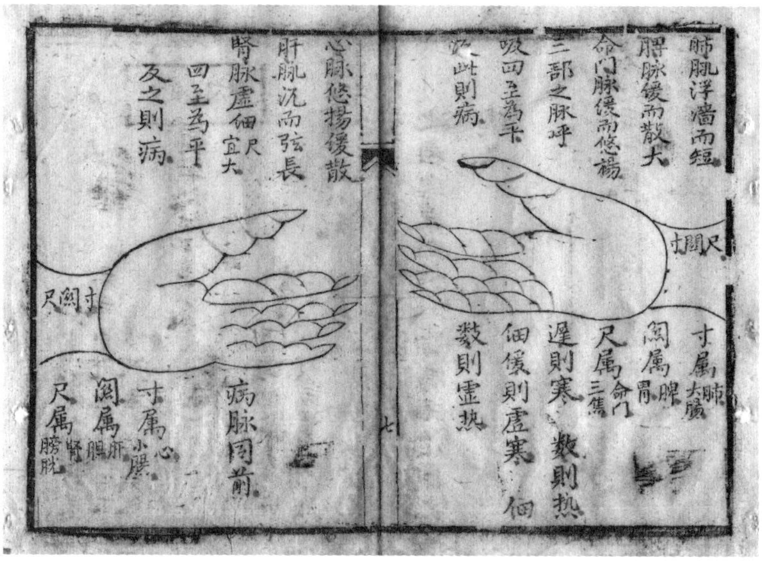

图 11-2-1194　右手脉图　图 11-2-1195　左手脉图

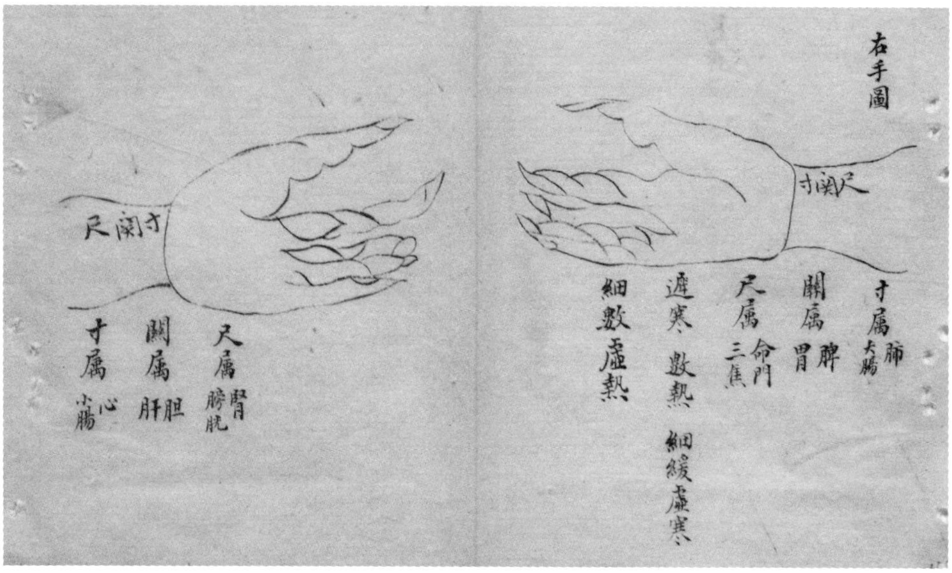

图 11-2-1196　右手脉图　图 11-2-1197　左手脉图

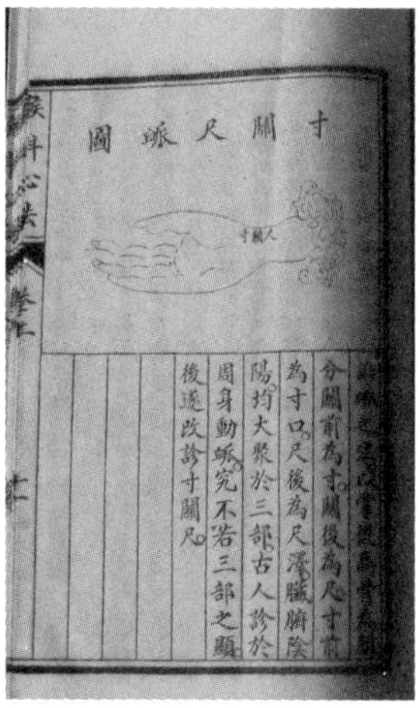

图 11-2-1198　寸关尺脉图

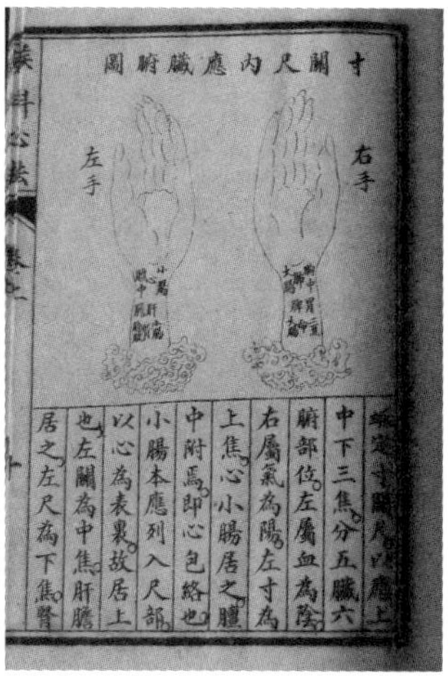

图 11-2-1199　寸关尺内应脏腑图

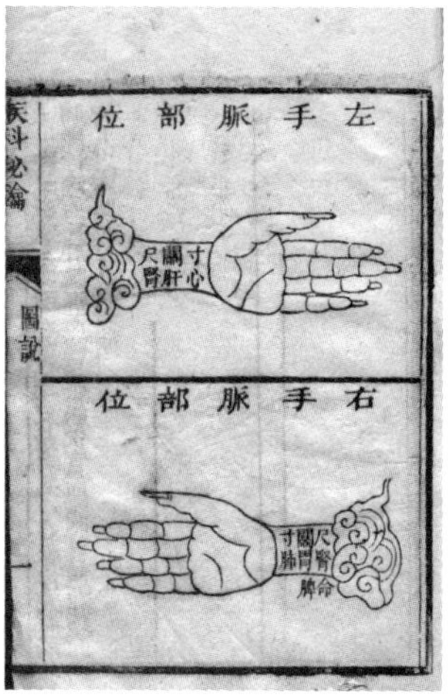

图 11-2-1200　左手脉部位图

图 11-2-1201　右手脉部位图

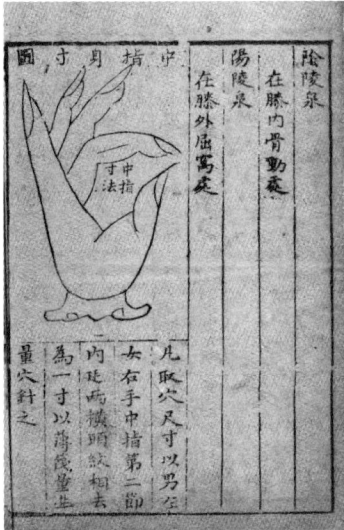

图 11-3-1202　中指身寸图

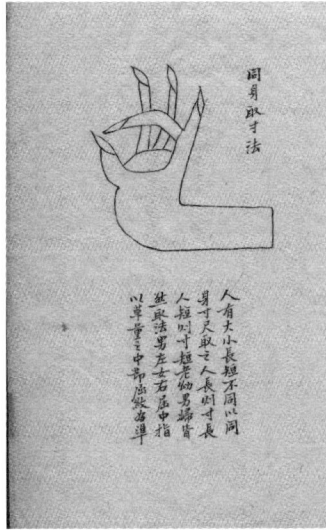

图 11-3-1203　同身取寸法

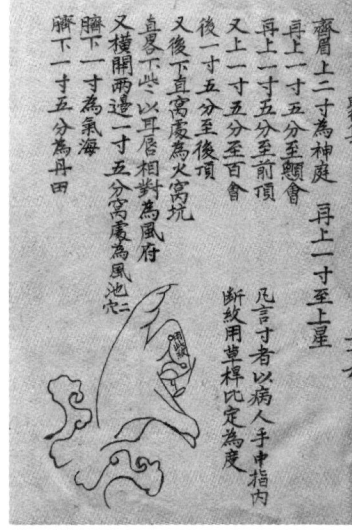

图 11-3-1204　中指同身取寸法

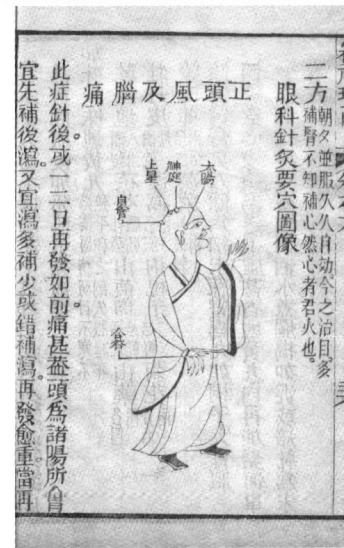

图 11-3-1205　正头风及脑痛针穴图

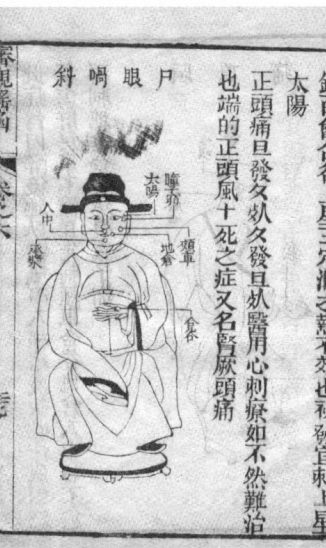

图 11-3-1206　口眼㖞斜针穴图

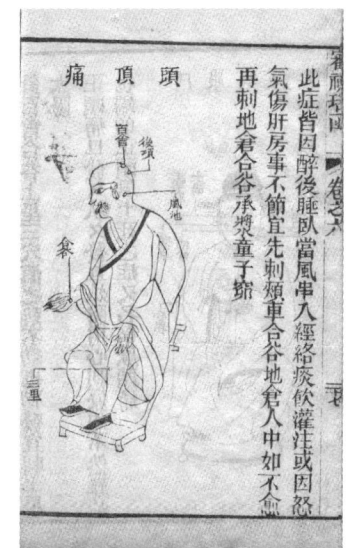

图 11-3-1207　头顶痛针穴图

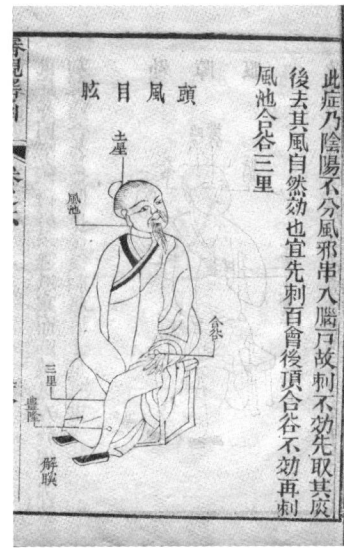

图 11-3-1208　头风目眩针穴图

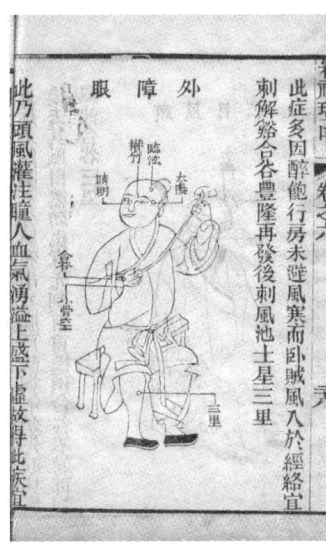

图 11-3-1209　外障眼针穴图

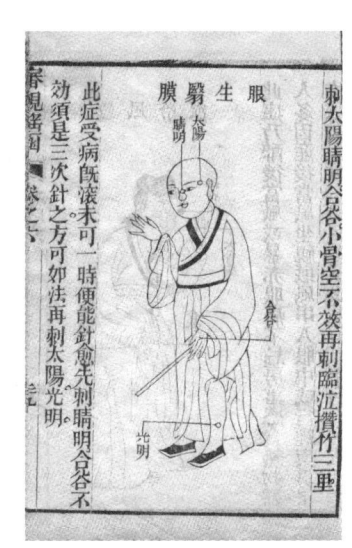

图 11-3-1210　眼生翳膜针穴图

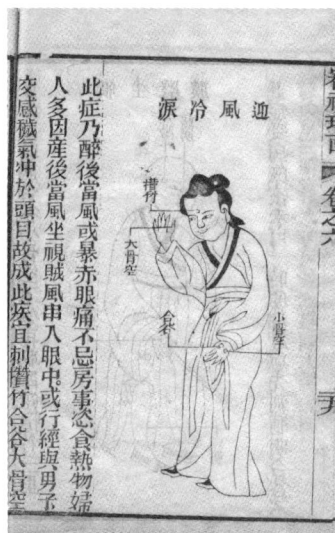

图 11-3-1211　迎风冷泪针穴图

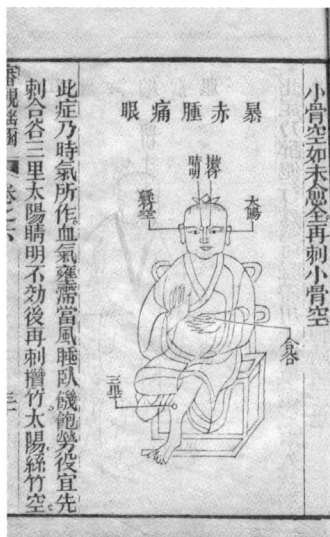

图 11-3-1212　暴赤肿痛眼针穴图

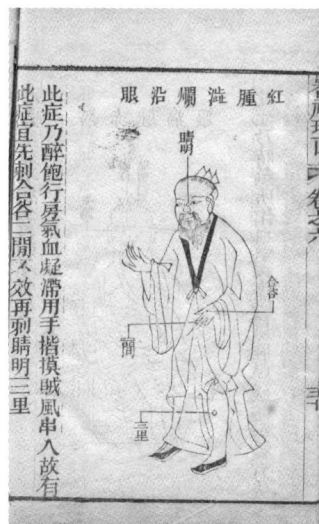

图 11-3-1213　红肿涩烂沿眼针穴图

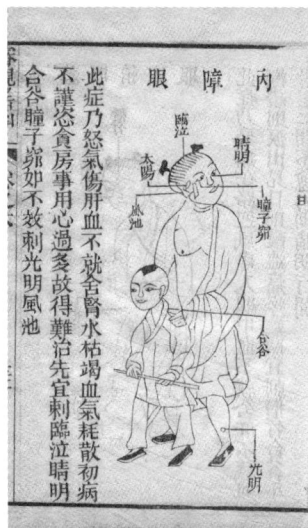

图 11-3-1214　内障眼针穴图

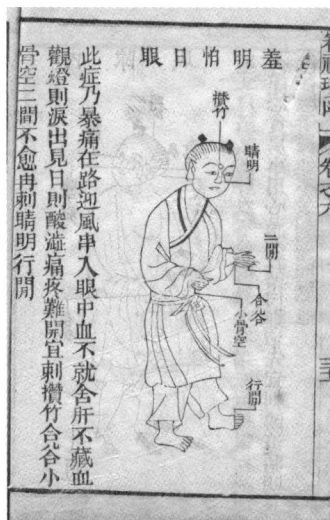

图 11-3-1215　羞明怕日眼针穴图

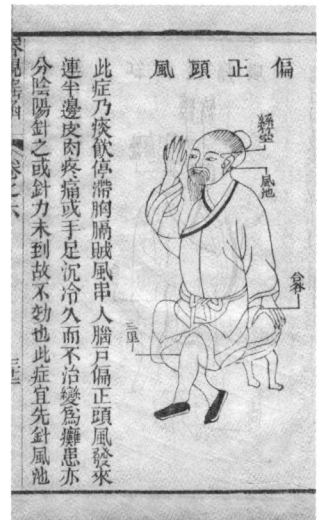

图 11-3-1216　偏正头风针穴图

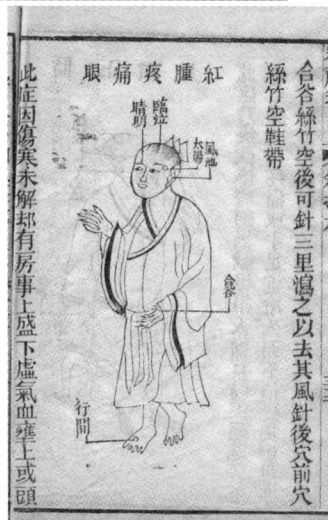

图 11-3-1217　红肿疼痛眼针穴图

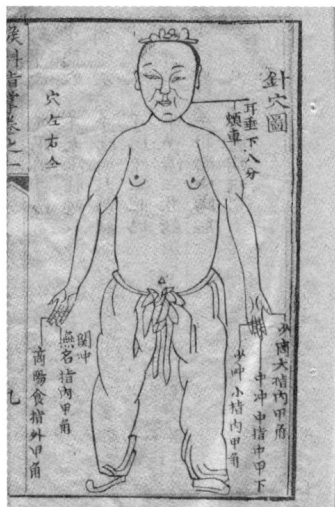

图 11-3-1218　喉科针穴图

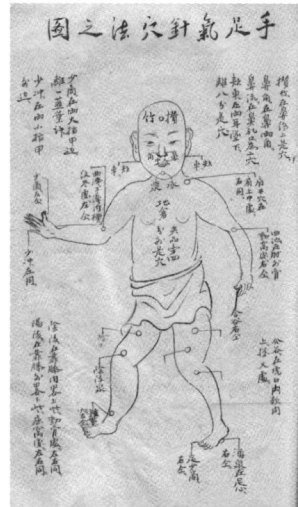

图 11-3-1219　手足气针穴法图

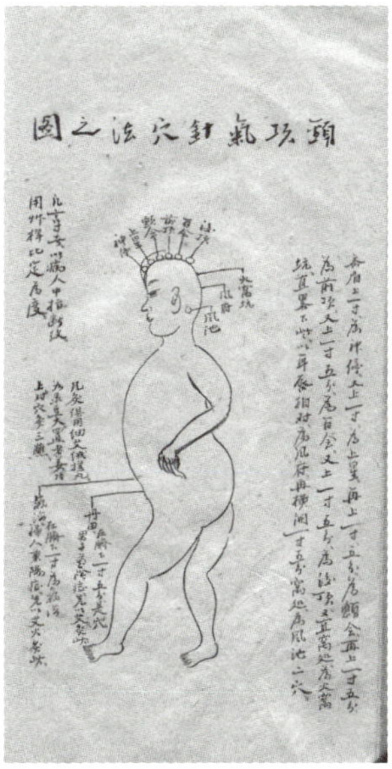

图 11-3-1220 颈项气针穴法图

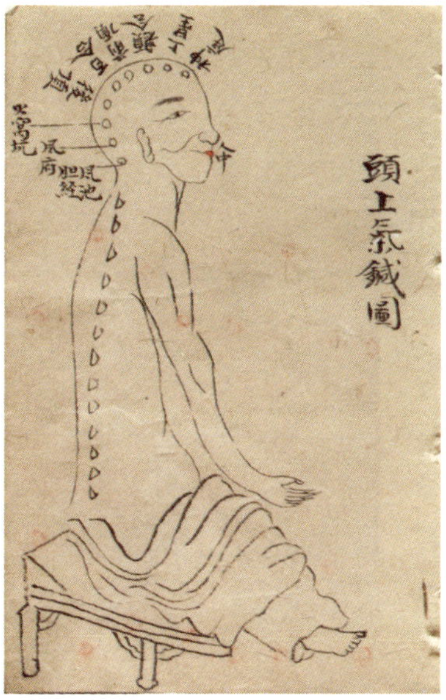

图 11-3-1221 头上气针图

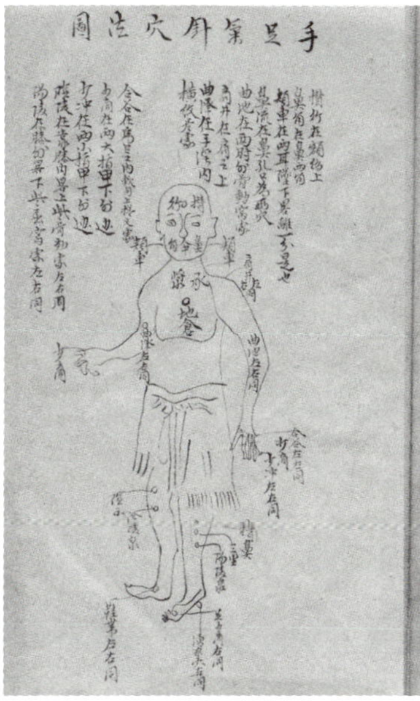

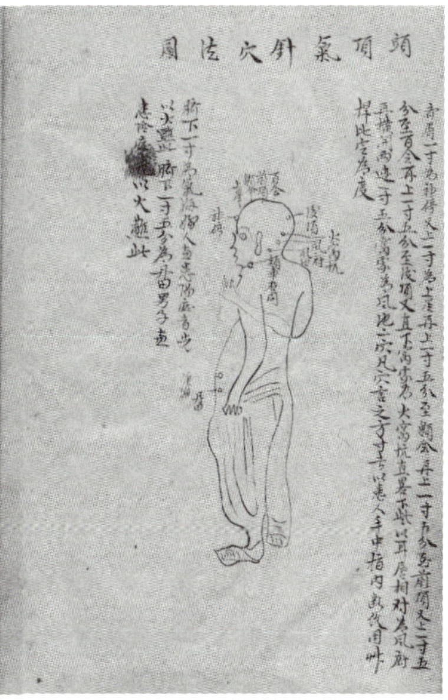

图 11-3-1222 手足气针穴法图　图 11-3-1223 颈项气针穴法图

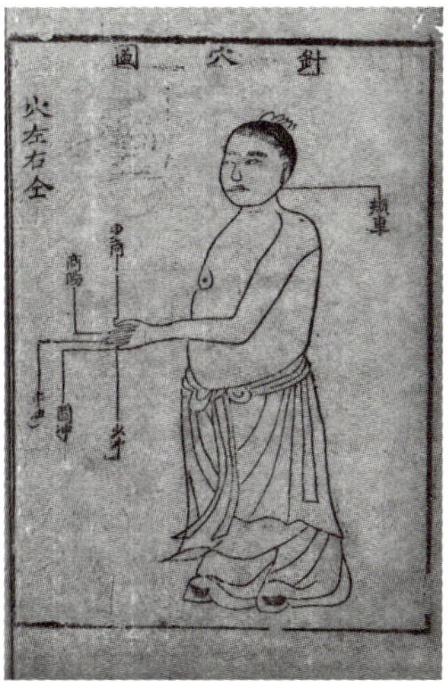

图 11-3-1224 针穴图

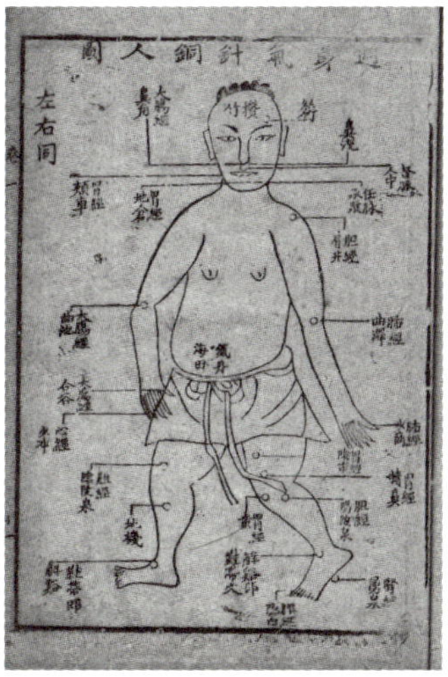

图 11-3-1225 周身气针铜人图

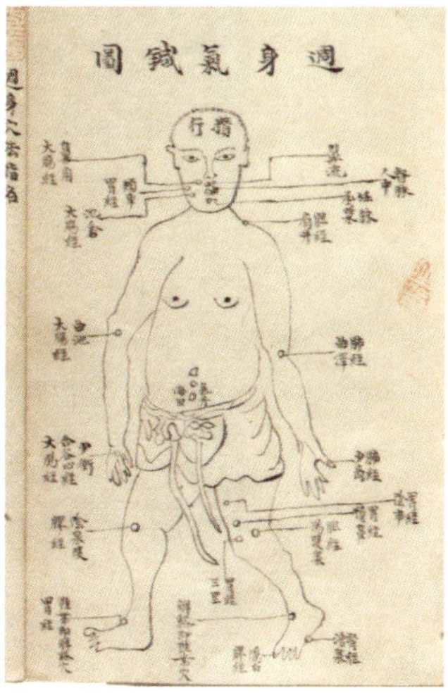

图 11-3-1226 周身气针图

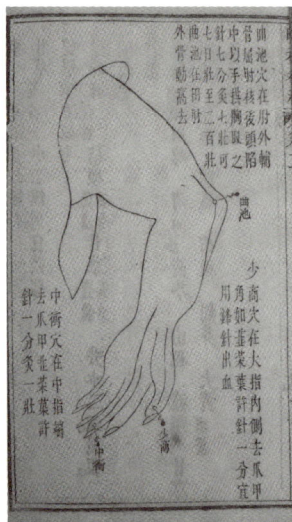

图 11-3-1227　上肢针穴图

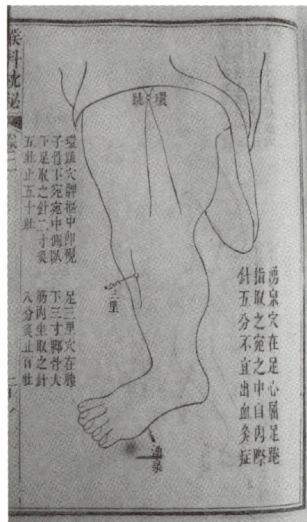

图 11-3-1228　下肢针穴图

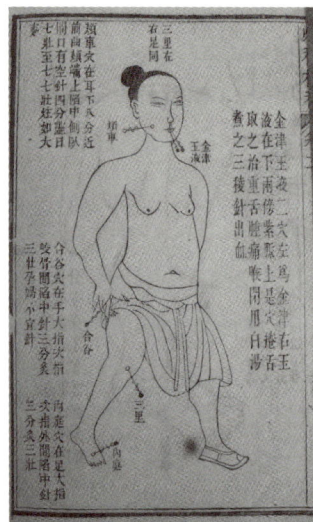

图 11-3-1229　正面针穴图

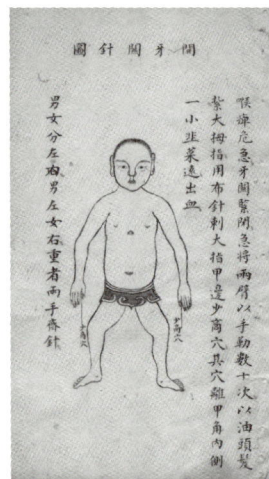

图 11-3-1230　开牙关针图

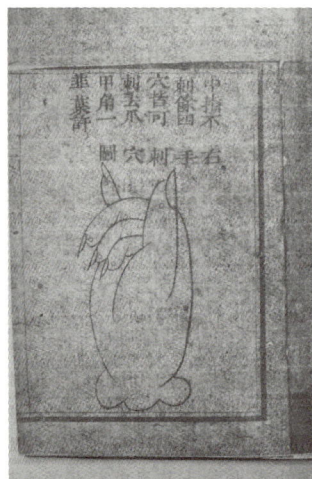

图 11-3-1231　右手刺穴法图

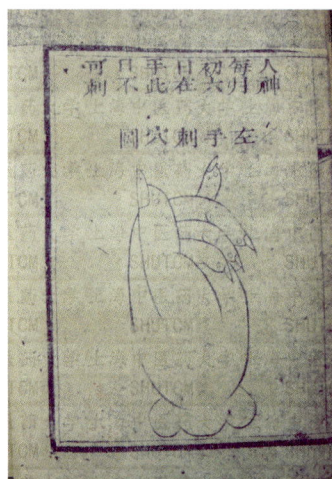

图 11-3-1232　左手刺穴法图

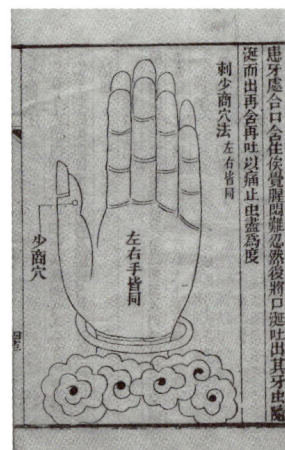

图 11-3-1233　刺少商穴法图

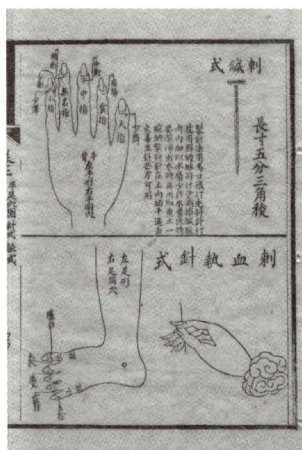

图 11-3-1234　刺针式图

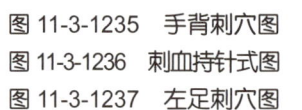

图 11-3-1235　手背刺穴图

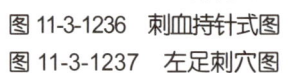

图 11-3-1236　刺血持针式图

图 11-3-1237　左足刺穴图

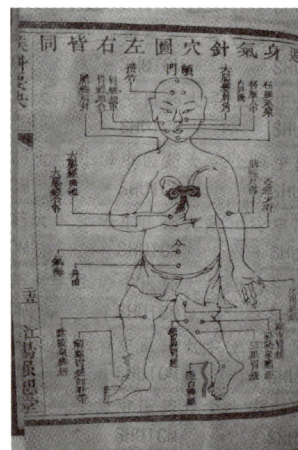

图 11-3-1238　周身气针穴图

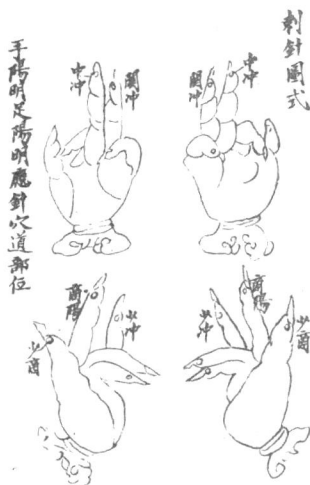

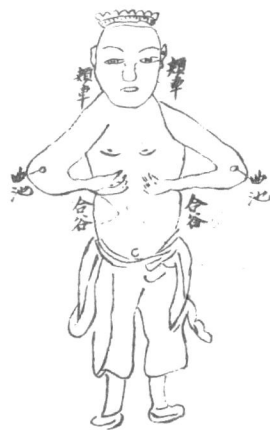

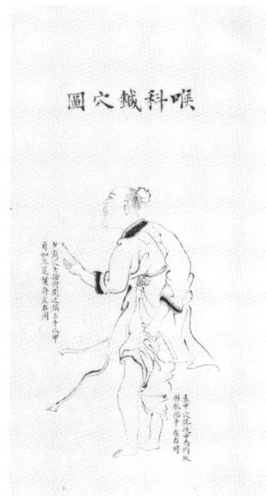

图 11-3-1239　右刺针图式一手（中冲关冲）刺针图

图 11-3-1240　右手（少商商阳少冲）刺针图

图 11-3-1241　左手（中冲关冲）刺针图

图 11-3-1242　左手（少商商阳少冲）刺针图

图 11-3-1243　正面刺穴图

图 11-3-1244　喉科针穴图

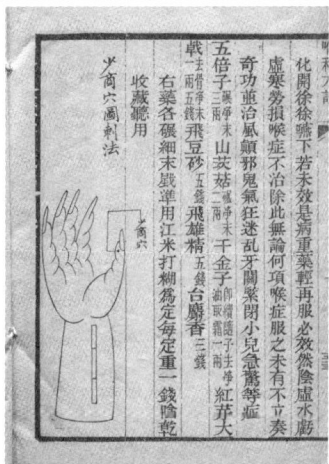

图 11-3-1245　少商穴刺法图

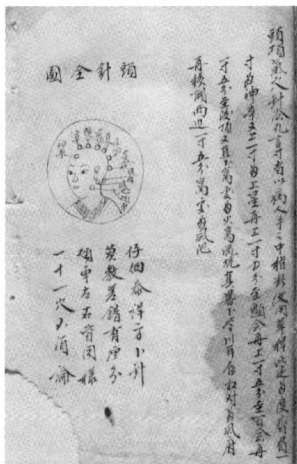

图 11-3-1246　头针全图

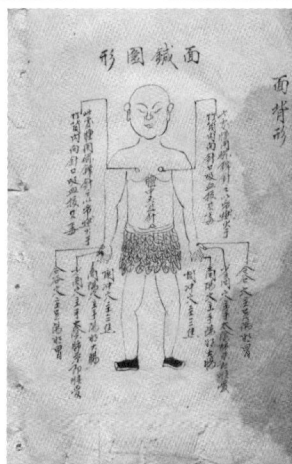

图 11-3-1247　面针图形

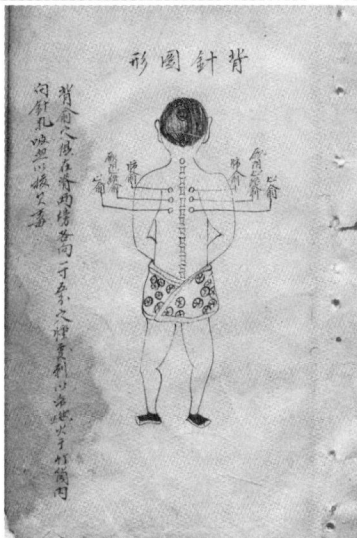

图 11-3-1248　背针图形

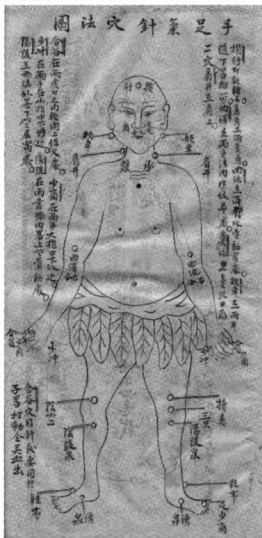

图 11-3-1249　手足气针穴法图

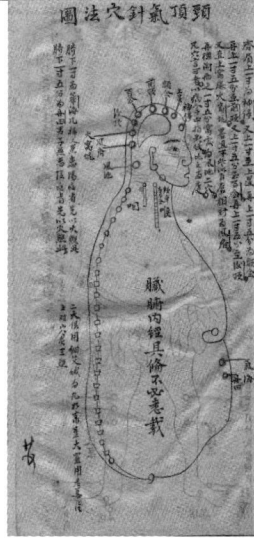

图 11-3-1250　颈项气针穴法图

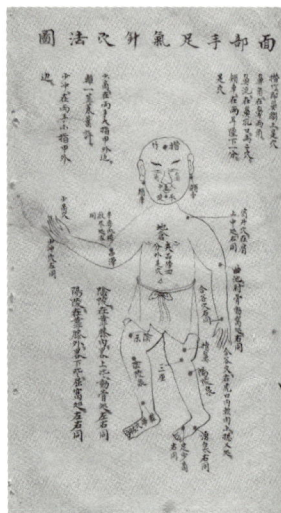

图 11-3-1251　面部手足气
针穴法图

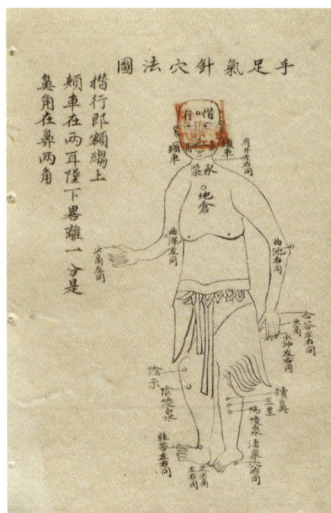

图 11-3-1252　手足气针穴法图

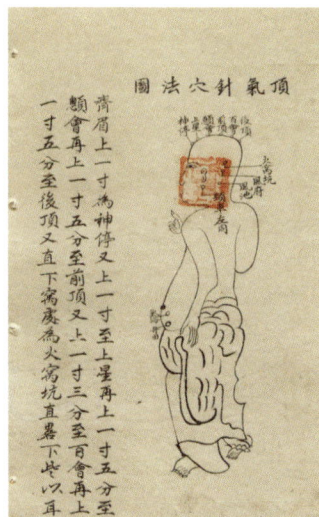

图 11-3-1253　顶气针穴法图

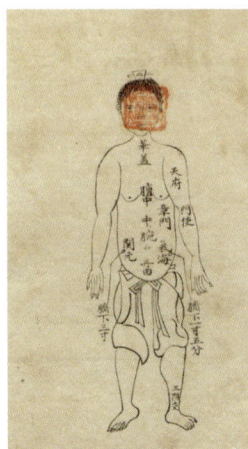

图 11-3-1254　正面穴
法图

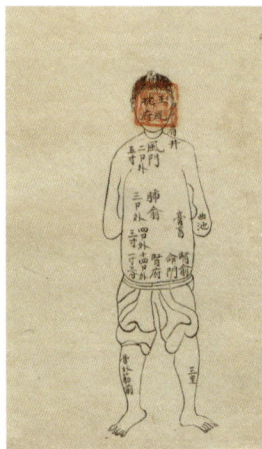

图 11-3-1255　背面穴法图

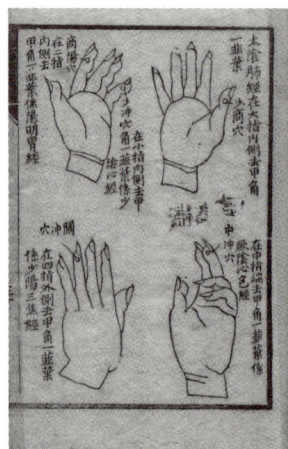

图 11-3-1256　少商穴图
图 11-3-1257　中冲穴图
图 11-3-1258　少冲商阳
穴图

图 11-3-1259　关冲穴图

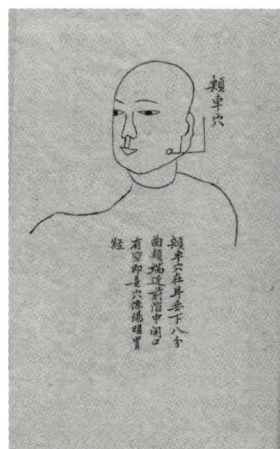

图 11-3-1260　颊车穴图

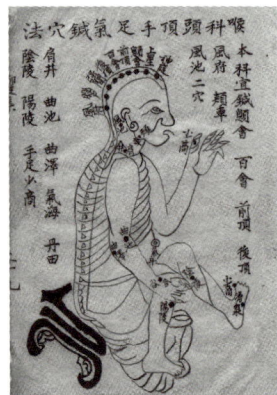

图 11-3-1261　喉科手足
气针穴法图

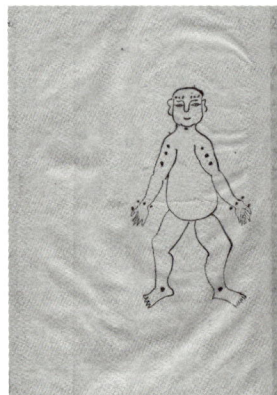

图 11-3-1262　鹿英山 1
房灸穴图

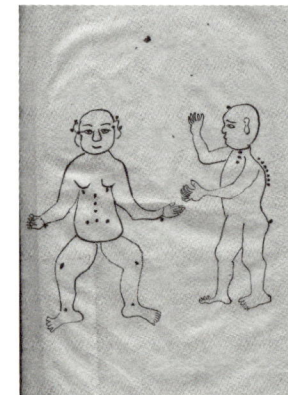

图 11-3-1263　鹿英山房灸
穴图 2

图 11-3-1264　鹿英山房灸
穴图 3

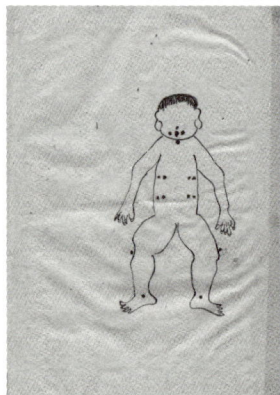

图 11-3-1265　鹿英山房灸
穴图 4

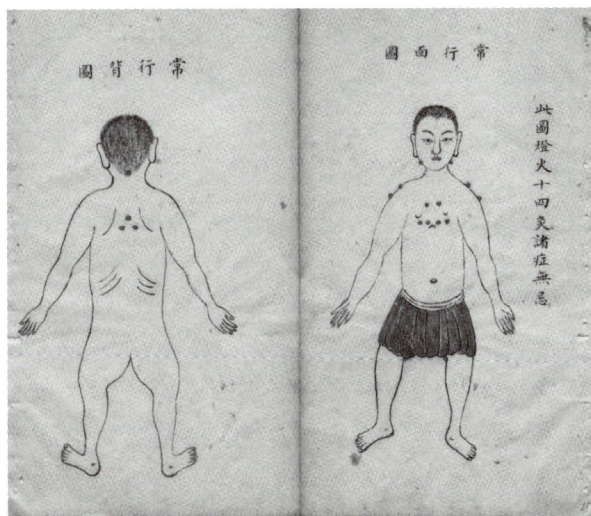

图 11-3-1266　常行面图　图 11-3-1267　常行背图

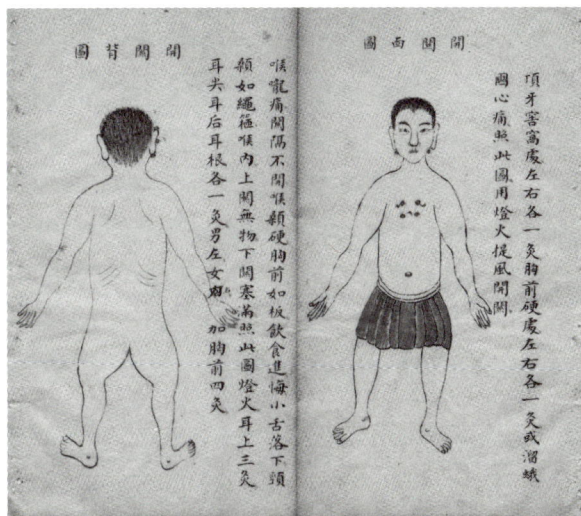

图 11-3-1268　开关面图　图 11-3-1269　开关背图

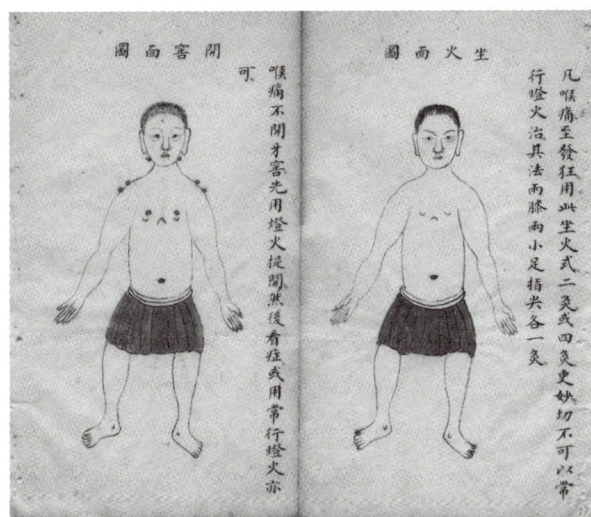

图 11-3-1270　坐火面图　图 11-3-1271　开窑面图

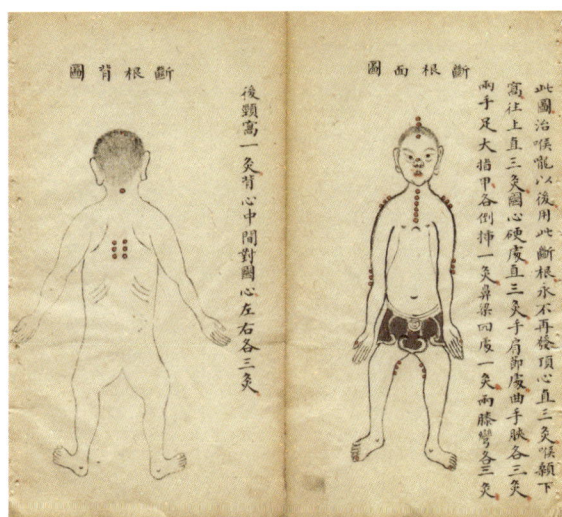

图 11-3-1272　断根面图　图 11-3-1273　断根背图

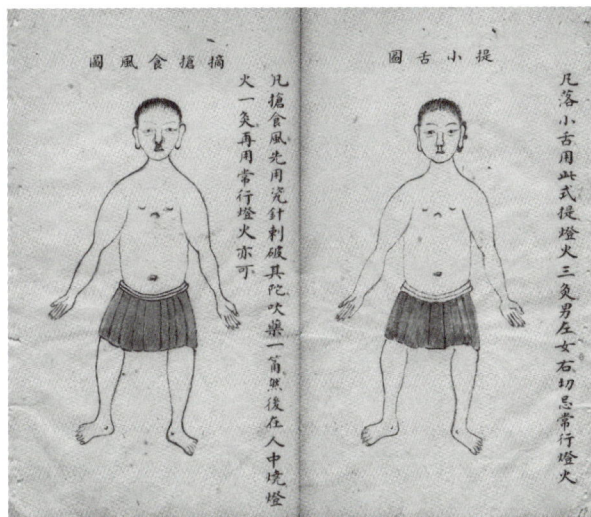

图 11-3-1274　提小舌图　图 11-3-1275　摘抢食风图

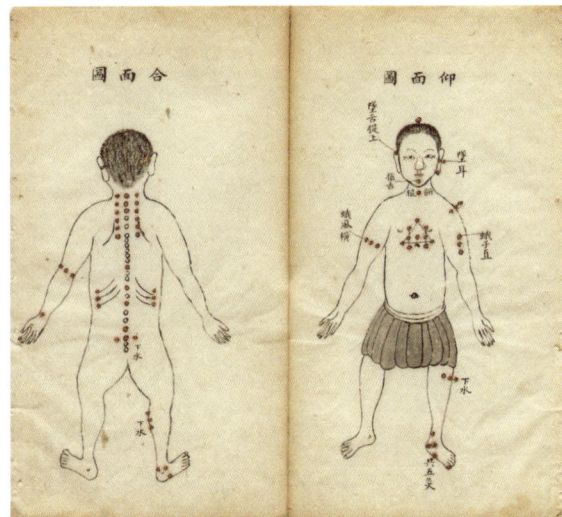

图 11-3-1276　仰面图　图 11-3-1277　合面图

图 11-3-1278　喉风针灸图

图 11-3-1279　喉风正面灯火图

图 11-3-1280　喉风全身灯火背图

图 11-3-1281　长绮堂正面灸穴图

图 11-3-1282　长绮堂背面灸穴图

图 11-3-1283　小长绮堂正面灸穴图 1

图 11-3-1284　小长绮堂背面灸穴图 1

图 11-3-1285　小长绮堂正面灸穴图 2

图 11-3-1286　小长绮堂背面灸穴图 2

图 11-3-1287　程传喉风背面灯火图

图 11-3-1288　程传喉风正面灯火图

图 11-3-1289　罗传喉风背面灯火图

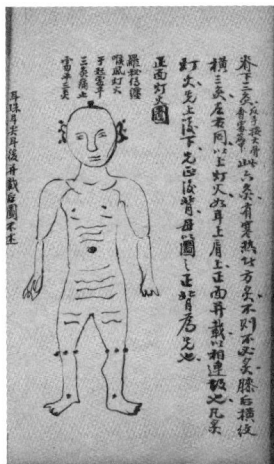

图 11-3-1290　罗传正面
灯火图

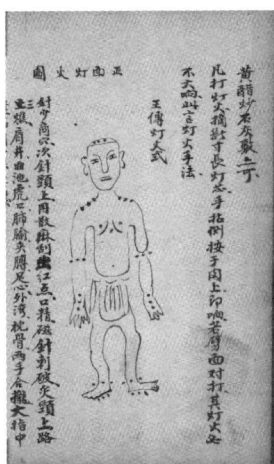

图 11-3-1291　王传灯火
正面图

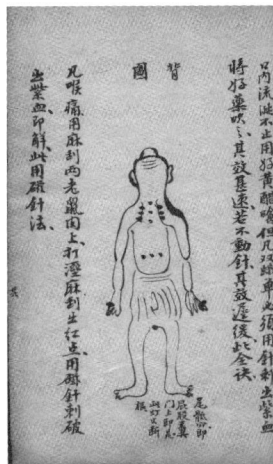

图 11-3-1292　王传灯火
背面图

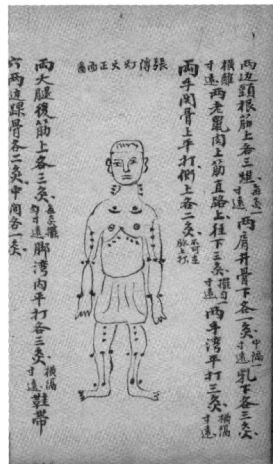

图 11-3-1293　张传灯火
正面图

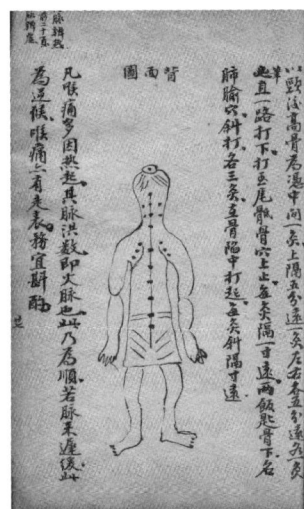

图 11-3-1294　张传灯火背
面图

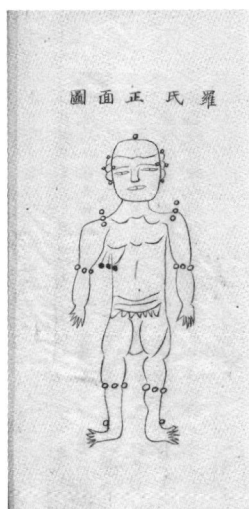

图 11-3-1295　罗氏正
面图

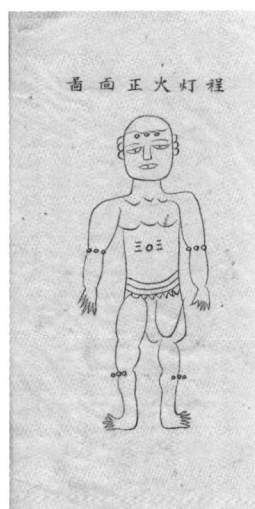

图 11-3-1296　程灯火正
面图

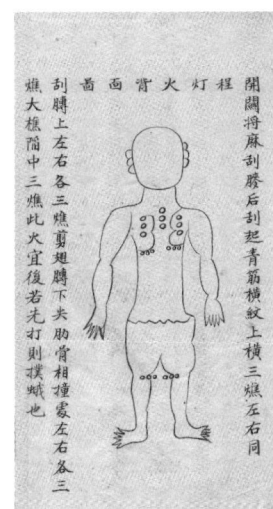

图 11-3-1297　程灯火背
面图

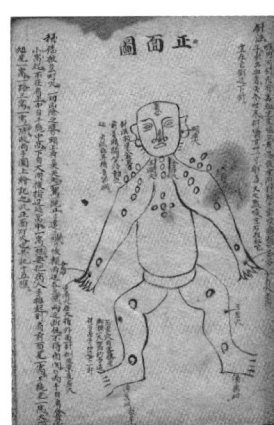

图 11-3-1298　雨亭正面图

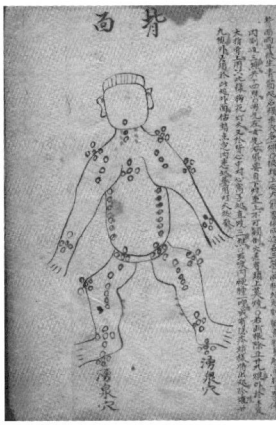

图 11-3-1299　雨亭背图 1

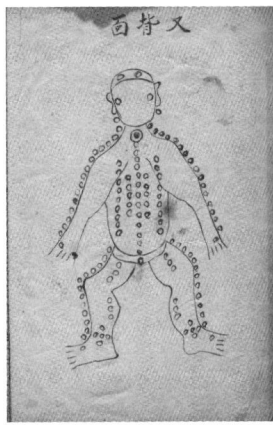

图 11-3-1300　雨亭背图 2

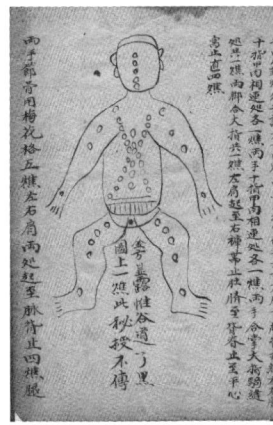

图 11-3-1301　雨亭背图 3

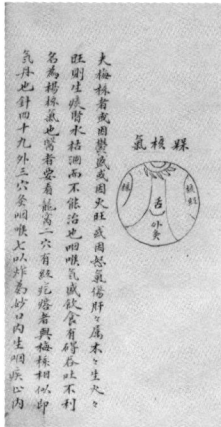

图 11-3-1302　梅核气外灸图

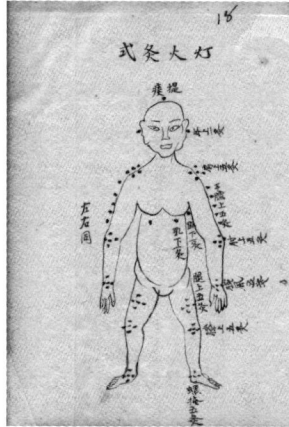

图 11-3-1303　灯火灸式图

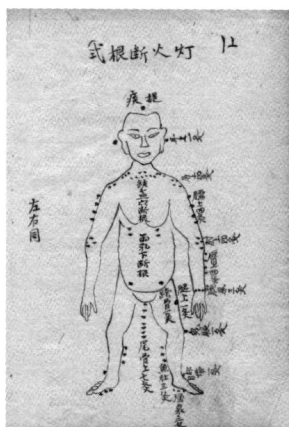

图 11-3-1304　灯火断根式图

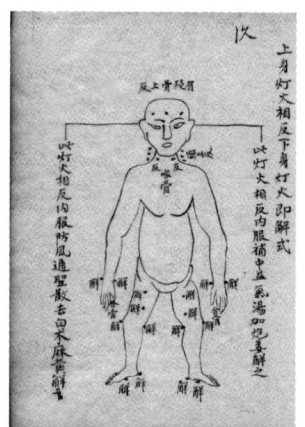

图 11-3-1305　上身灯火相反下身灯火即解式图

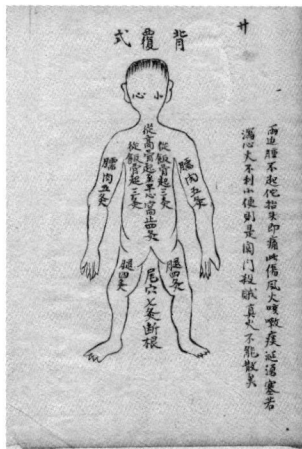

图 11-3-1306　背覆式图

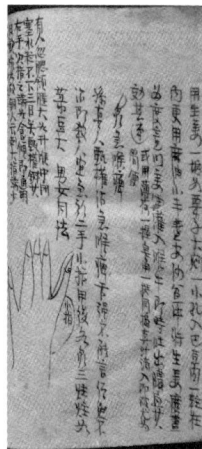

图 11-3-1307　急喉痹灸法

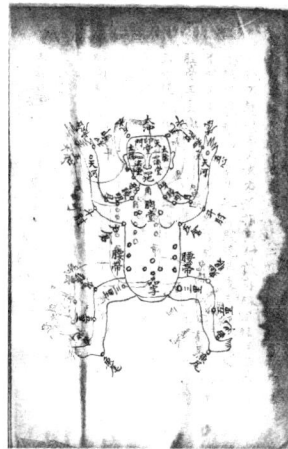

图 11-3-1308　白喉灸法图 1

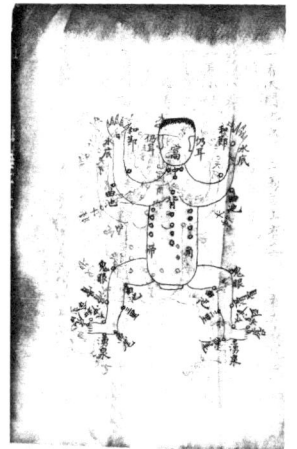

图 11-3-1309　白喉灸法图 2

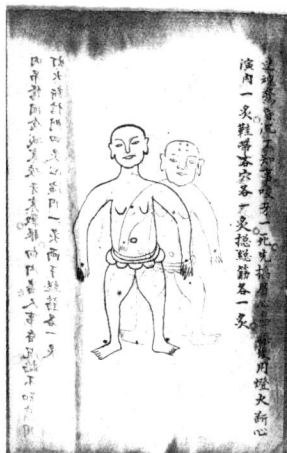

图 11-3-1310　白喉灸法图 3

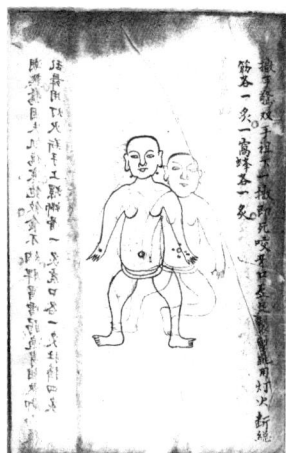

图 11-3-1311　白喉灸法图 4

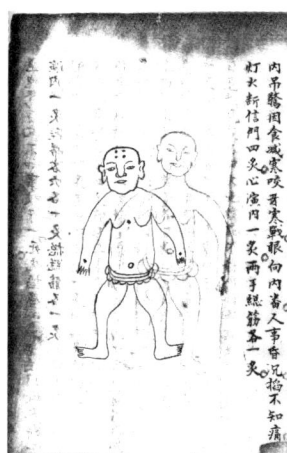

图 11-3-1312　白喉灸法图 5

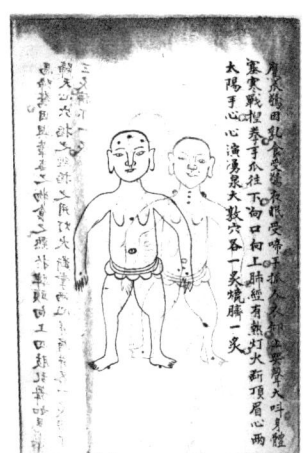

图 11-3-1313　白喉灸法图 6

图 11-3-1314　白喉灸法
图 7

图 11-3-1315　白喉灸法
图 8

图 11-3-1316　白喉灸法
图 9

图 11-3-1317　白喉灸法
图 10

图 11-3-1318　白喉灸法
图 11

图 11-3-1319　白喉灸法
图 12

图 11-3-1320　白喉灸法
图 13

图 11-3-1321　白喉灸法
图 14

图 11-3-1322　白喉灸法
图 15

图 11-3-1323　白喉灸法
图 16

图 11-3-1324　白喉灸法
图 17

图 11-3-1325　白喉灸法
图 18

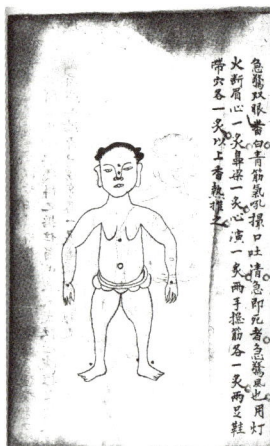

图 11-3-1326　白喉灸法
图 19

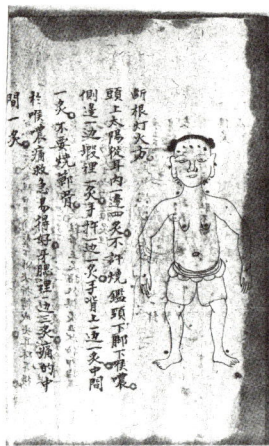

图 11-3-1327　白喉灸法
图 20

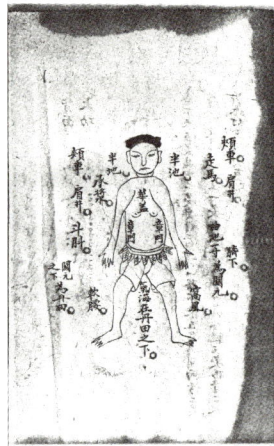

图 11-3-1328　白喉灸法
图 21

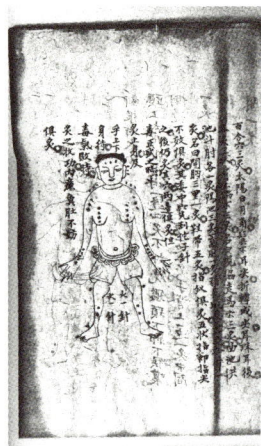

图 11-3-1329　白喉灸法
图 22

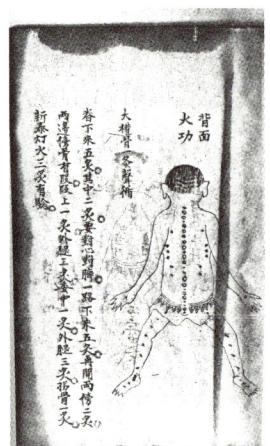

图 11-3-1330　白喉灸法
图 23

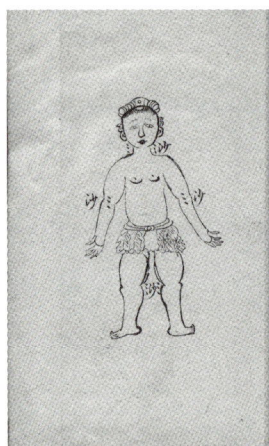

图 11-3-1331　喉症刮
痧图 1

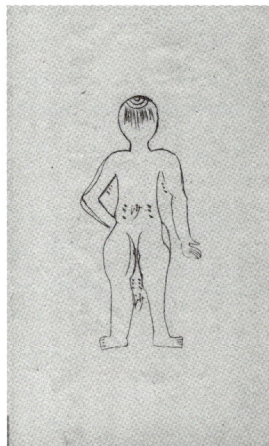

图 11-3-1332　喉症刮痧
图 2

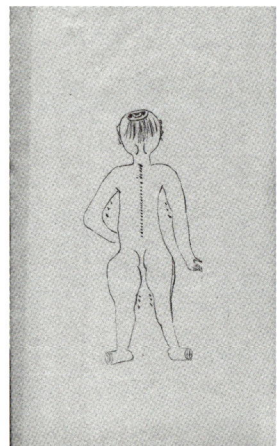

图 11-3-1333　喉症刮痧
图 3

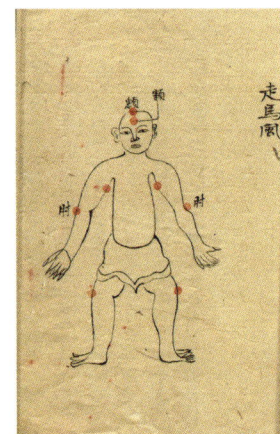

图 11-3-1334　走马风敷
药图

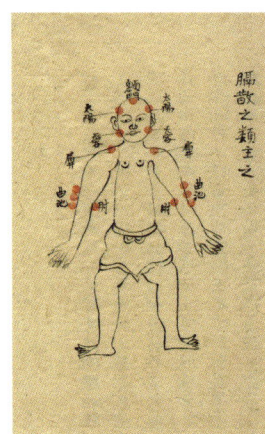

图 11-3-1335　喉症敷药
图 1

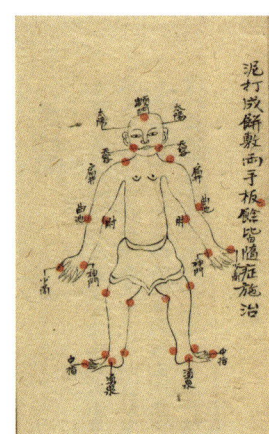

图 11-3-1336　喉症敷药
图 2

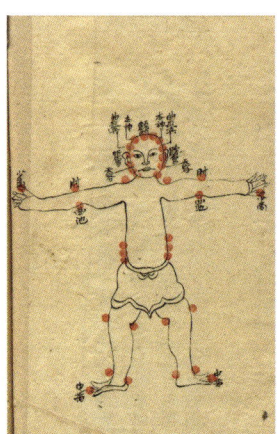

图 11-3-1337　喉症敷药
图 3

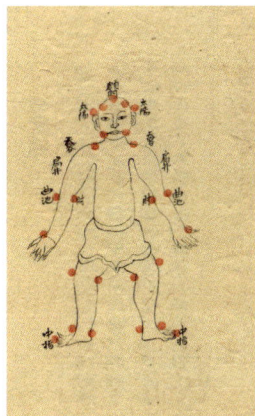

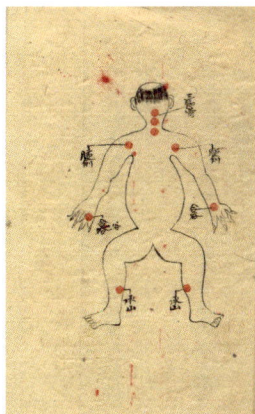

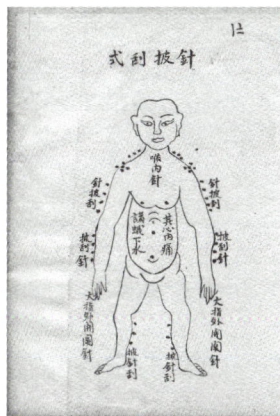

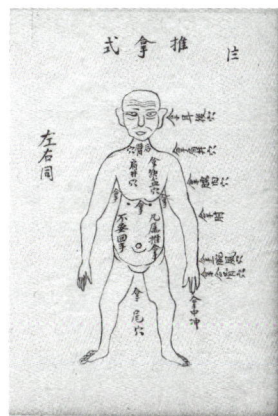

图 11-3-1338　喉症敷药
图 4

图 11-3-1339　喉症敷药
图 5

图 11-3-1340　针铍刮式图

图 11-3-1341　喉症推拿式
图

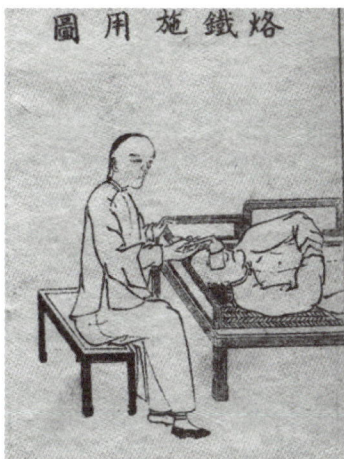

图 11-3-1342　烙铁施用图

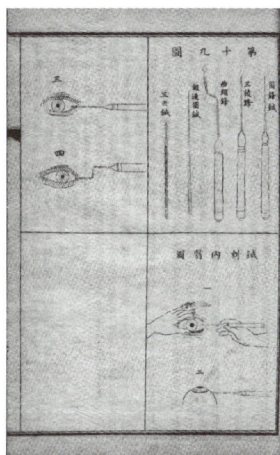

图 11-3-1343　针刺内翳图 1
图 11-3-1344　针刺内翳图 2

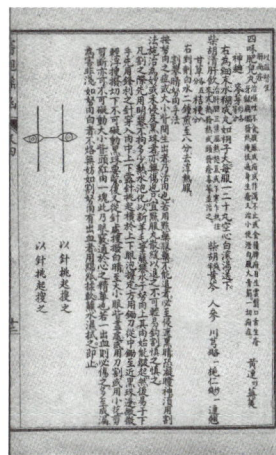

图 11-3-1345　割攀睛胬肉图

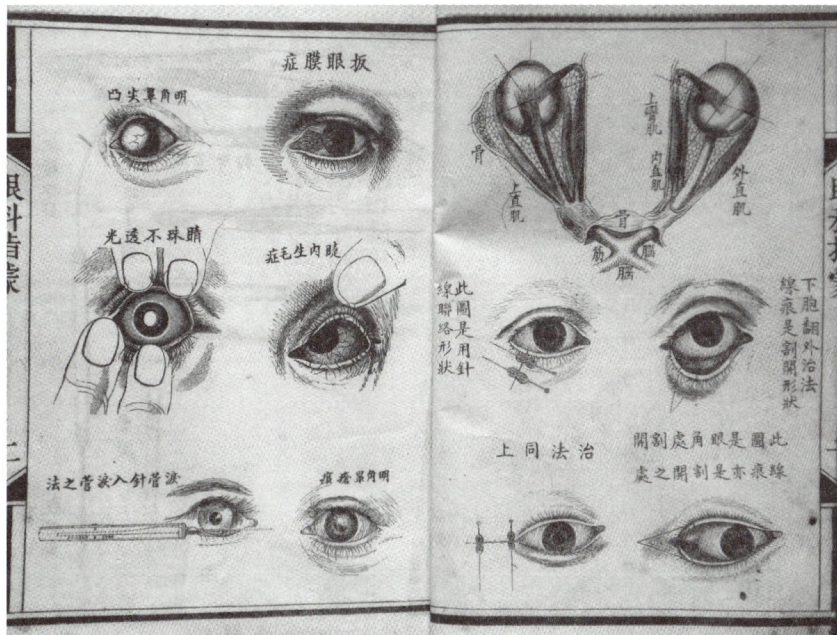

图 11-3-1346　下胞翻外治法图 1　图 11-3-1347　下胞翻外治法图 2
图 11-3-1348　下胞翻外治法图 3　图 11-3-1349　下胞翻外治法图 4
图 11-3-1350　泪管针入泪管法图

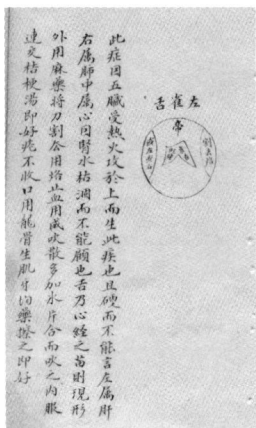

图 11-3-1351　左雀舌手术图

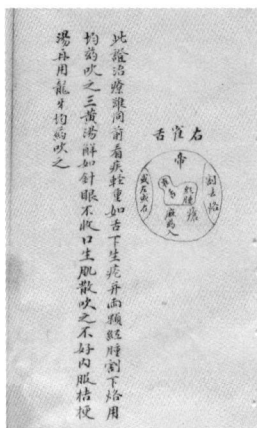

图 11-3-1352　右雀舌手术图

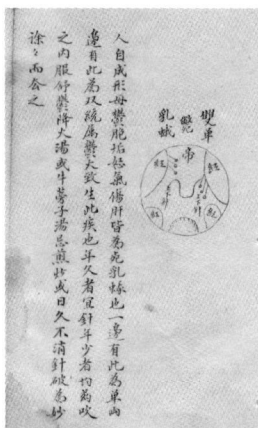

图 11-3-1353　双单死乳鹅手术图

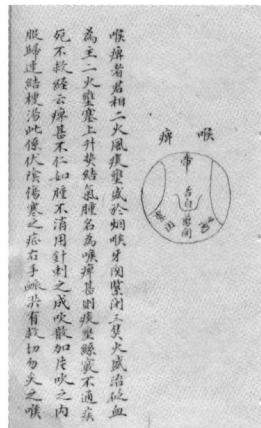

图 11-3-1354　喉痹手术图

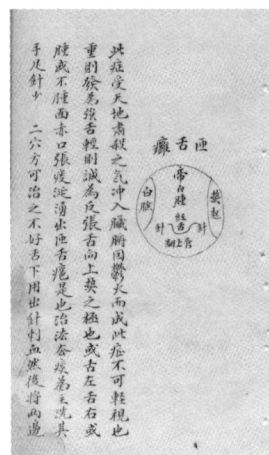

图 11-3-1355　匝舌痈手术图

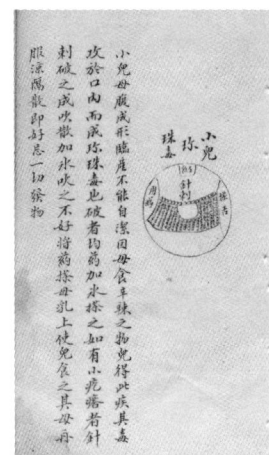

图 11-3-1356　小儿珍珠毒手术图

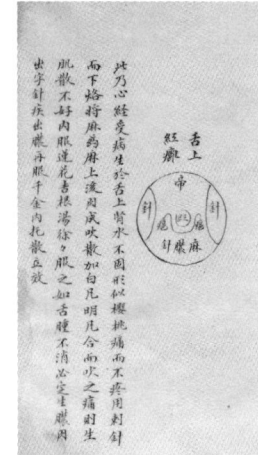

图 11-3-1357　舌上红痈手术图

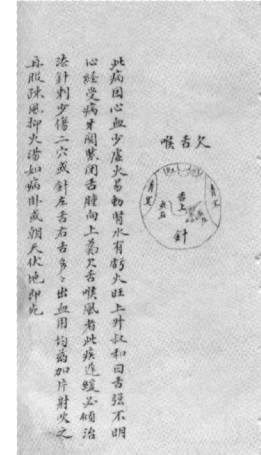

图 11-3-1358　欠舌喉手术图

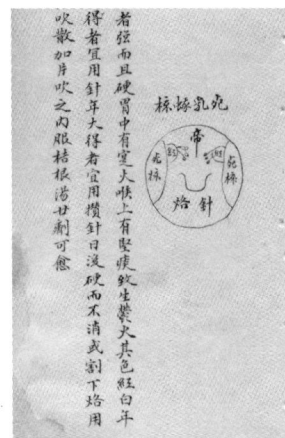

图 11-3-1359　死乳鹅核手术图

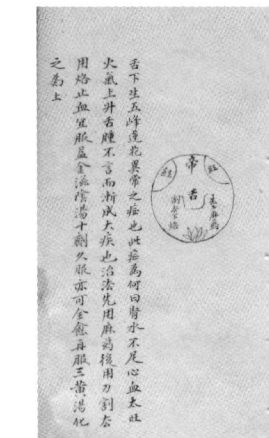

图 11-3-1360　舌下莲花手术图

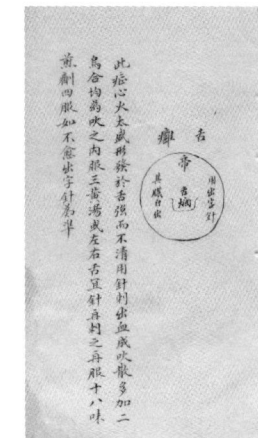

图 11-3-1361　舌痈手术图

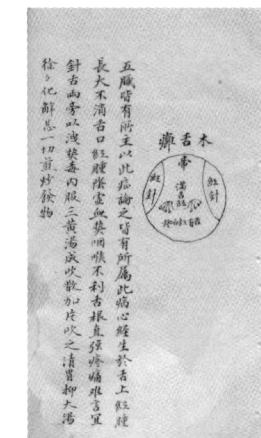

图 11-3-1362　木舌痈手术图

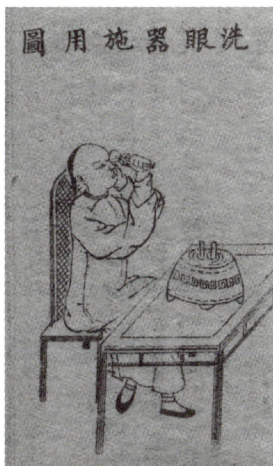

图 11-3-1363 洗眼器施用图

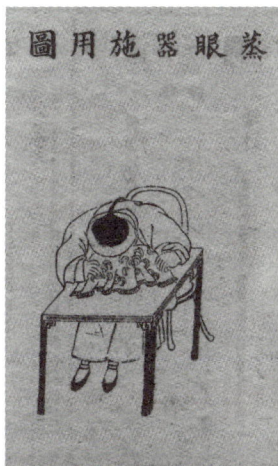

图 11-3-1364 蒸眼器施用图

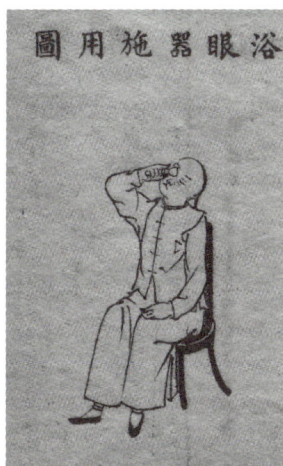

图 11-3-1365 浴眼器施用图

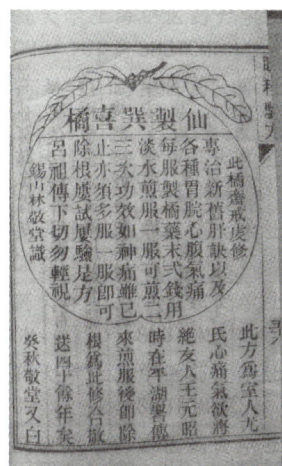

图 11-4-1366 仙制喜橘图

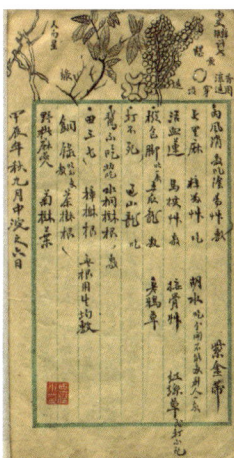

图 11-4-1367 草药图 1
图 11-4-1368 草药图 2
图 11-4-1369 天南星图

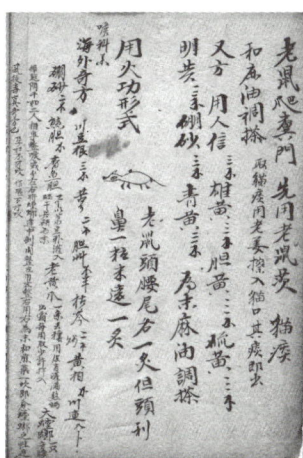

图 11-4-1370 灸老鼠取药图

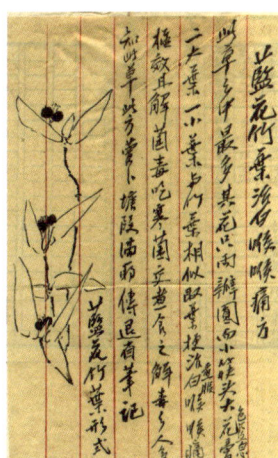

图 11-4-1371 蓝花竹叶图

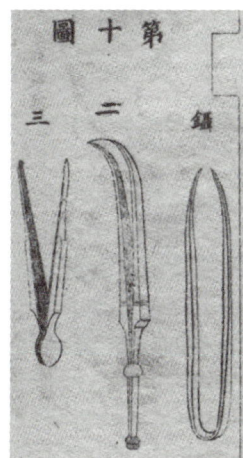

图 11-5-1372 镊子图
图 11-5-1373 三棱针小锋针药个图

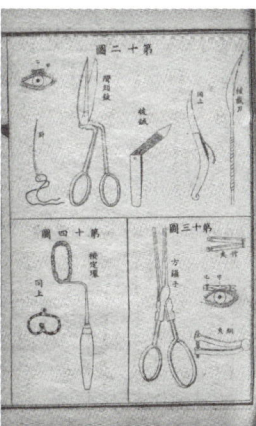

图 11-5-1374 横截刀披针弯头铗缝针图
图 11-5-1375 竹夹铜夹方镊子图
图 11-5-1376 按定环图

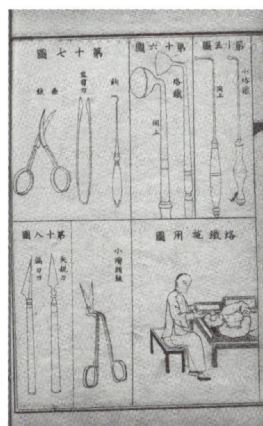

图 11-5-1377 小烙铁图
图 11-5-1378 烙铁图
图 11-5-1379 钩直剪刀曲铗图
图 11-5-1380 小弯头铗图
图 11-5-1381 尖锐刀偏刀刀图

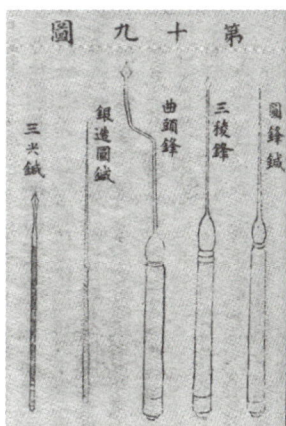

图 11-5-1382 圆锋针三棱锋曲头锋银造圆针三尖针图

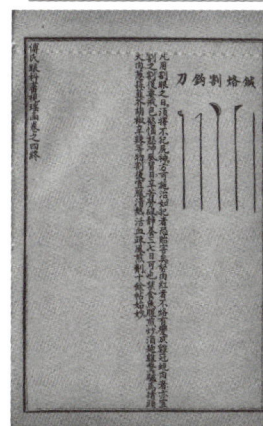

图 11-5-1383 针烙割钩刀图

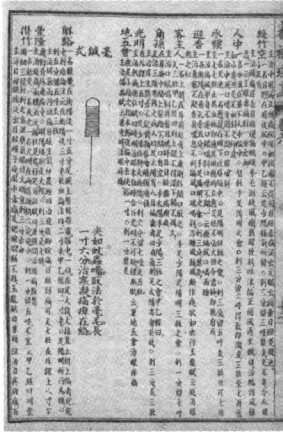

图 11-5-1384　毫针式图

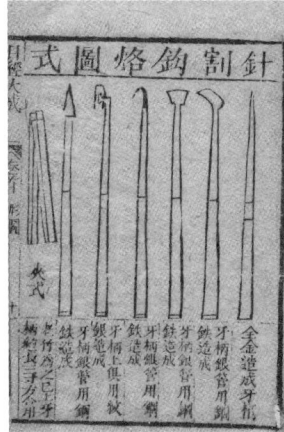

图 11-5-1385　针割钩烙图

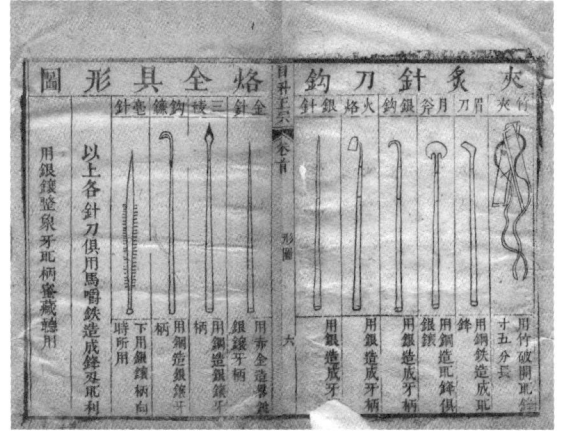

图 11-5-1386　夹炙针刀钩烙全具形图

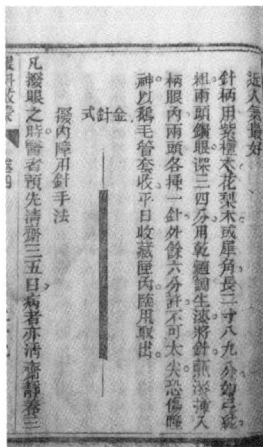

图 11-5-1388　拔睫毛镊图

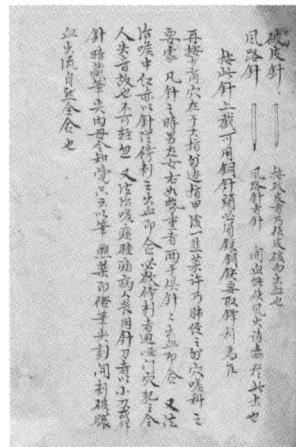

图 11-5-1389　眼帘弯钳图

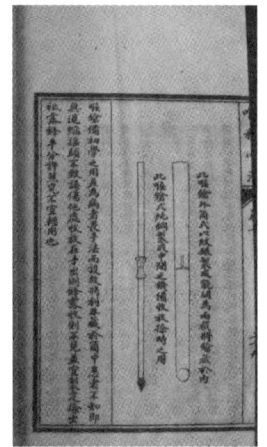

图 11-5-1390　眼帘直钳图

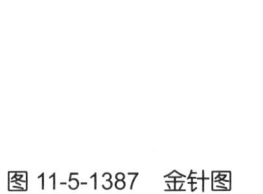

图 11-5-1391　三角刀图

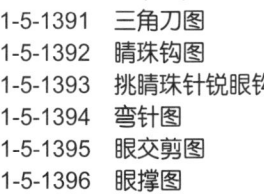

图 11-5-1392　睛珠钩图

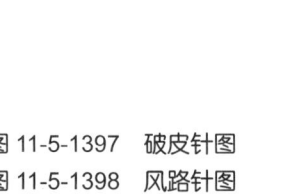

图 11-5-1393　挑睛珠针锐眼钩图

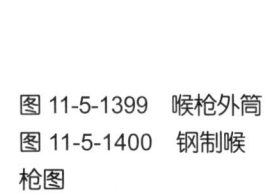

图 11-5-1394　弯针图

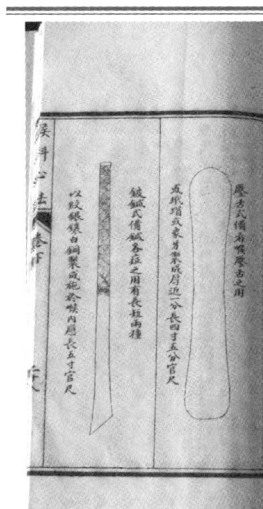

图 11-5-1395　眼交剪图

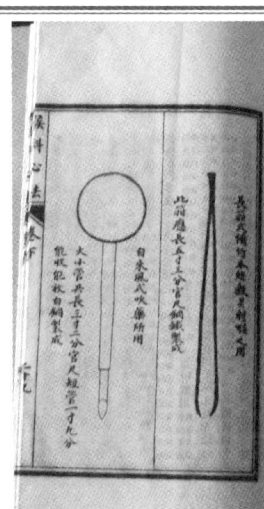

图 11-5-1396　眼撑图

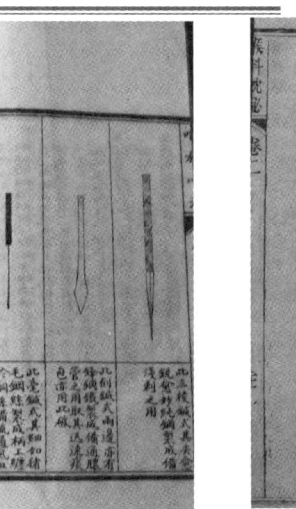

图 11-5-1397　破皮针图

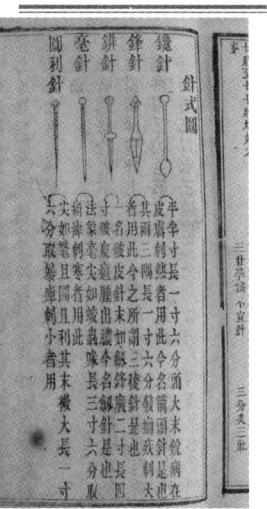

图 11-5-1398　风路针图

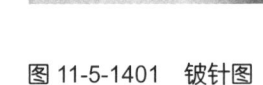

图 11-5-1399　喉枪外筒

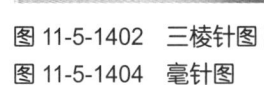

图 11-5-1400　钢制喉
枪图

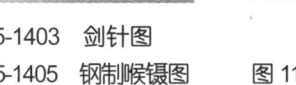

图 11-5-1387　金针图

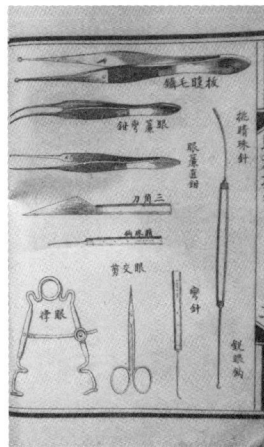

图 11-5-1401　铍针图

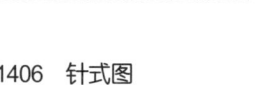

图 11-5-1402　三棱针图

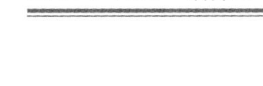

图 11-5-1403　剑针图

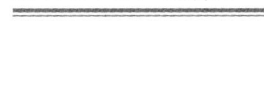

图 11-5-1404　毫针图

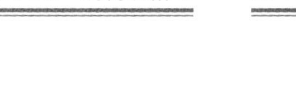

图 11-5-1405　钢制喉镊图

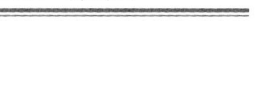

图 11-5-1406　针式图

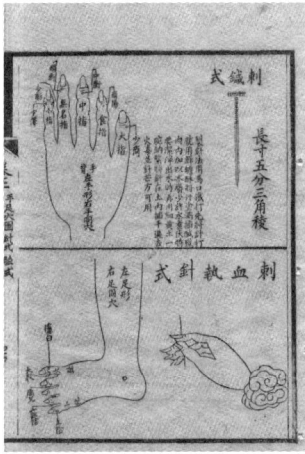

图 11-5-1407　刺针式图

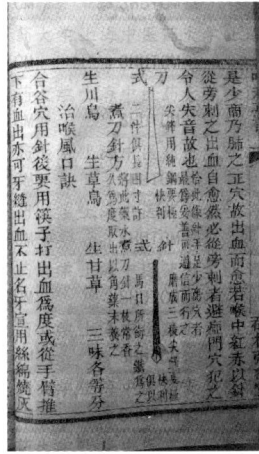

图 11-5-1408　刀式图
图 11-5-1409　针式图

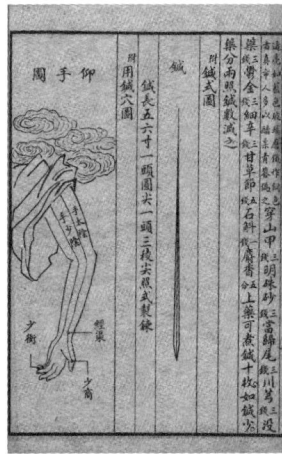

图 11-5-1410　针式图

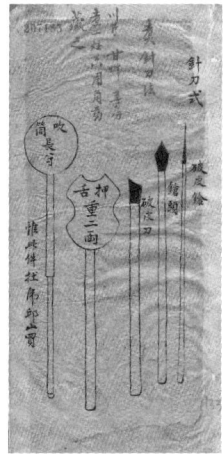

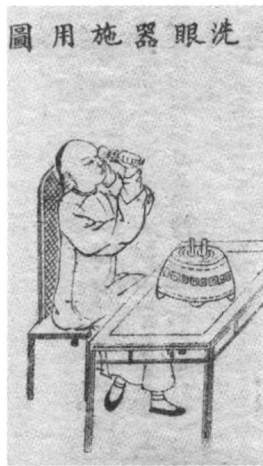

图 11-5-1411　针刀式图

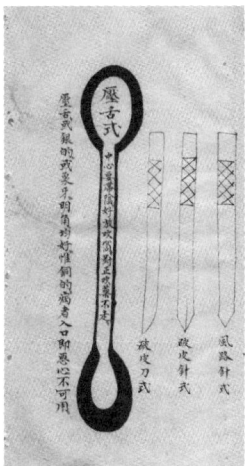

图 11-5-1412　风路针式图
图 11-5-1413　破皮针式图
图 11-5-1414　破皮刀式图

图 11-5-1415　搭头枕避
风镜图
图 11-5-1416　滴水器图
图 11-5-1417　洗眼器图

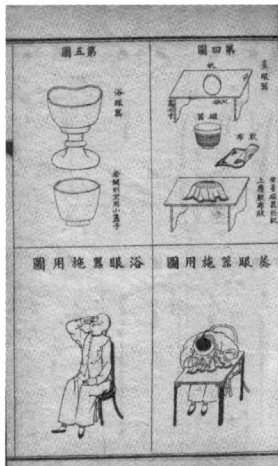

图 11-5-1418　蒸眼器图
图 11-5-1419　浴眼器图

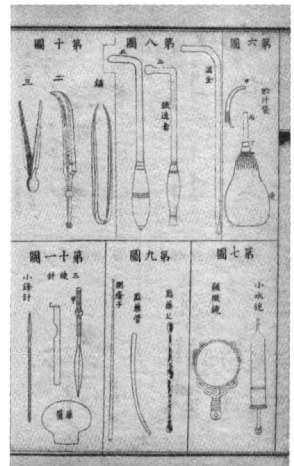

图 11-5-1420　贮汁袋图
图 11-5-1421　小水铳显微镜图
图 11-5-1422　温金图
图 11-5-1423　点药匕首点药管
测疮子图

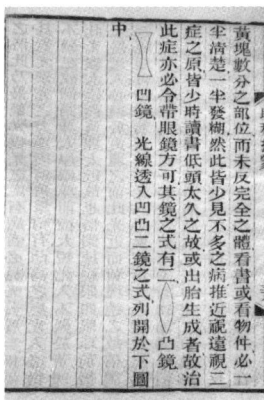

图 11-5-1424　凸镜图
图 11-5-1425　凹镜图

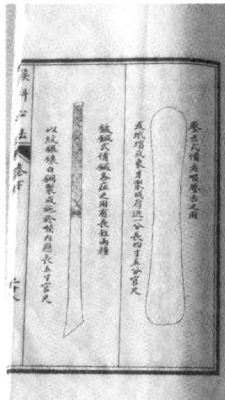

图 11-5-1426　压舌板图

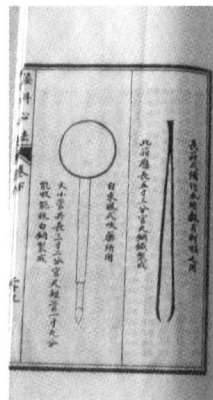

图 11-5-1427　铜制自来风式吹药器图

图 11-5-1428　铅笠图
图 11-5-1429　坛式图

图 11-5-1430　押舌式图

图 11-5-1431　铅笠式图
图 11-5-1432　坛式图

图 11-6-1433　采药式图

图 11-7-1434　正面内景图

图 11-7-1435　侧面脏腑图

图 11-7-1436　脾图

图 11-7-1437　胃图

图 11-7-1438　肺图

图 11-7-1439　胆图

图 11-7-1440　肾图

图 11-7-1441　膀胱图

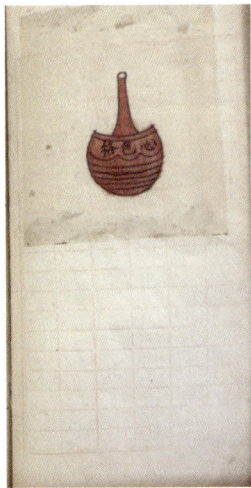

图 11-7-1442　心包络

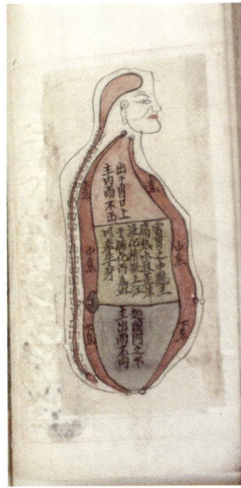

图 11-7-1443　三焦图

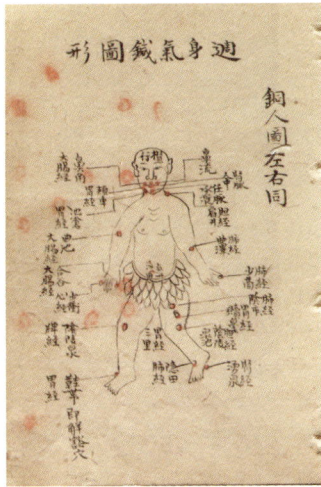

图 11-8-1444　铜人图

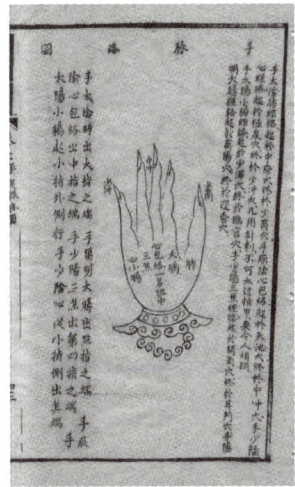

图 11-8-1445　手脉络图

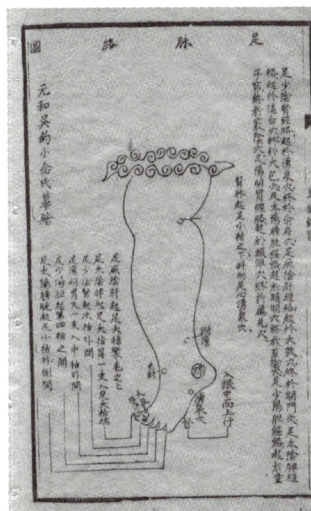

图 11-8-1446　足脉络图

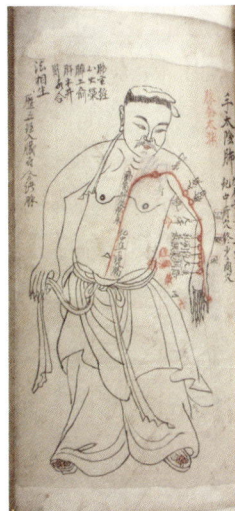

图 11-8-1447　手太阴肺经图

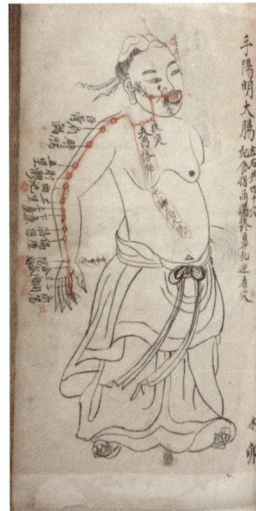

图 11-8-1448　手阳明大肠经图

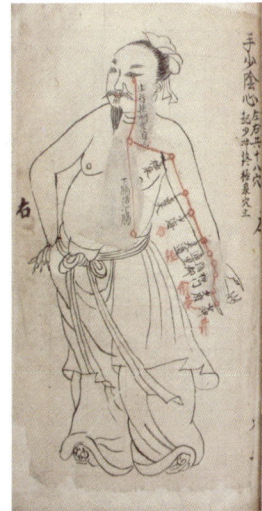

图 11-8-1449　手少阴心经图

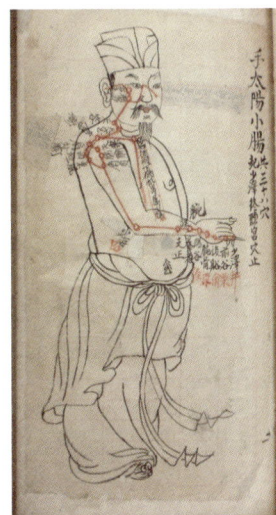

图 11-8-1450　手太阳小肠经图

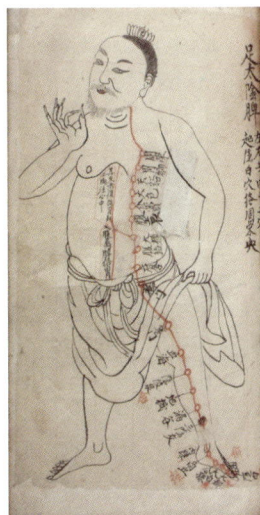

图 11-8-1451　足太阴脾经图

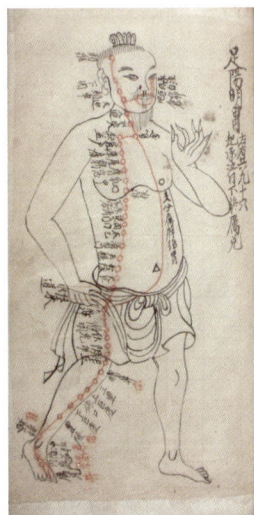

图 11-8-1452　足阳明胃经图

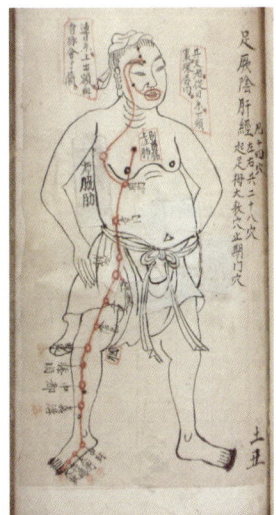

图 11-8-1453　足厥阴肝经图

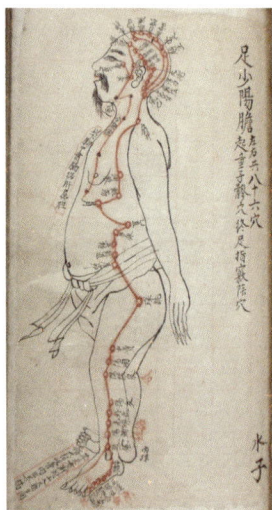

图 11-8-1454　足少阳胆
经图

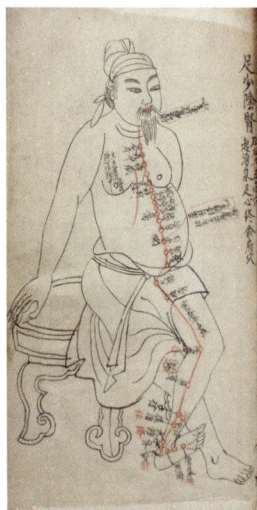

图 11-8-1455　足少阴肾
经图

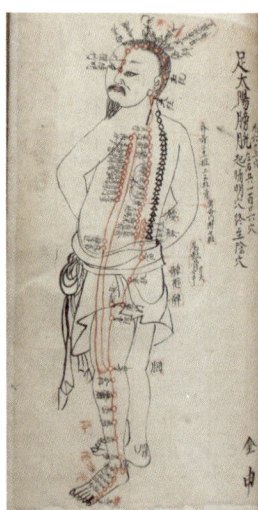

图 11-8-1456　足太阳膀
胱经图

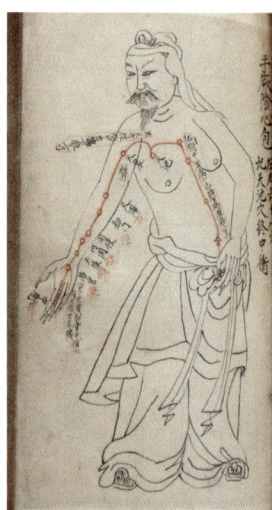

图 11-8-1457　手厥阴心
包经图

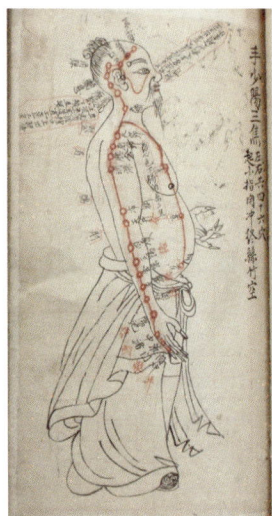

图 11-8-1458　手少阳三
焦经图

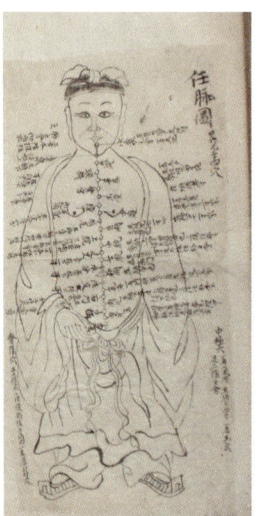

图 11-8-1459　任脉图

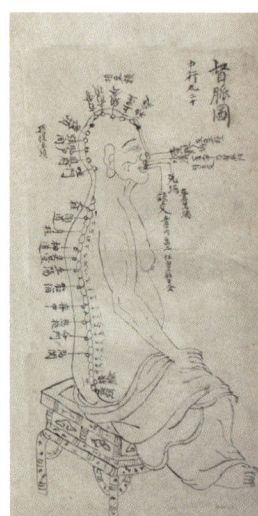

图 11-8-1460　督脉图

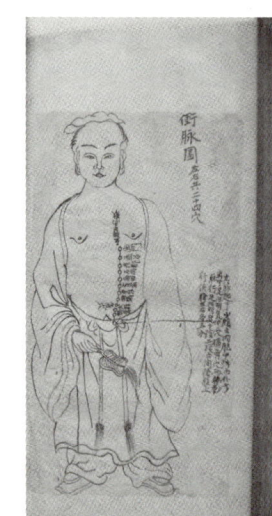

图 11-8-1461　冲脉图

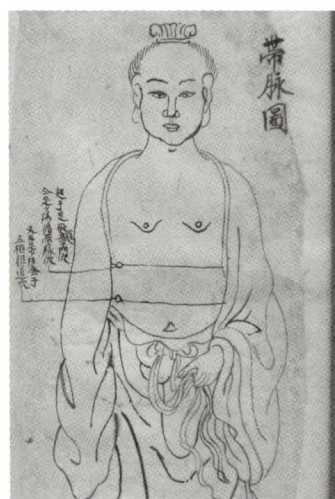

图 11-8-1462　带脉图

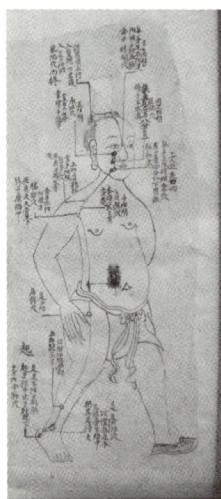

图 11-8-1463　阳跷
脉图

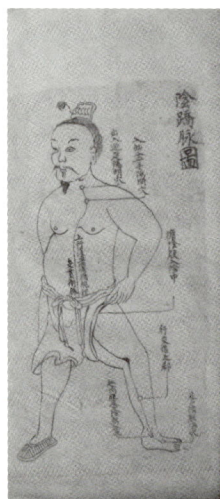

图 11-8-1464　阴跷
脉图

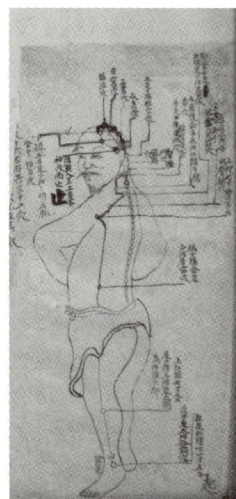

图 11-8-1465　阳维脉
图

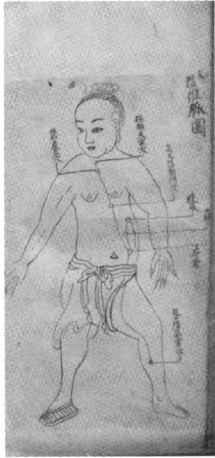

图 11-8-1466 阴维
脉图

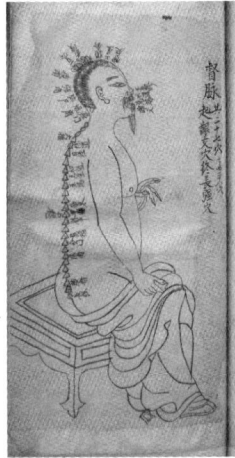

图 11-8-1467 督脉图

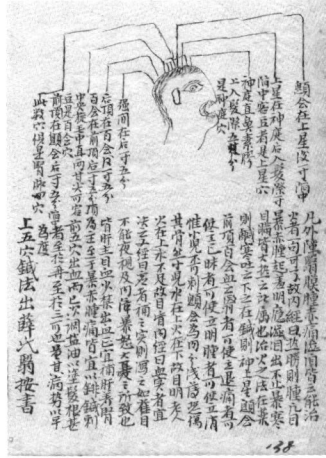

图 11-8-1468 眼科头部五穴图

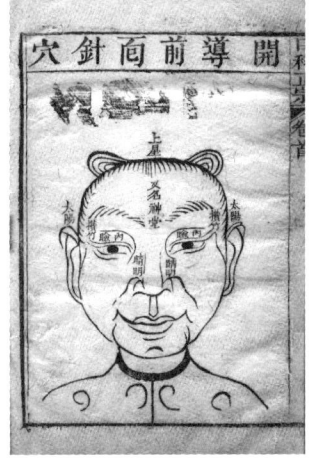

图 11-8-1469 开导前面针穴图

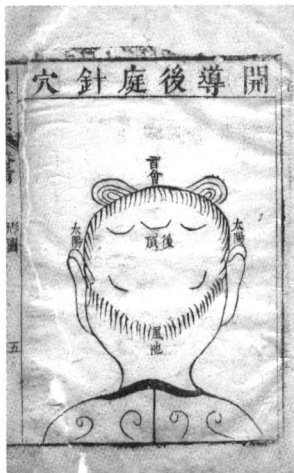

图 11-8-1470 开导后庭针
穴图

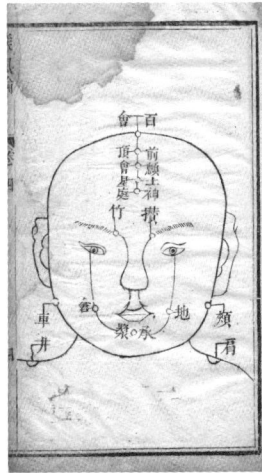

图 11-8-1471 头部正面
穴位图

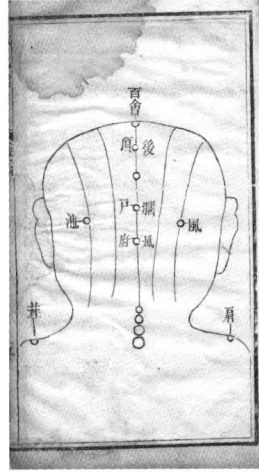

图 11-8-1472 头项部穴
位图

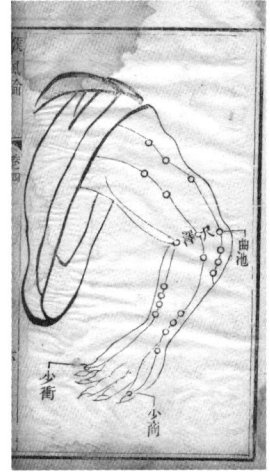

图 11-8-1473 上肢内侧三
经穴位图

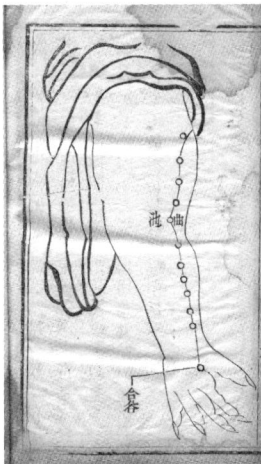

图 11-8-1474 手阳明大
肠经上肢穴位图

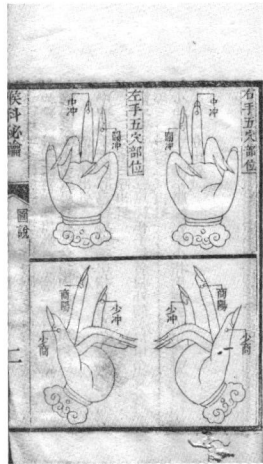

图 11-8-1475 右手五穴部位图中冲关冲
图 11-8-1476 右手五穴部位图少商商阳少冲
图 11-8-1477 左手五穴部位图中冲关冲
图 11-8-1478 左手五穴部位图少商商阳少冲

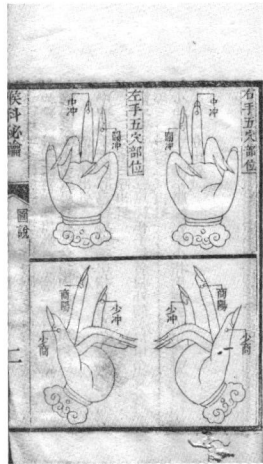

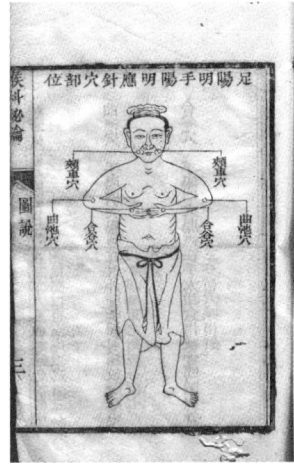

图 11-8-1479 足阳明手阳
明应针穴部位图

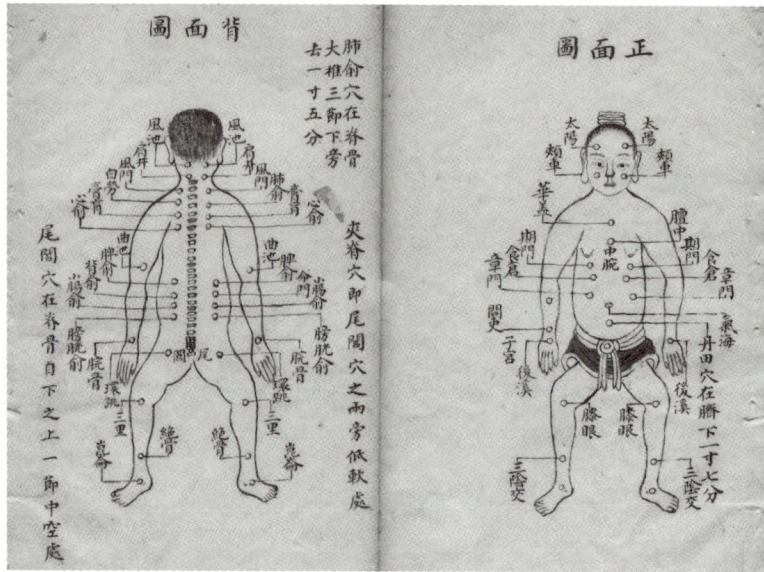

图 11-8-1480　穴位正面图　　图 11-8-1481　穴位背面图

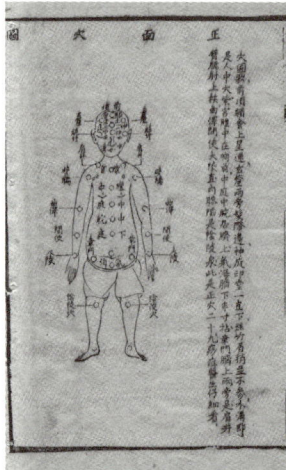

图 11-8-1482　喉痧正面穴图

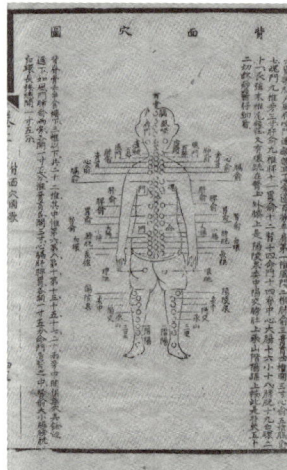

图 11-8-1483　喉痧背面穴图

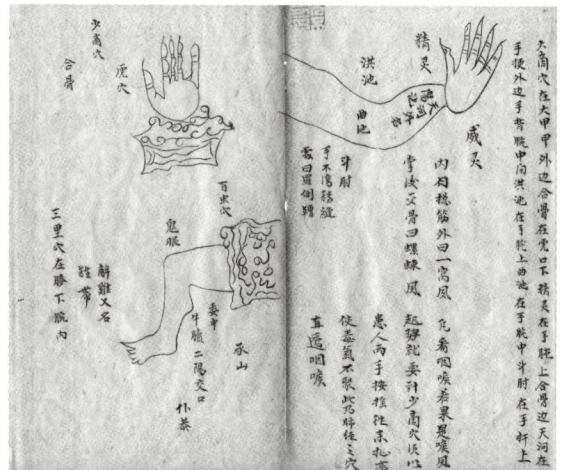

图 11-8-1484　上肢穴图　图 11-8-1485　手穴图
图 11-8-1486　下肢穴图

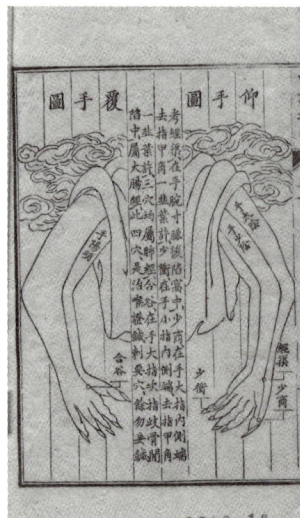

图 11-8-1487　手太阴手少阴
仰手图
图 11-8-1488　手阳明覆手图

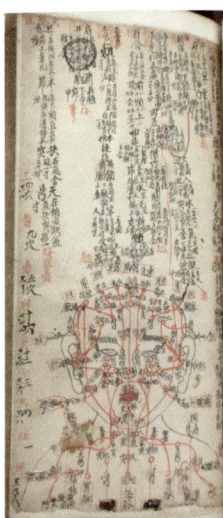

图 11-8-1489　头部正
面穴位图

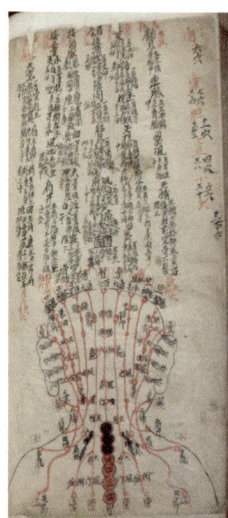

图 11-8-1490　头项背
穴位图

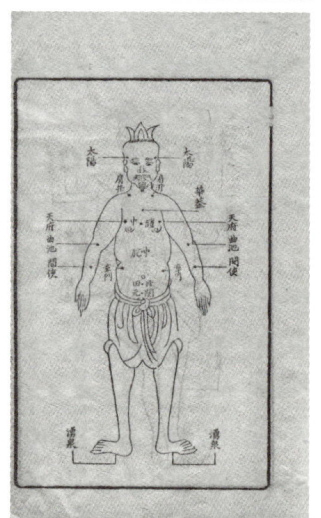

图 11-8-1491　治喉正面穴
位图

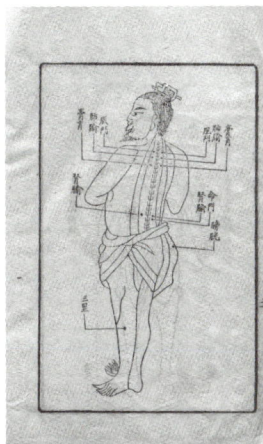

图 11-8-1492 治喉侧背面穴位图

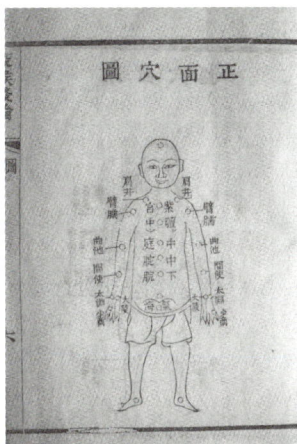

图 11-8-1493 疫喉正面穴图

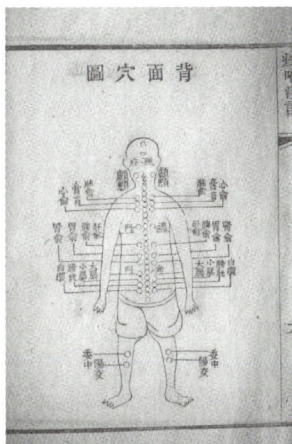

图 11-8-1494 疫喉正面穴图

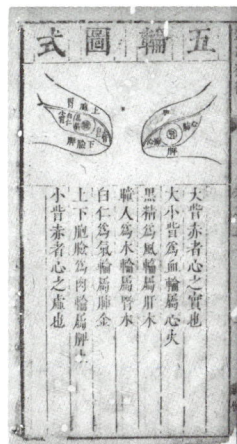

图 11-9-1495 五轮图式

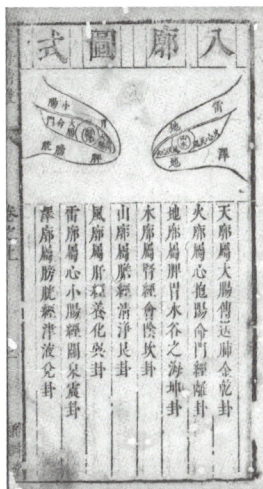

图 11-9-1496 八廓图式

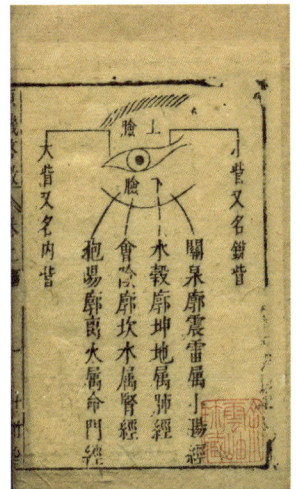

图 11-9-1497 左目四廓图

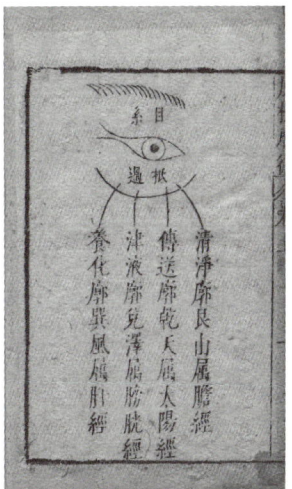

图 11-9-1498 右目四廓图

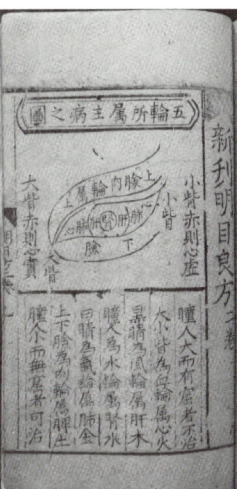

图 11-9-1499 五轮所属主病之图

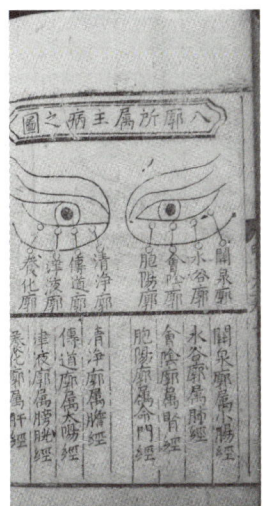

图 11-9-1500 八廓所属主病之图

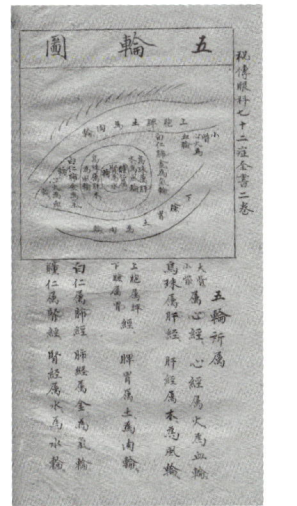

图 11-9-1501 五轮图

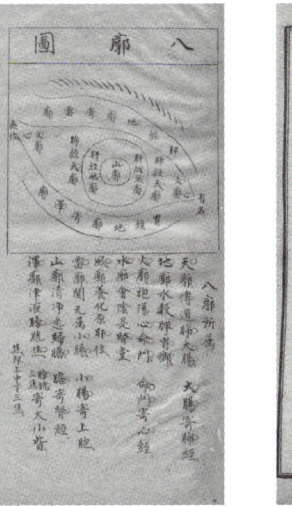

图 11-9-1502 八廓图

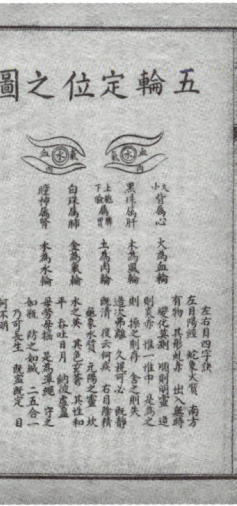

图 11-9-1503 五轮定位之图

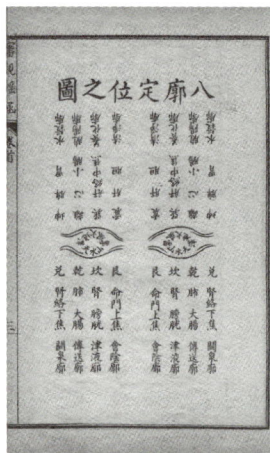

图 11-9-1504　八廓定位之图

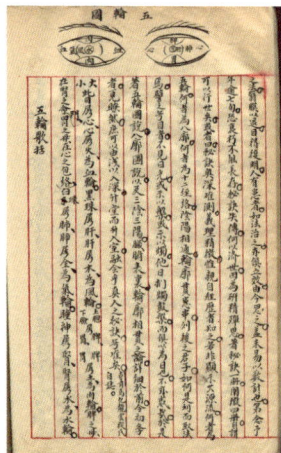

图 11-9-1505　五轮图

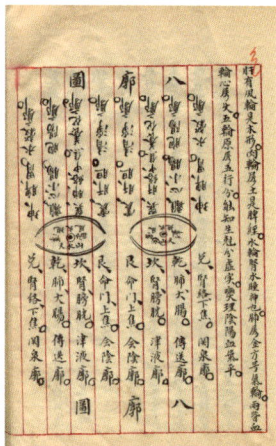

图 11-9-1506　八廓图

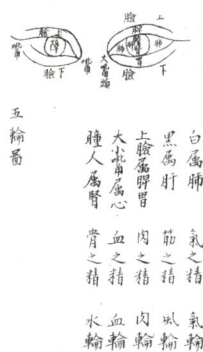

图 11-9-1507　五轮图

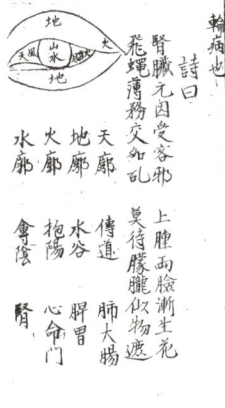

图 11-9-1508　八廓图

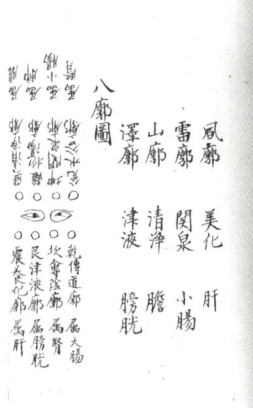

图 11-9-1509　八廓所属图

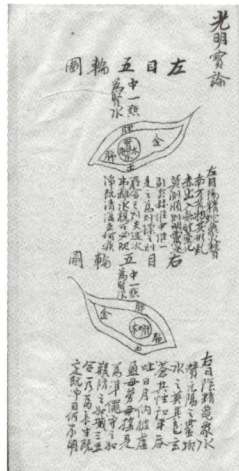

图 11-9-1510　左目五轮图

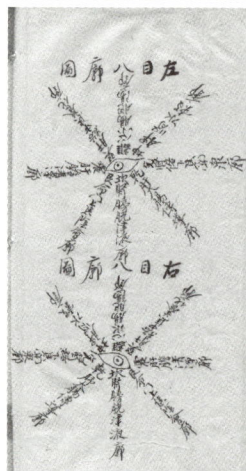

图 11-9-1511　右目五轮图

图 11-9-1512　左目八廓图

图 11-9-1513　右目八廓图

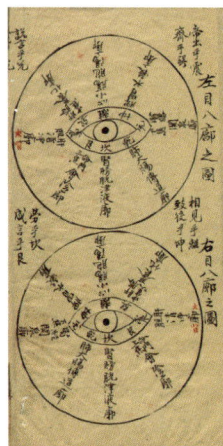

图 11-9-1514　左目八廓之图

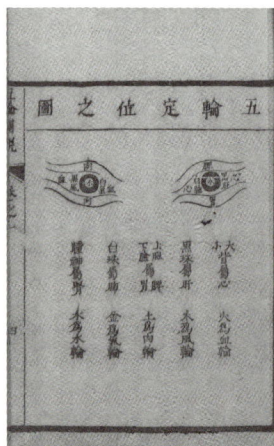

图 11-9-1515　右目八廓之图

图 11-9-1516　五轮定位之图

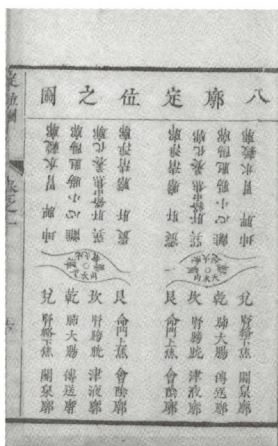

图 11-9-1517　八廓定位之图

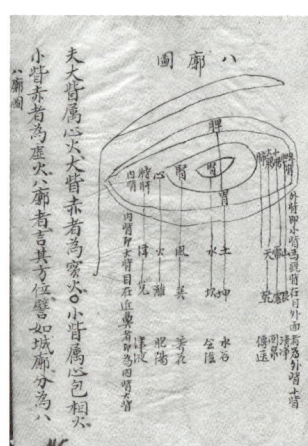

图 11-9-1518　八廓图

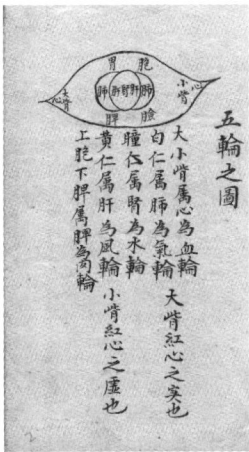

图 11-9-1519　五轮之图

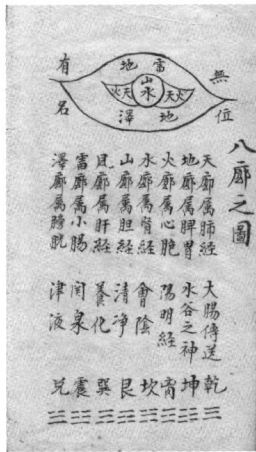

图 11-9-1520　八廓之图

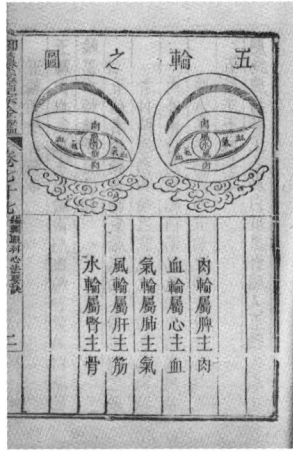

图 11-9-1521　五轮之图

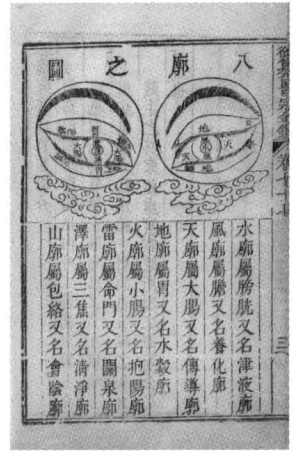

图 11-9-1522　八廓之图

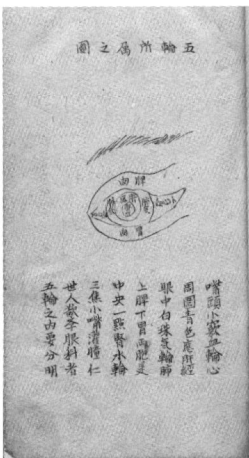

图 11-9-1523　五轮所属之图

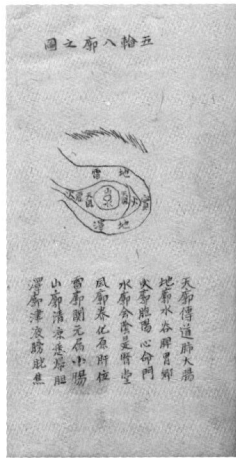

图 11-9-1524　五轮八廓之图

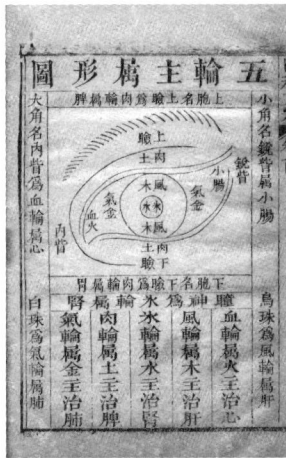

图 11-9-1525　五轮主属形图

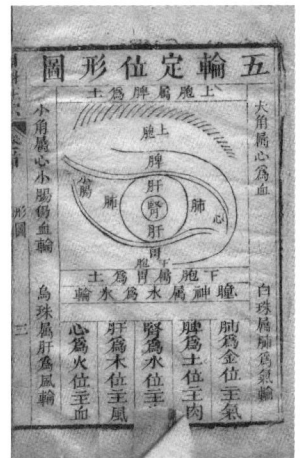

图 11-9-1526　五轮定位形图

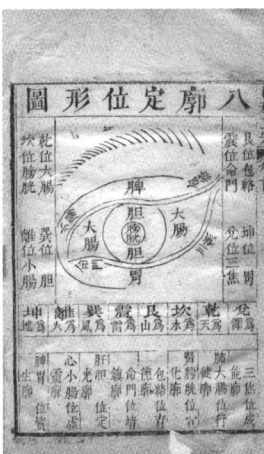

图 11-9-1527　八廓定位形图

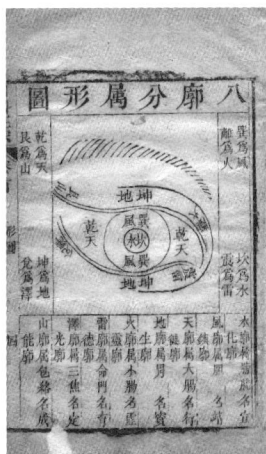

图 11-9-1528　八廓分属形图

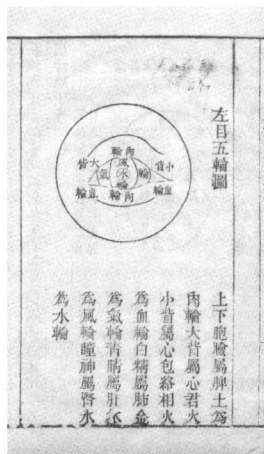

图 11-9-1529　左目五轮图

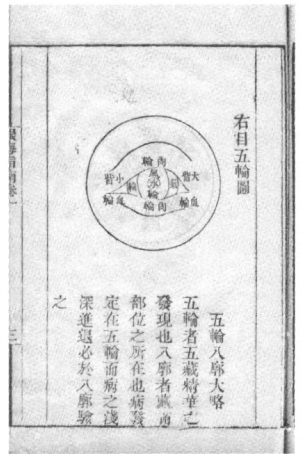

图 11-9-1530　右目五轮图

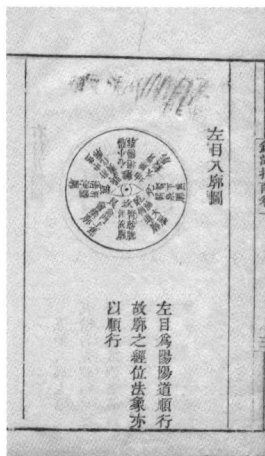

图 11-9-1531　左目八廓图

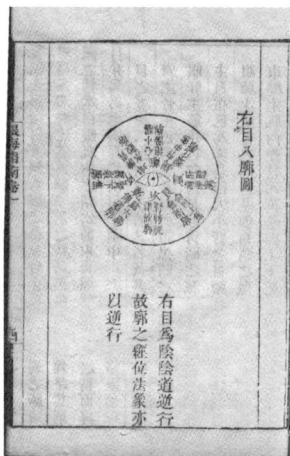

图 11-9-1532　右目八廓图

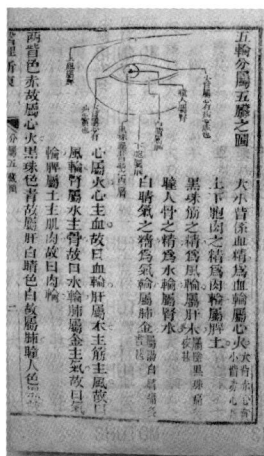

图 11-9-1533　五轮分属五脏之图

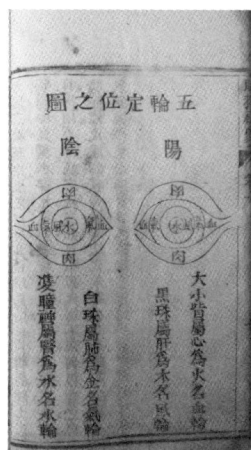

图 11-9-1534　五轮定位之图

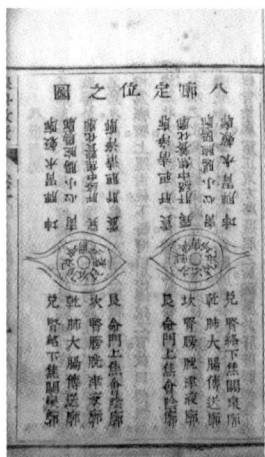

图 11-9-1535　八廓定位之图

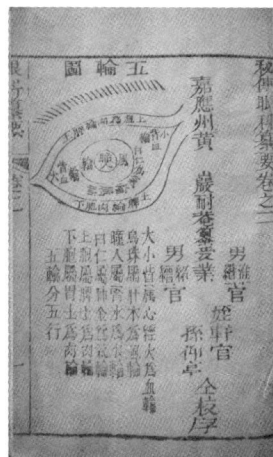

图 11-9-1536　五轮图

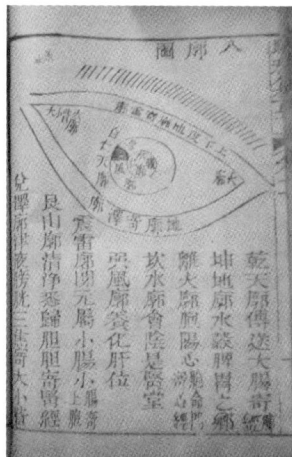

图 11-9-1537　八廓图

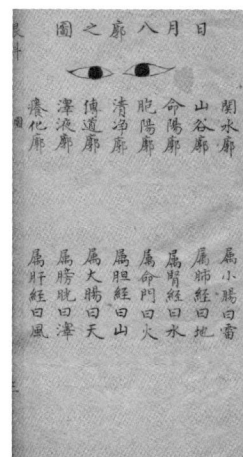

图 11-9-1538　日月八廓之图

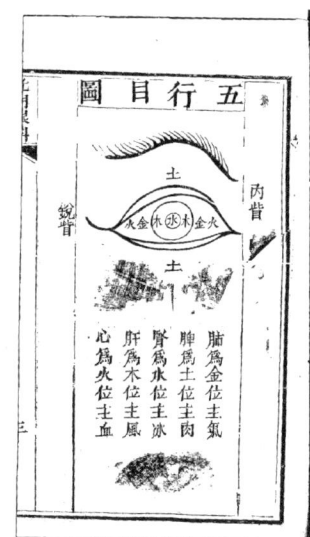

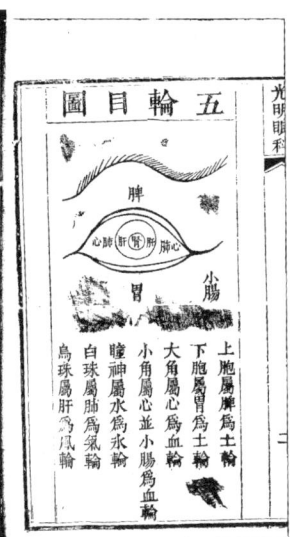

图 11-9-1539　五轮目图　　图 11-9-1540　五行目图

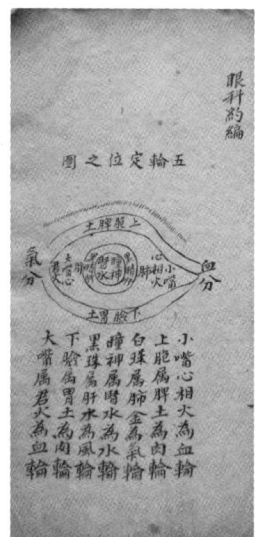

图 11-9-1541　五轮定位之图

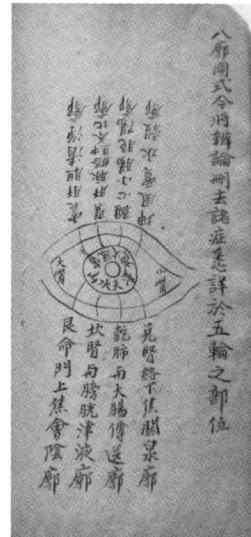

图 11-9-1542　八廓图式

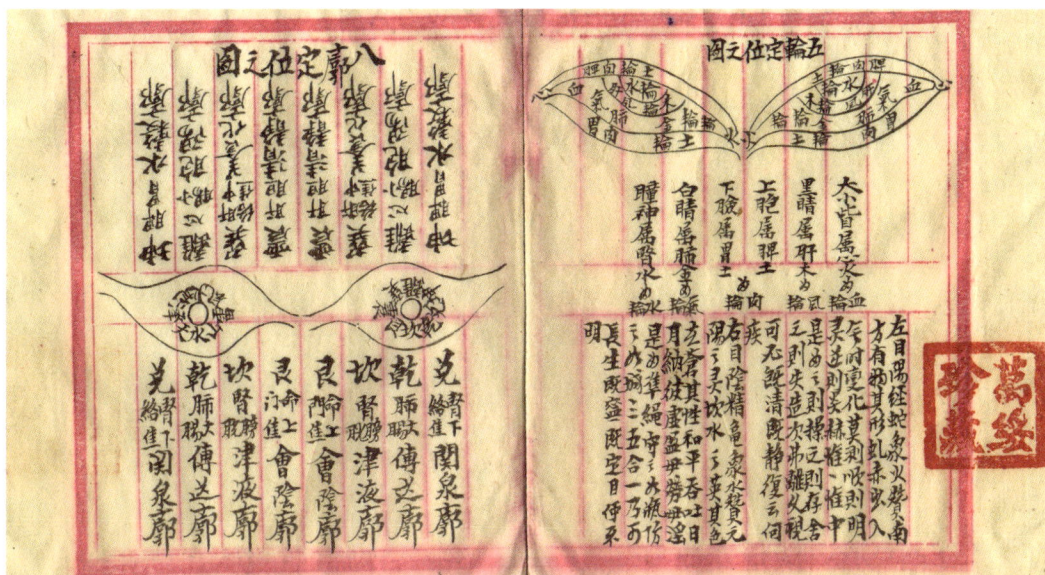

图 11-9-1543　五轮定位之图　图 11-9-1544　八廓定位之图

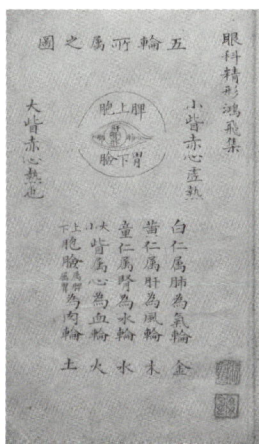

图 11-9-1545　五轮所属之图

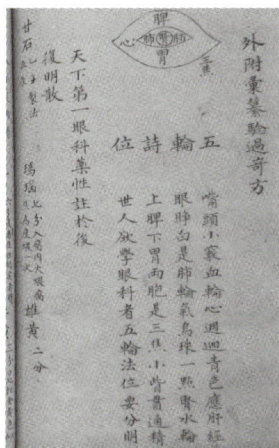

图 11-9-1546　五轮诗位图

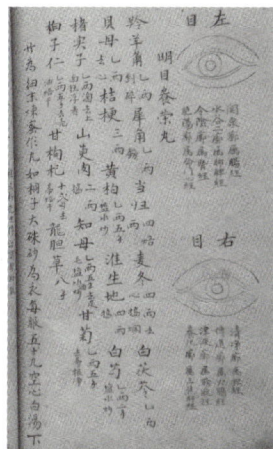

图 11-9-1547　左目八廓图　图 11-9-1548　右目八廓图

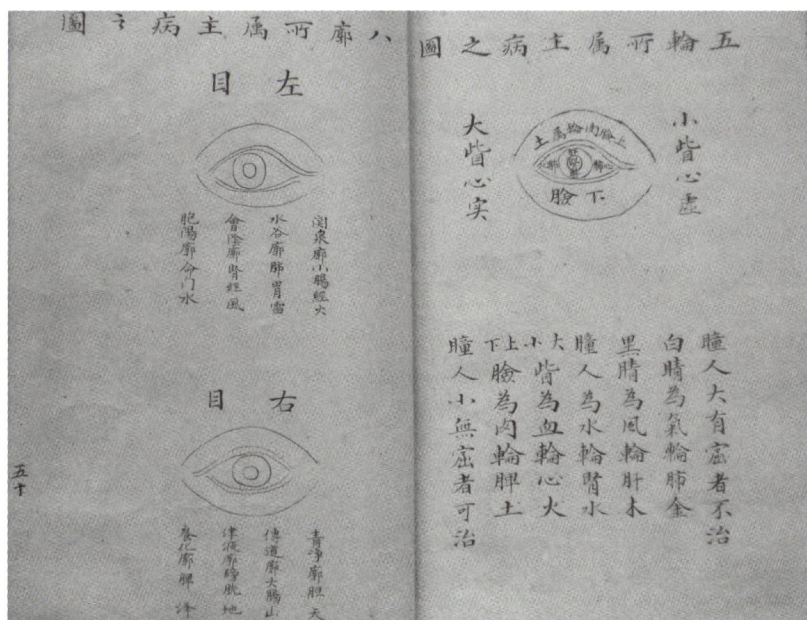

图 11-9-1549　五轮所属主病之图

图 11-9-1550　八廓所属主病左目之图　图 11-9-1551　八廓所属主病右目之图

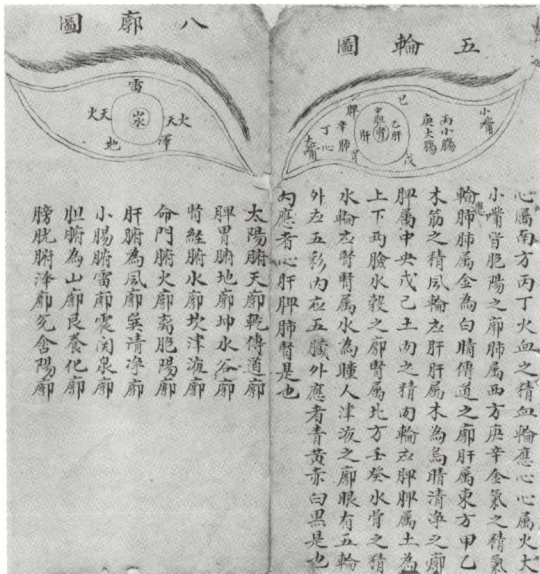

图 11-9-1552　五轮图　　图 11-9-1553　八廓图

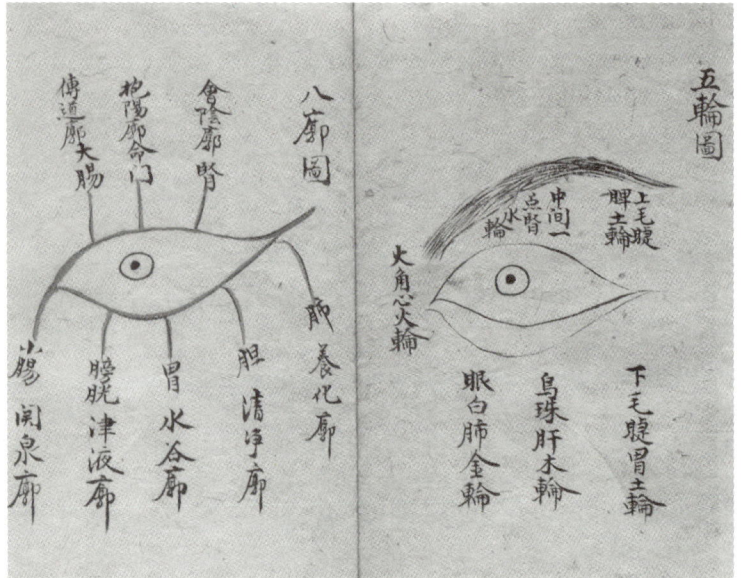

图 11-9-1554　五轮图　　图 11-9-1555　八廓图

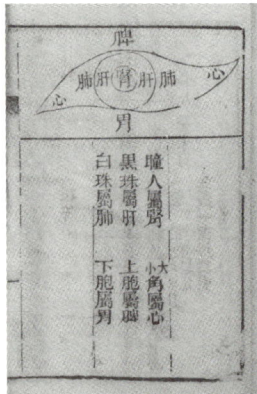

图 11-9-1556　眼图

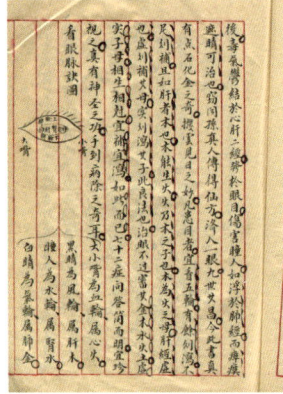

图 11-9-1557　眼图

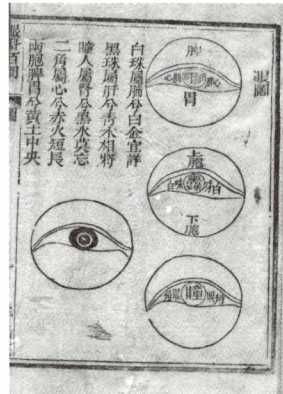

图 11-9-1558　眼图 1
图 11-9-1559　眼图 2
图 11-9-1560　眼图 3
图 11-9-1561　眼图 4

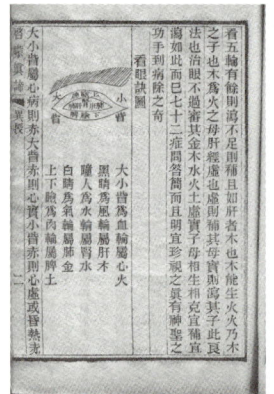

图 11-9-1562　看眼诀图

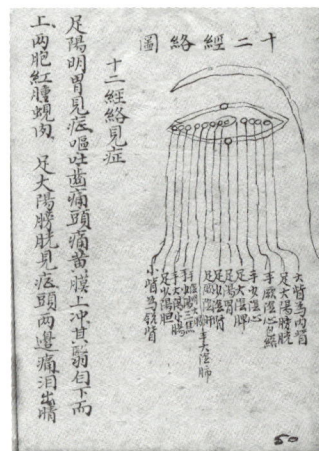

图 11-9-1563　十二经络眼图

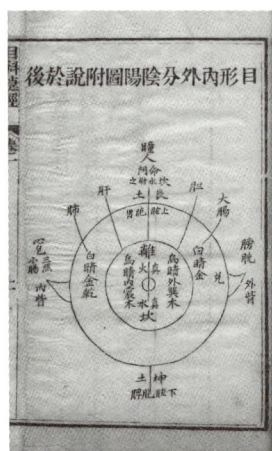

图 11-9-1564　目形内外分
阴阳图

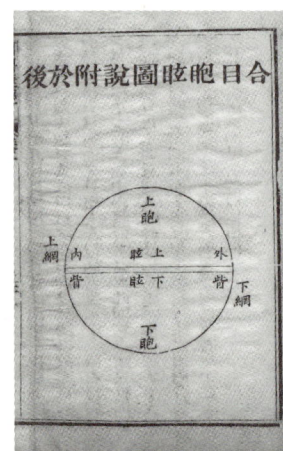

图 11-9-1565　合目胞眩图

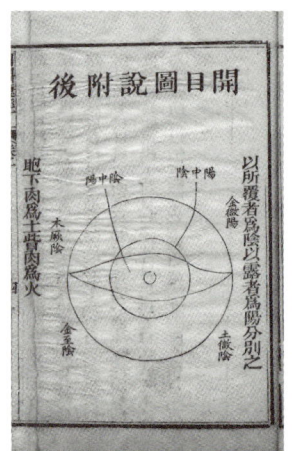

图 11-9-1566　开目图

图 11-9-1567　五脏之眼图

图 11-9-1568　目图

图 11-9-1569　目图

图 11-9-1570　眼科全图

图 11-9-1571　眼图

图 11-9-1572　眼部位图

图 11-9-1573　眼相兼图

图 11-9-1574　眼上诸名图

图 11-9-1575　目图

图 11-9-1576　眼球纵断之想像图

图 11-9-1577　两眼球及所附著之眼筋图

图 11-9-1578　泪腺及其排泄图

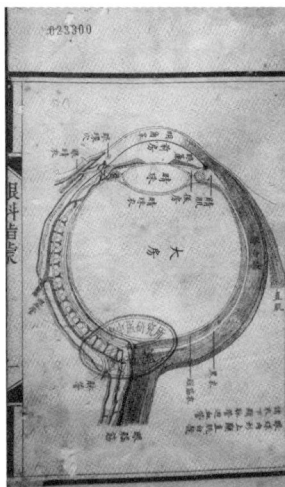

图 11-9-1579　眼球内形图

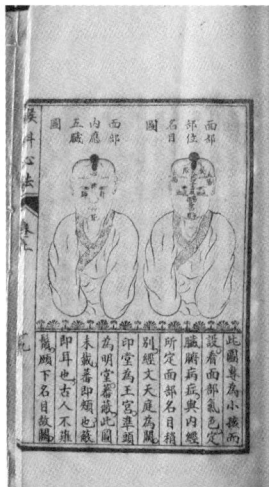

图 11-9-1580　面部部位名目图

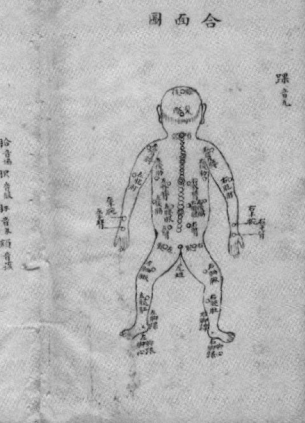

图 11-9-1581　面部内应五脏图

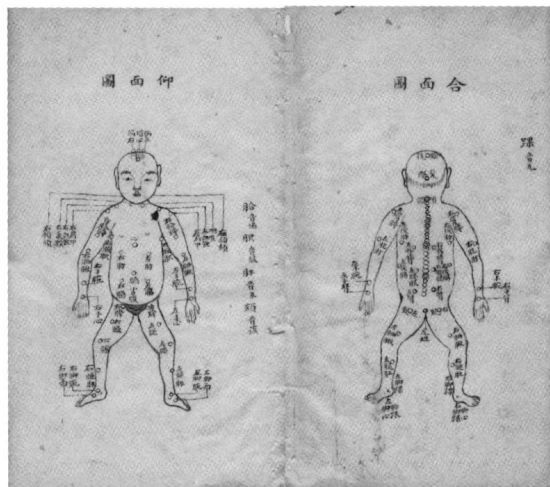

图 11-9-1582　仰面图　图 11-9-1583　合面图

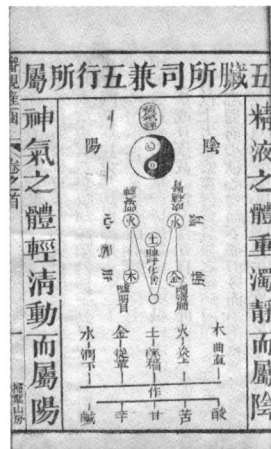

图 11-10-1584　五脏所司兼五行所属图

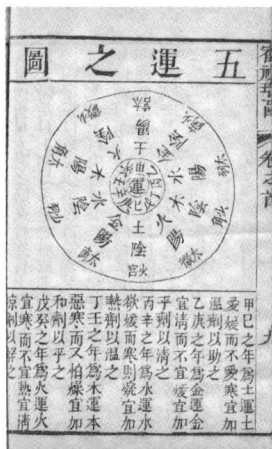

图 11-10-1585　五运之图

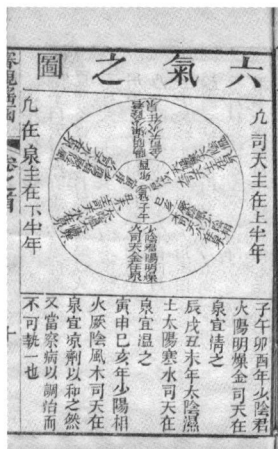

图 11-10-1586　六气之图

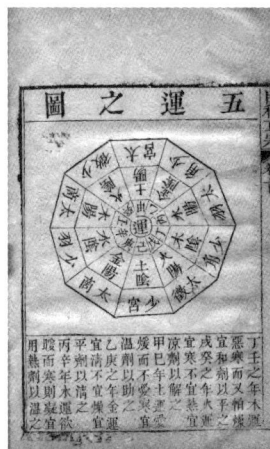

图 11-10-1587　五运之图

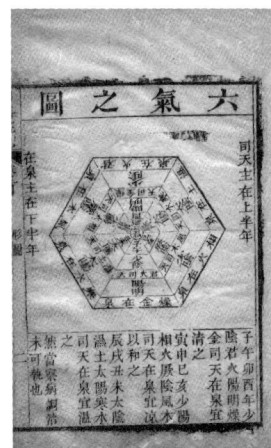

图 11-10-1588　六气之图

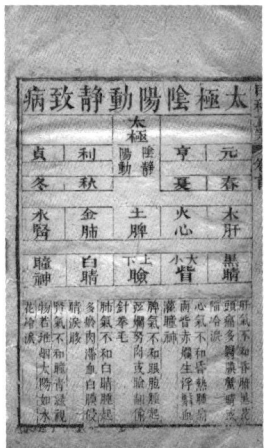

图 11-10-1589　太极阴阳动静致病表

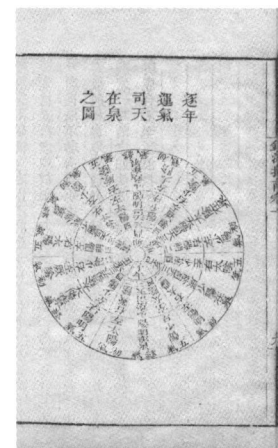

图 11-10-1590　逐年运气司天在泉之图

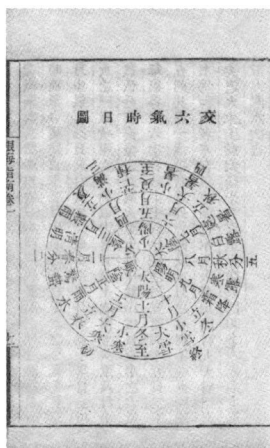

图 11-10-1591　交六气时日图

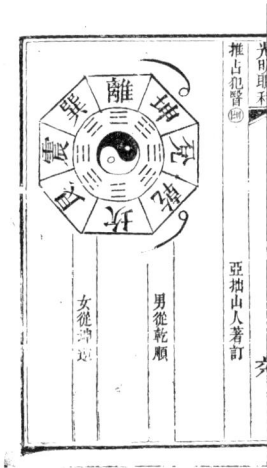

图 11-10-1592　八卦推占图

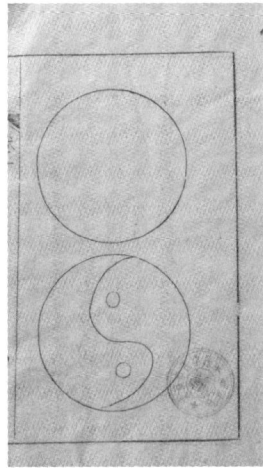

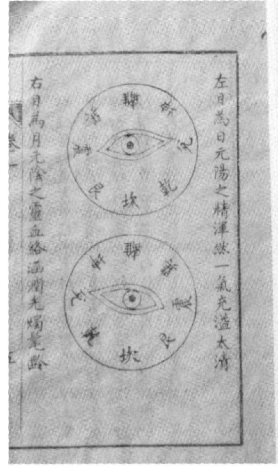

图 11-10-1593　一元图
图 11-10-1594　太极图

图 11-10-1595　左目为日图
图 11-10-1596　右目为月图

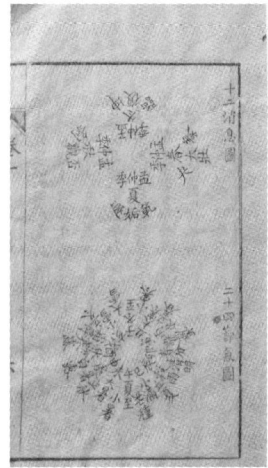

图 11-10-1597　十二消息图
图 11-10-1598　二十四节气图

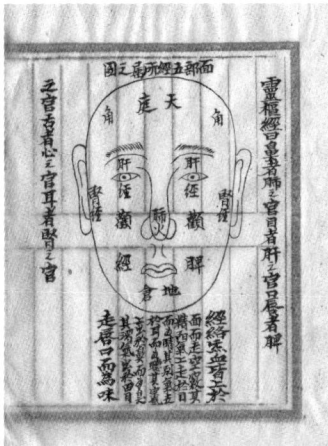

图 11-10-1599　面部五经所属之图

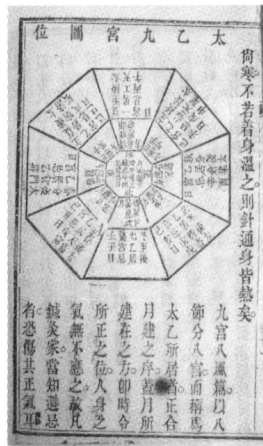

图 11-10-1600　太乙九宫图位

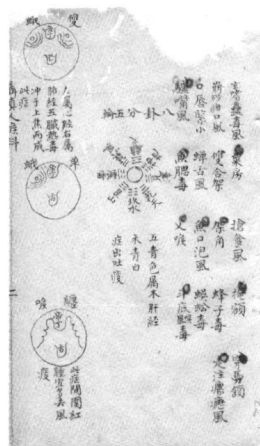

图 11-10-1601　八卦分五轮图

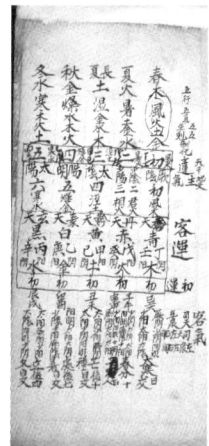

图 11-10-1602　五运图

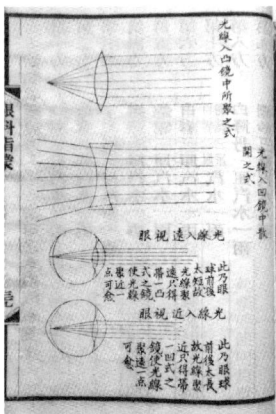

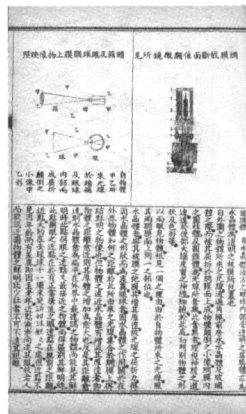

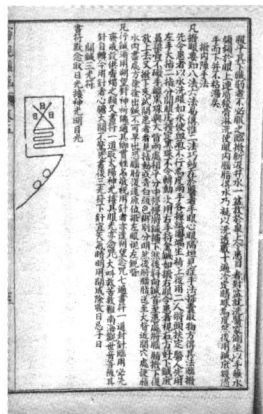

图 11-10-1603　光线入凸镜所聚之图
图 11-10-1604　光线入凹镜散开之图
图 11-10-1605　光线入远视眼图
图 11-10-1606　光线入近视眼图

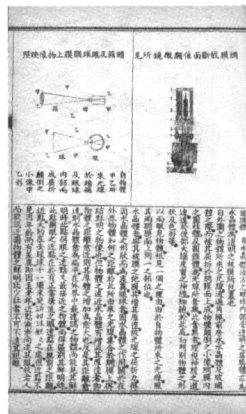

图 11-10-1607　暗箱及眼球网膜上物像映照图

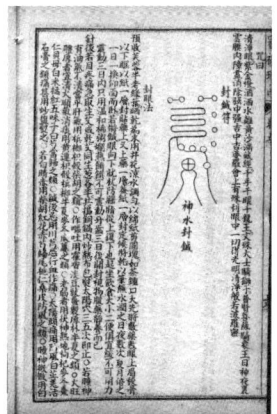

图 11-11-1608　开眼三光符

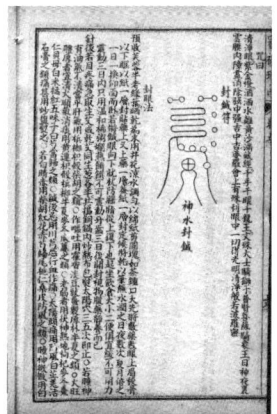

图 11-11-1609　封针符图

图 11-11-1610　吹眼翳符图

图 11-11-1611　开针三光符图

图 11-11-1612　封针符图

图 11-11-1613　修合点药灵符 1
图 11-11-1614　修合点药灵符 2

图 11-11-1615　修合点药灵符 3
图 11-11-1616　修合点药灵符 4

图 11-11-1617　夜间看喉符图

图 11-11-1618　骨鲠符咒图

图 11-11-1619　开喉符图

图 11-11-1620　治草木竹石哽符图　　图 11-11-1621　诸鱼骨哽符图

图 11-11-1622　诸犬兽骨哽符图　　图 11-11-1623　诸鸟禽骨哽符图

图 11-11-1624　化骨符图　　　　　图 11-11-1625　稻麦芒哽喉符图

图 11-11-1626　治喉神符式 1

图 11-11-1627　治喉神符式 2

图 11-11-1628　治喉神符式 3

图 11-11-1629　治喉神符式 4

图 11-11-1630　治喉神符式 5

图 11-12-1631　养吾先生小像

图 11-12-1632　养吾先生小像

图 11-12-1633　延年先生五十八岁肖像

图 11-12-1634　润斋先生留照

（任　旭）

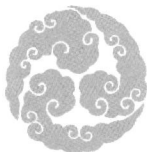

12 养生类

12.1 概述

《中国中医古籍总目》收载 1911 年以前（含 1911 年，不含附录在 1911 年古籍后的书籍）养生类中医古籍总共 367 种，其中养生通论 205 种，导引、气功 84 种，炼丹 78 种。

本次调研查阅中医养生古籍 285 种，其中有图像的古籍为 83 种。查阅养生类中医古籍图像 1996 幅，迄今已经收集 1967 幅。

书名带有图像的古籍有：《四气摄生图》《心圣图说要言》《三教圣人修身图诀》《（增补）理气图说》《纪慎斋易学术两图》（据笔者考证：此书书题应为《纪慎斋易学求雨图说》）、《黄庭内景五脏六腑补泻图并序》《二十四气坐功导引治病图》《坐功图说》《服气祛病图说》《调神圭臬图说》《易筋经图说》《导引图》《八段锦坐立功法图诀》《内功图说》《服气图说》《易筋经义服气图说》《易筋经外经图说》《八段锦图说》《诸仙导引图说》《欣赏修真》（又名《希夷坐功图》）、《五禽戏图说》、《调气炼外丹图经》《易筋经十二式图说》《易筋经二十四式图说》《内外功图说辑要》《先天罗汉拳十八手图势》《增演易筋洗髓内功图说》《导引坐功图》、《陈氏太极拳图说》《元人导引治病图》《炼丹图》《延年益寿外丹图》等 32 种。

西汉建元元年（公元前 140），刘安所著《淮南枕中记》为最早的养生通论，已佚，《证类本草》《普济方》等曾引此书。清代王仁俊辑为一卷，收入《玉函山房辑佚书续编·子编艺术类》。

唐代胡愔的《黄庭内景五脏六腑补泻图并序》，又名《黄庭内景图》，成书于 848 年，书题中有"图"字样，或为现在所知较早有图之中医养生古籍，《道藏》本有 6 幅图，为肺脏图（图 12-7-491）、心脏图、肝脏图、脾脏图、肾脏图、胆脏图，其图像并非解剖的脏腑实质图，而是六种神兽的形状图。《抱朴子内篇》二十卷和《抱朴子外篇》五十卷，成书于 364 年，晋·葛洪所撰，但所览为《道藏》（版本是 1923～1926 年上海商务印书馆据明正统本影印本），总计有 18 幅墨图，均为道教符咒图。

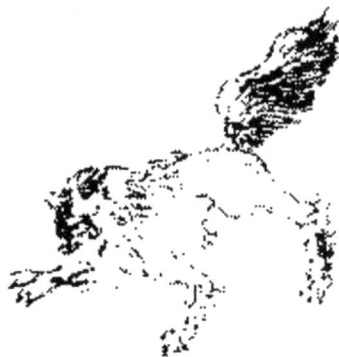

图 12-7-491　肺脏图

随着养生学术传承内容不断丰富，明清时期养生古籍中的图像数量不断增加，已调研收录图像最多的养生古籍是明代罗洪先所著、清代曹若水增辑的《万寿仙书》，载图 89 幅。卷一主要收辑历代名人的养生理论及功法要点，有图 32 幅；卷二主要收辑著名的导引功法，如六字诀、八段锦坐功捷径等，有图 17 幅；卷三为诸仙导引图，按病证开列导引处方，并附有方药，有图 21 幅；卷四为延年总论，辑前人的养生观点而成，有图 19 幅。应该注意的是，虽然在《中国中医古籍总目》一书中注《万寿仙书》又名《万育仙书》，然而中国中医科学院的程英与张志斌《〈万育仙书〉与〈万寿仙书〉考》[1]，认为：《万寿仙书》《万寿育书》两书内容有着较大差别，当视作不同的著作。《万育仙书》，曹无极辑校，约刊行于17世纪初。该书2卷，其卷下为导引，有图97幅，其中56幅辑自明代朱神仙授（1561年）罗洪先传（1565年）《卫生真诀》。

1875年，敬慎山房主人编绘的《导引图》，载彩图24幅，原图藏于中国中医科学院图书馆，为单幅图装裱成经折装，每一幅图均绘有一个生动的人物像，对动作要领进行形象示范，配有简短的文字说明：均以设问开始，然后以回答问题的方式提出一套功法的动作。功法包括9种坐式，6种立式，6种卧式，2种蹲式，1种跪式（图12-6-371），其术式包括肢体运动、按摩、气功等。

12.2 分类

根据养生类中医古籍图像内容，可以分为以下11类：诊断图，医疗图，药物图，器具图，养生图，脏腑图，经穴图，部位图，理论图，符咒图，人物图。

12.2.1 诊断图

《心身药》中有手指脉纹色形图（图12-2-1）。

12.2.2 医疗图

《（增订）保生造福录》载有2幅贴神膏穴图，为指示说明贴剂贴于何处（图12-3-3，图12-3-4）。

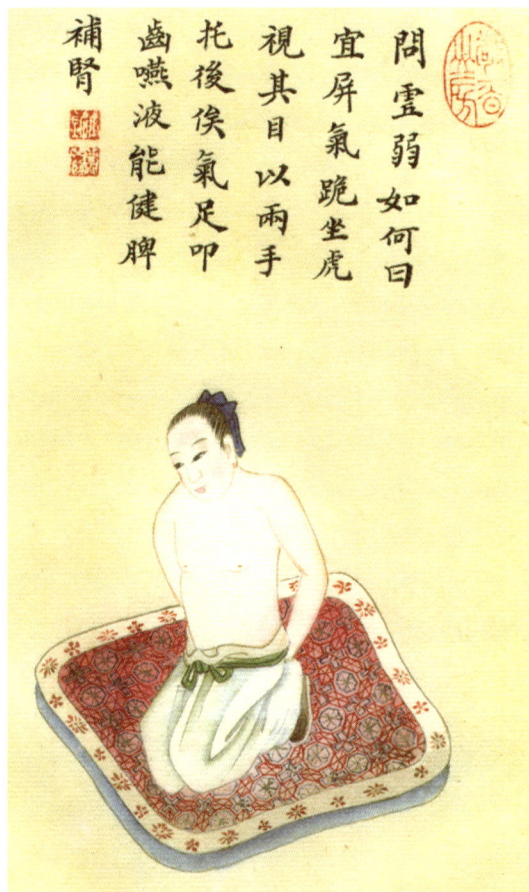

图 12-6-371　健脾补肾导引图

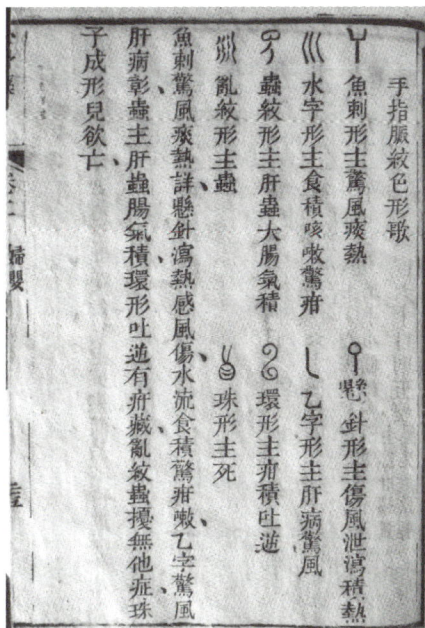

图 12-2-1　手指脉纹色形图

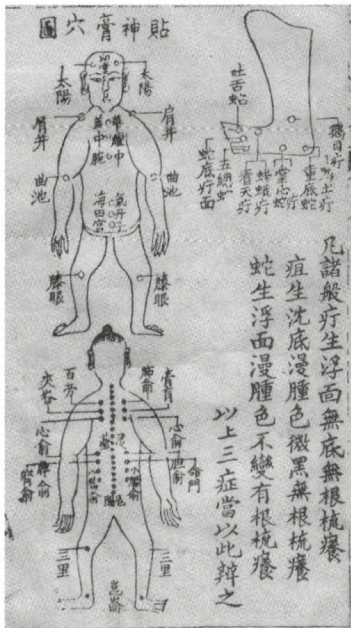

图 12-3-3　正面贴神膏穴图　图 12-3-4　背面贴神膏穴图

① 程英，张志斌.《万育仙书》与《万寿仙书》考. 中医文献杂志，2009，27（3）：5.

12.2.3　药物图

中医养生讲究食疗药饵，中医养生古籍中亦载有大量中药内容，但药物图较为少见。

养生中医古籍里的"药"充满隐喻色彩，即道家修道所持人身为药，是一种抽象的表述，并非现代意义上的治病之"药物"。本文所列出来的"丹图"便是这样的"药"，见《陈虚白规中指南》（图12-4-5）（属《洪楩辑刊医药摄生类八种》之一）。

12.2.3.1　本草图

《修炼大丹要旨》载3幅药物图，《道藏炼丹杂抄十五种》载6幅药物图，实际上只有两种：术律（图12-4-6）和铁扇草。

12.2.3.2　炼丹药图

炼丹场景并无详细描述，多简约绘出炉鼎之位置，人之位。《感气十六转金丹》有1幅，《修炼大丹要旨》5幅，《铅汞甲庚至宝集成》2幅用鼎法，《遵生八笺》1幅升霜图（图12-4-8），《万寿丹书》1幅，《道藏炼丹杂抄十五种》3幅。

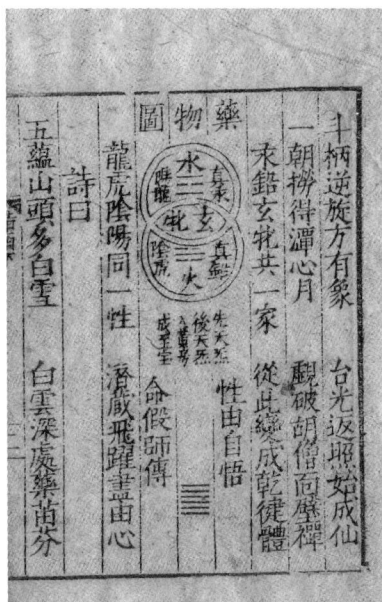

图 12-4-5　药物图

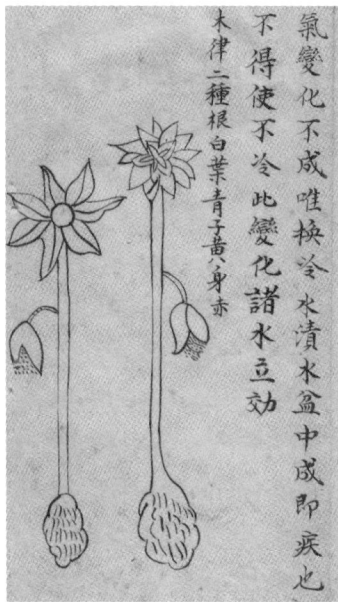

图 12-4-6　术律图

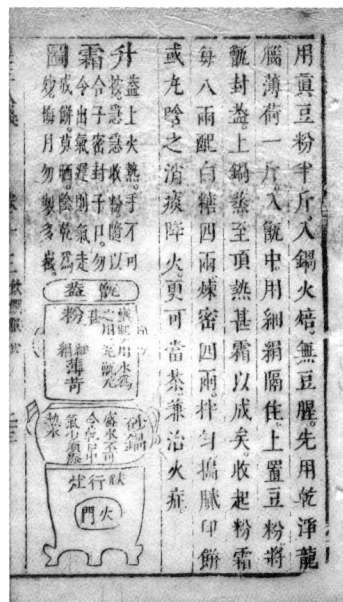

图 12-4-8　升霜图

12.2.4　器具图

养生类中医古籍中器具图较为多见，但种类比较少，往往是鼎、匦之类。

《金华冲碧丹经秘旨》载器具图67幅，上卷略言药物炼法、神宝法像、外鼎制置、水火符候及水火断魂法，以炼成金液还丹之质也；下卷详言炼铅汞之既济图、未济图及九转中每转之鼎器图。其九转为：第一转金砂黄芽初丹，言炼取真铅真汞。第二转混元神补丹，谓乾汞可成黄金。第三转通天彻地丹，谓乾汞可成紫金。第四转三才换质丹，谓服之目视万里，耳听九霄，身轻驻颜，长视久生，为地仙。第五转三清至宝丹，能"点五金具为紫金"。第六转阴阳交泰丹。第七转五岳通玄丹，"每字制汞十两成上世天宝"。第八转太极中还丹，"一两可掺汞一斤成紫色大金宝"。第九转金液大还丹。每转皆有其鼎器图形（图12-5-48），药物、炼法、火候、形质、功能。书中述作法及炼丹工具甚详。

《万寿丹书》载橐籥4图。橐籥（图12-5-19）是古代吹火的风箱，其中虽空，而风却不会穷竭，喻天道之周遍无穷。中医养生古籍中的橐籥多为中空管式，是辅助行气，以行治病之效，然而也要注意《万寿丹书》"用时以童便化开，滴于橐籥小头口，进入鼻内；将大头令童口使力吹之……病人候吹气即吸入童女气……久久行之，能接补天年"。

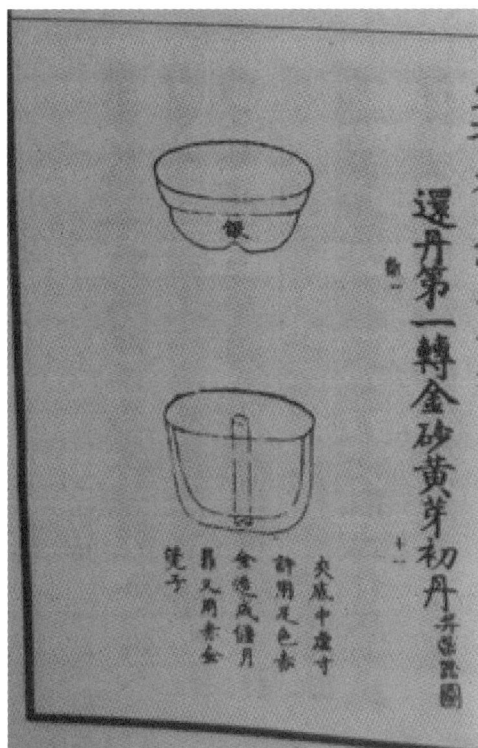

图 12-5-48　还丹第一转金砂黄芽初丹并鼎器图

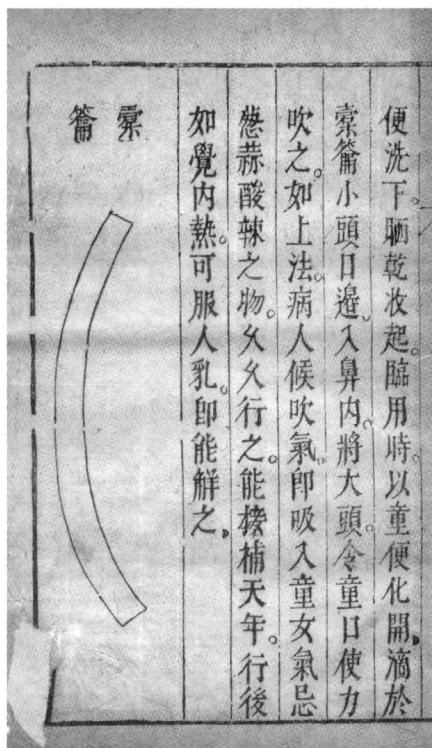

图 12-5-19　橐籥图

12.2.5　养生图

养生图是中医养生古籍中的特色图像，在已查阅的有图像的 83 种中医养生古籍中，养生图见于 36 种中医养生古籍中，共计 1017 幅，占已收集图数的 51.70%，数量最多。从实用性角度而言，很多养生导引法到现在都仍在流传使用，是实用性最强的图像，学科特点最突出。养生学科最特别的便是"形神共具"、"内外兼修"。内功锻炼法主要见于《性命圭旨》载图 54 幅。其他另有《锦身机要》36 幅，《慧命经》载图 6 幅，《华阳金仙证论》1 幅，《女丹合编》1 幅，《玄妙镜（三卷）》13 幅。

去重之后取得 336 幅，按照功法姿势分类一般有如下类目：五禽戏图、易筋经图、坐功图、导引图、睡功图、祛病（延年）图、擦面美颜诀、六字治脏诀、龙虎图、内功（内丹）图等 10 类。

12.2.5.1　五禽戏图

五禽戏一般为模仿五种动物而做的导引之功，有清代寿崀校录的《五禽戏图说》为五禽戏的单本，每一功法附以图详细说明，五禽戏顺序列之如下：虎、鹿、熊、猿、鸟，见于《万寿仙书》《仙传四十九方》《赤凤髓》《万寿丹书》4 种古籍中。

明代罗洪先所校《万寿仙书·导引图》卷内的"五禽图"和周履靖所编的《夷门广牍·赤凤髓》卷内的"五禽书"源出于华佗"五禽戏诀"，两者图文并茂，是现存我国古籍刻本中五禽戏图说较早而又较为完整的古本。经过辗转传抄、润改、重摹和翻印之后，以"虎、熊、鹿、猿、鸟"（图 12-6-148）替代了"华佗传"中"虎、鹿、熊、猿、鸟"之序。在华佗的五禽戏历经一千多年的演变、繁衍之后，从《夷门广牍》之"五禽书"仍可推测华佗原作之概貌，如虎的发威、鹿的返顾、熊的摆脚、猿的拈果和鸟的伸腰等基本动作，以及以虎、鹿、熊、猿、鸟之戏与心、肝、脾、肺、肾五脏功能相合的基本内容。

12.2.5.2　易筋经图

易筋经相传为南北朝达摩和尚创。记载"易筋经图"的有 7 种古籍：《二十四气坐功导引治病图》（10 幅）、《易筋经》（11 幅）、《卫生要术》（12 幅）、《易筋经图说》（12 幅）、《内功图说》（12 幅）、《中外卫生要旨》（22 幅）。

《卫生要术》12 幅：韦陀献杵第一势（图 12-6-153）、韦陀献杵第二势、韦陀献杵第三势、摘星换斗势、倒拽九牛尾势、出爪亮翅势、九鬼拔马刀势、三盘落地势、青龙探爪势、卧虎扑食势、打躬势、掉尾势。

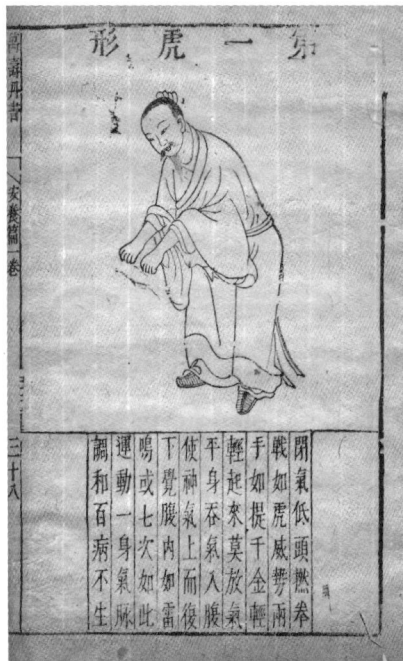

图 12-6-148　第一虎形图

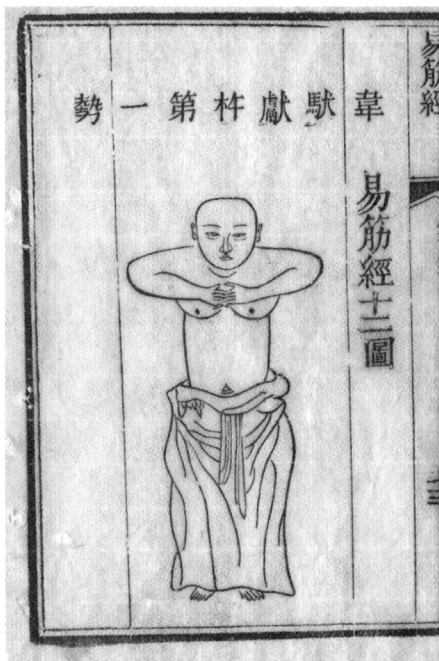

图 12-6-153　韦陀献杵第一势

12.2.5.3　坐功图

四时坐功却病图，《遵生八笺·四时调摄笺》称"陈希夷二十四气导引坐功图势"，《三才图会》中作"二十四气修真图"，《保生心鉴》中作"二十四气导引图像"（又称"太清二十四水火聚散图"），《万寿仙书》中作"四时坐功却病图诀"，《中外卫生要旨》中作"陈希夷二十四节气坐功图"，《内外功图说辑要》中作"陈希夷先生二十四气坐功导引治病图"。这套导引法的特点是根据一年不同的二十四个节气，编订的不同修炼法。在本节气的十五天内行之，故每节都包括坐功与治病两个内容，具体可见各该条，包括如下坐功图：立春正月节坐功图（图 12-6-165）、雨水正月中坐功图、惊蛰二月节坐功图、春分二月中坐功图、清明三月节坐功图、谷雨三月中坐功图、立夏四月节坐功图、小满四月中坐功图、芒种五月节坐功图、夏至五月中坐功图、小暑六月节坐功图、大暑六月中坐功图、立秋七月节坐功图、处暑七月中坐功图、白露八月节坐功图、秋分八月中坐功图、寒露九月节坐功图、霜降九月中坐功图、立冬十月节坐功图、小雪十月中坐功图、大雪十一月节行动图、冬至十一月中坐功图、小寒十二月节坐功图、大寒十二月中坐功图。

八段锦坐功图：八段锦，自宋代问世至今已有八百余年，在形式和内容上都有较大变化，清末定型后，直到今天仍是广大人民群众喜闻乐见的体育锻炼项目，对于增强体质、延年益寿起着重要作用。八段锦坐功图见于 11 种古籍中：《二十四气坐功导引治病图》《坐功图说》《万寿仙书》《赤凤髓》《遵生八笺》《保生心鉴（附活人心法）》《尊生要旨》《养生导引法》《八段锦坐立功法图诀》《中外卫生要旨》《欣赏修真》。其包括 8 个姿势图：叩齿集神图法（图 12-6-189）、摇天柱图法、舌搅漱咽图法、摩肾堂图法、单关辘轳图法、双关辘轳图法、托天按顶图法、钩攀图法。

《默悟寻源解论参同契养病法》有八段锦坐功 12 图。其中包括：闭目冥心图第一，叩齿集神图第二，抱昆仑鸣天鼓图第三，撼摇天柱图第四，舌搅漱津图第五，手摩肾堂图第六，单关辘轳图第七，双关辘轳图第八，两手托天图第九，两手相叉图第十，两手攀足图第十一，第十二图藏精聚神自然周天道功三圈气合一图（图 12-6-197）。在此基础上尚有十二段锦练功图，共 12 幅，分为十二式，见于如下 5 种古籍：《洗心篇》《寿世传真》《卫生要术》《易筋经图说》和《内功图说》，并配有歌诀。

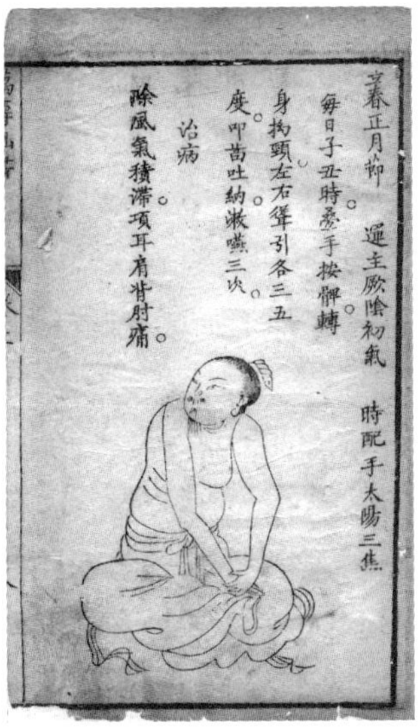

图 12-6-165　立春正月节坐功图

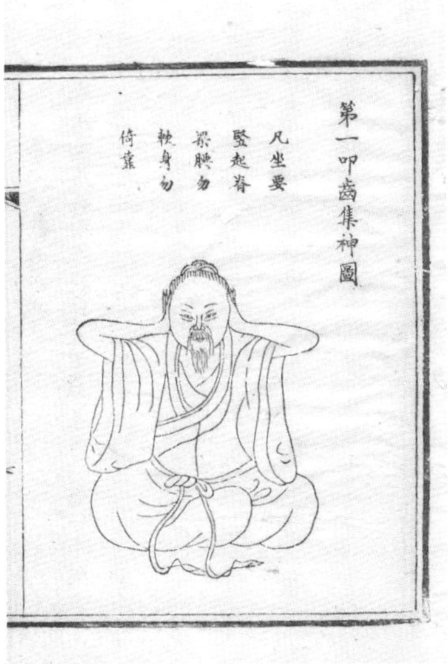

图 12-6-189　第一叩齿集神图

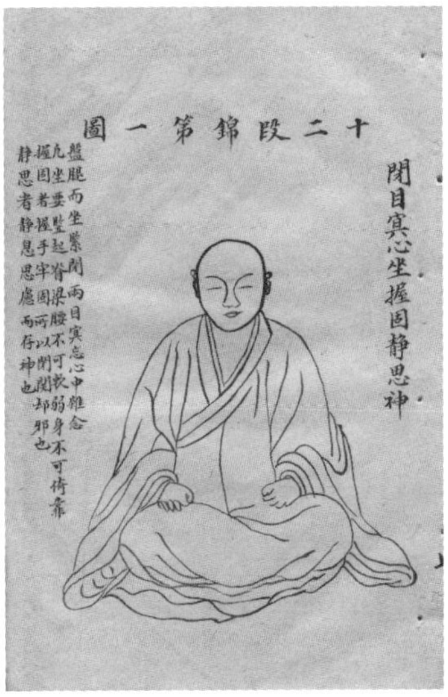

图 12-6-197　十二段锦第一图

12.2.5.4　导引图

诸仙导引图，见于《二十四气坐功导引治病图》《修真秘要》《万寿仙书》《仙传四十九方》和《万寿丹书》等 5 种古籍。一般有 46～49 幅不等。成书于 1565 年的《万寿仙书》载诸仙导引图 49 幅，分别是：李老君抚琴图（图 12-6-209）、太清祖师尊真形、徐神翁存气开闭法、铁拐仙指路诀、何仙姑久久登天势、白玉蟾虎扑食形、丘长春搅辘轳法、马丹阳周天火候诀、张紫阳捣礁势、黄花姑王祥卧水形、钟汉离鸣天鼓法、赵上灶搬运息精法、虚静天师睡功、李栖蟾散精法、张真奴神注图、魏伯阳破风法、薛道光摩踵形、葛仙翁开胸诀、王玉阳散痛法、麻姑磨疾诀、张果老抽添火候图、陈自得大睡功、石杏林暖丹田诀、韩湘子活人心形、昭灵女行病诀、吕纯阳任脉诀、陈希夷降牛望月形、孚祐帝君拔钏势、徐神祖摇天柱形、陈泥丸拿风窝法、曹国舅脱靴势、曹仙姑观太极图、尹清和睡法、孙玄虚乌龙探爪形、高象先凤张势、傅元虚抱顶形、李弘济拜月势、铁拐仙靠拐势、玉真山人和肾腔法、李野朴童子拜形、蓝采和乌龙摆角势、张无梦金鸟独立形、夏云峰乌龙横地势、郝太古托天形、刘希古猛虎施威形、孙不二姑摇旗形、常天阳童子拜观音势、东方朔捉拇法、彭祖明目法。这是有记载比较全的诸仙导引图古籍，每一姿势托名成道之人，而且也是流传比较广泛的版本。

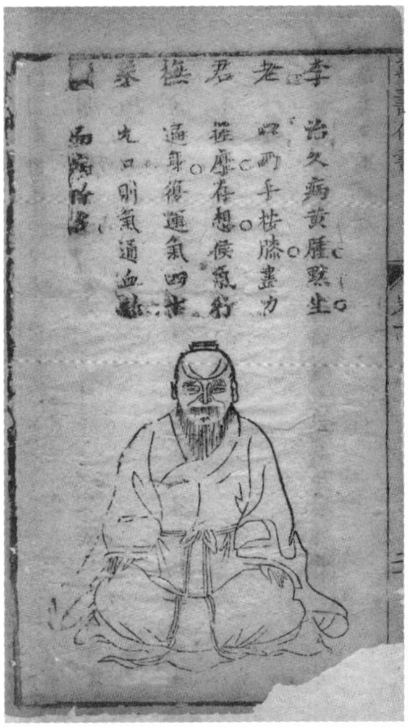

图 12-6-209　李老君抚琴图

《尊生要旨》有通任督脉道引图说（4 幅）（图 12-6-260），升降阴阳道引图说（3 幅），后有收工图说（1 幅），随病祛治道引图说（12 幅），共计 20 幅。此外，《修真捷径导引术》有 24 幅导引图。

清代敬慎山房主人编绘《导引图》彩绘 24 幅（图 12-6-353），与前人各种同类书的形象、方法不同，这些图形虽然偶提"得仙道"之类的话①。

清刻本《论功法》有 12 幅练功图。值得注意的是，与往常徒手导引不同的是，这里呈现了不少借助器械工具的导引式。《论功法》12 幅练功图中有 8 幅图借助健身器材进行锻炼（图 12-6-381）。

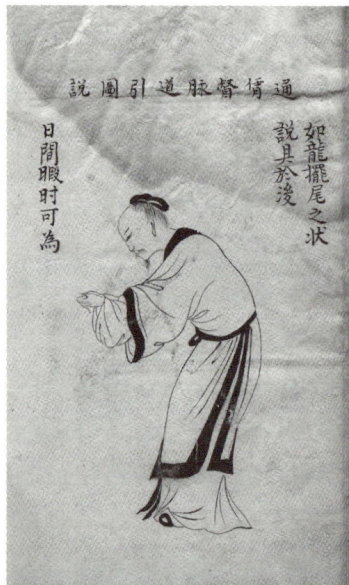

图 12-6-260 通任督脉道引图

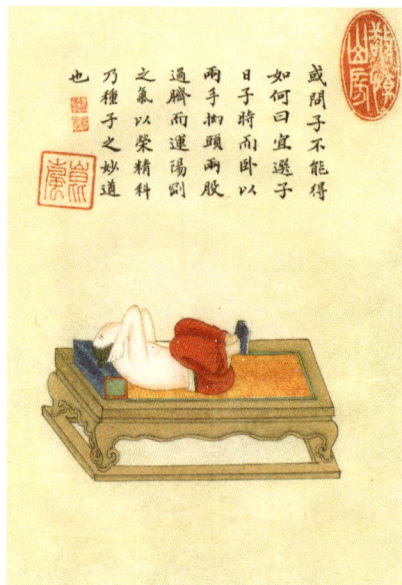

图 12-6-353 运阳种子导引图

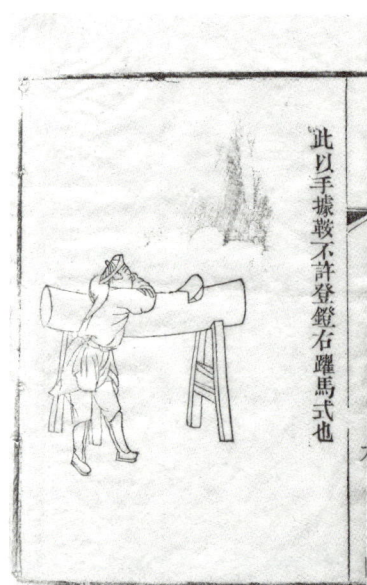

图 12-6-381 右跃马式

12.2.5.5 睡功图

陈抟睡功图，一般为 2 幅，分别是陈希夷左睡功图（图 12-6-258）、陈希夷右睡功图（图 12-6-259），见于《二十四气坐功导引治病图》《坐功图说》《万寿仙书》《遵生八笺》《中外卫生要旨》《默悟寻源解论参同契养病法》等 6 种古籍。《修真秘要》载 4 幅陈抟睡功。《赤凤髓》一书卷三计有 12 势睡功图，为：毛玄汉降伏龙虎、瞿上辅炼鬼魄、麻衣真人和调真炁、胡东邻运化阴阳、杜胜真阴阳复姤、王龙图静养火候、康南岩守炉鼎、张怡堂炼成灵宝、张玄玄牢拴猿马、彭嬾翁收放丹枢、谭自然廓然灵通、喻一阳出离生死。

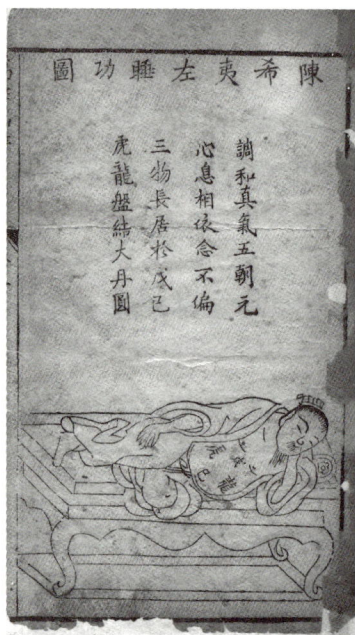

图 12-6-258 陈希夷左睡功图

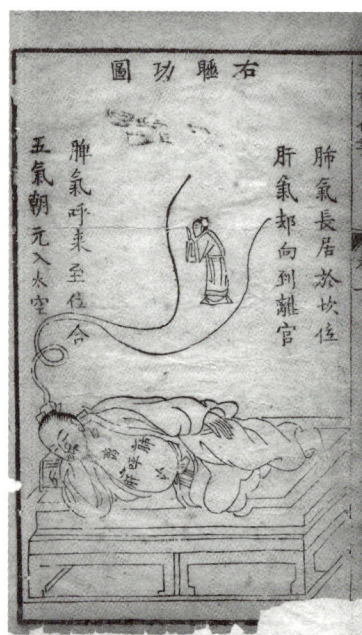

图 12-6-259 陈希夷右睡功图

① 张志斌，程英.敬慎山房《导引图》考辨.中医文献杂志，2010，28（5）：2.

12.2.5.6 祛病（延年）图

　　《服气祛病图说》载"服气祛病图"64幅图（图12-6-280），每一式配合呼吸吞气，结末之图总结："以上六十四式共吞气八十七口"。

　　却病延年图，描述的是一套按摩腹部的保健功。记载"却病延年法"图的有3种古籍：《卫生要术》《易筋经图说》《内功图说》。却病延年法一共有9图，又称延年九转法（图12-6-344）。

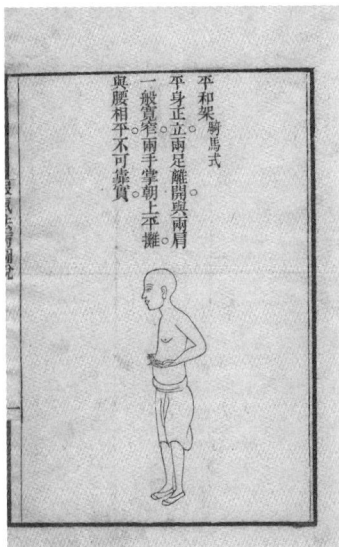

图 12-6-280　平和架骑马式

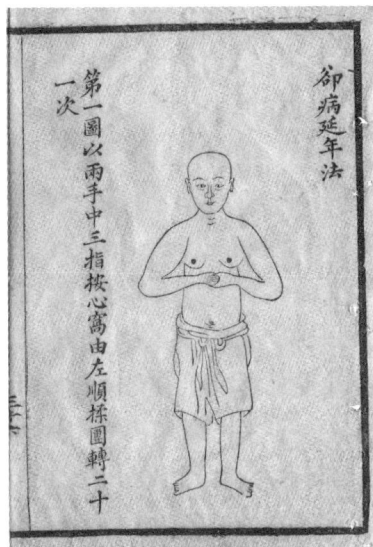

图 12-6-344　却病延年法第一图

12.2.5.7 擦面美颜诀

　　清代徐文弼编、王世芳校订的《洗心篇》有1幅擦面美颜诀（图12-6-392）。

12.2.5.8 六字治脏诀

　　清代徐文弼编、王世芳校订的《洗心篇》有1幅六字治脏诀（图12-6-393）。

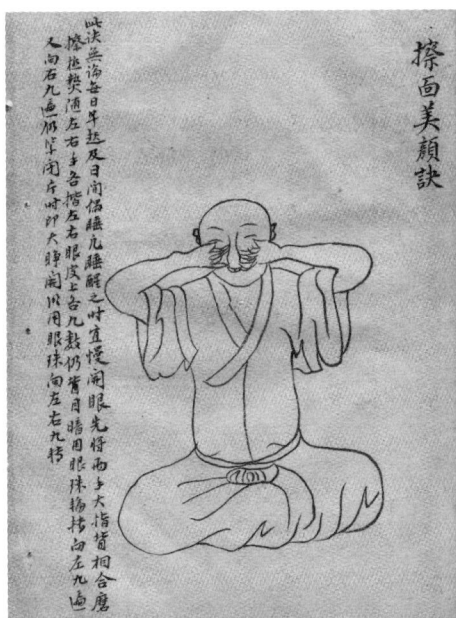

图 12-6-392　擦面美颜诀

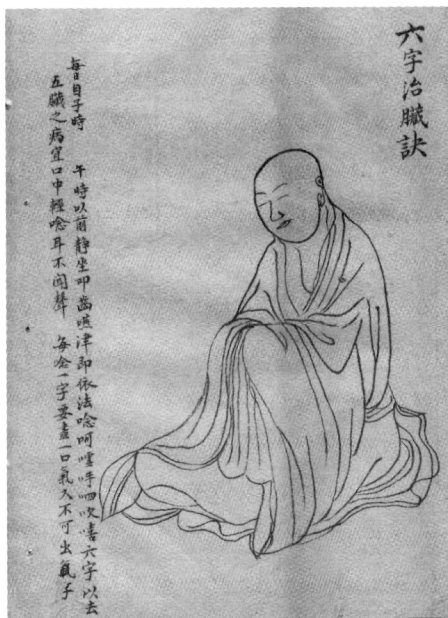

图 12-6-393　六字治脏诀

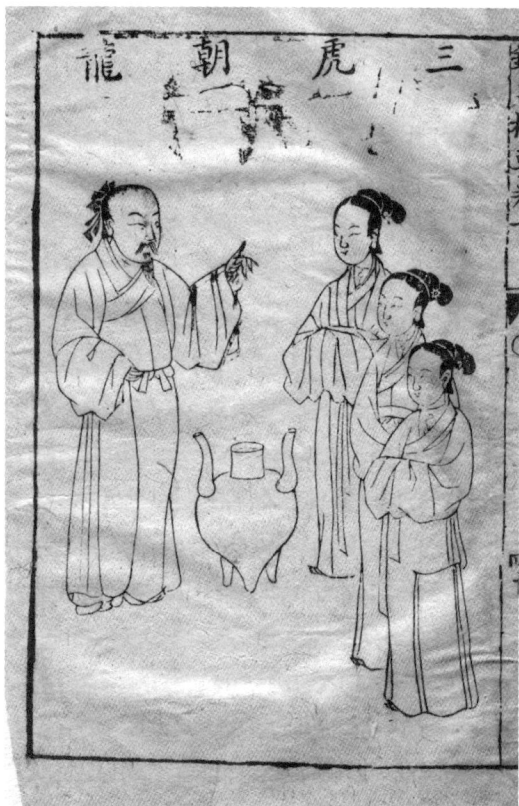

图 12-6-429　三虎朝龙图

12.2.5.9　龙虎图

《锦身机要》载养生图 36 幅，以龙或虎命名。踏地龙、摆尾龙、摩顶龙、旋风龙、交足龙、撞关龙、闭息龙、登天龙、升腾龙、取水龙、降丹龙、拍火龙、跃山虎、出洞虎、飞虹虎、舒筋虎、悬梁虎、鼎峙虎、独立虎、翻身虎、反躬虎、纳泉虎、桃花虎、安神虎、虎吹龙笛、龙鼓虎琴、龙虎交加、龙虎传授、献龙招虎、地龙天虎、虎动龙迎、龙居虎窟、龙问虎信、虎跃龙潭、虎至龙乡、三虎朝龙（图 12-6-429）。

12.2.5.10　内功（内丹）图

《性命圭旨》全书以图配文，阐述内炼理论与功法，博采众家之说。43 幅图像分别是：三圣图（图 12-6-430）、反照图、普照图、内照图、时照图、中心图、日乌月兔图、大小鼎炉图、内外二药图、顺逆三关图、尽性了命图、真土图、魂魄图、蟾光图、降龙图、伏虎图、三家相见图、和合四象图、取坎填离图、观音密咒图（图 12-6-449）、五气朝元图、待诏图、飞升图（图 12-6-472）、涵养本源图、洗心退藏图、玉液炼形图、安神祖窍图、法轮自转图、龙虎交媾图、蛰藏炁穴图、行禅图、立禅图、坐禅图、卧禅图、采药归壶图、乾坤交媾图、灵丹入鼎图、长养圣胎图、婴儿现形图、真空炼形图、端拱冥心图、化身千亿图、受诏飞升图。书中总结了各种有关内丹原理及方法，阐述了各种内丹功法的术语和基本思想。并且详细讲述了内丹法"筑基炼己，炼精化炁，炼炁化神，炼神还虚，炼虚合道"的整个过程，功法共分九段，图文并茂，附有口诀。此书竭力要把内丹功法通俗化，使一般人都能接受。

《卫生要术》有内功正面图（图 12-6-389）和内功背面图。

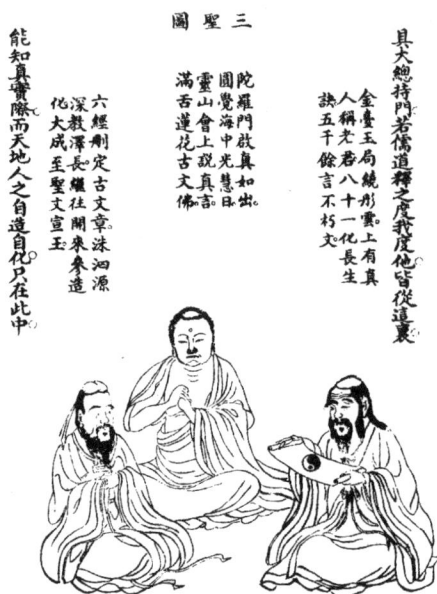

图 12-6-430　三圣图

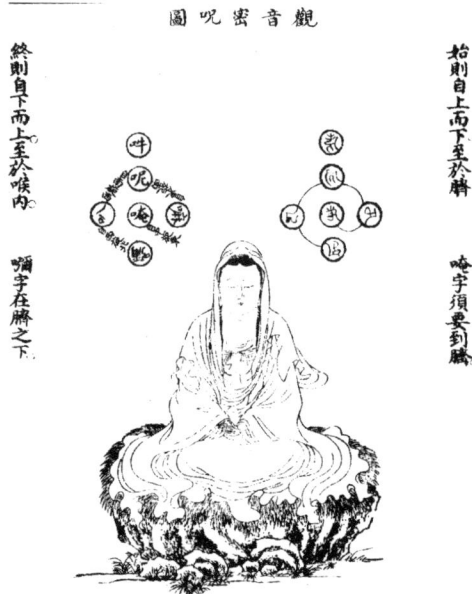

图 12-6-449　观音密咒图

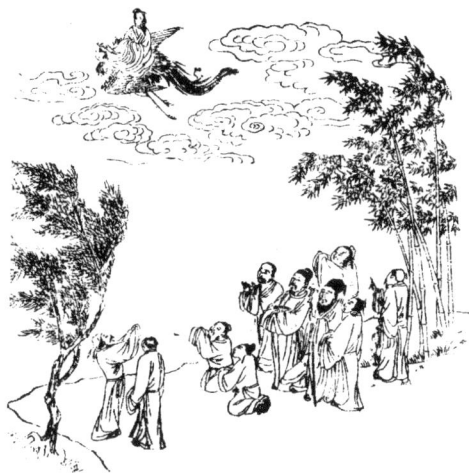

图 12-6-472　受诏飞升图

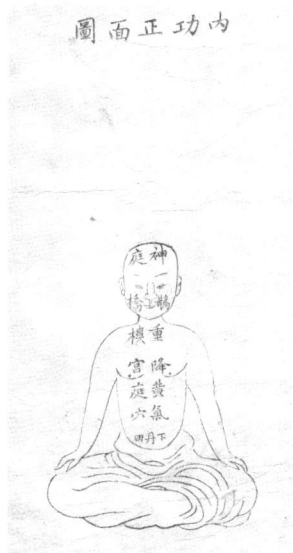

图 12-6-389　内功正面图

12.2.6　脏腑图

在已查阅的中医养生古籍中，脏腑图分布在 9 种古籍中，包括脏腑正面图，脏腑背面图，心脏、肺脏、肝脏、脾脏、肾脏、大肠腑、胆腑、胃腑、膀胱腑、小肠腑等图。

12.2.6.1　五脏六腑图

《万寿丹书》12 幅：脏腑正面图，脏腑背面图，心脏之图（图 12-7-475），肺脏之图，肝脏之图，脾脏之图，肾脏之图，大肠腑之图，胆腑之图，胃腑之图，膀胱腑之图，小肠腑之图。

《遵生秘笈》10 幅：肺脏之图，大肠腑之图，胃腑之图，脾脏之图，心脏之图，小肠腑之图，膀胱腑之图，肾脏之图，胆腑之图，肝脏之图。

12.2.6.2　内景图

《尊生要旨》有 4 幅："内境正面"（图 12-7-485）、"内境背面"、"内境左侧"、"内境右侧"。此外，《修养须知》1 幅题为"内观图"，《遵生秘笈》1 幅题为内景之图，《洞天秘语》3 幅。

12.2.6.3　六神图

六神图以人体脏腑名之，但所绘图像是神兽之形，见于 4 种古籍：《黄庭内景五脏六腑补泻图并序》《四气摄生图》《遵生八笺》（图 12-7-497）和《洞天秘语》。

图 12-7-475　心脏之图

12.2.7　经穴图

中医养生古籍中载经穴图总计 52 幅，分经脉图与穴位图两类。

12.2.7.1　经脉图

经脉图见于 7 种古籍，总计 33 幅图。《二十四气坐功导引治病图》5 幅，《易筋经》2 幅，《易筋经图说》

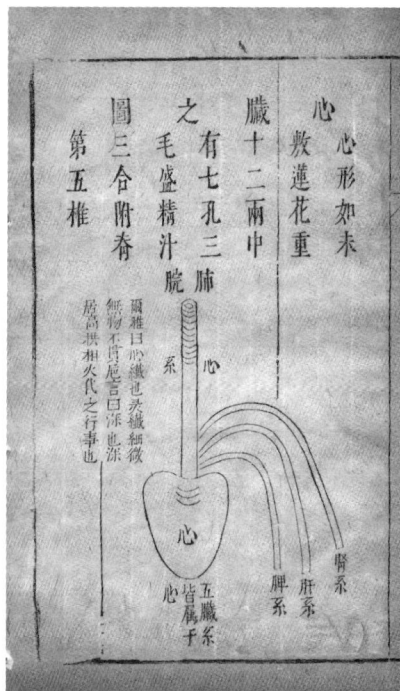

2 幅（图 12-8-510），《慧命经》1 幅，《华阳金仙证论》1 幅，《遵生秘笈》20 幅，《洞天秘语》2 幅。

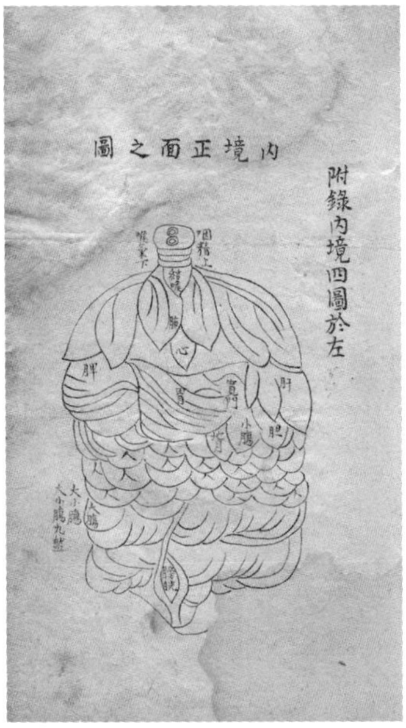

图 12-7-485　内境正面之图

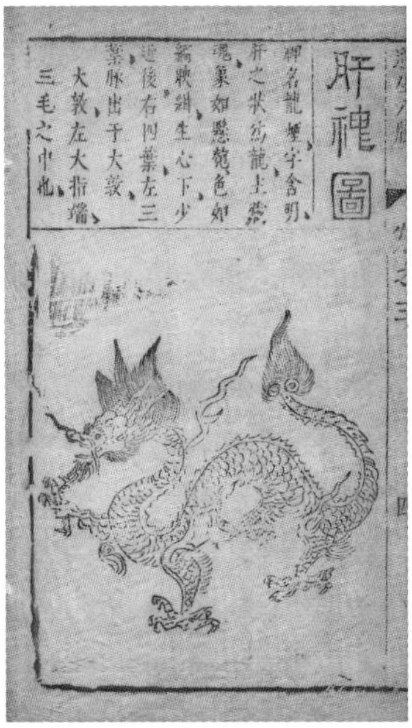

图 12-7-497　肝神图

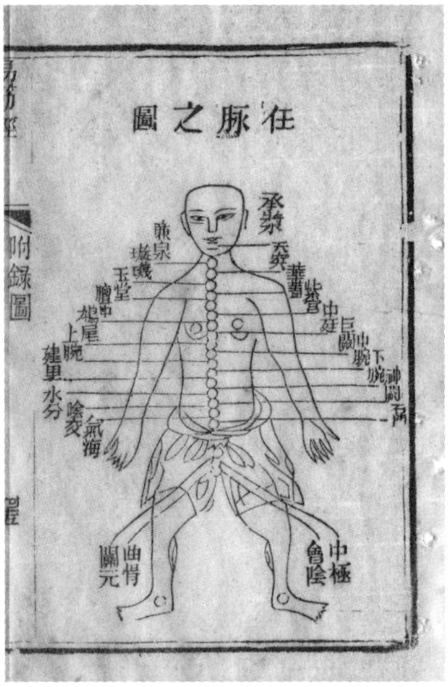

图 12-8-510　任脉之图

12.2.7.2　穴位图

穴位图见于 5 种养生古籍中，总计 19 幅图。

《修养须知》载督脉二十八穴之图（图 12-8-508）、任脉二十四穴之图（图 12-8-509）；《心身药》
6 幅，《中外卫生要旨》2 幅，《净发须知》8 幅，《默悟寻源解论参同契养病法》1 幅。

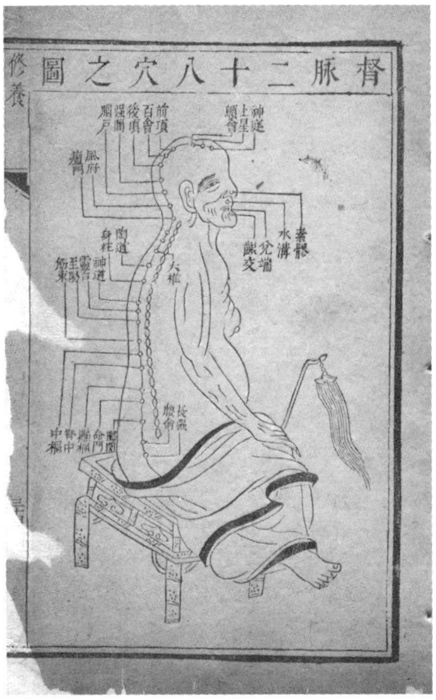

图 12-8-508　督脉二十八穴之图

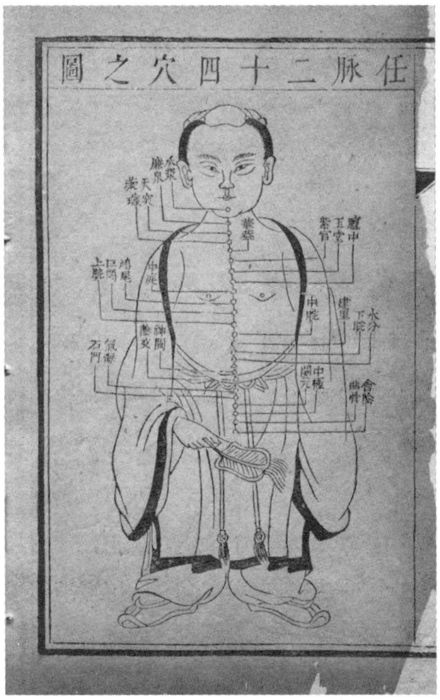

图 12-8-509　任脉二十四穴之图

12.2.8　部位图

养生古籍中出现的部位图主要是骨度图，总计 2 幅。《遵生秘笈》载仰人骨度部位图、伏人骨度部图（图

12-9-532，图 12-9-533）。

12.2.9　理论图

12.2.9.1　五运六气图

《遵生八笺》4 幅（图 12-10-552），《保生心鉴》7 幅，《养生导引法》7 幅，《医门大还丹》11 幅，《欣赏修真》10 幅。

12.2.9.2　太极图

在养生中医古籍中太极图数量不多，见于以下 4 种古籍：《三元延寿参赞书》2 幅，《养生杂纂》4 幅，《修养须知》1 幅（图 12-10-578），《青囊秘录》2 幅。

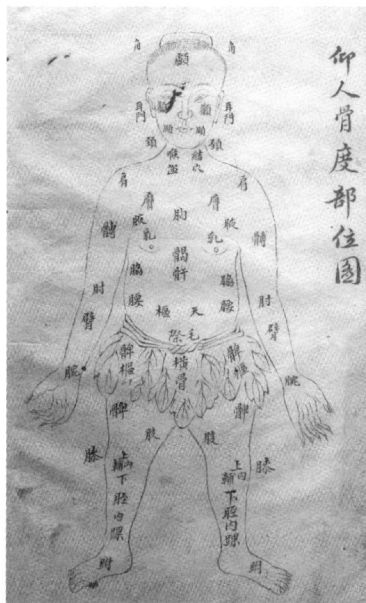

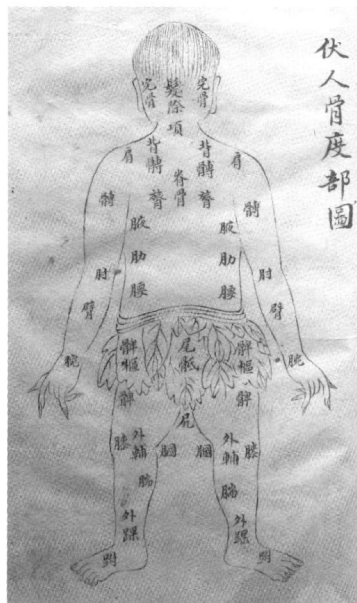

图 12-9-532　仰人骨度部位图　　图 12-9-533　伏人骨度部位图　　图 12-10-552　春月气数主属之图

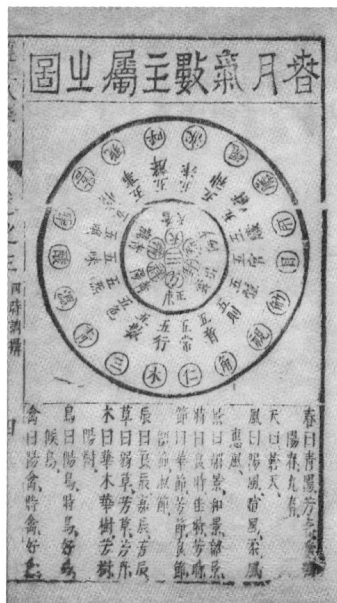

脏腑配经络、经络配四时 2 图（图 12-10-617，图 12-10-618），见于《保生心鉴》《养生导引法》《洞天秘语》《欣赏修真》。

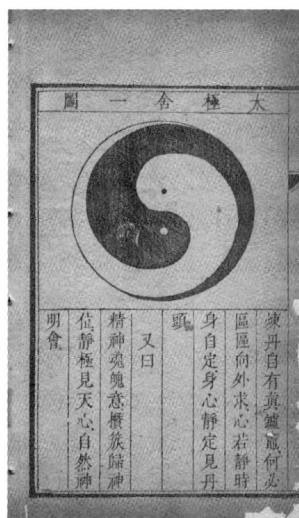

图 12-10-578　太极舍一图　　　图 12-10-617　脏腑配经络图　　　图 12-10-618　经络配四时图

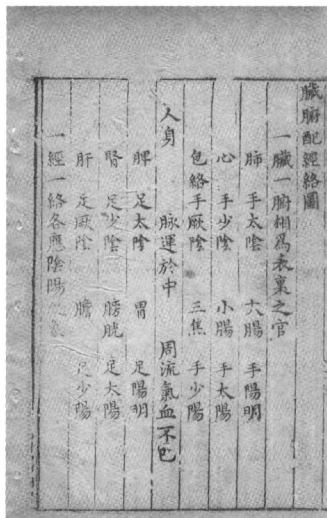

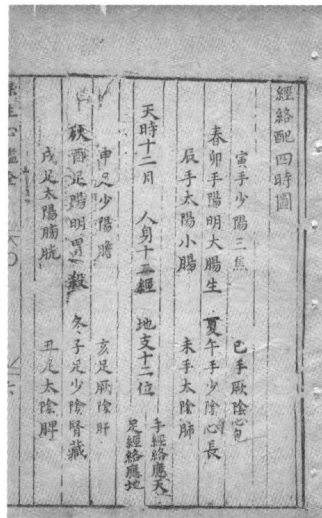

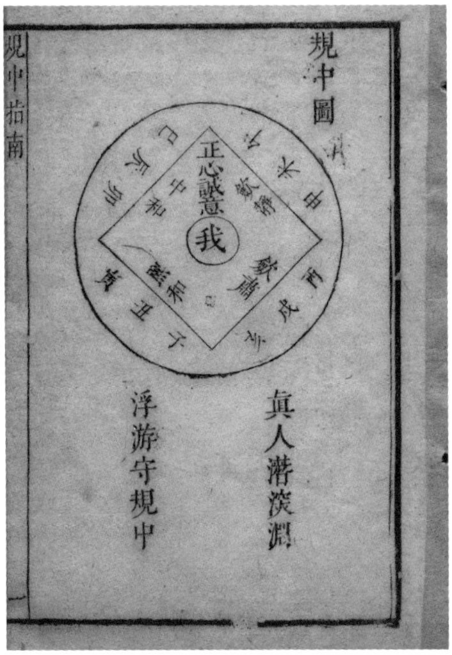

图 12-10-613　规中图

12.2.9.3　规中图

《规中图》（图 12-10-613），标志是图中有一句真言"真人潜深渊，浮游守规中"。规中图口诀：规中者，如居一规之中。不在中间，不在内外也。不泥象也，不著物也。在身中之中，意中之中。如大圆镜中之一我，但"正心诚心"，为一中心柱子。当万虑俱泯之时，真人出现，如鱼居深渊。游泳自在，而不离方寸。即真人潜深渊，浮游守规中矣。

12.2.10　符咒图

中医养生古籍中的符咒图主要有两类，一则是辟邪符，另一为治病符。

12.2.10.1　辟邪符

辟邪符见于 7 种古籍。《抱朴子内篇抱朴子外篇》18 幅，《黄帝九鼎神丹经诀》32 幅，《上洞心丹经诀》24 幅，《遵生八笺》9 幅，《抄本炼丹书四种》5 幅，《心身药》1 幅，《道藏炼丹杂抄十五种》4 幅。《遵生八笺》9 幅，分别是避瘟符咒、中方右部天丁主杀中方戊己黄瘟之鬼神符（图 12-11-645）、东方上部天丁主杀东方甲乙青瘟之鬼神符、南方中部天丁主杀南方丙丁赤瘟之鬼神符、西方下部天丁主杀西方庚辛白瘟之鬼神符、北方左部天丁主杀北方壬癸黑瘟之鬼神符、斩上尸三虫之符、斩中尸三虫之符、斩下尸三虫之符。

12.2.10.2　治病符

治病符见于 3 种中医养生古籍。《泰定养生主论》催生灵验神符 1 幅（图 12-11-641），《四时宜忌》1 幅，《遵生八笺》3 幅。

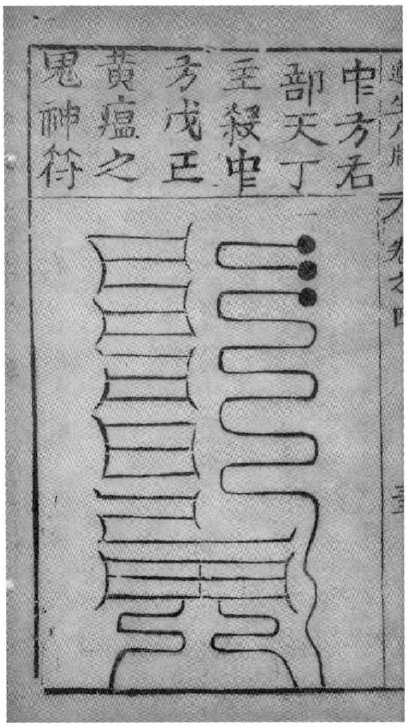

图 12-11-645　中方右部天丁主杀中方戊己黄瘟之鬼神符

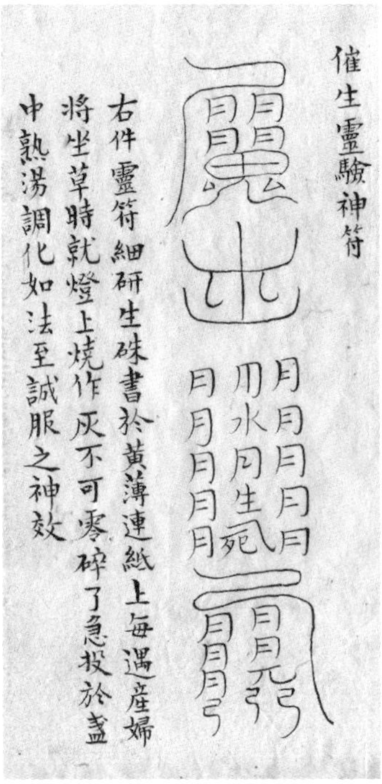

图 12-11-641　催生灵验神符

12.2.11 人物图

清代吴铎《净发须知》有 4 幅（图 12-12-664）。

《长生诠》为残本，第 1 卷已佚，本书共搜集到 88 幅图（图 12-12-669）。

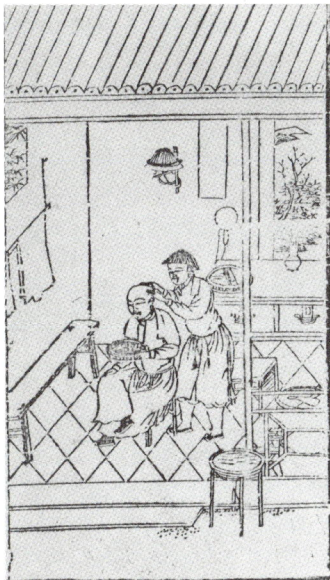

图 12-12-664 梳发图 1

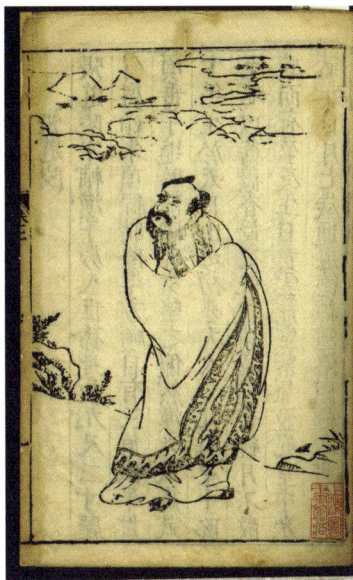

图 12-12-669 张道陵

12.3 特色图像

养生的特色图像分为药物图、养生图、脏腑图。

12.3.1 药物图——术律

在《修炼大丹要旨·卷下》硃砂鼎方中曰："……埋硃砂时，先做黄蜡鼎模，完备候干，取出在内，黄蜡空其模子，等候临期铸，要烧热模子，汁下则匀比，铸之先要将铁扇草末，放入模内，令乾疾成鼎，之后看鼎大小，盖用花银，打造一箇盖，盖上留一窍子，如将汞入鼎内，却于窍内放下铁扇草末，用灰火温温煮之，自然片时，即乾成宝，每一斤，却用三两赤毛入内为骨，金公五钱为闰，用干柳枝搅之匀，又用硼砂焰硝少许入内，去其垢腻，倾内随成真宝，如无铁扇草，即用木律草根为末代之，亦可，其诗曰：一叶一枝花，深山是我家，硃砂见我烂，水银结成砂"。此草与天南星相类，一叶，如大麻叶一般，七瓣一花，如铃铎一般，倒垂，花紫心黄者是也。

无论是《修炼大丹要旨》，还是《道藏炼丹杂抄十五种》，在附图旁所录一样，均写"术律二种，根白叶青子黄身赤"，《道藏炼丹杂抄十五种》在其后内容又有同样的图，只不过记载的是"木律二种，根白叶青子黄身赤"。木律为胡桐泪，不符合该药物的本草形态，或为抄写过程中的误记。然陈国符认为"木律，《集成》卷五第十四页《庚道集》卷七第一页，卷九第四页。按《道枢》第三十一第二页，'是为太白之粉，艮之精也'"[1]。

术律草，《神农本草经》名九臼，一名天臼，一名马目毒公，又有术律草、害母草、独脚莲、羞天花、琼田草、山荷叶、八角盘、唐婆镜、鬼药、爵犀、解毒等名。其辛温，有毒，杀虫毒鬼痊精物，辟恶气不祥，

---

[1] 陈国符 . 中国外丹黄白术所用草木药录 . 天津大学学报，1981，（2）：32

逐邪解百毒。唐·独孤滔《丹房镜源》云："术律草有二种，根皆似南星，赤茎直上，茎端生叶，一种叶凡七瓣，一种叶作数层，叶似蓖麻，面青背紫。而有细毛，叶下附茎开一花，状如铃铎，倒垂，青白色，黄蕊中空，结黄子，风吹不动，无风自摇，可制砂、汞。按此即鬼臼之二种也，其说形状甚明。"

经过文献综合及图像研究，可判断出《修炼大丹要旨（二卷）》中的术律为鬼臼，是中国植物图谱数据库收录的有毒植物，为小檗科八角莲属植物八角莲或八角金盘，以根状茎入药。

12.3.2 养生图

12.3.2.1 四时坐功却病图

清代郑官应编撰的《中外卫生要旨》记载了四时坐功却病图。郑官应（1842—1921），字正翔，清末著名思想家。广东香山（今中山）人。少年多病，长而游历四方，提倡"主以中学，辅以西学"。光绪十二年（1886年）染病，于是开始研究养生之学，认为中医"慎起居，节饮食，寡欲清心，存神养气"，与西医光、热、空气、水、饮食、运动等均为养生要素，于是"辑中外先哲及师友所记养生要语二册，日用五谷蔬果禽兽鳞介宜忌者一同，外功按摩导引一册，汇成四册，名为《中外卫生要旨》"。

12.3.2.2 诸仙导引图

成书于公元989年的《二十四气坐功导引治病图》中诸仙导引图有22幅图，本书除了诸仙导引图尚有八段锦、四时坐功却病图和任督脉卫血循行图，在研究相关图像时或可提供思路。

成书于1506年的《修真秘要》中诸仙导引图载图45幅：仙人抚琴、绞丹田、仙人存气开闭、仙人指路、久久登天、周天火候、吕祖散精法、吕祖散运息气、龙板爪、神仙斗柄开关、治头晕、鸣天鼓、治后心虚疼、霸王举鼎、虎施威、专治九痨、托天塔、乌龙探爪、神仙进礼、仙人搅辘轳、治脑膈膨闷、吕祖破气法（两手抬至两胁处）、抽添火候、吕祖破气法、仙人拔钿、童子拜观音（弯腰姿势）、暖丹田、吕祖行气诀、立站活人心、降牛捉月、吕祖养精法、摇天柱、吕祖捄疾法、神仙靠拐、金刚捣碓、仙人脱靴、童子拜观音（跌坐姿势）、治腰腿疼、李白玩月、治肾堂虚冷、霸王散法、饿虎扑食、百气冲顶、任脉、双手拿风雷。其他尚有同时成书于1565年的《仙传四十九方》，成书于1624年的《万寿丹书》。

1578年见《夷门广牍》的《赤凤髓》一书有功法图计46幅，与诸仙导引图所用仙人名目不一致，但从图像对比来看，有一半姿势近乎相同。图名为：偓佺飞行逐走马、黄石公受履、篯铿观井、啸父市上补履、邛疏寝石、接舆狂歌、涓子垂钓荷泽、容成公静守谷神、庄周蝴蝶梦、东方朔置帻官舍、寇先鼓琴、修羊公卧石榻、王子晋吹笙、钟离权云房摩肾、东华帝君倚杖、山图折脚、许旌阳飞剑斩妖、魏伯阳谈道、子主披发鼓琴、故姁泣拜文宾、服闾瞑目、陶成公骑龙、谷春坐县门、谢自然趺席泛海、宋玄白卧雪、马自然醉堕雪溪、玄俗形无影、负局先生磨镜、吕纯阳行气、邗子入山寻犬、裴玄静驾云升天、何仙姑簪花、韩湘子存气、曹国舅抚云阳板、侯道玄望空设拜、玄真子啸咏坐席浮水、许碏插花满头、刘海戏蟾、白玉蟾运气、蓝采和行歌城市、陵阳子明垂钓、邬通微静坐默持、子英捕鱼、陈希夷熟睡华山、金可记焚香静坐、戚逍遥独坐。

目前存最多的诸仙导引图为《万寿仙书》49幅，每一幅图均附所治疗疾病。诸仙导引图49图中有6位女性，分别是何仙姑久久登天势，黄花姑卧水形，曹仙姑观太极图，张真奴神注图，麻姑磨疾诀，昭灵女行病诀，孙不二姑摇旗形。敬慎山房主人编绘《导引图》彩绘24幅中有1幅图是女性，即"诸经却病"。《女丹合编》有1幅图"女功炼已还丹图说"，是"内功正面图"的女性版。在中国养生古籍图像之中，专属女性的修养身心锻炼法并不多见。

12.3.3 脏腑图

《黄庭内景五脏六腑补泻图并序》顺序：肺、心、肝、脾、肾、胆。

《四气摄生图》顺序：肝、心、肺、肾、脾、胆。

《遵生八笺》顺序：肝、胆、心、脾、肺、肾（图12-7-502）。

《洞天秘语》顺序同《遵生八笺》：肝、胆、心、脾、肺、肾。
胆列于肝后，是因为"经曰胆附于肝，故图列于其后"。

肝神图，神名龙烟，字含明，肝之状为龙，主藏魂；胆神图，神名龙耀，字威明，胆之状如龟蛇混形；心神图，神名丹元，字守灵，心之状如朱雀，主藏神；脾神图，神名常在，字魂庭，脾之状如神凤，主藏魂；肺神图，神名的华，字虚成，肺之状为虎，主藏魄；肾神图，神名玄冥，字育婴，肾之状玄鹿两头，主藏志。

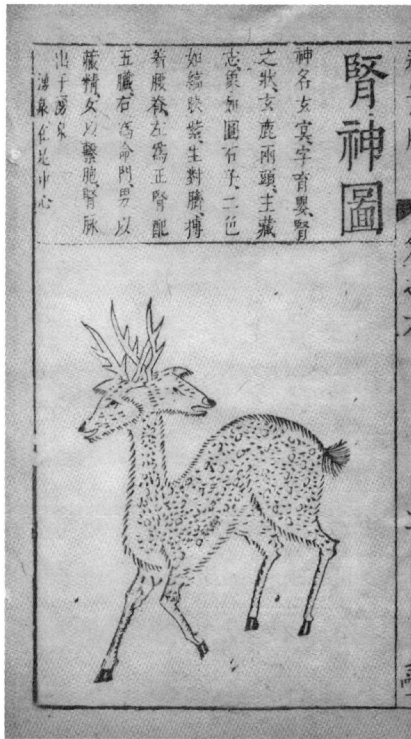

图 12-7-502　肾神图

12.4　小结

养生术的主要特点是天人合一，形神共养，内外兼修，中国的"气功养生"品种繁多、姿势各异的练功图式是养生学科的特色与重点图像。

脏腑图与经脉骨度图在养生古籍图像中分布未有导引练功之多，但也应该注意到其试图把握"内丹术"的基础——身体本身。在身体史的研究上，这些都是不能孤立探讨的因素。归为脏腑类之下的六神图单列出来，虽然演化过程中有顺序的改变，但神兽与相应脏腑的对应也是符合中医基础理论的，另外后世有根据六神图而创造的锻炼法，亦是某种程度上的心理安慰疗法。

关于化学炼丹的场景，本次所阅之古籍中，炼丹主要是简单地介绍——火在何处，丹药置于何处，并不见细微描绘。炼丹所用器具图虽多，但分类是鼎与匮，对于中国的药物化学发展简史有一定的参考价值。

药物图一则是本草，一则是刂药图。虽然最初设想这两类图会很多，但事实上药物图非常少，可能是仙药难成，所用之常见药草未见有图，反而是两种不常见的草标识有图。此外，还有一种"药"，即道家修道所持人身为药，一种抽象的表述，并不是现代意义上的治病之"药物"，归根结底，它依然是一种内在而非外显的文化投射。

道家"鬼画符"之符咒图有值得挖掘的地方，本文谨以"辟邪符"与"治病符"分类，表现出人们对于"防护保养"与"医疗救治"的重视。事实上这样的分类只是根据养生学科领域内符咒的功用进行了分类，而扩展开来，符咒文字的变化途径亦值得研究。

"理论图"名目下的五运六气、太极一直是中医基础理论的重要内容，也是勾画整个中医理论体系图示的关键点，"养生"学科相关可以继续探讨"天时"、"地利"对于整个人身护养体系的积极作用。

我们应该注意把握图像跟文字、文献不同的地方，把图像的特征凸显出来，而不仅仅是图像，图像与学术传承的关系包括图像简明易懂的特性带来的流传过程中的便利与广泛性、图像自身流传中的继承性与变动性、相关交叉领域的研究[①]。

12.4.1　广泛性

导引图是养生古籍图像中书目最多、最常见的图像。研究导引图的意义不仅仅是为了给予现代人一定的养生启示，四时坐功却病图不齐24幅图详载说明，也可见古人对于顺应四时、适宜时间的锻炼重视

---

① 孙灵芝．身体内求之道：中国心理养生思想简史．哈尔滨：黑龙江中医药大学，2012．

程度，从学术角度来说，中医学将人体与天地自然视为一个有机的整体："人以天地之气生，四时之法成"；"夫人生于地，悬命于天；天地合气，命之曰人"（《素问·宝命全形论》）。人与天地自然相应："天有阴阳，人有十二节。天有寒暑，人有虚实。能经天地阴阳之化者，不失四时。"中医学的学术体系自身是一个融生命疾病认知、诊断治疗技术、处方用药规律、养生保健方法于一体的有机整体，与中国的自然、社会、人文环境血脉相连、息息相关、密不可分，构成了一个更大范围的有机整体。养生学科作为中医学术体系的一部分，也具有自身的整体连续性，它与道、方术的有机整合，借助神仙之誉，如"诸仙导引图"之各仙人。

12.4.2　继承性与变动性

例如，八段锦，流派许多，北派以刚为特色，动作繁难，姿势多用马步，又称"武八段锦"，南派以柔为特点，动作简易，采用站式，又称"文八段锦"；易筋经系统，有易筋经，也有增演易筋经十二功。在"承"与"传"中也有一定的变动，这种变通性是符合传播规律的。人们去繁取精，删重定本。然而也要注意到，在我们选择、确定图像样本定本时需要博采众长，选择更合适的图像综合定本。

12.4.3　交互性

综上所述，养生学科与其他学科的交互相关性，包括化学学科、解剖学科等。养生图像与术数有关系，《素问·上古天真论》提出："其知道者，法于阴阳，和于术数。"黄帝问于岐伯曰："余闻人之合于天地道也，内有五脏，以应五音、五色、五时、五味、五位也；外有六腑，以应六律。"六律建阴阳诸经而合之十二月、十二辰、十二节、十二经水、十二时、十二经脉者，此五脏六腑之所以应天道。可见，古人以术数为中介和通道，来体认天人之相应，并达至天人合一。那么，各练身图数目的寓意也就有了其术数解释。诸仙导引图具体的数目考究，似乎也就有了可辨之机。而身体语言的表述，对养生思想史的研究也有启示意义。

综观整个养生图像，我们可以说，养生的文化是"道"的文化，它遵循天道，呼求人道，内视自身，是一种内求之道。

12.5　图录

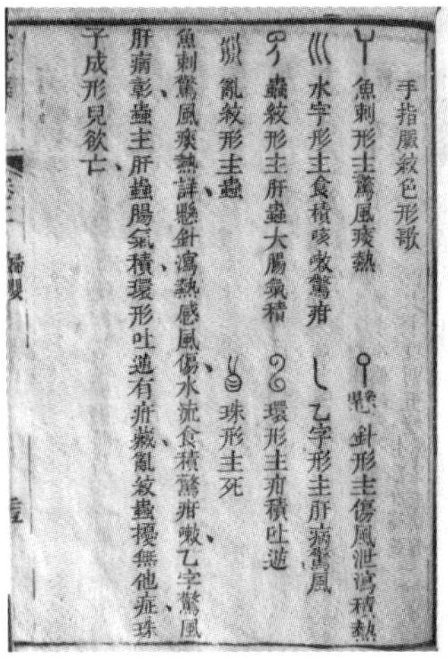

图 12-2-1　手指脉纹色形图

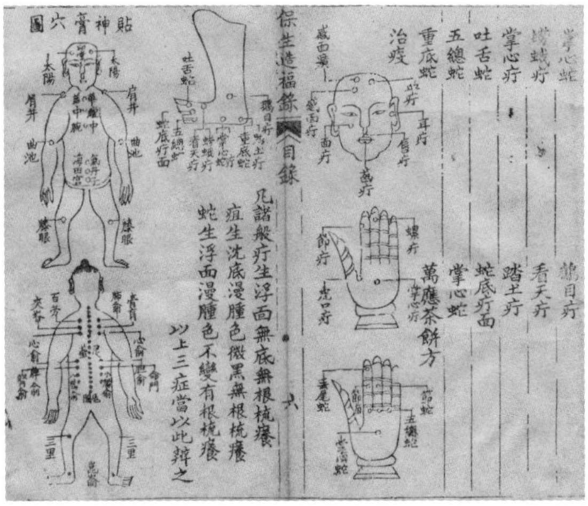

图 12-3-2　疗图

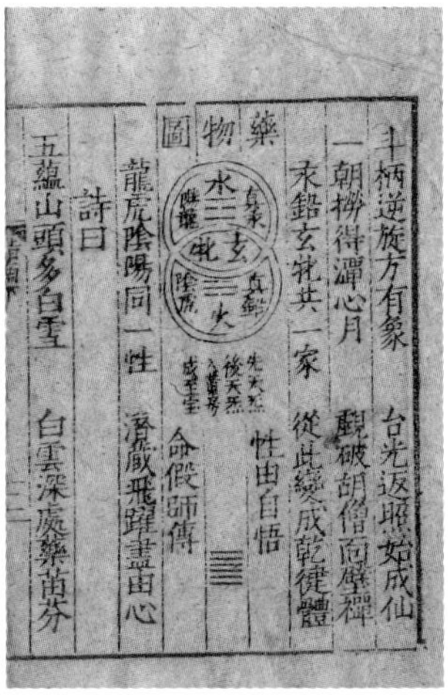

图 12-3-3　正面贴神膏穴图
图 12-3-4　背面贴神膏穴图
图 12-4-5　药物图

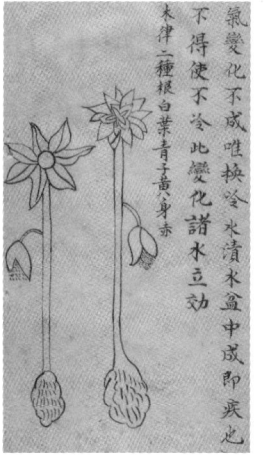
图 12-4-6　术律图

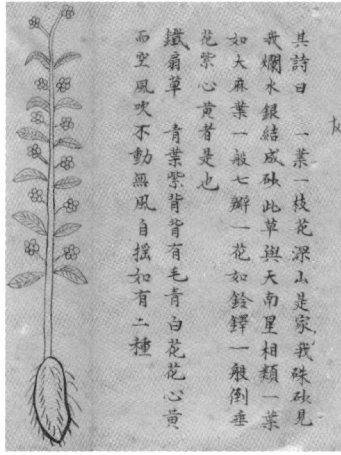
图 12-4-7　铁扇草图

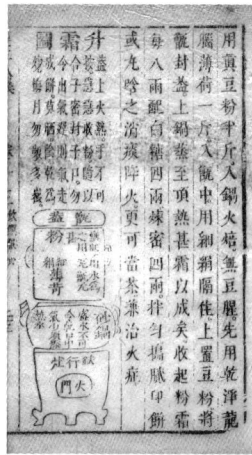
图 12-4-8　升霜图

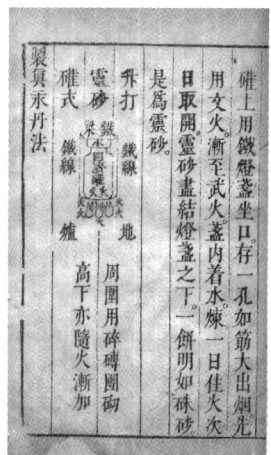
图 12-4-9　升打灵砂罐式

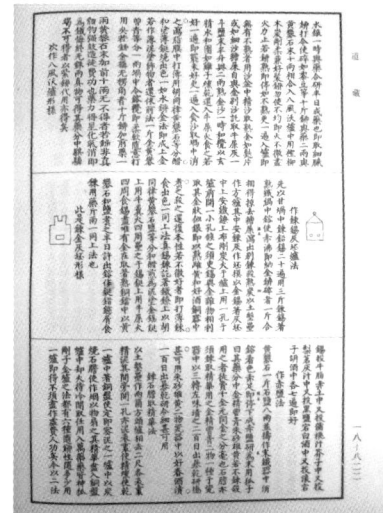
图 12-4-10　炼锡灰坯炉法
图 12-4-11　炼金灰坯形样

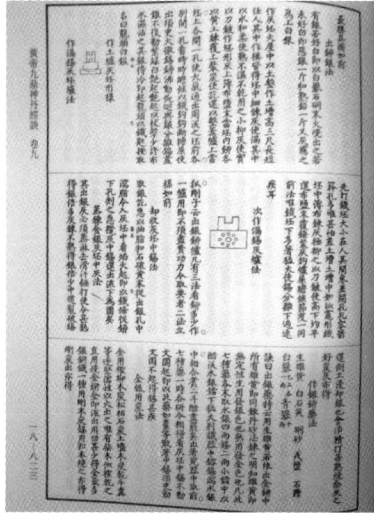
图 12-4-12　炼土炉灰坯形样

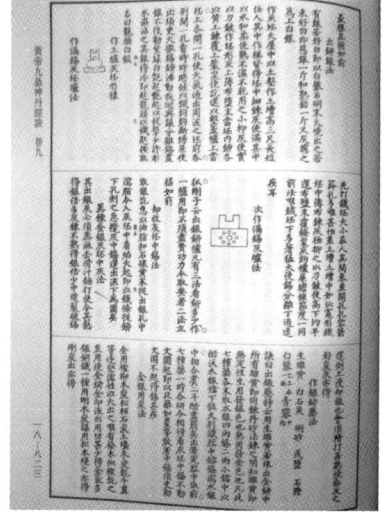
图 12-4-13　漏锡灰炉法

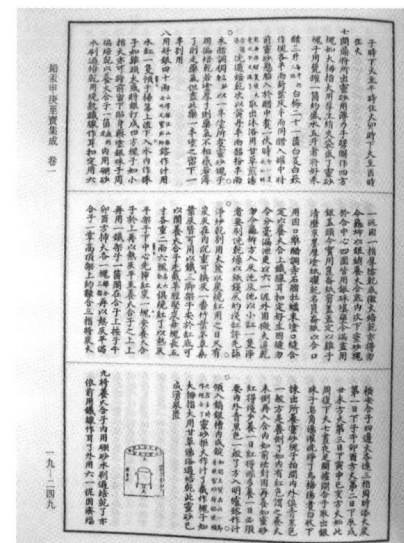
图 12-4-14　涌泉匮图

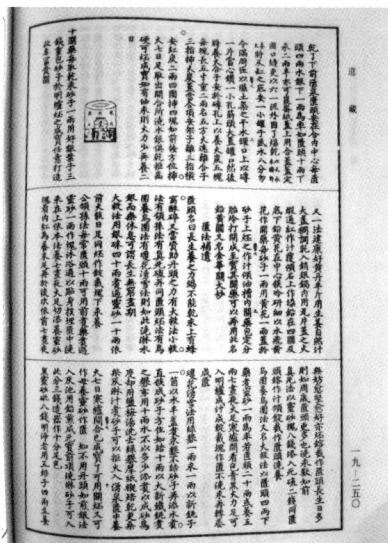
图 12-4-15　富贵開图

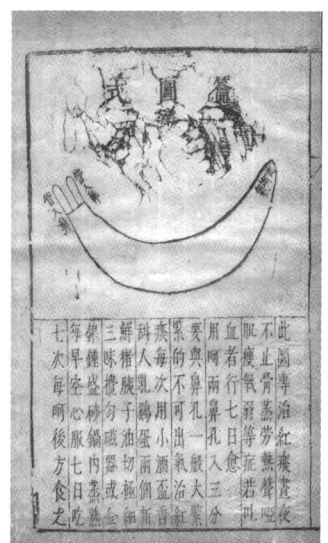
图 12-5-16　篹图式

图 12-5-17　二图式

图 12-5-18　三图式

图 12-5-19　橐籥图

图 12-5-20　上橐籥式

图 12-5-21　中橐籥式

图 12-5-22　下橐籥式

图 12-5-23　蒸脐橐籥图 1

图 12-5-24　蒸脐橐籥图 2

图 12-5-25　木杵图

图 12-5-26　木槌图

图 12-5-27　左右足力木架图

图 12-5-28　中挂丹鼎图 1

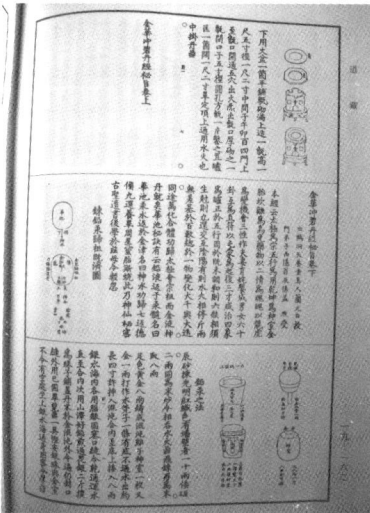

图 12-5-29　中挂丹鼎图 2

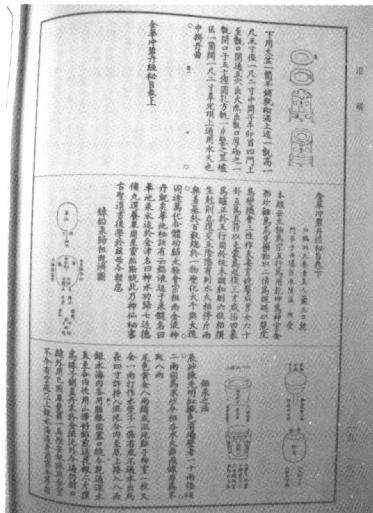

图 12-5-30　中挂丹鼎图 3

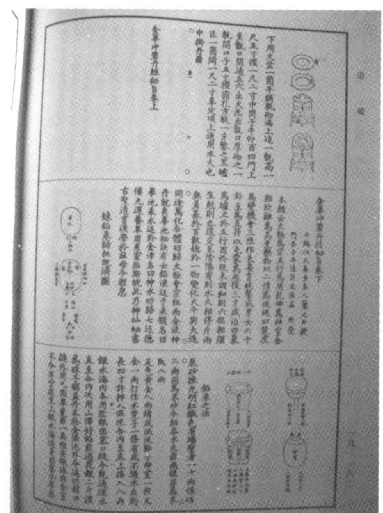

图 12-5-31　中挂丹鼎图 4

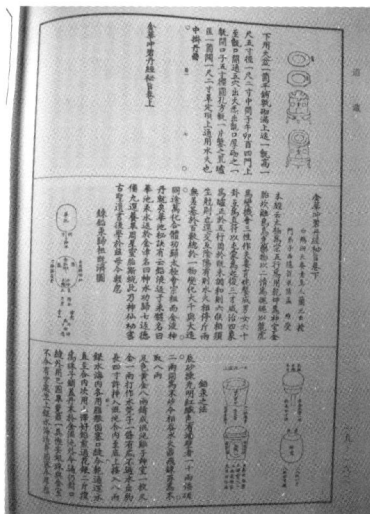

图 12-5-32　炼铅汞归祖既济图 1

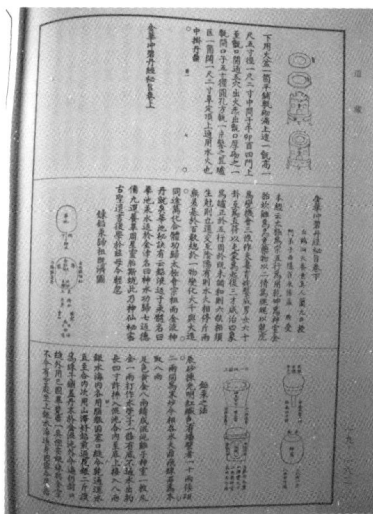

图 12-5-33　炼铅汞归祖既济图 2

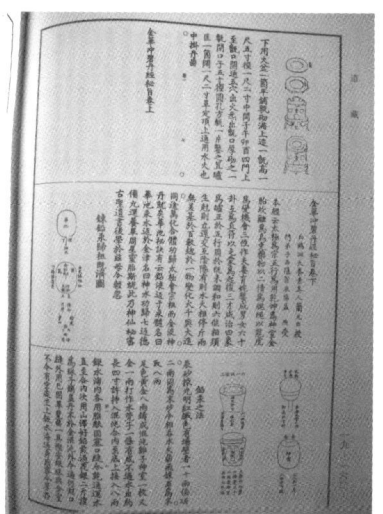

图 12-5-34　炼铅汞归祖既济图 3

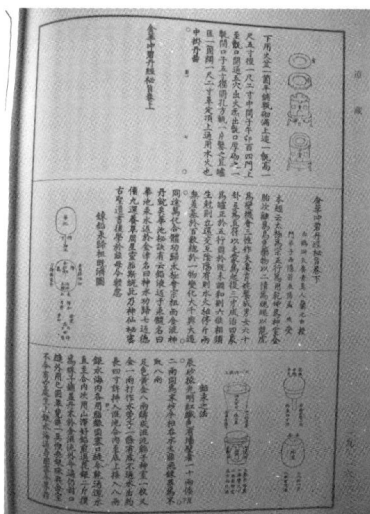

图 12-5-35　炼铅汞归祖既济图 4

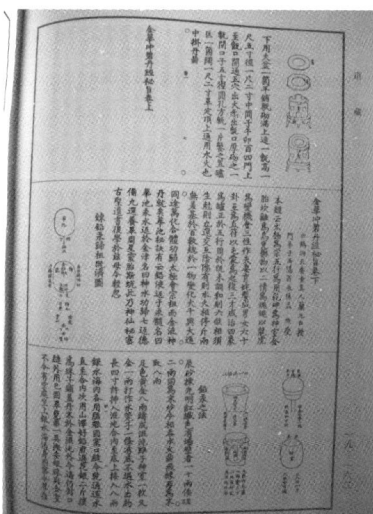

图 12-5-36　炼铅汞归祖既济图 5

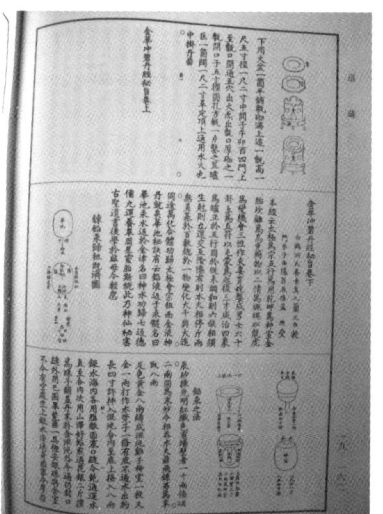

图 12-5-37　炼铅汞归祖既济图 6

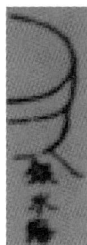

图 12-5-38　鼎器图 1　　图 12-5-39　鼎器图 2　　图 12-5-40　鼎器图 3　　图 12-5-41　鼎器图 4

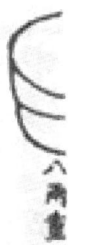

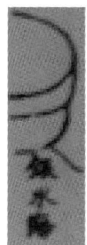

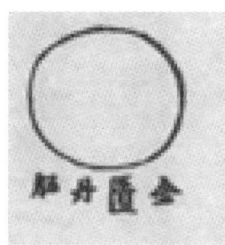

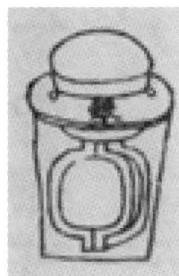

图 12-5-42　鼎
器图 5

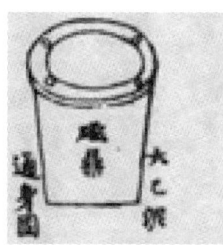

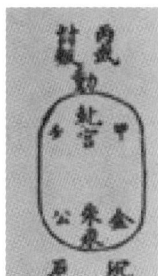

图 12-5-43　铅
汞归根未济图 1

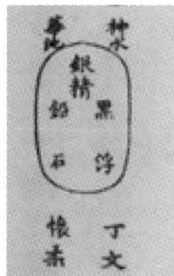

图 12-5-44　铅
汞归根未济图 2

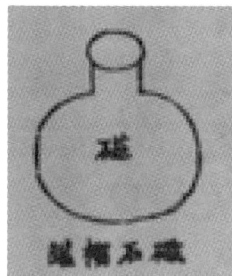

图 12-5-45　铅汞
未济图 3

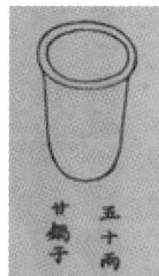

图 12-5-46　铅
汞归根未济图 4

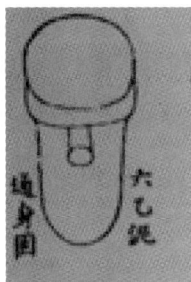

图 12-5-47　铅汞
归根未济图 5

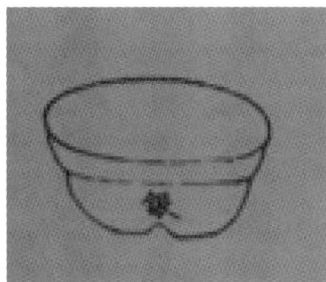

图 12-5-48　还丹第一转金砂黄
芽初丹并鼎器图 1

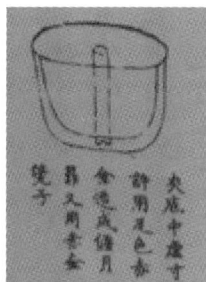

图 12-5-49　还丹第
一转金砂黄芽初丹
并鼎器图 2

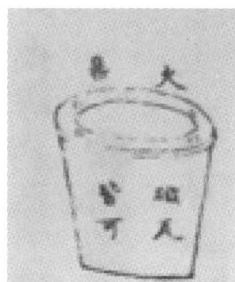

图 12-5-50　还丹第一
转金砂黄芽初丹并鼎器
图 3

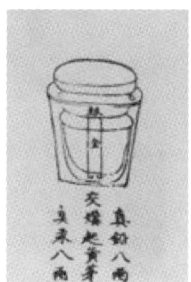

图 12-5-51　还丹
第一转金砂黄芽
初丹并鼎器图 4

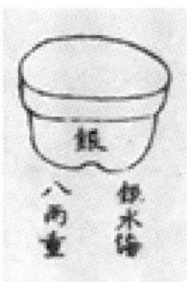

图 12-5-52　还丹
第二转混元神朴丹
并鼎器图 1

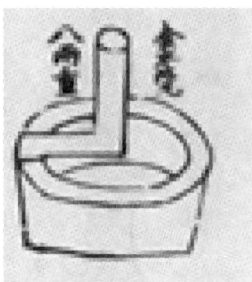

图 12-5-53　还丹第二转
混元神朴丹并鼎器图 2

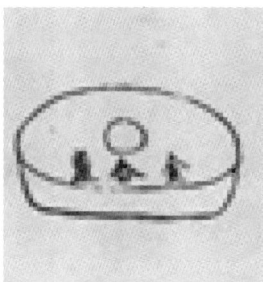

图 12-5-54　还丹第二转
混元神朴丹并鼎器图 3

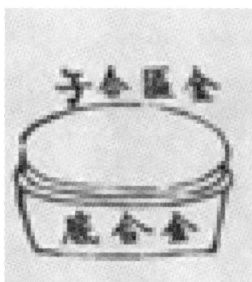

图 12-5-55　还丹第二转
混元神朴丹并鼎器图 4

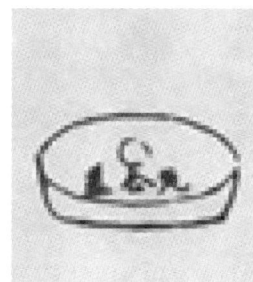

图 12-5-56　还丹第二转
混元神朴丹并鼎器图 5

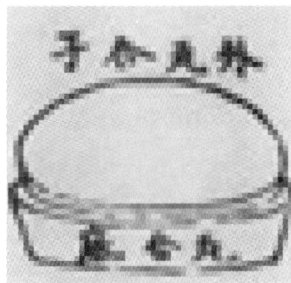

图 12-5-57 还丹第二转混元神朴丹并鼎器图 6

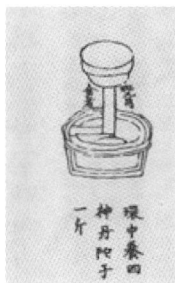

图 12-5-58 还丹第二转混元神朴丹并鼎器图 7

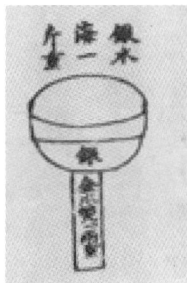

图 12-5-59 还丹第三转通天彻地丹并鼎器图 1

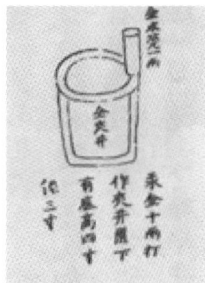

图 12-5-60 还丹第三转通天彻地丹并鼎器图 2

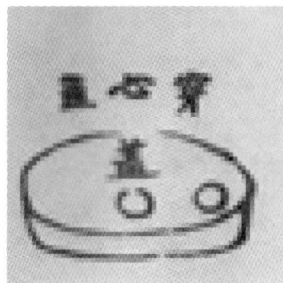

图 12-5-61 还丹第三转通天彻地丹并鼎器图 3

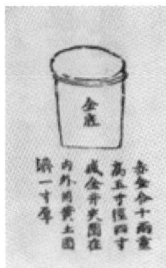

图 12-5-62 还丹第三转通天彻地丹并鼎器图 4

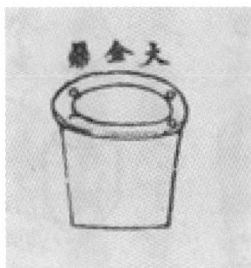

图 12-5-63 还丹第三转通天彻地丹并鼎器图 5

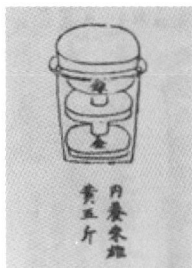

图 12-5-64 还丹第三转通天彻地丹并鼎器图 5

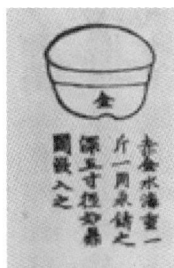

图 12-5-65 还丹第四转三才换质丹并鼎器图 1

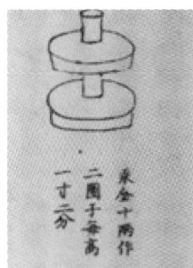

图 12-5-66 还丹第四转三才换质丹并鼎器图 2

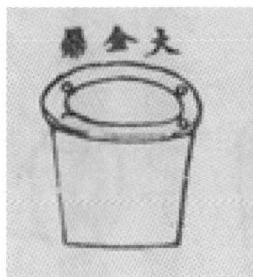

图 12-5-67 还丹第四转三才换质丹并鼎器图 3

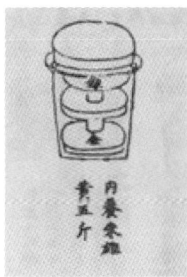

图 12-5-68 还丹第四转三才换质丹并鼎器图 4

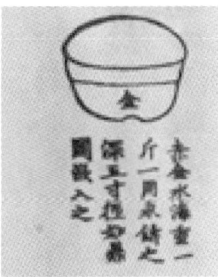

图 12-5-69 还丹第五转三清至宝丹并鼎器图 1

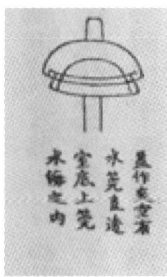

图 12-5-70 还丹第五转三清至宝丹并鼎器图 2

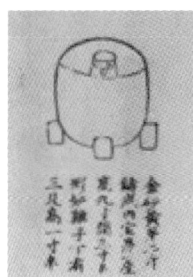

图 12-5-71 还丹第五转三清至宝丹并鼎器图 3

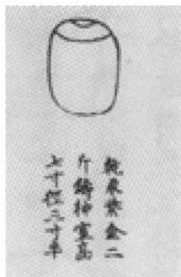

图 12-5-72 还丹第五转三清至宝丹并鼎器图 4

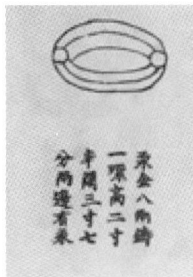

图 12-5-73 还丹第五转三清至宝丹并鼎器图 5

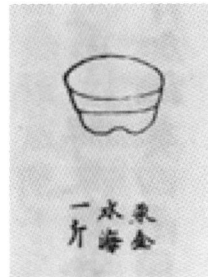

图 12-5-74 还丹第六转阴阳交泰丹并鼎器图 1

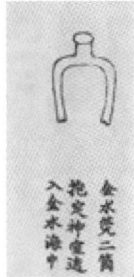

图 12-5-75 还丹第六转阴阳交泰丹并鼎器图 2

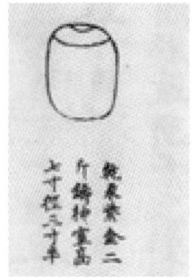

图 12-5-76 还丹第六转阴阳交泰丹并鼎器图 3

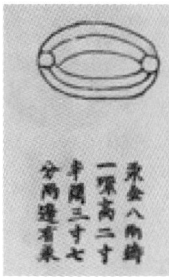

图 12-5-77 还丹第六转阴阳交泰丹并鼎器图 4

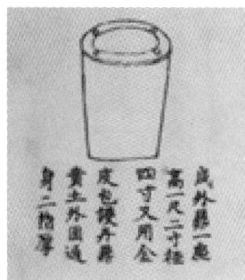

图 12-5-78 还丹第六转阴阳交泰丹并鼎器图 5

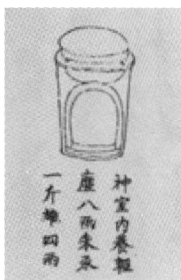

图 12-5-79 还丹第六转阴阳交泰丹并鼎器图 6

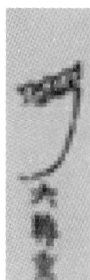

图 12-5-80 还丹第七转五岳通玄丹并鼎器图 1

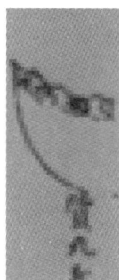

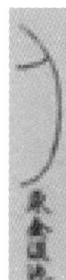

图 12-5-81 还丹第七转五岳通玄丹并鼎器图 2

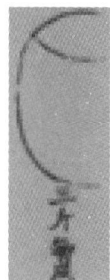

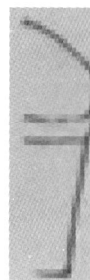

图 12-5-82 还丹第七转五岳通玄丹并鼎器图 3

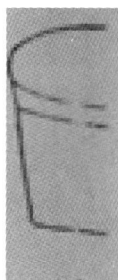

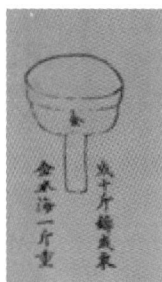

图 12-5-83 还丹第七转五岳通玄丹并鼎器图 4

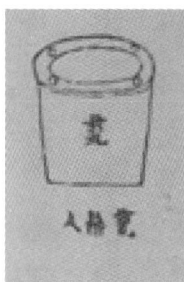

图 12-5-84 还丹第七转五岳通玄丹并鼎器图 5

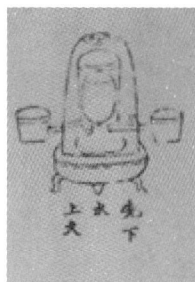

图 12-5-85 还丹第七转五岳通玄丹并鼎器图 6

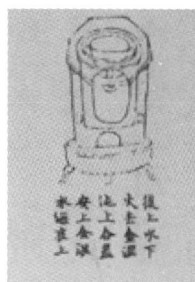

图 12-5-86 还丹第七转五岳通玄丹并鼎器图 7

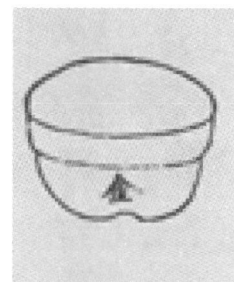

图 12-5-87 还丹第八转太极中还丹并鼎器图 1

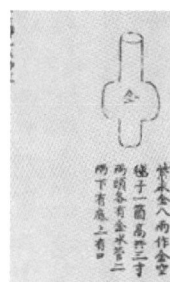

图 12-5-88 还丹第八转太极中还丹并鼎器图 2

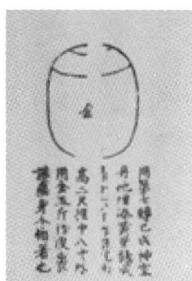

图 12-5-89 还丹第八转太极中还丹并鼎器图 3

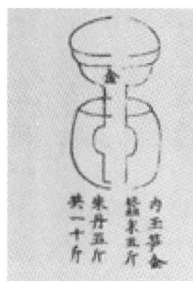

图 12-5-90 还丹第八转太极中还丹并鼎器图 4

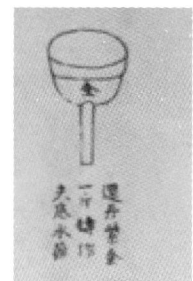

图 12-5-91 还丹第九转金液大还丹并鼎器图 1

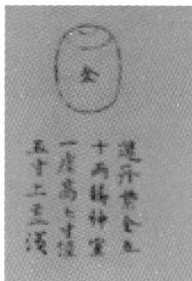

图 12-5-92 还丹第九转金液大还丹并鼎器图 2

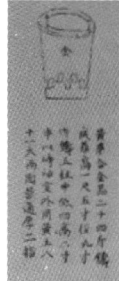

图 12-5-93 还丹第九转金液大还丹并鼎器图 3

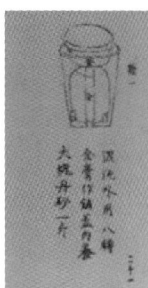

图 12-5-94 还丹第九转金液大还丹并鼎器图 4

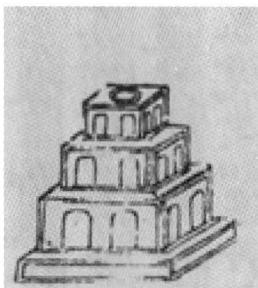

图 12-5-95 坛式图 1

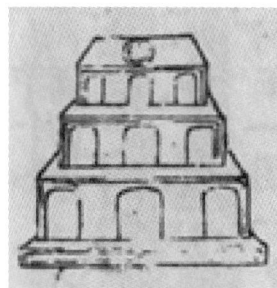

图 12-5-96 坛式十图 2

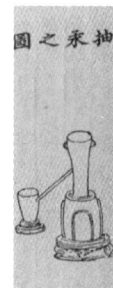

图 12-5-97 抽汞之图

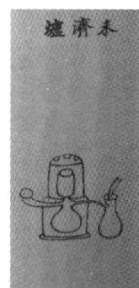

图 12-5-98 未济炉

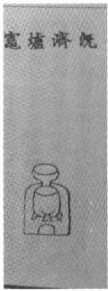

图 12-5-99　既济炉灶

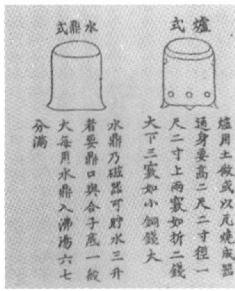

图 12-5-100　炉式

图 12-5-101　水鼎式

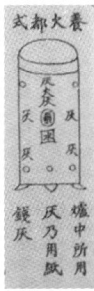

图 12-5-102　养火都式

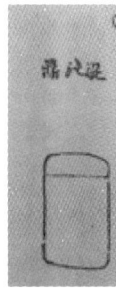

图 12-5-103　混沌鼎

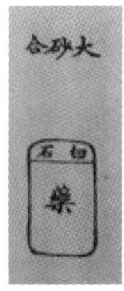

图 12-5-104　大砂合

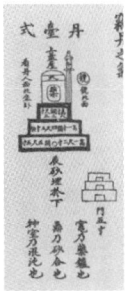

图 12-5-105　丹台式

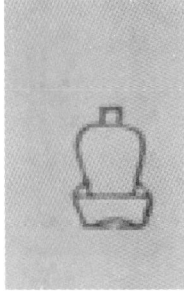

图 12-5-106　流炉 1

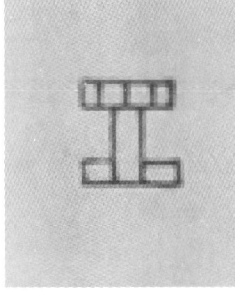

图 12-5-107　流炉 2

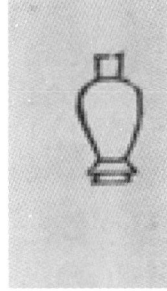

图 12-5-108　流炉 3

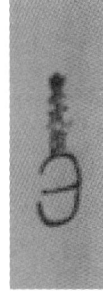

图 12-5-109　用匮法图

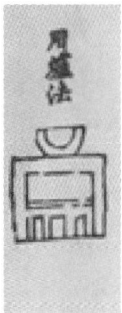

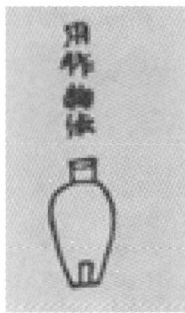

图 12-5-110　用炉法图

图 12-5-111　用作物法图 1

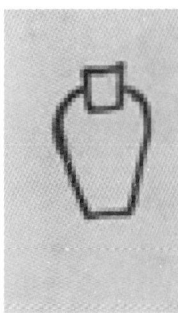

图 12-5-112　用作物法图 2

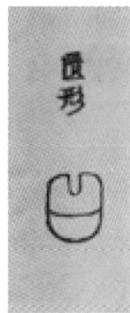

图 12-5-113　匮形图

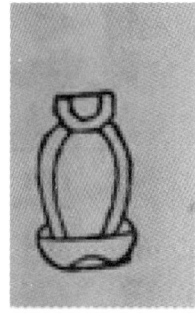

图 12-5-114　黄芽匮图 1

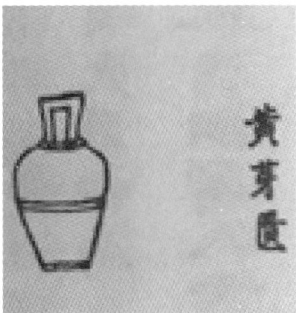

图 12-5-115　黄芽匮图 2

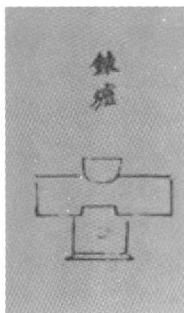

图 12-5-116　炼炉图

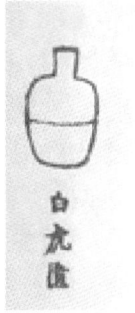

图 12-5-117　白虎匮图

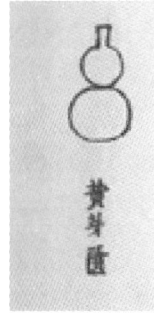

图 12-5-118　黄芽匮图

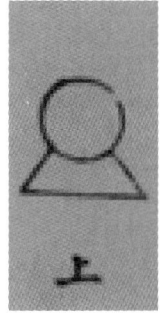

图 12-5-119　上阳炉图

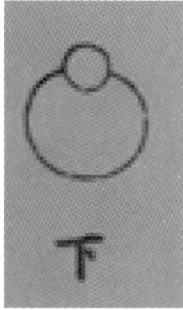

图 12-5-120　下阳炉图

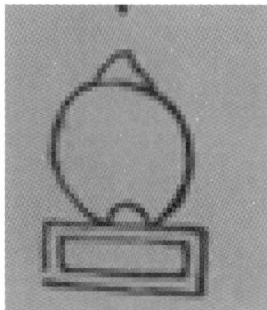

图 12-5-121　阳炉图

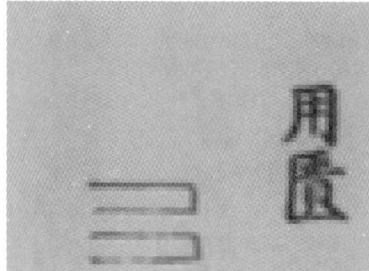

图 12-5-122　用匮图

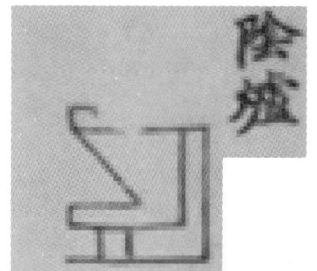

图 12-5-123　阴炉图

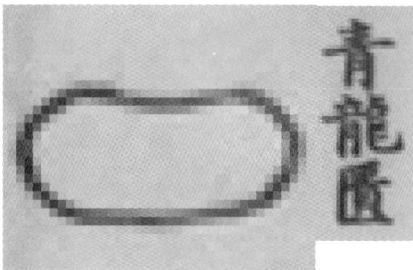

图 12-5-124　青龙匮图

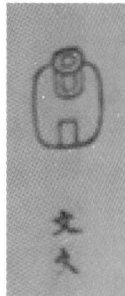

图 12-5-125　文火图

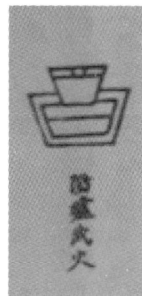

图 12-5-126　阴炉武火图

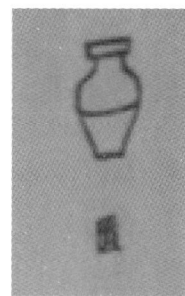

图 12-5-127　匮图

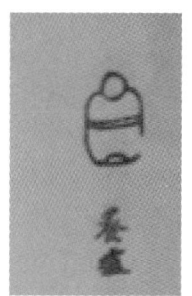

图 12-5-128　养炉图

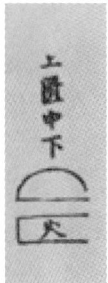

图 12-5-129　上匮中下图 1

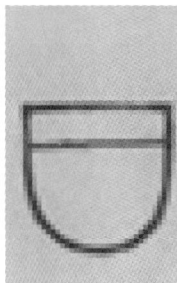

图 12-5-130　上匮中下图 2

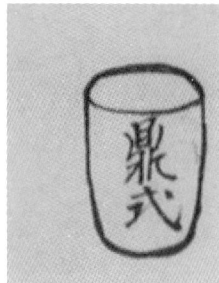

图 12-5-131　三种金莲图 1

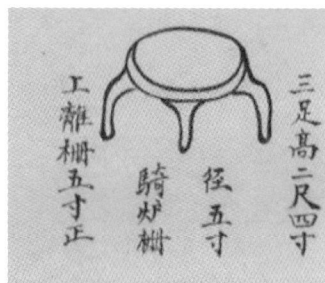

图 12-5-132　三种金莲图 2

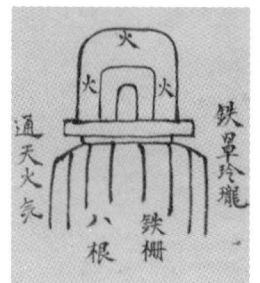

图 12-5-133　三种金莲图 3

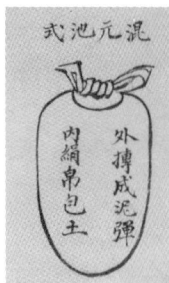

图 12-5-134　混元池式

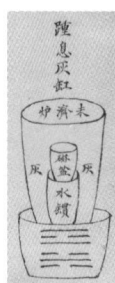

图 12-5-135　踵息灰缸图

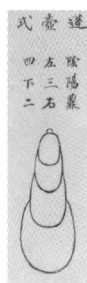

图 12-5-136　蓬壶式 1

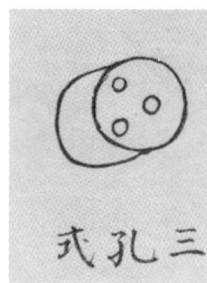

图 12-5-137　蓬壶式 2

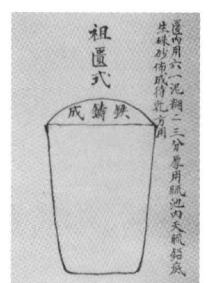

图 12-5-138　祖匮式

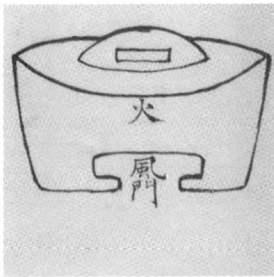

图 12-5-139　阴阳池炉式

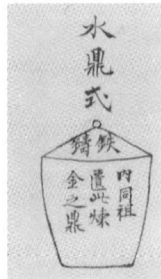

图 12-5-140　水鼎式

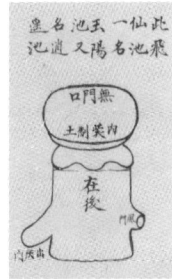

图 12-5-141　飞仙池

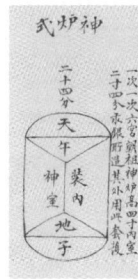

图 12-5-142　神炉式

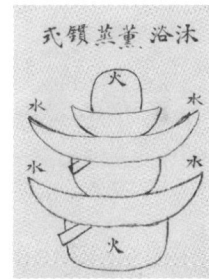

图 12-5-143　沐浴熏蒸鑽式

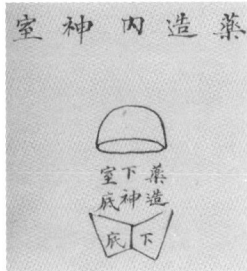

图 12-5-144　药造内神室

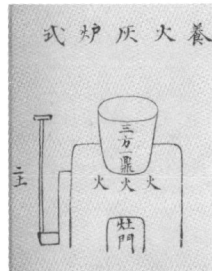

图 12-5-145　养火灰炉式

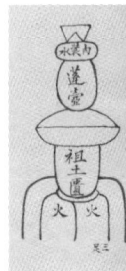

图 12-5-146　太乙神炉图 1

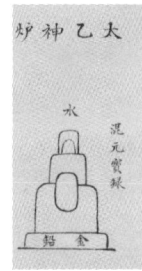

图 12-5-147　太乙神炉图 2

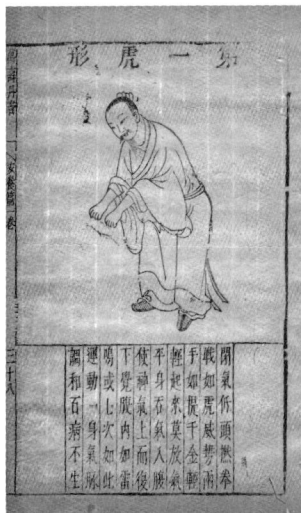

图 12-6-148　第一虎形图

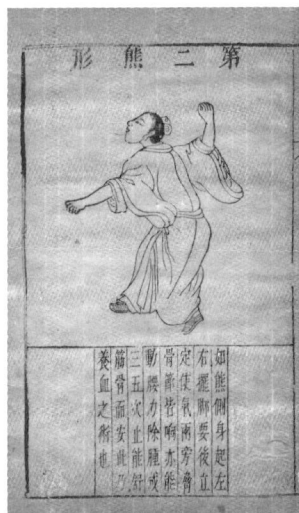

图 12-6-149　第二熊形图

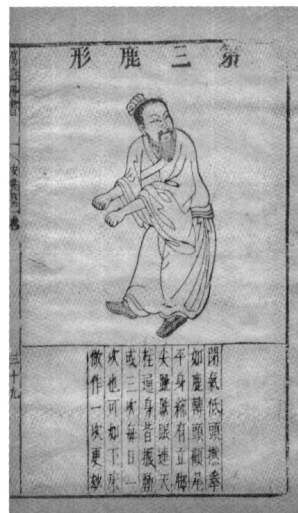

图 12-6-150　第三鹿形图

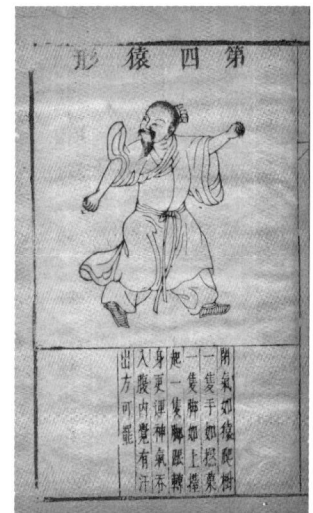

图 12-6-151　第四猿形图

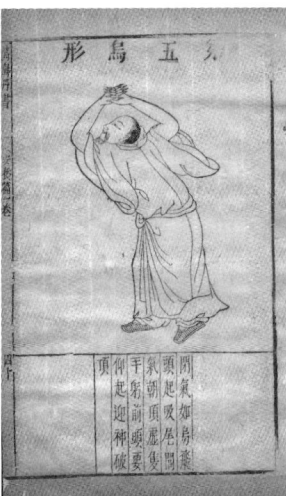

图 12-6-152　第五鸟形图

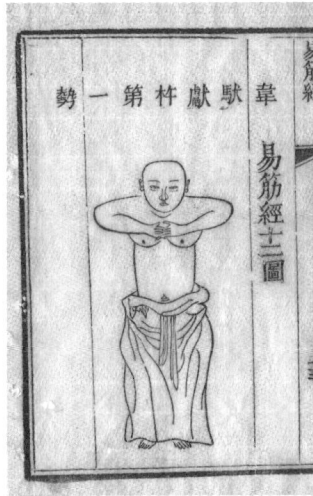

图 12-6-153　韦陀献杵第一势

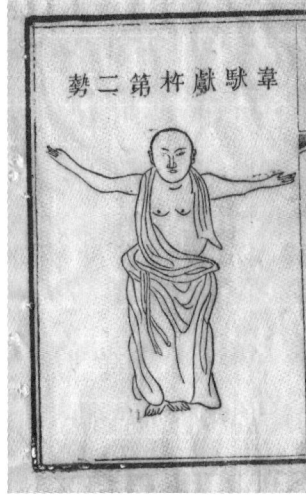

图 12-6-154　韦陀献杵第二势

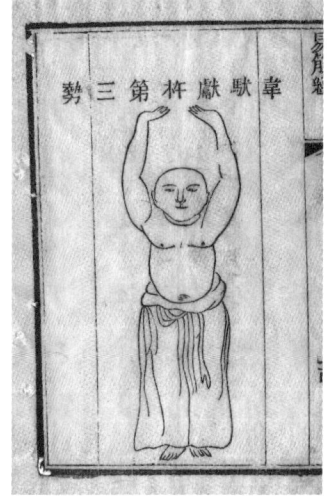

图 12-6-155　韦陀献杵第三势

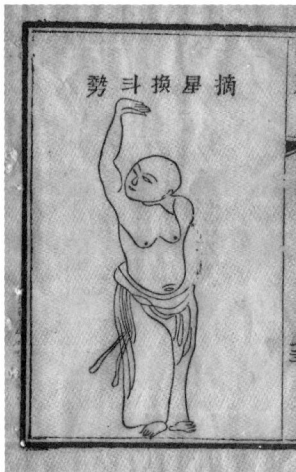

图 12-6-156　摘星换斗势

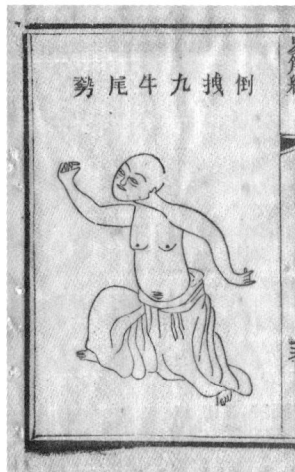

图 12-6-157　倒拽九牛尾势

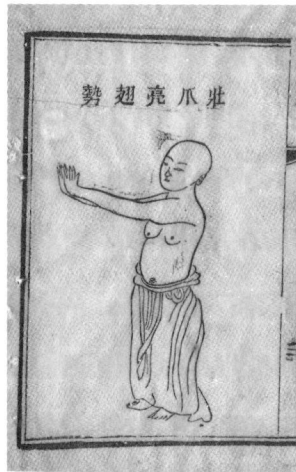

图 12-6-158　出爪亮翅势

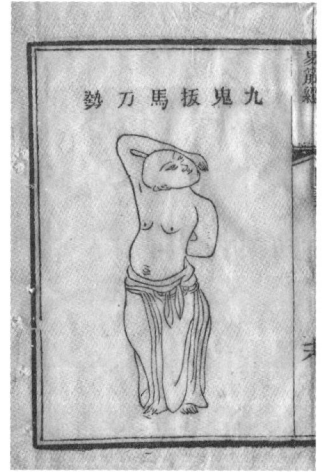

图 12-6-159　九鬼拔马刀势

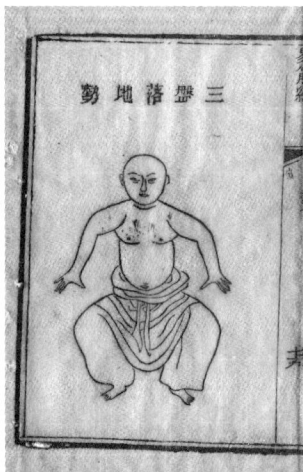

图 12-6-160　三盘落地势

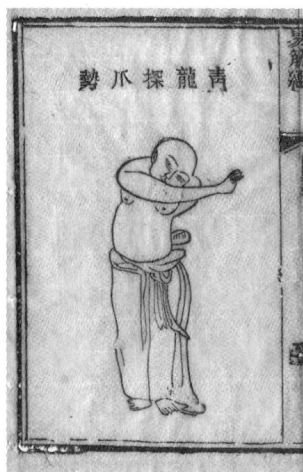

图 12-6-161　青龙探爪势

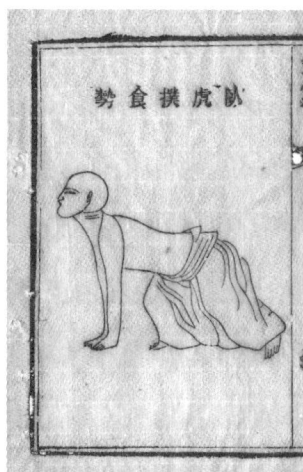

图 12-6-162　卧虎扑食势

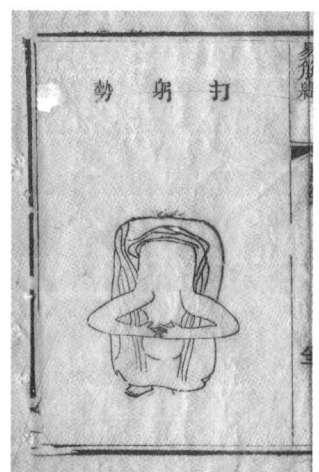

图 12-6-163　打躬势

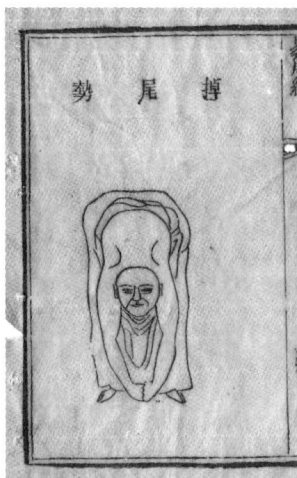

图 12-6-164　掉尾势

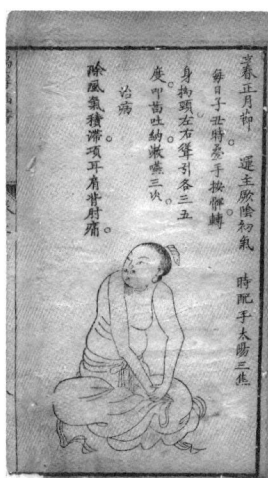

图 12-6-165　立春正月节
坐功图

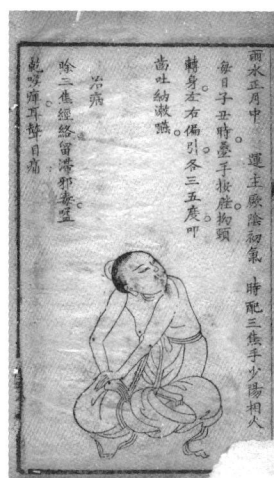

图 12-6-166　雨水正月中
坐功图

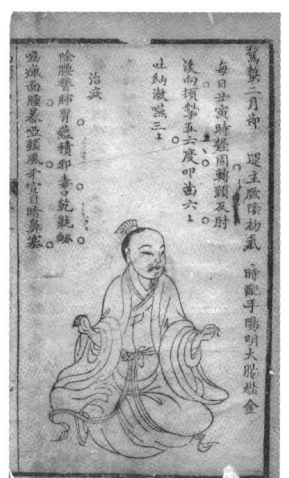

图 12-6-167　惊蛰二月节
坐功图

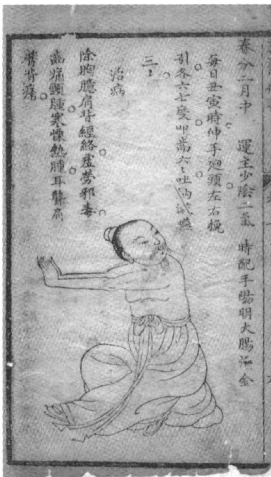

图 12-6-168 春分二月中坐功图

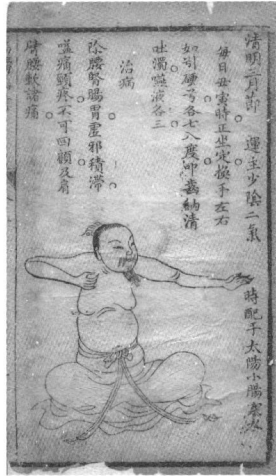

图 12-6-169 清明三月节坐功图

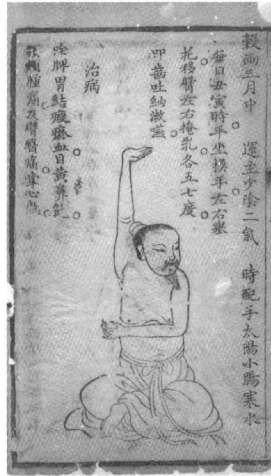

图 12-6-170 谷雨三月中坐功图

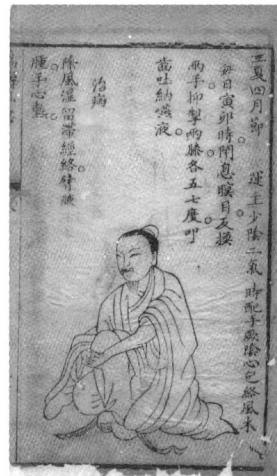

图 12-6-171 立夏四月节坐功图

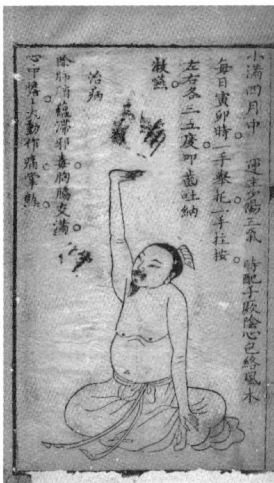

图 12-6-172 小满四月中坐功图

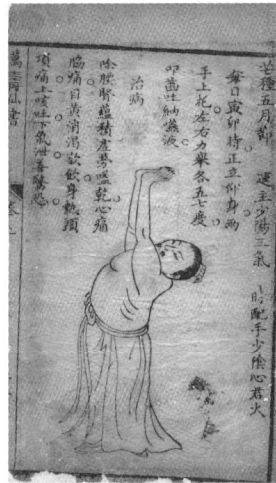

图 12-6-173 芒种五月节坐功图

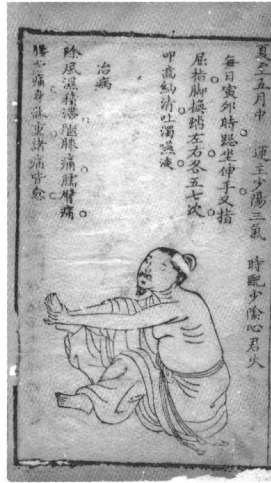

图 12-6-174 夏至五月中坐功图

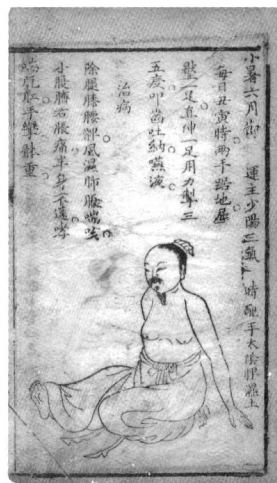

图 12-6-175 小暑六月节坐功图

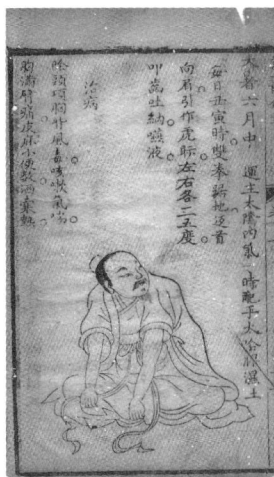

图 12-6-176 大暑六月中坐功图

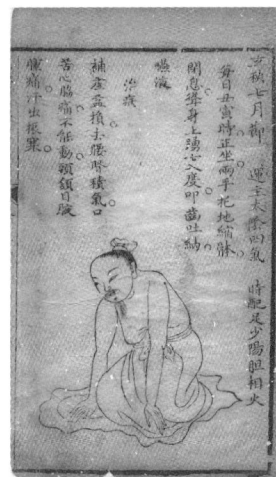

图 12-6-177 立秋七月节坐功图

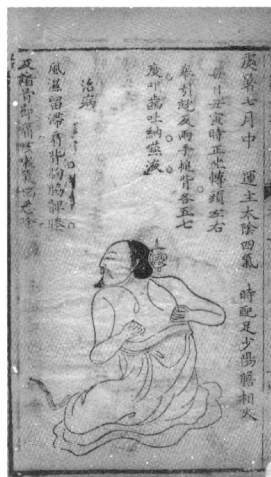

图 12-6-178 处暑七月中坐功图

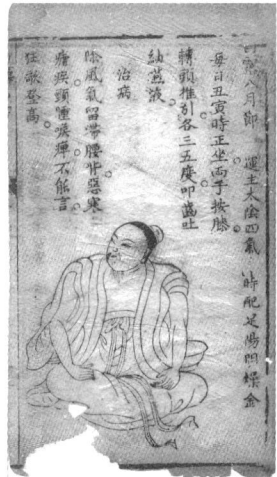

图 12-6-179 白露八月节坐功图

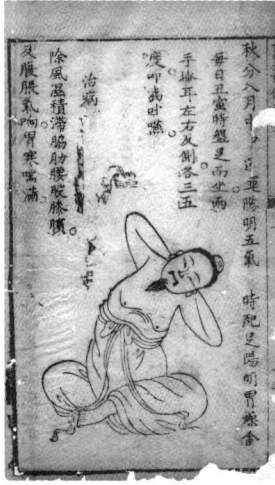

图 12-6-180　秋分八月中坐功图

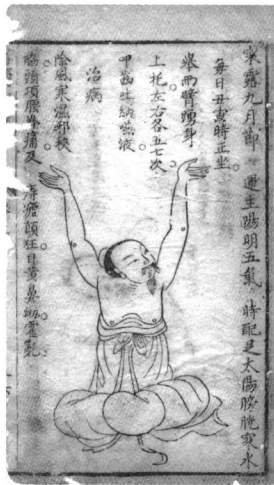

图 12-6-181　寒露九月节坐功图

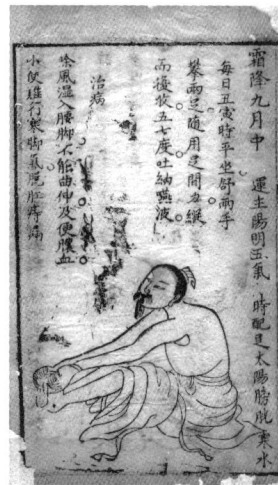

图 12-6-182　霜降九月中坐功图

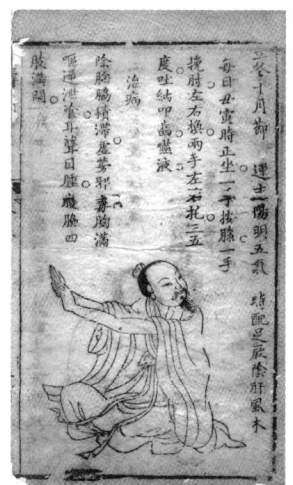

图 12-6-183　立冬十月节坐功图

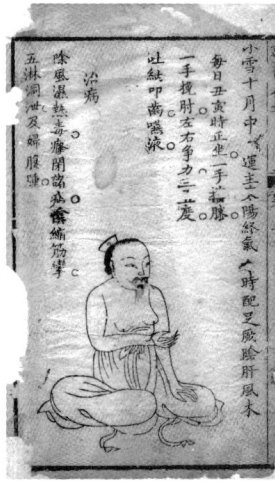

图 12-6-184　小雪十月中坐功图

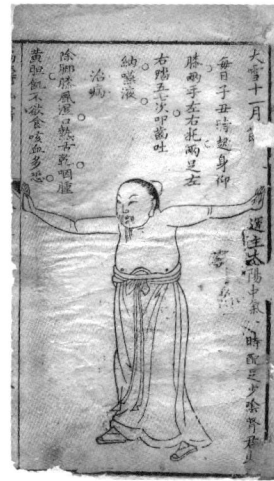

图 12-6-185　大雪十一月节坐功图

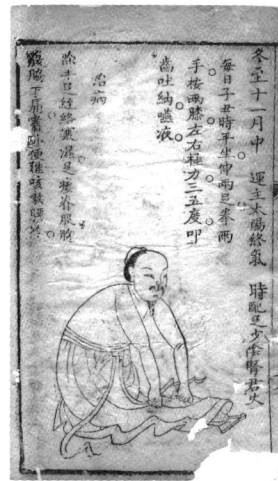

图 12-6-186　冬至十一月中坐功图

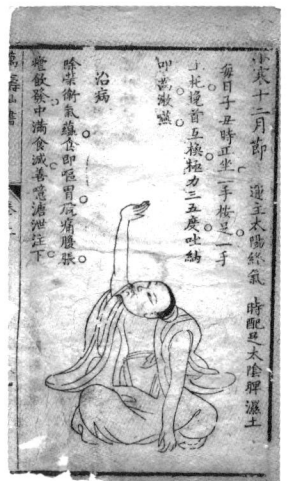

图 12-6-187　小寒十二月节坐功图

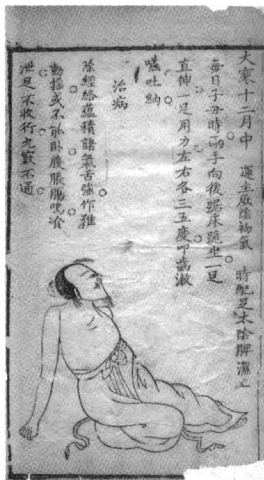

图 12-6-188　大寒十二月中坐功图

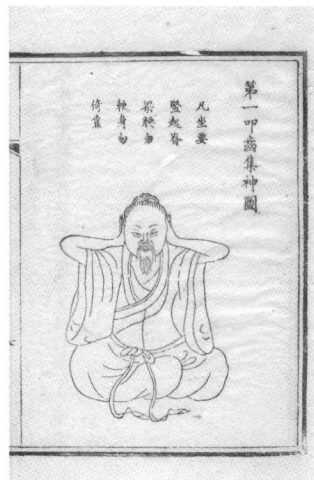

图 12-6-189　第一叩齿集神图

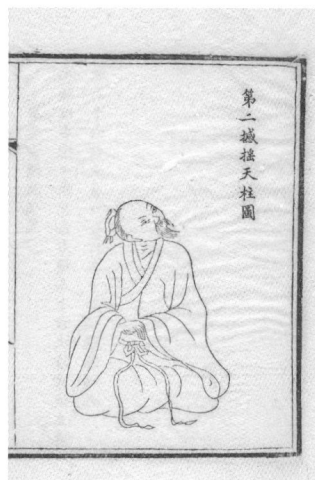

图 12-6-190　第二撼摇天柱图

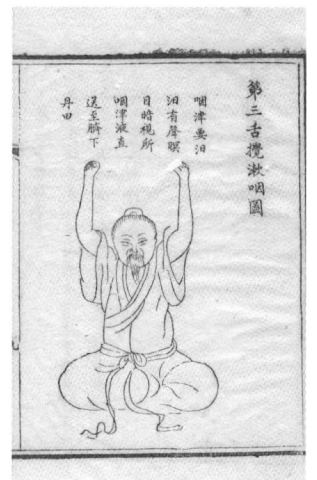

图 12-6-191　第三舌搅漱咽图

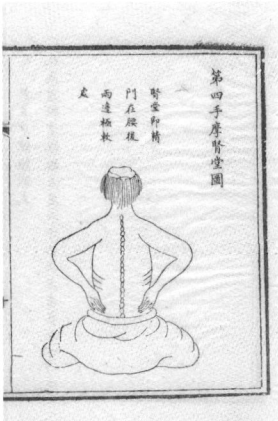

图 12-6-192 第四手摩肾堂图

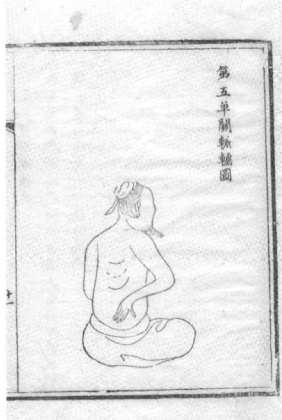

图 12-6-193 第五单关辘轳图

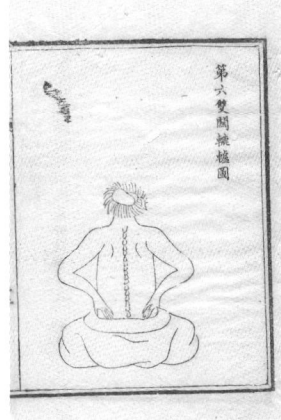

图 12-6-194 第六双关辘轳图

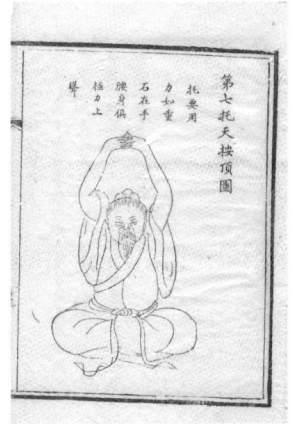

图 12-6-195 第七托天按顶图

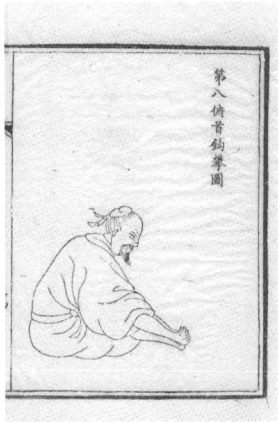

图 12-6-196 第八俯首钩攀图

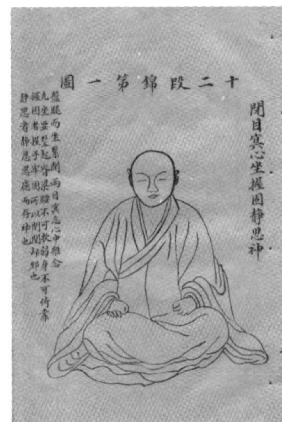

图 12-6-197 十二段锦第一图

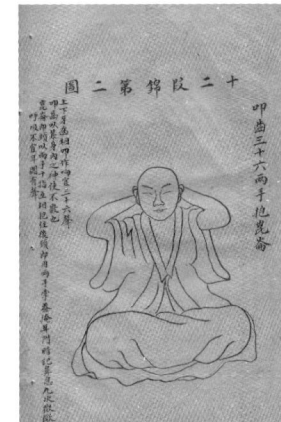

图 12-6-198 十二段锦第二图

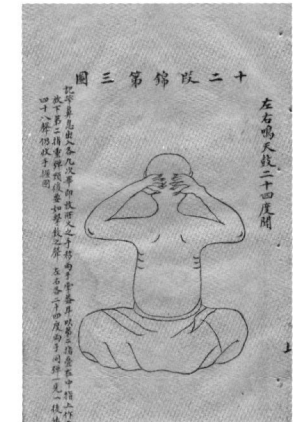

图 12-6-199 十二段锦第三图

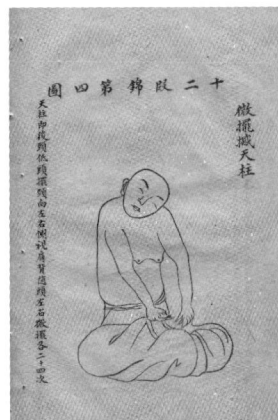

图 12-6-200 十二段锦第四图

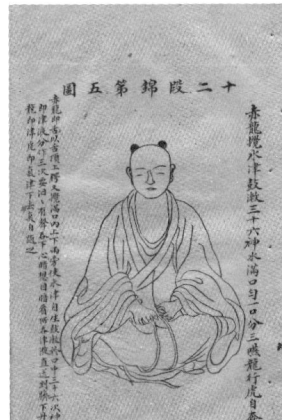

图 12-6-201 十二段锦第五图

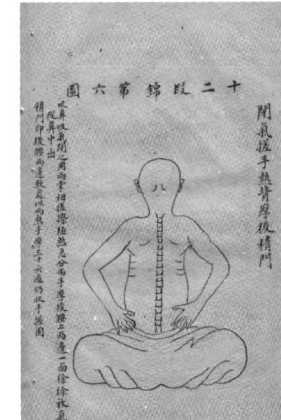

图 12-6-202 十二段锦第六图

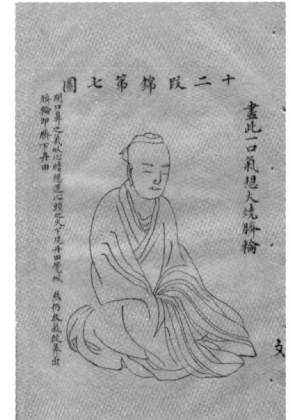

图 12-6-203 十二段锦第七图

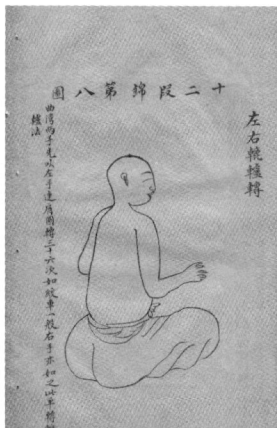

图 12-6-204　十二段锦第八图

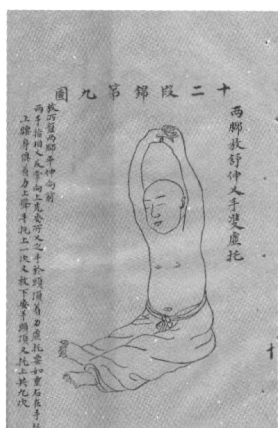

图 12-6-205　十二段锦第九图

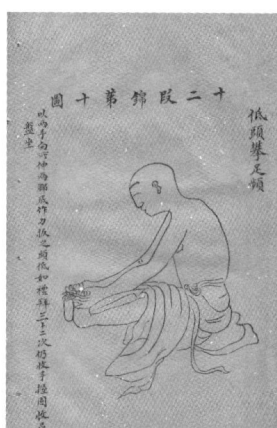

图 12-6-206　十二段锦第十图

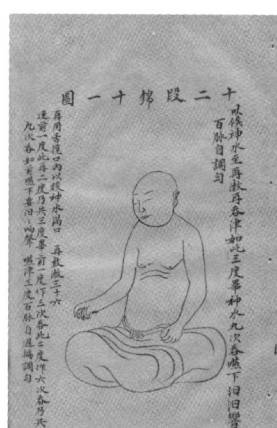

图 12-6-207　十二段锦第十一图

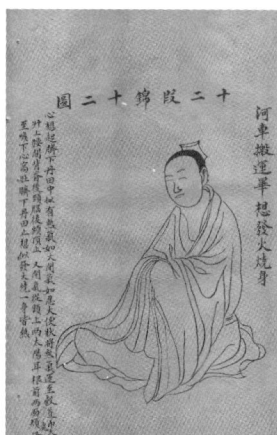

图 12-6-208　十二段锦第十二图

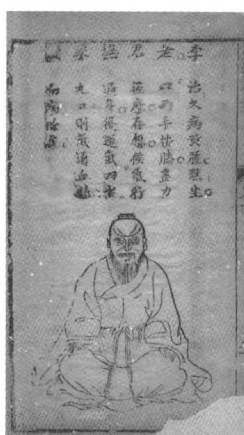

图 12-6-209　李老君抚琴图

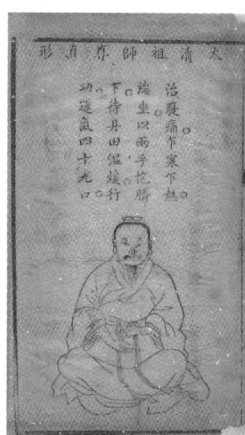

图 12-6-210　太清祖师尊真形

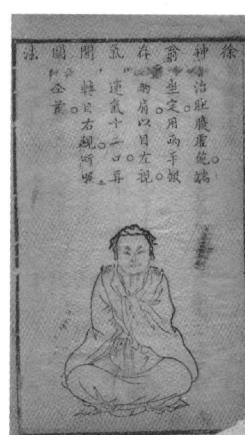

图 12-6-211　徐神翁存气开闭法

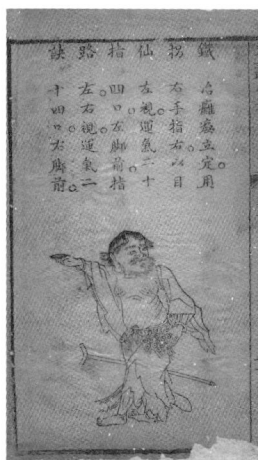

图 12-6-212　铁拐仙指路诀

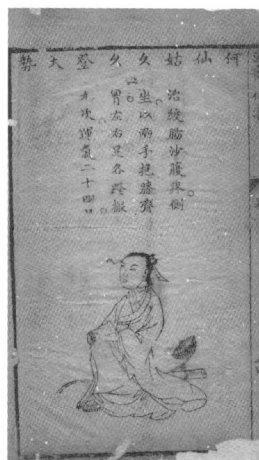

图 12-6-213　何仙姑久久登天势

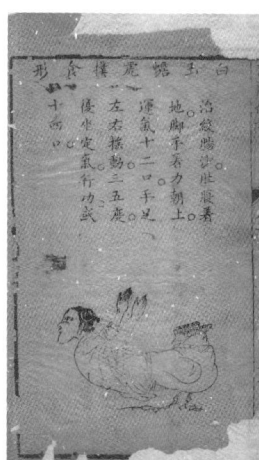

图 12-6-214　白玉蟾虎扑食形

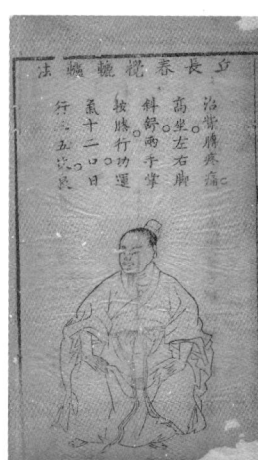

图 12-6-215　丘长春搅辘轳法

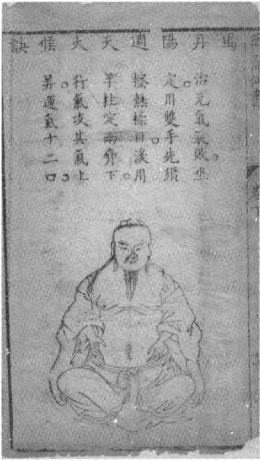

图 12-6-216　马丹阳周
天火候诀

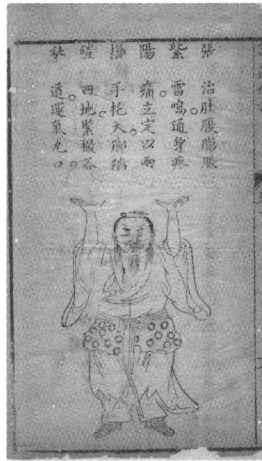

图 12-6-217　张紫阳捣
硙势

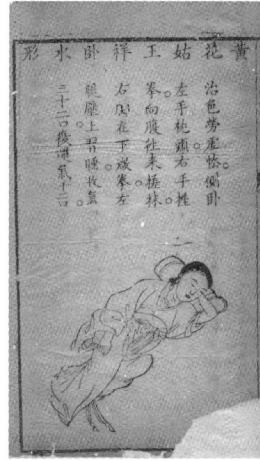

图 12-6-218　黄花姑王
祥卧水形

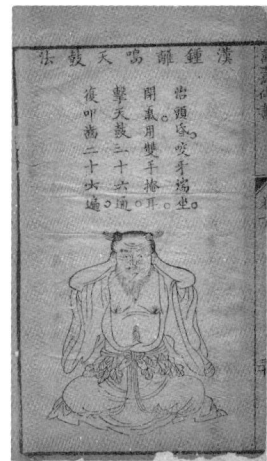

图 12-6-219　钟汉离鸣
天鼓法

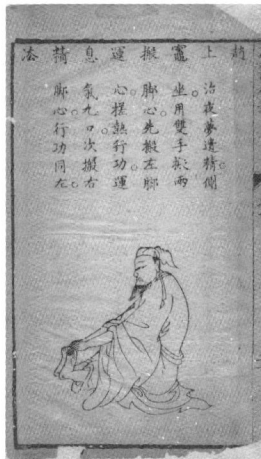

图 12-6-220　赵上灶搬
运息精法

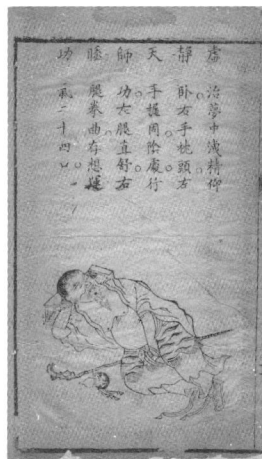

图 12-6-221　虚静天师
睡功

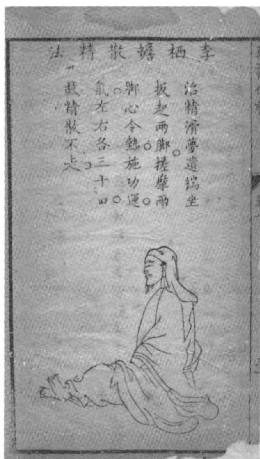

图 12-6-222　李栖蟾散
精法 4

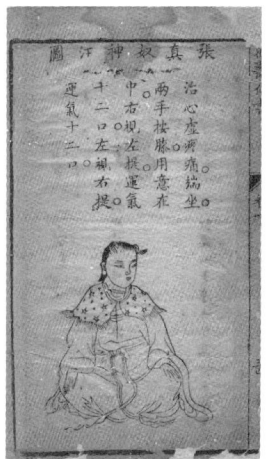

图 12-6-223　张真奴神
注图

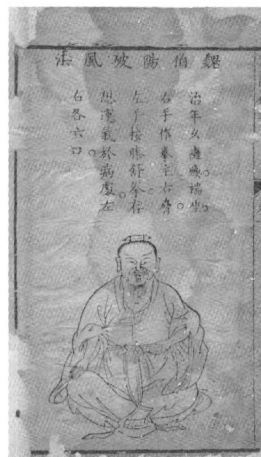

图 12-6-224　魏伯阳破
风法

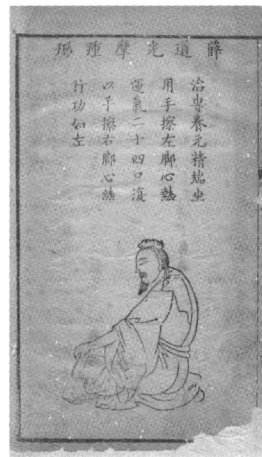

图 12-6-225　薛道光摩
踵形

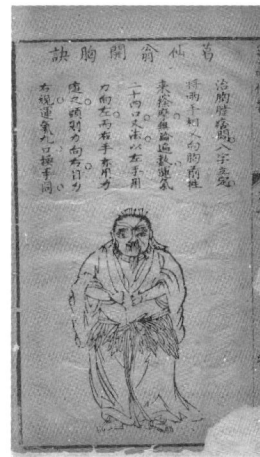

图 12-6-226　葛仙翁开
胸诀

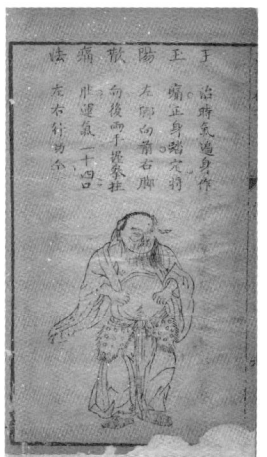

图 12-6-227　王玉阳散
痛法

图 12-6-228 麻姑磨疾诀

图 12-6-229 张果老抽添火候图

图 12-6-230 陈自得大睡功

图 12-6-231 石杏林暖丹田诀

图 12-6-232 韩湘子活人心形

图 12-6-233 昭灵女行病诀

图 12-6-234 吕纯阳任脉诀

图 12-6-235 陈希夷降牛望月形

图 12-6-236 孚祐帝君拔钏势

图 12-6-237 徐神祖摇天柱形

图 12-6-238 陈泥丸拿风窝法

图 12-6-239 曹国舅脱靴势

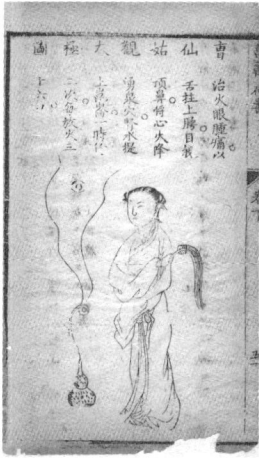

图 12-6-240　曹仙姑观
太极图

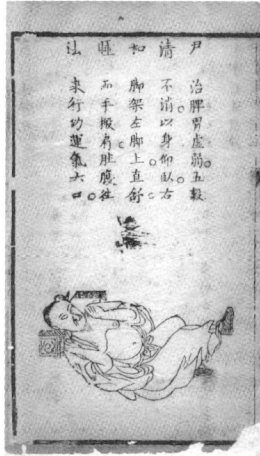

图 12-6-241　尹清和睡
法

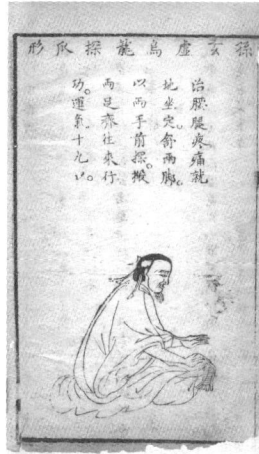

图 12-6-242　孙玄虚乌
龙探爪形

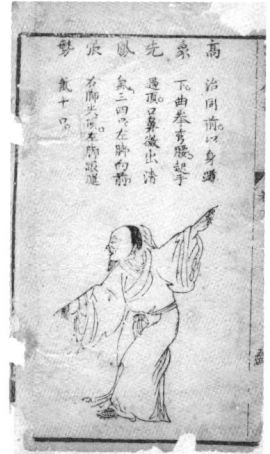

图 12-6-243　高象先凤
张势

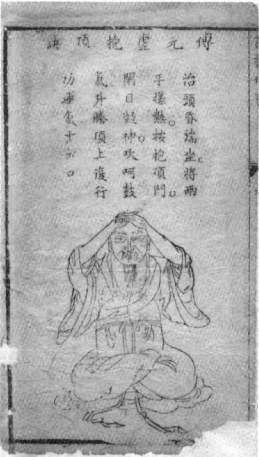

图 12-6-244　傅元虚抱
顶形

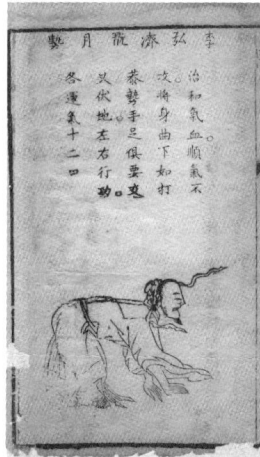

图 12-6-245　李弘济拜
月势

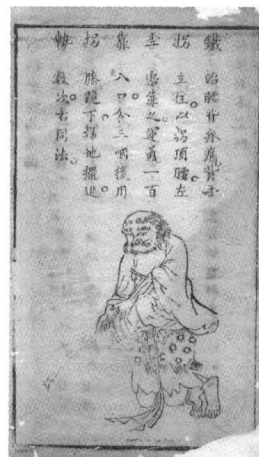

图 12-6-246　铁拐仙靠
拐势

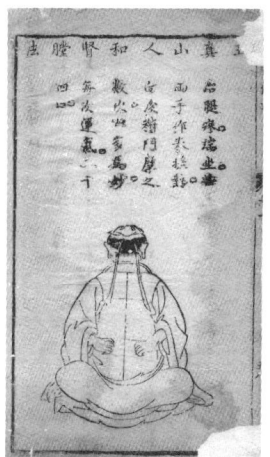

图 12-6-247　玉真山人
札肾膛法

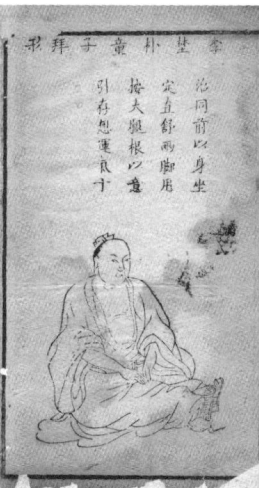

图 12-6-248　李野朴童子
拜形

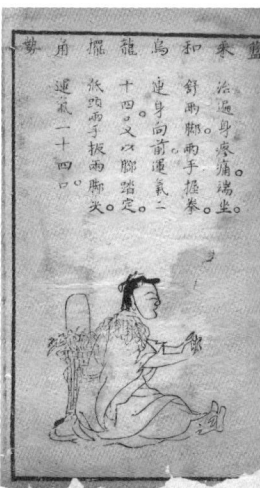

图 12-6-249　蓝采和乌龙
摆角势

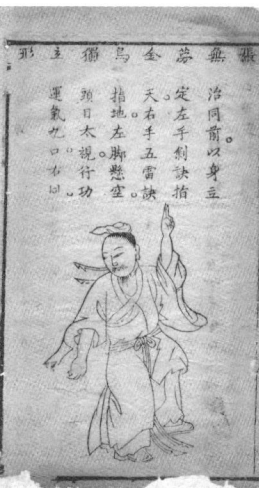

图 12-6-250　张无梦金乌
独立形

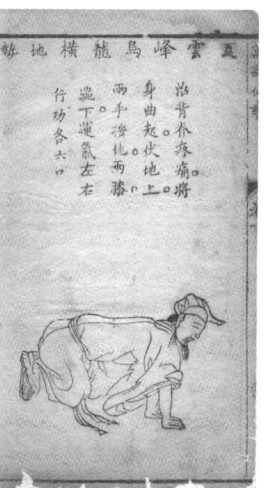

图 12-6-251　夏云峰乌龙
横地势

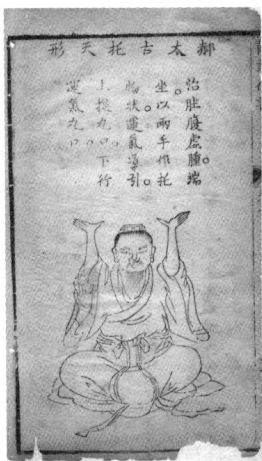

图 12-6-252 郝太古托
天形

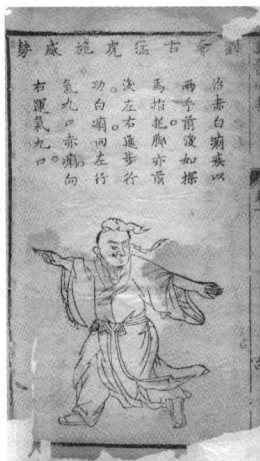

图 12-6-253 刘希古猛
虎施威形

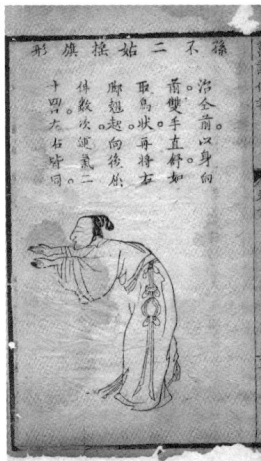

图 12-6-254 孙不二姑
摇旗形

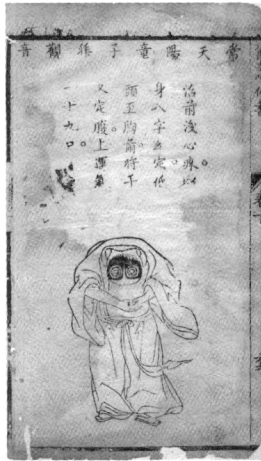

图 12-6-255 常天阳童子拜
观音势

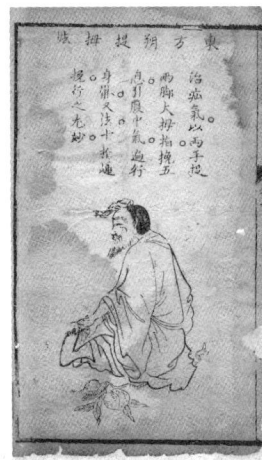

图 12-6-256 东方朔捉
拇法

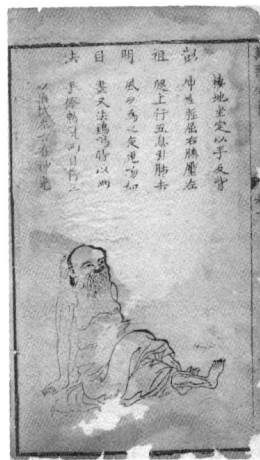

图 12-6-257 彭祖明目
法

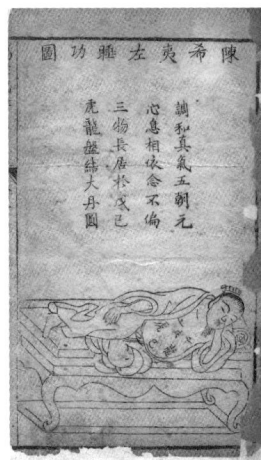

图 12-6-258 陈希夷左
睡功图

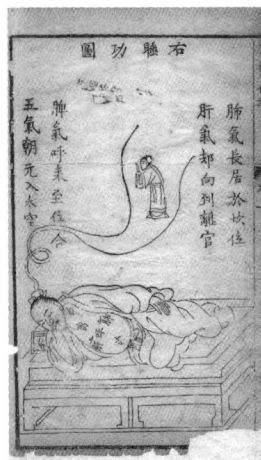

图 12-6-259 陈希夷右
睡功图

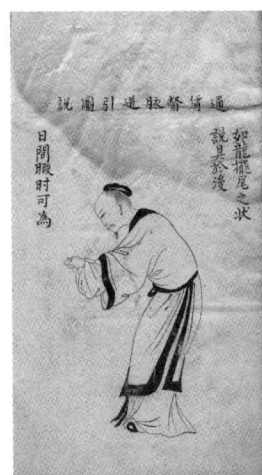

图 12-6-260 通任督脉
道引图 1

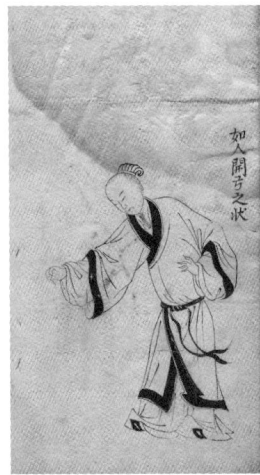

图 12-6-261 通任督脉
道引图 2

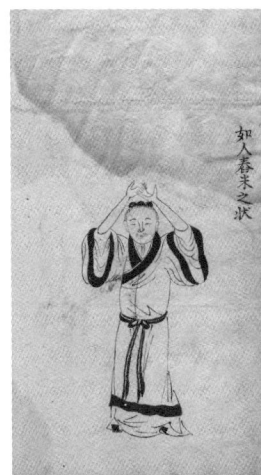

图 12-6-262 通任督脉
道引图 3

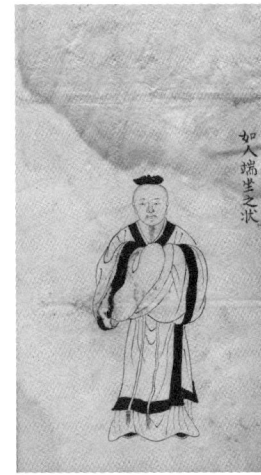

图 12-6-263 通任督脉
道引图 4

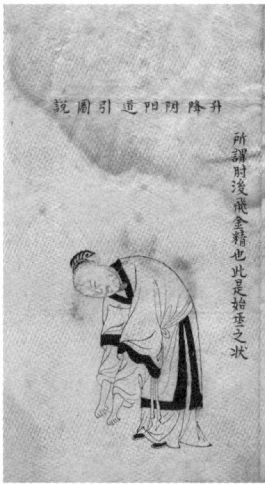

图 12-6-264　升降阴阳道引图 1

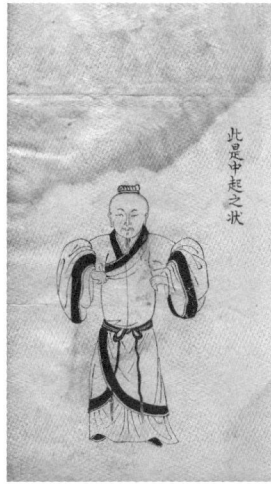

图 12-6-265　升降阴阳道引图 2

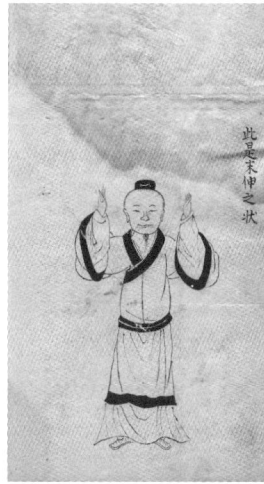

图 12-6-266　升降阴阳道引图 3

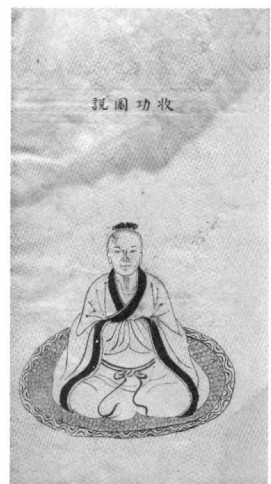

图 12-6-267　升降阴阳道引一收功图

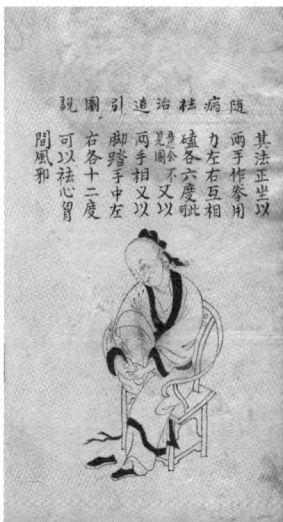

图 12-6-268　随病祛治道引图 1

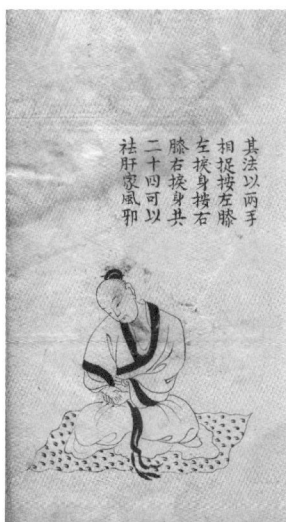

图 12-6-269　随病祛治道引图 2

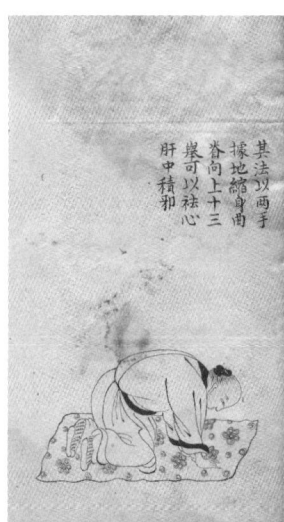

图 12-6-270　随病祛治道引图 3

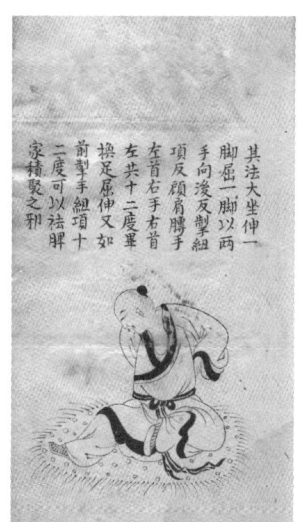

图 12-6-271　随病祛治道引图 4

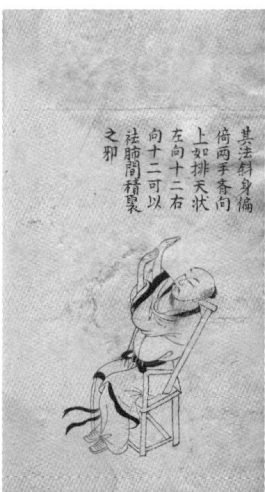

图 12-6-272　随病祛治道引图 5

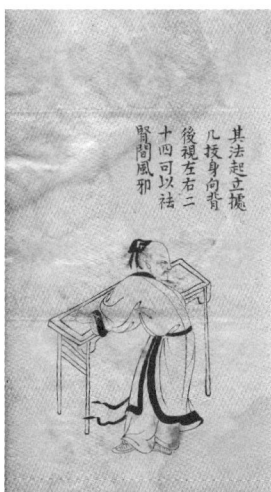

图 12-6-273　随病祛治道引图 6

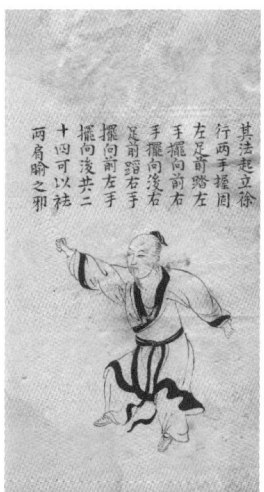

图 12-6-274　随病祛治道引图 7

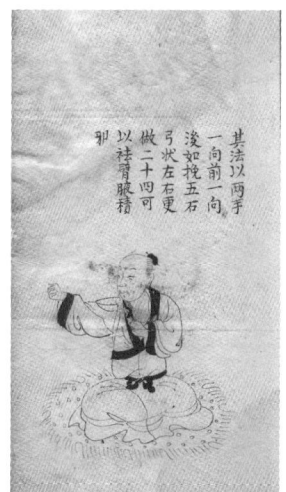

图 12-6-275　随病祛治道引图 8

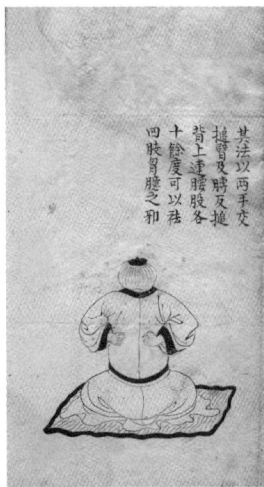

图 12-6-276　随病袪治道引图 9

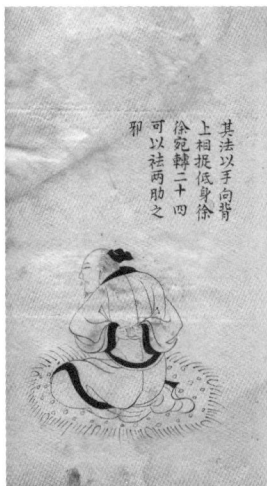

图 12-6-277　随病袪治道引图 10

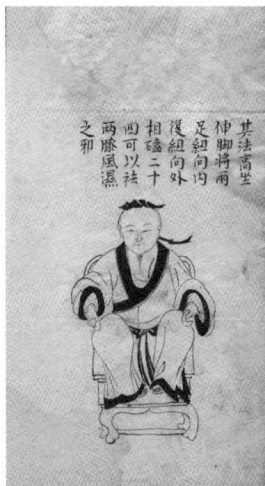

图 12-6-278　随病袪治道引图 11

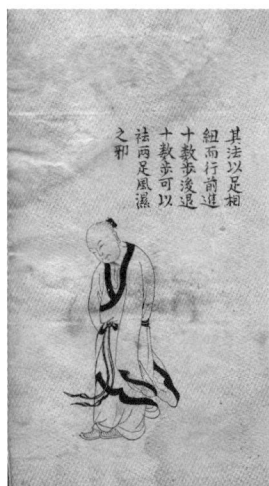

图 12-6-279　随病袪治道引图 12

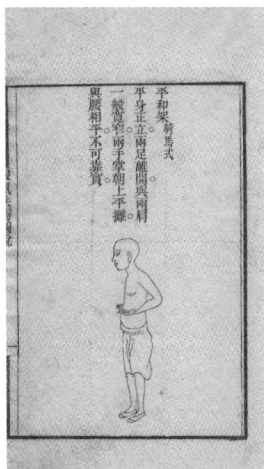

图 12-6-280　平和架骑马式 1

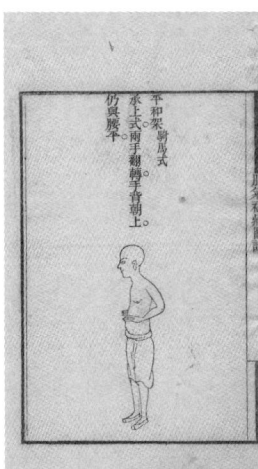

图 12-6-281　平和架骑马式 2

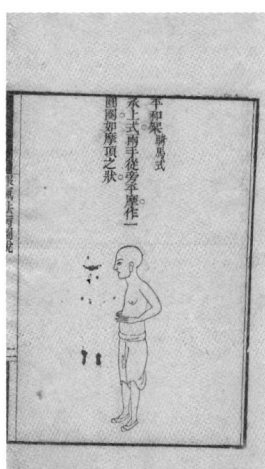

图 12-6-282　平和架骑马式 3

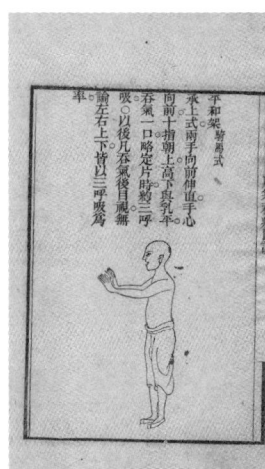

图 12-6-283　平和架骑马式 4

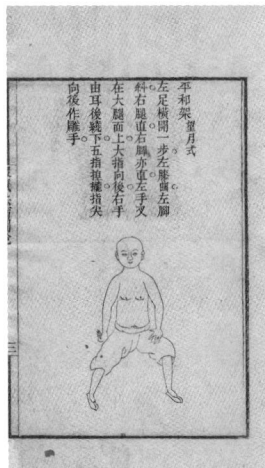

图 12-6-284　平和架望月式 1

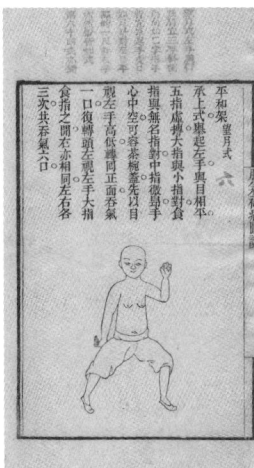

图 12-6-285　平和架望月式 2

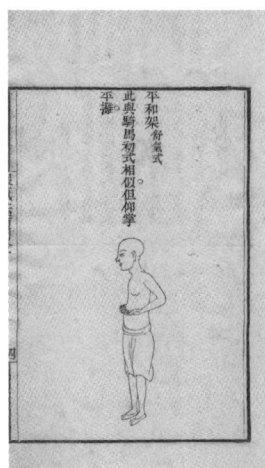

图 12-6-286　平和架舒气式 1

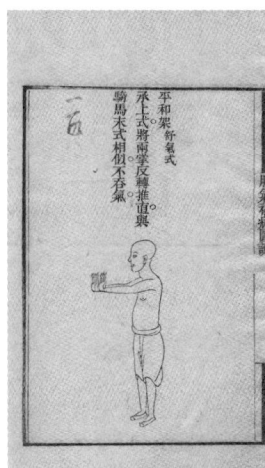

图 12-6-287　平和架舒气式 2

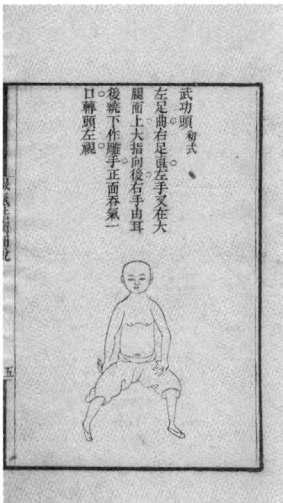

图 12-6-288　武功头初式

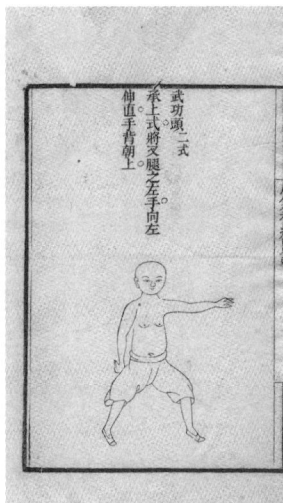

图 12-6-289　武功头二式 1

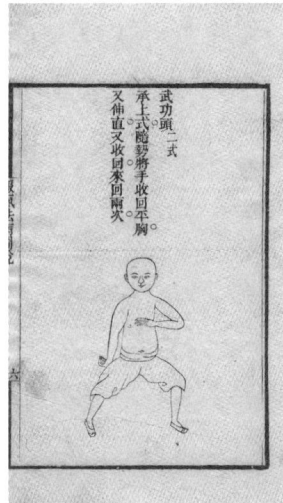

图 12-6-290　武功头二式 2

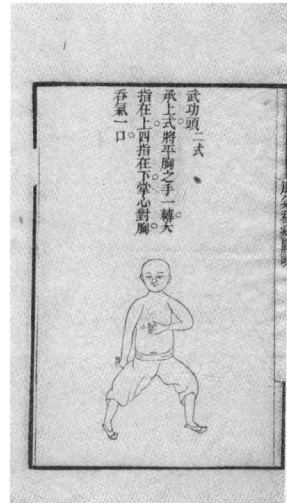

图 12-6-291　武功头二式 3

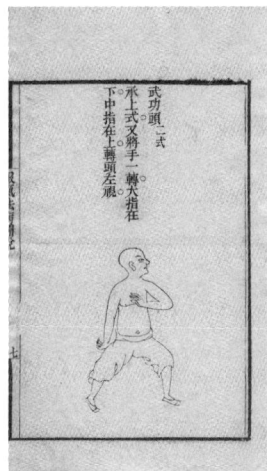

图 12-6-292　武功头二式 4

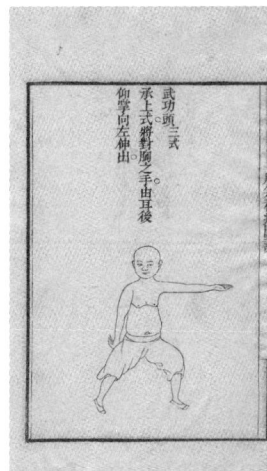

图 12-6-293　武功头三式 1

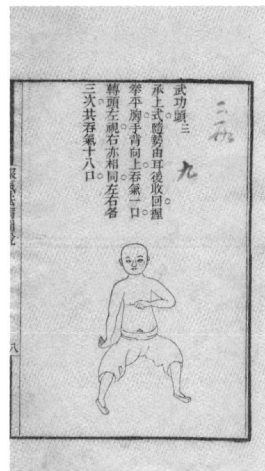

图 12-6-294　武功头三式 2

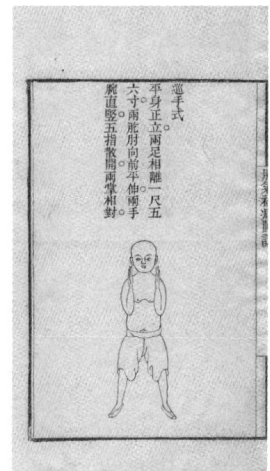

图 12-6-295　巡手式

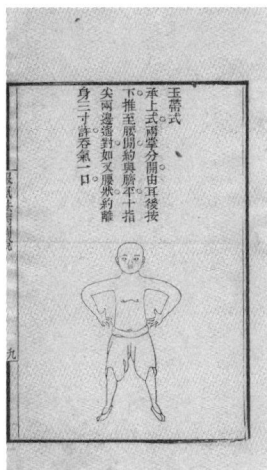

图 12-6-296　玉带式

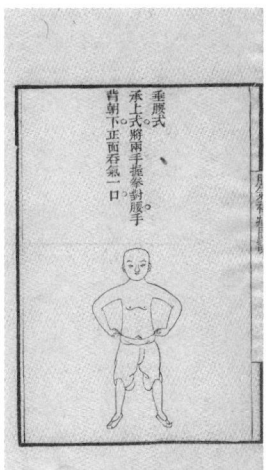

图 12-6-297　垂腰式

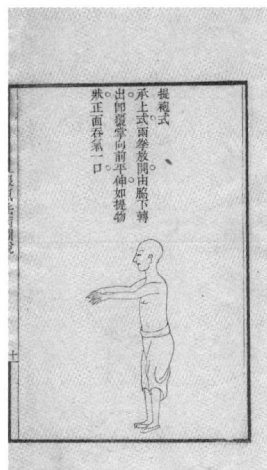

图 12-6-298　提袍式

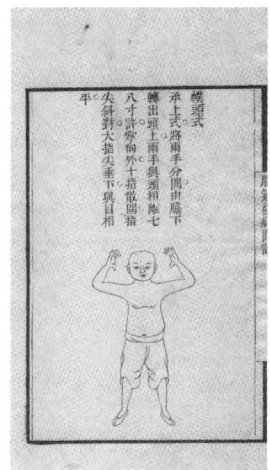

图 12-6-299　扑头式

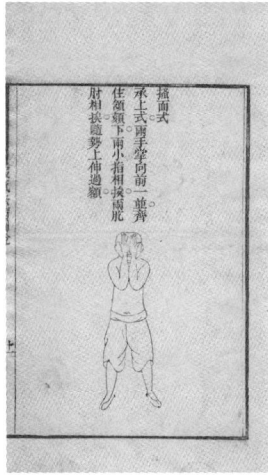

图 12-6-300　搔面式 1

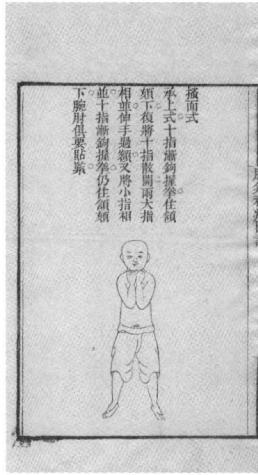

图 12-6-301　搔面式 2

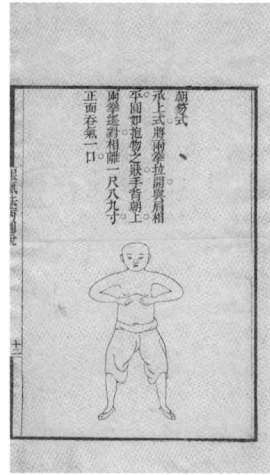

图 12-6-302　照笏式

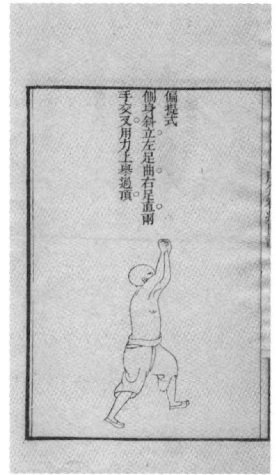

图 12-6-303　偏提式 1

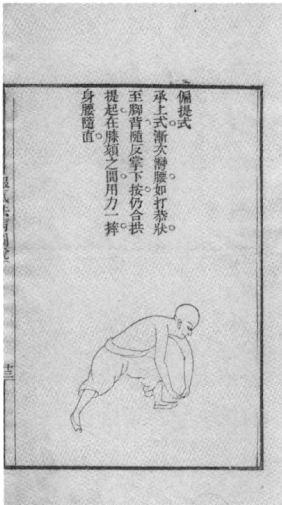

图 12-6-304　偏提式 2

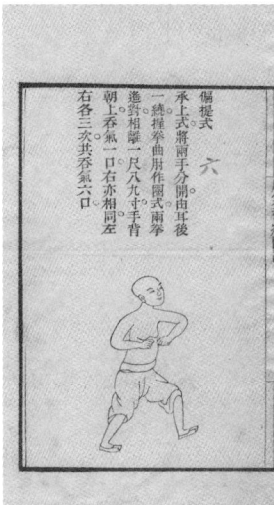

图 12-6-305　偏提式 3

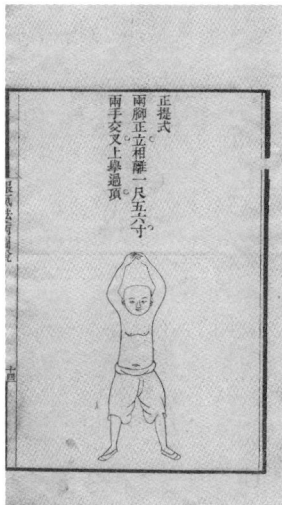

图 12-6-306　正提式 1

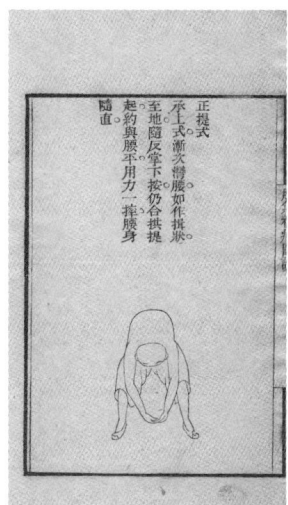

图 12-6-307　正提式 2

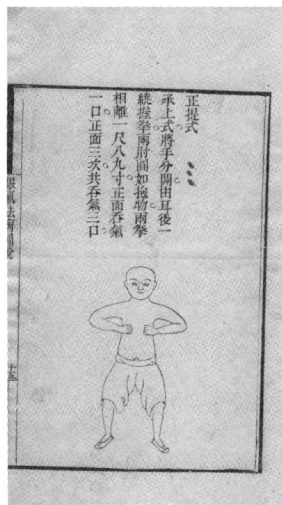

图 12-6-308　正提式 3

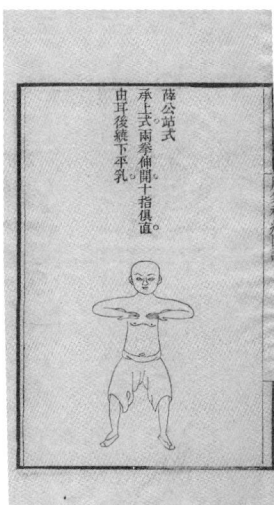

图 12-6-309　薛公站式 1

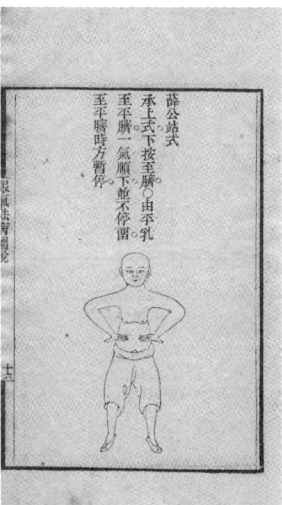

图 12-6-310　薛公站式 2

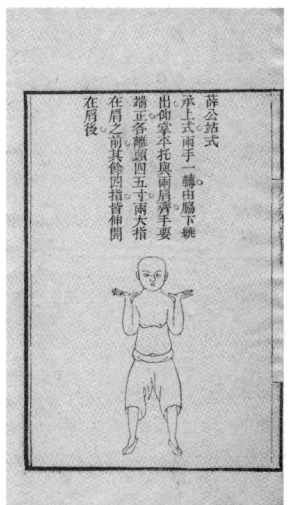

图 12-6-311　薛公站式 3

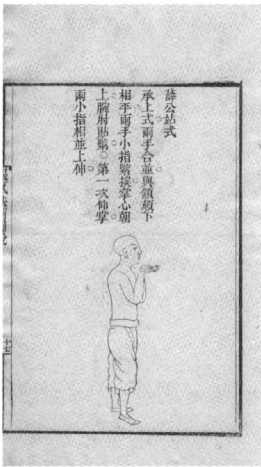

图 12-6-312　薛公站式 4

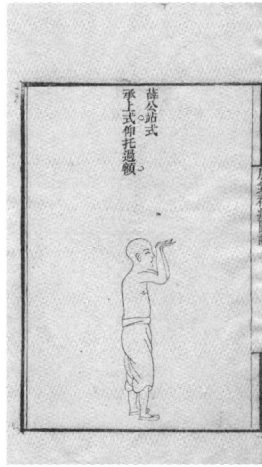

图 12-6-313　薛公站式 5

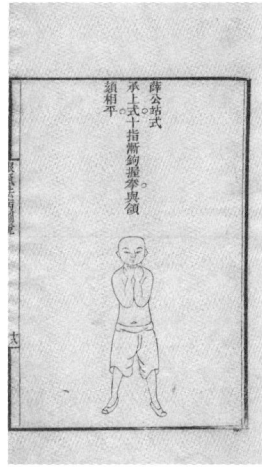

图 12-6-314　薛公站式 6

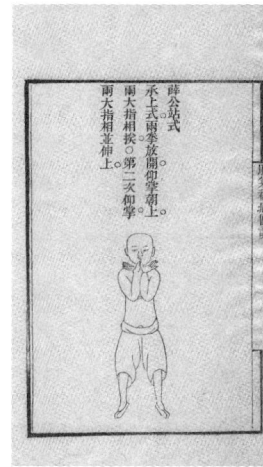

图 12-6-315　薛公站式 7

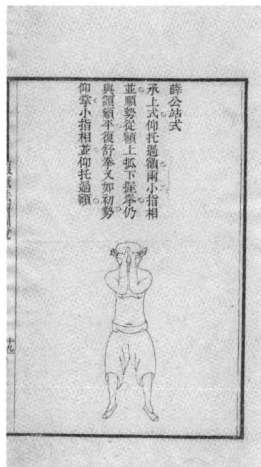

图 12-6-316　薛公站式 8

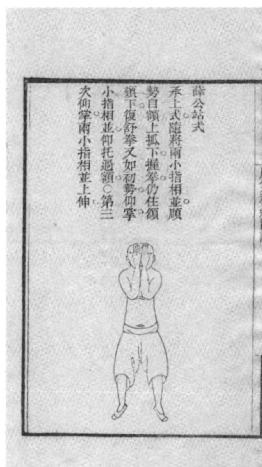

图 12-6-317　薛公站式 9

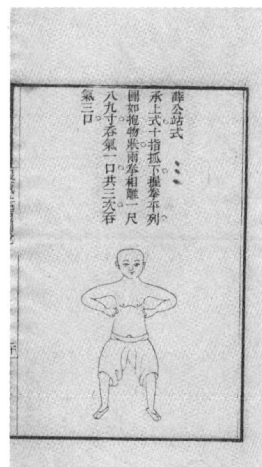

图 12-6-318　薛公站式 10

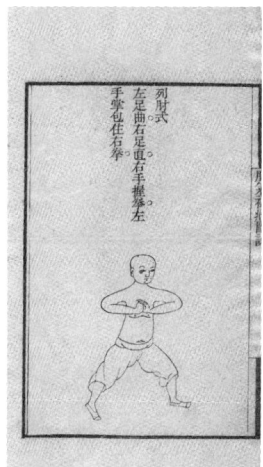

图 12-6-319　列肘式 1

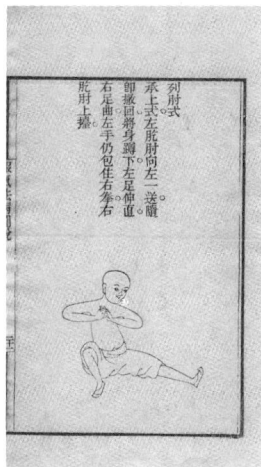

图 12-6-320　列肘式 2

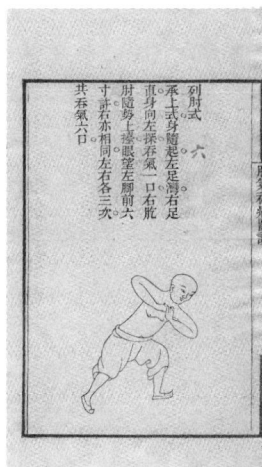

图 12-6-321　列肘式 3

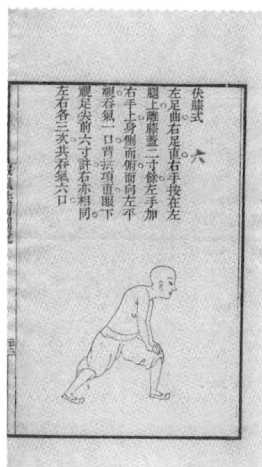

图 12-6-322　伏膝式

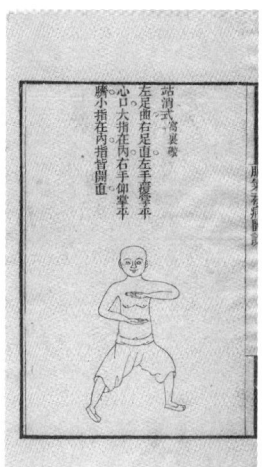

图 12-6-323　站消式窝里炮 1

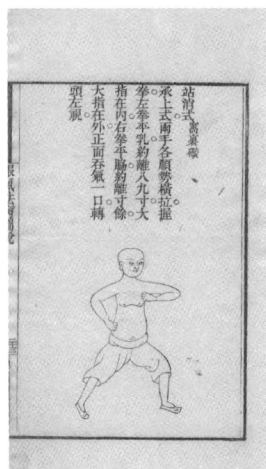

图 12-6-324　站消式窝里炮 2

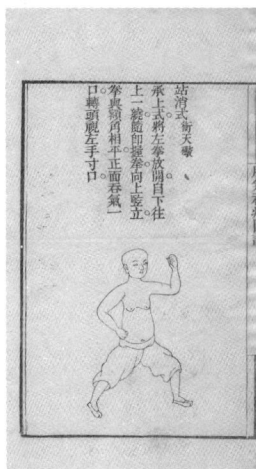

图 12-6-325　站消式冲天炮 1

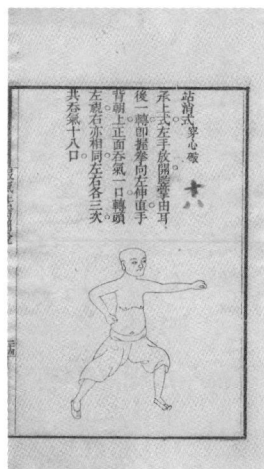

图 12-6-326　站消式穿心炮 2

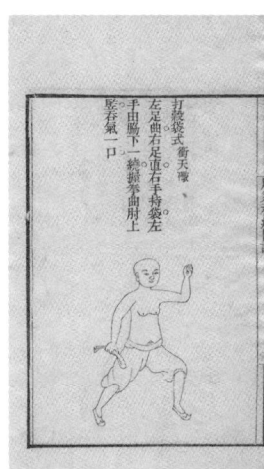

图 12-6-327　打谷袋式冲天炮 1

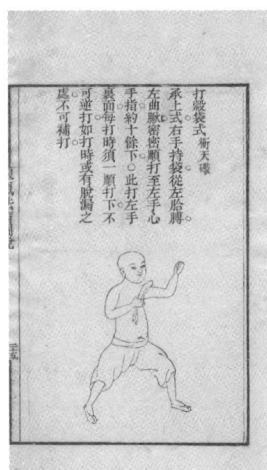

图 12-6-328　打谷袋式冲天炮 2

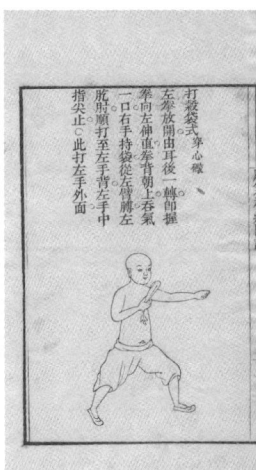

图 12-6-329　打谷袋式穿心炮

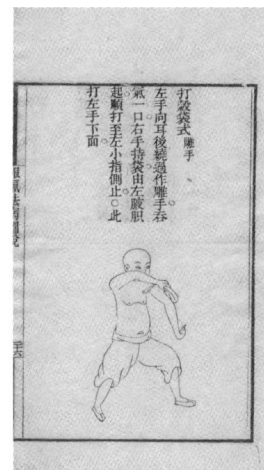

图 12-6-330　打谷袋式雕手

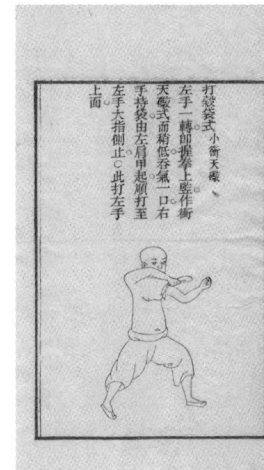

图 12-6-331　打谷袋式小冲天炮

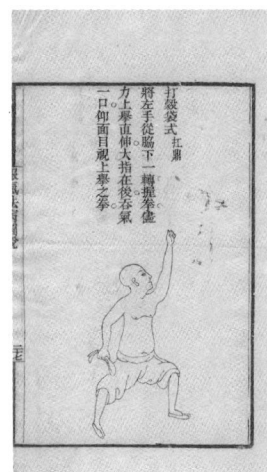

图 12-6-332　打谷袋式扛鼎 1

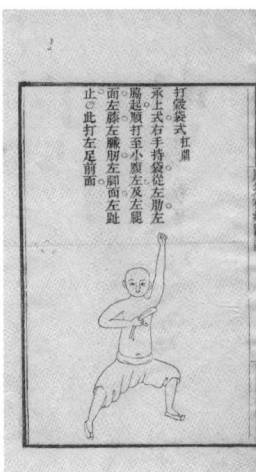

图 12-6-333　打谷袋式扛鼎 2

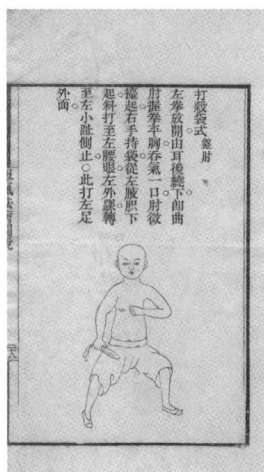

图 12-6-334　打谷袋式盘肘

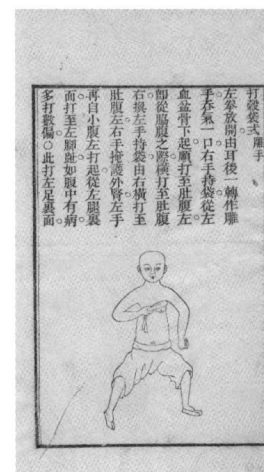

图 12-6-335　打谷袋式雕手

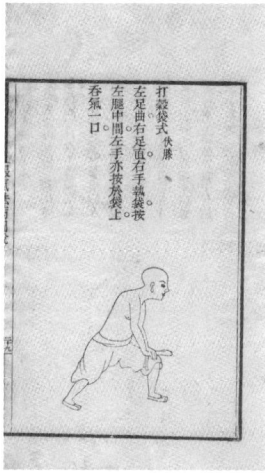

图 12-6-336　打谷袋式伏膝 1

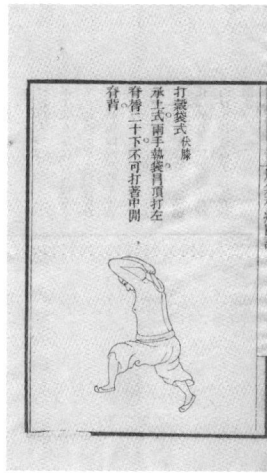

图 12-6-337　打谷袋式伏膝 2

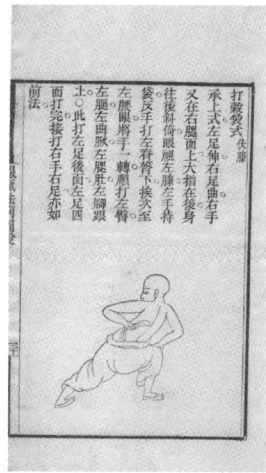

图 12-6-338　打谷袋式伏膝 3

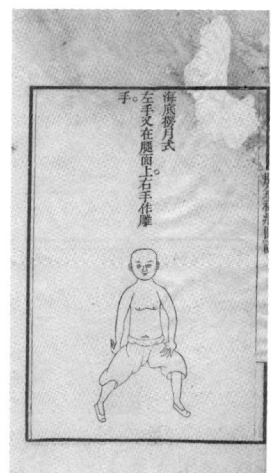

图 12-6-339　海底捞月式 1

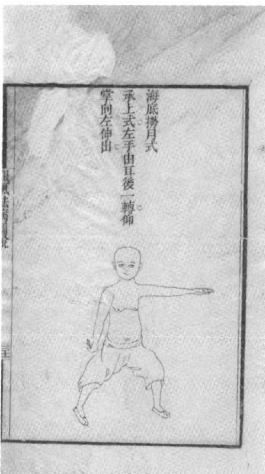

图 12-6-340　海底捞月式 2

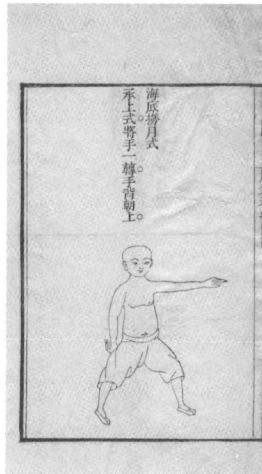

图 12-6-341　海底捞月式 3

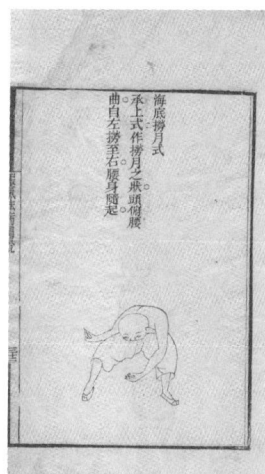

图 12-6-342　海底捞月式 4

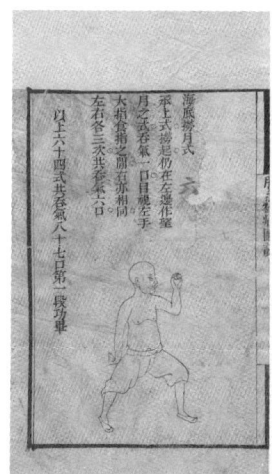

图 12-6-343　海底捞月式 5

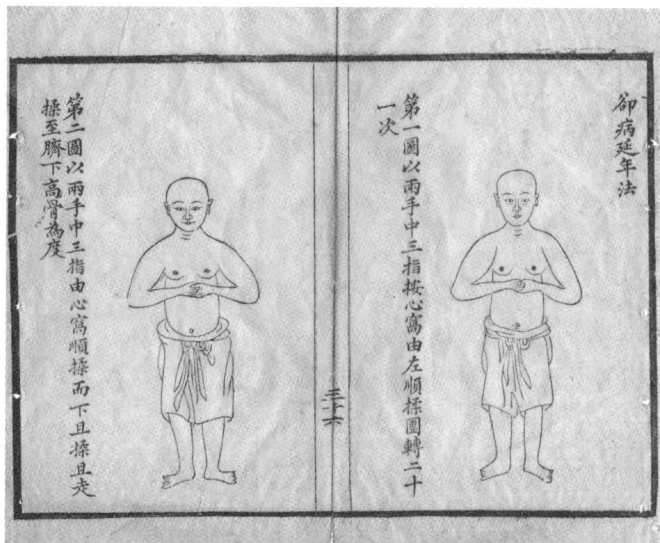

图 12-6-344　却病延年法第一图　图 12-6-345　却病延年法第二图

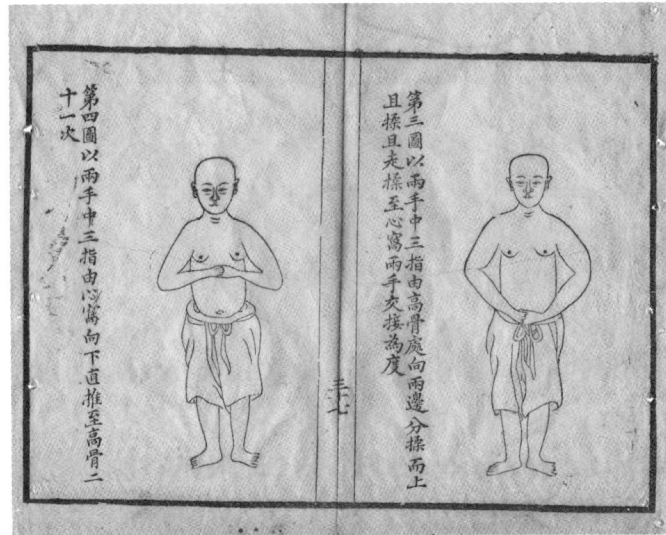

图 12-6-346　却病延年法第三图　　图 12-6-347　却病延年法第四图

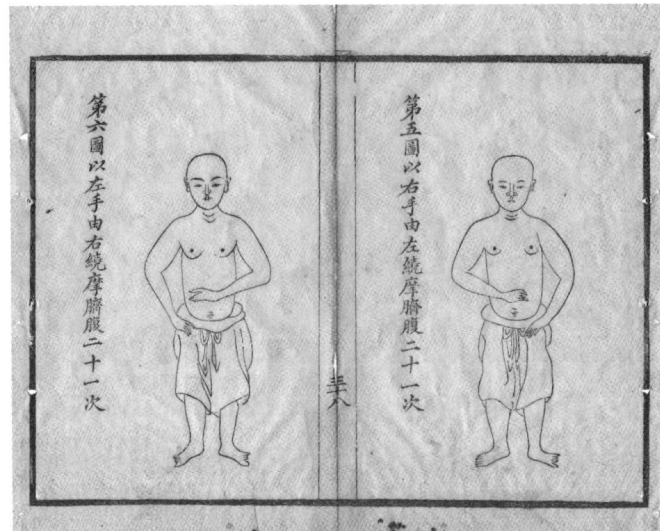

图 12-6-348　却病延年法第五图　　图 12-6-349　却病延年法第六图

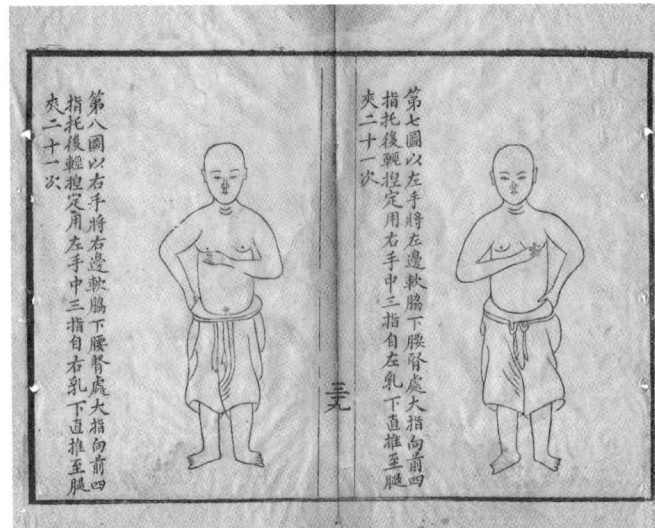

图 12-6-350　却病延年法第七图　　图 12-6-351　却病延年法第八图

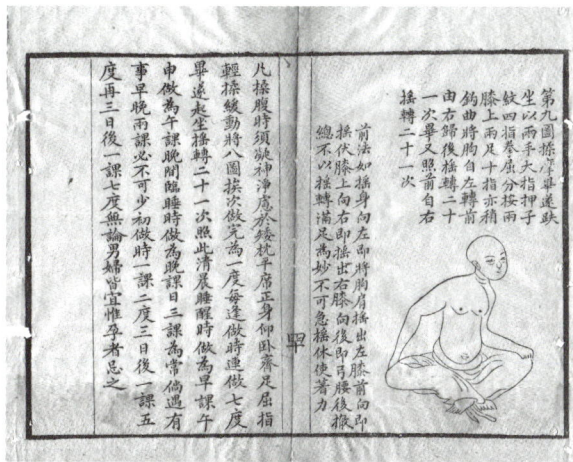

图 12-6-352 却病延年法第九图

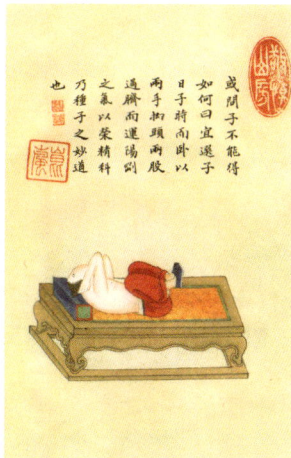

图 12-6-353 运阳种子导引图

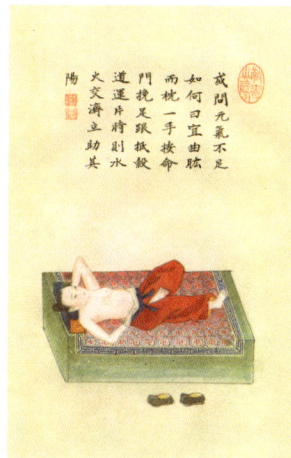

图 12-6-354 助元气导引图

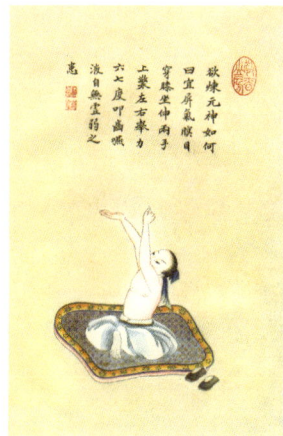

图 12-6-355 炼元神导引图

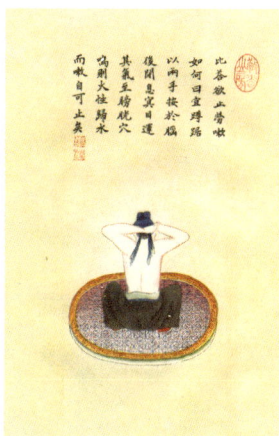

图 12-6-356 止劳嗽导引图

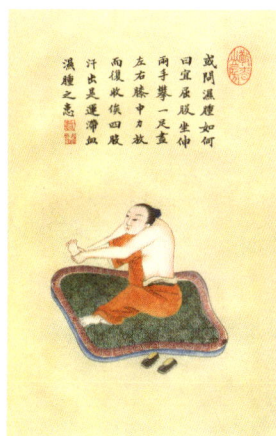

图 12-6-357 运湿肿导引图

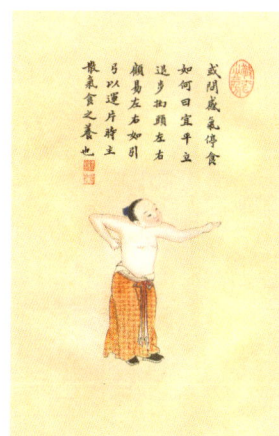

图 12-6-358 散气运食导引图

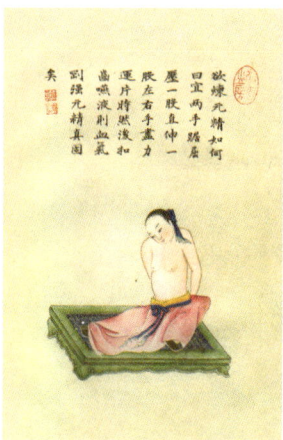

图 12-6-359 炼元精导引图

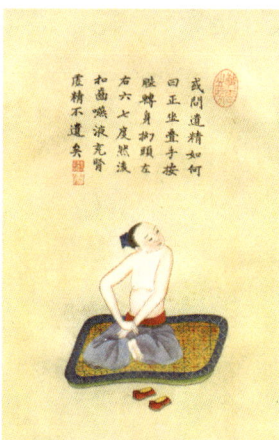

图 12-6-360 止遗精导引图

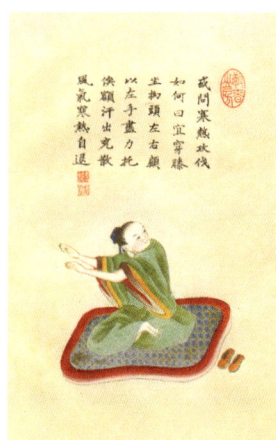

图 12-6-361 退寒热导引图

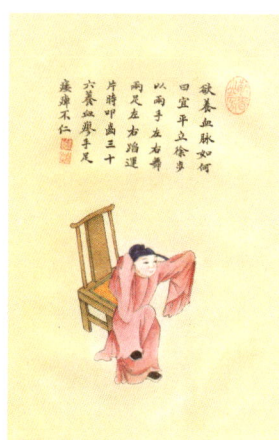

图 12-6-362 养血脉导引图

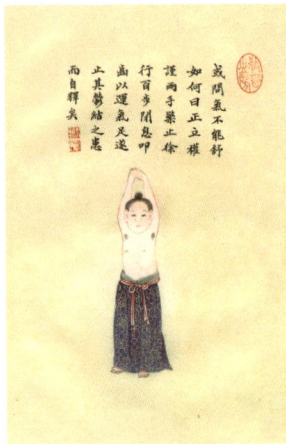

图 12-6-363　舒气释郁导引图

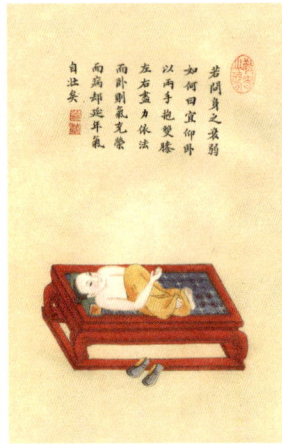

图 12-6-364　壮气延年导引图

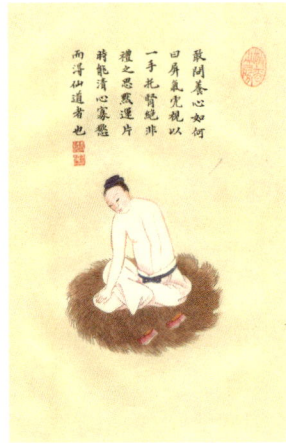

图 12-6-365　养心导引图

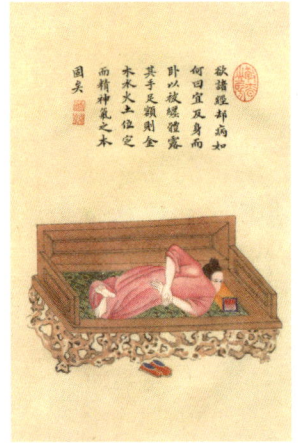

图 12-6-366　诸经却病导引图

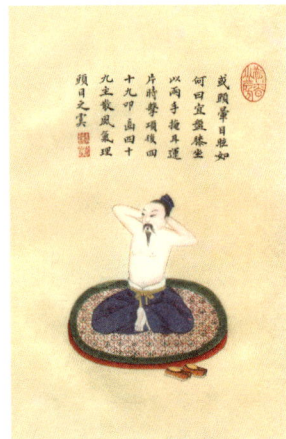

图 12-6-367　理头目导引图

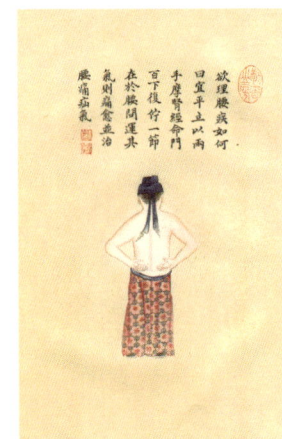

图 12-6-368　理腰疾导引图

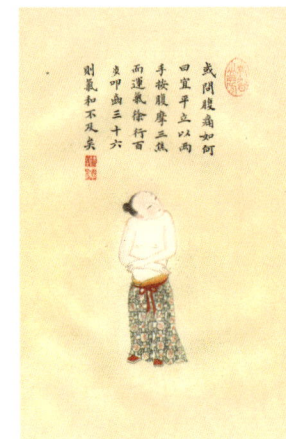

图 12-6-369　运腹痛导引图

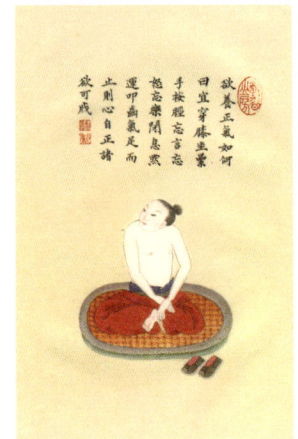

图 12-6-370　养正气导引图

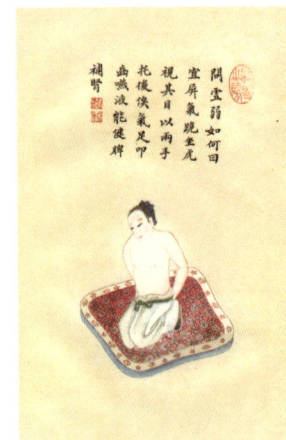

图 12-6-371　健脾补肾导引图

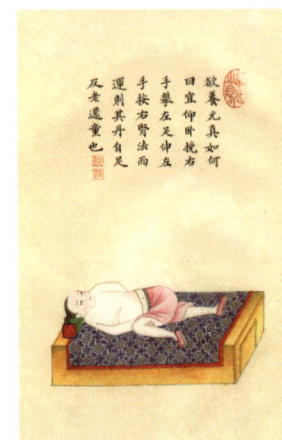

图 12-6-372　养元真导引图

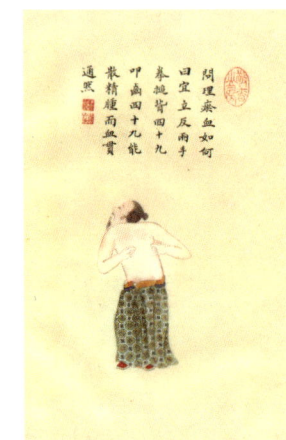

图 12-6-373　理瘀血导引图

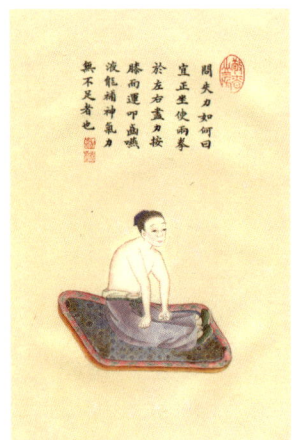

图 12-6-374　补失力导引图

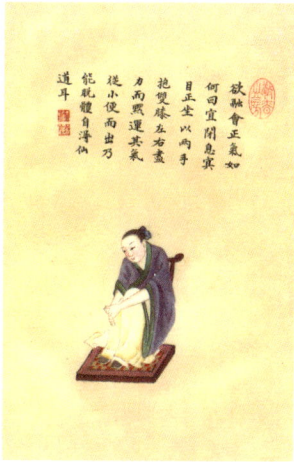

图 12-6-375 融会正气导引图

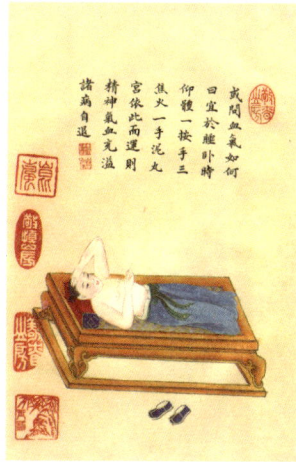

图 12-6-376 充血气导引图

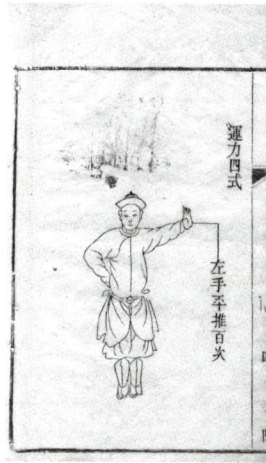

图 12-6-377 运力四式 1

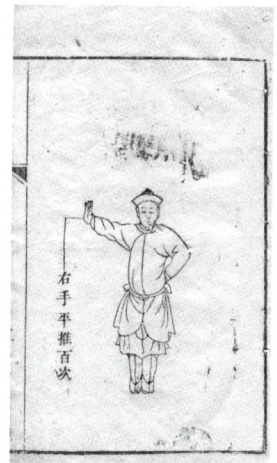

图 12-6-378 运力四式 2

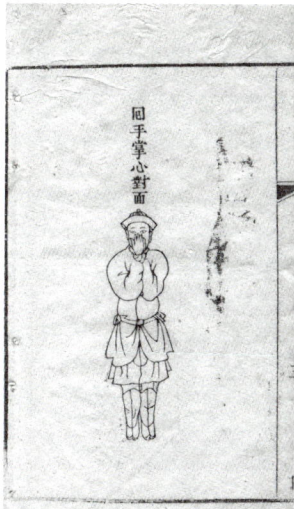

图 12-6-379 运力四式 3

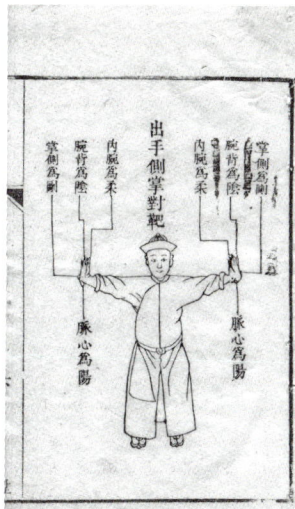

图 12-6-380 运力四式 4

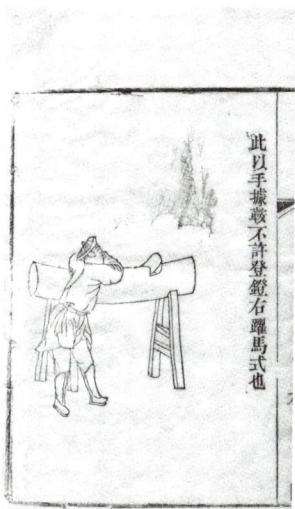

图 12-6-381 右跃马式

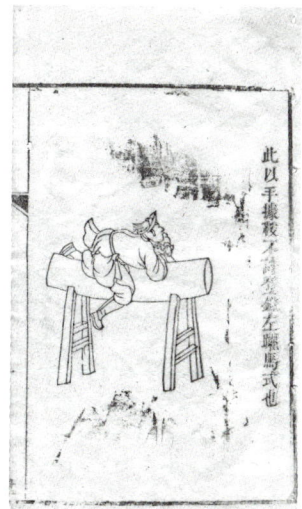

图 12-6-382 左跃马式

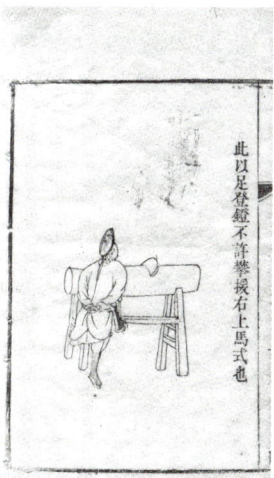

图 12-6-383 右上马式

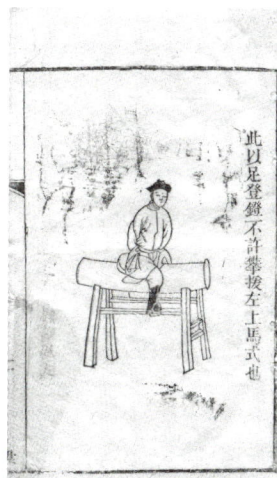

图 12-6-384 左上马式

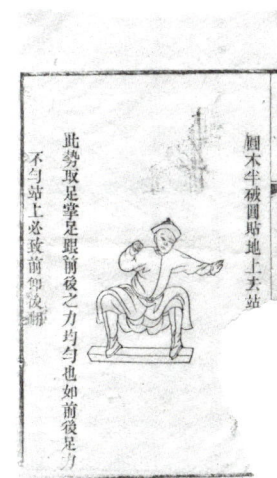

图 12-6-385 站圆木式图

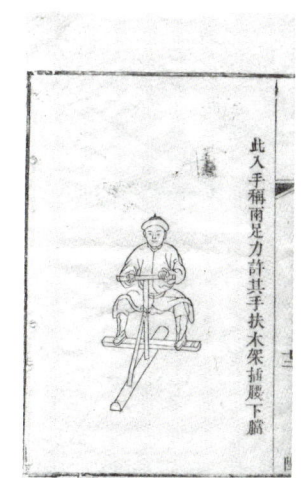

图 12-6-386 坐木架图 1

图 12-6-387　坐木架图 2

图 12-6-388　练枪手兵丁
托砖式

图 12-6-389　内功正面
图

图 12-6-390　内功背面
图

图 12-6-391　女功炼己还
丹图

图 12-6-392　擦面美颜诀

图 12-6-393　六字治脏诀

图 12-6-394　踏地龙

图 12-6-395　摆尾龙

图 12-6-396　摩顶龙

图 12-6-397　旋风龙

图 12-6-398　交足龙

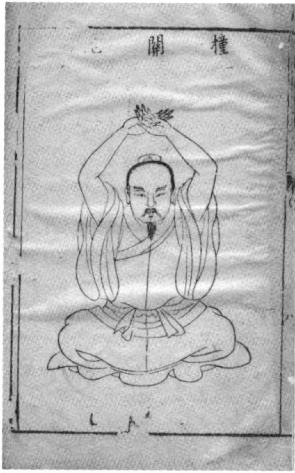

图 12-6-399　撞关龙

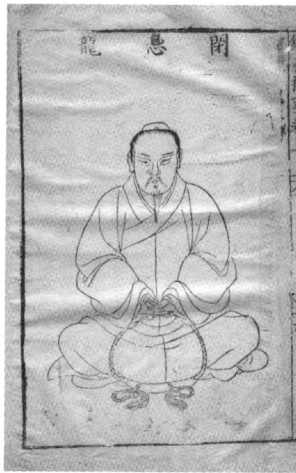

图 12-6-400　闭息龙

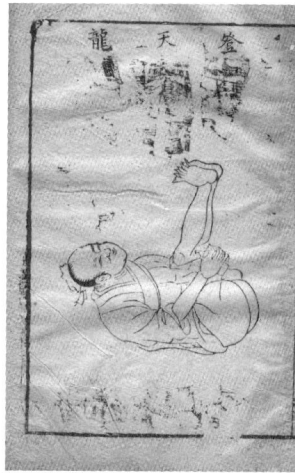

图 12-6-401　登天龙

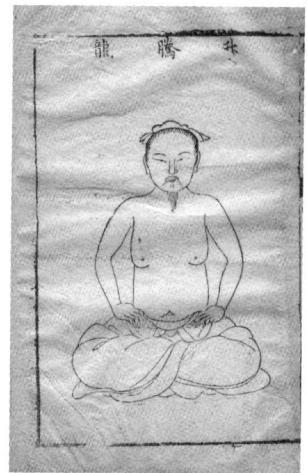

图 12-6-402　升腾龙

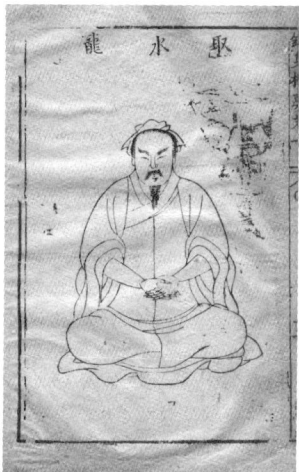

图 12-6-403　取水龙

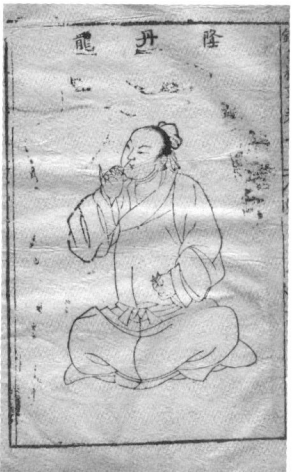

图 12-6-404　降丹龙

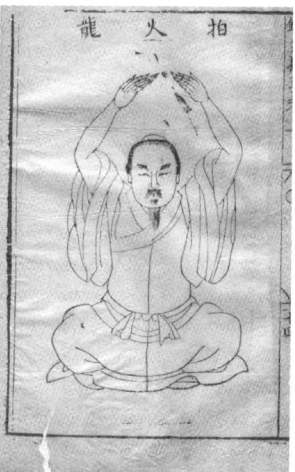

图 12-6-405　拍火龙

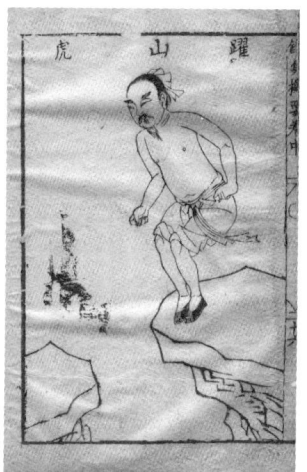

图 12-6-406　跃山虎

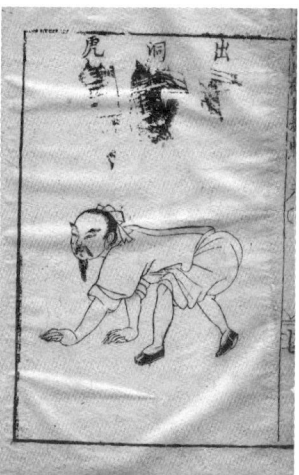

图 12-6-407　出洞虎

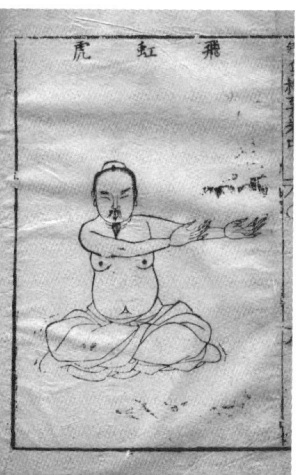

图 12-6-408　飞虹虎

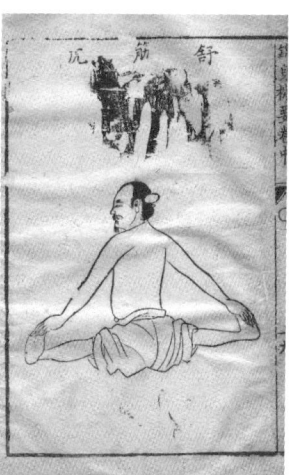

图 12-6-409　舒筋虎

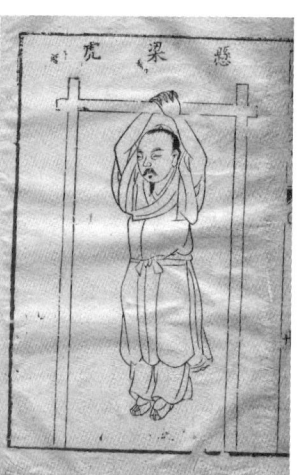

图 12-6-410　悬梁虎

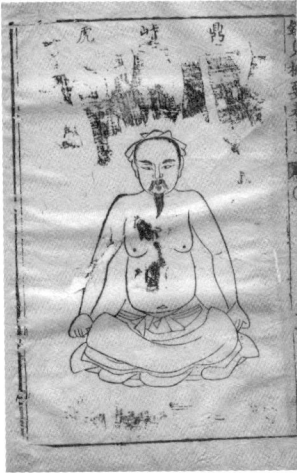

图 12-6-411　鼎峙虎

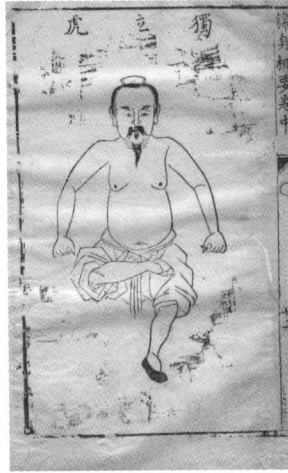

图 12-6-412　独立虎

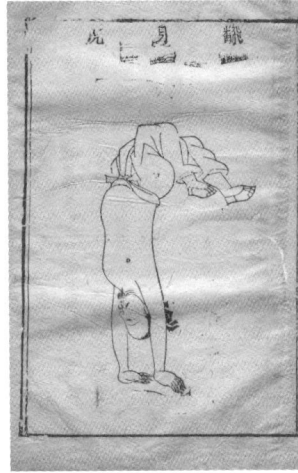

图 12-6-413　翻身虎

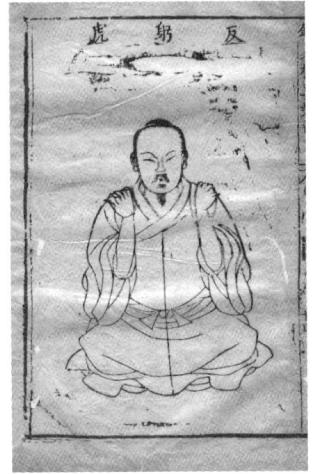

图 12-6-414　反躬虎

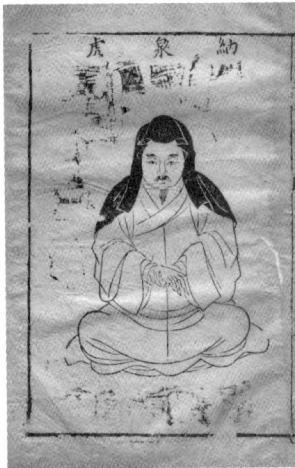

图 12-6-415　纳泉虎

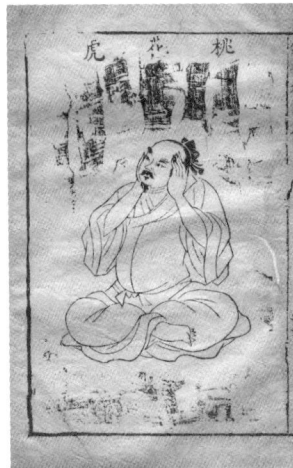

图 12-6-416　桃花虎

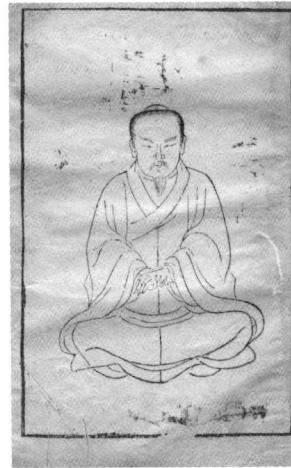

图 12-6-417　安神虎

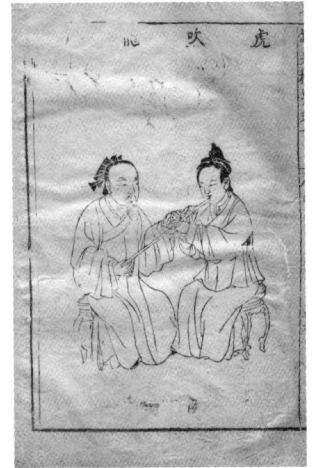

图 12-6-418　虎吹龙笛

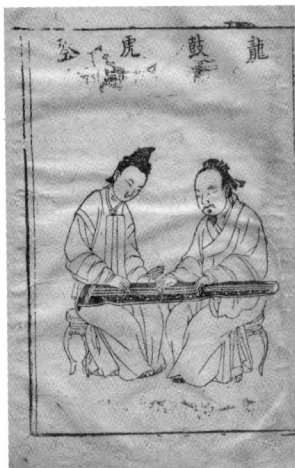

图 12-6-419　龙鼓虎琴

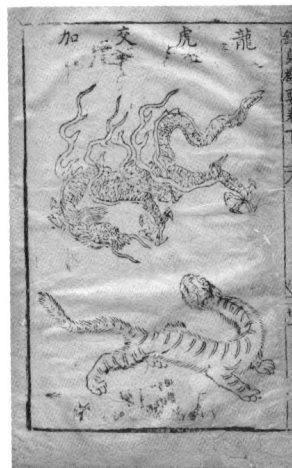

图 12-6-420　龙虎交加

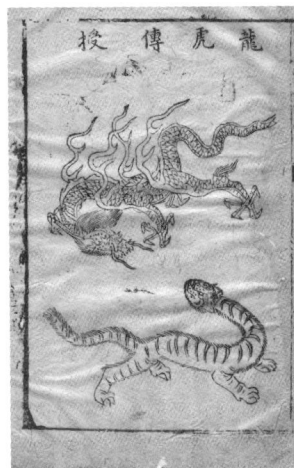

图 12-6-421　龙虎传授

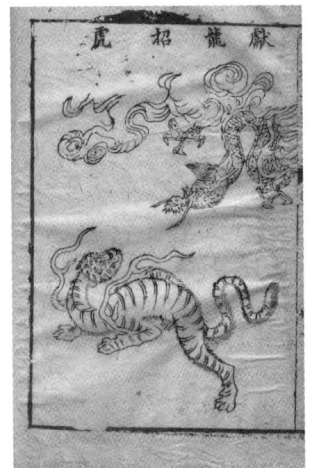

图 12-6-422　献龙招虎

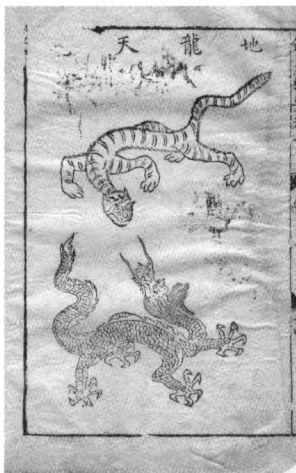

图 12-6-423　地龙天虎

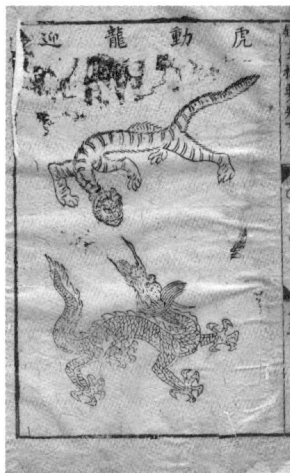

图 12-6-424　虎动龙迎

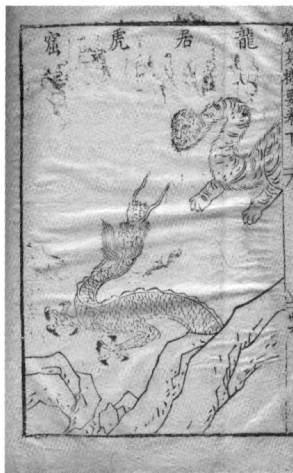

图 12-6-425　龙居虎窟

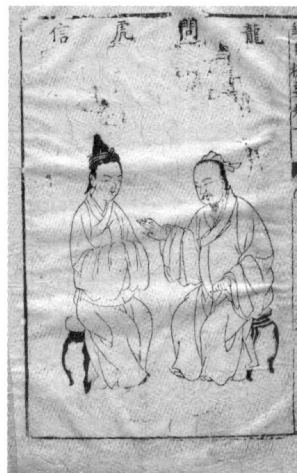

图 12-6-426　龙问虎信

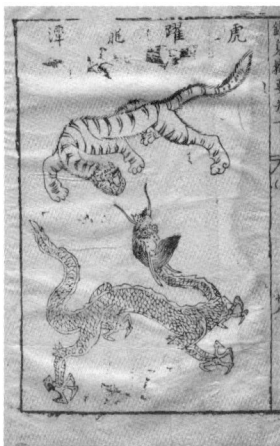

图 12-6-427　虎跃龙潭

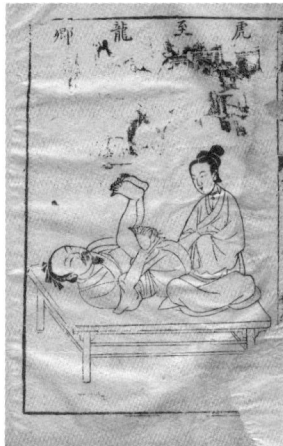

图 12-6-428　虎至龙乡

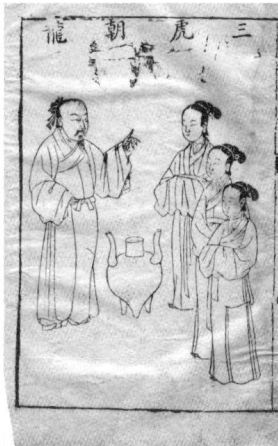

图 12-6-429　三虎朝龙

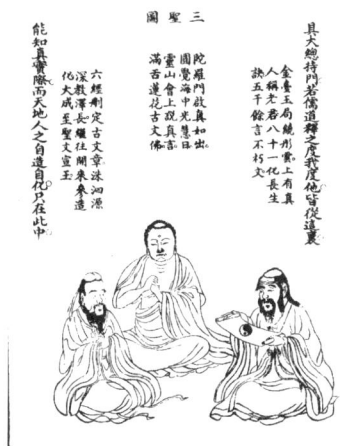

图 12-6-430　三圣图

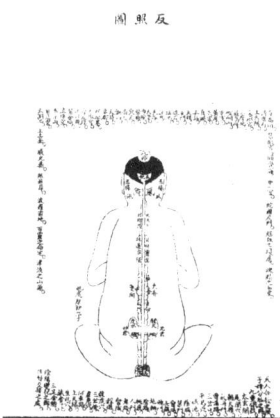

图 12-6-431　反照图

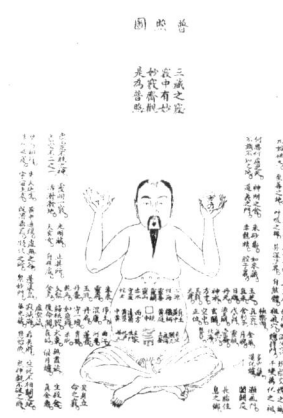

图 12-6-432　普照图

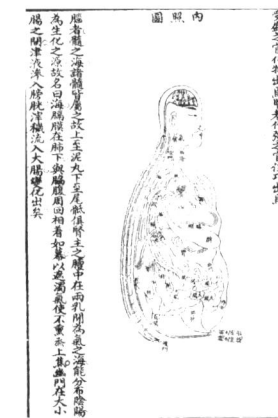

图 12-6-433　内照图

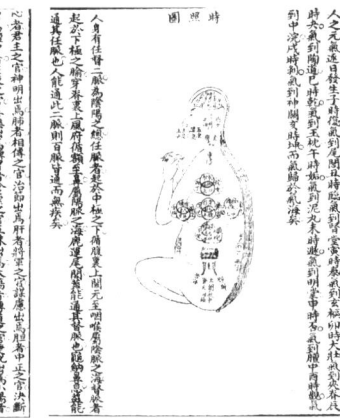

图 12-6-434　时照图

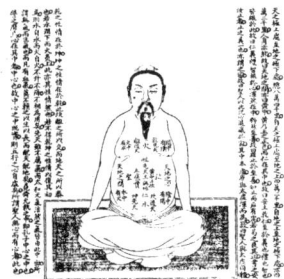

图 12-6-435　中心图

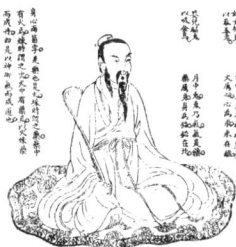

图 12-6-436　日乌月兔图

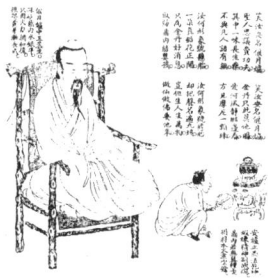

图 12-6-437　大小鼎炉图

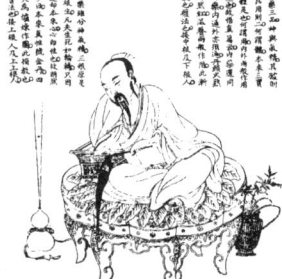

图 12-6-438　内外二药图

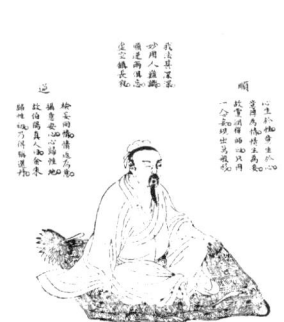

图 12-6-439　顺逆三关图

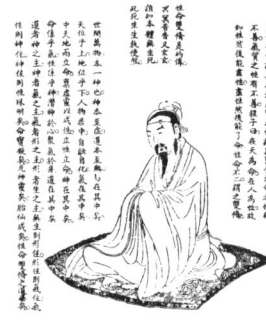

图 12-6-440　尽性了命图

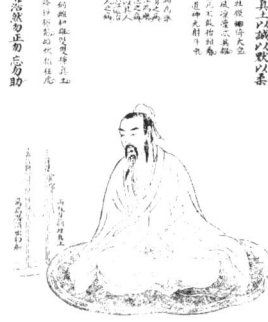

图 12-6-441　真土图

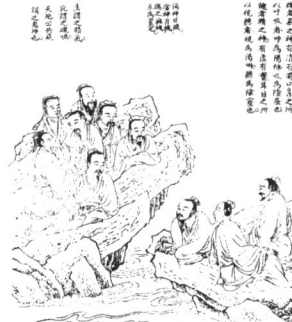

图 12-6-442　魂魄图

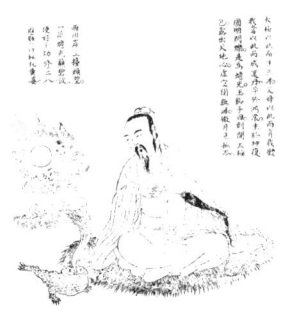

图 12-6-443　蟾光图

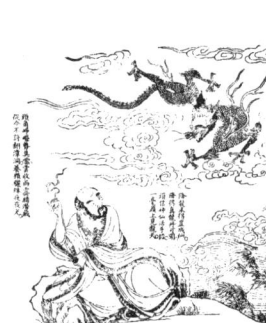

图 12-6-444　降龙图

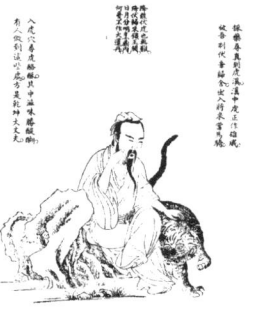

图 12-6-445　伏虎图

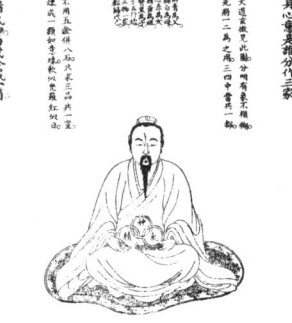

图 12-6-446　三家相见图

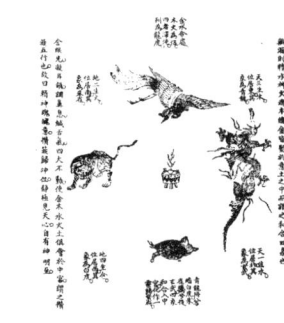

图 12-6-447　和合四象图

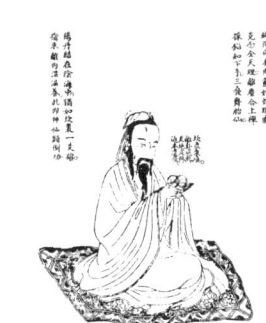

图 12-6-448　取坎填离图

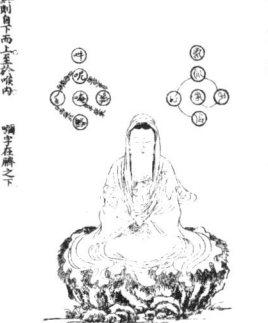

图 12-6-449　观音密咒图

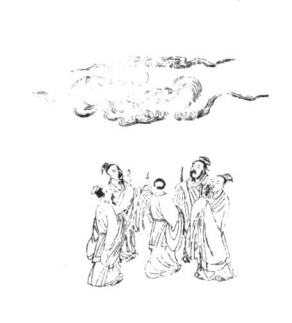

图 12-6-450　五气朝元图

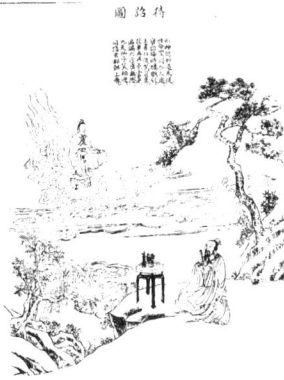

图 12-6-451 待诏图

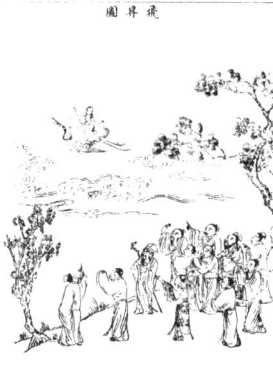

图 12-6-452 飞升图

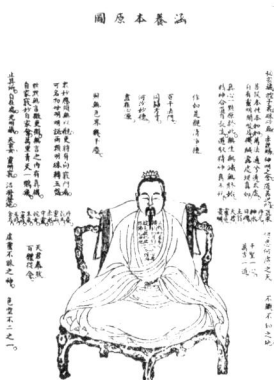

图 12-6-453 涵养本原图

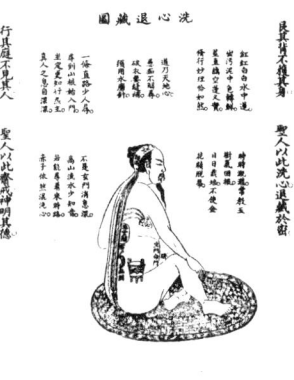

图 12-6-454 洗心退藏图

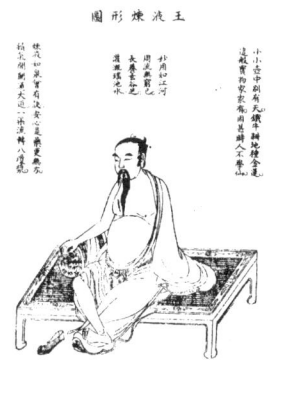

图 12-6-455 玉液炼形图

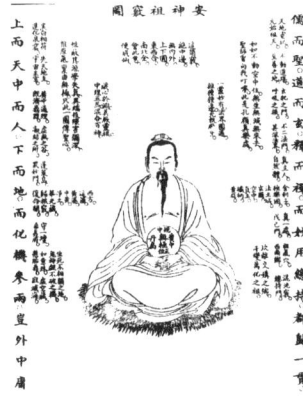

图 12-6-456 安神祖窍图

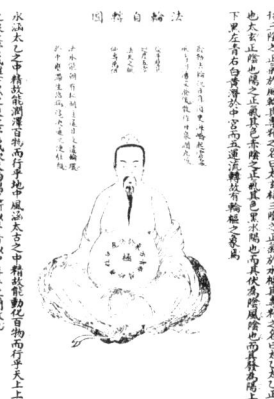

图 12-6-457 法轮自转图

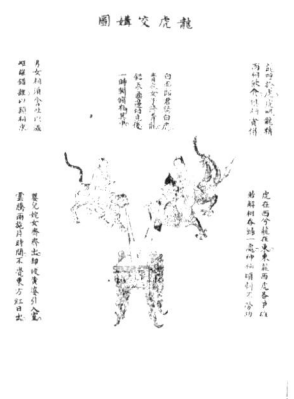

图 12-6-458 龙虎交媾图

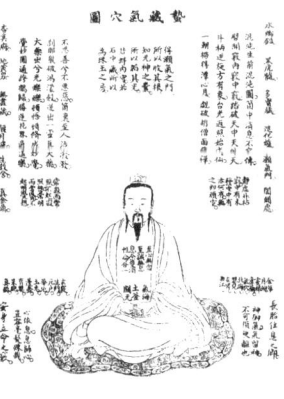

图 12-6-459 蛰藏炁穴图

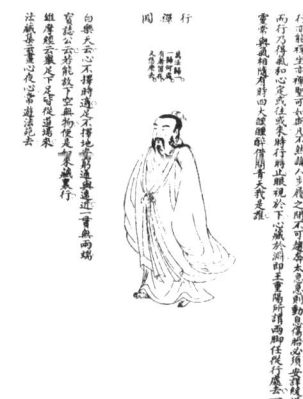

图 12-6-460 行禅图

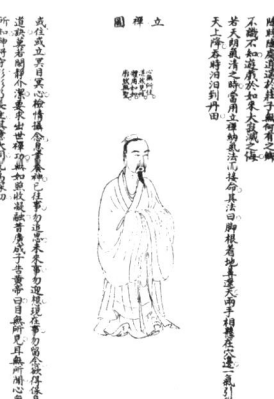

图 12-6-461 立禅图

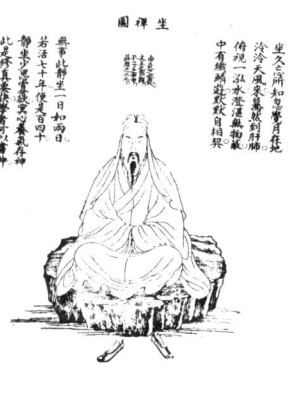

图 12-6-462 坐禅图

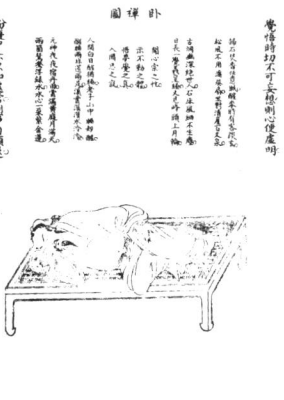

图 12-6-463 卧禅图

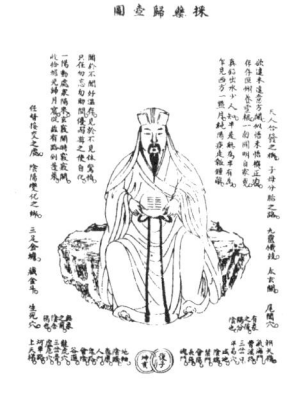

图 12-6-464 采药归壶图

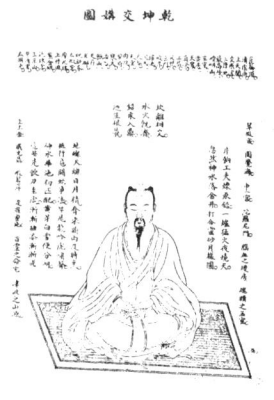

图 12-6-465 乾坤交媾图

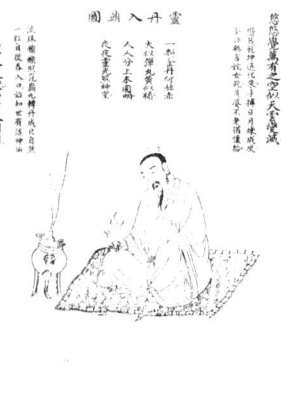

图 12-6-466 灵丹入鼎图

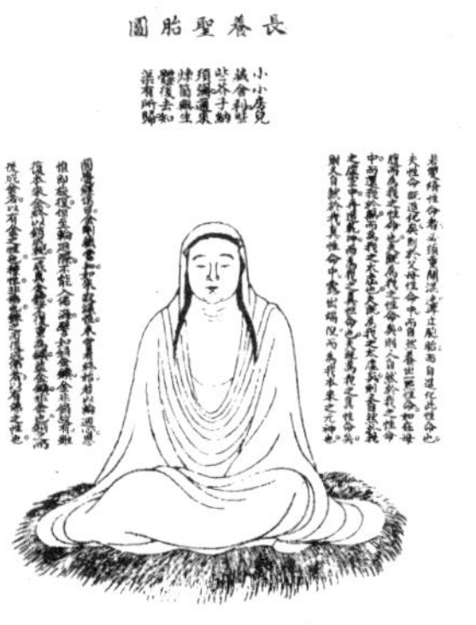

图 12-6-467　长养圣胎图 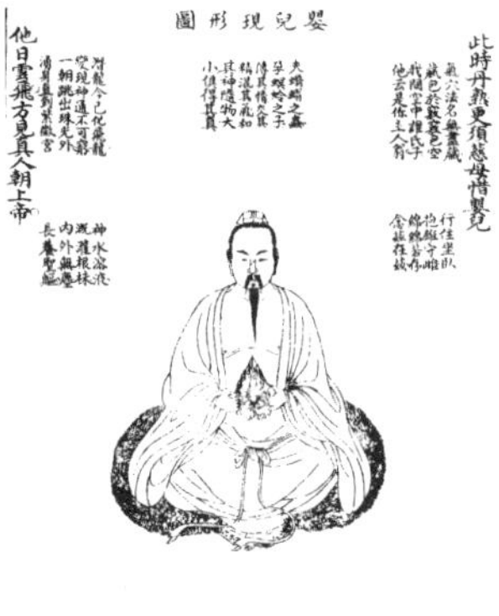　　　图 12-6-468　婴儿现形图 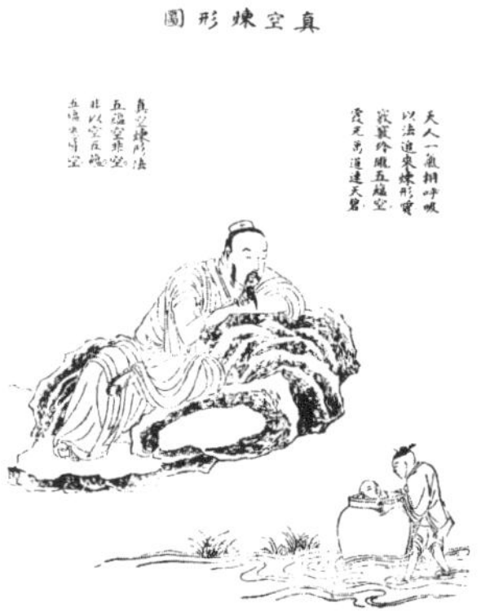　　　图 12-6-469　真空炼形图 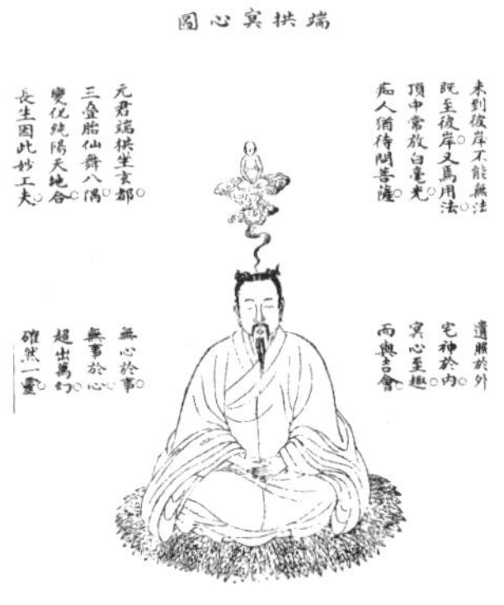　　　图 12-6-470　端拱冥心图

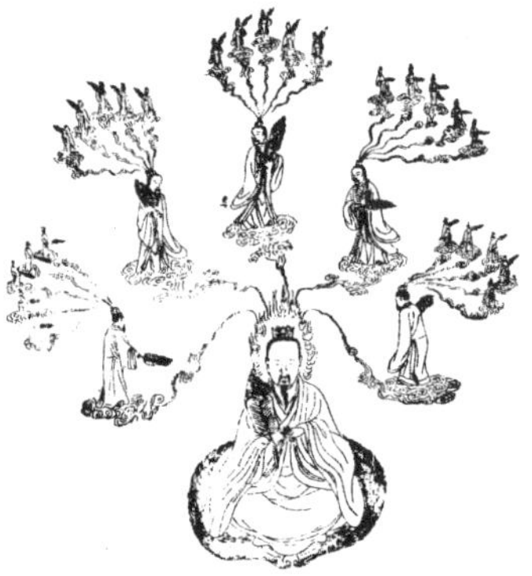

图 12-6-471　化身千亿图 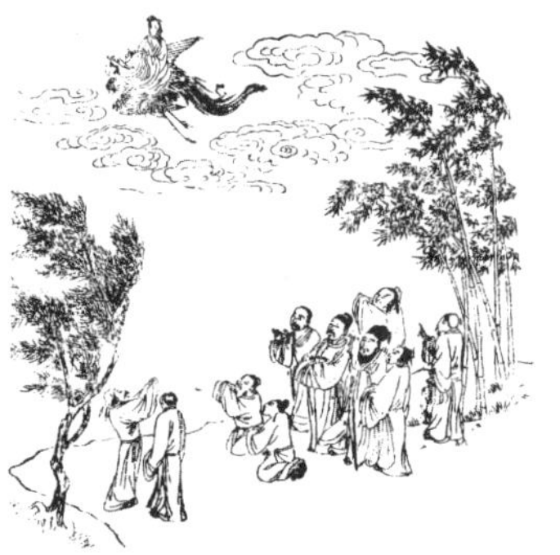　　　图 12-6-472　受诏飞升图 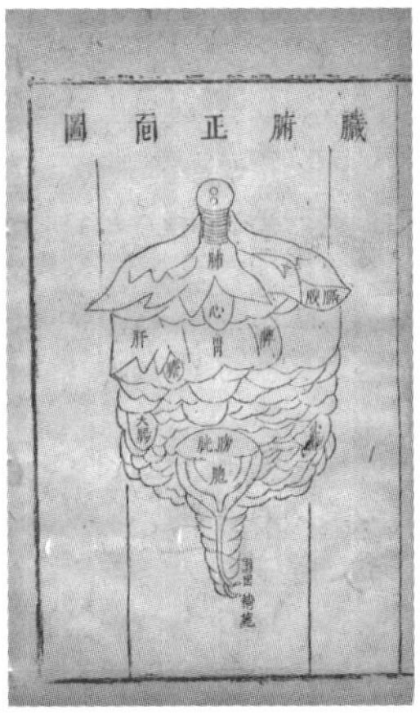　　　图 12-7-473　脏腑正面图 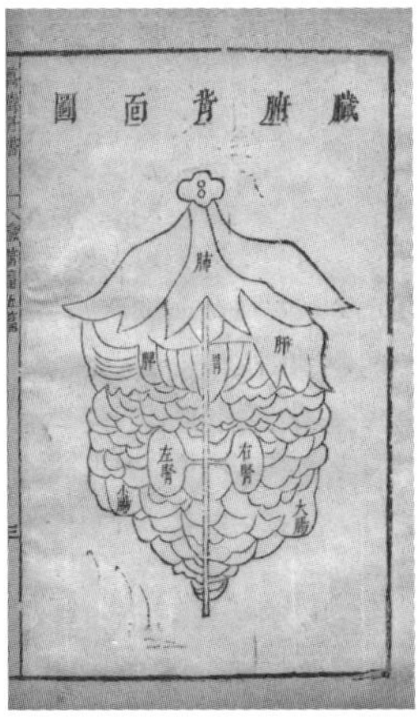　　图 12-7-474　脏腑背面图

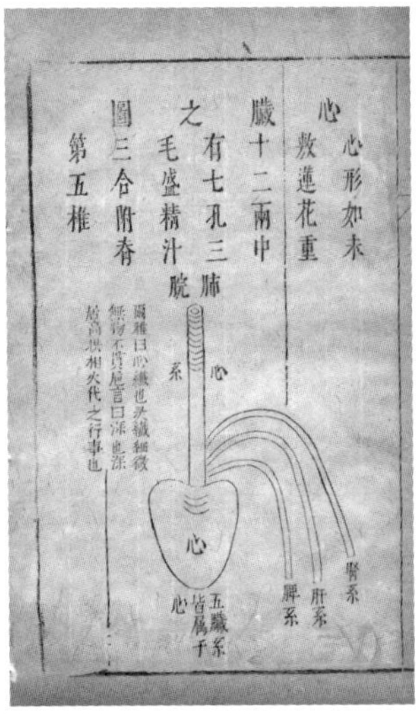

图 12-7-475　心脏之图 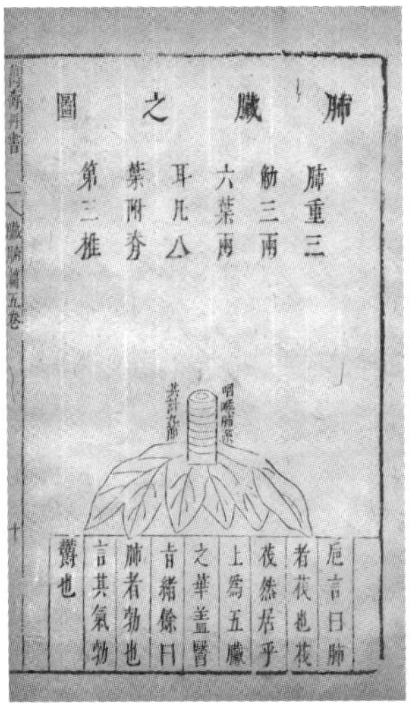　　　图 12-7-476　肺脏之图 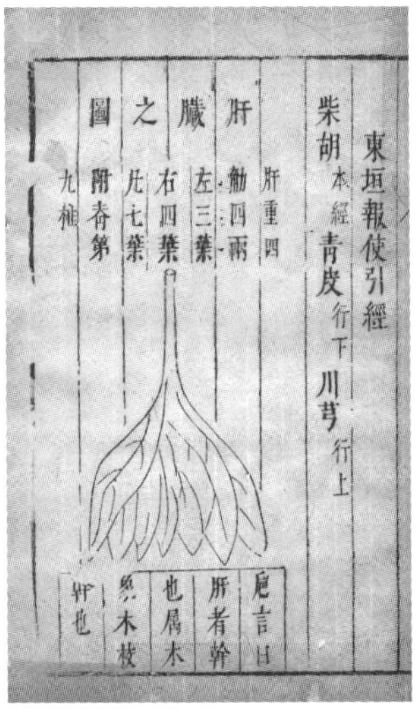　　　图 12-7-477　肝脏之图 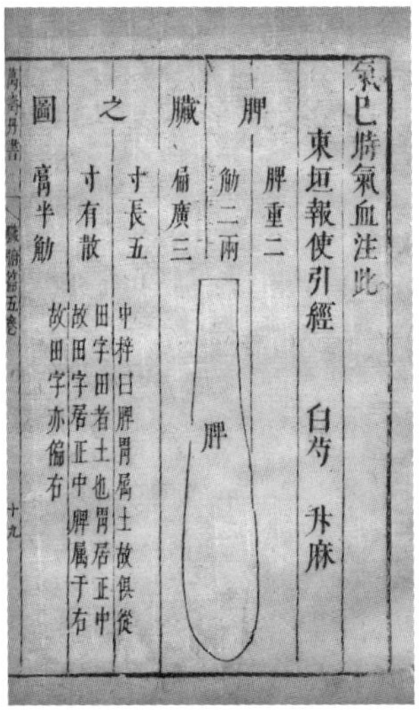　　　图 12-7-478　脾脏之图

图 12-7-479　肾脏之图

图 12-7-480　大肠腑之图

图 12-7-481　胆腑之图

图 12-7-482　胃腑之图

图 12-7-483　膀胱腑之图

图 12-7-484　小肠腑之图

图 12-7-485　内境正面之图

图 12-7-486　内境背面之图

图 12-7-487　内境左侧之图

图 12-7-488　内境右侧之图

图 12-7-489　内观图

图 12-7-490　内景之图

肺臟圖

心臟圖

肝臟圖

脾臟圖

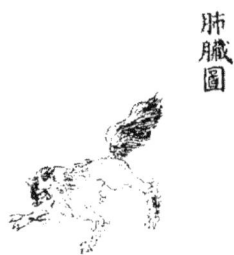

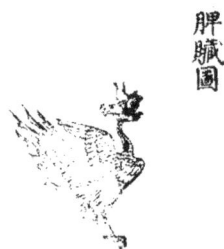

图 12-7-491　肺脏图　　　　图 12-7-492　心脏图　　　　　　图 12-7-493　肝腑图　　　　图 12-7-494　脾脏图

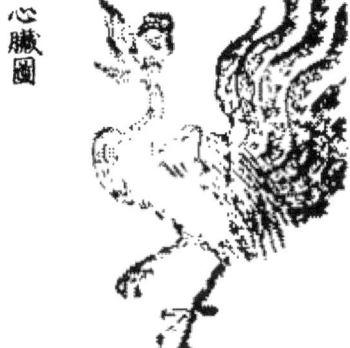

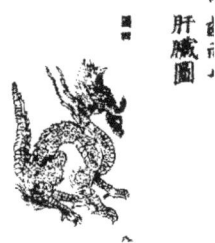

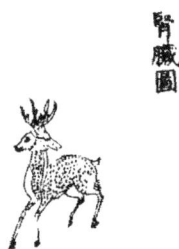

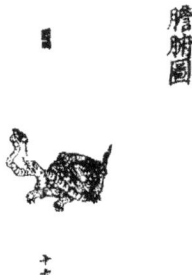

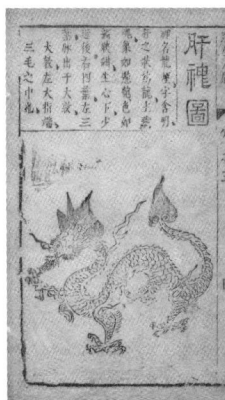

腎臟圖

膽腑圖

肝神圖

膽神圖

經曰膽附於肝故圖別于眷後

心神圖

图 12-7-495　肾脏图　　　图 12-7-496　胆脏图　　　图 12-7-497　肝神图　　　图 12-7-498　胆神图　　　图 12-7-499　心神图

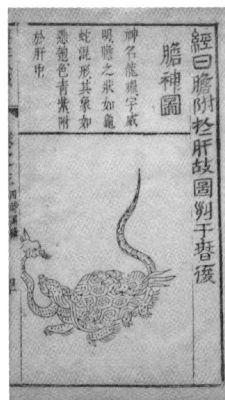

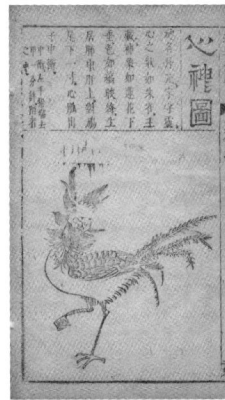

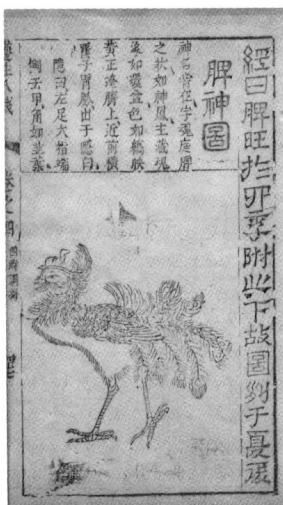

脾神圖

經曰脾旺扵邪榮附於下故圖別于夏後

肺神圖

腎神圖

任脉循行圖

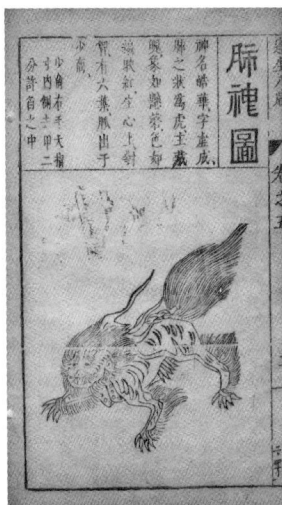

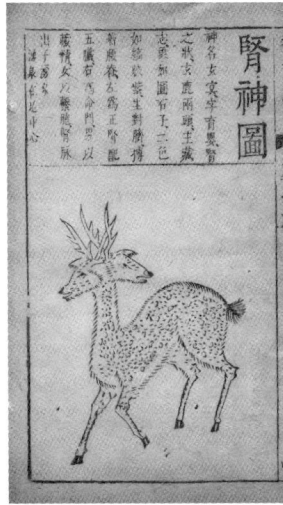

图 12-7-500　脾神图　　　图 12-7-501　肺神图　　　图 12-7-502　肾神图　　　图 12-8-503　任脉循行图

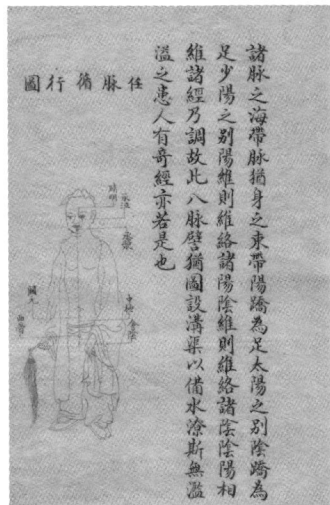

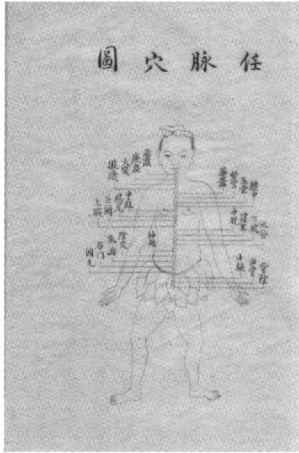

图 12-8-504　任脉穴图

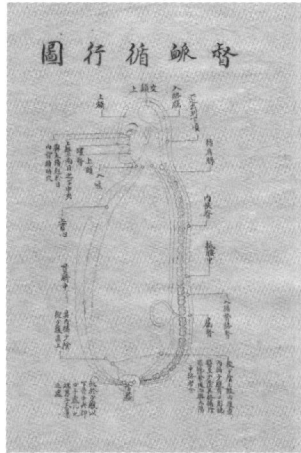

图 12-8-505　督脉循行图

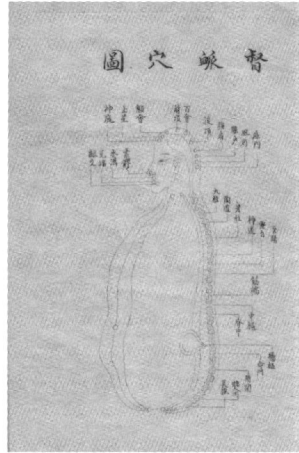

图 12-8-506　督脉穴图

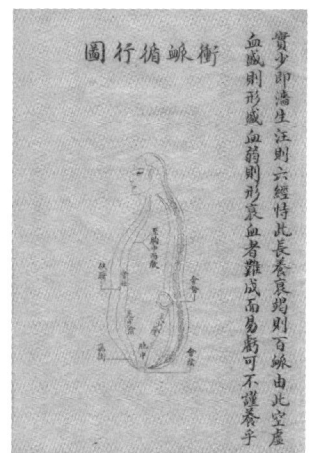

图 12-8-507　冲脉循行图

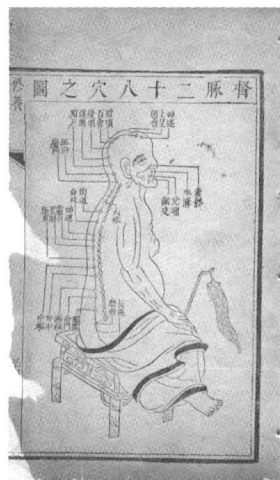

图 12-8-508　督脉二十八穴之图

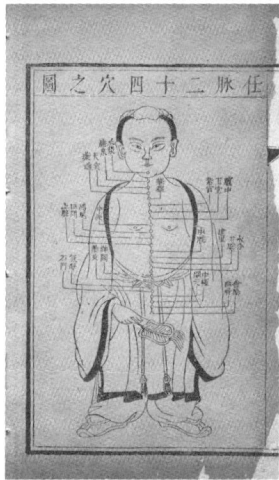

图 12-8-509　任脉二十四穴之图

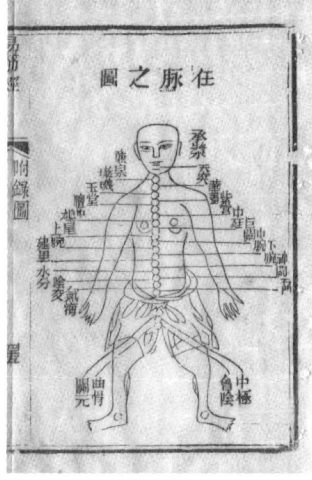

图 12-8-510　任脉之图

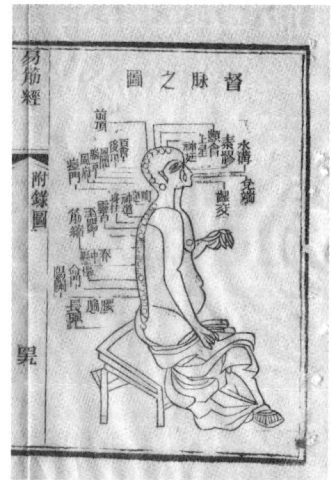

图 12-8-511　督脉之图

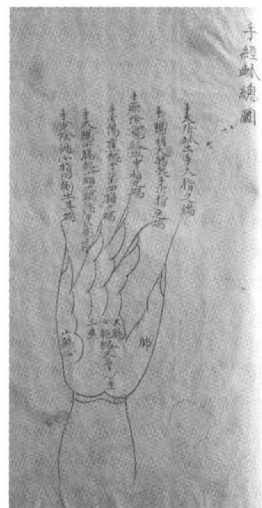

图 12-8-512　手经脉总图

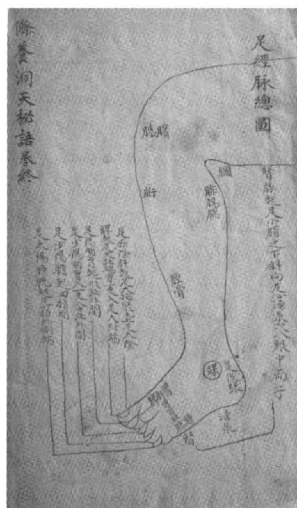

图 12-8-513　足经脉总图

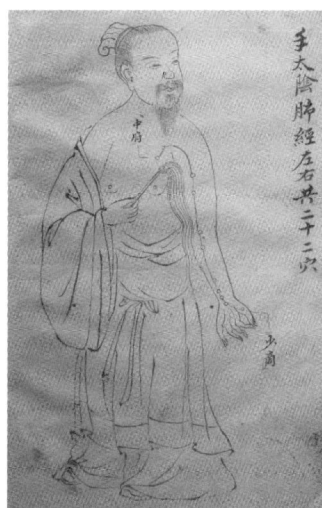

图 12-8-514　手太阴肺经左右共二十二穴

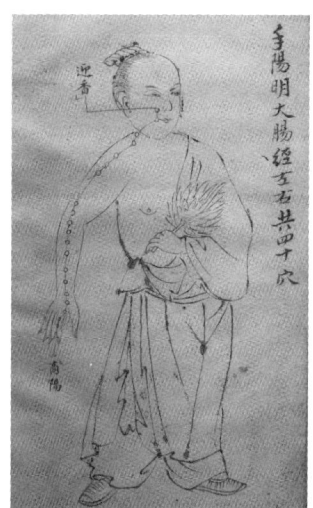

图 12-8-515　手阳明大肠经左右共四十穴

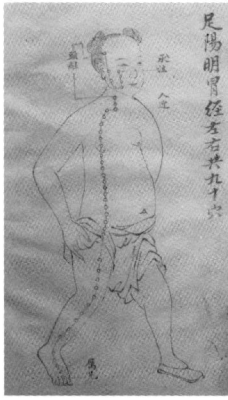

图 12-8-516　足阳明胃经左右共九十穴

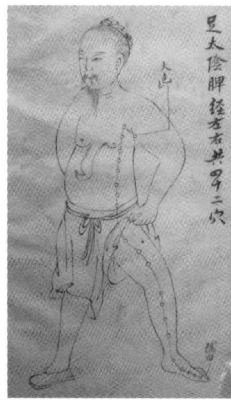

图 12-8-517　足太阴脾经左右共四十二穴

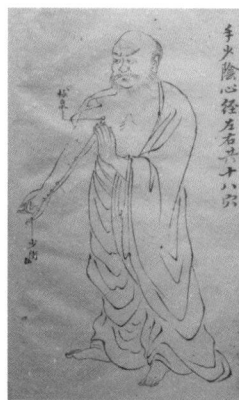

图 12-8-518　手少阴心经左右共十八穴

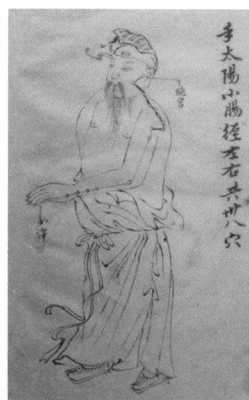

图 12-8-519　手太阳小肠经左右共卅八穴

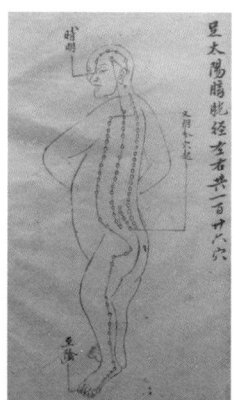

图 12-8-520　足太阳膀胱经左右共一百廿六穴

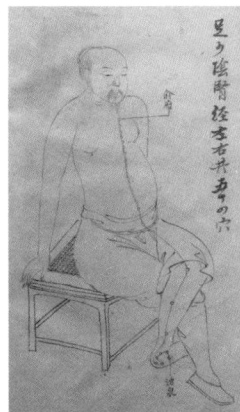

图 12-8-521　足少阴肾经左右共五十四穴

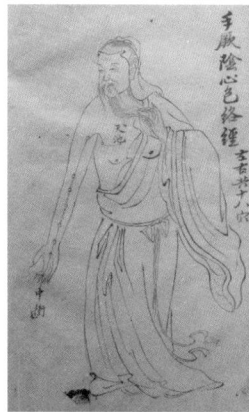

图 12-8-522　手厥阴心包络经左右共十八穴

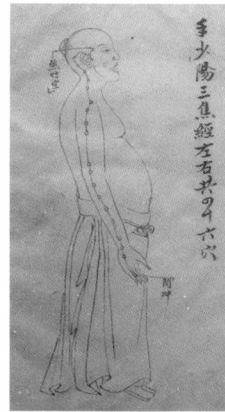

图 12-8-523　手少阳三焦经左右共四十六穴

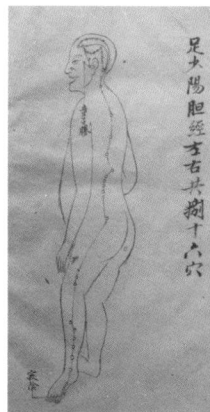

图 12-8-524　足少阳胆经左右共八十六穴

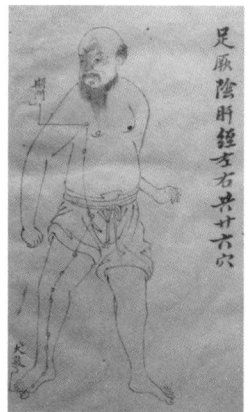

图 12-8-525　足厥阴肝经左右共廿六穴

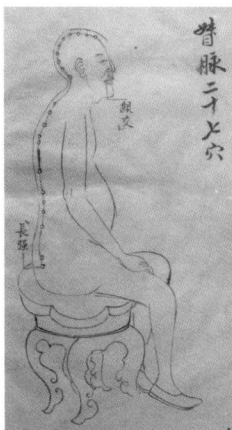

图 12-8-526　督脉二十七穴

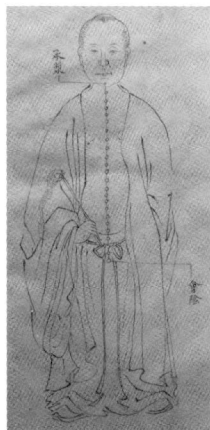

图 12-8-527　任脉图

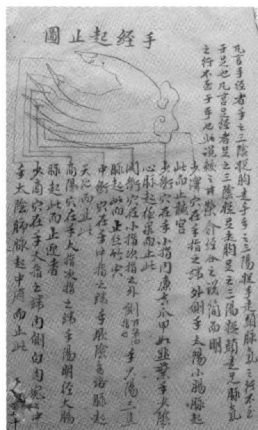

图 12-8-528　手经起止图

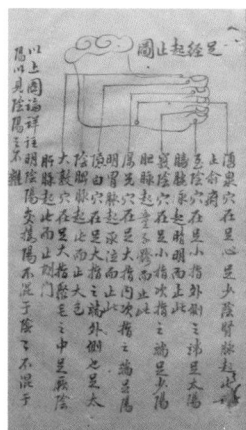

图 12-8-529　足经起止图

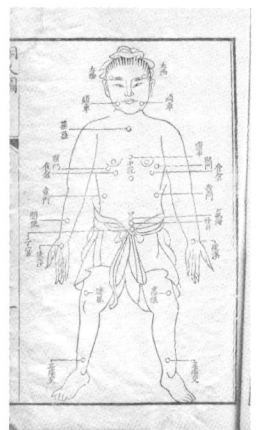

图 12-8-530　铜人图 1

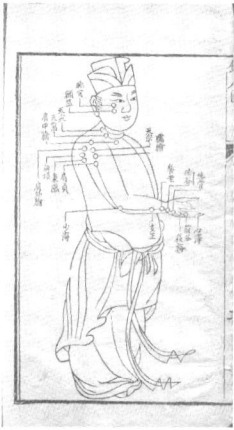

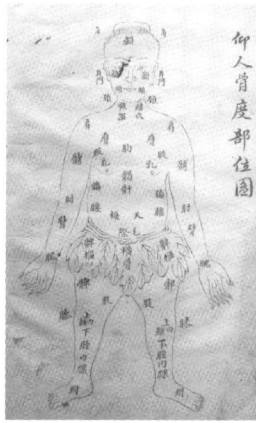

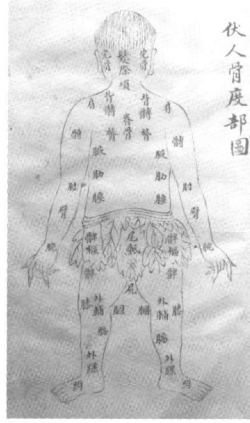

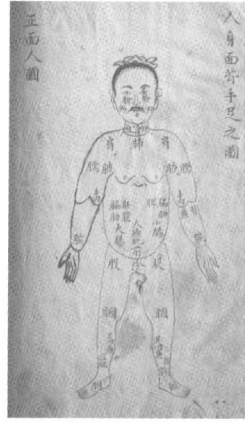

图 12-8-531　铜人图 2

图 12-9-532　仰人骨度
部位图

图 12-9-533　伏人骨度
部位图

图 12-9-534　人身面背手足之图—正面人图

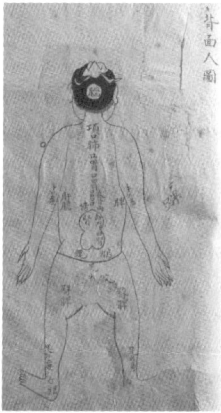

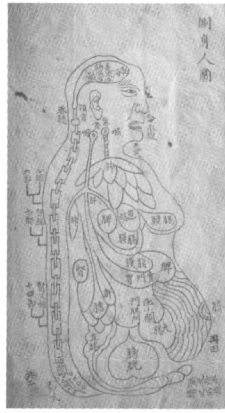

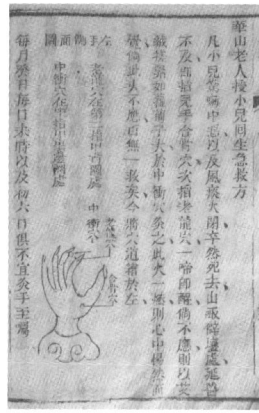

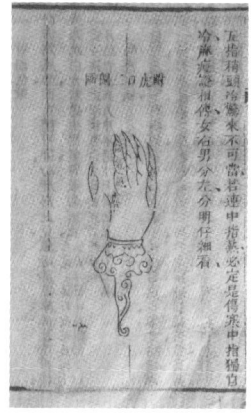

图 12-9-535　人身面背手足之图—背面人图

图 12-9-536　人身面背
手足之图—侧身人图

图 12-9-537　左手侧面图

图 12-9-538　虎口三关
图

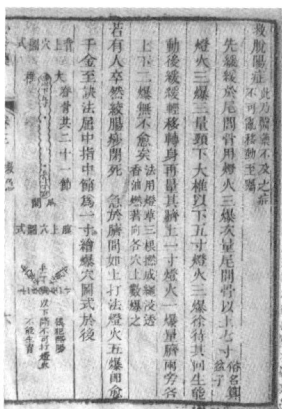

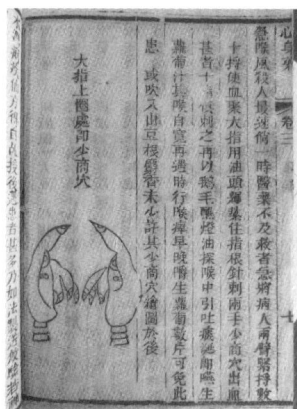

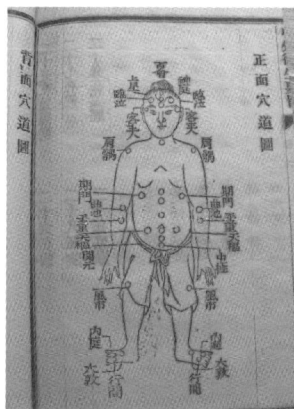

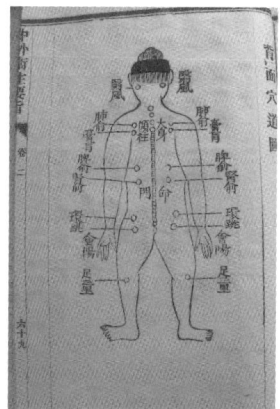

图 12-9-539　背上穴图

图 12-9-540　腹上穴图

图 12-9-541　少商穴图

图 12-9-542　正面穴道图

图 12-9-543　背面穴道图

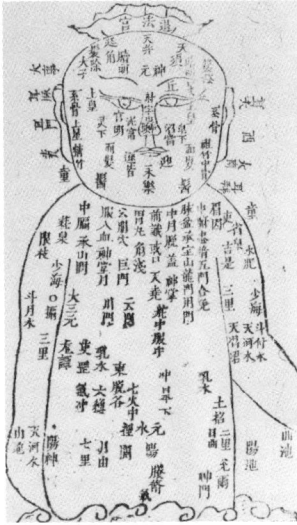

图 12-9-544　正面图

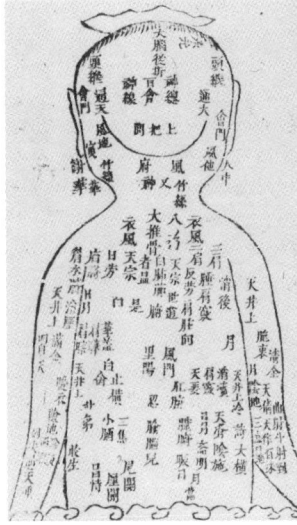

图 12-9-545　背面图

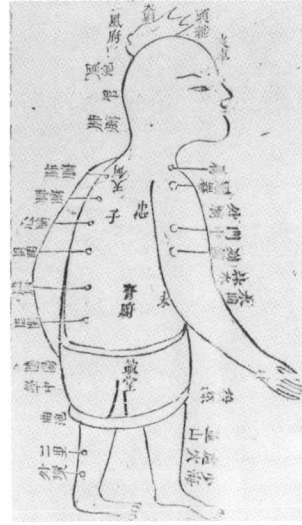

图 12-9-546　侧面图

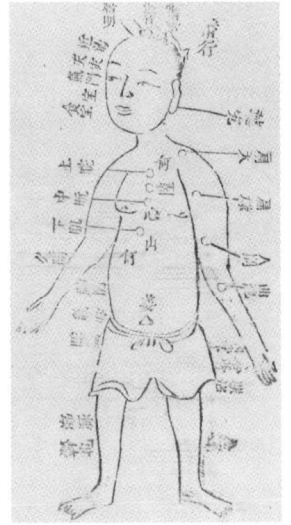

图 12-9-547　前侧图

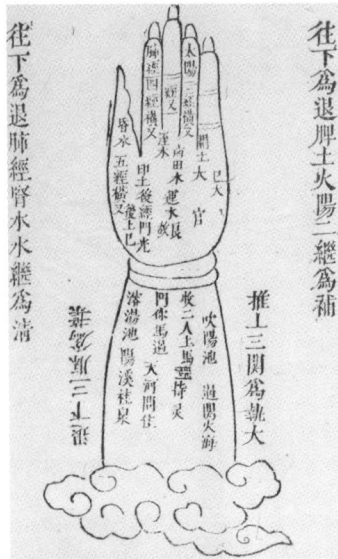

图 12-9-548　人阳手之图

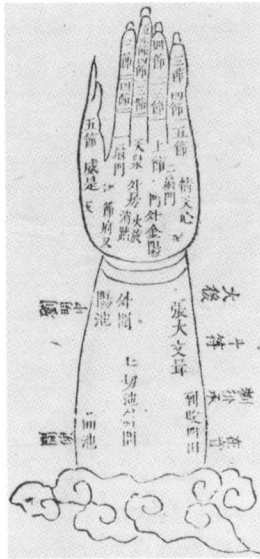

图 12-9-549　阴手之图

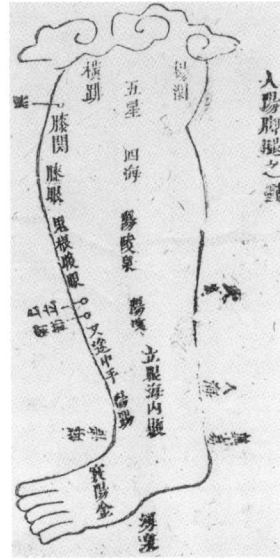

图 12-9-550　人阳脚腿之图

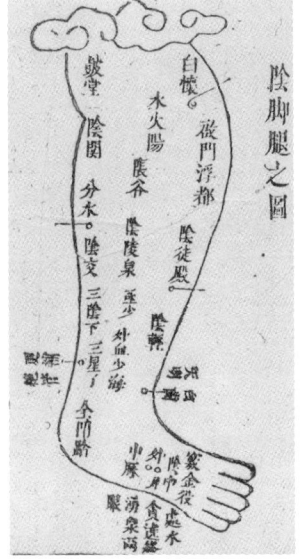

图 12-9-551　阴脚腿之图

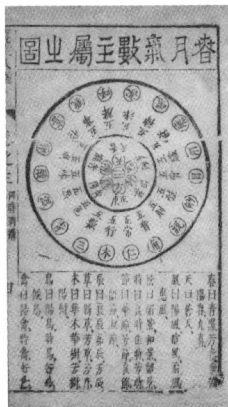

图 12-10-552　春月
气数主属之图

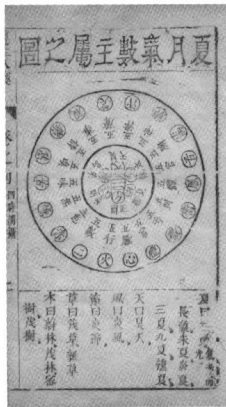

图 12-10-553　夏月
气数主属之图

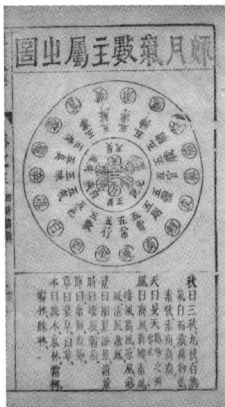

图 12-10-554　秋月
气数主属之图

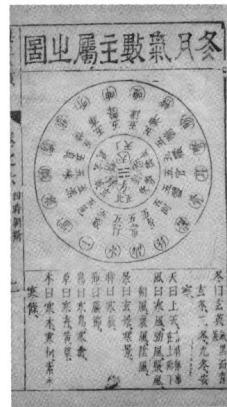

图 12-10-555　冬月
气数主属之图

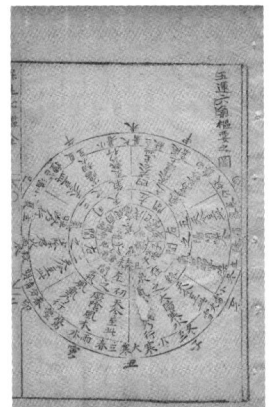

图 12-10-556　五运六
气概要之图

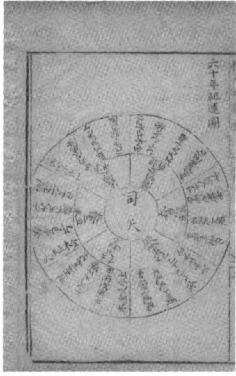

图 12-10-557 六十年纪运图

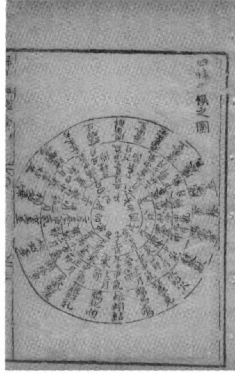

图 12-10-558 四时气候之图

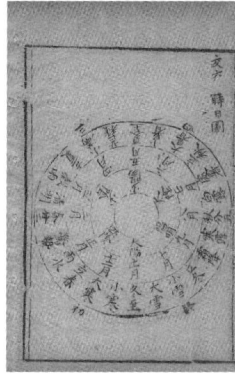

图 12-10-559 交六气时日图

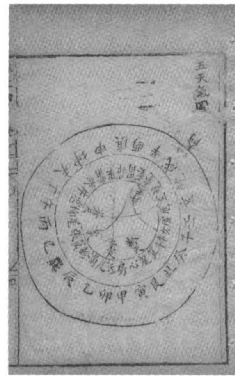

图 12-10-560 五天气图

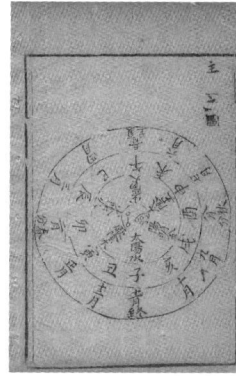

图 12-10-561 主气之图

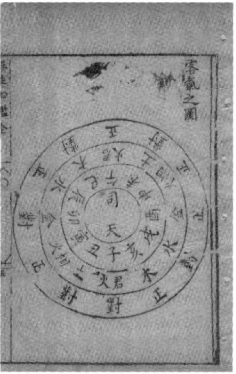

图 12-10-562 客气之图

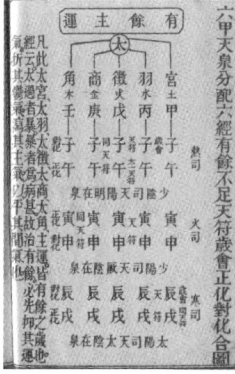

图 12-10-563 六甲天泉分配六经有余不足天符岁会正化对化合图 1

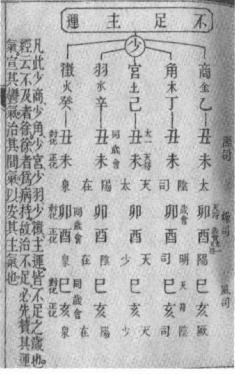

图 12-10-564 六甲天泉分配六经有余不足天符岁会正化对化合图 2

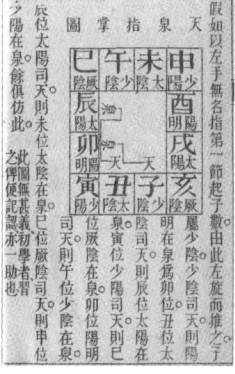

图 12-10-565 天泉指掌图

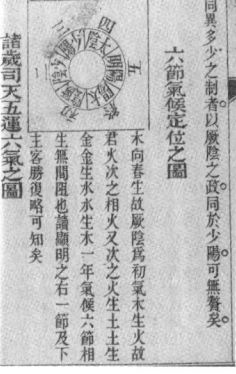

图 12-10-566 六节气候定位之图

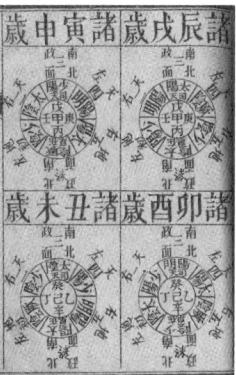

图 12-10-567 诸岁司天五运六气之图 1

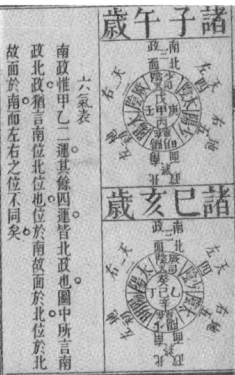

图 12-10-568 诸岁司天五运六气之图 2

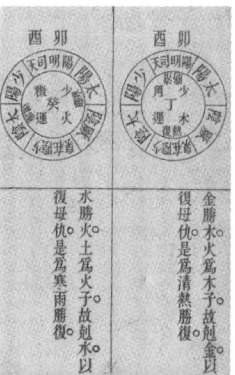

图 12-10-569 诸岁司天五运六气之图 3

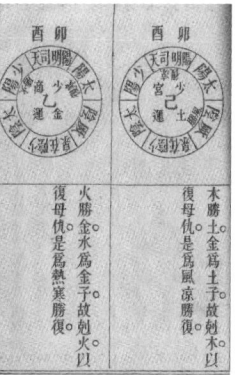

图 12-10-570 诸岁司天五运六气之图 4

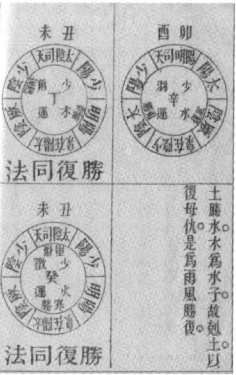

图 12-10-571 诸岁司天五运六气之图 5

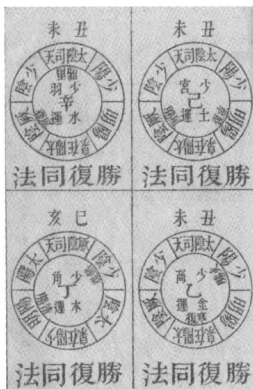

图 12-10-572　诸岁司天五运六气之图6

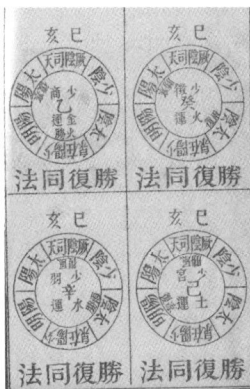

图 12-10-573　诸岁司天五运六气之图7

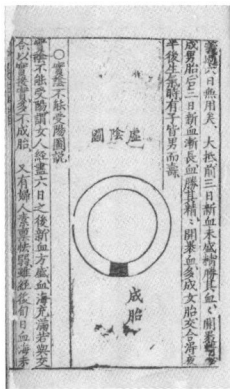

图 12-10-574　虚阴图

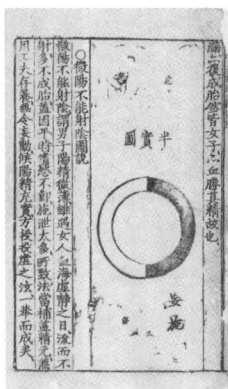

图 12-10-575　半实图

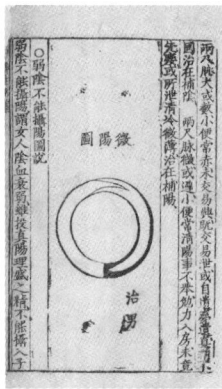

图 12-10-576　微阳图

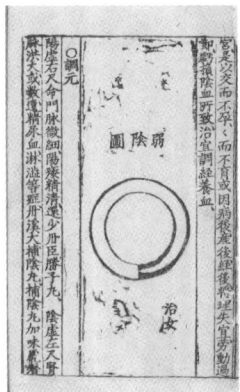

图 12-10-577　弱阴图

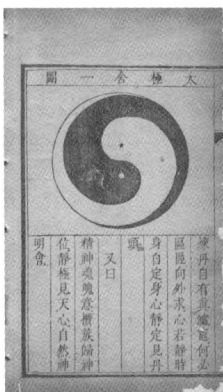

图 12-10-578　太极舍一图

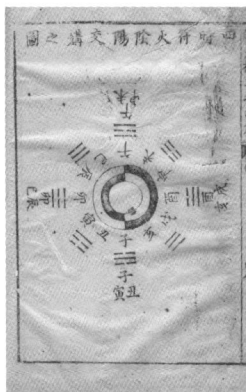

图 12-10-579　四时符火阴阳交媾之图

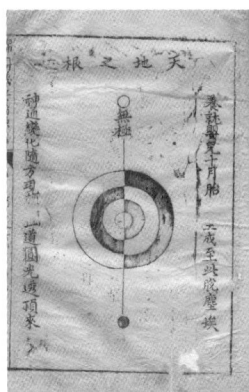

图 12-10-580　天地之根图

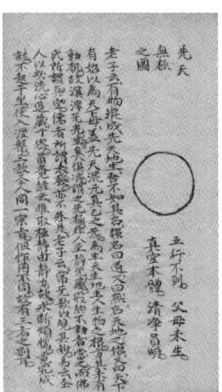

图 12-10-581　先天无极之图

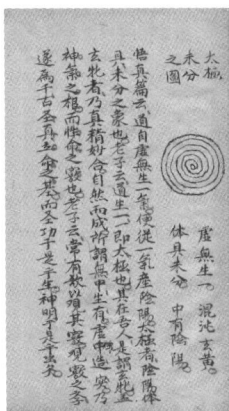

图 12-10-582　太极未分之图

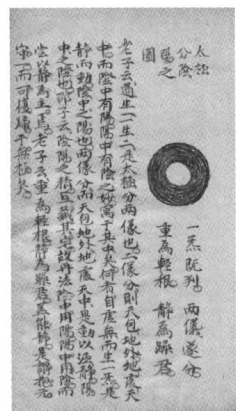

图 12-10-583　太极分阴阳之图

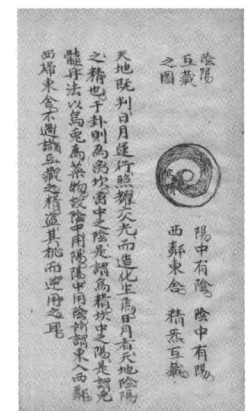

图 12-10-584　阴阳互藏之图

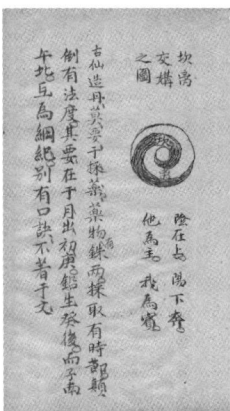

图 12-10-585　坎离交媾之图

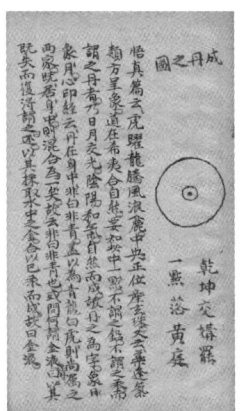

图 12-10-586　成丹之图

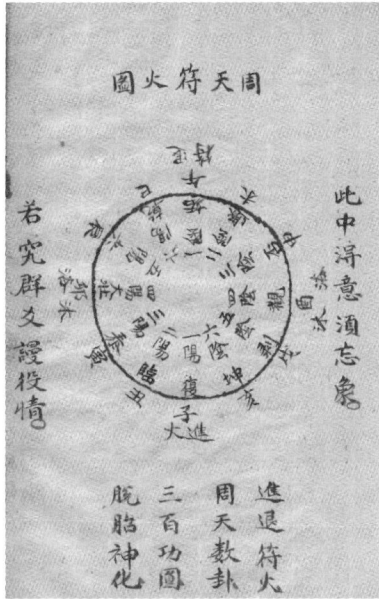

图 12-10-587　周天符火图

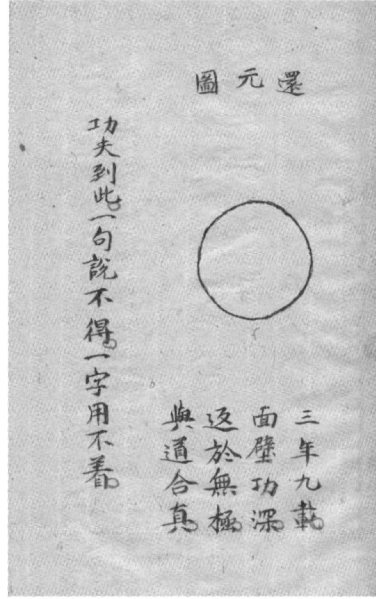

图 12-10-588　还元图

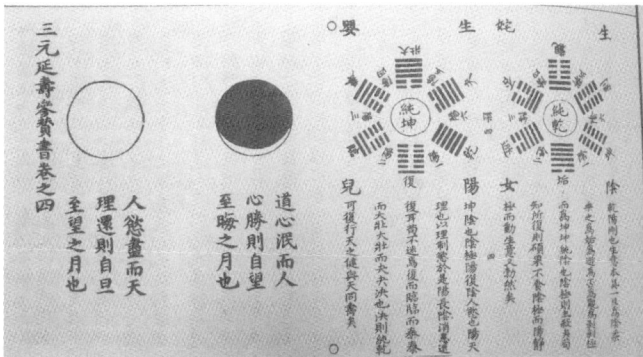

图 12-10-589　生姹图　图 12-10-590　生婴图

图 12-10-591　道心泯而人心胜图　图 12-10-592　人欲尽而天理远图

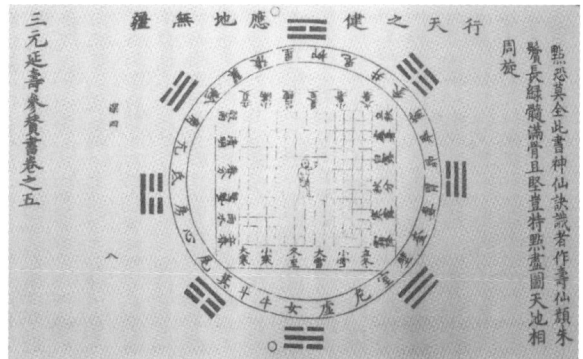

图 12-10-593　行天之健应地无疆图

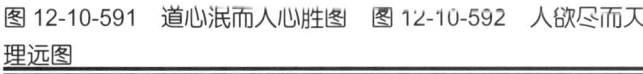

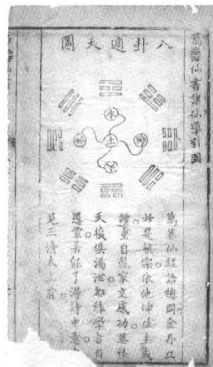

图 12-10-594　八卦通天图

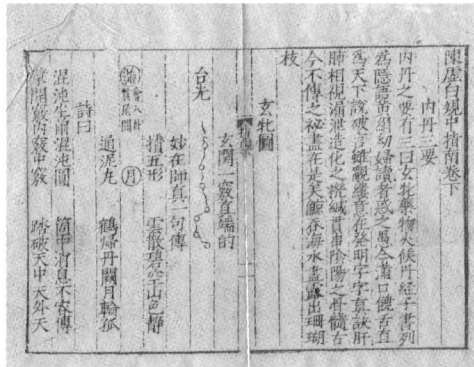

图 12-10-595　玄牝图

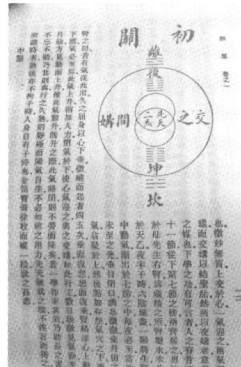

图 12-10-596　初关图

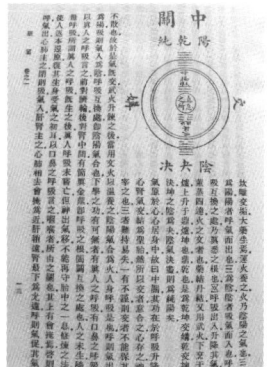

图 12-10-597　中关图

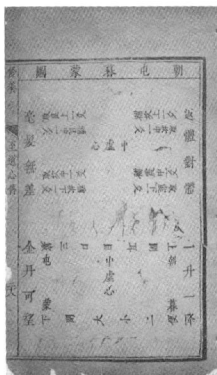

图 12-10-598　朝屯暮蒙图

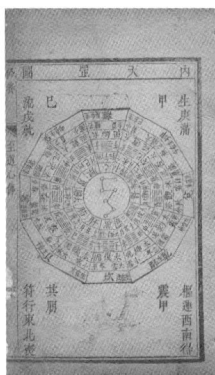

图 12-10-599　内天罡图

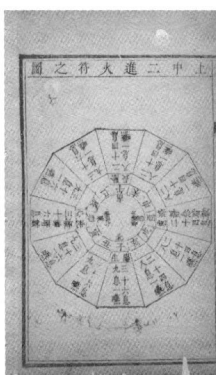

图 12-10-600　上中二进火符之图

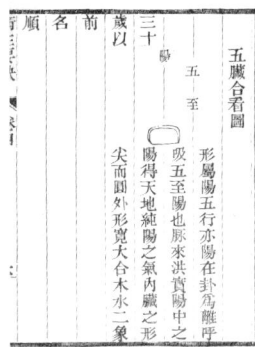

图 12-10-601　五脏合看图

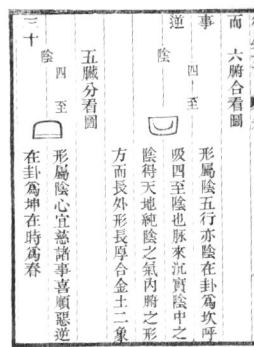

图 12-10-602　六腑合看图
图 12-10-603　五脏分看图

图 12-10-604　六腑分看图

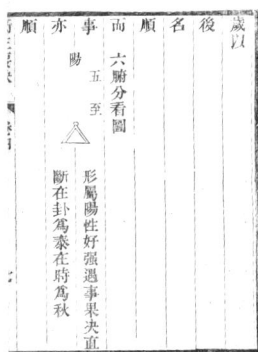

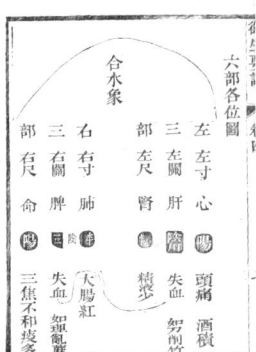

图 12-10-605　六部各位图

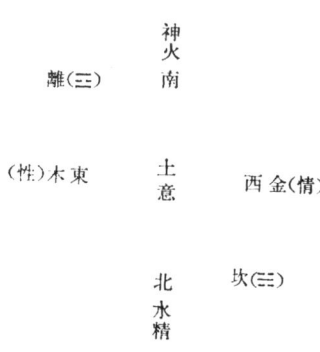

图 12-10-606　五行交会图

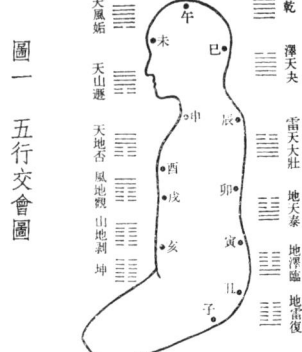

图 12-10-607　人身卦图

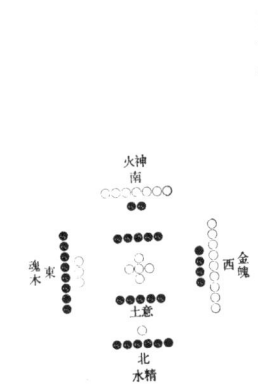

图 12-10-608　河图

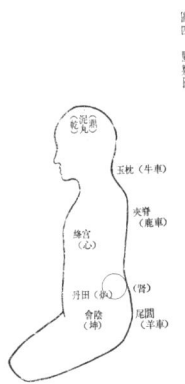

图 12-10-609　开窍图

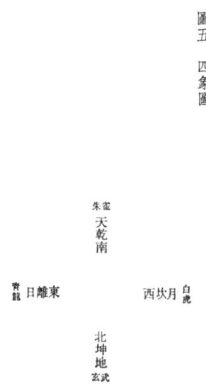

图 12-10-610　四象图

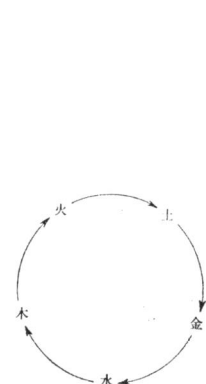

图 12-10-611　五行相生图

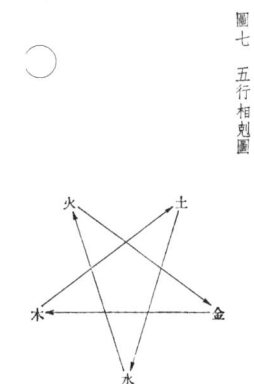

图 12-10-612　五行相克图

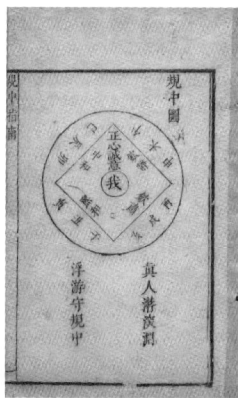

图 12-10-613　规中
图

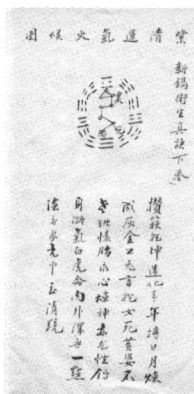

图 12-10-614　紫
清运气火候图

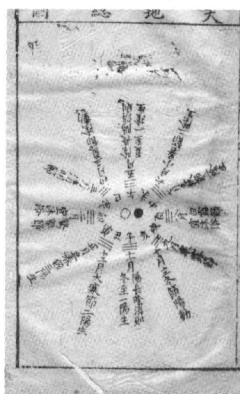

图 12-10-615　天地总
图

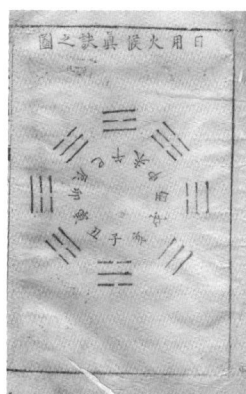

图 12-10-616　日用火
候真诀之图

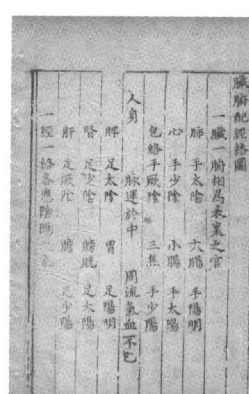

图 12-10-617　脏腑配
经络图

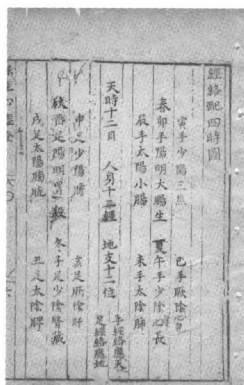

图 12-10-618　经络配
四时图

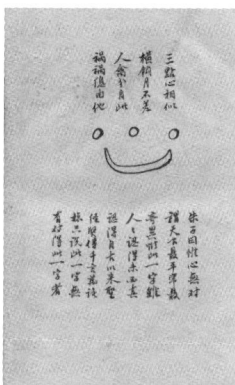

图 12-10-619　三点心
图

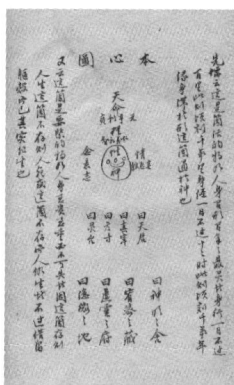

图 12-10-620　本心
图

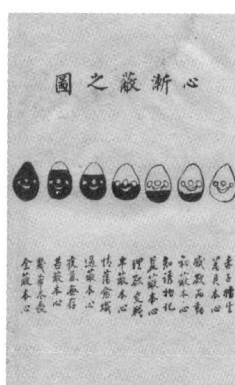

图 12-10-621　心渐蔽
之图

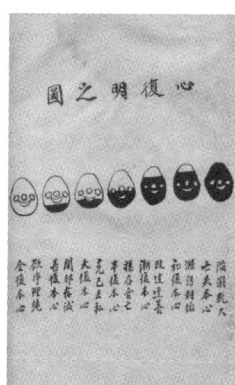

图 12-10-622　心复明
之图

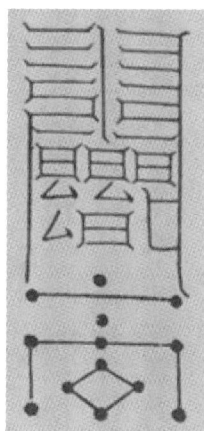

图 12-11-623　入山符 1

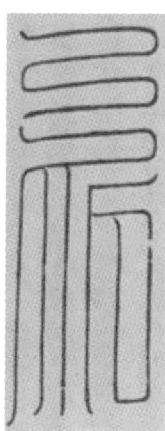

图 12-11-624　入山符 2

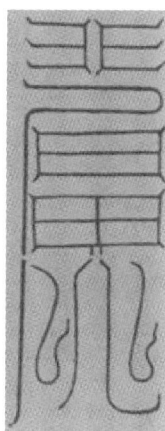

图 12-11-625　入山符 3

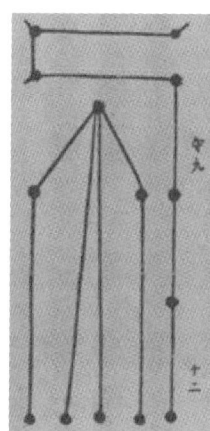

图 12-11-626　入山符 4

抱朴子曰上五符皆老君入山符也以丹书
桃板上大書其文字令彌滿板上以著門戶
上及四方四隅及所道測要處去所住處五
十步內碎山精鬼魅户內梁柱皆可施安凡
人居山林及暫入山皆寸用即眾物不敢害

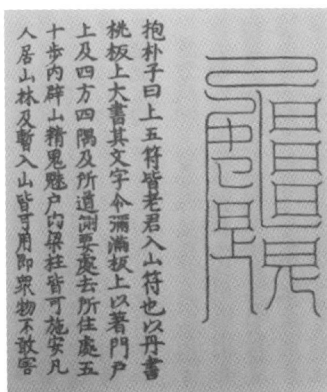

图 12-11-627　入山符 5

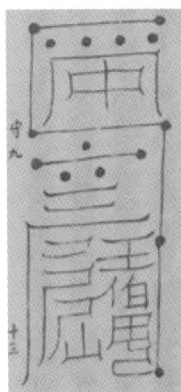

图 12-11-628　入山符 6

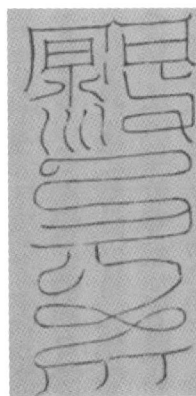

图 12-11-629　入山符 7

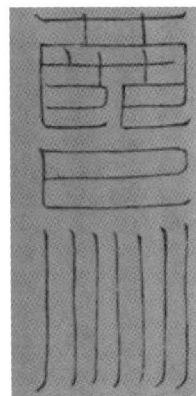

图 12-11-630　入山辟虎狼符 1

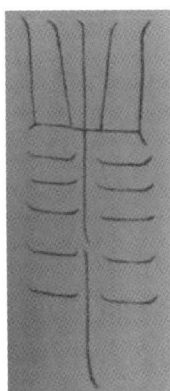

图 12-11-631　入山辟虎狼符 2

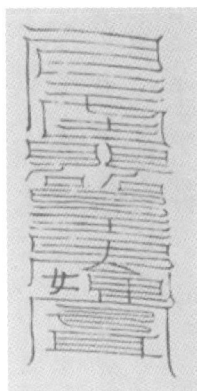

图 12-11-632　入山辟虎狼符 3

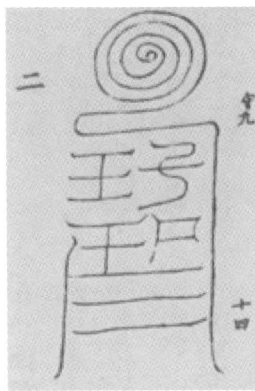

图 12-11-633　入山佩戴符 1

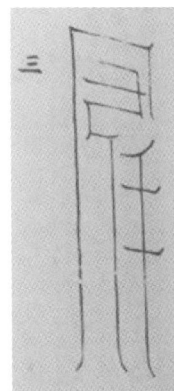

图 12-11-634　入山佩戴符 2

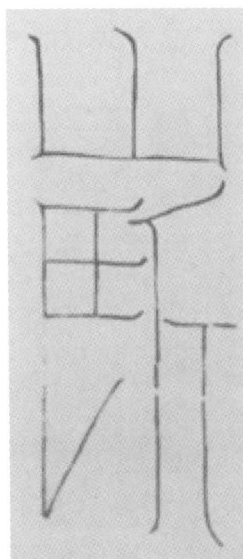

图 12-11-635　入山佩戴符 3

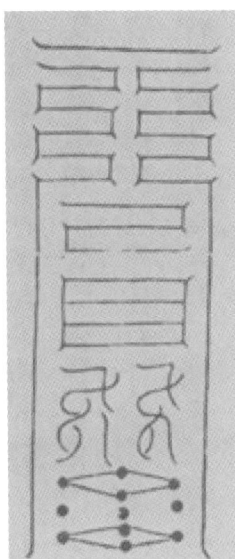

图 12-11-636　入山符 8

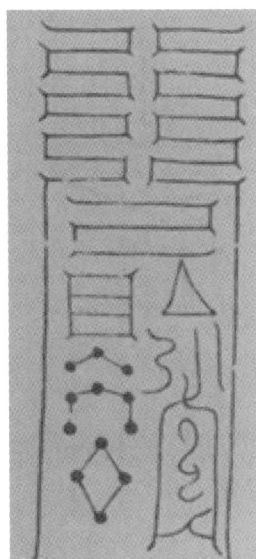

图 12-11-637　入山符 9

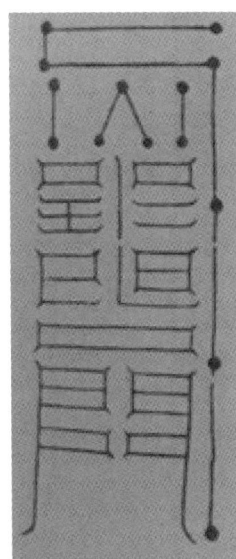

图 12-11-638　入山符 10

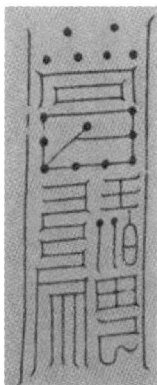

图 12-11-639　入山符
11

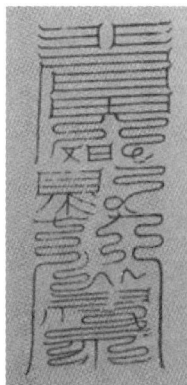

图 12-11-640　入山符
12

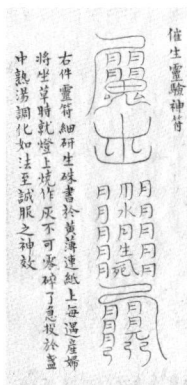

图 12-11-641　催
生灵验神符

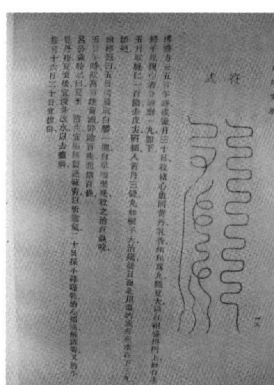

图 12-11-642　符式

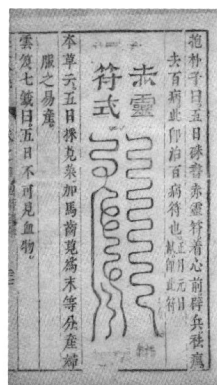

图 12-11-643　赤灵
符式

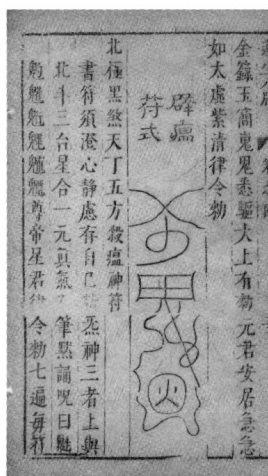

图 12-11-644　辟瘟符
式

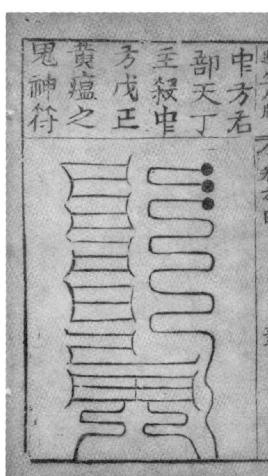

图 12-11-645　中方右部天丁
主杀中方戊己黄瘟之鬼神符

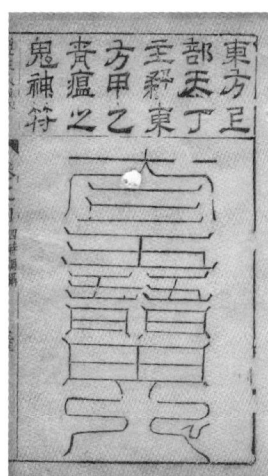

图 12-11-646　东方上部
天丁主杀东方甲乙青瘟之
鬼神符

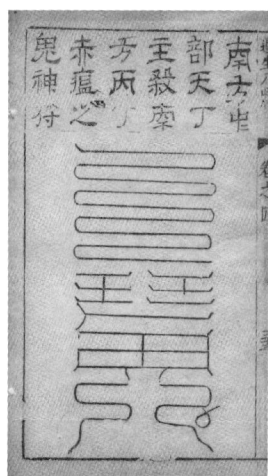

图 12-11-647　南方中部
天丁主杀南方丙丁赤瘟之
鬼神符

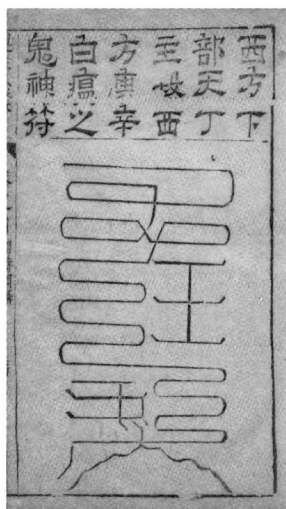

图 12-11-648　西方下部天丁
主杀西方庚辛白瘟之鬼神符

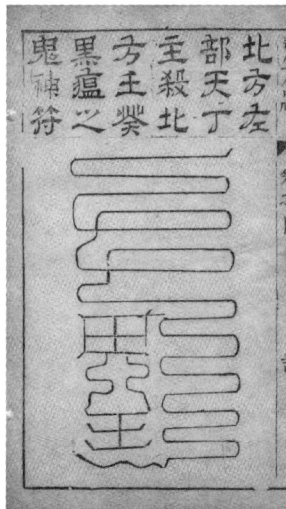

图 12-11-649　北方左部天丁
主杀北方壬癸黑瘟之鬼神符

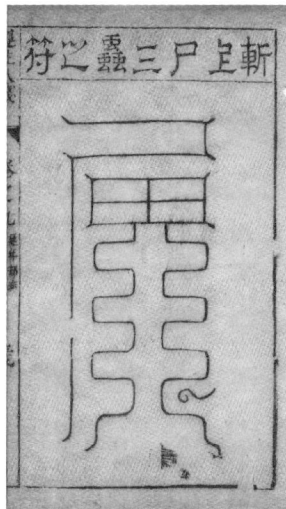

图 12-11-650　斩上尸三虫
之符

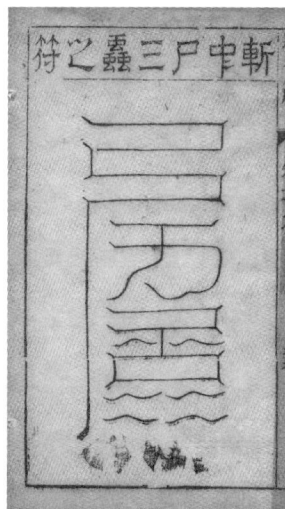

图 12-11-651　斩中尸三虫
之符

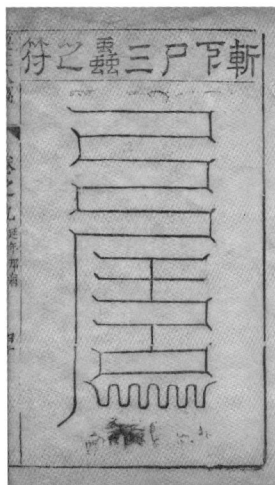

图 12-11-652　斩下尸三虫之符

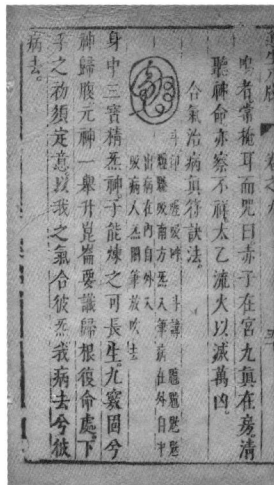

图 12-11-653　合气治病真符

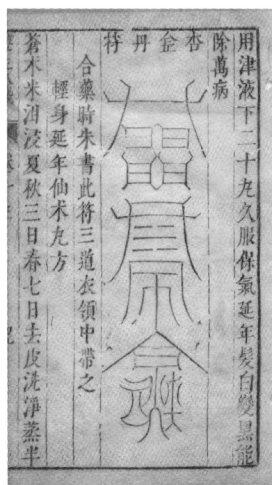

图 12-11-654　杏金丹符

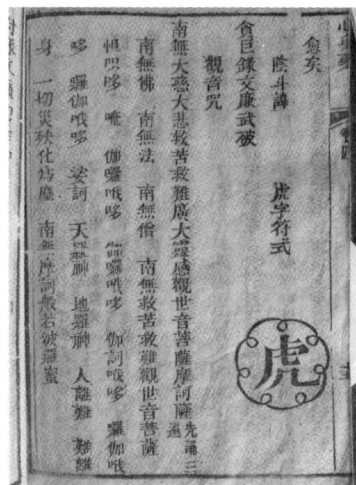

图 12-11-655　虎字符式

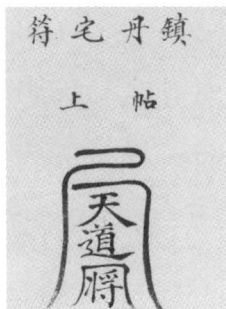

图 12-11-656　镇丹宅符上

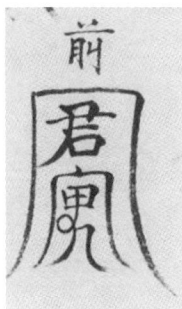

图 12-11-657　镇丹宅符前

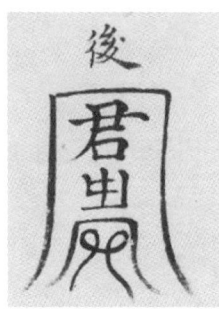

图 12-11-658　镇丹宅符后

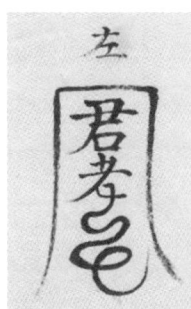

图 12-11-659　镇丹宅符左

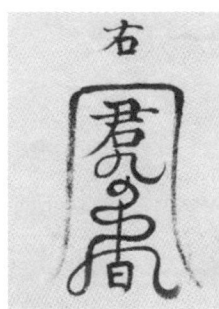

图 12-11-660　镇丹宅符右

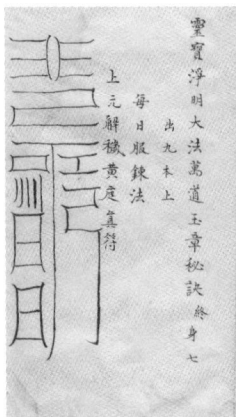

图 12-11-661　上元解秽黄庭真符

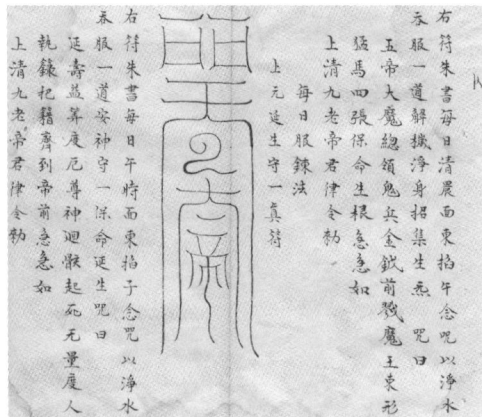

图 12-11-662　上元延生守一真符

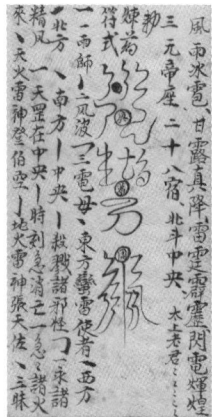

图 12-11-663　炼药符式

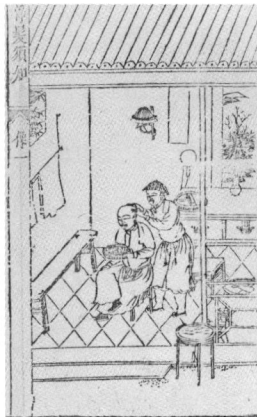

图 12-12-664　梳发图 1

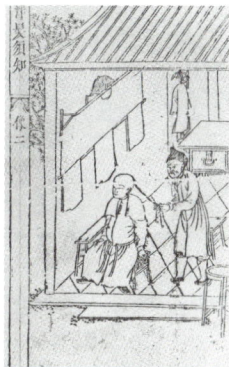

图 12-12-665 梳发图 2

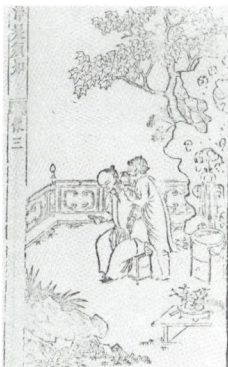

图 12-12-666 梳发图 3

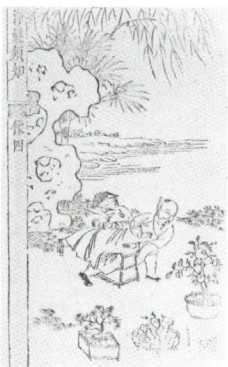

图 12-12-667 梳发图 4

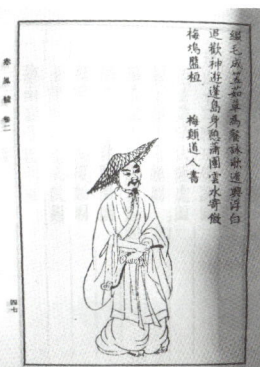

图 12-12-668 梅颠道士图

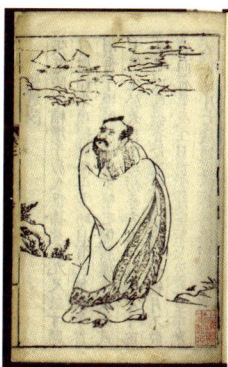

图 12-12-669 张道陵

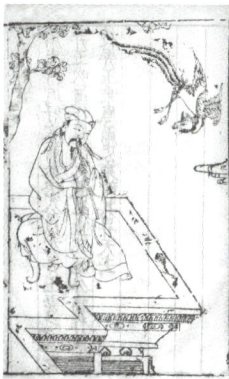

图 12-12-670 萧史

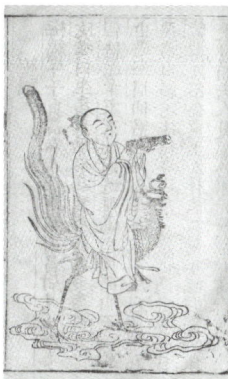

图 12-12-671 梅福

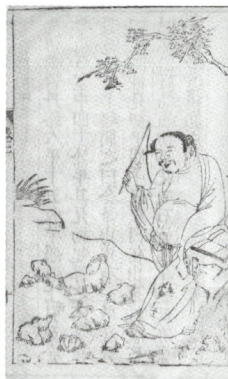

图 12-12-672 黄初平

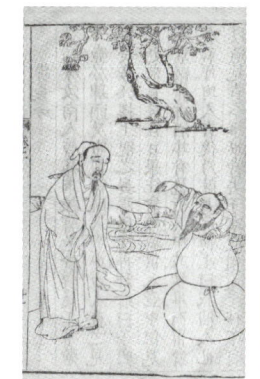

图 12-12-673 费长房

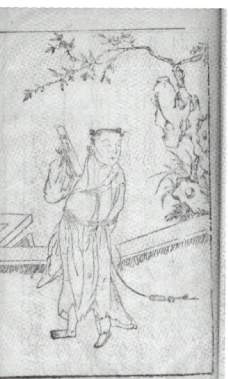

图 12-12-674 蓝采和

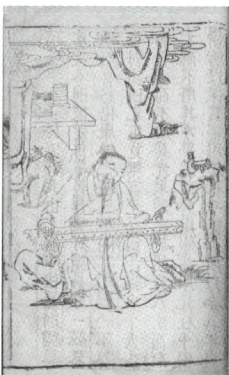

图 12-12-675 孙登

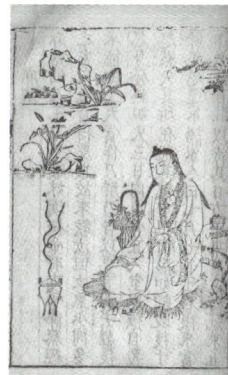

图 12-12-676 麻姑

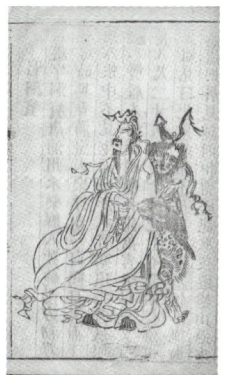

图 12-12-677 吕洞宾

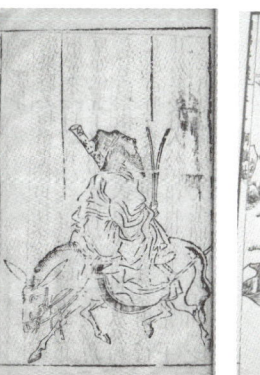

图 12-12-678 张果老

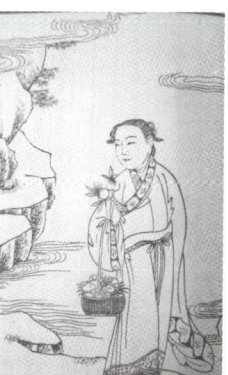

图 12-12-679 何仙姑

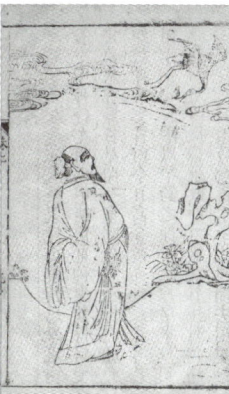

图 12-12-680 左慈

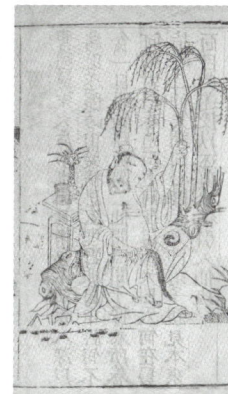

图 12-12-681 曹国舅

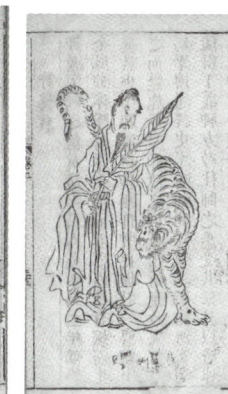

图 12-12-682 许真君

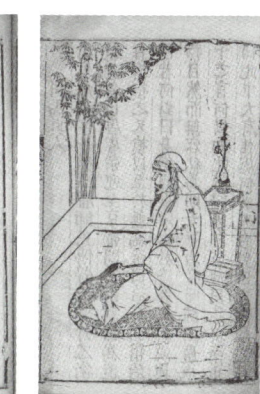

图 12-12-683 司马真人

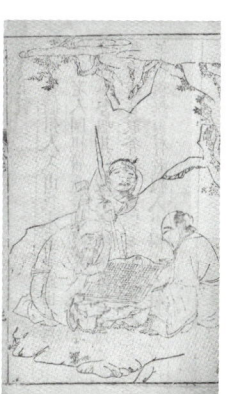

图 12-12-684 王质

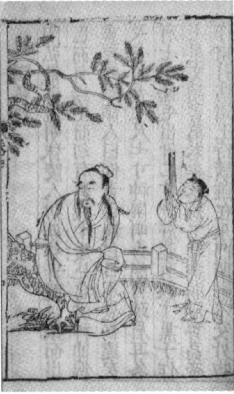

图 12-12-685　陶弘景　　图 12-12-686　裴航　　图 12-12-687　孙思邈　　图 12-12-688　谭峭　　图 12-12-689　许宣平

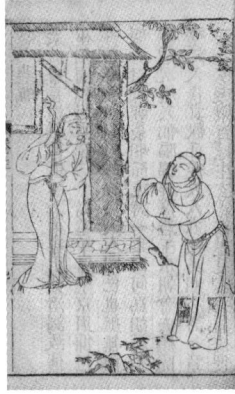

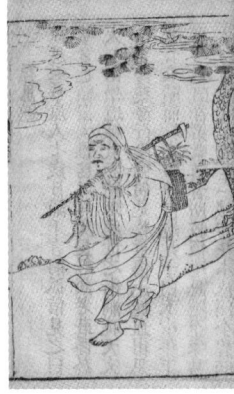

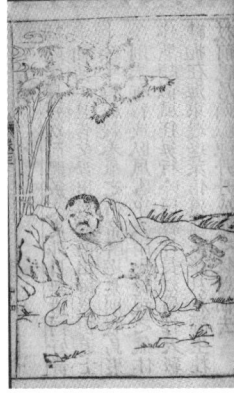

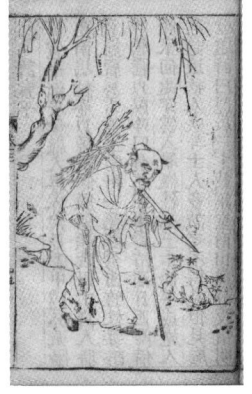

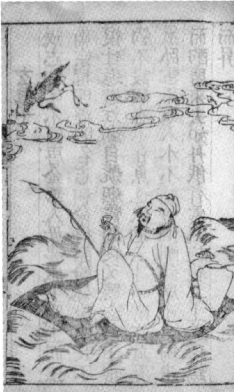

图 12-12-690　玄真子　　图 12-12-691　轩辕集　　图 12-12-692　陈希夷　　图 12-12-693　雷隐翁　　图 12-12-694　马自然

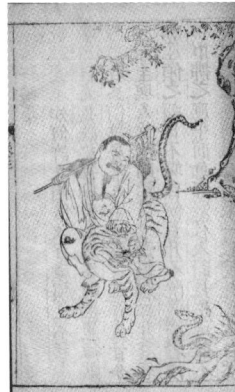

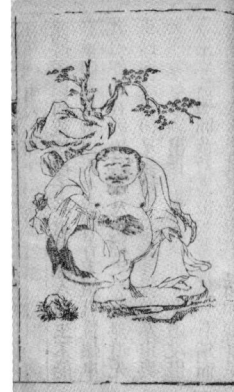

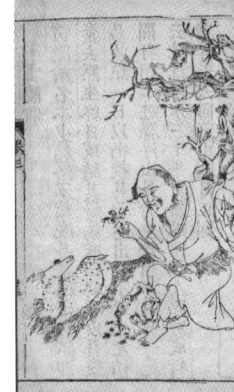

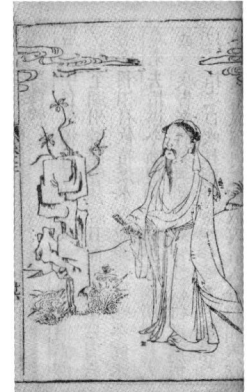

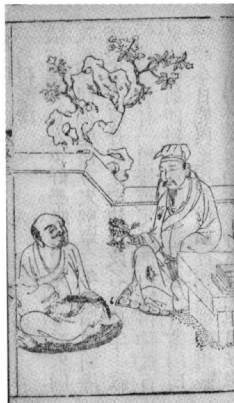

图 12-12-695　张紫阳　　图 12-12-696　李鼻涕　　图 12-12-697　归元子　　图 12-12-698　白玉蟾　　图 12-12-699　陈泥丸

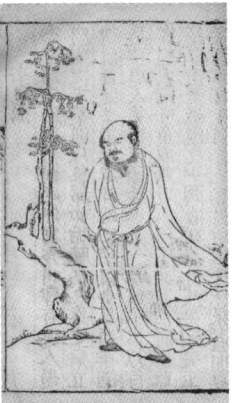

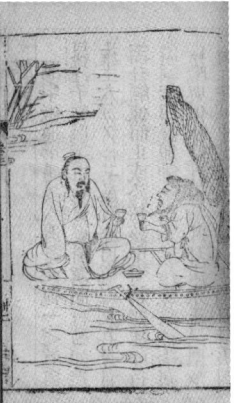

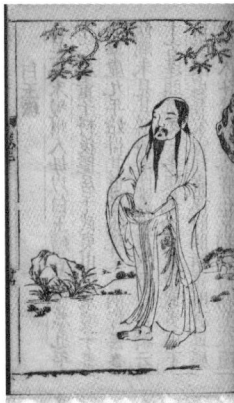

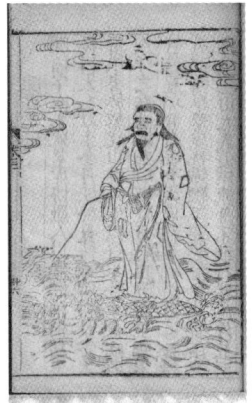

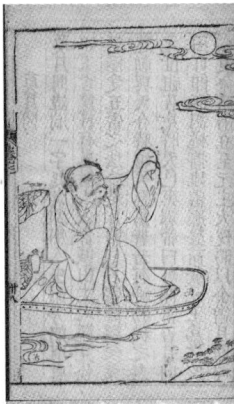

图 12-12-700　莫月鼎　　图 12-12-701　马钰阳　　图 12-12-702　魏伯阳　　图 12-12-703　释迦牟尼佛　　图 12-12-704　摩诃迦叶尊者

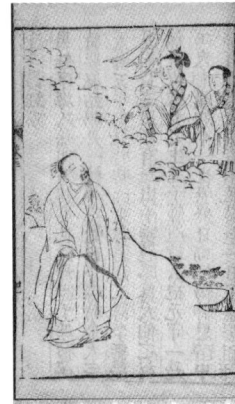

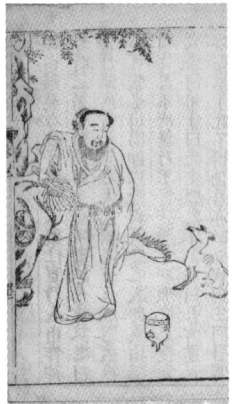

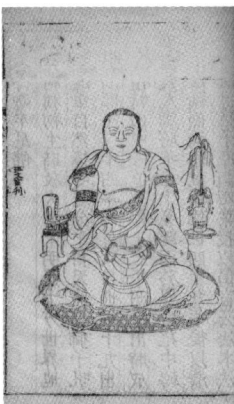

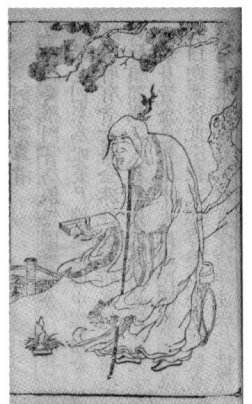

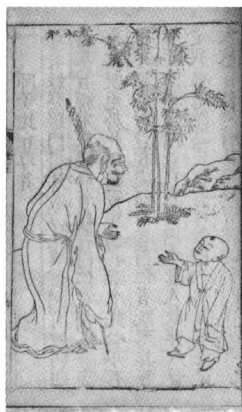

图 12-12-705 师子比丘尊者

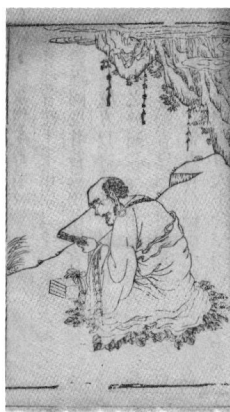

图 12-12-706 优波毱多尊者

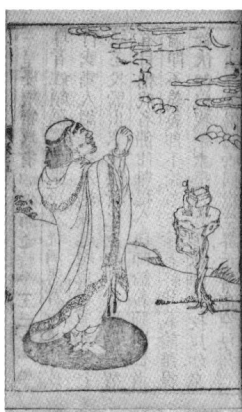

图 12-12-707 婆须密尊者

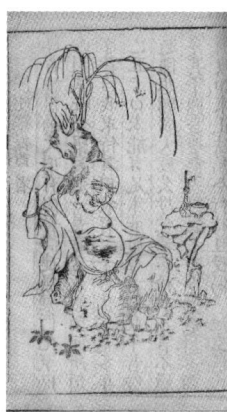

图 12-12-708 佛陀难提尊者

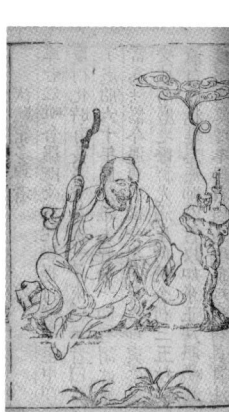

图 12-12-709 伏驮密多尊者

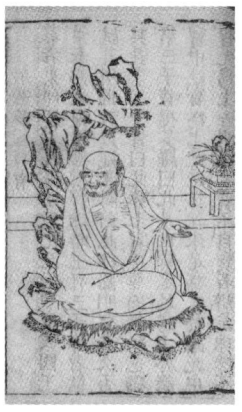

图 12-12-710 般若多罗尊者

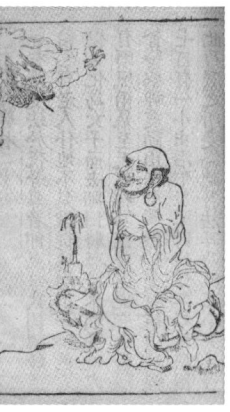

图 12-12-711 马鸣尊者

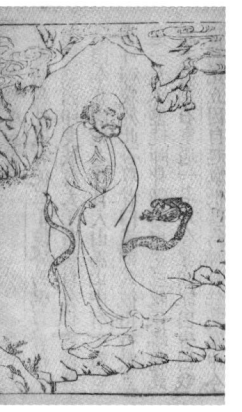

图 12-12-712 迦昆摩罗尊者

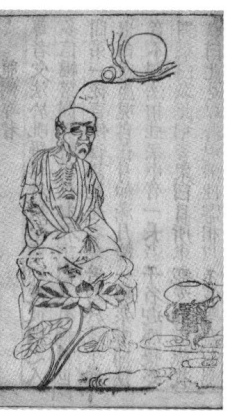

图 12-12-713 龙树尊者

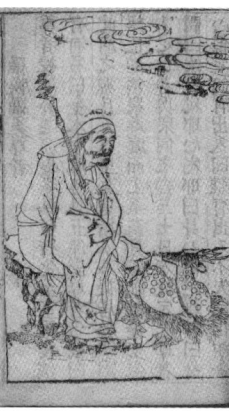

图 12-12-714 罗喉罗多尊者

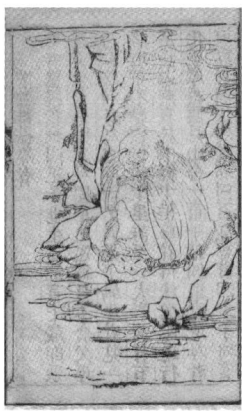

图 12-12-715 僧迦难提尊者

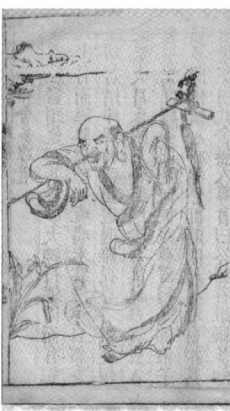

图 12-12-716 伽邪舍多尊者

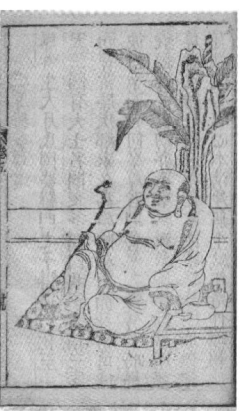

图 12-12-717 鸠摩罗多尊者

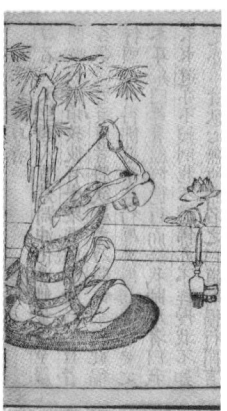

图 12-12-718 阇夜多尊者

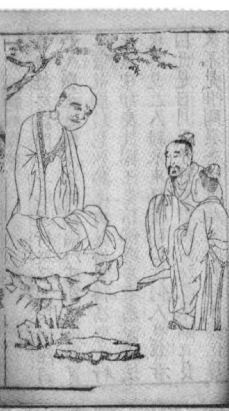

图 12-12-719 鹤勒那尊者

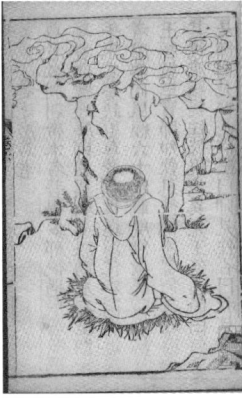

图 12-12-720　菩提达摩尊者

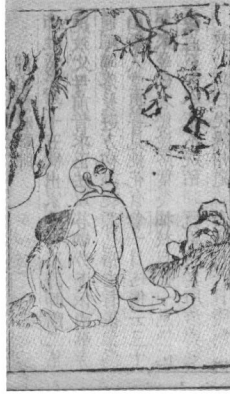

图 12-12-721　仰山慧寂禅师

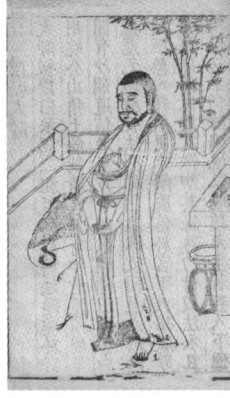

图 12-12-722　僧璨大师

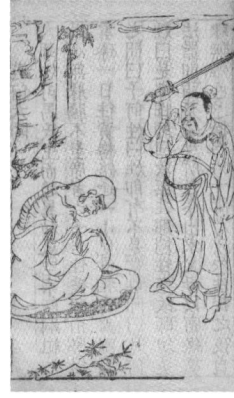

图 12-12-723　道信大师

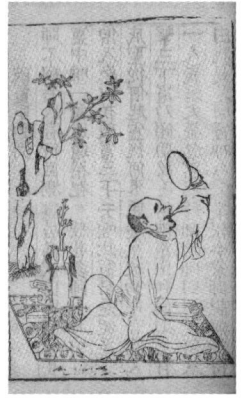

图 12-12-724　破灶堕和尚

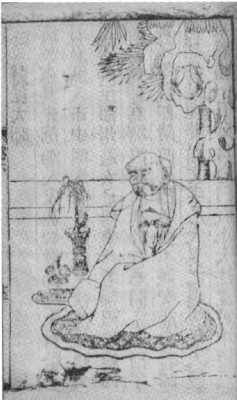

图 12-12-725　慧能大师

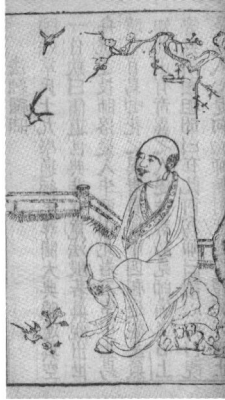

图 12-12-726　法融禅师

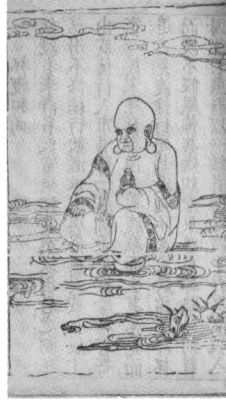

图 12-12-727　古灵神赞禅师

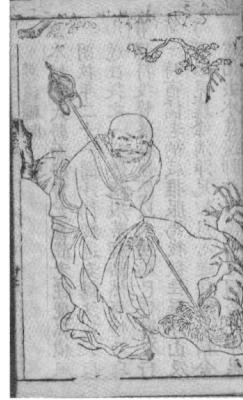

图 12-12-728　赵州从谂禅师

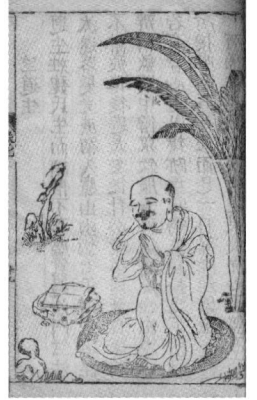

图 12-12-729　南岳怀让禅师

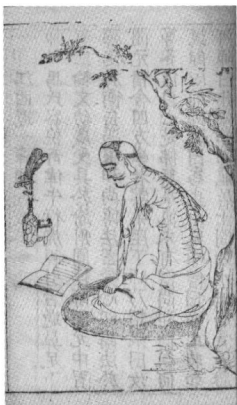

图 12-12-730　江西道一禅师

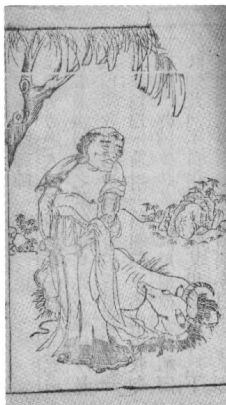

图 12-12-731　石巩惠藏禅师

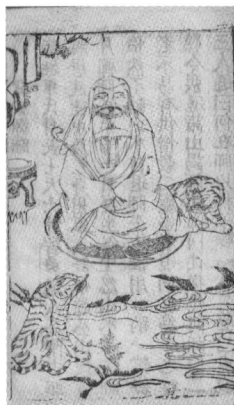

图 12-12-732　智威禅师

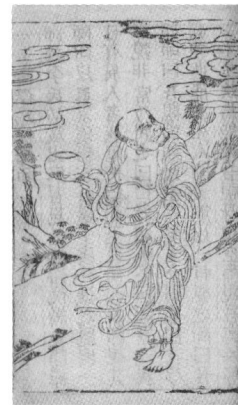

图 12-12-733　嵩岳元硅禅师

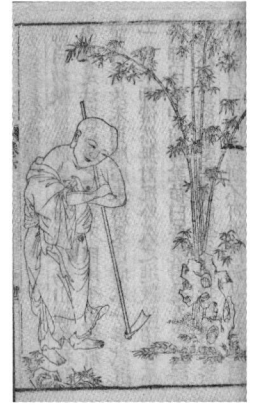

图 12-12-734　香严智闲禅师

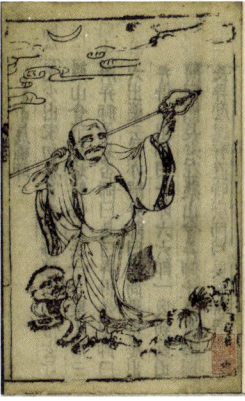

图 12-12-735　云岩昙成禅师

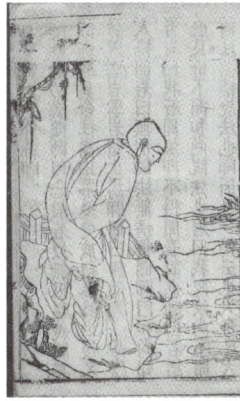

图 12-12-736　洞山良价禅师

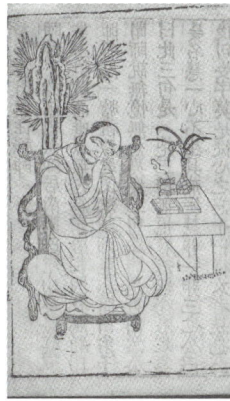

图 12-12-737　益州无住禅师

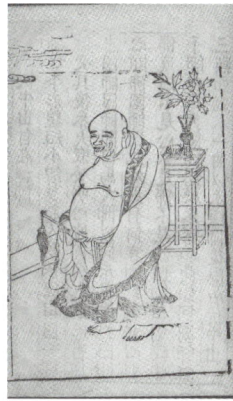

图 12-12-738　伏牛山自在禅师

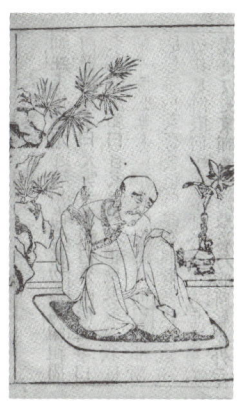

图 12-12-739　大珠慧海禅师

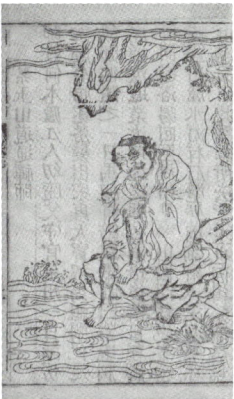

图 12-12-740　紫玉山道通禅师

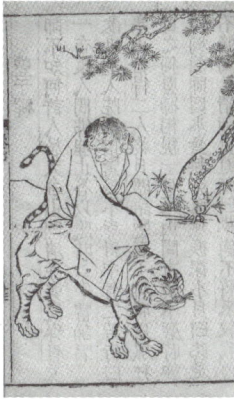

图 12-12-741　丰干禅师

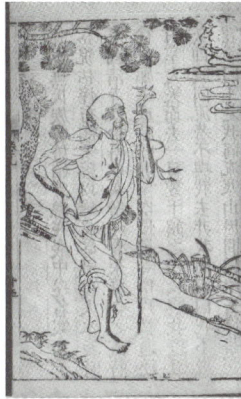

图 12-12-742　寒山子

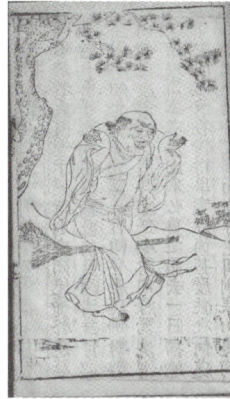

图 12-12-743　拾得子

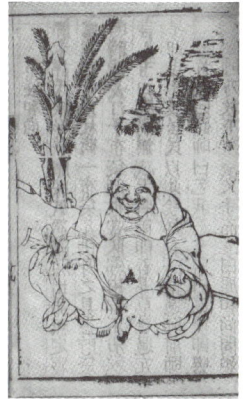

图 12-12-744　布袋和尚

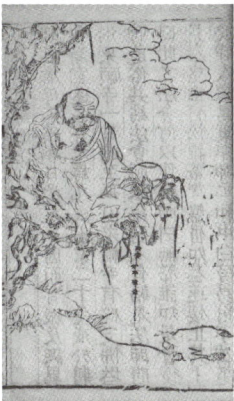

图 12-12-745　鸟窠禅师

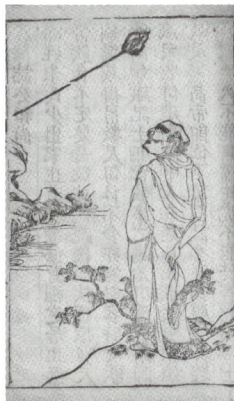

图 12-12-746　志公和尚

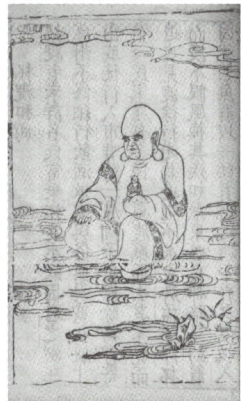

图 12-12-747　杯渡和尚

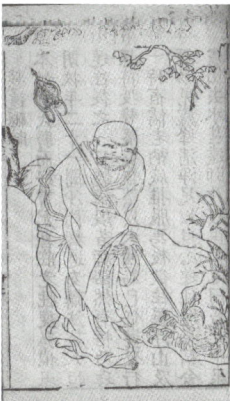

图 12-12-748　慧远禅师

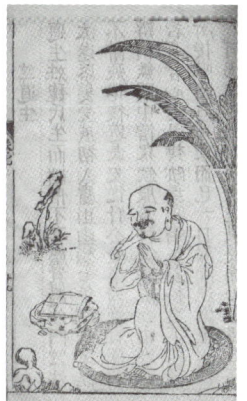

图 12-12-749　竺道生

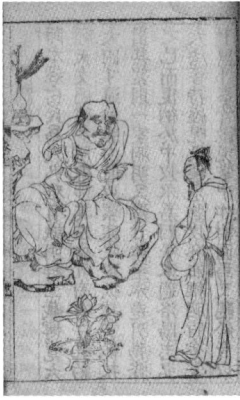

图 12-12-750　佛圆澄

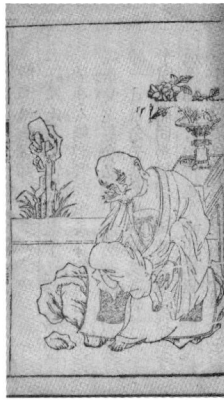

图 12-12-751　龙潭崇信禅师

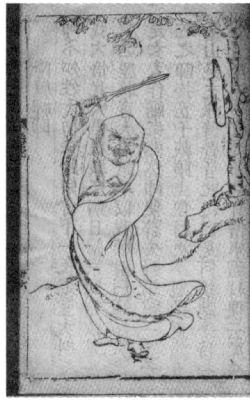

图 12-12-752　降魔禅师

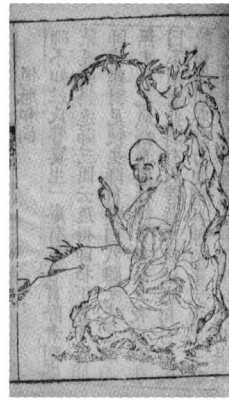

图 12-12-753　俱胝和尚

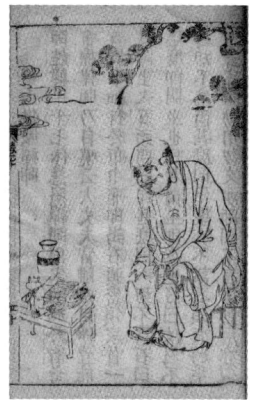

图 12-12-754　药山惟俨禅师

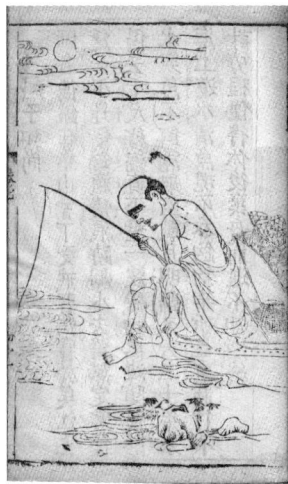

图 12-12-755　船子和尚

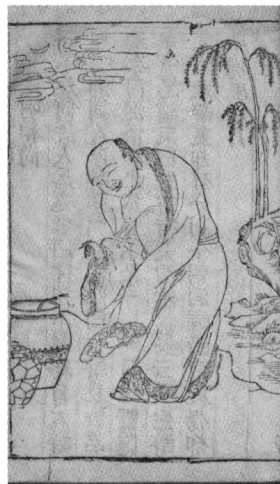

图 12-12-756　法明和尚

（程　伟　孙灵芝）

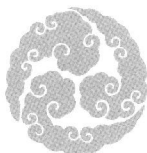

附录一　引书书目

序号	书名	作者	成书时间（年）	版本
一、基础类				
【1】	华佗玄门脉诀内照图	华佗	[234]	明嘉靖刻本
【2】	素问入式运气论奥	刘温舒	1099	日本宽永 2 年乙丑（1625）刻本
【3】	医学启源	张元素	1186	明正德刻本
【4】	素问运气图括定局立成	熊均	1465	明刻本
【5】	医旨绪余	孙一奎	1573	抄本
【6】	运气指明	王三乐	1614	抄本
【7】	脏腑性鉴	尤乘	1668	清康熙 29 年庚午（1690）刻本
【8】	医门约理	莫熺	1669	见莫氏锦囊十二种　清乾隆 6 年辛酉（1741）据顺治康熙间刻本汇印本
【9】	彻剩八编内镜	刘思敬	1722	清康熙刻本
【10】	闇斋娧复遗音	巩文志	1722	清存几堂刻本
【11】	医原图说	金理	1758	清乾隆 23 年戊寅（1758）刻本
【12】	医学寻源	郑昭	1824	清道光 4 年甲申（1824）编者自刻本
【13】	医学溯源	程文囿	[1826]	见医述　清光绪 17 年辛卯（1891）汉上刻本
【14】	医林改错	王清任	1830	1914 年上海锦章书局石印本
【15】	松菊堂医学溯源	李奇勋	1834	清道光 14 年甲午（1834）刻本
【16】	脏腑经络指掌	著者佚名	1834	清道光 14 年甲午（1834）抄本
【17】	运气掌诀录	曹乐斋	1838	清光绪 20 年甲午（1894）成都邓氏崇文斋刻本
【18】	医浈传真	陈定泰	1844	清光绪 1 年乙亥（1875）绿云洞天刻本
【19】	医学指归	赵术堂	1848	清咸丰 1 年辛亥（1851）高邮赵春普等刻本
【20】	素问运气图说	薛福辰	1870	清同治 9 年庚午（1870）抄本
【21】	脏腑图说症治要言合璧	罗定昌	1882	1921 年上海千顷堂书局石印本
【22】	虚邪论	费涵	1884	稿本
【23】	身理启蒙	著者佚名	1886	清光绪 12 年丙戌（1886）总税务局署石印本
【24】	华洋藏象约纂	朱沛文	1892	清光绪 19 年癸巳（1893）佛山刻本
【25】	医易通论详解	唐宗海	1892	清光绪 25 年己亥（1899）尚古堂刻本
【26】	医易通说	唐宗海	1892	清光绪 27 年辛丑（1901）刻本
【27】	医意内景图说	徐延祚	1896	清光绪 22 年丙申（1896）铁如意轩刻本
【28】	医易一理	邵同珍	1897	清光绪 23 年丁酉（1897）小安乐窝刻本
【29】	中西骨格图说	刘廷桢	1897	清石印本
【30】	中西会参医书	著者佚名	1907	清光绪 34 年戊申（1908）赞化文社刻本
【31】	医学门径图说	著者佚名	[1911]	稿本
二、诊法类				
【32】	脉诀	王熙	[280]	见体仁汇编　明嘉靖 23 年甲辰（1544）蔡经刻本
【33】	脉法微旨	著者佚名	[1142]	见脉书八种　清抄本
【34】	紫虚崔真人脉诀秘旨	崔嘉彦	[1190]	见脉书八种　清抄本

续表

序号	书名	作者	成书时间（年）	版本
【35】	察病指南	施发	1241	日本庆安 2 年己丑（1649）林甚右卫门刻本
【36】	玉函经	杜光庭	[1260]	清顺治 4 年丁亥（1647）程林居易斋刻本
【37】	严三点脉法	严三点	[1268]	清抄本
【38】	脉诀刊误集解	戴起宗	1333	清光绪 17 年辛卯（1891）池阳周学海校刻周氏医学丛书本
【39】	敖氏伤寒金镜录	敖氏	1341	见陈修园医书七十种 1916 年上海广益书局石印本
【40】	脉诀指掌病式图说	朱震亨	[1347]	明万历 29 年辛丑（1601）新安吴勉学校刻本
【41】	伤寒点点金书	陶华	1445	明嘉靖抄本（附彩绘图）
【42】	图注脉诀辨真	张世贤	1510	明嘉靖刻本
【43】	太素运气脉诀	彭用光	1544	见体仁汇编 明嘉靖 23 年甲辰（1544）蔡经刻本
【44】	脉理集要	汪宦	[1572]	江苏泰州新华书店抄本
【45】	太素脉秘诀	张太素	1575	明末致和堂刻本
【46】	王氏秘传叔和图注释义脉诀评林捷径统宗	王文洁	1599	明万历 27 年己亥（1599）福建书林刘朝琯安正堂刻本
【47】	脉学三书	刘浴德	1603	明万历 31 年癸卯（1603）壶隐子刘裕德抚明抄本
【48】	四诊法	张三锡	1609	见医学六要 明万历刻崇祯 17 年张维翰重修本
【49】	人元脉影归指图说	王熙	1624	明末沈际飞重订本
【50】	脉诀炬灯	顾逢伯	[1630]	明抄本
【51】	先天脉镜	孙文胤	1637	清抄本
【52】	脉微	施沛	1639	明崇祯 12 年己卯（1639）刻本
【53】	脉法领珠	秦昌遇	1641	清末抄本
【54】	脉诀汇辨	李延昰	1662	清康熙 1 年壬寅（1662）刻本
【55】	伤寒舌鉴	张登	1665	见陈修园医书四十八种 上海三星书店石印本
【56】	望色启微	蒋示吉	1672	据清康熙 11 年壬子（1672）序刻本复制本
【57】	脉诀秘传	沈李龙	[1691]	见国医小丛书 1930 年上海国医书局铅印本
【58】	四诊脉鉴大全	王宏翰	1693	清康熙 33 年甲戌（1694）体仁堂刻本宝翰楼藏板
【59】	删注脉诀规正	沈镜	1693	清宣统 1 年己酉（1909）成都同文公会刻本
【60】	脉贯	王贤	1710	清康熙 50 年辛卯（1711）盛德堂刻本
【61】	四诊抉微	林之翰	1723	清雍正 4 年丙午（1726）玉映堂刻本本衙藏板
【62】	辨脉篇	舒诏	1739	清乾隆 4 年己未（1739）刻本
【63】	脉确	黄琳	1746	见宗圣要旨 清光绪 2 年丙子（1876）刻本
【64】	脉法大成	严洁	1761	见盘珠集 清乾隆 26 年辛巳（1761）小眉山馆刻本
【65】	脉诀启悟注释	徐大椿	1764	见徐灵胎医略六书 清光绪 29 年癸卯（1903）上海赵翰香居铅印本
【66】	脉要图注	贺升平	1783	清乾隆 48 年癸卯（1783）思本堂刻本
【67】	三指禅	周学霆	1827	清道光 12 年壬辰（1832）刻本会友堂刻本藏板
【68】	伤寒玉液辨舌色法	叶氏	1830	清道光稿本
【69】	脉法增注释疑	陆士虞	1846	抄本
【70】	医法征验录	李文庭	1849	清光绪 20 年甲午（1894）高氏刻本
【71】	脉学归源	姚克谐	1874	清光绪 1 年乙亥（1875）学海堂刻本

续表

序号	书名	作者	成书时间（年）	版本
【72】	研思堂家传医宗心法全书	马应麟	[1875]	民国间抄本
【73】	脉理存真	滑寿，余显廷	1876	清光绪 2 年丙子（1876）慎德堂刻本
【74】	舌图辨证	何愚、朱翯	1877	清光绪 3 年丁丑（1877）寄隐轩刻本
【75】	闻鉴录	著者佚名	1884	清光绪 10 年甲申（1884）抄本
【76】	脉诀乳海	王邦傅	1891	抄本
【77】	脉简补义	周学海	1891	清光绪 22 年丙申（1896）池阳周学海刻周氏医学丛书本
【78】	医学心领	著者佚名	1892	清光绪 18 年壬辰（1892）小墨仙馆抄本
【79】	形色外诊简摩	周学海	1894	清宣统 2 年庚戌（1910）福慧双修馆刻本
【80】	舌鉴辨正	梁玉瑜	1894	清光绪 23 年丁酉（1897）兰州固本堂书局刻本
【81】	诊断举要	著者佚名	[1908]	抄本
【82】	诊断学汇编	李林馥	[1910]	1924 年上海千顷堂书局石印本
【83】	脉诀图证汇参	石顽	[1910]	见石室丛抄医书十七种 清宣统 2 年庚戌（1910）抄本
三、针灸类				
【84】	铜人针灸经 西方子明堂灸经	著者佚名西方子	[922]	元刻本
【85】	铜人腧穴针灸图经	王惟一	1026	明天启三多斋刻本
【86】	灸膏肓腧穴法	庄绰	1128	抄本
【87】	针灸资生经	王执中	1226	元广勤书堂刻本
【88】	新刊补注铜人腧穴针灸图经	王惟一	[1234]	清光绪 27 年辛丑（1901）刻本
【89】	玉龙歌	著者佚名	[1368]	节抄本
【90】	铜人图经徐氏针灸合刻	明太医院	[1465]	明天启金陵三多斋刻本（徐氏针灸据唐翀字刻本重印）
【91】	灵枢经脉翼	夏英	1479	抄本
【92】	痈疽神秘灸经	胡元庆	[1529]	日本亨保 13 年戊申（1728）铁研斋刻本
【93】	针灸素难要旨 针灸聚英	高武	1537	明嘉靖 16 年丁酉（1537）陶师文刻本
【94】	针灸聚英	高武	1537	明嘉靖 16 年丁酉（1537）陶师文刻本
【95】	奇经八脉考	李时珍	1577	明万历 5 年丁丑（1577）刻本
【96】	针灸大成	杨继洲	1601	明万历 29 年辛丑（1601）山西赵文炳刻本
【97】	经络汇编	翟良	1612	明万历 40 年壬子（1612）抄本
【98】	循经考穴编	著者佚名	1619	清康熙抄本
【99】	针灸问答	著者佚名	[1643]	明抄本
【100】	十四经发挥抄	滑寿	1659	日本万治 2 年己亥（1659）吉野屋权兵卫刻本
【101】	人体经脉图	绘者佚名	[1722]	1997 年北京科技出版社据清康熙彩绘本影印本
【102】	勉学堂针灸集成	廖润鸿	[1722]	清康熙刻本
【103】	太乙神针	范毓䯄	1727	清道光 3 年癸未（1823）刻本京都宏文斋藏板
【104】	刺灸心法要诀	吴谦等	1742	清刻本
【105】	凌门传授铜人指穴	著者佚名	[1795]	清乾隆抄本（经折装）
【106】	针灸易学	李守先	1798	清嘉庆 3 年戊午（1798）著者自刻本茶亭藏板
【107】	采艾编翼	叶茶山	1805	清嘉庆 10 年乙丑（1805）六艺堂刻本
【108】	针灸逢源	李学川	1817	清嘉庆刻本
【109】	十二经脉歌	栗山痴叟	[1868]	民国抄本

序号	书名	作者	成书时间（年）	版本
【110】	传悟灵济录	张衍思	1869	清同治 8 年己巳（1869）彩绘稿本
【111】	针灸穴法	著者佚名	1875	清光绪 1 年乙亥（1875）冯文轩抄本
【112】	济世神针	应其南	1875	清光绪 1 年乙亥（1875）宁城汲绠书庄刻本
【113】	灸法秘传	金冶田	1883	清光绪 9 年癸未（1883）刘氏刻本乐善堂藏板
【114】	针灸集要	著者佚名	1887	清光绪 13 年丁亥（1887）抄本
【115】	中西汇参铜人图说	刘钟衡	1899	清光绪 25 年己亥（1899）上海江南机器制造总局石印本
【116】	针灸穴法	著者佚名	[1911]	抄本
【117】	（增图编纂）针灸医案	姚寅生	[1911]	1930 年石印本麟风山人别墅藏板
【118】	针灸辑要	著者佚名	[1911]	抄本
【119】	脏腑经络辑要	著者佚名	[1911]	抄本
四、推拿按摩类				
【120】	小儿推拿秘旨	龚廷贤	[1604]	明万历杨九如刻本
【121】	小儿推拿秘诀	周于蕃	1605	明万历 40 年壬子（1612）刻本
【122】	秘传推拿妙诀	周于蕃	1612	清抄本
【123】	幼科推拿秘书	骆如龙	[1691]	清乾隆 37 年壬辰（1722）宝兴堂刻本
【124】	小儿推拿直录	钱懹村	1793	清乾隆 58 年癸丑（1793）乐志堂稿本
【125】	推拿摘要辨证指南	汪兆鼋	1796	清抄本
【126】	小儿推拿辑要	周松岭	1843	1933 年、1940 年安东诚文信书局铅印本
【127】	幼科推拿	著者佚名	1884	清抄本
【128】	厘正按摩要术	张振鋆	1888	清光绪 15 年己丑（1889）邗上张氏刻本
【129】	医学玄枢推拿秘诀	著者佚名	1906	清光绪 32 年丙午（1906）汪显文抄本
【130】	推拿小儿秘诀	著者佚名	[1911]	清末抄本
【131】	秘传小儿推拿要诀	著者佚名	[1911]	抄本
【132】	推拿手法要诀	著者佚名	[1911]	抄本
【133】	推拿秘要	著者佚名	[1911]	抄本
【134】	小儿推拿全书	著者佚名	[1911]	抄本
五、本草类				
【135】	重修政和经史证类备用本草	唐慎微	1249	明成化 4 年戊子（1468）山东原杰雷复等据平水许宅本重刻本
【136】	汤液本草	王好古	1298	明刻本
【137】	饮膳正要	忽思慧	1331	1930 年上海涵芬楼影印中华艺社借照日本岩崎氏静嘉堂文库藏明刊本四部丛刊续编子部
【138】	本草纲目	李时珍	1578	明万历 21 年癸巳（1593）金陵胡承龙刻本
【139】	补遗雷公炮制便览	著者佚名	1591	明万历 19 年辛卯（1591）彩绘稿本
【140】	（新刊官板）本草真诠	杨崇魁	1602	1993 年中医古籍出版社据明万历三十年怡庆堂刻本影印中医古籍孤本大全丛书本
【141】	本草原始	李中立	1612	清光绪善成堂刻本
【142】	山公医旨	施永图	[1644]	明末刻本
【143】	本草汇	郭佩兰	1666	清康熙 5 年丙午（1666）吴门郭氏梅花屿刻本书业堂藏板
【144】	（新镌）本草纲目类纂必读	何镇	1666	清康熙毓麟堂刻本
【145】	山居本草	程履新	1696	清康熙 35 年丙子（1696）高氏刻本
【146】	生草药性备要	何谏	[1711]	民国守经堂刻本复制本

续表

序号	书名	作者	成书时间（年）	版本
【147】	古今图书集成草木典	蒋廷锡等	1723	清光绪 10 年甲申（1884）上海图书集成印书局铅印本
【148】	草木春秋	云间子	[1800]	清大文堂刻本
【149】	本草经疏辑要	吴世铠	1809	清嘉庆 14 年己巳（1809）书带草堂刻本
【150】	寿世医窍	陈仲卿	1838	清道光 18 年戊戌（1838）刻本锡羡堂藏板
【151】	本草分经	姚澜	1840	清光绪 14 年戊子（1888）刻本
【152】	务中药性	何立本	1844	清道光 25 年乙巳（1845）清江何怀仁堂刻本衡州何泰安堂藏板
【153】	破气药论	著者佚名	[1900]	抄本
【154】	药性赋	著者佚名	1910	1910 年云兰阁抄本
【155】	药性八略	著者佚名	[1911]	抄本

六、内科类

序号	书名	作者	成书时间（年）	版本
【156】	十药神书	葛乾孙	1348	日本元禄 3 年庚午（1690）富仓太兵卫刻本
【157】	医林类证集要	王玺	1480	明正德 10 年乙亥（1515）鄱阳胡韶刻本
【158】	慎柔五书	胡慎柔	1636	清乾隆 51 年丙午（1786）於然室刻六醴斋医书本修敬堂藏板
【159】	蛊膈汇选验方	汪启贤，汪启圣	1696	见济世全书 清康熙 20 年辛酉（1681）至 40 年辛巳（1701）刻本
【160】	不居集	吴澄	1739	清道光 13 年癸巳（1833）芸香阁刻本
【161】	失血大法	杨凤庭	[1759]	抄本
【162】	医林神宝书	有庵老人	1849	清道光 29 年己酉（1849）稿本
【163】	内科脉镜	著者佚名	1866	见凤氏医书三种 清光绪 3 年丁丑（1877）稿本

七、女科类

序号	书名	作者	成书时间（年）	版本
【164】	注解胎产大通论	杨子建，张声道	1025	明抄本
【165】	卫生家宝产科备要	朱端章	1184	清光绪 13 年丁亥（1887）陆心源据宋淳熙 11 年刻本翻刻本
【166】	妇人大全良方	陈自明	1237	清刻本
【167】	女科万金方	薛辛	1265	明崇祯 2 年己巳（1629）抄本
【168】	广嗣要语	俞桥	1544	濂溪书院抄本
【169】	广嗣纪要	万全	1549	据建邑书林余良史刻本抄本
【170】	广嗣全诀	陈文治	1591	刻本
【171】	广嗣须知	胡文焕	1592	抄本
【172】	便产痘疹合并方书	王朝相	1613	明万历 41 年癸丑（1613）刻本
【173】	摄生种子秘方	洪基	1638	民国石印本
【174】	胤檀保产万全经	冯兆张	1694	清咸丰 2 年壬子（1852）刻本
【175】	女科指掌	叶其蓁	1705	清光绪 15 年己丑（1889）来青阁刻本
【176】	达生保婴编	亟斋居士	1715	清秋梦斋刻本
【177】	广嗣编	方允淳，许光国	1750	清乾隆 15 年庚午（1750）务本轩刻本
【178】	（增广）大生要旨	唐千顷，叶灏	[1762]	清光绪 10 年甲申（1884）刻本扫叶山房藏板
【179】	竹林寺女科闺阁仙方	著者佚名	[1786]	抄本
【180】	生生宝录	袁于江	1825	清道光 20 年庚子（1840）铜梁罗氏等刻本
【181】	广达生编全	辑者佚名	1826	清光绪 2 年丙子（1876）同志人重刻道光 6 年周金门刻本

续表

序号	书名	作者	成书时间（年）	版本
【182】	都春堂熊罴梦	吴云间	1839	清道光 19 年己亥（1839）都春堂刻本
【183】	增补达生编	范在文	[1840]	清光绪刻本
【184】	催生安胎良方	冯观察等	1861	清刻本
【185】	救生家宝	谢万青	1870	清光绪 8 年壬午（1882）刻本
【186】	催生灵符	著者佚名	1877	清光绪 3 年丁丑（1877）刻本
【187】	催生符	纯一子	1881	清光绪 7 年辛巳（1881）杭州城隍山赵公祠刻本
【188】	（大士传）救产真言	著者佚名	1883	清光绪 9 年癸未（1883）北京永盛斋刻本
【189】	广嗣金丹	何守愚	1886	清光绪 12 年丙戌（1886）青湘阁书坊刻本
【190】	达生保赤编	寄湘渔夫	1886	清光绪 12 年丙戌（1886）刻本尊溪山馆藏板
【191】	大生集成	王承谟	1890	清光绪 16 年庚寅（1890）遵义新庙王氏自刻本
【192】	广嗣秘书	陈希夷	1891	清光绪 17 年辛卯（1891）百尺楼刻本
【193】	长生草妇科	刘荣枝	1894	清抄本
【194】	济生集	王上达	1896	清光绪 22 年丙申（1896）宁波咏古斋刻本
【195】	吾妻镜	杨蘷	1901	清光绪 27 年辛丑（1901）铅印本
【196】	明易胎前辨论诸症医方	著者佚名	1904	抄本
【197】	卫生至宝图说	卓凤翔	1906	清光绪 32 年丙午（1906）广州铅印本
【198】	妇产婴惊治疗法	著者佚名	1908	抄本
【199】	济阴全生集	刘起运	1911	抄本
【200】	秘兰全书	著者佚名	1911	抄本
【201】	济阴元机辑要	阮国兴，阮瑞贤	1911	见范氏医籍丛抄 范氏门人抄本
【202】	妇儿病症撮要	王振声	[1911]	抄本
【203】	妇科集要	王集	[1911]	清抄本
【204】	产科四种	编者佚名	[1911]	1912 年上海江东书局石印本
【205】	广嗣要方	松柏老人	[1911]	清刻本
【206】	产科	著者佚名	[1911]	清抄本
八、儿科类				
【207】	活幼口议	曾世荣	1294	明嘉靖 24 年乙巳（1545）叶氏作德堂刻本
【208】	（秘传）小儿痘疹经验良方	魏君用	[1367]	明抄本
【209】	补要袖珍小儿方论	徐用宣	1405	明万历 2 年甲戌（1574）太医院校刻本
【210】	痘疹全书博爱心鉴	魏直	1525	日本正德 6 年丙申（1716）松叶轩贞躬刻本
【211】	保婴撮要	薛铠	[1529]	明万历 11 年癸未（1583）赵氏福建刻本
【212】	片玉心书	万全	1549	清顺治 11 年甲午（1645）山东泰安州李氏刻本
【213】	毓麟芝室玉髓摘要	彭端吾	[1549]	明著者自刻本
【214】	生生直指	沈大洽	[1566]	明嘉靖刻本
【215】	博集稀痘方论	郭子章	1577	明万历 22 年甲午（1594）新安吴勉学校刻本
【216】	幼科痘科金镜录合刻	翁仲仁	1579	清光绪 17 年辛卯（1891）常熟抱芳阁校刻本
【217】	痘疹传心录	朱惠民	1594	清乾隆 51 年丙午（1786）程永培校修敬堂刻六醴斋医书本
【218】	（新镌）郑先生痘经会成保婴慈录	郑大忠	1599	明崇祯 5 年壬申（1632）叶高标刻本
【219】	痘疹宝鉴	著者佚名	1601	明刻本

序号	书名	作者	成书时间（年）	版本
【220】	育婴至宝	赵本善	[1608]	据日本抄本复制本
【221】	摘星楼治痘全书	朱一麟	1619	清道光6年丙戌（1826）上海耕乐堂刻本
【222】	痘疹青囊大全	王自恭	1630	明崇祯3年庚午（1630）古吴陈长卿刻本
【223】	幼科增补折衷	著者佚名	[1641]	抄本
【224】	幼科折衷	秦昌遇	[1641]	清抄本
【225】	明抄幼科	著者佚名	[1644]	抄本
【226】	济世幼科经验全方	著者佚名	[1644]	日本高笕藏抄本
【227】	袁氏痘疹丛书	袁颢	[1644]	明书林双峰堂刻本
【228】	杂症仁端录	徐谦	[1644]	抄本
【229】	建松堂简易痘疹良方	李文煌等	[1652]	清嘉庆11年丙寅（1806）隆阜景槐堂刻本
【230】	保婴摘要	游宗鲁	1654	清顺治11年甲午（1645）抄本
【231】	纂要痘疹治诀便览	徐愿銈	1659	清顺治16年己亥（1659）抄本
【232】	救偏琐言	费启泰	1659	清康熙27年戊辰（1688）惠迪堂刻本
【233】	诚书	谈金章	1661	清康熙施邑刘钟甫刻本
【234】	医宗说约小儿科节抄	蒋示吉	1663	清嘉庆20年乙亥（1815）林钟抄本
【235】	幼科铁镜	夏鼎	1695	清康熙昧经堂刻本
【236】	抱乙子幼科指掌遗稿	叶其蓁	1708	清乾隆8年癸亥（1743）李大伦刻本
【237】	痘学真传	叶大椿	1732	清乾隆47年壬寅（1782）卫生堂刻本
【238】	幼幼集成	陈复正	1750	清乾隆16年辛未（1751）广州登云阁初刻本
【239】	幼科摘要	黄惕斋	[1752]	清光绪14年戊子（1888）校刻本
【240】	天花精言	袁句	1753	清道光5年乙酉（1825）心远堂刻本
【241】	怀少集	王世逢	1758	培元堂刻本
【242】	幼科新书	姚球	1767	清抄本
【243】	儿科七种	李廷筠等	1769	抄本
【244】	仝氏家藏幼科指南	仝兆龙	1771	清道光9年己丑（1829）汉皋抄本
【245】	痘疹诗赋	张銮	1772	清同治5年丙寅（1866）刻本
【246】	痘疹萃精	雷天栋	1785	清聚英堂刻本
【247】	许氏幼科七种	许豫和	1785	清乾隆50年乙巳（1785）刻本
【248】	彤园幼科	郑玉坛	[1795]	金井述古书局刻本
【249】	镜波秘录	著者佚名	[1795]	清乾隆抄本
【250】	济婴撮要	吴灿	1796	清嘉庆3年戊午（1798）刻本
【251】	痘科红炉点雪	叶向春	1808	清嘉庆13年戊辰（1808）刻本
【252】	痘疹图说	著者佚名	[1811]	清刻本
【253】	引痘略	邱熺	1817	清嘉庆22年丁丑（1871）刻本百兰堂藏板
【254】	牛痘全书	邱熺	[1817]	清光绪7年辛巳（1881）刻本
【255】	引痘秘书	邱熺	[1817]	清光绪2年丙子（1876）皖省痘局刻本
【256】	痘疹传薪	孙德润	[1820]	抄本
【257】	陈叶两氏秘要小儿科	编者佚名	[1823]	钱梦雄抄本
【258】	医林枕秘保赤存真	余含棻	1834	清光绪2年丙子（1876）婺源余氏刻本慎德堂藏板
【259】	痘疹集成	朱楚芬	1837	清道光17年丁酉（1837）刻本破愚斋藏板
【260】	医痘金丹	曹珣	1847	清道光27年丁未（1847）善化刘氏刻本
【261】	痘疹大成	侯功震	1849	清同治10年辛未（1871）会心阁刻本
【262】	痘疹简明编	双泰	1866	抄本
【263】	引痘集要	查道伦	1869	清同治8年己巳（1869）刻本
【264】	慈幼大全	胡松云	1874	清同治13年甲戌（1874）抄本

序号	书名	作者	成书时间（年）	版本
【265】	引痘条约合梓	孙廷璜等	1874	清同治 13 年甲戌（1874）滋德堂施种牛痘局刻本
【266】	（新辑）中西痘科全书	张琰	1876	清光绪 32 年丙午（1906）上海书局石印本
【267】	牛痘新书	武荣纶，董玉山	1877	清光绪 3 年丁丑（1877）广州府刻本
【268】	痘症备方	任寿昌	1878	清光绪 5 年己卯（1879）广东藩署西斋刻本
【269】	活幼万家春	著者佚名	1878	清光绪 4 年戊寅（1878）抄本
【270】	续医宗摘要幼科	俞世球	1881	1911 年上海商务印书馆铅印本
【271】	保赤良方	寄湘渔父	1883	清光绪 9 年癸未（1883）刻本尊溪山馆藏板
【272】	朱氏实法幼科	朱廷嘉	1883	抄本
【273】	（重订）邱赵牛痘书三种	邱熺，赵开泰	[1886]	清光绪 12 年丙戌（1886）四明陈氏寿婴堂刻本
【274】	引种牛痘书	王惇甫	1888	清光绪 14 年戊子（1888）刘氏刻本金声堂藏板
【275】	佛海庵哑科精蕴	著者佚名	1894	清抄本
【276】	贯一堂痘家普济秘要	如惺	1895	抄本
【277】	保赤须知	雪凡道人	1895	清光绪 21 年乙未（1895）扬州保婴局刻本
【278】	小儿全科	编者佚名	1903	清光绪 29 年癸卯（1903）崇正善堂刻本
【279】	痘科秘要	邵星森	1905	清光绪 31 年乙巳（1905）刻本
【280】	小儿痄眼黄膜论	张思济	[1908]	清光绪刻本
【281】	儿科证治秘诀	著者佚名	[1908]	袁亮松抄本
【282】	痘形色图像	著者佚名	[1910]	抄本
【283】	幼科要旨	著者佚名	[1911]	清抄本
【284】	小儿症治	著者佚名	[1911]	抄本
【285】	医书纂要幼科	薛光国	[1911]	清抄本
【286】	保婴秘书	著者佚名	[1911]	抄本
【287】	痘疹方图药性全	著者佚名	[1911]	抄本
九、外科类				
【288】	卫济宝书	董汲	1170	清光绪 4 年戊寅（1878）钱塘丁氏当归草堂刻本
【289】	（真本）外科精要	陈自明	1263	日本刻本津轻氏藏板
【290】	外科理例	汪机	[1519]	明嘉靖刻本
【291】	疮疡经验全书	窦杰	1569	清康熙 56 年丁酉（1717）陈氏浩然楼据五桂堂本重刻本
【292】	外科准绳	王肯堂	1602	石经堂板刻本（缺四～七卷）
【293】	外科启玄	申拱宸	1604	明万历 32 年甲辰（1604）留耕堂刻本
【294】	外科纂要经验良方	王大纶	1622	据日本江户时期抄本复制本
【295】	疡科选粹	陈文治	1628	明崇祯 1 年戊辰（1628）缪希雍校许僎刻本
【296】	外科活人定本	龚居中	1630	清顺治醉耕堂刻本
【297】	外科百效全书	龚居中	1630	清致和堂刻本
【298】	外科心法	著者佚名	1644	明抄本
【299】	洞天奥旨	陈士铎	1694	清康熙 33 年甲戌（1694）陈凤辉刻本古越大雅堂藏板
【300】	外科心法要诀	吴谦等	1742	清光绪 9 年癸未（1883）扫叶山房刻本
【301】	疡医大全	顾世澄	1760	清同治 9 年庚午（1870）敦仁堂刻本
【302】	疯门全书	萧晓亭	1796	清道光 25 年乙巳（1845）粤东敬业堂刻本
【303】	疡科会粹	孙震元	1802	清嘉庆 7 年壬午（1802）抄本（缺第六、十一卷）
【304】	玉泉镜	程景耀	1811	稿本
【305】	疡科捷径	时世瑞	1831	清光绪 11 年辛卯（1831）刻本
【306】	外科图说	高文晋	1834	清咸丰 6 年丙辰（1856）浦南慎思堂刻本

续表

序号	书名	作者	成书时间（年）	版本
【307】	外科真诠	邹岳	1838	清同治 11 年壬申（1872）刻本
【308】	疠疯秘方	罗豹成	1846	清光绪 9 年癸未（1883）强恕斋刻本
【309】	疔疮五经辨	著者佚名	1873	清同治 12 年癸酉（1873）东璧斋刻本
【310】	（新增）疔疮要诀	应遵海	1874	清光绪 1 年乙亥（1875）宁波三文堂刻本
【311】	疔疮要诀疔疮挑诀合抄	应遵海	1874	清光绪 8 年壬午（1882）抄本
【312】	刺疔捷法	张镜	1876	清光绪 5 年己卯（1879）长州王錾校刻本
【313】	外科摘要诀法	文树	[1876]	清光绪 2 年丙子（1876）抄本
【314】	疡科补苴	沙书玉	1877	清光绪 3 年丁丑（1877）洪溪书屋刻本
【315】	外科心法真验指掌	刘济川	1887	清光绪 13 年丁亥（1887）刘氏刻本天津全顺堂藏板
【316】	七十四种疔疮图说	叶氏	1889	清光绪 15 年己丑（1889）刻本
【317】	疔疮形图	著者佚名	1891	清光绪 17 年辛卯（1891）铅印本
【318】	（增订）治疗汇要	过铸	1896	清光绪 24 年戊戌（1898）武林刻本
【319】	外科明隐集	何景才	1902	清光绪 28 年壬寅（1902）京都文光楼福善堂刻本
【320】	外科医镜	高思敬	[1902]	见高憩云外科全书十种 1917 年天津华新印刷局铅印本
【321】	外科秘传	陈万镒	1903	稿本
【322】	中西割症大全炎症肿毒	著者佚名	[1907]	清光绪刻本
【323】	外科亲言授录	著者佚名	1908	清抄本
【324】	外科一切杂症	张尔康	1911	清张尔康氏存耕堂稿本
【325】	外科摘要	陈载安	1911	抄本
【326】	秘本外科	著者佚名	1911	清成吾氏抄本
【327】	疯症三十六秘传神方	著者佚名	1911	清抄本
【328】	（秘授）外科形证	著者佚名	[1911]	抄本（残本）
【329】	东生集外科	高慎行	[1911]	1932 年威海卫华丰印务局铅印本

十、伤科类

序号	书名	作者	成书时间（年）	版本
【330】	劳氏家宝	劳天池	1527	1927 年抄本
【331】	跌打损伤秘方	陈抱贞	[1587]	抄本
【332】	沈元善先生伤科	沈昌惠	1736	抄本
【333】	正骨心法要旨	吴谦等	1742	抄本
【334】	伤科秘传	甘边	1746	清乾隆 11 年丙寅（1746）胡宋有抄本
【335】	伤科补要	钱秀昌	1808	清嘉庆 23 年戊寅（1818）虹口竹荫堂刻本
【336】	起死回生跌打损伤秘授	著者佚名	1814	清嘉庆 19 年甲戌（1814）黄太琏抄本
【337】	伤科汇纂	胡廷光	1815	稿本
【338】	救伤秘旨	赵廷海	[1836]	见救伤秘旨跌损妙方合刻 清道光 16 年丙申（1836）刻本
【339】	伤科杂方	著者佚名	[1836]	清抄本
【340】	全身骨图考正	著者佚名	[1854]	抄本
【341】	跌打损伤回生集	胡青崑	1856	清咸丰 6 年丙辰（1856）南昌李仰奎堂刻本
【342】	少林寺跌打损伤奇验全方	著者佚名	[1875]	清抄本
【343】	伤科方书六种	胡松等	1879	抄本
【344】	少林寺伤科	妙月	[1883]	抄本
【345】	伤科秘诀	著者佚名	1897	清光绪 23 年丁酉（1897）吴郡蒋澺抄本
【346】	伤科秘本	著者佚名	[1899]	见抄本医书五种 清光绪 25 年己亥（1899）抄本
【347】	外科跌打	著者佚名	[1908]	抄本
【348】	少林寺跌打急救方	著者佚名	1911	清抄本
【349】	跌打秘传	作民居士	1911	稿本
【350】	八穴图说	著者佚名	1911	清抄本

序号	书名	作者	成书时间（年）	版本
【351】	伤科秘要	著者佚名	[1911]	抄本
【352】	秘本拳术伤科秘方	著者佚名	[1911]	抄本
【353】	伤科验方	著者佚名	[1911]	清刻本
【354】	下方寺西房跌打大成	王俊林	[1911]	稿本
【355】	少林伤科治法集要	不退和尚	[1911]	抄本
【356】	（秘传）神效骨镲科	著者佚名	[1911]	抄本
【357】	跌打损伤妙要方	著者佚名	[1911]	姜圣恩抄本
【358】	（秘传）伤科	汪凤来	[1911]	抄本
【359】	（秘传）跌扑损伤精要全书	著者佚名	[1911]	抄本

十一、五官科类

序号	书名	作者	成书时间（年）	版本
【360】	银海精微	孙思邈	[682]	清光启堂刻本
【361】	原机启微	倪维德，薛己	1370	见十竹斋刊袖珍本医书　明崇祯 6 年癸酉（1633）十竹斋序刻本
【362】	（程松崖先生）眼科应验良方	程玠	[1484]	清光绪 18 年壬辰（1892）刻本天津引善社藏板
【363】	（新刊）明目良方	著者佚名	[1600]	明万历 28 年庚子（1600）黄州郑铢刻本
【364】	秘传眼科七十二症全书	袁学渊	1604	清抄本
【365】	审视瑶函	傅仁宇，林长生	[1642]	清扫叶山房刻本
【366】	审视瑶函	傅仁宇，林长生	[1642]	清宣统 1 年己酉（1909）上海会文书局石印本
【367】	异授眼科	李涿鹿	1643	清抄本
【368】	异授眼科	李涿鹿	1643	见启蒙真谛　清光绪 27 年辛丑（1901）嘉兴姚氏据胡菼刻本重刻本
【369】	新刊太医院秘传明目直指	著者佚名	[1644]	据日本江户写本复制本
【370】	眼科百问	王子固	1657	清光绪 10 年甲申（1884）善成堂刻本
【371】	尤氏喉科秘书	尤乘	1667	吴江陈如山抄本
【372】	尤氏喉科大法	著者佚名	[1667]	清抄本
【373】	眼科全书	王协	[1667]	清光绪 22 年丙申（1896）万柏青抄本
【374】	孙真人眼科秘诀	孙思邈，王万化，马化龙	[1700]	清康熙 42 年癸未（1703）琅琊隋昆铁刻本
【375】	眼科指掌	杨陈允	[1722]	清初抄本
【376】	眼科秘传	著者佚名	1728	清抄本
【377】	目经大成	黄庭镜	1741	清宾城述古堂刻本
【378】	眼科心法要诀	吴谦等	1742	清刻本
【379】	喉科指掌	张宗良	1757	清光绪 7 年辛巳（1881）聚德堂刻本
【380】	重楼玉钥	郑宏纲	1768	清抄本
【381】	咽喉论	逯南轩	1783	抄本
【382】	眼科总经要论	著者佚名	[1795]	清抄本
【383】	眼科易知录	程正通，王震芝	[1796]	清光绪 6 年庚辰（1880）近文斋刻本
【384】	证治图注喉科	著者佚名	1797	清嘉庆 2 年丁巳（1797）刻本
【385】	张氏咽喉总论	张氏	1797	清嘉庆 2 年丁巳（1797）刻本
【386】	咽喉总论	著者佚名	[1799]	清抄本

续表

序号	书名	作者	成书时间（年）	版本
【387】	喉症全科紫珍集	燕山窦氏，朱翔宇	1804	清嘉庆9年甲子（1804）京江尊仁堂刻本
【388】	梦蕉鹿轩医喉三种	辑者佚名	1804	清抄本
【389】	目科正宗	邓学礼	1804	清嘉庆16年辛未（1811）跛足山人刻本
【390】	喉风论	方补德	1808	清嘉庆13年戊辰（1808）刻本
【391】	银海指南	顾锡	1809	清同治6年丁卯（1867）扫叶山房刻本
【392】	喉齿科玉钥全函	汪必昌	1810	见聊复集 清刻本
【393】	咽喉大纲论	包永泰	1815	清嘉庆20年乙亥（1815）抄本
【394】	图注喉科指掌	包永泰	1815	清大文堂刻本
【395】	医理折衷目科	寰宇赘人等	1816	清游艺堂刻本
【396】	眼科启蒙	刘一明	1817	嘉庆22年丁丑（1817）榆中栖云山刻本
【397】	秘传眼科纂要	黄岩	[1819]	1914年上海千顷堂铅印本
【398】	目科捷径	刘松元	1820	清光绪6年庚辰（1880）刻本盛京同文山房藏板
【399】	喉症治法	著者佚名	[1834]	清道光14年甲午（1834）抄本
【400】	秘传眼科七十二症	著者佚名	1835	清道光15年乙未（1835）抄本
【401】	一草亭眼科全集	文永周	1837	清光绪2年丙子（1876）刻本
【402】	眼科神应方	余煌吉	[1843]	清道光29年己酉（1849）胡鳌刻本
【403】	张吟香堂医喉秘诀	著者佚名	[1844]	清道光24年甲辰（1844）抄本
【404】	鹿英山房喉科秘传	罗泾川	1846	清道光26年丙午（1846）鹿英山房抄本
【405】	喉口诸风秘论	王金琳	[1846]	清道光26年丙午（1846）程炳琳抄本
【406】	眼科切要	王锡鑫	1847	清道光27年丁未（1847）古渝蔚文山房刻本
【407】	喉科心法	沈善兼	1847	清光绪30年甲辰（1904）石印本
【408】	光明眼科	王锡鑫	1849	清同治6年丁卯（1867）四川万邑王同仁刻木
【409】	咽喉秘集	吴氏，张氏	[1850]	清同治1年壬戌（1862）海山仙馆刻本
【410】	时疫白喉捷要	张绍修	1864	清光绪30年甲辰（1904）浙江官书局刻本
【411】	喉科秘钥	郑尘，许佐廷	1868	清光绪13年丁亥（1887）四川同善堂刻本
【412】	喉科枕秘	金德鉴	1868	清同治7年戊辰（1868）孙氏刻本
【413】	喉科秘诀	黄真人	[1870]	清同治9年庚午（1870）朱照吾抄本
【414】	白喉全生集	李纪方	1875	清光绪9年癸未（1883）刻本湘省汪寓藏板
【415】	疫喉浅论	夏云	1875	清光绪3年丁丑（1877）刻本
【416】	眼科要旨	张廷桂	1875	清光绪1年乙亥（1875）嘉平原园复道人刻本
【417】	眼科开光易简秘本	李文盛，周元瑜	1875	清光绪1年乙亥（1875）庐陵段述继堂刻本
【418】	眼科易秘	吕熊飞	1876	清光绪2年丙子（1876）吕氏刻本
【419】	喉症类集	王铨	1877	清光绪3年丁丑（1877）文锦斋刻本
【420】	喉牙口舌各科秘旨	广东潘署	1879	清光绪5年己卯（1879）藏珍阁刻本
【421】	眼科约篇	颜筱园	1880	清光绪24年戊戌（1898）林芸甫抄本
【422】	喉科汇录	芷庭氏	1883	清光绪9年癸未（1883）芷庭氏抄本

序号	书名	作者	成书时间（年）	版本
【423】	急救喉证全集	费山寿	[1883]	见急救喉证刺疗合编　清光绪11年乙酉（1885）三省书屋刻本
【424】	白驹谷罗贞喉科	罗贞	1884	清抄本
【425】	怀远白露村易氏喉科	著者佚名	[1884]	清抄本
【426】	白海棠馆咽喉病治法	著者佚名	[1884]	清抄本
【427】	承机汇参	胡燮卿	[1884]	清光绪10年甲申（1884）抄本
【428】	（秘传）喉科要诀	杨友仁	1885	清光绪11年乙酉（1885）江右杨强恕堂刻本文苑阁藏板
【429】	精治白喉总诀	著者佚名	[1885]	据清光绪11年乙酉（1885）抄本复制本
【430】	奇验喉证明辨	寄湘渔父，吴锡璜	1887	1925年上海文瑞楼石印本
【431】	喉证指南	寄湘渔父	1887	清光绪13年丁亥（1887）刻本严江萼溪山馆藏板
【432】	缪氏喉科	缪氏	[1890]	清抄本
【433】	喉科集腋	沈青芝	[1890]	1982年中医古籍出版社影印本
【434】	长绮堂喉科	著者佚名	[1890]	清抄本
【435】	小长绮堂喉科	著者佚名	[1890]	清抄本
【436】	赤松山樵喉科	著者佚名	[1890]	清抄本
【437】	喉科玉钥	西园主人	[1891]	清抄本
【438】	石翁家传喉略抄	著者佚名	[1891]	清抄本
【439】	林氏眼科简便验方	林长生，林士纶	1893	清光绪19年癸巳（1893）锡山林敬堂刻本
【440】	怡庵喉科治效方	胡藏庭	1894	清光绪20年甲午（1894）怡安氏抄本
【441】	雨亭喉科秘本	著者佚名	[1894]	清抄本
【442】	梨云堂治喉集验	著者佚名	[1895]	清抄本
【443】	喉症回生集	著者佚名	[1895]	抄本
【444】	喉科方论	赵振沅	1899	清光绪25年己亥（1899）聚文斋刻本
【445】	（秘传）喉齿要诀	著者佚名	1900	清光绪26年庚子（1900）抄本
【446】	咽喉急症秘书	杨龙九	[1902]	民国5年（1916）莲溪居士抄本
【447】	石门冲刘氏喉科	刘氏	[1904]	清抄本
【448】	喉科七种	编者佚名	1907	1907年抄本
【449】	抄本眼科	著者佚名	1909	抄本
【450】	白喉方法	著者佚名	1910	抄本
【451】	眼科指蒙	著者佚名	[1910]	刻本
【452】	眼科精形鸿飞集	著者佚名	[1910]	抄本
【453】	眼科三种合刻	著者佚名	[1910]	上海扫叶山房石印本
【454】	眼科金镜	刘耀先	1911	1926年保阳益文印刷局石印本
【455】	喉科金钥	袁仁贤	1911	1923年华丰印刷铸字所铅印本
【456】	石氏家传眼科应验良方	著者佚名	[1911]	抄本
【457】	石氏四代家传眼科全书	著者佚名	[1911]	抄本

续表

序号	书名	作者	成书时间（年）	版本
【458】	喉科证治要诀图解	著者佚名	[1911]	抄本
【459】	喉科及针法全图	著者佚名	[1911]	抄本
【460】	喉科四种	刘藩	[1911]	抄本
【461】	喉科汇录	曹心怡	[1911]	清刻本
十二、养生类				
【462】	抱朴子内篇　抱朴子外篇	葛洪	[364]	见道藏 1923～1926 上海商务印书馆据明正统本影印本
【463】	黄庭内景五脏六腑补泻图并序	胡愔	848	见道藏 1923～1926 上海商务印书馆据明正统本影印本
【464】	二十四气坐功导引治病图	陈抟	[989]	抄本
【465】	金华冲碧丹经秘旨	白玉蟾等	1225	见道藏 1923～1926 上海商务印书馆据明正统本影印本
【466】	丹房须知	吴悮	[1279]	见道藏 1923～1926 上海商务印书馆据明正统本影印本
【467】	悟真篇	张伯端	[1279]	见（重刊）道藏辑要 1985 年巴蜀书社据清光绪 32 年丙午（1906）成都二仙庵刻本重印本
【468】	三元延寿参赞书	李鹏飞	1291	明刻本
【469】	泰定养生主论	王珪	1338	据明正德 6 年辛未（1511）冒鸾刻本复制本
【470】	悟真篇三注	张伯端	[1367]	清乾隆 15 年庚午（1750）文锦堂刻本
【471】	四时宜忌	瞿祐	[1367]	见丛书集成初编 1935～1937 年上海商务印书馆铅印本
【472】	黄帝九鼎神丹经诀	著者佚名	[1449]	见道藏 1923～1926 上海商务印书馆据明正统本影印本
【473】	铅汞甲庚至宝集成	著者佚名	[1449]	见道藏 1923～1926 上海商务印书馆据明正统本影印本
【474】	感气十六转金丹	著者佚名	[1449]	见道藏 1923～1926 上海商务印书馆据明正统本影印本
【475】	太极真人杂丹药方	著者佚名	[1449]	见道藏 1923～1926 上海商务印书馆据明正统本影印本
【476】	万寿仙书	罗洪先，曹若水	1565	明末刻本
【477】	仙传四十九方	罗洪先	1565	抄本
【478】	陈虚白规中指南	洪楩	[1566]	见洪楩辑刊医药摄生类八种 明嘉靖钱塘洪楩刻本
【479】	赤凤髓	周履靖，吴惟贞	1578	见夷门广牍 1990 年北京图书馆出版社据明万历 25 年丁酉（1597）金陵荆山书林刻本影印本
【480】	遵生八笺	高濂	1591	清嘉庆 8 年癸亥（1803）刻本金闾书业堂藏板
【481】	尊生要旨	蒋学成，许乐善	1592	明抄本
【482】	锦身机要	混沌子	1592	见格致丛书 明万历 31 年癸卯（1603）刻本
【483】	养生导引法	胡文焕	1592	明万历 20 年壬辰（1592）虎林胡氏文会堂刻本
【484】	仙佛奇踪图传	洪应明	1602	2013 年安徽人民出版社据 1931 武进陶湘涉园石印本影印
【485】	性命圭旨	尹真人	1615	明万历 43 年乙卯（1615）武林胡虞潢刻本
【486】	万寿丹书	龚居中	1624	明天启 4 年甲子（1624）金陵书林周如泉刻本
【487】	养生杂纂	著者佚名	[1644]	明刻本
【488】	脉望	赵台鼎	[1644]	见丛书集成初编 1935～1937 年上海商务印书馆铅印本
【489】	长生诠	还初道人	[1644]	明刻清印本
【490】	修养须知	朱本中	1676	见贻善堂四种须知 清康熙 28 年己巳（1689）古越吴兴柞刻本

续表

序号	书名	作者	成书时间（年）	版本
【491】	济世全书汇选方外奇方	汪启贤，汪启圣，汪大年	1696	清康熙刻本
【492】	洗心篇	徐文弼，王世芳	1752	清乾隆 39 年甲午（1774）超卢居士抄本
【493】	卫生要诀	范在文	1802	清嘉庆 8 年癸亥（1803）安怀堂刻本
【494】	抄本炼丹书四种	傅金铨	1820	清嘉庆 25 年庚辰（1820）抄本
【495】	尊生导养编	张映汉，康兰皋	1823	清道光 26 年丙午（1846）刻本心正堂藏板
【496】	易筋经	（西竺）达摩祖师	[1829]	清道光 23 年癸卯（1843）山左齐河祝阿马一贞校刻本
【497】	心身药	静缘子尚清虚	[1844]	清道光 24 年甲辰（1844）北平雕藻斋刻本
【498】	服气祛病图说	著者佚名	1848	清道光 29 年己酉（1849）粤东粮署刻本
【499】	易筋经图说	潘霨	1858	1934 年北京宝仁堂石印本
【500】	卫生要术	徐鸣峰，潘霨	1858	清咸丰 8 年戊午（1858）刻本
【501】	八段锦坐立功法图诀	娄杰	1875	清光绪 2 年丙子（1876）芳草轩刻本
【502】	导引图	敬慎山房主人	1875	清光绪初彩墨绘刻本
【503】	论功法	著者佚名	1875	清刻本
【504】	内功图说	潘霨	1881	清光绪 7 年辛巳（1881）刻本
【505】	中外卫生要旨	郑官应	1883	清光绪 19 年癸巳（1893）刻本
【506】	道藏炼丹杂抄十五种	著者佚名	1894	清光绪 20 年甲午（1894）抄本
【507】	净发须知	吴铎	[1895]	影印本
【508】	女丹合编	贺龙骧	1905	清光绪 32 年丙午（1906）二仙庵刻本
【509】	医门大还丹	瑞农	1907	清光绪 33 年丁未（1907）红杏书屋石印本
【510】	（增订）保生造福录	著者佚名	[1911]	清刻本
【511】	遵生秘笈	著者佚名	[1911]	清抄本
【512】	洞天秘语	著者佚名	[1911]	抄本
【513】	性命指南	著者佚名	[1911]	清抄本

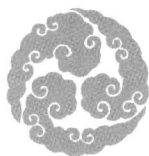

附录二　图像书目索引

二、诊法类

四、推拿按摩类

五、本草类

图 5-4-121 信州自然铜 / 图 5-4-122 鉎石 / 图 5-4-123 火山军自然铜 / 图 5-4-124 金牙 / 图 5-4-125 并州金星石 / 图 5-4-126 并州银星石 / 图 5-4-127 濠州银星石 / 图 5-4-128 齐州姜石 / 图 5-4-129 粗黄石 / 图 5-4-130 深州井泉石 / 图 5-4-131 陕州花蕊石 / 图 5-4-132 潞州不灰木 / 图 5-4-133 气砂 / 图 5-4-134 鹏砂 / 图 5-4-135 越州蛇黄 / 图 5-4-136 丹州黄精 / 图 5-4-137 滁州黄精 / 图 5-4-138 兖州黄精 / 图 5-4-139 荆门军黄精 / 图 5-4-140 解州黄精 / 图 5-4-141 永康军黄精 / 图 5-4-142 商州黄精 / 图 5-4-143 洪州黄精 / 图 5-4-144 解州黄精 / 图 5-4-145 相州黄精 / 图 5-4-146 戎州菖蒲 / 图 5-4-147 衡州菖蒲 / 图 5-4-148 卫州菖蒲 / 图 5-4-149 邓州菊花 / 图 5-4-150 衡州菊花 / 图 5-4-151 齐州菊花 / 图 5-4-152 潞州人参 / 图 5-4-153 威胜军人参 / 图 5-4-154 兖州人参 / 图 5-4-155 滁州人参 / 图 5-4-156 汉州天门冬 / 图 5-4-157 西京天门冬 / 图 5-4-158 建州天门冬 / 图 5-4-159 兖州天门冬 / 图 5-4-160 梓州天门冬 / 图 5-4-161 温州天门冬 / 图 5-4-162 汾州甘草 / 图 5-4-163 府州甘草 / 图 5-4-164 汾州甘草 / 图 5-4-165 冀州地黄 / 图 5-4-166 沂州地黄 / 图 5-4-167 荆门军术 / 图 5-4-168 石州术 / 图 5-4-169 舒州术 / 图 5-4-170 越州术 / 图 5-4-171 歙州术 / 图 5-4-172 商州术 / 图 5-4-173 齐州术 / 图 5-4-174 单州菟丝子 / 图 5-4-175 单州牛膝 / 图 5-4-176 怀州牛膝 / 图 5-4-177 归州牛膝 / 图 5-4-178 滁州牛膝 / 图 5-4-179 茺蔚子 / 图 5-4-180 滁州萎蕤 / 图 5-4-181 舒州女萎 / 图 5-4-182 襄州防葵 / 图 5-4-183 丹州柴胡 / 图 5-4-184 襄州柴胡 / 图 5-4-185 寿州柴胡 / 图 5-4-186 淄州柴胡 / 图 5-4-187 江宁府柴胡 / 图 5-4-188 随州麦门冬 / 图 5-4-189 睦州麦门冬 / 图 5-4-190 凤翔府独活 / 图 5-4-191 茂州独活 / 图 5-4-192 宁化军羌活 / 图 5-4-193 文州独活 / 图 5-4-194 文州羌活 / 图 5-4-195 滁州升麻 / 图 5-4-196 汉州升麻 / 图 5-4-197 秦州升麻 / 图 5-4-198 茂州升麻 / 图 5-4-199 滁州车前子 / 图 5-4-200 滁州青木香 / 图 5-4-201 广州木香 / 图 5-4-202 海州青木香 / 图 5-4-203 明州薯蓣 / 图 5-4-204 永康军薯蓣 / 图 5-4-205 滁州薯蓣 / 图 5-4-206 眉州薯蓣 / 图 5-4-207 薏苡仁 / 图 5-4-208 齐州泽泻 / 图 5-4-209 泽泻 / 图 5-4-210 邢州泽泻 / 图 5-4-211 泗州远志 / 图 5-4-212 解州远志 / 图 5-4-213 威胜军远志 / 图 5-4-214 齐州远志 / 图 5-4-215 商州远志 / 图 5-4-216 信阳军草龙胆 / 图 5-4-217 襄州草龙胆 / 图 5-4-218 睦州草龙胆 / 图 5-4-219 沂州草龙胆 / 图 5-4-220 信州细辛 / 图 5-4-221 华州细辛 / 图 5-4-222 岢岚军细辛 / 图 5-4-223 温州石斛 / 图 5-4-224 春州石斛 / 图 5-4-225 滁州巴戟天 / 图 5-4-226 归州巴戟天 / 图 5-4-227 白蒿 / 图 5-4-228 白蒿 / 图 5-4-229 兖州赤箭 / 图 5-4-230 赤箭 / 图 5-4-231 宁州菴䕡子 / 图 5-4-232 秦州菴䕡子 / 图 5-4-233 菥蓂子 / 图 5-4-234 蓍实 / 图 5-4-235 蔡州蓍实 / 图 5-4-236 海州卷柏 / 图 5-4-237 兖州卷柏 / 图 5-4-238 福州马蓝 / 图 5-4-239 江陵府吴蓝 / 图 5-4-240 蜀州蓝叶 / 图 5-4-241 蓝实 / 图 5-4-242 凤翔府芎藭 / 图 5-4-243 永康军芎藭 / 图 5-4-244 澧州黄连 / 图 5-4-245 宣州黄连 / 图 5-4-246 络石 / 图 5-4-247 同州白蒺藜 / 图 5-4-248 秦州蒺藜子 / 图 5-4-249 宪州黄芪 / 图 5-4-250 肉苁蓉 / 图 5-4-251 齐州防风 / 图 5-4-252 同州防风 / 图 5-4-253 河中府防风 / 图 5-4-254 解州防风 / 图 5-4-255 蒲黄 / 图 5-4-256 秦州香蒲 / 图 5-4-257 晋州续断 / 图 5-4-258 绛州续断 / 图 5-4-259 越州续断 / 图 5-4-260 海州漏芦 / 图 5-4-261 单州漏芦 / 图 5-4-262 秦州漏芦 / 图 5-4-263 沂州漏芦 / 图 5-4-264 天名精 / 图 5-4-265 明州天名精 / 图 5-4-266 决明子 / 图 5-4-267 滁州决明子 / 图 5-4-268 眉州决明子 / 图 5-4-269 随州丹参 / 图 5-4-270 茜根 / 图 5-4-271 越州五味子 / 图 5-4-272 秦州五味子 / 图 5-4-273 虢州五味子 / 图 5-4-274 旋花 / 图 5-4-275 施州旋花 / 图 5-4-276 南京蛇床子 / 图 5-4-277 密州地肤子 / 图 5-4-278 蜀州地肤子 / 图 5-4-279 兖州千岁虆 / 图 5-4-280 景天 / 图 5-4-281 绛州茵陈蒿 / 图 5-4-282 江宁府茵陈 / 图 5-4-283 杜若 / 图 5-4-284 淄州沙参 / 图 5-4-285 归州沙参 / 图 5-4-286 随州沙参 / 图 5-4-287 淄州徐长卿 / 图 5-4-288 泗州徐长卿 / 图 5-4-289 瀛洲云实 / 图 5-4-290 河中府王不留行 / 图 5-4-291 成德军王不留行 / 图 5-4-292 江宁府王不留行 / 图 5-4-293 戎州地不容 / 图 5-4-294 干姜 / 图 5-4-295 温州生姜 / 图 5-4-296 涪州生姜 / 图 5-4-297 滁州葈耳 / 图 5-4-298 成州葛根 / 图 5-4-299 海州葛根 / 图 5-4-300 衡州栝楼 / 图 5-4-301 均州栝楼 / 图 5-4-302 成德军苦参 / 图 5-4-303 秦州苦参 / 图 5-4-304 西京苦参 / 图 5-4-305 邵州苦参 / 图 5-4-306 文州当归 / 图 5-4-307 滁州当归 / 图 5-4-308 茂州麻黄 / 图 5-4-309 同州麻黄 / 图 5-4-310 海州通草 / 图 5-4-311 兴元府通草 / 图 5-4-312 解州通草 / 图 5-4-313 通脱木 / 图 5-4-314 泽州芍药 / 图 5-4-315 冀州蠡实 / 图 5-4-316 绛州瞿麦 / 图 5-4-317 邢州玄参 / 图 5-4-318 衡州玄参 / 图 5-4-319 江州玄参 / 图 5-4-320 石州秦艽 / 图 5-4-321 宁化军秦艽 / 图 5-4-322 秦州秦艽 / 图 5-4-323 齐州秦艽 / 图 5-4-324 滁州百合 /

八、儿科类

九、外科类

十一、五官科类

十二、养生类